AF168162

HANDBUCH DER HAUT- UND GESCHLECHTSKRANKHEITEN

J. JADASSOHN

ERGÄNZUNGSWERK

BEARBEITET VON

J. ALKIEWICZ · R. ANDRADE · R. D. AZULAY · H. J. BANDMANN · L. M. BECHELLI · M. BETETTO
H. H. BIBERSTEIN · R. M. BOHNSTEDT · G. BONSE · S. BORELLI · W. BORN · O. BRAUN-FALCO
W. BURCKHARDT · F. T. CALLOMON · C. CARRIÉ · H. CHIARI · G. B. COTTINI · R. DOEPFMER
CHR. EBERHARTINGER · G. EHRMANN · F. FEGELER · E. FISCHER · G. FLADUNG · H. FLEISCH-
HACKER · H. GÄRTNER · O. GANS · M. GARZA TOBA · P. E. GEHRELS · H. GÖTZ · L. GOLDMAN
H. GOLDSCHMIDT · K. GREGORZCYK · A. GREITHER · H. GRIMMER · P. GROSS · TH. GRÜ-
NEBERG · J. HÄMEL · D. HARDER · W. HAUSER · E. HEINKE · H.-J. HEITE · S. HELLERSTRÖM
A. HENSCHLER-GREIFELT · J. J. HERZBERG · H. HILMER · H. HOBITZ · H. HOFF · G. HOPF
L. ILLIG · W. JADASSOHN · M. JÄNNER · R. KADEN · K. H. KÄRCHER · FR. KAIL · K. W. KAL-
KOFF · W. D. KEIDEL · PH. KELLER · J. KIMMIG · G. KLINGMÜLLER · N. KLÜKEN · A. G.
KOCHS · FR. KOGOJ · G. W. KORTING · E. KRÜGER-THIEMER · H. KUSKE · F. LATAPI
H. LAUSECKER† · P. LAVALLE · A. LEINBROCK · K. LENNERT · G. LEONHARDI · W. F. LEVER
P. G. LIEBALDT · W. LINDEMAYR · K. LINSER · H. LÖHE† · L. J. A. LOEWENTHAL · A. LUGER · E.
MACHER · F. D. MALKINSON · J. T. McCARTHY · K. MEINICKE · W. MEISTERERNST · N. MELC-
ZER · A. MEMMESHEIMER · J. MEYER-ROHN · G. MIESCHER† · P. MIESCHER · A. MUSGER · TH.
NASEMANN · FR. NEUWALD · G. NIEBAUER · W. NIKOLOWSKI · F. NÖDL · R. ORTMANN
B. OSTERTAG · R. PFISTER · K. PHILIPP · A. PILLAT · H. PINKUS · W. POHLIT · H. PORTUGAL · M. I.
QUIROGA · W. RAAB · R. V. RAJAM · B. RAJEWSKY · J. RAMOS E SILVA · H. REICH · R. RICHTER
G. RIEHL · H. RIETH · H. RÖCKL · ST. ROTHMAN · S. A. P. SAMPAIO · R. SANTLER · C. SCHIRREN
C. G. SCHIRREN · H. SCHLIACK · W. SCHMIDT · R. SCHMITZ · W. SCHNEIDER · U. W. SCHNY-
DER · H. E. SCHREINER · H. SCHUERMANN · K.-H. SCHULZ · R. SCHUPPLI · J. SCHWARZ · M.
SCHWARZ-SPECK · H.-P.-R. SEELIGER · H. W. SIEMENS · R. D. G. PH. SIMONS · J. SÖLTZ'SZÖTS
C. E. SONCK · H. W. SPIER · R. SPITZER · D. STARCK · Z. STARY · G. K. STEIGLEDER · H. STORCK
G. STÜTTGEN · A. SZAKALL · J. TAPPEINER · J. THEUNE · W. THIES · J. VONKENNEL · F.
WACHSMANN · G. WAGNER · W. H. WAGNER · E. WALCH · R. WEHRMANN · K. WEINGARTEN
A. WIEDMANN · H. WILDE · A. WINKLER · A. WISKEMANN · P. WODNIANSKY · KH. WOEBER
H. WÜST · K. WULF · J. ZEITLHOFER · J. ZELGER · P. ZIERZ · M. ZINGSHEIM

HERAUSGEGEBEN GEMEINSAM MIT

O. GANS · H. A. GOTTRON · J. KIMMIG · G. MIESCHER† · H. SCHUERMANN
H. W. SPIER · A. WIEDMANN

VON

A. MARCHIONINI

SECHSTER BAND · ZWEITER TEIL
BANDTEIL A

Springer-Verlag Berlin Heidelberg GmbH
1962

SYPHILIS UND ULCUS MOLLE

BEARBEITET VON

H. CHIARI · CHR. EBERHARTINGER · G. EHRMANN
H. FLEISCHHACKER · H. HOFF · FR. KAIL · W. LINDEMAYR
A. LUGER · G. NIEBAUER · A. PILLAT · W. RAAB
G. RIEHL · R· SANTLER · J. SÖLTZ-SZÖTS · K. WEINGARTEN
A. WIEDMANN · J. ZEITLHOFER

HERAUSGEGEBEN VON

A. WIEDMANN

BANDTEIL A

MIT 7 ABBILDUNGEN

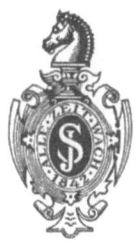

Springer-Verlag Berlin Heidelberg GmbH
1962

ISBN 978-3-642-88342-2   ISBN 978-3-642-88341-5 (eBook)
DOI 10.1007/978-3-642-88341-5

Alle Rechte, insbesondere das der Übersetzung in fremde Sprachen, vorbehalten

Ohne ausdrückliche Genehmigung des Verlages ist es auch nicht gestattet, dieses
Buch oder Teile daraus auf photomechanischem Wege (Photokopie, Mikrokopie)
zu vervielfältigen

© by Springer-Verlag Berlin Heidelberg 1962

Ursprünglich erschienen bei Springer-Verlag oHG · Berlin · Göttingen · Heidelberg 1962
Softcover reprint of the hardcover 1st edition 1962

Die Wiedergabe von Gebrauchsnamen, Handelsnamen, Warenbezeichnungen usw. in
diesem Werk berechtigt auch ohne besondere Kennzeichnung nicht zu der Annahme,
daß solche Namen im Sinne der Warenzeichen- und Markenschutz-Gesetzgebung
als frei zu betrachten wären und daher von jedermann benutzt werden dürften

Vorwort

Bei wenigen Erkrankungen ist in den letzten Dezennien ein so grundlegender Wandel der Anschauungen in bezug auf die Pathologie, die Therapie und schließlich die Prognose eingetreten, wie gerade bei der Syphilis. Dies mag den außerordentlichen Umfang dieses Teiles des Ergänzungswerkes zum Großen Jadassohnschen Handbuch erklären, und es ist mir ein aufrichtiges Bedürfnis, schon an dieser Stelle dem Verlag dafür zu danken, daß die Überschreitung der vorgesehenen Druckbogenzahl ohne Widerspruch hingenommen wurde. Um die Größe nicht noch weiter auszudehnen, wurde bewußt darauf verzichtet, auf die Abhandlungen des Originalwerkes in größerem Maße zurückzugreifen, doch glaube ich, daß der Anschluß überall so gefunden wurde, daß die Kontinuität gewahrt blieb. Die Abbildungen des Originalwerkes sind so ausgezeichnet, daß auf weitere Bilder bis auf einzelne Kapitel verzichtet werden konnte. Naturgemäß hat es sich als nötig erwiesen, eine Reihe von Kapiteln neu einzubauen, hingegen andere wegzulassen. Es schien zweckmäßiger, die Syphilis des Skeletes, der Muskulatur und der inneren Organe vom pathologischen Anatomen bearbeiten zu lassen. Eine wesentliche Ausweitung mußte naturgemäß die Besprechung der Therapie der Syphilis erfahren, denn hier war es wohl erforderlich, einerseits noch auf die früher geübte Arsenobenzol-Schwermetallbehandlung einschließlich der mit dieser Therapie verbundenen Schäden einzugehen, andererseits aber die moderne Antibiotica- und die Glucocorticosteroidmedikation besonders eingehend zu besprechen. Dasselbe ist von der Serodiagnostik zu sagen, welche durch die Entdeckung des T.P.I.-Testes die Anschauungen bezüglich Therapieausmaß, Prognose und Heilung zu einem grundlegenden Wandel geführt hat.

Überschneidungen waren unvermeidlich, doch erschien es mir besonders reizvoll, einzelne Fragen von mehreren Autoren und somit von verschiedenen Blickpunkten her beleuchten zu lassen. Ähnliches findet man auch im Originalwerk und ich glaube nicht fehlzugehen, wenn ich annehme, daß die Herausgeber damals auch von denselben Gedankengängen geleitet wurden.

Schließlich darf noch hervorgehoben werden, daß die Zahl der Mitarbeiter bewußt klein gehalten wurde, weil es dem Herausgeber des Bandes zweckmäßiger erschien, ein Kapitel jeweils von einem Autor schreiben zu lassen, um die Einheitlichkeit der Darstellung zu wahren. Um nur ein Beispiel herauszugreifen, wurde die Besprechung der kongenitalen Syphilis Professor LINDEMAYR allein übergeben, während im Originalwerk 11 Autoren an der Bearbeitung dieses Kapitels beteiligt waren. Bei diesen Überlegungen wurde wohl auch berücksichtigt, daß bei Beteiligung mehrerer Autoren größere Überschneidungen unvermeidlich gewesen wären und damit der Umfang des Ergänzungswerkes noch weiter angeschwollen wäre.

Zum Schluß muß noch hervorgehoben werden, daß die beiden vorliegenden Bände sich auf die Literatur aus den Jahren 1930—1959 beziehen, wobei die Verzögerung im Erscheinen weder dem Verlag noch dem Herausgeber zur Last gelegt werden kann.

Wien, im August 1961

A. WIEDMANN

Inhaltsverzeichnis

Bandteil A

Ätiologie und allgemeine Pathologie

Der Nelson-Test (TPI-Test) und andere Treponema pallidum-Reaktionen. Von Dr. med.
GERTRAUD EHRMANN und Dr. med. WOLFGANG RAAB-Wien

Syphilis und Auge. Von Prof. Dr. med. ARNOLD PILLAT-Wien

Bandteil B

Syphilisendemien. Syphilis in den Tropen. Von Dr. med. FRIEDRICH KAIL-Wien. (Mit 1 Abbildung)

Die Diagnose der erworbenen Syphilis. Von Dr. med. Gustav Niebauer und Prof. Dr. med. Albert Wiedmann-Wien. (Mit 1 Abbildung)

Die Prognose der erworbenen Syphilis. Von Dr. med. Gustav Niebauer-Wien

Lues congenita. Von Doz. Dr. med. WALTHER LINDEMAYR-Wien. (Mit 2 Abbildungen)

Therapie

Syphilistherapie — Metalle, Halogene, roborierende und stimulierende Therapie. Von
Dr. med. Josef Söltz-Szöts-Wien

Syphilistherapie-Arsenverbindungen. Von Dr. med. CHRISTOPH EBERHARTINGER-Wien

Anhang

Ulcus molle. Von Prof. Dr. med. GUSTAV RIEHL-Wien

Morphologie und Biologie der Spirochäten. Experimentelle Syphilis

Von

Gertraud Ehrmann-Wien

A. Morphologie und Biologie der Spirochäten
I. Morphologie des Treponema pallidum (T.p.)
1. Geschichte der Entdeckung des Treponema pallidum (T.p.)

Schon zum 25jährigen Jubiläum des Treponema pallidum wurde von HOFF-MANN[2] eingehend die Leistung SCHAUDINNs gewürdigt, im Nativpräparat ohne Dunkelfeldeinrichtung die feinen Spiralgebilde wahrgenommen zu haben. Gleichzeitig wurde aber auch eine gröbere Form ähnlicher Gebilde festgestellt. HOFF-MANN ist es zu danken, daß die Lymphdrüsenpunktion durchgeführt wurde. Hier konnte ausschließlich nur die dünne Spirochäte gefunden werden, womit deren ätiologische Bedeutung für die Lues feststand (HOFFMANN[9, 10], NEUFELD). Arbeiten von LINSER, MATSUMOTO[5], MEMMESHEIMER u. Mitarb., HOLLANDER[1] u.a. besprechen eingehend zum 50jährigen Jubiläum die Geschichte und Schwierigkeiten der Entdeckung. HOFFMANN[7] verlegt die „Geburt" der Spirochaeta pallida in das Jahr 1901, da zu dieser Zeit aus einem Schanker und einem Drüsenpunktat das für das Untersuchungsergebnis im Jahre 1905 ausschlaggebende Präparat angefertigt worden war. Über weitere Untersuchungen bezüglich Pathogenität, Kontrollexperimente usw. s. Handb. Jadassohn, XV/1.

2. Systematische Stellung des Treponema pallidum (T.p.)

Über die systematische Stellung, die dem T.p. zukommt, herrscht nach SCHLOSSBERGER[7] u. Mitarb. noch keine Einigkeit. DOFLEIN spricht sie als Verwandte der Cyanophyceen an, BRUMPT rechnet sie zu den Protozoen, MULLER, da kein Chromosomenkern zu finden ist, zu den Bakterien (alle cit. nach SCHLOSSBERGER[7]).

Bei HALLMANN (Bakteriologie und Serologie, Georg Thieme-Verlag, Stuttgart) findet sich das T.p. bei den Schizomyceten, Ordnung 5 (Spirochaetales) Unterordnung Treponematáceae, zweite Unterordnung Treponéma. Die Stellung und Bedeutung, die das T.p. in der Bakteriologie einnimmt, wird von SCHMIDT[1] hervorgehoben. Für die Pflanzennatur und damit für die Möglichkeit eines nicht-vegetativen Stadiums des T.p. spricht nach SCHREUS die Wirkung des Penicillins: Es hat bekanntlich auf tierische Einzeller (Protozoen) keine Wirkung. SCHLOSSBERGER[7] u. Mitarb. finden mit der Salzsäure-Giemsafärbung einen dem Bacterium ähnlichen Aufbau mit Nucleotiden, das sind kernähnliche Körper, die sich im Abstand einer halben Windung längs der Spiralstruktur anordnen. Sie können sich vom T.p.-Körper abtrennen und entsprechen vielleicht den von JAKOB (cit.

nach Schlossberger[7]) durchsichtigen und im Elektronenmikroskop beobachteten undurchsichtigen, rosenkranzartig angeordneten Abschnitten und nehmen an der Bewegung anscheinend aktiv teil. Als Teilstücke, wenn sie wenigstens einen der kernähnlichen Körper besitzen, scheinen sie lebensfähig zu sein. Die Nucleotide liegen in der Spirale anscheinend in einer Ebene. Daher der optische Eindruck von Neumann. Diese Anordnung läßt im Dunkelfeld an bereits toten T. p. einen deutlichen Unterschied der Spiralenhöhe beim Anblick von oben oder beim Anblick von der Seite erkennen.

3. Morphologie des Treponema pallidum (T.p.)

Die Morphologie des T. p. ist im Handbuchkapitel von Hoffmann eingehend beschrieben.

Weitere elektronenoptische Untersuchungen von Bradfield, vor allem aber von Greifelt[2, 3], zeigen einen Stab aus 6—8 Fibrillenbündeln, der dem Organismus vielleicht die Beweglichkeit verleiht.

Geißeln. Die in manchen Präparaten von T.p. des Truffistammes und des T. pertenue zu sehenden endständigen Fasern sind Artefakte und nicht als Geißeln aufzufassen. Bei den Reiter-Kulturtreponemen sind jedoch regelmäßig ausgefranste Fibrillenbündel zu sehen. Geißeln wurden von Watson u. Mitarb. im Elektronenmikroskop beim T. carateum und T. der cubanischen Pinta gefunden, nicht aber beim T. pertenue. Es scheint sich hier nicht um Artefakte zu handeln, da alle den gleichen Durchmesser und glatte Konturen aufweisen. Es findet sich immer die gleiche Anzahl der Geißelbüscheln, außerdem kann keine Beziehung zwischen Degenerations- und Zerfallserscheinungen und den Geißelformen gefunden werden. Greifelt[1] u. Mitarb. konnten durch ein besonders schonendes Verfahren beweisen, daß alle am T. p. beobachteten „Geißeln" durch Zerreißen eines etwa 700 Å breiten Fibrillenbündels entstehen, welches selbst wieder aus 5 Fibrillen von 140 Å Dicke zusammengesetzt ist. Der sog. Endfaden ist durch das Fibrillenbündel gebildet und entsteht nach der Querteilung des T. p. Watson u. Mitarb. halten die „spiralige Umschlingung" der Geißeln um das Treponema als motorisch wirkendes Analog zu den undulierenden Membranen mancher Protozoen. Nach Morton[2] u. Mitarb. gehen bei apathogenen T.p. die Geißelbündel, aus 6—9 Geißeln bestehend, bei lepto- und peritricher Begeißelung (Vergrößerung 1:14000) seitenständig ab. Jakob findet im Gegensatz zu Greifelt Geißeln bei pathogenen und apathogenen Spirochätenformen, außerdem Querteilung und knöpfchenförmige Anschwellung, die er als S-Formen bezeichnet, Knospenbildung wird auch von Greifelt beschrieben. Schmerold u. Mitarb. erkennen ein homogenes, sehr massendichtes Endoplasma, bei der Reiterspirochäte manchmal bei Wärme oder Alkoholfixierung auch schollige Innenstruktur. Durch das Innere des Zelleibes zieht der Länge nach ein ausschließlich rechtssinnig gewundenes Fibrillenbündel, das von Deubner (cit. nach Schmerold) durch Kegelschrägbedampfung sichtbar gemacht wird. Der Treponemendurchmesser mit 0,20—0,33 μ wird aus der Durchgängigkeit durch Membranen bekannter Porengröße ermittelt (Hindle, Elford u. Tilden).

Knospenformen werden beobachtet, manchmal auch als Artefakte beschrieben von: Greifelt[3], Delamater cit. nach Greifelt[3], Delamater[7], Coutts[4], Hirsch, Ploeger cit. nach Zumbusch, Coutts[4] u. Mitarb. Außer Knospenbildung werden noch andere Formen als Involutions- und Degenerationsformen beschrieben, ähnlich wie sie z. B. Neuda bei Recurrenskranken im septischen Stadium an den Spirochäten beobachten konnte, und zwar Doppelkorn, Stäbchen mit Doppelpol, Doppelkeulenform und bewegliche Fädchen mit knopfartigen Gebilden an den Enden, sowie Ring-, Knäuel- und Hantelformen (LEVADITI[69, 91] u. HIRSCH). Im Jahre 1930 beschreibt LEVADITI[5] Granula mit 0,3—0,4 μ Durchmesser und ultramikroskopisch kleine Formen von 0,1—0,3 μ und erklärt damit die latente Lues, die negativen Spirochätenbefunde bei Parasyphilis und die Therapieresistenz bzw. die unter der Therapie auftretenden Rezidive.

Granuläre Form. Über granuläre Form der Syphilisspirochäte (HOFFMANN[1]), von SEGUIN[2] nach einem Ausspruch von MANUELIAN cit. nach SEGUIN spirochätogenes Korn oder ,,Spirochätogen'' genannt, ist nachzulesen bei: KERMORGANT cit. nach SEGUIN[2], BEDNOVA, BALDRIDGE u. Mitarb., SIMON[4, 5] u. Mitarb., FAVRE, LEVADITI[87, 88, 89, 90] u. Mitarb., GASTINEL[21, 22] u. Mitarb., URTRILLA.

Ein sehr umstrittenes Problem ist die Frage nach der Existenz invisibler Virusformen in einem hypothetischen Entwicklungscyclus des T.p. Zur Annahme einer invisiblen Form des Lueserregers wurden LEVADITI[2] u. Mitarb. durch ein von ihnen beobachtetes Phänomen verleitet: LEVADITI[35] konnte nämlich in Mäuse inoculierte oder implantierte T.p. innerhalb kurzer Zeit nicht mehr nachweisen, das Mäusegewebe war aber für Kaninchen, trotz scheinbarer Sterilität im Dunkelfeld und Schnitt, hoch infektiös. Die fast stets infektiösen spirochätenarmen oder ,,spirochätenfreien'' Lymphdrüsen luischer Kaninchen veranlaßten LEPINE[1, 2] zu der Annahme, daß die silberaffinen Körner aus den Spirochäten weiter bis zur invisiblen Form zerfallen und in verhältnismäßig kurzer Zeit, nach STREMPEL[1, 2] innerhalb von 12 Tagen, einen Schanker verursachen können. Dasselbe Phänomen konnte auch an den Lymphdrüsen des Menschen demonstriert werden. Das T.p. bedeutet für LEVADITI nur eine Phase im Entwicklungscyclus des Lueserregers. Die Maus reagiert deshalb nicht mit luischen Manifestationen, weil das T.p. selbst aufgelöst, die invisible Form aber in der Maus durch ein unbekanntes Agens in der Weiterentwicklung zum T.p. gehindert wird und nur dieses allein löst, vielleicht auf allergischer Basis (LEPINE[1]), die Bildung spezifischer Erscheinungen aus. Zwei Jahre später wurden von LEVADITI[13] u. Mitarb. in den Lymphdrüsen von Mäusen 54 Tage nach der Inoculation Spirochäten dargestellt, jedoch keine Spirochäten in den infektiösen Kaninchenlymphdrüsen(!). Daß diese hypothetisch einzig infektiösen Dauerformen nicht durch Bakterienfilter filtrierbar sind, erklärt sich LEPINE[1] durch eine intracelluläre Lagerung dieser invisiblen Virusformen. FOELDVARI nimmt eine ultramikroskopisch filtrierbare Phase der Spirochaeta pallida als Erklärung an für die Infektiosität latenter Luiker. Die Spirochätenform ist nach LEPINE ein Rückschlag in ein früheres Stadium der Phylogenese. LEPINE führt als weiteren Beweis für die Richtigkeit seiner Hypothese auch das bei der Recurrensspirochäte von NICOLLE u. BLANC (cit. nach LEPINE[2]) beobachtete Phänomen der invisiblen Form an. Daß pathogene Spirochäten von saprophytären Formen abstammen, zeigt sich an der Wasserspirochäte und dem Erreger der Weilschen Krankheit (UHLENHUT u. ZULZE cit. nach LEPINE[1] und SCHAUDIN cit. nach KERTESZ, der selbst bereits eine invisible Form in einem Entwicklungscyclus angenommen hat). KERTESZ schreibt beiden Formen volle Infektiosität zu, nur sind die invisiblen Formen therapieresistent, weshalb nicht die Erregerfreiheit (histol.) und Seronegativität, sondern ausschließlich die negative Tierpassage als Zeichen der Heilung bzw. der Nichtansteckungsfähigkeit gelten sollen. Argumente gegen die Existenz einer invisiblen Form des Lueserregers werden angeführt von: BESSEMANS[24, 25, 88] u. HAELST[6] (negative Spirochätenbefunde in infektiösen Organen infolge einer relativen Treponemenarmut). HAELST[7] (ihm gelingt der Spirochätennachweis auch in bisher angeblich spirochätenfreien Organen luischer Mäuse und Kaninchen), KOCH[2] ebenso wie KOLLE u. ALBRE (cit. nach KOCH[2]), halten alle ,,nicht Spirochätenformen'' für Zerfallsprodukte der Spirochäte. HINDLE u. Mitarb. und TILDEN beweisen durch das negative Tierexperiment die Nichtfiltrierbarkeit des hypothetisch invisiblen Virus durch Collodiummembran, Castellino[1] und Lisi[2] durch Chamberlandkerzen, Schmidt[3] durch Prozellanfilter. Daß das Filtrat auf Nährboden nicht angeht (Haanes[3] u. Mitarb.), ist gerade kein überzeugendes Gegenargument.

Somit ist die Hypothese von Levaditi u. Lepine weder bewiesen, noch entkräftigt. Viele Unklarheiten und Unstimmigkeiten im Verlauf der Syphilis und im Tierexperiment könnten aber durch die Annahme eines Lebenscyclus (s. S. 26) und einer invisiblen Form geklärt werden.

a) Materialgewinnung zur Untersuchung auf T.p.

Das beliebteste Untersuchungsmaterial ist das *Reizserum*. Es wird mit einer Glascapillare aufgenommen. Durel[3] u. Mitarb. reiben vorher mit Alkohol ab. Schereschewski[8] excoriiert mit einer Glascapillare, Gerskovic (cit. nach Störring[2]) gewinnt Reizserum durch Ziehen von Cantharidenblasen (Störring[1] u. Jaschke). Buschke u. Fischer (cit. nach Peruccio), Frankel[1], Peruccio erhalten mit dieser Methode unbefriedigende Resultate. Frankel[2] excoriiert mit Schmirgelpapier, Pisacane gewinnt Untersuchungsmaterial durch Schröpfen oder mit der Cantharidenblasen-Methode und im Tonsillenabstrich nach Hoffmann[3]. Igevsky[1, 2] zieht Blasen durch oberflächliches Verbrennen mit einer Glühschlinge. Von *Tonsillen* entnimmt Scerbakov durch Saugen Gewebsflüssigkeit zur Untersuchung, Hoffmann[3] entnimmt aus den Tonsillen mit dem scharfen Löffel Gewebsbröckel und zerquetscht sie zwischen Objektträger und Deckglas. Dieser Methode kommt aber nach Feigin u. Mitarb. lediglich unterstützende Bedeutung zu. Bei kongenital luischen Kindern erhält Sklar in 13 von 15 Fällen positive Spirochätenbefunde in der Konjunktivalflüssigkeit.

Die *Drüsenpunktion* wurde bereits von Hoffmann bei der Entdeckung der Spirochaeta pallida angewendet (Tihara, Photinos[6, 7], Gougerot u. Mitarb.).

Mit der Methode von Bosco werden Spirochäten auch im *kreisenden Blut* nachgewiesen: nach intravenöser Adrenalininjektion 1:80 verdünnt wird Citratblut zentrifugiert. Der Blutzellensatz wird nach Hämolisieren mit destilliertem Wasser im Dunkelfeld untersucht.

Entnahme und Versand von Untersuchungsmaterial (Reizserum). Demmler beschreibt eine hohle Glasperle, an welche eine Capillarpipette angeschmolzen ist. Die Glasperle wird erwärmt, die Capillare in das Reizserum eingetaucht. Die erkaltende Luft saugt das Sekret auf. Wird die Perle wieder erwärmt, dann tropft das Serum aus. Mit der Öffnung nach unten, in Watte gepackt, kann dieser Apparat gefüllt verschickt werden.

McDaniels drückt die gefüllte Capillare in 10%ige Paraffinvaseline. Elmer verwendet als Abschluß Vaseline. McNabb u. Mitarb. verschließen mit Bienenwachs.

b) Darstellung des T.p.

Die Spirochaeta pallida wird untersucht im Hellfeldmikroskop nach positiver oder negativer Färbung, im Dunkelfeld, im Phasenkontrast- und Fluorescenzmikroskop und elektronenoptisch. Die Bewegung wird am besten in der Filmaufnahme studiert.

Die Positivfärbung färbt den Erreger, die Negativfärbung nur den Untergrund.

Positivverfahren. Dieses Verfahren zur Darstellung des T.p. bedient sich einerseits der bekannten Treponemenfarbstoffe, andererseits verschiedener Silbersalze, sowohl im Schnitt, als auch im Ausstrich, im dicken Tropfen oder, im nicht angetrockneten Material, als Vitalfärbung.

Färbung. Die heute noch verbreitete Ansicht, daß sich die Spirochaeta pallida färberisch nur schwer darstellen läßt, trifft nicht zu (YAMAMOTO[3] u. Mitarb.). YAMAMOTO[1] fand unter 1315 wasserlöslichen Farbstoffen 452 treponemenfärbende und 5 ausschließlich untergrundfärbende Stoffe. Davon färbten 161 besser als die Giemsalösung. Carbolsäurezusatz erlaubt eine bessere und raschere Anfärbung. Auch Halogene erhöhen die Farbwirkung. Der am besten färbende Farbstoff gehört zu der Gruppe der Triphenylmetane (auch nach ONO[1, 3]) und der Xanthonfarben, sowie der Hydroxyphthaleine (SAWADA cit. nach FÖLDVARI[4], YAMAMOTO[1]). Mit Carbolsäurezusatz färbt sich das T. p. innerhalb von 5 min genau so gut, wie mit Giemsalösung nach 24 Std, bei Verwendung von Baselinblau, Guineaviolett, Magentpulver AB und Magentpulver A, sowie Violett 10562; Farbstoffe wie Monazo-, Bisazo-, Trisazoderivate, Akridine, Oxazine, Thiazine und Anthrachinone färben weniger gut (YAMAMOTO[1, 3]). Eine Liste von 29 der besten Farbstoffe für Gefrierschnitte nach Formalin-Natriumbicarbonatbehandlung wurde von ONO[6] aufgestellt. Für Ausstrichfärbung geeignet sind: Viktoriablau 6643, Methylviolett und Kristallviolett. Die Farben werden in 1%iger Lösung oder mindestens gesättigter Lösung verwendet. Die Intensität der Färbung geht mit der Färbedauer parallel. Die beste Farbwirkung haben *basische* Farbstoffe (YAMAMOTO[1, 3]). BERGEL[2] machte die Beobachtung, daß ohne Alkohol mit der Giemsafärbung mehr Treponemen zu sehen sind, als nach Alkoholanwendung. Mit der Färbung nach LEVADITI verhält es sich hingegen genau umgekehrt (FÖLDVARI[5]).

Das *Salvarsan*, Alt- und Neosalvarsan, Revival in 24—48 Std alten Lösungen, nicht das Neojacol, Myosalvarsan und Solusalvarsan, gehen mit den Hüllen der T. p. eine Verbindung ein, die dann entweder selbst für Silbersalze empfänglich wird oder den Durchtritt von Silbersalzen bis zur färbbaren Substanz erlaubt. FÖLDVARI[5] nimmt an, daß die Arsenikalien von Spirochäten aufgenommen werden und eine reduzierende Wirkung im Spirochätenleib auf die Silberlösung ausüben. Der Versuch gelingt in vivo bei Mäusen nur mit stark toxischen Dosen.

Von den *neutralfettfärbenden Substanzen* färbt ein Großteil auch das T. p. Von den Lecithin-Cholesterin färbenden Stoffen sogar 50%, von den Palmitin- und Oleinsäure färbenden Stoffen 67% (MORI cit. nach YAMAMOTO[1]).

Eine Differenzierung verschiedener miteinander verwandter Treponemenstämme durch die Färbung, wie z. B. des Treponema pallidulum und des Treponema cuniculi vom T. p., gelingt nur hinsichtlich des Treponema cuniculi (YAMAMOTO[2]). Deutliche Unterschiede im färberischen Verhalten finden sich beim Vergleich der Trypanosomen mit den Treponemen (SAWADA[2]).

Nicht nur Carbolsäure und Halogene begünstigen das Aufnehmen der Farben, sondern auch das *Kresolum purum* durch seinen Gehalt an Trikresol und Guajacol (BORZA[1, 2] u. Mitarb., HAIRE).

Vitalfärbung. Die schonendste Methode der Färbung ist die bereits im Jahre 1910 von MEIROWSKY (cit. nach KNOBLAUCH) angegebene Vitalfärbung. Hier wird der Farbstoff, z. B. das Nigrosin, der Spirochaeta pallida in ihrem eigenen biologischen Milieu angetragen (DIENST u. Mitarb.). MEIROWSKY färbt mit Methylviolett ohne die Vitalität der Spirochaeta pallida zu schädigen, so daß ihre Bewegungen auch im Hellfeld beobachtet werden können. KNOBLAUCH verwendet Kristallviolett, welches in die nässende Papel kräftig eingerieben wird. KLEINSCHMIDT konnte jedoch mit dieser Methode keine Bewegung der auch morphologisch veränderten T. p. feststellen.

Die Treponemenfärbung mit *Parker-Füllfedertinte* (51/Tinte) nach SALLESGOMES (cit. nach EMURA) ist im Prinzip ähnlich der Dienst-Methode. Die Parker 51-Tinte besteht aus einem Spezialfarbstoff, der Diaminostilben-Disulfonsäure gekoppelt an 2 Moleküle 1-Amino-8-Naphtol-2,4,-Disulfonsäure, mit einem Alkalizusatz von 0,67% Natronlauge. Eine echte Vitalfärbung zur Beobachtung der lebenden Spirochaeta pallida ist mit der Parker 51-Tinte nach unserer Erfahrung nicht möglich.

Das Positivverfahren bedient sich auch bei der Darstellung der Spirochaeta pallida der substantiven (direkten) und adjektiven (indirekten) Färbung. Die beliebteste Methode der direkten Färbeverfahren ist die Färbung nach MUEHL-PFORDT. Sie wurde von KEILL[1, 2] modifiziert (MASSIA u. Mitarb., CERCHIAI, LEYBERG u. RUITER).

Eine Färbung mit gesättigter alkoholischer Gentianaviolettlösung (10%) in filtriertem Anilinwasser wird von ZINGALE u. BAILEY angegeben. Nach Fixieren mit Mercuro-Chromlösung färben ROUQUÈS und BRAVO die Spirochaeta pallida mit Methylviolett. Der Untergrund ist farblos, Bakterien, Spirochäten und Zellen sind violett gefärbt. Statt Methylviolett verwendet JOUY aber auch VAGO (cit. nach JOUY) gesättigte Pyoktaninlösung.

Die Malariablutfärbung von PERFIJEW wird von ALEXEJEW zur Färbung der Spirochaeta pallida verwendet. Basisch-Fuchsin- oder Kristallviolettfärbung gibt LEVINE als brauchbare Routinefärbemethode an. Im Astraviolett wurde von KEIL[3] ein neuer Lipoproteid- bzw. Lipoidfärber entdeckt. Das Astraviolett ist ein Indolemin, ein Chinolinfarbstoff. Die Thedanblaufärbung ist nach BESSE-MANS[85] u. Mitarb. nicht besser als die gewöhnliche Methylblaufärbung. SIMONS verwendet die Thedanblau-Kaliumchlorat-Methode zur Untersuchung von Mäusegehirn auf Recurrensspirochäten.

Färbung im dicken Tropfen mit Methylenblaulösung wird von PAMPANA empfohlen.

Negativverfahren. Dieses ebenfalls recht schonende Verfahren stellt nur ein Schattenbild des Erregers dar. SERAFIN bedient sich des Burri-Tuscheverfahrens bei Spirochätenanreicherung, WEISS[2] verwendet eine alkoholische Brillant-kresyl-Lösung, das Negativverfahren von ONO[4], ROULET (cit. nach HOLLBORN) verwendet Cyanochinlösung. Die Spirochäten erscheinen weiß, auf gleichmäßig blauem, sehr klarem Grund.

Zur Darstellung der Recurrensspirochäten im Negativbild eignen sich nach ONO[4] Acidviolett, Alkaliviolett, Brillantwoolblues, Silkviolett u. a. Zur Darstellung der Spirochaeta pallida scheint, nach Fixierung mit Chromsäure, eine 1%ige Lösung von Acidviolett 5 BK konz. unter einer Reihe von 26 befriedigenden Farbstoffen besonders geeignet (ONO[7]).

Fixiermethoden. Besondere Fixiermethoden erlauben ein leichteres Anfärben; die Struktur der T.p. bleibt aber nicht so erhalten, wie durch das schonende Behandeln durch Lufttrocknen oder vorsichtiges Hitzefixieren. Im Schnitt empfiehlt ONO[2, 6] Fixieren mit 10% *Formalinlösung*.

Nach ONO[9] bewähren sich besonders die Farbstoffe der Triphenylmethan-gruppe, wenn sie nach Formolfixierung 15 min mit 1%iger Natriumbicarbonat-lösung nachbehandelt und gut nachgewaschen werden (ONO[8]).

Neben den bekannten Fixiermitteln wie Formalin, Muellersche Flüssigkeit, Orthgemisch, Alkohol-Äther gibt ONO[1] teils zum *Fixieren, teils zum Beizen* an: Wasserstoffsuperoxyd, Kaliumpermanganat, molybdänsaures Ammonium. Nach ONO[1] liefern die besten Ergebnisse Formalin, Wasserstoffsuperoxyd und Kalium-permanganat. Osmiumsäure und Kupferacetat werden zum Fixieren in der Romby-Methode (cit. nach PINETTI) mit 1%iger Viktoriablaulösung verwendet. Nach ROMBY ist auch Essigsäure als Beizmittel brauchbar, jedoch weniger für die Spirochaeta pallida, als für andere pathologische Elemente vor allem Schleim-partikel. Selektiv auf die Spirochäten wirken Kupfersalze (Chlorid und Acetat), a̅a̅ mit Osmiumsäure 1:400, womit das luftgetrocknete Präparat 10 min gebeizt und nach Auswaschen mit destilliertem Wasser mit verdünnter Ziehllösung 5 min gefärbt wird.

Tanninsäure und Eisessig werden in der Methode von WEISS[1] verwendet. Von DELAMATER[1] u. Mitarb. wird eine Färbemethode für Pallida- und Mundspirochäten mit Gentianaviolett nach Beizen mit Tanninsäure beschrieben. Bei DELAMATER[1] findet sich außerdem eine Übersicht über die bisher üblichen Spirochätenfärbemethoden, ebenso bei OLSEN u. Mitarb. OLSEN beizt das lufttrockene Präparat 30—60 min mit Phosphormolybdänsäure bei 50—65⁰ C und färbt 50 bis 60 min mit Carbojodgrün ebenfalls bei 50—65⁰ C, sowie mit Carbolfuchsin und UNNAs alkalischem Methylenblau. Vor dem Einbetten in Canadabalsam wird mit destilliertem Wasser gewaschen und mit absolutem Alkohol oder Xylol entwässert (OLSEN u. Mitarb.).

Sowohl im Schnitt als auch im Ausstrich können die Spirochäten durch die *Silberimprägnierung* dargestellt werden. LEVADITI[39] u. Mitarb., CHAMBERG u. Mitarb. und KRAJIAN[4] betonen die bedeutend besseren Ergebnisse durch die histologische Untersuchung mit der Silberimprägnation gegenüber der Dunkelfeldmethode. Ebenso wie mit Nervenfasern gelingt die Färbung der T.p. mit Silbernitrat durch Celloidin (BOTHE[2] u. Mitarb.) und mit Goldchloridtönung (s. auch ROSAHN[8] u. Mitarb.). Nach Waschen mit destilliertem Wasser wird der Reduktionsvorgang mit einer 10%igen Thiosulfatlösung unterbrochen (Fixieren) (BOTHE[1, 2] u. Mitarb). KRAJIAN[3] färbt durch einen Mastixfilm. FÖLDVARI[4] behandelt, so wie es YAMAMOTO, LENHOFF (s. Handb. Jadassohn XV/1) und JANSCO (cit. nach FÖLDVARI[4]) mit den Trypanosomen machen, die Spirochaeta pallida mit Neosalvarsan, welches dann das Silbernitrat reduziert. FÖLDVARI verwendet glycerinfreies Silbernitrat.

Ammoniakalische Silbernitratlösung reduziert mit Formalin wird in der Technik von CALLERIO verwendet. STEINER[3] färbt nach dem Fixieren des lufttrockenen Ausstriches oder dicken Tropfens mit 10%igem Formol und Vorbehandeln mit Ammoniumhydroxyd in einer Mischung von Silbernitrat mit Ammoniumhydroxyd, sowie einer Mischung von Silbernitrat mit Natriumkaliumtartrat (Seignettesalz) und Gummiarabicum als Schutzkolloid zur Verzögerung der Silberfällung. Diese Methode wurde von LIESEGANG in die Färbemethode von CAJEL eingeführt (cit. nach NIETO). STEINER[2, 4] arbeitet mit Gummi-Mastix als Schutzkolloid, Urannitrat, Silbernitrat und Hydrochinon (STEINER[4]). Für das Färben der Spirochaeta pallida im Schnittpräparat sind von BURBI[1] 2 Modifikationen der Arnum-Stempel- und Levaditi-Manuelian-Methode angegeben: Eine *Langsammethode für spirochätenarmes Gewebe* und *eine Raschmethode für spirochätenreiches Gewebe.*

MIETO färbt mit Silbernitratlösung in der Wärme und Weinsäurelösung. Infolge der Schutzkolloidwirkung der Weinsäure, wodurch vielleicht auch ein günstigeres p_H erhalten wird (FARRIER), auch der Citronensäure oder Oxalsäure, d. h. jeder Säure, die nicht direkt eine Verbindung mit dem Silber eingeht, wird eine Verzögerung der Silberfällung erreicht. MAGRI gibt eine Modifikation der praktischen und raschen Nieto-Technik an, mit welchen auch alte, bereits alkoholfixierte und in Photoxyllin eingeschlossene Präparate erfolgreich verarbeitet werden können.

Die bekannte Silberagarmethode von WARTHIN und STARRY (s. Handb. Jadassohn XV/1) wurde im Jahre 1929 von WARTHIN[1, 2] modifiziert in der Weise, daß die Schnitte aus dem Silberbad in Salpetersäure eingelegt werden; statt des Agars verwendet WARTHIN Stärke, statt des Glycerins Aceton. Nach WARTHIN[1] spielt das p_H des untersuchten Gewebes eine besondere Rolle. Die optimale

Färbung der Spirochaeta pallida erfolgt bei einem p_H von 4,4 in einer 0,5%igen Silbernitratlösung. Das gewünschte p_H wird durch tropfenweises Zugeben von Citronensäure erhalten (Farrier u. Mitarb.). Rasch und relativ einfach ist die Silberimprägnierungsmethode von Galantha.

Von Krajian[1, 4] wurden mehrere Methoden der Silbernitratfärbung angegeben, die der Levaditi-Technik angeblich überlegen sein sollen.

Vergleich der Färbemethoden in der Praxis. Nach Bessemans[12], Berghe, Földvari[2] u. a. entstehen die besten Bilder, wenn nach Mühlpfort-Keil und Mühlpfort-Original gearbeitet und vorher nach Ruge oder mit Formol-Alkohol fixiert wird. Matsumoto[4] vergleicht die Farbstoffe untereinander und erhält mit Kristallviolett und Taintingblue bessere Ergebnisse „wie viele andere auch", als mit der Giemsafärbung. Von Galli-Valerio wird von allen Positivmethoden die Giemsafärbung, von den Negativverfahren die Collargol-Methode bevorzugt. Die Silbernitratimprägnierung eignet sich besonders für die Darstellung des Treponema pertenue.

Die für den Praktiker wertvollste Methode, weil sie am raschesten eine Durchuntersuchung des verdächtigen Materials erlaubt, ist die Untersuchung im Dunkelfeld.

Dunkelfeld. Das Verfahren, mikroskopisch kleine Objekte nicht im durchfallenden Licht zu betrachten, sondern durch das von ihnen reflektierte Licht sichtbar zu machen, wurde zuerst von Descartes im Jahre 1637, später von Lieberkuhn im Jahre 1740 mit Hilfe des von ihm entwickelten und nach ihm benannten Spiegels angewendet. J. B. Reade verwendete im Jahre 1836 als erster die Dunkelfeldmikroskopie im heutigen Sinne. Wenham baute im Jahre 1850 den ersten wirklich brauchbaren Kondensor. Nach Lennhard soll Huygens auch das Dunkelfeldmikroskop entwickelt haben. Sein Instrumentarium entspricht aber nach Krantz[9] noch nicht dem Begriff eines Mikroskopes. Im Jahre 1904 wurde endlich die Dunkelfelduntersuchung von Raehlmann-Siedetopf und Zcigmondy zur Darstellung ultramikroskopischer Teilchen benützt. Für die Spirochätenuntersuchung wurde das Dunkelfeld 1906 von Landsteiner und Mucha (s. Handb. Jadassohn XV/1, Krantz[9]) empfohlen. Improvisation eines Dunkelfeldes wurde angegeben von: Archangelskij[2], Wyssozkij, Jadassohn.

Der Vorteil der Dunkelfelduntersuchung, dem Burri-Tuscheverfahren, überhaupt dem Negativverfahren gegenüber wird außer von vielen anderen auch von Alkalay hervorgehoben. Der Unterschied beträgt nach seinen Angaben 100 positive Resultate mit dem Dunkelfeld, zu 60 mit dem Negativverfahren. Die Untersuchung im Dunkelfeld formolfixierter Trockenpräparate befriedigt Coutts[2] u. Mitarb. nicht. Bei paraffineingebetteten, formolfixierten, sehr dünn geschnittenen Präparaten bilden die aufleuchtenden Zellwände eine große Fehlerquelle (Coutts[5]).

Phasenkontrastmikroskop (Ph.K.M.). Es gestattet wie das Dunkelfeld die Beobachtung der lebenden, unveränderten Treponemen (Poetschke u. Mitarb.) und deren Lebensvorgänge (Delamater[7]). Die Phasenkontrastmikroskopie bietet außerdem den Vorteil, daß von der Struktur des T. p. mehr sichtbar wird, als durch das Dunkelfeld (Delamater[2] u. Mitarb.). Poetschke u. Mitarb. konnten im Phasenkontrastmikroskop erkennen, daß der Leib des T. p. durchwegs gleiche optische Dichte aufweist.

Fluorescenzmikroskop. In diesem können Bakterien und Zellen durch Vitalfärbung mit Acridinorange beobachtet werden (Strugger u. Hilbrich cit. nach Mohrmann u. Mitarb.). Lebende Bakterienzellen färben sich mit grüner, tote mit kupferroter Fluorescenzfarbe.

Elektronenmikroskop. Mit Hilfe des Elektronenmikroskops konnten einige neue Details an der Spirochaeta pallida festgestellt werden. Anweisungen bezüglich der Technik, vor allem was die Geißeldarstellung betrifft, wurden von WATSON u. Mitarb., JAKOB, MORTON[2], SCHMEROLD u. Mitarb., GREIFELT[1] u. Mitarb. u. a. gegeben.

c) Bewegung des T. p.

Die kinematographische Aufnahme (NEUMANN) zeigt die auch im Elektronenmikroskop beobachtete ebene Wellengestalt des T. p. und der Recurrens Spirochaete. Dem längslaufenden Fibrillenbündel wird eine wellenartige Längskontraktur zugeschrieben, die durch ihre Wirkung auf den im Querschnitt ellyptischen Zelleib zu einer Spiralbewegung und nach dem Prinzip des kleineren Zwanges zu einer Vorwärtsbewegung des Spirochätenleibes führt (SCHMEROLD u. Mitarb., GREIFELT[1] u. Mitarb.). Die geringe Ortsveränderung des T. p. trotz lebhafter Bewegung im Reizserum erklärt OELZE (cit. nach HABERMANN) durch eine zu geringe Viscosität des Mediums. Wird Gelatinegel (5%) oder Agar (0,5%) zugesetzt, dann wird die Bewegung vom Ort deutlicher. Im Citratblut ist nur die erfolglose Bewegung der T. p. zu sehen. POETSCHKE u. Mitarb. beobachteten im Phasenkontrastmikroskop neben Wellen-, Rotations-, Vor- und Rückwärts- sowie Knickbewegung auch noch 2 langsame Wellenbewegungen, und zwar eine primäre als fixiert bezeichnete Spiralbewegung und eine sekundäre mit viel größerer Wellenlänge, die unregelmäßig und zuckungsartig über das T. p. abläuft.

d) Pseudospirochäten

Pseudospirochäten sind fadenartige Gebilde, die infolge ihrer Bewegung manchmal dem T. p. ähnlich sehen können. Die unregelmäßigen und veränderlichen Windungen entstehen durch die schlängelnde Bewegung. Im Gegensatz zum T. p. sind die Enden stumpf, wie abgeschnitten. Sie sind fast nur in älteren Präparaten zu finden. Nur so ist es verständlich, daß LENNHOFF (cit. nach SCHIRREN[1, 2]) erst nach „längerem Suchen" bei zahlreichen Erkrankungen, wozu praktisch alle Hautkrankheiten gehören, „Spirochäten" gefunden hat und daß diese Ergebnisse von manchen besonders eifrigen Autoren bestätigt werden konnten (SCHUPPLI). Nachuntersuchungen von LOEB sowie von KUMER u. Mitarb. ließen den Verdacht auf Gewebsfasern, Gerinnungsprodukte (ANDRE) und Ausfällungsprodukte entstehen. Spirochätozide Mittel sind natürlich erfolglos. Nach den experimentellen Untersuchungen und Beobachtungen von SCHIRREN[1, 2] sind diese Gebilde Auswüchse aus den Erythrocyten (ANDRE): Spontan durch die geänderten Umweltbedingungen, durch Chloroform-Benzol, aber auch durch UV-Licht und unter dem Licht der Mikroskoplampe entsteht zunächst eine Teilhämolyse der roten Blutkörperchen, d. h. es bilden sich spaltförmige Dehiszenzen an der Oberfläche der Blutkörperchen, durch welche die umgebende Flüssigkeit eindringt und das Erythrocytenstroma zum Teil verflüssigt. Besteht nun ein höherer osmotischer Druck in der Umgebung des Erythrocyten, z. B. durch Austrocknen des Präparates (längeres Liegen) oder infolge einer primär hypertonen Salzlösung, dann wird das Stroma infolge der Schrumpfung des Erythrocyten aus den Spalten wie aus einer Düse herausgepreßt. Es „gerinnt" sofort und schwebt dann als längliches, leicht bewegbares Gebilde in der Flüssigkeit. Dieser Vorgang konnte von SCHIRREN[2] im Film festgehalten werden.

Außer diesen Pseudospirochäten kann es zu Irrtümern und Verwechslung mit der Spirochaeta pallida kommen durch geschrumpfte Gewebsfasern im Klatschpräparat und durch die von HERXHEIMER im Jahre 1889 beschriebenen Epidermisspiralen (SCHIRREN[3]).

II. Biologie des Treponema pallidum (T.p.)

Das T.p. wird auf ein Urtreponema zurückgeführt (Kainer, Hoffmann [6] u. a.), das je nach den Gegebenheiten verschiedene Krankheitsbilder verursacht und anfänglich vielleicht nur ein Saprophyt war. Es ist ein Organismus, dessen morphologisches, aber vor allem biologisches Verhalten nach Rose [1, 2] u. Mitarb., wie kaum ein anderer, von der Umgebung beeinflußt wird. Die älteste Krankheitsform ist nach Kainer die Blaufleckenkrankheit (Carate, Pinta), dann folgt die Frambösie und als jüngste Form erst ist die Syphilis anzusehen. Die von Kolumbus nach Europa gebrachte Krankheit soll nicht Syphilis, sondern Frambösie gewesen sein. Damit decken sich die Berichte von Fracastoro, Ulrich v. Hutten und Gruenpeck, sowie die Berichte über die hygienischen Verhältnisse jener Zeit, kann doch die Frambösie als „Schmutzkrankheit", die Lues als „Zivilisationskrankheit" aufgefaßt werden. Für diese Annahme spricht auch das Verschwinden der Frambösie und das gleichzeitige Auftauchen der Lues auf der Mariannen-Insel Guam nach dem Jahre 1898 in gleichem Maße, wie die Sauberkeit zunahm. Bereits 1930 bot die Syphilis ein vollkommen anderes Bild, als in den früheren Zeiten (Jaja): Nässende Papeln und tertiäre Erscheinungen sind selten, das Latenzstadium dauert sehr lange, viscerale, vasculäre und nervöse Lues ist relativ häufiger zu beobachten, d. h. die Hauterscheinungen sind seltener, die metaluischen und paraluischen Veränderungen häufiger geworden. Nach den experimentellen Ergebnissen von Levaditi [40] u. Mitarb. scheint die Virulenzänderung des T.p. jedoch nicht durch die jahrzehntelange Schwermetalleinwirkung auf das T.p. verursacht, wie man es bei den Recurrensspirochäten und bei den Trypanosomen beobachten kann. Damit ist aber nicht die Resistenzsteigerung gegen Arzneimittel zu verwechseln, s. S. 25. Es handelt sich um eine gewisse Anpassung an die Umgebung. Es hat den Anschein, als werde vom Treponema selbst das Stadium eines Saprophyten „angestrebt". Antikörperbeladene T.p. sind weniger virulent als nicht sensibilisierte, sie wirken aber auch weniger antigen aktiv. Vielleicht ist der Werdegang des T.p. so zu verstehen, daß das T.p. zunächst ein Saprophyt war. Er stirbt bei zufälligem Eindringen in den Organismus einfach ab. Wir können einen derartigen Vorgang im Experiment beobachten. Direkt in den Lymphknoten gesunder Kaninchen injizierte T.p. sterben ab, d. h. das Tier wird nicht infiziert. Passagen bleiben negativ.

Nun kann ein Saprophyt unter irgendwelchen günstigen Umständen doch am Wirt haften und sich vermehren. Er wird so zum Parasiten mit allen seinen immunologischen Folgen. In diesem Entwicklungsstadium wird das T.p. immer nur unter den gleichen Bedingungen haften können. Auf Grund einer Abwehrreaktion des Wirtsorganismus kann dieser Erreger auch eine biologische Variation erfahren, d. h. er kann so geändert werden, daß er nun auch im Lymphknoten lebend und vermehrungsfähig bleibt, das bedeutet, daß seine Lebenstüchtigkeit eine Steigerung erfahren hat. Dieser Prozeß der Anpassung kann so weit gehen, daß letzten Endes Organe befallen werden, die ausgesprochen treponemophob sind, wobei die Anpassung aber mit einer Virulenzminderung einhergeht, entsprechend der „atrophischen Varietät" nach Loge (cit. nach Bessemans [44]), so daß in diesen Organen der Erreger schließlich ein Saprophytendasein führt und von dort isoliert, auch keine Virulenz auf ehemals treponemophilem Boden erkennen läßt. Diese Virulenzvarianten stimmen mit der Hypothese eines Urtreponema gut überein. Luestreponema, Framboesietreponema und Pintatreponema sind einzig und allein durch ihren Histo-Biotropismus voneinader zu unterscheiden: Das Treponema carate und das Treponema pertenue sind ausgesprochen epidermotrop. Das T.p. befällt außer der Haut alle Organe (HASSEL-MANN[3]), eine Entwicklung, die in neuester Zeit noch mehr ausgeprägt ist als früher (Mesaortitis, Organlues, Lues des Zentralnervensystems). HOFFMANN[8] führt auch das Treponema cuniculi auf einen dem T.p. und Treponema pertenue gemeinsamen Ursprungserreger zurück.

Daß sich die Virulenz eines Erregers und damit auch sein biologisches Verhalten sowie die Krankheitsformen, zu deren Ausbildung er den Organismus veranlaßt, durch wiederholte Passagen ändern, ist bekannt. Durch wiederholte Tierpassagen kann eine geschwächte Virulenz gesteigert (KRANTZ[10]), eine starke Virulenz aber auch abgeschwächt werden (TURNER[6] u. Mitarb. und LEVADITI[12] u. Mitarb.).

Frambösiestämme bringen nach TURNER[6] im Laufe der Passagen stärkere Läsionen hervor. Es ist aber zu bedenken, daß Virulenz aus der biologischen Aktivität des Erregers *und* der Reaktionslage bzw. Abwehrlage des Organismus resultiert.

Unter der Behandlung mit Pregellösung beobachtet GJORGJEVIC eine Virulenzsteigerung des T.p. (verkürzte Inkubationszeit im Tierversuch) infolge Terrainänderung.

Daraus folgt aber, daß auch das T.p. einer Änderung der lokalen, terrainbedingten Virulenz unterliegt, wie es z. B. von ROTHERMUNDT bei den Recurrensspirochäten beobachtet wurde. Auch die Virulenz der T.p. ist unter Umständen leicht zu beeinflussen. MATSUMOTO[4] konnte schon allein während des Ablaufs des Jahres einen Einfluß der Jahreszeiten feststellen. Diese Beobachtung wird heute von vielen Treponema pallidum Immobilisations-Test-(TPI-Test)-Laboratorien bestätigt. Acidose veranlaßt das T.p. zur Ansiedlung im Knochen, Alkalose läßt keinen Einfluß erkennen, Lipoidose hemmt das Angehen der Impfpapel usw. Meist steigt die Resistenz mit der Virulenz an, es kann aber auch umgekehrt eine Resistenzsteigerung zu einem Virulenzverlust führen. Ein eklatantes Beispiel dafür ist das Kulturtreponema, das große Resistenz mit völliger Avirulenz verbindet s. auch S. 34.

1. Überlebensdauer des Treponema pallidum (T.p.)

Außerhalb des tierischen Organismus bleibt das T.p. nur kurze Zeit beweglich. Die Lebens- und Vermehrungsfähigkeit bleibt etwas länger erhalten. Die Beweglichkeit verschwindet etwa 4 Std nach dem Tode des Tieres, die Virulenz scheint nach BESSEMANS[42] u. Mitarb. noch 39—42 Std und länger vorhanden zu sein, nur ist dann die Inkubationszeit verlängert. Nach MIYAO bleiben Luestreponemen im Kaninchenhoden bei $28,5^0$ C 24 Std, bei 37^0 C und bei 0^0 C 4 Std infektiös, sie sind wesentlich resistenter als Frambösietreponemen, die nur 2 Std, bei 0^0 C maximal $1/_4$ Std infektiös bleiben. Nach TANI[3] u. Mitarb. halten sich die T.p. im Kaninchenhodenbrei bei Zimmertemperatur bis zu 48 Std, bei $+4^0$ C bis zu 5 Tagen infektionstüchtig. Nach 7 Tage langer Lagerung im Eisschrank sind Schankerstückchen im Tierversuch noch positiv (ROSAHN[3]).

Feuchtigkeit. Gegen *Austrocknen*, auch bei starker Unterkühlung (PROBEY[5]) sind die T.p. besonders empfindlich. Es kommt weniger auf die Dauer des Trocknungsprozesses, als auf den restlichen Feuchtigkeitsgehalt an. Nach mehrstündigem Austrocknen kann das T.p.-Präparat noch infektiös sein, wenn der Feuchtigkeitsgehalt 1 % übersteigt (ASTAVZATUROV[1], TURNER cit. nach PROBEY[5]). Beim Austrocknen konnten ASTAVZATUROV[1] u. Mitarb. morphologische Veränderungen des T.p. im Sinne von Dickenzunahme, Zusammendrehung der

Enden und Verlust des Glanzes, der Biegsamkeit und Elastizität beobachten (s. auch Transfusionslues). In der Vagina bleibt das T.p. nach Levaditi[29] u. Mitarb. nur 1 Std, nach Lepinay[1] u. Mitarb. wenigstens $2^1/_2$ Std infektionstüchtig. Neben vaginalen Hormonen und dem p_H des Vaginalsekretes (6,8—7,2) dürften dafür noch andere unbekannte Faktoren, ähnlich wie bei direkter Inoculation in die Lymphdrüsen, verantwortlich zu machen sein.

Einfluß des p_H. Lues konnte zwar experimentell durch *Schweiß* noch nie übertragen werden. Jedoch macht der Zusatz von Schweiß die virulenten T.p. zwar nach kurzer Zeit unbeweglich, aber nicht infektionsuntüchtig. Der Schweiß von Luikern ist daher theoretisch als infektiös zu betrachten.

Stark saurer *Magensaft* und saurer *Urin* heben die Beweglichkeit der T.p. auf (Astvazaturov[2] u. Mitarb.), sicherlich aber nicht die Virulenz, ebenso Bier, saure Milch, starker Tee und Fruchtwasser. 40% Alkohol immobilisiert die T.p. nur langsam. Keinen Einfluß haben: frische Milch, ungesäuertes Bier — wie es in gewissen Gegenden Rußlands getrunken wird — und Leitungswasser. In Ringerscher Lösung mit einem p_H von 6,2 werden die T.p. innerhalb von 5 bis 15 min unbeweglich, bei einem p_H über 6,7 erst nach einigen Stunden. Im Liquor werden verschiedene p_H-Werte gemessen. Das p_H des Liquors bei Progressiver Paralyse ist besonders hoch. Die Beweglichkeit des T.p. ist in diesem Liquor besser als im Liquor bei anderen Erkrankungen (Marinesco[2] u. Mitarb.).

Die Überlebung im gesunden Serum hängt vom Spender ab. Die Sera von Hühnern und Tauben wirken auf das T.p. weder immobilisierend noch spirozid nach einer Einwirkungsdauer von $1^1/_2$ Std (Truffi[2]). Später zeigen die T.p. aber auch im Serum empfänglicher Tiere Degenerationserscheinungen und Virulenzverlust. Die Spirochaeta duttoni bleibt im frischen und im inaktivierten Serum von Meerschweinchen, Kaninchen, Taube, Katze und Pferd virulent. Das aktive Serum von Rind, Ziege und Hammel, weniger vom Schwein, hat anscheinend thermolabile, spirozide Eigenschaften, jedoch nur in vitro (Cuboni, Bessemans[48] u. Mitarb.).

Hitze in vitro. Hassko[1] konnte bei den allerdings nicht vergleichbaren Kulturtreponemen nach 1 Std Erwärmung auf 58° C noch vermehrungsfähige T.p. finden. Jedoch werden sowohl Kultur- als auch Gewebetreponemen erst nach einer Erwärmung auf 50° C durch 1 Std immobil und zeigen Degenerationsformen (Drosdov). Bei 56° C sind zur Immobilisierung nur mehr 40 min notwendig, bei 58° C nur 30, bei 60° C nur mehr 20 min. Das Blut kann demnach durch 60 min langes Erwärmen auf 56—58° C sterilisiert werden. Die Hitzelabilität des T.p. wird in der experimentellen Syphilis beobachtet und auch für die allgemeine Therapie der Lues ausgenützt, (s. auch Hitze in vivo). Boak[1] u. Mitarb. fanden bei den T.p.-Stämmen von Zinsser, Hopkins und dem etwas resistenteren Nicholsstamm Virulenzverlust bereits nach 1 Std Erwärmung auf 41,5° C bzw. 2 Std 41,6° C, 3 Std 40° C, 5 Std 39° C. Ähnliche Ergebnisse hatten de Potter cit. nach Hacquaert u. Hacquaert.

Hitze in vivo. Schon lange ist die heilende Wirkung erhöhter Körpertemperaturen auf die Lues bekannt (Weichbrodt cit. nach Levaditi[43]). Nach den Versuchsergebnissen von Bessemans[59] verliert das T.p. bei einer Erwärmung des luischen Herdes auf 42° C durch 1 Std oder auf 40° C durch 2 Std seine Infektionstüchtigkeit. Durch Kurzwellen wird eine Schädigung des T.p. bereits bei einer anhaltenden Temperatur von 39—39,5° C beobachtet. Die Vermehrung des T.p. im Kaninchen ist bei 105—106° F (40,5—41,1° C) gestört. Das Tier selbst zeigt weder Beeinträchtigung der Fruchtbarkeit (Carpenter[1, 2, 3] u. Mitarb.) noch eine Störung des Allgemeinzustandes.

Dieser therapeutische Wärmeeffekt ist vom vegetativen Nervensystem nach beiden Richtungen beeinflußbar. Aber auch hier muß eine Art Wärmeanpassung des T.p. möglich sein, da TRUFFI[2] im Taubenblut nach 1 Std Wärmeeinwirkung auf 42° C und BECK im Mäuseversuch noch lebende T.p. finden können. Hier fehlt aber die natürliche Reaktion des Gewebes. Die Resistenz bzw. Sensibilität der T.p. gegen Temperaturerhöhung hängt also auch vom Milieu ab. Wenn nach künstlichem Fieber die T.p. in der Sklerose nicht mehr, in den Lymphdrüsen jedoch noch immer zu finden sind, so hängt das einerseits mit der bekannten größeren Virulenz und Resistenz des T.p. in der Lymphdrüse, andererseits mit der geringeren natürlichen Gewebsreaktion des Lymphdrüsengewebes zusammen. Nach BECK und BESSEMANS[82] u. Mitarb. sind die T.p. auch im Mäuseorganismus wesentlich hitzeresistenter. Sie verhalten sich etwa wie die T.p. im Kaninchen-lymphknoten. Auch das spricht für die Terrainbeteiligung.

Der Impfeffekt bei Kaninchen läßt sich bedeutend steigern, wenn $1/4$—$1/3$ der Körperoberfläche depiliert ist; nach OGANESSIANE[3] kommt es dadurch zu einer bedeutenden Herabsetzung der Körpertemperatur des Tieres (Warmblütler?). BESSEMANS[66] u. Mitarb. führen die geringe Infektionsempfindlichkeit des inneren Augengewebes gegenüber dem äußeren Auge auf die um $3/10$—$4/10$° C höhere Gewebetemperatur zurück. Die leichte Anfälligkeit der Sklera und des Hodengewebes wird dementsprechend auf die relativ niedere Temperatur dieser Gewebe zurückgeführt (HACQUAERT). Diese geringe Temperaturdifferenz ist sicherlich nicht ausschlaggebend. In den früheren Jahrhunderten machte Hitzeapplikation einen Hauptteil der Behandlung aus. Primäre luische Efflorescenzen am Kaninchenhoden werden ohne Schädigung des Organismus zur Abheilung gebracht durch Baden in heißem Wasser (BESSEMANS[29]), heißer Luft, geschmolzenem Paraffin und durch Wärmestrahlen (BESSEMANS[3]). HACQUAERT hat mit Paraffinpackungen bei 65° C beim Kaninchen keinen deutlichen Erfolg. Auf die Seroreaktionen hat die Temperaturerhöhung keinen Einfluß. Ebenso werden natürlich Rezidive der Exantheme beobachtet (HACQUAERT). Auch die Fiebertherapie — Proteinkörper, Malaria, Pyrifer — wirkt nur zum Teil durch den Hitzeeffekt.

Hitze als abwehrstimulierender Faktor. Im Gewebe sehen BESSEMANS[28] u. Mitarb. und BESSEMANS[61] nach Wärmeeinwirkung Mobilisierung von Lymphocyten in den Lymphsinus und Phagocytose von Zelldetritus, d. h. daß es außer der direkten Hitzewirkung auf die T.p. noch zur Stimulierung der Abwehrkräfte des Organismus bzw. der befallenen Organe kommt (BESSEMANS[22, 28] u. Mitarb., LEVADITI[43] u. Mitarb., YATA). Mit der Wirkung auf die Abwehrkraft des Organismus erklärt sich auch die kumulierende Wirkung der Hitze auf die Arsenbehandlung (BESSEMANS[82]). Auch am Menschen wird der therapeutische Effekt der Temperaturerhöhung angewendet bzw. beobachtet (Fall COVISA u. Mitarb.). Heiße Moorbäder wirken nach NALBANDOV u. Mitarb. in Form eines starken, aber kurzen Wärmeschocks. Auch auf Kurzwellenfieber spricht die Lues im Tierexperiment rasch und exakt an (LEVADITI[43] u. Mitarb.). Die Erfolge sind individuell verschieden; auf manche Fälle wirkt die Kurzwellen-Diathermie überhaupt nicht ein (BORCHERS) oder hat sogar den gegenteiligen Effekt (YATA). Die spirochätozide Wirkung der Kurzwellen beruht nach BESSEMANS[57] im Gegensatz zu CASTELLINO[2] nicht auf einer direkten T.p.-entwicklungshemmenden Wirkung, sondern auf der Gewebeerwärmung. Hyperthermie kann nach KATO[3] auch das Angehen einer intravenös gesetzten Infektion verhindern. Nach CARPENTER[3] u. Mitarb. ist die Fieberbehandlung in jedem Stadium der Lues wirkungsvoll.

Kälteeinwirkung. Sie beeinflußt das T.p. als frigotropen Keim kaum (BESSEMANS[3]). Sehr niedrige Temperaturen (—78° C) halten es durch Jahre infektionstüchtig (TURNER[2]). Weniger tiefe Temperaturen wirken weniger oder überhaupt nicht konservierend. Die Konservierung beruht auf der Lähmung biologischer Vorgänge. Je tiefer die Kühltemperatur ist, um so größer ist der Prozentsatz der virulent bleibenden Treponemen. Kulturtreponemen sind bei $+4$ bis $+6^0$ C in Citratblut aufbewahrt, noch nach 180 Tagen (Hassko[1]) kultivierbar. Reine Treponema-Kulturen zeigen nach Tagen bereits morphologische Veränderungen und sind nach 5 Tagen nicht mehr vermehrungsfähig bzw. unbeweglich. Nach Drosdov ist dies die Folge ihrer eigenen Ausscheidungsprodukte und eines Mangels an lebenswichtigen Stoffen. Eine Temperatur von -196^0 C (flüssiger Stickstoff) hält Luestreponemen, Recurrensspirochäten und Sodokuspirillen mindestens 14 Tage virulent. Trypanosomen werden so 20 Std konserviert, also wesentlich länger als durch Eisschranktemperatur von -15^0 C (Jahnel[14]). Es überrascht daher nicht, zu erfahren, daß Treponemen Temperaturen, die dem absoluten Nullpunkt ($-273,16^0$ C) nahekommen, und zwar $-271,5^0$ C, das sind $1,7^0$ C absolute Wärme, ohne Schaden zu erleiden, aushalten (Jahnel[15]). Ebenso lassen sich Frambösietreponemen, Recurrensspirochäten, Weil-Spirochäten und Sodokuspirillen wenigstens 10—12 Monate lang pathogen erhalten (Turner u. Mitarb.[3]). Langsames Einfrieren, mehr noch langsames Auftauen (2—6 Std) kann die T. töten (Turner[4]). Bei Temperaturen über -78^0 C, also bei -10 bis -20^0 C bleiben die T.p. nur relativ kurze Zeit am Leben (Turner[2, 4]).

Die *kritischen* Temperaturen für das T.p. bewegen sich um den Nullpunkt. Bei -1^0 C sind die T.p. nach 1 Std unbeweglich, nach 3 Std nicht mehr virulent, nach 8 Std tot. Bei $+10^0$ C hält sich die Beweglichkeit der T.p. 24 Std. Später schwinden Mobilität und Virulenz relativ rasch (Sterzi[6]). Bei $+3$ bis $+5^0$ C sind die T.p. erst nach mehr als 72 Std nicht mehr infektionstüchtig (Bloch, Turner[9]). Bezüglich der Kältekonservierbarkeit ist zwischen Syphilistreponemen im allgemeinen und Lymphdrüsentreponemen kein Unterschied zu beobachten (Sterzi[6]).

Überlebensbedingungen nach Nelson. Über die für das T.p. notwendigen *Überlebensbedingungen wurde* von Nelson[4], zum Teil auch in Anlehnung an die Forschungsarbeiten von Turner[6] u. Mitarb. und Hollander[2] u. Mitarb., viel gearbeitet und berichtet, s. auch Kapitel: ,,Der Nelson-Test und andere Treponema-pallidum-Reaktionen'' in diesem Band. Es gelang Nelson[4] zusammen mit seinen Mitarbeitern aus dem Rinderserum einen kristallinen Faktor zu isolieren. Er ist für das Überleben der T.p. in vitro unbedingt notwendig und wird deshalb von Nelson[4] ,,survivalfactor'' genannt. Unbedingt notwendig sind im Nelson-Mayer-Milieu auch die Sulfhydril-Verbindungen wie Cystein, Natriumthioglykolat und Glutathion. Sie spielen im Metabolismus der T.p. eine wichtige Rolle (Eagle[4]). Eagle[4] nimmt an, daß die spirozide Wirkung des Arsens, der Wismut- und Quecksilberverbindungen auf deren Affinität zu den Sulfhydril-Gruppen beruht. Ein Überangebot an Sulfhydril-Gruppen hebt den treponemiziden Effekt auch der immobilisierenden Antikörper auf.

2. Wachstum des Treponema pallidum (T.p.)

An Kulturtreponemen wurden die Faktoren, die das *Wachstum* des T.p. beeinflussen, von Vasarhely[3] untersucht, und zwar vor allem hinsichtlich ihres Wasserstoff-Stoffwechsels. Wasserstoffdonatoren für die Kulturspirochäte sind das Natrium-propionicum, Natrium lacticum, Natrium succibium, Natrium malicum I, Glycerin, Dextrose, Maltose, Saccharose, Natrium asparinicum, glutaminsaures Natrium, Phenylenalanin, Tryptophan und Tyrosin. Wasserstoffacceptoren sind das Natrium nitricum und das Natrium asparaginicum. Glycerin hemmt, Traubenzucker beschleunigt das Wachstum.

3. Treponemizide Mittel

Desinfektionsmittel. Bei der Untersuchung der Widerstandskraft des T.p. desinfizierenden Präparaten gegenüber handelt es sich darum, 1. eine wirksame Desinfektion verseuchten Materials durchzuführen, 2. durch lokale Applikation oder auch durch Allgemeinmaßnahmen des Empfängers oder des Spenders einen Schutz gegen Ansteckung oder Übertragung zu erzielen.

Lokale und allgemeine Prophylaxe. Das Problem der *lokalen Prophylaxe* liegt in der Geschwindigkeit, mit der sich das T.p. im Wirt ausbreitet bzw. die Drüsen befällt (KOLLE cit. nach PINARD). Prophylaxe müßte daher bereits vor der Exposition getätigt werden (SCHERESCHEWSKI[2], ORO, LEVADITI u. Mitarb. cit. nach PINARD).

Desinfizierende Mittel werden mit Treponemenmaterial inkubiert, die Virulenz wird dann im Tierversuch, evtl. durch Tierpassage, geprüft. Lokal zu applizierende Präparate werden ebenfalls am Tier, unter Nachahmung menschlicher Verhältnisse untersucht. Das Ergebnis darf daher nur mit Einschränkung für den Allgemeingebrauch verwertet werden.

Nach DOBKOWSKY[1] ist gewöhnliche *Seife* bei einer Einwirkungsdauer von 5—8 min zur Desinfektion ungeeignet. Sublimat, Chloramin, Formaldehydpräparate, 60—70%iger Alkohol und andere gebräuchliche Desinfektionsmittel ergeben nach Einwirkung auf das T.p in einer, dem Händewaschen oder Instrumentedesinfizieren entsprechenden Zeitdauer, durchwegs negative Impfresultate. Die Kulturtreponemen hingegen sind gewöhnlicher Seife gegenüber fast ebenso empfindlich wie gegen medizinische, Hexachlorphen-Methylen und Trichlorphenol enthaltende Seifen (KELLER u. Mitarb.[1]). Das Pyridin und seine Alkylderivate wurden von HOSHINA[3] am Motilitätsverlust von Kulturtreponemen ausgewertet. Das Ergebnis ist daher für eine Luesprophylaxe unbrauchbar und nur theoretisch interessant. Nach HOSHINA[3, 4] ist die niedrigste, wirksame Konzentration aliphatischer Alkohole um so höher, je niedriger die Verbindungen sind. In niederer Konzentration kann HOSHINA[4] sogar Bewegungsbeschleunigung beobachten.

UV-Strahlen töten in einer Schichtdicke von 2 mm und in 40 cm Entfernung nach einer Bestrahlungsdauer von mehr als 30 min (LEVADITI[48] u. Mitarb.). In vivo wirken die UV-Strahlen nach ROSKIN[2] und ROSKIN[3] u. Mitarb. über die Bildung eines Faktors A im Serum, der den therapeutischen Effekt der antiluischen Behandlung (Neosalvarsan, Altsalvarsan) steigern soll. Die Versuche wurden jedoch nur an der Spirochaeta duttoni durchgeführt.

γ-Strahlen des Radiums (7,5 millicurie) haben weder auf Kulturtreponemen noch auf Gewebetreponemen einen Einfluß (WILKENS u. WEISS cit. nach LEVADITI[47] u. Mitarb.).

Salben. Bei Vorbehandlung 6—10 Std vorher und mehr, sind sowohl die Kalomelsalbe von METSCHNIKOFF als auch die Chininsalbe von SCHERESCHEWSKY praktisch wertvoll (BESSEMANS[64] u. Mitarb.). Chinin soll nach SCHERESCHEWSKY (cit. nach PINARD) das Eindringen des Erregers in Haut und Schleimhaut erschweren. GAUDUCHEAU empfiehlt eine Quecksilbercyanatsalbe mit Kalomel. POLONOVSKY (cit. nach BESSEMANS[64] u. Mitarb.) eine Genochinsalbe mit Genochinindichlorhydrat usw.

Nach in vitro-Versuchen von BESSEMANS[64] u. Mitarb. werden durch Chinin- und Genochinsalbe die T.p. fast schlagartig abgetötet, durch Kalomelsalbe erst nach mindestens 5—30 min langem Einwirken. In vivo wurden die Salben an der Kaninchenconjunctiva erprobt. Die Chininsalbe von SCHERESCHEWSKY und die Genochinsalbe von POLONOVSKY zeigen fast keine oder eine nur mäßige Schutzwirkung. PORCELLI empfiehlt als wirksame Schutzsalbe 25% Kalomel und 0,20% Quecksilberoxycyanat in einem Eucerin-Vaselinegemisch.

Nach der Inoculation angewendete Prophylaxe in Form von Salbenapplikation zeigt nach den Versuchen von BESSEMANS[80] u. Mitarb. nur bei einem Teil der Tiere eine wesentliche Schutzwirkung. Diese experimentell gewonnene Erfahrung mit der letzten Endes insuffizienten Salbenprophylaxe wird durch die klinische Beobachtung am Menschen von CONTRERAS bestätigt.

TAKATSU[4] prüft den prophylaktischen Effekt von Chinin, Kalomel, Salvarsannatrium, Spirozid, sowie von Lysol, Alkohol und Trypaflavin an Recurrens- und Rattenbißspirochäten nach percutaner Inoculation an der Maus: Chinin und Kalomel wirken als Puder besser als als Salbe und, wie auch das Salvarsannatrium, nur bis maximal 5 min nach der Inoculation, ebenso 2%iges Lysol und Trypaflavinpuder. Spirozid wirkt nur bei allgemeiner peroraler Medikation, 65%iger Alkohol ist auch bei sofortiger Anwendung wirkungslos.

Örtlich angewendete *Antibiotica* haben wegen der sehr langen notwendigen Einwirkungsdauer nur wenig Erfolg (AAVIK).

Eine wesentlich eingreifendere Prophylaxe wird durch die Allgemeinbehandlung mit spiroziden Präparaten erreicht. Hier beginnt das Problem der prophylaktischen Behandlung überhaupt, auf das aber in diesem Rahmen nicht näher eingegangen werden soll.

Arsenikalien. *Spirozid*, eine m-oxy-p-Acetylaminophenylarsinsäure, wirkt nach TAKATSU[1] beim Kaninchen nur in sehr hohen Dosen und nur, wenn es unmittelbar nach der Infektion und durch 3 Tage verabfolgt wird, in allen Fällen, in denen das Tier nicht durch die Giftwirkung eingeht. Bei Frambösie konnte mit einer kleineren, aber zum Teil auch letalen Dosierung kein prophylaktischer Effekt festgestellt werden.

Salvarsannatrium. Intracutan verabfolgt, hat es keine prophylaktische Wirkung, sondern verlängert lediglich die Inkubationszeit auf 30 Tage (TAKATSU[3]) bzw. unterdrückt, nach der Inoculation verabreicht, den Primäraffekt überhaupt (TAKATSU[6]).

Arsen und seine Wirkung auf das T.p.

Nach SINGER u. Mitarb. läuft der Mechanismus der Arsenwirkung in 3 Phasen ab:

1. Adsorption der Medikamente, auch unwirksamer Präparate an den T.p.- bzw. den Trypanosomenleib id est „Parasitotroper Effekt" (SINGER[1, 2] u. Mitarb., FISCHL[1] u. Mitarb., REINER[3, 4, 5] u. Mitarb.). Ein parasitozider Effekt, der bei Trypanosomen, wohl wegen ihrer größeren Sensibilität, im Truffi-Versuch eindeutig vorliegt (REINER[1] u. Mitarb., TRUFFI[1]), konnte am T.p. (wegen zu kurzer Einwirkungsdauer!) nicht festgestellt werden (s. auch PEYRI, PLAUT, SABBIA, LEE alle cit. nach EAGLE[1], TRUFFI[1], und SIMON cit. nach TRUFFI[1]). Die bedeutend stärkere Wirkung der Arsinoxyde wurde von LEVADITI[15] u. Mitarb. an Trypanosomen und Hühnerspirochäten beobachtet. EAGLE u. Mitarb. vermuten eine reversible Reaktion der Arsenoxydverbindungen mit den Sulfhydril-Gruppen der Parasitenenzyme, wobei die Permeabilität des Parasitenleibes und die Affinität zu den Pharmaka für die verschiedenen Verbindungen verschieden groß ist.

Die parasitozide Wirksamkeit von 3-amino-4-oxyphenyl-1-Arsinoxyd, von Salvarsan, Neosalvarsan, Silbersalvarsan und auch von Wismutverbindungen wurde bestätigt von KOLMER[11], KAST u. PETERSON (cit. nach MOORE) und ist nach EAGLE[3] abhängig von der Konzentration, Einwirkungsdauer und Temperatur. Diese 3 Faktoren sind der Grund, warum eine direkte parositozide Wirkung der bekannten antiluischen Präparate so lange abgelehnt wurde.

2. Umwandlung des unwirksamen Medikamentes in die toxische Form im Parasiten (SINGER[3] u. Mitarb.) bzw. im Gewebe (TRUFFI[1]). So soll z. B. nach der

Theorie von EHRLICH, VOEGTLIN u. SMITH (alle cit. nach REINER[5] u. Mitarb.) das 5wertige Arsenpräparat in eine 3wertige Verbindung umgewandelt werden. Schließlich sollen 3. die pentavalenten Arsenverbindungen auf den infizierten Organismus einen allgemein trophischen Einfluß ausüben, vor allem das Reticuloendotheliale System beeinflussen (UHLENHUT, SEIPPERT cit. nach REINER, JUNGEBLUT, FELDT, KRIZSCHEWSKY cit. nach REINER[6]) und die Antikörper-Bildung nach Art eines Katalysators auslösen. Der therapeutische Effekt der „Scholtzschen Schläge" (SCHOLTZ) könnte durch die Wirkung auf das Reticuloendotheliale System erklärt werden. Das oft beobachtete Schwächerwerden der Chemotherapeutica während länger dauernder Applikation ist nach PEYRI ähnlich wie bei der Ermüdung der Katalysatoren durch Wasserstoffionenüberschuß infolge der Katalysator-Tätigkeit zu erklären. Das gleiche gilt für das Myosalvarsan (EAGLE[1]).

Daß Kulturtreponemen auf Salvarsan, Sulfarspharsphenamin, Mapharsen und organische Wismutarsenverbindungen (KOLMER[11] u. Mitarb.) nicht ansprechen, beruht zum Teil auf einer gesteigerten Resistenz dieser Organismen den meisten sproziden Faktoren gegenüber.

Gewebezusatz setzt die Wirkung des Präparates herab (EAGLE[3]). Andere Faktoren, die die Wirkung treponemizider Medikamente ändern können, sind: *dehydrocholsaures Natrium.* Nach TRUFFI[7] setzen Decholin und Leberamine trotz ihrer entgiftenden Wirkung den therapeutischen Effekt des Novarsenobenzols nicht herab, sie haben nach EAGLE[8] auch keinen Einfluß auf das Phenylarsinoxyd. *Hyaluronidase* ist in vitro wirkungslos. Subcutane Injektion von Hyaluronidase erhöht den kurativen Effekt der Arsenpräparate durch Steigerung der Aufnahmebereitschaft des Bindegewebes und Beeinflussung der terminalen Strombahn (KORTING u. Mitarb.). Ultraviolette Strahlen verstärken die Heilwirkung der Arsenpräparate im Tierversuch (ORLOW u. Mitarb., ROSKIN[1] u. Mitarb.).

Das Reticuloendotheliale System speichert Silbersalvarsan und Neosalvarsan, nicht das Sulfoxylsalvarsan (KRITSCHEWSKI[1] u. Mitarb.). Für den Wirkungsmechanismus der Arsenpräparate ist das Reticuloendotheliale System aber nicht unbedingt notwendig (REINER[2] u. Mitarb.).

Auf die Treponemen im Zentralnervensystem wirken bei Mäusen neben Salvarsan auch das Tryparsamid und Acetarson (RAIZISS[4] u. Mitarb.). Im Zentralnervensystem bewährt sich wegen der guten Diffusionsfähigkeit und der guten treponemiziden Wirkung ein Kondensationsprodukt von 3-amino-4-oxyphenylarsinsäure mit Hyraldit, dem formaldehydsulfoxylsauren Natrium (RAIZISS[5] u. Mitarb.).

Die Wirkung der Salvarsane und anderer Arsenpräparate wurde an trypanosomenkranken Mäusen erprobt und die Prüfungsmethode nach den Vorschlägen der Standardisierungskommission in Genf im Jahre 1925, in England 1927, auch in Deutschland in die offiziellen Prüfungsvorschriften für Arsenobenzolverbindungen aufgenommen. PROBEY[1, 2] u. Mitarb. konnten aber deutlicher und regelmäßiger einen Parallelismus zwischen prophylaktischer und therapeutischer Wirksamkeit feststellen und schlagen vor, die darauf aufgebaute Methode von WACKERLY u. LORVENHARDT (cit. nach PROBEY[3]) auf ihre Brauchbarkeit hin näher zu prüfen.

Das *Spirotrypan,* ein etwa um 1950 dargestelltes Arsenobenzol, soll für die Luesbehandlung besonders geeignet und außerordentlich gut verträglich sein. KÜHNER hält es sogar dem Penicillin überlegen. PROBEY[4] konnte bei vergleichenden Untersuchungen mit Neoarsphenamin, Sulfarsphenamin sowie Dichlorphenarsine und Oxyphenarsinhydrochlorid (Phenarsine) feststellen, daß das Sulfarsphenamin stärkere Wirkung hat als das Neoarsphenamin, die Phenarsine stärker sind als die Arsphenarsine. Der chemotherapeutische Index der Phenarsine ist niedriger als der der Arsphenarsine. Die treponemizide Wirksamkeit der 3wertigen organischen Arsenverbindungen hängt vom Arsenoxyd ab.

Auch *Gold*-Verbindungen (Solganal) werden in vivo an die T.p. adsorbiert (Fischl u. Mitarb.). Nach Levaditi[42] u. Mitarb. wird kolloidales Gold vom Reticuloendothelialen System gespeichert. Lösliche komplexe Goldsalze bilden jedoch Metalleiweißverbindungen und wirken so auf das T.p. Eine kurative Wirkung kann dem Gold nicht zugeschrieben werden, auch nicht bei Erkrankung durch Rattenbißspirillen (Yamamoto[8]).

Metalle. *Schwermetalle.* Es wurde früher erwogen, zur Bekämpfung der Geschlechtskrankheiten die Prostituierten ständig unter Schwermetall zu halten (Levaditi cit. nach Pinard). Heute schlägt Durel vor, die Prophylaxe mit Depotpenicillin durchzuführen.

Wenn dann auch bei den Prostituierten keine Erscheinungen auftreten, so halten sich die T.p. doch einige Zeit in der Vagina virulent, jedenfalls (bei diesem Gewerbe) lange genug, um zur Infektion des nächsten Partners zu führen.

Nach Clements u. Simon (cit. nach Pinard) sind die notwendigen Wismutmengen individuell verschieden: Vom Kaninchen auf den Menschen übertragen, wären es Dosen, die unmöglich während eines Prostituierten-Lebens (20—30 Jahre) gegeben werden können; außerdem besteht die Gefahr des Resistentwerdens der T.p. (Pautrier cit. nach Pinard).

Eine präventive Wirkung kommt nach Levaditi[54] u. Mitarb. dem fettlöslichen Wismut zu.

Andere Metalle. Gold in wasserlöslicher Form (Goldnatriumthiosulfat-Kristalbine) hat nur kurze Zeit anhaltende Schutzwirkung, fettlösliches Gold, eine Kombination von Gold-dibuthylthiosulfocarbonat und Butyl-Guajacolphosphat hat hingegen noch nach 30 Tagen absoluten prophylaktischen Wert (Levaditi[38] u. Mitarb.). Ebenso können *Tellur*-Verbindungen eine deutliche Schutzwirkung entfalten. Die Wirkung soll nach Levaditi[54] u. Mitarb. auf der Bildung komplexer Eiweiß-Metallverbindungen beruhen, die dann direkt auf den Erreger wirken.

Antimon-Verbindungen. Antimonpräparate (Stibosan) wirken direkt treponemizid (Kritschewsky[5] u. Mitarb.). Seine therapeutische Wirksamkeit scheint nach Kritschewsky u. Mitarb. größer als die des Wismut und des Salvarsan (Uhlenhut[2] u. Mitarb.)

Thallium-dimethylbromid ist bei Mäusen nur $^1/_{10}$ so giftig wie das Thalliumacetat. Es hat aber keine spezifische Wirkung; Thalliumcarbonat ist als Desinfektionsmittel dem Argentum nitricum fast gleichwertig, nach Giovanni (cit. nach Buschke u. Mitarb.) jedoch nicht sonderlich aktiv. Bei den anderen in der Literatur angegebenen „Thalliumpräparaten" handelt es sich nach Buschke u. Mitarb. nicht um Thallium, sondern um *Thallin*, einem Chinolinderivat (Tetrahydro-para-methyl-oxychinolin oder ·einem Tetrahydroparachinanisol), das sich mit oxydierenden Agentien grün färbt, daher sein Name.

Wismut-Verbindungen. In vitro wurde von Giemsa, Levaditi u. Mitarb. (cit. nach Eagle[2]) eine schwache Wirkung auf das T.p., nach v. Kolle u. Ewers (cit. nach Eagle[2]) keine Wirkung beobachtet. Nach Eagle[2] geht die Wirksamkeit des Wismut durch Serum oder Gewebe verloren. Nach Levaditi und Reganati u. Mitarb., besonders nach Digerieren mit Bindehaut-Iris-Ciliarkörper- und Aderhautgewebe, steigt die treponemizide Wirkung auffallend an (Bismoxyl von Levaditi). Levaditi[49] u. Mitarb. nehmen im Organismus vor allem eine katalysatorische Funktion des Wismut an, so wie es ihrer Meinung nach auch beim Arsen, Vanadium und Gold der Fall ist. Im Gegensatz zu Uhlenhut[1] u. Mitarb. wirkt nach Kritschewsky[3] u. Mitarb. und Kričevskij[3] u. Mitarb. Wismutyatren zumindest auf die Spirochaeta reccurentis bei Mäusen und auf die Spirochaeta icterogenes bei Meerschweinchen direkt parasitozid. Levaditi[55] u. Mitarb. stellen eine gegenüber dem Salvarsan um 48 Std verzögerte Wirkung auf das T.p. fest.

Penicillin wird nach den Versuchen von HEITE[3] und ROWLY u. Mitarb. in Verbindung mit markiertem Schwefel (S[35]) vom T. p. direkt gespeichert, und zwar derart intensiv, besonders vom sich vermehrenden Organismus, daß es für gleichzeitig vorhandene andere Erreger nicht oder in nur mehr geringem Maß zur Verfügung steht.

Damit erklärt sich HEITE[3] die angeblich so häufigen Versager bei Behandlung der Gonorrhoe mit Penicillin, wenn gleichzeitig eine luische Erkrankung vorliegt.

Das vom Organismus aufgenommene Penicillin ist nicht mehr auswaschbar. Es scheint wie die Arsenpräparate auf die Enzyme einzuwirken. Das Gewebe hingegen wirkt dieser Aktion entgegen, denn für einen spiroziden Effekt in vivo sind im Serum zweimal höhere Penicillinwerte notwendig als in vitro. Das Serumprotein bindet sofort fast die Hälfte des Penicillins. Von dem für die Diffusion in das Gewebe bleibenden Rest wird wieder ein Teil von der Gewebsflüssigkeit gebunden (EAGLE[7] u. Mitarb. und ROWLY u. Mitarb.).

Die prophylaktische Wirkung des *Penicillins* ist nach EAGLE u. Mitarb. sehr groß. Die Verhütungsdosis schwankt mit dem Alter der Infektion und mit der Art und der Quantität des Inoculums.

Wird Penicillin-Lösung direkt auf T. p.-reiche Efflorescenzen aufgebracht, z. B. alle 3 min aufgepinselt, dann sind nach 60 min die T. p. nur sehr minimal beweglich oder ganz immobil. Die Gesamtzahl der T. p. nimmt dabei ebenfalls ab. Intramuskulär verabfolgtes Penicillin bewirkt nach 30 min eine Vermehrung der T. p. und lebhaftere Bewegung, nach 45 min bereits Verminderung der Zahl und der Beweglichkeit. 24 Std nach 40 000 E Penicillin intramuskulär werden immer noch vereinzelte, mäßig bewegliche T. p. gefunden (FRANKEL u. Mitarb.), nach MORTON[3] u. Mitarb. verschwinden die T. p. aus den Läsionen bereits 6 bis 10 Std nach der Penicillin-Injektion. Der Unterschied zwischen den Ergebnissen von MORTON und FRANKEL[3] kann sowohl auf verschieden große Penicillin-Dosen als auch auf der Verschiedenheit der Chargen beruhen (BELLONE). Außerdem ist die Penicillin-Empfindlichkeit für alle Stämme des T. p., T. pertenue und T. bejel abhängig von der Konzentration, Einwirkungsdauer und der Temperatur. Das Temperaturoptimum liegt bei 35⁰ C. Unter 25⁰ C ist das Penicillin wirkungslos (NELL). Im Gegensatz zu LEJMAN können MORTON u. Mitarb., VACCARI u. OVCINNIKOV[1] u. Mitarb. unter Penicillin-Einwirkung im Dunkelfeld und im gefärbten Präparat keine morphologische Veränderung der T. p. feststellen, wohl aber werden von MORTON[1] u. Mitarb. und OVCINNIKOV[1] von einer bestimmten Penicillin-Konzentration an im Elektronenmikroskop Veränderungen beobachtet. Bei Kulturtreponemen bewirkt Penicillin eine Längenzunahme bis zu 30—40 μ und Verlust der Geißeln (TUNG u. FRAZIER cit. nach VACCARI). VJASLEVA u. Mitarb. finden wieder besonders kleine Formen und bewegliche Granula. Eine gewisse Penicillin-Resistenz verschwindet wieder nach Weiterimpfung. Die klinischen Manifestationen und die T. p. verschwinden um so rascher, je größer die Penicillin-Dosis ist. Nach VACCARI heilt die Syphilis durch Penicillin innerhalb eines Monats ab. Lange Zeit hindurch gegeben, gleichgültig, ob intramuskulär oder intracutan, ist in vereinzelten Fällen auch mit subtherapeutischen Dosen ein kurativer Effekt beobachtbar (CAPELLI cit. nach BELLONE). Die optimale Dosis für Penicillin liegt nach MOORE knapp neben der minimalen. BELLONE beobachtet bei Einzelgaben von 1000—50 000 E Penicillin und einer Gesamtdosierung von 60 000—10 000 000 E das Verschwinden der T. p. aus den Läsionen innerhalb von 60—6 Std, klinische Abheilung innerhalb von 12—3 Tagen, Jarisch-Herxheimer-Reaktion mit Temperatursteigerung 5—6 Std nach Behandlungsbeginn. Auch peroral verabfolgtes Penicillin (2—4 g täglich durch 6 Tage) bewirkt Verschwinden der T. p. im Dunkelfeld und klinische Heilung (WIGGALL[1]). Nach

Turner[6] u. Mitarb. ist die notwendige kurative Dosis bei allen untersuchten Fällen gleich hoch. Gewöhnung an Penicillin scheint nicht, bei Kulturtreponemen vorübergehend, einzutreten.

Magnamycin ist nach Penicillin unter allen Antibiotica das wirkungsvollste. Aureomycin, 50, 100 und 200 mg/kg Körpergewicht intramuskulär, immobilisiert die T. p. in Kaninchenschankern innerhalb von 48 Std in 50—90% der Versuche. Klinische Heilung wird innerhalb von 10 Tagen beobachtet. Prophylaktisch wirkt eine Aureomycindosis von 12,5 mg/kg, wenn sie 8—10 Tage lang verabfolgt wird.

Auf das Treponema pallidulum wirkt *Aureomycin* (2 g oral) nach 2 Std in Form von Verringerung der Beweglichkeit, zunehmender Starrheit, Engerwerden der Windungen, Knötchenbildung längs des Treponema-Körpers, Schwellung der Treponema-Hülle und Aufsplitterung des Treponema-Körpers (Schaffer u. Mitarb.). Erythromycin hat nur auf Kulturtreponemen treponemizide Wirkung. Auf den PPLO (pleuropneumonieähnlichen Mikroorganismus) hat Erythromycin keine Wirkung (Keller[2] u. Mitarb.). Bei der experimentellen Kaninchensyphilis und bei der Kaninchenspirochätose kann durch hohe Dosen von Erythromycin (7—40 mg/kg) die Entwicklung des Impfschankers verzögert (4 Wochen) werden, wenn die Injektion gleichzeitig mit der Impfung gegeben wurde (Derom u. Mitarb.).

Andere Antibiotica, wie Synthomycin, Levomycin, Streptomycin und Terramycin (10—30 γ/ml), haben auf das Wachstum der T. p.-Kulturen und auf die Morphologie der Pallida sowie deren Pathogenität keinen Einfluß. Synthomycin hat auch keinen prophylaktischen Wert. Die anderen Antibiotica wirken in Kombination mit Penicillin eher schlechter und verursachen toxische Störungen (Ovcinnikov[4] u. Mitarb.). Nach Gerstenberg kann jedoch eine synergistische Wirkung von Streptomycin mit Penicillin sowie von Salvarsan mit Penicillin angenommen werden.

Eine einmalige Gabe von 300000—400000 E Depotpenicillin ist durch ihre T. p. immobilisierende Wirkung noch bis zu 12 Tage nach der Injektion nachweisbar (Treponema pallidum Immobilisations-Test!). Ebenso wirken 500—1500 mg Chloromycetin. Arsenikalien und Wismut, nach Berlinghoff[3] auch Jodkali, Opiate, Megaphen und andere Schlafmittel, können die Durchführung des Treponema pallidum Immobilisations-Testes durch ihre immobilisierende Wirkung unmöglich machen.

Die Vaccine von Hilgermann aus Kulturtreponemen hergestellt, hat direkt keine Wirkung auf die T. p. (Neuber[1, 2], Bessemans[6] u. Mitarb.). Sie unterstützt die Wirkung der Neosalvarsanbehandlung auf unspezifischem Weg (Zieler). Neuber[1, 2] löst mit der Hilgermann-Vaccine bei Luikern Herdreaktionen und Jarisch-Herxheimer-Reaktion aus und nimmt daher, wie auch Kertesz[13] und Vasarheli cit. nach Kertesz[13], eine spezifisch immunbiologische Wirkung an.

Antikörperwirkung auf das Treponema pallidum (T.p.). Immobilisierende Antikörper bewirken Verlust der Bewegung und Verlust der Virulenz (Levaditi[9] u. Mitarb., Nelson, Thompson, Greenberg, Magnusson u.a. cit. nach Levaditi[9]). Diese Antikörper werden an tote (Hitze-Formol- oder UV-Licht-getötete) T. p. adsorbiert, durch tote T. p. nur in geringem Maße vom Organismus gebildet (Levaditi[9] u. Mitarb., Warring-Fleming cit. nach Levaditi). Gastinel, Collart u. Sausse, McLeod u. Magnuson (alle cit. nach Levaditi[9]) konnten keine Bildung von Antikörpern durch tote T. p. feststellen. Im Elektronenmikroskop, aber auch im Dunkelfeld beobachtet Zaffiro nach Einwirkung spezifischer Antikörper völlige Lyse ohne Zerfallen in Körnchen, Unregelmäßigkeit im Profil des T. p., Auflösen der Crista in Fibrillen, Plasmolyse und mit großer Regelmäßigkeit die Bildung terminaler Pseudocysten. Die Immobilisierenden Antikörper (IAK) sind im Serum von Lues II-Fällen im allgemeinen in bedeutend größerer Menge vorhanden als bei spätluischen Erkrankungen.

GALLINEK konnte nach 5—6 Std im Serum von Fällen mit Progressiver Paralyse (PP) die gleiche Überlebung der T.p. feststellen wie im Serum von Gesunden; bei Lues II und Lues cerebri leben die T.p. nur 75 bzw. 20—30 min, im Serum von Tabikern 30 min bis 8 Std. 6 Monate nach der Fieberbehandlung überleben die T.p. im Serum von PP-Kranken infolge der durch die Malariakur vermehrten Antikörper nur mehr 2 Std.

Tollwut bewirkt, 40 Tage nach der experimentellen Syphilis inoculiert, histologisch zwar gleiche, jedoch T.p.-arme und klinisch weniger ausgeprägte Manifestationen der Lues.

Pyrifer ist ohne Effekt (COTTINI[2]).

Sodoku-Fieber fördert ebenso wie die Malaria die Antikörper-Produktion und wird daher auch zur Behandlung der Progressiven Paralyse verwendet (GRABOW[2]), s. auch S. 50.

4. Teilungs- und Vermehrungsgeschwindigkeit des Treponema pallidum (T.p.)

Die *Teilungs-* und *Vermehrungs*geschwindigkeit wird nach MAGNUSON[3] u. Mitarb. sowie nach CRAWFORD, MOOR[2] u. a. mit 30 Std, nach CUMBERLAND mit 33 Std angegeben. MAHN glaubt auf Grund klinischer Beobachtungen eine während 3 Wochen ablaufende Entwicklungsphase des T.p. annehmen zu können (NELSON[2] u. Mitarb.). Im Dunkelfeld beobachtet man an der Knickstelle oft eine größere Dehiszenz der beiden T.p.-Hälften, überbrückt durch einen dünnen Faden, jedoch keine endgültige Trennung. Als häufigste Art der Vermehrung kann die Querteilung angenommen werden, nach MANOUELIAN[5] mit Teilstückchen bis zu einer Windung bzw. mit nur einer halben Windung in Form des spirochätogenen Kornes. SCHAUDINN (cit. nach MANOUELIAN[5]) soll bereits eine derart kleine T.-Form, die von einer großen abgestoßen wird — forme minuscule —, abgebildet haben. Bald nach der Entdeckung des T.p. wurden von PLOEGER (cit. nach ZUMBUSCH) Teilungsfiguren beobachtet und das Vorkommen von kurzen Fäden festgestellt, die an einem Ende eine rundliche Verdickung aufweisen. Die noch entwicklungsfähigen Teilchen können bis zur Unsichtbarkeit klein sein (BERGEL[1]) (s. auch S. 3). DELAMATER[7] findet im Phasenkontrastmikroskop bei Kulturtreponemen ebenfalls Querteilung in jungen Kulturen. Ältere Kulturen zeigen seitenständige Cysten, eventuell von mehreren T. gemeinsam gebildet. Auch bei Gewebetreponemen im infizierten Kaninchenhoden werden von OVCINNIKOV[3], JAKOB, GREIFELT[1] u. Mitarb. und DELAMATER im Elektronenmikroskop ähnliche Formen beschrieben. Es ist nicht ausgeschlossen, daß von OVCINNIKOV[3] damit der Bildungsvorgang von Pseudospirochäten beschrieben wurde.

Die Annahme einer Längsteilung (NYKA[4]) ist nicht sehr stichhaltig. NYKA[4] beschreibt lange Formen von T.p.; sie teilen sich jedoch nur scheinbar — sie hängen immer noch zusammen — und hatten sich lediglich der Länge nach aneinandergelegt.

Worauf die Vermehrungstätigkeit der T.p. beruht, ist ein trotz vieler Versuche und Beobachtungen ungeklärtes Problem. Die Art der Vermehrung steht in einem auffallenden Zusammenhang mit der Pathogenität. Im Kaninchen dauert die Vermehrungszeit 30—33 Std, in der Maus, in welcher das T.p. ein ausgesprochen saprophytäres Dasein führt, dauert die Teilung *18—24 Tage!*

Toxin-Wirkung ist eindeutig nur bei Kulturtreponemen zu beobachten. Nach Plaut[5] wirken lediglich die Abbaustoffe des Nährbodens toxisch. Kolmer[1] u. Mitarb. finden schwach wirksame Endotoxine auch in den Kulturen.

Der *chemische Aufbau* des T. p. ist zum größten Teil im Kapitel Antigene bzw. Antikörper (s. Kapitel „Serologie der Syphilis" in diesem Band) abgehandelt. Auch nach Bergel[1] haben im Gegensatz zu Mühlpfordt die T. p. eine komplizierte morphologische und chemische Zusammensetzung.

Die differenten Bestandteile haben natürlich auch differente antigene Aktivität. Die äußere, lipoidartige Hülle erzeugt in den ersten Stadien andere Manifestationen als die mehr eiweißhaltigen Innenbestandteile, die mehr in der Spätperiode zur Wirkung kommen. Die Lipoidhülle wird durch Fermente (Lipase), Alkohol und Salvarsan abgeschmolzen.

Über *elektrophoretische* Untersuchungen an Spirochäten berichten Kross u. Mitarb. Die Spirochaeta icterogenes soll immer negativ geladen sein. Die Stärke der Ladung zeigt bei den verschiedenen Stämmen und auch bei den einzelnen Spirochäten individuelle Unterschiede.

Einfluß der T. p. auf das *Geschwulstwachstum* und den *Allgemeinzustand* (s. auch S. 64 und 65).

Truffi[8] u. Mitarb. erreichen angeblich durch Teerpinselung bei Luesmäusen rascher Carcinombildung als bei gesunden Mäusen. Bessemans[81, 83] u. Mitarb. konnten mit Benzpyrenlösung und Methylcholantren keine signifikanten Ergebnisse erhalten. Außerdem betonen die Verfasser mit Recht, daß gerade bei der Maus, die durch das T. p. nicht sensibilisiert wird, nicht die geeigneten Verhältnisse herrschen, um eine Sensibilisierung durch das T. p. als Grundlage von Versuchen dieser Art heranzuziehen. Auch Nowicki u. Mitarb. mit dem Jensen-Sarkombrei und Nozu mit dem Braun-Pearce-Carcinom konnten keinen carcinomfördernden Effekt durch Lues beobachten. Die allgemeine Widerstandskraft sowie die Komplement-Aktivität, die antikörperbildende Potenz anderer Antigenen gegenüber und die Speicherfähigkeit des Reticuloendothelialen Systems im luisch infizierten Organismus scheinen herabgesetzt zu sein (Fujimori[1]).

5. Stammunterschied der Treponema-Stämme, Tropismus

Die Beobachtung, daß die luische Infektion beim Menschen und auch beim Tier nicht nur an der Haut manifest wird, sondern sich oft unter Umgehung der Haut, d. h. ohne daß Hautveränderungen beobachtet werden, in Form kardiovasculärer oder anderer Organlues, wie Lues des Zentralnervensystems, bemerkbar macht, daß außerdem vor allem im Tierversuch bestimmte Organe bevorzugt besiedelt werden, ließ die Annahme begründet erscheinen, daß verschiedene Stämme mit ihren eigenen tropischen und antigenen Eigenschaften existieren müßten. Die Versuchs- und Beobachtungsergebnisse der unten angeführten Autoren führten jedoch zu der heute ziemlich allgemein anerkannten Auffassung, daß es ausschließlich die Umweltbedingungen sind, die das T. p. veranlassen, sich an einer bestimmten Stelle anzusiedeln, daß aber durch Anpassung des T. p. an die Umgebung der Erreger einer Virulenz-Änderung und Änderung der antigenen Aktivität unterliegt. Das Beispiel katexochen ist die Anpassung des T. p. an das Zentralnervensystem.

Die Anpassung macht sich auch in Form einer gesteigerten Resistenz bemerkbar. So sind die Lymphdrüsentreponemen Umwelteinflüssen (Medikamente, Antikörper) gegenüber resistenter als die Schankertreponemen (Bessemans[39] u. Mitarb.). Für die verschiedenen Manifestationen ist jedoch ausschließlich die Reaktionslage des infizierten Organismus verantwortlich zu machen.

Stammunterschiede in bezug auf die antigene Aktivität wurden durch Absorptionsversuche mit dem Reiterstamm und 2 Kazanstämmen beobachtet von ARISTOVSKIJ[1] u. Mitarb. Die Organspezifität bestimmter T. ist nur scheinbar durch die entsprechende Antikörper-Bildung bewiesen, tatsächlich aber durch das betreffende Organ verursacht (FISCHER u. Mitarb.). Wenn man außerdem bedenkt, daß auch die sicher bedeutenden und hoffnungsvollen spezifischen Versuche NELSONs[1, 3] mit dem Treponema pallidum Immobilisations-Test anscheinend keine signifikanten Ergebnisse gebracht haben, TURNER[8, 9] u. Mitarb. im immunologischen Verhalten und in ihrem Verhalten im Treponema pallidum Immobilisations-Test keinen auffallenden Unterschied zwischen T. cuniculi, T. pertenue, T. Bejel und T. framboisie beobachten konnten, dann sind die Versuchsergebnisse von ARISTOVSKIJ[1] u. Mitarb. sowie von PLAUT[3] u. Mitarb. an Kulturtreponemen nur mit großer Vorsicht aufzunehmen. Es wird sich daher bei Differenzen in Virulenz und Antigenaktivität nur um quantitative, nicht um qualitative Unterschiede handeln.

6. Virulenz

Virulenz-Unterschiede sind eine feststehende Tatsache (MOORE[2], LEVADITI[79], EBERSON[1]).

Der Virulenzschwund, welcher meistens mit der Anpassung an die Umgebung einhergeht, wird im Eberson-Versuch augenscheinlich: Lymphdrüsentreponemen und Samendrüsentreponemen, die EBERSON[1] aus menschlichen Lues latens-Fällen isolieren konnte, zeigen im Tierversuch an macacus-rhesus-Affen eine längere Inkubationszeit und einen größeren Prozentsatz an latenten Infektionen als T.p., die z. B. aus einem Schanker gewonnen worden waren. Auffallend sind auch die von LEVADITI[74] bzw. von LEVADITI[60] u. Mitarb. beobachteten unterschiedlichen Angänge bei der Überimpfung vom Menschen auf Mäuse, Kaninchen und Schimpansen, die verschiedene Pathogenität nach Mäuse- und Kaninchenpassagen (LEVADITI[78] u. Mitarb.) sowie von PEARCE[5], der mit bestimmten Stämmen vorwiegend Augenveränderungen beobachtet, ohne daß primär eine sonderliche Affinität der T. p. zu diesen Organen besteht.

Das Maximum an Virulenzminderung, d. h. totaler Virulenzverlust, findet sich bei den T.p., die aus Gehirnen von Fällen mit Progressiver Paralyse isoliert wurden, gleichzeitig mit einem Verlust an antigener Aktivität (Kaninchen-Impfversuch von BESSEMANS[89] mit einem an beweglichen T.p.-reichen Gehirnstück, sowie Versuche von BESSEMANS[69], SANDERS [cit. nach BESSEMANS[69]], NICOLAU[1]-GURIAUT, FORSTER u. a.). Die negativen Versuchsergebnisse an Kaninchen mit dem Liquor von Patienten mit Progressiver Paralyse (VERZOLA) sind nicht suffizient und sollen nur der Vollständigkeit halber erwähnt werden. Der Liquor anderer Luesformen hingegen ergibt im Tierversuch Infektiosität (PEARCE[4], TRUFFI[3], LEVADITI[11]). Die Tatsache, daß im Zentralnervensystem von Kranken mit Progressiver Paralyse a virulente T. p. vorhanden sind und daß sich aus einer Progressiver Paralyse auch wieder eine aktive Lues entwickeln kann, veranlassen TOMESCO u. LEVADITI[11] u. Mitarb. an die Existenz anderer T.p.-Formen zu denken. REJSEK u. Mitarb. und GORDON[1] denken an ein neurotropes Virus, TRUFFI[3] zieht das Zusammenwirken von T.p. mit einem unbekannten, pathogenen Agens in Erwägung. Fast alle Autoren sind sich jedoch darin einig, daß das Milieu die Anpassung veranlaßt. Es gibt keine primäre Neurotropie. Direkte intracerebrale Inoculation von T.p. führt bei Kaninchen rasch zu Generalisierung (TRUFFI[3]), bei Affen (LEVADITI[11]) und bei Kaninchen (LEVADITI[22]) auch zur raschen Abtötung der T.p., so daß bereits 2 Tage nach der Inoculation das histologisch treponemenreiche Syphilomstückchen nicht mehr infektiös ist. Trotzdem kann das T.p. sehr oft, in einigen Fällen schon bald nach der Inoculation, im Zentralnervensystem gefunden werden (EBERSON[1]). FINKELSTEIN[1] u. Mitarb. weisen bei Kaninchenlues aller Stadien T.p. im Liquor nach, vor allem aber bei Lues III, Augenlues, Lues latens, manch-

mal auch schon während der Inkubationszeit. Auch bei der Mäuselues können
Finkelstein[3] u. Mitarb. eine Prädilektion des Zentralnervensystems für das T. p.
nicht feststellen. Über Lokalisation des T. p. im Zentralnervensystem bei Progressiver Paralyse, auch nach Malaria und bei anderen Luesformen ist nachzulesen bei: Tomesco u. Mitarb., Sudo, Steiner[1], Vega, Benvenuto[1, 2, 3], Nonne[2],
Rizzo, Winkler, Syring[3], Spagnoli, Sierra, Grabow[1], Jähnel[3], Marinesco[1],
Guszman, Sarbo[1, 2], Nonne[1, 2].

Neurotropie kann durch Passage erworben sein, also sekundär auftreten, das
Virus behält aber dabei seine dermotropen Eigenschaften (Truffi[3], Lapycheff,
Finkenstein[4] u. Mitarb., Levaditi[74, 78, 86], Hartmann, Tokura). Nach Marinesco[2] ist die Lues des Zentralnervensystems ausschließlich milieubedingt, ebenso
nach Eberson[1]. Das gilt für alle Organe. Levaditi[31] u. Mitarb. kennen auf Grund
ihrer Untersuchungsergebnisse treponemophile Gewebe (beim Kaninchen die
Hodenhaut, die Haut der Ohren, die Cornea und der Hoden) und treponemophobe
Gewebe (beim Kaninchen die Bauchhaut, das Gehirn, die Lymphdrüsen, die quergestreifte Muskulatur und die Niere). Die Affinität des T. p. zur glatten Muskulatur der Maus wurde zuerst von Levaditi[74] beobachtet. Der quergestreifte
Muskel (Preßsaft) wirkt auf das T. p. in vitro immobilisierend (Stransky u.
Mitarb.). Eine besondere Affinität zum *Tumorgewebe* wird von Bessemans[34, 36]
u. Mitarb. nicht angenommen, wenngleich die T. p. in das Tumorgewebe rascher
übertreten als in das Zentralnervensystem, dort aber sehr ungleichmäßig überleben; wahrscheinlich bieten die regressiven Metamorphosen und der Metabolismus
der Tumorzellen für die T. p. zum Teil ungünstige, zum Teil günstige Lebensbedingungen. Nach Levaditi[10, 16, 24, 63] u. Mitarb., Severac u. Mitarb. und
Bessemans[35] ist die Affinität zum Tumorgewebe geringer als zum Milz- oder
Lymphknotengewebe.

Der geringe Stoffwechsel und die schlechte Versorgung mit Immunstoffen und antiluischen Präparaten im Bereich der großen Körperschlagader wird von Busz als Grund für
die Ansiedelung der Luestreponemen in der Aorta und als Folge für die chronische Entzündung
der Aortenwand angenommen. Ein Unterschied zwischen weißer und pigmentierter Rasse
besteht dabei nach Cason nicht.

Zu den *endokrinen Organen* scheint das T. p. ebenfalls eine deutliche Affinität
zu besitzen (Levaditi[75], Nicolas-Gate cit. nach Vague, Maranon-Noguera
cit. nach Vague, Vague usw.). Es fehlt die schädigende Abwehrreaktion;
Beweis: die Lues congenita mit all ihren Störungen vor allem endokriner Art.
Hingegen ist eine verstärkte Resistenz gegen Lues augenscheinlich durch das
weibliche Hormon, vor allem durch das Schwangerschaftshormon verursacht
(Frazier[2] u. Mitarb.). Die Suche nach dem T. p. im *Knochenmark* fiel bei allen 87
untersuchten Luikern mit Lues I, II und III negativ aus (Longhi). Longhi vermutet daher eine invisible Form des T. p. im Knochenmark. Benda[2] u. Mitarb.
weisen jedoch dort sowohl im Dunkelfeld als auch im Färbepräparat nach Fontana-
Tribendeau in 4 von 8 Fällen frischer Lues T. p. nach, sogar bei einem Fall von
Lues I mit negativem T. p.-Befund im Schanker (Benda[1] u. Mitarb.). In klinisch
gesunder *Haut* (Cantharidenblaseninhalt) gelang Syring[1] und Gerskovitc der
T. p.-Nachweis im hängenden Tropfen bei Progressiver Paralyse (im Gegensatz
zu Störring[1, 2]), Lues cerebri, Lues congenita und Lues latens.

In *Lymphdrüsen* sind die T. p. nach den Tierversuchen von Yamazaki u.
Mitarb. bei Lues I und Lues II in 100%, bei Lues latens seropos. in 75% und auch
in einigen Fällen von seroneg. Lues latens vorhanden, ebenso bei Tabes dorsalis
(Faure u. Mitarb.) und Progressiver Paralyse (Ganfini, Syring[2], Gerskovic,
Worms[3] u. Mitarb.). Die Lymphdrüsen sind primär treponemophob (Gasti-
nel[33, 34] und Pulvenis). Sekundär in den Lymphdrüsen angesiedelt durch

aktives Einwandern, bleibt bei der Maus das T.p. dort lebenslang virulent, ohne pathologisch-anatomische Veränderungen zu setzen (MOORE[3], BESSEMANS cit. nach MOORE[3] und LEVADITI[50] u. Mitarb.).

Diese biologische Änderung (funktionelle Variation) des T.p. ist also bedingt durch Umweltfaktoren. Die biologische Änderung kann sich nach 2 gegensätzlichen Richtungen hin auswirken: 1. in Form der Resistenzsteigerung mit gleichzeitiger Virulenzsteigerung, 2. in Form der Anpassung an Antikörper und Arzneimittel (BRENSKE, LISI[3], BESSEMANS[43, 44, 45, 56] usw.), also ebenfalls Resistenzsteigerung, mit gleichzeitigem Verlust der Pathogenität und der antigenen Aktivität. Nach BESSEMANS[56] ist es von diesem Gesichtspunkt aus betrachtet nicht ausgeschlossen, daß sich der Syphiliserreger aus einer saprophytären Spirochäte entwickelt hat, auch infolge Änderung des Milieus.

Tierpassagen und Virulenz. Die T.p. verlieren durch Kaninchenpassagen nicht an Virulenz; Beweis: Laboratoriumsinfektionen, gesammelt und berichtet von DUREL[2] u. WAKERLIN[2], darunter 2 Fälle von T.p.-Infektion im Nelson-Laboratorium mit dem Nichols-Stamm, also einem über 50 Jahre durch Tierpassagen geführten T.p.-Stamm.

7. Resistente Stämme

Salvarsanfeste Stämme. An die Existenz salvarsanfester Stämme muß bei Versagen der antiluischen Therapie mit Salvarsan und Wismut gedacht werden. Nach Ausschaltung aller Fehlerquellen (Unterdosierung, ungeeignetes Präparat, Verzettelung der Behandlung, zu lange Pause, Reinfektion und Mischinfektion) bleiben immer noch einige Fälle übrig, bei denen nur mehr die Arzneifestigkeit des Stammes als Grund des therapeutischen Versagens angenommen werden kann (BEERMANN, BEERMANN cit. n. RAIZISS[6] u. Mitarb., BROVARD, VILANOVA u. Mitarb.).

Durch 10 Passagen innerhalb von 14 Monaten gelang es, beim Kaninchen die Heildosis des Salvarsans um das Doppelte zu erhöhen (FELDT[1]). Dabei macht aber das T.p. vorübergehend ein Stadium der Überempfindlichkeit gegen Salvarsan durch. Bei Trypanosomenstämmen ist eine Salvarsanresistenz eindeutig nachgewiesen (GONDER cit. nach BRENSKE, FELDT, AKUST u. NOGUCHI cit. nach BRENSKE), ebenso bei Rattenbißspirillen (OKAWA). Die Salvarsanfestigkeit von Recurrensspirochäten (KRITSCHEWSKI und DEMIDOWA cit. nach BRENSKE) und von Trypanosoma crucei (CITRON) kann durch Natriumthiosulfat in Mäusepassagen wieder rückgängig gemacht werden. BRENSKE versuchte diese Behandlung mit Calciumthiosulfat, anscheinend mit Erfolg, auch bei Luespatienten.

Über einen Fall von Resistenz gegen Quinby, welches jahrelang hindurch gegeben worden war, wird von MILIAN[1] berichtet. Einen Fall von *Wismutresistenz* vermutet PORTILLA. GENNERICH nimmt zwar eine Virulenzänderung als wahrscheinlich an, nicht aber eine Arzneifestigkeit des T.p. Wenn es zutrifft, und es ist nicht von der Hand zu weisen, daß nach KROO[2] Arzneiwirkung nur zusammen mit Antigenwirkung zum therapeutischen Effekt führt, dann kann die Annahme von GENNERICH dahingehend erweitert werden, daß eine Virulenzminderung auch eine Antigenminderung mit sich bringt, was sich dann wieder in einer größeren Arzneiresistenz auswirkt (KROO[2]). Damit ist das Wesen der chronischen, chemotherapeutisch unbeeinflußbaren Infektion geklärt: Das Wesen dieser Infektion besteht im teilweisen oder völligen Verlust der antigenen Eigenschaften des Erregers.

Penicillinresistenz. Ein Fall von Penicillinresistenz wird von VALLS beschrieben. Im Experiment gelang es jedoch PROBEY[6] nicht, eine Penicillinresistenz zu erzeugen.

Antikörperresistenz. Wenn eine Anpassung des T. p. an das Milieu nachweisbar ist, dann muß auch eine Anpassung an die Antikörper möglich sein. Nach Weigl verändert sich das T. p. unter dem Einfluß der Antikörper und geht in eine zweite, antikörperresistente Form über, die erst wieder neugebildeten Antikörpern unterliegt. Im Gehirn bleiben nach Weigl die T. p. vor allem deswegen liegen, weil das Gehirn die Fähigkeit verloren hat, Antikörper zu bilden. Das stimmt nun sicherlich nicht (Artistovsky[5] u. Mitarb.). Es wäre besser, Weigl bliebe bei der Erklärung der maximalen Milieuanpassung. Davon wären dann eine minimale Virulenz und minimale Antigenaktivität abzuleiten.

Antikörperfeste T. p. sind auch im Schanker anzunehmen, da wir virulente T. p. trotz hohen Antikörpertiters bei Lues I finden können (Levaditi[45] u. Mitarb.). Antikörperresistenz und Antigenverlust kann nach Kroo[1] u. Mitarb. gezüchtet werden.

8. Entwicklungscyclus des Treponema pallidum (T. p.)

Wird frisches, luisches Schankermaterial verimpft, dann setzt sofort rasche Vermehrung und massive Auswanderung der T. p. ein. Wird jedoch Material aus luischen Lymphdrüsen verimpft, dann sind in den ersten 30 Tagen, nach Strempel[1] in den ersten 12 Tagen weder im Impfstück, noch im umgebenden Gewebe T. p. zu sehen. Dann aber erscheinen die T. p. ganz plötzlich (Levaditi[35] u. Mitarb.) in der Umgebung des Implantates. Im Implantat selbst sind keine T. p. nachzuweisen (Strempel cit. nach Levaditi[95]). Dieses Phänomen veranlaßte einen Entwicklungscyclus anzunehmen, derart, daß in weniger geeigneter Umgebung das T. p. eine morphologische und biologische Änderung bis zum unsichtbaren Virus hin erfährt. Bei Besserung der Lebensverhältnisse des T. p., z. B. durch subscrotale Verpflanzung, kommt es nach einer bestimmten Latenzzeit zur Umwandlung der invisiblen in die visible Spiralform. Es gibt viele Argumente, die für diese Annahme sprechen. Es gibt praktisch nur ein allerdings schwerwiegendes Argument, welches dagegen spricht, und das ist, um es gleich vorwegzunehmen, die Tatsache, daß diese „invisible Form" nicht im T. p.-freien Bakterienfiltrat durch den Tierversuch nachweisbar ist. Levaditi[25] u. Mitarb. halten diesem Argument entgegen, daß es auch andere, infravisible und dabei schwer filtrierbare Keime gebe. Die Filtrierbarkeit wollen Sanchis[2] u. Mitarb. im Tierversuch auf Grund einer positiven Ballungs-Reaktion beweisen*. Für einen Entwicklungscyclus sprechen die Ergebnisse weiterer Versuche von Levaditi[21, 64] u. Mitarb. mit Verimpfung von luischen Mäuselymphknoten in das Kaninchenscrotum.

Im Jahre 1910 konnte Meirowsky[2] durch Vitalfärbung mit Methylviolett am T. p. ein ovales, blauviolett gefärbtes Körperchen „Knospe" nachweisen, aus dem neue T. p. auswachsen können. Die Darstellung der Knospenbildung gelingt Meirowsky[5] auch mit Pranchromfärbung, Osmiumfixierung, Tusche und Collargol, nach Levaditis Silberimprägnierungsmethode und manchmal auch im Dunkelfeld. Meirowsky[5] zitiert im Jahre 1932 bereits eine Reihe von Autoren, die ebenfalls diese Granula beschreiben, darunter Oppenheim, Farrel u. Balfour, Saphier, Antoni, Leipold, Lewin, Geistfeld, Szilvasi-Fehrer, Kermogant, Muehlpfordt, Ido, W. H. Hoffmann, Inada, Hoki, Kaneko u. Ito, A. C. Podes u. Silva, Gruetz, Levaditi, Lepine, Schoen u. Sanchis-Bayarri, Levaditi u. Li Yuan Po, Neuda, Ronkavischnikoff, Delmare u. Gatti. Mit Hoffmann cit. nach Meirowsky[3] entwickelte sich darüber ein Prioritätsstreit.

---

* Die klassischen Seroreaktionen der Syphilis sind bei Kaninchen bekanntlich unbrauchbar.

Knospenformen, Körnerformen und ähnliches beobachteten auch JOANNIDES, MANOUELIAN[1, 3], WARTHIN[3, 4] u. Mitarb. und MOLINARI. Eine von der Auffassung MEIROWSKYs abweichende Vorstellung des Entwicklungscyclus macht sich WEIGL speziell für die T.p.-Formen im Zentralnervensystem: Durch eine milieubedingte Entwicklungshemmung des T.p. im Zentralnervensystem unter Zusammenwirken des typisch neurotropen Stammes mit der Nervenzelle entstehen echte Mutationen und verschiedenartige Dauerformen. Die Form kann nach WEIGL auch als stabiler Organismus übertragen werden. (Es fragt sich nur, auf welchem Wege, da dieser Typus im Zentralnervensystem angesiedelt bleibt [MULZER cit. nach WEIGL].) NYKA[6] beschreibt eine infektiöse, spiralige Form, die in die Zellen, vor allem die Lymphzellen und Nervenzellen des Wirtes eindringt, dort ihre Windungen verliert, unbeweglich wird und völlig gestreckt erscheint und dann als Fadenform (Dauerform nach NYKA[7]) imponiert. Auf ihrer Gegenwart beruhen die pathologischen Veränderungen der Zelle (NYKA[2]). Im Dunkelfeld soll diese Formänderung durch Mischen einer Schankeremulsion mit Mäusemilzaufschwemmung innerhalb $^1/_2$—1 Std zu beobachten sein (NYKA[5]). In silberimprägnierten Schnitten, nach einer Modifikation von LEVADITI, von Kaninchenlymphdrüsen zeigen sie sich als farblose, langgestreckte Gebilde, die nur selten mit einem körnigen Silberniederschlag versehen sind und oft entständige, knopfartige Bildungen zeigen (NYKA[1]). NYKA[6] sieht sie außer in Lymphdrüsen auch in der Milz, der Leber und im Gehirn luischer Mäuse. Die ,,formes en boucles et en pelots" stellen nach LEVADITI[53] u. Mitarb. besondere Stadien eines Entwicklungscyclus dar, sie sind nach SEZARY[1] und BESSEMANS[60, 91] u.a. nur Degenerationsformen.

Mit der Existenz von Dauerformen und eines Entwicklungscyclus erklärt sich ROUKAVITSCHNIKOFF[2] seine Beobachtungen an alten Pallidakulturen, die, wenn sie längere Zeit auch kein Wachstum erkennen lassen, plötzlich üppig zu wuchern beginnen. WOLVERZ beobachtete in einem Entwicklungscyclus verschiedene T.p.-Formen. Er nimmt außerdem ein infravisibles Stadium an. Nach JAUREGUI u. Mitarb. gibt es latente, resistente und invisible Formen des T.p. JAHNEL[2] u. Mitarb. nehmen bei dem Für und Wider einen vermittelnden Standpunkt ein, indem sie feststellen, daß die Existenz besonderer morphologischer Entwicklungsstadien weder bewiesen noch widerlegt ist. Die Levaditi-Hypothese erklären JAHNEL[4] u. Mitarb. als hinfällig und nur durch mangelhafte Untersuchungstechnik entstanden, denn erst bei mehr als 600 T.p. pro mm^3 kann im Dunkelfeld ein positiver Befund erhoben werden. Der Tierversuch ist aber bei weit größeren Verdünnungen noch positiv.

Neben diesen noch sichtbaren Formen wird, wie bereits erwähnt, ein invisibles Virus angenommen, und zwar auf Grund der nach längerer Latenzzeit (LEVADITI[35] u. Mitarb.) plötzlich in Mengen aufscheinenden Spiralformen um ein scheinbar spirochätenfreies Implantat einer Kaninchenlymphdrüse (LEVADITI[35] u. Mitarb.) im Mäusegehirn (LEVADITI[21, 64] u. Mitarb.). Das invisible Virus, im Rahmen eines Entwicklungscyclus aufgetreten, soll nach LEPINE (cit. nach SIMON[1]) nur in dieser Form infektiös sein, während die Spiralform nicht infektiös sein soll.

Es setzt sich also der Entwicklungscyclus mindestens aus 2 Phasen zusammen, der sichtbaren Spirochätenphase und der invisiblen Virusphase (LEVADITI[23]). LEVADITI[35] u. Mitarb. unterscheiden auch in bezug auf die Gewebeveränderungen eine Phase mit und ohne Spirochäten:

Das Mäusegehirnstück wird zunächst von Leukocyten umgeben. Sie dringen später auch in das Gehirngewebe ein, dann erscheinen Fettkörnchenzellen; Kapselbildung, Neubildung von Gefäßen und perivasculäres Infiltrat von Lymphocyten werden später beobachtet.

Daneben sind zu sehen Histiocyten, Monocyten, Plasmazellen, aceteosinophile Zellen. Diese Veränderungen und damit auch die spirochätenfreie Phase sind um den 20.Tag nach der Implantation abgeschlossen. Dieser Prozeß läuft auch bei Implantation von normalem frischem oder auf 100⁰ erhitztem Mäusegehirn ab. Nun erscheinen in der Umgebung Spirochäten, später auch im Inneren des Implantates. Die Zellformel erfährt jetzt insofern eine Umkehr, als Lymphocyten und Plasmazellen vorherrschen. Gelegentlich sind Riesenzellen und Verkalkungen im Implantat zu beobachten.

Bei der Hühnerspirochätose besteht anscheinend ein derartiger Entwicklungscyclus (MARCHOUX cit. nach LEVADITI[35] und MARCHOUX[2]). VELU[1] u. Mitarb. beobachten bei der Spirochaeta hispanica des Rückfallfiebers Symptome am Kaninchen, die für ein invisibles Virus sprechen. LEVADITI[25] u. Mitarb. können das Gehirn von Recurrensratten, in welchem die Spirochaeta recurrentis nicht nachweisbar war, 1:100 verdünnen und trotzdem mit dem Gehirn ein positives Ergebnis im Tierversuch erhalten.

Die Spiralform rechnet SIEGEL[2] zu den Blastomyceten. Ebenfalls nicht sehr ernst zu nehmen ist die Beweisform für die Existenz des invisiblen Virus, wie sie von ROUKAVITSCHNIKOFF[1] geführt wird, daß nämlich die Verimpfung von spirochätenfreiem Blut ein positives Resultat ergeben kann. In der Kultur solcher Blutproben werden von ihm die abenteuerlichsten Gebilde beschrieben. Während STREMPEL[1] die Existenz invisibler Virusformen nicht unbedingt abstreiten will, lehnen sie andere Autoren grundsätzlich ab und stellen als Beweis dafür auf: 1. daß die Untersuchung auf Spirochätenformen zu wenig genau und sorgfältig durchgeführt worden sei (JAHNEL, ROTHERMUNDT, alle cit. nach LEVADITI[25], SIMON[1], BESSEMANS cit. nach SIMON[1]); damit ist aber nicht das schlagartige Auftreten zahlreicher T.p. nach einer längeren Latenzzeit zu erklären. 2. MANOUELIAN[4] stellt die Annahme von Granula und invisiblen Formen als Verlegenheitshypothese hin und erklärt die Spirochätenfreiheit oder Spirochätenarmut infektiöser Implantate mit der schlechten Färbbarkeit normaler und der guten Färbbarkeit degenerierter Formen. 3. BESSEMANS[44, 45, 71, 91] lehnt die Existenz eines invisiblen Virus ebenso wie auch einen Entwicklungscyclus des T.p. ab und unterscheidet lediglich physiologische Rassen (BESSEMANS[39, 43]), z. B. ganglionäre Treponemen oder Treponemen der Inkubationszeit. Alle abweichenden Formen sind bestenfalls Degenerationsformen des T.p. oder Destruktionsprodukte (BESSEMANS[60, 71]).

Eine invisible Form auf Grund von Tierexperimenten und Kulturversuchen nehmen an: FOELDVARI[1], SNOW, MARCHOUX[1] u. Mitarb.

9. Die Kultivierbarkeit des Treponema pallidum (T.p.)

Im Jahre 1905 wurde das T.p. als Lueserreger erkannt. Fast genau so lange ist es her, daß Züchtungsversuche unternommen wurden, auf künstlichem oder natürlichem Nährboden angeblich mit vielen positiven Ergebnissen, bezüglich Wachstum und Vermehrung, aber auch bezüglich Tierpathogenität. Heute wissen wir, daß außerhalb des lebenden Organismus das T.p. je nach den Lebensbedingungen wenige Stunden bis zu mehreren Tagen am Leben und pathogen bleibt und unter günstigen Verhältnissen auch eine Längenzunahme, jedoch keine Vermehrung aufweist. Die Züchtung pathogener Lueserreger ist nur im lebenden Gewebe möglich, warum, ist heute noch nicht bekannt. Die Kenntnis darüber würde wahrscheinlich die Züchtung pathogener Stämme auch außerhalb des lebenden Organismus möglich machen. Es ist auffallend, daß nach dem Winterschlaf im luischen Wirt keine T.p. mehr gefunden werden; die Sterilität des Wirtes kann durch den Tierversuch nachgewiesen werden. Vielleicht entspricht der Antagonist dieses Faktors dem Vermehrungsfaktor; wahrscheinlich aber ist die Sterilisierung durch den Winterschlaf ausschließlich auf die längere Zeit hindurch herabgesetzte Temperatur auf die für die T.p. kritischen Wärmegrade (s. S. 13) zurückzuführen.

Über die Züchtungsmöglichkeit außerhalb des Organismus gibt es trotzdem verschiedene Ansichten:

1. Das T.p., der Lueserreger, ist überhaupt nicht züchtbar. a) In den Kulturen wird lediglich eine gewisse Überlebung festgestellt. b) Es werden Saprophyten, die immer zugleich mit dem Lueserreger gefunden werden, mit Erfolg auf andere Nährböden überimpft.

2. Der Lueserreger ist züchtbar, er verliert nur in der ungewohnten Umgebung seine Pathogenität.

In Hodengewebekulturen junger, womöglich neugeborener Kaninchen konnte PERRY lediglich ein Überleben der T.p. bis zu 10 Tagen nachweisen. FOELD-VARI[3] kultivierte T.p.haltige Haut aus Papeln und ulcerösen Syphiliden mit Heparin, embryonalem Hühnerplasma und homologem Serum. Auch er konnte mit Sicherheit kein Wachstum, vor allem keine Vermehrung der T.p. feststellen. JENEY u. Mitarb. versuchen vergeblich, T.p. aus Efflorescenzen des I. und II. Luesstadiums zu züchten. Sie finden im Pferdeserumnährboden einige „verdächtige" Gebilde und können in den ersten Passagen wieder einige, jedoch wesentlich weniger (1 T.p. in 30—35 Gesichtsfeldern) entdecken, ebenso BOAK[3] u. Mitarb. auf Nährböden mit Thioglykolat nach BREWER mit 10%igem Gänse- oder Rinderserumzusatz. Erfolglos waren auch die Züchtungsversuche von GÖHRING u. Mitarb. auf Eihäuten, nach der Methode von HILGERMANN[2] und auf menschlichem Hodengewebe, sowie von KAST[1] u. Mitarb. mit luischem Material von Kaninchen im Jahre 1929. Ihrer Meinung nach ist ein positives Züchtungsergebnis nur mit T.p.-reichen Kondylomen als Ausgangsmaterial möglich.

Apathogene Stämme wurden gezüchtet 1. von REITER. Nach REITER[2] selbst und nach vielen anderen objektiven Autoren, wie TURNER[6], MEINICKE[1], BESSE-MANS[4], DOEPFMER usw., ist das Problem der Reinzüchtung von Pallidaspirochäten noch nicht gelöst. Trotzdem bezweifelt er nicht die im strengsten Sinne nur einmaligen, positiven Übertragungsversuche von der Kultur auf das Kaninchen von KROO u. MULZER (beide cit. nach REITER). Wo aber bleibt die Reproduzierbarkeit des Phänomens? Von SCHERESCHEWSKY[1]: Er beimpft seinen Nährboden (Kulturröhrchen mit halbstarrem Pferdeserum und Stückchen von Kaninchenleber) mit der in der Dunkelfelduntersuchung T.p.-freien Milz einer luischen Maus und beobachtet nach 5 Tage langer Bebrütung bei 37° C in der Nachbarschaft der Kaninchenleber Spirochätenformen. Von ihnen gelingt eine weitere Kulturpassage mit geringem Wachstum kleiner, leicht übersehbarer Kolonien. HILGERMANN[2] ist von der Virulenz seiner Kulturen überzeugt und macht sie „absichtlich durch Zusatz von Phosphor-Pentoxyd apathogen", wodurch es ihm außerdem gelingt, die Kultivierung der T.p., ohne die dabei bisher notwendige Bakterienflora, erfolgreich durchzuführen.

KAST[1, 2] u. Mitarb. beobachten nach vielen Fehlversuchen 24—48 Std nach der Impfung von Material aus Kaninchen-Hodenschankern, Hodensyphilomen und luischen Lymphdrüsen in Hühnerembryo- und Milzgewebekulturen 1—5 T.p. im Dunkelfeld, weitere Passagen sowie Tierversuche verliefen aber negativ. OHYA gelingt die Kultur bis zur 5. Passage. ALBRECHT[2], ebenso HÄRD[1, 2] beobachten in Hühnerembryonen eine vorübergehende Konservierung der Luestreponemen, später sterben sie ab, die lebenstüchtigeren saprophytären Spirochäten bleiben übrig. Von der 16. Kulturpassage an sind auch unter optimalen Bedingungen, wie z. B. sehr empfindliche Kaninchenrasse, keine virulenten T.p. mehr nachzuweisen. Die 5. Passage kann noch virulente T.p. enthalten.

Über Überimpfungsversuche mit bereits vorhandenen Kulturtreponemen auf verschiedene Nährböden ist nachzulesen bei: OGANESIAN[2], ARISTOWSKI, NEWCOMER u. Mitarb., KOLESSINSKAJA.

CRESPEL[1] berichtet über positive Züchtungserfolge durch Inoculation von Drüsenpunktat, Drüsenpreßsaft, Blut, Schanker, Reizserum und Papeln von 142 Luikern (CRESPEL[2] u. Mitarb.), vor allem auf Nährböden aus halbstarrem Serum; OGANESJAN[2], NEWCOMER, KOLESSINSKAJA u. a. versuchen teils mit, meist aber ohne Erfolg bereits apathogene Stämme längere Zeit vermehrungsfähig zu halten.

Es scheint, wenn auch sehr schwer, doch möglich zu sein, das T. p. zu zwingen, sich auf nichtlebenden Nährböden zu vermehren, wenngleich die Vermehrung auf Kosten der Pathogenität geht. Alle Autoren, die über gelungene Kultivierung von T. p. mit erhaltener Virulenz berichten, unterliegen einer Täuschung, die bei weniger leidenschaftlicher Betrachtungsweise auch ihnen bewußt geworden wäre: Alle Berichte über gelungene Rückimpfung von der Kultur auf das Tier mit Auftreten luischer Manifestationen oder über positive Drüsenpassage sind Einzelerscheinungen und fallen in die Zeit der ersten Passagen, d. h.: wenn der Autor Glück hatte und zufällig ein Treponemenstamm großer Vitalität vorlag, war es möglich, daß einige der überimpften Treponemen durch einige Tage, vielleicht sogar 1—2 Wochen, aber kaum viel länger überlebten. FÖLDVARI[1] findet noch nach 11 Tagen im Gewebeexplantat lebende T. p. Wenn nun fleißig, womöglich mit dem ganzen Kulturmaterial, rückgeimpft wurde, wurden diese überlebenden T. p. wieder rückinokuliert. MASON verlangt mit Recht, daß erst nach einer vorgeschriebenen Zahl der Nährbodenpassagen eine gelungene Rückimpfung als solche anerkannt werden dürfe. Die Passagen müssen über einen Zeitraum hingezogen werden, der ein Überleben der Ursprungsorganismen ausschließt. REITER[2] gibt als Ursache des Virulenzverlustes und der Züchtungsschwierigkeiten überhaupt, die Beobachtung im Tierexperiment an, wonach die T. p. an ganz bestimmte celluläre Stoffwechselvorgänge gebunden zu sein scheinen. Optimal ist dieser Umstand anscheinend im Hodengewebe des Kaninchens in situ gegeben, dem Hodengewebe in der Gewebekultur mangelt dieser letzte wichtige Faktor. Doch auch die Züchtung des T. p. unter Virulenzverlust ist nicht einfach und an bestimmte Stoffwechselvorgänge gebunden, die am besten die lebende Zelle liefert. Dafür spricht das Abreißen der Passagen bei Erreichen der Reinkultur, wenn also der notwendige Stoffwechsel bestimmter Bakterien fehlt. Die Änderung der Morphe ist nach REITER ebenfalls auf die geänderten Lebensbedingungen zurückzuführen (REITER cit. nach KROO u. MULZER) (bestätigt v. ORGANESIAN[1, 2], MEINICKE[1], CHESNEY[2], DEMANCHE[2], HÅRD[2], HOFFMANN[5], KAST[2, 4] u. Mitarb., MASON, OHYA[5, 9], BESSEMANS[4] u. Mitarb. u.a.). ALBRECHT[3] schlägt zur Klärung dieser Frage die Vornahme von Einzellkulturen vor. Die Antikörperbildung, die auch von manchen Autoren als Beweis für die Pathogenität der Kulturtreponemen angeführt wird, soll nach ALBRECHT[5] mit der Trockenblutreaktion geprüft werden. Trockenblutreaktionen haben bei Kaninchen die kleinste Rate (1,21%) an unspezifisch positiven Ausfällen. Außerdem sei nach ALBRECHT[4] nicht nur die Kochsche Forderung nicht erfüllt*, sondern es gelingt auch nicht, diesen avirulent gewordenen Mikroorganismus durch Tierpassagen wieder pathogen zu machen, was sonst bei wirklich denselben, nur apathogen gewordenen Stämmen, immer möglich ist. ALBRECHT[2] und MEINICKE[3] konnten auch nicht mit dem Reiternährboden, der durch das Nelson-Mayer-Milieu verbessert worden war, das T. p. im Anaerostaten

---

* Wurde von HENLE 1840 erstmalig aufgestellt und von KOCH in seinen Tuberkulose-Forschungen erfüllt.

züchten, d. h. eine Vermehrung beobachten. MEINICKE erklärt sich den Mißerfolg mit spezifischen Antikörpern im Ausgangsmaterial. Dieser Effekt der Antikörper ist nicht wahrscheinlich; es dürfte sonst in vivo niemals zu einer starken Vermehrung der T.p. kommen. NELSON (cit. nach DOEPFMER) konnte trotz 7 Tage langer Überlebung keine Vermehrung der T.p. erreichen. Vielleicht dauert im reaktionslosen Milieu, ähnlich wie in der Maus, die Vermehrung länger? GAMMEL u. Mitarb. versuchten in jahrelanger Arbeit mit über 100 Nährböden vergeblich eine länger als 48 Std virulent lebende Pallidakultur zu erhalten. Gut geformte, lebhaft bewegliche Spirochäten wurden vor allem in gelatinisiertem Menschen-, Hammel- oder Kaninchenserum gefunden. Nach STERZI[2] u. Mitarb. verlieren die T.p. im befruchteten Hühnerei ihre Virulenz bereits innerhalb von 24 Std. EAGLE findet die Entscheidung, ob es sich bei den Kulturtreponemen um apathogene Varianten der T.p. oder um saprophytische Spirochäten handelt, nicht so von Bedeutung wie die Tatsache, daß es immer noch nicht gelungen ist, virulente Kulturtreponemen zu erhalten, da man mit ihnen und an ihnen eine Unmenge von Problemen studieren könnte.

Während nun von einem Großteil der Autoren bestritten wird, daß das T.p. überhaupt kultivierbar ist, sicher aber seine Pathogenität verliert, sind andere der festen Überzeugung, sogar pathogene Treponemen kultivieren zu können. Zu diesen Autoren gehören in erster Linie HILGERMANN[2, 3] (Hilgermann-Vaccine), KERTESZ cit. nach HILGERMANN[2], HAUPTMANN u. GALLINEK cit. nach HILGERMANN[2], GEORGI[3] u. Mitarb., SCHERESCHEWSKY[6], SNOW, OSGOOD u. KINGERY cit. nach SNOW, WELFERZ, GOOSPASTURE u. Mitarb. cit. nach SNOW, GELPERIN[1], KAST[3] u. Mitarb., WILE u. Mitarb., SCHERESCHEWSKY[6], MULZER u. KROO cit. nach REITER[2], GRIGORIEFF[2, 3] u. GUTHE u. Mitarb. ROUBEL untersucht die Virulenzdauer der ersten Kultur: die Inkubationszeit wird um so länger, je älter die erste Kultur ist. Nach 2 Tagen beträgt sie 40—50 Tage, nach 4 Tagen 55 bis 60 Tage, mit Erstkulturen, die älter als 4 Tage waren, konnte ROUBEL nie eine Infektion feststellen. ROWE u. Mitarb. kultivieren auf Chorionallantois von Hühnereiern und finden nach 7 Tagen noch virulentes Gewebe. Auch ROWE nimmt ein Überleben der ursprünglichen T.p. im Gewebe an. THOMSON[2] erreicht lediglich in der 1. und 2. Subkultur ein Angehen der T.p. im Kaninchen, auch er kann ein Überleben der ursprünglichen T.p. nicht ausschließen (WILE u. Mitarb.). HOFFMANN[4] berichtet im Jahre 1934 über die gelungene Kultivierung von T.p. aus Kaninchenschankern in einem Kroo-Nährboden. Mit der 5. Passage erhielt HOFFMANN am Kaninchen ein positives Ergebnis. Der Stamm selbst wurde bis zur 22. Passage geführt. Ein Jahr später muß HOFFMANN[5] jedoch zugeben, daß dieser einmalige Erfolg wahrscheinlich durch residuale T.p. bewirkt worden ist.

Zur Kultivierung des T.p. werden zahlreiche Nährböden und Methoden angegeben. Relativ einfach sind die Nährböden für die Fortzüchtung bereits isolierter Stämme, schwieriger die für die Züchtung vom lebenden Organismus weg.

a) Nährboden

Flüssige Nährböden. Zusammensetzung und Bereitungsvorschrift sind angegeben und kommentiert von: REITER[1], BEDNOVA, HODER, ARISTOWSKY[4] u. Mitarb., ROSE[2] u. Mitarb., OHYA[8], SCHERESCHEWSKY[3] und GEL'TCER.

Halbstarre und feste Nährböden. Zusammensetzung und Bereitungsvorschrift sind angegeben und kommentiert von OHYA[5], FAZLOULLINE, SEBA, CRESPEL[1], HOELZER[1], WRUBLEWSKI, HOELZER[2] u. Mitarb., AKSJANZEW-MALKIN, WELFERTS, GELPERINE[2], HILGERMANN[1], SCHERESCHEWSKY[6] u. HARD[2]. Die Hauptingredienzien der Nährböden sind: Rinderleber (REITER[1]), Ascites, Leberstückchen und Kaninchenblut (ARISTOWSKY[4] u. Mitarb.), Cystein, Bacto-Herzbouillon,

Glucose, Plasmafiltrat (Rose u. Mitarb.), Kaninchenserum (Hoder), Kartoffel-stücke (Hard[2]), Wachstumsfaktoren (Heteroauxin) wie Indol-3-Essigsäure und Tomatensaft (Hard[2]). Das Temperaturoptimum für Kulturen liegt zwischen 30—37⁰ C (Ohya[8]).

Züchtung auf tierischem Gewebe. Befruchtete Hühnereier — nach Haanes[1] u. Mitarb. sind nur 10—15 Tage alte Embryonen geeignet —, und zwar sowohl das Eiweiß als auch das Eigelb, verwenden Haanes[1] u. Mitarb. zur Weiter-führung nicht pathogener Treponemen des Kazan-Stammes und des Nichols-Stammes. Die Morphologie dieser Spirochäten weicht etwas von der im Brewer-Thyoglykolat-Nährboden gezüchteter Spirochäten ab (Haanes[1] u. Mitarb.).

Nach Bessemans[58] u. Mitarb. sowie Sterzi[2] u. Mitarb. ist die Chorionallantois der Hühnerembryonen zur Kultivierung ungeeignet.

Földvari[3] versuchte vergeblich das T.p. in Gewebekulturen von T.p.-haltiger menschlicher Haut zu züchten. Gewebekulturen von Hoden und Lymph-drüsen gesunder und luischer Kaninchen versuchen Bessemans[30] u. Mitarb. als Nährboden für die Kultur des T.p. Es verhält sich jedoch dort genauso wie in physiologischer Kochsalzlösung. Auch Zusatz von Milzextrakt gibt keine besseren Ergebnisse (Bessemans[33]). Die T.p. verschwinden bereits nach 48 Std aus den Kulturen. In Kontrollaufschwemmungen syphilitischer Hoden halten sich die T.p., wenn auch nur deformiert und unbeweglich, bedeutend länger.

Mason untersucht die Kultivierbarkeit der T.p. in verschiedenen Nährböden ohne zufriedenstellendes Ergebnis, vor allem was die Tierpathogenität betrifft. T.p.-Quellen waren: luische Efflorescenzen I und II, luische Leistendrüsen und luischer Hoden.

Das p_H der Nährböden betrug 7—7,8, überschichtet wurde mit Paraffinum liquidum oder Vaseline. Bebrütet wurde bei Zimmertemperatur oder bei 37⁰ C im Anaerostaten. Mason verwendet folgende Nährböden:

1. Bei 80⁰ C coaguliertes Pferdeserum mit frischem Kaninchenhoden.
2. Coagulierten Ascites mit und ohne Stücke von frischem Kaninchenhoden.
3. Pferdeserum mit 1—2% Agar.
4. Eiermedium mit gleichen Teilen Pferdeserum und Ascites.
5. Pferdeserum und 2% Agar mit frischem Hoden.
6. Sterile Hydrocelenflüssigkeit und 0,5% Agar mit Pferdeserum.
7. Eiermedium mit Hydrocelenflüssigkeit und 2% Agar.
8. Menschenserum und Ascites, beides coaguliert.
9. Gehirn-Herzmuskel-Nährböden.
10. Modifizierte Zinsser-Hopkins-Nährböden mit Ei und Ascites.
11. Stark wassermannpositive Sera mit frischem Hoden.
12. Blut und Hydrocelenflüssigkeit sowie frisches Gewebe.
13. Noguchis Serumwasser-Agar-Hodennährboden.
14. Noguchi-Nährboden mit 2% Ascites Agar und Gewebe.
15. Huntoons Hormonbrühe.
16. 8—11 Tage alte befruchtete Hühnereier.

Unbewegliche und apathogene Spirochäten wurden in coaguliertem Pferde-serum, coaguliertem Ascites und im modifizierten Zinsser-Hopkins-Nährboden gefunden. In den anderen Nährböden waren nach kurzer Zeit keine T.p. mehr nachweisbar. Um den T.p. möglichst günstige Lebensbedingungen zu verschaffen, wurden besondere *Methoden der Erstbeimpfung* ausgearbeitet. Klassisch ist die Fortner-Methode zur Züchtung von Anaerobiern (Fortner cit. nach Oganes-jan[1]). Anaerobe Atmosphäre wird durch sauerstofffressende, fakultative Anaero-bier (Proteus oder Prodigiosus) geschaffen. Im Wright-Burri-Verfahren wird als Sauerstoffverzehrer eine Sodapyrogallollösung verwendet (cit. nach Aksjanzew u. Mitarb.). Supniewski[3] u. Mitarb. erzeugen ähnlich wie Noguchi Anaerobiose durch Vacuumpumpen, sowie durch Einleiten von Wasserstoff und Pyrogallol-Kalilauge. Schereschewsky[6] schiebt das Implantat in halbstarres Pferdeserum;

Luftbläschen und auch Proben von Kultur können mit Hilfe einer Capillar-pipette an einem Gummiballon montiert herausgesaugt werden. Bakterielle Ver-unreinigung vernichtet SCHERESCHEWSKY durch Hitzecoagulieren der infizier-ten Stelle von außen mit dem Bunsenbrenner (SCHERESCHEWSKY[6]).

CRESPEL[1] impft mit der Punktionsnadel Drüsenpunktat direkt in die Nähe der Leberstückchen in einem Schereschewsky-Nährboden.

VASARHELYI[1, 2] versetzt die Bouillonkultur mit einem Filtrat aus Phag-haltigem Schmutzwasser bzw. Phag-haltigem Bakterienbouillonfiltrat so lange, bis die Bouillon klar bleibt.

GÖHRING arbeitet ähnlich wie ROBINSON (cit. nach KAST[4] u. Mitarb.) mit 2 ineinandergesteckten Röhrchen, von denen nur das innere, unten offene Röhr-chen beimpft wird. Die Goehring-Methode beruht auf der Überlegung, daß die T. p. das Bakterienfilter durchwandern, wodurch die T.p.-Kultur im äußeren Röhrchen bakterienfrei wird.

WELFERZ bebrütet in Capillarpipetten 8—9 Tage im Brutschrank.

HODER verwendet ohne Erfolg eine Capillarsteigmethode.

WROBLEWSKA u. Mitarb. impfen mit Erfolg in einen Wattebausch in coagu-liertem Pferdeserum.

Als Zusatz zu den Nährböden wurde als günstig gefunden: Betain, Citrullin, Kreatinin, α-1-Ornithin in 1%iger Konzentration zum Thioglykolat-Nährboden von BREWER (BOAK[3] u. Mitarb.); Zusatz von Fettsäure und Wachstumsfaktoren waren ohne Einfluß, ebenso von Gallenfarbstoffen und Saponinen (OHYA[8]). ARISTOWSKY[3] u. Mitarb. beschleunigen das Wachstum der Kulturen durch Natrium-Hydrosulfit (1 gtt einer 10%igen Lösung in 10%igem Natriumcarbonat zu 10 ml Bouillon); die Inkubationszeit soll dadurch abgekürzt werden. Außerdem gedeihen manche Anaerobier bei Natriumthiosulfatzusatz auch unter aeroben Bedingungen. HILGERMANN[2] verwendet dazu Phosphorpentoxyd.

b) Die Biologie der Kulturtreponemen

Das Kultur-T.p. ist nach ROSE[1] u. Mitarb. ein äußerst pleomorpher Organismus' der in seiner Morphologie, seinem Wachstum und seiner Beweglichkeit weitgehend von der Umgebung, vom p_H und der Temperatur (SCHERESCHEWSKY[3], OGA-NESJAN[1, 2] und OHYA[8]), nach HAANES[1] auch von den Nährböden abhängt. Nach GELTLER u. Mitarb. sind die Stämme an und für sich verschieden bezüglich der Reaktion auf p_H-Änderung, der Anaerobiose, der Indolreaktion und der Tempera-turempfindlichkeit. In alten Kulturen und auf dem Objektträger werden häufig Ringformen beobachtet, runde Körper entstehen bei Störung des osmotischen Gleichgewichtes auf Objektträgerkulturen. Granula werden immer zusammen mit den Kultur-T.p. gesehen (Hämokultur nach SEBA). Alle Formen sind für ROSE kein Hinweis auf das Bestehen eines „Entwicklungscyclus". Die Degenera-tionsformen beginnen in der 4. Woche, nach OHYA[9] nach 9—14 Tagen. Mehr als 6 Wochen alte Kulturen konnten, ohne daß typische Spirochäten nachweisbar waren, mit Erfolg überimpft werden (WROBLEWSKA u. Mitarb.). Nach OHYA[9] ist nach 21 Tagen bereits alles Leben erloschen. Die T.p. sind aber auch nach RUKAWISCHNIKOWA nach einem Jahr noch vermehrungsfähig, und zwar noch im alten Nährboden. Nach GELPERIN[2], DELAMATER[3, 8] u. Mitarb. u. a. können sich aus cystenartigen endständigen Gebilden, die sich bei ungünstigen Kul-turbedingungen z. B. in alten verbrauchten Kulturen bilden und ein oder mehrere kleine, durchscheinende Körperchen enthalten, in frischen Nährböden Spirochäten entwickeln. Die sog. Multispirochätencysten (DELAMATER[4] u. Mitarb.) bilden sich durch Verklumpung von 2 oder mehr Spirochäten oder wachsen aus einer einzigen Spirochäte aus. Sie werden nur in über 4 Wochen alten Kulturen — niemals in „Hühnerembryonen" die nicht älter als 19 Tage werden —, beobachtet (Delamater[6] u. Mitarb.). Außerdem werden als vegetative Formen seit- und endständige Granula enthaltende Knospen beschrieben, aus denen sich wieder Spirochäten entwickeln können. Delamater[5] u. Mitarb. stellen die T. p. als besondere Gruppe zwischen die Bakterien und die Protozoen auf Grund der Morphologie und Biologie der Kulturtreponemen des Kazan-, Reiter- und Noguchi-Stammes auf Thioglykolatnährböden und im bebrüteten Hühnerei unter anaeroben Bedingungen. Unter normalen Umständen in einem Nährboden aus erhitztem menschlichem Serum mit 0,5—0,7% Agar erfolgt die Vermehrung durch Querteilung.

Filtrierversuche von T. p. des Nichols-Kulturtreponemenstammes und von Borrelia anserina von Haanes[2] u. Mitarb. scheinen gegen die Existenz eines invisiblen Virus zu sprechen. In alten Kulturen werden die Spirochäten gröber, bekommen unregelmäßige Windungen, sie werden länger und unbeweglich (Supnievski[3] u. Mitarb.). Als Wachstumsperiode bezeichnet Ohya[8] die wieder normal geformte und normal bewegliche Spirochäte auf frischem Nährboden (Oganesjan[1]). Der Unterschied zur Normalentwicklung ist besonders deutlich, wenn von festem auf flüssigen Nährboden überimpft wird (Oganesjan[2]). Die Kultur ist zuerst gelb, wird dann braun und schließlich schwarz (Ohya[8]).

Bei der Übertragung vom lebenden Organismus auf die Kultur ist nach Wroblewska u. Mitarb. erst in der 3. Woche eine Vermehrung zu beobachten. Die erste Passage braucht dann nur mehr 2 Wochen, die dritte 10 Tage. Eine 3 Wochen alte Kultur zeigt den höchsten Spirochätengehalt. Nach Ohya beginnen die Kulturspirochäten bereits in 3—4 Tage alten Kulturen zu wachsen, nach Supniewsky[3] u. Mitarb. bereits vom ersten Tag der Beimpfung an, in einem Nährboden aus Serum mit Leberstückchen. Der Höhepunkt des Wachstums ist am 7.—8. Tag erreicht.

Unterschied zwischen Gewebe- und Kultur-Treponemen

Nach Delamater[6] u. Mitarb. ist das Kulturtreponema kürzer, dünner und beweglicher als das Gewebetreponema. Nach Hoffmann[5] sind die Kulturtreponemen dicker, zeigen quirlende Bewegung mit den Enden und färben sich mit Giemsafarbstoff leicht bläulich. Dieser Gegensatz in den Berichten über die Morphologie weist darauf hin, daß die verschiedensten Arten saprophytärer Spirochäten als Züchtungsergebnis aus dem T. p. vorgestellt werden. Nach Meinicke[2] ähnelt das T. p. in jeder Beziehung dem T. p. calligyrum und T. p. genitale.

Während aber morphologisch das virulente T. p. dem Kulturtreponema unter Umständen weitgehend ähnlich sein kann, sind biologisch deutliche Unterschiede festzustellen. So wird totes tierisches Gewebe nur von virulenten T. p. verflüssigt (Földvari[1]). Im lebenden Gewebe, z. B. im Hühnerembryo, können Kulturtreponemen längere Zeit gehalten werden, das virulente T. p. wird bald aufgelöst bzw. verliert seine Virulenz innerhalb von 4 Std (Sterzi[2] u. Mitarb.). Zuelzer u. Schuhmacher (cit. nach Meinicke[2]) konnten biochemische Unterschiede nachweisen. Die Antikörper gegen Kulturspirochäten sind grundlegend anders als die gegen Gewebetreponemen (Meinicke[2]).

Der Stoffwechsel der Kulturtreponemen, gezüchtet auf flüssigem Nährboden, ähnelt nach Supniewski[2, 3] u. Mitarb. dem der Tierzellen. Das Kultur-T. p.

kann kleine Mengen verschiedener Zuckerarten verwerten. Es zersetzt Milchsäure und β-Oxy-Buttersäure, Hexose-di-Phosphorsäure und Glycero-Phosphorsäure unter Bildung mineralischer Phosphate. Es assimiliert Glycerin, nicht Polysaccharide, nicht Mannit, Sorbit und Erytrit und hat ausgesprochen proteolytische Eigenschaften, wodurch im Nährboden die Aminosäuren, der Reststickstoff und das NH_2 ansteigen. Es zersetzt außerdem Harnsäure. Alkalische Nährböden werden durch Bildung von Kohlendioxyd sauer, saure werden alkalisch. Es wächst nur auf eiweißhaltigem Milieu, besonders gut in einer Lösung von aus Hefe gewonnenem Natriumnucleinicum, wobei es die Nucleinsäure bis zu den einfachen chemischen Verbindungen aufspaltet. Der Nitrogengehalt von Fraktionen der Reitertreponemen nach tryptischer Verdauung stammt nach GELPERIN[1] gänzlich oder weitgehend aus Verunreinigungen.

Fermente. Das diastatische Ferment wird von Kulturtreponemen nicht (KOCH[3]), wohl aber von Gewebetreponemen zerstört (MARCHIONINI cit. nach KOCH[3]).

Am deutlichsten tritt der Unterschied zwischen Gewebe- und Kultur-T.p. in der *antigenen Aktivität* zutage. Mit Kultur-T.p. läßt sich beim Kaninchen gegen Lues weder eine prophylaktische noch eine therapeutische Immunität erzielen (BESSEMANS[4] u. Mitarb.). Es entstehen agglutinierende und komplementbindende Antikörper gegen den Kulturstamm, nach BESSEMANS[4] u. Mitarb. und HOELZER[2] u. Mitarb. im Gegensatz zu GELPERIN[1] auch Wassermann-Antikörper. Die Entstehung von Wassermann-Antikörpern nach Kulturtreponemeninjektion spricht nach FÜHNER dafür, daß die Kultur-T.p. keine Saprophyten, sondern apathogen gewordene T.p. sind. Die antigene Aktivität ist qualitativ und quantitativ bei den einzelnen Stämmen verschieden (ARISTOVSKY[1, 2] u. Mitarb., GEORGI[1] u. Mitarb.). PUCCINELLI gelingt es, auf Difko-Thioglykolatnährböden lipoidfreie Treponemen zu züchten. GEORGI[2] erhält mit dem Kroo-Stamm und dem Noguchi-Stamm auf Nährböden mit Nieren- bzw. Gehirnsubstanz morphologisch und immunologisch verschiedenartige Kulturtreponemen.

c) Züchtung anderer Treponemen bzw. Spirochäten

Die in Reinkultur gezüchteten Genitalspirochäten verhalten sich nach KOCH[4] verglichen mit den Spirochäten der Pallidakultur biologisch anders. Die Untersuchungsergebnisse bezüglich antigener Aktivität in vitro und in vivo (Luotestreaktion) zeigen jedoch nur schwächere Ausfälle und keine qualitativ grundlegend differente Eigenschaften. Von SEGUIN[1] und KAST[1] u. Mitarb. wurden aus Genitalkondylomen das T. calligyrum, sowie Mischkulturen mit einem Anaerobier gezüchtet. Auch hier finden sich die gleichen Formen, wie in den Kulturen aus luischen Efflorescenzen. LANFORD gelang es, aus einer menschlichen Pneumonie eine der Sp. castellani und der Pallida sehr ähnliche Form zu isolieren, von $0,2—0,4\,\mu$ Länge und mit Granula im Inneren. Die Spirochäten gedeihen unter anaeroben und aeroben Bedingungen und sind gegen Neosalvarsan in vivo empfindlich. Aus einer Pyorrhoea alveolaris und einer Plaut-Vincent-Angina wurde von KAST[1, 4] u. Mitarb. das T. microdentium mittels der 2-Röhrchenmethode von ROBINSON cit. nach KAST[4] oder im U-Röhrchen gezüchtet. Bakterielle Verunreinigung dieser Kulturen entfernen ECKER u. Mitarb. durch scharfes Zentrifugieren. Gute Nährböden sind nach KAST: coaguliertes Menschenserum mit Meerschweinchenleber, Pferdeserum und Herzmuskelbouillon, Ascitesbouillon, $0,3—0,6\%$ Agar-Herzbrühe mit Kaninchenniere, neutralisiert durch Eintauchen in n/20 Natronlauge, Cystinbrühe mit Ascites, Glutathionzusatz und Leberbrühe.

10. Gemeinsamer Urerreger (s. auch S. 10)

a) Andere Treponemen

BESSEMANS[72] untersuchte in jahrelangen Experimenten die Variabilität der Syphilisspirochäten und fand 1. *morphologische Varianten*: Sie sind nach BESSE-MANS nur Degenerationsprodukte. 2. *Funktionelle Varianten:* Wegen verschiedener Resistenz und Virulenz des T. p., z. B. in Lymphdrüsen, Schanker und Zentralnervensystem, hält es BESSEMANS[72] für möglich, daß die T. p. der Lues, der Frambsiöe und des Bejel nur funktionelle Varianten desselben Erregers sind (s. auch BUTLER[2] und HENTSCH). Auch MANTEUFEL[2] u. Mitarb. schließen sich der unitaristischen Auffassung bezüglich Frambösie und Lueserreger an, veranlaßt durch die Beobachtung an einem nordamerikanischen Frambösiestamm, der im Laufe der Zeit die gleichen Granulome bezüglich Größe und Konsistenz hervorrief wie der Luesstamm. Oft werden verschiedene klinische Krankheitsbilder von identischen oder nicht unterscheidbaren Erregern verursacht, z. B. Paratyphus, Bang, Trypanosoma gambiense usw. Der Streptococcus haemolyticus ruft sowohl Otitis media hervor, als auch Puerperalsepsis, Angina, Erysipel, Scharlach usw. (MELIKIAN). Die erste Trepanematose war die Frambösie der tropischen Niederungen. Das ausgesprochen ektodermotrope Treponema (HASSELMANN[1]) sei in großen Höhen vor der Kälte in die tieferen Gewebe, unter Vermehrung der Toxicität ausgewichen und nun mesodermotrop bzw. panblastotrop geworden (HASSELMANN[4]). Nur in dieser Form kann sich das Treponema in den kühleren, gemäßigten Zonen halten und ruft die Erscheinungen der Syphilis hervor. Das T. pertenue, also die genetisch älteste Form, wird noch in den Lymphdrüsen abgefangen und vernichtet; nach der Heilung der Hautläsionen finden sich in den Lymphdrüsen keine Erreger mehr. Diese ,,Sensibilität" des T. pertenue Lymphdrüsengewebe gegenüber findet sich als ,,Atavismus" in gewissem Sinne auch beim T. p. vor seiner Anpassung über die ektodermale Passage: intraglandulär gespritzte T. p. haften nicht und sind in kürzester Zeit verschwunden (HENTSCH). Als Beweise für seine Hypothese führt HENTSCH an: Die Klinik des Endstadiums ist bei allen 3 Formen kaum unterscheidbar. BARRACK nimmt die Frambösie als ursprünglich in Westindien beheimatet an, sie wurde nach Europa durch Columbus gebracht und entwickelte sich hier zur Syphilis. Durch Seeleute nach Afrika verschleppt, verbreitete sich die Erkrankung dort als Frambösie. Die endemische Syphilis in Bosnien und im Mittleren Osten ist durch eine Zwischenform zu erklären. Sie wird genau wie die Frambösie durch Kontakt übertragen; durch den Klimawechsel erscheint die Frambösie aber in Syphilisform *.

Die endemische Syphilis (Bejel), eine bei nomadisierenden Völkerstämmen des Nahen Ostens (RIZEK u. Mitarb.) und in Bosnien beobachtete Erkrankung durch das T. p., wird im Gebiet von Betschuanaland Dichuwa, Thosola, Rrasepipi, Matsabane und Khunwana genannt (MURRAY). RIZEK u. Mitarb. versuchten durch eingehende experimentelle Untersuchung die Urheberschaft des T. p. an dieser Erkrankung zu beweisen.

MURRAY u. Mitarb. gelang die Isolierung des Bejelerregers auf Hamster. TUHURNER u. HOLLANDER (cit. nach MURRAY) verglichen morphologisch und immunologisch bei Kaninchen und Hamstern den Nichols-Stamm mit Yaws-Stämmen und isolierten Stämme der endemischen Syphilis in Bosnien, Syrien und dem Irak. TURNER u. Mitarb. (cit. nach MURRAY u. Mitarb.) finden Charakteristica sowohl im Sinne der Yaws-Treponemenstämme, als auch im Sinne der Syphilis-Treponemen, und zwar im Sinne von solchen Treponemen, die von nichtvenerischen Treponematosen einschließlich Bejel isoliert worden waren. LOUGHLIN

---

* Nach LUGER ist die endemische Syphilis durch multiple, wiederholte T.p.-Infektionen im Kindesalter zu erklären.

u. Mitarb. konnten auch im Phasenkontrastmikroskop, KITAMURA in einem Spezialmikroskop mit Vergleichsocular keinen Unterschied zwischen T. pertenue und T. p. feststellen usw. Bei der experimentellen Kaninchenframbösie besteht klinisch und histologisch fast völlige Gleichheit mit den Veränderungen bei experimenteller Kaninchenlues. Nach den Ergebnissen von MANTEUFEL[2] u. Mitarb. ruft das Frambösietreponema bei Kaninchen keine Knochenveränderungen hervor. Metastatische Keratitis parenchymatosa wurde von HASHIGUCHI[1, 2, 3, 5, 6, 7] unter 115 Tieren nur in 10,4% der Fälle beobachtet. Sie verläuft milder als bei der Lues, jedoch qualitativ gleichartig. HASHIGUCHI[7] findet jedoch auch Iritis und Conjunctivitis. Auch bei der experimentellen Frambösie zeigt sich eine Abhängigkeit von der Jahreszeit bezüglich Haftung und Inkubationszeit: Günstig für das Gelingen des Experimentes scheint der Winter zu sein, dann folgen Herbst, Frühling, Sommer (HASHIGUCHI[8]). Die homologe Immunität der Frambösie beginnt 6 Monate, die heterologe (für Syphilis) Kreuzimmunität 9 Monate nach der Infektion (HASSELMANN[1, 2], HASHIGUCHI[1, 5, 7]).

Das Pintatreponema kann morphologisch ebenfalls vom T. p. nicht unterschieden werden. CIOFFO beschreibt eine in Ekuador — im Chillos-Tal — vorkommende Hautkrankheit, die „Escobar". Sie geht mit Bildung blauer, schuppender Flecke vor allem an unbedeckten Körperteilen und Ulcera der Schleimhaut sowie mit generalisierter Drüsenschwellung einher. In den Hautveränderungen wurden salvarsanempfindliche T. p. nachgewiesen. Die Escobar unterscheidet sich von der Pinta durch das Vorkommen in Höhen über 1800 m — das Chillos-Tal liegt 2600 m hoch —, durch die einheitliche blaue Farbe der Macula — Pinta hat verschieden gefärbte Flecke —, durch das Befallensein der Schleimhaut — Pinta läßt die Schleimhaut frei — und durch die starke Schuppenbildung. Histologisch findet man Atrophie des Epithels und der Papillen, Verbreiterung der Hornschichte. Das Pintatreponema ist größer und leichter färbbar als das Escobartreponema.

GARDNER konnte in Montreal die freilebende Spirochaeta pseudoicterohaemorrhagica nach 2—3 Jahre langem Kultivieren und Passagen durch den Tierkörper in ihren biologischen Eigenschaften der in Ratten lebenden Spirochaeta icterohaemorrhagica weitgehend angleichen. Er nimmt daher an, daß Saprophyten durch Tierpassagen pathogen werden können (s. auch ZUELZER cit. nach RUGE).

Genitale- und Mundspirochäten. In diesem Zusammenhang sollen die nichtpathogenen oder nur fakultativ pathogenen *Genitale- und Mundspirochäten* erwähnt werden. PERIN u. Mitarb. beschrieben einen Fall einer Balanoposthisis erosiva et circinata durch das T. calligyrum mit indolenter, regionärer Drüsenschwellung, negativen Seroreaktionen und T. p.-ähnlichen Formen im Dunkelfeld mit 10—12 regelmäßigen Windungen, Knickbewegung und etwas stärkerer Beweglichkeit; sie waren etwas dicker als das T. p. und wiesen auch stumpfere Enden auf. Daneben fanden sich Kokken und Stäbchen, eine Trias der Flora, wie sie ähnlich von QUEYRAT beschrieben wird. Im Vaginalsekret fand PARISER bei 50% luischer Frauen saprophytische Spirochäten vom Typus der Spirochaeta refringens, an der Vulva bei 80%, besonders im Bereich der Clitoris, pallida ähnliche Spirochäten vom Typus des T. calligyrum und des T. genitale. LANGEROVA züchtete nach der Fortner-Methode bei venerisch (meist Go- und Trichomonaden) suspekten Frauen in 9,4% der Fälle 3 verschiedene Typen von penicillinempfindlichen Treponemen, die apathogen waren und auch keine antigene Aktivität gegenüber den befallenen Frauen entwickelt hatten. Die T. hatten keine Geißeln, im Elektronenmikroskop konnten spirochätogene Granula dargestellt werden. Bei Mundhöhlenspirochäten unterscheidet BERGAMASCO durch Kultur und Morphologie 3 Spirochätenarten: eine polymorphe Spirochäte, ähnlich der Spirochaeta buccalis, der Borrelia buccalis, dem T. macrodentium Noguchi, der Spirochaeta media und dem Spironema Typus A Sangiorgi, eine dünnere Spirochäte mit konstanter Morphologie ähnlich der Spirochaeta dentium, dem T. microdentium Noguchi, dem Spironema Typus B und dem Typus A Sangiorgi und das Leptospirum dentium Hoffmann-Fontana, wahrscheinlich identisch dem T.-Typus B Sangiorgi. Rückimpfung auf die Mundschleimhaut aus der Kultur gelingt nur zugleich mit dem normalerweise symbiotisch lebenden Mikroorganismus; unter Umständen ruft die symbiotische Mischflora eine Nekrose der Mundschleimhaut hervor. Coutts[3] u. Mitarb. unterscheiden T. p. und Mundspirochäten nur durch ihr unterschiedliches, färberisches Verhalten. Zuweilen finden sich Mundspirochäten im Bereich des Genitale (Cunnilingus, Coitus ab ore) (Pastinszky). Wegen der Ähnlichkeit mit dem T. p. kann es zu diagnostischen Schwierigkeiten kommen. Die Mundspirochäten sprechen auf antisyphilitische Präparate an. Das Drüsenpunktat ist immer negativ! Die Borrelia buccalis (Borrelia Vincenti, Spirochaeta Plaut V.) tritt in Symbiose mit fusiformen Stäbchen auf und ruft auf der Haut, Schleimhaut und in Körperhöhlen geschwürig zerfallende Erscheinungen hervor. Sie scheint der Spirochaeta bronchialis Castellani (T. bronchiale) und der Spirochaeta des Ulcus tropicum zu entsprechen. Pseudospirochäten (s. auch S. 9) können ebenfalls zu diagnostischen Irrtümern führen. Sie sind Abkömmlinge der Erythrocyten und können durch Erwärmen des erythrocytenhaltigen Präparates erzeugt werden (Andre).

Spirochaeta cuniculi bzw. Kaninchenspirochätose s. S. 107.

Spirochaeta galinarum seu anserina bzw. Hühnerspirochätose. Die Spirochaeta anserina ist bei Hühnern, Gänsen, Kanarienvögeln, Reisvögeln noch etwa einen Tag nach der Krise bzw. nach dem Verschwinden aus der Blutbahn im Zentralnervensystem vorhanden. Diese neurotrope Affinität zeigt die Spirochaeta anserina auch im Tierexperiment beim Kaninchen, bei der Maus und beim Meerschweinchen. Im Hinblick auf die bei anderen Treponemen gemachte Feststellung erscheint die Tatsache der Neurotropie auch bei unnatürlichen Wirten, den Säugetieren, bemerkenswert. Luessspirochäten dringen zwar in das Mäusegehirn, aber nur ausnahmsweise in das des Kaninchens ein (Jahnel[1]). Eine zusammenfassende Darstellung der Morphologie und Biologie der Spirochaeta anserina findet sich bei Knolles u. Mitarb. Das Atoxyl (p-acetyl-amino-phenylstilbinsaures Natrium), eine Verbindung des 5wertigen Antimons, hat auf die Hühnerspirochätose eine prophylaktische und therapeutische Wirkung (Hügel).

Die Recurrensspirochäte (Borrelia seu Spironema recurrentis, Spirochaeta obermeieri) wird zu Unrecht sehr häufig als Modell zum Studium des T. p. verwendet.

Die Übertragung von Mensch auf Mensch erfolgt beim russischen (europäischen) Rückfallfieber durch Kleiderläuse, beim außereuropäischen Rückfallfieber durch Zecken (Ornithodoruszecke), weniger durch Läuse. Entsprechend diesen verschiedenen Übertragungsarten kann man auch serologisch und im Tierversuch verschiedene Spirochätentypen unterscheiden: die Borrelia duttoni, den Erreger des Zentral- und Südafrikanischen Rückfallfiebers, die Borrelia kochi, den Erreger des Afrikanischen Rückfallfiebers und die Borrelia berbera, den Erreger des Nordafrikanischen Rückfallfiebers. Sie ist auch für Affen virulent. Dazu gehören noch die Borrelia anserina, die Borrelia refringens und die tierpathogene Borrelia theileri.

Die Recurrensspirochäte kann im Patientenblut während des Fieberanfalles, auch im Leichenblut, wenn der Exitus im Fieberanfall erfolgt ist, massenhaft, im Intervall gar nicht oder nur spärlich nachgewiesen werden. Der Liquor enthält ebenfalls Recurrensspirochäten.

Morphologie. Die Spirochaeta recurrentis ist ein 0,3—0,5μ dicker, 13—20 μ langer, gramnegativer Mikroorganismus mit 3—6 flachen, spiraligen Windungen, die im flüssigen Milieu viel gleichmäßiger erscheinen als im gefärbten Ausstrich. Sie läßt sich mit Anilinfarben leicht färben, zeigt lebhafte, schlangenartige Be-

wegungen mit Vor- und Rückwärtsbewegung ohne wesentliche Ortsveränderung.
Knick- und Einrollbewegungen sind vor allem beim Erreger des Ostafrikanischen
und Indischen Rückfallfiebers zu beobachten. Im Leichenblut geht die Beweglichkeit bald verloren. Im Gegensatz zu den Treponematáceae scheint die Spirochaeta recurrentis im Dunkelfeld mit einer Optik hoher numerischer Apertur
doppelt konturiert (HALLMANN). Der Blutausstrich wird nach HALLMANN am
besten nach Giemsa, aber auch gut mit Cyanochin, nach HAGEMANN (cit. nach
HALLMANN) mit Aluminium-Morin gefärbt (Fluorescenzfärbung). Die Spirochäten erscheinen im UV-Licht leuchtend goldgelb. Von SAWADA[1, 3, 4] werden
genaue Angaben über Färbeversuche mit und ohne Beize bzw. über vergleichende
Färbeversuche mit dem T. p. berichtet. Die Spirochaeta recurrentis enthält ebenso
wie das T. p. Lipoide (SAWADA[6]). Nucleoproteide sind nach SAWADA[5] hingegen
nur in der Spirochaeta recurrentis vorhanden. Basisches Eiweiß ist in beiden
Formen vorhanden und kann durch das färberische Verhalten nachgewiesen
werden. Die Recurrensspirochäten neigen ganz besonders leicht zur Bildung von
Varianten (RUBINSTEIN[5] u. Mitarb.) bzw. Rezidivstämmen, deren Existenz Anlaß zur Vermutung ähnlicher Zustände beim T. p. gegeben hat (JAKIMOW). Auch
bei Recurrensspirochäten taucht die Hypothese über die Existenz einer invisiblen
Virusform auf (REMLINGER[2] u. Mitarb., LEVADITI[1] u. Mitarb.). Gegen die Existenz einer invisiblen Virusform nehmen BEUNDERS u. Mitarb. Stellung, da sie
zeigen können, daß von einer einzigen Spirochäte bereits eine Maus infiziert
werden kann und mit sorgfältiger Technik nach der Steiner-Methode Spirochäten
auch im scheinbar spirochätenfreien Gehirn von Immunmäusen nachgewiesen
werden können. Der Ort der Antikörperbildung gegen die Borrelia recurrentis
wird wie bei allen Antikörpern ebenfalls im Reticuloendothelialen System angenommen (RUBINSTEIN[1]). Agglutinine scheinen nach SAITO[2] eine Woche nach
der Inoculation etwa nach dem zweiten Fieberanfall (HELLMANN) aufzutreten.
Der Antikörpernachweis gelingt auch nach Art des Pfeifferschen Versuches. Als
Antigen werden Extrakte aus der Milz von Recurrensmäusen oder aus Borrelia-
Kulturen verwendet. Nach erfolgter Heilung besteht sichere Immunität (JA-
KIMOU). GRAY u. Mitarb. konnten jedoch trotz Immunität weder in vivo noch
in vitro Antikörper nachweisen.

Kultur der Borrelia recurrentis. Am besten bewährt sich ein einfacher Nährboden aus frischem Kaninchen- oder Pferdeserum 1:2,5 mit Kochsalzlösung
gemischt und mit Paraffin überschichtet. In Subkulturen ist die Entwicklung
relativ schwach (MORODER).

Weitere Kulturmethoden sind angegeben von: LI-YUAN-PO (Eiernährboden),
BADUDIERI (cit. nach HALLMANN) (Meerschweinchenblut-Zusatz zum Kaninchen-
serum-Nährboden), HALLMANN (der Patienten-Blutkuchen wird mit verdünnter
Peptonbrühe überschichtet), EBERSON[2] u. Mitarb. (Kalbsbrühe mit Rinderhirn,
Schaf- oder Kalbshirn zu gleichen Teilen, mit Glykosezusatz) usw. Die Brut-
temperatur wird mit 35—38⁰ C angegeben.

Tierversuch. Da die Empfänglichkeit der üblichen Laboratoriumstiere gegenüber den verschiedenen Recurrensstämmen sehr verschieden ist, kann der Tierversuch zur Differenzierung der einzelnen Stämme herangezogen werden. Affen
erkranken ähnlich wie Menschen. Meerschweinchen erkranken sehr verschiedenartig, Kaninchen sind nicht empfänglich. Mäuse sind mit Europäischem Rückfallfieber meist erst nach Affenpassage infizierbar. Ratten erkranken nach
Intraperitoneal-Impfung meist tödlich, wenn die Impfung mit Krankenblut und
wiederholt durchgeführt wird. Der sicherste Weg, eine Infektion zu erzeugen, ist
die intraperitoneale oder die intrapleurale Übertragung auf Meerschweinchen
Die konjunktivale und nasale Infektion ist auch bei der Behandlung der Metalues

zu empfehlen. Andere Methoden, wie subcutane, intramuskuläre, intravenöse, intratesticuläre, percutane und intracerebrale Injektion führen bei empfänglichen Tieren (Meerschweinchen, graue Maus, graue Ratte) auch zum Erfolg. Ebenso die Impfung vom Rectum und von der Vaginalschleimhaut aus. Vom Magen aus gelingt die Infektion nicht regelmäßig (REMLINGER[1] u. Mitarb.). Die Recurrens-spirochäte infiziert zwar intrauterin, tritt aber nicht in die Milch über (REM-LINGER[3] u. Mitarb.). Im Zentralnervensystem findet sich die Recurrensspirochäte in der Rinde, hauptsächlich in der Rand- und Gliaschichte. Der Eintritt erfolgt durch die ·Blut-Hirnbarriere bei verzögerter oder fehlender Schutzreaktion (BELETZKIJ u. Mitarb.). Neurotropismus ist bei den einzelnen Stämmen ver-schieden groß, jedoch immer vorhanden (KRICEVSKIJ[2] u. Mitarb.).

Sensibilität gegen Desinfektion und Medikamente. Konzentrierter Alkohol lähmt die Recurrensspirochäte sofort. In starker Verdünnung (1%) wird die Beweg-lichkeit beschleunigt. Die Intensität der Alkoholwirkung ist der Zahl der Kohlen-stoffatome des Alkohols proportional (HOSHINA[1]). Pyridin und seine höheren Alkylderivate zeigen in allen Konzentrationen lähmende Wirkung auf die Re-currensspirochäte. Niedere Alkylverbindungen verhalten sich wie Alkohol (HOSHINA[2]). RAMZIN berichtet über die Wirkung eines Chemotherapeuticums auf die Spirochaeta duttoni.

Metallspeicherung. Sowohl normale als auch resistente Stämme nehmen gleichviel Gold (Solganal) und Arsen auf, und zwar 10mal mehr als die roten Blutkörperchen. Gold und Salvarsan wirken jedoch auf die Recurrensspirochäte nicht parasitotrop, sondern entfalten ihre Wirkung nur über die natürlichen Abwehrorgane (FELDT[2]). Salvarsanfestigkeit zu erreichen ist bei allen Recurrens-spirochäten, jedoch verschieden stark, möglich (KRICEVSKIJ[2] u. Mitarb., FELDT[3] u. Mitarb. und ABE[3] u. Mitarb.). Gegen Stibosan wird die Recurrensspirochäte nur relativ resistent. Im Gegensatz zur Luessspirochäte halten die Recurrens-spirochäten einen 30 Tage langen, ununterbrochenen Winterschlaf aus (JAHNEL[13]).

Wegen des rezidivierenden Fiebers und der Anregung des antikörperbildenden Apparates wird die Recurrensspirochäte zur Behandlung der Metalues, ähnlich wie die Malaria verwendet. Die Übertragung erfolgt am besten durch Einträufeln kranken Meerschweinchenblutes eine Woche nach der Infektion in die Conjunctiva oder in die Nase. Für die Überimpfung von Spirochaeta obermeieri, duttoni und venezuelensis muß das Virus alle 2—3 Tage von Maus auf Maus oder Ratte auf Ratte übertragen werden. Man erreicht dadurch aber oft eine unerwünscht hohe Virulenz. Wird die Spirochaeta hispanica, varietas maroccanum Nicol-Anderson verwendet, dann erreicht man nach REMLINGER[4] u. Mitarb. 4—5 Anfälle ohne Ikterus und andere Leberkomplikationen. Diese Spirochäte ist sehr resistent gegen Arsen-präparate und geht auf Meerschweinchen leicht an. Von dort kann wesentlich einfacher die Übertragung erfolgen. Die Dauer der Anfälle ist etwas kürzer als bei anderen Recurrens-spirochätenarten. Der erste Fieberanfall erfolgt 10—16 Tage nach Einträufeln in die Con-junctiva oder auf die Nasenschleimhaut. Konservieren läßt sich dieser Stamm im Gehirn des Meerschweinchens bis zu 150 Tage nach dem Verschwinden aus dem Blut. Im Darmtrakt von Hirudo troctina und Limnatis nilotica hält sich der Parasit 4 Tage, im Blut von Ornito-dorus maroccanus bedeutend länger. In Glascapillaren eingeschmolzen kann es im defibri-nierten Blut 20 Tage bei 15⁰ C aufbewahrt werden. Das Blut wird dann Meerschweinchen intraperitoneal gespritzt. Die Zecken müssen in physiologischer Kochsalzlösung zerrieben werden. Das zerriebene Material wird auf die Conjunctiva aufgeträufelt. 4—5 Tage später treten dann bereits die Spirochäten im Blut auf. Zum Halten des Stammes genügt eine Passage alle 15—20 Tage (REMLINGER[4] u. Mitarb.).

Die Spirochaeta morsus muris (Spirillum minus), der Erreger der Rattenbiß-krankheit, chinesisch Sodoku (So = Ratte, Doku = Gift), ist 0,5—3,0 μ lang, korkzieherartig mit 2—3, manchmal 6 Windungen gewunden, hat ruckartige, den Choleravibrionen ähnliche Bewegungen. Sie gehört zu den Anaerobiern, ist nicht kultivierbar, hält sich aber in schwach saurem Milieu von Meerschweinchenleber-Peptonextrakt (p_H 6,6—7) über 4 Tage pathogen (TAKAKI).

Die Infektion des Menschen erfolgt für gewöhnlich durch den Biß der kranken Ratte, die 10 Tage nach der Infektion, meist noch nach 3 Wochen, die Spirochaete im Blut beherbergt. RUGGERI fand bei 5% aller Modena-Ratten Sodokuspirochäten im Speichel, POGGI (cit. nach RUGGERI) bei 1%. Das Blut war dabei spirochätenfrei.

Fusiforme Bacillen und Streptokokken, die gleichzeitig im Rattenspeichel gefunden werden, betrachtet RUGGERI als Wegbereiter der Infektion.

Beim Menschen äußert sich die Sodoku durch einen an der Bißstelle auftretenden Primäraffekt und einen eigenartigen Hautausschlag mit Fieberschüben, die nach einer Inkubation von 1—3 Wochen auftreten, 1—2 Tage dauern und nach einem Intervall von 3—10 Tagen rezidivieren. Mäuse können nach den experimentellen Ergebnissen von PELUSO diese Erkrankung nur selten übertragen. Zur Infektion besonders geeignet ist das Meerschweinchen, dann folgen weiße Ratte, weiße Maus, Siebenschläfer, Affe usw. Das Schwein verhält sich gegen die Spirochaeta morsus muris und die Spirochaeta hispanica refraktär (MONTI). Nach TAKAKI treten die Rattenbißspirillen 1—2 Wochen nach der Inoculation im Mäuseblut auf und bleiben dort lebenslang. Klinisch kann manchmal Haarausfall beobachtet werden. Histologisch findet OZEKI Vacuolenbildung im Epithel, Capillarektasien und manchmal auch perivasculäre und perifollikuläre Zellinfiltration frühestens 14 Tage nach der Infektion. Spirochäten finden sich am 28.—33. Tag in der Cutis subcutis-Schichte, weniger im Epithel und in den Anhangsgebilden.

Beim Meerschweinchen treten die Spirochaetae morsus muris 2 Wochen nach der Infektion im Blut auf und sind dort besonders reichlich ante mortem vorhanden.

Auch beim Meerschweinchen wird Haarausfall beobachtet. Beim Kaninchen findet sich an der Inoculationsstelle Ödem, Hyperämie und Nekrose. Bei Generalisierung finden sich Haarausfall, Genital- und Analödem, Drüsenschwellung, Gewichtsverlust und Fieberattacken durch 6 Wochen. SCHÖBL[2] u. Mitarb. beschreiben die klassische Form mit Primärherd, Dissemination, Generalisierung, Fieber und Exitus letalis. Der Primärherd ist eine ödematöse, entzündliche Papel, die evtl. mit Schuppen und Krusten bedeckt ist und mit und ohne Nekrose, Ulcusbildung und dementsprechender Narbe vom Zentrum aus abheilt. Manchmal kommt es zu einer lymphogenen Ausbreitung in die Nachbarschaft mit regionärer Drüsenschwellung und disseminiertem, blauroten Exanthem. Das Fieber ist remittierend (bei Affen) und hat seinen Höhepunkt am 9. Tag. Untertemperaturen können dem Exitus um Tage vorangehen. Bei Generalisierung kommt es auch zu blutig-schleimigen Diarrhoen vom septikämischen Typ, dazu Alopecie, desquamative Blepharitis, Conjunctivitis und Keratitis vor allem beim Meerschweinchen (OZEKI[2]).

Spirochätennachweis im strömenden Blut ist beim Affen nur indirekt durch den Tierversuch, beim Meerschweinchen direkt möglich. Beim Kaninchen sind bei mehr als 50% schon vor dem Auftreten des Primärherdes, nach TAKAKI ab der 1.—8. Woche, Spirillen im Blut durch den Tierversuch nachweisbar (ABE[2]). Das Blutbild zeigt neutrophile Leukocytose, Linksverschiebung und Lymphopenie. Auch bei Sodoku gibt es keine intrauterine Übertragung (SCHÖBL[6] u. Mitarb.). Eine Zweitinfektion verläuft wie die erste, nur mit unregelmäßigen Fieberschüben (TAKAKI). Nach TAKATSU[5] geht eine Reinfektion, d. h. Zweitinfektion nach unvollständiger Behandlung mit Salvarsan in 5 von 12 Versuchen an, während sie bei nichtbehandelten Kontrollfällen negativ verläuft.

Serologie. Bis zu 10 Wochen können bei klinischen Erscheinungen die Wassermann-Reaktion, Meinicke-Klärungs-Reaktion II und Murata-Reaktion positiv sein. Von der 5.—6. Woche an treten auch Lysine im Blut auf (TAKAKI). Die Immunität kann je nach der Intensität Verlängerung der Inkubationszeit, Änderung der Morphe der Efflorescenzen, Fehlen des Fiebers und der Spirochäten im strömenden Blut sowie Verhinderung des letalen Ausganges bewirken (SCHOEBL[2] u. Mitarb.). Eine Kreuzimmunität zwischen Rattenbißfieber und Lues sowie Weilscher Krankheit gibt es nicht (ABE[1]). Die Spirochaeta morsus muris spricht gut an auf Neosalvarsan (TAKAKI) und frisch gelöstes Stibosan (SCHÖBL[2] u. Mitarb.).

Nach SALOMON u. THEILER (cit. nach TAKAKI) wird in Amerika (im Jahre 1933) zur Behandlung der Progressiven Paralyse das Rattenbißfieber der Malaria vorgezogen.

11. Infektiosität des Treponema pallidum (T.p.)

Das spezifische Infektionspotential (HAELST[3]). Die Frage, ob die T.p. aus den einzelnen Organen eine verschieden große Virulenz besitzen oder ob nur die Überlebung z. B. im Syphilom weniger gut ist, ist noch nicht geklärt. THOMAS u. Mitarb. konnten mit Hilfe des Mikromanipulators von CHAMBERS und des Dunkelfeldkondensors für die feuchte Kammer feststellen, daß Inoculationen von 1—6 Treponemen im Kaninchen nicht haften. Durch ein anderes Spirochätenzählverfahren wurde von MAGNUSON u. Mitarb. (cit. nach CRAWFORD) festgestellt, daß auch nur mit einer Spirochäte Haftung möglich ist. Die inoculierte Zahl der T.p. wird nach MORGAN u. Mitarb. durch Auszählen der Erreger im Dunkelfeld und mit Hilfe des Kalibrationsfaktors festgestellt. Nun ist aber die Zahl der zur Haftung einer Infektion notwendigen T.-Menge abhängig von der T.-Quelle. Von Treponemen aus Kaninchensyphilomen auf der Höhe der Entwicklung sind 773—2560 Treponemen zur Haftung notwendig; aus beginnenden Syphilomen genügen bereits 7—36 Keime, bestimmt mit der Ultranumeration der T. nach BESSEMANS[75] u. Mitarb. Für Recurrensspirochäten beträgt nach YAMAMOTO[7] die Infektionsschwelle bei Ratten 600 Keime je 100 g Körpergewicht, aus den Leistendrüsen des Goldhamsters waren nur 2 T.p., aus dem Gehirn 8 und aus der Milz 17 notwendig. Für die Spirochäten aus dem Blut scheint die Infektionsschwelle ebenfalls relativ niedrig zu sein; nach LEVADITI[68] u. Mitarb. beträgt sie für T.p. aus dem Hodensyphilom 660 Keime. Die Lymphdrüsen-T.p. scheinen nach HAELST[7] virulenter zu sein. Die Infektionsschwelle hängt außer von der Zahl der Treponemen und von der Erregerquelle auch von den Umständen der Inoculation, also auch vom Abwehrzustand des Wirtsorganismus ab.

Der Abwehrzustand des Organismus wird weitgehend hormonell beeinflußt. Bei Insuffizienz der Thyreoidea sind Rezidive der Lues häufiger. Manche Hormone wirken über das Hyaluronsäure-Hyaluronidasesystem. Das weibliche Sexualhormon und seine Beziehung zur Infektionsbereitschaft wurde von RICHTER am weiblichen Cyclus studiert. Maximale Schutzwirkung fällt zusammen mit dem Höhepunkt der Corpus luteum-Bildung (PUTKONEN). Der Mechanismus dieser Schutzwirkung läuft auch über die Jodausschüttung, beeinflußt durch die Thyreoidea, ab.

Die *Inkubationszeit* hängt von denselben Faktoren ab wie die Infektionsschwelle. Nach CRAWFORD ist die Zeit der Inkubation bei 1000—10000 Keimen gleich lang. Bei 20000 Keimen ist sie bereits deutlich verkürzt (MAGNUSON u. Mitarb. cit. nach CRAWFORD), s. auch ROUSSET.

Die Geschwindigkeit der T.p.-Ausbreitung im Wirt wird mit 5—30 min angegeben.

Bei intrascrotaner Inoculation kann, wenn auch nicht regelmäßig, das T.p. bereits nach 30 min in den Leistendrüsen, in den Popliteadrüsen erst nach 30 Tagen nachgewiesen werden. Bei intratesticulärer Inoculation erscheinen die T.p. in den Leistendrüsen nach 45 min, in den Popliteadrüsen nach 42 Tagen (BESSEMANS[27] u. Mitarb.). Das Blut, nach TANI[19] u. Mitarb. die Lymphdrüsen, sind bei Kaninchen 5 min nach intratesticulärer Inoculation positiv. Nach TANI ist das Blut erst 1 Std nach der Inoculation positiv (BESSEMANS[77] u. Mitarb. und RAIZISS[6]). Nach intravenöser Injektion sind die Lymphdrüsen erst vom 17. Tage an, das Blut wieder vom 31. Tag an, das Gehirn vom 91. Tag an positiv (ZIMMERMANN[21]). TAKATSU[2] verhindert eine Allgemeininfektion nach Scarifizieren und Inoculieren im Scrotum durch Excision der inoculierten Stelle bis zu 30 min nach der Inoculation. Wird jedoch intracutan injiziert, dann kann eine Allgemeininfektion auch nicht durch Excision 10 min nach der Inoculation verhindert werden. Nach KOLLE u. EVERS (cit. nach VEISMANN[2]) brauchen auch bei intracutaner Impfung die Spirochäten 30 min bis zu ihrem Erscheinen in den Lymphdrüsen. TANI u. Mitarb.[14] beobachten mittels Tierpassage nach Scarifizieren und Einreiben nach der Methode Manteufel-Worms die T.p. in den Lymphdrüsen nach 5 min, im Blut nach 1 Std. In der Milz waren die T.p. vor dem 5. Tag nicht nachweisbar. Nach VEISMANN[2] sind

bei der Maus die Drüsen 12 Std nach der intratesticulären Inoculation befallen. Nach subcutaner Impfung sind alle Lymphdrüsen nach 24 Std infektiös. Das Blut ist nach intravenöser
Injektion nach 24 Std nicht mehr infektiös.

Die Gefahr der Infektion. Der Luiker ist genaugenommen immer infektiös
(KALMAN). Die Ansteckungsgefahr steigt mit der Zahl der Kontakte und mit der
Zahl der Infektionsmöglichkeiten. Nach RICHTER erkranken durch einen Primäraffekt etwa 60% aller Exponierten, nach PUTKONEN 54%. Bei Lues II, mit
nässenden Papeln, wird der Prozentsatz höher sein. Die Infektionsgefahr ist in
der Inkubationszeit relativ niedrig, jedoch eindeutig vorhanden (Fall CHARPY).

In scheinbar gesunder Haut kann im noch seronegativen Stadium der Lues nach Ex-
coriation oder im Inhalt von Cantharidenpflaster-Blasen ein positiver Spirochätenbefund
erhoben werden. Natürlich auch im seropositiven Stadium und bei Lues II, nach FRANKL[1]
nicht in der Spätlatenz. Die Infektiosität des Spermas und der mütterlichen Placenta, auch
in der Spätlatenz, besteht nach MUELLER über Jahrzehnte hinaus (s. S. 44).

Die Infektiosität des Blutes ist vor allem für die Bluttransfusion ein Problem
(BESSEMANS[76] u. Mitarb.). BESSEMANS[77] u. Mitarb. finden bei 4 von 7 Fällen von
Lues I das Blut im Kaninchenversuch positiv. Im Blut von Lues II mit Roseola
hingegen hat BESSEMANS[77] nur 1mal unter 24 Fällen ein positives Ergebnis im
Tierversuch. Später steigt die Infektiosität des Blutes an. Ein Fall von Lues
latens seropositiva, 5 Jahre nach der Infektion, war in allen 3 Tierversuchen
positiv.

Das entspricht den Versuchsergebnissen von ZIMMERMANN[1], der bei intravenöser Injektion
von T.p. nach 24 Std das Blut nicht mehr, nach 31 Tagen jedoch wieder infektiös fand, d. h.
intravenös injizierte T.p. werden in den ersten 24 Std zum größten Teil getötet, die Überlebenden haben nach 31 Tagen die zu einer Infektion notwendige Menge erreicht. Nach
KATO[2] u. Mitarb. ist das T.p. bereits nach 5 Std avirulent. Auch das Blut syphilitischer
Affen ist infektiös. Beim Kaninchen ist das Blut während der Inkubation, während der Entwicklung der Syphilome, manchmal auch bei syphilitischer Augenaffektion infektiös. Es kann
nach Abheilen der Erscheinungen, noch 2 Jahre nach der Infektion, treponemenpositiv sein.
Nach RAIZISS u. Mitarb. sind die T.p. im Blut des Kaninchens 6 Monate nachweisbar. Später
ist die Tierpassage (0,5 ml) in 50%, nach 2½ Jahren noch vereinzelt, positiv. FRAZIER[1, 3]
u. Mitarb. finden das Blut noch 3—4 Jahre nach klinischer Abheilung, direkt und durch Tierpassage (1 ml Blut) nachgewiesen, infektiös.

Die T.p. kreisen jedoch nicht dauernd und nur in geringen Mengen im Blute.
Trotzdem bildet die Infektiosität des Blutes bei den entsprechenden Untersuchungen von Organen eine nur selten beachtete Fehlerquelle (BESSEMANS[79]
u. Mitarb. und RAIZISS[6]).

12. Infektiosität physiologischer Sekrete

Die Infektiosität des Speichels. Speichel ist vor der Ausscheidung nach BAR-
NETT u. Mitarb. auch bei florider Syphilis nicht ansteckend. Als Beweis gilt der
negative Tierversuch mit einem Speichel, der direkt aus der Parotis von 7 Fällen
mit Lues II gewonnen und Kaninchen intratesticulär injiziert worden war.
BARNETT u. Mitarb. ziehen daraus die Folgerung, daß der reine Speichel zwar
nicht infektiös ist, aber durch die Passage vorbei an syphilitischen Efflorescenzen
in den Ausführungsgängen mit T.p. verunreinigt werden kann, d. h. der
Speichel wird erst bei der Ausscheidung infektiös. Dasselbe gilt nach BARNETT
auch für das Sperma s. unten.

Die Sekrete der Cervix, der Prostata und des Hodens können besonders bei
latenter Lues oft die einzige Infektionsquelle sein (MÜLLER[1]).

Nach MÜLLER[1] erlischt diese Ansteckungsfähigkeit nach 4—5 Jahren. LEVADITI[77]
u. Mitarb. bestätigen ebenfalls die Anwesenheit von T.p. in Sperma, Hoden und Adnexe
durch den Nachweis im Tierexperiment.

Das Vaginalsekret ist nach den tierexperimentellen Erfahrungen von Pariser aus dem Jahre 1942 nur infektiös, wenn im Bereich des Genitale luische Erscheinungen vorliegen.

Auch nach Besproswanaja u. Mitarb. sind bei Lues latens im Cervicalkanal nie T. p. vorhanden. Finden sich dort T. p., dann handelt es sich um einen endocervicalen Primäraffekt. T. p.-Trägerinnen gibt es nach Besproswanaja u. Mitarb. nicht, aber als T. p.-*Überträgerinnen* können Prostituierte sicherlich fungieren.

Prostatasekret. Die Prostatitis syphilitica ist nach Wilde[1, 2] wohl zu unterscheiden von der Prostatitis spirochaetosa, hervorgerufen durch eine neosalvarsanempfindliche Spirochäte, die der Spirochaeta dentium und der Spirochaeta refringens ähnlich sein soll. Die Prostatitis specifica ist im Gegensatz zur Prostatitis spirochaetosa sehr therapieresistent (Hohlraumeffekt, avirulente und resistente Spirochaeta pallida). Leider liegen von Wilde keine tierexperimentellen Ergebnisse vor. Weit häufiger als das Prostatasekret (Fall Sonck) kann das *Spermasekret* als Infektionsquelle angenommen werden.

Astruc (cit. nach Kemp[4]) diskutiert bereits im Jahre 1740 die Möglichkeit der Luesübertragung durch infizierte Samenflüssigkeit. Bertin nimmt als Infektionsquelle bei latent luischen Ehefrauen eine spezifische Orchitis des Gatten an.

Der von Anfang an latente Verlauf wird von Bertin u. Krantz[10] aus dem Jahre 1950 und Pautrier, Uhlenhut, Pinard, Levaditi (alle cit. nach Bertin) mit der abgeschwächten Virulenz erklärt.

Anders verhält es sich mit den T. p. in den Lymphdrüsen. Skobski findet kaninchenvirulente T. p. in den Lymphdrüsen von 3 unter 5 Fällen mit Progressiver Paralyse, die sowohl kombiniert, als auch mit Malaria behandelt worden waren.

Im Tierversuch konnte durch intravaginale Einbringung syphilitischer Hodenemulsion das Entstehen einer asymptomatischen Lues demonstriert werden. Nach Ross erlischt die Infektiosität des Hodens etwa 5 Jahre nach der Infektion.

Auf Grund der ausführlichen und zahlreichen Experimente am Tier mit Sperma von Kertesz[7] (s. dort) sehen sich Kalman, Greenbaum u. Mitarb. und Mahoney[1] u. Mitarb. u. a. veranlaßt, Luikern entweder das Heiraten nicht zu erlauben, oder wegen doch oft beobachteter negativer Tierexperimente (Greenbaum[3]) diese Untersuchung als Abschluß der Kontrolluntersuchungen zu verlangen. Nach Kalman sind Ehepartner und direkte Nachkommen luischer Männer immer luisch erkrankt durch das T. p.-haltige Spermasekret. Nach Mahoney[4] u. Mitarb. ist die Möglichkeit der Infektion durch luisches Sperma bei Lues latens und Lues III größer als gemeinhin angenommen wird.

Tierexperimentelle Arbeiten für den Nachweis der Spermainfektiosität stammen von Mireur, Neisser, Hoffmann, Thibierge, Ravaut, Lesourt, Radaeli-Bab, Finger-Landsteiner, Uhlenhut-Mulzer, Marcel-Pinard, Hoch, Eberson-Engman und Lacoyte (alle cit. nach Wigodtchikoff u. Mitarb.). Wigodtchikoff u. Mitarb. sowie Hertz (cit. nach Kertesz[7]) sprechen jedoch auf Grund eigener Erfahrungen dem Tierversuch zur Prüfung der Infektiosität des Spermas jeden praktischen Wert ab.

Kemp[4] hat in keinem der 15 4—30 Jahre alten Fälle von Lues latens, sowohl nach Kertesz untersucht (intraoculäre Inoculation) als auch bei intratesticulärer Impfung, ein positives Ergebnis trotz Beobachtung durch 90 Tage und Drüsenpassage. Hingegen erhielt Kemp des öfteren eine Phthisis bulbi, wahrscheinlich infolge unsterilen Arbeitens. Nach Brezovsky (cit. nach Kertesz) ist zu bedenken, daß auch eine luische Erkrankung anderer Drüsen des Genitalapparates das Sperma mit T. p. verseuchen kann.

Kertesz[1, 2, 3, 4, 5, 6, 7, 9, 10] sowie Goldner u. Mitarb. konnten jedoch in zahlreichen Untersuchungen die praktische Bedeutung dieser Methode aufzeigen.

Methode nach Kertesz[2]: $1/_{30}$ ml des eben aufgefangenen Spermas wird mit einer feinen Kanüle einem Kaninchen in den flüssigen Kern des Glaskörpers injiziert. Nach 8—14 Tagen entsteht eine parenchymatöse Keratitis und plastische Iridocyclitis. Gesundes Sperma verursacht keine Veränderung des Kaninchenauges. Pneumokokkenverunreinigung kann durch Bildung eines Ulcus corneae zu Irrtümern führen. Diese Fehlerquelle kann jedoch durch täglich 1 gtt Optochin in den Konjunktivalsack ausgeschaltet werden. Es genügt im allgemeinen der klinische Befund; der Spirochätenbefund kann durch Silberimprägnierung nach JAHNEL und durch die Färbung nach GIEMSA oder im Dunkelfeld erhoben werden. Für die Untersuchung im Schnitt soll die Schnittdicke nicht weniger als 15—20 μ betragen. Beurteilung des Tierversuches ex juvantibus mit antiluischer Behandlung (RAJKA cit. nach KERTESZ[4, 6, 7]) ist jedoch einfacher, ebenso verläßlich und wird daher von KERTESZ[6] der histologischen Untersuchung vorgezogen.

Nach KERTESZ[2] ist $^1/_4$ aller Fälle (positive Sero-Reaktion bei Frauen klinisch gesunder Männer) mit dieser Methode positiv. Die spez. Orchitis konnte in einigen Fällen histologisch an den Veränderungen, wie sie von FOURNIER und LESSER (beide cit. nach KERTESZ[3]) beschrieben sind, verifiziert werden. Bei Lues II erhält KERTESZ[3] in 95% der Fälle positiven Ausfall des Kaninchenversuches. Bei seronegativer Lues latens findet KERTESZ[4] in 4 von 20 Fällen, bei klinisch festgestellter Orchitis, Periorchitis und Epidydidimitis in 4 von 5 Fällen positiven Tierversuch.

Die Brauchbarkeit der Methode, die in Frankreich (Institut Pasteur und Hôpital St. Louis, Paris) häufig angewendet wird, konnte von PANDY (cit. nach KERTESZ[5]) geprüft und bestätigt werden.

B. Experimentelle Syphilis
Allgemeines

Das Experiment am Tier oder am Menschen soll zur Lösung von Problemen beitragen, die vor allem bei der klinischen Beobachtung auftauchen. Bei der Syphilis interessiert neben der Sicherstellung der Diagnose die Feststellung und Beurteilung der Infektiosität, das Studium der Virulenz des Erregers, außerdem der Luesablauf, die Lues des Zentralnervensystems und die Lues congenita, die Art der Therapie und schließlich der Einfluß der Syphilis auf andere Erkrankungen wie Tuberkulose, Carcinom usw.

Für das Tierexperiment stehen uns fast alle Laboratoriumtiere als gute Empfänger zur Verfügung.

Nach MULZER (Handb. Jadassohn XV;1) sind für Lues empfänglich: Affen, Füchse, Hunde, Kaninchen, Lama, Ratten, Schafe, Ziegen. Mäßig gut empfänglich sind Katzen, Meerschweinchen, Schweine und schlecht empfänglich Hühner und Mäuse. Mit dem Lama konnten 139 Passagen durchgeführt und sämtliche Luesstadien dargestellt werden.

Nun ist der Verlauf der Erkrankung beim Tier derart verschieden von dem beim Menschen, daß jede Beobachtung mit großer Vorsicht aufgenommen werden muß. So sind z. B. nach DE LEES bestimmte Präparate im Tierversuch weniger wirksam, die sich beim Menschen als sehr brauchbar erweisen und umgekehrt. Außerdem sind manche Konsequenzen am Menschen aus bestimmten Gründen nicht anwendbar, wie z. B. Beginn der Behandlung frühestens 60 Tage nach Infektionsbeginn, um die volle Immunität mitwirken zu lassen usw. Nicht einmal der Affe kann als ideales Modell dienen, abgesehen von den technischen Schwierigkeiten, an denen größere Reihenuntersuchungen scheitern müssen. Das Experiment am Menschen beschränkt sich auf einige wenige, mehr oder weniger freiwillige Versuche an Sträflingen und auf Laboratoriumsinfektionen bzw. zufällig genau feststellbare Infektionstermine und beobachtete Krankheitsfälle.

Während diese Zahl der Experimente nun relativ klein ist, liegt eine außerordentlich große Zahl von Kaninchenexperimenten vor. Das Experiment am Kaninchen hat heute die Versuche an Affen und an Hühnern weitgehend verdrängt (MULZER[3]). Die große Zahl von Versuchen ist ein Hinweis für deren Insuffizienz und für die Divergenz der Ergebnisse. Eindeutige und suffiziente Versuchsergebnisse geben keinen Anlaß mehr zu weiteren Forschungen auf demselben Gebiet.

Weder die luische Affektion des Zentralnervensystems, noch die Lues congenita lassen (ließen) sich durch das Tierexperiment klären. Eindeutige Progressive Paralyse und eindeutige Lues congenita wurden am Tier bis heute noch nicht beobachtet. Eben darum finden sich darüber besonders viele Arbeiten.

Zu den von MULZER (Handb. Jadassohn XV/1) angegebenen Versuchstieren liegen noch Berichte vor über Versuche am Rind, am Vogel (Kanarienvogel), an der Haselmaus und an anderen Winterschläfern (Hamster und Igel). Ein weiteres Problem, das durch den Tierversuch gelöst werden soll, ist die Rolle des Reticuloendothelialen Systems im Luesablauf (s. S. 51). Die Auswertung von Präparaten auf ihren therapeutischen Wert und ihre toxischen Nebenwirkungen kann ebenfalls zunächst nur durch den Tierversuch erfolgen, wobei auch für das therapeutische Vorgehen allgemeine Richtlinien ermittelt werden können (MULZER[3, 4]). Statt der bisher geübten Methoden (Hand. Jadassohn XV/1) schlägt THOMSON[3] die Ermittlung jener Dosen vor, die erst nach längerer Applikation zu toxischen Nebenwirkungen und evtl. tödlichen Schädigungen führen. Auch hier gibt es Fehlerquellen. So sind z. B. nach TAYLOR u. Mitarb. nicht alle Mäusestämme gleich empfindlich.

Neben der Frage der Luesaffektion des Zentralnervensystems (s. S. 61), die mit dem Experiment am Kaninchen wohl kaum beantwortet werden wird, bringen die spätluischen Veränderungen am Herz-Gefäß-System bezüglich des Mechanismus ihrer Entstehung Probleme, die im Tierversuch gelöst werden sollen. Eine weitere Frage betrifft das Trauma und seine Beziehung zur Entwicklung der Metalues. Einen sehr großen Teil der experimentellen Arbeiten nimmt die Erforschung der Immunitätsverhältnisse ein. Auch am Umfang dieser Literatur ist zu erkennen, daß die Fragen noch immer offen sind. Ein Teil ist den Immunitätsverhältnissen bei anderen Treponematosen und deren Beziehungen zur Immunität der Lues gewidmet, vor allem zur Klärung der verwandtschaftlichen Beziehungen der Treponematosen untereinander.

I. Experimentelle Syphilis am Kaninchen

Bei allen Versuchen am Kaninchen mit dem Treponema pallidum (T. p.) ist die Abhängigkeit des Experimentes von zahlreichen Faktoren zu beachten. Eine große Fehlerquelle bildet die originäre Kaninchenspirochätose (KERTESZ[14]), mit positiven Seroreaktionen und einer gewissen Resistenz dem T. p. gegenüber, wodurch die Lues einen anderen Verlauf zeigen kann (s. S. 107), aber auch bei völlig gesunden Tieren beeinflussen sowohl innere als auch äußere Faktoren den Ausfall des Versuches (s. S. 47).

Angaben zur Erleichterung der Impftechnik, Materialgewinnung: WORMS[2] empfiehlt, um das T. p.-Material rasch und sicher zu gewinnen, das infizierte Gewebe zunächst im Mörser ohne Kochsalzzusatz fein zu zerreiben. Dann wird ein steriler, mit physiologischer Kochsalzlösung getränkter Wattebausch zugesetzt, ausgequetscht und mit dem T.-Material umgerührt. Nun kann mit Nadel und Spritze aus der Tiefe des Wattebausches mühelos T. p.-reiche Flüssigkeit aufgezogen werden.

Lymphknotendarstellung: Außer einer genauen Angabe für die Lagerung des Kaninchens bzw. die Fixierung der Hoden gibt WORMS[2] noch Anleitung zur Darstellung der Popliteal-, Inguinal- und Axillardrüsen, die sich vor allem auf die Lagerung des Tieres und die Topographie beziehen. KRANTZ[8] erleichtert sich das Auffinden der Lymphdrüsen, indem er das Speichervermögen des lymphatischen Systems für Tusche ausnützt. Die Infektiosität der Drüse wird durch die Tuschespeicherung nicht beeinflußt.

Intravenöse Injektion bei Unbrauchbarkeit der Ohrvene: KOVACS empfiehlt die Präparierung der paraumbilikalen Venen nach Entfernen der Haare. Auf jeder Seite kann so 5—6mal intravenös injiziert werden. Bei kleinen Tieren injiziert LE GUYON in die Dorsalvene des Penis.

1. Beeinflussende Faktoren

Faktoren, die das Tierexperiment beeinflussen, betreffen die Technik, Art und Ort der Impfung, Impfmaterial, Tiermaterial und die Umweltbedingungen.

Technik, Art und Ort der Impfung, Art der Inoculation. Nach PEARCE[2] und CHESNEY u. Mitarb. ist die Generalisierung am meisten nach intravenöser Inoculation ausgeprägt, dann folgt die intratesticuläre und schließlich die intracutane Inoculation s. a. S. 55.

Die Erklärung, daß durch die intravenöse Injektion die T. p. am raschesten in die Blutbahn gelangen, ist unzureichend, da die T. p. innerhalb der ersten 24 Std im Blut zum größten Teil vernichtet werden.

Die weniger rasche Generalisierung bei intratesticulärer und subcutaner Impfung kann mit der rascheren Bildung von Immunkörpern erklärt werden. Intrakardiale Injektion von Reizserum aus syphilitischen Manifestationen führt nach COUTTS[1] u. Mitarb. nicht zu manifesten Erscheinungen, nach 4 Monaten wurde positive Kahn-Reaktion festgestellt. Inoculation in die Lymphdrüsen (treponemophober Boden) geht fast nie an (GASTINEL[9] u. Mitarb.); über intraoculare und intracerebrale Inoculation s. S. 56 u. 63. Am sichersten haftet das T. p. im Hodenparenchym (intratesticulär), dann folgt das Scrotum (intrascrotan), die Rückenhaut (intracutan); das Praeputium und die Vaginalschleimhaut geben schlechte Resultate (TANI[3] u. Mitarb.). Bei intratesticulärer Inoculation geht der linke Hoden oft besser an als der rechte (BRANDT[2]). Im allgemeinen ist auch nach SCHUHMACHER[2] die intracutane Inoculation weniger gut als die intratesticuläre und die intrascrotane, sie ist beim Meerschweinchen, nicht aber bei der Maus brauchbar. Nach RAI ist das Angehen der Infektion bzw. das Auftreten eines Inoculationsschankers am ehesten bei intrascrotaner Inoculation zu erwarten, dann folgen die Regio lumbosacralis, die Regio der Crista iliaca, der Augenlider, der Ohrwurzel und der Streckseite der Ober- und Unterschenkel. Kein Impfeffekt ist zu erwarten im Bereich der Mundwinkel, der Ohrmuschel, des Hinterhauptes, der Hinterseite des Halses, der vorderen und seitlichen Thoraxwand, der Bauchwand, der hinteren und inneren Fläche der Oberschenkel, der inneren und äußeren Fläche der Unterschenkel und an der Glans.

Das Inoculationsmaterial: Bei Verwendung von Emulsion T. p.-haltigen Gewebes ist die Inkubationszeit länger als bei Implantation von Gewebestücken (BRANDT[2]). McLEOD[1] u. Mitarb. bezeichnen die Inoculation von Emulsion als „gewagte" Überimpfungsmethode. Der Impfeffekt hängt auch von der Herkunft des Materials ab. Nach ECKER[2] ist die Inkubationszeit bei frischen, vom Menschen auf das Tier isolierten Stämmen länger als bei alten Kaninchenstämmen, positiver Impfeffekt ist bei alten Stämmen (Kaninchenpassage) öfter zu erwarten als bei frisch isolierten mit Ausnahme der besonders virulenten T. p. aus Lymphdrüsen (HUCHUAN-KNEI[2]). Durch Kaninchenpassage soll das T. p. nach KERTESZ[14] (aus dem Jahre 1937) immer mehr dem T. cuniculi ähnlich werden. Das Angehen der Infektion hängt also weitgehend auch von der Art des inoculierten Stammes ab. LEVADITI[92] u. Mitarb. konnten nach Mäusepassage mit dem Truffi-Stamm einen deutlichen Virulenzverlust Schimpansen gegenüber beobachten. Der Impfeffekt steht bei gleichen Versuchsbedingungen in direkter Abhängigkeit zur inoculierten Keimzahl (WIGGALL[2] u. Mitarb., TANI u. Mitarb.). Außerdem ist die Inkubationszeit um so kürzer, je kürzer der Aufenthalt im Spenderkaninchen war (KRANTZ[2]). Das Impfmaterial von progredienten Schankern ist virulenter als das von regredienten. Nach BRANDT[3] liegt die Ursache im geringeren T. p.-Gehalt, besser gesagt, im geringeren Prozentsatz durch Antikörper geschädigter Treponemen.

Beim Kaninchen finden sich Unterschiede im Experiment, bedingt durch Rasse, Zucht, Alter und Geschlecht.

Rasse. Tani[3] u. Mitarb. bevorzugen die kleine, albinotische, kurzohrige Art der japanischen Rasse. Beim japanischen Albino geht die intratestikuläre Impfung in 100% der Versuche an (Frazier[1] u. Mitarb.). Rosahn[2] findet Himalaya- und Rex-Kaninchen geeigneter als die Hvana-Holländer- und englische Rasse-Kaninchen. Serologisch wird von Tani[7] u. Mitarb. kein Unterschied beobachtet. Brandt[3] findet bei schwarzen und grauen Tieren, Pavanati bei schwarzhaarigen Tieren bestimmten Aussehens kürzere Inkubationszeit und bessere Schankerbildung als bei anderen Tieren.

Alter. Junge Tiere sind wesentlich empfänglicher als alte (Uhlenhut[3]), im Gegensatz zum Experiment mit Frambösietreponemen (Honda[2]). Die Inkubationszeit ist aber nach Tani[1] u. Mitarb. und Shimoda[1] u. Mitarb. bei jungen Tieren länger als bei erwachsenen. Für serologische Untersuchungen sind jedoch die älteren Tiere den jüngeren wegen des gleichmäßigeren Ausfalles der Seroreaktionen vorzuziehen (Tani[7] u. Mitarb., Shimoda[1] u. Mitarb.).

Geschlechtshormone. Männliche Kaninchen sind im Tierversuch bedeutend brauchbarer als weibliche (Sterzi[5]). Mit Follikelhormon bei männlichen und Testishormon bei weiblichen Kaninchen kann der Luesverlauf dem weiblichen bzw. dem männlichen Infektionstyp ähnlich gemacht werden (Sterzi[5], Kemp[3,6] u. Mitarb.). Nach den Kastrationsversuchen von Hu[3] u. Mitarb., Kemps[5], Magnuson[2] u. Mitarb.) scheinen jedoch sowohl die männlichen als auch, wenn auch weniger, die weiblichen Keimdrüsen einen fördernden Einfluß auf die Luesinfektion auszuüben. Oestrogene Stoffe erniedrigen die Permeabilität des Bindegewebes, Corpus luteum- und gonadotrope Hormone erhöhen sie (Scott[2]). Die Wirkung des „spreading factor" der Hyaluronidase konnte im Tierexperiment nicht nachgewiesen werden (Scott[1], Serri). Nach Israelsohn[2] ist nach Kastration keine Änderung im Luesablauf festzustellen.

Der Einfluß der Hormone macht sich meist nur in der Frühperiode der Lues bemerkbar. Nach Kemp u. Mitarb. und Kemp[6] erfährt der milde Verlauf der Lues bei weiblichen Tieren eine weitere Abschwächung durch die Gravidität bzw. durch Placentaextrakt. Hingegen hat der hormonhaltige Urin gravider Kaninchen einen verstärkenden Einfluß (Kemp). Frazier (cit. nach Kemp) kann wieder durch Brunsthormone beim männlichen Kaninchen die Lues günstig beeinflussen.

Futter und Vitamine. Mangelhaftes Futter kann nach Greenbaum[4] den Impferfolg in Frage stellen. Bei gutem Futter (Rübenmark, Kleie, Hafermehl, Maisgrieß, Hafer, Salz, Mohrrüben, Grünfutter) ist die Inkubationszeit kürzer als bei schlechtem Futter (Heu, Kartoffeln, Brot) und kleinen Futtermengen. Hingegen führt nach Chorazek[4] und Chorazek und Lenartowicz (cit. nach Chorazek[4]) trockenes, Vitamin C-freies Futter zu größeren Syphilomen als vitaminreiches Grünfutter. Vitamin C in hohen Dosen hat keinen signifikanten Einfluß auf die Ausbildung des Impfschankers, ebenso Vitamin A und B. Vitamin B_1 verlängert die Inkubationszeit. Durch Vitamin B_1 sowie Vitamin A + B werden die luischen Manifestationen deutlicher. Eine Mischung von Vitamin A mit Vitamin C schwächt die Veränderungen ab. Eine deutliche Hemmung sieht man auch bei einer Kombination der 4 Vitamine (A + B + C + D), ähnlich dem im Sommer beobachteten Effekt. Nutritive Acidose durch Verfütterung von täglich 5 g Rohrzucker und Sojabohnenrückstand bewirkt verkürzte Inkubationszeit und deutlichere lokale und generalisierte Manifestationen der Lues (Nagai). Cholesterinfütterung bewirkt im Tierexperiment keine Änderung (Frazier[3] u. Mitarb.).

Jahreszeit. Die Inkubationszeiten schwanken innerhalb des Jahres. BRANDT[2] findet durchschnittlich kürzeste Inkubation in der zweiten Hälfte, längste Inkubation in der ersten Hälfte des Jahres. DOMON u. Mitarb. und TANI[3] u. Mitarb. beobachten, so wie wir auch, im Winter und Frühjahr besonders kurze, im Sommer besonders lange Inkubationszeit und einen relativ kleinen Prozentsatz der Angänge (nach TANI[3] im Winter 0%, im Sommer 10% „Nuller"). Die Krankheitserscheinungen sind nach PEARCE (cit. nach LEES) im Frühjahr und Herbst wesentlich stärker ausgeprägt als im Sommer und Winter.

Temperatur der Umgebung. Nach YAMAMOTO[4] und SHIBUYA[1] scheint der Unterschied zwischen Sommer- und Winterinkubationszeit lediglich durch die Umgebungstemperatur verursacht zu sein (LONGHIN u. Mitarb.). Der fördernde Einfluß niederer Temperaturen macht sich auch bei intracutaner Inoculation bemerkbar, wenn das Tier vorher rasiert wird (HOLLANNER[2] u. Mitarb.). Lokal applizierte Kälte hat, im Gegensatz zur Allgemeinbehandlung des Tieres mit Kälte, keinen Einfluß (PAVANATI[3]).

Außer diesen mehr oder weniger unbeeinflußbaren Faktoren wurde untersucht, wieweit willkürlich gesetzte Einflüsse und Organveränderungen auf den Luesablauf einwirken können. Neben mechanischen Traumen, Fremdkörperreiz und Bestrahlungen durch UV-Licht und Wärmeapplikation kann im Tierexperiment der Einfluß der Thyreoidea, der Nebennierenrinde, der Milz, des Reticuloendothelialen Systems, der Leber, des vegetativen Nervensystems und des Zentralnervensystems untersucht werden. Lecithin, Farbstoffe und Chemotherapeutica sind zum Teil zu den traumatischen, zum Teil zu den nutritiven und allgemein wirkenden Reizen zu zählen, von denen ebenfalls eine gewisse Beeinflussung der Syphilis angenommen wird.

Traumen. Nach den statistischen Ergebnissen von TATARU u. Mitarb. und den tierexperimentellen Beobachtungen von TRUFFI[4] stellt das Trauma im Gegensatz zu den tierexperimentellen Beobachtungen von BESSEMANS[22] u. Mitarb. und DUYSE[1] u. Mitarb. einen begünstigenden Faktor für die Entstehung luischer Erscheinungen dar. Rein mechanische Traumen, wie Schlagen des Hodens, sind ohne Einfluß (TANI[1] u. Mitarb.). Bißwunden und Scarifikationswunden bzw. Narben bilden anscheinend eine Prädilektionsstelle für luische Papeln (SHIME[6]). Die Narben nach luischen Erscheinungen bleiben jedoch bei Reinfektion frei von Efflorescenzen, hingegen kommt es zur Aufflammreaktion in der Excisionsnarbe nach einem Impfschanker (ONO[5] u. Mitarb. und CHESNEY[2, 3]); jüngere Excisionsnarben sind anfälliger als alte. Traumata durch intratesticuläre Injektion defibrinierten Blutes und durch Implantation normaler Hodenstückchen intratesticulär und unter die Rückenhaut verursachen lokale Metastasierung (LIEBERMANN).

Der *Fremdkörperreiz* und dessen Wirkung auf den luischen Krankheitsprozeß: Tierkohle, gleichzeitig mit dem luischen Material inoculiert, begünstigt in 50% der Fälle die Entstehung der Syphilome. Die Entwicklung luischer Prozesse in treponemophoben Organen wird durch Tierkohle nicht gefördert (LEVADITI[59] u. Mitarb.). Der Fremdkörperreiz durch Tätowierung verzögert das Auftreten der Papeln, Zinnobertätowierung bleibt bekanntlich wegen des Quecksilbergehaltes des Farbstoffes frei (KATO[3] u. Mitarb.). Lecithin intravenös verzögert, ebenso wie Trypanblau, das Auftreten der Syphilome, verhindert Metastasen und beschleunigt den Eintritt des Latenzstadiums, ohne daß diese Substanzen treponemizid wären (HARRIS u. Mitarb.).

Ultraviolettbestrahlung. Die luischen Kaninchen bleiben unter UV-Bestrahlung mit ihrer Gewichtszunahme hinter den im Dunkeln gehaltenen Tieren zurück und zeigen ein verzögertes Auftreten des Schankers (SHIBUYA[1]).

Lokale Wärmeapplikation. Nach den zahlreichen und eingehenden Versuchen von BESSEMANS u. Mitarb. werden durch eine intratissuläre Temperatur von 42⁰ C durch 1 Std oder von 40⁰ C durch 2 Std die T. p. in vivo getötet. Lymphdrüsentreponemen brauchen eine etwas längere Überwärmungszeit (größere Virulenz und Resistenz der Lymphdrüsentreponemen s. auch T. p.-Biologie S. 13) (BESSEMANS[2, 6] u. Mitarb.).

Der Hitzeeffekt kommt jedoch nur den nichtleuchtenden Wärmestrahlen zu. Rotes und infrarotes Licht hat unter allen Lichtwellenlängen eine besondere biologische Wirkung. Es stimuliert die Vitalität der T. p.

KOLMER[6] u. Mitarb. verhindern durch tägliches Eintauchen der scrotan infizierten Kaninchen für 20 min in ein Bad von 45⁰ C das Angehen der Lues, nachgewiesen durch negative Tierpassage. KATO[3] u. Mitarb. unterdrücken durch Wärmeanwendung an den Prädilektionsstellen das Auftreten der Papeln. Durch Elektropyrexie auf eine Rectaltemperatur von 43,4⁰ C durch 15—17 min gebracht, wurden von RICHET fils u. Mitarb. von 5 Kaninchen 3 sterilisiert. Es ist verständlich, daß subkurative Dosen von Arsenobenzol zusammen mit Wärmeapplikation beim Kaninchen zur kompletten Heilung führen. Die Kombination von treponemiziden Präparaten mit Bädertherapie scheint daher erfolgversprechend zu sein (GRIGORIEFF[2]).

Fieber. Durch Bakterienproteine (Temperatursteigerung um 1—3⁰ C durch 4—6 Std) und Typhus-Paratyphusimpfstoff werden die Manifestationen der Lues zwar kleiner, heilen aber nicht ab (KOLMER[4] u. Mitarb.). Mit einer zusätzlichen, subkurativen Salvarsanbehandlung, auch mit Kalium-Wismuttartrat kommt es zur klinischen Abheilung. Mit Malaria konnte bei Kaninchen weder Fieber erzeugt, noch eine Wirkung auf die Lues beobachtet werden. Der Liquor von malariabehandelten Paralytikern hat auf das T. p. ebenfalls keinen Einfluß (LORANT[2]). Recurrensinfektion beeinflußt weder die Kaninchenlues, noch die Lues der weißen Mäuse (SUGINO, TAKANI[6], RUBINSTEIN[3]). Im Gegensatz zu TANI[6] u. Mitarb. soll jedoch Sodokufieber therapeutisch günstig wirken (TAKAMI[5, 6]).

Die *Thyreoidea* und vor allem der Jodstoffwechsel haben beim Menschen zweifellos einen Einfluß auf den Luesverlauf: Die Jodtoleranz des Luikers ist bekannt; während der Frühperiode findet sich eine Schwellung der Thyreoidea (BIACH); WAGNER-JAUREGG (cit. nach BIACH) empfiehlt die Behandlung der Lues mit Schilddrüsenpräparaten; das seltene Vorkommen der Lues nervosa bei Frauen könnte in Zusammenhang zu bringen sein mit dem System Thyreoidea—Ovarium; PETRACK u. TROIZKAJA (cit. nach KLEIN u. Mitarb.) finden bei einem Großteil auch latenter Luiker einen gestörten Grundumsatz und somit eine Funktionsstörung der Thyreoidea — sie kann dabei nur histologische Veränderungen zeigen in Form syphilitischer interstitieller Fibrose und makroskopisch unauffällig sein (Fall von KLEIN u. Mitarb.); bei tyreoidektomierten Tieren verläuft die Lues wesentlich schwerer (PEARCE); bei Dysfunktion der Schilddrüse ist die Neosalvarsanempfindlichkeit erhöht: ISRAELSOHN[2] u. Mitarb. konnten nach Tyreoidektomie beim Kaninchen eine luische Erkrankung des Zentralnervensystems feststellen (?).

Cortison. Am klinischen Krankengut konnten GRACIANSKY u. Mitarb. die Wirkung des Cortisons in Form der Unterdrückung der Jarisch-Herxheimer-Reaktion, der Abschwächung der klinischen Manifestationen, der zahlenmäßigen Abnahme der T. p. und des Absinkens des Reaginetiters in Serum und Liquor feststellen. Eine geringere Empfindlichkeit der T. p. dem Penicillin gegenüber wurde nicht beobachtet (TURNER[7] u. Mitarb.). Unter Cortison werden nach Penicillin in den Läsionen länger tote Treponemen beobachtet als in den Kontrollen. Bei der Behandlung der Tabes und der Keratitis parenchymatosa erhielten GRACIANSKY u. Mitarb. mit Cortison gute Erfolge, außerdem wurde das Penicillin bei der Behandlung der Mesaortitis luica und der Lues des Zentralnervensystems unter Cortison besser vertragen.

Die Wirkung des Cortisons auf Lueskaninchen wird von TURNER[7] u. Mitarb. in anschaulicher Form beschrieben:

Durch Cortison (3,0 mg/kg 5—60 Tage hindurch 1mal täglich intramuskulär) wird der knorpelig harte, rötlich gefärbte, dermale Primärherd in eine weiche, blasse Masse umgewandelt, die vor allem aus einer klebrigen, nicht färbbaren mucoiden Substanz besteht und als wesentlichen Bestandteil Hyaluronsäure enthält. Hyaluronsäure wird nach TURNER[7] vom T. p. gebildet und unter normalen Umständen in Chondroitinsulfat umgewandelt. Dieser Vorgang wird durch Cortison gehemmt. T. p. sind in solchen Syphilomen aber auch im Blut (DELAMATER[7] u. Mitarb., MCLEOD[4] u. Mitarb.) besonders reichlich vorhanden.

Bei Mäusen zeigt das Gewebe eine größere Infektiosität (MCLEOD[4] u. Mitarb.). Ob lokale Antikörperbildung durch Cortison unterdrückt wird, ist nach TURNER[5] noch nicht geklärt. Der Reaginetiter ist jedenfalls niedriger (TURNER[5]). MCLEOD[4] u. Mitarb. beobachten ein vorübergehendes Absinken des Treponema pallidum Immobilisations-Titers. Die Resistenz gegen eine Reinfektion wird durch Cortison deutlich vermindert (LESINSKI u. Mitarb.). Nach Absetzen des Cortisons ist auch bei der Lues das Rückfallphänomen zu beobachten mit Exacerbation der lokalen und generalisierten Herde.

2. Das Reticuloendotheliale System (R. E. S.) bei der experimentellen Syphilis des Kaninchens

Die Kenntnisse über die Alteration und Reaktion des Reticuloendothelialen Systems bei der Syphilis sind ungenügend und widersprechend. Sicherlich aber beteiligt sich das Reticuloendotheliale System unmittelbar am Ablauf dieser Krankheit. Der Reiz der T. auf das Reticuloendotheliale System wurde von PROKOPTSCHOUK am Kaninchen demonstriert. Die lokalen Abwehrmaßnahmen manifestieren sich in Form von Schwellung und Hypertrophie des Capillarendothels bis zum Gefäßverschluß und Perivascularitis in Form manschettenförmiger Infiltrate aus reticuloendothelialen Elementen, wie Histiocyten (Monocyten, Fibroblasten), epitheloiden Zellen (auch Riesenzellen), weniger Lymphocyten und Plasmazellen. Ihre Aufgabe sind die Phagocytose und die lokale Antikörperbildung (KRICEWSKIJ[1]), die durch Röntgenstrahlen gestört werden kann (GORDON[2] u. Mitarb.). Röntgenbestrahlung wird z. B. zur Verhinderung vorzeitiger Antikörperbildung für das Antigen im Nelson-Test vorgeschlagen. Nach TOURAINE[2] hemmt das Reticuloendotheliale System im Gegensatz zu manchen weiter unten angeführten Autoren die Ausbreitung der Syphilis auch durch die Fermentwirkung auf die T.p. (Protease, Lipase, Lecithinase). Splenektomie führt, nur wenn sie unmittelbar vor der Inoculation der Keime erfolgt, zu Ausfallserscheinungen des Reticuloendothelialen Systems (TAKAMI[3], FINKELSTEIN[7] u. Mitarb., FINKELSTEIN[2], KRITSCHEWSKY[1, 2] u. Mitarb., KROPATSCH u. Mitarb., ISRAELSOHN[2] u. Mitarb.). Die Funktion der Milz wird relativ bald durch das übrige lymphatische System ersetzt. Das Reticuloendotheliale System wird sowohl bei intravenöser als auch bei intrauteriner Inoculation umgangen, weshalb die so gesetzte Infektion (Lues congenita, Transfusionssyphilis) besonders maligen verläuft (RUBINSTEIN[2]).

Im Ablauf der Rattenbißkrankheit ist nach Entmilzung keine Änderung zu erkennen (TAKAMI[3]). Totale Blockade bewirkt nach SUGIWAKA[1] lediglich eine geringe Abschwächung der Seroreaktionen, wahrscheinlich war die Pause zwischen Eingriff und Inoculation zu groß.

4*

Totale Collargolblockade des Reticuloendothelialen Systems wird nach MURAYAMA[1] durch intravenöse Injektion von 0,65 ml Collargol pro kg Körpergewicht einmal täglich durch 7 Tage oder 2 ml durch 3 Tage erreicht. Nach Milzextirpation zeigt sich der Funktionsverlust des Reticuloendothelialen Systems nur bis zu 20 Tagen nach der Operation, später kommt es zu einer Zunahme des Speichervermögens.

KOLMER[7] beobachtet bei Ratten 5—7 Tage nach Splenektomie eine Verschlechterung der Durine, einer Trypanosomenerkrankung, bei Kaninchen *6 bis 8 Wochen* nach der Splenektomie keine Änderung im Krankheitsverlauf. Auf den Ablauf der Lues hat Tuscheblockade keinen Einfluß (PROKOPTSCHOUK, PRIGGE[2]). Bei mit Durinetrypanosomen infizierten Ratten wirkt die Blockade sogar resistenzsteigernd (KOLMER[7] u. Mitarb.).

Das Reticuloendotheliale System spielt eine wichtige Rolle im Mechanismus der Chemotherapie. Das Neosalvarsan wird gleich einem Vitalfarbstoff von den Zellen des Reticuloendothelialen Systems aufgenommen (BRUNELLI). Die Lues wird zwar durch die Blockade des Reticuloendothelialen Systems nicht maligner (PRIGGE[2]), jedoch wird die Funktion des Reticuloendothelialen Systems, was die Speicherfähigkeit anlangt, durch die Lues in einem gewissen Sinne, wenn auch nicht einschneidend, gehemmt (FUJIMORI[1] i. J. 1941, RASCHKE i. J. 1931 und BURBI). Die granulopektische Eigenschaft der Zellen des Reticuloendothelialen Systems beruht auf deren Vermögen, in ihrem Protoplasma elektronegative Kolloide zu binden. Hyperplastisches und funktionell stark beanspruchtes Reticuloendothel zeigt diese Eigenschaft in besonderem Maße (Nachweis mit Kongorot oder Trypanblau). Bei frischer Lues ist daher ein hoher Kongorot-Index zu erwarten und auch nachweisbar (NIKOLAJEW). Am niedrigsten ist der Index bei der Lues des Zentralnervensystems. Arsenpräparate werden von den Zellen des Reticuloendothelialen Systems unmittelbar aufgenommen, und umso rascher und vollkommener, je mehr die Präparate der kolloidalen Struktur nahekommen (Salvarsan!). Nach TOURAINE[2] ist zur Entfaltung der treponemiziden Funktion die Bindung des Präparates an das Reticuloendotheliale System notwendig. Dadurch sinkt natürlich das granulopektische Vermögen für andere Kolloide. Der Kongorot-Index wird unter Salvarsanbehandlung relativ niedrig sein (NIKOLAJEW, SCAPARONE). Kleine Salvarsandosen reizen das Reticuloendotheliale System. Es ist verständlich, daß unter diesen Umständen alle Maßnahmen, die das Speichervermögen des Reticuloendothelialen Systems beanspruchen, die Wirksamkeit einer Chemotherapie vermindern. Die Speicherung des Salvarsans im Reticuloendothelialen System und langsame Abgabe des Präparates an die Blutbahn ist auch die Ursache für die prophylaktische Wirkung des Präparates (KRITSCHEWSKI[1] u. Mitarb. aus dem Jahre 1931) und wohl auch für die leberschädigende Wirkung in höheren Dosen (WIEDMANN[1]). Die Speicherung des Salvarsans scheint sehr rasch zu erfolgen. KRITSCHEWSKI[4] u. Mitarb. berichten über unterschiedliche Verteilung des Salvarsans im Reticuloendothelialen System der einzelnen Organe, je nachdem, wo das Präparat injiziert worden war. Beim graviden Tier wird nach CANDELA das Arsen im mütterlichen Teil gespeichert und dann an den fetalen Kreislauf abgegeben.

Ein intaktes Reticuloendotheliales System erlaubt, eben wegen seiner Speicherfähigkeit, höhere Dosierung (VAUTHEY). Niedrige Dosierung ist bei blockiertem Reticuloendothelialen System immer noch wirksam (REINER[3] u. Mitarb.).

Die Wirkung des Reticuloendothelialen Systems auf die Chemotherapie scheint sich aus mehreren Funktionen zusammenzusetzen: Neben der Speicherung macht sich die spezifische Wirkung des Reticuloendothelialen Systems auf den Erreger in kumulierender Form bemerkbar: WINOGRADOWA u. Mitarb. machen die Heilwirkung überhaupt abhängig von der Funktionstüchtigkeit des Reticuloendothelialen Systems und beweisen dies an Reihenuntersuchungen mit durch Trypanosoma equiperdum — nicht Spirochaeta pallida — infizierten Mäusen. KROO[3] u. Mitarb. behaupten auf Grund ihrer experimentellen Versuche mit Trypanosomen und Recurrensspirochäten — nicht mit Spirochaeta pallida! —, PRIGGE[2] an recurrensinfizierten Mäusen, daß dem Reticuloendothelialen System ausschließlich immunisatorische Funktion zukomme.

Blockade macht sich nicht bei allen Medikamenten in gleicher Form bemerkbar.

So werden nach PINES nach Eisen-Zuckerblockade das Arsen schlecht, Wismut und Antimon besser oder zumindest gleich gut gespeichert. PRIGGE[2] untersuchte die indirekte Salvarsanwirkung des Reticuloendothelialen Systems an entmilzten, luischen Mäusen und konnte keinen Unterschied der Heilwirkung gleicher Salvarsandosen den Kontrollen gegenüber feststellen. BRANDT[3] blockiert mit Cupro-Collargol und stellt ebenfalls keine Änderung der Salvarsanwirkung fest. Die von EHRLICH, VOEGTLIN u. SMITH (alle cit. nach REINER[6] u. Mitarb.) angenommene Umwandlung der 5wertigen Arsenverbindungen in die 3wertigen durch das Reticuloendotheliale System ist bekannt. MUIR u. Mitarb. nehmen jedoch auf Grund ihrer Versuchsergebnisse lediglich eine Verteilung der Chemotherapeutica durch das Reticuloendotheliale System an, der Anteil des Reticuloendothelialen Systems an den Oxydations- und Reduktionsvorgängen scheint jedoch noch nicht geklärt. Für das 5wertige Arsen müßte dann jedenfalls ein anderer Wirkungsmechanismus angenommen werden. An Trypanosomen wird nach REINER[4] u. Mitarb. das 5wertige Arsen (Natriumarsanilat) nicht gebunden. Von den 3wertigen Präparaten wird am meisten das 3-amino-4-oxyphenylarsenoxyd gebunden, weniger das Neoarsphenamin, dann folgt das Sulfarsphenamin und am wenigsten das Stabilarsan.

Thyoglykolsaures Natrium hemmt die Bindung der Arsenpräparate an die Trypanosomen. Da die Bindungskurve des Arsens an die Trypanosomen nicht einer molekularen Gleichung entspricht, ist anzunehmen, daß es sich dabei um eine spezifische Reaktion des Arsens mit bekannten chemischen Gruppen des Trypanosomenplasmas handelt. Ein ursächlicher Zusammenhang zwischen dem Reticuloendothelialen System und der Wirkung chemotherapeutischer Präparate wird von CARDENAL u. Mitarb. auf Grund der gleichbleibenden Wirkung des Salvarsans bei tuscheblockierten luischen Kaninchen und von POCKELS auf Grund von Milzexstirpation, Milzimplantation und Tuscheblockade bei luischen Mäusen in Abrede gestellt.

3. Einfluß der Leber auf die experimentelle Syphilis

Nach FERRIS[2] hat die Lues keinen deutlichen Einfluß auf eine bestehende Leberschädigung. Umgekehrt aber scheint eine bestehende Leberschädigung die luische Erkrankung zu fördern (SHIBUYA[2]). Die Seroreaktionen werden durch den Leberschaden nicht beeinflußt.

4. Einfluß des vegetativen Nervensystems

Die Reizung des neurovegetativen Systems bewirkt nur lokale Unempfindlichkeit und Überempfindlichkeit. Das organovegetative System scheint jedoch auf den Verlauf der Syphilis einen gewissen Einfluß auszuüben. Faradische Reizung des Samenstranges vor der Inoculation bewirkt völliges Ausbleiben der Syphilombildung auf der gereizten Seite (GASTINEL[16] u. Mitarb.) als Ausdruck eines lokalen, refraktären Zustandes (GASTINEL[17] u. Mitarb.), aber auch verstärktes Wachstum, manchmal nur ein Stehenbleiben in der Entwicklung, Verlängerung der Inkubationszeit, sowohl auf der gereizten Seite als auch beidseitig. Manche Tiere reagieren auf den Reiz überhaupt nicht (GASTINEL[14] u. Mitarb.). Wird nach der Entwicklung des Syphiloms faradisiert, dann kann es in kürzester Zeit unter Weicherwerden des Syphiloms zur Rückbildung kommen. Wärmeeinwirkung ist bei dieser Versuchsanordnung allerdings nicht ganz auszuschließen (BESSEMANS Diskussion zu GASTINEL u. Mitarb.). Chemischer Reiz

(Pinselung des Hodenstiels mit Isophenol) hat etwa den gleichen Effekt wie die faradische Reizung (GASTINEL[36]). Die Seroreaktionen (Meinicke-Trübungs-Reaktion) werden bei kranken und gesunden Tieren durch faradische Reizung weitgehend abgeschwächt, um später höhere Werte als vor der Reizung zu erreichen (GASTINEL[38] u. Mitarb.).

ISRAELSON[3] u. Mitarb. untersuchten das vegetative Nervensystem und seinen Einfluß auf die Lues durch Entfernen der oberen Cervicalganglien und einseitiges Durchschneiden des Vagus im Bereich des Halses. Nach MAXIMOVA verkürzt die Durchtrennung des Nervus pudendus sowie des Nervus spermaticus die Inkubationszeit und verursacht stärkere klinische Manifestationen. Wiederholte Injektion von Crotonöl in den Hinterlauf verkürzt die Inkubationszeit bei homolateraler Inoculation. Auf der Höhe der Entwicklung ist der Einfluß der Crotonöl-injektion besonders deutlich. Injektion isotoner Kochsalzlösung verursacht flache, wenig derbe, aber lang persistierende Ulcera mit wenig Treponemen, Injektion von Glykose verkürzt die Inkubationszeit, Adrenalin und Pilocarpin verlängern sie. Adrenalin führt zu großen, lange persistierenden Ulcera, Pilo-carpin zu flachen, ödematösen und rasch abheilenden Geschwüren. ISRAELSOHN[4] konnte auch umgekehrt eine Beeinflussung der vegetativen Ganglienzellen durch die Lues feststellen.

5. Einfluß des Zentralnervensystems auf die Lues

Nach Dekortikation einer Gehirnhemisphäre werden die homolateralen Primär-affekte nicht so groß wie die kontralateralen. Schädeltrepanation und Eröffnung der Dura verlängern die Inkubationszeit auch auf der kontralateralen Seite. Barbamylnarkose durch 37 Tage verkürzt die Inkubationszeit, die Primäraffekte werden größer, nach Entfernung des Hodensyphiloms entwickelt sich auf der kontralateralen, nicht infizierten Seite eine Sklerose, verhältnismäßig oft wird eine Keratitis parenchymatosa beobachtet.

6. Überimpfen vom Menschen auf das Kaninchen

Auch auf diesem Sektor der experimentellen Kaninchensyphilis gehen die Meinungen auseinander. Im allgemeinen wird behauptet, daß die Übertragung der Lues vom Menschen auf das Kaninchen sehr oft nicht gelingt, während Kaninchenpassagen nur selten Versager aufweisen. Der Grund liegt wahrschein-lich in dem mehr oder weniger verunreinigten Impfmaterial und in den präsensi-bilisierten, d. h. mit den Antikörpern des Spenders beladenen Treponemen (LENARTOVICZ[1]). TANI[1] u. Mitarb. haben zufriedenstellenden Erfolg mit Material aus breiten Kondylomen, PERNER u. Mitarb. mit Cantharidenblaseninhalt, gezogen über einer Roseola. LEPINAY[2] u. Mitarb. berichten über eine längere Inkubations-zeit bei Kaninchenpassagen als bei der Mensch-Tier-Passage. Übertragung mensch-lichen Gewebes auf Kaninchen hat vor allem diagnostischen Wert; während COTTINI[1] trotz positiven Nachweises von T. p. in Lymphdrüsen im Tierversuch kein positives Ergebnis erhielt, werden von anderen Autoren gerade die Tier-passagen zur Diagnose latenter Lues verwendet (CHATCATURJAN, HU[1] u. Mitarb., CALKINS u. Mitarb., LUNSFORD u. Mitarb., GREENBAUM[2]). Der Wert der Lymph-knotenübertragung liegt jedoch ausschließlich im positiven Ergebnis, der negative Ausfall ist nicht verwertbar (ENGMANN Diskussion zu LUNSFORD) und kann daher auch nicht als Heilungskriterium gelten (GREENBAUM[2]).

Die Übertragung von Hautmaterial von Luikern auf Tiere war nach GREEN-BAUM[2] in 2 von 16 Fällen positiv, Leukoplakieherde waren immer negativ. DOBKOWSKY[2] versuchte mit Hilfe des Tierexperimentes am Kaninchen die In-fektionsmöglichkeit durch verunreinigte Instrumente (Zahnarzt) zu untersuchen.

Die Ergebnisse waren nicht eindeutig. MURATA stellte bei allen 84 an der Maulschleimhaut geimpften Kaninchen lokal keine klinischen Veränderungen fest. 7 der Tiere bekamen nach 59—89 Tagen generalisierte Lues. Die Tonsillen waren klinisch normal, jedoch im Tierversuch positiv. Auch die Infektiosität von Wanzenbissen (KURIHARA) war an Kaninchen nur dann nachweisbar, wenn die Wanzen kurz nach dem Saugen von luischem Blut zerquetscht und auf das Kaninchen übertragen wurden. Dieser Versuch ist, da ein anderer Infektionsmodus vorliegt, für den Menschen nicht beweisend.

Die jeweilige Art der Übertragung bringt beim Menschen und beim Tier grundlegend verschiedene Ergebnisse. Dies zeigt sich vor allem beim Versuch der venerischen Übertragung (SEIFFERT, FINKELSTEIN[5], ALBRECHT[1], BRONSTEIN u. Mitarb.).

7. Inoculationsmethode und Klinik

Die am häufigsten geübte und untersuchte Inoculationsmethode ist die intratesticuläre Impfung. Der Impferfolg ist durch die bekannte Testophilie der T. p. gewährleistet. (Die Implantation normaler Hodenstückchen unter die Rückenhaut luischer Tiere verursacht Metastasierung der Lues an dieser Stelle [LIEBERMANN].) Die Lymphdrüsen durch Scarifizierung infizierter Tiere sind bei BESSEMANS[37] u. Mitarb. bis zum Ende des 2. Monats nicht infektiös. Generalisierung ist durch intravenöse Inoculation rascher zu erreichen (WATANABE[1]). WILLENTSCHUK kann jedoch weder in den regionären Drüsen, noch in den inneren Organen T. p. nachweisen. Nach WATANABE[2] ist die Verteilung der T. p. in inneren Organen keiner Gesetzmäßigkeit unterworfen. Im allgemeinen findet sich zur Zeit der Orchitis im Höhepunkt auch der Höhepunkt der Generalisierung (AOKI, CERUTTI, TANI[1] u. Mitarb., LENARTOVICZ[1]). Die meisten T. p. sind in Hoden, Milz und Lymphdrüsen zu finden. Infektiöses Blut beobachtet LENARTOVICZ[1] 1mal unter 3 Fällen.

Beim Kaninchen sind die Klinik und der Verlauf der Lues sehr verschieden vom Krankheitsbild beim Menschen. Beim Kaninchen beherrscht der harte Schanker fast während der ganzen Krankheit das Bild, während er beim Menschen nur ein vorübergehendes Symptom darstellt (BRANDT[5] aus dem Jahre 1931). HASHIGUCHI[4] beschreibt Papeln im Bereich der Crista iliaca entlang der Wirbelsäule, im Bereich der Nase, der Ohrwurzeln, der Augenlider, der Beine, der Analgegend von Stecknadelkopf- bis Markstückgröße, blaßrötlicher Farbe, umgeben von einem roten Hof; sie sind später mit Borken bedeckt und bleiben 26—55 Tage bestehen. Außerdem beobachtet HASHIGUCHI[9] doppelseitige Orchitis, Epididymitis, Keratitis parenchymatosa, spezifische Conjunctivitis und nach intravenöser Inoculation besonders häufig Scrotalpapeln. Nach BROWN (aus dem Jahre 1931) und PEARCE[2] gibt es 3 Reaktionstypen auf die Erstimpfung des Kaninchens:

1. Primäraffekt mit lokaler und generalisierter Skleradenitis,
2. Primäraffekt mit Allgemeinerscheinungen von seiten der Haut, Schleimhaut, Knochen und Augen,
3. generalisierte Ausbreitung der T. p., dabei keine krankhaften Veränderungen infolge einer angeborenen Reaktionsträgheit des Wirtes (Nuller).

Die Krankheitserscheinungen sind bezüglich Zeitpunkt des Auftretens, der Dauer, Qualität und Quantität sehr verschieden und hängen, wie bereits eingehend besprochen worden ist, von Rasse, Alter, individuellen Faktoren, Fütterung, Haltung, Art und Zeitpunkt der Infektion und Art des verwendeten Stammes ab.

Inkubationszeit. Die Inkubationszeit der experimentellen Kaninchensyphilis dauert in der Regel (JESERSKIJ) 2—6 Wochen, aber auch 3—10 Monate. Sie hängt hauptsächlich von der Zahl der inoculierten Erreger ab. Die Ausbreitung erfolgt vor allem auf dem Blutweg, wodurch relativ rasch die inneren Organe befallen werden.

Durch subkonjunktivale Inoculation erhält Funabashi[2] bei 7 von 15 Kaninchen Keratitis mit reichlich Treponemen in der Umgebung und neugebildeten Gefäßen auf dem Höhepunkt der Erkrankung und auch während der Rückbildung. Während der Inkubationszeit werden in der Cornea keine T.p. gefunden (Funabashi[4]). Clapp beschreibt 41—113 Tage später Metastasierung an beiden Corneae mit positivem T.p.-Befund. Auch Einbringen des Materials in die scarifizierte Cornea führt zu einer spezifischen Keratitis (Funabashi[3]). Einfaches Einträufeln des T.p.-Materials in den Bindehautsack scheint nicht zur Infektion zu führen (Bessemans[20] u. Mitarb.). Durch intraoculäre Impfung in die Vorderkammer entsteht im Gegensatz zu Matsumoto[1] u. Mitarb. ebenfalls eine spezifische Keratitis; die Inkubationszeit wird verschieden lang angegeben (Archangelkij[1], Yokoty, Clapp). Nach 2—4 Wochen kommt es zur spontanen Rückbildung. Befallen werden nur die vorderen Augenpartien, der Ciliarkörper bleibt frei. 4 Monate nach der Inoculation kommt es zur Generalisierung, in deren Rahmen auch das Auge befallen wird. Diese Affektion verläuft viel heftiger als der Primäraffekt. Nach Gelarie reagiert auf eine Vorderkammerimpfung nur ein Teil der Versuchstiere, wird jedoch gleichzeitig intratesticulär inoculiert, dann ist der Prozentsatz an primärer Keratitis bedeutend größer.

Retrobulbäre T.p.-Impfung führt bei der Mehrzahl der Tiere (Duyse[2] u. Mitarb.) zu einer homolateralen Keratitis, ähnlich einer Impfkeratitis. In einigen Fällen kommt es aber vorher zum Auftreten von Papeln an verschiedenen Körperstellen, so daß man eher eine metastatische Keratitis annehmen müßte (Shibata[1]). An der Injektionsstelle kann ein Hautschanker auftreten.

Daneben finden sich subcutane Knötchen, ebenso Knötchen an der Plica semilunaris, Wucherungen an der Conjunctiva, vor allem aber partielle oder totale und hyperplastische Keratitis, oft verbunden mit einer Iritis mit und ohne Exsudat.

Am kontralateralen Auge sind keine Veränderungen zu sehen.

An Sekundärerscheinungen treten auf: Ostitis, im Bereich der Nase, ein- und beidseitige Orchitis, Ulcera an der Schwanzwurzel und im Bereich des Anus und Befallensein der Lymphdrüsen. Außerdem treten nach den Ergebnissen von Bessemans[19] u. Mitarb. als Folge luischer Infektion der Cornea bei Kaninchenpärchen spezifische Veränderungen an der Nachkommenschaft auf. Nach Wagner[4] ist das Zentralnervensystem T.p.-frei, auch dann, wenn durch intratesticuläre Impfung eine metastatische Keratitis verursacht worden war.

Näheres s. Lues des Zentralnervensystems (S. 61).

8. Pathologie

In frischen Schankern und in metastatischen Krankheitsprodukten finden Pearce[3] u. Mitarb. Monocyten, die morphologisch den Blutmonocyten gleichen und, bedeutend weniger, Clasmatocyten. In Rückbildung befindliche Schanker haben mehr Clasmatocyten und Lymphocyten. Monocyten finden sich auch reichlich in den regionären Lymphdrüsen. In den Hautefflorescenzen sind auffallend viele eosinophile Zellen zu sehen. Cunningham u. Mitarb. finden ebenfalls mononucleäre Phagocyten (Clasmatocyten und Makrophagen) mit gesteigerter Freßtätigkeit. Beim Kaninchen finden sich weniger oft Formationen, die an Tuberkulose- oder Fremdkörpergewebsreaktion erinnern, als beim Menschen.

a) Die erscheinungsfreie Syphilis (symptomlose Syphilis, Nuller)

Nach Breinl wird unter symptomloser Syphilis die ,,Infektion inapparente ou silencieuse", nach Nicole jene Infektion verstanden, bei der das Virus im

Organismus örtlich, zeitlich und quantitativ so verteilt ist, wie beim manifesten Verlauf, ohne jedoch klinische oder anatomische Krankheitszeichen auszulösen. Als Kennzeichen der stummen Syphilisinfektion gilt die positive Drüsen- oder Organverimpfung derartiger Tiere auf den gesunden Kaninchenhoden. GASTINEL[5] verwertet auch eine positive Meinicke-Klärungs-Reaktion in diesem Sinne, wenn sie auf antiluische Behandlung hin negativ wird. LEVADITI[61] u. Mitarb. begründen diesen Zustand mit einem angeborenen Mangel an allergischem Vermögen. Manche Nuller reagieren überhaupt erst auf eine Superinfektion mit Schankerbildung (BESSEMANS[47]). Die symptomlose Syphilis ist nicht zu verwechseln mit der latenten Lues (s. auch CERUTTI), sie ist auch nicht der symptomlosen Lues der Maus gleichzustellen, die als gesunder Saprophytenträger zu betrachten ist. Die Ursache der stummen Infektion des Kaninchens liegt meist im Parasiten begründet (BESSEMANS, GASTINEL, CERUTTI, PERKEL[3] u. a.): kleine Anzahl von T. p. (BESSEMANS[47], GASTINEL[12], GASTINEL[10] u. Mitarb.), geringe Virulenz (BESSEMANS[47], BERKEL[3] u. Mitarb.), aber auch in der Reaktionslage des Tieres bzw. im Ort der Impfung und in äußeren Umständen, wie Jahreszeit, Temperatur, auch lokale Wärmeanwendung, wozu auch das Zurückdrängen der Testes in die Bauchhöhle (Hacquärt-Versuch cit. nach BESSEMANS[47]) gehört. Auch beim Menschen soll es nach GASTINEL[12], JAHNEL[5] u. Mitarb. u. a. eine sog. stumme Infektion geben. CERUTTI versteht unter symptomloser Syphilis auch jene Krankheitsform, die gemeinhin als seropositive Lues latens bezeichnet wird. Es werden ähnliche Ursachen wie bei den Nuller-Kaninchen angenommen (CERUTTI und BESSEMANS[47]). BROWN und PEARCE (cit. nach PERKEL[4]) beobachten symptomlose Syphilis nach vaginaler Infektion und nehmen an, daß durch die Vaginalppassage es zu einem Virulenzverlust der T. p. kommt. Auch bei gleichzeitiger, multipler Syphilisinfektion können nach ISRAELSON und BOYEVSKAYA (cit. nach PERKEL[4]) manifeste Erscheinungen ausbleiben. Vielleicht findet damit die stumme Infektion bei manchen Prostituierten eine Erklärung, ausgeschlossen muß natürlich die Insuffizienz der klinischen Untersuchung werden.

Auch bei Vorliegen manifest luischer Erscheinungen gibt es im luischen Organismus Stellen, die einer symptomlosen Lues entsprechen, z. B. wenn klinisch und histologisch gesunde Haut positive Tierpassage gibt, wie es STAMOWA an 7 luischen Kaninchen nachweisen konnte und was man als symptomlose Disseminierung bezeichnen könnte.

b) Die Affektion innerer Organe des Kaninchens durch die Syphilis

Innenohr. Nach GOLDFARB findet sich bei luischen Tieren im Bereich des Innenohres eine spezifische Alteration entlang der Gefäße, meist mit Herdcharakter, im Beginn der Lues mit Generalisierung, Erweiterung vor allem der kleinen Gefäße, der Arteriolen und kleinsten Venen und Blutüberfüllung, als Folge Hämorrhagien. Im späteren Stadium Gefäßwandverdickung durch Wucherung der Intima und Zellinfiltration aus Lymphocyten, Plasmazellen und runden, uncharakteristischen Zellen und Bindegewebswucherung.

Die Gefäßwand erscheint hyalinisiert, das Gefäßlumen kann völlig obliterieren, dadurch wieder kommt es zur Resistenzverminderung im Gewebe mit Osteosklerose im Bereich der Gowerschen Kanälchen und zur Entartung der Nervenelemente, außerdem findet sich eine unspezifische Alteration diffusen Charakters mit degenerativer Veränderung der Ganglienzellen, Bindegewebswucherung und Rundzelleninfiltration. Die Schwere der Erkrankung steht nicht in Zusammenhang mit der Dauer. Die Veränderung des Innenohres ist immer beidseitig und nimmt an Intensität gegen die Nervenzentren zu ab.

Lymphdrüsen. Die inguinalen Lymphdrüsen schwellen bereits wenige Tage nach intratesticulärer oder subscrotaner Impfung an. Histologisch findet sich neben einer entzündlichen Proliferation nichts Auffälliges. T. p. sind durch den Tierversuch leicht, durch Versilberung (Yoshida) und im Dunkelfeld (Haelst[5]) nur selten nachweisbar. Die T. p. sind in der Drüse unregelmäßig verteilt. Wird das Drüsenmaterial völlig homogenisiert, dann kann praktisch in jeder Lymphdrüse luischer Tiere das T. p. im Dunkelfeld nachgewiesen werden. Bei Rückbildung und Abheilung nimmt der T. p.-Gehalt bedeutend ab, in den Poplitealdrüsen eher zu. Direkte Inoculation in die Popliteal-, Inguinal-, Mesenterial- und Präsacraldrüsen verläuft fast immer negativ; die Lymphdrüsen sind ausgesprochen treponemophob.

Gastinel[9] u. Mitarb. finden einmal unter 8 Kaninchen nach Inoculation in die Mesenterialdrüsen linksseitige Orchitis mit positiver Meinicke-Klärungs-Reaktion.

Herz-Gefäß-System. Jaricheff konnte unter 100 Autopsien luischer Kaninchen in 52 Fällen eine Alteration des kardiovasculären Apparates feststellen. 17 davon betrafen nur den Herzmuskel, 18 die Coronargefäße, 12 den Klappenapparat. Die Infektionsdauer schwankte zwischen 6 Monaten und $3^3/_4$ Jahren. Histologisch fanden sich ein Infiltrat aus Lymphocyten, Plasmazellen und Fibroblasten, sowie Degeneration der Muskelzellen, aber auch herdförmige, fibrös-narbige Veränderungen (Jaryseva). Bei einem Kaninchen konnte Jaryseva im Herzmuskel und in der Aortenwand Treponemen mit der Versilberungsmethode nach Levaditi nachweisen. Bei den Herzklappen finden sich meist diffuse Infiltrate an der Klappenbasis. Auch bei den Herzveränderungen zeigt sich keine Abhängigkeit von der Krankheitsdauer. Die Herz-Gefäßveränderung beim Kaninchen ist der bei der Menschenlues gefundenen sehr ähnlich.

Grigorev und Takahasi berichten über ähnliche Beobachtungen: An den Herzvenen Endothelschwellung, perivasculäre Infiltration, Wandverdickung, Verkleinerung des Lumens bis zur vollständigen Obliteration. Bei 2 Kaninchen gelang der T. p.-Nachweis in der Aorta, und nur der ist nach Grigorev[1] beweisend, da ähnliche Veränderungen wie die beschriebenen auch bei anderen Erkrankungen des Kaninchens vorkommen können.

Takahasi unterscheidet eine Form (bei der Mehrzahl der kranken Tiere beobachtet), die an eine Adrenalinsklerose und an eine spontane Sklerose erinnert mit nekrotischen Veränderungen in der Media, vor allem im Bereich der Aorta ascendens, aber auch im Arcus und in der Aorta descendens, mit abnormem Verlauf der elastischen Fasern, Kalkablagerung und Wucherung des Bindegewebes in der Umgebung des Krankheitsherdes. Daneben Intima-Veränderung mit Bindegewebsverdickung und Neubildung elastischer Fasern. Die Adventitia scheint frei zu bleiben. Eine zweite, etwas seltener beobachtete Form zeigt entzündliche Veränderung der Media und der Adventitia mit Verdickung der Intima. Diese Form ähnelt der menschlichen Mesaortitis. Auch Takahasi gelang, ebenso wie Grigorjew[5] u. Mitarb., der T. p.-Nachweis in der Aorta.

Gefäßveränderung. Durch Implantation luischen Materials in das Gefäßlumen der Carotis wird lediglich eine vorübergehende Endarteriitis hervorgerufen (De Giorgio u. Mitarb.). Das Syphilomstück verfällt nach 15 Tagen der Nekrose. In der Gefäßwand, vor allem in der Intima, später auch in der Media und in der Adventitia, kommt es zu infiltrativen Veränderungen. T. p. sind in den ersten Tagen nach der Inoculation in der Gefäßwand, vor allem in der Intima zu finden.

Rosahn[2] findet bei Intravitalfärbung mit Neutralrot nach der Forkner-Methode gleichmäßige, tiefrote Färbung des normalen Gewebes und, bei frischer, diffuser Orchitis, auch des pathologisch veränderten Hodengewebes. Bei der knotenförmig indurierten Form bleibt die Färbung aus. Das perlweiße Sklerosengebiet hebt sich deutlich von der intensiv roten Umgebung ab. Die Nichtfärbbarkeit ist nach Rosahn[2] durch die spezifische, obliterierende Endarteriitis verursacht, denn durch wiederholte intravenöse Injektion von Trypanblau kann, durch Diffusion des Farbstoffes von den peripheren Gefäßen aus, das Syphilom doch noch gefärbt werden. Rosahn nimmt einen ähnlichen Mechanismus für die Einwirkung chemotherapeutischer Präparate von der Blutbahn aus an.

Niere. Bis zum 214. Tag nach der Inoculation findet KOYASU[2] keine Veränderungen an der Niere. Zwischen dem 214. und dem 400. Tag stellt KOYASU[2] bei 9 unter 60 Kaninchen leichte Albuminurie, manchmal auch granulierte Cylinder fest. Histologisch zeigen sich die Veränderungen an den Tubuli, nicht an den Glomeruli. Antiluische Behandlung führt zu keiner Besserung(!). Die Kaninchenniere ist kein treponemophiles Organ. Inoculation von Nierenparenchym luischer Kaninchen führt lediglich zu einer stummen Infektion, ebenso eine intracapsuläre Inoculation von T.p.-Material. Damit erklärt FRIEDMANN die im Gegensatz zur Häufigkeit der Nierentuberkulose relative Seltenheit der Nierenlues.

Thyreoidea. Im Frühstadium der Syphilis findet sich eine Schwellung der Schilddrüse (BIACH). Als zusätzliche Behandlung bei der Luestherapie wird daher eine Thyreoideabehandlung empfohlen. Auch die bei Luikern bekannt gute Jodverträglichkeit dürfte mit der Veränderung der Schilddrüse zusammenhängen.

Leber. 1—2 Jahre nach der Inoculation sind Leberveränderungen nicht so selten. Meist findet sich ein perivasculäres, zelliges Infiltrat verschiedener Intensität, seltener herdförmige Infiltrate tuberkulöser Struktur, ähnlich den Gummen beim Menschen. Vorherrschend ist die Gefäßveränderung im Sinne einer Vascularitis luica (ZENIN). GRIGOREV[1] fand bei der Untersuchung von 37 luischen Kaninchen vereinzelt Sklerosierung des interlobulären Bindegewebes mit Zellinfiltration und nesterförmiger Zellanhäufung ähnlich den gummösen Veränderungen. Der direkte T.p.-Nachweis gelang nie, der indirekte durch den Tierversuch immer. Die Glykogenwerte im Serum sind vom 3. Monat nach der Inoculation an fast doppelt so hoch wie die Normalwerte (TRUFFI[5]).

Knochen und Gelenke. Durch die intravenöse Inoculation luischen Materials bei neugeborenen Kaninchen treten syphilitische Infiltrate im Bereich des Nasenbeines auf mit positivem T.p.-Befund (SHIMODA u. Mitarb.). Beim erwachsenen Kaninchen ist es weder durch intratesticuläre noch durch intravenöse Inoculation möglich, syphilitische Knochenläsionen hervorzurufen (TRUFFI[6]). In das Knochenmark injizierte T.p. führen, wie bei allen treponemophoben Geweben, zu einer stummen Infektion (PAVANATI[1]). Der Callus luischer Kaninchen ist nicht infektiös. Intra callo injizierte T.p. verlieren ihre Virulenz (ADAMESTEANU). Auf die Konsolidierung der Frakturen hat die Lues bei Kaninchen daher keinen direkten Einfluß.

Andere treponemophobe Organe sind: Das Blut (ZIMMERMANN[1], KATO[2] u. Mitarb.), die Lymphdrüsen (s. S. 57), das Muskelgewebe (ADAMESTEANU, STRANSKY), auch des Uterus (STERZI[9] u. Mitarb.), die Nebenniere bzw. deren Kapsel (GASTINEL[2] u. Mitarb.). Bei kongenital luischen Kindern finden sich jedoch nach SEZARY (Diskussion zu GASTINEL[2]) gerade in den Nebennieren die T.p. sehr zahlreich.

Auge (s. a. intraoculäre Inoculation). Neben der luischen Primäraffektion des Auges nach direkter, intraocularer Impfung (s. S. 56) kommt es auch zu einer metastatischen Augenerkrankung mit vorwiegender Beteiligung der Cornea, aber auch der Conjunctiva und der Iris. Während die primäre Keratitis nur auf der Seite der Inoculation auftritt und ihre Inkubationszeit etwa der der primären Manifestation entspricht (DUISE[2] u. Mitarb.), tritt die metastatische Keratitis ein-, meist aber beidseitig auf und verläuft außerdem milder (mit einer Ausnahme), jedoch symptomereicher. Die Ausnahme ist dann zu beobachten, wenn nach einer primären Keratitis im Verlaufe der Generalisierung die T.p. sich neuerlich als Metastase im Hornhautbereich ansiedeln. Gleichsam als Rückfallsphänomen kommt es dann in einem „vorbereiteten Terrain" und mit einem „angepaßten Stamm" zu besonders reicher Besiedelung mit T.p. Das Terrain kann als vorbereitet bezeichnet werden, weil sich, im Gegensatz zu den meisten anderen Organen, in der Cornea keine Immunität entwickeln kann (Superinfektion geht an der Cornea im Gegensatz z. B. zum Scrotum, immer an) (Gaibissi). Intravenöse Reinfektion eines antiluisch behandelten, vordem intracorneal geimpften Kaninchens mit Impfkeratitis führt zum Aufflammen der bereits abgeheilten Hornhautentzündung mit reichlicher T. p.-Besiedelung. Abgetötete T. p. intravenös und intraocular injiziert, erzeugen keine Veränderungen an der Cornea (Wada). Der Prozentsatz der luischen Affektion des Kaninchenauges hängt, wenn man von der intraocularen Impfung absieht, vor allem von der Art der Inoculation ab (Bessemans[23] u. Mitarb., Lenartowicz[1], Ogiuti). Die Inkubationszeit wird auch für die metastatische Keratitis mit der Zahl der Passagen kürzer und beträgt 24 Tage bis 4 Monate (Ogiuti, Bessemans[23] u. Mitarb., Archangelskij[1], Gelarie, Clapp). Auch hier gibt es eine Stammabhängigkeit (Ogiuti). Durch Cornea-Cornea-Passagen kann die Virulenz der T. p. für das Corneagewebe bedeutend gesteigert werden.

Bessemans[23] u. Mitarb. unterscheiden klinisch 5 Typen der Hornhautaffektion: 1. eine Abortivform mit Perikeratitis und ciliarer Injektion, 2. eine einfache, partielle, 3. eine tiefe partielle Keratitis, 4. eine Keratitis mit progredienten Herden, 5. eine allgemeine Keratitis.

Die Erkrankung beginnt mit zentraler Trübung der Cornea und Gefäßbildung in der Tiefe nach etwa 2 Wochen. Wenn keine Rückbildung erfolgt, kommt es zur dauernden Hornhauttrübung (Archangelskij[1]). Als Komplikationen können auftreten: Keratoglobus, Iris bombé und Sekundärglaukom. Irisbeteiligung finden Bessemans[23] u. Mitarb. meist nur unilateral, als plastische akute oder plastische chronische Iritis mit Gefäßbeteiligung und als sog. Knötcheniritis. Coutts[6] u. Mitarb. berichten über 2 Fälle von fleckförmiger Irisdepigmentation in Form weißer Flecke, ähnlich dem Leukoderma specificum nuchae beim Menschen.

Nach Matsumoto[1] u. Mitarb. ist die Trübung bei metastatischer Keratitis weniger intensiv als bei der Impfkeratitis und zeigt keine Neigung zu Rezidiven (Funabashi[6]). Die histologische Beschreibung findet sich in extenso bei Archangelskij[1] und Matsumoto[1]. T. p. können gelegentlich an der Hornhaut-Hinterfläche gefunden werden (Clapp), ihre Zahl steht im Gegensatz zu Funabashi[5] nicht in Beziehung zur Schwere des Krankheitsbildes (Matsumoto[1] u. Mitarb.).

Die metastatische Keratitis ist nach Funabashi oft das einzige Symptom der Generalisierung. T. p. finden sich, im Gegensatz zu Igersheimer (cit. nach Funabashi[5]), nicht in den tiefen, sondern vorwiegend in den oberen Hornhautschichten (Funabashi[6]). Ino u. Kamada fanden T. p. auch in der klinisch gesunden Cornea nach subscrotaner Inoculation. Die *Immunität* der Cornea ist sehr gering. Gildemeister u. Mitarb. untersuchten das allergische Verhalten der Cornea artfremdem Eiweiß gegenüber. Nach vom Hofe u. Mitarb. sollen Lueskaninchen stärkere und anhaltendere Hornhautreaktion auf den Wesselyschen Grundversuch — intracorneal injiziertes steriles carbolinisiertes Pferdeserum — zeigen, als gesunde Tiere. Gildemeister u. Mitarb. finden bei allen Tieren verschieden starke Reaktion.

Außer metastatischer Keratitis treten nach Bessemans[23] u. Mitarb. an den Augenlidern metastatische Syphilome von Bohnengröße und an der Conjunctiva bulbi phlyktaene-ähnliche Veränderungen auf. Das Kammerwasser nimmt am syphilitischen Geschehen nicht teil, trotzdem bewegliche T. p. in ihm nachgewiesen werden können. Auch die Reaginreaktionen (KR und KBR) sind mit Kammerwasser negativ.

c) Die Lues des Zentralnervensystems im Kaninchenexperiment

Mit der Pyridinuranmethode untersucht, waren von 13 Fällen Progressiver Paralyse 9 spiropositiv (AARS). Mit Ausnahme der Medulla oblongata, der Pons, des Cerebellums und der Meningen wurden in fast allen Regionen des Zentralnervensystems T. p. gefunden. Nach den Farbstoffversuchen von SÜKRÜ scheint bei der Progressiven Paralyse die Ansiedelung der T. p. über die Blutbahn, bei der Lues cerebri über die Cerebrospinalflüssigkeit zu erfolgen. Der genaue Infektionsmechanismus wäre jedoch nur an Hand des Experimentes mit dem T. p. erforschbar.

Die Spirochaeta hispanica (Rückfallfieber in Marokko) kann durch Einbringen eines verseuchten Bluttropfens in den Konjunktivalsack des Meerschweinchens nach 3 Tagen im Gehirn nachgewiesen werden. Intraperitoneal implantiert, ist sie bereits nach 24 Std bei erhaltener Virulenz im Gehirn (VELU[1] u. Mitarb.).

Für das T. p. ist das Zentralnervensystem ein ausgesprochen treponemophobes Gewebe. Wird es intracerebral implantiert, dann verliert es entweder rasch seine Virulenz oder ist in kurzer Zeit nicht mehr nachweisbar. Die Zeitdauer wird verschieden angegeben:

Nach suboccipitaler Inoculation sind nach GASTINEL[2] u. Mitarb. die T. p. bereits nach 17 Std nicht mehr auffindbar. Nach einer späteren Arbeit von GASTINEL[33] sind sie dort noch 2 Tage virulent, 21 Tage lang morphologisch darstellbar und verschwinden erst nach dem 39. Tag restlos aus dem Gehirn. Im Liquor sind sie nach SCHULTZE-VOLTERS nach 72 Std nicht mehr darstellbar, obwohl der Liquor angeblich noch 4 Monate lang infektiös ist. TANI[13] u. Mitarb. geben 14 Wochen an, aber auch bei negativem Liquor konnten mit der Versilberungsmethode im Frontallappen und in den Meningen T. p. festgestellt werden.

Jedenfalls kommt es zu keiner Vermehrung der T. p., sondern immer zu einer spontanen Ausheilung. Es ist bis heute noch *nicht gelungen*, am *Tier* eine Progressive Paralyse zu erzeugen (JAHNEL[9], SCHLOSSBERGER[3]). Angaben über experimentell erhaltene Veränderungen im Zentralnervensystem finden sich bei WILLENTSCHUK, FINKELSTEIN[5] u. Mitarb., SENIN, BOEVSKAJIA u. Mitarb., CERUTTI[2], SCHLOSSBERGER[6] u. a.

Abgesehen davon, daß in keinem der berichteten Fälle die Zeichen der Progressiven Paralyse zu finden sind, nimmt es wunder, daß den Autoren am Nachweis *virulenter* T. p. im Zentralnervensystem gelegen ist. Ist doch gerade bei der Progressiven Paralyse die Virulenz der im Zentralnervensystem gefundenen Erreger ein derart seltenes Ereignis, daß man eher geneigt wäre, in diesem Fall eine der für den „gelungenen" Tierversuch vorhandenen Fehlerquellen anzunehmen, nämlich eine T. p.-Beimengung durch das Blut im Gehirnmaterial (TANI[5] u. Mitarb., PERKEL[2] u. Mitarb., JAHNEL[11] u. a.). Die Isolierung des pathogenen Nichols-Stammes aus dem Liquor eines Paralytikers (DUREL) mag als Ausnahme gelten, ebenso der positive(?) Tierversuch von KALMAN im Jahre 1909. Sowohl LEVADITI[3] u. Mitarb. als auch RIVELA-GRECO, PLAUT[2], NICOLAU[2] u. Mitarb. finden niemals zentralnervöses Material von Fällen mit Progressiver Paralyse infektiös. Manege-Bewegung des Kopfes werden bei der Ohrräude des Kaninchens beobachtet (PERKEL[2]). Spontane Encephalitis, die auch histologisch paralyseähnliche Bilder macht, findet man bei Kaninchen, Affen und auch bei scheinbar gesunden Hühnern (JAHNEL[9, 11], PERKEL[2] u. Mitarb.). Nach BESSEMANS[49] u. Mitarb. erhält man bei nur luischen Kaninchen niemals das klinische Bild der Progressiven Paralyse.

Die Liquorveränderungen* können unspezifisch sein (PLAUT[2], PERKEL[2] u. Mitarb., BESSEMANS[49, 67] u. Mitarb., HUTAKI[1, 2], OHYA[2, 3, 4] u. Mitarb.) und sind daher nicht ver-

---

* Punktionstechnik nach PLAUT[1] und SCHUHMACHER[6]: nach 0,04—0,06 g Morphium in Bauchlage und mit einer mit Methylenblau zum Teil beschickten Glascapillare, um den Eintritt des Liquors in die Capillare beobachten zu können.

wertbar. Tani[4, 7] u. Mitarb. finden im Liquor fast ebenso oft positive Wassermann-Reaktion wie im Serum. Auch Pleocytose und positiver Nonne-Apelt sind nach Finkelstein[4] u.Mitarb., da unspezifisch, nicht verwertbar. Auch finden Finkelstein[4] u. Mitarb. in allen Luesstadien, vor allem bei Augenlues, Lues III und Neurolues einen positiven Befund im Kaninchenliquor. Es sollen daher nur sero- und liquornegative Kaninchen zur experimentellen Untersuchung der Neurolues verwendet werden (Finkelstein u. Mitarb.[8]).

Bei Schlossberger[3] findet sich eine umfangreiche Zusammenfassung über die tierexperimentellen Ergebnisse bei der Erforschung der Neurolues:

Der Nachweis des T. p. im Zentralnervensystem eines Paralytikers gelang Noguchi bereits im Jahre 1913. Wird aber infektiöses Material Affen intracerebral injiziert, dann gehen die T. p. dort entweder in kurzer Zeit zugrunde, oder führen zur Generalisierung im Wirt (Deisser, Levaditi). Dieses Phänomen ist am Kaninchen regelmäßig demonstrierbar. Die von Risi beobachtete totale Lähmung nach fortschreitender Hemiplegie ist einzig dastehend.

Plaut und Mulzer konnten im Tierversuch im Gehirn luischer, an Encephalitis erkrankter Kaninchen T. p. nachweisen. Positive Gehirnübertragung, bei der die Fehlerquelle durch Blutbeimengung nicht ausgeschlossen werden kann, gelang Zimmermann, Tani u. Mitarb., Finkelstein und Berkel. Auch der Liquor enthält nur in den seltensten Fällen virulente T. p. (Braun u. Pearce, Plaut u. Mulzer, Hoffmann u. Strempel). In der Maus, bei welcher die Lues immer erscheinungsfrei verläuft, findet sich relativ oft ein positiver T. p.-Befund im Gehirn in der Tierpassage, nie im Schnitt. Das Gehirn wird aber erst nach 2 bis 6 Wochen befallen, im Gegensatz zu den Lymphdrüsen, deren Infektiosität bereits 24 Std nach der subcutanen Inoculation im Tierversuch nachweisbar ist. Bei Meerschweinchen und Ratten konnten T. p. im Zentralnervensystem noch nie nachgewiesen werden. Sicherlich hängt die Lues des Zentralnervensystems nicht von der Durchlässigkeit der aus gliösen Elementen bestehenden, von Held als Membrana limitans bezeichneten Blut-Gehirnschranke ab. Es besteht ein natürlicher Schutz des Gehirnparenchyms, der entweder aus irgendeinem Grunde verlorengeht oder gegen den das T. p. unempfindlich wird. Auch andere Erreger siedeln sich nur in Ausnahmefällen und unter ganz bestimmten Voraussetzungen im Zentralnervensystem an (Polyomyelitis und Vaccineerreger).

Änderung des natürlichen Schutzes. Steiner nimmt in Anlehnung an die Recurrens-Infektion der Muriden eine Immunschwäche des Zentralnervensystems als Ursache der Neurolues an; Progressive Paralyse und Tabes dorsalis treten in einem weitgehend treponemenfreien Stadium der Lues auf. Der antigene Reiz zur Antikörper-Bildung ist zu dieser Zeit gering und ganz besonders gering im Zentralnervensystem. Nach Schlossberger spricht dafür auch die Besiedelung des Mäusegehirns durch Treponemen und die Erfolge der Malaria, des Recurrens- und des Sodokufiebers bei der Progressiven Paralyse. Schlossberger führt den Erfolg vor allem auf die Temperaturerhöhung und auf einen unspezifischen Reiz auf das antikörperproduzierende System zurück. Die Hypothese der Superinfektion lehnt Schlossberger ab, ebenso die Hypothese einer Mischinfektion mit einem Virus. Antiluische Behandlung ergibt im Tierexperiment ebenfalls keine bessere Haftung der T. p. im Zentralnervensystem.

Änderung des Erregers. T. p. im Zentralnervensystem von Progressiver Paralyse sind relativ avirulent, sie geben nur selten ein positives Ergebnis im Tierexperiment, wenn, dann nach längerer Inkubationszeit. Rezidivstamm unter Antikörper-Wirkung (Ehrlich) wird bei Recurrensspirochäten beobachtet. Je schwächer der erste Anfall war, um so mehr Rezidive sind zu erwarten. Schlossberger glaubt auch bei der Lues einen Zusammenhang zwischen der Lues des Zentralnervensystems mit mangelhaften Erscheinungen der Frühlues zu finden und zieht dazu Parallele mit den Recurrensrezidiven. Neurotrope Stämme sind nicht abzulehnen.

Schlossberger weist darauf hin, daß ein Organtropismus gezüchtet werden kann:

Mehrere intratestale Passagen bewirken eine Affinität des Stammes zum Hoden, was durch die Ansiedlung im Hoden bei intravenöser Inoculation sichtbar wird. Auch einen entsprechenden neurotropen Stamm konnte Schlossberger durch Überimpfung von Mäusegehirn auf das Scrotum vom Kaninchen und Fortführen der Passage durch Gehirnmaterial züchten. Ebenso erhalten Plaut[3], Raiziss[1] u. Mitarb. durch Überimpfung von Kulturspirochäten auf Gehirnbrei Kultur-T. p. mit besonderer serologischer Affinität dem Gehirn-Antigen gegenüber. Der Mißerfolg im tierexperimentellen Versuch ist nach SCHLOSSBERGER[3] durch die Abwehr des Zentralnervensystems und besondere Sensibilität der T. p. diesem Organ gegenüber zu erklären. Eine vorübergehende oder dauernd gestörte Abwehr als Ursache der menschlichen Progressiven Paralyse ist nach SCHLOSSBERGER jedoch nicht wahrscheinlich.

Auf Grund seiner Versuchsergebnisse nimmt SCHLOSSBERGER einen erworbenen Neurotropismus des T. p. als Ursache der menschlichen Progressiven Paralyse an. OHYA[7] gelingt es allerdings nicht, einen neurotropen Stamm zu züchten, da bereits die dritte Gehirnpassage, wahrscheinlich infolge zu langer Aufenthaltsdauer im Gehirn, durchwegs negativ ausfiel. Siedeln sich nun tatsächlich T. p. im Zentralnervensystem des Kaninchens an (nach PLAUT[4] ist das auch nach Einführung in die Zisterne nur ganz selten der Fall), dann verursachen sie bestenfalls Veränderungen im Sinne einer Lues I (SCHLOSSBERGER[3]), selten sind sie virulent, nach TANI[4] u. Mitarb. in 25% der Fälle bei zisternaler Inoculation, 1mal unter 9 Fällen bei intratesticulärer Impfung, oder im Falle des positiven Kaninchenliquors von FINKELSTEIN[4] u. Mitarb. Ein Haften der T. p. im Zentralnervensystem kann auch durch Heranziehen der bekannten, die Ansiedelung unterstützenden und virulenzsteigernden Faktoren, wie Kastration, Tyreoidektomie, Sympathicus- und Reticuloendotheliale System-Blockade, intracortical gesetzte Traumen usw. nicht erreicht werden (TANI[10] u. Mitarb.), auch eine Anbehandlung mit Neosalvarsan ist erfolglos (TANI[5] u. Mitarb., PLAUT[4]).

Intracerebrale Inoculation führt zur Metastasierung in verschiedenen Organen (GASTINEL[2] u. Mitarb.), zumindest aber in den Lymphdrüsen (LEVADITI[58] u. Mitarb., TANI[9] u. Mitarb.). Auch wiederholte intracerebrale Impfung führt bei Kaninchen zu keiner T. p.-Vermehrung im Gehirn, sondern zu Metastasen in Cornea und Testis (LEVADITI[57] u. Mitarb.). Etwa 233 Tage nach intracerebraler Implantation von Scrotalsyphilomen beobachten LEVADITI[56] u. Mitarb. T. p. in den peripheren Ganglien.

Nach **Impfung in den Liquorraum** beobachten TANI[4] u. Mitarb. in 8% der Fälle Orchitis, in 47% Keratitis; Schankeremulsion führt zu metastatischer Orchitis, Lymphdrüsenmaterial zu Metastasen hauptsächlich in Knie- und Achsellymphdrüsen (BESSEMANS[49] u. Mitarb.). Nach OHYA[7] verschwinden die T. p. aus dem Liquor innerhalb von 24—48 Std und erscheinen nach Durchbrechen der Hirn-Blutschranke im Blut, wodurch es zur Generalisierung mit Befall des Hodens und Nebenhodens in fast 100%, der Cornea in 10%, der Nase und der übrigen Haut in 10—50% kommt (OHYA[1, 2] u. Mitarb.). Ähnliche Veränderungen werden auch nach suboccipitaler Inoculation mit Frambösietreponemen beobachtet. HUTAKI findet Keratitis parenchymatosa — bei Männchen mehr als bei Weibchen — nach suboccipitaler Inoculation T. p-haltigen Gewebes außerdem auch positive Liquorreaktionen und eine verstärkte Manifestation bei gleichzeitiger intracutaner Inoculation. Klinisch finden LEVADITI[57, 58] u. Mitarb. bei Inoculation in das Zentralnervensystem eine erhöhte Mortalität bei bereits luischen Tieren, gegenüber gesunden. TANI[8] u. Mitarb. finden nach Reinfektion durch intracerebrale Inoculation positive Wassermann-Reaktion im Liquor, die Meinicke-Klärungs-Reaktion ist im Liquor bei positiver Wassermann-Reaktion ebenfalls positiv.

d) Lues congenita im Kaninchenexperiment

Ebenso wie das Zentralnervensystem des Kaninchens sind auch der Kaninchenembryo und die Placenta gegen das T. p. besonders resistent. Warum aber ein nur wenige Stunden alter Wurf bereits sehr empfänglich für eine luische Infektion ist, ist auch heute noch nicht geklärt. Ein ähnliches Phänomen wurde bei Mäusen mit dem Trypanosoma crucei von Chedid und Boyer beobachtet (Pautrizel u. Mitarb.).

Im Versuch von Pautrizel u. Mitarb. waren die Kaninchenembryonen in utero mittels einer dünnen Nadel mit massiven Dosen des Nichols-Stammes direkt geimpft und durch Abblatio einer Zehe markiert worden. Der Wurf wurde einige Wochen hindurch beobachtet und bot nie auch nur die geringsten klinischen und biologischen Zeichen von Lues. Beim Muttertier geht in dem einen oder anderen Fall die Infektion als symptomlose Lues an, wahrscheinlich durch zufällige Mitinoculation während der Manipulation an den Embryonen.

2 Std alte Kaninchen zeigen bereits eine deutliche T. p.-Anfälligkeit, nachweisbar durch Lymphdrüsenpassage, bei 4—6 Tage alten Kaninchen haftet die Inoculation bereits in Form T. p.-reicher klinischer Manifestationen. Finkelstein[5] u. Mitarb. untersuchen die Durchgängigkeit der Placenta für das T. p. nach der Intravenös-Methode von Uhlenhut-Mulzer:

24 Std nach intravenöser Inoculation in der 3.—4. Graviditätswoche sind in den Organen des Fetus T. p. nachweisbar, nach der spontanen Geburt konnte jedoch nur in einem von 4 Fällen durch Tierpassage die Infektiosität des Fetus (Gehirn und Niere) nachgewiesen werden; bei 7—10 Tage alter Gravidität war die intravenöse Inoculation völlig negativ (Finkelstein[9] u. Mitarb.) geblieben.

Die Resistenz bzw. Unempfindlichkeit den T. p. gegenüber beginnt bereits beim Oocyten. Nyka[3] beschreibt das Eindringen der T. p. in den Oocyten und die morphologische Änderung der T. p. zur Fadenform. Das Ei der Maus scheint dadurch nicht geschädigt zu werden. Auch das Kaninchenei behält seine Befruchtungsfähigkeit. Die Frucht stirbt dann allerdings bald ab. Andere diskutable Beobachtungen von Lues congenita wurden gemacht von: Schmukler u. Mitarb., Grigoriew[9], Shiga, Perkel[1], Canneyt, Bessemans[19] u. Mitarb., Seiffert u. Grigorieff[2].

Touraine[1] hält bestimmte dystrophische Veränderungen bei einer im Jahre 1919 entstandenen Rasse (Rex- oder Castorrex-Rasse), wie Fehlen der langen Haare, gerade Implantation der Wollhaare, Rachitis, schiefe Pfoten, krummen Schwanz, atrophische, deformierte Ohren, überlangen Kopf, hypertrophe Nägel, gekräuselte Vibrissae und erhöhte Mortalität, Azoospermie, verminderte Fruchtbarkeit der Weibchen, Coryza, Kondylome, Alopecie und Keratitis für spirochätenbedingt. Touraine[1] konnte nämlich im Blut und in den Läsionen das T. cuniculi nachweisen und die Tiere durch spezifische Behandlung widerstandsfähiger machen. Diese seine Hypothese wurde von Touraine auch auf den Menschen übertragen. Tierexperimentell werden T. p. in Hoden, Sperma, Adnexen und Ovarien festgestellt.

Eine germinative Übertragung ist nach Levaditi[77] u. Mitarb. theoretisch möglich, jedoch nicht absolut nachweisbar.

Diesen positiven Ergebnissen stehen jedoch einige und durchwegs negative Versuchsergebnisse gegenüber: Finkelstein[9] beobachtet 14 Junge von 7 durch den Deckakt infizierten Kaninchenweibchen 11 Monate hindurch und konnte weder klinisch noch serologisch, noch immunologisch, noch durch Tierpassage eine luische Infektion bei den Nachkommen feststellen. Trotz positiven T. p.-Befundes in der Placenta konnte Seifert in den Embryonen nie T. p. finden. Auch Kemp[2] u. Mitarb. finden vereinzelt T. p. in Placenta und Uterus, jedoch nie eine Übertragung auf den Fetus. Die Beobachtung von Nachkommen luischer Muttertiere war bezüglich Lues in allen Untersuchungen negativ (Kemp[5] u. Mitarb.).

e) Der gegenseitige Einfluß von Tuberkulose und Lues im Kaninchenversuch

Joost behauptet, daß sich Lues und Tuberkulose gegenseitig nicht beeinflussen. Polleri glaubt auf Grund von 10 Fällen annehmen zu dürfen, daß Lues und Tuberkulose sich gegenseitig abschwächen. Auch Zoboli findet bei gleichzeitig bestehender Lues nie produktive Formen der Tuberkulose. Nach Sergent (cit. nach CORDERO) wird eine alte Lues infolge der Neigung zu sklerosierenden Organveränderungen die Umwandlung der Tuberkulose in die produktive Form fördern. Nach GALLANT, GREER und ORSZAGH u. a. übt jedoch die Syphilis auf die Tuberkulose einen ungünstigen Einfluß aus. Vor allem frische, exsudative Formen der Lungentuberkulose werden durch eine hinzutretende Lues akut verschlechtert (SZUKA), aber auch die Lues kann infolge der bereits schlechteren Abwehrlage foudroyant verlaufen. Es ist nicht gleichgültig, ob ein Tuberkulose-Kranker die Lues akquiriert oder ob eine alte Lues mit Tuberkulose infiziert wird (ZAHRADNICKY). Das gleichzeitige Bestehen einer frischen Lues beim Ausbruch einer Tuberkulose ist nach CORDERO prognostisch als ungünstig zu werten. Salvarsan und Jod werden glücklicherweise bei vorsichtiger Dosierung relativ gut vertragen. Im Tierversuch beobachten ARONSON u. Mitarb. nach Tuberkulose-Inoculation bei Kaninchen mit 9 Wochen alter Lues eine größere und raschere Tuberkelbildung mit Exulceration als bei den nichtluischen Kontrolltieren. DE BLASIO[2] sieht einen rascheren Verlauf der Tuberkulose bei Kaninchen mit Lues I; ist der Schanker zur Zeit der Tuberkulose-Infektion abgeheilt, dann ist kein Unterschied mehr gegenüber nichtluischen Tieren zu erkennen. Eine bereits ausgebrochene Tuberkulose wird durch die Lues nicht beeinflußt. Die Lues verläuft bei behandelter Tuberkulose nicht anders als bei nicht tuberkulose-kranken Tieren.

Das histologische Bild der Tuberkulose ist bei gleichzeitig bestehender Lues nicht immer typisch.

Epitheloidzellen sind nur spärlich vorhanden, es findet sich außerdem starke Gefäß-beteiligung; Capillarvermehrung und Fibroblastenwucherung wird schon nach 48 Std beob-achtet. ARONSON u. Mitarb. stellen diese Formation, die eher einer luischen Reaktion ent-spricht, in Parallele zur „anamnestischen" Reaktion nach BEELING. Nach DE BLASIO[2] finden sich typische Tuberkulose und typische luische Gewebsveränderungen, wenn ein Tier mit frischem Schanker tuberkuloseinfiziert wird. Bei abgeheilter Lues verläuft die Tuberkulose wie sonst, ist die Tuberkulose einmal ausgebrochen, dann hat eine frische Lues keinen Einfluß auf das pathohistologische Geschehen.

Die Tuberkulose-Orchitis breitet sich nach SCOTT[3] u. Mitarb. von den inter-lobulären Septen rasch in das angrenzende Parenchym aus mit Bildung von Nekrose, Käse, cellulärer Infiltration unter Beteiligung der Blutgefäße. Bei der luischen Orchitis geht der Prozeß von der Tunica und hier besonders von den größeren Blutgefäßen aus, breitet sich zentripetal in das interlobuläre Binde-gewebe aus unter Kompressionsatrophie der Tubuli und bindegewebiger Reaktion von embryonalem Typ. Celluläre Infiltration und Nekrose sind nur minimal ausgeprägt. Mit Toluidinblau sieht man eine ausgesprochene Metachromasie, die bei der Tuberkulose angedeutet ist. Die Tuberkulosebacillen sind in den Käse-herden angehäuft, die T.p. finden sich im embryonalartigen Bindegewebe mit hohem Gehalt an Mucopolysacchariden.

f) Lues und Carcinomentstehung (s. auch S. 22)

Der Einfluß der Lues auf die Krebsentstehung ist ebenfalls ein Problem, das zwar im Tierexperiment beobachtet und verfolgt werden kann, dessen Ergebnisse jedoch für die Entstehung des Carcinoms beim Menschen nur mit Vorsicht ver-wertet werden sollen, abgesehen davon, daß auch auf diesem Forschungsgebiet divergierende Versuchsergebnisse berichtet werden. Nach BELOTE[1] und seinen Beobachtungen an 92 Fällen von Zungen-Carcinom wird die maligne Degene-ration durch Lues gefördert. Bei Luikern ist der Zungenkrebs 8 Jahre früher zu erwarten als bei Nichtluikern. Leukoplakie wird als Prodromalstadium des Zungen-Carcinoms bei luischen Carcinompatienten 2mal so oft gefunden wie bei nichtluischen. Auch zur Entstehung des Cervix-Carcinoms scheint die Lues bei-zutragen. HARDING schließt aus dem gehäuften Vorkommen von Carcinomen in Norwegen nach der Ausbreitung der Syphilis, auf einen ursächlichen Zusammen-hang von Neoplasmabildung vor allem mit der Lues III und ihren chronischen Gewebsveränderungen einschließlich der Leukoplakie.

Die angeblich größere Strahlenresistenz der malignen Tumoren bei Luikern erklärt HARDING mit dem luischen Gefäßschaden und der damit geringeren Reaktionsfähigkeit des Gewebes.

EVANS ist derselben Ansicht wie HARDING, nämlich, daß sich aus einem chro-nischen Entzündungsherd, wie er durch die Lues ausgelöst und unterhalten wird, ein maligner Tumor entwickeln kann. STEVENSON (cit. nach GOYANES) stellt bei gewissen Religionsgruppen in England mit strengen Moralbegriffen einen außer-ordentlich niedrigen Prozentsatz sowohl an Syphilis als auch an Carcinomfällen fest. FREY (cit. nach VEANS) und GOYANES können keinen Zusammenhang zwischen Lues und Carcinom finden.

Im Tierexperiment soll durch cancerogene Substanzen eine Disposition für Krebs geschaffen und der cancerogene Wirkungseffekt an luischen Tieren ver-glichen werden mit dem an nichtluischen.

CASTIGLIONI[4] pinselt Kaninchen mit Teer und injiziert auch den Teer in die Gallen-blase; bei den Tieren ohne Lues treten nur Warzen und Knötchen, bei 8 von 17 luischen Tieren außerdem blumenkohlartige Tumoren auf. Carcinombildung wird außerdem bei luischen Tieren früher beobachtet als bei nichtluischen.

CASTIGLIONI[3] folgert aus seinen Versuchsergebnissen, daß die Lues die Ten-denz des *ektodermalen Epithels* zur Neubildung verstärkt. Bei Gewebe anderer Herkunft scheint diese Verstärkerwirkung keinen Effekt zu erzielen. Rückbildung oder Metastasierung konnten bei der kurzen Überlebungszeit der Versuchstiere (2 Monate) nicht studiert werden (CASTIGLIONI[2]). Das Wachstum des Myxo-sarkoms wird durch Kaninchennormalserum beschleunigt (TAOKA[1]). Ein bereits bestehendes Primärstadium scheint das Tumorwachstum ebenfalls zu fördern. Wird jedoch gleichzeitig mit den Tumorzellen auch luisches Material injiziert, dann wird das Tumorwachstum gehemmt (TAOKA[2]). Es kommt wahrscheinlich unter der Einwirkung des T. p. zur Bildung einer dicken Bindegewebsmembran um den Tumor, die erst von den Tumorzellen durchbrochen werden muß.

9. Behandlung und Prophylaxe der Lues im Kaninchenversuch

Bei Prophylaxe muß unterschieden werden zwischen einer Ante- und Post-Exposition-Prophylaxe, sowie zwischen einer lokalen und einer allgemeinen Prophylaxe. Die allgemeine Prophylaxe entspricht einer milden, antiluischen Behandlung; bei der lokalen Prophylaxe kommt es darauf an, neben dem trepo-nemiziden Effekt eines Präparates zu prüfen, wie lange ein Präparat vor bzw. nach der Exposition mit Erfolg angewendet werden kann. Für die zahnärztliche Praxis wird die einfache Prüfung der direkten treponemiziden Wirkung des Desinfektionsmittels genügen, indem beliebig lange mit dem Mittel inkubiertes T. p.-Material auf seine Infektiosität am Kaninchen geprüft wird. Dabei sind 2 Fehlerquellen einzurechnen (DOBKOWSKY[1, 2]): zuungunsten des Präparates liegt die Fehlerquelle in der größeren Schichtdicke, die das Mittel zu durchdringen hat, zugunsten in der Unmöglichkeit, nach der festgesetzten Zeit das Präparat restlos zu entfernen, woraus eine längere Einwirkungsdauer, als vorgesehen, resultiert. Die gebräuchlichen Desinfektionsmittel, wie 0,1% Sublimat, 3—5 bis 15 min, 70%iger Alkohol 8—15 min, 0,2% Chloramin 5—15 min, 2% Mianin 5—7 min, 0,5% Pantosept 5—14 min, 0,5% Sagrotan 8 min, 2% Sagrotan 5—14 min, 3% Kasuform 12—20 min, 3% Optiform 12—20 min, 3% Ipsiform

12—20 min, konzentriertes Robisteril 10—12 min, desinfizieren, in der üblichen Verdünnung und Einwirkungszeit angewendet, ausreichend. Normale Waschseife desinfiziert nach einer Einwirkungszeit von 7 min nach TANI[14] u. Mitarb. nicht. MAHONEY[2] erreicht $1^1/_2$ Std nach der Exposition mit Wasser und Seife noch eine Schutzwirkung (?).

Die gebräuchlichen Schutzsalben (33% Kalomelsalbe, 50% Trepolsalbe, 15% Arsenobenzolsalbe) wurden von D'AMBROSIO, Chininsalbe von ZURHELLE[1] untersucht. Der Erfolg war mit 14 Versagern unter 18 Fällen nicht ermutigend. Der Ausdruck Schutzsalbe ist daher nach D'AMBROSIO nicht gerechtfertigt. Auch nach ARNOLD[5] u. Mitarb. sind die meisten Antiseptica und synthetischen Waschmittel zumindest 1—2 Std nach der Exposition wertlos, hingegen geben örtlich angewendetes Mapharsen, zusammen mit Natrium-Lauryl-sulfat, $1^o/_{oo}$ und 1% Fumerane, Hydrargyrum oxycyanatum (ZURHELLE[2]) und eine Kalomel-Sulfathiazolsalbe, deren Anwendung allerdings schmerzhaft ist, einen hohen Grad von prophylaktischem Effekt. Kalomel wirkt noch 2 Std nach der Exposition. Die Wirkung ist jedoch nicht örtlich beschränkt, sondern entspricht durch die Quecksilberresorption (MAHONEY[2]) einer allgemein prophylaktischen Maßnahme. Die scarifizierte und exponierte Cornea wird durch 70%igen Alkohol geschützt. Beim scarifizierten und exponierten Scrotum wirkt 70%iger Alkohol nur verzögernd und auf die Ausdehnung der Manifestationen hemmend ein.

a) Die Wirkung des Neosalvarsans und anderer Arsenikalien in der experimentellen Kaninchensyphilis

Am Wirkungsmechanismus der Arsenpräparate sind mehrere Faktoren beteiligt.

1. Der Organismus soll das 5wertige Arsen in das 3wertige umwandeln.

2. Das Arsen soll zur Antikörper-Bildung anregen, wie überhaupt das Reticuloendotheliale System an der Wirkung der Arsenikalien maßgeblich beteiligt sein soll (JUNGEBLUT, FELDT[2], KRITSCHEVSKIJ[1, 2, 3, 4], UHLENHUT[2] u. Mitarb.).

3. Direkte spirozide Wirkung der Arsenikalien auf das T. p. wird als Hauptfaktor angenommen von CASTELLI, GANDER, REINER u. KÖVSKUTI, BROWNING und GULBRANSEN, SCHNITZLER u. a. (alle cit. nach REINER[6] u. Mitarb.).

An Trypanosomen in vitro konnten REINER[6] u. Mitarb. zeigen, daß das 3wertige Arsen nur bei Anwesenheit von Plasma, das 5wertige Arsen jedoch überhaupt keine trypanomizide Wirkung ausübt, eine Blockade des Reticuloendothelialen Systems jedoch zu keiner Herabsetzung des therapeutischen Effektes führt, daß im Gegenteil der Arsengehalt im Plasma ansteigt (REINER[3] u. Mitarb.). Die Arsenspeicherwirkung des Reticuloendothelialen Systems konnte von BRUNELLI durch direkten Nachweis demonstriert werden, außerdem wird das Neosalvarsan an die Serum-γ-Globuline gebunden. MURO meint, daß Normalserum eine termostabile, spirochätizide Substanz enthält, die mit den Arsenobenzolderivaten zusammen wirkt. Dieser Bestandteil des Serums ist wasserlöslich, in Alkohol und Äther unlöslich und ist nach einer Neosalvarsaninjektion deutlich vermehrt vorhanden. Splenektomierte oder blockierte Kaninchen besitzen diesen Faktor nicht. MURO hält daher das Reticuloendotheliale System für die Bildungsstätte dieses Faktors. Alkoholenteiweißtes Neosalvarsanserum soll bei Recurrensmäusen die therapeutische Dosis des Neosalvarsans bedeutend herabsetzen.

LEVADITI[93] u. Mitarb. sind der Ansicht, daß die Salvarsanwirkung durch die Antikörper unterstützt wird. Das Salvarsan lagert sich nur im Bereich der Haut des Schankers bzw. in den Krankheitsherden überhaupt ab. Die übrige Haut bleibt frei. Die Speicherung im Krankheitsherd geschieht unabhängig vom

Reticuloendothelialen System, sie ist nach Splenektomie oder Blockade des Reticuloendothelialen Systems nicht stärker (Murayama[2, 3], Brandt[3]). Der Arsengehalt der Milz ist in den ersten Stunden am höchsten (Speicherfunktion), sinkt dann ab und steigt noch im Laufe des ersten Tages wieder, wahrscheinlich durch Speicherung der arsenhaltigen Leukocyten und Zelltrümmer, an. Bei gesunden Tieren wird nach Kraft u. Mitarb. der Hauptanteil des gespeicherten Arsens in der Leber und in der Darmwand bzw. im Darminhalt gefunden. Es besteht kein Zusammenhang zwischen der Arsenausscheidung im Harn und den wirksamen Neosalvarsandosen im Gegensatz zur Wismutausscheidung (Kolmer[13] u. Mitarb.).

In die Milch wird Arsen nur in geringen Mengen ausgeschieden, im Gegensatz zu Jod, das in Harn und Milch zumindest in gleichen Mengen zu finden ist (Nagai[2]). Die sterilisierende Dosis für Kaninchen wird mit 3mal 0,075 g Neosalvarsan pro Kilogramm Körpergewicht von Tani[1] u. Mitarb., 2mal 0,3 g von Misaizu[7] 18,75 mg von Wagner[5] u. Mitarb., 0,01 bzw. 0,03 g von Gruhzit u. Mitarb., 1mal 0,24 g Sulfarsphenamin von Kolmer[13] u. Mitarb., 0,01 g Disulfoxyarsenobenzol von Sterzi[8] angegeben.

Ungenügende Salvarsanmengen erzeugen nach Krantz[7] keinen olygodynamischen Konträreffekt; nach Ehrlich wirken nichtheilende Dosen jedoch krankheitsfördernd. Altsalvarsan, Neosalvarsan und Sulfarsphenamin, Myosalvarsan wirken nach Voegtlin auch im Spätstadium der Lues nach einmaliger Injektion sterilisierend, allerdings mit einer sehr hohen Dosis von Altsalvarsan (0,024 g). Die Wirkung fraktionierter Salvarsandosen erklärt Voegtlin mit der Speicherung des Arsens durch die Körperzellen. In den fetalen Organen und dem fetalen Placentaabschnitt kann kein Arsen nachgewiesen werden, wohl aber in den Dezidua-Gefäßen und den intervillösen Räumen (Vamos u. Mitarb.).

Eine Präventivbehandlung ist daher nur durch vorzeitige Behandlung der Mutter, d. h. bevor der Fetus infiziert wurde, erfolgversprechend, dadurch nämlich, daß der Infektionsweg mit Arsenikalien überschwemmt wird.

Nach Beobachtungen von Morelli kann das Arsenobenzol auch auf den Fetus übergehen. Das Übertreten von Arsenobenzol in das Kammerwasser wird durch Parazentese gefördert (Morelli). In den Liquorraum bzw. in das Zentralnervensystem können Arsphenamin und Acetarsone übertreten; sie bewirken im Gegensatz zum Tryparsamid eine Sterilisierung des luischen Mäusegehirns (Raiziss[4, 7] u. Mitarb.).

Für die Untersuchung der therapeutischen Wirkung von antiluischen Präparaten scheint die Prüfung auf Trypanosomen ungeeignet zu sein. Vasarhely[4] konnte an 2 Arsenobenzolen die geforderte trypanozide Wirkung, jedoch an Lueskaninchen keine sterilisierende Wirkung feststellen. Die Prüfung der Neosalvarsanpräparate ist nach Schamberg nicht nur auf die spirozide, sondern auch auf die toxische Wirkung hin durchzuführen. Arsen-Pyridinpräparate haben nur eine mäßige Wirkung bei Kaninchen (Schlossberger[5]). Das Stovarsol (m-acetylamino-p-oxyphenylarsinsaures Natrium) wirkt beim Kaninchen nach Levaditi[27] u. Mitarb. prophylaktisch und sterilisierend, ebenso nach Kolmer; Rule u. Fournier, Worms, Collier und Evans (alle cit. nach Levaditi u. Mitarb.) halten es für toxisch und therapeutisch weniger wirksam; auf den Menschen berechnet, müßte ein 70 kg schwerer Mensch 1 Woche hindurch täglich 2 g Stovarsol nehmen. Stovarsol sterilisiert auch das Gehirn (Kritschevskij u. Fried, alle cit. nach Levaditi[28]). Nach Rosahn[6] u. Mitarb. ist die toxische Dosis für Kaninchen individuell sehr verschieden, die therapeutische Verwendbarkeit recht problematisch. Das Spirozid, ebenfalls ein Acetylderivat der

3-amino-4-oxyphenyl-1-Arsinsäure, kann das Eindringen der T. p. in das Mäusegehirn verhindern und bereits vorhandene T. p. vernichten (HORSTER).

Das Spirozid (in Rußland Osarol) sterilisiert luische Kaninchen in einer Dosierung von 0,045—0,06 g pro Kur(!) durch 1—5 Tage (ZIPERSON).

Die sterilisierende Dosis von Spirotrypan beträgt bei Kaninchenlues 30,3 mg pro kg Körpergewicht (WAGNER u. Mitarb.[5]).

Mapharsen (Arsinoxyd) sterilisiert nach GRUHZIT u. Mitarb. in einer Dosierung von 0,001 g pro kg und wirkt prophylaktisch in einer Dosierung von 0,002 g.

Aldarsone, das Natrium-methylen-sulfon-amino-hydroxyl-phenyl-Arsenat, bekannt wegen seiner Wirkung auf die Lues des Zentralnervensystems (RAIZISS[4] u. Mitarb.), wirkt prophylaktisch in einer Dosierung von 0,1 g pro Kur intravenös bei intralumbaler Impfung des Kaninchens (SPIEGEL u. Mitarb.).

Mit Solusalvarsan wurde von WAGNER[3] eine gewisse prophylaktische Wirkung — 2 Std vor oder nach der Infektion gegeben — erst mit größeren als den therapeutischen Dosen erreicht (fehlende Antikörperwirkung?). Eine ähnliche Beobachtung wird von SCHAMBERG[1] u. Mitarb. gemacht. Außerdem muß bei Scarifikationsschanker höher dosiert werden als bei Impfschanker. Eine Kombination von Salvarsan mit UV-Licht erhöht die Salvarsanwirkung (LEVINSON u. Mitarb.).

Die Giftigkeit der Arsenobenzole. Sie soll nach THOMSON[3] nicht durch Ermittlung der akuten toxischen Dosis an weißen Mäusen untersucht werden — Kolle-Methode —, sondern durch Ermittlung der nach länger dauernder Medikation toxisch wirkenden Menge am Kaninchen.

THOMSO[3] beobachtet nach 0,2 g/kg durch 9 Tage Exitus unter Nierenerscheinungen. Unserer Ansicht nach sind 9 Tage auch noch zu kurz, um die toxische Wirkung auf lange Sicht hin zu prüfen. Nach TAFURI kommt es durch progressiv bis zur toxischen Dosis gesteigerte Neosalvarsanmengen zu Hyperämie der Nieren mit Schädigung des Glomerulusapparates.

Fehlerquellen bei Toxicitätsprüfung können durch den Mäusestamm verursacht werden.

TAYLOR u. Mitarb. findet bei in England gezüchteten Mäusen eine toxische Dosis von 0,45 mg/g, derselbe Stamm in Kasauli gezüchtet zeigt bereits bei 0,3 mg/g toxische Reaktionen.

Durch gleichzeitige Gabe von salicylsaurem Natrium wird die Toxicität des Novarsenobenzols wesentlich herabgesetzt (STEMBERG). Die tödliche Dosis von Novarsenobenzol wird mit 150 mg/kg Ratte angegeben. Nach 0,6—2,4 Neosalvarsan pro kg Körpergewicht(!) untersucht STRAUSZ die Leberschädigung bei den verendeten Kaninchen. Es finden sich alle Übergänge von der Kreislaufstörung bis zur Nekrose. Die Nekrose ist auch bei stärkster Salvarsandosierung immer nur herdförmig. Auch in den Epithelzellen der Gallenblase können degenerative Erscheinungen bis zur herdförmigen Nekrose auftreten.

Über Allergisierung durch Salvarsan intradermal am Kaninchen berichtet MU[2], und zwar werden luische Kaninchen leichter sensibilisiert als normale, was wieder ein Beweis für die fördernde Wirkung der Syphilis auf die Allergiebereitschaft ist (s. a. S. 85).

STREITMANN u. Mitarb. allergisieren Meerschweinchen mit Arsenobenzolen.

Neosalvarsan, Novarsenobenzol, Billon und Neojakol intracutan allergisieren stärker als Solusalvarsan und Myosalvarsan. Vitamin C täglich 15 mg setzt die Allergisierbarkeit herab. Die Allergisierbarkeit der Flanke ist größer als die des Bauches (MU[1]). Eine andere Fehlerquelle bei der Toxicitätsprüfung bildet die Ernährung (KERL u. Mitarb.), die mindestens 6 Tage hindurch als Standardkost gleichgehalten werden muß. Nach den Ergebnissen im Kaninchenversuch (DELUCA[2]) wird die Toxicität des Neosalvarsans durch Hautextrakte herabgesetzt. DELUCA[2] nimmt einen Kondensierungsprozeß zwischen dem Salvarsanmolekül und dem Aminosäuremolekül im Hautextrakt an. Dieser Molekülkomplex soll die Zellen weniger schädigen. Jodkalium und Jodnatrium steigern die Hautempfindlichkeit gegenüber dem Neosalvarsan, Bromsalze wirken weniger stark. Es besteht unter diesen Umständen kein Unterschied zwischen syphilitischen und gesunden Tieren (MU[3]).

Die Toxicität des Stovarsols für Kaninchen ist nach Rosahn[6] u. Mitarb. und nach Sezary[2] u. Mitarb. individuell sehr verschieden. Das Stovarsolnatrium ist jedoch nur ein Drittel so toxisch wie sein Diäthylaminsalz, das Acetylarsan. Eine Fehlerquelle bei der Beurteilung des Sterilisierungseffektes ist das Neosalvarsan selbst, das noch lange Zeit nach Behandlungsende im Körper vorhanden ist und einen positiven Übertragungsversuch verhindern kann:

77 Tage alte intratesticulär geimpfte Lues erhält Salvarsanbehandlung, 21 Tage nach der Salvarsanbehandlung verläuft eine Reinfektion negativ (Shime[4]).

b) Antibiotica

Penicillin wirkt sowohl in vivo als auch in vitro treponemizid. Die Geschwindigkeit der Wirkung hängt von der Konzentration und auch noch von anderen Faktoren (Temperatur, Zeit usw.) ab. Bei genügend langer Einwirkungszeit kann auch bei kleinsten Penicillinmengen treponemizider Effekt beobachtet werden (Zeitwirkungskurve von Riccardi). Nach Turner[8] u. Mitarb. besitzen die meisten Antibiotica eine gewisse treponemizide Funktion. Das wirkungsvollste Antibioticum ist das Penicillin, dann folgen der Wirksamkeit nach gereiht: Magnamycin und Erythromycin, Terramycin und Aureomycin, Chloromycetin und Streptomycin.

Der besonders große therapeutische Effekt des Penicillins liegt nach Wilde[3] in der von Blaich beobachteten gefäßerweiternden Wirkung des Penicillins auf die Gefäße der terminalen Strombahn. Durch die Gefäßerweiterung kommt es zur Wegbahnung für das Penicillin zu den alten inveterierten Herden und durch die langsamere Strömung zu einer verlängerten Einwirkungszeit. Damit ist auch zum Teil die gute Wirkung des Penicillins bei salvarsan- und wismutresistenten Fällen von Syphilis erklärt und vielleicht auch der gesteigerte synergistische Effekt bei der mit Mapharsen und Wismut kombinierten Behandlung (Kolmer u. Mitarb.[17]).

Die CD_{50}-Dosis — jene kurative Dosis, die 50% der Fälle sterilisiert — variiert bei den einzelnen Penicillinchargen des kristallinen Penicillins G (Arnold[3] u. Mitarb.).

Zavojstyi gibt als prophylaktische Dosis 30000 E pro kg Körpergewicht an. Nach Arnold[4] u. Mitarb. sprechen latent luische Kaninchen auf kristallinisches Penicillin G besser an als frisch infizierte.

Das Penicillin in Erdnußöl und Bienenwachs aufgelöst, ist bedeutend wirksamer als das wäßrige Penicillin (Kolmer[14]). Für die Behandlung mit peroralem Penicillin sind insgesamt 600000 E pro kg Körpergewicht notwendig (Kolmer[16]).

Wird jedoch mit Mapharsen oder Wismut kombiniert, dann sind wesentlich kleinere Mengen ausreichend (Kolmer[16]). Die prophylaktische Dosis beträgt bei peroralem Penicillin 0,2 Mill. E pro kg (Kolmer[22]). Riccardi u. Mitarb. geben abhängig von der Zeitwirkungskurve 9000—80000 E Penicillin pro kg als sterilisierende Dosis an. Die mittlere Wirkungsdosis (CD_{50}) nach Boak[2] u. Mitarb. ist je nach dem Stamm 500—2520 E pro kg Körpergewicht.

Der Nichols-Stamm ist besonders penicillinempfindlich. Wirklich penicillinresistente Stämme wurden noch nicht mit Sicherheit beobachtet. Mapharsen, Wismut und Kaliumtartrat reduzieren die kurative Dosis des Penicillins auf $^1/_{10}$ bzw. $^1/_5$ bei Mapharsen, $^1/_5$ bei Wismut und Kaliumtartrat (Kolmer[15]). Die Behandlung mit subtherapeutischen Dosen führt nach Hollander[3] u. Mitarb. und Stejnlucht nicht zu einer Verschleierung der Lues, sondern lediglich zu einer Verlängerung der Inkubationszeit und weniger ausgedehnten Manifestationen. Die Seroreaktionen (Treponema pallidum Immobilisations-Test) werden bei einem Kaninchen mit 40 Tage alter Lues innerhalb weniger Wochen nach Penicillinbehandlung negativ (Levaditi[85] u. Mitarb.). Das Penicillin durchdringt bei Ratten die Placenta in der ersten Schwangerschaftshälfte nur unvollkommen, in der 2. Hälfte jedoch in wirksamem Maß (Wiedmann[2] u. Mitarb.).

Terramycin ist nach den Untersuchungen von Turner[8] u. Mitarb. etwas weniger wirksam als Penicillin, nach den Erfahrungen von Levaditi[81] u. Mitarb.

an Kaninchen und Mäusen ist es dem Penicillin fast gleichwertig. Die Wirkung ist deutlicher und rascher bei intramuskulärer als bei peroraler Medikation.

Sterilität von Blut und Lymphknoten wird innerhalb von 42—45 Tagen erreicht. Durch 100 mg pro kg 2 Tage hindurch werden die T. p. nach 24—48 Std unbeweglich und sind am 3. Tag nicht mehr nachweisbar. 200 mg pro kg 2 Tage hindurch bewirken das Verschwinden der T. p. bereits am 2. Tag. Wird das Terramycin peroral verabreicht (100 mg/kg/3 Tage oder 200 mg/kg/4 Tage), dann verschwinden die T. p. erst nach 6 Tagen aus den Läsionen. Die Lymphknoten sind nach 41 Tagen steril. Mit 200 mg/kg durch 6 Tage ist nach 3 Tagen kein positiver T. p.-Befund mehr zu erheben. Die therapeutische Dosis bei der Maus beträgt 100—200 mg/20 g (LEVADITI[82] u. Mitarb.). BESSEMANS[86] u. Mitarb. beobachten bei subtherapeutischen Dosen (etwa 40 mg/kg durch 3 Tage per os) eine verlängerte Inkubationszeit und als Nebenwirkung Gewichtsverlust. Als kurative Dosis, die aber knapp bei der toxischen Dosis liegt, gelten 345 mg/kg Körpergewicht.

Chloromycetin wirkt im Tierexperiment in Dosen von 80—100 mg/kg durch mehrere Tage verabfolgt wie Penicillin. BERLINGHOFF[2] u. Mitarb. mußten jedoch gelegentlich Versager feststellen. Im Dunkelfeld wurde eine Änderung der Bewegung der T. p. beobachtet.

c) Schwermetalle

Von den *Schwermetallen* wurden neben Wismut auch Gold, Quecksilber, Blei, Strontium, Vanadium und Gallium in ihrer Wirkung auf die Kaninchensyphilis untersucht.

Wismut. GREENBAUM[1] u. Mitarb. betonen die Notwendigkeit der Prüfung aller Wismutpräparate im Tierversuch, obwohl gerade hier die Tierversuchsergebnisse nicht auf den Menschen übertragen werden dürfen. Jedenfalls konnten sie feststellen, daß die Wirkung der Wismutpräparate nicht konform geht mit dem Metallgehalt. Die spirochätozide Wirkung von Wismutsalzen wurde von KOLMER[10] u. Mitarb. in vitro geprüft.

Kalium-Wismuttartrat hebt bis zu einer Verdünnung von 1:1280 die Beweglichkeit der T. p. auf, Natrium-Wismuttartrat bis zu einer Verdünnung von 1:10240, Thiobismol bis zu 1:320 und Bismosol bis zu 1:20480 innerhalb von 15 min und bei Zimmertemperatur. Es kommt damit zum Teil der Wirkung des Neosalvarsans (1:1280—1:20480) gleich.

Die in vitro gefundenen Werte gehen nicht parallel mit den in vivo notwendigen Dosen.

Von Kalium-Wismuttartrat und Natrium-Wismuttartrat sind 0,06, von Thiobismol 0,02 g und von Bismosol 0,01 g pro kg intramuskulär erforderlich.

Das Kaninchenserum scheint, wie auch aus in vitro-Versuchen entnommen werden kann, durch die Bildung von Eiweißkomplexen mit dem Wismut, dessen spirochätozide Wirksamkeit auf $^1/_{500}$ herabzusetzen. Der Kaninchenleberextrakt im Bismoxyl wirkt nicht so stark wirkungsmindernd. Auf Kulturtreponemen wirkt Wismut erst in viel höherer Konzentration; die Wirkung auf Durinetrypanosomen ist bei den geprüften Präparaten sehr verschieden.

Der Mechanismus der Wismutwirkung ist nicht klar. Es ist noch nicht einmal eindeutig festgestellt, ob es sich um eine reine Metallwirkung des elementaren, abgespaltenen Wismuts handelt, oder ob zunächst Komplexverbindungen gebildet werden, aus denen später Wismut freigemacht wird. Das Wismut wird nach LASZLO u. Mitarb. aus einer Jod-Chinin-Wismutverbindung vom Gehirn überhaupt oder fast nicht, von der quergestreiften Muskulatur und dem Knochenmark in Spuren, von Milz, Dickdarm und Magen in individuell stark schwankenden Mengen aufgenommen; Leber und Niere zeigen ziemlich konstante Werte, unabhängig, ob luisch oder gesund (157—222 γ-% bzw. 941—1110 γ-%). LASZLO u. Mitarb. vermuten die heilende Wirkung in einer Umstimmung des ganzen Organismus, vasomotorischer Regelung, katalytischer Protoplasmaförderung, humoraler Regelung usw.

Durch Untersuchung mit dem radioaktiven Wismut-Isotop Bi[210] erkennen Müller[2] u. Mitarb., daß bereits wenige Tage nach der intramuskulären Injektion die tägliche Ausscheidung annähernd der Mobilisierung aus den Depots entspricht. Die Resorptionsgeschwindigkeit und dementsprechend die Dauer der Depots sind bei den einzelnen Wismutpräparaten verschieden (Wismutoleat bleibt z. B. wesentlich länger liegen als Wismutsubsalicylat, das wasserlösliche Wismutcitrat hält sich nur 1 Woche, die öligen Depots mehrere Wochen) und hängt außerdem von der Durchblutung des Muskels und der Verteilung der Depots im Muskel ab.

Das negativ geladene Wismut dringt auch bei Fieberbehandlung nur schwer in das Zentralnervensystem ein. Die Blut-Liquorschranke ist eine negativ geladene Membran und für schwache Lösungen von Kationen undurchdringlich. Wird das Wismut von der Kationen- in die Anionenform übergeführt — z. B. durch Elektrolyse einer Natrium-Wismut-Jodlösung in alkoholischer Jodnatriumlösung wird BiJ_5 an der Anode abgeschieden —, dann dringt es in 82% der Fälle in das Gehirn ein und ist beim Menschen auch im Gehirn nachweisbar (Mehrtens u. Mitarb.). Das japanische Präparat Milaneuen setzt sich zum größten Teil aus Anionen zusammen und wurde hinsichtlich seines Überganges in das Zentralnervensystem von Seki[1] im Tierversuch geprüft. Seki[1] stellte fest, daß der Übergang individuell verschieden ist, unabhängig ist vom Wismutgehalt des übrigen Körpers und unabhängig von der individuellen Schwelle der Cerebrospinalflüssigkeit für Wismut. Auch eine Druckerniedrigung im Liquorraum fördert die Wismutresorption im Zentralnervensystem nicht. Durch Dextrosezusatz zur Injektion kann Wismut in größeren Mengen in Serum und Liquor gefunden werden. Pilocarpin setzt den Wert herab und erhöht, ebenso wie Adrenalin, die Toxicität, die bei Thiobis (ein japanisches Wismutpräparat) besonders groß zu sein scheint. Nach den tierexperimentellen Ergebnissen von Kolmer[12] u. Mitarb. ist es angezeigt, die Dosierung der Wismutpräparate nach der Ausscheidung des Wismuts zu bestimmen.

Die Resorption und Ausscheidung des Wismuts hängen von der Löslichkeit der Präparate[26] im Wasser und in den Geweben und damit von seiner chemischen Konstitution ab. Levaditi u. Mitarb. beurteilen den prophylaktischen Wert der Wismutpräparate aus dem Metallgehalt der Nieren, d. h. aus dem Wismut-Nieren-Potential (Levaditi[20] u. Mitarb.). Nach der Methode Girard-Fourneau wurde später von Levaditi[26] u. Mitarb. die im Urin ausgeschiedene Wismutmenge bestimmt und zum prophylaktischen Effekt gegen eine Luesinfektion in Relation gebracht. Bei einem Wismutgehalt im Urin von 41 μ g war ein vollständiger Schutz des Organismus gegen die Luesinfektion gewährleistet.

Es gibt aber auch bei Wismut individuelle Schwankungen in der Ausscheidung. Levaditi[8] u. Mitarb. verwendeten das Bivatol, ein lipoidlösliches Wismutpräparat. Der präventive Wismutmetallschutz hängt von der Stärke und Dauer der Wismutpression im Organismus ab. Je weniger löslich das Wismutpräparat ist, um so größer ist der Schutz. Wird zum lipoidlöslichen Wismutpräparat Myricin und Metacholesterin zugesetzt, dann wird die Resorptionsgeschwindigkeit geringer, die Eliminationszeit verlängert, die Toleranzspanne steigt an von 0,033 auf 0,08 g/kg Körpergewicht (Levaditi[20] u. Mitarb.).

Die *toxischen Nebenwirkungen* (Supniewski[1] u. Mitarb.) hängen von der Resorptionsgeschwindigkeit des Präparates ab.

Die Dosis letalis für weiße Mäuse beträgt bei 3wertigen Wismutverbindungen in Öl und intramuskulärer Injektion 1,8—0,8 g/kg Körpergewicht, bei 5wertigen Wismutverbindungen 0,4—0,5 g/kg, bei gutem Heileffekt bei der Kaninchenlues.

Histologisch wird als Wismutschaden nur eine trübe Schwellung der Nieren gefunden. Das *wasserlösliche* Salz des Wismuts (Ortho-3-toluil Wismutat) ist ein starkes Zentralnervensystem-Gift (Atemzentrum).

0,2 g/kg intramuskulär und 0,15 g/kg intravenös sind bereits letale Dosen für weiße Mäuse, für Frösche 0,5 g/kg in den Lymphsack gespritzt.

Lokal führt dieses Präparat zu Nekrosen, außerdem kommt es zu Depression der Herztätigkeit, Dilatation der Blutgefäße, Blutdrucksenkung, Herzmuskelschwäche, Kontraktion der glatten Muskelfasern am isolierten Kaninchendarm, am Rattenuterus und am isolierten Oesophagus des Frosches. Bei intravenöser Injektion kommt es zur Kontraktion der Bronchien, des Darmes und der Harnblase bei Katzen. Kleine Dosen sind harntreibend, große rufen Nekrosen der Nierenkanälchen hervor.

Der therapeutische Effekt auf Kaninchenlues ist sehr groß.

Go berichtet über Abheilung der Sklerose und negativ gewordene Seroreaktionen nach einer Gesamtdosierung von 7—8 ml Wismutsuspension, Einzeldosis 0,7 ml/kg, alle 4—5 Tage bei Albinokaninchen. LEVADITI[83] u. Mitarb. erhalten mit 0,01 g/kg Körpergewicht klinische Heilung und negativen Treponema pallidum Immobilisations-Test bei 9 mit dem Gent-Stamm infizierten Kaninchen.

Die prophylaktische Wirkung einer 10%igen Wismutnitrat-Suspension in Mandelöl intramuskulär wurde von LEVADITI[94] an 2 kg schweren Kaninchen erprobt. Die prophylaktische Wirkung hält etwa 5 Monate an. 6 Monate nach Beendigung der prophylaktischen Behandlung waren die Kaninchen wieder infizierbar. Natrium-Wismutat (NaBiO$_3$) wurde an Kaninchen experimentell erprobt von HANZLIK[3] u. Mitarb. und HANZLIK[2].

0,01 g Natrium-Wismutat entspricht etwa 0,007 g metallischem Wismut; pro Kilogramm intramuskulär in 3 Teildosen innerhalb einer Woche verabfolgt, stellt es die Dosis curativa minima dar. Geringere Mengen bewirken nur klinische Heilung, die Lymphknoten bleiben positiv.

Die Dosis tolerata des löslichen Natrium-Wismutats (Sobiminol) beträgt für Kaninchen 0,1 g/kg intramuskulär. Der chemotherapeutische Index liegt bei 1:10 oder 1:15.

Das Obisol ist ein lipotropes und daher leicht resorbierbares Wismutpräparat, es wird im Körperfett gespeichert und nur sehr langsam ausgeschieden. Es gibt noch 17 Tage nach der Applikation einen deutlichen Schatten im Röntgenbild. Das Obisol ist nur wenig toxisch.

Tägliche Injektion von 0,5—1 ml intramuskulär führt bei Kaninchen lediglich zu einer geringen Gewichtsabnahme. 2 ml/kg bringen die Spirochaeta pallida nach 5 Tagen, 3 ml nach 2 Tagen zum Verschwinden.

Die relativ hohen kurativen Dosen sind nach ALBRECHT[6] durch den Lipotropismus des Präparates bedingt. Die Minimalheildosis des Jodobismitols beträgt 40 mg, entsprechend 8,6 mg metallisches Wismut/kg Körpergewicht (HANZLIK[1]).

Kolloidales Wismutsulfid (Bi$_2$S$_3$) hat eine Dosis tolerata von 0,04, eine Dosis toxica von 0,06 g/kg Körpergewicht bei intravenöser Injektion. Es ist dem Kaliumwismuttartrat nicht gleichwertig. Die halbe Toleranzdosen, 3mal in 8tägigen Abständen injiziert, bewirken nur vorübergehend klinische Besserung (WAKERLIN[1]). Auch Wismut-Sulfarsenit (BiAsS$_3$) mit einer Toleranzdosis von 0,005 und einer toxischen Dosis von 0,1 g pro kg Körpergewicht ist, als prophylaktisches Präparat zumindest, unwirksam.

Perorale Behandlung luischer Kaninchen mit metallischem Wismut, in Form von Wismutrat, Wismut-Natrium-Eisencitrat, Kaliumwismuttartrat ist nach KEMP[1] u. Mitarb. und KOLMER[9] u. Mitarb. wenig und nur mit subletalen Dosen wirksam, obwohl das metallische Wismut relativ bald im Urin nachweisbar ist.

SHAWER u. Mitarb. (umfassende Literaturangabe) haben bessere Erfahrungen bei der peroralen Wismutbehandlung mit Sobiminol, einem Gemisch aus Natriumwismutat, Triisopropanolamin und Prophenylglykol in Wasser:

3mal wöchentlich durch 5 Wochen je 3,3 ml, das entspricht 22,2 mg Wismut je ml peroral. Gesamtmenge 1099,5 mg Wismut je kg Körpergewicht; 118—247 Tage nach Absetzen der Behandlung zeigte die Poplitealdrüsenpassage bei 6 unter 12 Tieren ein negatives Ergebnis, d. h. die Tiere waren geheilt.

Die Einreibungsbehandlung mit Wismut. Die Verträglichkeit der Einreibungs-behandlung mit Wismutkaliumtartrat ist nach Kolmer[8] sehr gut, die Heil-wirkung gleich Null. Ko[4] erhält mit Wismutorganosolsalbe nach vorüber-gehender Verschlechterung Heilung, nachgewiesen durch Tierpassagen von Lymphknoten.

Gold. Goldsalze wirken nach Turner[8] in großen Dosen treponemizid.

Als Minimaldosis fanden Ohasi[1] u. Mitarb. für Solganal B 0,0125, für Solganal 0,01, für Lopion 0,25 g (Neosalvarsan 0,004 und Myosalvarsan 0,005 g) je kg Körpergewicht. Eine Mischung von Gold mit Salvarsan steigert die Wirkung. Nach Yamamoto[9] beträgt die Dosis für das Solganal B 0,025 g, der chemotherapeutische Index für Solganal ist 1:180, für Gurgol 1:10, Gurgol hat eine prompte therapeutische und prophylaktische Wirkung, auch beim Menschen (Yamamoto[10]).

Quecksilber. Ko[1] verwendet das Quecksilber mit gutem Erfolg als Ein-reibung zur Prophylaxe 4 Tage vor der Exposition. Als Therapeuticum wirkt Quecksilber als 10%-Einreibung ebenfalls zufriedenstellend. Als unangenehme Nebenwirkung wird auch bei Kaninchen eine Dermatitis beobachtet (Ko[2]). Größere Mengen intraperitoneal erzeugen Albuminurie (Miyahara). Eine 10%ige kolloidale Lösung einer Quecksilberverbindung des salicyl-allylamid-essigsauren Natriums mit 3% 1,3-Dimethylxanthin bewirkt in der experimentellen Kaninchen-lues eine raschere Resorption der luischen Manifestationen (Funabashi[7]).

Kolloidale Metallsulfide. Kolloidales Hg-Sulfid (Hg-Gehalt 86,21%, Dos. tol. 0,03 g, Dos. tox. 0,04 g/kg bei intravenöser Injektion) bewirkt mit $^1/_{15}$—$^1/_{10}$ der Toleranzdosis, in halbwöchigen Abständen 12mal verabfolgt, völlige Heilung. Nach Wakerlin[1] ist die Heilkraft des Hg-Sulfids größer als die der anderen Quecksilberpräparate.

Kolloidales Wismutsulfid, s. Wismut S. 73.

Kolloidales Kupfersulfid: (CuS Dos. tol. 0,01, Dos tox. 0,02 g intravenös) und Cu-sulfarsenit ($Cu_3As_2S_6$ Dos. tol. 0,03, Dos. tox. 0,04 g) haben nur geringe Heil-wirkung.

Mervenol ist ein Gemisch von Hg- und Cu-Sulfid (Dos. tol. 0,02, Dos. tox. 0,03) und wirkt sehr gut antiluisch, wahrscheinlich durch den Gehalt an Hg-Sulfid. Die Schutzkolloidlösung selbst hat nachgewiesenermaßen keinen thera-peutischen Effekt auf die Kaninchenlues.

Bleisalze. Blei wirkt als 1%iges, basisch kohlensaures Blei toxisch. 1% Blei-acetat beeinflußt die Kaninchenlues — nicht die Trypanosomen oder Recurrens-spirochäten — bis zur Heilung innerhalb 5—6 Wochen. Das Bleiacetat hat nach Kumasawa keine spirochätizide Wirkung. Der Heileffekt kommt durch Dauer-wirkung (spirochätostatische Wirkung?) zustande.

Strontium. Das organische Strontiumsalz „Biostron" enthält in 10%iger Lösung 6% Strontium. In vitro wirkt es in einer Verdünnung von 1:20 T.p.-immobilisierend. Im Organismus kann nur eine Konzentration von 1:1000 erreicht werden. Die Behandlung der Kaninchenlues ist daher erfolglos. Lorant erklärt sich den Heilerfolg bei Tabes dorsalis und menschlicher Lues durch eine unspezifische Wirkung.

Vanadium ist in isotoner und blutalkalischer Lösung nicht stark toxisch.

Schlorf erklärt sich die geringe Toxicität des Vanadiums damit, daß es als ein im Organismus vorkommendes Element körperfreundlich ist.

Als katalytisch wirkendes Element zeigt es schon in relativ kleinen Dosen einen therapeutischen Effekt, wenn es längere Zeit hindurch gegeben wird.

d) Sonstige Stoffe

Gallium bringt bei Schankerkaninchen die T.p. innerhalb von 3—4 Tagen zum Verschwinden und den Primäraffekt zur Abheilung. Als Oxyd ist das Gallium therapeutisch unwirksam (LEVADITI[7] u. Mitarb.).

Schwefel (Sulfosin) zeigt nach CHRISTIANSEN keinen therapeutischen Effekt bei der Kaninchensyphilis, sondern bewirkt lediglich eine gewisse Abschwächung des Krankheitsverlaufes (Go).

Sulfonamide (Prontosilum album = Sulfanilamid = 4-amino-phenylsulfonamid) ist ebenso wie Protonsil bei der Kaninchenlues völlig wirkungslos und zeigt auch in vitro keinen immobilisierenden Effekt (CAMPELL).

Radioaktiver Phosphor. Die Verteilung des P^{32} geht im Körper gleichsinnig mit der Verteilung der T.p. vor sich (MIZUMOTO[1, 2]), doch scheint der Phosphor lediglich die Seroreaktionen zu beeinflussen.

MIURA u. Mitarb. beobachten sowohl beim Menschen bei seroresistenter Lues, als auch bei Lueskaninchen ein Schwanken der Seroreaktionen nach Verabfolgung radioaktiven Phosphors.

Die Titeränderung der Seroreaktion wird nur durch den radioaktiven Phosphor verursacht (MIZUMOTO[2] u. Mitarb.). Penicillin wird in seiner Wirkung durch das P^{32} verstärkt.

Jod. Jod allein hat nur schwache treponemizide Wirkung (TURNER[8] u. Mitarb.). In Kombination mit anderen Präparaten wirkt es synergistisch.

Chinin wirkt auch im Kaninchenversuch sehr gut auf die Keratitis parenchymatosa (SCHERESCHEWSKIJ[3]).

Germanin. Mehrmalige Injektionen größerer Dosen bewirken nach KOLMER[3] nur eine ganz geringe Beschleunigung des Verschwindens der T.p. und der Rückbildung des Primäraffektes.

e) Kombinierte Behandlung

Arsen mit Wismut. Das Bismarsen hat bei weißen Ratten eine Dos. tol. von 400—500 mg/kg. Eine einzige Injektion von 10—15 mg Bismarsen je kg genügt zur Heilung der Kaninchensyphilis. Da die therapeutische Wirkung bedeutend größer ist als die des Salvarsans (20 mg/kg intramuskulär, 16—18 mg/kg intravenös), leiten RAIZISS[2] u. Mitarb. daraus den Schluß ab, daß Wismut bedeutend wirksamer ist als das Salvarsan.

Tryparsamid mit Wismutsubsalicylat. Die Dos. cur. des Wismutsubsalicylats von 0,008 g/kg ergibt mit $1/_{12}$ der Dos. cur. des Tryparsamids keine Wirkungssteigerung (KOLMER[18]).

Penicillin mit Streptomycin ist nach STERZI therapeutisch sehr wirksam. STERZI[11] erklärt sich die gute Kombinationswirkung dadurch, daß das Penicillin auf die Teilungsphase (33 Std), das Streptomycin auf die Ruhephase des T.p. wirkt.

Penicillin mit Mapharsen und Wismutsalicylat. Sowohl Mapharsen als auch Wismutsalicylat haben eine gute synergistische Wirkung auf das Penicillin, wobei Mapharsen noch besser wirkt als Wismut (KOLMER[20] u. Mitarb.). In vitro wird Penicillin durch Neosalvarsan zum Teil inaktiviert (HEITE[1]), in vivo (Mäuseversuch) summiert sich die Wirkung.

Penicillin und Hydragyrum beeinflussen sich gegenseitig im günstigen Sinne (KOLMER[21] u. Mitarb.).

Penicillin und Wismut. Das Wismut-Penicillin ist eine weiße, kristallinische Substanz: ein 3wertiges Wismutatom ist an 3 Penicillin-Reste gebunden (Wismut-Tripenicillat). Es ist in der Behandlung der Kaninchenlues doppelt so wirksam, wie ein in Öl und Wachs suspendiertes G-Penicillin-Natrium (Monash u. Mitarb.). Auch die einfache Kombination der Penicillin-Behandlung mit Wismut erfordert wesentlich niedrigere Dosen als Wismut bzw. Penicillin allein (Levaditi[80] u. Mitarb.). In vitro hat das Wismut (Bismogenol) eine penicillinschädigende Wirkung (Lehmann). Auch durch Hg-succinimidatum kann die Penicillin-Dosis reduziert werden. Da auch Jodkali einen ähnlichen Effekt hervorbringt, ist nach Kolmer[21] u. Mitarb. die beste Kombination durch Hg-Penicillin-Jodkali gegeben.

Auch die Kombination mit Jod-Natrium ist nach Kolmer[20] u. Mitarb. auf Grund ihrer Kaninchenexperimente vor allem für die Spätformen der Lues geeignet. Eine der kombinierten Behandlung 4 Wochen vorausgehende reine, Jodmedikation scheint dabei von Vorteil zu sein (Kolmer[19] u. Mitarb.).

Terramycin und Wismut. Ein synergistischer Effekt kann nicht festgestellt werden. Die klinischen und mikroskopischen Untersuchungsergebnisse zeigen eine gute Kombination der beiden Präparate, jedoch bei den meisten Tieren keine Sterilisierung (Levaditi[84] u. Mitarb.).

f) Seltene Behandlungsmethoden

Natrium-Rhodium-Chlorid hat nach Jahnel[16] einen hohen therapeutischen Effekt auf die Lues, nur ist es sehr teuer.

In vitro haben die Rhodiumsalze keine sichtbare treponemizide Wirkung, werden sie jedoch dem Kaninchen injiziert, dann verschwinden die T. p. innerhalb von 12—23 Std aus den Läsionen. Mit einer Injektion von 0,05 g/kg wird beim Kaninchen klinische Heilung ohne Rezidiv erreicht (Pavanati[4]). Pavanati[5] untersucht Rhodiumchlorid, Rhodium + Kaliumchlorid und Rhodium + Lithium, und konnte auch beim Menschen prompte Wirkung beobachten.

Indium und Indiumchlorid ist bei der experimentellen Syphilis des Kaninchens wirkungslos, hat aber trypanozide Eigenschaften ohne Dauerheilung bei der Maus (Jahnel[17]).

Histoxin wirkt nach Go auch in großen Dosen (4 ml/kg subcutan täglich) in keiner Weise auf die Kaninchenlues.

Schlangengifte. Kobragift hat auf das luische Geschehen keinen Einfluß (Jahnel[16]). Auch das Gift der Vipera ammodytes — es hat eine andere Beschaffenheit als das Kobragift — ist wirkungslos.

Der Einfluß auf die Schmerzzustände bei Tabes dorsalis ist auf die analgetische Wirkung der Gifte zurückzuführen (Jahnel[18]). Von Jahnel wurde außer dem Kobra- und Ammodytesgift noch das Gift der Bungarum-Pama, der Lanzenschlange und der Levanteotter geprüft. Weder in vivo noch in vitro ist ein Effekt auf das T. p. zu beobachten (Jahnel[19]).

Vaccine. Die Spirochätenvaccine von Hilgermann aus Kulturtreponemen hat nach den Erfahrungen von Kertesz[12, 13] bei intraoculär in die vordere und hintere Augenkammer geimpften Kaninchenalbinos in 90% einen deutlichen kurativen Effekt. Klinische Manifestationen und Seroreaktionen zeigen Rückbildung, prophylaktisch angewendet, intravenös und subcutan erreicht man durch die H.-Vaccine bei Kaninchen das Ausbleiben oder einen milderen Verlauf der Erscheinungen.

Winterschlaf. Da während des Winterschlafes bei manchen Säugetieren (Haselmaus, Igel, Siebenschläfer) die Syphilis völlig ausheilt, versuchte Jahnel[16] einen dem Winterschlaf ähnlichen Zustand bzw. die Umstände des Winterschlafes am Kaninchen zu erproben. Da die Erniedrigung der Körpertemperatur, 14 bis 21 Tage Hungerperiode, Blutzuckererniedrigung durch Synthalin oder Depot-Insulin keinen Einfluß haben, nimmt Jahnel einen anderen beim Winterschlaf vorkommenden Faktor für die Heilung der Syphilis an. Wahrscheinlich ist aber die beim Winterschläfer sehr erniedrigte Temperatur auf unter $+4^0$ C ausschlaggebend (s. S. 13).

Spontanheilung. Nach BROWN gibt es ohne Behandlung nur eine klinische, nie eine biologische Heilung, d. h. im Wirt sind immer noch T.p. zu finden. GASTINEL[26] u. Mitarb. beschreiben Spontanheilung nachgewiesen durch Tierpassage bei 2 Jahre alter Kaninchenlues.

g) Die Spätsterilisation

KOLLE[4] u. Mitarb., GASTINEL[20] u. Mitarb. und STREMPEL[2] glauben an die Möglichkeit der Sterilisierung* der Spätlues bei Kaninchen. Die Drüsenpassage hat nach KOLLE[4] u. Mitarb. nur bedingten Wert, d. h. nur das positive Ergebnis ist verwertbar. Die Immunität gegen homologe Nachimpfung bleibt jedenfalls bei spätluischen Tieren trotz Behandlung lebenslänglich bestehen. Die Drüsenverimpfung ist ein Jahr nach der Salvarsanbehandlung in 28% positiv. BESSEMANS[26] u. Mitarb. kommen auf Grund ihrer Versuche zu der Überzeugung, daß eine Sterilisierung bei Spätlues nicht möglich ist. Nach WORMS[2], STERZI[10] und SCHLOSSBERGER[2] u. Mitarb. ist das Problem der Spätsterilisierung nicht geklärt, aber eher im negativen Sinne auszulegen. Die negativen Überimpfungsergebnisse von MANTEUFEL[3] u. Mitarb., immerhin 145 Tage nach der letzten Neosalvarsaninjektion, können jedoch kaum durch Neosalvarsanfehler (s. S. 78) verursacht sein. Wenn man aber bedenkt, daß es unter den antikörperbeladenen T.p. Individuen gibt, die nicht immobilisiert werden, dabei an Virulenz verlieren und resistent gegen Antikörper und treponemizide Substanzen werden (FRIBOURG-BLANC[1, 2] u. STERZI[10]), ist die Unmöglichkeit einer Spätsterilisierung vieler Fälle ohne weiteres verständlich, abgesehen davon, daß den T.p. durch den sklerosierenden Prozeß des luischen Geschehens Schlupfwinkel geboten werden, die den Körpersäften als Träger der Abwehrstoffe und Medikamente nur schwer zugänglich sind.

10. Immuintät

Eine *echte, absolute* (MATSUMOTO[2]) Immunität besteht dann, wenn der Wirt erregerfrei ist und trotz Einsaat des Erregers erregerfrei bleibt, d. h. den eindringenden oder eingedrungenen Erreger restlos vernichtet (KOLLE[6] u. Mitarb.).

Nach MATSUMOTO[2] ist eine prinzipielle Unterscheidung zwischen dem Zustand einer Schankerimmunität, ohne daß das Eindringen der T.p. verhindert wurde, und der sterilisierenden Immunität nicht zulässig. Seiner Ansicht nach handelt es sich um eine graduelle Abstufung einer aktiven Immunität.

Keine Immunität bedeutet Schankerbildung, partielle Immunität bedeutet symptomlose Infektion und absolute Immunität bedeutet vollständige Vernichtung des Erregers. Diese 3 Gruppen können natürlich die entsprechenden Übergänge und Überschneidungen bieten, wobei noch verschiedene Faktoren, wie sie aus der experimentellen Syphilis bekannt sind, eine Rolle spielen.

Die Immunität steht nach MATSUMOTO in Zusammenhang mit den spiroziden Stoffen im Serum: negativer Tierversuch bei Inoculation von T.p., die mit Patientenserum inkubiert worden waren.

Um eine Immunität experimentell zu erzeugen oder zu prüfen, muß die biologische Heilung, die Sterilität des Wirtes mit Sicherheit nachgewiesen werden können. Die Organ- und Drüsenverimpfung auf andere Tiere hat, wie bereits betont wurde, nur bei positivem Ausfall praktische Bedeutung. Einer negativen Tierpassage könnte allenfalls nur dann eine Bedeutung zukommen, wenn der Wirt als Ganzes, d. h. sämtliche Gewebe des Wirtes feinst emulgiert, im Tierversuch geprüft würde. Da das praktisch nicht möglich ist, müssen wir uns mit den negativen Befunden der Lymphdrüsen-Tierpassage zufrieden geben und

---

* Als Kriterium gilt nach KOLLE[4] u. Mitarb. das Angehen der homologen Reinfektion.

versuchen, durch eine um so größere Zahl von Experimenten, das Sicherheitsmoment der Heilungsdiagnose zu vergrößern. Der Versuch des Nachweises der echten Immunität müßte daher so ablaufen: 1. Nachweis der sicheren Luesinfektion beim Versuchstier, 2. intensive Behandlung oder Zuwarten bis zu einer evtl. Spontanheilung, 3. Nachweis der Sterilität der Lymphdrüsen durch möglichst zahlreiche Tierpassagen, 4. neuerliche Inoculation mit weitgehender Sicherheit bezüglich Virulenz des Erregers, d. h. die Kontrollen müssen alle infiziert werden, 5. Nachweis der weiterhin bestehenden Sterilität des Wirtes wie Punkt 3.

Neosalvarsan-Fehler. Eine vor allem von Gastinel[20] u. Mitarb. erwähnte Fehlerquelle für Punkt 3 (Nachweis der Sterilität) ist die Toxizität des Gewebes infolge noch nicht restlos ausgeschiedener spirozider Präparate, vor allem Arsenikalien. Dadurch kann eine echte Immunität vorgetäuscht werden. Alle experimentellen Arbeiten, die auf eine Heilung durch Salvarsan aufbauen und diese Fehlerquelle nicht durch ein genügend langes Intervall zwischen Behandlungsende und Sterilitätsprobe vermeiden, sind daher nicht verwertbar. Dazu gehören: Kolle[2] u. Mitarb., Watanabe[3], Tani[3] u. Mitarb., Raynolds, Vasarheli[5], Manteufel[3] u. Mitarb., Gastinel[18] u. Mitarb.*, Kato[9]*.

Aus den wenigen exakten und daher brauchbaren Arbeiten geht aber eindeutig hervor, daß es auch bei der Lues, wie bei jeder Infektionskrankheit, eine echte Immunität gibt (Strempel[2], Gastinel[24] u. Mitarb.), daß ihre Dauer begrenzt ist (Gastinel[11, 20] u. Mitarb., Pavlov und Grossmann[2, 3]) und daß jede Immunität letzten Endes durch eine entsprechende, massive Einsaat (Grossmann), wie sie aber außerhalb des Experiments nicht vorkommt, durchbrochen werden kann.

Daher auch die entsprechenden Versuchsergebnisse von Kolle[2] u. Mitarb. und die Konsequenz, die daraus gezogen wurde (Kolle u. Mitarb.), nämlich, daß bei der Syphilis nur von einer Infektionsimmunität gesprochen werden könne (Kolle u. Mitarb.).

Dauer der echten Immunität und Konsequenz aus einer verlängerten Immunität (Nichtheilung). Die echte Immunität ist nur von begrenzter Dauer. Geht nach einer bestimmten Zeit — nach Gastinel nach 2 Jahren — eine neuerliche Einsaat von standardisierten Keimen nicht an, dann handelt es sich um eine Infektionsimmunität. Sicherlich besteht auch bei der echten Immunität ein individueller Unterschied. Über einen bestimmten Zeitraum hinaus ist aber dann das Untersuchungsergebnis mit an Sicherheit grenzender Wahrscheinlichkeit verwertbar.

Ausbildung der Immunität, Faktoren. Wahrscheinlich aus der Beobachtung heraus, daß schlecht behandelte Lues eher zu Rezidiven neigt, hat sich die Auffassung eingebürgert, daß die Ausbildung der Immunität durch niedere Dosierung der antiluischen Präparate verhindert wird. Die Versuche Schambergs[2] konnten in dieser Hinsicht beruhigen. Diese Immunität ist sogar sehr ausgeprägt und besonders lange vorhanden, da es sich ja um eine Infektionsimmunität handelt.

Die Ausbildung der Immunität hängt nicht von der T. p.-Menge ab, jedoch wird das Tempo der Ausbildung in einem gewissen Sinn vom Ort der Inoculation bzw. vom Sitz der Primärsklerose bestimmt. Nach subcutaner Impfung und bei Ausbildung eines Hautschankers ist die Immunität in kürzerer Zeit zu erwarten, als z. B. nach intratesticulärer Impfung. Die Immunität scheint nach Uhlenhut[3] u. Mitarb. — im Beginn der Erkrankung wäre noch hinzuzufügen — im besonderen Maß an die Entwicklung des Primäraffektes gebunden zu sein und wird durch vorzeitiges Entfernen des Schankers verzögert (Pawlow u. Mitarb.). Die Lues generalisiert dann besonders ausgedehnt. Diese „Bedingung durch den Schanker"

---

* Kato u. Gastinel wollen den Salvarsanfehler durch Kontrolltiere, bei denen nach derselben Zeit nach Neosalvarsanbehandlung eine Inoculation anging, ausschalten. Das ist aber nicht dasselbe wie die Prüfung der Sterilität durch Lymphknotenpassage. Die Neosalvarsanfehlerquelle ist nach Gastinel[20] u. Mitarb. innerhalb der ersten 10 Monate nach Beendigung der Behandlung zu beobachten.

ist auch nur quantitativ zu verstehen. Auch eine symptomlose Lues entwickelt Immunität (GROSSMANN[1]), wenn auch etwas später. Die Berichte über „Heilung" der experimentellen Syphilis durch lebende Rattenbißspirochäten sind lediglich ein Beweis für den kurativen Effekt des Rattenbißfiebers (KOBAYASHI u. TAKAGI cit. nach KOBASHI) (7—8 Wochen bei 40—41,5⁰ C) auf die klinischen Manifestationen, jedoch nicht für die Entwicklung der Immunität.

Beginn und Dauer der Immunität. Nach YAIDA[1] beginnt die Immunität gegen den homologen Stamm bei subcutaner Inoculation 3 Wochen, bei intratesticulärer Inoculation 1 Monat nach der Impfung. SHIME[3] verhindert die Ausbildung der Immunität, wenn er 30 Tage nach der Infektion sterilisiert. Nach STERZI[10] beginnt bei intratesticulärer Inoculation die homologe Immunität nach 50, bei einseitiger Inoculation nach 70 Tagen, bei symptomloser Lues nach 100 Tagen. TANI[3] u. Mitarb. finden bei 98 Tagen alter neosalvarsanbehandelter Lues, wenn vom Neosalvarsanfehler abgesehen wird, eine Immunität dem homologen Stamm gegenüber in 83,5%, dem heterologen Stamm gegenüber in 59,3% der Fälle. Es müßte daher bei der Angabe über Immunität wenigstens im Kaninchenversuch immer auch angegeben werden, gegen was sich die Immunität — homolog oder heterolog — richtet.

Nach ARNOLD[2] u. Mitarb. besteht der größte Schutz 6 Monate nach dem Ausbruch der Frühsyphilis. Nach STERZI[10] hält die Immunität beim Kaninchen mindestens 900—1000 Tage an, nach GASTINEL[23, 25] u. Mitarb. etwa 800 Tage bei behandelter, frischer Lues, 10 Monate bei behandelter alter, latenter Lues; nach 24 Monaten ist die Immunität weitgehend geschwunden. Bei unbehandelten Tieren beobachten GASTINEL[25] u. Mitarb. nach Eintritt der Spontanheilung, etwa 2 Jahre nach der Infektion, eine Immunität durch 10 Monate bis mehrere Jahre dem homologen Stamm gegenüber (GASTINEL[26] u. Mitarb.). Mit heterologen T. p.-Stämmen ist eine Reinfektion nach der „Heilung" jederzeit durchführbar.

a) Superinfektion und Nachimpfung

In den Berichten über die Immunitätsforschung werden die Begriffe Superinfektion und Reinfektion nicht immer auseinandergehalten. Wenn unter *Superinfektion* eine neuerliche Inoculation des gleichen Erregers nach dem Angehen einer Infektion verstanden ist, dann beziehen sich alle Berichte über Immunitätsversuche auf eine Schanker- bzw. Infektionsimmunität.

Unter *Nachimpfung* wird eine neuerliche Inoculation noch vor dem nachweisbaren Haften einer Infektion verstanden. Der Begriff der *Reinfektion* hingegen soll ausschließlich dann angewendet werden, wenn die Heilung von der vorangegangenen Infektion feststeht.

Die Superinfektion. Die Klinik der Superinfektion zeigt ein charakteristisches Bild. SHIME[1] erhält nach intravenöser Superinfektion 5—6 Wochen nach der Erstimpfung im Stadium der Schankerresorption hier eine entzündliche ödematöse Schwellung, die 5 Wochen hindurch eine Ausbreitung und nach 50—80 Tagen wieder Resorption zeigt.

Superinfektion gelingt nach ORLOV[2] mit homologen Stämmen innerhalb eines Monats nach der Ansteckung in 93%, zwischen 1—2 Monaten in 67%, zwischen 2—3 Monaten in 35% und zwischen 3—4 Monaten in 2% der Fälle, auch wenn die Seroreaktionen positiv sind und in allen Luesstadien (MESCHESKIJ u. GRIGORIEFF[2]). Zwischen dem 4. und 20. Monat kommt es zu einer symptomlosen Lues (BESSEMANS[26] u. Mitarb.). Bei Nullern und intracorneal geimpften Tieren geht auch zwischen dem 4. und 20. Monat in 14,8% bzw. 40% der Fälle die Superinfektion an. Mit heterologen Stämmen erhält ORLOV zwischen 4 und 24 Monaten in 24% der Fälle positive Resultate.

Die Nachimpfung. MISAIZU[2] setzt sofort bzw. 7, 15, 30 und 50 Tage nach der intracutanen Impfung eine intravenöse Nachimpfung. Wird sogleich nach der intracutanen Inoculation nachgeimpft, dann kommt es nach MISAIZU[1, 2] 46 Tage nach der Infektion zu zahlreichen generalisierten Papeln, Keratitis und Nasentumor. Wird die Nachimpfung erst nach 7—15 Tagen gesetzt, dann kommt es nur zu Keratitis und Nasentumor. Die Papeln treten nur in der Umgebung der Primärläsion auf. 30 Tage nach der Inoculation gesetzte intravenöse Nachimpfung führt nur zu einer Vergrößerung der Primärläsion. Wird nach 50 Tagen nachgeimpft — bereits ausgebildete Immunität —, dann ist weder eine Generalisierung noch eine lokale Reaktion zu erwarten. Der Prozentsatz positiver Angänge nimmt nach KATO[4] mit wachsendem Zeitabstand von der Erstinfektion ab, fällt nach KATO[4] sogar auf 0% 36 Tage nach der Erstimpfung. Wenn in 15tägigen Abständen die Nachimpfungen wiederholt werden, dann findet SCHUHMACHER einen Angang der Infektion bis zum 90. Tag. Wird mit der Nachimpfung erst später begonnen (am 105. Tag), dann erhält SCHUHMACHER[4] noch positive Ergebnisse 135 Tage nach der Erstinfektion. YAIDA[1] erhält nur innerhalb von 3 Wochen ein Angehen der Nachimpfung.

Auch nach intratesticulärer Erstimpfung geht die Nachimpfung nur innerhalb eines Monates an. Die Zahl der vorangegangenen Erstimpfungen scheint für den Angang der Nachimpfung, d. h. für die Immunitätslage, von Bedeutung zu sein. Die Schanker werden dabei immer kleiner, die Inkubationszeit wird kürzer (SCHUHMACHER[4], STERZI[10]). YAIDA[1] kann keinen großen Unterschied feststellen. KATO[10] beobachtet keinen Unterschied in den Inkubationszeiten, wohl aber auffällige Differenz in der Größenentwicklung und Dauer der Impfschanker ($2^{1}/_{2}$ cm Durchmesser und 30—60 Tage Bestand, nach der 6. Impfung 0,3—0,5 cm Durchmesser und 10—20 Tage Bestand). Wird primär intravenös inoculiert (SHIME[5]), dann treten die metastatischen Läsionen um so später und um so schwerer auf, je früher intracutan nachgeimpft wird. Besonders schwere metastatische Veränderungen zeigen sich bei Tieren, deren Erstimpfung intravenös und intracutan erfolgt war. Wird die Nachimpfung zu einer Zeit durchgeführt, da die Erstinfektion bereits haftet, dann ist sie bereits zur Gruppe der *Superinfektionen* zu rechnen.

125—918 Tage nach intratesticulärer oder subscrotaler Impfung mit Ausbildung eines Primäraffektes implantiert HONDA[2] in eine Scrotalhälfte ein großes Hodensyphilomstück, die andere wird nach Scarifikation mit T.p. inoculiert. Alle 16 Tiere entwickelten über der Scarifikation einen Scrotalschanker, über dem Gewebsimplantat jedoch nur in 3 Fällen.

Homologe Superinfektion geht nach FREY bei 3 Monate alter Lues nicht mehr an. Der Stamm verliert seine homologe Eigenschaft auch nicht durch Kaninchen- oder Affenpassage.

b) Reinfektion

Die intravenöse Reinfektion löst nach MATSUMOTO (cit. nach SHIME[1]) eine Aufflammreaktion in der Narbe der Primärläsion aus. SHIME hält die Hautreaktion in der Impfnarbe nach intravenöser Reinfektion für ein allergisches Geschehen. Percutane Reinfektion durch Einlegen von T.p.-getränktem Material in den Präputialsack führt nach McLEOD[2] u. Mitarb. bei penicillinbehandelten Tieren 10 Tage nach Behandlungsende in 2 von 22 Fällen, 6 Monate nach Behandlungsende in 4 von 15 Fällen und 8 Monate nach Behandlungsende in 2 von 20 Fällen zum Angehen der Infektion. Positive heterologe Reinfektion zeigt nach STERZI[10] eine Tendenz zur Ulcus- und Nekrosebildung. Ebenfalls als Reinfektion publizierte Versuchsergebnisse, wie die von McLEOD[2] u. Mitarb., wurden beschrieben von MISAIZU[6], SHIME[2], OFUJI u. Mitarb., KATO[6, 9], ARNOLD[1] u. Mitarb., GASTINEL[7] u. Mitarb.; sie sind aber, da vor der Zweitimpfung kein Sterilitätsnachweis durchgeführt wurde, nicht als Reinfektionsergebnisse verwertbar.

c) Auswirkung der Immunität auf das T.p.

GASTINEL[32] u. Mitarb. konnten zeigen, daß die Resistenz gegen eine Reinfektion nicht auf einer keimtötenden Wirkung beruht. Das eingebrachte T.p. bleibt 8—10 Tage virulent, es kommt jedoch nicht zur Ausbreitung des T.p. im Körper. Daß kein Zusammenhang zwischen spiroziden Antikörpern und Immunität besteht, konnten GASTINEL[28] u. Mitarb. daraus entnehmen, daß durch intravenöse Injektion abgetöteter Erreger wohl vorübergehend Immobilisierende Antikörper (IAK) gebildet werden, aber keine Immunität auftritt.

Durch subcutane Injektion von hitzeformolgetöteten* T.p. in 8tägigen Abständen erhalten GASTINEL[23, 38] u. Mitarb. wohl eine gewisse Überempfindlichkeit — kurze Inkubationszeit, große rasch ulcerierende Primäraffekte —, jedoch keine Immunität, ein Zeichen übrigens, daß zwischen Allergie und Immunität kein Zusammenhang besteht. Eine ähnliche Wirkung beobachtete RYTZ nach intravenöser Injektion von Flocken aus einer Flockungsreaktion. Er erreicht dadurch längere Inkubationszeit, kleinere und T.p.-ärmere Lues I-Manifestationen, weniger gut bewegliche T.p. und Generalisierung nur einmal unter 6 Fällen, bei den Kontrollen 3mal unter 6 Fällen. Ein Drittel der Erscheinungen heilte rascher ab als sonst. Es wurden mit den Flocken nicht nur Antikörper, sondern auch Antigen injiziert, und zwar Antigen-Antikörperkomplexe, die selbst wieder antigene Wirkung haben. Pasteurisierte Syphilomsuspension wird von DE LUCA[1] ohne immunisatorischen Effekt injiziert. Die Versuchsergebnisse von WAKERLIN[3] (negativer Wassermann, keine Immunität) sind wegen der zu geringen Antigenmengen (6 Mill. Keime) und der zu kurzen Zeit (nur 4 Tage hindurch) wohl verständlich, jedoch nicht verwertbar.

Der Bericht REYNOLDS', wonach die T.p. in den implantierten Syphilomstückchen in immunisierten Tieren nur 2 Tage virulent sind, ist wegen des Salvarsanfehlers nicht verwertbar. Ob es eine Immunität ganz ohne Antikörper gibt, ist fraglich. Werden trotz Immunität keine Antikörper nachgewiesen, dann kann der negative Antikörperbefund durch die Methode des Nachweises verursacht sein. So wie noch vor wenigen Jahren eine Immunität bei negativem Ausfall der klassischen Reaktion möglich war — trotz Vorliegens von Antikörpern (IAK) —, so beweist heute der negative Treponema pallidum Immobilisations-Test nicht, daß keine anderen Antikörper vorliegen. Eine gewisse vorübergehende Immunität kann nach WARING u. Mitarb. durch intramuskuläre Injektion großer Mengen toter, lyophil getrockneter T.p. erreicht werden: so behandelte Kaninchen reagieren auf Luesinfektion etwas schwächer als die Kontrolltiere (GASTINEL[38] u. Mitarb.). Ähnliche Beobachtungen wurden an Mäusen von McLEOD u. Mitarb.[6] mit Mapharsen und hitzegetöteten T.p. (2—8 Billionen Keime intravenös) gemacht. Die Mäuse bleiben weiterhin empfänglich für T.p. Infektion bei positivem Treponema pallidum Immobilisations-Test. Intracutane Injektion einer wesentlich kleineren Menge toter T.p. führt weder zur Bildung von IAK noch von Wassermann-Antikörpern. MOHR u. Mitarb. erhalten immer IAK durch Injektion toter T.p., toter T. cuniculi und pertenue. Reiter-Kultur-T., Mundspirochäten, Leptospiren und Borrelien verursachen nie IAK. Mit Kultur-T., 1 Std auf 60° C erhitzt und karbolisiert, sowie mit T.p.-haltigem Hodenpreßsaft 24 Std bei 37° C gehalten und formolisiertem Hodenpreßsaft erhalten KOLMER[2] u. Mitarb. ebenfalls keine Immunität. Der Mißerfolg wird von LEVADITI u. Mitarb. (cit. nach GASTINEL[38]) mit der technischen Durchführung erklärt, wie überhaupt eigentlich nur positive Ergebnisse verwertet werden dürften.

Eine anhaltende, aktive Immunisierung ist demnach trotz gebildeter IAK, weder durch tote T.p. noch durch lebende Recurrensspirochäten zu erreichen, sondern wird ausschließlich durch das T.p. und seine engsten Verwandten, dem Frambösie-T. und dem Bejel-T. erzielt (s. auch Frambösie und Immunität, S. 83).

---

* Die Hitzetötung muß vorsichtig erfolgen: 40—80 min bei 56° C erzeugt keinen Antigenverlust, bei 40 min 70° C erfolgt bereits deutlicher Antigenverlust.

d) Passive Immunisierung

Passive Immunisierung ist anscheinend nur durch Parabiose* möglich (Matsumoto[4]), nicht durch Blut- oder Serumtransfusion (Klauder u. Mitarb.); umgekehrt läßt sich Immunität durch Parabiose nachweisen (Krantz[5]). Auch das ist ein Hinweis, daß Immunität und Antikörper nicht dasselbe sind, sondern grundsätzlich etwas anderes bedeuten, denn Antikörperübertragung ist durch Bluttransfusion möglich und längst bekannt. Die Allergiebereitschaft läßt sich durch Parabiose nicht übertragen (Krantz[4]), was wieder ein Zeichen ist, für den mangelnden direkten Zusammenhang zwischen Antikörpern und Allergie.

e) Allergie und Immunität

Zwischen Allergie und Immunität besteht kein direkter, wohl aber ein ursächlicher Zusammenhang. Beiden gemeinsam ist die Antikörperbildung, doch kann trotz des Vorhandenseins von Antikörpern keine Immunität vorliegen (s. Transfusion von Antikörpern im Kapitel „Serologie der Syphilis" dieses Bandes), und trotz hoher Immunität die Allergie gar nicht oder nur rudimentär ausgebildet sein und umgekehrt, eine starke Allergie bei nur wenig Immunkörpern im Serum vorliegen. So dominiert z. B. beim Kaninchen die Immunität, beim Menschen die Allergie (Pavlov). Durch lokale Injektion pasteurisierter T. p. kommt es nicht zur Immunisierung, sondern als Zeichen der Allergie zur Ausbildung besonders großer Syphilome (de Luca[1]). Zu einem bestimmten Zeitpunkt scheinen bereits Abbaukörper, vielleicht auch nur ein unspezifisches Trauma, eine gewisse treponemophile Umstimmung im Gewebe zu erzeugen.

Ermilov u. Mitarb. beobachten bei frühluischen und spätluischen Kaninchen nach Injektion von sterilem T.p-Filtrat durch Chamberland-Kerzen in den klinisch gesunden Hoden die Bildung eines Granuloms mit *positivem* T.p.-Befund. Deshalb ist es unrichtig, als Heilungskriterium das Angehen einer Infektion zu betrachten (Ermilov u. Mitarb.).

Die Immunität wieder ist nicht abhängig von einem allergischen Geschehen. Als Beweis dafür möge die Immunität bei Nullern und die lebenslang bestehende Infektionsimmunität bei symptomloser, scheinbar spontan geheilter Lues gelten. Die histologischen Untersuchungsergebnisse von Rich u. Mitarb., nämlich das Fehlen entzündlicher Erscheinungen auch mikroskopisch am Ort der Reinoculation, zeigen lediglich, daß bei Immunität keine Allergie vorliegen muß.

f) Schankerimmunität

Die Schankerimmunität, d. h. das Ausbleiben eines Primäraffektes im Anschluß an eine Reinfektion, aber auch an eine Superinfektion, ist nach Kolle[6] u. Mitarb. nur als Ausdruck einer lokalen Hautimmunität anzusehen, die mit echter Immunität nichts zu tun hat. Schankerimmunität wird nach Ansicht von Kolle[6] u. Mitarb. im Kaninchen nur gegen den homologen T.p.-Stamm erzeugt. Der Mensch erwirbt die Schankerimmunität gegen alle T.p.-Stämme. Die T. p. können infolge der cellulären Abwehr lokal nicht haften. Bei entsprechender Überempfindlichkeit kommt es zur Ausbildung reaktiver Manifestationen, in welchen das T. p. jedoch nicht vernichtet, sondern, nur zum Teil, zurückgehalten wird.

Wird der Primärschanker exstirpiert, dann treten bei 7 unter 20 Kaninchen Rezidivschanker auf (Brandt[4]). Grossmann[1] erklärt sich diese Tatsache mit einer Verzögerung der Abwehrfunktion durch vorzeitiges, teilweises Entfernen des auslösenden Reizes. Das von Speransky, Merkoulof (beide cit. nach

---

* Bei Sugiwaka finden sich technische Angaben mit Abbildungen.

ISRAELSON u. Mitarb.[1]) u. ISRAELSON[1] u. Mitarb. beobachtete Phänomen, daß multiple Infektionen keine Schankerbildung bewirken, ist mit der Folge eines zu starken Reizes nur mangelhaft erklärt und scheint eher mit einer starken, lokalen Abwehr in ursächlichem Zusammenhang zu stehen. Daß die Schankerimmunität lebenslang bestehen bleibt (KOLLE u. Mitarb.[4, 5]), trifft wohl kaum für das Kaninchen, noch weniger für den Menschen zu. (Siehe auch: Allergie und Immunität, S. 82, sowie „Versuch von ERMILOV u. Mitarb.")

g) Provokationen

Abgeheilte Lues- oder Frambösieefflorescenzen flammen nach homologer, Frambösieefflorescenzen auch nach heterologer intravenöser Injektion von T. p. bzw. T. pertenue wieder auf. Von MATSUMOTO[4] wird diese Beobachtung als eine Art Sanarelli-Schwarzmann-Phänomen erklärt. Auffallend ist, daß in den aufgeflammten Herden auch mehr T. zu finden sind.

SCHERESCHEWSKIJ[4] gibt eine Art chemischer Lymphdrüsenprovokation an: 6 Tage nach einer regionalen Injektion von 1 ml Azur I-Lösung schwillt der Lymphknoten bis zur Größe einer weißen Bohne an und kann dann gut getastet und punktiert werden.

OHMICHI untersucht die provokatorische Aktivität verschiedener Medikamente. Ein als „Bergnon-Stark" bezeichnetes Medikament bringt die bei gesunden Kaninchen manchmal positiven Seroreaktionen innerhalb von 3—24 Std zum Verschwinden. Auf luische Seroreaktionen hat dieses Medikament angeblich keinen Einfluß. Künstliches *Fieber* mit Sulfursol läßt das seronegative Kaninchenserum unbeeinflußt. Isoliert positive Meinicke-Klärungs-Reaktion und Murata-Reaktion werden evtl. negativ auch durch Pyrifer (OHMICHI[1]). Seronegative Kaninchen werden durch das Fieber nicht positiv. OHMICHI[3] nimmt an, daß durch das Fieber ein, die seropositiven Ausfälle verursachender, unspezifischer Faktor zerstört wird. Bei normalen, stärker unspezifisch positiv reagierenden Sera ist eine Herabsetzung der Viscosität, der Refraktion und des Albumingehaltes zu beobachten.

Nach OHASI[3, 4] ist der Provokationseffekt bei luischen Kaninchen durch *antiluische Präparate* (Myosalvarsan, Solganal) nicht befriedigend.

h) Immunität bei verwandten Treponematosen (Frambösie)

Die Immunitätsforschung erstreckt sich auch auf das Gebiet der *verwandten Treponematosen* und auf die *Differenzierung* verschiedener pathogener T. p. mittels der Immunkörper: So werden die Frambösieimmunität und die Syphilisimmunität von SCHÖBL[1] an Hand von Tierexperimenten genau untersucht. SCHÖBL[2, 4, 8] konnte die beiden Grundgesetze von BROWN u. PEARCE (cit. nach SCHÖBL[2]) bestätigen. Das Gesetz der umgekehrten Proportionen gilt nach SCHÖBL auch für die Frambösie:

Die Späterscheinungen der Erkrankung sind um so schwächer, je stärker die Frühmanifestationen waren und umgekehrt.

Das zweite Gesetz, das Gesetz der Reihenfolge, gilt jedoch nach SCHÖBL nur für die Syphilis:

Zuerst wird das Integument (Haut und Schleimhaut), dann werden mit großer Regelmäßigkeit nacheinander die inneren Organe, Blutgefäße und das Zentralnervensystem ergriffen.

Bei der Frambösie stehen Intensität der Früherscheinungen, Stärke der Immunität und Geschwindigkeit der Immunitätsausbildung in einem direkten Verhältnis zu der Zahl der Erreger. Das Gesetz beruht nach SCHÖBL[4, 8] darauf, daß die Gewebe zu verschiedenen Zeiten die Immunität erwerben und daß die T. p. nur in noch nicht immunem Gewebe Krankheitserscheinungen hervorrufen können.

Der Befall des Zentralnervensystems ist mit einer ungenügenden Immunisierung des Körpers, infolge eines milden Verlaufes der Frühsyphilis, zu erklären (es fragt sich nur, warum die Syphilis manchmal milde verläuft).

Die Immunitätsversuche wurden in Manila an Menschen und an Affen (Cynomolgus philippinensis) von Schöbl[5] u. Mitarb. angestellt. Der Frambösiestamm Kadagan war seit 1925 auf Affen gehalten worden, als Syphilisstamm wurde der Nichols-Stamm verwendet, der zwar bei Affen gut angeht, nach Schöbl aber nie ein Ulcus durum, sondern nur eine indurierte Papel hervorruft, die Lues mit Nichols-Stamm soll ebenfalls bei Affen serologisch milder als bei Kaninchen verlaufen (Schöbl[2, 7]). Es wurde festgestellt, daß das T. pertenue vom T. p. weder morphologisch noch färberisch noch kulturell zu unterscheiden ist. Der einzige Unterschied liegt im biologischen Verhalten des Erregers dem Wirt gegenüber.

Das T. pertenue ist ektodermotrop, nach Schoebl panblastotrop, das T. p. mesodermotrop, nach Schöbl[1] panblastotrop, mit vorwiegend mesodermalem Tropismus. Der Mutterherd bei der Frambösie ist ein weiches Papillom, die Generalisierung auf dem Lymph- und Blutweg (Schöbl) beschränkt sich auf das Ektoderm. Tiefer liegende Veränderungen entstehen nur per continuitatem, die inneren Organe bleiben frei.

Die Seroreaktionen zeigen nach Schöbl[5] bei Frambösieaffen und -kaninchen 2 positive Phasen, die durch eine Zeit des negativen Ausfalles getrennt sind. Die zweite Phase beginnt 6—7 Monate nach der Infektion. Klinisch kommt die seronegative Phase durch lokale Exacerbation mit bedeutend mehr T. pertenua, als je im Mutterherd gefunden wurden, zum Ausdruck. Diese Exacerbation kann durch Superinfektion mit dem T. p. oder auch nur durch Vaccination bei in Abheilung begriffenen, aber auch bei bereits abgeheilten frambösieimmunen Affen beobachtet werden. Die Syphilis-Antikörper bewirken ein früher einsetzendes Immunitätsstadium gegen Frambösie:

Schöbl[9] inoculiert das T. p. 2 Monate nach der Impfung mit T. pertenue. Die Syphilisinfektion geht an; die Immunität gegen Frambösie entwickelt sich aber nun bereits 4 Monate statt sonst 6 Monate nach der Inoculation.

Schöbl[9] erklärt sich dieses Phänomen mit dem rascheren Eindringen des T. p. in die tieferen Gewebsschichten, wodurch, wie auch bei der subcutanen Vaccination mit dem T. pertenue, die Antikörperbildung beschleunigt und verstärkt wird. Demnach wäre das T. pertenue von T. p. durch die raschere Ausbildung der Immunität nach Superinfektion mit einem sicheren T. p. zu unterscheiden.

Nach Schöbl[5] entsteht auch nach Impfung mit durch 60° C hitzegetöteten T. pertenua eine Kreuzimmunität. Auch nach Reasoner gibt es eine Kreuzimmunität zwischen Lues und Frambösie. Dieser Beobachtung der Kreuzimmunität stehen die Behauptungen von Kato[11] gegenüber, wonach wohl die Lues auch gegen Frambösie, nicht aber die Frambösie auch gegen Lues immunisiert. Es wird auch auf diesem Gebiet graduelle Unterschiede geben, die von den vielen am Anfang des Kapitels „experimentelle Syphilis" angegebenen Faktoren abhängen.

Takatsu[7] erhält z. B. nach Superinfektion einer 219—429 Tage alten Lues mit dem T. p. kein manifestes Angehen der Lues, mit dem T. pertenue nur in 6 von 10 Fällen ein Angehen der Frambösie.

Schöbl[3] unterscheidet die beiden T.-Arten durch die klinischen Manifestationen bei Inoculation auf Affen.

Bei der Frambösie der Kaninchen beschreibt Kertopati mit Krusten bedeckte Sekundärpapeln mit grünlich verfärbter Basis, ähnlich wie sie von Hoffmann cit. nach Kertopati[2] beschrieben wurden. Nach TAKAHASI liegt der maßgebliche histologische Unterschied nicht in der Orchitis bei Lues und Periorchitis bei Frambösie, sondern in der Verteilung der Treponemen. Die T. p. sind im Hodengewebe gleichmäßig verteilt und zeigen eine Affinität zu den Gefäßwänden und den Bindegewebsfasern (Mesodermophilie), die T. pertenua liegen in umschriebenen Anhäufungen. In den Primäraffekten der Haut findet sich bei Frambösie vorwiegend die Veränderung in der Stachelzellschicht, das luische Geschehen spielt sich vor allem im Corium-Bindegewebe und um die Blutgefäße ab (TAKAHASI[1]). FERRIS[1] u. Mitarb. weisen auf die bei Lues bekannte Vermehrung der Fibroblasten und des jungen Bindegewebes in der Sklerose hin.

McLEOD[3] u. Mitarb. finden im Kaninchenversuch gekreuzte Immunität nur bei unbehandelter Syphilis bzw. Frambösie. Werden diese beiden Treponematosen behandelt — 64 000 E Procain-Penicillin in Aluminiummonostearat je Kilogramm täglich durch 4 Tage, Wiederimpfung 6 Wochen nach Kurende, bei einer 7—10 Monate alten Treponematose (McLEOD[5]) —, dann findet sich bei Frambösie eine Immunität gegen Frambösie und kaum eine Immunität gegen Syphilis. Bei behandelter Syphilis findet sich eine Immunität gegen Syphilis und eine geringe Immunität gegen Frambösie. Der Treponema pallidum Immobilisations-Test ist immer positiv. (Wir konnten auch umgekehrt einen positiven T. pertenue Immobilisations-Test mit Syphilisserum beobachten.) Intracutan inoculierte und salvarsanbehandelte Frambösiekaninchen zeigen nach MISAIZU[4] ebenfalls keine Immunität gegenüber Lues, wohl aber eine Schankerimmunität.

Die generalisiert auftretenden Syphilispapeln erscheinen nach einer etwas längeren Inkubationszeit nach intracutaner Inoculation nach maximal 80 Tagen. Salvarsanbehandelte Lueskaninchen konnten ebenfalls die Generalisationserscheinungen nach Superinfektion mit Frambösie nicht verhindern, sondern lediglich die Inkubation verlängern.

Die intravenöse *Nachimpfung* bei intracutan inoculierten Frambösiekaninchen ergibt eine Verlängerung der Inkubationszeit, wenn 10 Tage nach der Erstinoculation nachgeimpft wurde. Nachimpfung 20 Tage nach der Erstinoculation führt zu erythematöser Reaktion im Primärherd und verhindert die Generalisation. Nachimpfung 30 Tage bis 50 Tage nach der Erstimpfung verursacht außerdem Aufflammen der erstinfizierten Stelle mit T. pertenue-Ansammlung. Die Reaktion ist um so deutlicher, je größer der Abstand zwischen Erst- und Zweitinoculation ist (MISAIZU[3]). Bei derselben Versuchsanordnung, jedoch mit T. p. durchgeführt, erhält MISAIZU[8] Allgemeinerscheinungen, wenn die Nachimpfung (Superinfektion) 41—45 Tage nach der Erstimpfung erfolgte. Eine zusammenfassende Übersicht über die Ergebnisse auf diesem Gebiet findet sich bei MATSUMOTO[2] und MATSUMOTO[3] (Monographie).

11. Allergie und experimentelle Syphilis

Auf Grund experimenteller Beobachtung ist anzunehmen, daß durch entzündliche Vorgänge im Gewebe, dessen Verhalten gegenüber einer nochmaligen homologen Infektion eine Änderung erfährt.

Beim Kaninchen treten ab dem 50. Tage nach der Erstimpfung nach einer kürzeren Inkubationszeit, also früher als sonst, Nekrosen auf (MATSUMOTO cit. nach GASTINEL[13, 16, 17, 35, 36] u. Mitarb.). GASTINEL u. Mitarb. beobachten bei 90 Tage alter Lues eine Schankerimmunität regelmäßig nur im Bereich der Erstimpfung. Auf der kontralateralen Seite entstehen manchmal nach der Zweitimpfung geschwürige Primärsklerosen, ähnlich einem Gumma, oder nach verkürzter Inkubationszeit nur kurze Zeit bestehende spirochätenhaltige Syphilome. Mit heterologem Stamm kann noch viel später Bildung einer exulcerierenden Primärsklerose ausgelöst werden. Auch arsenbehandelte Kaninchen können so reagieren.

Es handelt sich dabei um ein allergisches Geschehen, welches sich evtl. nur in humoralen Erscheinungen, nämlich in einem erneuten Auftreten einer positiven Seroreaktion ausdrückt. Die allergische Bereitschaft kann durch Beeinflussung des vegetativen Nervensystems (s. auch Faktoren, S. 53), durch faradische

Reizung der Samenstränge oder des Halssympathicus, aber auch durch Injektion chemischer Stoffe (Isophenol, Bleisalze, Peptone), in die Vasa deferentia oder in die Haut gesteigert werden. Durch Applikation abgetöteten Syphilismaterials kann auch bei gesunden Kaninchen eine Sensibilisierung des vegetativen Nervensystems erreicht werden.

Gesunde Kaninchen, 6mal subcutan mit erhitztem, formolbehandelten Schankermaterial behandelt, bekommen 10 Tage später intratesticulär inoculiert, außerordentlich große, zum Teil nekrotische, zum Teil hämorrhagische Primärsklerosen (Gastinel[19] u. Mitarb.).

Im allgemeinen bildet das Kaninchen jedoch nur eine geringe Allergie aus, was auch an den seltenen und meist nur auf den Hoden bzw. den Scrotalsack beschränkten, torpiden Sklerosen zu erkennen ist.

Bessemans[8, 14] u. Mitarb. prüfen die Reaktion auf intradermale Injektion im Bereich des Scrotums und des Rückens von 0,1—0,2 ml einer Emulsion bzw. Suspension des homologen T. p.-Stammes von Plaques muqueuses, kongenital luischer Leber, Luetin Noguchi, Kulturtreponemen und Luotest an Kaninchen mit spätluischen Erscheinungen, wie ostitisch-periostitischen Tumoren, metastatischen Hauterscheinungen, luischer Rhinitis, teils kombiniert, teils einzeln, teils bei noch bestehender Impforchitis. 9 von 17 Tieren zeigten keine Reaktion.

Am ehesten reagieren Tiere mit metastatischer Periostitis und metastatischen Hauterscheinungen mit Hautreaktion, jedoch unabhängig von der Lokalisation (Scrotum oder Rückenhaut) und von den Seroreaktionen und nicht regelmäßig und nicht konstant. Die Hautreaktionen haben nach Bessemans u. Mitarb. daher keinen diagnostischen Wert. Kropatsch u. Mitarb. erhalten weder bei intakten, noch bei splenektomierten luischen Kaninchen eine positive Hautreaktion. Sie diskutieren die Ursache des negativen Ausfalles und nehmen an: technisches Versagen, da der Luotestextrakt aus Kaninchenhoden bereitet ist, und grundsätzlich negativen Ausfall, da die Hautallergie gegen Luotest vielleicht erst später und erst bei Auftreten von tertiär luischen Veränderungen, wie es auch beim Menschen oft beobachtet wird, auftritt. Yamada untersucht die Reaktion der Haut auf intracutane Injektion von Antisera luischer und frambösiekranker Tiere, um die beiden Treponematosen zu differenzieren, jedoch ohne Erfolg. Eine Abhängigkeit der Allergie von den Seroreaktionen (Meinicke-Trübungs-Reaktion) besteht nach Schuhmacher[4] nicht.

12. Die Serologie der experimentellen Kaninchensyphilis

Einige wenige, vor allem japanische Autoren, wenden die Seroreaktionen der klassischen Serologie mit zufriedenstellenden Ergebnissen an (Ohasi[2], Shito[1, 3], Yaida[2], Berlinghoff[1], Photinos[5] u. Shimura[1]). Im allgemeinen sind die Untersuchungsergebnisse mit den Reaktionen der klassischen Serologie für die experimentelle Syphilis-Forschung am Kaninchen nur mit großer Vorsicht verwertbar. Das Serum des Kaninchens ist sehr labil, die Labilität wird nach Chorazek[1, 3] u. Mitarb. durch Kochsalzfütterung verringert, und zwar derart, daß falsch positive Ausfälle seltener, spezifisch positive Ausfälle zahlreicher werden. Nach Chorazek sind dann die Sachs-Georgi-Reaktion und die Meinicke-Trübungs-Reaktion brauchbar. Haag u. Mitarb. versuchen, angeblich mit Erfolg, die Behandlung der Sera mit verdünnter Salzsäure nach der Methode von Sachs-Georgi und untersuchen dann mit der Kahn-Citochol- und Müller-Ballungs-Reaktion. Die unspezifisch positive Komplementbindungsreaktion (KBR) (Levin, Gastinel[8] u. Mitarb. u. Horrall u. Mitarb. u. a.) kann nach Bojewskaja u. Mitarb. durch eine Komplementauswertung mit Antigen und einem sicher negativen Kaninchenserum ihre Unspezifität weitgehend verlieren. Am ehesten brauchbar ist noch die Meinicke-Trübungs-Reaktion (Gastinel[8] u. Mitarb. u.

DEMANCHE[1] u. Mitarb.), allerdings nach SCHUHMACHER[6] nur dann, wenn das Antigen 1:20 und das Serum 1:5 verdünnt werden, sonst gibt sie in 20% unspezifisch positive Ausfälle. Auch die Trockenblutreaktionen sind relativ gut brauchbar. BERLINGHOFF[1] erhält mit ihnen nur in 6% der Fälle unspezifisch positiven Ausfall. Sie ist, wenn sie, auch isoliert, ++ oder +++ positiv ausfällt, oder wenn sie zusammen mit evtl. positivem Kahn- oder Vernes-Reaktion + oder ± ausfällt, als spezifisch zu werten (RICHET[2] fils u. Mitarb.). Die Meinicke-Klärungs-Reaktion II ist zu sensibel (DEMANCHE[1] u. Mitarb.), die Meinicke-Klärungs-Reaktion I nicht so gut wie die Meinicke-Trübungs-Reaktion. Biologisch falsch positive Ausfälle sind immer nur schwach positiv. GASTINEL[8] u. Mitarb. erhalten in 69 von 71 Fällen von Lues I positive Meinicke-Trübungs-Reaktion. Die Kahn-Reaktion ist sensibler als die Wassermann-Reaktion (WILENTSCHUK), jedoch zu sensibel (DEMANCHE[1] u. Mitarb.) und deshalb nur für quantitative Untersuchung verwendbar (HORRALL u. Mitarb.). Je älter die luischen Kaninchen sind, um so öfter ist die Kahn-Reaktion positiv (MARCUS u. Mitarb.). Die Citochol-reaktion ist ebenfalls sensibler als die Wassermann-Reaktion (WILLENTSCHUK), jedoch nach SCHIRWINDT die brauchbarste Reaktion für die Kaninchenlues. Nach SACHS u. Mitarb.[1] ist die KBR in der Kälte durchgeführt, durch ihre besondere Sensibilität auch bei Lues latens und Nullern zu empfehlen. Die Vernes- und die Wassermann-Reaktion sind nach DEMANCHE[1] u. Mitarb. zu schwach und zu ungleichmäßig. Durch eine besondere Komplementauswertung mit Antigen und negativem Kaninchenserum erhalten BOJEWSKAJA u. Mitarb. weniger biologisch falsche Ausfälle und 80% positive Ausfälle bei florider Lues, 14,3% bei latenter Lues und 11,2% bei Nullern. BERLINGHOFF[1] empfiehlt die Trockenblutreaktionen, GRIGORIEFF[2] die Reaktionen nach Kalinin-Ginsburg, Grigorieff-Rappoport, Weinstein-Israelson. Nach SEIKI sind die Wassermann-Reaktion, Murata-und Ide-Reaktion für die Kaninchenserologie von einem gewissen Wert. Die relativ große Zahl biologisch falsch positiver Ausfälle in der Meinicke-Klärungs-Reaktion II von 12,8% (SHIMURA), aber auch in der Wassermann-Reaktion und Murata-Reaktion, läßt sich auf 100% durch traumatische Reizung des Hodengewebes erhöhen. SHIMURA nimmt eine durch die Quetschung entstandene antikörperartige Substanz an, die die positive Reaktion auslöst. Tuberkulose macht nach THOMSEN[1] u. Mitarb. nur fraglich positive oder schwach positive Komplementbindung. Neben der Serumlabilität und den biologisch falsch positiven Ausfällen durch Infektionskrankheiten ist die Gruppenreaktion durch die Kaninchenspirochätose nicht so selten. Ex juvantibus (Salvarsan) ist diese Ursache vom biologisch falsch positiven Reaktionsausfall differenzierbar (LEVIN). Die Gruppenreaktion bei Kaninchenspirochätose erlaubt Schlüsse auf die immunologischen Beziehungen zwischen der Infektion durch das T.p. und durch das T. cuniculi (DELAGE).

Die Lues latens und Frambösie sind nach HAAG u. Mitarb. nicht einmal mit der Meinicke-Trübungs-Reaktion von gesunden Sera zu unterscheiden, geschweige denn mit der Kahn- oder Citocholreaktion.

Der *Treponema pallidum Immobilisations-Test* scheint auch in der Serologie der Kaninchenlues sehr˙ spezifisch zu sein. GASTINEL u. Mitarb. erhalten bei gesunden Kaninchen ausschließlich negative Ergebnisse. Der Treponema pallidum Immobilisations-Test überdauert nach GASTINEL[27] u. Mitarb. die klinische und biologische Heilung. 1000 Tage nach der Infektion war der Treponema pallidum Immobilisations-Test bei negativen Drüsenpassagen noch positiv. Bei positiver Lymphdrüsenpassage konnten GASTINEL[31] u. Mitarb. nie einen negativen Treponema pallidum Immobilisations-Test beobachten. Nach Salvarsan- oder Penicillinbehandlung fällt der Titer der Immobilisierenden Antikörper (IAK) ab.

Der Treponema pallidum Immobilisations-Test läßt sich bei ehemals luischen, aber auch bei *gesunden* Tieren durch Injektion abgetöteter T.p. für etwa 3 Monate Dauer provozieren. Ein Booster-Effekt ist nach Gastinel[6] u. Mitarb. nicht zu beobachten. Bei spätestens vor dem 90. Tag behandelter Lues kann der Treponema pallidum Immobilisations-Test negativ werden und auch bleiben. (IAK)-Titerschwankung beobachten Gastinel[6] u. Mitarb. bei unbehandelten und nach dem 90. Tag nach der Infektion vor allem bei ganz spät (500—600 Tage nach der Infektion) behandelten Tieren trotz negativer Drüsenpassage. Je später die Behandlung einsetzt, um so später wird der Treponema pallidum Immobilisations-Test negativ.

Die Angaben über den Beginn und die Dauer der Seropositivität schwanken von 10—12 Tagen nach der Infektion (Beginn der Positivität) bis mehrere Jahre (Ende der Positivität). Nicolau[3] u. Mitarb. finden vor allem nach der Infektion mit dem Truffi-Stamm je nach der angewendeten Reaktion (Schipper) ein relativ rasches, Positivwerden der Seroreaktion. Die Angaben schwanken zwischen 14 Tagen bis 8 Wochen (Haag u. Mitarb., Schuhmacher, Thomsen[1] u. Mitarb., Gastinel[8] u. Mitarb. und Horrall u. Mitarb.). Courtis u. Mitarb. beobachten den Beginn der Seropositivität 14 Tage nach der Inoculation, Titeranstieg nach 29 Tagen und das Titermaximum mit 80—320 E etwa 82 Tage nach der Inoculation.

Der höchste Titer in der Wassermann-, Mørch-, Kahn-, Venereal-Disease-Research-Laboratory- und anderen Reaktionen erreicht Schmidt[2] nach 20 Tagen, wobei sich die Reagine aber sehr different verhalten. Schmidt[2] erkennt daran die Uneinheitlichkeit der Reaginesubstanz.

Die Sera bleiben bei behandelter Lues 16 Tage bis 6 Wochen, bei unbehandelter Lues 9 Monate positiv (Gastinel sowie Gallerand cit. nach Chorazak[2] u. Mitarb.). Nach Ohasi[2] ist die Murata-Reaktion am längsten positiv.

Für die Ausbildung der Reagine scheint der Ort der Inoculation gleichgültig zu sein. Die Störung des Reticuloendothelialen Systems (Hanazone) wird nicht von allen Geweben gleich stark empfunden. Nach intratesticulärer Inoculation wird ein hoher Prozentsatz von seropositiven Fällen beobachtet. Die Zeit bis zum Positivwerden der Seroreaktionen ist am kürzesten bei intravenöser Inoculation, dann folgt die intratesticuläre. Bei der intracutanen Inoculation ist die Zahl der positiven Ausfälle und die Regelmäßigkeit des Umschlagens der Seroreaktionen am kleinsten. Auch die Inoculation in Körperhöhlen und in innere Organe einschließlich Zentralnervensystem und Rückenmark(?) ist zur Ausbildung von Reaginen günstig (Seiki). Maßgebend ist die Tiefe des Infiltrates (Chorazak[2] u. Mitarb., Schuhmacher[3]). Damit sind nun auch die widersprechenden Angaben erklärt, die den Zusammenhang des positiven Reaktionsausfalles mit dem klinischen Bild betreffen (Ohasi[2], Schuhmacher[3, 6], Horall u. Mitarb., Schipper[1] u. Mitarb., Gastinel[8] u. Mitarb., Chorazak u. Mitarb., Nicolau[3] u. Mitarb., Thomsen[1] u. Mitarb. und Willentschuk). Die Donath-Landsteiner-Reaktion ist im luischen Kaninchenserum negativ (Wicher u. Mitarb. und Yaida[2]).

Das Kammerwasser nimmt am serologischen Geschehen nicht teil. Trotz positiven T.-Befundes im humor aqueus sind die Kahn-Reaktion und die Wassermann-Reaktion, auch wenn sie im Serum stark positiv sind, im Kammerwasser negativ (Bessemans[5] u. Mitarb.).

Parallel mit dem Positivwerden der Wassermann-Reaktion, Meinicke-Klärungs-Reaktion II und Venereal-Disease-Research-Laboratory Reaktion zeigt sich in der Elektrophorese ein Ansteigen der γ-Globuline —, α- und β-Globuline bleiben gleich — wobei die Basis der γ-Globulinkurve sehr breit verläuft. In einigen Fällen zeigt sich jedoch keine Globulinvermehrung. KÜMMEL erklärt diese Diskrepanz mit Lipoidantikörpern im Gegensatz zu Spirochätenantikörpern, bei vermehrten γ-Globulinen.

Das stimmt nun sicher nicht, denn Antikörper sind nun einmal Eiweißkörper, ob sie nun gegen T. p. oder gegen Lipoide gebildet werden. Es dürfte sich im zweiten Fall um eine echte Labilitätsreaktion der recht labilen Kaninchensera gehandelt haben.

13. Das Blutbild

Das Blutbild des luischen Kaninchens zeigt erhöhte Leukocytenwerte (LEITMAN[1]) und Linksverschiebung (ROSAHN[5] u. Mitarb., YAMAMOTO[5]), nach LÖWENSTEIN Lymphopenie im Gegensatz zu YAMAMOTO[5] und ROSAHN[5] u. Mitarb.

Die Erythrocyten zeigen eine erhöhte osmotische Resistenz.

LEITMAN[2] erklärt sich seine Beobachtung (wenig verständlich) mit der Schädigung des Knochenmarkes, infolge des durch die Lues gesteigerten Zerfalles der roten Blutkörperchen.

PEARCE[1] findet nach wiederholten systematischen Untersuchungen der Blutverhältnisse beim Kaninchen vor und während der luischen Erkrankung die Zahl der roten Blutkörperchen geringgradig erhöht, nach TANI[11] u. Mitarb. erniedrigt. Der Hämoglobingehalt ist zur Zeit des Primäraffektes größer, nach TANI[11] u. Mitarb. geringer als bei gesunden Kaninchen. Die Leukocyten steigen zur Zeit der Generalisierung um 10—20% an.

Die basophilen Zellen sind im Gegensatz zu den neutrophilen und eosinophilen vermindert, die Lymphocyten unverändert. Lymphopenie tritt zur Zeit der Rückbildung und Abheilung der Manifestationen auf. Regelmäßig 3 Wochen nach der Infektion zur Zeit der Ausbildung des Primäraffektes vermehren sich die Monocyten bis auf 150%, ebenso bei Ausbildung einer metastatischen Orchitis und Generalisierung im allgemeinen. Bei Rückgang der Erscheinungen gehen auch die Monocyten zurück. Die Monocytose ist der Ausdruck der proliferativen Phase aller Affektionen wie Tuberkulose, Vaccine (Pocken) und miliare Tumoren, einschließlich der Syphilis.

Im luischen Gewebe selbst sind nur wenig Monocyten, jedoch zahlreiche Plasmocyten nachweisbar. Die Vermehrung der pseudoeosinophilen Leukocyten geht nach TANI[11] u. Mitarb. mit der Wassermann-Reaktion parallel. Der Serumgesamtstickstoff steigt in der 7.—11. Woche bis zu seinem Maximalwert mit einer Vermehrung von 105, 22%. Das Serumcholesterin fällt zwar ab, um dann wieder anzusteigen. Die Fett- und Lipoidkurve verläuft unabhängig von der Kurve der Seroreaktionen auf Syphilis. Der freie Zucker ist unverändert, der gebundene vermehrt, ebenso das Tryptophan, und zwar annähernd übereinstimmend mit der Wassermann-Reaktion. Mit Ausnahme der Anämie im Beginn kommt es also nach TANI zu einer Vermehrung fast aller corpusculären und flüssigen Blutbestandteile (Stoffwechselanomalie durch Lues).

II. Experimentelle Syphilis an der Maus

Auf dem Gebiet der eigenartig verlaufenden Mäusesyphilis konnten vor allem die Arbeiten von VAISMAN u. LEVADITI viele Fragen beantworten und viele Probleme wenn schon nicht lösen, so doch näher beleuchten und für weitere Forschungen vorbereiten.

In einer umfassenden Monographie (VAISMAN[3]) befaßt sich VAISMAN[3] vor allem mit den Fragen, was wird aus dem T. p. im Mäuseorganismus, welche Organe enthalten den Erreger, unter welcher Form hält er sich dort auf und schließlich, gibt es bei der Maus eine kongenitale Syphilis?

Der Erreger breitet sich zwar im ganzen Mäuseorganismus aus, ob die Inoculation nun subcutan, intracutan, intracerebral, intravenös oder intratesticulär erfolgt. Die Infektion bleibt klinisch symptomlos (VAISMAN[3], TANI[2] u. Mitarb.).

Nun beobachtet aber Kato[5] bei scrotaler Inoculation eine Schwellung der regionären Lymphdrüsen (Karrenberg[2]), sogar hämorrhagische Lymphadenitis in den Axillen. Er führt diese Veränderungen jedoch auf die unspezifische Entzündung durch den Gewebsreiz zurück. Levaditi[14] u. Mitarb. nennen den infektiösen Zustand der Lymphdrüsen ohne von einer klinisch beobachtbaren Lymphdrüsenveränderung zu sprechen „Lymphadenie tréponemique". Die Berichte von Bessemans[7] u. Mitarb. sowie von Kolmer[5] u. Mitarb. über Schankerbildung bei weißen Mäusen scheinen seltene Ausnahmen zu sein. Bessemans[15] u. Mitarb. sind derselben Ansicht wie Kolle u. Schlossberger (cit. nach Bessemans[7]), daß es bei Mäusen nur eine symptomlose Syphilis gibt. Karrenberg[1] hält die beobachteten Manifestationen an der Maus für Druckusuren, die T. p. für originäre T. p. aus dem Implantat. Positive Impfversuche an Mäusen mit Kultur-T. werden beobachtet und berichtet von Schereschewskij[7].

Solange die Kultivierung virulenter T. p. noch problematisch ist, ist es nicht leicht zu entscheiden, ob diese Beobachtung als Ausnahme gewertet werden soll, oder ob es sich um Beobachtungen von Pseudospirochäten oder saprophytärer Besiedlung in unspezifischen Veränderungen handelt.

Für Seifert ist eine Übertragung durch den Geschlechtsverkehr unwahrscheinlich. Es liegen aber Berichte von Mulzer[1, 2] u. Mitarb. vor, nach welchen ein luischer Mäusebock die Lues auf ein gesundes Weibchen übertrug, nachgewiesen durch positive Drüsenpassage auf Kaninchen.

Die Infektion gelingt nach Ko[3] allerdings sehr leicht durch die scheinbar unverletzte Haut, wenn sie vorher mit einem etwas harten Pinsel (in 100%) oder mit dem Gummifinger (in 33%) bearbeitet wird. Nach Vaisman[1] ist die Vaginalschleimhaut ohne jede Verletzung für eine luische Infektion empfänglich.

Es scheint jedoch wie bei allen Experimenten das Gelingen des Versuches von mehreren Faktoren abzuhängen.

Lenartowicz[2] gelingt z. B. eine von Kolle u. Mitarb. sowie von Pieler u. Hämel (cit. nach Lenartowicz[2]) vergeblich versuchte Technik, vom Menschen direkt auf die Maus zu überimpfen. Milian[2] berichtet sogar über die gelungene Übertragung der Lues auf die Maus durch Injektion von Blut eines Patienten mit Cephalea und lichtstarren Pupillen mit einer vor 38 Jahren acquirierten Lues. Lenartowicz[2] konnte mit menschlichem Gewebssaft die Lues auf 2 unter 23 Mäusen übertragen; mit einem Gemisch aus Gehirn und anderen inneren Organen wurde das Gelingen der Infektion durch den Kaninchenversuch nachgewiesen. Mit dem Blut von Luikern der Frühsekundärperiode waren die inneren Organe einmal unter 31 Tieren infektiös.

Die symptomlose Erkrankung der Mäuse an Lues gibt bei der Drüsenpassage nach Lenartowicz auch öfter symptomlose Infektion beim Kaninchen. Das Gehirn der luischen Maus ist nach Lenartowicz im Gegensatz zu manchen anderen Autoren, z. B. Kolle u. Mitarb. (cit. nach Lenartowicz[2]) nur selten infektiös. Vaisman verzichtet auf die Kaninchenpassage zum Nachweis der angegangenen Infektion der Maus; ihm genügt die histologische Untersuchung der Mäuseorgane nach Stroesco, um die Anwesenheit des Erregers nachzuweisen oder auszuschließen.

Nach Vaisman[1] bzw. Levaditi u. Mitarb. (cit. nach Vaisman[1]) ist bei subcutaner Inoculation eine wesentlich größere Anzahl von Erregern (500000 bis 700000) notwendig als bei cutaner nach leichter Läsion der Epidermis (10000 Keime). Die intakte Mucosa des Rectums ist im Gegensatz zur Vaginalmucosa unempfindlich. Die erhöhte Resistenz der Subcutis gegenüber der Cutis begründen Finger u. Landsteiner mit der anatomischen Struktur, Neisser mit dem Gefäßreichtum, Levaditi u. Rocher (alle cit. nach Vaismann[1]) mit der rasch einsetzenden Leukocyteneinwanderung.

1. Die Ausbreitung des Treponema pallidum im Mäuseorganismus

geht bei subcutaner Inoculation auf dem Blut- und Lymphweg vor sich (LEVADITI[62, 65, 67] u. Mitarb.). Außerdem aber auch durch direkte Wanderung und im bindegewebigen Anteil der peripheren Nerven (STROESCO[2, 3] u. Mitarb.). Es besteht, was die Schnelligkeit der Ausbreitung und der Verteilung im Gewebe anlangt, kein Unterschied zwischen subcutaner und intravenöser Inoculation. Bei intracerebraler Inoculation werden die Organe etwas später, aber auch im gleichen Ausmaße, infektiös. Die T. p. in Schankerstücken unter die Rückenhaut der Maus implantiert, wandern ab dem 4. Tag, mehr jedoch ab dem 10. Tag, in das umgebende Gewebe aus und dringen in die Haut(!) ein. Die T. p. im Inneren des Implantates wandeln sich nach STROESCO[3] u. Mitarb. in Zwischenstufen zwischen Spirochäten und argentophilen Granula am. Um den 16. Tag finden sich zahlreiche Parasiten in den Haarfollikeln und in der Umgebung der Hautgefäße, aber auch in den Malpighii-Zellen der Epidermis. Die Hornschichte wird nie durchwandert. Nicht nur in der Umgebung des Implantates werden die T. p. gefunden, sondern auch an bestimmten, für die Maus typischen Prädilektionsstellen, wie in der Haut des Perineums, Abdomens, Kopfes, Ohres, der Lippe und des Halses, sowie der Extremitäten und des Schwanzes, teils einzeln, teils gruppiert, besonders auch in den Scheiden der Hautnerven, nicht aber in der Muskulatur. Auch in der Mucosa, vor allem der Submucosa von Vagina, Praeputium, Anus, Mundhöhle, Nasenhöhle, Conjunctiva und Zunge finden sich T. p. in großen Mengen. In der Harnblase, den Samendrüsen, der Prostata, den Bartholinischen Drüsen im Hoden, Nebenhoden, Uterus, in den Ovarien, den Speicheldrüsen (im die Acini umgebenden Bindegewebe) — nach STROESCO[1] u. Mitarb. dringen die T. p. manchmal in die Epithelzellen ein und erreichen das Lumen der Kanälchen —, im Knochen, Periost, Knochenmark, in der Zahnpulpa und im Knorpel können T. p. in größerer Zahl dargestellt werden. Regelmäßig werden T. p. in der Milzkapsel und in den Trabekeln gefunden. Im bindegewebigen Anteil der peripheren Nerven wandern die T. p. zentralwärts, werden aber nach STROESCO[2] u. Mitarb. in den Ganglienzellen nicht aufgefunden. Ein positiver T. p.-Befund wird erhoben in den Fasern des Nervus hypoglossus, in den Zungenpapillen, in allen 3 Ästen des Trigeminus und im Ganglion Gasseri, keine T. p. finden sich in der Substanz des Gehirns und des Rückenmarkes, im Lungen- und Leberparenchym, wohl aber in der bindegewebigen Kapsel der Leber (STROESCO[1]) und in Lebergranulomen nach anderen Erkrankungen der Maus.

Die positiven Übertragungsversuche von Milz und Leber nach MULZER[1] u. Mitarb. dürften durch die Mitverarbeitung der bindegewebigen Leberkapsel verursacht sein.

Des weiteren sind T. p. nicht nachzuweisen im Herzmuskel und im Verdauungskanal (Oesophagus bis Rectum).

Entzündliche Veränderungen entstehen nicht einmal dort, wo Tausende von T. p. angesammelt sind.

Den Nachweis der T. p. vor allem in der Haut führen STROESCO[3] u. Mitarb. mittels einer Modifikation des Dieterle-Versilberungsverfahrens.

Nach STROESCO[3] u. Mitarb. sind im vorgeschrittenen Luesstadium die T. p. außerdem zu finden in den verschiedenen Teilen des Auges, der Arachnoidea, in der Pia mater, an den Nervenaustrittsstellen, sogar in der Wand des Oesophagus und des Rectums, zwischen den Fasern der glatten Muskulatur und in der Mucosa, aber selten nur in der Wand des Magens, des Dünn- und Dickdarmes, in der Nierenkapsel, im Nierenbecken, im Ureter, manchmal auch im visceralen

Blatt des Peritoneums (Stroesco[1] u. Mitarb.). Sterzi[1] konnte auch das Eindringen der T. p. in das Lumen der Blutgefäße feststellen. Das Zentralnervensystem bleibt — scheinbar — frei, auch bei intracerebraler Inoculation. Trotzdem
ist, wie bereits erwähnt, das Gehirn infektiös (Levaditi[30] u. Mitarb.). Die Infektiosität scheint aber nach Takani[2] u. Mitarb. nicht sehr ausgeprägt zu sein.

Levaditi[30] u. Mitarb. beobachten dabei, daß trotz Infektiosität des Gehirnes dort mikroskopisch bis 27 Tage nach der intracerebralen Inoculation keine T. p. gefunden werden können,
weshalb sie zur Annahme der Existenz einer invisiblen Form des T. p. kommen.

Wird in die Blutbahn direkt geimpft, dann ist das Blut 1—148 Tage nach der
intravenösen Inoculation, jedoch nicht regelmäßig (Levaditi[62] u. Mitarb.),
infektiös. Wenige Jahre vorher behaupten Vaisman[3] sowie Levaditi[18] u. Mitarb.
und Benetazzo[1], daß zumindest zwischen dem 1. und dem 139. Tag nach der
Inoculation das Mäuseblut kein Virus beherberge. Die Infektiosität der Organe
wäre demnach nicht durch Blutbeimengungen verursacht. Nach Inoculation
intraperitoneal soll das Blut nach 24 Std weitere 148 Tage infektiös sein, also
früher und regelmäßiger als nach anderen Impfmethoden (subcutan, intravenös,
intracerebral) (Levaditi[67] u. Mitarb.). Die Lymphdrüsen sind infektiös 24 Std
bis 124 Tage nach der intravenösen Inoculation. Sterzi[1] erhält auch 24 Std
nach der subcutanen Impfung infektiöse Lymphdrüsen. 60 min nach der subcutanen (Rücken) Inoculation kann Sterzi[3] sowohl durch Tierpassage als auch
im Schnitt T. p. in den oberflächlichen Lymphdrüsen der Leber und der Milz
nachweisen. Nach Levaditi[50] u. Mitarb. gelangen die T. p. aktiv in die Lymphdrüsen: nach subcutaner Injektion von toten T. p. finden sich keine T. p. in den
Lymphdrüsen. Nach intraperitonealer Inoculation sind die Lymphdrüsen erst
vom 49. Tag an von einer für eine Kanincheninfektion genügenden T. p.-Menge
besiedelt. Die Generalisierung überhaupt ist verzögert, auch Prädilektionsstellen
wie Damm und Rectummuskulatur sind erst vom 111. Tag an T. p.-haltig. In den
Nasenlöchern fehlen sie überhaupt. Die Generalisierung geht durch cutane Übertragung am sichersten vor sich (Levaditi[67] u. Mitarb.), weniger gut die intravenöse und intracerebrale, am schwersten die intraperitoneale Inoculation
(Levaditi u. Mitarb.). Perorale Infektion wurde ebenfalls, jedoch ohne Erfolg
versucht (Karrenberg[1]).

Das Schicksal der in den Mäuseorganismus eingebrachten T. p. versucht
Schuhmacher[5] dadurch zu beobachten, daß er hinter dem Ohr mit einer ganz
dünnen Intracutan-Nadel Preßsaft aus einer Kaninchensklerose bis zur blasigen
Abhebung der Epidermis injiziert. Diese Auftreibung bleibt viele Tage bestehen.
Aus ihr kann durch Punktion jederzeit T. p.-Material zur Untersuchung ent-
nommen werden.

Das Maximum der T. p-Auswanderung aus den Schankerstücken findet sich
30 Tage nach der Inoculation. Die Einwanderung und Generalisierung hängt vom
Treponemen-Stamm, weniger von der Maus-Art* und vom Verhalten der einzelnen Mäuse ab (Magnuson[1] u. Mitarb., Gastinel[37] u. Mitarb.). Nach Stroesco[3]
u. Mitarb. ist die Generalisierung, soweit sie die Haut, die vom Ektoderm stammende Schleimhaut und zahlreiche Nerven betrifft, nach 22—35 Tagen erreicht.
Tierversuche bestätigen die histologisch vermutete Infektiosität der Organe. Sie
wird von Magnuson[1] u. Mitarb. in fallender Reihenfolge wie folgt angegeben:
Milz, Leber, Gehirn, Blut, Lymphknoten, Muskel.

---

* Die Hausmaus (Mus musculus L.) und die Waldmaus (Mus sylvaticus apodermus syl-
vaticus L.) sind in gleicher Weise für Lues empfänglich wie die weiße Maus (Jahnel[7] u.
Mitarb.). Über die Feldmaus (Microtus arvalis Pall.) und die Haselmaus (Muscardinus arvalis
Pall.) liegen derzeit noch keine Berichte vor.

Der Truffi-Stamm geht nach LEVADITI[86] u. Mitarb. weniger leicht an, als z. B. der Gent-Stamm. LENARTOWICZ[2] berichtet über einen Stamm mit verkürzter Inkubationszeit, der bei Kaninchen immer Sklerosen hervorruft, also besonders virulent war. Virulenzänderung wird, da das T. p. in der Maus wie ein Saprophyt lebt, auch durch jahrelange Mäusepassagen (14—28 Passagen) nicht ausgelöst (GASTINEL[29] u. Mitarb.), ebensowenig wird eine Neuropathie nach Mäusepassagen beobachtet. Allerdings sehen LENARTOVICZ[4] u. KARRENBERG[1] u. Mitarb. im Gegensatz zu TANI[15] u. Mitarb. öfter Ansiedlung von T. p. im Kaninchengehirn, wenn die Passage von T. p.-Mäusegehirn, statt von anderen Mäuseorganen durchgeführt wurde. LEVADITI[19] u. Mitarb. betonen jedoch, daß die passagere Fortzüchtung von Maus zu Maus früher oder später zum Erlöschen des Stammes, also zur Autosterilisation führt. Eine einmalige Übertragung von Kaninchen auf die Maus wirkt nach MARCOZZI auf die Virulenz des T. p. verstärkend ein.

Ein weiterer Faktor, der die Generalisierung der T. p. im Mäuseorganismus beeinflußt, ist die *Zahl* der inoculierten T. Beim Kaninchen haften bereits 1—2 T. (ROSAHN[4] u. Mitarb.). Intraperitoneal geimpft, sind für die Maus mindestens 1 Mill. T. p. notwendig, um nach 10—13 Tagen zur Infektion zu führen. Für eine Inkubationszeit von 81—92 Tagen, wenn der Ausdruck Inkubation bei der Maus überhaupt angewendet werden darf, genügen 100000 Erreger. ROSAHN[4] u. Mitarb. errechnen aus dieser Differenz die Teilungszeit der T. p. im Mäuseorganismus mit 24 Tagen. Damit ist vielleicht eine Erklärung zu vermuten für die verschiedene Reaktionsart der Mäuse bzw. der Kaninchen den T. p. gegenüber (in den Kaninchen wurde die Teilungszeit mit 30—33 Std berechnet), sowie für die notwendige Zeit des Kontaktes: 5 min nach der Impfung beobachtet man nach Excision der beimpften Stelle kein Angehen der Infektion (KARRENBERG[1]). Nach GASTINEL[29] u. Mitarb. ist die Menge des infizierenden Materials für die Infektion der Mäuse unwichtig. Die Ausbreitung ist vor allem vom Ort der Inoculation abhängig. Der Oestralcyclus beeinflußt nach Versuchen von LEVADITI[46] u. Mitarb. den T. p.-Gehalt in den Genitalorganen nicht.

Die luische Infektion hält bei der Maus nach KOLLE[3] lebenslang an. Es entstehen aber auch keine Antikörper. BERLINGHOFF[4] nimmt daher eine „andere Immunität" bei der Maus an. Immunität ist ein durch den Wirtsorganismus und seine Reaktion hervorgerufener Zustand. In der Maus lebt das T. p., da es keiner Reaktion ausgesetzt ist, wie in einem besseren Nährmedium, in dem noch ein den Biologen bisher noch nicht zugänglicher Vermehrungsfaktor enthalten ist. Dieser Faktor ist in der Maus bedeutend schwächer als z. B. im Kaninchen und in einem gewissen Sinn auch nur begrenzt wirksam.

Die Zahl der T. p. nimmt nämlich nach LEVADITI[70] vom 312. Tag an ab, so daß sich nach fast 2 Jahren nur noch in der Nasenhaut und in den Lymphdrüsen T. p. finden. Selten finden sich dann noch T. p. in der glatten Magenmuskulatur und in der Milz, im Gehirn nicht mehr.

Trotzdem anscheinend keine Reaktion von seiten der Maus zu beobachten ist, scheint doch das Allgemeinbefinden insofern gestört zu sein, als die Lebenserwartung luischer Mäuse kleiner ist als die gesunder (ROSAHN[9]).

Die Frage, warum gerade die Maus und einige andere Nager (Ratte) keine Reaktion gegen die T. p. zeigen, ist bis heute unbeantwortet geblieben. Sicherlich führt das T. p. im Mäuseorganismus ein Saprophytendasein (GASTINEL[29] u. Mitarb.). Im Gegensatz zur Lues latens und zur symptomlosen Lues bezeichnen GASTINEL[4] u. Mitarb. die Mäuselues daher als saprophytäre Lues, wobei sicherlich keine Symbiose, sondern eine parabiontische Infektion vorliegt, da nur dem Mikroorganismus daraus Vorteile erwachsen (KARRENBERG[1]). Tatsache ist, daß die weiße Maus an vielen symptomlosen oder latenten Infektionen leiden kann,

daß in fast allen Organen Abweichungen von der Norm — als Domestikations-
erscheinung oder als Folge dieser Infektionen — zu finden sind, und daß sie
bezüglich ihrer physiologischen Vorgänge sehr leicht zu beeinflussen ist (KAR-
RENBERG[1]).

Mit den zahlreichen latenten Infektionen erklärt sich KARRENBERG auch das Eingehen
vieler Kaninchen nach Implantation von Mäusenieren-, Gehirn- oder Leberstückchen.
KARRENBERG[1] implantiert subcutan durch operatives Eingreifen unter streng aseptischen
Bedingungen, er bedient sich aber auch der anderen gebräuchlichen Inoculationsmethoden.

a) Kongenitale Infektion

Die Möglichkeit einer *kongenitalen Infektion* bei Mäusen wird von den meisten
Autoren abgelehnt (SEIFERT, LEVADITI[37] u. Mitarb.). LENARTOWICZ[2] beobachtete
in den Organen eines Wurfes luischer Mäuseeltern Infiltrate, konnte aber dort
keine T. p. nachweisen. LEVADITI[37] u. Mitarb. finden im Endometrium T. p.,
auch die Infektion des befruchteten Eies und des Embryos auf placentarem Wege
wird festgestellt, dennoch lehnen auch LEVADITI u. Mitarb. eine kongenitale Lues
bei der Maus ab.

Die jungen Mäuse sind schon am ersten Lebenstag für eine luische Infektion
empfänglich (LEVADITI[52] u. Mitarb.). KARRENBERG[1] gelang einmal bei den Feten
einer 24 Std vorher luisch infizierten Maus der T. p.-Nachweis durch Kaninchenpassage. MULZER[1, 2] findet die inneren Organe der direkten Nachkommen
erster bis dritter Generation luischer Mäusemütter insofern infektiös, als die
damit inoculierten Kaninchen eine Immunität gegen T. p. erwerben. Die ersten
Würfe einer luischen Maus waren nach MULZER ausnahmslos luisch infiziert.

b) Die vom T. p. bevorzugten Organe

Nach FINKELSTEIN[6] u. Mitarb. gibt es kein prädisponiertes Organ. Frühestens
62 Tage nach der Inoculation sind die Organe für Kaninchen infektiös. Zwischen
Hoden und Ovarien konnten LEVADITI[33] u. Mitarb. insofern einen Unterschied
finden, als 156 Tage nach der subcutanen Impfung mit dem Truffi-Stamm wohl
in den Ovarien, nicht aber in den Hoden T. p. nachweisbar waren. Auch das
Blut scheint eher treponemophob zu sein (BENETAZZO[1], LEVADITI[18] u. Mitarb.).
Am meisten bevorzugt sind die Lymphknoten. Nach BESSEMANS[32] u. Mitarb.
sind sie bereits am 13. Tag besiedelt, das Gehirn erst am 83. Tag. Sehr spät
beobachten auch LEPINE[3], überhaupt nicht MARIE u. Mitarb. das Befallensein
des Gehirns. Relativ junge Stämme zeigen noch keinen Neurotropismus (LENARTO-
WICZ[5]). Alte Stämme, z. B. der Truffi-Stamm und Nichols-Stamm, siedeln sich
relativ bald im Gehirn der Maus an (LENARTOWICZ[4]). Auch beim Menschen
scheint sich die Neurotropie des T. p. erst später ausgebildet zu haben. Nach
BESSEMANS rangieren der Häufigkeit des Befallenseins nach geordnet die Nasen-
mucosa, Milz, Mundmucosa, Herz, Hoden, Zunge, Niere, Gehirn; frei bleiben
Lunge, Leber, Magenmucosa, die Haut und der Schwanz. Für menschliches
Material ist der Mäuseorganismus besonders empfänglich (MULZER[1] u. Mitarb.,
GASTINEL[1] u. Mitarb.), mit Ausnahme luischen Materials aus menschlichem
Gehirn (LENARTOWICZ[2]). Viele Arbeiten aus der Schule LEVADITI (VAISMAN[3])
befassen sich mit der Hypothese einer invisiblen Virusform (s. S. 26). Bei
genügend eingehender Untersuchung scheint in vielen Fällen die hypothetische
Existenz eines invisiblen Virus entbehrlich zu sein (HAELST[2], LEVADITI[66] u.
Mitarb. und HÅRD[3], GUEF u. Mitarb., KATO[5]).

c) Immunitätsverhältnisse bei der luischen Infektion der Maus

Sowohl bei homologer als auch bei heterologer Superinfektion lassen sich die
Erreger im Implantat ebenso lange wie bei der Erstinfektion nachweisen (KAR-

RENBERG[1]). Auch eine Reinfektion nach Salvarsanbehandlung hat denselben Effekt wie die Erstinfektion (KATO[8]). Der Treponem pallidum Immobilisations-Test ist bei der Mäuselues immer negativ (BERLINGHOFF[4]). Durch sehr hohe Dosen von antigenem Material kaun jedoch auch bei der Maus ein positiver Treponema pallidum Immobilisations-Test erhalten werden (McLEOD u. Mitarb. cit. nach HÅRD[3]). Die Reaktionen der klassischen Serologie sind mit Ausnahme der Meinicke-Reaktion für tierische Sera nur mit großer Vorsicht brauchbar (FITZGERALD u. Mitarb., KOCH[1], KARRENBERG[1], KERTOPATI u. SCHUMACHER[7]). Die symptomlose, besser saprophytäre Lues ist verursacht durch die Reaktionslosigkeit des Wirtes. Da aber doch eine geringgradige Drüsenschwellung beobachtet wird und verringerte Lebenserwartug besteht, ist nach entsprechend langer Zeit eine Antikörperbildung in einem, wenn auch geringen Außmaß verständlich.

2. Die Behandlung der Mäusesyphilis

Die Maus wird auf natürlichem Weg niemals durch das T. p. infiziert. Auch für das Kaninchen gilt hier der Begriff der „unnatürlichen" Infektion.

Eine unnatürliche Infektion als Basis für die Untersuchung der therapeutischen Wirksamkeit zu verwenden ist gewagt und führt auch zu Irrtümern und, das sind wir bei diesen experimentellen Untersuchungen allerdings gewohnt, zu unterschiedlichen Versuchsergebnissen. WAGNER[1] erhält mit Solganal (Dinatriumsalz der 2-Goldthio-4-Sulfomethylaminophenyl-1-Sulfosäure) und Neosalvarsan keine oder nur eine schwache Wirkung. GOLOWIZINA stellt sowohl mit Neosalvarsan als auch mit Triphal (annähernd gleich Solganal) gute chemotherapeutische Wirkung fest. Hingegen beobachtet GOLOWIZINA mit Stibosan keinen Erfolg. Durch *Neosalvarsan* in relativ großen Dosen werden die T. p. im Mäuseorganismus, auch im Gehirn, abgetötet (MANTEUFEL[1] u. Mitarb.), ebenso mit Spirozid (Arsinsäure) per os. Für Kaninchen ist eine kleinere Dosierung ausreichend (LEVADITI[73] u. Mitarb.). Das Reticuloendotheliale System spielt dabei keine Rolle (KOLLE[3] u. Mitarb.). Der Neosalvarsanfehler müßte in allen Fällen beobachtet werden (SCHLOSSBERGER[1], RUBINSTEIN[4]). Hyperthermie verbessert die therapeutische Wirkung nicht (TUKAY).

Die Ausbildung der Toxicität des Neosalvarsans kann durch Paraffinabschluß verzögert werden (WIEN).

Eine Reihe von Arsen-Pyridin-Präparaten, vor allem die 2-Pyridin-5-Arsinsäure, sterilisiert ebenfalls das Mäusegehirn. Tryparsamid, ein in Nordamerika bei der Behandlung der Neurolues gerne verwendetes Präparat, wirkt auf das Mäusegehirn nicht ein (SCHLOSSBERGER[5]). Neosalvarsan, Neosilbersalvarsan, Solganal sterilisieren nur in der Frühperiode.

Wismut (Bi-catol-): Nach LEVADITI[8] u. Mitarb. ist, sterilisierend für eine 20 g schwere Maus, eine Dosierung von 0,5 mg bis 1 mg Wismut notwendig. Das Kaninchen braucht 5 mg je Kilogramm! Das Verschwinden der T. p. beginnt 24 Std nach der Injektion. Sie sind völlig verschwunden und aufgelöst zwischen dem 5. und 10. Tag, also gleich rasch wie nach Neosalvarsan. Das Serum solcher Tiere ist in vitro nicht treponemizid.

Indium, vor allem das Indiumtartrat, hat keine verläßliche und regelmäßige Wirkung (LEVADITI[9] u. Mitarb.), ebenso das *Germanin* MANTEUFEL[1] u. Mitarb.

Penicillin wirkt auf die Mäuselues genauso sterilisierend wie auf die Kaninchen- und Menschenlues, nur in einer bedeutend höheren Dosierung (ROSAHN[7] u. Mitarb.). Als mittlere therapeutische Dosis werden von RICCARDI 10000 bis 18000 E angegeben. Eine Mischung von Neosalvarsan mit Penicillin wirkt in vivo nach HEITE[1] auf die Maus sehr gut, in vitro wird das Penicillin durch das Neosalvarsan bekanntlich gehemmt. Ebenso wirkt Wismut in der Spritze hemmend auf das Penicillin (HEITE[2]). *Streptomycin* (50 mg/kg) wirkt nach STERZI[1] gut, aber sehr langsam.

Eine gleichzeitige Inoculation von Trypanosomen und T. p. bewirkt einen schneller eintretenden Verlust an Tieren, als wenn jede Keimart für sich und hintereinander inoculiert wird (VENTURI), es besteht also keine gegenseitige Hemmung.

Im großen und ganzen stimmen die meisten Autoren mit den Folgerungen, die VAISMAN[3] aus seinen Versuchsergebnissen, gesammelt in einer Monographie, gezogen hat, überein, nämlich: bei der Maus kommt es nie zu Symptomen, gleichgültig welcher Inoculationsweg gewählt wird. Die T. p. vermehren sich im Organismus, ohne eine Reaktion des Wirtes auszulösen. Das Blut ist zwischen dem 1. und dem 139. Tag nicht infektiös. VAISMAN[3] untermauert damit die Gültigkeit der Befunde bezüglich der Infektiosität anderer Organe, da damit eine schwerwiegende Fehlerquelle ausgeschlossen werden kann. Unter ungünstigen Umständen kommt es zu Involutionsformen, bis zur invisiblen Form des T. p. In diesem Punkt sind viele gegenteilige Ansichten laut geworden.

Eine invisible Form nimmt VAISMAN[3] in den Lymphdrüsen und in der Milz an. Die Umwandlung der invisiblen Form des T. p. im Gehirn erfolgt erst durch den Kontakt mit banalen Entzündungserscheinungen, welche durch den Fremdkörperreiz ausgelöst wurden.

Die sog. luischen Alterationen können lediglich durch das T. p. und durch quantitative Unterschiede in der Zellzusammensetzung von avirulenten pathologischen Vorgängen unterschieden werden.

Auch die Genitalorgane können T. p. beherbergen. Trotzdem kommt es zu keiner kongenitalen Übertragung der Lues. Die Lues beeinflußt weder die Fruchtbarkeit, noch die Totgeburten oder Frühgeburten. Bei den Nagern (Kaninchen und Mäusen) ist die Placenta für das T. p. undurchdringlich. Die Würfe luischer Mäuseeltern zeigen auch keine Resistenz gegen T. p.-Inoculation. Durch Lactation wird das T. p. ebenfalls nicht übertragen. Auch VAISMAN[3] lehnt jede Infektionsmöglichkeit durch den Deckakt ab.

3. Recurrensspirochäten und andere Spirochäten im Mäuseorganismus

Mehr als für die Luesforschung ist die Maus *für die Recurrensspirochäten* und die Erforschung des Rückfallfiebers geeignet. Der Effekt der Recurrensinoculation hängt ab von der Krankheitsdauer, vom Stamm, von der Keimzahl und von der Konstitution des infizierten Individuums (HONDA[3]). Die Zahl der im Blut kreisenden Recurrensspirochäten wird entweder durch Färbung mit Methylviolett und Auszählen im Präparat ähnlich der Differentialzählung im Blutausstrich, oder biologisch bestimmt.

Bei der intraperitonealen Impfung stehen Dauer der Inkubationszeit und Keimzahl des Impfmaterials im umgekehrten Verhältnis, wenn maximal 5000 Recurrensspirochäten geimpft werden. Ebenso verhält es sich mit den Krankheitstagen. Die Zahl der im Fastigium im Blut kreisenden Recurrensspirochäten entspricht etwa der Zahl der inoculierten Erreger. Im Verlauf von 3—8 Tagen nimmt sie dann allmählich zu, um innerhalb von kurzer Zeit wieder abzusinken (KOYASU[3]).

Werden trächtige Mäuse 1—5 Tage vor dem Wurf mit Spirochaeta duttoni infiziert, dann kommt es manchmal zu Totgeburten. Im Blut der Jungen werden jedoch nie Spirochäten gefunden. Wenn die Infektion des Muttertieres 1—2 Tage zurückliegt, dann ist ein Teil des Wurfes, bei einer Infektionsdauer von mehr als 2 Tagen der ganze Wurf, infiziert. Der Nachweis wird geführt durch Immunitäts- nnd Passageversuch.

Mit einer sterilisierenden Dosis auf der Höhe des Anfalles wird auch die Nachkommenschaft sterilisiert (KÖNIGSBERG u. Mitarb.).

Das Recurrensfieber ist im Gegensatz zur Lues ein Musterbeispiel einer rezidivierenden Infektion mit eindeutiger Stammänderung. Der Ausgangsstamm kann durch rechtzeitiges Verimpfen als solcher weitergeführt werden und bildet sich nicht zu einem Rezidivstamm um. Der Rezidivstamm kann wieder zum Ausgangsstamm werden. Nach KRANTZ[3] ist nach dem ersten Anfall der Rezidivstamm noch nicht ausgebildet. In vitro ist der Ausgangsstamm vom Rezidivstamm durch die Rieckenbergsche Reaktion unterscheidbar:

Die Recurrensspirochäten werden mit dem blutplättchenhaltigen Plasma einer immunen Maus zusammengebracht. Die Blutplättchen sind bei der Erstinfektion und bei Reinfektion anfänglich vermindert, später vermehrt, schließlich wieder in normalen Mengen vorhanden. Die roten Blutkörperchen sind noch in der Rekonvaleszenz vermindert (KOYASU[1]). Der Ausgangsstamm verklebt mit den Blutplättchen, der Rezidivstamm verklebt nicht.

Die Immunitätsreaktion nach RICKENBERG ist nach Reinfektion deutlicher, jedoch gehen Immunität und Rickenberg-Reaktion nicht immer miteinander parallel.

Bei intravenöser Injektion werden die Recurrensspirochäten von der immunen Maus getötet, intraperitoneal injizierte Recurrensspirochäten erscheinen bei immunen Tieren nicht im Blut. Hingegen sieht man im Bauchhöhlenpunktat aufgequollene oder halbzerfallene unbewegliche Parasiten, die nach einigen Stunden ganz verschwunden sind.

Aktive Immunisierung durch subcutane Infektion bewirkt keine Schutzwirkung. Mit hitzegetöteten Recurrensspirochäten (56° C 30 min) des Mandschurei-Stammes, 50 000 Spirochäten/ml eingeträufelt in den Konjunktivalsack oder in die Mundhöhle jeden 3. Tag, erzielt KOYASU[1] eine etwas längere Inkubationszeit und einen etwas geringeren Prozentsatz an Ansteckungen bei Impfung mit dem virulenten Stamm. Nach KOYASU[3] werden die Recurrensantikörper nur vom Capillarendothel gebildet. Die Infektion mit Recurrensspirochäten kann subcutan durch die Conjunctiva und durch die Mundhöhle erfolgen. Der Infektionsmodus durch die Mundhöhle wirkt auf die Spirochäten-Stämme abschwächend, ebenso die Passage über den Menschen (TODA).

Der Prozentsatz der positiven Zweitimpfung wächst mit der Zeit, die seit der Erstimpfung verflossen ist, und ist außerdem bei heterologen Stämmen größer. Im allgemeinen ist bei der Zweitimpfung die Inkubationszeit verlängert, die Zahl der Spirochäten im Blut kleiner, die Dauer der Anwesenheit im Blut kürzer. Je öfter geimpft wird, um so stärker bildet sich die Immunität aus (HONDA[3]). KOYASU[1] erzielt bei Mäusen 75—90 Tage nach überstandenem Recurrensfieber, mit 50 000 Recurrensspirochäten in $^1/_3$ der Fälle, mit 150 000 Spirochäten in allen Fällen, ein Angehen der Reinfektion. Passive Immunisierung mit Antispirochätenserum der Ratte hat eine gewisse Schutzwirkung, wenn das Serum mit dem Inoculat gleichzeitig verabfolgt wird, jedoch keine Heilwirkung (KOYASU[2]). Die Schutzwirkung besteht manchmal nur in einer verzögerten Inkubation. Kurz vor der ersten Krisis injiziertes Serum kann das Krankheitsbild eher verschlimmern (KRANTZ[6]). Das Reticuloendotheliale System, vor allem die Milz, üben eine Schutzwirkung gegen Recurrensinfektion der Mäuse aus. Bei kurz vorher milzexstirpierten Mäusen endet die Infektion meist letal. Wird jedoch längere Zeit (2 Monate) nach der Milzentfernung infiziert, dann hat der Verlust der Milz keinen Einfluß auf die Erkrankung, ebenso wenn nach dem ersten Anfall die Milz entfernt wird. Blockierung des Reticuloendothelialen Systems hat ebenfalls keinen Einfluß (SUGIWAKA[3]), wohl aber macht sich die Blockade und Milzentfernung bei der Salvarsanmedikation bemerkbar: mittlere Dosen wirken bereits toxisch. Die Nebenniere hat auf den Krankheitsablauf keinen direkten Einfluß (Sugiwaka[2]). Wismut-Sypalose, eine Aufschwemmung von brenz-schleimsaurem Wismut $(C_4H_3OCO)_2BiOH$ und Wismutoxyd (Bi_2O_3) in Olivenöl mit einem Wismutgehalt von 0,06 g/ml wirkt vor allem gegen Rattenbiß- und Weil-Spirochäten (Yamamoto[6], Schuhmacher[1]). Gold: gegen die im Zentral-nervensystem persistierenden Recurrensspirochäten (Duttoni, Crozidurae und hispanica) wirkt von allen Goldpräparaten nur das Solganal.

Sodoku-Spirochäten werden durch Recurrensimmunität nicht beeinflußt; die beiden Krankheiten verstärken aber ihre letale Wirkung auf die Maus (Takami[7]).

Die *Spirochaeta muris* läßt sich in der Milch lactierender Mäuse nachweisen. Die Infektion kann also durch die Mäusemilch erfolgen. Auch in Uterus und Placenta können die Spirochaetae muris nachgewiesen werden. Levaditi[49] u. Mitarb. schließen daraus, daß die Infektion des Embryo zur Zeit der Nidation erfolgen kann.

Die Infektion von Kaninchen und Mäusen mit der *Spirochaeta gallinarum* ist keine natürliche Infektion, sie läßt sich daher nur begrenzt in Mäuse- oder Ka-ninchenpassagen fortführen. Durch Eisenzuckerlösung (Blockade des Reticulo-endothelialen Systems) 5—10 min vor oder auch nach der intraperitonealen Inoculation von verseuchtem Hühnerblut treten die Parasiten in viel größerer Zahl im Blut der Maus auf, als beim nichtpräparierten Tier. Ebenso wirkt kollo-idales Silber, stärker noch kolloidales Wismut. Mit kolloidalem Wismut oder Eisenzucker können die Hühnerspirochäten in bis zu 12 Passagen weitergezüchtet werden, mit nichtblockierten Tieren gelingt die Weiterführung nur in 3 Passagen (Pentschew). Andere Blockierungsmittel (Tusche, kolloidales Gold) verlängern die Verweildauer der Hühnerspirochäten im Kreislauf um 24 Std, kolloidales Kupfer ist unbrauchbar.

III. Experimentelle Syphilis am Affen

Die experimentelle Syphilis am Affen erfüllt nicht die Erwartungen, die man eigentlich in sie setzen könnte. Beim niederen Affen wird manchmal eine klinisch manifeste Syphilis nach Inoculation beschrieben, andere Autoren beobachten nur latente Lues mit positiven Seroreaktionen, die auf Salvarsanbehandlung an-sprechen. Aus dem Handb.Jadassohn XV/1 ist bekannt, daß, außerhalb be-stimmter Stellen inoculiert, die Lues beim Affen nur in einem geringen Prozent-satz angeht. Schlossberger[4] u. Mitarb. erzielen bei Rhesusaffen mit mehreren Stämmen, darunter dem Truffi- und Nichols-Stamm, auch mit frischem Material vom Menschen intratesticulär und im Bereich der Augenbrauen niemals Manifesta-tionen, die einem Primäraffekt ähnlich waren. Bessemans[65] u. Mitarb. konnten ebenfalls in ihren Versuchen nur eine geringe Empfänglichkeit der Macacus rhesus-Affen für den Genterstamm feststellen, trotz Inoculation in die Augenbrauen-gegend und in die Scrotalhaut der Hoden. Die Kaninchenpassage war nur in 3 von 6 Fällen positiv. Gegen das Treponema cuniculi sind die Macacen refraktär. Es bleibt auch keine Immunität gegen Lues zurück.

Die T.p. gelangen, ähnlich wie bei den meisten Laboratoriumstieren, relativ rasch — nach Photinos[2] nach 5 Std — in die regionären Lymphdrüsen (Photi-nos[4]); 5 Tage nach der intratesticulären Inoculation ist die Lunge eines Cerco-cebus-Affen T.p.-haltig (Photinos[1]).

Die serologischen Ergebnisse sind bei Macacen unverläßlich (Bessemans[65] u. Mitarb.). Schlossberger u. Mitarb. finden bei den Rhesusaffen von der 7. bis 8. Woche nach der Infektion regelmäßig und längere Zeit hindurch positive Wassermann-Reaktion, Meinicke-Trübungs-Reaktion, Meinicke-Klärungs-Reaktion und Kline-Reaktion, bei Cercocebus-Affen sind $1^1/_2$ Monate nach der Inoculation die Wassermann-Reaktion, Kahn-Reaktion und Meinicke-Klärungs-Reaktion einschließlich der Mikroreaktionen positiv (PHOTINOS[3]). Der Liquor war $5^1/_2$—7 Monate nach der erfolgreichen Impfung in der Wassermann-Reaktion und Meinicke-Klärungs-Reaktion II positiv, mit 20/3 Zellen. Beim luischen Cynomolgus philippinensis konnte GARCIA im Liquor weder positive Wassermann-Reaktion noch Kahn-Reaktion feststellen. OHIA[6] erhält Pleocytose, vorübergehende Globulin- und Albuminvermehrung, einmal auch eine schwach positive Wassermann-Reaktion im Liquor nach suboccipitaler Inoculation luischen Materials bei Macacus cynomolgus-Affen. Die Liquor-Blutschranke wird durch die T. p. durchbrochen, wodurch es zu einer unbedeutenden Generalisierung mit positiver Wassermann-Reaktion und Sachs-Georgi-Reaktion im Serum kommt.

Erscheinungen in Form einer Tabes dorsalis wurden von rumänischen Autoren (JONESCO-MIHAIESTI, TUPA u. Mitarb., alle cit. nach LEVADITI[34] u. Mitarb.) auf eine Infektion mit dem Lymphogranuloma inguinale-Erreger zurückgeführt. Intraperitoneale Infektion mit diesem Virus konnte diese Hypothese jedoch nicht bestätigen (LEVADITI[34] u. Mitarb.).

Die prophylaktische Wirkung des Wismuts bei Affenlues wurde von LEVADITI[6, 17, 36] u. Mitarb. festgestellt an Rhesusaffen, Schimpansen, sowohl mit 10%igem Oxycarbonat des Wismuts als auch mit dem liposulublen Bivatol (basisches Wismut-α-Carboxyethyl-β-Methylmonoat). Sie hält 192 Tage an, auch in der beim Menschen gebräuchlichen Dosierung (LEVADITI[36] u. Mitarb.).

Die experimentelle Frambösie (Yaws) bei Affen

TURNER[1] u. Mitarb. gelang die Übertragung auf Macacus-Rhesusaffen nicht. MIYAO[2] überimpfte Frambösie auf Cynomolgus philippinensis mit dem Ergebnis, daß sich 2 Monate nach der homologen Reinfektion auf eine 11 Monate vorher durchgeführte Erstinfektion besonders große, schlecht heilende, fungusartige Herde entwickelten; eine Manifestation, wie sie ähnlich auch beim Menschen beobachtet werden kann. Zu diesem Zeitpunkt war die Immunität gegen Frambösie wahrscheinlich noch nicht, oder nicht mehr vorhanden. Nach TANABE bildet sich sowohl beim Menschen als auch beim Affen eine mindestens 2 Jahre, wahrscheinlich aber lebenslang anhaltende Immunität auch gegen wiederholte Reinfektion aus. Bei den 28 untersuchten Affen lag die Erstinfektion bis zu 34 Monate zurück. Bei *Ratten* beobachtet MISAIZU[10] keine Immunität nach mit Neosalvarsan zur Abheilung gebrachter Frambösie.

Die Impfung an Ratten und Mäusen führt MISAIZU[9] entweder subscrotal, intracutan (Rücken-Bauchhaut), subcutan (Bauchhaut), intravenös oder intraperitoneal durch. Bei allen 4 inoculierten Frambösiestämmen fanden sich in den Lymphdrüsen scrotal geimpfter Tiere in 90%, in die Bauchhaut geimpfter Tiere in 80%, in die Rückenhaut in 45%, nach intravenöser Inoculation in 31,5%, nach intraperitonealer Inoculation in 23% positiver T. pertenua-Befund im Dunkelfeld.

Milzexstirpation hat keinen Einfluß auf die T. pertenua in den Lymphdrüsen. Im Sommer ist das T. pertenue in Rattenlymphdrüsen direkt selten, immer aber durch Tierpassage nachweisbar.

IV. Experimentelle Syphilis an verschiedenen Tieren

Am *Eichhörnchen* (Sviurus vulgaris L.), am *Ziesel* (Citellus citellus L. spermophilus) und am *Frettchen* (Putorius furo L.) verläuft nach JAHNEL[7] u. Mitarb. die Luesinfektion erfolglos. Nach BESSEMANS[70] u. Mitarb. auch beim *Siebenschläfer*, wenn mit dem Gentstamm inoculiert wird.

Frösche sind nach Bessemans[40] u. Mitarb. für Lues nicht empfänglich. Der Nachweis der Sterilität wurde durch Übertragung von Blut und Hodengewebe auf Kaninchen geführt.

Hamster. Der europäische Hamster (Cricetus cricetus L.) — alle 5 Tiere — und 14 von 16 syrischen Goldhamstern (Mesocricetus auratus Waterhouse) wurden von Bessemans[40, 68] u. Mitarb. mit Erfolg mit Lues infiziert. Ebenso der chinesische Hamster von Hu und Pearce (cit. nach Bessemans[40]). Die Lues bleibt bei diesen Tieren erscheinungsfrei, die Lymphdrüsen werden nach 10—20 Tagen infektiös. 3 Monate nach der Inoculation sind die Milz und der nichtgeimpfte Hoden bereits, der geimpfte Hoden noch immer, positiv. Im Dunkelfeld finden Bessemans[40] u. Mitarb. in 100 g emulgierter Leisten- und Achseldrüsen 60 000 bzw. 30 000 T. p. Trypanosomeninfektion ist auf die Lues des Hamsters ohne Einfluß. Die Virulenz der T. p. ändert sich durch die Hamsterpassage nicht. Im Eisschrank halten sich die T. p. aus den Hamster-Leistendrüsen 24 Std virulent. Beim Goldhamster sind außer den Lymphdrüsen der Inguinal- und Axillarregion auch die der Kniekehle, die Milz und das Gehirn infektiös (Bessemans[68, 70] u. Mitarb.). Levaditi[87] u. Mitarb. finden positiven Spirochätenbefund im Rectum, im Gehirn und in den peripheren Ganglien. Durch den Deckakt wird beim gelben Hamster die Lues nicht übertragen (Johnson), ebensowenig ist eine kongenitale Übertragung bekannt.

Trotz der symptomlosen Lues beim Hamster konnten Levaditi[87] u. Mitarb. 150 Tage nach der Inoculation einen hohen Titer von T. p.-immobilisierenden Antikörpern im Serum feststellen.

Hund. Er ist nach Bessemans[40] u. Mitarb. und Wagner[2] gegen eine Luesinfektion resistent.

Katze. Die Infektion mit subcutaner Implantation von Syphilomstücken des Genterstammes im Bereich der Genitalregion ging Bessemans[84] nur bei 11 Tage alten Tieren an. Die Seroreaktion blieb negativ, ebenso der Spirochätenbefund. Milz und Lymphdrüsen waren im Kaninchenversuch mit 138 Tage langer Inkubationszeit positiv. Die T. p. sind bereits nach 12 Std in den Lymphdrüsen, in der Milz und in der Leber nach 24 Std, nach 5 Tagen nur mehr in der Milz, nach 29—35 Tagen auch dort nicht mehr nachweisbar. In den Lymphdrüsen halten sie sich vor allem in den Randzonen um die Gefäße und in den Lymphspalten auf. Sterzi[4] konnte mit dem Truffi-Stamm an allen 18 geimpften Tieren weder manifeste Erscheinungen noch histologische Veränderungen beobachten. Werden T. p.-haltige Kaninchencorneastückchen in die vordere Augenkammer junger Katzen implantiert, dann finden Levaditi u. Yamanouchi (cit. nach Wagner[2]) 18 Tage später keine typischen T. p.-Formen mehr, sondern nur kurze, aus 2—3 Windungen bestehende, spiralenförmige Gebilde. Die ersten Anzeichen einer Keratitis treten 40 Tage nach der Implantation auf. Bei Altkatzen ist der Versuch erfolglos. Ebenso der Versuch von Wagner[2]:

Er injiziert Schankerpreßsaft in die rechte vordere Augenkammer einer Altkatze, die linke Cornea wird scarifiziert und mit einem Schankerstück abgerieben.

Da nach Ino Shigern (cit. nach Wagner[2]) T. p. in erscheinungsfreien Corneae luischer Kaninchen vorkommen können, schließt Wagner eine solche Möglichkeit bei Katzen nicht aus.

Bei Jungkatzen erreicht Wagner[2] zwar eine spezifische spiropositive Keratitis parenchymatosa, jedoch keine Generalisierung.

Meerschweinchen. Die Lues geht in einem großen Prozentsatz an. Manifeste Erscheinungen sind jedoch seltener als beim Kaninchen (Fujimori[2], Gastinel[30] u. Mitarb., Mulzer[1], Kolmer[5]). Die Milz bleibt lange Zeit infektiös. Der Impferfolg beim Meerschweinchen hängt ab vom T. p.-Stamm (Gastinel[30] u. Mitarb.), von der Dosis, der Impfstelle (FUJIMORI[2], KATO[7], TANI[2], HAELST[1], ORO[2]) und dem Terrain bzw. der individuellen Aufnahmebereitschaft des Tieres (STERZI[7]). In den Syphilomen fehlt die schleimige Gewebsdegeneration wie sie bei der Kaninchensyphilis stets vorhanden ist trotz reichlicher T. p., (TANI[12] u. Mitarb.). Die Generalisierung erfolgt auf dem Lymphweg, in der ersten Zeit auch auf dem Blutweg. Der Hautweg scheint im Gegensatz zur Maus keine Rolle zu spielen. Trotzdem ist nach ORO[2] das Meerschweinchen kein Ersatz für das Kaninchen, vor allem deshalb, weil es trotz manifester Erscheinungen nach BESSEMANS[50] u. Mitarb. ausschließlich in den Lymphknoten zur Generalisierung der T. p. kommt. Die primär infizierte Cornea gibt positive Tierpassage (FUNABASHI[1]). Lymphdrüsenschwellung kommt nach HAELST[4] und STERZI[7] beim Meerschweinchen sowohl bei manifester Genitallues, als auch bei der symptomlosen Lues vor. Der Umfang der Drüsenschwellung hängt von der Ausdehnung und vom Alter der Primärläsion ab; sie dauert etwa gleich lang wie der Primäraffekt, im Mittel etwa 5 Wochen. Nach 165—157 Tagen entnommene Drüsen sind im Kaninchenversuch nicht mehr infektiös, auch Leber, Niere, Milz, Zunge, Gehirn und Hoden geben nach $6^1/_2$ Monaten negative Kaninchenpassage. Über die Infektiosität der einzelnen Organe berichten: FUJIMORI[2], STERZI[7], GASTINEL[30] u. Mitarb. u. a. Wiederholte Passagen in Meerschweinchen führen nicht zu Virulenzverlust (FUJIMORI[2]), jedoch kann STERZI[7] in der dritten Meerschweinchenpassage keine T. p. mehr nachweisen. Nach GASTINEL[30] u. Mitarb. handelt es sich im Meerschweinchen nur um eine Verteilung, nicht um Wachstum und Vermehrung der T. p.

Histologisch findet KATO[7] geringe Hyperkeratose, Epidermisverdickung, Gefäßerweiterung, später deutliche Hyperkeratose und Acanthose mit Vakuolisation, außerdem Rundzelleninfiltrate und Plasmazellen in der Cutis, sowie Capillarneubildung, stellenweise Neigung zu Nekrose.

Die Immunität gegen eine Superinfektion entwickelt sich beim Meerschweinchen 4 Wochen nach der intracutanen Inoculation (im Bereich der Dammleiste) und erreicht ihren Höhepunkt um die 9. Woche. Nach Neosalvarsanbehandlung (0,03 g/kg) 1mal wöchentlich durch 2 Wochen, Beginn der Behandlung 20 bis 120 Tage nach der Inoculation, ist das Maximum der Immunität um den 90. Tag zu erwarten. Nach TANI[12] u. Mitarb. besteht beim Meerschweinchen eher eine Monoimmunität als eine Panimmunität. Der Treponema pallidum Immobilisations-Test wird nach GASTINEL[30] u. Mitarb. nach dem 150. Tag positiv, die klassischen Reaktionen (Meinicke-Trübungs-Reaktion, Wassermann-Reaktion, Murata-Reaktion) (TANI u. Mitarb. und FUJIMORI[2]) bleiben negativ.

In Übereinstimmung mit der nur geringen Virulenz des T. p. dem Meerschweinchenorganismus gegenüber steht die Wirkung der Chemotherapeutica. In Dosen von 16—18 mg/kg Körpergewicht zeigen Neoarsphenamin und Sulfoxylarsphenamin nur bei lokaler Anwendung (Infiltrieren des Herdes) deutlichen therapeutischen Effekt. Intravenös oder intramuskulär sieht man keinen Heilerfolg (ROSEBURY u. Mitarb.), jedoch relativ rasche Sensibilisierung gegen Neosalvarsan bei intracutaner Applikation (MARQUARDT). Die Allergisierung mit verschiedenen Antigenen an Meerschweinchen aber auch an Kaninchen und weißen Mäusen hat jedoch nach BESSEMANS[87] u. Mitarb. keinen Einfluß auf den Luesverlauf und die Manifestationen der Syphilis.

Andere Spirochäten im Meerschweinchenversuch. Das Treponema hispanicum kann in Meerschweinchenpassagen gehalten werden, wenn spätestens alle 6 Monate subcutan oder intraperitoneal 1 ml des spirochätenhaltigen Gehirnbreies überimpft wird (PAMPANA). Über die Spontanspirochätose des Meerschweinchens und den Analogien zu den Erfahrungen mit der experimentellen ikterogenen Spirochätose finden sich Beobachtungen bei SANGIORGI.

Ratten. Bessemans[62, 70] u. Mitarb. konnten durch subscrotale Implantation eines Syphilomstückchens in die Leisten- und Acheldrüsen der Wanderratte (Epimys decumanus) nach 70 Tagen lebende T. p. nachweisen. Yasumoto[4] beobachtet auch bei Ratten eine deutliche Schwellung der Iliacallymphdrüsen mit T. p.-Nachweis nach 14 Tagen und nach über 50 Tagen. Auch das Gehirn, die Milz, die Leber, der Hoden und die Nieren geben positive Kaninchenpassage. Das Blut ist nach Yasumoto[5] immer negativ. Die Größenzunahme der iliacalen Lymphdrüsen ist bedingt durch eine diffuse Zellinfiltration des Drüsenparenchyms von Lymphocyten, Plasmazellen und Histiocyten, sowie durch ein Ödem, wodurch die Struktur der Lymphdrüse verwischt sein kann und eine Unterscheidung zwischen Mark und Rinde unmöglich wird. Außerdem findet man eine Erweiterung der Capillaren und der Lymphsinus mit vermehrtem Zellinhalt (Erythro-, Leuko- und Lymphocyten, Plasmazellen) bis zur Thrombenbildung. Der chronisch entzündliche Prozeß proliferativer Natur zeigt keine Veränderungen im Sinne einer Verkäsung oder Gummenbildung (Yasumoto[1]). Splenektomierte Ratten zeigen keinen abnormen Verlauf der Lues, jedoch brauchen sie zur Abheilung der Lues mehr Neosalvarsan als intakte Ratten (Kolmer[7] u. Mitarb.).

Homologe Reinfektion 17—21 Tage nach der Salvarsanbehandlung einer 30—60 Tage alten Lues geht in 22 von 25 Fällen an (nachgewiesen durch die Kaninchenpassage), d. h. während einer 30—60 Tage bestehenden Lues bildet die Ratte keine Immunität aus (Yasumoto[2]). Inaktiviertes Immunserum von luischen Kaninchen 0,5 ml täglich durch 7—11 Tage unter die Scrotalhaut der Ratte injiziert hat eher mehr bewegliche T. p. am Ort der Injektion zur Folge als bei den Kontrolltieren, die mit normalem Kaninchenserum behandelt wurden (Yasumoto[6]).

Von Cartana u. Mitarb. wurden im Rattenversuch die spanischen Arsenobenzole Neospirol und Neofas auf ihre kurative Wirkung hin vergleichend mit dem Neosalvarsan untersucht. Sie waren weitgehend gleichwertig. Zur Heilung genügt 3mal 0,1 g Neosalvarsan in 2—4tägigen Abständen. Über Wismut-Resorption aus dem Rectum bei Verwendung von Wismutsuppositorien, bei parenteraler Applikation, sowie seine chemotherapeutische Wirksamkeit bei experimenteller T. p.-Infektion und bei Recurrensinfektion berichten Heite[4] u. Mitarb.

Rind. Experimentelle Übertragung von Syphilis auf das Rind wurde von Beclere vor allem im Hinblick auf eine vaccinale Behandlung der Menschensyphilis versucht. Die Übertragung gelingt sowohl mit dem Truffi-Stamm als auch direkt vom Menschen auf das Rind, wenn die Impfung bei jungen Rindern in das scarifizierte Augenlid oder in die Klitoris erfolgt oder kleine Syphilomstückchen unter die Euter- oder Scrotalhaut implantiert werden.

Die luischen Manifestationen entwickeln sich in Form indurierter Knoten mit positivem T. p.-Befund etwa vom 24. Tag nach der Inoculation an und ähneln den Manifestationen bei niederen Affen. Histologisch bestehen diese Veränderungen vor allem aus Lymphocyten. Die Übertragung der Hauterscheinungen auf Kälber, aber auch auf Kaninchen war nicht immer einwandfrei positiv. Die nicht regelmäßig gelungene Übertragung luischen Materials auf das Rind erklärt sich Beclere mit einem Virulenzverlust des Truffi-Stammes durch die jahrelange Kaninchenpassage, wie es von Levaditi[12] u. Mitarb. an den Übertragungsversuchen auf Schimpansen festgestellt wurde.

Schweine sind nach Bessemans[40] u. Mitarb. auch gegen die Inoculation großer T. p.-Mengen resistent.

Nach Truffi[2] bleiben die T. p. in **Tauben**, intravenös injiziert, längere Zeit, trotz der im Taubenorganismus herrschenden Temperatur von 42° C, am Leben.

BENETAZZO[2] findet bei Tauben und Hühnern sowohl nach intravenöser als auch nach subcutaner Inoculation von T.p.-reichem Preßsaft aus Kaninchenhoden-syphilomen weder lokal noch allgemein Symptome luischer Natur. Das Großhirn und das Kleinhirn dieser Tiere war während der ganzen Beobachtungszeit (17 Std bis 113 Tage nach der Inoculation) für Kaninchen nicht infektiös.

Über ein negatives Ergebnis bei Impfversuchen am **Kanarienvogel** berichtet JAHNEL[13].

V. Experimentelle Syphilis an Winterschläfern

Die Übertragung luischen Materials auf Winterschläfer, wie Hamster, Gold-hamster, Igel, Haselmaus (Myoxus glis = Siebenschläfer = Bilch) bzw. den Tiroler Baumschläfer (Dyromys nitedula intermedius Nehring), gelingt regelmäßig oder fast regelmäßig, wobei nicht selten auch manifeste Luessymptome beobachtet werden können (JAHNEL[6, 10, 12, 13], BESSEMANS[40, 62, 63, 88] u. Mitarb.). Während jedoch die Syphilisinfektion bei manchen nicht zu den Winterschläfern gehörenden Tieren zeitlebens bestehen bleibt, sind die Organe der Winterschläfer *nach* dem Winterschlaf, auch in der Tierpassage auf Kaninchen, T.p.-frei. Recurrensspiro-chäten (Spirochaeta hispanica) überstehen jedoch wenigstens einen 30tägigen, ununterbrochenen Winterschlaf, im Gegensatz zu den Trypanosomen (BRUMPF cit. nach JAHNEL[6, 13]), aber auch einen ebenso langen Eisschrankaufenthalt. Von OUCINNIKOV[2] und vor allem von JAHNEL[10] wurden die anscheinend durch den Winterschlaf ausgelösten natürlichen Heilungsvorgänge der experimentellen Syphilis untersucht. Wird der Winterschlaf durch Aufenthalt in einem warmen Raum unterbrochen, dann bleiben die Tiere infektiös (JAHNEL[13], BESSEMANS[63] u. Mitarb.). Nach STERZI[6] bewegt sich die kritische Temperatur für die Überlebung der T.p. um 0° C, d. h. im Bereich dieser Temperatur ist die Überlebung der T.p. am schlechtesten. Zu Beginn des Winterschlafes findet JAHNEL[12] beim Tiroler Baumschläfer eine Körpertemperatur von 24,5° C. Zu diesem Zeitpunkt kann JAHNEL[12] noch keine Schädigung der T.p. feststellen. Erst im tiefen Winterschlaf sinkt die Temperatur bis auf wenige Zehntelgrad über Null ab. JAHNEL[12] disku-tiert als Ursache der T.p.-Schädigung den herabgesetzten Stoffwechsel und andere, z. B. hormonale Faktoren. Nach dem Überlebungsversuch von STERZI[6] würde die Herabsetzung der Temperatur bis in die Gegend der für das T.p. kritischen Grade für eine Erklärung der Spontanheilung durch den Winterschlaf ausreichen.

JAHNEL[12] setzt in Anlehnung an seine theoretischen Erwägungen die unterbrochene Nahrungsaufnahme beim Winterschlaf in Parallele zu den Hungerkuren in früheren Jahr-hunderten und zur Fastendiät, die mit den Gujakkuren verbunden waren (ULRICH V. HUTTEN).

Die Hypoglykämie scheint auf das T.p. keinen Einfluß zu haben. Extrakte aus dem Gehirn winterschlafender Tiere, die nach KROLL bei der Katze einen Schlafzustand hervorrufen können, haben ebenfalls auf die experimentelle Syphilis keinen Einfluß.

JAHNEL erwägt auch, ob Hormone an der Spontanheilung der Syphilis im allgemeinen maßgebend beteiligt sein können und führt als Beispiel an: die relative Seltenheit der Paralyse bei Frauen; sie wird von MOORE cit. nach JAHNEL auf eine Schutzwirkung durch die Schwan-gerschaft zurückgeführt; die spontane Ausheilung kongenital luischer Knochenerkrankungen unter dem Einfluß des Körperwachstums (HOFFMANN cit. nach JAHNEL[7, 8]), die Versuche mit oestrogenen Stoffen beim Kaninchen (BROWN u. PEARCE, FRAZIER, MU u. HU, alle cit. nach JAHNEL[7, 8, 12]).

Humorale Veränderungen, die während des Winterschlafes eintreten und den T.p. keine Lebensmöglichkeit bieten sollen, nimmt DE BLASIO[1] als Ursache für die Spontanheilung an.

Die experimentelle Syphilis beim gelben Hamster wird von JOHNSON in bezug auf die Übertragung durch den Deckakt untersucht. Das negative Ergebnis, ebenso wie die Tatsache, daß der neugeborene Wurf luischer Hamster stets syphilisfrei ist, führt Jahnel ebenfalls auf den Winterschlaf zurück. Nach Besse-mans[62] verläuft die experimentelle Syphilis beim *Igel* erscheinungsfrei.

VI. Experimentelle Syphilis beim Menschen

In Frankreich wird die absichtliche Verimpfung einer Krankheit als „mit Vorbedacht beigebrachte Verletzung" abgeurteilt.

Einer der ersten Berichte über eine experimentelle Syphilis am Menschen stammt von Neisser aus dem Jahre 1898. Neisser injizierte 8 Personen zentri-fugiertes luisches Serum und erhielt in einigen Fällen Roseolen.

Die Laboratoriumsinfektionen und beruflich erfolgten Ansteckungen mit Syphilis können, da der Inoculationsmodus und der Infektionstermin sowie der nichtluische Zustand des Infizierten vor dem Unfall meist bekannt sind, zu dem Erfahrungsgut auf dem Gebiet der experimentellen Syphilis am Menschen gerechnet und dementsprechend verwertet werden (Duvoir). Diese Erfahrungen und die Ergebnisse aus den Tierversuchen genügen jedoch nicht, die Probleme, die die Lues auch heute noch bietet, zu lösen. Lees (cit. nach Harrison) betont, daß gerade bei Spirochätenerkrankung die Ergebnisse des Tierversuches mit den Erfahrungen beim Menschen nicht immer übereinstimmen. Daß dem so ist, beweisen vor allem die Lues congenita und die Lues des Zentralnervensystems, 2 Probleme, die im Tierversuch nicht studiert werden können, da es nicht gelingt, ähnliche Veränderungen dieser Art beim Tier hervorzurufen. Leider sind die wenigen Versuche mit syphilitischem Material am Menschen aus den früheren Jahren nur bedingt verwertbar, da sowohl die schlechte Überlebensmöglichkeit für das T.p., als auch die serologischen Untersuchungsmethoden der klassischen Serologie eine Anzahl von nicht vermeidbaren, meist auch nicht beobachteten Fehlerquellen zur Folge hatten. Um so wertvoller sind die Versuchsergebnisse von Magnuson u. Mitarb. (cit. nach Dickel) an freiwilligen, gesunden und luischen Insassen von Sing-Sing mit dem Nichols-Stamm, die durch den Nelson-Test kontrolliert werden konnten:

1. Infektionsdosis. Demnach beträgt die Infektionsdosis I D_{50}, d. h. für den 50%ig sicheren Angang der Syphilis beim Gesunden 57 Keime, vielleicht sogar etwas weniger. Als optimale Erregerzahl werden 10000—100000 T.p. angegeben.

2. Booster-Effekt. An Treponema pallidum Immobilisations-Test negativen, anamnestisch sicher luischen Probanden konnte durch Impfung mit 50000000 ge-töteter T.p. das neuerliche, rasche Auftreten von Immobilisierenden Antikörpern (IAK) im Serum ausgelöst und durch einen positiv gewordenen Treponema|pallidum-Immobilisations-Test nachgewiesen werden. Ebenfalls an Freiwilligen wurde von Levaditi[92] u. Mitarb. die Virulenzänderung durch Tierpassagen untersucht. Nach 14jähriger Passage durch Kaninchen ruft der Stamm beim Menschen papulöse Effloreszenzen ohne Drüsenschwellung und positive Seroreaktionen hervor. Nach 23jähriger Passage beobachten Levaditi[92] u. Mitarb. lokal ein corymbiformes Syphilid mit regionärer Drüsenschwellung und positiven Seroreaktionen. Mag-nuson[4] u. Mitarb. konnten beim gesunden Menschen bei intracutaner Inocula-tion von T.p. des Nichols-Stammes im Jahre 1956 nach 43jähriger Passage durch Kaninchen in 50% der Fälle das Haften des Erregers feststellen. Un-behandelte Luiker zeigten nach intracutaner Inoculation virulenter Nichols-Treponemen weder klinisch noch serologisch eine Änderung des Krankheits-bildes. Von 2 Fällen mit Lues cerebri wurde bei einem Fall nach der Inoculation von T.p. ein Rezidiv im Zentralnervensystem beobachtet. Behandelte Luiker

zeigen entweder Haften der Erreger oder den Booster-Effekt, oder in 50% der Fälle keine Beeinflussung ihres augenblicklichen klinischen und serologischen Zustandes.

Überlebung in der Vagina:

An luischen Prostituierten untersuchten LEPINAY[1] u. Mitarb. das Verhalten der T. p. in der Vagina, angeregt durch die Tatsache, daß völlig erscheinungsfreie, wassermann-negative, alte oder kurz vorher ausgiebig behandelte Luikerinnen als Infektionsquelle angegeben wurden, auch ohne daß sie sich im Stadium der Inkubation befanden.

10 ml einer T. p.-reichen Suspension des Truffi-Stammes in physiologischer Kochsalzlösung wurden in die Vagina einer latentluischen Prostituierten instilliert. Während die Kontrollen in vitro bis zu 4 Std gut beweglich und bis zu 18 Std mäßig gut beweglich waren, konnten im Vaginalsekret schon nach 2 Std keine T. p. mehr gefunden werden; dabei kann aber das p_H des Vaginalsekretes (7,2 bis 6,8) kaum eine Rolle spielen. Im Abschabsel der Vaginawand konnten nach Fontana nach 2 Std noch vereinzelte, nach $2^1/_2$ Std auch im Tierversuch keine T. p. mehr nachgewiesen werden. In vitro bleiben die T. p., gemischt mit Vaginal- und Cervicalsekret, 5 Std sehr gut beweglich. Nach den Untersuchungen von LEVADITI[29] u. Mitarb. mit annähernd der gleichen Versuchsanordnung sind die T. p. nach 60 min Aufenthalt in der Vagina noch infektiös. Direkt konnten LEVADITI[29] u. Mitarb. jedoch nach 60 min keine T. p. mehr nachweisen.

Die Wirkung des Bacillus pyocyaneus und Bacillus fusiformis auf das T. p. wurde von SMITH an Freiwilligen untersucht. Mit dieser Mischflora konnte die Entstehung von Ulcera nicht beobachtet werden. MAGNUSON[4] u. Mitarb. ziehen aus den Versuchsergebnissen folgende Schlüsse: 1. Der Mensch scheint im Experiment weitgehend dem Tier ähnlich zu reagieren. Ein Unterschied besteht in der Lebensdauer und in der langsameren Entwicklung der Immunität. 2. Tote T. p. in großen Mengen (50 Mill. Keime), intracutan oder subcutan injiziert, verursachen beim Luiker ein Ansteigen der IAK im Serum, die Reagine steigen nicht an. 3. Es kann sich bei einem scheinbaren Serorezidiv mit spironegativen Läsionen um eine Superinfektion oder Reinfektion bei Immunität handeln.

Superinfektionen wurden gesetzt und untersucht von METSCHERSKY: Nach seinen Versuchsergebnissen sind positive Ergebnisse nach Superinfektion in allen Luesstadien möglich. Der Prozentsatz an positiven Ausfällen ist um so größer, je älter die Lues ist, dabei entspricht nach dem Gesetz von FINGER und LANDSTEINER der Impfeffekt dem Luesstadium. AKIMA[2] hingegen findet keine Beziehung der Form des Impfeffektes zum Luesstadium. Die Efflorescenzen gleichen fast immer Papeln. Einmal beobachtet AKIMA[2] bei einer Lues congenita tarda sogar ein Ulcus durum. Die Inkubationszeit beträgt 10—33 Tage. Die Seroreaktionen können nach der Superinfektion verstärkt positiv sein. Auch nach AKIMA[2] ist der Einfluß der Superinfektion auf die Seroreaktionen nicht eindeutig. Im Gegensatz zur Literatur und in Übereinstimmung mit TRUFFI hat eine traumatische Reizung keinen Einfluß auf den Impferfolg. Spezifische Inoculation in luische Narben geht nicht an (PASINI cit. nach MESTCHERSKY), banale Narben hingegen sind besonders empfindlich. Superinfektion im ersten Stadium der Lues mit dem homologen Stamm wurde von AKIMA[1] versucht und untersucht. Bei 5 Fällen traten nach 8—18 Tagen am Oberarm (Inoculationsstelle) reiskorn- bis erbsengroße Papeln auf. Der T. p.-Befund war bei wassermann-negativen Fällen in allen, bei wassermannpositiven in 3 unter 6 Fällen positiv. AKIMA[2] erhält positives Ergebnis nach Superinfektion mit Gewebsstücken aus Lues I- oder Lues II-Efflorescenzen bei Lues I in 83%, Lues II in 50%, Spätlues in 20% und Metalues in 11% der Fälle. Die Identität der superinoculierten T. p. konnte BALBI[1] durch den Kaninchenversuch (Schankerimmunität gegen den homologen Stamm) nachweisen. Balbi[1] konnte den superinoculierten Stamm bei Lues III, latenter Spätlues und Lues congenita in den Hautläsionen und in den regionären Lymphdrüsen, nicht aber im Blut nachweisen. Balbi[1] berichtet außerdem über ein durch Superinfektion nach Wismutbehandlung entstandenes tuberoserpiginöses Syphilid in einer luischen Narbe. Lenartowicz[3] beschreibt das lokale Auftreten tiefer Ulcera nach Superinfektion bei Lues congenita und Lues III. Der T. p.-Nachweis im Granulationsgewebe war negativ. Eine gelungene Superinfektion ist in den 2 Fällen von Akopjan anzunehmen: Lues II bei einer neurologisch diagnostizierten Tabes dorsalis mit positiver Luesanamnese und unzureichender Behandlung der vor Zeiten akquirierten Lues. Experimentelle Superinfektion bei Paralytikern wurden untersucht von Jahnel (cit. nach Lisi[1]). Die Superinfektion war erfolgreich nach energischer Salvarsanbehandlung eines Paralytikers mit sanierten humoralen Veränderungen. Lisi[1] konnte bei 32 Fällen von Progressiver Paralyse (PP) 17mal Erythem- und Papelbildung, jedoch mit negativem T. p.-Befund beobachten, 3mal war das Ergebnis eindeutig positiv, darunter bei einer intensiv mit Malaria und kombinierten Kuren behandelten weiblichen(!) PP mit Lues I nach 30 Tagen und Lues II nach 60 Tagen, sowie positiver Kaninchenpassage. Penacchi erhält bei 45 Fällen von PP positive Superinfektion mit Kaninchenmaterial in 57,7% der Fälle, in Form von nicht selten ulcerierenden Papeln, bei 3 Fällen auch Lues II im Anschluß an Lues I. T. p. wurden histologisch und durch den Tierversuch nachgewiesen. Prigge[1] u. Mitarb. isolierten von einer Patientin mit PP die linke Leistendrüse, erhielten aus ihr durch Kaninchenpassage virulente T. p. und inoculierten das nun T. p.-reiche Material dieser Patientin durch Scarifikation in die Haut des rechten Oberschenkels. Vor der homologen Superinfektion war in inguine rechts die Drüse für Kaninchen apathogen gewesen. Nach der Inoculation war der Kaninchenversuch positiv. Ein therapeutischer Effekt der Superinfektion bei PP konnte weder bei negativem noch bei positivem Ergebnis beobachtet werden (Penacchi, Akima[2]).

Die Übertragung von Mensch auf Mensch gelingt nach Zurukzoglu u. Mitarb. bei geeignetem Impfmaterial und geeigneter Impftechnik auf jeden Fall. Das Problem, ob Wismut nur eine wachstumshemmende Wirkung auf das T. p. habe und nicht vielleicht treponemizid wirke, was nach den Tierexperimenten von Kolle zutreffen soll, wurde von Sonnenberg an Prostituierten studiert; statt der operativen Entfernung des Wismutdepots wurde einfach eine weitere prophylaktische Zufuhr des Wismuts abgesetzt und die natürliche Eliminierung des Metalles aus dem Organismus abgewartet. Von 160 Prostituierten trat nur bei 7 Lues auf. Bei ihnen hatte zur Zeit des Manifestwerdens der Lues der Wismutspiegel noch nicht oder nicht mehr die erforderliche Schwelle. Kolle hat nach Ansicht Sonnenbergs zu kleine Wismutmengen verabfolgt. Die Tierexperimente von Levaditi (cit. nach Sonnenberg) sprechen auch für die Annahme Sonnenbergs, daß das Wismut auch treponemizide Eigenschaft besitze.

VII. Experimentelle Frambösie und Lues beim Menschen

Jahnel und Lange übertrugen 1mal mit Erfolg die Frambösie vom Kaninchen auf Patienten mit Progressiver Paralyse mit negativer Wassermann-Reaktion (cit. nach Schaar). Schaar erhielt bei der Übertragung von menschlichem Reizserum auf Progressive Paralyse unter 40 Versuchen nie, bei Übertragung von Frambösiepapeln unter 8 Versuchen 1mal ein positives Ergebnis. In diesem Fall handelte es sich um eine fragliche, seronegative Progressive Paralyse, die nach der geglückten Übertragung positive Seroreaktionen und manifeste Erschei-

nungen bot. Jedenfalls ist die Frambösie (das T. pertenue) nach Ansicht
SCHAARs in diesen Fällen therapeutisch wertlos; MEDINA erhält lediglich bei der
Frühform der Frambösie in 4 von 5 Fällen ein Angehen der Superinfektion mit
T. pertenue, bei Spätformen und bei behandelter Frambösie war eine Superinfektion ergebnislos. Auf Luiker ist die Frambösie nur bei behandelten Frühformen übertragbar oder wenn die Lues tatsächlich geheilt ist. Bei Pinta haftet
das T. pertenue nie, bei behandelter Pinta ist die Inkubationszeit nach Superinfektion mit T. pertenue verlängert.

VIII. Kaninchenspirochätose

Zu den zahlreichen Synonyma (Hndb. Jadassohn XV/1) für das Treponema cuniculi
(T. c.) schlagen BESSEMANS[38] u. Mitarb. die Bezeichnung Treponema pallidoides(!) vor, dem-
entspreechend für die Erkrankung selbst die Bezeichnung Pallidoidose. Orchitis und Erscheinungen am Genitale sollen demnach folgerichtig Palloidome oder pallidoide Cuniculome heißen.

Die Kaninchenspirochätose stellt eine große *Fehlerquelle* für die experimentelle
Syphilis dar (PERKEL u. Mitarb.[12]). Es dürfen daher nur völlig gesunde Tiere,
in Seuchengebieten und zur Seuchenzeit erst nach einer Quarantäne von 6 Wochen — die Inkubationszeit beträgt 4—6 Wochen — verwendet werden (VERGE[1]).
Die Unterscheidung zwischen Kaninchenspirochätose und Kaninchensyphilis ist
unter Umständen unmöglich (ORLOV[1] u. Mitarb.), wenn auch in charakteristischen
Fällen die Klinik, manchmal die Färbung (s. YAMAMOTO: Spirochäten-Morpho-
logie), weniger der Längenunterschied der Treponemata (BESSEMANS[53] u. Mitarb.), in Zweifelsfällen der negative Übertragungsversuch auf Affen (BESSEMANS[38]
u. Mitarb.) und Menschen (VERGE, BIANCHI), die nicht sehr signifikanten Unterschiede bei intraocularer Verimpfung auf Kaninchen (BESSEMANS[1]) und die im
Gegensatz zu TURNER[16] u. Mitarb. vorhandene Kreuzimmunität (BESSEMANS[4]),
eine gewisse Hilfe sein können. Trotzdem ist nach ORLOV[1] die Kaninchenspirochätose kein Hindernis bei der experimentellen Erforschung der Syphilis.
Das T. cuniculi hat für Kaninchen eine selektive Virulenz (BESSEMANS[38] u.
Mitarb.). In dem einen oder anderen Fall erhält man eine stumme Infektion bei
Meerschweinchen, weißen Mäusen, Ratten und Hamstern, nachgewiesen durch
Passage der Lymphknoten auf Kaninchen. Die Infektion haftet selten oder nie
am Affen, nie am Menschen (BESSEMANS[52] u. Mitarb., BIANCHI). Nach WORMS[1]
geht das T. cuniculi in der Maus ebenfalls nach kurzer Zeit zugrunde.

Die *Übertragung* der Kaninchenspirochätose erfolgt fast ausnahmslos durch
den Deckakt (YAKIMOFF[13], FRIED u. Mitarb., VERGE). Sie befällt daher nur
selten Tiere unter 8 Monaten.

Kongenitale Kaninchenspirochätose im eigentlichen Sinne und eine kongenital übertragene Immunität (LEVIN) konnten weder beobachtet noch experimentell
erzeugt werden; BESSEMANS[55] beobachtet zwar zahlreiche Totgeburten, früh-
zeitiges Eingehen und kurze Lebensdauer, sowie verdächtige, angeborene Keratitis,
die Kontrolle an Würfen von gesunden Elternpaaren zeigten jedoch die Un-
verwertbarkeit dieser Beobachtung (BESSEMANS[74]).

Dasselbe gilt für die sog. ,,Telesyphilis", darunter werden z. B. von APERT erbliche Leiden
beim Menschen verstanden, die durch Mutation nach Röntgen, Radium, hohen Temperaturen,
aber auch infolge syphilitischer Erkrankung der Keimzelle bei den Nachkommen entstehen
sollen. APERT beobachtete eine besondere erbliche Haarfarbe bei bestimmten, schwer zücht-
baren Kaninchen. Gleichzeitig wurde eine Infektion mit T. cuniculi entdeckt und mit Wismut
geheilt. Die neuen rassischen Merkmale blieben bestehen. Mit dieser Tatsache will APERT
die Existenzmöglichkeit einer Telesyphilis beweisen. Vgl. auch: dystrophische Veränderungen
bei syphilitischer Keimschädigung (TOURAINE[1]).

Klinik der Kaninchenspirochätose. Die Kaninchenspirochätose manifestiert
sich vor allem am Genitale, in Form stärkster Hyperämie und starken Ödems

der Genitoanalregion mit Erosion und Borkenbildung an den Schleimhäuten und positivem T. cuniculi-Befund (Yakimoff[2] u. Mitarb.). Verge beschreibt Knötchen und mäßig derbe Geschwüre am Genitale, manchmal Ausbreitung der Erscheinungen auf die Haut der Augen und Nasengegend, sowie der Extremitäten (Klarenbeck, Levin, Fried u. Mitarb., Verge), ganz selten, nach Bessemans[11] u. Mitarb. nie, Generalisation der Erkrankung (Verge) und Schwellung der regionären Drüsen (Fried u. Mitarb.).

Die Konsistenz der Manifestationen ist gegenüber den Syphilomen nur wenig erhöht (Bessemans[11] u. Mitarb.). Für die Diagnosestellung ist die serologische Untersuchung keine Hilfe. Kranke Kaninchen sind in 37%, gesunde in 35% positiv (Levin), nach Fried u. Mitarb. in Wassermann-Reaktion und Sachs-Georgi-Reaktion in 50% bzw. 34%.

Bei Komplikationen kommt es zur Vermehrung der Monocyten und Verminderung der basophilen Leukocyten (Bessemans u. Mitarb.[9]).

Durch Tierpassagen steigt die Virulenz der T. cuniculi (Bessemans[11, 16, 38, 41, 54] u. Mitarb.). Die Cornea-Impfung gelingt statt in 14% in 35%, die Inkubationszeit beträgt statt 63 Tage nur 45 Tage.

Die Erscheinungen heilen ohne Beeinflussung des Allgemeinbefindens spontan ab.

Im *histologischen Schnitt* der elastisch derben Knoten sieht man Ödem, Verdickung und Induration des umgebenden Bindegewebes. Da das T. cuniculi eine besondere Affinität zur Haut-Schleimhautgrenze hat, findet man dementsprechend hier lokalisiert noduläre Lymph- und Plasmazellinfiltration, endarteriitische Läsionen und entzündliche Hyperplasie des Epithels (Bessemans[13] u. Mitarb.).

Augenveränderungen. Durch die Impfung an der Cornea entstehen nach Burghgraeve papulo-ulcerosquamöse Erscheinungen am Augenlid, Hornhautgranulome und Iridocyclitis. Histologisch findet man ein dichtes Leukocyteninfiltrat im Stratum germinativum und in der Subcutis, Wanderzellen zwischen den Fasern des Lidmuskels, bei Iridocyclitis dichte Infiltration des Ciliarkörpers. Das Hornhautgranulom zeigt Bindegewebshyperplasie im Hornhautparenchym, Infiltration mit Leuko-, Plasmocyten und Wanderzellen, sowie erweiterte Blutgefäße. Bessemans[14, 41] u. Mitarb. weisen außerdem auch T. cuniculi in der erkrankten Cornea und in der vorderen Augenkammer nach. Der Unterschied zwischen experimenteller Syphilis und Kaninchenspirochätose liegt vor allem im wesentlich milderen Verlauf. Die Manifestationen sind seltener, weniger stark entzündlich und weniger derb. Die Beteiligung der Umgebung ist gering. Die Impfung geht seltener an, aber auch das Ansprechen auf spirozide Präparate ist langsamer, wenn auch ausreichend.

Im strömenden Blut scheinen die T. cuniculi nicht vorzukommen (Dorn), die Verbreitung auf dem Lymphwege wurde experimentell nachgewiesen (Bessemans[10, 17, 46] u. Mitarb.). In Leber und Milz wurden im Gegensatz zu Lienhart (cit. nach Bessemans[46]) keine T. cuniculi gesehen, ebenso scheinen die Milz und das Gehirn der Mäuse steril zu bleiben (Bessemans[52] u. Mitarb.).

Züchtungsversuche waren nach Bessemans u. Mitarb. nur zum Teil erfolgreich: T. cuniculi wurden zwar 40 Tage hindurch auf verschiedene Medien mit Erfolg überimpft, Pathogenität der Organismen konnte jedoch nicht mit Sicherheit nachgewiesen werden.

Die **Behandlung** der Kaninchenspirochätose mit Salvarsan oder Wismut (Dorn, Verge, Bianchi, Yakimoff[3] u. Mitarb.) ist erfolgreich. Allerdings mit größeren Dosen als sie zur Heilung der experimentellen Kaninchensyphilis notwendig sind (Fried u. Mitarb., Orlov[1] u. Mitarb.). Dem Stovarsol gegenüber soll jedoch das T. cuniculi sensibler sein als das T. p. Wismut ist nach LEVADITI[4] u. Mitarb. mit Sicherheit nur in einer Mischung aus 0,04 g lipoidlöslichem Wismut, dem -carbonäthyl-methylmonoate basique de Bismuth und 0,04 g lipoidunlöslichem Wismutoxycarbonat pro Kilogramm Körpergewicht wirksam. Das Tryparsamid gibt als einziges unter 8 geprüften Präparaten (Sulfosalvarsan, Neotreparsenan, Tryparsamid, Spirozid, Treparsol, Bismogenol, Bidratyl, Bichloryd) keine guten Resultate (YAKIMOFF[2] u. Mitarb.).

Experimentelle Kaninchenspirochätose bei anderen Tieren im Vergleich zur Syphilis

Abgesehen vom Meerschweinchen gelang es BESSEMANS[70, 73] u. Mitarb. bei anderen Tieren nicht, durch intratestikuläre Inoculation bzw. Implantation in die Haut der Genitalregion mit dem T. cuniculi eine manifeste Erkrankung zu erzeugen. Die meisten Tiere bekamen eine erscheinungsfreie Infektion. Bei der weißen Maus persistiert das T. pallidoides in den Leisten- und Achseldrüsen, das T. p. hingegen auch in den meisten Organen, auch im Zentralnervensystem. Der Nachweis geschieht durch Dunkelfelduntersuchung und Kaninchenpassage. Beim Meerschweinchen läßt sich das T. cuniculi in den Leistendrüsen, das T. p. in Leisten-Achsel-Drüsen, Blut und Milz, bei der weißen Ratte außerdem im Gehirn nachweisen. Beim gewöhnlichen Hamster befällt das T. p. den beimpften und den nichtbeimpften Hoden, die Leisten- und Achseldrüsen, sowie die Milz, die Pallidoidose nur die Leistendrüsen. Beim Goldhamster findet sich das T. p. in den meisten Knie- und Achseldrüsen, sowie in den retrocöcalen Drüsen, in der Milz und im Gehirn. Die T. cuniculi siedeln sich an in den Leistendrüsen und Kniedrüsen, im Blut und in der Milz. Beim Igel konnten BESSEMANS[70] u. Mitarb. die T. p. in den Leistendrüsen und in den Nieren, die T. cuniculi in den Leistendrüsen, Achseldrüsen und im Blut nachweisen.

Literatur

AARS, CH. G.: Paralytic dementia. The localization of spirochaeta pallida in the brain. Arch. Neurol. Psychiat. (Chicago) 23, 512 (1930). — AAVIK, O. R.: Studies on the prophylactic effect of locally applied antibiotics in experimenta syphilis. J. invest. Derm. 23, 497 (1954). — (1) ABÉ, M.: Cross-inoculation with spirochaeta morsus muris and spirochaeta pallida, and with spirochaeta morsus muris and spirochaeta ictero-haemorrhagica respectively. (Experiments on rabbits.) Lues (Kyoto) 1, 138 (1927). — (2) ABÉ, M.: The relation between the development of the chancrelike lesion in ratbite fever in rabbits and the appearance of spirochaetes in the blood stream. Lues (Kyoto) 1, 137 (1927). — (3) ABÉ, M., and M. HONDA: Experiment of inoculating mice with the brains of febris recurrens-infected mice. Lues (Kyoto) 1, 59 (1927). — ADAMESTEANU, C.: La consolidation des fractures chez les lapins syphilitiques. C. R. Soc. Biol. (Paris) 115, 1498 (1934). — (1) AKIMA, T.: Versuche über syphilitische Superinfektion im Menschen. Jap. J. Derm. 35, 120 (1934). Zit. Zbl. Haut- u. Geschl.-Kr. 49, 555 (1934). — (2) AKIMA TAIZO: Über die Superinfektion der Syphilis beim Menschen. Jap. J. Derm. 42, 294—300 (1937). Zit. Zbl. Haut- u. Geschl.-Kr. 58, 574 (1938). — AKOPJAN, I. T.: Zwei Fälle von Syphilis-Superinfektion bei Tabes dorsalis. Vestn. Vener. Derm. H. 1, 36 (1950). [Russisch.] Zit. Zbl. Haut- u. Geschl.-Kr. 78, 92 (1952). — AKSJANZEW-MALKIN, S.: Die Oberflächenzüchtung der Spirochaeta pallida. Zbl. Bakt. I. Abt. Orig. 129, 405 (1933). — (1) ALBRECHT, B.: Die vaginale symptomlose Syphilisinfektion des Kaninchens und ihre Übertragung durch den Geschlechtsakt. Dtsch. med. Wschr. 1930 I, 93. — (2) ALBRECHT, B.: Zur Frage der Pathogenität und Infektiosität von Kulturspirochäten des Pallida-Typus. Arb. Staatsinst. exp. Ther. Frankfurt H. 40, 50 (1940). — (3) ALBRECHT, B.: Methodisches zur Differenzierung von Kulturspirochäten. (Ein weiterer Beitrag zur Spirochätenvaccine Hilgermann.) Derm. Wschr. 1941 I, 351. — (4) ALBRECHT, B.: Methodisches zur Differenzierung von Kulturspirochäten. (Schlußwort zu HILGERMANNS vorstehenden Bemerkungen.) Derm. Wschr. 1941 II, 927. — (5) ALBRECHT, B.: Über die Spezifität der Trockenblutreaktion nach Chediak (TBR.) beim syphilitischen Kaninchen und die Diagnostizierung sogenannter Pallidakulturen mit der TBR. Z. Hyg. Infekt.-Kr. 124, 284 (1942). — (6) ALBRECHT, B.: Obisol bei experimenteller Kaninchensyphilis. Arch. Derm. Syph. (Berl.) 181, 501 (1940). — ALEXEJEW,

G. M.: Einfache Färbemethode der Spirochaeta pallida. Vestn. Vener. Derm. H. 4, 420 (1937). [Russisch.] Zit. Zbl. Haut- u. Geschl.-Kr. **57**, 142 (1938). — Alkalay, N.: Ver-gleichende Untersuchungen der Spirochaeta pallida bei Dunkelfeldbehandlung und mit Tuscheverfahren. Med. Pregl. **13**, 67 (1938). [Serbo-Kroatisch.] Zit. Zbl. Haut- u. Geschl.-Kr. **60**, 561 (1938). — D'Ambrosio, Francesco: Sull'efficacia delle pomate antiluetiche a scopo profilattico e sul valore della tempestività della loro applicazione. G. ital. Derm. **82**, 1326 bis 1333 (1941). Zit. Zbl. Haut- u. Geschl.-Kr. **69**, 110 (1943). — Andre, H.: Pseudospirochäten in Blutpräparaten. Klin. Wschr. **1932 II**, 1918. — Aoki, Kozaburo: Über die Spirochäten-verteilung in verschiedenen Organen bei Hodensyphilis des Kaninchens. Trans. jap. path. Soc. **20**, 537 (1930). Zit. Zbl. Haut- u. Geschl.-Kr. **38**, 107 (1931). — Apert, E.: Syphilis et maladies familiales. Bull. Soc. méd. Hôp. Paris, III. s. **47**, 1644 (1931). — (1) Archan-gelskij, V.: Zur Klinik und Histologie der experimentellen Syphilis des Kaninchenauges. Venerol. **7**, H. 3 (1930). [Russisch.] Zit. Zbl. Haut- u. Geschl.-Kr. **35**, 827 (1931). — (2) Ar-changelskij, M.: Erzielung eines Dunkelfeldes mittels des gewöhnlichen Abbeschen Kon-densors. Sovet. Vestn. Vener. i. Derm. **4**, 819 (1935). Zit. Zbl. Haut- u. Geschl.-Kr. **53**, 492 (1936). — (1) Aristovskij, V., u. A. Vzorov: Über die antigenen Eigenschaften der einzelnen Stämme der Spirochaeta pallida. Z. Mikrobiol. **8**, 15 (1931). — (2) Aristowsky, W. M., u. A. J. Wsorow: Über die antigenen Besonderheiten der einzelnen Stämme der Spirochaeta pallida. Z. Immun.-Forsch. **69**, 351 (1931). — (3) Aristovski, V., u. I. Minkin: Anwendung von Natriumhydrosulfit ($Na_2H_2SO_4$) in Versuchen von Anaerobierzüchtung, speziell zur Züchtung der Spirochaeta pallida. Sovet. Vrač. Gaz. H. 1, 25 (1934). [Russisch.] Zit. Zbl. Haut- u. Geschl.-Kr. **48**, 57 (1934). — (4) Aristowsky, W. M., S. A. Kosterew u. D. J. Rabinowitsch: Über die Kultivierung der Spirochaeta pallida auf solidem Nährboden. Vestn. Mikrobiol. **14**, 41 (1935). [Russisch.] Zit. Zbl. Haut- u. Geschl.-Kr. **53**, 207 (1936). — (5) Aristovsky, V. M., A. V. Ponovarev u. P. V. Ilina: Versuche mit Immunisation von Hunden mit Spirochaeta pallida-Kulturen und lokale Produktion von Wassermann-Reaginen im Subarachnoidalraum derselben. Arch. biol. Nauk **41**, 133 (1936). [Russisch.] Zit. Zbl. Haut- u. Geschl.-Kr. **55**, 61 (1937). — (1) Arnold, R. C., R. D. Wright and Ch. McLeod: Reinfection in experimental syphilis in rabbits following penicillin therapy. IV. The develop-ment and character of immunity in latent syphilis. Amer. J. Syph. **34**, 327 (1950). — (2) Ar-nold, R. C., R. D. Wright and Ch. P. McLeod: The development and behavior patterns of immunity in experimental syphilis. J. vener. Dis. Inform. **31**, 291 (1950). — (3) Arnold, R. C., and J. D. Thayer: High potency of a penicillin G in experimental syphilis. J. vener. Dis. Inform. **32**, 5 (1951). — (4) Arnold, R. C., and Ch. P. McLeod: Relative effectiveness of penicillin therapy in early and latent syphilis in rabbits. J. vener. Dis. Inform. **32**, 120 (1951). — (5) Arnold, R. C., and J. C. Cutler: Experimental studies to develop local pro-phylactic agents against syphilis. Brit. J. vener. Dis. **32**, 34 (1956). — Aronson, J. D., and D. R. Meranze: The effect of syphilis on local tuberculous lesions in rabbits. Amer. J. Path. **14**, 163 (1938). — (1) Astavzaturov, K., u. P. Juškov: Über das Absterben der Spiro-chaeta pallida beim Austrocknen an der Luft. Sovet. Vrač. Gaz. H. 9, 681 (1934). [Russisch.] Zit. Zbl. Haut- u. Geschl.-Kr. **48**, 726 (1934). — (2) Astwazaturow, K. R., u. P. D. Juschkow: Über die Standhaftigkeit der blassen Spirochäten. Acta derm.-venereol. (Stockh.) **17**, 43 (1936). Zit. Zbl. Haut- u. Geschl.-Kr. **54**, 39 (1937).

Bailey, H. D.: A practical stain for the spirochetes of syphilis and Vincent's angina. J. Lab. clin. Med. **23**, 960 (1938). — Balbi, Édoardo: Über Generalisierung des syphili-tischen Virus bei experimenteller Superinfektion. Derm. Z. **66**, 11—29 (1933). — Baldridge, G. D., H. Blanc and G. Rake: Dermatologic aspects of electron microscopy. J. invest. Derm. **16**, 281 (1951). — Barnett, Ch. W., and G. V. Kulchar: The infectivity of saliva in early syphilis. J. invest. Derm. **2**, 327 (1939). — Barrack, B. B.: Syphilis and yaws. Arch. Derm. Syph. (Chicago) **73**, 510 (1956). — Beck, A.: The influence of artificially induced fever upon syphilitic infection of mice. Brit. J. vener. Dis. **14**, 221 (1938). — Beclere, A.: La trans-mission expérimentale de la syphilis à l'espèce bovine. Bull. Acad. Méd. (Paris), III. s. **112**, 30 (1934). — Beerman, H.: The problem of treatment-resistant syphilis. With special reference to arsphenamine-resistant syphilis. Review of the literature and experimental study. Amer. J. Syph. **20**, 165, 296 (1936). — Bednova, V. N.: About the significance of granules in the development of cultural pale treponema. Vestn. Derm. Vener. **31**, 23 (1957). [Russisch.] Zit. Zbl. Haut- u. Geschl.-Kr. **98**, 307 (1957). — Beletzkij, V., u. R. Umanskaja: Zur Frage über die Eintrittspforten der Spirochäten des Rückfallfiebers in das zentrale Nerven-system des Menschen. Moskov. med. Ž. **9**, H. 6, 9 (1929). [Russisch.] Zit. Zbl. Haut- u. Geschl.-Kr. **32**, 835 (1930). — Bellone, A. G.: L'azione di piccole dosi di penicillina nei vari stadi della sifilide umana. G. ital. Derm. Sif. **88**, 552 (1947). — (1) Belote, G. H.: The associa-tion of carcinoma of the tongue and syphilis as determined by positive serologic tests. J. Amer. med. Ass. **94**, 1985 (1930). — (2) Belote, G. H.: The association of cancer and syphilis as determined by positive serology. Amer. J. Syph. **15**, 372 (1931). — (1) Benda, R., É. Orin-stein, M. Thaon et D. A. Urquia: Présence du tréponème dans le suc médullaire prélevé par ponction sternale au cours d'une syphilis primaire. Bull. Soc. méd. Hôp. Paris, III. s. **54**, 1363 (1938). — (2) BENDA, R., et E. ORINSTEIN: Étude microbiologique et cytologique du suc médullaire dans 34 cas de syphilis récente. Bull. Soc. méd. Hôp. Paris, III. s. **55**, 19 (1939). — (1) BENETAZZO, G.: La diffusione del virus nel topo avviene per via sanguigna? Boll. Sez. region Soc. ital. Derm. Nr 3, 228 (1934). — (2) BENETAZZO, G.: Tentativi di trasmissione del virus sifilitico al sistema nervoso degli uccelli. Boll. Sez. region. Soc. ital. Derm. Nr 1, 91 (1937). — (1) BENVENUTI, M.: Ricerche sulla presenza della spirocheta pallida nel liquido cefalo-rachidiano dei sifilitici nervosi. Riv. sper. Freniat. **53**, 35 (1929). — (2) BENVENUTI, M.: Osservazioni ed esperimenti sulla reattività cutanea nella sifilide nervosa. Significato clinico e biologico delle reazioni allergiche nei paralitici progressivi curati con la malaria. Cervello **9**, 173 (1930). — (3) BENVENUTI, M.: Sulla presenza della spirocheta pallida nel sistema nervoso vegetativo. Seminagione spirochetica e polimorfismo clinico della paralisi progressiva. Neopsichiatria **2**, 165 (1936). — BEOVSKAJA, B., M. ISRAELSOHN, E. OREČKIN u. I. PERKEL: Zur Frage der experimentellen Syphilis des zentralen Nervensystems. Trudy 3, vses. S-ezda Boŕba vener. Bol. 239 (1932). [Russisch.] Zit. Zbl. Haut- u. Geschl.-Kr. **48**, 183 (1934). — BERGAMASCO, A.: Studi sulle spirochete: Le spirochete del cavo orale. Riv. ital. Stomat. **1**, 761 (1932). — BERGEL, S.: Der Abbau der Tuberkelbacillen und Syphilisspirochäten und die Abhängigkeit der Krankheitserscheinungen vom veränderten Antigen. Med. Welt **1932**, 768. — (2) BERGEL, S.: Weitere Mitteilungen zur Biologie und Färbung der Syphilisspirochäte. Klin. Wschr. **1929** I, 1218. — (1) BERGHE, L. VAN DEN: Valeur comparative de divers procédés rapides de coloration pour la mise en évidence des tréponèmes et des leptospires dans les frottis. Rev. belge Sci. méd. **3**, 994 (1931). — (1) BERLINGHOFF, W.: Über die Brauchbarkeit der Trockenblutreaktion (TBR) bei der Serodiagnostik der experimentellen Kaninchensyphilis. Derm. Wschr. **129**, 345 (1945). — (2) BERLINGHOFF, W., u. W. GRASREINER: Über die Wirksamkeit von Chloromycetin auf die experimentelle Kaninchensyphilis. Derm. Wschr. **130**, 1254 (1954). — (3) BERLINGHOFF, W.: Der Einfluß der Therapie auf die Durchführbarkeit des Nelson-Tests. Dtsch. Dermatol. Ges., XXIII. Tagg in Wien vom 23.—27. V. 1956. Zit. Zbl. Haut- u. Geschl.-Kr. **97**, 129 (1957). — (4) BERLINGHOFF, W.: Die experimentelle Syphilis der weißen Maus. 4. Mitteldtsch. Dermatologentagg, Gemeinschaftstagg der Medizinisch-Wissenschaftl. Ges. für Dermatol. u. Venerol. Halle a. d. S. Jena-Leipzig, Jena am 6. u. 7. IV. 1957. Zit. Zbl. Haut- u. Geschl.-Kr. **99**, 112 (1957). — BERTIN: La syphilis conjugale inapparente. Bull. Soc. franç. Derm. **43**, 134 (1936). — BESPROSWANAJA, B. J., u. J. S. SCHISTER: Beitrag zur Frage über die Häufigkeit des Spirochaeta pallida-Befundes im Cervicalkanal. Acta derm.-venereol. (Stockh.) **12**, 344 (1931). Zit. Zbl. Haut- u. Geschl.-Kr. **40**, 409 (1932). — (1) BESSEMANS, A., et J. VAN CANNEYT: Sur un procédé expérimental de diagnostic différentiel entre Treponema pallidum et Treponema cuniculi par production des lésions oculaires primaires. C. R. Soc. Biol. (Paris) **102**, 951 (1929). — (2) BESSEMANS, A., et FR. DE POTTER: Particularités de la thermothérapie locale an tisyphilitique et thermo-adaption du virus syphilitique des ganglions. C. R. Soc. Biol. (Paris) **103**, 937 (1930). — (3) BESSEMANS, A.: L'application locale de la chaleur comme adjuvant dans la prophylaxie sociale et individuelle de la syphilis et le rôle de la température tissulaire dans la pathogénie et la „pyrétothérapie" général de l'infection syphilitique. Disc. et Comm. dov. Congr. Dermatologistes Langue franç., p. 243, 1930. Zit. Zbl. Haut- u. Geschl.-Kr. **36**, 240 (1930). — (4) BESSEMANS, A., et B. DE GEEST: Contribution à l'étude de Treponema pallidum Aristowsky-Hoeltzer. Pouvoir pathogène et antigénique. Immunité. C. R. Soc. Biol. (Paris) **103**, 522 (1930). — (5) BESSEMANS, A., J. VAN CANNEYT et I. VINCKE: L'humeur aqueuse dans la syphilis expérimentale du lapin. C. R. Soc. Biol. (Paris) **104**, 341 (1930). — (6) BESSEMANS, A., et F. DE POTTER: Actino-chemothérapie et actino-thermoprophylaxie des syphilomes testiculaires primaires du lapin. Action stimulante de l'infrarouge sur la vitalité du tréponème pâle. C. R. Soc. Biol. (Paris) **104**, 1040 (1930). — (7) BESSEMANS, A., et F. DE POTTER: Manifestation syphilitique primaire et transmissible chez la souris blanche. Syphilis apparente et inapparente. C. R. Soc. Biol. (Paris) **104**, 818 (1930). — (8) BESSEMANS, A., et F. DE POTTER: Sensibilité intradermique du lapin normal et syphilitique aux injections de proteines non spécifiques et de produits préparés avec le Treponema pallidum des lésions ou des cultures. C. R. Soc. Biol. (Paris) **104**, 339 (1930). — (9) BESSEMANS, A., et P. LAMBIN: Monocytose et basopénie dans la tréponémose cuniculaire syphilitique et dans la tréponémose cuniculaire spontanée. C. R. Soc. Biol. (Paris) **107**, 267 (1931). — (10) BESSEMANS, A., et J. VAN CANNEYT: Infectiosité spécifique des ganglions inguinaux et poplités chez le lapin atteint d'orchite et de vaginalite à „Treponema cuniculi". Acta neerl. Physiol. **1**, 158 (1931). — (11) BESSEMANS, A., et J. VAN CANNEYT: Production expérimentale, chez le lapin, de vaginalites et d'orchites transmissibles en série, dues au Treponema cuniculi. C. R. Soc. Biol. (Paris) **105**, 214 (1930). — (12) BESSEMANS, A., et L. VAN DEN BERGHE: Procédés simples et rapides de coloration pour tréponèmes et leptospires. C. R. Soc. Biol. (Paris) **107**, 1571 (1931). — (13) BESSEMANS, A., et J. VAN CANNEYT: Néoformations tumorales sur le fourreau du pénis, chez le lapin dues au Treponema cuniculi. C. R. Soc. Biol. (Paris)

107, 282 (1931). — (14) Bessemans, A., et F. de Potter: Épreuves intradermiques d'hypersensibilité chez le lapin porteur de manifestations syphilitiques primaires et métastatiques à tréponèmes. C. R. Soc. Biol. (Paris) **107,** 1573—1576 (1931). — (15) Bessemans, A., et J. van Canneyt: Infectiosité spécifique des ganglions inguinaux et poplités chez le lapin atteint d'orchite et de vaginalite à „Treponema cuniculi". Acta neerl. Physiol. **1,** 158 (1931). — (16) Bessemans, A., et J. van Canneyt: Production nouvelle et directe, chez le lapin à partir d'une vaginite survenue à l'état naturel, d'orchites et de vaginalites à „Treponema cuniculi" transmissibles en série. Acta neerl. Physiol. **1,** 157 (1931). — (17) Bessemans, A., et J. van Canneyt: Infectiosité spécifique des ganglions inguinaux et poplités chez le lapin atteint d'orchite et de vaginalite à Treponema cuniculi. C. R. Soc. Biol. (Paris) **108,** 443 (1931). — (18) Bessemans, A., et J. van Canneyt: Lésion cornéennes et iridiennes chez le lapin dues à Tréponema cuniculi. C. R. Soc. Biol. (Paris) **109,** 69 (1932). — (19) Bessemans, A., et J. van Canneyt: Hérédo-syphilis chez lapereaux issus de parents atteints de manifestations oculaires spécifiques. C. R. Soc. Biol. (Paris) **110,** 116 (1932). — (20) Bessemans, A., et F. van Canneyt: Généralisations à partir de l'oeil et lésions oculaires métastatiques dans la syphilis expérimentale du lapin. Acta brev. neerl. Physiol. **2,** 84 (1932). Zit. Zbl. Haut- u. Geschl.-Kr. **43,** 327 (1933). — (21) Bessemans, A., et F. de Potter: Essais préliminaires de diathermie antisyphilitique par ondes longues faiblement amorties, avec mensuration de la température intratissulaire. Acad. Méd. Belg., V. ser. **12,** 464 (1932). Zit. Zbl. Haut- u. Geschl.-Kr. **43,** 560 (1933). — (22) Bessemans, A., et J. van Canneyt: Effects de certaines blessures oculaires sur l'évolution locale et métastatique de la syphilis expérimentale. C. R. Soc. Biol. (Paris) **111,** 238 (1932). — (23) Bessemans, A., et J. van Canneyt: Lésions métastatiques de l'oeil dans la syphilis expérimentale du lapin. C. R. Soc. Biol. (Paris) **111,** 161 (1932). — (24) Bessemans, A.: Sur les formes différentes et le pouvoir pathogène de l'agent étiologique de la syphilis. Rev. Médecine **49,** 581 (1932). — (25) Bessemans, A.: Sur le pouvoir pathogène de la forme tréponémique du virus syphilitique. Ass. franç. Avanc. Sci. **347** (1932). — (26) Bessemans, A., et F. de Potter: Données expérimentales sur la prémunition antisyphilitique chez le lapin. Arch. int. Méd. exp. 8, 47—64 (1933). — (27) Bessemans, A., et F. de Potter: Rapidité de l'envahissement ganglionnaire par le virus syphilitique chez le lapin. Contamination par syphilomes testiculaires. Bull. Acad. Méd. (Paris), III. s. **109,** 908 (1933). — (28) Bessemans, A., et F. de Potter: Expériences de contrôle sur la thermothérapie ganglionnaire antisyphilitique chez le lapin. Rev. belge Sci. méd. **5,** 568 (1933). — (29) Bessemans, A.: Sur la balnéation chaude dans la syphilis expérimentale du lapin. C. R. Soc. Biol. (Paris) **113,** 1534 (1933). — (30) Bessemans, A., et B. de Gest: Tréponema pâle et culture tissulaire. C. R. Soc. Biol. (Paris) **114,** 530 (1933). — (31) Bessemans, A., et J. van Haelst: Persistance comparée in vitro de la mobilité des tréponèmes pâles provenant des syphilomes testiculaires ou des ganglions lymphatiques du lapin syphilisé. C. R. Soc. Biol. (Paris) **115,** 196 (1934). — (32) Bessemans, A., et J. van Haelst: Syphilisation en série de la souris blanche. Relation entre l'infectiosité spécifique et la teneur en tréponèmes syphilitiques de l'inoculat. C. R. Soc. Biol. (Paris) **115,** 1395 (1934). — (33) Bessemans, A., et B. de Geest: Essais de culture „in vitro" du tréponème pâle en symbiose avec du tissu testiculaire de lapin. Rev. belge Sci. méd. **6,** 28 (1934). — (34) Bessemans, A., et J. van Haelst: Répartition irrégulière et pénurie du virus spécifique au sein de néoplasmes chez la souris syphilisée. C. R. Soc. Biol. (Paris) **115,** 762 (1934). — (35) Bessemans, A., et F. van Haelst: Faible potentiel infectieux spécifique des tumeurs malignes sous-cutanées chez la souris syphilisée. C. R. Soc. Biol. (Paris) **115,** 1230 (1934). — (36) Bessemans, A., et J. van Haelst: Infectiosité spécifique des tumeurs malignes dans la syphilis expérimentale. C. R. Soc. Biol. (Paris) **115,** 429 (1934). — (37) Bessemans, A., et F. de Potter: Rapidité de l'envahissement ganglionnaire par le virus syphilitique chez le lapin. Contamination par syphilomes testiculaires et par ganglions syphilisés. Bull. Acad. Méd. (Paris), III. s. **112,** 132 (1934). — (38) Bessemans, A., et H. de Wilde: Nouvelles données sur la pallidoidose. Nomenclature. Pallidoidomes testiculaires et chancres pallidoides sur le scrotum chez le lapin. C. R. Soc. Biol. (Paris) **118,** 1232 (1935). — (39) Bessemans, A., et J. van Haelst: Contrôle de la persistance comparée, dans divers milieux in vitro, de la mobilité des tréponèmes pâles provenant des syphilomes testiculaires du lapin ou des ganglions lymphatiques contemporains. C. R. Soc. Biol. (Paris) **119,** 1162 (1935). — (40) Bessemans, A., et H. de Wilde: Réceptivité inapparente de l'hamster à Treponema pallidum. Vains essais de syphilisation du chien, du porc et de la grenouille. C. R. Soc. Biol. (Paris) **119,** 326—330 (1935). — (41) Bessemans, A., J. van Canneyt et E. van Thielen: Nouvelles données sur la pallidoidose. Lésion oculaires spécifiques chez le lapin et tentatives de culture in vitro du tréponème étiologique. C. R. Soc. Biol. (Paris) **118,** 1634 (1935). — (42) Bessemans, A., J. van Haelst et U. Thiry: Persistance de la mobilité de Treponema pallidum au sein de tissus syphilomateux et comparaison du maintien de leur virulence à celui des ganglions lymphatiques correspondants. C. R. Soc. Biol. (Paris) **120,** 505 (1935). — (43) Bessemans, A., et J. van Haelst: Comparaison de persistance, au sein d'émulsions homogènes de la mobilité et de la virulence de

Treponema pallidum des syphilomes testiculaires de lapin ou des ganglions lymphatiques correspondants. C. R. Soc. Biol. (Paris) 120, 509 (1935). — (44) Bessemans, A.: Variations morphologiques et fonctionnelles du virus syphilitique. Arch. derm.-syph. (Paris) 8, 1 (1936). — (45) Bessemans, A.: Sur la variabilité fonctionnelle de „Treponema pallidum". Bull. Soc. franç. Derm. 43, 1084 (1936). — (46) Bessemans, A., et H. de Wilde: Nouvelles données sur la pallidoidose. Évaluation approximative, chez le lapin, de la teneur minimum en tréponèmes des ganglions lymphatiques. C. R. Soc. Biol. (Paris) 122, 440(1936).— (47) Bessemans, A.: La pathogénie de la syphilis inapparente chez le lapin. Bull. Soc. franç. Derm. 43, 1111—1126 (1936). — (48) Bessemans, A., et U. Thiry: Note complémentaire au sujet de l'action des injections répétées de sérum de cheval sur l'évolution de syphilome testiculaire et de l'adénopathie poplitée syphilitique chez le lapin. Rev. belge Sci. méd. 8, 441 (1936). — (49) Bessemans, A., et L. Asaert: Sur la réceptivité du système nerveux central du lapin à l'égard du virus syphilitique. Rev. belge Sci. méd. 8, 525-548 (1936). — (50) Bessemans, A., A. de Moor et A. de Regge: Syphilis expérimentale du cobaye. Généralisation inapparente. C. R. Soc. Biol. (Paris) 126, 444—446 (1937). — (51) Bessemans, A., u. A. de Moor: Über das Auftreten der Spirochaeta pallida (Treponema pallidum) im Gehirn und anderen Organen der mit asymptomatischer Lues infizierten Maus. Derm. Z. 75, 57 (1937). — (52) Bessemans, A., et H. de Wilde: Nouvelles donées sur la pallidoidose. Réceptivité inappararente du lapin, du cobaye, de la souris, du rat et du hamster. C. R. Soc. Biol. (Paris) 126, 264 (1937). — (53) Bessemans, A., et E. van Thielen: Nouvelles données sur la pallidoidose. Biométrie comparée du tréponème. C. R. Soc. Biol. (Paris) 126, 261 (1937). — (54) Bessemans, A., et J. van Canneyt: Nouvelles données sur la pallidoidose. Formes rares de kératite d'inoculation chez le lapin. C. R. Soc. Biol. (Paris) 127, 359 (1938). — (55) Bessemans, A.: Nouvelles données sur la pallidoidose. Manifestations héréditaires. C. R. Soc. Biol. (Paris) 126, 1236 (1937). — (56) Bessemans, A.: Functional variations of the Treponema pallidum. Amer. J. Syph. 22, 301 (1938). — (57) Bessemans, A.: Experimental contribution to the study of antisyphilitic hyperthermy produced by physical agents. Amer. J. Syph. 22, 478 (1938). Zit. Zbl. Haut- u. Geschl.-Kr. 60, 560 (1938). — (58) Bessemans, A., et E. de Meirsman: Tentatives de culture de Treponema pallidum sur la membrane chorio-allantoidienne de l'embryon de poulet vivant. C. R. Soc. Biol. (Paris) 127, 847 (1938). — (59) Bessemans, A.: Nouvelles données expérimentales sur l'hyperthermie médicale. Rev. belge Sci. méd. 9, 569 (1937). — (60) Bessemans, A.: Morphologic variations of the syphilitic germ. Amer. J. Syph. 22, 294 (1938). — (61) Bessemans, A.: Experimenteller Beitrag zum Studium der durch physikalische Mittel erzeugten antisyphilitischen Hyperthermie. 6. Tagg der Dermatol. Ver.igg Groß-Hamburg, Sitzg vom 14.—15. V. 1938. Zit. Zbl. Haut- u. Geschl.-Kr. 60, 369 (1938). — (62) Bessemans, A., et A. de Moor: Syphilisation du surmulot et du hérisson. C. R. Soc. Biol. (Paris) 129, 501 (1938). — (63 u. 88) Bessemans, A., H. de Wilde et A. de Moor: Effet du sommeil hibernal sur la syphilis du hamster et du hérisson. C. R. Soc. Biol. (Paris) 129, 376 (1938). — (64) Bessemans, A., E. van Thielen et H. de Wilde: Sur la vertu tréponémicide „in vitro" et le pouvoir antéphylactique, chez le lapin, de quelques pommades antisyphilitiques. Bull. Acad. Méd. Belg., VI. s. 3, 409 (1938). — (65 u. 90) Bessemans, A., H. de Wilde et E. van Thielen: Syphilis inapparente du macaque et résistance à la pallidoidose. C. R. Soc. Biol. (Paris) 129, 373 (1938). — (66) Bessemans, A., et J. van Canneyt: Températures tissulaires de l'oeil chez le lapin normal et chez le lapin atteint de kératite syphilitique ou pallidoide. Arch. Ophtal. (Paris) N. s. 3, 18 (1939). — (67) Bessemans, A., and L. Asaert: Numeration of lymphocytes in the cerebro-spinal fluid of rabbits, normal, syphilitic or attacked by pallidoidosis. Indian J. vener. Dis. 4, 83 (1938). — (68) Bessemans, A., A. de Moor et A. de Regge: Sur la syphilis inapparente du hamster commun et du hamster doré. C. R. Soc. Biol. (Paris) 129, 503 (1938). — (69) Bessemans, A., and H. de Wilde: Remarks on „A method for the quantitative estimation of inocula in experimental syphilis" and on the virulence variation of treponema in general paralysis. Brit. J. vener. Dis. 15, 222 (1939). — (70) Bessemans, A., et A. de Moor: Réceptivité des petits animaux de laboratoire à la syphilis et à la pallidoidose. Acta brev. neerl. Physiol. 9, 257 (1939). — (71) Bessemans, A.: Morphologische und funktionelle Variationen des syphilitischen Virus. Med. Pregl. 14, 209 (1939). [Serbo-Kroatisch.] Zit. Zbl. Haut- u. Geschl.-Kr. 64, 682 (1940). — (72) Bessemans, A.: Biologische Veränderlichkeit des Syphiliserregers. Ned. T. Geneesk. 1939, 5098. [Holländisch.] Zit. Zbl. Haut- u. Geschl.-Kr. 65, 110 (1940). — (73) Bessemans, A., et A. de Moor: Réceptivité des petits animaux de laboratoire à la syphilis et à la pallidoidose. Ann. Inst. Pasteur 63, 569 (1939). — (74) Bessemans, A.: Hérédité syphilitique et pallidoïde chez le lapin. Acta brev. neerl. Physiol. 10, 208 (1940). — (75) Bessemans, A., et A. de Moor: Ultranumération homogène et seuil infectieux de différentes variétés de „Treponema pallidum". Rev. belge Sci. méd. 12, 254 (1940). — (76) Bessemans, A., et A. de Moor: Répartition du germe étiologique dans le sang du lapin en incubation ou atteint de syphilis testiculaire apparente. Acta biol. belg. 1, 10 (1941). — (77) Bessemans, A., et A. de Moor: Virulence du sang dans la syphilis et la pallidoidose. Rev. belge Sci. méd. 13, 89 (1941). —

(78) Bessemans, A.: Nouvelles données sur la pallidiodose. Immunité antipallidoidomateuse homologue et absence d'immunité croisée entre les syphilomes et les pallidoidomes testiculaires. Acta biol. belg. 1, 520 (1941). — (79) Bessemans, A., u. A. de Moor: Über die Infektiosität des Blutes bei Syphilis und der Pallidoidose. Z. Immun.-Forsch. 100, 361 (1941). — (80) Bessemans, A., et A. Denoo: Sur le pouvoir postphylactique, chez le lapin, des pommades antisiphilitiques. Bull. Acad. Méd. (Paris), III. s. 125, 111 (1941). — (81) Bessemans, A., u. J. Maisin: Beitrag zum Experimentalstudium des Verhältnisses Syphilis-Krebs. Z. Krebsforsch. 52, 158 (1941). — (82) Bessemans, A., et A. Denoo: Les avantages de l'association de la chimiothérapie et de la physicopyrexie dans le traîtement de la syphilis précoce et tardive du lapin. Bull. Acad. Méd. Belg., VI. s. 6, 530 (1941). — (83) Bessemans, A., et J. Maisin: Contribution à l'étude expérimentale du rapport syphilis-cancer. Bull. Ass. franç. Cancer 29, 275 (1941). — (84) Bessemans, A.: Syphilis expérimentale inapparente du chat domestique commun. Acta biol. belg. 1, 13 (1941). — (85) Bessemans, A., et R. Derom: Sur la coloration des spirochètes au moyen du bleu de thédan. Rev. belge Path. 21, 3 (1951). — (86) Bessemans, A., et J. Mandeputte: Influence de la terramycine sur la syphilis expérimentale du lapin. Arch. belges Derm. 7, 121 (1951). — (87) Bessemans, A., R. van Vlieberghe, P. Doussy et H. Baert: Essais d'allergisation et d'exaltation de la réceptivité dans la syphilis expérimentale. Rev. belge Path. 21, 414 (1952). — (88=63) — (89) Bessemans, A.: Résultats des inoculations au lapin et au cobaye d'un fragment d'encéphale riche en tréponèmes mobiles, prélevé durant la vie, par trépanation, à un paralytique général. Bull. Acad. Méd. (Paris), III. s. 112, 255 (1934). — (90=65) — (91) Bessemans, A., J. van Haelst and H. de Wilde: An experimental study of the problem of the existence of an invisible form of the syphilitic virus, and of spontaneous spirochetosis in rabbits. Amer. J. Syph. and Neurol. 19, 161 (1935). — Beunders, B. J. W., u. P. H. van Thiel: Untersuchungen über die Persistenz von Spirochaeta duttoni in Mäusegehirnen bei experimenteller Febris recurrens. Z. Hyg. Infekt.-Kr. 114, 568 (1932). — Biach, M.: Jodstoffwechsel und Schilddrüse in ihren Beziehungen zum Luesverlauf. Wien. klin. Wschr. 1930 I, 528. — Bianchi, C.: La spirochetosi del coniglio. Profilassi 14, 180 (1941). — (1) Blasio, R. de: Nuove ricerche sulla sifilide. Rinasc. med. 13, 439—440 (1936). — (2) Blasio, R. de: Verlauf der gemischten syphilitisch-tuberkulösen Infektion beim Kaninchen. Act. dermosifiliogr. (Madr.) 31, 81 (1939). [Spanisch.] Zit. Zbl. Haut- u. Geschl.-Kr. 65, 176 (1940). — Bloch jr., O.: Loss of virulence of Treponema pallidum in citrated blood at 5° C. Bull. Johns Hopk. Hosp. 68, 412 (1941). — (1) Boak, R. A., Ch. M. Carpenter and St. L. Warren: Studies on the physiological effects of fever temperatures. III. The thermal death time of Treponema pallidum in vitro with special reference to fever temperatures. J. exp. Med. 56, 741 (1932). — (2) Boak, R. A., and Ch. M. Carpenter: The therapeutic efficacy of penicillin G in experimental syphilis produced by five different strains of Treponema pallidum. Amer. J. Syph. 33, 8 (1949). — (3) Boak, R. A., M. L. Fawcett and Ch. M. Carpenter: Studies on the cultivation of Treponema pallidum. Amer. J. Syph. 33, 409 (1949). — Bojewskaja, G., u. M. Israelson: Die Wassermannreaktion bei experimenteller Kaninchenlues. Sovet. Vestn. Vener. i. Derm. H. 1, 88—90 (1936). [Russisch.] Zit. Zbl. Haut- u. Geschl.-Kr. 54, 196 (1937). — Borchers, G.: Tierexperimentelle Beiträge zur Fiebertherapie der Syphilis. Arch. Derm. Syph. (Berl.) 176, 705 (1938). — (1) Borza, G., u. St. Pastinszky: Darstellung der Spirochaeta pallida durch eine neue Schnellfärbemethode. Jahresverslg der Ungarischen Dermatol. Ges., Budapest, Sitzg vom 5.—6. VI. 1936. Zit. Zbl. Haut- u. Geschl.-Kr. 55, 425 (1937). — (2) Borza, G.: Neuere rasche Färbung der Spirochaeta pallida. Orv. Hetil. 1937, 361. [Ungarisch.] Zit. Zbl. Haut- u. Geschl.-Kr. 56, 570 (1937). — Bosco, I.: Primi reperti ottenuti con un metodo nuovo per la ricerca della spirochetemia. Atti Soc. ital. Derm. Sif. 3, 53 (1940). — (1) Bothe, R. T., and H. A. Davenport: Staining Treponema pallidum with alcoholic silver nitrate. Proc. Soc. exp. Biol. (N.Y.) 29, 51 (1931). — (2) Bothe, R. T., and H. A. Davenport: Staining of spirochaeta pallida in smears by alcoholic silver nitrate. Arch. Derm. Syph. (Chicago) 26, 309 (1932). — (1) Brandt, R.: Experimentelle Kaninchensyphilis mit „malignem" Verlauf. Wiener Dermatol. Ges. Sitzg vom 20. II. 1930. Zit. Zbl. Haut- u. Geschl.-Kr. 34, 416 (1930). — (2) Brandt, R.: Von welchen Faktoren hängt der Impfeffekt bei Kaninchenlues ab? Arch. Derm. Syph. (Berl.) 163, 263 (1931). — (3) Brandt, R.: Zur Frage der indirekten Salvarsanwirkung. Wien. klin. Wschr. 1931 II, 1225. — (4) Brandt, R.: Lokalrezidive nach Sklerosenexstirpation beim Kaninchen und Bedeutung des Eingriffes für die Immunität. Arch. Derm. Syph. (Berl.) 162, 157 (1930). — (5) Brandt, R.: Beitrag zur Frage der Immunität bei experimenteller Syphilis. Beobachtungen an Lokalrezidiven nach Schankerexstirpation. 8. Internat. Kongr. für Dermatol. u. Syphilidol., Kopenhagen, 5.—9. VIII. 1930. Zit. Zbl. Haut- u. Geschl.-Kr. 37, 724 (1931). — Bravo, J.: La técnica de Vago para coloracion de los espiroquetas. Med. colon. 19, 484 (1952). Zit. Zbl. Haut- u. Geschl.-Kr. 83, 302 (1953). — Breinl, F.: Die symptomlose Infektion. Klin. Wschr. 1929 II, 1793. — Brenske, J.: Zur Frage der salvarsanresistenten Lues. Z. Haut- u. Geschl.-Kr. 3, 68 (1947). — Bronstein, V., u. A. Bukina: Infektion der Genitalschleimhaut von Kaninchenweibchen durch Hoden-Passagevirus. Russk. Vestn. Derm. 7, 946 (1929).

[Russisch.] Zit. Zbl. Haut- u. Geschl.-Kr. **34**, 216 (1930). — BROUARD, M.-J.-M.: Syphilis conjugale arséno-résistante à forme érythématosquameuse. Arch. Méd. mil. **96**, 411 (1932). — BROWN, W. H. (Rockefeller Inst. f. Med. Research, New York): Syphilis immunity, reinfection, superinfection. Results of animal experiments. 8. Internat. Kongr. für Dermatol. u. Syphilidol., Kopenhagen, 5.—9. VIII. 1930. Zit. Zbl. Haut- u. Geschl.-Kr. **37**, 665 (1931). — BRUNELLI, B.: La colorazione vitale con preparati salvarsanici. Boll. Ist. sieroter. milan. **8**, 819 (1929). — (1) BUACIDZE, P.: Syphilitische Rhinitis beim Kaninchen. Sovet. Vestn. Vener. i Derm. H. **6**, 432 (1933). [Russisch.] Zit. Zbl. Haut- u. Geschl.-Kr. **47**, 183 (1934). — (2) BUATSCHIDSE, P. G.: Syphilitische Rhinitis bei Kaninchen. Z. Hals-, Nas.- u. Ohrenheilk. **30**, 549 (1932). — (1) BURBI, L.: Sulla elettiva e rapida colorazione della spirocheta pallida nei tessuti patologici. Pathologica **23**, 628 (1931). — (2) BURBI, L.: Su quattro casi di sifilide maligna. Sonderdruck aus: Morgagni 27 S. (1933). Zit. Zbl. Haut- u. Geschl.-Kr. **47**, 94 (1934). — BURGHGRAEVE, P.: Étude anatomo-pathologique de certaines lésions oculaires consécutives à l'infection par „treponema cuniculi". Arch. Ophtal. (Paris) **50**, 64 (1933). — BUSCHKE u. PEISER: Zit. nach C. L. KARRENBERG, Nebenerscheinungen nach therapeutischer Verabfolgung von Thallium. Aus der Universitätsklinik zu Bonn. Zit. Zbl. Haut- u. Geschl.-Kr. **42**, 1 (1932). — BUSZ, W.: Spirochätennachweis bei Mesaortitis syphilitica. Frankfurt. Z. Path. **40**, 139 (1930). — (1) BUTLER, CH. S.: De la tréponématose en marge des rapports du pian et de la syphilis. Ann. Derm. Syph. (Paris) **2**, 1188 (1931). — (2) BUTLER, CH. S.: The septic syphilo-dermata. Amer. J. clin. Path. **9**, 1 (1939).

CALKINS, E., F. LONDON, SH. M. MELINKOFF, TH. VAN METER and TH. B. TURNER: Isolation of the Treponema pallidum from three patients with visceral syphilis by means of animal inoculation. Bull. Johns Hopk. Hosp. **87**, 61 (1950). — CALLERIO, C.: Sopra un metodo rapido di colorazione delle spirochete. Boll. Soc. med.-chir. Pavia **44**, 347 (1930). — CAMPBELL, ALEXANDER D.: A not on the failure of sulfanilamide to affect syphilis in the rabbit. Amer. J. Syph. **21**, 524—525 (1937). — CANDELA, N.: La recerca chimica e la dimostrazione istologica dell'arsenico nella gravida e nel feto. Arsenico e sistema reticolo-endoteliale. Riv. ital. Ginec. **10**, 531 (1929). — CANNEYT, J. VAN: Sur les lésions syphilitiques congénitales de l'oeil chez le lapin. Bull. Soc. belge Ophtal. **65**, 125—127 (1932). — CARDENAL y C. DE SALAS: Reticuloendotheliales System und chemotherapeutische Wirkungen. Rev. med. Barcelona **15**, 299 (1931). [Spanisch.] Zit. Zbl. Haut- u. Geschl.-Kr. **39**, 219 (1932). — (1) CARPENTER, C. M., and R. A. BOAK: The effect of heat by an ultra-high frequency oscillator on experimental syphilis in rabbits. Amer. J. Syph. **14**, 346 (1930). — (2) CARPENTER, C. M.: The effect of heat produced by an ultra-high frequency oscillator on experimental syphilis in rabbits. Arch. phys. Ther. **12**, 137 (1931). — (3) CARPENTER, C. M., R. A. BOAK and ST. L. WARREN: Studies on the physiological effects of fever temperatures. IV. The healing of experimental syphilis lesions in rabbits by short wave fevers. J. exp. Med. **56**, 751 (1932). — CARTAÑA, P., u. X. VILANOVA: Experimentelle Studie über die therapeutische Wirkung der Arsenobenzene. Rev. med. Barcelona **24**, 419 (1935). [Spanisch.] Zit. Zbl. Haut- u. Geschl.-Kr. **53**, 641 (1936). — CASON, T. Z.: A comparative study of cardiovascular syphilis in withe and colored races. Amer. J. Syph. **15**, 527 (1931). — (1) CASTELLINO, P. G.: Ricerche sperimentali sull'ultra-virus sifilitico. G. ital. Derm. Sif. **77**, 91 (1936). — (2) CASTELLINO, P. G.: La marconiterapia in dermatologia e venereologia. Azione delle O. C. sulla evoluzione della sifilide sperimentale e sullo sviluppo del gonococco. Rif. med. **1937**, 994. — (1) CASTIGLIONI, G.: Tentativi di canzerizzazione sperimentale in animali sifilizzati. Arch. ital. Anat. Istol. pat. **2**, 475—483 (1931). — (2) CASTIGLIONE, G.: Cancro e sifilide. Ric. sper. Tumori, II. s. **7**, 434 (1933). — (3) CASTIGLIONI, G.: Cancro e sifilide. (Ricerche sperimentali.) Atti 3. Conv. naz. per la Lotta contro il cancero, p. 524—532, 1934. — CASTRO-BARBOSA, N. DE: Neue Technik für die Mikroreaktion nach Kline. I. Rev. bras. Med. **9**, 469, 545 (1952); **10**, 246 (1953). [Portugiesisch.] Zit. Zbl. Haut- u. Geschl.-Kr. **89**, 346 (1954). — CERCHIAI, U.: Sulla colorazione del treponema pallido con bleu vittoria, verde di metile e pironina, secondo Keil. Boll. Sez. region. Soc. ital. Derm. H. **3**, 156 (1932). — (1) CERUTTI, P.: La latenza nella sifilide. Atti Soc. ital. Derm. Sif. **5**, 459—548 (1942). — (2) CERUTTI, P.: Ricerche sulla generalizzazione del virus nella sifilide sperimentale del coniglio. G. ital. Derm. Sif **79**, 527 (1938). — CHAMBERS, ST. O., and J. R. SCHOLTZ: Clinical application of an stain for spirochetes (Krajian). Arch. Derm. Syph. (Chicago) **38**, 217 (1938). — CHARPY, J.: Constatations de „Treponema pallidum" sous la muqueuse génitale pendant la période d'incubation du chancre, considérations théoriques et pratiques. Bull. Soc. franç. Derm. **43**, 32 (1936). — CHATCATURJAN, G.: Latente Syphilis und Lymphdrüseninoculation mit latenten Syphilitikern. Sovet. Vestn. Vener. i Derm. **2**, 180—186 (1933). [Russisch.] Zit. Zbl. Haut- u. Geschl.-Kr. **45**, 509 (1933). — (1) CHESNEY, A. M., and G. J. SCHIPPER: The effect of the method of inoculation upon the course of experimental syphilis in the rabbit. Amer. J. Syph. **34**, 18 (1950). — (2) CHESNEY, A. M.: Research needs in the controll of syphilis. Amer. J. Syph. **21**, 121 (1937). — (3) CHESNEY, A. M., TH. B. TURNER and F. H. GRAUER: Studies in experimental syphilis. X. Observations on cross-inoculations with heterologous strains of syphilitic virus.

Bull. Johns Hopk. Hosp. **52**, 145 (1933). — (1) CHORAŹAK, T., u. K. ZISCH: Serologische Reaktionen bei experimenteller Kaninchensyphilis. Acta derm.-venereol. (Stockh.) **12**, 522—537(1931). Zit. Zbl. Haut- u. Geschl.-Kr. **41**, 390 (1932). — (2) CHORAŹAK, T., et K. ZISCH: La valeur diagnostique de la réaction d'opacification de Meinicke dans la syphilis expérimentale des lapins. Bull. int. Acad. pol. Sci., Cl. Med. Nr 1/2, 129 (1934). Zit. Zbl. Haut- u. Geschl.-Kr. **48**, 727 (1934). — (3) CHORAŹAK, T., u. K. ZISCH: Die serologischen Reaktionen bei der experimentellen Kaninchensyphilis. Przegl. Derm. (Wener.) **26**, 259—273 (1931). [Polnisch.] Zit. Zbl. Haut- u. Geschl.-Kr. **41**, 125 (1932). — (4) CHORAŹAK, T.: Der Einfluß der Vitamine auf die Entwicklung der syphilitischen Impfveränderungen in der experimentellen Kaninchensyphilis. Bull. int. Acad. pol. Sci., Cl. Med. Nr 2/4, 219 (1938). Zit. Zbl. Haut- u. Geschl.-Kr. **62**, 225 (1939). — CHRISTIANSEN, T.: Die Wirkung des Sulfosins bei experimenteller Kaninchensyphilis. Ugeskr. Laeg. **1931** I, 281. [Dänisch.] Zit. Zbl. Haut- u. Geschl.-Kr. **38**, 384 (1931). — CIOFFO, E.: Il morbo di Escobar o la malattia azzurra dei Chillos. Med. trop. e subtrop. **1**, 33 (1941). Zit. Zbl. Haut- u. Geschl.-Kr. **68**, 650 (1942). — CITRON, H.: Versuche über die Beeinflussung der Salvarsanfestigkeit. Z. Immun.-Forsch. **69**, 464 (1931). — CLAPP, C. A.: Additional experiments verifying the presence of Treponema pallidum in the cornea in experimental interstitial keratitis. Amer. J. Ophthal. III. s. **16**, 397 (1933). — CLÉMENT, S., et R. MOLLINEDO: Le granule spirochétogene dans les gommes syphilitiques cutanées. Presse méd. **1941** I, 464. — CONTRERAS DUENAS, F.: Syphilis ohne Schanker. Ihre Beziehung zur persönlichen Prophylaxe. Act. dermo-sifiliogr. (Madr.) **33**, 12 (1941). [Spanisch.] Zit. Zbl. Haut- u. Geschl.-Kr. **69**, 207 (1943). — CORDERO SOROA, ANTONIO: Lues und Tuberkulose. Act. dermo-sifiliogr. (Madr.) **23**, 478—503 (1931). [Spanisch.] Zit. Zbl. Haut- u. Geschl.-Kr. **40**, 392 (1932). — (1) COTTINI, G. B.: Ricerche cliniche e sperimentale su alcuni luetici in diversi stadi-dell'infezione con particolare riguardo al cosidetto periodo di latenza ed alla presenza del parassita nelle glandole linfatiche. Pubbl. in onore Umberto Mantegazza 569 (1933). Zit. Zbl. Haut- u. Geschl.-Kr. **47**, 438 (1934). — (2) COTTINI, G. B.: Effetti della vaccinoterapia antirabica nella cura di conigli in periodo primario dell'infezione luetica. (Dati sperimentali-comparativi.) Boll. Soc. med.-chir. Catania **6**, 213 (1938). — (1) COUTTS, W. E., F. LANDA et J. MARTINI: L'injektion intracardiaque de sérosité de lésions syphilitiques humaines, comme moyen de produire la syphilis expérimentale des lapins. Ann. Mal. vénér. **27**, 662 (1932). — (2) COUTTS, W. E., E. SILVA-INZUNZA and G. MORALES-SILVA: Dark-ground illumination of unstained smears and tissue sections for the diagnosis of Treponema-pallidum. Brit. J. vener. Dis. **28**, 97 (1952). — (3) COUTTS, W. E., E. SILVA-INZUNZA and J. VALLADARES-PRIETO: Comperative study of certain Treponemata found in human genitalia, specially referring to T. pallidum, T. macrodentium and T. microdentium. Dermatologica (Basel) **105**, 79 (1952). — (4) COUTTS, W. E., and W. E. COUTTS: Treponema pallidum buds, granules, and cysts as found in human syphilitic chancres and seen in fixed unstained smears observed under dark-ground illumination. Amer. J. Syph. **37**, 29 (1953). — (5) COUTTS, W. E.: Treponema pallidum in unstained tissue sections as seen under dark-ground illumination. Indian J. vener. Dis. **20**, 43 (1954). — (6) COUTTS, W. E., and J. M. HERRERA: Depigmentation of the iris in experimental rabbit syphilis. Amer. J. Syph. **22**, 381 (1938). — COVISA, BEJARANO u. ENTERRIA: Anormale Évolution eines Falles primärer Syphilis. Act. dermo-sifiliogr. (Madr.) **22**, 321 (1930). [Spanisch.] Zit. Zbl. Haut- u. Geschl.-Kr. **35**, 159 (1931). — CRAWFORD, G. M.: Syphilis. New Engl. J. Med. **240**, 374 (1949). — (1) CRESPEL, C.: Note sur la culture du tréponème de la syphilis. Arch. Inst. prophyl. **9**, 87 (1937). — (2) CRESPEL, C., E. DELAVENNE et V. HUBERTY: Sur quelques souches culture du tréponème de Schaudinn. Arch. Inst. prophyl. **10**, 89 (1938). — CUBONI, E.: Sul potere spirocheticida del siero di sangue di alcuni animali. Boll. Ist. sieroter. milan. **12**, 813 (1929). — CUMBERLAND, M. C., and TH. B. TURNER: The rate of multiplication of Treponema pallidum in normal and immune rabbits. Amer. J. Syph. **33**, 201 (1949). — CUNNINGHAM, R. S., H. J. MORGAN, E. H. TOMPKINS and S. HARRIS jr.: The cellular pathology of experimental syphilis as studied by the supravital method. Amer. J. Syph. **17**, 515 (1933). — CURTIS, A. C., R. J. ROWE, B. J. BARIBEAU and R. L. KAHN: Universal serologic reaction in rabbit syphilis. J. invest. Derm. **16**, 131 (1951). DELAGE, B.: Découverte de l'anticorps specifique des sérums syphilitiques. La réaction de Nelson et Mayer. Maroc med. **306**, 333 (1951). — (1) DEMANCHE, R., P. GASTINEL, P. COLLART et R. PULVÉNIS: Valeur comparée des différentes réactions sérologiques au cours de la syphilis expérimentale du lapin. Bull. Soc. franç. Derm. Syph. **44**, 72—76 (1938). — (2) DEMANCHE, R.: Epreuve d'immobilisation des tréponèmes de Nelson et Mayer. Paris méd. **1951**, 396. — DEMMLER, K.: Über eine neue Capillarpipette für Entnahme und Transport von Spirochätenmaterial. Z. Haut- u. Geschl.-Kr. **9**, 298 (1950). — DEROM, P., et J. VAN HOYDONCK: Erythromycine (ilotycine), tréponèmes et syphilis expérimentale du lapin. Rev. belge Path. **24**, 199 (1955). — DICKEL, H.: Syphilis, Ätiologie, Pathologie und experimentelle Forschung. Über experimentelle Syphilis-Inokulation auf Menschen. (Sammelreferat.) Med. Klin. **51**, 2017 (1956). — DIENST, R. B., and E. S. SANDERSON: Use of nigrosine to demonstrate Treponema pallidum in syphilitic lesions. Amer. J. publ. Health **26**, 910 (1936). — (1) DOBKOWSKY, TH.: Nachprüfung der Abtötung des Syphiliserregers durch einige Hände- und Instrumentendesinfektionsmittel im Tierversuch. Dtsch. Mschr. Zahnheilk. **48**, 1089 (1930). — (2) DOBKOWSKY, TH.: Zahnärztlicher Beitrag zur experimentellen Syphilis. Wschr. Zahnheilk. **46**, 554 (1930). — DOEPFMER, R.: Der Nelson-Test (Treponema pallidum-Immo- bilisierungstest. Sonderdruck aus: Hautarzt **3**, 97—101 (1952). — DOMON, O., and T. SHI- MODA: The seasonal variation in the length of the incubation period in rabbit syphilis. A sta- tistical study. Lues (Kyoto) **1**, 57 (1927). Zit. Zbl. Haut- u. Geschl.-Kr. **35**, 152 (1931). — DORN, K.: Die Behandlung der ansteckenden Geschlechtskrankheit des Kaninchens (Spirochätose). Mh. Vet.-Med. **4**, 219 (1949). — DROSDOV, V. V.: Influence des hautes tem- pératures et du sang conservé sur la morphologie et biologie de Spirochaeta pallida. Vestn. Vener. Derm. H. 2/3, 34 (1940). [Russisch.] Zit. Zbl. Haut- u. Geschl.-Kr. **65**, 567 (1940). — DUMBOVICH, B.: Lues II. Ungarische Dermatol. Ges., Sitzg vom 11. I. 1935. Zit. Zbl. Haut- u. Geschl.-Kr. **51**, 242 (1935). — (1) DUREL, P.: Les problèmes qui restent posés par la blenor- ragie, cit. Minerva derm. (Torino) **34**, 193 (1959). — (2) DUREL, P., et A. SAUSSE: Rappel de l'origine de la souche tréponémique Nichols. Conservation de sa virulence pour l'homme après 40 ans. Bull. Soc. franç. Derm. Syph. **61**, 139 (1954). — (3) DUREL, P., et V. ROIRON: Recherche des tréponemes au fond noir après friction à l'alcool. Bull. Soc. franç. Derm. Syph. **61**, 521 (1954). — DUVOIR, M.: Syphilis et responsabilité médicale ou administrative en parti- culier en cas de syphilis inoculée volontairement dans un but scientifique et de syphilis in- vuelée accidentellement par un médecin ou par ses aides, notamment dans les maternités; en cas d'accidents de la ponction lombaire ou de la ponction sous-occipitale; enfin en cas d'erreur de diagnostic de sérologie ou d'analyses. Arch. derm.-syph. (Paris) **11**, 207—220 (1941). — (1) DUYSE, VAN, et VAN CANNEYT: Les traumatismes favorisent-ils l'appari- tion de manifestations syphilitiques expérimentales (primaires et métastatiques) de l'oeil et preuvent-ils aggraver les lésions existantes? Arch. Ophtal. (Paris) **52**, 481—488 (1935). — (2) DUYSE, VAN, et VAN CANNEYT: Lésions syphilitiques obtenues par injektion de maté- riel septique dans la cavité rétro-oculaire du lapin. Arch. Ophtal. (Paris) **1**, 35—39 (1937).

(1) EAGLE, H.: On the spirocheticidal action of the arsphenamines on Spirocheta pallida in vitro. J. Pharmacol. **64**, 164 (1938). — (2) EAGLE, H.: On the spirocheticidal action of bismuth compounds on pathogenic spirocheta in vitro. Bull. Johns Hopk. Hosp. **63**, 305 (1938). — (3) EAGLE, H.: The minimal effective concentrations of arsenic and bismuth com- pounds on T. pallidum in vitro in relation to the therapeutic dose. Amer. J. Syph. **23**, 310 (1939). — (4) EAGLE, H.: The effect of sulfhydril compound on the antispirochetal action of arsenic, bismuth, and mercury compounds in vitro. J. Pharmacol. **66**, 436 (1939). — (5) EAGLE, H.: Laboratory problems in the study of syphilis. Amer. J. Syph. **23**, 712 (1939). — (6) EAGLE, H., H. J. MAGNUSON and R. FLEISCHMAN: Relation of the size of the infection of the curative dose of penicillin. J. exp. Med. **85**, 423 (1947). — (7) EAGLE, H., R. FLEISCHMANN and A. D. MUSSELMANN: The effective concentrations of penicillin in vitro and in vivo for streptococci, pneumococci, and treponema pallidum. J. Bact. **59**, 625 (1950). — (8) EAGLE, H., and G. O. DOAK: The biological activity of arsenosobenzenes in relation to their structure. Pharmacol. Rev. **3**, 107 (1951). — (1) EBERSON, F.: Treponema pallidum and latent syphilis with reference to plurality of strains. Urol. cutan. Rev. **34**, 10 (1930). — (2) EBERSON, F., and W. G. MOSS- MAN: Spirocheta hispanicum (variety marocanum). Application in fever therapy and diseases of central nervous system. Proc. Soc. exp. Biol. (N.Y.) **29**, 108 (1931). — (1) ECKER, E. E., and L. A. WEED: Purification of cultures of treponema microdentium by centrifugation. J. infect. Dis. **49**, 355 (1931). — (2) ECKER, E. E.: Host adaptability of Trepanoma pallidum. Proc. Soc. exp. Biol. (N.Y.) **30**, 671 (1933). — ELMER, H. E.: Zur Frühdiagnose der primären Syphilis. (Einfache Versandmethode von Reizserum zum Zwecke der Untersuchung im Dunkelfeldmikroskop.) Schweiz. med. Wschr. **1933 II**, 975. — EMURA, E. T.: Rapid and easy method for staining spirochetes with fountain pen ink. Arch. Derm. Syph. (Chicago) **67**, 210 (1953). — ERMILOV, A., u. Z. SINEL'NIKOV: Zur Frage der Beweiskraft von Kolles Ver- suchen der Reinfektion bei experimenteller Syphilis am Kaninchen zwecks Beurteilung von deren Spirochätensterilität. Mikrobiol. Z. **9**, 232 (1929). [Japanisch.] Zit. Zbl. Haut- u. Geschl.-Kr. **34**, 483 (1930). — EVANS, G.: Cancer and syphilis. J. Hyg. (Lond.) **32**, 79 (1932).

FARRIER, R., and A. S. WARTHIN: A study of the effect of P_H upon the third improved Warthin-Starry method for demonstrating Spirocheta pallida in single sections. Amer. J. Syph. **14**, 394 (1930). — FAURE-BEAULIEU et C. BRUN: Le tréponème dans les adénopathies satellites d'arthropathies tabétiques. Ann. Derm. Syph. (Paris) **2**, 1049 (1931). — FAVRE: Note préliminaire sur l'examen parasitologique d'un ganglion de syphilis primaire. Bull. Soc. franç. Derm. Syph. **48**, 774 (1941). — FAZLOULLINE, N. S.: Méthodes pour procurer en masse des cultures de la spirochaete pallida. Vest. Vener. Derm. H. 12, 39. [Russisch.] Zit. Zbl. Haut- u. Geschl.-Kr. **67**, 97 (1941). — FEIGIN, BRONSTEIN, GASKINA, BASMAN u. TERESCHKOWITSCH: Über Schnelldiagnose der Lues mittels Abschabung der Tonsillen. (Nachprüfung der Syphilis.) Dtsch. med. Wschr. **1936 I**, 465. — (1) FELDT, A.: Über

Arzneifestigung von Spirochäten im Tierversuch. Klin. Wschr. **1932 II**, 1378. —
(2) Feldt, A.: Über den Metallgehalt von Recurrensspirochäten nach Behandlung infizierter
Ratten mit Solganal und Salvarsan. Beitrag zum Problem der Wirkungsweise chemotherapeutischer Mittel. Zbl. Bakt., I. Abt. Orig. **131**, 137 (1934). — (3) Feldt, A.: Über experimentelle Arzneifestigung von Spirochäten. 17. Kongr. der Dtsch. Dermatol. Ges. Berlin,
Sitzg vom 8.—10. X. 1934. Zit. Zbl. Haut- u. Geschl.-Kr. **52**, 133 (1936). — Fernández de
la Portilla, J.: Ansteckung, Inkubation und klinischer Ausbruch von primärer Syphilis im
Verlaufe einer intensiven und langen Wismutbehandlung. Act. dermo-sifiliogr. (Madr.) **30**,
660 (1939). [Spanisch.] Zit. Zbl. Haut- u. Geschl.-Kr. **64**, 225 (1940). — (1) Ferris, H. W.,
and Th. B. Turner: Comparison of cutaneous lesions produced in rabbits by intracutaneous
inoculation of spirochetes from yaws and syphilis. Arch. Path. (Chicago) **26**, 491 (1938). —
(2) Ferris, H. W.: Cirrhosis of the liver in rabbits with continued chloroform poisoning and
with associated syphilitic infection. Arch. Path. (Chicago) **26**, 1023 (1938). — (1 u. 4) Finkelstein, Ju., S. Pankov u. M. Segal: Liquor bei der experimentellen Syphilis der Kaninchen
in Verbindung mit dem Problem des isolierten Neurovirus. Venerol. **7**, H. 1, 72 (1930).
[Russisch.] Zit. Zbl. Haut- u. Geschl.-Kr. **35**, 543 (1931). — (2) Finkelstein, Ju.: Reticulo-
Endothelium und experimentelle Kaninchensyphilis. Ž. Mikrobiol. **7**, 351 (1930). [Russisch.]
Zit. Zbl. Haut- u. Geschl.-Kr. **35**, 827 (1931). — (3 u. 6) Finkelstein, Ju., u. N. Gurevic:
Zur Frage des ausgewählten Tropismus der Spirochaeta pallida der symptomlosen Syphilis
der Mäuse. Venerol. **7**, H. 1, 65 (1930). [Russisch.] Zit. Zbl. Haut- u. Geschl.-Kr. **35**, 542
(1931). — (4 = 1) — (5) Finkelstein, J. A., u. S. S. Orlow: Zur Frage der experimentellen kon-
genitalen Kaninchensyphilis. Derm. Wschr. **1931 I**, 203. — (6 = 3) — (7) Finkelstein, J. A., E.
Sigalowa u. Rawitsch Scherbo: Einige Ergebnisse über die Rolle des Reticuloendothels bei der
experimentellen Syphilis der Kaninchen. Arch. Derm. Syph. (Berl.) **164**, 184—188 (1931).
(8) Finkelstein, I., S. Pankov u. M. Segal: Liquor bei der experimentellen Syphilis des
Kaninchens. Trudy 3. vses. S-ezda Boŕba vener. Bol. 235 u. 254 (1932). [Russisch.] Zit.
Zbl. Haut- u. Geschl.-Kr. **46**, 359 (1933). — (9) Finkelstein, Ju., u. S. Orlov: Materialien
zur Frage der kongenitalen Syphilis beim Kaninchen. Trudy 3. vses. S-ezda Boŕbas vener.
Bol. 233 u. 254. [Russisch.] Zit. Zbl. Haut- u. Geschl.-Kr. **48**, 727 (1934). — Fischer,
Oedoen, u. F. Georgi: Organantikörperbildung beim Menschen. Klin. Wschr. **1930 II**,
1817. — Fischl, V., J. Kotrba u. E. Singer: Der Nachweis von Gold in Spirochäten und
Trypanosomen. Z. Hyg. Infekt.-Kr. **116**, 69 (1934). — Fitzgerald, E. M., M. Shepherd and
J. E. Kemp: The micro flocculation test of eagle in syphilitic white mice. Proc. Soc. exp.
Biol. (N.Y.) **42**, 427 (1939). — (1) Földvári, F.: Spirochaeta pallida in Gewebsexplantaten.
3. Tagg der Ungarischen Dermatol. Ges., Sitzg vom 6.—7. VI. 1931. Zit. Zbl. Haut- u.
Geschl.-Kr. **40**, 738 (1932). — (2) Földvári, F.: Über die Morphologie der Spirochaeta pallida
und die neueren Färbungsmethoden. Ungarische Dermatol. Ges., Budapest, Sitzg vom 9. X.
1931. Zit. Zbl. Haut- u. Geschl.-Kr. **40**, 464 (1932). — (3) Földvári, F.: The conduct of the
spirocheta pallida in tissue-explantations. Amer. J. Syph. **16**, 145 (1932). — (4) Földvári,
F.: Der heutige Stand der Frage der Morphologie der Spirochaeta pallida und die neuesten
Färbeverfahren. Orvosképzés **22**, 381 (1932). [Ungarisch.] Zit. Zbl. Haut- u. Geschl.-Kr. **43**,
686 (1933). — (5) Földvári, F.: Studies of the reaction of spirocheta pallida, recurrentis, and
trypanosoma equiperdum to arsenobenzol preparations. Amer. J. Syph. **17**, 346 (1933). —
(6) Földvári, F.: Über die Morphologie der Spirochaeta pallida mit besonderer Beachtung
der Mäuse-Syphilis. Orv. Hetil. **1937**, 318. [Ungarisch.] Zit. Zbl. Haut- u. Geschl.-Kr. **56**,
488 (1937). — Forster, E.: Weitere Untersuchungen über die Virulenz der Paralysespiro-
chäte. Z. ges. Neurol. Psychiat. **133**, 322 (1931). Zit. Zbl. Haut- u. Geschl.-Kr. **39**, 214
(1932). — (1) Frankl, J.: Spirochaeta pallida in der gesunden Haut syphilitischer Individuen.
Orv. Hetil. **1935**, 1244. [Ungarisch.] Zit. Zbl. Haut- u. Geschl.-Kr. **54**, 129 (1937). —
(2) Frankl, J.: Le tréponème dans la peau intacte des individus syphilitiques. Rev. franç.
Derm. Vénér. **12**, 196 (1936). — (3) Frankl, J., u. B. Koranyi: Über die Wirkung des
Penicillins auf die Spirochaeta pallida. Arch. Derm. Syph. (Chicago) **190**, 50 (1950). —
(1) Frazier, Ch.-N., and J. W. Mu: Variation of response to infection with Treponema
pallidum between an albino and a brown breed of rabbit. Proc. Soc. exp. Biol. (N.Y.) **27**,
243 (1930). — (2) Frazier, Ch. N., and Ch'Uan-K'uei Hu: Increased resistance to syphilis
in the rabbit following prolonged administration of urinary estrogens. I. Feminizing effects
of estrogens on adult male rabbits. Endocrinology **28**, 283 (1941). — (3) Frazier, C. N.,
C. D. Boyd, E. Grunwaldt, E. Barker and M. Davis: Phenomena of disease in rabbits fed
cholesterol and infected with Treponema pallidum. Amer. J. Syph. **32**, 480 (1948). —
(4) Frazier, Ch. N., A. Bensel, Ch. S. Keuper, R. D. Cowan and H. W. Libby: Phenomena
of disease in rabbits fed cholesterol and inoculated with Treponema pallidum. II. Infectivity
of blood. Amer. J. Syph. **34**, 453 (1950). — (5) Frazier, Ch. N., A. Bensel, Ch. S. Keuper,
H. W. Libby and M. Matoltsy: Further observations on the duration of spirochetemia in
rabbits with asymptomatic syphilis. Amer. J. Syph. **36**, 167 (1952). — Frei, W.: Über Rein-
okulationsversuche an syphilitischen Kaninchen. III. Mitt. Dtsch. med. Wschr. **1931 I**, 973. —

(1) Fribourg-Blanc, A.: Les anticorps immobilisants des tréponèmes dans la syphilis. I. Principe et aléas de leur détermination. Leur influence sur la biologie des tréponèmes. Rôles respectifs de l'infection tréponémique et des réactions secondaires dans la maladie syphilitique (I). Ann. Derm. Syph. (Paris) 84, 286, 304 (1957). — (2) Fribourg-Blanc, A.: Les anticorps immobilisants des tréponèmes dans la syphilis. II. Technique et interprétation de test d'immobilisation des tréponèmes. Ann. Derm. Syph. (Paris) 84, 410, 420 (1957). — Fried, S. M., and S. S. Orlov: Spontaneous spirochetosis and experimental syphilis in rabbits. Arch. Derm. Syph. (Chicago) 25, 893 (1932). — Friedmann, M.: Ergänzung zur vorläufigen Mitteilung Experimenteller Beitrag zur Nierensyphilis in Nr 29 dieser Z. Wien. klin. Wschr. 1930 II, 992. — Fühner: Aussprache zu Greifelt, Über morphologische Veränderungen des Treponema pallidum im Nelson-Test. Arch. Derm. Syph. (Berl.) 200, 568 (1955). — (1) Fujimori, M.: The influence of syphilis on the resisting power. Jap. J. exp. Med. 18, 117 (1940). Zit. Zbl. Haut- u. Geschl.-Kr. 66, 283 (1941). — (2) Fujimori, M.: On the experimental infection of the guinea pig with syphilis. Jap. J. exp. Med. 18, 131 (1940). Zit. Zbl. Haut- u. Geschl.-Kr. 66, 284 (1941). — (1) Funabashi, T.: Experimental syphilis inoculation in guinea-pig's cornea. Acta derm. (Kyoto) 19 (1932). [Japanisch.] Zit. Zbl. Haut- u. Geschl.-Kr. 42, 770 (1932). — (2) Funabashi, T.: Studien über die syphilitische Keratitis bei Kaninchen. Die Impfkeratitis. I. Keratitis, hervorgerufen durch bulbäre subconjunctivale Impfung mit Spirochäten, insbesondere über die dabei auftretende Spirochätenverteilung. Lues (Kyoto) 9, Nr 1 (1933). Zit. Zbl. Haut- u. Geschl.-Kr. 46, 354 (1933). — (3) Funabashi, T.: Studien über die syphilitische Keratitis bei Kaninchen. Die Impfkeratitis. II. Keratitis, hervorgerufen durch Spirochätenimpfung in die scarifizierte Cornealfläche, insbesondere über die dabei auftretende Spirochätenverteilung. Lues (Kyoto) 9, 63 (1933). [Japanisch.] Zit. Zbl. Haut- u. Geschl.-Kr. 47, 86 (1934). — (4) Funabashi, T.: Studien über die syphilitische Keratitis beim Kaninchen. Die Impfkeratitis. III. Keratitis, erzeugt durch intraokulare Impfung mit Spirochäten, insbesondere über die dabei auftretende Spirochätenverteilung. Lues (Kyoto) 9, 201 (1933). [Japanisch.] Zit. Zbl. Haut- u. Geschl.-Kr. 48, 660 (1934). — (5) Funabashi, T.: Metastatische Keratitis parenchymatosa bei syphilitischen Kaninchen. I. Verteilung der Sp. pallida im Frühstadium. Lues (Kyoto) 10, 13 (1934). Zit. Zbl. Haut- u. Geschl.-Kr. 49, 261 (1934). — (6) Funabashi, T.: Metastatische Keratitis parenchymatosa bei syphilitischen Kaninchen. III. Spirochäten bei der Keratitis parenchymatosa im Sommer. Lues (Kyoto) 10, Nr 4 (1934). [Japanisch.] Zit. Zbl. Haut- u. Geschl.-Kr. 50, 81 (1935). — (7) Funabashi, T.: Therapeutische Wirkung von „Igrosin" bei syphilitischen Kaninchen. Lues (Kyoto) 11, Nr 2 (1934). [Japanisch.] Zit. Zbl. Haut- u. Geschl.-Kr. 50, 329 (1935).

Gaibissi, F.: Superinfezione luetica nella cornea del coniglio. Pathologica (Genova) 21, 470 (1929). — Galantha, E. de: Modified silver stain for Treponema pallidum. Amer. J. clin. Path. 2, 63 (1932). — Gallant, A. L.: Coexistent syphilis and tuberculosis. Amer. Rev. Tuberc. 19, 573 (1929). — Galli-Valerio, B., and M. Rornand: Negative und positive staining and silver nitrate impregnations of the Treponema pallidum. Urol. cutan. Rev. 34, 49 (1930). Zit. Zbl. 34, 82 (1930). — Gallinek, A.: Experimentelle Studien zur Frage der Immunitätsverhältnisse bei Paralyse. Mschr. Psychiat. Neurol. 79, 292 (1931). — Gammel, J. A., and E. E. Ecker: The virulence of Spirochaeta pallida in culture. Arch. Derm. Syph. (Chicago) 23, 439 (1931). — Ganfini, G.: Spirochaeta pallida nei gangli inguinali di paralitici progressivi. Riv. sper. Freniat. 57, 104 (1933). — Garcia, O.: Serologic study of cerebrospinal fluids in Philippine monkeys inoculated with yaws, syphilis, or both. Philipp. J. Sci. 50, 199 (1933). Zit. Zbl. Haut- u. Geschl.-Kr. 46, 98 (1933). — Gardner, G.: Spirochaetes of the district of Montreal and of the province of Quebec. Canad. J. Res. 7, 221 (1932). — (1) Gastinel, P., et R. Pulvenis: À propos de la syphilis expérimentale de la souris. Bull. Soc. franç. Derm. 38, 890 (1931). — (2) Gastinel, P., et R. Pulvenis: Sur l'étude comparative de l'inoculation du tréponème pâle dans le cerveau et la capsule surrénale du lapin. Bull. Soc. franç. Derm. Syph. 38, 1490—1492 (1931). — (3) Gastinel, P., A. Vaisman et F. Dunoyer: Comportement de névraxe du lapin neuf ou anciennement syphilisé vis-à-vis de „Treponema pallidum" directement inoculé. Bull. Soc. franç. Derm. Syph. 64, 175 (1957). — (4) Gastinel, P., et R. Pulvenis: Sur le problème biologique de la syphilis inapparente expérimentale. Ann. Derm. Syph. (Paris) 3, 305 (1932). — (5) Gastinel, P.: Quelques recherches sur la syphilis expérimentale inapparente du lapin. Bull. Soc. franç. Derm. Syph. 39, 596 (1932). — (6) Gastinel, P., R. Pulvenis et L. Gallerand: La réaction de Meinicke chez les lapins syphilitiques primo-infectés ou reinoculés après traîtement. C. R. Soc. Biol. (Paris) 111, 560 (1932). — (7) Gastinel, P., R. Pulvenis et A. Nevor: L'immunité locale dans la syphilis expérimentale du lapin. Bull. Soc. franç. Derm. Syph. 39, 1382 (1932). — (8) Gastinel, P., R. Pulvenis et L. Gallerand: La réaction de Meinicke dans la syphilis expérimentale du lapin. Ann. Derm. Syph. (Paris) 4, 113—124 (1933). — (9) Gastinel, P., et R. Pulvenis: A propos de l'inoculation du virus syphilitique dans les ganglions lymphatiques. C. R. Soc. Biol. (Paris) 114, 1077 (1933). — (10) Gastinel, P., et R. Pulvenis: Du rôle de la quantité de virus dans la syphilis expérimentale du lapin. La dose-seuil de l'infection inapparente. Bull. Soc. franç. Derm. Syph. **41**, 230 (1934). — (11) Gastinel, P., et R. Pulvenis: L'immunité dans la syphilis expérimentale. Bull. méd. (Paris) **1934**, 253. — (12) Gastinel, P.: À propos de quelques données biologiques sur la syphilis. Contamination minimale et infection inapparente. Bull. méd. (Paris) **1935**, 133. — (13) Gastinel, P., R. Pulvenis et P. Collart: Les aspects des phénomènes allergiques dans la syphilis expérimentale du lapin. Bull. Soc. franç. Derm. Syph. **43**, 1145—1149 (1936). — (14) Gastinel, P., R. Pulvenis, J. Delarue et P. Collart: Le comportement des syphilomes expérimentaux après irridation des pédicules vasculo-nerveux du testicule. C. R. Soc. Biol. (Paris) **121**, 1605—1607 (1936). — (15) Gastinel, P., R. Pulvenis, J. Delarue et P. Collart: De l'avenir des inoculations sous-scrotales et testiculaires de virus syphilitique, après irritation faradique des pédicules vasculo-nerveux spermatique et déférentiel. C. R. Soc. Biol. (Paris) **121**, 1602—1605 (1936). — (16) Gastinel, P., R. Pulvénis et P. Collart: Le rôle du système neuro-végétatif dans l'évolution des syphilomes expérimentaux. Bull. Soc. franç. Derm. Syph. **43**, 1162—1168 (1936). — (17) Gastinel, P., R. Pulvenis et P. Collart: Nouvelles recherches sur le rôle du système neuro-végétatif dans l'évolution de la syphilis expérimentale. Bull. Soc. franç. Derm. Syph. **43**, 1827—1831 (1936). — (18) Gastinel, P., R. Pulvenis et P. Collart: À propos de l'immunité syphilitique. Du comportement des lapins traités tardivement, vis-à-vis de la réinoculation. C. R. Soc. Biol. (Paris) **128**, 739 (1938). — (19) Gastinel, P., R. Pulvénis et P. Collart: Syphilomes expérimentaux de type allergique chez des lapins ayant subi des injections de matériel syphilitique avirulent. Bull. Soc. franç. Derm. Syph. **46**, 120 (1939). — (20) Gastinel, P., R. Pulvenis et P. Collart: Subsiste-t-il une immunité après traitement par l'arsénobenzol des animaux syphilitiques? Bull. Soc. franç. Derm. Syph. **46**, 332 (1939). — (21) Gastinel, P., et R. Mollinedo: A propos de la présence du granula spirochétogène chez la souris expérimentalement syphilisée. C. R. Soc. Biol. (Paris) **136**, 184 (1942). — (22) Gastinel, P., R. Mollinedo et R. Pulvénis: Étude sur le granule spirochetogène dans la syphilis expérimentale. Ann. Derm. Syph. (Paris) VIII. s. **2**, 348 (1942). — (23) Gastinel, P., R. Pulvenis et P. Collart: Sur une tentative d'immunisation de lapins par injections de broyats de syphiloms. Ann. Derm. Syph. (Paris), VIII. s. **2**, 374 (1942). — (24) Gastinel, P., et P. Collart: Les aspects de l'immunité dans la syphilis expérimentale. Bull. Soc. franç. Derm. Syph. **56**, 123 (1949). — (25) Gastinel, P., et P. Collart: Les aspects de l'immunité dans la syphilis expérimentale. Rev. Path. comp. **50**, 45 (1950). — (26) Gastinel, P., et P. Collart: Bilan de recherches sur l'immunité dans la syphilis expérimentale. Bull. Soc. franç. Derm. Syph. **58**, 444 (1951). — (27) Gastinel, P., P. Collart, A. Sausse et J. Borel: Le test d'immobilisation de Nelson dans la syphilis expérimentale du lapin. Bull. Soc. franç. Derm. Syph. **59**, 50 (1952). — (28) Gastinel, P., et P. Collart: Les problèmes de l'immunité dans la syphilis expérimentale. Ses rapports avec le test d'immobilisation des tréponèmes. Bull. Soc. franç. Derm. Syph. **59**, 507 (1952). — (29) Gastinel, P., A. Vaisman et F. Dunoyer: Nouvelles recherches sur la syphilis expérimentale de la souris. Ann. Derm. Syph. (Paris) **82**, 140 (1955). — (30) Gastinel, P., A. Vaisman et M. Vaisman: La dispersion tréponémique dans la syphilis expérimentale du cobaye. Ann. Derm. Syph. (Paris) **82**, 481 (1955). — (31) Gastinel, P., et P. Collart: Les enseignements de la syphilis expérimentale dans l'interprétation du test de Nelson. Ann. Derm. Syph. (Paris) **83**, 5 (1956). — (32) Gastinel, P., P. Collart, A. Vaisman et F. Dunoyer: À propos de l'immunité dans la syphilis expérimentale. La notion de refus cellulaire. Ann. Inst. Pasteur **90**, 677 (1956). — (33) Gastinel, P., et R. Pulvenis: Contribution à l'étude de l'immunité dans la syphilis expérimentale. Recherches sur l'immunité locale. Rev. Méd. **50**, 718 (1933). — (34) Gastinel, P., F. Delarue, R. Pulvenis et P. Collart: Du comportement des ganglions lymphatiques directement inoculés avec „Treponema pallidum". Ann. Derm. Syph. (Paris) **6**, 501 (1935). — (35) Gastinel, P., R. Pulvenis et P. Collart: Sur les modalités des réinoculations chez les lapins syphilitiques: De la sensibilisation allergique à l'immunité-chancre. Bull. Soc. franç. Derm. Syph. **42**, 1419 (1935). — (36) Gastinel, P., P. Collart et R. Pulvenis: À propos du rôle exercé par système neuro-végétatif sur l'évolution des syphililomes expérimentaux. Bull. Soc. franç. Derm. Syph. **45**, 415 (1938). — (37) Gastinel, P., R. Pulvénis et P. Collart: Recherches sur l'immunité régionale. Bull. Soc. franç. Derm. Syph. **43**, 1141 (1936). — (38) Gastinel, P., et P. Collart: Le T.P.I. test de Nelson-Mayer et les nouveaux aspects immunologiques de la syphilis. Publié sous la direction de Jacques Charpy. Paris: Masson & Cie. 1953, 347 S. — (39) Gastinel, P., R. Demanche, R. Pulvenis et P. Collart: Rôle du système neuro-végétatif sur le pouvoir floculant du sérum a l'égard de l'antigène de Meinicke dans la syphilis expérimentale du lapin. C. R. Soc. Biol. (Paris) **127**, 983 (1938). — Gauducheau, A.: Sur la prophylaxie individuelle de la syphilis. Arch. Méd. nav. **126**, 133 (1936). — Gelarie, A. J.: Experimental syphilitic keratitis in the rabbit. II. J. infect. Dis. **65**, 84 (1939). — (1) Gelperin, A.: Immunochemical studies of the Reiter spirochete. Amer. J. Syph. **35**, 1 (1951). — (2) Gelperin, A.: Morphology, cultural characteristics, and a method for mass cultivation by the Reiter spirochete. Amer. J. Syph. **33**, 101 (1949). — Gel'tcer,

R. R., u. Z. S. Lepert: Über einige biologische Eigenschaften reiner Kulturen der Spirochaeta pallida, die in Stavropol gezüchtet wurden. Vestn. Vener. Derm. H. 3, 23 (1951). [Russisch.] Zit. Zbl. Haut- u. Geschl.-Kr. 80, 389 (1952). — Gennerich, W.: Über Syphilisprobleme. Z. Haut- u. Geschl.-Kr. 3, 53 (1947). — (1) Georgi, F., C. Prausnitz u. Ö. Fischer: Über biologische Varianten der Spirochaeta pallida und die experimentelle Erzeugung von „Gehirnspirochäten". Klin. Wschr. 1929 II, 2007. — (2) Georgi, F.: Gehirnspirochäten und Metaluesproblem. Dtsch. Z. Nervenheilk. 111, 138 (1929). — (3) Georgi, F., u. Ö. Fischer: Spirochätenbefund im Gehirn eines infizierten Affen. Arch. Psychiat. Nervenkr. 95, 182 (1931). — Gerškovič, L. S.: Über die Methode der Feststellung von Spirochäten bei Tabes und anderen Formen der Neurosyphilis. Z. ges. Neurol. Psychiat. 122, 442 (1929). — Gerstenberg, G.: Vergleichende Untersuchungen über die Wirksamkeit verschiedener Medikamente auf das Treponema pallidum bei manifester Frühlues. Derm. Wschr. 124, 913 (1951). — Gildemeister, E., u. H. Schlossberger: Die Reaktion der Cornea auf die einmalige Injektion artfremden Serums bei Kaninchen mit Lues verschiedenen Stadiums. Zbl. Bakt. I. Abt. Orig. 130, 518 (1934). — (1) Giorgio, A. de, e G. Sterzi: Inoculazione diretta del virus sifilitico nella carotide del coniglio. Atti Soc. ital. Derm. Sif. 1, 608 (1939). — (2) Giorgio, A. de, e G. Sterzi: Inoculazione diretta del virus sifilitico nello carotide del coniglio. Pathologica (Genova) 30, 9—14 (1938). — Girard, A., et E. Fourneau: Sur une nouvelle méthode de grande sensibilité, pour la recherche, la séparation et le dosage du bismuth. C. R. Acad. Sci. (Paris) 181, 610 (1925). Zit. Zbl. Haut- u. Geschl.-Kr. 19, 689 (1926). — Gjorgjevic, G.: Les caractères biologiques de la Spirochaeta pallida par rapport au divers symptômes cliniques et aux inoculations correspondantes au lapin. Česká Derm., Samberger-Festschr. 117 (1931). Zit. Zbl. Haut- u. Geschl.-Kr. 44, 471 (1933). — Go, K.: Über die Einflüsse von einigen Arzneimitteln auf die experimentelle Kaninchensyphilis. Mitt. med. Ges. Tokyo 54, 541 (1940). [Japanisch.] Zit. Zbl. Haut- u. Geschl.-Kr. 66, 176 (1941). — Göhring, G.: Zur Kultur der Spirochaeta pallida. Z. Immun.-Forsch. 98, 90 (1940). — Goldfarb, I.: Histopathologie des inneren Ohres bei experimenteller Syphilis. Vestn. sovet. Otol. 27, 37 (1934). [Russisch.] Zit. Zbl. Haut- u. Geschl.-Kr. 50, 166 (1935). — Goldner, V., u. G. Kertész: Syphilitische Spermainokulation in Kaninchenaugen. Arch. Derm. Syph. (Berl.) 167, 383 (1933). — Golowizina, K. A.: Zum Problem der direkten und indirekten Einwirkung bei der Chemotherapie. VIII. Zur Frage über die Verwirklichung des chemotherapeutischen Effekts bei der sogenannten „unnatürlichen Infektion". Arch. Derm. Syph. (Berl.) 173, 347—351 (1936). — (1) Gordon, A.: Conjugal syphilis of the nervous system. Urol. cutan. Rev. 43, 49 (1939). — (2) Gordon, L. E., D. B. Cooper and C. P. Miller: Clearance of bacteria from the blood of irradiated rabbits. Dept. of Med. Univ. of Chicago. Proc. Soc. exp. Biol. (N.Y.) 80, 577 (1956). — Gougerot, H., et P. Blum: Diagnostic de la syphilis par la ponction des ganglions et la recherche du tréponème dans l'esue ganglionnaire. Paris méd. 1930 I, 207. — Goyanes: Beziehung der Lues zum Krebs. Ecos esp. Derm. 7, 419. [Spanisch.] Zit. Zbl. Haut- u. Geschl.-Kr. 39, 95 (1932). — (1) Grabow, C.: Versuche zur Neurotropisierung der Rattenbiß-Spirille durch Salvarsan. Ein kritischer Beitrag zu Wilmann' Theorie über die Entstehung der Paralyse. Z. ges. Neurol. Psychiat. 128, 57 (1930). — (2) Grabow, C.: Serologische Beobachtungen bei Sodokubehandlung der Paralyse. Z. Psychiat. 99, 489 (1933). — Graciansky, P. de, et Ch. Grupper: Cortisone et syphilis. Résultats et commentaires de la corticothérapie dans 90 cas de syphilis. Sem. Hôp. Paris 1955, 2141. — Gray, J. D. A.: A study of experimental infection by Treponema Duttoni; with a review of the literature. Ann. trop. Med. Parasit. 23, 241 (1929). — (1) Greenbaum, S. S., and A. M. Rule: Concerning the curative values of certain bismuth compounds. An experimental study. Amer. J. Syph. 15, 59 (1931). — (2) Greenbaum, S. S.: Tissue transplants in the diagnosis of the cure of syphilis with especial reference to lymph nodes, skin and leukoplakia. J. Amer. med. Ass. 94, 1464 (1930). — (3) Greenbaum, S. S., S. Katz and A. Rule: Syphilis and marriage. An inquiry into the infectiousness of semen of patients under treatment for syphilis. Amer. J. Syph. and Neurol. 19, 210 (1935). — (4) Greenbaum, S. S.: Rabbit health factor in experimental rabbit syphilis. Amer. J. Syph. 14, 231 (1930). — Greer, A. E.: The problem of syphilis in a tuberculosis clinic. Ann. intern. Med. 4, 387 (1930). — (1) Greifelt, A., u. E. Mölbert: Elektronenmikroskopische Untersuchungen zur Morphologie des Treponema pallidum. Hautarzt 6, 17 (1955). — (2=3) Greifelt, A.: Das Treponema pallidum im Elektronenmikroskop. Zit. Minerva derm. (Torino) 30, 330 (1955). — (1) Grigorev, I.: Experimentelle Syphilis des Herzgefäßsystems und der Leber beim Kaninchen. Trudy 3. vses. S-ezda Boŕba vener. Bol. 243 u. 254 (1932). [Russisch.] Zit. Zbl. Haut- u. Geschl.-Kr. 46, 495 (1933). — (2) Grigorieff, P.: Die experimentelle Syphilis in den wissenschaftlichen sowjetischen Arbeiten seit 1917 bis 1937. Vestn. Vener. Derm. H. 11, 1063. [Russisch.] Zit. Zbl. Haut- u. Geschl.-Kr. 60, 273 (1938). — (3) Grigorieff, P.: Über Pathogenität von Reinkulturen der Spirochaeta pallida. Vestn. Vener. Derm. H. 1, 82 (1939). [Russisch.] Zit. Zbl. Haut- u. Geschl.-Kr. 63, 73 (1940). —

(4) Grigoriew, P.: Angeborene, durch ein in die vordere Augenkammer infiziertes Kaninchen übertragene Syphilis. Derm. Wschr. 1929 II, 1122. — (5) Grigorjew, P., u. K. Jarischewa: Zur Frage der spezifischen Aortitis bei experimenteller Kaninchensyphilis. Derm. Z. 56, 395 (1929). — (1) Grossmann, H.: Untersuchungen über die Bedeutung der spezifischen Entzündung für die Entstehung der Immunität bei experimenteller Kaninchensyphilis. Arch. Hy. (Berl.) 103, 49 (1930). — (2) Grossmann, H.: Weitere experimentelle Beiträge zur Frage der Immunität bei Syphilis (Kaninchensyphilis). Z. Immun.-Forsch. 79, 495 (1933). — (3) Grossmann, H.: Tierexperimentelle Forschungsergebnisse zur Lehre von der Syphilisimmunität. Z. Immun.-Forsch. 111, 239 (1954). — Gruhzit, O. M., W. D. Lindsay, G. Hendricks and M. C. Dodd: Mapharsen („arsenoxide") in the therapy of experimental syphilis and trypanosomiasis. Arch. Derm. Syph. (Chicago) 32, 848 (1935). — Gueft, B., and P. D. Rosahn: A search for Treponema pallidum in the lymphnodes of the syphilitic mouse. Proc. Soc. exp. Biol. (N.Y.) 66, 405 (1947). — Guszman, J.: Konstitution und Syphilis. Jahresverslg der Ungarischen Dermatol. Ges., Budapest, Sitzg vom 5.—6. VI. 1936. Zit. Zbl. Haut- u. Geschl.-Kr. 55, 417 (1937). — Guthe, Th., and F. Reynolds: World health and trepanomatoses. Brit. J. vener. Dis. 27, 1 (1951). — Guyon, R. F. le: Injections intra-veineuses par la dorsale de la verge chez les petits animaux de laboratoire (souris, rat, cobaye). C. R. Soc. Biol. (Paris) 107, 1000 (1931).

Haag, F. E., u. W. Leven: Über die Anwendung neuerer Flockungsreaktionen zur Feststellung der Kaninchensyphilis. I. u. II. Z. Immun.-Forsch. 77, 25 (1932). — (1) Haanes, M., R. H. Wiggall and E. D. DeLamater: Observations on the growth of the nonpathogenic Kazan strain of Treponema pallidum in embryonated hens' eggs of various ages. Amer. J. Syph. 34, 214 (1950). — (2 u. 3) Haanes, M., E. D. DeLamater and V. R. Saurino: Studies on the life cycle of spirochetes. IX. Studies in the filterable phase of spirochetes. Amer. J. Syph. 36, 38 (1952). — Habermann, R.: Untersuchungen über die Bewegungsweise der Spirochäten (mit Filmdemonstration), 8. Internat. Kongr. für Dermatol. u. Syphilidol., Kopenhagen, Sitzg vom 5.—9. VIII. 1930. Zit. Zbl. Haut- u. Geschl.-Kr. 37, 721 (1931). — Hacquaert, R.: Lokale Wärmebehandlung bei Syphilis und die Rolle der Gewebstemperatur bei der syphilitischen Ansteckung. Vlaam. geneesk. T. 1929 II, 1001. [Flämisch.] Zit. Zbl. Haut- u. Geschl.-Kr. 34, 219 (1930). — (1) Haelst, J. van: Sur quelques cas de syphilis apparente chez le cobaye. Ann. Inst. Pasteur 49, 778 (1932). — (2) Haelst, J. van: Recherche de Treponema pallidum dans differents organes de la souris blanche atteinte de syphilis expérimentale inapparente. C. R. Soc. Biol. Paris 113, 86 (1934). — (3) Haelst, J. van: Comparaison des potentiels infectieux spécifiques du syphilome testiculaire et de l'adénie poplitée contemporaine chez le lapin. C. R. Soc. Biol. (Paris) 113, 81 (1933). — (4) Haelst, J. van: Adénopathie régionale avec présence de tréponèmes chez le cobaye atteint de syphilis expérimentale. Ann. Inst. Pasteur 51, 714 (1933). Zit. Zbl. Haut- u. Geschl.-Kr. 48, 59 (1934). — (5) Haelst, J. van: Évaluation approximative de la teneur ganglionnaire en tréponème chez le lapin syphilisé. C. R. Soc. Biol. (Paris) 114, 174 (1933). — (6) Haelst, J. van: Observations sur la syphilis expérimentale des petits rongeurs de laboratoire et recherches sur l'existence éventuelle de formes invisibles du virus syphilitique. Arch. intern. Méd. exp. 8, 543 (1933). — (7) Haelst, J. van: Über die Frage des Vorkommens einer invisiblen Form des Syphiliserregers. Derm. Z. 69, 212 (1934). — Haire, R. D.: A practical method of staining Treponema pallidum by means of low surface tension stain. J. Lab. clin. Med. 23, 1215 (1938). — Hallmann, L.: Bakteriologie und Serologie. Ausgewählte Untersuchungsmethoden für das Bakteriologische und Serologische Laboratorium, S. 368. Stuttgart: Georg Thieme 1955. — Hanazone, M.: Über den produktiven Zustand des Immunkörpers und die Funktion des retikuloendothelialen Systems in der experimentellen Syphilis bei Kaninchen. Jap. J. Derm. 35, 363 (1934). [Japanisch.] Zit. Zbl. Haut- u. Geschl.-Kr. 49, 361 (1934). — (1) Hanzlik, P. J.: Iodobismitol in experimental syphilis. Proc. Soc. exp. Biol. (N.Y.) 31, 719 (1934). — (2) Hanzlik, P. J.: Sodium bismuthate soluble in experimental syphilis. J. Pharmacol. 59, 328, 332 (1937). — (3) Hanzlik, P. J., A. J. Lehman and A. P. Richardson: Sodium bismuthate soluble. A new product for intramuscular and oral administration in the treatment for syphilis: A preliminary summary report. Amer. J. Syph. 21, 1 (1937). — (1) Hård, S.: Attempts to cultivate virulent Treponema pallidum in embryonated hen and goose eggs. Acta derm.-venereol. (Stockh.) 32, 373 (1952). Zit. Zbl. Haut- u. Geschl.-Kr. 83, 299 (1953). — (2) Hård, S.: Investigations into the possibility of cultivating virulent Treponema pallidum in culture media containing phytogenic growth factors. Acta derm.-venereol. (Stockh.) 32, 381 (1952). Zit. Zbl. Haut- u. Geschl.-Kr. 83, 300 (1953). — (3) Hård, St.: A search for treponemes in mice with experimental syphilis. Acta derm.-venereol. (Stockh.) 33, 342 (1953). Zit. Zbl. Haut- u. Geschl.-Kr. 86, 205 (1953). — Harding II, and G. Warren: The importance of syphilis in neoplasia. An analytical review. J. Cancer Res. Comm. Univ. Sydney 7, 137—146 (1936). — Harnes, A. R.: The influence of ultra-violet radiation on the weight of adult rabbits, normal and syphilitic. J. exp. Med. 52, 253 (1930).— Harris jr., S., E. H. Tompkins, H. J. Morgan and R. S. Cunningham: The effect of lecithin on experimental syphilis in the rabbits. Amer. J. Syph. and Neurol. 18, 333 (1934). HARRISON, L. W.: A review of experimental work in syphilis and its possible bearing on man. Discussion. Brit. J. vener. Dis. 5, 267 (1929). — HARTMANN, E.: Rezidivstammbildung und Schankerimmunität bei der Trypanosomiasis des Kaninchens. Z. Immun.-Forsch. 65, 53 (1930). — (1) HASHIGUCHI, M.: The lesions produced in rabbits by intravenous injection of spirochaeta pertenuis. Acta derm. (Kyoto) 13, 179 (1929). [Japanisch.] Zit. Zbl. Haut- u. Geschl.-Kr. 32, 254 (1931). — (2) HASHIGUCHI, M.: Metastatic lesion in framboesic rabbits, with special regard to that of the nasal bone. The clinical and histological features. Acta derm. (Kyoto) 13, 437 (1929). [Japanisch.] Zit. Zbl. Haut- u. Geschl.-Kr. 32, 254 (1930). — (3) HASHIGUCHI, M.: Generalized symptoms in experimental framboesia, with special reference to the clinical and histological results of the cutaneous manifestation. Acta derm. (Kyoto) 13, 531 (1929). [Japanisch.] Zit. Zbl. Haut- u. Geschl.-Kr. 32, 254 (1930). — (4) HASHIGUCHI, M.: Demonstration of syphilitic rabbits presenting numerous papules. Lues (Kyoto) 1, 139 (1927). Zit. Zbl. Haut- u. Geschl.-Kr. 35, 153 (1931). — (5) HASHIGUCHI, M.: Manifestation of yaws due to intravenous inoculation. Lues (Kyoto) 2, 208 (1928). Zit. Zbl. Haut- u. Geschl.-Kr. 35, 545 (1931). — (6) HASHIGUCHI, M.: On the metastatic lesion in rabbit framboesia, with special reference to keratitis parenchymatosa. Lues (Kyoto) 4, 1 (1929). [Japanisch.] Zit. Zbl. Haut- u. Geschl.-Kr. 35, 155 (1931). — (7) HASIGUCHI, M.: On the metastatic lesion in experimental frambcesia in rabbit. Lues (Kyoto) 2, 209 (1928). [Japanisch.] Zit. Zbl. Haut- u. Geschl.-Kr. 35, 546 (1931). — (8) HASIGUCHI, M.: Influence of seasonal variation of the generalized symptoms in rabbit yaws. Lues (Kyoto) 3, 71 (1929). [Japanisch.] Zit. Zbl. Haut- u. Geschl.-Kr. 35, 828 (1931). — (9) HASHIGUCHI, M., and N. KATO: Metastatic lesions due to intravenous injection of pallidae. Lues (Kyoto) 5, 264 (1930). [Japanisch.] Zit. Zbl. Haut- u. Geschl.-Kr. 38, 819 (1931). — (1) HASSELMANN, C. M.: Our present conception of the relationship of yaws to syphilis. Caduceus, Univ. of Hongkong 11, 105 (1932). — (2) HASSELMANN, C. M.: Immunity in treponematoses in the light of experimental evidence and epidemiological phenomena. Chin. med. J. 47, 584 (1933). — (3) HASSELMANN, C. M.: Zum unterschiedlichen Histio-Biotropismus der Erreger von Syphilis, Frambösie und Pinta. Z. Haut- u. Geschl.-Kr. 15, 347 (1953). — (4) HASSELMANN, C. M.: Neuere Ergebnisse der Treponemenforschung: Syphilis, Frambösie, Pinta und Kaninchenspirochätose. Dermatol.-Tagg in Hamburg vom 24.—26. Sept. 1948. Zit. Zbl. Haut- u. Geschl.-Kr. 73, 171 (1949). — (1) HEITE, F.: Tierexperimenteller Beitrag über die gegenseitige Beeinflussung von Penicillin und Neo-Salvarsan. Nordwestdtsch. u. Hamburger Dermatol. Ges., 1. Gemeinsame Nachkriegstagg in Hamburg vom 2.—4. April 1948. Zit. Zbl. Haut- u. Geschl.-Kr. 72, 252 (1949). — (2) HEITE, H. J.: Zur Penicillin-Wismut-Behandlung der Lues. I. Mitt.: Zur Anwendung einer Depot-Penicillin-Wismut-Misch-Injektion. Derm. Wschr. 123, 529 (1951). — (3) HEITE, H. J.: Über die Anreicherung des Penicillins in Spirochäten. Klin. Wschr. 1951, 449. — (4) HEITE, H. J., L. J. JAENICKE u. G. ZIEGENRÜCKER: Tierexperimentelle Untersuchungen zur Frage der rektalen Wismut-Therapie. Arzneimittel-Forsch. 6, 129 (1956). — (5) HEITE, H. J., u. F. ROMMEL: Über den Einfluß von Hydrocortison bzw. Prednisolon auf die experimentelle Akanthose. Zit. Derm. Wschr. 138, 1004, (1958). — HENTSCH, H. F. G.: Lues, Frambösie, Ulcus tropicum — eine Krankheit? Z. Haut- u. Geschl.-Kr. 19, 364 (1955). — (1) HILGERMANN, R.: Ein neues Züchtungsverfahren der Spirochaeta pallida für Zwecke der aktiven Immunisierung. Dtsch. med. Wschr. 1931 I, 488. — (2) HILGERMANN, R.: Beitrag zur Spirochätenvaccine Hilgermann. Derm. Wschr. 1941 I, 114. — (3) HILGERMANN, R.: Methodisches zur Differenzierung von Kulturspirochäten. (Ein weiterer Beitrag zur Spirochätenvaccine Hilgermann.) Bemerkungen zu den Abhandlungen von B. ALBRECHT in Nr 18, 1941 dieser Wschr. Derm. Wschr. 1941 II, 925. — HINDLE, E., and W. J. ELFORD: The filtration of spirochaetes trough grades collodion membranes. J. Path. Bact. 37, 9 (1933). — HIRSCH, H.: Gibt es eine Gestaltsveränderung bei Spirochäten? Derm. Wschr. 1932 I, 551. — HODER, F.: Züchtungsversuche mit Spirochaeta pallida in flüssigen Nährböden. Z. Immun.-Forsch. 68, 256 (1930). — (1) HÖLTZER, R. R.: Zur Methodik der Kultivierung der Sp. pallida. Z. Immun.-Forsch. 72, 320 (1931). — (2) HOELTZER, R., u. E. SUŠKOVA: Zur Frage über das Wesen der Wassermann-Reaktion. Ž. Mikrobiol. 8, 31 (1931). — HOFE, K. VOM, u. W. KRANTZ: Die Reaktion der Hornhaut syphilitischer Kaninchen auf die einmalige intracorneale Injektion artfremden Serums. Arch. Augenheilk. 105, 721 (1932). — (1) HOFFMANN, E.: Zur granulären Form der Syphilisspirochäte. Derm. Wschr. 1929 II, 2042. — (2) HOFFMANN, E.: Historische Bemerkung zur Entdeckung der Syphilisspirochäte. Arch. Hyg. (Berl.) 103, 62 (1930). — (3) HOFFMANN, E.: Über die Schnelldiagnose unklarer rezenter Syphilis mittels Gewebsabstrich (Geschabe) von den Tonsillen. Klin. Wschr. 1933 II, 1642. — (4) HOFFMANN, E., u. W. FROHN: Über Gewinnung einer direkten virulenten Reinkultur der Spirochaeta pallida aus Kaninchensyphilom in flüssigem Nährboden. Klin. Wschr. 1934 I, 206. — (5) HOFFMANN, E.: Gewinnung einer virulenten Reinkultur der Spirochaeta pallida aus Kaninchensyphilom. Nachtrag zur gleichnamigen Arbeit in Jg. 1934, Nr 6, S. 206 dieser Wschr. Klin. Wschr. 1934 II, 1540. — (6) HOFFMANN, E.: Die Renaissance der Heilkunde und die Geburt der Syphilis. Med. Mschr. **3**, 290 (1949). — (7) Hoffmann, E.: Erste historisch beglaubigte Schritte auf dem Weg zur Lösung des Syphilisrätsels und zur Frühdiagnose der primären Lues im Jahre 1901. Dtsch. med. Wschr. **1952**, 463. — (8) Hoffmann, E.: Vier Treponemen aus einer Quelle? Derm. Wschr. **127**, 267 (1953). — (9) Hoffmann, E.: Rückblick auf die Entdeckung der Spirochaeta pallida und ihrer Folgen. Zit. Wien. klin. Wschr. **21**, 353 (1955). — (10) Hoffmann, E.: Aus mehr als fünfzigjähriger Syphilisforschung. Schweiz. med. Wschr. **1956**, 281. — (1) Hollander, A.: Fiftieth anniversary of the descovery of the Spirochaeta pallida. Arch. Derm. Syph. (Chicago) **71**, 289 (1955). — (2) Hollander, D. H., and Th. B. Turner: The role of temperature in experimental treponemal infection. Amer. J. Syph. **38**, 489 (1954). — (3) Hollander, D. H., Th. B. Turner and E. E. Nell: The effect of long continued subcurative doses of penicillin during the incubation period of experimental syphilis. Bull. Johns Hopk. Hosp. **90**, 105 (1952). — Hollborn, K.: Mikroskopische Technik, S. 695. Von B. Romeis. München: Leibniz-Verlag 1948. — (1) Honda, M.: Experimental production of a syphilitic sclerosis at the nipple in rabbits. Lues (Kyoto) **4**, 93 (1929). [Japanisch.] Zit. Zbl. Haut- u. Geschl.-Kr. **35**, 284 (1931). — (2) Honda, M.: Experimental framboesia in new-born rabbits. Lues (Kyoto) **4**, 101 (1929). [Japanisch.] Zit. Zbl. Haut- u. Geschl.-Kr. **35**, 545 (1931). — (3) Honda, M.: Contribution to the study of reinoculation by spirochetosis. I. The reinoculation relapsing fever of mice. Lues (Kyoto) **22**, 216 (1928). Zit. Zbl. Haut- u. Geschl.-Kr. **35**, 546 (1931). — Horrall, O. H., and G. E. Wakerlin: Experimental syphilis in rabbits. II. A comparative study of the Kahn and Wassermann reactions. Arch. Derm. Syph. (Chicago) **23**, 856 (1931). — Horster, H.: Tierexperimentelle Untersuchungen über die Wirksamkeit von Spirocid gegenüber der luetischen Infektion des Zentralnervensystems. Med. Klin. **1931** I, 511. — (1) Hoshina, K.: Über die Veränderungen der Recurrensspirochäten unter der Einwirkung verschiedener pharmakologischer Reagenzien. II. Die Wirkung von aliphatischen Alkoholen. Lues (Kyoto) **7**, 89 (1931). [Japanisch.] Zit. Zbl. Haut- u. Geschl.-Kr. **41**, 637 (1932). — (2) Hoshina, K.: Über die Veränderungen der Recurrensspirochäten unter der Einwirkung verschiedener pharmakologischer Reagenzien. III. Wirkung des Pyridins und seiner Alkylderivate. Lues (Kyoto) **7**, 129 (1932). [Japanisch.] Zit. Zbl. Haut- u. Geschl.-Kr. **42**, 635 (1932). — (3) Hoshina, K.: Die Wirkung des Pyridins und seiner Alkylderivate auf die Reinkulturen von Spirochaeta pallida (Kroó). Lues (Kyoto) **11**, 176 (1934). [Japanisch.] Zit. Zbl. Haut- u. Geschl.-Kr. **51**, 60 (1935). — (4) Hoshina, K.: Die Wirkung von Aliphatischen Alkoholen auf die Reinkulturen von Spirochaeta pallida (Kroó). Lues (Kyoto) **11**, Nr 2 (1934). [Japanisch.] Zit. Zbl. Haut- u. Geschl.-Kr. **51**, 138 (1935). — (1) Hu, Ch. K., and Ch. N. Frazier: Isolation of Treponema pallidum from juxta-articular nodules. Proc. Soc. exp. Biol. (N.Y.) **29**, 1167 (1932). — (2) Hu, Ch. K.: The high pathogenicity of a recently isolated strain of spirochaeta pallida. Arch. Derm. Syph. (Chicago) **30**, 847 (1934). — (3) Hu, C. K.: Lowered resistance to syphilitic infection in ovariectomized rabbits. Amer. J. Syph. **23**, 446 (1939). — Hügel, G.: Guérison de la spirillose des poules par des injections sous-cutanées ou intramusculaires d'acétyl-P-aminophénylstibinate de sodium. Bull. Soc. franç. Derm. Syph. **37**, 793 (1930). — (1) Hutaki, H.: Experimentelle Studien über die Syphilis des Zentralnervensystems. XII. Mitt. Über die Frage des Neurotropismus der das Kaninchengehirn passierenden Syphilisspirochäten. Jap. J. exp. Med. **14**, 543 (1936). Zit. Zbl. Haut- u. Geschl.-Kr. **57**, 535 (1938). — (2) Hutaki, H.: Experimentelle Studien über die Syphilis des Zentralnervensystems. XIII. Mitt. Die WaR. des Liquors von Kaninchen im Jugend- und Greisenalter. Jap. J. exp. Med. **14**, 547 (1936). Zit. Zbl. Haut- u. Geschl.-Kr. **57**, 535 (1938). — (1) Igevsky, C.: Sur une méthode de prélèvement de l'exsudat pour la recherche du tréponème pâle. Sonderdruck aus: Scalpel (Brux.) Nr 22, 7 S. (1933). Zit. Zbl. Haut- u. Geschl.-Kr. **47**, 84 (1934). — (2) Igevsky, C.: Sul metodo della ricerca della spirocheta pallida. Dermosifilografo **9**, 180 (1934). — Ino, S.: Spirochätengehalt der Cornea nach subscrotaler Syphilisimpfung. Klin. Wschr. **1929** II, 2193. — (1) Israelson, M., et G. I. Boyewskaya: Influence des inoculations simultanées multiples sur le développement et le cours de la syphilis expérimentale. Bull. Soc. franç. Derm. Syph. **43**, 1100—1102 (1936). — (2) Israelsohn, M., I. Perkel u. V. Serper: Experimentelle Syphilis bei Kaninchen mit veränderter Konstitution. Trudy 3. vses. S-ezda Borba vener. Bol. 249 (1932). [Russisch.] Zit. Zbl. Haut- u. Geschl.-Kr. **49**, 621 (1934). — (3) Israelson, M., et E. P. Maximtschouk: De l'influence du système végétatif nerveux sur le développement et le cours de la syphilis expérimentale chez les lapins. Bull. Soc. franç. Derm. Syph. **43**, 1168—1173 (1936). — (4) Israelson, M. M.: Quelques dérangements dans la partie cervico-crânienne du système nerveux sympathique chez les lapins-syphilitiques. Vestn. Vener. Derm. H. 12, 42 (1940). [Russisch.] Zit. Zbl. Haut- u. Geschl.-Kr. **68**, 353 (1942).

Jadassohn, W.: Verbilligung der Dunkelfeldapparatur. Derm. Wschr. **1932** II, 1339. — (1) Jahnel, F.: Untersuchungen über die Hühnerspirochätose mit besonderer Berücksichtigung der vergleichenden Pathologie der Spirochätenerkrankungen. Zbl. ges. Neurol. Psychiat. **54**, 413 (1929). — (2) Jahnel, F.: Die Frage von besonderen morphologischen und biologischen Entwicklungsstadien der Spirochäten im Paralytikergehirn im Lichte der vergleichenden Spirochätenforschung. Zbl. ges. Neurol. Psychiat. **60**, 394 (1931). — (3) JAHNEL, F.: Über das Verhalten der Geflügelspirochäten zum Zentralnervensystem. Z. Hyg. Infekt.-Kr. **112**, 613 (1931). — (4) JAHNEL, F., R. PRIGGE u. M. ROTHERMUNDT: Gibt es außer den Spirochäten noch andere Erscheinungsformen oder Stadien des Syphiliserregers? Derm. Z. **64**, 7 (1932). — (5) JAHNEL, F., W. KOLLE, P. MULZER, G. TRUFFI u. W. WORMS: Die Bedeutung der symptomlosen Infektion in der experimentellen Syphilisforschung. Derm. Wschr. **1933 I**, 752. — (6) JAHNEL, F.: Über den Einfluß des Winterschlafes auf die Syphilisspirochäten im Gehirn und den inneren Organen des Siebenschläfers. Ein Beitrag zur Frage der Selbstheilung bei der tierexperimentellen Syphilis. Arch. Derm. Syph. (Berl.) **171**, 187 (1935). — (7) JAHNEL, F., u. B. SCHARRER: Ein Beitrag zur Frage der Syphilisempfindlichkeit im Tierreich, insbesondere verschiedener Mäusearten. Derm. Z. **71**, 1 (1935). — (8) JAHNEL, F., u. B. SCHARRER: Über Selbstheilung bei der tierexperimentellen Syphilis des Gehirns und anderer Organe. Gesellschaftsber. 17. Kongr. der Dtsch. Dermatol. Ges., Berlin, Sitzg vom 8.—10. X. 1934. Zit. Zbl. Haut- u. Geschl.-Kr. **52**, 132 (1936). — (9) JAHNEL, F.: Die Spätlues des Zentralnervensystems einschließlich der progressiven Paralyse. Anatomischer und parasitologischer Teil. Dtsch. Z. Nervenheilk. **139**, 111—129, 191—195 (1936). — (10) JAHNEL, F.: Les processus de guérison naturelle dans la syphilis expérimentale. Bull. Soc. franç. Derm. Syph. **43**, 1149—1154 (1936). — (11) JAHNEL, F.: La syphilis expérimentale et le système nerveux. J. belge Neurol. Psychiat. **36**, 281—290 (1936). — (12) JAHNEL, F.: Über die Möglichkeit der Beeinflussung des Syphilisverlaufs durch natürliche Heilkräfte im Lichte tierexperimenteller Erfahrungen. Med. Welt **1936**, 1463—1465. — (13) JAHNEL, F.: Further studies in experimental syphilis. The efficacy of natural curative factors. Amer. J. Syph. **21**, 18 (1937). — (14) JAHNEL, F.: Über das Überleben von Syphilis- und Recurrensspirochäten sowie Sodokuspirillen in flüssigem Stickstoff (Temperatur —196⁰) und die Einwirkung anderer Kältegrade auf die Mikroorganismen. Klin. Wschr. **1937 II**, 1304. — (15) JAHNEL, F.: Über das Überleben von Syphilisspirochäten bei tiefster Temperatur (—271,5⁰ C, 1,7⁰ vom absoluten Nullpunkt entfernt). Klin. Wschr. **1938 I**, 836. — (16) JAHNEL, F.: Neuere Ergebnisse der Syphilisforschung und ihre Lehren. Münch. med. Wschr. **1939 II**, 1109. — (17) JAHNEL, F.: Über die chemotherapeutischen Eigenschaften des Indiums bei experimenteller Syphilis und Trypanosomen-Krankheit. Z. Immun.-Forsch. **98**, 112 (1940). — (18) JAHNEL, F.: Untersuchungen über die Einwirkung des Giftes der Sandotter Vipera ammodytes ammodytes Linnaeus bei experimenteller Syphilis. Z. Immun.-Forsch. **98**, 144 (1940). — (19) JAHNEL, F.: Über die Unwirksamkeit verschiedener Schlangengifte bei experimenteller Syphilis. Z. Immun.-Forsch. **98**, 344 (1940). — JAJA, G.: Oscillazioni cliniche nella sifilide. G. ital. Derm. Sif. **71**, 1189 (1930). — JAKIMOW, W. PH.: Zur Frage über die Rezidivrassen der Spir. Obermeieri bei experimenteller Recurrens. Z. Immun.-Forsch. **64**, 9 (1929). — JAKOB, A.: Neuere Untersuchungsergebnisse in der Spirochätenforschung mit dem Elektronenmikroskop. Ein Beitrag zur Morphologie der Spirochaeta pallida. Klin. Wschr. **1947**, 882. — JARICHEFF, K.: Modifications anatomo-pathologiques du muscle de l'appareil valvulaire et des vaisseaux cardiaques du lapin au cours de la syphilis expérimentale. Ann. Mal. vénér. **25**, 902 (1930). — JARYŠEVA, K.: Die histologische Veränderung im Kaninchen-Herzmuskel durch experimentelle Syphilis. Russk. Vestn. Derm. **9**, 22 (1931). [Russisch.] Zit. Zbl. Haut- u. Geschl.-Kr. **38**, 382 (1931). — JASCHKE, O.: Über den Nachweis der Spirochaeta pallida im Cantharidenexsudat. Psychiat.-neurol. Wschr. **1934**, 103. — JAUREGUI, F., u. L. LANCELOTTI: Das spezifische Treponema und seine Gifte. Sem. méd. (B. Aires) **1935 II**, 938. [Spanisch.] Zit. Zbl. Haut- u. Geschl.-Kr. **54**, 39 (1937). — JENEY, E., L. BIRO, E. CSOKA u. M. NEUWIRTH: Kann Treponema pallidum gezüchtet werden? Bőrgyőgy. vener. Szle **10**, 212 (1956). [Ungarisch.] Zit. Zbl. Haut- u. Geschl.-Kr. **98**, 372 (1957). — JESERSKIJ, B.: Zur Pathologie der experimentellen Kaninchensyphilis. Venerol. H. **6**, 64 (1929). [Russisch.] Zit. Zbl. Haut- u. Geschl.-Kr. **33**, 732 (1930). — JOANNIDÈS, N. Z.: Zur Frage der granulären Form der Spirochaeta pallida. Derm. Wschr. **1931 I**, 775. — JOHNSON, ST. A. M.: Experimental syphilis in the golden hamster. Failure to transmit infection by coitus and from syphilitic parents to the newborn. Arch. Derm. Syph. (Chicago) **60**, 190 (1949). — JOOST, C. R. N. F.: Einige Angaben über die Frequenz von Lues (latens) bei den männlichen Lungenkranken des Sanatoriums Tjisaroea. Geneesk. T. Ned.-Ind. **75**, 980 (1935). [Holländisch.] Zit. Zbl. Haut- u. Geschl.-Kr. **52**, 186 (1936). — JOUY, H.: Une technique simple pour la coloration des spirochètes. Vágó original et modifié. Presse méd. **1951**, 1809. — JUNGEBLUT, C. W., and B. R. McGINN: The rôle of the reticulo-endothelial system in immunity. VI. The effect of endothelial blockade on the storage and distribution of neoarsphenamine. J. exp. Med. **51**, 5 (1930).

KAMADA, K.: Spirochätengehalt des Auges nach subscrotaler Syphilisimpfung. Klin. Wschr. **1931 I**, 1116. — KÁLMÁN, PÁNDY: Wie lange kann die Syphilis infizieren? Gyógyászat **1931 I**, 203. [Ungarisch.] Zit. Zbl. Haut- u. Geschl.-Kr. **39**, 93 (1932). — (1) KARRENBERG, C. L.: Die symptomlose Syphilisinfektion der weißen Maus. (Eine vergleichend biologische und pathologische Studie.) Arch. Derm. Syph. (Berl.) **165**, 585 (1932). — (2) KARRENBERG, C. L.:

Nebenerscheinungen nach therapeutischer Verabfolgung von Thallium. Übersichtsreferat. Zbl. Haut- u. Geschl.-Kr. **42**, 1 (1932). — (1) KAST, C., and J. A. KOLMER: Concerning the cultivation of Spirochaeta pallida. Amer. J. Syph. **13**, 419 (1929). — (2) KAST, C., and J. A. KOLMER: On the cultivation of Spirochaeta pallida in living tissue media. Amer. J. Syph. **17**, 529 (1933). — (3) KAST, C. C., and J. A. KOLMER: One successful cultivation of Spirochaeta pallida from syphilitic chancre of the rabbit. Amer. J. Syph. **17**, 533 (1933). — (4) KAST, C. C., and J. A. KOLMER: Methods for the isolation and cultivation of treponemes, with special reference to culture media. Amer. J. Syph. **24**, 671 (1940). — KATNER, W.: Der Ursprung der Syphilis. Dtsch. med. J. **1955**, 286. — (1 u. 2) KATO, N., u. S. YOSIHIDA: Der Spirochätennachweis im kreisenden Blute von Kaninchen nach der intravenösen Infektion. Lues (Kyoto) **13**, 23 (1930). [Japanisch.] Zit. Zbl. Haut- u. Geschl.-Kr. **35**, 283 (1931). — (3) KATO, N., u. E. HASHIGUCHI: Einfluß einiger lokaler Manipulationen auf die durch intravenöse Injektion des Virus hervorgerufenen Syphilide. II. Einfluß der Tätowierung und der Wärmeapplikation. Acta derm. (Kyoto) **17**, 118 (1931). [Japanisch.] Zit. Zbl. Haut- u. Geschl.-Kr. **38**, 651 (1931). — (4) KATO, N.: Study on immunity in experimental syphilis. I. Superinfection experiment with various dilutions of virus emulsion. Measurement of the grade of immunity by quantitative method. Lues (Kyoto) **6**, 1 (1931). [Japanisch.] Zit. Zbl. Haut- u. Geschl.-Kr. **38**, 651 (1931). — (5) KATO, N.: On the Spirochaeta pallida in the regional lymphatic node of the syphilitic mice. Lues (Kyoto) **6**, 44 (1931). [Japanisch.] Zit. Zbl. Haut- u. Geschl.-Kr. **38**, 820 (1931). — (6) KATO, N.: Die Immunitätsforschung der experimentellen Syphilis. II. Über die verschiedenen Faktoren, welche die Reimpfung mit Kaninchensyphilis beeinflussen. Lues (Kyoto) **6**, 143 (1931). [Japanisch.] Zit. Zbl. Haut- u. Geschl.-Kr. **39**, 687 (1932). — (7) KATO, N.: Cutane Impfung von Meerschweinchen mit Sp. pallida. Lues (Kyoto) **7**, 71 (1931). [Japanisch.] Zit. Zbl. Haut- u. Geschl.-Kr. **42**, 129 (1932). — (8) KATO, N.: Study on immunity in experimental syphilis. III. Reinoculation experiment in mouse syphilis. Lues (Kyoto) **6**, 65—66 (1931). [Japanisch.] Zit. Zbl. Haut- u. Geschl.-Kr. **40**, 393 (1932). — (9) KATO, N.: Study on immunity in experimental syphilis. IV. Reinoculation experiment; generalized lesions as indication of the immunity. Lues (Kyoto) **6**, 226—241 u. engl. Zus.fass. 98—102 (1931). [Japanisch.] Zit. Zbl. Haut- u. Geschl.-Kr. **40**, 393 (1932). — (10) KATO, T., u. K. ISEKI: Experimentelle Untersuchung über die Superinfektion bei Kaninchensyphilis. Lues (Kyoto) **6**, 160. [Japanisch.] Zit. Zbl. Haut- u. Geschl.-Kr. **39**, 685 (1932). — (11) KATO, N.: Cross-inoculation experiment with syphilis and framboesia. Acta derm. (Kyoto) **17**, 374 (1931). [Japanisch.] Zit. Zbl. Haut- u. Geschl.-Kr. **39**, 218 (1932). — (1) KEIL, E.: Über eine Modifikation der Spirochätenfärbung mit Viktoriablau IV R. nach Mühlpfordt. Nordostdtsch. Dermatol. Ver.igg, Sitzg vom 9. V. 1929 in Danzig. Zit. Zbl. Haut- u. Geschl.-Kr. **32**, 320 (1930). — (2) KEIL, E.: Zur Vereinfachung des färberischen Nachweises der Syphilisspirochäten. Derm. Wschr. **1929 II**, 1398. — (3) KEIL, E.: Über eine neue Schnellfärbung der Spir. pallida mit Astraviolett F.F. Norddtsch. Dermatol. Ver.igg. Offizieller Bericht. Sitzg vom 8. XII. 1929. Zit. Zbl. Haut- u. Geschl.-Kr. **34**, 20 (1930). — (1) KELLER, R., and H. E. MORTON: The effect of a hand soap and a hexachlorophene soap on the cultivable treponemata. Amer. J. Syph. **36**, 524 (1952). — (2) KELLER, R., and H. E. MORTON: Susceptibilities of Kazan, Nichols, and Reiterstrains of treponema and pleuropneumonia-like or organisms to the antibiotic Erythromycin (Ilotycin). Amer. J. Syph. **37**, 379 (1953). — (1) KEMP, J. E., and P. D. ROSAHN: The oral administration of bismuth in the treatment of experimental rabbit syphilis. Amer. J. Syph. **20**, 131 (1936). — (2) KEMP, J. E., and P. D. ROSAHN: Experimental study of congenital syphilis, including a study of the infectiousness of blood, uterus and placenta of pregnant rabbits with early syphilis. Bull. Johns Hopk. Hosp. **60**, 45—55 (1937). — (3) KEMP, J. E., CL. SHAW and E. M. FITZGERALD: The effect of the administration of theelin upon the course of experimental rabbit syphilis. Amer. J. Syph. **22**, 9—21 (1938). — (4) KEMP, J. E.: The infectiousness of semen of patients with late syphilis. An experimental study. Amer. J. Syph. **22**, 401 (1938). — (5) KEMP, J. E., and E. M. FITZGERALD: Studies in experimental congenital syphilis and the transference of immunity from immune syphilitic female rabbits to their offspring. J. invest. Derm. **1**, 353 (1939). — (6) KEMP, J. E., C. SHAW and E. M. FITZGERALD: The effect of testosterone propionate on the course of experimental rabbit syphilis. Amer. J. Syph. **23**, 430 (1939). — (7) KEMP, J.: The effect of pregnancy and sex hormones in modifying the course of syphilis in experimental animals. J. inf. Dis. **60**, 32 (1937). — KERL, W., u. A. WIEDMANN: Biologische Prüfungen von Arsenobenzolderivaten. I. Mitt. Vergleichende Untersuchungen über Aktivität und Toxizität beim Tier. Med. Klin. **1935 II**, 1205—1208. — (1) KERTÉSZ, G.: Indikationen für Spermauntersuchung bei symptomlosen luetischen Individuen. Gyógyászat **1929 II**, 629. [Ungarisch.] Zit. Zbl. Haut- u. Geschl.-Kr. **32**, 248 (1930). — (2) KERTÉSZ, G.: Beweiskräftige fortlaufende Versuche über die Infizierungsfähigkeit des Sperma von latenten Syphilitikern. Gyógyászat **1929 II**, 132. [Ungarisch.] Zit. Zbl. Haut- u. Geschl.-Kr. **33**, 191 (1930). — (3) KERTÉSZ, G.: Concerning the possibility of infection of latent lues, as proved by the demonstration of the Spirocheta pallida in special cases. Med. J. Rec. **131**, 472 (1930). — (4) KERTÉSZ, G.: Über die Indikationen des Inokulationsversuches mit luetischem Sperma. Bőrgyőgy. vener. Szle 8, 141 (1930). [Ungarisch.] Zit. Zbl. Haut- u. Geschl.-Kr. **36**, 365 (1931). — (5) KERTÉSZ, G.: Latent lues. II. Further experimental proof of the infectivity of the spermatic fluid in latent lues. III. The indications for the examination of the spermatic fluid of symptom-free luetic individuals. Med. J. Rec. **132**, 136 (1930). — (6) KERTÉSZ, G.: A new method of inoculation to prove the infectivity of the semen in latent syphilis. Brit. J. Derm. **43**, 588 (1931). — (7) KERTÉSZ, G., u. V. GOLDNER: Inokulationsversuche am Kaninchenauge bei Lues latens. Ungarische Dermatol. Ges., Budapest, Sitzg vom 8. IV. 1932. Zit. Zbl. Haut- u. Geschl.-Kr. **42**, 296 (1932). — (8) KERTÉSZ, G.: The theoretical motivation of the infectiousness of the inoculated sperm taken from individuals with latent lues. Demonstration of photographs of inoculated rabbits' eyes. Med. J. Rec. **133**, 397 (1931). — (9) KERTÉSZ, G.: Über die Inokulation von in verschiedenen Stadien der Syphilis entnommenen Punktionsflüssigkeiten. 9. internat. Kongr. Derm. 1, 767 (1935). Zit. Zbl. Haut- u. Geschl.-Kr. **53**, 490 (1936). — (10) KERTÉSZ, G.: A note on the demonstration of Spirochaetae pallidae in histological sections of the inoculated rabbit eye. Urol. cutan. Rev. **40**, 97 (1936). — (11) KERTÉSZ, G.: Die Wirkung der abgetöteten Spirochätenvaccine von Hilgermann auf die inokulierte Kaninchensyphilis und auf die Kaninchenimmunisierung. (Vortrag.) Ungarische Dermatol. Ges., Budapest, Sitzg vom 14. II. 1936. Zit. Zbl. Haut- u. Geschl.-Kr. **53**, 668 (1936). — (12) KERTÉSZ, G.: Die Wirkung der Professor Hilgermannschen abgetöteten Spirochaetenvaccine auf die Impfsyphilis und Immunität der weißen Hasen. Arch. Derm. Syph. (Berl.) **174**, 84—89 (1936). — (13) KERTÉSZ, G.: Aktive und passive Immunisierung der Kaninchen gegen Syphilis. Jahresverslg der Ungarischen Dermatol. Ges., Budapest, Sitzg vom 5.—6. VI. 1936. Zit. Zbl. Haut- u. Geschl.-Kr. **55**, 425 (1937). — (14) KERTÉSZ, G.: Über die Fehlerquellen der Inokulationsmethoden in bezug auf die Kaninchensyphilis. Arch. Derm. Syph. (Berl.) **175**, 354—362 (1937). — (1) KERTOPATI, S.: Serologische Untersuchungen mit der Mikroreaktion nach Meinicke bei syphilisinfizierten und gesunden Mäusen. Derm. Z. **62**, 174—178 (1931). — (2) KERTOPATI, R. S.: Beitrag zur experimentellen Framboesieforschung. Eine vergleichende Studie. Diss. Bonn 1932. Zit. Zbl. Haut- u. Geschl.-Kr. **43**, 691 (1933). — KITAMURA, S.: Sind die Erreger der Syphilis und der tropischen Framboesie morphologisch völlig identisch? Derm. Z. **71**, 61 (1935). — KLARENBEEK, A.: Die Geschlechtsspirochätose des Kaninchens. Verh. 9. internat. Kongr. Derm. 1, 610 (1935). — KLAUDER, J. V., A. M. RULE and B. MADDEN: The humoral aspects of immunity to syphilis, with particular reference to the role of lipoids and the question of producing positive Wassermann reactions in rabbits. Arch. Derm. Syph. (Chicago) **23**, 884 (1931). — KLEIN, H., u. A. GREITHER: Schilddrüse und Syphilis. Die Stellung des Organs im Ablauf der syphilitischen Allgemeinerkrankung. Arch. Derm. Syph. (Berl.) **187**, 558 (1949). — KLEINSCHMIDT, A.: Läßt sich die Vitalfärbung der Spirochaeta pallida zur Syphilisdiagnose verwenden? Ärztl. Wschr. **1950**, 601. — KNOBLAUCH, R.: Vitalfärbung der Spirochaeta pallida als diagnostisches Verfahren bei fehlendem Dunkelfeld. Dtsch. Gesundh.-Wes. **3**, 460 (1948). — KNOWLES, R., B. M. DAS GUPTA and B. C. BASU: Studies in avian spirochaetosis. Pt. I. and II. Indian med. Res. Mem. No 22, 1 (1932). — (1) KO, H.: Wirkung der Hg-Organosol-Schmierkur gegen die cutane Impfsyphilis des Kaninchens. I. Lues (Kyoto) **11**, 268 (1934). [Japanisch.] Zit. Zbl. Haut- u. Geschl.-Kr. **51**, 445 (1935). — (2) KO, H.: Wirkung der Hg-Organosol-Schmierkur gegen die cutane Impfsyphilis des Kaninchens. II. Lues (Kyoto) **12**, 40 (1935). [Japanisch.] Zit. Zbl. Haut- u. Geschl.-Kr. **51**, 583 (1935). — (3) KO, H.: Experimente über die Invasion der Sp. pallida durch die Haut bei Mäusen. Lues (Kyoto) **12**, 177 (1935). [Japanisch.] Zit. Zbl. Haut- u. Geschl.-Kr. **53**, 640 (1936). — (4) KO, H.: Über den Effekt der Schmierkur mit Wismutorganosolsalbe bei der experimentellen Kaninchenlues. II. Lues (Kyoto) **15**, No 2 (1937). [Japanisch.] Zit. Zbl. Haut- u. Geschl.-Kr. **57**, 696 (1938). — KOBAYASHI, H.: Der Einfluß der Überimpfung der Rattenbiß-Spirochaeta auf das experimentelle syphilitische Kaninchen. Jap. J. Derm. **39**, dtsch. Zus.fass. 121—124 (1936). [Japanisch.] Zit. Zbl. Haut- u. Geschl.-Kr. **55**, 64 (1937). — (1) KOCH, F.: Beiträge zum Studium der Immunitätsvorgänge bei der symptomlosen Syphilisinfektion der weißen Maus. Derm. Z. **65**, 24 (1932). — (2) KOCH, F.: Über Mutation der Spirochaeta pallida. 17. Kongr. der Dtsch. Dermatol. Ges., Berlin, Sitzg vom 8.—10. X. 1934. Zit. Zbl. Haut- u. Geschl.-Kr. **52**, 132 (1936). — (3) KOCH, F.: Zur Biologie der Pallidakultur. 10. Tagg der Dtsch. Dermatol. Ges., Stuttgart, Sitzg vom 18.—22. IX. 1937. Zit. Zbl. Haut- u. Geschl.-Kr. **57**, 489 (1938). — (4) KOCH, F.: Vergleichende Untersuchungen an Kulturen von Spirochaeta pallida und saprophytischen Genitalspirochäten (Jahnel). Zbl. Bakt., I. Abt. Orig. **145**, 338 (1940). — KÖHNE, I.: Die Infektiosität des Schweißes bei Lues. Z. Immun.-Forsch. **73**, 279 (1932). — KÖNIGSBERG, L., u. S. FRID: Kongenitale Spirochätose weißer Mäuse. Venerol. 7, H. 1, 77 (1930). [Russisch.] Zit. Zbl. Haut- u. Geschl.-Kr. **35**, 286 (1931). — KOLESSINSKAIA, L.: Towards the question of the cultivation of Treponema pallidum. I. Ž. Mikrobiol. H. 2/3, 64 (1939). [Russisch.] Zit. Zbl. Haut- u. Geschl.-Kr. **63**, 516 (1940). — (1) KOLLE, W., u. R. PRIGGE:

Gibt es eine‾echte aktive Immunität bei Syphilis? Dtsch. med. Wschr. **1929 I**, 985. — (2) Kolle, W., u. R. Prigge: Studien über Immunität bei Syphilis. Arb. Staatsinst. exp. Ther. Frankfurt H. 22, 18 (1929). — (3) Kolle, W.: Neue Untersuchungen über die Wirkung der aromatischen Arsenverbindungen. 53. Verslg Südwestdtsch. Dermatol., Frankfurt a. Main, Sitzg vom 25.—26. X. 1930. Zit. Zbl. Haut- u. Geschl.-Kr. 36, 532 (1931). — (4) Kolle, W., u. R. Prigge: Experimentelle Untersuchungen über die Heilung der Kaninchensyphilis im Spätstadium. Med. Klin. **1932 I**, 482. — (5) Kolle, W., u. R. Prigge: Schlußwort zu vorstehenden Bemerkungen. Med. Klin. **1932 II**, 1003. — (6) Kolle, W., u. R. Prigge:{Gibt es eine aktive Immunität bei Syphilis? Experimentelle Studien. Med. Klin. **1934 I**, 46. — (1) Kolmer, J. A.: Toxin production by spirochaeta pallida. Arch. Derm. Syph. (Chicago) 20, 189 (1929). — (2) Kolmer, J. A., and A. M. Rule: The failure of vaccination of rabbits against syphilis with a note on the selective localization of spirocheta pallida. Amer. J. Syph. 14, 236 (1930). — (3) Kolmer, J. A.: A note on the trypanocidal and spirocheticidal activity of „Bayer 205" (Germanin). Amer. J. Syph. 14, 320 (1930). — (4) Kolmer, J. A., and A. M. Rule: Bacterial protein fever in the treatment of syphilis in the rabbit. Arch. Derm. Syph. (Chicago) 24, 546—553 (1931). — (5) Kolmer, J. A., and C. Kast: Experimental syphilis of mice, rats, and guinea pigs. Amer. J. Syph. 16, 535 (1932). — (6) Kolmer, J. A., and A. M. Rule: Hot baths in experimental primary syphilis of rabbits and in trypanosomiasis of rats. Arch. Derm. Syph. (Chicago) 27, 660—662 (1933). — (7) Kolmer, J. A., J. F. Schamberg, A. M. Rule and B. Madden: The influence of reticuloendothelial „blockade" and splenectomy upon experimental trypanosomiasis and syphilis and the chemotherapeutic properties of arsphenamine and neoarsphenamine. Amer. J. Syph. 17, 176—187 (1933). — (8) Kolmer, J. A.: Inunctions of bismuth in the treatment of experimental syphilis of rabbits. J. Chemother. 12, 278 (1935). — (9) Kolmer, J. A., H. Brown and A. M. Rule: The oral administration of potassium bismuth tartrate in the treatment of experimental syphilis of rabbits with a note on the gastric chemistry of rabbits. Amer. J. Syph. 21, 387—401 (1937). — (10) Kolmer, J. A., C. C. Kast and A. M. Rule: Studies in the bismuth therapy of syphilis. III. The spirocheticidal, trypanocidal, and mechanism of activity of bismuth compounds in vivo and in vitro in relation to therapeutic effectiveness. Amer. J. Syph. 24, 439 (1940). — (11) Kolmer, J. A., C. C. Kast and A. M. Rule: The spirocheticidal trypanocidal, and mechanism of organic arsenical compounds in vitro and in vivo in relation to therapeutic effectiveness. Amer. J. Syph. 24, 201 (1940). — (12) Kolmer, J. A., H. Brown and A. M. Rule: Studies in the bismuth therapy of syphilis. II. The therapeutic activity of bismuth in syphilis of rabbits in relation to its urinary excretion. Amer. J. Syph. 24, 415 (1940). — (13) Kolmer, J. A., H. Brown and A. M. Rule: The therapeutic activity of the organic arsenical compounds in syphilis rabbits in relation to the urinary excretion of arsenic. Amer. J. Syph. 25, 486—495 (1941). — (14) Kolmer, J. A.: Penicillin in the treatment of experimental syphilis of rabbits. I. The therapeutic activity of penicillin in single and multiple doses in isotonic solution of sodium chloride and peanut oil-beeswax by intramuscular injection. Arch. Derm. Syph. (Chicago) 55, 741 (1947). — (15) Kolmer, J. A.: Penicillin in the treatment of experimental syphilis of rabbits. II. The synergistic or additive activity of penicillin, oxophenarsine hydrochloride and bismuth and potassium tartrate. Arch. Derm. Syph. (Chicago) 56, 179 (1947). — (16) Kolmer, J. A.: Penicillin in the treatment of experimental syphilis of rabbits. III. The therapeutic activity of penicillin by oral administration. Arch. Derm. Syph. (Chicago) 56, 344 (1947). — (17) Kolmer, J. A., and A. M. Rule: Penicillin in the treatment of experimental syphilis of rabbits. IV. The synergistic or additive activity of penicillin by oral administration with oxophenarsine hydrochloride („Mapharsen") by intravenous and intramuscular injection and bismuth salicylate by intramuscular injection. Arch. Derm. Syph. (Chicago) 57, 965 (1948). — (18) Kolmer, A. J.: Tryparsamide and bismuth subsalicylate in the treatment of experimental syphilis of rabbits. Synergistic or additive activity. Arch. Derm. Syph. (Chicago) 61, 271 (1950). — (19) Kolmer, J. A.: Penicillin in the treatment of experimental syphilis of rabbits. V. The synergistic or additive activity of penicillin injected intramusculary with sodium iodide administered orally and intravenously. Arch. Derm. Syph. (Chicago) 61, 49 (1950). — (20) Kolmer, J. A., and A. R. Rule: The treatment of acute syphilitic orchitis and generalized syphilis of rabbits with repository penicillin products alone and in combination with mapharsen and bismuth salicylate. Amer. J. Syph. 34, 45 (1950). — (21) Kolmer, J. A., and A. M. Rule: Penicillin alone and in combination with mercury succinimide and potassium iodide in the treatment of acute syphilitic orchitis of rabbits. Amer. J. Syph. 37, 77 (1953). — (22) Kolmer, J. A., and A. M. Rule: Penicillin by oral administration in the prophylaxis and abortive treatment of experimental syphilis of rabbit's. Amer. J. Syph. 38, 176 (1954). — Korting, G. W., u. H. H. Friderich: Über den Einfluß von Hyaluronidase auf den tryponociden Salvarsaneffekt. Arch. Derm. Syph. (Berl.) 193, 63 (1951). — Kovács, N.: Ein neuer Weg zur intravenösen Injektion bei Kaninchen. Zbl. Bakt., I. Abt. Orig. 122, 287—288 (1931). — (1) Koyasu, K.: Über die Reinfektion bei experimentellem Rückfallfieber. Lues (Kyoto) 4, 256 (1930). [Japanisch.] Zit. Zbl. Haut- u. Geschl.-Kr. **35**, 830 (1931). — (2) KOYASU, Y.: Über die Immunitätsforschung des experimentellen Rückfallfiebers. IV. Mitt. Präventiv- und Heilversuch mit dem Antispirochätenserum. Acta derm. (Kyoto) **17**, 1. [Japanisch.] Zit. Zbl. Haut-u. Geschl.-Kr. **38**, 652 (1931). — (3) KOYASU, Y.: Über die Immunitätsforschung des experimentellen Rückfallfiebers. V. Mitt. Über das Immunitätsphänomen in vivo. Acta derm. (Kyoto) **17**, 79 (1931). [Japanisch.] Zit. Zbl. Haut- u. Geschl.-Kr. **38**, 653 (1931). — (4)KOYASU, Y.: Ein Versuch über die lokale Immunität mit Rekurrensspirochäten an der Augen- und Mundschleimhaut. Acta derm. (Kyoto) **13**, 60 (1929). [Japanisch.] Zit. Zbl. Haut- u. Geschl.-Kr. **32**, 118 (1930). — (5) KOYASU, Y.: On the change in the kidnays of syphilitic rabbits. Lues (Kyoto) **2**, 206 (1928). [Japanisch.] Zit. Zbl. Haut- u. Geschl.-Kr. **35**, 543 (1931). — (6) KOYASU, Y.: Über die Zählungsmethode von Recurrensspirochäten im kreisenden Blute und einige Versuche über das experimentelle Rückfallfieber. Lues (Kyoto) **4**, 165 (1929). [Japanisch.] Zit. Zbl. Haut- u. Geschl.-Kr. **35**, 828 (1931). — KRAFT, R. M., S. HARRIS jr., C. S. ROBINSON and H. GILLIAND: Quantitative studies on arsenic distribution and excretion after intravenous injections of neoarsphenamine. Amer. J. Syph. **22**, 215 (1938). — (1) KRAJIAN, A. A.: A modification of Dieterle's method for demonstrating Spirochaeta pallida in single microscopic sections. Amer. J. Syph. **17**, 127 (1933). — (2) KRAJIAN, A. A.: A rapid method of staining Spirochaeta pallida in single sections of tissue. Arch. Derm. Syph. (Chicago) **32**, 764 (1935). — (3) KRAJIAN, A. A.: A reliable method of staining Spirochaeta pallida in smears. Arch. Derm. Syph. (Chicago) **38**, 427 (1938). — (4) KRAJIAN, A. A.: The clinical application of a twenty-minute staining method for Spirochaeta pallida in tissue sections. Amer. J. Syph. **23**, 617 (1939). — (1 u. 12) KRANTZ, W.: Über Antikörperwirkung bei experimenteller Kaninchensyphilis. Herbsttagg der Ver.igg Rheinisch-Westfälischer Dermatol. in Dortmund, Sitzg vom 30. X. 1932. Zit. Zbl. Haut- u. Geschl.-Kr. **44**, 130 (1933). — (2) KRANTZ, W.: Grundsätzliches zur experimentellen Syphilis. Münch. med. Wschr. **1930 II**, 1184. — (3) KRANTZ, W.: Zur Frage der Rezidivstammbildung beim experimentellen Recurrens. Derm. Z. **65**, 101—104 (1932). — (4) KRANTZ, W., u. K. VOM HOFE: Immunitätswissenschaftliche Versuche an Parabiose-Kaninchen (Vaccine, Pferdeserum) und Syphilis. 58. Tagg der Ver.igg Südwestdtsch. Dermatol. gemeinsam mit der Frankfurter Dermatol. Ver.igg, Wiesbaden bzw. Mainz, Sitzg vom 25. IX. 1932. Zit. Zbl. Haut- u. Geschl.-Kr. **45**, 685 (1933). — (5) KRANTZ, W.: Experimentelle Syphilis bei Parabiosekaninchen. Arch. Derm. Syph. (Berl.) **168**, 109 (1933). — (6) KRANTZ, W.: Über die Heilwirkung des Immunserums beim experimentellen Recurrens. Arch. Derm. Syph. (Berl.) **167**, 136 (1932). — (7) KRANTZ, W.: Untersuchungen über die Wirkungen ungenügender Salvarsanmengen bei experimenteller Kaninchensyphilis. Münch. med. Wschr. **1933 II**, 2040. — (8) KRANTZ, W.: Mitteilung zur Technik der Kniedrüsenverimpfung bei der experimentellen Kaninchensyphilis. Derm. Wschr. **1943 I**, 281. — (9) KRANTZ, W.: Zur Geschichte der Dunkelfeldmikroskopie. Z. Haut- u. Geschl.-Kr. **4**, 101 (1948). — (10) KRANTZ, W.: Über die Virulenz der Spirochaeta pallida. Derm. Wschr. **1949**, 284 (12=1). — (1) KRIČEVSKIJ, I.: Über die Natur der Immunität bei Rückfallfieber. VIII. Humorale und phagocytäre Faktoren beim Rückfallfieber. Trudy mikrobiol. naučnoizslěd. Inst. **4**, 93 (1928). [Russisch.] Zit. Zbl. Haut- u. Geschl.-Kr. **32**, 255 (1930). — (2) KRIČEVSKIJ, I., u. A. BRUSIN: Über den Neurotropismus und die Salvarsanfestigkeit der Recurrensspirochäten. Ž. Mikrobiol. **8**, 296 (1931). [Russisch.] Zit. Zbl. Haut- u. Geschl.-Kr. **39**, 684 (1932). — (3) KRIČEVSKIJ, I., u. N. KAGAN: Über den Mechanismus der Wirkung des Bismuth auf Spirochäten. Ž. Mikrobiol. **10**, 392 (1933). — (4) KRIČEVSKIJ, I., M. VEIN u. A. PINES: Über Syphilisbehandlung des Menschen und der Tiere mit Antimonderivaten. Zum Problem der direkten und indirekten Wirkung bei der Chemotherapie. Ž. Mikrobiol. **12**, 275 (1934). [Russisch.] Zit. Zbl. Haut- u. Geschl.-Kr. **49**, 621 (1934). — (1) KRITSCHEWSKI, I. L., M. M. BASKIN u. M. N. LEBEDJEVA: Über eine bisher unbekannte Funktion des reticuloendothelialen Systems. VIII. Zur Kenntnis der Funktion des reticuloendothelialen Systems, durch welche die Aktivität der ätiotropen Verbindungen im Organismus bestimmt wird. Z. Immun.-Forsch. **64**, 382 (1929). — (2) KRITSCHEWSKY, I. L., F. T. GRÜNBAUM u. S. L. SCHAPIRO: Über die Natur der Immunität beim Rückfallfieber. X. Der Einfluß der Ausschaltung des reticuloendothelialen Systems aus dem Organismus auf die Erreger der Infektion. Krkh.-Forsch. **8**, 113 (1930). — (3) KRITSCHEWSKY, I. L., u. N. W. KAGAN: Über das Problem der direkten und indirekten Wirkung in der Chemotherapie. IV. Über den Wirkungsmechanismus von Wismut auf Spirochäten. II. Mitt. Antwort an UHLENHUT und SEIFFERT zu ihren Bemerkungen zu dem Aufsatz von KRITSCHEWSKI. Zbl. Bakt., I. Abt. Orig. **126**, 568 (1932). — (4) KRITSCHEWSKY, I. L., u. O. W. WINOGRADOWA: Über eine noch unbekannte Funktion des Reticuloendothelialsystems. XVI. Veränderungen in der Verteilung der chemotherapeutischen Verbindung im Organismus in Abhängigkeit von der Injektionsstelle. Z. Immun.-Forsch. **75**, 410 (1932). — (5) KRITSCHEWSKY, I. L., M. A. WEIN u. A. I. PINES: Die Behandlung der Syphilis des Menschen und der Tiere mit Antimonderivaten. Über das Problem der direkten und indirekten Wirkung in der Chemotherapie. VI. Mitt. Klin. Wschr. **1934 I**, 261. — (1) KRÓO, H., u. N. v. JANCESÓ:

Untersuchungen über die Immunitätsvorgänge bei Syphilis. V. lmmunbiologische Veränderung der Spirochaeta pallida und ihre Bedeutung für den chronischen Infektionsverlauf. Klin. Wschr. **1931** I, 105. — (2) KRÓO, H.: Antigenwert und chemotherapeutischer Heilerfolg. Ein Beitrag zum Wesen der chronischen Infektion. Klin. Wschr. **1932** I, 316. — (3) KRÓO, H., u. N. v. JANCSO: Die Bedeutung des Reticuloendothels für die Immunität und Chemotherapie. (Der chemotherapeutische Abheilungsvorgang.) Z. Hyg. Infekt.-Kr. **112**, 544 (1931). — KROPATSCH, A., u. A. FESSLER: Beitrag zur Frage der Milzexstirpation und der Cutanreaktion bei experimenteller Kaninchensyphilis. Klin. Wschr. **1936** I, 88. — KROSS, W., u. M. ZUELZER: Elektrophorese-Versuche an Spirochäten. Zbl. Bakt., I. Abt. Orig. **126**, 360 (1932). — KÜHNER, H. A.: Behandlung der menschlichen Syphilis mit Spirotrypan. Z. Haut- u. Geschl.-Kr. **10**, 175 (1951). — KÜMMEL, J.: Elektrophoresestudien bei der experimentellen Kaninchensyphilis. Ärztl. Wschr. **1955**, 58. — KUMASAWA, MITURU: Experimentelle Untersuchungen über die antiluetische Wirkung von Bleisalzen. Fukuoka Acta med. **31**, Nr 12 (1938). [Japanisch.] Zit. Zbl. Haut- u. Geschl.-Kr. **62**, 136 (1939). — KUMER, L., u. F. J. LANG: Über Blutfäden. Wien. klin. Wschr. **1935** I, 171. — KURIHARA, Y.: Wanze als Vermittler von Syphilis. Lues (Kyoto) **10**, Nr 211 (1933). [Japanisch.] Zit. Zbl. Haut- u. Geschl.-Kr. **48**, 475 (1934).

(1) LAMATER, E. D. DE, M. HAANES and R. H. WIGGALL: Studies on the life cycles of spirochetes. II. The development of a new stain. Amer. J. Syph. **34**, 515 (1950). — (2) LAMATER, E. D. DE, V. D. NEWCOMER, M. HAANES and R. H. WIGGALL: Studies on the life cycles of spirochetes. I. The use of phase contrast microscopy. Amer. J. Syph. **34**, 122 (1950). — (3) LAMATER, E. D. DE, M. HAANES and R. H. WIGGALL: Studies on the life cycle of spirochetes. VII. The life of the Kazan nonpathogenic Treponema pallidum in culture. Amer. J. Syph. **35**, 216 (1951). — (4) LAMATER, E. D. DE, M. HAANES and R. H. WIGGALL: Studies on the life cycle of spirochetes. V. The life cycle of the nichols nonpathogenic Treponema pallidum in culture. Amer. J. Syph. **35**, 164 (1951). — (5) LAMATER, E. D. DE, M. HAANES, R. H. WIGGALL and D. M. PILLSBURG: Studies on the life cycle of spirochetes. VIII. Summary and comparison of observations on various organisms. J. invest. Derm. **16**, 231 (1951). — (6) LAMATER, E. D. DE, M. HAANES and R. H. WIGGALL: Studies on the life cycle of spirochetes. VI. The life cycle of the nichols nonpathogenic Treponema pallidum in the embryonated hen's egg. Amer. J. Syph. **35**, 180 (1951). — (7) LAMATER, E. D. DE: A study of the life cycle spirochetes and other microorganisms by means of phase contrast and routine microscopy. Trans. N.Y. Acad. Sci., Ser. II 14, 199 (1952). — (8) LAMATER, E. D. DE, and R. SAURINO: Studies on the antigenicity and life cycle of spirochetes. Proc. 10th Internat. Congr. of Dermatol. London 1952, p. 317. 1953. — LANFORD, J. A.: In vitro cultivation of a new spirochete from human source. Proc. Soc. exp. Biol. (N.Y.) **26**, 762 (1929). — LANGEROVA, M.: Spirochetes in the genitalia. Česká Derm. **27**, 203 (1952). [Tschechisch.] Zit. Zbl. Haut- u. Geschl.-Kr. **84**, 252 (1953). — LAPYCHEF, D.-A.: Problème du virus syphilitique neurotrope spécial a la lumière des données cliniques. Ann. Mal. vénér. **33**, 16 (1938). — LASZLO, G., u. T. DOBY: Experimentelle Beiträge zum Problem der parenteralen Wismutwirkung. Klin. Wschr. **1943** I, 59. — LEES, J. D.: A review of experimental work in syphilis and its possible bearing on man. Discussion. Brit. J. vener. Dis. **5**, 267 (1929). — LEHMANN, H.: Tierexperimenteller Beitrag zur gegenseitigen Beeinflussung von Penicillin und Bismogenol. Nordwestdtsch. u. Hamburger Dermatol. Ges., 1. Gemeinsame Nachkriegstagg in Hamburg vom 2.—4. IV. 1948. Zit. Zbl. Haut- u. Geschl.-Kr. **72**, 253 (1949). — (1) LEITMAN, D.: Zur Ätiologie der experimentellen Syphilis. Venerol. **8**, 73—76 (1931). — (2) LEITMANN, D.: Zur Erythrocytenresistenz bei normalen und syphilitischen Kaninchen. Venerol. **8**, 66—69 (1931). [Russisch.] Zit. Zbl. Haut- u. Geschl.-Kr. **40**, 527 (1932). — LEJMAN, K.: Involutional changes of Treponema pallidum during penicillin treatment in man. Acta derm.-venereol. (Stockh.) **34**, 293 (1954). Zit. Zbl. Haut- u. Geschl.-Kr. **89**, 348 (1954). — (1) LENARTOWICZ, J.: Untersuchungen über experimentelle Syphilis. Bull. int. Acad. pol. Sci., Cl. Méd. **4**, 63 (1930). Zit. Zbl. Haut- u. Geschl.-Kr. **38**, 817 (1931). — (2) LENARTOWICZ, J.: Beitrag zur experimentellen Syphilis (Mäusesyphilis). Derm. Wschr. **1930** II, 1515. — (3) LENARTOWICZ, J.: Adalinexanthem. Lemberger Dermatol. Ges., Sitzg vom 16. IV. 1931. Zit. Zbl. Haut- u. Geschl.-Kr. **38**, 592 (1931). — (4) LENARTOWICZ, J. T.: Études sur la syphilis expérimentale des souris. Bull. Soc. franç. Derm. Syph. **43**, 1130—1132 (1936). — (5) LENARTOWICZ, J.: Aus Untersuchungen über experimentelle Syphilis. II. (Mäusesyphilis.) Polska Gaz. lek. **1936**, 548—550 u. franz. Zus.fass. 550. [Polnisch.] Zit. Zbl. Haut- u. Geschl.-Kr. **55**, 316. — (1) LEPINAY, E., et J. LAFFORÊT: Recherches sur la vitalité du tréponème dans la cavité vaginale de la femme. Bull. Soc. franç. Derm. Syph. **40**, 435—437 (1933). — (2) LEPINAY, E., et J. LAFFORÊT: Essais marocains sur la syphilis expérimentale. Création d'une souche indigène. Observations au cours des passages d'un syphilome à retardement: 600 jours. Bull. Soc. franç. Derm. Syph. **43**, 1132—1133 (1936). — (1) LÉPINE, P.: Forme visible et forme invisible du virus syphilitique. Rev. Méd. **48**, 721 (1931). — (2) LÉPINE, P.: Le tréponème pâle n'est pas la seule forme du virus syphilitique. Arch. int. Neurol. **50**, 373 (1931). —

(3) Lépine, P.: Infection syphilitique inapparente de la souris. Infectiosité comparée de la rate et du cerveau. C. R. Soc. Biol. (Paris) 101, 777 (1929). — Lesinski, J., Z. Konopka u. W. Zajac: Cortison und Syphilisimmunität. Sonderabdruck Derm. Wschr. 138, Nr. 30 (1958). — (1) Levaditi, C., T. Anderson, F. R. Selbie et R. Schoen: Présence du spirille de la fièvre récurrente (Sp. Duttoni) dans le cerveau des animaux immuns. Bull. Acad. Méd. (Paris) 102, 705 (1929). — (2) Levaditi, C., P. Lépine et R. Schoen: Relation entre le cycle évolutif du Treponema pallidum et la genèse des lésions syphilitiques. C. R. Soc. Biol. (Paris) 104, 72 (1930). — (3) Levaditi, C., A. Marie et P. Lépine: Résultats des inoculations au lapin de fragments d'encéphale prélevés par ponction à des paralytiques généraux. C. R. Soc. Biol. (Paris) 103, 467 (1930). — (4) Levaditi, C., G. Roussel et Li Yuan Po: Le traîtement bismutique de la spirochétose spontanée des lapins en général, et du Castorex en particulier. Bull. Acad. vét. Fr. 3, 183 (1930). — (5) Levaditi, C.: Gommes syphilitiques et formes anormales du tréponème. Ultravirus syphilitique. C. R. Soc. Biol. (Paris) 104, 477 (1930). — (6) Levaditi, C., et P. Lépine: Étude du pouvoir préventif du bismuth dans la syphilis expérimentale du singe. Bull. Soc. franç. Derm. Syph. 37, 927 (1930). — (7) Levaditi, C., J. Bardet, A. Tchakirian et A. Vaisman: Le gallium, propriétés thérapeutiques dans la syphilis et les trypanosomiases expérimentales. C. R. Acad. Sci. (Paris) 192, 1142 (1931). — (8) Levaditi, C., et A. Vaisman: Action curative du bismuth liposoluble dans la syphilis expérimentale inapparente. C. R. Acad. Sci. (Paris) 193, 1124—1125 (1931). — (9) Levaditi, C., J. Bardet, A. Tschakirian et A. Vaisman: Propriétés thérapeutiques de l'indium dans les trypanosomiases et la syphilis expérimentale. C. R. Acad Sci (Paris) 194, 325—327 (1932). — (10) Levaditi, C., et N. Constantinesco: Syphilis et néoplasmes. C. R. Acad. Sci. (Paris) 194, 662 (1932). — (11) Levaditi, C., P. Lépine et R. Schoen: Étude pathogénique expérimentale de la parasyphilis. C. R. Soc. Biol. (Paris) 109, 86 (1932). — (12) Levaditi, C., et A. Vaisman: Variations de la virulence du virus syphilitique Truffi, entretenu par des passages sur le lapin. C. R. Soc. Biol. (Paris) 109, 619 (1932). — (13) Levaditi, C., et R. Schoen: Présence du Treponema pallidum chez les souris atteintes de syphilis expérimentale inapparente. C. R. Soc. Biol. (Paris) 109, 811 (1932). — (14) Levaditi, C., J.-G. Mezger et R. Schoen: Syphilis expérimentale microbiologiquement apparente chez la souris (lymphadénie tréponémique). C. R. Soc. Biol. (Paris) 110, 373 (1932). — (15) Levaditi, C., et N. Constantinesco: Recherches chimiothérapiques à l'aide des cultures cellulaires. Toxicité du stovarsolate de soude, de l'oxyde d'arsine et du novarsénobenzol. C. R. Soc. Biol. (Paris) 110, 17 (1932). — (16) Levaditi, C., et N. Constantinesco: Pénétration du virus syphilitique dans les néoplasmes spontanés et le lymphadénome, chez la souris. C. R. Acad. Sci. (Paris) 194, 1275 (1932). — (17) Levaditi, C., et P. Lépine: Étude du pouvoir préventif du bismuth dans la syphilis expérimentale du singe. Česká Derm., Samberger-Festschr. 217 (1931). Zit. Zbl. Haut- u. Geschl.-Kr. 44, 476 (1933). — (18) Levaditi, C., et N. Constantinesco: Le sang des souris atteintes de tréponémose cliniquement inapparente contient-il le virus syphilitique? C. R. Soc. Biol. (Paris) 111, 967 (1932). — (19) Levaditi, C., et N. Constantinesco: Transmission en série de la tréponémose cliniquement inapparente de la souris. C. R. Soc. Biol. (Paris) 112, 46 (1933). — (20) Levaditi, C., G. Roussel, A. Vaisman, Y. Manin et R. Schoen: La métalloprévention de la syphilis par les bismuths liposolubles. Acta derm.-venereol. (Stockh.) 13, 303 (1932). — (21) Levaditi, C., A. Vaisman et R. Schoen: L'état où so trouve le virus syphilitique dans le névraxe des souris syphilisées par voie sous-cutanée. C. R. Soc. Biol. (Paris) 112, 1669 (1933). — (22) Levaditi, C., A. Vaisman et R. Schoen: Réceptivité du système nerveux central à l'égard du virus syphilitique. C. R. Soc. Biol. (Paris) 110, 427 (1932). — (23) Levaditi, C., et A. Vaisman: Action de la glycérine sur le virus syphilitique considéré aux diverses phases de son cycle évolutif. C. R. Soc. Biol. (Paris) 112, 363 (1933). — (24) Levaditi, C., et N. Constantinesco: Syphilis et néoplasmes. C. R. Soc. Biol. (Paris) 112, 286 (1933). — (25) Levaditi, C., A. Vaisman, R. Schoen et J. G. Metzger: Nouvelles recherches expérimentales sur la syphilis. Neurosyphilis. Virulence du Treponema pallidum. Ann. Inst. Pasteur 50, 222 (1933). — (26) Levaditi, C., A. Vaisman et Y. Manin: Bismuthoprévention antisyphilitique en rapport avec l'élimination du bismuth par l'urine. C. R. Soc. Biol. (Paris) 112, 442—444 (1933). — (27) Levaditi, C., J.-G. Mezger et R. Schoen: Étude de l'action préventive du stovarsol. Bull. Acad. Méd. (Paris), III. s. 109, 76 (1933). — (28) Levaditi, C., J.-G. Mezger et R. Schoen: Étude de l'action préventive du stovarsol (acide acétyloxyaminophenylarsinique) dans la syphilis expérimentale. Bull. Acad. Med. (Paris), III. s. 108, 1605 (1932). — (29) Levaditi, C., et A. Vaisman: Conservation du Treponema pallidum dans la cavité vaginale des femmes, anciennes syphilitiques. Bull. Soc. franç. Derm. Syph. 40, 429—435 (1933). — (30) Levaditi, C., R. Schoen et A. Vaisman: L'état où si trouve le virus syphilitique dans le nevraxe des souris syphilisées par voie intracérébrale. C. R. Soc. Biol. (Paris) 113, 60 (1933). — (31) Levaditi, C., A. Vaisman et R. Schoen: Affinité tissulaire du Treponema pallidum. C. R. Soc. Biol. (Paris) 114, 883 (1933). — (32) Levaditi, C., et N. Constantinesco: Syphilis et néoplasmes. C. R. Soc. Biol. (Paris) 112, 286—288 (1933). — (33) Levaditi, C., G. Hornus, A. Vaisman et R. Schoen: Présence

du virus syphilitique dans l'ovaire des souris syphilisée par voie sous-cutanée. C. R. Acad. Sci. (Paris) **197**, 798 (1933). — (34) Levaditi, C., et F. Levaditi: Certaines formes de tabès sontelles dues au virus de la maladie de Nicolas et Favre (lymphogranulomatose inguinale)? Bull. Acad. Méd. (Paris), III. s. **111**, 796 (1934). — (35) Levaditi, C., R. Schoen, A. Vaisman et N. Constantinesco: Le cycle évolutif du virus syphilitique. Bull. Acad. Méd. (Paris), III. s. **109**, 813 (1933). — (36) Levaditi, C., A. Vaisman et Y. Manin: Métallo-prévention bismutique de la syphilis chez les singes catarrhiniens inférieurs et les anthropoïdes. Bull. Acad. Méd. (Paris), III. s. **110**, 176 (1933). — (37) Levaditi, C., R. Schoen, Y. Manin et A. Vaisman: Présence de Treponema pallidum dans l'uterus contaminées de syphilis. C. R. Soc. Biol. (Paris) **114**, 687 (1933). — (38) Levaditi, C., A. Vaisman, D. Krassnoff et R. Schoen: La métalloprévention de la syphilis au moyen des dérivés de l'or hydrosolubles et liposolubles. Bull. Acad. Méd. (Paris), III. s. **111**, 215 (1934). — (39) Levaditi, C., R. Schoen, A. Vaisman et P. Haber: Recherche du Treponema pallidum dans les ganglions lymphatiques périphériques des souris syphilisées expérimentalement. C. R. Soc. Biol. (Paris) **115**, 491 (1934). — (40) Levaditi, C., A. Vaisman et R. Schoen: Propriétés biologiques du virus syphilitique contenu dans les syphilomes résiduels des animaux prémunis. C. R. Soc. Biol. (Paris) **198**, 682 (1934). — (41) Levaditi, C., A. Vaisman et R. Schoen: Variations de la réceptivité névraxique à l'égard du Treponéma pallidum. C. R. Soc. Biol. (Paris) **114**, 504 (1933). — (42) Levaditi, C., R. Coquoin et D. Krassnoff: Comparaison entre l'activité thérapeutique de l'or colloidal et celle des complexes d'or dans la syphilis expérimentale. C. R. Soc. Biol. (Paris) **115**, 1496 (1934). — (43) Levaditi, C., H. de Rothschild, J. Auclair, P. Haber, A. Vaisman et R. Schoen: Etude expérimentale de la thermothérapie générale par les radiations à ondes courtes. Ann. Inst. Pasteur **52**, 23 (1934). — (44) Levaditi, C., R. Schoen et A. Vaisman: Mode de transmission et de propagation de la spirochétose provoquée par le Spirochaeta muris et le Spirochaeta morsusmuris. C. R. Acad. Sci. (Paris) **198**, 1274 (1934). — (45) Levaditi, C., A. Vaisman et R. Schoen: Propriétés biologiques du virus syphilitique contenu dans les syphilomes résiduels des animaux prémunis. Ann. Mal. vénér. **29**, 418 (1934). — (46) Levaditi, C., R. Schoen, Y. Manin et A. Vaisman: Infection tréponémique utéroovarienne et cycle oestral foliculinique chez la souris blanche. C. R. Soc. Biol. (Paris) **116**, 376 (1934). — (47) Levaditi, C., A. Vaisman, Y. Manin et R. Schoen: Action des rayons γ du radium sur le virus syphilitique. C. R. Soc. Biol. (Paris) **116**, 427 (1934). — (48) Levaditi, C., A. Vaisman et M. Paic: Action des rayons de la lampe à mercure sur les propriétés chancrigènes du virus syphilitique. C. R. Soc. Biol. (Paris) **116**, 429 (1934). — (49) Levaditi, C., et Y. Manin: Mécanisme de l'action spirochéticide du bismuth. C. R. Acad. Sci. (Paris) **199**, 739 (1934). — (50) Levaditi, C., A. Vaisman et R. Schoen: Développement du Treponema pallidum dans les ganglions lymphatiques de la souris. C. R. Soc. Biol. (Paris) **119**, 815 (1935). — (51) Levaditi, C., G. Hornus, A. Vaisman et Y. Manin: Mécanisme de l'action préventive exercée par le bismuth dans la syphilis expérimentale. Bull. Acad. Méd. (Paris), III. s. **112**, 306 (1934). — (52) Levaditi, C., A. Vaisman, R. Schoen et Y. Manin: Tentatives de transmission héréditaire de l'infection syphilitique inapparente chez la souris blanche. Ann. Inst. Pasteur **54**, 584 (1935). — (53) Levaditi, C., R. Schoen et A. Vaisman: Cycle évolutif du Treponema pallidum. C. R. Soc. Biol. (Paris) **119**, 466 (1935). — (54) Levaditi, C., Y. Manin, A. Seveaux et A. Vaisman: Recherches sur la métalloprévention de la syphilis. L'arsenic. Bull. Soc. franç. Derm. Syph. **42**, 1624 (1935). — (55) Levaditi, C., A. Vaisman, R. Schoen et Y. Manin: Sort du „Treponema pallidum" sous l'influence thérapeutique de l'arsenic et du bismuth. Sa persistance dans les tissus des animaux réfractaires. Bull. Soc. franç. Derm. Syph. **42**, 1813 (1935). — (56) Levaditi, C., R. Schoen et A. Vaisman: Étude expérimentale de la neurosyphilis. Influence des souches tréponémiques. C. R. Soc. Biol. (Paris) **122**, 732—734 (1936). — (57) Levaditi, C., A. Vaisman et R. Schoen: Recherches expérimentales sur la syphilis. Étude pathogénique de la neurosyphilis. III. Mém. Ann. Inst. Pasteur **56**, 481—510 (1936). — (58) Levaditi, C., A. Vaisman et R. Schoen: Pathogénie de la neurosyphilis. C. R. Soc. Biol. (Paris) **122**, 734—736 (1936). — (59) Levaditi, C., et A. Vaisman: Influence exercée par le granulome charbonneux sur la pullulation in vivo du Treponema pallidum. C. R. Soc. Biol. (Paris) **125**, 240 (1937). — (60) Levaditi, C., A. Vaisman et R. Schoen: Variations de l'activité pathogène du „Treponema pallidum". Bull. Soc. franç. Derm. Syph. **44**, 189 (1937). — (61) Levaditi, C., et A. Vaisman: La syphilis expérimentale inapparente. Paris méd. **1938 I**, 193—197. — (62) Levaditi, C., A. Vaisman et D. Rousset-Chabaud: Mode de dispersion du virus syphilitique dans l'organisme de la souris atteinte de syphilis expérimentale cliniquement inapparente. Bull. Acad. Méd. (Paris), III. s. **120**, 191 (1938). — (63) Levaditi, C., A. Vaisman et D. Rousset-Chabaud: Syphilis et néoplasmes. C. R. Soc. Biol. (Paris) **125**, 523 (1937). — (64) Levaditi, C., et A. Vaisman: Cycle évolutif du Treponema pallidum. C. R. Soc. Biol. (Paris) **127**, 194 (1938). — (65) Levaditi, C., et D. Rousset-Chabaud: La dispersion du „Treponema pallidum" en fonction du mode d'inoculation. Bull. Acad. Méd. (Paris), III. s. **123**, 762 (1940). — (66) Levaditi, C., et D. Rousset-Chabaud: Méthode rapide pour le diagnostic microbiologiques de la syphilis inapparente. Bull. Acad. Méd. (Paris), III. s. **124**, 176 (1941). — (67) LEVADITI, C., et D. ROUSSET-CHABAUD: Dispersion du „Treponema pallidum" chez les souris blanches atteintes de syphilis inapparente. Bull. Acad. Méd. (Paris), III. s. **123**, 984 (1940). — (68) LEVADITI, C., et J. C. LEVADITI: Nombre des tréponèmes et virulence. C. R. Soc. Biol. (Paris) **135**, 316 (1941). — (69) LEVADITI, C.: L'involution du Treponema pallidum est-elle un phénomène intéressant l'ensemble de l'organisme contaminé. C. R. Soc. Biol. (Paris) **135**, 1105 (1941). — (70) LEVADITI, C.: La dispersion du Tréponema pallidum chez les souris infectées de longue date. C. R. Soc. Biol. (Paris) **136**, 161—162 (1942). — (71) LEVADITI, C., et H. NOURY: Syphilis inapparente de la souris et granula spirochétogènes. C. R. Soc. Biol. (Paris) **136**, 418 (1942). — (72) LEVADITI, C.: Utilisation de la souris atteinte de syphilis expérimentale cliniquement inapparente, pour le titrage du pouvoir curatif du bismuth. C. R. Soc. Biol. (Paris) **136**, 734 (1942). — (73) LEVADITI, C.: Titrage de la valeur curative des arsenoiques chez la souris atteinte de syphilis expérimentale cliniquement inapparente. C. R. Soc. Biol. (Paris) **136**, 735 (1942). — (74) LEVADITI, C.: Variations de l'activité pathogène du „Treponema pallidum" d'origine humaine. Bull. Acad. Méd. (Paris), III. s. **125**, 307 (1941). — (75) LEVADITI, C.: Affinité du „Treponema pallidum" pour la musculature lisse du tractus digestif. Bull. Acad. Méd. (Paris), III. s. **126**, 441 (1942). — (76) LEVADITI, C.: Variations de l'activité pathogène du Treponema pallidum d'origine humaine. Ann. Inst. Pasteur **68**, 118 (1942). — (77 u. 79) LEVADITI, C., et A. VAISMAN: La transmission de la syphilis des procréateurs aux rejetons. Presse méd. **1951**, 201. — (78) LEVADITI, C., et A. VAISMAN: Contribution à l'étude biologique des diverses souches de Treponema pallidum isolées de l'homme et entretenues sur la souris et le lapin. Rev. belge Path. **21**, 99 (1951). — (79 = 77). — (80) LEVADITI, C., et A. VAISMAN: Traîtement de la syphilis expérimentale par l'as sociation penicilline-bismuth. Presse méd. **1950**, 1397. — (81) LEVADITI, C., et A. VAISMAN: La terramycine nouvelle médication antisyphilitique. Presse méd. **1951**, 849. — (82) LEVADITI, C., and A. VAISMAN: Terramycin a new antisyphilitic médication. Antibiot. and Chemother. **1**, 425 (1951). — (83) LEVADITI, C., A. VAISMAN et A. HAMELIN: Bismuthothérapie expérimentale de la syphilis et réaction de Nelson et Mayer. Bull. Acad. nat. Méd. (Paris), III. s. **136**, 367 (1952). — (84) LEVADITI, C., et A. VAISMAN: Effects thérapeutiques de l'association terramycine-bismuth dans la syphilis expérimentale du lapin. Presse méd. **1952**, 1123. — (85) LEVADITI, C., A. VAISMAN et A. HAMELIN: Le test de Nelson et Mayer (immobilisines anti-tréponémiques) au cours du traîtement de la syphilis expérimentale par la penicilline. Presse méd. **1953**, 401. — (86) LEVADITI, C., A. VAISMAN et G. STROESCO: Virulence du névraxe au cours de la syphilis expérimentale, cliniquement inapparente. Bull. Acad. Méd. (Paris), III. s. **117**, 509 (1937). — (87) LEVADITI, C., A. VAISMAN et A. HAMELIN: Test de Nelson et Mayer. Nouvelles recherches cliniques et expérimentales. Presse méd. **1952**, 1231. — (88) LEVADITI, C., A. VAISMAN, R. SCHOEN et J. G. MEZGER: Nouvelles recherches expérimentales sur la syphilis. Cycle évolutif du virus syphilitique. Neurosyphilis. Virulence du Treponema pallidum. Ann. Inst. Pasteur **50**, 222 (1933). — (89) LEVADITI, C., A. VAISMAN et A. HAMELIN: Test de Nelson et Mayer, nouvelles recherches cliniques et expérimentales. Presse méd. **60**, 1231 (1952). — (90) LEVADITI, C., A. VAISMAN et D. ROUSSET-CHABAUD: La dispersion tréponémique chez les souris atteintes de syphilis expérimentale cliniquement inapparente. C. R. Soc. Biol. (Paris) **125**, 925 (1937). — (91) LEVADITI, C.: Phase involutives du Treponema pallidum, et granules spirochétiens argentophiles chez les souris atteintes de syphilis expérimentale cliniquement inapparente. C. R. Soc. Biol. (Paris) **135**, 467 (1941). — (92) LEVADITI, C., A. VAISMAN, R. SCHOEN, Y. MANIN, M. PAIC, P. HABER et N. CONSTANTINESCO: Recherches expérimentales sur la syphilis. II. Variations de l'activité pathogène et cycle évolutif du virus syphilitique. Ann. Inst. Pasteur **56**, 251 (1936). — (93) LEVADITI, C., A. VAISMAN et Y. MANIN: Les doses préventives de novarsénobenzol sont-elles les mêmes que les doses curatives du même médicament? Schweiz. Z. allg. Path. **1**, 121 (1938). — (94) LEVADITI, B.: Métallo-prévention bismuthique de la syphilis. Bull. Soc. Path. exot. **30**, 849 (1937). — (95) LEVADITI, C., R. SCHOEN et A. VAISMAN: Le virus syphilitique comporte-t-il un cycle évolutif? C. R. Soc. Biol. (Paris) **110**, 370 (1932). — LEVIN, I.: Zur Frage der spontanen Spirochätose der Kaninchen. Sovet. Vestn. Vener. i Derm. H. 7, 538 (1933). [Russisch.] Zit. Zbl. Haut- u. Geschl.-Kr. **47**, 616 (1934). — LEVINE, B. S.: Staining Treponema pallidum and other treponemata. Publ. Hlth Rep. (Wash.) **1952**, 463. — LEVINSON, L., u. S. ORLOV: Arzneistoffe und ultraviolette Strahlen. Kombinierte Wirkung des Salvarsans und ultravioletter Strahlen auf die Behandlung der experimentellen Lues. Ž. Mikrobiol. **10**, 22 (1933). [Russisch.] Zit. Zbl. Haut- u. Geschl.-Kr. **46**, 102 (1933). — LEVRE, V.: Sulle siero-reazioni aspecifiche nei casi delle vie respiratorie. Arch. ital. Derm. **24**, 109 (1951). — LEWIN, E. M.: Über die spontane positive Wassermannreaktion bei Kaninchen. Arch. Derm. Syph. (Berl.) **167**, 91 (1932). — LEYBERG, E.: Vereinfachung des färberischen Nachweises der Syphilisspirochäten nach Keil. Münch. med. Wschr. **1930** I, 729. — LI, YUAN-PO: Syphilis inapparente de la souris, par inoculation intratesticulaire de Treponema pallidum. C. R. Soc. Biol. (Paris) **105**, 541 (1930). — LIEBERMANN, J., u. N. IRANOV:

Über den Einfluß des Reizes auf die Ausbildung von Sekundärsymptomen bei experimenteller Kaninchensyphilis. Ž. Mikrobiol. 10, 248 (1930). [Russisch.] Zit. Zbl. Haut- u. Geschl.-Kr. 36, 237 (1931). — LINSER, K.: Zum 50. Jahrestag der Spirochaeta pallida. Dtsch. Gesundh.-Wes. 1955, 361. — LISI, F.: Positive Ergebnisse bei Superinfektionsversuchen an Paralytikern. Arch. Derm. Syph. (Berl.) 170, 181 (1934). — Contributo alla filtrabilità del virus sifilitico. Boll. Sez. region Soc. ital. Derm. H. 1, 136 (1937). — Ulteriori ricerche sperimentali sul fenomeno dell'arsenoresistenza nella sifilide. G. ital. Derm. Sif. 80, 347 (1939). — LOEB, L.: Über den Nachweis der von Lennhoff bei zahlreichen Affektionen ungeklärter Ätiologie beschriebenen Schnitten und die Frage der Wirksamkeit einer entsprechenden spirochätiziden Therapie. Dermatologica (Basel) 107, 13 (1953). — LONGHI, A.: Ricerca della spirocheta pallida nel midollo sternale dei luetici. Arch. ital. Derm. 22, 297 (1949). — LONGHIN, SC., A. POPESCU et D. VOLOSCEANU: Le rôle du froid dans la généralisation de la syphilis expérimentale. Derm.-Vener. (Bucureşti) 1, 331 (1956). [Rumänisch.] Zit. Zbl. Haut- u. Geschl.-Kr. 98, 307 (1957). — LORANT, E.: Ricerche sull'azione di un sale organico dello stronzio sulla spirocheta pallida e sulla sifilide del coniglio. Atti Soc. med.-chir. Padova 8, 149—155 (1931). — Il liquor dei paralitici progressivi malarizzatti non ha azione spirocheticida. Atti Soc. med.-chir. Padova 8, 113 (1931). — LOUGHLIN, E. H., A. JOSEPH and K. SCHAEFFER: Phase contrast microscopy for demonstration of Treponema pertenue in yaws lesion. Amer. J. trop. Med. 31, 26 (1951). — LÖWENSTEIN, L.: The leucocytes in early acute experimental syphilis in rabbits. Amer. J. Syph. and Neurol. 19, 39 (1935). — LUCA, M. DE: Diminuzione della tossicità degli arsenobenzoli per aggiunta di estratto di cute. Rif. med. 1936, 1582—1584. — Decorso della lesione iniziale nei conigli trattati preventivamente con emulsione di sifiloma. Rif. med. 1937, 610—611. — LUGER, A.: Endemische Syphilis in Syrien. Derm. Wschr. 137, 25, 57 (1958). — LUNSFORD, C. J., and P. W. DAY: Transference of inguinal glands in human syphilis. J. Amer. med. Ass. 102, 448 (1934).

(1) MAGNUSON, H. I., B. I. ROSENAU and J. W. CLARK jr.: The susceptibility of various strains of mice to experimental syphilis. Amer. J. Syph. 33, 308 (1949). — (2) MAGNUSON, H. J., B. J. ROSENAU and B. G. GREENBERG: The effects of sex, castration, and testosterone upon the susceptibility of rabbits to experimental syphilis. Amer. J. Syph. 35, 146 (1951). — (3) MAGNUSON, H. J., E. W. THOMAS, S. OLANSKY, B. I. KAPLAN, L. DE MELLO and J. C. CUTLER: Inoculation syphilis in human volunteers. Medicine (Baltimore) 35, 33 (1956). — (4) MAGNUSON, H. J., E. W. THOMAS, S. OLANSKY, B. I. KAPLAN, L. DE MELLO and J. C. CUTLER: Inoculation syphilis in human volunteers. Reprinted from Medicine 35, No 1 (1956). — MAGRI, R.: Metodo di Nieto per la impregnazione degli spirocheti nei singoli tagli. Rass. Studi psichiat. 23, 794 (1934). — MAHN, G.: Zur Frage der primären Lues. Z. Haut- u. Geschl.-Kr. 6, 61 (1949). — (1) MAHONEY, J. F., and K. K. BRYANT: The carrier in syphilis. Urol. cutan. Rev. 34, 660 (1930). — (2) MAHONEY, J. F.: An experimental resurvey of the basic factors in prophylaxis in syphilis. Milit. Surg. 78, 351—363 (1936). — (1) MANTEUFEL, P., u. K. HERZBERG: Über die tierexperimentelle Prüfung von Heil- und Schutzmitteln bei der Syphilisinfektion mittels eines kombinierten Maus-Kaninchenversuches. Arch. Schiffs- u. Tropenhyg. 36, 192 (1932). — (2) MANTEUFEL, P., u. K. HERZBERG: Bemerkungen zu der Arbeit von E. HOFFMANN, Über experimentelle Framboesie des Kaninchens. In dieser Z. 64, 29 (1932). Derm. Z. 64, 324 (1932). — (3) MANTEUFEL, P., u. K. HERZBERG: Die Heilbarkeit der Kaninchensyphilis im Spätstadium und die Immunitätsfrage. Z. Immun.-Forsch. 79, 482 (1933). — (1) MANOUÉLIAN, Y.: Gommes syphilitiques et formes anormales du tréponème. Ultravirus syphilitique. C. R. Soc. Biol. (Paris) 104, 249 (1930). — (2) MANUÉLIAN, Y.: Syphilis expérimentale. Ganglions lymphatiques. Formes minuscules du Spirochaeta pallida. Spirochétogène syphilitique. C. R. Acad. Sci. (Paris) 200, 2122 (1935). — (3) MANOUÉLIAN, Y.: Syphilis tardive. Formes minuscules du Spirochaeta pallida spirochétogène syphilitique. Ann. Inst. Pasteur 55, 698 (1935). — (4) MANOUÉLIAN, Y.: Variations dans l'argyrophilie des spirochètes. Ann. Inst. Pasteur 66, 83 (1941). — (5) MANUÉLIAN, Y.: Étude morphologique du spirochaeta pallida. Modes de division spirochétogène syphilitique. Ann. Inst. Pasteur 64, 439 (1940). — (1) MARCHOUX, E., et V. CHORINE: Les formes infravisibles des spirochètes deviennent visibles dans les cultures. C. R. Soc. Biol. (Paris) 112, 945 (1933). — (2) MARCHOUX, E., et V. CHORINE: Cycle évolutif des spirochètes. C. R. Soc. Biol. (Paris) 113, 1417 (1933). — MARCOZZI, A.: Sifilide sperimentale nei muridi. (Nota prelim.) G. ital. Derm. Sif. 70, 1254 (1929). — MARCUS, ST., and R. L. KAHN: The Kahn reaction in rabbits in relation to their age, Serology Laboratory, University Hospital University of Michigan. Ann. Arbor, Michigan, Reprinted from J. Bact. 54, No 6 (1947). — MARIE †, A., et G. STROESCO: Étude comparative de la présence du Treponema pallidum dans le cerveau des paralytiques généraux et des souris syphilisées expérimentalement. C. R. Soc. Biol. (Paris) 121, 612—613 (1936). — (1) MARINESCO, G.: Recherches anatomo-cliniques sur le problème des virus syphilitiques. Ann. Derm. Syph. (Paris) 10, 681 (1929). — (2) MARINESCO, G., O. SAGER et D. GRIGORESCO: Considérations sur la pathogénie de la neuro-syphilis et ses rapports avec la biologie de la Spirochaeta pallida. Rev. neurol. 37, 81 (1931). — MARQUARDT, F.: Intracutane Salvarsan-

zufuhr zur Sensibilisierung und bei experimenteller Syphilis. Herbsttagg der Ver.igg rheinisch-westfälischer Dermatol. in Köln, Sitzg vom 29. X. 1933. Zit. Zbl. Haut- u. Geschl.-Kr. 48, 593 (1934). — MASON, H. C.: Avirulence of culture Spirocheta pallida. Urol. cutan. Rev. 43, 733 (1939). — MASSIA, G., et J. ROUSSET: Sur une méthode de coloration rapide du tréponème de la syphilis. Bull. Soc. franç. Derm. Syph. 37, 843 (1930). — (1) MATSUMOTO, S., M. HASHI-GUCHI and Y. ADACHI: Contribution to the study of generalization in syphilis. Keratitis parenchymatosa as significant of generalization in the syphilitic rabbit. Lues (Kyoto) 3, 215 (1929). Zit. Zbl. Haut- u. Geschl.-Kr. 35, 826 (1931). — (2) MATSUMOTO, SHIN-ICHI: Abstract. Refractory state of syphilitic rabbits towards reinoculation (superinfection and reinfection). 8. Internat. Kongr. für Dermatol. u. Syphilidol., Kopenhagen, 5.—9. VIII. 1930. Zit. Zbl. Haut- u. Geschl.-Kr. 37, 667 (1931). — (3) MATSUMOTO, S.: Experimental syphilis and framboesia with special reference to the comparative pathology and immunology. (Monogr. actorum dermatol. B. Ser. syphilidol. Nr. 3.) Kyoto: Inst. derm.-syphilol. univ. imp. 1930, VI, 408 S. Zit. Zbl. Haut- u. Geschl.-Kr. 38, 107 (1931). — (4) MATSUMOTO, S.: Einige die experimentelle Syphilis betreffenden Probleme. Acta derm. (Kyoto) 31, 51 (1938). Zit. Zbl. Haut- u. Geschl.-Kr. 61, 212 (1939). — (5) MATSUMOTO, SH.: Zur 50jährigen Wiederkehr der Entdeckung des Syphiliserregers (Spirochaeta pallida). Bull. Osaka med. Sch. 2, 1 (1955). Zit. Zbl. Haut- u. Geschl.-Kr. 95, 177 (1956). — MAXIMOVA, A. A.: Influence du système nerveux sur les manifestations cliniques de l'infection syphilitique chez les lapins. Vestn. Vener. Derm. H. 5, 38 (1940). [Russisch.] Zit. Zbl. Haut- u. Geschl.-Kr. 66, 334 (1941). — McDA-NIELS, H. E.: Practical method for public health laboratory diagnosis of infectious syphilis. Amer. J. publ. Hlth 24, 452 (1934). — (1) McLEOD, CH. P., and R. C. ARNOLD: A comparison of two methods of gland transfer in experimental syphilis. J. vener. Dis. Inform. 32, 96 (1951). — (2) McLEOD, CH. P., and R. C. ARNOLD: A study of immunity in experimental syphilis as demonstrated by contact exposure challenge. J. vener. Dis. Inform. 32, 279 (1951). — (3) McLEOD, CH. P., and H. J. MAGNUSON: A study of cross immunity between syphilis and yaws in treated rabbits. J. vener. Dis. Inform. 32, 305 (1951). — (4) McLEOD, CH. P., and H. J. MAGNUSON: Effect of cortisone on latent syphilis in rabbits and mice. J. Immunol. 76, 373 (1956). — (5) McLEOD, CH. P., u. H. J. MAGNUSON: Untersuchung über gekreuzte Immunität zwischen Syphilis und Yaws bei penicillinbehandelten Kaninchen. World Health Organisation WHO/VDT/140, 7. Juli 1955. — (6) McLEOD, CH. P., and H. J. MAGNUSON: Development of treponemal immobilizing antibodies in mice following injection of killed Treponema pallidum (Nichols strain). J. vener. Dis. Inform. 32, 274 (1951). — McNABB, A. L., G. MATTHEWS and A. D. McCLURE: A combined dark field outfit in the early diagnosis of syphilis. Canad. publ. Hlth J. 24, 405 (1933). — MEDINA, R.: Reacciones produ-cidas en enfermos de pinta, buba o sifilis por enoculación de Treponema pertenue, Castellani 1905. — Su possible applicación al diagnóstico de curación de estas treponematosis. Arch. venez. Pat. trop. 2, Nr 2, 51 (1954). Zit. Zbl. Haut- u. Geschl.-Kr. 92, 183 (1955). — MEHR-TENS, H. G., and P. S. POUPPIRT: Anionic bismuth therapy in neurosyphilis. Amer. J. Syph. 16, 373 (1932). — (1) MEINICKE, K.: Tierexperimentelle und serologische Untersuchungen zur Trennung der Kulturtreponemen (Reiter) von virulenten Treponema pallida. Zit. Hautarzt 7, 448 (1956). — (2) MEINICKE, K.: Tierexperimentelle und serologische Untersuchungen zur Trennung der Kulturtreponemen (Reiter) von virulenten Treponema pallida. Hautarzt 7, 448 (1956). — (3) MEINICKE, K.: Züchtungsversuche des Treponema pallidum auf künstlichem Nährboden. Hautarzt 7, 407 (1956). — (1) MEIROWSKY, E.: Der gegenwärtige Stand der Frage eines Entwicklungskreises der Spirochaeta pallida. Derm. Wschr. 1929 I, 765. — (2) MEI-ROWSKY, E.: Zur granulären Form der Syphilisspirochäte. Derm. Wschr. 1929 II, 2042. — (3) MEIROWSKY, E.: Eine tatsächliche Feststellung zur „tatsächlichen Feststellung" des Herrn HOFFMANN. Derm. Wschr. 1930 I, 582. — (4) MEIROWSKY, E.: Spirochaeta pallida Schaudinn nebst Bemerkungen über den Entwicklungskreis der Spirochäten. (Zur 25jährigen Wieder-kehr ihrer Entdeckung durch Fritz Schaudinn.) Münch. med. Wschr. 1930 I, 429. — (5) MEIROWSKY, E.: Entwicklungskreis der Spirochäte, Gemeinsame Tagung der Niederl. Ver.igg u. der Ver.igg rheinisch-westfälischer Dermatol. in Haag u. Leiden, Sitzg vom 16. IV. 1932. Zit. Zbl. Haut- u. Geschl.-Kr. 43, 257 (1933). — MELIKIAN, O.: Framboesie, Syphilis und Lepra. Münch. med. Wschr. 1940 I, 589. — MEMMESHEIMER, A. M., u. G. ARMUZZI: Über den Anteil der Heilkunde an der Lösung des Syphilisrätsels und der Entdeckung der Spirochaeta pallida. Derm. Wschr. 131, 289 (1955). — MESTCHERSKY, G.: Immunité, reinfection et superinfection dans la syphilis. 8. Internat. Kongr. für Dermatol. u. Syphilidol., Kopenhagen, 5.—9. VIII. 1930. Zit. Zbl. Haut- u. Geschl.-Kr. 37, 669 (1931). — (1) MILIAN, G., et G. GARNIER: Syphilide dont la pseudo-résistance au traîtement avait fait méconnaître le diagnostic. Bull. Soc. franç. Derm. Syph. 43, 1611 (1936). — (2) MILIAN, G.: Le tréponème dans le sang. Ann. Derm. Syph. (Paris), VIII. s. 2, 108—109 (1942). — (1) MISAIZU, H.: Reaktion in der syphilitischen cutanen Primär-Impfläsion nach der intra-venösen Superinfektion. Lues (Kyoto) 8, 18 (1932). Zit. Zbl. Haut- u. Geschl.-Kr. 45, 507 (1933). — (2) MISAIZU, H.: Die Rolle der cutanen syphilitischen Impfläsion bei der intra-venösen Superinfektion. Acta dermat. (Kyoto) 21, 82—189 u. dtsch. Zus.fass. 72—73 (1933).

136   G. EHRMANN: Morphologie und Biologie der Spirochäten. Experimentelle Syphilis

[Japanisch.] Zit. Zbl. Haut- u. Geschl.-Kr. **45**, 754 (1933). — (3) MISAIZU, H.: Beitrag zu den immunologischen Studien der Spirochaetosen. I. Studie über die intravenöse Reinfektion. Die Reinfektion der primären cutanen Impfstellen nach der intravenösen Reinfektion bei Framboesia. Lues (Kyoto) **8**, 157—181 u. dtsch. Zus.fass. 11—12 (1932). [Japanisch.] Zit. Zbl. Haut- u. Geschl.-Kr. **45**, 755 (1933). — (4) MISAIZU, H.: Immunologische Studien über Spirochaetosen. II. Die cutane Verimpfung mit Framboesia oder Syphilis und die intravenöse Nachimpfung mit den ungleichnamigen Spirochaeten, nämlich Syphilis- respektive Framboesiespirochaeten. Lues (Kyoto) **8**, 194—216 u. dtsch. Zus.fass. 15—16 (1932). [Japanisch.] Zit. Zbl. Haut- u. Geschl.-Kr. **45**, 755 (1933). — (5) MISAIZU, H.: Studien über die experimentelle Rattenframboesia. I. Acta derm. (Kyoto) **20**, 87 (1932). Zit. Zbl. Haut- u. Geschl.-Kr. **45**, 509 (1933). — (6) MISAIZU, H.: Beitrag zu den immunologischen Studien der Spirochätosen. IV. Spirochätennachweis in den Lymphdrüsen und der Milz von intravenös reinfizierten Kaninchen. Lues (Kyoto) **9**, Nr 3 (1933). [Japanisch.] Zit. Zbl. Haut- u. Geschl.-Kr. **47**, 264 (1934). — (7) MISAIZU, H.: Spirochäten in der Milz und den Lymphdrüsen von syphilitischen Kaninchen nach ungenügender(?) Salvarsanbehandlung. Lues (Kyoto) **10**, 1 (1933). [Japanisch.] Zit. Zbl. Haut- u. Geschl.-Kr. **48**, 334 (1934). — (8) MISAIZU, H.: Beiträge zum immunologischen Studium der Spirochätosen. V. Die Reaktion von früheren syphilitischen und framboetischen Impfnarben bei der intravenösen Nachimpfung mit heterologen Stämmen von Syphilis oder Framboesia. Lues (Kyoto) **9**, 233 (1933). [Japanisch.] Zit. Zbl. Haut- u. Geschl.-Kr. **48**, 590 (1934). — (9) MISAIZU, H.: Studien über die experimentelle Rattenframboesia. I. Acta derm. (Kyoto) **20**, 87 (1932). Zit. Zbl. Haut- u. Geschl.-Kr. **45**, 509 (1933). — (10) MISAIZU, H.: Studien über die experimentelle Rattenframboesia. II. Über den Spirochätengehalt in den Eingeweiden (Milz, Leber und Niere) bei Rattenframboesia. Acta derm. (Kyoto) **20**, 123 (1932). Zit. Zbl. Haut- u. Geschl.-Kr. **45**, 510 (1933). — MIURA, O., T. NAKAJIMA and R. MIZUMOTO: Utilization of radioisotope P³² on latent syphilis. Jap. J. Derm. **64**, 11 (1954). Zit. Zbl. Haut- u. Geschl.-Kr. **91**, 209 (1955). — MIYAHARA: An experimental, prophylactical and therapeutical study on tartrate of sodium aluminium boro mercuric cyanide „Conamor" and „L'Ami". Acta derm. (Kyoto) **19**, 39 (1932). Zit. Zbl. Haut- u. Geschl.-Kr. **42**, 515 (1932). — (1) MIYAO, I.: Note on the viability of Treponema luis. Philipp. J. Sci. **42**, 199 (1930). Zit. Zbl. Haut- u. Geschl.-Kr. **36**, 234 (1931). — (2) MIYAO, I.: An unusual late, fungoid, and ulcerative yaws lesion in an experimental monkey. Philipp. J. Sci. **41**, 25 (1930). Zit. Zbl. Haut- u. Geschl.-Kr. **33**, 504 (1930). — (1) MIZUMOTO, R., u. O. HAYASHI: Der Einfluß radioaktiven Phosphors auf den Antikörpertiter bei latenter Kaninchensyphilis. Tôhoku J. exp. Med. **64**, 1 (1956). — (2) MIZUMOTO, R., and O. HAYASHI: Influences of P³² upon the antibody titer of late rabbit-syphilis. Jap. J. Derm. **65**, 517 (1955). [Japanisch.] Zit. Zbl. Haut- u. Geschl.-Kr. **96**, 159 (1956). — MOHR, CH. F., J. E. MOORE, R. A. NELSON and J. H. HILL: Studies on the relationship of treponemal antibody to probable biologic false positive serologic tests for syphilis. Amer. J. Syph. **34**, 405 (1950). — MOHRMANN, B., u. S. STRUGGER: Die fluorescenzmikroskopische Unterscheidung lebender und toter Spirochäten (Spirochaeta pallida) mittels der Acridinorangefärbung. Derm. Wschr. **1942 II**, 669. — MOLINARI, G.: La ricerca del granulo spirochetogeno nella sifilide. Rif. med. **1940**, 847. — MONASH, S., J. A. KOLMER and A. M. RULE: Bismuth penicillin in the treatment of acute syphilitic orchitis of rabbits. Arch. Derm. Syph. (Chicago) **62**, 689 (1950). — MONTI, G.: Inoculazione sperimentale della Spirochaeta hispanica e del treponema del sodoku in diversi animali. Arch. ital. Sci. med. colon. **11**, 29 (1930). — MOOR, A. DE: Inoculations intrapoplitéales, chez le lapin, de quantités minimum connues de tréponèmes syphilomateux ou ganglionnaires du lapin. Rev. belge Sci. méd. **11**, 243 (1939). — (1) MOORE, J. E.: The spirocheticidal acitivity of the arsphenamines in vitro. Amer. J. Syph. **23**, 258 (1939). — (2) MOORE, J. E.: Recent advances in the study of venereal diseases. Brit. J. vener. Dis. **25**, 169 (1949). — MORELLI, E.: Ricerche sulla diffusione degli arsenobenzoli nell'occhio (Acqueo). Atti Accad. Fisiocr. Siena, X. s. **5**, 24 (1930). — MORGAN, H. J., and G. P. VRYONIS: A method for the quantitation of inocula in experimental syphilis. Amer. J. Syph. **22**, 462 (1938). — MORODER, J.: Über die Züchtung der Recurrens-Spirochäten. Arch. Schiffs- u. Tropenhyg. **33**, 603 (1929). — (1) MORTON, H. E., and J. OSKAY: Electron microscope studies of treponemes. II. The effect of penicillin on the Nichols strain of Treponema pallidum. Amer. J. Syph. **34**, 34 (1950). — (2) MORTON, H. E., G. RAKE and N. R. ROSE: Electron microscope studies of treponemes. III. Flagella. Amer. J. Syph. **35**, 503 (1951). — (3) MORTON, H. E., and W. T. FORD: Preliminary observations of the action of penicillin on Treponema pallidum in vivo. Amer. J. Syph. **37**, 529 (1953). — (1) MU, J. W.: Regional variability of skin hypersensitiveness to neoarsphenamin in guinea pigs and rabbits. Proc. Soc. exp. Biol. (N.Y.) **29**, 783 (1932). — (2) MU, J. W.: Sensitization of rabbits with neoarsphenamin. Proc. Soc. exp. Biol. (N.Y.) **29**, 781 (1932). — (3) MU, J. W.: Modification of skin sensitivity to neoarsphenamin in rabbits treated with potassium iodide and bromide. Proc. Soc. exp. Biol. (N.Y.) **30**, 984 (1933). — MÜHLPFORDT, H.: Spirochätenlipoproteid und Salvarsan. Eine Bemerkung zur Arbeit BERGELs in Jg. 1929, S. 1218 dieser Wschr., Klin. Wschr. **1929 II**, 1958. — (1) MÜLLER,

L.: Ein Beitrag zur Infektiosität der Lues latens. Dtsch. Gesundh.-Wes. **1949**, 789. — (2) MÜL-
LER, W., u. C. G. SCHMÜCKING: Die Resorption von intramuskulären Wismutdepots. Arch.
Derm. Syph. (Berl.) **193**, 460 (1951). — MUIR, K. B., and S. W. BECKER: Influence of drugs
used in antisyphilitic therapy on the reticulo-endothelial system. Arch. Path. (Chicago) **18**,
370 (1934). — (1) MULZER, P., u. C. F. HAHN: Zur experimentellen Mäuse- und Meerschweinchensyphilis. Arch. Hyg. (Berl.) **103**, 95 (1930). — (2) MULZER, P., u. C. F. HAHN: Tierexperimentelle Beiträge zum Problem der kongenitalen Lues. II. Münch. med. Wschr.
1930 II, 1261. — (3) MULZER, P.: Die tierexperimentellen Grundlagen der Abortivbehandlung
der Syphilis. Derm. Wschr. **1933** I, 1227. — (4) MULZER, P.: Kompendium der Haut- und
Geschlechtskrankheiten mit Einschluß der wichtigsten nichtvenerischen Erkrankungen der
Harn- und Geschlechtsorgane, S. 337. Stuttgart: Ferdinand Enke 1941. — MURATA, M.:
Experimentelle Syphilisstudie an der Maulschleimhaut des Kaninchens. Jap. J. Derm. **3f**,
121 (1934). Zit. Zbl. Haut- u. Geschl.-Kr. **49**, 559 (1934). — (1) MURAYAMA, I.: Reticuloendothelsystem und Salvarsan. Jap. J. Derm. **31**, 36 (1931). Zit. Zbl. Haut- u. Geschl.-Kr.
38, 655 (1931). — (2) MURAYAMA, I.: On the relation between reticulo-endothelial system and
salvarsan. Fukuoka-Ikwadaigaku-Zasshi **25**, No 6, 44 (1932). Zit. Zbl. Haut- u. Geschl.-Kr.
42, 638 (1932). — (3) MURAYAMA, I.: Über die Ablagerung von Salvarsan bei experimenteller
Kaninchenlues. Jap. J. Derm. **31**, 122 (1931). Zit. Zbl. Haut- u. Geschl.-Kr. **39**, 810 (1932). —
MURO, Y.: The specific action of salvarsan as a spirochaeticide. II. Trans. Soc. path. jap.
23, 804 (1933). Zit. Zbl. Haut- u. Geschl.-Kr. **49**, 621 (1934). — MURRAY, J. F., H. M.
MARRYWATER and M. L. FREEDMAN: The endemic syphilis in the Bakwena reservate of the
Bechuanaland protectorate. Bull. Org. mond. Santé **15**, 975 (1956).
(1) NAGAI, S.: Einfluß der durch Zuckerverabreichung hervorgerufenen Acidosis auf die
syphilitische Läsion. Vorl. Mitt. Acta derm. (Kyoto) **32**, 12 (1938). [Japanisch.] Zit. Zbl.
Haut- u. Geschl.-Kr. **62**, 136 (1939). — (2) NAGAI, M.: Untersuchungen über Übertragung
von Arsen und Jod in die Muttermilch. Mitt. jap. Ges. Gynäk. **32**, H. 1 (1937). [Japanisch.]
Zit. Zbl. Haut- u. Geschl.-Kr. **57**, 292 (1938). — NALBANDOW, S., I. PERKEL, I. BAGLASAR-
JANZ u. G. BOEVSKAJA: Einfluß der Dauer und Temperatur der Moorprozeduren auf den
lokalen entzündlichen Prozeß (bei primärem Syphilom). Verh. Allukrain. Inst. Kurortol. u.
Balneol. **2**, 204 (1933). [Russisch.] Zit. Zbl. Haut- u. Geschl.-Kr. **47**, 89 (1934). — NELL,
E. E.: Comparative sensitivity of treponemes of syphilis, yaws and bejel to penicillin in vitro,
with observations on factors affecting its treponemicidal action. Amer. J. Syph. **38**, 92
(1954). — (1) NELSON jr., R. A.: Le test d'immobilisation des tréponèmes dans la syphilis.
Recherches biologiques et cliniques. Bull. Soc. franç. Derm. Syph. **59**, 508 (1952). — (2) NEL-
SON jr., R. A.: Changing concepts in the sero-diagnosis of syphilis: specific treponemal anti-
body versus Wassermann reagin. Brit. J. vener. Dis. **28**, 160 (1952). — (3) NELSON jr., R. A.:
Über den Treponema pallidum-Immobilisierungstest. Mitteilungen über ein Treponema-
Haft- und Schwundphänomen. Hautarzt **3**, 436 (1952). — (4) NELSON jr., R. A.: Faktoren,
die das Weiterleben der Sp. pallida in vitro beeinflussen. Amer. J. Hyg. **48**, 120 (1948). —
(1) NEUBER, E.: Therapeutische Versuche mit lebenden Spirochäten bei frühen Fällen von
Syphilis. Orv. Hetil. **1933**, 1013. [Ungarisch.] Zit. Zbl. Haut- u. Geschl.-Kr. **47**, 271 (1934). —
(2) NEUBER, E.: Über Heilversuche mit lebenden Spirochäten in Fällen von Frühsyphilis.
Derm. Wschr. **1934** I, 229. — NEUDA, P.: Gibt es eine Gestaltänderung bei Spirochäten?
Wien. klin. Wschr. **1931** I, 578. — NEUFELD, F.: Zum 25jährigen Gedenktage der Entdeckung
des Syphiliserregers. Dtsch. med. Wschr. **1930** I, 710. — NEUMANN, F.: Bewegungsvorgänge
beweglicher Mikroorganismen, insbesondere von Spirochäten, festgehalten mit dem Kine-
matograph. Klin. Wschr. **1929** II, 2081. — NEWCOMER, V. D., and M. HAANES: Observations
on the growth of the nonpathogenic Nichols strain of Treponema pallidum in the embryonated
chick egg under anaerobic conditions. Amer. J. Syph. **33**, 318 (1949). — (1) NICOLAU, S., et
P. GUIRAUD: Essais de transmission de la syphilis aux lapins à l'aide d'inoculations de substance cérébrale provenant de cas de paralysie générale. C. R. Soc. Biol. (Paris) **104**, 963
(1930). — (2) NICOLAU, S., et P. GEURAUD: Essais de transmission de la syphilis aux lapins
à l'aide d'inoculations de substance cérébrale provenant de cas de paralysie générale. C. R.
Soc. Biol. (Paris) **104**, 963 (1930). — (3) NICOLAU, S., L. KOPCIOWSKA et V. CONSTANTI-
NESCO: La réaction de Meinicke chez les lapins infectés avec une souche de syphilis fraîchement
isolée chez l'homme. C. R. Soc. Biol. (Paris) **108**, 628—630 (1931). — NIETO, D.: Über ein
einfaches Verfahren zur Darstellung von Spirochäten in einzelnen Schnitten. Klin. Wschr.
1933 II, 1775. — NIKOLAJEW, N. M., I. A. NIKISCHIN u. S. A. PODOLNYJ: Über den funktionellen Zustand des Reticuloendothelialsystems bei Syphilis. Arch. Derm. Syph. (Berl.)
164, 675—682 (1932). — (1) NONNE, M.: Kompression des Halsmarkes durch Leptomeningitis
syphilitica bei Tabes dorsalis. Folia neuropath. eston. **15/16**, 31 (1936). — (2) NONNE, M.:
Altes und Neues aus dem Gebiet der Neurolues. 6. Tagg der Dermatol. Ver.igg. Groß-Hamburg,
Sitzg vom 14.—15. V. 1938. Zit. Zbl. Haut- u. Geschl.-Kr. **60**, 369 (1938). — NOWICKI,
W., u. J. LENARTOWICZ: Einfluß der Syphilisinfektion auf die experimentellen Tiergeschwülste.
I. Versuche mit Jensenschem Rattensarkom. Bull. int. Acad. pol. Sci., Cl. Méd. Nr 1/2, 65

(1934). — Nozu, Y.: Impfversuche mit Brown-Pearce's Carcinom an syphilitischen Kaninchen. Lues (Kyoto) 13, 43 (1935). [Japanisch.] Zit. Zbl. Haut- u. Geschl.-Kr. 54, 154 (1937). — (1) Nyka, W.: Contribution à l'étude des ganglions lymphatiques de lapins syphilitiques. C. R. Soc. Biol. (Paris) 114, 994 (1933). — (2) Nyka, W.: Le virus syphilitique: Ses variations morphologiques sa multiplication et son action pathogène. Ann. Inst. Pasteur 53, 243 (1934). — (3) Nyka, W.: Contribution à l'étude du mécanisme de la transmission de la syphilis de la mère à l'embryon chez la lapine et la souris. C. R. Soc. Biol. (Paris) 114, 1258 (1933). — (4) Nyka, W.: À propos de la multiplication du spirochète syphilitique. C. R. Soc. Biol. (Paris) 121, 97 (1936). — (5) Nyka, W.: Contribution à l'étude des organes réputés virulents de la souris syphilisée. C. R. Soc. Biol. (Paris) 114, 1072 (1933). — (6) Nyka, W.: Étude sur le comportement in vitro du spirochète syphilitique à l'égard de cellules normales. C. R. Soc. Biol. (Paris) 114, 1148 (1933). — (7) Nyka, W.: Nouvelles recherches sur le polymorphisme du virus syphilitique dans les ganglions lymphatiques du lapin. Ann. Inst. Pasteur 60, 316 (1938).

Ofuji, S., and S. Abe: Studies on reinoculation against experimental syphilis. Acta Derm. (Kyoto) 28 (1953). [Japanisch.] Zit. Zbl. Haut- u. Geschl.-Kr. 90, 381 (1955). — (1) Oganesjan, P.: Zur Frage der Gewinnung von Spirochaeta pallida-Reinkulturen. Vrač. Delo 12, 795 (1929). [Russisch.] Zit. Zbl. Haut- u. Geschl.-Kr. 37, 508 (1931). — (2) Oganesjan, P.: Zur Frage der Züchtung von Reinkulturen der Spirochaeta pallida. Trudy 3 vses. S-ezda Bořba vener. Bol. 291 (1932). [Russisch.] Zit. Zbl. Haut- u. Geschl.-Kr. 46, 492 (1933). — (3) Oganessiane, P. G.: Entwicklung der experimentellen Syphilis der Kaninchen. Vestn. Vener. Derm. H. 9/10, 929 (1937). [Russisch.] Zit. Zbl. Haut- u. Geschl.-Kr. 60, 63 (1938). — Ogiuti, K.: Die statistische Beobachtung über die metastatische Keratitis parenchymatosa bei der Kaninchensyphilis. Jap. J. exp. Med. 15, 315—320 (1937). Zit. Zbl. Haut- u. Geschl.-Kr. 59, 210 (1938). — (1) Ohasi, Katuzi, u. K. Kimura: Über die antiluische Wirkung von Gold-Präparaten bei Tierversuchen. Hifu-to-Hitsunyo 2, H. 4, 17 (1934). [Japanisch.] Zit. Zbl. Haut- u. Geschl.-Kr. 49, 622 (1934). — (2) Ohasi, Katuzi: Über die Seroreaktion der Kaninchensyphilis. Fukuoka-Ikwadaigaku-Zasshi 28, Nr 2 (1935). [Japanisch.] Zit. Zbl. Haut- u. Geschl.-Kr. 51, 227 (1935). — (3) Ohasi, Katuzi: Studien über die Provokation der Syphilis. IV. Mitt. Über den Zusammenhang der Provokation mit dem Gehalt an Spirochaeta pallida. Jap. J. Derm. 37, 1 (1935). [Japanisch.] Zit. Zbl. Haut- u. Geschl.-Kr. 51, 227 (1935). — (4) Ohashi, Katuzi: Studien über die Provokation der Syphilis. V. Mitt.: Zusammenhang der Untersuchungsresultate von 3 Organen (Seh- und Gehörorgan und Aorta) mit den Provokationsresultaten. Jap. J. Derm. 37, 575—584 u. dtsch. Zus.fass. 102—104 (1935). [Japanisch.] Zit. Zbl. Haut- u. Geschl.-Kr. 52, 252 (1936). — (1) Ohmichi, M.: On the influence of artificial fever on non-specificity in the syphilitical seroreaction. Pt. 3. On the experiment by pyrifer. Okayama-Igakkai-Zasshi 52, 2413 (1940). Zit. Zbl. Haut- u. Geschl.-Kr. 67, 145 (1941). — (2) Ohmichi, M.: On the influence of artificial fever on non-specificity in the syphilitical seroreaction. 4. On the experiment by Dmelcos. Okayama-Igakkai-Zasshi 52, 2575 (1940). [Japanisch.] Zit. Zbl. Haut- u. Geschl.-Kr. 67, 145 (1941). — (3) Ohmichi, M.: On the influence of artificial fever on non-specificity in the syphilitical seroreaction. Pt. 2. On the experiment by sulfurol. Okayama-Igakkai-Zasshi 52, 2157 (1940). [Japanisch.] Zit. Zbl. Haut- u. Geschl.-Kr. 66, 669 (1941). — (4) Ohmichi, M.: On the influence Bagnon-Stark on non-specificity in the syphilitical seroreaction. Okayama-Igakkai-Zasshi 52, 2790 (1940). Zit. Zbl. Haut- u. Geschl.-Kr. 67, 97 (1941). — (1) Ohya, Z., et H. Misaizu: A propos de la syphilis et du pian expérimentals chez les lapins par inoculation voie sous-arachnoide. I. Lues (Kyoto) 6, 69 (1931). Zit. Zb . Haut- u. Geschl.-Kr. 39, 349 (1932). — (2) Ohya, Z., et H. Misaizu: Étude de la spirochétose expérimentale chez les lapins par inoculation voie sous-arachnoide. III. mem. Addenda de la syphilis et du pian expérimentals chez les lapins par inoculation voie sous-arachnoide. Lues (Kyoto) 6, 67 (1931). Zit. Zbl. Haut- u. Geschl.-Kr. 42, 510 (1932). — (3) Ohya, Z., et Hyozo Misaizu: Sur le liquode céphalo-rachidien dans les différentes périodes de la syphilis et du pian expérimentals chez les lapins. II. mém. Lues (Kyoto) 6, 11—64 (1931). Zit. Zbl. Haut- u. Geschl.-Kr. 40, 396 (1932). — (4) Ohya, Z., et H. Misaizu: Étude de la spirochétose expérimentale par inoculation voie sous-arachnoide. IV. mem. A propos de la fièvre récurrente expérimentale chez les lapins par inoculation voie sous-arachnoide. Surtout sur les hausses et les baisses de la spirochétolysine dans le liquide céphalo-rachidien et du sérum. Lues (Kyoto) 7, Nr 1 (1931). [Japanisch.] Zit. Zbl. Haut- u. Geschl.-Kr. 42, 511 (1932). — (5) Ohya, Z.: Études expérimentales de la culture pure du spirochète pallidum. I. Contribution à l'étude expérimentale de la culture du spirochète pallidum à l'aide des milieux solides. Acta dermat. (Kyoto) 19, 119 (1932). Zit. Zbl. Haut- u. Geschl.-Kr. 42, 635 (1932). — (6) Ohya, Z.: Étude de la spirochétose expérimentale inoculation par la voie sous-arachnoide chez les lapins. VI. mem. Sur la fatalité de la tréponème recurrente dans la cavite meningée après l'inoculation par la voie sous-arachnoide chez les jeunes lapins. Acta derm. (Kyoto) 18, 73 (1931). Zit. Zbl. Haut- u. Geschl.-Kr. 42, 769 (1932). — (7) Ohya, Z.: Étude de la spirochétose expérimentale par inoculation voie sous-arachnoide. V. mem. Sur la fatalité de la tréponème pâle dans la cavité méningée après l'inoculation par la voie sous-arachnoide chez les lapins. Acta derm. (Kyoto) 18, 68 (1931). Zit. Zbl. Haut- u. Geschl.-Kr. 42, 768 (1932). — (8) OHYA, Z.: Études expérimentales de la culture pure du spirochète pallida. III. Contribution à l'étude biologique du spirochète pallidum (souche de Kroó). Acta derm. (Kyoto) 19, 181 (1932). Zit. Zbl. Haut- u. Geschl.-Kr. 43, 326 (1933). — (9) OHYA, Z.: Études expérimentales de la culture pure du spirochète pallida. II. À propos de la culture pure (souche de Kroó) à l'aide de divers milieux liquides. Acta derm. (Kyoto) 19, 172 (1932). Zit. Zbl. Haut- u. Geschl.-Kr. 43, 326 (1933). — (10) OHYA, Z.: Études expérimentales de la culture pure du spirochète pallidum. V. Quelques observations et expériences sur la proprieté agglutinante spécifique, après des injections répétées des spirochètes culturals, par la voie sous-arachnoïdienne chez les lapins. Acta derm. (Kyoto) 20, 90—98 (1932). Zit. Zbl. Haut- u. Geschl.-Kr. 45, 378 (1933). — OKAWA, S.: Über die Entfaltung der Arsenfestigkeit der Spirochäten bei experimenteller Rattenbißkrankheit. Acta derm. (Kyoto) 14, 393 (1929). [Japanisch.] Zit. Zbl. Haut- u. Geschl.-Kr. 34, 624 (1930). — OLSEN, R. E., and C. V. WELLER: A method for staining spirochetes and moulds with aniline dyes. Amer. J. Syph. 16, 113 (1932). — (1) ONO, K.: Studien über die Färbung der Spirochaetae pallidae, insbesondere über den Zusammenhang der Färbung mit den Vorbehandlungen. I. Einfluß der Vorbehandlung mit verschiedenen Fixierungs- und Beizmitteln auf die Färbbarkeit der Spirochaetae pallidae und der Blutelemente. Lues (Kyoto) 11, Nr 2 (1934). [Japanisch.] Zit. Zbl. Haut- u. Geschl.-Kr. 51, 140 (1935). — (2) ONO, K.: Studien über die Färbung der Spirochaetae pallidae, insbesondere über den Zusammenhang der Färbung mit den Vorbehandlungen. II. Geeignete Fixierungs-Beizmittel und Farbstoffe für die Pallidafärbung. Lues (Kyoto) 11, 185 (1934). [Japanisch.] Zit. Zbl. Haut- u. Geschl.-Kr. 51, 446 (1935). — (3) ONO, K.: Studien über die Färbung der Spirochaetae pallidae, insbesondere über den Zusammenhang der Färbung mit den Vorbehandlungen. III. Die Färbemethoden der Spirochaetae pallidae. Lues (Kyoto) 11, 247 (1934). [Japanisch.] Zit. Zbl. Haut- u. Geschl.-Kr. 51, 583 (1935). — (4) ONO, K.: Darstellung der negativen Bilder der Spirochäten. I. Darstellung der negativen Bilder der Recurrensspirochäten in aufbewahrten Strichpräparaten. Acta derm. (Kyoto) 24, 97 (1934). Zit. Zbl. Haut- u. Geschl.-Kr. 52, 318 (1936). — (5) ONO, K., u. S. ISHIDA: Ein Beitrag zur Frage über die Beziehung zwischen Syphilis und Trauma. (Excisionsnarbe und Syphilisimpfung.) Lues (Kyoto) 12, 143 (1935). [Japanisch.] Zit. Zbl. Haut- u. Geschl.-Kr. 53, 53 (1936). — (6) ONO, K.: Färbung der Spirochaetae pallidae in Gefrierschnitten. Lues (Kyoto) 12, 82 (1935). [Japanisch.] Zit. Zbl. Haut- u. Geschl.-Kr. 53, 126 (1936). — (7) ONO, K.: Darstellung der negativen Bilder der Spirochäten. IV. Darstellung der negativen Bilder der Spirochaetae pallidae in Strichpräparaten. Acta derm. (Kyoto) 26, 35 (1935). Zit. Zbl. Haut- u. Geschl.-Kr. 55, 322 (1937). — (8) ONO, K.: Färbung der Spirochäten im Strichpräparat mittels Kaliumpermanganatlösung. Acta derm. (Kyoto) 31, 69 (1938). Zit. Zbl. Haut- u. Geschl.-Kr. 61, 69 (1939). — (9) ONO, K.: Studien über die Färbung der Spirochaetae pallidae, insbesondere über den Zusammenhang der Färbung mit den Vorbehandlungen. III. Die Färbemethoden der Spirochaetae pallidae. Lues (Kyoto) 11, 247 (1934). [Japanisch.] Zit. Zbl. Haut- u. Geschl.-Kr. 51, 583 (1935). — (1) ORLOV, S., u. S. FRID: Spontane Spirochaetosis der Kaninchen. Ž. Mikrobiol. 6, H. 2, 138 (1929). [Russisch.] Zit. Zbl. Haut- u. Geschl.-Kr. 34, 484 (1930). — (2) ORLOV, S.: Superinfektion bei experimenteller Kaninchensyphilis. Trudy 3. vses S-ezda Borba vener. Bol. 245 u. 254. [Russisch.] Zit. Zbl. Haut- u. Geschl.-Kr. 47, 85 (1934). — (3) ORLOW, S. S., u. L. B. LEWINSON: Arzneimittel und ultraviolette Strahlen. XII. Mitt. Die kombinierte Einwirkung des Salvarsans und der ultravioletten Strahlen auf die Spirochaeta pallida. Z. Immun.-Forsch. 78, 264 (1933). — (1) ORO, A.: Sul valore profilattico delle pomate antiluetiche. Ricerche sperimentali. Rif. med. 1935, 1092. — (2) ORO, A.: Possibilità di attecchimento del treponema pallido nella cavia. G. ital. Derm. Sif. 77, 79 (1936). — ORSZÁGH, O.: Syphilis und Tuberkulose. Zbl. ges. Tuberk.-Forsch. 35, 132 (1931). — (1) OVCINNIKOV, N. M., u. R. L. ZELIKOVA: Die Wirkung des Penicillins auf die Spirochaeta pallida im Reagensglas (elektronenmikroskopische Untersuchung). Vestn. Vener. Derm. H. 1, 18 (1951). [Russisch.] Zit. Zbl. Haut- u. Geschl.-Kr. 82, 389 (1953). — (2) OVCINNIKOV, N. M.: Der Einfluß des medikamentösen Schlafs auf Verlauf und Therapie der Syphilis im Experiment. Vestn. Vener. Derm. H. 3, 33 (1952). [Russisch.] Zit. Zbl. Haut- u. Geschl.-Kr. 82, 387 (1953). — (3) OVCINNIKOV, N. M.: Zum Problem des Vorhandenseins nichtkorkzieherartiger Formen der Spirochaeta pallida. Vestn. Vener. Derm. H. 3, 32 (1955). [Russisch.] Zit. Zbl. Haut- u. Geschl.-Kr. 93, 149 (1955/56). — (4) OVCINNIKOV, N. M., S. KUTUKOVA u. S. E. KORBUT: Die Wirkung von Synthomycin, Streptomycin, Levomycetin, Biomycin und Terramycin auf Spirochaeta pallida und die letzten therapeutischen Ergebnisse bei der Therapie syphilitischer Kaninchen. Vestn. Vener. Derm. 32—36. (1956). [Russisch.] Zit. Zbl. Haut- u. Geschl.-Kr. 95, 267 (1956). — (1) OZEKI, Y.: Über Haarausfall der Mäuse durch Spirochaeta morsus muris. Jap. J. Derm. 33, 330 (1933). [Japanisch.] Zit. Zbl. Haut- u. Geschl.-Kr. 45, 758 (1933). — (2) OZEKI, Y.: Die Veränderungen des Sehapparates

bei Rattenbiß-Spirochaeta. Jap. J. Derm. **35**, 122 (1934). Zit. Zbl. Haut- u. Geschl.-Kr. **49**, 313 (1934).
PAMPANA, E. J.: Note de tecnica nello studio delle spirochetosi. La spirochetosi speri-mentale da Treponema hispanicum nella cavia. Arch. ital. Sci. med. colon. **12**, 257 (1931). — PARISER, H.: Studies of transmissibility of syphilis. The infectiousness of the vaginal secre-tions and menstrual blood of syphilitic women. Amer. J. Syph. **25**, 339 (1941). — Diss. Philadelphia 1940. — PASTINSZKY, ST. v.: Über das Vorkommen und die Bedeutung von Mund-spirochäten auf männlichen Genitalien. Acta derm.-venereol. (Stockh.) **23**, 261 (1942). Zit. Zbl. Haut- u. Geschl.-Kr. **70**, 137 (1943). — PAUTRIZEL, R., G. MAYER, A. RIVASSEAU-COUTANT et F. SZERSNOVICZ-LEGLISE: Pathologie expérimentale. Resistance de l'organisme foetal à l'infection syphilitique. Séance du 18 octobre 1954, Sonderdruck. — (1) PAVANATI, E.: A proposito di sifilide ossea sperimentale. Boll. Sez. region. Soc. ital. Derm. Nr 3, 236 (1934). — (2) PAVANATI, E.: Influenza del colore del Mantello del coniglio sullo sviluppo della sifilide sperimentale. Boll. Sez. region. Soc. ital. Derm. Nr 1, 79 (1935). — (3) PAVANATI, E.: L'azione del freddo sulla sifilide sperimentale del coniglio. Boll. Sez. region. Soc. ital. Derm. Nr 1, 58—60 (1936). — (4) PAVANATI, E.: Azione terapeutica dei sali di rodio in sifilide sperimentale. Atti Soc. med.-chir. Padova **16**, 140 (1938). — (5) PAVANATI, E.: Sali di rodio e sifilide. (Ricerche in vitro, sull'animale e sull'uomo.) G. ital. Derm. Sif. **79**, 837 (1938). — (1) PAVLOV, S.: Zur Frage über die immunobiologischen Reaktionen bei experimenteller Kaninchen-syphilis. Tr. vojenno-med. Akad. **1**, 117 (1934). [Russisch.] Zit. Zbl. Haut- u. Geschl.-Kr. **51**, 62 (1935). — (2) PAVLOV, S. T., u. W. A. KARGIN: Zur Frage nach dem Einfluß der Exstir-pation des primären Syphiloms auf die Entwicklung generalisierter Erscheinungen bei Ka-ninchensyphilis. Derm. Z. **64**, 316—323 (1932). — (1) PEARCE, L.: Studies on blood cytology in experimental syphilis of the rabbit. 8. Internat. Kongr. für Dermatol. u. Syphilidol., Kopenhagen, 5.—9. VIII. 1930. Zit. Zbl. Haut- u. Geschl.-Kr. **37**, 718 (1931). — (2) PEARCE, L.: Experimental syphilis. Berliner Dermatol. Ges. u. Berliner Mikrobiol. Ges., Gemeinsame Sitzg am 5. V. 1931. Zit. Zbl. Haut- u. Geschl.-Kr. **38**, 721 (1931). — (3) PEARCE, L., and P. D. ROSAHN: The cellular reaction in experimental syphilis supravital and fixed material. Proc. Soc. exp. Biol. (N.Y.) **28**, 654 (1931). — (4) PEARCE, L., C. K. HU and J. W. MU: Failure to demonstrate Spirochaeta pallida in cerebrospinal fluid of syphilitic Chinese patients. Arch. Derm. Syph. (Chicago) **34**, 693 (1936). — (5) PEARCE, L.: Experimental syphilis of oriental origin: Clinical reaction in the rabbit. J. exp. Med. **67**, 443 (1938). — (6) PEARCE, L., and A. SAUSSE: A review of experimental work in syphilis and its possible bearing on man. Discussion. Brit. J. vener. Dis. **5**, 267 (1929). — PELUSO, A.: Sulla spirochetosi sperimentale da morso del topo. Ann. Med. nav. colon. **38**, 279 (1932). — PENNACCHI FABIO: La super-infezione sifilitica sperimentale nei paralitici progressivi. Ann. Osp. psichiat. prov. Genova **7**, 103—114 (1935). — PENTSCHEW, A.: Beeinflussung der Empfänglichkeit von Mäusen für die Spirochaeta gallinarum durch sogenannte Blockierung des Reticulo-Endothels. Zbl. allg. Path. path. Anat. **47**, 1 (1929). — PERIN, L., et R. SISSMANN: Balano-posthite erosive circinée à tréponèmes. Bull. Soc. franç. Derm. Syph. **57**, 417 (1950). — (1) PERKEL, I. D.: Syphilitische Osteochondritis bei experimenteller Kongenitallues. Vorl. Mitt. Derm. Wschr. **1929 II**, 1809. — (2) PERKEL, I. D., M. M. ISRAELSON, G. I. BOJEWSKAJA u. E. S. ORETSCHKIN: Zur Frage der experimentellen Syphilis des Zentralnervensystems. Arch. Derm. Syph. (Berl.) **159**, 619 (1930). — (3) PERKEL, I. D., M. IZRAELZON u. E. ORECKIN: Zur Frage der „symptom-losen" oder „stummen" syphilitischen Infektion. Sovet. Vestn. Derm. **9**, 273 (1931). [Rus-sisch.] Zit. Zbl. Haut- u. Geschl.-Kr. **38**, 819 (1931). — (4) PERKEL, I. D.: Sur l'action réci-proque du macroorganisme et du microorganisme dans l'apparition de la syphilis asympto-matique. Bull. Soc. franç. Derm. Syph. **43**, 1126—1130 (1936). — PERNER, K., u. J. UNGAR: Experimentelle Kaninchensyphilis. Česká Derm. **12**, 1 (1931). [Tschechisch.] Zit. Zbl. Haut- u. Geschl.-Kr. **38**, 382 (1931). — PERRY, W. L. M.: The cultivation of Treponema pallidum in tissue culture. J. Path. Bact. **60**, 339 (1948). — PERUCCIO, L.: Ricerca della spirochete pallida su cute clinicamente sana in individui affetti da sifilodermi maculopapulosi generalizzati. Boll. Sez. region. Soc. ital. Derm. Nr 1, 18 (1935). — PEYRI, J.: Nouvelles interprétations de l'action thérapeutique des médicaments antiluetiques. Česká Derm., Samberger-Festschr. 317 (1931). Zit. Zbl. Haut- u. Geschl.-Kr. **44**, 475 (1933). — (1) PHO-TINOS, P. B.: Kaninchen-Primäraffekt, Gemeinsame Tagg der Niederländischen Ver.igg von Dermatol. u. der Ver.igg Rheinisch-Westfälischer Dermatol. in Bonn, Sitzg vom 16. u. 17. V. 1931. Zit. Zbl. Haut- u. Geschl.-Kr. **39**, 31 (1932). — (2) PHOTINOS, P. B.: La syphilis expéri-mentale chez le singe. Chancers et orchite syphilitique chez le lapin, 5 et 22 heures après l'inoculation des glandes du singe. Bull. Soc. franç. Derm. Syph. **38**, 666 (1931). — (3) PHO-TINOS, P. B.: Über Blut-Liquorbefunde bei gesunden und syphilitischen Affen. Derm. Z. **62**, 274—277 (1931). — (4) PHOTINOS, P. B.: Experimentelle Untersuchungen über die syphili-tische Lymphdrüsenerkrankung von Affen. Derm. Z. **61**, 27 (1931). — (5) PHOTINOS, P. B.: Serologische Untersuchungen bei gesunden und syphilitischen Kaninchen. Derm. Z. **61**, 400 (1931). — (6) PHOTINOS, P. B.: Die Schwierigkeit, Spirochäten zu finden. Griechische

Dermato-Venereol. Ges., Athen, Sitzg vom 10. II. 1935. Zit. Zbl. Haut- u. Geschl.-Kr. **54**, 385 (1937). — (7) PHOTINOS, P. B.: La recherche du tréponème par la ponction des ganglions méthode de Hoffmann modifiée par Gougerot. Ann. Mal. vénér. **31**, 481 (1936). — PINARD, M.: Prophylaxie et syphilis expérimentale. Bull. Soc. franç. Derm. Syph. **43**, 1194 (1936). — PINES, A. I.: Über eine noch unbekannte Funktion des Reticuloendothelialsystems. XVII. Die Ablagerung ätiotroper Verbindungen im Organismus im Zusammenhang mit der Funktion des Reticuloendothelialsystems. Z. Immun.-Forsch. **76**, 36 (1932). — PINETTI, P.: Su di un nuovo metodo di colorazione del treponema pallidum. Diagn. Tecn. Lab. **4**, 200 (1933). — PISACANE, C.: Sulla presenza di spirochete su cute e mucose sane in sifilitici recenti. Rinasc. med. **14**, 623 (1937). — (1) PLAUT, F.: Ergänzungen zu meinem Verfahren der suboccipitalen Liquorentnahme beim Kaninchen. Z. ges. Neurol. Psychiat. **120**, 1 (1929). — (2) PLAUT, F.: Weitere Untersuchungen über die mangelnde Tierpathogenität der Syphilisspirochäten des Paralysegehirns. (Versuche an Mäusen und Kaninchen.) Z. ges. Neurol. Psychiat. **127**, 709 (1930). — (3) PLAUT, F., u. H. KASSOWITZ: Zur Frage der immunologischen Abgrenzung von Pallidastämmen. Klin. Wschr. **1930 II**, 1396. — (4) PLAUT, F.: Über die Beteiligung des Gehirns der Laboratoriumstiere bei experimenteller Syphilis. Z. ges. Neurol. Psychiat. **128**, 413 (1930). — (5) PLAUT, F.: Über die Auslösung des Shwartzmanschen Phänomens mit Pallidakulturen. Klin. Wschr. **1932 II**, 1586. — POCKELS, W.: Experimentelle Studien über die Wirkung des Reticuloendothels auf die Toxizität und die Heilwirkung der Arsenpräparate. Arb. Staatsinst. exp. Ther. Frankfurt H. 29, 12 (1934). — POETSCHKE, G., u. B. KAISER: Der Nachweis von Treponema pallidum mit dem Phasenkontrastmikroskop. Hautarzt **2**, 408 (1951). — POLLERI, G.: Sifilide e tubercolosi (Parallelismo clinico e serologico.) Riv. Pat. Clin. Tuberc. **3**, 493 (1929). — PORCELLI, R.: Problemi attuali di profilassi e terapia sifilo-venereologica. Atti Soc. ital. Derm. Sif. **4**, 15 (1941). — PORTILLA, F. J. DE LA: Ansteckung, Inkubation und klinischer Ausbruch von primärer Syphilis im Verlaufe einer intensiven und langen Wismutbehandlung. Act. dermo-sifiliogr. (Madr.) **30**, 660 (1939). [Spanisch.] Zit. Zbl. Haut- u. Geschl.-Kr. **64**, 224 (1940). — (1) PRIGGE, R., u. E. v. RUTKOWSKI: Syphilisimmunität und symptomlose syphilitische Superinfektion beim Menschen. Dtsch. med. Wschr. **1929 II**, 1508. — (2) PRIGGE, R.: Experimentelle Untersuchungen über den Zusammenhang zwischen chemotherapeutischer Wirkung und reticuloendothelialem System. Med. Klin. **1931 II**, 1000. — (1) PROBEY, T. F., and G. W. McCOY: Relation between trypanocidal and spirocheticidal activities of neoarsphenamine. Publ. Hlth Rep. (Wash.) **1930 II**, 1716. — (2) PROBEY, T. F.: The relation between trypanocidal and spirocheticidal activities of neoarsphenamine. II. The spirocheticidal activity as measured by the prophylactic power of neoarsphenamine. Publ. Hlth Rep. (Wash.) **1932**, 429. — (3) PROBEY, T. F.: The relation between the trypanocidal and spirocheticidal activities of neoarsphenamine. IV. The spirocheticidal activity as measured by the sterilizing efficiency of neoarsphenamine. Publ. Hlth Rep. (Wash.) **1933**, 758. — (4) PROBEY, T. F.: Comparison of the spirocheticidal activity of arsphenamines and phenarsines (arsenoxides) in experimental syphilis. Publ. Hlth Rep. (Wash.) **1947**, 1041. — (5) PROBEY, T. F.: Loss of virulence of Treponema pallidum during processing of dried blood serum. Publ. Hlth Rep. (Wash.) **1947**, 1199. — (6) PROBEY, T. F.: Attempt to produce a penicillin-resistant strain of Treponema pallidum in experimental syphilis. Amer. J. Syph. **37**, 369 (1953). — PROKOPTCHOUK, A. J.: Le système réticulo endothélial et l'immunité dans la syphilis. Kongr. Derm. 467 (1935). Zit. Zbl. Haut- u. Geschl.-Kr. **52**, 681 (1936). — PUCCINELLI, V. A.: Recent advances in the serodiagnosis of syphilis. Amer. J. Syph. **35**, 340 (1951). — PUTKONEN, T.: Risk of infection, incubation period, and first clinical signs in syphilis. A study of female contacts of men with primary syphilis. Acta derm.-venereol. (Stockh.) **31**, 605 (1951). Zit. Zbl. Haut- u. Geschl.-Kr. 81, 91 (1952).

RAESONER, M. A.: A experimental yaws and syphilis. Amer. J. trop. Med. **9**, 413 (1929). — RAI, T.: Impfversuche der Spirochaeta pallida an verschiedenen Körperregionen des Kaninchens. Acta derm. (Kyoto) 18, 55—58 (1931). Zit. Zbl. Haut- u. Geschl.-Kr. **41**, 126 (1932). — (1) RAIZISS, G. W., and M. SEVERAC: Neutropism of Spirochaeta pallidum experimental studies with special reference to asymptomatic syphilis of mice. Arch. Derm. Syph. (Chicago) **26**, 271 (1932). — (2) RAIZISS, G. W., and M. SEVERAC: Therapeutic efficiency of bismarsen in experimental syphilis in rabbits. Comparison with arsenphenamine. Arch. Derm. Syph. (Chicago) **28**, 389 (1933). — (3) RAIZISS, G. W., and M. SEVERAC: Asymptomatic syphilis. Effect of various drugs on Spirochaeta pallida in the brains of rabbits and mice. Arch. Derm. Syph. (Chicago) **27**, 923 (1933). — (4) RAIZISS, G. W., and M. SEVERAC: Experimental chemotherapy and the destriction of Spirochaeta pallida in the brain. J. Chemother. **11**, 2 (1934). — (5) RAIZISS, G. W., M. SEVARAC and A. KREMENS: Experimental chemotherapy of preparation No 1717, formaldehyde sulfoxylate of 3-amiono-4-hydroxy-phenylarsonic acid. J. Chemother. 11, 34 (1934). — (6) RAIZISS, G. W., and M. SEVERAC: Rapidity with which Spirochaeta pallida invades the blood stream. Arch. Derm. Syph. (Chicago) **35**, 1101 (1937). — (7) RAIZISS, G. W., and M. SEVERAC: Chemotherapeutic studies concerning the penetration of organic compounds of arsenic into the cerebrospinal system. Arch. Derm.

Syph. (Chicago) 22, 1031 (1930). — RAMZIN, S.: Hämoprophylaxe der Spirochätosen. Srpski Arhiv celok. Lek. 32, 261 (1930). [Serbo-Kroatisch.] Zit. Zbl. Haut- u. Geschl.-Kr. 36, 821 (1931). — RASCHKE, G.: Über das Verhalten des retikulo-endothelialen Systems von Syphilitikern bei Neosalvarsaneinwirkung. Derm. Wschr. 124, 977 (1951). — REGANATI, F.: Ricerche sperimentali intorno all'azione del bismuto coi tessuti e liquidi oculari sul treponema pallidum. Atti. Congr. Soc. ital. Oftal. 350 (1929). — REINER, L.: Erwiderung auf R. STERNs Bemerkungen zu meiner Arbeit: Beiträge zum Mechanismus der Immunkörperwirkung. IV. Mitt. Die Rolle der Dehydratation bei der Komplementbindung (Wassermann-Reaktion). Z. Immun.-Forsch. 66, 381 (1930). — REINER, L., u. O. FISCHER: Beiträge zum Mechanismus der Immunkörperwirkung. I. Mitt.: Die Rolle des Amboceptors und des Komplements bei der Cytolyse. Z. Immun.-Forsch. 61, 317 (1929). — REINER, L., u. H. KOPP: Beiträge zum Mechanismus der Immunkörperwirkung. II. Mitt. Die Rolle der Dehydration des Antigens bei der Phagocytose. Z. Immun.-Forsch. 61, 397 (1929). — (1) REINER, L., and C. S. LEONARD: On the mechanism of chemotherapeutic action. I. Formation of the parasitotropic agent from arsenicals. Proc. Soc. exp. Biol. (N.Y.) 27, 788 (1930). — (2) REINER, L., C. S. LEONARD and S. S. CHAO: Mechanism of chemotherapeutic action. II. Rôle of reticulo-endothelial system in formation of a parasitotropic agent from arsenicals. Proc. Soc. exp. Biol. (N.Y.) 27, 791 (1930). — (3) REINER, L., and C. S. LEONARD: Studies on the mechanism of chemotherapeutic action. V. Comparison of the rate of methylene blue reduction and decrease in virulence of trypanosomes treated with arsenicals with and without sodium thioglycollate. Arch. int. Pharmacodyn. 43 (1932). — (4) REINER, L., C. S. LEONARD and S. S. CHAO: Studies on the mechanism of chemotherapeutic action. VI. The binding of arsenicals by trypanosomes in vitro. Arch. int. Pharmacodyn. 43, 186 (1932). — (5) REINER, L., and C. S. LEONARD: Studies on the mechanism of chemotherapeutic action. III. Differentiation between parasiticidal and virulence-decreasing action of arsenicals. Arch. int. Pharmacodyn. 43, 10 (1932). — (1)REITER, H.: Spirochätenkulturen und ihre Anwendung. Vortrag vom 25. V. 1929, Tagg Ver.igg Nordwest-Dtsch. Dermatol. in Rostock. Zit. Derm. Wschr. 89, 1401 (1929). — (2) REITER, H.: Spirochätenkulturen und ihre Anwendung. Derm. Wschr. 1929 II, 981. Vgl. dieses Zbl. 32, 407. — REJSEK, B., et V. PROCHAZKA: L'épidémie syphilitique due à un même virus contagieux. (Contribution a l'étude du virus neurotrope.) Ann. Mal. vénér. 31, 417 (1936). — (1) REMLINGER, P., et J. BAILLY: Principaux modes d'inoculation du spirille de la fièvre récurrente marocaine. (Spirochaeta hispanicum var. marocanum, souche Tetuan.) C. R. Soc. Biol. (Paris) 102, 505 (1929). — (2) REMLINGER, P., et J. BAILLY: Siège du virus récurrent hispano-marocain (Spirochaeta hispanicum var. marocanum, souche Tetuan) chez les animaux artificiellement infectés. C. R. Soc. Biol. (Paris) 102, 548 (1929). — (3) REMLINGER, P., et J. BAILLY: Passage de Spirochaeta hispanicum var. marocanum (souche Tetuan) de la mère au foetus. C. R. Soc. Biol. (Paris) 102, 741 (1929). — (4) REMLINGER, P., et J. BAILLY: Application du spirochète hispano-marocain à la pratique de la récurrentothérapie. Paris méd. 1930 I, 452. — REYNOLDS, F. W.: The fate of Treponema pallidum inoculated subcutaneously into immune rabbits. Bull. Johns Hopk. Hosp. 99, 53 (1941). — RICCIARDI, L., e C. SCARPA: La penicillina nella lue sperimentale del topolino. Dermosifilografo 25, Suppl., 732 (1951). — RICH, A. R., ALAN M. CHESNEY and T. B. TURNER: Experiments demonstrating that acquired immunity in syphilis is not dependent upon allergic inflammation. Bull. Johns Hopk. Hosp. 52, 179—202 (1933). — (1) RICHET fils, CH., et J. DUBLINEAU: La pyrétothérapie dans la syphilis expérimentale. Son association avec la chimiothérapie. Bull. Acad. Méd. (Paris), III. s. 108, 1682 (1932). — (2) RICHET fils, CH., J. DUBLINEAU et P.J.MICHEL: Les formes uniquement humorales de la syphilis expérimentale du lapin. Bull. Acad. Méd. (Paris), III. s. 112, 637 (1934). — RICHTER, H.: Die syphilitische Infektion im Spiegel moderner Forschung. Hautarzt 6, 315 (1955). — RIVELA GRECO, A.: Sulla cosidetta „paralisi progressiva sperimentale". Quad. Psichiat. 16, 124 (1929). — RIZK, E., G. GARABEDIAN, H. CHAGLASSIAN and A. PIPKIN: Studies on the treponemes of Bejel. I. History, morphologic characteristics, and straining properties. Amer. J. Syph. 35, 201 (1951). — RIZZO, C.: Ricerche sulle spirochete nel cervello dei paralitici. Riv. Pat. nerv. ment. 37, 797 (1931). — ROMBY, P.: Sul Treponema pallidum. (Metodi di colorazione e possibilità di accertamento.) G. Med. milit. 79, 569 (1931). — (1) ROSAHN, P. D.: The vascular permeability of syphilitic lesions. Amer. J. Syph. 17, 194—200 (1933). — (2) ROSAHN, P. D.: The reaction of standard breeds of rabbits to experimental syphilis. J. exp. Med. 57, 907 (1933). — (3) ROSAHN, P. D.: The infectivity of Treponema pallidum in excised syphilitic tissue. Amer. J. Hyg. 22, 283 (1935). — (4) ROSAHN, P. D., and C. L. ROWE: Experimental mouse syphilis. II. Minimal infectious number of Treponema pallidum. Amer. J. Syph. 34, 40 (1950). — (5) ROSAHN, P. D., L. PEARCE and A. E. CASEY: Observations on the blood cytology in experimental syphilis. I. The period of disease activity. J. exp. Med. 59, 711 (1934). — (6) ROSAHN, P. D., and J. E. KEMP: The oral administration of stovarsol in the treatment of experimental syphilis of the rabbit. Amer. J. Syph. 21, 180—198 (1937). — (7) ROSAHN, P. D., and C. L. ROWE: Experimental mouse syphilis. III. Bioassay of sodium penicillin and of penicillins X and G by a mouse rabbit technique. Amer. J. Syph. **34**, 167 (1950). — (8) ROSAHN, P. D., and M. L. H. FREEMAN: A modified Fontana technique for staining spirochaetes in smears. Amer. J. Syph. **36**, 244 (1952). — (9) ROSAHN, P. D.: The admerse influence of syphilitic infection on the longevity of mice and man. Arch. Derm. Syph. (Chicago) **66**, 547 (1952). — (1) ROSE, N. R., and H. MORTON: The morphologic variation of Treponema. Amer. J. Syph. **36**, 17 (1952). — (2) ROSE, R. N., and H. MORTON: The cultivation of treponemes with the preservation of characteristic morphology. Amer. J. Syph. **36**, 1 (1952). — ROSEBURY, TH., G. FOLEY and F. L. RIGHTS: Effects of neoarsphenamine and sulpharsphenamine on experimental fusospirochetal infection in guinea pigs. J. infect. Dis. **65**, 291 (1939). — (1) ROSKIN, GR., A. BICHOWSKAJA u. S. SCHISCHLIAIEWA: Arzneimittel und ultraviolette Strahlen. VI. Mitt. Die kombinierte Wirkung der ultravioletten Strahlen und einer Reihe von trypanociden Stoffen auf Trypanosomen. Z. Immun.-Forsch. **67**, 91 (1930). — (2) ROSKIN, GR.: Arzneimittel und ultraviolette Strahlen. VIII. Mitt. Zur Methodik der kombinierten Therapie. Z. Immun.-Forsch. **69**, 240 (1930). — (3) ROSKIN, GR., S. SCHISCHLIAIEWA u. L. SCHWARZMANN: Arzneistoffe und Ultraviolettstrahlen. Der Einfluß des Serums des bestrahlten Menschen auf den therapeutischen Effekt des Salvarsans bei Infektion mit Sp. Duttoni. Z. Immun.-Forsch. **85**, 391 (1935). — ROSS, A. O. F.: Transmission of syphilis. Brit. med. J. **1948**, No 4553, 691. — ROTHERMUNDT, M.: Untersuchungen über die Gehirnpersistenz der Recurrensspirochäten bei weißen Mäusen und ihre Bedeutung bei der Beurteilung chemotherapeutischer Versuche. Z. Immun.-Forsch. **76**, 201 (1932). — ROUBEL, N.: Durée de la virulence du spirochète pâle en dehors l'organisme (dans les milieux nutritifs artificiels). Vestn. Vener. Derm. H. 6, 43 (1939). [Russisch.] Zit. Zbl. Haut- u. Geschl.-Kr. **64**, 421 (1940). — (1) ROUKAVISCHNIKOFF, E. J.: Zur Frage der Entwicklungsstadien des Syphiliserregers, die im Blute des infizierten Menschen und der Versuchstiere zirkulieren. Zbl. Bakt. I. Abt. Orig. **115**, 66 (1929). — (2) ROUKAVITSCHNIKOFF, E. J.: Einige weitere Beobachtungen über die Lebensvorgänge des Syphiliserregers in vitro. Zbl. Bakt., I. Abt. Orig. **126**, 530 (1932). — ROÙQÙES, L.: Une technique simple pour la coloration des spirochètes. Presse méd. **1951**, 1441. — ROUSSET, J.: Un cas de chancre au passage. Bull. Soc. franç. Derm. Syph. **62**, 75 (1955). — ROWE, R. I., and A. C. CURTIS: Studies of te life and motility of Treponema pallidum in fertile Hens'eggs. Amer. J. Syph. **33**, 303 (1949). — ROWLEY, D., P. D. COOPER, P. W. ROBERTS and E. L. SMITH: The sute of action of penicillin. I. Uptake of penicillin on bacteria. Biochem. J. **46**, 157 (1950). — (1) RUBINŠTEIN, P.: Über die Natur der Immunität bei Rückfallfieber. IV. Das Verhalten des reticulo-endothelialen Systems der Ratten gegenüber Mischinfektion von Sp. Dutt. und Bartonella muris. Tr. mikrobiol. naučn.-izsled. Inst. 4, 54 (1928). [Russisch.] Zit. Zbl. Haut- u. Geschl.-Kr. **32**, 255 (1930). — (2) RUBINSTEIN, P. L.: Über die Natur der Immunität beim Rückfallfieber. XII. Über die Bedeutung des reticuloendothelialen Systems beim experimentellen Rückfallfieber der Kaninchen. Z. Immun.-Forsch. **65**, 538 (1930). — (3) RUBINSTEIN, P. L.: Über den Einfluß des Rückfallfiebers auf die experimentelle somatische Syphilis. Klin. Wschr. **1930 I**, 1221. — (4) RUBINSTEIN, P. L.: Die experimentelle Syphilis des Zentralnervensystems. IV. Zum Studium der Heilwirkung des Salvarsans bei der Syphilis des Nervensystems. Klin. Wschr. **1930 II**, 1728. — (5) RUBINSTEIN, P. L., u. M. L. KAPUSTO: Über die Symbiose verschiedener Spirochätenarten des Rückfallfiebers und verschiedener Trypanosomenrassen bei Infektion. Z. Immun.-Forsch. **72**, 309 (1931). — RUGE, H.: Spirochätenkrankheit. Sonderdruck aus: Handbuch der Tropenkrankheiten, Bd. 5, Teil 1. 1929. — RUGGERI, T.: Reperto di spirochete nella bocca del mus decumanus in Modena e dintorni. Tesi di perfezionamento in patologia coloniale. Arch. ital. Sci. med. colon. **14**, 235 (1933). — RUITER, M.: Über die Viktoriablaufärbung der Spirochaeta pallida. Derm. Z. **77**, 27 (1938). — RUKAWISCHNIKOWA, E.: Einige Beobachtungen zum Studium der Lebenstätigkeit des Syphiliserregers in künstlichen Nähr- und Fortpflanzungsverhältnissen. Sovet. Vestn. Vener. i Derm. **3**, 818 (1934). [Russisch.] Zit. Zbl. Haut- u. Geschl.-Kr. **50**, 522 (1935). — RYTZ, F.: Flocculate induced antibodies and syphilis immunity in rabbits. Amer. J. clin. Path. **8**, 529 (1938).

(1) SACHS, H., u. E. WITEBSKY: Zur Frage der Liquor-Untersuchung mittels Flockung und Wassermannscher Reaktion. (Citochol-Reaktion und Kälte-Wassermann.) Klin. Wschr. **1930 I**, 499. — (2) SACHS, I.: Über die Wirkung heterogenetischer Antikörper unter besonderer Berücksichtigung ihrer Beeinflussung durch thermische Eingriffe. Z. Immun.-Forsch. **78**, 122 (1933). — (1) SAITO, S., u. H. MITANI: Über die M.K.R. II bei Syphilis. Lues (Kyoto) **9**, Nr 3 (1933). [Japanisch.] Zit. Zbl. Haut- u. Geschl.-Kr. **47**, 92 (1934). — (2) SAITO, S.: Studien über die Agglomerationsreaktion bei dem experimentellen Recurrensfieber. I. Schwankung der Agglomerationsreaktion im Blutserum der Infizierten. Lues (Kyoto) **16**, 207 (1938). [Japanisch.] Zit. Zbl. Haut- u. Geschl.-Kr. **60**, 695 (1938). — (3) SAITO, T.: Über die Verwertbarkeit der Kahnschen Reaktion für die Serumdiagnostik der experimentellen Kaninchensyphilis. Z. Hyg. Infekt.-Kr. **110**, 603 (1929). — (1) SANCHIS BAYARRI, V., u. G. MARTINEZ: Die Müllersche Reaktion in der Kälte: Ihre Resultate bei der menschlichen und der experimentellen Kaninchensyphilis. Act. dermo-sifiliogr. (Madr.) **27**, 331 (1934). [Spanisch.]

Zit. Zbl. Haut- u. Geschl.-Kr. 51, 139 (1935). — (2) SANCHIS BAYARRI, V., R. GONZALEZ MEDINA et C. MONTOLIU VOLANT: Sur l'existence des formes filtrantes du Treponema pallidum. Verh. 9. internat. Kongr. Derm. 2, 261 (1936). Zit. Zbl. Haut- u. Geschl.-Kr. 55, 60 (1937). — SANGIORGI, G.: Spirochetosi sperimentale e spirochetosi spontanea della cavia (a proposito delle ricerche de Sanarelli e di Pergher sulla patogenesi delle spirochetosi itterogene). Pathologica 22, 296 (1930). — (1) SARBÓ, A. v.: Spätlues des Nervensystems. Orv. Hetil. 1936, 983. [Ungarisch.] Zit. Zbl. Haut- u. Geschl.-Kr. 56, 69 (1937). — (2) SARBÓ, A. v.: Die Wege der Spirochaeta pallida im menschlichen Körper. Verh. 9. internat. Kongr. Derm. 2, 901 (1936). Zit. Zbl. Haut- u. Geschl.-Kr. 55, 152 (1937). — (1) SAWADA, H.: Über Recurrensspirochäten gut färbende Farbstoffe. Lues (Kyoto) 4, 195 (1929). [Japanisch.] Zit. Zbl. Haut- u. Geschl.-Kr. 35, 412 (1931). — (2) SAWADA, H.: Die färberische Untersuchung von Trypanosoma Lewisi, hauptsächlich die färberische Vergleichung der Trypanosoma Lewisi mit der Spirochaeta pallida. Lues (Kyoto) 5, 107 (1930). [Japanisch.] Zit. Zbl. Haut- u. Geschl.-Kr. 37, 107 (1931). — (3) SAWADA, H.: Studien über die Färbung der Recurrensspirochäte. II. Mitt. Über die färberischen Unterschiede der Recurrens- und Syphilisspirochäten bei der Färbung besonders in bezug auf den Zusammenhang zwischen den Eigenschaften der Farbstoffe und dem Färbungszustand der beiden Spirochätenarten. Acta derm. (Kyoto) 16, 31 (1930). [Japanisch.] Zit. Zbl. Haut- u. Geschl.-Kr. 37, 108 (1931). — (4) SAWADA, H.: Studien über die Frage der Recurrensspirochäte. VI. Die Beziehungen zwischen der Vorbehandlung mit verschiedenen Beizen und der Spirochätenfärbung mittels verschiedener Farbstoffe. Acta derm. (Kyoto) 16, 273 (1930). [Japanisch.] Zit. Zbl. Haut- u. Geschl.-Kr. 38, 107 (1931). — (5) SAWADA, H.: Studien über die Bausteine der Spirochäte. II. Über die Eiweiße in den Spirochäten. Lues (Kyoto) 5, 257 (1930). [Japanisch.] Zit. Zbl. Haut- u. Geschl.-Kr. 38, 815 (1931). — (6) SAWADA, H.: Studien über die Bausteine der Spirochäten. I. Über die Lipoide in den Spirochäten. Lues (Kyoto) 5, 192 (1930). [Japanisch.] Zit. Zbl. Haut- u. Geschl.-Kr. 37, 507 (1931). — SCAPARONE, G. G.: Comportamento del sistema reticoloendoteliale in sifilitici sottoposti a trattamento specifico. G. Accad. Med. Torino 97, 207 (1934). — ŠČERBAKOV, I.: Zur Frage des Auffindens der Spirochaeta pallida auf den Mandeln, bei Fehlen spezifischer Veränderungen an denselben. Vrač. Delo 14, 32 (1931). [Russisch.] Zit. Zbl. Haut- u. Geschl.-Kr. 40, 247 (1932). — SCHAAR, P. J. VAN DER: Framboesieimpfungen auf Paralytiker. Derm. Z. 70, 185 (1934). — SCHAEFFER, K., E. H. LOUGHLIN and A. JOSEPH: The effect of orally administered aureomycon on Treponema pertenue in man. Amer. J. trop. Med. 31, 24 (1951). — (1) SCHAMBERG, JAY F., J. A. KOLMER and B. MADDEN: Toxicity an physical properties of neoarsphenamine of different manufacture. A comparative study of the toxicity and the trypanocidal and spirocheticidal properties, with the advisability of establishing standards of curative activity. J. Amer. med. Ass. 100, 180—184 (1933). — (2) SCHAMBERG, I. L.: The effect of early subcurative arsenical and thermal treatment on the development of specific immunity in syphilitic rabbits. Amer. J. Syph. 24, 401 (1940). — (1) SCHERESCHEWSKY, J.: Culture de spirochètes pâles provenant de la rate de la souris blanche. Bull. Soc. franç. Derm. Syph. 43, 1063 (1936). — (2) SCHERESCHEWSKY, J.: Prévention de la syphilis. Arch. Inst. prophyl. 8, 159 (1936). — (3) SCHERESCHEWSKY, J.: Über die Fehlerquellen der Inokulationsmethoden in bezug auf die Kaninchensyphilis. Arch. Derm. Syph. (Berl.) 176, 318—319 (1937). — (4) SCHERESCHEWSKY, J.: Provocation chimique d'une glande lymphatique; chemin de dépistage direct du tréponème dans la syphilis inapparente (démonstration). Bull. Soc. franç. Derm. Syph. 62, 201 (1955). — (5) SCHERESCHEWSKY, J.: Syphilis der weißen Maus und Hautveränderungen. Z. Haut- u. Geschl.-Kr. 19, 344 (1955). — (6) SCHERESCHEWSKY, J.: Pallidakultur und Immunodiagnostik der Syphilis. Sonderdruck aus: Z. Haut- u. Geschl.-Kr. H. 8, 233ff. — (7) SCHERESCHEWSKY, J.: Pallidakultur und Immunodiagnostik der Syphilis. Z. Haut- u. Geschl.-Kr. 17, 233 (1954). — (8) SCHERESCHEWSKI, J.: Aussprache: Zweites Hauptthema: Immunität, Superinfektion, Reinfektion bei der Syphilis. 8. Internat. Kongr. für Dermatol. u. Syphilidol., Kopenhagen, 5.—9. VIII. 1930. Zit. Zbl. Haut- u. Geschl.-Kr. 37, 669 (1931). — SCHIPPER, G. J., and A. M. CHESNEY: The effect of the method of inoculation on the behavior of the serologic test for syphilis in experimental syphilis of the rabbit. Amer. J. Syph. 34, 25 (1950). (1) SCHIRREN, C. G.: Experimentelle Erzeugung von „Pseudospirochäten" im Blut. Ein Beitrag zur Frage des Spirochätennachweises bei ätiologisch ungeklärten Krankheiten. Dermatologica (Basel) 107, 238 (1953). — (2) SCHIRREN, C. G.: Experimentelle Erzeugung von „Pseudospirochäten" im Blut. Sonderdruck aus: Arch. Derm. Syph. (Berl.) 200 (1955). Bericht über die 22. Tagg der Dtsch. Dermatol. Ges. vom 16.—20. Sept. 1953. Berlin-Göttingen-Heidelberg: Springer. — (3) SCHIRREN, C. G.: Experimentelle Erzeugung von „Pseudospirochäten" im Blut mit Demonstration eines Mikrofilmes. Dtsch. Dermatol. Ges. 22. Tagg in Frankfurt a. M. vom 16.—20. Sept. 1953. Zit. Zbl. Haut- u. Geschl.-Kr. 88, 25 (1954). — SCHIRWINDT, L. S.: Der praktische Wert der neuen Modifikation der Citochol-Reaktion. Z. Immun.-Forsch. 77, 294 (1932). — SCHLORF, J.: Über das Vanadium und seine antiluetische Wirkung im Kaninchenversuch. Diss. Hamburg 1931, 23 S. Zit. Zbl. Haut- u.

Geschl.-Kr. **43**, 199 (1933). — (1) SCHLOSSBERGER, H.: Über die experimentelle Erprobung chemischer Substanzen auf ihren Heilwert bei der Syphilis. Scritti med. in onore Gabbi 1, 315 (1930). — (2) SCHLOSSBERGER, H., u. W. WORMS: Experimentelle Beiträge zur Frage der Heilbarkeit der experimentellen Kaninchensyphilis im Spätstadium. Arch. Derm. Syph. (Berl.) **164**, 628—641 (1932). — (3) SCHLOSSBERGER, H.: Über experimentelle Neurosyphilis, Ergebnisse. (Aus dem Serologischen Laboratorium der Bakteriologischen Abt. des Reichsgesundheitsamtes, Berlin-Dahlem.) Zit. Zbl. Haut- u. Geschl.-Kr. **43**, 369 (1933). — (4) SCHLOSSBERGER, H., u. J. SCHMITZ: Über die Heilbarkeit der experimentellen Affensyphilis. Zbl. Bakt., Abt. I. Orig. **134**, 305—311 (1935). — (5) SCHLOSSBERGER, H.: Experimentelle Untersuchungen über die therapeutische Wirksamkeit von Arsenpyridinverbindungen bei Syphilis. Med. Klin. **1937 II**, 1703—1706. — (6) SCHLOSSBERGER, H.: Über die experimentelle Erforschung der Neurosyphilis. Derm. Wschr. **119**, 650 (1947/48). — (7) SCHLOSSBERGER, H., A. JAKOB u. G. OIEKARSKI: Zur systematischen Stellung der Spirochäten. Naturwissenschaften **37**, 186 (1950). — SCHMEROLD, W., u. B. DEUBNER: Elektronenmikroskopische Untersuchungen an Reiter-Spirochaetales und Nichols-Treponemen, Sonderabdruck aus: Hautarzt **5**, 511—513 (1954). Berlin-Göttingen-Heidelberg: Springer. — (1) SCHMIDT, B.: Die Bedeutung der Entdeckung der Spirochaeta pallida für die Bakteriologie. Ärztl. Wschr. **1955**, 449. — (2) SCHMIDT, H.: Cardiolipin antigen. VIII. Course of and mutual relations between various seroreactions in syphilisinfected rabbits. Acta path. microbiol. scand. **37**, 252 (1955). Zit. Zbl. Haut- u. Geschl.-Kr. **94**, 237 (1956). — (3) SCHMIDT, K.: Ein Beitrag zur Filtrierbarkeit der Spirochaeta pallida. Zbl. Bakt., I. Abt. Orig. **162**, 280 (1955). — SCHMUKLER, S., u. E. PETROWA: Über angeborene experimentelle Lues des Kaninchens. Sovet. Vestn. Vener. i Derm. 4 (1935). [Russisch.] Zit. Zbl. Haut- u. Geschl.-Kr. **51**, 582 (1935). — SCHOCH, M. A.: Fortdauer der Therapieresistenz eines Pallidastammes im Tierversuch. Klin. Wschr. **1937 I**, 306. — (1) SCHÖBL, O.: Summary of serologic studies in experimental yaws. Philipp. J. Sci. **40**, 89 (1929). — (2) SCHÖBL, O.: Further experiments concerning immunity in treponematous infections. Philipp. J. Sci. **45**, 221 (1931). — (3) SCHÖBL, O.: Coexistent infection with yaws and syphilis. Philipp. J. Sci. **46**, 177 (1931). — (4) SCHÖBL, O.: Experimental study of immunologie reciprocity between yaws and syphilis, considering also other phases of immunity besides the complete resistance to infection. Philipp. J. Sci. **42**, 239 (1930). — (5) SCHÖBL, O., u. C. M. HASSELMANN: Über Beziehungen zwischen Framboesie und Syphilis. Arch. Schiffs- u. Tropenhyg. **36**, Beih. 2 (1932). — (6) SCHÖBL, O., H. HIRANO, A. VASQUEZ-COLET, J. RAMIREZ and S. ARIMA: Study concerning rat-bite fever in Manila, Philippine Islands. Philipp. J. Sci. **51**, 1 (1933). — (7) SCHÖBL, O., and O. GARCIA: Serologic reciprocity between yaws and syphilis. Philipp. J. Sci. **42**, 203 (1930). — (8) SCHÖBL, O.: An interpretation of the laws of Brown and Pearce that govern the course of treponematoses. Philipp. J. Sci. **46**, 169 (1931). — SCHOLTZ, W.: Über die Wirkung des Salvarsans bei verschiedener Verdünnung und Dosierung auf die Trypanosomen-Infektion von Mäusen und Kaninchen. Münch. med. Wschr. **1935 I**, 817. — SCHREUS, H.: Die Pflanzennatur der Spirochaeta pallida. Ver.igg Düsseldorfer Dermatol., Sitzg vom 23. XI. 1949, offz. Bericht. Zit. Zbl. Haut- u. Geschl.-Kr. **76**, 317 (1951). — (1) SCHUHMACHER, C.: Tierexperimenteller Beitrag zur Abhängigkeit des Salvarsaneffektes vom Zustand des reticuloendothelialen Systems (R.S.). Derm. Z. **60**, 469 (1931). — (2) SCHUHMACHER, C.: Über die Erzeugung von experimentell-luetischen Primäraffekten an der Rückenhaut des Kaninchens und des Meerschweinchens. Derm. Wschr. **1929 II**, 1186. — (3) SCHUHMACHER, C.: Lichenoide hyperkeratotische Salvarsanexantheme. Norddtsch. Dermatol. Ver.igg, Sitzg vom 11. V. 1930 in Königsberg, Univ.-Hautklinik. Zit. Zbl. Haut- u. Geschl.-Kr. **36**, 542 (1931). — (4) SCHUHMACHER, C.: Experimentelle Studie über die im Verlaufe luetischer Hautinfektionen am Kaninchen nachweisbare Gewebsumstimmung. 8. Internat. Kongr. für Dermatol. u. Syphilidol., Kopenhagen, 5.—8. VIII. 1930. Zit. Zbl. Haut- u. Geschl.-Kr. **37**, 720 (1931). — (5) SCHUHMACHER, C.: Beitrag zur Luesinfektion der Maus. (Demonstration mit Lichtbildern.) Nordostdtsch. Dermatol. Ver.igg 17.—18. XII. 1932 in Königsberg. Zit. Zbl. Haut- u. Geschl.-Kr. **45**, 12 (1933). — (6) SCHUHMACHER, C.: Über Serumreaktionen bei der experimentellen Kaninchensyphilis und deren Abhängigkeit vom Sitz der klinischen Erscheinungen. Arch. Derm. Syph. (Berl.) **165**, 1 (1932). — (7) SCHUHMACHER, C.: Über die Bedeutung der serologischen Luesreaktion bei der luetischen und nichtluetischen Maus. Derm. Z. **64**, 289 (1932). — (8) SCHUHMACHER, C.: Gewinnung von Liquor cerebrospinalis an der lebenden Maus durch Suboccipitalpunktion. Derm. Z. **64**, 383 (1932). — SCHULTZE-WOLTERS, G.: Untersuchungen über Syphilisimpfungen von der Zisterne aus beim Kaninchen. Derm. Z. **63**, 57—62 (1932). — SCHUPPLI, R.: Zur Frage des Nachweises von Spirochäten bei ätiologisch unabgeklärten Krankheiten. Dermatologica (Basel) **101**, 193 (1950). — (1) SCOTT, V.: Speculations on the role of spreading factor (hyaluronidase) in experimental and human syphilis. Amer. J. Syph. **33**, 424 (1949). — (2) SCOTT, V.: Hyaluronidase and experimental syphilis. II. The attempted localization of lesions in syphilitic rabbits by intracorneal injections of hyaluronidase. A negative report. Amer. J. Syph. **34**, 12 (1950). — (3) SCOTT, V., and G. J. DAMMIN: Morphologic and histochemical sequences in syphilitic and in tuberculous orchitis in the rabbit. Amer. J. Syph. 38, 189 (1954). — SCZUKA, H.: Tuberkulose und Lues. Arch. Derm. Syph. (Berl.) 186, 553 (1948). — SEBA, J.: The haemocultivation of Treponema pallidum. Česká Derm. 27, 215 (1952). [Tschechisch.] Zit. Zbl. Haut- u. Geschl.-Kr. 84, 252 (1953). — (1) SÉGUIN, P.: Treponema calligyrum et ultra-virus spirochétique. C. R. Soc. Biol. (Paris) 104, 247 (1930). — (2) SÉGUIN, P.: Le granule spirochétogène: étude morphologique. Ann. Derm. Syph. (Paris) 10, 833 (1940). — SEIFFERT, W.: Experimentelle Untersuchungen über die Infektion mit Spir. pallida durch Kohabitation und durch die Placenta. Z. Immun.-Forsch. 83, 61 (1934). — SEIKI, M.: Über Beziehungen zwischen der Impfung von Spirochaeta pallida in verschiedene Organe und der Syphilisreaktion. Mitt. med. Ges. Chiba 17, H. 8 (1939). [Japanisch.] Zit. Zbl. Haut- u. Geschl.-Kr. 64, 285 (1940). — (1) SEKI, T.: Klinische Untersuchungen über die Resorption und Ausscheidung von Wismutpräparaten. IV. Über den Übergang von Bi in die Cerebrospinalflüssigkeit. Okayama-Igakkai-Zasshi 53, 371 (1941). [Japanisch.] Zit. Zbl. Haut- u. Geschl.-Kr. 68, 356 (1942). — (2) SEKI, T.: Experimentelle Untersuchungen über die Resorption und Ausscheidung von Wismutpräparaten. II. Resorption und Ausscheidung von Bi nach Injektion von Thiobis beim Kaninchen. Okayama-Igakkai-Zasshi 53, 691 (1941). [Japanisch.] Zit. Zbl. Haut- u. Geschl.-Kr. 68, 654 (1942). — SENIN, A.: Ein Fall von experimenteller Syphilis des Zentralnervensystems. Klin. Med. (Mosk.) 11, 521 (1933). [Russisch.] Zit. Zbl. Haut- u. Geschl.-Kr. 47, 86 (1934). — SERAFIN, W.: Resultate der vorläufigen Untersuchungen über das Aufdecken von lebenden Spirochäten in Tuschpräparaten. Dermatol. Ver.igg am Lazaruskrankenhaus Warschau, Sitzg vom 21. 1. 1933. Aus dem analytisch-bakteriologischen Laboratorium des Krankenhauses. Zit. Zbl. Haut- u. Geschl.-Kr. 49, 120 (1934). — SERRA, G., e F. GAGNA: Contributo sperimentale allo studio del meccanismo d'azione degli arsenobenzoli e dei composti aromatici di arsenico pentavalente. Dermosifilografo 15, 115 (1940). — SERRI, F.: Jaluronidase (mesomucinasi) e sifilide sperimentale. Azione della jaluronidasi sulla velocità de dispersione dei treponemi nel coniglio. Dermosifilografo 25, 766 (1951). — SEVERAC, M., and G. W. RAIZISS: Penetration of syphilitic virus into experimental cancer tumors of mice. Amer. J. Syph. 17, 201 (1933). — (1) SÉZARY, A.: Les formes atypiques et la forme granuleuse du tréponème pâle. C. R. Soc. Biol. (Paris) 105, 444 (1930). — (2) SÉZARY, A., et G. LEVY: Toxicité comparée du stovarsol sodique et de l'acétylarsan chez le lapin. Bull. Soc. franç. Derm. Syph. 41, 78 (1934). — SHAW, C., J. E. KEMP and E. M. FITZGERALD: Sobismol (sodium bismuthate soluble) in the treatment of experimental rabbits syphilis. Amer. J. Syph. 23, 210 (1939). — (1) SHIBATA, S.: Keratitis due to retrobulbar inoculation of spirochaeta pallida. Lues (Kyoto) 1, 59 (1927). Zit. Zbl. Haut- u. Geschl.-Kr. 35, 152 (1931). — (2) SHIBATA, S., and M. HASHIGUCHI: Inoculation with syphilis and framboesia on the back of rabbits. Lues (Kyoto) 2, 215 (1928). Zit. Zbl. Haut- u. Geschl.-Kr. 35, 545 (1931). — (1) SHIBUYA, Y.: Beobachtung über die Inkubationszeit bei der experimentellen Kaninchensyphilis. Mitt. med. Ges. Chiba 14, H. 7, dtsch. Zus.fass. 61—62 (1936). [Japanisch.] Zit. Zbl. Haut- u. Geschl.-Kr. 55, 671 (1937). — (2) SHIBUYA, Y.: Experimentelle Untersuchungen über Kaninchensyphilis bei Leberstörung. Mitt. med. Ges. Chiba 14, dtsch. Zus.fass. 69—70. [Japanisch.] Zit. Zbl. Haut- u. Geschl.-Kr. 55, 674 (1937). — SHIGA, H.: Histological study of the eyes of rabbits congenitally infected with syphilis. Amer. J. Ophthal., III. s. 22, 119 (1939). — (1) SHIME, K.: Super- und Reinfektion bei Kaninchensyphilis. I. Reaktion in loco der Primärläsion nach der intravenösen Super- und Reinfektion. Lues (Kyoto) 11, 161 (1934). [Japanisch.] Zit. Zbl. Haut- u. Geschl.-Kr. 51, 61 (1935). — (2) SHIME, K.: Super- und Reinfektion bei Kaninchensyphilis. II. Der Spirochätengehalt in Milz und Blut der intravenös super- und reinfizierten Syphiliskaninchen. Lues (Kyoto) 11, 223 (1934). [Japanisch.] Zit. Zbl. Haut- u. Geschl.-Kr. 51, 445 (1935). — (3) SHIME, K.: Super- und Reinfektion bei Kaninchensyphilis. III. Spirochätennachweis in dem Blut von intravenös reinfizierten Kaninchen. Lues (Kyoto) 12, 1 (1935). [Japanisch.] Zit. Zbl. Haut- u. Geschl.-Kr. 51, 582 (1935). — (4) SHIME, K.: Super- und Reinfektion bei Kaninchensyphilis. III. Über den Spirochätengehalt in dem Blut der intravenös reinfizierten Syphiliskaninchen (2). Lues (Kyoto) 12, 76 (1935). [Japanisch.] Zit. Zbl. Haut- u. Geschl.-Kr. 53, 205 (1936). — (5) SHIME, K.: Super- und Reinfektion bei Kaninchensyphilis. IV. Intracutane Superinfektion nach intravenöser Primärinfektion der Syphilis. Lues (Kyoto) 12, 115—132 u. dtsch. Zus.-fass. 11—13 (1935). [Japanisch.] Zit. Zbl. Haut- u. Geschl.-Kr. 57, 54 (1938). — (6) SHIME, K.: Super- und Reinfektion bei Kaninchensyphilis. V. Über die Rolle des Trauma auf die Entstehung der Syphilisläsion. Canad. med. Ass. J. 36, 392 (1937). Zit. Zbl. Haut- u. Geschl.-Kr. 57, 55 (1938). — (1) SHIMODA, S., and M. HONDA: Experimental syphilis in new born rabbits. Lues (Kyoto) 1, 143 (1927). Zit. Zbl. Haut- u. Geschl.-Kr. 35, 152 (1931). — (2) SHIMODA, T., and M. HONDA: On the staining of spirochaeta pallida in the syphilitic bone lesion. Lues (Kyoto) 1, 144 (1927). Zit. Zbl. Haut- u. Geschl.-Kr. 35, 411 (1931). — SHIMURA, Y.: Zur Kenntnis der Wassermannschen Serumreaktion bei gesunden Kaninchen. Mitt. med. Ges. Chiba 17, H. 3 (1939). [Japanisch.] Zit. Zbl. Haut- u. Geschl.-Kr. 63, 159 (1940). — (1) SIEGEL, J.: Der Syphiliserreger ein invisibles Virus. Freiburg i. Br.: Gebr. Günther 1935. Zit.

Zbl. Haut- u. Geschl.-Kr. **51**, 444 (1935). — (2) SIEGEL, J.: Der Erreger der Syphilis und einiger akuten Exantheme. Vorl. Mitt. Freiburg i. Br.: Selbstverlag 1940. 3 S. u. 1 Abb. Zit. Zbl. Haut- u. Geschl.-Kr. **65**, 176 (1940). — SIERRA, A. M.: Vorkommen des Treponema pallidum in der Hirnrinde malariabehandelter Paralytiker. Arch. argent. Neurol. **1**, 183 (1927). [Spanisch.] Zit. Zbl. Haut- u. Geschl.-Kr. **33**, 382 (1930). — (1) SIMON, C.: Lettres à un médecin praticien sur la dermatologie. XLIII. Est-ce le tréponème pâle qui est l'agent de transmission de la syphilis? Bull. méd. **1934**, 259. — (2) SIMON, C., et R. MOLLINEDO: Présence de granules spirochétogènes dans le suc extrait de sarcoides sous-cutanées. Bull. Soc. franç. Derm. Syph. **48**, 204 (1941). — (3) SIMON, C., et R. MOLLINEDO: Présence, dans les adénites primaires syphilitiques, de formes minuscules du tréponema pâle, munies d'un filament terminal; présence constatée avant l'apparition des formes typiques spiralées et après la disparition de celles-ci. Bull. Soc. franç. Derm. Syph. **44**, 2046 (1937). — (4) SIMON, C., et R. MOLLINEDO: Diagnostic de la syphilis par la recherche du granule spirochétogène. Presse méd. **1941 I**, 513. — (5) SIMON, C., et R. MOLLINEDO: Le granule spirochétogène dans les gommes syphilitiques cutanées. Presse méd. **1941 I**, 464. — (6) SIMON, C., et R. MOLLINEDO: Présence de granules spirochétogènes dans le suc de gommes syphilitiques. Bull. Soc. franç. Derm. Syph. **48**, 202 (1941). — SIMONS, H. C. R.: Desintegration des Zentralnervensystems zum Nachweis von Spirochäten mittels der Thedanblau-Kaliumchlorat-Methode (TKM) und deren Bedeutung für die zukünftige Erforschung der multiplen Sklerose, Hirnparalyse und Tabes. Verh. dtsch. Ges. Path. **1956**, 308. — (1) SINGER, E., u. V. FISCHL: Quantitativer Nachweis der von Spirochäten und Trypanosomen gebundenen Chemotherapeutica. Naturwissenschaften **1933**, 787. — (2) SINGER, E., u. V. FISCHL: Der Nachweis von Arsenikalien in Spirochäten und Trypanosomen. Z. Hyg. Infekt.-Kr. **116**, 36 (1934). — (3) SINGER, E., J. KOTRBA u. V. FISCHL: Die Bindung von Arzneimitteln an Spirochäten und Trypanosomen in vitro. Z. Hyg. Infekt.-Kr. **116**, 133 (1934). — SKLAR, O.: Zum Nachweis der Spirochäten bei kongenitalluetischen Kindern. Moskauer Venerol.-Dermatol. Ges., Sitzg vom 10. I. 1929. Zit. Zbl. Haut- u. Geschl.-Kr. **34**, 417 (1930). — SKOBSKI, J. L.: Über das Vorhandensein von Spirochäten im Lymphsystem der Paralytiker. Mschr. Psychiat. **89**, 365 (1934). — SMITH, E. C.: Filtration experiments with Spirochaeta schaudinnii. J. Hyg. (Lond.) **34**, 429 (1934). — SNOW, J. S.: The microbiology of syphilis. Present status. Amer. J. Syph. **24**, 780 (1940). — SONCK, C. E.: Infectiousness in syphilis. Some examples from a practice. Acta derm.-venereol. (Stockh.) **31**, 599 (1951). Zit. Zbl. Haut- u. Geschl.-Kr. **81**, 91 (1952). — SONNENBERG, E.: Über Wismutanwendung als prophylaktische Konzeption. Przegl. derm. Wener. **25**, 400. [Polnisch.] Zit. Zbl. Haut- u. Geschl.-Kr. **36**, 397 (1930). — SOSNOVSKIJ, A. T.: Der Verlauf der experimentellen Syphilis von Kaninchen unter dem Einfluß der Decortikation und der Barbamyldauernarkose. Vestn. Vener. Derm. H. 5, 40 (1954). [Russisch.] Zit. Zbl. Haut- u. Geschl.-Kr. **91**, 352 (1955). — SPAGNOLI, B.: Ricerche della spirocheta nel cervello di paralitici trattati con la malarioterapia. Ateneo parmense **2**, 93 (1930). — SPANIR, R.: Zur Färbung der Spirochaeta pallida im dicken Tropfen. Venerol. **6**, H. 8, 83 (1929). [Russisch.] Zit. Zbl. Haut- u. Geschl.-Kr. **32**, 249 (1931). — SPIEGEL, L., WILLIAM LIEFER and H. SARASON: Treatment of neurosyphilis with a new pentavalent arsenical, arsenone. Amer. J. Syph. **25**, 472—485 (1941). — STAMOWA, L.: Die Histopathologie der Kaninchenhaut bei symptomloser Disseminierung der Spirochaeta pallida. Sovet. Vestn. Vener. i Derm. **4**, 590—595 (1935). Zit. Zbl. Haut- u. Geschl.-Kr. **52**, 251 (1936). — (1) STEINER, G.: Vergleichendes zur Erregerwanderung im Zentralnervensystem bei progressiver Paralyse und multipler Sklerose. Zbl. ges. Neurol. Psychiat. **61**, 277 (1931). — (2) STEINER, G.: A simple method for demonstration of spirochetes in frozen sections. J. Lab. clin. Med. **23**, 315 (1937). — (3) STEINER, G.: A new method of staining spirochetes and bacteria in smears. J. Lab. clin. Med. **23**, 293 (1937). — (4) STEINER, G.: A simple method of staining spirochetes in routine parafin sections. With remarks regarding distribution of spirochetes in tissues. J. Lab. clin. Med. **25**, 204 (1939). — STEJNLUCHT, L. A.: Über den Verlauf der syphilitischen Infektion bei Kaninchen unter dem Einfluß kleiner Penicillindosen. Vestn. Vener. Derm. H. 2, 18 (1951). [Russisch.] Zit. Zbl. Haut- u. Geschl.-Kr. **81**, 362 (1952). — STEMBERG, M. I.: Zu Problemen der Toxikologie von Novarsenol und Sovarsen. Venerol. H. 2, 55 (1952). [Russisch.] Zit. Zbl. Haut- u. Geschl.-Kr. **82**, 326 (1953). — (1) STERZI, G.: Vie di diffusione del virus sifilitico nel topolino bianco. Atti Soc. med.-chir. Padova, II. s. **16**, 340 (1938). — (2) STERZI, G., e V. STAUDACHER: Tentaviti di coltura della spirocheta di Schaudinn sulla membrana corionallantoidea di embrione di pollo vivente. G. ital. Derm. Sif. **80**, 777 (1939). — (3) STERZI, G.: Sulla precoce infesiosità delle linfoghiandole superficiali, del fegato e della milza, nel topolino bianco sifilizzato (virus Truffi). Atti Soc. ital. Derm. Sif. **1**, 1118 (1939). — (4) STERZI, G.: Ricerche di sifilide sperimentale nel gatto. Arch. ital. Med. sper. **5**, 769 (1939). — (5) STERZI, G.: Nuove vedute sui fattori modificanti il decorso della sifilide sperimentale del coniglio. L'importanza degli ormoni sessuali. G. ital. Derm. Sif. **81**, 703 (1940). — (6) STERZI, G.: Azione delle basse temperature sulla spirocheta di Schaudinn ed Hoffmann. Atti Soc. ital. Derm. Sif. **3**, 223 (1940). — (7) STERZI, G.: Ricerche sulla trasmissione della sifilide alla cavia. Arch. ital. Derm. **17**, 3 (1941). — (8) Sterzi, G.: Azione curativa e preventiva di un arsenobenzolo dissolfossilato nella sifilide sperimentale e umana. Arch. ital. Derm. **17**, 156—177 (1941). — (9) Sterzi, G., e A. de Giorgio: Inoculazione del virus Truffi nell'utero di coniglia. G. ital. Derm. Sif. **83**, 781 (1942). — (10) Sterzi, G.: Ricerche immunitarie nella sifilide sperimentale del coniglio. G. ital. Derm. Sif. **90**, 163 (1949). — (11) Sterzi, G.: L'associazione penicillina-streptomicina nella terapia della sifilide sperimentale del coniglio. Arch. ital. Derm. **24**, 246 (1951). — (1) Störring, E.: Zur Frage des Spirochätennachweises durch Cantharidenpflaster. Allg. Z. Psychiat. **99**, 265 (1933). — (2) Störring, E.: Zur Frage des Vorkommens der Spirochaeta pallida in dem durch Cantharidenpflaster gewonnenen Exsudat. Psychiat.-neurol. Wschr. **1932**, 439. — Stransky, E., u. J. Teichmann: Weiteres zum Thema: Lues und Muskel. Wien. klin. Wschr. **1953**, 1006. — Strausz, L.: Über Arsenobenzolikterus. Derm. Wschr. **1931 II**, 1813—1823. — Streitmann, B., u. A. Wiedmann: Biologische Prüfungen von Arsenobenzolderivaten. II. Mitt. Vergleichende Untersuchungen über die Sensibilisierungsfähigkeit einzelner Arsenobenzolderivate. Arch. Derm. Syph. (Berl.) **175**, 696 (1937). — (1) Strempel, R.: Frühzeitiger Spirochätennachweis in scrotalen Impfherden von Kaninchen nach Einimpfung von Poplitealdrüsen latent syphilitischer Kaninchen. Vorl. Mitt. Derm. Z. **61**, 1 (1931). — (2) Strempel, R.: Zur allgemeinen Pathologie und Immunbiologie der Syphilis. (Mit besonderer Berücksichtigung der experimentellen Ergebnisse.) Derm. Z. **63**, 1 (1932). — (1) Stroesco, G., et A. Vaisman: Nouvelles contributions à l'étude de l'infection syphilitique cliniquement apparente des souris. C. R. Soc. Biol. (Paris) **122**, 399—402 (1936). — (2) Stroesco, G., et A. Vaisman: Nouvelles données sur la syphilis expérimentale cliniquement inapparente de la souris. Bull. Soc. franç. Derm. Syph. **43**, 1102—1111 (1936). — (3) Stroesco, G., et A. Vaisman: La syphilis expérimentale cliniquement inapparente de la souris. Ann. Inst. Pasteur **59**, 403—436 (1937). — Sudô, G.: Über die Hirnveränderungen der malariabehandelten Paralyse. Okayama-Igakkai-Zasshi **43**, 2412 (1931). [Japanisch.] Zit. Zbl. Haut- u. Geschl.-Kr. **40**, 816 (1932). — Sükrü, Ibsan: Die Lues cerebri. Aylik Tip Gaz. **5**, 27 (1931). Zit. Zbl. Haut- u. Geschl.-Kr. **40**, 540 (1932). — Sugino, M.: Einfluß des Recurrens auf Syphilis bei Ratten. Lues (Kyoto) **12**, 186—198 u. dtsch. Zus.fass. 21 (1935). [Japanisch.] Zit. Zbl. Haut- u. Geschl.-Kr. **54**, 40 (1937). — (1) Sugiwaka, K.: Über den Einfluß der Milzexstirpation auf den Verlauf der experimentellen Kaninchensyphilis. Lues (Kyoto) **4**, 32. [Esperanto.] Zit. Zbl. Haut- u. Geschl.-Kr. **35**, 827 (1931). — (2) Sugiwaka, K.: Experimentelle Studie über den Einfluß der endokrinen Organe auf den Verlauf des Rückfallfiebers. III. Milz und Rückfallfieber. Acta derm. (Kyoto) **15**, 199 (1930). [Japanisch.] Zit. Zbl. Haut- u. Geschl.-Kr. **35**, 829 (1931). — (3) Sugiwaka, K.: Experimentelle Studie über das Recurrensfieber bei Parabiosemaus. I. Über die Operation der Parabiose der Maus. Acta derm. (Kyoto) **15**, 489 (1930). [Japanisch.] Zit. Zbl. Haut- u. Geschl.-Kr. **35**, 829 (1931). — (1) Supniewski, J. W.: Die pharmakologischen Eigenschaften einiger Wismutbenzolverbindungen. Bull. int. Acad. pol. Sci., Cl. Méd. Nr 4/6, 187 (1931). Zit. Zbl. Haut- u. Geschl.-Kr. **42**, 134 (1932). — (2) Supniewski, J. T., u. J. Hano: Veränderung chemischer Verbindungen unter Einfluß der Spirochaeta pallida. Med. dosw. spol. **17**, 338 (1933). [Polnisch.] Zit. Zbl. Haut- u. Geschl.-Kr. **48**, 474 (1934). — (3) Supniewski, J. W., et J. Hano: La transformation des composés chimiques sous l'action du tréponème pâle. Bull. int. nat. Acad. pol. Sci., Cl. Méd. Nr 2/5, 181 (1933). Zit. Zbl. Haut- u. Geschl.-Kr. **49**, 560 (1934). — (1) Syring, P.: Nachweis der Spirochaeta pallida. Psychiat.-neurol. Wschr. **1931 II**, 559. — (2) Syring, P.: Zum Vorkommen der Spirochaeta pallida in den Leistendrüsen von Paralytikern. Dtsch. med. Wschr. **1931 II**, 2155. — (3) Syring, P.: Bemerkungen zu dem Vortrag Störrings, Bonn: Zur Frage des Spirochätennachweises durch Cantharidenpflaster. Psychiat.-neurol. Wschr. **1933**, 322. — (4) Syring, P.: Bemerkungen zu dem Artikel „Zur Frage des Vorkommens der Spirochaeta pallida in dem durch Cantharidenpflaster gewonnenen Exsudat" von Privatdozent Dr. Ernst Störring. Psychiat.-neurol. Wschr. **1932**, 490.

Tafuri, G.: Il risentimento del rene nel trattamento con gli arsenobenzoli (Neosalvarsan). Gazz. int. Med. Chir. **38**, 807 (1930). — (1) Takahashi, H.: Beiträge zur histopathologischen Untersuchung der experimentellen Syphilis und Framboesie bei Kaninchen. I. Mitt. Pathologische Veränderungen der Aortenwand. Jap. J. exp. Med. **15**, 321—327 (1937). — (2) Takahasi, H.: Beiträge zur histopathologischen Untersuchung der experimentellen Syphilis und Framboesie bei Kaninchen. III. Mitt. Orchitis und Initialsklerose der Rückenhaut sowie des Hodensackes. Jap. J. exp. Med. **15**, 401 (1937). Zit. Zbl. Haut- u. Geschl.-Kr. **60**, 559 (1938). — Takaki, I.: Les études expérimentales sur la syphilis. I. rapport. Bull. Soc. franç. Derm. Syph. **39**, 1278 (1932). Zit. Zbl. Haut- u. Geschl.-Kr. **45**, 756 (1933). — (1) Takami, U.: Über den Einfluß der Recurrensinfektion auf den Verlauf der experimentellen Rattenbißkrankheit. Lues (Kyoto) **8**, 67 (1932). [Japanisch.] Zit. Zbl. Haut- u. Geschl.-Kr. **43**, 471 (1933). — (2) Takami, U., and T. Ishigami: Spirochaeta pallida in the spleen and the brain of a mouse infected with syphilis. Lues (Kyoto) **7**, Nr 1, engl. Zus.fass. 1—2 (1931). [Japanisch.] Zit. Zbl. Haut- u. Geschl.-Kr. **41**, 737 (1932). — (3) Takami, U.: Über die Infektion des Rückfallfiebers beim entmilzten Kaninchen. Lues (Kyoto) 8, 89 (1932). [Japanisch.] Zit. Zbl. Haut- u. Geschl.-Kr. 43, 329 (1933). — (4) Takami, U.: Über den Einfluß der Entmilzung auf die Infektion der Rattenbißkrankheit. Lues (Kyoto) 8, 151 (1932). [Japanisch.] Zit. Zbl. Haut- u. Geschl.-Kr. 44, 207 (1933). — (5) Takami, U.: Einfluß der Sodokuinfektion auf die experimentelle Syphilis. Acta derm. (Kyoto) 20, 125—131 (1932). Zit. Zbl. Haut- u. Geschl.-Kr. 45, 246 (1933). — (6) Takami, U.: Der Einfluß des Rückfallfiebers auf die experimentelle Syphilis. Acta derm. (Kyoto) 20, 99—103 (1932). Zit. Zbl. Haut- u. Geschl.-Kr. 45, 246 (1933). — (1) Takatsu, F.: The prophylactic action of para-oxy-acetylaminophenylarsinic acid (spirocid). Lues (Kyoto) 4, 25 (1929). [Japanisch.] Zit. Zbl. Haut- u. Geschl.-Kr. 35, 158 (1931). — (2) Takatsu, F.: Über die Geschwindigkeit des Eindringens der Spirochäten von der Infektionsstelle aus. Lues (Kyoto) 4, 179 (1929). [Japanisch.] Zit. Zbl. Haut- u. Geschl.-Kr. 35, 283 (1931). — (3) Takatsu, F.: Über die prophylaktische Wirksamkeit von intracutan injiziertem Salvarsan bei der Sodokuinfektion. Lues (Kyoto) 4, 245 (1930). [Japanisch.] Zit. Zbl. Haut- u. Geschl.-Kr. 35, 830 (1931). — (4) Takatsu, F.: Über die Prophylaktica der Spirochätenkrankheiten. Acta derm. (Kyoto) 15, 367 (1930). [Japanisch.] Zit. Zbl. Haut- u. Geschl.-Kr. 35, 830 (1931). — (5) Takatsu, F.: Über Sodoku-Reinokulation nach unvollständiger Behandlung. Acta derm. (Kyoto) 16, 23 (1930). [Japanisch.] Zit. Zbl. Haut- u. Geschl.-Kr. 35, 830 (1931). — (6) Takatsu, F.: Über die prophylaktische Wirksamkeit von intracutan injiziertem Salvarsan bei der Syphilis und Framboesiainfektion. Acta derm. (Kyoto) 15, 449 (1930). [Japanisch.] Zit. Zbl. Haut- u. Geschl.-Kr. 35, 831 (1931). — (7) Takatsu, F., u. N. Kato: Über Superinfektion der Kaninchensyphilis und Framboesia und Kreuzimpfung der beiden Spirochäten. Lues (Kyoto) 5, 34 (1930). [Japanisch.] Zit. Zbl. Haut- u. Geschl.-Kr. 35, 828 (1931). — Tanabe, B.: Note on the duration of immunity to yaws in Philippine monkeys. Philipp. J. Sci. 40, 49 (1929). — (1) Tani, T., M. Kakishita, Sanada u. Inoue: Beiträge zur experimentellen Kaninchensyphilis. Zbl. Bakt., I. Abt. Orig. 113, 481 (1929). Zit. Zbl. Haut- u. Geschl.-Kr. 33, 512 (1930). — (2) Tani, T., M. Kakishita u. K. Saito: Beiträge zur Meerschweinchensyphilis. Anhang: Die Mäusesyphilis. Zbl. Bakt., I. Abt. Orig. 117, 73 (1930). Zit. Zbl. Haut- u. Geschl.-Kr. 37, 510 (1931). — (3) Tani, T., M. Kishita u. K. Saito: Beiträge zur experimentellen Kaninchensyphilis. II. Mitt. Zbl. Bakt., I. Abt. Orig. 116, 471 (1930). Zit. Zbl. Haut- u. Geschl.-Kr. 35, 544 (1931). — (4) Tani, T., K. Saito u. H. Funada: Über die suboccipitale Impfung von Kaninchen mit Syphilis. Zbl. Bakt., I. Abt. Orig. 119, 201 (1930). — (5) Tani, T., K. Saito u. H. Funada: Experimentelle Studien über die Syphilis des Zentralnervensystems. I. Mitt. Zbl. Bakt., I. Abt. Orig. 123, 219—237 (1931). — (6) Tani, T., H. Funada u. K. Saito: Beiträge zur Rattenbißkrankheit des Kaninchens mit besonderer Berücksichtigung ihres therapeutischen Einflusses auf die Kaninchensyphilis. Zbl. Bakt., I. Abt. Orig. 123, 490 (1932). Zit. Zbl. Haut- u. Geschl.-Kr. 42, 407 (1932). — (7) Tani, T., u. K. Saito: Experimentelle Studien über die Syphilis des Zentralnervensystems. III. Mitt. Über den Einfluß von Impfstelle, Rasse, Geschlecht und Alter der Kaninchen. Zbl. Bakt., I. Abt. Orig. 125, 417 (1932). Zit. Zbl. Haut- u. Geschl.-Kr. 43, 689 (1933). — (8) Tani, T., u. H. Funada: Experimentelle Studien über die Syphilis des Zentralnervensystems. IV. Über die Stämme von Syphilisspirochaeten und die Reinfektion in das Gehirn u. a. Zbl. Bakt., I. Abt. Orig. 125, 423—428 (1932). — (9) Tani, T., u. T. Okaya: Experimentelle Studien über die Syphilis des Zentralnervensystems. V. Mitt. Über den Einfluß der Impfdosis, die Persistenz der Spirochäten im Gehirn und die Reinfektion in das Gehirn. Zbl. Bakt., I. Abt. Orig. 127, 430 (1933). Zit. Zbl. Haut- u. Geschl.-Kr. 46, 99 (1933). — (10) Tani, T., H. Funada u. K. Ogiuti: Experimentelle Studien über die Syphilis des Zentralnervensystems. VI. Mitt. Zbl. Bakt., I. Abt. Orig. 131, 148 (1934). Zit. Zbl. Haut- u. Geschl.-Kr. 49, 559 (1934). — (11) Tani, T., u. K. Saito: Studien über die Blutveränderungen der experimentellen Kaninchensyphilis. Zbl. Bakt., I. Abt. Orig. 131, 149 (1934). — (12) Tani, T., u. H. Funada: Beiträge zur Meerschweinchensyphilis. II. Mitt. Die Wiederinfektionsversuche. Zbl. Bakt., I. Abt. Orig. 134, 50 (1935). — (13) Tani, T., u. H. Hutaki: Experimentelle Studien über die Syphilis des Zentralnervensystems. VII. Mitt. Die Persistenz der suboccipital geimpften Syphilisspirochaeten im Gehirn. Jap. J. exp. Med. 13, 63—68 (1935). Zit. Zbl. Haut- u. Geschl.-Kr. 52, 59 (1936). — (14) Tani, T., K. Ogiuti, H. Hutaki u. I. Oya: Über die Geschwindigkeit des Eindringens der Syphilisspirochaeten in die regionären Lymphdrüsen. Zbl. Bakt., I. Abt. Orig. 134, 54—56 (1935). Zit. Zbl. Haut- u. Geschl.-Kr. 52, 249 (1936). — (15) Tani, T., u. K. Ogiuti: Experimentelle Studien über die Syphilis des Zentralnervensystems. X. Mitt. Die Mäusesyphilis. Jap. J. exp. Med. 13, 75—82 (1935). Zit. Zbl. Haut- u. Geschl.-Kr. 52, 463 (1936). — (16) Tani, T., M. Kakishita u. K. Saito: Beiträge zur experimentellen Kaninchensyphilis. Zbl. Bakt., I. Abt. Orig. 116, 471 (1930). Zit. Zbl. Haut- u. Geschl.-Kr. 35, 544 (1931). — (1) Taoka, J.: Malignant tumors and syphilis. Pt. III. On the effect of normal rabbit serum on the growth of malignant tumors. Jap. J. Obstet. Gynec. 20, 321—322 (1937). Zit. Zbl. Haut- u. Geschl.-Kr. 59, 209 (1938). — (2) Taoka, J.: Malignant tumors and syphilis. Pt. IV. The effect of syphilis on the growth of malignant tumors. Jap.

J. Obstet. Gynec. **20**, 323—325 (1937). Zit. Zbl. Haut- u. Geschl.-Kr. **59**, 209 (1938). —
(3) TAOKA, J.: Malignant tumors and syphilis. Pt. V. A histological study of the effect of
syphilis of transplanted tumor. Jap. J. Obstet. Gynec. **20**, 326—328 (1937). Zit. Zbl. Haut-
u. Geschl.-Kr. **59**, 209 (1938). — TATARU, V., u. P. PETROVICI: Syphilis und Trauma. Cluj
med. **17**, 772 (1936). [Rumänisch.] Zit. Zbl. Haut- u. Geschl.-Kr. **56**, 272 (1937). — TAYLOR,
J., and M. L. AJUJA: Toxicity tests of novarsenobenzene in white mice bred in India. Indian
J. med. Res. **23**, 91—94 (1935). — THOMAS, C. S., and H. J. MORGAN: Single cell inoculations
with Treponema pallidum. J. exp. Med. **59**, 297 (1934). — (1) THOMSEN, O., u. T. CHRISTIAN-
SEN: Das Verhalten der Wassermannschen Reaktion bei experiment∘ll-syphilitischen Kaninchen. Hospitalstidende **1930 II**, 785. [Dänisch.] Zit. Zbl. Haut- u. Geschl.-Kr. **35**, 824
(1931). — (2) THOMSEN, O.: Über die Möglichkeit, die Spirochaeta pallida in Reinkultur zu
züchten. Ugeskr. Laeg. **1937**, 779. [Dänisch.] Zit. Zbl. Haut- u. Geschl.-Kr. **58**, 309 (1938). —
(3) THOMSON, J. H.: Sul dosaggio della tossicità degli arsenobenzoli. Ricerche sperimentali.
Biochim. Terap. sper. **20**, 98 (1933). — TIHARA, R.: Studie über die Lymphdrüsen der Syphilitiker. Untersuchungen der Spirochaeta pallida im Drüsenpunktat und der enucleierten
Lymphdrüse, nebenbei Palpationsuntersuchung der oberflächlichen Lymphdrüsen. Hihu-to-
Hitunyo **3**, H. 1, 17 (1935). [Japanisch.] Zit. Zbl. Haut- u. Geschl.-Kr. **51**, 446 (1935). —
TILDEN, E. B.: Filtration of Treponema pallidum and Treponema novyi through collodion
membranes. J. Bact. **33**, 307 (1937). — TODA, TADAO: Über die Wirkung der chemotherapeutischen Mittel (besonders Goldpräparate) auf die im Gehirn persistierenden Recurrensspiro-
chaeten und über die grundlegenden Untersuchungen von der Persistenz der Recurrens-
spirochaeten im Gehirn. Experimentelle Beiträge zur Therapie der Spirochaetosis. I. Mitt.
J. orient. Med. **15**, dtsch. Zus.fass. 132—133 (1931). [Japanisch.] Zit. Zbl. Haut- u. Geschl.-
Kr. **41**, 636 (1932). — TOKAY, L.: Tierexperimentelle Untersuchungen über die Wirkungsweise der Hyperthermie-Salvarsan-Behandlung. Arch. Psychiat. Nervenkr. **104**, 36 (1935). —
TOKURA, N.: Experimentelle Studien über die sogenannte Gehirn- und Organpersistenz der
Spirochaeta recurrentis Duttoni unter dem Einfluß von Alkoholismus. Acta derm. (Kyoto)
21, 1 (1933). Zit. Zbl. Haut- u. Geschl.-Kr. **46**, 755 (1933). — TOMESCO, P., et S. CONSTANTI-
NESCO: Recherches sur les spirochètes dans la paralysie générale. Bull. Soc. Psychiat. (Bucu-
reşti) **2**, 13 (1937). — (1) TOURAINE, A.: Hérédité mendélienne récessive du lapin „Rex".
Hérédo-dystrophie tréponémosique. Bull. Soc. franç. Derm. Syph. **40**, 840 (1933). — (2) TOU-
RAINE, A.: Syphilis et système reticulo-endothélial. Sang. **12**, 970 (1938). — (1) TRUFFI, G.:
Ricerche sul potere spirocheticida dei sieri di luetici durante il trattamento neoarsenobenzolico.
Atti Soc. med.-chir. Padova 8, 143 (1931). — (2) TRUFFI, G.: Vitalità della spirocheta pallida
nel siero e nell'organismo di animali fin qui ritenuti non recettivi all'infezione luetica. Atti
Soc. med.-chir. Padova 8, 146 (1931). — (3) TRUFFI, M.: Diagnostic et pathogénie des syphilis
nerveuses. Ann. Mal. vénér. **27**, 270 (1932). — (4) TRUFFI, G.: Esperienze di localizzazione di
spirochete pallide circolanti. Boll. Soc. ital. Biol. sper. **8**, 91—96 (1933). — (5) TRUFFI, G.:
Del glicogeno epatico nella sifilide sperimentale del coniglio. Boll. Sez. region. Soc. ital. Derm.
Nr 3, 217 (1934). — (6) TRUFFI, G.: Lesioni articolari ed ossee nella sifilide. (Ricerche sperimentali e cliniche.) II. Il problema della sifilide delle ossa e delle articolazioni nel campo sperimentale. G. ital. Derm. Sif. **75**, 697 (1934). — (7) TRUFFI, G.: L'azione terapeutica degli
arsenobenzoli associati a deidrocolato di sodio. Atti Soc. med.-chir. Padova **12**, 154 (1934). —
(8) TRUFFI, M., e P. CÉRUTTI: Il cancro da catrame nei topini sifilizzati. Nota prev. Atti
Soc. med.-chir. Padova 14, 401 (1936). — (1) TURNER, TH. B., and J. H. CHAMBERS: Experimental yaws. I. Comparison of the availability of the rabbit and monkey for the isolation of
strains of yaws. Bull. Johns Hopk. Hosp. **50**, 253 (1932). — (2) TURNER, TH. B.: The preservation of virulent treponema pallidum and treponema pertenue in the frozen state; with a
note on the preservation of filtrable viruses. J. exp. Med. **67**, 61 (1938). — (3) TURNER, TH. B.,
and W. L. FLEMING: Prolonged maintenance of spirochetes and filtrable viruses in the frozen
state. J. exp. Med. **70**, 629 (1939). — (4) TURNER, TH. B., and N. L. BRAYTON: Factors
influencing the survival of spirochetes in the frozen state. J. exp. Med. **70**, 639 (1939). —
(5) TURNER, TH. B., and D. H. HOLLANDER: Cortisone in experimental syphilis. (A preliminary note.) Bull. Johns Hopk. Hosp. **87**, 505 (1950). — (6) TURNER, TH. B., and D. H.
HOLLANDER: Biology of the treponematoses. (World Health Organization, Monogr. Ser.
Nr 35.) Geneva: World Health Organiz. 1957, S. 278. — (7) TURNER, TH. B., and D. H
HOLLANDER: Studies on the mechanism of action of cortisone in experimental syphilis.
Amer. J. Syph. **38**, 371 (1954). — (8) TURNER, TH. B., and K. SCHAEFER: The comparative
effect of various antibiotics in experimental syphilis. Amer. J. Syph. **38**, 81 (1954). —
(9) TURNER, TH. B., and D. H. HOLLANDER: Studies on treponemes from cases of endemic
syphilis. Bull. Org. mond. Santé **7**, 75 (1952). — (10) TURNER, TH. B., and TH. H. DISEKER:
Duration of infectivity of Treponema pallidum in citrated blood stored under conditions
obtaining in blood banks. Bull. Johns Hopk. Hosp. **68**, 269 (1941).
    (1) UHLENHUT, P., u. W. SEIFFERT: Bemerkungen zu dem Aufsatz von KRITSCHÉWSKI:
Über den Mechanismus der Wirkung von Wismutverbindungen auf Spirochäten. (Zbl. Bakt.,

I. Abt. Orig. **118**, H. 1/2.) Zbl. Bakt., I. Abt. Orig. **118**, 422 (1930). — (2) UHLENHUTH, P., u. W. SEIFFERT: Neue Ergebnisse der experimentellen Antimontherapie mit besonderer Berücksichtigung der Arseno-Stibio-Verbindungen. Klin. Wschr. **1931 II**, 1751. — (3) UHLENHUTH, P.: La syphilis manifeste généralisée du lapin. Bull. Soc. franç. Derm. Syph. **43**, 1094—1099 (1936). — UTRILLA, A.: Atypische Formen des Schaudinnschen Treponema pallidum. Act. dermo-sifiliogr. (Madr.) **33**, 760 (1942). [Spanisch.] Zit. Zbl. Haut- u. Geschl.-Kr. **69**, 535 (1943).

VACCARI, R.: Influenza di dosi minime di penicillina sulla morfologia e biologia del treponema de Schaudinn e sul decorso della sifilide sperimentale del coniglio. Atti 37. Congr. Soc. ital. Dermat. (Minerva dermat. Coll. monogr. Nr 1), p. 143, 1951. — VAGUE, J.: La place de la syphilis en pathologie endocrinienne. Bull. Soc. franç. Derm. Syph. **1951**, 101. — (1) VAISMAN, A.: Rôle de la porte d'entrée dans la transmission de la syphilis à la souris. Ann. Derm. Syph. (Paris), VII. s. **10**, 651 (1950). — (2) VAISMAN, A.: La vitesse de propagation du virus syphilitique dans l'organisme. Étude expérimentale. Rev. franç. Derm. Véner. **14**, 3 (1938). — (3) VAISMAN, A.: La syphilis inapparente expérimentale chez la souris. Ligue nationale française contre le peril venerien. Institut Alfred-Fournier, 1953. — VALLS, D.: Chancro sifilitico rebelde a la accion de la penicilina. Act. dermo-sifiliogr. (Madr.) **46**, 254 (1955). Zit. Zbl. Haut- u. Geschl.-Kr. **92**, 272 (1955). — VAMOS, L., u. A. BÖHM: Die Wirkung der Arsenobenzolpräparate auf den Fetus. (Tierversuche.) Arch. Derm. Syph. (Berl.) **176**, 245—255 (1937). — (1) VÁSÁRHELYI, J. v.: Ein Verfahren zur Reinzüchtung der Spirochaeta pallida. Zbl. Bakt., I. Abt. Orig. **124**, 365 (1932). — (2) VÁSÁRHELYI, J.: Ein Verfahren zur Reinzüchtung der Spirochaeta pallida. Mag. orv. Arch. **34**, 216 (1933). [Ungarisch.] Zit. Zbl. Haut- u. Geschl.-Kr. **46**, 491 (1933). — (3) VÁSÁRHELYI, J.: Beiträge zur Biologie der Spirochaeta pallida. Mag. orv. Arch. **36**, 34 (1935). [Ungarisch.] Zit. Zbl. Haut- u. Geschl.-Kr. **51**, 228 (1935). — (4) VÁSÁRHELYI, J. v.: Besteht ein Parallelismus zwischen der trypanoziden und der spirochaetoziden Wirkung der Arsenobenzolpräparate? Z. Immun.-Forsch. **90**, 19—28 (1937). — (5) VÁSÁRHELYI, J.: Experimentelle Beiträge zu Syphilis-Immunität. Mag. orv. Arch. **38**, 43—47 u. dtsch. Zus.fass. 49 (1937). [Ungarisch.] Zit. Zbl. Haut- u. Geschl.-Kr. **56**, 329 (1937). — VAUTHEY, M.: Système reticulo-endothelial hépatique et chimiothérapies antisyphilitiques. Son rôle dans leur tolérance et leur activité. Ann. Mal. vénér. **29**, 421 (1934). — VEGA, P. DE LA: Die Spirochäten-Untersuchung im Gehirn von Paralytikern. Acta esp. Neurol. Psiquit. **1**, 106 (1940). Zit. Zbl. Haut- u. Geschl.-Kr. **68**, 134 (1942). — (1) VELU, H., L. BALOZET et G. ZOTTNER: Neurotropisme de Spirochaeta hispanicum (souche de Mansouriah) pour le lapin, forme nouvelle de l'infection inapparente. C. R. Soc. Biol. (Paris) **103**, 381 (1930). — (2) VELU, H., L. BALOZET et G. ZOTTER: Apparition de la virulence du cerveau chez les cobayes inoculés avec le spirochète hispano-marocain. C. R. Soc. Biol. (Paris) **106**, 1089 (1931). — VENTURI, LUIGI CARLO: Le infezioni spirochetotripanosomiche. Ann. Pat. trop. e Parassit. **2**, 295—307, 378—384, 441—448, 502—512, 560—567 (1941). — VERGE, J.: Les spirochétoses du lapin et du lièvre. Rev. gén. Méd. vét. **45**, 13 (1936). — VERZOLA, M.: Inoculazione nel topino di liquor di paralitici progressivi prima e dopo malarizzazione. Boll. Sez. region. Soc. Derm. Nr 1, 74 (1935). Zit. Zbl. Haut-u. Geschl.-Kr. **51**, 298 (1935). — VILANOVA, X., C. CARDENAL R. MERCAU: Un nuevo caso aun de chancro sifilitico arsenorresistente. Act. dermo-sifiliogr. (Madr.) **47**, 592 (1956). Zit. Zbl. Haut- u. Geschl.-Kr. **96**, 250 (1956). — VJASELEVA, Š. M., u. T. A. DANILOVA: Veränderungen des gezüchteten Treponema pallidum unter dem Einfluß des Penicillins. Vestn. Vener. Derm. H. 1, 34 (1952). [Russisch.] Zit. Zbl. Haut- u. Geschl.-Kr. **82**, 86 (1953). — VOEGTLIN, C.: Sterilizing action of repeated, fractional doses of arsphenamine in experimental syphilis. J. Pharmacol. **35**, 189 (1929). — VOLFERZ, G. A.: Biologie der Treponema pallida. I. Einfache Methode der Ausscheidung der T. pallida in Reinkultur von kranken Menschen und morphologische Eigentümlichkeiten der Spirochäten in Kulturen. Vestn. Mikrobiol. **15**, 334 (1937). [Russisch.] Zit. Zbl. Haut- u. Geschl.-Kr. **59**, 211 (1938).

WADA, Y.: Die Reaktion am Ort einer ablaufenden Impfkeratitis auf intravenöse Reinfektion. Lues (Kyoto) **13**, 12 (1935). [Japanisch.] Zit. Zbl. Haut- u. Geschl.-Kr. **53**, 490 (1936). — (1) WAGNER, R.: Über die Wirkung von Solganal und Neosalvarsan bei unnatürlicher Infektion. Arch. Derm. Syph. (Berl.) **167**, 505—601 (1933). — (2) WAGNER, R.: Isoliertes Haften der Syphilisinfektion in der Hornhaut der jungen Katzen. Derm. Wschr. **1936 II**, 1215—1221. — (3) WAGNER, R.: Über die prophylaktische Wirkung des Solusalvarsans im Tierexperiment. Derm. Wschr. **1934 II**, 1609. — (4) WAGNER, R.: Vermögen die Syphilisspirochäten bei Kaninchen von der Hornhaut aus ins Gehirn einzudringen? Derm. Z. **70**, 13 (1934). — (5) WAGNER, W.-H., u. H. W. PEDAL: Untersuchungen über die Wirkung von Spirotrypan bei der experimentellen Kaninchensyphilis. Arzneimittel-Forsch. **4**, 137 (1954). — (1) WAKERLIN, G. E.: The therapeutic action of colloidal mercury sulphide (Hille) and of other colloidal heavy metal sulphides in syphilis experimentally produced in rabbits. Arch. Derm. Syph. (Chicago) **19**, 878 (1929). — (2) WAKERLIN, G. E.: Laboratory infection in man by the spirochaeta pallida of experimental rabbit syphilis. J. Amer. med. Ass. **98**, 479 (1932). —

(3) Wakerlin, G. E.: Attempted immunisation of rabbits against experimental syphilis. Arch. Derm. Syph. (Chicago) **28**, 843 (1933). — Waring jr., G. W., and W. L. Fleming: Further attempts to immunize rabbits with killed Treponema pallidum. Amer. J. Syph. **35**, 568 (1951). — (1) Warthin, A. S.: A silver-starch-gelatin method for the demonstration of spirochetes in single tissue sections. Amer. J. Syph. **13**, 454 (1929). — (2) Warthin, A. S.: Lesions of latent syphilis. Brit. med. J. **1929**, No 3579, 236. — (3) Warthin, A. S., and R. E. Olsen: The granular transformation of spirocheta pallida in aortic focal lesions. Amer. J. Syph. **14**, 433 (1930). — (4) Warthin, A. S., and R. E. Olsen: The apparent sequence of spirochetes and granular forms in syphilitic buboes. Amer. J. Syph. **15**, 145 (1931). — (1) Watanabe, S.: Verteilung der Spirochaeten in den Lymphdrüsen syphilitischer Kaninchen. I. Lues (Kyoto) 8, 19—20 (1932). Zit. Zbl. Haut- u. Geschl.-Kr. **45**, 508 (1933). — (2) Watanabe, S.: Spirochäten in den Lymphdrüsen syphilitischer Kaninchen. II. Schwankung des Spirochätengehalts in der Milz. Lues (Kyoto) **10**, 147 (1934). [Japanisch.] Zit. Zbl. Haut- u. Geschl.-Kr. **48**, 659 (1934). — (3) Watanabe, S.: Spirochäten in den Lymphdrüsen syphilitischer Kaninchen. III. Spirochäten in den Lymphdrüsen der re- und superinfizierten Syphiliskaninchen. Acta derm. (Kyoto) **23**, 32 (1934). Zit. Zbl. Haut- u. Geschl.-Kr. **50**, 165 (1935). — Watson, J. H. L., J. J. Angulo, F. Leon-Blanco, G. Varela and C. C. Wedderburn: Electron microscopic observations of flagellation in some species of the genus Treponema Schaudinn. J. Bact. **61**, 455 (1951). — Weigl, R.: Biologie der Spirochaeta pallida. Roczn. psychjat. H. 17, 1 (1932). [Polnisch.] Zit. Zbl. Haut- u. Geschl.-Kr. **41**, 384 (1932). — (1) Weiss, E.: A simple method for staining spirochetes. J. Lab. clin. Med. **14**, 1191 (1929). — (2) Weiss, F.: Spirochaeta pallida im „trockenen Ausstrich", ein neues Verfahren ihrer Darstellung. Arch. Kinderheilk. **95**, 300 (1932). — Welferz, G.: Biologie du spirochète pâle. Simple méthode d'obtention du spirochète pâle dans une culture pure et les caractères morphologiques des spirochètes dans les cultures. Bull. Soc. franç. Derm. Syph. **43**, 1065 (1936). — Wicher, K., and D. Rogala: Studies on biphasic haemolysine in rabbit syphilis. Przegl. derm. 7, 241 (1957). [Polnisch.] Zit. Zbl. Haut- u. Geschl.-Kr. **99**, 344 (1958). — Wien, R.: The increase in toxicity for mice of solutions of neoarsphenamine on exposure to air. Quart. J. Pharm. 8, 631 (1935). — (1) Wiedmann, A.: Zur Frage der Bedeutung des R.E.S. bei Leberschädigung durch Salvarsan. Wien. med. Wschr. **1933 II**, 767. — (2) Wiedmann, A., u. H. Gabriel: Klinische und tierexperimentelle Studien zur Penicillinbehandlung der Syphilis. 21. Tagg der Dtsch. Dermatol. Ges. in Heidelberg vom 5.—9. Okt. 1949. Zit. Zbl. Haut- u. Geschl.-Kr. **74**, 15 (1950). — Wigodtchikoff, G. W., et M. Goudéliss: Sur la contagiosité du sperma des syphilitiques. Étude expérimentale. Acta dermato-venereol. (Stockh.) **12**, 277 (1931). Zit. Zbl. Haut- u. Geschl.-Kr. **39**, 805 (1932). — (1) Wiggall, R. H., H. E. C. Zheutlin, E. R. Trice, DuMont F. Elmendorf jr. and R. C. V. Robinson: Studies on the effect of aureomycin on Treponema pallidum. Amer. J. Syph. **33**, 416 (1949). — (2) Wiggall, R. H., and A. M. Chesney: The effect of the size of the inoculum (number of treponemes) upon the course of experimental syphilis in the rabbit. Bull. Johns Hopk. Hosp. **86**, 191 (1950). — (1) Wilde, H.: Über das Vorkommen von Spirochäten in der Prostata. Dermatol.-Tagg in Hamburg vom 24.—26. Sept. 1948. Zit. Zbl. Haut- u. Geschl.-Kr. **73**, 174 (1949). — (2) Wilde, H.: Über das Vorkommen von Spirochäten in der Vorsteherdrüse. (Mitteilung weiterer Ergebnisse systematischer Untersuchungen von Prostatasekreten im Dunkelfeld.) Z. Haut- u. Geschl.-Kr. 6, 227 (1949). — (3) Wilde, H.: Bewertung der Seroreaktionen bei behandelter Lues. Essener Dermatol. Ges., Sitzg vom 23. XI. 1949. Zit. Zbl. Haut- u. Geschl.-Kr. **75**, 198 (1950). — Wile, U. J., and J. S. Snow: The chick embryo as a culture medium for Spirocheta pallida. J. invest. Derm. 4, 103 (1941). — Willentschuk, A.: Untersuchungen über die Klinik und Histopathologie der experimentellen Kaninchensyphilis. Arch. Derm. Syph. (Berl.) **165**, 37—52 (1932). — Winkler-Junius, E.: Über das Verhalten der Mikrogliazellen gegenüber der Spirochaeta pallida im Gehirn progressiver Paralytiker. Z. ges. Neurol. Psychiat. **133**, 724 (1931). — Winogradowa, O. W., u. J. S. Meerson: Über eine noch unbekannte Funktion des Reticuloendothelialsystems. XVIII. Über die Bedeutung der Heilgrenzdosen chemotherapeutischer Verbindungen für die Entdeckung jener Funktion des Reticuloendothelialsystems, welche den Vollwert der chemotherapeutischen Wirkung im Organismus bedingt. Giorn. Batt. Immun. 9, 978 (1932).— (1) Worms, W.: Die spontane Kaninchenspirochätose. Sonderdruck aus: Handbuch der pathogenen Mikroorganismen, Bd. 7, S. 717. 1930. — (2) Worms, W.: Zur Verimpfungsmethodik bei experimenteller Kaninchensyphilis. Zbl. Bakt., I. Abt. Orig. **114**, 355 (1929). — (3) Worms, W., u. F. O. Schulze: Zum Vorkommen der Spirochaeta pallida in den Leistendrüsen von Paralytikern. Dtsch. med. Wschr. **1931 II**, 1856. — Wróblewska, J., u. W. Wróblewki: Kultur der Spirochaeta pallida auf Nährboden mit Watte. Med. dosw. spol. **14**, 808 (1932). [Polnisch.] Zit. Zbl. Haut- u. Geschl.-Kr. **42**, 238 (1932). — Wyssozkij, W.: Vereinfachte Methoden zur Spirochätenuntersuchung im Dunkelfeld. Sovet. Vestn. Vener. i Derm. H. 6, 567 (1936). [Russisch.] Zit. Zbl. Haut- u. Geschl.-Kr. **55**, 68 (1937).

(1) YAIDA, H.: The immunological studies of rabbit syphilis, especially on the intracutaneous superinfection on the back-skin. Jap. med. World 9, 183 (1929). Zit. Zbl. Haut-u. Geschl.-Kr. 32, 642 (1930). — (2) YAIDA, H.: The serological studies on the serum and cerebro-spinal fluid of syphilis in rabbits. Jap. med. World 9, 285 (1929). Zit. Zbl. Haut- u. Geschl.-Kr. 34, 362 (1930). — (1) YAKIMOW, W. PH.: Zur Frage über die Rezidivrassen der Spir. Obermeieri bei experimenteller Recurrens. Z. Immun.-Forsch. 64, 9 (1929). — (2) YAKIMOFF, W.-L., et E.-F. ROSTEGAIEFF: Sur la question du traîtment de la spirochétose spontanée du lapin. Ann. Soc. belge. Méd. trop. 12, 395 (1932). — (3) YAKIMOFF, W.-L., E. F. ROSTE-GAIEFF, S. N. MATSCHOULSKY u. A. D. TITKOFF: Zur Frage der Masseninfektion von Kaninchen mit der Spirochätose (Treponema cuniculi). Z. Immun.-Forsch. 88, 406 (1936). — YAMADA, SHOJI: Beiträge zur Immunbiologie der Haut. III. Mitt. Experimentelle Studie mit Hautextrakt von Syphilis- und Framboesia-Kaninchen. Jap. J. Derm. 39, 101 (1936). Zit. Zbl. Haut- u. Geschl.-Kr. 56, 273 (1937). — (1) YAMAMOTO, T.: Studien über Spirochäten-färbung. II. Mitt. Zusammenhang zwischen den Eigenschaften der Farbstoffe und der Spirochätenfärbung. Acta derm. (Kyoto) 14, 11 (1929). [Japanisch.] Zit. Zbl. Haut- u. Geschl.-Kr. 32, 836 (1930). — (2) YAMAMOTO, T.: Studien über Spirochätenfärbung. III. Mitt. Färberische Unterschiede zwischen Sp. pallida, Sp. pallidula und Sp. cuniculi. Acta derm. (Kyoto) 14, 145 (1929). [Japanisch.] Zit. Zbl. Haut- u. Geschl.-Kr. 33, 382 (1930). — (3) YAMAMOTO, T., and K. HOSHINA: The staining of spirochaeta pallida. (Prelim. rep.) Lues (Kyoto) 1, 58 (1927). Zit. Zbl. Haut- u. Geschl.-Kr. 35, 411 (1931). — (4) YAMAMOTO, T.: Der Einfluß der äußeren Temperatur auf die experimentelle Kaninchensyphilis. Lues (Kyoto) 2, 212 (1928). Zit. Zbl. Haut- u. Geschl.-Kr. 35, 543 (1931). — (5) YAMAMOTO, S.: Blutbild der Framboesie-Kaninchen. Lues (Kyoto) 8, 19 (1932). Zit. Zbl. Haut- u. Geschl.-Kr. 45, 510 (1933). — (6) YAMAMOTO, S.: Die tierexperimentelle Untersuchung auf den Spirochäten mit dem neuen Wismutpräparat „Syphlose". Jap. J. Urol. 22, 103 (1933). — (7) YAMAMOTO, S.: Hämatologische Untersuchung. Über die zur vollständigen Infektion von Ratten mittels intraperitonealer Impfung notwendige minimale Anzahl von Recurrensspirochäten der Mandschureistämme. Acta derm. (Kyoto) 19, 150 (1932). Zit. Zbl. Haut- u. Geschl.-Kr. 45, 89 (1933). — (8) YAMAMOTO, H.: Studien über die Einwirkung von Goldsalzen auf die Spirochaetosis. I. Einwirkung von Goldsalzen auf Recurrens-Spirochäten. Lepro (Osaka) 9 (1938). [Japanisch.] Zit. Zbl. Haut- u. Geschl.-Kr. 64, 687 (1940). — (9) YAMAMOTO, H.: Studien über die Einwirkung von Goldsalzen auf die Spirochaetosis. III. Einwirkung von Goldsalzen auf experimentelle Kaninchen-Syphilis. Lepro (Osaka) 9 (1938). [Japanisch.] Zit. Zbl. Haut-u. Geschl.-Kr. 64, 687 (1940). — (10) YAMAMOTO, H.: Studien über die Einwirkung von Goldsalzen auf die Spirochaetosis. IV. Über die Behandlung der Menschen-Syphilis mit Gurgol. Lepro (Osaka) 9 (1938). [Japanisch.] Zit. Zbl. Haut- u. Geschl.-Kr. 64, 687 (1940). — YAMAZAKI, J., u. N. OGAWA: Untersuchung über die Lymphdrüsen der Luiker, Studien über die Impfresultate an Kaninchen, besonders in Beziehung zur Heilung. Jap. J. Derm. 35, 120 (1934). Zit. Zbl. Haut- u. Geschl.-Kr. 49, 558 (1934). — (1) YASUMOTO, K.: Study on experimental syphilis in rats. V. The histological features of the iliacal lymphatic node in syphilitic rats. Lues (Kyoto) 9, 84 (1933). [Japanisch.] Zit. Zbl. Haut- u. Geschl.-Kr. 46, 354 (1933). — (2) YASUMOTO, K.: Study on experimental syphilis in rats. III. The spirochete-content in internal organ of syphilitics rats. Lues (Kyoto) 8, 217—224 u. engl. Zus.fass. 16—17 (1932). Zit. Zbl. Haut- u. Geschl.-Kr. 45, 381 (1933). — (3) YASUMOTO, K.: Study on experimental syphilis in rats. IV. The reinoculation experiment in syphilitic rats. Lues (Kyoto) 8, 225—240 u. engl. Zus.fass. 17 (1932). Zit. Zbl. Haut- u. Geschl.-Kr. 45, 381 (1933). — (4) YASUMOTO, K.: Studien über die experimentelle Syphilis bei Ratten. II. Spirochäten in den Iliacallymphdrüsen nach Impfung der Syphilis an verschiedenen Impfstellen. Lues (Kyoto) 8, 143 (1932). [Japanisch.] Zit. Zbl. Haut- u. Geschl.-Kr. 44, 472 (1933). — (5) YASUMOTO, K.: The spirochete-content in the brain and internal organs of syphilitic rats. Lues (Kyoto) 9, Nr 1 (1933). Zit. Zbl. Haut- u. Geschl.-Kr. 46, 610 (1933). — (6) YASUMOTO, K.: Passive immunity to syphilis in rats. Lues (Kyoto) 10, 178 (1934). [Japanisch.] Zit. Zbl. Haut- u. Geschl.-Kr. 48, 727 (1934). — YATA, T.: Experimental studies on fever therapy of syphilis. Jap. J. exp. Med. 17, 463 (1939). Zit. Zbl. Haut- u. Geschl.-Kr. 64, 553 (1940). — YOKOTY, Y.: Experimentelle Untersuchungen über die luetische Keratitis parenchymatosa. I. Mitt. Acta Soc. ophthal. jap. 36, 1080 (1932). [Japanisch.] Zit. Zbl. Haut- u. Geschl.-Kr. 43, 772 (1933). — YOSHIDA, S.: Syphilitische Veränderung im lymphatischen System bei experimenteller Kaninchensyphilis. (Regionäre Drüsenerkrankungen bei Hodensyphilis.) Lues (Kyoto) 6, 58 (1931). [Japanisch.] Zit. Zbl. Haut- u. Geschl.-Kr. 38, 820 (1931). — YUAN-PO, L.: A new method for the cultivation of Spirochaeta recurrentis. Kitasato Arch. exp. Med. 10, 78 (1933). Zit. Zbl. Haut- u. Geschl.-Kr. 46, 231 (1933).

ZAFFIRO, P.: Alterazioni della morfologia del treponema pallidum per, azione di anti-corpo immobilizzante e di complemento. Riv. Ist. sieroter. ital. 30, 161 (1955). — ZAHRADNICKÝ: Syphilis und Tuberkulose. Čas. Lék. čes. 1929 II, 1096, 1159, 1188. [Tschechisch.] Zit.

Zbl. Haut- u. Geschl.-Kr. **34**, 213 (1930). — ZAVOJSTYI, S. A.: Die Wirksamkeit der Penicillintherapie bei der Syphilis im Experiment. Vestn. Vener. Derm. H. 6, 9 (1951). [Russisch.]
Zit. Zbl. Haut- u. Geschl.-Kr. **83**, 300 (1953). — ZENIN, A.: Veränderungen der Leber bei
experimenteller Syphilis der Kaninchen. Russk. Vestn. Derm. **7**, 360 (1929). [Russisch.]
Zit. Zbl. Haut- u. Geschl.-Kr. **32**, 642 (1930). — ZIELER, K.: Beitrag zur Spirochätenvaccine
Hilgermann. Erwiderung zur Arbeit von R. HILGERMANN **1941**, Nr 6, Derm. Wschr. **1941** I,
345. — (1) ZIMMERMANN, E.: Über die Durchseuchung des Kaninchenorganismus durch die
Syphilisspirochäte. Klin. Wschr. **1929** II, 1428. — (2) ZIMMERMANN, E.: Über den Ablauf der
Infektion bei intravenös syphilitisch-infizierten Kaninchen. Arch. Hyg. (Berl.) **103**, 269
(1930). — ZINGALE, M.: Colorazione della „Spirochaeta pallida" al violetto di genziana diluito
e alcalinizzato. Policlinico, Sez. prat. **1932**, 1435. — ZIPERSON, D. A.: Die Sterilisation der
Kaninchen vermittels Osarsol bei experimenteller Syphilis. Vestn. Vener. Derm. H. 1, 37
(1940). [Russisch.] Zit. Zbl. Haut- u. Geschl.-Kr. **65**, 176 (1940). — ZOBOLI, C.: Alcune
considerazioni eziopatogenetiche e cliniche sull'associazione sifilide e tuberculosi polmonare.
Arch. Med. e Chir. **4**, 629—651 (1935). — ZUMBUSCH, L. v.: Zur Diskussion über Entwicklungs-
formen der Spirochaeta pallida. Derm. Wschr. **1930** I, 869. — (1) ZURHELLE, E.: Zur Pro-
phylaxefrage. Gemeinsame Tagg der Niederländischen Ver.igg von Dermatol. u. der Ver.igg
Rheinisch-Westfälischer Dermatol. in Köln, Sitzg vom 25. u. 26. V. 1929. Zit. Zbl. Haut- u.
Geschl.-Kr. **32**, 27 (1930). — (2) ZURHELLE, E.: Experimentelle Beeinflussung von Schanker-
bildung und Inkubationszeit bei Kaninchensyphilis. 8. Internat. Kongr. für Dermatol. u.
Syphilidol., Kopenhagen, 5.—9. VIII. 1930. Zit. Zbl. Haut- u. Geschl.-Kr. **37**, 720 (1931). —
ZURUKZOGLU, ST., u. L. GRÜNBERG: Herpesvirus und cerebrospinale Lues. 16. Jahresverslg
der Schweizerischen Ges. für Dermatol. u. Venerologie-Aarau, Sitzg vom 15.—16. X. 1932.
Zit. Zbl. Haut- u. Geschl.-Kr. **46**, 16 (1933).

Allgemeine Pathologie der Syphilis

Von

Albert Wiedmann-Wien

A. Die Generalisierung der Syphilis und die Ausscheidung der Spirochäten

I. 1. und 2. Inkubationszeit

Die Bezeichnung 1. und 2. Inkubationszeit, wie sie im Kapitel „Die Generalisierung der Syphilis und die Ausscheidung der Spirochäten" von BUSCHKE und JACOBSOHN gebraucht wurde, soll hier beibehalten werden, obwohl ich so wie KERL glaube, daß dieser Ausdruck falsch ist, denn jede Infektionskrankheit — also auch die Lues — kann immer nur *eine* Inkubationszeit haben, worunter man den Zeitraum versteht, der von der Infektion bis zur Entwicklung der ersten Krankheitserscheinungen verstreicht. KERL hat die Zeit vom Auftreten des Primäraffektes bis zum Ausbruch des ersten Exanthems zutreffender „Präsekundärperiode" genannt. Weil ich aber nicht glaube, daß hier der Ort ist, um über eine neue Terminologie zu diskutieren, möchte ich bei der von den früheren Autoren gebrauchten Bezeichnung bleiben.

Zur Frage nach der 1. Inkubationszeit der Syphilis werden in einer Reihe von Arbeiten die verschiedensten Beobachtungen mitgeteilt. Im allgemeinen vertreten die Autoren die Meinung, daß normalerweise die 1. Inkubationszeit etwa 3—4 Wochen beträgt. Dies geht aus den Beobachtungen von BARANOV hervor, der aber auch Fälle sah, bei denen diese Periode nur 1 Woche betrug, andere, bei welchen sie bis $3^1/_2$ Monate dauerte (CHEVALLIER u. CARTEAUD). Es ist selbstverständlich, daß die Autoren durch klinische Beobachtungen, aber auch durch experimentelle Untersuchungen bemüht waren, diese zeitlichen Differenzen zu klären. Außer dem eben genannten Autor berichtet TAMPONI (1933) über einen Fall, bei dem die Inkubationszeit 5—6 Tage betrug. KRANZ meint, daß die Dauer der Inkubation von der Reaktionsfähigkeit des Organismus, von der Virulenz der Erreger und von der Menge der inoculierten Spirochäten abhängig sei. CRAWFORD hat versucht, diese Frage experimentell zu klären und kam zu dem Ergebnis, daß die Inkubation bei Inoculation von 1000—10000 Spirochäten etwa gleich lang sei, während nach Überimpfung von 20000 Spirochäten eine deutliche Verkürzung zu beobachten war.

Die Erklärung, daß die Virulenz des Erregers für die Inkubationszeit von Bedeutung sei, geht auch aus einer Beobachtung hervor, die ROUSSET mitteilt, der über ein Ehepaar und dessen Kind berichtet. Beim Mann und bei der Frau trat die Sklerose 40 Tage post infectionem auf, während beim Kind, welches sich bei der Geburt an den Erscheinungen der Mutter ansteckte und zwei typische luische Anfangsgeschwüre zeigte, die Inkubationszeit etwa 37 Tage betrug. Die annähernd gleichmäßig verlängerte Inkubationszeit ist jedenfalls auffallend. GOTTRON beobachtete einen Mann, der sich spätestens Ende August 1942 angesteckt haben konnte und bei dem der Autor im Jänner 1943 einen seropositiven Primäraffekt, in dem Spirochäten nachweisbar waren, sah. Dieser Patient war Ende Oktober 1942 an einer Sepsis lenta erkrankt. Nun wäre, wenn die Angaben des Kranken verläßlich sind, auch eine achtwöchige Inkubationszeit auffallend lang. Man darf die anamnestischen Angaben gerade der Geschlechtskranken immer nur mit Vorsicht verwerten. Einfacher zu klären ist eine Inkubationsdauer von 110 Tagen bei einem 21jährigen kongenital luischen Mann, den WAINTRAUB beobachtete. Bei diesem Kranken entwickelte sich ein weicher Schanker, der örtlich mit desinfizierenden Maßnahmen behandelt wurde. Der Autor meint, daß die verlängerte Inkubationszeit auf eine durch die kongenitale Lues bedingte „Halbimmunität" zurückzuführen sei, erwägt aber auch, ob nicht die örtliche Carbolsäure-Jodoformbehandlung des Ulcus molle dafür verantwortlich zu machen wäre. Darüber hinaus muß aber die Tatsache an sich, daß bei einem sicheren Luetiker ein syphilitisches Anfangsgeschwür beobachtet wird, als sehr ungewöhnlich bezeichnet werden, und man muß doch überlegen, ob man hier berechtigt ist, von einem Ulcus durum zu sprechen. In der gleichen Richtung gehen Beobachtungen von GLINER, der bei 33 Fällen von Chancre mixte nicht vor dem 25.—30. Tage post infectionem, bei 3 Kranken sogar erst nach 4 Monaten, das Auftreten der Primäraffekte sah. Eine weitere Beobachtung, die eine Erklärung für die unterschiedlich langen Inkubationszeiten abgeben könnte, wird von CHARPY mitgeteilt. Er sah einen 19jährigen Mann, der 13 Tage vor der ersten Untersuchung mit einer Frau Geschlechtsverkehr ausgeübt hat, bei der zwei Papeln am rechten großen Labium bestanden, in denen zahlreiche Spirochäten gefunden wurden. Der junge Mann hatte sich beim Geschlechtsverkehr eine oberflächliche Verletzung zugezogen, die jedoch 2—3 Tage post coitum abheilte. In einem aus dieser Stelle durch Scarifikation gewonnenen Reizserum konnte CHARPY spärliche Treponemen nachweisen. Am 24. Tag nach dem suspekten Geschlechtsverkehr entwickelte sich ein Geschwür, in dem reichlich Spirochäten vorhanden waren. So konnten in diesem Fall also schon am 13. Tag nach der Infektion Spirochäten aufgedeckt werden. Wenn die Inoculationsstelle nun keine Verletzung, sondern eine balanitische Erosion oder ein Herpesbläschen ist, das eine schlechtere Heilungstendenz zeigt, kann auf diese Weise tatsächlich relativ früh ein Substanzverlust beobachtet werden. Auf ähnliche Weise dürften auch Fälle zu erklären sein, bei denen es zur Ansteckung mit Syphilis während der Inkubationsperiode kommt, wie z. B. der von PÉRIN u. BARBIER. T. PUTKONEN meint, daß der Geschlechtsverkehr in der Inkubationszeit relativ ungefährlich sei; immerhin wurde unter 8 von ihm beobachteten Frauen eine angesteckt.

Außerdem wird immer wieder über „Keimträger" bei der Syphilis berichtet. GATÉ u. DELBOS beschäftigen sich mit dieser Frage und glauben, daß es Keimträger gäbe, also Menschen, welche die Spirochäten in ihrer Genitalregion beherbergen, ohne selbst erkrankt zu sein und daß weiterhin während der Inkubationszeit manche Menschen eine Zeit hindurch nur Keimträger seien. Es ist sicherlich nicht berechtigt, bei diesen letzteren Beobachtungen von „Keimträgern" zu sprechen, da diese Fälle zu den weiter oben geschilderten gehören (PÉRIN u. BARBIER), welche während der Inkubationszeit infizieren können (s. auch später Infektiosität von Geweben). Daß es aber wirkliche Keimträger gäbe, muß so lange in den Bereich der Phantasie gestellt werden, bis es nicht einwandfrei bewiesen ist. Anders liegen die Dinge natürlich in den Fällen, über die z. B. TAMPONI (1934) berichtet, wobei sich Männer bei regelmäßig kontrollierten und frei von klinischen Erscheinungen befundenen Prostituierten angesteckt haben. In diesen Fällen nimmt der Autor folgende Möglichkeiten an: 1. Die Frau beherbergt Syphilide an der klinischen Untersuchung nicht zugänglichen Stellen (Cervixkanal, Endometrium) oder 2. sie hatte kurz vor dem infizierten Mann Geschlechtsverkehr mit einem Syphilitiker mit floriden Erscheinungen, der die Spirochäten in ihren Geschlechtsorganen deponiert hat. Hier von Keimträgern zu sprechen, ist natürlich nicht angängig.

Ganz anders liegen die Verhältnisse in bezug auf die Länge der Inkubationszeit bei solchen Patienten, welche wegen einer gleichzeitig mit der Lues erworbenen Gonorrhoe mit Penicillin behandelt wurden. So berichtet DRAPKIN über 2 Fälle, die wegen akuter Gonorrhoe 200000 bzw. 250000 E Penicillin erhielten und bei denen der Primäraffekt nach 63, im zweiten Fall nach 45 Tagen auftrat. Auch GIRARD u. JAUBERT beschäftigen sich mit dieser Frage und führen den atypischen Verlauf der Inkubationszeit auf den zu großzügigen Gebrauch von Antibiotica bei Bagatellerkrankungen zurück. GARNIER sah eine 53jährige Prostituierte, bei der $2^{1}/_{2}$ Monate nach einer Gonorrhoe-Behandlung mit 800000 E Penicillin positive Seroreaktionen ohne klinische Erscheinungen auftraten und meint, daß der

Umschlag der Wa.R. durch die Penicillingabe verzögert worden sei. Demgegenüber macht DUREL darauf aufmerksam, daß die luische Infektion nur so lange
unterdrückt wird, als Penicillin im Blute kreist und es daher wahrscheinlicher ist,
daß die syphilitische Infektion erst 1 Monat nach der Penicillinbehandlung stattgefunden hat, wobei der Primäraffekt bei der Frau sich häufiger der klinischen
Untersuchung entziehe. In der schon weiter oben zitierten Arbeit von CRAWFORD
wird der Frage des Einflusses der Penicillinbehandlung auf die Inkubationszeit
tierexperimentell nachgegangen. Der Autor kommt dabei zu dem Ergebnis, daß
um so mehr Penicillin erforderlich ist, je größer die Zahl der inoculierten Spirochäten war, um den Primäraffekt beim Versuchstier zu unterdrücken. Bei gleich
großer Erregerzahl benötigt man während der ersten 4 Tage post infectionem
etwa die gleiche Penicillinmenge, am Ende der 2. Woche die 7fache und am Ende
der 6. Woche, wenn sich der Primäraffekt schon entwickelt hat, die 30fache Menge
zu seiner Abheilung. Mit derselben Frage beschäftigen sich HOLLANDER u. Mitarb.
Die Autoren haben männliche Kaninchen von 3—4 kg Gewicht bei 68⁰ Fahrenheit
und einer Standardkost gehalten. Die Tiere wurden an 4 Stellen mit je 500 Spirochäten des Nichols-Stammes infiziert. In Vorversuchen zeigte es sich, daß
Natrium- oder Kalium-Penicillin G 1 mg/kg Körpergewicht eine Verlängerung der
Inkubationszeit hervorruft, die um so größer ist, je später mit der Penicillinbehandlung begonnen wurde. Gab man den Tieren eine Woche nach der 1. eine
2. Penicillindosis, verdoppelte sich die Inkubationszeit. Im Hauptversuch wurden
46 Kaninchen infiziert, 4 blieben unbehandelt und je 4 erhielten 2mal, 4mal bis
20mal eine Penicillininjektion. Dabei bekamen je 2 Tiere 2 mg bis 4 mg des Anti-
bioticums pro Injektion und pro Kilogramm Körpergewicht. Die Autoren
nehmen an, daß sich die Spirochaeta pallida im Körper in logarithmischer Progression vermehre und daß sich die Erreger alle 33 Std teilen (s. auch MAHN, sowie
MAGNUSON, EAGLE u. FLEISCHMAN). Wenn nun die subkurative Penicillindosis
die Hälfte der Erreger zerstört, müßte die Inkubationszeit um 33 Std verlängert
werden. Diese Überlegung wurde durch die Versuche bestätigt; der Verlauf der
Infektion nach Beendigung der subkurativen Behandlung glich im allgemeinen
dem der unbehandelten Tiere. Serologische Veränderungen wurden während der
Inkubationszeit nicht beobachtet, ebensowenig kam es zu einer Penicillinresistenz
der Erreger. Bemerkenswert ist weiterhin die Beobachtung der Autoren, daß sich
die Inkubationszeit verlängert, je weniger Inoculationsstellen ein Angehen der
Infektion zeigten. Dieses Versuchsergebnis stimmt mit einer Mitteilung von
H. W. RILLE überein, der an Menschen beobachtete, daß sich die 2. Inkubationszeit wesentlich verkürzt, wenn sich die Spirochäten gleichzeitig von mehreren
Stellen aus im Organismus verbreiten. Zum gleichen Resultat kommt J. H. RILLE
an einem größeren Krankengut, der beim gleichzeitigen Auftreten voneinander
distanzierter Primäraffekte das Positivwerden der Seroreaktionen schon nach 3
und das Auftreten des Exanthems nach 4—5 Wochen sah.

Eine kasuistische Mitteilung, die man zwar mit einiger Skepsis wird aufnehmen müssen,
die aber gerade deshalb nicht unerwähnt bleiben kann, stammt von DEMUTH. Bei einem
jungen Mann trat plötzlich Ascites mit hochgradigen Ödemen der unteren Extremitäten
auf, ohne daß das Allgemeinbefinden gestört war. Die Seroreaktionen auf Lues waren negativ.
Die Partnerin des Patienten war 6 Wochen vorher wegen eines syphilitischen Anfangs-
geschwüres mit positiven Seroreaktionen behandelt worden. Unter salzloser und flüssigkeits-
armer Diät sowie 4 Salyrganinjektionen schwand der Ascites und die Ödeme gingen zurück.
Vier Tage nach der letzten Salyrganinjektion wurden zwei typische luische Primäraffekte
beobachtet, in denen reichlich Spirochäten vorhanden waren. Die Seroreaktionen auf Syphilis
hatten wieder ein negatives Ergebnis. Unter antiluischer Behandlung verschwanden die
beiden syphilitischen Anfangsgeschwüre. Der Autor nimmt an, daß es sich um eine Absperrung im Bereiche des Pfortaderkreislaufes gehandelt haben dürfte und zieht zur Erklärung
hierfür heran, daß es tierexperimentell erhärtet ist, daß Spirochäten während der ersten

Inkubationszeit der Lues im Blute kreisen. Es ist kaum erklärlich, wie es durch die luische Infektion zum Verschluß der Pfortader gekommen sein sollte, denn auch eine Schwellung der portalen Drüsen kann kaum solche Ausmaße angenommen haben, daß sie zu einer mechanischen Behinderung des Blutstromes in diesem Gebiet geführt haben könnte.

II. Primäraffekt

An die im vorigen Kapitel besprochenen Arbeiten schließen sich zwanglos die Veröffentlichungen an, die sich mit der Frage des syphilitischen Primäraffektes befassen. Man kann CARLETON nur beipflichten, wenn er wohl mit einem gewissen Bedauern feststellt, daß man früher dem klinischen Bild des Primäraffektes, der je nach der Lokalisation ein charakteristisches Aussehen besitzt, mehr Bedeutung beigemessen hat, während die Diagnose heute im wesentlichen auf den Ergebnissen der Laboratoriumsuntersuchungen beruht. Wenn die überragende Bedeutung dieser Methoden natürlich nicht geleugnet werden soll, müßte man doch dem klinischen Bild in der Symptomatologie wieder etwas mehr Beachtung schenken.

Eine Reihe von Autoren befaßt sich mit den Zusammenhängen zwischen dem Auftreten eines Herpes genitalis und der Entwicklung des syphilitischen Primäraffektes. VILANOVA berichtet über 2 Fälle, bei denen das luische Anfangsgeschwür in seinem Aussehen an einen Herpes erinnerte. Der Autor gibt jedoch zu, daß sich eine syphilitische Infektion auf einem Herpes entwickeln könne. In einer anderen Arbeit zieht der Autor aber doch die Möglichkeit in Betracht, daß die luische Primärläsion unter dem Bild eines Herpes verlaufen könne. Wenn aber MILIAN (1937) von einer herpetiformen Syphilis spricht, in der ihm der Spirochätennachweis nicht gelang, und bei negativem Wassermann die Diagnose lediglich auf Grund des Erfolges der antiluischen Behandlung gestellt wurde, kann man dem Autor nur schwer folgen. In einer zweiten Publikation berichtet MILIAN (1936) über ein junges Mädchen mit einer Herpeseruption perianal und schwach positiven Seroreaktionen, die aber ohne antiluische Behandlung wieder negativ wurde. Die genaue Untersuchung des Mädchens hat dann ergeben, daß es sich um eine kongenitale Lues handle. Bei einem weiteren Patienten sah der Autor im Anschluß an eine reichliche Herpesaussaat an den Genitalien syphilitische Papeln auftreten. Es dürfte wohl zwangloser sein anzunehmen, daß die Herpeseruption im ersten Falle wahrscheinlich im Anschluß an einen banalen Infekt entstand, wodurch eine Schwankung in den Seroreaktionen bei nachträglich sichergestellter Lues congenita zustande kam. Daß, wie im zweiten Fall, luische Manifestationen sich in Krankheitserscheinungen anderer Ätiologie lokalisieren, ist eine allgemein bekannte Tatsache.

BLUM u. LECA berichten „Über den symptomatischen Herpes des syphilitischen Schankers"; sie meinen, daß das Auftreten eines Herpes genitalis während der Inkubationszeit durch 2 Momente bedingt sein kann. Einerseits kann die luische Infektion, so wie jeder andere Infekt, das Herpesvirus aktivieren; andererseits müsse man auch die Möglichkeit erwägen, daß die syphilitische Infektion die Widerstandskraft des Organismus herabsetze. Die Erklärungsmöglichkeit, daß ein Herpes genitalis durch Spirochaeta pallida superinfiziert wird, wird von den Autoren überhaupt nicht erwogen (s. WENDT).

Eine besondere Form des syphilitischen Primäraffektes hat FOLLMANN (1931) unter der Bezeichnung Balanitis specifica (luetica) beschrieben (s. auch PAGÈS u. FREYRIA). Er findet in einer klinisch als Balanitis imponierenden Läsion histologisch eine spezifische Gewebsstruktur und im Dunkelfeld sowie in den regionären Drüsen Spirochaetae pallidae. Die Seroreaktionen waren in seinem Fall positiv. In einer weiteren Arbeit (1937) meint der Autor, daß die von ihm als Balanitis specifica bezeichnete Veränderung eine kürzere Inkubationszeit hat als der klassische Primäraffekt und daß diese Balanitis daher dem Primäraffekt als Frühsymptom voraneile (s. auch NOTO). Auch der Umstand, daß in diesen Fällen die Seroreaktionen bereits positiv seien, spricht seiner Meinung nach nicht gegen die Annahme eines Frühsymptoms. Über einen ähnlichen Fall berichtet GERENSCÉR (1935). Derselbe Autor sah ein ähnliches Krankheitsbild nun auch bei 2 Frauen mit Erosionen an der Vulva und bezeichnet es als Vulvitis specifica syphilitica.

Weitere Fälle publizierten GOUGEROT und TOURAINE u. HARIEZ, sowie PAIS. PAILHERET u. Mitarb. berichten über einen 62jährigen Mann, bei dem sich 3 Wochen post infectionem das Bild einer Balanitis entwickelte mit Schwellung der regionären Lymphdrüsen, positivem Spirochätennachweis und positiven Seroreaktionen. Der Patient wurde mit Wismut behandelt; trotzdem zeigte sich einen Monat später an der Stelle der Erosion ein harter Schanker (s. auch CUIL-LERET u. SPIRA). Zu diesen Beobachtungen ist zu sagen, daß das Krankheitsbild der erosiven Sklerose bekannt ist und man, ähnlich wie bei den vorher besprochenen Fällen von „herpetiformem Schanker", auch hier in erster Linie doch die weit einfachere Erklärung einer sekundär infizierten Balanitis heranziehen müßte.

Für diese Annahme spricht auch ein Fall, den SANZ publizierte. Es handelt sich um einen Mann mit einer Balanitis, bei welchem sich 12 Tage nach Auftreten derselben ein harter Schanker entwickelte. Hätte man bei diesem Mann zur Zeit des Bestehens der Balanitis Spirochäten gesucht, würde der Fall als Balanitis specifica luetica gegolten haben; könnte man hingegen umgekehrt bei den sog. spezifischen Balanitiden ohne Behandlung zuwarten, würde sich wohl in diesen Fällen aus der Balanitis das klassische Bild des syphilitischen Anfangsgeschwürs entwickeln. Bei dem von BESSONE veröffentlichten Fall handelt es sich offenkundig um eine Urethralsklerose; die vom Autor gegebene Erklärung, daß die Balanitis das erste Symptom der luischen Infektion darstelle, dem als zweiter Herd das primäre Syphilom in der Urethra gefolgt sei, widerspricht unseren Kenntnissen von der Klinik und dem Verlauf der Lues I. Auch heute geistert die „syphilitische Balanitis Follmann" noch durch das Schrifttum, wie aus einer Publikation von TIRLEA u. Mitarb. zu entnehmen ist.

An die eben besprochenen Veröffentlichungen erinnert eine Mitteilung von GATÉ u. TIRAN, welche einen Mann sahen, der an der Glans einen roten Fleck darbot, der sich erst am 12. Tag der Beobachtung infiltrierte und mit einer Schuppe bedeckte. Die Spirochätenuntersuchung aus dieser Affektion fiel positiv aus. Auch HISSARD u. LIVORY berichten über den seltenen Fall eines syphilitischen Anfangsgeschwürs ohne Ulceration. Bei einem 41jährigen Mann trat ein roter Fleck an der Glans auf, der sich rasch vergrößerte und verhärtete. Wenige Tage später kam es zu einer Schwellung der regionären Leistendrüsen. Die Spirochätenuntersuchung aus dem infiltrierten Fleck hatte ein positives Ergebnis, ebenso fielen die Seroreaktionen positiv aus. Dies ist der zweite Fall, den die Autoren beobachten konnten. Ganz allgemein ist zu sagen, daß die luische Primärläsion gar nicht selten ein völlig uncharakteristisches Aussehen bieten kann (BLACK). Ein Beispiel hierfür bietet ein von GALLIOT mitgeteilter Fall, bei dem eine stecknadelkopfgroße, plane, schmerzlose Ekchymose an der Glans auftrat, die nach kurzer Zeit ohne zu exulcerieren, wieder verschwand. Nicht ganz 5 Wochen später kam es zum Auftreten einer Roseola mit positiven Seroreaktionen. Ein Spirochätennachweis aus der Ekchymose wurde leider nicht gemacht.

In diesem Zusammenhang muß auf eine Bemerkung von BUSCHKE u. JACOB-SOHN im Band XV/2 dieses Handbuches hingewiesen werden, die meines Erachtens nicht unwidersprochen bleiben darf. Die Autoren schreiben nämlich: „Ulceriert ist der Primäraffekt an sich nicht, daher die Bezeichnung Ulcus durum auch nicht richtig. Erst durch Mischinfektionen mit Staphylo- und Streptokokken, mit dem Erreger des weichen Schankers, durch fusospirilläre Symbiose usw. kann sich dann allerdings auf dem Grund oder an den Rändern des Primäraffektes ein echter Geschwürsprozeß bilden." Diese Behauptung widerspricht allen Erfahrungen, denn es ist Allgemeingut, daß die Spirochaeta pallida auch schon bei ihrer primären Inoculation zum geschwürigen Zerfall neigende Infiltrate hervorruft. Gerade diese Eigenschaft wird immer wieder als Unterscheidungsmerkmal gegenüber der Spirochaeta pertenuis hervorgehoben, wie unter anderen auch TAKAHASI feststellt.

Über den atypischen Verlauf von luischen Primäraffekten berichten SÉZARY u. GRIS-LAIN. Sie beobachteten 3 Kranke, bei denen sich das syphilitische Anfangsgeschwür im Sulcus coronarius lokalisierte und, ohne daß besondere Entzündungserscheinungen bestanden hätten, so heftige Schmerzen verursachte, daß in einem Fall sogar Morphium verabreicht werden mußte. Diese Kausalgien verschwanden im Anschluß an die erste Arsenobenzoleinspritzung. Die Autoren meinen, daß es sich um eine durch Avitaminose hervorgerufene Sympathicus-irritation gehandelt habe. Wie verworren die Ansichten über Pathogenese und Immunbiologie der Lues sind, geht auch aus einer Mitteilung von GREGORIO u. MUNIESA hervor. Sie berichten über einen Mann, der ein Jahr nach einem mit drei kombinierten Kuren behandelten syphilitischen Primäraffekt ein Ulcus molle akquirierte. Der weiche Schanker wies papulösen Charakter auf, was die Autoren mit einer Umstimmung durch die Lues erklären, ohne offenbar in Betracht zu ziehen, daß es ein Ulcus molle elevatum gibt.

Eines kurzen Hinweises bedürfen auch jene syphilitischen Anfangsgeschwüre, welche in der Vagina auftreten, obwohl diese bei der Besprechung der Syphilistherapie eingehend erörtert werden (s. auch Infektiosität von Körpergewebe und -flüssigkeiten). Einer persönlichen Mitteilung von J. H. RILLE, des letzten Kenners der Klinik der Syphilis, verdanke ich den Hinweis, daß Primäraffekte an der Vagina wesentlich häufiger angetroffen werden, als gemeiniglich angenommen wird. Offenbar wird die saure Reaktion des Vaginalsekretes manchmal vielleicht durch alkalisch reagierende Spülflüssigkeiten paralysiert, so daß die Erreger an dieser Lokalisationsstelle relativ häufig haften können. Außerdem ist eine große Zahl der als Syphilis d'emblée (s. dort) aufgefaßten Erkrankungen bei Frauen hinzuzurechnen (JOULIA u. Mitarb.).

LAKAYE publiziert 173 von ihm beobachtete Frauen mit Primäraffekten, unter denen 16 an der Vagina lokalisiert waren. In letzter Zeit hat PH. JANSON (1947) über eine Frau berichtet mit je einem Ulcus an der Portio und im hinteren Drittel der Vagina. In letzterem konnten Spirochäten nachgewiesen werden. MORALES berichtet über 5 Fälle von syphilitischen Schankern an der Portio; er stellte die Diagnose durch histologische Untersuchung, die durch den Ausfall der Kahnreaktion bestätigt wurde (s. auch H. BIEHLER). Die Kenntnis des Auftretens von syphilitischen Anfangsgeschwüren an der Portio ebenso wie im Cervicalkanal ist in mehrfacher Hinsicht von Bedeutung, vor allem deshalb, weil ich aus eigener Erfahrung weiß, daß die Differentialdiagnose dieser Geschwüre gegenüber dem Carcinom häufig nur aus dem klinischen Bild gestellt wird, wodurch diese Frauen Gefahr laufen, total exstirpiert zu werden. Die innerhalb des Cervicalkanals lokalisierten Sklerosen entgehen der klinischen Untersuchung, so daß solche Frauen als Ansteckungsquelle nicht erfaßt werden (LINDEMAYR). Weitere Fälle von vaginalem Schanker bei IRIBARNE u. SARDI, LACASSAGNE u. CHARPY und PEREIRO u. CUESTA.

Auch an die Möglichkeit des Auftretens regionärer Papeln in der Umgebung eines Primäraffektes oder auch an Stelle eines solchen muß hier erinnert werden.

Daß diese Erscheinungen manchmal auch entfernt vom syphilitischen Anfangsgeschwür sich entwickeln können, illustriert ein Fall, über den HARALAMBIE u. MILCOVEANU berichten. Bei einem Manne mit fistulierenden Ulcus molle-Bubonen in inguine links traten nach neuerlichem Geschlechtsverkehr drei kleine luische Primäraffekte im Sulcus coronarius auf. Etwa 12 Tage später entwickelten sich gleichzeitig mit einer spezifischen Lymphadenitis rechts kleine isolierte Papeln um die Fistelöffnungen der Schankerbubonen links. Über einen Fall, der ähnlich zu erklären ist, berichtet S. NICOLAU, wobei die Möglichkeit des Auftretens regionärer Papeln überhaupt nicht diskutiert wird (H. LÖHE).

Zu den pathogenetischen Erörterungen gehören auch die Mitteilungen jener Fälle, bei denen es zur Entwicklung multipler Primäraffekte kommt. Es ist dabei, wie MONTESANO hervorhebt, zu erwägen, ob es sich um eine gleichzeitige oder sukzessive Übertragung handelt, oder ob die Multiplizität der Läsionen durch Autoinoculation zustande gekommen ist. Ob allerdings die Meinung des Autors zu Recht besteht, daß die Verschiedenheit der Bilder durch verschiedene Spirochätenstämme veranlaßt wird, scheint fraglich (s. auch FLARER).

FRENZEL berichtet über eine 33jährige Frau, bei der sich bipolare Sklerosen, eine am Zungengrund, und eine an der hinteren Commissur, entwickelten. Aus der Anamnese geht hervor, daß die Spirochäten an beiden Stellen gleichzeitig inoculiert wurden (s. auch THIBAUT u. BOISLAMBERT). Anders liegen die Verhältnisse bei dem von PAROUNAGIAN mitgeteilten Fall, bei welchem sich ein Schanker am Penis und 3 Wochen später ein zweiter am Scrotum bildete. Wenn die Angaben des Patienten auf Wahrheit beruhen, muß man annehmen, daß die Schankerimmunität in diesem Fall relativ spät aufgetreten sei. Bemerkenswert ist, daß LÉPINAY u. Mitarb. bei marokkanischen Eingeborenen auffallend häufig multiple Primäraffekte sahen. Leichter zu erklären wäre der Fall, von dem WEIDMAN berichtet und bei welchem eine Sklerose an den Geschlechtsteilen und 2 Wochen später an den Lippen auftrat. STOKES weist aber in der Diskussion mit Recht darauf hin, daß man auf die zeitliche Differenz keinen zu großen Wert legen darf, weil Beobachtungsfehler von seiten des Patienten immer in Betracht gezogen werden müssen (weitere Kasuistik siehe OZSGYÁNYI, PINARD u. Mitarb.,

LEBEUF u. Mitarb.). Schließlich muß hier auf die schöne Zusammenstellung von P. BLUM hingewiesen werden, welcher vier verschiedene Möglichkeiten des Zustandekommens multipler Primäraffekte unterscheidet. Daß aber trotz der Anwesenheit von Spirochäten keineswegs immer mehrere Sklerosen entstehen müssen, zeigt ein von GOUGEROT u. BLUM mitgeteilter Fall. Der Kuriosität halber sei hier noch der von IANNUZZI veröffentlichte Fall erwähnt, bei dem sich 38 Primäraffekte zu gleicher Zeit fanden (weitere Kasuistik bei KOČETOV, GÜLDNER u. a.).

Die eben erwähnten Publikationen führen über zur Besprechung der extragenitalen syphilitischen Anfangsgeschwüre. Wenigstens in Kürze auf sie hinzuweisen, scheint in erster Linie deshalb von Wichtigkeit, weil die Diagnose, wie aus zahlreichen Publikationen hervorgeht, immer noch zu spät gestellt wird und es dadurch sogar zu kleinen Epidemien kommen kann (TORRES ORDAX, JANSON, R. RICHTER, TENCHIO, PUIG SOLANES). Mit dem Infektionsmodus befaßt sich PERPIGNANO an Hand 11 eigener Fälle und einer ausführlichen Übersicht über die Literatur. Nach wie vor besteht der Satz FOURNIERs zu Recht: ,,Es ist leicht, eine extragenitale Syphilis zu erkennen, aber schwer, an sie zu denken.'' Wenn man z. B. in einer Publikation liest, daß nur 40% der Lippensklerosen eine Skleradenitis zeigen, stimmt das doch recht bedenklich; dem steht entgegen, daß ein Autor vom Gewichte GATÉs sich nur schwer entschließt, die Diagnose Lippensklerose zu stellen, wenn die Lymphdrüsenschwellung fehlt. Sie ist gerade für den harten Schanker im Bereiche des Schädels absolut charakteristisch. Allerdings erwähnt GATÉ selbst einen Fall mit einem Anfangsgeschwür am Schädel, bei dem man doch eher geneigt wäre, an ein Gumma der Unterlippe zu denken. Eine sehr schöne und übersichtliche Zusammenstellung über den ganzen Fragenkomplex gibt L. BURBI an Hand von 9 eigenen Beobachtungen.

Eine Reihe von Arbeiten beschäftigt sich mit statistischen Fragen. Dabei ist bemerkenswert, daß in der Mehrzahl der Veröffentlichungen die Prozentzahlen sich etwa in der gleichen Größenordnung bewegen. DOWNING findet unter 691 Fällen 6%, MALBRÁN unter 817 Initialsklerosen bei Männern 6,2%, TORCHI unter 271 diagnostizierten Fällen extragenitaler Sklerosen 7%, TUCKER u. MULHERIN errechnen $7^1/_2$%. Im Gegensatz dazu sah TEICHMANNOVÁ unter 83 Primäraffekten 3,6% extragenitale Anfangsgeschwüre, während SERRA mitteilt, daß in den ersten Jahren des Jahrhunderts in dem von ihm bearbeiteten Krankengut sich 15,6% extragenitale Sklerosen befanden. Diese Zahlen wurden auch in der Kriegs- und Nachkriegszeit des I. Weltkrieges nicht mehr erreicht. Die Autoren geben übereinstimmend an, daß die meisten extragenitalen Primäraffekte im Laufe des 3. Lebensjahrzehntes erworben werden. RAMAZOTTI sah unter 28 extragenitalen Anfangsgeschwüren 19 im Bereiche des Schädels auftreten (RAMOS E SILVA unter 13 Fällen 11mal, CARRERA unter 46 Fällen 35mal), hingegen beobachtete SAITO, daß bei weitem die meisten extragenitalen Primäraffekte (36,4%) an der Mamma auftreten.

Was die Lokalisation der Initialsklerosen betrifft, gibt FAIER an, daß diese Geschwüre sich besonders selten an der Gingiva finden, eine Feststellung, die auch bei Durchsicht der anderen Publikationen zu machen ist. Bezüglich des Infektionsmodus spielt naturgemäß bei diesen Formen der Anfangsgeschwüre die Übertragung durch sexuelle Beziehungen eine geringere Rolle (s. auch GREITHER). Das Gegenteil zeigt der von SANCHO u. ESTEVEZ publizierte Fall eines luischen Schankers der Ohrmuschel durch Einführen der Zunge, ebenso wie der Fall von UEDA, wobei man außerdem fragen muß, warum er als ,,maligne Syphilis'' aufgefaßt wurde. Erwähnenswert erscheint die Tatsache, daß über iatrogene Übertragungen, z. B. durch Injektionsnadeln, aber auch durch Instrumente, häufiger als man annehmen sollte, berichtet wird (SCHWARZKOPF). Auf berufliche Infektion bei Ärzten und beim Pflegepersonal wird in der Literatur immer wieder hingewiesen (OSIPJANC, KITCHEVATZ, S. S. GREENBAUM u. a.). Es ist vielleicht erwähnenswert, daß auch Polizeibeamte, die von exzedierenden Inkulpanten manchmal gebissen werden, gefährdet sind (SCHWARZKOPF). RAMA-ZOTTI weist darauf hin, daß die Übertragung direkt erheblich häufiger zustande kommt, als durch gemeinsam benützte Gegenstände. Mit dieser Frage hat sich auch SCHWARZKOPF beschäftigt, der feststellte, daß eintrocknende Spirochäten schon nach wenigen Minuten bewegungsunfähig werden. In der Diskussion zu einer Mitteilung über einen syphilitischen Schanker der Fußsohle bei einem 3jährigen Mädchen von PINARD u. Mitarb. macht MILIAN darauf aufmerksam, daß Mütter die Gewohnheit haben, die Fußsohlen ihrer Kinder zu küssen, wodurch eine Übertragung der Lues zustande kommen kann.

LEMIERRE hat sich mit der Frage der Temperatursteigerungen während der Frühperiode der Syphilis befaßt. Er teilt die Patienten in 2 Kategorien ein. Zur ersten Gruppe rechnet er solche Kranke, die wegen eines kryptogenen Fiebers dem Facharzt überwiesen werden und bei denen ein Schanker an den Tonsillen sich nachweisen läßt, während bei den Patienten der zweiten Gruppe meist Erscheinungen von sekundärer Lues im Bereiche des Pharynx vorhanden waren. Nach den Erfahrungen des Autors ist jede Tonsillarsklerose von Temperatursteigerungen begleitet. Bei Beurteilung der Ursachen der Temperatursteigerungen im Verlaufe der Primärperiode der Syphilis muß allerdings auch beachtet werden, worauf TORCHI (s. S. 161) hinweist, daß Entzündungen der Tonsillen die Ansiedelung der Spirochaeta pallida begünstigen und so Fieberbewegungen auf eine der luischen Infektion vorangehende unspezifische Entzündung der Tonsillen zurückgeführt werden können.

PROUST u. Mitarb. sahen Temperatursteigerungen bei einem luischen Schanker der Gingiva. Eine Erklärung für die Fieberbewegungen bei Tonsillarsklerosen könnten die Fälle von VIALLE u. Mitarb. geben, welche eine Mischinfektion mit der Plaut-Vinzentschen Angina fanden. Wenn auch die Untersuchungsergebnisse der Autoren in mancher Hinsicht angezweifelt werden müssen und vor allem die von ihnen gebrauchte Bezeichnung „Chancre mixte" verwirrend ist, sollte die Möglichkeit einer Mischinfektion bei diesen Fällen auch in Erwägung gezogen werden.

Bei der Generalisierung der luischen Infektion an den Fingern muß immer wieder daran erinnert werden, daß die ersten Absiedelungen der Erreger in den meisten Fällen die Lymphdrüsen in der Cubita überspringen und sich in der Axilla lokalisieren (NAGELL). Das ist deshalb von Bedeutung, weil das Fehlen der cubitalen Lymphdrüsenschwellungen häufig die Ursache dafür ist, daß die Fingersklerose als Panaritium diagnostiziert wird (BINAZZI).

In diesem Zusammenhang scheinen zwei Arbeiten erwähnenswert: OROL u. Mitarb. berichten über einen 28 jährigen Mann, bei dem sich im Anschluß an einen Biß während eines Streites an der Mittelphalanx des linken Zeigefingers 3 Geschwüre entwickelten, in deren Verlauf eine bretthatte, 15 cm lange und 4—6 cm breite Infiltration an der Innenseite des Oberarmes auftrat. Die Seroreaktionen waren positiv. In der Aussprache zu einer Mitteilung von BANCROFT wird von LOVEJOY darauf aufmerksam gemacht, daß bei extragenitalen Infektionen durch Biß immer nur an einer Stelle der Primäraffekt entstehe. Einen weiteren Fall konnte GOTTRON beobachten. Bei einem 32jährigen Mann trat am rechten Mittelfinger ein Primäraffekt auf, der zu einer Lymphangitis führte, in deren Verlauf es im Bereiche des Handrückens, der Streckseite des Unterarmes und des Oberarmes zu einer knotigen und plattenförmigen derben Infiltration kam, die an das Erythema nodosum erinnerte. Spirochäten konnten im Geschwür nachgewiesen werden, die Seroreaktionen waren positiv, außerdem bestand ein maculopapulöses Exanthem. GRAU BARBERA schildert einen Fall, der bei Lokalisation des primären Inoculationsstelle am Genitale doch weitgehende Parallelen mit den eben erwähnten Beobachtungen aufweist. Es handelt sich um einen 18jährigen Patienten, bei dem spitze Kondylome am Praeputium mit dem scharfen Löffel und Galvanokauter entfernt wurden. Vier Tage nach Heilung der Abtragungsstellen bzw. 36 Tage nach dem letzten Geschlechtsverkehr zeigt der Kranke eine etwa mandelgroße, derb elastische, auf der Unterlage verschiebliche, indolente Schwellung am Penisrücken etwa im mittleren Drittel des Gliedes, deren Längsdurchmesser mit der Penisachse parallel verläuft. Nach proximal setzt sich dieser

Knoten in einen derben Strang fort. In inguine rechts zwei indolente Drüsen. Im Punktat aus der Geschwulst konnten Spirochaetae pallidae gefunden werden.

Von den Sklerosen im Bereiche des Schädels wird behauptet, daß sie besonders häufig zur Mitbeteiligung des ZNS führen, worauf unter anderen Quiroga u. Jachesky sowie Nimpfer an Hand von kasuistischen Beobachtungen hinweisen. Dem steht allerdings die Beobachtung Schwarzkopfs (s. S. 161) gegenüber, der bei extragenitalen Primäraffekten weder über einen schwereren Verlauf noch über eine schlechtere Prognose dieser Fälle berichten kann.

III. Sekundäre Syphilis

Die Einteilung in primäre, sekundäre und tertiäre Syphilis, wie sie Ricord vorgenommen hat, ist sicherlich eine willkürliche, wird aber wohl mit Recht aus didaktischen Gründen beibehalten. In einer sehr lesenswerten Abhandlung kommt Sträussler zu der Auffassung, auf Grund der feingeweblichen Veränderungen im Verlaufe der 3 Stadien der Lues mit unwesentlichen Änderungen an dieser Einteilung festzuhalten. Die Sekundärperiode der Lues, d. h. das Stadium, in dem es zur Generalisation des Erregers kommt, setzt kurz nach dem Eindringen der Spirochäten in den Organismus ein, so daß der Beginn der Sekundärperiode mit Auftreten des 1. Exanthems keineswegs den Zeitpunkt der Ausschwemmung der Erreger in den Kreislauf anzeigt (s. auch Sáinz de Aja). Eine gegenteilige Ansicht vertritt Peyri. Man wird daher Stühmer, wenn auch nur mit gewissen Vorbehalten, beipflichten können, wenn er den „Primärkomplex" als die Gesamtheit der klinischen Erscheinungen der primären Krankheitsperiode der Lues dem Stadium der „Generalisierung" gegenüberstellt. Stühmer tritt weiterhin der vielfach kritiklosen Anwendung des Allergiebegriffes gerade in der Pathologie der Syphilis entgegen. Er will die auf Immunisationsvorgängen beruhenden biologischen Veränderungen nicht dem Allergiebegriff gleichsetzen, ebensowenig die Reaktionen des Gewebes, wie sie im Verlaufe der Lues auftreten. Nach seiner Meinung sind erst die während der Spätperiode in Erscheinung tretenden Formen der Syphilis allergischer Natur. Gerade der plasmacelluläre Charakter der Manifestationen der Syphilis schon in der frühen Sekundärperiode weist darauf hin, daß Antikörper und verwandte Globuline in den Plasmazellen synthetisiert werden. Wenn man den schönen Untersuchungen Ehrichs folgt, wird es verständlich, daß in diesem Stadium der Erkrankung den Lymphdrüsen eine besondere Bedeutung zukommt. Bei der Degradierung der Erreger in den Plasmazellen werden nach der Meinung Ehrichs Antigenmoleküle abgespalten, die auf dem Wege über die Lymphe bzw. das Blut in den Lymphknoten Antikörper erzeugen.

Sehr instruktiv werden diese Verhältnisse durch einen von Gougerot u. Hamburger beobachteten Fall beleuchtet. Eine 1934 mit einem sekundären lichenoiden luischen Exanthem beobachtete Frau, bei der die Tuberkulinreaktion einen stark positiven Ausfall zeigte, erschien 1½ Jahre später mit zahlreichen Gummen. Nach Schwermetallbehandlung heilten diese ab; ein Monat später kam es zum Auftreten von histologisch und klinisch als sekundärluisches Exanthem aufzufassenden Erscheinungen; ein weiteres Jahr später entwickelte sich ein gruppiertes Syphilid. Die Tuberkulinreaktion war während dieser ganzen Zeit positiv. Während des Bestehens der gruppierten Papeln entwickelte sich im Anschluß an die intradermale Tuberkulinreaktion eine Nekrose mit heftigen Allgemeinerscheinungen. Auch eine zweite von Gougerot u. Blum gemachte Beobachtung ist in diesem Zusammenhang erwähnenswert. Ein Mann mit seropositivem Primäraffekt wird mit Arsenobenzol behandelt; drei Monate später kommt es im Anschluß an die erste Wismutinjektion bei negativen Seroreaktionen zum Auftreten von Papeln an der Nase, der Zunge und der Glans. Unter fortgesetzter Schwermetallbehandlung heilen diese Erscheinungen ab. Daß luische Exantheme manchmal auch unter dem Bild einer Urticaria auftreten bzw. einhergehen können, ist bekannt (Pasini). Auch in diesen Fällen wird man annehmen dürfen, daß eine gesteigerte

Reaktivität des Gewebes für diese ungewöhnliche Form des luischen Exanthems verantwort-lich gemacht werden kann.

FLEMING u. MOORE teilen die Luetiker in 4 Gruppen ein: 1. solche Fälle, bei denen die Erkrankung ohne Behandlung spontan heilt; 2. die Kranken, bei denen die Syphilis, abgesehen von den Seroreaktionen, in eine dauernde Latenz kommt; 3. solche Infektionen, welche zu einer Steigerung der Abwehrkräfte des Trägers und damit zu milde verlaufenden Krankheitserscheinungen führen; und 4. die Fälle, welche einen normalen Ablauf der Erkrankung mit den gewohnten Latenz-perioden und den üblichen Stadien zeigen.

Die Bedeutung der Haut für die Entwicklung der verschiedenen klinischen Bilder in der Sekundärperiode geht aus einer Reihe von Arbeiten hervor, wobei man trotz der Ablehnung STÜHMERs doch zur Erklärung auf den Allergiebegriff wird zurückgreifen müssen. MARKUS u. Mitarb. haben bei Syphilitikern die spezifische und die unspezifische Allergie (Heteroallergie) untersucht. Sie finden, daß die Zahl der allergischen Hautreaktionen von der primären bis zur tertiären Periode der Syphilis ansteigt. Auch GOUIN u. BIENVENUE sehen in den Haut-erscheinungen den Ausdruck der Abwehr des Körpers gegen die syphilitische Infektion und weisen dabei darauf hin, daß ein Verschwinden der Hauterschei-nungen häufig ein Übergreifen der Erkrankung auf innere Organe zur Folge hat. Auf die gefäßallergische Komponente beim Zustandekommen der Sekundär-erscheinungen weist GOUGEROT hin, der die offenbar doch zu wenig beachtete Tatsache hervorhebt, daß die Spirochäten beim Gesunden zuerst einen Schanker erzeugen, obwohl die Erreger schon sehr frühzeitig in die Blutbahn eindringen, während die sekundären Erscheinungen durch Gefäßembolien hervorgerufen werden. Die Sensibilisierung faßt GOUGEROT als eine Abwehrreaktion zur Zer-störung der Erreger auf. BENECH u. CHICLET finden eine Zunahme der positiven Seroreaktionen bei alten Prostituierten, ohne daß klinische Erscheinungen bestünden. Sie erklären diese Beobachtung mit einer Erhöhung der Infektions-schwelle bei diesen Frauen, bei welchen nach Meinung der Autoren die Super-infektion mit voll virulenten Spirochäten nicht genügt, um das klinische Bild der Syphilis zu erzeugen. Diese gewerbsmäßigen Prostituierten sind nach Meinung der Autoren gewissermaßen vacciniert.

MAZZANTI bespricht an Hand eines Falles von Erythema nodosum syphiliticum die Pathogenese dieser Erscheinung und kommt zu dem Schluß, daß es sich hierbei um eine ana-phylaktische Reaktion gegen toxische Stoffwechselprodukte der Spirochäten handle. Im Gegensatz zu den oben zitierten Ansichten von BENECH u. CHICLET weist STERNBERG in der Aussprache zu einem von FLETCHER-HALL demonstrierten Kranken mit negativen Sero-reaktionen bei Lues II darauf hin, daß es sich in diesen Fällen um eine Störung der Relation Wirt-Parasit handle.

Die Bedeutung der Haut bei der Produktion von Antikörpern gegen die Spiro-chaeta pallida hat PLAUT tierexperimentell untersucht und dabei ein negatives Ergebnis festgestellt. Es muß aber berücksichtigt werden, daß der Autor Kultur-spirochäten verwendet hat und man natürlich das Resultat von Tierversuchen nicht ohne weiteres auf den Menschen übertragen kann. Das Wesentliche zur Frage der Immunitätsreaktionen in der Haut und damit des Zustandekommens der sekundär-luischen Erscheinungen haben MÜLLER u. DELBANCO ausgesagt. Die Abwehr der Infektion wird in den ersten Wochen von der Leber und der Milz (R.E.S.!) in so weitgehendem Maße übernommen, daß die Schutzmechanismen der Haut in dieser Zeit nicht aktiviert werden können. Dadurch kommt es aber zu einer Überschwemmung des Integuments mit den Erregern und ihren Stoff-wechselprodukten und zur Entwicklung der Reaktionsfähigkeit dieses Organs (s. auch LABA).

Die Untersuchungen SPERANSKIs, soweit sie sich auf die Spezifität der durch die Spirochäten hervorgerufenen Erscheinungen beziehen, sind mit den heute geltenden Ansichten nur schwer vereinbar. Sie widersprechen den Erfahrungen und Tatsachen, so daß es sich erübrigt, in diesem Zusammenhang darauf einzugehen.

In aller Kürze müssen wir uns aber doch mit den Arbeiten ALMKVISTs befassen, weil man sie nicht unwidersprochen lassen darf. Wenn der Autor in seinen verschiedenen Publikationen immer wieder darauf hinweist, daß man keinen Unterschied zwischen dem feingeweblichen Bild der sekundären und tertiären Manifestationen der Lues beobachten kann, so setzt einen das sehr in Erstaunen, da diese Meinung wohl zu den allgemeinen pathologisch-anatomischen Grundbegriffen im Gegensatz steht. Eine Unterscheidung zwischen den infiltrativen Prozessen, wie wir sie in der Frühperiode der Syphilis antreffen, und der Bildung eines Granulationsgewebes im tertiären Stadium wird nicht getroffen. Ebensowenig befriedigt die Aufstellung von 7 klinisch-pathologischen Typen, mit welchen ALMKVIST die 3 Perioden RICORDs ersetzen will. Denselben Gedankengängen folgt KIMURA, der alle Erscheinungen auf toxische Schädigungen durch die Stoffwechselprodukte der Spirochäten zurückführen will und ebenfalls eine Umstimmung des Gewebes im Sinne der Allergie ablehnt.

PONS LEZICA vertritt gar die Ansicht, daß der Syphilitiker das Stadium, in dem sich die Erkrankung bei ihm befinde, auf den Partner überträgt. Das von ihm angeführte Beispiel ist keineswegs beweisend, denn die Tatsache, daß bei einer Frau, die von ihrem Mann infiziert wurde, bei welchem die Infektion bereits 4 Jahre zurücklag, 20 Jahre nach der Infektion eine Tabes auftrat, läßt sich viel einfacher damit erklären, daß die Erkrankung bei der Frau in den Frühstadien symptomenarm verlaufen ist.

BUSACCA versucht die Gesetze herauszufinden, welche die Ausbreitung der Spirochäten im Organismus regeln. Er kommt dabei zu folgenden Schlüssen: 1. Die Art der ersten Erscheinungen, welche die Erreger hervorrufen, hängt von den Schichten der Haut ab, in welchen die Spirochäten haften. 2. Von der Zahl der in den Blutkreislauf eingedrungenen Erreger hängt das Wesen der Hautveränderungen ab, wobei die Zahl der in den Manifestationen nachweisbaren Erreger direkt proportional ist der Zahl der im Blut kreisenden Spirochäten. Aber auch die arterielle Versorgung der Gewebe beeinflußt die Verteilung der Erreger in den Organen, so daß auch dem Terrain eine gewisse Bedeutung zukommen muß. Weiterhin meint BUSACCA, daß das 2. Stadium der Lues dann beginnt, wenn die Spirochäten im Gewebe sich niedergelassen haben. Das Zeichen für dieses Ereignis sei die positive Wa.R. Daß die Spirochäten doch offenbar schon vor dem Positivwerden der Seroreaktionen im Gewebe haften, wird anscheinend übersehen.

Erfolgversprechend hingegen dürften experimentelle Untersuchungen über die Wirkung der Hyaluronidase auf die Geschwindigkeit der Ausbreitung der Spirochäten beim Kaninchen sein (SERRI). Mit der Frage der Affinität des Gewebes für das Treponema pallidum befaßt sich auch eine Reihe von experimentellen Arbeiten. LEVADITI u. Mitarb. teilen auf Grund von Untersuchungen an Kaninchen die Gewebe in treponemophile und treponemophobe ein. Die treponemophilen Gewebe leiten sich vom Ektoderm, die treponemophoben vom Mesoderm her. Ähnliche Untersuchungen haben LEVADITI u. Mitarb. auch an Mäusen angestellt. SCHUMACHER untersuchte ebenfalls die Empfindlichkeit verschiedener Haut- und Schleimhautstellen bei Kaninchen für die Spirochaeta pallida, insbesondere im Hinblick auf den Ausfall der Seroreaktionen, und kommt dabei zu dem Schluß, daß der experimentelle Hodenschanker bei den Tieren regelmäßig zu positiven Seroreaktionen führt, während dies an anderen Lokalisationsstellen nicht der Fall war.

In diesem Zusammenhang verdienen noch weitere Arbeiten erwähnt zu werden, die sich mit der klinisch unveränderten Haut bei Syphilitikern befassen. HERZENBERG u. Mitarb. haben bei 34 Syphilitikern in verschiedenen Stadien der Erkrankung die Haut excidiert, histologisch untersucht und mit solchen Hautschnitten verglichen, die von Nichtsyphilitikern stammten. Sie fanden in allen untersuchten Präparaten Hyperämie, Endothelausschwemmung und histiocytäre Reaktion in verschiedener Stärke in der Umgebung der Gefäße. Einen Unterschied zwischen der Haut von Syphilitikern und Nichtsyphilitikern konnten die Autoren aber nicht aufdecken. Damit wurden die Angaben von LUKOMSKI-STADLER u. a. widerlegt. Die von den Autoren gesehenen Gefäßveränderungen kommen auch in der gesunden Haut vor und sind ein Zeichen der normalen Funktion derselben. STAMOVA hat ähnliche Untersuchungen an Kaninchen angestellt und kommt zu demselben Ergebnis, daß spezifische Veränderungen an der makroskopisch normal aussehenden Haut syphilitischer Kaninchen nicht festzustellen sind.

Daß die Spirochäten nicht nur an der Haut, sondern auch an den inneren Organen sowie am Skelet schon in der Frühperiode der Syphilis spezifische Manifestationen setzen, ist bekannt. Über diesbezügliche Untersuchungen hat WILLENTSCHUK berichtet, der die durch die Treponemen hervorgerufenen Veränderungen sowohl im Tierversuch wie am Menschen nachweisen konnte.

PINSAN hat bei einer anläßlich einer syphilitischen Coelialgie vorgenommenen Laparotomie eine Vergrößerung und Induration des Pankreas gefunden, die sich nach einer antiluischen Behandlung rückbildete. BARBERIA beschäftigt sich mit den Erkrankungen der Niere im Verlauf der Syphilis und führt dieselben teils auf Toxine, teils auf direkte Einwirkung der Spirochäten zurück. HADIDA u. Mitarb. haben eine Peritonitis mit positiven Seroreaktionen beobachtet, die nach Penicillinbehandlung abheilte und in den Reaginreaktionen negativ wurde, während der Nelsontest positiv blieb. Die Autoren stellen ex juvantibus die Diagnose Peritonitis wahrscheinlich syphilitischer Natur. Auch das kardiovasculäre System wird schon im Laufe der sekundären Periode der Lues in den Krankheitsprozeß einbezogen.

Nach HERZOG verursacht die Syphilis allerdings nur ausnahmsweise im ersten Jahr schwerere Veränderungen. PARSONNET u. BERNSTEIN meinen, daß die den alten Ärzten bekannten ersten Anzeichen der syphilitischen Aortitis in der Frühperiode der Erkrankung heute deshalb nicht mehr in Erscheinung treten, weil die Erkrankung relativ frühzeitig energisch behandelt wird. Veränderungen des zweiten Aortentones, ein systolisches Geräusch über der Aorta und eine Erweiterung der Aorta weisen aber schon im Sekundärstadium auf die Spezifität der Erkrankung hin. STEIGER u. EDEIKEN haben das EKG im Frühstadium der Syphilis untersucht und fanden unter 30 Patienten mit Lues I und II 15mal Veränderungen an den Standard- und Brustwandableitungen, die sich nach Penicillinbehandlung im Verlaufe von Tagen und Monaten rückbildeten. Die Veränderungen werden auf Ansammlungen von Spirochäten im interstitiellen Bindegewebe des Herzens zurückgeführt.

Über Veränderungen am Skelet wird in der Literatur relativ selten berichtet. Die in der Frühperiode zur Beobachtung kommenden syphilitischen Knochenerkrankungen sind meist osteoklastischer Natur. Sie lokalisieren sich mit Vorliebe am Schädel (PFISTER, DUPERRAT u. Mitarb.), an der Tibia, an den Röhrenknochen der oberen Extremitäten und der Clavicula. Objektiv gehen sie einher mit der Bildung von Knoten, subjektiv verursachen sie Schmerzen wechselnder Intensität.

SQUIRES u. WEINER haben eine Frau beobachtet, bei der ein maculöses Exanthem mit Papeln an Handtellern und Fußsohlen bestand. Gleichzeitig traten drei walnußgroße Tumoren an der Stirn, dem Scheitel und der Schläfe auf. Röntgenologisch stellten sie sich als umschriebene Herde mit verminderter Dichte des Knochens dar. Unter der antiluischen Behandlung kam es zum Abblassen des Exanthems und zur Verkalkung der beschriebenen Knochenherde. 10 Monate nach der Behandlung mit Arsenobenzol und Wismut waren die Tumoren vollkommen verschwunden. Die Autoren meinen, daß die Mitbeteiligung des Knochens bei der Frühsyphilis häufiger gefunden würde, wenn man routinemäßig Röntgenuntersuchungen anstellen würde. LONGHIN u. BUCŞA berichten über einen Mann, der im Dezember 1939 mit einem Primäraffekt am Glied erkrankte und anfangs Februar des folgenden Jahres einen Knoten im Bereiche des Stirnbeins aufwies, der vor allem nächtliche Schmerzen verursachte. Die Seroreaktionen waren zu diesem Zeitpunkt negativ. Am 28. Februar wurden bei dem Mann eine Roseola und positive Seroreaktionen gefunden. Man wird wohl annehmen dürfen, daß es sich hier um das Auftreten einer syphilitischen Ostitis handelte, die dem Exanthem vorausging. THOMPSON u. PRESTON haben 80 Kranke mit manifester Lues II sorgfältig klinisch und röntgenologisch untersucht und fanden bei 7 dieser Patienten osteoklastische Ostitiden im Bereich der Stirn- und Schädelbeine, seltener Osteomyelitiden. Bei 2 Fällen waren auch die Röhrenknochen der Extremitäten miterkrankt. Die Autoren weisen darauf hin, daß die Knochenveränderungen der Frühsyphilis von der gummösen Osteomyelitis des tertiären Stadiums sehr deutlich zu unterscheiden sind. GOTTRON demonstrierte ein 3jähriges Mädchen, bei dem unter Fieber, Vergrößerung der Milz und Schwellung der Lymphdrüsen, eine wenig schmerzhafte Schwellung der großen Gelenke auftrat, die als Stillsche Erkrankung gedeutet wurde. Monate später kam es zur Entwicklung eines Exanthems von papulösem Charakter, in dem Spirochäten nachgewiesen werden konnten. Die Wa.R. war positiv. Gleichzeitig mit dem Auftreten des Exanthems kam es zu einer reichlichen Cylindrurie. Der Autor diskutiert die Frage, ob es sich hier um eine Stillsche Erkrankung neben einer Lues II gehandelt habe oder um luische Veränderungen, die unter dem Bilde einer Stillschen Erkrankung einhergingen. Er nimmt das erstere als wahrscheinlicher an. Die Untersuchung der Mutter und der Geschwister verlief negativ, so daß man das Vorliegen einer kongenitalen Syphilis nicht annehmen kann. Drei Wochen nach Einleitung einer antiluischen Behandlung kam das Kind unter den Zeichen einer Kreislaufschwäche ad exitum.

IV. Lues latens

Die „Zwischenspiele" im Ablauf des Dramas der Syphilis (FOURNIER) haben heute sicher an Bedeutung verloren. Trotzdem muß wenigstens in Kürze auf die Latenzperioden eingegangen werden. Schon der Versuch einer Definition der Lues latens stößt auf große Schwierigkeiten deshalb, weil die einzelnen Autoren völlig Verschiedenes unter dem Begriff der latenten Syphilis verstehen. Man wird meines Erachtens als Lues latens jene Fälle seronegativer und seropositiver Syphilis bezeichnen, bei denen klinische Erscheinungen an der Haut, am Skelet sowie an den inneren Organen nicht nachweisbar sind und demgemäß eine Lues latens seronegativa von einer Lues latens seropositiva unterscheiden. Jedenfalls ist es wichtig, diese „Zwischenspiele" zu kennen, da sie diagnostische und therapeutische Ansprüche an den Arzt stellen (BOSCO). CORMIA u. LEWIS sprechen von echter und scheinbarer Latenz und rechnen zum sog. scheinbaren Latenzstadium die Fälle mit luischen Herz- und Gefäßveränderungen. Man wird doch folgerichtig hier nicht von scheinbarer Latenz sprechen, sondern von kardiovasculärer Syphilis. In einer sehr eingehenden Untersuchung befaßt sich MILIAN mit der Frage der latenten Lues und geht dabei von den Beobachtungen der verschiedenen Autoren an Tierversuchen aus. Der Autor ist der Ansicht, daß auch die Vitiligo zu den Manifestationen der Lues gehöre, eine Ansicht, die er immer wieder äußert und die heute wohl als widerlegt betrachtet werden kann. Ebenso sind die von MILIAN geschilderten Nagelveränderungen bei der von ihm so genannten Lues occulta sicherlich zum Teil auf unspezifische Störungen des Nagelwachstums (Mykosen) zurückzuführen. WAINTRAUB tritt dafür ein, daß man die Lues nicht nur nach Stadien einteilt, sondern auch nach dem Grad der Erscheinungen, und trägt damit einen neuen verwirrenden Faktor in die ohnedies schon recht unklare Systematik der Syphilis. Zu den verdächtigen Erscheinungen, welche zur Diagnose Syphilis Veranlassung geben sollten, zählt der Autor, ähnlich wie MILIAN, eine Reihe von Veränderungen, die von ihm als „kleine Symptome"

(z. B. Akrodermatitis) bezeichnet werden, sodaß die Grenzen der Diagnose Lues so weit gesteckt sind, daß man sich zum Schluß fragen muß, wie viele Menschen keine Lues haben.

In diesem Zusammenhang muß auch eine Veröffentlichung MILIANs erwähnt werden, in welcher er über die „okkulte" Lues berichtet. Es ist dabei hervorzuheben, daß der Autor wieder einen neuen Begriff in das ohnehin schwer durchdringbare Dickicht der Terminologie hineinträgt.

Die von MILIAN geschilderten Fälle werden am ehesten geeignet sein, das zu verdeutlichen, was er unter „okkulter" Lues versteht: 1. Es wird über eine Frau berichtet, welche nach sechs normalen Schwangerschaften sechs gesunde Kinder zur Welt gebracht hat, die siebente Schwangerschaft endete mit einem Abortus, die achte führte zur Geburt eines gesunden Kindes, in der neunten kam es wieder zu einem Abortus. Nun traten bei der Frau Erscheinungen auf, die MILIAN als luisch deutet. 2. Ein Arzt, der unberührt und gesund in die Ehe trat, zeugte acht gesunde Kinder. Das neunte hatte eine von MILIAN als luisch aufgefaßte Paronychie. Die Frau starb im Alter von 47 Jahren an einer Hirnblutung. In diesem Fall handelt es sich nach Ansicht des Autors um eine Lues in der dritten Generation. Es folgt dann die Schilderung einiger Fälle von Spätlues; so die Beschreibung eines 20jährigen Mannes, bei dem ein Morbus Raynaud mit paroxysmaler Hämoglobinämie bestand. Ebenso ein 8 Jahre altes blindes Kind, dessen Eltern „okkult" luisch waren. Völlig unverständlich erscheint die Mitteilung über einen Mann, der 1922 eine Lues akquirierte und energisch behandelt wurde. Er heiratet 1924, 1928 wird das 4 Jahre alte Kind wegen Paronychia luetica (?) behandelt. Die Mutter sei gesund gewesen, bringt jedoch 1930 ein Kind zur Welt, das kurz nach der Geburt stirbt, obwohl die angeblich gesunde Mutter in der Gravidität behandelt wurde. Die vom Autor geschilderten Fälle sind keineswegs überzeugend. Man sollte es vermeiden, solche doch nur vermutliche luische Erkrankungen im Schrifttum mitzuschleppen.

SEIBERT berichtet über seine Erfahrungen, die er an einem großen Luesmaterial eines Zuchthauses gesammelt hat. Er stellt sich schließlich die Frage, ob eine alte latente seropositive Syphilis noch als eine Krankheit oder eher als eine Zustandsform des Organismus zu betrachten sei. Wenn dieser Frage heute wohl nur mehr rhetorischer Charakter beigemessen werden kann, zeigt sie doch die Problematik auch in therapeutischer Hinsicht, vor die uns die latente Lues stellt. Auch KOLMER befaßt sich mit der seropositiven latenten Lues und kommt zu dem Schluß, daß irgendwo im Organismus noch Herde von virulenten Keimen erhalten geblieben sein müssen, die für die positiven Seroreaktionen verantwortlich zu machen sind, aber auch zu klinisch manifesten Rückfällen führen können. Das Vorhandensein stummer Spirochätenherde nimmt auch BERTIN an, der glaubt, daß bei Männern eine stumme syphilitische Orchitis zur Übertragung der Infektion durch den Samen auf die Frau führt. In der Aussprache weist PINARD auf die von ihm erhobenen positiven Spirochätenbefunde in der Samenflüssigkeit eines syphilitischen Mannes hin, dessen Frau positive Seroreaktionen aufwies, ohne daß es trotz genauester Überwachung zum Auftreten manifester syphilitischer Erscheinungen gekommen wäre. GASTINEL meint dazu, daß es in diesen Fällen zur unterschwelligen Infektion komme. Diese Annahme, die auch das Problem der Syphilis d'emblée (s. diese) berührt, ist in keiner Weise erwiesen und sollte daher doch nur mit größter Vorsicht publiziert werden. ORPHANIDÉS teilt 2 Fälle von latenter Lues bei Männern mit, in deren Verlauf es zu Infektionen der Ehefrauen und zur Übertragung der Erkrankung auf die Nachkommenschaft kam. Beide Fälle sind deshalb nicht sehr überzeugend, weil sie offenkundig insuffizient behandelt wurden.

JAJA weist darauf hin, daß die Latenzperioden auffallend lange geworden sind und die Lues somit einen anderen Verlauf zu nehmen scheint. In der Debatte erwägt TOMMASI die Möglichkeit einer Änderung des Virus und glaubt, daß die Syphilis ein „neues niedrigeres biologisches Niveau" erreicht habe. Ein weiterer Fall mit auffallend langer Latenzzeit wird von CARRERA u. SEOANE berichtet.

Bei einem 87jährigen Mann trat 45 Jahre nach der Infektion (Hg-Behandlung) ein tuberoserpiginöses Syphilid bei negativem Wassermann und positiver Kahnreaktion auf.

V. Lues maligna

Die Ansicht, daß die schweren Verlaufsformen bei der Lues maligna auf ein Darniederliegen der Abwehrfunktionen des Körpers zurückzuführen seien (GUELI, JAME, MERENLENDER u. WAJSBERG, DE LA PORTILLA, SIBIRANI), ist schon seit etwa 20 Jahren von den meisten Autoren verlassen worden. Man schließt sich heute im allgemeinen der Meinung von BUSCHKE an, daß die Lues mit schwerem Verlauf nicht so sehr auf ein Fehlen bzw. ein Zuwenig an Abwehrkräften, sondern eher auf ein Zuviel zurückzuführen sei. BUSCHKE spricht von einer „Lues allergica" und man wird wohl nicht fehlgehen, wenn man sowohl nach dem klinischen Bild wie vor allem nach den feingeweblichen Veränderungen (R. GÄDEKE) den geschwürigen Zerfall, der ja das charakteristische Symptom der Lues maligna darstellt, als eine hyperergische Reaktionsform bezeichnet (GOUGEROT u. BASSET, CHIALE). Die negativen oder nur schwach positiven Seroreaktionen ebenso wie das Fehlen der Mitbeteiligung des lymphoreticulären Systems können als Begleitsymptome dieser Verlaufsform vorhanden sein, müssen es aber nicht. Die Annahme einer erhöhten Virulenz der Erreger, wie sie von manchen Autoren auf Grund der gleichen Veränderungen bei der Infektionsquelle und dem Infizierten supponiert wird (E. MONTANARO, SCHOCH u. STERN, MILIAN u. a.), ist deshalb nicht stichhaltig, weil doch in der Mehrzahl der Beobachtungen diese Übereinstimmung im Verlaufe der Infektion bei den Partnern nicht festgestellt werden konnte. Dasselbe gilt für jene Arbeiten, in welchen die insuffiziente Behandlung als Ursache für das Auftreten einer Syphilis maligna praecox verantwortlich gemacht wird (NICOLAS u. Mitarb., TZANCK u. CORD). In den meisten Arbeiten wird angegeben, daß die Kranken energisch behandelt wurden.

Auch der herabgesetzte Allgemeinzustand dieser Patienten hat die Annahme, daß die Abwehrkräfte fehlen, in hohem Maße gestützt. Da aber die maligne Syphilis nicht nur am Integument, sondern auch an den inneren Organen Veränderungen setzt (U. WILE u. Mitarb.), kann die Verschlechterung des Allgemeinzustandes zwanglos durch diese Manifestationen der Syphilis erklärt werden, also nicht die Ursache, sondern die Folge des bösartigen Verlaufes sein. So gelagerte Fälle werden von BURBI ebenso wie von MILIAN mitgeteilt. GOUGEROT meint, daß im Sekundärstadium der Lues die Immunität überwiege, während bei der tertiären Syphilis die Überempfindlichkeit vorherrsche. Er glaubt nun aber, daß auf Grund der negativen Intracutanreaktionen die Syphilis maligna nur eine geringe Überempfindlichkeit aufweise. Dieses von einer Reihe französischer Autoren betonte Fehlen der positiven Luetinreaktion dürfte eher auf einen nicht genügend wirksamen Impfstoff zurückzuführen sein, denn eigene Erfahrungen sprechen dafür, daß Intracutanreaktionen mit einem aus syphilitischen Kaninchenhoden hergestellten Organluetin verläßlichere Resultate ergeben. Daß Menschen mit bösartig verlaufender Frühsyphilis über ein gesteigertes cutanes Abwehrvermögen verfügen, geht auch aus der Tatsache hervor, daß in solchen Fällen die intracutanen Testungen mit Tuberkulin, verschiedenen Kokkenvaccinen, Pferdeserum usw. starke Reaktionen auslösen.

Auch der negative Spirochätenbefund muß als Stütze für die Annahme einer gesteigerten Empfindlichkeit gegen den Erreger angesehen werden (L. BURBI, J. GADRAT). Hingegen dürfte den negativen oder schwach positiven Seroreaktionen keine besondere Bedeutung zukommen (s. BERGEL, Jadassohnsches Handbuch XV/2, S. 26). Bemerkenswert hingegen ist eine Beobachtung von

BONDET u. GERMAIN, die bei einer malignen Lues einen negativen T.P.I.-Test fanden. Weitere solche Beobachtungen wären wertvoll.

Die pathologisch-anatomischen Veränderungen bei dieser Form der Syphilis spielen sich, wie wohl nicht anders zu erwarten, am Gefäßsystem ab. WILE u. Mitarb. (s. S. 169) haben schon 1930 in einer sehr schönen und eingehenden Untersuchung diese Verhältnisse dargelegt. Die Autoren fanden, daß vor allem die Gefäße des unteren Coriums am Krankheitsprozeß beteiligt sind, wodurch es zu scharf umschriebenen Infarkten im Bereiche des Coriums und der Epidermis kommt, verursacht durch Thrombenbildungen, die zur Obliteration der tieferen Gefäße führen. SCOMAZZONI nimmt insofern einen vermittelnden Standpunkt ein, als er meint, daß die Ursache der Malignität des Verlaufes wohl in einer erhöhten allergischen Reaktion des Blutgefäßsystems gegen den Erreger der Syphilis zu suchen sei, wobei er annimmt, daß das Gefäßsystem schon vorher durch chronische Vergiftungen (Blei) geschädigt wurde.

Von besonderem Interesse ist die Tatsache, daß in den meisten zitierten Arbeiten darauf hingewiesen wird, daß die Veränderungen des ZNS im Verlaufe der malignen Lues fehlen (LICHTWITZ, U. WILE u. Mitarb., GOUGEROT, MEREN-LENDER u. WAJSBERG, FRIEDERISZICK u. a.).

Die Kasuistik der Lues maligna ohne bemerkenswerte auf die Pathogenese hinweisende Befunde ist zahlreich: MILIAN, FOUQUET, W. RICHTER, LOEB, LANGER, LOUSTE u. GRIFFITHS, DAHMEN, GREENBAUM, SIÉNKO, WIEDMANN, GALLIOT, OPPENHEIM, BEESON u. EBERT, NINOMIYA, NEUMANN, SCHÄDLER, BERON, MILIAN u. GARNIER, GATÉ u. RACOUCHOT, FABIÁN, STREITMANN, VAKANOFF u. POPCHRISTOFF, SOETOPO, BARJAKTAROVIC, CAROL, GOTTRON, MERKLEN u. WATTEBLED, CARRERA u. Mitarb., BUREAU u. Mitarb., Berliner Dermatol. Gesellschaft (Krankendemonstrationen).

Daß man die Bezeichnung „Syphilis maligna praecox" nicht für andere Verlaufsformen der Erkrankung verwenden soll, um Verwirrungen zu vermeiden, zeigt eine Mitteilung von DUPERRAT u. Mitarb., welche einen therapieresistenten Fall als Syphilis maligna bezeichnen.

Zum Abschluß scheint es erforderlich darauf hinzuweisen, daß eine Unterscheidung zwischen Lues maligna und Lues gravis bewußt nicht gemacht wurde, weil die beiden Formen sich im wesentlichen nur durch den Ausfall der Seroreaktionen unterscheiden, deren Bedeutung, wie aus dem oben Gesagten hervorgeht, zweifelhaft erscheint.

VI. Infektiosität von Körpergeweben und -flüssigkeiten

1. Infektiosität von syphilitischem Gewebe

Die Tatsache der relativ frühzeitigen Generalisierung der Spirochaeta pallida macht es verständlich, daß besonders in der Frühperiode der Erkrankung praktisch alle Gewebe des Körpers infektiös sind.

Auf die Möglichkeit der Übertragung der Erkrankung schon kurze Zeit nach der Infektion wurde bereits bei Besprechung der Inkubationszeit sowie der Primärperiode hingewiesen. Außer den dort zitierten Beobachtungen wäre noch eine Mitteilung von SÉZARY u. LEVY zu erwähnen, welche eine Ansteckung einer Ehefrau 8 Tage nach einem infektiösen außerehelichen Geschlechtsverkehr des Mannes sahen. Der Fall ist insofern vielleicht nicht restlos beweisend, als man bei der Frau keinen Primäraffekt fand, sondern erst 3 Monate post infectionem Erscheinungen einer Lues II. Das Cervicalsekret wurde offenbar nicht untersucht. X. VILANOVA berichtet über einen Mann, der sich an einem Mädchen ansteckte, welches zur Zeit der Infektion keine klinischen Zeichen einer Syphilis bot und bei dem sich erst später ein Primäraffekt entwickelte. Bemerkenswert ist, daß die

Sklerose beim Manne am Praeputium an einer zum Sitz des Anfangsgeschwürs bei dem Mädchen korrespondierenden Stelle auftrat. Daß infektionstüchtige Spirochäten auch in Sklerosennarben und im Lymphbereich derselben, also an Stellen, die klinisch frei von spezifischen Veränderungen sind, liegenbleiben und evtl. zur Übertragung der Erkrankung führen können, ergibt sich aus dem über „Pseudoreinfektion" (s. diese) Gesagten.

Die Produkte der tertiären Lues gelten im allgemeinen als kaum infektiös. Eine Beobachtung von NAEGELI zeigt aber, daß diese Annahme nur beschränkte Gültigkeit haben kann. Er berichtet nämlich, daß bei einem Manne 12 Jahre nach der Infektion Gummen am Praeputium und am Scrotum auftraten (mikroskopisch keine Spirochäten!). Bei der Ehefrau des Mannes konnte der Autor zu diesem Zeitpunkt einen frischen genitalen Primäraffekt feststellen (s. auch A. PONS LEZICA).

DUMITRIU u. Mitarb. haben sich mit der Infektiosität von Personen mit latenter Syphilis befaßt und kommen zu folgenden Schlüssen: Die Ansteckungsfähigkeit ist abhängig vom Alter der Infektion, von den vorangegangenen Kuren, von evtl. nicht beachteten Rezidiven und von der Häufigkeit des Geschlechtsverkehrs. Hier wird man vor allem den Rezidiverscheinungen an Stellen, welche sich der Beobachtung entziehen, besonderes Gewicht beimessen müssen.

G. STEINER beschreibt herdförmige Spirochätenansammlungen in den Organen kongenital-syphilitischer Früchte und im Gehirn der Paralytiker. Er sieht in diesen Spirochätenherden die Zentren für die Vermehrung der Erreger.

Der Umstand, daß trotz negativer Spirochätenbefunde immer wieder Infektionen beobachtet werden, veranlaßt manche Autoren trotz der JAHNELschen Arbeiten zu der Annahme einer unsichtbaren Form der Spirochaeta pallida. Hier wäre eine tierexperimentelle Arbeit von U. J. WILE (s. S. 109) zu nennen, der auf Grund seiner Versuche zu der Ansicht kommt, daß es eine invisible Form der Spirochaeta pallida gibt. Dieser Ansicht tritt VAN HAELST auf Grund sehr exakter tierexperimenteller Untersuchungen entgegen. Er kommt zu dem Schluß, daß die Infektiosität auch solcher Gewebe, in denen die Erreger mikroskopisch nicht nachweisbar sind, doch auf der Gegenwart von Spirochäten beruhe und keine Notwendigkeit für die Annahme einer invisiblen Form derselben bestehe (s. auch BERLINGHOFF). Hervorzuheben wäre noch, daß nach diesen Untersuchungen die Spirochäten in den Primäraffekten weniger virulent sein dürften, als die in den Lymphdrüsen. Zu ähnlichen Ergebnissen kommt auch G. STERZI. Zu den experimentellen Arbeiten sind auch ethisch allerdings fragwürdige Untersuchungen von H. J. MAGNUSON u. Mitarb. zu rechnen, welche an „freiwilligen" Insassen von Sing-Sing, und zwar sowohl gesunden wie luischen, mit abgetöteten und lebenden Spirochäten des Nicholsstammes Impfversuche machten. Sie kamen zu dem Ergebnis, daß die Infektionsdosis bei etwa ID_{50} von 57 Erregern pro Kubikzentimeter liegt. Die optimale Erregerzahl für das Angehen eines syphilitischen Infektes beim Menschen beträgt 10^3—10^4 Spirochäten.

2. Infektiosität von Gewebsflüssigkeiten

Außer im Gewebe selbst ist die Spirochaeta pallida natürlich auch in Gewebsflüssigkeiten zu finden. Der Nachweis der Erreger in Gelenkpunktaten bei Arthritiden fraglicher syphilitischer Genese ist von besonderem diagnostischem Interesse. H. SCHLESINGER, welcher der Syphilis der Gelenke ein größeres Kapitel im Arzt-Zielerschen Handbuch „Die Haut- und Geschlechtskrankheiten" widmet, weist darauf hin, daß ihm in seinen Fällen der Spirochätennachweis nicht gelungen sei. Im Gegensatz dazu konnten Z. GERŠKOVIČ u. M. BRENNER zweimal unter

4 von ihnen beobachteten Fällen im Gelenkpunktat Spirochäten mit der Färbung nach BURRI u. GIEMSA finden. KUHNS u. FELDMAN fordern zur Sicherstellung der Diagnose „Arthritis syphilitica" den Nachweis der Erreger in der Gelenkflüssigkeit.

a) Blut

Der tierexperimentelle Nachweis lebender Spirochaetae pallidae im Blute von Syphilitikern gelingt nicht immer. So berichtet LENARTOWICZ, daß er mit dem Blut von 7 Kranken nur zweimal positive Impfergebnisse bei Kaninchen fand. Bei der Übertragung des Blutes von Kaninchen zu Kaninchen gelang es dem Autor, unter 3 Fällen einmal ein positives Ergebnis zu erzielen. Noch schwieriger scheint es nach diesen Erfahrungen zu sein, positive Impfergebnisse bei der Übertragung von syphilitischem Patientenblut auf Mäuse zu erzielen. FRAZIER u. PIAN haben die Infektiosität des Blutes von Patienten mit Lues II im Tierversuch geprüft und konnten mit dem Blut von 46 Patienten 35mal positive Impfergebnisse erzielen, wobei sie pro Tier 1 cm³ Blut verwendeten. FRAZIER u. Mitarb. haben bei Kaninchen, die mit dem Nicholsstamm infiziert waren, Untersuchungen über die Dauer der Spirochätämie bei symptomloser Syphilis angestellt. Sie fanden, daß noch 3—4 Jahre, nachdem die Infektion bei diesen Tieren symptomlos geworden war, im Blute einiger derselben Spirochäten kreisten. Wiederholte Untersuchungen der gleichen Tiere zeigten, daß die Spirochäten nicht dauernd im Blute kreisen bzw. nachgewiesen werden können. BESSEMANS u. DE MOOR sind der Frage der Infektiosität des Blutes in einer Reihe von sehr schönen tierexperimentellen Arbeiten nachgegangen. Mit der Infektiosität des Blutes von Spätsyphilitikern haben sich dieselben Autoren befaßt. Bei 3 Fällen mit tertiärer Syphilis und 13 Fällen von progressiver Paralyse konnte mit der Verimpfung des Blutes auf Kaninchen kein positives Ergebnis erzielt werden.

Diese Untersuchungsergebnisse scheinen in einem gewissen Widerspruch zu stehen mit der Tatsache, daß bei Bluttransfusionen von Syphilitikern wenn nicht regelmäßig, so doch auffallend häufig, besonders in der Frühperiode, die Krankheit vom Spender auf den Empfänger übertragen wird. Dieser scheinbare Widerspruch ist damit zu erklären, daß bei den oben zitierten Übertragungen vom Menschen auf das Tier relativ geringe Blutmengen verwendet werden, im Gegensatz zur Transfusion von Mensch zu Mensch; außerdem handelt es sich bei den zuletzt zitierten Versuchen von BESSEMANS u. DE MOOR um Fälle mit lange zurückliegender Infektion. Dabei ist nochmals auf die oben zitierten Untersuchungen von H. J. MAGNUSON u. Mitarb. hinzuweisen, welche mit ausgezählten Erregern Impfversuche von Mensch zu Mensch anstellten.

b) Liquor

Die Infektiosität des Liquors hat die Autoren wiederholt beschäftigt; dabei wurde vor allem angenommen, daß dem p_H des Liquors besondere Bedeutung zukomme. MARINESCO ist der Meinung, daß die Spirochäten im alkalischen Liquor ein besonders günstiges Milieu fänden und die Wirksamkeit der Malariabehandlung darauf zurückführt, daß durch diese Therapie sich das p_H des Liquors gegen das Saure verschiebt und so die Lebensbedingungen für die Spirochäten verschlechtert werden.

Untersuchungen von BESSEMANS u. THIRY ergaben, daß keine signifikanten Unterschiede zwischen der Wasserstoffionenkonzentration des Liquors bei unbehandelten Paralytikern, bei solchen, die eine Malariakur durchgemacht hatten und bei normalen Kontrollfällen bestanden. Damit erscheint die Auffassung von MARINESCO und seinen Schülern widerlegt. FRAZIER u. PIAN (s. oben) haben je 1 cm³ Liquor von 46 Kranken mit Lues II Kaninchen intratesticulär injiziert und konnten in 9 Fällen positive Impfergebnisse beobachten. Im Gegensatz dazu ist es Lenartowicz (s. S. 172) in keinem Fall gelungen, mit dem Liquor die Lues auf Kaninchen zu übertragen. Allerdings wird in dieser Arbeit anscheinend die stumme Infektion beim Versuchstier nicht berücksichtigt. Auch Vaisman erörtert die Frage der Infektiosität des Liquors, wobei er bei seinen Versuchen Mäuse verwendete. Saunders fand in Emulsionen aus der Hirnrinde von 9 an progressiver Paralyse verstorbenen Patienten 5mal Spirochäten. Warthin hat schon 4—6 Wochen nach Auftreten des Primäraffektes in perivasculären Infiltraten der Meningen die Erreger gefunden und ebenso im Lumbalpunktat. Geiger fand unter 30 untersuchten Fällen von Frühluetikern 12mal Spirochäten, darunter auch 2mal bei seropositiven Sklerosen. Er konnte weiterhin in allen Fällen mit positiven Liquorreaktionen die Erreger nachweisen und auch in einem relativ großen Prozentsatz solcher Fälle, die negative Liquorreaktionen zeigten.

Hier sowie bei den anderen noch zu besprechenden Körperflüssigkeiten, vielleicht mit Ausnahme des Blutes, erhebt sich die Frage, ob die Erreger in diesem Milieu primär vorhanden sind oder nicht vielmehr aus dem Gewebe austreten und diesen Flüssigkeiten beigemengt werden.

c) Speichel

Coutts befaßt sich mit der Frage des Vorhandenseins von Spirochaetae pallidae in Körperhöhlen ohne sonstige Erscheinungen. Er berichtet dabei über einen Mann mit einem spirochätenhaltigen Primäraffekt an der Urethralöffnung, der einen Coitus buccalis ausgeübt hat. Die als Infektionsquelle angegebene Frau zeigte keinerlei syphilitische Erscheinungen außer positiven Seroreaktionen.

Die Infektiosität des Speichels bei der Frühsyphilis hat auch Barnett u. Kulchar beschäftigt; sie haben bei 7 Patienten mit unbehandelter sekundärer Lues auf die Mündung des Ausführungsganges der Parotis, deren Umgebung sorgfältig auf Schleimhautveränderungen untersucht wurde, eine flache, mit einem Absaugrohr versehene Glasschale aufgesetzt und durch Ansaugen Speichel unmittelbar aus der Drüse aspiriert. Das so gewonnene Untersuchungsmaterial wurde in Mengen von je 1 cm³ Kaninchen in die Hoden injiziert. Nach einer Beobachtungszeit, die sich bis zu 45 Wochen erstreckte, und nachdem auch regionäre Lymphknoten der Tiere auf andere Kaninchen übertragen wurden, konnten keine positiven Ergebnisse beobachtet werden. Die Autoren kommen damit zu dem Schluß, daß die Infektiosität des Speichels auf syphilitische Läsionen in der Mundhöhle zurückzuführen sei.

d) Urin

Auch in bezug auf die Infektiosität des Harnes wird man annehmen dürfen, daß die Spirochäten demselben beigemengt sind. Die Beobachtung E. Hoffmanns, daß akute syphilitische Nierenentzündungen in der Frühperiode vorkommen, wird durch eine Untersuchung von Warthin (s. oben) bestätigt, der bei 5 zur Obduktion gekommenen Fällen von sekundärer Syphilis an den Nieren große Mengen der Erreger fand, die durch die Harnkanälchen hinausbefördert wurden.

e) Sperma

Über positive Spirochätenbefunde im Sperma des Mannes berichtet Schulmann, der auch meint, daß die Erreger aus mikroskopisch kleinen Läsionen austreten und die Samenflüssigkeit infizieren. Dieses Ereignis kann nach Meinung des Autors zu einer interstitiellen Sklerose der Samenkanälchen führen und damit zur Oligospermie bzw. Sterilität des Mannes (s. auch Bertin u. Mitarb.). G. Kertész, G. Kertész u. V. Goldner, V. Goldner u. G. Kertész haben Sperma von teilweise auf Syphilis verdächtigen Männern sowie von Männern, die nach Behandlung als geheilt gegolten haben, auf die Kaninchencornea übertragen. Dabei kam es in einer Anzahl von Fällen zum Auftreten einer Keratitis, die auf Grund ihrer therapeutischen Beeinflußbarkeit mit Wismut als spezifisch angesehen wird. Bei einzelnen Versuchen will G. KERTÉSZ auch Spirochäten sowohl in der Cornea wie im Ciliarkörper gefunden haben. Die von ihm verwendete und erprobte Technik gibt der Autor in einer gesonderten Publikation an.

GREENBAUM u. Mitarb. kamen nach Überimpfung des Spermas von Syphilitikern auf Kaninchenhoden zu negativen Ergebnissen. KEMP hat die Untersuchungsergebnisse von KERTÉSZ nachgeprüft und konnte sie bestätigen (s. auch W. KERL). LAZAROVITS u. SZÉKELY haben, angeregt durch die Untersuchungen von KERTÉSZ, 74 Eheleute längere Zeit beobachtet und kamen zu dem Schluß, daß die konjugale Syphilis in 90% der Fälle von den Männern ausgehe. WIGODTCHIKOFF u. GOUDÉLISS heben hervor, daß bei Spermauntersuchungen von Patienten mit Lues II auch eine Urethroskopie vorzunehmen sei, um eventuell Beimengungen der Spirochäten zum Sperma während der Passage durch die Harnröhre auszuschließen.

A. O. F. Ross kommt auf Grund der Beobachtung von 2 Männern zu dem Schluß, daß das Sperma durch mindestens 3 Jahre seine Infektionstüchtigkeit behalten kann. Nach mehr als 5 Jahren glaubt der Autor, könne keine Übertragung der Syphilis durch das Sperma mehr stattfinden. Dabei muß allerdings bemerkt werden, daß der zweite von ihm beobachtete Mann nur sehr mangelhaft behandelt wurde und daher nicht beweisend ist. H. WILDE hat bei 100 Syphilitikern zwischen 18 und 70 Jahren 42mal eine Prostatitis gefunden und konnte unter diesen letzteren Fällen 16mal positive Spirochätenbefunde erheben; darunter waren 7 Kranke mit Frühsyphilis und 9 mit latenter Lues. Der Autor meint, daß die Infektion über die Nieren stattfindet (WARTHIN, s. S. 173).

f) Cervical- und Vaginalsekret

TOURAINE u. Mitarb. weisen auf die Seltenheit des syphilitischen Primäraffektes an der Vaginalschleimhaut hin, was im Gegensatz steht zu den Untersuchungsergebnissen von J. H. RILLE (persönliche Mitteilung), sowie von R. LAKAYE, der unter 173 Primäraffekten bei Frauen 16 in der Vagina beobachtete. Auf die Bedeutung dieser Lokalisation machen unter anderen NOBIS, RICHTER, DIETEL und RABUT u. RAMAKERS aufmerksam. Hingegen finden die Autoren relativ häufig Initialsklerosen am Eingang zum Cervicalkanal. Auf Grund der Bestimmung der Wasserstoffionenkonzentration an der Schleimhautoberfläche fanden sie, daß in den erkrankten Partien eine deutliche Verschiebung ins Alkalische von 5,8—6,2 auf 7,4 p_H eintritt. Sie meinen, daß die alkalische Beschaffenheit die Entwicklung der Spirochätenformen der Spirochaeta pallida gestattet. Diese würden dann dem Cervicalsekret beigemengt.

E. SCHULMANN findet Spirochaetae pallidae im Cervicalsekret auch bei Frauen ohne klinisch bemerkbare Veränderungen in diesem Bereich. W. LINDEMAYR hat bei Frauen mit florider Lues I und II das Cervicalsekret untersucht und kommt zu der Annahme, daß spezifische Veränderungen im nicht sichtbaren Teil der Cervicalschleimhaut bei positiven Spirochätenbefunden bestehen dürften. Bemerkenswert ist die Beobachtung des Autors, daß der Spirochätennachweis im Schleim, der mit Glascapillaren entnommen wurde, seltener positiv ist, während er dann leichter gelingt, wenn mit einer Platinöse oder mit einem Spatel von der Schleimhaut des Kanals entnommen wurde, d. h., wenn offenbar aus Infiltraten an der Wand des Collum uteri spirochätenhaltiges Material abgeschabt wurde. Beachtenswert sind Untersuchungen von LEVADITI u. VAISMAN im Vaginalsekret. Die Autoren kommen zu dem Schluß, daß die Spirochäten sich hier nur etwa 1 Std lang virulent erhalten können, was nach ihrer Ansicht auf die saure Umgebung an dieser Stelle zurückzuführen ist. LÉPINAY u. LAFFORET haben einer syphilitischen Prostituierten 10 cm³ einer Aufschwemmung gut beweglicher Spirochäten des Truffi-Stammes in die Vagina gespritzt und dann das vor Beginn des Versuches spirochätenfreie Vaginalsekret, welches durch Abschaben der Vaginalschleimhaut gewonnen wurde, nach Fontana gefärbt. Drei Stunden nach Einbringen der Aufschwemmung konnten Spirochäten nicht mehr nachgewiesen werden. Sehr schöne tierexperimentelle Untersuchungen hat PARISER angestellt. Er inoculierte Mäuse mit dem Vaginalsekret sowie Menstrualblut syphilitischer Frauen und infizierte mit den Organen dieser Tiere Kaninchen in die Hoden. So gelang es ihm, von 30 untersuchten Frauen 7mal positive Impfergebnisse zu erzielen. L. MÜLLER weist auf die Vorliebe der Spirochäten für Cervix, Prostata und Hoden hin und erklärt damit die relativ häufigen Übertragungen durch latente Luetiker.

Daß auch das Fruchtwasser syphilitischer Gebärender infektiös ist, erscheint mit Rücksicht auf den außerordentlichen Spirochätenreichtum des fetalen kongenital-luischen Organismus und des placentaren Gewebes nicht verwunderlich. Über eine professionelle extragenitale Infektion durch Fruchtwasser bei einer Hebamme berichtet Doškářová.

B. Die Generalisierung des Erregers in bezug auf Pathogenese und Verlauf der Syphilis des Zentralnervensystems

Bei der Besprechung der Generalisierung der Syphilis muß auch auf die Frage des Eindringens der Erreger ins ZNS eingegangen werden. Die wichtigste Veröffentlichung auf diesem Gebiet stellt ein Vortrag von Schlossberger „Über experimentelle Neurosyphilis" aus dem Jahre 1933 dar. Die von Schlossberger niedergelegten Ansichten und Versuchsergebnisse haben auch noch nach 25 Jahren volle Gültigkeit. Es mag daher berechtigt sein darauf hinzuweisen, daß diese ausgezeichnete Publikation in extenso nachgelesen werden muß, da es wertlos wäre, sie hier auch nur auszugsweise wiederzugeben. Recht interessante Ansichten äußert Sarbó, der meint, daß es 2 Arten des Verlaufes der syphilitischen Infektion gäbe; einerseits die Gefäßsyphilis, andererseits die Generalisierung des Erregers auf dem Lymphwege, wobei es vor allem zur Infektion des ZNS komme; hierzu müssen die Individuen allerdings konstitutionell veranlagt sein. Durch die in die Lymphbahnen eingeschalteten Drüsen kommt es zu einer Verzögerung der Ausbreitung, was den relativ späten Befall des ZNS erklären würde.

Über syphilitische Erkrankungen des ZNS und seiner Häute in der Frühperiode der Syphilis wird in einer Reihe von Arbeiten berichtet. Hierbei muß eine Publikation hervorgehoben werden von Milian u. Mourrut, die einen 45jährigen Mann beobachteten, welcher 9 Monate nach der Infektion völlig erblindete. Die Autoren nehmen neben einer besonderen Affinität der Erreger zum ZNS auch eine erhöhte Virulenz an, denn der Primäraffekt trat bei diesem Mann bereits 10 Tage nach dem infektiösen Geschlechtsverkehr auf. In diesem Zusammenhang ist eine Arbeit von Igersheimer erwähnenswert, welcher die Treponemen stets in der Arachnoidea und Pia, niemals aber im Parenchym des N. opticus gefunden hat und die Ursache der Degeneration des Nerven in einer Zerstörung der Häute und damit in einer Behinderung der Ernährung sieht (s. auch Albrich, Moore u. Mitarb., Behr u. K. Sato). Zeifert sah einen 34jährigen Mann, bei dem 8 Monate nach erfolgter Infektion eine progressive Paralyse ausbrach. Der Autor betont, daß sowohl ein Chancre redux wie auch ein Pseudo-Chancre auszuschließen sei.

Sézary weist darauf hin, daß die Miterkrankung des ZNS schon sehr frühzeitig erfolgen kann und daher am Ende des 1. Jahres eine Liquoruntersuchung vorzunehmen sei (s. auch Bykovsky u. Mitarb.). Bei diesen Überlegungen sowie bei einer Reihe anderer Veröffentlichungen muß allerdings bedacht werden, daß wir auch die als passageren Liquor bezeichneten Reaktionen berücksichtigen müssen, die sich teilweise sogar spontan rückbilden können. Rohrmoser u. Weissenberg machen darauf aufmerksam, daß es nach ausgedehnten und rückfälligen Exanthemen sowie bei der spezifischen Alopecie und beim Leukoderm zu Erkrankungen des ZNS in der Frühperiode der Syphilis kommen kann. Sie berichten im Anschluß daran über einen Fall, bei dem im Zentrifugat des Liquors Spirochäten nachgewiesen werden konnten. Eigene Erfahrungen lassen es allerdings doch als fraglich erscheinen, ob das spezifische Leukoderm und die spezifische Alopecie tatsächlich zentral bedingt sind. Beide Veränderungen treten im allgemeinen nach abklingenden Rezidivexanthemen auf, diese aber gehen ihrerseits wieder relativ häufig mit Veränderungen im Liquor einher, so daß man wohl mit einiger Berechtigung wird annehmen können, daß diese sowie die spezifische

Alopecie und das spezifische Leukoderm koordinierte Erscheinungen sind. LEVADITI u. Mitarb. beschäftigen sich mit experimentellen Untersuchungen zur Frage der Neurosyphilis und gehen dabei von der Tatsache aus, daß Kaninchen und Affen, vielleicht auch Menschen, gegenüber einer direkten Einbringung der Spirochaeta pallida in das Gehirn sich refraktär verhalten. Sie glauben daher, daß das Gehirn zu den treponemophoben Gebieten gehört und daß die Erreger erst dann im ZNS haften können, wenn sie in einem anderen Organ eine Entwicklung durchgemacht haben, die sie hierzu befähigt. In der Gestalt der Spirochäten können sich die Keime jedenfalls nicht im ZNS ansiedeln. Sie nehmen also eine besondere Form der Spirochäten bei der Invasion des ZNS an. TOMESCO u. CONSTANTINESCO meinen ebenfalls, daß die Spiralform der Erreger der Lues nicht die einzige sei. Im Gegensatz dazu wird von vielen Autoren die Dualität des Syphiliserregers abgelehnt (LEA-PLAZA). E. HOFFMANN sieht die Ursache für das Haften der Spirochäten im Gehirn in einem Mangel an lokalen Abwehrkräften, während die gummösen Veränderungen als Ausdruck hoher Allergiestufen gedeutet werden. Das Auftreten luischer Veränderungen im ZNS kann aber auch als stoffwechselchemisches Problem gedeutet werden (SCHLOSSBERGER, s. S. 175). Mit dieser Frage haben sich MARCHIONINI und MARCHIONINI u. OTTENSTEIN befaßt. Während die Autoren im Hautdialysat bei Luetikern eine Vermehrung der Diastase bei gleichzeitigem Schwund der Katalase feststellen konnten, fanden sich im Liquor genau umgekehrte Verhältnisse, nämlich Schwund der Diastase und eine Zunahme der Katalase. Als besonders bemerkenswert muß hervorgehoben werden, daß diese Veränderungen sich vor allem bei der Neurosyphilis und hier wieder bei der Paralyse finden. In vitro-Versuche zeigten, daß die Spirochäten im Gegensatz zu anderen Krankheitserregern die Diastase zu zerstören vermögen. Ein ähnlicher Einfluß, wenn auch in geringerem Maße, konnte bei Sodoku-Spirochäten und Trypanosomen nachgewiesen werden.

Den Chemismus des Gehirns bei Paralytikern haben SEREJSKI u. TOPSTEIN studiert und fanden im Frontallappen eine Verminderung der ungesättigten Phosphatide, im übrigen Gehirn eine Cholesterinvermehrung und eine Zunahme der Phosphatide im Occipitallappen. Ein Vergleich zwischen unbehandelten und mit Malaria behandelten Fällen ließ wegen der zu geringen Zahl der Malariafälle keine bindenden Schlüsse zu. In diesem Zusammenhang dürfen auch die Überlegungen MONTELs erwähnt werden, welcher die bei Eingeborenen in den Tropen stets nachweisbare Hypocholesterinämie als eine der Ursachen der relativen Immunität dieser Menschen gegen die Syphilis des ZNS in Erwägung zieht.

Zwei Möglichkeiten müssen also nach den obigen Ausführungen für das Zustandekommen einer Syphilis des ZNS in Betracht gezogen werden, und zwar einerseits eine Milieuänderung, wodurch die Spirochaeta pallida in die Lage versetzt wird, sich an der grauen Substanz anzusiedeln, andererseits wird aber auch von manchen eine Mutation des Erregers selbst angenommen, die ihn befähigen soll, im ZNS zu haften.

Ich habe den Versuch gemacht, die verschiedenen Bilder, welche die Syphilis in klinischer sowie in pathologisch-anatomischer Hinsicht in Sonderheit am ZNS bietet, aus dem immunbiologischen Verhalten der Erkrankung zu erklären. Es ist auffallend, daß niemals das unveränderte Fortbestehen der universellen Skleradenitis während der ganzen Sekundärperiode in Beziehung gesetzt wurde zu dem unterschiedlichen Verhalten der Erreger den einzelnen Organsystemen, besonders dem ZNS gegenüber, obwohl der Schwellung, d. h. der gesteigerten Tätigkeit des lymphatischen Systems gerade im Hinblick auf die Arbeiten ERICHs (s. S. 163) außerordentliche Bedeutung im Abwehrkampf gegen die Spirochaeta pallida zukommen dürfte (s. auch SEROWY, KAPLOUNE). Ähnliche Ansichten äußert SARBÓ. Es ist weiterhin auffallend, daß etwa gleichzeitig mit dem Rückgang der universellen Skleradenitis die bis dahin negative Luetinreaktion positiv wird (Eisophylaxie E. HOFFMANNS) (s. auch GOUGEROT u. BOULE). In den Fällen, welche den Umschlag der Luetinreaktion in der Spätlatenz nicht zeigen, kommt es häufig zu stationär positiven Liquorreaktionen. Umgekehrt wird man immer wieder Gelegenheit haben zu sehen, daß nach Sanierung des Liquors die Intradermalreaktion positiv wird. LISI hebt allerdings hervor, daß er bei 33 Paralytikern in 40% positive Cutanreaktionen mit avirulenten Spirochäten sah und auch unter 17 Superinfektionsversuchen 13mal corymbiforme und circinäre Herde auftraten. Sehr schön hat DUJARDIN die Immunitätsverhältnisse mit Hilfe der Tuberkulinreaktion beim Paralytiker beleuchtet (s. auch GREGORIO Y GARCIA-SERRANO). Diese Beobachtungen legen die Annahme nahe, daß in der Frühperiode der Syphilis die Abwehrmaßnahmen vorwiegend das lymphatisch-reticuloendotheliale System besorgt (BERDE, TOURAINE), während in der Spätperiode diese Funktionen von der Haut übernommen werden (Gummen in Lymphdrüsen selten! TOURAINE u. RIBADEAU-DUMAS, ebenso GASTINEL u. PULVÉNIS). Auch die Beobachtung NYKAS, daß die Spirochäten bei Berührung mit Lymphocyten sich strecken und unbeweglich werden, ist keine Gestaltänderung, wie der Autor meint, sondern ein Zeichen des Absterbens der Erreger. Hier wären auch noch die Untersuchungen von BELETZKIJ zu erwähnen, der in Schnitten aus dem Gehirn eines Paralytikers Zellen des Reticuloendothels sah, welche Spirochäten phagocytiert hatten. Er verlangt, daß die Therapie der progressiven Paralyse die Funktion des R.E.S. aktiviere. MORGAN weist auf die deletäre Wirkung einer unzureichenden Frühbehandlung für das ZNS hin (BERNARD u. CALLEWAERT, KEMP u. MENNINGER), während andererseits die Möglichkeit besteht, durch Injektionen von Trypanblau oder Lecithin das R.E.S. zu stimulieren und damit eine günstige Beeinflussung des Krankheitsverlaufes zu bewirken (S. HARRIS u. Mitarb.).

Bei Versagen beider Mechanismen kommt es zum Einbruch der Erreger vor allem ins ZNS. Daß das Wiederaufflackern zu diesem Zeitpunkt gerade im ZNS stattfindet, kann man sich mit SCHLOSSBERGER damit erklären, daß dieses Organ an den Immunitätsvorgängen des übrigen Körpers nur geringen Anteil hat (s. auch E. HOFFMANN). Mit dieser Auffassung stimmt die Tatsache überein, daß sowohl der Mensch wie auch in noch erheblicherem Maße das Kaninchen auf die Infektion durch die Spirochaeta pallida mit spezifischen Abwehrmaßnahmen reagieren, wobei die spätsyphilitische Erkrankung des ZNS beim Menschen nur in einem relativ kleinen Teil der Fälle auftritt und beim Kaninchen so gut wie niemals. Auch die Beobachtung SCHERESCHEWSKYs, daß die Spirochaeta pallida aus menschlichem Material leichter zu züchten sei als aus Kaninchenschanker spräche dafür, daß diese Tiere mit stärkeren Abwehrmaßnahmen auf den Infekt reagieren als der Mensch. Im Gegensatz dazu wissen wir nach den Befunden von A. ZIH, F. KOCH u. a., daß bei der Maus so gut wie niemals Immunitätserscheinungen festzustellen sind, aber die Spirochäten besonders häufig im Gehirn haften. Wenn auch von Tierversuchen keineswegs zu weitreichende Schlüsse auf die Verhältnisse beim Menschen gezogen werden dürfen, sind die eben angedeuteten Zusammenhänge zwischen Immunitätsreaktion und Beteiligung des Gehirns doch auffallend.

NÉKÁM jr. findet im Krankengut der Budapester Hautklinik unter 10000 syphilitischen Erkrankungen 751 Patienten mit Metalues und bei diesen nur 28mal die Kombination mit Gummen. Dazu ist der Hinweis von STRÄUSSLER interessant, daß seit Einführung der Malariabehandlung die Zahl der Paralytiker mit tertiärluischen Erscheinungen zugenommen habe (s. auch HOFBAUER). Jedenfalls hängt das Zustandekommen der verschiedenen Erscheinungen der Lues von den konstitutionell und dispositionell gegebenen Eigenschaften des Organismus ab (H. REISS). Die gleiche Ansicht äußert C. SHAW, wobei er die Auffassung ablehnt, daß die tertiär-luischen Veränderungen allergischer Natur seien. M. D'ARRIGO steht ähnlich wie STRÄUSSLER auf dem Standpunkt, daß es durch die Malaria-behandlung zu einer Umwandlung der Neurolues in eine tertiäre Syphilis komme. Im Gegensatz zu SHAW ist DUJARDIN (s. S. 177) der Meinung, daß sowohl die progressive Paralyse wie die Tabes eine anallergische, die Lues III jedoch eine allergische Form der Erkrankung darstelle. BODE glaubt, daß der Malaria-behandlung der Paralyse eine provokatorische Wirkung zukomme und so die tertiärsyphilitischen Erscheinungen entstehen. H. BÖDECKER vertritt den Standpunkt, daß eine Umstimmung des Organismus für den Antagonismus Lues gummosa — Neurolues verantwortlich zu machen sei.

Eine größere Anzahl von Autoren ist der Meinung, daß ein Antagonismus zwischen Paralyse und tertiärer Lues nicht bestehe. Vor allem waren es die sehr gründlichen Untersuchungen von ARZT u. FUHS an einem großen Krankengut, welche diese Ansichten stützen. Sie kommen schließlich zu dem Ergebnis, daß ein „relativer" Antagonismus zwischen den beiden Formen der Erkrankung bestehe, wobei die diesem zugrunde liegende Hautallergie eine günstige Prognose erwarten läßt. Bei positiver Luetinreaktion finden die Autoren weniger positive Liquorbefunde. Über Beobachtungen von gleichzeitigem Bestehen einer Lues III und einer Paralyse berichten BODE (s. oben), BORREGUERO, LOUSTE u. Mitarb., sowie GUIRAUD u. CARON. Eine Reihe weiterer Arbeiten zu dieser Frage ist deshalb nicht verwertbar, weil die erhobenen Befunde nicht genügend eingehend sind.

Über das Zusammentreffen von Tabes dorsalis und tertiärer Syphilis wird von SAWICKI, ROSENTHAL, BONETAZZO und MANOUCHAKIANE berichtet. Dabei müßte man aber die Frage diskutieren, ob die Tabes dorsalis tatsächlich als „Metalues" im engeren Sinne angesehen werden kann, was jedoch den Rahmen dieser Betrachtungen bei weitem überschreiten würde (PÁNDY und WILLIAMS Diskussion zu BINKLEY). BRUETSCH u. BAHR haben mikroskopische Untersuchungen von Gehirnen bei solchen Leichen vorgenommen, die an epileptischen Anfällen infolge Syphilis des Gehirns litten. Sie fanden in diesen Fällen eine Endarteriitis der corticalen Capillaren, also Veränderungen, die an die Befunde von PÁNDY erinnern (s. auch SÉZARY u. ALMAZAN, ICAZA, PALICH-SZÁNTÓ). Hier darf kurz darauf hingewiesen werden, daß WAGNER-JAUREGG die lanzinierenden Schmerzen bei der Tabes denen in Amputationsstümpfen gleichsetzt, wobei die Konstitution des Kranken von besonderer Bedeutung ist. STAEMMLER beschäftigt sich an Hand von 8 Fällen mit der Pathogenese der Syphilis des Rückenmarks und kommt zu dem Schluß, daß in seinen Fällen Gefäßerkrankungen nicht vorlagen, sondern die Veränderungen als Folge einer Giftwirkung entstanden seien, entweder von den Erregern selbst oder von Zerfallsprodukten, die am Weg über den Liquor in das Rückenmark gelangt seien, wie er überhaupt dem Liquor eine besondere Bedeutung als Überträger der syphilitischen Noxe zuerkennt. CARDONA glaubt, daß das histologische Bild der progressiven Paralyse sich insofern geändert habe, als die pathologischen Veränderungen eine Abschwächung erfahren haben, was der Autor nicht so sehr auf die bessere Behandlung, sondern vielmehr auf eine Änderung des „genius morbi"(?) bezieht.

Während die Frage des Zusammenhanges zwischen Hauterscheinungen und Metalues immer noch von großem Interesse zu sein scheint, wurde den Beziehungen zwischen syphilitischen Veränderungen der inneren Organe und des ZNS in der letzten Zeit weniger Beachtung geschenkt. MAKAROV fand unter

26 von ihm untersuchten Paralytikern 7mal luische Erkrankungen auch der inneren Organe. Am häufigsten war die Aorta in den syphilitischen Krankheitsprozeß mit einbezogen, seltener die Leber und die Lungen. Nach Meinung des Autors kommt die progressive Paralyse dann zustande, wenn sich zu bestehenden Veränderungen im Gehirn auch noch degenerative Alterationen gesellen, die er auf eine Toxämie zurückführt, welche nicht nur eine Folge der Spirochäteninvasion, sondern auch der Erkrankung innerer Organe darstellt.

In einem sehr ausführlichen Übersichtsreferat befaßt sich MERENLENDER mit der Frage des Antagonismus zwischen Hauterscheinungen und Metalues. Er kommt zu dem Schluß, daß die Metalues von den überstandenen Hauterscheinungen in der Frühperiode unabhängig sei. Der Autor betont auch, daß das Zusammentreffen von tertiären Syphiliden mit der Tabes dorsalis viel häufiger zu beobachten ist als mit der Paralyse. Von besonderer Bedeutung ist ein Bericht BERINGERs über die vom russischen Volkskommissariat für Gesundheitswesen gemeinsam mit der Notgemeinschaft der deutschen Wissenschaft organisierten Expedition aus dem Jahr 1928 in die Burjätische Mongolei zum Studium der endemischen Syphilis. Die Expeditionsteilnehmer kamen zu dem Schluß, daß kein Antagonismus zwischen den schweren Veränderungen, welche die Lues am Integument setzt, und der Tabes und Paralyse besteht. Nicht selten wurden tertiäre Veränderungen der Syphilis gleichzeitig mit Tabes oder Paralyse beobachtet. Während die eben zitierte Arbeit sich auf die Verhältnisse bei der endemischen Syphilis bezieht, hat KALAMKARJAN die Verhältnisse in Ostkazachstan studiert und gefunden, daß in den von ihm bereisten Gebieten weder Paralyse noch Taboparalyse nachgewiesen werden konnten, während er floride Syphilis in 9,5% der untersuchten Fälle fand.

Ob ein Antagonismus zwischen tertiärluischen Veränderungen und syphilitischen Erkrankungen des ZNS besteht, ist bei Durchsicht der Literatur keineswegs abgeklärt. Es muß aber doch in Erinnerung gebracht werden, daß eine Reihe von Gemeinsamkeiten zwischen Haut und ZNS besteht, was schon allein daraus erklärlich ist, daß beide Organsysteme sich vom gleichen Keimblatt herleiten. In einem sehr schönen Vortrag hat SCHALTENBRAND auf diese Zusammenhänge hingewiesen und dabei neuerdings die Schutzwirkung der Haut gegen den Befall des ZNSs mit Spirochaeta pallida hervorgehoben. R. O. STERN sieht das Wesentliche beim Zustandekommen der Abwehrmechanismen, welche den Befall des ZNS verhindern sollen, in Entzündungsprozessen im Mesoderm.

KRISTANOV u. REVZIN versuchten in einer statistischen Zusammenstellung die Frage nach dem Zusammentreffen gummöser Veränderungen mit Erkrankungen des ZNS zu beantworten. Sie sahen auffallend oft die Kombination tertiärsyphilitischer Erscheinungen mit Erkrankungen des Nervensystems; bei Männern in 22,5 und bei Frauen in 10,5%. An die Ansichten SCHALTENBRANDs knüpft teilweise A. MÜLLER in einer außerordentlich interessanten Monographie an. Auf dieses Buch, das jeder lesen sollte, der sich mit Fragen der Metasyphilis (Paralyse) befaßt, kann hier naturgemäß nicht so eingegangen werden, wie es wünschenswert wäre. Im Zentrum der dargelegten Anschauungen steht die Eigengesetzlichkeit der Spirochaeta pallida, die sich hinsichtlich ihrer Weiterverbreitung an die Geschlechtsfunktionen des Menschen anpaßt, d.h., es bestehen Affinitätsbeziehungen zwischen dem Erreger und dem biologischen Geschehen im menschlichen Organismus bzw. in Teilen desselben, die der Autor als „Kreissotropie" bezeichnet. So wird eine Reihe von Tatsachen im Verlaufe der frühsyphilitischen Erkrankung, wie auch der Metalues erklärlich. Ähnliche Ansichten bezüglich des Überganges von endemischer Syphilis zur venerischen Syphilis hat in allerjüngster Zeit auch LUGER entwickelt.

Die Frage des neurotropen Virus scheint wohl in neuerer Zeit fallen gelassen worden zu sein. Die Arbeiten von JAHNEL einerseits, NONNE andererseits haben diese Ablehnung nach sich gezogen (s. auch REJSEK u. PROCHAZKA). Es muß jedoch in diesem Zusammenhang eine Ansicht GOUGEROTs erwähnt werden, der meint, daß es zu Mischinfektionen zwischen den Spirochäten und anderen neurotropen Virusarten komme. Diese Ansicht hat anscheinend keinerlei Widerhall gefunden, denn sie wurde außer von PAULIAN kaum diskutiert und von GOUGEROT selbst später nicht mehr aufgegriffen.

C. Pseudoreinfektion (Chancre redux), Reinfektion, Superinfektion

Vor Eingehen auf die in diesem Kapitel zu besprechenden Fragen erscheint es doch erforderlich, kurz die Immunitätsverhältnisse insbesondere im Hinblick auf die Rolle des lymphoreticulo-histiocytären Systems zu streifen, selbst auf die Gefahr hin, daß es teilweise zu Überschneidungen mit dem diesbezüglichen Kapitel kommt. Die Tatsache, daß die regionären Lymphdrüsen schon wenige Wochen nach der syphilitischen Infektion anschwellen und daß es im weiteren Verlaufe der luischen Erkrankung auch zur Mitbeteiligung des gesamten übrigen lymphoreticulären Apparates des Organismus kommt, spricht wohl eindeutig für die überragende Bedeutung dieses Systems im Ablauf des Krankheitsgeschehens. Es sei in diesem Zusammenhang nur kurz auf die instruktiven Tierversuche von GASTINEL u. PULVÉNIS sowie GASTINEL, PULVÉNIS u. COLLART hingewiesen, ebenso auf die Untersuchungen von CHIMENZ, weiters TOURAINE, insbesondere aber auf die Untersuchung von H. REISS zur Pathogenese der Syphilis. Eine geradezu klassische Illustration zu den Tierversuchen von GASTINEL u. Mitarb. stellt ein Fall dar, den CUCCIA mitteilt, bei dem 6 Jahre nach einem energisch behandelten syphilitischen Anfangsgeschwür ein neuerliches Ulcus nach nur 11tägiger Inoculationszeit auftrat.

Von besonderem Interesse scheint mir die Rolle des lymphoreticulären Apparates beim Zustandekommen jener wichtigen und schwer zu klärenden Erscheinung, die man als Pseudoreinfektion, Chancre redux oder Reinduration bezeichnet. Es wird ja noch in diesem Kapitel auf die Bedeutung des Chancre redux einzugehen sein. Hier darf nur kurz darauf hingewiesen werden, daß es nicht ohne weiteres verständlich ist, wieso Spirochäten am Orte der primären Inoculation avirulent liegen bleiben und oft erst lange Zeit später die Virulenz wieder erlangen können. Eine Erklärungsmöglichkeit wäre die, daß im regionären Lymphsystem der primären Eintrittspforte die Antikörperbildung aus unbekannten Gründen nicht ausgereicht hat, um die Erreger vollständig zu beseitigen (s. auch PINARD). Eine Bestätigung für diese Ansicht könnte die Beobachtung von SARATEANU u. THEODORESCU bilden, welche im Preßsaft aus einer abheilenden Sklerose eine positive Wa.R. nachweisen konnten, während dieselbe im Serum negativ ausfiel. Damit wäre eine Erklärung für die relative Seltenheit der Pseudoreinfektion gegeben.

Mit den Immunitätsverhältnissen bei der Syphilis gerade im Hinblick auf den Chancre redux befaßt sich im Tierexperiment MATSUMOTO. Er konnte nämlich zeigen, daß die bei Kaninchen nach cutaner Syphilisinfektion entstandenen und durch geeignete Behandlung mit Hinterlassung von Narben abgeheilten Erscheinungen nach einer mehrere Wochen später i.v. vorgenommenen Reinfektion mit homologen Keimen wieder aufflammen. Er faßt diese Reaktion als allergisch bedingt auf. Sie kann meines Erachtens annähernd den Verhältnissen bei der

Reinduration des Menschen gleichgesetzt werden. Sehr interessante Tierversuche zur Frage der Superinfektion hat auch PRIGGE vorgenommen (s. Immunität), insbesondere im Hinblick auf die Schankerimmunität.

In diesem Zusammenhang ist eine Arbeit von COVISA u. Mitarb. zu erwähnen, welche einen 25jährigen Mann beobachteten, bei dem ein luisches Anfangsgeschwür am inneren Vorhautblatt auftrat. Dieser Patient erkrankte interkurrent an einer hochfieberhaften Pneumonie mit anschließender Pleuritis, weshalb eine Behandlung mit Arsenobenzol und Schwermetall nicht durchgeführt werden konnte. Die Spirochäten verschwanden aus der Läsion, die Seroreaktionen blieben durch 7 Monate negativ. Sekundärerscheinungen traten in dieser Zeit nicht auf. In den Leistendrüsen dieses Patienten fanden sich 2 Monate nach Auftreten der Sklerose auffallend kurze Spirochäten. Eine Überimpfung des Drüsengewebes auf Kaninchen hatte ein positives Resultat. Solche Beobachtungen könnten eine Erklärung für den Virulenzverlust der Spirochaeta pallida für eine kürzere oder längere Zeitspanne geben.

I. Pseudoreinfektion (Chancre redux), Reinduration

Die Bezeichnung Pseudoreinfektion soll hier deshalb beibehalten werden, weil sie BUSCHKE u. PEISER zur Benennung des entsprechenden Kapitels im Band XV/2 benützen, obwohl der Ausdruck Chancre redux oder besser Reinduration das Wesen der Erscheinungen eher trifft. Die Pseudoreinfektion wurde unter der obigen Bezeichnung von LELOIR u. FOURNIER erstmals beschrieben (HUDÉLO u. RABUT).

Es ist das unbestreitbare, aber leider im Verlaufe der Jahrzehnte in Vergessenheit geratene Verdienst von RUDOLF MÜLLER, im Jahre 1916 darauf hingewiesen zu haben, daß nach Salvarsanbehandlung Rezidiverscheinungen unter dem Bilde einer Neuinfektion auftreten können. Der Autor betont, daß es im Zweifelsfalle durchaus nicht immer zu entscheiden ist, ob es sich um eine Pseudoreinfektion oder um eine Neuinfektion handle. Lediglich dann, wenn der zweite Affekt außerhalb des Lymphbereiches des ersten lokalisiert ist, darf naturgemäß die Reinduration ausgeschlossen werden. Das Wiederaufleben des spezifischen Prozesses kann im Laufe des ersten Jahres, aber wie LÖHE betont, auch in späteren Jahren sich ereignen. Das Wiederauftreten eines schankeriformen Geschwüres an der Stelle des abgeheilten Primäraffektes bzw. im Lymphbereiche desselben ist, wie Tierversuche und histologische Untersuchungen gezeigt haben, auf in diesem Gewebsbezirk liegengebliebene lebensfähige Spirochäten zurückzuführen (MÜLLER). E. DE GREGORIO spricht in diesem Fall von „Reaktivierung" des alten Herdes, hält sich aber sonst im wesentlichen an die Müllerschen Forderungen. MILIAN (Diskussion zu WATRIN) glaubt sogar, daß sich auch Streptobacillen und Tuberkelbacillen ähnlich verhalten können.

Die Zahl der Arbeiten, in denen keine klare Trennungslinie zwischen Reinfektion, Superinfektion und Pseudoreinfektion gezogen wird, ist außerordentlich groß (s. unter anderen ZAROUBIN, DODERO u. SEMINARIO, SANTOS, SÉZARY, EMANUEL, CONTRERAS DUENAS u. TOME BONA, BRANTS, BURBI, MALSKI, SERGIESCOU, GIMENEZ ROLDAN, INCEDAYI, MILIAN u. DEGOS, S. ILIĆ, NAKANISHI, KWIATKOWSKI, FERNÁNDEZ BLANCO, DÍAZ COLODRERO u. Mitarb., RIBEIRO, PEREIRO, VUKAS, TKESCHELASCHWILI, TZANCK u. Mitarb.). KLAUDER u. BUTTERWORTH sprechen sogar bei einem Fall von miliaren Gummen von „Reinduration" (J. F. WILSON). Wenn aber gar bei zugegebenermaßen insuffizient behandelten Fällen von Neuansteckung gesprochen wird, wie z. B. bei CHEVALLIER u. COLIN, wird dadurch eine an sich schwierige Frage noch weiter kompliziert (s. auch SÉZARY).

Man darf es sicherlich nicht als eine theoretische Haarspalterei auffassen, wenn auf den von MÜLLER festgelegten Kriterien beharrt werden muß, weil schon allein aus forensischen Gründen die Entscheidung, welche dieser 3 Veränderungen

vorliegt, von außerordentlicher Bedeutung ist. Aus diesem Grund erscheint es
von besonderer Wichtigkeit, nochmals darauf hinzuweisen, daß der Forderung
MÜLLERs, die zweite Sklerose müsse außerhalb des Lymphbereiches des ersten
Primäraffektes lokalisiert sein, unbedingt Beachtung geschenkt werden muß,
wenn man von einer wirklichen Reinfektion sprechen will. In allen anderen Fällen
ist eine solche nicht erwiesen, weshalb man immer wieder nur von einer Pseudoreinfektion bzw. Reinduration sprechen darf.

Eine Ausnahme von dieser Forderung werden mit Vorbehalt jene Fälle bilden,
bei denen der Zeitraum zwischen der Erstinfektion und dem Auftreten des zweiten
Geschwürs so lange war, daß man von einer Pseudoreinfektion nicht mehr sprechen
kann (KOPP u. SOLOMON u. a.). Solange zwischen den beiden Ereignissen nicht
mehr als 3—4 Jahre vergangen sind, der Kranke sich also noch in der Sekundärperiode befindet, ist die verstrichene Zeit nicht lange genug, um eine Ausheilung
der Erstinfektion mit Sicherheit annehmen zu können. Nur in ganz wenigen
Arbeiten wird auf die Müllerschen Forderungen Rücksicht genommen, so bei
GOMÉZ MARTINEZ, FERNÁNDEZ DE LA PORTILLA und M. SIBIRANI. Auch ZELL-
WEGER befaßt sich mit der Frage Re- und Super- bzw. Pseudoreinfektion und
weist darauf hin, daß bei Fällen mit einem kurzen Intervall zwischen den beiden
Erkrankungen doch immer vor allem an die Pseudoreinfektion gedacht werden
muß. Daß auch ein länger dauernder erscheinungsfreier Intervall zwischen Erst-
infektion und Wiederauftreten des schankeriformen Geschwürs die Möglichkeit
einer Pseudoreinfektion nicht völlig ausschließen läßt, geht aus einer Arbeit von
MATZENAUER hervor, der 10 Jahre nach Luesinfektion bei allerdings nicht sehr
energischer Behandlung das Auftreten einer Pseudoreinfektion sah, wobei eine
Reinfektion mit Sicherheit nicht in Frage kam (s. auch FRÜHWALD, TSCHERNO-
GOUBOFF, V. COSTEA sowie G. PHOTINOS u. P. PHOTINOS). In letzter Zeit hat sich
CARRERA mit der Frage der Reinfektion bzw. der Rezidive befaßt; die Arbeit
muß deshalb erwähnt werden, weil der Autor unbewiesene Behauptungen aufstellt.
So die Mitteilung, daß es sich herausgestellt habe, daß selbst bei positiven Seroreaktionen Reinfektion möglich sei. Aus der Arbeit, die nur im Referat vorliegt,
kann allerdings nicht entnommen werden, ob CARRERA nicht Reinfektion, Superinfektion und Pseudoreinfektion verwechselt. In erfreulichem Gegensatz hierzu
steht eine Publikation von BASSAS GRAU, der sich an Hand eines Falles mit der
Frage der Pseudoreinfektion auseinandersetzt und 3 Punkte als wesentlich heraus-
hebt: 1. die exakt nachgewiesene erste Infektion, 2. der Chancre redux am Orte
des ersten Primäraffektes und 3. eine ungenügende Behandlung. Ebenso muß
hier auf die sehr schöne Arbeit von BRANDT hingewiesen werden, der meint, daß
eine die Heilung überdauernde unvollkommene Immunität die Ursache für eine
Wiederansteckung sein könnte. SCHREINER sieht gewisse Ähnlichkeiten zwischen
dem Chancre redux und den Erscheinungsformen der malignen sowie der tertiären
Lues. Er meint, daß individuelle Verschiedenheiten in der Reaktionsfähigkeit und
im Reaktionsablauf für die merkwürdige Erscheinung der Pseudoreinfektion
verantwortlich zu machen sei (s. auch RADAELI).

Einen sicheren Fall von Pseudoreinfektion nach intensiver Penicillinbehandlung teilt
CUESTA mit und spricht gleichzeitig den Verdacht aus, daß sich dieses Ereignis nach Penicillinbehandlung häufiger einstelle als nach der früher geübten Arsen-Wismut-Therapie. Ebenso
berichtet RIEDL über Pseudoreinfektion nach Penicillinbehandlung, allerdings mit insuffizienten Dosen. GRAU Y TRIANA berichtet über einen 32 Jahre alten Mann, der mit Neosalvarsan und Wismut behandelt wurde und bei dem 4 Monate nach einem luischen Primäraffekt im Sulcus coronarius ein Geschwür an der rechten Wange auftrat, in dem wieder Spirochäten nachweisbar waren. Die regionären Drüsen waren geschwollen. Auf Neosalvarsan
heilte auch dieses Ulcus rasch ab. Der Autor spricht von einer luischen Neuinfektion. Mit
Rücksicht auf den kurzen Zeitraum zwischen der Entwicklung des genitalen Primäraffektes

und des Geschwürs an der Wange wird man vielleicht die Frage, ob eine Superinfektion oder eine schankeriforme Papel vorliegt, diskutieren können.

Die mangelnde Kenntnis der Pseudoreinfektion wird besonders bei Durchsicht der neueren Arbeiten über die Penicillinbehandlung der Syphilis als bedauerlich empfunden, weil in diesen Arbeiten, auf welche in dem Kapitel über die Behandlung der Lues von anderer Seite einzugehen sein wird, in dem offenbaren Bestreben, die Wirksamkeit des Penicillins besonders herauszustellen, jedes schankerähnliche Geschwür als Neuansteckung aufgefaßt wird, ohne auf den Begriff des Chancre redux einzugehen (THOMAS). Die Arbeiten, in denen über Reinfektionen berichtet wird und welche einer kritischen Beurteilung nicht standhalten, sind zu zahlreich, als daß sie auch nur summarisch angeführt werden könnten (Kasuistik zu dieser Frage s. bei ED. STERN, BOLGERT u. LEVY). Insbesondere die Publikationen über Reinfektion nach Penicillinbehandlung wurden in den Yearbooks of Dermatology and Syphilology (SULZBERGER u. BAER) referiert und können dort nachgelesen werden.

II. Reinfektion

Der Frage der Möglichkeit einer Reinfektion sind GASTINEL u. Mitarb. tier-experimentell nachgegangen. Die Autoren haben syphilitische Kaninchen durch 100—120 Tage nach der Infektion mit hohen Salvarsandosen behandelt und dann in verschiedenen Abständen mit dem homologen Stamm reinfiziert, nachdem sie zum Zwecke der Feststellung einer vollkommenen Sterilisierung der Tiere Lymph-drüsen überimpft haben. Einen Monat nach der Reinfektion wurden neuerdings Drüsenüberimpfungen vorgenommen. Aus den Versuchen ergab sich, daß die energische Neosalvarsanbehandlung auch relativ lange Zeit nach der experi-mentell gesetzten Infektion eine vollkommene Beseitigung der Spirochäten nach sich zog, denn die erste Drüsenverimpfung hatte durchwegs einen negativen Ausfall. Diese so sterilisierten Tiere zeigten zum Teil nach Reinfektion mit dem homologen Spirochätenstamm wieder Schankerbildung. ARNOLD u. Mitarb. haben die Bildung von Antikörpern an der Resistenz von luischen Kaninchen gegen eine neuerliche Infektion gemessen und fanden, daß eine Reinfektion nach einer kurz post infectionem durchgeführten Penicillinbehandlung möglich ist. MAGNUSON u. Mitarb. u. a. kamen bei ähnlichen Versuchen zu dem Resultat, daß die Möglichkeit einer Re- bzw. Superinfektion nicht so sehr von der Höhe des Reagintiters, als vielmehr von der Zahl der eingebrachten Erreger abhänge (s. auch STERZI). Versuche an Menschen hat zu dieser Frage METSCHERSKY angestellt und kommt zu dem Schluß, daß Superinfektionen bei Tabikern unter dem Bilde sekundärer Morphen verlaufen können (s. auch JUON, AKOPJAN sowie KERL). Ähnliche Versuche bei Paralytikern stammen von LISI und LISI u. PEN-NACCHI, welche in 76,47% (!) der Fälle ein Angehen der Superinfektion gesehen haben wollen. Je länger die Pause zwischen der Behandlung und der Reinfektion ist, um so häufiger gehen die zweiten Inoculationen an. Die Möglichkeit einer Reinfektion und die Unterscheidung dieser von der Superinfektion besprechen zusammenfassend CHEVALLIER u. CARTEAUD. Bei manchen Tieren kommt es nicht zur Schankerbildung, sondern lediglich zu einer latenten Infektion (s. auch GASTINEL u. PULVÉNIS). Soweit sich die Ergebnisse von Tierversuchen auf die Pathologie des Menschen übertragen lassen, kann daraus geschlossen werden, daß Reinfektionen möglich sind, obwohl dies im Schrifttum immer wieder einmal als zweifelhaft hingestellt wird. Diese Zweifel sind zum Teil wohl darauf zurück-zuführen, daß, wie schon eingangs erwähnt, immer noch Unklarheiten darüber bestehen, wann von einer Reinfektion, wann von einer Superinfektion und wann von einer Pseudoreinfektion (Chancre redux) gesprochen werden darf.

GUSZMAN erörtert in einem Vortrag die Frage Reinfektion-Superinfektion und sagt mit Recht, daß man nur dann von einer Reinfektion sprechen darf, wenn die zweite Infektion einen Organismus befällt, in welchem auch der letzte Krankheitserreger der ersten Infektion vernichtet ist, weil sonst nur von einer Superinfektion die Rede sein kann. Er warnt davor, die Resultate von Tierversuchen ohne Vorbehalt auf den Menschen zu beziehen (s. auch die schönen sehr kritischen Erörterungen von GROMOV).

PEABODY u. WEBSTER fordern ebenfalls eine strengere Trennung von Rückfall und Reinfektion, da diese im Hinblick auf die modernen und sehr wirksamen Behandlungsmethoden von primärer Bedeutung sei (s. auch SCHOCH u. ALEXANDER sowie BAUER u. PRICE). SCHAMBERGER u. STEIGER weisen darauf hin, daß die Seroreaktionen beim Rückfall meist vor, bei der Reinfektion erst nach dem Auftreten des Ulcus positiv werden. F. FRANCHI publiziert 3 Fälle, die er als Reinfektionen auffaßt, wobei ihm auffällt, daß das erste Exanthem nicht unter dem Bilde einer Roseola, sondern mit Papeln einherging. Der Autor meint dazu, daß durch die erste Infektion eine „Modifikation" des Organismus eingetreten sei, welche die Heilung der Lues überdauere (?) (s. auch KOLLE u. PRIGGE bei Superinfektion S. 186).

An Hand von 5 Fällen besprechen STOKES u. Mitarb. die Frage der Reinfektion in sehr kritischer Weise. Ihr erster mitgeteilter Fall stellt eine Pseudoreinfektion dar, während es sich im zweiten Fall eher um eine Reinfektion handeln dürfte, weil zwischen dem ersten und zweiten Primäraffekt, der wohl im selben Lymphbereich wie das erste Geschwür lokalisiert war, eine erscheinungsfreie Zeit von 12 Jahren verstrichen ist. Man wird allerdings auch diesen Fall mit einiger Vorsicht beurteilen müssen (MATZENAUER s. S. 182). Im dritten Fall wird die Möglichkeit eines Rückfalles in Form einer Pseudoreinfektion zugegeben; den vierten Fall fassen die Autoren als Superinfektion auf, weil die Erscheinungen der zweiten Infektion 10 Monate nach abgeschlossener Behandlung des ersten Primäraffektes auftraten. Der fünfte und letzte Fall wird als Reinfektion aufgefaßt. Die erste Sklerose entwickelte sich an der Dorsalseite der Corona glandis, das zweite Geschwür 8 Jahre später am Penisschaft. Gleichzeitig bestanden Symptome einer sekundären Syphilis. Man wird hier mit Rücksicht auf das lange Intervall zwischen erstem und zweitem Schanker der Annahme einer Reinfektion zustimmen können. Die Arbeit ist deshalb für den Leser besonders erfreulich, weil sie äußerst kritisch ist und die Autoren zu dem Schluß kommen, daß die meisten sog. Reinfektionen einer genauen Überprüfung nicht standhalten.

Mit unseren Anschauungen über die Immunitätsverhältnisse bei der Lues nur schwer in Einklang zu bringen ist ein Fall von ONTAÑÓN, der einen 35jährigen Mann beschreibt, bei dem 17 Jahre vorher eine Lues II unvollständig behandelt wurde. Gleichzeitig mit typischen tertiär-luischen Veränderungen an der Schulter, entwickelte sich bei ihm ein schankeriformes Geschwür am Penis, in dem Spirochäten nachweisbar waren. Die Seroreaktionen waren positiv. Der Autor faßt den Fall als luische Superinfektion auf. Man könnte natürlich auch die Frage einer schankeriformen Papel oder eines Schanker redux diskutieren. Ähnlich dürften die Dinge bei einem von PÉRIN mitgeteilten Fall liegen, der eine Reinfektion bei einem seronegativen Mann mit einem luischen Aneurysma beschreibt.

Ob es sich bei dem von SANTORI publizierten Mann, bei dem 1 Jahr nach einer genitalen Sklerose ein phagedänischer Schanker extragenital sich entwickelte, um eine Reinfektion oder nicht doch um eine schankeriforme Papel gehandelt hat, ist kaum zu entscheiden.

Fälle, die wohl sicher als Reinfektion anzusprechen sind, werden von BRON mitgeteilt, ebenso von CANNON u. BENSON. PREIS berichtet über 5 Fälle von syphilitischer Reinfektion bzw. Pseudoreinfektion. Im Fall 1 und 2 kann die Reinfektion schon deshalb angenommen werden, weil die beiden Initialaffekte nicht im selben Lymphbereich liegen. Fall 3 und 4 werden als Chancre redux aufgefaßt. Der Autor weist darauf hin, daß die Diagnose einer Reinfektion schärfster Kritik bedarf. Er fügt den bekannten Forderungen noch drei weitere hinzu: 1. muß auch die Entwicklung des zweiten Primäraffektes beobachtet werden, 2. muß der zweite Primäraffekt zahlreiche Spirochäten enthalten und 3. müssen auch in der Drüsenpunktion des zweiten Primäraffektes zahlreiche Spirochäten nachweisbar sein. Auch SÉZARY u. Mitarb. berichten über 2 Fälle von Reinfektion, welche den geforderten Kriterien standhalten. Ein Fall von besonderer Bedeutung wird von GREGORIO mitgeteilt: Bei einem damals 22jährigen Mann fanden sich 1929 mehrere Primäraffekte im Sulcus coronarius, Spirochäten positiv, Seroreaktionen positiv. 1935 trat bei ihm, nachdem die Seroreaktionen dauernd negativ geblieben sind, ein neuerlicher Primäraffekt an der Unterlippe auf mit Drüsenschwellung, Spirochäten positiv, Seroreaktionen positiv. Die Seroreaktionen wurden negativ und bleiben nach 5 antiluischen Kuren auch negativ bis 1940, in welchem Jahr wieder ein schankeriformes Geschwür an der Harnröhrenmündung auftrat, in dem Spirochäten nachweisbar waren; die Seroreaktionen waren positiv und wurden nach zwei antiluischen Kuren negativ. Nachdem zwischen der ersten und dritten Sklerose ein Zeitraum von 11 Jahren verstrichen war, wird man wohl auch dieses dritte Geschwür als Reinfektion auffassen können. (Weitere Kasuistik siehe u. a. bei F. MARTINEZ TORRES).

Die heute wohl schon geklärte Frage, ob es tatsächlich eine syphilitische Reinfektion gäbe, diskutiert ORPHANIDÈS an Hand von 2 klassischen Beobachtungen. Mit Recht weist der Autor darauf hin, daß in jedem Fall von fraglicher Reinfektion äußerste Vorsicht in der Beurteilung erforderlich ist, da es sich doch vielfach um ein endogen bedingtes Wiederaufflammen alter Krankheitsherde handle (Pseudoreinfektion). Ob man aber dem Autor beipflichten kann, wenn er meint, daß der Körper selbst genügend Fähigkeit besitze, um die Syphilis zu überwinden, erscheint fraglich.

Einen Fall, bei dem man dem Autor sicherlich recht geben wird, wenn er von Reinfektion spricht, berichtet R. RICHTER. Bei einem Mann trat 33 Jahre nach der ersten Infektion, allerdings im selben Lymphbereich, neuerlich ein schankeriformes Geschwür auf. Einen ähnlichen Fall, bei dem nach einem erscheinungsfreien Intervall von 21 Jahren ein neuerliches Ulcus auftrat, beschreibt auch BOYER. Auch bei dem von STEIN u. SCHLEYER publizierten Fall wird man mit Rücksicht auf das lange (12 Jahre) dauernde kontrollierte Intervall zwischen den beiden Infektionen mit Wahrscheinlichkeit eine Reinfektion annehmen können.

Die Frage des Zusammenhanges von Reinfektion, Superinfektion und Immunität wurde auch am 8. Internationalen Kongreß für Dermatologie und Syphilidologie in Kopenhagen besprochen. PASINI führte Superinfektionsversuche in Narben aus und fand, daß Narben nach spätluischen Prozessen sich gegen die neuerliche Infektion mit Spirochäten als nur wenig empfindlich oder gar refraktär erwiesen, während banale Narben sich sehr empfindlich zeigten. Eine Verwechslung zwischen Reinfektion und Superinfektion scheint in dieser Diskussion SCHULMANN unterlaufen zu sein; er berichtet, daß bei einem Kranken, welcher 1912 wegen einer luischen Infektion erfolgreich abortiv behandelt wurde und seither klinisch und serologisch erscheinungsfrei blieb, 1930 nach einem Verkehr mit einer luetischen Person eine sekundäre Lues auftrat, ohne daß ein Primäraffekt nachweisbar gewesen wäre. Ob es sich hier, wie SCHULMANN meint, um eine Reinfektion ohne Primäraffekt handelt, oder nicht doch um einen Primäraffekt, welcher der Beobachtung entgangen ist, wäre zu erwägen. Auf die Schwierigkeiten, Reinfektion und Superinfektion auseinanderzuhalten, weist auch E. DE GREGORIO (s. S. 181) hin. Völlig unklar ist ein von E. LEDO DUNIPE mitgeteilter Fall vor allem deshalb, weil der Autor nicht berücksichtigt, daß auch das bei der zweiten Infektion gleichzeitig übertragene Lymphogranuloma inguinale positive Seroreaktionen machen kann.

Nach BUCHWALD sollte man besser von zweiter Infektion statt von Reinfektion sprechen (s. auch CREMER). Er kommt auf Grund der Durchsicht von 635 Krankengeschichten Prostituierter aus der Kölner Hautklinik zu ähnlichen Schlüssen, wie sie schon seinerzeit MÜLLER zog. Vor allem, daß bei gesicherter zweiter Infektion dieser Primäraffekt an einer anderen Stelle lokalisiert sein muß als der erste. Der Autor findet weiter, daß eine zweite Infektion um so seltener haftet, je später die Behandlung der ersten begonnen hat, d. h. daß es den Anschein hat, als ob im Organismus Spirochätennester verbleiben können, die durch die Behandlung (Arsenobenzol!) nicht angegriffen werden, von denen aber eine dauernde Infektionsresistenz sich herleitet, die eine zweite Infektion hintanhält. BESSONE berichtet über 3 Fälle, von denen der 1. und der 3. wohl als Reinfektion aufzufassen sind, im 2. Fall wird man eher an eine Pseudoreinfektion denken müssen. Auf Grund dieser Fälle wird ausführlich die Frage der Reinfektion auch an Hand der Literatur diskutiert. In einer sehr schönen Arbeit erörtert BRENSKE die Frage Reinfektion-Superinfektion-Pseudoreinfektion. Neben den bekannten Müllerschen Kriterien muß vor allem die wichtigste Frage, ob die erste Erkrankung völlig ausgeheilt war, geklärt werden. Hierzu ist es erforderlich, daß 1. mit einem

Salvarsanpräparat provoziert, 2. eine Luetinreaktion angestellt, 3. der Liquor untersucht wurde und bei Eheleuten der Partner laufend klinisch und serologisch überwacht wird, evtl. auch die im Intervall zwischen den beiden Infektionen geborenen Kinder. Auf dieselben Schwierigkeiten macht auch CRAWFORD aufmerksam. Nach CARRERA beträgt die Zahl der Reinfektionen bei einem Krankengut von über 6000 Fällen 2,2—2,3%. Bemerkenswert ist, daß der Autor zu dem Ergebnis kommt, daß bei Kranken, die mit kurzen energischen Methoden und mit Penicillin behandelt wurden, der Prozentsatz der Reinfektionen niedriger ist als bei den Patienten, die lang dauernde Arsen-Wismutkuren erhielten. Wenn CARRERA aber dann die Forderung stellt, das Übermaß akademischer Kriterien für die Abgrenzung einer Reinfektion aufzugeben, wirkt das doch im Hinblick auf die früher schon erwähnten möglichen forensischen Folgen einer venerischen Infektion befremdlich. THOMAS diskutiert neuerdings die heute schon geklärte Frage, ob eine Reinfektion nach einer Frühsyphilis möglich ist. Die unterschiedlichen Angaben über Rückfälle (soll wohl heißen Pseudoreinfektionen und Reinfektionen) sind auf die unterschiedlichen, noch weitgehend ungeklärten immunbiologischen Verhältnisse bei Früh- und Spätsyphilis zurückzuführen. Im Anschluß daran wird über Infektionsversuche an „Freiwilligen" aus dem Sing-Sing-Gefängnis berichtet, aus denen hervorgeht, daß die Art der luischen Veränderungen an Haut und Schleimhäuten von der Reaktionslage des Gewebes abhängt. Interessante Überlegungen zur Frage Reinfektion oder Rückfall stellt FELKE an und kommt zu dem sehr richtigen Schluß, daß die beiden Formen der Lues schwer auseinanderzuhalten sind. GALINDEZ setzt sich mit den Kriterien auseinander, welche angewendet werden müssen, um von einer Reinfektion sprechen zu können, und meint, daß die von STOKES 1931 (s. S. 184) aufgestellten 17 Bedingungen zu streng seien und man unter diesen Voraussetzungen niemals von einer Reinfektion sprechen dürfte. Insbesondere wird darauf hingewiesen, daß eine Abgrenzung gegenüber der Superinfektion außerordentlich schwierig sei, da diese von der Immunitätslage des Organismus abhänge. Schließlich werden 3 Bedingungen gefordert: 1. Sichere erste Infektion, 2. längeres klinisch und serologisch erscheinungsfreies Intervall, 3. Neuauftreten eines typischen Primäraffektes nach normaler Inkubationszeit mit positiven Spirochätenbefunden und positiven serologischen Befunden.

III. Superinfektion

Die Schwierigkeit, Reinfektion und Superinfektion auseinanderzuhalten, geht aus einer Reihe kasuistischer Mitteilungen hervor (MILIAN, BUCHAL, ANTONEV, FASAL). Auch STREITMANN zeigt an Hand eines Falles mit „doppelphasigem Syphilisablauf", daß die Klärung der Frage der Superinfektion nur vermutungsweise gelingt. Über einen ähnlichen Fall von gleichzeitig bestehenden sekundären und tertiären Erscheinungen berichten BONDET u. TOMMASI (s. auch TOURAINE u. Mitarb., GATÉ u. Mitarb.). Das Problem Reinfektion-Superinfektion wurde auch von BEERMAN auf Grund des Schrifttums, und von VAISMAN tierexperimentell untersucht. Der erstgenannte Autor kommt zu dem Schluß, daß eine Reinfektion (will wohl sagen Superinfektion) in allen Stadien der Lues möglich ist.

Der Frage der Superinfektion und Reinfektion vor allem im Hinblick auf die Immunitätsverhältnisse (s. Immunität) sind KOLLE u. PRIGGE experimentell nachgegangen. Sie finden, daß bei symptomlosen, infizierten oder im Spätstadium der Infektion mit Salvarsan behandelten syphilitischen Kaninchen nach homologer Reinfektion keine Schankerbildung auftrat, aber bei etwa einem Drittel der Tiere eine Ansiedlung und Vermehrung der neuerlich inoculierten Spirochäten in den Drüsen feststellbar war. Die Autoren fassen dieses Ausbleiben des Primäraffektes als eine Form der lokalen Hautimmunität auf. Sie meinen, daß die „Schanker-Immunität" auch nach vollständiger Heilung der Erstinfektion als Zeichen der Umstimmung des Integumentes bestehen bleibt. Das serologische Verhalten superinfizierter Tiere haben ARISTOVA u. JASKOLKO studiert.

Zum Unterschied von Kaninchen entwickelt der syphilitische Mensch nicht nur gegen den homologen Spirochätenstamm, sondern auch gegen biologisch differente Stämme eine Panimmunität. Experimente am Menschen zur Frage der Superinfektion hat unter anderen AKIMA vorgenommen. Er konnte keine Beziehungen zwischen der Morphe des Impfeffektes und den Stadien der Lues der Geimpften (Finger-Landsteinersches Gesetz) feststellen. Eine Erklärung für dieses Verhalten könnte in dem von LÉVY-BING u. BARTHÉLEMY beobachteten Absinken der Antikörperbildung (s. Immunität) in der Haut gesehen werden. Zu einer ähnlichen Auffassung kommt auch BREZOVSKY, der ebenfalls an Luetikern Superinfektionsversuche machte. L. BURBI glaubt, daß bei Luesinfektionen eine verzögerte Rückbildung der Erscheinungen zu beobachten sei, was er auf allergisch-immunisatorische Vorgänge bezieht.

GOUGEROT u. BOUDIN publizieren die Krankengeschichte einer 31jährigen Frau, die 2 Jahre vorher eine luische Infektion durchgemacht hat und im Anschluß an eine hochfieberhafte Angina je ein schankeriformes Geschwür an der Oberlippe und in der rechten oberen Achselfalte aufwies. Nach Lokalbehandlung mit einer Salbe vergrößerten sich die Ulcera und zeigten das Aussehen von Gummen. Im Anschluß an diese Veränderung trat ein psoriasiformes Syphilid auf. In den Ulcerationen waren Spirochäten nachweisbar. Die Seroreaktionen waren positiv. Nach Sulfarsenolbehandlung heilten die Geschwüre und das psoriasiforme Exanthem ab, die Seroreaktionen wurden negativ. Die Autoren sprechen von einer luischen Superinfektion. Mit Rücksicht auf das klinische Bild und auf die Lokalisation des einen Geschwürs in der vorderen Achselfalte wird man wohl eher von schankeriformen Papeln sprechen dürfen.

Auch CHESNEY befaßt sich mit dem Zusammenhang zwischen Immunität und Reinfektion. Der Autor meint, daß die im Verlauf der luischen Erkrankung eintretende Änderung im Verhalten des Organismus gegenüber einer Neuinfektion eine Umstimmung des gesamten Körpergewebes darstellt, die nicht durch die weitere Anwesenheit einiger weniger Spirochäten erklärt werden kann, sondern als eine erworbene Eigenschaft der Gewebe aufgefaßt werden muß, die nach Aufhören der Infektion, also nach energischer Behandlung, weiter bestehen bleibt (KOLLE u. PRIGGE, s. S. 186, und FRANCHI, s. S. 184). So will er alle diesbezüglichen experimentellen Untersuchungen erklärt wissen. Die neuerliche Infektion behandelter syphilitischer Kaninchen im Spätstadium führt zu einer Generalisierung des Erregers ohne Primäraffekt. Die Tatsache, daß der mit der Syphilis infizierte Organismus die Erreger nicht völlig zu vernichten vermag, sondern nur ihre Vermehrung hemmt, spricht dafür, daß es sich um eine „reaktive" Immunität handle. Er vergleicht diese Fälle mit den Bacillenträgern z. B. bei der Diphtherie. Nach den Versuchsergebnissen des Autors betrifft die gesteigerte Resistenz gegen die Spirochäten alle Gewebe der Versuchstiere, denn testiculär geimpfte Kaninchen entwickeln auch bei subcutaner Wiederimpfung mit dem homologen Stamm keine Schanker und umgekehrt. Die erworbene Syphilisimmunität bleibt bei diesen Kaninchen allerdings bestehen. Zu den sehr interessanten Versuchsergebnissen des Autors ist aber zu sagen, daß natürlich die Ergebnisse von Tierversuchen nicht ohne weiteres auf den Menschen übertragbar sind. Sie würden die *sicheren* Fälle von Reinfektion nicht erklären. Derselbe Einwand muß den Ausführungen von MILIAN entgegengehalten werden, der ebenfalls die Ergebnisse der tierexperimentellen Untersuchungen auf die Pathologie der Syphilis beim Menschen überträgt. (Weitere Kasuistik s. ZANCHI, H. FREUND, G. MILIAN, LIPEC, PARANUGIAN und A. GAUDUCHEAU.)

Sehr interessante Versuche zur Frage der Immunisierung bzw. Superinfektion hat BRAGIN angestellt, der von der Tatsache der Änderung der Gewebsallergie

in der Tertiärperiode der Syphilis ausging (s. auch LISI, s. S. 183). Der Autor
nahm an, daß das Blut im dritten Stadium der Lues spirochätotrope Eigenschaften
besitzen müsse. Er transfundierte daher Kranken im ersten und zweiten Stadium
der Syphilis 80—150 cm³ Blut von Spätluetikern und sah, daß die Seroreaktionen
einen, allerdings nur vorübergehenden, Rückgang zeigten und die Krankheitserscheinungen rascher abheilten. Es ist unzweifelhaft, daß es bei diesen ethisch
doch sehr fragwürdigen Versuchen zu Superinfektionen kam, die eher eine
Änderung der Immunitätslage herbeiführten, als die Übertragung von Antikörpern. Von der immunbiologischen Seite betrachten auch HEINRICHS u.
SELLE die Frage der Superinfektion bei der Lues congenita und der Paralyse
(s. auch LANDESMANN u. TARSIS).

Über einen immunologisch sehr merkwürdigen Fall berichtete KUNEWÄLDER. Es handelte
sich um eine 38jährige Puella, die 1920 wegen einer gummösen Lues mit positiver Luetinreaktion energisch behandelt worden war und 1930 das Bild einer Sklerose mit positivem
Spirochätenbefund bot. Als besonders auffallend muß dabei hervorgehoben werden, worauf
auch R. MÜLLER in der Diskussion hinweist, daß die Luetinreaktion positiv geblieben war.
PENNACCHI hat mit Spirochäten, die eine Kaninchenpassage mitgemacht haben, 45 Paralytiker superinfiziert und in 57,7% positive Ergebnisse gesehen. In 3 Fällen kam es sogar
außer dem Primäraffekt auch zu Sekundärerscheinungen (s. auch LISI, s. S. 183).

Zum Abschluß dieses Kapitels darf darauf hingewiesen werden, daß bisher die
letzten Erkenntnisse, die wir aus dem T.P.I.-Test ziehen konnten, zur Frage der
Reinfektion, Superinfektion, Pseudoreinfektion zu wenig überprüft sind, als daß
man aus ihnen endgültige Schlüsse ziehen dürfte. H. J. MAGNUSON u. Mitarb.
glauben bei Reinfektionsversuchen an Menschen gesehen zu haben, daß der
T.P.I.-Titer bei diesen Versuchspersonen rascher anstieg, als bei den nichtsyphilitischen Kontrollen (J. CHARPY). Das heißt, daß sich der Mensch, der
einmal mit Spirochaeta pallida infiziert war, auch nach klinischer und serologischer
Heilung der Syphilis immunologisch anders verhält, als wenn er nie mit dem
Treponema pallidum in Berührung gekommen wäre. Dieser ,,anamnestischen''
Reaktion (,,Booster-Effekt'') könnte, so meinen DEGOS u. Mitarb., großer differentialdiagnostischer Wert bei der Unterscheidung Reinfektion oder Rezidiv zukommen (s. auch A. ULLMO). Bis dahin wird man von einer Reinfektion sprechen
dürfen, wenn folgende Voraussetzungen erfüllt sind:

1. Die erste Infektion muß durch positive Spirochätenbefunde aus dem
Geschwür und der regionären Drüsenschwellung und evtl. positive Seroreaktionen
einwandfrei erwiesen sein.

2. Diese Infektion muß nach den heute geltenden Ansichten ausreichend
behandelt worden sein.

3. Im Anschluß an diese Behandlung muß der Patient durch mindestens 2 Jahre
klinisch erscheinungsfrei geblieben sein und die Seroreaktionen müssen negative
Ergebnisse gehabt haben.

4. Die zweite Infektion muß sich mit einem klinisch eindeutigen Primäraffekt
eingeleitet haben. Spirochäten müssen in diesem Geschwür und in den regionären
Drüsen nachgewiesen worden sein. Die Seroreaktionen müssen evtl. positiv sein.
Der erste und zweite Primäraffekt dürfen nicht im gleichen Lymphbereich
lokalisiert sein.

D. Syphilis und Reiz

Es darf einleitend darauf hingewiesen werden, daß von dem Titel ,,Syphilis
und Trauma'' (Handbuch Bd. XV/2, MAX MICHAEL) bewußt abgegangen wurde,
weil es keineswegs immer Traumen im engeren Sinne sind, welche das Auftreten
syphilitischer Veränderungen provozieren oder solche an bestimmten Stellen

lokalisieren. Außerdem muß an dieser Stelle betont werden, daß der Abschnitt „Trauma und Primäraffekt" in dem eben zitierten Kapitel deshalb weggelassen wurde, weil das Trauma — also die Verletzung der Oberhaut — zum Zustandekommen des syphilitischen Anfangsgeschwürs essentiell ist, gleichgültig, ob die Kontinuitätstrennung der Epidermis vor, während oder nach der Einbringung der Spirochäten erfolgte.

GOUGEROT hat zur Frage des Zusammenhanges von Syphilis und Trauma Grundsätzliches ausgesagt, weshalb diese Publikation hier wohl an erster Stelle zu nennen ist. Die außerordentliche praktische, prognostische und therapeutische Bedeutung dieses Zusammenhanges, insbesondere bei der „Syphilis insontium", wird von dem Autor mit Recht hervorgehoben. Wesentlich ist die Feststellung, daß die luischen Manifestationen wohl meist in den ersten Tagen und am Orte der Verletzung in Erscheinung treten, daß aber auch noch längere Zeit später und entfernt von dem Orte des Traumas (Syphilis à distance) bzw. in Narben luische Manifestationen sich zeigen können. Negative Seroreaktionen müssen keineswegs gegen das Vorhandensein einer Lues sprechen. Diese Feststellungen GOUGEROTs sind deshalb außerordentlich bedeutungsvoll, weil in den meisten Arbeiten, wie z. B. von ENGELHARDT, hervorgehoben wird, daß es als Bedingung zu gelten hat, daß die luischen Veränderungen an der Verletzungsstelle auftreten müssen und zwischen dem Trauma und den ersten syphilitischen Erscheinungen nicht mehr als 2—3 Wochen verstreichen dürfen, soll der Zusammenhang als Unfallfolge anerkannt werden. Einen ähnlichen Standpunkt vertritt CERUTTI.

HIGOUMENAKIS, der über 6 eigene Beobachtungen von traumatischer Syphilis berichtet, stellt fest, daß nicht immer ein einzelnes heftiges Trauma, sondern auch wiederholte geringfügige Verletzungen der Weichteile und des darunter liegenden Knochens zum Auftreten von spezifischen Veränderungen führen können. Meist sind es tertiäre Erscheinungen, die man beobachtet. Mit SIMON meint der Autor, daß durch die Schädigung des Gewebes Spirochäten aus dem Focus im Bereiche des Knochens frei werden und zu den spezifischen Veränderungen führen; dabei muß besonderes Gewicht auf die verminderte Widerstandsfähigkeit und die durch das Trauma hervorgerufene langdauernde Hyperämie gelegt werden. In der eben angeführten Arbeit von SIMON wird die Vermutung ausgesprochen, daß nicht nur im Knochen ruhende Spirochäten, sondern auch solche in der Haut durch die Verletzung mobilisiert werden und eine Steigerung ihrer Virulenz erfahren. Der Autor zitiert zur Stützung seiner Annahme Untersuchungen von GREENBAUM, der klinisch gesunde Haut des Syphilitikers Kaninchen implantierte und über positive Impferfolge berichtete. Man kann, besonders in den Fällen, bei welchen sich die Vorgänge an der Haut abspielen, sie wohl am zutreffendsten dem Köbnerschen Phänomen gleichsetzen (F. FLECK), auch dann, wenn die luischen Veränderungen durch eine andere Erkrankung der Haut lokalisiert werden, oder, wie es KERL so anschaulich bezeichnet, wenn die Lues in einen nichtsyphilitischen Herd „hineinkriecht".

MILIAN faßt die nach Reizen entstehenden luischen Manifestationen als Biotropismus auf und führt dabei an, daß im Anschluß sowohl an Röntgen- wie an Radiumbestrahlungen luischer Herde es zu schweren Allgemein- und Lokalreaktionen kommen kann (s. auch R. LEWITH). Nicht ganz wird man diesem Autor folgen können, wenn er hierher auch die Herxheimersche Reaktion rechnet. MILIAN glaubt, daß ein stimulierender Einfluß auf die Spirochäten (direkter Biotropismus) und auf den Organismus (indirekter Biotropismus) stattfindet. Sehr interessante und geistreiche Betrachtungen über die Entstehung posttraumatischer Gummen stellen PAUTRIER u. DOMANSKI an Hand eines Falles an. Die Autoren nehmen an, daß zum Zustandekommen der traumatischen Lues ein allergischer Zustand des Organismus vorausgesetzt werden müsse. Man kann nun von einer Befreiung bisher latenter Spirochäten sprechen, kann sich aber andererseits auch vorstellen, daß es durch die Schädigung zur Neubildung von Gewebe (Granulationsgewebe) kommt, auf welches sich die Immunität des übrigen Organismus nicht erstreckt und in dem daher im Blute kreisende Spirochäten leicht haften können. Einfacher wäre vielleicht die Erklärung, daß durch den Reiz eine Schädigung der lokalen Antikörperbildung entsteht, wodurch die Ansiedlung der Spirochäten erleichtert wird. Man wird sich bei diesen Erörterungen auch der Beobachtung erinnern dürfen, daß sich die Lues gern in Narben aller Art hineinlokalisiert, nur nicht in solche nach abgelaufenen luischen Prozessen (PASINI). In luischen Narben dürften wohl noch zellständige Antikörper vorhanden sein, welche das Haften der Spirochäten verhindern, während in nichtsyphilitischen Narben oder gar im traumatisch geschädigten Gewebe eher ein Fehlen jeglicher Abwehrkräfte anzunehmen ist. OREČKIN u. BEZPROZVANNAJA nehmen an, daß in der tertiären Periode die Immunkräfte des Körpers darniederliegen und so schon wenige Spirochäten zum Ausbruch schwerer gummöser Veränderungen führen können. Diese Ansicht steht im Gegensatz zu der allgemein geltenden Meinung; so wird man viel eher der Hypothese von ACHOURKOV u. ZONE beipflichten können, welche zum Zustandekommen posttraumatischer tertiärer Syphilide einen „locus majoris allergiae" annehmen.

Die oben zitierte Hypothese von SIMON versucht J. FRANKL experimentell zu stützen; er hat Reizserum, das er aus Cantharidenblasen oder durch Reiben mit sterilem Schmirgelpapier an der klinisch normalen Haut von Syphilitikern gewann, im Dunkelfeld untersucht und dabei in einer Reihe von Fällen Spirochäten nachweisen können, während bei nichtsyphilitischen Normalpatienten niemals Erreger gefunden wurden. Diese Untersuchungen, die an sich sehr interessant sind, können wohl nicht als schlüssiger Beweis für die Simonsche Annahme gelten. GREENBAUM u. MADDEN haben ähnliche Untersuchungen angestellt, konnten jedoch niemals Spirochäten nachweisen, obwohl an den so behandelten Stellen in einigen Fällen gummaähnliche Geschwüre auftraten. Der Schluß, den die Autoren daraus ziehen, daß die Spirochaeta pallida an der Entstehung der syphilisähnlichen Erscheinungen nach einem Trauma ursächlich nicht beteiligt sei, ist wohl zu weitgehend. COSTE setzt sich in einer sehr ausführlichen Arbeit mit den verschiedenen Möglichkeiten auseinander, die zum Haften der Erreger an der Verletzungsstelle führen. Er zählt 4 Theorien zur Erklärung dieser Frage auf, und zwar 1. die des latenten Mikrobismus (VERNEUIL), 2. die des Immunitätsmangels im neugebildeten Gewebe (PASINI), 3. die der Mobilisierung latenter Spirochätenherde vorzugsweise im Knochenmark (SIMON), und 4. die der Zirkulationsstörungen im traumatisierten Gewebe (MILIAN). Für die letztere Auffassung spräche auch eine Beobachtung von JESSEL. FRENZL teilt eine Reihe von Beobachtungen mit, die den Zusammenhang zwischen Reiz und Auftreten luischer Manifestationen demonstrieren. Andererseits berichtet er, daß bei einem von ihm beobachteten Fall durch Insolation die Entstehung eines maculösen Exanthems an bestrahlten Hautstellen verhindert wurde. Daraufhin vorgenommene Versuche, Luetiker mit Höhensonne zu bestrahlen, haben zu dem Ergebnis geführt, daß die Erscheinungen der Syphilis durch die Höhensonne provoziert, aber auch unterdrückt werden können. Man wird wohl annehmen müssen, daß in den Fällen, bei welchen die luischen Exantheme nach Sonnenbzw. Höhensonnenbestrahlungen verschwunden sind, die lokale Mobilisierung von Antikörpern durch den unspezifischen Reiz zu diesem Ereignis Veranlassung gab, denn nicht in jedem Fall führt ein akuter Entzündungsprozeß zum Schwinden der Abwehrkräfte (s. S. 213). Eine weitere Arbeit, die sich ebenfalls mit dem Einfluß der Besonnung der Haut auf das Zustandekommen sekundär-luischer Exantheme befaßt, stammt von NOGUER MORE.

Diese Publikationen leiten über zur Besprechung der Zusammenhänge zwischen dem Auftreten sekundär-luischer Erscheinungen und Reizen verschiedener Art. Solche Irritationen können zur Lokalisation der luischen Manifestationen führen, wie sich dies in dem von BALIÑA beschriebenen Fall ereignet hat (s. auch ONO u. ISHIDA). Ähnliche Verhältnisse liegen auch der Beobachtung von CUILLERET u. PRUNIÈRAS zugrunde, die in der Umgebung einer positiven Tuberkulinreaktion bei einem 27jährigen Mann mit einer syphilitischen Roseola Papeln auftreten sahen. NAEGELI bespricht an Hand eines Falles die Beziehungen zwischen Tuberkulose und Gumma. Er stellt das luische Granulationsgewebe in diesen Fällen dem isomorphen Reizeffekt gleich und meint, daß „solche Produkte nichts anderes als eine bestimmte Reaktionsweise des Organismus darstellen, der infolge Eigentümlichkeiten des Alters, individuell-konstitutioneller Besonderheiten oder allergischer Vorgänge unter dem Einfluß von Krankheiten usw. auf verschiedene antigene und nichtantigene Einwirkungen zeitweise oder immer in derselben Form pathologisch-anatomische Alterationen hervorbringen" (s. auch S. 210ff.).

HUFNAGEL beschreibt einen Automonteur, bei welchem eine auf den Unterarmen und Unterschenkeln vorhandene Schmierölacne syphilitische Erscheinungen lokalisiert hat. H. G. ROTTMANN hat einen Fall beobachtet, bei dem durch den Druck der Saugplatte einer Zahnprothese Schleimhautpapeln am harten Gaumen produziert wurden. Hierher gehört wohl auch der Mann, den MEYER-BULEY beschreibt und bei dem 4 Monate nach dem Auftreten multipler syphilitischer Primäraffekte am Penis eine Infektion mit Streptobacillen stattfand und in deren Folge es zur Bildung von bacillenhaltigen Geschwüren am Penis, am Unterschenkel und an der großen Zehe kam. Nach weiteren 4 Monaten entwickelte sich ein Rezidiv der Lues, wobei sich neben nässenden Papeln spirochätenhaltige Ulcera an den oben genannten Stellen bildeten, die auf antiluische Behandlung abheilten. E. HOFFMANN nennt das „transformatio in loco". Man wird das Ereignis wohl einfacher und verständlicher unter dem Zusammenhange zwischen Lues und Reiz subsummieren. Einen Mann mit Lues congenita, bei dem eine Streptokokkeninfektion am Penis ein Gumma lokalisierte, beschreibt GODAL. TOME Y BONA kommt auf Grund mehrerer eigener Beobachtungen zu dem Schluß, daß ein Trauma zur rascheren Entwicklung sekundär-syphilitischer Erscheinungen führen bzw. dieselben besonders deutlich hervortreten lassen kann. Veränderungen an den Händen, insbesondere an den Beugeseiten der Finger, ebenso wie am Nagelwall und Nagelbett hat MILIAN beobachtet; es kam bei einer 67jährigen Frau zu Hyperkeratosenbildung mit verruköser Oberfläche, die sich von den Beugeseiten der Phalangen bis zum Nagelwall erstreckten und hier zu Störungen des Nagelwachstums und Verfärbung der Nägel führten. Bei einer zweiten Beobachtung desselben Autors handelt es sich um einen 48jährigen Chauffeur, bei dem es ebenfalls zu hyperkeratotischen Auflagerungen an den Stellen der Hände kam, die dem Druck des Lenkrades ausgesetzt waren. Die Fälle sind deshalb interessant, weil syphilitische Veränderungen des Nagelbettes, wie sie R. O. STEIN beschreibt, bei der akquirierten Lues sicherlich nicht zu den häufigen Erscheinungen zählen und man doch die Möglichkeit erwägen muß, ob diese Lokalisation durch vorangegangene berufliche Schädigungen bedingt wird (s. auch HAXTHAUSEN, sowie TĂTARU u. PETROVICI, LIMMER). Auch Erkrankungen der Haut, wie z. B. die Psoriasis, können die Lues im Nagelbett lokalisieren und zum Bilde der Onychia syphilitica führen (CORMIA). KRZYWOBLOCKI beschreibt eine Frau, bei der die Syphilis sich in eine Rosacea lokalisiert hat.

Eine sehr bemerkenswerte Beobachtung teilen RUSKIN u. HYSLOP mit, die über einen 40jährigen Mann berichten, der einen Steinschlag am Schädel erlitten hatte. Etwa 2 Wochen später klagte der Patient über Verminderung des Hörvermögens und das Gefühl, bei Rückwärtsbeugen des Kopfes zu fallen. Die calorische Reaktion war rechts verlorengegangen, das Hörvermögen auf diesem Ohr gegenüber dem linken deutlich herabgesetzt. Ein Zusammenhang mit dem Trauma schien den Autoren unwahrscheinlich. Röntgenologisch konnte keine Veränderung an Knochen festgestellt werden. Nach weiteren 2 Wochen zeigte der Patient ein Geschwür an der Glans bei positiven Seroreaktionen. Etwa 6 Wochen später entwickelte sich ein luisches Exanthem, wobei eine weitere Verschlechterung des Hörvermögens mit Fallneigung nach rechts eintrat. Auffallend an dieser Beobachtung ist, daß die Innenohrläsion offenbar infolge des erfolgten Traumas schon zu einer Zeit manifest wurde, zu der die Lues noch keine klinischen Erscheinungen an der Haut machte, man aber wohl mit Sicherheit annehmen konnte, daß die Erreger zu diesem Zeitpunkt schon generalisiert waren. Eine bis zu einem gewissen Grad ähnliche Beobachtung teilen SAXÉN u. OJALA mit. Sie sahen einen Fall, bei dem seit dem Säuglingsalter rezidivierende Otitiden auftraten, welche zu einem Stillstand der Pneumatisation und einem beiderseitigen Adhäsivprozeß führten. Eine später akquirierte Lues lokalisierte sich in diesem „punctum majoris irritationis" und führte zu einer chronischen Otitis media.

Daß die Frühlues im Anschluß an Traumen Knochenveränderungen setzen kann, geht auch aus weiteren, wenn auch nicht sehr zahlreichen Arbeiten hervor.

So beschreibt KRONENBERGER einen 22jährigen Mann, bei dem 1 Jahr vor der luischen Infektion ein Trauma am linken Unterschenkel erfolgte. Drei Monate post infectionem entwickelte sich eine Papel an der Zunge und gleichzeitig klagte der Patient über Druckempfindlichkeit in der Gegend der Tuberositas tibiae. Die röntgenologische Untersuchung deckte einen osteomyelitischen Prozeß in dieser Gegend auf, die Seroreaktionen waren positiv. Eine kombinierte Arsenobenzol-Schwermetall-Behandlung führte nicht nur zum Rückgang der Schleimhautveränderungen, sondern auch zum Verschwinden der Druckempfindlichkeit am Unterschenkel. THOMPSON u. Mitarb. berichten über 2 Fälle einer Osteomyelitis der Schädelknochen bei Frühsyphilis 1—9 Jahre nach erfolgtem Trauma. Die Autoren nehmen an, daß die vorangegangene Verletzung einen locus minoris resistentiae schuf; nach Penicillin prompte Abheilung. STEFANETTI sah 3 Patientinnen, bei denen sich auf dem Boden einer chronischen Endokranitis eine luische Meningitis mit heftigen Kopfschmerzen entwickelte. Über eine durch ein Trauma lokalisierte Lues der Tibiadiaphyse berichten auch DUBAU u. BOLOT.

Während durch Traumen bedingte Manifestationen in der Sekundärperiode der Syphilis nicht sehr häufig mitgeteilt werden, kommen solche Erscheinungen der Tertiärperiode relativ oft zur Beobachtung. COSTE (s. S. 190) hat sich mit diesem Thema eingehend befaßt und unterscheidet das Auftreten gummöser Osteoperiostitiden nach Verletzungen von den Fällen, bei denen eine später erworbene Lues am Ort des früheren Traumas spezifische Veränderungen setzt (FRIEDERISZICK). Auch wiederholte geringfügige Verletzungen können zu gummösen Prozessen am Knochen führen, so die Gummen des Stirnbeines bei den Mohammedanern (s. auch LACAPÉRA u. LAURENTA; FRIEDERISZICK, s. S. 198), und die der Patella bei Menschen, die längere Zeit kniend arbeiten müssen (s. auch R. O. STEIN; MORRISSEY u. REYNOLDS). Zur Anerkennung eines Zusammenhanges zwischen Lues und Unfall muß gefordert werden, daß das Trauma genügend intensiv sei und die syphilitischen Veränderungen an der verletzten Körperstelle erst nach dem Unfall auftraten (s. dazu auch weiter oben, GOUGEROT, S. 189).

Entsprechend dem Entstehungsmodus ist natürlich den Beobachtungen, bei denen sich der tertiär-luische Prozeß am Knochen bzw. an der Haut abspielt, eine besondere Bedeutung zuzusprechen. Über posttraumatische Knochensyphilis berichten LIMMER, GATÉ u. Mitarb., RADAELI, BERCHER u. DUGUET, HEBERER. Fälle von tertiärer Lues an der Haut werden mitgeteilt von TORLAIS, URBACH, GAMMEL, REBATTU u. Mitarb., DESCLAUX, ZATORRE. Einer besonderen Erwähnung bedarf wohl die Arbeit von HÜBSCHMANN u. NOVÁK; sie sahen einen 59jährigen Diabetiker, der 4 Insulininjektionen an derselben Stelle des rechten Unterarmes erhielt; an diesem Platz entwickelte sich ein kleiner Knoten, der langsam an Größe zunahm und die Jahre später durch Exulceration das Bild einer Lues gummosa bot. Obwohl diesem Ereignis andere Verletzungen an anderen Körperstellen vorangegangen sind, hat sich nur hier das Gumma entwickelt. Die Autoren erwägen, ob dem Insulin beim Zustandekommen des luischen Granulationsgewebes eine besondere Rolle zugekommen sei.

Posttraumatische Veränderungen an inneren Organen sind wesentlich seltener; so beschreibt GOUGEROT ein wahrscheinliches Gumma der Lunge nach einem Schlag auf den Thorax neben luitischen Haut- und Rippenveränderungen. Ein Gumma des rechten Hodens wird von CASTAÑO u. Mitarb. mitgeteilt, das 3 Jahre nach einem Trauma auf dieser Seite aufgetreten ist.

Über Gummen nach chirurgischen Eingriffen wird relativ selten berichtet, was mit Rücksicht auf das iatrogene Entstehen dieser syphilitischen Manifestation verständlich erscheint. CHESSIN beschreibt 2 Gummen am Penis nach einem chirurgischen Eingriff wegen eitriger Orchoepididymitis, WRIGHT berichtet über eine ebensolche Veränderung nach Abtragung einer Schwiele an der Fußsohle und POLONY beschreibt ein Gumma der Schilddrüse im Anschluß an eine Strumektomie.

Hierher gehört wohl auch die Mitteilung von PUSCARIU, welcher über postoperative Iritiden berichtet; die auf luische Genese zurückzuführenden Entzündungen der Regenbogenhaut mit positivem Wassermann betrafen 40% aller postoperativen Uvealkomplikationen, während bei negativem Wassermann die postoperative Spätiritis nur in 3,74% auftrat. In allen Fällen mit positiver Wa.R. konnte das Auftreten der Spätkomplikationen am zweitoperierten Auge durch eine vor der Operation durchgeführte antiluische Behandlung verhütet werden. Diese Zahlen sind doch sehr eindrucksvoll. Es darf an dieser Stelle betont werden, daß eine obligatorische Untersuchung des Serums bei allen Patienten der Krankenhäuser, also auch an chirurgischen Stationen, das Auftreten solcher unliebsamer postoperativer Komplikationen verhindern würde.

Von besonderem Interesse ist eine Arbeit von SAUER über Muskelgummen nach chronischen Traumen deshalb, weil STRANSKY u. TEICHMANN die seltene Mitbeteiligung des Skeletmuskels im Verlaufe der Syphilis hervorheben und durch experimentelle Untersuchungen zeigen konnten, daß offenbar der Gehalt des Muskels an Milchsäure die Ansiedlung der Spirochäten erschwert. Diese Untersuchungen konnten durch eigene unveröffentlichte Nachprüfungen weitgehend bestätigt werden.

In vielen Fällen ist es nicht das Trauma im engeren Sinne, sondern der Reiz an sich (s. Anfang dieses Kapitels), welcher tertiär-luische Manifestationen provoziert. So beschrieben SÁENZ u. OTEIZA das Auftreten eines gruppierten Syphilids in einer Erythematodesnarbe. Umgekehrt berichtet OLIVER über einen Mann, der seit 20 Jahren an einem Erythematodes leidet, im Anschluß an ein Trauma aber in der Wunde ein Gumma bekam. HOLTZMAN sah einen 76jährigen Mann mit positiven Sero- und Liquorreaktionen, bei dem sich ein Syphilid in einem M. Bowen entwickelte; die zweite Möglichkeit, daß die Lues die Entwicklung der Präcancerose gefördert haben könnte, hat weniger Wahrscheinlichkeit für sich. HAXTHAUSEN beobachtete eine Frau, bei welcher nach Lymphdrüsenausräumung in der Axilla an der infolgedessen elephantiastisch vergrößerten oberen Extremität tertiär-luische Veränderungen auftraten. TAKAHASI sah eine 39jährige Patientin, bei der es in einem Trichophytieherd zur Entwicklung von Gummen kam (s. auch RIEHL jr.). TROW betont in der Aussprache zu einer Demonstration von BURNETT, daß Gummen an Körperstellen, welche Frostschäden ausgesetzt sind vor allem in nördlichen Ländern auftreten. R. O. STEIN berichtet über eine Frau, die an einem rezidivierenden Herpes labialis litt. Nach Entwicklung von Gummata cutanea wandelte sich auch die Herpeseruption in gummöse Geschwüre um. Daß so geringfügige Veränderungen wie Kratzeffekte auch schon zur Lokalisation von Gummen führen können, geht aus einer Veröffentlichung von EBERT sowie einer Krankendemonstration von BLUM u. CARTEAUD hervor. Zusammenhänge zwischen tuberkulösen Veränderungen und dem Auftreten von Gummen beschreiben GOUGEROT u. Mitarb., wobei nach Meinung der Autoren die Tuberkulose einen locus minoris resistentiae setzt. NICOLAS u. Mitarb. sahen einen Soldaten, bei dem ein typisches tubero-serpiginöses Syphilid neben einem Ulcus molle am Scrotum sich entwickelte. HORNIČEK schildert Fälle von Gummen der Schädelknochen, die sich im Anschluß an Erkrankungen der Nebenhöhlen entwickelten, wobei aber auch operative Traumen eine Rolle spielten. GOUGEROT u. GUEX sahen ein circinäres tertiäres Syphilid in einer Verbrennungsnarbe auftreten. D'ARRIGO beschreibt den Obduktionsbefund einer 64jährigen Frau, die an Apoplexia cerebri verstarb. In der Umgebung des Nierenbeckens fand sich eine chronische Entzündung mit plasmacellulären Infiltraten und Riesenzellen, besonders perivaskulär, Anzeichen luischer Arteriitis der großen Nierenarterien. In den Nieren selbst arteriolo- und arteriosklerotische Veränderungen. Hier hat offenbar die Arteriosklerose die Lues lokalisiert. Bemerkenswert ist eine Veröffentlichung von LĂZĂRESCU, in welcher über eine gonorrhoische Arthritis berichtet wird, in die sich eine luische Gelenkerkrankung hinein entwickelt hat. PERRIN u. Mitarb., sowie GOUGEROT berichten ebenfalls über luisch-gonorrhoische Hybriden, wobei allerdings speziell in der letztgenannten Publikation die gonorrhoische Natur in keinem Fall schlüssig bewiesen ist. KARLHOFER teilt einen Fall mit, bei dem nach Heißluftbehandlung sich ein Gumma der Haut entwickelte, ohne daß es zu Verbrennungen an dieser Stelle gekommen wäre. Der Autor meint, daß die lokale Schädigung das immunbiologische Gleichgewicht verschob und dadurch bis dahin ruhende Spirochäten im gereizten Bezirk ihre Virulenz wieder erlangten.

Auch im Verlauf der Tabes kommt dem Trauma beim Zustandekommen der Arthropathien eine ausschlaggebende Rolle zu. Während die Annahme, daß mangelnde Callusbildung bei Frakturen auf eine bestehende luische Infektion zurückzuführen sei, heute kaum mehr aufrechterhalten werden kann, wird, wie

COSTE (s. S. 190) hervorhebt, der Tabes bei der Entstehung traumatischer Knochenbrüche besondere Bedeutung zuerkannt. In einer sehr eingehenden und schönen Untersuchung hat sich KIENBÖCK, dieser hervorragende Kenner der Erkrankungen des Skeletes, mit der Frage der tabischen Arthropathien auseinandergesetzt und betont auch, daß sie stets im Anschluß an Verletzungen der Gelenke entstehen, wobei er neben dem Trauma eine Minderwertigkeit des Gewebes annimmt. Die Gelenke der mechanisch stärker beanspruchten unteren Körperhälfte zeigen häufiger tabische Veränderungen als die oberen. Infolge der tiefen Analgesie werden die Extremitäten schonungsloser gebraucht, wodurch es daselbst nicht nur zu Erkrankungen der Gelenke, sondern auch zu Osteopathien kommen kann. Kasuistische Mitteilungen über den Zusammenhang zwischen tabischen Arthropathien und Unfall stammen unter anderen von VOECKLER und SCHRÖDER.

Weniger bekannt dürfte es sein, daß auch andere Komplikationen der Tabes auf traumatische Schädigungen zurückzuführen sein können. So berichten BRATZLAWSKY u. Mitarb. über 96 Fälle von primären Sehnervenatrophien, wobei bei 4 dieser Patienten ein vorangegangenes Trauma als unterstützendes Moment in Betracht zu ziehen ist. Wichtig ist eine Arbeit von KAHN, der die Krankengeschichte eines 46jährigen Mannes schildert, bei welchem eine Appendektomie in spinaler Anaesthesie vorgenommen wurde. Im Anschluß an die Operation entwickelte sich eine Depression, gleichzeitig traten anhaltende Schmerzen im Abdomen auf. Während diese im Laufe von 10 Tagen abklingen, bleiben starke Schmerzen im rechten unteren Thoraxabschnitt und im rechten Oberbauch bestehen. So wird das Bestehen eines subdiaphragmatischen Abscesses angenommen. Die Pupillen zeigen unausgiebige Reaktion auf Licht und Akkomodation. Die übrigen Reflexe sind normal; Wa.R. stark positiv, im Liquor findet sich eine Tabeskurve. Fünf Tage nach der Operation kommt es unter Erscheinungen einer Bronchopneumonie zum Exitus. Bei einer vorher vorgenommenen Probelaparotomie, wieder in spinaler Anaesthesie, fanden sich lediglich Verwachsungen zwischen Leber und Peritoneum. Der Autor nimmt an, daß die Anaesthesie eine latente Neurosyphilis aktiviert hat. E. BARRIOS schildert einen Fall von Lues congenita mit Hydrocephalus, bei dem es im Anschluß an eine schwierige Geburt zur Asphyxie kam. Im Alter von 3 Jahren treten Grand-mal-Anfälle auf. Das Zusammentreffen der Hirnschädigung knapp nach dem Partus mit der Lues wird als Ursache einer fokalen Epilepsie gedeutet.

Daß auch im Verlaufe der Lues congenita gummöse Veränderungen im Anschluß an Traumen auftreten können, ist selbstverständlich. So beschreiben u. a. GARCIA u. MONSERRAT einen 44jährigen Mann mit angeborener Syphilis, bei dem nach einem Sturz sich eine Orchitis entwickelte. Aber auch die Keratitis parenchymatosa gehört zu den Komplikationen der Lues congenita, die durch ein Trauma ausgelöst werden können. Leider ist es nicht so selten, daß Operationstraumen zur tiefen Hornhautentzündung Veranlassung geben (FEDERICI, LARSEN u. a.). Eingehend bespricht COUTELA die Zusammenhänge zwischen Trauma und Keratitis interstitialis bei Lues congenita. Was in diesen zwei Vorträgen noch über den Zoster des Auges mitgeteilt wird, ist so abwegig, daß man glücklich sein darf, in diesem Zusammenhang der Erörterung enthoben zu sein. MIRANDA GARCIA berichtet über einen kongenital-syphilitischen Arbeiter, bei dem sich im Anschluß an eine Verletzung der linken Hornhaut eine Keratitis parenchymatosa dieses Auges sowie auch des rechten entwickelte. Im Anschluß daran bespricht der Autor das gesamte Gebiet der posttraumatischen kongenital-syphilitischen Keratitis parenchymatosa. Auf die Bedeutung der Verletzungen beim Zustandekommen der tiefen Hornhautentzündung der Lues congenita weist auch PAGÈS hin. Zum Schluß eine recht interessante Beobachtung von MICHON, der einen $7^{1}/_{2}$jährigen Knaben mit positiven Seroreaktionen sah, bei welchem während einer Varicellenepidemie unter hohem Fieberanstieg ein Blasenausschlag an den Lippen und an der Mundschleimhaut auftrat, der sich dann auch auf die Extremitäten sowie auf die Haut des Stammes ausbreitete. An einzelnen Stellen kam es zur Konfluenz der Efflorescenzen, wobei dieselben einen Durchmesser von 1 cm und darüber erreichten. Der Autor erörtert die Differentialdiagnose gegenüber anderen, mit Blasenbildung einhergehenden Erkrankungen, insbesondere dem bullösen Syphilid.

Wenn man die bisher besprochenen Arbeiten überblickt, wird man zu dem Schluß kommen, daß die Ansichten METSCHERSKYs und vor allem TRUFFIs überholt sind, welche meinten, daß die Bedeutung von Traumen für die Lokalisation luischer Symptome übertrieben wurde.

Juxtaartikuläre Knoten (Jeanselme)

Die Besprechung des Einflusses anderer Krankheiten auf das klinische Bild der Syphilis, vor allem auf die Lokalisation der luischen Manifestationen, wäre unter dem Titel „Syphilis und Reiz" zu subsummieren, würde aber den Umfang dieser Erörterungen ins Ungemessene ausdehnen. In diesem Zusammenhang möge daher nur noch der juxtaartikulären Knoten (J.K.) gedacht werden, deren Einordnung in den Formenkreis der Syphilis Schwierigkeiten bereitet hat. 1934 schrieb noch W. SCHÖNFELD, daß der Beweis für den Zusammenhang zwischen diesem merkwürdigen klinischen Bild und der Syphilis nicht restlos erbracht sei, da nur vereinzelte Übertragungen von Syphilis aus J.K. auf das Tier geglückt seien (M. JESSNER). Zur gegensätzlichen Ansicht kommt im gleichen Jahr P. VIGNE.

Bei Durchsicht der Literatur fällt nun auf, daß in einer ganzen Reihe von Publikationen über das Zusammentreffen von rheumatischen Gelenkerkrankungen bei gleichzeitig bestehender Lues mit juxtaartikulärer Knotenbildung berichtet wird. Eine der interessantesten und aufschlußreichsten Arbeiten in dieser Beziehung stammt von KUMER u. LANG, die an Hand von eigenen Beobachtungen sowie auf Grund der Mitteilungen in der Literatur zu dem Schluß gekommen sind, daß mit der histologischen Untersuchung der Knoten bei verschiedenen Grundkrankheiten eine Unterscheidung bezüglich der Genese nicht möglich ist, d. h. daß sich diese Veränderungen bei Luetikern nicht unterscheiden lassen von solchen bei Nichtluetikern. Die Autoren betonen die auffallende Übereinstimmung der im Verlaufe der Syphilis auftretenden J.K. mit dem Bilde eines Rheumatismus nodosus und meinen zum Schluß, daß eine „ausschließlich syphilitische Verursachung der nichttropischen juxtaartikulären Knoten" nicht aufrechtzuerhalten sei und als häufigste Ursache eine „rheumatische Grundlage" in Betracht käme. Das heißt also, daß eine nachträgliche spezifische Veränderung der ursprünglich nicht spezifischen Knoten bei einem Syphilitiker in Betracht zu ziehen sei.

Auch G. NOBL, der über 2 Fälle von J.K. berichtet, glaubt, daß rheumatische, ebenso wie tuberkulöse Veränderungen als Wegbereiter für das Krankheitsbild anzusehen seien (s. auch T. SALAMON). Einen ähnlichen Standpunkt scheint BRÜNAUER in einer Diskussionsbemerkung zu einer Demonstration von H. KÖNIGSTEIN zu vertreten, ebenso wie PISACANE, CAROL u. PRAKKEN. Weitere diesbezügliche Fallbeobachtungen stammen von BECKER-FRÖHLICH, MARTENSTEIN, TOMIKAWA, PINARD u. Mitarb., SCHWARTZ, SALAMON. Über das Auftreten von J.K. bei einem Mann im Anschluß an eine Arthritis gonorrhoica berichtet F. STERN.

Zusammenhänge zwischen anderen Reizen und dem Auftreten von Jeanselmeschen Knoten schildert unter anderen POLICARO, der bei einem Bäcker mit positiver Wa.R. die Veränderungen an den kleinen Gelenken der Hände fand und diese Lokalisation mit der beruflichen Tätigkeit in Zusammenhang brachte. Zu einem ähnlichen Schluß kommt auch HIGOUMENAKIS, der 4 solche Fälle beschreibt und ebenfalls die chronische Reizung bei der beruflichen und sonstigen Tätigkeit für die Lokalisierung der Knoten verantwortlich macht und ausdrücklich bemerkt, daß er aus diesem Grund die Knoten zu der „traumatischen Syphilis" rechnet. Schließlich ist noch eine Arbeit von FENZ zu erwähnen, der auch zu dem Schluß kommt, daß Traumen die besondere Bereitschaft für die Knotenbildung schaffen (S. S. GREENBAUM, FRÖHLICH, s. oben, DIJKSTRA, FABIAN). Hier ist auch ein Fall von M. WOLF anzuführen, der einen Mann beobachtete, bei welchem J.K. an den Beugeseiten der Fingergelenke auftraten, wobei als auslösendes Moment der Umstand angeführt wird, daß der Patient selbst chauffierte und die Lokalisation der Veränderungen den Druckstellen am Volant entsprachen.

13*

Das Auftreten von Jeanselmeschen Knoten an Knochenvorsprüngen, also an Stellen, die Traumen besonders ausgesetzt sind, betont PUENTE. AVARIJSKIJ u. BULVACHTER konnten bei der bakteriologischen Untersuchung von J.K. Streptothrixformen züchten und meinen, daß es sich um eine Symbiose dieser Keime mit der Spirochaeta pallida handelt. Weitere Beobachtungen von J.K. im Verlaufe der Syphilis stammen von COLE u. DRIVER, BECHET, LUNDSFORD, PEYROT u. BOISSEZON, EBERT, BECKER u. OBERMAYER, SILVA, KALZ.

Es dürfte wohl einwandfrei feststehen, daß die Syphilis beim Zustandekommen dieser Veränderungen außerhalb der Tropen eine ausschlaggebende Rolle spielt. Eine Reihe von Arbeiten berichtet über den Nachweis der Spirochäten in den Knoten, unter diesen vor allem die Mitteilung der interessanten Ergebnisse der deutsch-russischen Syphilisexpedition von JESSNER u. ROSSIANSKY (s. auch HU u. FRAZIER, TACHEUCHI u. NISHIYAMA, O'LEARY u. Mitarb.). E. H. HUDSON findet J.K. auch bei Bejel.

Die Knoten treten vorwiegend in der Spätperiode der Syphilis auf, seltener sind sie im Verlauf der Lues II anzutreffen. Der relativ späte Zeitpunkt, zu dem die Manifestationen in Erscheinung treten, kann möglicherweise dafür verantwortlich gemacht werden, daß der Erregernachweis nicht regelmäßig gelingt. Nicht ganz verständlich ist der Standpunkt ZILBERBERGs, der einerseits zugibt, daß die Syphilis bei der Entstehung der Veränderungen eine Rolle spielt, andererseits bei seinen Beobachtungen diesen Ursprung nicht feststellen konnte.

Schließlich muß noch betont werden, daß die Knoten, soweit sich eine Lues in der Anamnese bzw. durch positive Seroreaktionen nachweisen ließ, auf die Arsenobenzol- sowie auf die Penicillinbehandlung rasch zurückgingen. Wenn es überhaupt gestattet ist, ex juvantibus auf die Ätiologie Schlüsse zu ziehen, könnte diese Beobachtung auch als Hinweis auf die luische Genese gewertet werden (SKOLNIK, MUNUZURI GALINDEZ, PUTKONEN u. Mitarb., STERN, S. 195, PLANNER, FRANCHI, VAN RIJSSEL).

E. Konstitution und Syphilis

Allgemeines

Bevor auf die Zusammenhänge von Konstitution bzw. Kondition und Syphilis eingegangen werden kann, erscheint es erforderlich, wenigstens in Kürze diese Begriffe schärfer zu umreißen; denn KRETSCHMER sagt ganz richtig, daß es „gleichgültige Dinge im Körperbau überhaupt nicht gibt"; wir werden uns dabei im wesentlichen an die Ausführungen J. BAUERs halten. Als Konstitution definiert dieser Autor „den gesamten Komplex von Erbanlagen, der die Zugehörigkeit des werdenden Individuums zu seiner Species, Rasse und Familie sowie zu seinem Sexus bestimmt und bei der ungeheuren Mannigfaltigkeit und praktisch absoluten Originalität der Erbanlagenmischungen den Grundstock der persönlichen Individualität ausmacht". Es ist klar, daß Konstitution, so definiert, einen bestimmenden Einfluß auf den Ablauf der luischen Infektion nehmen muß. Die schon von HIPPOKRATES vertretene Auffassung der Konstitution als etwas Angeborenem darf nicht, wie das immer wieder geschieht, mit der Kondition als etwas Erworbenem vermengt oder gar verwechselt werden. Dieser von J. TANDLER eingeführte Begriff umfaßt alle Abänderungen und Abweichungen vom anlagemäßigen Ablauf der Entwicklung und der morphologischen funktionellen Beschaffenheit des Organismus, welche durch die Einwirkungen der Umwelt und den Einfluß funktioneller Anpassungen entstanden sind.

So wird man im Hinblick auf die spezielle Fragestellung die durch die Lues bedingte Keimschädigung berücksichtigen müssen und man wird BERZE recht geben dürfen, wenn er es als geradezu widersinnig bezeichnet, ,,daß der körperliche Zustand der Erzeuger ohne Einfluß sei auf die Vorgänge bei der Keimzellenreifung und bei der Befruchtung ...". Die die Änderung der Konstitution bedingende Schädigung nach Vereinigung der beiden Keimzellen wird bei Besprechung der Lues congenita zu erörtern sein, während die vor der Amphimixis eintretende Blastophthorie wohl an dieser Stelle zu betrachten ist. In ausgezeichneter Weise stellt TOMMASI die Rassenschädigung durch die Syphilis dar, wobei er betont, daß die Veränderungen durch das Virus selbst und nicht durch seine Toxine gesetzt werden. Die geäußerten Ansichten stimmen mit der allgemeinen Annahme der Übertragung akquirierter Merkmale überein.

Hierher ist sicherlich ein Teil der so häufigen endokrinen Störungen bei kongenital-luischen Kindern zu rechnen (KLEIN u. GREITHER). KERL betont, daß die sekundären Geschlechtsmerkmale bei den Kindern in der Entwicklung zurückbleiben und neben dem verzögerten Auftreten der Behaarung insbesondere die Hoden klein bleiben. ANDERSON hebt hervor, daß die Hoden fast bei jedem Syphilitiker am Krankheitsprozeß beteiligt sind. Sehr eindrucksvoll sind die Untersuchungen von MILOSERDOVA zu dieser Frage, weil sie mit Zahlen belegt sind. So kann es nicht wundernehmen, wenn es schon innerhalb der Keimdrüsen zu einer Schädigung der Spermien kommt, die sich bei der Entwicklung der Frucht auswirkt, ohne daß damit natürlich der germinativen Übertragung der Lues das Wort geredet werden soll (s. auch G. SANNA); man wird aber von einer germinativen Keimschädigung sprechen können. In diesem Zusammenhang ist wohl auch jener von den Franzosen als larvierte Syphilis (FOURNIER) bezeichneten Fälle zu gedenken (G. DE LA LANDE). KRANZ, aber auch JOSEFSON u. CEDERKREUZ haben auch die Entwicklung der Zahnanomalien auf Veränderungen der Drüsen mit innerer Sekretion bei der kongenitalen Lues zurückgeführt.

Daß im Einzelfall strikte Beweise für eine Änderung der Konstitution durch die Syphilis nur schwer zu erbringen sein werden, erscheint nach dem eben Gesagten verständlich, wobei ich jedoch wieder KRETSCHMER zitieren möchte: ,,Die inneren Zusammenhänge führen uns an die Wurzel der Dinge — bis zur Grenze des Erkennbaren." Man wird zur Klärung dieser Fragen nur solche Menschen heranziehen können, die, von luischen Eltern stammend, selbst frei von der Erkrankung geblieben sind (L. LEVEN). So wird man LENZ nur mit Einschränkungen beipflichten können, wenn er die konstitutionelle Minderwertigkeit nichtluischer Kinder von syphilitischen Eltern auf die toxische Schädigung durch die Medikamente (Schwermetall, Arsen) bezieht.

I. Einfluß der Konstitution auf den Verlauf der Syphilis

In die Augen springender und daher leichter zu erklären ist der Einfluß, den die Konstitution auf den Verlauf der Lues nimmt. Das Geschlecht scheint bezüglich der Anfälligkeit für die Infektion nicht von ausschlaggebender Bedeutung zu sein, denn A. OKSALA fand bei etwa 1100 Fällen mit Lues congenita Knaben und Mädchen in annähernd gleicher Zahl erkrankt. Diese Beobachtung ist deshalb von Wichtigkeit, weil bei der kongenitalen Syphilis exogene Momente, wie Promiskuität usw., fortfallen. Auf die konstitutionelle Disposition bestimmter Organsysteme wird später noch eingegangen werden.

1. Beziehungen zwischen Rasse und Syphilis

In diesem Zusammenhang ist in erster Linie der Einfluß der Rasse auf den Verlauf der Syphilis zu berücksichtigen. Vorweggenommen sei, daß SÉZARY diese Zusammenhänge bestreitet. In einer sehr ausführlichen und bis zum Beginn des

16. Jahrhunderts zurückgreifenden Arbeit hat A. SPRINGER sich mit Form, Verlauf und Ausbreitung der Lues in Afrika beschäftigt. Er meint, daß die Erkrankung durch die europäischen Kolonisatoren nach Afrika gebracht wurde und sich mit dem Pilger-, Karawanen- und Eisenbahnverkehr ausgebreitet hat (FRIEDERISZICK). Die Resistenz der einzelnen afrikanischen Stämme gegen die Erkrankung ist recht verschieden. Dabei müsse man allerdings auch das moralische Niveau dieser Völker berücksichtigen. H. LÖHE gibt eine ethnographische Darstellung der Ausbreitung der Lues, bei der man sich allerdings des Eindruckes nicht erwehren kann, daß die geäußerten Ansichten des Autors einigermaßen widersprechend sind; denn einerseits meint LÖHE sicherlich mit Recht, daß der kulturelle und zivilisatorische Zustand der Bevölkerung für die Ausbreitung von Bedeutung sei, andererseits kommt er zusammenfassend zu dem Schluß, daß weder geographische noch ethnographische Faktoren von ausschlaggebendem Einfluß seien.

ZEISLER will beobachtet haben, daß die annulären Formen der Syphilis vor allem in der frühen Sekundärperiode vornehmlich bei der schwarzen Rasse zu sehen seien. CURTH hat die Bevölkerung in den Hochländern Guatemalas klinisch und serologisch untersucht und findet die Syphilis bei 10% der Ladinos (indianisch-spanische Mischlinge) und bei 2,7% der Maya-Indianer. Die Krankheit verläuft bei den Ladinos verhältnismäßig milde, jedoch noch milder bei den Indianern. Der Autor meint, daß die letzteren im Gegensatz zu den Indianern Nordamerikas eine Resistenz gegen Lues besitzen. V. STEFKO berichtet über seine Erfahrungen an der Bevölkerung der Burjäto-Mongolei. Er kommt zu dem bemerkenswerten und kaum erklärlichen Schluß, daß die syphilitischen Veränderungen bei diesen Menschen etwa denen der kongenitalen Lues bei Europäern entsprechen. Häufig ist die Erkrankung besonders in den Lymphdrüsen mit der Tuberkulose kombiniert.

A. MARRAS teilt die Krankengeschichte einer 27jährigen Europäerin mit, die sich in Tunis infizierte und von ihm wegen einer sekundären Lues behandelt wurde. Trotz energischer Therapie kam es nach einem Jahr zum Auftreten von zahlreichen geschwürig zerfallenden Erscheinungen, die mit Narben abheilten und histologisch aus einem syphilitischen Granulationsgewebe aufgebaut waren. Der Verfasser meint, daß dieser Fall beweise, daß eine von Eingeborenen auf Europäer übertragene Lues einen bösartigen Verlauf nehme. ZIEMAN sieht die Ursache für den gutartigen Verlauf der Syphilis bei den Eingeborenen Afrikas darin, daß diese durch eine vorangegangene Infektion mit Spirochaeta pertenue weitgehend gegen die Spirochaeta pallida immunisiert werden, im Gegensatz zu den dort lebenden Europäern.

J. E. MOORE findet ähnlich wie ZEISLER einen Unterschied im Verlauf der Syphilis bei Weißen und Negern. Vor allem glaubt er gesehen zu haben, daß bei der schwarzen Rasse die papulösen Ausschläge vorherrschen; ebenso kommen Augen- und Knochenveränderungen bei diesen doppelt so häufig vor als bei Weißen (FRIEDERISZICK, s. oben), während die Metalues bei Negern seltener zu sein scheint. Auch BERTÉ glaubt, daß das Treponema pallidum beim afrikanischen Neger einen gewissen Dermatotropismus besitze, während Schäden am Nervensystem relativ selten zur Beobachtung kommen. Bemerkenswert ist hierbei, daß bei diesen Menschen Tertiärläsionen in vielen Fällen auftreten.

J. HOWLES sah bullöse sekundäre Syphilide an den Handtellern öfter bei Negern. Im Gegensatz dazu steht eine Mitteilung von DEXTER u. CLARKE, die eine 21jährige weiße Prostituierte beobachteten, welche bei positiver Kahnreaktion Blasen an den Handtellern aufwies, in deren Inhalt reichlich Pallidae gefunden wurden. Nach Penicillinbehandlung trockneten die Blasen ein. Einen ähnlichen Fall beschreibt auch BEHDJET. Der ungewöhnliche Befund von Blasen an den Handtellern bei einem erwachsenen Menschen läßt vielleicht daran denken, daß hier die Lues durch eine mykotische Infektion an den Handtellern lokalisiert wurde.

2. Konstitution und kardiovasculäres System bei Syphilis

Eine Reihe von Arbeiten beschäftigt sich mit den Zusammenhängen zwischen der Konstitution bzw. der Rasse und dem Mitbefallensein des kardiovasculären Systems. Diesen Betrachtungen soll eine Zusammenstellung der statistischen Arbeiten vorangestellt werden: So berichtet GULDBERG über 481 Fälle sicherer syphilitischer Veränderungen, die er aus seinem Material von 8235 Obduktionen ausheben konnte; darunter waren 349 Fälle, bei denen die Lues die Todesursache abgab. Unter diesen letzteren wurde in 58% eine Syphilis des Gefäßsystems festgestellt. PENTSCHEFF fand unter 11382 Autopsien 47 Fälle (0,41%) mit Mesaortitis luetica und 20 Fälle (0,07%) mit Aneurysma aortae. Insgesamt wurde Syphilis bei 2,16% dieses Materials festgestellt. C. MÜLLER hat ein Leichenmaterial von 14258 Fällen durchgesehen und bei 455, davon 322 Männer und 133 Frauen, eine syphilitische Aortitis gefunden. Die ersten klinischen Symptome wurden zwischen 20 und 30 Jahren post infectionem festgestellt. KNORRE berichtet über das Leipziger Sektionsmaterial und fand unter 26545 Fällen 1205mal, das ist in 4,6%, eine tertiäre oder Spätsyphilis; in 82,5% wurde dabei eine Mesaortitis luetica gefunden. Eine Reihe von Autoren bezieht sich bei ihren statistischen Mitteilungen auf klinische Untersuchungsergebnisse. Hier ist vor allem POPCHRISTOFF zu nennen, der das Krankengut der Internen Klinik der Universität Sofia untersuchte und unter 14377 Patienten 96 (0,69%) fand, die syphilitische Affektionen des Herzens und der Aorta aufwiesen. A. WYDRIN findet unter 224 Kranken mit kardiovasculärer Syphilis 109 (48,7%) zwischen dem 41. und 50. Lebensjahr. L. HESS weist bei seiner Untersuchung von 108 Kranken mit Mesaortitis syphilitica auf die hereditäre Belastung dieser Menschen hin. COCHEMS u. KEMP haben 1000 Syphilitiker beobachtet und in 12,7% luische Aortenveränderungen gefunden. H. EISENBERG verwendet zu seinen Untersuchungen über kardiovasculäre Syphilis die Statistiken der Lebensversicherungsanstalten; nach diesen sind 10—15% aller kardialen Erkrankungen auf die Syphilis zurückzuführen. V. BROSSA-TORRES findet unter 15000 Kranken mit Kreislaufstörungen 0,85% mit Aorteninsuffizienz. Von diesen waren 54,68% rheumatischer, 25% arteriosklerotischer und 20,03% syphilitischer Genese; das Durchschnittsalter der Luetiker in diesem Krankengut betrug 40—50 Jahre.

Während G. MANGANOTTI sein Augenmerk ausschließlich auf Fälle mit Frühsyphilis richtet und meint, daß heftige Hauterscheinungen vor allem beim Longityp, mildere Verlaufsformen eher beim Brachytypus auftreten, hat GRÜNEBERG insbesondere die Spätveränderungen am Gefäß- und Zentralnervensystem studiert und mißt unter anderen Faktoren der Konstitution eine besondere Bedeutung für den Verlauf dieser Erkrankungen bei. In einer Monographie über Körperbau und Charakter teilt E. KRETSCHMER (s. S. 196) die Beobachtung mit, daß die Spätsyphilis vorwiegend bei Pyknikern vorläge. FREEMAN sieht die Lues häufiger bei Cycloiden und Epileptoiden, seltener bei Schizoiden und Paranoiden und führt diese Unterschiede auf einen grundlegenden „biologischen Charakter" zurück. OREČKIN u. Mitarb. sahen unter 200 Frauen mit syphilitischen Erkrankungen des Herz- und Gefäßsystems 67,5% Pykniker, 26,4% Astheniker, 3,5% gehörten dem athletischen, 2,5% dem dysplastischen Typus an. BAUER (s. S. 196) erklärt die besondere Veranlagung der Pykniker zu Erkrankungen des Herz- und Gefäßsystems durch die ungünstige Lagerung des Herzens bei diesen Menschen. L. LAZAROVITS findet unter 200 männlichen Luetikern 44% Pykniker mit Aortitis. Auch die übrigen statistischen Angaben sind außerordentlich interessant und wert, im Original nachgelesen zu werden. Der Autor kommt zu dem Schluß, daß das klinische Bild der Syphilis „zum größten Teil von der

Konstitution des betreffenden Individuums" abhängt (s. auch K. IGLAUER). SALUS mißt ebenfalls dem konstitutionellen Faktor beim Zustandekommen der kardio-vasculären Syphilis eine ausschlaggebende Bedeutung zu. Die sich auf die Rasse beziehenden Untersuchungen entstammen vor allem dem amerikanischen Schrifttum und befassen sich mit dem unterschiedlichen Verhalten der Weißen und Neger, wobei man wird berücksichtigen müssen, daß die schwarze Bevölkerung in der überwiegenden Mehrzahl schwere körperliche Arbeit verrichtet und daher das Herz- und Gefäßsystem für Erkrankungen auf syphilitischer Basis anfälliger ist (s. später Kondition und Syphilis). Zu dieser Bemerkung mag eine Mitteilung von KLAUDER u. MEYER von Interesse sein, daß sich unter 223 Kranken mit Keratitis parenchymatosa 63% weiße Personen und nur 37% Neger befanden. Auch DE MALLO betont, daß er unter den Eingeborenen von Kenya trotz vieler Fälle von Lues congenita fast nie eine Keratitis interstitialis sah. CARTER u. BAKER jr. berichten, daß Neger 2—3mal häufiger an Aortenlues erkrankten als Weiße. Zu einem ebensolchen Ergebnis kommt BRUENN, der die Stenose der Kranzarterien bei Schwarzen doppelt so häufig findet als bei Weißen. FRAZIER sah bei Negern um 15% häufiger kardiovasculäre Lues als bei Weißen. An einem relativ großen Krankengut studierten VONDERLEHR u. Mitarb. die Wirkungen der Syphilis bei der schwarzen Rasse und fanden, daß 25,3% der unbehandelten syphilitischen Neger an Erkrankungen des Gefäßsystems litten; nur 5,7% wurden klinisch und serologisch luesfrei befunden. MOORE hebt ebenfalls die Bedeutung der Rasse für das Auftreten der kardiovasculären Syphilis hervor und glaubt außerdem beobachtet zu haben, daß die Neger diesbezüglich eine schlechtere Prognose bieten. Eine recht interessante Arbeit stammt von WEBSTER u. Mitarb., welche feststellten, daß männliche syphilitische Neger eine kürzere Lebensdauer haben als Weiße mit derselben Erkrankung. Die Autoren betonen allerdings, daß, wie schon eingangs erwähnt, die soziale Lage und die schwere Arbeit einen gewissen, kaum abzuschätzenden Anteil an dieser schlechten Prognose haben. M. L. WEBER findet, daß Neger 3mal häufiger als Weiße an luischen Herz- und Gefäßveränderungen erkranken, betont aber auch die Bedeutung der schweren körperlichen Arbeit hierbei. Die ersten klinischen Erscheinungen der kardio-vasculären Syphilis treten 15—20 Jahre post infectionem auf. Zu annähernd den gleichen Ergebnissen kommt KAPP. Gegensätzliche Befunde konnten LÉPINAY u. Mitarb. bei der marokkanischen Bevölkerung erheben, denn sie fanden, daß dort die viscerale Syphilis äußerst selten auftritt, während Haut- und Knochenerscheinungen häufiger zur Beobachtung kommen. Auch BROUSTET u. KABBAGE sahen in Marokko vorwiegend cutane und osteoartikuläre Formen der Syphilis, während die kardiovasculäre Lues im Vergleich mit dem französischen Mutterland viel seltener beobachtet wird. J. HEINE fand, daß die Gefäßsyphilis bei Chinesen eine Seltenheit darstelle.

3. Rasse und Neurosyphilis

Mindestens ebensolche Bedeutung kommt den Beziehungen zwischen Rasse und Neurosyphilis zu. Gelegentlich eines Symposiums über die verschiedenen Phasen der Syphilis wurde unter anderem die Tatsache festgestellt, daß die Neurolues in den Tropen außerordentlich selten zu beobachten sei, was wohl nicht so sehr auf rassische Einflüsse zurückzuführen sein dürfte, als vielmehr immunologische Ursachen haben könnte (s. LUGER, S. 179). Bei dem gleichen Symposium wurde aber die Feststellung gemacht, daß die Syphilis bei Negern in solcher Intensität auftritt, daß man nur an eine Immunität der weißen Rasse denken könne. HUDSON findet bei der Bevölkerung Syriens, daß Zeichen einer

Metalues selten festzustellen sind, wobei allerdings bedacht werden muß, daß es sich in diesen Gegenden vorwiegend um die endemische Syphilis (Bejel) handelt. E. BOLTANSKI führt die Zunahme der Neurolues bei den Eingeborenen Nordafrikas nicht so sehr auf die Rasse zurück, als vielmehr auf die Anpassung an das europäische Leben. LÉPINAY u. Mitarb. (s. S. 200) finden in der marokkanischen Bevölkerung die Metalues außerordentlich selten. VERHAART u. VAN WIERINGEN-RAUWS haben die Lues des ZNS in Java studiert. Sie kommen zu dem Schluß, daß diese Krankheit bei Chinesen und Indonesiern in etwa 26% der neurologischen Fälle zu beobachten sei, wobei insbesondere die Gefäßlues des ZNS vorherrsche; aber auch Tabes und Paralyse seien verbreitet. Die Lues des ZNS bei Kindern, insbesondere die juvenile Paralyse scheint extrem selten zu sein. Mit dem Einfluß der Rasse auf das Zustandekommen der Neurolues beschäftigt sich auch HAZEN, der bei Negern relativ selten eine Neurosyphilis fand. Eine weitere Arbeit, die sich mit dem Verlauf der Lues bei Negern beschäftigt, stammt von VONDERLEHR u. Mitarb. (s. S. 200). Bei den unbehandelten luischen Negern war die Zahl der Erkrankungen des ZNS und der Kreislauforgane um die Hälfte vermindert. Die Autoren meinen, daß die Häufigkeit der Tabes und der Paralyse wohl von der Rasse beeinflußt werde. Die Frage der Beziehungen zwischen Rasse und Lues des ZNS hat eine Reihe von Autoren beschäftigt. So weist KERIM an Hand des Krankengutes der Stambuler Hautklinik darauf hin, daß die progressive Paralyse nach dem ersten Weltkrieg deutlich zugenommen hat und erklärt dies mit weitgehender Änderung der Lebensverhältnisse, insbesondere der Emanzipierung der türkischen Frau (s. auch LUGER, S. 179). Im Gegensatz dazu konnte L. HALPERN am Krankengut der Königsberger Klinik eine Abnahme der Erkrankungen an Paralyse feststellen. Insbesondere ist ihm aufgefallen, daß die Zahl der Paralytiker aus Allenstein besonders niedrig war. Er bringt diese Tatsache damit in Zusammenhang, daß dort Masuren ansässig waren, welche noch relativ wenig von der Lues durchseucht waren. MELIKIAN hat eine Zunahme der progressiven Paralyse in Persien beobachtet und glaubt, daß diese darauf zurückzuführen sei, daß während des ersten Weltkrieges ein neuer Treponemenstamm eingeschleppt wurde, der vor allem zur Metalues führe, während die in Persien heimischen Spirochäten vorwiegend Haut- und Knochenerscheinungen hervorrufen.

In der schon früher zitierten Arbeit von LÉPINAY u. Mitarb. wird auf die Häufigkeit syphilitischer Knochenerscheinungen bei der marokkanischen Bevölkerung hingewiesen. Ebenso finden SAPINKER u. MINNAAR bei den Bantu-Negern, daß 90% aller Knochenerkrankungen außer den Frakturen syphilitischen Ursprungs sind.

4. Konstitutionelle Zusammenhänge zwischen Mesaortitis und Metalues des Nervensystems

Besondere Beachtung wurde seit jeher den Zusammenhängen zwischen dem Auftreten metaluischer Veränderungen, insbesondere der progressiven Paralyse und den syphilitischen Erkrankungen der Aorta geschenkt. Bei Durchsicht der diesbezüglichen Literatur ergaben sich allerdings bis zu einem gewissen Grad Widersprüche. So wurde schon weiter oben darauf hingewiesen, daß Pykniker eine besondere Veranlagung zu Erkrankungen des kardiovasculären Systems zeigen, daher auch zur Syphilis der Aorta. Die Feststellungen stehen bezüglich der Tabes in einem gewissen Widerspruch zu den Ausführungen J. BAUERs (s. S. 196), welcher diese Folgeerkrankung der Lues häufig bei Menschen mit asthenischem Habitus angetroffen hat. Solche Beobachtungen gehen parallel mit denen einer großen Anzahl anderer Autoren. Auch G. STEINER weist auf die häufige Kombination der Tabes mit krankhaften Veränderungen am Herz- und Gefäßsystem hin und zieht daraus den Schluß, daß bei allen Fällen von Tabes eine genaue Untersuchung des Herzens und des ganzen Zirkulationsapparates erfolgen müsse.

Diesen Mitteilungen in der älteren Literatur stehen Beobachtungen gegenüber von Autoren vom Gewicht G. B. GRUBERs und H.-J. SCHERERs, welche betonen, daß kein Grund zur Annahme vorliege, daß die Aortenlues bei Paralytikern häufiger oder seltener sei als bei nichtparalytischen Syphilitikern, nur führt die luische Aortenveränderung häufiger zum Tode als die Paralyse allein. In neuester Zeit haben RAASCHOU-NIELSEN u. KOPP ein Krankengut aus den Jahren 1937—1952 untersucht und kamen zu dem Ergebnis, daß die komplizierte Aortitis luetica bei Neurosyphilitikern ebenso häufig vorkommt, wie sie nach dem Schrifttum bei Patienten mit Spätsyphilis ohne Beteiligung des ZNS beobachtet wird (s. auch NANTA). Bemerkenswert hierzu ist die Beobachtung H. SCHLESINGERs, daß es bei gleichzeitigem Erkranktsein der Aorta und des ZNS bei Fortschreiten des einen Prozesses zum Stillstand des anderen kommt. Z. ALBERT findet sogar, daß die syphilitische Mesaortitis bei Nichtparalytikern viel häufiger vorkommt als bei Paralytikern. Die statistischen Angaben über das Zusammentreffen von kardiovasculärer Lues, insbesondere spezifischer Aortitis mit Erkrankungen des ZNS, schwanken zwischen 25% bis gegen 80% (YAMAMOTO, KATZ u. BODENSTEIN, HEALEY, GANZER, METZMACHER, GIERTSEN, LAZAROVITS, YAMASAKI, BELL, NIELSEN, BERTHOUD, HUNT, GITMAN u. Mitarb., FORTUNOFF u. MALLER).

In der Mehrzahl der Arbeiten wird allerdings eine gleichzeitige Erkrankung von Aorta und Nervensystem in 30—35% angegeben. Von besonderem Interesse dürften aber in diesem Zusammenhang die Nachuntersuchungen des alten Boeckschen Krankengutes von GJESTLAND und N. DANBOLT sein, weil es sich dabei um praktisch unbehandelte Syphilitiker handelt. Von diesen erkrankten 10% an kardiovasculärer Lues und 6% an Neurosyphilis.

Eine Erklärung für die angeführten Diskrepanzen im Schrifttum ist wohl schwer zu geben; es scheint aber festzustehen, daß die Paralyse doch vorwiegend den pyknischen Typ bevorzugt, eine Form der Konstitution, die auch häufig bei Erkrankungen des Herzens und der großen Gefäße im besonderen auf luischer Basis angetroffen wird. J. BAUER (s. S. 196) hat ja dafür eine plausible Erklärung durch die anatomischen Verhältnisse gegeben. Anders dürften die Dinge bei der Tabes dorsalis liegen, welche man wohl zu Unrecht als metasyphilitische Erkrankung in Beziehungen zur progressiven Paralyse setzt. Hier ist die heute vorwiegend diskutierte Ansicht, daß es sich pathogenetisch um spezifische Veränderungen der kleinen Gefäße der Meningen handelt. Die Bevorzugung von Menschen des leptosomen Konstitutionstyps durch diese Erkrankung könnte dadurch erklärt werden, daß das Gefäßsystem des Leptosomen für Infekte jeder Art anfälliger ist. Im allgemeinen wird man aber doch sagen müssen, daß die eben besprochenen Fragen heute nur ein geringeres Interesse beanspruchen können, weil mit der Verbesserung der Behandlungsmethoden, sowohl die kardiovasculäre Syphilis wie die luischen Erkrankungen des ZNS wesentlich seltener geworden sind (A. O. F. Ross).

Diese Arbeiten führen über zu den Beziehungen zwischen dem Auftreten der Metalues überhaupt und konstitutionellen Faktoren. SOBOLEV hat 1125 Fälle von Spätsyphilis untersucht und fand dabei, daß die gummöse Hautlues sich annähernd gleichmäßig über die beiden Geschlechter verteilt. 67% der Paralytiker waren Pykniker, während 62% der Tabiker einen asthenischen Körperbau aufwiesen. Auch GRAM u. BOGDANOVIČ fanden unter den Paralytikern 3mal so oft Pykniker als Astheniker. Etwa das umgekehrte Verhältnis sahen sie bei Tabikern.

In diesem Zusammenhang wäre noch eine Untersuchung von Boisseau u. Mitarb. zu erwähnen, welchen die geringe Zahl von Tabesfällen bei Pariser Prostituierten auffiel.

Paulian u. Mitarb. haben versucht, die Zusammenhänge zwischen den Blutgruppen und den syphilitischen Erkrankungen des Nervensystems herauszufinden. Sie glauben an einem Krankengut von 120 Fällen feststellen zu können, daß die Neurolues eine Affinität zur Blutgruppe 0 habe. An Hand von 3 Sippen, bei denen sich auffallend viele Fälle von Paralyse und gleichzeitig bestehender seniler Demenz fanden, bespricht Patzig die konstitutionell-pathologischen Gemeinsamkeiten dieser beiden Erkrankungen. Eine ähnliche Fragestellung bearbeitet Selzer, der 52 Paralytiker daraufhin untersuchte, ob sie vor der Luesinfektion geistig normal gewesen seien. Nur 11,6% dieser Kranken waren vor der Infektion geistig völlig gesund; in 9,6% war ein genaues Urteil nicht möglich. G. Santori berichtet über eine Sippe, die er in 4 Generationen beobachten konnte, wobei in der 1. und 3. Generation eine Paralyse auftrat.

Schließlich muß noch eine Arbeit von Takeda u. Katô erwähnt werden, die im Gegensatz zu anderen Autoren keine charakteristischen Veränderungen der Hypophyse bei Paralyse sahen und meinen, daß die Vermehrung der Lipoide, die Anreicherung der Basophilen und die Pigmentablagerungen mit der Konstitution oder mit Stoffwechselstörungen in Beziehung stehen.

5. Geschlecht und kardiovasculäre Syphilis

Es erscheint durchaus verständlich, daß dem Geschlecht des Kranken auf den Verlauf der luischen Infektion ein Einfluß zuerkannt werden muß. Die Autoren sind sich im allgemeinen darüber einig, daß die syphilitische Infektion bei der Frau einen milderen Verlauf nimmt als beim Manne und daß insbesondere die Gefäß- und Nervenlues beim weiblichen Geschlecht viel seltener zu beobachten ist. Es muß aber doch vorausgeschickt werden, daß bei den statistischen Angaben über die Häufigkeit der Syphilis beim Manne bzw. bei der Frau die Tatsache zu wenig Berücksichtigung findet, daß schon infolge der anatomischen Verhältnisse spezifische Veränderungen besonders an den Geschlechtsorganen beim männlichen Geschlecht leichter vom Patienten selbst erkannt werden können als beim weiblichen. In bezug auf den Verlauf der Erkrankung muß — worauf schon mehrfach hingewiesen wurde — berücksichtigt werden, daß infolge der dauernden Schädigung durch körperliche Arbeit der Organismus des Mannes, in erster Linie aber das kardiovasculäre System für Erkrankungen jeder Art, in diesem speziellen Zusammenhang für die Infektion mit der Spirochaeta pallida, anfälliger ist. Dazu kommt weiter noch, daß die psychische Haltung des Mannes der Erkrankung gegenüber eine andere ist als die der Frau. Damit wird es verständlich, daß die Männer im allgemeinen sich der früher notwendigen lange dauernden antiluischen Behandlung unregelmäßiger und nachlässiger unterzogen (Kampmeier u. Kombs). Des weiteren muß der Einfluß der Gravidität, also eines konditionellen Momentes, auf den Verlauf der Syphilis berücksichtigt werden, worauf später noch eingegangen werden wird. Trotz diesen Einwendungen wird man Iglauer (s. S. 200) wohl recht geben müssen, daß für die Prädisposition des männlichen Geschlechtes beim Zustandekommen der kardiovasculären Komplikationen, insbesondere der Aortitis syphilitica, mehr endogene als exogene Faktoren eine Rolle spielen. Monacelli bezieht den leichteren Verlauf der Lues bei der Frau ebenfalls auf idiotypische, zum Teil wohl auch paratypische Faktoren (Ganzer, s. S. 202).

Mit wenigen Ausnahmen sind sich die Autoren darüber einig, daß sowohl die Neurolues, wie vor allem auch die kardiovasculäre Syphilis bei Frauen seltener und in schwächerem Maße auftritt (GRUBER, s. S. 202, RAASCHOU-NIELSEN u. KOPP, s. S. 202). Auch gelegentlich eines Symposions, bei dem über bestimmte Phasen der Syphilis verhandelt wurde, hat eine Reihe von Autoren die Ansicht geäußert, daß die Lues beim weiblichen Geschlecht seltener anzutreffen sei. SCHUMAN u. Mitarb. haben mit Hilfe der Wahrscheinlichkeitsrechnung festgestellt, daß die Lues III bei Frauen früher und häufiger auftritt als bei Männern. Hingegen fanden sie, daß bei 61% der verstorbenen Männer und nur bei 47,6% der verstorbenen Frauen die kardiovasculäre Syphilis die primäre Todesursache gewesen sei. E. T. BURKE will diese Differenz mit einem unterschiedlichen Verhalten des Stoffwechsels bei Männern und Frauen begründen, der seinerseits wieder von endokrinen Vorgängen, insbesondere von den Keimdrüsen abhängig ist. Er meint, daß eine Affinität der Spirochäten zu den lipoidreichen Geweben bestehe, wobei die Lipoide einen schützenden Einfluß gegen die Spirochaeta pallida entwickeln sollen. Die Zahl der an Mesaortitis syphilitica erkrankten Männer ist nach der Mehrzahl der Angaben der Literatur etwa doppelt so groß als die der Frauen (THORNER u. GRIFFITH, SVENDSEN, MÜLLER, S. 199, YAMASAKI, S. 202, WEBER, S. 199, KNORRE, S. 191).

HUNT (s. S. 202) findet sogar unter 108 Patienten mit kardiovasculärer Lues 93 Männer und nur 15 Frauen. COCHEMS u. KEMP (s. S. 199) sahen die Aortenlues bei 10,8% Frauen und 13,4% Männern. EL SHERIF u. Mitarb. fanden in einem ägyptischen Krankengut unter 18 Fällen mit kardiovasculärer Syphilis 14 Männer und 4 Frauen; VERDELLI sah das Aneurysma durch Aortitis luetica sogar bei 70% Männern. Auch VILLARÀ u. PREVITERA berichten über ein Überwiegen der Männer bei syphilitischen Erkrankungen der Aorta und bei progressiver Paralyse.

Im Gegensatz zu diesen Berichten wird in einigen Arbeiten ein Überwiegen des weiblichen Geschlechtes unter den Kranken mit Aortenlues mitgeteilt. So sah L. LAZAROVITS (s. S. 199) 45% Frauen und nur 27,5% Männer mit dieser Erkrankung. J. G. STROHM fand luische Erkrankungen des Gefäßsystems bei 20% Männern und 25% Frauen, wogegen die syphilitischen Erkrankungen des ZNS bei 22% Männern und 12% Frauen vorhanden waren. In einzelnen Arbeiten wird weiterhin betont, daß die Frauen etwa um 10 Jahre früher als die Männer an der Aortitis erkranken (IGLAUER, s. S. 200, KALZ u. SCOTT u. a. m.). Schließlich muß noch als bemerkenswert hervorgehoben werden, daß im Gegensatz zur kardiovasculären und vor allem zur Metasyphilis die gummösen Veränderungen bei Frauen überwiegen (P. BERGGREEN).

II. Einfluß der Kondition auf den Verlauf der Syphilis

Wie schon in der Einleitung zu dem vorhergehenden Kapitel hervorgehoben wurde, ist es zum Verständnis der sehr komplizierten Vorgänge im Verlaufe des syphilitischen Krankheitsgeschehens erforderlich, Konstitution und Kondition scharf voneinander zu trennen. Geschieht dies nicht (wie bei J. GUSZMAN), werden die an sich vielfach schwer durchschaubaren Vorgänge noch weiter kompliziert. J. TANDLER, der den Begriff der Kondition geschaffen hat, zeigte ihre Abhängigkeit vom Milieu, wie Bodenbeschaffenheit, Klima, Nahrung, Beschäftigung und schließlich auch Erkrankungen. Anpassungen an diese externen Gegebenheiten sind als Konditionsänderung zu bezeichnen. Insbesondere muß auch der Einfluß der Drüsen mit innerer Sekretion auf die Funktionen des Organismus und damit auf seine Reaktion gegen Infekte jeglicher Art, also auch durch die Spirochaeta pallida, berücksichtigt werden. Man wird hier mit Recht einwenden können, daß manche der Einflüsse, die möglicherweise als Konditionsänderung aufgefaßt werden könnten, schon im vorhergehenden Kapitel als konstitutionelle Momente besprochen wurden. Es wird aber zu berücksichtigen sein, daß es im Einzelfall schwer, wenn nicht unmöglich ist, eine scharfe Grenze zu ziehen zwischen den das Keimplasma schädigenden Insulten und solchen Einwirkungen der Umwelt, welche sehr frühzeitig, womöglich im intrauterinen Leben erfolgten und daher unter den Begriff der Kondition zu subsummieren wären. Aus dem bisher Gesagten geht die Mannigfaltigkeit solcher Veränderungen des Milieus hervor, sodaß im folgenden wohl nur die wesentlichsten Momente erörtert werden können.

Allgemeines

Bevor auf einzelne, den Verlauf der Lues konditionell beeinflussende Momente eingegangen werden soll, erscheint es berechtigt, kurz einige zahlenmäßige Angaben zu erörtern. Diese Daten beziehen sich teilweise auf Untersuchungen an klinischem Krankengut, teilweise auf Obduktionsergebnisse. CLARK hat festgestellt, daß im Jahr 1949 150000 Infektionen mit Syphilis in den USA entdeckt wurden; davon war 80000 Frauen nichts von der Ansteckung bekannt. Mit Recht weist der Autor daher die Behauptung, daß die Lues bereits kontrolliert werden könnte, zurück. FURTADO u. GONTIJO haben in den Jahren 1947—1950 23975 wahllos herausgegriffene Kranke aus kaufmännischen Berufen untersucht und dabei 4,6% Luetiker gefunden. Im Gegensatz dazu waren unter 18321 Patienten aus der Industrie 7,3% Syphilitiker. Der durchschnittliche Befall der Bevölkerung wird von den Autoren auf 5,8% geschätzt. Sie haben eine Gruppe von 400 luisch erkrankten Negern, welche über 25 Jahre beobachtet wurden, einer Vergleichsgruppe von nichtsyphilitischen Personen aus einer ähnlichen sozialen Schicht gegenübergestellt und sahen dabei, daß von den Syphilitikern 51% überlebten, bei der Vergleichsgruppe 65%. Zu erwähnen wäre noch, daß die Autoren fanden, daß etwa 72% aller erfaßten Luetiker ohne schwere spätsyphilitische Erscheinungen blieben. Diese Beobachtung stimmt überein mit einem Hinweis MIESCHERs, der die Tendenz der alten Lues zur spontanen Heilung hervorhebt.

Auf autoptisches Material bezieht sich eine Untersuchung von LANGER u. SPERLING, welche 14443 Obduktionsprotokolle aus den Jahren 1932—1949 mit 23015 autoptischen Befunden aus den Jahren 1906—1925 verglichen. Sie fanden in dem erst erwähnten Zeitabschnitt etwa 3% spätsyphilitische Veränderungen, unter dem alten Obduktionsgut 5,5%. Dieser Rückgang wird von den Autoren auf die verbesserten Behandlungsmethoden, vor allem auf das Arsenobenzol zurückgeführt, doch betonen sie, daß sich das Bild der Spätsyphilis dadurch nicht verändert hat. Auch sie heben hervor, daß die Selbstheilungstendenz der Syphilis, wie sie von MIESCHER (s. oben) beobachtet wurde, dabei in Rechnung zu stellen sei. Eine weitere, sich auf autoptisches Material beziehende Untersuchung stammt von NEWCOMB, der unter 7501 Autopsien aus den Jahren 1921—1950 etwa 3% Syphilis fand. Eine Zusammenstellung, die hier nur am Rande vermerkt werden soll, stammt von PELBOIS, dessen Erfahrungen sich auf ein marokkanisches Krankengut stützen. Er sah, daß unter 4195 Syphilitikern etwa 10% an tertiärer Lues erkrankten. Die anderen Zahlen sind deshalb nicht verwertbar, weil der Autor selbst betont, daß eine Nachuntersuchung über 10 Monate hinaus kaum möglich war.

1. Einfluß der Arbeit auf den Verlauf der Syphilis

Es ist verständlich, daß schwere körperliche Arbeit und damit natürlich auch die sozialen Verhältnisse einen maßgeblichen Einfluß auf den Verlauf der Syphilis nehmen, insbesondere was die Mitbeteiligung des kardiovasculären Systems am Krankheitsprozeß betrifft.

Einen seltenen Fall von Phlebitis im sekundären Stadium der Lues schildert W. G. LEWY, die der Autor auf vermehrte körperliche Anstrengungen zurückführt. Seine Vermutungsdiagnose wird durch den Erfolg der antiluischen Behandlung gestützt. Einen bedeutenden Einfluß hat naturgemäß die Art des Berufes auf die Mitbeteiligung der Aorta im Verlauf des luischen Krankheitsgeschehens. COCHEMS u. KEMP fanden bei 749 Syphilitikern, daß Menschen mit mittelschwerer und schwerer körperlicher Betätigung in 14,4%, solche mit sitzender Beschäftigung nur in 8,7% an Aortensyphilis erkranken. Unter den Syphilitikern mit Aneurysma waren die Schwerarbeiter viermal so häufig vertreten als die Leichtarbeiter. B. WEBSTER u. Mitarb. fanden, daß manche syphilitische Neger eine kürzere Lebensdauer haben als Negerfrauen und Weiße, was die Autoren wohl mit Recht auf die schwere körperliche Arbeit und damit auf die soziale Lage der Erkrankten beziehen.

Auch der Einfluß der geistigen Arbeit auf den Verlauf der Lues, insbesondere auf das Zustandekommen der Neurosyphilis, wurde wiederholt diskutiert. So fanden MOREJNIS u. Mitarb., daß körperliche Arbeiter zu 11,4%, Landarbeiter zu 12,1%, jedoch Intellektuelle zu 28,9% an Neurolues erkranken. Auch C. S. BUTLER meint, daß die Eingeborenen der Tropenländer seltener an der Metalues erkranken, weil sie ihr Nervensystem nicht überanstrengen. A. GORDON kommt ebenfalls zu dem Schluß, daß angestrengte dauernde Arbeitsleistung gewisse Dispositionen für das Auftreten der Syphilis des ZNS schaffe. A. HEYMAN u. Mitarb. finden deutliche Zusammenhänge zwischen dem Auftreten der Paralysis progressiva und dem Sauerstoffverbrauch. Im Gegensatz zu den oben zitierten Meinungen glaubt SÉZARY, daß geistige Überbeanspruchungen keine Rolle beim Zustandekommen der syphilitischen Erkrankungen des ZNS spielen. Er meint vielmehr, daß es sich hierbei um eine Änderung des Charakters der Syphilis handle.

BEZECNY hat die sozialen Verhältnisse mit der Zu- bzw. Abnahme der Luesinfektion in Zusammenhang gebracht, als er feststellen konnte, daß mit Absinken der Konjunktur in der ČSR. zwischen 1930 und 1938 die Zugänge an frischer Lues zurückgingen und man im Jahre 1939 wieder einen leichten Anstieg sieht. Ebenso hat L. SAUER eine Häufung der Luesinfektionen bei mangelhaften hygienischen und sozialen Verhältnissen gefunden und fordert eine sorgfältige Klärung der Lebensbedingungen der Luetiker.

Mit den sozialen Verhältnissen in engem Zusammenhang steht der Einfluß der Ernährung auf den Verlauf der Lues. Eine diesbezügliche experimentelle Arbeit zu dieser Frage stammt von JAHNEL, der Untersuchungen an Winterschläfern anstellte und meint, daß man daran denken müsse, daß der Hungerzustand die Syphilis niederzuhalten vermöge. Er erinnert dabei an die in früheren Jahrhunderten angewendeten Hungerkuren (ULRICH V. HUTTEN). Es sei insbesondere zu erwägen, ob bei der Spontanheilung der Lues bei Winterschläfern nicht auch hormonale Einflüsse eine Rolle spielen, wobei in erster Linie an die auffallende Wirkung der Gravidität auf den Verlauf der luischen Infektion zu denken sei. In einer weiteren Arbeit kommt der Autor aber auch zu dem Schluß, daß Nahrungsenthaltung keinen Einfluß auf den Verlauf der Syphilis und ihren Erreger habe. Mit welcher Vorsicht die Ergebnisse tierexperimenteller Arbeiten auf den Menschen übertragen werden müssen, geht aus diesen beiden Arbeiten hervor, denn es ist bekannt, daß Unterernährung, also Nahrungsenthaltung, sicherlich einen ungünstigen Einfluß auf die syphilitische Infektion nimmt. Diesbezügliche Beobachtungen, die während des spanischen Bürgerkrieges gemacht werden konnten, teilt ALVAREZ SÁINZ DE AJA mit (s. auch J. E. MOORE). BRUETSCH glaubt, daß Zusammenhänge zwischen dem Vitaminmangel und der luischen Opticusatrophie bestehen, betont aber, daß diese Beziehungen noch weiterer Untersuchungen bedürfen.

2. Einfluß der Gravidität und der inneren Sekretion auf den Verlauf der Syphilis

Die Beobachtung, daß die Paralyse bei Frauen eine relative Seltenheit darstellt, hat JAHNEL (s. oben) veranlaßt, den Einfluß der Schwängerung auf den

Verlauf der Lues bei Kaninchen zu studieren. Er fand nicht nur 'durch die Gravidität, sondern auch durch die künstliche Einverleibung oestrogener Stoffe bei den Versuchstieren eine Auswirkung auf das Krankheitsgeschehen. KEMP u. MENNINGER sahen die Neurolues bei 47% der Männer und 31,6% der Frauen auftreten. Die Autoren unterteilen ihr Krankengut in 3 Gruppen: 1. Frauen, bei denen die Schwängerung 6 Monate bis 3 Jahre post infectionem erfolgte, 2. Frauen, bei denen sie 3 Jahre später eintrat, und 3. Frauen, die in den ersten 6 Monaten nach der Infektion schwanger wurden. Die entsprechenden Prozentzahlen waren 17,2 bzw. 34,3 bzw. 47,2%, d. h. wenn die Schwängerung kurze Zeit nach der Infektion erfolgt, hat sie keinen Einfluß. Sie kann jedoch die Neurolues bremsen, wenn sie längere Zeit nach der Übertragung der Syphilis eintritt. Auffallend ist auch die Beobachtung von MENNINGER u. KEMP, daß unter 148 Multiparen 13,5%, von 219 Nulliparen jedoch 30,4% Angaben über die Früherscheinungen der Lues machen konnten. Die Autoren schließen daraus, daß durch die vorausgegangene Gravidität die Veränderungen der Frühsyphilis unterdrückt wurden. Nach MONACELLI verläuft die Syphilisinfektion bei der Frau milder als beim Mann, insbesondere in bezug auf die Neurolues. Auch er glaubt, daß kein Einfluß der Gravidität auf die Erkrankung besteht. Neben den Ansichten von MENNINGER u. KEMP stehen auch die Erfahrungen von J. E. MOORE (s. S. 206), der einen symptomlosen Syphilisverlauf sah, namentlich bei Frauen, bei welchen eine Schwängerung und die Übertragung der Lues gleichzeitig erfolgten.

Außer den Keimdrüsen wird auch der Thyreoidea eine wesentliche Ingerenz auf den Verlauf der Luesinfektion zugeschrieben. So berichtet SCOLARI über eine Gangrän beider unteren Extremitäten bei einem Fall mit einer Lues in der Anamnese und positiven Seroreaktionen, bei welchem gleichzeitig eine mäßige Unterfunktion der Schilddrüse bestand. M. BIACH erwägt, ob das seltenere Auftreten der Neurolues bei der Frau durch die Beziehungen zwischen Ovar und Schilddrüse erklärt werden könne. Über die Stellung der Thyreoidea im Verlauf der syphilitischen Erkrankung stellen KLEIN u. GREITHER an Hand einer eigenen Beobachtung bei einer letal endenden Transfusionslues und auf Grund des Schrifttums sehr interessante Überlegungen an. In diesem Fall hat allerdings die Syphilis durch das Mitergriffensein der Schilddrüse die Kondition beeinflußt. H. RICHTER geht von der Tatsache aus, daß nur etwa 60% aller Exponierten an Syphilis erkranken. Ob es zur Infektion kommt, hängt seiner Meinung nach nicht so sehr vom Erreger ab als von der Abwehrlage des Wirtsorganismus, die ihrerseits wieder dem Einfluß der Hormone unterliegt. Die Neigung der Lues zu Rückfällen bei Unterfunktion der Schilddrüse läßt an einen maßgeblichen Einfluß dieser auf den Verlauf der Erkrankung denken. Die Korrelation zwischen den einzelnen inkretorischen Drüsen führt zu der Annahme, daß auch Beziehungen zu den Nebennieren und den Keimdrüsen bestehen. Eine Stimulierung der Keimdrüsen wird die Produktion der Hyaluronidase fördern, die nun wieder das Eindringen der Erreger, also auch der Spirochäten, begünstigt. Der Autor bringt den Infektionstermin von 257 frühsyphilitischen Frauen in Beziehung zum Menstruationsbeginn und der Ausscheidung der weiblichen Sexualhormone. Dabei zeigt es sich, daß die optimale Schutzwirkung im Corpus luteum-Maximum vorhanden ist, so daß im Prämenstruum eine Infektion praktisch ausgeschlossen erscheint. Zur Erklärung wird das zu dieser Zeit bestehende Progesteron-Cortiron-Übergewicht und dessen Einwirkung auf die Hyaluronidase herangezogen. Die lesenswerte Arbeit enthält außerdem eine große Zahl wichtiger Literaturangaben. Auch BURKE bezieht den milderen Verlauf der Lues bei der Frau auf endokrine Vorgänge, die ihrerseits den Lipoidstoffwechsel beeinflussen, was wegen der hohen Affinität der Spirochäten zu lipoidreichen Geweben von Bedeutung ist.

3. Einfluß des Klimas auf den Verlauf der Syphilis

Zu den äußeren, die Kondition beeinflussenden Faktoren ist unzweifelhaft auch das Klima zu rechnen, wenn man es auch als zu weitgehend bezeichnen muß, den Ausfall der Seroreaktionen auf die Strömung der Luftmassen zu beziehen, wie das W. F. PETERSEN annimmt, der auch meint, daß die regionale Verteilung von Tabes und Paralyse in Amerika durch den cyclonalen Kreislauf der Luftmassen verursacht wird. Auch die Ansichten BARRACKs wird man wohl noch überprüfen müssen, welcher ähnlich wie E. HOFFMANN glaubt, daß die in Westindien heimische Frambösie durch die Matrosen des Kolumbus nach Europa verschleppt wurde und unter den herrschenden klimatischen Einflüssen zur Lues wurde. Die europäischen Seeleute hätten die Erkrankung dann nach Afrika gebracht, wo sie wieder unter der Einwirkung des Klimas zur Frambösie wurde. Die endemische Syphilis wird als Zwischenform aufgefaßt.

N. FIESSINGER befaßt sich mit der ätiologischen Rolle der Syphilis bei der Entstehung der Lebercirrhose und schließt sich der Auffassung an, daß neben anderen Faktoren dem Klima ein bestimmender Einfluß zukäme. In Holland sei die Lues in 17% der Fälle von Lebercirrhose die Ursache, in England in 15%, in Genf bei 8%, in Zürich gar nur bei 2% der Kranken. Als besonders auffallend ist zu vermerken, daß die luische Lebercirrhose bei Jugendlichen relativ selten ist. Man wird durch diese Zahlen doch eher zu der Annahme gedrängt, daß nicht so sehr das Klima als vielleicht der Alkohol die Konditionsänderung hervorruft.

SPILLMANN u. SPILLMANN sehen die Ursache für die Schwankungen in der Häufigkeit der Lues neben vielen anderen Ursachen auch in klimatischen und jahreszeitlichen Faktoren. F. WOHLWILL fand die Lungensyphilis in Portugal, bezogen auf die Gesamtzahl der Luesfälle, 15mal häufiger als in Deutschland. Er bringt diese Tatsache mit dem zahlreichen Vorkommen chronisch-entzündlicher Affektionen der Luftwege in Portugal in Zusammenhang, was seinerseits wieder auf die klimatischen und Lebensverhältnisse dort zurückzuführen ist. Auch JERUKHIMOVITCH kommt zu dem Ergebnis, daß die Lungensyphilis keine ganz seltene Erkrankung sei, was man auch vor allem auf die in Rußland herrschenden klimatischen Verhältnisse wird beziehen müssen. An einem großen Krankengut haben MILLS u. BEAN die Abhängigkeit der Herzerkrankungen von klimatisch und kosmisch bedingten Schwankungen untersucht und kommen zu dem Ergebnis, daß luische Herzerkrankungen hiervon unabhängig sind. CASTELLINO konnte keinen Unterschied im Verlauf der Lues bei Arbeitern aus Ostafrika im Vergleich zu den europäischen Formen finden.

LONGHIN u. Mitarb. sind bei tierexperimentellen Untersuchungen von der Tatsache ausgegangen, daß Versuchstiere bei Kälteexposition in 75% eine generalisierte Syphilis bekommen. Sie fanden, daß die Intensität der Ausbreitung und der Krankheitsprodukte von der Tiefe der Temperatur abhängig sind.

4. Kondition und kardiovasculäre Syphilis

Störungen in den Zirkulationsverhältnissen können verständlicherweise das Auftreten luischer Veränderungen, insbesondere mit Geschwürsbildung, begünstigen bzw. deren Bestehen unterhalten und eine gewisse Therapieresistenz bewirken. Solche Fälle werden wiederholt in der Literatur beschrieben, so unter anderen von R. A. CUTTING, der auf Grund diesbezüglicher Beobachtungen zu dem Schluß kommt, daß syphilitische Ulcerationen, insbesondere an den Unterschenkeln, dadurch unterhalten werden, daß hier in den abhängigen Partien die Zirkulationsverhältnisse besonders schlecht sind.

Auf Grund einer klinischen und autoptischen Beobachtung erörtern S. DELEONARDI u. A. GIORDANO die Beziehungen zwischen der Arteriosklerose und dem Auftreten luischer Gefäßveränderungen. Die beiden Autoren sahen bei einem 47jährigen syphilitischen Patienten eine luische Aortitis und eine Thromboarteriitis der Aa. mesent. sup., poplitea dex. und renales. Sie betrachten die Lues nur als einen Faktor beim Zustandekommen der Thrombosen vor allem deshalb, weil neben den spezifischen Veränderungen auch Zeichen einer allgemeinen Arteriosklerose bestanden.

Auf Grund mikroskopischer Untersuchungen bei 34 Fällen von luischen Aortenklappen-veränderungen kommt H. KRISCHNER zu dem Schluß, daß die spezifischen Veränderungen der luischen Mesaortitis nicht auf die Klappen übergreifen, sondern daß die Veränderungen als funktionelle Anpassungen des Annulus fibrosus aufzufassen sind, denen sich regressive Veränderungen anschließen. Vor allem aber kommt es zur Vergesellschaftung mit der myko-tisch-polypösen und rheumatischen Endokarditis. Auch ŠIKL u. RAŠKA kommen auf Grund einer autoptischen Beobachtung bei einer 39jährigen Frau zu dem Schluß, daß die Klappen-veränderungen bei der Mesaortitis luetica als Kombinationsleiden eines Gelenkrheumatismus und der syphilitischen Infektion aufzufassen seien. Auch F. D. ZEMAN u. S. STORCH beschrie-ben Fälle kombinierter luischer und rheumatischer Herzleiden, wobei die Autoren vermuten, daß die Erkrankungen ursprünglich rheumatischer Genese sind. BROSSA-TORRES erörtert auf Grund eines Krankengutes von 15 000 Fällen die Differentialdiagnose zwischen rheuma-tischer, syphilitischer und arteriosklerotischer Aorteninsuffizienz. Der Autor weist schließ-lich darauf hin, daß von den an Aorteninsuffizienz erkrankten Luetikern 2,69% einen Klappen-fehler rheumatischer Genese aufwiesen.

Zu ähnlichen Schlüssen wird man auch in den Fällen kommen, bei denen infolge fortschreitender Herz- und Nierenveränderungen bei gleichzeitig vor-handener Lues der Aorta eine Hypertension besteht. Man wird sich zwanglos vorstellen können, daß der Hochdruck die spezifischen Veränderungen an der Aortenwand sowie an den Coronargefäßen wie ein Trauma lokalisiert (L. T. GA-GER). Dabei ist weiterhin zu berücksichtigen, daß die Lues an sich Nieren-erkrankungen hervorrufen kann, wobei aber auch die Möglichkeit in Erwägung zu ziehen ist, daß die Syphilis einer nichtspezifischen Nephritis aufgepfropft sein kann (SILVA-MELLO). Eine besondere Ursache für das Zustandekommen einer Hypertension ist im Mißbrauch der Genußgifte, besonders des Alkohols und des Nicotins, zu sehen. H. DEITERT hat diesbezüglich das Obduktionsmaterial der Jahre 1920—1940 des München-Schwabinger Krankenhauses gesichtet und fand unter 22 375 Obduktionen 735 Fälle mit Mesaortitis luetica. Auf Grund seiner Überlegungen kommt der Autor zu dem Schluß, daß die von ihm beobachtete Zunahme der Fälle mit Mesaortitis in der Berichtszeit von 3,1 auf 4,1% aller Luesfälle auf die durch den Alkohol und das Nicotin verursachte Blutdruck-steigerung zurückzuführen sei.

5. Einfluß von Intoxikationen auf den Verlauf der Syphilis

Unter den den Verlauf der Lues maßgeblich beeinflussenden toxischen Schä-digungen sind wohl in erster Linie die Genußgifte, vor allem der Alkohol zu nennen. Während SÉZARY (s. S. 206) den Einfluß des Alkohols und anderer „Traumatismen" bestreitet, wird doch von den meisten Autoren gerade diesen Genußgiften eine bedeutende Ingerenz auf das Zustandekommen luischer Kom-binationsschäden zugeschrieben.

So sieht CREYX in der Summierung von Alkohol und Lues die Ätiologie bei einem Fal von hypertrophischer Lebercirrhose. Zu einem gleichen Schluß kommt J. GROSGURIN. In einer sehr ausführlichen Arbeit bespricht S. IRGANG das Problem der Leberveränderungen bei der Syphilis und kommt dabei zum Ergebnis, daß chronische Alkoholiker, die gleichzeitig an einer Lues leiden, zur luischen Hepatitis neigen, d.h. also, daß doch offenbar der Alkohol-schädigung der Leber die Lues in diesem Organ lokalisiert. Auch GASBARRINI bezieht bei einem von ihm beobachteten Fall nachgewiesene Lebercirrhose auf eine in der Jugend akquirierte Lues bei gleichzeitigem Alkoholabusus. B. VALVERDE sieht die Ursachen der Blasensyphilis, eine Form der Lues, die seiner Meinung nach häufiger auftritt als angenommen wird, im Alkoholismus. FRIEDERISZICK sieht im Alkohol- und Nicotinabusus die Ursache für den schweren Verlauf der Syphilis bei der weißen Bevölkerung in den Tropen, und STÜHMER bezieht die Therapieresistenz bei einem von ihm behandelten Fall auf den Alkoholismus.

R. ORLANDO befaßt sich in einer Monographie mit der Neurosyphilis. Der Autor führt die Pupillenstarre auf eine Entmarkung der Nervenfasern in der Iris zurück, die ihrerseits wieder durch ein im Kammerwasser vorhandenes Toxin oder Ferment entsteht. Die spastische Spinalparalyse wird als Myelosis syphilitica aufgefaßt und ist ebenfalls toxisch bedingt, wobei die Möglichkeit offengelassen wird, daß gleichzeitig eine Mangelkrankheit besteht (s. auch BRUETSCH, S. 206, „Vitaminmangel und luische Opticusatrophie").

Einen recht interessanten Fall schildern ROMAGNY u. GAUTIER. Es handelt sich um einen Säugling mit einer völligen Agenesie der Gallenwege, bei welchem an den Knochen sämtlicher Extremitäten röntgenologisch eine Osteochondritis festgestellt wurde. Eine Lues konnte bei Mutter und Kind nicht erkannt werden. Eine Erklärung für das Auftreten dieser Knochenveränderungen wird nicht gegeben. Man könnte sich aber doch vorstellen, daß es infolge der Agenesie der Gallenwege zu einer Überschwemmung des Organismus mit toxischen Stoffwechselprodukten gekommen ist, welche das Bild der Osteochondritis hervorriefen. Wenn dieser Fall auch nicht als luetische Erkrankung gewertet werden darf, könnte er doch Schlüsse auf das Zustandekommen der syphilitischen Osteochondritis gestatten.

Zu den toxischen Schädigungen müssen auch die infolge der pränatalen Präventivbehandlung luischer Mütter auftretenden Wismutlinien bei den Neugeborenen gerechnet werden, ein Ereignis, auf das GUMPESBERGER in einer ausführlichen Arbeit sowie in einer Monographie hinweist, wobei der Autor vermutet, daß neben der medikamentösen Schädigung noch andere Faktoren eine Rolle spielen dürften (s. auch GERLÓCZY u. GEFFERTH).

6. Vegetatives Nervensystem und Syphilis

Den Einfluß des vegetativen Nervensystems auf den Verlauf der Syphilis haben GASTINEL u. Mitarb. in sehr schönen Tierversuchen studiert; angeregt durch Untersuchungen von REILLY u. Mitarb. mit Paratyphusbacillen, haben GASTINEL u. Mitarb. nach subscrotaler Impfung bei Kaninchen mit luischem Gewebe den Samenstrangstumpf mit faradischem Strom einseitig gereizt. Obwohl die aufgetretenen pathologisch-anatomischen Veränderungen bei den Tieren verschiedenartig waren, glauben die Autoren doch, daß mit diesen Tierversuchen die Rolle des vegetativen Systems auch für die Lues bestätigt wurde. Insbesondere sahen sie bei einzelnen Versuchstieren eine Verlängerung der Inkubationszeit des Schankers. Bei manchen Tieren kam es nach der faradischen Reizung nicht zur Bildung von Syphilomen bzw. zur raschen Rückbildung derselben. Es müßte natürlich auch an den Einfluß der bei der Faradisation entstehenden Wärme auf den Verlauf der Infektion gedacht werden. Auch ISRAËLSON u. MAXIMTSCHOUK haben den Einfluß des vegetativen Nervensystems auf den Verlauf der experimentellen Kaninchensyphilis studiert. Sie haben vor allem die Cervicalganglien des Sympathicus entfernt und in verschiedenen Abständen nach der Operation die Tiere beimpft. Während die $1^1/_2$ Monate nach dem Eingriff infizierten Kaninchen keinen Unterschied im Verlauf der Infektion gegenüber den Kontrollen zeigten, kam es bei den 12—14 Monate nach der Operation inoculierten Tieren zu einer Verlängerung der Inkubationszeit auf 96—123 Tage, wobei die Syphilome außerordentlich groß waren. Auch Reizung im peripheren Gebiet mit Crotonöl führte bei homolateraler Infektion zu einer Verkürzung der Inkubationszeit. Es zeigte sich, daß der Ablauf der Erkrankung verkürzt wird, wenn die Reizung kurz vor dem Erscheinen des Schankers erfolgte. Die Injektion von Adrenalin führt zu einer Verlängerung der Inkubationszeit und zur Bildung großer Schanker; Pilocarpin bewirkt flache, sich rasch zurückbildende Syphilome. Das vegetative System beeinflußt nach Ansicht der Autoren nicht die Infektion an sich, sondern die Reaktivität des Organismus.

7. Einfluß der Tuberkulose auf den Verlauf der Syphilis

Unter den infektiösen Erkrankungen, welche den Verlauf der Lues zu beeinflussen vermögen, steht vor allem die Tuberkulose im Mittelpunkt des Interesses. Dies wohl deshalb, weil sowohl die klinischen wie auch die histologischen Veränderungen, welche die beiden Erkrankungen setzen, sich weitgehend ähnlich sein können. In einer ausgezeichneten, sehr kritischen Arbeit hat sich STREIT-

MANN mit dem Problem Syphilis und Tuberkulose auseinandergesetzt, und es soll hier besonders auf diese Publikation verwiesen werden.

Es ist sicher, daß das Nebeneinanderbestehen von Lues und Tuberkulose heute zu den seltenen Ereignissen zählt, in erster Linie deshalb, weil beide Erkrankungen unter anderem infolge der Einführung der Antibiotica in ihre Behandlung einen starken zahlenmäßigen Rückgang zeigen. Die Beobachtungen STREITMANNs sind aber deshalb heute von besonderem Interesse, weil sie aus einer Zeit stammen, in der weder die Tuberkulose noch die Lues mit antibiotischen Mitteln behandelt wurden. Daher ist die Feststellung des Autors doch von Bedeutung, daß eine ungünstige Beeinflussung des Verlaufes der Syphilis durch schwere Formen der Tuberkulose auf Grund seiner Beobachtungen nicht stattfindet, unter der Voraussetzung, daß die Lues entsprechend behandelt wird. Insbesondere konnte er das in der alten Literatur immer wieder angegebene Auftreten einer Lues maligna im Verlauf der Tuberkulose nicht beobachten. Eine sehr schöne Untersuchung zu dieser Frage stammt von H. SCZUKA. Die Verfasserin weist auf die Bedeutung der jeweiligen Abwehrlage des Organismus zum Zeitpunkt des Zusammentreffens der beiden Infekte für die gegenseitige Beeinflussung hin. So werden exsudative tuberkulöse Erkrankungen der Lunge durch eine frische Lues verschlechtert und umgekehrt. Aber auch alte latente Tuberkulosen können durch frische syphilitische Infekte aus dem allergischen Gleichgewicht gebracht werden. Hingegen fördert eine alte Lues das Auftreten fibröser Formen der Tuberkulose.

Über eine Zunahme der Kombination beider Erkrankungen berichtet eine Reihe von Autoren, so STÜHMER, BOHNSTEDT, KALKOFF, während STÜMPKE u. SCZUKA meinen, daß es sich bei dem Zusammentreffen von Syphilis und Tuberkulose wohl nur um vereinzelte Beobachtungen handeln könne. Die zahlenmäßigen Angaben in der Literatur über die Häufigkeit des Zusammentreffens der beiden Erkrankungen schwanken zwischen 4,1 und 33,7% (ORSZÁGH, GUILD u. NELSON, NARIO, GOLDBLATT).

CUNSTONE hat auf Grund klinischer Erfahrungen ebenso wie LANDSBERGER auf pathologisch-anatomischen Befunden basierend die Auffassung vertreten, daß zwischen den beiden Erkrankungen keine Wechselwirkung bestehe (s. auch C. R. N. F. JOOST). Einen ungünstigen Einfluß der Tuberkulose auf den Verlauf der Lues nimmt ORSZÁGH an, ebenso wie BRUGSCH. Gegenseitige ungünstige Beeinflussung beider Erkrankungen, besonders bei gleichzeitigen frischen Infektionen sowie bei kongenital-syphilitischen Kindern sah auch CORDERO SOROA, während alte ausgeheilte Formen der Lungentuberkulose ohne Einfluß auf den Verlauf der Lues sein dürften (ORSZÁGH).

Von besonderem Interesse sind jene klinischen Bilder, die als „Hybridformen" bezeichnet werden und bei denen eine große Zahl von Autoren, der Ansicht MILIANs folgend, eine Kombination beider Erkrankungen annehmen, d. h., man wird sich in diesen Fällen wohl vorstellen können, daß die tuberkulöse Entzündung als Reiz gewirkt hat und die gleichzeitig bestehende Lues lokalisierte. Natürlich wäre auch der umgekehrte Weg denkbar, doch ist von der Syphilis bekannt, daß sie sich besonders gerne in irritierten Hautpartien ansiedelt (Lues in Psoriasis, Lues in Tätowierungen usw.). Insbesondere wird gerade von den französischen Autoren der Lichen syphiliticus oder vielleicht besser das lichenoide Syphilid als eine solche Mischform aufgefaßt (LOUSTE u. RACINE, GATÉ u. CHARPY). TOURAINE u. RENAULT haben einen Fall beobachtet, über den sie deshalb mit aller Vorsicht berichten, weil typische Zeichen einer Tuberkulose nicht nachweisbar waren. Trotzdem meinen sowohl MILIAN wie auch LOUSTE und RAVAUT in der Diskussion, daß es sich um eine Symbiose von Syphilis und Tuberkulose handeln dürfte. Eine sehr bemerkenswerte und gründliche Untersuchung zu der Frage der Beziehungen zwischen Syphilis und Tuberkulose hat Greither angestellt. Er untersuchte 10 klein-papulöse Syphilide, bei denen er gleichzeitig die Mororeaktion prüfte, und kommt zu dem Schluß, daß diese Form der Lues frühestens 4 Monate post infectionem auftritt und daß neben der infektiösen Komponente auch der mechanische Druckreiz des stets vorhandenen follikulären Hornpfropfens in Erwägung zu ziehen sei. Der Versuch einer Beeinflussung des histologischen Bildes durch die Mororeaktion führt zu keinen verwertbaren Befunden. So ist auch bei den Untersuchungen Greithers eine Unterscheidung zwischen Lichen syphiliticus und dem Lichen scrofulosorum auf histologischer Basis nicht möglich. Streitmann, dessen Auseinandersetzungen mit dem Thema auf der Basis eigener Beobachtungen beruhen, sieht nur im Tierversuch einen Weg, die beiden Erkrankungen auseinanderzuhalten, wobei er selbst den Einwand macht, daß mit diesen Untersuchungen die Frage, welcher der beiden Erreger als Saprophyt in den Krankheitsprodukten des anderen lebt, nicht entschieden werden kann. Doch neigt er auf Grund seiner Erfahrungen eher zu der Annahme, daß der Lichen syphiliticus das Produkt einer Mischinfektion zwischen Lues und Tuberkulose darstellt. In diesem Zusammenhang wäre auch ein Fall von Frei zu erwähnen, der einen Fleischer mit frischer Lues sah, bei dem sich eine bovine Tuberkulose (Scrophuloderm) der Cubitaldrüsen entwickelte, ohne daß an den Händen frische oder abgeheilte tuberkulöse Herde zu sehen gewesen wären.

Laugier u. Renard teilen die Krankengeschichte einer 73jährigen Frau mit, welche klinisch und histologisch das Bild eines Lupus vulgaris bot. Die Seroreaktionen auf Syphilis waren negativ, die Tuberkulinprobe in einer Verdünnung von 1:5000 stark positiv. Mit Rücksicht darauf, daß nach einer Behandlung mit Cyanür, Penicillin, Terramycin, Sterogyl und Calcium eine völlige Abheilung eintrat, glauben die Verfasser annehmen zu können, daß eine „Zwittererkrankung" zwischen Lues III und Lupus vulgaris vorlag. Abgesehen von den negativen Seroreaktionen wird hier der Versuch gemacht, die Diagnose ex juvantibus zu stellen, ein Vorgehen, das als völlig unwissenschaftlich abzulehnen ist. Van Leeuwen sah eine Frau mit serpigino-tubero-ulcerösen Hautveränderungen und positiver Wa.R., die auf antiluische Behandlung nicht völlig abheilt. In diesen Resten konnten nach der Salvarsanbehandlung Tuberkelbacillen nachgewiesen werden. Merenlender teilt einen Fall von Gonitis mit negativer Wa.R. mit, bei welchem im Punktat aus dem Kniegelenk Tuberkelbacillen gefunden wurden. Da der Mann eine luische Infektion durchgemacht hat und die röntgenologischen Untersuchungen für das Bestehen eines luischen Prozesses sprechen, wird eine Kombination beider Erkrankungen angenommen. Auch Birt teilt einen Fall von Lues und Tuberkulose des Knochens mit. Etwas zweifelhaft dürfte die Beobachtung von Maderna sein, der über 2 Brüder berichtet, von denen der eine kurz nach Abheilen eines „Chancre tumeur Fournier" ein tertiäres Frühsyphilid bekam. Diesen ungewöhnlichen und schweren Verlauf der luischen Infektion bezieht der Autor auf eine durch eine Tuberkulose herabgesetzte Widerstandskraft des Patienten.

Zum Schluß verdient noch eine außerordentlich interessante Arbeit von H. Schlesinger besprochen zu werden, welcher sich mit der Frage des Zusammenhanges zwischen Lungentuberkulose und Syphilis beschäftigt. Der Autor hat unter 1161 Patienten mit Lungentuberkulose 8,1% Luetiker festgestellt (A. E. Greer findet unter 1944 Fällen 12,5% Luetiker). Aus der höchst bemerkenswerten Arbeit wäre hervorzuheben, daß Schlesinger die Ansicht, die Lues habe einen günstigen Einfluß auf den Verlauf der Tuberkulose, zu widerlegen vermag. Hingegen findet er, daß das Bestehen einer Tuberkulose der Ausbreitung der Spirochäten im ZNS entgegenwirke. Ferner hat er eine besondere Gutartigkeit der Mesaortitis luetica bei Tuberkulösen gesehen. Schlesinger meint, daß infolge der Fieberbewegungen bei der Lungentuberkulose eine unspezifische Heilwirkung auf die Syphilis ausgeübt wird. Die außerordentliche Erfahrung und das große Gewicht dieses Autors lassen die an sich ungewöhnlichen Ansichten doch in einem anderen Licht erscheinen.

8. Einfluß verschiedener Erkrankungen auf den Verlauf der Syphilis

Daß auch akute interkurrente Erkrankungen den Ablauf der luischen Infektion zu beeinflussen vermögen, ist seit langem bekannt; basiert doch letzten Endes die Malariatherapie der Neurosyphilis auf dieser Erkenntnis. Die diesbezüglichen Arbeiten werden richtiger bei den entsprechenden Kapiteln zu erörtern sein. Hier sollen nur vereinzelte Beobachtungen herausgegriffen werden.

Der Einfluß akuter Entzündungsprozesse an der Haut auf den Verlauf des syphilitischen Krankheitsgeschehens wird immer wieder beobachtet und diskutiert. BUSCHKE, JOSEPH u. KONHEIM haben zu diesem Problem sehr interessante pathogenetische Überlegungen angestellt. Sie gingen von der Beobachtung aus, daß länger dauernde ekzematoide Entzündungen, welche den Papillarkörper mit einbeziehen, Voraussetzung für eine günstige Wirkung sind. Immunbiologisch könnte man die Vorgänge so deuten, daß die Erreger durch die lipolytischen und proteolytischen Fermente der Lymphocyten und Leukocyten abgebaut werden. Auch die innersekretorische Tätigkeit der Haut und die Beeinflussung des vegetativen Systems könne als Erklärung herangezogen werden. Diese Erklärungsversuche der Autoren könnten durch die neueren Erkenntnisse ergänzt werden, wonach den Lymphocyten eine maßgebliche Rolle bei der Antikörperbildung zukommt.

Von außerordentlichem Interesse ist in diesem Zusammenhang eine Arbeit von PROPPE, welcher ein von ihm als Perinomodia oder Abweiden bezeichnetes Phänomen beschreibt, das sich beim Erysipeloid, beim Erythema migrans, beim Erythematodes discoides, aber auch bei der serpiginösen Lues und anderen Erkrankungen findet und darin besteht, daß Herde im Zentrum abheilen und an der Peripherie weiterschreiten. Der Autor läßt dabei die Frage nach der Entstehung dieser jedem Dermatologen geläufigen Erscheinung offen, vermutet jedoch, daß allergische und traumatische Faktoren als auslösende Momente eine Rolle spielen (s. auch BURBI). In diesem Zusammenhang dürfte eine Beobachtung, die in jüngster Zeit von LOBITZ jr. u. JILLSON mitgeteilt wurde, von Interesse sein. Die Autoren fanden eine Verwertbarkeit des Intracutantestes bei Urticaria gyrata nur dann, wenn der Test innerhalb des Ringes negativ, außerhalb aber positiv ausfällt. Auch die Frage der ringförmigen Anordnung der Efflorescenzen, besonders bei den Rezidivexanthemen, im Verlaufe der Sekundärperiode der Lues gehört hierher.

Ähnliche pathogenetische Vorgänge dürften den Erscheinungen zugrunde liegen, die wohl allen Dermatologen bekannt sind und auf die STREITMANN in letzter Zeit wieder aufmerksam gemacht hat. Er sah 2 Frauen mit Lues II, die sich beide einer intensiven Sonnenbelichtung ausgesetzt hatten. Bei der einen trat das Exanthem nur in den belichteten, bei der anderen nur in den durch das Badetrikot vor der Insolation geschützten Hautpartien auf.

An diese Fälle erinnert auch eine Beobachtung von R. LEWITH, der bei einer Frau mit einem Gumma der Tonsille, das unter der Annahme eines malignen Neoplasmas mit Röntgen bestrahlt wurde, in der den Strahlen ausgesetzten Gesichtshaut sekundär-luische Erscheinungen auftreten sah. Bei einem Erklärungsversuch für diese Beobachtungen wird man sowohl die Intensität des Reizes, wie auch die Ansprechbarkeit der Haut mit in Betracht ziehen müssen.

Über eine Beobachtung, die man auch mit dem „Abweiden" nach PROPPE in Zusammenhang bringen kann, berichtete WANDERER, der einen 36jährigen Mann sah mit einem luischen Exanthem. Paravertebral blieben große Hautfelder frei von spezifischen Veränderungen. Unter diesen Bezirken bestanden Pleuraveränderungen nach einer wenige Monate vorher durchgemachten Pleuritis. Einen gleichgelagerten Fall beschreibt auch DUMBOVICH, der außerdem an einer Reihe von Kranken beobachten konnte, daß die äußere Einwirkung von Wärme und Kälte das Auftreten von syphilitischen Exanthemen an umschriebener Stelle unterdrücken kann.

Völlig anders gelagert sind naturgemäß jene Fälle, bei denen eine interkurrente fieberhafte Erkrankung den Verlauf der Syphilis beeinflußt. Hier tritt eine Änderung der Immunitätslage des gesamten Organismus ein (s. Immunität).

9. Einfluß der Circumcision auf den Verlauf der Syphilis

Es kann wohl keinem Zweifel unterliegen, daß die operative Entfernung der Vorhaut, besonders wenn sie in der frühen Kindheit vorgenommen wird, als eine Änderung der Kondition anzusehen ist. Gerade in den letzten Jahren wurde das Augenmerk auf die Bedeutung dieses Eingriffes für die Übertragung und Verbreitung der Geschlechtskrankheiten, insbesondere der Lues, gerichtet. Der Eingriff, welcher von KIELLEUTHNER als die erste urologische Operation bezeichnet wird, war schon Jahrtausende vor Christus bekannt, denn im XII. Cap., Vers 3 des *Leviticus* heißt es: „. . . und am achten Tage soll man das Fleisch seiner Vorhaut beschneiden." Aber auch der prophylaktische Wert der Operation war den Israeliten bekannt, denn nach dem Auszug aus Ägypten am Wege durch die Wüste wurde nicht mehr beschnitten, und es hatte nur des Heranwachsens *einer* unbeschnittenen Generation bedurft, um die Führer der Juden von der Notwendigkeit der Wiedereinführung der Beschneidung zu überzeugen (J. K. PROKSCH).

Einer der ersten, welcher die Bedeutung der Circumcision für die Verhütung der luischen Ansteckung in neuerer Zeit erkannte, war J. HUTCHINSON und nach ihm I. BLOCH. Der Frage wurde später keine Beachtung geschenkt, um in jüngster Zeit vor allem von amerikanischen Autoren wieder aufgegriffen zu werden. So ist E. A. HAND an einem größeren Krankengut, das Juden, Nichtjuden und Neger umfaßt, der Verteilung der venerischen Infektionen bei Beschnittenen und Unbeschnittenen nachgegangen und fand unter 532 Fällen mit Syphilis 4 Juden, 344 Nichtjuden und 184 Neger (s. auch HAND u. NELSON). Außerordentlich interessant sind die Erfahrungen, welche MARCHIONINI während eines 10jährigen Aufenthaltes in der Türkei an einem nahezu rein mohammedanischen Krankengut machen konnte. Daß Phimose und Paraphimose unter diesen Teilen der Bevölkerung nicht vorkommen, ist selbstverständlich, aber auch die Stühmersche Balanitis xerotica obliterans wird nicht beobachtet. Luische Primäraffekte sind bei Beschnittenen seltener an der Glans lokalisiert als bei Nichtbeschnittenen. Den Herpes simplex am Genitale, der ja so gern die Eintrittspforte für die Spirochäten bildet, hat MARCHIONINI nie beobachtet.

Die Ursache für diese Schutzwirkung der Circumcision hat wohl zweierlei Gründe: einmal ist das Genitale leichter zu reinigen, und zum anderen wird der einer Schleimhaut ähnliche epitheliale Überzug der Glans und des Sulcus coronaris infolge der sich bildenden Hornschichte weniger vulnerabel, ganz abgesehen davon, daß die Entwicklung von Balanitiden so gut wie unmöglich wird.

III. Einfluß der Syphilis auf die Kondition
Allgemeines

Eine Betrachtung der Zusammenhänge zwischen Konstitution und Kondition einerseits und der Syphilis andererseits kann den Einfluß der Erkrankung auf die Kondition nicht unberücksichtigt lassen. Man könnte sogar mit einiger Berechtigung sagen, daß diese letzteren Zusammenhänge bedeutungsvoller sind als der Einfluß der Kondition auf den Verlauf der luischen Infektion. Die Syphilis ist, wie PÉRIN hervorhebt, überaus häufig in der Lage, anderen Erkrankungen der verschiedensten Ätiologie den Boden zu bereiten. So wird im folgenden über den Einfluß der Lues auf die Entwicklung des Diabetes, der Tuberkulose, des Carcinoms usw. zu sprechen sein. Wenn auch die luischen Erkrankungen des ZNS durch die rationellere Therapie sicherlich seltener geworden sind (OLMER, AGGERBECK), trifft man doch die Folgezustände der Erkrankung an anderen inneren Organen, insbesondere am kardiovasculären System, immer noch relativ häufig an (HURIEZ). Jedenfalls kann auch heute der Ansicht von SIMON nicht beigepflichtet werden, daß die Lues eine gutartige Erkrankung sei und der von FINGER in seiner Studentenvorlesung immer wieder zitierte Satz, daß die Syphilis ein „Prozeß mit beschränkter Malignität" sei, besteht nach wie vor zu Recht. Auch KORTING verweist in einer sehr schönen übersichtlichen Zusammenstellung über die Differentialdiagnose und Spezifität einiger luischer Symptome auf die Zusammenhänge zwischen Syphilis und anderen mehr oder weniger mit ihr in Verbindung stehenden Krankheitszuständen.

FUJIMORI hat den Einfluß der syphilitischen Infektion auf die Kondition im Tierversuch geprüft. Es hat sich ihm gezeigt, daß syphilitische Meerschweinchen eine geringere Widerstandsfähigkeit gegen das Diphtherietoxin zeigten als Normaltiere, und ebenso die Komplementfähigkeit des Serums solcher Tiere in bezug auf die Hammelbluthämolyse und die Bactericidie vermindert wurde. Der Autor zieht daraus den Schluß, daß während der luischen Ansteckung die Resistenz auch gegen andere Erkrankungen herabgesetzt sei. Auf der anderen Seite muß natürlich davor gewarnt werden, die syphilitische Infektion für Krankheitsprozesse verantwortlich zu machen, bei welchen der Beweis für diese Ätiologie nicht erbracht wird.

Wenn z.B. GOUIN u. Mitarb. den Lupus erythematodes auf eine hereditäre Lues zurückführen einfach auf Grund der Tatsache, daß in der Aszendenz dieser Patienten häufig Hemiplegien sowie Aborte und Fehlgeburten nachweisbar waren, geht das wohl zu weit. Dasselbe muß von der Publikation PINARDS gesagt werden. Aber auch auf anderen Gebieten werden luische Einflüsse angenommen, ohne daß der Beweis hierfür erbracht wird. So berichten PAŠKOV u. SMELOV über Diabetes insipidus und Akromegalie bei angeborener bzw. erworbener Syphilis, ohne daß der Nachweis der luischen Genese gelungen wäre. Auch eine antiluische Behandlung hat keine Beeinflussung des Krankheitsbildes gebracht. COSTEDOAT beschreibt einen Fall von „konsumptivem Diabetes" 3 Jahre nach einer frischen luischen Infektion, ohne daß es dem Autor gelungen wäre, den Nachweis für einen Zusammenhang zwischen dieser Erkrankung und der Lues zu erbringen. Ebenso ist ein Fall von MILIAN zu werten, der über einen 53jährigen Mann berichtet, der zwischen 1902 und 1906 mehrere antiluische Kuren durchgemacht hatte und etwa 25 Jahre später an einem Diabetes bei negativer Wa.R. erkrankte. Unter antiluischer Behandlung ging der Zuckergehalt des Harns von 9,5% auf etwa 3% zurück. Ebensowenig kann eine von CHIALE beobachtete Colostrumsekretion bei einem 23jährigen Mann auf die gleichzeitig bestehende Syphilis zurückgeführt werden, da für diese Zusammenhänge ebenfalls keine Beweise erbracht wurden. Die Zahl solcher Publikationen ließe sich noch weiter führen, es soll aber nur gezeigt werden, daß bei der Beurteilung eines Zusammentreffens der Syphilis mit einer anderen Erkrankung mehr Kritik erforderlich wäre.

1. Einfluß der Syphilis auf das endokrine System

Schon in der Einleitung der Besprechung der Zusammenhänge zwischen Konstitution und Syphilis wurde auf die endokrinen Störungen, insbesondere bei kongenital luischen Kindern hingewiesen. Auch VAGUE macht darauf aufmerksam, daß bei der Lues congenita tarda Störungen von seiten der innersekretorischen Drüsen häufig seien und meint, daß eine syphilitische Narbe im Diencephalon solche Dysfunktionen bedinge, ohne hierfür einen Beweis erbringen zu können. Die Fälle, bei denen manifeste luische Veränderungen an den Drüsen mit innerer Sekretion nachgewiesen werden können, sind relativ selten. MARONON u. NOGUERA fanden unter 400 Addison-Kranken nur einen, bei dem die Lues mit einiger Sicherheit als Ursache nachgewiesen werden konnte. Häufig werden die

Hoden befallen, was sich in einer Azoospermie äußert. Der Autor meint, daß in den frühen Stadien der kongenitalen Syphilis Spirochäten in allen endokrinen Drüsen zu finden seien und führt die hohe Sterblichkeit der Säuglinge an angeborener Syphilis auf den Befall der Hypophyse und der Nebennieren zurück. Er konnte unter 4000 Fällen 11mal die Syphilis als Ursache endokriner Störungen aufdecken.

Bei der Beurteilung des Einflusses der Infektion auf die innere Sekretion muß berücksichtigt werden, daß im Zusammenspiel der endokrinen Drüsen Veränderungen der Funktion eines Organs auch auf sämtliche anderen Drüsen Einfluß nehmen (ARCHANGELSKIJ, GHISLANZONI, SAWICKI).

a) Schilddrüse

An Hand von 2 Fällen beschäftigt sich H. G. RIECKE mit der Rolle der Thyreoidea im Verlaufe der luischen Infektion. Relativ häufig führt die Syphilis in den Frühstadien zur vorübergehenden Anschwellung dieser Drüse, wobei der Autor es dahingestellt sein lassen möchte, ob es sich hier nur um interkurrente Erscheinungen in Form von Hyperämie und Ödem oder um spezifische Veränderungen handelt. Es kommt jedenfalls zu einer Vergrößerung des Organs und zum Hyperthyreoidismus, wobei jedoch zu bemerken ist, daß der Basedow bei der Lues nur selten gesehen wird, weshalb die Befürchtung, durch eine Jodbehandlung der Lues einen Basedow auszulösen, kaum praktisch begründet erscheint. Gummen der Schilddrüse sind verhältnismäßig selten, was wohl auf den hohen Jodgehalt dieses Organs zurückgeführt werden kann. Sie können einerseits zu einer völligen Zerstörung des Parenchyms und damit zum klinischen Bild des Myxödems führen, andererseits durch Kompression der Trachea, insbesondere aber durch schwielig-narbige Veränderungen, schwere Komplikationen nach sich ziehen.

In einer sehr schönen und kritischen Arbeit haben sich KLEIN u. GREITHER mit der Stellung der Schilddrüse im Ablauf der syphilitischen Allgemeinerkrankung befaßt. Sie weisen darauf hin, daß bei thyreoidektomierten Tieren die luische Infektion einen schwereren Verlauf nimmt, wofür sie nicht so sehr den Jodgehalt der Schilddrüse als Schutz vor der Infektion annehmen, als vielmehr den Entwicklungs- und Funktionszustand des Organs. Auf Grund von Beobachtungen an einem 3 Monate alten Mädchen, welches gelegentlich einer Bluttransfusion mit Syphilis infiziert wurde, und bei dem es zu einer hochgradigen Fibrose der Schilddrüse kam, nehmen die Autoren eine Organbereitschaft der Thyreoidea an. NETHERTON hat bei 62 luischen Patienten 45mal einen Hyperthyreoidismus angetroffen. Ein Drittel dieser letztgenannten Fälle hatte auch eine Lues des ZNS. Die Diagnose des luischen Hyperthyreoidismus kann nach Meinung des Autors nur so gestellt werden, daß nach einer sorgfältigen klinischen Untersuchung mit Bestimmung des Grundumsatzes eine antiluische Behandlung durchgeführt wird und dieselben Untersuchungen nach der Kur wiederholt werden. Die Symptome der Überfunktion der Schilddrüse äußern sich in einer Einwirkung auf das ZNS und auf das autonome Nervensystem. In der Aussprache berichtet U. WILE über einige von ihm beobachtete junge Frauen in der Sekundärperiode mit Thyreotoxikosen, welche unter antiluischer Behandlung verschwanden. In anderen Fällen bleibt diese Therapie erfolglos, wobei sich WILE diese Erscheinungen so erklärt, daß die Lues nur den Anstoß zum Manifestwerden einer schon vorher latenten Hyperthyreoidose gegeben hat. LESZLER sah eine 31jährige Frau mit einem typischen Morbus Basedow, bei der neben einer Vergrößerung beider Schilddrüsenlappen sich ein hühnereigroßer harter Knoten im linken Drüsenlappen fand. Die Seroreaktionen auf Syphilis waren positiv. Nach 2 antiluischen Kuren schwanden die Erscheinungen des Basedow. Der Autor weist darauf hin, daß ähnlich wie durch Tumormetastasen auch durch ein Gumma die Symptome einer Überfunktion ausgelöst werden können. HUFNAGEL beschreibt eine 67jährige Frau mit tertiärer Syphilis und dem typischen Bild des Basedow (GU+47%) bei gleichzeitiger Myasthenia gravis. Die antiluische Behandlung mit Schwermetall und Penicillin hat einen geradezu dramatischen Erfolg gezeitigt mit Rückgang der Grundumsatzwerte 15 Tage nach Beginn der Behandlung auf +2%. PARHON u. Mitarb. beschäftigen sich an Hand eines Falles von Basedow und Vitiligo bei Syphilis mit den Zusammenhängen dieser Erkrankungen und machen darauf aufmerksam, daß einzelne Autoren annehmen, die Lues sei die Ursache der Kombination von innersekretorischer Störung und Pigmentveränderungen. Di Prisco weist darauf hin, daß bei 10 von ihm beobachteten Fällen mit Aorteninsuffizienz bzw. Aortenaneurysma der GU. deutlich erhöht war, wobei es der Autor dahingestellt sein läßt, ob diese Steigerung auf die beginnende Dekompensation oder auf die Lues zurückzuführen sei.

Während die meisten Arbeiten hervorheben, daß es im Verlaufe der luischen Infektion, insbesondere der Frühsyphilis, zu einem Hyperthyreoidismus kommt, findet Troitzkaja bei 100 von ihr untersuchten luischen Frauen eine Neigung der Thyreoidea zur Hypofunktion. Die Hyperfunktion stellt nach Meinung dieser Autorin eine Ausnahme dar. Interessant ist die Beobachtung, daß die meisten Fälle von Hypofunktion mit Pigmentstörungen einhergehen, welche Troitzkaja auf eine verminderte Funktion der Nebenniere zurückführt.

b) Hypophyse

Auf die Lues zurückzuführende Veränderungen an der Hypophyse werden immer wieder publiziert, doch ist es naturgemäß schwierig, den Zusammenhang nachzuweisen. Brühl bespricht diese Dinge an Hand eines von ihm beobachteten Falles mit Diabetes insipidus geringen Grades, Akromegalie bei gleichzeitig positiven Seroreaktionen und negativem Liquor (Zellzahl erhöht). Als charakteristische Merkmale des hypophysär-nervösen Syndroms bei erworbener Syphilis führt der Autor starke Kopfschmerzen, subnormale Temperaturen und Hypotonie bei Fehlen von ophthalmologischen Symptomen, röntgenologisch normaler Sella turcica und normalem Liquordruck (s. auch Lhermitte) an. Von 25 in der Literatur mitgeteilten Fällen mit akquirierter Syphilis kamen 10 zur Autopsie, wobei teils tertiär-luische Knoten mit mehr oder minder ausgedehnter Zerstörung der Drüsenanteile, teils interstitielle Entzündungen und arteriitische Veränderungen an der die Hypophyse versorgenden Gefäße festgestellt wurden. Im Erfolg der spezifischen Behandlung selbst bei schwereren Fällen sieht der Autor einen weiteren Hinweis auf die luische Genese.

Strandberg beschreibt einen 46jährigen Mann mit komplett positiven Wassermann-Reaktionen, der plötzlich von heftigem Durst befallen wurde und täglich mehr als 8 Liter Wasser zu sich nahm. Die röntgenologische Untersuchung der Sella sowie des übrigen Schädels deckte keine krankhaften Veränderungen auf. Nach 2 antiluischen Kuren besserte sich der Zustand so weit, daß der Patient nur ausnahmsweise bis zu 2 Liter Wasser täglich trank. Auf Grund der positiven Seroreaktionen und des Erfolges der antiluischen Behandlung kommt Strandberg zu dem Schluß, daß es sich hier um eine luische Erkrankung im Bereich des Infundibulums oder am Boden des 3. Ventrikels gehandelt habe. Sézary u. Mitarb. berichten über einen 55jährigen Mann, der mit 38 Jahren eine Syphilis akquirierte, aber nie behandelt wurde. Zur Zeit der Untersuchung durch die Autoren bestand eine Taboparalyse mit Parese beider Beine und einem plötzlich aufgetretenen Diabetes insipidus, wobei der Patient täglich 11 Liter Harn ausschied. Röntgenbild fehlt. In der Aussprache zu dieser Demonstration berichtet Schulman von einem Mädchen, das im Verlaufe einer syphilitischen Meningitis plötzlich eine Polyurie produzierte. Bei der Obduktion fanden sich Gummen in der Hypophyse.

Bei den 3 zuletzt berichteten Publikationen ist das plötzliche Auftreten des Diabetes insipidus auffallend. Riecker u. Curtis beschrieben 3 Fälle von hypophysärer Kachexie, wobei der erste Fall einen 47jährigen Luetiker betrifft, bei dem ein Diabetes insipidus bei rapidem Gewichtsverlust, hochgradiger Schwäche, Haarausfall und Atrophie der Hoden eintrat. Der GU. verminderte sich um 36%. Unter Darreichung von Thyreoidea und antiluischer Behandlung trat Besserung ein. Bei diesem Fall, sowie bei den im folgenden mitgeteilten Beobachtungen ist ein Zusammenhang mit einer gleichzeitig bestehenden luischen Infektion wohl möglich, aber nicht mit Sicherheit zu erweisen. So beschrieben Payenne-ville u. Cailliau einen Mann mit tertiärer Lues bei gleichzeitig bestehender Akromegalie, Dystrophia adiposo-genitalis, intrakranieller Drucksteigerung, Augenmuskellähmung mit Strabismus und Glykosurie. Bei der Obduktion fand man eine Hypophyse in Walnußgröße. Der histologische Befund wird leider nicht mitgeteilt. Werther sah einen Fall von Akromegalie bei einer Frau mit Lues congenita tarda in der dritten Generation. Auch hier könnte es sich um eine luische Erkrankung der Hypophyse handeln. Ein weiterer Fall von hypophysärer Kachexie unter Mitbeteiligung der hypothalamischen Zentren bei gleichzeitig bestehender Lues beschreiben Bettoni u. Orlandi. Sie fanden zugrunde gegangene Nervenfasern im Hypophysenhinterlappen und Degeneration der chromophilen Elemente im Drüsengewebe. Umansky beschreibt eine 25jährige Syphilitikerin, die Veränderungen bietet, welche doch weitgehend an die diffuse Sklerodermie mit Sklerodaktylie erinnern (Gareiso u. Alvarez). Die röntgenologische Untersuchung der Sella turcica zeigte eine Verkleinerung dieses Knochens, woraus der Autor auch auf eine Verkleinerung der Hypophyse schließt. Antiluische Behandlung brachte eine Besserung der an Sklerodermie erinnernden Erscheinungen. Der Verfasser bezeichnet dieses Krankheitsbild nach Brugsch als Akromikrie im Gegensatz zur Akromegalie.

Wenn man von dem letzterwähnten Fall von Umansky absieht, der als recht unsicher bezeichnet werden muß und eher als Sklerodermie aufzufassen ist, kann auf Grund der übrigen Arbeiten zusammenfassend festgestellt werden: Für die syphilitische Erkrankung der Hypophyse ist als charakteristisch zu bezeichnen der Diabetes insipidus, die Dystrophia adiposo-genitalis (bei Frauen mit genitaler Unterfunktion), die Akromegalie, die Kopfschmerzen und der Haarausfall. Die Seroreaktionen auf Syphilis sind positiv. Augen- sowie Hirndrucksymptome sind selten, ebenso subnormale Temperaturen und Hypotonie. Die Veränderungen dürften nach Falta auf eine Arteriitis der die Hypophyse versorgenden Gefäße zurückzuführen sein. J. Bauer sagt mit Recht, daß der Versuch einer antiluischen Behandlung unbedingt gemacht werden müsse.

c) Pankreas

Die Meinungen über die ätiologische Bedeutung der Lues für das Zustandekommen eines Diabetes mellitus sind in der Literatur geteilt. So schreibt Boller unter Berufung auf Grafe, daß durch eine antiluische Behandlung praktisch kein Diabetes geheilt worden sei, was nach Meinung dieses Autors die ätiologische Bedeutung der Lues des Pankreas für den Diabetes charakterisiere. Auch Labbé bestreitet einen kausalen Zusammenhang des Diabetes mellitus mit der Syphilis. In der Diskussion zu einer Demonstration von Blanco Soler weist F. Criado auf die Seltenheit eines syphilitischen Diabetes hin; ebenso Echauz. Diese Ansichten könnten eine Stütze in der Tatsache finden, daß bei der interstitiellen luischen Pankreatitis die Langerhansschen Inseln manchmal besonders groß und hyperplastisch sind (Wiedmann). Diesen Anschauungen steht eine Reihe von Beobachtungen gegenüber, in welchen die gegenteilige Meinung zum Ausdruck kommt. Mikulowski ist der Ansicht, daß der Diabetes bei Kindern zum größten Teil eine Folge der Lues congenita sei. Er konnte im Verlaufe von 3 Jahren in 71,4% der von ihm beobachteten Fälle die angeborene Syphilis als Ursache des Diabetes feststellen. Bei 80 Kindern mit dieser Erkrankung wurde eine Neigung zur pathologischen Hyperglykämie gefunden. Dabei meint der Autor, daß die kindliche Zuckerharnruhr eine Erscheinung gewisser angeborener Anomalien sei, welche die Langerhansschen Inseln betreffen. Die spezifische Behandlung führte in keinem dieser Fälle zur Beseitigung der Glykosurie. Eine Erklärung für diese immer wieder gemachte Beobachtung gibt P. Blum, welcher in der luischen Arteriitis die Ursache für den Diabetes sieht und die negativen Erfolge der antiluischen Behandlung mit Bildung von Narben in der Bauchspeicheldrüse begründet. Markus u. Ajnberg fanden die Hyperglykämie bei Fällen von frischer und rezidivierender Lues II sowie auch bei Lues III gehäuft. Die Autoren meinen aber, daß die pathologischen Blutzuckerkurven nach peroraler Belastung auch mit Veränderungen der Leber in Zusammenhang stehen könnten, worauf später noch zurückzukommen sein wird. Baškevič sah unter 17 Fällen von sekundärer Lues 7mal Hyperglykämie, allerdings unter 11 Fällen von Lues gummosa 6 Fälle mit Hypoglykämie. Eine sehr eingehende Untersuchung über den Zuckerstoffwechsel bei Luetikern stammt von Okamoto. Dieser Autor fand an seinem Krankengut einen Durchschnittswert von 142 mg-% bei Lueskranken, während beim gesunden Japaner 93 mg-% als Durchschnittswert festzustellen waren. GONZALEZ MEDINA u. ESTEBAN meinen, daß der Diabetes „mit Sicherheit" in 8—10% der Fälle durch die Lues verursacht werde und betonen, daß er nur bei ungenügend behandelten Patienten im Tertiärstadium vorkomme, eine Meinung, die den übrigen Autoren weitgehend widerspricht. Auch CHRISTINÉ kommt zu dem Schluß, daß durch die syphilitische Infektion eine Störung im Zuckerstoffwechsel hervorgerufen werde.

KRAPIVIN berichtet über einen 38jährigen Patienten, bei dem die Insulinbehandlung allein keine wesentliche Besserung seines Diabetes brachte und auf die spezifische Behandlung eher eine Verschlimmerung eintrat. Erst die gleichzeitige Darreichung von Insulin und Neosalvarsan führte zum Schwinden des Zuckers im Harn. BRANDAU sah eine 51jährige Frau mit positiver Wa.R. und einem Blutzuckerwert von 363 mg-%. Nach antiluischer Behandlung betrug der Nüchternblutzucker ohne Insulin 88 mg-%.

Abschließend ist zu sagen, die Lues kann als Ursache für einen Diabetes angesehen werden, wenn 1. vor der syphilitischen Infektion keine Zuckerharnruhr bestanden hat, 2. klinische Veränderungen von seiten der Lues oder positive Seroreaktionen nachweisbar sind, 3. eine Erkrankung der Leber und der anderen endokrinen Drüsen mit Sicherheit ausgeschlossen werden kann und 4. die antiluetische Therapie, evtl. kombiniert mit antidiabetischer Behandlung, zu einer dauernden Heilung der Zuckerharnruhr führt.

d) Keimdrüsen

Den Einfluß der Syphilis auf die Keimdrüsen hat schon KERL (s. S. 197) hervorgehoben.

Ergänzend seien hier einige diesbezügliche Arbeiten erwähnt: so schildert GRILLO einen 22jährigen Mann mit angeborener Syphilis, bei welchem der linke Hoden durch einen gummösen Prozeß zerstört war, der rechte Hoden völlig atrophisch wurde. Die sekundären Geschlechtsmerkmale fehlten, ebenso die Spermatogenese. Bemerkenswert ist, daß der Autor hervorhebt, daß nach der antiluischen Behandlung der atrophische rechte Hoden an Volumen zugenommen hat. In einer späteren Publikation schildert auch GRILLO 2 Fälle von luischem Hodenfungus, von denen der eine Azoospermie mit Anzeichen ungenügender endokriner Funktionen darbot. Bemerkenswert ist, daß in diesem Fall trotz der Einseitigkeit der Veränderungen ein Hypogenitalismus bestand. Durch energische antiluische Behandlung soll Heilung eingetreten sein.

BLUM u. COLLART, die sich in einer ausführlichen Arbeit mit den pathologisch-anatomischen Veränderungen der Syphilis des Eierstockes befassen, schildern die klinischen Symptome der Lues des Ovars, die sich in stärkeren Blutungen, aber auch in Hypo- und Amenorrhoe, in Sterilität und verschiedenen hormonellen Störungen äußert und besonders bei kongenitaler Lues beobachtet wird.

Auf die Bedeutung der Syphilis als Ursache der Sterilität wird immer wieder hingewiesen. So hat STIX in einem Krankengut von 457 Negerfrauen festgestellt, daß bei Frauen mit positiven Seroreaktionen sich eine niedrigere Geburtenziffer findet. Die syphilitisch infizierten Frauen konzipierten auch später als die gesunden. Die Autorin kommt zu dem bemerkenswerten Schluß, daß eine genital gesunde Frau innerhalb einer 30jährigen Ehe 15mal gebärt, während eine luische Frau nur 13 Geburten hat. BOYD findet, daß es bei einem jungen Ehepaar, ohne daß Verhütungsmaßnahmen angewendet werden, nach 3 Monaten Ehe zur Konzeption kommen müsse. Die Lues spielt nach Meinung dieses Autors nur dann eine ursächliche Rolle für die Unfruchtbarkeit, wenn es zur Entwicklung von Gummen an den Keimdrüsen kommt. In keinem anderen Stadium der Erkrankung sah BOYD bei Spermauntersuchungen eine Schädigung der Fertilität. Störungen der Potenz führt er auf die Tabes zurück. Mit der Frage der Sterilität hat sich auch BARLOVATZ bei den farbigen Völkern Zentralafrikas beschäftigt. Er untersuchte in den Jahren 1950—1952 2485 Fälle von Sterilität. Auf Grund seiner sehr ausgedehnten Untersuchungen kommt der Autor zu dem Schluß, daß die Syphilis keine wesentliche Rolle als Ursache für die Unfruchtbarkeit spiele.

Eine Arbeit, die in diesem Zusammenhang vielleicht am Rande von Interesse sein kann, stammt von SUZUKI, der sich mit der Physiologie und Pathologie der Talgabsonderung bei der Lues befaßte. Der Autor findet bei unbehandelter Syphilis vor allem im Sekundärstadium eine vermehrte Talgsekretion in 79,5% der Fälle, nur in 8,8% war eine Verminderung zu beobachten. Bei den behandelten Patienten sah er in 51% eine Vermehrung und in 29,4% eine Verminderung der Talgsekretion. Besonders bemerkenswert ist, daß SUZUKI eine Parallelität zwischen der Talgsekretion und dem Fortschreiten der antiluischen Behandlung sah. Als Kontrolle antiluisch behandelte Gesunde zeigten diese Beeinflussung nicht. Der Autor hat seine Untersuchungen auch durch Tierexperimente ergänzt und sah beim Kaninchen ebenfalls im Verlaufe der luischen Infektion eine Vermehrung der Talgbildung. Diese Arbeiten lassen allerdings die Frage offen, ob die Funktion der Talgdrüsen durch die syphilitische Infektion direkt oder auf dem Weg über die innersekretorischen Drüsen beeinflußt wird.

2. Einfluß der Syphilis auf die Leber

Ob die Syphilis Erkrankungen der Leber hervorzurufen vermag oder ob Störungen der Leberfunktion auf die antiluische Behandlung zurückzuführen sind, oder ob nicht vielmehr eine dritte, mit der luischen Infektion in keinerlei Zusammenhang stehende Noxe bzw. deren Kombination mit der Syphilis und ihrer Behandlung Leberschädigungen hervorzurufen vermag, beansprucht seit jeher das Interesse. EPPINGER schreibt: „Wem die größere Schuld zu geben ist, der Lues oder dem Salvarsan, ist schwer generell zu entscheiden. Gegen das Salvarsan als einziges ätiologisches Moment spricht die relative Ungiftigkeit bei den nicht an Lues Leidenden, während bei Luetikern das Auftreten eines Ikterus nach Salvarsan bekanntlich sehr oft zu sehen ist." So meint also auch dieser Autor, daß das Zusammentreffen zweier Noxen zur Leberschädigung führt. An anderer Stelle schreibt derselbe Verfasser wörtlich: „Persönlich stehe ich auf dem Standpunkt, daß der normale Mensch nach Darreichung von größeren Salvarsanmengen keinen Ikterus bekommt, daß aber eine luische Leber bei gleichzeitiger Behandlung mit Salvarsan auf Diätfehler besonders stark reagiert." Während die Autoren in der Zeit vor dem Jahre 1945 die Lues bzw. die durch die Arsenobenzolbehandlung gesetzten Schäden als ursächliche Momente für Erkrankungen der Leber ansehen, haben sich mit der Entdeckung der Virushepatitis bzw. des homologen Serumikterus die Ansichten geändert. CELLI glaubt, daß viele Formen der Hanotschen Lebercirrhose in Wirklichkeit auf die Lues zurückzuführen seien. Auch CAMINITI kommt zu dem Schluß, daß die Lues in ihren verschiedenen Stadien häufig zu anatomischen sowie zu funktionellen Läsionen der Leber führe, hebt aber hervor, daß in manchen Fällen auch eine Intoleranz gegen die Arsenobenzolpräparate bestehe. Auch FULDER kommt in einem zusammenfassenden Übersichtsreferat zu dem Schluß, daß die Lues *allein* sicherlich in der Lage ist, „schwerste Leberparenchymstörungen im Sinne einer akuten gelben Leberatrophie zu verursachen". Von besonderer Bedeutung ist aber die Ansicht des Autors, daß das Hinzutreten anderer Faktoren hierbei nicht unbedingt erforderlich sei. Er mißt den therapeutischen Maßnahmen, insbesondere den Schwermetallen, keine Schuld beim Zustandekommen der Leberschädigung bei. IWASHITA findet unter 131 Syphilitikern der verschiedenen Stadien bei 58 partielle Funktionsstörungen der Leber, wobei insbesondere Fälle mit Rezidivexanthemen und in der Spätlatenz sowie im tertiären Stadium betroffen sind. Hervorzuheben ist die Tatsache, daß der Autor auch bei syphilitischen Kaninchen im Stadium der Generalisierung der Infektion Leberschädigungen finden konnte. Ein Zusammentreffen von Aortenveränderungen mit syphilitischen Lebererkrankungen wurde selten beobachtet. Weiterhin betonen KELLOGG u. Mitarb., daß latente Leberschädigungen ihnen bei 90 unbehandelten Syphilitikern 20mal aufgefallen seien. SAGER faßt den Ikterus bei unbehandelten Personen mit sekundärer Syphilis als eine toxische Parenchymschädigung der Leber auf. HAMBRICK jr. u. SMITH kommen auf Grund zweier Beobachtungen zu dem Schluß, daß das Banti-Syndrom auf Hindernisse im Pfortadersystem zurückzuführen sei und daß weiterhin die spätsyphilitische Erkrankung der Leber ein solches intrahepatisches Hindernis abgeben könne. Hierzu ist allerdings zu bemerken, daß luische Erkrankungen der Leber häufig anzutreffen sind und man daher annehmen müßte, daß auch das Banti-Syndrom öfter zur Beobachtung kommen sollte (s. auch NISIKORI u. KOIKE). Auch der Umstand, daß die von den beiden Autoren durchgeführte antiluische Behandlung ihrer Fälle keinen Einfluß auf die Splenomegalie und Anämie hatte, spricht gegen diese Annahme. Eine Arbeit von MALAGUTI könnte insofern eine Erklärung für die Beobachtungen der beiden genannten Autoren geben, als MALAGUTI meint, daß infolge einer sklero-gummösen Splenitis unter fast regelmäßiger Mitbeteiligung der Leber, vergesellschaftet mit einer chronischen Anämie, sich das Bild dem eines Banti-Syndroms nähern könnte. CECCA-RINI findet bei 3 unter 6 von ihm untersuchten Patienten mit Lues II eine Vergrößerung der Milz. KLEIN u. SZENTMIHÁLYI rechnen ebenfalls die Lues zu den Entstehungsursachen der Hepatopathien. DE GRACIANSKY u. HARDOUIN sahen ein Parallelgehen des Ausfalles verschiedener Leberfunktionsprüfungen mit den klinischen Veränderungen von seiten der Lues, und zwar so, daß das positive Verhalten der Leberfunktionsprüfungen um so deutlicher war, je stärker positiv die Seroreaktionen auf Syphilis ausfielen. Im Gegensatz zu dieser Arbeit von DE GRACIANSKY u. HARDOUIN kommen OPPERMANN u. WAGNER zu dem Ergebnis, daß keine sicheren Beziehungen zwischen der Stärke der Ausfälle der Wassermann- und der Nebenreaktionen einerseits und den Serumlabilitätsproben andererseits bestehen. BENDA u. Mitarb. haben bei 75 leberkranken Syphilitikern bioptische Untersuchungen der Leber angestellt. Sie finden mit Ausnahme von 3 Fällen, bei denen die Zeichen eines intrahepatischen Verschlußikterus zu sehen waren, eine diffuse zentral-nekrotische Hepatitis, die dem Bilde der Hepatitis epidemica entspricht. Die Autoren meinen, daß die Syphilis imstande sei, die Leber nur zusätzlich zu schädigen. Auch in einer zweiten Arbeit kommen dieselben Verfasser auf Grund ihrer Untersuchungen bei 4 Fällen von Icterus syphiliticus praecox zu dem Schluß, daß die Lues nur eine zusätzliche Schädigung der Leber darstelle. An diesen Arbeiten muß in erster Linie bemängelt werden, daß von BENDA u. Mitarb. der Spirochätennachweis in dem durch Punktion gewonnenen Lebergewebe nicht gemacht wurde. Insbesondere hätte der Versuch unternommen werden müssen, durch Kaninchenimpfungen und durch systematische histologische Untersuchungen die luische Genese der Leberschädigung auszuschließen. So schreibt EPPINGER in seiner bis heute unübertroffenen Monographie „Die Leberkrankheiten": „Allen Formen gemeinsam ist die Anwesenheit der Spirochaeta pallida in der Leber." Im Anschluß an diese Arbeiten ist ein Hinweis von P. ROBERT von Bedeutung, der in der Verabreichung eines 8—9 Tage dauernden Penicillinstoßes von 1,2 Mill. E auf Grund einer eigenen Beobachtung die Möglichkeit erörtert, die schwierige Differentialdiagnose zwischen Icterus syphiliticus praecox und anderen, nichtluischen Erkrankungen der Leber zu stellen.

Man wird also zusammenfassend sagen können, daß die Lues allein sehr wohl imstande ist, Leberparenchymschädigungen auch höheren Grades zu setzen. In Übereinstimmung mit EPPINGER muß aber doch angenommen werden, daß in sehr vielen Fällen zum Zustandekommen der Erkrankung der Leber noch eine zweite Noxe hinzutreten muß. Es ist dabei, wie ein von EPPINGER mitgeteilter Fall zeigt, keineswegs erforderlich, daß diese zweite Noxe das Arsenobenzol ist, es kann vielmehr auch eine alimentäre Intoxikation (Virusinfektion) das Auftreten der Leberschädigung auslösen.

3. Einfluß der Syphilis auf Erkrankungen des hämatopoetischen Systems

Daß die Syphilis zu Veränderungen an den Blutbildungsstätten führt, wurde an anderer Stelle von sachkundigster Seite (H. FLEISCHHACKER) eingehend erörtert. Die durch diese spezifischen Schädigungen hervorgerufenen Veränderungen in der Kondition können aber auch in diesem Zusammenhang nicht unerwähnt bleiben. FLEISCHHACKER u. MICHEL haben sich in einer ausführlichen Arbeit mit den Veränderungen im Blutbild, vor allem bei der frischen Lues beschäftigt und dieselben als toxisch bedingt aufgefaßt (BENEDETTI u. NUTI). KRÜGER betont, daß beim Zustandekommen von medikamentösen Agranulocytosen (nach Salvarsan) die syphilitische Infektion als solche eine wesentliche Rolle spiele. Der Autor meint, daß chronische Infekte im allgemeinen (also auch die Lues) zu einer Verschiebung des vegetativen Gleichgewichtes in der Richtung einer Vagotonie führen.

Von besonderem Interesse sind die Publikationen, die sich mit den Zusammenhängen zwischen perniziöser Anämie und Lues befassen. In einigen Arbeiten wird darauf hingewiesen, daß die durch die Lues verursachte spezifische Gastritis ihrerseits zum Auftreten einer perniziösen Anämie führen könne. So erwähnen GALLEGO u. EGEA, daß in einem von ihnen beobachteten Fall eine energische Lebertherapie erfolglos war, während nach antiluischer Behandlung eine Besserung der Anämie und vor allem das Wiedererscheinen von freier Salzsäure im Magensaft festgestellt werden konnte.

Einen ähnlich gelagerten Fall teilt MELONI mit, der darauf hinweist, daß die Seltenheit der perniziösen Anämie im Verlaufe der Lues darauf beruht, daß auch die Syphilis des Magens eine seltene Erkrankung sei. In anderen Arbeiten, wie von STRASSER, MARZOLLO, TRAUGOTT u.a., wird über den Zustand des Magens nichts erwähnt. CUILLERET u. Mitarb. haben ebenfalls einen Luetiker mit perniziöser Anämie beobachtet, betonen aber ausdrücklich, daß am Magen keine Veränderungen nachweisbar waren. MIDANA u. PERUCCIO haben bei Patienten mit Lues II systematisch die Magensekretion untersucht und finden eine gewisse sekretorische Trägheit der Magenschleimhäute auf entsprechende Reize. Diese sekretorischen Störungen decken sich mit den Formen der Gastritiden, die auch bei anderen Infektionskrankheiten auftreten können.

Zusammenhänge zwischen paroxysmaler Kältehämoglobinurie und Syphilis werden in der Literatur immer wieder betont. Eine sehr ausführliche Darstellung dieser Beziehungen finden wir bei SALÉN, der in der Lues die Ätiologie für die Kältehämoglobinurie sieht (CATTANEO). Im Gegensatz dazu meint WINTERNITZ, daß die syphilitische Infektion nur ein begünstigendes Moment darstelle, das zu einer konstitutionellen Prädisposition hinzutreten müsse. Mit WITEBSKY nimmt auch WINTERNITZ an, daß die Blutgruppen A bzw. AB die konstitutionelle Disposition darstellen.

Vielleicht könnten Untersuchungen von N. V. RACHMANOVA und von A. D. TROICKAJA einige Aufklärung zur Pathogenese der paroxysmalen Kältehämoglobinurie geben. TROICKAJA fand nämlich Capillarschäden klinisch unveränderter Haut, die sie durch Erzeugung punktförmiger Blutungen mittels einer auf die Haut aufgesetzten Saugglocke nachwies. Interessanter ist die Arbeit von RACHMANOVA, welche 19 Fälle von Frühsyphilis elektrometrisch untersuchte und dabei eine verzögerte Reaktionsfähigkeit auf Temperatureinwirkungen sowie von der Norm abweichende Oscillometerwerte fand. Die geschädigte Wärmeregulation und Blutzirkulation bezieht die Verfasserin auf neuroreflektorische Störungen (BRAZLAWSKIJ). Untersuchungen von TEREŠKOVIČ an Hautnerven bei sekundärer Syphilis ergaben allerdings, daß auch innerhalb maculöser bzw. papulöser Syphilide keine Störungen im Nervengewebe festzustellen sind.

Weitere Kasuistik s. auch DILL, SUCKLING, ROSENBLUM u. CETNAR, CATTAN u. Mitarb., WATSON u. LAURIE und GLUSHIEN.

In diesem Zusammenhang wäre noch eine schöne Beobachtung von COVISA u. BEJARANO zu erwähnen, die eine Mycosis fungoides auf einer tertiär-luischen Narbe beobachteten. Die Autoren stellen die Frage zur Diskussion, ob die Syphilis als eine Erkrankung des R.E.S. eine Prädisposition für die Mycosis fungoides schaffe.

4. Einfluß der Syphilis auf Erkrankungen des kardiovasculären Systems

Die Aufpfropfung einer sekundären bakteriellen Infektion auf eine luische Erkrankung der Herzklappen gehört sicherlich nicht zu den häufigen Ereignissen.

McMILLAN u. Mitarb. beschreiben einen solchen Fall von Superinfektion durch hämolytische Staphylokokken, den sie auf ein mangelhaft sterilisiertes Lösungswasser für Arsphenamin zurückführen. F. J. SMITH teilt unter 3 von ihm beobachteten Fällen einen mit, bei welchem eine syphilitische Erkrankung der Aortenklappen die Grundlage für eine sekundäre bakterielle Infektion abgab. BRET fügt 11 im Schrifttum veröffentlichten Fällen von infektiöser Endokarditis auf Basis einer Aortitis luetica eine eigene Beobachtung hinzu. Es handelt sich um einen 43jährigen Mann, bei dem im Verlaufe einer rheumatischen Erkrankung „septische Komplikationen einer syphilitischen Endokarditis" auftraten. Der Fall konnte autoptisch geklärt werden. ROSENBERG fand unter 273 Fällen von septischer Endokarditis 19, bei denen gleichzeitig eine syphilitische Aortitis bestand. Von diesen zeigten 7 syphilitische Klappenerkrankungen. Der Autor kommt zu dem Schluß, daß der Aortitis nur dann eine disponierende Rolle für die Entstehung einer bakteriellen Endokarditis zuerkannt werden dürfe, wenn die Klappen mit ergriffen sind. WYDRIN fand unter 102 Fällen septischer Endocarditis lenta 7,8% mit Zeichen einer syphilitischen Aortitis. Der Autor vermutet, daß diese Kombination häufiger ist, als allgemein angenommen wird.

R. JAFFÉ fand unter 212 sezierten Fällen chronischer Myokarditis sehr häufig die Aortitis als Ursache derselben. Der Autor meint, daß neben den Spirochäten allergisch bedingte Veränderungen zur Erkrankung des Herzmuskels führen. KISSANE u. Mitarb. sahen die Sklerose der Coronararterien bei Syphilitikern 4mal häufiger als bei Nichtluetikern, glauben aber, daß eine eindeutige Beziehung zwischen Lues und Coronarerkrankung nicht aufgestellt werden könne.

Mit den Beziehungen zwischen Lues und Hypertonie beschäftigten sich HORINE u. WEISS in einer statistischen Studie. Unter 666 Fällen von essentieller Hypertonie hatten 21% positive, 79% negative Seroreaktionen. Eine Kontrolluntersuchung an 2000 Fällen von Hypertonie ergab 25,5% positive Seroreaktionen. Die Autoren kommen damit zu dem Schluß, daß die Lues kein ätiologischer Faktor bei der essentiellen Hypertonie sei. Im Gegensatz dazu haben GRECO u. GUNCHE, die sich auch mit der Frage Hochdruck und Syphilis befaßten, gefunden, daß der essentielle Hochdruck vielfach auf eine unerkannte Syphilis zurückzuführen sei, wobei die Spirochaeta pallida mit besonderer Vorliebe die Gefäßwände ergreift und dadurch die Schädigungen setzt, welche letzten Endes zum Hochdruck führen. Ob es aber gerechtfertigt ist, wie die Autoren empfehlen, in allen Fällen von Hochdruck neben der übrigen Behandlung eine vorsichtige antiluische Behandlung durchzuführen, erscheint wohl fraglich.

Mit Beziehungen zwischen der Aortitis luetica und Veränderungen im ZNS befaßt sich SARBÓ. Der Autor weist darauf hin, daß Erkrankungen des ZNS bei bestehender Syphilis nicht immer unmittelbar auf die letztere bezogen werden dürfen und z. B. durch eine Embolie aus der erkrankten Aorta entstehen können. An Hand mehrerer Fälle erläutert der Autor die von ihm gemachten und zu wenig berücksichtigten Gedankengänge.

5. Einfluß der Syphilis auf Erkrankungen des Verdauungsapparates

GASBARRINI betont, daß spezifische Erkrankungen sowohl bei der erworbenen wie bei der kongenitalen Syphilis im Gegensatz zu der Behauptung SCHLE-SINGERs nicht selten seien. Die Symptomatologie ist jedoch nicht einheitlich.

CAROLI u. Mitarb. berichten über einen 40jährigen Mann, bei dem offenbar eine derartige luische Erkrankung des Pankreas bestand, die mit mangelhafter Fettverdauung und Diarrhoen einherging. Infolge dieser Durchfälle kam es nach 2 Jahren zu schweren Tetanieanfällen, wobei der Calciumspiegel im Blut auf 7,4 mg-% absank. Calcium, Pankreasextrakt, Gallensäuresalze, Parathyreoidea, Vitamin D brachten keine nennenswerte Besserung. Nach 2 antiluischen Behandlungen trat vollkommene Beschwerdefreiheit ein.

6. Einfluß der Syphilis auf Erkrankungen des Nervensystems

Veränderungen am vegetativen Nervensystem werden in der Literatur immer wieder als Ursache für gewisse Störungen angeschuldigt. So sieht LHER-MITTE auf Grund klinischer, anatomischer und experimenteller Studien pathologische Veränderungen im Bereiche des Infundibulums und des Tuber als Ursache für im Verlaufe der Syphilis auftretende Polyurie, Schlafstörungen, Adipositas, sexuelle Störungen und Veränderungen im Kohlenhydratstoffwechsel. TOMESCO u. CONSTANTINESCO haben bei progressiver Paralyse hysteriforme Reaktionen beobachtet, die sie ebenfalls auf Störungen im Bereiche des Zwischenhirns zurückführen. Naturgemäß wird auch der Pruritus immer wieder mit der Lues in Zusammenhang gebracht (MILIAN, OTHAZ, FERNÁNDEZ, POPCHRISTOFF u. a.). Es darf jedoch nicht vergessen werden, daß es kaum Hautveränderungen gibt, die psychischen Einflüssen so unterworfen sind, wie gerade der Juckreiz.

CASTELLANI sah einen Fall von chronischem Trophödem mit positiven Seroreaktionen. Er führt die Erkrankung auf syphilitische Läsionen im vagosympathischen System zurück. THIBAUT u. BOISLAMBERT beobachteten ein Erythema perstans maculosum, das sie mit einer gleichzeitig bestehenden Tabes in ursächlichen Zusammenhang bringen. MILIAN hebt hervor, daß Untertemperaturen bei der erworbenen Lues kein seltenes Phänomen seien. Der Autor will beobachtet haben, daß diese Erscheinung am Beginn der Behandlung mit Arsenobenzol deutlicher zum Ausdruck komme und faßt sie als Herxheimersche Reaktion im Bereiche einer Läsion des Wärmezentrums auf.

7. Einfluß der Syphilis auf allergische Erkrankungen

Gerade die Arbeiten, welche sich mit der Frage der Beeinflussung gewisser Erkrankungen durch luische Prozesse im Bereiche des Hypothalamus befassen, führen zwanglos über zur Besprechung jener Publikationen, welche die Entstehung an sich nichtsyphilitischer allergischer Prozesse mit der Lues in Zusammenhang bringen. Wie schon bei der Erörterung der Zusammenhänge zwischen Lues und Tuberkulose erwähnt wurde, scheinen auch Schwankungen im Verhalten der Haut gegenüber Tuberkulin durch die Syphilis beeinflußt zu werden. DZIOBEK sah bei 2 Fällen mit primärer Lues einen Umschlag der negativen Pirquetschen Reaktion ins Positive; in der Diskussion zu dieser Mitteilung erinnert SZANTO daran, daß man bei Syphilitikern auffallend häufig negative Pirquetsche Reaktionen findet, wobei die Anergie bei frischer Syphilis öfter als bei Lues latens anzutreffen sei. Auf antiluische Behandlung wird ein großer Teil dieser Fälle wieder positiv. Andererseits hebt GREITHER hervor, daß der Moro-Reaktion beim kleinpapulösen Syphilid keine Spezifität zukomme.

Besonderes Interesse beansprucht in diesem Zusammenhang, auch im Hinblick auf die Miescherschen Arbeiten, das Erythema nodosum lueticum. NEGRI betont, daß die entzündliche Reaktion in den Knoten exsudativen Charakter habe und kaum mit dem Erscheinungsbild der Lues II in Übereinstimmung gebracht werden könne, außer man nimmt sie als Ausdruck eines allergischen Gewebsschadens. Mit MIESCHER wird man in den zahlreichen in der Literatur erörterten Fälle die Lues als Realisationsfaktor 1. Ordnung und eine evtl. hinzugekommene unspezifische Infektion als Realisationsfaktor 2. Ordnung betrachten können.

So läßt sich z. B. der Fall von NICOLAS u. ROUSSET zwanglos erklären; die Autoren beobachteten ein 18jähriges Mädchen mit positiven Seroreaktionen, das unter hohem Fieber an einem typischen Erythema nodosum erkrankte. Die Knoten bildeten sich sowie die heftigen Schmerzen schon nach der ersten Arsenobenzolinjektion zurück. Ebenso sind die Fälle von WATANABE zu erklären. Auch VELTMAN denkt bei einem von ihm beobachteten Fall an eine toxisch allergische Genese. In die gleiche Gruppe von Erkrankungen gehört wohl auch das von SÉZARY u. Mitarb. publizierte Purpurarheumatoid, welches die Autoren bei einem 31jährigen Mann beobachteten, der im Verlaufe von 4 Monaten wiederholt an Purpuraexanthemen von urticariellem Charakter erkrankte, die mit Gelenkschmerzen einhergingen. Die Seroreaktionen waren positiv. Die Autoren konnten aus dem Harn des Patienten Proteosen isolieren, welche in 0,01%iger Lösung, intracutan injiziert, einen schweren Schock hervorriefen. Eine antiluische Behandlung blieb erfolglos, jedoch kam es nach Desensibilisierung mit steigenden Peptongaben und intravenösen Natriumthiosulfatinjektionen zur Heilung. Trotzdem wird man hier eine Lues auch wieder als Realisationsfaktor 1. Ordnung und die aus dem Harn isolierten Autoantigene als Realisationsfaktor 2. Ordnung ansehen dürfen. In ähnlicher Weise können Fälle von Periarteriitis nodosa im Verlaufe der Lues erklärt werden (GRAY, VOLLAND u. a.). Weiterhin publizierte PALICH-SZÁNTÓ den Fall eines 45jährigen Mannes mit einer akuten papulösen Iritis und einer luischen Infektion in der Anamnese. Der Patient gab an, daß die Erkrankung nach Genuß von rohen Eiern auftrat. Die Verfasserin glaubt, daß das spezifische Krankheitsbild durch unspezifische Allergene ausgelöst wurde. Auch die Fälle von Asthma im Verlaufe der Lues können ähnlich erklärt werden; so die Beobachtungen von DUFOUR, TRASOFF u. a. Schließlich gehört in diesem Rahmen auch die von GOMÉZ-ORBANEJA u. GARCÍA-PÉREZ beobachtete syphilitische Nephritis.

8. Einfluß der Syphilis auf andere venerische Erkrankungen

Daß die Syphilis für andere Geschlechtskrankheiten den Boden bereiten kann, erscheint mehr oder weniger verständlich. Bezüglich des Ulcus molle hat ROLLET 1859 mit der Beschreibung des Chancre mixte Grundlegendes publiziert, wobei man jedoch kaum wird sagen können, daß die Spirochaeta pallida hier den Boden für die Infektion mit Streptobacillen bereitet. Eher dürfte man das Umgekehrte annehmen. Anders liegen die Verhältnisse aber bei dem 1920 von MILIAN beschriebenen „tertiären Mischschanker". Er findet sich bei Menschen mit alter Syphilis und bietet das Bild eines meist sehr großen Geschwürs mit runder oder polycyclischer Geschwürsbegrenzung, das schon auf einfache Berührung außerordentlich schmerzhaft ist. Ducreysche Streptobacillen finden sich in diesen Geschwüren nur in geringer Zahl und auch die Autoinoculation führt erst meist nach 4—5 Tagen zu einem positiven Ergebnis.

NICOLAS u. ROUSSET haben unter anderen einen solchen Fall beobachtet. RIOU beschreibt 5 Senegalneger, bei denen im Gegensatz zu den Milianschen Fällen der „tertiäre Mischschanker" nicht im Bereiche der Genitalorgane, sondern an den Unterschenkeln auftrat. Die Intradermoreaktion mit Dmelcos-Vaccine wurde in seinen Fällen positiv, die anfangs negativen Seroreaktionen wurden im Verlaufe der Behandlung ebenfalls positiv. Die Geschwüre neigen zu Sekundärinfektionen mit Eitererregern, wodurch die Diagnose erschwert wird.

Ähnlich wie bei der Mischinfektion luischer Manifestationen mit dem Erreger des Ulcus molle liegen die Verhältnisse auch beim Lymphogranuloma inguinale. DE GREGORIO legt sich auf Grund von eigenen Beobachtungen die Frage vor, ob die Syphilis eine latente subakute Lymphogranuloma inguinale-Infektion zu

reaktivieren vermag. Der Autor kommt zu der Auffassung, daß die Drüsenschwellung sowohl bei der Nicolas-Favre-Durandschen Erkrankung wie auch
beim Ulcus molle durch die Lues ausgelöst werde.

In einer weiteren Veröffentlichung weist derselbe Verfasser auf die differentialdiagnostischen Schwierigkeiten in diesen Fällen hin. Bei einem Patienten bestand ein klinisch und
histologisch typisches syphilitisches Anfangsgeschwür, das unter antiluischer Behandlung
rasch abheilte. Innerhalb der Narbe entwickelten sich lymphogranulomatöse multiple Sub-
stanzverluste. Ein aus den Inguinaldrüsen dieses Falles gewonnenes Antigen ergab bei
anderen Kranken mit Lymphogranuloma inguinale positive Reaktionen. In einem anderen
Fall bestanden multiple Geschwüre, die, wie der Autor meint, verschiedenartiger Natur
waren, da einzelne auf antiluische Behandlung abheilten, andere aber rezidivierten. Er
nimmt an, daß die klinische Form der Ulcera durch das syphilitische Terrain bedingt wurde.
BACCAREDDA hat 3 Fälle von Mastdarmstenosen bei Syphilitikern beobachtet und meint,
daß man an diesem Zusammentreffen nicht achtlos vorübergehen kann, weil nach seiner
Ansicht die Lues die Entwicklung anderer Infektionen in den Geweben begünstige, bzw.
einen locus minoris resistentiae insbesondere im Bereiche des Lymphdrüsenapparates verursachen könne. Mit der gleichen Frage des Zusammenhanges zwischen Lymphogranuloma
inguinale und Syphilis befaßt sich auch RÁVNAY auf Grund seiner Beobachtungen an 36 Fällen. Bei 8 dieser Kranken bestand die Lues schon vor der Infektion mit Lymphogranuloma
inguinale, in 2 Fällen wurde die Lues erst nach dem Lymphogranuloma inguinale akquiriert.
Der Autor meint deshalb, daß man von einer Prädisposition durch die Lues nicht sprechen
könne, daß es sich vielmehr um Personen mit häufiger wechselnden Geschlechtspartnern
handle, die sich nicht selten mehrere venerische Erkrankungen gleichzeitig zuziehen können.

Auch die Tabes vermag die Kondition insbesondere in bezug auf Erkrankungen
der Urogenitalorgane wesentlich zu beeinflussen. FESSLER u. FUCHS haben sich
mit dieser Frage eingehend beschäftigt. Abgesehen davon, daß infolge der Potenz-
störungen beim Tabiker andere venerische Infektionen, vor allem die Gonorrhoe,
relativ selten beobachtet werden, treten auch Komplikationen dieser Erkrankung
bei der Tabes nicht häufig in Erscheinung, was die Autoren auf die durch den
spinalen Prozeß bedingte Motilitätsstörung des Ductus deferens und damit das
Fehlen der Antiperistaltik zurückführen. Im Gegensatz dazu könne es aber beim
Tabiker früher und rascher zu einer Infektion der oberen Harnwege mit banalen
Keimen infolge der oft vorhandenen hochgradigen Obstipation kommen. Diese
Infektion der Harnwege ist als eine sehr häufige Todesursache beim Tabiker
anzusehen.

9. Einfluß der Syphilis auf die Krebsentstehung

Im folgenden soll nicht so sehr auf die Frage eingegangen werden, wieweit
luische Veränderungen als solche den Boden für ein später auftretendes Carcinom zu bereiten vermögen, also eine Präcancerose im weitesten Sinne des
Wortes hervorzurufen vermögen, weil diese Dinge weitgehend bekannt und wohl
auch an anderer Stelle ausführlich erörtert werden. Es ist vielmehr beabsichtigt,
jene Arbeiten eingehender und kritisch zu besprechen, die sich mit der Frage des
Zusammenhanges zwischen der syphilitischen Infektion im allgemeinen und der
Carcinogenese befassen.

Unter den erstgenannten Publikationen sind vor allem die zu nennen, in
welchen über das Auftreten von Carcinomen am Genitale, also wohl vorwiegend
in der alten Sklerosennarbe, berichtet wird.

TOURAINE hat 219 Fälle mit Peniscarcinom zusammengestellt, von denen 122 nicht zu
verwerten waren. Unter den restlichen 97 Fällen wurde 75mal eine sichere und 12mal eine
wahrscheinliche Lues in der Anamnese erhoben. In einer weiteren Arbeit berichtet derselbe
Autor über 102 eigene Beobachtungen, wobei er in 76 Fällen eine alte Syphilis sicher nachweisen konnte. LOUSTE u. Mitarb., SÉZARY, TOURAINE u. Mitarb. und TOURAINE berichten
über Erythroplasien des Penis an der Stelle der alten Schankernarbe, TOURAINE u. SOLENTE
über eine solche an der Vulva einer Syphilitikerin. BELOTE sah in 11—15% der Vulva-
und Cervixcarcinome eine positive Wa.R. Über eine 60jährige Frau, bei der im Anschluß

an breite Kondylome ein Papillom an der Klitoris auftrat, berichtet Soscia. Der Autor konnte neben epithelialen Tumorzellen im plasmacellulär infiltrierten Stroma Spirochaeta pallida nachweisen. Schließlich wäre in diesem Zusammenhang eine von PH. BERNSTEIN gezeigte Negerin zu erwähnen, bei der sich ein Carcinom der Vulva bei gleichzeitig positiver Wa.R. und positivem Frei-Test fand.

Daß die Lues relativ häufig zu Leukoplakien der Mundschleimhaut führt, die ihrerseits wieder als Präcancerosen aufzufassen sind, ist allgemein bekannt. Die sehr schöne und kritische Arbeit RILLEs muß aber Beherzigung finden, der auf die Notwendigkeit hinweist, die spezifische (luische) von der nichtspezifischen (nichtluischen) Leukoplakie zu unterscheiden. Mit der Ätiologie dieser Veränderung hat sich außerdem MILIAN sehr eingehend befaßt, der darauf hinweist, daß der Reizwirkung des Tabakabusus eine besondere Bedeutung zukommt, andererseits aber aufmerksam macht, daß man die Leukoplakie auch bei sehr starken, aber nichtluischen Zigarettenraucherinnen im Orient nicht antrifft. OLCHANETZKY konnte bei 30 Fällen mit Leukoplakie nur 5mal eine gleichzeitig bestehende Syphilis erheben. Weitere Kasuistik s. unter anderen bei CHARGIN, STÖCKER, HEILESEN.

Auf die Bedeutung des syphilitischen Terrains für das Erkranken des Nasen-Rachenraumes weist auch LÉVY-DEKER hin, der sich an Hand der Literatur und eigener Beobachtungen mit der Entwicklung der Polyposis bei hereditärer Lues befaßt. Ebenso wird der Einfluß der Syphilis auf die Entwicklung des Carcinoms des Os ethmoidale und der Gaumentonsillen erörtert.

Die immer wieder einmal vertretene Ansicht, daß sich auf tertiär-luischen Veränderungen nur selten ein malignes Neoplasma entwickle (TAUBER u. GOLDMAN), kann bei Durchsicht der Literatur nicht bestätigt werden (VETRANO, RIEHL jr., CARRERA, KUMER, ABIMELEK, PINARD u. TAVENNEC, TOURAINE u. RIBADEAU-DUMAS, FERRARI u. Mitarb., SOSCIA, GASTOU u. MASSET).

Abgesehen von diesen auf Residuen sekundär-luischer Veränderungen auf Narben nach Gummen sich entwickelnden Carcinomen werden vorwiegend in der französischen Literatur Fälle von epitheliomatösen Wucherungen beschrieben, welche sich nach antiluischer Behandlung ohne jede weitere Therapie zurückbilden.

So berichten MARIN u. BERNIER über einen 50jährigen Mann mit positiver Wa.R. und mit Geschwüren in beiden Mundwinkeln, die bei dreimal vorgenommener Probeexcision das typische Bild eines Stachelzellkrebses boten und nach Behandlung mit Salvarsan und Wismut vernarbten. Einen ähnlichen Fall beschreibt TOURAINE, bei dem ebenfalls neben positiven Seroreaktionen an der Oberlippe ein histologisch verifiziertes spinocelluläres Carcinom nach antiluischer Behandlung sich vollkommen rückbildete. Weiterhin sahen TOURAINE u. SOLENTE eine 24jährige Frau mit Ulcerationen an der Hand, die sich bei der histologischen Untersuchung als Plattenepithelcarcinom erwiesen und unter antiluischer Behandlung abheilten. GOUGEROT bezeichnet in der Diskussion diese Veränderungen als epitheliomähnliche Reaktion der Haut (réaction épithéliomatiforme de la syphilis). TAUBER u. GOLDMAN (s. oben) befassen sich an Hand einer von ihnen beobachteten Patientin, bei welcher die histologische Untersuchung ein Basalzellcarcinom ergab, das ebenfalls nach antiluischer Behandlung abheilte, mit dieser Frage der epitheliomatiformen Reaktion. CIVATTE meint in der Aussprache zu dem oben zitierten Fall von MARIN u. BERNIER, daß das Carcinom mit dem Verschwinden der durch das Syphilom gesetzten Reizung abheilt, ähnlich wie die Teerpräcancerosen verschwinden, sobald die äußere Reizung aufhört. Ob es sich in allen diesen zitierten Fällen tatsächlich um ein Carcinom handelt, ist heute nur mehr schwer zu klären. Es darf aber in diesem Zusammenhang daran erinnert werden, daß unser Wissen über die epitheliomatösen Veränderungen in den letzten Jahren um die Kenntnis der Keratoakanthome erweitert wurde, das in der Mehrzahl der Fälle Tendenz zur spontanen Abheilung zeigt. Ähnlich könnte man auch einen Fall von CHARPY u. Mitarb. erklären.

Auch über Carcinome an inneren Organen im Anschluß an luische Veränderungen wird berichtet (GOYENA u. BIANCHI sowie SANTLER u. WIEDMANN). Ein Adenocarcinom der Leber bei gleichzeitig bestehender luischer Lebercirrhose sahen MONTPELLIER u. LOUBEYRE, ein Carcinom der Speiseröhre bei einem Syphilitiker TINOZZI sowie F. DE FRANCESCO.

Abgesehen von diesen heute kaum mehr bestrittenen Zusammenhängen zwischen Carcinom bzw. Präcancerose und Syphilis müssen jedoch auch die in der letzten Zeit nur wenig beachteten Arbeiten erwähnt werden, welche sich mit der ätiologischen Bedeutung der Lueskrankheit für die Krebsentstehung befassen. Es war vor allem TOURAINE, der Anfang der 30er Jahre darauf aufmerksam machte, daß etwa 30 Jahre nach Einschleppung der Syphilis in bis dahin lues- und carcinomfreie Gebiete dort auch die ersten Krebsfälle zur Beobachtung kommen. Er erläutert dies am Beispiel des Bassoutolandes, der Südseeinseln und Grönlands (s. auch TOURAINE u. RENAULT). Aus den sehr bemerkenswerten Zahlen, welche der Autor anführt, seien nur folgende herausgegriffen: Die Krebs- morbidität hat in Norwegen 1907 einen Höhepunkt mit 9,3 Fällen pro 10 000 erreicht, ein Höhepunkt, der einer Zunahme der Syphilisfälle 25 Jahre vorher 1882 entspricht. Von 1907—1910 ist ein Abnehmen der Carcinomfälle auf 8,7 pro 10 000 zu verzeichnen, was mit einem Sinken der Erkrankung an Lues in den Jahren 1883—1888 übereinstimmt, von 1911—1919 verbleibt die Krebshäufigkeit auf dem gleichen Niveau, was einer Konstanz der Syphilis in den Jahren 1888 bis 1892 entspricht. 1920 kommt es zu einem Ansteigen der Carcinomfälle auf 9,9 und bis 1926 auf 11,1 pro 10 000, ein Verhalten, das sich in der Steigerung Lues- morbidität in den Jahren 1892—1899 widerspiegelt. Diese Schwankungen sind mit der Verbesserung der ärztlichen Versorgung und der diagnostischen Hilfs- mittel allein nicht zu erklären. Dasselbe Thema bespricht der Autor in einer weiteren Arbeit und meint, daß etwa im 3. Jahrzehnt nach der luischen In- fektion beim selben Individuum der Krebs erscheint. Der Autor ist überzeugt, daß für diese epidemiologischen Untersuchungen der statistischen Erfassung für die Feststellung klinischer Tatsachen wegen der Unversehrtheit der Eingeborenen bis zum Auftreten beider Erkrankungen besondere Beweiskraft zukomme. In einer weiteren Untersuchung erläutert TOURAINE seine Ansichten an einer „geschichtlichen Familie", die er durch 3 Generationen verfolgt. Bemerkenswert ist auch die Feststellung desselben Autors, daß in der Schweiz 1920/21 auf 89 Lues- fälle pro 10 000 etwa 12,5 Todesfälle an Carcinom, in Deutschland jedoch zur gleichen Zeit das Verhältnis 56:8,5 beträgt. Die sog. „Krebsfamilien" sind in Wirklichkeit „Syphilisfamilien". Einen weiteren Beitrag zur Frage „Syphilis und Krebs" gibt derselbe Autor mit 2 Familienbeobachtungen. Auch TAOKA fand, daß die Lues unter Krebskranken häufiger anzutreffen sei als bei einer Kontroll- gruppe.

Diesen Ansichten TOURAINEs tritt unter anderen W. G. HARDING II entgegen mit dem Einwand, daß früheren Untersuchungen wegen der Unzuverlässigkeit der Diagnostik keine ausreichende Beweiskraft zukomme und tertiär-luische Ver- änderungen besonders an inneren Organen mit malignen Tumoren verwechselt wurden. Außerdem müsse man bedenken, daß kleine Arsendosen durch eine chronische Arsen-Vergiftung zum Carcinom disponieren. Auch JAUSION äußert dieselbe Meinung in der Aussprache zu TOURAINE (s. oben), wogegen PINARD meint, daß das Carcinom gerade bei unbehandelten oder wenig behandelten Luetikern eine häufige Todesursache sei. LEVADITI u. Mitarb. messen der Lues ebenfalls keine carcinogenen Eigenschaften bei und WERNER u. KNORRE haben 27 147 Obduktionsfälle statistisch untersucht. Sie fanden bei 26 066 Nicht- luetikern 4851 Carcinome und bei 1081 Syphilitikern 138 Krebsfälle. Das ent- spricht einer Häufigkeitsverteilung von 20,2% zu 19,7%. Das Maximum der Todesfälle lag bei luischen und nichtluischen Carcinomträgern und bei carcinom- freien Luetikern gleichmäßig im 6. Lebensjahrzehnt. Die Autoren kommen da- her zu dem Schluß, daß der Syphilis weder eine krebsfördernde noch eine krebs- hemmende Wirkung zukomme.

Die auf Statistiken aufgebauten Überlegungen TOURAINEs werden durch experimentelle Untersuchungen G. CASTIGLIONEs ergänzt, der zeigen konnte, daß durch Teerung des Ohres syphilitischer Kaninchen früher und häufiger Carcinome erzeugt werden können als bei nichtluischen Kontrolltieren (s. auch MILIAN). Einen weiteren experimentellen Beitrag zu dieser Frage lieferten TRUFFI u. CERUTTI, welche bei luisch infizierten Mäusen durch Beteeren der Rückenhaut ebenfalls früher und häufiger Epitheliome erzeugen konnten als bei Kontrolltieren. Die Autoren meinen, daß die Spirochäte im Bindegewebe einen neuen Reiz darstelle, der sich dem des Teeres hinzugeselle. Zu diesen Experimenten ist eine Mitteilung von MADERNA interessant, der 5 primäre Lungencarcinome genau verfolgen konnte und dabei fand, daß bei diesen Kranken neben dem Bestehen einer alten Lues auch eine berufliche Schädigung durch dauernde Resorption von Teer-, Asphalt- und Nebenprodukten nachweisbar war.

Gleichzeitig und unabhängig von TOURAINE berichtete NEUDA über Untersuchungen, vor allem in der Frage eines möglichen Zusammenhanges von Syphilis und Carcinom, wobei er sich neben klinischen Beobachtungen vor allem auf serologische Veränderungen bezieht. Während aber die früher genannten Autoren einerseits auf einen direkten Zusammenhang zwischen Carcinom und Syphilis hinweisen, also über krebsige Entartung auf dem Boden syphilitischer Manifestationen berichten, andererseits wie TOURAINE auf kaum faßbare Veränderungen im Organismus des Luetikers hinweisen, die zum Carcinom disponieren, berichtet NEUDA über eine Reihe von Beobachtungen, welche auf einen indirekten Einfluß der Lues auf die Carcinogenese hindeuten. Der Autor meint nicht, daß die Syphilis die Ursache des Carcinoms sei, sondern geht von der Vorstellung der „unspezifischen Krankheitsfolge nach spezifischer Krankheitsursache" aus, d. h. er meint, daß im luischen Organismus ein Faktor bestehe, der als „carcinogen" anzusehen sei.

NEUDA weist darauf hin, daß die Reaginreaktionen bei Krebskranken viel häufiger ein negatives Ergebnis haben, als es dem Durchschnitt der Gesamtbevölkerung entspricht. Dieser Tatsache ist bisher offenbar zu wenig Beachtung geschenkt worden. Zur Erklärung führt der Autor 2 Möglichkeiten an: Entweder könnten durch die Krebskrankheit Verhältnisse geschaffen werden, die das Zustandekommen einer Komplementbindung stören bzw. verhindern, oder es könnte im Negativwerden der Reaktionen ein Vorgang zum Ausdruck kommen, der im Wesen eine der Voraussetzungen zur krebsigen Entartung enthält.

Durch diese Beobachtungen wurde NEUDA zu serologischen Untersuchungen bei Carcinomkranken sowie bei Syphilitikern angeregt. Dabei zeigte es sich, daß im Serum dieser Patienten regelmäßig gewisse, vom Autor nicht näher bezeichnete Stoffe vorhanden sind, die eine Agglutination der eigenen Erythrocyten bewirken. Die agglutinierende Substanz ist offenbar an die Erythrocyten gebunden und verstärkt ihre Wirkung in der Kälte. Es dürfte sich hier also um einen Vorgang ähnlich der Kälteagglutination handeln, wie sie bei der Lues regelmäßig beobachtet wird (s. früher). Mit der Tatsache, daß diese Serumveränderungen bei der Syphilis wie beim Carcinom gleicherweise vorkommen, will NEUDA eine Brücke zwischen beiden Erkrankungen zu schlagen versuchen. NEUDA hat diese Veränderungen ins Detail gehend weiter untersucht, worauf jedoch hier nicht näher eingegangen werden kann.

Die serologischen Untersuchungen ergänzt der Autor durch klinische Beobachtungen über strichweise Wachstumshemmungen der Kopfhaare und Ausfall der temporalen Augenbrauen, wie er sie gleichsinnig bei Carcinom- sowie Luesdeszendenten findet. Ebenso konnte er bei Abkömmlingen von Carcinom- und Lueskranken eine Neigung zur spontanen Thrombosebildung feststellen. Schließlich konnte der Autor zeigen, daß beim Luetiker eine absolute und relative Vermehrung der Phosphatide und eine Neigung zur Bildung ungesättigter Fettsäuren eintritt. Ähnliche Veränderungen finden sich bei Carcinomatösen. In diesem Zusammenhang erinnert der Autor an die heute bedauerlicherweise vergessenen Untersuchungen von FREUND-KAMINER, welche die carcinogene Bedeutung der ungesättigten Fettsäuren herausstellten. In der Vermehrung der Phosphatide einerseits, in der Neigung zur Bildung ungesättigter Fettsäuren andererseits sieht NEUDA ,,eine schmale, aber eine wirkliche Brücke aus einer Krankheit in die andere". Einer persönlichen Mitteilung NEUDAs verdanke ich seine auch heute noch von ihm aufrechterhaltene Theorie: Er nimmt an, daß es im Organismus des Mannes durch die entweder selbst erworbene oder in der Aszendenz bestandene luische Infektion zu einer nicht näher definierten Schädigung der Immunkörper kommt, welche verursacht und manifestiert wird durch die Anhäufung hochmolekularer lipoider Stoffe in den Geweben. Diese nehmen, wenn sie mit artfremdem Eiweiß (Spirochäteneiweiß) verbunden werden, Antigencharakter an. Da NEUDA beobachten konnte, daß es gerade die Frauen von Luetikern waren, welche an Carcinom erkrankten, zieht er daraus den Schluß, daß das fragliche Carcinogen von den Männern den nichtluischen Frauen mit dem Samen zugeführt wird.

Damit also, daß einem immungesunden Individuum ein Antigen zugeführt wird, das in der Empfängerin zur Bildung von Autoantikörpern führt, beginnt die Krebskrankheit. Von diesen erstempfangenden, also stets weiblichen Individuen, wird die Immunstörung auf die Nachkommenschaft — also auch auf Söhne — übertragen. Es ist keineswegs erforderlich, daß die erstempfangende Frau selbst an Krebs erkrankt, weil in der Wirkung von Giftstoffen welcher Art immer das Verhältnis von Anhäufung und Ausscheidung entscheidend ist. Ist die Ausscheidungsmöglichkeit groß, muß es nicht zur Entwicklung des Krebstumors kommen.

Die Neudasche Theorie findet nun eine Stütze in der Beobachtung amerikanischer und niederländischer Autoren, daß im Samen gewisser männlicher Mäuse ein Stoff enthalten ist, der an weiblichen Mäusen Brustkrebs zu erzeugen vermag. MÜHLBOCK aus dem Netherland Krebsinstitut sagt in den Schlußsätzen einer Arbeit: ,,The sperm of males of the dilute-brown strain contains the mammary tumor agent. This agent from the sperm, following intraperitoneal injection, can be transmitted with the milk to the daughters of susceptible hybride", und später: ,,Analysis of these mammary tumors makes it probable that the mother is ,infected' by the father; even when the mother herself does not develop a mammary cancer the agent can be transmitted to the daughters with the milk." Diese Hinweise, die ich NEUDA verdanke, würden in gewisser Hinsicht eine Stütze der Ansichten des Autors bedeuten, wenn sich erweisen ließe, daß sich das fragliche Agens nicht nur bei einem bestimmten Mäusestamm findet, sondern durch die Infektion mit Spirochaeta pallida erzeugt werden kann.

Die eben dargelegte Theorie NEUDAs ist mit Rücksicht auf die weiter oben zitierten statistischen Untersuchungen TOURAINEs von einigem Interesse und vielleicht der Nachprüfung wert, weshalb sie hier eingehender besprochen wurde.

Zum Schluß soll noch ganz kurz auf einige Beobachtungen hingewiesen werden, die über vollkommen gutartige Geschwülste auf luischer Basis berichten.

So schildert CHEVALLIER einen Fall mit Knotenbildungen in den Axillen und an der Brust bei einem Luetiker. Diese Knoten erwiesen sich bei der bioptischen Untersuchung als Fettgewebsgeschwülste, welche Reste von Lymphgewebe enthielten. Unter Wismutbehandlung kamen diese Tumoren zur Rückbildung. In der Aussprache zu dieser Demonstration wird von JAUSION, MILIAN und GOUGEROT hingewiesen, daß auch andere gutartige Tumoren im Verlaufe der Lues auftreten können. TRIZZINO sah einen 55jährigen Mann mit Mesaortitis luetica, bei dem sich sklerotische Parenchymbezirke in den Nieren fanden, welche sich bei der histologischen Untersuchung als adenomatöse Bildungen erwiesen. Der Autor ist der Meinung, daß das potentielle Wuchsvermögen nicht entwickelter epithelialer Elemente auf örtliche Reize hin aktiv wird, wobei er als Ursache letzten Endes die bestehende Lues annimmt. Schließlich soll noch erwähnt werden, daß NAUMANN das Auftreten von Xanthomen in Narben nach einem tuberoserpiginösen Syphilid sah.

10. Die Syphilis als Todesursache

Über die Lues als Todesursache wurde in zahlreichen Statistiken eingehend berichtet. Im folgenden sollen nur einige diesbezügliche Arbeiten, die sich auf ein großes Material beziehen, referiert werden. L. W. HARRISON, einer der besten Kenner der venerischen Erkrankungen in England, hat sich mit der Frage der Lebensdauer der Syphilitiker auf Grund statistischer Untersuchungen der Lebensversicherungsanstalten befaßt. Der Autor kommt letzten Endes auf Grund eines sehr umfangreichen Studiums zu dem Schluß, daß die Beeinflussung der Lebensdauer durch die Syphilis nicht mittels Sterbestatistiken erfaßt werden könne, da bei der Bearbeitung dieses Fragenkomplexes auch dem Einfluß der Art und der Intensität der Behandlung Beachtung geschenkt werden muß. Die Arbeit, welche aus dem Jahre 1940 stammt und daher die Ergebnisse der Penicillintherapie der Syphilis noch nicht berücksichtigen kann, kommt zu dem Schluß, daß bei der kombinierten Behandlung der Lues, wenn sie hinsichtlich ihrer Intensität den damals gestellten Anforderungen entspricht, ein wesentlicher Einfluß der Erkrankung auf die Lebensdauer nicht nachzuweisen ist, sofern der Patient nach einer Beobachtungszeit von wenigstens 4 Jahren post infectionem klinisch und serologisch negativ geblieben ist. Bei negativen Liquorbefunden und positiven Reaktionen im Serum kann mit einer durchschnittlichen Lebensdauer von etwa 60 Jahren gerechnet werden. KRAG hat 7446 Todesfälle in Kopenhagen an Hand der dort bestehenden Syphilis-Kartothek überprüft und fand dabei 531 Luetiker; 352, vielleicht 419, hatten eine sichere Syphilis. Es ist dem Autor aufgefallen, daß man unter diesen Luetikern relativ häufig Vitia cordis, Ulcera ventriculi und Selbstmord durch Vergiftungen findet. Bei Frauen ist verhältnismäßig oft das Carcinom der Genitalorgane verzeichnet (s. weiter oben). Die Cirrhosis hepatis findet sich gehäuft bei beiden Geschlechtern. SCHUMAN u. Mitarb. haben 400 an Syphilis erkrankte unbehandelte männliche Neger über 25 Jahre beobachtet und einer Vergleichsgruppe von Nichtsyphilitikern aus ähnlicher sozialer Schicht gegenüber gestellt. Die Ergebnisse werden mit der Boeck-Bruusgaard-Gjestland-Studie aus dem Jahr 1927 verglichen. Die Autoren kommen zu dem Ergebnis, daß bei der Gruppe der Luetiker 51%, bei der Vergleichsgruppe 65% überlebten.

Zum Schluß soll noch eine experimentelle Arbeit von ROSAHN erwähnt werden, die wohl nur bedingt Wert hat, weil tierexperimentelle Ergebnisse nicht ohne weiteres auf die Verhältnisse am Menschen übertragen werden können. Der Autor studierte den Einfluß der Lues auf die Lebensdauer bei 69 weiblichen und 71 männlichen Mäusepaaren. Es zeigte sich dabei, daß bei völlig gleichen Versuchsanordnungen das Lebensalter der nichtsyphilitisch infizierten Mäuse durchschnittlich höher liegt. Die syphilitische Infektion setzt nach Meinung ROSAHNs die Anfälligkeit des Körpers gegenüber anderen Erkrankungen herab.

Literatur

A. Generalisierung der Syphilis und Ausscheidung der Spirochäten

ALMKVIST, J.: Über die Gleichartigkeit der syphilitischen Veränderungen im Gewebe. 8. Sitzg Nordisch-Dermat. Verein Stockholm, 2. VI. 1932. Ref. Zbl. Haut- u. Geschl.-Kr. 42, 297 (1932). — Neue Gesichtspunkte in der Pathologie der Syphilis. Verh. 9. Internat. Kongr.

Derm. 1, 762 (1935). — Neue Gesichtspunkte in der Pathologie der Syphilis. 9. Kongr. Nord. Dermat. Vereins, Kopenhagen, Sitzg 10.—12. VI. 1935. Ref. Zbl. Haut- u. Geschl.-Kr. 52, 482 (1936). — Die Ergebnisse meiner histologischen Untersuchungen über syphilitische Veränderungen. Wien. med. Wschr. 1936 II, 1266.

BANCROFT, I. R.: Extragenital syphilitic chancre. Arch. Derm. Syph. (Chicago) 35, 1165 (1937). — BARANOV, A.: Charakteristik der Primäraffekte (laut dem Material d. Abtg. für Syphilis des GVI). Sovet. Vestn Venerol. i Dermat. Nr 3, 245 (1934). Ref. Zbl. Haut- u. Geschl.-Kr. 48, 588 (1934). — BARBERIA, V. A.: Krankhafte Veränderungen der Nieren bei der Syphilis. Rev. esp. Med. Guerra 5, 427 (1942). Ref. Zbl. Haut- u. Geschl.-Kr. 70, 520 (1943).— BARJAKTAROVIĆ, N.: Ein Fall von Lues maligna. Srpski Arhiv celok. Lek. 41, 145 (1939). Ref. Zbl. Haut- u. Geschl.-Kr. 64, 62 (1940). — BARNETT, CH. W., and G. V. KULCHAR: The infectiosity of saliva in early syphilis. J. invest. Derm. 2, 327 (1939). — BEESON, B. B., and M. H. EBERT: Rupioid syphilis. Arch. Derm. Syph. (Chicago) 28, 440 (1933). — BENECH, J., et A. CHICLET: Réflexions sur l'épidémiologie et la pathologie générale de la syphilis. Ann. Mal. vénér. 29, 881 (1934). — BERLINGHOFF, W.: Die experimentelle Syphilis der weißen Maus. Derm. Wschr. 136, 929 (1957). — BERON, B.: Fall von Lues maligna praecox. Clin. bulgara 8, 17 (1936). Ref. Zbl. Haut- u. Geschl.-Kr. 53, 570 (1936). — BERTIN, E.: La syphilis conjugale inappararente. Bull. Soc. franç. Derm. Syph. 43, 1134 (1936). — BERTIN, N., P. NAYRAC et A. BRETON: La syphilis latente du testicule. Presse méd. 1931 II, 1117. — BESSEMANS, A., et A. DE MOOR: Ultranumération homogène et senil infectieux de différentes variétés de „treponema pallidum". Rev. belge Sci. méd. 12, 254 (1940). — Über die Infektiosität des Blutes bei der Syphilis und der Pallidoidose. Z. Immun.-Forsch. 100, 361 (1941). — Virulence du sang dans la syphilis et la pallidoidose. Rev. belge Sci. méd. 13, 89 (1941). — Acta biol. belg. 1, 10 (1941). — BESSEMANS, A., et U. THIRY: Le pH du liquide céphalorachidien des paralytiques généraux et son influence sur la vitalité du tréponéme pâle. Rev. belge Sci. méd. 5, 208 (1933). — Vitalité du tréponème pâle et pH céphalo rachidien des paralytiques généraux. C. R. Soc. Biol. (Paris) 112, 1252 (1933). — BESSONE, L.: Un nuovo caso di „balanitis syphilitica specifica" di Follmann. Dermosifilografo 17, 564 (1942). — BIEHLER, H.: Zwei Fälle intravaginaler syphilitischer Primäraffekte von derselben Infektionsquelle. Z. Haut- u. Geschl.-Kr. 7, 296 (1949). — BINAZZI, M.: In tema di sifilomi extragenitali. Contributo clinico. Ann. Med. nav. colon. 49, 253 (1943). — BLACK, N.: Pitfalls in the diagnosis of early syphilis. Canad. publ. Hlth J. 23, 213 (1932). — BLUM, P.: Chancres syphilitiques multiples. Ann. Mal. vénér. 31, 321 (1936). — BLUM, P., et J. LECA: L'herpes symptomatique du chancre syphilitique. Ann. Mal. vénér. 35, 1 (1940). — BONDET, P., et D. GERMAIN: Un cas de syphilis varioloïde. Bull. Soc. franç. Derm. Syph. 59, 380 (1952). — BOSCO, I.: Sur l'opportunité d'insister sur l'importance de la notion de la latence dans l'infection syphilitique. Marseille, 13.—15. X. 1950. Soc. franç. Derm. Syph. 1951, 119. — BURBI, L.: Su alcuni casi di sifiloma iniziale a sede extragenitale. Sifiloma successivo. Arch. ital. Derm. 7, 612 (1931). — Su di un caso della cosidetta „sifilide maligna precoce di Queyrat". Sonderdr. aus Osp. Bergamo 2 (1933). — Su di un caso familiare di cosidetta sifilide galoppante. Sonderdr. aus MORGAGNI 1933. — BUREAU, Y., JARRY et BARRIÈRE: Deux cas de syphilis secondaire, à manifestations cutanées, ulcéreuses et gangréneuses. Bull. Soc. franç. Derm. Syph. 5, 500 (1953). — BUSACCA, A.: Sulle leggi che regolano la diffusione e la distribuzione del treponema pallidum nell'organismo. I. Importanza della fase iniziale del secondo stadio nell'ulteriore destino dei sifilitici. Dualismo del treponema pallidum. Deduzioni. Folia clin. biol. (S. Paulo) 8, 76 (1936). Ref. Zbl. Haut- u. Geschl.-Kr. 55, 669 (1937). — II. Caratteri delle manifestazioni iniziali. Distribuzione dei treponemi nella lesione iniziale. Virulenza dei treponemi nella manifestazione iniziale. Caratteri anatomici dell'epidermide e del derma. Deduzioni. Folia clin. biol. (S. Paulo) 8, 95 (1936). Ref. Zbl. Haut- u. Geschl.-Kr. 56, 63 (1937). — III. Introduzione. Le vie di diffusione del treponema pallidum nell'organismo. La distribuzione dei treponemi nell'organismo. Il tereno organico come cause predisponenti nella distribuzione del treponema. Influenze organiche individuali, come cause predisponenti nella distribuzione nel treponema. Frequenza delle localizzazioni viscerali del treponema pallidum. Deduzioni. Folia clin. biol. (S. Paulo) 8, 100 (1936). Ref. Zbl. Haut- u. Geschl.-Kr. 56, 63 (1937). — IV. Folia clin. biol. (S. Paulo) 8, 133 (1936). Ref. Zbl. Haut- u. Geschl.-Kr. 56, 272 (1937). — V. Introduzione. I segni caratteristici dell'inizio del secondo stadio della sifilide. Deduzioni. Folia clin. biol. (S. Paulo) 9, 5 (1937). Ref. Zbl. Haut- u. Geschl.-Kr. 57, 467 (1938). — VI. Folia clin. biol. (S. Paulo) 9, 39 (1937). Ref. Zbl. Haut- u. Geschl.-Kr. 58, 382 (1938). — VII. Folia clin. biol. (S. Paulo) 9, 70 (1937). Ref. Zbl. Haut- u. Geschl.-Kr. 58, 383 (1938). — VIII. Introduzione. L'acqua. L'idrogeno. L'ossigeno. L'azoto. Il carbonico. Il cloro. Il fluoro. Il calcio. Il fosforo. Deduzioni. Folia clin. biol. (S. Paulo) 10, 15 (1938). Ref. Zbl. Haut- u. Geschl.-Kr. 60, 269 (1938). — IX. Folia clin. biol. (S. Paulo) 10, 87 (1938). Ref. Zbl. Haut- u. Geschl.-Kr. 61, 210 (1939). — X. Folia clin. biol. (S. Paulo) 10, 122 (1938). Ref. Zbl. Haut- u. Geschl.-Kr. 61, 685 (1939). — BUSCHKE: Disk. zu LICHTWITZ: Über Lues interna maligna. Berlin. Derm. Ges. Sitzg 14. VI. 1932. Ref. Zbl. Haut- u. Geschl.-Kr. 42, 564 (1932).

CARLETON, S.: Syphilis of yesterday. Arch. Derm. Syph. (Chicago) **72**, 303 (1955). — CAROL, W. L. L.: Lues maligna. Ned. T. Geneesk. **1939**, 4474. Ref. Zbl. Haut- u. Geschl.-Kr. **64**, 683 (1940). — CARRERA, J. L.: Über die außerordentliche Häufigkeit des extragenitalen luetischen Schankers und des doppelten Schankers. [Spanisch.] Rev. argent. Dermatosif. **16**, 520 (1932). Ref. Zbl. Haut- u. Geschl.-Kr. **45**, 255 (1933). — CARRERA, J. L., y M. SEOANE: Syphilis terciaria. Largos intervalos de la látencia en sifilis. Rev. argent. Dermatosif. **35**, 255 (1951). Ref. Zbl. Haut- u. Geschl.-Kr. **83**, 220 (1953). — CARRERA, J. L., M. SEOANE y A. MOSTO: Recidiva de sifilis maligna precoz. Rev. argent. Dermatosif. **35**, 230 (1951). Ref. Zbl. Haut- u. Geschl.-Kr. **83**, 142 (1953). — CHARPY, J.: Constatations de „Treponema pallidum" sous la muqueuse génitale pendant la période d'incubation du chancre, considérations théoretiques et pratique. Bull. Soc. franç. Derm. Syph. **43**, 32 (1936). — CHEVALLIER, P., et A. CARTEAUD: La syphiligraphie en 1928 et 1929. Rev. Méd. **47**, 542 (1930). — CHIALE, G. F.: Sifilide maligna. G. ital. Derm. Sif. **73**, 1380 (1932). — CORMIA, F. E., and J. A. LEWIS: Interpretation of the factor of latency in syphilis. Canad. med. Ass. J. **42**, 154 (1940). — COUTTS, W. E.: Certain unsolved aspects of syphilitic infection specially referring to the possible existence of Spirocheta pallida carriers. Amer. J. Syph. **17**, 161 (1933). — CRAWFORD, G. M.: Syphilis. New Engl. J. Med. **240**, 374 u. 422 (1949). — CUILLERET, P., et CH. SPIRA: Balanite de Follmann. Bull. Soc. franç. Derm. Syph. **56**, 373 (1949).

DAHMEN: Ulceröse pustulöse Lues II(—III?). Verein Dresdener Dermatologen, Sitzg 2. XI. 1932. Ref. Zbl. Haut- u. Geschl.-Kr. **43**, 379 (1933). — DEMUTH, F.: Ein Fall von Pfortaderverschluß im Inkubationsstadium der Lues. Derm. Z. **76**, 139 (1937). — *Dermatol. Ges. bei der Univ. Berlin*, 14. Sitzg 28. XI. 1953. Krankendemonstrationen früh- und spätsyphilitischer Hautveränderungen bei seronegativer Lues mit malignem Einschlag. Ref. Zbl. Haut- u. Geschl.-Kr. **89**, 375 (1954). — DIETEL, H.: Zur Diagnose des luischen Primäraffektes an der Portio. Geburtsh. u. Frauenheilk. **8**, 8 (1948). — DOŠKÁŘOVÁ, V.: Über die professionelle extragenitale Syphilisinfektion durch Fruchtwasser auf der Nasenschleimhaut. Čsl. Derm. **18**, 42 (1938). Ref. Zbl. Haut- u. Geschl.-Kr. **60**, 346 (1938). — DOWNING, J. G.: Incidence of extragenital chancres. Arch. Derm. Syph. (Chicago) **39**, 150 (1939). — DRAPKIN, N. S.: Zur Frage des Einflusses von Penicillin auf die Änderung der Inkubationszeiten bei Syphilis. Vestn. Vener. Derm. **1**, 36 (1949). Ref. Zbl. Haut- u. Geschl.-Kr. **75**, 165 (1950). — DUMITRIU, R., A. MINCU, V. VINTICI, V. CRIVĂT et V. STOIAN: Contributions à l'étude de la contagiosité de la syphilis cliniquement latente. Centr. Derm.-Venerol. Culeg. Stud. Cercet. (Bucuresti) **1957**, 102. Ref. Zbl. Haut- u. Geschl.-Kr. **101**, 228 (1958). — DUPERRAT, COLÉ, DAGUET u. P. KAUFMANN: Syphilis maligna praecox. Kontrast zwischen der Intensität der Hautallergie auf Luetin und dem geringen Reagin- und Immobilisinspiegel. Bull. Soc. franç. Derm. Syph. **64**, 125 (1957). — DUPERRAT, GUILIANE u. VALETTE: Osteitis gummosa des Schädels gleichzeitig mit Roseola. Bull. Soc. franç. Derm. Syph. **69**, 19 (1956). — DUREL, Zit. nach GARNIER, Bull. Soc. franç. Derm. Syph. **64**, 354 (1957).

EHRICH, W. E.: Die zellulären Bildungsstätten der Antikörper. Klin. Wschr. **33**, 315 (1955).

FABIÁN: Syphilis maligna. Tschechoslow. Wissenschaftl. Dermato-venerol. Ges. Prag, 10. V. 1936. Ref. Zbl. Haut- u. Geschl.-Kr. **56**, 598 (1937). — FAIER, A. D.: Primary gingival syphilitic lesion: report of case. J. oral Surg. **10**, 159 (1952). — FLARER, F.: Modificazione nella sintomatologia del complesso primario della sifilide e sue cause eventuali. Boll. Soc. med.-chir. Catania **10**, 1 (1942). — FLEMING, W. L., and J. E. MOORE: Human constitution and syphilitic infection. A review of the literature, a projected method of study and preliminary results in 36 patients. Amer. J. med. Sci. **202**, 38 (1941). — FLETCHER HALL, A.: Psoriasiform syphilid with delayed positive serologic reaction caused by use of penicillin before diagnosis. Arch. Derm. Syph. (Chicago) **58**, 569 (1948). — FOLLMANN, J.: Balanitis specifica (luetica). Orv. Hetil. **1931** I, 680. Ref. Zbl. Haut- u. Geschl.-Kr. **39**, 232 (1932). — Balanitis specifica (luetica). Derm. Wschr. **1934** II, 1558. — Über das Krankheitsbild der Balanitis specifica syphilitica. Börgyögy. vener. Szle **15**, 85 (1937). Ref. Zbl. Haut- u. Geschl.-Kr. **58**, 386 (1938). — Le probléme de la balanite syphilitique la vulvo-vaginite primaire syphilitique. Ann. Derm. Syph. (Paris) **8**, 470 (1948). — FOUQUET, J.: Syphilis varicelliformes. Rev. franç. Derm. Vénér. **6**, 269 (1930). — FRAZIER, C. N., C. S. KEUPER, A. BENSEL, H. W. LIBBY and M. MATOLTSY: Further observations on the duration of spirochetemia in rabbits with asymptomatic syphilis. Amer. J. Syph. **36**, 167 (1952). — FRAZIER, C. N., and H. C. PIAN: Relative infectivity of blood and cerebrospinal fluid in secondary syphilis. Amer. J. Med. **6**, 443 (1949). — FRENZEL, F.: Bipolare luische Sklerose. Čsl. Derm. **18**, 39 (1938). Ref. Zbl. Haut- u. Geschl.-Kr. **59**, 527 (1938). — FRIEDERISZICK, F.-K.: Die Syphilis in den Tropen, insbesondere bei den farbigen Eingeborenen. Zbl. Haut- u. Geschl.-Kr. **63**, 617 (1940).

GADRAT, J.: Syphilis maligna totalement anergique et mortelle. Ann. Derm. Syph. (Paris) **5**, 990 (1934). — GÄDEKE, R.: Beitrag zur Pathologie und Pathomorphie der Syphilis (dargestellt an einem Krankheitsfall mit abweichendem Verlauf). Arch. Derm. Syph. (Berl.)

186, 612 (1948). — GALLIOT, A.: Syphilome primaire non ulcéré. Ann. Mal. vénér. **27**, 529 (1932). — La syphilis implacable. Paris méd. **1933** I, 206. — GARNIER, G.: Decapitierte Syphilis durch eine unzeitige Behandlung einer Gonorrhoe mit Penicillin. Bull. Soc. franç. Derm. Syph. **64**, 354 (1957). — GATÉ, J.: Accident et primitif de la lèvre inferieure à forme ecthymateuse sans adénopathie satellite. Bull. Soc. franç. Derm. **39**, 1604 (1932). — GATÉ, J., et J. DELBOS: Syphilis et porteurs de germes. Rev. d'Hyg. **59**, 353 (1937). — GATÉ, J., et J. RACOUCHOT: Syphilides secondaires varicelloïdes à type de pyodermites diffuses. Bull. Soc. franç. Derm. Syph. **44**, 175 (1937). — GATÉ, J., et P. TIRAN: Á propos du mode de début de l'accident primitif de la syphilis. Un cas à stade maculeux anormalement prolongé. Bull. Soc. franç. Derm. Syph. **39**, 504 (1932). — GEIGER, R.: Über den Nachweis und das Vorkommen von Spirochäten im Liquor bei Frühluetikern. Arch. Derm. Syph. (Berl.) **162**, 473 (1931). — GERENSCÉR, F.: Vulvitis specifica syphilitica. Dermatologica (Basel) **99**, 375 (1949). — GERENSCÉR, N.: Neuerer Fall von syphilitischem Primäraffekt im Bilde einer Balanitis. Börgyögy. vener. Szle **13**, 51 (1935). — GERŠKOWICZ, Z., u. M. BRENNER: Zur Frage der Diagnostik der Gelenksyphilis. Dtsch. Arch. klin. Med. **175**, 637 (1933). — GIRARD u. JAUBERT: Formes atypique de syphilis au debut. Bull. Soc. franç. Derm. Syph. **59**, 501 (1952). — GLINER, G.: Die Häufigkeit des Aufdeckens der Spirochaeta pallida sowie der Zeitpunkt des Positivwerdens der Wassermannschen Reaktion bei gemischtem Schanker. Sovet. Vestn. Venerol. i Derm. Nr 3, 261 (1936). Ref. Zbl. Haut- u. Geschl.-Kr. **54**, 356 (1937). — GOLDNER, V., u. G. KERTÉSZ: Syphilitische Spermainokulation in Kaninchenaugen. Arch. Derm. Syph. (Berl.) **167**, 383 (1933). — GOTTRON, H.: Extragenitaler Primäraffekt. Demonstr. Berliner Dermat. Ges. 17. VI. 1930. Ref. Zbl. Haut- u. Geschl.-Kr. **35**, 721 (1931). — Luetischer Primäraffekt mit langer Inkubation bei Sepsis lenta. Demonstr. Schles. Dermat. Ges. Breslau, 23. I. 1943. Ref. Zbl. Haut- u. Geschl.-Kr. **70**, 225 (1943). — Sekundäre Lues mit negativen Seroreaktionen. Demonstr. Schles. Dermat. Ges. Breslau, 13. III. 1943. Ref. Zbl. Haut- u. Geschl.-Kr. **70**, 467 (1943). — Lues II bei einem Kleinkind mit Gelenkbeteiligung unter dem Bilde einer Stillschen Krankheit. Demonstr. Schles. Derm. Ges. Breslau, 5. VI. 1943. Ref. Zbl. Haut- u. Geschl.-Kr. **70**, 472 (1943). — GOUGEROT, H.: Sensibilation et anaphylaxie dans les infections. Verh. 9. Internat. Kongr. Derm. **1**, 244 (1935). — Phénomène de Koch syphilitique. La défense du syphilitique. Arch. derm.-syph. (Paris) **9**, 433 (1937). — Commentaire sur la balanite primaire syphilitique de Follmann. Ann. Derm. Syph. (Paris) **8**, 484 (1948). — GOUGEROT, H., et A. BASSET: Le problème des syphilis gangréneuses. Inconstance du „proteus" et des anaérobies. Bull. Acad. Méd. Paris, III. s. **127**, 248 (1943). — Syphilis gangréneuse. Inconstance du Proteus ou Bacillus gangrenae cutis. Ann. Derm. Syph. (Paris) VIII. s. **3**, 91 (1943). — GOUGEROT, H., et P. BLUM: Présence de tréponèmes dans les lésions scabieuses linéaires à distance du chancre syphilitique. Contribution à l'étude des chancres multiples. Ann. Mal. vénér. **31**, 778 (1936). — Arséno-récidive cutanée et muqueuse apparaissant après une injection de Bismuth. Problème de l'action déclenchante du Bismuth sur l'arséno-récidive. Ann. Mal. vénér. **34**, 355 (1939). — GOUGEROT, H., et J. HAMBURGER: Phénomène de Koch (nécrose) au point d'une intradermo-réaction tuberculinique. Phénomène de Sanarelli-Schwartzmann-Bordet (purpura) à distance dans une cicatrice de gomme syphilitique. Syphilis chimio-récidivante. Arch. derm.-syph. (Paris) **9**, 484 (1937). — GOUGEROT, H., A. PATTE et M. WIX: Syphilis maligne précoce et allergie. Bull. Soc. franç. Derm. Syph. **40**, 263 (1933). — GOUIN, J., et A. BIENVENUE: Le test cutané en syphilis. Bull. Soc. franç. Derm. Syph. **42**, 124 (1935). — GRAU-BARBERA, L.: Lues ohne Schanker mit lymphatisch-glandulärem Beginn. Act. dermo-sifiliogr. (Madr.) **32**, 883 (1941). — GREENBAUM, S. S.: An unusual form of secondary syphilis closely allied to precocious malignant syphilis. Arch. Derm. Syph. (Chicago) **26**, 955 (1932). — Chancre of lip in a laboratory technician. Urol. cutan. Rev. **41**, 488 (1937). — GREENBAUM, S. S., S. KATZ and A. RULE: Syphilis an marriage. An inquiry into the infectiousness of semen of patients under treatment for syphilis. Amer. J. Syph. Neurol. **19**, 210 (1935). — GREGORIO, E. DE, u. A. MUNIESA: Papulöse Form des venerischen Schankers. Ann. Mal. vénér. **31**, 263 (1936). — GREITHER, A.: Ungewöhnliche Syphilisübertragungen. Schweiz. med. Wschr. **1948**, 563. — GÜLDNER, P.: Krankenmaterial, Behandlungsergebnisse und Salvarsanstörungen bei 2¹/₂jähriger stationärer Syphilisbehandlung. Z. Haut- u. Geschl.-Kr. **6**, 439 (1949). — GUELI, F.: Sopra un caso di sifilide maligna precoce. Policlinico, Sez. prat. **1937**, 2406.

HADIDA, E., J. BÉRANGER et C. AZOULAY: Péritonite de nature très vraisemblablement syphilitique. Bull. Soc. franç. Derm. Syph. **63**, 43 (1956). — HAELST, J. VAN: Observations sur la syphilis expérimentale des petits rongeurs de laboratoire et recherches sur l'existence éventuelle de formes invisibles du virus syphilitique. Arch. int. Méd. exp. **8**, 543 (1933). — HARALAMBIE, C., et S. MICOVEANU: Contribution à l'étude de l'allergie syphilitique. Autosurinfection à point de départ ganglionnaire. Ann. Méd. **34**, 489 (1933). — HERZENBERG, E., E. BENJAMINOVIC u. A. LEVIN: Zur Histologie der gesund aussehenden Haut bei Syphilis. Kazan. med. Ž. **29**, 211 (1933). Ref. Zbl. Haut- u. Geschl.-Kr. **45**, 753 (1933). — HERZOG, F.: Zur Entwicklung und Therapie der Aorten-Syphilis. Orvosképzés **30**, 651 (1940). Ref. Zbl.

Haut- u. Geschl.-Kr. **66**, 337 (1941). — Hissard, et Livory: Second cas de syphilome primaire non ulcère. Ann. Mal. vénér. **34**, 352 (1939). — Hollander, D. H., T. B. Turner and E. E. Nell: The effect of long continued subcurative doses of penicillin during the incubation period of experimental syphilis. Bull. Johns Hopk. Hosp. **90**, 105 (1952). Iannuzzi, G.: Considerazioni su di un caso di 38 sifilosclerosi genitali simultanee. Arch. ital. Derm. **12**, 628 (1936). — Iribarne, J., u. J. L. Sardi: Harter Schanker der Vagina. [Spanisch.] Bol. Soc. Obstet. Ginec. B. Aires **10**, 231 (1931). Ref. Zbl. Haut- u. Geschl.-Kr. **43**, 782 (1933).

Jaja, G.: Oscillazioni cliniche nelle sifilide. G. ital. Derm. Sif. **71**, 1189 (1930). — Jame, L.: Syphilis maligne précoce. Bull. Soc. Méd. mil. franç. **30**, 279 (1936). — Janson, P.: Syphilitischer Primäraffekt der Vagina. Z. Haut- u. Geschl.-Kr. **3**, 307 (1947). — Extragenitale luische Reiheninfektionen. Z. Haut- u. Geschl.-Kr. **5**, 199 (1948). — Joulia, Bargues et Léonard: Les facteurs cachés de nombreuses contaminations: La fréquence des chancres syphilitiques du col utérin et du vagin chez les prostituées. Bull. Soc. franç. Derm. Syph. **40**, 1023 (1933).

Kemp, J. E.: The infectiousness of semen of patients with late syphilis. An experimental study. Amer. J. Syph. **22**, 401 (1938). — Kerl, W.: Persönliche Mitteilungen und Vorlesungen über Haut- und Geschlechtskrankheiten. (Unveröffentlicht.) — Die angeborene Syphilis. In Arzt-Zieler, Die Haut- und Geschlechtskrankheiten. Berlin u. Wien: Urban & Schwarzenberg 1934. — Kertész, G.: Beweiskräftige fortlaufende Versuche über die Infizierungsfähigkeit des Sperma von latenten Syphilitikern. Gyógyászat **1929 II**, 132. Ref. Zbl. Haut- u. Geschl.-Kr. **33**, 191 (1930). — Indikationen für Spermauntersuchung bei symptomlosen luetischen Individuen. Gyógyászat **1929 II**, 629. Ref. Zbl. Haut- u. Geschl.-Kr. **32**, 248 (1930). — Über die Indikationen des Inokulationsversuches mit luetischem Sperma. Byorgyógy. vener. Szle 8, 145 (1930). Ref. Zbl. Haut- u. Geschl.-Kr. **36**, 365 (1931). — Latent lues. II. Further experimental proof of the infectivity of the spermatic fluid in latent syphilis. III. The indications for the examination of the spermatic fluid of symptom-free luetic individuals. Med. J. Rec. **132**, 136 (1930). — Concerning the possibility of infection of latent lues, as provided by the demonstration of the spirochaeta pallida in special cases. Med. J. Rec. **131**, 472 (1930). — Theoretische Begründung der Infizierfähigkeit von inokuliertem Sperma aus latent-syphilitischen Individuen in Zusammenhang mit einer erfolgreichen Inokulation. Gyógyászat **1931 I**, 156. Ref. Zbl. Haut- u. Geschl.-Kr. **38**, 380 (1931). — A new method of inoculation to prove the infectivity of the semen in latent syphilis. Brit. J. Derm. **43**, 588 (1931). — Über die Inokulation von in verschiedenen Stadien der Syphilis entnommenen Punktionsflüssigkeiten. Verh. 9. Internat. Kongr. Dermat. 1, 767 (1935). — A note on the demonstration of spirochaetae pallidae in histological sections of the inoculated rabbit eye. Urol. cutan. Rev. **40**, 97 (1936). — Kertész, G., u. V. Goldner: Inokulationsversuche am Kaninchenauge bei Lues latens. Ungar. Dermat. Ges. Budapest 8. IV. 1932. Ref. Zbl. Haut- u. Geschl.-Kr. **42**, 296 (1932). — Successful inoculations of the semen of latent syphilitic patients. Brit. J. Derm. **44**, 283 (1932). — Kimura, O.: Über die pathologische Anatomie der Spirochätosen beim Menschen mit besonderer Berücksichtigung der Menschensyphilis. Jap. J. Derm. **42**, 93 (1937). Ref. Zbl. Haut- u. Geschl.-Kr. **58**, 571 (1938). — Kitchevatz, M.: Contamination syphilitique professionelle sur le cadavre. Bull. Soc. franç. Derm. Syph. **37**, 484 (1930). — Kočetov, V.: Zur Kasuistik des multiplen primären Syphiloms. [Russisch.] Kazan. med. Ž. **29**, 470 (1933). Ref. Zbl. Haut- u. Geschl.-Kr. **46**, 617 (1933). — Kolmer, J. A.: Serologic reactions and immunity in relation to infection and treatment of syphilis. Amer. J. Syph. **22**, 426 (1938). — Krantz, W.: Zur Frage des Nachweises einer frischen Luesinfektion. Münch. med. Wschr. **1930 II**, 2074. — Kuhns, J. G., and Th. Feldman: The relationship of syphilis to chronic arthritis. Urol. cutan. Rev. **44**, 632 (1940).

Laba, R.: Spätsyphilis des reticuloendothelialen Systems. (Leber und Milz.) Lek. wojsk. **32**, 32, 44 (1938). Ref. Zbl. Haut- u. Geschl.-Kr. **60**, 693 (1938). — Lacassagne, J., et J. Charpy: Chancre syphilitique du vagin. Bull. Soc. franç. Derm. Syph. **39**, 80 (1932). — Lakaye, R.: Sur la fréquence du chancre syphilitique du vagin. Ann. Mal. vénér. **26**, 655 (1931). — Langer, E.: Lues maligna. Berliner Dermat. Ges. 10. V. 1932. Ref. Zbl. Haut- u. Geschl.-Kr. **42**, 37 (1932). — Lazarovits, L., u. Székely: Conjugale Syphilis. Verh. 9. Internat. Dermat. 1, 780 (1935). — Lebeuf, F., J. Rougier et D. Popovitch: Chancres syphilitiques bipolaires. Bull. Soc. franç. Derm. Syph. **39**, 808 (1932). — Lemierre, A.: La syphilis fébrile dans un service de maladies contagieuses. Schweiz. med. Wschr. **1940 I**, 549. — Lenartowicz, J.: Untersuchungen über experimentelle Syphilis. I. Teil. Bull. int. Acad. pol. Sci., Cl. Méd. **4**, 63 (1930). Ref. Zbl. Haut- u. Geschl.-Kr. **38**, 817 (1931). — Lépinay, Decrop et Rollier: Evolution et prognostic de la syphilis de l'indigène marocain. Bull. Soc. franç. Derm. Syph. 135 (1951). — Lépinay, E., et J. Lafforet: Recherches sur la vitalité du tréponème dans la cavité vaginale de la femme. Bull. Soc. franç. Derm. Syph. **40**, 435 (1933). — Levaditi, C., R. Schoen, Y. Manin et A. Vaisman: Présence de treponema pallidum dans l'utérus des souris contaminées de syphilis. C. R. Soc. Biol. (Paris) **114**, 687

(1933). — LEVADITI, C., et A. VAISMAN: Conservation du treponema pallidum dans la cavité vaginale des femmes, anciennes syphilitiques. Bull. Soc. franç. Derm. Syph. 40, 429 (1933). — LEVADITI, C., A. VAISMAN et R. SCHOEN: Affinité tissulaire du treponema pallidum. C. R. Soc. Biol. (Paris) 144, 883 (1933). — LICHTWITZ: Über Lues interna maligna. Berliner Dermat. Ges. 14. VI. 1932. Ref. Zbl. Haut- u. Geschl.-Kr. 42, 564 (1932). — LINDEMAYR, W.: Über das Vorkommen von Spirochaeta pallida im Cervicalsekret. Klin. Med. 4, 339 (1949). — LOEB, H.: Syphilis gravis. 57. Tagg Ver.igg Südwestdtsch. Dermatologen, Mannheim 5. u. 6. III. 1932. Ref. Zbl. Haut- u. Geschl.-Kr. 41, 550 (1932). — LÖHE, H.: Zit. S. 198 in ARZT-ZIELER, Die Haut- und Geschlechtskrankheiten, Bd. IV. Wien: Urban & Schwarzenberg 1945. — LONG-HIN, S., u. T. BUCŞA: Frühzeitige Knochensyphilis. Rev. San. milit. (Bucureşti) 40, 261 (1941). Ref. Zbl. Haut- u. Geschl.-Kr. 67, 559 (1941). — LOUSTE, et B. GRIFFITHS: Syphilis maligne précoce. Bull. Soc. franç. Derm. Syph. 39, 559 (1932). MAGNUSON, H. J., E. W. THOMAS, S. OLANSKY, B. I. KAPLAN, L. DE MELLO and I. C. CUTLER: Inoculations-syphilis in human volunteers. Medicin (Baltimore) 35, 33 (1956). Zit. nach H. DICKEL, Über experimentelle Syphilis-Inokulation auf Menschen. Med. Klin. 51, 2017 (1956). — MAGNUSON, H. J., H. EAGLE, and R. FLEISCHMAN: The minimal infections inoculum of spirochaeta pallida (Nicholsstrain) and a consideration of its rate of multiplication in vivo. Amer. J. Syph. 32, 1 (1948). — MAHN, G.: Zur Frage der primären Lues. Z. Haut- u. Geschl.-Kr. 6, 61 (1949). — MALBRÁN, C. F.: Localización del chancro sifilítico en el hombre. Estudio sobre 817 chancro observados en la Cátedra de Clinica Dermatosifilográfico de la Facultad de Ciencias Médicas de Buenos Aires. Rev. argent. Dermatosif. 35, 246 (1951). Ref. Zbl. Haut- u. Geschl.-Kr. 83, 220 (1953). — MARINESCO, G., O. SAGER et D. GRIGO-RESCO: Considérations sur la pathogénie de la neuro-syphilis et ses rapports avec la biologie de la spirochaeta pallida. Rev. neurol. 37 (I), 81 (1930). — MARKUS, L., K. MOSKWIN u. B. GEFT: Beiträge zum Studium der Hautreaktivität bei Syphilis. Sovet. Vestn. Venerol. i Derm. 3, 605 (1934). Ref. Zbl. Haut- u. Geschl.-Kr. 49, 624 (1934). — MAZZANTI, C.: Sindrome die eritemo nodoso in una donna con manifestazioni di sifilide recente in atto. Dermosifilografo 8, 505 (1933). — MERENLENDER, J., et E. WAJSBERG: Sur l'étiologie de la syphilis maligne (basé sur les donnés statistiques du service, pendant les 15 dernières années). Acta derm.-venereol. (Stockh.) 18, 173 (1937). — MERKLEN, F.-K., et R. WATTEBLED: Coexistence de syphilides ecthymatiformes et de roséole. Bull. Soc. franç. Derm. Syph. 58, 14 (1951). — MILIAN, G.: Syphilis maligne précoce. Manifestations ulcéreuses ultérieures. Rev. franç. Derm. 6, 266 (1930). — Syphilis maligne précoce. Rev. franç. Derm. 6, 336 (1930). — La Syphilis latente. Rev. franç. Derm. 6, 453 (1930). — Syphilis „à génie ulcéreux" gomme syphilitique térebrante de l'aile du nez. Rev. franç. Derm. 8, 420 (1932). — Herpès et syphilis. Rev. franç. Derm. 12, 3 (1936). — La syphilide herpétiforme. Paris méd. 1937 I, 225. — syphilis occulte. Rev. franç. Derm. 13, 259 (1937). — Les stigmatas de la syphilis occulte. Bull. Acad. Méd. (Paris), III. s. 125, 136 (1941). — MILIAN, G., et G. GARNIER: Syphilide dont la pseudorésistance au traitement avait fait méconnaitre le diagnostic. Bull. Soc. franç. Derm. Syph. 43, 1611 (1936). — MONTANARO, E.: Su un caso di sifilide cosidetta maligna. Dermosifilografo 13, 361 (1938). — MONTESANO, V.: Sui sifilomi iniziali molteplici. Policlinico, Sez. prat. 1942, 273, 279. Ref. Zbl. Haut- u. Geschl.-Kr. 69, 39 (1943). — MORALES, J. M.: Syphilis des Collum uteri. Obstet. Ginec. lat.-amer. 8, 330 (1950). Ref. Zbl. Haut- u. Geschl.-Kr. 78, 87 (1952). — MÜLLER, E. F., u. E. DELBANCO: Über die Entstehung der sekundären luischen Exantheme. Arch. Derm. Syph. (Berl.) 161, 595 (1930). — MÜLLER, L.: Ein Beitrag zur Infektiosität der Lues latens. Dtsch. Gesundh.-Wes. 1949, 789. NAEGELI: Syphilisübertragung durch Tertiärprodukte. Schweiz. Dermat. Ges. Neu-châtel, 26./27. IX. 1931. Ref. Zbl. Haut- u. Geschl.-Kr. 44, 524 (1933). — NAGELL, H.: Kasuistischer Beitrag zur Diagnose der Lues. Med. Welt 1938, 1710. — NEUMANN: Lues papulo-ulcerosa (Lues maligna). Frankfurter Dermat. Ver.igg 27. XI. 1934. Ref. Zbl. Haut- u. Geschl.-Kr. 50, 286 (1935). — NICOLAS, J., F. LEBEUF et P. MICHEL: Syphilis maligne cutanéo-muqueuse fébrile. Bull. Soc. franç. Derm. Syph. 37, 321 (1930). — NICOLAU, S.: Syphilitische Autosuperinfektion mit Ausgangspunkt von einer Lymphdrüse. Rumän. Dermat. Ges. Bukarest 26. II. 1938. Ref. Zbl. Haut- u. Geschl.-Kr. 60, 289 (1938). — NIMPFER, TH.: Lues recidivans nach Chancre cephalique mit positivem Liquor und Neuro-rezidiv. Öst. Dermat. Ges. Wien 8. XI. 1934. Ref. Zbl. Haut- u. Geschl.-Kr. 50, 549 (1935). — NINOMIYA, S.: Ein Fall von maligner Syphilis mit schweren Mundschleimhautsymptomen. Lues (Kyoto) 10, 50 (1933). Ref. Zbl. Haut- u. Geschl.-Kr. 48, 185 (1934). — NOBIS, L.: Über syphilitische Primäraffekte von Portio und Vagina. Z. Haut- u. Geschl.-Kr. 5, 430 (1948). — NOTO, P.: Su di un caso di balanite specifica sifilitica di Follmann equivalente di sifiloma. G. ital. Derm. Sif. 88, 633 (1947). OPPENHEIM: Ulceröse Syphilis mit teilweise corymbiformer Anordnung. Wiener Dermat. Ges. 22. VI. 1933. Ref. Zbl. Haut- u. Geschl.-Kr. 46, 413 (1933). — OROL, A., CEFERINO u. M. A. MAZZINI: Luetische Primäraffekte am Finger, außergeschlechtlicher Herkunft. Sem. méd. (B. Aires) 1933 I, 2124. Ref. Zbl. Haut- u. Geschl.-Kr. 46, 500 (1933). — ORPHA-

NIDÈS, É.: Danger et méfaits de la syphilis latente. Verh. 9. Internat. Kongr. Dermat. 2, 907 (1936). — OSIPJANC, N.: Professionelle Syphilis der Ärzte. [Russisch.] Venerol. 8, 34 (1931). Ref. Zbl. Haut- u. Geschl.-Kr. 42, 141 (1932). — OZSGYÁNYI, A.: 4 Fälle extragenitaler Primäraffekte. Ungar. Dermat. Ges. 9. XI. 1934. Ref. Zbl. Haut- u. Geschl.-Kr. 50, 555 (1935).

PAGES, F., u. J. L. FREYRIA: Le problème des balanites syphilitiques. Presse méd. 61, 665 (1953). — PAILHERET, FERRIEU et DAULEUX: Balanite de Follmann. Bull. Soc. franç. Derm. Syph. 60, 401 (1953). — PAIS: Ann. ital. Derm. Sif. 28, 1948. Zit. nach F. WORTMANN, Syphilis. Sammelreferat. Dermatologica (Basel) 99, 252 (1949). — PARISER, H.: Studies of the transmissibility of syphilis. The infectiousness of the vaginal secretions and menstrual blood of syphilitic women. Amer. J. Syph. 25, 339 (1941). — Diss. Philadelphia 1940. — PAROUNAGIAN, M. B.: Multiple chancres. Arch. Derm. Syph. (Chicago) 22, 547 (1930). — PARSONNET, A. E., and A. BERNSTEIN: Syphilitic aortitis. Its early recognition. Urol. cutan. Rev. 44, 499 (1940). — PASINI, A.: 8. Internat. Kongr. Dermat. Kopenhagen 5./9. VIII. 1930. Ref. Zbl. Haut- u. Geschl.-Kr. 37, 669 (1931). — Roseola paradossa bianca. Boll. Sez. region. Soc. ital. Derm. Nr 2, 137 (1935). — Roseola paradossa bianca. G. ital. Derm. 76, 9 (1935). — PEREIRO, M., u. P. C. CUESTA: Primäraffekt der Vagina. Ecos esp. Derm. 8, 301 (1932). Ref. Zbl. Haut- u. Geschl.-Kr. 42, 251 (1932). — PÉRIN, L., et A. BARBIER: Un nouveau cas de contagion de la syphilis pendant la période d'inoculation du chancre. Bull. Soc. franç. Derm. Syph. 44, 429 (1937). — PERPIGNANO, G.: La sifilide extragenitale. Rif. med. 1937, 299. — PEYRI: 8. Internat. Kongr. Dermat. Kopenhagen 5./9. VIII. 1930. Ref. Zbl. Haut- u. Geschl.-Kr. 37, 669 (1931). — PFISTER, R.: Herdförmige Aufhellungen der Schädelknochen bei Frühsyphilis. Arch. Derm. Syph. (Berl.) 193, 143 (1951). — PINARD, M., et CH. DEBRAY: Chancres multiples de la main. Rev. franç. Derm. 10, 538 (1934). — PINARD, M., MOUQUIN, CORBILLON et J. LEVADITI: Chancre syphilitique de la plante du pied chez une fillette de trois ans. Bull. Soc. franç. Derm. Syph. 38, 34 (1931). — PINSAN, J.-R.: La coelialgie syphilitique n'est-elle qu'une pancréatite méconnue? Arch. Mal. Appar. dig. 29, 187 (1939). — PLAUT, F.: Dient die Haut als Bildungsstätte für Antikörper gegen Syphilisspirochäten? Klin. Wschr. 1931 I, 1175. — PONS LEZICA, A.: Der Luetiker überträgt seine Lues im Stadium der Entwicklung. Sem. méd. (B. Aires) 1936 II, 1229. Ref. Zbl. Haut- u. Geschl.-Kr. 56, 64 (1937). — Tertiäre Lues bei Ehegatten und ihren Kindern. Sem. méd. (B. Aires) 1937 I, 924. Ref. Zbl. Haut- u. Geschl.-Kr. 58, 132 (1938). — PORTILLA, F. DE LA: Die symptomatische Reaktion der Lues bei Verelendeten. Act. dermo-sifiliogr. (Madr.) 29, 276 (1938). — PROUST, DARCISSAC et HENNION: Chancre de la gencive. Bull. Soc. nat. Chir. (Paris) 58, 1219 (1932). — PUIG SOLANES, M.: Ein Fall von Lidschanker bei einem Kinde, von dem gleichzeitig 2 Geschwister eine extragenital erworbene Lues hatten. An. Soc. mex. Oftal. 12, 97 (1938). Ref. Zbl. Haut- u. Geschl.-Kr. 60, 564 (1938). — PUTKONEN, T.: Risk of infection, incubation period, and first clinical signs in syphilis. A study of female contacts of men with primary syphilis. Acta derm.-venereol. (Stockh.) 31, 605 (1951).

QUIROGA, M. I., u. L. JACHESKY: Luetischer Schanker der Wangenschleimhaut. Rev. argent. Dermatosif. 19, 409 (1935). Ref. Zbl. Haut- u. Geschl.-Kr. 54, 360 (1937).

RABUT, et RAMAKERS: Chancre syphilitique du vagin. Bull. Soc. franç. Derm. Syph. 55, 196 (1948). — RAMAZZOTTI, V.: Raccolta di sifilomi iniziali a sede extragenitale. Boll. Special. med.-chir. 5, 99 (1931). Ref. Zbl. Haut- u. Geschl.-Kr. 39, 224 (1932). — Raccolta di sifilomi iniziali a sede extragenitale. Boll. Sez. region. Soc. ital. Derm. H. 4, 259 (1931). Ref. Zbl. Haut- u. Geschl.-Kr. 39, 817 (1932). — RAMOS E SILVA, J.: Primäre extragenitale Syphilis. An. brasil. Derm. 9, 5 (1934). Ref. Zbl. Haut- u. Geschl.-Kr. 50, 552 (1935). — RICHTER, R.: Extragenitale luische Vielinfektion. Med. Klin. 1948, 65. — 3 Primäraffekte der Vagina bei multiplen Primäraffekten des äußeren Genitale. Z. Haut- u. Geschl.-Kr. 4, 279 (1948). — RICHTER, W.: Lues maligna. Berliner Dermat. Ges. 13. I. 1931. Ref. Zbl. Haut- u. Geschl.-Kr. 37, 314 (1931). — RILLE, H. W.: Über seltene Lokalisationen des syphilitischen Primäraffektes am Stamme. Derm. Wschr. 1931 I, 109. — Über distanzierte syphilitische Primäraffekte. Ein neuer Gesichtspunkt zur Frage der Prognose der Syphilis. Wien. klin. Wschr. 1947, 273. — ROSS, A. O. F.: Transmission of syphilis. Brit. med. J. 1948 No 4553, 691. — ROUSSET, J.: Un cas de chancre au passage. Bull. Soc. franç. Derm. Syph. 62, 75 (1955).

SÁINZ DE AJA, E. A.: Die sekundäre Periode der Syphilis. Act. dermo-sifiliogr. (Madr.) 23, 531 (1931). — SAITO, K.: Über die sogenannte Syphilis insontium in Japan. Jap. J. Derm. 37, 70, 291 (1935). Ref. Zbl. Haut- u. Geschl.-Kr. 51, 443 (1935). — SANCHO, A., u. R. ESTEVEZ: Luetischer Schanker der Ohrmuschel. Act. dermo-sifiliogr. (Madr.) 32, 783 (1941). — SANZ, B.: Harter Schanker von anormaler Morphologie. Act. dermo-sifiliogr. (Madr.) 23, 647 (1931). — SAUNDERS, G. M.: Spirochetes in the brain in general paresis in Jamaica. Amer. J. Syph. 22, 503 (1938). — SCHÄDLER, H. O.: Frühtertiäre luische multiple Hautulcerationen. Klin. Demonstrationsabend Mannheimer u. Ludwigshafener Dermatol. 10. IV. 1935. Ref. Zbl. Haut- u. Geschl.-Kr. 51, 398 (1935). — SCHLESINGER, H.: Die Syphilis des

Bewegungsapparates. In ARZT-ZIELER, Die Haut- und Geschlechtskrankheiten, Bd. IV. Berlin u. Wien: Urban & Schwarzenberg 1934. — SCHOCH, u. E. STERN: Beobachtung von Spezifiko- (bzw. Therapie-) Resistenz bei Partnern mit übereinstimmendem, für Therapie refraktärem Verhalten und analogen typischen Sekundärlesionen (psoriasiformes, sukkulentes, gyriertes Exanthem). Schweiz. med. Wschr. 1933 II, 757. — SCHUHMACHER, C.: Über Serumreaktionen bei der experimentellen Kaninchensyphilis und deren Abhängigkeit vom Sitz der klinischen Erscheinungen. Arch. Derm. Syph. (Berl.) 165, 1 (1932). — SCHULMANN: 8. Internat. Kongr. Dermat. Kopenhagen 5./9. VIII. 1930. Ref. Zbl. Haut- u. Geschl.-Kr. 37, 669 (1931). — SCHULMANN, E.: Études cliniques de syphiligraphie. Préface de A. SÉZARY. Paris: Masson & Cie. 1932. — SCHWARZKOPF, A.: Über extragenitale Primäraffekte. Arch. Derm. Syph. (Berl.) 162, 189 (1930). — SCOMAZZONI, T.: Sifilide maligna emorragica. Considerazioni sulla patogenesi. G. ital. Derm. Sif. 71, 726 (1930). — SEIBERT, O.: Lues latens inveterata. Arch. Derm. Syph. (Berl.) 181, 212 (1940). — SERRA, G.: Considerazioni statistische in tema di sifiloma extragenitale. Dermosifilografo 8, 129 (1933). — SERRI, F.: Jaluronidase (mesomucinasi) e sifilide sperimentale. Azione della jaluronidase sulla velocità di dispersione dei treponemi nel coniglio. Dermosifilografo 25, Suppl., 766 (1951). — SÉZARY, A., et J. GRISLAINS: Le chancre syphilitique causalgique. Ann. Derm. Syph., VIII. s. 2, 472 (1942). — SÉZARY, R., et G. LEVY: Contamination syphilitique pendant l'incubation di chancre. Bull. Soc. franç. Derm. Syph. 37, 1188 (1930). — SIBIRANI, M.: Rilievi istologici ed osservazioni cliniche su alcuni casi di sifilide rupioide. Arch. ital. Derm. 17, 69 (1941). — SIÉNKO, K.: Lues maligna. Dermat. Ver.igg am Lazaruskrankenhaus Warschau 25. IV. 1931. Ref. Zbl. Haut- u. Geschl.-Kr. 44, 267 (1933). — SOETOPO: Beiträge zur Klinik und Therapie der malignen Syphilis. Geneesk. T. Ned.-Ind. 1938, 1353. Ref. Zbl. Haut- u. Geschl.-Kr. 60, 346 (1938). — SPERANSKY, A. D.: Grundlagen der Theorie der Medizin. Berlin: Dr. Werner Saenger 1950. — SQUIRES, J. B., and A. L. WEINER: Osteitis in early syphilis. Report of a case. Arch. Derm. Syph. (Berl.) 39, 830 (1939). — STAMOWA, L.: Die Histopathologie der Kaninchenhaut bei symptomloser Disseminierung der Spirochaeta pallida. Sovet. Vestn. Venerol. i Derm. 4, 590 (1935). Ref. Zbl. Haut- u. Geschl.-Kr. 52, 251 (1936). — STEIGER, H. P., and J. EDEIKEN: Electrocardiographic changes in early syphilis. Amer. Heart J. 34, 674 (1947). — STEINER, G.: Morphologic appearances of spirocheatal reproduction in tissues. Arch. Path. Syph. (Chicago) 29, 189 (1940). — STERZI, G.: Vie di diffusione del virus sifilitico nel topolino bianco. Atti Soc. med.-chir. Padova, II. s. 16, 340 (1938). — STRÄUSSLER, E.: Zur Lehre von der Neurolues. (Nomenklatur, Stadieneinteilung, Specifität.) Wien. klin. Wschr. 1934, 1249. — STREITMANN, B.: Syphilis gravis. Öst. Dermat. Ges. 14. I. 1937. Ref. Zbl. Haut- u. Geschl.-Kr. 57, 13 (1938). — STÜHMER, A.: Die Rolle der Allergie im Ablauf der Syphilis. Verh. 9. Internat. Kongr. Dermat. 2, 125 (1936).

TAKAHASI, H.: Beiträge zur histopathologischen Untersuchung der experimentellen Syphilis und Framboesie bei Kaninchen. II. Mitt. Orchitis und Initialsklerose der Rückenhaut sowie des Hodensackes. Jap. J. exp. Med. 15, 401 (1937). Ref. Zbl. Haut- u. Geschl.-Kr. 60, 559 (1938). — TAMPONI, M.: Sifilomi dei genitali della donna a sede non frequente. Studi sassar. 11, 787 (1933). — Caso di contagio luetico da donna indenne da manifestazioni specifiche e con reazioni sierologiche negative. Dermosifilografo 9, 504 (1934). — TEICHMANNOVÁ, V.: Über die extragenitalen Syphilisinfektionen. Čsl. Derm. 17, 45 (1937). — Ref. Zbl. Haut- u. Geschl.-Kr. 57, 295 (1938). — TENCHIO, F.: Casi di lue extragenitale. Dermatologica (Basel) 99, 303 (1949). — THIBAUT, D., et BOISLAMBERT: Syphilis primaire bipolaire. Bull. Soc. franç. Derm. Syph. 55, 372 (1949). — THOMPSON, R. G., and R. H. PRESTON: Lesions of the skull in secondary syphilis. Amer. J. Syph. 36, 332 (1952). — TIRLEA, P., A. MAIOR u. N. BUTEANU: Contributii la studiul balanitei sifilitice primare Follmann. Derm.-Vener. (București) 3, 165 (1958). — TORCHI, M.: Rilievi clinico-statistici sui sifilomi extragenitali. Arch. ital. Derm. 24, 137 (1951). — TORRES ORDAX, J.: Lues innocentium. Med. ibera 1930 II, 529. Ref. Zbl. Haut- u. Geschl.-Kr. 36, 650 (1931). — TOURAINE, A., et G. H. HARLEZ: Balanite syphilitique primaire de Follmann. Bull. Soc. franç. Derm. Syph. 55, 147 (1948). — TOURAINE, A., E. LORTAT-JACOB et CH. RIBADEAU-DUMAS: Acidité des muqueuses génitales. Bull. Soc. franç. Derm. Syph. 40, 541 (1933). — TUCKER, H. A., and I. L. MULHERIN: Extragenital chancres. A survey of 219 cases. Amer. J. Syph. 32, 345 (1948). — TZANCK, A., et M. CORD: Syphilis normal insuffisamment traitée rechute sous forme de syphilis maligne précoce. Bull. Soc. franç. Derm. Syph. 40, 425 (1933).

UEDA, T.: Fall von maligner Syphilis, aus einem extragenitalen Schanker hervorgegangen. Jap. J. Derm. 39, 74 (1936). Ref. Zbl. Haut- u. Geschl.-Kr. 54, 203 (1937).

VAISMAN, A.: Le liquide céphalorachidien des paralytiques généraux est-il virulent? C. R. Soc. Biol. (Paris) 124, 115 (1937). — VAKANOFF, B., u. P. POPCHRISTOFF: Lues maligna. Bulgar. Dermat. Ges. Sofia 14. IV. 1938. Ref. Zbl. Haut- u. Geschl.-Kr. 60, 293 (1938). — VIALLE, J., LE COCQ et RONCHÈSE: Chancre mixte de l'amygdale. Arch. int. Laryng., N. s. 9, 512 (1930). — VILANOVA, X.: Abnorme klinische Formen des luetischen Schankers bei seinem Erscheinen. Der herpesartige luetische Schanker oder luetisch-herpetisch gemischter Schanker. Act. dermo-sifiliogr. (Madr.) **28**, 343 (1936). — Abnorme klinische Formen des luischen Schankers im Augenblick seines Auftretens: Der herpetoide Schanker oder der gemischte herpetisch-luische Schanker. Act. dermo-sifiliogr. (Madr.) **28**, 482 (1936). — Während der Inkubationsperiode des Schankers übertragene Syphilis. Beitrag zum Studium der initialen Formen des luetischen Schankers. Act. dermo-sifiliogr. (Madr.) **28**, 658 (1936). WAINTRAUB, L. C.: Considérations sur le chancre syphilitique d'incubation prolongée. Ann. Mal. vénér. **29**, 98 (1934). — Les signes majeurs et les signes mineurs de la syphilis acquise. Syphilis pauci-symptomatique et syphilis fruste. Paris méd. **1937** I, 181. — WARTHIN, A. S.: Die Organveränderungen bei der latenten Syphilis. Sth. med. J. (Bgham, Ala.) **24**, 273 (1931). — WEIDMAN, F. D.: Multiple chancres (on the lips and the genitalia). Arch. Derm. Syph. (Chicago) **28**, 302 (1933). — WENDT: Lues recens (multiple Sklerosen auf Genitalherpes). Verh. Dermat. Ges. Stockh. 8. I. 1930. Ref. Zbl. Haut- u. Geschl.-Kr. **35**, 60 (1931). — WIEDMANN, A.: Lues II mit septischem Zustandsbild. Wiener Dermat. Ges. 19. I. 1933. Ref. Zbl. Haut- u. Geschl.-Kr. **45**, 147 (1933). — WIGODTCHIKOFF, G. W., et M. GOUDÉLISS: Sur la contagiosité du sperme des syphilitiques. Étude expérimentale. Acta derm.-venereol. (Stockh.) **12**, 277 (1931). — WILDE, H.: Über das Vorkommen von Spirochäten in der Vorsteherdrüse. (Mitteilung weiterer Ergebnisse systematischer Untersuchungen von Prostatasekreten im Dunkelfeld.) Z. Haut- u. Geschl.-Kr. **6**, 227 (1949). — Über das Vorkommen von Spirochäten in der Prostata. Dermat. Tagg Hamburg 24.—26. IX. 1948. Ref. Zbl. Haut- u. Geschl.-Kr. **73**, 174 (1949). — WILE, U. J., L. WIEDER and A. S. WARTHIN: Malignant syphilis. With a new explanation of the pathology of the cutaneous lesions. Amer. J. Syph. **14**, 1 (1930). — WILLENTSCHUK, A.: Weitere Untersuchungen über die Pathologie der Syphilis. (Veränderungen innerer Organe in den Frühstadien der Syphilis beim Menschen.) Arch. Derm. Syph. (Berl.) **168**, 215 (1933).

B. Die Generalisierung des Erregers in bezug auf Pathogenese und Verlauf der Syphilis des Zentralnervensystems

ALBRICH, K.: Die Beziehungen der Spätlues zur Augenheilkunde. Orvosképzés **26**, 398 (1936). Ref. Zbl. Haut- u. Geschl.-Kr. **55**, 390 (1937). — ARZT, L., u. H. FUHS: Liquor- und klinische Nervenveränderungen bei tertiärer Haut- (Schleimhaut-) Lues und ihre Beurteilung hinsichtlich Prognose und Therapie. Arch. Derm. Syph. (Berl.) **163**, 164 (1931). — Liquor und tertiäre Haut- (Schleimhaut-) Lues. Arch. Derm. **166**, 427 (1932). — Zum Problem Liquor und tertiäre Haut- (Schleimhaut-) Lues. (An der derzeitig größten Zahl einschlägiger Fälle.) Verh. 9. Internat. Kongr. Dermat. **2**, 877 (1936).

BEHR, C.: Syphilis und Sehnerv. Med. Welt **1938**, 1515. — BELETZKIJ, V.: Morphologische Analyse der Funktion der Zellen des Reticuloendothels des zentralen Nervensystems bei progressiver Paralyse. Sovet. Psychonevr. **9**, Nr 4, 47 (1933). Ref. Zbl. Haut- u. Geschl.-Kr. **48**, 70 (1934). — BERDE, K.: Die Wege der antisyphilitischen Wirkung. Orv. Hetil. **1932**, 177. Ref. Zbl. Haut- u. Geschl.-Kr. **42**, 534 (1932). — BERINGER, K.: Die deutschrussische Syphilisexpedition in der Burjato-Mongolei und ihre Bedeutung für die Frage der Metaluespathogenese. Nervenarzt **7**, 217 (1934). — BERNARD, R., et CALLEWAERT: Syphilis retardée éclose après plus de deux ans. Ann. Mal. vénér. **26**, 104 (1931). — BINKLEY, G.W.: Syphilitic amyotrophy. Arch. Derm. Syph. (Chicago) **34**, 1082 (1936). — BODE: Gleichzeitiges Vorkommen von sarkoid-artiger Lues III und unbehandelter juveniler Paralyse bei Lues congenita. Schlesische Dermat. Ges. Breslau 10. XI. 1937. Ref. Zbl. Haut- u. Geschl.-Kr. **58**, 411 (1938). — BÖDECKER, H.: Gleichzeitiges Vorkommen von Lues gummosa und Neurolues. Dtsch. Gesundh.-Wes. **1949**, 1045. — BONETAZZO, G.: Sifilide gommosa in corso di tabe. Boll. Soc. region. Soc. ital. Derm. Nr 2, 284 (1937). — BORREGUERO, A.D.: Ein atypischer Fall von Paralyse mit miliaren Gummen. Archivos Neurobiol. **13**, 709 (1933). — BRUETSCH, W.L., and M.A. BAHR: Syphilitic epilepsy. Amer. J. Syph. **21**, 255 (1937). — BYKOVSKY, D., S. KOROL et L. CZERNY: Lésion du système nerveux dans la syphilis récente. Ann. Mal. vénér. **31**, 1 (1936).

CARDONA, F.: É variato il quadro istopatologico della paralisi progressiva? Riv. Pat. nerv. ment. **51**, 467 (1938).

D'ARRIGO, M.: Manifestazioni di sifilide terziaria risvegliate in seguito alla malarioterapia in una demente paralitica. Osped. psichiat. **1**, 68 (1933). — DUJARDIN, B.: Diagnostic précoce et pathogénie des syphilis acquises et héréditaires. Ann. Mal. vénér. **27**, 259 (1932). — Essai de pathogénie de la parasyphilis. Bull. Soc. franç. Derm. Syph. **43**, 481 (1936).

GASTINEL, P., et R. PULVÉNIS: A propos de l'inoculation du virus syphilitique dans les ganglions lymphatiques. C. R. Soc. Biol. (Paris) **114**, 1077 (1933). — GOUGEROT, H.: Les nouvelles formes de syphilis nerveuse. Arch. derm.-syph. (Paris) **9**, 133 (1937). — GOUGEROT, H., et S. BOULE: Défense cutanée du syphilitique négativation Bordet-Wassermann chez une syphilitique secondaire après érythème dû aux rayons ultra-violets. Ann. Mal. vénér. **29**, 746 (1934). — GREGORIO Y GARCIA-SERRANO, E. DE: Die Hautallergie bei Lues. Act.

dermo-sifiliogr. (Madr.) **24**, 262 (1932). — GUIRAUD, P., et M. CARON: Manifestations syphilitiques tertiaires chez les paralytiques généraux impaludés. Ann. méd.-psychol. **89** (I), 155 (1931). — GUSZMAN, J.: Konstitution und Syphilis. Jahresverslg Ungar. Derm. Ges. Budapest 5./6. VI. 1936. Ref. Zbl. Haut- u. Geschl.-Kr. **55**, 417 (1937).

HARRIS, S., E. H. TOMPKINS, H. J. MORGAN and R. S. CUNNINGHAM: Amer. J. Syph. **18**, 333 (1934). — HOFBAUER: Hautgummen nach Malariabehandlung. Wiener Dermat. Ges. Fachgr. der Wien. Med. Ges. 6. VI. 1942. Ref. Zbl. Haut- u. Geschl.-Kr. **70**, 436 (1943). — HOFFMANN, E.: Späte Neurolues. (Taboparalyse nach unvollkommener Quecksilber- und Altsalvarsanbehandlung. 28jährige Beobachtung.) Derm. Z. **77**, 94 (1938). — Über die Bedeutung erbbiologischer und allotropischer Begriffe für die Patho- und Nosogenetik der Syphilis. Arch. Derm. Syph. (Berl.) **186**, 250 (1947).

ICAZA, M. J.: Augenlues und Untersuchung des Auges bei Nervenlues sowie Behandlung beider. An. Soc. mex. Oftal. **11**, 267 (1937). Ref. Zbl. Haut- u. Geschl.-Kr. **58**, 387 (1938). — IGERSHEIMER, J.: Atrophy of the optic nerve in tabes and dementia paralytica. Arch. Ophthal. Syph. (Chicago) **42**, 170 (1949).

JAHNEL, F.: Ätiopathogenetische Fragestellungen bei Neurosyphilis. Archivos Neurobiol. **15**, 541 (1935).

KALAMKARJAN, A. A.: Erfahrungen aus der Arbeit der ostkazachstanischen dermato-venerologischen Expedition. Vestn. Venerol. 1952, H. 6, 45. Ref. Zbl. Haut- u. Geschl.-Kr. **86**, 2 (1953). — KAPLOUNE, M. S.: Rôle du système lymphatique dans la pathologie de la syphilis. Vestn. Venerol. i Derm. Nr 12, 32 (1939). Ref. Zbl. Haut- u. Geschl.-Kr. **65**, 111 (1940). — KEMP, J. E., and W. C. MENNINGER: The influence of inadequate treatment of early syphilis on the incidence and incubation period of neurosyphilis. Bull. Johns Hopk. Hosp. **58**, 24 (1936). — KOCH, F.: Beiträge zum Studium der Immunitätsvorgänge bei der symptomlosen Syphilisinfektion der weißen Maus. Derm. Z. **65**, 24 (1932). — KRISTANOV, Z., u. B. REVZIN: Die aktive tertiäre Syphilis bei Männern und Frauen nach den Angaben der stationären Abteilung des staatlichen venerologischen Institutes in Moskau. Sovet. Vestn. Venerol. i Derm. 1, Nr 7, 1 (1932). Ref. Zbl. Haut- u. Geschl.-Kr. **44**, 367 (1933).

LEA-PLAZA, H.: Lues und Nervensystem. Rev. méd. Chile **65**, 264 (1937). Ref. Zbl. Haut- u. Geschl.-Kr. **57**, 544 (1938). — LEVADITI, C., A. VAISMAN, R. SCHOEN et J. G. MEZGER: Nouvelles recherches expérimentales sur la syphilis. Cycle évolutif du virus syphilitique. Neurosyphilis. Virulence du treponema pallidum. Ann. Inst. Pasteur **50**, 222 (1933). — LISI, F.: Allergia cutanea e superinfezione nella paralisi progressiva. Verh. 9. Internat. Kongr. Dermat. **2**, 156 (1936). — LOUSTE, THIBAUT et CAILLIAU: Ulcération syphilitique tertiaire atypique et signe d'Argyll-Robertson. Bull. Soc. franç. Derm. Syph. **39**, 563, (1932). — LUGER, A.: Endemische Syphilis in Syrien. I. u. II. Teil. Derm. Wschr. **137**, 25, 57 (1958).

MAKAROV, V.: Progressive Paralyse als syphilitische Erkrankung mit elektiver cerebro-pluriviszeraler Lokalisation als Basis. Sovet. Psychonevr. **9**, 12 (1933). Ref. Zbl. Haut- u. Geschl.-Kr. **48**, 71 (1934). — MANOUCHAKIANE, V. A.: Ein Fall von ausgedehnter gummöser Hautaffektion in Kombination mit Tabes dorsalis. Vestn. Venerol. i. Derm. Nr 8, 848 (1937). Ref. Zbl. Haut- u. Geschl.-Kr. **58**, 688 (1938). — MARCHIONINI, A.: Störungen des Fermentstoffwechsels bei Syphilis. Ver.igg Rheinisch-Westfäl. Dermat. 60. Tagg, Bonn 24./25. X. 1936. Ref. Zbl. Haut- u. Geschl.-Kr. **56**, 226 (1937). — MARCHIONINI, A., u. B. OTTENSTEIN: Der Diastasegehalt der Haut bei Syphilis. Beziehungen zwischen Haut und Gehirn. Klin. Wschr. **1932** II, 1758. — MERENLENDER, J.: Gibt es einen Antagonismus zwischen Haut- und Metalues? Zbl. Haut- u. Geschl.-Kr. **43**, 1 (1933). — MILIAN, et MOURRUT: Névrite optique et hémiplégie survenues 9 mois après le chancre chez un syphilitique regulièrement traité. Bull. Soc. franç. Derm. Syph. **39**, 1330 (1932). — MONTEL, R.: À propos de l'hypocholestérinémie des indigènes, cause de la rareté chez eux des syphilis cérébrales. Bull. Soc. Path. exot. **26**, 1027 (1933). — MOORE, J. E., A. C. WOODS, H. H. HOPKINS and L. L. SLOAN: The treatment of syphilitic primary optic atrophy. J. Amer. med. Ass. **111**, 385 (1938). — MORGAN, H. J.: Einflüsse auf den Syphilisverlauf. Amer. J. Syph. **25**, 233 (1940). — MÜLLER, A.: Syphilis-Metasyphilis. Eine medizinisch-anthropologische Synthese. Stuttgart: Hippokrates-Verlag 1955.

NÉKÁM jr., L.: Syphilis papulosa bei Tabes. Ungar. Dermat. Ges. Budapest 15. X. 1937. Ref. Zbl. Haut- u. Geschl.-Kr. **58**, 327 (1938). — NONNE, M.: Altes und Neues aus dem Gebiet der Neurolues. 6. Tagg Dermat. Ver.igg Groß-Hamburg 14./15. V. 1938. Ref. Zbl. Haut- u. Geschl.-Kr. **60**, 369 (1938). — NYKA, W.: Étude sur le comportement in vitro du spirochète syphilitique à l'égard de cellules normales. C. R. Soc. Biol. (Paris) **114**, 1148 (1933).

PALICH-SZÁNTÓ, O.: Veränderungen am Augenhintergrund bei Lues, mit besonderer Berücksichtigung der Lues latens. Klin. Mbl. Augenheilk. **123**, 208 (1953). — PÁNDY, K.: Zur Pathogenese der Tabes. Z. ges. Neurol. Psychiat. **89**, 589 (1924). — PAULIAN, D.: Formes cliniques des syphilis nerveuses atypiques. Arch. derm.-syph. (Berl.) **9**, 136 (1937). — PAULIAN, D., M. CARDAŞ et M. CHILIMAN: Les groupes sanguins dans les affections du système nerveux. Arch. Neurobiol. (Bucureşti) **2**, 398 (1938). Ref. Zbl. Haut- u. Geschl.-Kr. **63**, 163 (1940).

REISS, H.: Einleitung zur Pathogenese der Syphilis. Pol. Gaz. lek. **1937**, 213. Ref. Zbl. Haut- u. Geschl.-Kr. **57**, 139 (1938). — REJSEK, B., et V. PROCHAZKA: L'épidémie syphilitique due à un même virus contagieux. (Contribution à l'étude du virus neurotrope.) Ann. Mal. vénér. **31**, 417 (1936). — ROHRMOSER, H. G., u. G. WEISSENBERG: Akute syphilitische Meningomyelitis mit positivem Spirochätenbefund in der Hirnrückenmarksflüssigkeit. Med. Klin. **1949**, 803. — ROSENTHAL, F.: Tuberoserpiginöses Syphilid bei Tabes. Berliner Dermat. Ges. 10. V. 1932. Ref. Zbl. Haut- u. Geschl.-Kr. **42**, 37 (1932).

SARBÓ, A. v.: Die Wege der Spirochaeta pallida im menschlichen Körper. Verh. 9. Internat. Kongr. Dermat. **2**, 901 (1936). — Aussprache zu J. GUSZMAN: Konstitution und Syphilis. Jahresverslg Ungar. Dermat. Ges. Budapest 5./6. VI. 1931. Ref. Zbl. Haut- u. Geschl.-Kr. **55**, 417 (1937). — SATO, K.: Studien über die histopathologischen Veränderungen der Sehnerven bei Metaluikern. Fukuoka-Ikwadaigaku-Zasshi **25**, Nr 9, 121 (1932). Ref. Zbl. Haut- u. Geschl.-Kr. **44**, 97 (1933). — SAWICKI, E.: Ein Fall tertiärer Lues bei einem Tabiker. Przegl. Derm. Wener. **26**, 11 (1931). Ref. Zbl. Haut- u. Geschl.-Kr. **38**, 539 (1931). — SCHALTENBRAND, G.: Über die Beziehungen zwischen Hauterkrankungen und Nervenerkrankungen. Nordwestdtsch. u. Hamburger Dermat. Ges. 1. Gemeins. Nachkriegstagg Hamburg 2.—4. IV. 1948. Ref. Zbl. Haut- u. Geschl.-Kr. **72**, 253 (1949). — SCHERESCHEWSKY, J.: Über die Fehlerquellen der Inokulationsmethoden in bezug auf die Kaninchensyphilis. Arch. Derm. Syph. (Berl.) **176**, 318 (1937). — SCHLOSSBERGER, H.: Über experimentelle Neurosyphilis. Zbl. Haut- u. Geschl.-Kr. **43**, 369 (1933). — SEREJSKI, M., u. R. TOPSTEIN: Pathochemie des Gehirns. I. Mitt. Progressive Paralyse. Z. ges. Neurol. Psychiat. **141**, 57 (1932). — SEROWY, C.: Über einen Fall von Lues papulosa mit Ulcus molle bei konstanter Seronegativität. (Ein Beitrag zur seronegativen floriden Sekundärlues.) Derm. Wschr. **131**, 593 (1955). — SÉZARY, A.: Zu dem Bericht von M. PERIN über die Frühbehandlung der frischen Lues. Ann. Derm. Syph. (Paris), VIII. s. **2**, 269 (1942). — SÉZARY, A., et ALMAZAN: Névrite optique syphilitique guéri par le traitement sulfarsénobismuthique. Bull. Soc. franç. Derm. Syph. **44**, 1050 (1937). — SHAW, C.: Neurosyphilis and late syphilis of skin, mucous membranes and bones. Arch. Derm. Syph. (Chicago) **42**, 456 (1940). — STAEMMLER, M.: Über syphilitische Myelose. Beitr. path. Anat. **99**, 34 (1937). — STERN, R.O.: Certain pathological aspects of neurosyphilis. Brain **55**, 145 (1932). — STRÄUSSLER, E.: Zur Lehre von der Neurolues (Nomenklatur, Stadieneinteilung, Spezifität). Wien. klin. Wschr. **1934**, 1249.

TOMESCO, P., et S. CONSTANTINESCO: Recherches sur les spirochètes dans la paralysie générale. Bull. Soc. Psychiat. (Bucureşti) **2**, 13 (1937). Ref. Zbl. Haut- u. Geschl.-Kr. **58**, 481 (1938). — TOURAINE, A.: Syphilis et système réticuloendothélial. Sang **12**, 970 (1938). — TOURAINE, A., et C. RIBADEAU-DUMAS: Syphilis ganglionnaire tertiaire, monosymptomatique. Bull. Soc. franç. Derm. Syph. **39**, 1633 (1952).

WAGNER-JAUREGG, J.: Über Pathologie und Therapie der Tabes. Wien. med. Wschr. **1937 I**, 661. — WIEDMANN, A.: Das immunbiologische Verhalten der Syphilis gegenüber der antiluetischen Behandlung besonders der Fiebertherapie. Wien. Z. Nervenheilk. **6**, H. 1 (1952). — WILLIAMS: Diskussion zu G. W. BINKLEY, Arch. Derm. Syph. (Chicago) **34**, 1082 (1936).

ZEIFERT, M.: Psychosis with syphilitic meningo-encephalitis (general paresis) eight months after chancre. Psychiat. Quart. **13**, 449 (1939). — ZIH, A.: Mikro-Meinicke-Reaktion an syphilisinfizierten Mäusen. Med. Klin. **1929**, 429.

C. Pseudoreinfektion (Chancre redux), Reinfektion, Superinfektion

AKIMA, T.: Versuche über syphilitische Superinfektion im Menschen. Jap. J. Derm. **35**, 120 (1934). Ref. Zbl. Haut- u. Geschl.-Kr. **49**, 555 (1934). — Über die Superinfektion der Syphilis beim Menschen. Jap. J. Derm. **42**, 294 (1937). Ref. Zbl. Haut- u. Geschl.-Kr. **58**, 574 (1938). — AKOPJAN, I.T.: Zwei Fälle von Syphilis-Superinfektion bei Tabes dorsalis. Vestn. Venerol. H. 1, 36 (1950). Ref. Zbl. Haut- u. Geschl.-Kr. **78**, 92 (1952). — ANTONEV, A.A.: Unterlagen zur Frage von Syphilisrückfällen. Vestn. Venerol. H. 2, 37 (1952). Ref. Zbl. Haut- u. Geschl.-Kr. **83**, 142 (1953). — ARISTOVA, V., u. S. JASKOLKO: Die Serodiagnostik der experimentellen Syphilis bei Superinfektion. Trudy 3. vses. S-ezda Bórba vener. Bol. 248 u. 254, 1932. Ref. Zbl. Haut- u. Geschl.-Kr. **48**, 334 (1934). — ARNOLD, R.C., J.F. MAHONEY and J.C. CUTLER: Reinfection in experimental syphilis in rabbits following penicillintherapy. II. Reinfection in early latent syphilis. Amer. J. Syph. **31**, 264, 489 (1947).

BASSAS GRAU, E.: Klinische Mitteilung über einen Fall von luetischer Autosuperinfektion. Act. dermo-sifiliogr. (Madr.) **32**, 875 (1941). — BAUER, T.J., and E.V. PRICE: Results of therapy by race, sex, and stage of syphilis. J. vener. Dis. Inform. **30**, 1 (1949). — BEERMAN: Amer. J. Syph. **30**, 173 (1946). — BESSONE, L.: Studio critico sulla superinfezione e reinfezione sifilitica a proposito di tre casi probable di nuovo sifiloma insorto in individui già in precedenza infettati. Dermosifilografo **17**, 125 (1942). — BOLGERT, M., et G. LEVY: Nouveaux cas de réinfection après pénicillinothérapie massive précédée d'injections de cyanure de mercure. Bull. Soc. franç. Derm. Syph. **59**, 43 (1952). — BONDET, P., et M. TOMMASI: Syphilis secondaire coexistant avec une gomme du frontal chez une nord-africaine. Bull. Soc. franç. Derm. Syph. **62**, 74 (1955). — BOYER, P.: Un cas de réinfection syphilitique probable. Ann. Mal. vénér. **25**, 503 (1930). — BRAGIN, M. S.: On the effect produced on newly contracted syphilis by the transfusion of blood taken from patients affected with late stages of syphilis. Amer. J. Syph. **24**, 228 (1940). — BRANDT, R.: Die Frage der Reinfectio syphilitica. (Über die Möglichkeit stummer Reinfektion bei geheilten Syphilitikern.) Wien. klin. Wschr. **1932 I**, 684. — BRANTS, J.: Un cas de réinfection syphilitique. Ann. Mal. vénér. **27**, 526 (1932). — BRENSKE, E.: Ein Beitrag zur Frage der Re- und Superinfektion bei Syphilis. Z. Haut- u. Geschl.-Kr. **4**, 13 (1948). — BREZOVSKY, E.: Syphilitische Reinfektion und Super-infektion. Ungar. Dermat. Ges. Budapest 1./2. VI. 1934. Ref. Zbl. Haut- u. Geschl.-Kr. **50**, 637 (1935). — BRON, S.: Ein Fall von Syphilisreinfektion. Sovet. Vestn. Venerol. i Derm. **1**, Nr 3, 44 (1932). Ref. Zbl. Haut- u. Geschl.-Kr. **43**, 688 (1933). — BUCHAL: Luesinfektion nach vorausgegangener Salvarsandermatitis. Schlesische Dermat. Ges. Breslau 7. XI. 1942. Ref. Zbl. Haut- u. Geschl.-Kr. **70**, 6 (1943). — BUCHWALD, H.: Über zweite Syphilisinfektion bei Prostituierten. Arch. Derm. Syph. (Berl.) **182**, 27 (1941). — BURBI. L.: A proposito di due casi di reinfezione sifilitica. Sonderdruck aus: Verità med. Nr 3, 1932. Ref. Zbl. Haut- u. Geschl.-Kr. **42**, 763 (1932). — Il sifiloma successivo e la sua regressione. Sonderdruck aus: Verità med. Nr 4/5, 1932. Ref. Zbl. Haut- u. Geschl.-Kr. **43**, 192 (1933).

CANNON, and A. BENSON: Reinfection in syphilis: A case with unusually complete history. Amer. J. Syph. **17**, 459 (1933). — CARRERA, J. L.: El problema de las reinfecciones sifiliticas. Rev. argent. Dermatosif. **38**, 114 (1954). Ref. Zbl. Haut- u. Geschl.-Kr. **94**, 234 (1956). — El problema de las reinfecciones sifiliticas. Sem. méd. (B. Aires) **1954**, Nr 3164, 416. Ref. Zbl. Haut- u. Geschl.-Kr. **91**, 351 (1955). — CHARPY, J.: Le T.P.I.-Test de NELSON-MAYER et les nouveaux aspects immunologiques de la syphilis. Paris: Masson & Cie. 1953. — CHESNEY, A. M.: Acquired immunity in syphilis. Amer. J. Syph. **14**, 289 (1930). — CHEVAL-LIER, P., et A. CARTEAUD: La syphilographie en 1928 et 1929. Rev. Méd. **47**, 542 (1930). — CHEVALLIER, P., et M. COLIN: Réinfections syphilitiques chez des malades n'ayant été que très peu traités de leur syphilis antérieure. Ann. Mal. vénér. **27**, 357 (1932). — CHIMENEZ, F.: L'esplorazione del sistema reticolo endoteliale nella sifilide del sistema nervoso. Boll. Soc. ital. Biol. sper. **8**, 1482 (1933). — CONTRERAS DUENAS, F., u. J.M. TOME BONA: Betrach-tungen zu einem Fall von wiederholtem Schanker mit negativem Serumbefund. Act. dermo-sifiliogr. (Madr.) **34**, 184 (1942). Ref. Zbl. Haut- u. Geschl.-Kr. **70**, 316 (1943). — COSTEA, V.: Un cas de réinfection syphilitique. Rev. franç. Derm. Vénér. **13**, 263 (1937). — COVISA, J. S., J. BEJARANO et ENTERRIA: Evolution anormale de la syphilis. 8. Internat. Kongr. Dermat. Kopenhagen 5.—9. VIII. 1950. Ref. Zbl. Haut- u. Geschl.-Kr. **37**, 727 (1931). — CRAWFORD, C. M.: Syphilis. New Engl. J. Med. **243**, 916, 955 (1950). — CREMER, G.: Ein Fall von Neuinfektion bei Syphilis und einige kurze Betrachtungen im Anschluß daran. Ned. T. Geneesk. **1930 I**, 2129. Ref. Zbl. Haut- u. Geschl.-Kr. **35**, 149 (1951). — CUCCIA, V.: Sopra un caso di reinfezione sifilitica a decorso maligno. Boll. Sez. region. Soc. ital. Derm. Nr 2, 172 (1937). — CUESTA: Un caso di chancre redux. Act. dermo-sifiliogr. (Madr.) **46**, 141 (1954).

DEGOS, R., E. LORTAT-JACOB, G. DAGMET u. S. SIGAL: Verkürzung des Zeitraumes des Erscheinens von immobilisierenden Antikörpern (Nelson-Test) im Verlauf einer Reinfektion. Bull. Soc. franç. Derm. Syph. **64**, 362 (1957). — DÍAZ COLODRERO, A., D. CALZETTA u. H.J.T. PISETTA: Schanker als Reinfektion und als Superinfektion. Sem. méd. (B. Aires) **1936 II**, 1822. Ref. Zbl. Haut- u. Geschl.-Kr. **56**, 413 (1937). — DODERO, O., u. C.M. SEMINARIO (h.): Reinokulation mit Luesgift. Rev. argent. Dermatosif. **21**, 74 (1937). Ref. Zbl. Haut- u. Geschl.-Kr. **58**, 219 (1938).

EMANUEL, L.: Luische Reinfektion. Tschechoslowakische Dermat. Ges. Prag 14. XI. 1937. Ref. Zbl. Haut- u. Geschl.-Kr. **58**, 408 (1938).

FASAL, P.: Syphilis. Rezidiv oder Reinfektion. Öst. Dermat. Ges. Wien 17. I. 1935. Ref. Zbl. Haut- u. Geschl.-Kr. **50**, 645 (1935). — FELKE, J.: Wie hoch liegt die Rezidivquote bei der Behandlung der Frühsyphilis mit Penicillin? Derm. Wschr. **136**, 1242 (1957). — FERNÁNDEZ BLANCO, M.: Luetische Reinfektion? Superinfektion? Sem. méd. (B. Aires) **1935 II**, 1604. Ref. Zbl. Haut- u. Geschl.-Kr. **54**, 263 (1957). — FERNÁNDEZ DE LA PORTILLA, J.: Der klinische Begriff der Autosuperinfektion und ihrer Ableitungen. Med. ibera **1931 I**, 972. Ref. Zbl. Haut- u. Geschl.-Kr. **39**, 344 (1932). — FRANCHI, F.: Sul carattere del primo esantema secondario nella reinfezione luetica. Med. contemp. **2**, 160 (1936). — FREUND, H.: Über einen bemerkenswerten Fall von syphilitischer Superinfektion. Derm. Wschr. **1930 II**, 1272. — FRÜHWALD, R.: Sklerosiforme Papel. Demonstrationsabende Chemnitzer Haut-ärzte 27. V. 1932. Ref. Zbl. Haut- u. Geschl.-Kr. **42**, 48 (1932).

GALINDEZ, J.M.: Die Reinfektion als Heilungsprobe in der Syphilographie. Act. dermo-sifiliogr. (Madr.) **38**, 1082 (1947). — GASTINEL, P., et R. PULVÉNIS: À propos de l'inoculation du virus syphilitique dans les ganglions lymphatiques. C. R. Soc. Biol. (Paris) **114**, 1077

(1933). — Contribution à l'étude de l'immunité dans la syphilis expérimentale. Recherches sur l'immunité locale. Rev. Méd. **50**, 718 (1933). — GASTINEL, P., R. PULVÉNIS et P.COLLART: Sur les modalités des réinoculations chez les lapins syphilitiques: De la sensibilation allergique à l'immunité-chancre. Bull. Soc. franç. Derm. Syph. **42**, 1419 (1935). — Á propos de l'immunité syphilitique. Du comportement des lapins traités tardivement, vis-à-vis de la réinoculation. C. R. Soc. Biol. (Paris) **128**, 739 (1938). — GATÉ, J., P. CUILLERET et P. DUGOIS: Deux cas de surinfection dont un en cours de traitement bismuthique. Bull. Soc. franç. Derm. Syph. **42**, 693 (1935). — GAUDUCHEAU, A.: Syphilis exotique et tabès. Bull. Soc. Path. exot. **25**, 680 (1932). — GIMENEZ ROLDAN, B.: Luische Reinfektion und sekundäre Erscheinungen im Verlaufe einer Arsenbehandlung. Act. dermo-sifiliogr. (Madr.) **33**, 274 (1941). — GÓMEZ MARTINEZ, P.: Schankerrecidive. Act. dermo-sifiliogr. (Madr.) **22**, 791 (1930). — GOUGEROT, H., et G. BOUDIN: Syphilis de superinfection déformée par une ancienne syphilis et une cure bismutique en cours: Chancre de type tertiaire etz. Ann. Mal. vénér. **30**, 15 (1935). — GRAU Y TRIANA, J.: Über einen klinischen Fall von luetischer Neuinfektion während der sekundären Periode einer Lues, samt Betrachtungen über moderne Auffassung von Immunität, Infektion und Abortivbehandlung der Lues. Bol. Soc. cubana Derm. Sif. **2**, 259 (1951). Ref. Zbl. Haut- u. Geschl.-Kr. **42**, 403 (1932). — GREGORIO, E. DE: Zum Studium der Superinfektion und Reinfektion der Lues. Act. dermo-sifiliogr. (Madr.) **28**, 586 (1936). — Über einen Fall von dreifacher luischer Superinfektion. Act. dermo-sifiliogr. (Madr.) **34**, 414 (1943). — GROMOV: La ré- et superinfection syphilitique. Ann. Mal. vénér. **32**, 733 (1937). — GUSZMAN, J.: Die allgemeine Pathologie der Syphilis. (Referat.) Tagg Ungar. Dermat. Ges. Budapest 12./13. VI. 1942. Ref. Zbl. Haut- u. Geschl.-Kr. **70**, 321 (1943).

HEINRICHS, A., u. H. SELLE: Immunbiologische Betrachtung syphilitischer Superinfektionen bei konnataler Lues und Paralyse. Derm. Wschr. **1950**, 855. — HUDELO, L., et R. RABUT: Le pseudo-chancre induré des sujets syphilitiques. Bull. Soc. franç. Derm. Syph. **39**, 599 (1932).

ILIĆ, S.: Beitrag zur Frage der Reinfektion und der Superinfektion bei der Syphilis. Med. Pregl. **6**, 187 (1931). Ref. Zbl. Haut- u. Geschl.-Kr. **39**, 345 (1932). — INCEDAYI, C.K.: Ein beachtenswerter Fall vermutlicher Reinfektion bei frischer Syphilis. Acta derm.-venereol. (Stockh.) **20**, 205 (1939).

JUON, M.: Coexistence d'un tabès et d'une syphilis de type secondaire. Ref. méd. Suisse rom. **62**, 522 (1942).

KERL, W.: Lues mit atypischen Verlaufsstörungen. Öst. Dermat. Ges. 18. X. 1934. Ref. Zbl. Haut- u. Geschl.-Kr. **50**, 281 (1935). — KLAUDER, J.V., and T. BUTTERWORTH: Reinfection in syphilis and chancre redux. Report of cases. Amer. J. Syph. Neurol. **18**, 433 (1934). — KOLLE, W., u. R. PRIGGE: Gibt es eine aktive Immunität bei Syphilis? Experimentelle Studien. Med. Klin. **1934 I**, 46. — KOPP, I., and H.C. SOLOMON: Reinfection(?) in neurosyphilis. Amer. J. Syph. **23**, 54 (1939). — KUNEWÄLDER, E.: Tertiäre Lues. Wien. klin. Wschr. **1930 I**, 503. — KWIATKOWSKI: Superinfectio syphilitica. Lemberger Dermat. Ges. (Sektion der Polnischen Dermat. Ges.) 3. I. 1935. Ref. Zbl. Haut- u. Geschl.-Kr. **51**, 161 (1935).

LANDESMAN, A., u. F. TARSIS: Zur Frage der Kombination von angeborener und erworbener Syphilis. Russk. Vestn. Derm. **8**, 515 (1930). Ref. Zbl. Haut- u. Geschl.-Kr. **36**, 88 (1931). — LEDO DUNIPE, E.: Reinfektion bei Lues. Act. dermo-sifiliogr. (Madr.) **29**, 466 (1938). — LÉVY-BING, u. R. BARTHÉLEMY: Über Reinfektionen. Dermatologia (Budapest) **4**, 179 (1930). Ref. Zbl. Haut- u. Geschl.-Kr. **36**, 638 (1931). — LIPEC, M.E.: Ein Fall zweifacher Syphilis. Vestn. Venerol. H. 1, 39 (1950). Ref. Zbl. Haut- u. Geschl.-Kr. **77**, 335 (1951). — LISI, F.: Allergia cutanea e superinfezione sifilitica nella paralisi generale progressiva. Boll. Sez. region. Soc. ital. Derm. Nr 3, 273 (1933). — Positive Ergebnisse bei Superinfektionsversuchen an Paralytikern. Arch. Derm. Syph. (Berl.) **170**, 193 (1934). — LISI, F., e F. PENNACCHI: Allergia cutanea e superinfezione sifilitica nella paralisi generale progressiva. (Demenza paralitica.) Ann. Osp. psichiat. prov. Perugia **27**, 113 (1933). — LÖHE, H.: In ARZT-ZIELER, Die Haut- und Geschlechtskrankheiten, Bd. IV, S. 192. Berlin u. Wien: Urban & Schwarzenberg 1934.

MAGNUSON, H.J., B.J. ROSENAU and J.W. CLARK jr.: The duration of acquired immunity in experimental syphilis. Amer. J. Syph. **33**, 297 (1949). — MAGNUSON, H.J., E.W. THOMAS, S. OLANSKY, B.I. KAPLAN, L. DE MELLO and J.C. CUTLER: Medicine (Baltimore) **35**, 33 (1956). Zit. nach Yearbook of Dermat. 1956/57, S. 330. — MALSKI: Superinfectio luetica. Warschauer Dermat. Ges. 11. V. 1932. Ref. Zbl. Haut- u. Geschl.-Kr. **44**, 383 (1933). — MARTINEZ TORRES, F.: Luische Reinfektion und Superinfektion. Act. dermo-sifiliogr. (Madr.) **34**, 283 (1943). — MATSUMOTO, S.: Einige die experimentelle Syphilis betreffende Probleme. Acta derm. (Kyoto) **31**, 51 (1938). Ref. Zbl. Haut- u. Geschl.-Kr. **61**, 212 (1939). — METSCHERSKY: 8. Internat. Kongr. für Dermat. Kopenhagen 5.—9. VIII. 1930. Ref. Zbl. Haut- u. Geschl.-Kr. **37**, 669 (1931). — MILIAN, G.: Syphilitic super-infection. (The cure of unrecognized syphilitic lesions by treatment applied to a new syphilis). Urol. cutan. Rev.

16*

37, 416 (1933). — Syphilide papulo-tuberculeuse par réinfection syphilitique. Bull. Soc. franç. Derm. Syph. **46**, 1463 (1939). — La surinfection syphilitique (guérison des accidents d'une syphilis antérieure, acquise ou héréditaire, par le traitement d'une syphilis nouvelle). Paris méd. **1943** I, 117. — MILIAN, et DEGOS: Ictère syphilitique primaire. Réinfection syphilitique. Bull. Soc. franç. Derm. Syph. **38**, 1150 (1931). — MÜLLER, H.: Über Sklerose-bildung bei salvarsanbehandelten Syphilitikern. Derm. Z. **23**, 395 (1916). — Reinfektionen und Residualsklerosen. Ein Beitrag zur Frage der Heilbarkeit luetischer Infektionen durch Salvarsan. Arch. Derm. Syph. (Berl.) **123**, 593 (1916).

NAKANISHI, S.: Reinfektion bei einem abgelaufenen Fall von maligner Syphilis. Jap. J. Derm. **36**, 80 (1934). Ref. Zbl. Haut- u. Geschl.-Kr. **50**, 164 (1935). — ONTAÑÓN, J.: Ein Fall von luetischer Superinfektion. Act. dermo-sifiliogr. (Madr.) **32**, 715 (1941). — ORPHANIDÈS, E.: Le chancre syphilitique de réinfection existe-t-il réellement? (Étude clinique et critique.) Ann. Mal. vénér. **31**, 510 (1936).

PAROUNAGIAN, M.B.: Multiple chancres. Arch. Derm. Syph. (Chicago) **24**, 502 (1931). — PASINI: 8. Internat. Kongr. für Dermat. Kopenhagen 5.—9. VIII. 1930. Ref. Zbl. Haut- u. Geschl.-Kr. **37**, 669 (1931). — PEABODY, G.E., and B. WEBSTER: Reinfection in syphilis. Amer. J. Syph. **33**, 334 (1949). — PENNACCHI, F.: La superinfezione sifilitica sperimentale nei paralitici progressivi. Ann. Osp. psichiat. prov. Genova **7**, 103 (1935). — PEREIRO, M.: Ein Fall von Reinfektion mit Syphilis, hervorgerufen durch ein homologes Virus, und Über-tragung der Syphilis während der Inkubationszeit. Act. dermo-sifiliogr. (Madr.) **30**, 216 (1939). — PÉRIN, L.: Deuxième réinfection syphilitique chez le même sujet. Inefficacité du bismuth dans la prévention du 3 chancre. Bull. Soc. franç. Derm. Syph. **55**, 278 (1948). — PHOTINOS, G., u. P. PHOTINOS: Syphilitische Reinfektion. Griechische Dermato-Venereol. Ges. Athen 22. XII. 1935. Ref. Zbl. Haut- u. Geschl.-Kr. **54**, 389 (1937). — PINARD: 8. Intern. Kongr. für Dermat. Kopenhagen 5.—9. VIII. 1930. Ref. Zbl. Haut- u. Geschl.-Kr. **37**, 669 (1931). — PREIS, K.: Eigentümliche Fälle von syphilitischer Reinfektion. Derm. Wschr. **1933** I, 343. — PRIGGE, R.: Immunbiologische Ergebnisse der experimentellen Syphilis-forschung. Ther. d. Gegenw. **70**, 385, 447 (1929).

RADAELI, A.: Sopra alcuni casi di 2a infezione luetica. Dermosifilografo **25**, Suppl., 251 (1951). — REISS, H.: Einleitung zur Pathogenese der Syphilis. Pol. Gaz. lek. **1937**, 213. Ref. Zbl. Haut- u. Geschl.-Kr. **57**, 139 (1938). — RIBEIRO, C.: Ein Fall von Neurolues. Rev. Med. milit. (Rio de J.) **27**, 17 (1938). Ref. Zbl. Haut- u. Geschl.-Kr. **60**, 444 (1938). — RICHTER, R.: Syphilis, Reinfektion. Dtsch. Dermat. Ges. i. d. Tschechoslow. Republik Prag 8. XI. 1936. Ref. Zbl. Haut- u. Geschl.-Kr. **56**, 4 (1937). — RIEDL, G.: Luische Reinduration nach 400000 E Penicillin. Medizinische **1952**, 216.

SANTORI, G.: Note cliniche di sifilografia. Arch. ital. Derm. **17**, 217 (1941). — SANTOS, J.: Ein Fall von syphilitischer Reinfektion. Rev. Med. milit. (Rio de J.) **26**, 128 (1937). Ref. Zbl. Haut- u. Geschl.-Kr. **60**, 559 (1938). — SARATEANU, F., u. S. THEODORESCU: Syphiliti-scher Primäraffekt mit atypischer Evolution und Lymphdrüsenschwellung. Verspätetes Auftreten der serologischen Reaktionen. Rumänische Derm. Ges. Bukarest 26. II. 1938. Ref. Zbl. Haut- u. Geschl.-Kr. **60**, 290 (1939). — SCHAMBERGER, I.R., and H.P. STEIGER: Syphilitic relapse vs. reinfection. J. vener. Dis. Inform. **29**, 92 (1948). — SCHOCH, G.G., and L.J. ALEXANDER: Reinfection and relapse after treatment of early syphilis with penicillin. Arch. Derm. Syph. (Chicago) **60**, 690 (1949). — SCHREINER, K.: Zur Pathogenese der Reindu-rationen. Arch. Derm. Syph. (Berl.) **169**, 397 (1933). — SCHULMANN: 8. Internat. Kongr. der Dermat. Kopenhagen 5.—9. VIII. 1930. Ref. Zbl. Haut- u. Geschl.-Kr. **37**, 669 (1931). — SERGIESCOU, V.: Réinfection syphilitique intra-urétrale. Ann. Mal. vénér. **27**, 190 (1932). — SÉZARY, A.: Trois contaminations syphilitiques chez un même sujet en 12 ans. Bull. Soc. franç. Derm. Syph. **44**, 349 (1937). — Quatre contaminations syphilitiques chez un même sujet en 16 ans. Bull. Soc. franç. Derm. Syph. **48**, 214 (1941). — SÉZARY, A., DUCOURTIOUX et A. DURUY: Deux cas de réinfection syphilitique. Précocité des accidents secondaires. Bull. Soc. franç. Derm. Syph. **39**, 541 (1932). — SIBIRANI, M.: In tema di seconda infezione luetica. Arch. ital. Derm. **18**, 93 (1942). — STEIN, R.O., u. E. SCHLEYER: Reinfectio syphilitica; Primäraffekt an der Vaginalschleimhaut mit sekundären Hauterscheinungen. Wien. klin. Wschr. **1933** I, 29. — STERN, E.: Zunahme der Syphilis, Beobachtungen von Reinfektion, chancre redux und fraglicher Superinfektion. Schweiz. med. Wschr. **1932** II, 765. — STERZI, G.: Ricerche immunitarie nella sifilide sperimentale del coniglio. G. ital. Derm. Sif. **90**, 163 (1949). — STOKES, J.H., A.G. SCHOCH and F.A. IRELAND: The clinical concept of reinfection in syphilis. A critique based on five cases, the reported literature and a study of early relapse. Arch. Derm. Syph. (Chicago) **23**, 829 (1931). — STREITMANN, B.: Doppelphasiger Syphilis-ablauf. Klin. Med. (Wien) **2**, 193 (1947).

THOMAS, E.W.: An evaluation of the modern treatment of syphilis. Canad. J. publ. Hlth **43**, 47 (1952). — The challenge of syphilis to science. Brit. J. vener. Dis. **32**, 140 (1956). — TKESCHELASCHWILI, K.F.: Fall von Syphilisinfektion. Vestn. Venerol. i Derm. Nr 6, 639 (1937). Ref. Zbl. Haut- u. Geschl.-Kr. **58**, 132 (1938). — TOURAINE, A.: Syphilis et système réticuloéndothélial. Sang 12, 970 (1938). — TOURAINE, SOLENTE et E. LORTAT-JACOB: Syphilome chancriforme à répétition (superinfection ?). Bull. Soc. franç. Derm. Syph. 39, 1647 (1932). — TSCHERNOGOUBOFF, N. A.: Sur la pseudo réinfection dans la syphilis. Acta derm.-venereol. (Stockh.) 14, 493 (1933). — TZANCK, A., R. MOLINE et S. LEWI: Un cas de réinfestation syphilitique particulièrement précoce. Bull. Soc. franç. Derm. Syph. 45, 655 (1938).

ULLMO, A.: Syphilitische Reinfektion bei einem Ehepaar, das 1954 mit Flocillin behandelt und geheilt worden war. Bull. Soc. franç. Derm. Syph. 65, 198 (1958).

VAISMAN, A.: La superinfection dans la syphilis expérimentale, mécanisme de l'immunité antisyphilitique. Presse méd. 1946, 177. — VUKAS, A.: Zur Frage der multiplen Luesreinfektionen. Wien. med. Wschr. 1941 I, 70.

WATRIN, J.: Chancre mixte à évolution anormale. Bull. Soc. franç. Derm. Syph. 40, 21 (1933). — WILSON, J. F.: A case of probable chancre redux. J. Army med. Cps (Poona) 69, 44 (1937).

ZANCHI, M.: Sifilide e tatuaggio in un caso di superinfezione. Dermosifilografo 15, 537 (1940). — ZAROUBIN: 8. Internat. Kongr. für Dermat. Kopenhagen 5.—9. VIII. 1930. Ref. Zbl. Haut- u. Geschl.-Kr. 37, 669 (1931). — ZELLWEGER, W.: Kausistische Beiträge zur Frage der syphilitischen Reinfektion. Schweiz. med. Wschr. 1933 I, 105.

D. Syphilis und Reiz

ACHOURKOV, E. D., et I. G. ZONE: Au sujet de syphilis traumatiques tertiaires. Vestn. Venerol. i Derm. Nr 5, 29 (1940). Ref. Zbl. Haut- u. Geschl.-Kr. 66, 129 (1941). — ARAVIJSKIJ, A., u. A. BULVACHTER: Zur Frage der symbiotischen Infektion bei syphilitischen juxta-artikulären Verhärtungen. Sovet. Vestn. Derm. 9, 241, 256 (1931). Ref. Zbl. Haut- u. Geschl.-Kr. 39, 443 (1932).

BALIÑA, P. L.: Syphilis und Trauma. (Ein klinischer Fall.) Rev. argent. Dermatosif. 18, 73 (1934). Ref. Zbl. Haut- u. Geschl.-Kr. 50, 521 (1935). — BARRIOS, E.: Hidrocefalia sifilítica tratada con penicilina. Crisis epilepticas a los $3^1/_2$ años de edad. Rev. cubana Pediat. 23, 594 (1951). Ref. Zbl. Haut- u. Geschl.-Kr. 84, 259 (1953). — BECHET: Fibroid subcutaneous syphilodermas. Arch. Derm. Syph. (Chicago) 21, 480 (1930). — BECKER, S. W.: Syphilitic sarcoid. Arch. Derm. Syph. (Chicago) 26, 1112 (1932). — BECKER, S. W., and M. E. OBERMAYER: Juxta-articular nodulos. Arch. Derm. Syph. (Chicago) 31, 744 (1935). — BERCHER, J., et J. DUGUET: À propos de trois cas d'ostéite syphilitique maxillo-nasale. Presse méd. 1936 I, 339. — BLUM, P., et A. CARTEAUD: Prurit sénile réveil d'une syphilis tertiaire dicrète sous l'influence du menu traumatisme, provoqué par une lésion de grattage. Ann. Mal. vénér. 28, 610 (1933). — BRATZLAWSKY, I. P., L. I. FAINGOLD u. F. K. WERNKE: Syphilitische Augenaffektionen und deren Therapie. 12jährige Statistik. Acta derm.-venereol. (Stockh.) 13, 235 (1932). — BRÜNAUER: Zit. nach H. KÖNIGSTEIN, Öst. Dermat. Ges. 13. II. 1936. Ref. Zbl. Haut- u. Geschl.-Kr. 53, 601 (1936). — BURNETT, P.: Syphiloma of the nose. Arch. Derm. Syph. (Chicago) 26, 390 (1932).

CAROL, W. L. L., u. J. R. PRAKKEN: Einige Fälle von Nodositas juxta-articularis. Ned. T. Geneesk. 1938, 3315. Ref. Zbl. Haut- u. Geschl.-Kr. 60, 565 (1938). — CASTAÑO, E., R. DE SURRA CANARD u. M. JAROSLAVSKY: Luetisches Hodengumma. Sem. méd. (B. Aires) 1937 I, 1671. Ref. Zbl. Haut- u. Geschl.-Kr. 57, 698 (1938). — CERUTTI, P.: Sifilide e trauma. Arch. Antrop. crim. 60, 697 (1940). Ref. Zbl. Haut- u. Geschl.-Kr. 67, 460 (1941). — CHESSIN, L.: Zwei Fälle von gummöser Läsion des Penis. Sovet. Vestn. Venerol. i Derm. Nr 6, 407 (1933). Ref. Zbl. Haut- u. Geschl.-Kr. 47, 190 (1934). — COLE and DRIVER: Syphilitic subcutaneous fibroid nodules. Arch. Derm. Syph. (Chicago) 22, 597 (1930). — CORMIA, F. E.: Syphilitic onychia. Report of case in which ungual changes helped to establish the diagnosis and the time of syphilitic infection. Arch. Derm. Syph. (Chicago) 38, 432 (1938). — COSTE, F.: Syphilis ostéoarticulaire et traumatisme. Arch. derm.-syph. (Paris) 10, 403 (1938). — COUTELA, C.: Oeil, dermato-vénérologie et médicine légale. Arch. derm.-syph. (Paris) 11, 191 (1941). — CUILLERET, P., et M. PRUNIÉRAS: Lésions lichénoides sur cutiréactions tuberculiniques chez un syphilitique secondaire. Bull. Soc. franç. Derm. Syph. 82, 321 (1953).

D'ARRIGO, S.: Peripyelite primitiva luetica in soggetto con lue-arteriosa generalizzata. Arch. De Vecchi Anat. pat. 2, 357 (1940).—DESCLAUX, L.: Syphilis méconnue et considérée comme un accident de travail. Ann. Méd. lég. 12, 520 (1932). — DIJKSTRA, O. H.: Rheumatische und luische Knoten bei den Gelenken. Ned. T. Geneesk. 1947, 1299. Ref. Zbl. Haut- u. Geschl.-Kr. 73, 126 (1949). — DUBAU et BOLOT: Un cas de syphilis de la diaphyse tibiale de l'adulte à forme d'infiltration diaphysaire destructive. Bull. Soc. Méd. mil. franç. 33, 332 (1939).

EBERT, M. H.: Infectious granuloma with ulceration. Arch. Derm. Syph. (Chicago) 27, 852 (1933). — Juxta-articular nodes. Arch. Derm. Syph. (Chicago) 32, 675 (1935). — ENGELHARDT: Die Bedeutung des Traumas für Entstehung und Verlauf von Haut- und Geschlechtskrankheiten und dessen gutachtliche Beurteilung. Arch. Derm. Syph. (Berl.) 180, 14 (1940).

FABIAN, A.: Nodositates juxta-articulares (Morbus Jeanselme Lutz). Čsl. Derm. **16**, 63 (1936). Ref. Zbl. Haut- u. Geschl.-Kr. **54**, 44 (1937). — FREDERICI, E.: Cheratiti parenchimatose sifilitiche post-operative. Boll. Oculist. **11**, 861 (1932). — FENZ, E.: Über die Nodositas juxtaarticularis luetica. Z. Rheumaforsch. **4**, 415 (1941). — FLECK, F.: Zur Kenntnis des Köbnerschen Phänomens. Derm. Wschr. **123**, 121 (1951). — FRANCHI, F.: Due casi di nodositá iuxtaarticolari arsenoresistenti in indigeni eritrei. Boll. Sez. region. Soc. ital. Derm. Nr 1, 18 (1937). — FRANKL, J.: Le tréponème dans la peau intacte des individus syphilitiques. Rev. franç. Derm. Vénér. **12**, 196 (1936). — FRENZL, F.: Der Einfluß artifizieller Faktoren auf die luischen Hauterscheinungen. Tschechoslowak. Dermat. Ges. Prag 14. XI. 1937. Ref. Zbl. Haut- u. Geschl.-Kr. **58**, 407 (1938). — FRIEDERISZICK, F.-K.: Die Syphilis in den Tropen, insbesondere bei den farbigen Eingeborenen. Zbl. Haut- u. Geschl.-Kr. **63**, 617 (1940). — FRÖHLICH, H.: Zur Kenntnis der luetischen juxtaartikulären Knotenbildungen. Arch. Derm. Syph. (Berl.) **166**, 226 (1932).

GAMMEL, J. A.: Tertiary syphilis and tattooing. Arch. Derm. Syph. (Chicago) **23**, 1007 (1931). — GARCÍA, A. E., u. J. L. MONSERRAT: Luetischer Fungus des Hodens. Rev. Espec. Asoc. méd. argent. **6**, 459 (1931). Ref. Zbl. Haut- u. Geschl.-Kr. **39**, 825 (1932). — GATÉ, J., P. CUILLERET et P. TIRAN: Ostéo-arthrite suppuré d'origine traumatique, évoluant par poussées, chez un syphilitique tertiaire; rôle de la syphilis. Bull. Soc. franç. Derm. Syph. **39**, 334 (1932). — GODAL: Syphilide tertiaire gangréneuse et mutilante chez un spécifique ignoré, convalescent de streptococcémie. Bull. Soc. franç. Derm. Syph. **43**, 1656 (1936). — GOUGEROT, H.: Hybrides de syphilis et de gonococcie. Presse méd. **1933** II, 1411. — Syphilis cutanées posttraumatiques inoculées ou éveillées. Accidents du travail. Arch. derm-syph. (Paris) **10**, 227 (1938). — Syphilis viscérales posttraumatiques. Arch. derm.-syph. (Paris) **10**, 247 (1938). — GOUGEROT, H., et J. DELAY: Gommes ulcéreuses syphilo-tuberculeuses par corps étrangers. Bull. Soc. franç. Derm. Syph. **40**, 423 (1933). — GOUGEROT, H., DELAY et J. SCHNEIDER: Gommes ulcéreuses par corps étrangers syphilo-tuberculeuses. Arch. derm.-syph. (Paris) **5**, 387 (1933). — GOUGEROT, H., et J. GUEX: Syphilis cutanée post-traumatique après brûlure. Ann. Mal. vénér. **35**, 37 (1940). — GREENBAUM, S. S.: Subcutaneous fibroid syphiloma. Arch. Derm. Syph. (Chicago) **35**, 757 (1937). — GREENBAUM, S. S., and B. MADDEN: Syphilis and trauma, with special reference to the Tarnowsky test. Amer. J. Syph. **16**, 297 (1932).

HAXTHAUSEN, H.: Tertiäre Lues durch Elephantiasis hervorgerufen. Dänische Dermat. Ges. 1. X. 1930. Ref. Zbl. Haut- u. Geschl.-Kr. **36**, 273 (1931). — Einseitige Syphilis palmaris auf traumatischer Grundlage. Ugeskr. Laeg. **1931** I, 243. Ref. Zbl. Haut- u. Geschl.-Kr. **39**, 228 (1932). — HEBERER, G.: Die gegenwärtige Bedeutung der Knochensyphilis. Bruns' Beitr. klin. Chir. **179**, 433 (1950). — HIGOUMENAKIS, G. C.: Contribution à l'étude de la syphilis traumatique. Ann. Mal. vénér. **33**, 467 (1938). — Contribution à l'étude des nodosités juxta-articulaires de Lutz-Jeanselme. Ann. Mal. vénér. **33**, 649 (1938). — Contribution to the study of traumatic syphilis. Indian J. vener. Dis. **5**, 141 (1939). — HOLTZMAN, I. N.: Paradoxical effect of penicillin. Epithelioma in situ associated with syphilitic granuloma. Arch. Derm. Syph. (Chicago) **67**, 622 (1953). — HORNIČEK, V.: Luetische Stirnhöhlenentzündung. Čas. Lék. čes. **1939**, 26. — HU, CHU'ANK'UEI, and C. N. FRAZIER: A study of subcutaneous nodules of the juxta articular type observed in five cases of syphilis in North China. Chin. med. J. **47**, 364 (1933). Ref. Zbl. Haut- u. Geschl.-Kr. **46**, 503 (1933). — HUDSON, E. H.: Bejel. Ned. T. Geneesk. **1937**, 4737. Ref. Zbl. Haut- u. Geschl.-Kr. **58**, 218 (1938). — HÜBSCHMANN, u. NOVÁK: Traumatische Lues gummosa an der Stelle einer Insulininjektion. Cechoslowak. Dermato-venerol. Ges. Prag. 9. XI. 1930. Ref. Zbl. Haut- u. Geschl.-Kr. **39**, 618 (1932). — HUFNAGEL, L.: „Bouton d'huile" syphilitique. Bull. Soc. franç. Derm. Syph. **41**, 1932 (1934).

JESSEL, N.: Scrotalödem und Ascites bei spätsekundärer Lues. Z. Haut- u. Geschl.-Kr. **5**, 97 (1948). — JESSNER, M.: Über syphilitische juxtaartikuläre Knotenbildungen. Arch. Derm. Syph. (Berl.) **152**, 132 (1926). — JESSNER, M., u. N. ROSSIANSKY: Die Ergebnisse der deutsch-russischen Syphilisexpedition 1928. Arch. Derm. Syph. (Berl.) **160** (Kongr.-Ber.), 224, 248 (1930).

KAHN, B. L.: The influence of spinal anesthesia upon acquired immunity in syphilis. Urol. cutan. Rev. **43**, 334 (1939). — KALZ, F.: Syphilitic juxta-articular nodes. Arch. Derm. Syph. (Chicago) **60**, 426 (1949). — KARLHOFER, F.: Zur Frage Syphilis und Reizung. Wien. klin. Wschr. **1947**, 344. — KIENBÖCK, R.: Über die Arthropathien bei Tabes. Fortschr. Röntgenstr. **47**, 379, 530 (1933). — KÖNIGSTEIN, H.: Juxtaartikuläre Knoten. Öst. Dermat. Ges. Wien 13. II. 1936. Ref. Zbl. Haut- u. Geschl.-Kr. **53**, 601 (1936). — KRONENBERGER: Lues II, Zungenpapel, Verdacht auf luetischen Knochenprozeß. 53. Verslg Südwestdtsch. Dermat. Frankfurt a. Main 25. u. 26. X. 1930. Ref. Zbl. Haut- u. Geschl.-Kr. **36**, 539 (1931). — KRZYWOBLOCKI, B.: Ein seltener Fall einer durch Acne rosacea komplizierten luetischen Geschwulst der Oberlippe. Przegl. Derm. Wener. **31**, 236 (1936). Ref. Zbl. Haut- u. Geschl.-Kr. **55**, 473 (1937). — KUMER, L., u. F. J. LANG: Juxtaartikuläre Knoten und Rheumatismus nodosus. Arch. Derm. Syph. (Berl.) **174**, 533 (1936).

LACAPÉRA u. LAURENTA: Zit. nach V. HORNICEK: Čas. Lék. čes. **1939**, 26. — LARSEN, V.: Kératite syphilitique declanchée par opération. Acta ophthal. (Kbh.) **25**, 195 (1947). Ref. Zbl. Haut- u. Geschl.-Kr. **73**, 53 (1949). — LĂZĂRESCU, V.: Un cas pseudorhumatisme luétique et blennoragique. Bull. Soc. méd. Hôp. Bucarest **23**, 191 (1941). Ref. Zbl. Haut- u. Geschl.-Kr. **69**, 197 (1943). — LEWITH, R.: Lokale „Resekundarisierung" einer Lues gummosa nach Röntgenbestrahlung. Derm. Z. **72**, 326 (1936). — LIMMER: Traumatische Lues. Cechoslowak. Dermato-venerol. Ges. Prag 9. XI. 1930. Ref. Zbl. Haut- u. Geschl.-Kr. **39**, 618 (1932). — LUNSFORD, C. J.: Syphilitic juxta-articular nodes. Arch. Derm. Syph. (Chicago) **26**, 361 (1932).

MARTENSTEIN: Tertiäre Haut- und Knochenlues mit juxtaartikulären Knoten. Verein Dresdener Dermatologen 8. II. 1933. Ref. Zbl. Haut- u. Geschl.-Kr. **44**, 624 (1933). — METSCHERSKY: 8. Internat. Kongr. Dermat. Kopenhagen 5.—9. VIII. 1930. Ref. Zbl. Haut- u. Geschl.-Kr. **37**, 669 (1931). — MEYER-BULEY: Luesrezidiv während einer Streptobacilleninfektion. Herbsttagg der Ver.igg Rhein-Westfäl. Dermat. Elberfeld 12. X. 1930. Ref. Zbl. Haut- u. Geschl.-Kr. **36**, 726 (1931). — MICHON, P.: Éruption bulleuse à caractere aigu chez un enfant. Presse méd. **1942** I, 113. — MILIAN, G.: Biotropisme et syphilis. Česká Dermat. Šamberger-Festschr. p. 239, 1931. Ref. Zbl. Haut- u. Geschl.-Kr. **44**, 568 (1933). — Syphilides kératotique palmaires en bande d'origine traumatique. (Syphilide nouvelle.) Rev. franç. Derm. Vénér. **13**, 503 (1937).—Kératose syphilitique des pulpes digitales. Rev. franç. Derm. Vénér. **14**, 284 (1938). — MIRANDA GARCIA, A.: Das Trauma als auslösende Ursache der hereditär-luetischen Keratitis parenchymatosa. Medicina (Madr.) **10**, 89 (1942). Ref. Zbl. Haut- u. Geschl.-Kr. **69**, 487 (1943). — MORRISSEY, M. J., and H. S. REYNOLDS: Syphilitic bursopathy. (Luetic bursopathy of Verneuil.) J. Amer. med. Ass. **100**, 1229 (1933). — MUÑUZURI GALINDEZ, J.: Knotenbildungen in der Gegend der Gelenke und Lues III. Act. dermo-sifiliogr. (Madr.) **28**, 332 (1936).

NAEGELI: Kolliquative Hauttuberkulose und syphilitisches Lungengumma. Schweiz. Dermat. Ges. Neuchâtel 26. u. 27. IX. 1931. Ref. Zbl. Haut- u. Geschl.-Kr. **44**, 524 (1933). — NICOLAS, J., J. ROUSSET et A. THOMASSET: Chancres mixtes tertiaires. Bull. Soc. franç. Derm. Syph. **44**, 478 (1937). — NOBL, G.: Zur Kenntnis der juxtaartikulären Knotenbildung (Jeanselme). Derm. Wschr. **1933** II, 1008. — NOGUER MORE, S.: Photobiotropismus und sekundäre Syphilis. Exos esp. Derm. **9**, 339 (1933). Ref. Zbl. Haut- u. Geschl.-Kr. **45**, 763 (1933).

O'LEARY, P. A., H. MONTGOMERY and L. A. BRUNSTING: Coutaneous tertiary syphilis; nodulo-ulcerative lesions of the dorsum of the left hand and right forearm; juxta-articular nodes of the knees, elbow and palms. Arch. Derm. Syph. (Chicago) **31**, 409 (1935). — OLIVER, E. L.: Syphilis of the scalp. Lupus erythematosus of face. Arch. Derm. Syph. (Chicago) **26**, 565 (1932). — ONO, K., u. S. ISHIDA: Ein Beitrag zur Frage über die Beziehung zwischen Syphilis und Trauma. (Excisionsnarbe und Syphilisimpfung.) Lues (Kyoto) **12**, 143 (1935). Ref. Zbl. Haut- u. Geschl.-Kr. **53**, 53 (1936). — OREČKIN, E., u. B. BEZPROZVANNAJA: Über traumatische Syphilis. Vrač. Delo **13**, 109 (1930). Ref. Zbl. Haut- u. Geschl.-Kr. **37**, 112 (1931).

PAGÈS, R.: Quelques réflexions sur l'hérédo syphilis oculaire. Maroc méd. Nr 322, 195 (1952). Ref. Zbl. Haut- u. Geschl.-Kr. **83**, 76 (1953). — PASINI: 8. Internat. Kongr. Dermat. Syph. Kopenhagen 5.—9. VIII. 1930. Ref. Zbl. Haut- u. Geschl.-Kr. **37**, 669 (1931). — PAUTRIER, L.-M., et DOMANSKI: Gomme syphilitique de la région fronto-pariétale consécutive à un traumatisme. Bull. Soc. franç. Derm. Syph. **39**, 1521 (1932). — PERRIN, E., J. GATÉ et E. CORAJOD: Fongus du testicle greffé sur une orchi-epididymite blennoragique. Bull. Soc. franç. Derm. Syph. **40**, 312 (1933). — PEYROT, J., et P. DE BOISSEZON: Un cas des nodosités juxta-articulaires (Jeanselme) chez une femme n'ayant jamais quitté la France. Ann. Derm. Syph. (Paris) **4**, 538 (1933). — PINARD, COSTE, FAUVET et HERTZ: Rhumatisme, nodosités juxta-articulaires et syphilis. Bull. Soc. méd. Hôp. Paris, III. s. **51**, 1350 (1935). — PISACANE, C.: Contributo allo studio delle nodosità juxta articolari. Arch. ital. Derm. **13**, 308 (1937). — PLANNER, H.: Zwei Fälle mit seltenen luetischen Erscheinungen. Wien. klin. Wschr. **1932** I, 570. — POLICARO, R. D.: Contributo alla conoscenza delle nodosità juxtaarticolari (Lutz-Jeanselme). Scritti Mem. Giovanni Truffi 215 (1936). — POLONY, B.: Ein kurzer Beitrag zur Syphilis der Schilddrüse. Derm. Wschr. **1940** II, 966. — PUENTE, J. J.: Juxtaartikuläre Knotenbildung nach Lutz und Jeanselme. Rev. argent. Dermatosif. **19**, 78 (1935). Ref. Zbl. Haut- u. Geschl.-Kr. **52**, 324 (1936). — PUSCARIU, E.: La syphilis ignorée dans la cataracte sénile. Ann. Oculist. (Paris) **99**, 596 (1937). — PUTKONEN, T., H. TEIR and K. PYÖRÄLÄ: Syphilitic juxta-articular nodes. Brit. J. vener. Dis. **29**, 71 (1953).

RADAELI, A.: Presentazione di un gruppo di casi di sifilide ossea. Boll. Sez. region. Soc. ital. Derm. Nr 5, 311 (1932). — REBATTU, J., J. GATÉ, P. CUILLERET et C.-E. BOYER: Gomme syphilitique de la région deltoidienne (syphilotraumatisme) chez une femme ayant été antérieurement trachéotomisée pour une paralysie des abducteurs laryngés. Bull. Soc. franç. Derm. Syph. **39**, 6 (1932). — RIEHL jr.: Lues II, kombiniert mit Trichophytia profunda barbae. Wien. Dermat. Ges. 4. V. 1933. Ref. Zbl. Haut- u. Geschl.-Kr. **46**, 289 (1933). — RIJSSEL, E. C. VAN: Nodositas juxta articularis. Ned. T. Geneesk. **1932**, 5110. Ref. Zbl. Haut- u. Geschl.-Kr. **44**, 93 (1933). — ROTTMANN, H. G.: Über seltenere, atypische Krankheitsbilder der Lues. Med. Welt **1933**, 412. — RUSKIN, S. L., and G. H. HYSLOP: Acute syphilis of the internal ear. (An interesting case report.) Laryngoscope (St. Louis) **48**, 280 (1938).

SÁENZ, B., u. A. OTEIZA: Hypertrophisches Syphilom. Reine knötchenförmige tertiäre Syphilis auf Lupus erythematodes. Bol. Soc. cubana Derm. Sif. **1**, 261 (1929). Ref. Zbl. Haut- u. Geschl.-Kr. **35**, 162 (1931).   SALAMON, T.: Gelenknahe Knoten. Bericht über einen Fall. Brit. J. Derm. Syph. **69**, 145 (1957). — SAUER: Über Muskelsyphilis. Zbl. Chir. **1930**, 2884. — SAXÉN, A., u. L. OJALA: Über spätluische und durch latente Otitis verursachte Veränderungen im Gehörorgan. Diskussion auf Grund eines Falles. Arch. Ohr-, Nas.- u. Kehlk.-Heilk. **160**, 11 (1951). — SCHÖNFELD, W.: In ARZT-ZIELER, Die Haut- und Geschlechtskrankheiten, Bd. IV, S. 300. Berlin u. Wien: Urban & Schwarzenberg 1934. — SCHRÖDER, W.: Tumorartige Bilder tabischer Arthropathien. Münch. med. Wschr. **1938** I, 911. — SCHWARTZ, W. F.: Syphilitic juxta-articular nodules, syphilitic bursitis of Verneuil, atrophic arthritis. Arch. Derm. Syph. (Chicago) **39**, 162 (1939). — SILVA, F.: Contribution to the study of juxta-articular nodosities of Lutz-Jeanselme. Urol. cutan. Rev. **41**, 443 (1937). — SIMON, C.: Essai pathogénique sur la syphilis traumatique. Čsl. Derm., Šamberger-Festschr., p. 352, 1931. Ref. Zbl. Haut- u. Geschl.-Kr. **44**, 569 (1933). — SKOLNIK, E. A.: Juxta-articular nodes. Arch. Derm. Syph. (Chicago) **26**, 524 (1932). — STEFANETTI, E.: Il fattore luetico sull'endocraniosi. J. biol. Chem. **88**, 256 (1947). — STEIN, R. O.: 8. Internat. Kongr. Dermat. Syph. Kopenhagen 5.—9. VIII. 1930. Ref. Zbl. Haut- u. Geschl.-Kr. **37**, 669 (1931). — Gummöses Infiltrat in der Regio praepatellaris. Wien. Dermat. Ges. 28. IV. 1932. Ref. Zbl. Haut- u. Geschl.-Kr. **42**, 162 (1932). — Die tertiäre Syphilis als zweite Krankheit. Wien. klin. Wschr. **1932** I, 665. — In ARZT-ZIELER, Die Haut- und Geschlechtskrankheiten, Bd. III, S. 934. Berlin u. Wien: Urban & Schwarzenberg 1934. — STERN, F.: Über juxtaartikuläre Knotenbildung bei Syphilitikern. Dermat. Wschr. **1930** I, 677. — STRANSKY, E., u. J. TEICHMANN: Fortgesetzte experimentelle Untersuchungen und Ergebnisse zum Thema Lues und Muskel. Wien. klin. Wschr. **68**, 133 (1956).

TACHEUCHI, K., u. Y. NISHIYAMA: Über den ersten Fall von Nodositas juxta-articularis syphilitica in Japan. Z. jap. chir. Ges. **36**, 70 (1935). Ref. Zbl. Haut- u. Geschl.-Kr. **55**, 158 (1937). — TAKAHASI, K.: Ein Fall von Syphilis ulcerosa auf einem Herd von Trichophytia eczematosa marginata. Jap. J. Derm. **31**, 121 (1931). Ref. Zbl. Haut- u. Geschl.-Kr. **39**, 818 (1932). — TĂTARU, V., u. P. PETROVICI: Syphilis und Trauma. Cluj. med. **17**, 772 (1936). Ref. Zbl. Haut- u. Geschl.-Kr. **56**, 272 (1937). — THOMPSON, R. G., C. L. LEEDHAM and H. HAILEY: Osteomyelitis of the skull in early syphilis. Report of two cases probably influenced by trauma. Amer. J. Syph. **33**, 34 (1949). — TOMÉ BONA, J. M.: Lues und Arbeitsunfälle. Act. dermo-sifiliogr. (Madr.) **26**, 553 (1934). — Die Rolle der Syphilis beim Zustandekommen der Arbeitsverletzungen. Verh. 9. internat. Kongr. Dermat. **2**, 222 (1936). — TOMIKAWA, R.: Nodosités juxta-articulares. Fukuoka-Ikwdaigaku-Zasshi **26**, 81 (1933). Ref. Zbl. Haut- u. Geschl.-Kr. **47**, 97 (1934). — TORLAIS: Syphilis traumatique. Bull. Soc. franç. Derm. Syph. **37**, 1202 (1930). — TROW: Zit. nach P. BURNETT, Arch. Derm. Syph. (Chicago) **26**, 390 (1932). — TRUFFI: Zit. nach METSCHERSKY: 8. Internat. Kongr. Dermat. Syph. Kopenhagen 5.—9. VIII. 1930. Ref. Zbl. Haut- u. Geschl.-Kr. **37**, 669 (1931).

URBACH, J.: Lues und Trauma. Med. Klin. **1930** I, 86.

VIGNE, P.: Syphilis tertiaire tuberculeuse et nodosités juxta-articulaires. Bull. Soc. franç. Derm. Syph. **41**, 18 (1934). — VOECKLER, T.: Tabische Arthropathie und Unfall. Mschr. Unfallheilk. **44**, 368 (1937).

WOLF, M.: Zur Kenntnis der juxta-artikulären Knoten. Wien. klin. Wschr. **1934** II, 1420. — WRIGHT, C. S.: Tertiary syphilis resistant to bismuth and mercury (Yaws?). Arch. Derm. Syph. (Chicago) **35**, 403 (1937).

ZATORRE: Un caso de goma sifilitico de localización poco frecuente. Act. dermo-sifiliogr. (Madr.) **44**, 63 (1952). — ZILBERBERG, B.: Beitrag zum Studium der in der Nähe der Gelenke sitzenden Knoten von LUTZ-JEANSELME. An bras. Derm. Sif. **13**, 29 (1938). Ref. Zbl. Haut- u. Geschl.-Kr. **61**, 497 (1939).

E. Konstitution und Syphilis

I. Einfluß der Konstitution auf den Verlauf der Syphilis

ALBERT, Z.: Syphilitische Mesaortitis bei Paralysis progressiva und anderen Krankheitsfällen. Bull. internac. Acad. pol. Sci., Cl. méd. Nr 2/4, 193 (1938). Ref. Zbl. Haut- u. Geschl.-Kr. **62**, 318 (1939). — ANDERSON, W. A. D.: Pathology. Soc. Edit. St. Louis: C. V. Mosby Comp. 1953.

BAUER, J.: Die konstitutionelle Disposition zu inneren Krankheiten, 3. Aufl. Berlin: Springer 1924. — BEHDJET, H.: Syphilides pemphigoides plantaïres secondaires. Ann. Mal.

vénér. **26**, 501 (1931). — BELL, E. T.: Frequency with which syphilitic lesions are encountered in postmortem examinations. Arch. Path. Syph. (Chicago) **26**, 839 (1938). — BERGGREEN, P.: Zur Kenntnis spätsyphilitischer Haut- und Schleimhauterscheinungen. Derm. Wschr. **1936 II**, 985. — BERTÉ, M.: Des aspects cliniques et biologiques de la syphilis chez le noir africain. Rev. practicien 8, 251 (1958). — BERTHOUD, E.: L'aortite syphilitique. Considérations diagnostiques et thérapeutiques sur 108 cas d'aortite contrôlés histologiquement. Helv. med. Acta **17**, 231 (1950). — BERZE, J.: Randbemerkungen zur Heredität- und zur Konstitutionslehre. Festschr. für WAGNER-JAUREGG. Jb. Psych. Neurol. **36**, 126 (1914). — BOISSEAU, SPINETTA, DRUELLE et DURANDY: Rareté de la syphilis nerveuse chez les prostituées. Presse méd. **1939 II**, 1658. — BOLTANSKI, E.: Syphilis nord-africaine et localisations nerveuses. Presse méd. **1935 I**, 417. — BROSSA-TORRES, V.: Diagnóstico diferencial de las insuficiencias aórticas, reumáticas y sifiliticas. Folia clin. int. (Barcelona) **2**, 60 (1952). Ref. Zbl. Haut- u. Geschl.-Kr. **83**, 72 (1953). — BROUSTET, P., et D. KABBAGE: Fréquence comparée de la syphilis cardio-aortique dans la population marocaine et la population française. Maroc. méd. Nr 332, 7 (1953). Ref. Zbl. Haut- u. Geschl.-Kr. **86**, 208 (1953). — BRUENN, H. G.: Syphilis disease of the coronary arteries. Amer. Heart J. **9**, 421 (1934). — BURKE, E. T.: The sex factor in determining the course of syphilis. Brit. J. vener. Dis. **7**, 151 (1931).

CARTER, E. P., and B. N. BAKER jr.: Certain aspects of syphilitic cardiac disease. Bull. Johns Hopk. Hosp. **48**, 315 (1931). — COCHEMS, K. D., and J. E. KEMP: Studies in cardiovascular syphilis. II. The incidence of syphilitic aortitis. A study of 1000 syphilitic individuals. Amer. J. Syph. **21**, 282 (1937). — CURTH, W.: Syphilis in the highlands of Guatemala. Amer. J. Syph. **17**, 164 (1933).

DANBOLT, N.: Die neue Nachuntersuchung des ,,Boeck-Bruusgaardschen Materials von unbehandelter Syphilis". Dermatologica (Basel) **115**, 476 (1957). — DANBOLT, N., E. G. CLARK and T. GJESTLAND: The Oslo-study of untreated syphilis. A re-study of the Boeck-Bruusgaard material concerning the fate of syphilitics who receive no specific treatment. (A preliminary report.) Acta derm.-venereol. (Stockh.) **34**, 34 (1954). — DEXTER, H. L. T., and G. E. CLARKE: Vesicular lesions in secondary syphilis. Report of a case. Arch. Derm. Syph. (Chicago) **65**, 615 (1952).

EISENBERG, H.: Stethograms in cardiovascular syphilis as an aid for early diagnosis. Amer. J. Syph. **36**, 407 (1952). — EL SHERIF, A., A. SOROUR and M. IBRAHIM: Heartdisease in Egypt. II. Cardiovascular syphilis. J. roy. egypt. med. Ass. **34**, 114 (1951). Ref. Zbl. Haut- u. Geschl.-Kr. **79**, 73 (1952).

FORTUNOFF, P., u. A. MALLER: Die Verbreitung der Spätlues. (Mit besonderer Berücksichtigung der internen Erkrankungen.) Wien. Arch. inn. Med. **25**, 77 (1934). — FRAZIER, C. N.: The problem of syphilis in the negro race. Tex. Rep. Biol. Med. **6**, 192 (1948). Ref. Excerpta med. (Amst.), Sect. XIII **3**, Nr 1677 (1949). — FREEMAN, W.: Biometrical studies in psychiatry. VII. Tuberculosis, syphilis and cancer. Hum. Biol. **4**, 208 (1932). — FRIEDERISZICK, F.-K.: Die Syphilis in den Tropen, insbesondere bei den farbigen Eingeborenen. Zbl. Haut- u. Geschl.-Kr. **63**, 617 (1940).

GANZER, G.: Zur Frage der Mesaortitis luica, besonders in Beziehung zur progressiven Paralyse, untersucht am Göttinger Sektionsgut. Z. Kreisl.-Forsch. **26**, 8 (1934). — GIERTSEN, Č.: Über das Vorkommen von Lues, besonders in der Aorta, in einer medizinischen Abteilung. Med. Rev. **51**, 241 (1934). Ref. Zbl. Haut- u. Geschl.-Kr. **49**, 566 (1934). — A paper on syphilis, with special regard to syphilitic aortitis. Acta med. scand. **86**, 22 (1935). Ref. Zbl. Haut- u. Geschl.-Kr. **53**, 643 (1936). — GITMAN, S., L. KOENIGSBERG u. S. MINSKER: Aortitiden bei Lues. Sovet. Vestn. Venerol. i Derm. Nr 8, 608 (1933). Ref. Zbl. Haut- u. Geschl.-Kr. **48**, 66 (1934). — GJESTLAND, T.: The Oslo-study of untreated syphilis. An epidemiologic investigation of the natural course of the syphilitic infection based upon a re-study of the Boeck-Bruusgaard material. Acta derm.-venereol. (Stockh.) **35**, Suppl., 34 (1955). — GRAM, A., u. S. BOGDANOVIČ: Materialien zur Frage des Zusammenhanges der Syphilis und Konstitution. Trudy 3, vses. S-ezda Borba vener. Bol. **36** (1932). Ref. Zbl. Haut- u. Geschl.-Kr. **46**, 493 (1933). — GRUBER, G. B.: Zur Frage der Mesaortitis luica, besonders in Beziehung zur progressiven Paralyse. Z. Kreisl.-Forsch. **25**, 22 (1933). — GRÜNEBERG, T.: Ist die Syphilis eine ,,sterbende" Krankheit? Dtsch. med. Wschr. **1933 I**, 317. — GULDBERG, G.: Über Sektionsbefunde bei Syphilitikern. Arch. Derm. Syph. (Berl.) **166**, 730 (1932).

HEALEY, F. H.: Association between neurosyphilis and cardiovascular syphilis. Lancet **1934 II**, 350. — HALPERN, L.: Beitrag zur Nosobiologie der progressiven Paralyse. (Unter Zugrundelegung des Krankenmaterials der Univ.-Klinik Königsberg i. Pr. 1904—1929.) Festschr. MEYER. Arch. Psychiat. Nervenkr. **94**, 71 (1931). — HAZEN, H. H.: Syphilis in the American negro. Amer. J. Syph. **20**, 530 (1936). — HEINE, J.: Pathologisch-anatomische Erfahrungen an Operationsmaterial und Obduktionen von Chinesen. Virchows Arch. path. Anat. **287**, 203 (1932). — HESS, L.: Zur Pathologie der syphilitischen Aorten-Erkrankung. Klin. Wschr. **1936 I**, 898. — HOWLES, J.: Persönliche Mitteilung. Zit. nach H. L. T. DEXTER u. G. L. CLARKE, Arch. Derm. Syph. (Chicago) **65**, 615 (1952). — HUDSON, E. H.: Syphilis in the Euphrates Arab. A serologic and clinical study. Amer. J. Syph. **16**, 447 (1932). — Syphilis in the Euphrates Arab. A clinical study of Arab syphilis. Amer. J. Syph. **17**, 10 (1933). — HUNT, C.L.: Syphilitic cardiovascular disease. Canad. med. Ass. J. **66**, 324 (1952).

IGLAUER, K.: Der Einfluß des Zeitpunktes der Infektion, der Konstitution und anderer Erkrankungen auf die luetische Aortitis. Orv. Hetil. **1932**, 851. Ref. Zbl. Haut- u. Geschl.-Kr. **44**, 350 (1933).

KALZ, F., and A.I. SCOTT: Follow-up studies in cardiovascular Syphilis. Cand. med. Ass. J. **72**, 274 (1955). — KAMPMEIER, R.H., and ST.R. COMBS: The prognosis in syphilitic aortic insufficiency. An evaluation of factors other than antisyphilitic treatment. Amer. J. Syph. **24**, 578 (1940). — KAPP, A.L.: Cardiovascular syphilis. Med. Bull. Veterans' Adm. (Wash.) **13**, 1 (1936). — KATZ, G., u. M. BODENSTEIN: Über die Lues der Aorta und der Aortaklappen. Dtsch. med. Wschr. **1932 II**, 1792, 1833. — KERIM, F.: Der gegenwärtige Stand der progressiven Paralyse in der Türkei. Allg. Z. Psychiat. **98**, 430 (1932). — KERL, W.: Die angeborene Syphilis. In ARZT-ZIELER, Die Haut- und Geschlechtskrankheiten, Bd. IV. Berlin u. Wien: Urban & Schwarzenberg 1934. — KLAUDER, J.V., and G.P. MEYER: Chorioretinitis of congenital syphilis. Arch. Ophthal. (Chicago) **49**, 139 (1953). — KLEIN, H., u. A. GREITHER: Schilddrüse und Syphilis: Die Stellung des Organs im Ablauf der syphilitischen Allgemeinerkrankung. Arch. Derm. Syph. (Berl.) **187**, 558 (1949). — KNORRE, D.: Statistisches zur Syphilis an Hand von 26500 Sektionsfällen der Jahre 1913—1952. Z. ges. inn. Med. **8**, 1008 (1953). — KRETSCHMER, E.: Körperbau und Charakter. Untersuchungen zum Konstitutionsproblem und zur Lehre von den Temperamenten, 20. Aufl. Berlin-Göttingen-Heidelberg: Springer 1951.

LANDE, G. DE LA: Hérédo-syphilis nerveuse à type familial, aspect clinique et traitement. Bull. méd. (Paris) **1936**, 655. — LAZAROVITS, L.: Die Rolle der Konstitution bei der Entwicklung der spätluetischen Veränderungen in erster Reihe der Aortitis. Wien. klin. Wschr. **1932 II**, 1585. — Das klinische Bild der Aortitis bei den spätluetischen Erkrankungen des Zentralnervensystems. Wien. Arch. inn. Med. **27**, 385 (1933). — LÉPINAY, DECROP et ROLLIER: Évolution et prognostic de la syphilis de l'indigène marocain. Soc. franç. Derm. Syph. **1951**, 135. — LEVEN, L.: Vererbung und Hautkrankheiten. In ARZT-ZIELER, Die Haut- und Geschlechtskrankheiten, Bd. I. Berlin u. Wien: Urban & Schwarzenberg 1934. — LÖHE, H.: Geographisch-ethnographische Venereologie. Derm. Wschr. **127**, 433 (1953). — LUGER, A.: Endemische Syphilis in Syrien. Derm. Wschr. **137**, 25, 57 (1958).

MANGANOTTI, G.: Ricerche sui rapporti fra orientamento costituzionalistico e manifestazioni cutanee in soggetti con sifilide recente. (Nota prev.) Endocrinologia **13**, 228 (1938). — MARRAS, A.: Sifilide indigena mutilante in bianca, arseno bismuto resistente. Atti Soc. ital. Derm. Sif. **1**, 600 (1939). — MELIKIAN, O.: Zur Frage des Ursprunges der Syphilis in Persien. Münch. med. Wschr. **1939 I**, 501. — METZMACHER: Lues des Zentralnervensystems und Mesaortitis. Kölner Derm. Ges. 29. VII. 1932. Ref. Zbl. Haut- u. Geschl.-Kr. **43**, 132 (1933). — MILOSERDOVA, A.I.: Über Erkrankungen der Hoden bei angeborener Syphilis. Pediat. Nr 3, 81, 165 (1937). Ref. Zbl. Haut- u. Geschl.-Kr. **58**, 229 (1938). — MONACELLI, M.: La sifilide della madre. Atti Soc. ital. Derm. Sif. 558 (1937). — MOORE, J.E.: Unsolved clinical problems of syphilidology. Amer. J. Syph. **23**, 701 (1939). — Cardiovascular syphilis. A summary of recent information with several reference to treatment with penicillin. Amer. J. Syph. **33**, 43 (1949). — MÜLLER, C.: Über die Diagnose der unkomplizierten luetischen Aortitis. Nord. med. T. **1933**, 953. Refr. Zbl. Haut- u. Geschl.-Kr. **47**, 187 (1934).

NANTA, A.: Sur la fréquence et la gravité de la syphilis cardioaortique. Bull. Acad. Méd. (Paris), III. s. **126**, 254 (1942). — NIELSEN, J.P.: Follow-up of syphilitics. Late manifestations in 467 male patients with early syphilis followed for 29—36 years. Acta derm.-venereol. (Stockh.) **30**, 507 (1950).

OKSALA, A.: Studies on interstitial keratitis associated with congenital syphilis occurring in Finland. Acta ophthal. (Kph.) Suppl. **37** (1952). — OREČKIN, E., I. PERKEL u. J. EDELMAN: Zur Frage der Rolle der Konstitution in der Ätiologie der syphilitischen Affektionen des Herz-Gefäß-Systems. Trudy 3, vses S-ezda Borba vener. Bol. **42** (1932). Ref. Zbl. Haut- u. Geschl.-Kr. **46**, 618 (1933).

PATZIG, B.: Progressive Paralyse und senile Demenz. Erbbiologische, klinische und anatomische Betrachtungen. Z. menschl. Vererb.- u. Konstit.-Lehre **23**, 661 (1939). — PENTSCHEFF, A.: Einige statistische Daten über die viscerale Syphilis. (Nach dem Material des Anatom.-Pathol. Instituts der Univ. Sofia.) Bulg. Dermat. Ges. Sofia 1. III. 1931. Ref. Zbl. Haut- u. Geschl.-Kr. **38**, 165 (1931). — POPCHRISTOFF, P.: Die syphilitischen Affektionen der Aorta. (Nach dem Material der Inneren und der Therapeutischen Klinik der Universität.) Bulgar. Dermat. Ges. Sofia 1. III. 1931. Ref. Zbl. Haut- u. Geschl.-Kr. **38**, 165 (1931).

RAASCHOU-NIELSEN, W. and H. KOPP: Cardiovascular syphilis in neurosyphilitic patients. Acta derm.-venereol. (Stockh.) **37**, 446 (1957). — ROSS, A.O.F.: Fatal syphilis. A review of certification in Liverpool 1938—1943. Brit. J. vener. Dis. **29**, 64 (1953).

SALUS: Gefäßlues. Dtsch. Dermat. Ges. in der Tschechoslow. Republik, Prag 7. V. 1933. Ref. Zbl. Haut- u. Geschl.-Kr. 46, 11 (1933). — SANNA, G.: La sifilide congenita nei suoi riflessi sociali. I. Relazione: Indagini statistiche e cliniche. Pediatria Riv. 45, 967 (1937). Ref. Zbl. Haut- u. Geschl.-Kr. 59, 103 (1938). — SANTORI, G.: Note cliniche di sifilografia. Arch. ital. Derm. 17, 217 (1941). — SAPINKER, S., and DE VILLERS MINNAAR: Syphilitic disease of the long bones in the Bantu. J. Bone Jt. Surg. B 33, 578 (1951). — SCHERER, H.-J.: Die Sonderstellung der Aortenlues bei der progressiven Paralyse. Virchows Arch. path. Anat. 286, 183 (1932). — SCHLESINGER, H.: Fortschritte in der Klinik, Prognosestellung und Therapie der Aortensyphilis. Ärztl. Praxis (Sonderbeil. d. Mitt. Volksgesdh.-Amt Wien Nr 3) Nr 3, 65 (1934). — SCHUMAN, ST.H., S. OLANSKY, E. RIVERS, C.A. SMITH and D.S. RAMBO: Untreated syphilis in the male negro. Background and current status of patients in the Tuskegee study. J. chron. Dis. 2, 543 (1955). Ref. Zbl. Haut- u. Geschl.-Kr. 95, 154 (1956). — SELZER, H.: Studi sulle manifestazioni patologiche di 52 paralitici progressivi prima della infezione luetica. Note Psichiat. (Pesaro) 66, 5 (1937). — SÉZARY, A.: Le problème de la syphilis exotique. Pathogénie et thérapeutique. Ann. Derm. Syph. (Paris) 3, 977 (1932). — SOBOLEV, L.: Die Rolle der Konstitution in der Pathologie der Syphilis. Trudy 3, vses. S-ezda Borba vener. Bol. 20 (1932). Ref. Zbl. Haut- u. Geschl.-Kr. 46, 493 (1933). — SPRINGER, A.: Die Geschichte der Verbreitung der Syphilis in Afrika nach zeitgenössischen Reiseberichten. Hautarzt 5, 227 (1954). — STEFKO, V.: Pathologische Anatomie der Syphilis und der Tuberkulose der Lymphdrüsen bei einigen mongolischen Rassen. Rev. esp. Tuberc. 7, 393 (1935). Ref. Zbl. Haut- u. Geschl.-Kr. 52, 325 (1936). — STEINER, G.: Klinik der Neurosyphilis. In JADASSOHNS Handbuch der Haut- und Geschlechtskrankheiten, Bd. XVII/1: Syphilis des Nervensystems. Berlin: Springer 1929. — STROHM, J.G.: Syphilis. A study of 4000 cases. Urol. cutan. Rev. 40, 857 (1936). — SVENDSEN, M.: Syphilis und Sektionsmaterial. Nord. Med. 1941, 917. Ref. Zbl. Haut- u. Geschl.-Kr. 67, 704 (1941). — Symposium on certain phases of syphilis. Urol. cutan. Rev. 36, 69 (1931).

TAKEDA, K., u. K. KATÓ: Beitrag zur pathologisch-histologischen Veränderung der Hypophyse bei der Dementia paralytica. Trans. jap. path. Soc. 22, 243 (1932). Ref. Zbl. Haut- u. Geschl.-Kr. 46, 623 (1933). — TANDLER, J.: Über Infantilismus. Wien. med. Presse 1907, 580. — Über den Einfluß der innersekretorischen Anteile der Geschlechtsdrüsen auf die äußere Erscheinung des Menschen. Wien. klin. Wschr. 23, 459 (1910). — Konstitution und Rassenhygiene. Z. angew. Anat. 1, 11 (1914). — THORNER, M.C., and G.C. GRIFFITH: Cardiovascular syphilis. J. Insur. Med. 6, Nr 15 (1951). — TOMMASI, L.: Problemi razziali demografici di sifilografia. Prolusione al corso. Rif. med. 1940, 135.

VERDELLI, E.: Aneurismi aortici ed aortiti sifilitiche. Statistica e critica di 117 casi di aneurismi dell'aorta e di 123 di aortiti sifilitiche. Storia clinica, esame anatomopatologico e microscopico di due casi di aneurismi. G. Clin. med. 15, 1244 (1934). — VERHAART, W.J.C., and G.A. VAN WIERINGEN-RAUWS: Syphilis of the central nervous system at Java. Fol. psychiat. néerl. 52, 115 (1949). Ref. Zbl. Haut- u. Geschl.-Kr. 78, 91 (1952). — VILLARÀ, G., e G. PREVITERA: La sifilide al tavolo anatomico di Catania. Boll. Soc. med.-chir. Catania 5, 161 (1937). — VONDERLEHR, R.A., T. CLARK, O.C. WENGER and J.R. HELLER jr.: Untreated syphilis in the male negro. Comparative study of treated and untreated cases. J. Amer. med. Ass. 107, 856 (1936).

WEBER, M.L.: Syphilis as a factor in cardiovascular diseases. A review of seventy cases. Med. Bull. Veterans' Adm.. (Wash.) 12, 228 (1936). — WEBSTER, B., C. RICH jr., P.M. DENSEN, J.E. MOORE, C.S. NICOL and P. PADGET: Studies in cardiovascular syphilis. III. The natural history of syphilitic aortic insufficiency. Amer. J. Syph. 37, 301 (1953). — WYDRIN, A.: Die kardio-vasculäre Syphilis. Wien. klin. Wschr. 1935 II, 1515.

YAMAMOTO, K.: Klinische Untersuchung über Lues latens. I. Über syphilitische Veränderungen der Aorta. Jap. J. Derm. 32, 579 (1932). Ref. Zbl. Haut- u. Geschl.-Kr. 43, 477 (1933). — YAMASAKI, I.: Über die Fernresultate der Syphilisbehandlung. III. Über die syphilitischen Veränderungen der Aorta der behandelten Syphiliskranken. Jap. J. Derm. 40, 183 (1936). Ref. Zbl. Haut- u. Geschl.-Kr. 56, 340 (1937).

ZEISLER, E.P.: Annular lesions in acquired and congenital syphilis. Urol. cutan. Rev. 35, 170 (1931). — ZIEMAN: Diskussion zu LICHTWITZ, Über Lues interna maligna. Berl. Derm. Ges. 14. VI. 1932. Ref. Zbl. Haut- u. Geschl.-Kr. 42, 564 (1932).

E, II. Einfluß der Kondition auf den Verlauf der Syphilis

ALVAREZ SÁINZ DE AJA, E.: Der gegenwärtige Stand der Syphilis in Spanien und im Jahre 1941. Rev. esp. Med. Guerra 4, 258 (1941). Ref. Zbl. Haut- u. Geschl.-Kr. 69, 302 (1943).

BARRACK, E. B.: Syphilis and yaws. Arch. Derm. Syph. (Chicago) 73, 510 (1956). — BEZECNY, R.: Über die Zahl der Syphiliskranken der dermatol. Klinik in den letzten Jahren und Bemerkungen zur Verbreitung der Syphilis in Prag. Med. Welt 1940, 718. — BIACH, M.: Jodstoffwechsel und Schilddrüse in ihren Beziehungen zum Luesverlauf. Wien. klin. Wschr.

1930 I, 528. — BIRT, E.: Ergibt die Zusammenwirkung von Syphilis und Tuberkulose der Knochen ein als solches erkennbares Krankheitsbild? Dtsch. Z. Chir. **246**, 457 (1936). — BLOCH, I.: Das Sexualleben unserer Zeit, 2. u. 3. Aufl. Berlin: Louis Marcus 1907. — BOHNSTEDT: Rundfrage: Lues und Tuberkulose. Z. Haut- u. Geschl.-Kr. 1948, 159, 202. — BROSSA-TORRES, V.: Diagnóstico diferencial de las insuficiencias aórticas, reumáticas y sifilíticas. Folia clin. int. (Barcelona) **2**, 60 (1952). Ref. Zbl. Haut- u. Geschl.-Kr. **83**, 72 (1953). — BRUETSCH: Syphilitic optic atrophy. Springfield, Ill.: Ch. C. Thomas 1953. — BRUGSCH: Zit. nach FELLINGER, Endokrine Erkrankungen. In R. BOLLER, Diabetes mellitus. Wien u. Innsbruck: Urban & Schwarzenberg 1950. — BURBI, L.: Sugli esantemi, insorgenza, progressione, distribuzione topografica. Sonderdruck aus Morgagni 1932. Ref. Zbl. Haut- u. Geschl.-Kr. **42**, 764 (1932). — BURKE, E. T.: The sex factor in determining the course of syphilis. Brit. J. vener. Dis. **7**, 151 (1931). — BUSCHKE, A., A. JOSEPH u. W. KONHEIM: Über den günstigen Einfluß schwerer Salvarsanexantheme auf den Verlauf der Syphilis. Wien. med. Wschr. **1936 I**, 651. — BUTLER, C. S.: The antiquity of syphilitic aneurysma. Milit. Surg. **82**, 485 (1938).

CASTELLINO, P. G.: Le malattie dermoceltiche nei lavoratori reduci dall'A.O.I. (Contributo clinico-statistico.) Rif. med. **1939**, 641. — CLARK, E. G.: Is venereal disease no longer a problem? Amer. J. Syph. **34**, 401 (1950). — COCHEMS, K. D., and J. E. KEMP: Studies in cardiovascular syphilis. III. The effect of occupation upon the incidence and type of syphilitic aortitis. Amer. J. Syph. **21**, 408 (1937). — CORDERO SOROA, A.: Lues und Tuberkulose. Act. dermo-sifiliogr. (Madr.) **23**, 478 (1931). Ref. Zbl. Haut- u. Geschl.-Kr. **40**, 392 (1932). — CREYX: Dissociation du complexe étiologique alcoolisme et syphilis dans le déterminisme de certaines hépatomégalies. Bull. Soc. méd. Hôp. Paris, III. s. **47**, 780 (1931). — CUTTING, R. A.: Syphilitic leg ulcers. Clinical features presented by 100 cases. Ann. Surg. **97**, 85 (1933).

DEITERT, H.: Über die Aortenlues, ihre Wandlung in der Häufigkeit und Erscheinungsweise während der letzten 20 Jahre. Arch. Kreisl.-Forsch. **9**, 258 (1941). — DELEONARDI, S., e A. GIORDANO: Tromboarterite multipla luetica. Boll. Soc. med.-chir. Catania **3**, 225 (1935). DE MALLO, J.: Syphilis bei den Afrikanern. East Afr. med. J. (1948). — DUMBOVICH, B.: Nach äußeren Reizen sistierendes luetisches Exanthem. Bőrgyógy. vener. Szle **14**, 9 (1936). Ref. Zbl. Haut- u. Geschl.-Kr. **55**, 156 (1937).

FIESSINGER, N.: La clinique des cirrhoses hépatiques. Verh. internat. Ges. geogr. Path. 1. Konf., 1932, S. 155 u. 217. Ref. Zbl. Haut- u. Geschl.-Kr. **44**, 354 (1933). — FREI: Zit. nach F. KRÖBER, Allgemeine Gesichtspunkte bei der gutachtlichen Beurteilung einer Haut-Tuberkulose. Berufsdermatosen **7**, 97 (1959). — FRIEDERISZICK, F.-K.: Die Syphilis in den Tropen, insbesondere bei den farbigen Eingeborenen. Zbl. Haut- u. Geschl.-Kr. **63**, 617 (1940). — FURTADO, T. A., u. J. GONTIJO: Bild der Syphilis in den Handels- und Industriekreisen von Belo Horizonte. Rev. Ass. méd. Minas Gerais **3**, 27 (1952). Ref. Zbl. Haut- u. Geschl.-Kr. **87**, 271 (1954).

GAGER, L. T.: The differentiation of syphilis and hypertension in the etiologic diagnosis of heart disease. Med. Bull. Veterans' Adm. (Wash.) **16**, 226 (1940). — GASBARRINI, A.: Epatite luetica in fumatrice e bevitrice. Rass. clin.-sci. Ist. biochim. ital. **28**, 323 (1952). — GASTINEL, P., R. PULVÉNIS et P. COLLART: Le rôle du système neuro-végétatif dans l'évolution des syphilomes expérimenteux. Bull. Soc. franç. Derm. Syph. **43**, 1162 (1936). — GASTINEL, P., R. PULVÉNIS, J. DELARUE et P. COLLART: De l'avenir des inoculations sous-scrotales et testiculaires de virus syphilitique, après irritation faradique des pédicules vasculo-nerveux spermatique et déférentiel. C. R. Soc. Biol. (Paris) **121**, 1602 (1936). — Le comportement des syphilomes expérimentaux après irritation faradique des pédicules vasculo-nerveux du testicule. C. R. Soc. Biol. (Paris) **121**, 1605 (1936). — GATÉ, J., et J. CHARPY: Syphilides lichénoïdes des flancs chez un tuberculeux pulmonaire évolutif et bacillifère. Bull. Soc. franç. Derm. Syph. **40**, 655 (1933). — GERLÓCZY, F., et K. GEFFERTH: Osteochondritis non syphilitica. Ann. paediat. (Basel) **177**, 374 (1951). — GOLDBLATT, S.: Relation between syphilis and tuberculosis in the negro. Arch. Derm. Syph. (Chicago) **40**, 792 (1939). — GORDON, A.: Conjugale Syphilis des Nervensystems. Urol. cutan. Rev. **43**, 49 (1939). — GREER, A. E.: The problem of syphilis in a tuberculosis clinic. Ann. intern. Med. **4**, 387 (1930). — GREITHER, A.: Kleinpapulöse Syphilis und Mororeaktion. Ein Beitrag zur Frage der Beziehungen zwischen Syphilis und Tuberkulose sowie zum Formenkreis der follikulären Hyperkeratosen. Arch. Derm. Syph. (Berl.) **188**, 584 (1949). — GROSGURIN, J.: Cirrhose hépatique mixte, alcoolique et syphilitique, d'apparition simultanée chez deux époux. Rev. méd. Suisse rom. **57**, 382 (1937). — GUILD, C. ST. C., and M. NELSON: The problem of coexisting syphilis and tuberculosis in the light of current opinion and practice. Amer. Rev. Tuberc. **33**, 13 (1936). — GUMPESBERGER, G.: Kann eine antiluetische Behandlung der Mutter während der Schwangerschaft zur Ausbildung von nichtluetischen Knochenveränderungen beim Säugling führen? Dermatologica (Basel) **106**, 65 (1953). — Die Syphilis des Kindes. Berliner med. Verlagsanstalt 1956. — GUSZMAN, J.: Lues und Konstitution. Bőrgyógy. vener. Szle **14**, 149 (1936). Ref. Zbl. Haut- u. Geschl.-Kr. **55**, 670 (1937).

HAND, E. A.: Circumcision and venereal disease. Arch. Derm. Syph. (Chicago) **60**, 341 (1949). — HAND, E. A., and M. C. NELSON: Circumcision and primary syphilis. Arch. Derm. Syph. (Chicago) **63**, 504 (1951). — HEYMAN, A., J. L. PATTERSON jr., F. T. NICHOLS jr. and R. JONES: Cerebral blood flow and metabolism in neurosyphilis. The effects of penicillin, induced fever, and other therapeutic measures. Amer. J. Syph. **35**, 301 (1951). — HOFFMANN, E.: Aus mehr als fünfzigjähriger Syphilisforschung. Schweiz. med. Wschr. **86**, 281 (1956). — HUTCHINSON, J.: Zit. nach I. BLOCH, Das Sexualleben unserer Zeit. Berlin: Louis Marcus 1907.

IRGANG, S.: The problem of involvement of the liver in syphilis. Comment on its more important phases with case reports. Arch. Derm. Syph. (Chicago) **36**, 685 (1937). — ISRAËL-SON, et E. P. MAXIMTCHOUK: De l'influence du système végétatif nerveux sur le développement et le cours de la syphilis expérimentale chez les lapins. Bull. Soc. franç. Derm. Syph. **43**, 1168 (1936).

JAHNEL, F.: Über die Möglichkeit der Beeinflussung des Syphilisverlaufes durch natürliche Heilkräfte im Lichte tierexperimenteller Erfahrungen. Med. Welt **1936**, 1463. — Experimentelle Untersuchungen über den Einfluß des Hungers auf den Syphilisverlauf. Z. Immun.-Forsch. **98**, 97 (1940). — JERUKHIMOVITCH, A. E.: Über Lungensyphilis. Vestn. Rentgenol. Radiol. **21**, 235 (1938). Ref. Zbl. Haut- u. Geschl.-Kr. **62**, 232 (1939). — JOOST, C. R. N. F.: Einige Angaben über die Frequenz von Lues (latens) bei den männlichen Lungenkranken des Sanatoriums Tjisaroea. Geneesk. T. Ned.-Ind. **75**, 980 (1935). Ref. Zbl. Haut- u. Geschl.-Kr. **52**, 186 (1936).

KALKOFF: Rundfrage: Lues und Tuberkulose. Z. Haut- u. Geschl.-Kr. **5**, 159, 202 (1948). — KEMP, J. E., and W. C. MENNINGER: The influence of pregnancy upon the course of syphilis. Brit. J. vener. Dis. **12**, 206 (1936). — KIELLEUTHNER: Geschichte der Urologie. In 9. Vortragsreihe der Augsburger Fortbildgs.tage für prakt. Medizin, Augsburg 1952. — KLEIN, H., u. A. GREITHER: Schilddrüse und Syphilis. Die Stellung des Organs im Ablauf der syphilitischen Allgemeinerkrankung. Arch. Derm. Syph. (Berl.) **187**, 558 (1949). — KRISCHNER, H.: Herzklappenveränderungen bei Mesaortitis syphilitica. Virchows Arch. path. Anat. **282**, 30 (1931).

LANGER, E., u. E. SPERLING: Die Häufigkeit der Spätlues. Z. Haut- u. Geschl.-Kr. **11**, 47 (1951). — LAUGIER, P., et R. RENARD: Syphilis tertiaire et lupus tuberculeux coexistant et évoluant très rapidement. Bull. Soc. franç. Derm. Syph. **59**, 495 (1952). — LEEUWEN, T. M. VAN: Syphilis-Hybriden. Ned. T. Geneesk. **1938**, 2958. Ref. Zbl. Haut- u. Geschl.-Kr. **61**, 147 (1939). — LEWITH, R.: Lokale „Resekundarisierung" einer Lues gummosa nach Röntgenbestrahlung. Derm. Z. **72**, 326 (1936). — LEWY, W. G.: A case of syphilitic phlebitis. Urol. cutan. Rev. **40**, 652 (1936). — LOBITZ jr., W. O., and O. F. JILLSON: Accidents of an agnostic allergist. A.M.A. Arch. Derm. **78**, 458 (1958). — LONGHIN, S., A. POPESCU u. D. VOLOSCEANU: Die Rolle der Kälte bei der Generalisierung der experimentellen Syphilis. Derm.-Vener. Rev. a Soc. Siintnelor Med. din Rominia **1**, 331 (1956). Ref. Derm. Wschr. **138**, 1231 (1958). — LOUSTE, et RACINE: Syphilides lichéniformes. Bull. Soc. franç. Derm. Syph. **37**, 1301 (1930).

MADERNA, C.: Sifilide anomale in fratelli. Contagio extrasessuale. Rinasc. med. **19**, 340, 343 (1942). Ref. Zbl. Haut- u. Geschl.-Kr. **70**, 185 (1943). — MARCHIONINI, A.: Ethnologie und Dermatologie. I. Die Bedeutung der Beschneidung für die Dermatologie. Hautarzt **4**, 408 (1953). — MENNINGER, W. C., and J. E. KEMP: The incidence of the clinical types of neurosyphilis in males, in pregnant and in nonpregnant females. J. nerv. ment. Dis. **83**, 275 (1936). — MERENLENDER: Gonitis luetica et tuberculosa. Warschauer Dermat. Ges. 8. V. 1930. Ref. Zbl. Haut- u. Geschl.-Kr. **37**, 178 (1931). — MIESCHER, G.: Chemotherapeutica und Antibiotica in der Behandlung von Haut- und Geschlechtskrankheiten. Klinische Anwendung bei Syphilis. XXI. Tagg Dtsch. Dermat. Ges. Heidelberg 6.—9. X. 1949. Arch. Derm. Syph. (Berl.) **191**, 267 (1950). — MILIAN, G.: À propos des syphilides folliculaires. Bull. Soc. franç. Derm. Syph. **40**, 210 (1933). — Les syphilides des secondaires syphilitics-tuberculeuses. Rev. franç. Derm. Vénér. **9**, 131 (1933). — MILLS, C. A., and W. B. BEAN: The timing of luetic heart failure in relation to heart load. Urol. cutan. Rev. **43**, 32 (1939). — MONACELLI, M.: La sifilide della madre. Atti Soc. ital. Derm. Sif. 558 (1937). — MOORE, J. E.: Unsolved clinical problems of syphilology. Amer. J. Syph. **23**, 701 (1939). — MOREJNIS, I., E. OREČKIN u. M. CHOROŠIN: Über einige biologische und soziale Faktoren in der Pathogenese der Neurolues. Trudy 3. vses. S-ezda Borba vener. Bol. 49 (1932). Ref. Zbl. Haut- u. Geschl.-Kr. **47**, 624 (1934).

NARIO, A.: Syphilis und Tuberkulose. Rev. Tuberc. Uruguay **3**, 297 (1933). Ref. Zbl. Haut- u. Geschl.-Kr. **48**, 533 (1934). — NEWCOMB, W. D.: Fatal syphilis. Brit. J. vener. Dis. **29**, 67 (1953).

ORLANDO, R.: Investigaciones sobre neurosifilis. (Monogr. Neuropsiquiatr. 1.) Buenos Aires Minist. de Salud Publ. de la Nac. 1951. — ORSZÁGH, O.: Syphilis und Tuberkulose. Z. Tuberk.-Forsch. **35**, 132 (1931).

PELBOIS, F.: Statistique globale sur 4,195 cas de syphilis vus à l'hôpital J. Mauran de Casablanca de 1952 à 1955. Maroc. méd. **34**, 556 (1955). — PETERSEN, W. F.: Syphilis and the meteorological environment. Urol. cutan. Rev. **44**, 522 (1940). — PROKSCH, J. K.: Die Geschichte der venerischen Krankheiten. I. Teil. Bonn: Peter Hautstein 1895. — PROPPE, A.: Perinomodia, das Phänomen des Abweidens. Derm. Wschr. **1949**, 305.

RICHTER, H.: Die syphilitische Infektion im Spiegel moderner Forschung. Hautarzt **6**, 315 (1955). — ROMAGNY, G., et GAUTIER: Ostéochondrite polyépiphysaire chez un enfant de 8 mois atteint d'agénésie des voies biliaires en dehors de toute syphilis décalable. Bull. Soc. franç. Derm. Syph. **61**, 61 (1954).

SAUER, L.: Lueseinbruch in Familien. Z. Haut- u. Geschl.-Kr. **7**, 345 (1949). — SCHLESINGER, H.: Lungentuberkulose und Syphilis. Beitr. Klin. Tuberk. **79**, 750 (1932). — SCOLARI, E. G.: Gangrena a focolai delle estremità inferiori da arteriti sifilitiche. G. ital. Derm. **73**, 1779 (1932). — SCZUKA, H.: Tuberkulose und Lues. Arch. Derm. Syph. (Berl.) **186**, 553 (1948). — SÉZARY, A.: Le problème de la syphilis exotique. Pathogénie et thérapeutiques. Ann. Derm. Syph. (Paris) **3**, 977 (1932). — ŠIKL, H., u. K. RAŠKA: Zur Frage der syphilitischen Endokarditis der Aortenklappen. Frankfurt. Z. Path. **48**, 20 (1935). — SILVA-MELLO: Die chronischen syphilitischen Nephritiden als eine selbständige Gruppe von Nierenkrankheiten. Dtsch. med. Wschr. **1936 I**, 70. — SPILLMANN, L., et A. SPILLMANN: La syphilis peut-elle passer de la période de latence à la période de réactivation sous l'influence des causes générales encore inconnues? Bull. Soc. franç. Derm. Syph. **40**, 1242 (1933). — STREITMANN, B.: Syphilis und Tuberkulose. Klin. Med. (Wien) **6**, 307, 474, 527 (1951); **11**, 398 (1956). — STÜHMER: Therapieresistente Syphilis bei Alkoholismus. 61. Tagg Südwestdtsch. Dermat. Ver.igg Freiburg i. Br. 10. V. 1936. Ref. Zbl. Haut- u. Geschl.-Kr. **54**, 293 (1937). — Rundfrage: Lues und Tuberkulose. Z. Haut- u. Geschl.-Kr. **5**, 159, 202 (1948). — STÜMPKE, u. SCZUKA: Rundfrage: Lues und Tuberkulose. Z. Haut- u. Geschl.-Kr. **5**, 159, 202 (1948).

TANDLER, J.: Konstitution und Rassenhygiene. Z. angew. Anat. **1**, 11 (1914). — TOURAINE, et P. RENAULT: Histologie d'un élément de syphilide lichénoide tardive. Bull. Soc. franç. Derm. Syph. **39**, 1638 (1932).

VALVERDE, B.: Au sujet de la syphilis de la vessie. J. belge Urol. **6**, 101 (1933).

WANDERER, E.: Syphilis maculo-papulo-pustulosa mit Aussparungen nach Pleuritis. Öst. Dermat. Ges. Wien 14. III. 1935. Ref. Zbl. Haut- u. Geschl.-Kr. **51**, 393 (1935). — WEBSTER, B., C. RICH jr., P. M. DENSEN, J. E. MOORE, C. S. NICOL and P. PADGET: Studies in cardiovascular syphilis. III. The natural history of syphilitic aortic insufficiency. Amer. J. Syph. **37**, 301 (1953). — WOHLWILL, F.: Bezüglich der pathologischen Anatomie der erworbenen Lungensyphilis. Lisboa méd. **15**, 201 (1938). Ref. Zbl. Haut- u. Geschl.-Kr. **61**, 497 (1939).

ZEMAN, F. D., and S. STORCH: Syphilitic heart disease in the aged. Ann. intern. Med. **36**, 1423 (1952).

E, III. Einfluß der Syphilis auf die Kondition

ABIMELEK, R.: Un cas de poïkilodermie à plaque unique, compliquée de gomme syphilitique avec dégénérescence néoplasique. Bull. Soc. franç. Derm. Syph. **45**, 869 (1938). — AGGERBECK, I.: Syphilis auf einer medizinischen Abteilung. Ugeskr. Laeg. **1942**, 412. Ref. Zbl. Haut- u. Geschl.-Kr. **69**, 303 (1943). — ARCHANGELSKIJ, B.: Zur Klinik der Syphilis des vegetativ-endokrinen Systems. Russk. Klin. **14**, 242 (1930). Ref. Zbl. Haut- u. Geschl.-Kr. **40**, 409 (1932).

BACCAREDDA, A.: Sopra tre casi di restringimenti rettali in luetici. Boll. Sez. region. Soc. ital. Derm. Nr 1, 75 (1933). — BARLOVATZ, A.: Sterility in Central Africa. Fertil. and Steril. **6**, 363 (1955). — BAŠKEVIČ, M.: Über die Störungen des Zuckerstoffwechsels bei Syphilis, weichem Schanker und Lupus tuberculosus. Sovet. Vestn. Derm. **9**, 486 (1931). Ref. Zbl. Haut- u. Geschl.-Kr. **39**, 806 (1932). — BAUER, J.: Innere Sekretion. Berlin: Springer 1927. — BELOTE, G.H.: The association of cancer and syphilis as determined by positive serology. Amer. J. Syph. **15**, 372 (1931). — BENDA, L., E. RIESEL u. H. THALER: Über die Hepatitis bei Lues und antiluischer Behandlung mit besonderer Berücksichtigung ihrer Folgekrankheiten. Dtsch. Arch. klin. Med. **197**, 477 (1950). — BENDA, L., A. RISSEL u. H. THALER: Über den sogenannten Ikterus syphilitica praecox. Wien. klin. Wschr. **1952**, 415. — BENEDETTI, G., e B. NUTI: Modificazioni del quadro ematico midollare e periferico nell'infezione luetica. (Nota prev.). Rass. Fisiopat. clin. ter. **14**, 49 (1942). — BERNSTEIN, P.: Lymphogranuloma inguinale, carcinoma and syphilis. A triad of diseases occurring in one patient. Amer. J. Obstet. Gynec. **29**, 718 (1935). — BETTONI, I., e N. ORLANDI: Contributo clinico ed anatomo-patologico alla conoscenza del morbo di Simmonds. (Associazione di sindrome di Simmonds e di sindrome diabetica.) Endocrinologia (B. Aires) **7**, 34 (1932). — BLANCO SOLER, C.: Ein Fall von luetischem Diabetes. An. Hosp. José y Adela **2**, 139 (1931). Ref. Zbl. Haut- u. Geschl.-Kr. **43**, 337 (1933). — BLUM, P., y P. COLLART: Ovario y sifilis. Ses. Derm. en Homenaja al Prof. LUIS E. PIERINI, p. 147, 1950. Ref. Zbl. Haut- u. Geschl.-

Kr. **79**, 381 (1952). — BOLLER, R.: Diabetes mellitus. Wien u. Innsbruck: Urban & Schwarzenberg 1950. — BOYD, R. H.: Venereal disease as a cause of infertitliy and sterility. Assessment and treatment. Brit. J. vener. Dis. **25**, 179 (1949). — BRANDAU, G. M.: Diabetes mellitus of syphilitic origin. Amer. J. Syph. **16**, 511 (1932). — BRAZLAWSKIJ, I.: Die Capillaroskopie in den verschiedenen Perioden der Lues. Sovet. Vestn. venerol. i Derm. Nr 7, 634 (1936). Ref. Zbl. Haut- u. Geschl.-Kr. **55**, 154 (1937). — BRET, J.: Endocardite infectieuse et aortite syphilitique. Arch. Mal. Coeur **33**, 173 (1940). — BRÜHL, R.: Hypophysär-nervöser Symptomenkomplex auf Grund einer Lues acquisita. Mschr. Geburtsh. **89**, 330 (1931). — BRUGSCH: Zit. nach K. FELLINGER, Endokrine Erkrankungen. In R. BOLLER, Diabetes mellitus, S. 156. Wien u. Innsbruck: Urban & Schwarzenberg 1950.

CAMINITI, S.: Sull'insufficienza del fegato nei malati di sifilide secondaria. G. ital. Derm. Sif. **72**, 1060 (1931). — CAROLI, J., M. GIRARD et M. JOANISSIAN: Stéatorrhée syphilitique et tétanie. Bull. Soc. méd. Hôp. Paris, III. s. **55**, 785 (1939). — CARRERA, J. L.: Frecuencia actual de las reinfecciones sifiliticas. Rev. argent. Dermatosif. **34**, 152 (1950). Ref. Zbl. Haut- u. Geschl.-Kr. **76**, 369 (1952). — CASTELLANI, A.: Considerazioni cliniche e pathogenetiche su di un caso di trofedema cronico. Policlinico, Sez. prat. **1939**, 682. Ref. Zbl. Haut- u. Geschl.-Kr. **62**, 591 (1939). — CASTIGLIONE, G.: Cancro e sifilide. (Ricerche sperimentali.) Atti 3. Conv. nat. per la Lotta contro il Cancro, p. 524, 1934. Ref. Zbl. Haut- u. Geschl.-Kr. **52**, 538 (1936). — CATTAN, R., P. FRUMUSAN et J. DAUSSET: Hémoglobinurie paroxystique à frigore chez un syphilitique guéri par la pénicilline. Sang. **26**, 714 (1955). — CATTANEO, L.: Emoglobinuria parossistica a frigore. G. ital. Derm. Sif. **72**, 1159 (1931). — CECCARINI, F.: Sul comportamento della milza nella sifilide secondaria. G. ital. Derm. Sif. **88**, 24 (1947). — CELLI, P.: Sulle cirrosi epatitiche in luetici. Arch. ital. Anat. Istol. pat. **3**, 95 (1932). — CHARGIN, L.: Epithelioma in a syphilitic tongue. Arch. Derm. Syph. (Chicago) **24**, 463 (1931). — CHARPY, J., E. CALAS et L. ODDOZE: Papillomatose géante de la verge chez un syphilitique. Bull. Soc. franç. Derm. Syph. **59**, 405 (1952). — CHEVALLIER, P.: L'origine syphilitique de l'adénolipomatose. À propos d'un cas d'adénolipomatose récente simulant une lymphadénie, survenue chez un vieux syphilitique et guéri par le traitement bismutique. Bull. Soc. franç. Derm. Syph. **42**, 1572 (1935). — CHIALE, G. F.: Tumefazione mammaria e secrezione colostrale in sifilide recente. G. ital. Derm. Sif. **74**, 130 (1933). — CHRISTINÉ, L.: Action d'une thérapeutique spécifique sur la glycémie des syphilitiques. Ann. Mal. vénér. **32**, 502 (1937). — CIVATTE: Zit. nach MARIN et BERNIER, Bull. Soc. franç. Derm. Syph. **45**, 463 (1938). — COSTEDOAT: Diabète consomptif, troubles progressifs de la conductibilité intracardiaque et hépatite scléreuse survenus chez un jeune homme à la suite d'un chancre syphilitique. Bull. Soc. méd. Hôp. Paris, III. s. **48**, 872 (1932). — COVISA, u. BEJARANO: Mycosis fungoides und Lues. Act. dermo-sifiliogr. (Madr.) **25**, 152 (1932). Ref. Zbl. Haut- u. Geschl.-Kr. **44**, 430 (1933). — CRIADO, F.: Zit. nach BLANCO SOLER, An. Hosp. José y Andela **2**, 139 (1931). Ref. Zbl. Haut- u. Geschl.-Kr. **43**, 337 (1933). — CUILLERET, P., J. PELLERAT, CHAVANIS et BRUGIRARD: Ulcération torpide du sillon balano préputial chez un ancien syphilitique atteint d'anémie de Biermer. Bull. Soc. franç. Derm. Syph. **57**, 363 (1950).

DILL, L. V.: Observations on the incidence of latent paroxysmal hemoglobinuria as evidenced by the Donath-Landsteiner phenomenon. Amer. J. Syph. **23**, 220 (1939). — DUFOUR, H.: Asthme et syphilis. Bull. Soc. méd. Hôp. Paris, III. s. **46**, 1002 (1930). — DZIOBEK, L.: Schwankungen der Pirquet-Reaktion bei Haut- und Geschlechtskrankheiten. Jahresverslg Ungar. Dermat. Ges. Budapest 5. u. 6. VI. 1936. Ref. Zbl. Haut- u. Geschl.-Kr. **55**, 424 (1937).

ECHAUZ, F.: Diabetes und Syphilis. An. Med. int. **3**, 633 (1934). — EPPINGER, H.: Die Leberkrankheiten. Wien: Springer 1937.

FALTA, W.: Zit. nach R. BRÜHL, Mschr. Geburtsh. **89**, 330 (1931). — FERNÁNDEZ, A. A.: Pruritus als Zeichen der Lues. Rev. Assoc. méd. argent. **50**, 197 (1937). Ref. Zbl. Haut- u. Geschl.-Kr. **57**, 468 (1938). — FERRARI, F., J. MONTPELLIER et R. MORAND: Épithélioma développé sur une ostéopériostite gommeuse syphilitique. Bull. Ass. franç. Cancer **21**, 514 (1932). — FESSLER, L., u. F. FUCHS: Die Klinik der Urogenitalorgane bei Tabes dorsalis. Z. Urol. **26**, 305 (1932). — FLEISCHHACKER, H., u. H. MICHEL: Knochenmarkveränderungen bei der Lues und während der kombinierten Mapharsen-Wismutbehandlung. Klin. Med. (Wien) **3**, 1 (1948). — FRANCESCO, F. DE: Su l'associazione della sifilide con il cancro dell'esofago. Atti Soc. lomb. Chir. **1**, 360 (1933). — FREUND u. KAMINER: Biochemische Grundlagen der Disposition für Carcinom. Wien: Springer 1925. — FUJIMORI, M.: The influence of syphilis on the resisting power of a living organism. Jap. J. exp. Med. **18**, 117 (1940). Ref. Zbl. Haut- u. Geschl.-Kr. **66**, 283 (1941). — FULDER, H.: Die akute gelbe Leberatrophie. (Mit besonderer Berücksichtigung der Beziehungen zu Lues und Salvarsan.) Zbl. Haut- u. Geschl.-Kr. **49**, 385 (1934).

GALLEGO, M., u. L. EGEA: Perniziöse Anämie infolge Lues. Act. dermosifiliogr.- (Madr.) **24**, 706 (1933). Ref. Zbl. Haut- u. Geschl.-Kr. **46**, 245 (1933). — GAREISO, A., u. G. ALVAREZ:

Zum Studium der Hemiatrophia facialis progressiva (Romberg'sche Krankheit). Rev. Asoc. méd. argent. **50**, 91 (1937). Ref. Zbl. Haut- u. Geschl.-Kr. **57**, 550 (1938). — GASBARRINI, A.: Pancreatite acuta e cronica. (Parte speciale). Arch. ital. Chir. 296 (1932). — GASTOU et MASSET: Épithélioma métatypique de la région malaire droite consécutif à un traumatisme chez un syphilitique. Bull. Soc. franç. Derm. Syph. **39**, 1256 (1932). — GHISLANZONI, C.: Disendocrinia sifilitica con gravissime alterazioni cutanee e scheletriche. G. ital. Derm. Sif. **71**, 712 (1930). — GLUSHIEN, A. S.: Syphilitic paroxysmal cold hemoglobinuria of fortyone years' duration associated with syphilitic heart disease. Amer. J. Syph. **33**, 444 (1949). — GÓMEZ-ORBANEJA, J., u. A. GARCÍA-PÉREZ: Syphilitische Nephritis. Act. dermo-sifiliogr. (Madr.) **40**, 507 (1949). Ref. Zbl. Haut- u. Geschl.-Kr. **74**, 188 (1950). — GONZALEZ MEDINA, R., u. T. ESTEBAN: Lues und Diabetes. Act. dermo-sifiliogr. (Madr.) **25**, 424 (1933). Ref. Zbl. Haut- u. Geschl.-Kr. **46**, 504 (1933). — GOUGEROT: Zit. nach TOURAINE u. SOLENTE, Bull. Soc. franç. Derm. Syph. **42**, 415 (1935). — Zit. nach CHEVALLIER, Bull. Soc. franç. Derm. Syph. **42**, 1572 (1935). — GOUIN, BIENVENUE et LEGRAND: Arguments cliniques en faveur de la théorie syphilitique de lupus érythémateux. Bull. Soc. franç. Derm. Syph. **46**, 1164 (1939). — GOYENA, J. R., u. A. E. BIANCHI: Zusammenvorkommen von Lues und Krebs des Magens. Sem. méd. (B. Aires) **1931** II, 165. Ref. Zbl. Haut- u. Geschl.-Kr. **39**, 451 (1932). — Lues und Carcinom des Magens gleichzeitig. An Inst. Clin. méd. **12**, 76 (1931). Ref. Zbl. Haut- u. Geschl.-Kr. **46**, 503 (1933). — GRACIANSKY, P. DE, et J. HARDOUIN: Les épreuves hépatiques dans la syphilis primosecondaire. Bull. Soc. franç. Derm. Syph. **59**, 155 (1952). — GRAFE, E.: Metabolic disease. Philadelphia 1933. Zit. nach R. BOLLER: Diabetes mellitus. Wien u. Innsbruck: Urban & Schwarzenberg 1950. — GRAY, J.: A case of periarteritis nodosa in a syphilitic subject. J. Path. Bact. **35**, 467 (1932). — GRECO, N. V., y F. F. GUNCHE: Hochdruck und Syphilis. Sem. méd. (B. Aires) Nr 3229, 1075 (1955). Ref. Zbl. Haut- u. Geschl.-Kr. **95**, 271 (1956). — GREGORIO, E. DE: Kann die Syphilis eine latente subakute Lymphogranulomatosis inguinalis reaktivieren? Act. dermo-sifiliogr. (Madr.) **30**, 263 (1939). Ref. Ref. Zbl. Haut- u. Geschl.-Kr. **62**, 581 (1939). — GREGORIO GARCÍA-SERRANO, E. DE: Algunas dificultades diagnósticas del chancro de inoculacion en las infecciones mixtas sifilítico-linfogranulomatosas. Clin. y Lab. **61**, 196 (1956). Ref. Zbl. Haut- u. Geschl.-Kr. **96**, 161 (1956). — GREITHER, A.: Kleinpapulöse Syphilide und Moro-Reaktion. Ein Beitrag zur Frage der Beziehungen zwischen Syphilis und Tuberkulose sowie zum Formenkreis der follikulären Hyperkeratosen. Arch. Derm. Syph. (Berl.) **188**, 584 (1949). — GRILLO, V.: Sul cosidetto fungi luetico del testicolo. Boll. Sez. region. Soc. ital. Derm. Nr 3, 220 (1935). — Sul fungo sifilitico del testicolo. G. ital. Derm. Sif. **78**, 123 (1937).

HAMBRICK jr., G. W., and D. C. SMITH: Advanced Banti's syndrome associated with syphilis; review and report of failure of penicillin therapy in two cases. Amer. J. Syph. **33**, 476 (1949). — HARDING II, W. G.: The importance of syphilis in neoplasia. An analytical review. J. Cancer Res. Comm. Univ. Sidney **7**, 137 (1936). — HARRISON, L. W.: Venereal diseases and Life assurance. Brit. J. vener. Dis. **16**, 1 (1940). — HEILESEN, B.: Luetic leukoplakiae in the cavum oris. Acta derm.-venereol. (Stockh.) **35**, 213 (1955). — HORINE, E. F., and M. M. WEISS: The relation of syphilis to hypertension (statistical study). Amer. Heart J. **6**, 121 (1930). — HUFNAGEL, L.: Syndrome hyperthyroidien avec paraplégie totale des membres inférieurs, au cours d'une syphilis tertiaire latente. Guérison par le traitement spécifique. Rappel de deux observations de syphilis hypophysaire. Bull. Soc. franç. Derm. Syph. **60**, 62 (1953). — HURIEZ, C.: La syphilis reste un fléau redoutable quand elle n'a pas été diagnostiquée précocement et traitée activement. Marseille, 13.—15. X. 1950, Soc. franç. Derm. Syph. 109 (1951).

IWASHITA, K.: Einfluß des Salvarsans und der Syphilis auf die Funktion des Reticuloendothelialsystems (RES) und der Leber. IV. Über den Einfluß der Syphilis auf die Funktion der Leber. Jap. J. Derm. **42**, Nr. 3, 163 (1937). Ref. Zbl. Haut- u. Geschl.-Kr. **58**, 472 (1938).

JAFFÉ, R.: Die anatomischen Veränderungen bei Syphilis in Venezuela. Schweiz. med. Wschr. **1949**, 33. — JAUSION: Zit. nach TOURAINE, Bull. Soc. franç. Derm. Syph. **40**, 1337 (1933). — Zit. nach CHEVALLIER, Bull. Soc. franç. Derm. Syph. **42**, 1572 (1935).

KELLOGG, F., N. N. EPSTEIN and W. J. KERR: Hepatic complications in the treatment of syphilis. II. Incidence of hepatic disease in patients with untreated syphilis and during their subsequent treatment. Ann. intern. Med. **9**, 1561 (1936). — KISSANE, R. W., R. A. KOONS and D. L. MAHANNA: The rôle of syphilis in coronary artery sclerosis, occlusion and angina pectoris. Urol. cutan. Rev. **43**, 42 (1939). — KLEIN, H., u. A. GREITHER: Schilddrüse und Syphilis: Die Stellung des Organs im Ablauf der syphilitischen Allgemeinerkrankung. Arch. Derm. Syph. (Berl.) **187**, 558 (1949). — KLEIN, N., u. S. SZENTMIHÁLYI: Mitteilungen zur Ätiologie und Therapie der Atrophia hepatis acuta flava mit Berücksichtigung eines geheilten Falles. Wien. klin. Wschr. **1932** I, 520. — KORTING, G. W.: Zur Differentialdiagnose und Spezifität einiger luischer Krankheitszeichen. Medizinische **1954**, 704. — KRAG, P.: Eine Untersuchung über die Sterblichkeit bei Syphilis. Ugeskr. Laeg. **1941**, 1077.

Ref. Zbl. Haut- u. Geschl.-Kr. **68**, 503 (1942). — KRAPIVIN, S.: Der syphilitische Diabetes. Sovet. Vestn. Venerol. i Derm. **1**, Nr 3, 24 (1932). Ref. Zbl. Haut- u. Geschl.-Kr. **42**, 255 (1932). — KRÜGER, H.: Beitrag zur Klinik und Pathogenese der Agranulocytose nach Neosalvarsan mit tierexperimentellen Untersuchungen. Derm. Wschr. **1950**, 975. — KUMER, L.: Carcinoma penis auf gummöser Basis. Wien. Dermat. Ges. 12. III. 1942. Ref. Zbl. Haut- u. Geschl.-Kr. **69**, 50 (1943).

LABBÉ, M.: Diabète et syphilis. Troubles cardiaques. Bull. Soc. méd. Hôp. Paris, III. s. **48**, 1061 (1932). — LESZLER, A.: Hyperthyreose infolge syphilitischer Erkrankung der Schilddrüse. Klin. Wschr. **1933** II, 1226. — LEVADITI, C., A. VAISMAN et D. ROUSSET-CHABAUD: Syphilis et néoplasmes. C. R. Soc. Biol. (Paris) **125**, 523 (1937). — LÉVY-DEKER, M.: Le terrain syphilitique dans les affections rhinopharyngées. Ann. Mal. vénér. **31**, 830 (1936). — LHERMITTE, J.: Pathologie du système végétatif cérébral. Les syndromes infundibulo-tubériens syphilitique. Encéphale **27**, 628 (1932). — La syphilis diencéphalique et les syndromes végétatifs qu'elle conditionne. Étude clinique. Ann. Méd. **33**, 272 (1933). — LOUSTE, CAILLIAU et RACINE: Nouveau cas d'érythroplasie. Bull. Soc. franç. Derm. Syph. **37**, 663 (1930).

MADERNA, C.: Cancro primitivo del polmone e lues. Noxa chimica catrame, bitume e sottoprodotti. (Contributo clinico, radiologico e terapeutico.) Arch. Radiol. (Napoli) **14**, 16 (1938). — MALAGUTI, A.: La milza nell'infezione luetica. La sifilide della milza. Clinica (Bologna) **4**, 689 (1938). — MARANON u. NOGUERA: Zit. nach J. VAGUE, Marseille 13.—15. X. 1950, Soc. franç. Derm. Syph. 101 (1951). — MARIN, A., et A. BERNIER: Ulcération syphiloide à structure histologique d'épithelioma spinocellulaire, guérissant par le traitement anti-syphilitique. Bull. Soc. franç. Derm. Syph. **45**, 463 (1938). — Syphilitic ulcerations with the histological picture of a prickle carcinoma cured by anti-luetic treatment. Canad. med. Ass. J. **39**, 336 (1938). — MARKUS, L., and A. AJNBERG: Die Zerstörung der Glykoseregulation im Blut und die Kurve der alimentären Hyperglykämie bei der Syphilis. Vrač. Delo **14**, 244 (1931). Ref. Zbl. Haut- u. Geschl.-Kr. **39**, 807 (1932). — MARZOLLO, E.: Anemia perniciosa e lue. Dermosifilografo **14**, 73 (1939). — McMILLAN, R. L., WINSTON-SALEM and E. L. WILBUR: Staphylococcic endocarditis superimposed on syphilitic aortic endocarditis. J. Amer. med. Ass. **109**, 1194 (1937). — MELONI, O.: Su di un caso di anemia perniciosa luetica. Acta med. patav. **1**, 75 (1940). — MIDANA, A., e L. PERUCCIO: Funzionalità gastrica nella sifilide secondaria. Dermosifilografo **12**, 190 (1937). — MIESCHER, G.: Zur Ätiologie des Erythema nodosum. Schweiz. med. Wschr. **1948**, 269. — MIKULOWSKI, W.: Das Problem der luischen Ätiologie in der Pathologie des klinischen Diabetes. Przegl. derm. **28**, 536 (1933). Ref. Zbl. Haut- u. Geschl.-Kr. **47**, 194 (1934). — MILIAN, G.: Impétigo escharotique par syphilis associée. Rev. franç. Derm. Vénér. **8**, 414 (1932). — Hypothermie et syphilis acquise. Rev. franç. Derm. Vénér. **8**, 587 (1932). — Étiologie de la leucoplasie. Rev. franç. Derm. **9**, 259 (1933). Zit. nach J. CHEVALLIER, Bull. Soc. franç. Derm. Syph. **42**, 1572 (1935). — Syphilis et cancer. Rev. franç. Derm. Vénér. **11**, 424 (1935). — Prurit et syphilis. Bull. Acad. méd. Paris, III. s. **120**, 78 (1938). — MONTPELLIER, J., et LOUBEYRE: Adéno-cancer du foie avec cirrhose chez un homme jeune atteint de syphilis hépatique. Bull. Soc. franç. Derm. Syph. **40**, 304 (1933). — MÜHLBOCK, O.: Studies on the transmission of the Mouse Mammary Tumor Agent by the Male Parent. J. nat. Cancer Inst. **12**, 819 (1952).

NAUMANN: Xanthome im Bereich tertiär-luetischer Narben. Schlesische Dermat. Ges. Breslau 6. II. 1937. Ref. Zbl. Haut- u. Geschl.-Kr. **57**, 561 (1938). — NEGRI, P.: Eritema nodoso luetico. Boll. Sez. region. Soc. ital. Derm. H. 3, 159 (1932). — NETHERTON, E. W.: Syphilis and thyroid disease with special reference to hyperthyroidism. Amer. J. Syph. **16**, 479 (1932). — NEUDA, P.: Haarausfall im lateralen Anteil der Augenbraue. Wien. klin. Wschr. **1928**, 482. — Eine klinisch bedeutsame Haarkleidschädigung bei Angina pectoris und Thrombosen (strichförmige Wachstumshemmung des Kopfhaares). Med. Klin. **1930** II, 1362. — Über Blutfettänderungen beim Luetiker. Wien. Arch. inn. Med. **21**, H. 3 (1931). — Das Symptom der primären strichförmigen Wachstumshemmung des Kopfhaares. Med. Klin. **1932** I, 154. — Zur Ätiologie des Krebsleidens. Z. Krebsforsch. **38**, 465 (1933). — Über ein eigentümliches Serumverhalten Krebskranker. Ges. der Ärzte Wien 2. II. 1934. Wien. klin. Wschr. **1934**, 189. — Neue Möglichkeiten der Beziehung: luetische Infektion — Krebs. Ges. der Ärzte Wien 27. IV. 1934. Wien. klin. Wschr. **1934**, 573. — Thromboembolie, ihre Pathologie und Behandlung. Münch. med. Wschr. **1934**, 1416. — Thrombose und Autoagglutination. Wien. med. Wschr. **1938** I, 266. — NICOLAS, J., et J. ROUSSET: Le chancre mixte tertiaire de Milian. Paris méd. **1937** I, 207. — Erythème noueux chez une syphilitique guéri par le traitement spécifique. Bull. Soc. franç. Derm. Syph. **44**, 1111 (1937). — NISIKORI, S., u. H. KOIKE: Über den luetischen Milztumor mit dem Bantischen Symptomenkomplex. Lues (Kyoto) **9**, 12 (1933). Ref. Zbl. Haut- u. Geschl.-Kr. **47**, 188 (1934).

OKAMOTO, K.: Der gebundene Zucker bei den luetischen Erkrankungen. I. Der gebundene Zucker im Blute des Luetikers und in der Cerebrospinalflüssigkeit des Metaluetikers. Mitt. med. Akad. Kyoto **5**, 114 (1931). Ref. Zbl. Haut- u. Geschl.-Kr. **39**, 806 (1932). — OLCHA-

NETZKY: Zur Frage der ätiologischen Bedeutung der Syphilis bei der Mundhöhlenleukoplakie. Vestn. Venerol. i Derm. **4**, 64 (1939). Ref. Zbl. Haut- u. Geschl.-Kr. **63**, 588 (1940). — OLMER, D.: Le point de vue du médecin généraliste sur la place de la syphilis en pathologie générale. Marseille 13.—15. X. 1950, Soc. franç. Derm. 27 (1951). — OPPERMANN, A., u. G. WAGNER: Erfahrungen über die Brauchbarkeit der Serumlabilitätsreaktionen bei der Lues. Med. Mschr. **5**, 275 (1951). — OTHAZ, E. L.: Ätiologische und symptomatische Beziehungen zwischen Pruritus und Syphilis. Der monosymptomatische Pruritus (Greco). An. Fac. Ci. méd. La Plata **4**, 93 (1938). Ref. Zbl. Haut- u. Geschl.-Kr. **63**, 163 (1940).

PALICH-SZÁNTÓ, O.: Über die luetisch-allergische Regenbogenhautentzündung. Klin. Mbl. Augenheilk. **123**, 734 (1953). — PARHON, C. I., ST. M. MILCU u. E. TOMORUG: Basedowsches Syndrom und Vitiligo. Endocrin., Ginec. si Obstet. **2**, 164 (1937). Ref. Zbl. Haut- u. Geschl.-Kr. **58**, 583 (1938). — PAŠKOV, B., u. N. SMELOV: Zur Frage des Diabetes insipidus und der Akromegalie bei angeborener und erworbener Lues. Sovet. Klin. **15**, 23 (1931). Ref. Zbl. Haut- u. Geschl.-Kr. **43**, 568 (1933). — PAYENNEVILLE, J., et F. CAILLIAU: Acromégalie avec syndrome adiposo-génital et glycosurie d'origine syphilitique. Presse méd. **1931 I**, 380. — PÉRIN, L.: Reflexions sur la bénignité de la syphilis. Bull. Soc. franç. Derm. Syph. **56**, 16 (1949). — PINARD: Zit. nach TOURAINE, Bull. Soc. franç. Derm. Syph. **40**, 1337 (1933). — Lupus érythémateux d'origine syphilitique. Bull. Soc. franç. Derm. Syph. **46**, 1162 (1939). — PINARD, M., et TAVENNEC: Syphilome du voile du palais chez une diabétique. Les frontières de la syphilis occulte. Bull. Soc. méd. Hôp. Paris, III. s. **49**, 721 (1933). — POPCHRISTOFF, P.: Syphilis und Pruritus. Clin. bulgara **9**, 337 (1937). Ref. Zbl. Haut- u. Geschl.-Kr. **58**, 133 (1938). — PRISCO, L. DI: Ricerche sul comportamento del metabolismo basale nelle mesaortiti luetiche con insuffizienza valvolare. Rif. med. **1937**, 1767.

RACHMANOVA, N. V.: Die Veränderungen der Wärmeregulierung der Gefäßreflexe und der Reizbarkeit der peripheren Nerven bei Frühsyphilis. Vestn. Venerol. **1953**, 35. Ref. Zbl. Haut- u. Geschl.-Kr. **88**, 98 (1954). — RÁVNAY, T.: Lymphogranuloma inguinale und Syphilis. Dermatologica (Basel) **98**, 144 (1949). — RIECKE, H.-G.: Syphilis der Schilddrüse. Derm. Wschr. **1940 I**, 1. — RIECKER, H. H., and A. C. CURTIS: Hypophyseal cachexia (Simmond's disease). With report of three cases. J. Amer. med. Ass. **99**, 110 (1932). — RIEHL, G.: Carcinom auf dem Boden eines Gumma. Öst. Dermat. Ges. Wien 8. III. 1951. Ref. Zbl. Haut- u. Geschl.-Kr. **76**, 410 (1951). — RILLE, J. H.: Über Leucoplacia buccalis. Münch. med. Wschr. **1933 I**, 1005. — RIOU: Ulcères de jambe d'étiologie mixte chancrello-syphilitique observés an Sénégal. (Phagédénisme mixte tertiaire de Milian.) Rev. franç. Derm. Vénér. **15**, 255 (1939). — ROBERT, P.: De l'action de la pénicilline sur les différentes formes d'ictère au cours de la syphilis et son traitement. Schweiz. med. Wschr. **1948**, 123. — ROSAHN, P. D.: The adverse influence of syphilitic infection on the longevity of mice and men. A.M.A. Arch. Derm. **66**, 547 (1952). — ROSENBERG, D. H.: Bacterial endocarditis and syphilis of the aortic valve. Arch. intern. Med. **66**, 441 (1940). — ROSENBLUM, R., and E. J. CETNAR: Paroxysmal cold hemoglobinuria in treated congenital syphilis. Arch. intern. Med. **93**, 304 (1954).

SAGER, R. V.: Factors responsible for jaundice in syphilis. With special reference to the rôle of the arsphenamines. Arch. intern. Med. **57**, 666 (1936). — SALÉN, E. B.: Beitrag zur Kenntnis über Verlauf und Prognose der Kältehämoglobinurie. Acta med. scand. **75**, 612 (1931). — SANTLER, R., u. A. WIEDMANN: Die Syphilis des Magens. In: R. BOLLER, Der Magen und seine Krankheiten. Wien u. Innsbruck: Urban & Schwarzenberg 1954. — SARBÓ, A. V.: Über die Aortitis luica und ihre Beziehung zu den Symptomen des Zentralnervensystems. Wien. klin. Wschr. **1932 II**, 1373. — SAWICKI, E.: Interferometrische Untersuchungen endokriner Drüsen bei erworbener Lues. Przegl. derm. 27, 103 (1932). Ref. Zbl. Haut- u. Geschl.-Kr. **43**, 340 (1933). — SCHULMAN: Zit. nach A. SÉZARY u. Mitarb., Bull. Soc. méd. Hôp. Paris, III. s. **49**, 303 (1933). — SCHUMAN, S. H., S. OLANSKY, E. RIVERS, C. A. SMITH and D. S. RAMBO: Untreated syphilis in the male Negro. Background and current status of patients in the Tuskegee study. J. chron. Dis. **2**, 543 (1955). — SÉZARY, A.: Erythroplasie développée sur l'emplacement d'un chancre syphilitique. Bull. Soc. franç. Derm. Syph. **39**, 605 (1932). — SÉZARY, A., A. HOROWITZ et H. GALLOT: Diabète insipide et neurosyphilis diffuse. Bull. Soc. méd. Hôp. Paris, III. s. **49**, 303 (1933). — SÉZARY, HOROWITZ et RIVOIRE: Purpura rhumatoïde anaphylactique à poussées subnitrantes provoquées par l'effort musculaire. Bull. Soc. méd. Hôp. Paris, III. s. **47**, 760 (1931). — SMITH, F. J.: The co-existence of syphilis of the aorta and bacterial endocarditis. A report of three cases. Int. Clin., Ser. 47 **2**, 1 (1937). — SOSCIA, E.: Su di un caso di sifilide ed epitelioma. Contributo anatomo ed istopatologico. Arch. ital. Derm. Sif. **7**, 585 (1931). — Su di un caso non frequente di epitelioma seminale e sifilide. G. ital. Derm. Sif. **73**, 1154 (1932). — STIX, K. R.: Syphilis and uncontrolled fertility. Amer. J. Obstet. **42**, 296 (1941). — STÖCKER: Zungencarcinom und Lues. Ver.igg Düsseldorfer Dermat. 14. XII. 1932. Ref. Zbl. Haut- u. Geschl.-Kr. **44**, 13 (1933). — STRANDBERG: Drei Fälle von Syphilis mit eigenartigem Verlauf. Verh. Dermat. Ges. Stockh. 10. IX. 1930. Ref. Zbl. Haut- u. Geschl.-Kr. **36**, 548 (1931). — STRASSER, U.: Perniziöse (? mit Lues kombinierte) Anämie. Wien. med. Wschr.

1933 II, 1209. — Suckling, P. V.: Syphilitic cold haemoglobinuria. Report of a case with a brief review of the disease. S. Afr. med. J. **1951**, 238. — Suzuki, S.: Zur Physiologie und Pathologie der Talgsekretion besonders bei Lues. Jap. J. Derm. **40**, 203 (1936). Ref. Zbl. Haut- u. Geschl.-Kr. **56**, 299 (1937). — Szanto: Zit. nach Dziobek, Zbl. Haut- u. Geschl.-Kr. **55**, 424 (1937).

Taoka, J.: Malignant tumors and syphilis. I. A statistical study of carcinoma uteri in reference with venereal diseases. Jap. J. Obstet. Gynec. **20**, 314 (1937). Ref. Zbl. Haut- u. Geschl.-Kr. **58**, 473 (1938). — Tauber, E. B., and L. Goldman: Epitheliomatiform reaction of syphilis. Urol. cutan. Rev. **42**, 596 (1938). — Tereškovič, V. I.: Die Hautnerven bei Syphiliden der sekundären Periode. Vestn. Venerol. i Derm. **1**, 23 (1951). Ref. Zbl. Haut- u. Geschl.-Kr. **80**, 300 (1952). — Thibaut, D., et Boislambert: Erythema perstans maculosum au cours d'un tabès avec sérologie positive. Bull. Soc. franç. Derm. Syph. **56**, 120 (1949). — Tinozzi, C. C.: Neoplasia epiteliale dell'esofago rivelata all'autopsia in soggetto con sifilide esofagea. Arch. ital. Derm. **25**, 113 (1952). — Tomesco, P., et S. Constantinesco: Manifestations hystériformes dans la syphilis cérébrale. Bull. Soc. Psychiat. (Bucuresti) **1**, 182 (1936). Ref. Zbl. Haut- u. Geschl.-Kr. **58**, 586 (1938). — Touraine, A.: Syphilis et cancer intriqués dans la même famille. Bull. Soc. franç. Derm. Syph. **40**, 458 (1933). — Syphilis et cancer dans une famille historique. Bull. Soc. franç. Derm. Syph. **40**, 597 (1933). — Syphilis et cancer en pays de nouvelle civilisation. Bull. Soc. franç. Derm. Syph. **40**, 605 (1933). — Syphilis et cancer en Norvège. Bull. Soc. franç. Derm. Syph. **40**, 1337 (1933). — Cancer et syphilis. Rapports généraux. Rev. Méd. **50**, 691 (1933). — Syphilis et cancer de la verge. Bull. Soc. franç. Derm. Syph. **43**, 569 (1936). — Syphilis et cancer de la verge. Bull. méd. **1937**, 141. — Érythroplasie balano-préputiale chez un syphilitique. Bull. Soc. franç. Derm. Syph. **44**, 685 (1937). — Régression d'un épithelioma spinocellulaire de l'angle interne de l'œil, sous la seule action du traitement anti-syphilitique. Bull. Soc. franç. Derm. Syph. **44**, 1986 (1937). — Touraine, A., et P. Renault: Cancers successifs chez un tabétique. Bull. Soc. franç. Derm. Syph. **41**, 1561 (1934). — Touraine, A., et C. Ribadeau-Dumas: Syphilis et chancre du sein. Paris méd. **1933** I, 250. — Touraine, A., et Solente: Epithélioma sur-syphilitique de la paume de la main. Bull. Soc. franç. Derm. Syph. **42**, 415 (1935). — Érythroplasie métaplastique de la vulve chez une syphilitique. Bull. Soc. franç. Derm. Syph. **43**, 607 (1936). — Touraine, A., Solente et P. Renault: Deux cas d'érythroplasie de type hyperplasique chez des syphilitiques. Bull. Soc. franç. Derm. Syph. **42**, 339 (1936). — Trasoff, A.: Asthma of luetic origins. J. Allergy **3**, 592 (1932). — Traugott, C.: Über Anaemia perniciosa und ihre Behandlung unter besonderer Berücksichtigung der Lues. Arch. Verdau.-Kr. **51**, 158 (1932). Ref. Zbl. Haut- u. Geschl.-Kr. **42**, 521 (1932). — Trizzino, E.: Adenomi multipli in reni grinzi genuini di probabile natura luetica. Pathologica **40**, 191 (1948). — Troickaja, A. D.: Die Veränderungen der Blutgefäße bei Frühsyphilis. Vestn. Venerol. H. **1**, 34 (1951). Ref. Zbl. Haut- u. Geschl.-Kr. **79**, 72 (1952). — Funktionelle Veränderungen der Schilddrüse bei florider sekundärer Syphilis nach der Kottmann-Reaktion. Derm. Wschr. **1933** I, 709. — Truffi, M., e P. Cerutti: Silifide e cancro. (Ricerche sperimentali.) Atti Soc. ital. Derm. Sif. 447 (1937).

Umansky, G. J.: Akromikrie und Syphilis. Derm. Wschr. **1931** I, 880.

Vague, J.: La place de la syphilis en pathologie endocrinienne. Marseille 13.—15. X. 1950, Soc. franç. Derm. Syph. 101 (1951). — Veltman: Ein Fall von Erythema nodosum syphiliticum. (Beitrag zur Klinik des Erythema nodosum syphiliticum). Derm. Wschr. **1947**, 365. — Vetrano, G.: Sifilide terziaria del mascellare superiore ed epitelioma del seno. Arch. ital. Laring. **60**, 311 (1952). — Volland: W.: Periarteriitis nodosa mit atypischer Amyloidose nach luischer Infektion. Beitr. path. Anat. **96**, 81 (1936).

Watanabe, A.: Drei Fälle von Erythema nodosum syphiliticum. Hihu-to-Hitunyo **8**, 445 (1940). Ref. Zbl. Haut- u. Geschl.-Kr. **67**, 38 (1941). — Watson, C. K., and W. Laurie: Syphilitic cold haemoglobinuria. S. Afr. med. J. **1956**, 1001. — Werner, W., u. D. Knorre: Lues und Krebs. Statistische Untersuchungen an Hand von 27 147 Sektionsfällen. Z. Krebsforsch. **60**, 408 (1955). — Werther: Seltenere Vorkommnisse bei Syphilis. Familiensyphilis. Hypophysäre Erkrankungen. Nerventaubheit eines Musikers bei Lues congenita. Klin. Wschr. **1931** II, 1303. — Wiedmann, A.: Diabetes und Syphilis, S. 582, in R. Boller: Diabetes mellitus. Wien u. Innsbruck: Urban & Schwarzenberg 1950. — Wile, U.: Zit. nach E. W. Netherton, Amer. J. Syph. **16**, 479 (1932). — Winternitz, L.: Contributo alla conoscenza dell'emoglobinuria parossistica a frigore. Minerva med. (Torino) **1930** II, 680. — Witebsky: Zit. nach Winternitz, Minerva med. (Torino) **1930** II, 680. — Wydrin, A.: Über kombinierte Formen von Endokarditis mit visceraler Syphilis. Wien. Arch. inn. Med. **27**, 425 (1935).

Pathologische Anatomie der Syphilis

Von

Hermann Chiari-Wien und Johann Zeitlhofer-Wien

Mit 7 Textabbildungen

I. Pathologische Anatomie der Syphilis des Herzens und der Gefäße

1. Herz

a) Myokard

HERXHEIMER schließt den von ihm verfaßten Abschnitt über die Syphilis des Herzens in der ersten Auflage dieses Handbuches mit den Worten, daß „wir Herzsyphilis sowohl angeborener wie erworbener Natur anatomisch nachweisbar nur verhältnismäßig selten sehen. Sie betrifft dabei fast ausnahmslos den Herzmuskel".

Diese Angaben bestehen auch heute noch zu Recht. So hat SIKL (ausführliche Literatur) unter 1298 autoptisch verifizierten Fällen von Syphilis (davon 389 Fälle von konnataler und 909 Fälle von erworbener Lues) nur dreimal einen anatomisch gesicherten Befund einer luischen Herzmuskelerkrankung erheben können, was einem Hundertsatz von 0,3 entspricht. Dabei handelt es sich einmal um eine konnatale, zweimal um eine akquirierte Lues. Bei ersterem Falle bestand eine besonders im Kammerseptum lokalisierte, interstitielle proliferative Myokarditis, deren spezifischen Charakter SIKL durch den Nachweis von Spirochäten, die zum Teil auch in Herzmuskelfasern gelegen waren, sichern konnte. In den beiden anderen Fällen lagen multiple kleine Gummen verschiedenen Alters vor, wobei sich auch reichlich Riesenzellen fanden. Auch BATTAGLIA gelang in neuerer Zeit der Spirochätennachweis bei einem an rupturiertem Aortenaneurysma verstorbenen 51jährigen Manne, ebenso HAAM und OGDEN, sowie Cossio u. Mitarb. bei einer gummösen Infiltration des Kammerseptums. Dieser Spirochätennachweis ist deswegen besonders wichtig, weil sonst, vor allem bei der myokarditischen Form der Herzsyphilis eine mikroskopisch einwandfreie Diagnose der spezifischen Natur der Veränderung in sicherer Weise kaum möglich ist. Dies wird auch neuerdings von SAPHIR auf Grund von 130 sehr sorgfältig untersuchten Fällen von luischer Mesaortitis betont, in denen er zu den seinerzeitigen, aufsehenerregenden Untersuchungen WARTHIN und STARRYs Stellung nimmt (vgl. auch PAULLIN).

SAPHIR konnte mit der von den beiden Genannten angegebenen Versilberung wohl spirochätenähnliche Gebilde zur Darstellung bringen, jedoch sieht er diese als Artefakte an, wie sie bei Versilberungsverfahren erfahrungsgemäß nicht selten sind, sichere, eindeutige Spirochäten vermochte er aber in keinem seiner 130 Fälle nachzuweisen. SAPHIR weist überdies auch darauf hin, daß den von ihm gesehenen Veränderungen im Myokard durchaus analoge Bilder auch bei Nichtluikern begegnet werden könne. Auch Kotljarčuk fand in 23 Herzen von Fällen mit luischer Mesaortitis zwar 7mal narbige Veränderungen im Myokard. Diese ließen sich aber nach seiner Ansicht zwanglos durch eine bestehende Coronarsklerose erklären, ebenso wie derartige Narben auch Love und Warner auf Zirkulationsstörungen in den Kranzschlagadern zurückführen. Im gleichen Sinne sind auch die Befunde von Lami zu deuten, ebenso erscheinen uns die von Maher bekanntgegebenen myokarditischen Veränderungen keineswegs als solche spezifischer Natur. Magill stützt seine Auffassung der spezifischen Natur der von ihm gefundenen Myokardnarben und Rundzelleninfiltrate darauf, daß es sich durchwegs um jüngere Individuen gehandelt habe und andere Ursachen der während des Lebens bestandenen Herzbeschwerden — insbesondere solche arteriosklerotischer oder rheumatischer Natur — ausgeschlossen werden konnten. Argumente, die uns jedoch keineswegs beweisend und überzeugend erscheinen.

Über die weitere und feingeweblich sehr kennzeichnende Form der Herzsyphilis, nämlich die *Gummenbildung*, liegen aus neuerer Zeit Mitteilungen von mehreren Autoren vor, die gewisse Details beschreiben. So vermerkt Lanza das Übergreifen auf das Epikard, Braunstein u. Mitarb. sahen dabei multiple Aneurysmenbildung, besonders große Narbenfelder Craciun u. Mitarb., Burke und Stott multiple Herzgummen besonders im Bereiche der rechten Aurikel, interauriculäre Haam und Ogden, in beiden Vorhöfen Mariotti. Thrombenbildung durch Übergreifen auf das Endokard bei größeren Gummen ist zwar sehr selten, führte aber in einer Beobachtung Mariottis (Lit.) durch thrombotische Auflagerungen über diesen und Losreißen derselben durch Pulmonalembolie zum Tode. Gummenbildung und Myokarditis können sich auch kombinieren, wie dies schon seit langem bekannt ist. Haam und Ogden gelang in einem solchen Falle auch der Nachweis von Spirochäten und überdies beobachteten sie beim gleichen Falle isoliertes Vorkommen von *Gummen im Epikard*, ein außerordentlich seltenes Ereignis. Sehr ungewöhnlich ist aus eine 1941 von Lanza mitgeteilte *Ruptur des Herzens* bei diffuser interstitieller Myokarditis, welcher Beobachtung ein ebenfalls sehr seltenes, von Wilk und Rabinovič mitgeteiltes Aneurysma cordis anzuschließen ist.

Überleitungsstörungen als Folge von Gummabildung sahen Coelho und d'Oliveira, wobei im interventrikulären Septum Gummen sich fanden, analog wie in einem Fall von Cossio, Vivoli und Caul, die hier auch Spirochäten nachwiesen. 1957 konnten Weinstein, Kampmeier und Harwood zu bis dahin bekannten 18 Fällen des Schrifttums (Lit.) noch 2 weitere hinzufügen, wobei bemerkenswert ist, daß in ihrem ersten Falle *nur histologisch* gummöse Infiltrate im Atrioventrikularknoten gefunden werden konnten, in ihrem zweiten Falle, einem Neger, dagegen schon makroskopisch Gummen zu sehen waren.

Über EKG-Veränderungen vgl. de Lillo, Lutembacher u. a.

Die ebenfalls seltene Mitbeteiligung des Herzens bei der *konnatalen Lues* konnte v. Toerne insofern in ihrem anatomischen Bild ergänzen, als er auf das Vorkommen von einerseits nur umschriebenen, myokarditischen Herden (z.B. vordere Kammerwand links) hinwies, andererseits auch wiederum das Vorhandensein einer *diffusen* Myokarditis mit Vergrößerung des ganzen Herzens hervorhob. Er betonte gleichzeitig die schweren periarteriitischen und periphlebitischen Infiltrate, die starke lymphocytäre und plasmacelluläre Infiltration, wobei ihm in seinen beiden Fällen der Spirochätennachweis nicht nur im Herzen, sondern auch in anderen Organen gelang. Williams sah ebenfalls reichlich Spirochäten bei akuter, mit starker fettiger Degeneration der Herzmuskelfasern einhergehender und durch reichliche lympho- und plasmocelluläre Infiltrate gekennzeichneter Myokarditis, wobei begleitende Gummen fehlten. Hingegen spricht Lanza von miliaren gummösen Veränderungen bei einer spät sich manifestierenden Form konnataler Lues (23jähriger!).

Eine wertvolle Bereicherung unserer Kenntnisse über die Herzveränderungen bei konnataler Lues bedeutet die Aufdeckung der sog. *„Endocarditis granularis"* (Froboese), indem dieser Autor aus überwiegend histiocytären Eementen aufgebaute, nahe ihrer gegen die Herzlichtung vorspringenden Kuppe auch reichlich lymphocytär durchsetzte *Knötchen des parietalen Endokards* nachweisen konnte. Auch im Epikard, das für das freie Auge feingekörnt und grauweißlich verdickt erschien, fand Froboese chronische, fibroplastische Entzündungsherde, welche in das oberflächliche Myokard einstrahlten und die der Autor mit Recht als Ursache dieser Körnelung an der Herzoberfläche ansieht.

b) Herzklappen

Syphilitische Erkrankung der Herzklappen gehört, wenn man von der allbekannten Mitbeteiligung der Aortenklappen bei der Mesaortitis in Form ihrer sog. „Dissoziation" bzw. dem Anwachsen der Klappen an die Innenfläche der Aorta absieht, auch heute noch zu den größten Seltenheiten, obwohl sie von klinischer Seite schon vor vielen Jahren häufig diagnostiziert wurde. Auch aus neuerer Zeit stammen diesbezügliche Angaben von Lutembacher sowie von Raynaud, Marill und d'Eshougues, die über 8 Fälle von mit Stenose einhergehender spezifischer Mitralaffektion berichten.

Demgegenüber ist auch nach unserer Erfahrung Herxheimer beizupflichten, daß *anatomisch einwandfreie, selbständige* Fälle von syphilitischer Erkrankung der Mitralis und Tricuspidalis nicht bekannt sind. Allerdings demonstrierte Staemmler auf der Tagung der Deutschen Gesellschaft für Pathologie 1930 bei einem 54jährigen Mann mit syphilitischer Aortitis und entsprechenden Aortenklappenveränderungen ein Übergreifen des Prozesses auf das Aortensegel der Mitralis. Dieses erschien derb, schwielig, weißlich verdickt, die zugehörigen Sehnenfäden gleichfalls verdickt, aber nicht verwachsen. Lipoide Flecke fehlten. Mikroskopisch fand sich eine zentrale Nekrose der fibrösen Mittelschicht der Klappe, an die eine sehr starke, vorwiegend plasmacelluläre Infiltration anschloß. Neben Gefäßneubildung fanden sich am Grund der Klappe Zeichen einer Endarteriitis obliterans. In der Diskussion verwies Schmorl auf eine analoge Demonstration Geipels und betonte, daß er seither geringe Grade dieser Mitralveränderungen wiederholt gesehen habe. Blackman jr. konnte bei einer 34jährigen Frau und bei einem 56jährigen Syphilitiker einen gleichartigen Befund erheben, sowohl was das makroskopische, wie auch das feingewebliche Bild anlangt, und machte dies für eine leichte Insuffizienz der Mitralklappe verantwortlich (vgl. auch Sohval).

Es handelt sich also auch in diesen Fällen um fortgeleitete, von der Aorta wohl sich ausdehnende Prozesse, nicht aber um selbständige Mitralaffektionen. Ein Gleiches gilt auch für die unseres Wissens bisher unikale Beobachtung von Kux, der bei einer 51jährigen Frau eine gummöse Endokarditis der *Tricuspidalis* feststellte, die mit einer luischen „Mesopulmonitis" und narbig geschrumpften *Lungenschlagaderklappen* sowie gummösen Veränderungen in der Muskulatur des rechten Ventrikels vergesellschaftet war. Raska veröffentlichte 1934 eine 2 Fälle betreffende Mitteilung über „floride luische Endokarditis der Semilunarklappen". Bei dem ersten Fall (39jährige Frau mit rheumatischer Anamnese und den Zeichen abgelaufener Endokarditis an der Mitralis) fand der Autor in der Aorta leichte, in den Aortenklappen schwere Veränderungen. In letzterer lag eine mikroskopisch frische Entzündung mit Spirochäten neben alten rheumatischen Läsionen vor. Der zweite seiner Fälle betraf eine 38jährige Frau,

mit teilweiser Anwachsung der rechten Aortenklappe und Verdickung der Klappenränder; in den Klappen und der Aortenintima wurden mikroskopisch in
Leukocyteninfiltraten Spirochäten nachgewiesen, wobei der Autor auf den Umstand hinweist, daß er im Schrifttum keine gleichartigen Beobachtungen aufgefunden habe. Er sieht die rheumatischen Klappenveränderungen als prä-
disponierende Momente für die syphilitischen Läsionen an, wobei nach unserer
Ansicht der positive Spirochätennachweis der sicherste und notwendige Beweis-
punkt ist.

Diese wenigen Einzelbeobachtungen aus neuerer Zeit zeigen, daß eine syphilitische Klappenerkrankung an Mitralis und Tricuspidalis nach wie vor als äußerst
selten zu bezeichnen ist und einer praktischen Bedeutung unseres Erachtens
entbehrt. Das gilt aber nicht, wie SCHLESINGER schon in der ersten Auflage dieses
Handbuches bemerkt, für die Möglichkeit der Aufpfropfung einer bakteriellen
Endokarditis auf z. B. die syphilitisch veränderten Aortenklappen bei Mesaortitis
luica, ein Zusammentreffen das in jüngster Zeit wieder eine Bearbeitung durch
ACEVES, ELIZALDE und LUNA aus dem Kardiologischen Institut in Mexiko erfahren hat (s. auch S. 271).

c) Coronararterien

Die syphilitische Erkrankung der Herzkranzschlagadern wurde als ein sehr
seltenes Ereignis schon von HERXHEIMER in der ersten Auflage dieses Handbuches
hervorgehoben, wie auch die wenigen Fälle aus dem einschlägigen Schrifttum
erwähnt. Gleichzeitig aber wies HERXHEIMER auch die von mehreren Autoren
vertretene Meinung, sklerotische Veränderungen an den Coronarien Jugendlicher
seien zu allermeist letztlich luischer Genese, mit Recht zurück. Wir möchten
ihm darin auch auf Grund unserer eigenen Beobachtungen aus den letzten Jahren
durchaus beipflichten, ja hervorheben, daß wir in Fällen von luischer Coronar-
ostienstenose, die bekanntlich bei Mesaortitis so häufig ist, die Herzkranzschlag-
ader*verzweigungen* auffallend zart und frei von Arteriosklerose gefunden haben
(vgl. dagegen WINKLER, der 2 Fälle mit schwerster Coronarsklerose beobachtete).
Dies auch dann, wenn es sich um Individuen höheren Alters gehandelt hat, bei
welchen die Coronarsklerose ja nichts seltenes darstellt. Auch wissen wir heute
aus Untersuchungen zahlreicher Autoren, daß die Coronarsklerose Jugendlicher
oftmals Folge ganz anderer Arterienerkrankungen ist und im mikroskopischen
Bild als Coronariitis in Erscheinung treten kann.

Aus neuerer Zeit stammen jedoch auch einige Mitteilungen über Herzkranz-
schlagaderveränderungen, die man zweifellos als syphilitische ansprechen darf,
da es sich um eine *gummöse* Arteriitis handelte, die teils zu Lichtungseinengung
hohen Grades, teils zur Aneurysmenbildung Anlaß gegeben hatte (KOBERNICK:
Gumma der rechten Coronarie mit Myokardinfarkt, SEYDEL: erbsengroßes Aneurysma der linken Kranzschlagader, was eine große Seltenheit darstellt, vgl.
SEYDEL, Lit., ferner SNYDER und HUNTER, Lit., SCOTT, Lit.).

1932 teilte CASTELANETA einen bemerkenswerten Fall (34jähriger Mann) mit,
bei welchem eine Verengerung der Coronarostien (links mehr als rechts) bei
Mesaortitis vorlag; außerdem stieß die dünne Sonde sehr bald auf ein Hindernis,
als dessen anatomisches Substrat eine links etwa 7 mm, rechts etwa 13 mm lange,
makroskopisch grauweißliche Verdickung der Kranzschlagader mit Einengung
ihrer Lichtungen bis auf einen schmalen Spalt festgestellt werden konnte. Histologisch bezeichnete CASTELANETA eine syphilitische Coronariitis als Ursache der
Kranzschlagaderveränderung, gleichzeitig bestand eine Myokarditis und Mes-

aortitis. Moritz sah in einem seiner beiden Fälle, die er als Lues der Kranzschlagadern anspricht, miliare Gummen an der Abgangsstelle der Coronarie.

Als Besonderheit sei erwähnt, daß im Schrifttum vereinzelt über Fälle von *plötzlichem* Tod bei Fällen von Mesaortitis luica — einem an sich bei diesem Leiden nicht so seltenen Vorkommnis — berichtet wird, in denen nicht der allgemein bekannte Verschluß der Kranzschlagader*ostien*, sondern eine durch von der syphilitischen Aorta losgerissene *Thrombenmassen bedingte Verlegung* der Herzkranzgefäße den Exitus subitus herbeiführte [vgl. Volk u. Mitarb.: bilaterale Coronarembolie, ferner Porter und Vaughan (3 Fälle)].

Über die *Frequenz* der syphilitischen Coronarerkrankung gibt 1930 auf Grund von Autopsiebefunden die Zusammenstellung Warthins Aufschluß aus nicht allzuweit zurückliegender Zeit. Er fand unter 169 Fällen von Syphilis der Jahre 1909—1919 9 Fälle von Syphilis der Coronarien, in einer später, nämlich von 1919—1929 beobachteten Serie von 332 Fällen 55mal Coronarveränderungen und darunter einen Fall von Thrombose bei luischer Coronarerkrankung. Obzwar nach diesen Untersuchungen die Häufigkeit der luischen Coronarerkrankung nach diesem Autor zugenommen hat, bezeichnet er die Syphilis der Herzkranzschlagadern doch als selten, vor allem auch im Hinblick auf eine Thrombose.

Die im Gegensatz zur syphilitischen Erkrankung der Coronarien bekanntlich sehr häufige Coronar*ostienstenose* auf luischer Basis fand als Ursache eines *plötzlichen Todes* auch in neuerer Zeit vielfach Beachtung (vgl. Briskman). Völliger Verschluß eines Ostiums, und zwar das der linken Kranzarterie, beobachtete Kokita bei einem 41jährigen Chinesen, bei dem sich dieser Verschluß langsam, ohne Herzinsuffizienz ausgebildet hatte. In diesem Zusammenhang erscheint eine Angabe von Bruenn interessant, der Kranzarterienverschluß bei Negern etwa als doppelt so häufig wie bei Weißen bezeichnet. Auch fand Bruenn den Ostienverschluß rechts 8mal so häufig als links und hält einen *hohen Abgang* der Coronarie für einen wichtigen Faktor beim Zustandekommen des Ostienverschlusses. Porto setzt sich 1939 wiederum mit der Möglichkeit eines wenigstens für kurze Zeit ausreichenden *Kollateralkreislaufes* auseinander, wobei er die Thebesiusschen Venen mit in Erwägung zieht (vgl. dagegen Kokita). Sikl konnte in dem das linke Ostium verschließenden Intimapolster und der Arterienmedia Nekrosen mit starker leukocytärer Infiltration des Gewebes nachweisen und den syphilitischen Charakter des entzündlichen Prozesses durch den Nachweis von Spirochäten sichern. J. C. Norris konnte in Fällen von Syphilis des Myokards auch entzündliche Veränderungen, vorwiegend durch rundzellige Infiltration gekennzeichnet, an den Kranzschlagadern feststellen.

Was die *konnatale Syphilis* anlangt, so bildet Staemmler in seinem Beitrag im Kaufmannschen Lehrbuch eine syphilitische Arteriitis eines kleinen Kranzarterienastes bei syphilitischer Myokarditis eines 6 Wochen alten Knaben ab.

Diese selten bei erworbener, noch viel seltener bei konnataler Syphilis zu sehende syphilitische Coronarerkrankung wird aber von allen Autoren auch heute noch als durch mechanische Momente schädigend wirkende Schlagadererkrankung betrachtet. Abweichend davon glaubt Brack als die eigentliche Ursache des plötzlichen Todes in solchen Fällen eine plötzliche Änderung des Blutes und des Blutdruckes annehmen zu können, was wohl einer eingehenden Nachprüfung bedarf.

Zusammengefaßt können wir auch heute noch sagen, daß die Syphilis der Kranzschlagadern des Herzens, wenn man von der syphilitischen Stenose ihrer Ostien absieht, keine besondere Bedeutung besitzt, insbesondere für die Entwicklung eines Myokardinfarktes, wie dies Mentl in einer klinischen Veröffentlichung wieder betont hat.

2. Arterien

Bei den syphilitischen Erkrankungen der Arterien können bekanntlich solche unterschieden werden, die *selbständiger* Natur sind, somit bestimmte Krankheitsbilder darstellen und solche, die im Bereiche spezifisch-luischer Krankheitsherde (z.B. Gummen und andere) vorkommen. Erstere betreffen in erster Linie die großen Gefäße, insbesonders die *Aorta*, seltener mittlere Arterien (z.B. Hirnarterien) oder Endverzweigungen. Weitaus am häufigsten und somit am praktisch wichtigsten ist die Syphilis der Aorta, die *Mesaortitis luica*.

a) Mesaortitis luica

Seit der umfassenden Darstellung der Aortenlues durch HERXHEIMER in diesem Handbuch (1931) wird in der Literatur vorwiegend die Frage der *Häufigkeit* der Mesaortitis luetica erörtert.

In den letzten 50 Jahren wurde wiederholt darauf hingewiesen, daß eine Wandlung im Erscheinungsbild der Syphilis eingetreten ist und sich die „metaluischen" Erkrankungen, besonders seit Einführung der Salvarsantherapie immer mehr in den Vordergrund geschoben haben, die anderen syphilitischen Manifestationen, wie die Erkrankungen der Haut und der Knochen immer mehr in den Hintergrund treten. Unter den „metaluischen" Erkrankungen spielt vor allem die Mesaortitis luetica eine besondere Rolle, da sie heute die *häufigste* Manifestation der Spätlues überhaupt darstellt und auch jene Form einer luischen Erkrankung ist, der man am Leichentisch noch am häufigsten begegnet. Die relative Zunahme der Frequenz der Mesaotitis luetica fällt zeitlich, wie schon frühere Autoren betonen, zusammen mit der Einführung der Salvarsantherapie, was auch neuere Autoren (GÜRICH, JUNGMANN und HALL, LANGER) wieder bestätigen. Wie früher schon, wird ebenfalls eine Umstimmung des Organismus durch die Behandlung, wie auch die Beeinflussung der biologischen Eigenschaften der Syphiliserreger angenommen (vgl. WILMANNS). In jüngster Zeit allerdings wird diese Frequenzänderung der luischen Manifestationen auf eine „Spontanmetamorphose" der Syphilis zurückgeführt (vgl. LANGER, DOERR, KÖHN und JANSEN, Lit.).

So steht im Weltschrifttum (vgl. KNORRE, Lit.) die Mesaortitis luica in der Frequenz der Spätlues übereinstimmend an erster Stelle. Klinisch (vgl. COOMBS, MOORE u. Mitarb.) werden 5—15% aller kardio-vasculärer Störungen auf die Lues bezogen und im Sektionsgut größerer pathologischer Institute beträgt die Häufigkeit der Mesaortitis luica zwischen 3 und 4,3% (vgl. KNORRE, Lit.), wobei rassische Unterschiede (Lues bei Negern häufiger) bestehen (JAFFÉ, MARTLAND u. a.). Unter den Luessektionen wieder liegt die Häufigkeit der Mesaortitis luetica meist über 80% (DEITERT 82,5%, GÜRICH 84%, NICKEL 83,3%, KNORRE 82,5%, KÖHN und JANSEN 88,7% bei Männern und 82,6% bei Frauen). Was die Frequenz der Mesaortitis luetica in den letzten Jahrzehnten anlangt, so stammt eine ausführliche statistische Untersuchung von KNORRE (1953), der an einem großen Sektionsgut (26500 Obduktionen) in den Jahren 1913—1932 leichte Frequenzschwankungen, von 1933—1937 einen jähen Anstieg der Häufigkeit feststellen (vgl. auch DEITERT 1941) und in den folgenden Jahren bis 1952 eine, beide Geschlechter gleich betreffende Abnahme der Häufigkeit der Mesaortitis luica finden konnte. So hat die Frequenz der Mesaortitis luica von 5,1% der Sektionen als Durchschnittswert der Jahre 1913—1937 auf 2,2% für die Jahre 1938—1952 deutlich abgenommen. Bei den Männern findet sich nach KNORRE ein Rückgang in den erwähnten Zeiträumen von 6 auf 2,5%, bei den Frauen von 3,9 auf 2% (vgl. auch DEITERT, VLACH). LANGER, wie auch LANGER und Sperling (1951) konnten luische Veränderungen unter 23015 Sektionen der Jahre 1906—1925 in 5,5% finden, dagegen unter 14433 Obduktionen im Zeitraum 1932—1949 nur in 3,23%. Auch Deitert (1941) konnte eine relative Zunahme der Mesaortitis luica unter den Luessektionen der Jahre 1920—1940 sehen, Köhn und Jansen (1957) stellen für die Jahre 1930—1954 eine deutliche Abnahme der tertiären und spätluischen Erkrankungen in ihrem Sektionsgut fest, welche nur durch eine Häufigkeitszunahme in den Jahren des zweiten Weltkrieges unterbrochen war. In gleichem Maße zeigt auch die Mesaortitis luica eine deutliche Frequenzabnahme, die jedoch unter den Luessektionen mit 88,7% bei den Männern und 82,6% bei den Frauen den am häufigsten am Sektionstisch zu erhebenden luischen Befund darstellt. Auch Usilton u. Mitarb. betonen, daß die Luessterblichkeit in den Jahren 1939—1948 auf der ganzen Welt um 47% zurückgegangen, der Anteil der kardiovasculären Syphilis jedoch von 27 auf 40% gestiegen ist.

Auf Grund der statistischen Erhebungen kann gesagt werden, daß die *allgemeine* Frequenz der Mesaortitis luica, entsprechend der Abnahme der luischen Erkrankungen in den letzten 30 Jahren eine deutliche Verminderung zeigt, unter den luischen Manifestationen jedoch eine *relative Zunahme* erfahren hat und heute die *häufigste luische Spätmanifestation* darstellt.

Als Ursache dieses Häufigkeitswandel der Mesaortitis luica wurde, wie schon früher erwähnt, die Salvarsantherapie angeschuldigt, später (vgl. Deitert) ein Zusammenhang auch abgelehnt. Neuerdings wird, ähnlich wie auch für die progressive Paralyse, eine bis heute nicht befriedigend erklärbare „Spontanmetamorphose" der Lues angeschuldigt (Langer, Köhn und Jansen, Lit.), auch eine langsame Anpassung von Parasit und Wirt angenommen (Höring).

Die Mesaortitis luica stellt bekanntlich häufig die *einzige* Erscheinungsform einer luischen Infektion dar, ist nur selten verknüpft mit ausgedehnten, auch pluriviszeralen luischen Veränderungen (neuerdings Chore, Radnai). Das *Zusammentreffen* zwischen *Neurolues* (progressive Paralyse, Tabes dorsalis) und *Mesaortitis luica* schwankt nach älteren klinischen Angaben zwischen 29 (Frisch) und 87,9% (Straub), kommt nach neueren Untersuchungen (Lazarovits 1935) mit Tabes in 43—44%, bei Paralytikern je nach Alter in 62—75% (nach Healey in 74%) vor. Andere Autoren (Gruber, Ganzer, Scherer, Gitman u. Mitarb., Knorre u. a.) wieder geben an, daß die Mesaortitis luica bei Paralytikern ungefähr gleich häufig wie bei Nichtparalytikern vorkomme, wobei sie jedoch bei Paralytikern einen milderen Verlauf und weniger Komplikationen (Radnai) zeige, trete auch hier als Todesursache in den Hintergrund, wohl auch als Folge der geringeren Lebenserwartung dieser Kranken. Knorre fand neuerdings (1953) Mesaortitis luica in 11,3% mit Tabes kombiniert und auch nach unseren Erfahrungen kommt die Mesaortitis luica zusammen mit Neurolues nicht besonders häufig vor.

Das durchschnittliche *Sterbealter* der Mesaortitis luica lag nach Langer in den Jahren 1906—1925 zwischen 51 und 55 Jahren, heute zwischen 61 und 65 Jahren, hat sich somit allmählich dem der übrigen Bevölkerung genähert (vgl. auch Berthoud: 67 Jahre). Am Sektionstisch findet sich gegenwärtig eine Mesaortitis luica am häufigsten zwischen den 40. und 60. Lebensjahr (Knorre, Frates: 6. Dezennium), wobei für beide Geschlechter der Altersgipfel zwischen dem 51. und 60. Jahr liegt. Todesfälle an Mesaortitis luica vor dem 20. Lebensjahr sind auch heute Seltenheiten (Acura u. Mitarb., 8jähriges Mädchen; McDonald, 9jähriger Knabe; Norris, 9 und 17 Jahre; Hesse, 10 Jahre; Lippmann, 17 Jahre; Junge, 19 Jahre; Neumann, 19 Jahre; Enger, 29 Jahre), wobei in solchen Fällen die Erkrankung, wie schon Wiesner zeigte, häufig auf Basis einer angeborenen Lues auftritt (vgl. auch Coombs), hingegen selten nur so früh auf Grund einer erworbenen Infektion (Renner, 23 Jahre; Junge, 19 Jahre). Rassische Unterschiede bezüglich des Alters dürften bestehen und so errechnet Jaffé das Durchschnittsalter bei Negern mit 45 Jahren. Lazarovits zeigte gewisse Beziehungen zur Konstitution auf (Mesaortitis luica häufig bei Pyknikern, selten bei Leptosomen, Athletiker sollen durch eine hohe Widerstandskraft ausgezeichnet sein).

Die Mesaortitis luica stellt bekanntlich eine Spätform der syphilitischen Infektion dar. Die Zeit zwischen Infektion und den ersten faßbaren klinischen Symptomen ist auch nach neueren Untersuchungen (vgl. Deitert) sehr variabel, beträgt durchschnittlich 20 Jahre, soll bei den konnatal-luischen Fällen kürzer sein (Coombs). Früherkrankungen innerhalb der ersten Jahre der Infektion sind sehr selten (vgl. Herxheimer), neuere Mitteilungen konnten wir im Schrifttum nicht auffinden. Allerdings wird die Vermutung vertreten, daß die morphologischen Veränderungen schon früher beginnen können, lange Zeit jedoch latent und symptomlos bleiben und erst die Komplikationen klinische Erscheinungen auslösen (Herzog). Im Schrifttum wird auch diskutiert, ob als Folge der modernen Luestherapie eine *Änderung* der Zeitspanne zwischen Infektion und Manifestation der Mesaortitis luica eingetreten ist. So wird mehrfach auf eine *Verkürzung* dieser Zeitspanne durch die Therapie hingewiesen (Wehner, Stadler, Lazarovits, Healey u. a.; Jungmann und Hall: bei behandelten Fällen 15 Jahre, bei nicht genügend behandelten 22,1 und bei nichtbehandelten 22,4 Jahre). Okundo hingegen glaubt eine *Verlängerung* dieses Zeitraumes nach Penicillinbehandlung festgestellt zu haben. Nach Dei-

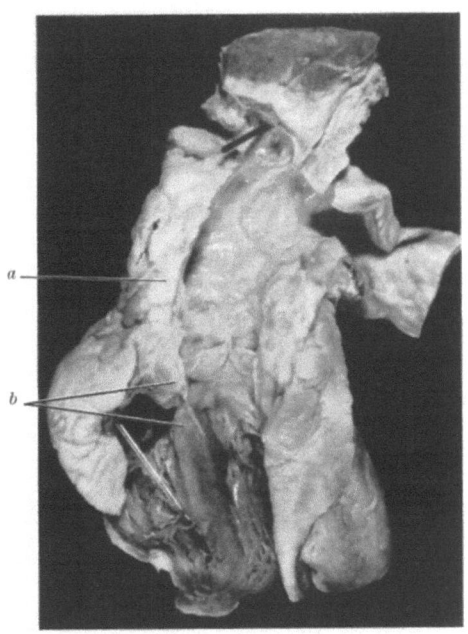

Abb. 1. Aortitis gummosa, Übersichtsaufnahme. *a* Die Aorta umscheidendes Granulationsgewebe, *b* Gumma im Ventrikelseptum. 45jährig, männlich (Sekt.-Prot. 1726/55). Ausführliche Publikation s. Howanietz, Zbl. Path. **95**, 274 (1956)

tert ist ein solcher Zusammenhang unwahrscheinlich. Dennig meint, daß bei bekannter Infektion die Diagnose einer Mesaortitis luica früher erfolgt als bei nichterkannter Infektion.

Seit den grundlegenden Untersuchungen von Doehle, Heller und seiner Schule, Puppe, Gruber und der umfassenden Darstellung der Mesaortitis luica durch Herxheimer (1931) hat das morphologische Erscheinungsbild keine grundsätzlichen Änderungen erfahren, auch nicht hinsichtlich Lokalisation und Ausbreitung des Prozesses. Thorner u. Mitarb. weisen auf im Röntgen sichtbare Verkalkungen der Aorta ascendens als diagnostisch wichtiges Hilfsmittel bei der Mesaortitis luica hin, welche sie unter 122 Fällen von Aortenlues 22mal, bei 100 Arteriosklerose-Fällen hingegen nur 2mal finden konnten und die auf die so häufig der Mesaortitis luica aufgepfropfte Arteriosklerose zurückgehen, die in einschlägigen Fällen auch schon in einem relativ jugendlichen Alter (Neumann, 19 Jahre) gesehen wird und nach wie vor gilt die Mesaortitis luica als wichtige Schrittmacherin der Arteriosklerose in diesem Gefäßbezirk.

In der ganz überwiegenden Mehrzahl der Fälle tritt die Mesaortitis luica morphologisch in ihrer chronischen, fibrös-narbigen Form auf, sehr selten nur in Form gummöser Granulationsgewebswucherungen (vgl. Knorre, Howanietz, Röper, Sikl), wobei in solchen Fällen, im Gegensatz zu der fibrös-narbigen Form,

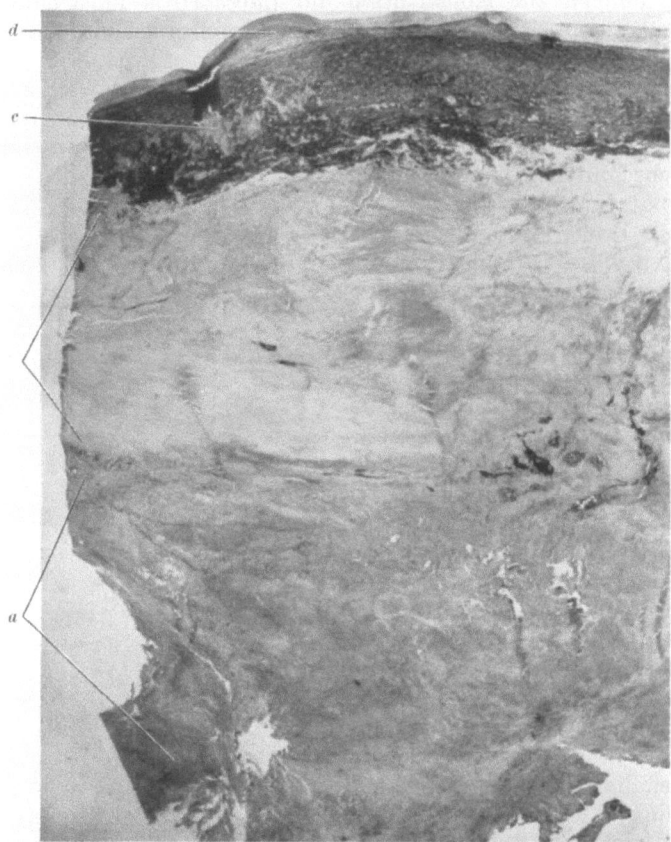

Abb. 2. Aortenwand, hist, Elastica-v. Gieson-Färbung, mittl. Vergr. *a* Umfängliche Nekroseherde, *b* faserreiches Gewebe, *c* Elasticaausfälle in der Media, *d* polsterförmig fibrös verbreiterte Intima. Daten wie Abb. 1

oft reichlich Spirochäten nachzuweisen sind (Richter, Sikl, Busz), wie auch eine oft mächtige Ausbreitung der Veränderungen, die im Fall von Howanietz den Charakter einer gummösen Aortitis und Periaortitis zeigten und ausgedehnte luische Granulationsgewebsbildungen nicht nur die Aorta umscheideten, sondern auch in großer Ausdehnung auf das mediastinale Zellgewebe und das Herz übergegriffen hatten (vgl. Abb. 1, 2, 3).

Gelegentlich wurde auch eine Mesaortitis luica in einem perisistierenden rechten Aortenbogen (Strakosch) oder bei einer angeborenen Isthmusstenose der Aorta gesehen (Buday).

Eine Erweiterung unserer Kenntnisse bedeutete die von Maresch hervorgehobene, schleichend verlaufende *Perikarditis* bei der Mesaortitis luica mit perikardialen Adhäsionsbildungen, besonders im Bereiche des Sinus transversus pericardii, wobei innerhalb der Adhäsionen auch arterielle Kollateralen zur Ausbildung kommen.

Ein auf die Therapie zurückgehender morphologischer Gestaltwandel findet sich nach Bruetsch bei der Mesaortitis luica nicht (vgl. auch Mohr und Hood).

Mehrfach wird im Schrifttum auf eine Abnahme der lympho- und plasmacellulären Infiltrate in der Aortenwand unter dem Einfluß einer *Penicillintherapie* hingewiesen (WEBSTER und HEADER, SINCLAIRE und WEBSTER) und dies auch als Ausdruck eines Heilungsvorganges aufgefaßt (SINCLAIRE und WEBSTER); auf ähnliche Befunde nach *Salvarsan*behandlung weist auch HOWE hin. Eine auf Grund einer Penicillinbehandlung ausgelöste Jarisch-Herxheimersche Reaktion ist bei der Lues an und für sich selten (WHORTON und DENHAM), wurde bei der Mesaortitis luica gelegentlich gesehen. So konnten starke entzündliche Reaktionen bei gummöser luischer Aortitis (WHORTON und DENHAM), Exacerbation

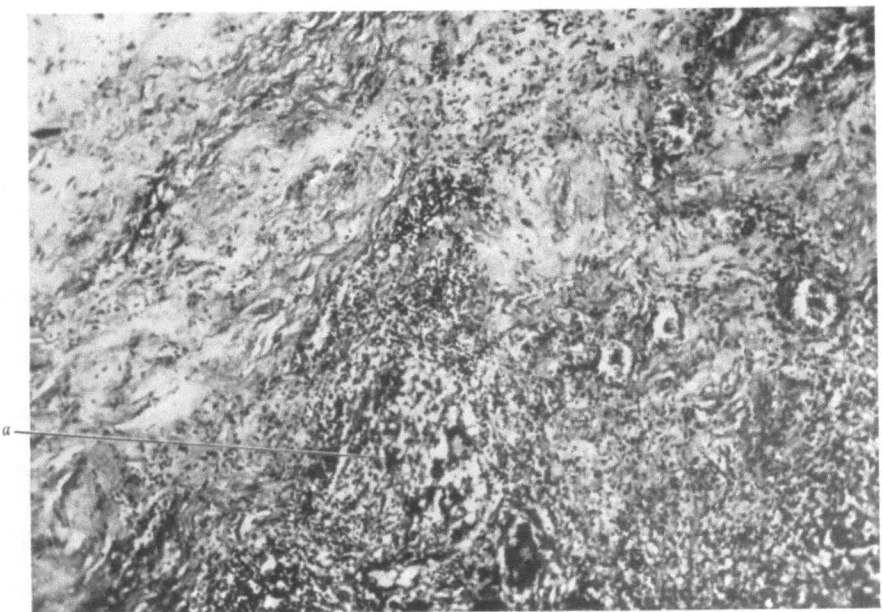

Abb. 3. Granulationsgewebe in der Aortenwand mit miliarem Gumma (*a*). H.-E.-Färbung, starke Vergr., Daten wie Abb. 1

der spezifischen Veränderungen an den Coronarostien mit nachfolgendem Myokardinfarkt (BUTTERLEY und FISHMAN), wie auch ein Todesfall an Purpura cerebri (RETBOLL) beobachtet werden, wobei letzterer Autor eine Aktivierung einer luischen Endarteriitis obliterans als Ursache der Purpura cerebri annimmt.

Besondere Bedeutung kommt bekanntlich bei der Mesaortitis luica den durch den Prozeß an der Aorta ausgelösten *Komplikationen* zu, die aber gegenüber früher eine eher abnehmende Tendenz zeigen (vgl. DEITERT). An erster Stelle steht die *Aorteninsuffizienz* mit späterer kardialer Dekompensation (RADNAI). Selten wurde auch die Mitralklappe verändert gefunden (SCOTT, GEIPEL, RASKA, STAEMMLER). Die Frequenz der Klappenveränderungen bei der Mesaortitis luica wurde seinerzeit von HERXHEIMER mit 30—40% der Mesaortitis luica-Fälle angegeben. KNORRE (1953) fand sie in 49%, MARTLAND in 60%, RADNAI in 64%, CARR in 20—37,2%, MARESCH unter 717 Fällen 306mal. So stellt die Klappenbeteiligung bei der Mesaortitis luica auch heute die *häufigste* Komplikation dar, wobei weder dem Alter noch dem Geschlecht ein Einfluß auf die Entstehung dieser Komplikation zukommt (KRISCHNER). Die Klappenveränderungen werden als unmittelbare Folge der luischen Aortenentzündung aufgefaßt (SIKL und RASKA), wobei auch funktionelle Anpassungsvorgänge von Bedeutung sein dürften (KRISCHNER, RADNAI). Anatomisch bestehen, wie bekannt, die Klappenveränderungen in einer *Dehiszenz* oder *Diastase* der Klappen mit Auseinanderrücken der Klappencommissuren. Als deren Ursache wird einerseits die allgemeine Erweiterung der Aorta durch den Krankheitsprozeß, andererseits das Vorschieben des wuchernden Granulationsgewebes zwischen die Klappenansätze angesehen (vgl. Battaglia, Sikl und Raska, Krischner u. a.). Weiters kann der Prozeß von der Aorta aus auf das Klappengewebe übergreifen und hier zu einer chronischen *fibroplastischen Verdickung* der Semilunarklappen führen, als deren Folge es zur Schrumpfung der Klappe und Einrollung der Klappenränder kommt, wodurch die Klappe starr und unbeweglich werden kann. Selten sind gummöse Klappenveränderungen mit positiven Spirochätenbefund im Klappengewebe (Sikl und Raska, Richter). Battaglia berichtet auch über Stenose des linken arteriellen Ostiums. Im Falle von Richter lag ein angeborenes Fehlen einer Semilunarklappe der Aorta vor. Schließlich kann es zu einer völligen *Anwachsung* einer Semilunarklappe kommen, so daß in einschlägigen Fällen eine Semilunarklappe der Aorta zu fehlen scheint. Besonders Maresch hat auf dieses Vorkommnis hingewiesen, bei dem meist die hintere und rechte Semilunarklappe betroffen ist (vgl. Dulbecco, Saphir und Stasney). Weiteres siehe Pohl, Radnai, plötzlicher Tod: Carr, Herzmuskelveränderungen: Coombs.

Eine weitere bekannte Komplikation der Mesaortitis luica ist der *Verschluß*, bzw. die *Einengung* der *Ostien* von aus der Aorta entspringenden Gefäßen (auch multipel, vgl. Maresch, Barker). Hier ist an erster Stelle die Einengung, bzw. der Verschluß der *Coronarostien* zu nennen, der klinisch häufig zu Angina pectoris-Anfällen führt, nicht so selten auch Ursache eines plötzlichen Todes sein kann (Martland, v. Bruenn). Die Einengung der Ostien kann verschiedene Grade bis zum völligen Verschluß zeigen, tritt relativ langsam ein, wobei im weiteren Verlauf die Kranzgefäße, wie auch immer wieder uns begegnete, zartwandig sind (Coombs), selten nur stärkere sklerotische Veränderungen aufweisen (Winkler). Selten wurde auch die Ausbildung einer frischen Thrombose gesehen (Herxheimer), ebenso eine Aktivierung des Prozesses unter Penicillintherapie als Ausdruck einer Jarisch-Herxheimerschen Reaktion (Butterlex und Fishman). Emanuel glaubt in 2 Fällen die Stenose und den plötzlichen Tod auf eine rasche Vernarbung (paradoxe Reaktion) während der Syphilisbehandlung zurückführen zu können. (Die tschechische Originalabhandlung war dem Verfasser leider nicht zugänglich.) Die Veränderungen an den Coronarostien können ein- oder beidseitig auftreten (Pohl). Maresch sah unter 717 Mesaortitis luica-Fällen 170mal eine Einengung und 34mal einen Verschluß, Pohl in 23% einen Verschluß, eine Einengung in 13%. Coronarostienveränderungen fanden Carr in 8,4%, Deitert in 33,3—40%, Stadler in einem Drittel der Fälle, Knorre in 24,4%. Sie kommen durch das Vorschieben der Intimawucherung auf die Ostien zustande; selten sind gummöse Veränderungen am Abgang der Kranzgefäße beobachtet worden (Sikl).

Analoge Veränderungen an anderen Ostien sind weitaus seltener, wurden in neuerer Zeit beobachtet im Bereiche der *A. carotis communis* links (Barker, Cooley, Motley und Moore, Bini, Lampen und Wadulla, dabei klinisch das Bild der „umgekehrten Isthmusstenose"). Ostienstenose der linken *A. subclavia* vgl. Barker, Erman, Motley und Moore, mit Aneurysmenbildung Daniel jr., der *A. anonyma* Barker, der *Intercostalarterien* Töpper. Selten sind analoge Veränderungen auch an den Ostien der Nierenarterien gesehen worden (Maresch, Ku), wobei die zugehörige Niere das Bild der Atrophie, keine Nekrosen zeigte.

Eine weitere bekannte Komplikation, die *Aneurysmenbildung* in der Aorta, zeigt hinsichtlich Lokalisation, Geschlecht und Alter keine wesentlichen anatomischen Differenzen gegen früher (Knorre, Maresch). Bezüglich der *Form* fand

KNORRE in 43,1% eine *diffuse* und in 15,6% eine *umschriebene* Ausweitung der Aorta. MARESCH unter 717 Fällen 282mal ein diffuses und 74mal ein umschriebenes Aneurysma. Die *Frequenz* der Aneurysmenbildung geben an DEITERT mit 13,3—20%, RADNAI 17,5%, POHL 27%, CARR 11%, JAFFÉ 10,5%, BÁRKÁN unter 214 Mesaortitis luica-Fällen 40. KNORRE, der die Frequenz der Aortenaneurysmen bei Mesaortitis luica im Zeitraum 1913—1952 untersuchte, konnte nach einem Anstieg von 13,6% im Jahrzehnt 1913—1922 auf 18%, im Jahrzehnt 1933—1942 eine deutliche Abnahme auf 11,3% in den Jahren 1943—1952 feststellen. Auch MOORE gibt einen Rückgang der Häufigkeit der Aneurysmenbildungen unter der Salvarsantherapie bekannt. Trotzdem ist auch noch heute die häufigste Genese einer Aortenaneurysma die Mesaortitis luica (BORRIE und GRIFFIN, OGDEN). Gelegentlich wurden die Aneurysmenbildungen vergesellschaftet mit spezifischen Myokardveränderungen oder eine Myocarditis fibrosa gefunden (RADNAI). Nach JAFFÉ verläuft ein Drittel der Aneurysmen tödlich, nach KNORRE (1953) kommt es in 7,2—9,8% zur tödlichen Ruptur, wobei besonders häufig eine Perforation in den Herzbeutel beobachtet wird (GOLDSTEIN).

Selten sind Perforationen der Aorta ascendens mit Ausbildung eines *arteriovenösen Aneurysma* (vgl. ARMSTRONG u. Mitarb., Lit.), wobei die Vena azygos, Vena anonyma, die obere Hohlvene, selten auch der rechte Vorhof des Herzens betroffen sind. Über eine in das retroperitoneale und perirenale Zellgewebe erfolgte Perforation eines Aneurysma der Aorta abdominalis berichtet neuerlich KU.

Auch wurden in seltenen Fällen *Spontanrupturen* der erweiterten Aorta beobachtet (vgl. LIFVENDAHL, MINOVICI und BOUCIN, DUMITRESCO, mit Thrombosebildung im Bereiche der Rupturstelle und Embolie), wobei die makroskopischen Veränderungen nicht besonders hochgradig sein müssen und erst die histologische Untersuchung die spezifische Genese zu diagnostizieren erlaubt. Hier wird vor allem eine Medionecrosis aortae auszuschließen sein.

Aneurysmenbildungen an anderen Gefäßen sind bei der Mesaortitis luica sehr selten, wurden vereinzelt beobachtet im Bereich der A. anonyma (CODEY, HOWANIETZ), A. subclavia (DANIEL jr. — unter 1164 Aneurysmen 3mal) und im Bereiche der Arterien der unteren Extremitäten (besonders A. poplitea, MARESCH, SILVER und KAHN, ZOON).

Vereinzelt finden sich im Schrifttum der letzten Jahre auch Hinweise auf Aneurysmenbildungen eines oder mehrerer *Sinus Valsalvae* der Semilunarklappen der Aorta (PALASSE und CHAPUIS, THEMISTOCLES u. Mitarb., SNYDER und HUNTER, HABAN).

Weiters ist als Komplikation noch anzuführen eine *bakterielle* oder *rheumatische Endokarditis*, die sich im Bereiche luisch affizierter Klappen bei Mesaortitis luica entwickeln kann. So fand z. B. BRET in 7% superponierte bakterielle Endokarditiden bei luischen Klappenaffektionen, BOYD unter 105 bakteriellen Endokarditiden 14 auf luischen Klappenerkrankungen aufgepfropft [vgl. weiters WHRIGHT und ZECK, WYDRIN (8 Fälle), BUDAY, BENEDICT (histologische Befunde), CRAVEN (Endocarditis lenta), GALLAVARDIN und GRAVIER, KARSNER und SWANSON, MARTIN und ADAMS, BRAUNSTEIN und TOWNSEND], so daß diese Komplikation sicherlich nicht seltener geworden ist; ACEVES, ELIZALDE und LUNA geben 1957 eine Häufigkeit von 7% an.

Die Häufigkeit der Mesaortitis luica als unmittelbare *Todesursache* zeigt im Schrifttum starke Schwankungen zwischen 30 und 70% (vgl. KNORRE). Nach KNORRE scheint die Mesaortitis luica im Sektionsgut in 40% als unmittelbare Todesursache auf, wobei an erster Stelle die kardiale Dekompensation infolge der Aorteninsuffizienz (70,5—88%) steht, weiterhin der Herztod infolge der Coronarostienstenose (6—14,4%) und schließlich die tödliche Aneurysmenruptur

(7,2—9,8%). Auffälligerweise ist eine Ruptur eines luischen Aortenaneurysmas als Todesursache im Material Knorres in den Jahren 1943—1952 stark zurückgegangen, wie auch Usilton u. Mitarb. einen Rückgang der Todesrate an Aortenaneurysmen um 22% feststellen, auch mehrfach darauf hingewiesen wird (vgl. Deitert), daß der Verlauf der Lues milder geworden ist und die Zahl der Komplikationen eher abgenommen hat. Trotzdem hat auch heute noch die Lues des Herzens und der großen Gefäße als Ursache eines plötzlichen Todes immer noch eine Bedeutung (Martland, Bruenn).

Das Todesalter der Mesaortitis luica zeigt (s. früher) heute einen Altersgipfel zwischen dem 50. und 60. Lebensjahr, ist für beide Geschlechter gleich. Die Zeitspanne zwischen Infektion und Tod an den Folgen der Mesaortitis luica ist nach Knorre durchschnittlich 28 Jahre.

Die Wassermannsche Reaktion ist bei der Mesaortitis luica nach der Literatur in 60—80% der Fälle positiv (Knorre 75,2%, Jaffé 76,5% bei tödlichen Fällen, 68,5% für Mesaortitis luica als Nebenbefund, Herxheimer seinerzeit unter 1896 Literaturfällen 87%).

b) Mesopulmonitis luica, Hirn- und andere Arterien

Neben der Mesaortitis luica treten syphilitische Erkrankungen *anderer* Arterien weit in den Hintergrund. Manche Autoren (Karsner, Costa und Mariotti, Mussoto) fanden allerdings bei genauer histologischer Untersuchung außer der Aorta nicht so selten auch spezifische Veränderungen an anderen Arterien (A. pulmonalis, anonyma, carotis, Coronargefäße, Extremitäten- und Hirnarterien), wobei eine Ausbreitung des Prozesses auf größere Strecken der Gefäße nur selten gefunden wurde. Vereinzelt finden sich im Schrifttum auch Hinweise auf eine *generalisierte* syphilitische Arteriitis (Sato, Derick und Hass, Volland) mit Betroffensein der kleinen Arterien (besonders Lunge, Milz, Herzmuskel, Niere), wobei die Veränderungen weitgehend der Periarteriitis nodosa (Volland mit Paramyloidose) oder der Endangitis obliterans (Derick und Hass) gleichen, auch positive Spirochätenbefunde (Derick und Hass) erhoben werden konnten. Trotzdem dürften solche Fälle eher zur Periarteriitis nodosa bzw. zur Endangitis obliterans zu rechnen sein, wie dies auch Volland für seine Beobachtung annimmt (hyperergische Reaktion auf die vorangegangene luische Infektion?)

Mesopulmonitis luica

Luische Veränderungen im Bereich der *A. pulmonalis* sind bekanntlich sehr selten. Jaffé konnte unter 1000 Obduktionen in 10,3% Aortenlues und darunter nur 3 Fälle einer Lues der Lungenschlagader finden. Noch seltener ist eine *isolierte* Lues der A. pulmonalis (Neuburger, Plenge, Hedlung, Nicod, Pendl, Lit.). Es handelt sich dabei um eine produktiv-narbige „Mesopulmonitis" oder um gummöse Formen (Segal). Der Prozeß ist vornehmlich im Hauptstamm der Lungenschlagader lokalisiert, kann aber auch auf die größeren und kleineren Äste übergreifen und geht dann mit Granulationsgewebsbildungen in der Media, auch mit obliterierenden Gefäßveränderungen einher (Hedlund, Pendl), kann klinisch zum Bild der sog. primären Pulmonalsklerose führen (Coombs).

Häufiger ist nach den Untersuchungen von Buchalay (vgl. auch Karsner, Segal, Guillery) die A. pulmonalis *und* die Aorta betroffen, wobei beide Erkrankungen entweder selbständig auftreten können oder, was uns wahrscheinlicher scheint, die A. pulmonalis sekundär von der Aorta aus mitergriffen wird (Müller, Tinozzi, Hejtmancik u. Mitarb.). Dies kann in Form einer „Peripulmonitis" mit Beschränkung des entzündlichen Prozesses auf die Adventitia oder in Form einer „Mesopulmonitis" geschehen, wobei der Prozeß von der Aorta direkt (eventuell über den Ductus Botalli — vgl. BUCHALAY oder das Mediastinum-Plenge) auf die Lungenschlagader übergreift. SINDONI sah unter 59 Mesaortitis luica-Fällen 8mal histologisch eine Mitbeteiligung der Lungenschlagader. Auch auf die bekannte Möglichkeit des Übergreifens eines luischen Aortenaneurysma auf die A. pulmonalis mit Kompression der letzteren, Druckatrophie bis zur Perforation der Aorta in die Lungenschlagader macht BUCHALAY aufmerksam.

Als *Komplikation* einer „luischen Mesopulmonitis" sind *Aneurysmenbildungen* bekannt (NEUBURGER, VOGL, PLENGE, JENNES, DETERLING und CHAGETT — unter 17545 Sektionen einmal, ALLAN und McCRACKEN), wie auch heute noch (vgl. ENGEL, DETERLING und CLAGETT) die Lues als wichtigste Ursache der seltenen Aneurysmen der Lungenschlagader bedeutsam ist. Eine fortschreitende *Thrombose* der Lungenschlagader auf luischer Basis als unmittelbare Todesursache teilte JAFFÉ mit (vgl. auch KARSNER, GUILLERY), Durchbruch in den Bronchialbaum sah SEGAL.

Differentialdiagnostisch bedeutsam sind entzündliche Prozesse der Lungenschlagader anderer Genese, vor allem bei Rheumatismus, wo durch eine „Mesopulmonitis rheumatica" vor allem makroskopisch ähnliche Bilder zustande kommen können (vgl. CHIARI).

Hirnarterien

Unter den mittelgroßen Arterien ist die, den Namen HEUBNERs tragende Lues der *Hirnarterien* schon seit langem als bedeutsam bekannt, kann auch mit anderen luischen Gefäßveränderungen verknüpft sein (MULLAZI und SELVINI, COSTA und MARIOTTI u. a.). Wie auch heute betont wird, können die Gefäßveränderungen eines spezifischen Charakters (besonders im Endstadium) entbehren, so daß die Diagnosestellung oft schwierig ist (WOLF und GREUL), wenn nicht gummöse Veränderungen oder sonstige luische Krankheitszeichen vorliegen. Das feingewebliche Bild kann weitgehend der Endangitis obliterans Bürger-Winiwarter gleichen (vgl. EICKE), doch findet sich im Gegensatz zu dieser die Lues der Hirnarterien an der Hirnbasis lokalisiert (STRÄUSSLER 1958). Kombination mit Endarteriitis der kleinen Hirnarterien wurde gesehen (STRÄUSSLER). Selten ist eine *gummöse Arteriitis* an den Hirngefäßen mit Ausbildung eines gummösen Granulationsgewebes und Zerstörung besonders der Media und Elastica. ESSER (1932) konnte eine gummöse Arteriitis der A. vertebralis mit Aneurysmenbildung und Perforation beobachten. Mehrfach wird im Schrifttum auch die syphilitische Erkrankung der Hirngefäße als Ursache von *Aneurysmenbildungen* an den basalen Hirngefäßen diskutiert, von manchen Autoren (vgl. MAAS) die luische Natur der basalen Hirnaneurysmen sogar in den Vordergrund gestellt, von anderen wieder ihr keine oder nur geringe Bedeutung zuerkannt (vgl. KRAULAND, Lit.). McDONALD und KORB fanden bei 572 Aneurysmenbildungen an den basalen Hirnarterien in 12,2% zugleich luische Gefäßveränderungen, PIRNITZER unter 17 Fällen einmal. In Anbetracht der Seltenheit luischer Infektionen im allgemeinen und der Syphilis der Hirnarterien im besonderen, ist wohl für die Entstehung der Hirnarterienaneurysmen der Lues heute keine besondere Bedeutung zuzumessen.

Die seit NISSL und ALZHEIMER bekannten Veränderungen an kleinen Gefäßen der zentralnervösen Substanz haben in jüngster Zeit (1958) durch STRÄUSSLER im Handbuch für pathologische Anatomie eine eingehende und zusammenfassende Darstellung erfahren. Hervorzuheben wäre, daß analoge Gefäßveränderungen auch im Rückenmark gesehen werden (UEHLINGER), wie sie auch mit Gliaproliferation und auch Granulombildungen einhergehen können (URECHIA). Wichtig ist auch der Nachweis der nicht so seltenen Kombination mit der Heubnerschen

Gefäßerkrankung (Sträussler 1937, 1958), wie auch der Umstand, daß bei der progressiven Paralyse die Nissl-Alzheimersche Gefäßerkrankung nicht so selten, selten allerdings in Verbindung mit gummösen Prozessen gefunden wird (Sträussler, Kryspin-Exner). Trotzdem wurden von manchen Autoren (vgl. Pentschew) auch in neuerer Zeit Einwände gegen die luische Genese der Nissl-Alzheimerschen Erkrankung vorgebracht.

Andere Arterien

Andere mittlere und kleinere Körperarterien sind bekanntlich nur ausnahmsweise Sitz luischer Erkrankungen. Hier sind noch zu nennen die *Extremitätenarterien*, doch wurde schon früher (Jores, Herxheimer) der Lues der Körperarterien (mit Ausnahme der Hirnarterien) mit Skepsis begegnet. Im neueren Schrifttum finden sich allerdings mehrfach Beobachtungen von oft symmetrisch auftretenden Gangränbildungen an den Körperacren (Zehen, Finger, Ohren, Nase usw.) von Syphilitikern, die sich unter einer antiluischen Therapie besserten, so daß eine luische Gefäßerkrankung als Ursache angenommen wurde (Favre und Vachon, Boulet, Deleonardi und Giordano u. a.), wobei manchmal die Veränderungen klinisch dem Raynaudschen Symptomkomplex glichen. Histologische Untersuchungen (vgl. Deleonardi und Giordano, Boulet u. a.) zeigen vor allem Schwierigkeiten in der Abgrenzung solcher Gefäßveränderungen von der Thrombangitis obliterans Bürger-Winiwarter, bzw. Thrombosen auf arteriosklerotischer Grundlage, wobei oft die Obliteration nicht unmittelbare Folge der luischen Gefäßveränderungen, sondern diese nur einen Faktor für die Thromboseentstehung darstellten. In seltenen Fällen wurden auch an den Extremitätenarterien, besonders an der A. poplitea Aneurysmenbildungen bei Luikern gesehen (Maresch, Zoon, Silver und Kahn, Daniel jr.).

Auch bei der *konnatalen* Lues können selten Arterienveränderungen vorkommen, die in erster Linie auch hier die Aorta betreffen (vgl. Coombs), anatomisch weitgehend denen der erworbenen Syphilis gleichen. Unter den mittleren Arterien finden sich gelegentlich Veränderungen an den basalen Hirnarterien im Sinne einer Heubnerschen Endarteriitis, wie auch an den Extremitätenarterien in Einzelfällen spezifische Veränderungen beschrieben wurden (vgl. Herxheimer, Lit.). Staemmler bildet eine Arteriitis kleiner Coronararterienäste bei einer schweren syphilitischen Myokarditis eines 6 Wochen alten Kindes mit Lues connatalis ab.

3. Venen

Syphilitische Veränderungen an den Venen sind seit langem bekannt und werden in allen Stadien der Syphilis angetroffen. Die besondere Bevorzugung der Venen gegenüber den Arterien im Primäraffekt ist meist ausgesprochen; im Sekundärstadium ist sie eher als selten zu bezeichnen; doch fand Lewy (Lit.) bei einem 32jährigen Mann mit noch unbehandelter Frühsyphilis eine ausgesprochen sklerosierende Phlebitis. Die von Ota mitgeteilte Beobachtung erscheint zweifelhaft, da die Seroreaktionen negativ waren. Histologisch fand er ein die Venenlichtung an jenen Stellen, wo sie für das freie Auge knötchenartig verhärtet schienen, verschließendes Granulationsgewebe, Riesenzellen fehlten. Auf den positiven Ausfall der Sero-Reaktionen und den guten therapeutischen Effekt einer spezifischen Behandlung stützt sich die Diagnose einer syphilitischen Phlebitis im Falle von Schick (55jährige Frau, linker Unterschenkel) sowie von Richter (46jähriger Mann), welch letzterer am linken Fuß eine am Rücken desselben gelegene, strangförmig angeordnete größere Anzahl von derben leicht bläulich verfärbten schmerzhaften Knoten feststellte. Sie waren in den Verlauf der Venen eingeschaltet und histologisch fanden sich ausschließlich phlebitische Veränderungen. Am Unterschenkel fanden sich bis walnußgroße Knoten, die alle auf antisyphilitische Behandlung schwanden. Eine nach Rückbildung der Knoten langsam sich entwickelnde Gangrän blieb in ihrer Ursache ungeklärt.

Die Beobachtung von SCHLEYER und UNNA über eine generalisierte Phlebosklerose im Tertiärstadium der Syphilis bei einer 67jährigen Frau, in welchem Falle an zahlreichen Venen (der Extremitäten, aber auch der Mesenterialvenen, hier zu einer tödlichen Thrombose führend) eine Verkalkung, ja sogar Verknöcherung angetroffen wurde, erscheint uns in ihrer syphilitischen Ätiologie kaum erwiesen, wie dies auch die Autoren — trotz sicher bestehender Lues — angeben. Viel eher wäre an eine ausgebreitete Venenaffektion im Sinne einer Phlebitis migrans zu denken.

4. Lymphknoten und Lymphgefäße

Über Veränderungen in Lymphknoten bei *konnataler* Lues, die schon lange bekannt sind und sich als Endothelproliferationen in den Lymphsinus, Verfettung dieser Zellen, Periadenitis, ja als kleine, an miliare Gummata erinnernde Nekrosen äußern können, berichtete ergänzend in neuerer Zeit FROBOESE. Er fand in den peripheren Sinus von Mesenteriallymphknoten bei bestehenden syphilitischen Veränderungen im Darm eine starke Erweiterung der Randsinus und Anfüllung derselben teils mit gewucherten Sinuszellen, teils mit nekrotischem Material. In den Marksträngen vermerkt FROBOESE leichte myeloide Umwandlung, wohingegen das lymphatische Gewebe reduziert war und gut abgegrenzte Funktionszentren fehlten.

Bei Luikern des Tertiärstadiums fand Fox bis 3 cm im Durchmesser haltende Drüsenstränge in der Nackengegend, mit den Zeichen einer diffusen Hyperplasie, Periangitis und einzelnen kleinen Nekrosen, in einem anderen Falle waren am Rande von Gummen entlang der Gefäße Spirochäten nachweisbar. Auch GANFINI gelang in exstirpierten Lymphknoten von 2 Paralytikern der Nachweis von Spirochäten. Meist wird die Diagnose klinisch auch heute aus den Seroreaktionen und ex juvantibus gestellt (RODRIGUEZ und CABRERA, NEUMARK u. a.). Auf bemerkenswerte Veränderungen in den vergrößerten Inguinallymphknoten eines 40jährigen Mannes mit tabischer Arthropathie des Hüftgelenks machten FAURE-BEAULIEU und BRUN aufmerksam: Sie fanden eine starke vom Hilus ausgehende Fibrose, die Follikel fehlten, hingegen waren reichlich Blutgefäße mit deformiertem Lumen zu sehen. Diese Lichtungseinengung war vor allem durch eine schwere Endarteritis obliterans mit lymphocytärer Durchsetzung der sklerotischen Gefäßwand bedingt. Hier gelang den Autoren auch der Nachweis von Spirochäten. Gefäßwandverdickung vermerken auch ROTTER und BUENGELER aus jüngster Zeit, daneben stellen sie zusammenfassend eine Lymphocytenvermehrung, aber auch eine Wucherung der Sinusendothelien, sowie, was bedeutsam ist, eine Gitterfaserverdickung und auch -vermehrung fest. Unserer eigenen Erfahrung nach sind es vor allem die endophlebitischen Prozesse, die beachtet werden müssen und die, neben den geschilderten Veränderungen, den Verdacht auf Syphilis erwecken. Weitere Details sind über Lymphknotenveränderungen bei Syphilis aus neuerer Zeit nicht bekannt geworden. Auch nicht insofern, als etwa rassische oder klimatische Unterschiede bestünden. Denn die Untersuchungen STEFKOs bei den Burjäten haben die bekannten Bilder der „Endo- und Perivascularitis" ergeben.

Etwas Neues bedeuten jedoch die Untersuchungen MARIOTTIs über Veränderungen des *Ductus thoracicus* bei Syphilis. Unter 14 Fällen mit sicherer

Lues fand Mariotti 3 Fälle mit mäßigen und 1 Fall mit schwersten Veränderungen des Ductus thoracicus. Diese Veränderungen — allem Anschein nach die ersten diesbezüglichen Befunde — bestanden in Infiltraten, die hauptsächlich aus Lymphocyten, weniger aus Plasmazellen sich aufbauten. Sie nahmen anscheinend ihren Ausgang von der „Adventitia" und hier konnte die Entwicklung eines ausgesprochenen Granulationsgewebes beobachtet werden. Die Media war niemals befallen. Die Intima zeigte an den den Infiltraten entsprechenden Stellen eine Verdickung. Stets war nur die untere Hälfte des Ductus thoracicus befallen, was Verfasser auf mechanische Momente hier zurückführt. Funktionelle Störungen durch diese Lichtungseinengungen werden anscheinend rasch wieder durch Kollateralen ausgeglichen.

II. Pathologische Anatomie der syphilitischen Veränderungen an den innersekretorischen Drüsen

Die luische Erkrankung der innersekretorischen Drüsen, ist wie aus dem einschlägigen Beitrag von Schlesinger in der ersten Auflage dieses Handbuches ersichtlich wird, schon lange bekannt und Gegenstand sowohl klinischer wie anatomischer Untersuchungen gewesen. In neuerer Zeit (1951) hat sich Vague (Lit.) wieder mit der Bedeutung der Lues in der Pathologie der Blutdrüsen befaßt. So fand er unter 4000 Fällen 11mal die Lues connatalis als Ursache inkretorischer Störungen. Unter 1000 Luetikern begegnete er allerdings auch 7 Fällen, die an inkretorischen Störungen litten, bei denen aber keine Beeinflussung durch spezifische Behandlung möglich war, so daß der Autor hier die Lues als Ursache ausschließt. Auch beobachtete er einen Fall von Lues II, mit pluriglandulären inkretorischen Störungen, bei welchem die antiluische Therapie keinerlei Einfluß zeigte. Daß eine tertiäre Lues die Ursache für innersekretorische Störungen sei, hält Vague heutigentags für äußerst selten. Auch die von ihm zitierte Angabe von Maragnon und Noguera spricht im gleichen Sinne, indem diese Autoren unter 400 Fällen von Morbus Addison nur *einen* fanden, bei welchem die Lues die einzige Ursache zu sein schien. Auch Fälle von Eunuchoidismus seien äußerst selten durch Lues bedingt. Mitgeteilte Beobachtungen über innersekretorische Störungen durch Lues connata tarda hält Vague nicht für beweiskräftig (vgl. jedoch den Abschnitt Hypophyse).

Allgemein ist seit langem bekannt, daß die syphilitischen Veränderungen in den innersekretorischen Drüsen entweder als interstitielle, vorwiegend produktive, aber als solche ohne Spirochätennachweis unseres Erachtens nicht spezifische Entzündungen mit oft reichlich Plasmazellen auftreten. Dabei kommen obliterierenden Gefäßprozessen eine erhebliche Bedeutung in diagnostischer Hinsicht zu. Oder die Lues manifestiert sich als spezifische Granulationsgewebsbildung, als Gumma. Sogenannte miliare Syphilome werden überdies nicht so selten gefunden, sie gleichen den in der Leber bei Lues connata zu sehenden.

1. Hypophyse

Die syphilitischen Veränderungen in der *Hypophyse* sind bei der *konnatalen* Lues in früherer Zeit als geradezu häufig zu bezeichnen. So sah z.B. Simmonds unter 12 Kindern mit Lues connata 5mal die Hypophyse ergriffen, wobei dieselben die bekannten interstitiellen, proliferativen Entzündungszeichen mit starker rundzelliger Infiltration boten, seltener diese kombiniert mit kleinen Nekroseherden, noch seltener mit kleinen miliaren Gummen (vgl. auch E. J. KRAUS). Die hingegen große Seltenheit des Hypophysenbefalls bei *erworbener* Lues gilt heute ebenso wie früher.

Eine Ergänzung unserer Kenntnisse über die pathologisch-anatomischen Veränderungen der Hypophyse bedeuten die Mitteilungen aus neuerer Zeit über die „Spätfälle hereditärer Lues". Der erste diesbezügliche Fall (CHIARI 1913) war durch eine ausgedehnte Gummenbildung bei einem 9jährigen Mädchen gekennzeichnet. Demgegenüber sei darauf verwiesen, daß KATZENSTEIN (1933) bei einem konnatal luischen 51jährigen Mann mit hypophysärem Zwergwuchs hochgradige Atrophie des Vorderlappens mit starker Bindegewebsvermehrung und chronischer Entzündung in demselben feststellen konnte. HVAL (1934, Lit.) fand bei einem 43jährigen Mann mit Dystrophia adiposo-genitalis (deren Zeichen sich bis in die früheste Jugend rückverfolgen ließen, weshalb Verfasser eine Lues connata annimmt) eine basale syphilitische gummöse Meningitis neben einer mächtigen Verdickung der Hypophysenkapsel, deren Gefäße eine starke Endothelproliferation zeigten. Die Adenohypophyse war von fibrösen Strängen durchsetzt, das Drüsenparenchym reduziert und geschädigt. Zwischen Vorder- und Hinterlappen lag ein an Epitheloiden reicher Zellproliferationsherd in der Nachbarschaft von Gefäßen, wobei es hier auch zu Ablagerungen von Kalk in Form amorpher Schollen gekommen war. Diese bei Lues erfahrungsgemäß seltenen Kalkablagerungen stellte auch REUTER (1934, Lit.) bei ihrem 29jährigen, nur 155 cm großen, die Zeichen einer Simmondschen Kachexie und auch eines leichten Diabetes insipidus zeigenden Patienten fest. Bei der Autopsie erschien die Hypophyse hochgradig atrophisch, nur „als kleiner Zapfen", wog etwa 230 mg. Auch in Serienschnitten konnte keine Spur eines Vorderlappengewebes aufgefunden werden. Im Hinterlappen fand die Autorin Gliawucherung und Nekrose sowie starke Endarteritis und hier waren auch Kalkablagerungen nachweisbar. Die Autorin führt diese Veränderungen mit größter Wahrscheinlichkeit auf eine „hereditäre Lues" zurück. Eine gleiche Ätiologie nehmen auch TOURAINE, GOLÉ und BERNOU für ihre 31jährige Patientin in Anspruch, die sie klinisch beobachten konnte.

Über Veränderungen in der Hypophyse bei *erworbener Lues* liegen im neueren Schrifttum solche, die das Sekundärstadium betreffen, nicht vor.

Tertiär luische Prozesse im Hirnanhang stellen heute wohl noch größere Seltenheiten dar als in früherer Zeit. Sie manifestieren sich ganz überwiegend als *Gummen*, wie dies aus den spärlichen in den letzten Jahren erschienenen Publikationen zu entnehmen ist [vgl. MENCARELLI, KENNEDY, FRANK und FISHER (Lit. bis 1934), FINK]. Sie stimmen auch insofern mit den früheren Angaben überein, als die Gummen meist zentral gelegen sind und das weibliche Geschlecht (FINK: 80%) bevorzugen. Das Fehlen von auf eine Hypophysenerkrankung hinweisenden klinischen Symptomen wird dabei mehrfach hervorgehoben (MENCARELLI, KENNEDY u. Mitarb., Lit.). Auch bei der Autopsie handelt es sich meist um Zufallsbefunde, die erst die histologische Untersuchung des makroskopisch unauffälligen Organs aufdeckte. Endarteritische Prozesse werden auch von diesen Autoren für die histologische Diagnose in den Vordergrund gestellt, aber auch ätiologisch an den kleinen die Hypophyse versorgenden Ästchen der A. carotis interna besonders hervorgehoben (FINK).

Bemerkenswert erscheinen gewisse, mit luischen Veränderungen in der Hypophyse und ihrer unmittelbaren Umgebung einhergehende klinische Symptome. So beobachteten BETTONI und ORLANDI bei einem 41jährigen Mann mit insulinüberempfindlichem Diabetes und hypophysärer Kachexie bei morphologisch völlig unversehrtem Pankreas spezifische luische Veränderungen in der

Hypophysen-Zwischenhirngegend, die auch den Nucleus suprachiasmaticus und supraopticus einschlossen. Im Vorderlappen fanden sie degenerative Veränderungen der chromophilen Zellen, im Hinterlappen Untergang von Nervenfasern als Folge von Kernschäden, wobei sie die Bedeutung der hypothalamischen Zentren besonders herausstellen. Ganz ungewöhnlich ist, soweit wir sehen, eine Beobachtung von Payenneville und Cailliau, die bei einer älteren Frau mit akquirierter Lues in der Adenohypophyse obliterierende endo- und periarteriitische Prozesse feststellten und kleinere und größere gummöse Bildungen aufdeckten. Das stark vergrößerte, 5 g schwere Organ zeigte aber reichlich alle die spezifischen Vorderlappenzellen, obwohl die Kranke das klassische Krankheitsbild der Dystrophia adiposo-genitalis, wie auch einer Akromegalie geboten hatte!

2. Thyreoidea

Bei der *konnatalen* Syphilis ist die Schilddrüse, sonst bekanntlich auffallend selten Sitz luischer Veränderungen (vgl. aus neuerer Zeit Netherton), nach Schlesinger „öfters von solchen betroffen". Die von den älteren Autoren diesbezüglich gemachten Angaben, daß die Syphilis connata entweder — und dies sehr selten — in Form von *gummösen* Bildungen (Demme, Birch-Hirschfeld) oder in Form einer *interstitiellen Thyreoiditis* auftritt, bestehen auch heute noch zu Recht. Dabei können in letzterem Falle oft massenhaft Spirochäten sowohl im Zwischengewebe wie auch zwischen den Epithelien der Follikel gefunden werden (Huebschmann). Die interstitielle Thyreoiditis ist, wie Wegelin als erster zeigte, durch eine oft ganz überwiegend leukocytäre Infiltration, nach Huebschmann durch eine leuko- und lymphocytäre Infiltration gekennzeichnet. Die Follikel dabei klein, mit mangelndem Kolloid, was schon Wegelin auf die die Lues connata kennzeichnende Entwicklungsverzögerung zurückführt, wobei wir ihm im Gegensatz zu einzelnen anderen Autoren beipflichten (Busch). Sklerosiertes, vermehrtes inter- und intralobuläres Bindegewebe bleibt oft lange Zeit bestehen (Menninger u. a.). Neuere Ergebnisse über luische Veränderungen bei der Syphilis connatalis konnten wir nicht auffinden. Neueres zur normalen Histologie s. Tonutti.

Bei der *erworbenen Syphilis* sind anatomische Untersuchungen der seit Engel-Reimers bekannten, in etwa 50% der Fälle während des *Sekundärstadiums* auftretenden, oft beträchtlichen Schwellung des Organs nicht veröffentlicht worden. Doch wird man mit Wegelin annehmen dürfen, daß es sich hier wohl um eine leichte Form einer Thyreoiditis handeln kann. Eine bloße Hyperämie oder ödematöse Schwellung erscheint im Hinblick auf den oft längeren Bestand dieser Schwellung weniger wahrscheinlich (vgl. auch Riecke 1940).

Einen sowohl bezüglich des *Infektionsmodus*, wie auch des anatomischen Bildes interessanten Fall teilten 1949 Klein und Greither mit: Ein Mädchen, das im Alter von 3 Monaten durch eine Bluttransfusion infiziert worden war, verstarb bereits $\frac{1}{2}$ Jahr später. Es fanden sich luische Veränderungen in fast allen Organen, am schwersten aber war die Schilddrüse verändert, obwohl das Organ für das freie Auge unauffällig erschienen war. Mikroskopisch jedoch beschreiben die Verfasser starke Bindegewebszüge, die das Organ zur Gänze durchsetzten, wobei das Parenchym desselben wie erdrückt erschien. Auch um die Gefäße fanden sich breite kernreiche Bindegewebszüge. Die Autoren bringen die besondere Schwere dieser Veränderungen mit dem schon normalerweise bekanntlich stark wechselnden Differenzierungsgrad der Thyreoidea in Beziehung (vgl. Tonutti). Angesichts des erwähnten Fehlens von für das freie Auge sichtbaren Veränderungen an der Schilddrüse ihres Falles betonen sie, daß ohne

genaue mikroskopische Untersuchung diese feingeweblichen Bilder gar nicht festgestellt werden können. Wir möchten angesichts der allgemein bekannten sehr
differenten histologischen Bilder der normalen Thyreoidea in den verschiedenen
Altersstufen des Kleinstkindes vor zu weitgehenden Schlüssen auf einen luisch
bedingten Prozeß zur Vorsicht mahnen.

Sowohl Veränderungen der frühen Syphilis, wie auch gummöse Bildungen
bei einer 31jährigen Frau mit *frühgeneralisierter* Lues teilte 1948 GAEDEKE mit.
(Exanthem mit hypertrophischen Papeln am ganzen Körper.) Nach 16monatiger
Krankheitsdauer, während welcher sie mit Neosalvarsan behandelt worden war,
verstarb die Patientin unter den Zeichen eines Coma hepaticum. GAEDEKE
fand in der Thyreoidea sowohl Veränderungen der frühen Syphilis, als auch Übergänge zu gummösen Spätformen. Es gelang ihm dabei, in der Thyreoidea — und
zwar nur in dieser — auch Spirochäten nachzuweisen, wobei das Organ neben
einer interstitiellen Fibrose auch Syphilome mit zentraler Nekrose aufwies. Verfasser hebt ferner eine ausgedehnte Phlebitis mit Intimaproliferation hervor, der
er zusammen mit miliaren Syphilomen in praktisch allen untersuchten Organen,
größere in der Milz und Niere, begegnete. Als Ursache für dieses ungewöhnliche
Bild des klinischen Verlaufes sowohl, wie auch der feingeweblichen Veränderung
und der besonders intensiven Mitbeteiligung der Thyreoidea denkt der Autor
an ein Ausbleiben humoraler Reaktionen.

Im *Tertiärstadium* der Syphilis ist eine Erkrankung der Thyreoidea, wie seit
eh und je betont wird, etwas sehr seltenes. So konnte NETHERTON (Lit.) bis
1932 nur insgesamt 24 Fälle im Schrifttum auffinden, die sich auf das Vorkommen
von gummöser und interstitieller Syphilis der Schilddrüse bezogen. Auch KÜHN
betont die Seltenheit luischer Veränderungen in der Thyreoidea während der
Tertiärperiode. RIECKE, wie auch KLEIN und GREITHER führen dabei als Ursache
den schon im älteren Schrifttum erwähnten hohen Jodgehalt der Thyreoidea
wiederum ins Treffen. Die ebenfalls in früherer Zeit schon getroffene Unterscheidung der tertiärsyphilitischen Prozesse in Gummenbildung und eine diffuse
interstitielle, zu allermeist beide Lappen gleichmäßig befallende Thyreoiditis besteht auch heute noch zu Recht. In diagnostischer Hinsicht wird von FASSBENDER
darauf hingewiesen, daß auch eine luisch bedingte Thyreoiditis unter dem Bilde
einer unspezifischen chronischen Thyreoiditis verlaufen und zur Schrumpfung
führen kann. Darin möchten wir ihm beipflichten und auf die Wichtigkeit des
Ausfalles von Serumreaktionen zur Stützung der Diagnose aufmerksam machen.
Unserer Erfahrung ist jedoch, wie schon früher betont wurde, das Vorhandensein
von zahlreichen Plasmazellen auch bis zu einem gewissen Grade pathognomonisch,
vor allem aber, wie stets bei der Lues tertiaria, das Verhalten der Gefäße, das
sorgfältig zu untersuchen ist.

Bei den gummösen Formen wird wie schon früher so auch in neueren Arbeiten
(FASAL, HEINDL) immer wieder auf die Schwierigkeit der *Differentialdiagnose*
gegenüber der Tuberkulose hingewiesen. Denn makroskopisch können auch
gummöse Herde weitgehenden Zerfall zeigen. Mikroskopisch wird auch neuerdings immer wieder Wert auf die Darstellung der argentaffinen Fasern mittels
der Methode von BIELSCHOWSKY-MARESCH oder auch nach der Methode von
GOMORI gelegt, die auch im nekrotischen Gebiet besonders stark positiv ausfällt.
Ebenso ist nach Gefäßveränderungen zu fahnden und die serologische Probe als
die Diagnose Lues stützend heranzuziehen. Sitz der Gummen kann auch einmal
der Isthmus sein (LESZCZYNSKI), leichte Schwellung der Halslymphknoten kann
diese Gummenbildung begleiten (SCHAMBERG, vgl. auch die Diskussionsbemer-
kungen) und in der eventuellen irrigen Annahme einer malignen Struma scheinbar
bestärken.

Favre, Dechaume und Croizat haben (1933) auch darauf hingewiesen, daß bei der Lues der Thyreoidea auch *kleine knötchenförmige Granulome* vorkommen. Wiewohl dieselben vielfach als Tuberkel oder vor allem als Fremdkörpergranulome um die in das interstitielle Bindegewebe ausgetretenen Kolloidmassen angesehen werden, glauben die genannten Autoren doch mit an eine syphilitische Genese dieser auch Riesenzellen vom Langhans-Typ enthaltenden Granulome denken zu müssen, worin sie in dem günstigen Erfolg einer antiluischen Behandlung wenigstens für einzelne dieser Fälle bestärkt werden (vgl. auch Kühner). Strumen von besonderer Härte charakterisieren das makroskopische Bild.

Zeichen von *Hyperthyreose* sind zwar schon mehrfach in Zusammenhang mit Lues der Thyreoidea gebracht worden (vgl. Schlesinger in diesem Handbuch), doch muß man bei der Entscheidung, ob die Lues der Thyreoidea ätiologisch mit dem Ausbruch z.B. eines Morbus Basedow etwas zu tun habe, auch nach den neueren sehr sorgfältigen und kritischen Untersuchungen von Netherton sehr vorsichtig sein. Netherton erhebt dabei die Forderung, es müsse der vor der spezifischen Behandlung erhöht gewesene Grundumsatz nach derselben wesentlich zurückgegangen sein, um mit Recht von einem ,,*syphilitischen Hyperthyreoidismus*'' sprechen zu können. Auffallend selten ist nach diesem Autor im Vergleiche zur Allgemeindurchseuchung der Bevölkerung mit Syphilis ein Hyperthyreoidismus bei Luetikern überhaupt. Der Erfolg einer antiluischen Therapie wird für die klinischen Formen immer wieder als besonders wichtig herausgestellt, Postulate, wie sie für die Beobachtungen Leszlers sowie die von Decourt, Bertrand und Malinski zutreffen. Neuere anatomische Ergebnisse liegen hinsichtlich dieser Frage nicht vor; das gleiche gilt auch für das Auftreten eines *Myxödems* als Folge einer durch Syphilis bedingten Parenchymschädigung der Thyreoidea. Angesichts der schweren anatomischen Veränderungen des Organs, z.B. der oft weitgehenden Sklerosierung bei der diffusen interstitiellen Thyreoiditis luetica, dem Schwund der Follikel und den Gefäßveränderungen, ist eine derartige Hypofunktion der Schilddrüse vom morphologischen Standpunkte aus viel leichter vorstellbar (ältere Literatur vgl. Schlesinger in diesem Handbuch).

3. Nebennieren

Syphilis der Nebennieren ist, was die erworbene Lues anlangt, erfahrungsgemäß sehr selten, was auch für die heutige Zeit zutrifft, bei konnataler Lues bekanntlich, besonders wenn man die Angaben der Autoren des älteren Schrifttums heranzieht, eher häufig. So fanden Burle und Figueiredo unter 90 Fällen 75mal, Thomson unter 72 Fällen 21mal die Nebennieren ergriffen. In einer aus dem Jahre 1931 stammenden Arbeit gibt Fite jedoch an, er habe unter 250 Fällen von konnataler Lues nur 40mal morphologisch faßbare Veränderungen dieser beiden Organe gesehen. Dabei bestätigte der Autor wiederum die bekannte Tatsache, daß auch in morphologisch nicht veränderten Organen luischer Neugeborener fast stets, oft sogar massenhaft Spirochäten anzutreffen seien. Hierzu möchten wir ergänzend bemerken, daß dieser Spirochätennachweis auch dann vielfach in den Nebennieren noch gelingt, wenn es sich um Organe von bereits weitgehend macerierten Feten handelt.

Die für die konnatale Syphilis in den Nebennieren bereits bekannten Veränderungen — oft infarktähnliche Nekroseherde (Aschoff), die sich von den inneren Rindenschichten oft keilförmig gegen die Kapsel zu erstrecken (wo solche von Dietrich und Siegmund inmitten verdickter Kapselanteile auch gesehen wurden), ferner von einem Leukocytenwall umgebene kleine Nekroseherde, die den sog. ,,miliaren Syphilomen'' der Leber gleichen, sowie die sehr seltenen (vgl.

später) Gummen und schließlich die diffuse interstitielle Entzündung — konnte
Fite an seinem Material weitgehend bestätigen. Auch er beobachtete als wichtigste und häufigste Veränderung die schon seit Simmonds so bezeichnete „Perihypernephritis syphilitica" in nicht weniger als 22 seiner 40 Fälle. Hier traf er
auf breite Bindegewebsstränge, die von der Kapsel in das Rindenparenchym
einstrahlten und die Parenchymelemente voneinander trennten. Für manche
derartige Bilder nimmt er auch eine Entwicklungshemmung der Rindenzellen
infolge der Syphilis an, eine Anschauung die mit der allgemeinen Auffassung,
daß es bei der konnatalen Lues sowohl zu einer Bindegewebswucherung, aber
gleichzeitig auch zu einer Entwicklungshemmung kommt, sehr wohl vereinbar
erscheint. In der Marksubstanz sah Fite eigentümliche *Riesenkernzellen* (instruktive Abbildung) ohne jedoch des näheren auf dieselben einzugehen, während er
die „Perihypernephritis" mit ihrem reichlichen Gehalt an Fibroblasten, Wanderzellen, Lymphocyten und Plasmazellen der Formen z. B. der syphilitischen Hepatitis an die Seite stellt. Die am häufigsten in den Nebennieren *konnatal* syphilitischer Kinder anzutreffenden *Blutbildungsherde* schwinden nach Fite auffallend
rasch. In der Diagnose derartiger Blutbildungsherde ist insofern Vorsicht am
Platze, als hier unreife Markzellen (Sympathogonien) zu Irrtümern Anlaß geben
können, da sie nicht so selten bei Neugeborenen und Kleinstkindern auch ohne
Beziehung zu Lues angetroffen werden. Ein Gleiches gilt auch für die Beurteilung scheinbarer „lymphocytärer Infiltrate". *Gummen,* an und für sich bei konnataler Lues selten (Herxheimer), scheinen in neuerer Zeit noch seltener geworden
zu sein, denn z. B. Fite ist einem Gumma unter seinen zahlreichen Fällen nie
begegnet.

Die Veränderungen der Nebennieren bei *erworbener* Lues gelten ebenfalls als
Raritäten. Schlesinger zitiert in diesem Handbuch eine Angabe Carreras,
wonach dieser in einem Viertel seiner Fälle „Verfettung und Untergang von Rindenzellen, charakteristische Gefäßveränderungen und perivasculäre, aus Lymphocyten und Plasmazellen bestehende Infiltrate" vermerkt. Tsunoda kommt in
einer 1929 erschienenen Veröffentlichung auf Grund von mehr als 100 Fällen
zu dem Schluß, daß analoge lymphocytäre und plasmacelluläre Zellansammlungen
oder auch schwielige Bindegewebswucherungen, oft auch miliare Gummen in
Rinde und Mark „ziemlich regelmäßig" seien. Wir können auf Grund eigener
Erfahrungen dem nicht beipflichten, müssen aber ausdrücklich betonen, daß in
den letzten 3 Jahrzehnten die Zahl der von uns am Sektionstisch zu beobachtenden
luischen Veränderungen außerordentlich stark zurückgegangen ist und überdies
geographische Unterschiede (Japan!) diese differenten Ergebnisse Tsunodas erklären könnten.

Gummenbildungen in den Nebennieren sind bekannt, aber selten. Eine Mitteilung einschlägiger Art aus neuerer Zeit bei einem Fall von Morbus Addison
teilte Chrometzka (1939) mit.

Zur Frage eines Zusammenhanges zwischen Morbus Addison und Syphilis
der Nebennieren nimmt Schlesinger in sehr vorsichtiger Weise Stellung, indem
er schreibt, daß Syphilis nur ausnahmsweise Ursache eines voll ausgebildeten
Addison sei.

Eine vom gleichen Autor ebenfalls bereits diskutierte Frage ist die nach der
syphilitischen Ätiologie der sog. *Nebennierenrindenatrophie,* die bekanntlich nicht
so selten das anatomische Substrat eines klassischen Morbus Addison darstellen
kann [ältere Beobachtungen vgl. Simmonds, Fahr und Reiche (1920), neueres
bei Kovács]. Während man früher Lues als die hauptsächlichste Ursache dieser
oft sehr hochgradigen Rindenatrophie ansah, neigt Kovács u. a. dazu, die Lues
als nur eine der möglichen Ursachen hierfür anzusehen. Auch wir verfügen über

einschlägige Beobachtungen von Rindenatrophie, in denen keinerlei Anhaltspunkte für eine luische Genese vorlagen. Trotzdem wollen wir die Möglichkeit
einer solchen nicht ausschließen, wobei wir auf das Vorhandensein vor allem von
Gefäßveränderungen pathognomonischer Art, wie auch auf das Vorliegen anderer
syphilitischer Organveränderungen Wert legen.

Das makroskopische Bild dieser „cytotoxischen Nebennierenrindenatrophie"
(Kovács) ist eigenartig: Beide Organe imponieren makroskopisch nur als dünne,
der Organform entsprechende Platten, an denen man nur hie und da oberflächlich
kleinste oft gelblich gefärbte Knötchen wahrnimmt. Die mikroskopische Untersuchung zeigt an Stelle der Rinde ein verbreitertes mit Lymphocyten und Plasmazellen infiltriertes Bindegewebe ohne Abgrenzung gegen die seinerzeitige Kapsel.
Die erwähnten kleinen Knötchen entsprechen regellosen Ansammlungen von Rindenzellen, die wechselnd große Kerne besitzen. Vielfach sieht man an diesen,
offensichtlich Regeneraten entsprechenden Zellen, wiederum Kerndegenerations-
zeichen, der Lipoidgehalt wechselt stark. Gefäßeinengung durch Intimawucherung haben wir gleichfalls gesehen.

4. Pankreas, Epiphyse, Epithelkörperchen, Thymus

Das seit langem bekannte makroskopische Bild einer oft in seiner Läppchen-
struktur verwischten, vergrößerten und sehr derben Bauchspeicheldrüse bei der
Lues connatalis wurde hinsichtlich seines feingeweblichen Verhaltens neuerdings
von Gasbarrini (1932) untersucht; soll es doch nach Faroy bei dieser Form
stets mitergriffen sein. Gasbarrini unterscheidet dabei histologisch eine sklerosierende, eine sklerogummöse und eine durch Gummenbildung gekennzeichnete.
De Giorgi trennt hingegen in vorwiegend sklerotische und vorwiegend entzündliche Prozesse, für welche Verschiedenheit er allergische Zustände differenter
Art als Erklärung heranzieht. Bekannt ist die bei konnataler Lues oft völlige
Unversehrtheit der Langerhansschen Inseln, während zahlreiche Autoren (vgl.
H. Schlesinger) das exkretorische Parenchym als atrophisch, durch interstitielle Bindegewebswucherung als „erdrosselt" bezeichnen. Dies ist auch
unseres Erachtens das gewöhnliche feingewebliche Bild, die sog. interstitielle
produktive Pankreatitis, mit nur kleinen Läppchen des Parenchyms zwischen
dem verbreiterten und auch entzündlich durch Lymphocyten und auch Plasmazellen veränderten Bindegewebe, wobei wir ersteres in erster Linie als Entwicklungsverzögerung auffassen. Macciotta berichtet über eine Pancreatitis haemorrhagica et steato-necrotica nach Varicellen bei einem mit Lues connata behafteten
Säugling, wobei er ebenfalls interstitielle Prozesse und Gefäßveränderungen
fand.

Eine ähnliche Beobachtung aus neuerer Zeit bei erworbener Lues und einen
47jährigen Mann betreffend, wurde von Clavel und Delatour mitgeteilt. Von
den Verfassern werden als luisch angesehene Gefäßveränderungen als Ursache
angeführt und die Bedeutung der Syphilis aus den serologischen Reaktionen,
dem Fehlen von anderen bekannten und gewöhnlichen Ursachen der Pankreas-
nekrose und schließlich aus dem guten Erfolg der spezifischen Behandlung er-
schlossen. Über Pancreatitis interstitialis et gummosa berichtete aus Japan in
neuerer Zeit Miyake, aus England Turner, wobei letzterer Autor die im Pan-
kreaskopf gelegenen mächtigen Gummen von den peripankreatischen Lymphknoten ihren Ausgang nehmen läßt.

Über die, wie aus dem älteren Schrifttum (vgl. Berblinger und auch Schlesinger in diesem Handbuch, Bd. XVI/2) zu ersehen ist, ungemein seltene Syphilis
der Epiphyse ist seit dieser Zeit nichts Neues bekanntgeworden.

Ebenso haben die schon von Pepere, Haberfeld festgestellte Kleinheit der *Epithelkörperchen* und die von E. J. Kraus mitgeteilte chronische interstitielle Entzündung mit Atrophie des Parenchyms der Beisch·lddrüsen bei Lues connata keine Ergänzung oder Erweiterung erfahren.

Das gleiche gilt auch für die *Thymusdrüse*. Wir haben den Eindruck, daß auch angesichts der allgemeinen Abnahme der Fälle von konnataler Lues, die seinerzeit von Dubois beschriebenen abseßähnlichen Höhlen dabei noch seltener geworden sind. Neuere Erkenntnisse über besondere, auf die Syphilis zurückzuführende Veränderungen konnten wir in dem uns zugänglichen Schrifttum nicht auffinden. Es sei daher auf den Beitrag Schlesingers in der ersten Auflage dieses Handbuches und auf die zusammenfassende Darstellung von Schmincke in Bd. VIII des Henke-Lubarschschen Handbuches verwiesen, welche das bisher Bekannte wiedergeben.

III. Pathologische Anatomie der Syphilis des Intestinaltraktes und des Peritoneums

1. Intestinaltrakt

Der Verdauungstrakt zählte schon früher zu den sehr seltenen Lokalisationen der Syphilis und so ist auch in neuerer Zeit eine luische Manifestation im Verdauungsschlauch als eine große Rarität aufzufassen. Knorre (1953) konnte unter 26545 Sektionen 1208 Fälle von Tertiär- bzw. Spätsyphilis finden und darunter lediglich einen Fall einer vermutlich spezifisch-luischen Darmstriktur. In 65 Fällen konnte der gleiche Autor Gummenbildungen in den verschiedensten Organen nachweisen, niemals jedoch im Bereiche des Verdauungstraktes.

Das pathologisch-anatomische Bild der Syphilis des Verdauungstraktes ist wohl in mancher Beziehung kennzeichnend, kann heute durch die histologische Untersuchung nahezu mit Sicherheit erkannt werden, wenn auch die volle Sicherung der Diagnose durch den Erregernachweis im Gewebe nicht immer gelingt (vgl. Carrington). Die Diagnosestellung kann, wie auch früher, noch unterstützt werden durch klinische Anhaltspunkte, wie Alter der Kranken, Symptome einer stattgehabten luischen Infektion, positive serologische Reaktionen, schließlich auch auf Grund des Erfolges einer antiluischen Behandlung.

Pathologisch-anatomisch sind luische Veränderungen im Verdauungsschlauch sowohl bei der konnatalen, wie auch bei der erworbenen Syphilis bekannt, wobei alle Abschnitte des Verdauungstraktes, allerdings in unterschiedlicher Frequenz, betroffen sein können.

a) Oesophagus

Die Syphilis des Oesophagus ist eine äußerst seltene Erkrankung (Schlesinger), findet sich nur bei sehr schweren und ungenügend oder gar nicht behandelten Fällen.

Oesophagusveränderungen bei *konnataler* Lues scheinen äußerst selten zu sein (ältere Fälle s. Gigon bzw. Lüdin, neuerdings Peutz und Majeranowski). Majeranowski konnte in 4 von 7 Fällen konnataler Lues bei fehlendem makroskopischem Befund histologisch in der fibrös verbreiterten Mucosa der Speiseröhre perivasculär, aus Lymphocyten, Plasmazellen und mononucleären Zellen aufgebaute Infiltrate sehen, wie auch einen positiven Spirochätennachweis führen. Die Veränderungen zeigten in 3 Fällen einen herdförmigen Charakter und waren im unteren Segment der Speiseröhre lokalisiert, einmal fand sich eine mehr diffuse Infiltration. Peutz konnte bei einer Lues hereditaria tarda (32jährige

Frau) an der Vorderseite des Oesophagus, unterhalb der Bifurcatio tracheae oesophagoskopisch ein großes *Ulcus* feststellen, welches unter antiluischer Behandlung verschwand.

Außer dem bereits bei Gigon erwähnten, von Balley beobachteten Fall eines luischen Primäraffektes in der Speiseröhre (30jähriger Mann, Infektion mit infiziertem Speichel) konnten wir im einschlägigen Schrifttum keine weitere Beobachtung finden.

Im *Sekundärstadium* der Lues auftretende Dysphagien legten klinisch (vgl. Gastou) den Verdacht auf eine luische Oesophagusaffektion nahe, wurden auch neuerdings von Meyer und Bothling (1948) oesophagoskopisch in Form länglicher, livider, weißlich schimmernder, oberflächlicher Schleimhautherde nachgewiesen. Meist bestehen schwerere andersartige luische Veränderungen zur gleichen Zeit, welche die Diagnose erleichtern.

Auch im *Tertiärstadium* ist die Syphilis des Oesophagus äußerst selten. So konnte seinerzeit z. B. Fournier unter 5000 Fällen lediglich 4mal den Oesophagus mitergriffen finden und Gyot berichtet 1931 über 55 Literatur- und 2 eigene Fälle, von denen allerdings nur 11 durch Autopsie verifiziert waren. Vorwiegend Männer im 3. Lebensjahrzehnt waren betroffen (Gyot). Wesentlich häufiger greifen luische Prozesse aus der Nachbarschaft (Aorta, mediastinale Lymphknoten, Lunge und Trachea, Knochen und andere, vgl. Pal und Schlesinger) auf die Speiseröhre über oder es handelt sich um fortgeleitete Prozesse vom Pharynx oder vom Magen (Bensaude und Rivet). Allgemein wird immer wieder die Schwierigkeit der Diagnose betont (vgl. auch Corson-White, Wilcox, Engelstad). Betroffen sind, wie auch neuere Mitteilungen zeigen, vorzugsweise die oberen, selten nur die unteren Abschnitte (Faroy und Paillas) der Speiseröhre, wobei gleichzeitig auch Kardialäsionen oder auch räumlich getrennte Magenveränderungen vorkommen können. Von pathologisch-anatomischer Seite werden die Veränderungen als durch das Auftreten auch multipler (Wohlwill, Kampmeier und Jones), in der Submucosa entwickelter *Gummen* charakterisiert, die in das Lumen vorragen können (Ponzoni), unter Umständen auch zu Stenoseerscheinungen Anlaß geben (Kampmeier und Jones). Die Gummen können selten durch fettige Degeneration ohne besondere Ulceration oder nennenswerte Fibrose verschwinden (Wilcox), zeigen jedoch häufiger Zerfallsneigung und führen so zu scharfrandigen, derben *Geschwüren* mit etwas aufgeworfenen Rändern und speckigem, gelblichrötlichem Grund (Gyot, Bensaude und Rivet, Wilcox u. a.). Die begleitenden entzündlichen Veränderungen können die gesamte Oesophaguswand erfassen (Gyot). Die Geschwüre sind ausgezeichnet durch eine Tendenz zur fibrösen Abheilung und narbigen Schrumpfung, so daß letztlich *Strikturen* der Speiseröhre resultieren (Aylett, Lit., Faroy und Paillas, Engelstad, Wilcox, Gyot, Lit.; ältere Lit. s. Gigon). Es resultieren strahlige, weißliche Narben, in deren Bereich oft die Schleimhaut weißlich verdickt, auch leukoplakische Veränderungen aufweist (Ponzoni), und solche Narbenbildungen stellen die häufigste Manifestation der Lues im Oesophagus dar. Die Strikturen sind umschrieben, zirkulär, seltener mehr diffus, über größere Strecken ausgebildet (Wilcox). Schließlich können in seltenen Fällen auch mehr diffuse entzündliche Infiltrate mit oberflächlichen Ulcerationen und ausgedehnten diffusen Stenosen der Speiseröhrenlichtung auftreten (Wilcox).

Neben der häufigsten Folge der luischen Geschwüre im Oesophagus, der Striktur, können auch *abnorme Kommunikationen* mit den Nachbarorganen, insbesondere in Form einer Oesophago-Trachealfistel (Navratil, Schmilinsky u. a.) oder Oesophago-Bronchialfistel (Wohlwill) auftreten, wobei jedoch häufiger luische Prozesse der Trachea sekundär in die Speiseröhre einbrechen und so

zu Fistelbildungen führen (vgl. KRASSNIG, WOHLWILL). Weiterhin wird Mediastinitis als Komplikation gesehen (SCHLESINGER). GLASS u. Mitarb. berichten
auch über spontane *Oesophagusrupturen* oberhalb der Kardia bei im paralytischen
Anfall verstorbenen Luetikern, wobei sie die durch den luischen Prozeß ausgelöste Wandschwächung der Speiseröhre im Verein mit den Würge- und Brech-
bewegungen im paralytischen Anfall für das Zustandekommen der Spontanruptur
verantwortlich machen.

Mehrfach wird auch im neueren Schrifttum ein eventueller Zusammenhang
zwischen *Krebs* und *Lues* der Speiseröhre diskutiert (vgl. TINOZZI, Lit.; TOU-
RAINE, Lit.), wobei vor allem die sich auf Basis luischer Narben bildenden
Leukoplakien der Speiseröhrenschleimhaut als Präcancerose aufgefaßt werden.
Krebs neben zugleich bestehenden floriden tertiär-luischen Oesophagusverände-
rungen ist äußerst selten (vgl. TOURAINE). Mikroskopische Besonderheiten dieser
Krebse des Oesophagus bestehen nicht, es handelt sich in der Regel um Platten-
epithelcarcinome.

b) Magen

Die Magensyphilis gilt nach wie vor (vgl. GIGON 1931) als ein äußerst seltenes
Vorkommnis. K. A. MEYER (1933) fand unter 10000 Obduktionen in 10% luische Veränderungen und darunter lediglich zweimal eine Magenlues. Nach
CORSON-WHITE (1940) gehen an einem größeren Material von Luetikern 3—6%
der Fälle mit Magenbeschwerden einher und PATTERSON und MILFORD (1948)
konnten unter 16714 Patienten mit positiver Wa.R. in 14 Fällen Erscheinungen
einer Magensyphilis konstatieren.

Die Magenlues kommt sowohl bei der angeborenen als auch bei der erworbenen
Lues vor. Bei der *angeborenen* Syphilis (vgl. GARGANO, KONJETZNY, TEMESVARI
u. a.) wurde eine spezifische Gastritis mit kleinrundzelligen Infiltraten der Magenwand beobachtet (vgl. KONJETZNY 1933), selten gummöse Infiltrate (WILLEFORD
u. Mitarb.), die auch zu Stenoseerscheinungen und so zu einem operativen Eingreifen Anlaß geben können (VOIGT). Die Lues connatalis tarda kann die gleichen
anatomischen Veränderungen hervorbringen wie die erworbene Syphilis des
Magens.

Bei der *erworbenen* Syphilis des Magens wurden mehrfach im *Sekundärstadium*
der Infektion akute oder chronische, sub- bis anacide Gastritiden beobachtet
(vgl. VENTURINI, WIDÉN, PALMER), die jedoch keinerlei spezifische Charakteristica
aufwiesen.

Die Lues des Magens ist, wie seit langem anerkannt, eine Erkrankung der
Tertiärperiode, wobei in der Regel viele Jahre nach der Infektion, selten schon
früher (5 Jahre: INVERNIZZI, PALMER) die Veränderungen in Erscheinung treten.
In relativ jungen Jahren fand sie HARRIS u. Mitarb., ebenso INVERNIZZI u. a.,
bei Männern etwas häufiger als Frauen, nach HARRIS u. Mitarb. wird sie bei den
Farbigen häufiger gesehen.

Die syphilitischen Veränderungen im Magen können die einzige luische
Manifestation im Organismus oder mit anderen luischen Veränderungen (besonders Lebergummen, Mesaortitis luica, vgl. E. KAUFMANN, GOTTLIEB u. Mitarb., SCHLESINGER, DERMAN und KOPELOWITZ, HARVIER und CAROLI) kombiniert
sein.

Seit der Darstellung der Magensyphilis durch GIGON (1931) in diesem Handbuch finden sich im Schrifttum zahlreiche Arbeiten, die meist kasuistische Mitteilungen betreffen und sich mit der Schwierigkeit der Diagnosestellung beschäftigen [SINANI, GOTTLIEB u. Mitarb., FETZER (Röntgen), W. KAUFMANN,
FANCHER, PALMER, PATTERSON und MILFORD (gastroskopische Befunde), CAEIRO
und BIANCHI, DAVICOVIC, LAIRD, J. MAYER, VENTURINI, HASAMA, MEYER und

Singer, Konjetzny, K. A. Meyer, Pinard, Widén, Morton, Rocha, Domanig, McCann u. Mitarb., Schliffer (Röntgen), Pavlica, O'Leary u. a.]. Pathologisch-anatomisch und klinisch werden *nach wie vor* unterschieden: 1. Die *Gastritis syphilitica*, die oft in Frühfällen in Form einer meist subaciden diffusen Gastritis auftritt (vgl. Patterson und Roux, Palmer), deren Spezifität umstritten ist (vgl. Konjetzny). Vielfach wird sie auch als Ausdruck von funktionellen Magenbeschwerden bei Luikern gewertet (vgl. Fetzer).

2. Eine *gummöse* Form der Magensyphilis, die nur selten (Meyer) beobachtet wird, wobei umschriebene, einzelne oder multiple Gummenbildungen auftreten, die von der Submucosa ihren Ausgang nehmen, in der Mucosa, selten auch (vgl. Harris u. Mitarb.) in die übrigen Magenwandschichten vordringen können, zu beet- oder plattenartigen, auch höckrigen, tumorartigen (W. Kaufmann) Verdickungen der Magenmucosa führen, auch zu Stenoseerscheinungen (besonders im Pylorusgebiet) Anlaß geben können. Die Veränderungen sitzen vorwiegend im Pylorus- und Antrumabschnitt des Magens, selten am Mageneingang (Meyer, Harris u. Mitarb., Gottlieb u. Mitarb., Venturini, Palmer), wobei in der Nachbarschaft der Gummen besonders die Submucosa verdickt, fibrös ist. Bald folgt der Zerfall der gummösen Infiltrate, so daß *Ulcera* entstehen, die selten nur einzeln, meist multipel (Palmer) auftreten, meist klein, selten groß (Pick) sind, einen flachen, speckigen Grund und etwas aufgeworfene, scharfe, nicht unterminierte Ränder besitzen (vgl. Palmer, Cachin u. Mitarb. u. a.). Manchmal, besonders bei solitären Ulcera (Palmer) kann ein syphilitisches Magengeschwür ähnlich wie ein peptisches Magenulcus aussehen (Derman und Kopelowitz), doch zeigen die luischen Ulcera oft einen serpiginösen Rand (K. A. Meyer, Palmer). Die umgebende Schleimhaut ist stärker geschwollen, auch polypöse Schleimhauthypertrophien wurden gesehen (Davicovic, Palmer).

Durch eine fortschreitende Proliferation des interstitiellen Gewebes, besonders in der Submucosa, wie auch durch narbige Abheilung der Ulcera kommt es zu oft umfänglichen Narbenbildungen und Schrumpfungen des Magens (Birgfeld und Staemmler, Fenster, Fetzer, Palmer u. a.), die mit Deformierung des Magens einhergehen, der, je nach dem Hauptsitz der Veränderungen (vgl. Schliffer) das Bild eines Feldflaschen- oder Sanduhrmagens zeigen kann, bzw. bei großer Ausdehnung des Prozesses im ganzen verkleinert ist (Mikrogastrie). Die Veränderungen sind meist mit einer adhäsiven Perigastritis vergesellschaftet (Palmer). Durch die Narbenschrumpfung kann auch eine Pylorusstenose ausgelöst werden.

Die frühere Annahme, daß bei der Entstehung des Ulcus pepticum rotundum des Magens und des Duodenums die Lues ätiologisch eine Rolle spielt (vgl. Gigon, Lit.) ist wohl heute verlassen (vgl. Konjetzny).

3. Schließlich kann die Magenlues als *diffus-fibröse* Hyperplasie der Schleimhaut auftreten und zeigt dann eine große Ähnlichkeit mit der Linitis plastica bzw. mit dem diffus infiltrierenden scirrhösen Magenkrebs. Mehrfach wird auch im neueren Schrifttum (vgl. Palmer, Estes jr., Brunner u. a.) eine *Linitis plastica syphilitica* beschrieben, die durch die Starrheit des Magens, das Fehlen einer normalen Faltenbildung, wie auch durch die fehlende Peristaltik gekennzeichnet ist (vgl. Carey und Ylvisaker). In seltenen Fällen wurde eine Pylorusstenose gefunden (Estes jr.).

Histologisch zeigen die gummösen Formen das bekannte kennzeichnende Bild des Gumma, über positive Spirochätenbefunde vgl. Singer, Harris und Morgan, Fetzer. Bei der häufigeren ulceros-fibrösen Form der Magensyphilis gelingt der Spirochätennachweis in der Regel nicht. Von allen Autoren (vgl. Patterson und Milford, Farina, Meyer und Singer u. a.) werden immer wieder die *Ver-*

änderung an den Gefäßen, insbesondere die *Panphlebitis* als wichtiges diagnostisches Merkmal hervorgehoben. Die vorwiegend in der Submucosa und Mucosa ausgebildeten, perivasculär angeordneten Infiltrate bestehen in erster Linie aus Lymphocyten und reichlichen Plasmazellen, die Bindegewebswucherung betrifft vor allem die Submucosa (BRUNNER). Selten wurden auch in stärkerem Maße Epitheloide und Riesenzellen gefunden (MORTON) oder miliare Gummen (K. A. MEYER) gesehen. BIRGFELD und STAEMMLER heben bei ihrer Beobachtung besonders den granulomatösen Charakter hervor, wobei sich neben reichlich Plasmazellen auch epitheloide Zellen, Nekrosen und Riesenzellen, besonders im Bereiche von Venenwänden mit Zerstörung derselben nachweisen ließen.

Als *Komplikationen* der Magenlues können vorkommen: sehr selten Perforation eines luischen Geschwüres (FLEXNER), häufiger Stenoseerscheinungen, besonders im Pylorusbereich (BRASOVAN, HARRIS u. Mitarb.), die eine Indikation zu einem operativen Eingriff geben können. In seltenen Fällen wird auch die Entstehung eines Magencarcinoms auf Basis luischer Magenveränderungen angenommen (GOYENA und BIACHI, O'LEARY), doch kommen bei Luikern im Magen wesentlich häufiger Carcinome oder peptische Ulcera als spezifisch-luische Veränderungen vor (vgl. LAIRD).

Seit jeher und auch heute wurde von den Untersuchern (SINANI, PHILIPP, J. MAYER, SCHLESINGER, PATTERSON und MILFORD, VENTURINI, WIDÉN u. a.) die Schwierigkeit der Diagnose der Lues des Magens betont, wobei neben dem klinischen, anatomischen und serologischen Befund auch die Beeinflußbarkeit der Veränderungen durch eine antiluische Therapie von großer Bedeutung ist (SINGER), ja sogar wiederholt auch eine Probebehandlung zur sicheren Diagnosestellung gefordert wurde. Unter der antiluischen Therapie können sich die Veränderungen im Magen weitgehend zurückbilden (PATTERSON und MILFORD, PHILIPP, PALMER, SCHLIFFER u. a.), wobei beim sog. luischen Schrumpfmagen bzw. bei größeren Deformierungen, die Prognose ungünstiger sei (O'LEARY, SCHLIFFER u. a.). Bei ausgedehnten ulcerösen Prozessen, wie auch bei Stenosen ist eine operative Therapie indiziert (vgl. FENSTER, LAIRD). Differentialdiagnostisch kommen vor allem das Carcinom und das Ulcus pepticum, eventuell auch eine Tuberkulose des Magens in Betracht (BARBER, BIRGFELD und STAEMMLER, CAEIRO und BIANCHI, PALMER u. a.), wobei es im Einzelfall schwierig oder unmöglich ist, die richtige Diagnose zu stellen und vielfach erst die Untersuchungen des Magenresektionspräparates die Diagnose Lues gestattet (AVENT, POOLE und FOSTER u. a., eigene Beobachtung).

Für Lues verdächtig wird neben dem klinischen und röntgenologischen Befund auch das relativ *junge Alter* der Kranken, Spuren einer stattgehabten luischen Infektion, wie auch positive Serumreaktionen angegeben (vgl. HARRIS u. Mitarb., CARRINGTON, PHILIPP, CACHIN u. Mitarb., FETZER), die in einem hohen Prozentsatz bei der Magenlues positiv gefunden werden (LAIRD).

c) Darmtrakt

Grundlegende Abhandlungen bzw. Erkenntnisse über die kongenitale und erworbene Lues des Darmtraktes stammen von OBERNDORFER, HERXHEIMER, FRAENKEL, SCHLESINGER, NISHIKAWA, SIEGMUND und GIGON (1931), die auch das Schrifttum ihrer Zeit ausführlich berücksichtigt haben.

Die an und für sich sehr seltene Syphilis des Darmes wird etwas häufiger bei der konnatalen als bei der erworbenen Lues beobachtet. So wird im älteren Schrifttum die Frequenz der *konnatalen Darmsyphilis*, die stets mit anderen syphilitischen Organveränderungen gemeinsam auftritt, mit 5—14% aller Fälle von angeborener Lues angegeben, doch ist sicherlich in neuerer Zeit infolge der modernen Behandlung der Lues, wie auch durch kritischere Diagnosestellung die Häufigkeit der angeborenen Darmsyphilis wesentlich geringer. Allerdings können Aussehen und Schwere der luischen Veränderungen im Darmschlauch stark wechseln, was z. B. Ku auf den Schweregrad der Infektion, zeitliche Unterschiede im Ablauf der Erkrankung, wie auch auf die verschiedene Abwehrleistung des Organismus im verschiedenen Alter zurückführt. So reichen die Veränderungen von nur mikroskopisch faßbaren kleinrundzelligen Infiltraten (Versé) bis zu makroskopisch kennzeichnenden Läsionen.

Als *Sitz* der konnatal-luischen Veränderungen ist seit je der *Dünndarm* in seinen obersten (Jejunum, auch Duodenum, vgl. Ku) und untersten Abschnitten, selten der Dickdarm.

Die *makroskopischen* Veränderungen (neuerdings Ku, D'Aunoy und Pearson, Donat, Kernau, Bizza) können entweder größere, meist multiple, besonders in der Submucosa lokalisierte Gummen oder mehr umschriebene, fleckig-beetartige, derbe, speckige Infiltrate der Mucosa und Submucosa (Condylomata lata des Darmes nach Jürgens) sein, die manchmal eine gewisse Bevorzugung des lymphatischen Gewebes zeigen können (vgl. Donat), bald die deckende Mucosa zerstören und zu Geschwürsbildungen führen (neuerdings Bizza). Die meist multiplen Geschwüre sind flach, leicht konkav, zeigen glatte, derbe, nicht unterminierte Ränder und einen glatten, speckigen Grund. Sie weisen, ebenso wie die Infiltrate, oft eine zirkuläre, gürtelförmige Anordnung auf und starke Schrumpfungstendenz (D'Aunoy und Pearson). So resultieren narbige Einschnürungen des Darmes. Seltener ist eine hochgradige Atrophie der Mucosa mit zahlreichen, in den tieferen Wandschichten des Darmes (besonders Muskulatur) auftretenden *miliaren Syphilomen* (vgl. Ku) oder eine auf eine diffuse zellige Infiltration mit starker Bindegewebsvermehrung zurückgehende Verdickung der Darmwand, die besonders bei mehr chronisch verlaufenden Fällen beobachtet wurde.

Als *Komplikation* wurde sehr selten Perforation von Geschwüren mit nachfolgender Peritonitis gesehen (Kundrat und Mrazek, Jürgens).

Histologisch zeigen die Gummen das kennzeichnende feingewebliche Bild, den Infiltraten liegt ein, von Nekrosen, manchmal auch von miliaren Syphilomen durchsetztes, reichlich vascularisiertes Granulationsgewebe zugrunde, welches oft ein sehr wechselndes Aussehen zeigen kann (vgl. Oberdorfer, Jürgens, Siegmund, Schneider, Ku), zu allermeist jedoch durch seinen großen Gehalt an Plasmazellen ausgezeichnet ist. An den Gefäßen werden immer wieder neben endarteriitischen Prozessen besonders endophlebitische Veränderungen hervorgehoben. Bemerkenswert ist, daß Ku in den tieferen Darmwandschichten auch abszeßähnliche miliare Infiltrate gesehen hat, wie auch Blutungen im Granulationsgewebe. Sowohl im Darminhalt luischer Feten (Meconium, Simmonds), wie auch in den syphilitischen Darmherden, besonders perivasculär, wurde vielfach auch in neuerer Zeit ein positiver Spirochätennachweis geführt (Ku, D'Aurnoy und Pearson, Kernau, Bizza). Eine sekundäre Soorinfektion des Darmes lag bei der Beobachtung von Kernau vor.

Die *erworbene* Syphilis des Darmes ist noch seltener als die angeborene. Sie kann in allen Stadien der Lues vorkommen und neben dem sehr seltenen luischen Primäraffekt und papulös-ulcerösen Veränderungen des Sekundärstadiums im Bereiche des Rectums und Anus (vgl. diesbezügliche Abschnitte) wurde klinisch (vgl. Schlesinger, auch Siegmund) im Sekundärstadium der Syphilis eine Enteritis syphilitica catarrhalis angenommen, deren spezifische Natur jedoch unbewiesen geblieben ist. Neuere Untersuchungen hierüber konnten wir nicht auffinden.

Daß die im *Tertiärstadium* auftretenden Veränderungen in seltenen Fällen auf den Darmtrakt beschränkt sein können, zeigt z. B. FABER, sie sind jedoch häufiger mit anderen luischen Organveränderungen vergesellschaftet (RÖPER). Auch bei den Fällen des neueren Schrifttums (vgl. BONNE, RÖPER) ist im Gegensatz zur Tuberkulose der *obere* Abschnitt des Dünndarms, also Jejunum, auch Duodenum, Sitz der spezifischen Veränderungen, doch wurden in den vergangenen Jahren auch wiederholt luische Affektionen des Dickdarmes, außerhalb des Rectums (vgl. später) gesehen (WALL und JEGOROFF, FABER, ENGELSTAD, GOYENA u. Mitarb., FOUCAR, Lit.). Auch kann der Dünn- und Dickdarm zur gleichen Zeit betroffen sein (CORSON-WHITE, ENGELSTAD), selten die Ileocöcalregion (HATIEGANU und JACOBIVICI).

Makroskopisch können unterschieden werden *gummöse Infiltrate, Geschwürsbildungen* und *Narben* (CARRINGTON, FABER, CORSON-WHITE, BASSÖE u. a.). Die Veränderungen treten multipel, selten nur isoliert auf (BASSÖE). Es finden sich knotige, häufiger plattenartige gummöse Infiltrate der Darmwand, die sich derb, steif anfühlt und an solchen Stellen auch Lichtungseinengungen aufweisen kann, so daß geschwulstartige Bilder entstehen können. Die Infiltrate zeigen Neigung zur zirkulären Ausbreitung und geschwürigem Zerfall. Die zwischen den Herden gelegenen Darmabschnitte sind meist nur wenig verändert. Die durch den Zerfall der gummösen Infiltrate entstehenden *Geschwüre* sind flach, selten tiefer (Muscularis propria, FABER), quergestellt, auch gürtelförmig angeordnet, besitzen einen glatten, speckigen Grund und scharfe, nicht unterminierte, derbe Ränder. Die einzelnen Ulcera zeigen eine große Gleichförmigkeit. Über den Geschwüren ist die Serosa weißlich verdickt (FABER), kann auch Adhäsionen zeigen (GUARDIA). Die Ulcera neigen zur fibrösen Umwandlung und narbiger Ausheilung. Die resultierenden netz- oder sternförmigen, oft auch zirkulären *Narben* zeigen eine große Ähnlichkeit mit tuberkulösen Narben (SIEGMUND), und geben sehr häufig zu Darmstrikturen Anlaß. Durch Adhäsionen und den sklerosierenden entzündlichen Prozeß können Pseudotumoren entstehen, die auch operativ entfernt wurden (HATIEGANU und JACOBIVICI, BIDART-MALBRAN und MARANO, HERMANDEZ, BASSÖE). Das anschließende Darmgekröse kann in Form einer derben, speckigen Verdickung mitbeteiligt sein (SIEGMUND), die regionären, in der Regel mesenteriellen Lymphknoten zeigen entzündliche Schwellung, selten auch spezifische, auch gummöse (NISHIKAWA) Veränderungen (FABER, CARRINGTON).

Das bekannte feingewebliche Bild eines von der Submucosa seinen Ausgang nehmenden Granulationsgewebes mit seinen zahlreichen Plasmazellen, einzelnen Riesenzellen (GUARDIA), seiner Anordnung um die Gefäße mit Neigung zum infiltrierenden Fortschreiten und Gewebszerstörung, weiterhin durch seine Tendenz zur Nekrosebildung und fibrösen Umwandlung, seinen Veränderungen an den Gefäßen, besonders den submukösen, auch mesenteriellen, die geradezu pathognomonisch sind (vgl. FRAENKEL), wurde auch durch neuere Untersucher bestätigt. Durchsetzung der Venenwände durch ein luisches Granulationsgewebe, miliare Syphilome in den Gefäßwänden (BONNE), an den Arterien auch Aneurysma dissecans-Bildungen und intramurale Hämatome erweiterten den Kreis der histologischen Veränderungen (BONNE, FABER).

Der *Nachweis von Spirochäten* in den luischen Darmveränderungen ist schwierig, meist negativ (vgl. FABER u. a.), doch wird bei einzelnen Fällen in neuerer Zeit über positive Spirochätenfunde berichtet (BIDART-MALBRAN und MARANO, TUTTLE). Die Wassermannsche Reaktion ist nur in etwa der Hälfte der Fälle positiv (NISHIKAWA, FOUCAR, CARRINGTON).

Als *Komplikation* der Lues des Verdauungstraktes wurde bekanntgegeben: Perforation von luischen Geschwüren (CARRINGTON u. a.), selten auch tödliche

Arrosionsblutungen (Gatewood und Kolodny u. a.), häufiger Ileuserscheinungen durch gummöse Infiltrate (Carrington), öfter durch Narbenstrikturen des Darmes bedingt, die, besonders wenn sie isoliert auftreten, auch erfolgreich operativ entfernt wurden (Foucar, Bonne).

Eine „syphilitische" *Appendicitis* diagnostizierten Evans und Rowlands aus umfänglichen Lymphocyteninfiltraten in der Submucosa bei 2 Kranken mit positiver Wassermannscher Reaktion und gleichzeitig bestehenden sekundärluischen Erscheinungen (ältere Lit. bei Gigon).

d) Rectum

Sie galt früher als die häufigste und auch klinisch wichtigste Lokalisation der Lues im Darmtrakt und wurde im Bereiche des Anus und des Rectums in allen Stadien der Lues gefunden. Neben seltenen luischen Primäraffekten (vgl. diesbezüglichen Abschnitt) kommen im Sekundärstadium papulo-ulceröse Veränderungen mit Fistelbildungen (vgl. Gigon, Siegmund) vor, im Tertiärstadium diffuse oder umschriebene gummöse Infiltrate, die zu glattrandigen Geschwüren mit speckigem Grund zerfallen können (vgl. Gigon, Siegmund, Bensaude, Lit.) und zu narbig-schrumpfenden Prozessen führen. So wird die Spätlues des Rectums vorwiegend als chronische ulceröse und stenosierende Proctitis und Periproctitis oder Mastdarmstriktur beschrieben (vgl. Gigon, Siegmund, Bensaude u. Mitarb., Bensaude). Im Gegensatz zu anderen Autoren (Schede, Hubert u. a.) geben Bensaude u. Mitarb. (1930) an, derartige luische Rectumstrikturen relativ häufig (unter 226 Rectumstrikturen 139 syphilitischen Ursprunges) angetroffen zu haben.

Nachdem schon früher (vgl. Siegmund) an der syphilitischen Natur solcher Rectumstrikturen Zweifel aufgetaucht waren, ist auch in neuerer Zeit (vgl. Holzner und Kühlmayer) die Schwierigkeit der ätiologischen Klärung von Rectumstrikturen wiederum betont worden. Suchen doch derartige Kranke zumeist zu einem so späten Zeitpunkt den Arzt auf, daß auch eine sehr sorgfältige klinische, aber auch histologische Untersuchung nicht mit Sicherheit Aufschluß über das Vorliegen eines evtl. spezifischen Prozesses geben kann.

Seit Jersild zeigen konnte, daß als Teilerscheinung der bei der Lymphogranulomatosis inguinalis so häufigen Elephantiasis genito-anorectalis eine Rectumstenose vorkommt, geht die allgemeine Ansicht dahin (vgl. Frei und Koppel, Hellerström u. a.), daß ein Großteil der bekanntgewordenen Rectumstenosen der Lymphogranulomatosis inguinalis zuzuzählen sind. Auch das seinerzeit von Fournier beschriebene anorectale Syphilom ist gleicher Ätiologie (Jersild, Frei). So tritt heute die Lues als Ursache von Mastdarmstrikturen weitgehend zurück.

2. Peritoneum und Retroperitoneum

Syphilitische Entzündungen oder Erkrankungen des Bauchfelles besitzen keine besondere Bedeutung. Abgesehen von unspezifischen Peritonitiden, wie sie nach Perforation luischer Darmulcera oder bei Darmstrikturen auftreten, kann über luisch affizierten, von Serosa bedeckten Organen das Peritoneum weißlich verdickt und undurchsichtig werden. Dem liegt in der Regel eine meist unspezifische, chronisch-fibröse Entzündung zugrunde, sehr selten fortgeleitete gummöse Veränderungen (vgl. Gierke). Umschriebene gummöse Läsionen des parietalen Bauchfells beschrieb seinerzeit Pick. Bei der konnatalen Lues kann manchmal eine lokale oder auch diffuse Fibrinausschwitzung am Peritoneum gefunden werden (Baumgarten), doch wurden niemals Spirochäten nachgewiesen (Lubarsch, erwähnt bei Gierke).

Nachdem früher schon französische Autoren (LETULLE, GRENET u. Mitarb.) eine allgemeine, primäre syphilitische Peritonitis angenommen haben, finden sich auch im neueren Schrifttum einzelne Hinweise (VELICOGNA, CARPINO, HADIDA u. Mitarb.). Sie soll selten bei konnataler Lues oder im Sekundärstadium (HADIDA u. Mitarb.), sondern meist in der Tertiärperiode auftreten und führt zu einer diffusen weißlichen Verdickung des Bauchfells, wie auch zu einer Schrumpfung des Darmes. Histologisch liegt der Bauchfellverdickung ein faserreiches, manchmal auch auffallend gefäßreiches (CARPINO) Bindegewebe zugrunde mit zumeist perivasculären lymphocytären, auch plasmocellulären (CARPINO) Infiltraten, Untergang der elastischen Elemente; selten finden sich miliare Gummen (LETULLE). Die Veränderungen können mit Ascitesbildung einhergehen (VELICOGNA) und große Ähnlichkeit mit der Tuberkulose des Bauchfelles (GRENET u. Mitarb.) zeigen.

Sehr selten wurden auch in neuerer Zeit Fälle von visceraler Spätlues mit einer Affektion des *Retroperitoneums* in Form retroperitoneal gelegener spezifischer Gewebs- und Lymphknoteninfiltrate beobachtet (vgl. HATIEGANU und JACOBOVICI, HOESSLIN, RAHIER und WYBAUW), die beträchtliche Größe annehmen können, mit ihrer Umgebung verbacken sind und so einen Tumor vortäuschen, auch zu Kompressionserscheinungen von seiten der Nachbarorgane führen. Die durch eine sehr bunte Symptomatologie ausgezeichnete Bildung kann auch spontan verschwinden (HOESSLIN), zeigt in der Regel auf eine antiluische Behandlung eine deutliche Besserung.

3. Leber

In seinem Überblick über die Syphilis der Leber kennzeichnete HERXHEIMER den damaligen (1930) Stand unserer Kenntnisse auf diesem Gebiet mit den Worten, daß es bei der *erworbenen* Syphilis der Leber einerseits zur Entwicklung allgemeinentzündlicher Veränderung mit Neigung zur sklerotischen Bindegewebsvermehrung bzw. Narbenbildung komme, andererseits sich die tertiär syphilitischen Prozesse in der Entwicklung von Gummen äußere, die ihrerseits wieder narbige Umwandlung erfahren können.

Diese Gummen ergeben ein kennzeichnendes und auch spezifisches feingewebliches Bild, während die entzündlichen Veränderungen der anderen Art als solche einer Spezifizität entbehren und, was wir hervorheben wollen, durch begleitende Gefäßveränderungen unterstrichen, nur den Verdacht auf eine spezifische, luische Veränderung hervorrufen können.

In der Folgezeit erfuhren unsere, auf den alten, von BABES, HAUSMANN u. a. (s. HERXHEIMER) erhobenen Zufallsbefunden über *Frühveränderungen* in der Leber bei *erworbener* Lues basierenden Kenntnisse insofern eine Erweiterung, als GRACIANSKI und HARDOUIN mittels der Leberpunktion schon während des Primärstadiums Veränderungen in Form kleiner, lymphocytärer Infiltrate, allerdings nur in wenigen Fällen nachweisen konnten. Wir möchten diesen Befunden angesichts der so verschiedenen Ursachen derartiger Infiltrate keine signifikante Bedeutung zumessen. Daß im *Sekundärstadium*, und zwar auch schon sehr frühzeitig, die Leber miterkrankt sein kann, beweist der zu dieser Zeit nicht so selten zu sehende Ikterus: Die beiden genannten Autoren bestätigen diese bereits lange bekannte Tatsache durch Heranziehung zahlreicher neuer Funktionsprüfungen der Leber an der Hand von 31 Fällen, wobei diese Teste teilweise sogar schon im Primärstadium positiv ausfielen. Mikroskopisch konnten sie dabei eine vorwiegend zentral im Acinus aufgetretene Verfettung häufig feststellen.

Eine umfangreiche Literatur ist in neuerer Zeit über den *Ikterus im Sekundärstadium* während der Behandlung, und zwar vor allem der Salvarsanbehandlung der Lues, besonders in der Zeit des zweiten Weltkrieges und in der darauf folgenden Nachkriegszeit, entstanden. Vom Standpunkt des Pathologen verdienen dabei die Untersuchungen von Roholm und Krarup hervorgehoben zu werden, die bereits 1940 auf Grund von *Leberbiopsien* betonten, daß der sog. „*Salvarsanikterus*" der Leber völlig mit der *Hepatitis epidemica* identische Bilder ergab. Zu der gleichen Schlußfolgerung, daß es sich nämlich sowohl bei den im Frühstadium („Icterus syphiliticus praecox") auftretenden, wie auch bei den Früh- und Spätikterusformen um eine Virushepatitis handle, kommt auch 1950 Brass. Damit dürfen wir die zahlreichen, aus früherer Zeit stammenden Publikationen über leichte Formen der Gelbsucht, aber auch schwerste Krankheitsbilder dieser Art, die unter dem Bild der „akuten gelben Leberatrophie" als Folge eines Salvarsanschadens der Leber (vgl. Herxheimer) verliefen, mit allergrößter Wahrscheinlichkeit zum größten Teil auf eine Hepatitis epidemica zurückgehend auffassen. Und zwar sowohl als Folge einer spontan aufgetretenen, wie auch als Folge einer sog. Serumhepatitis. Damit wäre das auch in unserem Sektionsgut auffallend oft örtlich gehäufte Auftreten dieser fälschlich als „syphilitisch" bzw. „toxisch"gedeuteten Leberschädigung geklärt, die mit der Häufung der epidemischen Hepatitisfälle kurz nach dem Ende des II. Weltkrieges zusammenfällt. Nach Roholm und Krarup könnte der Salvarsaneinverleibung dabei die Rolle einer zusätzlichen Resistenzverminderung der Leber zukommen, wie dies ja auch für gewisse Diätfehler, körperliche Überanstrengungen, schlechten Ernährungszustand der heimkehrenden Kriegsteilnehmer usw. Geltung haben dürfte. Daß besonders die schweren, „malignen Formen" der Hepatitis epidemica in eine *Cirrhose* eigener Prägung übergehen können (vgl. Thaler, Kalk, Holzner u. a.), deren Häufigkeit in neuerer Zeit erheblich zugenommen hat, während erfahrungsgemäß die Syphilisfrequenz nahezu auf der ganzen Welt im Abnehmen begriffen ist, ist genugsam bekannt. Derartige, durch umfängliche Narbenfelder und oftmals große wechselnde Form zeigende Regenerate gekennzeichnete Cirrhosen als syphilitisch zu bezeichnen, erscheint daher nicht berechtigt. (Über „glatte Cirrhose bei Lues und Salvarsan" s. Agueci.)

Die syphilitischen Leberveränderungen im *Tertiärstadium* manifestieren sich in diesem Organ bekanntlich in der zumeist herdförmigen interstitiellen Hepatitis, begleitet von stenosierenden bzw. obliterierenden Gefäßprozessen einerseits, andererseits in Form der Gummen. Beide können im Narbenstadium das geläufige Bild der Lappen- bzw. Postpacketleber bedingen.

Eigentümliches Aussehen dieser gummösen Bildungen in der Leber (zusammen mit dem vom gewöhnlichen abweichenden klinischen Bild) beschrieb Ferrannini. Ramond fand gummöse Lebersyphilis mit erworbenen hämolytischen Ikterus vergesellschaftet bei einem 46jährigen Kranken. Vom morphologischen Gesichtspunkt aus interessant ist die Beobachtung von Laqueur und Egeli insofern, als diese Autoren bei einer 45jährigen Frau mit schwerer Anämie und stark positiven Wa.R. im Punktionsmaterial der Leber *eigentümliche Granulome* innerhalb der Acini regellos verstreut, aber oft nahe den periportalen Feldern gelegen fanden. Diese Granulome bestanden aus Epitheloidzellen und Lymphocyten, vereinzelt begegneten sie auch Eosinophilen und Riesenzellen vom Langhans-Typ. Zentrale Einschmelzung dieser kleinen knötchenförmigen Granulome sahen diese Autoren gleichfalls und bezeichnen sie als „miliare Syphilome". Die der Publikation beigegebenen Abbildungen zeigen jedoch ein von den bekannten „miliaren Syphilomen" recht differentes Bild, und über einen Spirochätennachweis finden sich keine Angaben. So erscheint die Meinung der Autoren, daß es sich um „miliare Syphilome", wie sie bei der Lues connata anzutreffen sind, handle, keineswegs gesichert; dies um so weniger, als wir den beschriebenen „tuberkuloiden", knötchenförmigen Bildungen analoge feingewebliche Strukturen verschiedenster Ätiologie kennen (z. B. Morbus Boeck-Besnier-Schaumann, bei der sog. Pseudotuberkulose und schließlich bei der Tuberkulose selbst usw.). Allerdings hat jüngst HEINZ über analoge miliare Gummen in der Leber einer 33jährigen Frau mit tertiärer Lues berichtet, die er den von LAQUEUR und EGELI gefundenen an die Seite stellt und deren Seltenheit er hervorhebt. Wie wir glauben mit Recht, denn die erwähnten miliaren Gummen sind allem Anschein nach nur von den genannten Autoren gesehen worden und sind von den miliaren Syphilomen, wie sie etwa in der Feuersteinleber so häufig sind, streng zu trennen.

Über die *syphilitische Lebercirrhose* bei der erworbenen Lues und ihre verschiedene Häufigkeit in den einzelnen Ländern ist auf der I. Konferenz der Internationalen Gesellschaft für Geographische Pathologie durch JOSSELIN DE JONG vermerkt worden, daß dieselbe zunächst sehr selten sei (vgl. das früher über die Hepatitis epid. Gesagte), wenn man nur die diffusen Formen berücksichtigt und die Lappenleber ausschließt, wozu bei letzterer der umschriebene Charakter der Schrumpfungsvorgänge auch durchaus die Berechtigung gibt. So fand JOSSELIN DE JONG unter 200 Fällen von Lebercirrhose 35mal Luetiker, unter diesen waren aber 12 schwere Trinker, in welchen Fällen angesichts der in den Endstadien einer Cirrhose oft sehr schwierigen Differentialdiagnose es dem Autor nicht angängig erscheint, die Cirrhose als eine luische zu betrachten. So errechnet sich aus den Angaben JOSSELIN DE JONGs ein Hundertsatz von 11,5, HENSCHEN und BRUCE fanden im gleichen Jahre (1953) in ihrem Untersuchungsgut bei Männern 10%, bei Frauen jedoch 21% Cirrhosen luischer Genese. Bei ersteren begegneten sie einer auch bei anderen Cirrhoseformen nicht seltenen *Fibrose des Hodens* in 17,8% und einer Atrophie desselben in 7,1%. Interessant ist der Umstand, daß die Frequenz der Oesophagusvaricen bei der syphilitischen Cirrhose auffallend hoch (30,7% gegen 13,4% bei nichtsyphilitischen Schrumpflebern) und auch Pfortaderthrombose sowie die Ausbildung eines Ascites häufiger, Ikterus dagegen seltener war (19,2% gegen 24,7% nichtluischer Cirrhosen).

Aus dem Referat FIESSINGERs auf der gleichen Tagung ist zu entnehmen, daß die Häufigkeit der syphilitischen Cirrhose heutigentags in den einzelnen Ländern sehr erhebliche Schwankungen zeigt. So gibt dieser Autor für Holland 17%, für England 15%, für Deutschland (Freiburg) 14%, für die Schweiz dagegen nur 8% für Genf und nur 2% für Zürich an. CELLI (Italien) vertritt die Meinung, daß die Mehrzahl der Cirrhosen, insbesondere die intralobulären Formen nach Art der Hanotschen auf Lues zurückgehe. Syphilis als Ursache eines klinisch als Morbus Banti imponierenden Syndroms, wie dies schon vor vielen Jahren vertreten wurde, betont neuerdings KORNS (Lit.). Über ein Adenocarcinom in einer syphilitischen Cirrhose berichten MONTPELLIER und LOUBEYRE, Melanosarkommetastasen in einer solchen Leber sah LANGE.

Auch die pathologisch-anatomischen Veränderungen in der Leber bei der *konnatalen Lues* sind seit langem wohl bekannt (vgl. hierzu POINSO u. Mitarb. 1944), da sie erfahrungsgemäß bei dieser sehr häufig gefunden werden oder wenigstens wurden (vgl. Zusammenstellung bei HERXHEIMER, die Werte bis zu 90% enthält!), und überdies zumeist zu bereits für das unbewaffnete Auge auffälligen Veränderungen zu führen pflegen. So zu der durch oft erheblichen Vergrößerung, durch erhöhte Konsistenz und meist grünlich-bräunlichen Farbton gekennzeichneten „Feuerstein"-Leber mit ihrer *diffusen interstitiellen Hepatitis* oder aber zu den typischen Gummenbildungen. Umschriebene Formen der interstitiellen Hepatitis sind selten; hier aber brachten neuere Mitteilungen eine Erweiterung unserer Kenntnisse insoferne, als VANEK einen etwa 1 cm breiten, grauweißlichen Streifen an der ventralen Leberkante als einzige, also umschriebene

Manifestation einer interstitiellen Hepatitis sah und Awdejew (instruktive Abbildung!) 2 gleichartige Fälle einer „*marginalen Hepatitis*" beobachtete, die zunächst den Verdacht auf das Bestehen anämischer Infarkte in der Leber erweckten. Erst die mikroskopische Untersuchung und der Spirochätennachweis sicherten die Diagnose (vgl. auch Flegel). Ein Gleiches gilt auch für die als solche nichtspezifischen, *herdförmigen* „monocellulären Skleroseherde" — wie im französischen Schrifttum diese interstitiellen Veränderungen auch bezeichnet werden —, welche Babonneix und Miget bei einem 3monatigen Säugling sahen. Besonders schwere sowohl inter- wie intralobuläre Bindegewebswucherung ohne Zeichen einer Hepatitis oder Bildung der bekannten miliaren Syphilome beobachtete neuerdings Radici. Ungewöhnlich schwere proliferierende Pylephlebitis, thrombosierende Endarteriitis und Endophlebitis vermerkt Lelli. Zusammen mit interstitieller Hepatitis, gummösen Bildungen und *infarktartigen Herden* war in der Leber ein sowohl makro- wie auch mikroskopisch schwer deutbares Bild entstanden. Über die Differentialdiagnose zwischen den miliaren Syphilomen der Lues connata und miliaren Nekroseherden anderer, nämlich bakterieller Genese vgl. Cella.

In bezug auf auch klinisch eigentümlich verlaufende Fälle von *Gummen*bildung in der Leber bei Syphilis connatalis (z. B. rapid auftretender, rötlichtrüber Ascites, Fieber usw.) sei auf eine Publikation Gerloczys (20 Monate alter Knabe) verwiesen; ein Hepar lobatum mit alten Gummen als Zeichen einer sicheren „Syphilis hereditaria tarda" bei einem 20jährigen Manne teilten Cech und Herles, ein Hepar lobatum bei einem 4jährigen erbsyphilitischen Mädchen Petersen mit. Letzterer betont mit Recht, daß es in solchen Fällen nicht statthaft sei, von einer syphilitischen Cirrhose zu sprechen, da in den meist großen, zwischen den Narben gelegenen Knoten (Awdejew spricht von „Kieselleber") die acinöse Struktur erhalten gewesen sei und somit ein Umbau des Parenchyms, wie er der Cirrhose eigen ist, nicht vorliege. Dem ist durchaus beizupflichten, auch was analoge Lappenlebern bei erworbener Lues der Erwachsenen anlangt. Daß aber, zwar selten, auch heute noch eine typische Cirrhose auf konnatalsyphilitischer Basis vorkommt, ist nicht zu bezweifeln, sogar bei recht jungen Säuglingen (z. B. Jakovsky: 4monatiger Säugling). Haranghy führt einen 16jährigen mit Lues connatalis tarda an, bei welchem die 1900 g schwere cirrhotische Leber zahlreiche miliare Gummen mit positivem Spirochätenbefund aufwies, ein außerordentlich ungewöhnlicher Befund.

Durch besondere Begleitumstände bemerkenswert ist die Beobachtung von Landé, eineiige *Zwillinge* betreffend. Während der eine Zwilling im Alter von 5 Wochen an einer schweren Leberlues starb, bot der andere nur positive Seroreaktionen und zeigte gutes Gedeihen. Dem gleichen Autor begegnete auch eine tödliche Blutung aus einem Ulcus duodeni bei einem konnatal-syphilitischen Kinde, wobei jedoch die syphilitische Natur des Ulcus zweifelhaft erscheint.

Besonderes Interesse verdienen jene Mitteilungen aus neuerer Zeit, die sich mit den im Gefolge der *Penicillin*behandlung zu beobachtenden feingeweblichen Bildern in der Leber befassen, und wie sie dank der Leberpunktionsmethode in ihrem Ablauf sich verfolgen lassen.

Hier brachten die Beobachtungen von Chaptal u. Mitarb. wertvolle Aufschlüsse. In ihren einschlägigen Untersuchungen konnten sie auch die Beeinflussung von anscheinend allerfrühesten und nur milden Formen der konnatalen Lebersyphilis verfolgen. So nennen sie als leichtesten Grad ein auf die periportalen Felder beschränkte Zellreaktion, die in schwereren Graden sich auf die Läppchen fortsetzt und erst in ihrer schwersten Entwicklungsform der diffusen interstitiellen Hepatitis gleicht. Bei letzterer sahen sie schon am 7. Tage der

Penicillinbehandlung deutliche Reduktion des Bindegewebes zwischen den Leber-zellbälkchen bzw. -häufchen, nach 45tägiger Behandlung war die Struktur der Leber bis auf einzelne Fibrocyten zwischen den deutlichen Leberzellbalken, die normales Aussehen zeigten, wieder völlig dem Gewöhnlichen entsprechend. Die Autoren betonen, daß bei vorsichtiger Penicillinmedikation degenerative Ver-änderungen der Leberzellen nicht eintreten, wohl hingegen aber sahen sie solche bei anscheinend zu hohen Dosen des Mittels, bei welchen Fällen auch die entzünd-liche Infiltration stärker werden konnte. Sie sehen diese degenerativen Zell-veränderungen als Folge der Überschwemmung des Organismus mit Toxinen der zugrunde gegangenen Spirochäten an. Daß das Verschwinden der Spirochäten durch die Penicillinbehandlung sehr rasch einsetzt, glaubt auch KERN, der bei der Sektion syphilitischer Neugeborener schon nach 3tägiger Behandlung mit Peni-cillin (300000 E) in der allerdings morphologisch nicht veränderten Leber keine Spirochäten nachzuweisen vermochte, deren Anwesenheit vor der Behandlung er annimmt, was wohl nicht ganz sicher erscheint.

Die bei der konnatalen Syphilis erstmalig von RIBBERT 1881 gesehenen, 1904 von ihm genauer beschriebenen und im gleichen Jahre auch von JESIONEK und KIOLEMENEGLOU beobachteten eigenartigen protozoenartigen Gebilde, über deren Natur HERXHEIMER nichts Bestimmtes aussagen konnte, können nunmehr als für die *Cytomegalie* typisch genannt werden (vgl. SEIFERT und OEHME, Lit.). Sie haben mit der konnatalen Syphilis *nichts* zu tun, sind vielmehr, wie wohl von der Mehrzahl der Autoren jetzt angenommen wird, durch das Cytomegalie-Virus veränderte Körperzellen. Und zwar handelt es sich in der Leber überwiegend um Gallengangsepithelien, seltener um Leberzellen und Endothelien der Capillaren und Portalvenen (VORTEL), in denen diese „Einschlußkörperchen" gefunden werden.

Bei einem 7 Wochen alten konnatal-syphilitischen Säugling mit Feuerstein-leber fand LAPP vereinzelte Capillarendothelien in der Leber in „Schaumzellen" umgewandelt. Analoge Zellen fand er auch in praktisch allen Organen. Eine gleichzeitig bestehende starke Vermehrung der Makroglobuline im Blut auf 12,4% bestärkte den Verfasser in der Meinung, daß die in diesen Schaumzellen enthaltenen Stoffe zu den *Paraprotein*ausscheidungen zu rechnen seien.

GREITHER und KLEIN hatten Gelegenheit, bei einem im Alter von 1 Jahr verstorbenen Mädchen, das vermutlich durch eine in der 11. Lebenswoche erfolgte Blutübertragung luisch infiziert worden war, auch das anatomische Bild der *Transfusionssyphilis* zu beobachten. Die Autoren heben hervor, daß sich diese Transfusionssyphilis beim Kinde von der konnatalen Lues dadurch unterscheide, als die interstitielle produktive *Hepatitis fast ganz zurücktrete*, obwohl eine Endo- und Periphlebitis mit Wucherung großer Zellen um die manch-mal verschlossenen Gefäße und eine Arteriitis bestehe. Demgegenüber heben sie eine schwere *diffuse interstitielle Entzündung der Lunge* hervor, welche bei dieser Transfusionssyphilis gewissermaßen das „Auffangorgan" bei der „Ansteckung" darstellt und so an die Stelle der Leber trete. Sie weisen ferner auf das Vorliegen einer Lepto- und Pachymengitis, ja sogar einer Myelitis (anterior) hin. Eine weniger starke Entwicklung der Osteochondritis dissecans, hingegen stark aus-geprägte Periostitis und Osteomyelitis rareficans in den distalen Anteilen der langen Röhrenknochen wird von den Autoren gleichfalls als diese Transfusions-syphilis beim Kinde kennzeichnend hervorgehoben. Weitere einschlägige Beob-achtungen werden über die Gesetzmäßigkeit dieser Besonderheiten noch Aufschluß zu geben haben.

Legt man sich die Frage vor, ob sich das Bild der konnatalen Lues gegenüber früher geändert hat, so muß zunächst gesagt werden, daß die *Frequenz dieses*

Leidens ganz außerordentlich zurückgegangen ist. War früher die Zahl der syphilitischen Säuglinge im Sektionsgut eine sehr große (vgl. die Angaben Herx-heimers, Lit.), so nennt z. B. Helmke 1945 nur mehr 0,2% aller Säuglinge syphilitisch erkrankt. Auch insofern hat sich das anatomische Bild geändert, als beispielsweise Flegel (1951) unter 22 von ihm genau untersuchten Fällen von Lues connata, die ausschließlich Neugeborene, Säuglinge und Kleinstkinder betrafen, nur einmal einer macerierten 40 cm langen *Totgeburt* begegnete. Diese bot trotz massenhaft vorhandener Spirochäten in der Leber keinerlei der bekannten anato-mischen Veränderungen, zeigte also das typische anergische Verhalten. Auch ältere (bis 10 Wochen alte) Kinder boten nur das Bild einer leichten diffusen Bindegewebsvermehrung, die auch herdförmig sein kann, wie ähnliches seinerzeit Rössle als herdförmige Feuersteinleber beschrieb. Als auffälligsten Befund vermerkt Flegel den Umstand, daß die *klassische Feuersteinleber heutigentags selten geworden sei.* Für das freie Auge erscheint die Leber meist dunkelrot bis bräunlichrot, in ihrer Konsistenz wohl verfestigt und vergrößert, aber nicht in jener eigentümlichen Farbe, die seinerzeit die Ähnlichkeit mit einem Feuerstein nahelegte. Auch Peripylephlebitis und Pericholangitis sind nach dem gleichen Autor heute selten. Flegel kommt daher zu dem Schluß, daß an seinem allerdings nicht großen Material nur die „einfache interstitielle Hepatitis", bei welcher wohl eine Vermehrung des inter- und intraacinären Bindegewebes, nicht aber eine grobe Zerstörung des Aufbaues der Läppchen vorliegt, heutigentags als kennzeichnende Veränderung der Lues connatalis gelten müsse. Auch das bekannte vermehrte Vorkommen von *Blutbildungsherden* konnte Flegel in seinen Fällen nicht bestätigen. Es scheint also eine gewisse *Pathomorphose* auch bei der Syphilis eingetreten zu sein, ein Eindruck, der sich auch uns bei den allerdings nur spär-lichen Fällen von konnataler Lues der Leber unseres Untersuchungsgutes auf-drängte. Auch hier scheinen geographische Unterschiede zu bestehen (vgl. Rao).

IV. Pathologische Anatomie der Syphilis des Respirationstraktes

1. Larynx und Trachea

Was die anatomischen Veränderungen bei der Syphilis des Respirationstraktes anlangt, so ist, um mit dem kranialsten Anteil desselben, den Nebenhöhlen, zu beginnen, zu sagen, daß der umfassenden diesbezüglichen Darstellung von Gruenberg und Theising in diesem Handbuch (1931) und auch der von Runge (1928) im Handbuch der speziellen pathologischen Anatomie bezüglich der Lues der Nasennebenhöhlen nichts Wesentliches aus neuerer Zeit hinzuzufügen ist. Eine in russischer Sprache abgefaßte Veröffentlichung von Chrakovskaja-Cerjak (1931) befaßt sich mit 7 einschlägigen klinischen Beobachtungen (2mal die Siebbeinzellen, 4mal die Kieferhöhlen, 1mal beide ergriffen), die jedoch hin-sichtlich ihrer luischen Ätiologie (im Referat wird von Empyemen gesprochen) wohl nur als Mischinfektionsfälle mit allerdings reichlicher Sequesterbildung gewertet werden können.

Was die *Häufigkeit* der Syphilis der oberen Luftwege anlangt, so kann heutigen-tags die seinerzeitige Angabe von Gerhardt einer durchschnittlichen Betei-ligung z. B. des Kehlkopfes an der Syphilis mit 10%, in der Jetztzeit besonders bezüglich der Sektionsfälle als bei weitem zu hoch bezeichnet werden. Dies ist zweifellos in erster Linie auf den *allgemeinen Rückgang* der Syphilis zurück-zuführen. Fratres (1934) zählte in seiner eingehenden Sammelstatistik über die Lues unter 10000 Autopsien des Mailänder pathologischen Institutes bei den

luischen Leichen Syphilis des Larynx und Rhino-Pharynx nur in einem Hundertsatz von 0,34. POTOSKY und MATVÉEV erwähnen 1940, daß z. B. von STIMSON unter
4800 Sektionen nur in 0,1% Syphilis der Trachea gefunden wurde. Die beiden
genannten Autoren heben auch hervor, daß die Lues der Trachea in 50% ihres
Vorkommens bei Personen beobachtet wurde, die anamnestisch eine luische
Infektion in Abrede stellten. Was die Beteiligung des Larynx bei Syphilitikern
anlangt, so fanden FRATRES und GALLI in den Jahren 1910—1919 immerhin
noch in 1,7% den Kehlkopf betroffen, in den Jahren 1920—1934 jedoch kam kein
einziger Fall zur Beobachtung.

Über die *Vielgestaltigkeit* der Lues im oberen Respirationstrakt herrscht auch
insofern Einigkeit, als das makroskopische und damit zum größten Teil auch
klinische Bild in zumeist mehreren Erscheinungsformen dem Untersucher ent-
gegentritt. Den bei der Lues connatalis zu beobachtenden Symptomen, wie etwa
der Coryza usw., wie auch den Läsionen des Primärstadiums bzw. Sekundärstadiums ist in anatomischer Hinsicht nichts Neues hinzuzufügen. Auch über die
bekannte Vielgestaltigkeit des Tertiärstadiums herrscht insofern Einigkeit, als z. B.
CLAUS in einer Übersicht hier das diffuse gummöse Infiltrat, das Gumma, das
gummöse Geschwür, den syphilitischen Tumor und die chronisch-hypertrophische
und indurierte Form unterscheidet. PROBY gab 1933 eine Schilderung der sog.
pseudotuberkulösen Formen der Syphilis in diesem Bereiche, die er 1936 erweiterte
und auf die *pseudoneoplastischen* Formen ausdehnte. PROBY trennt in der Nase
zunächst die „forme lupoide" von der „forme tuberculo-ulcéreuse pseudo-lupique".
Im Kehlkopf unterscheidet er eine „forme végétante", die zu einer wulstigen
Verdickung der Commissura posterior — bekanntlich einem Lieblingssitz der
Tuberkulose im Kehlkopf — Anlaß gibt. Tritt eine Ulceration hinzu, so spricht
PROBY von einer „forme ulcéro-végétante", an die er eine „pseudo-lupöse" Form,
wie sie schon AUBIN und MADURO schilderten, anschließt. Schließlich trennt er von
diesen makroskopischen Bildern eine „forme pseudo-granulique" ab. Letztere
sei für das freie Auge durch kleinste, gelblich-weiße, von einem rötlichen Saum
umgebene Knötchen gekennzeichnet, die sich mikroskopisch als kleine miliare
Syphilome erweisen. Im übrigen bestätigt auch er, daß die massive Infiltration
des Gewebes mit Plasmazellen und die bekannten obliterierenden Gefäßveränderungen das feingewebliche Bild kennzeichnen. Unter den *pseudoneoplastischen* Formen nennt er in der Nase sowohl wie im Larynx Formen, die makroskopisch einmal Sarkome, das andere Mal Carcinome vortäuschen können. Erst
die histologische Untersuchung liefert dann genügend Möglichkeiten ein Neoplasma auszuschließen, wobei wir aber auf Grund unserer eigenen Erfahrung
darauf verweisen möchten, daß die Epithelwucherung in zweifellos luischen
Veränderungen oftmals eine sehr starke sein kann und erhebliche diagnostische
Schwierigkeiten zu verursachen vermag. Gerade in solchen Fällen wird man auf
Gefäßveränderungen und auch auf den Ausfall serologischer Reaktionen Rücksicht
zu nehmen haben. Zur gleichen Klassifikation der makroskopischen Bilder bei
der Lues kommen auch 1937 REBATTU und MOUNIER-KUHN. Sie zeigen in zahlreichen Mikrophotogrammen die oft besonders starke Mitbeteiligung der Muskulatur in Form einer interstitiellen Myositis, ferner die starke Perichondritis
laryngea, die Beteiligung der Drüsen sowie wieder die bekannten Gefäßveränderungen. Sowohl anatomisch wie klinisch bedeutungsvoll sind die Fälle von
unerwartetem Exitus unter den Zeichen der Erstickung bei Lues der oberen Luftwege infolge starken Ödems der luisch veränderten Anteile des Larynx oder der
Trachea und infolge luischer Trachealstenose (NEWCOMB). FRASER und DAVID-
SON sahen dies bei mit ausgedehnter Granulationsgewebswucherung einhergehender ulceröser Syphilis des Larynx nach Arsenmedikation. Ebenfalls ulceröse

Laryngitis luica führte zusammen mit luischer Deformation des Kehldeckels zu schwerem Ödem und Erstickungstod bei einem 45jährigen, von Pohl beobachteten Manne. Analoges sahen Brovelli sowie Barbera. Bedeutungsvoll ist die aus neuester Zeit stammende, von Herzog u. Conrad gemachte Beobachtung bei einem 45jährigen Mann mit tertiärer Trachealues: Der Kranke war nach anfänglicher Besserung seiner Stenoseerscheinungen unter Erstickungssymptomen während einer Penicillinkur (7,2 Mill. E) gestorben. Autoptisch fand sich (neben

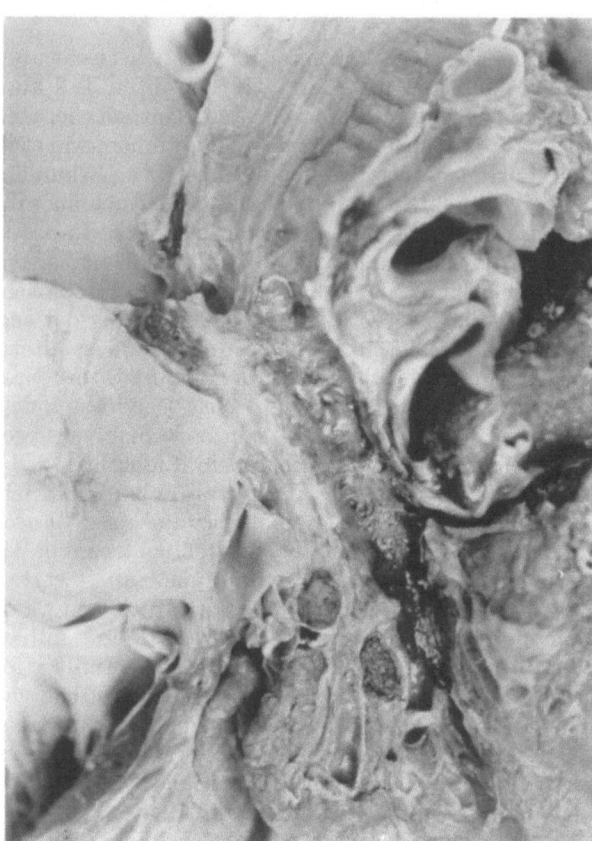

einem Lebergumma) eine hochgradige Verengerung der Tracheallichtung, die knapp oberhalb der Bifurkation nur mehr einen Spalt darstellte. Hier lag eine teils ulceriert, teils narbig veränderte Schleimhaut mit einem etwa erbsengroßen Gumma vor, überdies war das *peri*tracheale Gewebe hier bis auf 1—2 cm schwielig verdickt. Die Autoren weisen in diesem Zusammenhang auf die Gefahren zu hoher Penicillinmedikation hin, wie dies ja in analoger Weise für die Salvarsantherapie seit langem bekannt ist und durch die obenerwähnten Fälle von Fraser u. Mitarb. auch in der Trachea gezeigt wird.

Über die nicht so ganz seltenen Fälle von *Fistelbildung* zwischen Trachea und Oesophagus auf Grund gummöser luischer Prozesse in der Trachea berichten neuerdings Bucher und Ono (Lit.).

Abb. 4. Strictura luica tracheae et bronchi. 57jährig, weiblich. Foto-Nr. 5413

In der Luftröhre werden als *Lieblingslokalisation* der Lues von Potosky und Matvéev neuerdings hervorgehoben: Die Ulcera sitzen häufig knapp unter dem Ringknorpel, in 75% der Fälle am Beginne der Bronchien, also im Bifurkationsbereich (vgl. Abb. 4). Kawei betont, daß bei relativ geringfügigen Schleimhautveränderungen das peritracheale Gewebe oft in viel schwererem Maße verschwielt sein könne. Es kommt auch bei der syphilitischen Tracheitis und Bronchitis zu sehr verschiedenartigen Bildern, vor allem Veränderungen der Lichtung, auch im Sinne von Bronchiektasien, wie sie schon Letulle bekannt waren und neuerdings von Fittipaldi gewürdigt worden sind, wobei Farina morphologischen Bildern wie bei der Bronchopathia chondro-osteoplastica begegnete. Ob es sich dabei um ausschließlich als Folge der Lues sich entwickelnde Bilder handelt, wird sich u. E. wohl nicht immer entscheiden lassen und ein Zusammentreffen beider Prozesse vielfach vorliegen. Auch diese neueren Arbeiten zeigen aber jedenfalls auf das Eindringlichste die große Rolle, welche die Lues bei den schon seit vielen Jahrzehnten, besonders von der Lyoner Schule immer wieder betonten, schweren, deformierenden Bronchialveränderungen spielt.

2. Lungen

Was die Veränderungen in den *Lungen* bei Syphilis anlangt, so sind über solche bei *konnataler Syphilis* in neuerer Zeit nur sehr wenige Mitteilungen erschienen. Sie bringen vielfach zum Ausdruck, daß die Frequenz dieser Lungenveränderungen gegenüber früher abgenommen habe (EDMONDSON für England, LESNÉ u. Mitarb. für Frankreich u. a.), was wir auf Grund eigener Erfahrungen auch für Wien vollauf bestätigen können. Der Prozentsatz von 80, den THOMSEN noch 1912 für Dänemark bei über 6 Monate alten syphilitischen Feten für spezifische Lungenveränderungen angibt, ist sicher ebenfalls viel zu hoch.

Die von HELLER, KAUFMANN u. v. a. schon vor Jahrzehnten eingeführte Einteilung der konnatalen Lungensyphilis in eine *Pneumonia alba, interstitielle Pneumonie* und *Gummata* hat insofern eine Änderung erfahren, als VERSÉ bloß disseminierte und knotige Formen unterschieden wissen will. Letztere zeigen nämlich histologisch vielfach das Bild herdförmiger interstitieller Pneumonie, so daß VERSÉ von einer *Pneumonia syphilitica congenita nodosa* spricht (vgl. über Säuglingssyphilis auch NAKATA 1940).

Eine sehr genau diesbezüglich untersuchte Beobachtung, ein 1 Monat altes Mädchen betreffend, teilten LESNÉ, HERAUX, WAITZ und HOUZEAU mit, wobei sich von den inneren Organen merkwürdigerweise nur die Lunge als verändert erwies: es fanden sich zahlreiche, bis überläppchengroße Herde von derber Beschaffenheit, graurötlicher bis graugelblicher Farbe inmitten banalen bronchopneumonischen Bezirken. Histologisch zeigten diese Herde eine enorme Verbreiterung des interstitiellen Bindegewebes, das hauptsächlich von Plasmazellen und Lymphocyten durchsetzt war. Die Alveolenlichtungen erschienen klein, wie komprimiert, mit kubischem Epithel ausgekleidet, „drüsenähnlich", ein Bild, das die Autoren mit Recht als unspezifisch bezeichnen. Die Bronchien ebenfalls mit verdickter Wand, sklerosiert, oft mit metaplastischem Pflasterepithel in den größeren Ästen. In den engen Bronchiallichtungen rundkernige Zellen, aber auch Granulocyten. Die arteriellen und venösen Gefäße auch dickwandig, von Lymphocyten und Plasmazellen durchsetzt, aber, und dies wird für die Diagnosestellung zu beachten sein, ohne Obliteration. Der spezifische Charakter der Veränderung ist durch den Nachweis zahlreicher Spirochäten in diesen Herden gesichert. Über gleichartige Beobachtungen vgl. EDMONDSON und ebenso RASO.

Man wird also auf Grund derartiger Mitteilungen sagen dürfen, daß die typischen Gummen in der Lunge bei konnataler Syphilis selten sind, wenn sie auch zweifellos vorkommen (vgl. VERSÉ, SLOBOZIANU und GHINEA, NAKATA). Mitteilungen über Pneumonia alba aus neuerer Zeit vgl. RADICI, PREBIL.

Die Lungenveränderungen bei „Syphilis connata tarda" erhielten eine Schilderung von CELLINA und MACCHI (Lit.). Das bereits bekannte Bild einer chronischen interstitiellen Pneumonie mit chronischer Bronchitis, peribronchialer und perivasaler Sklerose, letztere auch mit endangitischen (und zwar auch endophlebitischen) Prozessen kombiniert, die dabei zu beobachtenden Bronchiektasien und Alveolardeformierungen und dem dadurch verursachten „pseudo-adenofibromatösen Bild" erfuhr eine Ergänzung durch den Nachweis von intraalveolären Riesenzellen (LANZA). Bei einer 19jährigen mit Lues connata fanden FAVRE und CONTAMIN zahlreiche miliare Gummen und sprechen von „*Syphilis*

pulmonaire granulique" (s. auch später bei tertiärer Lungenlues). Eine besondere
Lokalisation interstitiell-pneumonischer, mit Gefäßveränderungen einhergehender
als luisch angesehener Herde im Oberlappen, wie dies MOURIQUAND, BERNHEIM,
SEDALLIAN und WEILL als „helmförmigen Schatten" bei einem 4jährigen Kind
beschrieben (von LIEVEN bereits zitiert), erfuhr keine weitere Bestätigung.
Mächtige rechtsseitige Herzhypertrophie bei einem 6jährigen Knaben als Folge
einer angeborenen Spätlues der Lunge in Form einer interstitiellen Verschwielung
beschrieb neuerdings BARCAGLIA; KRAEVSKIJ sah das gleiche bei einem 10jährigen
Mädchen mit konnatal-syphilitischer Lungencirrhose.

Sind die bei der konnatalen Syphilis auftretenden Lungenveränderungen in
einem relativ hohen Grade spezifisch und durch den Nachweis von oft reichlich
Spirochäten im Schnitt zu sichern, so gilt dies, wie schon lange bekannt, leider
nicht im gleichen Maße für die *erworbene Lungensyphilis*, wie dies auch in neuerer
Zeit immer wieder betont wird.

Die von STOECKENIUS seinerzeit bekanntgegebenen Fälle von *akuter exsudativer syphilitischer Pneumonie*, denen REUTERWALLs Mitteilung anzureihen ist,
fanden eine weitere Bestätigung durch VERSÉ. Dieser bezeichnete eine von ihm
bei einem 29jährigen Mann im II. Stadium der Lues beobachtete Lungen-
entzündung als „möglicherweise syphilitischer Ätiologie", drückt sich also sehr
vorsichtig aus. Die Lungen hatten eine gleichmäßig derbe Beschaffenheit, ihre
Farbe war graugelblich-rötlich, die Schnittfläche fein gekörnt. Histologisch
fanden sich in den Alveolen desquamierte Epithelien und mononucleäre Zellen,
das Stützgewebe war verbreitert mit einzelnen eingelagerten glatten Muskelzellen.
VERSÉ spricht von einer Desquamativpneumonie. Aus diesem feingeweblichen Bild
eine syphilitische Genese dieser zu diagnostizieren, erscheint uns nicht möglich.

Der spezifische Charakter der Veränderung wird noch zweifelhafter, wenn
man eine Mitteilung von HADDERS und WAKKERMAN, 1952 veröffentlicht, berücksichtigt. Sie beobachteten bei einer 23jährigen Frau mit sekundärer Syphilis
während der Salvarsanbehandlung eine Dermatitis. Die Frau verstarb ziemlich
plötzlich und bei der Autopsie fand sich eine diffuse Infiltration beider Lungen
ganz nach Art der akuten syphilitischen exsudativen Pneumonie, wie sie REUTER-
WALL und STOECKENIUS geschildert hatten und wie sie auch VERSÉ in seinem
zitierten Fall als syphilitischer Ätiologie vermutet. HADDERS und WAKKERMAN
lehnen nun für alle diese Beobachtungen im Schrifttum wie auch für ihre eigene
eine luische Ätiologie ab und betrachten die Veränderungen als eine *„allergische"
Reaktion des Lungengewebes*, gleichwie dies in der Haut durch die Dermatitis zum
Ausdruck komme. Denn auch in den Fällen von STOECKENIUS und REUTERWALL
lag eine Salvarsandermatitis vor und bei dem davon allerdings freien Falle
VERSÉs wird eine rheumatische Erkrankung der Mitral- und Aortenklappen als
Zeichen der Allergisierung des Patienten von ihnen angesehen. Ob diese völlige
Ablehnung der Existenz einer akuten exsudativen syphilitischen Pneumonie zu
Recht besteht, werden aber wohl erst weitere einschlägige Beobachtungen zeigen.

Anders liegen die Verhältnisse bei 2 von GAEDEKE publizierten Fällen; beim
ersten sah man schon mit freiem Auge in beiden Lungen in einer von oben nach
unten zunehmenden Intensität speckige, holunderbeergroße feste Knötchen,
dazwischen ein filigranartiges, gelb-graues Netzwerk. Erstere entsprachen, wie
die beigegebenen Abbildungen zeigen, schweren *phlebitischen und periphlebitischen
Entzündungsherden* mit Exsudatbildung in den benachbarten Alveolen. Im
zweiten Falle, der makroskopisch wie eine hämorrhagische Lobulärpneumonie
aussah, deckte erst die histologische Untersuchung miliare Adventitiagranulome
auf (vgl. auch die klinische Beobachtung von GERLI, Fall 4). Beidemale handelte
es sich um Frühgeneralisationsformen der Lues.

Die simultan mit dem Hautexanthem auftretende „*pleurésie roséolique*" der
französischen Autoren hat ebensowenig wie die von LIMITO in sein Einteilungs-
schema der Sekundärlues aufgenommene „*Tracheobronchitis praecox et tardiva*"
eine eingehende pathologisch-anatomische Bearbeitung erfahren.

Die im *Tertiärstadium* der Lues auftretenden Lungenveränderungen (durch-
schnittliches Intervall in neuerer Zeit 18 Jahre nach der Infektion: TAKEI)
zeichnen sich, wie dies von fast allen Autoren in neuerer Zeit betont wird, durch
ihre große *Seltenheit* aus (vgl. KLAERING und ROTHE, MCINTYRE, HARING,
LIMITO u. a.). LEON-KINDBERG u. Mitarb. erwähnen, daß JACOBS bei 2800 Aut-
opsien nur 4 Fälle, LORD unter 3000 Sektionen nur einen Fall von Lungenlues im
Tertiärstadium gesehen habe. MONTANINI und PELLEGRINO zählten aus den
Jahren 1940—1950 unter 2441 Obduktionen 4 Fälle von sicherer Lungensyphilis.
Weitere Daten vgl. CHRISTIANSEN, ferner FRATRES. Allerdings scheinen erhebliche
Frequenzdifferenzen in den verschiedenen Ländern zu bestehen: So vermerkt
CARRERA unter 152 Sektionen 12 Fälle, LIMITO reiht sie an vierter Stelle unter die
Eingeweidelues, WOHLWILL zählte unter 1262 Sektionen in Hamburg (darunter
387 Fälle mit Syphilis als Hauptkrankheit und 240mal als wichtiger Nebenbefund)
8mal Lungensyphilis bei Erwachsenen. Eine vom gleichen Autor aus Lissabon
stammende, 588 Sektionsfälle umfassende Statistik nennt hier 48mal Lues als
Hauptbefund, 42mal als Nebenbefund, darunter nicht weniger als 20mal Lungensyphilis. WOHLWILL glaubt für diese Differenzen eine besondere Anfälligkeit der
Atmungsorgane in Portugal als Erklärung heranziehen zu dürfen, die zur Häufung
von Erkrankungen des Respirationstraktes Anlaß geben und so hier einen Locus
minoris resistentiae schaffen.

Bezüglich der Lokalisation der tertiären Lungensyphilis geht auch aus neueren
Mitteilungen hervor, daß die *Unter*lappen, besonders der rechten Seite (ANTO-
NOW, LIMITO) bevorzugt sind. DUENNER, LEESER und BLUME nennen für die
gummösen Formen Ober- und Unterlappen, für die interstitiellen Formen die
Hilusnähe besonders des rechten Unterlappens und für Bronchiektasien auf
luischer Basis Mittel- und Unterlappen. (Über Lokalisation der tertiären Veränderungen in der Lunge vgl. auch ORSZAGH, vor allem einseitig: PERACCHIA.)
Andere Lokalisationen (z. B. linker Oberlappen: MORIKAWA, ANTONOW, GAMBA
und ARENDAR, ebenso SMITH, LAQUEUR und BARNETT: rechter Oberlappen)
kommen ebenfalls vor, sind aber seltener, was z. B. gegenüber den ja meist im
Obergeschoß lokalisierten tuberkulösen Veränderungen von gewisser Bedeutung
erscheint. Dem im früheren Schrifttum betonten Überwiegen des männlichen
Geschlechtes wird auch in neuerer Zeit von ORSZAGH beigepflichtet.

Obwohl seit 1931, dem Erscheinungsjahr der ersten Auflage dieses Handbuches,
eine nicht unerhebliche Zahl von Veröffentlichungen über tertiäre Lungenlues
erschienen ist, bereitet nach wie vor die Diagnose und Differentialdiagnose derselben große Schwierigkeiten. Einerseits dadurch, daß das anatomische Bild ein
sehr vielgestaltiges ist, andererseits aber auch dadurch, daß, vor allem für das
freie Auge, Ähnlichkeit mit anderen Lungenaffektionen bestehen. In dieser
Hinsicht sind manche Formen der weitgehend abgeheilten fibrös-produktiven
Tuberkulose, besonders die sog. lymphangitische Form, aber auch die Miliartuberkulose und tuberkulöse Kavernen seit langem, seit kürzerer Zeit aber auch
bestimmte Pneumokoniosen bekannt, ferner, wie DUENNER u. Mitarb. schreiben,
auch Stauungszustände, Aktinomykose, Boecksches Sarkoid, Lungenlepto-
trichose, ja Lymphogranulom der Lunge in Betracht zu ziehen. Unter den letztgenannten dürfte wohl besonders das Boecksche Sarkoid, aber auch die Berylliose
und jene eigentümliche Lungenveränderung eine Rolle spielen, die als Hamman-
Rich-Syndrom bekanntgeworden ist. Der Pathologe wird daher zur Sicherung

der Diagnose die Tatsache einer erfolgten luischen Infektion, wie sie aus dem
eindeutigen Bild syphilitischer Veränderungen anderer Organe (Mesaortitis,
Lebergumma usw.) sich ergibt, unterstützend heranziehen, ebenso Serumreaktionen und entsprechende anamnestische Angaben, darüber hinaus aber in
der Lunge nach dem Vorhandensein *mehrerer* für Lues kennzeichnender Veränderungen fahnden. Hier sind, trotz einzelner gegenteiliger Angaben (z. B.
McIntyre), vor allem Endo- und Periangitis, ferner Peribronchitis, wie auch
Bronchitis und Bronchiektasien mit Bildung „gestrickter" Narben in den Luft-
wegen wie auch Verbreiterung des lymphocytär und plasmacellulär infiltrierten
Interstitiums zu nennen, ganz abgesehen von dem Vorliegen von Gummen.

Diese Kriterien bestehen auch heute noch durchaus zu Recht. Es bedeutet
aber einen erheblichen Fortschritt, daß es Smith, Laqueur und Barnett 1950
gelang, den früher vielfach angezweifelten *Nachweis von Spirochäten des Pallida-
typs im Gewebe* zu führen. Vor Verwechslung mit anderen Spirochäten und
Borellien ist aber auch heute noch zu warnen.

Die seit langem übliche Form der Einteilung der erworbenen Lues der Lunge
in eine vorwiegend *chronisch-interstitielle* und eine durch *gummöse* Bildung gekennzeichnete Form (Versé spricht von syphilomatösen Formen) ist auch heute
noch die im großen und ganzen allgemein übliche (vgl. Vivoli, Blajot und Alegret). Duenner u. Mitarb. trennen einfach in interstitielle Pneumonie und
gummöse Formen, wobei erstere auch heute noch am häufigsten zu sein scheint,
aber vom anatomischen Standpunkt aus gesehen die größten differentialdiagnostischen Schwierigkeiten bereitet. Demgegenüber ist das Gumma die anatomisch
eindeutigste Form, ja nach Morgan, Lloyd und Price-Thomas sogar die einzig
sicher diagnostizierbare, aber leider viel seltenere. Über Lungengummen ungewöhnlicher Größe vgl. Pallasse und Chanaleilles: 16mal 13 cm — dieses Gumma war zunächst von Duplant für einen kalten Abszeß im Mediastinum gehalten
worden —, Bradley: 7mal 7 cm, weitere Mitteilungen vgl. Buinewitsch, Freedman und Higley, Hartung and Freedman, Leon-Kindberg u. Mitarb., Morikawa, Denman. Mit Wabenlunge kombinierte Gummenbildung nennt Tauber.
Obwohl die Gummen oft in der *Einzahl* und, wie bekannt, überwiegend in den
Unterlappen angetroffen werden, stammen aus neuerer Zeit auch Angaben über
multiple Gummenbildung (meist in einer Lunge: Royer, Gloaguen und Boussa,
eigene Beobachtung vgl. Abb. 5), ferner von Grandjean (Fall 1: 46jähriger Mann
mit insgesamt 40[!] erbsen- bis hühnereigroßen Gummen, Fall 2: 5 Gummen)
sowie von Illchmann-Christ (Lit. bis 1940). Von Bedeutung erscheint auch der
Umstand, daß auch heute noch über *Kavernenbildung* auf Grund gummöser
Lungensyphilis berichtet wird (vgl. Brodersen, Royer u. Mitarb.), wobei
Limito die scharfe Begrenzung dieser im Röntgenbild hervorhebt. Über *Bron-
chiolith*ausscheidung bei einem Lungengumma berichtet von klinischer Seite
jüngst Tanasesku.

Als praktisch bedeutungsvoll sei angeführt, daß in den letzten Jahren mehrfach solitäre Lungengummen unter dem Verdacht eines *Lungentumors* operativ
angegangen und durch Lobektomie entfernt worden sind (Bradley, Christiansen, Klaering und Rothe). Auch Pneumektomie wurde durchgeführt (Hartmann und Schaudig). Eine 1933 von Tobias und Ortiz veröffentlichte klinische
Beobachtung, in welchem Falle ein Zusammentreffen von Lungensyphilis und
Krebs auf Grund des Röntgenbildes angenommen wurde, entbehrt der anatomischen Sicherung.

Die lange Zeit als umstritten angesehene „*Miliarsyphilis der Lunge*" („Syphilis
pulmonaire granulique" [Favre und Contamin], „granulie syphilitique des
poumons" [Gaté, Dechaume und Gardère]) findet durch die Angaben von

SYLLA, wie auch von LUNDHOLM und MASCHER (instruktive Abbildung) ihre Bestätigung. Letztere fanden bei einer 30jährigen Frau mit stark positiver Wa.R. die Pleura mit „gut reiskorngroßen, kantigen, blaßgelblichweißen, opaken ziemlich harten Knötchen" übersät, die auch allenthalben auf der Lungenschnittfläche zu sehen waren. Histologisch erschienen diese Knötchen als *miliare Gummen*, die vom peribronchialen Bindegewebe der kleinen Luftröhrenäste ihren Ausgang genommen hatten. Einen gleichen Ausgangspunkt nehmen auch SERIBA und BUETTNER für ihren eigenen, einen 56jährigen Mann betreffenden Fall an,

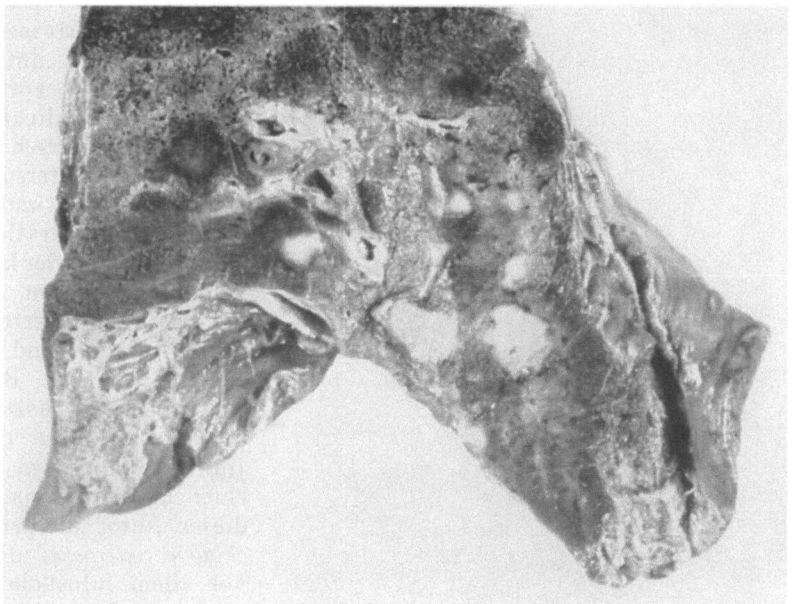

Abb. 5. Gummata pulmonis. 35jährig, weiblich

bei dem sie derartige, als miliare Gummen bezeichnete Granulationsgewebsherde neben einer Pneumokoniose mit knotiger Sklerose der Lungen in großer Zahl antrafen.

Vor kurzem hat HEINZ bei einer 33jährigen Frau mit tertiärer Syphilis in allen Lungenlappen eigentümliche, landkartenartig begrenzte, teils graurote, teils sogar graugelbliche, trockene, gekörnte Herde beschrieben. Diese zeigten bei der mikroskopischen Untersuchung starke Verbreiterung des interstitiellen Bindegewebes mit Infiltraten aus Leukocyten, Lymphocyten und Plasmazellen. An verschiedenen Stellen großkernige Histiocyten. *In den Alveolen* lagen neben desquamierten, teilweise verfetteten Alveolarepithelien auch oftmals *mehrkernige Riesenzellen*. Die Gefäßveränderungen glichen den bekannten, doch fand HEINZ auch *miliare Gummen* im Interstitium.

Die zweite Form der tertiären Lues der Lunge, die *interstitielle Pneumonie* (die auch mit Gummenbildung kombiniert sein kann, vgl. neuerdings LANDSBERG, klinische Darstellung ROYCE 1950, Lit.), wird auch als *sklerosierende Form* (BLAJOT und ALEGRET, vgl. auch STRANDGAARD u. a.) bezeichnet. VERSÉ glaubt jedoch nicht an die Möglichkeit einer akuten syphilitischen Pneumonie, die histologisch eindeutig gekennzeichnet ist, wohingegen für PEARSON und DE NAVASQUEZ (vgl. auch LOHEL) eine derartige Form feststeht, welche sie als früheste Form der Lungensyphilis ansehen. Sie sei allerdings primär interstitiell und kann nun entweder zur Gummenbildung oder zu einer interstitiellen Fibrose führen. Das makroskopische Bild einer solchen Lunge im vorgeschrittenen Stadium gibt Abb. 6 wieder, welche neben den multiplen Gummen deutlich die starke Verbreiterung des interstitiellen Gewebes, vorwiegend auch um die Bronchien zeigt. Versé unterscheidet bei dieser chronischen interstitiellen produktiven syphilitischen Pneumonie eine *diffuse Form*, bei welcher größere Lappenanteile durch die Verbreiterung der Septen und ebenso durch die Verdickung des peribronchialen und perivasculären Bindegewebes auffallen. Die Pleura darüber oft stark plattenartig verdickt. Histologisch beherrscht auch nach Versés Untersuchungen die lympho- und plasmacelluläre Infiltration das Bild, der Gehalt der kleinen wie komprimierten Alveolen an desquamierten Alveolardeckzellen und Rundzellen ist gering. Bei der *knotigen Form* Versés gruppieren sich diese derben Infiltrate rings um Bronchien, als dritte Type nennt dieser Autor die *peribronchialen Sklerosen*, die, da vor allem hilusnahe gelegen, das anatomische Substrat der röntgenologisch oft so deutlichen Hilusverschattung bilden. Als *reticulierte Form* kennzeichnet Versé jenen Typus, der durch eine wie marmorierte

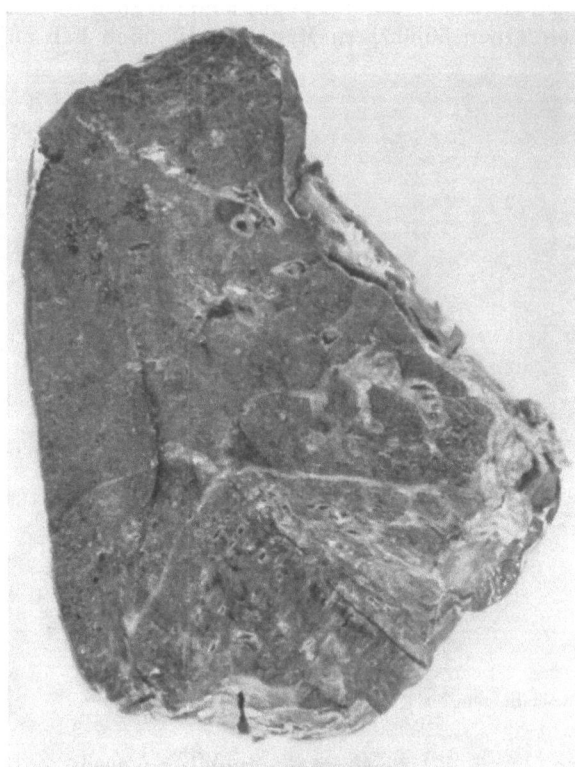

Abb. 6. Interstitielle Lungensyphilis. 46jährig, weiblich.
R.P. 143/24

Schnittfläche der Lunge charakterisiert ist, wie dies in Abb. 6 mit der erfahrungsgemäß häufigen Bevorzugung in den Unterlappen wiedergegeben ist. Als letzten Typ nennt Versé die *massive knotige* Form, die u. E. wohl nur ein besonders schweres, altes Stadium dieser sklerosierenden Formen darstellt und schließlich in das bekannte Bild des Pulmo lobatus syphiliticus übergeht. Eine derartig veränderte rechte Lunge eines 50jährigen Mannes zeigt Abb. 7, wobei hier die ganze Lunge ergriffen ist und die die Lungensyphilis so häufig begleitende luische Mesaortitis deutlich zu erkennen ist.

Gerade bei diesem *makroskopischen* Erscheinungsbild des Pulmo lobatus syphiliticus möchten wir darauf hinweisen, daß hier die Abgrenzung gegen schwere Formen von mit nur wenig Ablagerung von anthrakotischem Pigment einhergehenden Silikosen der Lunge oft Schwierigkeiten bereitet.

Auch bei der *histologischen* Untersuchung wird man diese Koniosen auszuschließen haben, wobei man sich vor Augen zu halten hat, daß auch bei letzteren obliterierende Gefäßprozesse gefunden werden. Carrera legt hinsichtlich der Diagnose Lues Wert auf eine intakte, evtl. sogar hypertrophische Gefäßmedia;

wenn in der Adventitia noch reichlich Plasmazellen und Vermehrung der elastischen Fasern der Gefäßwand gefunden werde, so sei nach diesem Autor die Diagnose Lues gesichert. Überdies hebt neuerdings LANDSBERG die schon seit Jahren (LETULLE u. v. a.) immer wieder betonte granulierende, mit Narbenbildung einhergehende *Bronchitis* und *Peribronchitis* hervor, wobei die Bedeutung der Syphilis für die Entstehung der *Bronchiektasien* neuerdings von SPANGENBERG (1938) eine ausführliche Darstellung erfahren hat. PAVIOT, BARRAL und GUICHARD berichten über eine 68jährige Frau mit 3 Attaquen von interstitieller Pneumonie

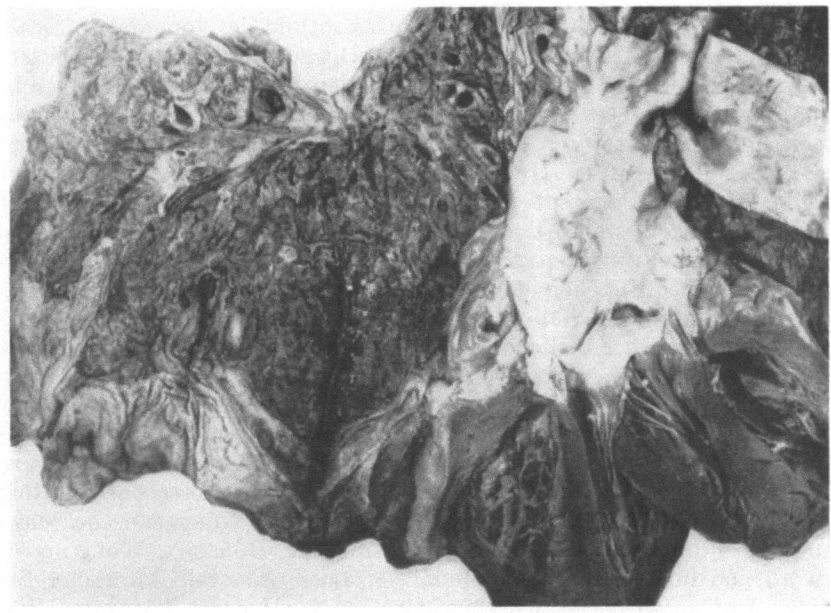

Abb. 7. Lues tertiaria partim cavitaria pulmonis dextri, Mesaortitis luetica. 50jährig, männlich. Foto-Nr. 3793

bei welcher sie gleichzeitig schwere Gefäßveränderungen im Sinne der *Ayerza-Arrilagaschen* Erkrankung fanden. Über Asthma luischen Ursprungs berichtet vom klinischen Standpunkt aus TRASOFF. Über Besonderheiten des anatomischen Bildes dabei konnten wir in dem uns zugänglichen Schrifttum keine Angaben auffinden.

Auch die sich mit der *luischen Mediastinitis* befassenden Veröffentlichungen von TOMMASI, UNSER, LEATHER u. a. beschränken sich auf die Klinik dieser Fälle, bei denen die Diagnose des spezifischen Charakters der Erkrankung vor allem ex juvantibus gestellt wurde.

V. Pathologische Anatomie der Syphilis der Knochen

1. Angeborene Lues der Knochen

Die luischen Erkrankungen des Knochensystems spielen bekanntlich vor allem bei der *konnatalen* Lues in Form der seinerzeit von WEGNER als Osteochrondritis dissecans luetica beschriebenen klassischen Knochenerkrankung eine bedeutende Rolle, da sie einerseits der häufigste und so auch klinisch bedeutungsvollste Befund einer angeborenen Lues darstellt (vgl. HERXHEIMER 1928), wie auch bei macerierten Feten die luischen Knochenveränderungen manchesmal die einzig nachweisbare luische Manifestation ist (vgl. ROSENHAGEN u. a.).

Nachdem in den 30er Jahren dieses Jahrhunderts die *Frequenz* der konnatalen Lues bedeutend zurückgegangen war, brachten der zweite Weltkrieg und die Nachkriegsjahre eine neue Welle syphilitischer Infektionen, in deren Rahmen auch die konnatale Lues vermehrt in Erscheinung trat (vgl. Arzt, Borsche). Allerdings sind in den letzten Jahren die Erkrankungsfälle an konnataler Lues durch die erfolgreiche Behandlung der luischen Mütter wie auch durch eine allgemeine Abnahme der luischen Infektionen bedeutend zurückgegangen (vgl. R. Müller, Usilton u. Mitarb.), so daß heute, besonders im Seziersaal, luische Feten und Neugeborene eine Seltenheit darstellen.

Das früher für so spezifisch gehaltene Gesamtbild der konnatalen Lues hat in den letzten Jahrzehnten eine allgemeine Abschwächung erfahren (vgl. Péhu und Policard, Kundratitz u. a.), so daß gerade den Knochenveränderungen bei der Diagnosestellung eine besondere Bedeutung zukommt, um so mehr, als auch die serologischen Reaktionen in diesem Alter nicht immer ein verläßliches und eindeutiges Resultat ergeben (Ingram, Kundratitz, Borsche u. a.), besonders wenn die Infektion kurz ante partum eingetreten ist (Borsche), auch verläuft die Lues der Kinder um so foudroyanter, je kürzer die mütterliche Infektion zurückliegt (Borsche), wie auch Kinder unbehandelter Mütter im Röntgenbild häufiger spezifische Knochenveränderungen als solche behandelter Frauen zeigen (Arzt). Die klinischen Erfahrungen (vgl. Arzt, Gumpesberger) in der Nachkriegszeit zeigten auch, daß die faßbare Frequenz der angeboren-luischen Knochenveränderungen gegenüber früheren Jahren (Thomson 1912, 86%) geringer ist (vgl. Arzt). Gumpesberger fand unter 571 Fällen konnatal-luischer Säuglinge und Kleinkindern im Zeitraum 1945—1950 in 42,2% spezifische Knochenveränderungen. Wir wissen auch heute, daß bei Kindern dieser Altersstufen relativ häufig *un*spezifische Knochenveränderungen ähnlichen Aussehens im Röntgenbild vorkommen können, so daß sich u. U. beträchtliche diagnostische Schwierigkeiten ergeben (O. Chiari, Arzt, Gumpersberger, Borsche, Wolf und Psenner u. a.) und für die Diagnosestellung der Lues connatalis klinischer Befund, Röntgen- *und* serologische Untersuchung zu fordern ist (Caffey, Gumpesberger u. a.).

Praktische Bedeutung und Interesse in dieser Hinsicht besitzen die vornehmlich in der röntgenologischen Literatur (vgl. Caffey, Wolf und Psenner, Lit. u. a.) in neuerer Zeit eingehend behandelten, quer den Schaft der Röhrenknochen durchsetzenden Bänder und Streifen verstärkter Dichte (sog. *„transverse lines"*, Caffey), die schaftwärts der präparatorischen Verkalkungszone lokalisiert und ähnlich jenen Veränderungen sind, die bei Frühstadien der Osteochondritis luica zu sehen sind. Sie wurden nachgewiesen an den Metaphysen der langen Röhrenknochen bei konnatal-luischen Säuglingen, deren Mütter antiluisch behandelt worden waren (Klaften und Priesel), als Ausdruck einer abgelaufenen Osteochondritis gedeutet (Josef und Leeser), auch als „Schwachzeichen" der konnatalen Lues aufgefaßt (Grävinghoff). Analoge Querlinien bei Neugeborenen wurden jedoch auch bei *Wismut*-Therapie der luischen Mütter während der Gravidität gefunden („bismuth-lines, Whitridge), aber auch bei nichtluischen bei Bleivergiftung (Caffey, Kraft und Kato); experimentell bei Hungerperioden wurden sie gesehen (Harris), manchesmal auch bei intensiver antirachitischer Behandlung (Swoboda, Lit. u. a.). Nach Caffey kommen ätiologisch sämtliche Erkrankungen in Betracht, welche zu Ernährungsstörungen und somit zu einer Störung der enchondralen Ossifikation führen. So faßt dieser Autor die Querlinien als Ausdruck einer Wachstumsstörung auf („growth-lines"), auch werden diese Wachstumslinien als Ausdruck eines vorübergehend gehemmten Längenwachstums angesehen (Swoboda), können aber auch nach Perioden beschleunigter

Entwicklung beobachtet werden. Nach CAFFEY handelt es sich um enchondrale Ossifikationsstörungen, die bereits in der Fetalperiode einsetzen, durch verschiedenste Faktoren ausgelöst werden, für die Lues *nicht* spezifisch sind und daher röntgenologisch zur Luesdiagnose nur mit Vorsicht verwertet werden können. Auch ENGESET u. Mitarb. interpretieren die bei Lues connatalis röntgenologisch sichtbaren Frühveränderungen als Ausdruck einer Wachstumsstörung des Knochens, einer unspezifischen Reaktion.

Pathologisch-anatomische Untersuchungen aus neuerer Zeit stammen von HAMPERL, der histologisch entsprechend den breiten Querbändern im Röntgenbild in den Metaphysen wachsender Knochen ein dichtes Netzwerk von Knochenbälkchen fand, welche reichlich Reste verkalkter Knorpelgrundsubstanz eingeschlossen hielten. WOLF und PSENNER fanden röntgenologisch unter 100 Neugeborenen und jungen Säuglingen, die meist Frühgeburten waren oder an komsumierenden Erkrankungen ad exitum kamen, in 16 Fällen Querbänder, einmal auch vergesellschaftet mit einer luischen Periostitis (Fall 8). Histologisch zeigte sich eine Verbreiterung des Säulenknorpels mit normaler Eröffnung, eine unregelmäßig und auffallend stark verkalkte Knorpelgrundsubstanz, jedoch *kein* „Kalkgitter", die anschließenden Knochenbälkchen etwas unregelmäßig, gegenüber der Norm stark verkalkt, mit breiten osteoiden Säumen und reduzierten Osteoblastenbelägen. Diese Autoren kommen zu dem Ergebnis, daß den Querbändern eine übermäßige Verkalkung der Knorpelgrundsubstanz mit verzögerter Anlagerung von Knochen in der subepiphysären Zone und eine Verminderung der Osteoblastentätigkeit zugrunde liegt. Ätiologisch heben WOLF und PSENNER, ähnlich wie WILLI, den Zusammenhang zwischen vorzeitiger Geburt und „Anpassungsschwierigkeiten" hervor, sowie intrauterine Wachstumsstörungen auf Grund symptomlos verlaufender Erkrankungen der Mütter oder der Feten.

Zusammenfassend wird somit im neueren Schrifttum (vgl. ARZT, WOLF und PSENNER, Lit. u. a.) vor einer alleinigen Diagnosestellung der Lues connatalis auf Grund von röntgenologisch faßbaren Frühveränderungen am Knochen gewarnt, was auch wir betonen möchten.

Nach der übersichtlichen Darstellung der Knochenveränderungen bei der konnatalen Lues durch HOCHSINGER (1927) in diesem Handbuch, erfolgte im Jahre 1929 durch L. PICK eine ausführliche Bearbeitung im Handbuch für pathologische Anatomie, der sich später noch zusammenfassende Arbeiten von McLEAN, wie auch PÉHU und POLICARD anschließen. Seither finden sich im Schrifttum eine Reihe klinischer Arbeiten, die sich vornehmlich mit der röntgenologischen und klinischen Diagnostik (s. früher) bzw. seltenen Lokalisationen konnatalluischer Knochenveränderungen befassen, wie auch einzelne Berichte über therapeutisch bedingte Ausheilungen bzw. Änderungen des morphologischen Erscheinungsbildes.

Bekanntlich bewirkt die syphilitische Infektion des Knochens eine Schädigung des osteogenen Gewebes, die sich in einer entzündlichen Reaktion und in einer Beeinträchtigung der normalen Ossifikation äußert. Die Veränderungen sind gekennzeichnet durch Störungen in der Bildung der Knochengrundsubstanz, abnormer Wucherung der Knorpelzellen, Nekrosen innerhalb des Knorpels, pathologischen Verkalkungsvorgängen und das Auftreten eines spezifischluischen Granulationsgewebes.

Die auf WEGNER zurückgehende klassische Beschreibung der *Osteochondritis luetica dissecans* besitzt auch heute noch volle Gültigkeit (neuerdings GIRAUDI und VACCARI). HERXHEIMER hat seinerzeit (1928) auf Grund des feingeweblichen Bildes und der den Veränderungen zugrunde liegenden Vorgängen eine passive und aktive Osteochondritis unterschieden, wobei letztere durch die Ausbildung eines spezifischen Granulationsgewebes charakterisiert ist. Weniger konstant als die Osteochondritis luetica ist die *Periostitis luica*, deren bekanntlich häufigeres Vorkommen bei überlebenden Kindern als bei Feten neuerdings von Caffey betont wird und die unter antiluetischer Behandlung rückbildungsfähig ist (Péhu und Policard). Pick hat außer den beiden erwähnten Formen noch eine dritte Form konnatal-luischer Knochenveränderungen, die *Osteomyelitis syphilitica*, unterschieden, die eine Erkrankung des Diaphysenmarkes darstellt und mit einer Rarefizierung des Knochens einhergeht. Sie betrifft gleichfalls vornehmlich die Röhrenknochen und Klein teilt diese Osteomyelitis auf Grund röntgenologischer Befunde in eine marginale Form mit peripheren Defektbildungen im Knochen, eine zentrale Form mit Aufhellungen in der Schaftmitte und eine diffus infiltrierende Form mit Aufsplitterung der Spongiosastruktur ein. Histologisch findet sich ein spezifisches Granulationsgewebe mit positiven Spirochätenbefund (vgl. Pick).

Neben diesen Veränderungen treten andere Formen und Lokalisationen der konnatalen Knochensyphilis weit zurück, ebenso sind Gummenbildungen äußerst selten (Pick). Über sehr *seltene* Lokalisationen berichten in neuerer Zeit Chompret u. Mitarb. (rarefizierende Ostitis und Periostitis am Unterkiefer), ferner Gracovski (umschriebene Periostitis der Metacarpalia II—IV als einzig beobachteter Knochenprozeß). Vereinzelt wird auch über eine auffallende Knochenbrüchigkeit bei der angeborenen Syphilis berichtet (Mikulowski), andererseits auch eine beschleunigte Verknöcherung beobachtet (Döderlein). Weiterhin findet sich im Schrifttum eine allerdings etwas fragliche (vgl. Herzog) Beobachtung eines „Carcinosarkoms" („Fistelcarcinom und osteolytisches Sarkom") im Bereiche einer angeboren-luisch veränderten Tibia (Beck, vgl. auch Konjetzny).

Besonderes Interesse verdienen Beobachtungen über durch den Einfluß einer antiluischen Therapie hervorgerufene Änderungen des geläufigen Bildes der Knochenlues. Schon älteren Autoren (Löhe, P. Schneider, L. Pick u. a.) war bekannt, daß die Osteochondritis luetica, wie auch die Epiphysenlösung und die luische Periostitis spontan ausheilen können bzw. die Heilungsvorgänge durch eine entsprechende Therapie beschleunigt werden. Das gilt auch für die neuere Zeit (vgl. Kundratitz u. a.), wobei unter dem Einfluß der Therapie die normale Form und Struktur der Knochen weitgehend wiederhergestellt werden kann (Klein). Dabei pflegen nach Heegewaldt u. Mitarb. die Knochenveränderungen beim Kind um so geringer zu sein, je besser und gründlicher die antiluische Therapie der Mutter war.

Interessante, bis ins Detail gehende Befunde verdanken wir Gerstel. Dieser Autor hatte Gelegenheit, ein faultotes Kind einer luischen, mit Bismogenol und Salvarsan behandelten Mutter zu untersuchen und konnte an den Knochen bemerkenswerte Befunde erheben: An den Röhrenknochen fehlten frische, echte osteochondritische Veränderungen, doch konnten als Heilungsvorgang aufzufassende Veränderungen im diaphysären Markbereich in Form eines jugendlichen Bindegewebes mit Riesenzellen und Organisationsvorgängen um Reste nekrotischer Knorpelmassen und Knochenvorstufen gesehen werden, wobei es zu einer narbigen Ausfüllung der Defekte und zu einer fortschreitenden Neubildung von Knochen und Knorpel gekommen war. Andererseits bestanden zur gleichen Zeit rückläufige nekrotische Prozesse als Ausdruck eines rezidivierenden syphilitischen Knochenprozesses. An anderen Stellen wieder (Periostepiphysenwinkel) fanden sich umfängliche syphilitische Zerstörungsprozesse im Sinne einer rarefizierenden Osteomyelitis. Makroskopisch schon auffällige periostale Knorpelauswüchse an den Epiphysenlinien hatten ihr histologisches Substrat in Knorpelwucherungen mit lebhaften Umbauerscheinungen und werden von GERSTEL als Ausdruck reparativer Maßnahmen gedeutet. Schließlich waren schon bei der Röntgenuntersuchung im Bereiche der Schaftmitte des Femur und der Tibia kleine lochartige Defekte aufgefallen, die sich histologisch als weite Foramina nutricia erwiesen, die ausgefüllt waren von einem perivasculär angeordneten luischen Granulationsgewebe, welches anscheinend den umgebenden Knochen durch Druck zur Atrophie gebracht hatte und an der Außenseite mit einer umschriebenen proliferativen Periostitis vergesellschaftet war.

GERSTEL konnte somit eine Fülle von histologischen Befunden erheben, welche verschiedenen Krankheitsphasen der konnatalen Knochensyphilis entsprechen, teilweise jedoch erst in einem späteren Lebensalter der luischen Kinder aufzutreten pflegen. GERSTEL spricht deshalb davon, daß „die Uhr der Entwicklung von Abwehrmöglichkeiten, welche sonst das Wesentliche für die Heilung der Lues sind, vorgestellt" war und faßt dies als Folge der stattgehabten Therapie auf.

URBANEK hatte Gelegenheit, ein 14 Std altes männliches Neugeborenes zu untersuchen, dessen Mutter im 6. Graviditätsmonat wegen einer luischen Infektion mit einer kombinierten Kur und 2 Mill. E Penicillin behandelt worden war. Die Tibia erwies sich als verdickt, ihre Corticalis zweischichtig. Histologisch fand sich in der Markhöhle eine verbreiterte Spongiosa mit teils Faser-, teils Zellmark und gegen die Oberfläche des Schaftes anschließend ein geflechtartiger kalkreicher, neugebildeter Knochen, während die eigentliche Compacta völlig fehlte. Ebenso fehlten Zeichen einer Osteochondritis luetica. PSENNER, der die röntgenologische Untersuchungen durchführte, konnte innerhalb sämtlicher Röhrenknochen (auch der kleinen im Bereiche der Hände und Füße) sowie am Darmbein einen, einem frühen Entwicklungsstadium entsprechenden, sowohl Corticalis als auch eine präparatorische Verkalkungszone enthaltenden Knochen sehen und faßt diese Veränderung als eine Störung der enchondralen und periostalen Ossifikation auf, die schon intrauterin einsetzend, zu einem Stillstand der Knochenbildung führte, wobei im Anschluß daran ein vollkommen neuer periostaler und endostaler Knochen gebildet wurde, der den ursprünglichen Knochen nach Art einer Totenlade umgab. Auch röntgenologisch fehlten Zeichen einer luischen Knochenveränderung. URBANEK und PSENNER fassen die Veränderungen als eine besondere Reaktion der luisch erkrankten Knochen auf die stattgehabte Therapie auf.

2. Angeborene Spätlues der Knochen

Im Gegensatz zu der konnatalen Frühsyphilis der Knochen, die durch bestimmte, auch zu bestimmten Zeitpunkten auftretende morphologische Veränderungen am Knochensystem gekennzeichnet ist, sind bekanntlich auch Knochenveränderungen spezifischer Art bekannt, die erst im Laufe der Kindheit, bis zur Pubertät, seltener auch noch im späteren Lebensalter in Erscheinung treten und als *angeborene Spätsyphilis der Knochen* bezeichnet werden (vgl. PICK, Lit.). Sie zeigen keine derartigen Regelmäßigkeiten bezüglich zeitlichem Auftreten bzw. Form der Veränderungen im Knochensystem wie die konnatale Frühsyphilis (vgl. PÉHU und POLICARD). Vielmehr ist ihr Erscheinungsbild wesentlich bunter, wobei die Veränderungen weitgehend jenen gleichen, wie sie in der Tertiärperiode der erworbenen Syphilis gesehen werden, wenn auch Ausnahmen von dieser Regel beobachtet wurden (vgl. PICK 1928, 1929, der auch typische Veränderungen der Frühperiode [Osteochrondritis dissecans, multiple ossifizierende diaphysäre Periostitis] bei dieser Form der Spätlues sah). Zu den bekannten Befunden (s. HOCHSINGER, PICK, MAYER u. a.) konnten in neuerer Zeit MAYER und FRASER pathologische Veränderungen des *Ohres* bei der konnatalen Spätsyphilis untersuchen und insbesondere das Felsenbein, die Schuppe des Schläfeknochens und die Gehörknöchelchen betroffen finden, wobei sämtliche Erscheinungsformen der luischen Knochenaffektionen nachweisbar waren. Dechaume fand eine konnatale Lues der Kiefer vom 4. Lebensjahr bis ins Erwachsenenalter, wobei Unter- und Oberkiefer, auch beide zusammen betroffen waren. Anatomisch und klinisch finden sich Hyperostosen, Gummen (besonders im Oberkiefer) und Osteoperiostitis (besonders Unterkiefer).

Bezüglich der Pathogenese der angeborenen Spätlues wird im Schrifttum (vgl. Pick, Lit.) die Frage diskutiert, ob die Veranlassung der Spätsyphilis die erste Äußerung einer bis dahin ruhenden Infektion oder den Rückfall einer Lues der Intrauterin- bzw. Säuglingsperiode darstellt.

3. Erworbene Lues der Knochen

Während früher die Knochensyphilis als relativ häufige Äußerung der Tertiärperiode der Lues galt, ist in neuerer Zeit (vgl. Knorre u. a.) die Frequenz der erworbenen Knochensyphilis stark zurückgegangen und sie gilt heute als Rarität. Nach der Bearbeitung dieses Kapitels in diesem Handbuch durch Frangenheim (1928) sind ausführliche Untersuchungen über die Knochensyphilis von Freund (1933) erschienen und erfuhr der Stoff eine zusammenfassende Darstellung durch Beitzke (1934) im Handbuch für pathologische Anatomie.

Im *Sekundärstadium* der Lues faßbare Knochenveränderungen bestehen in der Regel in unspezifischen entzündlichen Veränderungen (vgl. Beitzke), nur selten sind in diesem Stadium gummöse Prozesse gesehen worden, wie neuerdings von Dupperat u. Mitarb. (Ostitis gummosa des Schädeldaches bei bestehenden Roseolen).

Die erworbene Knochensyphilis ist bekanntlich eine Erkrankung der *Tertiärperiode*, die manchmal auch relativ früh nach der Infektion auftreten kann (vgl. Beitzke, Zahlenangaben). Unterschiede im anatomischen und klinischen Bild werden auf die unterschiedliche Virulenz der Erreger, die Lokalisation der Knochenveränderungen, auf die Bösartigkeit der Infektion, ungenügende Behandlung und, auch in neuerer Zeit, auf traumatische Einflüsse zurückgeführt.

Erfahrungsgemäß kann jeder Knochen von der Syphilis befallen werden, die oft eine große Ausbreitung im Skeletsystem zeigen kann, doch sind in erster Linie die oberflächlich gelegenen Knochen Sitz von luischen Veränderungen (vgl. Beitzke). Für diese Lokalisation werden auch in neuerer Zeit vor allem chronische traumatische Einflüsse (Beitzke, Stolper, Lit., Tobiášek, Creckin und Bezprozvannaja, Lanyar u. a.) ins Treffen geführt, auch thermische und infektiöse Faktoren (Beitzke) angenommen. Neben den bekannten Lokalisationen der Knochenlues, wie Schädeldach, Nasengaumenskelet, Tibia, Sternum, Clavicula, selten Phalangen der Finger und Zehen (vgl. Beitzke, Zahlenangaben), wird im neueren Schrifttum auch über sehr seltene Lokalisationen berichtet, wie Rippen (Cone), Processus mastoideus (Droesbeque), Kieferknochen (Dechaume) und Wirbelsäule (Horn, Broglio).

Bezüglich der anatomischen Veränderungen der Knochensyphilis im allgemeinen ist dem bereits Bekannten nichts wesentlich Neues hinzuzufügen. Krabbe und Schwalbe-Hansen sahen nekrotisierende Spondylitiden im Bereiche der unteren Brust- und Lendenwirbelsäule bei Tabikern und führen diese auf ein Übergreifen des tabischen Prozesses (Meningitis syphilitica spinalis mit Übergreifen auf die hinteren Wurzeln und Spinalganglien) auf die Rückenmarksgefäße, auf eine obliterierende Endarteriitis von Spinalarterien mit nachfolgender Nekrose der Wirbelkörper zurück.

Folgen der oft schweren syphilitischen Knochenveränderungen können bekanntlich *Frakturen*, besonders der langen Röhrenknochen, sein, auch bei nur geringer Gewalteinwirkung (vgl. BEITZKE, Lit., ADAMESTEANU), die auf gummöse Zerstörungen des Knochens oder auf eine bei Syphilitikern häufige Osteoporose zurückgehen. SOMOGYI und GAAL weisen in neuerer Zeit auch auf trophische Knochenstörungen, vor allem bei Tabikern hin. Experimentelle Untersuchungen von ADAMESTEANU bestätigten die bekannte Verzögerung der Ausheilung der Frakturen bei Luetikern (vgl. auch STOLPER, Lit.), doch findet unter spezifischer Behandlung eine recht gute Frakturheilung, oft unter Ausbildung eines mächtigen Frakturcallus, statt. Pseud- und Nearthrosenbildungen sind nach BEITZKE selten.

Durch einen schubweisen Verlauf der Knochensyphilis kann es auch zu schweren *Deformierungen* der Knochen kommen („deformierende syphilitische Panostitis", BEITZKE), zu Verbiegungen der Tibia (Säbelscheidentibia, Türkensäbeltibia, vgl. PICK, Lit., neuerdings FUHS), wobei auch umfängliche Umbauvorgänge am Knochen eintreten, die manchesmal auch zur Ausbildung von Mosaikstrukturen und so zu einem der Osteodystrophia deformans Paget ähnlichen Bild führen können (vgl. REMÉ, BEITZKE).

VI. Pathologische Anatomie der Syphilis der Gelenke, Schleimbeutel und Sehnenscheiden, juxtaarticuläre Knoten

1. Gelenke

Der Hinweis VICTOR HOFFMANNs in der ersten Auflage dieses Handbuches, unsere Kenntnisse über die Gelenksyphilis könnten noch keineswegs als ein abgeschlossenes Ganzes gelten, trifft auch heute noch zu, auch hinsichtlich der morphologischen Befunde.

Was zunächst die Lues *connatalis* anlangt, so kann bei bestehender Osteochondritis dissecans luetica Wegner Durchbruch ins Gelenk erfolgen, was nach GG. B. GRUBER nicht selten sei. Die schon seit v. HIPPEL (1903) u. a. bekannte Mitbeteiligung der Gelenke im *späteren* Verlauf der konnatalen Lues hat Loos 1940 auch unter Berücksichtigung des älteren Schrifttums eingehend untersucht. Gelenkveränderungen sah er bei dieser angeborenen Spätsyphilis in 11,3% seiner Fälle, wobei das Kniegelenk bei weitem am häufigsten, teils ein-, teils doppelseitig befallen war. Es folgen Finger-, Zehen-, Ellenbogen-, Hand-Fuß-Sprunggelenke. Als die gewöhnlichste Form fand er einen Hydrops articuli mit Epiphysitis, es folgte eine einfache seröse Synovitis und als Ausnahme ein „Pseudotumor albus syphiliticus". SUNDT (1948) gibt in seiner ausführlichen monographischen Darstellung der Gelenklues an, er habe bei Lues connatalis tarda (es handelte sich dabei in $^3/_4$ seiner Gelenkfälle um konnatale Lues!) die Gelenkerkrankungen zwischen dem 5. und 10. Lebensjahr auftreten gesehen, was gegenüber Angaben des älteren Schrifttums (z. B. FOURNIER) ein *früheres* In-Erscheinung-Treten sei. Auch BUCHMANN und LIEBERMAN fanden bei älteren Kindern ihres Untersuchungsgutes 9mal eine Synovitis. Über die *Häufigkeit* der syphilitischen Genese eines Gelenkergusses überhaupt gibt eine Untersuchungsreihe KLINGs Auskunft, der unter 112 Fällen von Gelenkhydrops 9 Fälle von Gelenksyphilis, und zwar stets des Kniegelenkes fand, wobei 5mal Lues connatalis vorlag. Bei der *erworbenen Syphilis* ist das Betroffensein der Gelenke ein seltenes Vorkommnis. Die von klinischer Seite als *syphilitische Arthralgien* bezeichneten Gelenkaffektionen (PUHLMANN, BLUMENTHAL, Lit.) sind auch bis heute noch nicht Gegenstand anatomischer Untersuchungen gewesen. Die Bedeutung des *Traumas* bei spezifischen Osteoarthritiden wird in jüngster Zeit wieder von VAN DER MEIREN herausgestellt.

Was die *Häufigkeit des Ergriffenseins* der einzelnen Gelenke bei Lues acquisita anlangt, so kann gesagt werden, daß auch hier das Kniegelenk an der Spitze steht, dann folgt nach Friedmann das Ellenbogen- und Hüftgelenk, welch letzterem er eine eingehende Darstellung (Klinik, Röntgenbefunde usw.) widmet. Nach der schon alten Angabe Schlesingers ist das Sternoclaviculargelenk relativ oft von ihm bei erworbener Syphilis erkrankt gefunden worden, aber auch andere Gelenke, so Handgelenke, Finger- und Zehengelenke, auch das Kiefergelenk (Ito) können betroffen sein, wobei Multiplizität des Befalls den Eindruck einer Polyarthritis rheumatica während des Lebens erwecken kann. Intra vitam kommt auch heute noch differentialdiagnostisch für die Klinik dem oft raschen Erfolg spezifisch-antiluischer Therapie große Bedeutung zu (V. Hoffmann u. v. a.), da die Wa.R. häufig negativ sein kann (vgl. Zanoli); im Gelenkpunktat kann die Wa.R. positiv sein, auch wenn sie im Blute negativ ist (Ito). Der *Nachweis von Spirochäten* im Gelenkpunktat (auch mit positivem Inoculationsbefund auf den Kaninchenhoden) gelang anscheinend erstmalig Geršković und Brenner 1932 und stellt einen bedeutenden Fortschritt dar.

Der bisher geübten Trennung der Gelenksyphilis bei Lues acquisita in eine primär synoviale und eine primär ossale Form wurde durch Beitzke vom anatomischen Standpunkt aus die Scheidung in eine *nichtgummöse* und eine *gummöse Arthritis syphilitica* gegenübergestellt. Hingegen wird *hinsichtlich des Ausgangspunktes* sowohl von Beitzke wie auch von Gg. B. Gruber an obiger Trennung festgehalten, wie dies ja auch für andere Infektarthritiden gebräuchlich ist.

Unter den *nichtgummösen Formen der Gelenksyphilis* bei Lues acquisita ist zunächst der oft simultan mit dem Ausbruch des Exanthems auftretende *Hydrops* zu nennen. Dabei ist der trübseröse, mit Fibrinflöckchen untermischte Erguß zumeist in den großen (Hüft-, Knie-) Gelenken anzutreffen. Da mehrere Gelenke ergriffen sein können, überdies Schmerzen und Fieber bestehen, wird auch in neuerer Zeit auf die Ähnlichkeit mit der akuten rheumatischen Polyarthritis hingewiesen (Ito, Hoffmann, Beitzke u. a.). Histologische Befunde über das Verhalten der Membrana synovialis fanden wir auch im neueren Schrifttum nicht. Auch eine Bestätigung der früheren Angaben, daß dieser akute Hydrops in einen chronischen übergehen kann, fehlt insofern, als neuerdings V. Hoffmann zeigen konnte, daß in derartigen Fällen von Gelenkhydrops der Tertiärperiode bereits gummöse Bildungen gesehen werden (vgl. später), also keine „nichtgummöse" Form vorliegt. E. Freund beschrieb 1933 in einem seiner Fälle (Fall I, S. 593) die Kapsel des Hüftgelenks als mächtig verdickt, aus derbem wie sehnigem Bindegewebe bestehend. Die Synovialis war vielfach nichts anderes als eine diesem schwieligen Bindegewebe aufsitzende Endothelschichte, an anderen Stellen fand sich ein gefäßreiches, von Lymphocyten und Plasmazellen durchsetztes Synovialgewebe, das, oftmals von mehrschichtigem Endothel überkleidet, ebenfalls von Rundzellen durchsetzt war. Auch *zottenförmige Verdickungen* der Synovialis werden von Freund vermerkt, ebenso die Ausbildung eines *Pannus*, der den Gelenkknorpel abbaut.

Weitere anatomische Befunde über derartige nichtgummöse Gelenkveränderungen bei Tertiärsyphilis konnten wir auch im neueren Schrifttum nicht finden. Unseres Erachtens ist auch die feingewebliche Spezifität der zu sehenden Veränderungen keineswegs völlig gesichert. Insbesondere erscheint uns auch hier das Vorhandensein obliterierender Gefäßprozesse, insbesondere auch einer obliterierenden Phlebitis, wichtig, was noch eingehender Untersuchung bedarf.

Die Kenntnis der *gummösen* syphilitischen Arthritis fand, was zunächst die *primär synovialen* Formen anlangt, eine Bereicherung in ihrem anatomischen Bild durch die genaue Untersuchung eines einschlägigen Falles durch V. Hoff-

MANN. Bei einer unter dem Bilde eines rechtsseitigen Kniegelenkhydrops erkrankten 41jährigen Frau mit positiver Wassermann- und Meinicke-Reaktion sowohl im Blut wie im Gelenkpunktat, das trüb-serös erschien, fand er *makroskopisch* ein probeexcidiertes Stück der Synovialmembran erheblich verdickt, „granulierend" und von rötlicher Färbung. Die *mikroskopische* Untersuchung ergab in den äußeren Teilen der Gelenkkapsel nicht sehr ausgedehnte Infiltrate aus Lymphocyten und Plasmazellen, teils regellos verteilt, teils in deutlicher Anlehnung an kleine und mittlere Gefäße. Daneben fand HOFFMANN aber auch rundliche bis ovale Herde mit hellerem Zentrum, das aus Ansammlungen epitheloider Zellen bestand, während am Rande wieder Lymphocyten und Plasmazellen sowie auch vereinzelte eosinophile Leukocyten lagen. Zwischen den Epitheloiden lagen Riesenzellen vom Langhans-Typ. Weiter gegen die Gelenkhöhle zu wurde das Gewebe gefäßreicher, dichter zellig durchsetzt, so daß die ursprüngliche Gewebsstruktur schwerer zu erkennen war. Hier begegnete man kleinen *Nekroseherden* und auch größeren, zackigen Nekrosebezirken, in denen sich Gefäße und breitere Bindegewebssepten eben noch erkennen ließen: also dem für das Gumma kennzeichnenden Bilde. Die größeren Gefäße außerhalb der Nekrosebezirke, und zwar Arterien wie Venen, zeigten stark verdickte Wand und perivasculäre Infiltrate. Auch LENTI (1934, Lit.) konnte neuerdings auf Grund von Biopsien aus der Gelenkkapsel das Vorliegen von oft sehr zahlreichen kleinsten Gummen in der für das freie Auge verdickten und geröteten Membrana synovialis bei dieser gummösen Synovitis bestätigen. Dieses geschilderte feingewebliche Bild dürfte angesichts der so kennzeichnenden Gummenbildung die Diagnose „gummöse Synovitis" weitestgehend sichern, besonders dann, wenn eine positive Luesreaktion erhoben werden kann.

Was das *Verhalten des Knorpels* bei diesen primär synovialen Formen anlangt, so weist BEITZKE auf die Angabe BORCHARDs hin, der noch nach 4jährigem Bestehen des Gelenkleidens unversehrten Knorpel gefunden hat. Demgegenüber sei die Angabe E. FREUNDs hervorgehoben, welcher das Vorliegen von schweren Knorpelschäden, wie Auffaserung, Zusammenpressung und schleimige Entartung des Knorpels in seinen allerdings seit langem erkrankten Fällen beschreibt. Ebenso wissen wir durch die Untersuchungen dieses Autors, daß es zur Bildung neuen Knorpels, enchondraler Verknöcherung und Buckelbildung in demselben kommen kann. Schließlich hebt FREUND in seiner ausgezeichneten Arbeit — im Gegensatz allerdings zu anderen Autoren — die *Pannusbildung* hervor, welche die bei Ausheilung des Gelenkprozesses häufig zu beobachtende *fibröse Ankylose* verständlich macht. Eine knorpelige Ankylose hingegen sah er nur einmal. Falsche Ankylose durch narbige Schrumpfung der schwielig verdickten Kapsel und Verödung der Recessus bei intaktem Knorpel erwähnt neuerdings BEITZKE.

Bei der *primär ossären Form* der gummösen Gelenksyphilis kommt es, wie schon im älteren Schrifttum vermerkt und durch neuere Untersuchung eingehend klargestellt wurde, zumeist an der Übergangsstelle des Gelenkknorpels in die hier besonders dünne Compacta — wie dies z. B. auch von den eitrigen Gelenkerkrankungen her bekannt ist — zum Einbruch eines epiphysären Knochengummas in den Gelenkraum. E. FREUND fand derartige Einbruchstellen in 7 von 13 untersuchten Fällen. ZANOLI unter 17 Fällen 13mal. Durch den Knorpel hindurch erfolgt der Einbruch nach BEITZKE viel seltener. Instruktive Abbildungen hierfür bringt E. FREUND (5, 6, 14). Unseres Erachtens sind Abheilungsstadien derartiger, durch den Knorpel erfolgter Perforationen jene eigentümlichen „narbenartigen Ausgrabungen", wie sie schon von VIRCHOW inmitten sonst makroskopisch unversehrten Knorpels beschrieben und als kennzeichnend für die Lues angesehen wurden. Auch subchondrale Brüche und die „bruchsackartigen

Ausstülpungen" (s. später) dürften zu ihrer Bildung Anlaß geben. E. Freund macht auch auf die Bildung eines *Pannus* aufmerksam, in dem sich neuer Knorpel bilden kann, sowie auf das Vorkommen von subchondralen Knochenbrücken, als deren Ursache er die Schwächung des Knochengewebes teils durch die spezifische Entzündung, teils aber auch infolge des verminderten Gebrauch des Gelenkes ansieht. Schließlich dürfen wir als weiteres Ergebnis seiner Untersuchungen die Aufdeckung von *bruchsackartigen Ausstülpungen* buchen, welche nicht selten schon makroskopisch als siebartige Durchlöcherung der Gelenkfläche zu erkennen sind und auf gesteigerten Druck im Gelenkinnenraum zurückgeführt werden. Daß aus allen diesen Veränderungen grobe Zerstörungen der Gelenkkonstituenten resultieren können, ist verständlich. Über einen allerdings nur klinisch und röntgenologisch beobachteten einschlägigen Fall berichtete Schalch („Arthritis mutilans luetica"), wobei er mit Recht bemerkt, daß derartig verstümmelnde Arthritiden auch durch sehr viele andere Prozesse bedingt sein können, worin ihm durchaus beigepflichtet sei. So werden diese weit vorgeschrittenen Veränderungen oftmals große Schwierigkeiten hinsichtlich ihrer ätiologischen Aufklärung bieten.

Bezüglich der *tabischen Arthropathien* sei darauf verwiesen, daß Faure, Beaulieu und Brun auf eine bei Lokalisation im Hüftgelenk von ihnen beobachtete Leistenylmphknotenschwellung aufmerksam machen. Besondere Auffälligkeiten dieser Lymphknoten fanden sich in Form von Gefäßveränderungen und anderen Veränderungen, wobei sogar der Spirochätennachweis gelang. Weiteres s. bei Lymphknoten. Hauptsächlich klinische, aber auch die Pathogenese der tabischen Arthropathien berücksichtigende Mitteilungen vgl. auch Dueno.

2. Schleimbeutel und Sehnenscheiden

Syphilitische Erkrankung der *Schleimbeutel* und *Sehnenscheiden* gehört nach wie vor zu großen Seltenheiten. Über diese Affektionen bei *konnataler* Syphilis ist im neueren Schrifttum nichts enthalten, ebensowenig über morphologische Befunde, die sich auf gelegentlich während der Sekundärperiode sich einstellende seröse Ergüsse in Schleimbeutel beziehen würden. Bei tertiärer Lues ist die Verneuilsche Bursopathie oder syphilitische Bursitis mehrfach geschildert worden, wobei es sich jedoch meist um klinische Berichte handelt. Es bestätigte sich dabei der Umstand, daß in erster Linie das *höhere Lebensalter* (41—68 Jahre), das *weibliche* Geschlecht, und dies vor allem bei der *häufigsten Lokalisation*, der „Bursitis praepatellaris", bevorzugt ist, während bei der ihr in der Frequenz am nächsten kommenden Bursitis syphilitica olecrani Männern häufiger begegnet wird. Traumen werden für diese Lokalisation verantwortlich gemacht (Prosser-Thomas und Rock, Lit., Epstein und Friedlander). Swartz und Tolman sahen dabei *auch mehrere Bursae* betroffen, die nacheinander erkrankten.

Die betreffende Bursa erscheint dabei nach Epstein und Friedlander deutlich fluktuierend, der Inhalt kann eine gelbliche, viscide koagulable Flüssigkeit sein (Garner and Schock) oder wird von Schrager als gelbliche, wie kartoffelpüreeartige Masse beschrieben. Letztere erfüllte im Falle Schragers sowohl die in ihrer Wand verdickte Bursa olecrani wie auch die Sehnenscheiden des Bicepsmuskels, welche in einen wurstförmigen Sack umgewandelt war.

Die seinerzeit von Schuchardt gegebene Beschreibung einer einfachen und einer gummösen Form konnte durch Schrager dahingehend ergänzt werden, daß sich in der weißlich verdickten Schleimbeutel- wie auch Sehnenscheidenwand massenhaft Lymphocyten (oft perivasculär angeordnet) und Plasmazellen fanden, die in den äußeren an Fettgewebe angrenzenden Schichten besonders dicht lagen. Es folgte eine Granulationsgewebsschichte, mit zahlreichen vielkernigen Riesen-

zellen vom Langhans-Typ, an die sich eine Koagulationsnekrose, wie in einem
Gumma, anschloß. SCHRAGER gelang es in diesem Bereich sogar Spirochäten
vom Pallida-Typus nachzuweisen, so daß damit der Beweis auch aus dem mikroskopischen Bilde erbracht erscheint, daß hier tatsächlich spezifische, luische Veränderungen vorlagen.

3. Sogenannte juxtaartikuläre Knoten bei Lues

Bezüglich jener erstmalig von LUTZ 1891 in Brasilien bei Frambösie beschriebenen, von JEANSELME dann um die Jahrhundertwende genauer untersuchten
„nodositées juxtaarticulaires" oder „juxtaartikulären Knoten", deren syphilitische Natur in außerhalb der Tropen beobachteten Fällen wohl erstmalig SELLEI
betonte, sind seit der eingehenden Darstellung dieser Knoten durch V. HOFFMANN
in Band VII/1 dieses Handbuches (1931) zahlreiche Veröffentlichungen erschienen.
HOFFMANN faßte unser damaliges Wissen über die Ursache dieser Bildungen
dahingehend zusammen, daß „außerhalb der Tropen und Subtropen nur Syphilisspirochäten, die wahrscheinlich wenig virulent sind, ätiologisch in Frage kommen"
(S. 462).

Diesbezüglich und auch hinsichtlich des feingeweblichen Bildes sind einige
Ergänzungen erforderlich. So sprach DE QUERVAIN (zit. nach BOLLAG) seinerzeit
von „fibrotropen" Spirochäten, eine Ansicht, die aber in der Folgezeit nicht näher
belegt werden konnte. Es wird auf die Frage der Ätiologie später noch zurückzukommen sein.

Auch die seinerzeit von JEANSELME, neuerdings von DIJKSTRA angeführte, als
pathognomonisch für diese Knoten bezeichnete „Dreischichtung", nämlich in
eine lockere Außenschichte vom Charakter eines Granulationsgewebes und einen
inneren, durch hyaline Umwandlung oder Nekrose gekennzeichneten Bezirk,
zwischen welchen beiden eine sog. Übergangsschichte liege, ist keineswegs immer
zu sehen (vgl. z. B. FROEHLICH, PEYROT und DE BOISSEZON u. a.). HOFFMANN
schildert zusammenfassend den Feinbau dieser Knoten als gekennzeichnet durch
ein fibröses Bindegewebe, welches außen locker, im Zentrum der Knoten sehr fest
und homogenisiert, oft hyalin verändert und kernarm sei. Es könnte dieser
zentrale Bezirk sogar wie Knorpel aussehen. Die Mehrzahl der Autoren neuerer
Zeit vermerken in dieser innersten Schichte jedoch eine Nekrose. Die Gefäße
seien so gut wie regelmäßig verändert, und zwar durch eine Gefäßinnenhaut-
wucherung gelegentlich sogar verschlossen. Von zelligen Elementen finden sich
Lymphocyten, Plasmazellen, Epitheloide und gelegentlich auch Riesenzellen
(bezüglich letzterer vgl. auch PEYROT und DE BOISSEZON). Es sei jedoch gleich
hervorgehoben, daß neuere Untersucher, wie KUMER und LANG, auf das Fehlen
von Gefäßveränderungen besonders hinweisen. Der von WELTI seinerzeit besonders betonte Reichtum an Gitterfasern ist, wie aus den Untersuchungen der
beiden letztgenannten Autoren weiters hervorgeht, als eine nur temporäre Erscheinung zu werten, denn in verschwielten Knoten ist eine Gitterfaservermehrung
nicht zu sehen. Eisenhaltiges Pigment erwähnt FROEHLICH, während das von
HOFFMANN angeführte Vorkommen von Amyloid, Cholesterin, von Kalk, ja in
neuer Zeit sogar von Uraten keine Bestätigung erfahren hat. Auch bei ausgedehnter zentraler Nekrose vermißte TOMIKAWA Kalkablagerungen.

Der erstmalig von ARAVIJSKI und BULWACHTER (vgl. HOFFMANN) erbrachte
Nachweis von Spirochäten im Schnitt gelang neuerdings auch TACHEUCHI und
NISHIYAMA mittels der Levaditi-Methode in einem nichtnekrotischen Knoten einer
27jährigen Frau. Derartige Knoten sind damit wohl als in ihrer syphilitischen
Ätiologie weitgehend gesichert anzusehen, ebenso bei positivem Ausfall des Tier-
versuches, wie dies — trotz eines, wie die Autoren schreiben, unspezifischen

histologischen Bildes — neuerdings K'Uei Chu'an Hun und Frazier gelungen ist. Frühes Auftreten von derartigen Knoten im Verlauf der Lues wurde von diesen Autoren gleichfalls beobachtet (3 Monate post infectionem!).

Was die *Lokalisation* dieser Knoten anlangt, so wird diesbezüglich auch neuerdings auf die Bedeutung eines Traumas hingewiesen (Wolf: Beugeseiten der Fingergelenke bei ständigem Druck dieser Stellen durch das Lenkrad des Autos; Froehlich: linker Arm und linker Daumen eines Linkshänders; Puente: über Knochenvorsprüngen). Überdies muß gesagt werden, daß diese Knoten auch in neuerer Zeit keineswegs nur juxtaartikulär gefunden worden sind, sondern z. B. auch an der Vorderfläche der beiden Unterschenkel (Madden), wobei dieser Autor histologisch nur uncharakteristische Veränderungen vermerkt. Dijkstra sah sie an der Stirn und betont, man sehe diese Knoten überall dort, wo Haut unmittelbar den Knochen überziehe.

Multiplizität dieser Knoten (25!) beobachteten Tacheuchi und Nishiyama.

Die *Häufigkeit* dieser Knoten bei Luikern scheint in neuerer Zeit zugenommen zu haben, wenigstens was z. B. Finnland anlangt (Putkonen, Teir und Pyörälä), Beobachtungen aus Holland publizierte van Rijssel, aus Österreich Planner.

Hinsichtlich dieser „Häufigkeit" ist jedoch darauf hinzuweisen, daß „juxtaartikuläre Knoten", die außerhalb der Tropen beobachtet werden, entgegen der von V. Hoffmann seinerzeit vertretenen Meinung doch auch noch eine *andere* Ätiologie aufweisen können, wie dies vor Jahren schon von Sellei ausgesprochen wurde. Es sind dabei nicht nur die schon makroskopisch bereits eine gewisse Ähnlichkeit aufweisenden Xanthome (vgl. Hopkins u. a.) oder die sog. Myelome der Sehnenscheiden gemeint, sondern vor allem auch was das feingewebliche Bild anlangt, die Knoten des *Rheumatismus nodosus* anzuführen. An diese Möglichkeit haben schon früher vor allem Sellei, ferner Gougerot, Burnier und Eliascheff gedacht, neuerdings wurde dies wieder von Nobl, Hopkins, Dijkstra, Tomikawa, Kumer und Lang u. a. erörtert. Pisacane betont in diesem Zusammenhang, daß seines Erachtens Syphilis nicht die alleinige Ursache dieser Knotenbildungen sei, es müssen rheumatische, arthritische, mechanische, traumatische Einflüsse hinzukommen. In Bollags Beobachtung litt der Kranke seit 5 Jahren an Rheumatismus, eine rheumatische Anamnese lag auch im Falle von Pinard, Coste, Fauvet und Hertz vor, bei deren 24jährigen Patientin ein derartiger, am linken Ellenbogen gelegener Knoten aufbrach und dann das typische Bild eines gummösen Ulcus bot. Die Wa.R. war stark positiv.

In Zusammenhang mit diesen klinischen und anamnestischen Angaben bei derartigen Patienten ist nun die Veröffentlichung von Kumer und Lang vom anatomischen Standpunkte aus besonders wichtig. Die beiden Autoren kommen auf Grund vergleichender Untersuchungen zu dem Schluß, daß zwischen juxtaartikulären Knoten bei Luetikern und bei nicht an Syphilis Erkrankten, und zwar hier besonders bei Rheumatikern (vor allem Fälle von Rheumatismus nodosus) hinsichtlich des feingeweblichen Bildes *kein Unterschied* bestehe (vgl. auch Hopkins). Beide gleichen mit ihrer Verquellung des Bindegewebes, den granulomatösen Gewebswucherungen und der Vernarbung vollständig einander und zeigen das Bild des schon seit langem bekannten Rheumatismus nodosus. Vor allem weisen Kumer und Lang auf das Fehlen der für Lues so kennzeichnenden phlebitischen Veränderungen hin. Auch Kalz betont bei seiner sonst keinerlei klinische Zeichen einer Lues bietenden 54jährigen Frau mit allerdings positiver Wassermann- und Kahn-Reaktion, das Fehlen von Intimaveränderungen.

Fassen wir diese neuen Ergebnisse kurz zusammen, so muß gesagt werden, daß die Diagnose der luischen Natur derartiger Bildungen klinisch vielfach und mit Recht „ex juvantibus" erfolgt (vgl. BECKER und OBERMAYER, SILVA, DIJK-STRA, TOMIKAWA) und daß eine Differentialdiagnose zwischen syphilitischen juxtaartikulären Knoten und denen des Rheumatismus *histologisch allein nicht* gestellt werden kann. Gelingt allerdings der bisher nur ganz selten geglückte Nachweis von Spirochäten im Gewebe (TACHEUCHI und NISHIYAMA), wird man derartige Knoten wohl mit Recht als luisch bedingt ansehen dürfen. Ansonsten aber wird man unseres Erachtens in außerhalb der Tropen zur Beobachtung gelangenden Fällen von juxtaartikulären Knoten bei der Diagnosestellung größte Vorsicht walten lassen müssen und zuerst andere Möglichkeiten, vor allem den Rheumatismus nodosus auszuschalten haben.

VII. Pathologische Anatomie der Syphilis der Skeletmuskulatur

Die syphilitischen Veränderungen der Skeletmuskulatur waren schon in früherer Zeit nicht häufig — wenn auch erheblich häufiger als z. B. die Tuber-kulose der Muskeln —, heutigentags gehören sie, wie dies W. HOFMANN schon in der ersten Auflage dieses Handbuches mit Recht betont, zu den ausgesprochenen Seltenheiten. Insbesondere kommen sie dem Pathologen am Sektionstisch kaum mehr zu Gesicht. Die schon seit alters her gebräuchliche Trennung der syphili-tischen Muskelläsionen in eine *„syphilitische Myositis"* und in *Gummen* der Muskulatur ist die auch heute noch übliche (WATANABE, ASAKURA und YANO). KAUFMANN nennt noch als 3. Typus eine interstitielle Myositis kombiniert mit Gummenbildung, und spricht bei ersterer auch von Myositis fibrosa syphilitica wegen der starken, schwieligen Verdickung des Muskelbindegewebes, die mit Atrophie des Muskelparenchyms verbunden ist.

Was das *Muskelgumma* anlangt, so ist der Lieblingssitz desselben erfahrungs-gemäß die Halsmuskulatur, und zwar der Sternocleidomastoideus (nach LORENZ unter 69 Fällen 26mal, vgl. aus neuerer Zeit TAVERNIER). SAUER meint, daß dabei mechanische Momente (Stehkragendruck) eine Rolle spiele, ebenso wie er von ihm beobachtete symmetrische Lokalisation im Gastrocnemius auf den Strumpf-banddruck zurückführt. v. MEYENBURG führt dann als relativ häufigsten Sitz die Oberschenkelmuskeln an (vgl. PINSAN, ferner SANTY und NOEL: nußgroßer Knoten im Musculus vastus externus), weiters Biceps, Triceps, Masseter, Pecto-ralis, seltener Waden- und Bauchmuskeln, vereinzelt Schulter- und Rücken-muskulatur an. Letztere Lokalisation beobachtete in neuerer Zeit CERQUA: latissimus dorsi. Am Unterarm begegnete einem Muskelgumma OESTERGREN, am Oberarm (Triceps) PETRIDIS, in der Glutäalmuskulatur CHASTENET DE GÉRY, im Musculus orbicularis VENCO, wobei die sorgfältige histologische Untersuchung auch im benachbarten Fettgewebe „miliare Gummen" aufdeckte. Im allgemeinen ist Gummenbildung im Masseter ungewöhnlich (z. B. TASHIRO: 39jähriger Mann). MARGAROT, RIMBAUD und RAVOIRE sahen in 3 einschlägigen Fällen Trismus und vermerken, daß sowohl ihre 3 Fälle, wie auch 2 weitere im älteren Schrifttum niedergelegte Frauen betrafen. Im Hinblick auf die eben erwähnte Beobachtung TASHIROs wird man aus diesen ohnedies zahlenmäßig viel zu wenigen Fällen keines-wegs eine Geschlechtsdisposition ableiten dürfen. Zwei klinische Beobachtungen (11 Jahre und 17 Jahre alte männliche Patienten) NAVARROs beziehen sich auf eine schmerzhafte Erkrankung der Sakrolumbalmuskulatur, des Psoas und der Bauchmuskulatur, deren syphilitischer Charakter aus dem Erfolg der anti-luischen Behandlung gefolgert wird.

Über die *syphilitische Myositis* ist zu sagen, daß ihre Lokalisationsfrequenz auch nach neueren Beobachtungen insofern etwas von der der Gummen abweicht, als nach Neumann der Musculus sphincter ani externus häufigster Sitz derselben sein soll. Nächst dem führt von Meyenburg Masseter und Biceps, „in einigem Abstande" Pectoralis, Deltoides, Sternocleidomastoideus und Wadenmuskeln (vgl. Steigleder: linker Unterschenkel) an, auch können mehrere Muskeln zugleich getroffen sein. Auch bei dieser Form der Muskelsyphilis wird die Diagnose oft erst ex juvantibus gesichert (vgl. Balina und Pierini).

Hinsichtlich des *histologischen Bildes* des Muskelgummas gilt das allgemein Bekannte; die syphilitische Myositis zeigt in der Zusammensetzung des entzündlichen Infiltrates das reichliche Vorhandensein von Plasmazellen und Lymphocyten bei lebhafter Bindegewebswucherung und als ein auch unserer Erfahrung nach wichtiges diagnostisches Hilfsmittel das Vorhandensein endangitischer Prozesse, wie dies auch in neuerer Zeit (1951) Steigleder betont. An den Muskelzellen findet man dabei nicht selten Kernwucherung in Form der „Kernstäbe" oder „Kernbänder", auch, worauf Busse schon vor Jahren aufmerksam machte, oft zahlreiche Riesenzellen, die er von Muskelzellen ableitete.

Eine gewisse Sonderstellung nehmen jene Muskelveränderungen bei Luetikern ein, die von dem bisher Bekannten besonders durch Favre (1932), Favre, Michel und Bonnand als „Syphilis musculaire sous-ulceröse" abgetrennt und geschildert wurden und dort auftreten, wo tertiäre Syphilide der Haut bestehen oder bestanden. Dabei wird ein direktes Übergreifen des syphilitischen Entzündungsprozesses von der Haut auf die Muskulatur oder auch umgekehrt zwar nicht abgelehnt, für jene Fälle aber ein an beiden Stellen lokalisierter syphilitischer Gefäßprozeß als maßgeblich betrachtet. Gottron fand histologisch eine Kombination von interstieller und gummöser — und zwar „mikrogummöser" — Entzündung, wobei Plasmazellen überwogen. Da die Entzündung auch in der darüberliegenden Haut vorhanden war, spricht Gottron auch von einer luischen „Dermatomyositis". Gottron stellt diese Form den luischen juxtaartikulären Knoten und auch gleichzeitigem tuberösen Syphilid in Parallele. Schon Favre berichtete dabei über Muskelatrophie, z. B. der Nackenmuskulatur, Favre, Noel und Michel beschreiben Muskelkontrakturen in frühen, Schrumpfen in späteren Stadien, wobei diese Erscheinungsformen im Gegensatz zum Gumma in Frühstadien der Lues eingeordnet werden. Über syphilitischen Muskelschwund bei einem 51jährigen Mann vgl. auch Colin Edwards.

Koinzidenz von Tuberkulose und Gumma im Musculus triceps brachii dextri, wobei sich die Veränderung in Form einer hühnereigroßen Geschwulst klinisch manifestierte, beschrieb Petridis (die Originalarbeit war uns nicht zugänglich). Oestergren berichtet über mehrere Gummen am rechten Unterarm, die bei der ersten Probeexcision als Tuberkulome diagnostiziert worden waren. Eine spätere Excision zeigte dann das Bild des Gummas und eine antiluische Kur brachte sämtliche Knoten rasch zum Verschwinden.

Daß ein Muskelgumma klinisch zunächst den Verdacht auf das Vorliegen eines Sarkoms der Weichteile erweckt, ist eine alte Erfahrung und wird durch Mitteilung aus neuerer Zeit immer wieder bestätigt (Pinsan, Santy und Noel, Petridis).

Über das Vorkommen luischer Muskelveränderungen bei *konnataler Lues* liegen in neuerer Zeit keine Angaben im Schrifttum vor.

Literatur

I. Herz und Gefäße. — 1. Herz. a) Myokard

Battaglia, M.: Miocardite sifilitica. Rif. med. **1930** II, 2044. — Braunstein, A. L., J. B. Bass and St. Thomas: Gummatous myocarditis and aneurysm of the left ventricle. Amer. Heart J. **19**, 613 (1940). — Burke, G. T., and H. Stott: A case of syphilis (gummata) of the heart. Brit. med. J. **1932**, No 3747, 789.

COELHO, E., u. A. D'OLIVEIRA: Syphilis de la cloison intraventriculaire et tachycardie ventriculaire. Arch. Mal. Coeur 32, 17 (1939). — COSSIO, P., D. VIVOLI and H. CAUL: Syphilis of the interventricular septum and ventricular tachycardia. Amer. J. med. Sci. 194, 369 (1937). — CRACIUM, C. E., et G. VREJOIU: Sur la syphilis cardiaque. Bull. Soc. méd. Hôp. Bucarest 22, 124 (1940).

FROBOESE, C.: Kongenitale Herz- und Darmsyphilis einschließlich Mesenteriallymphknoten. Virchows Arch. path. Anat. 314, 328 (1947).

HAAM, E. v., and M. A. OGDEN: Syphilis of the heart and pericardium. Arch. Path. (Chicago) 26, 525 (1938). — HERXHEIMER, G.: Syphilitische Veränderungen des Herzens und der Arterien. In JADASSOHNS Handbuch der Haut- und Geschlechtskrankheiten, Bd. XVI/2. Berlin: Springer 1931.

JARYŠEVA, K.: Die histologischen Veränderungen im Kaninchen-Herzmuskel durch experimentelle Syphilis. [Russisch.] Russk. Vestn. Derm. 9, 22 (1931). Ref. Zbl. Haut- u. Geschl.-Kr. 38, 382 (1931).

KOTLJARČUK, P.: Zur Frage über die Häufigkeit der luetischen Veränderungen im Herzen bei Lues aortae. [Russisch.] Sovet. Klin. 15, 272 (1931). Ref. Zbl. Haut- u. Geschl.-Kr. 39, 819 (1932).

LAMI, L.: Le miocarditi sifilitiche. Rif. med. 1936, 500. — LANZA, G.: Contributo alla anatomia patologica della sifilide del cuore. Pathologica 33, 109 (1941). — LILLO, G. DE: La sifilide cardiaca. Folia med. (Napoli) 23, 588 (1937). — LOVE jr., W. S., and C. G. WARNER: Observations upon syphilis of the heart, coronary ostia, and coronary stenosis. Amer. J. Syph. 18, 154 (1934). — LUTEMBACHER, R.: Localisation de la syphilis sur le système d'automaticité du coeur. Forme complexe d'arythmie. Sem. Hôp. Paris 1951, 2609.

MAGILL, TH. P.: Syphilitic myocarditis. Bull. Johns Hopk. Hosp. 57, 22 (1935). — MAHER, CH. C.: Microscopic pathology of cardiac syphilis. Amer. Heart J. 6, 37 (1930). — MARIOTTI, D.: Un reperto anatomo-patologica in rara osservazione nelle sifilide viscerale: Le macrogomme del cuore. G. ital. Derm. Sif. 81, 1043 (1940).

PAULLIN, J. E.: Syphilitic myocarditis. Sth. med. J. (Bgham, Ala.) 23, 988 (1930).

SAPHIR, O.: Syphilitic myocarditis. Arch. Path. (Chicago) 13, 266, 436 (1932). — SIKL, H.: Herz- und Lungen-Syphilis. [Tschechisch.] Sborn. lék. 35, 81, 112 (1933). Ref. Zbl. Haut- u. Geschl.-Kr. 46, 243 (1933).

TÖRNE, H. v.: Syphilitische Myocardveränderungen bei Lues congenita. Zbl. allg. Path. path. Anat. 68, Erg.-H., 390 (1937).

WEINSTEIN, A., R. H. KAMPMEIER and T. R. HARWOOD: Complete heart block due to syphilis. Arch. intern. Med. 100, 90 (1957). — WILK, M., u. N. RABINOVIČ: Zur Frage des Herzaneurysma auf dem Boden der Syphilis. [Russisch.] Russk. Klin. 13, 280 (1930). Ref. Zbl. Haut- u. Geschl.-Kr. 36, 377 (1931). — WILLIAMS, J. W.: Multiple gummas of the heart on the new born. Amer. J. Path. 6, 573 (1930).

b) Herzklappen

BLACKMAN jr., S. S.: Syphilis of the mitral valve and membranous interventricular septum of the heart. Bull. Johns Hopk. Hosp. 57, 111 (1935).

HERXHEIMER, G.: Syphilitische Veränderungen des Herzens und der Arterien. In JADASSOHNS Handbuch der Haut- und Geschlechtskrankheiten, Bd. XVI/2. Berlin: Springer 1931.

KUX, E.: Myocarditis gummosa mit Adams-Stokesschem Symptomenkomplex und Mesopulmonitis luica. Z. Kreisl.-Forsch. 24, 1 (1932).

LUTEMBACHER, R.: Lésions mitrales et syphilis. Presse méd. 1935 II, 1830.

RASKA, K.: Floride luische Endokarditis der Semilunarklappen. [Tschechisch.] Čas. Lék. česk. 1934, 1082. Ref. Zbl. Haut- u. Geschl.-Kr. 50, 611 (1935). — RAYNAUD, R., F. G. MARILL et R. D'ESHOUGUES: Le rétrécissement mitral syphilitique. Presse méd. 1939 I, 627.

SCHMORL, G.: Diskussion zu STAEMMLER, s. S. 391. — STAEMMLER, M.: Über die Syphilis der Mitralis. Zbl. allg. Path. path. Anat. 48, Erg.-H., 262 (1930). Vgl. auch Zbl. allg. Path. path. Anat. 48, 177 (1930).

c) Coronararterien

BRACK, E.: Über den luischen Coronartod. Z. Kreisl.-Forsch. 23, 76 (1931). — BRISKMAN, A. L.: Sudden death and syphilis. Amer. J. Syph. 16, 470 (1932). — BRUENN, H. G.: Syphilitic disease of the coronary arteries. Amer. Heart J. 9, 421 (1934).

CASTELANETA, V.: Sifilide ed occlusione lenta delle arterie coronarie. Ann. Med. nav. colon. 38, 707 (1932).

HERXHEIMER, G.: Syphilitische Veränderungen des Herzens und der Arterien. In JADASSOHNS Handbuch der Haut- und Geschlechtskrankheiten, Bd. XVI/2. Berlin: Springer 1931.

KOBERNICK, S. D.: Gumma of the coronary artery, myocardial infarction and gumma of the heart. Arch. Path. (Chicago) 44, 490 (1947). — KOKITA, H.: Complete obstruction of the coronary artery in syphilitic aortitis. Chin. med. J. 46, 383 (1932).

Mentl, St.: Myocardinfarkte bei Luetikern. [Tschechisch.] Čas. Lék. česk. **1940**, 953. Ref. Zbl. Haut- u. Geschl.-Kr. **67**, 98 (1941). — Moritz, A. R.: Syphilitic coronary arteritis. Arch. Path. **11**, 44 (1931).

Norris, C. J.: Syphilis of the myocardium and coronary arteries. J. Amer. med. Ass. **108**, 169 (1937).

Porter, W. B., and E. W. Vaughan: Coronary embolism: A complication of syphilitic aortitis. Amer. med. J. Sci. **200**, 184 (1940). — Porto, J.: Deux cas d'oblitération ostiale des artères coronaires dans l'aortite syphilitique. Presse méd. **1939** II, 1534.

Scott, D. H.: Aneurysms of the coronary arteries. Amer. Heart J. **36**, 403 (1948). — Seydel, F. C.: Über die luische Erkrankung der Herzkranzgefäße, mit einem Fall eines syphilitischen Aneurysmas an dem vorderen absteigenden Ast der linken Kranzarterie. Z. Kreisl.-Forsch. **27**, 265 (1935). — Sikl, H.: Ungewöhnliche Ursache des plötzlichen Todes bei Aortenlues: Frisches Gumma mit positiven Spirochaetenbefund an der Abgangsstelle der linken Kranzschlagader. Zbl. allg. Path. path. Anat. **57**, 228 (1933). — Snyder, G. A. K., and W. C. Hunter: Syphilitic aneurysm of left coronary artery with concurrent aneurysm of a sinus of valsalva and an additional case of valvula-aneurysm alone. Amer. J. Path. **10**, 757 (1934). — Staemmler, M.: In Kaufmann, Lehrbuch der speziellen pathologischen Anatomie, Bd. I/1, S. 299. Berlin: W. de Gruyter 1955.

Volk, B. W., L. E. Meiselas and M. Jacobi: Sudden death due to embolic occlusion of both coronary ostia in syphilitic cardiovascular disease. Amer. Heart J. **40**, 316 (1950).

Warthin, A. S.: The role of syphilis in the etiology of angina pectoris, coronary arteriosclerosis and thrombosis, and of sudden cardiac death. Amer. Heart J. **6**, 163 (1930). — Winkler, H.: Mesaortitis luetica und Coronarsklerose. Wien. klin. Wschr. **1939** I, 518.

2. Arterien

Aceves y Elizalde: Endocarditis bacteriana desarrollada sobre aortitis sifilitica. Arch. Inst. Cardiol. Mexico **27**, 231 (1957). — Acura, Winocur et Drosco: Presse méd. argent. **1931**, 788. — Allan, W. B., and J. P. McCracken: Aneurysm of the pulmonary artery. Amer. J. Syph. **24**, 563 (1940). — Armstrong, E. L., Ch. B. Coggin et H. S. Hendricksen: Spontaneous arterio-venous aneurysms of the thorax. Arch. intern. Med. **63**, 298 (1939). Literatur.

Barkan, L.: Die Lokalisation der Aortitis syphilitica. Ref. Zbl. Haut- u. Geschl.-Kr. **36**, 379 (1931). — Barker, W. F.: Syphilitic aortitis with obstruction of multiple aortic ostia. New Engl. J. Med. **241**, 524 (1949). — Battaglia, F.: Le valvole aortiche nell'aortite luetica. Arch. ital. Anat. Istol. pat. **4**, 841 (1933). — Benedict, J.: Histologische Untersuchungen der durch Endocarditis und Lues verunstalteten Aortenklappen. Virchows Arch. path. Anat. **281**, 870 (1931). — Berthoud, E.: Aortitis syphilitica. Helv. med. Acta **17**, 231 (1950). — Bini: Cuore e Circol. **23**, 5 (1939). — Borrie, J., and S. W. Griffin: Twenty seven cases of syphilitic aneurysms of the thoracic aorta and its branches. Thorax **5**, 293 (1950). — Boulet, P., H. Serre, A. Vedel, G. Vallet, J. Mirouze et P. Izarn: Polygangrène aiguë symétrique chez un syphilitique. Bull. Soc. méd. Hôp. Paris, Sér. 4, **65**, 40 (1949). — Boyd, W.: R.I. med. J. **23**, 47 (1940). — Braunstein, A. L., and St. R. Townsend: Bacterial endocarditis superimposed on syphilitic aortic valvulitis. Arch. intern. Med. **65**, 957 (1940). — Bret, J.: Endocardite infectieuse et aortite syphilitique. Arch. Mal. Coeur **33**, 173 (1940). — Bruenn, H. G. v.: Syphilitic diseases of the coronary arteries. Amer. Heart J. **9**, 421 (1934). — Bruetsch, W. L.: Penicillin therapy of cardiovascular syphilis with large total dosage. Amer. J. Syph. **35**, 252 (1951). — Buchalay, J. F.: Über die verschiedenen Möglichkeiten einer Mitbeteiligung der Pulmonalarterie bei der Mesaortitis luetica. Beitr. path. Anat. **89**, 1 (1932). — Buday, L.: Komplizierter Fall von Aortenstenose, Aortitis luetica und Endocarditis. Ref. Zbl. Haut- u. Geschl.-Kr. **42**, 776 (1932). — Busz, W.: Spirochaetennachweis bei Mesaortitis syphilitica. Frankfurt. Z. Path. **40**, 139 (1930). — Butterly, J., and L. Fishman: Jarisch-Herxheimer reaction following penicillin therapy in case of syphilitic aortitis. J. Amer. med. Ass. **148**, 370 (1952).

Carr, J. G.: The gross pathology of the heart in cardiovascular syphilis. Amer. Heart J. **6**, 30 (1930). — Chiari, H.: Zur Kenntnis der Aneurysmen der großen Lungenschlagaderäste. Wien. klin. Wschr. **1937**, 692. — Chore, L. A.: Fall von multiplen Gummen, kombiniert mit plurivisceraler Syphilis. [Russisch.] Ref. Zbl. Haut- u. Geschl.-Kr. **64**, 618 (1940). — Cooley, L. E., and F. P. McNamare: Syphilitic aortitis with aneurysm of the innominate artery and occlusion of the left common carotid artery. Amer. Heart J. **9**, 686 (1934). — Coombs, C. F.: Syphilis of the heart and great vessels. Lancet **281**, 227, 333 (1930). — Costa, A., e D. Mariotti: Ricerche istologiche sistematiche sulle alterazione della arterie e della vene viscerale e degli arti in individui affeti da aortite luetica. Sperimentale **87**, 501 (1933). — Craven jr., E. B.: Syphilitic aortitic endocarditis and superimposed bacterial endocarditis. Amer. J. Path. **8**, 18 (1932).

DANIEL jr., R. A.: Syphilitic aneurysm of the subclavian artery. Ann. Surg. 134, 251 (1951). — DEITERT, H.: Über die Aortenlues, ihre Wandlung in der Häufigkeit und Erscheinungsform während der letzten 20 Jahre. Arch. Kreisl-Forsch. 9, 258 (1941). — DELEONARDI, J., e A. GIORDANO: Trombarterite multipla luetica. Bull. Soc. med.-chir. Catania 3, 225 (1935). — DENNIG, H.: Penicillinbehandlung bei Syphilis innerer Organe. Dtsch. med. Wschr. 1952, 237. — DERICK, C. L., and C. M. HAAS: Diffuse syphilitic arteriitis. Amer. J. Path. 11, 291 (1935). — DETERLING, R. A., and O. T. CHAGETT: Aneurysm of the pulmonary artery. Amer. Heart J. 34, 471 (1947). — DOERR, W.: Pathomorphose durch chemische Therapie. Verh. dtsch. Ges. Path. 1956, 17. — DULBECCO, R.: Rara alterazione di una valvola semilunare nell'aortite luetica. Arch. Sci. med. 73, 58 (1942). — DUMITRESCO, TH.: Rupture spontaneé de l'aorte ascendente chez une syphilitique. Bull. Soc. med. Hôp. Paris, III. s. 52, 51 (1937).

EICKE, W. J.: Endangitis obliterans der Hirngefäße. In HENKE-LUBARSCH-ROESSLES Handbuch der pathologischen Anatomie, Bd. XIII/1. Berlin: Springer 1957. — EMANUEL, L.: Cardiovascular lues. Čsl. Derm. 31, 321 (1956). Ref. Zbl. Haut- u. Geschl.-Kr. 98, 79 (1957). — ENGEL, C.: Syphilis of the pulmonary artery. Med. J. Austr. 1951 I, 749. — ENGEL, K.: Kommt die Aortitis specifica bei an angeborener Syphilis Leidenden oft vor? Oro. Hetil. 1940, 514. — ERMAN, E. D.: Syphilitic aneurysm of third portion of the subclavian artery. U.S. armed Forces med. J. 3, 1673 (1952). — ESSER, A.: Seltene Formen von Aneurysmen. Z. Kreisl.-Forsch. 24, 737 (1932). — Perforiertes Aneurysma der Arteria vertebralis links auf dem Boden gummöser Gefäßwanderkrankung. Frankfurt. Z. Path. 43 (1932).

FAVRE, M., et J. VACHON: Gangrène bilatérale des oreils d'origine syphilitique. Bull. Soc. franç. Derm. 42, 369 (1935). — FRATES, A.: Considerazioni statistiche sulla sifilide nelle primo 10000 autopsie usf. Clin. med. ital., N. s. 65, 1015 (1934).

GALLAVARDIN, L., et L. GAVIER: Des modes de coexistence d'une aortite syphilitique avec une endocardite aiguë ou chronique non syphilitique. Lyon méd. 1930 I, 541. — GANZER, H.: Zur Frage der Mesaortitis luetica, besonders in Beziehung zur progressiven Paralyse, untersucht am Göttinger Sektionsgut. Z. Kreisl.-Forsch. 26, 8 (1934). — GEIPEL, P.: Diskussion zu STAEMMLER, Verh. dtsch. Ges. Path. 1930. — GITMAN, S., L. KOENIGSBERG u. S. MINSKER: Aortitiden bei Lues. Ref. Zbl. Haut- u. Geschl.-Kr. 48, 66 (1934). — GOLDSTEIN, TH.: Spontaneous rupture of syphilitic saccular aneurysms of the ascending aorta into the pericardial cavity usf. Arch. int. med. 84, 540 (1949). — GRUBER, GG. B.: Zur Frage der Mesaortitis luetica, besonders in Beziehung zur progressiven Paralyse. Z. Kreisl.-Forsch. 25, 22 (1933). — GÜRICH: Über die syphilitischen Organveränderungen, die unter dem Sektionsmaterial der Jahre 1914—1924 angetroffen wurden. Münch. med. Wschr. 1925, 980. — GUILLERY, H.: Ein Beitrag zur Frage der gummösen Syphilis der Lungenschlagader. Zbl. allg. Path. path. Anat. 58, Sonderbd. 74 (1933).

HABAN, G.: Aneurysma aller drei Valsalva-Taschen. Z. Kreisl.-Forsch. 29, 74 (1937). — HEALEY, F. H.: Association between neurosyphilis and cardiovascular syphilis. Lancet 1934 II, 350. — HEDLUND, P.: Über Syphilis der Arteria pulmonalis. Z. Kreisl.-Forsch. 34, 257 (1942). — HEITMANCIK, M. R., J. Y. BRADFIELD and R. H. RIGDON: Pulmonary arteriitis due to acquired syphilis. Amer. J. Syph. 34, 236 (1950). — HERXHEIMER, G.: Syphilitische Veränderungen des Herzens und der Arterien. In JADASSOHNS Handbuch der Haut- und Geschlechtskrankheiten, Bd. XVI/2, S. 1ff. Berlin: Springer 1931. — HERZOG, F.: Bemerkungen zur Pathogenese der Syphilis der Aorta und des Herzens. Wien. med. Wschr. 1935, 12. — HESSE, M. L.: Zur Frage der luischen Mesaortitis im Kindesalter. Ref. Zbl. Haut- u. Geschl.-Kr. 62, 424 (1939). — HÖRING, F. O.: Die Abhängigkeit chemotherapeutischer Erfolge von Art und Stadium des Infektionsprozesses. Dtsch. med. Wschr. 1950, 193. — HOOD, B., and C. F. MOHR: The microscopic pathologic appearance of the aorta in treated and untreated syphilitic aortitis. Amer. J. Syph. 21, 177 (1937). — HOWANIETZ, L.: Beitrag zur Kasuistik der Aortis gummosa. Zbl. allg. Path. path. Anat. 95, 247 (1956). — HOWE, E. G.: The microscopic pathologic appearence of the aorta in treated and untreated cases of syphilitic aortitis. Amer. J. Syph. 27, 50 (1943).

JAFFÉ, R. H.: Über die Häufigkeit der Aortenlues mit besonderer Berücksichtigung ihres Vorkommens bei der weißen und farbigen Rasse. Klin. Wschr. 1931, 2081. — JENNES, S. W.: Diffuse aneurysmal dilatation of the pulmonary artery and both of its branches. Bull. Johns Hopk. Hosp. 59, 132 (1936). — JUNGE, W.: Aneurysmabildung auf luischer Grundlage bei einem 19j. Mädchen. Z. Kreisl.-Forsch. 23, 209 (1931). — JUNGMANN, P., u. R. HALL: Die Entstehungsbedingungen der spätluetischen Gefäßerkrankungen. Klin. Wschr. 1926, 702.

KARSNER, H. T.: Productiv-cicatrical syphilitic disease of the pulmonary artery. Arch. intern. Med. 51, 367 (1933). — KNORRE, D.: Statistisches zur Syphilis an Hand von 26500 Sektionsfällen der Jahre 1913—1952. Z. ges. inn. Med. 8, 1008 (1953). — KÖHN, K., u. H. H. JANSEN: Gestaltwandel klassischer Krankheitsbilder. Berlin-Göttingen-Heidelberg: Springer 1957. — KRAULAND, W.: Die Aneurysmen der Schlagadern am Hirn- und Schädelgrund. In HENKE-LUBARSCH-ROESSLES Handbuch der pathologischen Anatomie, Bd. XIII/1 B. Berlin-Göttingen-Heidelberg: Springer 1957. — KRISCHNER, H.: Herzklappenveränderungen bei Mesaortitis luetica. Virchows Arch. path. Anat. 282, 30 (1931). — Kryspin-Exner, W.: Zit. nach Sträussler, s. S. 323. — Ku, D. Y.: Ein Fall von syphilitischem Aneurysma der Bauchaorta mit eigenartiger Spontanruptur. Virchows Arch. path. Anat. 279, 504 (1930). Lampen, H., u. H. Wadulla: Stenosierende Aortenlues unter dem klinischen Bild einer „umgekehrten Isthmusstenose". Dtsch. med. Wschr. 1950, 144. — Langer, E.: Die Häufigkeit der luetischen Organveränderungen, insbesonders der Aortitis luetica. Münch. med. Wschr. 1926, 1782. — Hat die moderne Luesbehandlung Beziehungen zur Zunahme der Aortitis und der nervösen Metalues? Med. Klin. 1927, 535. — Langer, E., u. E. Sperling: Die Häufigkeit der Spätlues. Z. Haut- u. Geschl.-Kr. 11, 47 (1951). — Lazarovits, L.: Die Rolle der Konstitution bei der Entwicklung der spätsyphilitischen Veränderungen, in erster Linie der Aortitis. Wien. klin. Wschr. 1932 II, 1585. — Das klinische Bild der Aortitis bei den spätluetischen Erkrankungen des ZNS. Wien. Arch. inn. Med. 27, 385 (1935). — Lievendahl, R. A.: Spontaneous rupture of the aorta. Arch. Path. (Chicago) 8, 200 (1929).

Maas, U.: Die Syphilis als häufigste Ursache der Aneurysmen an der Gehirnbasis. Beitr. path. Anat. 98, 306 (1936/37). — Maresch, R.: Über Aortenlues. Wien. med. Wschr. 1931, 971. — Über das Anwachsen halbmondförmiger Klappen an die syphilitisch erkrankte Körperschlagader. Beitr. path. Anat. 87, 209 (1931). — Martin and Adams: Amer. Heart J. 16, 714 (1938). — Martland, H. S.: Syphilis of the aorta and heart. Amer. Heart J. 6, 1 (1930). — McDonald, C. A., and M. Korb: Intracranial aneurysms. Arch. Neurol. Psychiat. (Chicago) 42, 289 (1939). — McDonald, St.: Brit. vener. Dis. 8, 263 (1932). — Minovici, and Boucin: Bull. Acad. méd. Rouen 2, 918 (1936). — Moore, J. E.: Cardiovascular syphilis. Amer. J. Syph. 33, 43 (1949). — Moore, J. E., J. H. Dauglade and J. C. Reisinger: Diagnosis of syphilitic aortitis uncomplicated by aortic regurgitation of aneurysm. Arch. intern. Med. 49, 753 (1932). — Motley, L., and R. Moore: Obliterating syphilitic arteriitis. J. Amer. med. Ass. 100, 656 (1933). — Müller, W.: Zit. nach Buchalay, s. S. 320. — Müller, A.: Syphilis-Metasyphilis. Stuttgart: Hippokrates-Verlag 1955. — Mullazi, G., e A. Selvini: Studio anatomo-istologico sul comportancento dei vasi cerebrali nei luetici con aortite. Arch. ital. Anat. Istol. pat. 11, 23 (1939). — Mussoto, G.: Su un caso non commune di arterite sifilitica generaliatazz. Arch. ital. Anat. Istol. pat. 3, 376 (1941).

Neuburger, S.: Zwei Fälle von syphilitischem Aneurysma der Arteria pulmonalis. Dtsch. med. Wschr. 1930, 821. — Neumann, R.: Beitrag zur Frage der Beziehungen zwischen Mesaortitis luetica und Atherosclerose. Frankfurt. Z. Path. 42, 319 (1931). — Nickel, H.: Statistische Untersuchungen über die Häufigkeit von Lues am Obduktionsmaterial. Klin. Wschr. 1936, 121. — Nicod, J. L.: Über einen Fall luetischer Mesarteriitis des Pulmonalstammes. Schweiz. Z. Path. 10, 66 (1947). — Norris, F. R.: Syphilitic aortitis in childhood and youth. Bull. Johns Hopk. Hosp. 57, 206 (1935).

Ogden, M. A..: Aneurysm of the aorta. Urol. cutan. Rev. 44, 731 (1940). — Okundo, Y.: Statistische Betrachtungen über die Aortenlues. Derm. Wschr. 1939, 1103.

Pallase, J., et A. Chapuis: Aneurysme du sinus de valsalva d'origine syphilitique. Lyon méd. 1931 II, 41. — Pendl, O.: Beitrag zur Kenntnis der Lues der Arteria pulmonalis. Wien. Z. inn. Med. 27, 548 (1946). — Pentschew, A.: Gibt es eine Endarteriitis der kleinen Hirngefäße (Nissl-Alzheimer)? Nervenarzt 8, 393 (1935). — Pirnitzer, V.: Ref. Zbl. allg. Path. path. Anat. 75, 141 (1940). — Plenge, K.: Zur Frage der Syphilis der Lungenschlagader. Virchows Arch. path. Anat. 275, 572 (1929). — Pohl, R.: Über die Komplikationen der Aortitis luetica. Dtsch. Z. ges. gerichtl. Med. 17, 443 (1931).

Radnai, P.: Über die Komplikationen der luetischen Aortitis. Z. Kreisl.-Forsch. 24, 465 (1932). — Über die Vergrößerung der Aortenklappen bei Aortitis luetica. Frankfurt. Z. Path. 42, 228 (1931). — Renner, K.: Gummöse Aortenentzündung infolge erworbener Syphilis beim Jugendlichen. Z. Kreisl.-Forsch. 26, 807 (1934). — Retboll, K.: Ref. Zbl. Haut- u. Geschl.-Kr. 83, 74 (1953). — Richter, A. B.: Treponema pallidum in syphilitic aortic valvulitis of a congenitally bicuspid valve with subaortic stenosis. Amer. J. Path. 12, 129 (1936). — Röper, K.: Über seltenere syphilitische Organveränderungen. Frankfurt. Z. Path. 51, 171 (1938).

Saphir, O., and J. Stasney: Extreme alteration of the aortic valve in syphilitic aortitis. Amper. J. Path. 9, 431 (1933). — Saphir, O., and R. W. Scott: Observations in 107 cases of syhhilitic aortic insufficiency usf. Amer. Heart J. 6, 56 (1930). — Sato, T.: Ein seltener Fall von Arterienobliteration. Klin. Wschr. 1938, 1154. — Scherer, H. J.: Die Sonderstellung der Aortenlues bei der progressiven Paralyse. Virchows Arch. path. Anat. 286, 183 (1932). — Scott, V., R. W. Maxwell and J. S. Skinner: Jarisch-Herxheimer phenomenon in late syphilis. J. Amer. med. Ass. 139, 217 (1949). — Segal, A. J.: Syphilitic (gummatous) pulmonary arteriitis with rupture into the bronchial tree. Arch. Path. (Chicago) 30, 911 (1940). — Sikl, H.: Ungewöhnliche Ursache des plötzlichen Todes bei Aortenlues. Frisches Gumma mit positiven Spirochaetenbefund an der Abgangsstelle der linken Kranzschlagader. Zbl. allg. Path. path. Anat. 57, 228 (1933). — Sikl, H., u. K. Raska: Zur Frage der syphilitischen Endocarditis der Aortenklappen. Frankfurt. Z. Path. 48, 20 (1935). — Zwei weitere

Fälle aktiver syphilitischer Valvulitis mit positivem Spirochaetenbefund. Ref. Zbl. Haut- u. Geschl.-Kr. 59, 334 (1938). — SILVER, G. B., and J. W. KAHN: Popliteal aneurysm due to syphilis. Ann. intern. Med. 36, 888 (1952). — SINCLAIRE, H. A., and B. WEBSTER: The effect of penicillin treatment on the microscopic appearance of syphilitic aortitis. Amer. J. Syph. 38, 54 (1954). — SINDONI, M.: Zit. nach BUCHALAY, s. S. 320. — SNYDER, G. A. K., and F. HUNTER: Syphilitic aneurysm of left coronary artery with concurrent aneurysm of sinus of valsalva and an additional case of valvula-aneurysm alone. Amer. J. Path. 10, 757 (1934). — SPERLING, E.: Über die Häufigkeit der Spätlues. Inaug.-Diss. Freie Universität Berlin 1950. — STADLER, E.: Syphilis des Herzens und der Gefäße. Dresden u. Leipzig: Theodor Steinkopff 1932. — STAEMMLER, M.: Verh. dtsch. Ges. Path. 1930. In KAUFMANN-STAEMMLER, Spezielle pathologische Anatomie, Bd. I/1, S. 289ff. Berlin: W. de Gruyter 1955. — STRÄUSSLER, E.: Über das Wesen der Endarteriitis obliterans luetica (Heubner) und der Endarteriitis der kleinsten Gefäße. Mschr. Psychiat. 94, 301 (1937). — Die Syphilis des Zentralnervensystems und die progressive Paralyse. In HENKE-LUBARSCH-ROESSLES Handbuch der pathologischen Anatomie, Bd. XIII/2A, S. 847ff. Berlin-Göttingen-Heidelberg: Springer 1958. — STRAKOSCH, E.: Über einen Fall von Lues des persistierenden rechten Aortenbogens. Klin. Wschr. 1937, 1818. — SUNDER-PLASSMANN, P.: Endangitis obliterans des Gehirns. Dtsch. Z. Chir. 254, 463 (1941). — SWANSON, H.: Combined syphilitic aortitis and rheumatic disease of the heart. Amer. Heart J. 18, 672 (1939).

THEMISTOCLES, C., u. J. MALDONADO ALLENDE: Aneurysmen des Sinus Valsalvae und des Anfanges der Brustaorta. [Spanisch.] Pren. méd. argent. 17, 346 (1930). — THORNER, M. C., R. A. CARTER and GG. C. GRIFFITH: Calcification as a diagnostic sign of syphilitic aortitis. Amer. Heart J. 38, 641 (1949). — TINOZZI, C. C.: Su di un caso di sifilide terziaria dell'arteria pulmonare. Dermosifiligravo 25, Suppl., 749 (1951).

UEHLINGER, E.: Zit. nach STAEMMLER 1955, s. S. 323. — URECHIA, C. L.: La syphilis du cerveau et l'endartérite as petits vaisseau. Rev. neurol. 38, 642 (1931). — USILTON, L. J., Q. R. REMEIN, R. M. THORNER and J. F. DONOHUE: Syphilitic mortality during the period of the fifth revision of the international lists of causes of death. Amer. J. Syph. 37, 403 (1953).

VLACH : Zit. nach KNORRE, s. S. 321. — VOGL, A.: Ein Fall von luischem Aneurysma der Arteria pulmonalis. Med. Klin. 1931, 1352. — VOLLAND, W.: Periarteriitis nodosa mit atypischer Amyloidose nach luischer Infektion. Beitr. path. Anat. 96, 81 (1935).

WEBSTER, B., and G. G. READER: The effect of antisyphilitic treatment of the microscopic appearance of syphilitic aortitis. Amer. J. Syph. 32, 19 (1948). — WEHNER: Über das Vorkommen spätluetischer Erscheinungen des Frühstadiums der Syphilis nach Salvarsaninjektion. Münch. med. Wschr. 1911, 1724. — WHORTON, C. M., and J. W. DENHAM: The occurence of the Jarisch-Herxheimer reaction in a patient with gummatous syphiliticaortitis. Amer. J. Syph. 35, 255 (1951). — WHRIGHT, J., and P. M. ZECK: Bacterial endocaditis superimposed on syphilitic aortic valvulitis. Amer. Heart J. 19, 587 (1940). — WILMANNS, K.: Lues, Paralyse, Tabes. Klin. Wschr. 1925, 1097, 1145. — WINKLER, H.: Mesaortitis luetica und Coronarsklerose. Wien. klin. Wschr. 1939, 518. — WOLF, K., u. H. J. GREUL: Kritisches zur Diagnose der Heubnerschen Endarteriitis luetica. Z. ges. Neurol. Psychiat. 149, 490 (1934). — WYDRIN, A.: Über kombinierte Formen von Endocarditis mit Visceralsyphilis. Ref. Zbl. Haut- u. Geschl.-Kr. 51, 586 (1935).

ZOON, J. J.: Aneurysma popliteae sin. syphiliticum. Ned. T. Geneesk. 1937, 2968.

3. Venen

LEWY, W. G.: A case of syphilitic phlebitis. Urol. cutan. Rev. 40, 652 (1936).

OTA, M.: Phlebitis syphilitica. Jap. J. Derm. 48, 20 (1940).

RICHTER, W.: Über Endophlebitis syphilitica als selbständiges Krankheitsbild. Derm. Z. 63, 63 (1932).

SCHICK, A.: Zur Kenntnis der luischen Thrombophlebitis. Med. Klin. 1933 I, 116. — SCHLEYER, O., u. G. W. UNNA: Generalisierte Phlebosklerose im Tertiärstadium der Syphilis. Klin. Wschr. 1931 II, 2083.

4. Lymphknoten und Lymphgefäße

FAURE-BEAULIEU, M., et C. BRUN: Un noveau cas d'ostéo-arthropathie chronique au cours du tabes avec réaction ganglionnaire riche en lésions vasculaire spécifiques. Rev. neurol. 37, 211 (1930). — FOX, H.: Syphilis as a factor in the bioscopical diagnosis of adult cervical lymphadenopathy. Amer. J. clin. Path. 8, 431 (1938). — FROBOESE, C.: Kongenitale Herz- und Darmsyphilis, einschließlich der Mesenteriallymphknoten. Virchows Arch. path. Anat. 314, 315 (1947).

GANFINI, G.: Spirochaeta pallida nei gangli inquinali di paralitici progressivi. Riv. sper. Freniat. 57, 104 (1933).

Mariotti, D.: Il dotto toracico nelle sifilide. Arch. ital. Derm. **17**, 335 (1941).

Neumark, S.: A case of tertiary syphilis of inquinal lymphatic glands. Urol. cutan. Rev. **37**, 305 (1933).

Rodríguez, A., y Cabrera: Lymphoma gummosum. Act. dermo-sifiliogr. (Madr.) **25**, 754 (1933). — Rotter, W., u. W. Büngeler: Kapital Lymphknoten. In Kaufmann, Lehrbuch der speziellen pathologischen Anatomie, herausgeg. von Staemmler, Bd. I/1. Berlin: W. de Gruyter 1955.

Stefko, V.: Pathologische Anatomie der Syphilis und der Tuberkulose der Lymphknoten bei einigen mongolischen Rassen. [Spanisch.] Rev. esp. Tuberc. **7**, 393 (1935).

II. Innersekretorische Drüsen. 1. Hypophyse

Bettoni, I., e N. Orlandi: Contributo clinico e anatomo patologico alla conozcenza del morbo di Simmonds. (Assoziazione di sindroma di Simmonds e di sindroma diabetica.) Endocrinologia (B. Aires) **7**, 34 (1932).

Chiari, H.: Gumma der Hypophysis. Dtsch. med. Wschr. **1913**, 1662.

Fink, E. B.: Gumma of the hypophysis and hypothalamus. Arch. Path. (Chicago) **15**, 631 (1933).

Hval, E.: Case of syphilis (gummatous) meningitis with changes in the pituitary gland (Dystrophia adiposo-genitalis). Acta derm.-venereol. (Stockh.) **18**, 64 (1937).

Katzenstein, R.: Zwergwuchs als Folge angeborener Syphilis des Hirnanhangs. Virchows Arch. path. Anat. **289**, 222 (1933). — Kennedy, F. S., and J. H. Fisher: Syphilis of the pituitary body. Amer. J. Syph. **18**, 12 (1934). — Kraus, J. K.: Die Hypophyse. In Henke-Lubarsch' Handbuch der pathologischen Anatomie, Bd. VIII, S. 810. Berlin: Springer 1926.

Maragnon u. Noguera: Zit. nach Vague, s. S. 324. — Mencarelli, L.: Su di un caso die gomma della ipofisi. Pathologica **22**, 465, 503 (1930).

Payenneville, J., et F. Cailliau: Acromégalie avec syndrome adiposogénital et glycosurie⸱d'origine syphilitique. Presse méd. **1931** I, 380.

Reuter, C.: Über vollständigen Hypophysenvorderlappenschwund bei kongenitaler Lues. Dtsch. Z. Nervenheilk. **152**, 262 (1941).

Schlesinger, H.: Die syphilitischen Erkrankungen der innersekretorischen Drüsen. In Jadassohns Handbuch der Haut- und Geschlechtskrankheiten, Bd. XVI/2, S. 405. Berlin: Springer 1931. — Simmonds, M.: Über syphilitische Erkrankungen der Hypophyse insbesondere bei Lues congenita. Derm. Wschr. **1914**, 104.

Touraine, Golé et Bernou: Diabète insipide et syndrome adiposo génitale chez une hérédo-syphilitique (Recherches interférométriques). Bull. Soc. franç. Dermat. Syph. **41**, 745 (1934).

Vague, J.: La place de la syphilis en pathologie endocrinienne. Soc. franç. Derm. Syph. **57**, 101 (1951).

2. Thyreoidea

Birch-Hirschfeld: Pathologische Anatomie, Bd. 2. Leipzig 1904. — Busch: Über die Veränderungen der Schilddrüse bei hereditärer Syphilis. [Russisch.] Ref. Münch. med. Wschr. **1913**, 29.

Decourt, J., I. Bertrand et A. Malinski: Strumite syphilitique. Bull. Soc. méd. Hôp. Paris, III. s. **50**, 1702 (1034). — Demme: Krankheiten der Schilddrüse. In Gerhardts Handbuch der Kinderkrankheiten, Bd. 3. Tübingen 1879.

Engel-Reimers: Über die Schwellung der Schilddrüse in der Frühperiode der Syphilis. Jb. Hamburger Krankenanstalten 1891, Bd. 3.

Fasal, P.: Gumma der Tyreoidea. Beitrag zur Differentialdiagnose zwischen Gumma und Tuberkel. Derm. Z. **64**, 43 (1932). — Gumma der Schilddrüse. Wien. Dermat. Ges., Sitzg 10. XII. 1931. Ref. Zbl. Haut- u. Geschl.-Kr. **41**, 291 (1932). — Fassbender, H.: Pathologische Anatomie der endokrinen Drüsen. In Kaufmann, Lehrbuch der speziellen pathologischen Anatomie, herausgeg. von Staemmler, Bd. I/2, S. 144. Berlin: W. de Gruyter & Co. 1956. — Favre, M., J. Dechaume et P. Croizat: A propos das aspects pseudotuberculeux rencontrés les goitre. Ann. anat. path. **10**, 1204 (1933).

Gädeke, R.: Beitrag zur Pathologie und Pathomorphie der Syphilis. Arch. Derm. Syph. (Berl.) **186**, 612 (1948).

Heindl jr., A.: Gumma der Thyreoidea. Mschr. Ohrenheilk. **66**, 476 (1932). — Huebschmann, P.: Spirochaeta pallida und Organerkrankung bei Syphilis congenita. Berl. klin. Wschr. **1906**.

Klein, H., u. A. Greither: Schilddrüse und Syphilis: Die Stellung des Organs im Ablauf der syphilitischen Allgemeinerkrankung. Arch. Derm. Syph. **187**, 558 (1949). — Kühner, A.: Beitrag zur Syphilis der Schilddrüse. Derm. Wschr. **1941** II, 741.

LESZCZYNSKI: Thyreoiditis gummosa. Lemberger Dermatol. Ges., Sitzg 18. 9. 1930. Ref. Zbl. Haut- u. Geschl.-Kr. **36**, 276 (1931). — LESZLER, A.: Hyperthyreose infolge syphilitischer Erkrankung der Schilddrüse. Klin. Wschr. **1933** I, 1226.

MENNINGER, W. C.: Congenital syphilis of the thyroid gland. Amer. J. Syph. **13**, 164 (1929).

NETHERTON, E. W.: Syphilis and thyroid disease with special reference to hyperthyroidism. Amer. J. Syph. **16**, 479 (1932).

RIECKE, H. G.: Syphilis der Schilddrüse. Derm. Wschr. **1940** I, 1.

SCHAMBERG, J. F.: A case of gumma of the thyroid. Arch. Derm. **21**, 1082 (1930). — SCHLESINGER, H.: Die Syphilis der innersekretorischen Drüsen. In JADASSOHNs Handbuch der Haut- und Geschlechtskrankheiten, Bd. XVI/2, S. 398. Berlin: Springer 1931.

TONUTTI, E.: Normale Anatomie der endokrinen Drüsen und endokrine Regulation. In KAUFMANN, Lehrbuch der speziellen pathologischen Anatomie, herausgeg. von STAEMMLER, Bd. I/2, S. 1285. Berlin: W. de Gruyter 1956.

WEGELIN, C.: Schilddrüse. In HENKE-LUBARSCH' Handbuch der pathologischen Anatomie, Bd. VIII. Berlin: Springer 1926.

3. Nebennieren

ASCHOFF, L.: Über acute Entzündungserscheinungen an Leber und Nebennieren bei congenitaler Syphilis. Verh. dtsch. Ges. Path. **1903**, 6.

BURLE and FIGUEIREDO: Syphilis in the adrenals. Mem. Inst. Osw. Cruz **15**, 1 (1922).

CARRERA: Zit. nach SCHLESINGER, s. S. 325. — CHROMETZKA, F.: Morbus Addison bei tertiärer Lues, bedingt durch Nebennierengumma. Dtsch. med. Wschr. **1939** I, 720.

DIETRICH, A., u. H. SIEGMUND: Die Nebenniere. In HENKE-LUBARSCH' Handbuch der pathologischen Anatomie, Bd. VIII, S. 951. Berlin: Springer 1926.

FAHR, TH., u. F. REICHE: Zur Frage des Morbus Addison. Frankfurt. Z. Path. **22**, 231 (1919/20). — FITE, G. L.: Congenital syphilis of the adrenal gland. Bull. Johns Hopkins Hosp. **48**, 1 (1931).

HERXHEIMER, G.: Pathologische Anatomie der congenitalen Syphilis. Ergebn. allg. Path. path. Anat. **12**, 566 (1908).

KOVÁCS, W.: Zur Nebennierenpathologie. Beitr. path. Anat. **79**, 213 (1928).

SCHLESINGER, H.: Die syphilitischen Erkrankungen der innersekretorischen Drüsen. In JADASSOHNs Handbuch der Haut- und Geschlechtskrankheiten, Bd. XVI/2, S. 418. Berlin: Springer 1931. — SIMMONDS, M.: Nebennierenschrumpfung bei Morbus Addison. Virchows Arch. path. Anat. **172**, 480 (1903). — Die Nebenniere bei Syphilis congenita. Virchows Arch. path. Anat. **218**, 152 (1914).

THOMSON, O.: Pathologisch-anatomische Veränderungen bei der congenitalen Syphilis beim Foetus und beim neugeborenen Kind. Kopenhagen u. Leipzig 1928. — TSUNODA, T.: Die Veränderungen der Nebennieren durch erworbene Syphilis. Trans. jap. path. Soc. **17**, 350 (1929).

4. Pankreas, Epiphyse, Epithelkörperchen, Thymus

BERBLINGER, W.: Glandula pinealis. In HENKE-LUBARSCH' Handbuch der pathologischen Anatomie, Bd. VIII, S. 712. Berlin: Springer 1926.

CLAVEL, CH., et J. DELATOUR: La syphilis peut-elle être la cause d'une pancréatite aiguë hémorragique? Presse méd. **1934** I, 919.

FAROY, G.: La syphilis du pancreas. J. méd. franç. **11**, 526 (1922).

GASBARRINI, A.: Pancreatite acuta e cronica (Parte speciale). Arch. Soc. ital. Chir. 296 (1932). — GIORGI, L. DE: La sifilide congenita del pancreas (Contributo anatomo-patologico). Pediatria Riv. **48**, 191 (1940).

HABERFELD, W.: Die Epithelkörperchen bei Tetanie. Virchows Arch. path. Anat. **203**, 282 (1911).

KRAUS, E. J.: Zur Pathogenese der diffusen Sclerodermie. Virchows Arch. path. Anat. **253**, 710 (1924).

MACCIOTTA, G.: Emoperitoneo da pancreatite emorragica steatonecrotica in lattante eredo-luetico varicelloso. Clin. pediat. (Bologna) **18**, 572 (1936). — MIYAKE, S.: Ein Fall von Pancreatitis interstitiales et gummosa syphilitica acquisita. [Japanisch.] Mitt. med. Akad. Kioto **26**, 371 (1939).

PEPERE, G.: La ghinandole paratireoidee. Torino 1906.

SCHLESINGER, H.: Die syphilitischen Erkrankungen der innersekretorischen Drüsen. In JADASSOHNs Handbuch der Haut- und Geschlechtskrankheiten, Bd. XVI/2, S. 384, 417 u. 421. Berlin: Springer 1931. — SCHMINCKE, A.: Pathologie des Thymus. In HENKE-LUBARSCH' Handbuch der pathologischen Anatomie, Bd. VIII, S. 760ff. Berlin: Springer 1926.

TURNER, PH.: A case of gummata of the pancreas. Guy's Hosp. Rep. **81**, 489 (1931).

III. Intestinaltrakt und Peritoneum — 1. Intestinaltrakt a) Oesophagus

Aylett, S. O.: Gummatous infiltration of oesophagus masquerading as carcinoma. Brit. med. J. **1950 II**, 1476.

Bensaude, R., et Rivet: Nour. traité méd. **3** (1923).

Carrington, W.: Syphilis of the gastrointestinaltract. Amer. J. Surg. **24**, 834, 877 (1934). — Corson-White, E. B.: Gastro-intestinal manifestation of syphilis. Urol. cutan. Rev. **44**, 603 (1940).

Engelstad, R. P.: Luetische Stenosen im Verdauungstrakt. Acta radiol. (Stockh.) **13**, 249 (1932).

Faroy, G., et Paillas: Stenose cardio-oesophagienne d'orign syphilitic probable. Arch. Mal. Appar. dig. **31**, 265 (1942).

Gastou: Zit. nach Gigon, s. S. 326. — Gigon, A.: In Jadassohns Handbuch der Haut- und Geschlechtskrankheiten, Bd. XVI/2. Berlin: Springer 1931. — Glass, J., W. Everett and W. Freeman: Spontaneous rupture of the esophagus in syphilis. Amer. J. med. Sci. **189**, 80 (1935). — Gyot, R.: La syphilis de l'oesophage en particulier au point de vue anatomopathologique. Ann. Oto-laryng. (Paris) **5**, 505 (1931).

Kampmeier, R. H., and E. Jones: Esophageal obstruction due to gummata of esophagus and diaphragm. Amer. J. med. Sci. **201**, 539 (1941). — Knorre, D.: Statistisches zur Syphilis an Hand von 26 500 Sektionsfällen der Jahre 1913—1952. Z. ges. Inn. Med. 8, 1008 (1953). — Krassnigg, M.: Luetische Tracheo-oesophagealfistel. Wien. klin. Wschr. **1920**, 130.

Lüdin, M.: Krankheiten der Speiseröhre. In Handbuch der inneren Medizin, Bd. III/1 Berlin: Springer 1953.

Majeranowski, J. F.: Varices, congenital syphilis, tuberculosis and secondary tumors of the esophagus. Arch. Path. (Chicago) **45**, 608 (1948). — Meyer u. Bothling: Über die luische Speiseröhrenveränderung. Z. Laryng. Rhinol. **27**, 71 (1948).

Navratil, D. v.: Über die Heilung der Oesophagotrachealfistel. Dtsch. Z. Chir. **75**, 467 (1904).

Peutz, J. L. A.: Hereditäre, ulceröse, perforierte Syphilis tarda des Oesophagus. Ned. T. Geneesk. **1942**, 368. — Ponzoni, V.: Sifilide esofagea. Policlinico, Sez. prat. **1933**, 1209.

Schlesinger, H.: Syphilis in der inneren Medizin. Berlin: Springer 1927. — Schmilinsky: Tracheo-oesophageale Fistel nach gummösen Prozeß. Münch. med. Wschr. **1929**, 1530.

Tinozzi, C. C.: Neoplasia epiteliale dell'esofago rilevata all'autopsia in sogetto sifilide esofagea. Arch. ital. Derm. **25**, 113 (1952). — Touraine, A.: Syphilis et cancer de l'oesophage. Bull. Soc. franç. Derm. Syph. **41**, 1711 (1934).

Wilcox, L. F.: Tertiary syphilis of the oesophagus. Amer. J. Roentgenol. **31**, 773 (1934).

Wohlwill, F.: Über einen Fall von Oesophago-Tracheal-Broncho-Lungensyphilis mit Speiseröhren-Luftröhrenfistel. Lisboa méd. **15**, 409 (1938).

b) Magen

Avent, C. H.: Syphilis of the stomach necessitating total gastrectomy. Surgery **9**, 571 (1941).

Barber, W. H.: Tuberculosis or syphilis of stomach. Ann. Surg. **95**, 259 (1932). — Birgfeld, E., u. M. Staemmler: Über syphilitischen Schrumpfmagen. Langenbecks Arch. klin. Chir. 167 (Kongr.-Ber.), 488 (1931). — Brasovan, R.: Ein Fall von Magensyphilis (serbo-kroat.). Med. Pregl. **12**, 110 (1937). — Brunner, H.: Linitis plastica luischen Ursprunges. Virchows Arch. path. Anat. **282**, 883 (1931).

Cachin, J., J. Martin et Cl. Levy: A propos d'une image lacunaire de l'entre chez un syphilitique. Arch. Mal. Appar. dig. **43**, 85 (1954). — Caeiro, J. A., u. A. E. Bianchi: Ulceröshaemorrhagisches Syphilom des Magens. [Spanisch.] An. Inst. Modelo Clin. méd. (B. Aires) **18**, 656 (1938). — Carey, J. B., and S. R. Ylvisaker: Gastroscopic observations of syphilis of the stomach. Ann. intern. Med. **12**, 544 (1938). — Carrington, W.: Syphilis of the gastrointestinal tract. Amer. J. Surg. **24**, 834, 877 (1934). — Corson-White, E. P.: Gastro-intestinal manifestation of syphilis. Urol. cutan. Rev. **44**, 603 (1940).

Davicovic, S.: La syphilis gastrique. Presse méd. **1939 I**, 275. — Derman, G. L., u. M. A. Kopelowitsch: Zur pathologischen Anatomie der syphilitischen Magengeschwüre. Virchows Arch. path. Anat. **278**, 149 (1930). — Domanig, E.: Die Chirurgie der Magenlues. Dtsch. Z. Chir. **233**, 121 (1931).

Estes jr., W. L.: Syphilis of the stomach. Med. J. Surg. **20**, 366 (1933).

Fancher, P. S.: Syphilis of the stomach. Ann. intern. Med. **35**, 240 (1951). — Farina, C.: Sopra un caso di sifilide gastrica. Ateneo parmense **12**, 303 (1940). — Fenster, E.: Syphilitischer Schrumpfmagen. Langenbecks Arch. klin. Chir. **187**, 705 (1937). — Fetzer, H.: Roentgen diagnosis of acquired syphilis of the stomach. Exp. Med. Surg. **9**, 278 (1951). — Flexner, S.: Zit. nach Gigon, s. S. 327.

GARGANO, C.: Ricerche anatomo-istologiche sulla sifilide gastrica. Arch. Soc. ital. Chir. 973 (1938). — GIGON, A.: Syphilis des Intestinaltraktes und des Peritoneums. In JADAS-SOHNS Handbuch der Haut- und Geschlechtskrankheiten, Bd. XVI/2. Berlin: Springer 1931. — GOTTLIEB, CH., S. L. BERANBAUM and M. L. WEINER: Syphilis of the stomach. Radiology 59, 193 (1952). — GOYENA, J. R., u. A. E. BIANCHI: Lues und Carcinom des Magens gleichzeitig. [Spanisch.] An. Inst. Clin. méd. Agote 12, 76 (1931). Vgl. auch Sem. méd. (B. Aires) 1931 II, 165.

HARRIS jr., SEALE and J. YOUMANS: Syphilis of the stomach. Sth. med. J. (Bgham, Ala) 24, 847 (1931). — HARVIER, P., et J. CAROLI: Syndrome aortic-gastrique chez un syphilitique. Paris méd. 1931 I, 389. — HASAMA, T.: Über die Magensyphilis. Mitt. med. Akad. Kioto 15, 740 (1935).

INVERNIZZI, G.: Contributo allo studio clinico et anatomo-patologico della sifilide gastrica. Clin. med. ital. 64, 937 (1933).

KAUFMANN, E.: Spezielle pathologische Anatomie. Berlin: W. de Gruyter 1931. — KAUF-MANN, W.: Gummös-ulceröse Magenlues. Fortschr. Röntgenstr. 74, 460 (1951). — KON-JETZNY, G. E.: Syphilis des Magens. Derm. Z. 66, 289 (1933).

LAIRD, S. M.: Organic gastric syphilis. Lancet 1938 II, 712. — LUCCIONI, C.: Pseudo-neoplasma sifilitico dello stomaco. Rinasc. med. 18, 633 (1941).

MAYER, H. J.: Syphilis of the stomach. Amer. J. dig. Dis. 4, 503 (1937). — McCANN, J. C., and J. J. DUMPHY: Syphilis of the stomach. New Engl. J. Med. 205, 1273 (1931). — MEYER, K. A.: Sifilide dello stomaco, Policlinico, Sez. chir. 40, Suppl., 416 (1933). — MEYER, K. A., and H. A. SINGER: Syphilis of the stomach, with special reference to its recognition at opera-tion. Arch. Surg. (Chicago) 26, 443 (1933). — MORTON, CH. B.: Syphilis of the stomach. Arch. Surg. (Chicago) 25, 880 (1932).

O'LEARY, P. A.: Gastric syphilis. Data accumulated from 89 cases. Amer. J. Surg. 11, 286 (1931).

PALMER, E. D.: Syphilis of the stomach and the stomach in syphilis. Amer. J. Syph. 33, 481 (1949). — PATTERSON, C. O., and O. R. MILFORD: Description of gastroscopic appearance of luetic gastric lesions in late acquired syphilis. Gastroenterology 10, 474 (1948). — PAVLICA, F.: Magenlues. Ref. Zbl. Haut- u. Geschl.-Kr. 36, 384 (1931); 38, 128 (1931). — PHILIPP, J.: Gummöse Erkrankungen der Magenschleimhaut unter dem Bild eines Magencarcinoms. Z. Haut- u. Geschl.-Kr. 4, 122 (1948). — PICK, L.: Ref. Berl. klin. Wschr. 1920, 34. — PINARD, M.: La syphilis de l'estomae. Rev. Méd. 50, 682 (1933). — POOLE, A. K., and L. C. FOSTER: Chronic syphilitic (?) gastritis with total gastrectomy and pernicious anemia. J. Amer. med. Ass. 96, 2187 (1931).

ROCHA, A.: Zum anatomisch-klinischen Studium der Magensyphilis. [Spanisch.] Rev. méd. Barcelona 17, 122 (1932).

SCHLESINGER, H.: Tumorartige Syphilis des Magens. Mitt. Ges. inn. Med. Wien 31, 2ε (1933). — SCHLIFFER, J. G.: Die syphilitischen Magenerkrankungen im Röntgenbild. Arch. Verdau.-Kr. 47, 246 (1930). — SINANI: Gastrolues. Wien. med. Wschr. 1951, 558. — SINGER, H. A.: Syphilis of the stomach. Arch. inn. Med. 51, 754 (1933).

TEMESVARI, A.: Kongenitale Magenlues. Gastroenterologica (Basel) 82, 233 (1954).

VENTURINI, O.: Contributo alla conoscenza della sifilide medio-gastrica acquisita. Riv. Clin. med. 37, 582 (1936). — VOIGT, H. W.: Stenosierende Magensyphilis bei einer Jugend-lichen mit kongenitaler Lues. Dtsch. Z. Chir. 254, 91 (1940).

WIDÉN, A.: Ein Fall von visceraler Lues — zweimal in einem Intervall von 26 Jahren wegen des Verdachtes eines Magencarcinoms operiert. Acta derm.-venereol. 18, 216 (1937). — WILLEFORD, G., J. H. CHILDERS and R. HEPNER jr.: Gumma of the stomach in congenital syphilis. Pediatrics 10, 162 (1952).

c) Darmtrakt

ASCHOFF, L.: Lehrbuch der pathologischen Anatomie. Jena: Gustav Fischer 1936.

BASSÖE, H. H.: Lues of the colon. Amer. J. Roentgenol. 74, 865 (1955). — BAUMGARTEN: Ein Fall von congenitaler Darmsyphilis. Virchows Arch. path. Anat. 97, 39 (1884). — BIDART-MALBRAN, J. C., u. A. MARCANO: Luetische Geschwülste im Dünndarm. [Spanisch.] Arch. méd. Hosp. Ramos Mejia 15, 385 (1933). — Die tumorbildende Lues des Dünndarms. [Spanisch.] Arch. argent. Enferm. Apar. dig. 8, 635 (1933). — BIRCH-HIRSCHFELD: In GERHARDTs Handbuch der Kinderkrankheiten, Bd. 4. 1880. — BIZZA: Angeborene Dünn-darmgummata. Ref. Zbl. allg. Path. path. Anat. 80, 411 (1943). — BONNE, C.: Erwor-bene Dünndarmsyphilis. Virchows Arch. path. Anat. 279, 753 (1931).

CAHEN: Lues des Dickdarms. Zbl. Chir. 54, 1302 (1927). — CARRINGTON, W.: Syphilis of the gastrointestinal tract. Amer. J. Surg. 24, 834, 877 (1934). — CHIARI, H.: Zit. nach SIEGMUND, s. S. 328. — CORSON-WHITE, E. P.: Gastro-intestinal manifestation of syphilis. Urul. cutan. Rev. 44, 603 (1940).

D'Aunoy, R., and B. Pearson: Intestinal lesions in congenital syphilis. Arch. Path. (Chicago) 27, 239 (1939). — Donat: Dtsch. Gesundh.-Wes. 1946, 186.

Engelstad, R. B.: Luetische Stenosen im Verdauungstrakt. Acta radiol. (Stockh.) 13, 249 (1932). — Evans and R. Rowlands: Two cases of acute syphilitic appendicitis. Brit. med. J. 1930 I, 11.

Faber, V.: Erworbene Dickdarmsyphilis. Virchows Arch. path. Anat. 303, 406 (1939). — Forssmann, J.: Fall von Darmsyphilis. Beitr. path. Anat. 27, 359 (1900). — Foucar, F. H.: Syphilis of the gastrointestinal tract. Amer. J. Path. 13, 65 (1937). — Fraenkel, E.: Multiple narbige Dünndarmstrikturen. Mitt. Hamburger Staatskranken-Anstalten, 1897. — Über tertiäre Dünndarmsyphilis. Münch. med. Wschr. 1901, 31. — Erworbene Dünndarmsyphilis. Virchows Arch. path. Anat. 199, 131, 1910. — Darmsyphilis. Ref. Münch. med. Wschr. 1923.

Gatewood and Kolodny: Gastric and intestinal syphilis. Amer. J. Soc. Syph. 7, 648 (1923). — Gigon, A.: Syphilis des Darmtraktes. In Jadassohns Handbuch der Haut- und Geschlechtskrankheiten, Bd. XVI/2, S. 445ff. Berlin: Springer 1931. — Goto, S.: Beitrag zur erworbenen Syphilis der Ileocoecalgegend. Langenbecks Arch. klin. Chir. 97, 207 (1912). — Goyena, J. R., A. E. Bianchi u. J. A. Caero: Syphilom des Colon transversum. [Spanisch.] Arch. argent. Enferm. Apar. dig. 7, 829 (1932). — Guardia, J. dela: Syphilis of the intestine. Surg. Gynec. Obstet. 53, 221 (1931).

Hatieganu, J., u. J. Jacobovici: Zwei Fälle von syphilitischen Pseudotumoren des Darmes. [Rumänisch.] Ref. Zbl. Haut- u. Geschl.-Kr. 44, 353 (1933). — Hermandez, I. M., et D. Vivoli: Syphilome du caecum. Rev. sud-amér. Med. Chir. (Paris) 2, 241 (1931). — Herxheimer, G.: Zur Ätiologie und pathologischen Anatomie der Syphilis. Ergebn. allg. Path. path. Anat. 11, 270 (1906).

Kernau, Th.: Über einen Fall von congenitaler Syphilis des Darms. Zbl. allg. Path. path. Anat. 64, 5 (1935/36). — Ku, D. Y.: Über angeborene Syphilis des Darmes auf Grund von 4 Fällen. Virchows Arch. path. Anat. 280, 852 (1931).

Nishikawa, K.: Die erworbene Syphilis des Darmes. Arch. Derm. Syph. (Berl.) 153, 539 (1927).

Oberndorfer, S.: Formationen der congenitalen Lues des Magen-Darmkanals. Virchows Arch. path. Anat. 159, 179 (1900).

Pick, L.: Große ulcerierte Gummi des Dünndarms. Zit. nach Siegmund, s. S. 328.

Röper, K.: Über seltene syphilitische Organveränderungen. (Tertiäre Darmlues und Herzgumma.) Frankfurt. Z. Path. 51, 171 (1937).

Schlesinger, H.: Syphilis und innere Medizin. Berlin: Springer 1927. — Schneider, P.: Über Organveränderungen bei angeborener Syphilis. Verh. dtsch. Ges. Path. 23. Tgg., 177 (1928). — Siegmund, H.: In Henke-Lubarsch' Handbuch der pathologischen Anatomie, Bd. IV/3. Berlin: Springer 1929. — Sparmann, R.: Ein Fall von Magen-Dünndarmsyphilis. Dtsch. Z. Chir. 164, 136 (1921).

Tuttle, H. K.: Syphilis of the jejunum. Surg. Gynec. Obstet. 55, 518 (1932).

Wail, Ss., u. B. A. Jegoroff: Über die Veränderungen des Darmes syphilitischen Ursprunges. Virchows Arch. path. Anat. 269, 21 (1928). — Warstat, G.: Zur Histologie der congenitalen Dünndarmsyphilis. Virchows Arch. path. Anat. 212, 195 (1913). — Wile, U. J.: Visceral syphilis. Arch. Derm. Syph. (Chicago) 3, 372 (1921).

d) Rectum

Bensaude, R.: Maladie de intestin. Paris: Masson & Cie. 1931. — Bensaude, R., Mezward et Godard: Rétrécissement rectal et syphilis. Arch. Mal. Appar. dig. 20, 466 (1930).

Frei, W.: Lymphogranulomatosis inguinalis. In Arzt-Ziehler, Haut- und Geschlechtskrankheiten, Bd. 5, S. 483. 1934. — Lymphogranulomatosis inguinalis mit ulcus chronicum elephantiasticum vulvae et ani. Klin. Wschr. 1929, 8. — Frei, W., u. A. Koppel: Ulcus vulvae chronicum elephantiasticum und sog. Syphilome anorectal als Folgeerscheinung der Lymphogranulomatosis inguinalis. Klin. Wschr. 1928, 2338.

Gigon, A.: In Jadassohns Handbuch der Haut- und Geschlechtskrankheiten, Bd. XVI/2. Berlin: Springer 1931.

Hellerström, S.: A contribution to the knowledge of lymphogranulomatosis inguinalis. Acta derm.-venereol. Suppl. 1 (1929). — Holzner, H., u. R. Kühlmayer: Zur Ätiologie entzündlicher Stenosen des Mastdarms. Klin. Med. (Wien) 11, 245 (1956).

Jersild, O.: Contribution à l'étude de la pathogénic du soi disant syphilome ano-rectal. Ann. Derm. Syph. (Paris) 1, 62 (1920). — Note supplimentaire sur l'éléphantiasis ano-rectal. Ann. Derm. Syph. (Paris) 2, 432 (1921).

Siegmund, H.: In Henke-Lubarsch' Handbuch der pathologischen Anatomie, Bd. IV/3. Berlin: Springer 1929.

2. Peritoneum und Retroperitoneum

BAUMGARTEN: Ein Fall von congenitaler Darmsyphilis. Virchows Arch. path. Anat. **97**, 39 (1884).

CARPINO, R.: Contributo anatomo-clinico alla sifilide del peritoneo. Rinasc. med. **14**, 591 (1937).

GIERKE, E. V.: In HENKE-LUBARSCH' Handbuch der pathologischen Anatomie, Bd. IV/1. Berlin: Springer 1926. — GRENET, LEVENT et PELLISSIER: Les syphilis viscérales tardives. Paris: Masson & Co. 1927.

HADIDA, E., J. BÉRANGER et CL. AZOULAY: Peritonite de natura très vraisemblabtement syphilitique. Bull. Soc. franç. Derm. Syph. **63**, 43 (1956). — HATIEGANU, I., u. I. JACOBOVICI: Drei Fälle von syphilitischen Tumor. [Rumänisch.] Ref. Zbl. Haut- u. Geschl.-Kr. **42**, 418 (1932); **48**, 565 (1933). — HOESSLIN, H. V.: Syphilis der inneren Organe. In ARZT-ZIEHLER, Haut- und Geschlechtskrankheiten, Bd. IV. Wien u. Berlin: Urban & Schwarzenberg 1934.

LETULLE, M.: La pèritonite syphilitique. Presse méd. **1924**, 477. — LUBARSCH, O.: Erwähnt nach GIERKE, s. S. 329.

PICK, L.: Syphilis des Bauchfells. Ref. Berl. klin. Wschr. 1898, 1068.

RAHIER, CH., et L. WYBAUW: Un cas de syphilis pseudo-nèoplasique rétroperitonéale. J. belge Gastro-ent. **4**, 115 (1936).

VELICOGNA, A.: Sifilide peritoneale. Minerva med. (Torino) **1930** II, 755.

3. Leber

AGUECI, A.: Cirrosi liscia con ittero da lue e salvarsan. G. veneto Sci. med. **5**, 735 (1931). — AWDEJEW, M. J.: Zwei Fälle von marginaler syphilitischer Hepatitis bei congenitaler Lues. Zbl. allg. Path. path. Anat. **60**, 113 (1934).

BABONNEIX, L., et A. MIGET: Gommes du foie? Bull. Soc. Pédiat. Paris **29**, 191 (1931). — BRASS, K.: Morphologische Betrachtungen über den Ikterus der Syphilitiker. Hautarzt **1**, 404 (1950).

CECH, A., u. F. HERLES: Lues hepatis hereditaria tarda. [Tschechisch.] Čas. Lék. česk. **1934**, 241. — CELLA, C.: Contributo anatomo-patologico alla conescenza della lesioni istologiche de fegat nelle necrosi miliari di origine batterica e nelle gomme sifilitiche miliare. Nella sifilide congenita, T. Riv. Pat. Clin. **3**, 8, 31 (1938). — CELLI, P.: Sulle cirrosi epatitiche in luetici. Arch. ital. Anat. Istol. pat. **3**, 95 (1932). — CHAPTAL, J., P. CASAL, D. BRUNEL et R. JEAN: Hépatite syphilitique congénitale précoce et tardive. Arch. franç. Pédiat. **9**, 818 (1952). — CONDORELLI, L.: Cirrosi di Hanot e sifilide. Minerva med. (Torino) **1930** I, 971. — COSTA, A.: Tipi e varianti della sifilide sclerogena diffusa del fegato e delle cirrosi epatitiche presumibilmenta luetiche. Arch. De Vechi Anat. pat. **1**, 262 (1939).

FERRANNINI, L.: Un caso di sifilide epatica sclero-gommosa. Policlinico, Sez. prat. **1930** II, 1273. — FIESSINGER, N.: Die Klinik der Lebercirrhosen. Verh. Internat. Ges. Georg. Path., 1. Konf., S. 155 u. 217. 1932. — FLEGEL, H.: Über die Leberveränderungen bei der Lues connata. Zbl. allg. Path. path. Anat. **87**, 302 (1951).

GERLOCZY, F.: Interessanter Fall eines im Säuglingsalter auftretenden Lebergummas. Mschr. Kinderheilk. **83**, 357 (1940). — GRACIANSKY, P. DE, et J. P. HARDOUIN: Le retentissement hépatique de la syphilis primo-secondaire. Sem. Hôp. Paris 2904 (1953). — GREITHER, A., u. H. KLEIN: Syphilis durch Bluttransfusion, Klinik und Pathologie. Arch. Derm. Syph. (Berl.) **187**, 569 (1949).

HARANGHY, L.: Miliar-gummöse Cirrhose bei einem an Lues congenita leidenden Jüngling. Mag. orv. Arch. **32**, 404 (1931). — HEINZ, LEOPOLD: Ein seltener Erkrankungsfall von tertiärer Syphilis. Zbl. allg. Path. path. Anat. **99**, 43f. (1959). — HELMKE: Zit. nach FLEGEL, s. S. 329. — HENSCHEN, F., u. T. BRUCE: Über die Häufigkeit und Formen der Lebercirrhose in Stockholm. Verh. Internat. Ges. Geogr. Path., 1. Konf., S. 237. 1932. — HERXHEIMER, G.: Syphilis der Leber. Pathologische Anatomie. In JADASSOHNs Handbuch der Haut- und Geschlechtskrankheiten, Bd. XVI/2, S. 458. Berlin: Springer 1931. — HOLZNER, H., E. RISSEL u. K. SPRINGER: Zur Ätiologie und Todesursache der verschiedenen Formen der Lebercirrhose. Dtsch. med. Wschr. **1956**, 264.

JESIONEK u. KIOLEMENEGLOU: Über einen Befund von protozoenartigen Gebilden in Organen eines Fetus. Münch. med. Wschr. 1904, 1905. — JOSSELIN DE JONG, R. DE: Lebercirrhose. Verh. Internat. Ges. Geogr. Path., 1. Konf., S. 38 u. 217. 1932. — JOUKOVSKY, V.: Beitrag zum Studium der syphilitischen Lebercirrhose im ersten Kindesalter. Acta paediat. (Uppsala) **9**, 485 (1930).

KALK, H.: Cirrhose und Narbenleber. Stuttgart 1954. — KERN, H.: Anatomisch-histologische Untersuchungen über die Rückbildungsvorgänge spezifischer Leberveränderungen bei Lues connata nach Penicillin. Z. Haut- u. Geschl.-Kr. **12**, 143 (1952). — KORNS, H. M.: Tertiary syphilis of the liver simulating Banti's syndrome. Amer. J. med. Sci. **179**, 811 (1930).

Landé, K. E.: Unusual manifestations and pathology of congenital syphilis. Amer. J. clin. Path. 10, 736 (1940). — Lange, F.: Über einen durch Melanosarkomatose komplizierten Fall von Lebersyphilis. Z. ärztl. Fortbild. 31, 104 (1934). — Lapp, H.: Pathologisch-anatomische Befunde bei einer mit symptomatischer Makroglobulie einhergehenden connatalen Syphilis eines Säuglings. Verh. Dtsch. Ges. für Path., 40. Tagg, 1956, S. 301. — Laqueur, W., u. E. S. Egeli: Syphilome der Leber. Befunde mittels der Aspirationsbiopsie erhoben. Schweiz. Z. Path. 12, 306 (1949). — Lelli, G.: Su di una forma rara di sifilide congenita del fegato. Pathologica 34, 1 (1942).

Michel, P. J.: L'histologie de l'hépatite scléro-gummeuse. Rev. franç. Derm. Syph. 9, 94 (1933). — Montpellier, J., et Loubeyre: Adéno-cancer du foie avec cirrhose chez un homme jeune atteint de syphilis hépatique. Bull. Soc. franç. Derm. Syph. 40, 304 (1933). — Petersen, U.: Tertiäre Lebersyphilis im Kindesalter und ihre Beziehung zur Lebercirrhose. Frankfurt. Z. Path. 43, 44 (1932). — Poinso, Laval et Desante: Syphilis virulante du nouveau né: e'tude clinique et histologique. Paris méd. 1944 II, 10.

Radici, M.: Consideraziono cliniche e istopatologiche su due casi di epatite luetica con ascite in un neonato divartotto giorni e in un lattante di sei mesi di vita. Riv. Clin. pediat. 35, 812 (1937). — Ramond, L.: Syphilis tertiaire du foie. Presse méd. 1931 II, 1879. — Rao, R. P.: Hepatic lesions in congenital syphilis. Indian J. vener. Dis. 1, 183 (1953). — Ribbert, H.: Über protozoenartige Zellen in der Niere eines syphilitischen Neugeborenen und in der Parotis von Kindern. Zbl. allg. Path. path. Anat. 15, 945 (1904). — Roessle, R.: In Henke-Lubarsch' Handbuch der pathologischen Anatomie, Bd. V/1, S. 243. Berlin: Springer 1930. — Roholm, K., u. N. B. Krarup: Die Histopathologie der Leber bei sog. Salvarsanikterus, mittels Aspirationsbiopsie untersucht. Arch. Derm. Syph. (Berl.) 181, 521 (1940).

Seifert, G., u. J. Oehme: Pathologie und Klinik der Cytomegalie. Leipzig: Georg Thieme 1957.

Vanek, J.: Fall einer atypischen kongenitalen Syphilis. Čsl. Derm. 26, 59 (1951). — Vortel, V.: Generalisierte Speicheldrüsenvirusinfektion bei Säuglingen und Kindern. Frankfurt. Z. Path. 67, 153 (1956).

IV. Respirationstrakt

Antonow, A.: Zur Frage der spezifischen Veränderungen in den Lungen bei syphilitischer interstitieller Pneumonie. Virchows Arch. path. Anat. 283, 413 (1932).

Barbera, S.: Sifiloma ipertrofica della trachea. Oto-Rhino-Laring. 2, 489 (1932). — Barcaglia, A.: Alterazioni del cuore nella sifilide polmonare congenita tardiva. Riv. Clin. pediat. 36, 209 (1938). — Blajot, I., u. E. Alegret: Sifilis pulmonar. Publ. Inst. Antibc., Francisco Moragas 9, 127 (1951). — Bradley, D. F.: Gumma of the lung. Arch. Derm. (Chicago) 58, 444 (1948). — Brodersen, N. H.: Lungensyphilis. [Norwegisch.] Med. Rev. 52, 241, 252 (1935). — Brovelli, A.: Considerazioni cliniche et anatomo-isto-patologiche sopra un caso di exitus per sifilide laringea terzinia. Arch. ital. Mal. Trach. ecc. 10, 53 (1942). — Bucher, C. J., and J. Ono: Tracheo-oesophageal fistula of syphilitic origin. Amer. J. Path. 10, 391 (1934). — Buinewitsch, K. v.: Aus klinischen Beobachtungen über Lues visceralis. Wien. med. Wschr. 1942 II, 615.

Carrera, J. L.: Beitrag zum pathologisch-anatomischen Studium der erworbenen Lungensyphilis. Inaug.-Diss. Buenos Aires 1931. Ref. Zbl. Haut- u. Geschl.-Kr. 40, 537 (1932). — Cellina, M., e A. Macchi: Contributo anatomo clinico alla conoscenza della sifilide polmonare congenita tardiva. Pediatria Riv. 40, 1204 (1932). — Chrakovskaja-Cerjak, V.: Zur Frage der Nasennebenhöhlensyphilis. [Russisch.] Russk. Otol. 24, 217 (1931). Ref. Zbl. Haut- u. Geschl.-Kr. 42, 646 (1932). — Christiansen: Tertiaer Lungesyfilis. Hospitalstidende 79, 205 (1936). — Ciccornadi, G.: L'infiltrato polmonale peudoluetico. Rinasc. med. 18, 495 (1941). — Claus: Syphilis des Kehlkopfes. Z. ärztl. Fortbild. 33, 637 (1936). — Denman, H. C.: Syphilis of the lung. Ann. intern. Med. 5, 895 (1932). — Dünner, L., F. Leeser u. H. Blume: Die Lungensyphilis des Erwachsenen. Leipzig: Johann Ambrosius Barth 1931. — Duplant: Diskussion zu Pallasse, s. S. 331.

Edmondson, P. W.: Congenital syphilis of the lung. Brit. med. J. 1953, No 4820, 1148.

Farina, C.: Sopra due casi di sifilide broncopolmonare con broncopatia condroosteoplastica. Arch. ital. Anat. Istol. pat. 13, 311 (1941). — Favre, M., et Contamin: La syphilis pulmonaire granulique. Lyon méd. 1928, 121. — Fittipaldi, C.: Die syphilitischen Bronchiectasien. Ref. Zbl. Haut- u. Geschl.-Kr. 54, 698 (1937). — Fraser, J. S., and J. C. Davidson: Tertiary syphilitic disease of larynx and trachea. J. Laryng. 48, 275 (1933). — Fratres, A.: Considerazione statistiche sulle sifilide nella prima 10000 autopsie dell'Instituto di Anatomia Patologica della Universite di Milano. Clin. med. ital. 65, 1015 (1934). — Fratres, A., e E. Galli: Sifilide e medicine interna. Clin. med. ital. 65, 779 (1934). — Freedman, E., and Ch. S. Higley: Syphilitic gumma of the lung. Amer. J. Roentgenol. 31, 333 (1934).

GÄDEKE, R.: Anatomische Lungenveränderungen bei frühgeneralisierter Syphilis. Ein Beitrag zur Frage der „miliaren Lungensyphilis". Klin. Wschr. 1950, 741. — GAMBA, R., u. L. ARENDAR: Über einen Fall von luischer Pneumonie. [Spanisch.] Rev. Pat. infecc. 2, 77 (1936). — GATÉ, DECAUME et GARDÈRE: Granulie syphilitique des pneumons. Lyon méd. 1929 II, 235. — GERLI, P.: Sulla sifilide polmonare. Arch. di Radiol. 12, 279 (1937). — Della sifilide dell'apparato respiratorio con particolare riguardo alla localizzazioni polmonari. Clin. med. ital., N. s. 62, 1045 (1931). — GRANDJEAN, T.: Lungengummata. Schweiz. med. Wschr. 1958, 546. — GRUMBACH, A.: Zur Ätiologie der pseudoluetischen Lungeninfiltrate. Helv. med. Acta 7, 528 (1941).

HADDERS, H. N., and TH. B. WAKKERMAN: Generalized dermatitis and acute lethal „syphilitic" pneumonia due to an allergic reaction to azophenamine. Acta derm.-venereol. 32, 289 (1952). — HARING, W.: Über Lungensyphilis. Verh. dtsch. Ges. inn. Med. 316 (1931). — HARTMANN, G., u. E. SCHAUDIG: Diagnostische Irrtümer beim Bronchialcarcinom, zugleich ein Beitrag zur Klinik und Pathologie der Lungengumma. Thoraxchirurgie 1, 531 (1954). — HARTUNG, A., and J. FREEDMAN: Pulmonary syphilis. J. Amer. med. Ass. 98, 1969 (1932). — HEINZ, LEOPOLD: Ein seltener Erkrankungsfall von tertiärer Syphilis. Zbl. allg. Path. path. Anat. 99, 43f. (1959). — HERZOG, W., u. F. W. CONRAD: Zur Pathologie der Luftröhrensyphilis. Zugleich ein Beitrag zur Penicillinbehandlung gummöser Lues. Zbl. allg. Path. path. Anat. 93, 114 (1955).

ILLCHMANN-CHRIST, A.: Eine Studie über seltene Lokalisation der tertiären Lues. Beitr. gerichtl. Med. 16, 41 (1942).

JACOBS: Zit. nach LEON-KINDBERG, s. S. 331.

KAWAI, S.: Über einen seltenen Fall von gummöser Entzündung der Trachea und des Peritrachealgewebes. Trans. Soc. path. jap. 30, 312 (1940). — KLÄRING, W., u. G. ROHTE: Über eine operativ behandelte Lungensyphilis (Syphilom). Zbl. Chir. 80, 1945 (1955). — KLESTADT, W.: Die Syphilis des Kehlkopfes und der Luftröhre. In JADASSOHNs Handbuch der Haut- und Geschlechtskrankheiten, Bd. XVI/2, S. 608. Berlin: Springer 1931. — KRAEVSKIJ, N.: Ein Fall von syphilitischer Lungencirrhose beim Kind. [Russisch.] Pediat. 14, 428 (1930).

LANDSBERG, F.: Über den syphilitischen Pulmo lobatus. Virchows Arch. path. Anat. 277, 583 (1930). — LANZA, G.: La sifilide polmonare congenita tardiva. Arch. ital. Anat. Istol. pat. 8, 470 (1938). — LEATHER, H. M.: Syphilitic mediastinitis. Lancet 1953 II, 116. — LEON-KINDBERG, M., et G. LAPINE: Gomme syphilitique du poumon. Presse méd. 1938 I, 812. — LESNÉ, É., A. HÉRAUX, R. WAITZ et M. HOUZEAU: Syphilis pulmonaire congenital précoce. Presse méd. 1934 II, 1858. — LIEVEN, A.: Die Syphilis der Lunge und des Mediastinums. In JADASSOHNs Handbuch der Haut- und Geschlechtskrankheiten, Bd. XVI/2, S. 765. Berlin: Springer 1931. — LIMITO, C.: Contributo clinico alla conoscenza della sifilide polmonare. Osped. maggiore 24, 245 (1936). — LOHEL, H.: Über einen Fall von Lues III mit Haut- und Lungenveränderungen. Z. Haut- u. Geschl.-Kr. 3, 293 (1947). — LORD: Zit. nach LEON-KINDBERG u. Mitarb., s. S. 331. — LUNDHOLM, I., u. W. MASCHER: Zur Diagnose der Lungensyphilis. Beitr. Klin. Tuberk. 79, 647 (1932).

McINTYRE, M. C.: Pulmonary syphilis. Its frequency, pathology and roentgenologic appearance. Arch. Path. (Chicago) 11, 258 (1931). — MONTANINI, N., e R. PELLEGRINO: Alla ricerca della sifilide polmonare. Ann. Ist. Forlanini 13, 53 (1951). — MORGAN, A. D., W. E. LLOYD and C. PRICE-THOMAS: Tertiary syphilis of the lung and its diagnosis. Thorax 7, 125 (1952). — MORIKAWA, Y.: Ein Beitrag zur Kenntnis der Lungensyphilis. [Japanisch.] J. orient. Med. 16, Nr 2, dtsch. Zus.fass. 14 (1932). — MOURIQUAND, BERNHEIM, SÉDALLIAN u. WEILL: Der helmförmige Schatten bei der kongenitalen syphilitischen Pneumonie. Lyon. méd. 1930 II, 50.

NAKATA, I.: Pathologisch-histologische Untersuchung der Lungensyphilis der Säuglinge. Trans. Soc. path. jap. 30, 311 (1940). — NEWCOMB, W. D.: Fatal syphilis. Brit. J. vener. Dis. 29, 67 (1953).

ORSZAGH, O.: Über die Lungensyphilis. Therapie (Budapest) 8, 225 (1931). — Pulmonary tuberculosis and syphilis. Tubercle (Lond.) 14, 145 (1933).

PALLASSE et CHANALEILLES: Gomme géante du poumon prise pour un abcès froid médiastinal. Lyon méd. 1930 II, 9, 46. — PAVIOT, J., PH. BARRAL et A. GUICHARD: Maladie bleue tardive et pneumopathie syphilitique. Arch. med.-chir. Appar. resp. 8, 19 (1933). — PEARSON, R. S., and S. DE NAVASQUEZ: Syphilis of the lung. Guy's Hosp. Rep. 88, 1 (1938). — PERACCHIA, L.: Sopra un caso di sifilide polmonare. Pubbl. in onore Umberto Mentegazza 617 (1933). — POHL, R.: Zwei plötzliche Todesfälle bei Lues des Respirationstraktes. Dtsch. Z. ges. gerichtl. Med. 16, 283 (1931). — POTOSKY, I. I., et D. N. MATVÉEV: Clinique et symptomatologie de la syphilis tertiaire de la trachée. Vestn. Venerol. i Derm. 11, 26 (1940). — PREBIL, M.: Contributo anatomo-clinico allo studio della sifilide polmonare congenita nei neonati. Pediatria Riv. 39, 1010 (1932). — PROBY, H.: Les réactions de la muqueuse des voies respiratoires superieures dans la syphilis. Ann. Oto-laryng. (Paris) 2,

131 (1935). — Les formes pseudo-tuberculeuse de la syphilis du larynx. Ann. Oto-laryng. (Paris) 10, 1195 (1933). — RADICI, M.: Contributo clinico anatomico allo studio della sifilide congenita polmonare. Riv. Clin. pediat. 35, 481 (1947). — RASO, M.: La sifilide nodulare congenita de polmone. Pediatria Riv. 47, 1005 (1939). — REBATTU, J., et P. MOUNIER-KUHN: Histogénèse des lésions syphilitiques du larynx. Ann. Oto-laryng. (Paris) 12, 1081 (1937). — ROYCE, B. F.: The criteria for clinical diagnosis of syphilis of the lung. Ann. intern. Med. 33, 700 (1950). — ROYER, J., A. GLOAGUEN et A. BOUSSA: Syndrome cavitaire de la base gauche gommes syphilitiques à différents stades. J. franç. Med. Chir. thor. 7, 530 (1953).

SERIBA, K., u. H. E. BÜTTNER: Ein bemerkenswerter Fall von Lungensyphilis. Virchows Arch. path. Anat. 291, 571 (1933). — SLOBOLIANU, H., u. M. P. GHINEA: Lungen- und Leber-gummen bei der angeborenen Syphilis. [Rumänisch.] Ref. Zbl. Haut- u. Geschl.-Kr. 69, 202 (1943). — SMITH, J. W., G. L. LAQUEUR and CH. W. BARNETT: Gumma of the lung, proved by the demonstration of Treponema pallidum. Amer. J. Syph. 34, 383 (1950). — SPANGEN-BERG, J. J.: Die Syphilis in der Pathologie der Bronchiectasien. [Spanisch.] Arch. argent. Enferm. Apar. resp. 6, 17 (1938). — STRANDGAARD, E.: Über erworbene tertiäre Lungen-syphilis. Ugeskr. Laeg. 1936, 682. — SYLLA, A.: Lues und allgemeine Miliartuberkulose. Med. Klin. 1931 I, 765.

TAKEI: Über Lungensyphilis. J. orient. Med. 24, 1 (1936). — TANASESKU: Bronchiolith-ausscheidung bei Lungengumma. Derm.-vener. (Bucureşti) 1, 253 (1956). — TAUBER, K.: Über Wabenhöhlen bei Lungenlues. Frankfurt. Z. Path. 46, 431 (1934). — TOBIAS, J. W., u. G. ORTIZ: Zusammentreffen von Lungensyphilis und -krebs. Sem. méd. (B. Aires) 1933 II, 184. — TOMMASI, V.: Della mediastinite luetica con illustrazione di un caso clinico. Dermo-sifiliografo 13, 36 (1938). — TRASOFF, A.: Asthma of luetic origin. J. Allergy 3, 592 (1932). UNSER, K.: Über einen Fall von luischer Mediastinitis. Klin. Wschr. 1938 I 310.

VERSÉ M.: Syphilis der Lunge und des Brustfelles. In HENKE-LUBARSCH' Handbuch der pathologischen Anatomie, Bd. III/3, S. 164. Berlin: Springer 1931. — VIVOLI, D.: Ana-tomisch-klinische Formen der Lungensyphilis. Buenos Aires: A. Guidi Buffarini 1935. Ref. Zbl. Haut- u. Geschl.-Kr. 54, 542 (1937). — Anatomisch-klinische Formen der Lungensyphilis beim Erwachsenen. [Spanisch.] Rev. argent. Dermatosif. 20, 657 (1936).

WOHLWILL, F.: Bezüglich der pathologischen Anatomie der erworbenen Lungensyphilis. Lisboa méd. 15, 201 (1938). — Über einen Fall von Oesophagus-Trachea-Broncho-Lungen-syphilis mit Speiseröhren-Luftröhrenfistel. Lisboa méd. 15, 409 (1938). — Über die Häufig-keit der Lungensyphilis in Portugal. Ein Beitrag zur geographischen Pathologie. Schweiz. med. Wschr. 1938 II, 1186.

V. Knochen

ADAMESTEANU, C.: La consolidation des fractures chez les lapins syphilitiques. C. R. Soc. Biol. (Paris) 115, 1498 (1934). — ALEXANDER, H.: Zit. nach SCHNEIDER, s. S. 334. — ARZT, L.: Die Knochenveränderungen bei der kongenitalen Frühlues. Z. Haut- u. Geschl.-Kr. 9, 1 (1950). — ASCHOFF, L.: Pathologische Anatomie. 8. Aufl., Bd. 2. Jena: Gustav Fischer 1936.

BECK, A.: Sarkom auf dem Boden chronisch-entzündlicher und regenerativer Vorgänge. Dtsch. Z. Chir. 186, 255 (1924). Vgl. auch GG. KONJETZNY, Zbl. Chir. 1922, 1773. — BEITZKE, H.: Erworbene Syphilis der Knochen. In HENKE-LUBARSCH' Handbuch der pathologischen Anatomie, Bd. IX/2, S. 469ff. Berlin: Springer 1934. — BORSCHE, O.: Diagnostisch atypische Fälle konnataler Lues. Dtsch. med. Wschr. 1951, 1008. — BROCHIER, A.: Considérations anatomiques sur la du squelette des os long chez le foetus. Rev. franç. Gynéc. 28, 204 (1933). — BROGLIO, R.: Über die syphilitische Spondylitis. Ref. Zbl. Haut- u. Geschl.-Kr. 39, 442 (1932).

CAFFEY, J.: Pediatric X-Ray-Diagnosis, 2nd edit. Chicago: Year Book Publ. 1950. — Clinical and experimental lead poisoning: Some roentg. and anat. changes in the growing bones. Radiology 17, 957 (1931). — Syphilis of the skeleton in early infancy: Nonspecificity of many of the roentgenographic changes. Amer. J. Roentgenol. 42, 637 (1939). — CHIARI, O.: Skeletterkrankungen im Säuglingsalter. Wien. klin. Wschr. 1950, 325. — CHOMPRET, DECHAUME et LEAGE: Syphilis héréditaire du maxillaire inférieur. Rev. Stomat. (Paris) 33, 599 (1931). — CONE, S. M.: Syphilis of bone. J. Bone Jt Surg. 12, 600 (1930).

DECHAUME, M.: Considérations sur la syphilis mandibulaire. Ann. Mal. vénér. 27, 4 (1932). — DOEDERLEIN, W.: Über den Einfluß der congenitalen Lues auf die Verknöcherung der Labyrinthkapsel bei Neugeborenen. Arch. Ohr.-, Nas.- u. Kehlk.-Heilk. 140, 229 (1936). — DROESBEQUE: Syphilitische Mastoiditis. Ref. Zbl. Haut- u. Geschl.-Kr. 64, 616 (1940). — DUPPERAT, GUILANE et VALETTE: Ostéite gommeuse du crâne contemporaine de la roséole. Bull. Soc. franç. Derm. Syph. 69, 19 (1956).

ENGESET, A., S. ECK and O. GILJY: On the significance of growth in the roentgenological skeletal changes in early congenital syphilis. Amer. J. Roentgenol. 69, 542 (1953).

FRAENKEL, E.: Die congenitale Syphilis im Röntgenbild. Fortschr. Röntgenstr. **22**, Erg.-Bd. (1911). — Über die angeborene Syphilis platter Knochen und ihre röntgenologische Erkennung. Fortschr. Röntgenstr. **19**, 422 (1912/13). — Röntgenologisches über Epiphysenlösungen und über Heilung der Osteochondritis syphilitica congenita. Fortschr. Röntgenstr. **23**, 300 (1915/16). — FRANGENHEIM, P.: Die Syphilis der Knochen. In JADASSOHNs Handbuch der Haut- und Geschlechtskrankheiten, Bd. XVII/3, S. 168ff. Berlin: Springer 1928. — FREUND, E.: Über Knochensyphilis. Virchows Arch. path. Anat. **288**, 146 (1933). — FUHS, H.: Säbelscheidentibia bei manifester Tertiärlues. Ref. Zbl. Haut- u. Geschl.-Kr. **55**, 179 (1937).

GALLAND, M.: Syphilis du tibia diaphysaire et bulbaire. Ann. anat. path. **7**, 631 (1930). — GERSTEL, G.: Zur Morphologie und Entstehung der knolligen periostalen Knochenbildungen im Bereiche der Epidiaphysengrenzen bei angeborener Syphilis. Virchows Arch. path. Anat. **289**, 516 (1933). — Über die Heilungsvorgänge bei angeborener Knochensyphilis. Virchows Arch. path. Anat. **309**, 737 (1942). — GIRAUDI, G., e F. VACCARI: L'osteocondrite luetica precoce delle osse lunghe. Arch. ital. Anat. Istol. pat. **12**, 332 (1941). — GRACOVSKI, S.: Ostéopériostites des métacarpiens chez un hérédo-syphilitique. Bull. Soc. Pediat. Paris **3**, 25 (1932). — GRÄVINGHOFF, W.: Über die Schwachzeichen der angeborenen Lues am Knochen. Jb. Kinderheilk. **133**, 189 (1931). — Schwachzeichen der Lues am Skelett sonst erscheinungsfreier Säuglinge. Mschr. Kinderheilk. **48**, 30 (1930). — GUMPESBERGER, G.: Der diagnostische Wert der Röntgenuntersuchungen des Skelettes für die Diagnosestellung der Lues congenita beim Säugling und Kleinkind. Dermatologica (Basel) **103**, 19 (1951).

HAMPERL, H.: Die anatomischen Grundlagen und die Entstehung der sog. Querschatten in den Metaphysen wachsender Knochen. Z. Kinderheilk. **56**, 324 (1934). — HARRIS, H. A.: Bone growth in health and disease. London: Oxford University Press 1933. — HEEGEWALDT, E. R., R. GANTES, G. SUZMAN u. G. KRAUSEL: Über luetische Osteochondritis der Neugeborenen. Ref. Zbl. Haut- u. Geschl.-Kr. **54**, 361 (1937). — HERXHEIMER, G.: Die pathologische Anatomie der angeborenen Syphilis. Verh. Dtsch. Ges. Path., S. 144. 1928. — HERZOG, G.: Die primären Knochengeschwülste. In HENKE-LUBARSCH' Handbuch der pathologischen Anatomie, Bd. IX/5. Berlin: Springer 1944. — HOCHSINGER, C.: Die Besonderheiten der congenital-syphilitischen Erkrankungen der inneren Organe (einschl. des ZNS) und des Bewegungsapparates. In JADASSOHNs Handbuch der Haut- und Geschlechtskrankheiten, Bd. XIX, S. 163ff. Berlin: Springer 1927 (Lit.). — HORN: Beitrag zur Diagnose der Spondylitis luetica. Röntgenpraxis **4**, 31 (1930).

INGRAHAM, N. R.: Roentgen-positive seronegative infantile congenital syphilis. Amer. J. Dis. Cchild. **50**, 1444 (1935).

JOSEF, S., u. F. LEESER: Kongenital-luetische Knochenerkrankungen im Röntgenbild. Fortschr. Röntgenstr. **42**, 182 (1930).

KLAFTEN, E., u. R. PRIESEL: Zur Kenntnis der syphilitischen Knochenerkrankungen bei Lues congenita. Fortschr. Röntgenstr. **42**, 311 (1930). — Weitere Untersuchungen über Knochenveränderungen bei Lues congenita. Fortschr. Röntgenstr. **47**, 59 (1933). — KLEIN, M.: Die destruierenden Veränderungen am Knochenschaft bei der Lues congenita. Fortschr. Röntgenstr. **46**, 340 (1932). — KNORRE, D.: Statistisches zur Syphilis an Hand von 26500 Sektionsfällen der Jahre 1913—1952. Z. ges. inn. Med. **8**, 1008 (1953). — KRABBE, K., u. P. A. SCHWALBE-HANSEN: Die necrotisierenden Spondylitiden bei den Tabikern. Acta psychiat. scand. **10**, 317 (1935). — KRAFT, E., u. K. KATO: Röntgenbefunde bei Bleivergiftungen im Kindesalter. Fortschr. Röntgenstr. **46**, 249 (1932). — KUNDRATITZ, K.: Stellungsnahme zur Bedeutung der congenital-luetischen Knochenveränderungen und zur Behandlung der Lues congenita. Wien. klin. Wschr. **1949**, 385.

LANYAR, F.: Ein Beitrag zur Frage der traumatischen Auslösung luetischer Knochenerkrankungen. Arch. Derm. Syph. (Berl.) **163**, 326 (1931). — LÖHE, H.: Klinische und pathologisch-anatomische Untersuchung über Skelettveränderungen bei kongenitaler Syphilis und ihre Heilungsvorgänge. Virchows Arch. path. Anat. **220**, 95 (1915).

MAYER, O., and J. S. FRASER: Pathological changes in the ear in late congenital syphilis. J. Laryng. **51**, 683, 755 (1936). — McLEAN, ST.: Correlation of the roentgenologic picture with the gross and the microscopic examination of patholocic material in congenital osseus syphilis. Amer. J. Dis. Child. **41**, 607 (1931). — MIKULOWSKI, W.: Knochenbrüchigkeit bei einem luetischen Säugling. Jb. Kinderheilk. **146**, 274 (1936). — MÜLLER, R.: Lues-Durchseuchung und Resistenz. Med. Klin. **1949**, 482.

ORECKIN, E., u. B. BEZPROZVANNAJA: Über traumatische Syphilis. [Russisch.] Ref. Zbl. Haut- u. Geschl.-Kr. **37**, 112 (1931).

PÉHU, M., u. A. POLICARD: Über das Verhalten des Knochensystems bei der congenitalen Syphilis des Säuglings. Z. Kinderheilk. **50**, 71 (1930). — Sur le mécanismes histologiques dans la syphilis osseuse de l'enfance. Bull. Soc. Pediat. Paris **33**, 190 (1935). — PICK, L.: Die angeborene Knochensyphilis. In HENKE-LUBARSCH' Handbuch der pathologischen Anatomie,

Bd. IX/1. Berlin: Springer 1929 (Lit.). — Osteochondritis syphilitica im Kindesalter (Osteochondritis syphilitica tarda). Verh. Dtsch. Ges. Path., 1928, S. 248. — Psenner, L.: Diskussion zu Urbanek, Zbl. allg. Path. path. Anat. 86, 354 (1950).
Remé, H.: Über umbauende Knochensyphilis. Beitr. path. Anat. 92, 290 (1932).
Schmidt, M. B.: Über syphilitische Osteochondritis. Verh. Dtsch. Ges. Path., 1928, S. 233. Ergebn. allg. Path. path. Anat. 7, 247 (1920) (Lit.). — Schneider, P.: Über die Organveränderungen bei der angeborenen Frühsyphilis. Verh. Dtsch. Ges. Path. 1928, S. 177. — Somogyi, Z., u. J. Gaal: Die Syphilis der Knochen. Ref. Zbl. Haut- u. Geschl.-Kr. 96, 247 (1956). — Stadler: Zit. nach Pick, s. S. 333. — Stolper, P.: Über die Beziehungen zwischen Syphilis und Trauma insbesonders in gerichtlicher und versicherungsrechtlicher medizinischer Hinsicht. Dtsch. Z. Chir. 65, 117 (1902) (Lit.). — Swoboda, W.: Die Röntgensymptomatik der Vitamin-D-Intoxication im Kindesalter. Fortschr. Röntgenstr. 77, 534 (1952).
Thomson, O.: Studien über die durch angeborene Syphilis bei Foeten und Neugeborenen verursachten pathologischen Veränderungen. Kopenhagen u. Lund 1912. — Pathologisch-anatomische Veränderungen bei der congenitalen Syphilis bei dem Foetus und dem neugeborenen Kind. Kopenhagen u. Leipzig 1928. — Tobiášek, St.: Unfall und Knochenlues, bzw. -tuberkulose. Ref. Zbl. Haut- u. Geschl.-Kr. 36, 830 (1931).
Urbanek, K.: Ein auffälliger Organbefund bei einem penicillinbehandelten Kind mit Lues congenita. Sitzg Ver. Path. Anat. Wiens 28. III. 1950. Ref. Zbl. allg. Path. path. Anat. 86, 353 (1950). — Usilton, L. J., Q. R. Remein, R. M. Thorner and J. F. Donohue: Syphilitic mortality during the period of the fifth revision of the international lists of causes of death. Amer. J. Syph. 37, 403 (1953).
Whitridge, J.: Changes in long bones of newborn infants following the administration of bismuth during pregnancy. Amer. J. Syph. 24, 223 (1940). — Willi, H.: Lehrbuch der Geburtshilfe, herausgeg. von Th. Koller. Basel: S. Karger 1948. — Wolf, H. G., u. L. Psenner: Pathologisch-anatomische und klinisch-röntgenologische Studien über die sog. Wachstumslinien. Fortschr. Röntgenstr. 80, 141 (1954).

VI. 1. und 2. Gelenke, Schleimbeutel, Sehnenscheiden

Beitzke, H.: Syphilis der Gelenke. In Henke-Lubarsch' Handbuch der pathologischen Anatomie, Bd. IX/2, S. 523ff. Berlin: Springer 1934. — Blumenthal: Über Gelenkveränderungen im Frühstadium der Syphilis. Inaug.-Diss. Rostock 1906. — Borchard: Zit. nach Beitzke, s. S. 334. — Buchmann, J., and H. S. Lieberman: Preof valence syphilis of the bones and joints. Arch. Derm. (Chicago) 44, 1 (1941).
Dueno, Francisco: Über einen Fall von tabischer Arthropathie. Progr. clin. Ref. Zbl. Haut- u. Geschl.-Kr. 41, 244 (1932).
Epstein, N. N., and R. Friedlander: Syphilitic bursopathy of Verneuil. Arch. Derm. (Chicago) 26, 831 (1932).
Freund, E.: Über Syphilis der Gelenke. Virchows Arch. path. Anat. 289, 575 (1933). — Friedmann, L.: Lues des Hüftgelenkes. Bruns' Beitr. klin. Chir. 153, 358 (1931).
Garner, V. C., and A. G. Schock: Syphilitic bursopathy of Verneuil. Arch. Derm. Syph. (Chicago) 24, 591 (1931). — Gerškowič, Z., u. M. Brenner: Zur Frage der Diagnostik der Gelenksyphilis. Dtsch. Arch. klin. Chir. 175, 637 (1933). — Gruber, Gg. B.: Kapitel Gelenke in Kaufmann, Lehrbuch der speziellen pathologischen Anatomie, 9. u. 10. Aufl., Bd. II. Berlin: W. de Gruyter & Co. 1938.
Hoffmann, V.: Befunde zur Kenntnis der Gelenksyphilis. Langenbecks Arch. klin. Chir. 171, 635 (1932). — Syphilis der Gelenke, Muskeln, Sehnenscheiden und Schleimbeutel. In Jadassohns Handbuch der Haut- und Geschlechtskrankheiten, Bd. XVII/3, S. 213ff. Berlin: Springer 1928.
Ito, Y.: Über Gelenklues. Ref. Zbl. Haut- u. Geschl.-Kr. 45, 765 (1933).
Kling, D.: Syphilitic arthritis with effusion. Amer. J. med. Sci. 183, 538 (1932).
Lenti, P.: Artriti croniche luetiche. Chir. Organi Mov. 19, 465 (1934). — Loos, H. O.: Über Gelenkveränderungen bei angeborener Spätsyphilis. Arch. Derm. Syph. (Berl.) 181, 549 (1940).
Meiren, L. van der: Ostéo-arthrites spécifiques bilatérales du coude d'origine traumatique. Arch. belges Derm. 10, 96 (1954).
Prosser Thomas, E. W., and A. J. Rock: Syphilitic bursitis. Lancet 1949 II, 1221. — Puhlmann: Die Arthritis luetica simplex. Inaug.-Diss. Leipzig 1909.
Schalch, E.: Arthritis mutilans luetica. Schweiz. med. Wschr. 1956, 364. — Schrager, V. L.: Syphilis of tendon of biceps muscle. Arch. Surg. (Chicago) 48, 423 (1944). — Sundt, H.: Arthro-syphilis congenita tardiva et acquisita et arthrometasyphilis. Acta derm.-venereol. (Stockh.) 28, Suppl. 20, 419 (1948). — Swartz, J. H., and M. M. Tolman: Syphilitic bursopathy. Arch. Derm. (Chicago) 26, 419 (1932).
Zanoli, R.: Gelenksyphilis. Ref. Zbl. Haut- u. Geschl.-Kr. 62, 424 (1939).

3. Juxtaartikuläre Knoten

BECKER, S. W., u. M. E. OBERMAYER: Juxta-articular nodules. Arch. Derm. (Chicago) 31, 744 (1935). — BOLLAG, S.: Über die Beziehungen des Rheumatismus zu den juxta-articulären Knoten. Schweiz. med. Wschr. 1935, 702.

DIJKSTRA, O. H.: Rheumatische und luische Knoten bei den Gelenken. [Holländisch.] Ned. T. Geneesk. 1947, 1299.

FRÖHLICH, H.: Zur Kenntnis der luetischen juxtaarticulären Knotenbildungen. Arch. Derm. Syph. (Berl.) 166, 226 (1932).

GOUGEROT, BURNIER et O. ELIASCHEFF: Nodosités juxta-articulaires syphilitiques. Arch. derm.-syph. (Paris) 2, 690 (1930).

HOFFMANN, V.: Juxtaarticuläre Knoten. In JADASSOHNs Handbuch der Haut- und Geschlechtskrankheiten, Bd. VII/1. Berlin: Springer 1931. — HOPKINS, H. H.: Subcutaneous nodules of the juxta-articular type. Bull. Johns Hopk. Hosp. 49, 5 (1931). — HU, K., and CH. N. FRAZIER: A study of subcutaneous nodules of the juxta articular type observed in five cases of syphilis in North China. Chin. med. J. 47, 364 (1935).

KALZ, F.: Syphilitic juxta-articular nodes. Arch. Derm. Syph. (Chicago) 60, 426 (1949). — KUMER, L., u. F. J. LANG: Juxtaarticuläre Knoten und Rheumatismus nodosus. Arch. Derm. Syph. (Berl.) 174, 535 (1936).

MADDEN, J. F.: Tertiary syphilis: Juxta-articular nodules associated with multiple nodulo-ulcerative lesions. Arch. Derm. Syph. (Chicago) 27, 355 (1933).

NOBL, G.: Zur Kenntnis der juxtaarticulären Knotenbildung (Jeanselme). Derm. Wschr. 1933 II, 1008.

PEYROT, J., et P. DE BOISSEZON: Un cas de nodosités juxta-articulaires (Jeanselme) chez une femme n'ayant jamais quité la France. Ann. Derm. Syph. (Paris) 4, 538 (1933). — PINARD, COSTE, FAUVET et HERTZ: Rhumatisme, nodosités juxta-articulaires et syphilis. Bull. Soc. méd. Hôp. Paris, III. s. 51, 1350 (1935). — PISACANE, C.: Über einen Fall von Nodositas juxtaarticularis. Ref. Derm. Wschr. 1935 II, 1609. — PLANNER, H.: Zwei Fälle mit seltenen luetischen Erscheinungen. Wien. klin. Wschr. 1932 I, 570. — PUENTE, J. J.: Knotenbildungen an den Knochenvorsprüngen (Juxtaarticuläre Knotenbildung nach LUTZ und JEANSELME). [Spanisch.] Rev. argent. Dermatosif. 19, 78 (1935). — PUTKONEN, T., H. TEIR and K. PYÖRÄLÄ: Syphilitic juxta-articular nodes. Brit. J. vener. Dis. 29, 71 (1953).

QUERVAIN, F. DE: Zit. nach BOLLAG, s. S. 335.

RIJSSEL, E. C. VAN: Nodositas juxta-articularis. Ned. T. Geneesk. 1932, 5110.

SELLEI, J.: Über die sog. juxtaarticuläre Knotenbildung bei Syphilitikern. Arch. Derm. Syph. (Berl.) 162, 176 (1930). — SILVA, FL.: Contribution to the study of juxta-articular nodosities of LUTZ-JEANSELME. Urol. cutan. Rev. 41, 443 (1937).

TACHEUCHI, K., u. Y. NISHIYAMA: Über den ersten Fall von Nodositas juxtaarticularis syphilitica in Japan. Z. jap. chir. Ges. 36, dtsch. Zus.fass. 70 (1935). — TOMIKAWA, R.: Juxtaarticuläre Knoten. Fukuoka-Ikwadaigaku-Zasshi 26, 8 (1933). Ref. Zbl. Haut- u. Geschl.-Kr. 47, 97 (1934).

WOLF, M.: Zur Kenntnis der juxta-articulären Knoten. Wien. klin. Wschr. 1934 II, 1420.

VII. Skeletmuskulatur

ASAI, T.: Ein Fall von syphilitischer diffuser Myositis. [Japanisch.] J. med. Ass. Formosa 36, 2504 (1938).

BALINA, P. L., u. L. E. PIERINI: Fall von icterogummöser luischer Myositis. [Spanisch.] Rev. argent. Dermatosif. 18, 67 (1935). — BUSSE, O.: Über syphilitische Entzündungen der quergestreiften Muskulatur. Langenbecks Arch. klin. Chir. 69, 485 (1903).

CERQUA, S.: Gomme multiple del musculo grande dorsale. Policlinico, Sez. prat. 1930 I, 733. — CHASTENET DE GÉRY: Les difficultés du diagnostic de la syphilis musculaire. Bull. Soc. nat. Chir. 59, 836 (1933).

EDWARDS, C.: Amyotrophy-syphilitic. Proc. roy. Soc. Med. 41, 97 (1948).

FAVRE, P.: Notes anatomo-cliniques sur la syphilis musculaire. Bull. Soc. franç. Derm. Syph. 39, 36 (1932). — FAVRE, P., J. MICHEL et H. BONNAND: Sur une forme clinique de syphilis musculaire. Les myosites syphilitiques sous-ulcéreuses. Ann. Derm. Syph. (Paris) 5, 105 (1934). — FAVRE, P., O. NOEL et P. MICHEL: Notes anatomo-cliniques sur quelques types de syphilis musculaire: Contractures, précoces, rétractions tardives. Paris méd. 1934 I, 210.

GOTTRON, H. A.: Kombiniert gummös-interstitielle luische Myositis bei gleichzeitiger Lues III im Bereiche der darüber liegenden Hautdecke. Dem. Schlesische Dermat. Ges., Breslau, Sitzg 23. IV. 1938. Ref. Zbl. Haut- u. Geschl.-Kr. 59, 633 (1938).

HOFFMANN, V.: Syphilis der Gelenke, Muskulatur, Sehnenscheiden und Schleimbeutel. In JADASSOHNs Handbuch der Haut- und Geschlechtskrankheiten, Bd. XVII/3, S. 213. Berlin: Springer 1928.

Kaufmann, E.: Spezielle pathologische Anatomie. Berlin: W. de Gruyter & Co. 1931.

Lorenz, H.: Die Muskelerkrankungen. In Nothnagel, Spezielle Pathologie und Therapie. 1886.

Margarot, J., P. Rimbaud et J. Ravoire: La syphilis du masseter àpropos de trois observations inédites. Ann. Mal. vénér. **34**, 159 (1939). — Meyenburg, H. v.: Die quergestreifte Muskulatur. In Henke-Lubarsch' Handbuch der pathologischen Anatomie, Bd. IX/1, S. 396 ff. Berlin: Springer 1929.

Navarro, J. C.: Muskel-Syphilis. [Spanisch.] Arch. méd. Hosp. Ramos Mejia (B. Aires) **16**, 14 (1934). — Neumann, I.: Über syphilitische Erkrankung der quergestreiften Muskulatur. Wien. med. Bl. **1884**, 35. — Beitrag zur Kenntnis der Myositis syphilitica. Vjschr. Derm. 15 (1888).

Oestergren, W.: Ein Fall von Muskelgummata. Forh. nord. derm. For. 497 (1939).

Pétridis, P.: Un cas de tuberculose et de syphilis musculaire du triceps brachial. Rev. Orthop. 18, 346 (1931). — Pinsan, J. R.: Gommes syphilitiques du quadriceps, prises pour un sarcoma et diagnostiquées par l'examen histologique. Bull. Soc. nat. Chir. **59**, 770 (1933).

Santy et Noel: Gommes syphilitiques du quadriceps. Lyon chir. **29**, 61 (1932). — Sauer: Über Muskelsyphilis. Zbl. Chir. **1930**, 2884. — Steigleder, G. K.: Ein Fall von Myositis syphilitica. Hautarzt 2, 371 (1951).

Tashiro, B.: A case of muscle gumma in the left masseter. Lues (Kyoto) 1, 60 (1927).

Venco, L.: Sifiloma gommosa del musculo orbiculare della palpebre. Rass. ital. Ottal. 4, 149 (1935).

Watanabe, S., D. Asakura u. M. Yano: Über Muskelgummen. [Japanisch.] Lues (Kyoto) 4, 283 (1930).

Klassische Serologie der Syphilis

Von

Gertraud Ehrmann-Wien

Einleitung

Auch die Lues wird eindeutig nur durch den Erregernachweis diagnostiziert. Gelingt der Nachweis des Treponema pallidum im Mikroskop, dann steht damit die Diagnose Lues eindeutig fest, was immer für ein Krankheitsbild vorliegt.

Die Zeitspanne, in welcher uns der Erreger zugänglich ist, ist im Vergleich mit der Dauer der Erkrankung außerordentlich kurz, oft, z. B. bei der Syphilis d'emblée, überhaupt nicht faßbar.

Die Lues ist aber nicht nur zu diagnostizieren, sondern auch auszuschließen. Dazu dienen neben dem Tierversuch — s. Kapitel „Experimentelle Syphilis"— vor allem die serologischen Methoden. Das Prinzip der serologischen Untersuchung ist, die im Serum gegen den Erreger, das Antigen, auftretenden Abwehrstoffe, die Antikörper, in vitro mit dem Antigen nachweislich zur Reaktion zu bringen: Kommt ein Antigen mit seinem Antikörper unter günstigen Bedingungen zusammen, dann erfolgt zwischen diesen beiden Faktoren eine Reaktion, die wir als Antigen-Antikörper-Reaktion bezeichnen. Sie kann entweder direkt mit freiem Auge oder mit dem Mikroskop, biologisch — an der Änderung des Antigens oder dessen Trägersubstanz — erkennbar sein, oder sie kann indirekt, z. B. durch die bekannte, von BORDET-GENGOU verwertete Tatsache der Komplementbindung, Komplementablenkung — die bei jeder Antigen-Antikörper-Reaktion eintritt — nachgewiesen werden.

Die Syphilis ist eine Infektionskrankheit, die mit einer gewissen Immunität einhergeht. Das bedeutet, daß während des Krankheitsablaufes Abwehrstoffe, Antikörper gebildet werden. Das Treponema pallidum, der Erreger der Syphilis, fungiert als Antigen. Die Antikörper des Luikers müssen folgerichtig in vitro mit dem Antigen zur Reaktion zu bringen sein. Wenn keine Antigen-Antikörper-Reaktion zu beobachten ist, trotz Anwesenheit des Antigens, dann kann die Anwesenheit von Antikörpern im Serum, somit die Anwesenheit eines Antigens in vivo — mit seltenen Ausnahmen — ausgeschlossen werden.

Diese Überlegungen wurden angestellt, noch bevor die Spirochaeta pallida als Erreger der Syphilis erkannt worden war. Sie wurden von BORDET-GENGOU so ausgewertet, daß er eine Komplementbindungs-Reaktion versuchte, wobei als Antigen — in Ermangelung des Erregers — ein wäßriger Auszug aus syphilitischen Organen verwendet wurde. So konnte BORDET mit seiner Komplementbindungs-Reaktion, wie er sie zusammen mit GENGOU zur Differenzierung von Bakterienstämmen praktizierte, auch tatsächlich Antikörper im Luikerserum nachweisen. Sein Kontrollversuch, mit einem Extrakt aus gesunden Organen, fiel jedoch ebenfalls positiv aus, weshalb BORDET dieser Reaktion keinen Wert beimaß. Mit Recht heißt aber die später von WASSERMANN, NEISSER und BRUCK, unabhängig von BORDETs Versuchen, ausgearbeitete Komplementbindungs-Reaktion auf Lues im französischen Sprachraum Bordet-Wassermannsche

Reaktion. Die aus der Tatsache des scheinbar unspezifischen Ausfalls der Komplementbindungs-Reaktion erwachsenen Probleme werden spätere Kapitel aufzeigen. Jedenfalls fehlte damals und eigentlich bis zum Jahre 1948 eine eindeutig spezifische Reaktion im Sinne von BORDET-GENGOU, und in vielleicht noch strengerem Sinne; denn wenn BORDET u. GENGOU in ihrer Komplementbindungs-Reaktion auch tatsächlich nur den betreffenden Erreger oder den dazugehörigen spezifischen Antikörper verwendeten oder untersuchten, so kann durch die Komplementbindungs-Reaktion lediglich eine *Eiweiß*spezifität, die allerdings recht hoch ist, erwartet werden. Eine biologisch falsch positive Reaktion infolge einer gewissen Ähnlichkeit der aus den toten Erregerleibern ausgelaugten Eiweißbestandteile *artungleicher* Erreger ist nicht ausgeschlossen und hängt letzten Endes von der Genauigkeit der Komplement-Einstellung bzw. von der Größe des Komplement-Überschusses, von der Dauer der Einwirkung auf das Hämolytische System und von der Akribie der Ablesung ab.

Erst eine Reaktion, die die Antikörperfunktion am lebenden Erreger in ihrer ureigensten Bestimmung, nämlich in ihrer vernichtenden Wirkung zeigt, erst diese Reaktion bietet eine größtmögliche — wenn auch nicht absolute — Sicherheit für Spezifität. Wenn uns von NELSON und MAYER 1948 eine Reaktion dieser Art in Form des Treponema pallidum Immobilisationstestes (TPI-Testes) geschenkt wurde, dann ist es wohl verständlich, daß damit für die Serologie der Syphilis ein neues Zeitalter angebrochen ist. Heute sprechen wir von einer TPI-Test-Ära, in der der TPI-Test zu einer weitgehenden Sicherheit in der Serologie der Syphilis geführt hat und von einer Zeit *vor* dem TPI-Test, mit den jetzt bereits als klassisch bezeichneten Reaktionen, den Komplementbindungs-Reaktionen und Flockungsreaktionen. Daß durch den TPI-Test die klassischen Reaktionen eine, man kann sagen glänzende Rehabilitierung erfahren haben, müssen wir ihm ebenfalls zugute halten. Um so mehr stellen wir heute mit Bedauern fest, daß der TPI-Test erst so viele Jahre nach der Wassermann-Reaktion ausgearbeitet wurde. Eine Unzahl unnützer Arbeiten, verfehlter Beobachtungen, Forschungen, die in Sackgassen endeten, falscher bzw. falsch erkannter Grundlagen, auf denen dann ebenfalls unrichtig weiter aufgebaut wurde, wäre uns erspart geblieben. Daß trotzdem vieles als falsch oder zumindest unwahrscheinlich erkannt und nicht weiter verwertet wurde, ist das Verdienst der klinisch geschulten Forscher, die lieber auf kunstvoll kombinierte und konstruierte serologische Erklärungen verzichteten, als sich von ihrem klinisch gelenkten Gedankengang abbringen zu lassen. Viele Tierversuche, die Ansteckungsfähigkeit, die Heilung, den Therapieerfolg, die Immunitätsforschung betreffend, wären anders oder, weil unnötig, überhaupt nicht durchgeführt worden. Die Verifikationsreaktionen, die Bemühungen um spezifischere und empfindlichere Reaktionen, um besonders geartete und gereinigte „Antigene", die Provokationen zur Sicherung der unsicheren serologischen Diagnostik, wären in wesentlich geringerem Ausmaß, vielleicht überhaupt nicht, bearbeitet worden, und nicht zum Schaden unseres Wissens. Denn vieles von alledem hat zu unrichtigen Folgerungen geführt. Und trotzdem können wir sagen: das klinische Bild, die Ansichten über den Verlauf der Lues und die Bedeutung der Immunität haben sich durch den TPI-Test nur unwesentlich geändert. Auch mit ihm sind wir einstweilen nicht imstande, die letzten Unklarheiten über diese uns noch immer nicht restlos bekannte Krankheit wegzuräumen, doch scheint der Pfad der Forschung jetzt endlich sauber und einheitlich begrenzt zu sein, während er zur Zeit der klassischen Reaktionen mit zahlreichen Winkeln, versteckten Fallen und endlosen Sackgassen versehen war. Wir müßten den Mut haben, alle Erkenntnisse, die wir, gestützt auf die Ergebnisse der klassischen Serologie, gewonnen haben, zunächst zu löschen und unsere

Arbeiten, sowohl die Beobachtung am Menschen als auch den Tierversuch betreffend, lediglich auf die Klinik aufzubauen und uns vom TPI-Test nur helfen zu lassen. Wieweit uns darüber hinaus die klassischen Reaktionen unterstützen werden — und wir werden sie, mit dem TPI-Test kontrolliert, gut brauchen können —, hängt vom Ergebnis der Forschung am Wirt ab und von den Kenntnissen über den Parasiten, den wir erst seit NELSON und MAYER so in der Hand haben, daß wir ihn ungestört längere Zeit beobachten können. Es soll deshalb nicht als Pietätlosigkeit SCHAUDINN und HOFFMANN gegenüber angesehen werden, wenn einheitlich und übereinstimmend mit der internationalen Nomenklatur für den Erreger der Syphilis nicht mehr die Bezeichnung Spirochaeta pallida, sondern Treponema pallidum (T.p.) verwendet wird.

Nach der Entdeckung des Syphiliserregers fehlte es nicht an Versuchen, die Syphilis-Antikörper in ihrer Wirkung am lebenden Erreger nachzuweisen. HOFFMANN[3, 5] veröffentlichte im Jahre 1906 zusammen mit PROWAZEK die Beobachtung, daß die Treponemata pallida auf dem Objektträger durch manche Patientensera agglutiniert und immobilisiert werden. Seine nur wenig befriedigenden Ergebnisse bei Untersuchungen an einem größeren Patientenmaterial sind uns heute verständlich. HOFFMANN benützte als Antigenquelle treponemenreiche, luische Manifestationen meist der Sekundärperiode. Diese Treponemen waren zum Teil wenigstens bereits präsensibilisiert, d. h. mit spezifischen Antikörpern aus den Efflorescenzen selbst beladen. Es war daher leicht möglich, daß HOFFMANN auch mit negativen Sera in dem einen oder anderen ungünstig gelagerten Fall Agglutination und Immobilisation erhielt. Auch konnte es vorkommen, daß bei zufällig noch nicht präsensibilisierten Treponemen und relativ niederem Antikörpertiter eines sicher luischen Patientenserums keine Reaktion zu beobachten war, da sie in einem solchen Fall wegen der notwendigen Sensibilisierungsphase wesentlich längere Zeit braucht. Eine Immobilisierung unter diesen Umständen war daher nicht zu erwarten. Wir wissen heute, daß das T.p., unter ungünstigen Lebensbedingungen gehalten, seine Anfälligkeit treponemiciden Medikamenten und treponemiciden Antikörpern gegenüber verliert (FRIBOURG-BLANC[1]). Auch die nicht ermutigenden Resultate TURNERS[1] im biologischen Experiment lassen sich auf diese Art erklären. Es wurde daher auf die von WASSERMANN und seinen Mitarbeitern propagierte Komplementbindungs-Reaktion auf Syphilis zurückgegriffen. Außerdem schien der Extrakt aus syphilitischen Organen ein weitgehend spezifisches Antigen zu garantieren. Als man aber feststellen mußte, daß ein alkoholischer Extrakt aus praktisch allen Organen als gleichwertiges Material verwendet werden konnte und außerdem das Serum von trypanosomenkranken Kaninchen wassermannpositiv reagierte*, war der Glaube an die Spezifität der Wassermann-Reaktion erschüttert. Außerdem mehrten sich die Fälle, bei denen die Wassermann-Reaktion trotz Ausschlusses einer syphilitischen Infektion vorübergehend oder dauernd positiv ausfiel. Solche, ohne Anhaltspunkt für Syphilis positive Ergebnisse der klassischen Serologie wurden als *biologisch falsch positiv* bezeichnet. Es soll später in den einzelnen Kapiteln darauf eingegangen werden, welche oft insuffiziente Versuche gemacht wurden, diese Ausfälle als solche zu erkennen, sowohl am Patienten (Provokationen) als auch an der Reaktion selbst (Verifikationstest) und am Antigen (Antigene verschiedener Genese, auch Treponemenextrakte, Antigene verschiedener Zusammensetzung, besonderer Reinigung usw.). Zunächst wollte und mußte man sich Klarheit verschaffen über den Grund und den Mechanismus der antigenen Aktivität der ubiquitären Lipoide. Als solche wurde der Hauptbestandteil der

---

* KROO u. Mitarb. erhalten bei Menschen wassermannpositives Serum durch Trypanosomeninjektion.

alkoholischen Extrakte erkannt. Ist die Komplementbindungs-Reaktion, vor allem aber, sind die Flockungsreaktionen Antigen-Antikörper-Reaktionen oder lediglich Ausdruck eines gestörten kolloidalen Gleichgewichtes der Lipoidteilchen (REČMENSKIJ)? Mit diesen Grundproblemen hatten sich die Forschungen eines halben Jahrhunderts, von EHRLICH (Seitenkettentheorie) (cit. nach WITEBSKY[4]) über PIERCE u. Mitarb. (cit. nach REIN[6]) (Serumlabilitätstheorie) bis zu ERICKSON, EAGLE, HOGAN, BECK, KOLMER et al. (echte Antigen-Antikörper-Reaktionen) auseinanderzusetzen. Nach Auffassung MÜLLERs (Handb. Jadassohn XV/2) kämen den Wassermann-Lipoiden in der Serologie der Syphilis lediglich die Aufgabe einer mehr oder weniger labilen Suspension zu, die infolge des durch eine *in vivo* eingetretene Antigen-Antikörper-Reaktion veränderten Serums zur Ausflockung kommt. Es ist durchaus möglich, daß, wenigstens für einen Teil der Ausflockung, vielleicht auch für einen Teil der positiven Fälle, dieser Mechanismus zutrifft. Dies ist dann der Fall, wenn tatsächlich reichlich Treponemen-Antigen im Blut vorhanden ist, wie wir es z. B. in der Sekundär-Periode, besser im Stadium der aktiven floriden Syphilis, vorfinden können. Zu diesem Zeitpunkt müßte eine positive Wassermann-Reaktion aber auch lediglich durch Zusatz von Cholesterin oder synthetischem Lecithin auslösbar sein, da ja die bereits in vivo im Serum abgelaufene Antigen-Antikörper-Reaktion nur mehr durch die Lipoidausflockung sichtbar gemacht werden muß. In praxi ist diese Tatsache durch das Funktionieren des Normal-Antigens von DUCCO[1], das nur aus 0,05% Lecithin und 0,7% Cholesterin in Alkohol gelöst besteht, bewiesen.

In Parenthese sei gesagt, daß mit dieser Auffassung MÜLLERs auch die vor allem bei florider Syphilis häufig beobachtete Eigenhemmung des Komplements erklärt werden kann. Die im strömenden Blut vollzogene Antigen-Antikörper-Reaktion bindet das sozusagen posthum zugesetzte Komplement. Der manchmal negative Ausfall der Meinicke-Klärungsreaktion II, der ebenfalls vor allem bei florider Lues beobachtet wird, findet gleichfalls damit seine Erklärung: Das Meinicke-Klärungsreaktion II-Antigen hat keinen zusätzlichen Lecithin-Cholesteringehalt, d. h. es sind relativ wenig der lediglich unter diesen Umständen zur Ausflockung bereiten Lipoide vorhanden; da aber der Großteil der Antikörper bereits in vivo an die Antigene gebunden ist, erreicht der Rest der Antikörper nicht mehr den notwendigen Schwellenwert. Die Meinicke-Klärungsreaktion II ist negativ und wird als Versager, da naturgemäß auch kein Zonenphänomen nachgewiesen werden kann, gebucht. Von FORMET u. Mitarb. (cit. nach DELACRETAZ) wird als Antigen luisches Serum verwendet, und zwar das Serum von Patienten mit Tabes dorsalis oder Progressiver Paralyse. Die zufriedenstellenden Ergebnisse konnten von PLAUT, HEUK und ROSSI cit. nach DELACRETAZ bestätigt werden.

Wie liegen nun die Verhältnisse bei der Lues latens seropositiva, zu einem Zeitpunkt also, da wir zwar vereinzelte T. p. im Blute kreisend annehmen dürfen, jedoch, entsprechend dem Latenzstadium wenig Zerfallsprodukte (Lipoide) (s. „Experimentelle Syphilis", S. 42 ff.). Hier besteht die Annahme MÜLLERs nicht mehr oder nur in geringem Ausmaße zu Recht. Wir haben keine Antigen-Antikörper-Reaktion in vivo zu erwarten, da das Antigen fehlt. Ein Versuch mit einem Lipoid in vitro wird negativ ausfallen, während die Wassermann-Reaktion mit dem komplexen Wassermann-Antigen oder auch mit Cardiolipin positiv ausfällt. (Eine Tatsache, die zur Differentialdiagnose zwischen florider und echter latenter Lues verwendet werden könnte.) Unsere eigenen Erfahrungen mit dem synthetischen Cardiolipin wären ein Baustein dazu: Mit manchen sicher luischen wassermannpositiven Sera kann bei Verwendung von synthetischem Cardiolipin (reines Phosphorlipoid) trotz Lecithin-Cholesterinzusatzes kein positiver Ausfall erhalten werden, während das natürliche Cardiolipin positiv reagiert. Das bedeutet: nur bei florider Lues mit Treponemenzerfall gibt das synthetische Cardiolipin eine positive Reaktion. In diesen Fällen müßte eine Provokation z. B. mit Penicillin erfolgreich sein oder die Treponemen sind in zu geringer Zahl vorhanden bzw. für Penicillin nicht faßbar. Im Organcardiolipin tritt in solchen Fällen nicht nur die reine Lipoidfraktion (als Verstärker, wie wir später sehen werden) in Aktion, sondern vielleicht ein von FISCHER[8] nachgewiesener Faktor, der nicht aus Lipoiden besteht, sondern eine zuckerähnliche Verbindung sein soll (s. S. 343). Daraus folgt, daß wir *entgegen der Annahme* MÜLLERs *dem Wassermann-Extrakt doch eine antigene Funktion zuerkennen müssen.* Diese zuckerähnliche Verbindung FISCHERs läßt in gewisser Hinsicht eine Assoziation aufkommen mit den Forschungsergebnissen PUCCINELLIs und D'ALESSANDROs[7].

Summarisch betrachtet sind die von MÜLLER und BRANDT in deren Hand-buchbeitrag zitierten Autoren, die für den antigenen Charakter der Wassermann-Extrakte eintreten, in der Überzahl (SACHS, KLOPSTOCK, WEIL, BOATTINI u. Mitarb., PRUNELL[2], BERGEL, ELLEN, GULLEN, VAN SLYKE u. a.). Die Theorie der entgegengesetzten elektrischen Ladung zwischen Serum und Antigen (EPSTEIN und LORENZ) wäre eine physikalische Erklärung im Gegensatz zur stereo-chemischen EHRLICHs, die der weiteren Begründung bedarf.

Im großen und ganzen hat sich die antigene Eigenschaft der Wassermann-Extrakte bzw. die Theorie der Antigen-Antikörper-Reaktion für die Wassermann-Reaktion immer mehr als zutreffend erwiesen. Trotzdem hat man bis heute nicht aufgehört, nach Beweisen für und wider diese Auffassung zu suchen und Er-klärungen auszuarbeiten, die evtl. beiden Anschauungen gerecht werden (WOLFF[1], BERGONZINI, SCHMEROLD-SCHREUS-KEINING, MEINICKE[28], BREUCK-MANN, SCHMIDT[1], SCHMIDT u. SCHLEICHER[10] u. a.

Als echte Antigen-Antikörper-Reaktion mit Lipoid-Auto-Antikörpern stellt NAKAYAMA JIRA die Wassermann-Reaktion dar, was nach SCHMIDT[2] jedoch noch nicht bewiesen werden konnte. Somit zeichnen sich nun heute eigentlich 2 Richtungen ab:

1. Das reaktive Geschehen der Antigen-Antikörper-Reaktion hat sich bereits in vivo vollzogen und wird in vitro durch die Wassermann-Lipoide lediglich manifestiert (MÜLLER, SCHMIDT-SCHLEICHER) oder

2. die Wassermann-Antikörper (Reagine), die allerdings keine Treponemen-antikörper sein müssen (SCHMIDT[1, 10]), reagieren in vitro mit dem Wassermann-Antigen in einer primär mehr oder weniger deutlichen Antigen-Antikörper-Reak-tion (WOLFF[1]); die Bildung der Lipoid-Antikörper kann durch die Treponemen-bestandteile und durch Gewebsabbauprodukte infolge der Treponemenaktivität angeregt worden sein. Es ist ja auch der Ablauf der Syphilis und ihr Immuni-sierungsprozeß kein einfacher Vorgang, sondern entspricht einem komplexen Geschehen.

Für die Praxis lassen sich diese Erkenntnisse günstig auswerten. Durch die Anwendung differenter Antigene in mehreren Reaktionen kann durch deren Ausfall ein „serologisches Bild" (DOEPFMER[5, 6, 7]) des syphilitischen Krankheits-prozesses gewonnen werden. Massives Treponemenantigen im Serum kann durch positiven Reaktionsausfall mit reinem Lecithin und synthetischem Cardiolipin aufgedeckt werden, in extremen Fällen ohne Antigenzusatz nur durch Komple-mentbindung (Eigenhemmung ?). Bereits in ihre Bausteine aufgelöste Treponemen bzw. deren Antikörper erkennen wir am positiven Ausfall der Sero-Reaktionen auf Syphilis mit den einzelnen Puccinelli-Antigenen, vor allem wenn die Antigene aus Gewebetreponemen gewonnen worden waren. Ein Komplexantigen, auch das

Cardiolipin, im Versuch verwendet, bringt uns Lipoid-Antikörper, als Zeichen des syphilitischen Prozesses überhaupt, zur Darstellung usf. Wieweit uns dabei die T.p.-Reaktionen, wie T.p.-Complement-Fixation, T.p.-Immune-Adherence-Test und T.p.-Agglutinations-Test das serologische Bild werden ergänzen können, dürfte einstweilen nur die Empirie bringen. Der TPI-Test kann unserer Ansicht nach lediglich die Tatsache der erfolgten Infektion, besser noch das Vorhandensein treponemicider Antikörper und damit mit großer Wahrscheinlichkeit das Befallensein des Organismus von T.p. (diaplacentar oder durch Transfusion übertragene Antikörper sind Ausnahmen) anzeigen oder, jedoch nicht mit absoluter Sicherheit, die luische Infektion ausschließen. Was für Möglichkeiten uns noch offen stehen, erkennen wir, wenn wir die einzelnen in der Serologie der Syphilis verwendeten und mehr oder weniger erprobten Antigene (s. auch Antigene, spezieller Teil, S. 392) betrachten.

I. Antigene

Antigene sind Stoffe, die zur Antikörperbildung anregen. Sie werden vom Mikroorganismus (dem Erreger) oder von der Zelle an den Wirt-Organismus abgegeben. Sowohl Vollantigene als auch Haptene können zur Antikörper-Bildung anregen. RUDY[4] teilt die Haptene ein in künstliche Antigene, d. h. Halb-Antigene — ihre Konstitution ist bekannt — und in natürliche Antigene. Diese wieder werden eingeteilt in primär wasserlösliche (Bakterienbestandteile) und primär lipoidlösliche (z. B. die Wassermann-Antigene und die Hirnlipoide). Nach NÄGELI hat der Erreger dem Antigen im engeren Sinne noch ein „lebendes Plus" voraus. Dieses „lebende Plus" scheint besonders artspezifisch zu sein, artspezifischer jedenfalls als die arteigenen, antigenen Bauelemente, die doch gewisse Molekülstrukturähnlichkeit mit den Bauelementen unterschiedlicher Mikroorganismen aufweisen, wodurch die Spezifität der entsprechenden Antikörper weitgehend vermindert werden kann und wird. Dies macht sich in der Serologie der Syphilis bemerkbar in Form der biologisch falsch positiven Ausfälle, die auch mit den Extrakten aus den Syphiliserregern oder mit dem toten Erregerleib nicht restlos vermieden werden können.

Ganz anders verhält es sich mit dem TPI-Test, der eben wegen des „lebenden Plus" und der gegen es gebildeten, immobilisierenden Antikörper eine besondere Spezifität aufweist. Es ist nicht ausgeschlossen, daß in extrem gelagerten Fällen andere Mikroorganismen gewisse, dem „lebenden Plus" des Treponema pallidum verwandte Charakteristica ihres eigenen „lebenden Plus" aufweisen und dadurch ebenfalls zu biologisch falsch positiven Ausfällen Anlaß geben.

Sollte sich aber ein solcher Mikroorganismus als Urheber eines biologisch falsch positiven TPI-Test-Ergebnisses mit Sicherheit feststellen lassen, dann hätte diese seltene Ausnahme den Vorteil, dadurch eine biologische Verwandtschaft zwischen diesem Mikroorganismus und den virulenten Treponemen erkennbar machen zu lassen. Wegen der Sonderstellung, die das virulente T.p. als Antigen in der Serologie der Syphilis einnimmt, soll es als solches später gesondert behandelt werden (s. der Nelson-Test).

Nach der chemischen Zusammensetzung unterscheiden wir Lipoid-Antigene, Eiweiß-Antigene und Kohlenhydrat-Antigene (D'ALESSANDRO[9, 12, 13], PUCCINELLI[4, 5]).

Wir unterscheiden nach dem Ausgangsmaterial Antigene aus dem T.p. (Gewebstreponemen, Kulturtreponemen) (PUCCINELLI[1, 2], KLOPSTOCK[4], GRETHGENS[1-5]), Antigene aus gesunden Organen, Antigene aus syphilitischen Organen, Antigene aus anderen Mikroorganismen als dem T.p., Antigene aus Pflanzenprodukten (Weizenkeimlingen, Gemüse) usw. extrahiert, Antigene aus organischen Säuren synthetisiert.

Nach dem Reinheitsgrad unterscheiden wir Komplexantigene (ungereinigte Antigene), gereinigte Antigene (Cardiolipin), optimal reine Antigene (synthetische Antigene).

Nach der historischen Entwicklung unterscheiden wir wäßrige Extrakte aus syphilitischen Organen (Luesleber-Extrakt), alkoholische Extrakte aus gesunden Organen (vor allem aus Rinderherzen), Aufschwemmungen von Kulturtreponemen, gereinigte Rinderherzextrakte, Extrakte aus Weizenkeimlingen (Sitolipin), synthetische Phosphatide (DOEPFMER[3] u. Mitarb., Übersichtsreferat).

Die meisten verwendeten Antigene sind Lipoidantigene. Bei ihnen lag und liegt noch heute das Schwergewicht des Interesses. Die letzten 20 Jahre haben auf dem Gebiet der Lipoidantigenforschung im weiteren und der Wassermann-Antigenforschung im engeren Sinne zu Erkenntnissen geführt, die einerseits die Theorie der Antigen-Antikörper-Reaktion stützen, es andererseits aber verständlich machen, daß die Theorie der Serumlabilität von manchen Autoren (KERMACK u. Mitarb., RECMENSKIJ) verteidigt werden konnte (DEMANCHE[3], Übersichtsreferat).

1. Wassermann-Antigene, Lipoide

Während RUDY[4] noch 1933, PROVERA[3] 1931 die Wassermann-Antigene zu den primär lipoidlöslichen Haptenen rechnet, kommen FISCHER und seine Mitarbeiter auf Grund physikalisch-chemischer und tierexperimenteller Untersuchungen, ebenso wie RONAI, zu der Erkenntnis, daß die eigentlichen Wassermann-Antigene keine Phosphatide sind (FISCHER[29]), sondern wahrscheinlich eine zuckerhaltige Verbindung darstellen. Sie sind durch Gummimembran dialysierbar (FISCHER[10, 30]), an Aluminiumhydroxyd oder Tricalciumphosphat adsorbierbar und von dort eluierbar mit Benzol oder 50—70% Alkohol (FISCHER[9, 14, 15, 17]) sowie mit Petroläther. Die Absorption der Organextrakte erfolgt durch anorganische Absorbentien (FISCHER[26] u. BALBI[1, 2]). Nicht löslich sind sie in Chloroform (FISCHER[21]) sowie in verdünntem oder in absolutem Alkohol. Sie finden sich nicht im Hirn des Rindes. Das Hirnantigen gehört nach FISCHER[21] vielleicht einer chemisch andersartigen, in Chloroform gut löslichen Körperklasse an.

Nach KARTAMISCHEW finden sich die für die Wassermann-Antigene erforderlichen Lipoidsubstanzen zumeist in der quergestreiften Muskulatur, in der Niere, im Herzen und in der Leber, und zwar als sog. Reservesubstanzen, d. h. als Stoffe, die auch bei größtem Erschöpfungszustand des Organismus nicht verbraucht werden.

Im Kaninchen-Sensibilisierungsversuch weist diese Substanz eine deutliche antigene Wirkung für sich allein, ohne Hilfe durch Schleppersubstanzen auf (FISCHER[12]); der Restextrakt nach Adsorption an Aluminiumhydroxyd besitzt keine antigene Wirkung mehr (RONAI).

Die Funktion der Lipoide selbst beschränkt sich auf eine sehr deutliche Verstärkerwirkung (FISCHER[12]). Der Mechanismus dieser Funktion läuft nach FISCHER so ab, *daß das spezifische, nichtlipoide Antigen an die Oberfläche der Lipoidteilchen adsorbiert wird.*

In der „Adsorptionshaut" kommt es dadurch zu einer Konzentrationssteigerung des Antigens und dadurch wieder zu einer verstärkten, spezifischen Antigen-Antikörper-Reaktion. Die ionenabhängige Labilität der Lipoidteilchen, wie sie KERMACK u. Mitarb. an den Wassermann-Antigenen beobachten konnten, führt zu einer weiteren, unspezifischen Aktivitätssteigerung. Unspezifisch deshalb,

weil die gleichen Lipoide auch auf andere Antigene (Complegon, Tuberkulin —
s. auch WASSERMANNs Tuberkulose-Versuche) verstärkend wirken. Doch nicht
nur die Phosphorlipoide (BERGEL, Handb. Jadassohn XV/2, S. 77), sondern auch
Neutralfette (FISCHER[13]) und auch Kohlenwasserstoffe (Paraffinöl) (FRIESE und
SILBER cit. nach MÜLLER) besitzen diese verstärkende Eigenschaft. Sie können
die Lipoide ersetzen. Voraussetzung sind allerdings bestimmte chemisch-physikalische Umstände (REČMENSKIJ).

Zu einem ähnlichen Ergebnis wie FISCHER kommen RAVOLTSCH-STSCHERBO.
Das Wassermann-Antigen ist aus Gewebsextrakten durch hochtouriges Zentri-
fugieren (15000—27000 Touren je Minute) mit dem Sediment eliminierbar
(FURTH u. Mitarb.).

Zu den Ergebnissen und Erkenntnissen FISCHERs, seiner Mitarbeiter und
anderer, zum Teil bereits angeführter Autoren steht das Wissen um das Cardiolipin (s. S. 394) vielleicht nur scheinbar im Widerspruch.

Cardiolipin wurde von PANGBORN[1] im Jahre 1941 — eine genaue Literaturangabe findet sich in der Cardiolipin-Monographie der WHO 1951, bei FAURE[2, 3]
u. a. — aus dem Rinderherzmuskel isoliert und 1942 von PANGBORN[2] als ein
gereinigtes Rinderherzlipoid in die Serologie der Syphilis eingeführt. Es ist von
Ballaststoffen weitgehend gereinigt (HASSELMANN[1]) und besteht aus stickstoff-
freien Phosphatidsäuren (SPIELMANN), die, zusammen mit Lecithin und Cholesterin, in einem konstanten Mischungsverhältnis gute antigene Aktivität aufweisen. Allein ist das Cardiolipin — nach PAUTRIZEL[2] ein Wassermann-Hapten —
wesentlich weniger wirksam (s. auch FISCHER!). Nach einer chemischen Analyse
von MCFARLANE und GRAY (cit. nach RICE[2, 4]) besteht es aus einer Mischung
von Glyceryl-glycero-phosphat-Verbindungen mit 3 Phosphorsäuremolekülen,
welche 4 Glycerolmoleküle binden. Das vierte Glycerolmolekül ist daneben auch
mit einer Ölsäure und 5 Linolsäureresten, variablen Fettsäuren, verestert. Es
besitzt für jedes Phosphoratom eine Säurewertigkeit und findet sich in den Gewebsextrakten in Form neutraler Salze. RICE[2] konnte durch chromatographische
Trennung 3 Zonen feststellen. Die 1. Zone entspricht einem 1-Dodecanol (Laurin-
säure). Die 2. Zone einem 9,12,15-octodeca-trienol (Linolsäure), die 3. Zone
konnte nicht identifiziert werden, sie besitzt jedenfalls mehr als eine OH-Gruppe.
Als freie Säure ist es unbeständig und muß vor Oxydation geschützt werden.
Außer aus dem Herzmuskel kann es wahrscheinlich auch aus jedem anderen
tierischen Organ, aber auch aus Pflanzenprodukten (FAURE[1], FAURE cit. nach FOIT[2]
u. a.) z. B. aus Weizenkeimlingen, gewonnen werden. Nach FOIT[2] sind die tierischen
Phosphatidsäuren den pflanzlichen überlegen. In der Serologie der Syphilis wird
es, gemischt mit Lecithin — wobei Eilecithin wegen der leichteren Darstellung in
gereinigter Form (FLYNN u. Mitarb.) und wegen der Gleichmäßigkeit der Chargen
dem Muskellecithin vorgezogen wird — und Cholesterin verwendet.

Nephelometrische Studien im Zusammenhang mit serologischen und stati-
stischen Ergebnissen vor allem aus Dänemark finden wir bei SCHMIDT[10-12] und
REYN[2-5] u. Mitarb. Nach HARTMANN[4] werden die Trübung, gemessen mit dem
Nephelometer, und die serologische Aktivität mit der Zeit stärker.

Spektrographisch zeigt das Cardiolipin, wie wahrscheinlich alle Rinderherzextrakte auch, sicher aber das Wassermann-Lipoid und das Müller-Antigen eine
Zacke im Bereich von 2250—2400 Å (JANKE[1]). Außerdem findet JANKE bei
der Untersuchung der Trockensubstanz verschiedener Antigene quantitative
Unterschiede im Phosphor-, Stickstoff- und Lipoidgehalt und erklärt sich daraus
die verschiedenen Reaktionsbreiten der einzelnen Antigene.

Trotz eines sorgfältigen und komplizierten Reinigungsvorganges ist es nicht
ausgeschlossen, daß außer dem gereinigten Phosphatid andere Substanzen, z. B.

die spezifische wassermannantigene Substanz Ö. FISCHERs, in Lösung gehen. PANGBORN[1] und die WHO[1] verlangen lediglich einen Phosphorwert von 4,15 bis 4,25%, einen Stickstoffgehalt von maximal 0,1% und eine Jodzahl von 115—127, wobei noch die Barium- und Cadmiumsalze charakteristische Gelform in wasserfreiem Äther bilden müssen. Das Trockengewicht wird mit einer maximalen Fehlerbreite von plus-minus 0,5 mg angegeben.

Nun erreicht aber das synthetische Cardiolipin (JANKE[2], FOIT[1, 2], EHRMANN[4] u. Mitarb.) trotz der vorgeschriebenen Werte nie die qualitative Empfindlichkeit des natürlichen Cardiolipins. Es ist daher die Annahme einer ganz bestimmten und für die Empfindlichkeit des Antigens notwendigen Verunreinigung der gereinigten Phosphatide recht wahrscheinlich.

Dieser Verdacht ließe sich vielleicht durch den Dialysierungsversuch FISCHERs[10], in diesem Fall mit Cardiolipin, verifizieren.

Es fällt auf, daß PANGBORN keine Versuche in der Art der Dialyse FISCHERs durchgeführt hat. Physikalisch-chemische Untersuchungen in dieser Richtung liegen auch von anderen Autoren nicht vor.

Über die Darstellung, die antigene Funktion des Cardiolipins und dessen Spezifität und Sensibilität s. spezielle Antigene (S. 394).

Den Lipoidantigenen wurde ein so breiter Raum eingeräumt, weil die meisten Wassermann-Reaktionen auf Lipoidreaktionen aufgebaut sind und den Lipoiden, wie gezeigt werden konnte, für sich allein auch eine große Bedeutung bei der Serologie der Syphilis als Verstärker zukommt.

a) Gehirnlipoide

Eine besondere Stellung unter den Lipoiden nehmen die *Gehirnlipoide* ein. OBREGIA, UREIHIA, CARNIOL (cit. nach MÜLLER im Handb. Jadassohn XV/2) nehmen als Ausgangsmaterial für das Wassermann-Antigen treponemenreiches Gehirn eines an progressiver Paralyse Verstorbenen. STEINFELD (cit. nach HILDEBRANDT) berichtet 1926 als erster über eine Komplementbindung mit Gehirnextrakt und Liquor bei Metalues. Die genaue Angabe der Extraktionsmethode findet sich ebenfalls bei HILDEBRANDT. Angaben über das Vorkommen in den einzelnen Hirnregionen sind zu finden bei PANCANTI[2], HOLTHUSEN, PLAUT[8] u. a. RUDY[5] konnte auch im weitgehend gereinigten Antigen eindeutig antigene Eigenschaften feststellen. Der ätherlösliche Anteil reagiert in alkoholischer Lösung sauer (RUDY cit. nach BALBI) und wird durch starke Alkalien zerstört. Er reagiert mit dem spezifischen Antiserum in der Komplementbindungs-Reaktion noch in einer Verdünnung von 0,001—0,002 g im Versuch. Es ist durch Pergament nicht dialysierbar, enthält in seinem Molekül keinen Phosphor, jedoch 1—2% Stickstoff und 2% reduzierende Stoffe. Die geringste komplementbindende Dosis beträgt 0,5—20 γ-% (RUDY[3]). Es ist, tierexperimentell am Kaninchen nachweisbar, art- und organspezifisch (MINEWAKI). Allerdings konnte SUZUKI das Antigen auch an Hodengewebe adsorbieren.

Die Tatsache, daß das Gehirnantigen nur selten mit dem Serum reagiert (MARUYAMA, GEORGI und STEINER cit. nach MÜLLER), daß es aber mit dem Liquor, und zwar ausschließlich bei Metalues häufiger als mit dem Serum reagiert (STEINFELD cit. nach HILDEBRANDT, DEMANCHE[2], MARCHIONINI[1-4]), gilt nicht als Beweis für autochthone Gehirnantikörper (PRÜSSE und GEORGI cit. nach PRÜSSE). Es wird aber die Komplementbindungs-Reaktion mit Gehirnextrakt, verglichen mit der Komplementbindungs-Reaktion mit Wassermann-Antigen von PANCANTI[2], MINEWAKI, HILDEBRANDT, STEINFELD cit. nach HILDEBRANDT, DEMANCHE[2] und MARCHIONINI als Differentialdiagnosticum und Prognosticum bezüglich der parenchymatösen Neurosyphilis gewertet. Über unbefriedigende Ergebnisse berichten VOHWINKEL[1], HOLTHUSEN und CLIVIO[2].

b) Herzmuskellipoide

Für Extrakte der Lues-Serologie ist das beste und am meisten verwendete *Ausgangsmaterial* das *Herzmuskelgewebe*, vor allem des *Rindes*. Von HUEBNER bis zu PANGBORN[1] findet sich eine Reihe von Autoren, die mit den verschiedensten Extrakten und Reinigungsmethoden zufriedenstellende Antigene aus Rinderherzen erzielen.

Mit Antigenen aus *Menschenherzen* erhält OSLER[2] über 20% unspezifisch positiver Ausfälle bei Gesunden und 50% bei nichtluisch Erkrankten. Die Schwere der Krankheit, die Blutgruppe und das Geschlecht sollen dabei keine Rolle spielen.

CORDIER gewinnt aus *Kalbsherzen* ein gleich starkes Antigen wie aus Rinderherzen.

Aus *Pferdeherzen* wird das „Fencor-Acetarsone" Petragnanis von CITERNI[1], BRANCATO, DE BLASI, BONAMONTINI u. a. extrahiert. BRANCATO findet es sensibler und spezifischer als den Rinderherzextrakt. Wegen der von FORSSMANN beschriebenen heterogenetischen Antigene im Pferdeherzmuskel können die Normal-Antikörper in der Komplementbindungs-Reaktion auf Syphilis zu einer für die Lues unspezifischen positiven Komplementbindungs-Reaktion und damit zu einem biologisch falsch positiven Wassermann führen*. Dasselbe gilt für Extrakte aus *Meerschweinchenherzen*. MANHEIMS erhält jedoch durch monatelanges Auslaugen des zerschnittenen Meerschweinchenherzens mit Alkohol bei $+4^0$ C einen zufriedenstellenden Extrakt.

2. Antigene aus verschiedenartigen Geweben

Antigene gemischt aus *verschiedenartigem* Gewebe verwendet OTTO[2]-BLUMENTHAL, Pferdeleber-Acetonextrakt plus acetonlösliche Herzlipoide sind im Antigen-Bruxelles (RODYN) enthalten. JONSEN extrahiert aus Placenta einen dem Rinderherzextrakt allerdings nicht gleichwertigen Extrakt, FROMM[6] gibt für Tierversuche ein Lipoid-Antigen aus *Rinderaorta* an. *Blut* ist kein brauchbares Ausgangsmaterial (KAHN[5] u. Mitarb.), wohl aber *Rinderserum* (CAPELLI[2]):

Zunächst hitzekoaguliertes, durch Bacterium pyocyaneum verflüssigtes *Rinderserum* wird getrocknet, pulverisiert und von WEICHHERZ[3] mit Alkohol extrahiert.

Milch hat nach PASTINSKY[1] ebenfalls antigene Eigenschaften. Sie wirkt aber auch als Voll-Antigen, z. B. bei Schwangeren und bei intramuskulärer Verabreichung (Proteinkörper-Therapie). Unter diesen Umständen ist eine unspezifisch-positive Seroreaktion mit Milch-Antigen nicht selten.

Bei der Verwertung der *Galle* scheint die Art der Verarbeitung ausschlaggebend zu sein (FATTOVICH, CASTELLINO[1], COLOSI[1, 2]).

Der *Syphiliserreger*, prädestiniert als Antigen in der Luesserologie, spielt als Ausgangsmaterial für die Wassermann-Lipoide eine mehr oder weniger untergeordnete Rolle. Spirochätenlipoide sind nicht besser als Organlipoide (KLOPSTOCK[4]). KOLMER[13] u. Mitarb. — nach dem Zitat von MÜLLER noch positiv ein-

---

* Ein in der Serologie der Syphilis bekannter Forssmann-Antikörper sind die Hammelblutlysine (FRIEDBERGER u. GURLITZ). Näheres über das heterogenetische Antigen findet sich bei MÜLLER[5], FISCHER[13], SCHMIDT[2]. Die Forssmann-Antikörper des menschlichen Serums sind Normal-Antikörper, die gegen tierisches Gewebe bestimmter Arten gerichtet sind, und die, wie der Name sagt, schon normalerweise im menschlichen Serum vorkommen können.

gestellt — lehnen ebenso wie NOGUCHI (MÜLLER, Handb. Jadassohn XV/2) diese Extrakte als ebenso unspezifisch ab, wie Extrakte aus Mundhöhlenspirochäten, da damit auch mit Normalserum positive Ausfälle beobachtet werden. Die meisten Autoren berichten jedoch über zufriedenstellende Ergebnisse (DUREL[3], PUCCINELLI[4], FUCHS[1], ZEBNICKAJA, KLOPSTOCK[4] u. a.). Nach KOLMER[13] u. Mitarb. sind Treponemen-Antigene für die Lues-Serologie unbrauchbar. Vielleicht beruht die Diskrepanz der Ergebnisse auf der relativ thermolabilen Aktivität des Extraktes (s. S. 349). Nach D'ALESSANDRO (cit. nach MEINICKE[29]) und MEINICKE[29] bezieht sich diese Thermolabilität auf das Antigen „Treponema cotto labile", ein Protein-Antigen aus Kulturtreponemen. RICE[2] berichtet über eine ausgeprägte Aktivität der Extrakte diverser Treponemenstämme im Kaninchenversuch. Die so erhaltenen Antisera reagieren zum Teil auch im Sinne einer Gruppenreaktion in vitro. Dem Lues-Serum gegenüber ist die Aktivität etwas schwächer als die der Organlipoide. PUCCINELLI und D'ALESSANDRO (beide cit. nach DEMANCHE[15]) finden das T. p.-Lipoid gleich aktiv wie Organlipoide. Angaben über die Antigen-Bereitung aus Kulturtreponemen finden sich bei FUCHS[1], WALDSWORTH[1] u. Mitarb., HOELTZER[1] u. Mitarb., HOELTZER[2] u. Mitarb., EAGLE[14] u. Mitarb., EHRMANN[3] u. Mitarb.

Auch aus anderen Erregern können Lipoidextrakte für die Serologie der Syphilis hergestellt werden. DEBUS verwendet Tuberkel-, Diphtherie- und Colibacillen. Durch Lecithinzusatz kann die störende Eigenhemmung solcher Antigene unwirksam gemacht werden.

Schließlich werden auch *manche pflanzliche Produkte* als Ausgangsmaterial für die Lipoidantigengewinnung verwendet. Erbsen, Oliven, Cocosnüsse (cit. nach MÜLLER), Haselnüsse, Mandeln, Kartoffel ergeben serologisch aktive Phosphatide (REZNIKOVA[3], UROMA und TUOMIOJA cit. nach DOEPFMER[3]), die als Universal-Antigene Verwendung finden. RICE[1] u. Mitarb. verwenden Roggen zur Herstellung des Sitolipins für das Eagle-Antigen; Weizenkeimlinge, sogar Kohl, werden von FAURE[1] zur Herstellung eines cardiolipinähnlichen Phosphatids herangezogen.

Indirekt lipoidantigen wirkt Phenol. Seine empfindlichkeitssteigernde Wirkung wird für manche Antigene ausgenützt (FROMM[4]). Diese und die sicher antigene Wirkung reinen Phenolalkohols beruhen nach SOLLAZZO[1-4] auf einer unspezifischen Alteration der Globuline, nach DREYFUSS auf einer unspezifischen Alteration des Komplements und auf einer Aktivierung körpereigener Lipoide (SOLLAZZO[1], ANCIAUX) durch Sprengung eines Lipoid-Eiweißkomplexes, und zwar um so intensiver, je leichter die Lipoid-Eiweiß-Bindung ist. Daher wirkt das Phenol-Alkohol-Antigen mit aktivem Serum besser als mit inaktivem (SOLLAZZO[2]). Die Aktivität des Phenolalkohols wird von NINNI und MOLINARI (cit. nach MÜLLER) für deren Antigene genützt. Nachprüfungen von CIAMBELOTTI[2], LATKO, SAWICKI[2] und SOLLAZZO[1] bestätigen die Empfindlichkeit des Ninni-Molinari-Antigens, berichten aber einhellig über eine nicht unerhebliche Unspezifität im Vergleich mit den Lipoidantigenen. Nach FROMM[1, 2] führt ein Carbolsäuregehalt von mehr als 0,3 % zu unspezifisch-positiven Ausfällen. Auch reiner Alkohol kann nach SCIARRA (cit. nach MÜLLER), wohl infolge eines ähnlichen Mechanismus, wie er beim Phenol angenommen wird, als Antigenersatz verwendet werden.

3. Eiweiß- und Kohlenhydrat-Antigene

Eiweiß- und *Kohlenhydrat-Antigene* werden hauptsächlich aus Treponemen gewonnen. Die wäßrigen Antigene von Pierre-Marie ebenso wie die Sarkomextrakte dürften ebenfalls zu dieser Antigengruppe gehören.

D'ALESSANDRO[6, 7] und PUCCINELLI[1, 4, 5] u. Mitarb., später DARDANONI[1-3] und DEMANCHE[1, 16] haben es verstanden, aus dem Antigen-Komplex, den der tote T. p.-Leib (der lebende ist nach MCLEOD[1] u. Mitarb. bei weitem nicht so antigenaktiv) darstellt und den vor allem FÜHNER[2] und GAETHGENS[1] in ihrer Pallida-Reaktion verwenden, funktionell hochwertige Antigene verschieden-chemischen Aufbaues darzustellen und die entsprechenden Antikörper im Serum nachzuweisen (DUREL[3]).

Das T. p. *(Kulturspirochäte)* als Ganzes wird, wie oben erwähnt, in der Pallida-Reaktion von FÜHNER[2] und GAETHGENS[1] und im Pallignost der Italiener (Lit. bei FROMM[5, 6]) verwendet. Nach der Entwicklung des TPI-Testes von NELSON und MAYER werden Gewebetreponemen als Antigen für eine Komplementbindungs-Reaktion, die Treponema pallidum-Complement-Fixation, verwendet (DUREL[3]). Diese Reaktion gehört der Methode nach zur klassischen Serologie; wir dürfen aber von ihr, da als Antigen der Syphiliserreger fungiert, eine größere Spezifität, und was die Aufdeckung luischer Antikörper anlangt, eine größere Sensibilität verlangen. Über diesbezügliche Untersuchungen Näheres im „Speziellen Teil" (Vergleich der Reaktionen). FÜHNER[2] und GAETHGENS[1] verwenden in der Pallidareaktion eine Suspension von Kulturspirochäten als Komplexantigen. Durch Ultraschall homogenisiert, verliert dieses Antigen seine störende Eigenhemmung (PISU[1] u. Mitarb. berichten über eine sehr sensible, aber weniger spezifische Suspension von Reiter-Kulturspirochäten — *vielleicht ist die Unspezifität durch Eigenhemmung bedingt*) und wird außerdem durch Vergrößerung der antigenen Oberfläche spezifisch aktiver (FROMM[5]). Das Pallida-Antigen von FROMM[2-4] besteht aus gewaschenen, mittels Ultraschall homogenisierten Kulturspirochäten des Reiter-Stammes, mit einem Carbolzusatz von 0,3%, der die Sensibilität im unspezifischen Sinne aber nicht steigert. Andere Bakterien wie Proteus, Coli usw. sind im Versuch negativ und absorbieren kaum die Pallida-Antikörper (GAETHGENS cit. nach HOELTZER[1]).

Das Pallida-Antigen von GAETHGENS ist ein wasserunlösliches, oberflächenwirksames, weil nicht filtrierbares Spirochätenprotein. Es besteht aus etwa 17 verschiedenen Proteinen und ist relativ thermostabil, d. h. es bleibt bei 56° C annähernd unverändert, verliert seine Aktivität deutlich bei 63° C, wird aber auch bei einer Temperatur von 100° C nicht restlos zerstört (FROMM[3-5]). Die Trockensubstanz enthält 60—75% Eiweiß und 15% Lipoide. Seine antigene Wirkung in vivo ist dementsprechend für die Bildung von Proteinantikörpern bedeutend größer als für die Bildung von Wassermann-Reaginen. Dies wird durch die Titerbestimmung der Pallida-Antigen-Immunsera in der Pallidareaktion sowie in der Komplementbindungs-Reaktion mit Cardiolipin und mit Lipoidextrakten ermittelt (GAETHGENS[1, 3]). Dafür spricht auch, daß die alkoholische Suspension von Kulturtreponemen wesentlich weniger sensibel ist als die wäßrige Suspension (FROMM[4] und RICE); ebenfalls Ultraschall-Homogenisierung mit 0,3% Carbolsäurezusatz verwendet BONNARDOT.

Mit Kulturtreponemen als Ganzes ohne Ultraschall-Homogenisierung und mit 0,3% Carbolsäure und 0,5% Formol arbeitete PAWLAS[1], in Kochsalzlösung suspendiert HOELTZER[1] u. Mitarb. Nach 4 Wochen tritt im Antigen mit Kochsalzlösung eine deutliche Eigenhemmung auf, weshalb HOELTZER den alkoholischen Extrakt vorzieht.

Während diese Untersuchungen vor allem praktischen Wert besitzen, konnten Versuche mit Fraktionen von Kulturtreponemen unsere Kenntnisse in der Immunologie und Serologie um ein gutes Stück vermehren.

EAGLE[14] u. Mitarb. stellten bereits fest, daß in den Kulturtreponemen eine Substanz enthalten ist, die sich serologisch wie ein Organlipoid verhält. Es dürfte auch hier wieder der Faktor FISCHERs in Form einer Verunreinigung eine Rolle spielen. Auffallend ist aber auch, daß im Sensibilisierungsversuch zwar im Serum, nie aber im Liquor Immunkörper gegen Kulturtreponemen zu finden sind (ARISTOWSKI).

EAGLE[14] u. Mitarb. sowie SACHS-WITEBSKY[7] konnten die Ähnlichkeit mit Lipoidextrakten vor allem aber mit Hirnlipoiden durch Absorptionsversuche aufdecken. In vivo konnte die antigene Wirksamkeit der Kulturtreponemen in bezug auf Kulturtreponemen-Antikörper nachgewiesen werden. Bei massiver Dosierung findet sich auch eine gewisse Reaginebildung. Weitere Antikörper treten in dem betreffenden Immunserum nicht auf. Im Gegensatz zur Auffassung PUCCINELLIs (cit. nach MEINICKE[29]) zeigen jedoch die Gewebetreponemen einen deutlichen Antigen-Unterschied in vivo gegenüber den Kulturtreponemen (MEINICKE[29]). Tote Gewebetreponemen lösen nämlich im Sensibilisierungsversuch nicht nur Gruppenantikörper-, sondern auch Reagine-, immobilisierende und komplementbindende Antikörper-Bildung aus (DARDANONI[2, 3]). Lebende Gewebetreponemen bewirken lediglich inkonstante Reaginebildung (McLEOD[1] u. Mitarb.). Diese antigene Eigenschaft geht bei der Tötung der T. p. mit Merthiolat (DARDANONI[2, 3]) bzw. Mapharsen 1:250 nicht, wohl aber bei Hitzetötung verloren (DOEPFMER[1], McLEOD[1] u. Mitarb.). Angaben über die Bereitung eines sehr spezifischen Antigens aus Gewebetreponemen finden sich bei PRICE[8] u. Mitarb.

D'ALESSANDRO, PUCCINELLI und PEZZI sowie DEMANCHE verdanken wir einige weitere Kenntnisse über die antigenen Eigenschaften des T. p., vor allem der Kulturtreponemen. PUCCINELLI[5] und PUCCINELLI[1] u. Mitarb. unterscheiden:

1. Ein höchst antigenaktives, treponemenspezifisches, thermolabiles (1 Std 70⁰ C), alkohol- und pepsinlabiles Protein, das Treponema cotto labile.

2. Ein treponemenspezifisches, bis 76⁰ C thermostabiles, alkoholstabiles, nicht digerierbares, nicht dialysierbares Polysaccharid von Haptencharakter, das Treponema cotto stabile. Treponema cotto labile und Treponema cotto stabile entsprechen dem Pallignost (italienisches Pallida-Antigen). Ihre zugehörigen Antikörper sind nach PUCCINELLI[5] und PUCCINELLI[1] u. Mitarb. fast ausschließlich Lues-Antikörper.

3. Ein acetonlösliches, ubiquitäres Lipoid-Antigen, ähnlich den Organlipoiden bzw. dem Rinderherzlipoid. Die mit ihm reagierenden Antikörper müssen nicht immer spezifisch sein.

4. PUCCINELLI[4] u. Mitarb. konnten durch Aceton ein weiteres Lipoid extrahieren. Es ist dem Hirnextrakt von SACHS-WITEBSKY[7] weitgehend ähnlich (Absorptionsversuche). Absorptionsversuche von EAGLE[14] u. Mitarb. ergeben, daß Kulturtreponemen eine Substanz enthalten müssen, die sich serologisch gleichartig verhält, wie sog. Säugetier-Organlipoide. GASTINEL[2] u. Mitarb. finden Reaktionen mit dem Antigene treponemico proteico solubile sensibler als Reaktionen mit Pallida-Antigen von GAETHGENS[1], aber weniger sensibel als den TPI-Test.

Der Vollständigkeit halber sei erwähnt, daß WADSWORTH[1] u. Mitarb. Extrakte verschiedener Phasen aus T. p. des Noguchistammes auf ihre antigene Wirkung in vitro untersuchten. Sowohl der alkoholische und der wäßrige Extrakt, als auch der mit physiologischer Kochsalzlösung, aber auch die Extrakte des Nährbodens selbst ergaben mit Lues-Menschenserum positiven Ausfall; Lues-Kaninchenserum und das Serum Gesunder waren negativ. Das stimmt in einer gewissen Hinsicht mit den Beobachtungen von RICE[2] überein. Etwas bessere Ergebnisse erhält man mit Äthylalkohol- und Methylalkohol-Extrakten aus diesen Stämmen. Die Stärke der Antigene soll vom Lipoidgehalt des jeweiligen Stammes abhängen.

4. Herstellung der Antigene

Das Endziel der Bestrebungen, einwandfreie Wassermann-Antigene zu erhalten, scheint mit der Synthese erreicht zu sein. Ein synthetisch dargestelltes Wassermann-Antigen ist im Sinne der Standardisierung und Gleichrichtung der Antigene und zur Vermeidung von Diskrepanzen im selben und vor allem in mehreren Laboratorien als Ideal-Antigen zu bezeichnen. Im Sinne des spezifischen Luesnachweises kommen wir damit natürlich nicht ans Ziel (s. synthetisches „Cardiolipin" S. 396). Es ist auch nicht notwendig, da wir mit den T.p.-Reaktionen dieses Ziel heute — man darf sagen — erreicht haben.

Wenn nun aber die Synthese des Antigens aus oben erwähnten Gründen erwünscht ist, dann ist selbstverständlich auch das Lecithin durch ein synthetisches zu ersetzen. Wir kennen ein synthetisches Lecithin von REYN[6] u. Mitarb. Dessen Sensibilität reicht ebenfalls nicht an die des Eilecithins heran. Das Verhältnis der Empfindlichkeit ist 1:1,4. Hydrolecithin in Analogie zum Hydrocardiolipin von OGATA[1] dargestellt, ist schwächer als das Lecithin.

Extraktionsart. Extrahiert wird das fett- und bindegewebsfreie, fein zerteilte, feuchte oder getrocknete und pulverisierte Organ. Die Trocknung im unterkühlten Vakuum vereinfacht den Arbeitsprozeß und schont das Material. SEIKI empfiehlt, das Rinderherz noch warm aus dem Tierkörper herauszuschneiden und 3—6 Tage bei +4° C zu halten. Salzsäurezusatz erhöht die Extraktionswirkung von Petroläther, weniger die des Alkohols (FISCHER[16] u. Mitarb.). Aus dem Acetonrestextrakt extrahiert 80%iger Alkohol die gleichen Antigenmengen wie Petroläther. 50%iger Alkohol ohne Wirkung (FISCHER[15] u. Mitarb.). Nähere Angaben im Kapitel „Spezielle Antigene", S. 392.

Von KRICEWSKIJ[2] wird ein Komplementbindungs-Antigen aus acetonvorbehandeltem Rinderherz extrahiert. BOERNER[4] u. Mitarb. extrahieren aus Rinderherzpulver sowohl alkohol- als auch ätherlösliche Lipoide und entfernen den Äther und einen großen Teil des Alkohols durch Eindampfen. Die Placenta, von GYÖRFFY[3] als Ausgangsmaterial verwendet, wird zuerst mit Alkohol aufgeschlossen. Das dann durch Trocknen erhaltene Pulver wird neuerlich mit Alkohol extrahiert. Eine Art Reinigung der Antigene kann außer durch Vorwäsche mit Lipoidlösungsmitteln auch durch Ausfällen (FISCHER[17]) oder durch Absorption erreicht werden. Eine Reinigungsmethode mit Aluminiumhydroxyd, Benzol, Alkohol und angesäuertem Wasser ist von FISCHER[17] angegeben. PANGBORNs Cardiolipindarstellung, ein Musterbeispiel an Reinigung durch Ausflockung, wurde bereits beschrieben. Durch Absorption kann außerdem eine Art Analyse des Antigens durchgeführt werden (RUDY[2]).

Die Empfindlichkeit, Spezifität und Reaktionsbereitschaft kann durch Zusatz verschiedener Substanzen ebenfalls weitgehend variiert werden. Lecithinzusatz wirkt nach WHEELER[2] und JOSEPHSON im Sinne einer Sensibilitätssteigerung. KOLMER[5], auch KAHN[1, 2] steigern die Empfindlichkeit des Antigens durch acetonlösliche, durch die Vorwäsche erhaltene Lipoide, aber auch durch Cholesterin und Sitosterin (KOLMER[5], RAVLTSCH-STSCHERBO).

Tannin, Terpene, Phenol, Phenolalkohol wirken ebenfalls empfindlichkeitssteigernd. Die Bedeutung und der Mechanismus des Phenols in der Serologie der Syphilis wurden in Kapitel Antigene (S. 347) abgehandelt. Weitere Arbeiten darüber sind bei NINNI[1], NICOLETTI[6, 7], SACHS[1] u. Mitarb. und HUKUDA[4] zu finden. Auch Farbstoffe steigern die Empfindlichkeit des Antigens und verbessern außerdem die Ablesbarkeit (MAGNUSON[1]), jedoch erst in einer bestimmten Konzentration, z. B. 0,2% bzw. 0,17% Viktoriablau im Berger-Antigen (BERGER cit. nach MAGNUSON[1]). Tannin wirkt direkt auf die kolloidale Beschaffenheit der Komplementbindungs-Antigene durch Dehydratation (STERN cit. nach SACHS[9]). Terpene wirken gleichzeitig spezifitätsmindernd. Das Isoborneol-Tolu-Herz-Antigen ist ein von SAINT-PRIX u. Mitarb. angegebenes, besonders empfindliches

Antigen. Ammoniumzusatz zum Antigen schädigt das Komplement durch Inaktivierung des Mittelstücks; so macht HUKUDA[7] seine Komplementbindungs-Reaktion empfindlicher.

Verdünnung des Antigens. Bei der Umwandlung des nur selten als alkoholische Lösung gebrauchten Stamm-Antigens zum *kolloidalen* Gebrauchs-Antigen bzw. zur Emulsion oder Suspension* können unter Berücksichtigung einiger Faktoren ebenfalls Variationen in bezug auf Empfindlichkeit, Spezifität und Reaktionsbereitschaft erhalten werden. Verdünnungsgeschwindigkeit (KOLMER[7], KRICEVSKIJ[1] [Sachs-Ranousches Gesetz, cit. nach MÜLLER: Handb. Jadassohn XV/2]), Verdünnungsmittel (SEIKO) und p_H (RECMENSKIJ), vielleicht auch die Art der anwesenden Ionen, Molekulargewicht und Wertigkeit (WEISS[5], KERMACK u. Mitarb., HUKUDA[4]) können von ausschlaggebender Bedeutung sein. Entfernung des „eigenhemmenden" Faktors ohne Minderung der Spezifität gelingt nach OKOLOW manchmal durch 2—3maliges Filtrieren des Gebrauchs-Antigens ·durch Papierfilter. Säurezusatz wirkt empfindlichkeitssteigernd (FISCHER[16]), Alkalizusatz empfindlichkeitsmindernd. Nach SIERAKOWSKI[2] u. Mitarb. führt ein Ansäuern über eine bestimmte Grenze hinaus, die bei den einzelnen Antigenen verschieden ist, zu unspezifisch *positiven*, ein Alkalisieren zu unspezifisch *negativen* Ausfällen. Nach SIERAKOWSKI[1, 2, 4-7] u. Mitarb. reagiert jedes Serum mit einem p_H von 5,0 positiv und mit 10,0 negativ. Außerdem finden wir bei einem p_H von 10 immer Hämolysehemmung. Zweizeitiges Mischen, wobei das erste Mischungsvolumen möglichst klein, das zweite möglichst groß gehalten werden soll, und eine nicht zu kleine Pause zwischen den 2 Mischungsgängen (Reifungszeit) ersetzt ein technisch nicht immer leicht reproduzierbares, langsames, einzeitiges Mischen. Dieser Vorteil wird von MÜLLER für sein Ballungsantigen ausgenützt. Ein so bereitetes Antigen zeigt starke Trübung, höhere Empfindlichkeit im Versuch und geringere Empfindlichkeit gegen unspezifische Kochsalzflockung. ADAMSKY[1] erhält durch Zentrifugieren des Lipoidbodensatzes nach Kochsalzflockung gute Antigen-Wirkung des Sediments. Die überstehende Flüssigkeit hingegen war unspezifisch und antikomplementär. Tropfenweises Zugeben der Verdünnungsflüssigkeit unter kräftigem Schütteln macht das Antigen besonders wirksam. Manchmal erhöht sich dadurch leider auch die antikomplementäre Wirkung des Antigens, weshalb diese Form der Empfindlichkeitssteigerung mehr dem Flockungs-Antigen vorbehalten bleibt.

Bei **Auswertung der Antigene** ist die optimale Verdünnung zu eruieren, sowohl was die Empfindlichkeit als auch was die Spezifität betrifft. Über Auswertungsmethoden ist nachzulesen bei BOERNER u. Mitarb., ROCHER[1, 2] u. Mitarb., KENDRICK, PRICE[1, 3], CHOLTSCHEW u. Mitarb., REYN[4, 6, 7] u. Mitarb., ADAMSKI[2, 3].

Neben den Untersuchungen einzelner Chargen — unter anderem — ist auch der Vergleich verschiedener Antigene von einem gewissen Interesse. Die verschiedene Herkunft und damit auch die verschiedene molekulare Struktur läßt erwarten, daß die nachgewiesenen Reagine bis zu einem gewissen Grad ebenfalls variieren. FEGELER u. Mitarb., REIN, KELCEE, ROSENFIELD (cit. nach FEGELER) vergleichen Cardiolipin mit Sitolipin, Rinderherz- und Pallida-Antigen und finden deren Empfindlichkeit in der angegebenen Reihenfolge fallend. Die Spezifität zeigt kaum Unterschiede. Kontrolliert mit dem TPI-Test ergeben Sitolipin und

---

* Werden die Lipoidteilchen als corpusculäre Elemente, ähnlich den roten Blutkörperchen, in einer physiologischen Lösung suspendiert aufgefaßt, dann besteht der in der Praxis der Serologie der Syphilis verwendete Ausdruck „Suspension" für das Gebrauchs-Antigen zu Recht. Als feindisperse Mischung zweier gleicher Dispersionsphasen (alkoholischer Lösung der Lipoide in wäßriger Salzlösung) ist der Begriff „Emulsion" für das Gebrauchs-Antigen ebenfalls zutreffend.

Cardiolipin eine Unspezifität von 3,2%, Rinderherzextrakt von 4,6% (Fegeler u. Mitarb.).

Aus alledem ergibt sich, daß es

1. eine optimale Bereitung und eine optimale Verdünnung für jedes Antigen gibt,

2. Antigene in ihrer Wirksamkeit große Unterschiede aufweisen,

3. die Unterschiede nicht nur im Antigen liegen, sondern auch durch die Art der von ihm nachgewiesenen Reagine bzw. Antikörper bedingt werden (Lomuto[3]).

Vergleich der Antigene. Die Antigene werden auf Spezifität und Sensibilität geprüft und daraufhin miteinander verglichen. Bezüglich Spezifität sind alle Antigene vergleichbar. Was die Sensibilitätsprüfung anlangt, sollten nur solche Antigene verglichen werden, die gleichwertige Antikörper nachweisen. Es dürften also nur Lipoid-Antigene bzw. Organlipoid-Antigene miteinander oder Eiweiß-Antigene bzw. Treponemeneiweiß-Antigene miteinander, nicht aber z. B. Organ-*Lipoid*-Antigene mit Treponemen-*Eiweiß*-Antigenen verglichen werden. Den praktischen Serologen interessiert aber lediglich die Frage, mit welchem Antigen er die meisten Luesfälle erfassen kann, bei möglichst kleiner Anzahl biologisch falsch positiver Ausfälle. Dieses Ziel war, solange man sich mühsam durch wiederholte Untersuchungen, durch besondere Präparationen des Serums (Verifikations-Reaktionen) und des Patienten (Provokationen) eine recht problematische Sicherheit im Ausschluß der biologisch falsch positiven Ausfälle erlangen mußte, verständlich. Heute, wo wir in der Lage sind, durch spezifische Reaktionen wie den TPI-Test mit nahezu an Sicherheit grenzender Wahrscheinlichkeit eine biologisch falsch positive Wassermann-Reaktion zu erkennen, kommt es nicht so sehr auf die Spezifität als auf die Sensibilität der Antigene an. Ravič u. Scerbo fanden bei der chemisch-physikalischen Analyse des Kahn-, Sachs-Georgi-, Finkelstein- und Wassermann-Antigens dann das empfindlichste Antigen, wenn es besonders lipoid-, cholesterinreich ist, ein p_H von 5,50—5,66 hat, eine niedrige Viscosität, einen Gesamt-Eiweißgehalt von 94,5$^0/_{00}$ und einen Kreatiningehalt von 37,2$^0/_{00}$ aufweist. Es sollten auch alle Antigene nach derselben Methode geprüft werden. Auch hier ist die Praxis anders als die Theorie. Letzten Endes ist heute die Reaktion interessant, die mit einem bestimmten Antigen die meisten positiven Ausfälle mit Luessera erhält, ohne Rücksicht auf eine allerdings nicht zu große Zahl an unspezifisch positiven Ausfällen.

II. Die Syphilis-Antikörper (AK), Immunstoffe

1. Allgemeines

Antikörper sind Stoffe, die im Organismus gegen ein Antigen gebildet werden. Ihre Aufgabe ist es, das Antigen unwirksam zu machen, zu neutralisieren. Der *Mechanismus* der Antigen-Antikörper-Reaktion ist nicht eindeutig bekannt. Von Reiner[1] u. Mitarb. stammt eine Hypothese, wonach sich die Antikörper an das Antigen anlagern und es, vielleicht durch Dehydrierung, in ein lyophobes Kolloid umwandeln. Im Experiment konnten Reiner u. Mitarb. mit neutralisierter Tanninsäurelösung rote Blutkörperchen agglutinieren, mit Komplementzusatz auflösen und durch Leukocytenzusatz phagocytieren lassen. Reiner[3] u. Mitarb. stellten sich die dehydratisierende Wirkung der Antikörper auf das Antigen durch gegenseitige Orientierung und Absättigung polarer Gruppen vor. Stern (cit. nach Reiner[3, 4]) schließt sich dieser Auffassung nicht an. Bei einer Infektionskrankheit macht sich die Neutralisierung des Antigens vor allem durch Unwirksamwerden des Erregers bemerkbar. Der Organismus ist dadurch immun. Es wird aber nicht nur ein derartiges Serum, sondern jedes mit Antikörpern versehene Serum als Immunserum bezeichnet.

Nun wird das *antikörperbildende System* nicht nur — sogar weniger — durch den lebenden Mikroorganismus angeregt, sondern vor allem durch den toten Erreger und durch dessen Abbauprodukte sowie durch Abbaustoffe wirtseigener Zellen, die infolge des Krankheitsprozesses zugrunde gegangen sind. Wir bezeichnen solche Antistoffe, obwohl ihnen eine immunisierende Funktion nicht eigen ist, ebenfalls als Antikörper unter der Voraussetzung der Spezifität des auslösenden Antigens.

Mit diesen Antikörpern praktisch identisch sind die sog. *Reagine*; es sind dies Bestandteile des Immunserums, aber auch mancher Normalsera, die mit ubiquitären, unspezifischen, aber antigenwirksamen Stoffen reagieren.

Da die Bildung der Reagine nicht durch Eiweiß-Antigene, sondern durch einen Lipoid-Eiweißkomplex ausgelöst wird, sind sie Antikörper geringerer Spezifität, eben Lipoid-Antikörper (TORII); sie sind aber, wie heute fast allgemein anerkannt wird, ebenfalls Eiweißkörper, nach AUGUSTE[6, 9] u. Mitarb. Serumproteide anormaler Art (s. auch Kapitel „Reagine", S. 366). Antikörper sind Globuline (SCHMIDT[6], KAPFENBERG, LANDSTEINER und MÜLLER u. v. a., cit. Handb. Jadassohn XV/2), die in der Papierelektrophorese mit den γ-, aber auch mit den α- und β-Globulinen wandern, wobei sich die Wanderungsgeschwindigkeit nicht von der normaler Globuline unterscheidet (LAURELL). Nach AUGUSTE[6, 7] und NEURATH (cit. nach MERKLEN[10]) sind die Reagine an Euglobuline gebunden. Da sich aber in den Euglobulinen reichlich γ-Globuline finden, ist der Widerspruch in den beiden Anschauungen geklärt. Nach MERKLEN[1-3, 5, 9] sind die Reagine Serumproteine anormaler Art, die unter dem Einfluß der Lipoid-Haptene der T. p., aber auch durch die infolge T. p.-Toxinwirkung freigewordenen Organlipoide (BERGEL[1]) gebildet werden. Sie sind mit der Ultrazentrifuge (FURTH) sedimentierbar (SHOJ[1]) und können als Mucoglobuline aus dem Luikerserum mittels Kohlensäure ausgefällt werden (BIERRY u. Mitarb.). Sie entstehen im Gegensatz zu GYÖRFFY[1, 2] u. Mitarb. nicht durch Umwandlung vorhandener Globuline, sondern werden vom Reticuloendothelialen System aktiv neu gebildet (RENGER), ohne daß antigene Bestandteile in das Globulinmolekül eingebaut werden (HAUROWITZ).

a) Antikörper-Denaturierung

Antikörper werden *denaturiert* durch langes Erwärmen auf 58—72⁰ C (PUCCINELLI cit. nach GRIXONI), durch Zugabe von Salzsäure (ALLESSANDRO cit. nach GRIXONI) und durch Äthylalkohol und Phenol (PUCCINELLI cit. nach GRIXONI), wobei die Flockungsantikörper eine größere Resistenz aufweisen als die Komplementbindungs-Antikörper. Die Hitzedenaturierung der Antikörper wird nach STEFANOPOULO u. Mitarb. durch Zuckerzusatz weitgehend verhindert.

Die Empfindlichkeit der Antikörper gegen *ultraviolettes* Licht hängt von der Eiweißverdünnung ab. Dabei spielt der Sauerstoff- oder Stickstoffgehalt der Umgebung (HASSKO[1]) keine Rolle. Agglutine werden durch Zugabe von UV-bestrahlter Eiweißlösung eher stärker.

b) Ort der Antikörper-Bildung

Der Ort der Antikörper-Bildung ist das Reticuloendotheliale System (HAUROWITZ, TRUFFI) der Milz, der Lymphdrüsen, vor allem ist es das Gefäßendothel der Leber und des Knochenmarkes (SCHMIDT[6], HAUROWITZ), nach LESSER (Handb. Jadassohn XV/2) ist es der hämatopoetische Apparat. Der Antikörper-Titer ist nach PUCCINELLI[4] im Knochenmark höher als im Serum. Der Epidermis bzw.

der Haut kommt nach PLAUT[2, 5] keine wesentliche Bedeutung in der Antikörper-Produktion zu.

Intravenöse Injektion von Kulturtreponemen löst gleichstarke Bildung aus wie intracutane Injektion.

Lokal entnommener Preßsaft der Haut ist antikörperfrei zu einem Zeitpunkt, da im Serum bereits reichlich Antikörper nachweisbar sind.

DEPAOLI[1] konnte jedoch durch intradermale Crotonölapplikation den Abwehrapparat so vorbereiten, daß eine folgende Typhus-Paratyphusvaccinierung zu einem wesentlich rascheren Auftreten eines höheren Typhus- und Paratyphusagglutinintiters führte als bei den nicht vorbereiteten Kontrollen.

Welche Zelle des Reticuloendothelialen Systems sich aktiv an der Antikörper-Produktion beteiligt, darüber ist die Meinung der Autoren geteilt. Nach DONTEN-WILL, WITEBSKY[4] und FAGREUS im Jahre 1948 (cit. nach WITEBSKY[4]) haben lediglich die Plasmazellen, nach FRENGER vor allem die jungen Plasmazellen diese Fähigkeit; unter Umständen können die Funktion der Antikörper-Bildung alle Zellen des Reticuloenthothelialen Systems übernehmen. Außerdem können aus dem undifferenzierten Mesenchymgewebe immer neue Plasmazellen hervorgehen (EHRLICH cit. nach FRENGER). BERGEL hält die Antikörper für Produkte der Lympocyten.

Der Organismus verfügt nur über ein begrenztes Maß an Antikörper-Produktionsfähigkeit. Bei gleichzeitiger Injektion von Erregern verschiedener Infektionskrankheiten bleibt der Antikörper-Titer der einzelnen Mikroorganismengruppen weit hinter dem Titer zurück, der bei Injektion der Partialanzahl von Keimen einer einzigen Infektionskrankheit erreicht wird.

c) Der Mechanismus der Antikörper-Bildung

Dieser schaltet sich erst *nach* der ersten Phase der Proteinsynthese ein (HAUROWITZ[2]). In der ersten Phase kommt es zur Verbindung der Proteine zu Stämmen zweidimensionaler Ausdehnung. Erst in der zweiten Phase, in welcher die elipsoide Form des „Globulinbaustammes" gebildet wird, macht sich der antigene Einfluß bemerkbar.

Die so veränderten, in das Blut abgegebenen Globuline nennt man Antikörper. Nach HAUROWITZ[2] bedingen die spezifischen in der Zelle verbliebenen Globuline die zellgebundene Allergie.

Der Übertritt der Antikörper in das Blut geht verhältnismäßig leicht vor sich. Auch von einem Blutgefäßsystem in das andere, wie wir es im System Placentarkreislauf-Fetalkreislauf kennen, ist der Übertritt von Antikörpern häufig zu beobachten, im Gegensatz zum System Blutgefäß-Liquorraum. Die diaplacentar übergetretenen Antikörper finden wir in einem großen Prozentsatz auch bei nichtinfizierten Neugeborenen alter Luikerinnen, und zwar passieren die Antikörper um so massiver, je kleiner sie sind.

Der *Übertritt mütterlicher Immunkörper* in den *fetalen Kreislauf* ist heute bekannt und nicht zu verwechseln mit der angeborenen Immunität, die bei manchen Tieren vorhanden zu sein scheint, beim Menschen jedoch von vielen Autoren (GUSZMANN[1], GRZYBOWSKI u. a.) bezweifelt wird (CREGOR u. Mitarb., PETRONICI, POETSCHKE, RANQUE[2] u. Mitarb., SENECAL u. Mitarb., SUNDAL u. Mitarb.). Diaplacentar übergetretene Luesimmunkörper finden wir, je nach ihrer Größe, in verschiedener Quantität im Serum des Neugeborenen. Innerhalb weniger Wochen oder Monate verschwinden sie wieder aus dem kindlichen Blut. Immobilisierende Antikörper sind wesentlich kleiner als Reagine (RANQUE[2] u. Mitarb.), sie sind daher häufiger im Serum des Neugeborenen anzutreffen als die wesentlich größeren Reagine; hier sind es vor allem die univalenten komplementbindenden Antikörper, die nach REIN[6] u. Mitarb. häufiger übertreten als die bivalenten Flockungs-Antikörper. Die Zeit, innerhalb welcher mit dem Verschwinden der diaplacentaren Antikörper zu rechnen ist, wird verschieden angegeben. Im allgemeinen sind Reagine nach 4 Monaten, immobilisierende Antikörper nach 6 Monaten nur mehr schwach oder gar nicht nachweisbar (MILLER[2] mit zahlreichen Literaturangaben) bzw. nach 14 Tagen bis 4 Monaten (CREGOR, SENECAL, SUNDAL, MILLER[2]). Immobilisierende Antikörper bleiben also wesentlich länger im kindlichen Blut nachweisbar (wenige

Monate bis zu 1 oder 2 Jahren und mehr). Wichtig ist der fallende Titer bei wiederholten quantitativen Untersuchungen (POETSCHKE), wodurch eine diaplacentare Übertragung der Antikörper von einer authochtonen Bildung bei erfolgter Infektion unterschieden werden kann. HOFFMANN[4] bezeichnet den Zustand, hervorgerufen durch diaplacentare Übertragung der Antikörper, als passive Immunität. REIN[6] u. Mitarb. unterscheiden univalente, komplementbindende, placentadurchgängige und bivalente, flockende, placentaundurchgängige Antikörper (ähnlich wie die Rhesus-Antikörper von WIENER cit. nach REIN). Daher können im Serum des gesunden Säuglings einer latent luischen Mutter die Komplementbindungs-Reaktionen eher positiv ausfallen als die Flockungsreaktionen. Lues-Antikörper werden im Gegensatz zu den Recurrens-Spirochäten-Antikörpern durch die Milch nicht ausgeschieden (Mäuseversuch von YANAGAWA[2]).

Die Antikörper-Bildung kann durch äußere Einflüsse sowohl gehemmt als auch gefördert werden.

d) Fördernde und hemmende Einflüsse

Alle den *Erreger vernichtende Einflüsse* wirken durch das damit im Organismus vermehrt anfallende Antigen fördernd — der leblose Erreger ist ein besseres Antigen als der lebende (MAGNUSON[7] u. MAGNUSON cit. nach DOEPFMER[1]) —, wie bactericide Medikamente, Fieber, Vaccine, Bluttransfusionen (HORN u. Mitarb., BUGARESKY[2]). Crotonöl, lokal appliziert, erhöht den Antikörper-Gehalt der Haut (DEPAOLI[1]). *Elektroschock* soll nach MENEGHINI[3] u. Mitarb. bei Fällen Progressiver Paralyse und Tabes dorsalis vielleicht durch Anregung der Antikörper-Produktion zu positiven Schwankungen der Luesreaktionen führen. *Methionin* spart Panthothensäure ein und erhöht dadurch die Antikörper-Produktionskapazität (LUDOVICI).

Die Bereitschaft und die Fähigkeit der Antikörper-Produktion wird durch *Röntgen-* und *Radiumstrahlen* — und zwar Ganzbestrahlung — herabgesetzt (DAGUET[1, 3], DARDANONI[1], NELSON[2]), wobei es, wie auch bei der hemmenden Wirkung des *Cortisons* (CRISALLI, DONTENWILL, MOESCHLIN, FRIEDEL cit. nach DONTENWILL u. Mitarb., DELAMATER u. Mitarb.), ausschließlich auf den *Zeitpunkt* der Einwirkung ankommt. Ist die Infektion einmal angegangen, dann hat das Nebennierenrindenhormon auf die Antikörper-Produktion keinen Einfluß (RIBUFFO). Es gibt für das Reticuloendotheliale System eine strahlen- (und cortison-) empfindliche Adaptationsphase und, wenn infolge des Infektes die Neubildung der Plasmazellen eingesetzt hat, die sog. (cortison- und) strahlenresistente Produktions-Phase (FRENGER). Deshalb wohl konnten SCHLEIFFARTH, LEGLER, DE VRIES, FISCHER, LE MAY, KATZIN, TURNER, HOLLANDER, MOESCHLIN u. a. (alle cit. nach DONTENWILL u. Mitarb.) keine Antikörper-Bildungshemmung feststellen.

Auf die Antigen-Antikörper-Reaktion hat Cortison keinen Einfluß (PROPPE[1] u. Mitarb.).

Röntgenbestrahlung isolierter Organe führt zum Zerfall körpereigenen Gewebes und danach in kürzester Zeit zur Endoprotein-Antikörper-Bildung (MISCHTSCHENKO).

Stickstoff-Lost wirkt, als Cytostaticum, ebenfalls hemmend auf die Antikörper-Produktion (DAGUET[1, 3]). Ultraviolette Strahlen sind nach den tierexperimentellen Versuchen von VERCELLINO, zumindest die Hämolysinbildung betreffend, ohne Einfluß.

e) Antikörper-Absorption

Antikörper werden durch das zugehörige Antigen aus dem Immunserum absorbiert. Diese Tatsache kann zur näheren Differenzierung sowohl fraglicher Antikörper (GEORGI u. Mitarb., SKWIRSKY) als auch zur Eliminierung unerwünschter Antikörper verwendet werden (BERGEL[8], WALTER[1], WITEBSKY[1, 2] u. Mitarb.,

GEORGI u. Mitarb.). Eine einfache Methode wurde von BRUIJN ausgearbeitet, wobei das Immunserum ein Chamberland-Filter passiert. welches mit dem Antigen beschickt worden war, dessen zugehörige Antikörper eliminiert werden sollen. Eine weitere Absorptionsmethode mit antigenbeladenem Kaolin wird angegeben von D'ALESSANDRO[4] u. Mitarb. (cit. nach BRANDT[5]) (s. auch Absorptions-Methoden im Kapitel Antigene, S. 350). Die unspezifischen Lipoid-Antikörper des Luesserums (Reagine) werden im Gegensatz zu den Spirochäten-Antikörpern bereits durch Schlemmkreide absorbiert (HIPPIUS).

Sämtliche Lues-Antikörper sind Proteine. Sie werden durch Ammonsulfat ausgefällt und sind dialysierbar. Komplement-Antikörper werden jedoch in ihrer Wirkung durch das Dialysat eines positiven Serums verstärkt, sind aber durch Kollodiumfilter ultrafiltrierbar (SCAGLIONI).

Wir können uns vorstellen, daß nach Angehen der Infektion der Organismus mit Antigenen überschwemmt wird, zunächst durch den sich vermehrenden Erreger selbst, dann durch dessen Abbaustoffe und schließlich durch die Abbauprodukte spezifisch zugrunde gegangener körpereigener Gewebeelemente. Auf die eingedrungenen T.p. wirken zunächst unspezifische, allgemein bactericide Abwehrstoffe, Normallysine, Normalagglutinine, der bactericide Faktor P von PILLEMER usw., wodurch, wie in vitro-Versuche von FRIBOURG-BLANC[2, 3] zeigen, etwa 30—40% der Treponemen zugrunde gehen können und abgebaut werden. Gleichzeitig wird der antikörperproduzierende Apparat durch das lebende und auch durch das tote T.p. zur Bildung *spirocider* Antikörper angeregt. Tote T.p. und deren Abbauprodukte wirken als weiterer Reiz auf die Antikörper-Produktion, es werden einerseits *Agglutine, Präcipitine, Lysine, Opsonine* gegen den toten Erreger, andererseits Antikörper gegen das Treponemen-Eiweiß, gegen das Treponemen-Lipoid und gegen die Treponemen-Polysaccharide, die sog. *Treponemen-Gruppen*-Antikörper gebildet (PUCCINELLI[1, 2]). Die Abbauprodukte körpereigener durch das T.p. zerstörter oder lädierter Zellen wirken als Organ-Antigen und regen ihrerseits an zur Bildung von Auto-Antikörpern, sie werden *Reagine* genannt (TOSTI, Übersichtsreferat).

Die Existenz spirocider, am lebenden Erreger angreifender Antikörper wurde kurz nach der Entdeckung des T.p. von HOFFMANN und PROWAZEK, JABOLOTNY und MACHLAKOWETZ, SCHRANKE und RUETE sowie TOURAINE (Handb. Jadassohn XV/2, S. 75), später von TURNER und EBERSON (cit. nach MESTCHERSKY u. Mitarb.) und TURNER[1] festgestellt. Der systematische Nachweis scheiterte an der Insuffizienz der Versuchsanordnung und der Versuchsfaktoren. Andere, wie LANDSTEINER, FINGER, MÜLLER, NEISSER, BRUCK, MAKANO und HIDAKO (Handb. Jadassohn XV/2), ja sogar LEVADITI[3] noch im Jahre 1942 lehnen auf Grund ihrer Tier- und Laboratoriumsversuche das Vorhandensein spirocider Antikörper im Luesserum ab. KRANTZ will den Begriff der spirociden Antikörper in die Serologie der Syphilis, solange sie nicht definitiv nachgewiesen wären, nicht aufnehmen. Heute wissen wir, daß die negativen Ergebnisse dieser Autoren, auch der nichtgeglückte Versuch METCHERSKYs, ebenfalls das Resultat einer insuffizienten Versuchsanordnung waren. TRUFFI[3, 5], überzeugt von der Existenz spirocider Antikörper im Luesserum, mißlang ein biologischer Versuch, da die Treponemen nur 2 Std bei +37° C mit dem Patientenserum inkubiert worden waren, ehe sie intratesticulär einem Kaninchen gespritzt wurden. TANI[3] u. Mitarb. konnten in einem ähnlichen Versuch Virulenz-Minderung beobachten. Erfolgreich war der Parabioseversuch EBERSONs (cit. nach TURNER[1]): virulente T.p. werden einem gesunden Kaninchen, welches durch Parabiose mit einem luischen Kaninchen verbunden ist, inoculiert, ohne daß es zum Angehen der Infektion kommt. Ein ähnlicher Versuch gelang TANI und AIKAWA (cit. nach TURNER[1]): die Lues I eines Kaninchens

heilt nach Parabiose mit einem latent luischen Kaninchen sehr rasch ab. Die
Wirkung beginnt am 9. Tag sich bemerkbar zu machen. Das Nichtangehen einer
Superinfektion wird vom Verfasser an Hand dieses Modellversuches verständlich
gemacht. TURNER[1] konnte durch Verlängerung der Inkubationszeit (T. p.-
Patientenserum) auf 6 Std und intracutaner Injektion von 0,1 ml der so behan-
delten T.-Suspension einen signifikanten Unterschied im Angehen der Infektion
im Vergleich mit den Kontrollen feststellen. Bei diesen Versuchen wurde die
Beobachtung gemacht, daß aktives Serum eine intensivere Wirkung hat als
inaktiviertes Serum. Das ist verständlich, da uns heute die Bedeutung des aktiven
Komplementes für die Funktion spirocider Antikörper bekannt ist. TANI[4] u.
Mitarb. berichten über einen weiteren gelungenen Versuch, sowohl spirocide
Antikörper als auch deren Spezifität nachzuweisen: eine T.-Suspension, inkubiert
mit Normalserum oder auch mit *Typhus*-Serum, war z. B. in einer Verdünnung
von 1:1000 noch infektionstüchtig. Mit Patientenserum (Luesserum) inkubiert,
mußte, um denselben infektiösen Effekt zu erreichen, die Suspension konzentriert
inoculiert werden.

Der Virulenzverlust geht nach THOMPSON der spezifischen Immobilisierung
voraus. Bei der spezifischen Immobilisierung ist in vitro und in vivo Komplement
erforderlich. Unspezifische Immobilisierung (ohne Antikörper und ohne Komplement) ist nicht immer mit Virulenzverlust verbunden, z. B. die Kälteimmobili-
sierung (TOSTI).

Im Kaninchen konnte TANI[4] das Auftreten spirocider Antikörper 18 Tage,
den höchsten Titer 78 Tage, NELSON[12] 2—3 Monate nach der Inoculation feststellen.

f) Autochthone Antikörper im Gehirn

Über die Frage, ob es eine autochthone Antikörper-Bildung im Gehirn gibt,
sind die Meinungen geteilt. Eine reine *Filtration* der Antikörper aus der Blutbahn
in den Liquorraum ist unwahrscheinlich (BLUMENTHAL[10]). Ohne nachweisbare entzündliche Veränderungen, d. h. bei normal hoher Blut-Liquorschranke, finden wir
in manchen Fällen eine positive Liquor-Wassermann-Reaktion, andererseits ist
in vielen Fällen, oft bei sehr hohem Serumtiter, der Liquor negativ. Die Schranke
scheint demnach für Lues-Antikörper undurchlässig zu sein, im Gegensatz zur
Blut-Barriere in utero.

Warum soll die Endothelzelle im Bereich des Zentralnervensystems als einzige
des ganzen Endothelsystems nicht die Fähigkeit der Antikörper-Bildung besitzen ?

Es sind vor allem die tierexperimentellen Ergebnisse, die für die autochthone
Antikörper-Produktion des Zentralnervensystems den Beweis liefern.

TANI[1] konnte beim Kaninchen durch wiederholte perosseale intracerebellare
Injektion lebender Gewebetreponemen im Liquor in wesentlich kürzerer Zeit
(17,7 [d]) als im Serum (44,7 [d]) eine positive Wassermann-Reaktion erhalten, mit
intralumbaler Injektion toter Gewebetreponemen traten Antikörper ausschließlich
im Liquor auf (da es zu keiner Allgemeininfektion mit Treponemen gekommen
war). Die Kontrolle mit Injektionen normalen Hodengewebes intracerebral
ergab nie Veränderungen im Liquor im Sinne einer positiven Wassermann-
Reaktion.

Am Hund konnte ARISTOVSKY mit Kulturtreponemen intraarachnoideal das
Auftreten von Antikörpern auch im Liquor beobachten, bei intravenöser Injektion
wurde immer nur das Serum positiv.

BLUMENTHAL[6] erhielt durch intralumbale Injektion von Hirnlipoiden im
Liquor Antikörper gegen Organlipoide. Spirochätensuspension intracerebral
machte nur den Liquor in der Komplementbindungs-Reaktion positiv (BLUMEN-

THAL[10]). Nach seinen Versuchen mit Trypanosomen scheint der Ort der Lues-Antikörper-Bildung der subarachnoideale Raum zu sein (BLUMENTHAL[6]).

Die empirisch gewonnenen Erkenntnisse über autochthone Antikörper-Produktion im Zentralnervensystem sind weniger überzeugend. WIENER[2] u. Mitarb. folgern z. B. aus der Tatsache, daß im Serum der Antikörper-Titer oft sehr hoch (1:500 und mehr) sein kann, im Liquor aber nie über 1:16 ansteigt, daß es sich hier um keine Filtration, sondern um Eigenproduktion handeln müsse. ARANOVIC[1] führt als Beweis das Vorkommen von isoliert positivem Liquor in etwa 1,2% der Fälle von seronegativer Lues an. Dafür könnte aber ein Hemmfaktor im Serum verantwortlich gemacht werden. AUGUSTE[9] konnte durch Behandlung solcher Sera mit Salzsäure diesen Hemmfaktor ausschalten. Eine Antigen-Antikörper-Reaktion im Liquorraum ist unwahrscheinlich, da dort das dazu notwendige Komplement nur unter bestimmten pathologischen Bedingungen vorhanden ist. PLAUT[3] jedenfalls konnte durch intravenöse Injektion von homologem Gehirn-antiserum keine Beobachtung machen, die Rückschlüsse auf abgelaufene Antigen-Antikörper-Reaktionen erlaubte.

g) Einteilung der Antikörper

Von D'ALESSANDRO[9, 10], PUCCINELLI[3] u. Mitarb. u. a. wurde eine Einteilung in Syphilis-Antikörper, Lipoid-Antikörper, Treponemen-Gruppen-Antikörper und Nelson-Antikörper (immobilisierende Antikörper) getroffen. DOEPFMER[1] unterscheidet zwischen Präcipitinen, die an den Flockungsreaktionen maßgebend beteiligt sind, Agglutininen, die in der Serologie der Syphilis eine untergeordnete Rolle spielen, komplementbindende Antikörper, zu denen er die Wassermann-Antikörper rechnet, antilipoidale, antitreponeme thermostabile und antitreponeme thermolabile Antikörper (thermostabil und thermolabil bezieht sich auf die Eigenschaft des entsprechenden Antigens) und spirocide Antikörper, die bereits von HOFFMANN u. a. erkannt, schließlich von NELSON und MAYER mit Sicherheit nachgewiesen wurden.

MEINICKE[30] unterscheidet: Lipoidreagine, wobei als Antigen jeder Lipoid-extrakt fungiert, spirochätale Eiweiß-Antikörper, als Antigen fungiert das Eiweiß des T. p., und spezifische, immobilisierende Antikörper, als Antigen fungiert das lebende T. p.

LECLERQ unterscheidet wie REIN[6] und BECK[3] nur 2 Gruppen: antilipoide und antitreponeme Antikörper, PORTNOY[1] kennt Wassermann-Antikörper, komplementfixierende Treponemen-Antikörper, immobilisierende Antikörper usw. Es kristallisieren sich somit 2 Einteilungsprinzipien heraus:

I. Nach dem in der Serologie der Syphilis gemeinhin zum Nachweis verwendeten Antigen:

1. Organlipoid-Antikörper,

2. Spirochäteneiweiß-Antikörper,

3. lebende Treponemen immobilisierende Antikörper oder

II. nach den bei der Infektion mit T. p. möglicherweise im Wirtsorganismus anfallenden Antigenen:

1. Treponemen-Lipoid-Antikörper,

2. Treponemen-Eiweiß-Antikörper,

3. Treponemen-Polysaccharid-Antikörper,

4. Treponemen immobilisierende Antikörper (Antigen ist das T. p. mit dem „lebenden Plus"),

5. Organlipoid oder Lipoidkomplex-Antikörper (Antigene sind die Abbau-produkte der wirtseigenen Zellen).

h) Tierversuche zur Darstellung von Antikörpern

(s. auch Immunisierung, S. 371)

Zur Klärung des Mechanismus der Antikörper-Bildung und des Auftretens der Antikörper im Vergleich zu den klinischen Symptomen bei Syphilis wurden zahlreiche Versuche am Tier, seltener am Menschen angestellt. Es wurde dabei nicht immer streng zwischen Gewebetreponemen und Kulturtreponemen unterschieden. MAGNUSON[9] berichtet über gelungene Antikörper-Bildung auch von immobilisierenden Antikörpern durch intravenöse Injektion toter Gewebetreponemen beim Kaninchen und bei der Maus(?) (McLEOD und MAGNUSON cit. nach DOEPFMER[1]). MILGROM u. Mitarb. erhalten durch Injektion von Gewebetreponemen Wassermann-Antikörper im Antiserum. Sogar der alkoholische Extrakt aus Reiter-Kultur-Treponemen ruft im Tierversuch die Bildung von Antikörpern hervor, die sowohl mit Treponemen-Antigen als auch mit Organlipoiden reagieren (CHARPY u. Mitarb.). Der Mechanismus der Antikörper-Bildung läuft nach CHARPY u. Mitarb. und MAGNUSON[9] so ab, daß zunächst gegen die Gewebetreponemen immobilisierende Antikörper und Lysine gebildet werden. Die Treponemenzerfallsprodukte führen dann zur Bildung entsprechender Antikörper, die, wegen ihrer Verwandtschaft mit den Antikörpern gegen Gewebezerfallsprodukte, in den Reaktionen mit Lipoidextrakten nachgewiesen werden können, somit praktisch (jedoch nicht theoretisch) zu den Reaginen gerechnet werden.

Die vergeblichen Versuche von TRUFFI[1] und PLAUT[2, 7], PLAUT[3]-KASSOWITZ sind wohl durch eine zu kurze Versuchsdauer und vielleicht durch zu kleine Treponemen-Mengen zu erklären. Vor allem bei Mäusen ist nach McLEOD u. Mitarb. (cit. nach DOEPFMER[1]) die Bildung immobilisierender Antikörper weniger eine Funktion der Zeit als der injizierten Keimzahl. PLAUT nimmt als Ursache der negativen Immunisierungserfolge eine die Antikörper-Bildung hemmende Funktion des Gewebes an. Mit lebenden und toten Reiter-Kultur-Treponemen erhalten PLAUT[2, 3] u. Mitarb. Agglutinine und Lysine, jedoch keine Wassermann-Antikörper, im Gegensatz zu GOTTLIEB, der mit Kultur-Treponemen beim Kaninchen, nicht aber beim Meerschweinchen komplementbindende Antikörper (sowohl mit Organlipoiden im allgemeinen als auch mit Gehirnlipoiden im besonderen) erhielt. BATUNIN findet nach Behandlung mit lebenden Kultur-Treponemen beim Meerschweinchen keine Lipoid-Antikörper, nach Behandlung mit toten T. Agglutinine und komplementbindende Antikörper. Mit Treponemenextrakt erhält BATUNIN beim Menschen keine Lipoid-Antikörper, aber reichlich Agglutinine und einen niederen Titer von Pallida-Antikörpern. Hingegen erhält er Lipoid-Antikörper mit Treponemen-Suspension. KLOPSTOCK[2] erzeugt mit Kultur-T. p. „Reagine" beim Pferd und Kaninchen. COHN[1] erhält nach 12—20 Injektionen von Kulturtreponemen beim Menschen und beim Kaninchen homologe, spirocide Antikörper, aber anscheinend keine Reagine. Die Tierversuche mit Fraktionen von Kultur-T. p. von PUCCINELLI[2] u. Mitarb. und CHARPY wurden bereits erwähnt. BOSCO[2] u. Mitarb. erhalten ähnlich wie PUCCINELLI[5, 6] u. Mitarb., BACCAREDDA und D'ALESSANDRO(cit. nach TOSTI) unter dem Einfluß von T.-Partial-Antigen Immun-Antikörper wie: treponemenspezifische Antikörper, antilipoide Antikörper, komplementbindende Antikörper und, später als die anderen auftretend, Flockungs-Antikörper.

Zur *Reaginebildung* ist nach EAGLE[6], bestätigt im Charpy-Kongreß, neben den Organlipoiden noch eine „Schleppersubstanz" notwendig, z. B. Treponemen-Eiweiß. Die Lipoidteilchen müssen, um antigen zu wirken, von der „Schleppersubstanz" umhüllt sein (Organlipoid-Schweineserumversuch von SACHS[5, 8], BOSCO[2] u. a.) und wirken dann als Vollantigen. Das Eiweiß wirkt dabei lediglich als Katalysator, nicht als Antigen (LEWIN, SACHS[5], EAGLE [Handb. Jadassohn XV/2]). Es werden ausschließlich Lipoid-Antikörper gebildet. Präcipitate, wie sie in den Luesflockungsreaktionen mit positivem Serum und Organlipoidextrakt entstehen, verursachen im Tierversuch injiziert nur die Bildung von Lipoid-Antikörpern, nicht aber vielleicht von Immun-Antikörpern im eigentlichen Sinn; jedoch erzielt BECKER[1, 2] ebenso wie RYTZ[2, 7] mit den Flockungspräcipitaten angeblich doch eine gewisse Immunisierung des Kaninchens in Form einer verlängerten Inkubationszeit. HEDEN[4] erzeugt auch bei Menschen Wassermann-Antikörper (Reagine) gegen Organlipoide durch Injektion eines Lecithin-Cholesterin-haltigen Filtrates aus einem Forssman-Antigen-haltigen Organ, und zwar in gleicher Quantität beim Gesunden wie beim Luiker.

Polypeptidinjektionen bewirken das Auftreten von Antikörpern, die mit Luesleberextrakt eindeutig positiv in der Wassermann-Reaktion reagieren, jedoch mit Rinderherzextrakt nur fraglich positiven Ausfall geben (KLOPSTOCK[2]). „Reagine"-Bildung wird auch erreicht durch intraperitoneale Injektion von T. p. (BERGEL[1, 7]). Organluetin wirkt nach BINAZZI[1] nur beim Luiker als Anreiz zur Antikörper-Bildung. Es wird damit der sog. Booster-Effekt ausgelöst. Beim Gesunden konnte weder intracutan noch intravenös mit Organluetin Antikörper-Produktion ausgelöst werden.

Frambösie-Treponemen verhalten sich nach MIYAO[1, 2] ähnlich wie Recurrenstreponemen. Extrakte aus den Efflorescenzen besitzen keine oder nur schwach antigene Kraft.

Trypanosomen-Injektionen bewirken nach KROO u. Mitarb. beim Menschen die Bildung von Antikörpern gegen Trypanosomen-Extrakte und Organextrakte (biologisch falsch positive Wassermann-Reaktion), jedoch nicht gegen Pallida-Extrakte.

Das Auftreten der verschiedenen Antikörper im Luesserum ist abhängig von der Quantität des anfallenden Antigens, aber auch von der individuellen Reizbarkeit des antikörperproduzierenden Apparates dem einzelnen Antigen gegenüber. Ob das Vorhandensein der Antikörper im Serum auch immer serologisch erkennbar ist, hängt nicht nur von der Versuchstechnik ab, sondern auch vom Serum selbst, in welchem oft Imponderabilien, oft auch erkennbare Hemmfaktoren das Aufdecken der Antikörper verhindern. Trotzdem ist in groben Zügen, was die Lipoid-Antikörper betrifft, im Verlaufe der Syphilis ein ziemlich einheitliches Schema zu erkennen: Zuerst erscheinen die T.-Lipoid-Antikörper, dann erst die Organlipoid-Antikörper (BERGEL[4]). CUESTA, DARDANONI[1], DELACRETAZ[2], FÜHNER[1], TANI[4], SCHWARZT[2], PUCCINELLI[1, 4-7], MENEGHINI[1], HAUPTMANN, DOEPFMER u. a. bemühen sich an Hand eines meist umfangreichen Patientenmaterials eine Gesetzmäßigkeit im Auftreten der Antikörper zu finden. Die Zahl der Fälle, bei denen das „humorale Syndrom" nach BINAZZI[2] untersucht werden konnte, ist außerordentlich klein. BINAZZI versteht unter humoralem Syndrom die Untersuchung der antilipoiden und antitreponemen Antikörper im Serum, Liquor, Sternalpunktat und Hautblaseninhalt. Daß zur Begriffsverwirrung das Fehlen einer einheitlichen Nomenklatur nicht unwesentlich beigetragen hat, braucht nicht eigens erwähnt zu werden. Wassermann-Antikörper — und nur diese wurden untersucht — zeigen nach SCHWARZT[2] einen steilen Anstieg bis zum Beginn der Lues II, bleiben während des Sekundärstadiums annähernd gleich hoch, um dann langsam, auch bei Zeichen von Lues III, abzusinken. Der Anstieg des Titers auf das 6—7fache ist nach SCHWARZT ein Zeichen für viscerale Lues.

Nach BERGEL[1, 8] treten zuerst Pallida-Lipoid-Antikörper auf. Pallida-Lipoide werden nach BERGEL[1] durch die Lipase der Lymphocyten aus den Treponemen freigemacht. Auch nach Injektion von Erythrocyten entstehen durch Lipase-

Wirkung die entsprechenden Lipoide und in der Folge die entsprechenden Lipoid-Antikörper (BERGEL[7]). Seiner Erfahrung nach wird als erste die Wassermann-Reaktion mit Pallida-Extrakt positiv. Später finden sich im Serum Gewebelipoide, entstanden auf toxischer Basis, dementsprechend wird die Wassermann-Reaktion nun auch mit Organlipoiden positiv sein. Weitere Untersuchungen, z. B. auf spirocide Antikörper, wurden von BERGEL nicht durchgeführt. TANI[4] fand, ähnlich wie HAUPTMANN, spirocide Antikörper bei Lues II häufiger als bei Fällen von progressiver Paralyse, nach Neo-Salvarsanbehandlung seltener als bei unbehandelten Fällen von Lues. Nach CUESTA erscheinen bei Lues I als erste die Antitreponemen-Antikörper, bei Lues congenita herrschen die antilipoiden Antikörper vor (FÜHNER[1]); beide Antikörper-Gruppen finden sich bei Lues II und III. MENEGHINI[1] bringt eine statistische Aufstellung der Reaktionsausfälle bei behandelter und unbehandelter Neurolues.

Die bekannte Kurve der Reagine- und Immobilisintiter im Ablauf der Syphilisstadien wurde von NELSON[12] gezeichnet und gibt schematisch den Zeitpunkt des Auftretens dieser beiden Antikörper-Gruppen an. Sie ist, was die Kurve der immobilisierenden Antikörper anlangt, unseres Erachtens heute nicht mehr ganz zutreffend; der durch erhöhte Komplementmenge sensibler gemachte TPI-Test deckt heute sehr früh die immobilisierenden Antikörper bei frischer Lues auf, so daß er sich bereits weitgehend mit den Wassermann-Reaktionen, was den Zeitpunkt des Auftretens der Antikörper betrifft, deckt.

DARDANONI[1] u. Mitarb. konnten zeigen, daß bei aktiver Lues immer immobilisierende Antikörper, antitreponeme und antilipoide Antikörper, bei Lues latens oft nur immobilisierende Antikörper zu finden sind. Bei latenter Lues, wie auch bei latenter Tuberkulose, liegen die wenigen restlichen Erreger ohne wesentlichen Stoffwechsel wahrscheinlich von zellarmem Bindegewebe umgeben, so daß mit Ausnahme der treponemiciden Antikörper-Bildung kein Anreiz zu weiterer Antikörper-Produktion gegeben ist.

Von PUCCINELLI[4, 5] ist das Auftreten der Antikörper (Lipoid-, Treponema cotto labile- und Treponema cotto stabile-Antikörper) in ein großangelegtes Schema eingebaut. Seinem Schema nach treten die Treponema cotto labile-Antikörper bereits 2—5 Tage nach Sichtbarwerden des Primäraffektes auf. Nach 7—10 Tagen finden sich bereits Treponema cotto stabile-Antikörper; Lipoid-Antikörper kann PUCCINELLI[4, 5] erst nach 15—20 Tagen nachweisen.

Im Sekundärstadium sind alle Antikörper-Gruppen zu finden. Im späten Sekundärstadium und bei Lues III können die Treponema cotto stabile-Antikörper fehlen, Treponema cotto labile-Antikörper sind in größerer Menge als die Lipoid-Antikörper vorhanden. In der seropositiven Latenzzeit sind keine Lipoid-Antikörper, wohl aber Treponema cotto labile- und Treponema cotto stabile-Antikörper vorhanden. Behandelte Lues latens zeigt evtl. nur Lipoid-Antikörper. (Anamnestische Reaktion des Reticuloendothelialen Systems auf unspezifische Organlipoide bzw. Organabbauprodukte.)

Ein Anstieg des Treponema cotto labile-Antikörper-Titers bedeutet drohendes Rezidiv (PUCCINELLI[5, 6]). Finden sich ständig ausschließlich Lipoid-Antikörper, dann kann das als „serologische Narbe" gewertet werden. Organlipoide reizen das Reticuloendotheliale System, durch welches infolge einer anamnestischen Reaktion eine Mutation der Proteinsynthese vor sich geht.

Bei Mesaortitis finden sich vor allem Treponema cotto labile-Antikörper, bei Neurolues auch im Liquor. Behandelte Neurolues zeigt nur Treponema cotto stabile-Antikörper, Lues congenita(?) hauptsächlich Lipoid-Antikörper, selten antitreponeme Antikörper. Finden sich die Lipoid-Antikörper ständig isoliert im Serum, dann kann diese Reaktion als biologisch falsch gewertet werden.

Demnach bedeutet der Nachweis von Treponema cotto labile- und Treponema cntto stabile-Antikörper eine nahezu sichere Luesdiagnose. Der Nachweis lediglich von Lipoid-Antikörpern ist für Lues nicht beweisend, evtl. für Lues congenita oder für abgeheilte Lues mit „Narbensymptom" verdächtig (PUCCINELLI[1] u. Mitarb.).

Bei Behandlung frischer Lues mit Penicillin (4, 8 Mill. Einheiten) fällt der Treponema cotto labile- und Treponema cotto stabile-Antikörper-Titer ab, aber auch die Lues-Antikörper können zum Schwinden gebracht werden (GRANA[1]).

Wie am Beginn dieses Kapitels erwähnt wurde, liegt die Bedeutung der Immunkörper in der Abwehrfähigkeit des Wirtes mit dem Endziel der Spontanheilung. Daß sich die Anwesenheit von Immunkörpern in einer relativen Resistenz des Wirtsorganismus gegen eine neuerliche Invasion des gleichen Erregers bemerkbar macht, ist eine Nebenerscheinung, die wir als Immunität bezeichnen.

Für den Syphilidologen sind die Immunkörper zur Diagnosestellung und zur Beobachtung des Krankheitsverlaufes von Interesse, außerdem herrscht aber das Bestreben, Immunkörper in das therapeutische Rüstzeug des Arztes einzubauen.

Hier gibt es wieder, sei es durch aktive, sei es durch passive Immunisierung, theoretisch mehrere Möglichkeiten: Immunkörper als Prophylakticum für den Gesunden, als Therapeuticum für den bereits infizierten Organismus und als Adjuvans in den Fällen zu verwenden, die selbst über keinen oder einen nur mangelhaften Abwehrapparat verfügen. Welche Möglichkeiten uns außerdem noch zu Gebote stehen, den Abwehrapparat zu mobilisieren bzw. die antigene Wirksamkeit des bereits im Körper befindlichen Antigens zu verstärken, wird Inhalt eines weiteren Kapitels sein.

2. Spezielles

a) Immobilisine

Durch die Arbeiten NELSONs[3-13] u. Mitarb. steht die Existenz der spirociden Antikörper im Luesserum außer Zweifel. Vor allem sind es die immobilisierenden Antikörper, deren Nachweis NELSON und MAYER in ihrem TPI-Test zu einer fast schon routinemäßig durchgeführten Reaktion ausgebaut haben. Der Ausdruck *Immobilisine* stammt nach ROEDER von LEVADITI. Immobilisierende Antikörper wurden bereits von HOFFMANN und PROWAZEK[4, 5], später von JABOLOTNIY u. Mitarb. (cit. nach OVCINNIKOV[2] [OWTSCHINIKOW]) im Luesserum beobachtet.

Die immobilisierenden Antikörper sind nach MAGNUSSON und THOMPSON (cit. nach DOEPFMER[1]) vor allem an die γ-Globulinfraktion der Serumproteine gebunden; sie bestehen zum größten Teil aus β- und γ-Globulinen, sind aber auch in Spuren unter den α-Globulinen und den Lipoiden(!) zu finden. Für diese etwas befremdende Tatsache spricht auch das überraschende Versuchsergebnis von EHRMANN[3] u. Mitarb., die durch quantitative Untersuchungen mit dem TPI-Test zeigen konnten, daß immobilisierende Antikörper nicht nur durch lebende und tote Treponemen absorbiert werden, sondern, wenn auch nur zu einem kleinen Teil, auch mit Cardiolipin aus dem Luesserum eliminierbar sind; daraus ist eine, wenn auch minimale „partielle Antigen-Gemeinschaft" abzuleiten (HIPPIUS, DOEPFMER[1] u. a.). Es folgt daraus, daß es dementsprechend auch eine kleine Menge „lipoidogener", besser „wassermannantigener" Immobilisine geben muß. Somit wäre theoretisch die Bildung biologisch falsch positiver immobilisierender Antikörper und damit das Vorkommen eines biologisch falsch positiven TPI-Ausfalles *nicht* völlig ausgeschlossen. Die in manchen Sera ohne Anhaltspunkt für Lues wiederholt erhobenen fraglich positiven TPI-Ergebnisse können damit ihre Erklärung finden. Dafür spricht die 20—30%ige Immobilisierung der T. p. im Nelson-Test mit Malaria-Serum (EHRMANN[6]), dafür spricht der Erfolg der Malaria-Therapie und das Ergebnis der Immunitätsstudien von HORN u. Mitarb.

Immobilisierende Antikörper sind leichter als Reagine, leichter als Typhus-agglutinine und Hammelblutlysine. Sie lassen sich durch Zentrifugieren mit der Ultrazentrifuge (6—48 Std bei 80000 Touren je Minute) von den Reaginen, die im Gegensatz zu den immobilisierenden Antikörpern rascher sedimentieren, leicht trennen (LEVADITI[4, 5] u. Mitarb.). Eine weitere Trennung und Differenzierung erfolgt durch Absorption (CHAKO[4, 5], DOEPFMER[1] u. a.). Sie sind hochgradig spezifisch (NELSON[11], LEVADITI[5]), d. h. sie sind nie bei Gesunden oder nicht luisch Kranken zu finden (LEVADITI[5]). Es erfolgt aber bis zu einem gewissen Grad auch Immobilisierung, Lyse und Agglutination der T. p. im gesunden, aktiven Serum, jedoch wird gesundes inaktiviertes Serum durch Zugabe von Meerschweinchenkomplement in diesem Sinne nicht mehr reaktiviert (TOSTI, FRIBOURG-BLANC[1]). Es dürfte sich hier um einen allgemeinen bactericiden Faktor handeln, der vielleicht identisch oder in Zusammenhang zu bringen ist mit dem Faktor P von PILLEMER.

Die immobilisierenden Antikörper immobilisieren lediglich Gewebetreponemen, niemals Kulturtreponemen (DOEPFMER[1], NELSON u. Mitarb. cit. nach DOEPFMER[1]), natürlich auch nicht Leptospiren und Borrelien (NELSON[12], LEVADITI[4]). SAURINO berichtet lediglich über Präcipitation von Borrelia anserina durch Luesserum.

Immobilisierende Antikörper wirken, wie bereits erwähnt, nur in Anwesenheit von Komplement treponemicid (NELSON[5], LEVADITI[5], MAGNUSON[2], THOMPSON u. Mitarb.). Der Titer der immobilisierenden Antikörper sinkt im Gegensatz zum Titer der Reagine nicht spontan ab, sondern bleibt nach NELSON[3, 11] u. Mitarb., so wie es unter anderen CHAKO[2, 4] im Kaninchenversuch zeigen konnte, wahrscheinlich lebenslang bestehen.

Nach NELSON[1, 11] sind im Gegensatz zu anderen Autoren die immobilisierenden Antikörper wahrscheinlich die Ursache der Immunität bzw. der in gewissen Grenzen nicht haftenden Super- und Reinfektion. Es ist anzunehmen, daß sie zumindest an der Beherrschung des Krankheitsprozesses maßgebend beteiligt sind.

Der Fall von BURBI einer „galoppierenden" Syphilis auch bei Blutsverwandten mit positiver Wassermann-Reaktion und mit normalem Luesverlauf bei der Infektionsquelle und einem anderen Personenkreis ist nur hinsichtlich der Bedeutung der Wassermann-Antikörper für die Heilung von Interesse, da immobilisierende Antikörper im Jahre 1934 noch nicht untersucht werden konnten. Da therapieresistente Luiker oft einen Leberschaden aufweisen und die antiluische Therapie nach durchgeführter Leberbehandlung erfolgreich wird, ist ein Mangel an einer bestimmten Antikörper-Gruppe wahrscheinlich. Wassermann-Antikörper sind jedenfalls kein Index für Immunität (ARISTOVA[1]).

NELSON und TURNER (cit. nach DOEPFMER[1]) konnten im Tierversuch am Kaninchen Hautveränderungen zeigen, deren Intensität bei den einzelnen Tieren fast im umgekehrten Verhältnis zum Titerabfall stand. Es besteht demnach nach NELSON[11] eine direkte Beziehung zwischen Antikörper-Titer und Resistenz gegen Reinfektion* (was das Haften der Erreger in der Haut anlangt), was aber von

* Der Begriff der Reinfektion wird nach NELSON[12] im Tierversuch nur dann zu Recht gebraucht, wenn die Reinfektion frühestens 12 Monate nach Abschluß der Behandlung mit Penicillin gesetzt wird. Dabei spielt der Booster-Effekt, das heißt anamnestische Reaktion oder Verstärkerphänomen, eine nicht unbeachtliche Rolle. Der Booster-Effekt ist das Phänomen, daß der einmal infizierte Organismus auf den Reiz einer neuerlichen Infektion mit dem gleichen Erreger durch die erhöhte Reaktionsbereitschaft infolge der vorangegangenen evtl. auch bereits abgeheilten Erstinfektion mit einer verstärkten besonders intensiven Antikörper-Bildung antwortet (DOEPFMER[1], NELSON[1, 11], MCLEOD[1] u. Mitarb.). Nach MAGNUSON[6] führt aber nach Heilung (mit Penicillin) eine wiederholte Infektion zu keiner höheren Immunität als die Erstinfektion.

MAGNUSON[4, 6, 8] u. Mitarb., MAGNUSON[9], GASTINEL[3] u. Mitarb. nicht bestätigt wird. Ebenso lehnen es McLEOD[2] u. Mitarb. ab, die immobilisierenden Antikörper mit der Immunität in einen ursächlichen Zusammenhang zu bringen. Nach MAGNUSON (cit. nach DOEPFMER[3]) ist der Titer der Antikörper kein Grad für die Immunität entgegen dem Gesetz von KOLLE und PROFATA (cit. nach BUTLER), wonach die Immunität je nach Menge der Immunstoffe mehr oder weniger ausgeprägt ist.

Experimentelle Versuche am Menschen und an Tieren zeigen, daß die Bildung von immobilisierenden Antikörpern sowohl durch lebende als auch durch tote T. p. angeregt wird (McLEOD[1] u. Mitarb., D'ALESSANDRO[11] u. Mitarb., MAGNUSON[7] u. Mitarb.). Die antigene Aktivität der T. p. für immobilisierende Antikörper scheint nur beschränkt thermostabil zu sein. Durch 40—80 min langes Erwärmen auf 56° C erreicht McLEOD[1] einen deutlichen, durch 40 min langes Erwärmen auf 76° C einen totalen Antigen-Verlust. Durch Mapharsen 1:250 getötete T. p. erhalten ihre antigene Aktivität (McLEOD[1]), während sie durch Formalin, UV-Licht (LEVADITI[4]), auch durch lyophiles Trocknen (WARING[1]) anscheinend verloren geht. McLEOD erzielt beim Kaninchen, aber auch bei der Maus durch lebende und durch tote T. p. die Bildung von immobilisierenden Antikörpern. Der Erfolg des Versuches hängt ab von der Zahl der injizierten Treponemen, vom Wirt und von der Dauer der immunisierenden Behandlung. Näheres im Kapitel experimentelle Syphilis und Immunität.

b) Agglutinine

In fast jedem Serum sind Norm-Agglutinine, vor allem gegen Kulturtreponemen (ARISTOWSKI u. Mitarb.) vorhanden. Normalserum agglutiniert schwächer als Luesserum (Handb. Jadassohn XV/2). DOEPFMER[1] hält die Agglutination der T. p. für praktisch wertlos. Trotzdem ist das Vorhandensein spezifischer Agglutinine im Luesserum heute eine unbestrittene Tatsache, die in brauchbaren Agglutinationsreaktionen mit Gewebetreponemen als Erreger Verwendung findet (s. S. 610).

Nach KONDRATIEV werden Kulturtreponemen durch Luesserum und Normalserum agglutiniert und aufgelöst, und zwar bis zu einer Verdünnung von 1:10 des Normalserums, von 1:40—1:60 des Luesserums. Nach KRECH ist der Agglutinine-Titer gegen Reiter-Kulturtreponemen im Serum Gesunder und auch im Serum negativ gewordener Luiker höher als im Luikerserum.

Agglutinationsreaktionen mit Reiter-Kulturtreponemen sind nach TOSTI für die Diagnostik nicht befriedigend. Nach DOEPFMER[1] ist die Agglutination von Kulturtreponemen lediglich im luischen Liquor für die Diagnostik brauchbar. Über Spirochätenagglutinine in Serum und Liquor ist außerdem nachzulesen bei ROEMER[1-3].

c) Lysine

Lysine konnte NAKANO (Handb. Jadassohn XV/2) im Meerschweinchenversuch — TANI[7, 8] im Kaninchenversuch — in der Art eines Pfeiffer-Phänomens beobachten. Die Treponemen-Lysine scheinen nicht nur art-, sondern auch typenspezifisch zu sein (KROO-AVHUKTZE, EBERSON, FRÜHWALD, alle cit. Handb. Jadassohn XV/2). Nach ARISTOVSKI u. Mitarb. enthält jedes Serum Lysine gegen Kulturtreponemen, besser gesagt — da die Lyse ohne Komplement erfolgt — einen Kulturtreponemen auflösenden Faktor. Von HAMADA[2] u. Mitarb. wird über Auto-Lysine berichtet, die bei Luikern auch ohne zu einer paroxysmalen Kältehämaturie zu führen, vorkommen können. DONATH u. LANDSTEINER (cit. nach HAMADA) führen bekanntlich die paroxysmale Kältehämoglobinurie auch auf syphilidogene Hämolysine zurück. Bei luischen Kaninchen konnten jedoch keine Autolysine beobachtet werden (HAMADA, TAKEMAKA cit. nach HAMADA). Hingegen konnte Verfasser sowohl bei luischen als auch bei gesunden Kaninchen durch intravenöse Injektion von Meerschweinchenniere vorübergehend Autolysine — jedoch nicht öfter als 2mal — erzeugen.

Lysine werden in der modernen Serologie der Syphilis zwar nicht in eigenen Lysinereaktionen untersucht, ihr Effekt aber, nämlich die Auflösung der Treponemen bzw. der Beginn der Auflösung ist in den spezifischen Treponemenreaktionen mit Komplementzusatz wie im TPI-Test oder dem T. p.-Immune-Adherence-Test für die Serologen ein charakteristisches und beruhigendes Zeichen für die Spezifität des beobachteten Reaktionsausfalles. Die Fehlerquelle, welche im TPI-Test durch eine totale Lyse — das bedeutet „nicht mehr sichtbar sein" — der bereits immobilisierten Treponemen bei noch vorhandenen beweglichen, unveränderten Treponemen, ein positives Serum als negativ befunden läßt, wird zwar von MEINICKE[29-31] u. a. aufgezeigt, hat aber meines Erachtens nur theoretischen Wert, da der Schwund eines großen Teiles der Treponemen dem Geübten auffallen muß und es fast ausgeschlossen scheint, daß einerseits *nur* total aufgelöste und andererseits *nur* bewegliche Treponemen im Teströhrchen unter diesen Umständen vorhanden sind.

Immobilisierende Antikörper, nachgewiesen durch den TPI-Test, Agglutinine gegen Gewebetreponemen, nachgewiesen durch den T. p.-Agglutinations-Test, und die lysierenden Antikörper (Lysine) werden zusammengefaßt in der Gruppe der Treponemen-Antikörper NELSONs. Die Antikörper, welche in der T. p.-Immune-Adherence-Reaktion in Erscheinung treten, sind zum Teil Lysine, zum Teil dürften daran Opsonine, zum Teil Agglutinine beteiligt sein. Jedenfalls besteht für die Antikörper des T. p.-Immune-Adherence-Testes keine Verwandtschaft mit den Reaginen (NELSON[14]). (Durch das Cardiolipinantigen der Venereal Desease-Research-Laboratory-Reaktion werden diese Antikörper nicht absorbiert [NELSON[14]].)

Eine weitere Abwehrreaktion des Organismus ist die *Phagocytose*. BERGEL[5] spricht den Lymphocyten und deren Fähigkeit zu phagocytieren eine besondere Abwehrfunktion zu. Durch lipolytische Fermente aus den Lymphocyten käme es zum Abschmelzen des Lipoidmantels. BENDA (Diskussion zu BERGEL[4]) bestreitet die ausschließliche Lymphocytenwirkung beim Abbau der Treponemen. Wahrscheinlich sind auch die Leukocyten maßgeblich daran beteiligt, wobei der Phagocytose die Rolle des Totengräbers zukomme.

d) Opsonine

Die Bestimmung der Opsonine im Luesserum scheint noch nicht eindeutig gelungen zu sein. MAALOE hält die Opsonine für identisch mit den Lysinen und Agglutininen. TATSUMI[2] nennt das die Phagocytose verstärkende Prinzip Impedin. Das Koktimunogen, ein Kochextrakt aus Kaninchensyphilomen, ist nach TATSUMI[1, 2, 4-7, 9] das beste Impedin. Das Impedin ist an die Eiweißkörper, nicht an die Lipoide gebunden (TATSUMI[3]). Die Phagocytose, das T. p. betreffend, scheint zumindest auf unspezifischem Wege anregbar zu sein: Trypanblauversuch nach MORGAN u. Mitarb.

Die primär wirkende Abwehrreaktion der Leukocyten ist nach CHESNEY[2] unzureichend, da es wegen der biologischen Ähnlichkeit der T. p. mit der Körperzelle zu keiner ausgiebigen Leukocytose kommt. Erst eine spezifische Therapie (bzw. die Wirkung der Antikörper) ändert das charakteristische Verhältnis Leukocyt—T. p.

e) Gruppenantikörper und Reagine

Die Abbauprodukte der T. p. bewirken durch ihre antigene Aktivität die Bildung der entsprechenden Antikörper. Schon im Kapitel Antigene (S. 349) wurden die Verdienste der Italiener auf diesem Gebiet erwähnt. D'ALESSANDRO[4-7, 9-11], CODECA, DARDANONI[2], PEZZI, PUCCINELLI[3, 4], ZAFFIRO cit. nach D'ALESSANDRO[9], REITER, ODDO u. a. konnten durch systematische experimentelle Untersuchungen mit Fraktionen, zunächst aus Reiter-Kulturtreponemen, später auch aus Gewebetreponemen, die den Fraktionen zugehörigen Antikörper aufdecken. Zusammen mit den durch den TPI-Test (Nelson-Mayer) gewonnenen Erkenntnissen wurde von den genannten Autoren die Antikörper-Forschung auf die Serumveränderungen in den verschiedenen Luesstadien ausgedehnt. Wenn trotzdem noch Widersprüche in den Untersuchungsergebnissen festzustellen sind, dann liegt die Schuld an der bis heute noch nicht streng geklärten Nomenklatur der Antikörper. Es wäre zu begrüßen, wenn z. B. der Begriff Reagine ausschließlich für Antikörper, die ihr Entstehen körpereigenen Abbauprodukten verdanken, angewendet würde. Es erklären sich die zwangsläufig referierten Unklarheiten von selbst, wenn der nun folgende Abschnitt über Gruppenantikörper und Reagine, der wegen der Verwirrung der Begriffe zunächst gemeinsam abgehandelt werden muß, unter diesem Vorbehalt gelesen wird.

Unter dem Einfluß der Treponemen-Abbauprodukte werden

1. Lipoid-Antikörper gebildet. Als Antigen fungiert das Treponemen-Lipoid. Mit ihnen verwandt und durch dieselben Reaktionen (Cardiolipin-Wassermann-Reaktion) erkennbar sind die antilipoiden Antikörper, die gegen Organlipoide als Antigen gebildet werden (PUCCINELLI[4]). Sie sind es (LOMUTO[1]), die, wenn sie im Serum isoliert gefunden werden, die Diagnose Lues nicht oder nicht mehr zulassen und als Ursache für die biologisch falsch positive Wassermann-Reaktion angesehen werden müssen. Sie sind sozusagen das Zeichen einer „serologischen Narbe" (PUCCINELLI[5]): Infolge eines durch eine einmal gesetzte, nun abgeheilte Infektion dauernd bestehenden Reizzustandes, wird das Reticuloendotheliale System durch im Serum aus irgendwelchen Gründen auftretende Organlipoide oder andere Organabbauprodukte zur Reagineproduktion angeregt. Daß ein primär leicht erregbares Reticuloendotheliales System z. B. sog. Reaktoren, die familiär auftreten können, oder ein durch andere Krankheiten zur Abwehr angeregtes Reticuloendotheliales System ebenfalls Lipoid-Antikörper gegen Organlipoide bilden kann, ist mit Sicherheit anzunehmen, womit die Tatsache einer biologisch falsch positiven Wassermann-Reaktion hinreichend erklärt wäre. Näheres s. unter biologisch falsch positive Wassermann-Reaktion (S. 469).

2. Treponemen-Eiweiß-Antikörper. Sie werden auch Antiproteide-Antikörper, auch Treponema cotto labile-Antikörper genannt. Als Antigen fungiert das thermolabile Treponemeneiweiß (D'ALESSANDRO[9]), das von PUCCINELLI[3, 6] (Antigene) Treponema cotto labile genannt wird. Die Treponema cotto labile-Antikörper werden durch das ATPS (antigene treponemo proteico solubile, einem wäßrigen Extrakt aus Reiter-Kulturtreponemen), dem Antigen D'ALESSANDROs, nachgewiesen, ebenso wie mit dem Treponema cotto labile. Sie sind nach Ansicht der Italiener unter den Gruppen-Antikörpern die aktivsten Antikörper und außerordentlich spezifisch. Angeblich werden sie nur im Lues- und Yaws-Serum gefunden. Identisch mit ihnen dürften wenigstens Teile der Pallida-Antikörper von GAETHGENS sein, die mit einer besonders präparierten Reiter-Kulturtreponemen-Suspension Komplement binden. Die Gaethgens-Antikörper sind ebenfalls keine Lipoid-Antikörper. Beweis: sie werden durch Lipoide nicht absorbiert.

3. Polysaccharid-Antikörper. Sie werden auch Treponema cotto stabile-Antikörper genannt. Als Antigen fungiert eine thermostabile Polysaccharid-

fraktion aus den Reiter-Kulturtreponemen (PUCCINELLI[6]). Nachgewiesen werden sie mittels eines wäßrigen, durch 1 Std auf 76° C erhitzten Reiter-Kulturtreponemen-Extraktes und dem Treponema cotto stabile von PUCCINELLI. Eine Mischung von Treponema cotto labile und Treponema cotto stabile ist das Pallignost Milano.

Nach PUCCINELLI[3] u. Mitarb. sind die Antikörper 2 und 3 identisch mit den immobilisierenden Antikörpern NELSONs. Das stimmt sicherlich nicht.

Eine weitere Gruppe von T. p.-Antikörpern werden durch ein acetonlösliches T.-Lipoid als Antigen nachgewiesen (D'ALESSANDRO[9]). Diese Antikörper dürften ihrem Antigen entsprechend den Hirn-Antikörpern von SACHS-WITEBSKY ähnlich und mit eine Ursache dafür sein, daß Reagine und Gruppenantikörper begrifflich und serologisch nicht leicht voneinander zu trennen sind.

BERGEL (Handb. Jadassohn XV/2) konnte durch Lecithininjektionen beim Meerschweinchen Wassermann-Reagine erzeugen. Damit sollte die Verwandtschaft von Treponemenlipoid mit den Phosphorlipoiden aufgezeigt werden. SACHS[5] und BRAUN (Handb. Jadassohn XV/2) erhielten experimentell erzeugte Antikörper (komplementbindende Reagine) durch Injektion von Gewebelipoiden (Nierenextrakt) gemischt mit Schweineserum, allerdings nur beim Tier. Dasselbe erreicht LEWIN[1] mit Organextrakt zusammen mit Treponemeneiweiß. Treponemen-Antisera ergeben wiederum positive Reaginereaktionen mit Gewebe-, vor allem auch mit Gehirnextrakten (GOTTLIEB). GOTTLIEB erklärt sich dieses Phänomen ähnlich wie LEWIN[1, 2] u. a., mit einer den T.- und den Gewebelipoiden bzw. Gehirnlipoiden gemeinsamen Receptorenquote, die zusammen mit dem Treponemeneiweiß reaginebildend fungieren und dementsprechend mit beiden Extrakten (Treponemenlipoid und Gehirnlipoid) positiven Ausfall in den Reaginereaktionen geben.

Reagine sind nach LAURELL Globuline. Sie finden sich bei Lues I nur im Bereich der γ-Globuline; bei Lues II auch im Bereich der β-Globuline. Bei Lues latens können sie sowohl im Bereich der γ-Globuline allein, als auch im Bereich der β- und γ-Globuline liegen. Auch die γ-Globulinfraktion gesunder Sera gibt mit Lipoid-Antigen positive Komplementbindungs- und Flockungsreaktion, die aber durch den Hemmfaktor von NEURATH verhindert werden kann. FRIEDEMANN (cit. nach LAURELL) schreibt den Albuminen im Normalserum diese hemmende Wirkung zu.

Reagine haften nach KILDUFFE (Handb. Jadassohn XV/2) auch zum Teil an den roten Blutkörperchen. Zerstörung der roten Blutkörperchen hatte in 11 von 20 Fällen eine verstärkte Komplementbindungs-Reaktion zur Folge. Diese Beobachtung wurde bereits von BANCIU (cit. nach KILDUFFE) gemacht. Nach KO-DA-GUO[2] sind in den roten Blutkörperchen keine Reagine enthalten.

Es soll nach BANCIU[2] u. Mitarb. auch sessile Lues-Antikörper geben. Aus einem bereits behandelten, aber persistierenden Ulcus durum konnte ein wassermannpositives Reizserum bei noch negativen Sero-Reaktionen gewonnen werden. Wieweit im Serum auch ein Hemmfaktor im Sinne AUGUSTEs[9] eine ausschlaggebende Rolle spielte, kann nicht beurteilt werden.

Komplementbindende und flockende Lipoidantikörper sind nach den Absorptionsversuchen von PEZZI u. Mitarb. sowie von MITRA und EAGLE (cit. nach MITRA) identisch. Es muß jedoch unterschieden werden zwischen den Organ-Lipoid-Antikörpern, nach HIRSZFELD[1] organotrope Antikörper, und den T.-Lipoid-Antikörpern (LOMUTO[1]). Sie sind durch die entsprechenden Antigene (Organlipoid und Treponemenlipoid) absorbierbar.

Treponemenlipoide und Organlipoide haben verschiedene antigene Eigenschaften (PLAUT[4]). Die Reagine sind Organlipoide. Sie sind ebenso wie die

Antikörper gegen Treponemenlipoid-Antikörper echte Eiweißstoffe (PAUTRIZEL[2]), die z. B. durch Formol oder monochromsaures Natrium denaturiert werden können. Während unter den Organlipoid-Antikörpern sowohl komplementbindende als auch flockende Antikörper zu finden sind, ja diese sogar identisch sein können — in diesem Sinne stimmen die Angaben von PEZZI u. Mitarb. —, scheinen die ätiotropen Antikörper vor allem komplementbindende Antikörper zu sein. MORIYASU[1] kennt thermostabile (15 min + 52° C) und thermolabile, rascher komplementbindende Antikörper im Lues-Serum. Nach PAWLAS[2] sind die polyvalenten Organlipoid-Antikörper thermolabil, die monovalenten Pallida-Antikörper sogar bis 63° C thermostabil. KANNER konnte durch Diffusion durch Gelatinestreifen großmolekulare, in den Komplementbindungs- *und* in den Flok-kungs-Reaktionen (Kahn, Kline, Venereal Desease-Research-Laboratory) reagie-rende und kleinmolekulare, nur in den Komplementbindungs-Reaktionen (Kolmer, Eagle) reagierende Antikörper finden. MENNA stellte fest, daß mit den Ballen der Müller-Reaktion — die aus dem Antigen und den zugehörigen Antikörpern be-stehen — wohl wieder eine Ballungsreaktion, jedoch nur in 17 von 50 Fällen eine Komplementbindungs-Reaktion auslösbar war. Die von den Organlipoid-Anti-körpern (Reaginen) durch Größe, Resistenz und Valenz deutlich differenten Pallida-Antikörper findet KOLMER[14] in kleinen Mengen neben den Pallida-Agglutininen auch im Normalserum. Sie werden vom Pallida-Antigen absorbiert, nicht aber vom Cardiolipin (POTEL[3]). Die Reagine werden sowohl vom Cardiolipin als auch vom Pallidaantigen absorbiert. Das ist verständlich, da das Pallida-Antigen ein Komplex-Antigen ist.

Über Antikörper gegen Stoffwechselprodukte der T. p., wie z. B. *Antitoxine*, liegen keine eindeutigen Arbeiten vor. Es wird aber von NAEGELI ein konditionell toxischer Faktor im T.-Antigen angenommen. Treponemen-Endotoxine werden als Ursache der Mortifikation und damit der Bildung unspezifischer Ulcera bei der Lues maligna angesehen (FOLLMANN).

f) Phagen

Über *Phagen* und ihre Tätigkeit an den T. p. ist die Literatur wenig umfang-reich. KRAMER konnte über 2 Filtrate berichten, die T. p. auflösen konnten. Das eine Filtrat stammte aus einem Kulturtreponemenstamm, das zweite wurde aus T., die aus dem Gehirn eines an progressiver Paralyse Verstorbenen isoliert worden waren, gewonnen. Reproduzierbar waren die Versuche aber nicht.

3. Immunität

a) Immunitätsarten

In der Syphilidologie unterscheiden wir theoretisch

1. eine **echte Immunität**, d. h. eine Resistenz des bereits sterilen Wirtes gegen den originären Erreger. Der Streit, ob es eine echte Immunität überhaupt gibt, wird wohl nicht entschieden werden, da es praktisch unmöglich ist, die Sterilität des Wirtes mit Sicherheit nachzuweisen, es sei denn, man verarbeitet den Wirt-kadaver als Ganzes in Tierpassagen (BROWN[1]).

2. Die sog. **Infektions-Immunität**. Sie ist an die Anwesenheit des Erregers gebunden und erlischt mit der Heilung nach einer Ausscheidungszeit der Immun-stoffe von etwa 6 Monaten (TRUFFI[5], idem NEISSER, KOLLE, PINARD cit. nach TRUFFI, HOFFMANN cit. nach TRUFFI, DESNEUX[1] u. a.). Von einer echten Immuni-tät, die z. B. über $4^1/_2$ Jahre post curationem anhält, überzeugt ist SCHÖBL[7], aber auch HOFFMANN (cit. nach TRUFFI, RUSAKOVA u. a.). Nach MAGNUSSON (cit.

nach Moore[4]) wird die Immunität um so intensiver, je länger die Lues unbehandelt bleibt. Jeanselme[2], Prigge[1], Chesney[1] u. Mitarb. anerkennen nur eine klinische Immunität, d. h. bei einer Reinfektion kommt es zu einer stummen Infektion. Eng damit verknüpft ist die sogenannte

3. Schankerimmunität. Nach Prigge[1] findet sich Schankerimmunität auch beim sterilen Wirt, jedoch keine Ganzimmunität. Darin sieht Prigge die Ursache spätluischer kardiovasculärer und metaluischer Veränderungen als klinische Manifestation von Sekundärinfektionen nach biologischer Heilung und ohne Ganzimmunität. Nach Brown[1] beruht die Schankerimmunität auf einer am Integument lokal gebundenen, hemmenden Wirkung auf die Treponemen-Vermehrung, die aber eine Generalisierung der Treponemen nicht verhindern kann. Wird bei Kaninchen die Primärsklerose excidiert, dann erhält Brand[2, 3] in 7 von 20 Versuchen am Ort der Excision eine Rezidivsklerose. Nach seiner Hypothese wurde durch die gleichzeitige Entfernung lokaler Antikörper neues günstiges Terrain für die Treponemen geschaffen. Nach Bessemanns[3] ist die homologe Schankerimmunität beim Kaninchen oft erst am 99. Tag post infectionem, manchmal nie ausgebildet. Eine heterologe Schankerimmunität konnte nur an 23 unter 28 Tieren beobachtet werden. Beim Menschen ist die Schankerimmunität rascher und gegen alle Stämme ausgebildet. Um so eher besteht die Gefahr der stummen Infektion mit der oben erwähnten Gefahr für kardiovasculäre und Metalues. Die lokale, an das Integument gebundene Immunität ist nach Baglioni — vielleicht nur zu grob geprüft — in allen Hautbezirken gleich. Den Efflorescenzen des Sekundärexanthems z. B. entsprechend, müßte hier ein Unterschied zu finden sein. Siehe auch lokal erhöhte Immunität bei Sklerosen (Yoshida[6]). Unterschiede, die in den verschiedenen Cantharidenblasen gefunden werden, sind nach Baglioni durch die verschiedene Capillarresistenz und damit verschieden starken Übertritt der Immunkörper in den Cantharidenblaseninhalt bedingt.

Nach Bibergal ist die Immunität an die Zelle gebunden mit dem Sitz im Reticuloendothelialen System. Dementsprechend gäbe es nur eine

4. cellulare Immunität. Schließlich wird von einigen Autoren behauptet, daß es eine *angeborene*, besser eine

5. natürliche Immunität gebe. Gruszman[1], Gryzoblik[3] u. a. bezweifeln sie, vor allem was den Menschen anlangt. Wenn Bessemans[10, 11] u. Mitarb. von Fällen berichten, die keine klinischen Erscheinungen nach sicherem Kontakt mit einer infektiösen, floriden Lues bekamen, in deren Serum aber spirocide Antikörper nachgewiesen werden konnten, dann ist das kein Beweis für eine natürliche, sondern genau so gut ein Zeichen für eine erworbene Immunität. Im Rinderserum sollen spirocide Antikörper (immobilisierende Antikörper und Lysine) beim gesunden Tier regelmäßig zu finden sein (Bessemans[10]). Andere wieder sind der Meinung, daß es sich bei den Tieren, die keine Erscheinung nach Inoculation bieten, um eine lokale unspezifische Resistenz des Gewebes den Treponemen gegenüber handle. Von einer wirklichen, angeborenen Immunität könnte man evtl. bei Bejel sprechen. Nach Butler ist darüber noch wenig bekannt (nach Luger spielt bei Bejel eine evtl. angeborene Immunität keine Rolle, sondern die endemischen Syphilismanifestationen sind durch minimale, aber gehäufte Inoculationen im Kindesalter verursacht).

Unter *Immunität* sei in diesem Abschnitt die *Resistenz des Wirtes gegen eine Infektion* mit dem Treponema pallidum verstanden, sie bedeutet nach Bordet (cit. nach Truffi[5]) die Virulenz des Wirtsorganismus dem Erreger gegenüber.

SCHÖBL[4] engt den Begriff der Immunität etwas ein, wenn er den immunisatorischen Effekt auf eine Hemmung der Vermehrung des Erregers beschränkt.

Diese Resistenz des Wirtes kann immer nur relativ sein. Sie wird ausgedrückt durch die Anzahl virulenter Keime, die vom Organismus noch beherrscht werden kann, d. h. die inoculiert werden darf, ohne daß es zur Infektion kommt. Die (mittlere) Infektionsdosis (ID 50) ist jene Menge von Keimen, die in 50% der Fälle zur Infektion führt (MAGNUSON[7] u. Mitarb.). Sie ist um so höher, je stärker die Immunität des Wirtes ist. Eine Inoculation geht dann nicht mehr an, wenn sich Antigen und Antikörper das Gleichgewicht halten. Ein Haften in den Lymphdrüsen ohne weitere klinische Erscheinungen muß nach TANI[5] u. Mitarb. erst als Übergang zum Immunitätszustand gewertet werden, ist aber ein sicherer Beweis für das Angehen der Infektion. Voraussetzung für das Experiment ist, daß der Wirt vor der Inoculation biologisch und nicht nur klinisch geheilt, d. h. daß er bezüglich dieser Erreger steril ist, soweit dies zu prüfen praktisch möglich ist (Lymphknoten-Tier-Passage). Eine Immunität bei Vorhandensein von Erregern im Wirt ist experimentell lediglich interessant, hinsichtlich des Haftens einer Superinfektion (besser Superinoculation) oder bezüglich der allergischen Reaktionen des Wirtes auf eine Superinfektion. Es scheint der Ort der Erstinfektion eine höhere und länger anhaltende Immunität, sprich Resistenz, gegen den gleichen Erreger zu besitzen als das übrige Integument: Eine Wiederimpfung haftet am Ort der Erstinfektion weniger deutlich als an den übrigen Stellen des Körpers (YOSHIDA[6]).

Für rein immunologische Versuche ist der Zustand der Infektionsimmunität — also Immunität bei Anwesenheit der Erreger — unbrauchbar, da das Ausbleiben oder Angehen der Infektion in dem noch infizierten Organismus nicht mit Sicherheit festgestellt werden kann. Es wäre daher der Immunitätsgrad vielleicht besser durch jene Anzahl von Keimen auszudrücken, die in den Blutkreislauf des Tieres gebracht, noch vernichtet werden können. Als Beweis dafür müßten mit diesem Blut geimpfte Tiere steril bleiben. Nach YOSHIDA[7] u. Mitarb. sind 3 Std nach der Injektion bei behandelten luischen Kaninchen keine infektionstüchtigen T.p. mehr im Blut zu finden, während im gesunden Kaninchen die T.p. über 5 Std infektionstüchtig bleiben.

Wenn aus der Tatsache der Immunität nicht hervorgeht, ob im Organismus noch Keime vorhanden sind oder nicht, so müßte umgekehrt aus der Tatsache der verlorenen Immunität doch mit großer Wahrscheinlichkeit eine biologische Heilung festgestellt werden können. So gilt auch für BERGEL[2] das Angehen einer Reinfektion beim Menschen als sicheres Zeichen der Heilung. Das völlige Fehlen treponemicider Antikörper (auch treponemicider Faktoren im Gewebe) als Ursache der mangelnden fehlenden Abwehr zeigt sich in einem Angehen der Reinfektion, es müßte sich aber auch serologisch, z. B. durch einen negativen TPI-Test, nachweisen lassen! Es gilt auch bei den meisten Autoren der Nachweis des Fehlens immobilisierender Antikörper bei einem einmal infizierten Organismus als Zeichen der Heilung (LESINSKI[2] u. Mitarb.).

Die Tatsache der „praktischen" Immunität ist seit über 100 Jahren bekannt: Luiker zeigen nur selten sichtbare Manifestationen von seiten der Haut oder Schleimhaut nach neuerlicher Exposition mit dem T.p. In den meisten Fällen handelt es sich dabei um eine Infektions-Immunität. Die tier- und menschenexperimentellen Ergebnisse der letzten Jahre zeigen, daß es bei der Syphilis wohl auch eine echte Immunität geben kann, daß aber diese Immunität zeitlich begrenzt ist (MAGNUSON[7] u. Mitarb.). Die Ausscheidung oder der Abbau der in Frage kommenden Immunkörper dürfte verschieden lange dauern. Bei den diaplacentar übergetretenen Antikörpern beträgt die Ausscheidungsdauer erfahrungsgemäß 6 Monate bis mehrere Jahre. Hier aber war das Reticuloendotheliale System auf Antikörper-Bildung nicht eingestellt gewesen. Es ist anzunehmen, daß das Reticuloendotheliale System eine individuell verschiedene Zeitspanne hindurch einem gewissen Automatismus unterliegen kann. Im Tierexperiment (Kaninchen) konnte von BREINL die Dauer der absoluten Immunität mit 5 bis 11 Monaten post sterilisationem festgestellt werden, während die Hautallergie nur bei einem Teil der Tiere verlorengeht. SCHÖBL[6] beobachtet bei Affen eine absolute Immunität durch $2^1/_2$—$4^1/_2$ Jahre, seiner Ansicht nach ist eine lebenslang anhaltende Immunität nicht ausgeschlossen. Den Beginn der Immunität nimmt BROWN[1] beim Kaninchen und bei Verwendung des Nichol-Stammes mit 6—7 Wochen nach der Infektion an. Der Anstieg der Immunität verläuft schubweise, — nicht geradlinig — und konform mit den Krankheitserscheinungen insoferne, als eine Abnahme der Immunkörper gefolgt ist vom Auftreten von Krankheitserscheinungen; diese wieder werden von einer Zunahme der Immunkörper begleitet.

Nach MAGNUSON (cit. nach LESINSKI[2]) besteht 12 Monate nach intratesticulärer Inoculation eine lokale Immunität gegen 20000000 Keime.

Die Immunität kann durch Cortison beeinflußt werden: Penicillinsterilisierte Kaninchen sind 3 Monate nach Kurende gegen 20000 Keime immun (nur 2 Tiere von 24 zeigen ein Angehen der Infektion). Wurden sie vor und während der ersten Tage nach der Inoculation mit Cortison behandelt, dann geht die Infektion mit der gleichen Keimzahl bei 20 unter 24 Tieren an (LESINSKI[2] u. Mitarb.).

Von praktischem Interesse war schon seit NEISSER (Handb. Jadassohn XV/2) die aktive und die passive Immunisierung als Prophylakticum und als Therapeuticum. Heute wäre sie evtl. von Bedeutung im Hinblick auf die visceralen und metaluischen Veränderungen der Syphilis. Vor allem ist eine aktive Immunisierung bei einem bereits einmal gegen das gleiche Antigen sensibilisierten Reticuloendothelialen System aussichtsreich. Der Versuch von NAKAMUTA zeigt dieses Phänomen bei der Bildung von Blutkörperchenlysinen: Im Serum des gesunden Kaninchens finden sich Normallysine gegen Schaf-, Schweine-, Huhn- und Ziegenerythrocyten, nicht gegen Menschen- oder Rindererythrocyten. Nach wiederholter intravenöser Injektion von Schaferythrocyten steigt der Lysine-Titer wesentlich rascher und höher an als nach Injektionen mit Rinder- oder Menschenerythrocyten. Lecithin wirkt nach NAKAMUTA auf das Reticuloendotheliale System in der Art einer Sensibilisierungsvorbereitung, d. h. es versetzt das Reticuloendotheliale System in einen für die weitere Sensibilisierung besonders empfindlichen Zustand.

Eine aktive Immunisierung als Prophylakticum hat nur dann Erfolg, wenn reichlich und durch längere Zeit die Antikörper-Bildung angeregt wird. Sowohl im Tier- als auch im Menschenversuch wird über widersprechende Ergebnisse berichtet, weil nicht immer mit suffizienter Versuchsanordnung — unwirksames Antigen, zu kurze Zeit der Immunisierung — gearbeitet und außerdem die individuelle Antwort des Reticuloendothelialen Systems auf den antigenen Reiz als Faktor nicht in Rechnung gestellt wurde. Daher auch die „negativen" Immunisierungsversuche z. B. von PRIGGE[1, 2]. Er lehnt deshalb das Bestehen einer Syphilis-Immunität ab und bezeichnet auch, da er weder in vivo noch in vitro eine Wirkung der Immunstoffe beobachten konnte, die Schankerimmunität als eine Unempfindlichkeit des Körpergewebes den Treponemen gegenüber. EAGLE u. Mitarb. (cit. nach TANI[6]) und LEVADITI[5] u. Mitarb. erhalten keine Antikörper, da sie hitzegetötete Treponemen mit hohem Antigenverlust verwendeten. (Das Antigen des Treponema pertenue scheint weniger thermolabil zu sein. SCHÖBL[4] bekommt mit durch 60° C getötete T. pertenues eine Immunität [bezüglich

Efflorescenzenbildung] gegen Frambösie und gegen Syphilis.) Hingegen bleibt
das Antigen bei Antiformintötung erhalten. TANI[6, 7] konnte nach zahlreichen
Impfungen ab dem 22. Versuchstag immunkörperreiche Antisera erhalten. BESSE-
MANS erklärt seine Mißerfolge mit einer biologischen Variabilität der Treponemenstämme in bezug auf ihre antigene Aktivität. Der Nichols-Stamm besitzt nach
MAGNUSON ganz besonders große Aktivität. BATININ berichtet über Mißerfolge
bei Immunisierungsversuchen sowohl mit ganzen Kulturtreponemen als auch mit
Extrakten aus ihnen, mit denen er lediglich Wassermann-Antikörper und Agglutinine bekommt. KOLMER[1] erhält ebenfalls keine Antikörper. Weder in vivo
noch in vitro konnte er mit den ,,Antisera" serologische Reaktionen beobachten.
Über eine 4 Monate anhaltende, aktive Immunisierung berichten CUMBERLAND
u. Mitarb. durch intracutane Injektion lebender(!) virulenter T.p. Es handelt
sich hier jedoch eindeutig um eine Immunität durch Infektion und nicht um
eine therapeutische oder prophylaktische Immunisierung. Als eine Art ,,aktiver"
Immunisierung, besser aktiver Immuntherapie, kann vielleicht auch die Endermo-
therapie von BINAZZI[4] u. Mitarb. betrachtet werden, die darin besteht, daß je
8000 E Depot-Penicillin 2—10 Tage hindurch intracutan verabfolgt werden und
die darüberliegende Haut durch Cantharidenpflaster in einen Reizzustand versetzt wird. Es wird über einen Anstieg des Antikörpertiters berichtet.
    Wenn zur Bildung spezifischer Immunkörper im Experiment ausschließlich
die Behandlung mit dem T.p. oder einem anderen virulenten Treponema (T. pertenue) zum Ziele führt, so spielt in der Luestherapie auch die unspezifische
Immunkörperbehandlung eine maßgebende Rolle. Sie wird mit gutem Erfolg
zur Beeinflussung vor allem therapieresistenter Metalues (Tabes dorsalis, Progressive Paralyse) angewendet, wobei ein dem T.p. ähnliches Antigen (BENEDEK[2, 3]
u. Mitarb.), eine Vaccine aus durch Bakterienzusatz avirulent gemachten(?)
Kulturtreponemen nach dem Prinzip HILGERMANNs oder lebende Kulturtreponemen (REITER) u. a. verwendet werden. Gegen primär und sekundär luische
Veränderungen sind Injektionen mit Kulturtreponemen erfolglos (BESSEMANS[1]
u. Mitarb.).
    Die große Bedeutung der Immunkörper für die Heilung der Syphilis ist
bekannt. Das geht so weit, daß BERNARD eine Lues im Primärstadium nicht
behandeln, sondern erst das Sekundärstadium abwarten will. (MAGNUSON cit.
nach MOORE[7], MAGNUSON[3] u. Mitarb.: die Immunität wächst mit der Dauer der
Infektion und ist um so stärker, je später mit der Behandlung begonnen wird.)
BERNARD begründet sein Vorgehen mit dem Wissen um Fälle von Spontanheilung
einerseits und von gehäuften Fällen von Neurolues andererseits in Gebieten, die
infolge intensiver gesundheitlicher Überwachung einer frühzeitigen Behandlung
zugänglich gemacht worden waren. Sicherlich bedeuten die Immunkörper eine
wesentliche Unterstützung der antiluischen Therapie: LESINSKI[1] u. Mitarb. konnten im Tierexperiment am Kaninchen die Beobachtung machen, daß nach ge-
setzter Infektion die *prophylaktische* Penicillindosis bedeutend größer sein muß
als die *kurative*.
    Bei der passiven Immunisierung beruht der Erfolg auf der Qualität und
Quantität der eingebrachten Immunkörper. Die noch im Handb. Jadassohn XV/2
berichteten Mißerfolge mit T.p.-Immunsera sind zumeist auf die kleinen Mengen
der verwendeten Sera zurückzuführen. Wenn man von gruppengleichen Men-
schensera absieht, übersteigt die notwendige Menge die Toleranzgrenze artfremdem Serum gegenüber. Es scheitert daher die Immunisierung des ganzen
Körpers zumeist an der praktisch unmöglichen Durchführung intravenöser oder
intramuskulärer Applikation großer Quantitäten artfremden Serums. Werden
kleine, das erträgliche Maß nicht übersteigende Mengen verabfolgt, dann bleibt

der Effekt, wie vorauszusehen war, aus: An Kaninchen, die mit positivem Menschenserum erfolglos behandelt worden waren, konnten KOLMER[1] u. Mitarb. weder in vitro noch in vivo Immunkörper nachweisen. Über Erfolge, nicht die biologische, aber die klinische Heilung bzw. die Rückbildung primär, sekundär und tertiär luischer Veränderungen betreffend, berichten: BRAGIN[2], er konnte mit großen Mengen (150 ml) von Serum unbehandelter Luiker, die erfahrungsgemäß einen hohen Immunkörpertiter aufweisen, eine beschleunigte Abheilung der primären und sekundären luischen Veränderungen sowie rasche, allerdings nur vorübergehende Negativierung der Wassermann-Reaktion erzielen; das Serum von mit getrockneten Gewebetreponemen immunisierten Kaninchen bewirkt deutliche klinische Besserung bei therapieresistenter Lues I, Lues II und seronegativer Lues III (KERTESZ[1, 2]). Mit einem Leber-Milzextrakt von Tieren nach Behandlung mit Hilgermann-Vaccine erhält KERTESZ[3] klinische Besserung, wobei sich die Anwendung des Leberextraktes auch günstig auf luische und iatrogene (antiluische Behandlung) Leberveränderungen auswirken soll. PREININGER (cit. nach KERTESZ[4]) berichtet in der Diskussionsbemerkung über gleich gute Erfolge mit Leber- und Milzextrakten normaler, nicht immunisierter Tiere.

Für die lokale Immunisierung — auch hier ist zu unterscheiden zwischen prophylaktischer Immunisierung und Immunkörpertherapie — genügen kleinere Quantitäten, sofern bei prophylaktischer Anwendung die Inoculation der Erreger zu einem Zeitpunkt erfolgt, da die Immunkörper nicht bereits wieder abgebaut oder abtransportiert worden sind. Immunkörper, lokal angewendet, zeigen auch einen gewissen therapeutischen Effekt, der sich aber, wie auch die allgemeine passive Immunisierung, ausschließlich auf die Rückbildung der klinisch beobachteten Erscheinungen beschränkt (BESSEMANS[2]). YOSHIDA[6, 10] berichtet 1931 über den Erfolg einer lokalen passiven Immunisierung der Rückenhaut eines Kaninchens mit einem positiven Kaninchenserum, in Form einer verlängerten Inkubationszeit und geringerer Ausdehnung des Schankers.

Das Koktimmunogen von TATSUMI[1] kann, da es keine direkt spirociden Immunstoffe enthält und lediglich (vielleicht) die Phagocytose der Lymphocyten erhöht, zu keiner Immunität führen (vergeblicher Versuch VAISMANS u. Mitarb. nach 4mal 1 ml Koktimmunogen intratesticulär durch 14 Tage beim Kaninchen).

b) Immunität gegen Recurrensfieber

Die Ähnlichkeit der Recurrensspirochäte mit dem Treponema pallidum und das leichtere Arbeiten mit jenem Mikroorganismus haben viele Autoren veranlaßt, die Immunitätsverhältnisse der Lues, gleichsam im Modell, an der Recurrensspirochäte zu studieren. Wenn auch in vielen Belangen zwischen den beiden Erregern keine Parallele und vor allem aus den Ergebnissen keine bindenden Schlußfolgerungen gezogen werden dürfen, so sind doch die einen oder anderen Versuchsergebnisse interessant und aufschlußreich. So kann z. B. durch Parabiose bei Ratten eine aktiv erworbene Immunität — wie wir sie auch bei der Syphilis kennen — übertragen werden. Sie ist nur bedeutend schwächer und hält kürzere Zeit an als die des Originaltieres (FUJIGAKI). Diaplacentare Antikörper gegen Recurrensspirochäten sind im Gegensatz zur Syphilis nach 60 Tagen (NOHIRA), nach YANAGAWA[2] nach noch kürzerer Zeit ausgeschieden. Die aktive Immunität hängt außer von der Quantität des Inoculums auch noch von der Inoculationsart, viel auffallender als bei der Syphilis, ab. Subkonjunktivale Inoculation kleiner Erregermengen führt nach 20 Tagen noch zu keiner Immunisierung, während große Mengen, in die Rückenhaut oder intravenös injiziert, bereits nach 14 Tagen deutliche Immunität verursachen. Die Immunität beginnt etwa 8 Tage post inoculationem und erreicht ihr Maximum nach 18 Tagen (YOSHIDA[9]). Die passive lokale Immunisierung verhält sich ähnlich wie die mit dem T. p.: Das Serum kranker Kaninchen gesunden Tieren subcutan injiziert, bewirkt lokale Immunität (YOSHIDA[8]).

Im Blut gesunder Kaninchen sind die Recurrensspirochäten 11 Tage infektionstüchtig. Bei bereits infizierten und dann mit Neosalvarsan sterilisierten Tieren werden in den ersten Tagen die Spirochäten fast gänzlich aufgelöst, nach 8 Tagen finden sich bereits etliche infektionstüchtige Spirochäten, nach 16 Tagen scheint die Abwehrfunktion bereits erlöscht zu sein, es finden sich wieder zahlreiche infektionstüchtige Spirochäten im strömenden Blut. Bei der Abwehr der Recurrensspirochätose ist vor allem die Wirkung der Lysine auffallend. Phagocytose scheint hingegen eine untergeordnete Rolle zu spielen. Auch hier lassen sich gewisse Parallelen zur Syphilisimmunität ziehen (KRITSCHEWSKI[3, 4]).

c) Immunität gegen Frambösie

Während die Immunität bei Syphilis, also durch das T. p. verursacht, nach manchen Autoren sehr lange nach der Heilung bestehenbleibt (SCHÖBL[6]), nach TANABE[2] sogar lebenslang vorhanden ist, dauert die Immunität bei Frambösie, also durch das Treponema pertenue verursacht, wesentlich kürzere Zeit. Beide Erreger entwickeln, intradermal inoculiert, anscheinend größere Antigen-Aktivität als nach intracutaner Applikation (SCHÖBL[9]). Nach SCHÖBL[6] beginnt die Immunität bei Frambösie-Affen ab dem 7. Monat nach der Infektion und erlischt spätestens nach $2\frac{1}{2}$ Jahren. Daß im Patienten-Serum Frambösie-Immunkörper auftreten, war SCHÖBL[3] bereits im Jahre 1930 bekannt, die Immunität kann aber auch bei serologisch noch unterschwelligen Veränderungen bereits ausgebildet sein. Hitzegetötete T. pertenua behalten anscheinend, im Gegensatz zum T. p., ihre antigene Aktivität (SCHÖBL[8]). MIYAO[3] konnte beim Affen keine Immunität gegen T. pertenue beobachten. Es kommt 13 Monate post therapiam bei mit Neo-Salvarsan behandelten Frambösie-Affen (Cynomolgus philipinensis) nach Reinfektion zu fungusartigen, überschießenden Wucherungen, ähnlich wie sie auch beim Menschen beobachtet werden können. Bei Ratten konnte keine Immunität nachgewiesen werden (MISAIZU).

Die enge Verwandtschaft zwischen T. pertenue und T. p. zeigt sich nicht nur im ähnlichen Krankheitsbild und der ähnlichen Morphologie beider Treponemen-Arten, sondern vor allem auch im immunologischen Geschehen. Kreuzimmunität zwischen Lues und Frambösie konnten am Affen SCHÖBL[5], am Menschen MEDINA, am Kaninchen TAKATSU u. Mitarb. und REASONER beobachten. KATO[1] konnte im Kaninchenversuch ebenso wie MIYAO[3] am Affen diese Beobachtung nicht bestätigen. Nach SCHAR ist die therapeutische Anwendung des T. pertenue z. B. bei der Behandlung der Metalues wertlos.

III. Die Antigen-Antikörper-Reaktion (Ag-AK-R)

Über die Antigen-Antikörper-Reaktion bei der Wassermann-Reaktion ist bisher folgendes bekannt: Eine bestimmte Menge Antigene kann immer nur eine bestimmte Menge Antikörper binden und umgekehrt. Das Produkt aus Antigen und Antikörper hat selbst antigene Wirkung, denn intravenös gespritzt, entstehen beim Kaninchen Antikörper (Reagine) gegen Wassermann-Antigene (RYTZ). Das Antigen kann daher kaum wesentlich in seinem chemischen Aufbau geändert worden sein. Die antigene Aktivität des Komplexes geht durch 1 Std langes Erwärmen auf 60° C verloren infolge der relativen Thermolabilität des Eiweißschleppers im Antigen-Antikörper-Komplex (RYTZ).

Nach CHEVREL[4] u. Mitarb. ist die Antigen-Antikörper-Reaktion bei Komplementbindungs- und Flockungsreaktion grundsätzlich identisch. In der Komplementbindungs-Reaktion wird lediglich eine Flockung, die mindestens 5—6 Std zur Ausbildung bedarf, früher durch die Komplementbindung mittels des hämolytischen Systems angezeigt. EPSTEIN[2], ein Zeitgenosse von EHRLICH und LANDSTEINER, erklärt die Wassermann-Reaktion als invisible Flockungsreaktion, wobei das hämolytische System als biologischer Indicator des komplementbindenden Systems fungiert. Die Antigen-Antikörper-Reaktion im menschlichen und wohl auch im tierischen Serum wird durch fördernde und hemmende Faktoren beeinflußt.

Die Flockenbildung wird nach BAUER[2] durch γ-Globuline gefördert. Hemmende Faktoren sind sicherlich auch vorhanden, konnten aber bis jetzt in den 5 Fraktionen nicht ermittelt werden. Auf der Antigen-Antikörper-Reaktion sind zum Teil wenigstens hypothetisch, die meisten Reaktionen der Serologie der Syphilis aufgebaut.

1. Klassische und moderne Serologie der Syphilis allgemein

Die Verdienste, die sich für die Entwicklung der Serologie der Syphilis METSCHNIKOFF, SCHAUDINN, NEISSER, WASSERMANN und EHRLICH erworben haben, würdigen BRUCK[1] und HECHT[10] in eingehenden Arbeiten. FONTANA verweist auf die Veröffentlichungen im Jahre 1906 von FONTANA und POLLIO in Analogie zu den Arbeiten WASSERMANNs u. Mitarb. Von KOLMER[17] wird auf die Grundlage der Wassermann-Reaktion, die im Jahre 1901 von BORDET und GENGOU entwickelte Komplementbindungs-Reaktion, hingewiesen, die dann von EHRLICH und MORGENROTH für die Pasteurellen-Forschung (Pest), von WIDAL und LE SOURD sowie von WASSERMANN und BRUCK für Typhus, von WASSERMANN und SACHS für Tuberkulose und von MÜLLER und OPPENHEIM für den Gonorrhoe-Nachweis ausgebaut wurde. Die Entdeckung des T.p. von SCHAUDINN und HOFFMANN im Jahre 1905 veranlaßte WASSERMANN, NEISSER und BRUCK im Jahre 1906 zur Ausarbeitung der Komplementbindungs-Reaktion auf Lues zunächst bei Affen und Eseln, NEISSER zur Darstellung eines wäßrigen Extraktes aus fetaler Luesleber. Im Mai 1906 berichtet BETRE über eine Komplementbindungs-Reaktion mit menschlichem Serum und einem Antigen aus menschlichen Luesorganen. Von KOLMER wurde das Antigen durch Cholesterinzusatz sensibler gemacht. Im Jahre 1907 wird erstmalig über eine Flockungsreaktion von MICHAELIS berichtet, sowie über die empfindlichere Kälte-Komplementbindungs-Reaktion nach KOLMER. In der Pause zwischen 1910 und 1941 entwickeln sich die Flockungsreaktionen; außerdem tauchen Versuche auf, mit dem T.p. als Antigen Agglutinations- und Komplementbindungs-Reaktionen durchzuführen (TURNER, HOFFMANN und PROWAZEK u. a.). 1949 wird von NELSON und MAYER der TPI-Test publiziert, 1952 der T.p.-Immune-Adherence-Test von NELSON und HARRIS, es folgen Arbeiten über T.p.-Agglutinations-Test und T.p.-Komplement-Fixation. Ausführliche Angaben über die Entwicklung der Flockungsreaktionen sind bei OTTO[1, 3] zu finden. Weitere Mitteilungen die Geschichte der Serologie der Syphilis betreffend bzw. Lehrbücher der Serologie stammen von FRÖHLICH[1], HEYMANN, VOGELSANG[13], KOLMER[2], ABDERHALDEN, CARLINFANTI[3], JEANSELME[1], FÜHNER, FACCHINI, V. D. ESCHE[5], DEMANCHE[21], DOEPFMER[1] u. a. DEMANCHE[17] berührt auch bereits die Frage des Nelson-Tests mit exakter Angabe dieser Technik.

Das aktive Prinzip der klassischen Reaktionen wird von DOLADILHE in einem viscösen Protein gesehen, welches für die Ausflockung im luischen Serum

verantwortlich zu machen ist, nach DUCO[2] ist es ein Albuminoid. Nach DUN-
LOP u. Mitarb. und PIETRAVALLE liegt lediglich ein physikalisch-chemischer
Unterschied zwischen positiven und negativen Serumtypen vor, nach EAGLE[3, 9]
sind es die geänderten Globuline im luischen Serum, die eine hydrophobe Hülle
um jedes einzelne Antigen-Partikelchen bilden; die Komplementbindungs-Reaktion kommt durch Adsorption des Komplements an die so sensibilisierten Antigen-
Partikelchen zustande (EAGLE[3]). Lipoid-Antigen und -Antikörper reagieren dabei
spezifisch miteinander (EAGLE[4]). Nach FREUND, GROSS und VOLK (cit. nach
FREUND) sind Globuline die Träger der Wassermann-Reaktion. LUSZTIG u. BOT-
STIBER (cit. nach FREUND) nehmen eine Pseudoglobulinfraktion an, an welcher
sich in der Lipoidreaktion das spezifische Lipoid zu einer in Kochsalzlösung
unlöslichen Verbindung verankert. WICHLES u. Mitarb. zitieren die Ansicht
KLOPSTOCKS[3], wonach der Komplex Spirochäten—Gewebelipoide zur Bildung von
Autolipoid-Antikörpern führt, die Wassermann-Reaktion demnach eine Reaktion
von Gewebelipoiden mit den Antikörpern darstellt. Nach MERKLEN[9] u. Mitarb. sowie SACHS[4] ist der Mechanismus der Komplementbindungs- und Flok-
kungsreaktion identisch mit einer immunologischen Antigen-Antikörper-Reaktion.
Die Gebrauchsextrakte für die Flockungsreaktion sind stabile Suspensionen mit
dem isoelektrischen Punkt bei einem p_H von 1,9 (EAGLE[4a, 5]).

SACHS[10] nimmt 2 Vorgänge beim Ablauf der Seroreaktionen der Syphilis an:
Eine primäre, spezifische Antigen-Antikörper-Reaktion und eine sekundär entstehende Erscheinung kolloidaler Natur, die auch unspezifisch und absichtlich
ausgelöst werden kann. Daher sind alle empfindlicher eingestellten Seroreaktionen
zugleich auch unspezifisch, so daß der Index der spezifischen Sensibilität nach
DE BLASI (cit. nach CAMPANACCI[1] u. Mitarb.) nicht sehr große Unterschiede bei
den einzelnen hochwertigen Reaktionen erkennen läßt. Faktoren, die den Ablauf
der Seroreaktionen der Syphilis beeinflussen, sind einfacher, aber auch sehr komplexer Natur (EAGLE[8, 9, 11]); nach EAGLE sind es Faktoren, die den Dispersitätsgrad der Suspensionen und die Intensität der Ausflockung beeinflussen. Der
Dispersitätsgrad des Extraktes (der Lipoidteilchen) ist abhängig von der Art der
Extraktion: Äther- und acetonlösliche Lipoide sind sehr labil, Extrakte mit
hochgradigem Alkohol sind zu stabil, mit niederprozentigem Alkohol zu wenig
aktiv, vor allem das Cholesterin geht damit nur wenig in Lösung.

Cholesterin kann natürlich auch nachträglich als sog. Aktivator oder Verstärker zugesetzt
werden, wie auch Tolubalsam (SACHS[4]), Benzoesäure, Sterin aus Kornkeimlingen usw. Sie
funktionieren rein mechanisch durch Vergrößerung der Aggregate.

Das optimale Antigen ist dann gefunden, wenn die Teilchen mikroskopisch eben sichtbar
sind und nach Zusatz von negativem Serum in Lösung gehen. Die Verdünnungsflüssigkeit
braucht einen dem Antigen entsprechenden optimalen Elektrolytgehalt. Ein zu hoher Kochsalzgehalt bewirkt unspezifische Flockung. Ein zu niedriger Kochsalzgehalt macht das
Gebrauchsantigen zu wenig empfindlich. Saures p_H führt zu gröberer Dispersion und leich-
terer Ausflockung, alkalisches p_H zu feinerer Dispersion und weniger leichter Ausflockung.
Alkali wird daher als Stabilisator, z. B. bei der Meinicke-Klärungsreaktion II zur Kompen-
sation des aktivierenden Tolubalsams, zugesetzt. Die Teilchen-Dimension ist im allgemeinen
um so kleiner, je rascher verdünnt wird, und um so größer, je langsamer verdünnt wird.
Nach ILSE SACHS[6] erreicht man eine Empfindlichkeitssteigerung durch rasche Extraktverdünnung, aber auch durch fraktionierte Verdünnung.

Die Intensität der Ausflockung nach stattgehabter spezifischer Bindung wird
beeinflußt durch:

1. Das Verhältnis Antigen- zur Antikörper-Menge.

2. Die Entfernung der einzelnen Antigenteilchen voneinander. Sie kann durch
Schütteln oder Zentrifugieren verkleinert werden (MIRDAMADI[2]).

3. Die Möglichkeit der elektrischen Entladung der sensibilisierten Teilchen.
Inaktives (erhitztes) Serum wirkt besser als nicht erhitztes.

4. Die Bindungstemperatur. Für die meisten Reaktionen liegt das Optimum zwischen 35 und 40° C.

5. Die Bindungsdauer. Die optimale Bindungsdauer beträgt 4—6 Std.

Die Geschwindigkeit der Reaktion wird beeinflußt durch Erhöhung der Antigen-Konzentration, Antikörper-Konzentration, Elektrolyt-Konzentration, Temperatur, Bewegung der molekularen und übermolekularen Teilchen (Schütteln) und Verringerung des Versuchsvolumens. Eine Änderung über das Optimum hinaus führt evtl. zum gegenteiligen Effekt.

Nach FLECK[2] wirkt das normale Serum wie ein Schutzkolloid. FLECK beweist dies an der Sachsschen Pseudo-Reaktion.

Die Calcium-, Kalium- und Natriumionen im Serum beeinflussen die Sero-Reaktionen nicht (PINELLI[1]). Eine besonders sensibel eingestellte Reaktion bereitet gute Dienste bei der Beobachtung und Verfolgung des Krankheitsbildes. Bei nicht geklärten Fällen ist eine übersteigerte Sensibilität nur gefährlich (ORSOS in der Diskussion zu THOROCZKAY u. Mitarb.). Unabhängig davon arbeitet die von SCHREUS[48] u. Mitarb. angegebene Methode der „spezifischen Sensibilisierung", die darauf beruht, daß zu dem fraglichen Serum unterschwellige Reagine zugefügt werden. Enthält das Serum ebenfalls Reagine in kleinen Mengen, dann ergibt die Summe beider Reaginemengen einen positiven Ausfall.

Die Frage, ob mehrere Reaktionen durchgeführt werden sollen oder ob mit einer Reaktion das Auslangen gefunden werden kann, wird wohl von fast allen Autoren im Sinne von mehreren Reaktionen beantwortet (VOGELSANG[14], HACHEZ, KOLMER[18], HECHT[8]). Ist nun dabei heute auf die Komplementbindungs-Reaktion zu verzichten oder nicht? Besser noch wäre die Frage so zu formulieren: Sind die Komplementbindungs-Reaktionen mit den Flockungsreaktionen im Grunde genommen identisch oder reagieren in diesen beiden Reaktionsgruppen verschiedene Antikörper?

Nach HENNEBERG zeigt die Komplementbindungs-Reaktion den Beginn eines Präcipitationsvorganges — in Form der feindispersen Phase —; die Flockungsreaktionen sind das Ende dieses Vorganges in Form der grobdispersen Phase. Und nur daher wären die Flockungsreaktionen sensibler als die Komplementbindungs-Reaktionen. Das stimmt nun sicherlich nicht! Ebenso auch nicht die Ansicht von WAHN, wonach der Unterschied nur im physikalisch-chemischen Milieu liegt. Die Identität beider Antikörper-Gruppen ist auch durch das Experiment von LEVINE[13] und LIM u. Mitarb. nicht erwiesen, wonach das Präcipitat aus den Flockungsreaktionen komplementbindende Eigenschaft besitzt. Mit dem Versuch von LEVINE[2] ist lediglich gezeigt, daß im Flockungsprozeß komplementbindende Antikörper aufgenommen, nicht aber, daß sie neutralisiert worden sind, denn diese komplementbindende Funktion ist wieder auswaschbar. Die Beobachtungen NIETHAMMERs[1-3] basieren auf hemmende Faktoren im Serum, die sich auf die Komplementbindungs- und Flockungsreaktion anders auswirken, und lassen keinen Schluß zu auf Identität oder Verschiedenartigkeit der beiden Antikörper-Gruppen. Hingegen spricht der Absorptionsversuch von ILSE SACHS[6], wonach die flockenden Antikörper durch Hammelblut entfernbar sind, die komplementbindenden Antikörper jedoch nicht, eindeutig gegen die Identität dieser beiden Antikörper-Gruppen. Einen grundlegenden Unterschied zeigt auch ZÜHDI[1]: Nach Hitzeeinwirkung wird die Flockungsreaktion in 19,7%, die Komplementbindungs-Reaktion in 59% schwächer positiv. Auf Grund dieser Überlegungen, aber oft auch nur aus der praktischen Erfahrung heraus, werden nun mehrere Reaktionen, wobei aber immer eine Komplementbindungs-Reaktion mitangewendet wird, vorgeschlagen von COHN[2], DEBAINS, DEMANCHE[4, 18, 19], DRAESE, BASU u. Mitarb., GARCIA[2], GILMAN[4] u. Mitarb., KOLMER[18, 19], KOROSTELEV[1] u.

Mitarb., MILINSKA u. Mitarb., REYMANN u. Mitarb., RITCHIE u. Mitarb., WAHN, RUNCKELEN, PIERCE u. Mitarb. NAKAMURY u. Mitarb. sind der Ansicht, daß bei Verwendung von Cardiolipin *eine* Reaktionsart genüge, da das Antigen allein ausschlaggebend sei und Flockungs-Reaktionen den Komplementbindungs-Reaktionen gleichzusetzen seien. SANFORD schlägt für die USA die Kline-Flockungsreaktion sozusagen als Screen-Test vor. Bei positivem Ausfall soll dann noch die Hinton-Reaktion zur Verifizierung durchgeführt werden. Die Ausführung der Wassermann-Reaktion mit Trockenserum gibt nach 7—12tägiger Lagerung nur mehr in 71,4% der Fälle die gleichen Werte wie das Nativserum. ABERMANN[4] u. Mitarb. schlagen daher einfachere Reaktionen (Sachs-Witebsky oder Kahn-Reaktion) vor, um das Einsenden über lange Transportwege zu einem Zentrallaboratorium zu vermeiden. (Siehe auch Trockenblut-Komplementbindungs-Reaktion S. 428.) Nach BALLOWITZ können die Makromethoden durch Mikromethoden ersetzt werden. Gegen die Ausarbeitung zu vieler neuer Methoden und Bezeichnungen geringgradiger Modifikationen mit neuen Namen stellen sich MOORE[9] u. Mitarb. Jede serologische Untersuchung soll Serologic test of Syphilis heißen, der Befund soll als positiv, fraglich positiv und negativ, evtl. mit einem Hinweis auf diagnostische Schlüsse herausgegeben werden. Für die Komplementbindungs-Reaktion wird heute das Cardiolipin als Antigen vorgezogen. FRAENKEL u. Mitarb. forderten im Jahre 1930 noch 2 Antigene für die Wassermann-Reaktion, die different, also von verschiedenen Organen hergestellt sein mußten. LANDSTEINER kannte bereits seit dem Jahre 1934 die Spezifität der Eiweiß-Antigene, der Zell-Antigene, den Unterschied zwischen Komplex- und synthetischem Antigen in Form einfacher chemischer Substanzen. Viel hilft nach KOLMER[18] zur Serodiagnose die Liquoruntersuchung weiter.

Die Zahl von über 200 neuen, seit 1928 beschriebenen Reaktionen ist kein gutes Zeichen für die Verläßlichkeit der klassischen Serologie der Syphilis. Wenn einige wenige bewährte Methoden dennoch von den meisten Untersuchern verwendet werden und viele der publizierten neuen Modifikationen auf die Dauer oft nur auf den Autor und seine unmittelbare Umgebung beschränkt bleiben, so spricht das für die alten Methoden, *nicht gegen* die neuen. Das Bedürfnis nach einer, nach *der* spezifischen Reaktion, war der Beweggrund dieser zahlreichen Versuche und aus diesem Grunde darf ihnen die Anerkennung nicht versagt werden. Trotzdem sind auch die warnenden Stimmen zu verstehen, die wie KIRSCHNER[2] neue Reaktionen für die Routine überhaupt ablehnen und, vor allem in den Tropen, lieber mit *einer* bewährten Komplementbindungs-Reaktion und *einer* bewährten Flockungsreaktion arbeiten, als durch die Anwendung neuer Methoden und Antigene den Kreis der endlich bekannten, biologisch falsch positive Ausfälle verursachenden Erkrankungen noch größer zu machen.

Durch den TPI-Test scheinen die Bemühungen, neue Methoden zu finden, nicht mehr notwendig zu sein. Es ist aber zu erwarten, daß das Arbeiten mit dem T. p. als Antigen wieder Anlaß zur Ausarbeitung neuer Methoden sein wird.

2. Die Komplementbindungs-Reaktion bzw. die Wassermann-Reaktion

Der Mechanismus der Komplementbindung und damit die Grundlage der Komplementbindungs-Reaktion beruht auf dem Phänomen, daß bei jeder Antigen-Antikörper-Reaktion heterogener Phasen die Ansammlung von Immunserum-globulinen an der Oberfläche des Antigens das Komplement adsorbiert. Es ist nach EAGLE[2] noch nicht geklärt, ob die Adsorption auf rein physikalischer Basis beruht, wie es bei Kaolin, bei Kohle, bei hitzedenaturierten Eiweiß-Körpern usw.

der Fall ist, oder ob die doch bedeutend stärkere Avidität dieser Antigen-Antikörper-Aggregate spezifisch chemisch bedingt ist. Jedenfalls scheint die Dehydrierung einer der sensibilisierenden Vorgänge zu sein, und zwar sollen nach REINER[2] die Antikörper das Antigen dehydrieren. Die Dehydrierung des Antigens durch die Antikörper wurde bereits 1926 von STEIN-STRÄTTER beschrieben. Im lipoidfrei gemachten Versuch ist eine Komplementbindung nicht nachweisbar (STONE). Die Ultraschall-Hämolyse (1000 kHz) ist durch das Neisser-Wechsberg-Immunkörper-Phänomen hemmbar wie die Komplement-Wirkung (LEHMANN). Die Bindung des Komplements ist reversibel, solange nicht die Komplement-Wirkung in Funktion getreten ist: OHIWA[1] konnte von formolbehandelten, in Komplement-Milieu suspendierten sensibilisierten roten Blutkörperchen durch Behandlung mit 4,25—8,5%iger, auf 0° C abgekühlter NaCl-Lösung das Komplement wieder absprengen. Das abgesprengte Komplement zeigte eine wesentlich leichtere Deviabilität. Daß der Zusatz von inaktiviertem Normalserum ein positives Serum negativ machen kann, beruht hingegen nicht auf einer Reversion der Komplementbindung, sondern ist eine Ergänzung des nun freien Endstückes, durch das weniger thermolabile Mittelstück: Bei Untersuchung schwach reagierender Sera wird vor allem nur die Komplement-Fraktion 4 (C′4) verbraucht. Es ist aber im menschlichen Serum in größerem Maß vorhanden und außerdem relativ thermostabil. Wird nun vom zugegebenen Komplement nur das C′4 abgelenkt, dann bleibt noch das C′4 vom Menschen übrig. Es muß daher entweder stärker inaktiviert, also über 60° C erwärmt werden, oder das restliche C′4 im menschlichen Serum muß vor der Untersuchung z. B. durch Ammoniak zerstört werden (FLECK[1], MISAWA[2], OHTA). DREISSLER[1], BIER[2, 4] u. a. können duich Ammoniumbehandlung das Serum künstlich positiv (Eigenhemmung!) machen. Der Vorgang der Komplementbindung läuft in der sog. Bindungsphase ab. Die Bindung kann in der Wärme (Wärmebindung), aber auch in der Kälte (Kältebindung) ablaufen. Bei der Wärmebindung kann der Normalhämolysinfaktor im Serum als eine weitere Fehlerquelle in Erscheinung treten (BAUER cit. nach MURGIA); daher ist die Kältebindung vorzuziehen. Nach LEVINE[1, 14, 16, 17] werden bei Kälte und bei Wärme die gleichen Antikörper gebunden, nur zeigt Kältebindung stärkere Aktivität und mehr Eigenhemmung (90—95% aller menschlichen Sera binden in gewissen Mengen bei Kälte selbst Komplement). Nach LEVY[3] wird durch die Kältebindung die Hämolyse nur verzögert. Trotz dieser Fehlerquellen soll die Komplementbindungs-Reaktion aber besonders bei der Untersuchung des Serums alter Luiker, bei denen sie häufiger positiv ist als die Flockungsreaktion, durchgeführt werden (LEVINE[7]). HAAG[3] findet die Komplementbindungs-Reaktion bei Lues I früher positiv vor allem, wenn sie mit Lues-Leberextrakt oder mit Pallida-Antigen durchgeführt wird.

Eine weitere Fehlerquelle, die die Sensibilität mindert, ist das Phänomen, daß durch Serum eine komplementhemmende Wirkung mancher Antigene auch aufgehoben werden kann. Das Komplement-Minimum (Komplement-Titer), durch Auswertung in Anwesenheit von Antigen ermittelt, ist dann im Versuch mit dem betreffenden Serum zu groß, wodurch ein für die Sensibilität unerwünschter Komplement-Überschuß vorliegt.

Als Indicator der Komplementbindung fungiert in der Serologie der Syphilis die gehemmte Lyse eines hämolytischen Systems, nach FISCHER[18] zusätzlich noch die Agglutination der sensibilisierten roten Blutkörperchen. Die Hämolyse des hämolytischen Systems kann erst eintreten, wenn die mit Antikörpern überzogenen Erythrocyten das Komplement, wahrscheinlich das Mittelstück, nach BIER[5] Mittel- und Endstück, adsorbiert haben. Wird die Adsorption verhindert, dann kann keine Lyse ablaufen. Hemmend wirken alle jene Faktoren, z. B. monovalente Kationen in 0,02 und 0,35 molarer Konzentration, bivalente Kationen, saures (4,8) alkalisches (8,8) p_H*, die auch eine Ionisierung der Serum-Eiweiß-körper unterdrücken und zur Flockung führen. Die Geschwindigkeit der Hämolyse wird durch die Menge des adsorbierten Komplements bestimmt, die adsorbierte Menge des Komplements ist wieder abhängig von der Menge der an das Antigen angelagerten Immunkörper. Der Grad der Komplementbindung wächst demnach mit dem Grad der Sensibilisierung (EAGLE[2] u. Mitarb.). In gewissen Grenzen kann ein starkes Komplement mit wenig Antikörpern denselben Effekt hervorrufen, wie viele Antikörper mit einem relativ schwachen Komplement. Das Mengenverhältnis zwischen Antigen und Antikörper ist jedoch bei der Komplementbindung nicht irrelevant. Antigen- oder Antikörper-Überschuß kann eine verminderte Komplementbindung zur Folge haben, was sich im — dem Serologen nur zu bekannten — „Zonenphänomen" bemerkbar macht (ROULIER). Bei quantitativer Untersuchung, also bei der Untersuchung des Serums in verschiedenen Verdünnungen, kann die Fehlerquelle des Zonenphänomens vermieden werden. Auch die Bindungsgeschwindigkeit ist von der Antigen- und Antikörper-Menge abhängig (ROCHER[3, 4] u. Mitarb.).

Da durch das Inaktivieren der Sera ein Teil der Reagine verlorengeht und durch Verwendung von Kaninchen-Immunserum ein hemmender und zusätzlich biologischer Faktor im Versuch vorhanden ist, wird von manchen Autoren die aktive Wassermann-Reaktion vorgezogen. In der aktiven Wassermann-Reaktion (s. S. 428) wird das Eigen-Komplement und werden die Alexine als Normallysine gegen Schaferythrocyten verwendet. Der Vorteil liegt in der Material- und Zeitersparnis. Der Nachteil in der Unmöglichkeit, bei manchen Sera, vor allem aber immer bei der Untersuchung von Liquor, fast immer bei der Untersuchung alter Sera und der Sera Neugeborener, wegen des niederen hämolytischen Index eine Komplementbindungs-Reaktion durchzuführen (HUZLY[1]). HUZLY[2] stabilisiert die Sera zu diesem Zweck mit Camphaquin, einem wasserlöslichen Campherpräparat, wodurch der hämolytische Index durch 6 Tage konstant erhalten werden soll, wenn das Serum gleichzeitig bei $+4^0$ C gehalten wird (HECHT cit. nach BRUCK[4] u. Mitarb., FAUVET[2]). Über aktive Komplementbindungs-Reaktion mit Citratplasma s. KABELIK (cit. nach ISRAELSON[2] u. Mitarb.) und ISRAELSON[2] u. Mitarb.

Die Komplementbindungs-Reaktion ist trotz der heute erweiterten Kenntnisse auf dem Gebiete der Luesserologie in ihrem Mechanismus noch nicht restlos geklärt. Der Theorie einer echten Antigen-Antikörper-Reaktion (SACHS cit. nach BREUCKMANN) steht die der unspezifischen Kolloid-Reaktion (BRUCK cit. nach BREUCKMANN) gegenüber. Letzten Endes werden mit dem komplexen Wassermann-Antigen und mit dem mindestens ebenso komplexen Antikörper-Gemisch des luischen Serums wahrscheinlich sämtliche Kombinationen, angefangen von der spezifischen Antigen-Antikörper-Reaktion bis zur Serumlabilität, möglich sein und auch vorkommen. Es haben daher fraglos alle Autoren, sind sie auch entgegengesetzter Meinung, in bezug auf ihr beobachtetes Teilgebiet recht (BRUCK cit. nach BREUCKMANN, EAGLE[20], BERGONZONI, CHEVREL[2, 7] u. Mitarb., BIER[6] u. Mitarb., MEINICKE[28]).

Der Kompromiß, den WOLFF[1] u. Mitarb. eingehen, wird den Tatsachen am nächsten kommen: Alle Reaktionen der klassischen Serologie beruhen auf einer Antigen-Antikörper-Reaktion zweiter Ordnung, nicht aber dritter Ordnung, die

---

* Durch starke Alkalisierung wird jedoch infolge Verkleinerung der Lipoidteilchen und die dadurch entstehende Oberflächenvergrößerung die Antigen-Antikörper-Reaktion in der Wassermann-Reaktion verstärkt, wodurch bei luischen Sera spezifische Hemmung des Komplements eintritt. Normale Sera bleiben negativ (SIERAKOWSKI[4] u. Mitarb.).

zur Bildung von kaum sichtbaren Präcipitaten führt, welche selbst wieder das Komplement in toto adsorbieren oder durch eine Teiladsorption eine oberflächliche Strukturänderung des Komplements bewirken. Als — vage — Stütze dieser Hypothese führen die Verfasser an, daß auch mit Flockungs-Antigen eine Komplementbindungs-Reaktion durchführbar ist.

Nach SCHMIDT[2] ist der Beweis einer echten Antigen-Antikörper-Reaktion jedenfalls noch nicht erbracht (SCHMIDT[1, 2, 10a], NAKAYAMA[2], MIENICKI[2] u. Mitarb., MALCANGI[1, 2], MALTANER[4]).

Nach KAFKA und GOZANO-KLAUSNER (beide cit. nach BREUCKMANN) spielen die Lipoide eine unspezifische, aber komplettierende Rolle. Aminosäuren (BREWER) haben weder in vitro noch im Tierversuch auf die Wassermann-Reaktion einen Einfluß.

Zucker, erhöhte Blutzuckerwerte, peroral oder parenteral erzeugt, erhöhen die antikomplementäre Kraft des Normalserums, auch luisches Serum wird durch diesen (hypothetischen) Einfluß auf die Lipoproteinkomplexe stärker positiv (MANAI[1] u. Mitarb.).

Da die Wassermann-Reaktion aber auch mit ultrafiltriertem Serum durchführbar ist, nimmt CASAZZA an, daß die Wassermann-Reaktion-aktive Substanz mehr dem chemischen als dem physikalisch-kolloidalen Typ entspricht.

Über Wassermann-Antikörper ist auch im Kapitel Antikörper (S. 352) und bei TAKENOMATA, KROO u. Mitarb. (cit. nach BLUMENTHAL[6] u. Mitarb.), PUCCINELLI[1, 2, 5, 6], D'ALESSANDRO[1, 2, 4, 8, 9] usw. nachzulesen.

3. Das Komplement

Das Komplement (C') ist ein ubiquitärer Faktor im frischen Serum, der den Ablauf mancher Antigen-Antikörper-Reaktionen erst ermöglicht, dabei aber nicht als Katalysator fungiert, sondern verbraucht wird. In der Serologie wird das Komplement als Indicator für eine abgelaufene oder nicht abgelaufene Antigen-Antikörper-Reaktion verwendet und als unbedingt notwendiger Faktor, z.B. im TPI-Test — einer Antigen-Antikörper-Reaktion erster Ordnung — gebraucht.

Nach HECHT (Handb. Jadassohn XV/2) ist das Komplement lediglich als eine Funktion des Serums anzusehen. KLOPSTOCK (Handb. Jadassohn XV/2) behauptet, daß alle inaktivierenden Vorgänge mit Herabsetzung der Oberflächenspannung verbunden sind, das Komplement demnach nur einen bestimmten Zustand des Serums darstellt; eine Herabsetzung der Oberflächenspannung allein bewirkt aber keine Titeränderung des Komplements, demnach scheint KLOPSTOCK Ursache mit Wirkung verwechselt zu haben. „Die Funktion des Komplements ist in ihrer Auswirkung vielseitig, in der Grundlage zusammengesetzt." Das in Albumine und Globuline zerlegte Komplement-Serum ergibt erst bei Wiedervereinigung Komplement-Wirkung: es lagert sich die Mittelstück-Globulinfraktion an das sensibilisierte Antigen, z. B. das Blutkörperchen an (SHOSI[1]), dann erst kann durch Bindung an das Mittelstück das Endstück (die Albumine) gemeinsam mit Mittelstück und Antikörper die entsprechende Wirkung entfalten. Wegen der Reihenfolge ihrer Bindung wurden die 2 Fraktionen als Mittel- und Endstück bezeichnet. Die Aufgabe des Endstückes soll nach SCHUBERT darin bestehen, das Mittelstück in Lösung zu halten. Mittel- und Endstück sind thermolabil (OTANI). Das Hitzeinaktivieren schädigt vor allem aber das Endstück.

Adsorbieren, Lagern, Schütteln, salzfreies Medium usw. schädigen vor allem das Mittelstück.

Nach den Färbeversuchen von KLOPSTOCK (Handb. Jadassohn XV/2), der Endstück (Albuminanteil) und Mittelstück (Globulinanteil) verschieden und

getrennt anfärbte, tritt bei Mischung der beiden Komponenten nur die Farbe des
Endstückes hervor. Es scheint also das Mittel- vom Endstück umhüllt zu werden.
Wohl infolge der verschiedenen Eigenschaften seiner Teilfraktionen — heute sind
bereits deren 7 bekannt (SCHMIDT[15]) — verhält sich das Komplement in seiner
Gesamtheit manchmal scheinbar unberechenbar und paradox. So vernichtet
z. B. kurzes Erhitzen die Inaktivierbarkeit des Komplements, dadurch wird das
Komplement stabilisiert und physikalischen Einflüssen gegenüber resistenter. Es
ist dies ein Phänomen, welchem wir bei biologischen Abläufen und Vorgängen
des öfteren begegnen.

Das T. p. z. B., aber auch andere Erreger, werden, unter ungünstigen Lebensbedingungen
gehalten, gegen spirocide bzw. bactericide Medikamente und Antikörper weniger empfindlich,
mithin resistenter als die virulenten, optimal gehaltenen Erreger. Sensibilisierte Schaferythrocyten mit geringer physikalischer Schädigung oder Erythrocyten aus einem nicht
einwandfrei gesunden Schaf bedürfen manchmal zur biologischen Lyse einer höheren Lysine-
und Komplement-Konzentration als intakte, einwandfreie Schaferythrocyten. Auch die
Tatsache, daß hochaktives Komplement besser und rascher gebunden wird als ein weniger
aktives (SUSSMANOVITZ), ist als diesem Phänomen zugehörig aufzufassen.

Die Komplement-Fraktion 1 (C′1) wurde isoliert von COHN u. Mitarb. sowie
von PILLEMER (cit. nach SCHMIDT[15]) durch Serumfraktionierung. Es hat Eu-
globulincharakter, ist bereits bei 50° C thermolabil und UV-empfindlich.

Die Komplement-Fraktion 2 (C′2) hat Mucoproteincharakter, ist bei 50° C
thermolabil und UV-empfindlich.

Die Komplement-Fraktion 3 (C′3) hat Lipoidcharakter, es scheint ein Lipo-
proteid der γ-Globuline zu sein. Es ist ab 60° C thermolabil und stabiler als die
Komplement-Fraktion 4 (C′4), wird zerstört durch Kobragift, durch frische Hefe
(BIER[3]), durch Trockenhefe bzw. das daraus gewonnene Zymosan nach 2stündiger
Einwirkung bei 37° C und durch Prodigiosus-Bakterien; nach BIER wird es auch
von Fließpapier absorbiert. Auch die Hefe soll lediglich absorbierend wirken.
Bereits durch Jodide peptisiertes oder auf 55° C erhitztes Komplement ist durch
Hefe nicht mehr inaktivierbar. Es ist dies eine Stabilisierungsmaßnahme (MISAWA[1]),
die auch durch hypertone Lösungen und Salzsäurevorbehandlung erreicht werden
kann.

Die Komplement-Fraktion 4 (C′4) ist wahrscheinlich auch ein Mucoproteid.
Es ist erst ab 60° C thermolabil, jedoch weniger stabil als das C′3 (MISAWA[1]).
Im menschlichen Serum ist mehr C′4 vorhanden als im tierischen (OHATA). Über
die daraus resultierende Fehlerquelle wurde bereits geschrieben. Es ist die einzige
Fraktion des Komplements, die durch Schwefel-Ammonium zerstört werden
kann (FLECK[1]). Es wird zerstört durch Ammoniak und Äthylamine, die mit
Carboxylgruppen reagieren können; des weiteren durch Ammoniumhydroxyd,
Ammoniumsulfat, Chloroform und Äther (TODA u. Mitarb.).

Außer den 4 Fraktionen ist im frischen Komplement ein weiterer Faktor
bekannt, der in einer gewissen Beziehung zum C′3 steht. Dieser Faktor ist
ebenfalls UV-empfindlich. RICE (Handb. Jadassohn XV/2) findet im Mittelstück
des Rinderserums eine 5. Komponente:

Die Komplement-Fraktion 5 (C′5) ist bei 100° C thermostabil und kann con-
glutinieren. TODA u. Mitarb. nehmen ebenfalls eine 5. Komponente an. TAKANO
(cit. nach SCHMIDT[15]) hält sie jedoch nicht für eine echte Komplement-Kompo-
nente. Das C′5 soll durch Benzin zerstörbar sein.

BRUMFIELD (Handb. Jadassohn XV/2) findet im Endstück eine 6. Komponente.

Die Komplement-Fraktion 6 (C′6) steht dem C′4 nahe, ist aber thermostabil und durch Histamin oder Äthylendiamin inaktivierbar.

Die Komplement-Fraktion m (C′m): Außer diesen 6 Komponenten wurde von
KLEIN (cit. nach SCHMIDT[15]) eine 7. Komponente entdeckt, die als C′m be-

zeichnet wurde. Diese Fraktion liegt im Mittelstück, ist thermolabil, reversibel Liquoid-* und Germanin-labil, Ammoniak- und Kobragift-stabil. Das C'm ist ein obligater Vermittler, daher mit dem Zeichen „m" versehen, d. h. das C'm kann erst funktionieren, wenn der Vermittler (das Mittelstück) am Antigen-Antikörper-Komplex gebunden ist.

Im Mittelstück befindet sich das ganze C'1, außerdem viel C'3 und etwas C'4. Im Endstück befindet sich das ganze C'2, viel C'4 und etwas C'3.

Die Aufspaltung der Fraktionen geschieht unter anderem durch CO_2, Hitze, NaOH, NH_4OH u. a. m. (OTANI). Ausführliche Beschreibung des Komplements und der mit ihm zusammenhängenden Probleme s. SCHMIDT[15] und MISAWA[3].

Für die Komplement-Wirkung sind alle Komponenten notwendig. (Eine Ausnahme bildet die Hämolyse bei der paroxysmalen nächtlichen Hämoglobinurie.) Die Komplement-Aktivität ist von der Menge des *kleinsten* Anteils abhängig. Das Meerschweinchenserum hat für die Schaferythrocyten-Hämolyse durch die Schaferythrocyten-Lysine des Kaninchen-Immunserums die günstigste Zusammensetzung. Daher wird in der Lues-Serologie vielfach unter Komplement gemeinhin Meerschweinchenserum verstanden.

Nach alledem scheint die Ansicht von PROVERA[1] und auch KLOPSTOCKs (Handb. Jadassohn XV/2) nicht zutreffend, wonach das Komplement keinen chemischen Körper darstellt, sondern Ausdruck eines chemischen Zustandes der Serum-Kolloide sei, und die Komplementbindung eine Störung dieses Zustandes manifestiert. Es scheint sich beim Komplement doch eher um eine faßbare Substanz im Serum zu handeln (FERRANTI), die sogar in toto an Casein adsorbierbar und wieder absprengbar ist.

Die Aktivität des Komplements hängt, wie bereits erwähnt, wegen der zahlreichen Komponenten und verschiedenen Eigenschaften von sehr vielen Umständen ab. Abgesehen von der verschiedenen Komplement-Qualität, die bedingt ist durch das Lebewesen, dem das Serum entnommen wurde, und allen Faktoren, die darauf Einfluß nehmen, hängt die Aktivität und damit die Deviabilität ab von der Zeit der Blutabnahme, von der Art und Dauer der Aufbewahrung, von der Temperatur der Umgebung (KABELIK[2]) und dem Unterschied zwischen der Temperatur der Verdünnungsflüssigkeit bei der Auswertung und der Temperatur des Quell-Organismus (REINER[5] u. Mitarb.). So reagiert Meerschweinchen-Komplement bei 37° C, Frosch-Komplement bei 18° C optimal. Viele dieser Faktoren werden in den verschiedenen Komplement-Auswertungen berücksichtigt.

Das Komplement bzw. seine Komponenten sind, wie bereits erwähnt wurde, in verschiedenen Tieren in verschiedenen Mengen vorhanden. So enthält das menschliche Serum die Komponenten in annähernd gleichem Verhältnis wie das Meerschweinchenserum (MISAWA[3]), nur etwas weniger C'3, aber dafür mehr C'4 (OHTA); die Aktivität entspricht aber nur 50% der Meerschweinchen-Komplement-Aktivität (YOSHIDA[1]). Viel C'3 haben nach MISAWA[3] nicht nur Kaninchen- und Meerschweinchen-, sondern auch Ratten-, Rinder-, Hammel- und Hühnerserum. Von OTANI ist der Anteil der Komponenten: Mittelstück, C'4, Endstück, C'3 im Serum von Hund, Kaninchen, Meerschweinchen, Schwein und Ziege tabellarisch angegeben. Das Serum des Goldhamsters mit annähernd gleicher Zusammensetzung wie die des Meerschweinchen-Komplements hat bedeutend geringere Aktivität (10% Goldhamsterserum entspricht der Aktivität von 3% Meerschweinchenserum), er liefert außerdem nur $1/_3$ der Blutmenge des Meerschweinchens (GODGLÜCK).

---

* Ein polyanethol-(para-methoxy-propanylbenzol)-sulfosaures Natrium.

Das Komplement im Luikerserum verhält sich anders als das im Serum Gesunder. Nach KRAULIS geht im Komplement des Serums von Patienten mit
progressiver Paralyse am 4. Tag bereits C'4 und C'3 verloren (das Serum anderer
Luiker und Gesunder verliert C'3 und C'4 erst am 8. Tag). Später schwindet dann
auch C'2 und C'1. Malariabehandelte Fälle von progressiver Paralyse zeigen eine
bessere Stabilität des Komplements als unbehandelte Fälle progressiver Paralyse
(KRAULIS). Dieses Komplement läßt sich (in vitro) durch Normalserum etwas
reaktivieren. Das bei unbehandelten Luikern im allgemeinen etwas schwächere
Komplement kann in vivo durch 60 ml Normalblut intravenös innerhalb gewisser
Grenzen verbessert werden. Antiluische Behandlung (eine Neo-Salvarsan-Injek-
tion) bewirkt nach 10 min einen Komplement-Abfall, nach 24 Std Normalisierung
(Ausgangswert), nach 48 Std einen Anstieg, der nach einer Woche wieder zum
Ausgangswert zurückkehrt (YOSHIDA[3, 4]). Die Schwankung ist je nach der Blutgruppe verschieden intensiv: Blutgruppe AB spricht stärker an als B, diese
wieder stärker als Blutgruppe A und 0 (YOSHIDA[4]). Geschlechtsabhängigkeit
wurde nicht beobachtet. Bei Gesunden hat Neo-Salvarsan keinen Einfluß auf
die Komplement-Aktivität. Das Verhalten des Organismus bei An- und Abwesenheit von Komplement ist wegen der bekannten Komplement-Labilität und
der Abhängigkeit des Komplement-Titers von vielen Imponderabilien noch zu
wenig erfolgreich untersucht. Komplement läßt sich in vivo und in vitro durch
Antikoagulantien zerstören (CARLIMFANTI[1]).

Das „künstliche" Komplement von LIEBERMANN (Handb. Jadassohn XV/2)
ist letzten Endes nur ein besonders präpariertes Normalserum.

Die zum großen Teil bereits im Handb. Jadassohn XV/2 niedergelegten äußeren
und inneren Faktoren, die in vivo die Komplement-Aktivität beeinflussen,
wurden in den späteren Jahren überprüft und vermehrt. So beobachtet MAUGER
eine artverschiedene Altersabhängigkeit. Da FRIEDBERGER u. Mitarb. im menschlichen Fetus, aber auch bei Meerschweinchenfeten (FRIEDBERGER cit. nach GUR-
WITZ), kein Komplement nachweisen konnten und Neugeborene evtl. gleichstarke
Komplement-Aktivität aufweisen wie die Mutter, nimmt GURWITZ eine Kom-
plement-Entstehung intra partum an. Beim Menschen scheint keine besondere
Altersabhängigkeit vorzuliegen. Der höchste Komplement-Titer konnte nach
HARTMANN[1] bei Menschen allerdings zwischen dem 70.—90. Lebensjahr gefunden
werden (bessere Lebenserwartungen bei hohem Komplementgehalt?). 40—50%
dieser Altersgruppe sind komplementaktiver als Menschen zwischen dem 20. bis
40. Lebensjahr. Beim Meerschweinchen spielt sicher das Alter eine Rolle (FABER[3]
u. Mitarb.). Krankheit und Schwangerschaft führen zu Komplement-Störungen
(HINTZE). Weibliche Tiere antworten leichter mit Komplement-Schwankungen
als männliche bei sonst gleicher Komplement-Aktivität (YOSHIDA[1], HARTMANN[1]).
Blutgruppe AB ist aktiver als B, B aktiver als A und A aktiver als 0 (YOSHIDA[1]).
Das Komplement des venösen Blutes ist brauchbarer als das des arteriellen
(FISCHER[5]).

Nach BØE bewirkt Schock einen Komplement-Abfall. Schon die Blutabnahme kann ein ausreichender Schock sein. Die Amylase verhält sich dabei
bedeutend stabiler (OHIWA[2]). Es wird aus diesem Grund und aus Gründen der
„Menschlichkeit" das Komplement dem Meerschweinchen besser in Evipan-
narkose — es genügt 1 ml einer 2%igen Pentothal-Natrium-Lösung subcutan —
entnommen. ACTH-Verabreichung bewirkt, angeblich im Gegensatz zum Schock,
einen Aktivitätsanstieg (VAUGHAN[2] u. Mitarb.), hingegen hat Cortison Komplement-Abfall zur Folge (SIMONSEN cit. nach „ohne Autor"[14]). Rö-Strahlen
(13—15 min FHD 50 cm, 120 kV, 3 mA, 0,5 mm Cu entsprechend etwa $^1/_8$—$^1/_{16}$
HED) hatten beim Meerschweinchen weder in vitro noch in vivo einen

Einfluß auf die Komplement-Aktivität (MERKLINI). Das Vitamin C scheint keine
Rolle zu spielen. Hingegen konnte WASSEN durch Lebertranfütterung einen
Titeranstieg feststellen. Meerschweinchen unterliegen einem Tages- und Jahres-
zeit-Rhythmus. KOLMER[16] findet in der kalten Jahreszeit höhere Titerwerte,
HINTZE findet Schwankungen der Werte im März und April, außerdem zeigen 4%
der untersuchten Tiere Tagesschwankungen, vor allem im Sinne der Aktivitäts-
Minderung (3,6%), weniger im Sinne der Aktivitäts-Steigerung (0,6%); nach
GHIO verursacht *UV-Licht* vorübergehend Aktivitätssteigerung. Auch ein scheinbar stabiles Komplement ist nachweislich durch verschiedene Faktoren zu
beeinflussen. Dazu gehören das p_H, das Verdünnungsmittel, dessen Konzentration,
der Verdünnungsgrad, die Temperatur, die Zeit der Blutabnahme (KABELIK[2]),
atmosphärische Störungen (ESCHE[1]), UV-Belichtung (GHIO, SCHMIDT[15]), die Art
der Konservierung u. a. m. Auch die Art der Funktion, deren man bedarf, muß
dabei berücksichtigt werden. So ist die bakteriolytische Komplement-Funktion
labiler als die hämolytische (MISE). Dieser Tatsache muß auch im TPI-Test
Rechnung getragen werden, weshalb EHRMANN als Kontrolle der Komplement-
Aktivität nicht nur die Lyse des hämolytischen Systems untersucht, sondern
(noch nicht publiziert) gleichzeitig mit den beiden Standard-Röhrchen eine dritte
Teströhrchenreihe mitlaufen läßt, in welcher zu jedem Serum noch ein sicher
positives, nicht zu stark reagierendes Serum zugegeben wird. Negative Sera
müssen, um als negativ befunden werden zu dürfen, zusammen mit dem positiven
Serum positiv sein. Bei Komplement-Hemmung bleiben negative Sera trotz Zu-
satzes eines (schwach) positiven Serums negativ. Das optimale p_H bezüglich
Konservierung und Wirkung liegt nach SHOSI[1] um 7,6—8,0. Über den Einfluß
der Verdünnungsmittel auf das Komplement ist nachzulesen bei: HARTMANN[1],
METER, ANDRESCO. Verdünntes Komplement ist stabiler als konzentriertes
(MISE).

a) Die Komplement-Auswertung

Die Komplement-Auswertung ist von vielen Faktoren abhängig und mehr
Schwankungen unterworfen als z. B. die Hämolysin-Auswertung (ESCHE[1]). Eine
größere Antikörper-Menge bedarf weniger Komplement-Einheiten als eine
geringere Antikörper-Menge (EAGLE[2] u. Mitarb.); auch die Möglichkeit einer eigenhemmenden Wirkung mancher Antigene und der hemmenden Wirkung mancher
Sera (Ziegen-, Schaf-, Kaninchensera), sowie der fördernden (Meerschweinchen-,
Rinderserum) (WALTON[1]) sind bei der Titerbestimmung des Komplements zu
berücksichtigen. Menschliche Sera können sowohl fördernde als auch hemmende
Wirkung entfalten, die sich nicht bei jeder Komplement-Charge gleichartig manifestiert. BOERNER[7] u. Mitarb., ebenso AUSTIN[2] titrieren als eine der ersten das
Komplement in Anwesenheit von Antigen, da Antigene mit bestimmten Kom-
plement-Chargen oft Eigenhemmung geben. KOLMER[18] versucht diese Eigenhemmung durch Zusatz von Eiklar aufzuheben. Der Einfluß des Verdünnungs-
grades veranlaßt SCHATILOFF in einer anderen Reihe als der der arithmetischen
Progression auszuwerten. DERBEDENEY u. Mitarb. nehmen, um die hemmende
Wirkung des Kaninchenserums weitgehend auszuschalten, hochtitrierbares Immunserum. Der Hämolysetiter ist nach FABER[2] u. Mitarb. abhängig von der
Art des verdünnenden Wassers (Quellwasser, destilliertes Wasser, erhitztes,
nicht destilliertes Wasser usw.). Besonders hohe Titer erhalten FABER[2] u. Mitarb.
mit destilliertem Wasser mit Natrium-Chlorid und Magnesium-Fluorid-Zusatz. Die
genaueste Komplement-Auswertung mit Berücksichtigung möglichst aller faßbaren Faktoren wurde von PRICE u. Mitarb. ausgearbeitet. PRICE[1,2] u. Mitarb.
verwenden nach der Methode von RICHARDSON (cit. nach PRICE[1]) ein thermo-

stabil gemachtes Komplement, in der Komplementbindungs-Reaktion nach
WHITECHAPPEL (cit. nach PRICE[1]).

Hämolysin im Überschuß, um eine evtl. antihämolytische Funktion des
menschlichen Serums zu kompensieren, verwendet KABELIK[2]. Je genauer das
Komplement ausgewertet wird, und je mehr sich die verwendete Komplement-
Menge dem Lösungs-Minimum nähert, ohne die Zahl der eigenhemmende Sera
dabei ansteigen zu lassen, um so sensibler ist die Komplementbindungs-Reaktion
eingestellt. PRICE[6] u. Mitarb. und HAVENS[1] u. Mitarb. steigern so die Sensibilität. Den Zeitfaktor, d. h. die Zeit, in welcher die Lyse eintritt, berücksichtigt
EAGLE[22]. Die 50%ige Hämolyse als Einheitsgrundlage zu nehmen, erlaubt
darüber hinaus noch genauere Komplement-Auswertung. Es wird entweder mit
einer Hämolyseskala verglichen (MUSCHEL u. Mitarb., PANGBORN[1] u. Mitarb.
u. a. m.) oder eine besonders genaue Bestimmung der 50%igen Hämolyse mit
Hilfe eines Spektrometers durchgeführt (GORDO u. Mitarb., DUREL[2] u. Mitarb.
u. a. m.). ECKER u. Mitarb. berechnen den Komplement-Verbrauch aus der
colorimetrischen Ablesung mit Hilfe der Koghschen Funktion. Weitere Methoden
der Komplement-Auswertung, wie die Auswertung nach MANTEUFEL (cit. nach
FISCHER u. Mitarb.), sind in den einzelnen Komplementbindungs-Reaktionen
angegeben bzw. dort und in der entsprechenden Originalliteratur nachzulesen.

b) Das Inaktivieren

Komplement kann inaktiv gemacht werden durch Zerstören aller oder auch
nur einer seiner Komponenten.

Es geschieht dies durch Hitze (Temperatur von 37 bis über 60° C), durch Aussalzen (Ammonsulfat), durch sog. Komplementgifte, durch Fermente (Hefe),
durch Eiweißfällung mit Kohlendioxyd, durch Ammoniak, durch Elektrolyse und
schließlich biologisch, durch Adsorption an Antikörper.

Die gebräuchlichste, jedoch nicht die schonendste Methode ist das Hitze-
inaktivieren. Über Hitzeinaktivierung und Reaktivierung ist nachzulesen bei
REIN[5] u. Mitarb., BIER, KADISCH[2], PERSTEIN u. Mitarb., TOKUNAGA[1-4]. Über
Aussalzen ist nachzulesen bei TOKUNAGA[1-6]. Über Komplementgifte und die
Wirkung des Ammoniaks ist nachzulesen bei FLEXNER u. Mitarb. und RITZ (beide
cit. nach SCHMIDT[2]), TODA u. Mitarb., TOKUNAGA[5, 6], GORDON u. Mitarb. Durch
Elektrolyse kommt es zu einer reversiblen Inaktivierung infolge Hydrolyse und
Salzdissoziation (FABIAN[4, 5]).

Die schonendste Methode, wobei auch die Antikörper weitgehend erhalten
bleiben, ist die biologische Inaktivierung: Mit 5—10% Formollösung behandelte
Schaferythrocyten erhalten eine große Resistenz gegen immunologische Hämolyse,
sie binden aber sowohl hämolysierende Antikörper als auch das vorhandene Komplement (RUBINO[1]).

Neben der rein biologischen Inaktivierung (BAUCIO RONCHESE cit. nach
DEVOTO[3]) wird eine thermobiologische Inaktivierung beschrieben von CANZIANI
u. Mitarb. sowie von CARTIA[2, 4, 5].

Ein Inaktivieren durch Dialyse ist nicht möglich (TOKUNAGA[4]).

Das Serum wird für die Flockungsreaktionen erhitzt, weil dadurch die Fähigkeit zur Ausflockung vergrößert wird (JOHNS[1]). Der gleiche Effekt wird durch Eintrocknenlassen auf dem
Objektträger erreicht. Die „Inaktivierung" hat für die Flockungs-Reaktion keine Bedeutung.

c) Die „Eigenhemmung"

Mit dem Begriff „Eigenhemmung" bezeichnen wir das Phänomen einer
Komplement-Inaktivierung in einem Serum ohne wissentlichen Zusatz von

Antigen oder in einem Antigen ohne Zusatz von Serum, d. h. es resultiert das Bild einer Komplementbindung, ohne daß eine Antigen-Antikörper-Reaktion hätte ablaufen können. Neben einer gewissen Altersdisposition (JADASSOHN[2], NYARY, ADÉ u. Mitarb.), weniger einer Blutgruppendisposition (JISKIPARI) können wir für die Eigenhemmung sog. natürliche Ursachen (VOHWINKEL[3]) und physikalisch-chemische Ursachen verantwortlich machen, außerdem werden noch „Hemmfaktoren" in den entsprechenden Flüssigkeiten angenommen. REIN[6] u. Mitarb. unterscheiden demnach auch 2 Antikörper-Arten: biologisch falsch positive Antikörper mit geringerer Affinität und Wassermann-Antikörper mit größerer Affinität zum Antigen als zur Hemmsubstanz. Nach RUBINO[3] muß die antikomplementäre Wirkung von einer Antihämolysinwirkung mancher Sera getrennt werden.

Als verständliche, natürliche Ursache der Eigenhemmung ist eine Antigen-Antikörper-Reaktion zwischen im Serum präexistentem Antigen und präexistenten Antikörpern anzunehmen (GOUGEROT[2] u. Mitarb., GELPERIN), wie dies bei vielen Infektionskrankheiten (VOHWINKEL[3], TRENTI[1], MACKENZIE, GOUGEROT[2]), vor allem bei Malaria, Syphilis und Tuberkulose der Fall ist (VOHWINKEL[3], RAPPAPORT[2] u. Mitarb., NYARY, TSAO, LIGHTER, GOUGEROT[2] u. Mitarb.). ORSOS (cit. nach NYARY) lehnt die Syphilis als Ursache ab. Eigenhemmung wird auch beobachtet bei Lepra, Typhus, Schlafkrankheit. Nach GOUGEROT[2] u. Mitarb. bei jedem fieberhaften Zustand. Der anaphylaktische Schock ist ein Modell des Eigenhemmungs-Mechanismus auf natürlicher Grundlage. TRENTI berichtet über Eigenhemmung bei Nephritis, Neuritis, Leberechinococcus, Hämoglobinurie, Tumoren u. a., MACKENZIE u. Mitarb. über Eigenhemmung bei Rheumatismus, MONTILLI über Eigenhemmung bei Sklerodermie u. a. m. Als die Eigenhemmung vorbereitende Komponenten werden angeführt: Lebercirrhose, Diabetes, Basedow, Ikterus, Hapatosplenomegalie, Herzmuskelveränderungen (TRENTI[1]), Lebercirrhose und Leberschaden allgemeiner Art (NYARY, RUGE[13], RUNDEL[2] u. Mitarb., OLHAGEN), psoriatische Erythrodermie (MONTILLI[3, 4]), Obstipation (MACKENZIE u. Mitarb.) usw. Auf physikalisch-chemischer Basis scheinen neben der zugrunde liegenden Krankheit auch hämolytische, chylöse und ikterische Sera eigenhemmend zu wirken (RUGE[13]). RUGE[7] bezeichnet diese Ursachen als extrensic Faktoren neben den intrensic Faktoren, z. B. bei Lues, Lepra, Leberleiden, die der Pseudo-γ-Globulin-Fraktion angehören sollen.

Bakterielle Zersetzung der Sera (NYARY, VOHWINKEL[3], HRUSZEK[2]) wirken ebenso wie Hefe komplementinaktivierend. Das Penicillin soll nach MINO speziell die Hämolyse-Funktion des Komplements durch Zerstörung der Komplementfraktion 2 hemmen.

„Artefizielle" Eigenhemmung erfolgt durch physikalisch-chemische Alteration des Komplements (p_H von 10 und darüber [SIERAKOWSKY[2]], Alkohol auch in geringen Spuren [HYNIE]). Nach RUBINO[3] verursacht eine Temperatur von $+4^0$ C Eigenhemmung. Andere Autoren wieder eliminieren durch Stehenlassen bei $+4^0$ C eigenhemmende Faktoren (RUGE). JADASSOHN[2] gibt technischen Mängeln, z. B. der Wasserbadtemperatur, die Schuld usw.

Daß eiweißfällende Mittel auch das empfindliche Komplement zerstören können, ist weiter nicht verwunderlich. Nach ZABLOCKI[1, 2] u. Mitarb. inaktivieren unter bestimmten Umständen Neo-Salvarsan, Germanin, Sulfoxalsäure. Gerbsäure, als wäßriger Extrakt aus frischen Korken (PLAUT cit. nach KOCH[1]), ist für Sera praktisch ohne wesentliche Bedeutung (RIMPAU u. Mitarb.). Trotzdem ist es ratsam, keine frischen Korke zu verwenden (KOCH[1], KRUMEICH). Komplementeigene Lipoide haben nach PENNATI u. Mitarb. antigene Wirkung, die ähnlich wie das Wassermann-Antigen im Serum zur Wirkung kommt. Voraussetzung sind in diesem Fall aber Wassermann-Antikörper im Serum. Ruge[7] u. Benjasch u. Mitarb. nehmen einen hemmenden, im Bereich der Pseudo-γ-Globulin-Fraktion wandernden Faktor an. Nach Guthof kommt es aus noch ungeklärten Gründen zur Adsorption des Komplements an die Eiweißkörper. Armentano u. Mitarb. beobachten Lysine-Hemmung, nicht aber Komplement-Hemmung durch Vitamin C-Zusatz in vitro. Berliner u. Mitarb. nehmen einen Mangel an schützenden Stoffen im eigenhemmenden Serum an. Eine komplementhemmende Wirkung mancher Antigen-Chargen dürfte durch Zusammentreffen ungünstiger Faktoren in manchen Komplement-Chargen mit dem betreffenden hemmenden Antigen bedingt sein (Kolmer[12], Eagle cit. nach Kolmer[12], Giordano[1] u. Mitarb.). Durch Verwendung von Misch-Komplement und Auswertung mit mehreren Antigen-Chargen bzw. auch Chargengemischen (Kalminin[1] u. Mitarb., Kolmer[12]) kann dieses Moment ausgeschaltet werden. Eine gewisse Labilität des Komplements kann durch Stehenlassen bei 37° durch 1 Std vor der Komplement-Auswertung vorweggenommen werden und wird sich im Versuch nicht mehr bemerkbar machen können (Kolmer[15]). Die Zahl der Eigenhemmungs-Sera schwankt von 0,18°/$_{00}$ bei Jadassohn[2] bis 1,8% bei Zündel u. Mitarb. und hängt vom Untersuchungsmaterial ab (Ruge[5-7], Gelperin, Ishiwari, Nyary).

Vermeidung der Eigenhemmung

Rubino[3] hebt die Sera bei 5—10° C oder bei 50° C auf (s. unten). Eine Vermehrung der Komplementmenge verringert die Sensibilität der Reaktion (Trenti[1]), jedoch kann eine Vermehrung der Hämolyse-Einheiten die Eigenhemmung überwinden helfen. Olhagen vermeidet Eigenhemmung durch Inaktivieren mittels UV-Lichts. Rubino[3] eliminiert den Eigenhemmungs-Faktor durch Erwärmen auf 50—55° C. Nach Lundbäck[6] und Makenzie ist der Eigenhemmungs-Faktor jedoch thermostabil.

Wohl die einfachste Methode der Eigenhemmung-Entfernung liegt im Verdünnen des untersuchten Serums (Nyary). Dies geht ebenfalls auf Kosten der Sensibilität. Tarani (cit. nach Guthof) und Brede[1] sättigen den hypothetischen, eigenhemmenden Faktor mit einem Überschuß von Komplement ab. Wird dann das Serum-Komplement-Gemisch inaktiviert, dann spielt der Komplement-Zusatz keine Rolle mehr. Gute Erfolge erhalten Pohlner sowie Kolmer[20] u. Mitarb. mit der Methode von Sachs, der mit einer n/300 H Cl den hemmenden Faktor ausfällt. Ruge[3-5, 13] schlägt vor: Aufbewahren bei + 4° C durch 2—3 Tage, Kaolin-Adsorption, Zusatz von 10% HCl-Lösung, Zugabe von Rinderalbumin als Schutzfaktor. In absolut hartnäckigen Fällen muß der serologische Befund auf den Flockungsreaktionen allein aufgebaut werden. In Parenthese sei hier erwähnt, daß sich eine komplementhemmende Wirkung auch im TPI-Test unangenehm bemerkbar machen kann, und zwar geht der hämolysehemmende Effekt nicht konform mit der immobilisierunghemmenden Wirkung. Darüber Näheres im Kapitel Nelson-Test dieses Bandes u. S. 385.

4. Das Hämolysin

Das Hämolysin — in der alten Literatur Amboceptor genannt — wird in der Komplementbindungs-Reaktion zur Bereitung des hämolytischen Systems verwendet und ist ein echter Antikörper, der durch intravenöse Injektion gewaschener Schaferythrocyten in die Kaninchen-Ohrvene im Kaninchen gebildet wird. Die

intravenöse Injektion von Lipoiden hat auf die Hämolysinbildung keinen Einfluß
(GROSS[1]). Im Kaninchen-Immunserum finden sich dann 2 Arten von Hämolysinen: Ein thermolabiles, bei 37° C an die Schaferythrocyten sich bindendes
Lysin (BRINKMANN), das aktiv ohne Komplement-Zusatz wirksam, wenn erhitzt
auch bei Komplement-Zusatz unwirksam und vielleicht mit den Alexinen — den
Normallysinen des Kaninchenserums —, identisch ist und ein thermostabiles,
auch bei 0° C sich an die Schaferythrocyten bindendes Lysin, das, wenn erhitzt,
nur bei Komplement-Zusatz wirksam ist (CARD u. Mitarb.). Die Menge des
Normalhämolysins zeigt individuelle Schwankungen. Bei Neugeborenen (Menschen und Tieren) findet MAUGER niemals Normalhämolysine. Während der
frühen Kindheit beginnt der Hämolysintiter langsam zu steigen, um im Erwachsenenalter konstant zu bleiben, evtl. im höheren Alter wieder etwas abzusinken.
In die Cantharidenblasenflüssigkeit scheinen die Normalhämolysine (MASIA)
weniger leicht überzutreten als das Komplement. Der Normalhämolysintiter
gegen Ziegenerythrocyten ist am höchsten bei der Blutgruppe 0, dann bei der
Blutgruppe A und B, am wenigsten bei der Blutgruppe AB (YOSHIDA[2]). Er ist fast
unabhängig von der Wassermann-Reaktion und der antiluischen Behandlung,
im allgemeinen im positiven Serum etwas höher als im negativen bzw. im gesunden
(YOSHIDA[3, 11]), bei unbehandelter Lues höher als bei behandelter. Der Normal-
hämolysingehalt des Serums wird als hämolytischer Index bezeichnet. Er
wurde nach GERUNDO erstmalig von WEINBERG bestimmt, soll aber bereits 1910
von BUSILA (cit. nach GERUNDO) erwähnt worden sein. Das Normalhämolysin
spielt lediglich in der aktiven Komplementbindungs-Reaktion eine Rolle. Normalhämolysin im Liquor spricht für eine erhöhte Permeabilität der Blutliquorschranke.

Ein positiver Reaktionsausfall ist unter diesen Umständen mit Vorsicht zu beurteilen
(DEMME, KAFKA[2]). Zwischen der Eiweißrelation und der Permeabilität besteht kein Zusammenhang (KAFKA[2]), obwohl die Hämolysinreaktion erst positiv wird, wenn die Euglobuline mindestens 0,1 Teilstrich betragen (KAFKA[3] u. Mitarb.). Hingegen fanden DEMANCHE[4]
u. Mitarb. eine positive Hämolysinreaktion fast ausschließlich bei Lues des Zentralnervensystems, und zwar bei unbehandelten Fällen von progressiver Paralyse in 100% der Fälle,
bei behandelten Fällen von Progressiver Paralyse war hingegen die Hämolysinreaktion negativ
trotz positiver Liquor-Wassermann-Reaktion. Bei verschiedenen anderen Erkrankungen
wurde die Hämolysinreaktion im Liquor immer negativ gefunden.

In der Komplementbindungs-Reaktion mit inaktivem Serum wird das Kaninchen-Immunserum gegen Schaferythrocyten, nämlich das Sehaferythrocyten-
Hämolysin, verwendet. Zur Vermeidung des „Hämolysinfehlers" wurde von
MALFATTI die Verwendung von Rinderhämolysin vorgeschlagen. Rindererythrocyten sind aber nach HATO stark antikomplementär und haben nur geringe
Hämolysebereitschaft, weshalb nach MIZUNUMA[1] durch sie Antikörper-Bildung
nur schwer erreicht wird.

Für die *Bestimmung* des *Hämolysin-Titers* bzw. die Festsetzung der Hämolyseeinheit wirken sich Konzentrationsdifferenzen von 0,3—1,5% Schaferythrocyten
in der Auswertung nur in geringfügigen Unterschieden aus (COLEMAN[2]). Eine
maßgebende Rolle spielt hingegen die Komplement-Aktivität. Je größer die
Komplement-Aktivität ist, desto geringer — bis zu 30—50% Unterschied — ist
die notwendige Hämolysinkonzentration. Da die Fehlerbreite des Systems mit
der verwendeten Hämolysinmenge zunimmt, ist die Bedeutung der Komplement-
Aktivität verständlich (KAPPUS[2] u. Mitarb.). Das Hämolysin hat außerdem eine
gewisse eigenhemmende Wirkung, die nicht auf das Kaninchenserum, sondern
auf die Antikörper zurückzuführen ist und als Neisser-Wechsbergsches Immun-
phänomen bezeichnet wird (LEHMANN u. Mitarb.).

Hämolysinverstärkende Wirkung haben Saponin, Lecithin, Kobragift und Gallensäure (also vor allem auch Substanzen, die in bestimmter Konzentration allein auch hämolysierend wirken).

Hämolysinabschwächend wirken hypo- und hypertone NaC,-Lösung, Ammoniumchlorid, Cholesterin, saure und alkalische Puffer.

Die optimale Zusammensetzung des hämolytischen Systems kann bestimmt werden mit konstanter Schaferythrocytensuspension, konstantem Hämolysin und verschiedenen Komplementwerten oder mit konstanter Schaferythrocytensuspension, konstantem Komplement und verschiedenen Hämolysinwerten (LEVINE[9]). KOLMER (s. KOLMER-KBR S. 410) löst das Problem durch Auswertung bzw. Bestimmung der Hämolyseeinheit mit einem bekannten austitrierten Komplement und der Bestimmung der Komplementeinheit mit dem austitrierten Hämolytischen System, wobei das p_H des Verdünnungsmittels nicht vernachlässigt werden darf (Puffer-Lösung nach KOLMER) (SIERAKOWSKI[3] u. Mitarb.). Das optimale p_H liegt zwischen 6,5 und 8,5 (EAGLE[1] u. Mitarb.). Zur praktischen Durchführung der Hämolyseeinheit-Bestimmung schlagen GOBBO u. Mitarb. das Coleman-Spektrometer vor. Die notwendige Hämolysin-Verdünnungsmenge im Milliliter ist gleich $50 \cdot C \cdot K \cdot D \cdot P$ [K ist der Verdünnungsfaktor, C ist bei halben Dosen gleich 1, bei $^1/_4$ Dosen gleich $^1/_2$ zu setzen). $D = \dfrac{1}{\text{ermittelter Titer}}$, P bedeutet die Zahl der Röhrchen (PRATESI)].

Die Hammelblutkonserve

Um eine der wichtigsten Forderungen, die an serologische Untersuchungsmethoden gestellt werden, nämlich die Reproduzierbarkeit, zu erfüllen, sind alle Faktoren so gut wie möglich gleich zu halten. Lösungen lassen sich weitgehend unverändert längere Zeit tiefgekühlt oder lyophil getrocknet aufbewahren. Suspensionen zelliger Bestandteile, wie sie die Schaferythrocytensuspension für das Hämolytische System vorstellt, sind gegen viele Einflüsse, Temperaturschwankungen, Alter, bakterielle Verunreinigung usw. empfindlich. Temperaturen unter dem Gefrierpunkt sind wegen der physikalischen Hämolyse unbrauchbar. Es wurden sog. Stabilisatoren ausgearbeitet, die durch bestimmte konservierende Salze bzw. Lösungen, bei weitgehender Schonung der Zellen, auf Wochen und Monate hinaus eine gleichbleibende Schaferythrocyten-Konserve garantieren.

Für die Schaferythrocyten zur Hämolysin-Produktion können die Schaferythrocyten mit 5—10% Formollösung fixiert werden (RUBINO[1]). So behandelte Schaferythrocyten haben mit Ausnahme ihrer Lysierbarkeit alle ihre Eigenschaften bewahrt. Sie sind agglutinierbar, senkbar, histologisch unverändert, antigen aktiv und binden Hämolysin und Komplement, ebenso Normalhämolysin und Menschen-Komplement.

Für die Konservierung der Schaferythrocyten in den Komplementbindungs-Reaktionen werden einige brauchbare Lösungen angegeben von GRIGORIEFF-RAPOPORT[1], GINSBURG[1, 2] u. Mitarb. FEA, FRATES[2]. DURAN u. Mitarb. konservieren die Schaferythrocyten in Gelatine. DOEPFMER[8] u. Mitarb. verwenden eine nach OSLER modifizierte Alsever-Lösung, die mindestens 4, nach GREGORCZYK[1] 6 Wochen keine Änderung der Schaferythrocyten zuläßt. Die WHO gibt im Manual vom Jahre 1955 genaue Anweisungen zur Gewinnung und Konservierung der Schaferythrocyten. Für genaue Untersuchungen des Hämolysegrades ist der Hämoglobingehalt der Schaferythrocyten von Bedeutung. Deshalb arbeitet GREVAL[2] ebenso wie REICHERT (Handb. Jadassohn XV/2, S. 304) mit nach SAHLI geeichten Schaferythrocytensuspension.

5. Die Flockungsreaktion

Die Flockung entsteht nach Böhme[2] durch Bindung der Schutzkolloide, dadurch käme es zur Ausflockung der kolloidalen Teilchen. Stern[7] konnte zeigen, daß die Flocken aus einem Komplex von eiweißartigen Antikörpern und nicht-eiweißartigen Lipoidteilchen bestehen. Nach den Untersuchungen von Borov-skaja[2] wissen wir, daß die Flocken der Meinicke-Trübungsreaktion das ganze Antigen und Teile der Reagine, die Flocken der Citochol- und Kahn-Reaktion, einen Teil des Antigens und alle Reagine enthalten und daß es oft, nicht aber im hypertonen Milieu, neben der Flockungsreaktion noch zu einer Komplement-bindungs-Reaktion kommt (Borowskaja[4]). Sicherlich spielt bei der Flockenbil-dung auch die elektrische Ladung bzw. Entladung eine Rolle (Delbaere[1]). Del-baere[2] verwendet diese Tatsache für eine eigene serologische Untersuchungs-methode (s. S. 399), doch dürfte es sich hier weniger um Ursache als um Wirkung handeln.

Beim Zusammenbringen von Antigen nach Bordet und Ruelens, auch mit Normalserum, kommt es zur Teilchenvergrößerung, die sich in einer Verringerung der Brownschen Bewegung sowie durch im Dunkelfeld sichtbare Flocken äußert und durch Kochsalzzugabe aufgehoben werden kann, mit Luesserum jedoch irreversibel ist. Schwach positiv reagierende Sera ver-halten sich wie Normalserum. Die Kochsalzzugabe zum Antigen kann bereits vor Mischen mit dem Serum erfolgen (Chevrel[2, 5] u. Mitarb.).

Die praktische Bedeutung der Flockungsreaktion liegt in ihrer Einfachheit, den wesentlich weniger zahlreichen biologischen Faktoren, deren Labilität man in der Komplementbindungs-Reaktion immer Rechnung tragen muß, und vor allem in ihrer größeren Reichweite bei der Erfassung luischer Sera, wenn auch ihre Spezifität geringer ist als die der Komplementbindungs-Reaktion. Trotzdem ist der positive Ausfall von mehr als einer Flockungsreaktion auch bei negativer Komplementbindungs-Reaktion immer noch als spezifisch — soweit man dies bei den Reaktionen der klassischen Serologie überhaupt sagen kann — anzusehen (Haag[1] u. Mitarb.). Vor allem sind es die Spätfälle der Syphilis, die eher durch die Flockungsreaktion erkannt werden als durch die Komplementbindungs-Reaktion (Haag[3]). Nach den tierexperimentellen Untersuchungen von Kolle (cit. nach Bernstein) zeigen auch bei frischer Lues die Flockungsreaktionen oft früher an als die Komplementbindungs-Reaktion. Über Sensibilität und Spezi-fität der einzelnen Flockungsreaktionen ist nachzulesen bei Haag u. Mitarb., und Mørch[2]. Die oft beklagte Diskrepanz zwischen positiven Liquor- und negativen Serumbefunden ist seit der Verwendung der Flockungsreaktionen in der Serologie der Syphilis viel seltener zu beobachten. Nach den nun gemachten Erfahrungen kann daher eine positive Kolloidkurve im Liquor bei negativen Seroreaktionen, falls die Flockungsreaktion ebenfalls negativ ist, als für Lues nicht spezifisch abgetan werden (Haag[5] u. Mitarb.). Die Bedeutung der Flockungsreaktion für die Serologie der Syphilis wurde vom Hygienekomitée des Völkerbundes in Kopenhagen 1923 gewürdigt, welches mindestens eine Flockungsreaktion neben der Wassermann-Reaktion verlangt (Harrison). Das Bestreben, die Technik der Flockungsreaktionen weiter zu vereinfachen und die Ergebnisse noch eindeutiger und verläßlicher zu machen, brachte manche Details und Verbesserungen (Hart-mann[1], Brotherhood, Price[3], Chediak). Nach Weiss[2] ist das optimale Flockungs-Antigen ein Extrakt aus acetongewaschenem Herzmuskel mit 95%igem Alkohol, 3 Tage hindurch bei 37° C extrahiert, 2mal filtriert und mit 0,6% Cholesterin versetzt. Es soll in dunklen Flaschen mit Glasverschluß aufbewahrt werden. Gummistopfen dürfen nur nach besonderer Präparierung mit Zinnfolie verwendet werden.

IV. Spezielle Antigene und Reaktionen

(in alphabetischer Reihenfolge)*

1. Die *ABF*-Reaktion ist eine Flockungsreaktion mit dem Antigen Bruxelles. Sie wird mit Vorliebe zur Syphilis-Untersuchung bei Leprakranken verwendet (STERN[5], ROBYN).

2. Die *Agglutinations*-Reaktion der Behring-Werke: Das Antigen ist eine Aufschwemmung formol-getöteter Reiter-Kulturtreponemen (ROEMER[3], HOFFMANN[3]).

3. Die Reaktion nach D'AMADUCCI ist eine Liquorreaktion und in der Technik dem Mikro-Meinecke ähnlich. (MARINESCU[1, 2] u. Mitarb.)

4. *Astra*-Antigen ist ein schwedischer Klärungsextrakt, ähnlich dem Meinecke-Klärungsreaktion-II-Antigen (CHORPADE).

5. Die *Auguste*-Reaktion ist eine Komplementbindungs-Reaktion mit besonderer Preaparation des zu untersuchenden Serums mit Salzsäure (AUGUSTE[1–8], SCHIAVONE[1] u. Mitarb., FRANZERES u. Mitarb., CARRIERE[1] u. Mitarb., PISACANE[4], COTTINI).

6. Die *Bachmann*-Reaktion ist eine aktive Komplementbindungs-Reaktion, bei der die vollzogene Komplementbindung nicht nur an den ungelösten, sondern auch an den agglutinierten roten Blutkörperchen des hämolytischen Systems demonstriert wird (BACHMANN[1–5], BLUMENTHAL[7], FERRARI[1], MORYASU[2]).

7. Die *Basnuevo*-Reaktion ist eine Flockungsreaktion mit Plasma; sie wird nach 20 min abgelesen (BASNUEVO u. Mitarb.).

8. Die *Beaudet*-Reaktion ist eine Objektträger-Flockungsreaktion. Das Antigen ist eine cholesterinisierte Mischung eines ätherischen und alkoholischen Rinderherzextraktes (BEAUDET).

9. Die *Benzochol*-Reaktion nach SACHS-KLOPSTOCK-OHASI (NAMIKI) ist eine Flockungs- bzw. Trübungsreaktion, die vor allem mit Liquor, aber auch mit Serum und Cantharidenblaseninhalt durchgeführt wird. Das Benzochol-*Antigen* wird aus 10 Teilen eines cholesterinisierten alkoholischen Rinderherzextraktes mit 3 Teilen einer alkoholischen 10%igen Benzoe-Harzlösung durch Mischung gewonnen (SLOPEK[1]).

10. Die *Bergamasco*-Reaktion. Die Reaktion nach BERGAMASCO basiert auf der Überlegung, daß sich eine in der Blutsäule vollzogene Antigen-Antikörper-Reaktion in einer Änderung der Blutsenkungsgeschwindigkeit bemerkbar machen wird.

11. Die *Berger*-Flockungsreaktion wird in der Flockungsreaktion nach BERGER-KAHN, aber auch in der Modifikation von DIMLER (cit. nach REIPA) verwendet. Das Berger-Flockungs-*Antigen* (BERGER cit. nach MAGNUSON[1]) ist ein Kahn-Extrakt (10 Teile) mit einem Teil Tinctura benzoicae.

12. *Bertrand*-Mikro-Flockungsreaktion. Das Antigen ist dem Laughlen-Antigen, einem mit Scharlachrot gefärbten Kahn-Extrakt, ähnlich. Die Objektträger-Reaktion von BERTRAND[1] ist nicht zu verwechseln mit der Weißtannenharz-Reaktion in Liquor nach BERTRAND[2].

13. *Bier*-Komplementbindungs-Reaktion. Prinzip: Da in der Komplementbindungs-Reaktion nur die Globulin-Fraktion und die sog. vierte Fraktion des Komplements gebunden werden, muß nach den Überlegungen des Verfassers, ein positives Serum durch Zugabe dieser Fraktionen wieder negativ gemacht werden können. Die stärkste „komplementierende" Wirkung hat die „Serumhefe", we-

---

* Wegen Platzmangels wird auf die einzelnen Reaktionen nicht näher eingegangen. Bei den angegebenen Autoren kann nachgelesen werden über Technik, Spezifität, Sensibilität, Fehlerquellen und vergleichende Untersuchungen mit anderen Reaktionen der Serologie der Syphilis einschließlich TPI-Test.

niger stark wirken Ammoniakserum und Kobratoxinserum, am schwächsten ein nur 5 min auf 56° C erwärmtes Komplement (BIER[1, 2]).

14. Die *Blumenthal-Jakovlev*-Reaktion ist eine aktive Komplementbindungs-Reaktion mit dem Kahn-Antigen (BLUMENTHAL[5]-JAKOVLEV).

15. Das *Bojevskaja*-Serum-Eigen-Antigen (BOJEVSKAJA[2]). Als Antigen wird das im Luikerserum vorhandene Treponemen- bzw. Zell-Antigen verwendet bzw. nachgewiesen. Es ist dies keine Reaktion um Antikörper, sondern um Antigene in einer Kälte-Komplementbindungs-Reaktion (Bindungszeit 18—20 Std) aufzudecken.

16. Das *Bonnardot*-Antigen besteht aus durch Ultrabeschallung aufgelösten Kulturtreponemen (BONNARDOT).

17. Das Antigen der *Bordet-Ruelens*-Trübungs-Reaktion ist ein alkoholischer Organextrakt ohne acetonlösliche Lipoide (CHORAZAK). Bei schwächeren Ausfällen wird evtl. im Photometer von Vernes-Briqu-Yvon abgelesen (CHEVREL[1]-BODIN u. Mitarb., CHEVREL-CORMIER).

18. Die *Bori*-Mikro-Komplementbindungs-Reaktion. Methodik: Die Komplementbindungs-Reaktion wird mit 3 Antigenen und im Mikroröhrchen mit 0,1 ml Blut(!) angesetzt. Das Blut wird mit 0,2 ml physiologischer Kochsalzlösung verdünnt (BORI).

19. Das *Börner-Luckens*-Antigen wird aus pulverisiertem Rinderherz gewonnen und ist ein cholesterinisierter Alkohol-Äther-Extrakt (BÖRNER-LUCKENS[4]). Das Boerner-Antigen kann sowohl in Komplementbindungs-Reaktionen als auch in Flockungsreaktionen verwendet werden (GILMAN[4] u. Mitarb., BÖRNER[5] u. Mitarb., KILDUFFE[3] u. Mitarb.).

20. Das *Boros*-Antigen ist ein alkoholischer Rinderherzextrakt ohne Cholesterin, aber mit Benzoeharz-Zusatz, wodurch die Flockung deutlicher werden soll. Die notwendige Benzoemenge wird für jede Charge empirisch ermittelt (KÖHN u. Mitarb.). Die Boros-*Schnell-Reaktion* ist eine Flockungs-Schnell-Reaktion (BOROS[1], KÖHN u. Mitarb., POTEL[1], WOLFF[1] u. Mitarb. und BOROS[2]).

21. Das *Borowskaja*-Antigen (BOROWSKAJA[1]) ist ein cholesterinisierter Ätherextrakt aus Rinderherzmuskel.

22. *Boventer*-Schnellreaktion ist eine Mikro-Schnellreaktion, die vor allem bei der Liquoruntersuchung angewendet wird. Das Antigen ist ein Meinicke-Klärungs-Antigen, die Methode entspricht etwa der der Chediak-Objektträger-Methode (BOVENTER, PERRIA, GIGANTE[3]).

23. Die *Brajcev*-Komplementbindungs-Reaktion ist eine Modifikation der Reaktion nach TSCHERNOGUBOW. Sie verwendet Eigenkomplement und Eigenamboceptor des aktiv belassenen Serums (BRAJCEV).

24. Die *Brede*-Cardiolipin-Kurz-Reaktion: Das 7 sec auf 100° C erhitzte Serum wird mit Cardiolipin-Antigen und Komplement 30 min bei 37° C im Wasserbad und 30 min bei +2 bis +6° C im Kühlschrank gehalten (BREDE[2]).

25. Die *Bronzini*-Wassermann-Reaktion ist eine aktive Komplementbindungs-Reaktion ähnlich der Hecht-Komplementbindungs-Reaktion, wobei Eigenkomplement und Eigenhämolysin gegen Rinderblut verwendet werden (BRONZINI[2]).

26. Die *Bruck*-Flockungsreaktion ist eine Zentrifugier-Flockungsreaktion (BRUCK[2]).

27. Die *Bruck*-Komplementbindungs-Reaktion ist eine Aktivmethode mit Verwendung des Eigenkomplements und Eigenhämolysins. Sie wird von BRUCK als Antikörper-Reaktion bezeichnet. Als Antigen dient ein alkoholischer, nichtcholesterinisierter Menschenherzextrakt (BRUCK[3]).

28. Die *Butler*-Flockungsreaktion kann auch in Form einer Objektträgermethode und mit angetrocknetem Serum, wodurch die Hitzeinaktivierung erspart wird, mit Erfolg angewendet werden (BUTLER, LAZARUS, JOHNS[1]). Das Antigen ist ein cholesterinisierter Herzextrakt mit Tolubalsam und Benzoesäurezusatz.

29. Die *Calmette-Massol*-Komplementbindungs-Reaktion ist eine Aktiv-Methode der Komplementbindungs-Reaktion mit Verwendung des Eigenkomplements und des Eigenhämolysins (DELAUNY[2]).

30. Die Reaktion nach *Cantani* wird auch rapido reactione CANTANI[5-8] genannt und ist der Kahnschen Flockungsreaktion ähnlich. Das Antigen von CANTANI[5] besteht aus Lecithin, Rinderherzextrakt, Cholesterin, Phenol und Alkohol. Nach den Anfangsbuchstaben der italienischen Bezeichnung für diese Faktoren nennt CANTANI sein Antigen *Lecucofenal* (Leukophenol) (UTRILLA u. Mitarb., BARASSI, BERTI, NICOLETTI[8], ZOTTI, COLAVECHIO[2], CONSTANTINO[2], DOGLIO[1], GRASSO, GUZZI, FAVIA u. Mitarb., PAVANATI[1], BISTUER).

31. Die *Capuani*-Komplementbindungs-Reaktion mit Kälte- und Wärmebindung dient vor allem zum serologischen Nachweis von Tuberkulose. Die Methodik beruht auf der Verwendung des Eigenkomplements; das hämolytische System besteht aus Hämolysin gegen Menschenerythrocyten und Menschenerythrocyten (CAPUANI cit. nach INVERNIZZI). Als Antigen für die Serologie der Syphilis wird der Extrakt von BORDET-RUELENS verwendet.

32. Das *Cardiolipin*-Antigen (s. auch Antigene S. 344) besteht aus einer Mischung von Cardiolipin, Cholesterin und Lecithin gelöst in Alkohol. Das Cardiolipin-Antigen zeichnet sich durch eine besonders niedrige wirksame Endkonzentration aus. Eine Erhöhung der Endkonzentration erhöht nicht die Reaktionsbereitschaft (MALTANER und MALTANER cit. nach LUNDBÄCK[4]). Das Prinzip der Cardiolipin-Darstellung beruht auf einer Reinigung mit Natrium-Barium- und Cadmiumsalzen eines acetongewaschenen, durch Bariumsalze ausgefällten methanolischen Rinderherzextraktes. Jede Charge wird geprüft auf Stickstoff- und Phosphorgehalt, Jodzahl und Trockengewicht. Die biologische Prüfung erfolgt durch Vergleichsuntersuchung mit einem Standard-Antigen. Ausgangsmaterial kann nach PANGBORN jedes tierische Gewebe sein. FAURE (cit. nach FOIT[2]) erhält aus Erbsen, Karotten und auch aus Kohl ein, wenn auch nur schwach aktives, den Vorschriften entsprechendes Phosphorlipoid. Die Sojabohne, nur das Mehl, nicht die ganze Bohne, gibt ebenfalls ein brauchbares „Cardiolipin"-Antigen. Die Extraktion erfolgt nach STEVENSON[1] nach Art der Extraktion des Kahn-Antigens.

Das Sojabohnen-Phosphatid wird nach 4 Wochen überempfindlich. Als Ersatz für das Kahn-Antigen in der Kahn-Flockungs-Reaktion verwendet, hat es in 80% mit dem Standard-Kahn-Antigen übereinstimmende Resultate (STEVENSON[2]).

Reines Cardiolipin ist, in Alkohol gelöst, bei 37^0 C 3 Monate haltbar (REYN u. Mitarb.). In Wasser oder Pufferlösung zu Gebrauchs-Antigen emulgiertes Cardiolipin hat seine Wirksamkeit nach 15 min weitgehend verloren. Wird es aber zusammen mit Lecithin emulgiert, dann bleibt es über 1 Std unverändert wirksam (LUNDBÄCK[4]). Es ist daher notwendig, die Lipoide in alkoholischer Lösung zu mischen und dann erst das Gebrauchs-Antigen in der Pufferlösung herzustellen. Vor der Verwendung bedarf die Emulsion einer Reifungszeit, während welcher bestimmte physikalisch-chemische Vorgänge ablaufen (Anlagerung des eigentlichen Antigens an die Oberfläche der Lecithin-Cholesterinteilchen) und dadurch die Antigenbereitschaft erhöhen. Die Reifungszeit ist umgekehrt proportional der Konzentration der Bestandteile und hängt außerdem von der Art des zugefügten Lecithins ab (LUNDBÄCK[3]). Eilecithin scheint besser zu sein als Rinderherzlecithin (REYN[8] u. Mitarb.). Die Aktivität des Gebrauchs-Antigens steigt in den ersten 24 Std rasch an und bleibt beim Flockungs-Antigen bis 72 Std auf gleicher Höhe, um dann wieder abzusinken. Beim Komplementbindungs-Antigen sinkt sie bereits nach 48 Std ab.

Die Sensibilität und Spezifität des Cardiolipin-Antigens ist durchaus zufriedenstellend und übertrifft, abgesehen vom Vorteil der chemisch meßbaren Gleichmäßigkeit auch in dieser Hinsicht die der gebräuchlichen Lipoid-Antigene in den Komplementbindungs-Reaktionen. Trotzdem ist das Cardiolipin letzten Endes doch auch nur ein Lipoid-Antigen, dessen Spezifität bestimmte Grenzen gesetzt sind.

Wenn daher WIEDMANN[3] mit Cardiolipin unspezifisch positive Ausfälle nach Injektion von artfremdem Eiweiß sehen mußte, PRICE[4] im Venereal Desease-Research-Laboratory-Test (VDRL-Test) einer Mikroflockungsreaktion mit Cardiolipin-Antigen 6,2%, HASSELMANN[8] 0,86—1,7% unspezifisch positive Ergebnisse haben, wenn auch mit niedrigerem Titer (JOULIA[3] u. Mitarb.), so ist das durch die Natur des Cardiolipins bedingt und verständlich. Der Vorteil des Cardiolipins gegenüber dem Normalextrakt liegt neben einer mindestens gleich guten Sensibilität und Spezifität in der Gleichmäßigkeit der zugelassenen Chargen; es stimmt daher sicherlich nicht, wenn BOLGERT[1] und CRAWFORD[1] den Wert des Cardiolipins nicht besser beurteilen als den der bisherigen Lipoidextrakte. Der weitaus größte Teil der Autoren, vor allem HASSELMANN[1-4, 6-8], SPIELMANN, STORCK (cit. nach LECLERCQ), DENECKE[2], BLUMBERGER, VOGELSANG (cit. nach LECLERCQ), BRAUNE u. a. m., betonen die bedeutend größere Spezifität des Cardiolipin-Antigens gegenüber den anderen Extrakten. Nach DENECKE[2] sind Reaktionen mit Cardiolipin-Antigen bei Lues früher, stärker und länger positiv als mit Normalextrakt. Es ist besonders geeignet zur Aufdeckung von Rezidiven (HASSELMANN[2]). Seine besondere Spezifität wurde durch den TPI-Test bewiesen (COUDERT[2] u. Mitarb.). McDEARMANN u. Mitarb. betonen den Sensibilitätsgewinn ohne Spezifitätsverlust durch Cardiolipin.

Der Vorteil des Cardiolipin-Antigens tritt nicht in allen Reaktionen gleichmäßig zutage (RAPPAPORT, SPIELMANN u. a.). DEMANCHE[20] zieht zwar das Cardiolipin allen anderen Antigenen für die Flockungsreaktion vor, es scheint aber, daß dafür vor allem die Mikroreaktionen, der VDRL-Test, besonders geeignet sind (DOEPFMER[2]). JOULIA[3] u. Mitarb. bevorzugen das Cardiolipin im Kline-Test. KALLIOMÄKI[2] findet das Cardiolipin für Flockungsreaktionen weniger geeignet als den Normalextrakt. Sicherlich ist das natürliche Cardiolipin — im Gegensatz zum synthetischen (s. S. 396) — ein besonders für die Komplementbindungs-Reaktion günstiges Antigen (CARLSON u. Mitarb., DOEPFMER[2], HASSELMANN[1, 2, 7, 8], KALLIOMÄKI[2], MORIWAKI u. Mitarb.). Nach JOULIA[3] u. Mitarb. tritt das Zonenphänomen* mit Cardiolipin in der Komplementbindungs-Reaktion weniger in Erscheinung als in der Flockungsreaktion.

Cardiolipinähnliche Phosphatide sind im Sitolipin, einem komplexen Phosphatid aus Weizenkeimlingen, enthalten. Es wurde 1949 dargestellt (cit. nach UROMA, KALLIOMÄKI[2]). Es ist nach PIRILÄ im VDRL-Test empfindlicher als die Kahn-Flockungsreaktion; im quantitativen Versuch erhält man höhere Titerwerte. Im allgemeinen ist es dem Cardiolipin gleichwertig (FEGELER, REIN[8] u. Mitarb.).

Ein Teil des Cardiolipins, das Hydrocardiolipin, ist wasserlöslich. Es ist weniger leicht alkohollöslich als das Cardiolipin, aber serologisch gleich stark

---

* Als Zonenphänomen bezeichnet man die Tatsache, daß ein Serum erst in einer bestimmten Verdünnung positiv reagiert. In einer Verdünnungsreihe folgt daher auf eine negative Zone eine positive, die wieder von einer negativen abgelöst wird.

aktiv (OGATA[1]). Hydrocardiolipin bildet mit Clupein Flocken, wobei der Anteil
des Hydrocardiolipins am Hydrocardiolipin-Clupein-Komplex weitgehend vom
pH abhängt.

Es wurde und wird versucht, cardiolipinähnliche Phosphatide auch *synthetisch*
herzustellen (JANKE[2]). BAECK, JANKE (beide cit. nach FOIT[2]) erhalten ein serologisch aktives Phosphatid aus Glycerin plus Fettsäuren. Es handelt sich um ein
Produkt der γ- und β-Glycerin-Phosphor-Säure in synthetischer Reindarstellung
(WIEDMANN[3]); die Strukturformel ist dem Endglied des Cardiolipinmoleküls
ähnlich. Auch synthetische Phosphatide haben zusammen mit Lecithin und
Cholesterin antigene Eigenschaften. FOIT[1] u. Mitarb. berichten über ein synthetisch gewonnenes dioleylglycerinphosphorsaures Natrium, das im VDRL-Test
(FOIT[3]) gut reagiert, in der Kolmer-Komplementbindungs-Reaktion jedoch um
10% weniger positive Ausfälle anzeigt, als das natürliche Cardiolipin. Die große
Spezifität dieses synthetischen Phosphatids im VDRL-Test wurde von EHRMANN
u. Mitarb. durch Vergleich mit dem TPI-Test bewiesen.

Trotz Einhaltens der Vorschrift sind die einzelnen Cardiolipin-Chargen nicht
gleichwertig, vor allem macht sich der Unterschied in der Sensibilität bemerkbar
(LOMUTO[2], DEMANCHE[20]). Die bereits oben erwähnte Mischung mit Cholesterin
und Lecithin wird zwar von PANGBORN[1, 2] und der WHO[1] als optimal und konstant
mit 0,0175% Cardiolipin, 0,0875% Lecithin und 0,3% Cholesterin für das Komplementbindungs-Antigen, 0,03% Cardiolipin, 0,03% Lecithin und 0,9% Cholesterin für das Flockungs-Antigen festgelegt, scheint aber nicht bei allen Autoren
Zustimmung zu finden (PRICE[4], LUNDBÄCK[4]). Über Sensibilität, Spezifität und
Brauchbarkeit des Cardiolipins kann außerdem nachgelesen werden bei REYN[5, 7,
9, 10, 12], LUNDBÄCK[1-3], CRAWFORD, BOLGERT[1], PRICE[4], HASSELMANN[1, 2, 7, 8],
MCDEARMAN u. Mitarb., MORIWAKI, KALLIOMÄKI[3], JOULIA[1, 3] u. Mitarb.,
BLUMENBERG u. Mitarb. DEMANCHE[15], DOEPFMER[2], WIEDMANN[3], VOGELSANG[15],
HOPPE, COUDERT[2], BRAUNE, CARLSON u. Mitarb., STORCK (cit. nach LECLERCQ),
VOGELSANG (cit. nach LECLERCQ), SPIELMANN und DENECKE[2].

Vergleich der Cardiolipin-Antigene

Soll die Sensibilität und Spezifität des Cardiolipin-Antigens verglichen werden,
dann gibt es 3 Möglichkeiten: Vergleich des Cardiolipin-Antigens mit anderen
Antigenen, Vergleich des Cardiolipin-Antigens in bestimmten Reaktionen mit
den Ergebnissen anderer Reaktionen unter Verwendung der Standard-Antigene,
Vergleich der serologischen Erfassung verschiedener Luesstadien. Darüber ist
nachzulesen bei HASSELMANN[8-10], PRICE[5, 7], POTEL[2], SHAW[1, 2], GAASE[1], GOFFAUX
u. Mitarb., KAIL[2], SCHMID[2] u. Mitarb., SCHMIDT[7], MARSON u. Mitarb., ALLEN[1] u.
Mitarb., ANDUJAR u. Mitarb.

Cardiolipin-*Reaktionen* s. unter Kahn-Reaktion mit Cardiolipin, Brede-Kurz-
reaktion, Kline-Cardiolipin-Reaktion, Kolmer-Cardiolipin-Reaktion, Meinicke-
Reaktion mit Cardiolipin und Cardiolipin-Mikro-Flockungstest.

Cardiolipin-Reaktionen — *allgemein:*

Die Komplementbindungs-Reaktion mit Cardiolipin als Antigen läuft nach
RUGE[9] ebenfalls nach dem Massenwirkungsgesetz ab. Cardiolipin allein ist, wie
auch das Cholesterin, ein starker Komplement-Hemmer (Eigenhemmung). Der
Zusatz von Lecithin, aber auch von Serum schwächt diese eigenhemmende
Wirkung ab (PRICE[7]). Die Cardiolipin-Komplementbindungs-Reaktion ist zwar
weniger sensibel als die Flockungs-Reaktion mit Cardiolipin, sie ist aber deutlich
spezifischer (WARNECKE[3]). Nach SHAW[2] gibt das Cardiolipin bei Gravidität mehr
unspezifisch positive Ausfälle als die Standard-Antigene bzw. ungereinigte Organ-

extrakte. KANEKO[2] findet für die Beobachtung von Lues-Fällen das Cardiolipin besonders geeignet.

33. Der *Cardiolipin-Mikro-Flockungs-Test* ist bedeutend empfindlicher als die anderen Reaktionen (HUSSELS[3], MOBEST[1], SCHMIDT[10], STÖTTER u. Mitarb, PANTI u. Mitarb., STEIGNER cit. nach SCHMIDT[10], LAUN u. Mitarb.).

34. Die *Castellino*-Reaktion ist eine Flockungsreaktion. Das Antigen nach CASTELLINO[1] ist ein alkoholischer Extrakt aus getrockneter Rindergalle.

35. Die *Castro*-Reaktion ist eine Modifikation der Kline-Reaktion mit Änderung der Test-Volumina. Die Gebrauchsemulsion ist im Eisschrank 6 Monate haltbar (CASTRO[3, 5]).

36. Die *Chediak*-Reaktion ist eine Objektträger-Mikro-Flockungsreaktion mit Trockenblut (CHEDIAK 1932, DAHR[3, 8], SCHRADER[1] u. Mitarb.). Als Antigen für die Chediak-Trockenblut-Reaktion wird das Meinicke-Klärungs-Antigen verwendet. Es hält sich, kühl bzw. im Eisschrank aufbewahrt, 3—4 Monate (CHEDIAK[3] 1951, VOSS[1]). Nach RODRIGO und FELDMANN wurde die Chediak-Reaktion aus der Trockenblut-Methode von DAHR entwickelt. HESSE verwendet als Antigen auch den Extrakt von BOROS oder HOSCHEK. Ein Bluttropfen aus der Fingerbeere wird auf einem Objektträger mittels eines Holzstäbchens oder der Ecke eines zweiten Objektträgers zu einer Scheibe von Groschenstückgröße ausgestrichen und dadurch defibriniert*.

Der eingetrocknete Bluttropfen wird mit 0,015 ml „Soda-Kochsalzlösung" (35 ml einer 10%igen Kochsalzlösung, 3 ml einer 1%igen Natriumcarbonatlösung und 62 ml destillierten Wassers, aufgeschwemmt, 1 Tropfen des feuchten Materials wird auf einen Objektträger innerhalb eines Paraffinringes gebracht, dazu kommen 0,03 ml des Gebrauchs-Antigens nach Meinicke-Klärungsreaktion II. Nach 3 min Schütteln wird im Mikroskop abgelesen (CHEDIAK[2] im Jahre 1932). Bei positivem Ergebnis finden sich Schollen oder Klumpen, bei negativem Ergebnis feinverteilte, granulaähnliche Formen der Antigenteilchen, nicht rote Blutkörperchen, wie SCHWALM[1] angibt. Im Jahre 1951 gibt CHEDIAK[3] seiner vor allem für Massenuntersuchungen gedachten Schnell-Reaktion eine vereinfachte und gut organisierte Form (CHEDIAK[3], HARRIS[5]). Die Chediak-Trockenblutmethode kann auch mit frischem, nicht eingetrockneten Liquor durchgeführt werden (AHRENS, HEINCKE[2]).

Fehlerquellen bei der Chediak-Trockenblutreaktion sind gegeben durch:

1. Mangelhaftes Defibrinieren. Bei MEINICKE[22] ist ein Defibrinieren nicht notwendig.

2. Verwenden eines Bluttropfens aus einer bereits abgenommenen Blutprobe (DAHR[4, 5]). Nach BOHNE (cit. nach DAHR[6]) sind in diesem Fall 14% Versager zu erwarten.

3. Älteres Untersuchungsmaterial (DAHR[6]).

4. Saponin-Zusatz (GROPPER).

Über Sensibilität, Spezifität und vergleichende Untersuchungen mit anderen Reaktionen der Serologie der Syphilis kann nachgelesen werden bei: RODRICO, WEILENMANN, CASTANEDA, FINDEISEN[1-3], FISCHER[4], GABRIELE, GEORGIEFF, GRAHNER, HOSTALKA, KWIESIELEWICZ, LANG, PASTINSKY[3], ROELEN, STAHN, WENDLBERGER[1], VOSS[1], HOMBRIA[8], BÖHME[2, 4], HEYDT, HESSE, LÖHE[2], NAHMMACHER, KUBANYI, GAASE[2], SCHRADER[2] u. Mitarb., PISACANE[3], FRITSCHI cit. nach

---

* Andere Autoren, bei dem Versuch, die Chediak-Reaktion zu modifizieren, verwenden zum Auffangen und Eintrocknenlassen des Bluttropfens Filterpapier (KO DA GUO cit. nach GRASE[2]) oder Baumwollgespinst (WENDELBERGER[2]). Holz eignet sich zum Auffangen des Bluttropfens nicht.

MEINICKE[22], FELDMANN, SCHLUCK, HOHNEKAMP, QUITTE, DAHR[4, 5, 6, 8], CLAUBERG, KATHE, HERZBERG, GEPTLER, LINSER, WINTER alle cit. nach FINDEISEN[2]; WENDEBORN[1], BROSCHEIT, ROSNER u. Mitarb., CURASI; BECKER[1], BÖHME[1], BOHRÉ).

Der praktische Wert der Chediak-Trockenblut-Reaktion wie auch aller anderen Trockenblut-Methoden überhaupt liegt in der Möglichkeit, aus einem Tropfen Blut der Fingerbeere, also ohne venae punctio, eine serologische Reaktion auf Lues-Reagine durchzuführen, in der außerordentlich kurzen Zeit, innerhalb welcher ein Befund erhoben werden kann, sowie in dem geringen Aufwand, der für diese Reaktion notwendig ist (FELDMANN, FRITSCHI, NAHMACHER, PONTOPPIDAN, WENDEBORN[2], LOHE[2], POLONY[1], HARRIS[5], WOHLFAHRT, FRITSCHI, POLONY[1], LÖHE[2], MÜLLER[10], HOHNEKAMP u. a. m.). Die Diagnose Syphilis soll jedoch im Einzelfall mit dieser Reaktion allein weder gestellt, noch ausgeschlossen werden (POLONY[2], PONTOPPIDAN, BODE, PISACANE[3], FINDEISEN[1-3], BÖHME[1], DAHR[5, 6] u. a. m.).

Die Chediak-Trockenblut-Reaktion ist auch geeignet für die Untersuchung von Schwangeren (SCHWALM[3], NAVRATIL, NAHMACHER), dann in den Kolonien (PIGNOLI, DAHR[10], HARRIS[5]), für die Untersuchung Prostituierter (BÖHME[1]) usw. Die von einigen wenigen Autoren als besonderer Vorteil angeführte Möglichkeit, ohne Wissen des Patienten eine serologische Untersuchung auf Syphilis durchführen zu können, widerspricht dem Berufsethos (PONTOPPIDAN, BÖHME[1-6] u. a.).

Modifikationen der *Chediak-Reaktion* werden angegeben und kommentiert von HEYDT, LEIPNER (cit. nach PISACANE[3]), HARRIS[5] u. Mitarb., GUO-SIKORSKI (cit. nach GAASE), SCHLIRP[1], ZIMMERMANN (cit. nach WENDLBERGER[3] u. Mitarb.), ZIMMERMANN[1, 2], s. a. Mikro-Reaktionen.

37. *Chirvindt*-Mikro-Reaktion s. SCHIRWINDT[1-4] bei „Citochol-Reaktion".

38. Das *Cephalin* wird am besten aus Sojabohnen, weniger gut aus Schafhirn und Rinderherz gewonnen (WHELER[1, 2] u. Mitarb.). Es korrigiert unterempfindliche Antigene (CRAWFORD[1]), so daß mit Lecithin und Cephalin jedes Antigen eingestellt werden kann (WHEELER[1, 2] u. Mitarb.).

39. Das *Cholesterin* spielt in der Antigen-Bereitung eine wichtige Rolle. Durch Cholesterinzusatz wird die Sensibilität der Antigene, auch des aus Milch gewonnenen Antigens (PASTINSKY[2]), gesteigert (SIEVERS[3], RUBINSTEIN cit. nach SCHULMANN u. a.). Über eine optimale Konzentration hinaus wirkt eine Vermehrung des Cholesteringehaltes sensibilitätsmindernd (LEVINE[6]). Die Toleranzdosis hängt vom Lipoidgehalt des Extraktes ab. Schlechte Antigene werden durch Cholesterinzusatz weiter verschlechtert (MARTINOTTI, HARRIS[6, 7]). Das Cholesterin ist ein Wassermann-Hapten (PAUTRIZEL[2]) und hat selbst antigene Wirkung in vivo (PLAUT[1] u. Mitarb.); die antigensensibilisierende Wirkung des Cholesterins beruht jedoch nicht auf biologischer, sondern auf physikalisch-chemischer Ursache (DE GAETANI), was sich z. B. nach EAGLE[21] in einer Herabsetzung der Dispersität des Extraktes bemerkbar macht. Nach CHOLTSCHEW u. Mitarb. verursacht der Zusatz von Cholesterin eine größere „Koagulations"-Intensität bei der Einwirkung des Antigens auf die Globuline. Ein erhöhter Serumcholesterinspiegel verursacht im Gegensatz zu JURUKOFF keine Schwankung der negativen Wassermann-Reaktion (SCHULMANN, JASNITZKY u. Mitarb.).

EAGLE[5] fand eine dem Cholesterin-ähnliche Substanz, die besser alkohollöslich ist und den Extrakten daher in höherer Konzentration zugesetzt werden kann.

Das *Ergosterin* ist ebenfalls ein antigenwirksames Lipoid und findet sich als Verunreinigung des Cholesterins. Die antigene Wirksamkeit macht sich aber erst in Konzentrationen bemerkbar, die höher sind, als je in Verunreinigungen beobachtet wurden (MALTHANER[1]). Gegen ultraviolette Strahlen ist Cholesterin unempfindlich (MALTHANER[1]).

40. Das *Citochol*-Antigen für die Citochol-Flockungsreaktion nach SACHS[3]-WITEBSKY ist ein cholesterinisierter eingeengter Rinderherzextrakt (s. auch Handb. Jadassohn XV/2, S. 399), BOEWSKAJA[1] u. Mitarb., SCHIRVINDT[5] u. Mit. arb., KREUZER[1]).

Für die Untersuchung von Liquor nach SACHS-WITEBSKY wird der Extrakt mit 0,9%iger Kochsalzlösung āā gemischt. Der Liquor soll nach SCHIRWINDT[1] u. Mitarb. ähnlich wie für die Liquor-Kahn-Reaktion vor der Untersuchung globulinefrei gemacht werden.

Modifikationen der Citochol-Reaktion werden angegeben und kommentiert von BLASIO[2], CHIRVINDT und MANCA-PASTURINO, SCHIEMANN, SCHMIDT[4] u. Mitarb., FITTIPALDI, FRANCHI[7], HOSCHEK[1], MANCA-PASTURINO, FINKELSTEIN (cit. nach SCHIRWINDT[3]), SABATUCCI[2], WARZSEWSKI, WEILAND, RUBINA, SZWOJNICKA[1, 2], KLOPSTOCK[1], WAGNER, STERN[3] u. a.

Der Vorteil der Citochol-Reaktion liegt im geringen Materialverbrauch, in der Einfachheit der Technik und der raschen Durchführbarkeit, sowie in der relativen Unempfindlichkeit des Antigens bezüglich der Antigen-Chargen (SIRWINDT[4] u. Mitarb.).

Über Sensibilität, Spezifität und vergleichende Untersuchungen mit anderen Reaktionen der Serologie der Syphilis kann nachgelesen werden bei: SCHIRWINDT[1] u. Mitarb., MANCA-PASTURINO, GORIA, GUERRISI, GROSS[6], GAROFALO, GORI-SAVELLINI, FINKELSTEIN[2] u. Mitarb., DREISSLER[2] u. Mitarb., CERRI, ZELISTEWA u. Mitarb., KRAXNER, VASARHELYI, LIONETTI, SEBASTIANI[2], WEIL, KLOPSTOCK[1] u. Mitarb., FRANCHI[4], PARENTI, COLAVECCHIO[1], CORMIO, DE SANCTISMONALDI[1, 2], BLASIO[3] u. Mitarb., HOHLFELD, BETTENCOURT[2], BLOIS, BOROWSKAJA[3], BARTH, ŠMUKLER, BOEVSKAJA, EGIASAROWA, GRIGNASCHI.

41. Die *Cohen*-Reaktion. Das Prinzip beruht auf einem Phänomen, welches erstmalig von GEUGON (cit. nach COHEN[1]) beobachtet wurde, nämlich, daß Hammelerythrocyten durch oxydiertes Eilecithin, Kephalin und Lecithin aufgelöst werden. Phosphorlipoide, Cholesterin und Cardiolipin haben aber zu positiven Sera mehr Affinität als zu den Hammelerythrocyten. Werden also die im fraglichen Serum suspendierten Schaferythrocyten nicht aufgelöst, dann muß ein positives Serum vorliegen.

42. Die *Collier*-Reaktion ist eine Klärungsreaktion. Sie ist nach COLLIER[4] besonders für die Tropen geeignet und auch mit Liquor durchführbar. Das Antigen besteht aus einem alkoholischen Extrakt aus mit Äther gewaschenen Kälber- oder Karabanenherzen mit 0,6% Cholesterin und aus einer alkoholischen Peru- oder Tolubalsam- und Sumatra-Benzoe-Harzlösung (COLLIER[4, 5]).

43. Die *Dahr*-Reaktionen sind Flockungsreaktionen mit Serum (HUKUDA[2]), Liquor (HUKUDA[3]) und Trockenblut (Tr.B.R.) (KADONO).

44. Die *Decourt*-Reaktion ist eine Flockungsreaktion. Das Antigen für die Decourt-Reaktion (LA ROSA) ist eine colloidale wäßrige Cholesterinlösung; sie ist nach LA ROSA zu wenig empfindlich.

45. Die *Delbaere*-Kataphorese-Reaktion. Prinzip: Antigen-(Lipoid-)teilchen zeigen im positiven Serum eine geringere negative elektrische Ladung als im negativen Serum (DELBAERE[2, 3]). Der Vorteil der Reaktion besteht darin, daß das Antigen auch älter sein kann, der Nachteil, daß frische Sera manchmal eine gewisse Tendenz zur Positivität zeigen.

46. Die *Demanche*-Reaktion (DEMANCHE[17]). Die Komplementbindungs-Reaktion nach DEMANCHE wird mit inaktiviertem Serum und mit 2 Antigenen durchgeführt. Das Antigen von DEMANCHE ist ein alkoholischer Extrakt (1:10) aus einem mit Äther vorgewaschenen Rinderherzpulver. Es wird im selben Versuch sowohl cholesterinisiert (0,2—0,3%) als auch ohne Cholesterin verwendet. Das

Gebrauchs-Antigen entsteht durch zweiphasige Verdünnung mit 0,85%iger Kochsalzlösung. Die Besonderheit der Komplementbindungs-Reaktion nach DE-MANCHE liegt im Festsetzen der optimalen Verhältnisse aller wirksamen Faktoren. Nach DEMANCHE[7] soll diese Reaktion der Kahn-Reaktion an Sensibilität nicht nachstehen.

47. Die *Desmoulière*-Reaktion ist eine Komplementbindungs-Reaktion; sie ist sehr empfindlich (WEISSENBACH[3] u. Mitarb.), besonders bei Lues congenita, Gravidität und Lues des Zentralnervensystems.

48. Die *Dold*-Komplementbindungs-Reaktion. Als Antigen wird das Perethinol von Vernes verwendet. Das Untersuchungsmaterial ist ein Kochsalzeluat aus dem Blutkoagulum (WYSS-CHODAT[2], KOPP[2] u. Mitarb., MAZZAZZA[2] u. Mitarb., PROKOP[1]). Über die *Dold-Formol-Kontrolle* s. Handb. Jadassohn XV/2, S. 378.

49. Das hypothetische *Doepfmer*-Antigen. DOEPFMER[5] denkt an die Möglichkeit, durch Strukturänderung der Antigene (Lipoid-Antigene) vielleicht die Diagnose der Erkrankungen stellen zu können, die eine biologisch falsch positive Wassermann-Reaktion verursachen.

50. Die *Douris-Beck*-Reaktion ist eine Trübungsreaktion. Das Antigen ist eine 2%ige Natriumoleatlösung in destilliertem Wasser. Die Lösung wird im Wasserbad von 45⁰ C klar (DOURIS u. Mitarb.). Die Reaktion ist wenig sensibel und wenig spezifisch (SAUER[7]), stimmt aber nach DOURIS-BECK mit der Klinik gut überein.

51. Die Reaktionen von *Dujarric, Roux de la Rivière* und *Kossowitsch* (DUJARRIC[6] u. Mitarb.):

a) Flockungsreaktion: Das Antigen ist ein Bordet-Antigen, s. S. 393 — aber auch Extrakte aus Menschen-, Pferdeherz oder Luesleber oder das Perethinol sind als Antigen für diese Reaktion verwendbar —, mit Benzoeharzzusatz. Die Reaktion wird bei 37⁰ C durchgeführt, d. h. es müssen alle Faktoren auf 37⁰ C erwärmt sein.

b) Trübungsreaktion: Statt der Benzoeharzlösung wird die gleiche Menge Gummigutlösung (1 Teil Gummigut auf 10 Teile Alkohol) gegeben (DUJARRIC[6] u. Mitarb., GHIZZETTI[1], RIVOLTA, GUERRA, GRANDI[1], OKAMOTO[1]). Ebenfalls von DUJARRIC[3-5] de la Rivière wurde eine Modifikation der Tsin-Jung-Tsü-Reaktion beschrieben, s. S. 424. Es handelt sich um eine Komplementbindungs-Reaktion mit aktivem Serum (DUJARRIC-GALLERAND; KLJUCHIN u. Mitarb., LEVIT, PAR-THENIADES, LEVIT, LEVADITI cit. nach LEVIT, CHIZZETTI[2], GRANDI[1]).

52. Das *Eagle*-Antigen besteht aus einem alkoholischen Extrakt aus mit Äther gewaschenem Rinderherzpulver mit 0,6% Cholesterinzusatz für das Komplementbindungs-Antigen und 0,6% Sitosterin für das Flockungs-Antigen. Sitosterin ist nach LEVINE[5] Roggenkeimsterol, nach EAGLE[7a] wird es aus Maiskeimen gewonnen (EAGLE[5, 10, 12, 17], STRAUSS[1]); es ist nach RICE[1] u. Mitarb. stabiler als das Kolmer-Antigen. Es muß vor Gebrauch erwärmt werden, da das Cholesterin und Sitosterin in der Kälte ausfallen (EAGLE[10]).

Gebrauchs-Antigen: Für die Flockungsreaktion wird 1 Teil Extrakt nach Erwärmen im Wasserbad auf 55⁰ C oder 65—85⁰ C (EAGLE) durch „Einblasen" rasch gemischt. Die Flockungsreaktion ist sehr sensibel (BODANSKY u. Mitarb.) und hat weniger als 2% biologisch falsch positive Ausfälle.

Die Mikromethode arbeitet mit 0,1 ml Serum und 0,01 ml Antigen. Abgelesen wird im Mikroskop. Sie ist vor allem im Tierversuch wegen der kleinen Serummenge vorteilhaft (FITZGERALD[2] u. Mitarb.). Nach einer Modifikation von EAGLE[7] selbst wird bei dringenden Fällen die Reaktion durch Zentrifugieren beschleunigt. Der Vorteil liegt vor allem in der fast unempfindlichen Technik (THIERS[1], VOGEL-SANG[9], LEVINE[5] u. Mitarb., MALEKA, EAGLE[18]).

53. Die *Eagle*-Komplementbindungs-Reaktion. Antigen s. Eagle-Antigen. Die Bindung erfolgt 4 Std bei 0—6⁰ C und 30 min bei 37⁰ C und soll besser als die reine Wärmebindung sein.

Modifikationen wurden ausgearbeitet von GOLD, MALEK u. Mitarb. u. a. m.

54. Die *Fabian*-Reaktion. Die Methode beruht auf einer Untersuchung des Serums zunächst in einer aktiven Komplementbindungs-Reaktion und dann mit der klaren überstehenden Flüssigkeit in der Meinicke-Trübungsreaktion (FABIAN[1]).

Über Sensibilität, Spezifität und vergleichende Untersuchungen mit anderen Reaktionen der Serologie der Syphilis kann nachgelesen werden bei: TOMASEK.

55. Das *Fencor-Acetarsone*-Antigen (CITERNI[1]) ist ein Alkohol-Acetonextrakt aus Pferdeherz mit Phenolzusatz für die Wassermann-Reaktion. Es wird mit 1%igem Cholesterinzusatz verwendet (BLASI). Nach BONAMARTINI ist es ein Alkohol-Acetonextrakt aus Meerschweinchenherzen. Das totale Antigen hat besseres Komplementbindungs-Vermögen als das fraktionierte (TANI).

Über Sensibilität, Spezifität und vergleichende Untersuchungen mit anderen Reaktionen der Serologie der Syphilis kann nachgelesen werden bei: BRANCANTO BLASI, BONAMARTINI.

56. Die *Fischer-Günsberger*-Reaktion ist eine Komplementbindungs-Reaktion, die durch einen optimal spezifisch ausgewerteten Extrakt und ein sehr sensibel eingestelltes Komplement unter Verwendung der geringsten noch löslichen Komplement-Dosis in Sensibilität mit den Flockungsreaktionen übereinstimmt.

Das *Antigen* wird durch Extraktion aus pulverisiertem Rinderherzmuskel gewonnen. Der Hauptversuch wird so angesetzt, daß Fehlerquellen infolge Ungleichheit der Faktoren, vor allem was Temperatur und Zeit betrifft, weitgehend ausgeschaltet sind (FISCHER-GÜNSBERGER[20]).

57. Die *Filterpapiermethode*, s. auch Trockenblutmethode sowie die Chediak-Modifikation. Es handelt sich darum, durch Auffangen des Untersuchungsmaterials auf Filterpapier eine leichte und bequeme Art der Materialverschickung und Aufbewahrung zu haben. Die Meinungen über den Wert dieses Verfahrens sind geteilt (THIERY; HOGAN u. Mitarb., KARIM[1], KRIVONOSSOVA[1,2], ZIMMERMANN cit. nach WENDLBERGER[3] u. Mitarb., WENDLBERGER[3] u. Mitarb., HARRIS[2] u. Mitarb.).

Weitere Flockungs-Reaktionen bzw. Modifikationen

58. Die *Kawada-Tomawake*-Reaktion: Das inaktivierte, verdünnte und aufgeschäumte Serum wird mit dem verdünnten Extrakt überschichtet; positive Sera zeigen die Bildung eines weißen Ringes (KAWADA-TOMAWAKE).

59. Die *Kondo*-Präcipitat-Reaktion (IGA YUKINAKA u. Mitarb.): Inaktiviertes, verdünntes Serum wird mit dem verdünnten cholesterinisierten Herzextrakt unterschichtet. Positive Sera ergeben Ringbildung.

60. Die *Negri-Dodero*-Reaktion (NEGRI[3]-DODERO) ist eine einfache, schnelle und billige Mikroflockungs-Reaktion mit zweifärbigem Antigen.

61. Die *Nicoletti*-Reaktion (s. Kodama-Reaktion S. 409).

62. Die *Pagnitz*-Mikro-Flockungsreaktion: Das Antigen ist ein alkoholischer Herzmuskelextrakt nach Art des Bordet-Ruelens-Antigen (PAGNITZ, DEFFIS u. Mitarb.).

63. Die *Price*-Präcipitat-Reaktion: Sie ist eine modifizierte Kahn-Reaktion.

Über Sensibilität, Spezifität und vergleichende Untersuchungen mit anderen Reaktionen der Serologie der Syphilis kann nachgelesen werden bei: SINGH[3] u. Mitarb., PRICE[2], MASON u. Mitarb.

Das Antigen ist haltbar (FARLANE[1] u. Mitarb., EVANS[2]) und in heißen Zonen gut brauchbar (EVANS, DAREKAR).

64. Die *Ramons*-Flockungsreaktion wird von KRESTOWNIKOVA in einem Übersichtsreferat behandelt.

65. Die *Rein-Bossak*-Reaktion ist nach MERKLEN[8] u. Mitarb. eine Kline-Reaktion mit Cardiolipin-Antigen (MERKLEN[8], ZUCCARINI[2], HESSELBERG[2] u. Mitarb.).

66. Die *Sachs-Kloppstock-Ohasi*-Reaktion ist eine Modifikation der Meinicke-Trübungs-reaktion. Das Antigen ist ein Alkoholextrakt aus Rinderherz mit Cholesterin- und Benzoe-säurezusatz (SLOPEK[1]).

67. Die *Schichtungs*- und *Fällungs*-Reaktion (s. Kodama-Reaktion S. 409).

68. Die *Schirwindt*-Reaktion ist eine modifizierte Citochol-Reaktion (s. S. 399) (PLOTICER, ANDREJCENKO u. Mitarb.).

69. Die *Umnus*-Reaktion ist eine sehr einfache Flockungsreaktion, deren Besonderheit darin besteht, daß das Antigen aus noch körperwarmen Schlachttieren gewonnen wird (UMNUS).

70. Die *Ford-Robertson-Colquhoun*-Modifikation modifiziert vor allem das Antigen. Aus dem Tolubalsam wird der Überschuß freier Benzoe- und Zimtsäure mittels Magnesiumcarbonates entfernt (McMENEMEY u. Mitarb.).

71. Das *Forssmann*-Antigen (MÜLLER[5]) wird auch heterogenetisches Antigen genannt und beruht auf der Tatsache, daß Organe von Tieren vom Meerschwein-chentypus (Meerschweinchen, Pferd, Schaf) mit den Normalantikörpern der Tiere vom Kaninchentypus im Sinne einer Antigen-Antikörper-Reaktion reagieren. Wird Meerschweinchen-Nierenemulsion einem Kaninchen injiziert, dann entstehen hochwertige Hammelblutlysine, also heterologe Antikörper (KAKU). Die Forss-mann-Antikörper sind nach TORII den Wassermann-Antikörpern ähnlich, nur entstehen Wassermann-Antikörper artefiziell auch durch Injektion von Antigenen des Kaninchentypus.

Die *Forssmann*-Antikörper, d. h. der Gehalt an Hämolysin F im Menschen-serum ist nach den Untersuchungen von ELSBERG unabhängig von der Blutgruppe, unabhängig vom Alter* und vom Ausfall der Wassermann-Reaktionen. Sie finden sich aber vermehrt bei Lues, Gonorrhoe und Skabies. Die heterogenetischen Antigene sind in ihrer Wirksamkeit besonders abhängig von der Kochsalz-konzentration des Verdünnungsmittels (MÜLLER[5]). Nach FISCHER[13] u. Mitarb. sind gereinigte Forssmann-Antigene in Alkohol und Chloroform schwer löslich, ein Umstand, der ihre Zugehörigkeit zu den Lipoiden unwahrscheinlich macht.

72. Der *Frischblut*-Test (BRAM) (s. auch HOSCHEK cit. nach FRIDERICH[2]) (LFT = Lues-Frischblut-Test). Das Antigen ist ein cholesterinisierter Rinder-herzextrakt, der zur Vermeidung unspezifisch-positiver Befundung bei Labilität der Serumeiweißkörper einen Farbstoffzusatz (Sudanschwarz) enthält, der die Antigen-Antikörper-Komplexe schwarz erscheinen läßt (BRAM).

73. Die *Fröhlich*-Reaktion (FRÖHLICH[2]). Prinzip: Gibt man zu einem Serum-Antigen-Gemisch nachträglich Cholesterin, dann kommt es nur bei negativem Serum zur Flockenbildung. Der Mechanismus dieser Reaktion ist jedoch nicht geklärt.

74. Die *Fuchs*-Pallida-Reaktion: Das Pallida-Antigen nach FUCHS[1] wird aus mit Trichloressigsäure vorbehandelten Kulturtreponemen gewonnen.

Die Fuchs-Reaktion ist nach HASEGAWA ihrem Wesen nach eine Immun-reaktion (WADA[4], PROKOP[2] u. Mitarb.).

75. Das *Gade-Antigen*. Mit dem Antigen nach GADE können die Wassermann-, Kahn-, Meinicke-Klärungs- und Müller-Ballungs-Reaktion durchgeführt werden. Es ist ein cholesterinisierter alkoholischer Extrakt aus acetongewaschenem Rinder-herzpulver (VOGELSANG[3]).

76. Das *Galle*-Antigen. Nach CASTELLINO[1] wird das Galle-Antigen durch Alkoholextraktion getrockneter, pulverisierter Rindergalle gewonnen.

77. Die *Garriga*-Reaktion nach CALVO ist eine Trübungs- bzw. Flockungs-Reaktion. — Das Antigen ist ein cholesterinisierter Aceton-Alkoholextrakt aus Rinderherzen.

---

* Normal-Antikörper — Normalhämolysine — finden sich nur wenig im Säuglings- und Kleinkindesalter. Sind sie einmal voll ausgebildet, dann bleiben sie konstant unabhängig vom Alter.

78. Das *Gehirn*-Antigen soll nach MARCHIONINI (cit. nach VOHWINKEL[1]) zur Differentialdiagnose zwischen Tabes dorsalis, progressiver Paralyse und asymptomatischer liquorpositiver Lues latens mit Erfolg verwendet werden können (STEINFELD cit. nach PRÜSSE, MINEWAKI, PANCANTI, PLAUT[8]).

79. Die *Gelman*-Komplementbindungs-Reaktion. Die Besonderheit dieser Komplementbindungs-Reaktion besteht darin, daß die Bindungszeit durch Schütteln im Schüttelapparat von Kahn auf 3 min bzw. 5 min (BRUNO[1]) verkürzt werden kann (GELMANN). GELMANN erhält mit seiner Modifikation dieselben Ergebnisse wie mit der Meinicke-Klärungs-, der Kahn- und der Bordet-Wassermann-Reaktion. Nach BRUNO ist mit der Original-Wassermann-Reaktion 100%ige Übereinstimmung zu erhalten.

80. Die *Gintscheff*-Flockungsreaktion. Das Antigen ist ein cholesterinisierter ätherischer Herzmuskelextrakt, der nach Verdünnung mit physiologischer Kochsalzlösung 30 min reifen muß (GINTSCHEFF).

81. Die *Grigorjeff-Rapoport*-Aktiv-Komplementbindungs-Reaktion (GRIGORJEFF-RAPOPORT[1, 2]) ist eine aktive, technisch einfache Komplementbindungs-Reaktion unter Verwendung von Eigenhämolysin und Eigen-Komplement. Die Schaferythrocyten werden mit einem Formalin-Fixator präpariert. Die Bindung erfolgt bei Zimmertemperatur, abgelesen wird nach 45 min. Nach GOUCHANSKAJA gibt diese Methode mit und ohne Fixierung mit dem Formolfixator dieselben Ergebnisse (KOSLOWA, PANKOVA[1], TRUBEZKOWA, WAINSTEIN[3] u. Mitarb.).

82. Das *Györffy*-Antigen (GYÖRFFY[3]) ist ein Komplementbindungs-Antigen aus gesunder, menschlicher Placenta. Es wird ohne Cholesterinzusatz in einer Verdünnung von 1:15 verwendet. Der Vorteil liegt im kostenlosen Ausgangsmaterial.

83. *Hämagglutination* bei Lues (BACHMANN[1, 2]). Das Prinzip dieser Reaktion beruht auf der Tatsache, daß sensibilisierte Schaferythrocyten im Brutschrank von Normal-Serum aufgelöst, von luischem Serum in Anwesenheit von Antigen agglutiniert werden (TANINO).

Über Sensibilität, Spezifität und vergleichende Untersuchungen mit anderen Reaktionen der Serologie der Syphilis kann nachgelesen werden bei: HECHT-LEVADITI cit. nach GERUNDO, DEMANCHE[18], HECHT[1] u. Mitarb., RADAELI; PETZELT, PIKKARAINEN.

84. Die *Harrison-Wyler*-Reaktion ist eine Komplementbindungs-Reaktion und nach MØRCH[2] sehr sensibel.

85. Die *Hecht*-Reaktionen: Von HECHT[2] stammen eine Aktiv-Methode der Komplementbindungs-Reaktion und eine Flockungs- bzw. Ballungsreaktion, die er als Kugelflockungsreaktion bezeichnet. Seine aktive Komplementbindungs-Reaktion wurde von nicht wenigen Autoren weiter modifiziert. Die Kugelflockung veranlaßte HECHT[7], die Ballungsreaktion von Müller als Modifikation seiner Flockungsreaktion zu bezeichnen.

Die *Hecht-Farb*-Flockungsreaktion: Durch Zusatz von Farbstoffen werden sowohl die Flocken als auch die Ballen gefärbt und sind nach HECHT[3, 4, 6] bei gleicher Spezifität leichter ablesbar (BRONZINI). Mit mittels Sudanrot gefärbtem Extrakt und einer mit Naphtholgrün oder Methylenblau gefärbten Kochsalzlösung führt HECHT[3-6] eine Modifikation der Kahn-Flockungsreaktion durch. Nach dem Zentrifugieren zeigen positive Sera einen roten Bodensatz mit darüberstehender klarer grüner Flüssigkeit, negative Sera sind trüb gelblich-rosa ohne Bodensatz (JAROTTA). Weitere Modifikationen stammen von PROKOP[3], WADA[1] und WEICHHERZ[4].

Die *Hecht*-Komplementbindungs-Reaktion-*Aktiv*-Methode verwendet das Eigen-Komplement und das Normalhämolysin des Patientenserums.

Über Sensibilität, Spezifität und vergleichende Untersuchungen mit anderen Reaktionen der Serologie der Syphilis kann nachgelesen werden bei: HECHT-LEVADITI cit. n. GERUNDO, DEMANCHE[18], HECHT[1] u. Mitarb., RADAELI.

Modifikationen der Hecht-Komplementbindungs-Reaktion sind angegeben von BRUCK-BERMANN-ROSENBERG (cit. nach KASAREV), LEVY[1], NOVAS u. Mitarb., TELMON, MUTERMILCH (cit. nach DEMANCHE[18]), RONCHESE (cit. nach DEMANCHE[18]) und RODILLON (cit. nach PINTO u. Mitarb.) sowie (Hecht-Demanche-Reaktion), DEMANCHE[18].

86. Die *Hinton*-Flockungsreaktion wurde im Jahre 1927 von HINTON (cit. nach CARUSI) veröffentlicht. Das Antigen bestand aus einer Glycerinlösung mit hypertoner Kochsalzlösung gemischt, in welcher Cholesterin suspendiert wurde. Außerdem enthielt das Antigen als „Aktivator" geringe Mengen eines alkoholischen Extraktes aus mit Äther gewaschenem Rindermuskel. Im Jahre 1950 verwendete HINTON als Antigen bereits eine Cardiolipinmischung, bestehend aus 1,2 mg Cardiolipin, 7,61 mg Lecithin und 2,4 mg Cholesterin im Milliliter. Die Antigen-Zusammensetzung, angegeben im Jahre 1955 im Manual der WHO[2] (S. 13) besteht aus 0,0884% Cardiolipin, 0,6188% gereinigtem Lecithin und 0,24% Cholesterin. Das Gebrauchs-Antigen wird bereitet durch Mischen in einer im Jahre 1953 von HINTON[3] konstruierten Schüttelflasche.

Modifikationen wurden ausgearbeitet von BELDING[2], HINTON[2, 4] als Schnelltest (Rapid-Davies-Hinton-Test), DAVIES-HINTON[1, 2] als Mikro-Flockungsreaktion mit aus der Fingerbeere entnommener geringer Blutmenge. Weiters von FERGUSON, CAPELLINI, POLICARO u. a.

Über Sensibilität, Spezifität und vergleichende Untersuchungen mit anderen Reaktionen der Serologie der Syphilis kann nachgelesen werden bei: WERNGREN[2] u. Mitarb., OSMOND[1], DANBOLT[1, 2], NAGAMATSU, HOLLANDER u. Mitarb., CRAWFORD[2] u. Mitarb., CARUSI, COSTADONI, NAVARRO[4], AUSTIN[1], LHERISSON u. Mitarb., UGURGIERI, HINTON[1, 4, 7], BERCK, MARQUIS, GRUND, EPSTEIN (cit. nach GRUND), PROKOUPEK, PEROSI, BROGGI[1], CAPELLINI, FERGUSON u. Mitarb., HINTON[1] u. a.

87. Der *Hoschek*-Schnell-Test. Das Antigen ist ein mit Sudanschwarz gefärbter Citocholextrakt, geeignet für die Trockenblutuntersuchung nach Art der Chediak-Reaktion und für den Frischbluttest nach HOSCHEK[3, 4].

Über Sensibilität, Spezifität und vergleichende Untersuchungen mit anderen Reaktionen der Serologie der Syphilis kann nachgelesen werden bei: HOSCHEK, HEINKE, FAUST.

88. Das *Hukuda*-Antigen ist ein alkoholischer Rinderherzextrakt mit Tolubalsam, ähnlich dem Meinicke-Klärungs-Antigen (HUKUDA[8]).

89. Die *Ide*-Flockungsreaktion—ist auch mit Frischblut möglich—wurde 1936 von den Brüdern SOBEI und TAMEO IDE[2] (IDE cit. nach MAREK[1]) in Japan entwickelt. Das Antigen setzt sich aus 4 alkoholischen Lösungen zusammen, die erst vor Gebrauch miteinander gemischt werden. Sie ist eine Objektträger-Reaktion und wird im Mikroskop abgelesen.

Modofikationen wurden angegeben von BARTOLOZZI, BORTOLOZZI[3], FERRAJOLI, GATTI, CAVALLO, SILVESTRI, ERNANDEZ u. Mitarb., GRANATA.

Außer mit Blut kann die Ide-Reaktion praktisch mit allen eiweißhaltigen Flüssigkeiten angestellt werden (D'AMBROSIO, APPIANO, CAVALLAZZI, FERRAJOLI, GUARESCHI, DE GAUDENZI, MAZZANTI[2], CITERNI[2], LIPPMANN, MARCHI[2], MAZZA.

Über Sensibilität, Spezifität und vergleichende Untersuchungen mit anderen Reaktionen der Serologie der Syphilis kann nachgelesen werden bei: TEI, MAREK[1], IDE[1, 2] u. cit. nach MAREK[2]; SIMPSON, SILVESTRI, HEBISHIMA, MARTINENGO[2], UEDA[2], ROSTI[1, 2], FERRAJOLI, DE FALCO, GRAMEGNA u. Mitarb.,

GATTI, CUGNINI u. Mitarb., FIMIANI, D'AMBROSIO, CALISTI, MAZZANTI[2], VOGEL-
SANG[8] u. Mitarb., NICORA, MATTIOLI, REPETTI, FREGNI, NAKANO u. Mitarb.,
PAVARANI[2], MONTESANO[1, 4]; SHIMIZU cit. nach SAITO[1], ROSSI[2], DEMANCHE[9] u.
Mitarb., CAVALLO, BERTINO, APPIANO, BILANCIA, BORI, CASTELLI[2] und PICI-
NELLI, BRAGHIM[2], GRANATA, POWERS, EVERDINGEN, GRAMEGNA, BERTOLOZZI,
SAITO, BONASERA, BILANCIA, DEMANCHE, MONTRESANI; AXENFELD, NAKAGAWA[2],
BOULGERT, BORTOLOZZI[3], FUTAGAMI, LIPPMANN, TEI, REIN[3], TAKAOKA, MILELLA,
GRANATA und EVERDINGEN, BRAGHIN[2], CASTELLI[1], CAVALLO, DE FALCO, MAZZA
und BERTOLOZZI, MILELLA, TEI, CUGNINI, FERRAJJI, SIMPSON.

Weitere Ide-Modifikationen wurden ausgearbeitet von FUKUDA, HABUTO,
MANO (cit. nach WADA[3]), BERTOLOTTI, ENRICO[1]-CESARE; nachgeprüft von
BRAGHIN[2] und WADA[3].

90. Die *Israelson*-Tropf-Flockungsreaktion: Das Antigen wird durch eine
7 Tage lange Extraktion mit 5 Teilen eines 96%igen Alkohols aus pulverisiertem
Kaninchen-, Meerschweinchen- oder Rinderhirn gewonnen.

Über Sensibilität, Spezifität und vergleichende Untersuchungen mit anderen
Reaktionen der Serologie der Syphilis kann nachgelesen werden bei: ISRAEL-
SON[3-5], GRIGORIEFF[2], CHORAZEK[2].

91. Die *Izikowitz*-Reaktion ist eine Flockungsreaktion, ähnlich der Meinicke-
Klärungsreaktion II mit 0,2 ml Blut, die man der Fingerbeere entnimmt, vermehrt mit 0,2 ml physiologischer Kochsalzlösung (JZIKOWITZ[2]).

92. Das Antigen von *Jagubov-Asrieva* ist ein Komplementbindungs-Antigen,
das, verglichen mit dem Antigen von BORDET-RUELENS und KRITSCHEWSKY, sehr
gute Resultate ergibt und vor allem keine antikomplementären Eigenschaften
haben soll. Die Extraktbereitung ist der des Kahn-Antigens ähnlich (JAGUBOW-
ASRIEVA).

93. Die *Jaskolko*-Reaktion ist eine aktive Komplementbindungs-Reaktion, die
auf der Reaktion von Mutermilch-Weinberg-Kadisch aufgebaut ist (JASKOLKO[2]).
Das Antigen für die Jaskolko-Reaktion wird nach der Methode von SACHS
hergestellt.

94. Die *Johns*-Flockungsreaktion. Als Antigen wird das Butler-Antigen verwendet — ein Herzextrakt mit Tolubalsam-Benzoesäure- und Cholesterinzusatz.
Der prinzipielle Unterschied liegt darin, daß durch das Eintrocknen des Serums
auf dem Objektträger angeblich ein besserer Erfolg erzielt wird als durch das
Hitzeinaktivieren (JOHNS).

95. Die *Kadisch*-Schnellreaktion ist eine aktive Komplementbindungs-
Reaktion (KADISCH). Das Antigen ist ein 0,4%iger cholesterinisierter Menschenherzextrakt.

Über Sensibilität, Spezifität und vergleichende Untersuchungen mit anderen
Reaktionen der Serologie der Syphilis kann nachgelesen werden bei: GORCA-
KOV, JSRAELSON[1], KADISCH[3], FAUVET cit. nach KADISCH[4]. Modifiziert wurde von
GORCAKOV und REISS.

96. Die *Kahn*-Flockungsreaktion: Das Antigen ist ein sehr stabiler (BLUMEN-
THAL[9]) cholesterinisierter Extrakt aus mit Äther gewaschenem Rinderherzpulver
(FRATES[1] u. Mitarb.). Die Sensibilität des Antigens bzw. der Reaktion wird
gesteigert:

1. Durch Änderung der Antigen-Zusammensetzung:

a) Zusatz eines alkoholischen Extraktes aus der durch Ätherwaschung des
Herzpulvers erhaltenen ätherlöslichen Fraktion (Präsumptiv-Kahn) (KAHN[1] u.
Mitarb.).

b) Cholesterinzusatz (KAHN[2] u. Mitarb.). Das so sensibilisierte Antigen bedarf zur Verdünnung einer größeren Kochsalzmenge. Es ist gegen pH und Konzentrationsschwankungen der Kochsalzlösung, besonders aber auch gegen Sonnenlicht empfindlich (LUBIN u. Mitarb.).

c) BERGER (cit. nach FODDEN u. Mitarb.) berichtet über erhöhte Sensibilität nach Farbzusatz zum Antigen (Viktoriablau) (s. auch Modifikation nach BERGER). MARRAS nimmt 0,2 ml Phenolrot für 1 ml Gebrauchs-Antigen.

2. Durch Schütteln mit der Schüttelmaschine statt mit der Hand (SCHLEDZ u. Mitarb. KAHN[4]).

3. Durch Erhöhung der Zimmertemperatur, evtl. durch Einbringen der Gestelle in den Brutschrank (SPANSWICH u. Mitarb., SCHLESMANN[5]) für 12 min.

4. Durch Zentrifugieren (LEVINE[7], LEMMEL, GRASSI[1, 2], SCHLESMANN[5]) etwa 7 min bei 2000 Touren je Minute.

5. Durch das vorangehende Inaktivieren wird die „Schutzwirkung" der Albumine (NISHIO[1]) ausgeschaltet (KURTZ[2]).

Der Mechanismus der Ausflockung entspricht nach PRUNELL[5] mehr dem Mechanismus einer Labilitätsreaktion, womit sich PRUNELL in Gegensatz zur Auffassung KAHNs[4] und anderer Autoren (CANN[2] u. Mitarb.) stellt.

Nach KAHN[4] darf die Zahl der Antigen-Einheiten die Reaginemenge im Serum nicht übersteigen. Er führt deshalb die Untersuchung in 3 Röhrchen mit abgestuften Antigen-Mengen durch und will dadurch das Zonenphänomen vermeiden. Über das Zonenphänomen in der Kahn-Flockungsreaktion ist nachzulesen bei ETCHEVERRY[2] u. Mitarb., WILSON[1] u. Mitarb., NISHIO[2] u. Mitarb., SPANSWICK u. Mitarb., SHERWOOD[2] u. Mitarb, KAHN[7], NAGLE u. Mitarb. (cit. nach KAHN[7]).

Weitere technisch bedingte Fehlerquellen sind:

1. Verlängerte Reaktionszeit (BROWN[3] u. Mitarb., SAMOS[1], MALLORY u. Mitarb., NAGLE[3] u. Mitarb.).

2. Erhöhte Temperatur: MUCKENFUSS u. Mitarb.

Die Flockungsreaktion nach KAHN wird, außer nach den später noch angeführten Modifikationen, nach 3 Methoden durchgeführt: Es sind dies der „Standard-Kahn", der „Präsumptiv-Kahn" und der „quantitative Kahn" (DEMANCHE[8], DAVIDSON[1]). Nach ZAVAGLI reagieren mit dem Präsumptiv-Kahn alle Luesfälle positiv; dabei steigt, wie zu erwarten ist, auch die Zahl der biologisch falsch positiven Ausfälle an (CARRERA[2] bei Ulcus molle). Dafür darf nach ZAVAGLI bei negativem Ausfall eine luische Erkrankung ausgeschlossen werden, wodurch der Präsumptiv-Kahn zwar kein Diagnosticum ist, aber als Screen-Test und als Prognosticum betreffend den Therapieerfolg verwendet werden kann (CAJIGAS, CARRERA[2, 3], KAHN[4]; DERMOTT[1], BASAMBRIO, FITZGERALD[1], MACCARINI).

In der *quantitativen Untersuchung* nach KAHN werden je 0,15 ml Serum einer Serumverdünnungsreihe mit 0,01 ml Antigen gemischt, geschüttelt und mit 0,5 ml Kochsalzlösung aufgefüllt. Die Zahl der positiv reagierenden Röhrchen mit 4 multipliziert, ergibt die Zahl der Kahn-Einheiten. Es wurde angeregt, die Zahl der Einheiten durch die Zahl der noch reagierenden Röhrchen auszudrücken. DERMOTT[2] schlägt vor, bei der quantitativen Untersuchung statt des Standard-Antigens das sensibilisierte Antigen des Präsumptiv-Kahns zu verwenden. Dadurch wird ein höherer Titer erhalten und der Luesablauf bzw. der Titerabfall ist besser zu verfolgen (SULKIN u. Mitarb., THOMSEN u. BOAS cit. nach BOREL, DEMANCHE[8], CHESTER).

Technische Details: FLASHMAN liest bei einer Art Dunkelfeldbeleuchtung ab. Die fraglich positiven Ergebnisse vermehren sich dabei auffallend (MALLOJ u. Mitarb.). Photometrische Ablesung soll nach HUFSCHMITT[2] exaktere Ergebnisse liefern.

Ursachen für eine biologisch falsch positive Kahn-Reaktion sind unter anderem: Gravidität (WILLETT u. Mitarb., STEPOWSKY[1], SALOMON, SIRVINDT[2] u. Mitarb. mit 1,5%, MURRAY mit 1,7%, RITTAU, OSMOND[7]; KOLBE[1] findet ebenfalls biologisch falsch positive Ausfälle bei Gravidität, aber nicht mehr als bei anderen, nicht graviden Frauen), Ulcus molle (SPIELMANN[3] u. Mitarb., DEMANCHE[1] u. Mitarb., CARRERA[2] vor allem im Präsumptiv-Kahn), Scabies (SANDOVAL u. Mitarb.), Tularämie (BROWN[2] u. Mitarb.), Uteruscarcinom (DELLA BELLA), Diabetes (ROOT u. Mitarb., DELLA BELLA, OSMOND[7]), Infektions-Krankheiten (ROTHBART, DELLA BELLA), Malaria (BRAJLOVSKY u. Mitarb.), Ulcera cruris (SPILLMANN u. Mitarb.), Tuberkulose, Dengue-Fieber (SCHWARTZ[3]), Pararauschbrand bei Pferden (TORRES u. Mitarb.), Lepra tuberosa (MARRAS), Vaccine (DEMANCHE[1] u. Mitarb.), Ozaena (BRAJLOVSKY u. Mitarb.). Außerdem reagieren häufig positiv Affensera (GARCIA[1]) und in 1,5% die Sera von Neugeborenen (MURRAY, BUNDESEN u. Mitarb.). Der positive Ausfall bei Frambösie (SCHWARTZ[3]) und Bejel (HUDSON) ist, da es sich um Treponematosen handelt, eine spezifische Reaktion. Der Prozentsatz an unspezifischen Ausfällen ist, wohl durch das Material bedingt, verschieden (STRENG[1] u. Mitarb., SCHWARTZ[3], INTYRE[1] u. Mitarb., KARGIM, BASONDRIO, FITZGERALD[1], BURKE[2], CANN[1] u. Mitarb., McDERMOTT[4], KARIM[1]).

Versager der Kahn-Reaktion sind wegen ihrer hohen Empfindlichkeit nicht sehr häufig: Ein auffallendes Versagen konnte BULFAMONTE beobachten, wonach 7 Tage vor Auftreten des Exanthems bei einem Spender(!) der Kahn noch negativ war.

Über Sensibilität, Spezifität und vergleichende Untersuchungen mit anderen Reaktionen der Serologie der Syphilis kann nachgelesen werden bei: CANN[1], BRAJLOVSIJ, CONFALONE[2], DICKENSON, DEMANCHE[1, 8], CHACATURJAN[1, 2], DELLA BELLA, COOKSON, FORCE, ERDEN, DENISON u. Mitarb., DVORAK[1], KARGIN, GERNEZ[1, 2], OSMOND[2, 7], NINO, MONSERRAT[1], SALAMON, SAITO[2], STOLZ, SANDOVAL, SVARTZ, SCHLEDZ u. Mitarb., VISNJAK, VINOGRADOVA[2], VERNETTI[1], TÖPFER, NAVARINI[1, 2], ZARCHI u. Mitarb., EVANS[1], MOORE cit. nach EVANS[1], GREVAL[1], COMSIA u. Mitarb., KUROTSCHKIN, MARRAS, WERNGREN[1], SATO u. Mitarb., HUFSCHMIT[2], NAGLE[2], SPIELMANN[3] u. Mitarb., ULLMO[1], LAVERGNE[1] u. Mitarb., ANDRÉANI-CONSTANTIN, ANDERSON u. Mitarb., PETER, POPCHRISTOFF, MESTRE u. Mitarb., BRAJLOVSKI u. Mitarb., TADIC, OTTO[2], BOAS[13, 14], BELDING[3] u. Mitarb., BERNUCCI, BLUMENTHAL[3, 8, 9], BLUMENBERG[2], BOULGER u. Mitarb., ISABOLINSKIJ[2] u. Mitarb., KAHN[6], ROSENFELD, RUIZ-GARCIA[1], STREMPEL, DE VASCONCELLOS, PIAZZA, MAVARINI[1], MARSH, BURKE[2] u. Mitarb., BROWN[4] u. Mitarb., BALINA[2], CAFFEY[1] u. Mitarb., DAVIDSON[1], BASOMBRIO, BUCHHOLZ, JESMILOFF cit. nach VISNJAK, KÖHLER[1], LEVINE[4], MANACE, MURRAY, RITTAU, KOLBE[1], MAZZANTI, LINDEMULDER, KACIN u. Mitarb., MEINICKE[13], CUMMINGS u. Mitarb., BELIN cit. nach EVANS[1], RUNDECKELM, CASTENS, ROBEFF, SIRVINDT[2] u. Mitarb., VISALLI.

Modifikationen wurden ausgearbeitet von BERGER (cit. nach FODDEN u. Mitarb.) (s. S. 392); Cardiolipin-Kahn s. Kahn-Reaktion mit Cardiolipin.

Über Sensibilität, Spezifität und vergleichende Untersuchungen mit anderen Reaktionen der Serologie der Syphilis kann nachgelesen werden bei: CH'IN[2], ENRICO[2], GINTSCHEFF cit. nach COLLIER[1], GRASSI[1, 2], HARDESTY u. Mitarb., NAGLE[1] u. Mitarb., HAVENS[2] u. Mitarb., HERY, KUROTCHKIN u. Mitarb., HINTON[8], KHAIRAT, LEMMEL kommentiert von GUEORGUEFF, LEVINE[7], LEVY[2], MARRAS, OSMOND[8], SAINZ[2, 3], SCHLESMANN[5], VERNETTI[1], WEISS kommendiert von CORDONA und BETTENCOURT[1]). Die SO-Modifikation wird kommentiert von MIYAKE und KOGA[2].

Kahn mit *Liquor:*

Die Kahn-Standard-Reaktion mit Liquor ist zwar nach GERMANT u. Mitarb., SIRVINDT[2] u. Mitarb., STOLZOVA u. Mitarb., TRINCAO u. a. empfindlicher und nach BRUNO[2] auch praktischer als die Wassermann-Reaktion, aber auch weniger spezifisch (TRINCAO), erreicht jedoch nicht die Sensibilität wie im Serum trotz Vermehrung der Liquormenge auf 2 ml und durchgeführt mit den isolierten Globulinen (EAGLE[19]); KAHN[3] u. Mitarb., DAVENPORT u. a. empfehlen daher das sensibilisierte Kahn-Antigen, wie es im Präsumptiv-Kahn verwendet wird. McDERMOTT[3] erhält damit bei Neurolues um 21—18% mehr positive Ausfälle, jedoch soll im allgemeinen ein positiver Ausfall der Reaktion nicht unbedingt als Symptom, sondern nur als Mahnung gewertet werden.

Wie im Serum, so ist auch im Liquor die Kahn-Flockungsreaktion mit vorher erhitztem Untersuchungsmaterial empfindlicher als mit frischem (MALLOY u. Mitarb.), denn auch die Liquoralbumine besitzen eine flockungsschützende Wirkung, die durch Erwärmen auf 56° C verloren geht (KAHN[18]). Die Globuline, in deren Bereich die flockenden Antikörper vermutet werden, sind jedoch nicht identisch mit den Globulinen, die das Ausfällen des Goldsols und des Mastixsols verursachen. Als Beweis gilt (KAHN[18]) die Unmöglichkeit, flockende Antikörper zu dialysieren, während die Globuline der Colloid-Reaktionen dialysierbar sind (WESTON cit. nach KAHN), sowie die Tatsache, daß nach Entfernen der flockenden Antikörper durch Hitze oder durch Präcipitation gegebenenfalls immer noch positive Colloid-Reaktionen erhalten werden können.

Eine Fehlerquelle für die Kahn-Reaktion, aber auch für alle anderen biologischen Reaktionen im Liquor, ist durch Blutbeimengung zum Liquor gegeben. Nach der Methode von KAFKA (cit. nach LOVEMANN) wird eine durch den Erythrocytenwert im Liquor errechnete gleich große Blutmenge des zu untersuchenden Patienten einem negativen Liquor zugesetzt. Bleibt dieser Liquor negativ, dann ist der im blutigen Liquor erhobene evtl. positive Befund verwertbar. STADLER (cit. nach LOVEMANN) konnte jedoch mit dieser Methode nicht immer reproduzierbare Werte erhalten.

Kahn-Reaktion mit *Cardiolipin:.*

KAHN[9] hat die Zusammensetzung der Cardiolipinmischung für seine Flockungsreaktion mit Cardiolipin 0,1%, Lecithin 1,0%, Cholesterin 0,025% angegeben. Die Cholesterinmenge ist geringer als im Standard-Kahn-Extrakt. Das Antigen muß gut verschlossen und im Dunkeln bei Zimmertemperatur aufbewahrt werden. Die Flocken sind weniger deutlich ausgeprägt. Negative Sera zeigen geringste und feine Flockenbildung. Die Kahn-Cardiolipin-Reaktion kann auch mit kleinen Mengen auf dem Objektträger erfolgen (OURA[3], ZUCCARINI[1]).

97. Die *Kiss*-Reaktionen. Das Kiss-Antigen ist nach STEINERT[2] ein besonders gereinigter Rinderherzextrakt. Ideal ist nach KISS[1] ein der chemischen Struktur nach bekanntes Antigen. Dieser Vorstellung entspricht am ehesten das Jahre später von PANGBORN dargestellte Cardiolipin.

Mit Liquor sollen die „Kiss-Antigene" keine unspezifisch positiven Ausfälle geben, sehr empfindlich reagieren und eine gute Ergänzung der Wassermann-Reaktion bilden (FISCHER[7]).

Die *Ballungs*-Reaktion mit dem Kiss-Antigen kann auch mit reinem Kephalin ausgeführt werden (KISS[2]).

98. Die *Kline*-Flockungsreaktion ist eine Mikroreaktion auf hohlgeschliffenem oder mit Paraffinring versehenem Objektträger*. Als Antigen verwendet KLINE[5]

---

* Zur Erleichterung der Ringbildung schlagen MILLS[3] und TERRY eine Art Ring-Druckerplatte vor, womit mit einem Handgriff mehrere Paraffin-Ringe gesetzt werden können. Nach BARBOSA ist der Paraffinring entbehrlich, wenn das Gemisch auf dem Objektträger genügend ausgestrichen wird.

im Jahre 1931 noch einen acetongereinigten alkoholischen Extrakt aus Rinderherzpulver. Genaue Bereitungsangaben sind nachzulesen bei KLINE[6]. — LVOFF
findet noch nach 10 Monaten eine Sensibilitätssteigerung bei gleichbleibender Spezifität und verwendet alte Antigene zur Aufdeckung kleiner Reaginemengen. Über
die Bereitung des Gebrauchs-Antigens und die genaue Technik ist nachzulesen im
WHO[2]-Manuael 1955 und bei KLINE[5, 6] sowie bei WIENER[1], BREAZALE[1] u. Mitarb.,
CHARGIN[1] u. Mitarb., REIN[5] u. Mitarb., SOSCIA[2], STEWART, VAUGHAN[1], WONG[2] u.
Mitarb., MILLER[4], ENZER u. Mitarb., RHEE u. Mitarb., TARANTELLI, ULLMO[2],
ETCHEVERRY[1] u. Mitarb.

Über ihre praktische Bedeutung auch im Vergleich mit anderen Reaktionen
der Serologie der Syphilis ist nachzulesen bei ACUNA u. Mitarb., D'ANGELO, BETRA-
MINI, BURDON[3] u. Mitarb., CASTRO[1], CHARGIN[2] u. Mitarb., McFARLANE[3] u. Mitarb.,
GOULD, GREGORIO[6] u. Mitarb., JETER, KAFELI u. Mitarb., KILDUFFE[4], KLINE[5],
MILLER[3, 4], OSMOND[3] u. Mitarb., REIN[2, 5] u. Mitarb., RHEE u. Mitarb., SCHNITZ-
LER[1], SCHMITZ[1, 2], SCHUJMAN, SOSCIA[2], STRAUSS, TUFT u. Mitarb., ULLMO[2],
VAUGHAN[1] u. Mitarb., WIENER[1], WONG[2] u. Mitarb.

Über die Kline-Reaktion mit *Liquor* ist nachzulesen bei LIN, NOBILE, KLINE[3]
u. Mitarb., TUCKER[2]; MANINCHEDDA, CAMPANA, OSMOND[3] u. Mitarb., WIENER[2].

Kline-*Modifikationen* wurden ausgearbeitet von BURDON[1, 2] u. Mitarb.,
CASTRO[1, 2, 4], CH'IN[1]-WONG kommentiert von TS'UN TUNG[2], KLINE[1, 9, 10] u.
Mitarb. und ELLER[1] u. Mitarb. kommentiert von REIN[1] u. Mitarb., KLINE. Die
Ausschließungs- und *Diagnostik*-Reaktion mit Serum und mit Blut nach KLINE[4]
wird kommentiert von BLASKOWITZ.

Kline-*Cardiolipin*-Reaktion:

Das Kline-Antigen mit Cardiolipin besteht aus 2 Teilen:

1. Dem Cardiolipin-Lecithin-Antigen (0,2% Cardiolipin und 1,6—2,6% gereinigtes Lecithin in absolutem Alkohol). Zuviel Lecithin führt zu biologisch
falsch positiven Ausfällen (BOLLINGER).

2. Cholesterin 1 g in 100 ml absolutem Alkohol. Über die Herstellung des
Gebrauchs-Antigens kann nachgelesen werden bei KLINE[13] und WHO[2].

Die *Technik* entspricht der Standard-Technik.

Über Sensibilität, Spezifität und vergleichende Untersuchungen mit anderen
Reaktionen der Serologie der Syphilis kann nachgelesen werden bei: KLEIN[2, 3]
u. Mitarb., BOLLINGER, BINZLEY u. CLEVELAND in der Diskussion von KLINE[11],
LEVINE[13] u. Mitarb.

99. Das *Klopstock*-Spirochäten-Antigen wird aus Kulturtreponemen hergestellt. Es wird in einer Flockungsreaktion verwendet. Bei Lepra soll es in 13
von 14 Fällen positiv ausfallen. Das Antigen ist daher wenig spezifisch, aber sehr
sensibel (NAVARRO[1]).

100. Die *Kodaguo*-Reaktion ist eine Mikromodifikation der Meinicke-Klärungsreaktion II, ähnlich wie die Chediak-Trockenblutmethode. KODAGUO[1, 2] erreicht
die Defibrinierung durch Auffangen des Bluttropfens mit Fließpapier. Er empfiehlt
seine Mikro-Flockungsreaktion als Orientierungsmethode bei Reihenuntersuchungen.

Über Sensibilität, Spezifität und vergleichende Untersuchungen mit anderen
Reaktionen der Serologie der Syphilis kann nachgelesen werden bei: SIKORSKI,
BERLINGHOFF, SAUER[2], DEMANCHE[10], GONDESEN, OBERT u. Mitarb., MOOSER.
Über Fehlerquellen und deren Vermeidung ist nachzulesen bei SAUER[2, 5] u. Mit-
arb., SIKORSKI, GONDESEN, BLAICH u. Mitarb.

101. Die *Kodama*-Reaktion ist eine Trübungs-Reaktion. Das Antigen ist ein
nicht cholesterinisierter Extrakt aus Meerschweinchenherz oder Meerschweinchenleber (NICOLETTI[1, 4]). Das inaktivierte Serum wird mit dem Gebrauchs-Antigen
überschichtet (NICOLETTI[4], CORDA).

102. Die *Kollodium*-Reaktion von CANNON u. MARSCHALL (cit. nach TROSTI) beruht auf dem Phänomen, daß Collodiumpartikelchen durch Lues-Antikörper agglutiniert werden können. Der Ablauf dieser Reaktion wird erst ermöglicht durch das in vielen Luessera vorhandene treponemogene Antigen, welches die Collodiumteilchen sensibilisiert. Eine vorherige Sensibilisierung mit Wassermann-Antigenen würde Wassermann-Antikörper nachzuweisen erlauben.

103. Die *Kolmer*-Komplementbindungs-Reaktion (s. auch Handb. Jadassohn XV/2, S. 348). Das Kolmer-Antigen ist ein cholesterinisierter Menschen- oder Rinderherzextrakt. KOLMER[5] verwendet für die Kältebindung 0,2% Cholesterin, für die Kombination von Kälte- und Wärmebindung 0,4% Cholesterin. Ein verbessertes Antigen gewinnen KOLMER[15] u. Mitarb. durch vorheriges Waschen des Herzmuskels mit Aceton (2mal) und einmal Waschen mit Äther. Der alkoholische Extrakt wird mit in Äther gelöstem Cholesterin versetzt. Sensibilisierungssteigerung erhält KOLMER[6, 15] durch Zugabe von acetonunlöslichen Lipoiden: RAITHMELL u. Mitarb. finden mit diesem Antigen 27% mehr positive Resultate als mit dem Standard-Antigen.

Das Kolmer-*Cardiolipin*-Antigen besteht aus 0,3% Cardiolipin, 0,05% Lecithin und 0,3% Cholesterin in alkoholischer Lösung. —

Das Gebrauchs-Antigen entsteht durch tropfenweises Zugeben der alkoholischen Lösung zur 150fachen Menge einer 0,85%igen NaCl-Lösung mit 0,01% Magnesiumsulfat (KOLMER[18] u. WHO[2]).

Die Besonderheit der Komplementbindungs-Reaktion nach KOLMER[21] besteht in der Auswertung des Amboceptors und des Komplements in Anwesenheit des Antigens, der Verwendung von 2 Komplement-Einheiten im Test und 2 Hämolyse-Einheiten zur Sensibilisierung der 2%igen Schaferythrocytensuspension. Die Volumina der Komplementbindungs-Reaktion: 0,2 ml Serum bzw. 0,5 ml Liquor, 0,5 ml Gebrauchs-Antigen, 1 ml verdünntes Komplement (enthaltend 2 Komplement-Einheiten). Die Komplementzugabe erfolgt 5—30 min nach Einwirken des Antigens auf das Patientenserum. Nach einer Kältebindung von 15—18 Std bei +6—8° C wird das hämolytische System zugegeben; es besteht aus 0,5 ml Hämolysin (2 Einheiten) und 0,5 ml einer 2%igen Schaferythrocytensuspension. Vor Zugabe des hämolytischen Systems werden die Röhrchen für 10 min in ein Wasserbad von +37° C gebracht. KOLMER[5] u. Mitarb. arbeiten auch mit Kälte- und Wärmebindung (statt 15 Std bei +6° C wird das Gemisch zunächst 4 Std bei +6° C und dann 30 min bei +37° C im Wasserbad belassen). Die Lösungszeit beträgt maximal 60 min. Das Ablesen erfolgt mit Hilfe einer Hämolyseskala, die durch Mischen eines völlig gelösten und inaktivierten hämolytischen Systems mit einem ungelösten hämolytischen System besteht. Über die Sensibilität, Spezifität und den praktischen Wert der Kolmer-Komplementbindungs-Reaktion ist nachzulesen bei HEATHMAN u. Mitarb., HOMBRIA[6] u. Mitarb. und KOLMER[8], über die Untersuchung des Liquors bei HEATHMAN u. Mitarb., über das Cardiolipin-Antigen bei SAUER[6], KLEIN[4] u. Mitarb., über den Vorteil der Kälte- bzw. Wärmebindung bei KOCH[2], STEIGNER[3] und über Modifikationen bei STEIGNER[3], COLEMAN[4] u. Mitarb., BOERNER[1]-LUKENS, PECH.

104. Die *Komplex*-Antigene sind nach VINOGRADOVA[1] bezüglich ihrer Sensibilität besser als die spezifischen Antigene, d. h. sie erfassen mehr Lues-Fälle, da die verschiedenen Antikörper und Reagine ihren antigenen Partner, wenn man so sagen darf, in einem Komplex aus zahlreichen Antigenen mit größerer Wahrscheinlichkeit finden werden als in einem gereinigten Antigen mit weniger antigenen Varianten.

105. Das Antigen nach KRICEVSKIJ[2] ist ein alkoholischer Rinderherzextrakt nach Auswaschen des zerkleinerten Herzmuskels mit Aceton. Die optimale

Wirkung erhält es durch langsames Verdünnen. Das Kricevskij-Antigen wird in der Bordet-Wassermann-Reaktion verwendet. Es ist nur wenig antikomplementär und nicht hämotoxisch.

106. Der *Laughlen*-Test. Die Reaktion ist eine Objektträger-Flockungsreaktion. Sie wurde von LAUGHLEN[2] im Jahre 1935 (LAUGHLEN cit. nach GUNN) angegeben. Sie ist eine modifizierte Kahn-Reaktion mit einem mit Scharlachrot gefärbten Kahn-Antigen und mikroskopischer Ablesung; es werden lediglich die Flocken, nicht die Flüssigkeit gefärbt (GUNN). Nach ROBINSON u. Mitarb. besteht das Laughlen-Antigen aus Benzoetinktur, Cholesterin, Scharlachrot und einem alkoholischen Ochsenherzextrakt. Über Technik und Modifikationen ist nachzulesen bei ROBINSON u. Mitarb., SMELLMAN, WALTERS u. a. m. Nach MOORE[2] ist die Laughlen-Reaktion nur durch geschulte Kräfte ausführbar. Die Laughlen-Reaktion kann auch mit aktivem Serum durchgeführt werden. Über die Erfahrungen mit dem Laughlen-Test (aktivem und inaktivem Serum) sowie über Sensibilität, Spezifität und vergleichende Untersuchungen mit anderen Reaktionen der Serologie der Syphilis ist nachzulesen bei LAUGHLEN[1], MOORE[3], REIN[4] u. Mitarb., STECKER u. Mitarb., CHARGIN[4], THOMASSEN, DIENST u. Mitarb., CRAIG u. Mitarb., BECK[2], KEMP[2], FLOOD u. Mitarb., DUBLIN u. Mitarb., LEVER u. Mitarb., USHER, MUETHER u. Mitarb.

107. Die *Legrand*-Reaktion ist eine rasch ablesbare, aktive Komplementbindungs-Reaktion und soll sehr empfindlich und spezifisch sein (LEGRAND).

108. Die *Leiboff*-Reaktion ist eine Flockungsreaktion und wurde nach ROSSI[1] im Jahre 1939 publiziert. Das Antigen für die Leiboff-Reaktion aus dem Jahre 1939 ist ein alkoholischer, cholesterinisierter Rinderherzextrakt aus äthergewaschenem Rinderherzpulver, der nach tagelanger alkoholischer Extraktion im Dunkeln filtriert und mit Cholesterin versetzt wird. Ein Teil des Extraktes wird mit Sudan III, ein Teil mit Dimethylamidoazobenzol (gesättigte Lösung) gefärbt. Beide Teile werden miteinander gemischt und halten sich mehrere Monate. — Für das Gebrauchs-Antigen wird 1 Teil Extrakt mit 2 Teilen einer 0,9%igen NaCl-Lösung kräftig geschüttelt. Das Gebrauchs-Antigen ist 24 Std haltbar. — Das Antigen ist nach LEIBOFF und RICCI sehr stabil, sehr sensibel und unempfindlich gegen Schwankungen der Zusammensetzung.

Technik: Inaktives Serum — 2 Tropfen oder 0,08 ml — werden mit 1 Tropfen Extrakt oder 0,03 ml 3 min auf dem Objektträger gemischt. Die Reaktion wird unmittelbar nachher abgelesen. Positive Sera ergeben gelbe klare Flüssigkeit mit roten Flocken. Der Vorteil dieser Reaktion liegt in der wenig empfindlichen, raschen Technik.

Über Sensibilität, Spezifität und vergleichende Untersuchungen mit anderen Reaktionen der Serologie der Syphilis kann nachgelesen werden bei: LISIO, LUCHERINI u. Mitarb., DIAGINI, FRAGOLA, LABRANCA, DE LA ROSE u. Mitarb., BRUNO[4], GARCIA[3]; BISTUER[3] BONAPERA[2], CLEMENTI, PADOVANI, RICCI, ROSSI[1].

109. Die *Lentochol*-Reaktion von SACHS-GEORGI ist eine Flockungsreaktion (s. auch SACHS, Handb. Jadassohn XV/2, S. 390). Eine genaue Methode und Bereitung sowie Einstellung des Antigens wird von KRISHNAN[1] angegeben. Modifikationen stammen von BAUMGÄRTEL (s. auch Handb. Jadassohn XV/2), DOLD (Handb. Jadassohn XV/2, S. 393), ECKHARDT, POLLANO[1] u. Mitarb., SIERAKOWSKI[1] u. Mitarb.

Über Sensibilität, Spezifität und vergleichende Untersuchungen mit anderen Reaktionen der Serologie der Syphilis kann nachgelesen werden bei: BOEVSKAJA[2], TOMII[1, 2].

110. Die *Levy*-Antigen-Mastix-Reaktion ist eine Präcipitat-Reaktion mit Serum. Das Antigen ist eine Mischung aus Kahn-Extrakt mit Gummimastix und 0,6% Cholesterin (LEVY[2]).

111. Das *Lecithin* ist ein Lipoid und wird zur Korrektur überempfindlicher Antigene verwendet (WHEELER[1] u. Mitarb., CRAWFORD[1]). Es schwächt vor allem die eigenhemmende Wirkung des Cardiolipins ab (PRICE[7]), aber auch die Flockungsbereitschaft des Cholesterins (CHARLIT u. Mitarb.). Das Lecithin hat auch eine besondere Wirkung auf die antigene Funktion der Bakterien und auf die antigene Funktion des Forssman-Antigens und dessen Antikörper (HEDEN[1]). Auch die antigene Wirkung des Luetins wird durch das Lecithin gesteigert (HEDEN[2]). Die von HARRIS, TOMPKINS, MORGAN und CANIGHAM (alle cit. nach VERZOLA) beobachtete hemmende Wirkung auf die experimentelle Kaninchensyphilis konnte von VERZOLA nicht bestätigt werden. Ei-Lecithin ist nach REYN[5] besser als Muskellecithin: frisches Eigelb wird mittels Aceton entfettet und mit Äther extrahiert. Erfolgreiche Versuche, Lecithin aus Hefe herzustellen, unternahmen TONKS[1, 2] u. Mitarb. Synthetisches Lecithin wurde dargestellt von BAER und KATES (cit. nach KLINE) als Dimyristoyl-Lecithin (KLINE[14], LEVINE[13] u. Mitarb.). Nach KLINE[15] enthält das beste Antigen viel Cardiolipin und wenig Lecithin (TONKS[1] u. Mitarb., TONKS[3], BAER u. Mitarb. und ROSENBERG alle cit. nach TONKS[1] u. Mitarb., REYN[6, 8, 11]). Das Hydrolecithin ist schwächer aktiv als das normale Lecithin (OGATA[1]).

112. Der *Lues-Schnelltest* der Behring-Werke. Diese Flockungsreaktion dient lediglich als orientierende Reaktion für statistische Zwecke bei der Untersuchung größerer Bevölkerungsquerschnitte (PELZ, GOLLNICK u. Mitarb., GROSS[4] u. Mitarb., BECK[4], WARNECKE[2] u. Mitarb., ROGGE u. Mitarb., SOUS).

113. Die *Levine-Kältebindungs*-Reaktion. Nach LEVINE erlaubt die Kältebindung eine spezifischere Einstellung der Reaktion als die Wärmebindung bei 37°C.

114. Das *Manheims*-Antigen ist ein alkoholischer Meerschweinchenextrakt. Die Herzen werden zerschnitten und bei +4°C 6 Monate in Alkohol liegengelassen. Auf 30—35 Herzen rechnet man 100 ml Alkohol. Die Extraktion ist beendet, wenn der Extrakt einen gelblichen Farbton zeigt (MANHEIMS).

115. Die *Mandula*-Reaktion ist eine Flockungsreaktion mit dem Berger-Kahn-Antigen. KONYVES u. Mitarb. erhalten 13—15,5% Versager; mit Dextroselösung als Verdünnungsmittel ist die Reaktion empfindlicher.

116. Die *Margni*-Reaktion (MARGNI) ist eine empfindliche und spezifische Makro- und Mikro-Flockungsreaktion, deren Antigen 10 Tage haltbar ist.

117. Die *Marquez*-Objektträger-Reaktion soll nach MARQUEZ gleich empfindlich und gleich spezifisch sein wie die Kahn-Reaktion. Sie kann auch als Makroreaktion in Röhrchen durchgeführt werden.

118. Die *Maximow*-Reaktion ist ein Schnelltest ähnlich der Citochol-Reaktion. Sie ist sehr leicht durchführbar und daher für primitive Verhältnisse geeignet (PLOTICER). Die Komplementbindungs-Reaktion nach MAXIMOW mit Trockenblut auf dem Objektträger soll sehr labil und für die Praxis unbrauchbar sein (IACOUBOVITSCH u. Mitarb. und SOUJAROV).

119. Die *Mazzini*-Flockungsreaktion. Das Antigen ist ein Extrakt aus Rinderherz und Eidotter. Als Verdünnungsmittel wird eine Pufferlösung mit einem p_H von 6,3—6,4 verwendet (MAZZINI[1, 2]). WIDELOCK[2] u. Mitarb. erklären die manchmal positiven Ausfälle mit dem Mazzini-Antigen durch acetonlösliche Bestandteile in diesem Antigen.

Über Sensibilität, Spezifität und vergleichende Untersuchungen mit anderen Reaktionen der Serologie der Syphilis kann nachgelesen werden bei: RATCLIFFE[1], BREAZEALE[2] u. Mitarb., BOSSAK u. Mitarb..

120. Das *Meditec*-Antigen ist ein französischer Klärungsextrakt ähnlich dem Meinicke-Klärungsreaktion II-Antigen und ist wie viele andere Antigene vom Alter der Kochsalzlösung abhängig. Je älter die Kochsalzlösung ist, um so empfindlicher wird das Gebrauchsantigen (GHORPADE).

121. Das *Meinicke*-Antigen und die *Meinicke*-Reaktionen: Die Herstellung des Meinicke-Klärungs-Antigen ist im Handb. Jadassohn XV/2 (S. 381) ausführlich beschrieben. Die Gleichmäßigkeit der Chargen hängt nach HARTMANN[3] vom Hersteller ab.

Die Meinicke-*Trübungs*-Reaktion: Nach BOROVSKAJA[2] (cit. nach PERANTONI u. Mitarb.) wird das Antigen mit Viktoriablau gefärbt. Dadurch wird die Reaktion etwas weniger sensibel, aber leichter ablesbar (PERANTONI u. Mitarb.). Das Antigen ist 3—4 Monate haltbar. Die Ablesung erfolgt nach Stehen über Nacht bei Zimmertemperatur. Bei positivem Ausfall finden sich violette Flocken in mehr oder weniger entfärbter Flüssigkeit. Zur Ablesung trüber, nicht eindeutiger Sera wird von STEPOWSKI[3] u. Mitarb. mit Chloroform die Farbe ausgeschüttelt. Bei positivem Ausfall der Reaktion färbt sich Chloroform blau, bei negativem bleibt das Chloroform farblos. Nach SAINZ[1] DE AJA und SAINZ DE AJA (cit. nach RUIZ[2]) und SCHLESMANN[1] soll vor dem Ablesen zentrifugiert werden, was aber nach SCHLÜTTER die Reaktion nur umständlicher macht.

Über Sensibilität, Spezifität und vergleichende Untersuchungen mit anderen Reaktionen der Serologie der Syphilis kann nachgelesen werden bei: IANKU, LECHVITON[2], LONGHIN[1], MUTERMILCH[1]; MUGGIA[2], SUZUKI[1], BRACALONI, ALLEN[2], KOGA[1], SAINZ[4, 6] u. Mitarb., HOHN (cit. nach KLINGSBERG).

HERRMANN[1, 2] und HERXHEIMER[1] verwenden statt Viktoriablau Astraviolett der IG-Farben. Das Extinktionsmaximum des Astra-Violett fällt nach HERXHEIMER mit dem Empfindlichkeitsmaximum des menschlichen Auges zusammen. Im Meinicke-Trübungsreaktion-Antigen wurde von MEINICKE[5] später der Pferdeherzextrakt durch den sensibleren Rinderherzextrakt ersetzt, wodurch sich auch der Zusatz von Benzoesäure (Rinderherz ist saurer als Pferdeherz) erübrigte, auch die infolge der Forssmann-Antigene anfallenden unspezifisch-positiven Ausfälle wurden dadurch reduziert. Die Kuppenablesung und die Färbung nach HERXHEIMER behielt MEINICKE bei. Dadurch wurde die 1928 in Kopenhagen nicht sehr gut beurteilte Reaktion der Kahn-Reaktion und der Müller-Ballungs-Reaktion gleichwertig (ELKELES, MEINICKE[12], SPERANZA). Für die experimentellen Versuche am Kaninchen ist nach CHORAZAK[3] u. Mitarb. die Meinicke-Trübungsreaktion besonders geeignet. Ein weiterer Vorteil ist die Möglichkeit, auch Leichenblut zu untersuchen, wenn es nicht älter ist als 36 Std. Die Möglichkeit, damit unter primitiven Umständen eine Serodiagnostik zu betreiben, hebt TODD[2] hervor. Die Reaktion selbst beruht nach TAMAKI nicht auf einer Anti-Eiweiß-Reaktion, sondern auf einer Lipoid-Reagine-Reaktion. Fehlerquellen sind nach STERN[1] im Cholesteringehalt alter Methode der Antigenherstellung und im Fettgehalt (falsch positive Reaktionen) und im Alkoholgehalt (falsch negative Reaktionen) des Serums, daher Nüchternblut(!) gelegen. Außerdem bildet die Gravidität wegen der sehr labilen Globuline des Serums Gravider eine weitere Quelle für technisch falsch positive Sera (FRENKEL). Modifikationen unbedeutender Art werden vorgeschlagen von LECHUITON[1] und LANTERI[1-3].

Das Antigen der *Meinicke-Klärungsreaktion* (MEINICKE[1]) enthält so viel Tolubalsam, daß die Sensibilität gleich groß ist wie die der Kahn-Reaktin und der Müller-Ballungs-Reaktion. Abgelesen wird nach 18—20 Std Stehen möglichst bei $+ 20^\circ$ C. Weitere genaue Technik s. MEINICKE[1, 3, 9]. Die Meinicke-Antikörper sind nach NISHIJAMA[2] filtrierbar und durch Wassermann-Antigen absorbierbar; sie sind aber weniger stabil als die Wassermann-Antikörper.

Das Zonenphänomen, erkennbar am positiven Ausfall erst mit weiter verdünntem Serum (ESCHE[3]), wird von NISHIYAMA[2] durch einen Hemmfaktor
erklärt. In der Meinicke-Klärungsreaktion II wird zur Vermeidung des Zonenphänomens ein zweites Röhrchen mit weniger Serum (0,1 ml) verwendet. Der
Hemmfaktor kann nach DAHR[1] auch durch Zentrifugieren überwunden werden.
Ist die Meinicke-Reaktion bei sonst positiven Reaktionsergebnissen negativ, dann
kann es sich nach ESCHE[3] auch um ein Versagen der Reaktion handeln.

Die Meinicke-Zentrifugiermethode gibt nach DOMBROVSKY[1-3] gute Resultate.

Über Sensibilität, Spezifität und vergleichende Untersuchungen mit anderen
Reaktionen der Serologie der Syphilis kann nachgelesen werden bei: NISCHIYAMA[1, 2],
SCHLESMANN[1], DOMBROWSKY[1], HOHN, KATO[2] u. Mitarb., MASIGNANI[1], NARDELLI.
Weitere Modifikationen der Meinicke-Klärungsreaktion II stammen von MIRAGLIA[2]
CHEVREL[3]-RODIN u. Mitarb., SELLCK-FRADE[1-3, 5-9], KRÜCKEBERG[1], FORD-RO-
BERTSON-COLQUHOUN (cit. nach MCMENEMY u. Mitarb.), LANE, THOMAS, KORO-
STELEW[2] u. Mitarb., KRAH u. Mitarb., WAHN, LEPPERT, TORCHI[1] u. Mitarb.,
HENNEBERG, NICOLE[5], CORTELLA[1], PRENTICE[1, 2], HOMBRIA[5,7] u. Mitarb., VOGT[1].

Über Sensibilität, Spezifität und vergleichende Untersuchungen mit anderen
Reaktionen der Serologie der Syphilis kann nachgelesen werden bei: BLUMENTHAL[4]
u. Mitarb., CANTANI[3], OHMICHI, SADOGURSKAJA, KINOSHITA, MARQUARDT[1], JAHEM
u. Mitarb., KADISCH[5], LOEWY, OBRTEL[1], HOMBRIA[1], UJLAKI, KOCH[4], STEMPLINGER,
POLLANO[1] u. Mitarb., STERTENBRINK, NICOLLE[3], SAETHRE[1, 2] u. Mitarb., KORO-
STELEW[2] u. Mitarb., GREGORIO[3] u. Mitarb., D'IGNAZIO u. Mitarb., BRONSTEIN u.
Mitarb., BRUCK[2], CARTIA[1], CAZORLA[1], CERRI, CHIALE[1], CHRISTIANI, CORTELLA[1],
DEVOTO[1, 2], DOLESCHALL, EMANUELS[1], FAUVET[1], FIORIO[2], FRANKOVIC[3], HAUCK,
HRUSCHEK[1], KARIM[2], KATO[2] u. Mitarb., MATUSIS[1], MÜLLER[2] u. Mitarb., MAVARRO[3],
NISHIYAMA[1], OGDEN u. Mitarb., PINELLI[2], PISACANE[1], RAYNAL, REICHEL[1],
SOSCIA[1], SPAGNOLI[1], SUAREZ[2] u. Mitarb., SCHLESMANN[2], TARFURI, TOBON u. Mit-
arb., VOGELSANG[8], WEITERSCHAU; OMITI, KOGA[3] u. Mitarb., SCHOOG[1], HOMBRIA,
ROBERTSON, MEINICKE[4].

Der Vorteil der Meinicke-Klärungsreaktion liegt in der Möglichkeit:

1. Alte Sera (STEMPLINGER), ikterische, hämolytische und zersetzte Sera (CANTANI[3],
OBRTEL[1], NISHIYAMA[1]) untersuchen zu können; bakterielle Zersetzung verursacht nach
ESCHE auch falsch positive Ausfälle — das macht sich vor allem im Liquor bemerkbar;

2. bei tierischen vor allem Kaninchensera, relativ selten falsch positive Ausfälle zu erhalten
(SAITO[3] u. Mitarb., KATO[2] u. Mitarb. und OHYA[1]),

3. ebenso bei Malaria, Lepra (DEVOTO[1], KARIM[2]), und bei anderen Tropenkrankheiten (MO-
RETTI[1] und UJLAKI), hier nur im Anfall und bei Malaria-Kachexie. Positive Sero-Reaktion
bei Frambösie (COLOVINE) ist als Gruppenreaktion und nicht als biologisch falsch positiver
Ausfall zu rechnen.

4. in der relativen Unempfindlichkeit klimatischen Einflüssen gegenüber (MORETTI,
UJLAKI, EMANUELS[1]); bei Temperaturen über $+58^{\circ}$ C wird aber auch sie sensibler und unspezifischer (NISHIYAMA[1]) — sie ist daher für Tropen besonders geeignet (COLOVINE); auch
führt NAVARRO[2] zu kalte (unter $+18^{\circ}$) und zu warme (über $+24^{\circ}$ C) Räume als Ursache
für technisch falsch positive Ausfälle an.

Wegen der hohen Sensibilität, bei behandelter Lues, gilt die Meinicke-Klärungs-Reaktion
als Indicator für eine weitere Behandlung: CHIALE[1], FRANKOVIC[3], im Gegensatz zu MÜLLER[2]
u. Mitarb.

Die Meinicke-Klärungsreaktion II ist als Zusatz-Reaktion empfehlenswert nach FABIAN,
EMANUELS[2] u. Mitarb., KIRSCHNER[1]; für neurologische Untersuchungen besonders geeignet
ist sie nur mit der 4 Röhrchenmethode (OGDEN u. Mitarb., SCARPA[1], HAUCK). Die Untersuchung mit Plasma ist nicht durchführbar, sie ergibt immer unspezifisch-positive Ausfälle
(FABIAN[2]).

Die Meinicke-Klärungsreaktion quantitativ: Um gleiche Versuchsbedingungen,
gleiche Konzentration der Schutzkolloide zu schaffen, wird die Verdünnungsreihe mit einem sicher negativen Serum hergestellt (MEINICKE[32]). Nach MEI-
NICKE[16] kann auch aus der Stärke des Ausfalles in den beiden Röhrchen der

Meinicke-Klärungsreaktion II auf die Zahl der Meinicke-Einheiten geschlossen werden. So bedeutet —++ (überstarke Reaktion) 16 Einheiten, ++++8, +++4, ++—2, +—1 Einheit. PIECK vermag aus dem serologischen Bild, wenn außerdem noch in Kahn- und Wassermann-Reaktion untersucht worden war, ein drohenden Rezidiv abzulesen.

MEINICKE[8, 10] führt für die Serodiagnostik anderer Erkrankungen ähnlich wie MÜLLER durch Zufügen des betreffenden Erreger-Extraktes zum Meinicke-Extrakt eine sog. *Immunoklärung* durch.

Die Meinicke-Klärungsreaktion läßt sich unter bestimmten Kautelen mit Liquor so befriedigend wie im Serum durchführen (KINOSHITA). Fehlerquellen in der Liquor-Meinicke-Klärungsreaktion sind technischer und biologischer Natur, darüber ist nachzulesen bei ESCHE[4], JEHN, LIPPELT, SCHELLER[2], LONGO[1, 2], HOMBRIA[3], MÜLLER[9], MEINICKE[6, 14], DAHR[2], FELICI[2]. Über Modifikationen der Meinicke-Klärungsreaktion II mit *Liquor* ist nachzulesen bei RIEBELING, WEICHHERZ[2], REICHEL[4].

Über Sensibilität, Spezifität und vergleichende Untersuchungen mit anderen Reaktionen der Serologie der Syphilis kann nachgelesen werden bei: CARTA[3, 6], NIICOLE[5], JÖTTEN u. Mitarb., IZIKOVITSCH[1, 3], LEUCHTENRERGER, SAETHRE, SALVATORE, SCUDERO[1], FRANCHI[6], REICHEL[4], WALTERS, CHRISTIANI, WEYRAUCH, DOMBROVSKI[3], SOLANA, SPAGNOLI[2], VOGELSANG[15]; HOMBRIA[9] u. Mitarb., DAHR[2], FELICI[2], PREUSS, WADA[2], MÜLLER[9], STEMPLINGER, MEINICKE[11] u. Mitarb., JEHN (cit. nach MEINICKE[11]); ARISTOVA[3], BEYREUTHER, BEINTEMA[1], BLUMENBERG[1, 2], STREMPEL, VASCONCELLOS, BATTISTINI, BECK[1], BOAS[5, 8, 11], LONGO[2] u. Mitarb., BOKRETAS, MACCARI, HEINE.

Das Meinicke-*Cardiolipin*-Antigen besteht aus Cardiolipin, Lecithin und Tolubalsam in Alkohol gelöst. In der Spezifität stimmt das Cardiolipin-Antigen weitgehend mit der Meinicke-Klärungsreaktion II, der Citochol-Reaktion und der Wassermann-Reaktion überein. Die Sensibilität ist nach MEINICKE[25] u. Mitarb. in einzelnen Fällen größer als die des Meinicke-Standard-Antigens.

122. Das *Meiostagmin*-Antigen (FERREIRA[1]) ist ein Methylalkoholextrakt aus bei 37⁰ C im Vakuum getrockneter, pulverisierter, kongenital luischer Leber (30 ml auf 1 g), der nach 48 Std langem Eluieren bei 50⁰ C filtriert wird. Hitze, Kälte, Licht und Schütteln sollen vermieden werden. Prinzip: Bei Vorhandensein von Antikörpern ergibt ein mit Antigen versetztes Serum eine wesentlich kleinere Tropfenzahl als ein Serum ohne Antikörper. Die Tropfenzahl wird verglichen mit dem im gleichen Verhältnis mit destilliertem Wasser verdünnten Serum.

123. Die *Michailoff*-Reaktion ist eine Flockungsreaktion *und* eine Komplementbindungs-Reaktion. Das Antigen ist, ähnlich dem Antigen von BORDET-RUELENS, ein Extrakt aus Kälberherzen und 2 g-% Meerschweinchenhirn, mit Zusatz von alkoholischer Mastixlösung (MICHAILOFF[1, 2]).

124. Die *Migliano*-Reaktion. Das Migliano-Antigen ist ein alkoholischer Rinderherzextrakt mit Cholesterin, Tolubalsam und Benzoetinktur-Zusatz (CARRIERE[2] u. Mitarb.) und ist nach MIGLIANO in der Mikro-Flockung, in der Chediak-Methode und in der Filterpapier-Methode mit Serum und mit Liquor zu verwenden. Sie ist in der Technik einfach und rasch durchführbar und stimmt mit der Wassermann-Reaktion in 98,5% der Fälle überein (MIGLIANO, BENICIO). Sie kann mit Plasma und mit Trockenblut und als Mikro-Technik durchgeführt werden.

125. Der *Mikrogen*-Test ist nach SANTILLO ein Vorläufer des Venereal Desease-Research-Laboratory-Tests und stimmt mit der Wassermann-Reaktion in 100% überein.

126. Die *Mikromethoden:* Sie verdanken ihren Namen der mikroskopischen Ablesung, den kleinen Arbeitsvolumina oder beiden. Im allgemeinen verstehen wir darunter eine Objektträgerreaktion mit makroskopischer oder mikroskopischer Ablesung.

Die *Mikroskopische Meinicke*-Flockungsreaktion (MEINICKE[33]), nicht zu verwechseln mit der Mikro-Meinicke-Reaktion, ist eine Schnellmethode insoferne, als aus dem fertigen Reaktionsgemisch 1 Tropfen auf einen Objektträger gebracht und 60 min in feuchter Kammer bei 20° C gehalten wird. Schließlich wird bei 60facher Vergrößerung im Mikroskop abgelesen.

Nach MEINICKE[4, 7] ist der Ausfall aus dem 2. Röhrchen spezifischer als der aus den anderen Röhrchen (1, 3 und 4); sie ist nicht so empfindlich wie die Makromethode, verhilft aber unter besonderen Umständen rasch zu einen serologischen Befund.

Eine andere, ebenfalls von MEINICKE[2] angegebene Methode ist die *Mikro-Meinicke-Reaktion:* Sie wurde von MEINICKE[6, 18] im Jahre 1925 ausgearbeitet. Die Reaktion wird auf dem Objektträger angesetzt. Das Serum wird mittels einer 2 mm im Durchmesser messenden Öse, der Extrakt mittels einer 4 mm im Durchmesser messenden Öse auf einen entfetteten Objektträger gebracht. Das Gemisch wird nach 60 min Stehen bei Zimmertemperatur im hängenden Tropfen und mit 60facher Vergrößerung abgelesen, ähnlich wie die Modifikation von JZIKOWITZ (cit. nach PHILIPPI).

Die *Trockenblutmethode* nach MEINICKE[17, 19]* läßt einen Bluttropfen, der auf einem entfetteten Objektträger mittels einer Objektträgerkante zu einer Scheibe von etwa 15 mm Durchmesser ausgestrichen und dabei defibriniert wurde**, antrocknen und gewinnt das Untersuchungsmaterial durch Herauslösen der Serumbestandteile mittels 0,05 ml physiologischer Kochsalzlösung und 30 min Stehen in einer mit warmem Wasser beschickten feuchten Kammer. MEINICKE[17,18] gibt 2 verschiedene Extraktgemische an. Durch Untersuchung in einer zweiten Serie können überstarke Fälle erkannt werden (MEINICKE[21] u. Mitarb.). Die Trockenblut-Reaktion nach MEINICKE kann auch mit Tuberkulose-Antigen als Suchreaktion für Tuberkulose angewendet werden (MEINICKE[20] u. Mitarb.). Der weitere Vorgang entspricht der Mikro-Meinicke-Reaktion (MEINICKE[2]). Das Reaktionsbild mit Trockenblut lege artis ausgestrichen, ist nach MEINICKME u. Mitarb. schärfer als das mit Nativserum. Die Reaktivität des angetrockneten Materials hält nach MEINICKE[19] 4 Tage, nach MEINICKE[17] 8 Tage unverändert an, trotzdem ist aber die Untersuchung des frisch präparierten Tropfens besser als die der abgelagerten Präparate (KRAMER).

Der Vorteil der Trockenblutreaktion liegt im geringen Bedarf an Untersuchungsmaterial (HOFFMANN[2], MEINICKE[19] u. Mitarb.), im einfacheren Versenden des Materials auch über größere Strecken, auch über längere Zeit, in der einfacheren Technik, die allerdings scharf und genau befolgt werden muß (EWALD, HOFFMANN[2], ZABELLO u. a.), im scharfen und klaren Ablesungsbild (ZABELLO), das sogar mit der Lupe, besser aber noch im Dunkelfeld betrachtet werden kann. Des weiteren zeigt sich auch die Trockenblut-Reaktion nach MEINICKE besonders

---

* Die von MEINICKE bereits im Jahre 1925 angegebene Mikroreaktion wurde von CHEDIAK (cit. nach MEINICKE u. Mitarb.) im Jahre 1932 für diese Trockenblutreaktion übernommen und modifiziert (MEINICKE[19]). Die Chediak-, aber auch die Guo-, Vogt-, Zimmermann-Reaktionen sind der Meinicke-Trockenblut-Reaktion unterlegen (MEINICKE[24]).

** Ein besonderes Defibrinieren des Blutes ist im Gegensatz zu MEINICKE (cit. nach MEINICKE[21]) nicht erforderlich. Das Antrocknen eines dicken, nicht ausgestrichenen Bluttropfens ist nicht empfehlenswert, da das Untersuchungsmaterial absplittert und außerdem die Gefahr einer gestörten Ablesung durch Fibrinflocken gegeben ist. Die Haltbarkeit des Präparates ist begrenzt, doch zeigen nach 12 Tagen positive Sera immer noch positiv an (THIERS[2], DAHR[3] u. DAHR cit. nach LOHE[2], BÖHME[1]).

geeignet für Untersuchungen tierischen Blutes (HOFFMANN[2]), mit nur 1,21 % unspezifisch positiver Resultate (ALBRECHT).

Änderungen der Technik, die angeblich die Reaktion verbessern, wurden angegeben von: KRAMER, FISCHER[23-25] u. Mitarb., FEUERSTEIN, GRUDOLF, EWALD, HOFFMANN[2], POLLANO[2] u. Mitarb., TORCHI[1] u. Mitarb., KRÜCKEBERGER[2] u. Mitarb., MEHROTRA u. Mitarb., ERDMANN, GIGANTE[1], ZABELLO u. a.

Andere Trockenblutmethoden (außer Chediak — s. S. 397!) wurden angegeben und kommentiert von SCHNEEWEISS[1, 2], DEMANCHE[10-13], STEUER, DOEPFMER[3] u. Mitarb., HÄMEL[2], NITZSCHE, ROSSBERG, LEIPNER, KRIWONOSSOWA (cit. nach LIBERMANN), PAUTRITZEL[3] u. Mitarb., HUKUDA[1, 8], HARA.

Am besten scheint unter den Trockenblut-Reaktionen die Methode von MEINICKE zu sein (SCHALLER). Nach MEINICKE[18] kann die Meinicke-Trockenblut-Reaktion als selbständige Methode in der Serologie der Syphilis verwendet werden, ist jedoch ebenfalls kein Ersatz für die übrigen Seroreaktionen (CEMACHO u. Mitarb.). Die Trockenblut-Reaktionen sind für Reihenuntersuchungen, jedoch nicht für diagnostische Zwecke verwendbar (OTT, HASSELMANN[6]); wegen der hohen Sensibilität, die beim Screen-Test notwendig ist, empfehlen LEVINE[12] u. Mitarb. 3 Mikromethoden gleichzeitig zu verwenden.

Mikromethoden ohne Konservierung des Blutes durch Eintrocknen sind angegeben von LEWIS, SCHIRWINDT (cit. nach REZNIKOVA[1] u. Mitarb.), STRAUSS[2], STÜBBEN, BORI u. a.

Nach SPICCA sind alle diese Mikromethoden nur bei absolutem Materialmangel indiziert. Sie sind im allgemeinen weniger empfindlich und weniger spezifisch als die Makromethoden (DE SANCTIS[2] u. Mitarb., BARBOSA).

127. Die *Mirdamadi*-Reaktion ist eine Komplementbindungs-Reaktion mit Cardiolipin-Antigen (MIRDAMADI[2]). Die Technik zeigt eine besondere Komplement- und Hämolysin-Auswertung und eine besondere Form der Bindung (Wärmebindung unter Schütteln auf einem Rotator und verstärkt durch Glasperlen). Die Mirdamadi-Reaktion kann auch quantitativ und mit Liquor (zellfrei, 1 ml) durchgeführt werden.

128. Die *Mørch*-Reaktion ist eine Komplementbindungs-Reaktion. Das Antigen der Mørch-Komplementbindungs-Reaktion ist ein schwach cholesterinisierter, alkoholischer Extrakt aus mit Aceton gewaschenem Kalbsherzmuskel. Die Stärke der Hämolysehemmung wird in empirisch gewonnenen Zahlen ausgedrückt, wobei Zahl 1 nicht sicher für Luesdiagnose spricht, Zahl 2 sehr luesverdächtig ist und Zahl 3 bisher nur bei Lues beobachtet wurde (MØRCH[3]). Die Reaktivität des Antigens wird nach LUNDBÄCK durch zweizeitige Verdünnung gesteigert, durch Ersatz der Verdünnungsflüssigkeit durch Normalserum herabgesetzt. Der Reifungsprozeß wird durch Zugabe des Patienten-Serums und des Komplements unterbrochen (LUNDBÄCK[5, 6]). Die Mørch-KomplementbindungsReaktion ist nach KRAG mit Serum und Liquor durchführbar und der KahnReaktion an Sensibilität ebenbürtig. Die Spezifität ist besser als die des Präsumptiv-Kahn, der Müller-Ballungs- und der Meinicke-Klärungsreaktion II (KRAG[7]).

129. Die *Müller*-Ballungs-Reaktion ist eine Flockungsreaktion, wobei sich das Flockungsbild infolge der langen Antigen-Teilchen — lipoidsensibilisierte Cholesterinnadeln — und der Oberflächenspannung (in den schmalen Röhrchen) als Ballen manifestiert.

Die Ballenbildung ist nach der Untersuchung von FRÖHLICH eine Funktion des Cholesterins. Sie entsteht auch ohne Serum, nur durch Salz- oder Säureeinwirkung. Auch das Zusetzen von Cholesterin zu einem negativen Serum-Antigen-Gemisch führt zur Ballenbildung. FRÖHLICH[2] verwertet dieses Phänomen für seine, die Fröhlichsche Reaktion (s. S. 402). Auch MODEL stellt das Ballungsbild als colloid-chemisches, vom Cholesteringehalt abhängiges Phänomen dar.

Serumzusatz unterdrückt infolge der colloidalen Schutzwirkung die Ballenbildung. Über die Bedeutung des Verdünnungsoptimums gibt MÜLLER[4, 8] ausführliche Versuchsberichte. NICOLETTI[3] und ARGENZIANO[1] betonen die Bedeutung der Zimmertemperatur — optimal 16—20° C — für die Ballungsreaktion. Ballenbilder wurden zuerst von HECHT demonstriert (Handb. Jadassohn XV/2, S. 377 und SCHWARZ[2]); in die serologische Praxis jedoch wurde die Ballung von MÜLLER in der „Müller-Ballungs-Reaktion" erstmalig eingeführt.

Das *Antigen* ist ein alkoholischer Extrakt aus Rinderherzmuskel (FRANKOVIC[1]), versetzt mit alkoholischer Cholesterinlösung und eingeengt durch Abdampfen. Es ist erst nach mehreren Monaten optimal reaktiv (ARGENZIANO[1]). Das Gebrauchs-Antigen ist im Gegensatz zu ARGENZIANO 2 Tage haltbar.

Eine Beschleunigung der Reaktion bzw. Verkürzung der Reaktionszeit erreicht MÜLLER durch Zentrifugieren des Gemisches bei 2000—2500 Touren je Minute durch 5—10 min (MÜLLER[1, 3, 6]) oder durch 5 min langes Erwärmen des Reaktionsgemisches auf 56° C im Wasserbad und anschließend 5 min langes Zentrifugieren. Nach SCHMIDT[16] u. Mitarb. bietet die Zentrifugiermethode keinen Fortschritt (CENTINI). Die Reifungszeit wird durch eine Modifikation der Bereitung des Gebrauchs-Antigens von 24 Std auf 12 min verkürzt (MÜLLER[6]). Mit der verbesserten Technik (MBR II) ist die Reaktion sensibler und spezifischer (PAISANI, HOMBRIA[10], RENZO, NICOLETTI[5]). In der Liquoruntersuchung ist auch die Müller-Ballungsreaktion II nicht sehr spezifisch. Weitere Modifikationen wurden ausgearbeitet von MÜLLER[6], DISERTORI, POEPLAU, SAINZ[5, 7] u. Mitarb., PIELTAIN, GAEDHART, PINETTI, BRONZINI, HECHT (cit. nach SCHWARZ[2]), NIEDERWIESER. In vergleichenden Untersuchungen mit der Komplementbindungs-Reaktion nach WASSERMANN, aber auch nach HECHT und KOLMER und der Flockungsreaktion nach SACHS-GEORGI, KAHN, Meinicke-Klärungsreaktion II und Citochol steht die Müller-Ballungsreaktion, was die Sensibilität betrifft, fast immer voran.

Über Sensibilität, Spezifität und vergleichende Untersuchungen mit anderen Reaktionen der Serologie der Syphilis kann nachgelesen werden bei: BOAS[7, 15], BORRIEN, BERGEL[6], ARGENZIANO[1], ARISTOVA[2], BROGGI[1], CAMPANACCI[1, 2] u. Mitarb., CHANG, LECHNER, BRANTS[1], KREUZER[2], COLLORIDI, MASSAZZA[2], DISERTORI, MORAGAS u. Mitarb., MOHRMANN[2] u. Mitarb., NUTINI[2], FUJIWARA, PARDO-CASTELLO u. Mitarb., NICOLETTI[3], ZOLLSCHAN, PEIBO u. Mitarb., BÜHLER[2], VOGELSANG[1, 2], RIEHL jr., WENDT, CHIALE[2], OSMOND[4], WAGNEROVA u. Mitarb., REICHEL[2], POELPAU, CALLIERO, RUGE[1], PAISAN, HOCH, POLLAK[1], FRANKOVIC[1-3], VOGELSANG[18-20].

Der Vorteil der Müller-Ballungsreaktion II liegt in der einfachen, aber allerdings empfindlicheren Technik (RUGE[1]), der außerdem leichteren makroskopischen Ablesbarkeit (HOMBRIA[10, 11]) und der Möglichkeit, auch mit nicht einwandfreien Sera — alt, trüb, hämolytisch, ikterisch, chylös — sensible und spezifische Resultate zu erhalten (PARDO u. Mitarb., FLINN, FISCHER[22], VOGELSANG[1], NUTINI[1], REICHEL[2]).

Der Nachteil liegt in den manchmal sehr zahlreichen fraglich positiven Ergebnissen (BORRIEN), die auf die empfindliche Technik, zu langes Stehen (POEPLAU), aber auch auf unspezifisch positive Ausfälle zurückgeführt werden, (CHIALE[2] und LECHNER) weswegen die Müller-Ballungsreaktion der Kahn-Reaktion nachgereiht werden muß (BORRIEN). Über biologisch falsch positive Ausfälle in der Müller-Ballungsreaktion ist nachzulesen bei NICOLETTI[3], REICHEL[2], CAMPANACCI[1, 2] u. Mitarb., FRANKOVIC[1] u. Mitarb., ZOLLSCHAN, MORAGAS u. Mitarb., RUGE, BROGGI u. Mitarb., KREUZER[2], RIEHL jr., MOHRMANN[2] u. Mitarb., BRANDTS[1], CHIALE[2], MASSAZZA[2], WAGNEROVA u. Mitarb., HOCH.

Die Müller-Ballungsreaktion im Liquor stimmt nach NUTINI[2] mit der Wassermann-Reaktion und der Meinicke-Klärungsreaktion völlig überein.

Über Sensibilität, Spezifität und vergleichende Untersuchungen mit anderen Reaktionen der Serologie der Syphilis kann nachgelesen werden bei: GERT-JÖRGENSEN u. Mitarb., OTTO[2], HOCH, BROGGI[1], OSMOND[4], MASSAZZA[2], VOGEL-SANG[16, 17], CHIALE[2], REICHEL[3], SACCHETTI, SALOM.

Die *Immunoballung* wurde von MÜLLER[6] für Gonorrhoe- und Bang-Antikörper ausgearbeitet und beruht auf dem Prinzip der Antigen-(Vaccine-)Adsorption an die Cholesterin-Lipoidnadeln. Die erste Verdünnungsphase des Lipoid-Antigens wird mit einer Keimaufschwemmung oder einem Keimextrakt durchgeführt (MÜLLER[7], POLLAK[2]). Voraussetzung für jede Immunoballung ist ein negativer Ausfall in der Müller-Ballungsreaktion.

130. Die *Murata*-Präcipitations-Reaktion (Handb. Jadassohn XV/2, S. 400) (Ring-Reaktion nach MURATA) kann auch mit Cardiolipin-Antigen durchgeführt werden (OURA[2]). Sie ist dann geringgradig sensibler und etwas weniger spezifisch (AKAGI u. Mitarb., SEPALOVA, HAKU).

131. Die *Musso*-Komplementbindungs-Reaktion. Der Unterschied der Musso-Komplementbindungs-Reaktion zu den anderen Komplementbindungs-Reaktionen besteht im hämolytischen System; es besteht aus Menscherythrocyten und Antimenschenblut-Immun-Serum. Nach MATTLET soll sie sensibler und spezifischer als die Wassermann-Reaktion, die Hecht- und die Jacobsthal-Reaktion sein.

132. Die *Mutermilch*-Reaktion ist eine aktive Komplementbindungs-Reaktion und daher in einem gewissen Sinn eine modifizierte Hecht-Reaktion (s. auch Handb. Jadassohn XV/2, S. 351). Als Antigen wird der Extrakt nach BORDET-RUELENS verwendet. Das hämolytische System besteht aus Schaferythrocyten (5% des ursprünglichen Blutvolumens) und den Normal-Lysinen. Wenn die Alexine zu schwach sind, wird Hämolysin zugesetzt (JAKUBOWITSCH).

Über Sensibilität, Spezifität und vergleichende Untersuchungen mit anderen Reaktionen der Serologie der Syphilis kann nachgelesen werden bei: KNJA-ŠANSKIJ, SUAREZ[1]-PEREGRIN, MICHAILOVA, STANKOV, BRANTIANO u. Mitarb., ISABOLINSKI[1] u. Mitarb.

133. Das *Ninni-Molinar*-Antigen ist nach CIAMBELOTTI[2] ein Antigen-Ersatz und besteht nur aus einer alkoholischen Phenollösung (CIAMBELOTTI[1], SAWICKI[3]).

134. Die *Ogata*-Reaktion ist eine Objektträgermethode, die auch mit Cardiolipin ausgeführt werden kann (OURA[1, 46], HAKU).

Von OGATA (cit. nach OTA) wurde auch die Komplementbindungs-Reaktion nach WASSERMANN modifiziert. Sie ist, verglichen mit anderen japanischen Reaktionen, besonders sensibel und spezifisch. Als Vergleichsbasis wurde der TPI-Test genommen (OTA).

135. Die *Osler-Strauss-Mayer*-Reaktion. Das Antigen für die Komplementbindungs-Reaktion nach OSLER-STRAUSS-MAYER (OSLER-STRAUSS[1] und OSLER-MAYER[2]) ist ein Menschenherzextrakt. Es zeigt auch mit nichtluischen Sera große Reaktionsbereitschaft. Gesunde Sera zeigen 20%, Sera von Patienten mit Gelenksrheumatismus 50% unspezifisch positive Ausfälle. Sie ist daher für die Luesserologie kaum verwendbar.

136. Die *Otto-Blumenthal*-Reaktion. Das Antigen nach OTTO[2] u. Mitarb. ist eine Mischung aus alkoholischem Luesleberextrakt und alkoholischem Rinderherzextrakt.

137. Das *Pallida*-Antigen (s. auch Antigene, allgemeiner Teil S. 348). Antigene aus dem Treponema pallidum sind nach ZEBNICKAJA sensibler als Organextrakte, sie zeigen aber nach KLOPSTOCK (cit. nach HOELTZER[1] u. Mitarb.) sowohl in

0,3%iger Carbollösung als auch in 0,5%iger Formollösung nach 4 Wochen Lagerung Komplementhemmung.

Das *Treponemin* ist eine Reiter-Spirochätenaufschwemmung, die sehr sensibel, aber weniger spezifisch ist (PISU[1] u. Mitarb.). Treponemen-Antigene wurden hergestellt und ausgewertet von PAWLAS[1] u. Mitarb., HOELTZER[2-4] u. Mitarb., GELTZER u. Mitarb., WADSWORTH[1] u. Mitarb.

Das Antigene treponemico proteico solubile ist ein *Reiter*-Kulturtreponemen-Eiweiß-Antigen (PISU[1] u. Mitarb.) mit großer Spezifität und Sensibilität. WADSWORTH[1] u. Mitarb. stellen ein Eiweiß-Dialysat her aus wäßrigem Treponemen-Extrakt des Noguchi-Stammes, kultiviert in Pferdeserum-Bouillon mit autolysierter Meerschweinchenleber. Ebenfalls von WADSWORTH[1] u. Mitarb. stammt ein Treponemenextrakt in einer 8,5—17%igen Kochsalzlösung.

Das Pallignost von PUCCINELLI[1] u. Mitarb. besteht aus einer Eiweiß-Fraktion der T.p., dem Treponema cotto labile und der Polysaccharid-Fraktion, dem Treponema cotto stabile. Ein positiver Ausfall mit diesem Antigen spricht nach PUCCINELLI mit großer Wahrscheinlichkeit für Lues.

Das *Pallidine* hat nichts mit dem Treponemen-Antigen zu tun und darf nicht mit einem Antigen verwechselt werden. Es ist ein Bestandteil des luischen Serums, ist schwerer als die anderen Serumfraktionen und gibt mit einem Antigen, z. B. Perethinol nach VERNES[7] u. Mitarb., eine Flockung. Es kann schließlich als weißes Pulver aus den bei der Vernes-Flockungsreaktion (VERNES[5, 6] u. Mitarb.) gewonnenen Flocken extrahiert werden (VERNES[9]). Normales Serum mit Pallidinezusatz reagiert in der Vernes-Reaktion positiv (VERNES[6]). Ein Analogon zum Pallidine ist das nicht sehr glücklich bezeichnete Resorcidin; es wird durch Resorcinzusatz zum Tuberkulose-Serum ausgefällt. In dieselbe Gruppe gehört auch das Heliantine aus Carcinomsera (VERNES).

Antigene aus dem *virulenten* Treponema pallidum wurden hergestellt von MAGNUSSON und PORTNOY (cit. nach RUGE[10]): Mit Ätheraceton und Natrium-Desoxycholat werden aus der Treponemen-Masse vorher die Lipoide entfernt. Die damit durchgeführte Kolmer-Komplementbindungs-Reaktion und die Müller-Ballungsreaktion sind bei Lues I, Lues I/II und Lues congenita früher positiv als der TPI-Test (andere Antikörper). Sonst findet sich weitgehend Übereinstimmung mit dem TPI-Test, auch bei fraglich positiven Ergebnissen. COHEN[2] verwendet in der Kolmer-Komplementbindungs-Reaktion ein Treponema pallidum-Immune-Adherence-Antigen (10—15 Keime je Feld mit 0,25% Phenolzusatz). Die Kolmer-Komplementbindungs-Reaktion mit echtem Pallidaantigen ist nach COHEN etwas weniger sensibel als der TPI-Test. In diesem Zusammenhang darf die Methode von UHLECKE (cit. nach RUGE[10]) nicht unerwähnt bleiben: UHLECKE markiert Antikörper mittels Fluorescein und konnte zeigen, daß die Antikörper von dem gleichsinnigen Antigen bei Menschen- und Tierlues mit dem Nichols-Stamm und nach Immunisierung mit Reiter- Treponemen absorbiert werden.

Die *Pallida*-Reaktion nach GAETHGENS u. FÜHNER: Das Pallida-Antigen ist bereits im Kapitel „Antigene" (S. 348) näher beschrieben. Es ist eine wäßrige Suspension toter Reiter-Kulturtreponemen in physiologischer Kochsalzlösung mit 0,3% (GAETHGENS[1, 2] u. Mitarb.) bzw. 0,3—0,5% Carbolsäuregehalt (GAETHGENS[6]), wodurch das Antigen nach VERSARI u. Mitarb. empfindlicher werden soll. Durch Ultraschall wird das Antigen homogenisiert. Die Suspension ist dadurch stabiler, empfindlicher, spezifischer und gibt weniger oft Eigenhemmung (FROMM[5]). Siehe auch Pallida-Antigene S. 348. Das Pallida-Antigen ist thermolabil (es ist zum Teil ein Eiweiß-Antigen), nach RUGE[10] u. Mitarb. ein gruppenspezifisches Eiweiß-Antigen, jedoch ist die Aktivität an den Spirochäten-Leib gebunden. Der Extrakt ohne Spirochätenteilchen ist unwirksam. Das Pallida-Antigen ist ein Komplex-Antigen (durch Papierchromatographie konnte FROMM[2] 17 verschiedene Treponemenlipoide darstellen), das allerdings mit Lues-Antikörpern besonders stark reagiert. Die Trockensubstanz enthält 60—70% Proteine und 15% Lipoide. *Technik* (genaue Angaben bei GAETHGENS[2, 6]): Die Komplement-Auswertung wird mit unverdünntem Antigen durchgeführt (GAETHGENS[2]). Falsch positive Ausfälle erkennt GAETHGENS durch das Negativwerden des Serums nach Erhitzen auf 62—63° C. Die Modifikation von BREDE (cit. nach JOEST[1]) soll empfindlicher sein. Die durch das Pallida-Antigen erfaßten Antikörper sind nicht identisch mit den Wassermann-Antikörpern (HARTUNG, REITER, GRÜNEBERG[1]). Beweis: die Absorptionsversuche mit dem jeweiligen Antigen (GAETHGENS[3]) und Immunisationsversuche mit Meerschweinchen und Kaninchen (GAETHGENS[6]).

Die Sensibilität und Spezifität der Gaethgens-Reaktion wird mit wenigen Ausnahmen von allen als hervorragend bezeichnet (FÜHNER[2, 3], GAETHGENS[1, 4, 10], GALLASSO, FRIBOES u. Mitarb., LAUBER, PAWLAS[1, 2], REPLOH u. Mitarb., ZÜNDEL[1]; SILBIGER; FRITSCHE, MARQUARDT[2], GRÜNEBERG[2], HARTUNG, GÄRTNER, BUHLER[1], VERSARI, KAPPUS[1]).

Falsch positive Ausfälle sind natürlich auch mit dieser Reaktion zu erwarten (CAPELLI[1], REITER, NAGELL u. Mitarb. cit. nach und im Gegensatz zu VOHWINKEL[2] und LAUBER, EAGLE[10] u. Mitarb., JOEST[2], BROCK u. GRUNGE cit. nach JOEST[2], WALTER[2], ZÜNDEL[1], BENDER u. Mitarb., HARTUNG, JENEY u. Mitarb., SCHLEIF, GÄRTNER, HAMELIN u. Mitarb., GASTINEL[1] u. Mitarb., HASSELMANN[8], KAPPUS[1], FRIBOES; PRUNELL, SILBIGER, MUTERMILCH[2] u. Mitarb., PAWLAS[2] u. Mitarb., GAETHGENS[2, 5], VOGELSANG[5], DÖHNERT, DOEPFMER[5]).

Über Sensibilität, Spezifität und vergleichende Untersuchungen mit anderen Reaktionen der Serologie der Syphilis kann nachgelesen werden bei: VOGELSANG[5], PRUNELL, REMMERS, BENDER u. Mitarb., CATULLO, REPLOH, MARCHO[1], CHINCHIEN, GROPPER, GÄRTNER, MARQUARDT[2], PAWLAS[2] u. Mitarb., GALLASSO, GRÜNEBERG[1], GASTINEL[1] u. Mitarb., BÜHLER[1], JOEST[1], RICHTZENHAIN, RUGE[10] u. Mitarb., SCHLEIF, HARDY u. Mitarb., HAMELIN u. Mitarb.).

Die Pallida-Reaktion mit Liquor ist nach SCHLEIF die beste Liquor-Reaktion überhaupt — sie gibt keine falschen positiven Resultate (PETRINI) — und der Wassermann-Reaktion weit überlegen (GAETHGENS, SACHER, MARCHI[1]), da sie niemals positive Ausfälle ergibt, außer bei Lues des Zentralnervensystems, Keratitis parenchymatosa und Aortenlues. Bezüglich Sensibilität wird sie nach VOHWINKEL[2] nur noch von der Meinicke-Klärungs-Reaktion übertroffen.

Über Sensibilität, Spezifität und vergleichende Untersuchungen mit anderen Liquor-Reaktionen auf Syphilis kann nachgelesen werden bei: BÜHLER[1], PAUTRIZEL[1].

138. Das *Perethinol*-Antigen verwendet in der Flockungsreaktion nach VERNES ist ein Extrakt aus Pferdeherzen (CHEVREL[4] u. Mitarb., BRILL, TECHOUEYRES u. Mitarb.).

139. Das *Petragnani*-Antigen — s. Fencor-Acetarsone-Antigen.

140. Das *Pisu-Mastomatteo*-Antigen ist ein Reiter-Kulturtreponemen-Antigen und enthält das Antigene treponemico proteico solubile und eine Reiter-Treponemen-Aufschwemmung — das Treponemin. Das Treponemin ist empfindlicher als das Antigene treponemico proteico solubile, gibt aber mehr unspezifisch positive Ausfälle (PISU-MASTOMATTEO[1]).

141. Die *Preininger*-Reaktion (PREININGER[1]). Das Antigen ist ein nichtcholesterinisierter Organextrakt, welcher für das Gebrauchs-Antigen mit einer gefärbten (0,02% Kongorot), 0,8%igen Normosallösung verdünnt wird. Die Kontrolle enthält statt Antigen Alkohol. Positives Ergebnis: Flockung. Das Verdünnungsverhältnis wird für jede Charge empirisch bestimmt (PREININGER[2]).

142. Die *Rappaport-Eichhorn*-Reaktion ist eine Flockungsreaktion nach Art der Kahn-Reaktion, jedoch mit nur einem Röhrchen und ohne Volumsvermehrung vor dem Ablesen. Das Antigen ist ein mit Sudan II, Molekulargewicht 252,3 gefärbter Rein-Bossak-Extrakt; nach KAIL[3] u. Mitarb. ist es ein Kahn-Antigen, das durch alkohollösliche Bestandteile des Ätherrückstandes sensibilisiert und durch alkoholische Mastixlösung stabilisiert wurde, gefärbt mit Scharlachrot. Das Antigen hält sich 3 Monate als Gebrauchs-Antigen. Durch den Farbzusatz — die Flocken sind rot gefärbt — ist das Ergebnis leichter ablesbar und die Reaktion selbst empfindlicher; das macht sich auch bei der Untersuchung des Liquors bemerkbar (RAPPAPORT u. Mitarb.). Der Rappaport-Eichhorn-Test kann auch mit Cardiolipin durchgeführt werden (RAPPAPORT[2] u. Mitarb.).

Technik: 1 Tropfen aktives Serum und 1 Tropfen Antigen-Gemisch werden 30 sec geschüttelt. Nach Zusatz von einem Tropfen einer 5%igen Na_2HPO_4-Lösung kann abgelesen werden.

Über Sensibilität, Spezifität und vergleichende Untersuchungen mit anderen Reaktionen der Serologie der Syphilis kann nachgelesen werden bei: HESSELBERG[1], KAIL[3] u. Mitarb.

143. Die *Rapid*-Reaktion s. auch Schnelltest, s. auch Cantani-Reaktion, s. auch Citochol-Reaktion.

144. Die *Rosenthal*-Reaktion ist

a) eine Objektträger-Flockungsreaktion mit mikroskopischer Ablesung. Das Rosenthal-Antigen ist ein cholesterinisierter alkoholischer Extrakt aus äthergewaschenem Herzpulver (SMITH[2] u. Mitarb., ROSENTHAL[1]).

b) Eine Objektträger-Flockungs- und Komplementbindungs-Reaktion. Technik: 4 Tropfen inaktives Serum werden mit einem Tropfen Komplement und 2 Tropfen Antigen durch 5 min auf einem Objektträger mittels eines Rotators gemischt. Die Flockung wird im Mikroskop abgelesen. Nach Zugabe von 2 ml Kochsalz und 0,1 ml sensibilisierter Schaferythrocyten wird nach 2 min Stehen im Brutschrank bei 37° C das Präparat mikroskopisch auf das Vorhandensein von ganzen Blutkörperchen untersucht (TULIPAN u. Mitarb., SCOTT, YANG). Sie kann auch mit Blut aus der Fingerbeere durchgeführt werden (SCOTT).

145. Die *Rytz*-Flockungsreaktion: Das Antigen ist ein alkoholischer Extrakt aus äther- und acetongewaschenem Rinderherzpulver mit 0,6% Cholesterin. Genaue Extraktionsangaben und Technik sind zu finden bei RYTZ. Die Rytz-Reaktion kann auch im Liquor durchgeführt werden und soll ebenso wie die Reaktion mit dem Serum empfindlicher als die Wassermann-Reaktion sein (RYTZ[1-7], VOGELSANG[4]).

146. Das *Scaltritti*-Antigen ist ein alkoholischer Organextrakt mit Rinderherz- und Schweineherz-Lecithinzusatz. Es ist besonders sensibel bei Untersuchungen des Liquors (SCALTRITT).

147. Die *Schirwindt* und *Maximow*-Reaktionen sind modifizierte Citochol-Reaktionen (PLOTICER).

148. Die *Schnell*-Reaktionen: Die Citochol-Reaktion ist nach EICKMANN[2] von Praktikern leicht ausführbar und soll zur Behandlungskontrolle dienen. Für die Diagnosestellung bedarf es der Nachprüfung durch die Wassermann-Reaktion.

Über den praktischen Wert der Schnell-Reaktionen ist nachzulesen bei FAUST, HEINKE[3] u. Mitarb., KVITTINGEN[3] u. Mitarb., HACHEZ, JAHNEL[8].

149. Die *Sciarra*-Reaktion ist eine Komplementbindungs-Reaktion, die die Antikörper aus dem Antigen-Antikörper-Komplex durch Alkoholbehandlung trennt und die nun freien Lipoide neuerlich eine Antigen-Antikörper-Reaktion, in Anwesenheit von zugefügtem Komplement eingehen läßt. Diese Reaktion wäre auch ohne Alkohol möglich, da der Antigen-Antikörper-Komplex bereits

selbst komplementaffin wirkt. SCIARRA hält diese Reaktion für biologisch und genauer und ist der nicht unberechtigten Ansicht, daß nur damit eine floride Lues serologisch erfaßt werden kann. Eine negative Sciarra-Reaktion „bedeutet geheilte Lues". Lipoid-Antikörper in der Original-Wassermann-Reaktion sind nicht beweisend für Lues (SCIARRA[1, 3, 6, 7]). Die genaue Technik und eine Aktiv-Methode werden angegeben von SCIARRA[4].

Über Sensibilität, Spezifität und vergleichende Untersuchungen mit anderen Reaktionen der Serologie der Syphilis kann nachgelesen werden bei: WEISSENBACH[1, 2, 5, 6], TORNABUONI, SCIARRA[4].

150. Der *Screen*-Test ist eine Funktionsbezeichnung. Er soll so empfindlich sein, daß alle Lues-Antikörper damit erfaßt werden, wenn auch seine Sensibilität auf Kosten der Spezifität geht. Screen-positive Sera werden einer genaueren Prüfung in mehreren Reaktionen unterzogen. Erfüllt der Screen-Test aber nicht die Forderung der maximalen Sensibilität, d. h. ist er nicht empfindlicher als alle sonst angewendeten Reaktionen, dann ist der Schaden, der durch diesen Test gesetzt wird, größer als der Nutzen, nämlich die Einsparung anderer Reaktionen in allen negativen Fällen (GILBERT[2], VONDERLEHN). Er veranlaßt durch seine relativ große Unspezifität bzw. durch seine Sensibilität auch pathogenetisch anderen Veränderungen gegenüber die genaue Untersuchung vieler auf diese Weise erst erfaßter Patienten (EHRMANN[5]).

Als Reaktionen, die diese Anforderungen erfüllen, werden vorgeschlagen unter anderen: die Kahn-Reaktion von SIRVINDT[1], der Kahn-Präsumptiv-Test von „ohne Autor"[13], die Kline-Reaktion von GOULD, OSMOND[3] u. Mitarb., MAYER u. Mitarb., MILLS[1] u. Mitarb.; SCHNITLER[2] lehnt den Kline-Exklusiv-Test ab, da er nicht nur sehr viele unspezifisch positive, sondern auch viele negative Ausfälle bei sicherer Lues aufweist (SCHNITLER[2, 3]). Die Meinicke-Klärungsreaktion II wird vorgeschlagen von EHRMANN[5], WAHI und WIEDMANN[3]; WEISS[4] läßt mit der Meinicke-Klärungsreaktion II noch eine dritte Reihe von Röhrchen mitlaufen mit 0,05 ml Serum, um durch die kleine Serummenge ein Zonenphänomen zu verhindern. Den Mikro-Meinicke zieht KVITTINGEN[1] als Screen-Test vor. MALTANER[2] schlägt eine Komplementbindungs-Reaktion mit cholesterinisiertem Antigen und Kältebindung und die Flockungsreaktion nach WADSWORTH u. BROWN vor. Das entspricht aber schon nicht mehr der Vorstellung eines Screen-Tests. Dasselbe gilt für die jetzt von WIEDMANN[3] geübte Ausschlußmethode, jedes Serum in Meinicke-Klärungsreaktion II und Müller-Ballungsreaktion zu untersuchen. Eine gut durchgeführte Untersuchung mit dem Venereal Desease-Research-Laboratory-Test müßte — bei gutem Personal — ebenfalls befriedigende Ergebnisse liefern.

151. Die *Spicca*-Reaktion ist eine Flockungsreaktion, die nur $1^1/_2$ Std beansprucht und 1—2 Tropfen Serum benötigt (DELUCA u. Mitarb.). In ihr verwendet MARCHINI das Wassermann-Antigen mit besserem Ergebnis als in der Wassermann-Reaktion, CASCIANO das Kahn-Antigen, KRUSE-SPICCA das Venereal Desease-Research-Laboratory-Antigen. Sensibilität und Spezifität sind befriedigend (LIQUORI).

152. Das *Stern-Strätter*-Antigen (STERN-STRÄTTER) ist ein alkoholischer Extrakt aus Pferdenebennieren, gewonnen durch 14 Tage lange Extraktion mit 8 Teilen 96%igen Alkohols. Es ist $1/_2$—$3/_4$ Jahre haltbar.

153. Die *Strauss*-Flockungsreaktion (STRAUSS[1]), Eagle-Modifikationen.

154. Das Antigen von *Tomansek* (EPS) ist nach WEICHHERZ[3] ein alkoholischer Extrakt aus einem mit Bacterium pyocyaneum besonders präparierten Rinderserum. Das schließlich zu Pulver zerriebene Material wird mit Alkohol (1 g auf 40 ml) 10 Tage bei 37° C extrahiert, der Extrakt filtriert und in dunklen Flaschen

aufbewahrt. Nach WEICHHERZ ist das sogenannte EPS-Antigen dem Wassermann-Antigen zumindest gleichwertig, wenn nicht überlegen.

155. Die *Tsin-Jung-Tsü*-Reaktion ist eine Komplementbindungs-Reaktion mit inaktivem Patienten-Serum; als Hämolysin- und Komplementspender wird aktives normales Kaninchenserum verwendet. Die Dauer des Versuches beträgt 15—45 min (TSÜ TSIN JUNG; CANTANI[4], PETRONIE, ZAROUBINE). Nach ZWETKOWA u. Mitarb. kann die Tsü-Reaktion mit aktivem Kaninchenserum, das mit 1% reiner Borsäure konserviert 24 Tage haltbar ist, oder nach SCHIRWINDT[2] u. Mitarb. mit polyvalentem normalen Menschenserum, das steril bei $+4^0$ C aufbewahrt 4 Tage lang haltbar ist, durchgeführt werden. Pferdeserum ist für diese Reaktion unbrauchbar. Aktive Komplementbindungs-Reaktionen ähnlicher Technik werden beschrieben von CANTANI, PETRONIE, ZAROUBINE und KAKTIN. Nach VAJNŠTEJN u. Mitarb., WAINSTEIN[1] u. VEINSTEIN[1] ist die Tsü-Reaktion empfindlicher als die Wassermann-Reaktion und die Sachs-Georgi-Reaktion und kann als Ersatz der Wassermann-Reaktion in abgelegenen Gegenden verwendet werden.

Über Sensibilität, Spezifität und vergleichende Untersuchungen mit anderen Reaktionen der Serologie der Syphilis kann nachgelesen werden bei: ZAROUBINE, PETRONIÉ, ZWETKOWA u. Mitarb., TRUBEZKOWA, WAINSTEIN[1] u. Mitarb., VASILEV u. Mitarb., GORODEZKAJA, KAKTIN, PETRONIE, TSU u. Mitarb., CANTANI, JCHIKAWA u. Mitarb., KOPP[2] u. Mitarb., SCHIRWINDT[2] u. Mitarb.

156. Die *Universal*-Reaktion nach KAHN[10]. KAHN u. Mitarb. nehmen physiologische Antikörper im normalen Serum an gegen sog. Abnützungslipoide. Im pathologischen Serum, bei Lues und auch bei anderen Erkrankungen, sind diese Antikörper vermehrt vorhanden; außerdem treten bei Lues Antikörper gegen pathologische Lipoide in für Lues charakteristischer Art auf (KAHN[17]) als Teil einer Allgemein-Reaktion (KAHN[11]). Demnach wäre die Kahn-Universal-Reaktion als charakteristische Reaktion zu bezeichnen und in diese Gruppe aufzunehmen.

Methode (Kahn-Universal-Reaktion cit. nach POLANETZKI): 10 steigende Serumverdünnungen werden 9mal mit 9 verschiedenen Kahn-Gebrauchs-Antigenen untersucht. Die Gebrauchs-Antigene werden durch Verdünnung des Kahn-Antigens mit destilliertem Wasser und 8 verschieden konzentrierten Kochsalzlösungen erhalten.

Bei Syphilis tritt sofort nach dem Mischen von Serum mit Universal-Antigen — vor allem bei Verwendung von 0,9%iger NaCl-Lösung — maximale Präcipitation auf, die in der Kälte nicht stärker wird. Beim normalen Menschen und beim Tier beginnt die Flockung erst nach Inkubation in der Wärme, um in der Kälte stärker zu werden. Bei Tuberkulose, Lepra, Lues, Frambösie, Pinta — auch bei Tieren — entstehen bei Durchführung der Kahn-Universal-Reaktion mit den verschiedenen Kochsalzverdünnungen charakteristische Diagramme. Mischformen z. B. mit Lepra zeigen wieder besondere Diagramme usw. (KAHN[12, 13], POLANETZKI, ROMANZI). Nach WILKINSON können mit dieser Reaktion biologisch falsch positive Ausfälle nicht differenziert werden. Die von KAHN selbst als einfach, aber zeitraubend bezeichnete Reaktion ist bei Menschen und bei gesunden Tieren positiv und durch Bestrahlung und Injektionen beeinflußbar (KAHN[14,15,16]).

157. Das *Universal*-Antigen nach KRISHMAN[2] ist ein alkoholischer Herzextrakt, der 1,7% Lipoide enthält und dessen Cholesteringehalt 0,25% nicht übersteigen darf. Je nach dem Verdünnungsgrad mit physiologischer Kochsalzlösung kann dieses Antigen für die Flockungsreaktion nach KAHN (āā verdünnt) und für die Wassermann-Reaktion (1:12 verdünnt) verwendet werden.

158. Das *Universal*-Antigen nach KALININ[2, 3]-GINSBURG besteht aus dem Stamm-Antigen, einem alkoholischen Extrakt aus äthergewaschenem Rinder-

herzpulver. Durch Zugabe von Alkohol, Cholesterin, Benzoesäure und Tolubalsam nach genauer Vorschrift können Antigene für die Meinicke-Klärungsreaktion II, Müller-Ballungsreaktion, Kahn-, Sachs-Georgi- und Citochol-Reaktion (Sachs-Witebsky-R = S.W.R.) hergestellt werden. Sie sollen die gleichen Ergebnisse liefern wie die Standard-Antigene (MATUSSI[2]).

159. Das *Universal*-Antigen nach REZNIKOVA[3] ist ein serologisch sehr aktives Phosphatid und wird aus Rinderherzpulver, aber auch aus pflanzlichen Produkten, Haselnüssen, Mandeln, Kartoffeln nach Reinigung mit Äther, mittels Alkohols extrahiert und durch Cholesterinzusatz eingestellt. Es soll nach REZNIKOVA für Komplementbindungs-, Flockungs- und Objektträger-Reaktionen brauchbar sein und eine große Empfindlichkeit und Spezifität aufweisen.

160. Das *Universal*-Antigen nach DUCCO[1]: DUCCO schlägt ein Normal-Antigen vor, das aus 0,5%iger alkoholischer Lecithinlösung mit 0,7% Cholesterin besteht und in allen Lues-Reaktionen verwendet werden soll.

161. Das *Venereal Desease-Research-Laboratory*-Antigen ist ein Cardiolipin-Antigen in einer Mischung von 0,3% Cardiolipin, 0,9% Cholesterin und $0,21 \pm 0,01$% Lecithin (HARRIS[8] u. Mitarb.).

Der Venereal Desease-Research-Laboratory-Test wurde von HARRIS aus der Kline-Mikro-Flockungs-Reaktion entwickelt (KRÜCKEN). Er wird mit inaktivem Serum angesetzt und kann als Röhrchen- und als Objektträger-Reaktion durchgeführt werden. Das Gebrauchs-Antigen wird durch zweizeitiges Mischen erhalten. Der Röhrchen-Test wird nach Art der Kahn-Reaktion durchgeführt. Der Objektträgertest ist heute eine der meist angewendeten Reaktionen. Methodik: 0,05 ml frisch inaktiviertes Serum werden auf dem Objektträger mit 1 Tropfen ($^1/_{60}$ ml) Antigen 4 min durch horizontal kreisende Bewegung — wobei der Kreis etwa 5 cm Durchmesser entsprechen soll — gemischt. Abgelesen wird im Mikroskop. Klumpenbildung = positiv, freie und gleichmäßig verteilte Antigenpartikelchen = negativ.

Die sog. „Zonal-Reaction" zeigt Klumpen verschiedener Größe und vor allem lockeren Gefüges und ist meist durch insuffizientes Antigen verursacht. Bezüglich Röhrchen-Test s. VOGELSANG[12] u. Mitarb., HUSSELS[2], HARRIS[8] u. Mitarb. Der Röhrchen-Test mit Liquor ist nach SPAGNIOLI[2] sehr verläßlich.

Das Alter des Antigens (1—7 Std) ist ohne Einfluß (CANNEFAX[2] u. Mitarb.), hingegen soll immer eine Zimmertemperatur von 22,4° C eingehalten werden, da Temperaturschwankungen auch nur innerhalb 15—37° C beträchtliche Unterschiede im Reaktionsausfall ergeben (FUGAZZOTTO). Das nicht selten beobachtete Zonenphänomen (DIAZ u. Mitarb., EATON) und relativ zahlreiche fraglich positive Ergebnisse (KRÜCKEN) sind ein weiterer Nachteil dieser sonst allgemein anerkannten raschen, leichten, empfindlichen und sehr spezifischen Reaktion (KÜCKEN, CANNEFAX[1], MONTILLI[1] u. Mitarb.). Nach PETER ist die Reaktion sehr empfindlich, nach HARRIS[7] u. Mitarb. ist sie der zweitempfindlichste Routinetest und nach GIORDANO[2] u. Mitarb. eine ausnahmslos reproduzierbare Reaktion. Dadurch, daß als Antigen Cardiolipin verwendet wird, gibt es unter den Chargen des Venereal Desease-Research-Laboratory-Antigens keine wesentlichen Unterschiede (DOEPFMER[2]). Der Lecithinzusatz schwankt, wenn Rinderherzlecithin verwendet wird, zwischen 0,20 und 0,27% (HARRIS[8] u. Mitarb.); es wäre daher gerade für das Venereal Desease-Research-Laboratory-Antigen ein synthetisches Lecithin zu empfehlen. Ausführliche Angaben bezüglich Sensibilität, Standardisierung, Reproduzierbarkeit des Venereal Desease-Research-Laboratory-Tests finden sich bei HARRIS[7] u. Mitarb.

Modifikationen wurden versucht von MACHALA u. Mitarb., SCHMID[3] u. Mitarb., STEIGNER[1, 2], MOSEL, HARRIS[4] u. Mitarb.

Über Sensibilität, Spezifität und vergleichende Untersuchungen mit anderen Reaktionen der Serologie der Syphilis kann nachgelesen werden bei: EATON, CHAKO[2] u. Mitarb., MEINICKE[27] u. Mitarb., SPAGNOLI[4], PETER, RANGIAH, GAY PRIETO, DJANIAN, WILDELOCK, CANNEFAX[1] u. Mitarb., PISU[2] u. Mitarb., FISCHER[2] u. Mitarb., CHIMENTI, MONTILLI[1] u. Mitarb., OLANSKY[1, 2] u. Mitarb., HUSSELS[2], GIORDANO[2] u. Mitarb., BEKKER[3] u. Mitarb.

162. Die *Vernes*-Reaktion (Handb. Jadassohn XV/2, S. 385) ist eine im Jahre 1921 bekanntgegebene Trübungsreaktion mit dem sog. Perethinol (s. S. 421). Die Trübung, gemessen mit dem Photometer nach VERNES, entsteht vor allem durch Ausflockung der sog. Pallidine (s. S. 420) zusammen mit den Lipoidteilchen. Die Stärke der Trübung geht, im Gegensatz zu BRILL, konform mit der Stärke der Erkrankung (VERNES cit. nach DEMIDOV, SERIMAGLIO u. Mitarb.). Weitere theoretische Überlegungen über den Mechanismus der Vernes-Reaktion finden sich bei EPSTEIN[1] u. Mitarb., LEFROU u. Mitarb. u. a. HUFSCHMIT[3] verstärkt das Vernes-Antigen durch 0,4% Cholesterin. Der praktische Wert dieser Reaktion liegt in ihrer großen Sensibilität bei Lues I (VERNES[6], MEIREN[1, 2], VILANOVA[2] u. Mitarb., TKESCHELASCHWILI) und therapeutischen Eingriffen gegenüber. Darauf beruht auch der von VERNES in die Syphilidologie eingeführte Begriff der Syphilimetrie (TKESCHELASCHWILI, WYSS-CHODAT[1], MANTZOROS, MARTIN[2], MEERSEMANN und FUENTE).

Die *Syphilimetrie* von VERNES (cit. nach MANTZOROS) will alle bis heute noch unbeantworteten Fragen beantworten:
1. Ob eine luische Infektion stattgefunden hat oder nicht,
2. ob die Lues ausgeheilt ist,
3. ob die Heilung gesunde Früchte gewährleistet (WYSS-CHODAT[1], MARTIN[2] u. Mitarb.).

Nach VERNES[1, 3] können mit seiner Reaktion unspezifisch positive Ausfälle und Versager vermieden werden.

Über Sensibilität, Spezifität und vergleichende Untersuchungen mit anderen Reaktionen der Serologie der Syphilis kann nachgelesen werden bei: VILANOVA[2] u. Mitarb., MONSERRAT[2], ELLIS, FUENTE, MEERSEMANN, RAPAPORT[1], SAVERDOV u. Mitarb., BEAUDIMENT u. Mitarb.). Bei Schwierigkeit in der klinischen Differentialdiagnose zwischen Tuberkulose und Lues ist die zusätzliche Vernes-Resorcin-Reaktion von praktischer Bedeutung.

163. Die *Vernes-Resorcin*-Reaktion hat eine gewisse Ähnlichkeit mit der Phenol-Ausflockungsmethode von NINNI DE BLASIO (s. S. 435) und beruht auf der bereits von QUERANGAL und ESSARTS (cit. nach COURTOIS u. Mitarb.) beobachteten Ausflockbarkeit der Eiweißkörper durch Resorcinlösung, vor allem aus dem Tuberkulose-Serum. Die Resorcin-Serumflockung wird aber außerdem auch bei Fieber (bekannte Fehlerquelle) und eigenartigerweise auch bei Lues I im noch seronegativen Stadium beobachtet (MEIREN[1, 2]). Bei allen anderen Erkrankungen, auch des Genitaltraktes, ist die Resorcinflockung negativ. Sie ist daher, außer für Lues I, als Differentialdiagnose gegen Tuberkulose und auch als serologisches Diagnosticum bei Mischinfektionen (Tuberkulose und Lues) verwendbar (MARTIM[1] u. Mitarb., FUENTE, GUERIN, MACHTOU, PEYROT[3], LACROIX). Bei Ausschluß der Tuberkulose-Ätiologie bietet die Vernes-Resorcinflockung auch ein charakteristisches, diagnostisches Hilfsmittel bei noch seronegativer Lues I (QUERANGAL[1]). Bei Tuberkulose-Meningitis ist die Resorcinflockung nach VERNES im Liquor nur bis zu einer Eiweißmenge von 15°/$_{00}$ verwertbar. Bei höheren Eiweißwerten wird jede Resorcin-Reaktion mit dem Liquor positiv (COURTOIS u. Mitarb., QUERANGAL[2] u. Mitarb.).

164. Das *Wadsworth-Brown*-Antigen (WADSWORTH[3]-BROWN): 1000 g zerkleinertes Herzmuskelgewebe werden zuerst mit 1000 ml einer 20%igen NaCl-

Lösung 24 Std bei 55⁰ C und dann mit 1000 ml Aceton 24 Std eluiert. Der Rückstand wird getrocknet, pulverisiert und 7 Tage mit 7 Teilen Alkohol extrahiert. Der Extrakt soll sehr sensibel und spezifisch sein und gibt klarere Flockungsbilder als der Original-Kahn-Extrakt (HUEBNER).

165. Die *Wassermann*-Reaktion. Die *praktische* Bedeutung der Wassermann- bzw. der Komplementbindungs-Reaktion im allgemeinen beschränkt sich heute hauptsächlich auf die Ergänzung der weit einfacheren Flockungs-Reaktionen, sie ist aber die Grundlage aller serologischen Versuchsanordnungen (LESSER). Der Vorteil, die Komplementbindungs-Reaktion in Gegenden mit Temperaturen über 32⁰ C ohne Brutschrank durchführen zu können (LABERNADIE), wird durch die Nachteile der schlechten Haltbarkeit aller maßgebenden Faktoren bei mangelhafter Kühltemperatur wieder zunichte gemacht. Unentbehrlich ist sie nach CONFALONE, HEINE, OSMOND[2], STREMPEL, TODD[1] u. a. Die Begründung, sie sei eine „typische Lues-Reaktion" oder gar „sie ist nun einmal das Standardverfahren" (HEINE), bringt die tatsächlich meist spezifisch positiv (VASCONCELLOS) anzeigende Wassermann-Reaktion nur in Mißkredit. Sie soll durch die Flockungsreaktion nicht verdrängt, sondern ergänzt werden (SAPIRO, TRENTI[2]), da sie ja doch vor allem bei Neurolues (VASCONELLOS), alter und behandelter Lues (ASCHMARIN[1, 2], BORCHARDT, SIEVERS) versagt. Beide Reaktionsgruppen zusammen erfüllen jedoch die Aufgabe der Serodiagnostik der Syphilis optimal (KOLMER[3], KUDLICH). Über die praktische Bedeutung der Wassermann-Reaktion ist nachzulesen bei SCHROEDER[2]; KLOS-TATLOCK u. Mitarb., CLAUBERG, SCHWERS, VOGELSANG[6], TEUSCH, MANTEUFEL u. Mitarb., BRONFENBRENNER[2], GUENIOT, VASILEVA u. Mitarb., WIEDMANN[2] u. Mitarb., BESSEMANS u. Mitarb., HILDEBRAND, MARCHIONINI[1].

Über technische Verbesserungen der Wassermann-Reaktion und Modifikationen mit dem Ziel, die Komplementbindungs-Reaktion an Sensibilität ohne Verlust an Spezifität den Flockungsreaktionen gleichzustellen, ist nachzulesen bei CHESSA, SOMOS, MONTESANO[2], SCHIAVONE[1, 3], JENNISON u. Mitarb., ROELCKE[2] u. Mitarb., FAIRBROTHER[1, 2] u. Mitarb., BERGGREEN[1], AUGUSTE (cit. nach SCHIAVONE[2] u. Mitarb.), AQUAVIVA, MERKEL, KOLMER[18], BUCHALY, SEREMET, MIANI, SCHWARZ[3], WALTON[1], SEMENITZ, HUKUDA[7], ESCHE[1, 3, 6], ERMILOW u. Mitarb., GUARNACCI, CASSELMANN, CHAI, CLIVIO[1], SAUER[4], PESCH u. Mitarb., OLAH, OVCINNIKOV[1], CLIVIO, CUESTA, HALBER[1, 2] u. Mitarb., SCHREUS[1–3] u. Mitarb., WALTER[3] u. Mitarb., GINSBURG[3], NYGAARD, SEHRT, RUBINO[2], SOMOGYI[2] u. Mitarb. und SCHWARZ[3].

Die Wassermann-Reaktion kann, wie jede andere Reaktion der Serodiagnostik der Syphilis, auch quantitativ durchgeführt werden (JAKUBOVIC u. Mitarb., WITTIG u. Mitarb., JOULIA[1] u. Mitarb., CHRISTIE, KOLMER[18], MALTANER[2, 3], WADSWORTH[4] u. Mitarb., NIANI, VINOJVADOVA u. Mitarb., WOLFF[2], BREEDE[1], JAUBERT).

Die Reproduzierbarkeit ist auch bei der Komplementbindungs-Reaktion trotz zahlreicher biologischer Faktoren eine Sache der technischen Genauigkeit (PENTTINEN u. Mitarb.). RIDOLFI schlägt zur Erhöhung der Reproduzierbarkeit die Komplement-Auswertung mit Extrakt und Normalserum, das Filtrieren des Gebrauchs-Antigens, die Verwendung von Jenaer Glas vor und läßt außerdem das hämolytische System vor Gebrauch 1 Std bei Zimmertemperatur stehen. Durch kolorimetrische Eichung und nicht zu knapp bemessenes Komplement können fragliche positive Ergebnisse vermieden und bessere Reproduzierbarkeit gewährleistet werden (GREVAL[3] u. Mitarb.). Daß die Wassermann-Reaktion aber auch die anderen Komplementbindungs-Reaktionen mehr als die Flockungsreaktion durch Gewitter und Fieber (meist Malaria- und Vaccinefieber) beeinfluß-

bar sind (MECO), ist bekannt. Durch UV-Bestrahlung kann eine positive Wassermann-Reaktion im Liquor günstig beeinflußt werden (BRAGIN[1]).

Die Wassermann-Reaktion mit *Milch* (GAUDOUX u. Mitarb.) ist meist negativ
und daher unbrauchbar. Die Wassermann-Reaktion mit *Citratplasma* ist unbefriedigend (ZALKIND cit. nach GALLPERN u. Mitarb., GELLNER im Gegensatz zu
GALLPERN). Hirudoidplasma gibt nach GELLNER gute Ergebnisse, ebenso Oxalat-
Plasma (GREGORY), wenn das Oxalat-Plasma erst unmittelbar vor der Untersuchung inaktiviert wird.

Auch mit *Trockenblut* läßt sich die Wassermann-Reaktion ausführen (DE-
MANCHE[11, 12]); nach LINK geht die Komplementbindungs-Reaktion nur mit
Trocken-*Serum*. Das wiedergelöste Trockenblut zeigt oft eine störende Hämolyse.
LEIGHEB[4] trocknet auf Filtrierpapier und löst durch Schütteln im mit dem
Lösungsmittel beschickten Röhrchen. Durch das Trocknen wird weder die Spe-
zifität noch ein unspezifisch positiver Reaktionsausfall beeinflußt (LEIGHEB[5]).
Auch Röntgen- und Radiumstrahlen haben keinen Einfluß auf die Trockensub-
stanz. Stärkere Erwärmung oder UV-Licht schwächen die Positivität des Trocken-
blutes. Durch Fettlösungsmittel wird die aktive Substanz nicht herausgelöst.

Aktiv-Methoden der Wassermann-Reaktion:

Bei den Aktiv-Methoden werden das Eigen-Komplement und das Normalhämolysin des Patientenserums (Alexin) verwendet, dadurch verringert sich die
Zahl der zusätzlichen biologischen Faktoren. Diese Methoden sind daher sehr
billig, relativ einfach und außerdem sensibler (HECHT cit. nach BRUCK[1], LANGE
MUTEANU, KLIMENKO u. Mitarb.). Sie sind jedoch nicht durchführbar mit dem
Säuglingsserum, mit dem Serum älterer Menschen, — da nach dem 30. Lebensjahr
das hämolysierende Vermögen des Serums bereits absinkt — und mit frischgewon-
nenen Sera (PINTO u. Mitarb., FRIEDBERGER u. Mitarb., LANGE, YAMAURA,
HECHT cit. nach BRUCK[1]). Der Versuch wird in 2 Phasen nebeneinander oder
nacheinander durchgeführt. Die erste Phase bestimmt den hämolytischen Index,
in der zweiten Phase läuft die eigentliche Komplementbindung ab. Vor allem die
Art der Bestimmung des hämolytischen Index bedingt die einzelnen Modifika-
tionen der Aktiv-Wassermann-Reaktion (HECHT, Handb. Jadassohn XV/2, S. 350,
MUTERMILCH, Handb. Jadassohn XV/2, S. 351, GERUNDO, AOKI u. Mitarb.,
MEINICKE[6], BRUCK cit. nach MEINICKE[2], HOMBRIA, KABELIK[1] u. Mitarb., LI-
PINSKI, MERCLING, NARCISSOV, NAVARRO[5]-MARTIN, RONCHESE, MUSSO, THOM-
SEN[2], SÜMEGI u. Mitarb.). Die Methode von RUBINO[2] gehört nicht zu den eigent-
lichen Aktiv-Methoden, sondern mit ihr wird aktives Serum untersucht, dessen
Normalhämolysine durch formolfixierte Schaferythrocyten eliminiert worden
waren. Unspezifisch positive Ausfälle werden durch Zusatz von Neutralsalzen
oder schwach alkalischen Salzen verhindert.

Andere *Modifikationen* der Wassermann-Reaktion: Calmette-Massol-Re-
aktion (DELAUNEY), kommentiert von TREMOLIERES u. Mitarb., ROULEIN;
Geuskens-Reaktion (GEUSKENS); Giraut-Komplementbindungs-Reaktion (GI-
RAUT[1]); Goldenbergsche Reaktion (EGIASAROWA u. Mitarb.); Harrison-Wyler-
Reaktion (WYLER); Kabelik-Reaktion (KLEIN); Kalinin-Ginsburg-„Aktivin-
methode" (KALININ[4, 5]-GINSBURG kommentiert von GRIGORIEFF[2], TRUBEZKOWA,
WAINSTEIN[4] u. Mitarb.); Karmin-Wassermann-Reaktion (KOPATSCHEK); Kaup-
Izar-Wassermann-Reaktion (LENZI u. Mitarb.); Müller-Rottmann-Reaktion (MÜL-
LER[5]); Narcissov-Reaktion (REZNIKOVA[2] u. Mitarb.); Noguchi-Reaktion (s.
Handb. Jadassohn XV/2, CAFFEY[1, 2] u. Mitarb.); Pradhan-Reaktion (PRAD-
HAN); Savnik-Wassermann-Reaktion (KOGOJ[2]); Schreus-Wassermann-Reaktion
(SCHREUS[1, 2, 5], RICHTER[2]); Silvester-Reaktion (SILVESTER); Sordelli-Miravent-
Reaktion (MIRAVENT u. Mitarb., CARERRA[2-4, 6], AQUINO[1] u. Mitarb.); Sormani-

Reaktion (JASKOLKO[1, 4] u. Mitarb.); Stern-Reaktion (GRIGORJEF[1]); Streng-Murto - Reaktion (SIEVERS[2, 3]); Wadsworth - Komplementbindungs - Reaktion (PESCH u. Mitarb., SPILLMANN, DOMINICK, STERN[6] u. Mitarb., PLAUT[6], DIACONO u. Mitarb.); Weinstein-Reaktion (WEINSTEIN[3] u. Mitarb., GRIGORIEFF[2] kommentiert von McFARLANE[4] u. Mitarb.).

Vergleichende Untersuchungen der Komplementbindungs-Reaktion im allgemeinen und der Wassermann-Reaktion im besonderen mit den anderen Reaktionen der Serologie der Syphilis wurden durchgeführt von KUDLICH, GRIGNASCHI, CHEDIAK[1], BALLOWITZ, BEINTEMA[2], KLINE[8], BORGEN, SCIARRA[2], MUGRAGE, MACCARI, SEBASTIANI, KAHN[6], TAYLOR u. Mitarb., KÖNIG, KRUMEICH[2]; KILDUFFE[2]. Über Sensibilität, Spezifität, vergleichende Untersuchung und praktische Bedeutung der Reaktionen bzw. Antigene kann außerdem noch nachgelesen werden bei ASMARIN (ASCHMARIN[1, 2]), BORCHARDT, AKAGI, ISABOLINSKI[2], SLOPEK[2], TELEMANN u. Mitarb., GROSS[2], SMUKLER, BARRITT, HEINE, CHEDIAK[1] u. Mitarb., SCIARRA[2], SIEVERS[1, 3], TODD[1], SINGH[4] u. Mitarb., BORGEN u. Mitarb., SEBASTIANI[1], GRAY[1], SCHMID[1], WERTHER u. Mitarb., KOO u. Mitarb., AQUINO[2] u. Mitarb., SCHMIDT[14], SCHWARZ[1], MEINICKE[23], BEKIERKUNST u. Mitarb., BOERNER[2] u. Mitarb., SHIMOMURA, ABRAMSON, ZIMMERMANN[5] u. Mitarb. Antigen-Vergleich spezieller Antigene: FEGELER u. Mitarb., REIN, KELCEE u. ROSENFELD (alle cit. nach FEGELER u. Mitarb.), LOMUTO[4] u. a.

V. Biologische, charakteristische Reaktionen

d'Amato-Reaktion = hämoklasische Reaktion = Reazione emoclastica. Prinzip: Die von D'AMATO[1] im Jahre 1927 veröffentlichte Reaktion ist nach Ansicht des Urhebers eine Schockreaktion und beruht auf der Beobachtung, daß bei Luikern die Applikation antiluischer Medikamente nach 30 min einen Leukocytenabfall zur Folge hat. Der nach weiteren 60 min eintretende Leukocytenanstieg wurde von GOUIN[1-6] für dessen Leukocytenreaktion verwendet. Das daraus bei den ersten Nachprüfern durch widersprechende Ergebnisse entstandene Mißverständnis konnte durch VARGA aufgeklärt werden. VARGA[1] findet allerdings die hämoklasische Reaktion konstanter als die Leukocytenreaktion.

Methodik (d'AMATO[2]): Nach Zählung der Leukocyten werden 0,02 g Mercurojodid intramuskulär oder ein anderes antiluisches Präparat in entsprechender Dosierung und Applikationsart (MASIGNANI[2], KALLIOMÄKI[1], VARGA[1], DE BLASIO[1], SCARPA[2]) verabfolgt. 30 min später werden die Leukocyten neuerlich bestimmt. Ein Abfall der Werte bis 800 gilt als normal (negativ), bis 1000 als fraglich, über 1000 als +, über 2000 als ++, über 3000 als +++ positiv. Der hämoklasischen Krise folgt nach 60 min ein Leukocytenanstieg.

Neben der hämoklasischen Reaktion konnte KALLIOMÄKI eine Verminderung der α- und β-Globuline beobachten. Milch intramuskulär hat nach DE BLASIO nur Leukocytenanstieg zur Folge.

Die Sensibilität und Spezifität der hämoklasischen Reaktion wurde in vergleichenden Untersuchungen mit den klassischen Reaktionen der Lues-Serologie geprüft. Die Mehrzahl der Autoren stimmt mit D'AMATO[1] überein, der ihr eine hohe Sensibilität und Spezifität zuerkennt (D'AMATO[1], DE BLASIO[1], NONNIS u. Mitarb., BRONZINI[1], GERONIMO, MASIGNANI[2], VISANI, PERSICHETTI, KALLIOMÄKI[1]). Nach DE BLASIO[1] findet man bei Nichtlues eher eine Leukocytose. Unspezifische Ausfälle, vor allem bei Leberkranken, fanden BOCCIA und SCARPA[2].

Der praktische Wert der hämoklasischen Reaktion liegt nach WEIN u. Mitarb. und BRONZINI[1] in der Möglichkeit, sie bei zweifelhaften oder undurchführbaren Seroreaktionen mit Erfolg anwenden zu können, außerdem in der Tatsache, daß sie besonders bei visceraler Lues (NONNIS), nach PERSICHETTI bei Augenlues vor allem, positiv ist, wenn die klassischen Reaktionen versagen. D'AMATO[2] u. Mitarb. finden auf der Höhe der Krise mit den aus dem Serum isolierten Globulinen oft positive Wassermann-Reaktion, was evtl. als Provokation gedeutet werden könnte. Über eine hämoklasische Reaktion nach Penicillin liegen keine Berichte vor.

Der Mechanismus der Reaktion ist nicht klar. Vielleicht lagern sich die treponemiciden Medikamente mit ihrer Affinität zu den Treponemen im Treponema pallidum-haltigen Gewebe an und führen dadurch zu einer Leukocytenabwanderung dorthin. Damit würden auch die unspezifisch positiven Ausfälle bei Lebererkrankungen von BOCCIA erklärt, da sich im kranken Lebergewebe ebenfalls die treponemiciden Medikamente ablagern.

Aron-Reaktion (ARON[1, 2]): Ein alkoholischer Extrakt aus dem Harn luischer Patienten gibt mit Patientenserum gemischt, Flockung. Sie gibt nach ARON in 6,7% unspezifisch positive Resultate.

Boese-Reaktion: Die roten Blutkörperchen des luischen Patienten sind durch Bienengift leichter hämolysierbar als die des Gesunden. Dies zeigt sich an der Farbänderung von Rot nach Grün, in einem Gemisch von roten Blutkörperchen + Bienengift + Methylenblau; durch Farbaddition des roten Hämoglobins und des blauen Methylenblau entsteht der grüne Farbton (SEITZ[1] u. Mitarb.). Bei einem Hämoglobingehalt unter 70% ist die Reaktion immer positiv. Voraussetzung eines verwertbaren Ergebnisses sind gleichbleibende Erythrocytenwerte und normaler Hämoglobingehalt.

Candido-Milchreaktion: Sie wurde im Jahre 1928 von CANDIDO publiziert (FOIS) und zur Luesdiagnose bei Stillenden ausgearbeitet.

Methodik: 1 Tropfen Milch der Stillenden wird mit 1 Tropfen gesunden Blutes auf einem Objektträger gemischt. Positive Milch agglutiniert nach wenigen Sekunden die roten Blutkörperchen, negative nicht. Die Reaktion ist bis zum 9. Stillmonat positiv, am deutlichsten im Puerperium und im 1. Stillmonat. Bei Zimmertemperatur aufbewahrt, hält die Reaktivität der Milch einige Tage (CONTI). Luische rote Blutkörperchen werden nicht agglutiniert.

Die Reaktion ist sehr spezifisch und hat keinen Malariafehler (FOIS). Nach CANDIDO werden Immunkörper, die in einer Verdünnung von 1:25 bis 1:6400 — im Luesserum von über 1:3000 — menschliche ungewaschene Normal-Erythrocyten, 1:30 in physiologischer Kochsalzlösung aufgeschwemmt, nach 24 Std bei Zimmertemperatur agglutinieren, durch die Milch ausgeschieden und agglutinieren (warum?).

Chromogen-Reaktion von SILVESTRI. An Reagentien werden benötigt: Schwefelsäure, gesättigte, alkoholische Monochloressigsäure, alkoholische Lösung von Vanillin, gesättigte alkoholische Lösung von Citronensäure.

Methodik: Das Serum wird mit der $1\frac{1}{2}$fachen Menge einer 0,25%igen Phenolalkohollösung + Arsenobenzol 1:100000 verdünnt. Dazu kommen 3 gtt einer gelb-grünlichen Mischung von 7 gtt (= 1,7 ml) Schwefelsäure, 1 gtt Monochloressigsäure und 1 gtt Vanillinlösung.

Negativ: Violett-rosa Färbung, die langsam carmin-violett wird. Positiv: Orange-rosa Färbung, die langsam rubinrot wird.

Die Reaktion soll eine wertvolle Unterstützung der Seroreaktionen darstellen (ARCIERI).

Donaggio-Hemmungs-Reaktion (genaue Angabe der Methodik bei PETRAZZANI). Prinzip: Durch den Harn oder Liquor Luischer kann, wohl infolge erhöhter Oberflächenspannung, das Ausflocken einer 1:1000 bis 1:10000% Anilinfarbe-Thioninlösung durch eine 4%igen Ammoniummolybdatlösung verhindert werden (CORTELLA[2-4]); der Hemmfaktor ist dialysierbar und an Kaolin und Tierkohle adsorbierbar (PETRAZZANI). Diese Methode ist sehr unsicher (CORTELLA[4]). Das Hemmphänomen wird kommentiert von PETRAZZANI, RIETI, FRANCHI[5]. Der diagnostische Wert ist gleich Null.

Enzymo-Reaktion nach REBAUDI und SIVORI-MENUTI. Prinzip: Luische Fetalleber wird durch Luesserum rascher abgebaut als gesundes Lebergewebe. Man versucht, das Ferment — Abwehrferment von Abderhalden (LUCIANO), welches zum Abbau des betreffenden von der Erkrankung befallenen Organs (oder Organismus) gebildet wurde — nachzuweisen, indem das vorher durch Hydrolysierung oder peptische Verdauung fast vollständig, jedoch noch nicht bis zu den Aminosäuren abgebaute Organ durch das fragliche Serum bis zu den Aminosäuren abgebaut wird. Das positive Ergebnis wird durch die Ninhydrinprobe angezeigt.

Über Sensibilität, Spezifität und vergleichende Untersuchungen mit anderen Reaktionen der Serologie der Syphilis kann nachgelesen werden bei: SIVORI, REBAUDI, ZANNI u. Mitarb., DE CIRONCOLI, LUCIANO.

Guttadiaphot-Reaktion: Sie wurde von MAYER-BIERAST und SCHILLING (beide cit. nach DOKTOR[1, 2]) ausgearbeitet und soll auf dem Phänomen beruhen, daß das Tropfbild eines Venenblutes auf einem gefärbten Filterpapierstreifen je nach der Zusammensetzung des Blutes charakteristische Form- und Farbveränderung aufweist (DOKTOR[1, 2]).

Auch nach der Auffassung der Urheber kommt dieser Methode keine spezifisch-diagnostische Bedeutung zu. Der von den Autoren verfolgte Zweck war, durch das Tropfbild einen Hinweis auf krankhafte Veränderungen im Organismus, die sich in einer Veränderung des Gesamtblutes auswirken, zu erhalten (SCHILLING[1, 4]; KRETZ u. Mitarb., LORENZ).

Während auf Grund einer mißverstandenen Auffassung BLUMENTHAL[1] u. Mitarb., DOKTOR, FREY, KEIL, KOLAR, LAMI, MOHRMANN[1], NICOLAU, PARL, ROVERSI, SACHNO, SÖNNING, SOUTO-DEAVIS u. Mitarb., TARPPEN u. a. den Test, natürlich mit Berechtigung, zur Diagnosestellung der Syphilis ablehnen, FREY und RITTER auch keinen Zusammenhang des Guttadiaphotbildes mit Bluteiweiß-veränderungen finden, anerkennen KEIL, KOLAR, LAMI, LORENZ, SOUTO-DEAVIS u. Mitarb., SCHROEDER[1], WILKE u. a. die Bedeutung dieses Testes als Hinweis für den Praktiker auf eine Allgemeinerkrankung überhaupt. KAMNITZER verwendet sie sogar zur Stützung seiner Diagnosen. Der Guttadiaphottest ergänzt das Hämogramm in dem Sinne, wie es auch die Blutsenkungsgeschwindigkeit tut (KEIL, NICOLAU, TRAPPEN, WILKE). Über mangelhafte Reproduzierbarkeit berichtet GESENIUS. Sicherlich sind die Bilder auch vom Wassergehalt des Blutes abhängig (BLUMENTHAL[1] u. Mitarb., GESENIUS, HABERLANDT u. GESENIUS cit. nach RITTER). Dies fällt besonders bei der Untersuchung der Kaninchen ins Gewicht (MAVROS); hingegen leistet der Test beim Frühnachweis der Impf-Tuberkulose beim Meerschweinchen (MAVROS) gute Dienste. Auch ein geänderter Lipoidgehalt des Blutes kann sich im Guttadiaphottest bemerkbar machen (CAMINTI). Eine dritte Fehlerquelle liegt in der subjektiven Betrachtungsweise des Untersuchers (BLUMENTHAL[2]).

Der *haptoglobinämische* Index (MERKLEN[4] u. Mitarb.): Das Haptoglobin ist ein Glucoproteid, das sich wie die α-Globuline verhält, ein Eiweißkörper, der unter pathologischen Umständen (Infektionskrankheiten) im Serum vermehrt vorhanden ist. Es handelt sich, wie auch bei der Vernes-Reaktion, um eine Störung des Proteingleichgewichtes, die bei Lues oft schon sehr frühzeitig vorhanden ist. Sie läuft nicht parallel mit der Vermehrung der α-Globuline und der Blutsenkungs-geschwindigkeits-Erhöhung.

Der Haptoglobinämische Index kann bei seronegativer Lues I bereits erhöht sein, ist am höchsten bei seropositiver Lues I, etwas niedriger wieder bei Lues II. Bei behandelter Lues sinkt er ab, um sich dann zu normalisieren, bleibt aber länger erhöht als die Sero-positivität bezüglich Wassermann-Reaktion (MERKLEN[11] u. Mitarb.).

Kalium-permanganat-Oxalsäure-Reaktion (Nolli-Reaktion): Prinzip: Die Entfärbung von Kaliumpermanganat durch Oxalsäure wird durch luisches Serum
und luischen Liquor deutlicher beschleunigt als durch normales Serum oder normalen Liquor. Nach NOLLI bedeutet gelbe Farbe positiv, blaßrote Farbe negativ.
Nach CAMPOMOLLA ist eine sehr mangelhafte Übereinstimmung mit der Wassermann-Reaktion und der Kahn-Reaktion festzustellen. Tovo findet in den einzelnen Luesstadien keinen Unterschied. Die Beschleunigung ist bei Lues III
stärker als bei den anderen Stadien der Lues (NOLLI cit. n. TOVO). Nach BENE-
DEK u. Mitarb. (cit. nach TOVO) beschleunigt auch der Tuberkulose-Liquor.

Kälteagglutination bei Lues: Sie wurde von KAIL[1] u. Mitarb. in verschiedenen
Stadien der Lues untersucht. Es kommt ihr weder diagnostische noch prognostische Bedeutung zu.

Kottmann-Reaktion: Prinzip: Das Dispersionsvermögen der Serumkolloide,
photometrisch geprüft, ist abhängig vom Funktionszustand der Thyreoidea und
kann in vivo und in vitro durch Gelatine und Kochsalz beeinflußt werden.
Gelatine verzögert, Kochsalz beschleunigt die Dispersion (OZAKI[1-3]). Bei Lues
finden SIMONIN u. Mitarb. in 94 unter 199 seropositiven Fällen erhöhtes Dispersionsvermögen.

Landau-Reaktion: Sie ist eine leicht ablesbare Farbreaktion. Als Reagens
dient reines Vaselineöl, worin Jod gelöst ist. BENEDETTI erhält in 122 Fällen (von
wieviel?) gute Übereinstimmung mit der Wassermann- und der Meinicke-
Trübungsreaktion.

Lang-Stroma-Reaktion: Prinzip: Beim Luiker verhält sich nach LANG das
Erythrocytenstroma anders als das nichtluischer Patienten.

Methodik: Venenblut wird mit destilliertem Wasser 5 min geschüttelt. Nach 1 Std Stehen
bei Zimmertemperatur kommen 10 ml einer 1% igen sterilen Kochsalzlösung hinzu. Nach
1 min Schütteln wird die Zahl der intakten Erythrocyten bestimmt. Sie ist beim Luiker kleiner als beim Gesunden.

Mit den Seroreaktionen erhält BARONE in 80% Übereinstimmung.

Macht-Probe oder *Phytotoxin*-Probe: Phytotoxine werden ausgewertet am
Wurzelwachstum von Lupinus alba. Der phytotoxische Index ist der Quotient
aus dem Wurzelwachstum von Lupinus alba in der geprüften Lösung nach 24 Std,
gebrochen durch das Wurzelwachstum in einer Nährlösung (KUSNETZ[1]), in der
gleichen Zeit. Normalserum hat einen Phytotoxinindex von 0,73—0,75. Perni-
ciosa-Serum z. B. einen Index von 0,51 (KUSNETZ[2]). Das Serum menstruierender
Frauen zeigt einen besonders niedrigen Index. Manche Wurzeln beginnen in
diesem Serum sogar zu faulen (KUSNETZ[2]). Auch nach Neosalvarsan bei behandelter Lues ist der phytotoxische Index sehr niedrig.

Silberzellen-Prüfung: Silberzellen sind nach STEINER (cit. nach KIEWE) mit
argyrophilen Spirochätenteilen beladene Liquorzellen. Sie werden angeblich in
allen Fällen behandelter und unbehandelter progressiver Paralyse und 5mal öfter
als die ganzen T. p. gefunden und gehören zu den Lymphocyten, Oligodendro- und
Mikrogliazellen. Dargestellt werden sie nach MANN (cit. nach KIEWE) mit Me-
thylenblaueosin, nach Fixierung in Dubosqu-Brasil-Boninnscher Flüssigkeit.

Zappacosta-Reaktion: Prinzip: Werden Luikern Wassermann-Globuline eines
Luesserums injiziert, dann kommt es zu einen Abfall des Tyrosins. Als Ursache
gibt ZAPPACOSTA das Verschwinden der Antikörper aus dem Serum an (eine etwas
schwer verständliche Hypothese).

Leukocyten-Reaktion von GOUIN: Sie beruht auf demselben Prinzip wie die
hämoklasische Reaktion von D'AMATO (s. dort), nur wird sozusagen erst in der
kompensatorischen Phase nach dem Leukocytensturz, in welcher eine Leukocytose
zu beobachten ist, abgelesen.

Methodik: 2 Std nach der Injektion von Eigenblut oder einem antiluischen Medikament kommt es beim Luiker zu einer Leukocytose, beim Nichtluiker zu einer Leukopenie (DE BLASIO[1]).

Der Mechanismus beruht nach HARASIMOWITZ u. Mitarb. nicht auf der Reaktion nach einen hämoklasischen Schock, dazu sind die Schwankungen zu klein und zu selten, sondern eher auf einer größeren Bereitschaft zur Ausschwemmung weißer Blutkörperchen aus Milz, Leber, Lymphknoten und Knochenmark; der Mechanismus ist auch GOUIN selbst unbekannt (GOUIN[2, 3, 5] u. Mitarb.). Jeder Organismus reagiert auf die Anwendung äußerer oder innerer Therapeutica mit einer Leukocytenbewegung (GOUIN[5] u. Mitarb.).

Leukopenie (nach 2 Std) ist ein Beweis für die Unwirksamkeit eines Präparates oder, wenn z. B. nach spezifischer antiluischer Behandlung auftretend, ein Beweis für das Nichtvorhandensein des Angriffspunktes. Sie spricht daher gegen Lues (GOUIN[3, 4] u. Mitarb.). Die Hyperleukocytose ist damit gleichzeitig ein Hinweis für eine gezielte Behandlung (GOUIN[6]). GOUIN[7] gibt ein praktisches Beispiel sicherer Lues, aber mit Leukopenie nach Arsen; der Fall stellte sich später als arsenresistent heraus.

Nach GOUIN[1] u. Mitarb. reagiert der Gesunde auf Eigenblut- und auf Fremdblutinjektionen nach 2 Std, nach D'AMATO nach 30 min immer mit Leukopenie, der Luiker reagiert immer mit Hyperleukocytose. Die Leukocyten-Reaktion soll nach GOUIN (cit. nach DE BLASIO[1]) spezifischer sein als die Wassermann-Reaktion, leistet aber auch keine diagnostische Hilfe (HARASIMOWITZ u. Mitarb., GOUIN[3] u. Mitarb., RETHLY u. Mitarb.).

VI. Leberfunktionsproben bei Lues

Die Leberfunktionsproben bei einer chronischen Infektionskrankheit, wie sie die Lues darstellt, sind infolge der Eiweißverschiebung positiv. Die Funktion der Leber darf daher beim Luiker nicht aus dem Ausfall der üblichen Leberfunktionsproben beurteilt werden, sondern muß mit Hilfe der Galactosebelastung, der Hippursäurereaktion, der Bilirubinbestimmung, der Tetracid-Santonin- und Bromsulfat-Reaktion geprüft werden (OPPERMANN u. Mitarb.). Leberveränderungen finden WEWALKA, SICHER u. WIEDMANN, SCHULMANN[2], auch infolge Schwermetallschädigung (OPPERMANN u. Mitarb.). Eine während der Therapie erst pathologisch gewordene Galactoseprobe ist eine Indikation zum Absetzen der Behandlung mit Salvarsan und Schwermetall (DEMME u. Mitarb.). Maßgeblich beteiligt an einem verbreiterten Weltmann-Band sind nach DOSTAL[1], GOLDSTEIN[1] u. a. die Serumproteine, Calcium, Magnesium und die Fettsäuren, weniger das p_H des Serums. PERUCCIO[1] konnte bei Lues I, II und bei der Jarisch-Herxheimer-Reaktion keine pathologischen Leberbefunde erheben, andererseits halten BERSOHN u. Mitarb. viele positive Seroausfälle ohne Anhalt für Lues für biologisch falsch positiv infolge gestörter Albuminproduktion durch Leberschaden, wie er z. B. auf Grund schlechter Ernährung auftreten kann. Das wäre auch eine Erklärung für die gehäuft falsch positiven Ergebnisse in den Kriegs- und Nachkriegsjahren.

Nach FERRONI kann der Ausfall des Weltmann-Testes mit Liquor je nach Art der Ausflockung — staubförmig, körnig, grobkörnig — als unspezifisches Prognosticum bewertet werden.

Die *Takata*-Ara-Reaktion wurde von TAKATA im Jahre 1935, von STAUB (cit. nach DOMINICI u. Mitarb.) im Jahre 1929 und wenig später von JELLER (cit. nach DOMINICI) im Serum als Leberfunktionsprobe eingeführt. Die Modifikation der Takata-Reaktion im Serum nach JEZLER (cit. nach MANO) ist um so häufiger positiv, je älter die Lues ist. Meist liegt auch eine spezifische Leberschädigung vor (TANNENHOLZ). Auch die Takata-Ara-Reaktion steht in keinem Zusammenhang mit der Wassermann-Reaktion oder der Meinicke-Klärungsreaktion II (TANNENHOLZ, STEENACKER, SAKURANE u. Mitarb.).

Fehlerquellen ergeben sich aus Alkalizusatz (dadurch stärker positiver Ausfall), Säurezusatz (dadurch schwächer positiver Ausfall) (WOLOCHOW). Heparinzusatz macht technisch falsch negativen Ausfall (ZIRM); durch Fettsäurezusatz (SCHINDEL) und durch Toxine (STEENACKER) kann ein Takata-Ara-negatives Serum positiv werden.

VII. Serum-Labilitäts-Reaktionen

1. Physikalische Daten im Luesserum

Das Luikerserum zeigt außer den Antikörpern und Reaginen, die durch den positiven Ausfall der Seroreaktionen nachgewiesen werden, auch andere charakteristische Veränderungen gegenüber dem Serum des Gesunden. Über *elektrophoretische* Untersuchungen berichten REZNIKOVA[5] u. Mitarb., REJTÖ[2] u. Mitarb., WALTON[2], WUHRMANN u. Mitarb., BENDITT u. Mitarb., DURRUM, HONDA u. Mitarb., LEFROU u. Mitarb., MERKLEN[5] u. Mitarb., KARTE. Im wassermann-positiven Serum findet sich immer Globulinvermehrung (MERKLEN[2, 3] u. Mitarb.). Die syphilitischen Reagine scheinen daher in den Gesamtglobulinen enthalten zu sein (GUSCHANSKAJA[2] u. Mitarb.), wobei die Struktur der Globuline nach PAIC durch die Lues eingreifend geändert zu sein scheint (MARTINENGO[1], PRUNELL[4] u. Mitarb., GATE[1] u. Mitarb.).

Eine Verminderung der Albumine, Vermehrung der Globuline, evtl. Verminderung der β-Globuline ist im inaktiven Serum deutlicher als im aktiven (AMORATI u. Mitarb.). Neosalvarsan verursacht beim Kaninchen eine Schwankung der Eiweißwerte (MURAKAMI, PEREZ u. Mitarb.), beim Menschen nicht (MURAKAMI); auch ACTH beeinflußt die Serumverhältnisse beim Menschen nicht (SCHWARZ[1] u. Mitarb., ausführliche Zusammenstellung findet sich bei CERUTTI). Quecksilberinjektionen bewirken bei Luikern eine potentielle Serum-Eiweiß-veränderung (GRANA[3]).

Die geänderten Eiweißwerte machen sich, zusammen mit anderen Faktoren im Serum (Calcium, Magnesium, Kochsalz, Lipoide usw.) in einem besonderen Ausfall der Serumlabilitätsproben bemerkbar. Sie alle, der Hegner-Test, der McLagin-Thymoltest, die Daranyi-Reaktion (REJTÖ[1]), die Myosalvarsanprobe von MILBRADT (MILBRADT), die Collargol-Reaktion (SEITZ[2]) usw. sind lediglich ein Zeugnis für serologische Labilität, wobei die Differenzierung zwischen Leberstörung und spezifischem Prozeß nicht immer leicht ist (HURIEZ u. Mitarb.) (s. auch Leberfunktionsproben bei Lues, S. 433).

Die *Stickstoffwerte* im Luikerserum, bestimmt durch colorimetrische Mikromethoden, sind in bezug auf ammoniakalischen Stickstoff erhöht (1,3—8,2 γ) und steigen parallel mit dem Cardiolipintiter. Negative Sera haben einen Stickstoffgehalt von 0,05 γ (MERKLEN[12, 13] u. Mitarb.). Der Reststickstoff- und der Antitrypsingehalt des Serums bei Lues-Sodoku- und Recurrens-infizierten Kaninchen hängt von den manifesten Erscheinungen und von der Krankheitsdauer ab (FUJITA[2]). Die 3 Erkrankungen zeigen im Tierexperiment deutliche Unterschiede in bezug auf Reststickstoff-, Albumin- und Globulingehalt des Serums.

FUJITA[1] u. Mitarb. finden bei Recurrensmäusen, beginnend zwischen dem 3. und 14. Tag nach der Inoculation ein Ansteigen des Reststickstoffwertes (bestimmt nach der Methode von BANG), dann einen Abfall bis zur Norm am 28. Tag.

Die größere *Viscosität* luischer Sera (McINTYRE[2], BIRCHER u. v. D. ZEE cit. nach McINTYRE[2]) mit einem Viscositätsindex von 1,99 bei Lues I und II und 1,82 bei Lues des Zentralnervensystems ist nicht durch Globulinvermehrung bedingt — McINTYRE fand nur bei 21 von 65 Fällen mit hohem Viscositäts-Index Globulinvermehrung —, sondern durch Änderung im kolloidalen Zustand des Serumalbumins (s. auch ERIGUCHI).

Das *optische Drehvermögen* ist nach RONDONI (cit. nach PAIC[3]) im Luesserum um etwa 30% gesteigert. PAIC[3] konnte diese Angabe, an Kaninchen überprüft, nicht bestätigen, auch wenn das refraktometrische Verhalten des Serums in Beziehung gebracht wird zum Eiweißgehalt (PAIC). Auch BETTONI findet ein höheres Drehvermögen beim Luiker, ein niedriges bei Graviden und Ca-Kranken.

Das pH im Luikerserum:

Im strömenden Luikerblut ist das pH alkalisch (GEORGESCO). Das spezifische Gewicht soll nach ERIGUCHI bei Lues II niedriger, die Viscosität (s. S. 434) bei Lues II und III höher, der Gefrierpunkt gleich sein gegenüber den Normalserumwerten.

Das *Jodbindungsvermögen:* Nach BREDE[1] soll es ein Maßstab sein für den Gehalt an Lipoproteiden (Methodik bei BREDE[1]). Bei seropositiver Lues liegt der Verbrauch bei 4—7 mg/ml Serum.

Polarimetrisches Verhalten: s. optisches Drehvermögen (oben).

2. Die einzelnen Serumlabilitäts-Reaktionen

Serum-*Goldsol*-Reaktion nach BAUER[1]: Sie ist positiv bei Lebererkrankung und erhöhten γ-Globulinwerten. Die Methode und die Kurventypen sind im Prinzip ähnlich dem Liquor-Goldsol. Das Serum wird aktiv untersucht.

Benzoe-Gummi-Reaktion: Das Antigen ist eine colloidale Benzoe-Gummilösung. Bei Lues findet sich eine Fällungszone, die im Normalserum fehlt. Die Flockung oder Ausfällung des Antigens erfolgt infolge der positiven Ladung der Serumproteine, durch einen bei 55[0] C thermolabilen Faktor in der Serum-Euglobulinfraktion.

Newman-Reaktion im Serum bei Fällen von progressiver Paralyse (NEWMAN): Prinzip: Ein durch Salzsäurezusatz entfärbtes Goldsol wird rot, wenn es mit einem Glycerin-Liquorgemisch eines an progressiver Paralyse Erkrankten versetzt wird, infolge eines hypothetischen, thermostabilen, an das Globulin adsorbierten, leicht in das Glycerin diffundierenden Faktors niederen Molekulargewichtes (Methodik bei NEWMAN).

Die Reaktion soll für progressive Paralyse sehr spezifisch sein.

Ninni-de Blasio-Reaktion (NINNI[2] u. Mitarb.). Prinzip: Der kolloidale Zustand des Serums ist bei Lues und Tuberkulose verschieden. Zur Trübung bedarf es bei Tuberkulose kleinerer Phenolmengen als bei Lues (Methodik bei NINNI[2] u. Mitarb.).

Nach SOLLAZZO ist die Luesreaktion immer auch in der Tuberkulose-Modifikation positiv, jedoch, da verdünntes Serum verwendet wird, spezifischer als die Tuberkulose-Reaktion.

Shaw-Reaktion (SHAW): Sie zeigt die nur bei progressiver Paralyse veränderte Oberflächenspannung im Serum an (SHAW). Grund der Spannungsänderung soll in den größeren Eiweißmolekülen und der geringeren Ionisation der Eiweißmoleküle liegen (WALTON[2]). Gemessen wird die Oberflächenspannung mit dem Tensiometer von DU NOÜY.

Salzsäure-Collargol-Reaktion im Serum: Sie hat nach DIEDEL keinen diagnostischen Wert.

Salzsäure-Flockung nach DOURIS (DOURIS[1, 2] u. Mitarb.). Durch Mischen des Serums mit Salzsäure fallender Konzentration kommt es zur Flockung, die bei einer bestimmten Verdünnung nur mit Luesserum zu erhalten ist.

Tusche-Reaktion mit Serum und Liquor: Sie ist aufgebaut auf der Beobachtung von KOPACZEWSKI (cit. nach SEPTILICI), daß bei Carcinom, Tuberkulose und Lues die Diffusion der Tusche im Serum mit unterschiedlicher Geschwindigkeit vor sich geht. 82% der Luesfälle zeigten nach SEPTILICI eine langsamere Diffusion als Gesunde (Methodik bei SEPTILICI).

Urechia-Retezeanu-Reaktion: Sie ist eine Flockungsreaktion (URECHIA u. Mitarb.) mit Plasma. Das Gebrauchsantigen ist eine Mischung aus 2% Gummilack-(Schellack-)Lösung in rektifiziertem Alkohol mit 20 ml destillierten Wassers. BARBATO[2], RIVELLONI und APOSTEL messen ihr für die Luesdiagnostik keine Bedeutung zu.

VIII. Andere Veränderungen im Luesserum

Bilirubin-Werte im Luesserum wurden untersucht von GREGORIO[2] u. Mitarb. nach der Franke-Methode. Es finden sich keine signifikanten pathologischen Werte.

Cholesterin und *Lecithin* im Luesserum: Die erhobenen Cholesterin- und Lecithinwerte im Luikerserum variieren wohl auch auf Grund der verschiedenen Untersuchungsmethoden. Dementsprechend variieren auch die Folgerungen (LEVITOV, REZNIKOVA[5], BENDIEN, BANCIU[1] u. Mitarb., MICHAELIDES, CHAUFFARD cit. nach MICHAELIDES, FERARU u. Mitarb., WEISSENBACH[7] u. Mitarb., ORNSTEIN u. Mitarb., PEYROT[1] u. Mitarb., ROSEN[1-5] u. Mitarb., ROSENTHAL[2] u. Mitarb., NAKANISHI[2], FIORIO[3] u. a.), die aus den Werten in bezug auf die Seroreaktionen, Behandlungsformen und Prognosestellung gezogen werden.

Essigsäure-Anhydrid-Probe: Auch als Boltz-Reaktion bekannt, ist diese Reaktion nach VOLTERRA wenig sensibel, schlecht ablesbar, wenig spezifisch und zur Untersuchung hämolytischer und älterer Sera unbrauchbar.

Eisessig-Reaktion nach CLIVIO: CANTANI[2] findet die Eisessigreaktion praktisch wertlos.

Blutsenkungsgeschwindigkeit bei Lues: Die Blutsenkungsgeschwindigkeit bei Lues ist wie bei allen chronischen Infektionskrankheiten erhöht, in der präserologischen Phase kann sie noch normal sein. ARGENZIANO[2] findet in der überwiegenden Mehrzahl bei der Untersuchung nach WESTERGREEN eine Übereinstimmung mit der Wassermann-Reaktion (BENDA u. Mitarb., BENVENUTI).

Nach STRYJECKI[4] ist die Blutsenkungsgeschwindigkeit auch bei Lues I noch vor dem Umschlag der Seroreaktionen beschleunigt und unabhängig von der Behandlung (BASMAN u. Mitarb.). Eine unerwartet hohe Senkung ist nach BLUHM, KALMETER und WESTERGREEN (cit. nach BLUHM) eine Aufforderung zur serologischen Untersuchung auf Syphilis. Dabei können Sera mit gleichem Titer verschieden hohe Blutsenkungsgeschwindigkeit zeigen (KITTSTEINER[1]). KITTSTEINER[2] erklärt dies durch einen hemmenden Faktor im Serum, da auch bei hoher Blutsenkungsgeschwindigkeit oft eine Diskrepanz zwischen Flockungs- und Komplementbindungs-Reaktionen zu beobachten ist.

Über den praktischen Wert der Blutsenkungsgeschwindigkeit für die Serologie der Syphilis ist nachzulesen bei ROGGEMHOFER, NAGAYAMA u. Mitarb., ROSSELOT u. Mitarb., ROTNES, SWIERCZEK u. Mitarb., BENVENUTI, BOAS[3], TACHEZY, REJTÖ[1], MORIYAMA[1] u. a. Eine abnormale Blutsenkungsgeschwindigkeit ist weder spezifisch noch charakteristisch (STRYJECKI[4]), sie weist eine Störung der Bluteiweißkörper auf. Wenn aber bei behandelter Lues keine wesentliche Erhöhung der Blutsenkungsgeschwindigkeit festzustellen ist, dann ist dies prognostisch als günstig zu werten.

Die *Capillar*-Resistenz bei Lues: TROICKAJA findet bei seronegativer Lues I keinen unter 10, bei seropositiver Lues I 8 unter 17, bei Lues II 41 unter

71 Fällen mit einer verminderten Capillarresistenz. Bei der Jarisch-Herxheimer-Reaktion ist sie besonders niedrig. Zur Salvarsanencephalitis neigende Luesfälle zeigen ein paradoxes Verhalten der im allgemeinen nach Salvarsanbehandlung ansteigenden Capillarresistenz. Sie nimmt mit dem Alter ab (30—50 Jahre alte Luiker zeigen doppelt so viele Hautblutungen wie 15—30 Jahre alte Luiker).

Calcium-Spiegel bei Lues: Der Calciumspiegel im Luikerserum ist nach ROMANIN im Bereich der Norm. Abnormale Werte finden MIENICKI[1] und PLESCHITZER.

Eisen. Im Gegensatz zu HEILMEYER (cit. nach KRAUSE), der erniedrigte Serumeisenwerte findet, ist nach KRAUSE bei Lues latens und frischer Lues der Serumeisenspiegel höher als normal und steigt am Anfang der Neosalvarsanbehandlung um 30—40% weiter an.

Elektrometrische Untersuchung der Luessera: Die elektromotorische Kraft, gemessen in einer Kette aus 2 Halbzellen (1 Halbzelle aus n/0,005 NaCl-Silberschaum-Silberchlorid, 1 Halbzelle aus hämoglobinfreiem Serum-Silberschaum-Silberchlorid), ist im luischen Serum wesentlich niedriger als im Normalserum (70 Millivolt durchschnittlich gegenüber 81—85 Millivolt im Normalserum). Ähnlich, nur nicht so deutlich, sind die Verhältnisse im Tuberkulose-Serum (FARR u. Mitarb.).

Fermente. Der Lipasegehalt im Luikerserum zeigt gegenüber dem im Normalserum keinen Unterschied (ausführliche Angaben und Literatur-Hinweise bei GRZYBOWSKI[1, 3]). CITRON u. Mitarb., REICHER, ECKSTEIN (alle cit. nach GRZYBOWSKI[4]) geben hingegen bei Lues stark abweichende Werte an.

Nach LEIGHEB[1, 3] ist die Chininempfindlichkeit der Luikerlipase geringer als die der normalen Lipase, vielleicht durch eine subklinisch geschädigte Leber. Ebenso liegt das lipolytische Vermögen der Lueslipase unter der Norm.

Glutathion im Luesserum: Nach GORA ist das Gesamtglutathion (normales Venenblut enthält 32,3 mg-% Glutathion) bei Lues II um 4,2 mg-% erhöht.

Glykose. Auf Grund von Leberstörung (MARKUS[1] u. Mitarb.), aber auch auf Grund einer Störung des ganzen stoffwechselregulierenden Apparates (SANTOIANNI) ist vor allem bei Lues II und III eine Hyperglykämie um etwa 131 mg-% oder, wenn normale Zuckerwerte vorliegen, eine alimentäre Hyperglykämie mit höherem und verlangsamtem Anstieg und stark verlangsamtem Absinken zu beobachten. Lues I und Lues latens zeigen normale Verhältnisse (SANTOIANNI und POSTOWSKY). Spezifisch antiluische Behandlung kann den Kohlenhydratstoffwechsel wieder normalisieren. Im Kaninchenversuch (OKAMOTO[2]) und bei Menschen (OKAMOTO[3]) sind die Werte des gebundenen Blutzuckers erhöht; sie gehen manchmal auch mit erhöhten Eiweißwerten parallel. Die Werte des freien Zuckers entsprechen gewöhnlich der Norm. Im Liquor des Metaluikers gehen die Werte des gebundenen Blutzuckers parallel mit den Werten von NONNE-APELT. Der freie Zucker ist im Liquor von Metaluikern sogar niedriger als im Liquor von Gesunden.

Kochsalz. Der Kochsalzspiegel im Luikerserum ist, bestimmt mit der Methode von LAUDA, nach TONIJAN auch bei normaler Nierenfunktion erhöht. Die Werte sinken bei behandelter Lues zur Norm ab. TONIJAN erklärt sich die Erhöhung im Sinne einer Abwehrfunktion.

IX. Technische Details zu den Reaktionen der Serologie der Syphilis

Konservierung der Sera (auch des Komplements). Die beste Art der Konservierung ist die Tiefkühlung. Bei einmaliger Tiefkühlung geht weder an Komplement noch an Immunkörpern etwas verloren. Häufiges Auftauen, vor allem lang-

sames Auftauen und langsames Wiedereinfrieren, verursachen Komplement- und
auch Antikörper-Verlust bis zu einem gewissen Grad; es wird nach ALMEIDA u.
Mitarb. durch entstandene Unlöslichkeit der Proteine (Globuline) verursacht.
KURZ[3] u. Mitarb. berichten über so konservierte Sera, die sich 7 Jahre ohne
Reaktivitätsverlust gehalten haben. Wieder aufgetaut, hält die Aktivität läng-
stens 1 Woche. Die Sera werden steril ampulliert (OHIWA[2]). KURIMOTO hält
30 min bei 56⁰ C inaktivierte Sera 6—8 Monate unverändert im Eisschrank.

Gute Antikörper-Konservierung, weniger gute Komplement-Konservierung
gelingt durch das sog. *lyophile* Trocknen, einer Exsikkation bei Tiefkühlung
(EAGLE[13] u. Mitarb.); das lyophil getrocknete Komplement bewahrt seine normale
Funktion durch 8 Monate, nach KOLMER[10] u. Mitarb., bei 4—10⁰ C aufgehoben,
10—13 Monate. KOLMER[10] konnte unter 20 Chargen nur 2mal Eigenhemmung
beobachten. HOESS bedient sich der Trockenmethode nach GANS. MARCIALIS
trocknet nach STRAUB und beobachtet eine Haltbarkeit von 3 Monaten. Nach
4 Monaten konnte er allerdings kein Komplement mehr nachweisen.

Das *chryochemische* Verfahren besteht im Einfrieren und Trocknen bei Unterdruck unter 2 mm Quecksilber, wobei der Wasserdampf von wasserfreiem Cal-
ciumsulfat aufgenommen wird; ampulliert, auch in Zinnampullen, ist so präpariertes Komplement im Eisschrank 3 Jahre lang haltbar (FLOSDORF u. Mitarb.).

Eine weitere Methode Sera zu konservieren ist das Lufttrocknen. Diese
Methode eignet sich jedoch im Gegensatz zu NICOLETTI[2] nicht zur Komplement-
Konservierung (PETCHERNIKOFF). REZNIKOVA[4] u. Mitarb. setzen „Speisezucker-
lösung" als Stabilisator zu. Stabilisierende Zusätze sind außer Zucker noch
Kaliumacetat, sekundäres Kalium- und Natriumphosphat, Kaliumchlorid, Gly-
cerin (PERSTEIN u. Mitarb., RUEDIGER u. a.), Kochsalz in hoher Konzentration,
evtl. als physiologische Kochsalzlösung mit Borsäure gemischt (PANKOVA[3], DELA-
PIANO[1]; GINSBURG[4] u. KALININ cit. nach CANTO, MASTASI[1], DELPIANO[2, 3], OHIWA[2],
NACHIMSON u. Mitarb., FEA, GERMERSHAUSEN, CANTO). Natriumsulfatlösung
statt des Kochsalzzusatzes verwenden GINSBURG[4] u. Mitarb., SONNENSCHEIN[2],
WITTE, MIRDAMADI[1] u. Mitarb., DERBEDENEV u. Mitarb. stabilisieren mit
Natriumacetat. Die Temperatur des Aufbewahrungsortes spielt nach SONNEN-
SCHEIN[2] keine Rolle.

Strontiumchlorid soll keinen wesentlich konservierenden Effekt zeigen (FA-
BER[4] u. Mitarb.). Bei allen Konservierungsmethoden sinkt im Laufe der Zeit der
Titer ab. Desinfektionsmittel, z. B. Merthiolat 1:1000 (BHARADWAJ), Formalin in
schwacher, noch nicht eiweißfällender Konzentration (HILGERMANN[1]), sollen
2—3 Jahre konservieren, wenn gleichzeitig ampulliert oder mit Wachs zur Vermeidung des Eintrocknens verschlossen wird; Na-Äthylmercuro-thiosalicylat
1:2500 bei gleichzeitiger Sterilisierung durch das Seitz-Filter (HUSSELS[4]), Uhlen-
hut-Flüssigkeit, Sbarski's Bacterizid (Chinosol-, Riwanol-Carbolsäure) sind nach
PANKOVA[3] für die aktive Wassermann-Reaktion ungeeignet. Für die Durchführung des TPI-Tests ist steriles Ampullieren für kurze Zeit oder Tiefkühlen bzw.
lyophil Trocknen für längere Zeit das Mittel der Wahl. Jeder Zusatz kann den
TPI-Test gefährden. Nach einer besonderen Methode der Stabilisierung konservieren PRICE[2] u. Mitarb. das Komplement; sie machen nach RICHARDSON (cit.
nach PRICE[2]) durch eine kurzdauernde Wärmeinaktivierung das Komplement
thermostabil.

Transport der Proben. Trockenblut ist am leichtesten zu transportieren; es ist
jedoch nur in den Trockenblut-Reaktionen untersuchbar. Besser ist das Verschicken von Trockenserum; fast unverändert bleibt das Serum nach Lyophili-
sation (FLOSDORF u. Mitarb. cit. nach REIN[9]). Für das Verschicken flüssigen
Untersuchungsmaterials empfehlen MINKEVIC u. Mitarb. vorheriges Inaktivieren.

Die notwendige Sterilität gewähren nach REIN[9] u. Mitarb. Vakuum-Venülen. Ein Zusatz von Merthiolat oder Thiomersal (Natriumäthylmercurithiosalicylat) 0,2 mg auf 1 ml verhindert das Angehen einer Infektion, ohne die Sero-Reaktion zu beeinflussen. Das gilt natürlich nicht für den TPI-Test. Der Verschluß der Versandgefäße mit alten rissigen Korken und mit neuen Korken ist nach SCHOLZ abzuraten.

Das **Verteilen konstanter Mengen** wird nach SINGH mit einer mechanischen Pipette, die durch ein T-Rohr mit dem Kolben eines Elektromotors verbunden wird, erleichtert.

Die **Blutentnahme** zur Transfusion und Lumbal-Punktion wird nach SCHILAINER mit Hilfe eines Flakons mit dem entsprechenden Aufsatz, dem sog. „Capersang", durchgeführt. SCHWARZ[4] schlägt bei Blutentnahme mit lediger Nadel eine Halteklemme vor.

Zentrifugieren. Durch Zentrifugieren kann die Reaktionszeit verkürzt und das Ableseergebnis genauer werden (HAAG[4] u. Mitarb., BROGGI[2], BONAPERA[1]). Unspezifisch-positive Ausfälle werden dadurch häufiger (HAAG[4] u. Mitarb.). Mit Hilfe der Ultrazentrifuge können Reagine von Immobilisinen abgetrennt werden (CASTREJON).

Die **Nephelometrie** dient zur genauen Bestimmung der Trübung. CHEVREL-BODIN[3] u. Mitarb. untersuchten die Flockung mit dem Antigen von „Bordet-Ruelens" und auch die Meinicke-Trübungsreaktion mit dem Nephelometer.

Standardisierung. Die zahlreichen Modifikationen, noch mehr aber die willkürlich hergestellten, unkontrollierten Extrakte und die daraus resultierenden technischen Fehler in der Serodiagnostik der Syphilis ließen das Ziel einer Vereinheitlichung der Reaktionen und Antigene erstrebenswert erscheinen (CHAKO[1], KARTAMYSEV[2], FABER[2] u. Mitarb., HUSSELS[4], MEISEL u. Mitarb.). Kongresse, Tagungen, ja sogar der Völkerbund und nach dem zweiten Weltkrieg die UNO bzw. WHO machten und machen noch heute nicht geringe Anstrengungen, die Serodiagnostik der Syphilis in allen Laboratorien mit den gleichen Mitteln durchzuführen. Nach SVARC hat sich in der Zeit von 1938 (Kopenhagener Kongreß) bis 1941 (Kongreß in Washington) schon eine deutliche Besserung der Verhältnisse gezeigt. Das Cardiolipin, vielleicht einmal das synthetische Cardiolipin und das synthetische Sitolipin oder Lecithin, sind ein großer Fortschritt auf diesem Wege. Ein nicht geringes Verdienst haben sich die maßgebenden Stellen, vor allem die WHO, vertreten durch den Leiter des Seruminstituts in Kopenhagen, durch das Versenden von positiven Standardsera erworben (DAMON u. Mitarb.). Für die klassischen Reaktionen wird ein spezifisches Standardserum nach AFFLECK u. Mitarb. durch intravenöse Injektion gewaschener Präcipitate der Kahn-, Mazini- und Venereal Desease-Research-Laboratory-Reaktion in Kaninchen erhalten. Getrocknete Testsera behalten ihre Reaktivität 15 Monate.

Die Sera sollen, auch wenn vorbildlich präpariert, innerhalb von 5 Tagen verbraucht sein (HARRIS[3] u. Mitarb.). Nach HARRIS[10] u. Mitarb. hält sich Kaninchenserum für den TPI-Test, also die immobilisierenden Antikörper des Kaninchenserums, 6 Wochen, unabhängig von der Temperatur. Standardisierungsvorschläge liegen vor von POLLAK[3], VOGELSANG[21], „ohne Autor"[15], PANGBORN[1] u. Mitarb., NAGLE[5] u. Mitarb., NAGLE[6], STOUT[4] u. Mitarb., FORD-ROBERTSON, GILBERT[1], PRICE[2].

Die Laboranten-Ausbildung soll nach GILBERT[2], STOUT[4] u. Mitarb. von einer Zentralstelle geleitet werden, nicht nur ein Serologe, sondern auch ein Syphilologe sollen an der Befundung teilnehmen (GILBERT[1]).

Nationale Untersuchungszentren mit mindestens 100 000 Serumuntersuchungen im Jahr schlägt BEKKER[2] vor. Nach GILBERT[1] müßte ein Laboratorium wenigstens 50 Fälle wöchentlich untersuchen.

Auch die Befundung soll einheitlich geregelt sein (Bekker[2], Pollak[3]). Gilbert[2] will die Ergebnisse nach der Stärke des Ausfalles spezifiziert angeben. Weitere Vorschläge stammen von Coleman[1], Osler[1] u. Mitarb., Greal[2], Harris[7] u. Mitarb., Levine[15].

Die Versuche der Standardisierung einer Komplementbindungs-Reaktion sind nur dann erfolgversprechend, wenn es gelingt, die einzelnen Faktoren eine längere Zeitspanne hindurch möglichst unverändert zu halten. Bei der Komplementbindungs-Reaktion trägt dazu das „Aktivin" von Kalinin-Ginsburg nicht unwesentlich bei. *Aktivin* ist eine Mischung von Hämolysin und Komplement-Konserve mit 4% Borsäure und 5% Na_2SO_4-Zusatz; es ist 2—3 Monate haltbar. Kalinin[5] u. Mitarb. führen mit dem Aktivin ihre Wassermann-Modifikationen mit zufriedenstellenden Ergebnissen durch.

Reichsvorschrift

In Deutschland wird die Art und Zahl der anzuwendenden Reaktionen in Form der sog. „Reichsvorschrift" sozusagen von der Regierung vorgeschrieben. Über die Bestimmungen der Reichsvorschrift kann nachgelesen werden bei Haendel und „ohne Autor"[6, 8].

Die „Daseinsberechtigung" eines für alle Laboratorien geltenden Untersuchungsschemas ist durch den Bericht von Webb u. Mitarb. aus den USA-Laboratorien erwiesen, wonach die einzelnen Laboratorien ihre Untersuchungen oft in einer ausgesprochen willkürlichen und für statistische Zwecke unbrauchbaren Form durchführen und durch die Bemühungen der WHO, deren Ziel es ist, die Laboratorien der ganzen Welt auf ein einheitliches Grundschema auszurichten.

Vorschläge für eine allgemein gültige Vorschrift stammen z. B. von Syring, Schlirf[1], Trüb[1] u. Mitarb., Wadsworth[2] u. Mitarb. u. a.

X. Quantitative Untersuchung in der Serodiagnostik der Syphilis

Eine quantitative Untersuchung der Sera mit der Wassermann-Reaktion wurde bereits im Jahre 1908 von Boas (cit. nach Hussels[1] u. Mitarb.) durchgeführt. Das Prinzip der quantitativen Untersuchung besteht in der Prüfung fallender Serummengen mit der gleichen Antigen-Konzentration (Deutsch). Die Meinicke-Klärungsreaktion II bedient sich zum Auffüllen der kleineren Serumquantitäten, d. h. zum Verdünnen des Serums, eines sicher negativen Serums. Kvittingen[1] setzt die Klärungsqualitäten in Relation zum Hämolysegrad einer quantitativen Wassermann-Reaktion:

Keine Klärung entspricht	100% Hämolyse
gerade erkennbare Klärung	75% Hämolyse
deutlich erkennbare Klärung	50% Hämolyse
starke Klärung	25% Hämolyse
absolute Klärung	0% Hämolyse

Für die Wassermann-Reaktion wird nach Vedder, beginnend in einem Verhältnis 1:10, ebenfalls in geometrischer Reihenfolge verdünnt. Man kann in den Komplementbindungs-Reaktionen durch Antigen-Abstufung, Komplement-Abstufung und Serum-Abstufung quantitativ untersuchen (Gillert).

Das Ergebnis der quantitativen Untersuchungen wird oft in Einheiten ausgedrückt. Besser wäre es, nach Harras[9] u. Mitarb., Durel[2] u. Mitarb., einfach die endgültige wirksame Verdünnung anzugeben.

Nach CUTLER[1] sind zur quantitativen Untersuchung bei Lues I die ungereinigten Antigene dem Cardiolipin vorzuziehen. OSMOND[5] schlägt für Lues I die Reaktion nach SIGURA vor. Im allgemeinen wird quantitativ untersucht nach KOLMER und MØRCH in der Komplementbindungs-Reaktion, nach KAHN und Venereal Desease-Research-Laboratory-Test in den Flockungsreaktionen; MØRCH schlägt die quantitative Untersuchung nach der Kristensen-Methode vor.

REDMOND u. Mitarb. unterscheiden 3 Gruppen reagierender Sera:

1. Sera mit einem konstant über 128 hohen Titer,

2. in den Titerwerten schwankende, jedoch nie negative Sera,

3. schwankende, manchmal auch negative Sera.

Die Indikation zur quantitativen Untersuchung scheint gegeben zu sein:

1. Bei Verdacht auf biologisch falsch positiven Ausfall. ARCHAMBAULT, MERKLEN[6] u. Mitarb. und FRANKL[3] wollen aus einem Titerabfall innerhalb kurzer Zeit die Diagnose biologisch falsch positiver Ausfall stellen. Wir wissen heute, daß dieses Kriterium falsch ist.

2. Zur Kontrolle und Beobachtung des therapeutischen Erfolges (ARCHAMBAULT, CHATHALA u. Mitarb., CUTLER[1], DOEPFMER[10], GRAND[3], GREENE[2], DENECKE[1] u. Mitarb.). Schwankender Titer und rascher Titerabfall bedeuten nach GUSTAFSON u. Mitarb. baldiges Rezidiv und sind eine Indikation zur Weiterbehandlung. HASSELMANN[2] erkennt mit quantitativen Cardiolipin-Reaktionen Serorezidive und beobachtet mit ihnen den Luesverlauf. HUSSELS[2] u. Mitarb. erwarten 6 Monate nach Penicillin-Behandlung eine Titeränderung (kritischer Punkt).

3. Zur Diagnose einer Seroresistenz (FRANKL[3], DENECKE[1] u. Mitarb., OSMOND[5]), vor allem mit Cardiolipin als Antigen (DOEPFMER[10, 11]); bei echter Seroresistenz wird kein Titerabfall beobachtet.

4. Zur Feststellung einer Verschlechterung des Krankheitsbildes, drohenden Serorezidivs usw. verwenden die quantitative Untersuchung PROCHAZKA[4], DENECKE[1] u. Mitarb., DOEPFMER[10].

5. Die quantitative Wassermann-Reaktion dient VEDDER zur Prognosestellung. Nach MERKLEN[6] u. Mitarb., HINTON[5], DOEPFMER[10], MOORE[10] u. Mitarb. u. a. besteht keine Beziehung zwischen Titerhöhe und Schwere der Krankheit, jedoch verspricht ein hoher Titer im Gegensatz zur Annahme VEDDERs guten und raschen therapeutischen Erfolg. Alte latente Lues hat niederen Titer, er verspricht einen selten und nur nach langer Behandlungsdauer eintretenden Erfolg. Quecksilber vermehrt oft die Reaktivität der Sera (PERUCCIO[2]), vielleicht beruht darauf die gute Wirkung der Hg-Behandlung alter Lues. Lues I zeigt oft während der Behandlung einen Titeranstieg (FRANKL[4], MERKLEN[6] u. Mitarb.), CHRISTIE erkennt daran eine Superinfektion. Erst- und Reinfektion werden von LEVITAN[2] u. Mitarb. durch den raschen bzw. langsamen Titerabfall unterschieden.

6. Zur Beobachtung und Kontrolle der Säuglinge bedienen sich DOEPFMER[10, 11], GUSTAFSON u. Mitarb., HUSSELS[2] u. Mitarb. und TUCKER[1] der quantitativen Untersuchung vor allem in der Kahn-Reaktion und im Venereal Desease-Research-Laboratory-Test.

Schließlich kann mit Hilfe der quantitativen Untersuchung ein Zonenphänomen erkannt werden (GREENE[2], DOEPFMER[10]). Damit ist die Bedeutung quantitativer Untersuchungen für die Serologie der Syphilis, die ihr von BOLGERT[2] u. Mitarb. aberkannt, von REIN u. Mitarb. (cit. nach LECLERQ) u. a. jedoch anerkannt wird, hinreichend belegt.

XI. Serologie der Syphilis mit Neugeborenenserum, Vollblut und anderen Körperflüssigkeiten

Ascites. Mit Ascites erhält GWYN bei Lebererkrankungen (1 Fall von Gumma, 1 Fall mit unbekannter Ursache) positive Wassermann-Reaktion.

Vollblut. KROTTMAYER untersucht mit physiologischer Kochsalzlösung verdünntes Blut in Wassermann- und Meinicke-Trübungsreaktion. Bei Unmöglichkeit der Venae punctio fängt PROVERA[2] die Bluttropfen in der 4fachen Menge physiologischer NaCl auf und erhält durch Zentrifugieren ein 1:5 verdünntes Serum.

Blutkuchen. Der Blutkuchen wird mit 0,85%iger NaCl-Lösung (BRANTS[2] u. Mitarb.) āā partes 1—2 Tage hindurch eluiert (KARTAMYSEV[1] u. Mitarb.). Das inaktivierte Eluat wird unverdünnt verwendet.

Über Sensibilität, Spezifität und vergleichende Untersuchungen mit anderen Reaktionen der Serologie der Syphilis kann nachgelesen werden bei: BRANTS[2] u. Mitarb.,KOPP[1] u. Mitarb., KARTAMYSEV[1] u. Mitarb., GREEFELD.

Hautblaseninhalt und Reizserum. Im großen und ganzen reagiert der Hautblaseninhalt wie das Blutserum. Der Reaginetiter ist meist weniger hoch (FRANKL[1, 2], BUSCHKE). Über empfindlichere Ausfälle der Reaktionen mit dem Blaseninhalt berichten LONGHIN[1, 2] u. Mitarb. WILKULLIC findet Übereinstimmung mit dem Serum in 98% der Fälle. Aktiver Blaseninhalt zeigt starke Eigenhemmung, sie verschwindet, wenn der Blaseninhalt mit NaCl-Lösung 1:4 verdünnt wird (WAGNER, GUARDALI).

HELMKE schlägt nach suspektem Coitus die Untersuchung einer Blasenflüssigkeit, die mit Cantharidenpflaster im Bereich des Genitale gezogen wurde, vor, und berichtet im Zusammenhang damit über einen Fall positiver Reaktion mit 0,0025 ml Blasenflüssigkeit bei noch negativen Reaktionen mit dem Serum.

SARATEANU u. Mitarb., FRANCHI[1-3] und PERKELE (cit. nach FRANCHI[2]) untersuchen das Reizserum aus den Efflorescenzen (lokaler Wassermann). FRANCHI[2] findet das Reizserum aus den Sklerosen etwas weniger stark reaktiv als das Serum. KLINE[7] u. Mitarb., VAMOS, BERCELLER (cit. nach KLINE[7]) finden nur dann positiven Ausfall, wenn das Serum bereits positiv ist. Eine Fehlerquelle für biologisch falsch positiven Wassermann im Reizserum ist nach FRANCHI[3] durch reiche Bakterienbesiedlung des Ulcus gegeben.

Plasma. Im Plasma (0,4 ml Citratlösung plus 1,6 ml Blut [JMAI[2]]) — bei Heparin-Plasma muß der durch die Inaktivierung (3 min bei 63° C) gebildete Niederschlag zuerst entfernt werden — scheinen mehr Reagine zu sein als im Serum (BURDON[4], ZALKIND). Eine positive Serum-Wassermann-Reaktion ist jedenfalls auch im Plasma positiv (GAL'PERN u. Mitarb., REIN[4] u. Mitarb.).

Harn. Da normaler Harn eiweißfrei ist, ist er im allgemeinen für die Untersuchungen in der Serolodiagnostik der Syphilis ungeeignet. PREININGER[3] und CONSOLI berichten über eine die Serum-Wassermann-Reaktion ergänzende Methode mit 0,8 ml inaktiviertem Harn und 0,1—0,5 ml Komplement.

Retroplacentarblut. Retroplacentarblut ist im allgemeinen gleich gut verwendbar wie Venenblut (WARNECKE[1], MAIBERG u. Mitarb., LINNING u. Mitarb.). Bei negativer Luesanamnese und positivem Ausfall muß auch eine Untersuchung des Venenblutes durchgeführt werden (LINNING u. Mitarb.).

Spermaflüssigkeit. SAWICKI[1] (cit. nach DELPIANO) hat befriedigende Ergebnisse bei Untersuchungen der Spermaflüssigkeit. Die im Spitzglas überstehende Flüssigkeit wird aktiv in der Wassermann-Reaktion nach INTOSCH untersucht.

Tränenflüssigkeit. In der Tränenflüssigkeit findet sich nur $^1/_{10}$ der Serum-eiweißmenge. Der Globulingehalt ist relativ größer als im Serum. Flockungs-reaktionen sind fast ausnahmslos auch bei Gesunden positiv (COLOMBO).

Serum Neugeborener. *Diaplacentare-Antikörper* s. auch Serologie der Syphilis und Lues congenita.

Das Serum Neugeborener ist an und für sich wenig reaktionsfähig. Labile Globuline, wenig Komplement und wenig Hämolysine zeichnen nach FINKEL-STEIN[3] u. Mitarb. das Serum bis zum Ende des ersten Lebensjahres aus. Aktive Wassermann-Reaktion und Mikromethoden sind daher in diesem Alter wenig geeignete Untersuchungsmethoden; wegen der niedrigen Blut-Liquorschranke sind auch die Ergebnisse der Liquoruntersuchung nur mit Vorsicht zu beurteilen. FALK[2] u. Mitarb. finden bei manifest kongenital-luischen Feten am häufigsten die Kolmer-Cardiolipin-Reaktion positiv, bei behandelten manifest-luischen Feten auch die Meinicke-Klärungsreaktion II. Biologisch falsch positive Ausfälle und diaplacentar übergetretene Antikörper (von ARON[3] als falsch positive Ausfälle bezeichnet) sind sowohl mit dem Original-Extrakt, als auch mit Cardiolipin als Antigen zu finden. Negatives Nabelschnurblut gestattet nicht eine Lues-infektion auszuschließen (VOGELSANG[7] u. Mitarb., SPIEGLER[2], GUMPESBERGER[1,3], STRASZYNSKI[1]).

Die Differenzierung zwischen diaplacentar übergetretenen und autochthonen Antikörpern läßt sich mit einer gewissen Sicherheit nur aus der weiteren sero-logischen und klinischen Beobachtung stellen (FROMM[1]). Die diaplacentaren Anti-körper sind nach FUHRMANN 27 Tage post partum ausgeschieden. Bleibt der Titer innerhalb der ersten 3 Monate (MÖBEST[2]) gleich hoch oder steigt er sogar an, dann ist das Kind luisch infiziert. Nach FABER[1] u. Mitarb. werden die Wasser-mann-Antikörper innerhalb von 2—5 Monaten eliminiert. Über ähnliche Beob-achtungen berichten MOORE (cit. nach FROMM[1]), ROBY u. Mitarb., SPIEGLER[1], GUMPESBERGER[1] u. a.

Eine Differentialdiagnose aus der Art der reagierenden Reaktionen bzw. aus der Art der Antikörper zu stellen (s. FRANK-GREGOR, NØRGAARD) ist zu unsicher. Nach FUHRMANN und REIN u. KONSTANT (cit. nach DOEPFMER[3]) passieren die Placenta nur univalente Antikörper. Sie werden durch die Komplementbindungs-Reaktion nach KOLMER (Kältebindung), durch die Pallida-Reaktion und durch die Komplementbindungs-Reaktion mit Cardiolipin, die bivalenten Antikörper leichter durch Flockungsreaktionen nachgewiesen, im Gegensatz zu FÜHMER[2] u. Mitarb., welche negative Pallida-Reaktionen und positive Lipoid-Reaktionen bei diaplacentar übergetretenen Antikörpern beobachten. PUCCILNELLI (cit. nach LONGHI[2]) findet unter den diaplacentar aufgetretenen Reaginen, LONGHI[3] auch bei Lues congenita vor allem antilipoide Antikörper.

Leichenserum, Leichenliquor und Perikardflüssigkeit. Die Sensibilität der Reaktionen bei Untersuchung von Leichenserum und Leichenliquor ist hoch, die Spezifität der Wassermann-Reaktion mit 20%, der Müller-Ballungsreaktion mit 14%, der Meinicke-Klärungsreaktion II ist mit 22%, Citicholreaktion mit 14% un-spezifisch positiven Fällen ungenügend (BORTOLOZZI[1]). Eine Ausnahme bilden die Ide-Reaktion (COLONELLO, PROFT) und die Meinicke-Trübungsreaktion (NAVILLE u. Mitarb.). Nach FISCHER[28] ist der Liquor im Gegensatz zu TAVERNARI besser unter-suchbar als das Blut. Im zersetzten Blut wird als erste die Goldsol-Reaktion un-brauchbar (TAVERNARI). DUJARDIN[4] u. Mitarb. versuchen mit Hilfe der Liquor-untersuchung an Hand von 2 Fällen eine Differentialdiagnose zu stellen zwischen Lues cerebri und progressiver Paralyse. Mit *Perikardflüssigkeit* zeigt die Meinicke-Trübungsreaktion oft trotz Lues negativ an, die Wassermann-Reaktion hat mit

Perikardflüssigkeit oft Eigenhemmung. Beide Reaktionen haben jedoch weniger unspezifisch positive Ausfälle (34,1 % gegenüber 50 % positiven Ausfällen mit Serum) (KNEPPER und THOMSEN).

Milch. JARCHO, WONG[1] u. Mitarb. finden gute Übereinstimmung mit den Befunden im Serum. Unspezifisch positive Ausfälle vermeidet JARCHO durch Inaktivieren. Wegen der jedoch nur einige Wochen post partum ausgeschiedenen Reagine ist die Milch als Serumersatz für die Serologie der Syphilis ungeeignet.

Tierische Sera. Die Berichte über Sensibilität und vor allem Spezifität der Serologie der Syphilis mit tierischen Sera sind mit wenigen Ausnahmen derart unbefriedigend, daß es indiziert wäre, alle tierexperimentellen Arbeiten, die sich auf serologische Ergebnisse der klassischen Serologie aufbauen, mit Ausnahme vielleicht der Affenexperimente, als unbrauchbar abzulegen. GREENE[4] u. Mitarb. finden bei gesunden Hunden, Kaninchen, beim gesunden Pferd, Ziege, Schaf und Rind oft die Kline-, die Loughlen-, seltener die Ide- und Eagle-Reaktion positiv. Im Serum vom gesunden Pferd, Rind, Schaf, Schwein, Hund, Gans, Taube und Kaninchen findet sich in 50—100 % positiver Reaktionsausfall. Beim Meerschweinchen, bei der Ratte, beim Gürteltier, beim Frosch und Haifisch sind die Seroreaktionen jedoch negativ, bei Hunden nur selten und schwach positiv (PORRO). SHERWOOD[1] u. Mitarb. finden positiven Reaktionsausfall mit Kolmer, Kahn, Kline und Eagle beim gesunden Rind (auch beim Kalb!), Pferd, Hund, Katze, Opossum, Kaninchen, Meerschweinchen, Schaf, Huhn und Schlange. DENECKE[2] findet vor allem die Kahn- und Citocholreaktion, weniger die Meinicke-Klärungsreaktion II, am seltensten die Wassermann-Reaktion positiv. Nach POZZO reagieren auch mit Treponemen-Antigen (Treponemeneiweiß, -Kohlenhydrat und -Lipoiden) die Sera vieler Tiere konstant oder vorübergehend positiv. Immer positiven Ausfall geben die Sera vom Rind, mit Ausnahme des Kalbserums, welches immer negativ reagiert — im Gegensatz zu SHERWOOD und DENECKE —, vom Schaf, vom Hund und auch vom Truthahn. Grund dafür soll der sog. „reaktive Tierfaktor" sein, der von Eiweißnatur, der γ-Globulinfraktion angehörig und thermol abil(s. a. GREENE[4] u. Mitarb.) sein soll. Der Faktor ist p_H-unabhängig, durch Kaolin nicht absorbierbar und durch Neosalvarsanbehandlung unbeeinflußbar. Nach MARTELLI[2,3] sollen manche Eiweißbestandteile tierischer Sera den Antikörpern von Luikern ähnlich sein. Je älter das Tier ist, um so höher ist der Prozentsatz an positiven Ausfällen bei gesunden Tieren.

Über die Brauchbarkeit der einzelnen Reaktionen ist nachzulesen bei POZZO, SHERWOOD u. DENECKE, GREENE u. Mitarb., MARTELLI[2], KOLMER[8] u. Mitarb., YAIMA u. Mitarb., KAHN (cit. nach DELACRETAZ[1]), KEMP[1], BESSEMANS[7], DELACRETAZ[1], MÜLLER (cit. nach „ohne Autor"[1]), BRONSTEJN u. Mitarb., HU u. Mitarb., HUANG u. Mitarb., KARIMOVA, MIKOL, SCHUMACHER[2], YANAGAWA[1] u. Mitarb., JAHNEL[1-3,7], MERTZ, DENECKE[2], PORRO, GREENE[1,3,4] u. Mitarb., BOAS (cit. nach JAHNEL[1]).

XII. Serologie der Syphilis und Zusätze bzw. artefizielle Einflüsse

Alkohol-Äther-Narkose. Alkohol auch in großen Mengen (450 ml Schnaps) peroral verabfolgt (in vivo) führt nach den Versuchen von BRITTINGHAM u. Mitarb. zu keiner Änderung der Wassermann-, Kahn- und Hinton-Reaktion. Auch bei einem Alkoholgehalt von 2⁰/₀₀ im Blut von Luikern konnte GROSS keine Änderung der Sero-Reaktionen feststellen. BRITTINGHAM führt die von CRAIG u. NICHOLS (cit. nach BRITTINGHAM) gemachte Beobachtung, daß Alkoholgenuß positiv reagierende Sera negativ macht, auf unvollkommene Technik zurück. Ein Alkoholzusatz in vitro ändert bis zu 10% nichts am Ausfall der Meinicke-Klärungsreaktion II, Citochol- und Kahn-Reaktionen (GROSS[3]). Ätherextraktion der Sera ist nach DULIÈRE ohne Einfluß auf die Serologie der Syphilis. 10 min bis 2 Std lange Äthernarkose bewirkt nach GROSS und DULIÈRE in 2 von 30 Fällen vorübergehend positive Wassermann- und Flockungs-Reaktion.

Aminosäuregehalt des Lues-Serums. Bei Lues I und Lues II kommt es zur Vermehrung der Serum-Aminosäure ohne Beziehung zur Wassermann-Reaktion. Glykokoll in vivo und in vitro hat auf die Wassermann-Reaktion ebenfalls keinen Einfluß (SANNICANDRO).

Antikoagulantien. Die komplementhemmende, inaktivierende Wirkung bestimmter Antikoagulantien wurde bereits im Kapitel „Komplement" (S. 381) besprochen.

Oxalate, Heparin und Thymolfluorid bleiben ohne Einfluß, sie bewirken evtl. eine Sensibilitätssteigerung der Reaktionen. Nach BERNARD u. REIN, PATTERSON u. BURDON (alle cit. nach COLEMAN[3]) usw. soll Na-Citrat die Sensibilität der Flockungsreaktionen und Komplementbindungs-Reaktionen erhöhen. Sequestrene und Treburon (Na-Salz des sulfurierten polygalakturonsauren Methylesters) wirken vielleicht wegen einer komplementinaktivierenden Wirkung auf das Komplement ähnlich wie das Liquoid eigenhemmend. Außerdem bewirkt Treburon eine Änderung der Flockungsergebnisse (COLEMAN[3, 5] u. Mitarb.).

Desinfizierende Mittel. Zusatz von Desogen, einem Gemisch von hochmolekularer quaternärer Trimethylammoniumbasen, Methosulfaten und Seifenspiritus in den praktisch vorkommenden Konzentrationen bewirkt manchmal positive Ausfälle (FISCHER[3]). Keine Beeinflussung konnte beobachtet werden bei entsprechendem Zusatz von Soda, Formalin, Alkohol, Merfen, Formaldehyd und einer Mischung von Formaldehyd, Phenol und Borax, der sog. Galli-Valerio-Mischung.

Zusatz von Globulinen. Der Zusatz von Globulinen kann den Ausfall der Wassermann-Reaktion und der Kahn-Reaktion vielleicht durch Hemmstoffe bis zur Negativität abschwächen (PRUNELL[1] u. Mitarb.).

Lipoidzusatz. Der Serum-Lipoidgehalt, er steigt im Verlauf des Lebens bis zur Menopause an, hat keinen Einfluß auf die Seroreaktionen (NICOLE[2]).

Ozon. Wahrscheinlich durch Störung des Kolloidgefüges, sicher nicht durch die entstehende Säuerung, wird eine positive Wassermann-Reaktion negativ, wenn Ozon 6 min lang das Serum durchperlt (PEYRE).

Penicillinzusatz. Weder die Wassermann- noch die Meinicke-Klärungsreaktion II, Meinicke-Trübungs-, Kahn- und die Citochol-Reaktion werden durch Penicillingehalt im Serum in irgendeiner Weiße maßgeblich beeinflußt (DAMEROW).

Radiumzusatz. Nach Genuß von radiumhaltigem Wasser wurde neben einer vorübergehenden Abschwächung auch manchmal eine Verstärkung der Seroreaktionen beobachtet (PIRAINO).

Medikamente. Benzoeverbindungen, Arsenobenzole (Novarsenobenzol) und Quecksilber bzw. Quecksilbersalze und Wismut, in vitro zugesetzt und 1 Std bei 37° C inkubiert, können in einem signifikanten Prozentsatz positive Sera negativ machen (DUJARRIC[1-3, 5] u. Mitarb.). Das wäre eine Erklärung dafür, daß im Verlauf einer antiluischen Kur die Wassermann-Reaktion manchmal vorübergehend negativ wird.

SCARPA[3] berichtet über eine vorübergehende Beeinflussung der Wassermann-Reaktion durch Mirion.

Cortison (200 mg täglich durch 10 Tage per os) beeinflußt ausschließlich die Flockungsreaktionen im Sinne von Titersenkung, wahrscheinlich durch Änderung

der Serumzusammensetzung (Rossetti u. Mitarb.). Die immobilisierenden Antikörper bleiben unbeeinflußt.

Sulfonamide bewirken lediglich Eigenhemmung (Ellero, Lana[1, 2], Litschel,
Schmidt[3]). Die Annahme Schmidts[3], daß durch Sulfonamide eine Luesinfektion
verschleiert werden könne, ist, experimentell geprüft, unhaltbar.

Säuren. Durch *Trichloressigsäure* werden die Eiweißkörper, in deren Bereich
die Reagine zu finden sind, ausgefällt, sie sind dann wieder lösbar, die Reaktivität
dieser Eiweißkörper geht dabei ähnlich wie durch Alkoholfällung verloren (Dulière). *Salzsäure* in geeigneter Konzentration (n/50 HCL) kann Sera in der
Komplementbindungs-Reaktion negativ machen, die Citochol-Reaktion bleibt
unbeeinflußt, sie wird bei n/45 HCL eher reaktiver. Nach d'Alessandro werden
dadurch nicht die Antikörper beeinflußt, sondern nur das physikalisch-chemische
Milieu. Bei n/25 HCL werden auch die Flockungsreaktionen negativ (d'Alessandro[2]).

Vitamin B_1. Vitamin B_1 wirkt meist abschwächend, ebenso wirken pyrogene
Substanzen, Milch, Vaccine, Malaria, Phenolalkohol, manche Arzneimittel, TB_1
usw. 78% positiver Sera werden durch Vitamin B_1-Zusatz bereits in vivo abgeschwächt (Ferreira-Marquez[2]). Vitamin B_2 und B_6 sind ohne Einfluß auf
die Serologie der Syphilis. Den Mechanismus des Aneurins (Thiamin) stellen sich
Greither[3] u. Mitarb. als eine Hydratisierung des Serums, bei peroraler Verabreichung und in kleinen Dosen, und als eine Dehydratisierung bei Verabreichung
von großen Dosen (intramuskulär) vor.

Vitamin C. Durch Vitamin C wird nach Armentano u. Mitarb. die Wassermann-Reaktion vorübergehend positiv. In vitro kann Vitamin C die Immunhämolyse durch Wirkung auf den Amboceptor hemmen. Das Komplement selbst
bleibt unbeeinflußt.

Ultraschall. Nach Zinzius[2] übt die Ultrabeschallung einen Einfluß auf die
Präcipitatbildung aus, durch zum Teil dispergierende, zum Teil koagulierende
Wirkung (Woerner). In praxi wirkt sich die Ultrabeschallung ähnlich aus wie die
Bestrahlung mit UV-Licht und Radium, nämlich durch Veränderung der γ-Glo-
buline. Noch nicht antiluisch behandelte positive Sera und die Sera von Gesunden sollen keine Änderung nach Ultraschallbehandlung (Woerner), ausreichend antiluisch behandelte serapositive Sera (1 g Neosalvarsan oder 2,5 Mill.
Einheiten Penicillin) eine Abschwächung der Wassermann-Reaktion zeigen (Woeber u. Mitarb. mit 22 Literaturstellen und Zinzius[1]).

Strahlen. 1 Std langes Bestrahlen des Serums mit UV-Licht führt nach Joo
zu einer grünlichen Verfärbung des Serums unter Auftreten eines intensiven
Leimgeruches. Komplement und Antigen (Hämolysin) werden unwirksam,
nach Ghio hingegen wird das Komplement wirksamer, nach Ambrogio bleibt das
Bindungsvermögen unbeeinflußt. Die Diskrepanz beruht wahrscheinlich auf
einer verschieden langen Bestrahlungsdauer. Murayama findet einen Wasser-
mann-Reaktion-abschwächenden Effekt nur bei fraglich positiven und schwach
positiven Sera.

Das Bindungsvermögen des Komplements wird durch Röntgenstrahlen noch weniger
verändert als durch UV-Licht. Radium mindert die Komplement-Aktivität des Meerschweinchenserums; auch die Lysine und Antigene werden durch Radium unwirksam
(Ambrogio).

UV-Bestrahlung in vivo schwächt die Reaktivität der Sera in den klassischen
Reaktionen ab (Dombrowski). Leigheb[2] findet eine Provokation der Seroreaktionen innerhalb von 15 Tagen bei seronegativen Luikern. Die Sera von
Gesunden bleiben negativ. Frische Lues wird durch das UV-Licht nicht beeinflußt (Negri[1, 2]). Lues congenita wird nur klinisch gebessert. Bei pro-

gressiver Paralyse findet NEGRI[2] eine 2 Monate anhaltende Seronegativität nach einem anfänglichen Anstieg des Reagine-Titers.

VAINSTEJN[2] u. Mitarb. versuchen mit Hilfe des Wood-Lichts luische von nicht-luischen Sera zu unterscheiden (DELVECCHIO).

Metalle haben auf die Elemente der Wassermann-Reaktion keinen Einfluß.

XIII. Serologie der Syphilis und ihre Abhängigkeit von der Blutgruppe, dem Geschlecht, der Rasse, der Jahreszeit usw.

Auf die Antikörperbildung scheinen die *Blutgruppen* keinen wesentlichen Einfluß zu haben (JERVELL), aber Patienten der Blutgruppe 0 und A werden früher seronegativ als die der Blutgruppe B und AB, vor allem bei Lues II, III und Lues latens (POEHLMANN[1], YOSHIDA[5], GRACIAN, JERVELL, MAKOWIEC u. a. m.). Mit dem Forssmann-Antigen reagieren fast alle Menschen gleich (GRACIAN). Nach MAKOWIEC sind auch die Isoagglutinine immer gleichbleibend. Die besten Chancen hat die Blutgruppe 0, die schlechtesten die Blutgruppe A bezüglich frischer Lues und AB bezüglich Metalues (GYORGY, MIENICKI[1]).

Die *Sexualdifferenz* im Luesablauf ist nach BURKE metabolischer Art. PEARCE (cit. nach BURKE[3]) konnte im Tierexperiment eine große Differenz im Angehen der Infektion bei trächtigen und nicht trächtigen Tieren finden.

Das relativ seltene Vorkommen von Lues des Zentralnervensystems bei Frauen erklärt sich BERNARD mit dem besonders bei Frauen häufig übersehenen Primäraffekt und dem daher auch häufiger auftretenden Sekundärexanthem, wodurch eine Immunisierung leichter zustande kommt.

Über Blutgruppen- und Geschlechtsabhängigkeit der Serologie der Syphilis ist nachzulesen bei SCHAPIRO[1, 2], NAKANISI[3], RICHTER[5, 6], SCHMIDT, YOSIDA[5, 11], MAKOWIEC, PROKOP[4, 5].

Rasse. Nach den Untersuchungen von NASTASI an rassisch sehr gemischtem Krankenmaterial im Spital von Tripolis dürfte nicht ein serologischer, sondern ein moralischer Unterschied der Rassen vorliegen.

Wetterabhängigkeit der Seroreaktionen mit Umschlagen der Seroreaktionen nach positiv nur bei an und für sich schwankenden Sera nach einem Luftdruckmaximum berichten HOVERSON u. Mitarb. PETERSEN beobachtet eine Beeinflussung der Seroreaktionen durch Strömung der Luftmassen. KELLEY u. Mitarb. mußten bei wiederholten Untersuchungen in 10% eine Änderung des Ausfalles feststellen *ohne* Zusammenhang mit meteorologischen Faktoren. Nach NAKATONI gibt es auch eine *jahreszeitlich* bedingte Abhängigkeit.

Ernährung. NaCl-Fütterung bewirkt eine Steigerung der Sensibilität und Spezifität der Serologie der Syphilis beim Kaninchen (CHORAZAK u. Mitarb.) (s. Kapitel Experimentelle Kaninchensyphilis in diesem Band).

XIV. Klassische Serologie der Syphilis und Luesformen

Kurze Zeit nach der Infektion, lange vor dem Auftreten des Primäraffektes, ist der Organismus bereits von den Treponemen durchseucht. Es ist daher unrichtig, ein präserologisches *lokalisiertes* von einem humoralen *generalisierten* Stadium zu unterscheiden. Daß eine noch seronegative Lues, aber nur bis zu einem bestimmten Zeitpunkt nach der Infektion — nach KOGOJ[3] 47 Tage —, bessere Heilungsaussichten hat als eine bereits seropositive, wird zum Teil dadurch verursacht, daß durch Antikörper biologisch geschädigte Treponemen, wie auch geschädigte Treponemen überhaupt, eine bedeutende Resistenzerhöhung trepo-

nemiciden Faktoren gegenüber aufweisen (FRIBOURG-BLANC[2, 3]). DRACOULIDÈS
z. B. behandelt daher die seronegative Lues intensiver und nicht mit der sog.
Abortivkur. Seiner Ansicht nach müßte es bei behandelter Lues I viel mehr
Reinfektionen geben, wenn die Abortivkur eine ausreichende Behandlung darstellte.

Das Positivwerden der Seroreaktionen steht in keinem Zusammenhang mit
der Generalisierung. Eine massive Spirochäteninvasion findet sich oft erst 10 bis
14 Tage vor Auftreten der Roseola, zu einem Zeitpunkt also, da bestimmte
Seroreaktionen, nach GOLAY die Kahn-Flockungsreaktion, nach anderen Autoren
(JERSILD, THOMSEN[2]) die Wassermann-Reaktion, bereits positive Ausfälle geben.
Nach THURMON wird die Hinton-Reaktion vor der Wassermann-Reaktion, der
Kolmer-Komplementbindungs-Reaktion und der Kahn-Reaktion positiv. COVISA[1]
u. Mitarb. finden unter 153 Fällen von Lues I alle Reaktionen (Wassermann-
Reaktion, Navarro-Hombria-, Kahn-, Meinicke-Klärungs-, Müller-Ballungs-
Reaktion) gleichzeitig positiv. Das ist allerdings sehr unwahrscheinlich und nur
durch ein sehr altes Primärstadium zu erklären. Unter 417 Fällen einer nicht
mehr als 35 Tage alten Lues I, von denen keiner noch komplett positiv reagierte,
waren die meisten in Kline und Mazzini (MFR) positiv (CUTLER[2] u. Mitarb.).

Lues I. In welchem Prozentsatz die Lues I seronegativ gefunden wird, hängt
— falls nicht experimentelle Erfahrungen vorliegen — vom klinischen Beobachter
und von den Untersuchungsmethoden ab (BERGGREEN[1]). Mit der Mikro-Meinicke-
Klärungsreaktion II findet BERGGREEN[1] 80% der Fälle seropositiv. Das ungereinigte Antigen ist hier besser als das Cardiolipin-Antigen (CUTLER u. Mitarb.).

Die **Lues II** ist serologisch wenig interessant. Sogenannte Versager sind meist
durch ein Zonenphänomen verursacht. Im allgemeinen reagieren von einem
bestimmten Zeitpunkt an alle Fälle von Lues I—II und alle Fälle von Lues II
in sämtlichen Reaktionen positiv (KOGOJ[3], BERGGREEN[2]).

Lues III. Im Stadium der Lues III finden wir keinen Zusammenhang zwischen
dem Titer der Sero-Reaktionen und der Klinik (MEINICKE[26] u. Mitarb.). Eine
Kombination von Komplementbindungs- und Flockungsreaktionen kann bei
hohem Titer manchmal ein Zonenphänomen erkennen lassen. MIKOL konnte,
ähnlich wie KONRAD[2], empirisch folgende Empfindlichkeitsreihung ermitteln:
Komplementbindungs-Reaktion, Kahn-Reaktion, Venereal Desease-Research-
Laboratory-Test, Rein-Bossack-Reaktion. „Versager" finden sich bei allen klassi-
schen Reaktionen. Lues III ist nach KOGOJ[3] entgegen der Meinung vieler anderer
Autoren immer seropositiv. BERGGREEN[2] hat 95% positiven Ausfall bei Lues III
bei Verwendung von doppelten Serummengen in der Wassermann- und Meinicke-
Klärungsreaktion II. Die Neurath-Reaktion bringt, verglichen mit dem TPI-
Test, gute Ergebnisse. 97—100% positiv sind die Ausfälle mit Cardiolipin als
Antigen, während mit dem ungereinigten Antigen häufig negative Ausfälle er-
halten werden (JOULIA[2] u. Mitarb.). Auch höhere Titerwerte sind mit Cardio-
lipin bei Lues III zu erwarten (JOULIA[3] u. Mitarb.). Hautteste sind nach LEIB-
HOLZ nur in einem Drittel der Fälle positiv.

Bei **Lues maligna** (CAROL) ist die Komplementbindungs-Reaktion negativ,
Flockungsreaktionen wie die Sachs-Georgi- und die Kahn-Reaktion können
jedoch auch bei Lues maligna positiv sein.

Die **Absorptionssyphilis** macht theoretisch keine Erscheinungen der frischen
Lues und wird nur aus dem positiven Ausfall der Seroreaktionen erkannt. Die
Infektion wird vielleicht durch das infizierte Sperma oder andere Sekrete gesetzt
(BERTIN). Es ist jedoch anzunehmen, daß eine durch infiziertes Sperma gesetzte
Infektion, z. B. im Cervicalkanal, nicht erkannt wird. Von DE BLASIO stammt ein

Bericht über 500 Prostituierte mit negativem Serum am Beginn der Untersuchung. Es wurden im Laufe der Kontrollen 34 seropositiv, davon 4 mit Drüsenvergrößerungen, 1 mit Pupillenveränderung, 1 mit Parese des Nervus VII, 4 mit Spontanabortus, 1 mit Alopecie und Cephalea; bei 23 Fällen waren keine Erscheinungen festzustellen.

Bei **symptomloser Syphilis** sind nach SCHERESCHEVSKY die Reaktionen der klassischen Serologie unzulänglich. Nelson-Test und Treponema pallidum-Agglutinations-Test hingegen können mit Erfolg angewendet werden. KOGOJ[3] konnte unter 145 nur wassermannpositiven Fällen 18 im TPI-Test negativ befunden und hält daher diese positiven Seroausfälle für biologisch falsch. Auch für die Lues latens gilt die Einschränkung hinsichtlich der angewendeten serologischen Methoden. BERGGREEN[1] findet bei Lues latens die Meinicke-Klärungsreaktion II am sensibelsten, dann folgen die Kahn-Reaktion, die Wassermann-Reaktion mit doppelter Serummenge und die Wassermann-Reaktion mit einfacher Serummenge.

Lues congenita. Zur Aufdeckung autochthoner Antikörper bei Lues congenita ist ein Antigen aus Luesorganen geeigneter als aus gesunden Organen (JASKOLKO[5] u. Mitarb., PLOTKINA). Eine negative Seroreaktion schließt Lues congenita nicht aus (GUMPESBERGER[1], MAYER u. Mitarb., QUEYRAT). Nach ROI ist die Wassermann-Reaktion bei unbehandelter Lues congenita immer positiv. SEGAGNI und VALLANA[1, 2] finden bei Lues congenita die Meinicke-Trübungsreaktion empfindlicher als die Wassermann-Reaktion. Die Empfindlichkeitsreihung nach VALENTOVA[2] u. Mitarb. beginnt jedoch auch hier mit den Flockungsreaktionen. Die Hauttestung fällt bei klinisch und serologisch positiven Fällen von Lues congenita in 100%, bei nur serologisch positiven Fällen in 40—53% und bei serologisch und klinisch negativen Fällen in 0,9% positiv aus.

Die Empfindlichkeitsreihung nach JUARROS beginnt mit der Wassermann-Reaktion. KILDUFFE[1] findet sowohl mit der Kolmer-Komplementbindungs-Reaktion als auch mit den Flockungsreaktionen manchmal isoliert positive Ausfälle. MÖBEST[2] berichtet wieder über höhere Sensibilität der Meinicke-Klärungsreaktion gegenüber der Wassermann-Reaktion.

Die *Keratitis parenchymatosa*, ein Hinweis auf eine Lues congenita, ist nach FONSECA in 75,5% der Fälle wassermannpositiv. Angaben anderer Autoren schwanken zwischen 66 und 96%; weibliche Sera sind wie immer reaktiver (70%) als männliche (30%). Die Häufigkeit der Seropositivität nimmt bis zum 4. Lebensjahr — nach SCHMIDT[5] bis zum 3. Lebensjahr — bis auf 31% ab, um dann jenseits des 30. Lebensjahres nur mehr 5% der Fälle auszumachen. Wenn nach dem 25. Lebensjahr die Zeichen der Lues congenita auftreten, ist die komplette Seropositivität nach SCHMIDT nur in 50% der Fälle zu erwarten.

Bei der Lues congenita darf, um die dissoziierenden Seroreaktionen zu erklären, die Heredo-Lues nicht unerwähnt bleiben. Der Begriff Erbsyphilis wurde zwar verlassen; nach GIRAUD u. Mitarb. wollen aber elektronenoptische Untersuchungen von HAMPP, SCOTT und WYKOFF (alle cit. nach GIRAUD[1]) ein „Granulastadium" des Treponema pallidum nachgewiesen haben, welches auf das Genmaterial in der Weise einwirken kann, daß daraus, dank einer heredité a court terme, dystrophische Formen, dazu werden auch die ossifizierende Periostitis, Osteochondritis, Hutchinson-Zähne usw. gezählt, resultieren. Diese Formen sind therapieresistent. Zu diesen Formen würden aber auch ohne Schwierigkeit die sog. pseudoluischen Veränderungen passen, wie sie durch diabetische, toxikotische oder toxoplasmotische Mütter und durch antiluische Behandlung während der Gravidität(?), zusammengefaßt als enchondrale Embryopathie, bei vielen Kindern auftreten.

Diese Fälle lassen natürlich dissoziierende Serobefunde erkennen (OEHME[2]). Dazu gehören wohl zum Teil auch die von GRANA[4] genau und nach allen Richtungen untersuchten TPI-negativen Fälle von angeblicher Lues congenita. Über die Möglichkeit der diaplacentar übergetretenen Antikörper mit positiven Seroreaktionen bei Kindern ohne gesetzte Infektion wurde bereits diskutiert, ebenso über die Notwendigkeit der serologischen und klinischen Kontrolle durch laufende Titerbestimmungen (OEHME[1]). Derartige Seroreaktionen sprechen jedenfalls für die mütterliche Lues (Fildes-Gesetz, cit. nach FABER[1] u. Mitarb.).

Behandelte Lues I—II bleibt in 186 von 345 Fällen seropositiv. Ein isoliert positiver TPI-Test wurde in 10 von 101 Fällen gefunden (KOGOJ[3]). BAUER[3] findet 2 Jahre nach der Behandlung von Fällen mit Lues I seronegativa 92,3%, mit Lues I seropositiva 82,4%, mit Lues II 78,3%, mit frühlatenter Lues 48,4% seronegativ. Nach KOGOJ ist bezüglich des Negativwerdens des TPI-Tests eine Behandlung nur innerhalb von 42 Tagen post infectionem mit 100% Sicherheit erfolgversprechend, innerhalb des ersten halben Jahres besteht 50%, später praktisch keine Aussicht auf Negativwerden des TPI-Tests.

Unter 16 Fällen von *Leukoplakie* konnte COCCHI 2mal positive Wassermann-Reaktion beobachten.

Die serologischen Reaktionen sind bei *Gelenklues* nur in 50% der Fälle positiv (HATCH). Nach KLING[1] ist es manchmal bei positivem Sero-Wassermann möglich, auch im Gelenkspunktat positiven Ausfall zu erhalten. Die isoliert positive Wassermann-Reaktion im Gelenkspunktat ist jedoch nicht unbedingt spezifisch für Gelenklues. KLING[2] u. Mitarb. berichten über einen punktatpositiven Fall bei Gelenk-Tuberkulose.

Herz-Gefäßlues. Unter etwa 20000 Herzkranken sind mindestens 500 luischer Genese (DAUWE[2]). 50% davon mit visceraler Form, 10% mit kardiovasculärer Form, vor allem bei Männern zwischen dem 35. und 66. Lebensjahr. Die Inkubationszeit kann 12 Jahre und mehr betragen. Über serologische Befunde ist nachzulesen bei McFARLANE[2].

Neurolues. Nach DATTNER bewähren sich im Serum die Wassermann-, Kahn-, Meinicke-Klärungs- und Müller-Ballungsreaktion. Im Liquor vor allem die Wassermann- und Müller-Ballungsreaktion. Die Flockungsreaktionen sind auch im Liquor empfindlicher als die Komplementbindungs-Reaktionen (SCHELLER[1]). Bei behandelter progressiver Paralyse scheint aber die Wassermann-Reaktion im Liquor längere Zeit positiv anzuzeigen als z. B. die Citochol- oder Meinicke-Klärungsreaktion II (NICOLE[1] u. Mitarb.). Jedoch ist die positive Liquor-Wassermann-Reaktion nicht immer als spezifisch im Sinne einer luischen Erkrankung des Zentralnervensystems zu werten. Ein Fall von DEBRÉ u. Mitarb. ergab bei positivem Liquor einer Lues congenita eine tuberkulöse Meningitis. (Durch die Entzündung Herabsetzung der Blut-Liquorschranke und Übergang von Reaginen bzw. Antikörpern von dem Blutkreislauf in den Liquor.) Es sind also vor allem auch hier wieder die Klinik und evtl. auch der therapeutische Erfolg für die Diagnose ausschlaggebend.

Transfusions-Syphilis. Nach Bluttransfusion können Zwischenfälle auftreten akuter Art, bei Blutgruppenunverträglichkeit, durch Antigen-Antikörper-Reaktion ohne Blutgruppenabhängigkeit, wie Rhesus-Antikörper, Pferdeserum-Antikörper, Toxine (TUMPEER u. Mitarb., DAHR[9], SPIELMANN[4] u. a.). WIEGAND[2] kennt Störungen, verursacht durch Zusätze zu den Konserven, dann Störungen bei Frischblut und Konservenblut, pyrogene und allergische Störungen, bei Anämie und Infektion häufiger als bei malignen Tumoren und Leukämie; wiederholte Transfusionen vom selben Spender erhöhen die Störungsrate. Dauertropfinfusion und Transfusion während einer Narkose zeigen eine relativ niedrige Störungsrate. Die Übertragung von Krankheiten ist nicht als Transfusionszwischenfall, sondern besser als Transfusionsschaden zu bezeichnen. Malariaübertragung ist nach SCHNEIDER[1] erst 5 Jahre nach der Heilung nicht mehr wahrscheinlich. Quartana-Fälle werden anscheinend nie mehr einwandfreie Spender. Eine große Gefahr bei der Bluttransfusion erwächst aber neben der Übertragung von Rhesus-Antigen auf rhesusnegative Empfänger aus der luischen Infektion des Spenders. Die Schwierigkeit, ja Unmöglichkeit, in jedem Fall die Infektiosität des Spenders vor der Bluttransfusion zu erkennen, soll in diesem Kapitel abgehandelt und aufgezeigt werden.

Die Übertragung des Syphiliserregers geschieht nicht nur durch Blut, sondern auch durch gewaschene Leukocyten (KLAUDER u. Mitarb.), durch Serum, z. B. zur Darstellung des Auslöschphänomens, beim Versuch von PRAUSSNITZ-KÜSTNER in der Allergieuntersuchung und durch Transplantation von Organen (KÖNIGSTEIN). Experimentelle Versuche auf diesem Gebiet wurden beobachtet von NEISSER, MULZER-UHLENHUT, HOFFMANN, KERL-ARZT usw. (alle cit. nach KÖNIGSTEIN). Auch Citratblut, Fluoratblut und Heparinblut sind nach den tierexperimentellen Versuchen von BESSEMANS[12] u. Mitarb. infektiös, nicht aber gewaschene Erythrocyten.

Die Zahl der Fälle von Transfusions-Lues könnte heute durch den Umstand, daß sehr viele Patienten wegen der Grundkrankheit Antibiotica erhalten, etwas geringer sein als früher; dieser günstige Umstand wird aber durch die vermehrten Transfusionen einerseits und durch die Verschleierung einer luischen Infektion sowohl beim Empfänger, als auch vor allem beim Spender durch Antibiotica weit überkompensiert. Gewiß sind in der Literatur Fälle beschrieben, bei denen es trotz nachgewiesener florider Lues zu keiner Infektion des Empfängers gekommen ist; es handelt sich dabei aber um Ausnahmefälle.

Der Fall SUREAU u. Mitarb. bekam 150 ml Blut knapp vor Auftreten der Sklerose des Spenders. Das Nichthaften ist durch ein lange anhaltendes Puerperalfieber, wobei die Temperatursteigerung und die hormonale Serumprotektion zu erklären, obwohl die Autoren den gleichzeitig verabfolgten sicherlich nicht treponemiciden Sulfonamiden eine prophylaktische Wirkung zuschreiben wollen. NAMARA (cit. nach CORDIVIOLA) beobachtet einen seit 2 Jahren spendenden Fall von Lues III ohne Transfusionssyphilis bei den Empfängern. Nach CARNOT u. Mitarb. ist die Lues III eine der am wenigsten infektiösen Formen in bezug auf die Bluttransfusion.

Die außerordentlich schwer verlaufende Organlues bei der Transfusionssyphilis ist bekannt (HERZOG cit. nach „ohne Autor"[9], GREITHER[2] u. Mitarb.). Die Wahrscheinlichkeit eines Haftens der Syphilis von Spendern mit frischer Lues ist nach den Erfahrungen von JONES u. Mitarb. mit etwa 50% anzunehmen. Die Zahl der publizierten Fälle von Transfusionslues wird von den tatsächlich erfolgten Luesinfektionen durch Transfusion sicherlich um ein Vielfaches übertroffen (HARTMANN[4] u. Mitarb., GREBER, GREITHER[2] u. a.), vor allem, weil nur ein Bruchteil von diesen Fällen als solche erkannt wird.

So wird vom Spender auf den Empfänger übertragene Lues berichtet von ARZT in einem Fall unter 4000—70 000 Transfusionen, BRANDENBORG, BRATZKE u. Mitarb. mit einem Todesfall, von BREIPOHL u. Mitarb. sowie BULFAMONTE, welcher außerdem JONES u. Mitarb. mit 21 Literaturfällen und 4 eigenen Fällen, sowie EICHENLAUB und STOLAR zitiert (41 Fälle), von CARNOT u. Mitarb., CONSTANTINESCU u. Mitarb. mit Literaturangaben über experimentelle Transfusions-syphilis beim Affen von NEISSER, beim Kaninchen von UHLENHUT u. MULZER, von CORDIVIOLA, CUMMER, DUFOUR mit negativen Seroreaktionen des Spenders, von DIAZIMENEZ, FRAZIER u. Mitarb., GILMAN[3], GOUGEROT[5] u. Mitarb. mit 2 Fällen nach Transfusion aus Verjüngungsgründen(!), von GREBER mit der

29*

letzten Serumkontrolle 3 Monate vor dem Spenden (!), von GREITHER[2] mit einem
Todesfall nach anschließender Quecksilberbehandlung; von KOCH[3] durch eine
5 Jahre lang bestehende, seronegative Lues, von KLAUDER u. Mitarb. mit einem
Fall durch Leukocytenübertragung, 29 Fälle durch Blut und 2 Fälle durch
Serumübertragung (MANDELBAUM) mit gummöser Osteomyelitis 8 Wochen nach
der Transfusion, MAYR[2] mit 2 Fällen, ÖTA mit 10 Literatur- und 2 eigenen Fällen,
PINARD[1] u. Mitarb. mit einer Lues II 70 Tage nach der Transfusion, SANTORI[2]
nach intramuskulärer Injektion von mütterlichem Blut, STRAUSS mit 59 Fällen
aus der Literatur, VILANOVA[3] u. Mitarb. nach intramuskulärer Injektion von
väterlichem Blut.

Der Fall IDSOE gilt nicht als Transfusionssyphilis, da er nicht den *Kriterien
von* TRÜB[2] entspricht, nämlich: nachgewiesene Luesfreiheit vor der Transfusion,
Unmöglichkeit einer luischen Infektion nach der Transfusion bis zur Untersuchung
bzw. bis zum Aufscheinen von Efflorescenzen, charakteristische Zeichen der
Transfusionssyphilis und nachgewiesene Lues des Spenders.

Die *Transfusionssyphilis vom Empfänger auf den Spender* ist möglich durch
Direkt-Übertragung mit dem Drei- oder Zweiweghahn (GARTMAN) und vermeidbar
durch Übertragung mittels der Konserve (SALKIND[4]). Beschrieben wurden Fälle
dieser Art von AMMON mit 5% aller Fälle von Transfusionssyphilis (SPILLMANN u.
MOREL cit. nach GARTMANN) aus dem Jahre 1929, KLAUDER u. Mitarb. mit
2 Fällen, LEVENT mit Fällen auch durch alte und latente Lues, GOODMANN (cit.
nach REIN[10] u. Mitarb.), TZANCK[4] u. Mitarb. mit 4 Fällen auch von Malaria-
transfusion vom Empfänger auf den Spender.

Rechtslage. Haftpflichtig bei Schädigung durch eine Transfusionssyphilis ist
der übertragende Arzt (HEIM u. „ohne Autor"[9]).

Wenn es nun, wie aus den folgenden Ausführungen zu ersehen ist, unter Umständen unmöglich ist, die Infektiosität eines Spenders zu erkennen oder auszuschließen, dann darf der transfundierende Arzt ausschließlich genügend stark und
genügend lange desinfiziertes Konservenblut verwenden. Der Spender bzw. sein
Blut ist bereits kurze Zeit nach der Treponema pallidum-Inoculation infektiös. Die
Angaben der bereits infektiösen, noch seronegativen Inkubationszeit schwanken
von wenigen Minuten als Beginn (RAIZISS u. Mitarb.) bis zu 8 Wochen als Ende
der kritischen Periode. AMMON gibt 7—14 Tage an, ebenso GREBER, HEIM
8 Tage, FRAZIER u. Mitarb. 7—45 Tage, BRANDENBURG bis zu 2 Monate, MAYR[2]
4 Tage, PAUTRIER 8 Tage vor Ausbruch der Lues I, McLUSCIE u. Mitarb. 8 Wochen,
SALKIND[5] 5 Tage usw. KAST u. Mitarb., BLOCH, GREITHER[2], GUSSMAN[2], HART-
MANN[4], ARZT, KLAUDER u. Mitarb. u. a. betonen die Infektionsgefahr in der seronegativen Inkubation. Die Konsequenz aus dieser Tatsache ist die Forderung,
keine Gelegenheitsspender zum Spenden zuzulassen (TZANCK[1] u. Mitarb.) — sie
verursachen nach HEIM 29,9% aller Transfusionssyphilisfälle —, sondern nur
Berufsspender, die moralisch (NOBIS, KRUSPE[2], GUSSMAN[2], BREIPOHL u. Mitarb.),
klinisch und serologisch (NOBIS) einwandfrei sind, keine Luesanamnese, auch nicht
der Ehepartner, aufweisen (KRUSPE[2], SALKIND[4]) und in geordneten Verhältnissen
leben (KRUSPE[2], NOBIS). Klinisch müssen sie trotzdem mindestens 3 Tage vorher untersucht worden sein (TZANCK[1] u. Mitarb., REIN[10] u. Mitarb.), wobei
besondere Beachtung den cubitalen und mamillären Lymphknoten geschenkt
werden soll (SALKIND[1-3, 6], KOCH[3]). Der Spender soll außerdem einen Revers
über einen einwandfreien Lebenswandel unterschreiben (MAURER) oder aber bei
Angaben über einen verdächtigen Verkehr für mindestens 8 Wochen vom Spenden
ausgeschlossen werden (McCLUSCKI). Regelmäßige klinische und serologische
Kontrolle (GREBER) und Beobachtung dieser Kautelen, von deren Insuffizienz in

praxi GREITHNER[1] und GREBER überzeugt zu sein scheinen, sollen nach DAHR[7] die Gefahr des infektiösen Inkubationsstadiums bedeutungslos machen.

Die serologische Untersuchung, auf welche auch heute, genau wie vor Jahren schon, wohl aus Bequemlichkeit der meiste Wert gelegt wird, ist, abgesehen von der seronegativen Inkubation, auch in der Zeit der seronegativen Latenz bedeutungslos. Die monatliche Serumkontrolle bei Spendern, wie sie von NAGEL vorgeschlagen wird, ist daher ebenfalls insuffizient. Sicherlich wird es möglich sein, eine grobe Ausmusterung durch das Aufdecken seropositiver Fälle durchzuführen, bekanntlich sind aber alte, seronegative Luiker noch jahrelang infektiös. (Daher auch das Gesetz zur Bekämpfung der Geschlechtskrankheiten im Zusammenhang mit Blutspendern.) Die dazu gegensätzliche Einstellung HASSELMANNs[11] ist unseres Erachtens nach unverständlich. Außerdem gibt es Luiker, die von ihrer Infektion nichts oder nichts mehr wissen. Fälle, die diese Gruppe betreffen, sind publiziert von TZANCK[1] u. Mitarb., RAIZISS u. Mitarb., KOCH[3] mit einer 5 Jahre alten Lues, KRUSPE[2], MILIAN[6] mit einer 38 Jahre alten Lues; dazu kommen noch die echten Versager der Seroreaktionen als unmittelbare Ursache einer Transfusionssyphilis, publiziert von SALKIND[2], PERRET, DUFOUR, BULFAMONTE, mit Versagen der Kahn-Reaktion von MAURER in 2 Fällen, bei denen nicht klar zu erkennen ist, ob es sich um eine seronegative Inkubation oder eine seronegative Latenzzeit gehandelt hat.

Aus alten Herden auch seronegativer Luiker können fortwährend Spirochäten an die Blutbahn abgegeben werden (GUSSMAN[2], BLOCH, AMMON). Trotzdem wird natürlich auch die serologische Untersuchung den einen oder anderen Fall von Transfusionssyphilis verhüten helfen (REIN[10] u. Mitarb., NOBIS, GREBER, BREIPOHL u. Mitarb., SALKIND[5], OHNO usw.). Sie bietet natürlich, wie bereits eingangs erwähnt, keinerlei Sicherheit (HARTMANN[4] u. Mitarb.), auch nicht zusammen mit einer regelmäßigen klinischen Kontrolle.

Blutkonserven. Eine weit größere Sicherheit kann die Übertragung mittels der Blutkonserve bieten (NAGEL). Konserven (Citratblut), genügend lange im Kühlraum aufbewahrt, werden von einigen Autoren als frei von virulenten Treponemen bezeichnet: TURNER[2] u. Mitarb. finden nach 3 Tagen Lagerung bei $+4^0$ C im Experiment Menschenblut auf Tier, und 4 Tage Lagerung im Experiment Tierblut auf Tier kein Angehen einer luischen Infektion, ebenso bleiben im Tierexperiment von GRUPPER die Kaninchen nach Übertragung von 150 ml Luesblut seronegativ; SALKIND[5] rechnet mit 2—4 Tagen, OREBER mit 4 Tagen, FARIA beobachtet nach 5 Tagen Lagerung von 135 Lueskonserven und 191 Malariakonserven keinen Fall von Transfusionssyphilis bzw. Transfusions-Malaria. Chagas-Spenderblut wurde 10 Tage konserviert und zeigte ebenfalls keine Infektionstüchtigkeit mehr. OGANESJAN u. Mitarb. halten eine Lagerung von 72 Std, ebenso HEIM und AMMON, GUTHRIE von 96 Std, BLOCH von 92 Std usw. für notwendig. Ein Bericht aus den USA, wonach $1^1/_2$ Millionen Blutkonserven übertragen wurden, ohne daß ein Fall von Transfusionssyphilis beobachtet werden mußte (HEIM), ist fast überzeugend. Bekannt ist aber auch der besonders große Verbrauch von Antibiotica in Amerika.

Unter ungünstigen Umständen kann noch nach einer Woche Lagerung Konservenblut infektionstüchtig sein (HARTMANN[4] u. Mitarb.). BINDER würde eher das Stehenlassen bei Zimmertemperatur vorschlagen, da die Kälte auch auf die Treponemen konservierend wirkt. Eine Lagerung von 24 Std ist jedenfalls zu kurz und unsicher (OGANESJAN u. Mitarb.). Es ist daher nur verständlich, wenn Versuche unternommen werden, durch Zusatz treponemicider Medikamente (SCHWENZER) die Wahrscheinlichkeit einer Transfusionssyphilis durch Konservenblut auf 0% herabzusetzen (SCHNEIDER[1]). Der Zusatz darf weder die vom Blut gewünschten Eigenschaften ändern, noch darf er irgendwelche schädigende Nebenwirkungen beim Empfänger hervorrufen (GREITHER[2] u. Mitarb., GOUGEROT[5] u. Mitarb., MUTERMILCH[3]). Im Experiment bekommt JAWORSKI befriedigende Ergebnisse mit Quecksilbercyanür. Nach PINARD[3] genügt Quecksilbercyanür, um eine Malariaübertragung zu verhindern. *Chinin:* Chinosol genügt in einer Verdünnung von 1:1000 (SCHWALM[2], SALKIND[6], BESSEMANS[13] u. Mitarb.) mit 24 Std Lagerung bei $+4^0$ C (SALKIND cit. nach OGANESJAN) im Tierversuch. *Arsenoxyd:* 4 mg/200 ml Blut und 5 Tage(!) Lagerung wurden im Selbst- und Freiwilligenversuch als ausreichend sterilisierend erkannt (SCHWALM[2]). Die 5 Tage lange Lagerung mindert aber den Wert des Experimentes beträchtlich (DAHR[7]). Das Trypanosoma cruzei wird dadurch nicht getötet, das Trypanosoma rhodensiense und gambiense bereits nach einer Einwirkungsdauer von 5 min (SCHMIDT). Versuche mit Arsenoxydzusatz werden berichtet von: HEIM und GREBER. Nach FUSSGÄNGER (cit. nach „ohne Autor"[9]) genügt bei Recurrensspirochäten eine Verdünnung von 1:300000. *Salvarsan* bzw. Neosalvarsan zum Citratblut verwenden KAST u. Mitarb. und GUSZMAN[2] in einer Verdünnung von 1:10000 im Tierversuch ohne Nebenwirkungen, auch am Menschen mit Erfolg nach einer Einwirkungszeit von 15 min. *Mapharsen:* Nach GREITHER u. Mitarb. ist 0,01 mg/500 ml ausreichend. Im Tierversuch verwenden EICHENLAUB u. Mitarb. 0,0002 g/10 ml oder 0,01/500 ml mit mehr Erfolg als das Neosalvarsan. Ebenso DARDINSKI, GAMMEL, FORSTER (alle cit. nach EICHENLAUB), die aber für die Praxis größere Erfahrung und Auswertung im Tierexperiment verlangen. FARIA verwendet die sog. ACD-Lösung mit 5tägiger Lagerung bei $+4^0$ C. *Rivanol*-Zusatz soll nach SCHWALM (cit. nach „ohne Autor"[9]) die gewünschte Wirkung haben. *Temperatur,* und zwar 1 Std Erwärmen auf 45^0 C, wirkt nach BESSEMANS[13] sterilisierend. Von *Penicillin* schlagen BESSEMANS[13] 10000 E/ml, FEIKE (cit. nach „ohne Autor"[9]) und SCHWALM[2] 5000 E/ml vor.

Schließlich wäre noch die Verwendung von *Trockenblut* zu erwähnen (TURNER[4], CRAWFORD[1]) in Form lyophil getrockneten, d. h. tiefgekühlten und im Vakuum entwässerten Blutes, das sowohl Lues als auch Frambösie-Transfusions-Infektion verhüten soll. Gewöhnlich eingetrocknetes Blut — Kaninchenexperiment von TURNER[4] — ist noch nach 24 Std infektiös! Erst bei einem maximalen Feuchtigkeitsgehalt von 1% kann Trockenblut, im Kaninchenexperiment erprobt, bedenkenlos verwendet werden (PROBEY).

Nach all dem ist bei Frischblutübertragung eine Transfusionssyphilis nicht absolut vermeidbar (ARZT cit. nach STRANSKY). Diese Art der Bluttransfusion soll daher nur im äußersten Notfall angewendet werden (ARCURI). Auch der Vorschlag, nur kleine Mengen zu transfundieren („ohne Autor"[9]), ist so betrachtet nicht nur wertlos, sondern gefährlich. Die Indikationsstellung nur auf Lebensgefahr zu beschränken, hieße, bei den vielen Vorzügen, die eine Bluttransfusion bietet, das Kind mit dem Bade ausgießen. Wir begeben uns damit in das 18. Jahrhundert zurück: im Jahre 1717 wurde wegen der Seuchengefahr die Bluttransfusion behördlich verboten (TZANCK cit. nach GOUGEROT[5] u. Mitarb.). Werden nach GRUPPER mit der Konserve gleichzeitig 1 Mill. Einheiten Penicillin gegeben, oder wird Penicillin der Konserve zugefügt, dann ist mit weitgehender Sicherheit die Gefahr der Transfusionssyphilis gebannt. In Fällen, wo Penicillinzugabe oder Verabfolgung unmöglich oder kontraindiziert ist, müssen folgende Vorsichtsmaßnahmen getroffen werden: Bei *Direktübertragung:* ausgesuchtes Berufsspendermaterial in geordneten Lebensverhältnissen mit negativer Luesanamnese, auch der Familienangehörigen, mit moralisch einwandfreiem Charakter und Lebenswandel, reverspflichtig bezüglich wechselndem oder verdächtigem Geschlechtsverkehr, klinische und serologische Untersuchung knapp vor dem Spenden, dauernde, vierteljährliche, komplette serologische Untersuchung und serologische Kontrolle des Empfängers durch mindestens 6,Monate nach der Transfusion; bei *Konservenübertragung:* Lagerung durch mindestens 4 Tage bei weitgehender Befolgung der oben angeführten Vorsichtsmaßnahmen.

XV. Serologie der Syphilis und antiluische Behandlung

Während zur Diagnosestellung mit einer möglichst spezifischen Reaktion untersucht werden muß, sollen, um einen therapeutischen Effekt beurteilen zu können, weitgehend sensible Reaktionen angewendet werden. Je empfindlicher ein Test ist, um so länger bleibt er im allgemeinen positiv. Nach und auch schon während der antiluischen Behandlung beginnt für gewöhnlich zunächst die Wassermann-Reaktion negativ zu werden. Umgekehrt wieder kann eine seronegative Lues I nicht so selten während der Behandlung seropositiv werden (SANCHEZ u. Mitarb.); bekannt ist die Wassermann-Reaktion-provokatorische Wirkung der ersten intravenösen Neosalvarsaninjektionen (EGIASAROWA). Länger noch als die Meinicke-Klärungsreaktion bleibt nach RICHTER[1] die Kahn-Reaktion positiv. Nach MONTILLI[2] verschwinden nach Penicillinbehandlung die spirochätenspezifischen Antikörper bei Lues I vor den lipoidspezifischen, bei Lues II werden zuerst die Lipoidreaktionen negativ.

Die Sera von behandelten Luikern zeigen oft ein schwankendes Verhalten (MONDONESI, THOMAS cit. nach LONGHI[2]). VERHAGEN bedient sich auch noch anderer Untersuchungsmethoden, z. B. der Serum-Eiweiß-Bestimmung, der Blutsenkungsgeschwindigkeit nach WESTERGREEN u. a. m. Ausführliche Angaben über die serologischen Verhältnisse bei behandelter Lues finden sich in der Monographie von POEHLMANN[2]. Über die Auswirkung der verschiedenen Behandlungsmethoden auf die Serologie der Syphilis ist zu lesen bei THOMAS (cit. nach LONGHI[2]), GUSTAFSON u. Mitarb., HAMMER[2] u. Mitarb., BURREAU[1, 2] u. Mitarb., FUNK, GILMAN[1] u. Mitarb., EIHARA[1, 2] u. Mitarb., EMERY u. Mitarb. Je frischer die Infektion ist, um so leichter werden die Seroreaktionen auf Syphilis negativ (KOGOJ[3] u. EGIASAROWA). Über den Wert der einzelnen Reaktionen ist nachzulesen bei GILMAN[1], LASZLO, CUTLER[5] u. Mitarb., DEMANCHE[5] u. a. Quantitative Untersuchungen zeigen nach Penicillinbehandlung vor dem endgültigen Negativ werden deutliche Schwankungen. Nach steilem Titerabfall beobachten GUSTAFSON u. Mitarb. Rückfälle 6—8 Wochen nach Behandlungsende und nach einer negativen Pause von sogar 2 Monaten. Der Titerabfall scheint nach FROMM[1] bei maximal 2 Monate alter Lues nach kombinierten Kuren und nach Penicillinbehandlung gleich rasch zu erfolgen. Maßgebend ist bei der Penicillinbehandlung die Nachbeobachtungszeit (GUMPESBERGER[2]) und die Krankheitsdauer. HANCHETT u. Mitarb. finden bei unter 2 Jahre alter Lues congenita 86,5% therapeutischen Erfolg bzw. Seronegativität, über 2 Jahre alte Lues congenita hat nur in 5,4% eine Seronegativität zu erwarten, ausschließlich des TPI-Tests (HAMMER[2] u. Mitarb., BURREAU[1, 2] u. Mitarb., FUNK).

1. Seroresistenz

Ist trotz intensiver, langdauernder Behandlung bei sonst völlig negativen Befunden ein Serum andauernd und gleich stark positiv und zeigt keine Tendenz, negativ zu werden, dann besteht bei dem betreffenden Patienten eine sog. Seroresistenz, ein Begriff, der auch durch die Bezeichnung irreductibler Wassermann (BARBARA cit. nach SEZARY, „ohne Autor"[5]) oder resistenter Wassermann (HUDELO, RABUT, CHEVALLIER cit. nach „ohne Autor"[5]) ausgedrückt werden kann.

Relativ irreductibel sind Sera, die in der quantitativen Untersuchung mit der
Hämolyseskala nach BORY (cit. in den Sammelreferaten von SCHULMANN[1, 3])
Schwankungen in der Titerhöhe zeigen und evtl. nach 5—6 Jahren doch negativ
werden (ESQUATIER u. ESCARTEFIGUE u. a. m., cit. nach SCHULMANN[1, 3]).

Die *Kriterien*, wonach die Diagnose ,,Seroresistenz'' gestellt wird, sind mit
geringen Abweichungen ziemlich einheitlich gegeben: TZANCK[3] u. Mitarb. verstehen darunter unverändert starke Seropositivität trotz intensiver Behandlung
durch 3 Jahre mit 1 Monat Pause zwischen den einzelnen Kuren. MERENLENDER
verlangt eine Behandlung von 5 Jahren vor Feststellung der Seroresistenz.
RAMEL u. SEZARY (cit. nach Sammelreferat SCHULMANN) verstehen unter dem
Begriff einer ,,Unbeeinflußbarkeit'' der Wassermann-Reaktion eine konstant
positive Wassermann-Reaktion, die trotz intensiver, 4 Jahre lang durchgeführter
Behandlung bei klinisch normalen Befunden besteht und trennen davon einen
,,rebellischen Wassermann'', wenn die Dauer der Behandlung 4 Jahre noch nicht
erreicht hat, ab. WATRIN u. Mitarb. und SIDARAVICIUS unterscheiden Seroresistenz bei Frühsyphilis nach 2 Jahren, bei Spätsyphilis nach 4 Jahren, bei
Zufallswassermann nach 5 Jahren, wenn mindestens eine Komplementbindungs-
Reaktion und eine Flockungsreaktion positiv reagieren und klinisch, vor allem
neurologisch und im Liquor, keine pathologischen Befunde zu erheben sind.

Auch DEMANCHE[5] und DEGOS[1] verlangen eine Komplementbindungs-Reaktion
und eine Flockungsreaktion nach 2 Jahren intensiver antiluischer Behandlung
mit verschiedenen, abwechselnd angewendeten Präparaten, bei sonst negativen
Befunden in Klinik und Liquor. Ähnliche Voraussetzungen werden von O'LEARY
(Diskussion zu MOORE[1]) gefordert.

Der Liquor soll bei Seroresistenz immer untersucht werden (PROCHAZKA[2]), da bei 15 und
20 Jahre alter Lues und Seroresistenz der Liquor in 83,33% der Fälle positiv gefunden wird,
bei 0—5 Jahre alter Lues in 50%, bei Zufallswassermann in 63,33%. Nach ROST u. MARCHIO-
NINI (SCHULMANN) wird in 42% ein pathologischer Liquorbefund erhoben werden. CANNE-
FAX[3] u. Mitarb. stellen Seroresistenz bereits 12 Monate nach Frühsyphilis und 18 Monate
nach Spätsyphilis fest; seiner Ansicht nach ist dann eine Weiterbehandlung erfolglos. FRANKL[3]
stellt Seroresistenz bereits fest, wenn nach mehreren Kuren der Titer der Komplementbindungs-Reaktion unverändert hoch bleibt.

GOUGEROT und RAGU stellen 4 Kategorien der Sero-Resistenz auf (s. Sammelreferat von SCHULMANN).

Die Seroresistenz ist in seltenen Fällen durch pathologische Eiweißverhält-
nisse, Alkalose, Hypercholesterinämie (s. S. 457) usw. verursacht (WARTHIN u.
Mitarb.); außerdem werden dafür verantwortlich gemacht: humorale Störungen
im Säure-Basengleichgewicht (SPILLMANN[2] u. Mitarb.), konstitutionelle Momente
(STRASZYNSKI[2], PROCHAZKA[2]), auch eine gewisse Blutgruppenabhängigkeit wie
auch Isoagglutinine (MERENLENDER). Es finden sich z. B. bei Blutgruppe 0 selten
oder nie seroresistente Fälle. DOEPFMER[3] u. Mitarb. nehmen vielleicht mit Recht
bei TPI-negativen seroresistenten Fällen einen Automatismus im Reticuloendothelialen System an, Erkrankungen lipoidreicher Organe, wie des Gehirns und
der Leber, können wegen des erhöhten Lipoidgehaltes einen konstant positiven
Wassermann verursachen (DAUWE[1]). Erhöhter Serum-Calciumspiegel bewirkt
durch Anlagerung an die Globuline geringere Dispersion und dadurch positive
Wassermann-Reaktion (das wäre eine technisch positive Wassermann-Reaktion
interner Genese); sie ist durch Vitamin D_2-Behandlung beeinflußbar (BARBATO).
PIETRAVALLE (cit. nach BARBATO[1]) findet außerdem bei Luikern einen erhöhten
Serum-Calcium-Spiegel. In den meisten Fällen ist jedoch die Sero-Resistenz ein
Hinweis auf Spirochätenanwesenheit im Organismus (SEZARY cit. nach BAR-
BARA in ,,ohne Autor''[5]), wobei nicht gesagt werden soll, daß negative Sero-
reaktionen ein Hinweis wären für Spirochätenabwesenheit. In diese Gruppe

gehören auch die Fälle von „Überbehandlung" (CARRERA[9], BURKE[1], GOUGEROT u. Mitarb. cit. nach Sammelreferat SCHULMANN): Durch zu intensive und langanhaltende Behandlung — gemeint sind Chemotherapeutica — sind die Gewebe zu erschöpft, um treponemicide Toxalbumine gegen außerdem bereits resistente Spirochäten (FRIBOURG-BLANC[2, 4]) zu bilden. MILIAN (cit. nach Sammelreferat SCHULMANN) beobachtet das Verschwinden hartnäckiger Seropositivität nach völligem Aussetzen der Behandlung.

Erhöhter Cholesterinspiegel im Serum wird von WATRIN u. Mitarb. und GOUGEROT[6] u. Mitarb., die mit der Methode nach Chauttart-Grigaut in 27 von 30 Fällen Werte zwischen 2,1—3,5 g-$^0/_{00}$ finden, als Ursache angegeben.

In den Sammelreferaten von SCHULMANN[1, 3] u. Mitarb. werden die Ursachen der Seroresistenz, darunter auch der erhöhte Serumcholesterinspiegel, abnormer Eiweiß-Quotient, konstitutionelle Momente usw. diskutiert (RAVAUT, MONTLAUR, BORY, GOUGEROT u. RAGU, LORTAT-JAKOB, PIERARD, SCHULMANN[1, 3] u. Mitarb., LEROUX-MARTINEZ, WEISSENBACH-MARTINEAU, LEVY-FRANCKEL, SCHULMANN u. LEVY, RUBINSTEIN, SEZARY, MERENLENDER, GAWALOWIKY, JANSION, PECKER, DE LIMA, DREYON und RAMEL, CLEMENT-SIMON).

ESQUIER-ESCARTEFIGUE (cit. nach Sammelreferat SCHULMANN), PROCHAZKA[2], STRASZYNSKI[2], NAEGELI[5] u. a. nehmen persistierende Antikörper an; da aber eine Differenzierung zwischen anamnestischer Funktion des Reticuloendothelialen Systems (echte Resistenz) und spezifisch-antigener Reizung (Pseudoresistenz) unmöglich ist, müssen NAEGELI, STRASZYNSKI[2] und SZODORAY[2] aktive Herde annehmen und behandeln dementsprechend 3 Jahre hindurch intensiv antiluisch. SIDERAVICIUS überwacht und behandelt seroresistente Fälle lebenslang. Wie ernst eine Seroresistenz zu nehmen ist (SIDERAVICIUS), zeigt der Fall MESTDACH, einer mit Bismogenol pränatal behandelten Frucht einer seroresistenten Frau. Nach einem Jahr traten beim prophylaktisch mit 3 Arsenobenzolkuren behandelten Kind Knochengummata auf.

Latente Spirochätenherde auch bei negativem Liquorbefund sind nach RAJKA nicht ausgeschlossen, wenn das Serum 3—4 Jahre nach der Therapie noch positiv ist. SPIELMANN[2] u. Mitarb. vermuten eine Störung des Säure-Basengleichgewichtes und behandeln entsprechend durch Säuremedikation: 30 g H_3PO_4 täglich.

Das Hauptkontingent der seroresistenten Sera wird von zu spät, verzettelt oder ungenügend behandelten Fällen gestellt (TZANCK u. Mitarb., STRASZYNSKI, PROCHAZKA[2], CARRILLO[1, 2], PAUTRIER[5] cit. nach Sammelreferat SCHULMANN, CARRERA[12], DEGOS[1]). Hier ist im Organismus ein mehr oder weniger latenter Spirochätenherd mit großer Wahrscheinlichkeit anzunehmen. Zusätzlich mangelhafte Widerstandskraft wird von SIDERAVICIUS u. SZODORAY[2] angeführt. Die Seroresistenz als Narbensymptom oder serologischen Schönheitsfehler aufzufassen, lehnen ROST u. MARCHIONINI (cit. nach Sammelreferat SCHULMANN) ebenso ab, wie VONKENNEL[2] u. a., in einem gewissen Sinne auch GOUGEROT u. Mitarb. (cit. nach Sammelreferat SCHULMANN).

Nach CHEVALLIER (cit. nach Sammelreferat SCHULMANN) muß neben dem Spirochätenherd kein Gewebsprozeß vorhanden sein, die Prognose ist jedoch bezüglich eines Aufflammens der Lues recht zweifelhaft. CHEVALLIER (cit. nach SCHULMANN) gibt prophylaktisch Quecksilber-Sirup 10—15 Tage, jeden Monat durch 10 Jahre, bei verdächtigen Symptomen sofort Salvarsan (GOUGEROT u. Mitarb. cit. nach Sammelreferat SCHULMANN).

Nach DUJARDIN (cit. nach „ohne Autor"[12]) geht die Intensität der Reaktion mit der Intensität des Prozesses parallel, wobei immer Spirochätenherde angenommen werden müssen; ESQUIER und ESCARTEFIGUE (beide cit. nach Sammelreferat SCHULMANN) finden bei genauer Untersuchung (bei Negern) meist

Krankheitsherde besonders der Gelenke und der Knochen, schließen aber einen konstitutionellen Faktor nicht aus, ebenso wie KERL, der deshalb individuell behandelt bzw. beobachtet.

Herde, durch ungenügende Behandlung entstanden, werden auch von LEVY-FRANCKEL, PROCHAZKA, PIERARD, EMERY-FUCHS und PAUTRIER (alle cit. nach SCHULMANN) sowie KOLMER[9] angenommen (PROCHAZKA[2], NAEGELI cit. nach ,,ohne Autor"[5]). Nach EMMERY FUCHS (cit. nach SCHULMANN) ist die symptomlose Seroresistenz ein anergisches Phänomen, das jederzeit von einem allergischen Schub abgelöst werden kann. Durch Elektropyrexie versuchen die Verfasser die drohende Allergie zu ,,lenken".

SANTORI[1] kennt eine Seroresistenz, entstanden durch aktive Lues des Zentralnervensystems oder eine aktive Lues ohne Propagation und eine Seroresistenz als einziges Symptom einer Lues, die verursacht oder vergesellschaftet sein kann mit Leberfunktionsstörung (Hypercholesterinämie). Nach PEYRI ist eine sog. Seroresistenz das einzige Zeichen einer noch bestehenden Infektion. GALLIOT berichtet über einen frühzeitig erfaßten, intensiv behandelten und körperlich kräftigen Fall mit letalen Spätfolgen. Es ist bekannt, daß vor allem die Lues congenita, die Lues III und der Zufallswassermann, also besondere Formen der Lues, sehr spät oder überhaupt nicht negativ werden wollen (WATRIN cit. nach ,,ohne Autor"[5]). Eine besondere Spirochätenform als Ursache für die Seroresistenz wird von PEYRI (cit. nach SCHULMANN) angenommen, ohne dafür irgendwelche Grundlagen anzuführen.

Sera, die primär nur durch einen konstitutionellen Faktor positiv ausfallen (biologisch falsch positiv), sind nicht als seroresistent aufzufassen. CHEVALIER (cit. nach SCHULMANN) berichtet über Splenomegalien verschiedener Art mit schwankenden Seroreaktionen im 2.—3. Lebensjahrzehnt. Nach Splenektomie wurden die Seroreaktionen negativ.

RAMEL (cit. nach CHEVALIER) erwähnt einen Fall von Sarcoid Darier Roussie mit Splenomegalie, positiven Seroreaktionen und nachgewiesener Tuberkulose. Näheres unter biologisch falsch positive Wassermann-Reaktion (S. 469).

Die Häufigkeit von seroresistenten Fällen wird nach CHEVALLIER (cit. nach ,,ohne Autor"[4]) u. Mitarb. mit 0,5—1⁰/₀₀, maximal bis 20% angegeben. PAUTRIER ist davon überzeugt, daß die Frequenz durch genaue Untersuchung (Lumbalpunktion, Röntgen und Klinik) reduziert werden kann. Nur 1 Fall unter 1000 ,,seroresistenten Fällen" ist nach COSTANTINO[1] eine echte Seroresistenz. Auch beim Fall von CHIUCINI ist eine Seroresistenz im strengsten Sinne nicht erwiesen.

Nach GAHLEN[2, 3] gibt es keine Seroresistenz nach luischer Infektion. Entsprechend lange beobachtet wird jeder ausreichend behandelte Fall einmal negativ, es sei denn, er ist noch krank. Nach Penicillinbehandlung soll Seroresistenz öfter beobachtet werden als nach Arsenoxyd. Die verhältnismäßig kleine Anzahl von Fällen mit positivem Liquorbefund nach Penicillinbehandlung spricht jedoch *für* die therapeutische Wirksamkeit (PROCHAZKA[4]) und gegen den scheinbar mangelhaften Erfolg. GAHLEN kommt zu dieser Schlußfolgerung aus der Berechnung der sog. Varianzanalyse. Wenn heute mehr seroresistente Fälle beobachtet werden als früher, so ist dies nach CARRERA[9] auf die empfindlicher eingestellten Methoden zurückzuführen.

Versuche, seroresistente Fälle doch noch negativ zu machen, werden von mehreren Gesichtspunkten aus unternommen: Unter der Annahme konstitutioneller Momente als Ursache für Seroresistenz versuchen den Organismus umzustimmen mit Eigenblut, UV-Licht, Diät, Überwärmungsbädern u. a. m. RAJKA[2], GLASSER[1], KERL, BERJILLOS, DOMBROVSKIJ, CARRERA[9], FISCHER[1]; Fieberbehandlung nach PEYRI, Schlammpackungen nach RAJKA u. SCHULHOF (cit. nach

Kunszt) können gelegentlich auch eine Provokation der Wassermann-Reaktion bewirken.

Vitamin D_2 soll durch Senkung des Calciumspiegels auf Kosten des Gewebskalkes (Barbato[1]) auf einen physikalischen Faktor der Seroreaktionen wirken. Vitamin B_1 (0,5 g täglich) soll über den Fettstoffwechsel wirken (Ferreira[2]), und zwar derart intensiv, daß in der Routineuntersuchung eine zufällige Vitamin B_1-Medikation zu falsch negativen Resultaten führen kann(?).

Säuremedikation in Form von 30 g Phosphorsäure täglich zur Regulierung des gestörten Säure-Basengleichgewichtes (Spielmann[2] u. Mitarb.), 20% Natriumhyposulfat intravenös 2mal wöchentlich (Tzanck[2] u. Mitarb.), P_{32} 0,5 ml intramuskulär (Miura cit. nach Nakajima und Hayashi), 0,04 ml/Körpergewicht intravenös oder 1 ml nach Nakajina bewirken vorübergehend wenigstens einen Titerabfall positiver Seroreaktionen, welche durch Störung des physikalisch chemischen Gleichgewichtes verursacht sind.

Eher allgemein umstimmend als spezifisch wirken die Wismut-Kuren von Watrin u. Mitarb., die Jod-Ichthyolbehandlung von Frankel (cit. nach Szodoray[2]), die Quecksilberbehandlung von Portilla[2] bzw. Degos[1]. Malaria und Goldbehandlung sind nach Tzanck[2] u. Mitarb. wertlos. Höhensonne, Natriumthyosulfat und die Sättigungsbehandlung nach Schreus sind nach Carrera[9] ebenfalls nicht erfolgversprechend. Eine intensive spezifische Behandlung durch viele Jahre bei Seroresistenz empfiehlt Kolmer[9], bei Gravidität Kerl, in der Annahme, daß die Seroresistenz durch latente Spirochätenherde verursacht sei. Simultanbehandlung mit sämtlichen zur Verfügung stehenden Medikamenten ist nach Gahlen[1] erfolgversprechend. Gegen eine aggressive Behandlung stellen sich Cannefax[3, 4] u. Mitarb., da sie ihrer Ansicht nach erfolglos ist. Wegen bereits irreparabler Organherde verordnet deshalb Murrell[2] nur Jod und Wismut.

Burke[1] behandelt wegen eines hypothetischen Erschöpfungszustandes des Gewebes vorsichtig, zum Teil umstimmend mit Jod und vorsichtigem Medikamentenwechsel, ebenso Carrillo[1]. Gegen den Automatismus des Reticuloendothelialen Systems soll das cytotoxische, antireticuläre Serum von Depaoli[2] wirken.

Eine Regel läßt sich nicht aufstellen. Dem behandelnden und beobachtenden Arzt bleibt es überlassen, die Indikation zu spezifischer oder umstimmender Behandlung zu stellen oder nur durch sorgfältige Beobachtung organische und psychische Schäden zu vermeiden.

2. Heilungskriterien

Es gibt keine Methode, die biologische Heilung der Syphilis mit Sicherheit festzustellen (Truffi[5]). Wieweit uns bei der Feststellung der Heilung der TPI-Test von Nelson und Mayer wird helfen können, ist erst dann zu entscheiden, wenn routinemäßig bei jedem Patienten mit einer Luesanamnese, bei dem eine autoptische Untersuchung zu erwarten ist, die serologische Untersuchung im TPI-Test durchgeführt und die Autopsie auch in dieser Richtung geführt wird. Nur an Hand eines großen Untersuchungsmaterials wird sich diese Frage beantworten lassen. Die klassische Serologie der Syphilis läßt in dieser Hinsicht keine Schlüsse irgendwelcher Art zu. Klinisch und anamnestisch festgestellte luische Infektion wird von den autoptischen Befunden um etwa 25% überrundet (Pohlen, Villara, Warthin u. Mitarb.).

Es scheint wohl nur ein zufälliges Zusammentreffen ungünstiger Umstände an dem im allgemeinen unbefriedigenden Untersuchungsergebnis beteiligt zu sein, wonach Warthin u. Scott keinen einzigen Fall einer behandelten, völlig

ausgeheilten Syphilis finden konnten, gleichgültig, ob mit Quecksilber oder mit
Arsenpräparaten behandelt worden war. Heilung ist aber auch nach Ansicht
BARNETTs[2] sehr fragwürdig. Sogenannte Spontanheilungen dürften nach FLE-
MING u. Mitarb. nur eine dauernde Latenz darstellen. Es gibt nach TOMMASI im
Tierexperiment eine Heilung der Lues, jedoch hat auch TOMMASI nur negative
Kriterien der Heilung anzuführen, weshalb Irrtümer nicht ausgeschlossen werden
können.

TOMMASI gibt als Heilungskriterien an: Klinik, Serologie einschließlich
Liquoruntersuchung, Angehen der Reinfektion und negative Lymphknotenpassage.

Von VERNES[2] wurde der Begriff der Syphilimetrie eingeführt (s. S. 426).
NICOLETTI[9] ist vorsichtiger. Er will bei langanhaltender Seronegativität eine
Heilung lediglich als wahrscheinlich annehmen. BINAZZI[3] untersucht mit dem
TPI-Test und den klassischen Reaktionen das Serum und den Liquor, auch
Hautblaseninhalt und Sternalpunktat, „das humorale Syndrom", und versucht,
daraus Schlüsse zu ziehen. HOFFMANN (cit. nach TRUFFI[5]) kennt 10 Zeichen der
Heilung, von denen nach TRUFFI[5] keines wirklich verläßlich ist; STOKES (cit.
nach GALLINDEZ) stellt 17 Bedingungen auf. Nach GALLINDEZ ist eine an-
gegangene Reinfektion kein Heilungskriterium, abgesehen davon, daß auch durch
die quantitativen serologischen Untersuchungen nur mit Wahrscheinlichkeit eine
Reinfektion von einem Rezidiv unterschieden werden kann. Auch Reinfektion
und Superinfektion lassen sich nicht einwandfrei trennen (NAEGELI). Tierpassage
und Reinfektion können nach STERZI nicht als sicheres Zeichen gewertet werden
(STERZI[1, 2], LOURIE u. Mitarb., BERGEL[2]). Daß HÄMEL[1] in 10 Fällen negative
Tierpassage beobachten konnte, ist lediglich eine Feststellung und mangels
autoptischer Untersuchung kein Beweis für Heilung. Positive Tierpassage ist
allerdings ein Beweis für das Vorhandensein einer syphilitischen Infektion
(HARRIS[1] u. Mitarb.).

Für den Tierversuch ist zu diesem Zweck die Maus dem Kaninchen vorzuziehen
(BERGEL[2]), da kleine Tiere in der zweiten Passage leichter völlig verarbeitet
werden können. Trotzdem bietet auch nach dieser Methode der negative Ausfall
keine Sicherheit bezüglich der Feststellung der Heilung, da nur kleinste Teile des
zu Untersuchenden geprüft werden können. Die direkte Untersuchung des
beimpften Tieres auf Parasiten ist noch weniger aussichtsreich (MILIAN[5]).

Die Wahrscheinlichkeit der Heilung läßt sich durch den Tierversuch und die
Tatsache der erfolgten Reinfektion erhärten (OROS cit. nach RAJKA[9]). Als Untersuchungsmethode ist die Reinfektion wegen der Gefahr einer nicht beherrsch-
baren Wiederinfektion nicht ratsam und wird auch nicht angewendet, ebenso
wie der weniger gefährliche Versuch der Reinfektion mit dem T. pert. Die „kontrollierte" Frambösie ist, da sie leicht zu behandeln ist, relativ harmlos. Letzten
Endes ist aber auch das Ergebnis dieser Untersuchung eine Frage der Immunität
und der Quantität des Inoculums (MYIAO). MEDINA konnte damit Heilung ausschließen bei 2 seronegativen, antiluisch behandelten Frauen, bei denen 3 Jahre
später eine spezifische Mesaortitis festgestellt werden mußte. Negative Heilungskriterien, d. h. Zeichen einer wahrscheinlich nicht geheilten Lues werden von MI-
LIAN[3, 4] angegeben; dazu gehören unter anderem: Veränderungen an den inneren
Organen, Leukoplakie, Drüsenschwellung, punktförmige oder wulstig quer-
laufenden Nagelveränderungen, isolierte Nagelbettwülste und schließlich der provokatorische Effekt in der Serologie der Syphilis.

Nach LECLERQ gibt es noch keine Seroreaktion, deren negativer Ausfall die
Heilung der Lues anzeigen könnte (LECLERQ waren treponemicide Antikörper
bereits bekannt!). MEINICKE[31] glaubt hingegen, „auf Grund eines konstant

negativen TPI-Testes Rückschlüsse auf eine mögliche Heilung ziehen zu dürfen" (man beachte die vorsichtige Formulierung). SAUSSE u. Mitarb. sind etwas weniger vorsichtig, aber auch ein positiver TPI-Test ist für DUREL u. Mitarb. kein Anlaß für eine Weiterbehandlung. Letzten Endes werden wir auch heute unsere Beurteilung auf den Begriff der praktischen Heilung beschränken müssen; sie liegt nach CARRERA dann vor, wenn nach einer 3 Jahre dauernden Behandlung die Wassermann-Reaktion 2 Jahre hindurch, der Liquor weitere 6 Monate negativ befundet werden konnten, also ähnliche Kriterien, wie sie auch VERNES[2] für seine Syphilimetrie verlangt.

Nimmt man einen negativen TPI-Test — in Ermangelung eines anderen Kriteriums — als Zeichen der Heilung an, dann sind die Heilungsaussichten nach KOGOJ[3] 100%, wenn die Lues innerhalb der ersten 40 Tage post infectionem zur intensiven Behandlung kommt, 50% wenn die Behandlung innerhalb eines halben Jahres und bis zu 0%, wenn sie später als ein halbes Jahr post infectionem beginnt.

XVI. Die Verläßlichkeit der Seroreaktionen

Die Grenze der Verläßlichkeit der klassischen Seroreaktionen ist gegeben durch die Tatsache der biologisch falsch positiven Ausfälle einerseits und die seronegative Latenz im Verlauf des syphilitischen Krankheitsablaufes andererseits. Eine Idealreaktion soll nach HARRIS[7] u. Mitarb. nur Luesfälle, auch bereits solche mit kleinsten Reaginemengen, anzeigen. Eine mangelhafte Reproduzierbarkeit ist nicht immer den Reaktionen selbst anzulasten (RABUT u. Mitarb.).

Versager der klassischen Serologie werden durch mangelhaften oder zu niedrigen Antikörper-Titer und durch hemmende Faktoren im Serum verursacht, nach DOEPFMER[7] u. Mitarb. durch andere Infektionskrankheiten.

Starker Alkoholgenuß und hoher Serum-Lecithinspiegel sollen positive Sera vorübergehend negativ machen. Schließlich sind noch das Zonenphänomen zu erwähnen und Ursachen, die uns noch weitgehend unbekannt sind (FLOQUET).

Über Versager des TPI-Tests (s. S. 608) berichten GOLÉ u. Mitarb. anläßlich zweier Fälle von klinisch diagnostizierten Gummen. Ein schwerwiegender Fall ist ein von EHRMANN[6] zunächst als biologisch falsch positiver TPI-Test-Ausfall publiziertes „Varicellenexanthem" mit schwankenden Wassermann- und TPI-Reaktionen, von dem der zuletzt erhobene Befund negativ war. Einige Wochen später (noch nicht publiziert) entwickelte sich aus den Resten des varicelliformen Exanthems das typische Bild der Rupia syphilitica mit positivem TPI-Test und positiven klassischen Seroreaktionen. Auch dieser Fall ist wahrscheinlich bedingt durch eine mangelhafte Antikörper-Produktion. Über weitere Versager und die Möglichkeit, einen technisch falsch negativen TPI zu vermeiden bzw. zu erkennen, s. Kapitel Nelson-Test in diesem Band. Bei Beurteilung der Reaktionen durch vergleichende Untersuchungen sei nochmals unterstrichen, daß eigentlich nur dann von einem Versagen eines Testes gesprochen werden dürfte, wenn durch eine andere Methode *dieselben Antikörper* aufgedeckt werden könnten.

Bei der *Beurteilung der klassischen Reaktionen* sind die Ansichten wie so häufig geteilt. JOSHI u. a. warnen davor, die Wassermann-Reaktion zu überschätzen. Von Wert sind die autoptisch erhobenen Befunde verglichen mit der Seroreaktion oder, falls vom Lebenden keine Befunde vorliegen, mit post mortem abgenommenem Serum (PALASSE u. Mitarb., LEPEHNE, GREGORIO[8], HARDT, PANCOTTO, PROPPE[2] u. Mitarb., SAUER[6], STREMPEL, EICKE).

Bei den Spätluesfällen sind weniger die Ergebnisse der Serum- als der Liquoruntersuchung von Bedeutung (MOHRHART cit. „ohne Autor"[2], HARDT, PROCHAZKA[5], PATERSON[1]).

Die Beurteilung der Seroreaktionen fällt dem Untersucher um so leichter, je mehr Reaktionen das serologische Gesamtbild, das serologische Spektrum umfassen, was die Diagnose, die Prognose und die therapeutischen Erfolge anlangt (SCHMIDT[4]).

Von JOSHI, BRANTS[3], ROTTMANN[1], POEHLMANN[3] wurde versucht, die einzelnen Luesformen tabellarisch mit dem Reaktionsausfall verschiedener Reaktionen in Zusammenhang zu bringen. Nach LYONS[2] ist es eine Sache der Erfahrung, bei wie vielen Reaktionen und in welcher Kombination eine serologische Lues-Diagnose berechtigt ist. Auch die Stärke des Reaktionsausfalles, die Empfindlichkeit der Reaktion (SCHOCH[2]) sollen berücksichtigt werden. Der Ausfall der einzelnen Reaktionen soll nach KOLMER[11] mit stark, schwach, zweifelhaft positiv und negativ angegeben werden; FIORIO[4] will nach der Methode von AZZI (cit. nach FIORIO[4]) den Grad der Reaktivität in Prozenten angeben, wonach 100% eine komplette, d. h. in allen Reaktionen anzeigende Positivität, 0% eine komplette, in allen Reaktionen anzeigende Negativität bedeuten soll. Nach MEINICKE[34] ist der positive Ausfall mit 2 modernen Reaktionen ein Wahrscheinlichkeitsbeweis für Lues, andere Autoren (MOHRHART cit. nach „ohne Autor"[2], LITZNER, WILDFÜHR[1]) verlangen wiederholt positive Ausfälle. MONACELLI macht die Indikation zum therapeutischen Eingriff vom Untersuchungsergebnis der quantitativen Cardiolipin-Reaktion abhängig. Von den meisten Autoren des deutschen Sprachraumes werden neben einer Komplementbindungs-Reaktion die Meinicke-Klärungsreaktion II und die Kahn-Flockungs-Reaktion empfohlen (NICOLE[7]). Mikro-Reaktionen sollen, wenn positiv, durch Makro-Reaktionen bestätigt werden (NICOLE[4] u. Mitarb.).

Die Wassermann-Reaktion wird zur Beobachtung des therapeutischen Erfolges herangezogen, sowie zur Liquoruntersuchung (NICOLE[6]). DUREL[2] u. Mitarb. schlagen von den Komplementbindungs-Reaktionen die Kälte-Komplementbindungs-Reaktion nach KOLMER, die Wärme-Komplementbindungs-Reaktion nach DEMANCHE und DEBAINS, von den Flockungsreaktionen die Kline-, Eagle- und Veneral Desease-Research-Laboratory-Reaktion vor. Als Verifikationstest — früher der Neurath-Test — ist heute ausschließlich der TPI-Test anzuwenden.

1. Versagen der Seroreaktionen

Ein Versagen der Seroreaktionen liegt also dann vor, wenn trotz des Vorhandenseins von genügend Antikörpern die Seroreaktionen negativ ausfallen. Sind trotz sicherer Lues keine Antikörper oder für alle Reaktionen nur unterschwellige Antikörper vorhanden, dann versagen nicht die Reaktionen, sondern es versagt die Antikörper-Produktion. Als schlechte Antikörper-Bildner sind bekannt: Fälle der Blutgruppe A und solche mit niederem Isoagglutinintiter (WILDFÜHR[2]).

Da der Nelson-Test ganz andere Antikörper, nämlich immobilisierende Antikörper nachweist und diese, erfahrungsgemäß und ätiologisch erklärbar, nicht diesen Schwankungen unterliegen wie die Reagine, findet man ein „Versagen" des TPI-Tests wesentlich seltener. Es sind jedoch Fälle bekannt mit sicherer Luesanamnese, positiven oder wenigstens zum Teil positiven Reaginereaktionen und negativem TPI-Test. Bei Vorliegen eines positiven Spirochätenbefundes ist die Sachlage klar, es handelt sich um einen TPI-Versager, sei es nun infolge mangelhaften, niederen Titer immobilisierender Antikörper, sei es infolge eines echten Versagens durch Hemmwirkung oder technische Fehler. Ein virucider Effekt kann durch Serum, Glutathion, Thioglykolsäure, Cysteinhydrochlorid gehemmt werden, während unter den Globulinen fördernde Faktoren zu suchen sind. Über hemmende Faktoren im allgemeinen kann auch nachgelesen werden bei DAVIDSON[2], FIORIO[1], STRENG[2]. Schwieriger und eigentlich unmöglich zu beantworten ist die Frage bei Fällen scheinbar spätluischer Erkrankungen. Sichere Antwort ließe nur wieder ein positiver Spirochätenbefund bzw. ein positiver Tierversuch, allenfalls ein entsprechender autoptischer Befund zu. Solange darüber nicht genügend Material vorliegt, muß die Frage, ob und wieweit Versager dem TPI-Test anzulasten sind, offen bleiben.

Versager der klassischen Serologie sind in großer Anzahl beschrieben. Negative Seroreaktionen bei positivem Liquor dürften, wenn die Lues-Diagnose nicht durch den TPI-Test oder ex juvantibus gestützt wird, nicht als Versager gewertet werden, sondern eher als spezifisch negative Seroreaktionen bei biologisch falsch positivem Liquorbefund (BALLIF u. Mitarb.). In dem einen oder anderen Fall kann ein *Hemmstoff* (Albumine) als Ursache angenommen werden (BAUER[2]). Über Versagen der Wassermann-Reaktion berichten BORTOLOZZI[2], BOSTROEM[3], DOLIN, DUJARDIN[3], FINCK, FREI[2,3], POLLAK[1], FRÖSE, FINKEL, GLASSER[2], GREGORIO[1], KELLNER u. Mitarb., MILDER, KOSLOWSKY, MUGGIA[1], PIGEAUD u. Mitarb., PROCHASKA[3], WEISSENBACH[4] u. Mitarb., DEMANCHE[14], DILLENBURG, SEROWY.

Weitere Versager, auch anderer Reaktionen, wohl auch durch insuffiziente Antikörper-Produktion werden berichtet von BOUTON u. Mitarb., BURGDORF, CARRERA[10] u. Mitarb., CRESNIER u. Mitarb., GELBJERG u. Mitarb., GREGORIO[7] u. Mitarb., JANSON, JUSKS, KUHL u. Mitarb., LAURENTIER[3], LEDO DUNIPE, LEVINE[11], RAPP, RICHTER[3], SIMON[2], CARRIL u. Mitarb., COUVELAIRE u. Mitarb., FRÜHWALD[2], DECOURT u. Mitarb., CIACCIO u. Mitarb., TONKONOGIJ, BASU[2] u. Mitarb., CIACCIO, MICHEL[2], CARO-PATON, COVISA[2] u. Mitarb., DECOURT u. Mitarb., EVOLCEANU, FASAL[1], QUEYRAT, MOHRHARDT (cit. nach „ohne Autor"[2]), STAPPERT, BAMATTER, FRÜHWALD[1], FALKENSTEIN, RICHTER[4], SIMON[2], EMANUEL[3], LEVY u. MILIAN (cit. nach SIMON[2]), INGRAHAM u. Mitarb.

Nach der Aufstellung von DOEFFMER[3] u. Mitarb. und KERB finden sich Versager in allen Stadien der Syphilis (BLUMENTHAL u. Mitarb. cit. nach DOEFFMER, THOMAS u. BRISAY cit. nach DOEFFMER[3]).

Ein eindeutiges Versagen der Seroreaktionen bzw. des antikörperbildenden Apparates wurde durch autoptische Befunde festgestellt und publiziert von LEPEHNE, BRINES u. Mitarb., CLELAND, PALASSE u. Mitarb., KRABBE.

FREI[3] erklärt sich den Antikörper-Mangel durch geringen Antigenanfall infolge zu niederer Dosierung der antiluischen Medikamente. Nach KAHN[7] entsteht Seronegativität durch Absorption allerdings spärlicher Antikörper durch das Antigen in vivo. Die Lues maligna hat mehr Spirochäten als Antikörper, daher die negativen Seroreaktionen. Jedenfalls darf aus der Tatsache der Negativität nicht eine weniger intensive Therapie erfolgen, sondern es ist bei Lues I lediglich die Dauer ihres Bestandes maßgebend. Seronegative Lues I älter als 10 Wochen ist wie eine seropositive zu behandeln (KERB).

Das *Zonenphänomen* ist eine bei manchen Sera beobachtete Erscheinung, daß bei Untersuchung einer Verdünnungsreihe eine positive Zone von 2 negativen Zonen begrenzt ist. Trotz vorhandener reaktiver Faktoren kann also eine Probe in bestimmten Konzentrationen (erste negative Zone) negativ sein. Erst ab einer bestimmten Verdünnung zeigt sich positiver Ausfall in einem oder mehreren Röhrchen (positive Zone). Ist die Verdünnung über den Titerwert hinausgelangt, reagiert die Probe wieder negativ (zweite negative Zone). Bei klinisch oder serologisch begründetem Verdacht auf Zonenphänomen soll daher immer eine quantitative Untersuchung durchgeführt werden (DEMANCHE[20], BOAS cit. nach GENNER, GENNER, BEELAR u. Mitarb., RATCLIFFE[2] u. Mitarb.).

Das Zonenphänomen darf nicht mit dem Begriff der „Zonal-reaction" verwechselt werden. Es sind dies bei den Mikroflockungsreaktionen, vor allem bei dem Venereal Desease-Research-Laboratory-Test beobachtete, atypisch große, lockere Klumpen bei zahlreich vorhandenen freien Antigenteilchen im Gesichtsfeld. Diese Erscheinung kann bei negativen und bei positiven Proben vorkommen und ist bei positiven Proben ebenfalls durch das Zonenphänomen zu erklären und durch quantitative Untersuchung zu erkennen (HARRIS[7] u. Mitarb.).

Über praktische Erfahrungen und theoretische Überlegungen, ungünstiges Mengenverhältnis zwischen Antigen und Antikörper, ungünstige elektrische Aufladung, blockierende Antikörper, Hemmstoffe usw. berichten GREENE[6] u. Mitarb., VERTES, WADSWORTH[5] u. Mitarb., DEMANCHE[20], RUGE[2, 3], EAGLE (cit. nach LEVINE[10]), LEVINE[8, 10], RATCLIFFE[2] u. Mitarb., SCHNEIDER[2]; FRIEDMANN, NOGUCHI, BRONFENBRENNER, SELLARDS, MINOS (alle cit. nach SCHNEIDER[2]). SCHNEIDER unterscheidet ein echtes Zonenphänomen von einem Pseudo-Zonenphänomen. Das Pseudo-Zonenphänomen kommt nach SCHNEIDER vor bei Koincidenz eines die Reaktion hemmenden Faktors in einem negativen Serum und antikomplementärer Wirkung des Hämolysins oder des Antigens.

Das echte Zonenphänomen wird nach SCHNEIDER[2], EAGLE und MOORE (beide cit. nach SCHNEIDER[2]) verursacht durch einen Überschuß an Autohämolysinen. Mit ganz wenig Komplement wird das hämolytische System gelöst. Verdünnung des Serums hat Verminderung des Autohämolysins zur Folge. Daher gibt es dann keine Lösung durch das hämolytische System mit dem verbleibenden Rest. Durch die Verdünnung können aber die Reagine unterschwellig werden. Bei schwach positiven Sera wird die notwendige Verdünnung zu einem totalen Versagen der Komplementbindungs-Reaktion führen.

ROSSI u. KOLMER (cit. nach SCHNEIDER[2]) schlagen daher die Adsorption der Normallysine an die Schaferythrocyten vor. NOGUCHI (cit. nach SCHNEIDER[2]) verwendet ein anderes hämolytisches System, z. B. Menschenerythrocyten und Antimenschenserum.

2. Schwankungen des serologischen Ausfalles

Schwankende Ausfälle der Sero-Reaktionen können sowohl bei unspezifisch als auch bei spezifisch positiven Sera vorkommen. Die meisten vorübergehend positiven Ausfälle werden bei Luikern in der seronegativen Latenz verursacht, entweder durch unspezifische Provokation des Reticuloendothelialen Systems, z. B. durch Infektionskrankheiten infolge Antigengemeinschaft mit der Spirochaeta pallida, oder durch Reaginewerte, die im Bereich des Schwellenwertes liegen (KRAG[4] u. Mitarb., LA CUESTA-ALMONACID), id est Spontanschwankungen (CHARGIN[3] u. Mitarb., GIRARD[2]); Schwankungen von negativ zu positiv werden von GREENE[5] u. Mitarb. nie beobachtet. Ungeklärt sind die sog. Tagesschwankungen (GREENE[5] u. Mitarb., MOHR[1] u. Mitarb.). Die Ursache der Schwankungen kann erstens im Patienten selbst liegen (CHARGIN[3] u. Mitarb., CUESTA[2] GIRARD, BOAS[9, 10], HARRIS[9] u. Mitarb., HUFSCHMITT[1], JOULIA[1] u. Mitarb., MONTZKA), zweitens in der Veränderung bzw. in der Alteration des bereits entnommenen Serums (Altern, Art der Verarbeitung) (GREENE[5], MOHR[1] u. Mitarb., HARRIS[9], HUFSCHMITT[1]) und drittens in der unterschiedlichen Technik (HARRIS[9] u. Mitarb.) bzw. im unterschiedlichen Antigen (VILANOVA[4] u. Mitarb., HUFSCHMITT[1]). Die technisch bedingte Schwankung hängt wohl auch von der Art der Reaktion ab (KRAG[5]). Bei sehr sensiblen Reaktionen tritt besonders häufig der Fall des positiven Fehlers ein, das heißt, durch sie werden auch die geringen Reaginemengen angezeigt, deren Bildung durch nicht luische Erkrankungen angeregt wird. (JOSA[2] u. Mitarb., LANDECKER, KRAG[4] u. Mitarb. u. a.). Aber auch spezifisch positive Ausfälle können in seltenen Fällen bei florider Lues Spontanschwankungen zeigen (BOAS[9, 10], HUFSCHMIDT[1], KRAG[5] u. a. m.).

Schwankungen in den Titerwerten sind nach JOULIA[1] u. Mitarb. nur dann von Bedeutung, wenn sich die Schwankung mindestens über 2 Röhrchen erstreckt. Am Anfang der Penicillinbehandlung wird oft ein Absinken des Titers beobachtet, infolge Abpufferung der Antikörper durch die vermehrt auftretenden Spirochäten-Abbauprodukte.

Schwankungen der TPI-Test-Ergebnisse werden nicht selten beobachtet. Schwankungen von 0% spezifische Immobilisierung auf 100% und umgekehrt sind nach BOREL nur durch Verwechslung der Sera erklärbar. Schwankungen bei partieller Immobilisierung finden sich bei behandelter Lues. Schwerwiegend sind die Schwankungen bei Sera, die zur Diagnosestellung untersucht werden, bei Durchuntersuchung von Prostituierten, Tropenbewohnern, fraglicher Lues congenita usw. Die Frage, ob solche Fälle behandelt werden sollen, ist eher mit *nein* zu beantworten.

Die Verläßlichkeit der Seroreaktionen wird weitgehend erhöht, wenn mehrere Seroreaktionen miteinander kombiniert werden. Vorschläge, bestimmte Reaktionen zu kombinieren, stammen von MØRCH[1], SCHWARZBAUER, LEVITAN[1] u. Mitarb.

Beeinflussung der biologisch echten Seroreaktionen durch andere Erkrankungen (s. auch biologisch falsch positive Ausfälle, S. 469).

Es gibt Erkrankungen, pathologische Veränderungen, die angeschuldigt werden, auch luisch bedingte Seroreaktionen zu verändern.

Salvarsan-Dermatitis, Gelbsucht. Durch Salvarsan-Dermatitis und Arsen-Neuritis scheint die Wassermann-, nicht die Kahn-Reaktion(!) (CANNON[1]) negativ zu werden. Diese Beobachtung wurde zuerst von BUSCHKE u. Mitarb. sowie BROCK (cit. von CANNON[1]) berichtet. Eine Anzahl von Fällen blieb danach dauernd negativ. Die Schwankung der Seroreaktion (Wassermann-Reaktion) zur Negativität hängt mit dem Arsengehalt des Blutes zusammen. Wird z. B. durch Thiosulfat eine starke Ausscheidung des Arsens erzwungen, dann kann die Wassermann-Reaktion wieder positiv werden. Daß die Dermatitis selbst hier nur eine untergeordnete Rolle spielt, beweist die seronegativ gewordene Wassermann-Reaktion bei Arsen-Neuritis *ohne Hautbeteiligung* (HASHIMOTO Disk. zu KANEKO[1], MEYER-CLEMENS).

3. Die falsch positiven Ausfälle

Bei den nicht durch Lues-Antikörpern verursachten positiven Ausfällen einer Serum- oder Liquorreaktion unterscheiden wir 2 Hauptursachen und demnach zunächst 2 Hauptgruppen (RICE[3], KOLMER[16] u. Mitarb.):

1. Den technisch falsch positiven „Wassermann", durch technische Umstände — in vivo und in vitro — bedingte Positivität.

2. Den sog. „biologisch falsch positiven Wassermann", durch biologische Umstände, d. h. durch Antikörper nicht treponemer Genese bedingte Positivität, von den Engländern „biologic false reaction", von den Franzosen „réaction sérologique à tort" (DAGUET[2] u. Mitarb.) bezeichnet.

Unter den „uncharakteristischen Reaktionen" (CLAUBERG) müßten sowohl technisch als auch biologisch falsch positive Ausfälle verstanden werden. Eine ausführliche Zusammenstellung und Einteilung der Ursachen und zahlreiche Literaturstellen finden sich bei SCHMIDT, DELACRETAZ[1] u. Mitarb., DOEPFMER[1], DIETEL, EAGLE[16] sowie VISSIAN u. v. a. m.

Nicht luische Antikörper können infolge einer gewissen molekularen und infolge einer Organverwandtschaft der zugehörigen Antigene eine falsche Positivität verursachen (DEMANCHE[3]).

Als *syphiloide Reaktion* bezeichnet RANQUE (cit. nach DELACRETAZ[1]) einen falsch positiven Ausfall durch Ähnlichkeit der Antikörper infolge Organverwandtschaft der Erreger mit dem Treponema pallidum. VISSIAN erweitert den „Verwandtenkreis" der Erreger mit dem Treponema pallidum über die Erreger der Treponematosen hinaus so weit, daß er als Ursache einer positiven, von ihm

,,*Gruppenreaktion*" genannten Reaktion außer der Frambösie auch noch das Recurrensfieber, das Rattenbißfieber (Sodoku), den Phagaedenismus tropicus, die Kalar-azar (Orientbeule), die Leishmaniosis brasiliensis, die Schlafkrankheit, die Surra, die infektiöse Hepatitis sowie Erkrankungen durch die Spirochaeta icterohaemorrhagica usw. anführt. Zu den Ursachen für biologisch falsch positiv reagierende Sera werden von VISSIAN Sumpffieber, infektiöse Lungenerkrankungen, epidemische Naso-Pharyngitis, Scarlatina, Drüsenfieber (PFEIFFER), Varicellen, Schutzimpfungen usw. gerechnet.

PAUTRIZEL[2] u. Mitarb. unterscheiden neben den technisch fasch positiven Reaktionsausfällen positive Ausfälle auf Grund von Serumlabilität, auf Grund von Lipoid-Antikörpern und auf Grund von Gruppen-Antikörpern.

WILDFÜHR[1] erwähnt noch die paradoxen Reaktionen: Dasselbe Serum gibt, im selben Versuch und mit derselben Reaktion mehrmals untersucht, negativen und positiven Ausfall, wenn der Antikörper-Gehalt im Bereich der Sensibilitäts-Schwelle der Reaktion liegt.

Nach SACHS[8] sind falsch positive Ausfälle durch einen anderen Reaktionsmechanismus bedingt. Wassermann-Schwankungen z. B. nach Salvarsandermatitis, die parallel mit den Schwankungen z. B. des Thymoltestes verlaufen (FRIEDRICH[1]), beruhen eher auf einer Serumlabilität.

Falsch positive Lipoid-Antikörper-Reaktionen sind ausschließlich durch den TPI-Test zu verifizieren (PROCHASKA[4], KOSTANT, EHRMANN[7], NELSON[6, 9] u. Mitarb., NIELSEN, PAGES, GATE[3] u. Mitarb., DOEPFMER[1, 4], KOLMER[22] u. Mitarb., RANQUE[1, 3] u. Mitarb. u. v. a. m.) und auch nur so lange, wie das Vorkommen eines falsch positiven TPI-Testes nicht eindeutig bewiesen ist (MOORE[6] u. Mitarb.). Über diese Möglichkeit s. Näheres beim Kapitel Nelson-Test dieses Bandes. Da jedoch ein falsch negativer Ausfall des TPI-Testes unter Umständen nicht ausgeschlossen scheint — 2,7% ,,Versager" bei behandelter Lues, 6% negativer TPI-Test ohne Anhaltspunkt für biologisch falsche Positivität (MOORE[8] u. Mitarb.) —, ist diese Verifizierungsmethode theoretisch nicht absolut sicher; sie ist aber heute immerhin die sicherste und praktisch wirklich verläßlichste Methode. Es ist jedoch nicht ausgeschlossen, daß durch eine ebenso spezifische Reaktion wie der TPI-Test, jedoch mit größerer Sensibilität, die bereits recht kleine Zahl (EHRMANN[7] 20,9%) der in mehreren Reaktionen biologisch falsch positiv reagierenden Sera noch kleiner wird. Anders verhält es sich mit den in einer Reaktion positiv und mit den schwach positiv reagierenden Fällen. Hier ist der Prozentsatz biologisch falsch positiver Sera bedeutend größer, niemals aber ist eine isolierte Positivität das Zeichen eines falsch positiven Ausfalles (OTTO[4]-BLUMENTHAL).

Zu den Bemühungen, vor der Zeit des TPI-Testes ,,falsch positiv" von ,,spezifisch positiv" zu unterscheiden, gehören:

1. Die wiederholte Untersuchung ein und desselben Serums nach Stehen im Eisschrank bei +4° C, Untersuchung durch 3 Tage des immer wieder frisch gewonnenen Serums oder überhaupt öftere serologische Kontrollen (KRAG[1], KISSMEYER[2], FORSSMANN, GROSS[5], PAILLARD[2] u. Mitarb.), wobei länger anhaltende Positivität für Lues (MØRCH[4]), vorübergehende Positivität für unspezifischen Ausfall (VISSIAN[11]) sprechen sollte, sowie die Untersuchung mit stark verdünntem Antigen (RICE[3], MOORE[6] im Jahre 1950, Moore[5] u. Mitarb. im Jahre 1943). Dazu gehört auch die quantitative Untersuchung und Beobachtung des Titers. Niederer Titer und rascher Titerabfall sollen für biologisch falsche Positivität sprechen (SINGH[2], VOGELSANG[10]), sowie die Prüfung des additiven Effektes nach SIEVERS[4].

2. Die Untersuchung in mehreren Reaktionen: Fällt sie positiv aus, ist der Verdacht auf Lues gerechtfertigt (CASELITZ, GRIN). Inkongruenz zwischen dem Ausfall der Komplementbindungs- und Flockungsreaktion wäre ebenfalls ein Hinweis auf biologisch falsch positiven Ausfall (WASSEN).

3. Untersuchung mit gereinigtem oder ,,spezifischerem" Antigen wie Cardiolipin oder das Pallida-Antigen (COHEN[2], MEINICKE[23], DELACRETAZ[1] u. v. a. m.). Dazu gehört der Vorschlag DOEPFMERS[5, 7] u. Mitarb., die, mit in der Struktur geänderten Antigenen, die auslösende Erkrankung serologisch erkennen wollen, wodurch allerdings die Lues nicht ausgeschlossen werden kann.

4. Die Titerbestimmung vor und nach Absorption mit Lipoid-Antigen (COHEN[2]), sowie die Untersuchung der Sera nach 4 min langem Erhitzen auf 65⁰ C (GUPTA-MA), die Untersuchung bei 37⁰ C und bei 1⁰ C — worauf auch der Kahn-Verifikations-Test beruht — (MALMGREN, MEINICKE[23], DOEPFMER[3]), die Absättigung hypothetischer unspezifischer Faktoren (BREDE[1]) mit Komplement vor der Durchführung der Komplementbindungs-Reaktion, das Arbeiten bei bestimmtem pH usw.

Alle diese Versuche, auch die anderen Verifikationsteste (NEURATH, Handb. Jadassohn XV/2, Rytz-Test[8], s. S. 422), Bestätigungsreaktionen, Hemmteste (DELACRETAZ[1]) bzw. deren Erfolge beruhen zum Teil auf der Korrektur technischer Faktoren, zum Teil aber führen sie bei der nachträglichen Untersuchung mit Lipoid-Antigen zu völlig falschen Schlußfolgerungen. In diesem Zusammenhang sei auch noch die Behandlung des Patienten mit Lecithin und Hefe zu erwähnen, die ein falsch positives Serum negativ oder wenigstens schwächer positiv machen soll (MEINICKE[24]).

Provokationen der Seroreaktionen: sie sind nach Ansicht vieler Autoren wertlos (GRIN, DOEPFMER[7]).

Untersuchung anderer Veränderungen des Serums wie erhöhte Serumglobulin-werte und pathologische Leberfunktionsproben (MOORE[8] u. Mitarb.) und des Blutes wie Serum-Jodbindungsvermögen, die Blutsenkungsgeschwindigkeit und andere unter „charakteristische Reaktionen" (S. 429) angeführte Methoden, sowie genaue Durchuntersuchung, Anamnese (GRIN) sowohl bezüglich Lues als auch bezüglich Erkrankungen, die erfahrungsgemäß für biologisch falsch positive Ausfälle ver-antwortlich gemacht werden können, wie Virushepatitis, Vaccinierung, häufiges Blutspenden, Malaria — und deren serologische Erfassung mittels der Reaktion nach HENRY (cit. nach DOEPFMER[3] u. Mitarb.) —, infektiöse Mononucleose u. a. m. helfen noch eher dem beobachtenden Arzt, die Differentialdiagnose zu stellen. Sogar die Prüfung endokriner Drüsen (AYSOY u. Mitarb.) wird zur Differenzierung herangezogen.

Die Zahl der Versuche ist groß, der Effekt minimal oder für gewöhnlich irre-führend. Einzig und allein der TPI-Test ist im Rahmen des Möglichen verwertbar. Dies gilt natürlich nicht für die sog. Treponematosen. Hier wird der TPI-Test im allgemeinen positiv anzeigen. Es sind dies die bereits erwähnten „syphiloiden Reaktionen" nach RANQUE (cit. nach DELACRETAZ[1]), wie sie bei PIAN in 100% der Fälle bzw. bei Frambösie (VISSIAN, BOGDANSKIJ u. Mitarb., CLAUBER, KOPP-LOW, LINDAHL, „ohne Autor"[7]), bei Yaws (HARRIS u. Mitarb.) und bei Pinta in 60—100%, bei Bejel in 70% zu finden sind. BLANKO berichtet allerdings von 56 Pinta-Fällen, darunter 17 artefiziell infizierten, die bis zu 2 Jahre (bis zur Behandlung) immer Wassermann-negativ geblieben sind.

Wieweit eine positive Seroreaktion bei der Angina Plaut Vinzent (GILMAN[2], POLLAK[1], STERN[2, 4], BOLANYI) zu den syphiloiden Reaktionen zu rechnen ist, werden Untersuchungen mit dem TPI-Test zeigen. Es hat den Anschein, als gäben die in der Plaut Vinzent-Angina pathogen gewordenen Mundspirochäten-formen — Parasyphilis von STERN[4] — Anlaß zur Bildung immobilisierender Antikörper.

Trypanosomiasis (CLAUBERG), Recurrens-Fieber (T'UNG[2] u. Mitarb., PAI, MURRELL[1], KOPPLOW u. a. m.) sowie Leishmaniosen und Leptospirenerkrankungen sind vor allem experimentell noch zu wenig durch den TPI-Test kontrolliert, als daß darüber genaue Angaben gemacht werden könnten. Experimente mit der Recurrensspirochäte scheinen nicht im Sinne der engeren Gruppenreaktion zu sprechen.

Der *Prozentsatz* der falsch positiv reagierenden Sera wird sehr verschieden ange-geben. Abgesehen davon, daß einzelne Autoren in der Beurteilung der Verifika-tions- oder Differenzierungsmethoden einen unterschiedlich rigorosen Standpunkt einnehmen, auch die Differenzierung mittels des TPI-Tests gibt uneinheitliche Werte: BELLONE u. Mitarb. 80%, MOORE[8] u. Mitarb. 45,3%, EHRMANN[7] 20%.

Die Zahl der falsch positiv reagierenden Sera steigt mit der Sensibilität der angewendeten Reaktion, fällt mit steigender Anzahl der positiven Reaktionen (MILLER[1] u. Mitarb.) und mit der Sensibilität des Verifikationstestes (TPI-Tests). Sie hängt letzten Endes auch von der Zusammensetzung des Patientenmaterials ab (WARING[2] u. Mitarb., STOKES, WOLMAN, beide cit. nach DELACRETAZ[1]).

a) Technisch falsch positive Reaktionsausfälle

Sie können vor, während und nach der Blutabnahme sowie durch das Antigen und andere Faktoren der Technik verursacht werden. Als Ursache vor der Blutabnahme sind alle jene teils physiologische, teils pathologische Einflüsse zu rechnen, die das Serum in seiner colloid-chemischen Struktur beeinflussen. Dazu gehören:

1. *Acidose* durch Eisessigsäurevergiftung (STRYJECKI[2], KOPPLOW, MARKOVIC u. a.), durch Diabetes, maligne Tumoren, Gravidität, Scarlatina (STRYJECKI[2]).

2. *Alkohol* (KOPPLOW, GROSS). Nach LANDECKER macht er jedoch positive Sera negativ, nach GEIER[1] hat Alkohol keinen Einfluß auf die Seroreaktionen.

3. *Medikamente:* Phenolphthalein (STILLIANS), Atophan (TUCHTAN), Atophanyl (KOPPLOW), Sulfonamide (ROCA u. Mitarb., VALENTINI, RASTELLI, KOPPLOW, GRANA[2]) wirken durch Störung des physikalisch-chemischen Gleichgewichtes im Serum — hier sind auch die Cardiolipin-Reaktionen positiv — sowie Pyridin (RASTELLI, ROCA) und Bayer 205 (ZABLOCKI[1] u. Mitarb.). Penicillin soll nach THURNER[3] nur antikomplementär wirken.

Wahrscheinlich wirkt es aber, ähnlich wie es vom Quecksilber GOUGEROT[4] u. Mitarb., vom Neosalvarsan ZABLOCKI[1] u. Mitarb. annehmen, auf Grund seiner treponemociden Wirkung provokatorisch; demnach wären solche Ausfälle echt und nicht falsch positiv.

Nach DUJARRIC[1] u. Mitarb. und DENNECKE[2] werden durch Zusatz von Quecksilber, Neosalvarsan und Wismut in vitro, positive Sera eher negativ.

Sulfosalicylsäure und Heparin machen nach ZABLOCKI[1] u. Mitarb. falsch negative Sero-Ausfälle. Digitalis hat im Gegensatz zu BAUER (cit. nach NICOLETTI[10]) und KOPPLOW (cit. nach NICOLETTI[10]) keinen Einfluß auf die Seroreaktionen, ebenso auch Morphium, Veronal, Scopolamin und viele andere Medikamente.

4. *Metalle:* Bei Bleikolik findet WOLFSON 11,5% falsch positive Ausfälle.

5. *Narkose* (GROSS, KOPPLOW, LANDT, LANDECKER, LEPEHME, LINDAHL, MATSUMURA, PLANESE u. Mitarb. u. v. a. m.).

6. Über *Nicotinabusus* und seine Wirkung auf die Seroreaktion ist nicht viel bekannt (MEINICKE[15], LANGE, KAFEMANN cit. nach MEINICKE[15]). Vielleicht entsteht durch ihn eine Verzögerung der Antikörper-Produktion (LEVA cit. nach MEINICKE[15]).

7. Bei *Alkaptonurie* wird falsch positiver Ausfall durch das Tyrosin vermutet (SÖDERBERGH).

8. *Erhöhter Serum-Cholesterinspiegel* beeinflußt nach SCHMIDT[4] und FISCHER[6] die Seroreaktionen im Gegensatz zu PANACIA.

9. *Niederen Vitamin A-, E- und Carotinspiegel* beobachten STOUT[1] u. Mitarb. bei Sera mit positivem Ausfall ohne Anhaltspunkt für Lues.

10. Eine gröbere *Verschiebung des Albumin-Globulinquotienten* scheint DOEPFMER[3] u. Mitarb. im Gegensatz zu REIN (cit. nach DOEPFMER[3]) und WALLNER als Ursache unwahrscheinlich. Wohl aber findet WALLNER bei erhöhter Blutsenkungsgeschwindigkeit oft falsch positive Ausfälle (gleiche Ätiologie für beide pathologischen Befunde!). Aufenthalt für längere Zeit in den Tropen macht auch ohne nachweisbare Erkrankung (MOORE[6], HENTSCH) vorher negative Sera positiv.

11. Hoher Calciumgehalt des Blutes z. B. bei decalcinierenden Prozessen, auch infolge von Acidose, kann negatives Serum positiv machen (s. auch Experiment in vitro: Zusatz von Salzen, s. u.): Globulin bindet das Calciumsalz, wodurch die Dispersion geringer, die Ausflockungsbereitschaft größer wird. Solche positiv falschen Sera können durch Vitamin D_2, wenn es das Calcium im Gewebe fixiert, negativ gemacht werden (BARBATO[1]).

Während und vor allem nach der Blutabnahme spielen Verunreinigungen aller Art, auch bakterielle Verunreinigung eine Rolle (GUTHOF, HARTMANN[3] u. Mitarb., HRUSZEK[2]).

Bacterium subtilis in Rinderbouillon verursacht positive Komplementbindungs-Reaktion mit Rinderherzextrakt. Der reagierende Faktor wird wie die Reagine von Kaolin adsorbiert und läßt sich im alkoholischen Subtilis-Extrakt nachweisen (TAKANO cit. nach JACOBSON, POHLNER), sowie mit Bacterium cereus und mycoides (AMINOFF, SIEVERS[5], ORSOS, GOLDSTEIN[2], SIMON).

Ätherzusatz (DENECKE[2]) und *Alkohol*reste in der Spritze (MÜLLER[14]) machen ebenfalls negative Sera positiv, nach VOHWINKEL[3] wird positive Wassermann-Reaktion durch Alkoholbeimengung negativ.

Änderung des p_H. Niederes p_H macht die Sera positiv (MARKOVEC, LANDT, COMEL). Durch Neutralisieren (p_H 7—8) schwindet im Normalserum die Positivität, Alkalisierung verursacht sogar technisch falsch negative Ausfälle (DENECKE[2], ORSOS).

Gerbsäure aus neuen Korken — nach PLAUT[4] enthalten Korkstöpsel Gerbsäure — bewirkt neben Eigenhemmung auch positive Wassermann-Reaktion (WEICHHERZ[3]), Liquorverfärbung und Goldsolfarbänderung (ORSOS, MEINICKE[35]).

Acridinreste in der Spritze (PISACANE[2]) können durch Flockung der Serumglobuline die Komplementbindungs-Reaktion stark positiv machen.

Ebenfalls durch Ausflockung wirken auf die Komplementbindungs-Reaktion nach HECHT *Metalle*, wie Eisen, Nickel, Kobalt, Magnesium (SPIEGLER u. Mitarb.).

Zusatz von *Salzen* (Calciumchlorid) 220—480 mg-% bewirkt positive Wassermann- und Meinicke-Klärungsreaktion II, bei 1,200 mg-% kommt es zur Komplementhemmung (MÖBEST[3]), *Kochsalz* führt zusammen mit Cholesterin auch ohne Serum zu unspezifischer Ballenbildung, auf die spezifische Ballenbildung hat es keinen Einfluß (MODEL). Nach den experimentellen Arbeiten von EAGLE[20] kann eine physikalisch-chemische Behandlung in vitro negative Sera nicht positiv, sondern höchstens eigenhemmend machen. Die Globuline frischer Sera reagieren aber nach LANDT und KOPPLOW mit jeder Lipoid-Suspension Wassermann-positiv.

Das *Antigen* als Ursache für positive Ausfälle: Bluthaltiges Ausgangsmaterial kann bei allen Erkrankungen, die mit massivem Zerfall der roten Blutkörperchen einhergehen, z. B. bei Malaria, falsch positiven Ausfall auslösen (FISCHER[19] u. Mitarb.). Die acetonlösliche Fraktion von Schafherzen gibt mit vielen nichtluischen Sera positive Flockung (WIDELOCK[2] u. Mitarb.), Komplexantigene geben mehr falsch positive Ausfälle, und zwar 0,47% in den Jahren 1935—1950, als gereinigte Antigene, z. B. Cardiolipin, 0,16% in den Jahren 1946—1950 (KOLMER[16] u. Mitarb.). Diese Art der Positivität müßte dann aber eher zu den biologisch falsch positiven Ausfällen gerechnet werden, da sie durch eine Antigen-Antikörper-Reaktion ausgelöst wird.

b) Biologisch falsch positive Reaktionsausfälle

Die Ursache eines biologisch falsch positiven (b. f. p.) Ausfalles liegt 1. in dem Vorhandensein nicht luesspezifischer Antikörper, vor allem Anti-Lipoid-Antikörper, auch Anti-Lipoid-Auto-Antikörper (KAHN cit. nach DELACRETAZ[1]), die identisch oder wenigstens verwandt sind mit den Syphilis-Reaginen (KOLMER[16] u. Mitarb.)

und die eine Antigen-Gemeinschaft zwischen Treponemen und Gewebslipoiden voraussetzen (POETSCHKE, PROCHAZKA[1]). DEMANCHE[3] unterscheidet bei den Lipoiden auf Grund ihrer antigenen Eigenschaften zoologische (Art-), histologische (Gewebe-), individuelle (Gruppen-) und ubiquitäre Spezifität, die sich in der Sero-diagnostik der Syphilis durch bzgl. Lues unspezifische Ausfälle bemerkbar macht, 2. aber auch in dem Vorhandensein von Eiweiß-Antikörpern, deren Gruppen-spezifität zwar wesentlich enger begrenzt ist, die aber, wie im Kapitel Antikörper (S. 352) näher diskutiert wurde, doch in einem gewissen Maß vorhanden ist.

Theoretisch kann jeder Vorgang, der zum Auftreten von Zellabbauprodukten führt, bei einer gewissen Bereitschaft des antikörperbildenden Systems, das Serum antikörperhaltig und dadurch biologisch falsch positiv reagierend machen. Wir haben also mit 2 Hauptfaktoren, nämlich mit den Antigenen (s. S. 342) und mit dem antikörperbildenden Apparat (s. S. 353) zu rechnen.

Die anderen Ursachen, wie Eiweiß-Labilität usw., sind relativ leicht als solche zu erkennen und dürften den zahlreichen Bestätigungsreaktionen zu einer schein-baren Daseinsberechtigung verholfen haben.

Sicherlich bestehen theoretisch und in einem Teil der Fälle auch praktisch die im folgenden angeführten Ursachen eines biologisch falsch positiven Reaktions-ausfalles zu Recht. Mit größter Wahrscheinlichkeit ist aber bei dem größten Teil dieser Sera — wie es sich durch einen positiven TPI-Test dann auch zeigt — durch die angegebene Ursache eine Provokation des durch eine einmal erfolgte Lues-infektion darauf eingestellten antikörperbildenden Systems erfolgt (REYNES). Aus der Tatsache, daß positive Seroreaktionen nur vorübergehend zu finden und vor allem nach dem Eintreten normaler Verhältnisse, z. B. nach dem Abfiebern, wieder negativ geworden sind, darf niemals, wie es vor der TPI-Ära die Regel war, der Schluß auf eine biologisch falsch positive Reaktion gezogen werden. Es kommt vor, daß konstant und gleichmäßig durch längere Zeit, während der ganzen Beobachtungsdauer positiv reagierende Sera im TPI-Test negativ sind.

Flockungsreaktionen ergeben mehr unspezifisch positive Ausfälle als Kom-plementbindungs-Reaktionen (HIRSCH, VISSIAN), ungereinigte Antigene wieder mehr als gereinigte (SCHMIDT[9], DELACRETAZ[1]).

Über die Ursachen biologisch falsch positiver Ausfälle herrschen divergente Ansichten: STOUT[2], SYRKIN, ANSANI, JEFFERISS, HILDEN[2], DIETEL, GIGANTE[2], LLOYD, WILKINSON, NEURATH u. VOLKLIM (beide cit. nach MEINICKE[23]), PIETRA-VALLE, SACHS u. Mitarb. (cit. nach ROTH), ROTH u. Mitarb., MOORE u. Mitarb., EAGLE (cit. nach DOEPFMER[3] u. Mitarb.), DOEPFMER[3, 12], SCHMIDT[9].

Vor allem die Sera dunkler Rassen scheinen schon physiologisch Globuline zu enthalten, die einen positiven Ausfall veranlassen können (HILL u. Mitarb.). Auch die Positivität vieler Tiersera ist dadurch zu erklären (POZZO).

MOHR[3] u. Mitarb. unterscheiden eine akute Form von biologisch falsch positiven Reaktoren und eine chronische Form (CUTLER[5] u. Mitarb.). Gesunde Reaktoren-familien (Erbfaktoren von SINGER u. DOERNER cit. nach DELACRETAZ[1]) und fakultative, z. B. bei Erkrankungen — vor allem der Atemwege — sind bekannt (LINDAU, ZUBAR u. MUFFAT beide cit. nach DOEPFMER[13], CUTLER[5] u. Mitarb., HARTMANN[2] u. Mitarb., REYN[1] u. a. m.). Genaue Durchuntersuchung und Prü-fung des Reticuloendothelialen Systems solcher Familien könnten vielleicht zur sicheren Lokalisierung der Antikörperbildung führen.

Durch einen negativen TPI-Test wurden von NELSON u. MAYER, von DIESEN-DRUK, ZHEUTHLIN (alle cit. nach DOEPFMER[1]) falsch positive Ausfälle der klas-sischen Reaktionen festgestellt bei: Erythematodes acutus, Fleckfieber, Grippe-Pneumonie, infektiöser Mononucleose, Leishmaniose, Malaria (akut und chro-nisch), Morbilli, Parotitis epidemica, Pertussis, Typhus, Varicellen, nach RANQUE[1] bei Lepra, Viruspneumonie, Sichelzellanämie und Malaria. Aber auch bei behandelter Lues kann, wenn der negative TPI-Ausfall als Kriterium für falsch positive Reaktionen gilt, ein gewisser Prozentsatz (3,2%) falsch positiver Sera ermittelt werden (MOORE u. Mitarb., NELSON, HILL alle cit. nach DOEPFMER[1], sowie DAGUET[2] u. Mitarb.). Dazu kommen von DELACRETAZ[1]: bakterielle Infektionen aller Art, Fieber, Rickettsien-Erkrankung, Virus-Erkrankung, Spirochätosen, Protozoonosen, Amöbendysenterie, maligne Tumoren, Sarkoide, Vaccination, Intoxikation, Kollagenosen, Stoffwechselstörungen, Ikterus, Gravidität, Epilepsie, Coronarthrombosen, andere Herzerkrankungen, Erkrankungen der Lunge, des Urogenitalapparates, Adenopathien, Serumkrankheit, auch häufiges Spenden. WIEDMANN[3] ergänzt diese Liste durch Endocarditis lenta, Viruspneumonie, Herpes zoster, Ulcus molle, Lymphogranuloma inguinale, Myokardinfarkt, Encephalomalacie, Thrombose und Toxoplasmose besonders mit der Müller-Ballungsreaktion. VISSIAN unterscheidet zunächst Gruppenreaktionen und rechnet dazu außer Erkrankungen wie Recurrensfieber, Sodoku, tropischer Phagedaenismus, Blutleishmaniose, Kalar-Azar, Hautleishmaniose, brasilianische Leishmaniose, Schlafkrankheit, Trypanosomiasis, Kadesat-Krankheit, Surra, ikterohämorrhagische Spirochätosen und infektiöse Hepatitis, auch die Frambösie (syphiloide Reaktion!) mit 100% positiven Ausfällen.

Ursachen für biologisch falsch positive Ausfälle sind nach VISSIAN hingegen: das Sumpffieber, die atypische Pneumonie, die epidemische Nasopharyngitis, Scharlach, Varicellen, Pockenschutzimpfung, Mischvaccination mit Typhus, Tetanus, Typhoide, Gelbfieber, die Lepra tuberosa mit 55%, die Lepra nervosa mit 7—27%, Mischformen der Lepra mit 47% und die Tuberkulose mit 0,1%, des weiteren das Erythema induratum Bazin, der Erythematodes, der Lichen scrofulosorum mit hauptsächlich positiver Komplementbindungs-Reaktion, alle Blutkrankheiten, die zu Zellverminderung führen, Hyperproteinämie mit 0,1% und die Gravidität.

VISSIAN rechnet auch die Bleiintoxikation dazu mit 22,6%, die auch positive Liquorreaktionen verursachen kann, dann die Chlorophormnarkose, die Medikation mit Novarsenobenzol und Sulfonamiden mit 5/178 vorübergehenden und 3 auf 5 dauernd positiven serologischen Ausfällen u. a. m. Sie sind zu den technisch falsch positiven Ausfällen zu rechnen.

Fieber, Tumoren, Gravidität, Partus und Menstruation stehen bei WILDFÜHR[1] an der Spitze der Urheberliste, Zahngranulome, Iritis, Epilepsie, Bronchopneumonie, Basedow, Bronchuscarcinom, Metastasen maligner Tumoren im Bereich des Zentralnervensystems nach PEIN, das Erythema exsudativum multiforme, Impetigo, Pemphigus, Angina Plaut-Vincent, das Senear-Usher-Syndrom nach STOKES (cit. nach GILMAN[2]), das polymorphe Erythem und Pyodermie nach GOUGEROT[3] u. Mitarb., Gravidität, Tuberkulose, Pneumonoconiosen, Morbus BOECK, Lymphogranulom, Leukämie, Malaria, Amöbendysenterie, Leptospirose, Distomiasis, Gonorrhoe, Ulcus molle, Splenomegalie, Arteriitis nach DAGUET[2] u. Mitarb. Nach FEKETE findet man bei Endocarditis lenta 5—20%, bei Erythematodes 24—44%, bei Hepatitis epidemica 50—80%, bei infektiöser Mononucleose 20%, bei Malaria 6—8%, bei Masern 8—11%, bei Viruspneumonie 6—100%, bei Tuberkulose 8%, bei Varicellen 7%, bei Pockenschutzimpfung 13—35%, bei Gravidität 2—8%, nach Diphtherieserum bis zu 4%, nach Tetanus-Antitoxin-Serum bis zu 16% biologisch falsch positive Ausfälle.

Im folgenden sind die als Urheber für falsch positive bzw. biologisch falsch positive Ausfälle beschriebenen Erkrankungen und pathologischen Veränderungen in alphabetischer Reihe angeführt:

Adenopathien (DELACRETAZ[4]), *Amöbendysenterie* (DELACRETAZ[1]), *Anämie* bzw. alle *Blutkrankheiten*, die mit einer Blutzellverminderung einhergehen, auch Sichelzellanämie (PLANESE

u. Mitarb., VISSIAN, RANQUE[1]), *Appendicitis, Atmungsorgane* bzw. Erkrankungen der Atmungsorgane: Grippe, Grippe-Pneumonie (DOEPFMER[1]); im Tierexperiment am Kaninchen mit dem Influenzabacillus Pfeiffer sind Serum und Liquor nach WASSERMANN manchmal positiv (GRUMBACH), Naso-Pharyngitis, Bronchitis (PROCHAZKA[4], DELACRETAZ[1], LEVRÉ, KRAG[2] u. Mitarb., JAHNEL[10], VISSIAN), Bronchopneumonie (PROCHAZKA[4], BOAS[16] u. Mitarb., LEVRÉ, PEIN), Bronchitis febrilis (MUNCH-ANDERSEN u. Mitarb.), Pleuritis (PROCHAZKA[4]), Pneumonie (JAHNEL[10], STIBBE, VOGELSANG[22] u. Mitarb., STRYJECKI[3], SOBYE u. Mitarb., KRAG[4] u. Mitarb., GIGANTE[2], KOPPLOW); atypische und Virus-Pneumonie (REYN[2, 3] sowie SIEVERS[4], RANQUE[1], VISSIAN u. a.) werden angeblich gegen spezifischen Seroausfall differenziert durch eine positive Komplementbindungs-Reaktion mit Lygranum Squibb, einem Antigen aus dem infizierten Dottersack von Hühnerembryonen.

Das „Wassermann-positive Lungeninfiltrat", auch als pseudoluische, Wassermann-positive Bronchopneumonie bekannt, ist in Kahn-, Citochol- und Wassermann-Reaktion positiv; nach HEGGLIN[1], HENZE dabei in Meinicke-Klärungsreaktion II und mit dem Pallida-Antigen negativ; bei Normalisierung der Blutsenkungsgeschwindigkeit wird die Wassermann-Reaktion wieder negativ. Die Kälteagglutination ist positiv (HEGGLIN[1]). Nach FARKAS[1] ist nur die Wassermann-Reaktion positiv, die Kahn- und Citocholreaktion sind negativ, nach FALK[2] u. Mitarb. sind auch die Meinicke-Klärungsreaktion II und der Kolmer-Cardiolipintest positiv. Weitere Arbeiten darüber bei CASELITZ, CLAUBERG u. a. m.

Asthma bronchiale und Bronchiektasie (VOGELSANG[22]), Pneumonokoniosen (DAGUET[2]), *Bronchuscarcinom* (PEIN), *Angina* (KRAG[4]), *Basedow* (PEIN), *Bazin* (VISSIAN), *häufiges Blutspenden* (DELACRETAZ[1]), *Morbus Boeck* (DAGUET[2]), *Carcinome* und maligne Tumoren überhaupt (DELACRETAZ[1], WALLNER, PROCHAZKA[4], STRYJECKI[3], KOPPLOW, LEPEHNE, LINDAHL, EVANS[3]), Cervixcarcinom (TAOKA), Bronchuscarcinom (PEIN).

DOEPFMER[13] u. Mitarb. finden bei *Carcinom* nur 0,9% falsch positive Ausfälle, also nicht mehr als bei Gesunden. Das Carcinom ist nicht die Ursache für eine positive Wassermann-Reaktion, sondern eher gilt die Lues als Ursache für das Carcinom. Auch BELOTE nimmt eine gleichzeitig bestehende Lues an. MATSUMURA konnte autoptisch nur in einem unter 14 Fällen von Carcinom und in einem unter 10 Fällen von Sarkom Lues feststellen bei in vivo erhobener positiver Seroreaktion.

Diabetes (KOPPLOW, STRYJECKI[3]), *Endocarditis lenta* (LEPEHNE, SHOSI[2], LANDECKER, CASELITZ, WIEDMANN[3], KAIPAINEN). SABATELLI[1, 3] findet hier durch Absorptionsversuche, aber auch bei Monocytenangina Antikörper gegen Milzlipoide und Lymphdrüsenlipoide, nicht gegen rote Blutkörperchen. Ein Drittel der Fälle sind positiv nach LANDAU u. Mitarb. (cit. nach MICHALEC) auf Grund von Colloidänderung. MICHALEC nimmt eine Änderung der Globuline durch Störung des Reticuloendothelialen Systems an, da eine Blockade des Reticuloendothelialen Systems bereits seropositive Fälle wieder negativ macht. Fieber, vor allem bei akuten Infektionskrankheiten, besonders bei täglicher Untersuchung (MOORE[5] u. Mitarb., STOKES, MATSUMURA, KOPPLOW, DELACRETAZ[1], WILDFÜHR[1], HARRIS u. Mitarb., CUESTA u. Mitarb., WALLNER, KLEIN[1], VISSIAN[2]).

Nach HARTMANN u. Mitarb. sind die Ursache der falsch positiven Ausfälle das manchen Erregern gemeinsame heterogenetische Antigen, eine Interferenz gewisser Zonenphänomene und eine Alexinestörung durch einen Stoff X im Wassermann-Antigen, zusammen mit einem weiteren Faktor im menschlichen Serum. (Das gemeinsame Antigen allein ist Erklärung genug.)

Fleckfieber (CLAUDER, LINDHAL, REYNES, MEYER, DOEPFMER[1]). HIRSZFELD[2] u. Mitarb. wollen die Differentialdiagnose durch Verwendung verschiedener Extrakte stellen.

Gelenkserkrankungen, auch Rheumatismus (LINDAU, PALASSE u. Mitarb., PROCHAZKA[4], STRYJECKI[3], im Gegensatz zu GIGANTE[2]).

Erkrankungen der Genitalien, nicht venerischer Natur, wie Condylomata accuminata, Induratio penis plastica, Adnexitis, spironegatives hartes Ulcus usw. (SAINTZ[8] u. Mitarb., CAZORLA[3], CASTELLI[1]), Gonorrhoe (PROCHAZKA[4], SAINZ[8] u. Mitarb., KRAG[2] u. Mitarb., DAGUET[2], CASTELLI[1]).

Gravidität (KOPPLOW, LEPEHNE, FRENKEL, CUGUEVA, DENECKE[2], BOACK, WINKLER, DAGUET[2], DELACRETAZ[1], VISSIAN, WILDFÜHR[1] — im Gegensatz zu KILDUFFE, STEINERT[1] und KANDLER), bewiesen durch die Absorptionsversuche von SABATELLI[2] mit Extrakten aus Placenta, Ovarium, Follikel, Corpus luteum und Hypophysenvorderlappen. Je größer der Cholesteringehalt des Antigens ist, um so mehr falsch positive Ausfälle sind zu erwarten, außerdem scheint inaktiviertes Serum in dieser Hinsicht weniger reaktiv zu sein als aktives (STEPOWSKI[2]). Cholesterin und Placentahormone haben keinen Einfluß auf die Wassermann-Reaktion (STRAETMANS). Nach SYRKIN und CHIMENTI, MERKLEN und PAUTRIZEL (cit. nach LECLERQUE) u. a. m. ist die Positivität jedoch nur technisch bedingt. Die Gravidität wirkt jedoch auch oft provozierend auf eine seronegative latente Lues, vor allem während des ersten Drittels (LAPSINA u. Mitarb., JOEST[2], BROCK u. GRUNER cit. nach JOEST[2]). Nach KOLBE[2] u. Mitarb. gibt die Kahn-Reaktion nur 0,041%, die Kiss-Reaktion keine biologisch falsch positiven Ausfälle. Mehrmalige serologische Untersuchung in mehreren Reaktionen hilft leichter zur Diagnosestellung (REKIS). Isoliert positive Wassermann-Reaktion wurde in 0,92% zusammen mit positiver Meinicke-Trübungsreaktion in 0,5%, Wassermann- mit Meinicke-Trübungs- und Kahn-Reaktion nur 2mal unter 1500 Fällen gefunden (WIN-GEN[2]), manchmal wird die Wassermann-Reaktion erst intra partum positiv (DOEPFMER[1], LANDECKER, SPIEGLER[1, 2]). Nach WINGEN[1] konnte Lues in 2%, nach anderen Autoren in 5—7% der Fälle nachgewiesen werden. Die im Puerperium manchmal erstmalig auftretenden positiven Reaktionsausfälle können, wenn gleichzeitig ein toxischer oder infektiöser Prozeß besteht, falsch positiv sein (ORTOLANI). Stillende können nach der Erfahrung von SEGRE ebenfalls falsch positive Ausfälle zeigen. Im Zweifelsfall scheint bei Graviden eine pränatale Behandlung der Frucht angezeigt zu sein (MEYER u. Mitarb., LONGHI[2], INGRAHAM, TOMMASI, MONACELLI alle cit. nach LONGHI[2]), da sonst wegen Versagens der anderen Reaktionen (SLAVTSCHEFF) die Lues erst durch die luischen Manifestationen des Neugeborenen bewiesen werden müßte! (DIETEL, HILDEN[2], JEFFERISS, NAKAYAMA[1]). Im allgemeinen sind in diesen Fällen die Flockungsreaktionen empfindlicher als die Komplementbindungs-Reaktionen. Heute entscheidet in diesen Zweifelsfragen der Ausfall des TPI-Testes (RANKE[2] u. Mitarb.). BOAK u. Mitarb. finden bei seropositiven Graviden ohne Anhalt für Syphilis einen negativen TPI-Test in 73% der Fälle.

Hauterkrankungen wie Pyodermien (SCHIRREN), Impetigo, Dermatosen, pyogene Veränderungen, Erythrodermie, polymorphes Erythem, Multiforme (GILMAN[2]), mycotische Streuung, Lichen scrofulosorum (VISSIAN), Cherion celsi (SCHMIDT[4], BOLANYI, GOUGEROT[3] u. Mitarb., GILMAN[2] u. a. m.), idiopathische Hautatrophie (WITTIG u. Mitarb.), Herpes zoster (WIEDMANN[3]), Herpes genitalis (KRAG[4]).

Infektionskrankheiten (DELACRETAZ): dafür verantwortlich sind nach GYÖRFFY[1, 2] u. Mitarb. umgewandelte fibrinogene Eiweißkörper. Weiter s. auch unter Scharlach, Tuberkulose usw.

Intoxikationen, vor allem Bleiintoxikation (DELACRETAZ[1], VISSIAN): Bleiintoxikation scheint eher für einen technisch falsch positiven Ausfall endogener Natur verantwortlich zu sein (s. S. 468).

Kachexie (CUESTA u. Mitarb.): nach KAHN[5] u. Mitarb. durch die Bindung der Serumlipoide an die Globulinfraktion.

Kollagenosen, wie Erythematodes acutus, Sklerodermie, Rheumatismus (DELACRETAZ[1], NELSON-MEYER, DIESENDRUCK, ZEUCHTLIN alle cit. nach DOEPFMER[1], VISSIAN, NIEBAUER, FRANCOVIC[4], ZELLMANN, DAGUET[2], das Senear-Usher-Syndrom (STOCKES cit. nach GILMAN[2]). Periarteriitis und Arteriitis nodosa (PEIN, REIN[11] u. Mitarb., MOORE[11], vor allem Autoren der amerikanischen Literatur). GIGANTE[2] findet bei Gelenkserkrankungen verschiedener Art nie biologisch falsch positive Ausfälle.

Lebererkrankungen (PROCHAZKA[4], CASELITZ). Viele der falsch positiven Ausfälle dürften bei Lebererkrankungen wohl auch zu den technisch falsch positiven, durch Serumlabilität verursacht, zu rechnen sein.

Serumikterus und Virushepatitis (SIEVERS[4], WILDE[2]), infektiöse Hepatitis (VISSIAN), hepatocellulärer Ikterus (HENZE, LANDECKER), Gallensteinverschluß-Ikterus, banaler Ikterus (LINDHAL, DELACRETAZ[1], LEPEHNE), Leberschaden nach Behandlung mit Quecksilberpräparaten (BORI, WALLNER) usw. — GIGANTE[2], GEIER[2] u. Mitarb. finden lediglich Eigenhemmung. — Leishmaniosen, wie überhaupt Protozoonosen, Coccidiose bei Kaninchen, Amöbendysenterie, Toxoplasmose (DELACRETAZ[1]). In diese Gruppe können auch, der alphabetischen Reihenfolge vorweggenommen, Erkrankungen durch Spirillen und Treponemataceen, mit Ausnahme der Gattung Treponema, also Leptospirosen und Erkrankungen durch Borrelien aufgenommen werden.

Die Treponemenerkrankungen, wie Frambösie durch das Treponema pertenue, Pinta durch das Treponema caratum, Kaninchenspirochätose durch das Treponema cuniculi, machen natürlich auch positive Seroreaktionen, sind aber wegen der engen Verwandtschaft ihrer Erreger mit dem Syphiliserreger nicht als Urheber biologisch falscher, sondern spezifischer Gruppenreaktionen zu werten. Nicht zu verwechseln sind sie mit der Gruppe der Schraubenbakterien, zu welchen die Treponemataceae als Familie gerechnet werden. Demnach verursachen biologisch falsch positive Ausfälle Leishmaniosen im allgemeinen, auch Blutleishmaniose (VISSIAN), Hautleishmaniose (Kalar-Azar), brasilianische Leishmaniose (VISSIAN) usw. im besonderen.

Lepra. Hier schwanken die Angaben zwischen 0,1—0,5% und 40—80% (MOORE[5] µ. Mitarb.) je nach den Lepraformen (MATSUMURA, VISSIAN, MEDEIROS, OBERDÖRFER, GUPTA u. Mitarb.) und den angewendeten Reaktionen bzw. Antigenen (OGATA[2], SHILVELY u. Mitarb., PISACANE u. CAMPANELLA beide cit. nach KRUSE-SPICCA, LINDAHL, GADRAT[2], RANQUE[1], LA CUESTA-ALMONACID u. Mitarb., PORTNOY[2] u. Mitarb., HIRSZHFELD[2] u. Mitarb., CASELITZ, EVANS[4], AHUJA u. Mitarb., LAI u. Mitarb., MARULA u. Mitarb.). Der allgemeine Durchschnitt aus 3 Leprosorien entspricht etwa 20%. Durch 5 min langes Erwärmen auf 65° C werden die Sera angeblich negativ (MARULA). Die Luesdurchseuchung bildet eine zu beachtende Fehlerquelle (PORTELLA u. Mitarb., SOULE, RUGE[6], PORTNOY[2] u. Mitarb.).

Als Antigen funktionieren in vivo die Lipoide der zerfallenen Leprabacillen (NARULA u. Mitarb.). RUGE[6] findet bei Lepra einen hohen Cholesterin- und Fettsäurespiegel und schreibt diesem Umstand die falsche Positivität zu. Die Differenzierung erfolgt durch den TPI-Test, wenn man dessen absolute Spezifität anerkennt. Die Lepra-Reaktion mit dem BCG-Bacillenextrakt kann höchstens durch quantitativen Unterschied im Titer bei gleichzeitiger Untersuchung mit dem Ag 72 von MALTANER und PANGBORN (cit. v. OLIVEIRA u. Mitarb.) zu einer Wahrscheinlichkeitsdiagnose bezüglich biologisch falsch positivem oder echt positivem Ausfall führen. Der biologisch falsch positive Ausfall jedoch ist unabhängig von der Schwere der Erkrankung.

Jedenfalls entspricht die Verifizierung einiger weniger positiver Leprasera als luisch durch den TPI-Test dem statistisch erhobenen Durchseuchungssatz des jeweiligen Untersuchungsmaterials.

Leptospirosen — s. auch die entsprechenden Infektionskrankheiten (S. 473) — (DAGUET[2]).

DELAS u. Mitarb. finden beim experimentellen Sumpffieber am Pferd 72% positiven Ausfall in der Meinicke-Klärungsreaktion II, 66% in der Müller-Ballungsreaktion, 45% in der Komplementbindungsreaktion und 18% in der Hecht-Reaktion.

Leukämie (VISSIAN u. a.).

Auch bei behandelter *Lues* ist eine falsch positive Seroreaktion nicht ausgeschlossen. Durch den TPI-Test kann der eine oder andere seroresistente Fall als falsch positiv geklärt werden: DOEPFMER, DAGUET[2] u. a. Lymphogranuloma inguinale (FREUDENTHAL, WIEDMANN[3], GREGORIO[5], SPAGNOLI[3]), Lymphogranulom (VISSIAN).

Malaria (DOEPFMER[1], HARMSEN u. Mitarb., DAGUET[2], LEPEHNE, HIRSZFELD[2] u. Mitarb., RANQUE[1], CUESTA u. Mitarb., CHEREFFEDDIN, MATSUMURA, LINDAHL, SPAGNOLI[3], SIEVERS[4], CLAUBERG, CASERITZ, WALLNER u. a. m.), auch im Liquor (WILSON[2] u. Mitarb.). Die Positivität bei Malaria beruht, abgesehen vom provokatorischen Effekt bei einer seronegativen Lues latens (CANOVA), auf dem Vorliegen von Antikörpern gegen Erythrocytenlipoide (FISCHER[19] u. Mitarb., SABATELLI[1]) und Milzlipoide.

Der Gehalt an Plasmodien soll nach SABATELLI[1] ohne Einfluß auf die Stärke der Antigenaktivität sein. STRYJECKI[1] zieht hingegen aus der Tatsache der positiven „Gruppenreaktion" den vielleicht etwas weit hergeholten Schluß auf eine Verwandtschaft der Malaria-Plasmodien mit dem Treponema pallidum (Protozoen mit Schizomyceten!).

Mit der Blutsenkungsgeschwindigkeit (MEYTHALER u. Mitarb.) und dem Cholesterinspiegel des Serums (PABAGIA) auch mit der Blutgruppe (KOBAYASHI) und der Stärke des Krankheitsbildes (LAWRYNOWITZ u. Mitarb.) scheint kein Zusammenhang zu bestehen. Der Prozentsatz der Positivität schwankt, wie immer, nach Autor (Untersuchungsmaterial), Methode und Antigen (ELLER[2], SABATUCCI[1], HENZE, HARMSEN, EAGLE[16], ESTER, HAZEN u. Mitarb., EVANS[4], TAUSSIG u. Mitarb., MOORE[5] u. Mitarb., STRYJECKI[3], KOPPLOW). Auch dem Zeitpunkt der Untersuchung scheint eine gewisse Bedeutung zuzukommen (von 6,3 bis 100%) (EAGLE[16] u. Mitarb., PISTONI). Im Acme ist das Serum immer positiv, im Fieberabfall meist schwach positiv. Nach SABATUCCI soll der „Malariafehler" bei der Sachs-Georgi-Reaktion besonders klein sein. BERGSTRÖM konnte unter seinem Patientenmaterial mit Malaria keinen positiven Ausfall beobachten. Impfmalaria ist nach NAGELL fast immer, nach KOPAYAHI immer positiv. Pallidaantigen gibt jedoch oft negative Ausfälle. Nach HARRIS[7] u. Mitarb. ist die experimentelle Malaria am 4.—5. Tag nach der Inoculation positiv und bleibt es 10—35 Tage nach der Koupierung. EAGLE[16] u. Mitarb. finden 9 unter 11 Fällen experimenteller Malaria seropositiv. KOBAYASHI hat alle 50 experimentellen Malariafälle in der Wassermann-Reaktion positiv. Die Stärke des Krankheitsbildes spielt auch bei der Seropositivität der Impfmalaria anscheinend keine Rolle (LAWRYNOWICZ u. Mitarb.). Die Seropositivität beginnt nach LAWRYNOWITZ am 14.—18. Tag post inoculationem und dauert 7—10 Tage. Die Sachs-Georgi-Reaktion wird früher und bleibt länger positiv. Bei den Malaria-Inoculationsversuchen von OLANSKY[3] u. Mitarb. (130 Fälle) ergab die durch Plasmodium vivax erzeugte Malaria mehr positive Sera als die durch das Plasmodium falciparum, und zwar waren mit der Kahn-Reaktion 82%, mit der Kolmer-Komplementbindungs-Reaktion 52%, mit der Cardiolipin-Kolmer-Reaktion 18%, mit dem Venereal Desease-Research-Laboratory-Test 3% positiv. Der TPI-Test war, allerdings schlecht reproduzierbar, in 9 unter 130 Fällen positiv. Siehe auch das Kapitel „Biologisch falsch positiver TPI-Test". Mit Pallida-Extrakt (NAGEL, HENZE), Cardiolipin und mit der Meinicke-Trübungsreaktion scheint die Zahl der falsch positiven Sera am kleinsten zu sein (SCHOCH[1]). Alkoholischer Leberextrakt soll besonders malariaempfindlich sein (SABATUCCI[1]), vielleicht infolge Antikörper-Bildung gegen die durch die Malaria geschädigten Leberzellen (PISTONI). Nach KOBAYASHI werden durch Erhitzen des Serums durch 5 min auf 61° C die Malaria-Reagine zerstört. PISTONI entscheidet, ob biologisch falsch oder echt positiv, an Hand der

Intensität des Reaktionsausfalles und ex juvantibus (Chininbehandlung). Für HASSELMANN[6] und SMITH[1] ist die Dauer der Positivität aufschlußreich.

Maligne Tumoren (s. auch Carcinom, Sarkom, Leukämie und Morbus Hodgkin, (DELACRETAZ[1]), Masern und andere Infektionskrankheiten (POCKELS und DOEPFMER[1] u. Mitarb.).

Menstruation (INGRAHAM) und Prämenstruum (infolge einer allergischen Diathese) (PLANESE u. Mitarb., WILDFÜHR[1, 3]).

Monocytenangina (WAWERSIG, LÖHE[1], KOPPLOW, KOGOJ[2], CLAUBERG u. a.). Auch hier sind, wie bei Endocarditis lenta, die Antikörper durch Absorption mit Milz und Lymphdrüsen-Antigen eliminierbar (SABATELLI[1, 3]).

Mononucleose (HATZ, MOORE[5] u. Mitarb., ZARAFONETIS u. Mitarb., SAUER[5], SADUSK). Nach MILLS[2] u. Mitarb. gibt es bei Mononucleose keine biologisch falsche Positivität. Dauert die Positivität länger als 12 Wochen an, dann ist sie nach KAUFMANN[1] luisch bedingt.

Mumps (KOPPLOW) verursacht auch im Liquor positiven Reaktionsausfall bei komplizierender Encephalitis (SMITH[3]).

Narkose, vor allem Chloroformnarkose (VISSIAN), s. auch „technisch falsch positive Reaktionen", S. 468.

Nephrosen (LEPEHNE, WALLNER u. a. m.).

Parotitis epidemica (DOEPFMER), Pertussis (DOEPFMER[1]). Die Angina Plaut-Vincent wäre als Erkrankung durch Mundhöhlentreponemen besser zu den „Gruppenreaktionen auslösenden Krankheiten" zu rechnen, ebenso wie das Ulcus tropicum phagedaenicum (PIUKOVIC, VISSIAN).

Pemphigus (GILMAN[2]) vom Senear-Usher-Typ, Pyodermien (GOUGEROT[3] u. a.), s. auch Hautkrankheiten, S. 473.

Q-Fieber (Brucellose) (LENNETTE u. Mitarb.).

Rheumatismus, s. auch Gelenkserkrankungen (S. 472). Rheumatische Iritis (PEIN).

Scharlach: Nach MONACELLI und SABATELLI[3] ist die Seropositivität provoziert und echt positiv (KOPPLOW und WIEDMANN[4]). Die Komplementbindungs-Reaktion wird von der echten luischen Reaktion durch den negativen Ausfall mit Luesleber oder Menschenherzextrakt differenziert.

Sarkoide, s. auch Carcinome und maligne Tumoren (S. 472).

Durch Spirillen verursachte Erkrankungen: Recurrensfieber (VISSIAN), Rickettsiosen (DELACRETAZ[1]).

Serumkrankheit (KOPPLOW), nach Diphtherieantitoxin (BOAS[17] u. Mitarb., LANDT, VOSS[2], LÖHE[1] u. Mitarb., BOAS u. TÖLBÖLL cit. nach LÖHE[1] u. Mitarb., PROCHAZKA[6], STERN[2], HENTSCHELL u. Mitarb.), auch ohne Erkrankung an Diphtherie (KUMER u. SCHERBER cit. nach VOSS[2]). Sie verdankt zwar ihre falsch positiven Ausfälle (DELACRETAZ[1]) nach HENTSCHEL u. Mitarb. der durch das artfremde Serum geänderten Struktur der Serumkolloide. Es wurde jedoch echte Antikörper-Bildung experimentell am Kaninchen durch Injektion von Pferdeserum nachgewiesen (KINO); STOCKES u. Mitarb. differenzieren biologisch falsch positiv von echt positiv durch Cardiolipin und mit dem Euglobulin-Test. BFP-Ausfälle erhält man auch durch Kuhmilch parenteral (VILANOVA u. Mitarb.), Meningokokken-Injektion intralumbal auch mit Liquor (JAHNEL[6], POEHLMANN[3]), Pferdeserum durch seinen Gehalt an Forssmann-Antigen (FREI[1]) und durch artfremdes Serum (BORGES).

Sodoku (Rattenbißkrankheit durch das Spirillum minus) (VISSIAN), auch im Tierexperiment (HUDEMANN u. Mitarb.). Im Kaninchenserum treten thermolabile Hämolysine auf, die dem Forssmann-Antikörper ähnlich sind, und Reagine, die den Wassermann-Reaginen ähnlich, aber thermolabil sind (TANI[9] u. Mitarb.), ebenso wie bei anderen Spirochätosen, wie infektiöse Hepatitis und Fieber durch die Spirochaeta icterohaemorrhagica (DELACRETAZ[1] und VISSIAN), Splenomegalie (wohl auf Grund der auslösenden Erkrankung) (DAGUET).

Häufiges *Spenden* durch Reiz auf das Knochenmark und folgende Ausschwemmung von Globulinpartikeln (PERUCCIO[3]). Die ausgeschwemmten Globuline entsprechen ihrer Struktur nach den Globulinen syphilitischen Blutes.

Surra (Trypanosomiasis) (VISSIAN).

Stoffwechselstörungen (VISSIAN) sind genau wie auch hormonelle Störungen eher Ursachen für die technisch falschen als für die biologisch falsch positiven Ausfall.

Toxoplasmose (MOHR[2], EHRMANN[1, 2], WIEDMANN[3]). Trypanosomiasis (Schlafkrankheit) (VISSIAN).

Trichinose (BRUNS). Vielleicht ist sie die Ursache für die bei „gesunden" Rindern positiven Reaktionen in der Serologie der Syphilis.

Tuberkulose (kavernöse Lungentuberkulose und Hauttuberkulose) (VISSIAN, WILDFÜHR[1], DAGUET[2], PERRAN, POLLAK[1], ROCCAS, SCERBAKOV[3], SMIRNOFF, STRYJECKI[3], MIES, CASTELLI[1], KOPPLOW, FRISCH, DELAS, POLLAK[1], MIES, RUGE[6]; DELAS u. Mitarb. im Meerschweinchen- und Pferdeexperiment). SABATELLI[3] hält die Tuberkulose nicht für den Urheber von biologisch falsch positiven Ausfällen.

Tularämie (BROWN[2] u. Mitarb.).

Typhus (STRYJECKI[3], DOEPFMER[1], KOPPLOW), im Meerschweinchen- und Pferdeexperiment (DELAS u. Mitarb.).

Ulcus molle (DAGUET[2], WIEDMANN[3], POLLAK[1], SAINZ[8] u. Mitarb., CARRERA[8] u. Mitarb., PINARD, CASTELLI[1], BENJAMOWITSCH u. Mitarb., POVYSOCKAJA u. Mitarb.), Erkrankungen des Urogenital-Traktes (DELACRETAZ[1]).

Vaccination (DELACRETAZ[1], VISSIAN, GERARD[1], HARRIS[7] u. Mitarb., PLANESE u. Mitarb., ROBERT, LYNCK u. Mitarb., SPRAFKE).

Virus-Infektion (DELACRETAZ[1]): Varicellen (SCHIRREN), Virus-Pneumonie — s. auch Erkrankung der Atmungsorgane, S. 472 (HERZOG u. Mitarb., STOKES, WIEDMANN[3]), Herpes genitalis (KISSMEYER[1], KRAG[4, 5] u. Mitarb.).

Wurmkrankheiten: Distomiasis (DAGUET[2]) und andere Wurmkrankheiten, wie Ankylostomiasis (VERNETTI[2], GELLI). STOUT[2] mißt den Wurmkrankheiten in dieser Hinsicht keine Bedeutung bei.

Zahngranulome (PEIN).

Veränderungen im *Zentral- und peripheren Nervensystem* mit und ohne Veränderungen im Liquor (PROCHAZKA[4], PLAUT[9]). Ein positiver Liquor gilt PLAUT als Diagnostikum für einen spezifischen Reaktionsausfall, im Gegensatz zu BODECHTEL. Er findet b.f.p. Liquor bei Malaria, Viruspneumonie, Hepatitis epidemica und Lentasepsis, SEZARY (cit. nach DESNEUX[2]) und PATERSON[2] u. Mitarb. bei Tumoren im Bereich des Zentralnervensystems. DESNEUX[3] und CUSHING (cit. nach DESNEUX[3]) lehnen das Vorkommen dieser Liquorreaktion (bei Verwendung acetonunlöslicher Lipoide) ab. Nach POLLAK[1] können Arteriosclerosis cerebri und Gehirntumoren in allen Reaktionen positiven Ausfall geben. PALASSE u. Mitarb. berichten über positive Seroreaktionen bei autoptisch verifizierten Gehirntumoren, MAJEWSKA bei Tuberkulose-Meningitis, LANDECKER bei Neuritis, KÖHLER[2] bei Psychosen, WILDFÜHR[1] bei Metastasen im Zentralnervensystem. Nach STÖHR ist die Meinicke-Klärungsreaktion II öfter positiv als die Wassermann-Reaktion; der aktive Liquor wird, wenn unspezifisch positiv, nach Erhitzen wieder negativ. Encephelomalacie (WIEDMANN[3]), Epilepsie (DELACRETAZ[1], PEIN).

c) Bestätigungsreaktionen

Die Bestätigungsreaktionen boten vor der Zeit des Nelson-Tests eine gewisse Beruhigung, sie konnten aber trotz intensiver Anstrengungen über einen gewissen Wahrscheinlichkeitsgrad hinaus nichts Sicheres aussagen. Heute wird, hoffentlich zu Recht, ein positiver Ausfall der klassischen Reaktionen bereits routinemäßig mit Hilfe des TPI-Tests als spezifisch oder nicht spezifisch erkannt (SCHWANK u. Mitarb.).

Ein Bericht über die Serologie der Syphilis wäre aber nicht vollständig, wollte man nicht wenigstens in groben Umrissen die Bemühungen, den positiven Ausfall der klassischen Reaktionen als luisch zu bestätigen oder auszuschließen, erwähnen.

FISCHER[6] untersucht dasselbe Serum, aber auch denselben Patienten wiederholt. Konstant niederer oder fallender Titer spricht nach SINGH[2] und VOGELSANG[10] für unspezifische oder biologisch falsche, steigender Titer für spezifische Positivität. Fehlerquellen: Durch längeres Stehen nehmen auch die echten Antikörper langsam, aber deutlich ab; der Titer der Wassermann-Antikörper am Beginn und im Ausklingen einer luischen Infektion (auch ohne Behandlung) muß einmal wenigstens *unter* die serologisch faßbare Schwelle zu liegen kommen.

Einige Bestätigungsreaktionen — auch mit Liquor (FIORIO[5]) — basieren auf der Auffassung, daß biologisch falsch positive Ausfälle durch Serumlabilität verursacht seien (WITEBSKY[3]). Bei einer echten Antigen-Antikörper-Reaktion sind die Antikörper wieder vom Komplex abtrennbar, man muß mit ihnen neuerlich eine Seroreaktion erhalten, im Gegensatz zur einfachen Labilitätsreaktion. Die Absprengung erfolgt durch kalte Kochsalzlösung. Fehlerquelle: Es ist hier die Existenz biologisch falscher Reagine nicht berücksichtigt. Außer von FIORIO werden gute Ergebnisse mit dieser Verifikations-Reaktion auch von PANCANTI[1] bestätigt (D'ALESSANDRO[3] u. Mitarb.).

Die Absprengung der Antikörper erfolgt in der Verifikationsmethode von WASSERMANN (WASSERMANN cit. nach DELACRETAZ[1] u. Mitarb.) durch Filtrieren durch ein Silikatfilter.

Im Euglobulin-Hemmungstest von NEURATH (cit. nach MERKLEN[10] u. Mitarb.) wird ein hypothetischer unspezifischer Faktor, der im Bereich der Fraktion IV gelegen sein und vor allem den α-Globulinen angehören soll, durch Säureflockung entfernt. Ergebnisse werden, meist zufriedenstellend, kommentiert von MERKLEN u. Mitarb., FALCONE u. Mitarb., SOMOS[2], RACZ u. Mitarb.

RYTZ[8] entfernt durch Ausfällen fast das gesamte Eiweiß, dadurch wird eine Serum-labilität unmöglich gemacht; die Reagine müssen im nichtausgefällten Serumrest noch vorhanden und mit dem Rytz-Antigen nachweisbar sein.

HECHT verifiziert durch den serologischen Nachweis der, die biologisch falsch positive Reaktion auslösenden Krankheit: bei Graviden z. B. mit einem Extrakt aus Schwanger-schaftsgewebe; Labilitätsreaktionen von Antigen-Antikörper-Reaktionen unterscheidet HECHT (cit. nach DELACRETAZ[1]) dadurch, daß die durch die Ballungsreaktion gebildeten Ballen in Kochsalzlösung suspendiert bei „spezifischem" Ausfall noch einen positiven Ausfall in der Komplementbindungs-Reaktion ergeben müssen.

Die Verifikations-Versuche von KAHN beruhen sämtliche auf Änderung der physikalischen Verhältnisse.

1. Änderung der Temperatur (KAHN[8]). Bei 37⁰ C werden nach KAHN echt luische Reaktionen verstärkt und biologisch falsch positive Ausfälle abgeschwächt. Bei 0⁰ C oder + 1⁰ C ist es umgekehrt.

2. In einem Milieu von 2,5% Kochsalz ist der Titer luischer Sera höher als in destilliertem Wasser, biologisch falsch positive Sera reagieren umgekehrt.

3. Das Zufügen einer 3%igen Kochsalzlösung zu den Flocken der Kahn-Reaktion intensiviert die spezifische Flockung und schwächt die unspezifische Flockung ab.

4. Erfolgt das Auffüllen der Versuchsmischung anstatt mit 0,9% mit 2,5% Kochsalz-lösung, dann sind die spezifischen Flocken deutlicher zu sehen, die unspezifischen Flocken werden schwächer (KAHN cit. nach DELACRETAZ[1] u. Mitarb.).

Nach MOORE u. Mitarb. (DELACRETAZ[1] u. Mitarb.) ist die Methode interessant, aber nicht verläßlich. Der Ausfall der Verifikationsreaktionen stimmt mit dem TPI-Test nur in 30% überein (HARRELL).

Der von SIEVERS[4] ausgearbeitete Bestätigungstest beruht auf dem additiven Effekt eines zugesetzten, sicher positiven, entsprechend verdünnten, unterschwellig reagierenden Serums.

BREDE[1] schlägt eine ganze Sammlung von Hilfsmitteln zur Verifizierung, darunter auch den Jod-Test nach MALLENC (cit. nach TORCHI[2]), vor. Er ist nach TORCHI[2] unverläßlich und eher ein Hinweis auf Vermehrung der γ-Globuline.

DOEPFMER[3] u. Mitarb. schlagen ebenfalls eine ganze Reihe von Zusatzuntersuchungen vor: Untersuchung auf Malaria, auch mit der Probe nach HENRY, infektiöse Mononucleose mit der Paul-Bummel-Reaktion und auf andere Infektionskrankheiten, sowie wiederholte, auch quantitative Untersuchungen der Wassermann-Reaktion. Der Neurath-Test zeigt nach DOEPFMER u. Mitarb. Versager, auch Blutsenkungsgeschwindigkeit, Kahn-Verifikations-Test, Palligen und Cardiolipin versprechen nach DOEPFMER u. Mitarb. nur beschränkten Erfolg.

Nach MEINICKE[23] ist neben dem TPI-Test als Mittel der Wahl noch der Verifikationstest nach KAHN, die Pallida-Reaktion nach GAETHGENS und das *Jodbindungsvermögen* des Serums nach BREDE von Bedeutung.

Nicht über das Stadium des Experimentierens hinaus kam ein Verifikationstest von DELACRETAZ[1] u. Mitarb. Prinzip: Er beruht auf einem von REIN und PILLEMER (cit. nach DELACRETAZ[1]) beobachteten Phänomen: frisches menschliches Serum kann eine Antigen-Antikörper-Reaktion bei Vorhandensein echter spezifischer — soll heißen echter Antikörper — verhindern (REIN u. PILLEMER cit. nach DELACRETAZ[1]). Inaktiviertes Serum zeigt diesen spezifischen Hemmeffekt nicht. Bei Rinder- und Pferdeserum findet sich nur geringgradige Wirkung auf biologisch falsch positiv reagierende Sera, d. h. auf Sera, die ohne Anwesenheit von Antikörpern positive Ergebnisse in der Serologie der Syphilis aufweisen, wirkt dieser Hemmstoff nicht.

Der thermostabile Inhibitor von NEURATH (cit. nach DELACRETAZ), der selektiv nur biologisch falsch positive Flockungsreaktionen inhibieren soll, hat nach DOEPFMER[3] u. Mitarb. nur experimentellen Wert.

Nach SPAGNOLI[3] soll die Auswertungsmethode nach KROMAYER einen biologisch falsch positiven Ausfall vermeiden lassen.

d) Beurteilung des Reaktionsausfalles

Voraussetzung für eine befriedigende serologische Untersuchung ist eine empfindliche, spezifische und technisch einwandfrei ausgeführte Methode (HINTON[5]). Auch dann ist ein mehrmals erhobenes positives Ergebnis (HOFFMANN[5]) immer nur ein — meist richtiger — Hinweis auf eine luische Infektion, aber kein sicheres Zeichen (HEYWOOD, WAINSTEIN[5]), soweit es mit klassischen Reaktionen erhoben wurde. Allerdings steigt die Sicherheit in der Beurteilung mit der Zahl der angewendeten Reaktionen (HOMBRIA[4]). Ein fraglich positiver Ausfall ist nach HULLSTRUNG *verdächtig* für biologisch falsch positive Ausfälle, aber niemals ein Zeichen dafür. Mehrmals positive Ergebnisse mit dem TPI-Test scheinen ein absolut sicheres Zeichen für eine Infektion mit virulenten Treponemen zu sein. Ein negatives Ergebnis, mit welchen Methoden auch immer, schließt eine luische Infektion nicht aus. Bei eindeutig gestellter Lues-Diagnose ist die Stärke des positiven Ausfalles kein Gradmesser für die Schwere der Erkrankung (DOEPF-MER[10]); ein nach negativer Pause plötzlich positiv gewordenes Serum (sog. Serorezidiv) ist ein — auch nicht sicheres — Zeichen für ein drohendes luisches Rezidiv. Nach Behandlung gibt weder ein positives Ergebnis Anhalt für eine ungünstige, noch ein negatives Ergebnis Anhalt für eine günstige Prognose.

Es ist auch nicht möglich, mit Hilfe der Seroreaktionen eine Reinfektion als solche festzustellen. Der Ausspruch „la verole ne se double pas" stimmt sicherlich nicht. Reinfektion, Superinfektion oder klinisches Rezidiv sind mit unseren heutigen Methoden nicht unterscheidbar. Vielleicht ist ein negativer TPI-Test vor dem Auftreten klinischer Erscheinungen imstande, wenigstens eine Reinfektion als solche festzustellen. Nach CARRERA[11] kann eine „stumme Reinfektion", nach DEGOS[3] u. Mitarb. eine Reinfektion überhaupt durch den raschen Titeranstieg der immobilisierenden Antikörper (Booster-Effekt) erkannt, besser vermutet werden. Die Reagine erscheinen in diesem Fall später als die immobilisierenden Antikörper.

e) Sensibilität und Spezifität der klassischen Reaktionen

Nach allgemein vergleichenden Untersuchungen teils in Laboratorien, teils auf Kongressen und Tagungen besitzen das Maximum an *Empfindlichkeit* der Reihenfolge nach geordnet: Die Kahn-Präsumtiv-Reaktion, die Meinicke-Klärungsreaktion II, die Mikro-Meinicke-Reaktion, die Müller-Ballungsreaktion, die Kahn-Reaktion, die Citochol-, Wassermann- und Meinicke-Trübungs-Reaktion (FLOREN-TINO).

Nach VOGELSANG[20] hat die Müller-Ballungsreaktion die größte, die Wassermann-Reaktion die kleinste Sensibilität.

Nach WEISER steht an erster Stelle die Kahn-Reaktion. Nach LEMAIRE der Kahn-Präsumtiv-Test, die Mikro-Meinicke-Reaktion, die Kahn-Reaktion, die Wassermann-Reaktion nach DEBAINS, weitaus am letzten folgt die Vernes-Reaktion.

Nach OBRTEL[2] ist am sensibelsten die Meinicke-Klärungsreaktion, dann folgen die Kolmer-Komplementbindungs-Reaktion (und zwar Kältebindung) und schließlich die Flockungsreaktionen, die an Sensibilität der Kolmer-Komplementbindungs-Reaktion gleich sein sollen.

Nach SEKI ist bei behandelter Lues am sensibelsten die Meinicke-Klärungsreaktion II, dann folgen die Kahn-Reaktion, die Murata-, Browning- und Wassermann-Reaktion, nach SEZARY u. Mitarb. die Kahn-, Hecht-, Meinicke-Klärungs-Reaktion II, und die Vernes-Reaktion, nach SINGH[4] u. Mitarb. steht der Venereal Desease-Research-Laboratory-Test an erster Stelle, nach der Laboratoriumskonferenz in Montevideo im Jahre 1930 („ohne Autor"[3]) der Kahn-Präsumtiv-Test, die Müller-Ballungsreaktion und die Meinicke-Klärungsreaktion II.

Bezüglich *Spezifität* waren der Reihenfolge nach die besten Reaktionen: die Müller-Ballungsreaktion, Kahn-, Citochol-, Meinicke-KlärungsII-, Mikro-Meinicke- und die Meinicke-Trübungs-Reaktion (BLUMENBERG[2]); nach VOGELSANG[20] besitzt die Kahn-Reaktion die höchste, die Wassermann-Reaktion die kleinste Spezifität; auch die Meinicke-Klärungsreaktion ist sehr spezifisch (WEISER). Nach der Kahn-Reaktion mit 0,33% unspezifisch positiven Ausfällen reihen sich die Müller-Ballungsreaktion mit 1,1%, die Meinicke-Trübungsreaktion mit 1,9%,

die Meinicke-Klärungsreaktion mit 2,3% (OBRTEL[2]). Nach der Laboratoriumskonferenz in Montevideo im Jahre 1930 (cit. nach „ohne Autor"[3]) steht an erster
Stelle die Müller-Ballungsreaktion mit 0,7%, der Kahn-Präsumtiv-Test mit 1%,
die Meinicke-Klärungsreaktion II mit 2,4% unspezifisch positiver Ausfälle.

Als beste Reaktionen im allgemeinen wurden auf dem Kongreß von Montevideo
(cit. nach „ohne Autor"[3]) unter den Flockungsreaktionen die Kahn-Reaktion,
unter den Komplementbindungs-Reaktionen die Sordelli-Mirabell-Modifikation
der Wassermann-Reaktion bestimmt.

Welche Reaktionen sensibler reagieren, hängt vom Lues-Stadium des Patientenmaterials ab. Um möglichst viele Luesfälle aller Stadien serologisch zu erfassen,
sind Kombinationen mehrerer Reaktionen notwendig (CHEDIAK[1] u. Mitarb.,
ROSENFELD, BLUMENTHAL[3, 9], CANTANI[1], BURDON[3] u. Mitarb., BLUMENBERG[2],
CONFALONE[1], YUMAR u. Mitarb., PECORA, SCHLIRF[2] u. Mitarb., ASHBY).

Die *moderne Serologie* unterscheidet im Luiker-Serum, je nach den verwendeten Antigenen, Antilipoide-Antikörper, nachzuweisen mit dem Cardiolipin,
Antitreponemen-Antikörper, nachzuweisen mit dem Antigene treponemico proteico
solubile, dem Proteinantigen D'ALESSANDROs und Treponemen immobilisierende
Antikörper, nachzuweisen mit den virulenten Treponemen im TPI-Test (PISU[2] u.
Mitarb.). DOEPFMER faßt alle Reaktionen, die mit dem virulenten Treponema
pallidum durchgeführt werden, als T. p.-Reaktionen zusammen; dazu gehören
der TPI-Test mit dem *lebenden* virulenten Treponema pallidum als Antigen, er gilt
als einzige, wirklich spezifische Reaktion, und der Treponema pallidum-Immune-
Adherence-Test. Er kann, da er auch am Erreger selbst ansetzt und ihn morphologisch verändert, als spezifische Reaktion bezeichnet werden. Der Treponema
pallidum-Agglutations-Test, der auf der Agglutination toter Treponemen basiert,
und der Treponema pallidum-Complement-Fixation-Test, der eine Komplementbindungs-Reaktion mit den toten Treponemata pallida als Antigen ist, schließen
falsch positive Ergebnisse nicht aus.

Dementsprechend werden in den Routinemethoden der modernen Serologie die
Komplementbindungs-Reaktionen und Flockungsreaktionen mit Cardiolipin, die
Komplementbindungs-Reaktionen mit Spirochätenantigen und der TPI-Test aufzunehmen sein (FERRAR). Unter der „Syphilimetrie" von VERNES[2] wird die serologische Beobachtung eines Patienten über lange Zeiträume verstanden (TRAUT-
MANN, PEYROT). Sie stellt rein empirisch serologische Heilung nach einer bestimmten Zeit (2 Liquoruntersuchungen und 8 Serumuntersuchungen innerhalb von
8 Monaten) fest, während Nichtheilung bzw. die Tätigkeit der Spirochaeta pallida
durch den Nachweis des *Pallidine* (VERNES[10]) im Serum erkannt werden soll.

Die *quantitativen Untersuchungen* sind bereits Routinearbeit geworden (STOUT[5]
u. Mitarb.), die *Standardisierung* auch ein Fortschritt der Serologie der Syphilis,
ist als Notwendigkeit anerkannt (STOUT[5]).

Mit dem *TPI-Test* ist uns ein wertvolles Hilfsmittel gegeben, sowohl was
Sensibilität als auch was Spezifität anlangt. Aber auch mit ihm sind wir in
manchen Fällen außerstande, mit Sicherheit über die Diagnose Lues oder nicht
Lues zu entscheiden. Wenn er auch nach GREGORCZIK[2] einwandfrei die Diagnose
Lues zu stellen erlaubt, so gibt es doch auch Fälle, in denen der TPI-Test entweder
durch fraglich positiven Ausfall oder durch immer wieder schlechte Überlebung
keine Beurteilung gestattet. Wieweit die von KERN referierten biologisch falsch
positiven und biologisch falsch negativen Ausfälle auf technischen Fehlern beruhen,
ist heute nicht mit Sicherheit zu erkennen. Letzten Endes wird auch bei der
Beurteilung der modernen Reaktionen die Ansicht des untersuchenden Arztes
den Ausschlag geben (WASSEN cit. nach „ohne Autor"[7], BÜTTGENBACH).

XVII. Provokation der Sero-Reaktionen

In kritischen Fällen ist die Serologie der Lues eine wenig ausreichende Hilfe für den Kliniker. Bei Gesunden wird die Deutung eines negativen Ausfalles leicht fallen. Beim manifest Luischen, wenn außerdem ein positiver Spirochätenbefund vorliegt, wird die Beurteilung eines positiven Ausfalles ebenfalls auf keine Schwierigkeiten stoßen. Dort aber, wo wir beim Gesunden oder nicht luischen Kranken einen positiven Reaktionsausfall deuten müssen, beginnen die Zweifel an der *Spezifität* der Methode; finden wir bei verdächtigen klinischen Symptomen einen negativen Ausfall, muß an der *Sensibilität* gezweifelt werden. Schließlich soll bei behandelter, klinisch-geheilter Lues aus dem Ausfall der Seroreaktionen die Entscheidung: geheilt oder nicht geheilt, Behandlungsende oder Fortführen der Behandlung möglich sein. Hier liegt die Insuffizienz der Lues-Serologie. Der Umfang der Insuffizienz ist zwar durch die T. p.-Reaktionen, vor allem durch den TPI-Test, etwas geringer geworden, die Insuffizienz besteht jedoch in gleicher Form, nur auf eine andere Ebene verlegt, weiter. Zur Verkleinerung — wir dürfen es leider nicht wagen zu sagen zur Lösung — dieses Problems ,,positive Seroreaktionen ohne Anhaltspunkt für Lues" hat der TPI-Test Nelson-Mayer sehr viel beigetragen. Wir sind (einstweilen noch!) sogar so weit, daß wir ein Serum mit positiven Reagine-Reaktionen, aber negativem TPI-Test ohne Zögern als ,,nichtluisch" bezeichnen. Ob das unbedingt richtig ist, steht noch zur Debatte. 1. Muß die Anwesenheit eines abgeschlossenen, abgelegenen latenten Spirochätenherdes unbedingt zur Bildung von immobilisierenden Antikörpern in dem Maße Veranlassung geben, daß das Serum in einer Verdünnung von 1:10 in vitro mindestens 20% aller Treponemata pallida immobilisiert? 2. Ist es ausgeschlossen, daß im Organismus Faktoren — spontan oder induziert — wirksam werden, welche das Reticuloendotheliale System direkt zur Bildung immobilisierender Antikörper in Form einer anamnestischen Reaktion veranlassen oder welche aus dem latenten Spirochätenherd das notwendige Antigen in Form virulenter antigener Treponemen ausschwemmen und so indirekt die Bildung immobilisierender Antikörper verursachen? Das heißt aber nicht mehr und nicht weniger, als daß auch der TPI-Test Schwankungen unterworfen, *provozierbar* sein kann und ein negativer TPI-Test keine Gewähr für Spirochätenfreiheit bietet. Das Problem ist demnach noch nicht gelöst. Erst das Experiment, die Statistik, am meisten aber die Befunde der Autopsien werden zu entscheiden erlauben, ob es richtig ist, aus einem negativen TPI-Test die heute üblichen Konsequenzen zu ziehen. Es steht noch nicht fest, ob der TPI-Test provozierbar ist oder nicht. Es würden für ihn jedenfalls einige der Mechanismen gelten, die für die Provokation der Reagine-Reaktionen bekannt sind.

Die *Tendenz der Provokation* geht aus dem bisher Gesagten hervor: Es soll durch den Provokationseffekt erkannt werden, ob eine luische Erkrankung vorliegt oder nicht, das gilt sowohl für einen positiven Reaktionsausfall ohne Anhaltspunkt für Lues, als auch für einen negativen Reaktionsausfall bei Verdacht auf eine luische Erkrankung oder bei behandelter Lues zur Feststellung der Heilung oder der Notwendigkeit einer Weiterbehandlung.

Provokations-Mechanismus und -Methoden

Sind trotz eines vorhandenen Treponemenherdes im Serum zu wenig Antikörper, dann ist entweder der Antigen-Gehalt im Organismus zu unterschwellig oder das antikörperbildende System ist zu wenig empfindlich bzw. zu wenig reaktiv oder es werden trotz ausreichender Produktion zu wenig Antikörper in

die Blutbahn abgegeben, d. h. die Antikörper werden gebildet, aber in den antikörperbildenden Organen (Zellen) zurückgehalten. Entsprechend den meist hypothetisch, aber auch experimentell erhärteten Ursachen für einen mangelhaften
Antikörper-Gehalt im luischen Serum wurden die Provokationsmethoden ausgearbeitet.

1. Treponemicide Medikamente: Sie sollen die Treponemen in größerem
Ausmaß zum Zerfall bringen und dadurch den Antigen-Gehalt des Organismus
— für alle Antikörper, die auf Grund von Zerfallsprodukten der Treponemen
gebildet werden — erhöhen (GENNERICH im Jahre 1910 cit. nach MILIAN[2]).
Fehlerquellen dieser Provokationsmethode sind die Resistenz alter, torpider anti-
körperbeladener Treponemen gegen spirocide Medikamente — derartige Trepo-
nemen besitzen außerdem nur geringe antigene Aktivität (FRIBOURG-BLANC[1, 2] und
WHO[5]) — und (weniger) die Möglichkeit der unspezifischen Provokation durch
Protein-Komplexe bzw. durch eine chemische Gruppenspezifität auch infolge des
Zugrundegehens anderer Erreger, weshalb nur bei sichergestellter Diagnose der
provokatorische Effekt verwertbar ist (WILDE). Trotzdem wird diese Art von
Provokation von vielen Autoren geübt (s. später). Verwendet werden Salvarsan,
Neosalvarsan, Arsenamine, Wismut, Quecksilber, Gold, Elektroargol, Penicillin
u. a. m.

2. Das Erhöhen des Antigen-Spiegels durch Einbringen des Antigens von
außen erreicht zwar eine spezifische Reizung des antikörperbildenden Apparates,
führt aber bei labiler Reaktionslage des Systems zu irreführenden Reaktionen und
gibt, genau genommen, nur Auskunft über die Reaktionsbereitschaft des Reticuloendothelialen Systems, die oft spezifisch *ist*, jedoch nicht spezifisch sein *muß*.
Dieser Effekt wird z. B. durch das Palligen oder Pallignost intravenös oder durch
Luotest-Injektionen erreicht. ROTTMANN[1, 3] berichtet über „Umschlag" der
Seroreaktionen nach 3—5mal wiederholter Luotest-Impfung. Auch die Injektion
abgetöteter Treponemen virulenter Stämme wirkt nach dem gleichen Prinzip.
Diese Methode könnte auch zu einer gesteigerten Bildung immobilisierender Antikörper führen, ein unspezifisch provokatorischer Effekt ist jedoch theoretisch
auch nicht ausgeschlossen.

3. Ein unspezifischer Reiz auf das antikörperbildende System kann durch
jeden Stress erfolgen. Nach BELDING[1] hängt der Effekt von der Art der Provo-
kation und vom Lues-Stadium ab. UV-Licht, Röntgen- und Radium-Strahlen,
Kurzwellen wirken, wenn man vom Eiweiß-Zerfall absieht, als unspezifischer
Stress. Elektro-Schock, Proteinkörper — wie Milcheiweiß oder Eigenblut —,
Bluttransfusionen, Operationen verursachen durch meist unspezifische Eiweiß-
Antigene, ebenso wie Fieber, Infektionskrankheiten, Malaria, Serumkrankheiten,
Vaccine, Gonorrhoe, Typhus, Dmelcos-Vaccine usw. Reagine-Produktion im dazu
durch Lues oder durch andere Erkrankungen disponierten Reticuloendothelialen
System. Vor allem bei Infektionskrankheiten sind vorübergehend positive Sero-
reaktionen bekannt, die von manchen Autoren als biologisch falsch positiver, von
einigen Autoren, z. B. MILIAN[2], MANAI[2] u. Mitarb., als spezifischer, durch die
Erkrankung provozierter Reaktionsausfall, meist bei latenter Lues congenita
gedeutet werden.

4. Gefäßkontrahierende Medikamente und Substanzen wie Adrenalin, Ephedrin, Muskelextrakte, Brechweinstein, auch Röntgen (BOSCO[1]) und parasym-
pathicotrope Mittel nach PREININGER (cit. nach RAJKA[1]) sollen hypothetisch
antikörperreiche Organe (Milz) zur Kontraktion und dadurch zum Auspressen
von Antikörpern in die Blutbahn zwingen (RAJKA[3-5], TOMMASI cit. nach CORRENTE,
BOSCO[1] DE MUNNO cit. nach CORRENTE).

5. Thyreoidin, Dextrose, Schwefel, Manganchlorür, Lecithin mit einer gewissen antigenen Wirkung, Phenolsulfonphthalein, Pregelsche Lösung u. a. m. „provozieren" zum Teil durch Gefäßwirkung, zum Teil auf Grund eines noch unbekannten hormonellen Effektes mit unbekanntem Mechanismus, meist aber auf Grund geringgradiger, physikalisch-chemischer Änderung des Serums, d. h. durch Störung des kolloidalen Gleichgewichtes (MILIAN[2]). Nach BARBATO[1] wirkt Adrenalin nicht nur durch Gefäßverengung, sondern erhöht den Serumcalciumspiegel, wodurch das Serum dem Lues-Serum ähnlich wird.

Diese Provokationsmittel verursachen auch einen sog. intern-technisch falsch positiven Wassermann und könnten, wenn der Mechanismus in diesem Sinne eindeutig feststeht, durch den positiven Effekt die luische Genese des positiven Ausfalls sogar auszuschließen gestatten (CORRENTE, BUGARSKI[2], MILIAN[2]). Das Blutbild wird nach VARGA V. KIBED[3] nicht verwertet.

Salvarsane, vor allem Neo-Salvarsane, als Provokationsmittel werden verwendet von ANGISANI, SCHREYER, WARTAPETOW zusammen mit Thyreoidin. SHINDO provoziert mit Arsenamin. Die meisten positiven Ausfälle mit Provokationen erhalten SHINDO, SOMOGYI[1], OHASHI[1, 2]. Je jünger die Lues ist, um so leichter ist sie provozierbar (OHASHI[1, 2]). Das spricht gegen die Spezifität der Methode und für die absolute, unspezifische Reaktionsbereitschaft des Reticuloendothelialen Systems. MILIAN kombiniert Salvarsan (0,3—0,45 intravenös) mit Jodkalium. MARTELLI[1] verwendet Neo-Salvarsan oder Quecksilber. LYONS[1] kombiniert Neo-Salvarsan mit Wismut. GEYER[2] provoziert mit Neo-Salvarsan intravenös, Wismut oder Quecksilber (8—10 Injektionen), GENNERICH mit Neo-Salvarsan, SZATHMARY provoziert mit Neo-Salvarsan zusammen mit Schwefel (Winkler-Methode), CANALE mit Neo-Salvarsan und Quecksilbereinreibung und Wismut.

Nach CANALE ist die Meinicke-Trübungsreaktion am leichtesten zu beeinflussen. BARKOW erhält nach Neo-Salvarsan in 60% Reagineanstieg in der Wassermann-, Citochol-, Meinicke-Klärungs II- und Cardiolipin-Komplementbindungs-Reaktion. Mit *Eigenblut* (Methode nach TIERI) ist der Effekt mit 50%, nach ANGISANI weniger befriedigend. Nach BESANÇON u. Mitarb. wird bei Schüttelfrost nach *Eiweißkörperprovokation* die Kolmer-Komplementbindungs-Reaktion in 36% positiv, bei Fieber nach Eiweißkörperprovokation die Kahn-Reaktion negativ. MASSAZZA[3] u. Mitarb. erhalten nach Malaria und Vaccine oft negativen Ausfall bei vorher positiven Sera, nach Eigenblut, Kurzwellen und Diathermie hingegen einen positiven Provokationseffekt. *Palligen* intravenös in hohen Dosen gibt nach GRÜNEBERG[3, 4] neben Versagern auch einen falsch positiven Provokations-Effekt bei Tuberkulosis luposa und profunder Trichophytie; GRÜNEBERG (cit. nach SCHREUSS[6]) läßt einen Provokations-Effekt nur als spezifisch gelten, wenn Komplementbindungs- *und* Flockungsreaktion positiv ausfallen. Bleibt ein schwach positives Serum nach Palligen-Provokation unverändert, dann ist dies — normaler Liquor vorausgesetzt — als Heilungszeichen zu werten (SCHREUS[6]). Im allgemeinen sind die Ergebnisse nach Provokationen vorsichtig zu beurteilen. LISI[2] erhält einen spezifischen 8—10 Tage anhaltenden Provokationseffekt mit Organluetin, bestehend aus durch Tyndallisation avirulent gemachten Treponemen. Gesunde und Nicht-Luische bleiben angeblich negativ, negative Luiker werden in 76% positiv, schwach positive Luiker werden in 83% positiv. MONTZKA erhält positive Seroreaktionen nach Luotest-Wiederholungsimpfung und durch die Kobra-Mirion-Kur nach ROTTMANN. Näheres über Luotest-Provokationen und Hautteste s. dort. TCS (Antigene treponemico cotto-stabile) und TCL (Antigene treponemico cotto labile) bewirken nach OLIVETTI auch bei Gesunden mitunter raschen Titeranstieg. Lipoid-Provokation soll jedoch bei Gesunden immer erfolglos verlaufen. Der provokatorische Effekt durch Milcheiweiß soll nach SOMOGYI[1] nur bei positivem Ausfall verwertet werden, ebenso die Ergebnisse nach 10%iger Dextrose und nach Typhusvaccine. SZODORAY[3] u. Mitarb. finden nach 3maliger Milchinjektion unter 73 Fällen 43 gleichbleibend negativ. Vaccine, Fieber, Infektionskrankheiten, aber auch UV-Licht, Röntgen- und Radiumstrahlen provozieren ebenfalls nach unspezifischem Mechanismus, durch Aktivierung latenter Spirochätenherde, im Gegensatz zu Neo-Salvarsan, Wismut, Quecksilber, die durch Spirochätenzerstörung zur Antigen-Vermehrung führen (MILIAN cit. nach CORRENTE und MILIAN[2]); nach FONTANA ist diese Methode unverläßlich. ZAVARINI u. Mitarb. erhalten nach 7—9 Injektionen mit Gonokokken-Vaccine bei Gonorrhoikern eine Änderung der Lues-Seroreaktionen von negativ nach positiv in 46,5%, bei Tuberkulose-Kranken in 5 unter 6 und bei Luikern in 4 unter 19 Fällen. Bei einem so provozierten Fall müßte demnach eine Erkrankung durch den Erreger der betreffenden Vaccine vorerst ausgeschlossen werden. *Malaria* macht nach PIRES u. Mitarb. eine seronegative Neurolues seropositiv (Gennerich-Milian-Symptom).

Das *„Ausschwemmen" von Antikörpern* wollen erreichen BOSCO[1] u. Mitarb. durch Bestrahlung der Milzgegend (Milzkontraktion) mit 300 r/4 Al oder durch einen generellen Reiz auf das Reticuloendotheliale System durch Röntgen-Ganzbestrahlung. BUA verwendet das Provocatin (eine Mischung aus Ephedrin mit Muskelextrakt), das zwar weniger wirksam, aber auch weniger gefährlich als das Salvarsan ist, MONTESANO[3] erreicht in 21% der Fälle spezifisch positiven Provokations-Effekt mit einer Mischung aus Adrenalin, Ephedrin und Miosal (Muskelextrakt nach RAJKA). RAJKA[3-5] erhält, bestätigt von SZATHMARY, 30 min nach der Provokation mit einem Muskel-Nierenextrakt zunächst einen Antikörper-Anstieg und 60—90 min nach der Provokation einen Antikörper-Abfall in 9% der Fälle. Bei 28% der Fälle erfolgt sofort Abfall, was sich RAJKA durch Bildung von Hemmstoffen erklärt. (Man kann anscheinend immer alles mit allem erklären.) GAUDENZI[2] zieht die Neo-Salvarsan-Provokation vor, da sich die Komplementbindungs-Reaktion nach der Rajka-Provokation nur wenig ändert. Bei spätluischer Neurolues verwendet RAJKA (cit. nach FERNET) lieber UV-Licht zur Provokation. Adrenalin wirkt nach BARBATO[1] durch Erhöhung des Calciumspiegels provozierend, ebenso wie Vitamin D_2 durch Senkung des Spiegels kalmierend wirken soll.

Brechweinstein intravenös (Methode nach DENUNNO cit. nach CORRENTE u. Mitarb.) soll auch eine Ausschwemmung durch Milzkontraktion bewirken, wirkt nach PORTILLA[1] u. Mitarb. besser als Arsen oder Wismut.

Bleibt nach Anwendung aller 3 Mittel das Serum negativ, dann liegt nach PORTILLA mit Wahrscheinlichkeit eine Lues-Heilung vor.

Provokationen des *Liquors:* BRUNO[3] erhält nach intralumbaler Injektion von Wismut positive Wassermann-Reaktion, evtl. auch positive Benzoe-Reaktion, positive Nonne-Apelt-Reaktion, vermehrte Eiweißwerte und erhöhte Zellzahl. Phenolsulfonphthalein intralumbal verursacht Zellvermehrung, Cephalea und Vomitus (FELICI[1]), es schädigt die Blutliquorschranke (DELLA-PIETRA) und ist daher nicht nur gefährlich, sondern auch wertlos. Neo-Salvarsan intravenös ändert geringgradig die Liquorreaktionen (MOSKVIN u. Mitarb.), Wasser intralumbal (Provokation nach LUZ-CERQUEIRA) führt 20 Std nach der Injektion zur Zellvermehrung. Die Differenzierung der Zellen erfolgt nach LUZ-CERQUEIRA: Lues des Zentralnervensystems zeigt mononucleare Zellen, Plasmazellen, keine Polynuclearen; normale Fälle zeigen ungefärbte Zellen, deren polynuclearer Charakter erkennbar ist. Die Methode ist nach CIAMBELLOTTI[3] wenig wertvoll und nicht ungefährlich.

Andere Provokations-Versuche sind beschrieben von PRÜSENER mit Mangan-chlorür, am Kaninchen ohne Erfolg; OURA[5] untersucht die Wirkung des *Communins*, das eine Abschwächung der Reaktionen mit Lipoid-Antigenen, nicht bei Verwendung des Cardiolipins, ergibt, und des *Typhomins*, das eine von der Behandlung der Lues unabhängige, daher wohl unspezifische Verstärkung der Reaktionen bewirkt.

Gold hat nach OHASHI[1, 2], Elektroargol nach GERNEZ[2] keinen provokatorischen Effekt. Unbehandelte Lues spricht auf Provokation eher an als behandelte. MOSKVIN u. Mitarb. und HEFT[1, 2] finden bei Kontrolluntersuchungen *Spontan-schwankungen* mindestens ebensooft wie nach Provokation mit Neo-Salvarsan, Milch oder Adrenalin (MOORE[5] u. Mitarb., BELDING[1], VARGA v. KIBED[3], GERNEZ[1], SCHUERMANN [Diskussionsbemerkung zu BALKOW], DOEPFMER[14, 15], PRÜSENER, RABINOWITSCH, MENEGHINI[3] u. Mitarb. u. a. m.). Da Neo-Salvarsan im Blut einen intern technisch falsch positiven Wassermann verursachen kann, betrachtet MEINICKE[23] diese Provokation als wertlos, andere Provokationen sind seiner Ansicht nach überholt. Neo-Salvarsan ist außer unsicher auch gefährlich (JA-DASSOHN[1], JASTRZEBSKA) und nach den Erfahrungen von BARNETT[1] u. Mitarb. auch unspezifisch, da bei Gesunden und bei Luikern Reaginevermehrung eintritt. Das *UV-Licht* zeigt in praxi provozierende Wirkung. SPIELMANN beobachtet und berichtet über Frühjahrspositivität, FOURNIER fühlt sich veranlaßt, am Winter-ende prophylaktisch zu behandeln. GOUGEROT beobachtet im Frühling eine andere Immunitätslage der Haut (alle cit. nach FERNET u. Mitarb.). Experi-mentell konnte aber nach UV-Bestrahlung dieser Effekt nicht regelmäßig beob-achtet werden (FERNET). Die *Pregel*-Lösung soll nach BUGARSKI[1] die Antikörper hemmen und das Krankheitsbild verschlechtern (Auftreten neuer Schübe und Persistieren der Erscheinungen bei dauernd positiven Spirochätenbefunden). Im Kaninchenversuch konnte diese Beobachtung jedoch nicht gemacht werden.

Die von kritischen Autoren festgestellte Wertlosigkeit der Provokationen ist begründet durch die Wahl der Mittel — alle antigenen Präparate, auch das Lecithin z. B., führen zu spezifischer Antikörper-Produktion gegen das Antigen (PRÜSENER) —, durch die Inkongruenz der Kontrolltermine bei nicht provozierten Kontrollen, durch Spontanschwankungen bei kritischer Durchführung von Kon-trolluntersuchungen und durch das mangelhaft ausgewählte Untersuchungs-material. Die ideale Provokations-Methode müßte durch unspezifische Reizung (Kurzwellenfieber, zentral-nervöses Fieber) eine Aktivierung latenter Spirochäten-herde bewirken, bei einem Patientenmaterial, das sich ausschließlich aus behan-delten, ehemals spiro-positiven Luikern zusammensetzt und das bei täglicher Kontrolle der Sera keine Schwankungen der Serum-Reaktionen, einschließlich des TPI-Testes, aufweist. Jeder dieser dann einmal zur Autopsie kommenden Fälle wäre ein Baustein für das Wissen um die Richtigkeit der Methode. Das Kontroll-material soll aus weitgehend sicher Nicht-Luischen, TPI-negativen Gesunden bestehen. Dann erst könnten Untersuchungen an einem fraglichen Untersuchungs-material gemacht und die Ergebnisse auch verwertet werden.

Zusammenfassung

Aus dem Positivwerden eines Serums im Anschluß an eine „Provokation" werden 2 Schlüsse gezogen: Bei sicherer, behandelter, seronegativer Lues auf einen latenten Herd, also auf die noch nicht abgeschlossene Krankheit, bei posi-tiver Seroreaktion oder bei einem Serum mit schwankend positivem bzw. nega-tivem Ergebnis auf einen spezifisch luischen, echt positiven „Wassermann", bzw. wenn das Serum negativ bleibt oder wird, auf einen biologisch falsch positiven Ausfall.

Der „provokatorische" Effekt der meisten Methoden zeigt sich in einer rasch vorübergehenden Schwankung nach der positiven Seite. Diese Schwankung ist meist minimal, d. h. unregelmäßig und ist ebenso deutlich auch ohne „Provokation" sichtbar, wenn nur lediglich in kurzen, regelmäßigen Abständen die Untersuchung wiederholt wird, so daß daraus sicherlich keine Schlüsse zu ziehen sind, vor allem dann, wenn es sich darum handelt, einen biologisch falsch positiven Wassermann zu erkennen. Sicherlich aber ist es möglich, durch meist intensiver eingreifende Maßnahmen, manchmal aber auch nur durch einen massiven Stress, ein sich in einem labilen Gleichgewicht befindendes Reticuloendotheliales System sei es spezifisch, sei es unspezifisch, zur Antikörper-Provokation anzuregen. Bewirkt das Provokans einen erhöhten spezifischen Antigen-Spiegel durch Treponemenzerfallsprodukte im Organismus, dann können wir eine spezifische Provokation erwarten, kommt es lediglich zu einer Umstimmung des Körpers ohne Antigen-Vermehrung, dann wird die Provokation auf unspezifischer Basis ablaufen.

Ein spezifisch angeregtes Reticuloendotheliales System wird, solange ein Antigen-Reiz vorhanden ist, Antikörper produzieren; es ist anzunehmen, daß bei latenten Spirochätenherden und intensiver Provokation (treponemicide Mittel oder aber auch Infektionskrankheiten) die Positivität des Serums länger anhält. Wie wir heute durch den TPI-Test deutlich sehen, sind viele der als biologisch falsch positiv erklärten Reaktionsausfälle, z. B. nach Infektionskrankheiten, echt positiv, als provokatorischer Effekt der Erkrankung auf einen latenten Treponemenherd. Als Differentialdiagnosticum ist der TPI-Test heranzuziehen. Ist die Lues durch den TPI-Test eindeutig festgestellt, dann ist der provozierte positive Ausfall der Seroreaktion ein Zeichen für einen latenten Treponemenherd. Da aber die Anwesenheit von immobilisierenden Antikörpern bereits ein Zeichen ist für virulente Treponemen im Organismus, kann die Provokation zu diesem Zweck heute als überholt angesehen werden.

Es ist nicht eindeutig bekannt, ob es möglich ist, auch einen TPI-Test zu provozieren. Theoretisch dürfte höchstens nach einem Fieberstoß, wodurch Treponemen in größerer Zahl ausgeschwemmt werden und mit dem Reticuloendothelialen System in Berührung kommen konnten, der Titer der immobilisierenden Antikörper ansteigen; auch müßte das Einbringen abgetöteter Treponemen virulenter Stämme, wie es beim Luotest der Fall ist, theoretisch zu einer Provokation eines Nelson-Tests bei abgeheilter Lues führen (Booster-Effekt). Das von DICKEL referierte Versuchsergebnis mit 50 Millionen Keimen toter Spirochäten entspricht einem derartigen „Luotest", allerdings mit großem Treponemengehalt. Ob es einen Zustand gibt, bei dem trotz Anwesenheit von Treponemen der TPI-Test negativ ist, ist heute noch nicht sicher beantwortet. Autoptische Befunde können darüber Auskunft geben und, mit einer allerdings nicht allzu großen Sicherheit, die Provokation sicherer, bereits TPI-negativer Luesfälle.

XVIII. Serologie der Syphilis in den verschiedenen Ländern

Während in den Tropen die Seroreaktionen im Hinblick auf die Stabilität der Faktoren gegenüber Temperatur und Feuchtigkeit ausgearbeitet sind, müssen sie z.B. in *Rußland* im Hinblick auf weite primitiv bevölkerte Gebiete eingestellt werden. Mit möglichst wenig Mitteln die besten Ergebnisse zu bekommen ist das Ziel der Arbeiten (MUTERMILCH-MADITSCH, SARATOV, GINSBURG-KALININ, ISRAELSON alle cit. nach JASKOLKO u. Mitarb. und JASKOLKO u. Mitarb.).

Aus *Indien* berichten CHAKO[1] u. Mitarb. über die relativ geringe Brauchbarkeit des Venereal Desease-Research-Laboratory-Tests und der Kahn-Reaktion.

Tropen. In tropischen und subtropischen Gegenden sind die Seroreaktionen auf Syphilis nach der Richtung der technisch unempfindlichen, vor allem klima-unempfindlichen und nach der Richtung der spezifischen, d. h. gegen unspezifische Reagine unempfindlichen Methoden auszurichten. Flockungsreaktionen sind z. B. relativ wenig temperaturempfindlich (BEREGOFF). Temperaturempfindlich sind die Müller-Ballungsreaktion, weniger die Meinicke-Klärungsreaktion und die Kahn-Reaktion. Alle Komplementbindungs-Reaktionen zeigen wegen der Labilität des Komplements und der schlechten Konservierbarkeit der Schaferythrocyten Schwächen, die aber durch entsprechende Kühlräume beherrscht werden können. Nach LEVITAN[1] u. Mitarb. bewähren sich die Kolmer-Komplementbindungs-Reaktion und Venereal Desease-Research-Laboratory-Reaktionen in tropischen und subtropischen Gegenden. Bei größeren Entfernungen und Transport-schwierigkeiten empfiehlt sich die Versendung von Trockenblut und dement-sprechend eine Trockenblutreaktion.

Der sog. „Malariafehler" ist bei der Müller-Ballungsreaktion verhältnismäßig groß (HEINEMANN[1]); auch aus diesem Grunde hat sich die Müller-Ballungs-reaktion in den Tropen nicht eingebürgert. Die spezifische Pallida-Reaktion hingegen hat nach HEINEMANN[3, 4] eine Unspezifitätsrate bei Malaria von 0,6%, bei Lepra ist sie wesentlich größer. Die Mikroflockungsreaktion von MEINICKE zeigt wieder den kleinsten „Leprafehler". Von NAGELL (cit. nach EAGLE[16]) werden besonders wenig falsch positive Ausfälle mit Pallida-Antigen berichtet. RUGE erhält mit einer Kombination des Venereal Desease-Research-Laboratory-Tests mit der Meinicke-Klärungsreaktion wesentlich weniger falsch positive Aus-fälle als mit einer Wassermann-Meinicke-Klärungsreaktion-Kombination. Zonen-phänomen wird relativ selten beobachtet. Die Wassermann-Reaktion zeigt mehr Eigenhemmung; der eigenhemmende Faktor konnte bei Leprösen und Leber-kranken nachgewiesen werden. Der „Rassenfehler" in Südafrika ist mit der Wassermann-Reaktion besonders klein (HILL u. Mitarb.). Die meisten biologisch falsch positiven Ausfälle beobachtet RUGE mit der Kahn-Reaktion.

Die Brauchbarkeit der Wassermann-Reaktion und Kahn-Reaktion in den Tropen wurde von HENTSCH an einem reichhaltigen Patientenmaterial untersucht. Bei der Beurteilung der Unspezifitätsrate muß die Durchseuchungsrate mit Lues eingerechnet werden. Treponematosen sind bei der Berechnung auszu-schließen, da sie sowohl in den klassischen Reaktionen als auch in den Treponemen-reaktionen wegen der eindeutigen Erregerverwandtschaft positiv reagieren müssen: HENTSCH findet positive Wassermann- und Kahn-Reaktion bei Fram-bösie in 90—100% der Fälle. Die anderen von HENTSCH in dieser Richtung unter-suchten Tropenkrankheiten als Ursache für biologisch falsch positive Wassermann- und Kahn-Reaktion sind: das Rückfallfieber (50% positiv), manchmal auch positiver Ausfall der Reaktion mit Liquor, die Sodoku mit 50%, die Kalar-Azar mit 35% mit Cutan-Efflorescenzen ähnlich der Lues II, die Malaria und die Lepra mit 20—80%, vor allem bei Lepra nervosa, die mit Tabes dorsalis ver-wechselt werden kann.

In *Amerika* erkannten PARRAN[1, 2] u. Mitarb. in den vielen Modifikationen und schlecht ausgebildeten Hilfskräften die Ursache der nicht übereinstimmenden Ergebnisse bei vergleichenden Untersuchungen in verschiedenen Laboratorien.

Von McDERMOTT[4] stammt eine „Weltstatistik" der Lues-serologischen La-boratorien. Sie unterscheidet zwischen Laboratorien mit mehr und mit weniger als 10 000 Sera jährlich. Von den WHO-Regionen Afrika, Amerika, Mittelmeerraum, Europa, Südwest-Asien und Westpazifik steht Amerika mit 2260 Laboratorien an der Spitze, jedoch mit vorwiegend kleinen Laboratorien. Europa mit 827 Laboratorien verfügt über 244 Institute (also mehr als Amerika) mit einer jährlichen Kapazität von mehr als 10000 Sera.

Die am meisten angewendete Reaktion in 465 Laboratorien in über 63 Ländern ist die Kahn-Flockungsreaktion. Ihr folgt, vor allem in Europa, die Meinicke-Klärungsreaktion II, dann die Kolmer-Komplementbindungs-Reaktion und in Amerika der Venereal Desease-Research-Laboratory-Test.

XIX. Reihenuntersuchungen

Die Reihenuntersuchung — d. h. die Untersuchung ganzer Bevölkerungsgruppen — bezweckt, im strengsten Sinne, die Durchseuchung eines Gebietes zu erforschen (DUMAS, DESMONS) und die Zahl unbekannter Luesfälle in einer bestimmten Gruppe von Menschen festzustellen (GRAY). Die Aufdeckung stummer Infektionen, der sog. ,,Syphilis decapiteé" von FOURNIER, war schon früher ein schwerwiegender Anlaß zur Reihenuntersuchung (SZODORAY[1]) und ist es heute in der Zeit der wahllos verabreichten Antibiotica mehr denn je (WITTLINGER). Das Ergebnis von Reihenuntersuchungen kann außerordentlich schwanken (SUCHANEK u. Mitarb.). Zunächst taucht die Frage auf, ob Reihenuntersuchungen nur bei Freiwilligen oder aber auch unter einem gewissen Zwang durchgeführt werden sollen. Ethische Bedenken gegen Zwangsmaßnahmen bestehen sicherlich und wurden von MOSER, JAUBERT[2] u. Mitarb., WIEGAND[1] u. a. diskutiert. Zwangsmaßnahmen für eine bestimmte Gruppe sind im Ehetauglichkeitsgesetz (HALL, FALLINGER, CLARKE[2]), bei den Blutspendeaktionen (HARRIS[6] u. Mitarb.), in manchen Ländern (Österreich) durch Gewährung gewisser Vorteile (Wäschepaket für Wöchnerinnen) und schließlich bei der Einstellung in den öffentlichen Dienst seit langem bekannt und erprobt. Für gewisse, nicht zu rigorose Maßnahmen spricht die eigenartige Beobachtung von FREEBLE u. Mitarb. aus Ohio, wonach der an Freiwilligen erhobene Durchseuchungssatz (0,81%) um ein Beträchtliches kleiner ist, als der aus gesundheitsärztlichen Statistiken errechnete.

Es gibt also bereits eine Diskrepanz zwischen dem Untersuchungsmaterial an Freiwilligen und an dazu zumindest Gedrängten. Weitere große Unterschiede ergeben sich aus den Gebieten, aus der Gesellschaftsschichte, aus der rassischen und aus der religiösen Zusammensetzung, aus den Altersklassen und schließlich aus den bereits durch eine Erkrankung gesiebten Fällen (Krankenhausmaterial).

CUTLER[6] u. Mitarb. konnten in Indien (Simla) nur 22,6% luesfreie Familien finden. KVITTINGEN[2] u. Mitarb. finden 40% seropositive, 5% der Erwachsenen hatten Lues I oder II. In Burma wurden mit dem Venereal-Desease-Research-Laboratory-Test unter 13903 Personen 15,3% positiv gefunden, wobei der Hauptanteil aus verheirateten Männern, der kleinste Anteil aus unverheirateten Frauen bestand (ISAACSON u. Mitarb.).

Norwegen deckte bei 8,9% Graviden luische Infektion auf (VOGELSANG[11]), in Oslo fand VOGT[2] 1%.

Aus Dänemark berichtete SCHMIDT[9] nur über 1°/oo(!) aufgedeckter Luesfälle, wobei bei Männern und Frauen kein Unterschied festgestellt wurde.

In Formosa fand NAKAGAWA bei weiblichen und männlichen Chinesen mehr Lues als bei den Japanern.

In Marokko sind nach NINARD 2—7% der Bevölkerung Kolmer- und Kahn-positiv; hier überwiegen die Mohammedaner gegenüber den Indern.

Die Bantu-Neger außerhalb der Südafrikanischen Union waren 3mal häufiger positiv als innerhalb mit 7,4% eindeutigen und 5,8% fraglich positiven Ausfällen vor allem in den Altersgruppen zwischen 18 und 20 Jahren (O'MALLEY u. Mitarb.).

In Kanada fanden sich bei Indianern und Mestizen 11,1%, bei Weißen 0,03—0,07% positive Ausfälle,

in den USA bei den Negern 11,9%, bei den Weißen 1,3—2,4% positive Fälle (ORR u. Mitarb.) mit einem anschließenden Behandlungserfolg von 84%!

In Ungarn (Dorfbevölkerung) findet POLONY einen Durchschnitt von 0,8%, sicher luische Jungmänner in 0,2%, mütterliche Sera waren in der Chediak-Reaktion in 1⁰/₀₀ positiv.

Zigeuner, und zwar Wanderzigeuner, gaben in 12,8%, davon Frauen in 13,3%, Männer in 12,4% positive Ausfälle bei einem Landesdurchschnitt von Gortvay von 3,66% (GÄRTNER[2] u. Mitarb.) bei einer Blutgruppenverteilung ähnlich der bei den Indern (VERZAR u. Mitarb. cit. nach GÄRTNER[2]): Blutgruppe B 35,3, Blutgruppe 0 28,5, Blutgruppe A 26,6, Blutgruppe AB 9,6%.

Aus Deutschland (Köln) berichtet JAHNEL[9] über 0,8% positive Ausfälle (mit der Chediak-Reaktion), FINDEISEN[3] über 1%.

In Südpersien wurden unter den Handwerkern 8,3% über 17 Jahre und 2,5% unter 17 Jahre mit der Berger-Objektträger-Reaktion und der Komplementbindungs-Reaktion nach HARRISON-WYLER positiv gefunden (HODGSON u. Mitarb.).

Die Großstadt weist einen höheren Prozentsatz auf, trotzdem meldet TOURAINE[2] in französischen Großstädten den unwahrscheinlich niedrigen Prozentsatz von 0,4—2⁰/₀₀, wovon bereits 50% in Behandlung stehen.

In den Kleinstädten finden COUDERT[1] u. Mitarb. 0,84% stark positive Fälle unter den Ledigen, 4,1% unter den jungen Europäern und 13% unter den Nordafrikanern.

Industriearbeiter zu untersuchen hat neben den oben angeführten Gründen noch den Zweck, durch die Erfassung von Luikern krankheitsbedingte Unfälle (kardiovasculäre, zentralnervöse) zu verhüten, dasselbe gilt für das Personal von öffentlichen Verkehrsmitteln. Die Untersuchung müßte auch auf private Verkehrsmittel ausgedehnt werden (DOWNING). WÜNSCHE konnte mit der Chediak-Reaktion 365 positive, durch die Wassermann-Reaktion 268 bestätigte Fälle erfassen mit 85% Neuentdeckungen, das entspricht in den Betrieben einem Lues-Durchseuchungssatz von 4%! Der Hauptanteil wurde von der Altersgruppe zwischen 41 und 60 Jahren gestellt. VARGA[4] u. Mitarb. ermittelt unter Fabrikarbeitern 4,4% positive Fälle, davon 1,9 bereits als Lues bekannte, mit einem Durchschnittsalter von 30 Jahren. Einen ähnlichen Prozentsatz erhält IMAI, das Maximum bei verheirateten und ungebildeten mittleren Jahrgängen; Undiszipliniertheit und mangelhafte Aufklärung nimmt auch CLARKE[1] als Ursache des relativ großen Prozentsatzes bei Arbeitern an.

Unter gesunden Studenten wurden 0,47% positiv gefunden (NAGLE[4] u. Mitarb.). Geisteskranke zeigten in 2,4% positive Seroreaktionen (McFARLANE[4] u. Mitarb.); Taubstumme in 10,4% (GADRAT[1]), nach anderen Statistiken (cit. nach GADRAT) 20—35%. Patienten einer HNO-Abteilung haben nach DEUTSCH in 2,61% positive Wassermann-Reaktion; der Durchseuchungssatz mit sicherer Lues ist 1%! Von Gefängnisinsassen waren nach LAURENTIER[1] 26% bzw. 18,2% positiv (LAURENTIER[4]).

Internes Krankenhausmaterial ergibt mit 0,94% unspezifisch positiven Befunden (vermutet im Jahre 1934 von LIESCH) und mit 0,25% von ELDH keine verwertbaren Angaben.

Ohne Behandlung wieder negativ wurden interne Patienten nach Bronchitis (1 Fall), Pleuritis (2 Fälle), Polyarthritis (2 Fälle), Septikämie (2 Fälle), Malaria (1 Fall), Pneumonie (4 Fälle) (INGVAR u. Mitarb.). Kinderkrankenhausmaterial verhält sich ähnlich (ROMINGER u. Mitarb.). POTTER gibt 29,2% Wassermann-positive Fälle an, davon 9,38% luische Psychosen, der Rest sind Lues und Frambösie. Anders verhalten sich die kardiovasculären Erkrankungen, 15% von 1330 beobachteten Luesfällen zeigten kardiovasculäre Symptome. 26 von 27 so diagnostizierten kardiovasculären Luesfällen konnten autoptisch verifiziert werden (McFARLANE[2] u. Mitarb.); HADLEY hat 2,35% (3,1% Männer, 1,8% Frauen). Unspezifisch positive Ausfälle will HADLEY durch Untersuchen des inaktivierten Serums vermeiden.

Von Lagerinsassen (Bad Nauheim), nach CHEDIAK und KO-DA-GUO untersucht, waren 1,13% positiv, davon hatten 0,5% sichere Lues, 80% davon waren unbekannt. Biologisch falsch positive Ausfälle wurden durch Typhus und Paratyphus hervorgerufen (KRUSPE).

In Versorgungsheimen finden HOVERSON[1] u. Mitarb. nach 6—19 Jahren ein spontanes Negativwerden der Wassermann- und Kahn-Reaktion.

Unter Tätowierten findet HAMADAG ein eigenartiges Verhältnis zwischen Prozentsatz der Seropositivität und Veranlassung zur Tätovierung: sexueller Trieb gab in 33% positive Wassermann-Reaktion, Krankheit in 11%, Nachahmung in 14%, Neugierde in 21%.

Lazarettinsassen geben nach GOBERT einen hohen Prozentsatz (19%) von positiver Wassermann-Reaktion.

Gravide müssen wie alle anderen Zufallswassermann-Fälle auch klinisch und serologisch genauestens untersucht werden (BOAS[12]). COLMEIRO[1] u. Mitarb. erhalten unter einem wahllos zusammengestellten Untersuchungsmaterial an Graviden 17% positive Ausfälle, wobei Wassermann- und Kahn-Reaktion nur in 1% nicht übereinstimmten (COLMEIRO[2]), VOGELSANG[11] 8,9% in Bergen, VOGT[2] 1% in Oslo, ZALUCKIJ u. Mitarb. 0,18%.

MACKAY fand in 1,9% das mütterliche und in 0,9% das kindliche Serum positiv. HOFFMANN in der Diskussionsbemerkung zu MEINICKE[24] fand 20% positiv in Halle und Berlin, 10% in Bonn.

LAURENTIER[2] konnte ein Sinken der positiven Ausfälle von 27% im Jahre 1925 auf 8% im Jahre 1929 feststellen. Im Jahre 1931 waren es nur mehr 5,2% (LAURENTIER[5]). WERNER[1] erwartet für die Jahre nach 1962, berechnet aus Vergleichszahlen der Jahre 1930—1940, für Schweden etwa 2000—3000 Spätluesfälle und empfiehlt die routinemäßige serologische Untersuchung aller stationären Patienten mit einer einfachen orientierenden Komplementbindungs-Reaktion. PINARD findet in Bandeloque 3%, PAUTRIER in Strassbourg 2,5% (beide cit. nach LAURENTIER[5]). HALL hat 1,38% positive Fälle.

Die Untersuchung von Ehepaaren ergibt 1% positive Wassermann-Reaktion, bei Frauen und Männern gleich, davon 15mal mehr bei Farbigen als bei Weißen. Unter den Männern von rhesusnegativen Graviden fand ENG 0,39% Lues-seropositiv! HILDEN[1] untersucht das Retroplacentarblut und findet 3,4% positiv. 38% der luischen Wöchnerinnen wurden von GEYER[1] durch Routineuntersuchung des Retroplacentarblutes erfaßt. GEYER verwertet nur wiederholt positive Ausfälle. Fraglich positive Ausfälle werden durch Salvarsan provoziert und am 4. und 8. Tag kontrolliert. Ist das kindliche Blut negativ, dann ist eine Kontrolluntersuchung nach einiger Zeit erforderlich (HEMSATH).

MASANTE findet bei Greisen in 4,3% positiven Ausfall bei psychisch allgemein gutem Zustand.

Unter den Tuberkulose-Fällen findet MEINICKE[8] 2% Lues.

Bei Reihenuntersuchungen hat sich die Trockenblutuntersuchung nach CHEDIAK bewährt (JAHNEL[9], KIRCHESCH, HÄMEL[2,3], DAHR[5]).

Die Filterpapiermethode ist zu wenig empfindlich (HARRIS[2] u. Mitarb.). Der Venereal Disease-Research-Laboratory-Test ist nach HARRIS[6] u. Mitarb. seltener positiv als der Kline- und Rein-Bossak-Test. Der TPI-Test an 2650 willkürlich untersuchten Spendern ist am häufigsten positiv (!).

XX. Der Zufallswassermann

Unter „Zufallswassermann" wird der positive Ausfall der Seroreaktionen verstanden, wenn deren Anstellung nicht infolge eines Luesverdachtes, sondern routinemäßig erfolgt war. Sicherlich sind nicht wenige dieser positiven Fälle biologisch falsch und nicht luisch, ein gewisser Prozentsatz ist jedoch luischer Natur. Er ist, wie wir heute durch den TPI-Test wissen, größer als bisher angenommen wurde. Die autoptisch erhobenen Befunde sind in diesen Fällen besonders wertvoll: auch ohne TPI-Test konnte CLELAND 78% der zufallspositiven Sera als luisch verifizieren. Das so gefundene luische Material setzt sich vor allem aus Gefäßveränderungen und in weitem Abstand davon aus progressiver Paralyse, Fibrosis pulmonum, Fibrosis testis, Tabes dorsalis, Leber-Gumma und Encephalitis specifica zusammen. Die Zahl der zufällig erfaßten Luesfälle ist heute — im Zeitalter der Antibiotica — größer als früher: vor 1946 40%, um 1952 45% und von 1953—1955 61% (GARNER u. Mitarb.). Die Zahlen sind je nach dem Untersuchungsmaterial verschieden. Wenn BERTACCINI 5% der Luesfälle durch den Zufallswassermann erfaßt, so sind es nach BOESEN etwa 0,5% bei Kindern unter 15 Jahren, 1,5% bei Erwachsenen. BOURRET u. Mitarb. finden etwa 1%, CARLEY u. Mitarb. bei erwachsenen Negern etwa 19% Luesfälle oder wenigstens positive Seroreaktionen. Nach CROHN hat jeder 5.—6. Mensch unter 60 Jahren — das entspricht etwa 20% — einen positiven „Wassermann" ohne subjektive Beschwerden. GÜLDNER findet sogar 66% aller Luesfälle nur durch den Zufallswassermann erfaßt und nur 34% wurden wegen Luesverdachtes serologisch untersucht und dann als Lues deklariert.

JORGENSEN findet unter seinem intern medizinischen Patientenmaterial 8,8% Luesfälle durch Routineuntersuchung. JOSA[1] hat 5,04% seropositive Fälle unter seinem chirurgischen Material, LINDAHL 0,72%.

Im poliklinischen Material hat KALLNER wieder nur 5,7⁰/₀₀ ohne Lues-Anamnese bei nur 7,1⁰/₀₀ positivem Zufallswassermann. KESSLER hat im klinischen Patientenmaterial 1,1% positive Fälle, MICHEL[1] u. Mitarb. 2,2—2,3% im Krankenhaus- und 2,6% im Gefangenenhausmaterial, NIKOLOFF 1,3%. KOO u. Mitarb. erhielten bei gesunden Studenten in 9,3% positive Kahn-Reaktion. Larsson bei Sanatoriumspatienten 2,25% positive Meinicke-Klärungsreaktion II, Pavel u. Mitarb. bei Krankenhausfällen 10—13% in Citochol- oder Wassermann-Reaktion, Ravalico 1,8% bei poliklinischen Fällen, Wolfram 13,2% bei Graviden. Karolyi[2] u. Mitarb. erhalten in 54% aller meist TPI-positiver Zufallswassermann-Befunde keine Erklärung für den positiven Ausfall usw.

Es ist daher nur zu verständlich, daß Routineuntersuchungen als obligat für alle Patienten gefordert werden (Güldner, Zimmermann, Wortman[3], Rapoport[2] u. a. m.). Wird doch heute durch den TPI-Test rasch und ziemlich sicher die Differentialdiagnose zwischen spezifisch luischem Zufallswassermann und biologisch falsch positivem Zufallswassermann gestellt, andererseits aber kann in manchen chirurgischen Fällen ein unnötiger und für den Luespatienten oft besonders belastender Eingriff vermieden werden (Lindahl). Tabische Krisen als akutes Abdomen, Leberlues als Gallensteine behandelt, sind von Lindahl mit zahlreichen Literaturstellen belegte Beispiele. Schließlich ist gerade heute bei dem Mißbrauch mit Antibiotica das vermehrte Vorkommen von latenten Luesfällen zu erwarten, so daß Reihenuntersuchungen und nicht nur Routineuntersuchungen bereits kranker Patienten in bestimmten Zeitspannen durch die Gesundheitsbehörden durchgeführt werden müßten.

XXI. Allergie bei Syphilis

Das Eindringen des Treponema pallidum wird von dem unberührten Organismus mit der üblichen Abwehrreaktion beantwortet. Es kommt zu einer Entzündung mit Hyperämie und Leuko-Lymphocyteneinwanderung (Chesnay[2]) mäßigen Grades. Die natürlichen Abwehrstoffe (Bergel, Handb. Jadassohn XV/2) wie die Lipase zusammen mit spirociden Normal-Antikörpern bewirken die Auflösung einer Anzahl von Treponemen. Die dadurch entstehenden Antigene sensibilisieren den Abwehrapparat, vor allem die noch undifferenzierten Bindegewebszellen (das Reticuloendotheliale System?) so, daß die Proteinsynthese dieser Zellen durch das Antigen insoferne beeinflußt wird, als bestimmte Proteine, vor allem γ-, aber auch α- und β-Globuline chemisch-physikalisch zwar unverändert bleiben, biologisch jedoch eine „antigenophile" Tendenz zeigen. Diese Eiweißkörper, Abwehr- oder Immunstoffe genannt, werden, wie die produzierten Eiweißkörper überhaupt, in die Blutbahn abgegeben. Sie wirken auf die evtl. dort kreisenden Treponemen „treponemicid". Ein Teil jedoch bleibt als zelleigener, protoplasmaeigener Aufbaustoff der Zelle erhalten. Ob und wieviel Zellen Antikörper retinieren und in welcher Menge — evtl. auch total oder gar nicht —, wird vielleicht zentral-neural beeinflußt. Diese nun Antikörper enthaltende Zelle ist somit in toto gegen das Antigen sensibilisiert, d. h. sie ist „antigenophil" geworden und wird, beim Zusammentreffen mit dem Antigen, gezwungen, mehr oder weniger aktiv mit ihm zu reagieren. Dieser Zustand der Zelle wird als Allergie bezeichnet. Die Rolle, die dabei das Histamin spielt, und die Frage, wieweit das Komplement zur endgültigen Abwehrreaktion notwendig ist, sind allgemeine, die Allergie betreffenden Probleme. Darüber möge in der einschlägigen Literatur nachgelesen werden.

Aus dem bisher Gesagten geht jedoch eindeutig hervor, daß bei der Syphilis zwar der Beginn des Schankers einer unspezifischen Reaktion des Organismus entspricht, daß aber alle weiteren Manifestationen, beginnend beim ausgebildeten Schanker — auch vor der Zeit der Schankerimmunität —, Ausdruck des bereits allergisierten Organismus sind, ob nun im Serum Immunkörper nachweisbar sind oder nicht. Nach Naegeli beginnt das Stadium der Lues-Allergie mit dem Auftreten klinischer Erscheinungen überhaupt. Umgekehrt ist es natürlich denkbar — und kommt anscheinend auch vor —, daß die antikörperbildenden Zellen sämtliche Immunstoffe an das Blut abgeben und daher nicht sensibilisiert sind, obwohl reichlich Immunkörper im Serum gefunden werden, und umgekehrt sämtliche Antikörper retinieren und keine in die Blutbahn abgeben. Schließlich wird auch noch der Fall eintreten, daß trotz sensibilisierter Zellen der Organismus scheinbar nicht allergisch ist, und zwar dann, wenn das oben erwähnte Zusammen-spiel der Faktoren Antigen-Antikörper in der Zelle, durch Mangel oder Insuffizienz von Histamin, Komplement oder einem weiteren, uns noch unbekannten Faktor (es sei hier an die „Reaktion unterdrückende Wirkung" des Cortisons erinnert), nicht zustande kommt. In diesem Zusammenhang möge der Versuch von PRAUSSNITZ-KÜSTNER bzw. URBACH-KÖNIGSTEIN nicht unerwähnt bleiben, da daraus auch eine Lehre für die Cutanreaktion auf Syphilis mit Syphilomextrakt gezogen werden muß: Die für die allergische Reaktion prädestinierten Zellen können nicht nur „endocellulär" durch Antikörper-Produktion, sondern auch „cellulär" durch Antikörper-Anlagerung „sensibilisiert" werden. Dies wird im Versuch von URBACH-KÖNIGSTEIN deutlich gemacht: Das mit Antikörpern beladene Serum bzw. der Blaseninhalt wird einer gesunden, nicht allergischen Versuchsperson intra- bzw. oberflächlich subcutan injiziert. An dieser Stelle werden sämtliche Zellen, auch die des antikörperbildenden Apparates, sensibi-lisiert, d. h. mit Antikörpern beladen. Wird nun an derselben Stelle das Antigen injiziert (bzw. aufgebracht), dann muß es dort zur Manifestation eines allergischen Geschehens kommen. Nun ist die Testflüssigkeit für die Lues-Cutanreaktion ein Extrakt aus Kaninchensyphilomen.

Die Syphilome werden etwa 4—6 Wochen nach der Inoculation entnommen und verarbeitet. Zu diesem Zeitpunkt sind bereits reichlich Antikörper vorhanden. Diese Antikörper werden nun, etwa im Sinne eines Praussnitz-Küstner-Versuches, hier allerdings gleichzeitig mit dem Antigen, injiziert. Wir können daher bei einigermaßen dazu disponierten Versuchspersonen eine positive Cutanreaktion erwarten, ohne daß der Untersuchte vorher jemals in Kontakt mit dem T. p. gekommen war. Daß dies nicht so häufig ist, wie man es nach der „Versuchs-anordnung" erwarten könnte, dürfte an einem gewissen Antigen-Mangel des Extraktes liegen, da erfahrungsgemäß 6 Wochen nach der Inoculation nur mehr relativ wenig Treponemen im Kaninchenhoden vorhanden sind. Wir wissen auch, daß sogar bei sicher vorliegender Allergie im Stadium der Lues III die Cutan reaktion nicht selten negativ ist.

Aus diesen Überlegungen geht hervor, daß Allergie nicht gleichbedeutend mit Immunität (TRUFFI[4]), sondern nur ein Teil der Abwehr ist (STÜHMER). Leider werden diese Begriffe aber häufig miteinander verwechselt (TZANK cit. nach TRUFFI[5]). Nach DUJARDIN[1] z. B. ist der positive Ausfall der Reaginereaktionen im Liquor ein Gradmesser für die Allergieverhältnisse im Zentralnervensystem (s. auch Carbolsäureversuch von SCHAMUILOW u. Mitarb.).

Nach DUJARDIN[1] besteht für Lues III eine spezifische Hyperallergie, so daß eine Reaktion schon durch einige wenige Erreger, deren Virulenz im Tierversuch nachgewiesen werden konnte, auslösbar ist und, wie bei Lues überhaupt (DUJAR-DIN[2]), eine polyvalente Heteroallergie. Gleichzeitig besteht hochgradige Im-munität.

Nach BESSEMANS[4] u. Mitarb. beruht die Cutanreaktion mit Luotest ebenfalls auf einer polyvalenten Allergie gegen Spirochätenprotein und anderen, nicht von Spirochäten stammenden Eiweißstoffen. TOURAINE[1] findet bei Lues I und II die Pockenwiederholungsimpfung öfter positiv als bei Kontrollfällen gleichen Alters ohne Lues. Pferdeserum intracorneal führt bei luischen Kaninchen aller Stadien zu einer, nach wenigen Tagen spontan abheilenden Corneatrübung, bei gesunden Kaninchen findet sich nur ein vorübergehender Reizzustand (VOM HOFE[1, 2]). Nach Untersuchungen von CIARROCCHI[1] an Patienten aller Stadien der Syphilis und an Gesunden kann jedoch, wenigstens dem Alttuberkulin Koch gegenüber, keine signifikante Parallele mit der Reaktionsbereitschaft dem Treponema pallidum gegenüber festgestellt werden: Jedoch konnte CIARROCCHI[1] beobachten, daß Infektionskrankheiten überhaupt, mit und ohne Hauterscheinungen, zur Änderung der Allergie der Tuberkulose gegenüber führen. Nach ROTTMANN[2] u. Mitarb. beantwortet erst die Lues III die Treponemen-Anwesenheit mit einer spezifischen Gewebsreaktion (das schließt aber die allergische Reaktion der anderen Luesmanifestationen nicht aus).

STÜHMER hält die Frühperiode der Syphilis für eine einfache entzündliche Reaktion auf den Erreger-Reiz. Erst in der Spätperiode kommt es auf geringfügige Reize durch die Krankheitserreger zu starken Gewebsreaktionen. Hier und bei ROTTMANN[2] kommt zum Begriff der Allergie noch der Begriff der spezifischen Reaktion hinzu. Auf diesen Begriff hier näher einzugehen, würde über den Rahmen dieses Kapitels hinausgehen (s. Kapitel Pathologie der Syphilis in diesem Band).

Die Allergie bei Syphilis kann, wie oben bei der progressiven Paralyse bereits gesagt wurde, durch unspezifische Mittel (Malaria) gesteigert werden. Sie ist bei Frauen deutlicher ausgeprägt als bei Männern, dadurch erklärt sich BESSEMANS[4] den bei Frauen und Männern unterschiedlichen Krankheitsverlauf der Syphilis. DUJARDIN[2] erklärt sich damit die angeblich statistisch gemachte Beobachtung, daß Patienten mit Lues II seltener Neurolues bekommen als Patienten mit spärlichem oder gar nicht zur Beobachtung gekommenem Exanthem.

Da beim Menschen die allergische Abwehrreaktion bedeutend stärker ausgeprägt ist als beim Tier, ist der Tierversuch auf diesem Gebiet noch weniger aufschlußreich als es die Immunitätsversuche sind. Die Krankheitserscheinungen beim Kaninchen halten kaum länger an als 3—4 Monate nach der Infektion. Rezidive, spezifische Organveränderungen oder kongenital luische Erscheinungen sind fast nie zu beobachten (BROWN[1]). Nach BREINL geht die Hautallergie bei einem Teil der Versuchstiere überhaupt verloren, die Immunität ist 17—18 Monate post sterilisationem völlig erloschen. BRANDT[4] erklärt dies mit dem bereits viel länger bestehenden Parasitentum des Treponema pallidum beim Menschen und mit der dadurch größeren Pathogenität und der erhöhten Abwehr (Sammelreferat WORTMAN[1-3]).

XXII. Die Cutanreaktion bei Syphilis

Der Luiker — nicht immer und nicht jeder Luiker — scheint eine erhöhte polyvalente Reaktionsbereitschaft zu besitzen (GRZYBOWSKI[2]).

Das Einbringen eines spezifischen Antigens in den Organismus bezweckt:

1. Die spezifische Anregung der Antikörperproduktion. Sie wird aus diagnostischen und therapeutischen Gründen angewendet.

2. Die Prüfung der Reaktivität des ektomesodermalen Gefäßapparates.

Das spezifische Antigen für die Hautreaktion der Syphilis ist entweder ein Extrakt aus oder eine Emulsion bzw. Suspension von getöteten avirulenten Kultur- oder virulenten Gewebetreponemen.

Der Luotest

Das zuerst von NOGUCHI (cit. nach STEIN) hergestellte Kulturluetin wurde später zum Teil durch das Organluetin (MÜLLER-BRANDT) ersetzt. Organluetin ist nach WIEDMANN[3] u. a. wirksamer als das Kulturluetin. OHYA[2] u. a., vor allem

Japaner, ziehen das Kulturluetin vor. SCHÜTZE verwendet das sog. „Spirotest",
ein Organluetin. Das „Luognost" ist ein polnisches Organluetin. Das Kolmer-
Organluetin ist dem Luetin von MÜLLER-BRANDT in Herstellung und Wirkung
ähnlich (GANDY[2], BRANDT[1], MARSHAK-ROTHMAN cit. nach SIMERAY). Im Szauter-
Test (SZAUTER) auf Lues und Gonorrhoe wird positives Serum mit dem entsprechenden Lipoid-Antigen verwendet und eine Sofortreaktion beobachtet. In
46% der Fälle ergibt das entsprechende Antigen auch zusammen mit einem
negativen Serum einen positiven Ausfall. Auch das Lipoid-Antigen allein kann
nach REHAK eine positive Hautreaktion hervorrufen. Filtrierte und hitze-
sterilisierte Antigene verlieren an Wirkung (CASTELLINO[2]); der Extrakt ist
schwächer als die Emulsion oder Suspension (BESSEMANS[4] u. Mitarb.).

Der Reagine provozierende Effekt ist aber nicht ein Hinweis auf latente
Treponemenherde, sondern auf eine Antikörper-Bildungs-Potenz des Reticuloendothelialen Systems. Bei geeigneten gesunden Versuchspersonen kann ein
negatives Serum durch intravenöse Injektion abgetöteter Treponemen vorübergehend Wassermann positiv werden (BINAZZI[1]). Intracutane Injektion abgetöteter
Treponemen läßt bei Luikern den Antikörper-Titer rasch ansteigen. So berichtet
in einer Zusammenfassung (DICKEL) über einen positiven Nelson-Test bei alten,
TPI-negativen Luikern nach Impfung von 50 Millionen toten T.p. Eine evtl.
gleichzeitig auftretende Hautreaktion steht in keinem gleichmäßigen Zusammenhang mit dem serologischen Ergebnis (HEDEN[3], SCHMID[5], KWIATKOWSKI u.
Mitarb.) (s. auch Provokation, S. 480).

Das Impfen mit luischem Material aus therapeutischen Gründen (s. auch
Therapie der Lues): CIARROCCHI[2] verwendet ein Luetin-Präparat zur Behandlung der Keratitis parenchymatosa. Durch wiederholte, intracutane Verabfolgung
von Treponemenmaterial werden von ROTTMANN[1] vegetative Krankheitsformen
behandelt.

ROTTMANN[1] nimmt, gestützt auf eine positive Hautreaktion, die er allerdings auch
gegebenenfalls durch wiederholte Impfungen erzwingt — was unseres Erachtens eine bedeutende Fehlerquelle darstellt (WIEDMANN[3], RIEHL jr., KAUFMANN u. Mitarb. u. a. m.) —, funktionelle Beschwerden als eine Art lokaler Lues an (ROTTMANN[3]). Der allergische Zustand wird
durch die positive Hautprobe nachgewiesen. Es scheint aber gerade bei vegetativer Dystonie
eine besondere, meist heteroallergische Disposition vorhanden zu sein (WELLENTIN), so daß
die Diagnose „Lues" bei diesen Krankheitsformen, auch auf Grund einer positiven Reaktion
nach der *Erstimpfung*, recht gewagt erscheint. Jedenfalls muß man bei Vorliegen einer
hetero- oder polyvalenten Allergie mit der Diagnosestellung zumindest sehr vorsichtig sein
und wird vielleicht mit einer anderen Proteinkörpertherapie, ohne den Patienten mit der
Diagnose „Syphilis" zu belasten, zu einem kurativen Effekt kommen.

Fest steht, daß es bei dazu disponierten Fällen, bei Frauen öfter als bei
Männern (BESSEMANS[4] u. Mitarb.), im Verlauf einer luischen Erkrankung zu
einer Allergie gegen Treponemen-Material, bei manchen auch gegen andere
Antigene kommt, die sich, nach intracutaner Applikation des Antigens, in Form
einer charakteristischen Hautreaktion (genau beschrieben im Handb. Jadassohn
XV/2, S. 468 bzw. 517) manifestieren läßt. Dieser Zustand steht, im Gegensatz
zu BIZZOZERO[1, 2] u. Mitarb., nicht im Zusammenhang mit der Behandlung (DE-
GOS[2]) und den im Serum bekannten Antikörpern. Fast scheint es, als würde es
sich um eine in bezug auf Lues unspezifische Allergie handeln (WALLENTIN, UR-
BACH, KERL cit. nach „ohne Autor"[1], WERNER[2], SCHÜTZE, KRECH, MORETTI[2],
KONRAD[1], KAUFMANN u. Mitarb., RIEHL, BESSEMANS[4] u. Mitarb.).

Zumindest ist das gegen das eingebrachte Antigen reagierende, zellgebundene Prinzip
nicht identisch mit den bei Lues im Serum vorhandenen, bekannten Antikörpern, da solche
Patienten unabhängig von den darstellbaren Antikörpern reagieren und die Serum-Antikörper
das Antigen durch Inkubation nicht zu neutralisieren vermögen (BRANDT[6]). Bei dieser
Versuchsanordnung wurde allerdings nicht mit Schwellenwerten gearbeitet. Es ist verständlich,

daß die Inkubation mit Serum von Impfmalaria den Treponemenextrakt unverändert läßt (FELLNER), auch der Praussnitz-Küstner-Übertragungsversuch (MARAGNANI) ist negativ. Antihistaminica beeinflussen die Intensität der Reaktion nicht. Übertragungsversuche auf das Kaninchenohr von RAJKA sprechen zwar für die spezifisch allergische Natur dieses Vorganges (Diskussionsbemerkung zu SULYAK), jedoch weisen manche Luiker (Lues III), aber auch Gesunde (GRILLMAYER[1] u. Mitarb.) Hautreaktionen auch mit anderen Eiweißkörpern (Heteroallergie) auf (GREGORIO Y GARCIA[8] u. Mitarb., LISI[1], MARKUS[2] u. Mitarb., MARAGNANI, BESSEMANS[4] u. Mitarb., BESSEMANS[4], RIEHL jr.).

Das Treponema pallidum und dessen Verhalten im Organismus muß einen ganz besonderen polyvalenten Reiz auf das Reticuloendotheliale System ausüben, ist doch die Syphilis eine auch unter den Treponematosen einzig dastehende Infektionskrankheit, die Reaginebildung in einem Maße veranlaßt, daß das Serum praktisch mit jedem Normalorganextrakt positiv reagiert. Es ist also die scheinbar unspezifische Allergie eine spezifische Eigenschaft der Lues. So betrachtet argumentiert ROTTMANN[4] richtig, wenn er die Allergie des Luikers mit positiver Hautreaktion gegen Organ-Eiweiß den positiven Reaginereaktionen mit Extrakten aus Normalorganen gegenüberstellt. In Zusammenhang mit den biologisch falsch positiven Ausfällen erhält also auch das Vorhandensein falsch positiver Cutanreaktionen seine theoretische und praktische Grundlage.

Der Mechanismus der Cutanreaktion bei Lues ist noch nicht geklärt. Es besteht kein Zusammenhang mit den Reaginen, anscheinend auch nicht mit Treponemen-Antikörpern im Serum. Hingegen zeigen Hautstückchen eines luischen Allergikers im *Warburg*-Apparat im Kontakt mit Treponemen-Extrakt beobachtet, eine typische, geänderte Stoffwechselreaktion (BOSTRÖM[1], HEDEN[3]).

Vielleicht geben die antikörperproduzierenden Zellen das veränderte Eiweiß (s. Kapitel Antikörper-Bildung, S. 353) nicht mehr ab oder können es nicht mehr abgeben. Sie sind und bleiben sensibilisiert und werden durch den Kontakt mit dem Antigen, das an die sensibilisierten Zellen adsorbiert wird, im Sinne einer Antigen-Antikörper-Reaktion verändert (dehydratisiert), wodurch der geänderte Stoffwechsel im Warburg-Apparat und die Reaktion der Haut, die manchmal sogar bis zur Nekrose führen kann, und der Fieberanstieg mit Leukopenie beim allergischen Luiker nach intravenöser Injektion toter Treponemen (BOSTRÖM[1, 2], HEDEN[2]) erklärbar wären.

Bei dieser Reaktion scheint der Papillarkörper eine besondere Rolle zu spielen. FREI[4] konnte in narbig veränderter Haut keine positive Cutanreaktion erhalten; während auf unveränderter Haut desselben Falles von Lues III eine deutliche Cutanreaktion auftrat. Im maculösen Exanthem bei Lues II sind alle Cutanreaktionen wie Pirquet, Luotest, Milcheiweiß, Staphylokokken, Crotonöl und Terpentin infolge Absättigung der cellulären Antikörper durch die Treponemen abnormal schwach auslösbar (BIZZOZERO[1, 2] u. Mitarb.). Die feingewebliche Untersuchung der Reaktionsstelle bringt nicht viel Licht in das Dunkel dieses Geschehens, zumal die Reaktion nicht immer das gleiche Bild gibt (KOZAKIEWITZ, MARSHAK u. Mitarb., GATE[4] u. Mitarb.).

FESSLER[2] untersuchte bei positivem Haut-Test mit dem Müller-Brandt-Luetin (s. S. 493) die Reaktion 12 Std bis 7 Wochen nach der Injektion und fand 2 verschiedene Reaktionsformen:

1. Eine unspezifische, reaktive Entzündung, die zur Einschmelzung und Heilung mit Narbenbildung führt.

2. Frühestens nach einer Woche deutliche tuberkuloide Struktur. COUDERT u. Mitarb. beobachten neben einem Ödem in der Cutis ein dichtes perivasculäres, histiomonocytäres Infiltrat und Endothelquellung als allergische Gewebsreaktion. KWIATKOWSKI beschreibt ein unspezifisches, kleinzelliges, perivasculäres Infiltrat im Gegensatz zum tuberkuloiden Infiltrat bei der Tuberkulin-Reaktion.

Ein allergisches Geschehen liegt der positiven Cutanprobe auf jeden Fall zugrunde (WERNER[2]). Der positive Hauttest ist daher kein Zeichen eines luischen Prozesses, sondern ausschließlich ein Zeichen einer Allergie gegen Lues-Produkte, wobei Antihistaminica ohne Wirkung sind. Geringe Abschwächung der Reaktion findet MARAGNANI mit Hyaluronidase, vielleicht bedingt durch einen rascheren Abtransport des Antigens.

Bei allen Versuchen, beim Luiker die Hautreaktion mit Treponemenmaterial zu erklären, wird außerdem häufig Ursache mit Wirkung verwechselt. Eben weil oft primär eine allergische Disposition vorliegt, entwickelt sich im Laufe der luischen Erkrankung eine Treponemenallergie oder gar eine polyvalente Allergie.

Nach MÜLLER[13] wäre im Hinblick auf diese Erklärung die Zahl der Gesunden mit positiver Lues-Hautreaktion zu klein. Wichtig und von Interesse ist es aber, die Zahl positiver Lues-Hautreaktionen beim *Allergiker* zu prüfen! WERNER[2] findet positive Reaktion bei Urticaria, Masern, Scharlach, WALLENTIN bei vegetativer Dystonie und Allergie im allgemeinen, SCHMID[17] u. Mitarb. bei Lepra, KWIATKOWSKI u. Mitarb. bei Pemphigus und tiefer Trichophytie usw.

Unspezifisch positive Hautreaktion erhalten SCHMID[17] u. Mitarb. bei der neuralen Form der Lepra; der „Spirotest" von SCHÜTZE ist nicht nur bei allergischer Disposition durch Lues, sondern auch bei gesunden blonden Individuen häufig positiv. MORETTI hat 6,5% unspezifisch positive Kontrollfälle, MÜLLER[13] und MARSHAK u. Mitarb. beobachten eine unspezifisch positive Reaktion gegen Kaninchen-Eiweiß im allgemeinen, die jedoch nicht papulös, sondern großmaculös ist und von den spezifischen Reaktionsformen unterschieden werden kann. Nach HEDEN sollen ausschließlich charakteristische Reaktionsbilder als positiv befundet werden. Uncharakteristische Ausfälle (HEDEN, BRUCK[5]) sind oft durch Tuberkulose verursacht. Mit Kultur-Luetin erhält GIANNETTASIO eine oft nur 3—4 Std persistierende Papel, die in allen Fällen von visceraler Lues zu finden sein soll. Unspezifisch positive Ausfälle werden von GIANNETTASIO in 5% der Fälle beobachtet.

Bei allergiebereiten und disponierten Luikern sind im Laufe der Erkrankung die entsprechenden Manifestationen der Spätlues, wie Lues gummosa (WIEDMANN[3], KOZAKIEWICZ u. a., PLANNER, KAUFMANN u. Mitarb.), Tabes dorsalis (WALLENTIN, DEGOS[4]), Keratitis parenchymatosa (GIACOMELLI), Lues congenita tarda (VALENTOVA[1], WIEDMANN[3], KOZAKIEWICZ, KAUFMANN u. Mitarb., CIARROCCHI[2], CIANNETTASIO) — DEGOS[4] und CIARROCCHI[2] zählen im Gegensatz zu MARCUS[2] u. Mitarb. auch die viscerale (kardiovasculäre) Lues dazu — und andere spätluische Veränderungen (GROSS[7]) zu erwarten.

GANDHI[2] findet bei Nichtlues nie positive Hautreaktionen mit Organextrakt. Er deutet — vielleicht ist es ein Zirkelschluß — jeden positiven Hauttest, auch isoliert positiv, als luisch bedingt. GATE[4] u. Mitarb. finden ebenfalls in allen Fällen von Lues III und Lues congenita positive Hautreaktionen, bei Gesunden immer negativen Ausfall (CHARPY[2] u. Mitarb.); THIVOLET u. Mitarb. geben an, auch bei abgeheilter, bereits TPI-negativer Lues *immer* positive Hautreaktionen mit Treponemen-Antigen gefunden zu haben. (Eine hundertprozentige Angabe ist immer anzuzweifeln!) KONRAD[2] findet spezifischen Ausfall in 67%, SCHMID[17] u. Mitarb., KOZAKIEWICZ in 70% usw.

Oft geht die positive Hautreaktion den manifesten Erscheinungen voraus (FESSLER[1]). So betrachtet, hat die Lues-Hautprobe einen gewissen prognostischen Wert; nach LISI[3] und KONRAD[1] wird bei positivem Hauttest bezüglich Lues des Zentralnervensystems eine gute Prognose gestellt, bei Tabes dorsalis und progressiver Paralyse findet CIARROCCHI[2] immer ein negatives Testergebnis, andere halten die Tabes dorsalis wieder für einen ausgesprochen allergischen Reaktionszustand des Zentralnervensystems. Die Lues maligna wird infolge eines hyperergischen Geschehens als Antwort auf den Treponemenreiz eine positive Hautprobe erwarten lassen (CIARROCCHI[2], DUPERRAT u. Mitarb.).

Sicherlich ist die Reaktion selbst — bezüglich Lues — unspezifisch (RAJKA cit. nach einer Diskussionsbemerkung zu SULYAK), so unspezifisch, daß nicht nur Treponemenmaterial, sondern auch Pferdeserum als Antigen mit Erfolg in der sog. Proteindiagnostik von DUJARDIN-DECHAMPS und in der Hémostyl-Reaktion verwendet wird (TARAYRE, DORÉ, CACIOPPO, CARTIA[7]).

Über den *diagnostischen* Wert der Hautreaktion sind die Meinungen mit Recht geteilt (positives Ergebnis bei *Allergikern* und bei anderen Erkrankungen:

RAJKA cit. nach SULYAK). Eine Fehlerquelle ist in der *Halogen*wirkung speziell auf die Lues-Hautreaktion gegeben (URBACH[1, 2], KONRAD[1], KERL cit. nach ,,ohne Autor"[1], PLANNER — Diskussionsbemerkung bei URBACH[2], FESSLER cit. nach MÜLLER[13]). Es ist bekannt, daß Halogene, vor allem Jod, die Haut im allgemeinen reaktionsbereiter, anfälliger machen und in das spätluische Geschehen maßgeblich eingreifen (LUITHLEN, cit. nach URBACH[1]).

Bekannt ist die NaCl-freie Diät, nach der ULRICH VON HUTTEN leben mußte. Eine Kochsalz-Medikation müßte sich durch Änderung der Reaktionslage als Prophylaktikum gegen einen allergischen Prozeß im Zentralnervensystem günstig auswirken. KWIATKOWSKI u. Mitarb. und CIARROCCHI[2] konnten bei Verwendung von Organtreponemenmaterial keinen Einfluß der Halogene auf die Hautreaktion beobachten. Die Ursache lag vielleicht im geringeren Eiweißgehalt (KAUFMANN u. Mitarb.). Allergie gegen Kaninchenhoden-Eiweiß ist viel öfter zu beobachten als gegen Kaninchen-Serum-Eiweiß (BRANDT[7]).

Bei Verdacht auf eine spätluische Veränderung, vor allem bei bereits festgestellter luischer Infektion, ist der Ausfall der Cutanprobe eine wertvolle diagnostische Stütze (GRILLMAYER[2]). Versager werden natürlich auch beobachtet (REITTER, FARKAS[2]).

Über den praktischen Wert der Lues-Cutanproben kann nachgelesen werden bei DEGOS[2], GIACOMELLI, GROSZ[7], SIMERAY, SKLJAR, SULYAK, CIARROCCHI[2], LAVERGNE[2], BIZZOZERO[1, 2] u. Mitarb., BRANDT[1], COUDERT[3] u. Mitarb., KONRAD[2], KOZAKIEWICZ u. a.

Zum Problem der Wiederholungsimpfung sei noch einmal darauf hingewiesen, daß jeder dazu Disponierte eine wiederholte intracutane Applikation eines Antigens schließlich mit einer positiven Hautreaktion beantworten wird. Daß Luiker auf wiederholte Reaktionen stärker reagieren als Nichtluiker (REHAK, SEEBERG, CHARPY[3] u. Mitarb.), soll nicht angezweifelt werden, es fehlt lediglich die Möglichkeit der objektiven Beurteilung bezüglich einer stärkeren Reaktion.

Interessant ist die Mitreaktion der Erstinjektionsstelle bei wiederholter Injektion auch mit Kaninchen-Serum (FASAL[1, 2]), obwohl ROTTMANN[5] behauptet, daß Kaninchenserum und Kaninchen-Herz-Eiweiß bei wiederholter Injektion negative Resultate ergeben.

Eine Zusammenstellung der Ergebnisse der Cutanproben von DEGOS[2], aufgeteilt nach den verschiedenen Lues-Stadien, ist trotz des kleinen Materials sehr aufschlußreich und zeigt, daß ausschließlich die Allergielage für den Ausfall der Cutanprobe verantwortlich ist. Ob sich eine Allergie — auch bei dazu nicht Disponierten — durch die luische Erkrankung allein in dem Maße entwickeln kann, bleibt dahingestellt, ist aber bei der relativ kleinen Zahl von positiv reagierenden Fällen bei Lues latens nicht anzunehmen.

Tabelle

Positive Hautreaktionen konnten festgestellt werden bei:

Lues I—II	in 3	unter 12 Fällen
Lues II—III	in 8	unter 8 Fällen
Lues III	in 34	unter 34 Fällen
Aortitis	in 4	unter 5 Fällen
Progressiver Paralyse	in 0	unter 8 Fällen
Tabes dorsalis	in 1	unter 2 Fällen
Lues congenita	in 2	unter 12 Fällen
Seroresistenter Lues latens	in 1	unter 4 Fällen und
geheilter Lues	in 0	unter 2 Fällen

Bei LANCELLOTTI waren alle Fälle von Lues I—II negativ, bei älteren Fällen von Lues II manchmal positiv, bei Lues III, kardiovaskulärer und Augenlues nicht immer positiv, ebenso bei Lues congenita; keinen Zusammenhang konnte

LANCELLOTTI mit dem TPI-Test finden. Bei progressiver Paralyse waren alle 3 Fälle, bei Tabes dorsalis 3 von 4 Fällen positiv. Unbehandelte Lues war in 11 von 17 Fällen positiv, Gesunde waren nach LANCELLOTTI immer negativ.

Literatur

ABDERHALDEN, E.: Handbuch der biologischen Arbeitsmethoden. Abt. XIII: Methoden der Immunitätsforschung und der experimentellen Therapie, Teil 2, H. 9, Liefg 406. Immunitätsforschung. KLOPSTOCK, A.: Die Methoden zur Serodiagnostik der Syphilis. Berlin u. Wien: Urban & Schwarzenberg 1933. XXIX, 1243 S. — ABRAMSON, L.: Beitrag zu den Vergleichsuntersuchungen der WaR. und der M.T.R. Derm. Z. 60, 491 (1931). — ACÉL, D.: Eine Variation der Mastix-Reaktion im Liquor cerebrospinalis. Orv. Hetil. 1940, 115 (1940). Zit. Zbl. Haut- u. Geschl.-Kr. 65, 641 (1940). — ACQUAVIVA, C. M.: La rezione di Bordet-Wassermann sul siero privato della frazione globulinica precipitabile dall'HCl. Rif. med. 1937, 1660. — ACUÑA, M., u. A. A. LOBO: Die Reaktion von Kline bei der Diagnose der Syphilis: Unsere ersten Ergebnisse. Sem. méd. (B. Aires) 1939 I, 341. [Spanisch.] Zit. Zbl. Haut- u. Geschl.-Kr. 64, 225 (1940). — (1) ADAMSKI, J.: Sur la valeur biologique des lipoides isolés des antigènes, dans la réaction de Bordet-Wassermann, après fractionnement par l'eau salée. C. R. Soc. Biol. (Paris) 106, 857 (1931). — (2) Über die Auswertung von Organextrakten für die WaR. vermittelst der Trübungsmessung. Z. Immun.-Forsch. 71, 129 (1931). — (3) Über Untersuchungen an Wa.-Extrakten mit Hilfe der Trübungsmessung. Z. Immun.-Forsch. 77, 247 (1932). — ADÉ, G., et R. BRUN: Recherches statistiques sur l'autodéviation du complement dans la réaction de Bordet-Wassermann. Dermatologica (Basel) 111, 366 (1955). — AFFLECK, M. N., and R. H. ALLEN: The preparation of positive control serum for use in the serodiagnosis of syphilis employing reagin-like antibodies produced in the rabbit. Amer. J. Syph. 38, 567 (1954). — AHRENS, W.: Die serologische Objektträgermethode zur Liquordiagnose auf Syphilis. Arch. Hyg. (Berl.) 127, 41 (1941). — AHUJA, M. L., and S. M. K. MALLICK: Serological diagnosis of syphilis in lepers. Indian J. med. Res. 18, 707 (1930). — AKAGI, T., and S. IKEDA: Relation between luetic reactions by Murata's, Sachs-Georgi's and Wassermann's methods, statistically observed. Jap. J. Derm. 41, 197 (1937). Zit. Zbl. Haut- u. Geschl.-Kr. 58, 138 (1938). — ALBRECHT, B.: Über die Spezifität der Trockenblutreaktion nach Chediak (TBR.) beim syphilitischen Kaninchen und die Diagnostizierung sogenannter Pallidakulturen mit der TBR. Z. Hyg. Infekt.-Kr. 124, 284 (1942). — (1) D'ALESSANDRO, G.: Dissoziazione sperimentale della reazione di Bordet-Wassermann e delle reazioni di flocculazione in sieri luetici. Rif. med. 1933 I, 859. — (2) D'ALESSANDRO, G., u. I. GAGLIO: Über den Einfluß von Salzsäure auf die Eignung Wassermann-positiver Sera zur Komplementbindung und Ausflockung. Z. Immun.-Forsch. 80, 59 (1933). — (3) D'ALESSANDRO, G., u. F. SOFIA: Beitrag zur Kenntnis der Witebskyschen Bestätigungsreaktionen bei Syphilis. Z. Immun.-Forsch. 83, 478 (1934). — (4) Über Adsorption von Antikörpern aus Seren Syphilitischer und Tuberkulöser. Z. Immun.-Forsch. 84, 237 (1935). — (5) D'ALESSANDRO, G., e R. DE BLASI: Sull'essenza della reazione di Bordet-Wassermann. Boll. Soc. ital. Biol. sper. 16, 472 (1941). — (6) D'ALESSANDRO, G., F. ODDO, R. COMES e L. DARDANONI: Sulla struttura antigene del T. pallidum. Ricerche sullo stipite coltivabile di Reiter. Riv. Ist. sieroter. ital. 24, 134 (1949). — (8) D'ALESSANDRO, G., F. ODDO and L. DARDANONI: The antigens of the cultured Treponema pallidum (Reiter's strain) and the antispirochetal antibodies in human syphilis. J. vener. Dis. Inform. 31, 314 (1950). — (9) D'ALESSANDRO, G., L. DARDANONI and P. ZAFFIRO: Immobilizing, group-treponemal antibodies and reagin in human syphilis. WHO/VD/ SERO 31 (1953). — (10) D'ALESSANDRO, G.: Studi di sierologia della sifilide. Auszug aus: Scritti med. in onore di achillè Sclavo 1954, 59. — (11) D'ALESSANDRO, G., L. DARDANONI e P. ZAFFIRO: Della reazione di Wassermann al test di Nelson e Mayer. Antigeni treponemici ed anticorpi del siero di sifilitico. Minerva derm. (Torino) 30, 340 (1955). — (1) ALLEN, R. H., and M. A. MASON: Cardiolipin antigens in the serodiagnosis of syphilis. Canad. J. publ. Hlth 43, 128 (1952). — (2) ALLEN, G. P. F.: The Meinicke turbidity reaction in syphilis. Trans. roy Soc. trop. Med. Hyg. 24, 83 (1930). — ALMEIDA, J. O. DE, u. C. PADRON: Quantitative Wassermann-Reaktion. Änderung des Titers in mehrmals gefrorenem und aufgetautem Serum. Fol. clin. biol. (S. Paulo) 18, 3 mit engl. Zus.fass. (1952). [Portugiesisch.] Zit. Zbl. Haut- u. Geschl.-Kr. 86, 362 (1953). — (1) D'AMATO, L.: Nuove osservazioni sulla reazione emoclasica nella sifilide. Rif. med. 1932, 1396—1405. — (2) D'AMATO, L., E. CLAAR e L. MALCANGI: Riattivazione della reazione di Wassermann eseguita sul precipitato globulinico del siero durante la crisi emoclasica. Diagnost. Tecn. Lab. 12, 291 (1941). — AMBROGIO, A.: L'azione dei raggi Röntgen dei raggi ultravioletti del radium e di alcuni metalli sugli elementi della reazione di Wassermann. G. ital. Derm. Sif. 71, 227—228 (1930). — D'AMBROSIO, L.: La reazione di Ide. Diagnost. Tecn. Lab. 10, 637 (1939). — AMEGHINO, A., u. C. A. CORREAS: Gibt es einen spezifischen Eiweißkörper im Liquor bei Paralyse? Act. Conf. lat.-amer. Neurol.

1, 413 (1929). [Spanisch.] Zit. Zbl. Haut- u. Geschl.-Kr. 38, 657 (1931). — AMINOFF, M.:
Über die Fähigkeit der Staubbakterien bei Sera Wa-positive Reaktionen hervorzurufen.
Acta path. microbiol. scand. 16, 376 (1939). Zit. Zbl. Haut- u. Geschl.-Kr. 64, 352 (1940). —
AMMON, G.: Die Transfusionslues und ihre Bedeutung für das Blutspendewesen. Z. Haut-
u. Geschl.-Kr. 17, 216 (1954). — AMORATI, A., A. LONGHI e L. ROVERSI: Il comportamento
della crasi proteica e dell'eucolloidità nel siero di luetici positivi, prima e dopo inattivazione.
Margin. derm. (Firenze) 5, 40 (1950). — ANCIAUX, L.: La valeur antigénique du phénol dans
la réaction de Bordet-Wassermann. C. R. Soc. Biol. (Paris) 106, 491 (1931). — ANDERSON,
J. B., and E. C. REED: Comparative study of complement fixation and precipitation tests for
syphilis in 1000 cases. Med. Bull. Veterans' Adm. (Wash.) 15, 354 (1939). — ANDRÉANI-
CONSTANTIN, V.: Étude de la sensibilité de la réaction de Kahn. D'après une statistique
portant sur 1200 réactions faites au laboratoire de la clinique de l'hôpital Saint-Louis. Ann.
Mal. vénér. 27, 459—461 (1932). — ANDREESCO, M.: Le rôle du bicarbonate de soude dans la
réaction de fixation du complément. C. R. Soc. Biol. (Paris) 104, 837 (1930). — ANDREJ-
CENKO, M. F., L. G. LAKT u. K. T. SERVILOVSKAJA: Die Mikroflockungsreaktion von Schir-
windt in der Syphilisdiagnose. Vestn. Vener. Derm. H. 6, 38 (1951). [Russisch.] Zit. Zbl.
Haut- u. Geschl.-Kr. 81, 365 (1952). — ANDUJAR, J. J., M. M. ANDERSON and E. E. MA-
ZUREK: Cardiolipin blood tests in syphilis. Amer. J. clin. Path. 18, 199 (1948). — D'ANGELO,
M.: Ricerche sul valore della reazione di Kline nella sierologia della sifilide. G. Med. milit. 85
854 (1937). — ANGRISANI, D., e A. FITTIPALDI: La riattivazione della Wassermann con
l'autosangue nella neurolue. Osped. psichiat. 3, 757 (1935). — ANSANI, A.: Considerazioni
sulla reazione di Wassermann. L'attendibilità dei risultati della sierologia nelle gravide.
Ann. Osp. psichiat. Perugia 27, 327 (1833). — AOKI, T., u. T. KOBAYASHI: Über den praktischen
Wert der Aokischen Komplementbindungsreaktion bei Syphilis. Acta derm. (Kyoto) 16,
285 (1930). Zit. Zbl. Haut- u. Geschl.-Kr. 36, 482 (1931). — APOSTEL, O.: Eine neue Kolloid-
reaktion in der Erforschung der Syphilis: Reaktion Urechia-Retezeanu (R.U.R.). Cluj. med.
13, 158—165 u. dtsch. Zus.fass. 179 (1932). [Rumänisch.] Zit. Zbl. Haut- u. Geschl.-Kr. 42,
139 (1932). — APPIANO, A.: Ricerche sulla reazione di Ide. Arch. ital. Med. sper. 4, 417
(1939). — (1) AQUINO, L. I., G. F. BARBARÁ u. C. CORONEL: Die Reaktionen nach Bordet-
Wassermann und Kahn. Sem. méd. (B. Aires) 1932 II, 205—208. [Spanisch.] Zit. Zbl. Haut-
u. Geschl.-Kr. 43, 333 (1933). — (2) AQUINO, L. I., u. J. A. RISPOLI: Die Serumreaktionen
nach Bordet-Wassermann und Kahn „standard" bei primärer Lues. Sem. méd. (B. Aires)
1936 II, 328. Zit. Zbl. Haut- u. Geschl.-Kr. 55, 675 (1937). — ARCHAMBAULT, J.: Quantitative
serologic tests for the diagnosis of syphilis and control of treatment. Canad. J. publ. Hlth 42,
323 (1951). — ARCIERI, MARIA: La reazione siero-cromogena de Silvestri nella diagnosi di
sifilide. Clin. ostet. ginec. 31, 517—531 (1929). — ARCURI, P. B., y R. L. USANDIVARAS:
Sifilis transmitida por transfusion sanguinea. Arch. argent. Derm. 7, 45 (1957). Zit. Zbl.
Haut- u. Geschl.-Kr. 99, 344 (1958). — (1) ARGENZIANO, G.: La Ballungsreaktion di Müller
(M.B.R. II) nella diagnosi sierologica della lue. Folia med. (Napoli) 16, 1117 (1930). Zit.
Zbl. Haut- u. Geschl.-Kr. 38, 118 (1931). — (2) Sui rapporti tra la reazione di Wassermann e
la velocità di sedimentazione delle emazie nella lue acquisita. Folia med. (Napoli) 20, 1139
(1934). Zit. Zbl. Haut- u. Geschl.-Kr. 50, 701 (1935). — (1) ARISTOVA, V., u. S. JASKOLKO:
Die Serodiagnostik der experimentellen Syphilis bei einer Superinfektion. Venerol. 8, H. 1,
78 (1931). [Russisch.] Zit. Zbl. Haut- u. Geschl.-Kr. 38, 650 (1931). — (2) ARISTOVA, V.:
Vereinfachte Modifikation der Müllerschen Ballungsreaktion (MBR II) als neueste Methode
der Serodiagnostik der Lues. Sovet. Vestn. Vener. i Derm. 2, 208 (1933). [Russisch.] Zit.
Zbl. Haut- u. Geschl.-Kr. 46, 107 (1933). — (3) Eine neueste Seroreaktion auf Lues — die
Klärungsreaktion. Sovet. Vestn. Vener. i Derm. 3, 478 (1934). [Russisch.] Zit. Zbl. Haut- u.
Geschl.-Kr. 49, 264 (1934). — ARISTOWSKI, W., u. O. HERING: Zur Frage des Wesens der
Wassermann-Reagine im Zusammenhang mit den Antigeneigenschaften der Spirochaeta
pallida. Ž. Mikrobiol. (Mosk.) 16, 623 (1936). [Russisch.] Zit. Zbl. Haut- u. Geschl.-Kr. 54,
356 (1937). — ARISTOVSKY, V. M., A. V. PONOMAREV u. P. V. ILINA: Versuche mit Immuni-
sation von Hunden mit Spirochaeta pallida-Kulturen und lokale Produktion von Wassermann-
Reaginen im Subarachnoidalraum derselben. Arch. biol. Nauk 41, 133 (1936). [Russisch.]
Zit. Zbl. Haut- u. Geschl.-Kr. 55, 61 (1937). — ARMENTANO, L., u. A. HAMORI: C-Vitamin-
Wirkung auf einige Antigen-Antikörper-Reaktionen (paroxysmale Haemoglobinurie, Immunhämolyse und Wassermann-Reaktion). Orv. Hetil. 1938, 314. [Ungarisch.] Zit. Zbl. Haut-
u. Geschl.-Kr. 60, 74 (1938). — (1) ARON, R.: Mise en évidence par une réaction sérologique de
propriétés specifiques de l'urine et du sérum de syphilitiques. C. R. Soc. Biol. (Paris) 129, 227
(1938). — (2) Nouvelle réaction sérologique de la syphilis; son état actuel. Arch. Physique
biol. 15, Suppl. 44, 38 (1942). — (3) ARON, H. C. S., G. E. PARKHURST, J. RODRIQUE and
W. W. HARRIS: Further observations on biologic false positive serologic tests in young
children. Possibility of erroneous diagnosis of syphilis. Amer. J. Syph. 36, 278 (1952). —
(1) ARONOVITŠ, G.: Isolierte positive WaR. im Liquor cerebrospinalis bei Neurosyphilis.
Sovet. Vrač. Gaz. H. 17/18, 793 (1933). [Russisch.] Zit. Zbl. Haut- u. Geschl.-Krs 47, 347.

(1934). — (2) ARANOWITCH, G.: Über gleichzeitiges Zusammentreffen von Syphilis und Tuberkulose des zentralen Nervensystems. (Ein Fall von Tuberkulose der Varoleschen Brücke bei einer Syphilitikerin.) Vestn. Vener. i Derm. H. 4, 58 (1939). [Russisch.] Zit. Zbl. Haut- u. Geschl.-Kr. 63, 600 (1940). — ARZT, L.: Die Bluttransfusionssyphilis. Wien. klin. Wschr. 1949, 105. — ASAMI, S., u. T. CHIBA: WaR. vom sozial-hygienischen Standpunkt. Jap. J. Derm. 30, 91 (1930). Zit. Zbl. Haut- u. Geschl.-Kr. 36, 387 (1931). — (1) ASCHMARIN, I.: Die Gegenüberstellung der Ergebnisse der Seroreaktionen nach Wassermann, Sachs-Georgi und Kahn. Sovet. Vestn. Vener. i Derm. 3, 737 (1934). [Russisch.] Zit. Zbl. Haut- u: Geschl.-Kr. 50, 607 (1935). — (2) AŠMARIN, I.: Zur vergleichenden Wertschätzung der Wassermann- und der Sedimentationsreaktion. Vrač. Gaz. H. 4, 274 (1934). [Russisch.] Zit. Zbl. Haut- u. Geschl.-Kr. 48, 478 (1934). — ASHBY, W.: Study of the disparity between parallel serologic tests for syphilis, its use to increase the sensitiveness of serologic examination, and a titration method for evaluation of technic. Amer. J. Syph. 15, 102 (1931). — (1) AUGUSTE, C.: La reaction de Bordet-Wassermann et la reaction de fixation pour la tuberculose dans le serum debarrasse des globulines precipitables par l'acide chlorhydrique N/300. Bull. Acad. Med. (Paris), III. s. 112, 510 (1934). — (2) Sur la réaction de Bordet-Wassermann dans le sérum débarrassé des globulines. Comparaison avec les réactions de Kahn, Vernes et Hecht. C. R. Soc. Biol. (Paris) 117, 885 (1934). — (3) Sur la réaction de Bordet-Wassermann. Pouvoir inhibant de la fraction de sérum précipitable par l'acide chlorhydrique. C. R. Soc. Biol. (Paris) 120, 885 (1935). — (4) La réaction de Bordet-Wassermann dans le sérum débarrassé de la fraction précipitable par l'acide chlorhydrique. Ann. Inst. Pasteur 56, 17 (1936). — (5) La réaction de Bordet-Wassermann dans le sérum débarrassé de la fraction précipitable par l'acide chlorhydrique. Presse méd. 1936, 894. — (6) Rôle des globulines dans la réaction de Bordet-Wassermann. Ann. Derm. Syph. (Paris) 7, 737 (1936). — (7) Sur la technique de la réaction de Bordet-Wassermann dans le sérum débarrassé de la fraction précipitable par l'acide chlorydrique. C. R. Soc. Biol. (Paris) 121, 1449 (1936). — (8) Sur la sensibilité de la réaction de Bordet-Wassermann dans le sérum débarrassé de la fraction précipitable par l'acide chlorhydrique. Bull. Soc. franç. Derm. Syph. 44, 356 (1937). — (9) AUGUSTE, C., et L. TARBOURIECH: Étude comparative de la teneur en réagines syphilitiques du sérum et du liquide céphalorachidien. Bull. Soc. franç. Derm. Syph. 45, 368 (1938). — AUST, H.: Über die Eignung des Wadsworth-Antigens für die Seroreaktionen auf Lues. Arch. Derm. Syph. (Berl.) 174, 643 (1936). — (1) AUSTIN, H. A.: A comparative study of 2000 Hinton, Kahn and Wassermann tests. J. Lab. clin. Med. 15, 994 (1930). — (2) The nonspecific fixability of guinea pig serum with Bordet's antigen. J. Lab. clin. Med. 18, 389 (1933). — AXENFELD, J., u. A. SICA: Die Reaktion von Ide. Sem. méd. (B. Aires) 1939 II, 1328. [Spanisch.] Zit. Zbl. Haut- u. Geschl.-Kr. 65, 114 (1940). — AYSOY, S. A.: Étude comparative de la réaction de Wassermann et la réaction séro-radiesthésique, dans le diagnostique de la syphilis. Endocrinologie de la syphilis. Rev. Path. comp. 36, 1199 (1936).

(1) BACHMANN, W.: Die Serodiagnostik der Syphilis im aktiven Serum mit Hilfe der Hämagglutination von Hammelblutkörperchen durch spezifisches Kaninchenimmunserum. Arch. Hyg. (Berl.) 108, 142—156 (1932). — (2) Das Phänomen der Ausflockung von roten Blutkörperchen durch syphilitische Sera und seine Ursache. (Bemerkungen zu der Arbeit von G. BLUMENTHAL in Jg. 1932, S. 1466 dieser Wschr.) Klin. Wschr. 1932 II, 1878. — (3) Über die Brauchbarkeit der Hämagglutinationsreaktion (H.R.) bei der Serodiagnose der Syphilis und Gonorrhoe. Zbl. Bakt. I. Abt. Orig. 127, Beih. 191 u. 199 (1932). — (4) Die Hämagglutination von Hammelblutkörperchen durch spezifischen Amboceptor. Grundlage eines brauchbaren Verfahrens zur Serodiagnose der Syphilis im aktiven Serum ohne Komplementzusatz. Klin. Wschr. 1932 I, 196. — (5) Über die diagnostische Brauchbarkeit der Hämagglutinationsreaktion (H.R.) im aktiven Serum bei Lues, Gonorrhoe und anderen Infekten. Dtsch. med. Wschr. 1934 II, 1160. — BAGLIONI, F.: Ricerche su eventuali differenze reattive immunologiche in distretti cutanei diversi nell'infezione sifilitica. G. ital. Derm. Sif. 89, 1082 (1949). — (1) BALBI, E.: Untersuchungen über die chemische Natur der sogenannten Syphilisantigene. Immunisierungsversuche mit Herzextrakteluaten. Z. Immun.-Forsch. 79, 372 (1933). — (2) Ricerche sulla natura chimica dell'antigene nella R. Wassermann. G. Batt. Immun. 22, 292 (1939). — (3) Untersuchungen über die chemische Natur der sogenannten Syphilisantigene. Immunisierungsversuche mit nativen und mit Aluminiumhydroxyd vorbehandelten Gehirnextrakten sowie mit eluiertem Gehirnantigen. Z. Immun.-Forsch. 78, 524 (1933). — (1) BALIÑA, P. L.: Über den hohen klinischen Wert der modernen Serologie der Lues. Sem. méd. (B. Aires) 1932, 1409. [Spanisch.] Zit. Zbl. Haut- u. Geschl.-Kr. 44, 706 (1933). — (2) BALIÑA, P. L., u. G. BASOMBRIO: Über Behandlung der primären Lues und ihre serologische Kontrolle. Rev. argent. Dermatosif. 18, 65. [Spanisch.] Zit. Zbl. Haut- u. Geschl.-Kr. 51, 452 (1935). — BALLIF, CH., et E. GLINOER: Syndrome de sclérose en plaques déterminées par la syphilis médullaire. Bull. Soc. roum. Neurol. etc. 16, 100 (1935). — BALLOWITZ, G.: Erfahrungen mit der statistischen Auswertung verschiedener serologischer Syphilisreaktionen im Zusammenhang mit einer vergleichenden Prüfung der Mikromethoden.

Z. Immun.-Forsch. **79**, 256 (1933). — Bamatter, F.: Répercussions sur l'enfant des maladies infectieuses de la mère pendant la grossesse. Toxoplasmose et embryopathie rubéoleuse en particulier. (Étude clinique, encéphalographique et sérologique.) Bibl. paediat. (Basel) **48**, 60 S. (1949). — (1) Banciu, A., u. E. C. Deleanu: Die Beziehungen zwischen dem Cholesteringehalt und den Reaginen des Blutes bei Lues. Rumänische Dermatol. Ges., Bukarest, Sitzg vom 21. XII. 1936. Zit. Zbl. Haut- u. Geschl.-Kr. **56**, 436 (1937). — (2) Banciu, A., u. G. Zervos: Serologische Betrachtungen über einen Fall von persistierender Induration eines syphilitischen Primäraffektes. Rumänische Dermatol. Ges., Bukarest, Sitzg vom 26. II. 1938. Zit. Zbl. Haut- u. Geschl.-Kr. **60**, 290 (1938). — Barassi, U.: La R.R.C. II. in confronto con la R.W. e la M.B.R. II. Dermosifilografo **13**, 500 (1938). — (1) Barbato, M.: Le reazioni sierologiche irriducibili: patogenesi e trattamento. (Nota preventiva.) Atti Sez. Reg., Soc. ital. Derm. **27** (1952). — (2) Esperienze sulla reazione di Urechia e Retezeanu par la sierodiagnosi della sifilide. Ann. Igiene **43**, 432 (1933). — Barbosa, N. C.: Lames pour les micro-réactions de floculation dans la syphilis. Presse méd. **1951**, 801. — Barkow: Zur Frage des Serotiter-Anstieges nach Provokation mit Neu-Salvarsan. Ostbayerische Wissenschaftl. Dermatol., Regensburg, Sitzg am 6. u. 7. Okt. 1951. Zit. Zbl. Haut- u. Geschl.-Kr. **78**, 270 (1952). — (1) Barnett, Ch. W., G. V. Kulchar and R. B. Jones: Quantitative provocative reactions in normal and syphilitic sera following the injection of neoarsphenamine. Amer. J. Syph. **22**, 712 (1938). — (2) Barnett, C. W., N. N. Epstein, A. F. Brewer, R. A. Koch and G. A. Beirne: Effect of treatment in late latent syphilis. Arch. Derm. Syph. (Chicago) **69**, 91 (1954). — Barone, G.: La stromodiagnosi di Lang in confronto con le sieroreazioni per la sifilide: R. Wassermann. Meinicke chiarificazione. Kahn. Boll. Sez. region. Soc. ital. Derm. Nr 2, 177 (1937). — Barritt, M. M.: A comparison of the Wassermann and Meinicke (M.K.R. II.) tests in the serological diagnosis of syphilis. Brit. J. vener. Dis. **15**, 183 (1939). — Barth, E.: Die Citocholreaktion nach Sachs-Witebsky für die Serodiagnose der Syphilis unter besonderer Berücksichtigung der Erfordernisse für eine interne Klinik. Diss. Freiburg i. Br. 1931. 16 S. Zit. Zbl. Haut- u. Geschl.-Kr. **42**, 641 (1932). — Bartolozzi, M.: La nuova reazione colorata di Ide per la diagnosi di sifilide. Rinasc. med. **14**, 299 (1937). — Basman, L., I. Lein, B. Rewsin u. T. Ssitnikowa: Die Blutkörperchensenkungsreaktion bei Luetikern während der Salvarsantherapie. Sovet. Vestn. Vener. i Derm. **3**, 798 (1934). [Russisch.] Zit. Zbl. Haut- u. Geschl.-Kr. **50**, 416 (1935). — Basnuevo, J. G., R. Sutter, A. Hernández u. F. M. Plá: Vergleich zwischen Plasmoreaktion, Kahnscher und Meinicke-Reaktion. Rev. Parasitol. **2**, 761 (1936). [Spanisch.] Zit. Zbl. Haut- u. Geschl.-Kr. **56**, 571 (1937). — Basombrio, G.: Die WaR und Kahnsche Reaktion im Blutserum von 15 Kranken ohne luische Anamnese und Erscheinungen. Sem. méd. (B. Aires) **1935**, 325. [Spanisch.] Zit. Zbl. Haut- u. Geschl.-Kr. **54**, 41 (1937). — (1) Basu, C. C., and H. N. Chatterjee: Studies in the serology of syphilis. Indian J. med. Res. **23**, 673 (1936). — (2) A study of antenatal and congenital syphilis. Indian J. Pediat. **3**, 87 (1936). — Battistini, G.: Valore diagnostico della seconda reazione di chiarificazione di Meinicke (M.K.R. II) in base all'esame sierologico comparativo di 1223 casi. Rif. med. **1935**, 1244. — Batunin, M. P., u. R. R. Höltzer: Über die Wassermann-Reaktion bei der Immunisierung mit Spir. pallida. Z. Immun.-Forsch. **72**, 326 (1931). — (1) Bauer, R.: Eine neue Seroreaktion — Serumgoldsolreaktion. Klin. Wschr. **1937**, 1570. — (2) Wesen und Bedeutung neuer Serum-Reaktionen. Wien. klin. Wschr. **1949**, 369. — (3) Bauer, Th. J.: Evaluation of antisyphilitic therapy with intensive follow-up. II. Results of therapy. J. vener. Dis. Inform. **32**, 359 (1952). — Beaudet, E. A.: A simplified floculation test for syphilis. Med. Bull. Veterans' Adm. (Wash.) **17**, 1 (1940). — Beaudiment, R., et P. Beaudiment: Institut sérologique du Cameroun. Considération sur une enquéte sérologique faite à Douala en 1935. Arch. Inst. prophyl. **9**, 53 (1937). — (1) Beck, C. H.: Vergleichende Untersuchungen über den Wert der einzelnen Liquorreaktionen. Klin. Wschr. **1935**, 1832. — (2) Beck, R. C.: The Laughlen test for syphilis. Comparison with 1000 Kline, 1100 Kolmer and 100 Kahn tests. Amer. J. clin. Path. **9**, 151 (1939). — (3) Beck, A.: The rôle of the spirochaete in the Wassermann reaction. J. Hyg. (Lond.) **39**, 298 (1939). — (4) Beck, W.: Die Syphilisfeststellung im klinischen Laboratorium mit Hilfe eines Lues-Schnelltestes. Medizinische **1953**, 1516. — (5) Beck, A.: The occurrence of protective antibodies in syphilis. J. Path. (Chicago) **44**, 399 (1937). — (1) Becker, F. T.: Production of positiv serologic reactions in rabbits; and the subsequent reactions of the serologically altered animals to inoculation with Treponema pallida. J. invest. Derm. **2**, 125 (1939). — (2) Production of positive serologic reactions in rabbits; and the subsequent reactions of the serologically altered animals to inoculation with treponema pallida. Addendum. J. invest. Derm. **3**, 77 (1940). — Beelar, Virginia P., H. J. Zimmerman and B. Manchester: Prozone phenomenon in the serodiagnosis of syphilis. A clinical study. Amer. J. med. Sci. **217**, 658 (1949). — *Behringwerke:* Agglutinitionsreaktion bei Lues mit Spirochaetenantigen, Liquor und Serum. Labor. Blätter der Behringwerke 1954/25. — (1) Beintema, K.: Die Meinicke-Klärungsreaktion (M.K.R.). Ned. T. Geneesk. **1931**I, 1868. [Holländisch.] Zit. Zbl. Haut- u. Geschl.-Kr. **38**, 117 (1931). — (2) Die moderne serologische Untersuchung bei Syphilis. Ned. T. Geneesk. **1933**, 1397.

[Holländisch.] Zit. Zbl. Haut- u. Geschl.-Kr. **45**, 384 (1933). — BEKIERKUNST, A., et F. MIL-GROM: Réactions de fixation du complément au moyen d'un antigène à base de cardiolipine comparées aux réactions de Kahn. Bull. Org. mond. Santé **2**, 731 (1950). — (1) BEKKER, J. H.: Der Wert der Chediakschen Reaktion für die serologische Syphilisdiagnostik. Ned. T. Geneesk. **1942**, 1268. [Holländisch.] Zit. Zbl. Haut- u. Geschl.-Kr. **69**, 652 (1943). — (2) Zur Frage der Standardisierung der serologischen Syphilisuntersuchung. Wien. med. Wschr. **1951**, 822. — (3) BEKKER, J. H., and J. H. DE BRUJIN: New techniques of serologic syphilis diagnosis. Ned. T. Geneesk. **1953**, 3286. [Holländisch.] Zit. Zbl. Haut- u. Geschl.-Kr. **88**, 325 (1954). — (1) BELDING, D. L.: The Wassermann test. XXII. The provocative Wassermann reaction. Amer. J. Syph. **13**, 541 (1929). — (2) BELDING, D. L., and J. G. ARROWOOD: The quantitative Hinton test. Amer. J. Syph. **17**, 228 (1933). — (3) Comparison of Sigma, Kahn and Hinton tests. Amer. J. Syph. **17**, 539 (1933). — BELEZKY, W. K.: Progressive Paralyse als Spirochätose. (Spirochätenbefunde und morphologische Untersuchung über die Rolle der Mesoglia bei progressiver Paralyse). Virchows Arch. path. Anat. **288**, 346 (1933). — BELLONE, A. G., e M. BELLONI: Risultati ed osservazioni sul test di immobilizzazione del treponema pallidum secondo Nelson e Mayer (T.P.I. test) nella sifilide umana. G. ital. Derm. Sif. fasc. IV (1955). — BELOTE, G. H.: The association of cancer and syphilis as dertermined by positive serology. Amer. J. Syph. **15**, 372 (1931). — BENDA, R., et GEORGES-ROSANOFF: À propos de la vitesse de sedimentation globulaire dans la periode preserologique de la syphilis. Paris méd. **1936**, 67. — BENDER, E., u. H. BRUNS: Der Wert der „Pallidareaktion" für den serologischen Luesnachweis. Klin. Wschr. **1936**, 640. — BENDIEN, W. M.: On the difference between the physico-chemical properties of luetic and non-luetic serum. Acta brev. neerl. Physiol. **6**, 29 (1936). Zit. Zbl. Haut- u. Geschl.-Kr. **54**, 357 (1937). — BENDITT, E. P., and SH. A. WALKER: Serum proteins in syphilis. Electrophoretic study. Amer. J. Med. **4**, 663 (1948). — (1) BENEDEK, L., u. J. THURZÓ: Die Tuschereaktion der Cerebrospinalflüssigkeit. Orv. Hetil. **1929**I, 617—620; **1929**II, 649—653. Zit. Zbl. Haut- u. Geschl.-Kr. **33**, 388 (1930).— (2) BENEDEK, L.: Aktive Immunisierung bei Neurolues, mit avirulenten Pallidastämmen ausgeführt. Vorl. Mitt. Mschr. Psychiat. **79**, 33 (1931). — (3) Über Heilversuche im Sinne aktiver Immunisierung mit lebenden apathogenen Pallidae bei 96 Fällen von Lues des Nervensystems. Orv. Hetil. **1933**, 911, 940, 975. [Ungarisch.] Zit. Zbl. Haut- u. Geschl.-Kr. **49**, 73 (1934). — BENEDETTI, L. DE: Le reazioni di Chürmann-Chirivino e di Landau nella diagnosi della sifilide. Clin. ed Igiene infant. **5**, 535 (1930). — BENICIO, A.: Bemerkungen über die Anwendung der Mikrofällungen in der Serumdiagnose der Syphilis insbesondere der Migliano-Reaktion. Neurobiologia **13**, 249. [Portugiesisch.] Zit. Zbl. Haut- u. Geschl.-Kr. **80**, 296 (1952). — BENJAMOWITSCH, E., u. M. ROSSIJANSKAJA: Ulcus molle nach den Materialien des II. Moskauer Venerologischen Dispensaire. Sovet. Vestn. Vener. i Derm. **4**, 671 (1935). [Russisch.] Zit. Zbl. Haut- u. Geschl.-Kr. **53**, 55 (1936). — BENJASCH, M. G., u. G. M. FRAENKEL: Untersuchungen über den Mechanismus des Einflusses des menschlichen Serums auf die spezifische Hämolyse und die hämotoxische und antikomplementäre Wirkung der lipoiden Antigene. Z. Immun.-Forsch. **63**, 197 (1929). — BENVENUTI, M.: Velocità di sedimentazione dei globuli rossi del sangue e terapia malarica. Riv. sper. Freniat. **54**, 512 (1930). — BEREGOFF, PAULINE: The Kolmer, Kahn and Meinicke reactions in the tropics. J. Lab. clin. Med. **19**, 780 (1934). — BERGAMASCO, A.: Nuova reazione multipla, specifica per la sifilide, per la gonorrea e per la tuberculosi in cui come mezzo indicatore viene usata la velocità di sedimentazione delle emazie. Dermatologica (Basel) **94**, 265 (1947). — (1) BERGEL, S.: Neue Ergebnisse der experimentellen Kaninchensyphilis einschließlich der Immunitätsfragen und ihre Bedeutung für die Syphilis des Menschen. Z. Immun.-Forsch. **62**, 125 (1929). — (2) Über die Heilbarkeit der erworbenen Syphilis und die Frage der Immunität. Gesellschaftsbericht. Berliner Dermatol. Ges., Sitzg vom 11. V. 1929. Zbl. Haut- u. Geschl.-Kr. **32**, 170 (1930). — (3) Biologie und Färbung der Spirochaeta pallida. (Bemerkungen zur gleichnamigen Arbeit von C. STERN in Jg. 7, Nr 43, S. 2050 dieser Wschr.) Klin. Wschr. **1929**, 72. — (4) Über pathologische Lipoidbildung bei der experimentellen Syphilis und ihre Beziehung zur Wassermannschen Reaktion. Med. Klin. **1930**, 371. — (5) Über pathologische Lipoidbildung bei der experimentellen Syphilis und ihre Beziehung zur Wassermannschen Reaktion. Arch. Derm. Syph. (Berl.) **161**, 220 (1930). — (6) BERGEL, A.: Vergleichende serologische Untersuchungen mit der vereinfachten Müllerschen Ballungsreaktion (M.B.R. II). Wien. klin. Wschr. **1930**, 1137. — (7) Beiträge zur Biologie der Syphilisspirochäte. Z. Immun.-Forsch. **72**, 93 (1931). — (8) Entstehung und Wesen der spezifischen Einstellung der Antikörper gegen lipoide Antigene. Z. Immun.-Forsch. **76**, 484 (1932). — (1) BERGGREEN, P.: Einiges über die praktische Bedeutung verschiedener Seroreaktionen bei Syphilis. Derm. Wschr. **1939**I, 276. — (2) Zur Kenntnis spätsyphilitischer Haut- und Schleimhauterscheinungen. Derm. Wschr. **1936**II, 985. — BERGONZINI, M.: Die Darstellung der Wassermann-Reaktion im Dunkelfeld mit Hilfe des mikrurgischen Verfahrens nach Péterfi. Z. Hyg. Infekt.-Kr. **114**, 11 (1932). — BERGSTRÖM, GUNHILD: Die Wassermannsche Reaktion und die Klinik. Svenska Läk.-Tidn. **1932**, 401—404. [Schwedisch.] Zit. Zbl. Haut- u. Geschl.-Kr. **42**, 136 (1932). — BERJILLOS DEL RIO, F.: Allergische

Reaktivierung bei der Lues mit nicht zu beseitigenden Serumreaktionen. Act. dermo-sifiliogr. (Madr.) **26**, 341 (1934). [Spanisch.] Zit. Zbl. Haut- u. Geschl.-Kr. **48**, 472 (1934). — BERK, A., and W. A. HINTON: The value of a negative Hinton test in the exclusion of neurosyphilis. A clinical and laboratory study. Amer. J. Syph. **18**, 92 (1934). — BERLINER, S. A., u. B. I. KOHAN: Untersuchungen über den Einfluß der cerebrospinalen Flüssigkeit auf die spezifische Hämolyse und die hämotoxische und antikomplementäre Wirkung der Lipoidantigene. Zbl. Bakt. I. Abt. Orig. **116**, 443 (1930). — BERLINGHOFF, W.: 800 000 Trockenblutreaktionen. Ein Beitrag zur Erfassung der erscheinungsfreien Syphilis. Dtsch. Gesundh.-Wes. **1955**, 41. — BERNARD, R.: L'immunisation spontanée dans la syphilis secondaire et ses corollaires thérapeutiques. Arch. derm.-syph. (Paris) **4**, 1 (1932). — BERNSTEIN, F.: Die prognostisch-therapeutische Bedeutung des serologischen Befundes bei der Lues. Dtsch. med. Wschr. **1933**, 10. — BERNUCCI, F.: Cenno comparative sul valore delle diverse reazioni sierologiche per la sifilide. G. ital. Derm. Sif. **76**, 1325 (1935). — BERSOHN, I., S. WAYBURNE, H. HIRSCH and C. D. SUSSMAN: A comparison of the serum protein, liver-function tests and serological tests for syphilis in new-born African and European infants and their mothers. S. Afr. J. clin. Sci. **5**, 35 (1954). — BERTACCINI, G.: La prognosi della sifilide allo stato attuale. Rass. clin. sci. **27**, 195 (1951). — BERTI, LUCIA: Ricerche sperimentali sulla R.R.C. in paragone alla R.W. ed alla C.R. II di Sachs & Witebsky. Diagnost. Tecn. Lab. **5**, 977 (1934). — BERTIN: La syphilis conjugale inapparente. Bull. Soc. franç. Derm. Syph. **43**, 1134 (1936). — BERTINO, S.: Qualche osservazione sulla reazione Ide, per la diagnosi della sifilide, in ostetricia e ginecologia. Atti Soc. ital. Ostet. Ginec. **35**, Suppl. 2, 173 (1939). — BERTELOTTI, L.: Di una modificazione tecnica della reazione di Ide sul siero e sui liquores. Diagnost. Tecn. Lab. **11**, 561 (1940). — (1) BERTRAND, A.: Nouvelle réaction de floculation pour le diagnostic rapide de la syphilis. U. méd. Can. **67**, 1080 (1938). — (2) Sur la réaction à la gomme d'épinette. Bull. Soc. franç. Derm. Syph. **46**, 175 (1939). — BESANÇON, J. H., and VERNA R. MAYER: A note on the sensitivity of the Kolmer and Kahn tests during chill and fever. J. Lab. clin. Med. **15**, 25—29 (1929). — (1) BESSEMANS, A., FR. DE POTTER et J. VAN HAELST: Effet d'injections locales répétées de sérum de cheval sur l'infection syphilitique ganglionaire du lapin. Acta brev. neerl. Physiol. **3**, 3 (1933). Zit. Zbl. Haut- u. Geschl.-Kr. **45**, 87 (1933). — (2) Effet d'injections locales répétées de sérum de cheval sur l'infection syphilitique ganglionnaire du lapin. Rev. belge Sci. méd. **4**, 679 (1932). — (3) BESSEMANS, A., et FR. DE POTTER: Données expérimentales sur la prémunition antisyphilitique chez le lapin. Acta brev. neerl. Physiol. **3** (1933). Zit. Zbl. Haut- u. Geschl.-Kr. **45**, 246 (1933). — (4) BESSEMANS, A., B. DUJARDIN et M. WISER: Sur l'hypersensibilité cutanée des syphilitiques. Ann. Derm. Syph. (Paris) **4**, 1010 (1933). — (5) BESSEMANS, A., et FR. DE POTTER: Valeur de la réaction de Wassermann chez le lapin. C. R. Soc. Biol. (Paris) **114**, 532 (1933). — (6) BESSEMANS, A., et L. ASAERT: Valeur comparative de quelques réactions de fixation du complément ou de floculation sur le sang dans la syphilis expérimentale du cobaye et de la souris. C. R. Soc. Biol. (Paris) **118**, 800 (1935). — (7) Valeur comparative de quelques réactions de fixation du complément ou de floculation sur le sang et le liquide cephalo-rachidien dans la syphilis expérimentale et dans la spirochétose spontanée du lapin. Bull. Acad. Méd. (Paris), III. s. **113**, 364 (1935). — (8) BESSEMANS, A., P. JANSSENS, E. VAN THIELEN et H. DE WILDE: Affinités tinctoriales et argentiques du tréponème pâle. Bull. Soc. franç. Derm. Syph. **43**, 1073 (1936). — (9) BESSEMANS, A., et L. ASAERT: Numérations lymphocytaires dans le liquide cérébrospinal de lapins normaux, syphilitiques ou atteints de pallidoidose. Rev. belge Sci. méd. **8**, 627—637 (1936). — (10) BESSEMANS, A., P. DOUSSY et L. DOUSSY-DE RUDDER: L'immunité antisyphilitique naturelle et les immobilisines contre le tréponème pâle. Bull. Acad. roy. Méd. Belg. VI. s. **16**, 599 (1952). — (11) Immobilisines antitréponèmiques dans l'immunité antisyphilitique naturelle. Bull. Soc. franç. Derm. Syph. **59**, 252 (1952). — (12) BESSEMANS, A., et A. DE MOOR: Réparation du germe etiologique dans le sang du lapin en incubation ou atteint de syphilis testiculaire apparente. Acta biol. belg. **1**, 10 (1941). — (13) BESSEMANS, A., R. DEROM et P. DEROM: Nouvelles données sur la resistance du tréponème pâle et sur la prophylaxie de la syphilis transfusionelle. Ann. Inst. Pasteur **80**, 148 (1951). — BETRAMINI, A.: La reazione di Kline per la sierodiagnosi della lue. Ricerche sierologiche comparative in 2600 sieri confrontale con la M.K.R. e la reazione di Wassermann. G. ital. Derm. Sif. **77**, 467 (1936). — (1) BETTENCOURT, A. DE: La réaction de Kahn (variante E. Weiss) dans le sérodiagnostic de la syphilis. Arch. Inst. bact. Câm. Pest. **6**, LXXXIX—XCIII (1930). Zit. Zbl. Haut- u. Geschl.-Kr. **38**, 830 (1931). — (2) La réaction de Sachs-Witebsky (Citochol). (Étude comparative avec les réactions de Wassermann et de Kahn.) Arch. Inst. bact. Câm. Pest. **7**, 197 (1936). Zit. Zbl. Haut- u. Geschl.-Kr. **54**, 358 (1937). — BETTONI, I.: Il valore polarimetrico del siero in rapporto alla reazione di Wassermann. Boll. Ist. sieroter. milan. **8**, 175—182. — Boll. Soc. internaz. Microbiol. Sez. ital. **1**, 66—67 (1929). — BEYREUTHER, H.: Erfahrungen mit der Meinicke-Klärungsreaktion (M.K.R.). Klin. Wschr. **1929** II, 1815—1816. — BHARADWAJ, B. M.: Serologic tests for syphilis on haemolysed sera. Indian J. vener. Dis. **21**, 22 (1955). — BIAGINI, E.: Sulla reazione di Leiboff per la sierodiagnosi della sifilide. Diagnost. Tecn. Lab.

12, 1 (1941). — BIBERGAL, ST.: Abriß der Pathogenese und Therapie der Frühsyphilis. Przegl. Derm. Wener. **26**, 129 (1931). [Polnisch.] Zit. Zbl. Haut- u. Geschl.-Kr. **39**, 686 (1932). —, (1) BIER, O. G.: Recherches sur le comportement des fractions de l'alexine dans la réaction de Wassermann. C. R. Soc. Biol. (Paris) **119**, 756 (1935). — (2) Possibilité d'une nouvelle technique quantitative de la réaction de Wassermann, basée sur l'action négativante des composants de l'alexine. C. R. Soc. Biol. (Paris) **119**, 758 (1935). — (3) Über den Mechanismus der Inaktivierung der dritten Komponente des Komplements. Z. Immun.-Forsch. **85**, 181 (1935). — (4) Sur le mécanisme de la réaction de Wassermann positive dans le liquide céphalorachidien et négative dans le sérum sanguin; rôle du 4e composant de l'alexine dans ce phénomène. C. R. Soc. Biol. (Paris) **120**, 1113 (1935). — (5) Über das Verhalten der sogenannten „Komponenten" des Komplements bei der Wassermann-Reaktion. Z. Immun.-Forsch. **89**, 218 (1936). — (6) BIER, O. G., M. SIQUEIRA and R. S. FURLANETTO: Quantitative complement fixation in syphilis as a statistically controlled assay. J. Immunol. **74**, 51 (1955). — BIERRY, H., M. ANDRAC et B. GOUZON: Globulines et réagines des sérums syphilitiques. C. R. Acad. Sci. (Paris) **206**, 785 (1938). — BILANCIA, A.: La cromo-reazione di Ide nelle diagnosi della sifilide. Dermosifilografo **15**, 528 (1940). — (1) BINAZZI, M.: Primi rilievi sul comportamento degli anticorpi sifilitici dopo stimolazione con organoluetina. Minerva derm. (Torino) **27**, 162 (1952). — (2) Sindrome umorale della infezione sifilitica. Minerva derm. (Torino) **27**, 132 (1952). — (3=4) BINAZZI, M., e E. MARCHINI: Comportamento degli anticorpi sifilitici nel liquido di bolla provocata in sede di iniezioni intracutanee di penicillina liposospesa. Atti 37. Congr. Soc. ital. Derm., Minerva derm., Coll. monogr. Nr 1, 63 (1951). — BINDER, E.: Über den Einfluß niedriger Temperatur (insbesondere bei Eisschrankaufbewahrung von Transfusionsblut) auf die Syphilisspirochäte. Ärztl. Wschr. **1951**, 901. — BISTUER, F.: Technik, Deutung und Ergebnisse einiger neuerer Flockungsreaktionen zur Diagnose der Syphilis. Medicina (Madr.) **10**, 233 (1942). [Spanisch.] Zit. Zbl. Haut- u. Geschl.-Kr. **70**, 429 (1943). — (1) BIZZOZERO et A. FERRARI: Sur les réactions de la peau des syphilitiques vis-à-vis de différents antigènes. Bull. Soc. franç. Derm. Syph. **41**, 157 (1934). — (2) Sulle reazioni allergiche cutanee nella sifilide. Boll. Sez. region. Soc. ital. Derm. Nr 1, 28 (1934). — BLAICH, W., u. U. GERLACH: Untersuchungen über die Trockenblutreaktion nach Chediak in der Modifikation Ko-da Guo. Derm. Wschr. **131**, 342 (1955). — BLANCO, L. F.: Die Wirkung des Fiebers auf die Hautveränderungen bei der Pinta. Med. Rev. trop. Parasit. **6**, 43 (1940). [Spanisch.] Zit. Zbl. Haut- u. Geschl.-Kr. **66**, 172 (1941). — BLASI, R. DE: Studio di un nuovo antigene per la reazione Bordet-Wassermann: Fencor. Acetosol. Petragnani. G. Batt. Immun. **28**, 184 (1942). — BLASIO, R. DE: Sull'esistenza della sifilide sierologica da assorbimento. Rinasc. med. **8**, 519 (1931). — (1) La réaction hémoclasique de d'Amato et la leucocytoréaction de Gouin dans le diagnostic de la syphilis. Ann. Derm. Syph. (Paris) **1**, 1014 (1930). — (2) La réaction de Sachs-Witebsky dans le diagnostic de la syphilis. Bull. Soc. franç. Derm. Syph. **38**, 1181—1186. — (3) BLASIO, R. DE, et A. MOREL: Diagnostic de la syphilis dans le liquide céphalo-rachidien par la réaction au citochol. Bull. Soc. franç. Derm. Syph. **38**, 1186—1188 (1931). — BLAŠKOVIČ, D.: Klines Mikroreaktion auf Lues. Bratisl. lek. Listy **20**, 106 (1940). [Slovakisch.] Zit. Zbl. Haut- u. Geschl.-Kr. **66**, 402 (1941). — BLOCH jr., O.: Loss of virulence of Treponema pallidum in citrated blood at 5° C. Bull. Johns Hopk. Hosp. **68**, 412 (1941). — BLOIS, F.: A proposito dell'esecuzione della R. Citochol su lastre di vetro. (Nota di tecnica.) Pathologica **39**, 291 (1947). — BLUHM, I.: Hohe Senkungszahl und positive WaR. Svenska Läk.-Tidn. **1931**I, 254. [Schwedisch.] Zit. Zbl. Haut- u. Geschl.-Kr. **38**, 833 (1931). — BLUM, E.: Die Takata-Ara-Reaktion. Z. ges. Neurol. Psychiat. **121**, 273—276 (1929). — BLUMBERG, J. M., J. B. HARTNEY and M. DIMMOX: Cardiolipin antigens in the sérodiagnosis of syphilis. A comparison with standard tissue-extract antigens. Amer. J. clin. Path. **20**, 367 (1950). — (1) BLUMENBERG, W.: Vergleichende Untersuchungen über die Brauchbarkeit der Klärungsreaktion nach Meinicke (M.K.R.) zur serologischen Luesdiagnostik. Z. Immun.-Forsch. **65**, 41—50 (1930). — (2) Die neueren Flockungsreaktionen zum serologischen Luesnachweis im Lichte vergleichender Untersuchungen. Arch. Hyg. (Berl.) **105**, 334 (1931). — (1) BLUMENTHAL, G., u. T. SAITO: Ist das Guttadiaphot von Mayer, Bierast und Schilling für die Diagnose der Lues verwertbar? Med. Klin. **1929**I, 593—595. — (2) Schlußwort zu den Bemerkungen von V. SCHILLING zu unserer Arbeit: Ist das Guttadiaphot von Mayer, Bierast u. Schilling für die Diagnose der Lues verwertbar? Med. Klin. **1929**I, 1024—1025. — (3) BLUMENTHAL, G.: Beiträge zur Frage des serologischen Luesnachweises. VII. Weitere Erfahrungen mit der WaR. und Kahn-R. an syphilitischen Seren und Liquoren. Med. Klin. **1930**, 1563. — (4) BLUMENTHAL, M., et D. ARICESCOU: La réaction de clarification Meinicke (M.K.B.). Bull. Soc. roum. Derm. **1**, 161 (1930). — (5) BLUMENTHAL, N., u. A. JAKOVLEV: Weitere Beobachtungen über die neue Aktivreaktion zur Serodiagnostik der Syphilis. Venerol. **7**, 65—69 u. dtsch. Zus.fass. 69 (1930). [Russisch.] Zit. Zbl. Haut- u. Geschl.-Kr. **39**, 222 (1932). — (6) BLUMENTHAL, G., u. M. ZÜHDI: Weitere experimentelle Untersuchungen über das Wesen der Wassermannschen Reaktion. Zbl. Bakt., I. Abt. Orig. **121**, 85 (1931). — (7) BLUMENTHAL, G.: Das Phänomen der Ausflockung von roten Blutkörperchen durch syphilitische Sera und seine Ursache. Klin. Wschr. **1932**II, 1466—1467. — (8) Beiträge zur Frage des serologischen Luesnachweises. VIII. Mitt. Über den Wert der Ausführung einer oder mehrerer Flockungsmethoden als Ergänzung zur Wassermannschen Reaktion. Med. Klin. **1933**. — (9) Schlußbemerkungen. Med. Klin. **1933**, 326. — (10) Die experimentelle Erzeugung von Antikörpern, insbesondere von komplementbindenden Antikörpern in Blut und Liquor von Kaninchen. Ergebn. Hyg. Bakt. **15**, 276 (1934). — BOAK, R. A., CH. M. CARPENTER, J. N. MILLER, H. A. DRUSCH, J. M. CHAPMAN and G. A. HEIDBREDER: Biologic false positive reactions for syphilis in pregnancy as determined by the treponema pallidum immobilization test. Surg. Gynec. Obstet. **101**, 751 (1955). — (1) BOAS, H.: Untersuchungen über Kahn's neue Reaktion („rapid method"). Ugeskr. Laeg. **1930**I, 213—215. [Dänisch.] Zit. Zbl. Haut- u. Geschl.-Kr. **34**, 630 (1930). — (2) Untersuchungen über die neue Schnellreaktion nach Kahn. Derm. Wschr. **1930**, 771. — (3) Klinische Erfahrungen mit der Senkungsreaktion bei Haut- und Geschlechtskrankheiten. 8. Internat. Kongr. für Dermatol. u. Syphilidol., Kopenhagen, 5.—9. VIII. 1930. Zit. Zbl. Haut- u. Geschl.-Kr. **37**, 732 (1931). — (4) BOAS u. ØIGAARD: Untersuchungen über Kahns präsumptive Prozedur. 8. Sitzg des Nordischen Dermatol. Vereins, Stockholm, 2.—4. VI. 1932. Sitzg vom 2. VI. 1932. Zbl. Haut- u. Geschl.-Kr. **42**, 297 (1932). — (5) Untersuchungen über die Meinicke-Klärungsreaktion. Zbl. Haut- u. Geschl.-Kr. **42**, 298 (1932). — (6) Untersuchungen über die MBR II. Zbl. Haut- u. Geschl.-Kr. **42**, 298 (1932). — (7) BOAS, H., u. E. ØIGAARD: Untersuchungen über die Müller-Ballungs-Reaktion. II. Hospitalstidende **1932**, 1476. [Dänisch.] Zit. Zbl. Haut- u. Geschl.-Kr. **44**, 480 (1933). — (8) BOAS, H.: Untersuchungen über die neue Meinicke-Klärungsreaktion mit sieben verschiedenen Ablesungen. Finska Läk.-Sällsk. Handl. **75**, 438 u. dtsch. Zus.fass. 442 (1933). [Dänisch.] Zit. Zbl. Haut- u. Geschl.-Kr. **46**, 107 (1933). — (9) Kann eine positive Seroreaktion bei Syphilis ohne Behandlung schwinden? Hospitalstidende **1934**, 1197. [Dänisch.] Zit. Zbl. Haut- u. Geschl.-Kr. **50**, 252 (1935). — (10) BOAS: Kann eine positive Seroreaktion bei Syphilis ohne Behandlung negativ werden? 17. Kongr. der Dtsch. Dermatol. Ges., Berlin, Sitzg vom 8.—10. X. 1934. Zit. Zbl. Haut- u. Geschl.-Kr. **52**, 132 (1936). — (11) Untersuchungen über die neue Meinicke-Klärungsreaktion für Syphilis in der Spinalflüssigkeit. 9. Kongreß des Nordischen Dermatol. Vereins, Kopenhagen, Sitzg vom 10.—12. VI. 1935. Zit. Zbl. Haut- u. Geschl.-Kr. **52**, 482 (1936). — (12) BOAS, H.: Kritik serologischer Reihenuntersuchungen zur Aufdeckung der Syphilis. [Einige Bemerkungen zu der Arbeit von A.TOURAINE, Hautarzt 1, 20—25 (1950).] Hautarzt **1**, 186 (1950). — (13) Ein Vergleich zwischen Cardiolipin als Antigen und zwei verschiedenen Kahn-Antigenen bei der Kahnschen Reaktion auf Syphilis. Hautarzt **1**, 411 (1950). — (14) Über die Verwendung von Cardiolipin als Antigen bei der Kahnschen und Wassermannschen Reaktion. Wien. med. Wschr. **1951**, 769. — (15) Weitere Untersuchungen über die Müller-Ballungsreaktion II. Hautarzt **5**, 118 (1954). — (16) BOAS, H., u. I. C. NEERGAAED: Kommt gelegentlich eine positive Wassermannreaktion bei fieberhaften Lungenaffektionen vor? Hospitalstidende **1934**, 1439. [Dänisch.] Zit. Zbl. Haut- u. Geschl.-Kr. **51**, 142 (1935). — (17) BOAS, H., u. G. TÖLBÖLL: Kann eine Injektion von Diphtherieserum eine positive Seroreaktion auf Syphilis bei einem Nichtsyphilitiker hervorrufen? Derm. Wschr. **1932**I, 173 (1932). — BOATTINI, G., u. G. NONNIS: Sul potere antigene dei lipoidi. Boll. Ist. sieroter. milan. **9**, 617 (1930). — BOCCIA, D.: Die hämoklastische Reaktion von d'Amato in der Syphilis. Rev. sud.-amer. Endocr. **12**, 680—687 (1929). [Spanisch.] Zit. Zbl. Haut- u. Geschl.-Kr. **33**, 393 (1930). — BODANSKY, MEYER and B. REITZEL: The Eagle flocculation test in the serum diagnosis of syphilis. Amer. J. Syph. **16**, 232—236 (1932). — BODE, H. F. G., u. F. SCHÜTZ: Zum Thema: Erfahrungen mit der Chediak-Schnellreaktion auf Lues unter Anwendung einer stabilisierten Extraktverdünnung nach Chediak. (Bemerkungen zu der Arbeit von G. SCHRADER u. O. KURZE. Ärztl. Wschr. **1952**, Nr. 20.) Ärztl. Wschr. **1952**, 896. — BODECHTEL, G.: Zum Problem der Neurolues. Neue med. Welt **1950**, 334. — BOE, J.: Über die Messung des Komplementgehalts im Blute als diagnostische Methode. II. Eigene Untersuchungen. Nord. Med. **1939**, 672. [Norwegisch.] Zit. Zbl. Haut- u. Geschl.-Kr. **64**, 689 (1940). — (1) BÖHME, G.: Die Brauchbarkeit der Trockenblutreaktion nach Chediak zur Serodiagnostik der Syphilis. Klin. Wschr. **1937**I, 225. (2) BÖHME: Die Trockenblutreaktion nach Chediak zur serologischen Schnelldiagnose der Syphilis. Schlesische Dermatol. Ges., Breslau, Sitzg vom 6. II. 1937. Zit. Zbl. Haut- u. Geschl.-Kr. **57**, 568 (1937). — (3) BÖHME, G.: Ist die Trockenblutreaktion auf Lues nach Chediak zuverlässig? (Bemerkungen zur Arbeit von P. DAHR. Derm. Wschr. 1937, Nr 24.) Derm. Wschr. **1937**II, 1062. — (4) Die Brauchbarkeit der Trockenblutreaktion nach Chediak zur Serodiagnostik der Syphilis. (Erwiderung auf die vorstehenden Bemerkungen von P. DAHR zu meiner gleichnamigen Arbeit in Klin. Wschr. 1937, 225.) Klin. Wschr. **1937**II, 1026. — (1) BOERNER, F., and M. TE LUKENS: Some modifications of the Kolmer-Wassermanntest. Amer. J. Syph. and Neurol. **19**, 489 (1935). — (2) BOERNER, F., M. LUKENS and R. L. GILMAN: A study of the relative sensitivity and specifity of the Kolmer-Wassermann, Kahn and Eagle precipitation tests. J. Lab. clin. Med. **21**, 952 (1936). — (3) BOERNER, F., and

M. Lukens: A method for determining the optimum dose and sensitivity of antigens used in the Wassermann-test. Amer. J. clin. Path. 7, 33 (1937). — (4) Boerner, F., Ch. A. Jones and M. Lukens: Vereinfachte Methode der Antigenherstellung zur Komplementbindungsreaktion auf Syphilis. Amer. J. clin. Path. 9, 321 (1939). — (5) Boerner, F., and M. Lukens: A study of the sensitivity and specificity of a simplified complement fixation test for syphilis. Amer. J. clin. Path. 10, 282 (1940). — (6) Boerner, F., Ch. A. Jones and M. Lukens: Simplified microscopic and macroscopic flocculation tests for the diagnosis of syphilis. Amer. J. clin. Path. 10, Techn. Suppl. 4, 141 (1940). — (7) Boerner, F., and M. Lukens: A simplified complement fixation technic for the serologic diagnosis of syphilis. Amer. J. clin. Path. 9, 13 (1939). — Boesen, I.: Die Bedeutung der Wassermannschen Reaktion auf der chirurgischen Abteilung eines Provinzkrankenhauses. Nord. Med. 1942, 1626. [Dänisch.] Zit. Zbl. Haut- u. Geschl.-Kr. 70, 71 (1943). — (1) Boevskaja, G., u. E. Chanina: Vergleichende Bewertung der Citocholreaktion und der KR. Sovet. Vestn. Vener. i Derm. 1, 44—46 (1932). [Russisch.] Zit. Zbl. Haut- u. Geschl.-Kr. 42, 516 (1932). — (2) Boevskaja, Z.: Die Sachs Witebski-Reaktion: Modifikation der Citocholreaktion mit aktivem Serum. Sovet. Vestn. Vener. i Derm. 2, H. 5, 323 (1933). [Russisch.] Zit. Zbl. Haut- u. Geschl.-Kr. 46, 106 (1933). — Bogdanskij, I., u. N. Radov: Eine seltene Form von Framboesia luetica. Venerol. 8, H. 9, 21 (1931). [Russisch.] Zit. Zbl. Haut- u. Geschl.-Kr. 40, 824 (1932). — Bohre, G. F.: Die Chediaksche Luesreaktion. Ned. T. Geneesk. 1942, 1279. [Holländisch.] Zit. Zbl. Haut- u. Geschl.-Kr. 69, 707 (1943). — Bojevskaja, G. I.: Versuch zum Nachweis des Antigens in Seren bei Frühformen der Syphilis. Vestn. Vener. Derm. H. 2, 34 (1951). [Russisch.] Zit. Zbl. Haut- u. Geschl.-Kr. 83, 217 (1953). — Borkétás, A.: Beobachtungen in der Serodiagnostik der Lues. Orv. Hetil. 1929I, 139—140. [Ungarisch.] Zit. Zbl. Haut- u. Geschl.-Kr. 32, 367 (1930). — Bolányi, I.: Pseudopositive Serumreaktion bei Hautkrankheiten. Bőrgyőgy. vener. Szle 9, 25 (1955). [Ungarisch.] Zit. Zbl. Haut- u. Geschl.-Kr. 92, 359 (1955). — (1) Bolgert, M., et G. Levy: À propos de l'antigéné à la cardiolipine dans la réaction de Hecht. Bull. Soc. franç. Derm. Syph. 58, 263 (1951). Zit. Zbl. Haut- u. Geschl.-Kr. 83, 301 (1953). — (2) Valeur des réactions quantitatives. Existe-t-il des réactions faussement positives chez les syphilitiques traités? Bull. Soc. franç. Derm. Syph. 5, 468 (1953). — Bollinger, D.: Zur Spezifität und Empfindlichkeit der Kardiolipin-Mikroflockungsreaktion. (Statistische Untersuchungen an 4554 Seren.) Dermatologica (Basel) 109, 75 (1954). — Bonamartini, U.: Nuovi antigeni per la reazione di Bordet-Wassermann. Boll. ital. Biol. sper. 15, 954 (1940). — Bonasera-Vizzini, G.: Valore della reazione di ide sul sangue e sul siero per la diagnosi della sifilide. Pisani 60, 59 (1940). — Bonnardot, R. F.: Contribution au diagnostic immunologique de la syphilis. Utilisation comme réactif antigénique dans les réactions de fixation du complément d'une suspension de tréponèmes de culture lysés par l'action des ultrasons. Diss. Bordeaux, 1955. 46 S. — (1) Bonapera, A.: Contributo allo studio del metodo rapido di centrifugazione applicato a sieroreazioni di agglutinazione e di flocculazione. Diagnost. Tecn. Lab. 11, 351 (1940). — (2) Ricerche sulla nuova reazione di Leiboff per la lue. Rinasc. med. 18, 287 (1941). Zit. Zbl. Haut- u. Geschl.-Kr. 67, 611 (1941). — Borchardt, E.: Das gegenseitige Verhalten der Wassermann-Sachs-Georgi- und Doldschen Reaktion bei Syphilis. Diss. Freiburg i. Br. 1932. 33 S. Zit. Zbl. Haut- u. Geschl.-Kr. 46, 759 (1933). — Borel, M. L. J.: Le test de Nelson (T.P.I.). Extrait de la Rev. lyon. Méd. 5, 237 (1936). — Borgen, L. O., u. H. Natvig: Vergleichende Untersuchungen über die WaR., die Meinicke-Klärungs-Reaktion II und Wadsworth-Brown-Präzipitationsreaktion in 7523 Sera. Nord. med. T. 1938, 2014. [Norwegisch.] Zit. Zbl. Haut- u. Geschl.-Kr. 62, 138 (1939). — Borges, F.: Positive Wassermannsche Reaktion nach Seruminjektionen. Diss. Leipzig 1932. 31 S. Zit. Zbl. Haut- u. Geschl.-Kr. 42, 640 (1932). — Bori, D. V.: Alcune considerazioni sopra la microreazione di Wassermann e sopra una positivita aspecifica della reazione di Ide. Policlin. infant. 10, 395 (1942). — Boros, B. v.: Über die Eigenschaften und Reichweite der Borosschen Syphilis-Schnellreaktion. Ärztl. Forsch. 5 (I), 558 (1951). — (1) Borowskaja, D.: Die verschiedene Komplementavidität der Antigene und ihre Anwendung in der WaR. Z. Immun.-Forsch. 64, 124—129 (1929). — (2) Borowskaja, D. P.: Über das serologische Verhalten der Flocken und der Flüssigkeit bei den Luesflockungsreaktionen. Z. Immun.-Forsch. 69, 76 (1930). — (3) Borowskaja, D. P., u. S. D. Orlowa: Zur Bewertung der Citocholreaktion in der Serodiagnose der Lues. Z. Immun.-Forsch. 67, 63 (1930). — (4) Borowskaja, D. P.: Zum Mechanismus der Komplementbindung und der Flockungsreaktion. Z. Immun.-Forsch. 73, 239—241 (1932). — Borrien, H.: La réaction de Muller dans le diagnostic de la syphilis; sa comparaison avec la réaction d'hémolyse et avec la réaction de Kahn. Bull. méd. 1931I, 319. — Borros, J. v., u. E. Hauch: Über die Notwendigkeit und Möglichkeiten der selbständigen serologischen Luesdiagnose in Klinik und Praxis. Münch. med. Wschr. 1952, 1376. — (1) Bortolozzi, M.: Le moderne reazioni sierologiche per la sifilide sul sangue cadaverico. G. Batt. Immun. 13, 669 (1934). — (2) Contributo allo studio della sifilide gastrica. Arch. ital. Mal. Appar. dig. 3, 382 (1934). — (3) La nuova reazione colorata di Ide per la diagnosi di sifilide. Atti Soc.

med.-chir. Padova 15, 121 (1937). — (1) Bosco, I., e S. La Malfa: Irradiazione della milza sulle reattività umorali dei sifilitici. Atti Soc. ital. Derm. Sif. 3, 93 (1940). — (2) Bosco, I., e E. Marchini: Provocazione di anticorpi ai vari partigeni treponemici e loro analisi qualitativa negli animali da esperimento (cavie). Minerva derm. (Torino) 27, 147 (1952). — Bossak, H. N., A. Harris, W. P. Duncan, S. Olansky and B. J. Chester: The Mazzini cardiolipin microflocculation test in the serology of syphilis. Amer. J. Syph. 37, 536 (1953). — (1) Boström, G.: Prüfung in vitro der Überempfindlichkeit gegen Luetin (Hedén) bei Luetikern. Dermatol. Ges., Stockholm, Sitzg vom 12. XII. 1934. Zit. Zbl. Haut- u. Geschl.-Kr. 51, 4 (1935). — (2) Boström: In vitro-Prüfung der Luetinempfindlichkeit bei Luetikern. 9. Kongr. des Nordischen Dermatol. Ver., Kopenhagen, Sitzg vom 10.—12. VI. 1935. Zit. Zbl. Haut- u. Geschl.-Kr. 52, 481 (1936). — (3) Bostroem, A.: Lues und Nervensystem. Gegenwartsprobl. psychiat.-neurol. Forsch. 32 (1939). — Boulger, L. R., and D. A. Cannon: Comparison of the Ide and Harris (VDRL) slide flocculation tests in Nigeria. Brit. J. vener. Dis. 31, 40 (1955). — Bourret, M., et E. Calas: Le problème des sérologies positives dans un dispensaire. Bull. Soc. franç. Derm. Syph. 58, 618 (1951). — Bouton jr. and S. Miles: Serologic paradox in juvenile dementia paralytica. Report of a case. Arch. Derm. Syph. (Chicago) 38, 595 (1938). — Boventer, K.: Eine Mikro- und Schnellreaktion zur Liquoruntersuchung auf Syphilis. Z. Immun.-Forsch. 96, 166 (1939). — Bracaloni, E., e E. Ciaranfi: Resultati della M.K.R., confronta con la R.W. e con la M.T.R., in medicina interna. Riv. Clin. med. 31, 1047 (1930). — (1) Braghin, G.: La reazione di Benedeck and Thurzò al permanganato potassico sul liquido cefalo-rachidiano e sul siero di sangue. Diagnost. Tecn. Lab. 9, 644 (1938). — (2) Valore clinico della reazione di Ide e di quella modificata dal Fukuda per la diagnosi della sifilide. Riv. Clin. med. 40, 38 (1939). — (1) Bragin, M. S.: Der Einfluß der Ultraviolettradiation auf den Liquor bei Lues. Vopr. Vener. Derm. 1, 91 (1934). [Russisch.] Zit. Zbl. Haut- u. Geschl.-Kr. 52, 701 (1936). — (2) On the effect produced on newly contracted syphilis by the transfusion of blood taken from patients affectes with late stages of syphilis. Amer. J. Syph. 24, 228—233 (1940). Zit. Zbl. Haut- u. Geschl.-Kr. 69, 649 (1943). — Brajcev, A. V.: Quantitative aktive Methode zur Serodiagnose der Syphilis. Vestn. Vener. Derm. H. 3, 34 (1953). [Russisch.] Zit. Zbl. Haut- u. Geschl.-Kr. 89, 95 (1954). — Brajlovskij, S., u. M. Brumstein: Die Kahnsche Reaktion. Venerol. 7, 55 u. dtsch. Zus.fass. 59 (1930). [Russisch.] Zit. Zbl. Haut- u. Geschl.-Kr. 38, 393 (1931). — Brancato, F.: Un nuovo antigene per la reazione di Bordet-Wassermann; il fencor acetosol. Ann. Med. nav. colon. 68, 125 (1942). — Brandenburg, K.: Die Übertragung von Syphilis durch Blutspender. Med. Klin. 1939 I, 391. — (1) Brandt, R.: Das Luotest Müller-Brandt. Seuchenbekämpfg 6, 183 (1929). — (2) Lokalrezidive nach Sklerosenexstirpation beim Kaninchen und Bedeutung des Eingriffes für die Immunität. Arch. Derm. Syph. (Berl.) 162, 157 (1930). — (3) Beitrag zur Frage der Immunität bei experimenteller Syphilis. Beobachtungen an Lokalrezidiven nach Schankerexstirpation. 8. Internat. Kongr. für Dermatol. u. Syphilidol., Kopenhagen, 5.—9. VIII. 1930. Zit. Zbl. Haut- u. Geschl.-Kr. 37, 724 (1931). — (4) Die Bedeutung der experimentellen Syphilisforschung für die menschliche Syphilidologie. Derm. Z. 69, 193 (1934). — (5) Die serologische Diagnose von Gonorrhoe und Tuberkulose bei bestehender seropositiver Lues. Wien. klin. Wschr. 1936, 775. — (6) Brandt: Lues III. Öst. Dermatol. Ges., Wien, Sitzg vom 14. II. 1935. Zit. Zbl. Haut- u. Geschl.-Kr. 51, 88 (1935). — (7) Brandt u. Konrad: Überempfindlichkeit gegen Kanincheneiweiß mit passiver Übertragbarkeit. Wiener Dermatol. Ges., Sitzg vom 23. I. 1930. Zit. Zbl. Haut- u. Geschl.-Kr. 34, 29 (1930). — (1) Brants, J.: Müllers Ballungsreaktion bei der Serodiagnose der Syphilis. Latvijas Arstu Ž. H. 5/6, 9 S. (1929). [Lettisch.] Zit. Zbl. Haut- u. Geschl.-Kr. 36, 829 (1931). — (2) Brants, J., u. Elsa Risberg: Die Verwendung des Blutkuchens zur serologischen Untersuchung. Latvijas Arstu Ž. 5, 271—279 u. dtsch. Zus.fass. (1932). [Lettisch.] Zit. Zbl. Haut- u. Geschl.-Kr. 43, 692 (1933). — (3) Brants, J.: Über den Wert der serologischen Luesreaktionen. Latvijas Arstu Ž. 3, 225 u. dtsch. Zus.fass. (1933). [Lettisch.] Zit. Zbl. Haut- u. Geschl.-Kr. 48, 240 (1934). — Brantiano, S., V. Davidesco et E. Bano: Résultats comparatifs de la réaction de Bordet-Wassermann classique et de la réaction de Muttermilch. C. R. Soc. Biol. (Paris) 112, 97 (1933). — Bratzke, W., u. A. Eckart: Klinik und Pathologie eines Falles von Transfusionslues. Ärztl. Wschr. 1951, 85. — Braun: Dacryoadenitis syphilitica bds., Keratitis parenchymatosa bds. und Hutchinsonsche Zähne bei Lues connatalis. 21. Tagg der Dtsch. Dermatol. Ges. in Heidelberg vom 5.—9. Oktober 1949. Zit. Zbl. Haut- u. Geschl.-Kr. 74, 40 (1950). — Braune, J. F.: Zur Einführung des Cardiolipins in die Luesserologie. Öff. Gesundh.-Dienst 14, 6 (1952). — (1) Breazeale, E. L., and R. A. Greene: The stability of Kline antigen emulsions. J. Lab. clin. Med. 24, 181 (1938). — (2) Breazeale, E. L., R. A. Greene and H. B. Harding: A comparison of the Hinton, Kahn, Kline and Mazzini tests for syphilis. J. Lab. clin. Med. 26, 637 (1941). — (1) Brede, H. D.: Entlarvung „falscher positiver" Luesreaktionen. Arch. Hyg. (Berl.) 134, 229 (1951). — (2) Cardiolipin-Syphilistest mit Kurzinaktivierung und Wärme-Kälte-Bindung. Z. Hyg. Infekt.-Kr. 117, 235 (1951). — Breinl, F.: Neue Beiträge zur Frage der Immunität bei experimenteller Kaninchensyphilis. Z. Immun.-Forsch. **84**, 195 (1935). — BREIPOHL, W., u. G. SCHMIDT: Blutspende und Wassermannsche Reaktion. Med. Welt **1943**, 162. — BREUCKMANN, H.: Über das alleinige Vorkommen der positiven Wassermannschen Reaktion im Liquor bei Syphilis. Derm. Z. **75**, 15 (1937). — BREWER, G.: The relation of amino acid nitrogen to the Wassermann reaction. Amer. J. Syph. **17**, 221 (1933). — BRILL, E.: Syphilimetrie nach Vernes mit Hilfe des Zeisschen Stufenphotometers. Derm. Z. **58**, 336 (1930). BRINES, O. A., and B. JULIAR: Serologic diagnosis in histologically proved chronic syphilis. An analysis of 424 necropsies. J. Lab. clin. Med. **27**, 15 (1941). — BRINKMANN, FR.: Beiträge zur Serologie des Liquor cerebrospinalis. IV. Mitt. Z. Immun.-Forsch. **65**, 125 (1930). — BRITTINGHAM, J. W., and S. F. ROSEN: The effect of ingestion of alkohol on Wassermann, Kahn and Hinton tests. Amer. J. Syph. **16**, 403—407 (1932). — (1) BROGGI, E.: La seconda reazione di coartazione di Müller e la reazione di Hinton nella sierodiagnosi della neurolue. Rass. Studi psichiat. **20**, 709—736 (1931). — (2) BROGGI, G.: Nuovi metodi e nueve reazioni nella indagine diagnostica del liquido cefalo rachidiano. I. Sul valore pratico del metodo della centrifugazione nelle reazioni del benzoino e del mastice colloidali. Rass. Studi psichiat. **28**, 554 (1939). — BRONFENBRENNER, A. N.: The Wassermann test in the feebleminded. Psychiat. Quart. **5**, 45 (1931). — BRONSTEIN, W., u. S. TSCHUGUJEWA: Die Meinicke-Klärungsreaktion. Sovet. Vestn. Vener. i Derm. H. 2, 194 (1936). [Russisch.] Zit. Zbl. Haut- u. Geschl.-Kr. **54**, 539 (1937). — BRONŠTEJN, V., u. O. SKILAR: Die WaR und KaR bei gesunden und syphilitischen Kaninchen. Venerol. **7**, 69—72 u. dtsch. Zus.fass. 72 (1929). [Russisch.] Zit. Zbl. Haut- u. Geschl.-Kr. **32**, 837 (1930). — (1) BRONZINI, M.: La reazione emoclasica nei diversi stadi della infezione luetica in rapporto alla reazione di Wassermann. Rif. med. **1931** II, 1077. — (2) Studio comparativo tra la reazione di Wassermann, la reazione di Hecht ed una sua modificazione. Rinasc. med. **8**, 621 (1931). — (3) Studio comparativo sulla nuova reazione colorata di Hecht (H.M.B.F.R.). Giorn. ital. Derm. Sif. **75**, 969 (1934). — BROSCHEIT, A.: Über die Zuverlässigkeit der Chediakschen Trockenblutreaktion für die Luesdiagnose. Z. Immun.-Forsch. **106**, 53 (1949). — BROTHERHOOD, J. S.: Illuminating box for flocculation (Kahn) and sedimentation tests. J. Lab. clin. Med. **25**, 195 (1939). — (1) BROWN, W. H.: Syphilis. Immunity, reinfection, superinfection. Results of animal experiments, 8. Internat. Kongr. für Dermatol. u. Syphilidol., Kopenhagen, 5.—9. VIII. 1930. Zit. Zbl. Haut- u. Geschl.-Kr. **37**, 665 (1931). — (2) BROWN, E. C., and N. NAGLE: The Kahn reactions of sixtyfour tularemia patients. J. Lab. clin. Med. **23**, 1310 (1938). — (3) The time interval in reading the Kahn test. J. Lab. clin. Med. **24**, 1301 (1939). — (4) BROWN, D. K., L. W. CANN and S. DE NAVASQUEZ: The value of the Kahn reaction. Two further cases. Brit. J. vener. Dis. **7**, 300 (1931). — (1) BRUCK, C.: 25 Jahre Serodiagnostik der Syphilis. Dtsch. med. Wschr. **1931** I, 812. — (2) BRUCK, C., u. K. BEHRMANN: Die Meinicke-Klärungsreaktion im Vergleich zu der Aktivkomplementbindung nach Bruck und der Original-Wassermann-Reaktion. Derm. Z. **61**, 7—9 (1931). — (3=4) BRUCK, C., K. BEHRMANN u. W. ROSENBERG: Die Serodiagnose der Syphilis und Gonorrhöe durch Komplementbindung mit aktiven Seren. Klin. Wschr. **1926** I, 1176. — (5) BRÜCK, C.: Fall von Lues III. Dermatologische Ges. Stockholm, Sitzg vom 11. XII. 1935. Zit. Zbl. Haut- u. Geschl.-Kr. **55**, 104 (1937). — BRUIJN, J. H. DE: A simple method to absorb non precipitating antibodies from immune serum. Antonie v. Leeuwenhoek **22** (1956). — (1) BRUNO, A. A.: Vereinfachung der Technik des Wassermann. Bol. Inst. psiquiat. Fac. Ci. méd. Rosario **3**, 148—150 (1931). [Spanisch.] Zit. Zbl. Haut- u. Geschl.-Kr. **42**, 516 (1932). — (2) Die Kahnsche Reaktion im Liquor. Bol. Inst. psiquiat. Fac. Ci. méd. Rosario **3**, 180—183 (1931). [Spanisch.] Zit. Zbl. Haut- u. Geschl.-Kr. **43**, 563 (1933). — (3) BRUNO, A. A., L. CIAMPI u. I. B. ANSALDI: Die Reaktivierung des Liquors. Bol. Inst. psiquiat. Fac. Ci. méd. Rosario **4**, 50 (1932). [Spanisch.] Zit. Zbl. Haut- u. Geschl.-Kr. **46**, 242 (1933). — (4) BRUNO, A.: La reazione di Leiboff per la siero-diagnosi della lue, nel campo ostetrico. Clin. ostet. ginec. **44**, 81 (1942). — BRUNS, W.: Über Fehler und Gefahren in der Erkennung und Behandlung der Syphilis. Dtsch. Gesundh.-Wes. **2**, 219 (1947). — BUA, G.: Sulla riattivazione delle reazioni sierologiche nella sifilide con particolare riguardo al metodo di Rajka. Giorn. Med. milit. **87**, 587 (1939). — BUCHALY: Technik der Wassermannschen Reaktion. Demonstrationsabende Chemnitzer Hautärzte, Sitzg vom 12. X. 1934. Zit. Zbl. Haut- u. Geschl.-Kr. **50**, 97 (1935). — BUCHHOLTZ, M., and T. F. PROBEY: Relation between trypanocidal and spirocheticidal activities of neoarsphenamine. III. Uniformity of effect of different types of neoarsphenamine on the serological reactions in human syphilis. Publ. Hlth Rep. (Wash.) **1933**, 166. — (1) BÜHLER, H.: Über praktische Verwertbarkeit der Pallidareaktion. Z. Immun.-Forsch. **95**, 420 (1939). — (2) BÜHLER, F.: Vergleich zwischen der Müller-Ballungsreaktion I und II mit der Wassermann- und Sachs-Georgi-Reaktion. Diss. Tübingen 1931. Zit. Zbl. Haut- u. Geschl.-Kr. **40**, 110 (1932). — BÜTTGENBACH, P.: Zur Diagnostik der Lues. Z. Haut- u. Geschl.-Kr. **10**, 329 (1951). — (1) BUGARSKI, S.: Provokation der Spirochaeta pallida und der luetischen Manifestationen mit der Preglschen Lösung (Presojod Pregl). Inokulationen an Kaninchen mit abgekürzter Inkubation. Med. Pregl. **6**, 196—198 u. franz. Zus.fass. 198 (1931). [Serbo-Kroatisch.] Zit.

Zbl. Haut- u. Geschl.-Kr. **39**, 687 (1932). — (2) Biologische Reaktionen in der Therapie der Syphilis. Med. Pregl. **11**, 74 (1936). [Serbo-Kroatisch.] Zit. Zbl. Haut- u. Geschl.-Kr. **54**, 702 (1937). — BULFAMONTE, J. C.: Blood transfusion syphilis. Report of a case. Arch. Derm. Syph. (Chicago) **44**, 23 (1941). — BUNDESEN, H. N., and H. C. S. ARON: How to evaluate positive Kahn tests in infants. J. vener. Dis. Inform. **31**, 185 (1950). — BURBI, L.: Su di un caso familiare di cosi detta sifilide galoppante. Sonderdruck aus MORGAGNI, 27 S. 1933. — (1) BURDON, K. L., and L. BROMBERG: The use of plasma in the Kline test for syphilis. Proc. Soc. exp. Biol. (N.Y.) **27**, 736 (1930). — (2) BURDON, K. L.: Use of plasma in precipitation tests for syphilis. Amer. J. Syph. **16**, 237—249 (1932). — (3) BURDON, K. L., and LE ROY B. DUGGAN: Comparison of results obtained with Kahn, Kline, Hinton, Meinicke, Sachs-Georgi and Rosenthal tests for syphilis. Amer. J. Syph. **17**, 110 (1933). — (4) BURDON, K. L.: Advantages in the use of plasma rather than serum for certain immunological procédures. With special reference to its use in tests for syphilis. J. trop. Med. **41**, 19 (1938). — (1) BUREAU, Y., JARRY et BARRIÈRE: Action sur la sérologie des syphilis récentes du traitement mixte pénicilline-bismuth. Bull. Soc. franç. Derm. Syph. **56**, 453 (1949). — (2) BUREAU, Y., et MINOT: Réactions sèrologiques positives dans le sang et le liquide céphalo-rachidien, dix-huit mois après le débit d'une syphilis pré-sérologique, traitée correctement par la penicilline, le bismuth et le mercure. Bull. Soc. franç. Derm. Syph. **58**, 558 (1951). — BURGDORF, K.: Komplikationen nach Septumkorrektur, beobachtet an 2 Fällen mit Lues latens. Arch. Ohr-, Nas.- u. Kehlk.-Heilk. **129**, 175 (1931). — (1) BURKE, E. T.: Treatment of Wasserman-fast syphilis. Brit. J. vener. Dis. **6**, 181 (1930). — (2) BURKE-GAFFNEY, H. J. O'D.: The clinical value of the combined Kahn and Wassermann tests in the tropics, with special reference to yaws and syphilis. J. Hyg. (Lond.) **31**, 215 (1931). — (3) BURKE, E. T.: The sex factor in determining the course of syphilis. Brit. J. vener. Dis. **7**, 151 (1931). — BUSACCA, A.: Sulle leggi che regolano la diffusione e la distribuzione del treponema pallidum nell'organismo. III. Introduzione. Le vie di diffusione del treponema pallidum nell'organismo. La distribuzione dei treponemi nell'organismo. Il terreno organico come cause predisponenti nella distribuzione del treponema. Influenze organiche individuali, come cause predisponenti nella distribuzione nel treponema. Frequenza delle localizzazioni viscerali del treponema pallidum. Deduzioni. Folia clin. biol. (S. Paulo) **8**, 100 (1936). Zit. Zbl. Haut- u. Geschl.-Kr. **56**, 63 (1937). — BUSCHKE, A.: Über die Wassermannsche Reaktion aus Canthariden-blasenflüssigkeit. Bemerkung zu der Arbeit von LEO V. WIKULLIL, Münch. med. Wschr. **17**, 708 ff.; **1931**I, 1017. — BUTLER, C. S.: Immunity in syphilis. U.S. nav. med. Bull. **35**, 173 (1937).

CACIOPPO, L.: Contributo allo studio della proteinprognosi della sifilide con siero di cavallo Dujardin et Dechamps. Ann. Clin. med. e Med. sper. **19**, 194 (1929). — CAFFEY, J., and KATHERINE KREIDEL: The Kahn precipitation test for syphilis in infancy and early childhood. Amer. J. Dis. Child. **38**, 1115—1118 (1929). — CAJIGAS, T.: The clinical value of the presumptive Kahn test. Ann. intern. Med. **7**, 114 (1933). — CALISTI, E.: La reazione di Ide per la diagnosi di sifilide. Policlinico, Sez. prat. **1940**, 719. — CALLERIO, G.: La Ballungsreaktion di Müller semplificata (MBR II.), per la sierodiagnosi de la lue. Boll. Soc. med.-chir. Pavia **45**, 57 (1931). — CALMINITI, S.: La reazione del sangue al guttadiaphot in malati venerei e sifilitici. G. ital. Derm. Sif. **71**, 2050 (1930). — CALVIN Y RUIZ: Chromreaktion von Meinicke. Act. dermo-sifiliogr. (Madr.) **20**, 518 (1928). [Spanisch.] Zit. Zbl. Haut- u. Geschl.-Kr. **33**, 741 (1939). — CALVO, S.: Essai photométrique de la réaction de Garriga. Bull. Soc. franç. Derm. Syph. **37**, 1232 (1930). — CAMACHO, B., ILDEFONSO u. A. G. BLANCO: Über die Reaktion von Chediak, modifiziert nach Meinicke, zur Diagnose der Lues. Act. dermo-sifiliogr. (Madr.) **32**, 62 (1940). [Spanisch.] Zit. Zbl. Haut- u. Geschl.-Kr. **66**, 670 (1941). — CAMERON, D. E., and R. MCCULLOCH: The Takata-Ara test for cerebrospinal fluid. Canad. med. Ass. J. **23**, 557 (1930). — CAMPANA, A.: La reazione di precipitazione microscopica secondo Kline per la diagnosi di sifilide nei liquidi cerebro-spinali. Riv. Pat. nerv. ment. **72**, 491 (1933). — (2) CAMPANACCI, D., e C. DONDOLI: Il valore clinico-diagnostico della reazione di conglobamento di Mueller (M.B.R.) in base all'esame serologico comparativo di mille casi. Diagnost. e Tecn. Lab. **1**, 1001 (1930). — (2) CAMPANACCI, D., e I. RIZZI: Il valore clinico-diagnostico della seconda reazione di conglobamento di Müller (M.B.R. II). G. Clin. med. **13**, 113—125 (1932). — CANALE, P.: Considerazioni e ricerche sulla riattivazione biologica delle sieroreazioni per la lue in medicina interna. Riv. Clin. med. **32**, 867—875 (1931). — CANDIDO, G.: Una nouva reazione immunitaria di grande importanza pratica in pediatria. Il potere emoagglutinante del latte o lattoemoagglutinazione. Atti Congr. pediat. ital., p. 435—440, 1928. — (1) CANN, L. W., and L. DE NAVASQUEZ: The relativ values of the Kahn and Wassermann reaction based upon a survey of 175 clinical cases and tests upon 5000 sera. J. vener. Dis. **7**, 105—119 (1931). — (2) CANN, L. W., S. DE NAVASQUEZ and D. KATHLEEN BROWN: The value of the Kahn test based upon a survey of 175 clinical cases and tests upon 5000 sera. Guy's Hosp. Rep. **81**, 421—435 (1931). — (1) CANNEFAX, G. R., and H. R. BEYER: A qualitative and quantitative comparison of the Kolmer complement-fixation and VDRL flocculation spinal fluid tests. Amer. J. Syph. **36**, 376 (1952). — (2) CANNEFAX, G. R., H. R. BEYER and E. B. JOHNWICK: A study of the effects of certain temperatures and time limits on the VDRL slide test. Amer. J. Syph. **37**, 348 (1953). — (3) CANNEFAX, G. R.: Observations on the optimal zone reaction and seroresistance. Amer. J. Syph. **37**, 344 (1953). — (4) CANNEFAX, G. R., and E. B. JOHNWICK: The observation of serologic respone following re-treatment for seroresistance and theoretical considerations on the meaning of seroresistance. Amer. J. Syph. **38**, 18 (1954). — (1) CANNON, A. B.: A study of the Wassermann reaction following dermatitis and jaundice from arsphenamine. Amer. J. Syph. **14**, 100—106 (1930). — (2) Multiple chancres. Arch. Derm. Syph. (Chicago) **22**, 938 (1930). — CANOVA, F.: Sulla positivita delle reazioni di flocculazione per la sifilide nella malaria. Rif. med. **1939**, 487. — (1) CANTANI, F.: Contributo alla diagnosi sierologica della sifilide in base a 3340 esperimenti. (La R.W. e le reazioni di flocculazione ed opacificazione con particolare riguardo alla M.T.R.) (Contributo sperimentale e clinico.) G. Batt. Immun. **4**, 417—440 (1929). — (2) Contributo sperimentale allo studio della reazione all'anidride acetica di Clivio nella sierodiagnostica della lue. Rif. med. **1929 I**, 564—567. — (3) La reazione di chiarificazione di Meinicke (M.K.R.) comparata alla M.T.R. ed alla R.W. in base a 421 esperimenti. Contributo sperimentale. Rif. med. **1929 II**, 1110—1113. — (4) Sulla reazione di Tsu modificata. (In paragone alla R.W., M.K.R. II e R.S.W. II.) Contributo sperimentale. Diagnost. tecn. Lab. **4**, 195 (1933). — (5) Proposta di una nuova reazione sierodiagnostica della lue. Diagnost. Tecn. Lab. **5**, 107 (1934). — (6) Risultati personali e coefficienti di applicazione pratica di una nuova tecnica sierodiagnostica della lue: La reazione rapida Cantani (R.R.C.). Atti 5. Congr. naz. Microbiol., p. 381, 1935. — (7) Osservazioni e rilievi statistici personali sulla seconda reazione rapida Cantani (R.R.C. II.) nella sierodiagnostica della lue. Diagnost. Tecn. Lab. **7**, 493 (1936). — (8) La seconda reazione rapida Cantani (R.R.C. II). Diagnost. Tecn. Lab. **6**, 133 (1935). — CANTO, G.: Sulla conservative del complemento. G. Batt. Immun. **4**, 128—133 (1929). — CANZIANI, G., e G. LIVREA: Ricerche comparative sulla reazione di Wassermann nel siero di neuroluetici inattivata termobiologicamente. Pisani **56**, 57 (1936). — CAMPOMOLLA, D.: Sul valore della reazione Nolli nella diagnosi della sifilide. Folia med. (Napoli) **26**, 307 (1940). — (1) CAPPELLI, E.: La „pallidareazione" di Gaehtgens sui sieri lèbbrosi. Contributo allo studio dell'essenza della R. Wassermann. G. Batt. Immun. **22**, 425 (1939). — (2) Sul potere flocculante degli antigeni estratti con alcool da sieri essiccati normali di fronte ai sieri luetici. G. ital. Derm. Sif. **81**, 859 (1940). — CAPPELLINI, I.: La reazione di Hinton per la sierodiagnosi della sifilide. G. Batt. Immun. **6**, 259 (1931). — CARDONA, F.: Sulla reazione di Kahn e sulla variante di E. Weiss nel liquido cefalo-rachidiano (e nel siero di sangue). Riv. Pat. nerv. ment. **39**, 639 (1932). — CARLEY, P. S., and O. C. WENGER: The prevalence of syphilis in apparently healthy negroes in Missisippi as determined by complement fixation reactions in unselected groups. J. Amer. med. Ass. **94**, 1826 (1930). — (1) CARLINFANTI, E.: Ricerche sui rapporti fra fenomeno di Arthus e complemento. Ann. Igiene **43**, 784 (1933). — (2) Die Liquordiagnose der Syphilis mittels einer Gerinnungsreaktion. Klin. Wschr. **1939 I**, 168. — (3) Sierologia e sierodiagnostica. Le reazioni antigene-anticorpo in vitro. Milano: Istit. sieroterap. milan. Serafino Belfanti XV, 404 S. u. 29 Abb. — CARLSON, S., u. V. GERHARDT: Über die Brauchbarkeit des Cardiolipins bei der Original-Wassermann-Methode und der Kolmer-Technik. Arch. Hyg. (Berl.) **134**, 295 (1951). — CARNOT, P., CAROLI et MAISON: Syphilis décapitée par transfusion sanguine. Bull. Soc. méd. Hôp. Paris, III. s. **50**, 411 (1934). — CAROPATÓN, T.: Eine Prostituierte ohne klinische und serologische Erscheinungen infiziert zwei Menschen. Act. dermo-sifiliogr. (Madr.) **24**, 32 (1931). [Spanisch.] Zit. Zbl. Haut- u. Geschl.-Kr. **40**, 676 (1932). — CAROL, W. L. L.: Lues maligna. Ned. T. Geneesk. **1939**, 4474. [Holländisch.] Zit. Zbl. Haut- u. Geschl.-Kr. **64**, 683 (1940). — (1) CARRERA, J. L.: Beitrag zum pathologisch-anatomischen Studium der erworbenen Lungensyphilis. Diss. Buenos Aires 1931. [Spanisch.] Zit. Zbl. Haut- u. Geschl.-Kr. **40**, 537 (1932). — (2) Die Wassermannsche und Kahnsche Reaktion. Rev. argent. Dermatosif. **16**, 527. [Spanisch.] Zit. Zbl. Haut- u. Geschl.-Kr. **44**, 706 (1933). — (3) Über die Kahnsche und Wassermannsche Reaktion. Act. dermo-sifiliogr. (Madr.) **25**, 373 (1933). [Spanisch.] Zit. Zbl. Haut- u. Geschl.-Kr. **45**, 387 (1933). — (4) Précocité élective de la réaction de Sordell-Miravent au début de la syphilis. Ann. Mal. vénér. **29**, 826 (1934). — (5) Resultat der Frühbehandlung der Syphilis im Lichte systematischer Liquoruntersuchungen. Act. dermo-sifiliogr. (Madr.) **27**, 366 (1934). [Spanisch.] Zit. Zbl. Haut- u. Geschl.-Kr. **50**, 704 (1935). — (6) Klinischer Wert der serologischen Luesreaktionen. Rev. argent. Dermatosif. **18**, 87 (1934). [Spanisch.] Zit. Zbl. Haut- u. Geschl.-Kr. **51**, 142 (1935). — (7) Critérium sur la guérison de la syphilis. Ann. Mal. vénér. **30**, 826 (1935). — (8) CARRERA, J. L., u. B. REINECKE: Unnatürliche Veränderungen der Kahnschen Reaktion im Verlauf des weichen Schankers. Rev. argent. Dermatosif. **20**, 655 (1936). [Spanisch.] Zit. Zbl. Haut- u. Geschl.-Kr. **57**, 294 (1937). — (9) CARRERA, J. L.: Die Seroresistenz bei der Syphilis; Syphilis mit nichtbeeinflußbaren Seroreaktionen. Rev. argent. Dermatosif. **22**, 621 (1938). [Spanisch.] Zit. Zbl. Haut- u. Geschl.-Kr. **62**, 587 (1939). — (10) CARRERA, J. L., y M. SEOANE: Sifilis secundaria sero-negativa su frecuencia. Rev.

argent. Dermatosif. **34**, 224 (1950). Zit. Zbl. Haut- u. Geschl.-Kr. **80**, 294 (1952). — (11) CARRERA, J. L.: El problema de las reinfecciones sifilíticas. Sem. méd. (B. Aires) **1954**, Nr 3164, 416. Zit. Zbl. Haut- u. Geschl.-Kr. **91**, 351 (1955). — (12) Frühbehandlung der Lues und des Liquor. Rev. argent. Dermatosif. **18**, 98 (1935). [Spanisch.] Zit. Zbl. Haut- u. Geschl.-Kr. **52**, 334 (1936). — (1) CARRIÈRE, G., E. BERTIN et C. AUGUSTE: Étude clinique sur la réaction de Bordet-Wassermann dans le sérum débarrassée de la fraction précipitable par l'acide chlorhydrique. Ann. Derm. Syph. (Paris) **7**, 360 (1936). — (2) CARRIÈRE, M., et P. CERERA: La séro-réaction de Migliano. Son intérêt pour le dépistage de la syphilis en pratique transfusionnelle. Presse méd. **1952**, 2. — CARRIL, M. J. DEL, F. ARANCIBIA u. A. LARGUIA: Die ersten 100 nach dem Navarroschen Plan eingeteilten Fälle von angeborener Lues. Rev. Asoc. méd. argent. **49**, 141 (1935). [Spanisch.] Zit. Zbl. Haut- u. Geschl.-Kr. **52**, 62 (1936). — (1) CARRILLO, FR.: Die nicht zu beseitigenden Wassermannreaktionen. Rev. med. Rosario **23**, 152 (1933). [Spanisch.] Zit. Zbl. Haut- u. Geschl.-Kr. **45**, 385 (1933). — (2) Die irreductiblen Wassermannreaktionen. Sem. méd. (B. Aires) **1933**I, 1400. [Spanisch.] Zit. Zbl. Haut- u. Geschl.-Kr. **46**, 104 (1933). — (1) CARTIA, B.: Sul valore della reazione di chiarificazione di Meinicke (M.K.R.) in rapporto alla R. Wassermann e alla M.T.R. Rinasc. med. **7**, 287 (1930). (2) Ricerche sperimentali sullas inattivazione dei sieri per la R. Wassermann. Rinasc. med. **9**, 173—175 (1932). — (3) La reazione di chiarificazione di Meinicke (M.K.R.) sui liquidi cefalorachidiani, nella diagnosi di sifilide nervosa. Società Italiana di Dermatologia e Sifilografia, sezione Pugliese, Bari, Sitzg vom 15. V. 1931. Zit. Zbl. Haut- u. Geschl.-Kr. **42**, 51 (1932). — (4) Su un metodo misto di inattivazione „termo-biologica" dei sieri per la reazione Wassermann. G. ital. Derm. Sif. **73**, 1675 (1932). — (5) Su un metodo misto di inattivazione „termobiologica" dei sieri per la R. Wassermann. Boll. Soc. ital. Biol. sper. **7**, 1239 (1932). — (6) La proteinoprognosi della sifilide. (Prova di Dujardin e Decamps.) Boll. Soc. ital. Biol. sper. **4**, 216 (1929). — (7) La reazione di chiarificazione di Meinicke (M.K.R.) nei liquidi cefalorachidiani, confrontata con la reazione Wassermann e la M.T.R. G. ital. Derm. Syph. **72**, 1039—1044 (1931). — CARUSI, R.: La reazione di Hinton nella sifilide. Policlinico, Sez. prat. **1929**II, 1743—1745. — CASAZZA, R.: Ricerche sulle reazioni di Wassermann e di Sachs-Georgi mediante l'ultrafiltrazione dei sieri di sangue. Boll. Ist. sieroter. milan. **9**, 552 (1930). — CASCIANO, A.: Sul comportamento della reazione di Spicca nella sierodiagnosi della sifilide. Ann. ital. Derm. Sif. **6**, 115 (1951). — CASELITZ, F. H.: Zur Frage unspezifischer Luesreaktionen bei internen Erkrankungen. (Klinische Beispiele.) Med. Welt **1951**, 837. — CASSELMAN, A. J.: The sensitivity of Wassermann antigens in relation to rate of dilution. Amer. J. clin. Path. **5**, 443 (1935). — CASTAÑEDA-PALACIOS, R.: Ergebnisse einer Nachprüfung der Chediakschen Luesreaktion im klinischen Betriebe. Dtsch. med. Wschr. **1937**II, 1155. — (1) CASTELLI, G.: La reazione cromatica di Ide nella lue, nella lepra e nella tbc. cutanea. Atti Soc. ital. Derm. Sif. **3**, 317 (1940). — (2) Limiti di applicazione pratica della reazione di Ide. Atti Soc. ital. Derm. Sif. **4**, 196 (1941). — (1) CASTELLINO, P. G.: La sieroflocculazione nella sifilide con antigene bile. G. ital. Derm. Sif. **70**, 647 (1929). — (2) CASTELLINO, P.: Osservazioni sulle cutireazioni nella sifilide con i filtrati. Rif. med. **1938**, 175. — CASTENS, E.: Die Bedeutung der Kahnschen Reaktion in der serologischen Syphilisdiagnostik. Dtsch. med. Wschr. **1929**II, 1461—1464. — CASTREJON, A.: Syphilitische Reagine und ihre Messung. Rev. mens. Med. **12**, 58 (1939). [Spanisch.] Zit. Zbl. Haut- u. Geschl.-Kr. **66**, 221 (1941). — (1) CASTRO-BARBOSA, N. DE: Die Kline-Reaktion (qualitativ und quantitativ) im Blut und in der Cerebrospinalflüssigkeit. Rev. bras. Med. **8**, 81 (1951). [Portugiesisch.] Zit. Zbl. Haut- u. Geschl.-Kr. **79**, 306 (1952). — (2) New technique for the microflocculation test of Kline. Rev. bras. Med. **10**, 246 mit engl. Zus.fass. (1953). [Portugiesisch.] Zit. Zbl. Haut- u. Geschl.-Kr. **86**, 207 (1953). — (3) New technical procedure for the flocculation microreaction in syphilis. Rev. bras. Med. **10**, 846 u. engl. Zus.fass. 848 (1953). [Portugiesisch.] Zit. Zbl. Haut- u. Geschl.-Kr. **90**, 265 (1954/55). — (4) Neue Technik für die Mikroreaktion nach Kline. I. Rev. bras. Med. **9**, 468, 545 (1952); **10**, 246 (1953). [Portugiesisch.] Zit. Zbl. Haut- u. Geschl.-Kr. **89**, 346 (1954). — (5) Generale technic for flocculation tests in syphilis. Rev. bras. Med. **12**, 133 (1955). [Portugiesisch.] Zit. Zbl. Haut- u. Geschl.-Kr. **94**, 113 (1956). — CATHALA, J., et G. LEPERCQ: Le problème de la syphilis congénitale. Rev. Prat. (Paris) **1953**, 2049. — CATULLO, F.: La „Pallida-Reaktion" nella diagnostica della sifilide. G. Batt. Immun. **19**, 831 (1937). — CAVALLAZZI, D.: La reazione cromatica di Ide nel cadavere. Arch. Antrop. crim. **60**, 681 (1940). — CAVALLO, A.: La reazione cromatica di Ide nella sierodiagnosi della sifilide. G. Batt. Immun. **24**, 177 (1940). — CAVALLUCCI, U.: Sul valore scientifico-pratico della siero-reazione di Sciarra. Dermosifilografo **9**, 73 (1934). — (1) CAZORLA, R. J.: Zum Studium der Meinicke-Reaktion. Act. dermo-sifiliogr. (Madr.) **26**, 363 (1934). [Spanisch.] Zit. Zbl. Haut- u. Geschl.-Kr. **48**, 662 (1934). — (2) Zu einem Fall von fälschlich angenommener Syphilis. Act. dermo-sifiliogr. (Madr.) **28**, 378 (1936). [Spanisch.] Zit. Zbl. Haut- u. Geschl.-Kr. **54**, 44 (1937). — CENTINI, D.: Su di una prova rapida nella sierodiagnosi della lue: La seconda reazione di coartazione di Müller con il metodo della centrifugazione. Rass. Studi psichiat. **21**, 1089 (1932). — CERQUEIRA, L. A.: Sur une nouvelle méthode de diagnostic de la syphilis nerveuse. C. R. Soc. Biol. (Paris) **109**, 132—133 (1932). — CERRI, B.: La reazione citochol di Sachs e Witebsky nei confronti della W.R., della M.K.R. II e della Kahn. Dermosifilografo **12**, 487 (1937). — CERUTTI, P.: Le frazioni del siero nelle malattie cutanee e nelle sifilide. G. ital. Derm. Sif. **73**, 858—889 (1932). — (1) CHAČATURJAN, G.: Über die Bedeutung der Kahnschen Reaktion (K.R.) für die Klinik. Vestn. Derm. Vener. 8, 479. [Russisch.] Zit. Zbl. Haut- u. Geschl.-Kr. **35**, 840 (1931). — (2) Zur klinischen Bewertung der Reaktion von Kahn. Trudy 3. vses. S-ezda Bořba vener. Bol., S. 223 u. 230, 1932. [Russisch.] Zit. Zbl. Haut- u. Geschl.-Kr. **46**, 615 (1933). — (1) CHACKO, C. W.: A study of the treponema immobilizing antibodies in syphilis. Brit. J. exp. Path. **34**, 556 (1953). — (2) CHACKO, C. W., R. V. RAJAM, N. KRISHNAMURTHI and K. N. GOPALAN: The value of the V.D.R.L. slide flocculation test in the diagnosis of syphilis. Indian J. med. Sci. **9**, 69 (1955). — (3) CHACKO, C. W., W. H. GAUB and K. N. GOPALAN: The first India survey of serological tests for syphilis. Indian J. vener. Dis. **21**, 1 (1955). — (4) A study of the treponema immobilizing antibodies in syphilis. Brit. J. exp. Path. **34**, 556 (1953). — (5) Reagine und IAK, verschiedener Natur. Brit. J. exp. Path. **34**, 556—563 (1953). — CHAI, L.: Zur Frage der Verwendung der langsamen „kalten" Komplementbindungsreaktion in der Serodiagnostik. Ž. Mikrobiol. **8**, 8 u. dtsch. Zus.fass. 11 (1940). [Russisch.] Zit. Zbl. Haut- u. Geschl.-Kr. **67**, 97 (1941). — CHANG, I.: A comparative study of Müller's conglobation reaction in syphilis with Wassermann reaction and another precipitin test. Amer. J. Syph. **17**, 550 (1933). — CHAPUIS, G., et DUPERRAT: Deux cas de gommes sur la place de l'ancien chancre chez des syphilitique à Nelson négativ. Bull. Soc. franç. Derm. Syph. **61**, 107 (1954). — (1) CHARGIN, L., TH. ROSENTHAL and J. KOOPMAN: A comparison oft the Kline and Wassermann tests in primary syphilis. With remarks on the Kline test. Amer. J. Syph. **15**, 405—413 (1931). — (2) CHARGIN, L., J. J. ELLER and CH. R. REIN: Microscopic slide precipitation test for diagnosis of syphilis with chancre fluid, including a comparison of the Kline, Wassermann, Kahn and Hinton blood serum tests in one hundred and ten patients with suspected syphilitic sores. Arch. Derm. Syph. (Chicago) **26**, 965 (1932). — (3) CHARGIN, L., and TH. ROSENTHAL: The paradoxical behavior of the Wassermann test in latent syphilis. J. Amer. med. Ass. **107**, 1374 (1936). — (4) CHARGIN, L.: Asymptomatic syphilis associated with a positive Wassermann and a negative Laughlen test. Arch. Derm. Syph. (Chicago) **37**, 856 (1938). — CHARLIT, H., and CH. R. REIN: A new procedure for evaluating lecithin preparations in serodiagnostic tests for syphilis. Amer. J. Syph. **38**, 313 (1954). — (1) CHARPY, J., et J. RANQUE: De la réaction de Wassermann au test de Nelson et Mayer. J. CHARPY: Le T.P.I.-Test de Nelson-Mayer et les nouvaux aspects immunologiques de la syphilis. Paris: Masson & Cie. 1953. — (2=3) L'allergie masquée à la luétine. Bull. Soc. franç. Derm. Syph. **64**, 18 (1957). — CHATSCHATURJAN, G.: Die klinische Wertung der aktiven serologischen Luesreaktionen. Ist die Rationalisierung der Serodiagnostik der Lues möglich ? Sovet. Vestn. Vener. i Derm. **7**, 685 (1936). [Russisch.] Zit. Zbl. Haut- u. Geschl.-Kr. **55**, 70 (1937). — (1) CHEDIAK, A., u. M. A. PEREZ: Die Serodiagnostik der Lues mittels der Reaktionen von Wassermann, Kahn und Müller. Bol. Soc. cubana Derm. Sif. **2**, 278—296 (1931). [Spanisch.] Zit. Zbl. Haut- u. Geschl.-Kr. **41**, 393 (1932). — (2) CHEDIAK, A.: Technik und vergleichende Resultate der Syphilisdiagnose aus einem Tropfen getrockneten und defibrinierten Blutes. Arch. Med. infant., Hosp. Garcia **1**, 125 (1932). [Spanisch.] Zit. Zbl. Haut- u. Geschl.-Kr. **44**, 210 (1933). — (3) CHEDIAK: Description of the original technique of the Chediak micro-reaction. Übermittelt durch die WHO/DC/VD/Sero vom 2. Okt. 1951. — CHEREFEDDIN, O.: Wassermannsche Reaktion bei Malaria. Arch. Schiffs- u. Tropenhyg. **34**, 282 (1930). — (1) CHESNEY, A. M., and TH. B. TURNER: Studies in experimental syphilis. IX. The distribution of the resistant state in „immune rabbits". Bull. Johns Hopk. Hosp. **48**, 90 (1931). — (2) CHESNEY, A. M.: Research needs in the control of syphilis. Amer. J. Syph. **21**, 121 (1937). — CHESSA, F.: Il valore del fattore proporzione nella reazione de Wassermann. Diagnost. Tecn. Lab. **9**, 402 (1938). — CHESTER, B. J., J. C. CUTLER and ELEANOR V. PRICE: Serologic observations following penicillin treatment for latent syphilis. Amer. J. Syph. **38**, 7 (1954). — (1) CHEVREL-BODIN, M. L., et M. CORMIER: Réaction de floculation avec l'antigène de Bordet-Ruelens. C. R. Soc. Biol. (Paris) **109**, 1154—1155 (1032). — (2) Identité des réactions de fixation et des réactions de floculation employées en vue du séro-diagnostic de la syphilis. C. R. Soc. Biol. (Paris) **109**, 1152—1154 (1932). — (3) Études des réactions de floculations. Variation des réactions de Meinicke en fonction du p_H. Ann. Derm. Syph. (Paris) **3**, 530—538 (1932). — (4) Étude des reactions de floculation. Réaction de Bordet-Wassermann et réactions de floculation. Ann. Derm. Syph. (Paris) **3**, 1011 (1932). — (5) Mécanisme des réactions de floculation. C. R. Soc. Biol. (Paris) **110**, 705 (1932). — (6) Antigènes syphilitiques et mécanisme des réactions sérologiques. (Réaction de floculation, réaction de fixation.) Ann. Derm. Syph. (Paris) **4**, 834 (1933). — (7) CHEVREL-BODIN, M. L., et F. CHEVREL: Réflexions a propos de la sérologie de la syphilis. Presse méd. **1936**, 211. — (8) CHEVREL, M. L., et M. CORMIER: Préparation de l'antigène de Bordet-Ruelens en vue de la réaction de floculation. Rôle de l'électrolyte. Conditions mécaniques. C. R. Soc. Biol. (Paris) **110**, 153—155 (1932). — (1) CHIALE, G.:

Ricerche comparative tra M.K.R. e W.R. in 2500 sieri. G. ital. Derm. Sif. **72**, 156 (1931). — (2) CHIALE, G. F.: La seconda reazione di conglobamento di Müller (M.B.R. II). G. ital. Derm. Sif. **73**, 890—905 (1932). — CHIMENTI, A.: Sul valore biologico e clinico della siero-diagnosi delle sifilide in ostetricia. Riv. ital. Ginec. **23**, 163 (1940). — (1) CH'IN, T. L., and D. H. WONG: A modification of Kline's microscopic precipitation test for the diagnosis of syphilis. Chin. med. J. **46**, 645—655 (1932). Zit. Zbl. Haut- u. Geschl.-Kr. **43**, 334 (1933). — (2) CH'IN, T. L.: Studies on a simplified quantitative Kahn test. Chin. med. J. Suppl. **3**, 501 (1940). Zit. Zbl. Haut- u. Geschl.-Kr. **66**, 477 (1941). — CHING-CHIEN, T.: A comparative study of Gaethgen's pallida reaction with Wassermann and Kahn reactions. Acta derm.-venereol. (Stockh.) **21**, 578 (1940). Zit. Zbl. Haut- u. Geschl.-Kr. **66**, 222 (1941). — CHIR-VINDT, S. L.: Microréaction nouvelle pour le sérodiagnostic de la syphilis. Vestn. Vener. Derm. H. 12, 34 (1940). [Russisch.] Zit. Zbl. Haut- u. Geschl.-Kr. **67**, 97 (1941). — CHIU-CINI, G.: Su di un caso di sifilide con reazione di Wassermann irriducibile. Boll. Accad. lancis Roma **7**, 403 (1934). — CHOLTSCHEW u. M. SCHAWROWA: Über die Prüfung der Antigene für die Seroreaktionen auf Lues mittels physikalisch-chemischer Methoden. Sovet. Vestn. Vener. i Derm. **4**, 794 (1935). [Russisch.] Zit. Zbl. Haut- u. Geschl.-Kr. **53**, 207 (1936). — (1) CHORAZAK, T., u. K. ZISCH: Serologische Reaktionen bei expérimenteller Kaninchen-syphilis. Acta derm.-venereol. (Stockh.) **12**, 522 (1931). — (2) CHORAZAK, T.: Zur Frage der praktischen Verwendbarkeit der von Izraelson angegebenen sogenannten Tropfreaktion. Derm. Wschr. **1932 I**, 343. — (3) CHORAŻAK, T., et K. ZISCH: La valeur diagnostique de la réaction d'opacification de Meinicke dans la syphilis experimentale des lapins. Bull. int. Acad. pol. Sci., Cl. Med. Nr 1/2, 129 ((1934). Zit. Zbl. Haut- u. Geschl.-Kr. **48**, 727 (1934). — CHRISTIANI, E.: Erfahrungen mit der neuen Meinicke-Klärungsreaktion (M.K.R. II) im Liquor cerebrospinalis. Münch. med. Wschr. **1934 II**, 1660. — CHRISTIE, A. U.: Diagnosis of syphilis in new-born infants. Use of quantitative Wassermann tests. Amer. J. Dis. Child. **55**, 979 (1938). — CIACCIO, I., e A. VADALA: Carenza sierologica in corso di sifilide secondaria florida. Rif. med. **56**, 1027 (1940). — CIAMBELLOTTI, E.: Studio sull'azione della soluzione alcoolica die fenolo come sostituente dell'estratto lipoideo nella sierodiagnosi del Wassermann. Atti Acad. Fisiocr. Siena **3**, 653—655 (1929). — (2) Sulla sostitutione con una soluzione alco-olica di fenolo dei communi estratti lipoidei nella sierodiagnosi del Wassermann. Arch. ital. Derm. **4**, 352—367 (1929). — (3) Sulla rachidocentesi e sul liquor nei sifilici. II. Ricerche sulla reazione provocata con iniezione intrarachidiana di acqua stillata. G. ital. Derm. Sif. **74**, 142 (1933). — CIAMBELLOZZI, E.: Sulla sostituzione con una soluzione alcoolica di fenolo dei comuni estratti lipoidei nella sierodiagnosi del Wassermann. Arch. ital. Derm. **4**, 352 (1929). — (1) CIARROCCHI, L.: Sull'anergia tubercolinica nei luetici. G. ital. Derm. Sif. **71**, 1969—1997 (1930). — (2) La cutireazione nella sifilide. Valore diagnostico, prognostico e terapeutico del luotest di Brandt e Müller. Policlinico, Sez. med. **39**, 553 (1932). — (1) CITERNI, M.: Un nuovo antigene per la reazione Bordet-Wassermann: Il „Fencor acetosol colesterinato di Petragnini". Riv. ital. Igiene **2**, 823 (1942). — (2) La reazione di Ide sul siero di sangue fresco ed inattivato. G. Batt. Immun. **29**, 558 (1943). — (1) CLARKE, CH. W.: Serologische Untersuchungen bei Industriearbeitern. Z. Haut- u. Geschl.-Kr. **5**, 26 (1948). — (2) CLARKE, W.: Administrative aspects of the prenatal and premarital examination laws. J. soc. Hyg. **24**, 505 (1938). — CLAUBERG, K. W.: Über den Wert der serologischen Luesdiagnose ohne die Wassermannsche Reaktion. Z. ärztl. Fortbild. **43**, 30 (1949). — CLELAND, J. B.: The lesions present at autopsy in Wassermann positive cases. Urol. cutan. Rev. **38**, 271 (1934). — CLE-MENTI, C.: La reazione del Leiboff nella diagnosi di lue. Rif. med. **1941**, 892. — (1) CLIVIO, C.: Sulla reazione di Wassermann con fissazione prolungata del complemento a basse temperature. Boll. Soc. ital. Biol. sper. **6**, 426—428 (1931). — (2) CLIVIO, C., e A. DE MOLLI: Gli antigeni di cervello nella sierodiagnosi della forme di lues nervosa. Boll. Soc. ital. Biol. sper. **8**, 463 (1933). — COCCHI, U.: Kurzer Beitrag zur Frage der Leukoplakie, Syphilis und des malignen Tumor. Strahlenther. **68**, 522 (1940). — CODECA, M.: Il significato clinico sierologico della presenza dell'anticorpo antitreponemico antiproteico (TL) nella sifilide latente. G. ital. Derm. Sif. **93**, 510 (1952). — (1) COHEN, H. A.: A hemolytic serologic reaction without complement as a possible test for syphilis. J. invest. Derm. **20**, 5 (1953). — (2) COHEN, H.: Die Verwendung der ganzen Spirochaeta pallida vom Nicholsstamm in einer KBR, zur Diagnose der Syphilis. J. invest. Derm. **27**, 369 (1956). — (1) COHN, A.: Weiterer Beitrag über Schutzstoffe bei experimenteller Syphilis. Klin. Wschr. **1929**, 1310. — (2) Blood tests for syphilis. J. soc. Hyg. **23**, 23 (1938). — (1) COLAVECCHIO, A.: Necessità di integrare i risultati della reazione di Wassermann con altre ricerche di flocculazione. Boll. Soc. ital. Biol. sper. **10**, 211 (1935). — (2) Osservazioni di controllo sulla nuova reazione di Cantani per la diagnosi della sifilide. Boll. Soc. ital. Biol. sper. **10**, 209 (1935). — (1) COLEMAN, P. N.: Standardization of the Wassermann test using preserved complement titrated to 50 per cent. haemolysis. Brit. J. Vener. Dis. **28**, 129 (1952). — (2) Concentration of the cell suspension in Wassermann test. Brit. J. vener. Dis. **30**, 141 (1954). — (3) COLEMAN, R. D., and M. D. APPLMAN: Sequestrene, oxalate, citrate, and treburon: the effect of these anticoagulants upon serodiagnostic tests for syphilis. Amer. J. Syph. **38**, 572 (1954). — (4) COLEMAN, R. D., H. M. KURTZ and M. D. APPLEMAN: Cardiolipin Kolmer tests on plasma. Brit. J. vener. Dis. **32**, 261 (1956). — (5) COLEMAN, R. D., M. D. APPLEMAN and H. M. KURTZ: Further studies on the effect of some anti-coagulants upon sero-diagnostic tests for syphilis. II. Heparin, thymol-fluoride, isotonic oxalate, and concentrated citrate solution. Brit. J. vener. Dis. **31**, 108 (1955). — (1) COLLIER, W. A.: Über die Gintscheffsche Modifikation der Kahnschen Syphilisreaktion. Geneesk. T. Ned.-Ind. **1937**, 3330. [Holländisch.] Zit. Zbl. Haut- u. Geschl.-Kr. **59**, 213 (1938). — (2) Erfahrungen mit einer neuen Syphilisreaktion angewendet bei 8000 Seren. Geneesk. T. Ned.-Ind. **1938**, 1182. [Holländisch.] Zit. Zbl. Haut- u. Geschl.-Kr. **60**, 442 (1938). — (3) Untersuchungen über eine neue Klärungsreaktion. I. Die Eignung der neuen Klärungseaktion für die serologische Syphilisreaktion in der Tropenpraxis. Z. Immun.-Forsch. **93**, 105 (1938). — (4) Erfahrungen mit der neuen Syphilisreaktion bei Lumbal-flüssigkeiten mit einigen Bemerkungen über die vornehmsten Fehler bei der serologischen Syphilis-Diagnose. Geneesk. T. Ned.-Ind. **1939**, 1102. [Holländisch.] Zit. Zbl. Haut- u. Geschl.-Kr. **63**, 517 (1940). — COLLORIDI, F.: Sulla specifità delle siero-reazioni di Wassermann e di Müller in ostetricia. Ann. Ostet. Ginec. **51**, 1368—1411 (1929). — (1) COLMEIRO LAFORET, C.: Syphilis und Schwangerschaft. Rev. esp. Obstet. Ginec. (Valencia) **17**, 344 (1932). [Spanisch.] Zit. Zbl. Haut- u. Geschl.-Kr. **45**, 252 (1933). — (2) Syphilis und Schwangerschaft. Rev. esp. Obstet. Ginec. (Valencia) **18**, 345 (1933). [Spanisch.] Zit. Zbl. Haut- u. Geschl.-Kr. **48**, 182 (1934). — COLOMBO, G.: L'anomalo comportamento, nelle lacrime umane, di alcune reazioni sierodiagnostiche di flocculazione per la lue. Ann. Ottal. **69**, 682 (1941). — COLON-NELLO, F.: Il valore diagnostico della reazione di Ide al tavolo anatomico. Arch. Med. e Chir. **10**, 491 (1941). — (1) COLOSI, N.: Bile as an antigen in serum diagnosis of syphilis. J. Bact. **21**, 44 (1931). — (2) Bile as an antigen in serum diagnosis of syphilis. Amer. J. Syph. **15**, 244 (1931). — COMEL, M.: Influenza del pH del mezzo nelle reazioni di flocculazione per la lue. G. ital. Derm. Sif. **77**, 243 (1936). — COMSIA, O., P. AVRĂMOIU u. I. ARDELEANU: Beiträge zur Serodiagnostik der Syphilis durch Kahnsche Reaktion. Cluj. med. **16**, 125 u. dtsch. Zus.-fass. 154 (1935). [Rumänisch.] Zit. Zbl. Haut- u. Geschl.-Kr. **51**, 517 (1935). — (1) CON-FALONE, R.: La diagnosi serologica della sifilide. (Prove comparative tra la R.W. ed alcune reazioni di flocculazione. Boll. Ist. sieroter. milan. **8**, 673—685 (1929). — (2) La reazione di precipitazione di Kahn studiata comparativamente alla reazione Bordet-Wassermann. G. Batt. Immun. **10**, 735 (1933). — CONSOLI, V.: La deviazione del complemento con le urine per la diagnosi di sifilide. Boll. Soc. med.-chir. Catania **2**, 311 (1934). — CONSTANTINESCOU, E., et N. VATAMANU: Un cas de syphilis d'emblée par transfusion sanguine. Bull. Soc. roum. Derm. **1**, 41 (1929). — CONTI, C.: Della reazione di Candido. Pediat. prát. (S. Paulo) **8**, 401 (1931). — COOKSON, H. A., and K. S. BROWN: Comparison of a thousand serums tested by the Wassermann and Kahn methods. Brit. med. J. **1930**, No 3609, 441. — CORDA, G. M.: Sul comportamento della reazione di Kodama per la sierodiagnosi della sifilide in gravidanza. Atti Soc. ital. Ostet. Ginec. **28**, 558—569 (1930). — CORDIER, P.: Polyvalence des lipoides utilisés dans la réaction de Bordet-Wassermann. C. R. Soc. Biol. (Paris) **136**, 657 (1942). — CORDIVIOLA, L. A.: Syphilis durch Bluttransfusion. Sem. méd. (B. Aires) **1932** I, 43—54. [Spanisch.] Zit. Zbl. Haut- u. Geschl.-Kr. **41**, 388 (1932). — (1) CORMIO, A.: Sulla reazione di flocculazione di Sachs-Witebsky. (Citochol.) G. Batt. Immun. **8**, 1—8 (1932). — COR-RENTE-SERGIO, D.: Dell'azione del tartaro stibiato sul potere di deviazione del comple-mento. Dermosifilografo **25**, 414 (1950). — (1) CORTELLA, E.: La reazione di chiarifica-zione di Meinicke (M.K.R.) e la microreazione nei confronti della Meinicke T.R. e della Wassermann. G. ital. Derm. Sif. **71**, 1328 (1930). — (2) Il „fenomeno di ostacolo" di Donaggio nel liquor e nell'urina dei luetici. Boll. Sez. region. Soc. ital. Derm. Nr 3, 261 (1934). — (3) Il fenomeno di ostacolo di Donaggio nel liquor e nell'urina nei luetici: mecca-nismo d'azione. II. Boll. Sez. region. Soc. ital. Derm. **2**, 112 (1935). — (4) Valore della reazione di Donaggio nel liquor e nell'urina dei luetici in vari periodi di evoluzione dell'in-fezione con riferimento alla sua probabile genesi. Arch. ital. Derm. **12**, 47 (1936). — COSTA-DONI, A.: Sul valore diagnostico della siero-reazione di Hinton per la sifilide. Diagnost. Tecn. Lab. **5**, 721 (1934). — (1) COSTANTINO, S.: Contributo clinico-statistico per la conoscenza delle reazioni di Wassermann cosidette irriducibili. Considerazioni. Arch. ital. Derm. **11**, 274 (1935). — (2) Considerazioni sulla reazione di Cantani (R.R.C. II). Boll. Sez. region. Soc. ital. Derm. Nr 1, 90 (1936). — COTTINI, G. B.: Sulla reazione di Wassermann eseguita con la tecnica di Auguste. Rif. med. **1937**, 1742. — (1) COUDERT, J., et PRUNIERAS: Sérologies de dépistage pratiquées dans les dispensaires de villes d'importance secondaire. (Villefranche et Givors.) Bull. Soc. franc. Derm. Syph. **59**, 169 (1952). — (2) COUDERT, J., et A. GATÉ: À propos des réactions de floculation à l'antigène cardiolipine (Kline et V.D.R.L.). Essai d'appréciation de quelques résultats. Bull. Soc. franç. Derm. Syph. **59**, 170 (1952). — (3) COU-DERT, J., et A. SIMERAY: À propos de la réaction obtenue dans la syphilis avec une suspension de tréponèmes tueés. Presentation iconographique et caractères histologiques de la réaction dans un cas typique. Bull. Soc. franç. Derm. Syph. **60**, 185 (1953). — COURTOIS, A., et

A. P. L. BELEY: La réaction de Vernes à la résorcine dans les liquides céphalo-rachidiens très albumineux et les liquides xantochromiques. Arch. Inst. prophyl. **7**, 122 (1935). — COUVELAIRE, A., et M. MAYER: Syphilis foetale et négativité des réactions sérologiques chez la mère apparemment saine. Bull. Soc. Obstét. Gynéc. Paris **20**, 531 (1931). — (1) COVISA, J. S., u. H. HOMBRIA: Primäre Syphilis und serologische Reaktionen. Act. dermo-sifiliogr. (Madr.) **28**, 474 (1936). [Spanisch.] Zit. Zbl. Haut- u. Geschl.-Kr. **54**, 130 (1937). — (2) COVISA, BEJARANO u. ENTERRIA: Anormale Evolution eines Falles primärer Syphilis. Act. dermosifiliogr. (Madr.) **22**, 321 (1930). [Spanisch.] Zit. Zbl. Haut- u. Geschl.-Kr. **35**, 159 (1931). — CRAIG, H. W., and J. L. CALLAWAY: A study of the sensitivity and spezificity of the Laughlen test as compared with the Wassermann and Kahn tests. Amer. J. Syph. **23**, 76 (1939). — CRAWFORD, G. MARSHALL and L. F. RAY: Serologic discrepancies in syphilis. The positive Hinton-negative Wassermann problem. J. Amer. med. Ass. **113**, 1715 (1939). — CREFELD, H.: Untersuchungen über die Brauchbarkeit der Blutkuchen-WaR nach Dold. Med. Rdsch. **1**, 7 (1947). — CREGOR, F. W., and J. E. DALTON: Syphilotoxämie bei Neugeborenen. Arch. Derm. Syph. (Chicago) **35**, 580 (1937). — CRISALLI, M., e A. TERRAGNA: Influenza del cortisone sulla vaccinazione antivariolosa del coniglio. Minerva pediat. (Torino) **8**, 311—317 (1956). Zit. Zbl. Haut- u. Geschl.-Kr. **96**, 100 (1956). — CROHN, W. H.: Kurze Mitteilung über die Wassermann-Reaktion bei über Sechzigjährigen. Med. Klin. **1929** II, 1284. — CROSNIER, R., H. BESSEIGE et P. LEFEBVRE: Méningite syphilitique présérologique. Bull. Soc. franç. Derm. **58**, 307 (1951). — CUESTA-ALMONACID, LA: La serologia de la sifilis. Fundamento, procedimientos, tecniacas e interpretacion. Medicamenta (Madr.) **10**, 137 (1952). Zit. Zbl. Haut- u. Geschl.-Kr. **84**, 253 (1953). — CUGNINI, I., e A. MILLETTI: La reazione cromatica di Ide. G. Clin. med. **21**, 1215 (1940). — CUGUEVA, S., u. J. KOVALESKIJ: Über einige Besonderheiten der Serodiagnostik der Schwangeren. Sovet. Vestn. ven. i Derm. **9**, 601 (1931). [Russisch.] Zit. Zbl. Haut- u. Geschl.-Kr. **40**, 679 (1932). — CUMBERLAND, C., and TH. B. TURNER: The rate of multiplication of treponema pallidum in normal and immune rabbits. Amer. J. Syph. **33**, 201 (1949). — CUMMER, C. L.: Syphilis from transfusion. Arch. Derm. Syph. (Chicago) **24**, 714 (1931). — CUMMING, H. S., H. H. HAZEN, A. H. SANFORD, F. E. SENEAR, W. M. SIMPSON and R. A. VONDERLEHR: The evaluation of serodiagnostic tests for syphilis in the United States. Report of results. J. Amer. med. Ass. **104**, 2083 (1935). — CURASI, CALOGERO: Le reazioni de Chediak e di Ide nella diagnosi della sifilide. Med. contemp. **6**, 458 (1940). — (1) CUTLER, J. C.: Serologic patterns in syphilis. Indian J. vener. Dis. **16**, 49 (1950). — (2) CUTLER, J. C., and A. HARRIS: Studies on the comparative behavior of various serologic tests for syphilis. I. A report on serologic findings among patients with primary syphilis at beginning of therapy. J. vener. Dis. Inform. **32**, 328 (1951). — (3=6) CUTLER, J. C., J. KRITTINGEN, E. ROSE, J. C. McCULLOUGH, R. B. TAMPI, S. SEN, CH. PARMAR and G. LAL: Mass treatment of syphilis in an Indian province. Report of the World Health Organization Venereal Disease Demonstration Team in the Ghund area of the Himachal Oradesh, India. Bull. Org. mond. Santé **5**, 377 (1952). — (4) CUTLER, J. C., S. LEVITAN, R. C. ARNOLD and J. PORTNOY: Studies on the comparative behavior of various serologic tests for syphilis. II. A report on an observed pattern of entrance into seroreactivity among patients with untreated primary syphilis. Amer. J. Syph. **36**, 533 (1952). — (5) CUTLER, J. C., B. J. CHESTER and E. V. PRICE: Studies on the comparative behavior of various serologic tests for syphilis. III. A report on return to seronegativity following successfully treated primary and secondary syphilis. (With remarks on the serologic response of chronic biologic false positive reactors subsequently infected with syphilis. Amer. J. Syph. **37**, 514 (1953).

(1) DAGUET, G.: Nouveautés américaines concernant le test d'immobilisation des tréponèmes. Bull. Soc. franç. Derm. Syph. **59**, 507 (1952). — (2) DAGUET, G. L., et A. FRIBOURG-BLANC: Test d'immobilisation des tréponèmes et réactions sérologiques positives à tort. Bull. Soc. franç. Derm. Syph. **60**, 29 (1953). — (3) DAGUET, G. L.: Nouveautés americaines concernant le test d'immobilisation des tréponèmes. Le T.P.I.-test de Nelson-Mayer et les nouveaux aspects immunologiques de la syphilis, p. 73. Paris: Masson & Cie. 1952. — DAFFINEE, R. W., and E. F. GRZEBIENIOWSKA: The takata-ara test in spinal fluid. Results of 500 cases. New Engl. J. Med. **205**, 1277 (1931). — (1) DAHR, P.: Ist die Meinicke-Klärungsreaktion II als einzige Lues-Reaktion für das Krankenhauslaboratorium ausreichend? Münch. med. Wschr. **1933** II, 1889. — (2) Die Meinicke-Klärungsreaktion II im Liquor cerebrospinalis. Klin. Wschr. **1934** I, 99. — (3) Serologische Schnelldiagnose der Lues. Med. Welt **1936**, 265. — (4) Ist die Trockenblutprobe auf Lues nach Chediak zuverlässig? Derm. Wschr. **1937** I, 709. — (5) Die Brauchbarkeit der Trockenblutreaktion nach Chediak zur Serodiagnostik der Syphilis. (Bemerkungen zu der gleichnamigen Arbeit von G. BÖHME in Jg. 1937, S. 225 dieser Wschr.) Klin. Wschr. **1937** II, 1025. — (6) Erfahrungen bei Massenuntersuchungen mit der Trockenblutreaktion auf Lues. Zbl. Bakt., I. Abt. Orig. **144**, 259 (1939). — (7) Zum Problem der Transfusionssyphilis. Ärztl. Wschr. **1951**, 466. — (8) Eine Mikro-Schnellreaktion für Trockenblut und Serum mit einem Original-Extrakt nach Chediak. Dtsch. med. Wschr. **1952**, 400. — (9) Die Transfusionsstörung. Ergebn. Hyg. Bakt. **29**, 84 (1955). — (10) Die Luesdiagnose aus

einem angetrockneten Tropfen Blut. Dtsch. med. Wschr. **1934** I, 94. — DAILY, W. T.: Syphilis complication pregnancy. Amer. J. Surg., N. s. 41, 213 (1938). — DAMEROW, R., u. W. SCHÜ-NEMANN: Der Einfluß des Penicillinspiegels im Serum des Menschen auf den Ausfall der syphilitischen Reaktionen. Z. ges. inn. Med. 7, 859 (1952). — DAMON, S. R., and C. BROUGHER: A practical method for intrastate evaluation of the performance of serologic tests for syphilis. J. Lab. clin. Med. 26, 1789 (1941). — (1) DANBOLT, N., u. E. HÄRNE: Hintons Glycerin-Cholesterin-Agglutinationsreaktion bei Syphilis. Norsk Mag. Laegevidensk. 91, 153—168 u. engl. Zus.fass. 166—167 (1930). [Norwegisch.] Zit. Zbl. Haut- u. Geschl.-Kr. 34, 631 (1930). — (2) Hinton's glycerol-cholesterol agglutination test in syphilis. A comparison between the Hinton and the Wassermann test in 1200 sera and 100 spinal fluids. Acta derm.-venereol. (Stockh.) 11, 128 (1930). Zit. Zbl. Haut- u. Geschl.-Kr. 35, 548 (1931). — (1) DARDANONI, L., e P. ZAFFIRO: Antikorpi immobilizzanti (reaz. di Nelson e Mayer), antitreponemici di gruppo e antilipoidei nella sifilide umana. Minerva med. (Torino) 44, 1500. — (2) DARDANONI, L.: Sobre la estructura antigénica del treponema pallidum patógeno. Laboratorio (Granada) 21, 241 (1956). Zit. Zbl. Haut- u. Geschl.-Kr. 96, 59 (1956). — (3) Epoca di comparsa degli anticorpi antilipoidei, antitreponemici di gruppo e immobilizzanti nel coniglio inoculato con treponema pallidum. Riv. Ist. sieroter. ital. 30, 414 (1955). Zit. Zbl. Haut- u. Geschl.-Kr. 95, 160 (1956). — DAREKAR, M. R., and H. I. JHALA: Evaluation of Price's precipitation reaction in the sero-diagnosis of syphilis. Brit. J. vener. Dis. 33, 120 (1957). — DATTNER, B.: Über die prognostische Bedeutung der Wassermann-Reaktion bei Neurolues. Jb. Psychiat. Neurol. 48, 112—124 (1932). — (1) DAUWE, F.: Proportion des syphilis nerveuses et viscerales dans la médecine interne. Rev. belge Sci. méd. 6, 142 (1934). — (2) Syphilis du coeur et de l'aorte. Rev. belge Sci. méd. 6, 627 (1934). — DAVENPORT, K. M.: The clinical value of the presumptive Kahn test with spinal fluids. Amer. J. Syph. 13, 575—582 (1929). — DAVIDSON, G. A.: The symptomatology in patients with unsuspected syphilis. Urol. cutan. Rev. 40, 815 (1936). — (1) DAVIES, J. A. V.: A microflocculation test for syphilis. J. Lab. clin. Med. 22, 959 (1937). — (2) A „rapid" micro-Hinton and capillary Hinton test for syphilis. With a discussion of the detection of syphilis by serologic methods. J. Pediat. 10, 802 (1937). — DAVISON, J. E.: The use antiseptics in the sterilisation of solutions for injection. Part II. The efficiency of phenylmercuric nitrate. J. Pharm. (Lond.) 3, 734 (1951). — DEBAINS, E.: État actuel de la sérologie de la syphilis. Presse méd. **1932** II, 1435. — DEBRE, R., J. MARIE et A. BERNARD-PICHON: La meningite hérédo-syphilitique subaigue évolutive de l'enfant simulant la méningite tuberculeuse. Rev. franç. Pédiat. 12, 17 (1936). — DEBUS, H.: Über die Eignung alkoholischer Bakterienextrakte zum Nachweis der syphilitischen Blutveränderungen mittels Komplementbindung. Z. Immun.-Forsch. 72, 373 (1931). — DECOURT, J., et M. BASCOURRET: Sur un cas d'insuffisance aortique hérédosyphilitique. Bull. Soc. méd. Hôp. Paris, III. s. 48, 916—920 (1932). — DEFALCO, A.: La reazione cromatica di Ide sul siero di sangue e sul liquor dei paralitici progressivi. Riv. sper. Freniat. 65, 450 (1941). — DEFFIS, M. A., y P. ZANBORLINI: Diagnóstico serológico de la sífilis. Reaccion de Kahn presuntiva y micro reaccion de Pagniez. Rev. Asoc. bioquim. argent. 17, 133 (1952). Zit. Zbl. Haut- u. Geschl.-Kr. 85, 339 (1953). — (1) DEGOS, R.: Les Wassermann irréductibles. Paris méd. **1937** I, 218. — (2) La réaction à la luétine en syphiligraphie. Bull. Soc. franç. Derm. Syph. 48, 376 (1941). — (3) DEGOS, R., E. LORTAT-JAKOB, G. DAGMET u. S. SIGAL: Verkürzung des Zeitraums des Erscheinens von immobilisierenden Antikörpern (Nelson-Test) im Verlauf einer Reinfektion. Derm. Wschr. 139, 367 (1959). — (4) DEGOS, R., G. GARNIER, ET. LORTAT-JACOB et J. POULET: Chancre syphilitique de la langue pseudogommeux. Bull. Soc. franç. Derm. Syph. 57, 284 (1950). — (1) DEISSLER, K.: Zur Kenntnis der sogenannten Komponenten des Komplements. Z. Immun.-Forsch. 73, 365—384 (1932). — (2) DEISSLER, K., and A. B. BAKER: The citochol reaction for the diagnosis of syphilis. A comparison with the Kahn and Wassermann reactions. Amer. J. Syph. and Neurol. 19, 48 (1935). — (1) DELACRETAZ, J.: Les réactions non specifiques en sérologie syphilitique. L'intérêt du test d'immobilisation des tréponèmes (de Nelson) dans leur dépistage. Dermatologica (Basel) 112, 377 (1956). — (2) DELACRETAZ, J., et H. JAEGER: Nos premiers résultats avec le test d'immobilisation des tréponèmes (analyse de 500 tests), Le T.P.I.-test de Nelson-Mayer et les nouveaux aspects immunologiques de la syphilis. p. 293. Paris: Masson & Cie. 1952. — (3) Le T.P.I.-test de Nelson-Mayer et les nouveaux aspects immunologiques de la syphilis. Publié sous la direction de Jacques Charpy. Paris: Masson & Cie. 1953. 347 S. — DELAMATER, E. D., V. R. SAURINO and F. URBACH: Studies on the immunology of spirochetoses. I. Effect of cortisone on experimental spirochetosis. Amer. J. Syph. 36, 127 (1952). — DELAS, D., et H. BARONET: Sur la valeur spécifique des réactions de floculation appliquées au diagnostic de la syphilis. C. R. Soc. Biol. (Paris) 120, 1191 (1935). — DELAUNEY, R. A.: Réaction de Calmette-Massol (1926). Techniques sérologiques. Pratiquées à l'Institut Alfred Fournier, Librairie Lefrançois 91, Bd. Saint Germain-Paris (VI), 1952. — (1) DEL BAERE: Ausflockungsreaktion bei Lues. Geneesk. T. Ned.-Ind. 73, 182 (1933). [Holländisch.] Zit. Zbl. Haut- u. Geschl.-Kr. 45, 385 (1933). — (2) DEL BAERE, L. J.: 1147 Untersuchungen auf Lues nach einer neuen kataphoretischen Serumreaktion. Ned. T. Geneesk.

1934, 5442. [Holländisch.] Zit. Zbl. Haut- u. Geschl.-Kr. **50**, 418 (1935). — (3) Serumuntersuchungen auf Lues mit einer neuen kataphoretischen Reaktion. Z. Immun.-Forsch. **84**, 268 (1935). — DELLA BELLA, C.: La reazione di Kahn. Riv. Clin. med. **30**, 1236—1242 (1929). — DELLA PIETRA, V.: Sulla riattivazione della reazione di Wassermann nel liquido cefalo-rachidiano. Riv. Neurol. **11**, 55 (1938). — (1) DELPIANO: Sulla conservabilitá di alcuni elementi constitutivi della reazione di Wassermann. Boll. Sez. region. Soc. ital. Derm. **2**, 71—72 (1931). — (2) DELPIANO, G.: La conservazione del potere alessinico del siero di cavia per la reazione di Wassermann. Rif. med. **1933**, 637. — (3) DELPIANO: La conservazione dell'attività complementara del siero di cavia par la reazione Wassermann. Boll. Sez. region. Soc. ital. Derm. Nr. 1, 58 (1933). — DELVECCHIO, G.: Contributo allo studio della sierodiagnosi di fluorescenza nella lue, nelle infezioni tifo-paratifiche, nelle brucellosi. Arch. ital. Med. sper. **3**, 249 (1938). — (1) DEMANCHE, R., et L. GUÉNOT: Un an de pratique de la réaction de Kahn. Bull. Soc. franç. Derm. Syph. **37**, 1011 (1930). — (2) DEMANCHE, R.: Sur l'emploi des extraits cérébraux comme antigènes dans les réactions sérologiques de la syphilis, en particulier de la syphilis nerveuse. Ann. Mal. vénér. **27**, 350 (1932). — (3) La fonction antigénique des lipoides et les notions nouvelles sur le mécanisme des réactions sérologiques de la syphilis. Presse méd. **1931** II, 1077—1080. — (4) Les réactions de floculation et le séro-diagnostic de la syphilis. Bull. méd. (Paris) **1932**, 75. — (5) Action variée des médicaments spécifiques sur les diverses réactions sérologiques de la syphilis. Ann. Mal. vénér. **28**, 32 (1933). — (6) Sur la présence de réagines anti-cerveau dans le liquide céphalorachidien des paralytiques généraux et des tabétiques. Ann. Derm. Syph. (Paris) **5**, 649 (1934). — (7) I principi fondamentali della reazione di Bordet-Wassermann. Diagnost. Tecn. Lab. **6**, 292 (1935). — (8) La réaction de Kahn. Rev. franç. Derm. Vénér. **13**, 243 (1937). — (9) DEMANCHE, R., et SEGAL: Une nouvelle méthode pour le séro-diagnostic rapide de la syphilis: La réaction de Ide. Bull. Soc. franç. Derm. Syph. **44**, 2101 (1937). — (10) DEMANCHE, R.: Le séro-diagnostic de la syphilis au moyen du sang desséché: Réactions de floculation. Bull. Soc. franç. Derm. Syph. **45**, 1823 (1938). — (11) DEMANCHE, R., et M. LEMELAND: Le séro-diagnostic de la syphilis au moyen du sang desséché: Le réaction de Bordet-Wassermann. Bull. Soc. franç. Derm. Syph. **46**, 709 (1939). — (12) DEMANCHE, R.: Les micro-méthodes de séro-diagnostic de la syphilis. Presse méd. **1940** II, 669. — (13) Les tendances actuelles dans la sérologie de la syphilis. Bull. Soc. franç. Derm. Syph. **48**, 357 (1941). — (14) Un cas de syphilis secondaire avec sérologie négative; évolution ultérieure des réactions. Bull. Soc. franç. Derm. Syph. **55**, 368 (1949). — (15) À propos du contrôle sérologique du traîtement de la syphilis. Bull. Soc. franç. Derm. Syph. **5**, 440 (1953). — (16) Précis de technique du séro-diagnostic de la syphilis. Réactions d'hémolyse. Réactions de floculation. 2. édit., entièrement refondue. Paris: G. Doin & Cie. 1936. 223 S. — (16 a) Epreuve d'immobilisation des tréponèmes de Nelson et Mayer. Paris méd. **1951**, 396. — (17) Précis de technique du séro-diagnostic de la syphilis. 5. édit., entièrement refondue et augmenté. Paris: G. Doin & Cie. 1952. 344 S. — (17 a) DEMANCHE: Réaction de Bordet-Wassermann. Méthode de Demanche. Techniques sérologiques. Pratiquées à l'Institut Alfred Fournier, Librairie Lefrançois 91, Bd. Saint Germain-Paris (VI), 1952. — (18) DEMANCHE, R.: Les récents perfectionnements des réactions de floculation de la syphilis, réactions de conglomération de Müller et d'eclaircissement de Meinicke. Presse méd. **1933** I, 540. — (19) À propos des trois réactions obligatoires en serologie de la syphilis. Maroc méd. Nr 322, 205 (1952). — (20) Le phénomène de zone dans les réactions sérologiques de la syphilis. Son importance pour l'interprétation des résultats. Paris méd. **1942** I, 9. — DEME, I., u. M. GARAZSI: Parallele (Vergleichs-)Untersuchungen der Leberfunktion bei Syphiliskranken während der Behandlung. Börgyógy. vener. Szle **27**, 79 (1951). [Ungarisch.] Zit. Zbl. Haut- u. Geschl.-Kr. **82**, 326 (1953). — DEMIDOV, A.: Material zur Erforschung des Mechanismus der Flockungsreaktion A. Vernes. Venerol. **8**, 69 (1931). [Russisch.] Zit. Zbl. Haut- u. Geschl.-Kr. **40**, 680 (1932). — DEMME, H.: Die Liquordiagnostik in Klinik und Praxis. München: J. F. Lehmann 1935. 205 S. — (1) DENECKE, K., W. MÖLLHAUSEN u. M. BOECK: Über die Bedeutung des Reagintiters bei der Wassermannschen Reaktion, insbesondere mit „Cardiolipin"-Antigen. Vol. Mitt. Arch. Derm. Syph. (Berl.) **190**, 478 (1950). — (2) DENECKE, K.: Falsch- und irreführend-positive Luesreaktionen mit menschlichen und tierischen Seren. Z. Immun.-Forsch. **108**, 266 (1951). — DENISON, G. A., and E. G. McDONALD: Serodiagnosis of syphilis. An evaluation of certain complement fixation and precipitation methods. Amer. J. Syph. **17**, 90 (1933). — (1) DEPAOLI, M.: La partecipazione della cute al processo di formazione degli anticorpi. Minerva derm. (Torino) **26**, 79 (1951). — (2) Influenza della terapia siero-antireticolare citotossica (siero di Bogomoletz) sulla reazione Wassermann della sifilide sieroresistente. Minerva derm. (Torino) **29**, 96 (1954). — DERBEDENEV, I., u. P. LAZAREV: Über die Komponente der Komplementbindungsreaktion Bordet-Gengou: hämolytisches System und Komplement. Ž. Mikrobiol. **11**, 645 u. dtsch. Zus.fass. 710 (1933). [Russisch.] Zit. Zbl. Haut- u. Geschl.-Kr. **48**, 241 (1934). — DESMONS, F.: Éxamens systématiques de dépistage de la syphilis. Ann. Derm. Syph. (Paris) **83**, 282 (1956). — (1) DESNEUX: Esquisse de la syphilis expérimentale. Ann. Soc. roy. Sci. méd.

nat. Brux. Nr 7/8, 108 (1934). — (2) Desneux, J.: Que faut-il penser des réactions de Wassermann dites positives dans certains liquides céphalo-rachidiens, en l'absence de syphilis? J. belge Neurol. Psychiat. **35**, 726 (1935). — (3) À propos des réactions de Wassermann dites positives dans le liquide céphalo-rachidien de malades atteints de tumeurs du névraxe. Presse méd. **1936 I**, 655. — Deutsch, A. L.: Die Bedeutung durchgehender serologischer Untersuchungen auf oto-laryngologischen Krankenabteilungen. Mschr. Ohrenheilk. **71**, 1145 (1937). — (1) Devoto, A.: La reazione di chiarificazione di Meinicke (M.K.R.) in confronto alla reazione di Wassermann ed alla reazione di Hecht nella diagnosi della sifilide. G. ital. Derm. Sif. **71**, 224—225 (1930). — (2) La reazione di chiarificazione di Meinicke (M.K.R.) in confronto alla reazione di Wassermann ed alla reazione di Hecht nella diagnosi della sifilide. G. ital. Derm. Sif. **71**, 494 (1930). — (3) La inattivazione ,,biologica" dei sieri nella reazione di Wassermann. Boll. Sez. region. Soc. ital. Derm. Nr. 1, 94 (1933). — Diacono, H., et Y. Rivemale: Serologie de la syphilis. Reaction de la syphilis. Réaction de déviation du complément par utilisation du sérum de cobaye antimouton et expression des résultats en unites d'hemolyse a 50%. Ann. Biol. clin. (Paris) **15**, 431 (1957). — Díaz-Jiménez: Durch Bluttransfusion übertragene Syphilis. Act. dermo-sifiliogr. (Madr.) **40**, 708 (1949). [Spanisch.] Zit. Zbl. Haut- u. Geschl.-Kr. **75**, 175 (1950). — Díaz-Marín, J., y A. Irigoyen-Ramíreu: Nuestras experiencias con antigenos de cardiolipinas-lecitinas. El antigeno V.D.R.L. Med. colon. **15**, 101 (1950). Zit. Zbl. Haut- u. Geschl.-Kr. **77**, 409 (1951). — Dickel, H.: Über experimentelle Syphilis-Inokulation auf Menschen. (Sammelreferat.) Med. Klin. **51**, 47, 2017 (1956). — Dickinson, R. F. O'T.: The Kahn test as a method for the serum diagnosis of syphilis. J. Army med. Cps (Poona) **53**, 372—373 (1929). — Diedel, Erika: Versuche zum Wesen der Salzsäure-Collargol-Reaktion an Hand einer für die Serumuntersuchung geeigneten Modifikation. 2. Diss. Hamburg 1940. 11 S. Zit. Zbl. Haut- u. Geschl.-Kr. **67**, 513 (1941). — Dienst, R. B., and E. S. Sanderaon: The Laughlen test as compared to the Kahn and modified Kolmer serodiagnostic test for syphilis. Amer. J. Syph. **22**, 699 (1938). — Dietel, H.: Bewertung positiver Seroreaktionen während der Gravidität. Derm. Wschr. **128**, 1045 (1953). Dillenburg, O.: Ein Fall von dauernd seronegativer Wassermannscher Reaktion bei Lues II mit manifesten Erscheinungen. Diss. Bonn 1920 (1939). 29 S. Zit. Zbl. Haut- u. Geschl.-Kr. **65**, 360 (1940). — Disertori, B.: Sulla seconda sifilo-reazione di Müller (M.B.R. II) con particolare riguardo alla neurolue. Riv. sper. Freniat. **57**, 623 (1933). — Djanian, A. Y.: V.D.R.L. tube test. A comparison with the Kahn and Kolmer tests for syphilis. Brit. J. vener. Dis. **29**, 238 (1953). — Döhnert, H. R.: Über die Stellung der Pallida-Reaktion nach Gaethgens in der serologischen Diagnostik syphilitischer Erkrankungen. Klin. Wschr. **1936 II**, 1406. — (2) Doepfmer, R.: Untersuchungen über das Cardiolipin-Flockungsantigen der Behringwerke für den Lues-Mikro-Flockungstest. Medizinische **1952**, 1166. — (3) Der Nelson-Test. Hautarzt **3**, 97 (1952). — (5) Doepfmer, R., K. H. Holtz, K. Meinicke u. B. Rathjens: Welcher Wert ist heute dem Nelson-Test für die Luesdiagnose beizumessen. Derm. Wschr. **134**, 861 (1956). — (6) Doepfmer, R.: (Umfrage.) Welcher Wert ist heute dem Nelson-Test für die Lues-Diagnose beizumessen? Sonderabdruck aus Derm. Wschr. Bd. **134**, Nr 32 (1956). — (7) Derzeitiger Stand der serologischen Luesdiagnostik einschließlich Nelson-Test. (Die heutige Stellung der klassischen Lues-Seroreaktionen.) Deutsche Dermatol. Ges., XXIII. Tagg in Wien vom 23.—27. Mai 1956. Zit. Zbl. Haut- u. Geschl.-Kr. **97**, 128 (1957). — (8) Doepfmer, R., u. K. Gregorczyk: Über eine verbesserte Methode der Hammelblutkonservierung. Hautarzt **4**, 568 (1953). — (9) Doepfmer, R.: Über die Technik des Nelson-Tests. Z. Haut- u. Geschl.-Kr. **16**, 72 (1954). — (10) Die quantitativen Seroreaktionen bei Syphilis. Ärztl. Wschr. **1951**, 529. — (11) Zur Kenntnis der Serologie bei Verdacht auf Lues connata der Neugeborenen. (W. Falk u. W. Kircher, Med. Klin. **1951**, Nr 40, 1052.) Med. Klin. **1952**, 386. — (12) Die Bedeutung des Nelson-Testes für Klinik und Praxis. Dtsch. med. Wschr. **1953**, 1344. — (13) Doepfmer, R., u. F. Geier: Zur Frage der unspezifisch positiven Lues-Seroreaktionen durch maligne Tumoren. Sonderdruck aus: Med. Mschr. H. 8, 501—504 (1953). — (14) Doepfmer, R.: Untersuchungen zur Frage der (Re-)Aktivierung (,,Provokation") von Lues-Seroreaktionen. Arch. Derm. Syph. **193**, 485 (1951). — (16) Über Provokationsverfahren bei Luesseroreaktionen. Ostbayerische Wissenschaftl. Dermatol., Sitzg, Regensburg am 6./7. Okt. 1951. Zit. Zbl. Haut- u. Geschl.-Kr. **78**, 270 (1952). — (17) Negativer Nelson-Test bei positiver Komplementbindung nach behandelter Syphilis. Dtsch. Dermatol. Ges., 22. Tagg in Frankfurt a. Main vom 16.—20. Sept. 1953. Zit. Zbl. Haut- u. Geschl.-Kr. **88**, 26 (1954). — (1) Doglio, V.: La nuova reazione di Cantani per la sifilide in confronto alla R.W., alla M.T.R. e alla Citochol. Rif. med. **1935**, 713. — (2) Sulla seconda tecnica della reazione rapida Cantani (R.R.C. II). Boll. Sez. region. Soc. ital. Dermat. Nr. 3, 306 (1935). — (1) Doktor, R.: Das Guttadiaphotverfahren beim Abklingen klinischer Erscheinungen der Geschlechtskrankheiten. Derm. Wschr. **1930 I**, 143—145. — (2) Untersuchungen über Luesdiagnostik nach dem Guttadiaphotverfahren im Vergleich zur Wassermann- und Meinickereaktion. Z. Derm. **55**, 314 (1929). — Doladilhe, M.: Sur une proprieté de la protéine visqueuse des sérums syphilitiques. C. R. Acad. Sci. Paris **204**, 301 (1937). — Doleschall, F.,

u. N. KUSSING: Über die neueste Luesreaktion von Meinicke. Münch. med. Wschr. 1929 II, 1800—1801. — DOLIN, A.: Akute diffuse Gehirnsyphilis. Ž. Nevropat. 2, 31—40 (1931). [Russisch.] Zit. Zbl. Haut- u. Geschl.-Kr. 41, 748 (1932). — DOMBROVSKIJ, A.: Zur Frage des Einflusses der ultravioletten Bestrahlung auf die Wassermannsche Reaktion. Trudy 3. vses. S-ezda Boŕba vener. Bol., S. 225 u. 230, 1932. [Russisch.] Zit. Zbl. Haut- u. Geschl.-Kr. 48, 476 (1934). — (1) DOMBROWSKY, K. H.: Beitrag zum serologischen Luesnachweis. Dtsch. med. Wschr. 1933 II, 1283. — (2) Beitrag zum serologischen Luesnachweis. Dtsch. med. Wschr. 1934, 1348. — (3) Über den gegenwärtigen Stand der Erfahrungen mit der Meinicke-Klärungs-Reaktion II im Liquor cerebrospinalis (M.K.R. II Li). Dtsch. med. Wschr. 1936, 219. — DOMINICI, G., e G. OLIVA: Sul significato diagnostico e sul determinismo della reazione di Takata nel siero di sangue. G. Accad. Med. Torino 96, 90 (1933). — DOMINICK, J.: Über die Bedeutung der Wassermannschen Reaktion mit Kältebindung nach Wadsworth und Meinickes Trübungs-, Klärungs- und Makro-Mikro-Reaktion. Diss. Köln 1932. Zit. Zbl. Haut- u. Geschl.-Kr. 44, 208 (1933). — DONTENWILL, W., u. H. MÖBEST: Der Einfluß von Cortison auf die Antikörperbildung luisch infizierter Kaninchen. Z. Hyg. Infekt.-Kr. 142, 15 (1955). — DORE: Le bilan de la syphilis à bord d'un croiseur. Envisagé au point de vue pronostique par l'hémostyl intradermique. Arch. Méd. nav. 118, 256 (1929). — DOSTAL, K.: Der Wert der Weltmannschen Probe bei Syphilis. Przegl. Derm. Wener. 3, Suppl. zu Nr 4, 112 (1953). [Polnisch.] Zit. Zbl. Haut- u. Geschl.-Kr. 89, 344 (1954). — (1) DOURIS, R., CH. MONDAIN et J. BECK: L'exposant hydrogène et la floculation des sérums normaux et syphilitiques par quelques acides minéraux. C. R. Soc. Biol. (Paris) 103, 757 (1930). — (2) Action de quelques acides dits déféquants sur les sérums normaux et syphilitiques. C. R. Soc. Biol. (Paris) 104, 347 (1930). — (3) DOURIS, R., et J. BECK: Réaction simple de différenciation des sérums normaux et syphilitiques à l'aide des colloides organiques. C. R. Acad. Sci. (Paris) 187, 683 (1928). — DOWNING, J. G.: Syphilis in industry. J. Amer. med. Ass. 158, 468 (1955). — DRACOULIDES, N. N.: Considérations sur la valeur biologique de la période présérologique, la valeur curative du traîtement abortif dans la syphilis, et le meilleur moment pour commencer le traîtement antisyphilitique. Bull. Soc. franç. Derm. Syph. 38, 1370 (1931). — DRAESE: Beitrag zur Statistik der serologischen Luesreaktionen. Dtsch. Mil.arzt 2, 336 (1937). — DREYFUSS, K.: Über den Einfluß des Phenolalkohols auf spezifische und nicht spezifische Komplementbindungserscheinungen. Z. Immun.-Forsch. 68, 193 (1930). — DUBLIN, W. B., and M. ELTRICH: The Laughlen test for syphilis. J. Lab. clin. Med. 27, 77 (1941). — DUBOIS, A., et J. DEGOTTE: Sérofloculation syphilitique chez les lépreux. (Spécialement antigène Bruxelles-floculation.) Ann. Soc. belge Méd. trop. 15, 201 (1935). — (1) DUCCO, C. L.: Normales Antigen und Technik für serologische Luesreaktionen. Pren. méd. argent. 18, 1364 (1932). Zit. Zbl. Haut- u. Geschl.-Kr. 42, 242 (1932). — (2) Normales Antigen und Technik für serologische Luesreaktionen. Pren. méd. argent. 18, 1364—1371 (1932). [Spanisch.] Zit. Zbl. Haut- u. Geschl.-Kr. 42, 242 (1932). — DUFOUR, H.: Transfusion sanguine et syphilis. Bull. Soc. méd. Hôp. Paris 45, 511—514 (1929). — (1) DUJARDIN, B.: Diagnostic précoce et pathogénie des syphilis acquises et héréditaires. Ann. Mal. vénér. 27, 259—269 (1932). — (2) Le rôle d'immunité dans l'évolution de la syphilis. Rev. belge Sci. méd. 4, 367—374 (1932). — (3) DUJARDIN, P.: Les ostéoarthropathies du tabès et leur syndrome humoral. Bull. Soc. franç. Derm. 43, 491 (1936). — (4) DUJARDIN, B., et P. MARTIN: Les réagines syphilitiques des liquides ventriculaires et lombaire. J. belge Neurol. Psychiat. 36, 415 (1936). — (1) DUJARRIC DE LA RIVIÈRE, R., et H. T. TRY: Réaction de Bordet-Wassermann pratiquée avec des Sérums préalablement soumis à l'action de certains sels. C. R. Soc. Biol. (Paris) 118, 1270 (1935). — (2) DUJARRIC DE LA RIVIÈRE, R., et N. KOSSOVITCH: Réaction de Bordet-Wassermann sur le sang préalablement soumis à l'action de certains sels. C. R. Soc. Biol. (Paris) 115, 32 (1934). — (3) DUJARRIC DE LA RIVIÈRE, R., N. KOSSOVITCH et G. KATZ: Réaction de Bordet-Wassermann pratiquée avec des sérums préalablement soumis a l'action de certains sels. C. R. Soc. Biol. (Paris) 116, 373 (1934). — (5) DUJARRIC DE LA RIVIÈRE, R., N. KOSSOVITCH et H. T. TRY: Action de certains sels sur la réaction Bordet-Wassermann. Ann. Inst. Pasteur 55, 417 (1935). — (6) DUJARRIC DE LA RIVIÈRE, R., E. ROUX et N. KOSSOVITCH: Floculation des sérums en présence de mélanges antigènes-teintures de résines. Ann. Inst. Pasteur 43, 1282 (1929). — DULIÈRE, W.-L.: Comportement de la réagine syphilitique sous l'influence de l'ether, de l'alcool et de l'acide trichloracétique. Acta biol. belg. 1, 162 (1941). — DUMAS, R.: Recherches sur l'index syphilitique de Tananarive, effectuées par la méthode de floculation de Vernes. Bull. Soc. Path. exot. 23, 257—262 (1930). — DUNIPE, L. E.: Sekundäre Spätlues. Genitale Schleimhautplaques mit Spirochäten. Serumreaktion dauernd negativ. Act. dermo-sifiliogr. (Madr.) 34, 281 (1943). [Spanisch.] Zit. Zbl. Haut- u. Geschl.-Kr. 70, 430 (1943). — DUNLOP, E. M., and S. SURGDEN: The qualitative difference between syphilitic and non-syphilitic human serum in the syphilis floculation test: A physico-chemical study of the Sachs-Georgi reaction. J. Path. Bact. 39, 149 (1934). — DUPERRAT, B., L. GOLE, G. DAGUET et P. KAUFMANN: Syphilis maligne précoce. Contraste entre l'intensité de l'allergie cutanée à la luétine et le faible taux des réagines et des immobilisines. Bull. Soc. franç. Derm. Syph. **64**, 125 (1957). — DUPONY, R., et J. DUBLINEAU: Le liquide céphalo-rachidien dans la paralysie générale suivant des formes cliniques et les traîtements spécifiques antérieurs (d'après 204 observations). Ann. méd.-psychol. **88**, 321 (1930). — DURÁNN DE COTTES, J., u. A. DURÁN: Eine Methode zur längeren Konservierung der Erythrocyten bei ihrer Verwendung zur Wassermannreaktion. Act. dermo-sifiliogr. (Madr.) **25**, 839 (1933). [Spanisch.] Zit. Zbl. Haut- u. Geschl.-Kr. **46**, 360 (1933). — (1) DU-REL, P., A. SAUSSE, P. COLLART, V. ROIRON et L.-J. BOREL: Le test d'immobilisation des tréponèmes. (Analyse générale de la méthode. Reproduction en France.) Bull. Soc. franç. Derm. Syph. **58**, 23 (1951). — (2) DUREL, P., G. DAGUET, L.-J. BOREL et A. FRIBOURG-BLANC: Réflexions sur la valeur de la sérologie dans le diagnostic et le traîtement de la syphilis. Rev. Prat. (Paris) **1953**, 2017. — (3) DUREL, P.: Sur les réactions sérologiques à antigènes tréponèmiques. Minerva derm. (Torino) **30**, 364 (1955). — (4) DUREL, P., et A. SAUSSE: Rappèl de l'orgine de la souche tréponèmique Nichols. Conservation de sa virulence pour l'homme après 40 ans. Bull. Soc. franç. Derm. Syph. **61**, 139 (1954). — (5) DUREL, P., A. SAUSSE and L. J. BOREL: Treponemal immobilization test. Results of 1000 observations. Brit. J. vener. Dis. **28**, 68 (1952). — DUVERNE, J.: Quelques aspects râres inattendus de la syphilis. Soc. franç. Derm. Syph. **1951**, 131. — DUVOIR, M.: Syphilis et responsabilité médicale ou administrative en particulier en cas de syphilis inoculée volontairement dans un but scientifique et de syphilis invuelée accidentellement par un médecin ou par ses aides, notamment dans des maternités; en cas d'accidents de la ponction lombaire ou de la ponction sous-occipitale; enfin en cas d'erreur de diagnostic de sérologie ou d'analyse. Arch. derm.-syph. (Paris) **11**, 207 (1941). — DUYSE, VAN, et VAN CANNEYT: Les traumatismes favorisent-ils l'apparition de manifestations syphilitiques expérimentales (primaires et metastatiques) de l'oeil et peuvent-ils aggraver des lesions existantes? Arch. Ophtal. (Paris) **52**, 481 (1935). — (1) DVORÁK, J.: Unsere Erfahrungen mit der Kahnschen Flockungsreaktion. Z. klin. Med. **118**, 119—123 (1931). — (2) Unsere Erfahrungen mit der Präcipitationsreaktion von Kahn bei Lues. Orv. Hetil **1931** II, 1062. [Ungarisch.] Zit. Zbl. Haut- u. Geschl.-Kr. **40**, 680 (1932).

(1) EAGLE, H., and G. BREWER: Mechanism of hemolysis by complement. I. Complement fixation as an essential preliminary to hemolysis. J. gen. Physiol. **12**, 845—862 (1929). — (2) EAGLE, H.: The mechanism of complement fixation. J. gen. Physiol. **12**, 825—844 (1929). — (3) An explanation of the mechanism of the Wassermann and precipitation tests for syphilis. Bull. Johns Hopk. Hosp. **47**, 292 (1930). — (4) Studies in the serologya of syphilis. I. u. II. The physical basis of the Wassermann reaction. J. exp. Med. **52**, 739 u. 747 (1930). — (5) Studies in the serology of syphilis. IV. A more sensitive antigen for use in the Wassermann reaction. J. exp. Med. **53**, 605 (1931). — (6) Studies in the serology of syphilis. VI. The induction of antibodies to tissue lipoids (a positive Wassermann reaction) in normal rabbits. J. exp. Med. **55**, 667 (1932). — (7) Studies in the serology of syphilis. I. The mechanism of the flocculation reactions. J. exp. Med. **52**, 747 (1930). — (7a) Studies in the serology of syphilis. VIII. A new flocculation test for the serum diagnosis of syphilis. J. Lab. clin. Med. **17**, 787—791 (1932). — (8) Studies in the serology of syphilis. IX. A general consideration of precipitation tests for syphilis. Amer. J. Syph. **16**, 218—231 (1932). — (9) Specific agglutination and precipitation. II. Velocity of the reactions. J. Immunol. **23**, 153 (1932). — (10) Studies in the serology of syphilis. XI. A clinical and statistical evaluation of a new flocculation test for syphilis: Based on 26,611 tests in comparison with the Wassermann reaction, and 2473 in comparison with the Kahn. J. Lab. clin. Med. **18**, 684 (1933). — (11) Studies in the serology of syphilis. XII. Modifications in the technic and interpretation of the Wassermann reaction. J. Lab. clin. Med. **18**, 821 (1933). — (12) Studies in the serology of syphilis. XIII. The use of the same antigen for the Wassermann reaction and the author's flocculation test; and a recommended Wassermann technic. J. Lab. clin. Med. **19**, 621 (1934). — (13) EAGLE, H., H. STRAUSS and R. STEINER: The use in the Wassermann reaction of a uniform and stable dehydrated complement. Amer. J. clin. Path. **5**, 173 (1935). — (14) EAGLE, H., and R. B. HOGAN: On the presence in syphilis serum of antibodies to spirochetes, their relation to called Wassermann-reagine and their significancy of the serodiagnosis of syphilis. J. exp. Med. **71**, 215 (1940). — (15) EAGLE, H.: On the specificity of serologic tests for syphilis as determined by 40 545 tests in a college-student population. Amer. J. Syph. **25**, 7 (1941). — (16) EAGLE, H., J. R. S. MAYS, R. B. HOGAN and L. E. BURNEY: The reactivity of the serum of malarial patients with spirochetal suspensions. Amer. J. Syph. **25**, 406 (1941). — (17) EAGLE, H.: Modifications in the eagle antigens for use in the complement fixation and flocculation tests for syphilis, and minor changes in the technic of these tests. J. Lab. clin. Med. **22**, 300 (1936). — (17a) Studies in the serology of syphilis. III. Explantation of the fortifying effect of cholesterin upon the antigen as used in the Wassermann and flocculation tests. J. exp. Med. **52**, 717 (1930). — (18) Modifications in the eagle antigens for use in the complement fixation and flocculation tests for syphilis, and minor changes in the technic of these tests. J. Lab. clin. Med. **22**, 300 (1936). — (19) Studies in the serology of syphilis. X. Precipitation tests for syphilis with spinal fluids. J. Lab. clin. Med. **18**, 725 (1933). — (20) Studies in the serology of syphilis.

VII. On the supposed artificial induction of a positive Wassermann reaction in originally negative human sera. J. Lab. clin. Med. **17**, 778 (1932). — (21) Studies in the serology of syphilis. VIII. A new flocculation test for the serum diagnosis of syphilis. L. Lab. clin. Med. **17**, 787—791 (1932). — (22) A method for the titration of complement. J. gen. Physiol. **12**, 821 (1929). — EATON, W. L.: The V.D.R.L. slide flocculation test for syphilis. A clinico-serologic evaluation. Amer. J. clin. Path. **22**, 1061 (1952). — ECKER, E. E., and C. W. HIATT: A method for the quantitative measurement of complement-fixation. Amer. J. clin. Path. **19**, 141 (1949). — ECKHARDT, H.: Vergleichende Untersuchungen über den Ausfall der Reaktion nach Sachs und Georgi (Lentocholreaktion) nach 24 und 48 Stunden. Z. Immun.-Forsch. **78**, 497 (1933). — ECKLER, C. R., and H. A. SHONLE: A preliminary study of thio-arsene, disodium bis (P-sulfophenyl) (acetamidophenyl)-dithio-arsenite. Amer. J. Syph. and Neurol. **19**, 495 (1935). — EGIASAROWA, N., L. BABACHANOWA u. M. POPCHADSE: Der Einfluß der kombinierten Bismut-Salvarsankur auf die Dynamik der serologischen Reaktionen in den verschiedenen Krankheitsperioden der Lues. Sovet. Vestn. Vener. i Derm. **3**, 725 (1934). [Russisch.] Zit. Zbl. Haut- u. Geschl.-Kr. **50**, 418 (1935). — (1) EHRMANN: Diffuse Sklerodermie und Sklerodaktylie. Öst. Dermatol. Ges., Wissenschaftl. Sitzg am 24. 4. 1952. Zit. Zbl. Haut- u. Geschl.-Kr. **81**, 120 (1952). — (2) EHRMANN-BINDER, G.: Die Rolle der Toxoplasmose in der Luesserologie. Z. Haut- u. Geschl.-Kr. **14**, 221 (1953). — (3) EHRMANN, G., u. R. SANTLER: Untersuchungen an Reaginen und Immobilisinen im Luikerserum. Hautarzt **6**, 356 (1955). — (4) EHRMANN, G., u. E. FOIT: Die Anwendung synthetischer Phosphatidsäuren in der Syphilisdiagnose. Hautarzt **8**, 19 (1957). — (5) EHRMANN, G.: Beitrag zum Problem eines Screen-Testes in der Lues-Serologie. Hautarzt **7**, 365 (1956). — (6) Le TPI test est il absoluement spécifique? Atti della Societa Italiana di Dermatologia e Sifilografia e delle Sezioni Regionale. S.I.D.E.S. Minerva Dermatologica, Edizioni Minerva Medica, Estratto dagli Atti della S.I.D.E.S. Minerva Dermatologica, Anno XXX — Suppl. n. 12 — Nr 4 (Ottobre-Dicembre) 1955, S. 696. — (7) Der positive „Zufallswassermann" untersucht im T.P.I.-Test Nelson-Mayer. Z. Haut- u. Geschl.-Kr. **21**, 179 (1956). — EICHENLAUB, F. J., R. STOLAR and A. WODE: Prevention of transfusion syphilis. Arch. Derm. Syph. (Chicago) **44**, 441 (1941). — EICKE: Sind aus dem unterschiedlichen Ergebnis der drei Luesreaktionen (Wassermann, Kahn, Meinicke) bezüglich der Diagnose oder der Therapie besondere Schlüsse zu ziehen? Z. ärztl. Fortbild. **33**, 376 (1936). — EICKMANN, E.: Welchen praktischen Wert haben die Schnellreaktionen für die serologische Luesdiagnose in der Sprechstunde des Arztes? Derm. Wschr. **1935** II, 1383. — (1) EIHARA, M.: Antiluetische Kur und Seroreaktion. Lues (Kyoto) **8**, 104—107 u. dtsch. Zus.fass. 8 (1932). [Japanisch.] Zit. Zbl. Haut- u. Geschl.-Kr. **43**, 474 (1933). — (2) Seroreaction in treatment of syphilis. J. orient. Med. **17**, No 3 u. engl. Zus.fass. 29 (1932). [Japanisch.] Zit. Zbl. Haut- u. Geschl.-Kr. **43**, 569 (1933). — ELDH, S. M.: Erfahrungen mit der Wassermannschen Reaktion an fast 21000 internen Fällen, insbesondere unter Berücksichtigung der Spezifität. Svenska Läk.-Tidn. **1932**, 373. [Schwedisch.] Zit. Zbl. Haut- u. Geschl.-Kr. **45**, 761 (1933). — ELKELES, G.: Die Meinickesche Trübungsreaktion mit inaktivierten Seren. Münch. med. Wschr. **1931**, 1940. — (1) ELLER, J. J., and CH. R. REIN: Kline finger blood precipitation test for syphilis. A comparative study with Wassermann and Kahn methods with clinical evaluation in more than five hundred cases. Arch. Derm. Syph. (Chicago) **25**, 239—244 (1932). — (2) ELLER, K.: Serologische Untersuchungen bei Tertiana-Impfmalaria an luesfreien Patienten. Z. Immun.-Forsch. **74**, 397—420 (1932). — ELLERO, A.: Influenza dei composti sulfamidici sulle sierodiagnosi per la lue con particolare riguardo ai composti metiltiazolici. Settim. med., N. s. **31**, 14 (1943). — ELLIS, R. W. B.: The Vernes reaction. Brit. J. vener. Dis. **7**, 120—124 (1911). — ELSBERG, R.: Ricerche sull'antigene di Forssman nel campo dermo-sifilografico. I. L'antigene di Forssmann. Arch. ital. Derm. **14**, 433 (1938). — (1) EMANUELS, B. J., u. O. A. MARTINS: Eine vergleichende Untersuchung zwischen der „Kältereaktion von Meinicke" und der Wassermannschen und Kahnschen Reaktion. Geneesk. T. Ned.-Ind. **73**, 423 (1933). [Holländisch.] Zit. Zbl. Haut- u. Geschl.-Kr. **45**, 386 (1933). — (2) EMANUELS, B. J.: Vergleichende, besonders bei Tropentemperaturen vorgenommene Untersuchung über den Wert der neuen Serumreaktion für die Syphilisdiagnostik „Meinickes Klärungsreaktion auf Syphilis" (M.K.R.) mit Bezug auf die Reaktionen von Wassermann, Sachs-Georgi und Vernes. Geneesk. T. Ned.-Ind. **71**, 1026 (1931). [Holländisch.] Zit. Zbl. Haut- u. Geschl.-Kr. **40**, 401 (1932). — (3) EMANUEL: Syphilis mit konstant negativer Seroreaktion. Dänische Dermatol. Ges., Kopenhagen, Sitzg vom 1. IV. 1936. Zit. Zbl. Haut- u. Geschl.-Kr. **53**, 443 (1936). — EMERY, RASIS et MORIN: Action du bismuth sur les réactions sérologiques. Bull. Soc. franç. Derm. Syph. **37**, 1010 (1930). — ENG, J.: Incidence of seropositive syphilis among married men in Norway. T. norske Laegeforen **76**, 476 (1956). [Norwegisch.] Zit. Zbl. Haut- u. Geschl.-Kr. **96**, 244 (1956). — (1) ENRICO, C.: Une modificazione pratica ed ecconomica della reazione di Ide. Policlinico, Sez. prat. **1941**, 1724. — (2) L'impiego dell'antigene di Sachs e Witebsky nella reazione Kahn. Ann. Igiene **51**, 702 (1941). — ENZER, N., G. V. HALLMAN, E. A. CONWAY and L. HYSLOP: A comparison of the diagnostic value of the Wassermann, Kahn and microprecipitation tests for syphilis. Ann. intern. Med. 4, 1028 (1931). — (1) EPSTEIN, E., u. A. DOMES: Die theoretische Grundlage und die praktische Bedeutung der quantitativ-photometrischen Seroreaktion der Syphilis nach A. Vernes, Paris. Arch. Derm. Syph. (Berl.) 173, 357 (1936). — (2) EPSTEIN, É.: Rückblick auf den Entwicklungsgang der Serologie der Syphilis. Wien. med. Wschr. 1951, 267. — ERDEN, F.: Serologische Vergleichsstudie der Syphilis, fußend auf 11614 Untersuchungen; die Überlegenheit der Kahnschen Reaktion. Prat. Dokt. (Istanbul) Nr 3, 33 (1936). [Türkisch.] Zit. Zbl. Haut- u. Geschl.-Kr. 54, 358 (1937). — ERDMANN, B.: Ergebnisse mit der Trockenblut-MKR II bei Massenuntersuchungen auf Syphilis. Arch. Hyg. (Berl.) 128, 31 (1942). — ERIGUCHI, H.: Über die physikochemischen Untersuchungen des syphilitischen Serums. III. Über die Bestimmung des spezifischen Gewichtes, der Viscosität und Gefrierpunkterniedrigung. Acta derm. (Kyoto) 21, 129 (1933). Zit. Zbl. Haut- u. Geschl.-Kr. 47, 519 (1934). — ERMILOV, A., u. V. VASSILIEVA: Über die Methodik der Gebrauchsdosisbestimmung alkoholischer Extrakte für die W.R. Ž. Mikrobiol. 6, 35—42 u. franz. Zus.fass. 184 (1929). [Russisch.] Zit. Zbl. Haut- u. Geschl.-Kr. 32, 500 (1930). — ERNANDEZ, G., u. D. JONAS: Über den Wert der chromatischen Reaktion von Ide zur Diagnose der Lues congenita. Mschr. Kinderheilk. 79, 196 (1939). — (1) ESCHE, P. VOR DEM: Gibt die amtliche Vorschrift für die WaR. vom 11. Juli 1919 eine Gewähr für optimale Einstellung? Arch. Hyg. (Berl.) 121, 349 (1939). — (2) Über eine Modifikation der MKR II im Liquor. Z. Immun.-Forsch. 106, 508 (1949). — (3) Wie ist eine negative MKR bei gleichzeitig positivem Ausfall der WaR. zu beurteilen. Arch. Hyg. (Berl.) 134, 67 (1951). — (4) Die MKR bei bakteriell verunreinigten Liquores. Z. Immun.-Forsch. 108, 525 (1951). — (5) Über den gegenwärtigen Stand der serologischen Lues-Diagnostik. Arch. Hyg. (Berl.) 132, 259 (1950). — ESTER, F.: Sul comportamento di alcune sieroreazioni della sifilide sul siero di sangue dei non luetici inoculati sperimentalmente con malaria terziana benigna. G. Batt. Immun. 17, 502 (1936). — ESTRADA, A.: Les cellules de Rieder dans le sang des syphilitiques. C. R. Soc. Biol. (Paris) 102, 251—253 (1929). — (1) ETCHEVERRY, M. A., A. BATTAGLIA u. A. TROPEANO: Diagnostische Serumreaktion von Kline. (Vergleiche mit den Reaktionen von Wassermann und Kahn.) Rev. méd.-quir. Pat fem. 7, 506 (1939). [Spanisch.] Zit. Zbl. Haut- u. Geschl.-Kr. 63, 599 (1940). — (2) ETCHEVERRY, M. A., u. S. DE LORENZO: Wirkungen der Serumverdünnungen auf die Ergebnisse der Standard-Reaktion von Kahn. Rev. méd.-quir. Pat fem. 13, 173 (1939). [Spanisch.] Zit. Zbl. Haut- u. Geschl.-Kr. 63, 160 (1940). — (1) EVANS, N.: Kahn precipitation test for syphilis. As used in conjunction with the Wassermann test. Calif. Med. 32, 24—26 (1930). — (2) EVANS, A. J.: Use of the price precipitation reaction in Northern Rhodesia. Brit. J. vener. Dis. 30, 212 (1954). — (3) EVANS, G.: Cancer and syphilis. J. Hyg. (Lond.) 32, 79 (1932). — (4) EVANS, A. J.: Value of the Kahn test in Africans. Brit. J. vener. Dis. 31, 210 (1955). — EVERDINGEN, H. G. VAN: Die Ide-Reaktion. T. Ned.-Ind. 1940, 44. [Holländisch.] Zit. Zbl. Haut- u. Geschl.-Kr. 65, 360 (1940). — EVOLCEANU, R.: Lues II mit negativer WaR. Rumänische Dermatol. Ges., Sitzg vom 12. XII. 1935. Zit. Zbl. Haut- u. Geschl.-Kr. 53, 375 (1936). — EWALD, HILDEGARD: Die Meinicke-Trockenblutreaktion, ihre Entstehung aus der Trockenblutreaktion nach Chediak und ihre Eignung für das serologische Laboratorium einer Klinik sowie für Reihenuntersuchungen. Vergleichende Untersuchungen. Derm. Wschr. 1941 I, 501.

(1) FABER, H. K., and W. C. BLACK: Quantitative Wassermann tests in diagnosis of congenital syphilis. Clinical importance of Fildes' law. Amer. J. Dis. Child. 51, 1257 (1936). — (2) FABER jr., J. E., and L. A. BLACK: The influence of physiologic salines in complement fixation reactions. J. Lab. clin. Med. 21, 1069 (1936). — (3) Factors influencing the production of guineas pig complement of satisfactory titer. J. Lab. clin. Med. 23, 496 (1938). — (4) A comparison of methods for the preservation of the hemolytic activity of guinea pig complement. J. Lab. clin. Med. 23, 961 (1938). — (1) FABIAN, A.: Versuch mit einer kombinierten Reaktion bei Syphilis. Bratisl. lék. Listy 9, 1145—1151 u. dtsch. Zus.fass. 238 (1929). [Tschechisch.] Zit. Zbl. Haut- u. Geschl.-Kr. 33, 207 (1930). — (2) Die neue serodiagnostische Luesreaktion von Meinicke (M.K.R.). Česká Derm. (Samberger-Festschr.) 81 (1931). [Tschechisch.] Zit. Zbl. Haut- u. Geschl.-Kr. 44, 479 (1933). — (3) Meinickes Klärungsreaktion in Serum und Plasma. (II. Modifikation.) Bratisl. lék. Listy 14, 359 (1934). [Tschechisch.] Zit. Zbl. Haut- u. Geschl.-Kr. 49, 563 (1934). — (4) Experimentelle Studien der physikalischen, chemischen und serologischen Veränderungen des Blutserums bei der Inaktivierung durch galvanischen Strom. Česká Derm. 15, 13, 36, 80, 114, 130 (1934). [Tschechisch.] Zit. Zbl. Haut- u. Geschl.-Kr. 50, 417 (1935). — (5) Experimentelle Studien der physikalischen, chemischen und serologischen Veränderungen des Blutserums bei der Inaktivierung durch galvanischen Strom. Česká Derm. 15, 166 (1934). [Tschechisch.] Zit. Zbl. Haut- u. Geschl.-Kr. 54, 41 (1937). — FACCHINI, V.: La sierodiagnosi della sifilide. Dottrina tecnica e valore pratico con speciale riguardo alla clinica medica. Pt. 1. Bologna: L. Capelli 1929. VIII, 530 S. — (1) FAIRBROTHER, R. W.: Method for increasing the sensitiveness of the Wassermann reaction. Lancet 1933 II, 590. — (2) FAIRBROTHER, R. W., and A. L. P. PEENEY: The serodiagnosis of syphilis. Lancet 1934, 701. — FALCO, A. DE: La reazione cromatica di Ide. Rinasc. med. 17, 448

(1940). — FALCONE, V. H., A. HARRIS, S. OLANSKY, C. SALVADO and J. C. CUTLER: A study of the Neurath inhibition phenomenon in the serodiagnosis of syphilis. Amer. J. Syph. **37**, 265 (1953). — (1) FALK, W., K. ROTTER u. E. STEUDTE: Über die Erfahrungen mit Cardiolipin bei Krankheiten des Kindesalters unter besonderer Berücksichtigung der Lues connatalis. Wien. med. Wschr. **1955**II, 864. — (2=1) — FALKENSTEIN: Lues cerebrospinalis mit negativem Liquor- und Blutbefund. Kölner Dermatol. Ges., Sitzg vom 26. II. 1932. Zit. Zbl. Haut- u. Geschl.-Kr. **41**, 419 (1932). — FALLINER, H.: Gedanken über die Verbreitung der Lues latens und die Notwendigkeit einer obligatorischen Ehetauglichkeitsuntersuchung. Öff. Gesundh.-Dienst **14**, 47 (1952). — FANZERES, A., et ERNESTO MORAIS: Comparaison des résultats de la réaction de Wassermann dans le sérum entier et dans le sérum débarrassé de la fraction précipitable par l'acide chlorhydrique. C. R. Soc. Biol. (Paris) **125**, 182 (1937). — FARIA, R.: Syphilis, Malaria, Chagassche Krankheit und Transfusion. Folia clin. biol. (S. Paulo) **17**, 113 (1951). [Portugiesisch.] Zit. Zbl. Haut- u. Geschl.-Kr. **83**, 143 (1953). — FARKAS, K.: Nichtluetische positive Wassermann-Reaktion. Orv. Hetil **1942**, 105. Zit. Zbl. Haut- u. Geschl.-Kr. **69**, 435 (1943). — FARR, L. E.: Electrometric serology. A short series of determinations on syphilic and non-syphilitic sera. Preliminary studies. Yale J. Biol. Med. **3**, 515 (1931). — FASAL: Salvarsan- und Hg- resp. Bi-resistente Lues II mit negativer Seroreaktion und atypischem Verlaufe. Öst. Dermatol. Ges., Jahressitzg vom 16. V. 1935. Zit. Zbl. Haut- u. Geschl.-Kr. **52**, 282 (1936). — FATTOVICH, G.: Sul valore della bile di bue come antigene nella sierodiagnosi della sifilide. Pathologica **21**, 515 (1929). — (1) FAURE, M.: Phosphatides vegetaux et haptene de Wassermann. Atti VI. Congr. internaz. Microbiol. **2**, 190 (1955). — (2) FAURE, M., et M. J. MORELEC-COULON: Méthode de préparation du cardiolipide. Ann. Inst. Pasteur **91**, 537 (1956). — (3) Préparation du cardiolipide. II. Méthode rapide. Extrait des Annales de l'Institut Pasteur. (Aout 1958. Tome 95.) Masson et Cie. Editeurs Libraires de l'Academie de Medecine, p. 120, Boulevard Saint-Germain, Paris. — FAUST, G.: Vergleichende Untersuchungen mit neuen Luesschnellreaktionen. Arch. Hyg. (Berl.) **136**, 51 (1952). — (1) FAUVET, E.: Erfahrungen mit der Meinicke-Klärungsreaktion. Zbl. Bakt., I. Abt. Orig. **112**, 427—429 (1929). — (2) Über Erfahrungen mit neueren aktiven Komplementbindungsreaktionen. Klin. Wschr. **1929**II, 2004—2006. — FAVIA, N., e M. ZUPPANTE: Sopra una nuova reazione di flocculazione nella sifilide (R.R.C.). Diagnost. Tecn. Lab. **5**, 738 (1934). FEA, G.: Sulla conservazione del complemento e dei corpuscoli rossi per il sistema emolitico. G. Batt. Immun. **10**, 1201 (1933). — FEGELER, F., u. L. KNAUER: Das Luesantigen Sitolipin im Vergleich mit anderen Antigenen und dem TPI-Nelsontest. Z. Haut- u. Geschl.-Kr. **18**, 76 (1955). — FEKETE, Z.: Unspezifische serologische Syphilisreaktionen in der alltäglichen Praxis. Orv. Hetil. **1956**, 1206. [Ungarisch.] Zit. Zbl. Haut- u. Geschl.-Kr. **98**, 374 (1957). — FELDMANN, FR.: Die Syphilisdiagnostik in Frauenkliniken mit Hilfe der Trockenblutreaktion nach Chediak. Geburtsh. u. Frauenheilk. **9**, 85 (1949). — (1) FELICI, M.: La riattivazione della reazione di Wassermann nel liquido cefalo-rachidiano studiata con la introduzione endorachidea di fenolsulfontaleina. Riv. Pat. nerv. ment. **57**, 228 (1941). — (2) La reazione di Meinicke-Holthaus-Preuss nel liquido cefalo-rachidiano. Riv. Pat. nerv. ment. **60**, 70 (1942). — FELLNER, M.: Der Einfluß des Impfmalariaserums auf den Ablauf der Luesreaktion. Derm. Z. **60**, 41 (1930). — FERARU, F., and F. M. OFFENKRANTZ: Serum cholesterol in syphilis. Amer. J. Syph. **21**, 267 (1937). — FERGUSON, J. H., and EMILY C. GREENFIELD: Value of the Hinton test in the serum diagnosis of syphilis, in comparison with the Kahn and the Wassermann reactions. Brit. med. J. **1929**, No 3558, 492—494. — FERNANDEZ DE LA PORTILLA, SALINAS u. UTRILLA: Die reaktivierenden Wirkungen des Brechweinsteins im Vergleich zu den mit den gewöhnlichen spezifischen Mitteln erreichten. Act. dermo-sifiliogr. (Madr.) **33**, 557 (1942). Zit. Zbl. Haut- u. Geschl.-Kr. **69**, 435 (1943). — FERNET, R., et ODINET: Réactivation du Bordet-Wassermann par l'actinothérapie et l'héliothérapie. Bull. Soc. franç. Derm. Syph. **38**, 14, 93—1497 (1931). — FERRAJOLI, F.: La reazione di Ide per la sifilide. G. Med. milit. **87**, 42, 156 (1939). — FERRANTI, F.: Sulla possibilità di separare dal siero il complemento mediante adsorbimento ed eluzione successiva. Boll. Soc. ital. Biol. sper. **8**, 1508 (1933). — (1) FERRARI, E.: Di una modificazione della reazione di Wassermann secondo Bachmann. Boll. Soc. ital. Biol. sper. **10**, 200 (1935). — (2) FERRARI, A. V.: Moderne concezioni sulla sierodiagnosi della sifilide. Minerva med. (Torino) **1952**II, 183. — (1) FERREIRA, J. H.: Meiostagminreaktion bei Syphilis. Rev. méd. Rosario **21**, 834 (1931). [Spanisch.] Zit. Zbl. Haut- u. Geschl.-Kr. **41**, 803 (1932). — (2) FERREIRA-MARQUES, J.: Die negativmachende Wirkung des Vitamins B₁ auf die Wassermannsche und Kahnsche Reaktion. Wien. med. Wschr. **1951**, 891.—FERRONI, A.: Studio comparativo delle reazioni adico cloridrico-collargolo, benzoino colloidale e Weltmann sul liquido cefalo-rachidiano. Riv. Pat. nerv. ment. **58**, 337 (1941). — FEUERSTEIN, L.: Bemerkungen zur Meinicke-Mikroreaktion (unspezifische Reaktionen). Wien. med. Wschr. **1932**, 1228. — FIMIANI, A.: La reazione cromatica di Ide su siero inattivato nella diagnosi della sifilide. Rif. med. **1940**, 1393. — FINCK, W.: Ein seltenes Bild von vaskulärer Lues. Medizinische **1954**, 786. — (1) FINDEISEN, D. G. R.: Ist die Chediak-

Trockenblutreaktion nur für Massenuntersuchungen geeignet? Z. ärztl. Fortbild. **44**, 373 (1950). — (2) Über die Notwendigkeit der breitesten Anwendung und Vorzüge der Chediak-Trockenblutreaktion zum Nachweis latenter und manifester Syphilis. Dtsch. med. Wschr. **1951**, 603. — (3) Wann sollte Serumkontrolle auf Syphilis erfolgen? Indikationen, Wert und Fehlerquellen der Chediak-Trockenblutreaktion. (Bemerkungen zur Arbeit von HESSE, Fehler, Methoden und Bewertung der serologischen Syphilisdiagnostik in dieser Z. **1951**, H. 25, 713.) Dtsch. Gesundh.-Dienst **1952**, 212. — FINKEL, I.: Über den Blut- und Liquorwassermann bei Geschwülsten und Gummata des Gehirns. Med. Mysl' **5**, 101—105 (1929). [Russisch.] Zit. Zbl. Haut- u. Geschl.-Kr. **34**, 366 (1930). — FINKEL'ŠTEJN, JU., u. ARISTOV: Citocholreaktion Sachs und Witebsky als Methode der Serodiagnose der Syphilis. Venerol. **6**, 50—55 u. dtsch. Zus.fass. 55 (1929). [Russisch.] Zit. Zbl. Haut- u. Geschl.-Kr. **33**, 739 (1930). — (1) FINKELSTEIN, J. A., u. W. G. ARISTOW: Die Citocholreaktion nach Sachs und Witebsky als Verfahren zur Serodiagnostik der Syphilis. Klin. Wschr. **1930**, 1073. — (2) FINKELSTEIN, JU., u. V. ARISTOVA: Citocholreaktion Sachs-Witebsky als Methode der Syphilisdiagnostik. Trudy 3. vses. S-ezda Boŕba vener. Bol., S. 224 u. 230, 1932. [Russisch.] Zit. Zbl. Haut- u. Geschl.-Kr. **46**, 361 (1933). — (3) FINKELSTEIN, J., u. I. KÖNIGSBERG: Serologie der kongenitalen Syphilis bei Kindern in frühem Alter. Trudy 3. vses. S-ezda Boŕba vener. Bol., S. 219 u. 230, 1932. [Russisch.] Zit. Zbl. Haut- u. Geschl.-Kr. **46**, 371 (1933). — (1) FIORIO, C.: Azione del siero di sangue di luetici sull'emolisi da saponina. Atti 3. Congr. naz. Microbiol. 409 (1931). — (2) La nuova reazione di chiarificazione di Meinicke per la sierodiagnosi della lue. G. Batt. Immun. **10**, 808 (1933). — (3) I lipoidi del siero nell'infezione sifilitica. G. Batt. Immun. **12**, 39 (1934). — (4) L'apprezzamento quantitativo della reattività dei sieri luetici secondo il metodo di Azzi e suoi insegnamenti clinici. G. Batt. Immun. **20**, 533 (1938). — (5) La Bestätigungsreaktion nella serologia della lue. Atti 5. Congr. naz. Microbiol. 156 (1935). — (1) FISCHER, C., u. H. P. BOTT: Ein Beitrag zur biologischen Behandlung der Syphilis. Hippokrates (Stuttgart) **1937**, 230. — (2) FISCHER, E., u. H. STORCK: Kardiolipinflockungsreaktion in der Luesdiagnostik. 21. Tagg der Dtsch. Dermatol. Ges. in Heidelberg vom 5.—9. Okt. 1949. Zit. Zbl. Haut- u. Geschl.-Kr. **74**, 22 (1950). — (3) FISCHER, E.: Die Beeinflussung der Wassermannschen Reaktion und der Flockungsreaktionen durch Desinfizientien. Schweiz. med. Wschr. **1949**, 715. — (4) Serologische Schnellverfahren in der Luesdiagnostik. Dermatologica (Basel) **100**, 266 (1950). — (5) FISCHER, G. W.: Ergiebigeres Meerschweinchen-Komplement durch Entnahme venösen Blutes. Z. Immun.-Forsch. **108**, 333 (1951). — (6) FISCHER, ISI: Considérations générales sur la syphilis et la sérologie. Schweiz. med. Wschr. **1936**, 461. — (7) FISCHER, Ö.: Serologischer Luesnachweis im Liquor mittels Citochol- und Kissreaktion. Klin. Wschr. **1931 I**, 552. — (8) Untersuchungen über die chemische Natur der sogenannten Syphilisantigene. I. Mitt. Serologischer Luesnachweis mittels der durch Aceton fällbaren Lipoidfraktion nach Kiss. Z. Immun.-Forsch. **71**, 441 (1931). — (9) Untersuchungen über die chemische Natur der sogenannten Syphilisantigene. II. Mitt. Elution des Herzantigens. Z. Immun.-Forsch. **79**, 391 (1933). — (10) FISCHER, Ö., u. J. STEINERT: Weitere Reinigung des Wassermannantigens mittels Dialyse durch Gummimembran. Klin. Wschr. **1934 I**, 337. — (12) FISCHER, Ö., u. O. D. GÜNSBERGER: Untersuchungen über die Struktur der Wassermann-Antigene und die serologische Bedeutung der Lipoide. Z. Immun.-Forsch. **85**, 233 (1935). — (14) FISCHER, Ö., u. J. STEINERT: Verteilung des Wassermann-Antigens zwischen wäßrigem Alkohol und Petroläther. Klin. Wschr. **1936 II**, 1322. — (15) FISCHER, Ö., J. STEINERT u. R. FISCHER-DALLMANN: Untersuchungen über die chemische Natur der sogenannten Syphilisantigene. VIII. Versuche über die Verteilung des Wassermann-Antigens zwischen wäßrigem Alkohol und Petroläther. Z. Immun.-Forsch. **89**, 133 (1936). — (16) FISCHER, Ö., u. R. FISCHER-DALLMANN: Beeinflussung der Verteilung des Wassermann-Antigens zwischen wäßrigem Alkohol und Petroläther durch Säure- bzw. Laugenzusatz. Klin. Wschr. **1936 II**, 1408. — (17) FISCHER, Ö.: Untersuchung über die chemische Natur der sogenannten Syphilisantigene. X. Entfernung einer inaktiven Fraktion. Z. Immun.-Forsch. **90**, 348 (1937). — (18) FISCHER, Ö.: Bewertung der Agglutination von Hammelblutkörperchen durch menschliches Serum bei Komplementbindungsreaktionen. Z. Immun.-Forsch. **73**, 154—158 (1931). — (19) FISCHER, Ö., u. O. D. GÜNSBERGER: Über die Ursache der positiven Wassermann-Reaktion bei Malaria. Z. Immun.-Forsch. **78**, 295 (1933). — (20) Über eine Wassermann-Modifikation mit scharf eingestelltem Komplement. Acta derm.-venereol. (Stockh.) **16**, 44 (1935). Zit. Zbl. Haut- u. Geschl.-Kr. **51**, 584 (1935). — (21) Untersuchungen über Lipoidantigene. II. Mitt. Z. Immun.-Forsch. **87**, 400 (1936). — (22) FISCHER, R.: Über die Verwendbarkeit der Ballungsreaktion nach R. Müller für die Diagnose der Syphilis und Gonorrhöe (MBR II, Im.B.R.). Liječn. Vjesn. **55**, 360 u. engl. Zus.fass. 362 (1933). [Serbo-Kroatisch.] Zit. Zbl. Haut- u. Geschl.-Kr. **46**, 760 (1933). — (23) FISCHER, R., u. M. TORCHI: Eine vereinfachte Trockenblut-M.K.R. II auf Syphilis. Hautarzt **2**, 306 (1951). — (24) FISCHER, R.: Cardiolipin-Trockenblut-MKR II. Med. Klin. **1954**, 1287. — (25) FISCHER, R., I. FAUST, H. MEYER u. W. WIEGANDT: Erfahrungen mit einer kombinierten Trockenblutreaktion auf Lues (Cardiolipin-Trockenblut-MKR II). Medizinische **1955**, 983. — (26=27)

FISCHER, T.: Adsorptionsversuche mit alkoholischen Organextrakten. Z. Immun.-Forsch. 79, 39 (1933). — (28) FISCHER, W.: Serologische Untersuchungen am Blut und Liquor von Leichen zur Sicherung der anatomischen Diagnose der Syphilis. Virchows Arch. 292, 166 (1934). — (29) FISCHER, Ö.: Untersuchungen über die chemische Natur der sogenannten Syphilisantigene. II. Mitt. Beeinflussung der Extraktfunktion durch Vorbehandlung mit Adsorbentien. Z. Immun.-Forsch. 72, 344 (1931). — (30) FISCHER, Ö., u. J. STEINERT: Untersuchungen über die chemische Natur der sogenannten Syphilisantigene. Reinigung des Wassermann-Antigens mittels Dialyse durch Gummimembran. Z. Immun.-Forsch. 84, 364 (1935). — FITTIPALDI, C.: Ricerche sperimentali sulla reazione citochol di Sachs-Witebsky e proposta di modifiche alla tecnica originale. G. Batt. Immun. 10, 493 (1933). — (1) FITZ-GERALD, E. J.: The presumptive Kahn test. Brit. J. Derm. 46, 277 (1934). — (2) FITZGERALD, E. M., M. SHEPHERD and J. E. KEMP: The micro flocculation test of Eagle in syphilitic white mice. Proc. Soc. exp. Biol. (N.Y.) 42, 427 (1939). — FLASHMAN, D. H.: A microscopic arrangement for reading macroscopic Kahn precipitation tests. J. Lab. clin. Med. 17, 382 (1932). — (1) FLECK, L.: Studien aus dem Gebiete der Syphilisserologie. Med. dośw. społ. 19, 115 u. dtsch. Zus.fass. 131 (1935). [Polnisch.] Zit. Zbl. Haut- u. Geschl.-Kr. 51, 672 (1935). — (2) Einfluß normaler Seren auf den Ablauf serologischer Reaktionen. Med. dośw. społ. 23, 108 (1938). [Polnisch.] Zit. Zbl. Haut- u. Geschl.-Kr. 62, 137 (1939). — FLEISCHHAUER: Lues III. Zerstörung des Dens epistrophei; multiple Knochengummen des Schädeldaches. Ver.igg Rheinisch-Westfälischer Dermatol., 60. Herbsttagg in Bonn, Sitzg vom 24. u. 25. X. 1936. Zit. Zbl. Haut- u. Geschl.-Kr. 56, 234 (1937). — FLEMING, W. L., and J. E. MOORE: Human constitution and syphilitic infection. A review of the literature, a projected method of study, and preliminary results in 36 patients. Amer. J. med. Sci. 202, 38 (1941). — FLINN, Z. M.: Müller's conglobation reaction for the diagnosis of syphilis. J. Lab. clin. Med. 15, 682 (1930). — FLOOD, J. M., and V. MAYER: Inadequacy of the Laughlen and the Ide test in the diagnosis of syphilis. Arch. Derm. Syph. (Chicago) 39, 510 (1939). — FLOQUET, A.: Contribution à l'étude des réactions sanguines retardées dans l'évolution de la syphilis acquise. Rev. franç. Derm. Vénér. 11, 78 (1935). — FLORENTINO, M.: R.W. e prove di flocculazione per la diagnosi delle sifilide. (A proposito della conferenza di Montevideo.) Diagnost. Tecn. Lab. 2, 957—971 (1931). — FLOSDORF, E. W., F. BOERNER, M. LUKENS and T. S. AMBLER: Cryochem — preserved complement of guinea pig serum. Amer. J. clin. Path. 10, 339 (1940). — FLYNN, M. R., V. TOMPKINS and TH. BEECHER: Egg lecithin in cardiolipin antigens. Amer. J. Syph. 36, 272 (1952). — FODDEN, J. H., and E. J. MADDOX: The Berger-Kahn test for syphilis. Brit. med. J. 1947, No 4516, 131. — FOIS, B.: La reazione di Candido nella diagnosi della sifilide. Studi sassaresi 8, 267 (1930). — (1) FOIT, E., u. M. SCHINDLER: Die Darstellung synthetischer Phosphatidsäuren und ihre Anwendung als Hapten in der Syphilisdiagnose. Hautarzt 7, 210 (1956). — (2) Über die Anwendung synthetischer Phosphatsäuren als Hapten in der Syphilisdiagnose. Hautarzt 8, 19 (1957). — (3) Über die Anwendung synthetischer Phosphatidsäuren in der Syphilisdiagnose. Vorl. Mitt. Wien. klin. Wschr. 1956, 106. — FOLL-MANN, E.: Les réactions allergiques aspécifiques dans la syphilis maligne. Ann. Mal. vénér. 25, 26 (1930). — FONSECA, A.: Häufigkeit der Wassermann-Reaktion bei den parenchymatösen Keratitiden. Rev. Ophthal. S. Paulo 6, 33 (1938). [Portugiesisch.] Zit. Zbl. Haut- u. Geschl.-Kr. 61, 593 (1939). — FONTANA, A.: Diagnosi e terapia della sifilide e delle malattie veneree, 4. ediz. Torino: Unione Tipogr. Editr. Torinese 1937. 594 S. — FORCE, J. N., and J. D. BECK-WITH: Association of the results of Kahn and Kolmer serological tests. Univ. Calif. Publ. publ. Hlth 1, 357 (1934). — FORD-ROBERTSON, W. M.: The standardization of the Wassermann reaction for the use of mental hospital laboratories. Report and recommendations of the pathology, bacteriology and bio-chemistry sub-committee. J. ment. Sci. 77, 468 (1931). — FORSSMAN, J.: Aspezifische Wassermann-Reaktionen bei einer fortlaufenden Serumunter-suchung von 7711 Patienten einer medizinischen Klinik. Acta Soc. Med. „Duodecim" A 15, 1—11 (1932). — FRAENKEL, G., M. STABNIKOWA u. A. RYBAKOWA: Zur Frage der Anzahl der Antigene bei der Ausführung der WaR. Zbl. Bakt., I. Abt. Orig. 113, 19—22 (1929). — FRAGOLA, R. V.: La reazione di Leiboff sul siero e sul liquor in correlazione alla reazione di Wassermann. Rinasc. med. 19, 168 (1942). — (1) FRANCHI, F.: Rapporto fra la reazione Wassermann locale e la reazione Wassermann sul siero di sangue e sul liquido di bolla. G. ital. Derm. Sif. 71, 1063 (1930). — (2) Rapporto fra la reazione di Wassermann locale e la reazione di Wassermann sul siero di sangue e sul liquido di bolla. G. ital. Derm. Sif. 71, 2060 (1930). — (3) Raffronto fra il potere deviante del liquido interstiziale prelevato su lesioni da piogeni e quello del siero di sangue e del liquido interstiziale di pelle sana. Boll. Sez. region. Soc. ital. Derm. H. 5, 310 (1931). — (4) Über die Reaktion von Sachs-Witebsky (Citochol). Boll. Sez. region. Soc. ital. Derm. 3, 186 (1932). — (5) Il „fenomeno di ostacolo" in dermosifilopatia. I. La reazione del „fenomeno di ostacolo" di Donaggio nell'orina di sifilitici sottoposti al trattamento specifico. G. Accad. Med. Torino 97, 203 (1934). — (6) La seconda reazione di chiarificazione di Meinicke (M.K.R. II) sul liquido cefalo-rachidiano. Dermosifilografo 8, 273 (1933). — (7) Sulla reazione di Sachs-Witebsky (Citochol). Dermosifilografo 7, 677 (1932). —

(8) Rapporto fra la R.W. locale e la R.W. sul siero di sangue e sul liquido di bolla. G. Accad. Med. Torino **43**, 110 (1930). — (1) FRANKL, J.: Serologische Untersuchung des Inhaltes von aus der Haut gezogenen Blasen. Orv. Hetil. **1937**, 5. [Ungarisch.] Zit. Zbl. Haut- u. Geschl.-Kr. **56**, 140 (1937). — (2) Die serologische Untersuchung des Inhaltes der an der Haut erzeugten Blasen. Arch. Derm. Syph. (Berl.) **175**, 750 (1937). — (3) Mit serienweiser Serumverdünnung vorgenommene Untersuchungen bei Syphilisindividuen. Tagg der Ungarischen Dermatol. Ges., Budapest, Sitzg vom 12.—13. VI. 1942. Zit. Zbl. Haut- u. Geschl.-Kr. **70**, 329 (1943). — (4) Untersuchungen an Syphilitikern mittels serienweiser Serumverdünnungen. Arch. Derm. Syph. (Berl.) **183**, 648 (1943). — (1) FRANKOVIČ, V.: Über die Müllersche Ballungsreaktion (M.B.R.). Acta derm.-venereol. (Stockh.) **10**, 341—351 (1929). Zit. Zbl. Haut- u. Geschl.-Kr. **32**, 752 (1930). — (2) Über die Müllersche Ballungsreaktion II (MBR II). Liječn. Vjesn. **53**, 136 u. dtsch. Zus.fass. 141 (1931). [Serbo-Kroatisch.] Zit. Zbl. Haut- u. Geschl.-Kr. **38**, 831 (1931). — (3) Über die Klärungsreaktion von Meinicke (MKR). Acta derm.-venereol. (Stockh.) **10**, 503 (1929). Zit. Zbl. Haut- u. Geschl.-Kr. **33**, 740 (1930). — (4) FRANKOVIC: Ausgedehnter Lupus erythematodes und Lues latens seropositiva. Dermatovenerol. Sektion in Zagreb (Jugoslawien), Sitzg vom 25. I. 1934. Zit. Zbl. Haut- u. Geschl.-Kr. **50**, 353 (1935). — (1) FRATES, A., e E. ROSSI: La reazione di Kahn per la sifilide. Clin. med. ital., N. s. **62**, 674—688 (1931). — (2) FRATES, A.: Nuovo accorgimento di technica nella preparazione delle emazie di montone per la reazione di Wassermann. Policlinico, Sez. prat. **1937**, 170. — FRAZIER, C. N., and H. C. PIAN: Isolation of Treponema pallidum from the blood during the primary incubation period of human syphilis. Chin. med. J. **56**, 441 (1939). Zit. Zbl. Haut- u. Geschl.-Kr. **64**, 682 (1940). — FREEBLE jr., CH. R., E. O. WRIGHT, J. F. DNOHUE and J. B. BOLIN: The Ohio National Guard Blood-Testing program. J. vener. Dis. Inform. **31**, 231 (1950). — FREGNI, A.: Sulla reazione di Ide nella diagnosi della sifilide. Boll. Soc. med.-chir. Modena **39**, 317 (1939). — (1) FREI, W.: Serologische Untersuchungen nach Pferdeseruminjektionen, nach Pferdefleisch- sowie nach Ziegenmilchernährung. Klin. Wschr. **1929** II, 2134—2137. — (2) FREI: Lymphogranulomatosis ing. mit Lymph. ing.-Bubonulus und Erythema exsud. multiforme-ähnlichem Exanthem. Berliner Dermatol. Ges., Sitzg vom 10. XI. 1931. Zit. Zbl. Haut- u. Geschl.-Kr. **40**, 156 (1932). — (3) Zwei Fälle von psoriasiformer sogenannter salvarsan-resistenter Lues. Berliner Dermatol. Ges., Sitzg vom 11.—12. I. 1932. Zit. Zbl. Haut- u. Geschl.-Kr. **41**, 29 (1932). — (4) Ulcero-serpiginöse Syphilide. Berliner Dermatol. Ges., Sitzg vom 8. VII. 1930. Zit. Zbl. Haut- u. Geschl.-Kr. **36**, 158 (1931). — FRENGER, W.: Über den Antikörper unter besonderer Berücksichtigung seines zellulären Bildungsortes. Materia Med. Nordmark **8**, 382 (1956). — FRENKEL, G.: Zur Frage der Serodiagnostik der Syphilis bei Schwangeren. Vrač. Delo **17**, 589 (1934). [Russisch.] Zit. Zbl. Haut- u. Geschl.-Kr. **50**, 418 (1935). — FREUDENTHAL: Unspezifische WaR bei Lymphogranuloma inguinale. Schlesische Dermatol. Ges., Sitzg vom 22. II. 1930. Zit. Zbl. Haut- u. Geschl.-Kr. **38**, 445 (1931). — FREUND, E.: Zur Kenntnis der an der Wassermann-Reaktion beteiligten Unterfraktionen des Lues-Serums. Wien. klin. Wschr. **1932** I, 541. — FREY, H. C.: Zum Guttadiaphot von Meyer, Bierast und Schilling. Schweiz. med. Wschr. **1930**, 813. — (1) FRIBOURG-BLANC, A.: Intérêt du test de Nelson quantitatif. Bull. Soc. franç. Derm. Syph. **63**, 343 (1956). — (2) Les anticorps immobilisants des tréponèmes dans la syphilis. I. Principe et aléas de leur détermination. Leur influence sur la biologie des tréponèmes. Rôles respectifs de l'infection tréponémique et des réactions secondaires dans la maladie syphilitique (I), Imprimé avec périodique. Ann. Derm. Syph. **84**, 286, 304 (1957). — (3) Les anticorps immobilisants des tréponèmes dans la syphilis. II. Technique et interprétation du test d'immobilisation des tréponèmes, Imprimé avec le periodique. Ann. Derm. Syph. **84**, 410, 420 (1957). — (4) Essai d'interprétation des formes latentes et tardives de la syphilis en fonction des acquisitions récentes de la biologie. Bull. Soc. franç. Derm. Syph. **63**, 364 (1956). — FRIEBOES, W., u. W. ZÜNDEL: Erfahrungen mit der Pallidareaktion. Arch. Derm. Syph. (Berl.) **175**, 255 (1937). — FRIEDBERGER, E., u. I. GURWITZ: Weitere Beiträge zum immunologischen Verhalten des Normalserums. IV. Der quantitative Komplementgehalt des normalen Meerschweinchens in verschiedenen Lebensperioden. Z. Immun.-Forsch. **72**, 164—169 (1931). — (1) FRIEDRICH, H.: Quantitativ ausgewerteter Thymoltest in Beziehung zu Erythrodermien und zur WaR. Dtsch. med. Wschr. **1949**, 1196. — (2) Erfahrungen mit dem „Lues-Frischbluttest" Bram. Z. Haut- u. Geschl.-Kr. **14**, 62 (1953). — FRISCH, A. V. v.: Lues und Lunge. (Eine klinische Studie.) Beitr. Klin. Tuberk. **84**, 390 (1934). — FRITSCHI, TH.: Über die Zuverlässigkeit der Trockenblutreaktion nach Chediak und deren Verwendbarkeit in der Wehrmacht. Dtsch. Mil.arzt **6**, 37 (1941). — FRITZSCHE, G.: Untersuchungen mit dem Pallida-Antigen zur WR (Pallida-Reaktion nach Gaethgens) bei cerebral-luetischen Erkrankungen. Derm. Wschr. **1935**, 1571. — (1) FRÖHLICH, W.: Zur Serodiagnostik der Syphilis. Wien. klin. Wschr. **1939** II, 1017. — (2) Physikalisch-chemische Untersuchungen über die Müllersche Ballungsreaktion. Arch. Derm. Syph. (Berl.) **180**, 109 (1940). — FRÖSE: Lupus vulgaris. Norddtsch. Dermatol. Ver.igg, Elbing, Sitzg vom 26. VI. 1932. Zit. Zbl. Haut- u. Geschl.-Kr. **42**, 683 (1932). — (1) FROMM, G.: Das Verhalten der Seroreaktionen bei Penicillin-behandelter Lues. Hautarzt **2**, 145 (1951). —

(2) Experimentelle Untersuchungen zur Pallida-Reaktion nach Gaethgens und Fühner. I. Teil. Hautarzt 5, 543 (1954). — (3=5) Experimentelle Untersuchungen zur Pallida-Reaktion nach Gaethgens und Fühner. I. u. II. Teil. Hautarzt 5, 543; 6, 20 (1955). — (6) Nachweis von Treponemen-Antikörpern im Tierversuch. Sonderdruck aus: Z. Hyg. Infekt.-Kr. 141, H. 5, S. 469—487 (1955). — (7=5) — (4) Spirochäten-Antigene in der Serodiagnostik der Syphilis. Ärztl. Wschr. 1954, 639. — (8) Investigaciones experimentales sobre antigenos lipoides y treponemicos para el serodiagnostico de la sifilis. An. Med. públ. 5, 201 (1953). Zit. Zbl. Haut- u. Geschl.-Kr. 93, 150 (1955). — (1) FRÜHWALD: Lues congenita. Demonstrationsabende Chemnitzer Hautärzte, Sitzg vom 10. X. 1930. Zit. Zbl. Haut- u. Geschl.-Kr. 39, 615 (1932). — (2) FRÜHWALD, R.: Angeborene Syphilis bei nicht nachweisbarer Syphilis der Eltern. Z. Haut- u. Geschl.-Kr. 17, 345 (1954). — FUCHS, H. J., M. v. FALKENHAUSEN u. H. KOWARZYK: Über ein neues Substrat zur Blutuntersuchung auf Lues. Klin. Wschr. 1933 II, 1288. — (1) FÜHNER, F.: Über die klinische Bedeutung des Nachweises von Lipoid- und Eiweiß-Antikörpern am Beispiel der Lues. Verh. dtsch. Ges. inn. Med. 61, 306 (1953). — (2) FÜHNER, F., u. W. GAETHGENS: Über ein neues wäßriges Spirochätenantigen zum serologischen Luesnachweis mittels der Komplementbindungsreaktion. (Pallida-Reaktion.) Z. Hyg. Infekt.-Kr. 138, 573 (1954). — (3) FÜHNER, H.: Aussprache zu A. GREIFELT (Würzburg), Über morphologische Veränderungen des Treponema pallidum in Nelson-Test. Derm. Wschr. 129, 181 (1954). — (4) FÜHNER, F.: Über den heutigen Stand der Luesserodiagnostik. Sonderabdruck aus: Ärztl. Wschr. 7, 644—650 (1952). — FUENTE, H.: Wichtigkeit der Syphilimetrie. An. Acad. méd.-quir. esp. 15, 357—367. [Spanisch.] Zit. Zbl. Haut- u. Geschl.-Kr. 32, 124 (1930). — FUGAZZOTTO, P.: Reactivity of VDRL antigen suspension made at various temperatures. Publ. Hlth Rep. (Wash.) 68, 304 (1953). — FUHRMANN, W.: Über diaplacentare Übertragung von Lues-Reaginen ohne luische Infektion des Feten. Mschr. Kinderheilk. 104, 295 (1956). — FUJIGAKI, K.: Studie über die passive Immunität beim experimentellen Recurrens in Parabiose-Ratten, Monogr. Act. Derm., Ser. Syphilidol. Nr 4 (1933). [Japanisch.] Zit. Zbl. Haut- u. Geschl.-Kr. 46, 100 (1933). — (1) FUJITA, K., and M. HONDA: The variation-curve of the content of non-protein nitrogens in serum of mice infectes with relapsing fever. Lues (Kyoto) 1, 58 (1927). Zit. Zbl. Haut- u. Geschl.-Kr. 35, 156 (1931). — (2) FUJITA, K.: The changes in the serum of animals suffering from experimental syphilis, rat-bite fever and relapsing fever. Lues (Kyoto) 1, 60 (1927). Zit. Zbl. Haut- u. Geschl.-Kr. 35, 156 (1931). — FUJIWARA, A.: Müllersche Ballungsreaktion. II. Jap. J. Derm. 30, 90 (1930). Zit. Zbl. Haut- u. Geschl.-Kr. 38, 118 (1931). — FUKUDA, S.: Weitere Untersuchungen mit der Ide-Reaktion und zugleich über eine von mir angestellte Modifikation. J. orient. Med. 26, Nr 1 u. dtsch. Zus.fass. 14 (1937). [Japanisch.] Zit. Zbl. Haut- u. Geschl.-Kr. 56, 412 (1937). — FUNK, C. F.: Zur Penicillinbehandlung der Lues. Derm. Wschr. 127, 451 (1953). — FURTH, J., and E. A. KABAT: Association of the Wassermann antigen with heavy materials present in tissues. Science 1941 II, 46. — FUTAGAMI, Y.: Zur Ideschen Reaktion. Jap. J. Derm. 41, 82 (1937). Zit. Zbl. Haut- u. Geschl.-Kr. 56, 572 (1937).

(1) GAASE, A.: Vergleichende Luesuntersuchungen mit dem Cardiolipin-Antigen in der WaR.- und Kolmer-Technik. Z. Hyg. Infekt.-Kr. 137, 161 (1953). — (2) Über die Zuverlässigkeit der Trockenblut-Reaktion nach Chediak-Guo. Dtsch. med. Wschr. 1955, 692. — GABRIEL, H.: Über den augenblicklichen Stand der Luesserologie in den Vereinigten Staaten. Z. Haut- u. Geschl.-Kr. 11, 54 (1951). — GABRIELE, L.: Valore della reazione di Chediak nella diagnosi di lue. Dermosifilografo 14, 192 (1939). — (1) GADRAT et AVERSENQ: Sérologie d'un asile de sourds-muets. Bull. Soc. franç. Derm. Syph. 40, 296 (1933). — (2) GADRAT, J.: Syphilis maligne totalement anergique et mortelle. Ann. Derm. Syph. (Paris) 5, 990 (1934). — (1) GÄRTNER, H.: Die Pallidareaktion. Ergebnisse aus zwei Jahren und Bemerkungen zu ihrer Technik. Z. Immun.-Forsch. 96, 225 (1939). — (2) GÄRTNER, ST., u. L. KOSTYÁL: Zur Theorie der Kolloidalreaktionen. I. Mitt. Z. ges. Neurol. Psychiat. 128, 648 (1930). — GAETANI, G. F. DE: Über die Rolle des Cholesterins bei der Aktivierung von Lipoidantigenen. Z. Immun.-Forsch. 69, 277—297 (1930). — GAETANO, L.: Considerazioni sulla reazione di Benedek e Thurzó. Diagnost. Tecn. Lab. 5, 273 (1934). — (1) GAETHGENS, W., u. A. OTTO: Über die Brauchbarkeit eines wässerigen carbolisierten Pallidaantigens für die serologische Syphilisdiagnose. II. Mitt. Med. Klin. 1929 I, 873—875. — (2) GAETHGENS, W.: Weitere Erfahrungen über das wässerige karbolisierte Pallidaantigen für den serologischen Luesnachweis. V. Mitt. Zbl. Bakt. I. Abt. Orig. 118, 26 (1930). — (3) Weitere Untersuchungen über die Pallidareaktion, insbesondere ihre Beziehungen zur WaR. VI. Mitt. Z. Immun.-Forsch. 73, 527—546 (1932). — (4) Die Pallidareaktion zum serologischen Luesnachweis. Med. Welt 1932, 765—767. — (5) Die bisherigen Erfahrungen mit der Pallidareaktion zum serologischen Luesnachweis. Arch. Derm. Syph. (Berl.) 176, 42 (1937). — (6) Theoretisches und Praktisches über die Wirkung eines karbolisierten wässerigen Pallidaantigens. III. Mitt. Z. Immun.-Forsch. 63, 398 (1929). — (1) GAHLEN, W.: Ein Bild zur Beurteilung serologischer Befunde bei Lues latens nach Behandlung. Z. Haut- u. Geschl.-Kr. 15, 248 (1953). — (2=3)

Seroresistenz und Varianzanalyse in der Serologie der Lues. Ärztl. Forsch. 10, I/404 (1956). — GALINDEZ, J. M.: Die Reinfektion als Heilungsprobe in der Syphilographie. Act. dermo-sifiliogr. (Madr.) 38, 1082 (1947). [Spanisch.] Zit. Zbl. Haut- u. Geschl.-Kr. 74, 106 (1950). — GALLASSO, A.: L'antigeno treponemico nella sierodiagnosi delle lue. G. Batt. Immun. 46, 470 (1954). — GALLIOT, A.: La syphilis implacable. Paris méd. 1933, 206. — GAL'PERN, I. O., u. E. I. ISOMINA: Die Wirkung des Stabilisators auf das Resultat der Wassermann-Reaktion. Nov. hir. Arh. 41, 558 (1938). [Russisch.] Zit. Zbl. Haut- u. Geschl.-Kr. 65, 250 (1940). — GANDIA, T.P., u. J. CARRERA: Die Frühbehandlung der Lues und das Verhalten des Liquor cerebrospinalis. Rev. argent. Dermatosif. 18, 109 (1934). [Spanisch.] Zit. Zbl. Haut- u. Geschl.-Kr. 51, 70 (1935). — (1=2) GANDY, D. T.: The interpretation of the dermoluetin reaction in syphilis. Experience with the Kolmer organic extract. Arch. Derm. Syph. (Chicago) 24, 937 (1931). — (1) GARCIA, O.: The relation of the Wassermann and the Kahn reactions with regard to the Treponema antigen. Philipp. J. Sci. 40, 79—87 (1929). Zit. Zbl. Haut- u. Geschl.-Kr. 32, 837 (1930). — (2) GARCIA SANTIAGO, A.: Über die Kahnsche Reaktion. Act. dermo-sifiliogr. (Madr.) 23, 16 (1930). [Spanisch.] Zit. Zbl. Haut- u. Geschl.-Kr. 38, 116 (1931). — (3) GARCIA, A. R.: Beitrag zum Studium der Leiboffschen Reaktion zur Serodiagnose der Syphilis. Med. esp. 9, 41 (1943). [Spanisch.] Zit. Zbl. Haut- u. Geschl.-Kr. 70, 461 (1943). — GARD, S., u. H. v. EULER: Über einen temperaturempfindlichen Amboceptor-Komplementstoff. Acta med. scand. 75, 440 (1931). Zit. Zbl. Haut- u. Geschl.-Kr. 38, 824 (1931). — GARNIER, G., et R. BAILLON: Y a-t-il une augmentation des syphilis sérologiques depuis l'utilisation de la penicilline? Bull. Soc. franç. Derm. Syph. 63, 404 (1956). — GAROFALO, A.: La reazione del citocol o di Sachs-Witebsky nel campo ostetrico-ginecologico. Riv. ital. Ginec. 14, 1—18 (1932). — GARTMANN, H.: Zur Frage der rückläufigen Transfusionssyphilis. Dtsch. Gesundh.-Wes. 1951, 1278. — (1) GASTINEL, P., A. VAISMAN et A. HAMELIN: La place du tréponème de culture souche Reiter dans la serologie de la syphilis. Ann. Inst. Pasteur 90, 249 (1956). — (2) GASTINEL, P., A. VAISMAN, A. HAMELIN et F. DUNOAER: De l'emploi des antigènes du tréponème Reiter dans la sérologie de la syphilis et dans l'étude des phénomènes de sensibilisation allergique. Ann. Derm. Syph. (Paris) 84, 153 (1957). — (1) GATÉ, J., H. GARDÈRE et A. BADINAND: Recherches sur l'équilibre proteique du sérum dans la syphilis acquise. C. R. Soc. Biol. (Paris) 105, 391 (1930). — (2) GATÉ, J., R. SOHIER et J. THIVOLET: Premiers résultats obtenus par test d'immobilisation de Nelson. Bull. Soc. franç. Derm. Syph. 59, 54 (1952). — (3) Premiers résultats obtenus avec le test de Nelson. Bull. Soc. franç. Derm. Syph. 59, 167 (1952). — GATTI, G. M.: Il valore della reazione di Ide per la diagnosi di lue nel campo ostetrico-ginecologico. Atti Soc. ital. Ostet. Ginec. 36, Suppl., 279 (1940). — (1) GAUDENZI, C. DE: La reazione di Ide nel liquido di bolla. G. Batt. Immun. 24, 85 (1940). — (2) Sulla riativazioni biologica della sierodiagnosi per la sifilide. Med. contemp. (Torino) 7, 199 (1941). — GAUJOUX, J., et SOLLIER: Recherches sur la réaction de Bordet-Wassermann avec le lait maternel. C. R. Soc. Biol. (Paris) 101 647—648 (1929). — GAY PRIETO, J.: Concepto actual de las treponematosis y nuevas orientaciones de la serología de la sífilis. Med. colon. 24, 557 (1954). Zit. Zbl. Haut- u. Geschl.-Kr. 92, 105 (1955). — GEERT-JÖRGENSEN, E.: On the Müller-Ballung reaction in spinal fluid. Acta psychiat. (Kbh.) 10, 231 (1935). Zit. Zbl. Haut- u. Geschl.-Kr. 52, 255 (1936). — (1) GEIER, F.: Positive Lues-Seroreaktionen durch Alkoholgenuß? Ärztl. Wschr. 1951, 891. — (2) GEIER, F., u. R. DOEPFMER: Unspezifisch positive Luesreaktionen und Leberkrankheiten. Dtsch. med. Wschr. 1952, 1254. — GELBJERG-HANSEN: Sekundäre Syphilis mit negativer WaR. Dänische Dermatol. Ges., Sitzg vom 4. XI. 1931. Zit. Zbl. Haut- u. Geschl.-Kr. 40, 31 (1932). — GELLI, G.: Contributo allo studio delle reazioni di Wassermann aspecifiche nel sangue. Policlinico, Sez. med. 38, 171 (1931). — GELLNER, G.: Über die Verwendbarkeit des Citratplasmas zur Anstellung der Komplementbindungsreaktion bei Syphilis. (Erwiderung zu der gleichnamigen Arbeit von M. ISRAELSON u. G. BOJEWSKAJA in Bd. 113, S. 190 dieser Z.) Zbl. Bakt., I. Abt. Orig. 113, 544 (1929). — GELMAN, G.: Une simplefication de la réaction de Bordet-Wassermann. C. R. Soc. Biol. (Paris) 104, 982 (1930), GELPERIN, A.: The anticomplementary reaction in syphilis serodiagnosis. Amer. J. Syph. 38, 304 (1954). — GELTZER, R., u. S. JUNUSSOVA: Zur Frage der Anwendung von Antigenen aus Spirochaeta pallida-Kulturen für die Serodiagnostik der Syphilis. Ž. Mikrobiol. 11, 15 (1933). [Russisch.] Zit. Zbl. Haut- u. Geschl.-Kr. 47, 91 (1934). — GENNER: Paradoxe Wassermannreaktion. Dänische Dermatol. Ges., Kopenhagen, Sitzg vom 6. XII. 1933. Zit. Zbl. Haut- u. Geschl.-Kr. 48, 105 (1934). — GENNERICH, W.: Über Syphilisprobleme. Z. Haut- u. Geschl.-Kr. 3, 53 (1947). — GEORGESCO, I.-D., et V. COMPANETZ: Sur le pH du sang circulant dans la syphilis acquise. C. R. Soc. Biol. (Paris) 130, 1331 (1939). — GEORGI, F., u. Ö. FISCHER: Nachweis von Hodenlipoidantikörpern mittels Absorptionsversuchen. Z. Immun.-Forsch. 65, 533 (1930). — GEORGIEFF, G.: Über den Wert der Chediak-Reaktion bei der Serodiagnose der Syphilis. Jb. Univ. Sofia, Med. Fak. 19, 207 u. dtsch. Zus.fass. 218 (1940). [Bulgarisch.] Zit. Zbl. Haut- u. Geschl.-Kr. 68, 549 (1942). — GERHARTZ, H.: Klinische Untersuchungen über die Beeinträchtigung der serologischen Tuberkuloseproben durch Syphilis. Münch. med. Wschr. 1937I, 179. — GERMANT, R. S., u. B. N. SERAFIMOV: Kahns Reaktion mit

Lumbalflüssigkeit. Z. ges. Neurol. Psychiat. **129**, 793 (1930). — GERMERSHAUSEN, A.: Studien zur Frage der Konservierung biologischer Serumqualitäten, mit besonderer Berücksichtigung der komplementären Energie. Ein Beitrag zur Theorie und Praxis der Komplementbindungsreaktion. Z. Immun.-Forsch. **96**, 1 (1939) u. Diss. Hamburg 1939. Zit. Zbl. Haut- u. Geschl.-Kr. **63**, 598 (1940). — (1) GERNEZ, CH.: Action de la pyrétothérapie et du choc sur les réactions de Kahn, de Bordet-Wassermann et de Vernes. C. R. Soc. Biol. (Paris) **112**, 992 (1933). — (2) GERNEZ, CH., et LUC: Étude sérologique comparative des réactions de Kahn, de Bordet-Wassermann, et de Vernes chez 500 sujets. C. R. Soc. Biol. (Paris) **112**, 992 (1933). — GERONIMO, G.: Rapporto tra la reazione di D'Amato par la lue e la reazione di Wassermann. Rif. med. **1931**, 1554. — GERUNDO, M.: Il potere emolitico nella reazione di Wassermann. Arch. di Biol. **6**, 17—27 (1929). — GESENIUS, H.: Das Guttadiaphot. VII. Weitere Beiträge zum Parallelgehen von Tropfbildausfall und Blutwassergehalt. II. Mitt. Z. klin. Med. **112**, 215—224 (1929). — GEUSKENS, P., P. NELIS et A. LAFONTAINE: Technique pratique de sérodiagnostic en série de la syphilis par déviation du complément. Arch. belges Méd. soc. **12**, 301 (1954). — (1) GEYER, M.: Per un esatto apprezzamento della reazione di Wassermann in travaglio e puerperio. Ann. Ostet. Ginec. **54**, 59—78 (1932). — (2) GEYER, C.: Die biologische Reaktivierung der Wassermannschen Reaktion. Rev. Radiol. clin. **3**, 917 (1934). [Portugiesisch.] Zit. Zbl. Haut- u. Geschl.-Kr. **50**, 701 (1935). — GHIO, A.: Azione dei raggi U.V. sul potere complementare del siero di sangue della cavia. Boll. Soc. ital. Pediat. **1**, 333 (1932). — (1) GHIZZETTI, C.: Sulla reazione du Dujarric e Gallerand per la diagnosi sierologica della lue. Pathologica **23**, 53 (1931). — (2) Su una nuova reazione per il liquido cefalo rachidiano (Benedek e Thurzò). Pathologica **23**, 700—702 (1931). — GHORPADE, K. V.: Comparison of two commercial Meinicke antigens. Report on the use of three different qualities of saline in the preparation of each antigen for serological testing. Bull. Organ. mond. Santé **5**, 513 (1952). — GIACOMELLI, G.: Sul valore diagnostico della luetinoreazione nelle malattie oculari. Atti Congr. Soc. Oftal. ital. 337 (1936). — GIANNETTASIO, G.: La intradermorreaccion con criolizados de espiroquetes de Reiter en el diagnostico de la sifilis. Laboratorio (Granada) **6**, 1 (1951). Zit. Zbl. Haut- u. Geschl.-Kr. **79**, 379 (1952). — (1) GIGANTE, D.: Erfahrungen mit der Trockenblutreaktion M.K.R. II auf Syphilis nach Meinicke und Fischer. Z. Immun.-Forsch. **99**, 299 (1941). — (2) Über das Vorkommen unspezifischer Lues- und Gonorrhöe-Komplementbindungsreaktionen bei inneren Erkrankungen. Klin. Wschr. **1941** I, 123. — (3) Über die Boventersche Reaktion zur mikroskopischen Schnelldiagnose des syphilitischen Liquors. Z. Immun.-Forsch. **98**, 181 (1940). — (1) GILBERT, R.: Standardization of the complement fixation test for syphilis. Amer. J. Syph. **17**, 238 (1933). — (2) Serological tests for the diagnosis of syphilis. Amer. J. publ. Hlth **28**, Suppl., 12 (1938). — GILLERT, K. E.: Serologische Diagnostik und Verlauf der Syphilis. Dtsch. med. J. **1954**, 162. — (1) GILMAN, R. L., and M. C. MCINTYRE: The response of serologic tests to treatment. With special reference to early syphilis. Arch. Derm. Syph. (Chicago) **22**, 470 (1930). — (2) GILMAN, R. L.: Case of Vincent's infection of the umbilicus, associated with pemphigus. Arch. Derm. Syph. (Chicago) **25**, 556—557 (1932). — (3) Syphilis and transfusion. Indian J. vener. Dis. **2**, 176 (1936). — (4) GILMAN, R. L., FRED BOERNER and MARGUERITE LUKENS: A simplified complement fixation technic for the diagnosis and treatment of syphilis. Its sensitivity and specificity. Arch. Derm. Syph. (Chicago) **41**, 32 (1940). — (1) GINSBURG, S., u. R. ZELIKOVA: Methode der Konservierung von Hammelerythrocyten. Vrač. Gaz. H. 23/24, 1191 (1933). [Russisch.] Zit. Zbl. Haut- u. Geschl.-Kr. **47**, 517 (1934). — (2) GINSBURG, S., u. R. SELIKOWA: Ein Verfahren zur Konservierung der Hammelerythrocyten für die Komplementbindungsreaktion. Z. Immun.-Forsch. **83**, 157 (1934). — (3) GINSBURG, G.: Preparation of a standard for comparing and reading the strength of the Wassermann reaction. Amer. J. Syph. **16**, 393—394 (1932). — (4) GINSBURG, S., u. W. KALININ: Zur Frage der Komplementkonservierung. Z. Immun.-Forsch. **63**, 107—109 (1929). — GINTSCHEFF, P. Z.: Einfache Flockungsreaktion auf Lues. Z. Immun.-Forsch. **91**, 96 (1937). — (1) GIORDANO, A. S., and B. CARLSON: Occurrence of a non-specific substance in guinea-pig serum fixed by antigen in the Wassermann test. Amer. J. clin. Path. **9**, 130 (1939). — (2) GIORDANO, A. S., C. S. CULBERTSON and M. W. HIGGINBOTHAM: Cardiolipin antigens in seriologic tests for syphilis. Amer. J. clin. Path. **18**, 193 (1948). — (1) GIRARD et JAUBERT: Un cas de fausse positivité sérologique par le vaccin D.T.T.A.B. Bull. Soc. franç. Derm. Syph. **56**, 412 (1949). — (2) Incidences médico-sociales du dépistage sérologique systématique particulierement dans le cas des syphilis sérologiques latentes dites irreductibles. Bull. Soc. franç. Derm. Syph. **62**, 213 (1955). — (1) GIRAUD, P., et R. BERNARD: Aspects actueles de la syphilis congénitale dans la région provencale. Pédiatrie 8, 7 (1953). — (2) GIRAUT, E. L.: Esquisse d'une technique rationelle de la réaction de Bordet-Wassermann. Presse méd. **1943**, 150. — GIRONCOLI, U. DE: L'enzimoreazione nella lue congenita. Pediatria (Riv.) **37**, 1253—1259 (1929). — (1) GLASSER, R.: Réaction de Bordet-Wassermann irréductiblement positiv depuis des années. Négativation passagère par la méthode de Rajka et Radnai (ultra-violet et auto-hémo). Bull. Soc. franç. Derm. Syph. **40**, 531 (1933). — (2) Syphilis secondaire avec plaques muqueuses et sérologie presqu'entierement négativ (Calmette-Massol, Hecht-Bauer et Verne), sauf le Kahn, ne devenant positive que 3 mois après l'infection. Bull. Soc. franç. Derm. Syph. **45**, 138 (1938). — GOBBO, A., e V. ALI: Tecnica standard spettrofotometrica nella siero-reazione quantitativa della sifilide. G. ital. Derm. Sif. **94**, 503 (1953). — GOBERT: La réaction de Bordet-Gengou appliquée à la recherche de la syphilis dans le sang des malades nerveux et mentaux à l'armée belge. Scalpel (Brux.) **1931**, 1597. — GODGLÜCK, G.: Die Brauchbarkeit des syrischen Goldhamsters im serologischen Laboratorium. Der Komplementgehalt des Goldhamsterserums im Vergleich zum Komplementgehalt des Meerschweinchenserums. Berl. tierärztl. Wschr. **1952**, 72. — GOEDHART, C.: Die vereinfachte Methode der Ballungsreaktion auf Syphilis von R. Müller. Nederl. T. Geneesk. **1929** II, 5246—5249. [Holländisch.] Zit. Zbl. Haut- u. Geschl.-Kr. **34**, 228 (1930). — GOFFAUX, A., et A. DUMONT: À propos de la réaction à la cardiolipine. Arch. belges Derm. **7**, 184 (1951). — GOLAY, J.: Sur le peu d'importance de la date d'apparition de la positivité sérologique au cours de la syphilis primaire. Rev. méd. Suisse rom. **54**, 1145 (1934). — GOLD, A.: The Eagle complement fixation test for syphilis. A note on the amboceptor titration. J. Lab. clin. Med. **25**, 194 (1939). — (1) GOLDSTEIN, L.: Reevaluation of Weltmann serum coagulation reaction in syphilis and various dermatoses. Arch. Derm. Syph. (Chicago) **61**, 285 (1950). — (2) GOLDSTEIN, M.: Über die Beeinflussung der Komplementablenkungsreaktion durch Blutbeimengungen. Schweiz. med. Wschr. **1936** I, 624. — GOLIACHOWSKY, A.: Reaktion auf Syphilis mit Lecithin und Erythrocytenauf-schwemmung. Lab. Pract. **10**, H. 7, 11 (1934). [Russisch.] Zit. Zbl. Haut- u. Geschl.-Kr. **49**, 366 (1934). — GOLLNICK, N., u. H. MAYER: Kritische Betrachtungen über die Lues-Schnell-reaktion, insbesondere über den Behringschen Schnelltest. Z. Haut- u. Geschl.-Kr. **15**, 53 (1953). — GOLOVINE, S.: La réaction de Meinicke (M.T.R.) dans la pratique coloniale. Le seul procédé de séro-diagnostic de la syphilis très facilement applicable partout aux colonies. Presse méd. **1934**, 1624. — GONDESEN, H.: Die Modifikation der Trockenblutreaktion auf Lues nach Chediak mit Fließpapier. Nordwestdtsch. u. Hamburger Dermatol. Ges., 1. Gemein-same Nachkriegstagg in Hamburg vom 2.—4. April 1948. Zit. Zbl. Haut- u. Geschl.-Kr. **72**, 256 (1949). — GORA, I.: Der Glutathiongehalt im Blute von Luetikern. Sovet. Vestn. Vener. i Derm. **4**, 747 (1935). [Russisch.] Zit. Zbl. Haut- u. Geschl.-Kr. **53**, 207 (1936). — GORCA-KOV, I.: Die „Schnellreaktion Kadisch" auf Syphilis (aktive Methode) und ihre Modifikation. Venerol. **8**, 61 (1931). [Russisch.] Zit. Zbl. Haut- u. Geschl.-Kr. **40**, 680 (1932). — GORDON, J., and P. G. MARSHALL: The action of ammonia on complement. II. Brit. J. exp. Path. **10**, 249—252 (1929). — GORI SAVELLINI, D.: La citochol reazione di Sachs e Witebsky nella sierodiagnosi della sifilide. Boll. Sez. region. Soc. ital. Derm. **2**, 185 (1935). — GORIA, E.: Sulla reazione di Sachs-Witebsky (Citochol). Diagnost. Tecn. Lab. **6**, 212 (1935). — GORO-DEZKAJA, S.: Serodiagnostik der Lues nach der Methode von Tsü. Sovet. Vestn. Vener. i Derm. **3**, 378. [Russisch.] Zit. Zbl. Haut- u. Geschl.-Kr. **49**, 266 (1934). — GOTTLIEB, H.: Zur Frage der Gehirnreaktionsfähigkeit von Spirochätenantisera. Z. Immun.-Forsch. **80**, 222 (1933). — GOTTRON: Sekundäre Lues mit negativen Seroreaktionen. Schlesische Dermatol. Ges., Breslau, Sitzg vom 13. III. 1943. Zit. Zbl. Haut- u. Geschl.-Kr. **70**, 467 (1943). — GOUCHANSKAIY, M. M.: Sur la réaction de Grigoriev-Rapoport. Vestn. Vener. Derm. H. 6, 44 (1940). [Russisch.] Zit. Zbl. Haut- u. Geschl.-Kr. **66**, 284 (1941). — (1) GOUGEROT et RAGU: Bordet-Wassermann irréductibles. Augmentation du cholestérol sanguin. Parallélisme des courbes du Bordet-Wassermann et du cholestérol. Bull. Soc. franç. Derm. Syph. **38**, 53 (1931). — (2) GOUGEROT et E. PEYRE: Hypothèse pathogénique de la fonction anticomplé-mentaire d'un sérum. Ann. Mal. vénér. **27**, 524—525 (1932). — (3) GOUGEROT, H., P. BLUM et VIAL: Séro-réactions de B.W.-faussement positives au cours d'infections bénignes (éry-thème polymorphe, pyodermite chancriforme). Ann. Mal. vénér. **31**, 836 (1936). — (4) GOU-GEROT et SERINGE: Trois poussées paradoxales de Bordet-Wassermann positifs après traite-ments mercuriels. Ann. Mal. vénér. **32**, 108 (1937). — (5) GOUGEROT, FIESSINGER, BRUNO et DALLY: Deux cas de syphilisation par transfusion pour rajeunissement. Bull. Soc. franç. Derm. Syph. **37**, 1276 (1930). — (1) GOUIN, J., A. BIRNVENUE, P. DAOULAS et M. PERES: Réaction leucocytaire précoce à la suite de l'injection d'un sang quelconque ou de médica-ments antisyphilitiques. Leucocytoréaction de la syphilis. Bull. Soc. franç. Derm. Syph. **36**, 1230—1239 (1929). — (2) Leucocyto-réaction de la syphilis. II. Syphilis conjugale et hérédo-syphilis. Bull. Soc. franç. Derm. Syph. **37**, 278—285 (1930). — (3) GOUIN, J., P. DAOULAS et A. BIENVENUE: Leucocyto-réaction de la syphilis. III. comm. (Ictère catarrhal bénin.) Bull. Soc. franç. Derm. Syph. **37**, 487 (1930). — (4) GOUIN, J., A. BIENVENUE, H. DESAUNAY et J. EZEL: Leucocyto-réaction de la syphilis. Hyperleucocytose et leucopénie à la deuxième heure dans les syphilis héréditaires. IV. Bull. Soc. franç. Derm. Syph. **40**, 1767 (1933). — (5) Des hyperleucocytoses et leucopénies à la deuxième heure en dermatologie. V. Bull. Soc. franç. Derm. Syph. **40**, 1771 (1933). — (6) Rapport entre les réactions leucocytaires et les effets thérapeutiques en dermatologie. VI. Bull. Soc. franç. Derm. Syph. **40**, 1777 (1933). — (7) GOUIN, J., BIENVENUE et J. EZEL: Nouveau cas de syphilis arséno-resistante prévue par la leucocyto-réaction. Bull. Soc. franç. Derm. Syph. **41**, 675 (1934). — GOULD, S. E.: A comparison of the standard Kahn and the Kline tests based on the examination of 9,173 blood serums and 1,465 spinal fluids. Amer. J. Syph. **21**, 72 (1937). — GOZZANO, M.: Osservazioni sul meccanismo fisico-chimico della reazione di Takata-Ara. Riv. Neurol. **2**, 428—435 (1929). — GOZZANO, M.: Osservazioni sulla reazione all'inchiostro di China nel liquide cefalo-rachidiano. Riv. Neurol. **5**, 366 (1932). — GRACIÁN, C. M.: Die Blutgruppe und die Hämolysine der Wassermann-positiven Seren. Arch. Cardiol. **12**, 254—276 (1931). [Spanisch.] Zit. Zbl. Haut- u. Geschl.-Kr. **39**, 439 (1932). — GRACIANSKY, P. DE, et J. P. HARDOUIN: Le retentissement hépatique de la syphilis primosecondaire. (Étudié par les epreuves fonctionnelles et la ponction-biopsie du foie.) Sem. Hôp. Paris **1953**, 2904. — GRAHNER, M., u. M. BERTRAM: Die Untersuchung auf Lues aus einem Blutstropfen nach Chediak-Dahr. Derm. Wschr. **1938** II, 1119. — GRAMEGNA, L., e L. MARZOCCHI: Osservazioni sulla reazione di Ide. Arch. ital. Med. sper. **5**, 255 (1939). — (1) GRANA, A.: Comportamento degli anticorpi antitreponemici ed antilipoidei a distanza di 1—2 anni dal trattamento penicillinico a sifilitiche gestanti. Rass. Derm. Sif. **7**, 53 (1954). — (2) Positivita sierologiche da sulfamidici e antigeni alla cardiolipina. Atti Soc. ital. Derm. e delle Sez. Reg. Suppl. **1**, 79 (1955). — (3) Modificazioni della proteinemia e delle frazioni proteinemiche in seguito ad una iniezione intramuscolare di 2 cg di mercurio. Rass. Derm. Sif. **9**, 131 (1956). — (4) Alcuni aspetti della sierologia della sifilide congenita. Minerva derm. (Torino) **30**, Suppl. 12, 710 (1956). — (1) GRANATA, E.: I vantaggi della reazione cromatica Ide nel campo pediatrico. Med. ital. **21**, 9 (1940). — (1) GRANDI, D.: Intorno ad una nuova reazione sierologica per la diagnosi della sifilide. G. Batt. Immun. **5**, 499 (1930). — (2 u. 3) GRANDI, G.: Ricerche sulla reazione di Wassermann eseguita su sieri luetici progressivamente diluiti. Dermosifilografo **6**, 1 (1931). — (1) GRASSI, A.: Di un procedimento tecnico per facilitare la lettura della reazione di Kahn. Diagnost. Tecn. Lab. **3**, 751 (1932). — (2) Di un accorgimento tecnico per facilitare la lettura della reazione di Kahn. Boll. Sez. region. ital. Derm. **5**, 295 (1932). — GRASSO, R.: La reazione rapida cantani (R.R.C.) nella sifilide nei confronti con la Wassermann e la M.T.R. G. ital. Derm. Sif. **76**, 187 (1935). — (1) GRAY, J. D.: A comparison of the Wassermann, Kline and Meinicke tests for sera. Edinb. med. J., N. s. **40**, 305 (1933). — (2) GRAY, A. L.: Education and mass blood testing as effective syphilis casefinding combination. J. vener. Dis. Inform. **31**, 137 (1950). — GREBER, K.: Über Transfusionslues. Z. Haut- u. Geschl.-Kr. **13**, 51 (1952). — GRECO, A.: La reazione dell'inchiostro di China nel liquido cefalo-rachidiano. (Reazione di Benedek e Thurzò.) Riv. Clin. med. **31**, 963 (1930). — (1) GREENE, R. A., H. B. HARDING, W. T. HUDSPETH and W. J. PISTOR: The reaction of the sera of different animals to the Kahn, Kline, Ide, Eagle and Laughlen tests. J. Lab. clin. Med. **23**, 763 (1938). — (2) GREENE, R. A., E. L. BREAZEALE and Ch. C. CROFT: A quatitative study of syphilitic serum. J. Lab. clin. Med. **25**, 972 (1940). — (3) GREENE, R. A., and H. B. HARDING: The absence of heterophile antibodies in cow sera and the occurrence of positive Kline reactions. Amer. J. Syph. **25**, 89 (1941). — (4) GREENE, R. A., and E. L. BREAZALE: A quantitative study of the reaction of heated and unheated cow sera to the Hinton, Kline and Mazzini tests. Amer. J. Syph. **25**, 85 (1941). — (5) Transient positive serologic tests for syphilis. J. Lab. clin. Med. **26**, 791 (1941). — (6) Zone reactions in the Kline test. J. Lab. clin. Med. **25**, 104 (1939). — GREGOR, F. W.: The relationship of the serology of the blood do that of the spinal fluid in congenital syphilis. Arch. Derm. Syph. (Chicago) **24**, 733 (1931). — (1) GREGORIO, E. DE: Ein Fall von florider sekundärer Lues mit negativer Hämolyse und positiven Ausflockungsreaktionen. Act. dermo-sifiliogr. (Madr.) **24**, 235—237 (1932). [Spanisch.] Zit. Zbl. Haut- u. Geschl.-Kr. **41**, 640 (1932). — (2) GREGORIO, E. DE, u. E. LÓPEZ VALIENTE: Bilirubinämie bei Lues. Act. dermo-sifiliogr. (Madr.) **27**, 431 (1935). [Spanisch.] Zit. Zbl. Haut- u. Geschl.-Kr. **51**, 373 (1936). — (3) GREGORIO, E. DE, u. E. LÓPEZ: Die Klärungsreaktion von Meinicke (M.K.R. II) im Vergleich zu der WaR., der Hechtschen, der Trübungsreaktion von Meinicke und Kahn in 1500 Seren. Act. dermo-sifiliogr. (Madr.) **28**, 276 (1935). [Spanisch.] Zit. Zbl. Haut- u. Geschl.-Kr. **53**, 571 (1936). — (4) GREGORIO, E. DE, u. J. MURUA: Die Kline-Reaktion in der Serodiagnose der Syphilis. Medicina (Madr.) **9**, 162 (1941). [Spanisch.] Zit. Zbl. Haut- u. Geschl.-Kr. **69**, 40 (1943). — (5) GREGORIO, E. DE: Aportaciones al estudio de la linfogranulomatosis inguinal subaguda. Act. dermo-sifiliogr. (Madr.) **42**, 142 (1950). Zit. Zbl. Haut- u. Geschl.-Kr. **79**, 79 (1952). — (6) GREGORIO GARCIA-SERRANO, E. DE: La serologia como medio de diagnostico de la sifilis. Defectos de técnica y errores en su interpretacion. Medicamenta (Madr.) **9**, Nr 207, 265 (1951). Zit. Zbl. Haut- u. Geschl.-Kr. **80**, 295 (1952). — (7) GREGORIO, E. DE, u. J. MURUA: Ein Fall von frischer, sekundärer Syphilis mit negativen Seroreaktionen. Act. dermo-sifiliogr. (Madr.) **28**, 128 (1935). [Spanisch.] Zit. Zbl. Haut- u. Geschl.-Kr. **53**, 571 (1936). — (8) GREGORIO Y GARCIA SERRANO, E. DE: Die Hautallergie bei Lues. Actas dermo-sifiliogr. **24**, 262 (1932) [Spanisch.] Zit. Zbl. Haut- u. Geschl.-Kr. **42**, 126 (1932). — (1) GREGORCZYK, K.: Untersuchungen über neuere Verfahren in der Hammelblutkonservierung. Arch. Derm. Syph. (Berl.) **197**, 119 (1954). — (2) Zur Problematik der Luesserologie bei Anwendung verschiedener Antigene. Dtsch. Dermatol. Ges., XXIII. Tagg in Wien, vom 23.—27. V. 1956. Zit. Zbl. Haut- u. Geschl.-Kr. **97**, 129 (1957). — GREGORY, H. S.: The complement fixation test for syphilis applied to oxalated blood. Psychiat. Quart. **10**, 243 (1936). — (1) GREVAL,

S. D. S.: Kahn, Microkahn and Wassermann tests: A comparison in 2,066 cases. Indian J. med. Res. 16, 1009—1018 (1929). — (2) A simple method of standardizing the red cell suspension in connection with the Wassermann reaction. Indian med. Gaz. 64, 673 (1929). — (3) GREVAL, S. D. S., G. YESUDIAN and S. K. CHOUDHURY: On Wassermann reaction. Pt. II. Doubtful reactions. Indian J. med. Res. 17, 1161 (1930). — (1) GREITHER, A., u. W. KITTSTEINER: Der Einfluß des Vitamins B$_1$ auf die Wassermann- und Kahn-Reaktion. Dtsch. med. Wschr. 1953, 736. — (2) GREITHER, A., u. H. KLEIN: Syphilis durch Bluttransfusion. Klinik und Pathologie. Arch. Derm. Syph. (Berl.) 187, 569 (1949). — (3) GREITHNER, A.: Ungewöhnliche Syphilisübertragung. Schweiz. med. Wschr. 1948, 563. — GRIGNASCHI, S.: Reazione di Wassermann e prove di flocculazione. Considerazioni sopra un rendiconto statistico. Boll. Poliambul. Ronzoni 12, 47 (1938). — GRIGORIEFF, P.: Die experimentelle Syphilis in den wissenschaftlichen sowjetischen Arbeiten seit 1917 bis 1937. Vestn. Vener. Derm. H. 11, 1063 (1937). [Russisch.] Zit. Zbl. Haut- u. Geschl.-Kr. 60, 272 (1938). — GRIGOJJEV, P., u. M. RAPOPORT: Eine bei der Tätigkeit im Bezirk anstellbare Methode der Seroreaktion auf Lues. Sovet. Vestn. Vener. i Derm. H. 6, 413 (1933). [Russisch.] Zit. Zbl. Haut- u. Geschl.-Kr. 47, 184 (1934). — (1) GRILLMAYER, W., A. ROTTMANN u. J. TEICHMANN: Vorläufige Mitteilungen über vergleichende Untersuchungen am Frambösiekranken und Luetikern mit den beiden Hauttesten Luotest und Frambötin. Wien. med. Wschr. 1954, 996. — (2) GRILLMAYER, W.: Bericht über Untersuchungsergebnisse mit Luotest in Asien. Int. J. prophyl. Med. u. Sozialhyg. 1, 61 (1957). — GRIN, E. I.: Die Bedeutung unspezifischer positiver serologischer Befunde für die Syphilisdiagnose. Med. Pregl. H. 9/10, 84 (1951). [Serbisch.] Zit. Zbl. Haut- u. Geschl.-Kr. 83, 144 (1953). — GRIXONI, F., e A. PIREDDA: Comportamento degli anticorpi antilipoidei flocculanti e dedianti il complemento di fronte a diversi agenti alteranti il siero del sifilitico. Studi sassaresi 32, 82 (1954). — (1) GROPPER, H.: Erfahrungen mit dem neuen Pallida-Antigen in der Lues-Serologie. Medizinische 1955, 352. — (2) Über eine Fehlerquelle bei der Durchführung der Trockenblutreaktion nach Chediak. Z. Haut- u. Geschl.-Kr. 21, 171 (1956). — (1) GROSS, H.: Über den Einfluß parenteral gegebener Lipoide auf die Hämolysinbildung bei Kaninchen. Zbl. Bakt., I. Abt. Orig. 109, 8—10 (1928). — (2) GROSS, H., u. L. OELRICHS: Über die Brauchbarkeit einiger neueren Trübungs- und Flockungsreaktionen für die Serodiagnose der Syphilis. Klin. Wschr. 1929 II, 1537—1538. — (3) GROSS, H.: Der Einfluß der Narkose und des Alkoholgenusses auf den Ausfall der Luesreaktion. Z. Haut- u. Geschl.-Kr. 7, 223 (1949). — (4) GROSS, H., R. KSUL u. R. ZIMMERMANN: Über die Brauchbarkeit der Mikro-Reaktionen für die Serodiagnostik der Syphilis. Niedersächs. Ärztebl. 3, H. 6 (1949). — (5) GROSS, H.: Über unspezifische Luesreaktionen. Ergänzungen zu der Arbeit von F. GEIER. (Ärztl. Wschr. 1951, Nr 38.) Ärztl. Wschr. 1951, 1095. — (6) GROSS, W.: Erfahrungen mit der Citocholreaktion. Münch. med. Wschr. 1929 I, 1085—1087. — (7) GRÓSZ, I.: Die Cutireaktion bei Lues im Lichte der Augenheilkunde. Orv. Hetil. 1937, 1258. [Ungarisch.] Zit. Zbl. Haut- u. Geschl.-Kr. 59, 211 (1938). — GRUMBACH, A.: Zur Ätiologie der pseudoluetischen Lungeninfiltrate. Helv. med. Acta 7, 528 (1941). — GRUND, J. L.: The exclusion of neurosyphilis by means of the Hinton reaction of the blood. Arch. Derm. Syph. (Chicago) 32, 560 (1935). — (1) GRÜNEBERG, TH.: Erhöhte Empfindlichkeit der WaR bei Verwendung spezifischen Antigens (Pallida-Reaktion nach Gaethgens). Derm. Wschr. 1934, 1330. — (2) Der Wert der Pallidareaktion nach Gaethgens für die Diagnose und prognostisch-therapeutische Beurteilung der Syphilis. Dtsch. med. Wschr. 1936, 465. — (3) Über ein neues spezifisches Provokationsverfahren zur Reaktivierung der WaR. bei latenter Syphilis. Derm. Wschr. 1937 I, 13. — (4) GRÜNEBERG: Weitere Untersuchungen über die Palligen-Provokation der Syphilis. 18. Tagg der Dtsch. Dermatol. Ges., Stuttgart, Sitzg vom 18.—22. IX. 1937. Zit. Zbl. Haut- u. Geschl.-Kr. 57, 489 (1937). — GRUPPER, CH.: Syphilis après transfusion de sang conservé. Bull. Soc. franç. Derm. Syph. 61, 322 (1954). — (1) GRZYBOWSKI, M.: Über die Lipasen des Blutserums bei Syphilis. Przegl. Derm. Wener. 24, 505—564 (1929). [Polnisch.] Zit. Zbl. Haut- u. Geschl.-Kr. 33, 734 (1930). — (2) Die Allergie der Haut bei Syphilis. Acta derm.-venereol. (Stockh.) 11, 55—69 (1930). Zit. Zbl. Haut- u. Geschl.-Kr. 34, 618 (1930). — (3) Immunitätserscheinungen bei Syphilis. Med. dośw. spol. 12, 119 (1930). [Polnisch.] Zit. Zbl. Haut- u. Geschl.-Kr. 35, 821 (1931). — (4) Les lipases de serum sanguin au cours de la syphilis. 8. Internat. Kongr. für Dermatol. u. Syphilidol., Kopenhagen, 5.—9. VIII. 1930. Zit. Zbl. Haut- u. Geschl.-Kr. 37, 730 (1931). — (5) Les lipases du serum dans la syphilis. Bull. internat. Acad. pol. Sci., Cl. Méd. 4, 211 (1930). Zit. Zbl. Haut- u. Geschl.-Kr. 38, 385 (1931). — GUARDALI, G.: Risultati e considerazioni dal raffronto della R. Wassermann tra siero di sangue e liquido da vescicante. Arch. ital. Derm. 9, 364 (1933). — GUARESCHI, G.: Applicazioni medico-legali della reazione di Ide per la sifilide. Ateneo parmense, II. s. 11, 541 (1939). — GUARNACCI, M.: Sull'azione di rinforzo del fenolo nella reazione di Bordet-Wassermann. Diagnost. tecn. Lab. 6, 741 (1936). — GÜLDNER, P.: Über die Wichtigkeit der prophylaktischen serologischen Kontrolle auf Syphilis. Dtsch. Gesundh.-Wes. 1952, 950. — GUENIOT, P.: Sur la valeur pratique de la réaction de Bordet-Wassermann pendant la grossesse et les suites de couches. Bull. Acad. Méd. (Paris), III. s. 111, 776 (1934). — GUÉORGUIEFF, G.: Eine nützliche Verbesserung der Kahn-Reaktion. Clin.

34*

bulg. **12**, 265 (1940). [Bulgarisch.] Zit. Zbl. Haut- u. Geschl.-Kr. **66**, 566 (1941). — GUERIN, P.: Intérêt diagnostique et prognostique de la réaction de Vernes. Deux cas d'arthrite tuberculeuse chez des syphilitiques avérés. Arch. Inst. prophyl. **3**, 399 (1931). — GUERRA Y BLANCO, G.: Serumausflockung in Gegenwart von harzigen Antigengemischen. An Hosp. S. José y S. Adela **1**, 123 (1930). [Spanisch.] Zit. Zbl. Haut- u. Geschl.-Kr. **35**, 841 (1931). — GUERRISI, A.: Sul comportamento della reazione Citochol negli operati e nei traumatizzati. G. Clin. med. **14**, 1443 (1933). — (1) GUMPESBERGER, G.: Die Blutserumreaktion als Diagnostikum der Lues congenita beim Säugling und Kleinkind. Z. Haut- u. Geschl.-Kr. **9**, 505 (1950). — (2) Das Verhalten der Blutserumreaktionen auf Syphilis nach einer Penicillinbehandlung. Z. Haut- u. Geschl.-Kr. **17**, 170 (1954). — GUNN, W. D.: Laughlen's modified test for syphilis. J. roy. nav. med. Serv. **25**, 157 (1939). — (1) GUO, K. D.: Ein Fließpapierverfahren zur Flockenreaktion der Syphilis. Dtsch. med. Wschr. **1938**, 675. — (2) Ein Fließpapierverfahren zur Flockungsreaktion der Syphilis. II. Dtsch. med. Wschr. **1938**, 1035. — GUPTA, N. P., T. N. MEHROTRA, V. S. MANGALIK and P. J. CHANDY: Serological test for syphilis. False positive reactions in leprosy. Indian J. med. Sci. **7**, 23 (1953). — GURWITZ, L.: Weitere Beiträge zum immunologischen Verhalten des Normalserums. V. Mitt. Zur Entstehung des Komplements beim Meerschweinchen. Z. Immun.-Forsch. **72**, 169—172 (1931). — (1) GUSANSKAJA, M.: Die Inkongruenz der Resultate der WaR bei Anwendung verschiedener Standardantigene. Sovet. Vestn. Vener. i Derm. H. 8, 628 (1933). [Russisch.] Zit. Zbl. Haut- u. Geschl.-Kr. **47**, 732 (1934). — (2) GUSCHANSKAJA, M., u. M. FARBER: Die Globulinfraktion des Blutes bei Lues und ihre Veränderung unter dem Einfluß der Behandlung. Sovet. Vestn. Vener. i Derm. H. 5, 492 (1936). [Russisch.] Zit. Zbl. Haut- u. Geschl.-Kr. **54**, 695 (1937). — GUSTAFSON, M. H., J. H. BOWEN, B. HELD and M. UTTERBACH: Quantitative serologic titer in post-treatment observation of early syphilis treated with penicillin. Arch. Derm. Syph. (Chicago) **59**, 303 (1949). — (1) GUSZMAN, J.: Lues und Konstitution. Bőrgyőgy. vener. Szle **14**, 149 (1936). [Ungarisch.] Zit. Zbl. Haut- u. Geschl.-Kr. **55**, 670 (1937). — (2) Die Frage der luischen Infektion in Verbindung mit Bluttransfusion. Orv. Hetil. **1939**, 977. [Ungarisch.] GUTHOF, O.: Wassermann-Reaktion mit antikomplementärem Serum. Ärztl. Forsch. **5** (I), 554 (1951). — GUTHRIE, N.: Failure of stored syphilitic blood to transmit syphilis: a case report. J. vener. Dis. Inform. **32**, 246 (1951). — GUZZI, M.: La R.R.C. II, nei confronti della W.R., M.K.R. II e citochol. Boll. Sez. region. Soc. ital. Derm. Nr 1, 108 (1937). — GWYN, N. B.: Report of two cases of positive Wassermann reaction in the ascitic fluid. Canad. med. Ass. J. **38**, 363 (1938). — GYOTOKU, M.: Das Blutbild bei Lues. Jap. J. of Dermat. **41**, 81 (1937). Zit. Zbl. Haut- u. Geschl.-Kr. **56**, 570 (1937). — (1) GYÖRFFY, I., u. K. LISSÁK: Über Ursprung und Natur der „Wassermann-Reagine". Klin. Wschr. **1935**, 1028. — (2) Über den Ursprung und die Natur der Wassermannreaktion. Mag. orv. Arch. **36**, 96 u. dtsch. Zus.fass. 146 (1935). [Ungarisch.] Zit. Zbl. Haut- u. Geschl.-Kr. **52**, 464 (1936). — (3) GYÖRFFY, I.: Aus gesunder Placenta mit einfachem Verfahren hergestelltes Luesreagens. Z. Immun.-Forsch. **99**, 209 (1941). — (4) GYÖRGY, E.: Blutgruppenuntersuchungen an syphilitischen Kranken. Orv. Hetil. **1932**, 532—534. [Ungarisch.] Zit. Zbl. Haut- u. Geschl.-Kr. **42**, 764 (1932).

(1) HAAG, F. E., u. I. LINKWEILER: Über den Wert der Flockungsreaktionen für die Luesdiagnose. I. I. LINKWEILER, Die Flockungsreaktionen bei der „gewerbsmäßigen" Ausführung der Serodiagnose der Lues. Z. Immun.-Forsch. **70**, 337—347 (1931). — (2) Über den Wert der Flockungsreaktionen für die Luesdiagnose. II. F. E. HAAG, Über die praktische Bedeutung der positiven Flockungsreaktionen bei negativer Komplementbindungsreaktion. Z. Immun.-Forsch. **70**, 347 (1931). — (3) HAAG, F. E.: Über den Wert der Komplementbindungsreaktionen für die Luesdiagnose. Z. Immun.-Forsch. **79**, 356 (1933). — (4) HAAG, F. E., u. A. DANE: Das Zentrifugierverfahren der MKR II bei der Tuberkulose-Syphilis- und Gonorrhöediagnostik. Z. Immun.-Forsch. **81**, 101 (1933). — (5) HAAG, F. E., u. H. KOLBE: Über die Zusammenhänge zwischen Liquorbefund und Serumbefund in der Syphilisdiagnose. Z. Immun.-Forsch. **77**, 380 (1932). — HABERLANDT, FR.: Zur theoretischen Klärung des Guttadiaphotverfahrens. Z. ärztl. Fortbild. **28**, 325 (1931). — HABUTO, O.: Über eine neue Blutfärbungsreaktion für Syphilisnachweis (eine Modifikation der Ideschen Reaktion). Jap. J. Derm. **42**, 279 (1937). — HACHEZ, E.: Serodiagnostische Schnellverfahren der Syphilis. Z. Haut- u. Geschl.-Kr. **6**, 103 (1949). — HADLEY, H. G.: Frequency of syphilis in office practice. J. Lab. clin. Med. **25**, 45 (1939). — (1) HÄMEL, J.: Lymphknotenverimpfung zur Feststellung der Heilung bei Syphilis. Dtsch. med. Wschr. **1932** II, 1130. — (2) Die Trockenblutreaktion und ihre Bedeutung für die Verhütung der Spätsyphilis. Med. Klin. **1949**, 47. — (3) Erfahrungen über Reihenuntersuchungen bei Syphilis mit dem Trockenblutverfahren. Wien. med. Wschr. **1951**, 916. — HAENDEL, L.: Die neue „Anleitung für die Serumdiagnose der Syphilis. Reichsgesdh.bl. **1934**, 1045. — HAKU, H.: Über Serodiagnose der Syphilis nach Präcipitinreaktion durch Immunserumverdünnung. Okayama Igakkai Zasshi **42**, 2220 (1930). [Japanisch.] Zit. Zbl. Haut- u. Geschl.-Kr. **36**, 483 (1931). — (1) HALBER, W., u. Z. M. SZWOJNICKA: Über den Einfluß der Temperatur auf das Ergebnis der serodiagnostischen

Reaktionen bei Lues. Med. dośw. spol. **20**, 335, 339—340 (1936). [Polnisch.] Zit. Zbl. Haut-u. Geschl.-Kr. **54**, 538 (1937). — (2) HALBER, W. Z. MILINSKA-SZWOJNICKA u. B. RASZKES: Über den Einfluß der Temperatur auf das Ergebnis der Komplementablenkung bei Lues. Med. dośw. spol. **22**, 43 (1937). [Polnisch.] Zit. Zbl. Haut- u. Geschl.-Kr. **60**, 561 (1938). — HALL, J.: Premarital and prenatal tests for syphilis in New Jersey. Amer. J. publ. Hlth **29**, 1331 (1939). — (1) HAMADA, H.: Tätowierung und Seroreaktionen bei Arbeitern. Lues (Kyoto) **13**, Nr 4, 28 (1936). [Japanisch.] Zit. Zbl. Haut- u. Geschl.-Kr. **54**, 548 (1937). — (2) HAMADA, H., and S. KANEOKA: On experimental autolysin (Nanba) in syphilitic rabbits. Lues (Kyoto) **14**, 149 (1936). [Japanisch.] Zbl. Haut- u. Geschl.-Kr. **56**, 138 (1937). — HAME-LIN, A., et A. VAISMAN: La sérologie de la syphilis avec l'antigène tréponèmique de Reiter. Bull. Soc. franç. Derm. Syph. **62**, 546 (1955). — HAMMER, G., u. K. KIND: Klinische Erfahrungen mit der Penicillinbehandlung bei Lues latens seropositiva. Hautarzt **2**, 465 (1951). — HANCHETT, L. J., u. M. E. PERRY: Results of penicillin treatment in congenital syphilis. J. vener. Dis. Inform. **31**, 277 (1950). — HARA, T.: Über die Trockentropfenblutprobe (T.B.R.) der Lues. Jap. J. Derm. **39**, 75 (1936). [Japanisch.] Zit. Zbl. Haut- u. Geschl.-Kr. **54**, 199 (1937). — HARASIMOWICZ, A., u. B. JALOWY: Die leukocytäre Reaktion von Gouin im Blute Syphilitischer. Polska Gaz. lek. **1935**, 329. [Polnisch.] Zit. Zbl. Haut- u. Geschl.-Kr. **52**, 189 (1936). — HARDESTY, W. L., and A. JURISCHEK: The influence of temperature on the time required for inactivation in the Kahn reaction. Amer. J. Syph. **16**, 110—112 (1932). — HARDY, N., G. BORNAND et P. DUREL: La réaction de fixation du complément en présence d'an-tigène tréponèmique (souche Reiter), résultats en comparaison avec le test d'immobilisation. Bull. Soc. franc. Derm. **62**, 55 (1955). — HARMSEN, H., u. A. HAUER: Serumreaktionen bei Malaria tertiana. Ein Beitrag zur Frage der Unspezifität der Seroreaktionen. Dtsch. med. Wschr. **1943**, 147. — HARRELL jr., E. R.: A comparison of results obtained by the treponema pallidum immobilization test and the Kahn verification test. Amer. J. Syph. **37**, 330 (1953). — (1) HARRIS jr., S., and H. J. MORGAN: The isolation of spirochaeta pallida from the lesion of gastric syphilis. J. Amer. med. Ass. **99**, 1405—1407 (1932). — (2) HARRIS, Ad., and S. OLANSKY: A study of the filter paper microscopic (FPM) test for syphilis. J. vener. Dis. Inform. **32**, 1 (1951). — (3) HARRIS, A., V. L. HARDING and H. N. BOSSAK: Serum standards for serologic tests for syphilis. J. vener. Dis. Inform. **32**, 310 (1951). — (4) HARRIS, A., and H. N. BOSSAK: A rapid method for performing quantitative tests for syphilis in large-scale testing programs. J. vener. Dis. Inform. **32**, 203 (1951). — (5) HARRIS, AD., S. OLANSKY and H. VINSON: Small-quantity blood test for syphilis. The Chediak test—a preliminary report. Publ. Hlth Rep. (Wash.) **67**, 572 (1952). — (6) HARRIS, AD., S. OLANSKY, H. N. BOSSAK, H. VINSON and G. AJELLO: Comparative reactivity of the VDRL slide and other tests of syphilis in random population groups (including treponema pallidum immobilization test). Amer. J. Syph. **38**, 295 (1954). — (7) HARRIS, A., A. A. ROSENBERG u. L. H. RIEDEL: Ein Microflock.-Test und Cardiolipin als Antigen. J. vener. Dis. Inform. **27**, 169 (1946). — (8) HAR-RIS, A., A. A. ROSENBERG and E. R. DEL VECCHIO: The VDRL slide flocculation test for syphilis. II. A supplementary report. J. vener. Dis. Inform. **29**, 72—75 (1948). Zit. (1955 Manual) Publ. Health Service Puclication No 411, United States Government Printing Office, Washington, 1955. — (9) HARRIS, A., and S. OLANSKY: Present status of serological tests for syphilis. Bull. Org. mond. Santé **14**, 219 (1956). — (10) HARRIS, A., J. PORTNOY, V. H. FALCONE and S. OLANSKY: Studies of the treponema pallidum immobilization (TPI) test. II. Evaluation of quantitative control serums. Amer. J. Syph. **29**, 106 (1953). — HAR-RISON, L. W.: Introductory remarks to demonstration of flocculation tests. Brit. J. vener. Dis. **7**, 89 (1931). — HART, V. K.: Misleading blood Wassermann reactions. Laryngoscope (St. Louis) **40**, 611 (1930). — (1) HARTMANN, J.: Complement determination. 2. Determination of haemolytic complement activity in human sera as a function of age. Acta path. micro-biol. scand. **42**, 164 (1958). — (2) HARTMANN, O., and R. SCHÖNE: „Familiary" transitory nonspecific strong positive Wassermann reactions. Two cases relating to father and son. Acta derm.-venereol. (Stockh.) **23**, 231 (1942). Zit. Zbl. Haut- u. Geschl.-Kr. **69**, 537 (1943). — (3) HARTMANN, O., u. R. SCHÖNE: Familiäre unspezifische positive Wassermannsche Reaktion. Nord. Med. **1942**, 2893. [Norwegisch.] Zit. Zbl. Haut- u. Geschl.-Kr. **70**, 187 (1943). — (4) Übertragung von Syphilis bei Bluttransfusion. Nord. Med. **1942**, 2343. [Norwegisch.] Zit. Zbl. Haut- u. Geschl.-Kr. **70**, 43 (1943). — (5) HARTMANN, J.: Cardiolipin antigen. Nephelometric measurement. I. Acta path. microbiol. scand. **36**, 82 (1955). Zit. Zbl. Haut-u. Geschl.-Kr. **92**, 188 (1955). — HARTUNG, J.: Über Ergebnisse mit der Palligen-Reaktion. Derm. Wschr. **1942**, 997. — HASEGAWA, E.: Über die Fuchsche Reaktion bei Syphilis. Hifu-to-Hitsunyo **4**, 160 (1936). [Japanisch.] Zit. Zbl. Haut- u. Geschl.-Kr. **54**, 359 (1937). — HASHI-MOTO, M.: Über die Zusammensetzung von Serumeiweiß bei Syphilis, nebenbei über die Mikrobestimmungsmethode von Serumglobulin. Jap. J. Derm. **28**, 1252—1274 u. dtsch. Zus.fass. 94—96 (1928). [Japanisch.] Zit. Zbl. Haut- u. Geschl.-Kr. **32**, 123 (1930). — HASLUND, O.: Betrachtungen über moderne Syphilistherapie. III. (Die Seroreaktionen.) Ugeskr. Laeg. **1931** II, 1125. [Dänisch.] Zit. Zbl. Haut- u. Geschl.-Kr. **41**, 134 (1932). —

(1) HASSELMANN, C. M.: Verbesserte Syphilisdiagnose: „Kardiolipin"-Antigen und quantitative Serum-Titration. 21. Tagg der Dtsch. Dermatol. Ges. in Heidelberg vom 5.—9. Oktober 1949. Zit. Zbl. Haut- u. Geschl.-Kr. 74, 22 (1950). — (2) Verbesserte Syphilisdiagnose: „Kardiolipin"-Antigen und quantitative Serum-Titration. Arch. Derm. Syph. (Berl.) 191, 425 (1950). Zit. Zbl. Haut- u. Geschl.-Kr. 76, 197 (1951). — (4) Über Fortschritte in der Syphilisdiagnose mit „Cardiolipin"-Antigen und eigene Erfahrungen mit der quantitativen Serumtitration. Klin. Wschr. 1950, 372. Zit. Zbl. Haut- u. Geschl.-Kr. 76, 275 (1951). — (5) Über den gegenwärtigen Stand der Behandlung der Syphilis, insbesondere mit Penicillin. Zbl. Haut- u. Geschl.-Kr. 76, 1 (1951). — (8) Vergleichende serologische Erfahrungen mit „Cardiolipin"-Antigen bei Syphilis. Münch. med. Wschr. 1952, 49. Zit. Zbl. Haut- u. Geschl.-Kr. 81, 212 (1952). — (9) Über serologische Luesreaktionen und eigene Erfahrungen mit dem neuen „Cardiolipin"-Antigen. Z. Haut- u. Geschl.-Kr. 8, 169 (1950). — (10) Bedeutung und Beurteilung der serologischen Syphilis-Diagnose in der Praxis, insbesondere mit „Cardiolipin" Antigen. Münch. med. Wschr. 1950, 817. Zit. Zbl. Haut- u. Geschl.-Kr. 76, 275 (1951). — (11) Bemerkungen zum Problem der Heilung der Syphilis und zur Frage von Blutspenden nach abgeheilter, klinisch und serologisch negativer Syphilis. Med. Klin. 1956, 1991. Zit. Zbl. Haut- u. Geschl.-Kr. 98, 77 (1957). — (1) HASSKO, A.: Vergleichende Untersuchungen über die Wirkung des ultravioletten Lichtes auf Komplement, Amboceptor, Agglutinin, die Wassermannsche Reaktion und die präcipitinogene Eigenschaft des Serums in vitro. Biochem. Z. 226, 462 (1930). Zit. Zbl. Haut- u. Geschl.-Kr. 39, 814 (1932). — (2) HASSKÓ, S.: Beiträge zur Resistenz der Spirochaeta pallida gegenüber verschiedenen Temperatureinwirkungen. Orv. Hetil. 1930, 1245. [Ungarisch.] Zit. Zbl. Haut- u. Geschl.-Kr. 37, 106 (1931). — HATCH, E. S.: Syphilitic arthrits. Sth. med. J. (Bgham, Ala.) 24, 471—477 (1931). Zit. Zbl. Haut- u. Geschl.-Kr. 39, 443 (1932). — HATO, S.: Ein Beitrag zur Kenntnis von WaR. mit Rinderblutkörperchen, insbesondere vergleichende Untersuchungen über antihämolytische Resistenz der Kalb- und Rindblutkörperchen. Jap. J. Derm. 31, 696 (1931). [Japanisch.] Zit. Zbl. Haut- u. Geschl.-Kr. 40, 110 (1932). — HATZ, B.: The Wassermann reaction in infectious mononucleosis. With report of a case with unusual clinical features. Amer. J. Path. 8, 39 (1938). Zbl. Haut- u. Geschl.-Kr. 59, 331 (1938). — HAUCK, L.: Die Meinickesche Klärungsreaktion, eine sehr brauchbare und leistungsfähige Untersuchungsmethode für die serologische Syphilisdiagnose. Derm. Z. 60, 379 (1931). Zit. Zbl. Haut- u. Geschl.-Kr. 38, 392 (1931). — HAUPTMANN, A., u. A. GALLINEK: Zur Frage der Schutzstoffe bei Syphilis. Klin. Wschr. 1929, 1485. Zit. Zbl. Haut- u. Geschl.-Kr. 32, 491 (1930). — (1) HAUROWITZ, F.: Chemische Untersuchungen und neue Anschauungen über Immunität. Med. Klin. 1933, 936. — (2) Biological problems and immunochemistry. Quart. Rev. Biol. 24, 93 (1949). — (1) HAVENS, L. C., and F. M. FRANK: Influence of complement on sensitiveness of complement-fixation tests for syphilis. J. infect. Dis. 47, 100 (1930). — (2) HAVENS, L. C., and F. CH. FRANK: The Kahn precipitation test. The use of a single tube with the optimum proportion of serum and antigen. J. Lab. clin. Med. 17, 1155—1157 (1932). — HAYASHI, O.: The influence of Ca^{45} and I^{131} on the serum antibody titer of late syphilis in rabbits. Jap. J. Derm. 67, 99 (1957). [Japanisch.] Zit. Zbl. Haut- u. Geschl.-Kr. 98, 236 (1957). — HAZEN, H. H., F. E. SENEAR, TH. PARRAN, A. H. SANFORD, W. M. SIMPSON and R. A. VONDERLEHR: Serologic evidence of syphilis in malarial patients. Arch. Derm. Syph. (Chicago) 37, 431 (1938). — HEATHMAN, L. S., and M. HIGGINBOTHAM: A study of the Kolmer-Wassermann-Kahn- und Kline tests. Amer. J. Syph. 16, 385—392 (1932). — HEBISHIMA, K.: Über den Einfluß der Temperaturschwankung auf die Idesche Reaktion. Jap. J. Derm. 46, 132 (1939). Zit. Zbl. Haut- u. Geschl.-Kr. 65, 114 (1940). — (1) HECHT, H., u. H. HABER: Vergleichende serologische Untersuchungen mit verschiedenen Methoden bei Syphilis, insbesondere Kahnscher Reaktion und Hechtscher Aktivmethode. Med. Klin. 1929 II, 1434. — (2) HECHT, H.: Neue Technik der Kugelflockungs-(Ballungs-)Reaktion. Derm. Wschr. 1932 I, 143—145. — (3) Gefärbte Flockungsreaktionen. Med. Klin. 1934 I, 90. — (4) HECHT: Die doppelt gefärbte Kahn-Reaktion (Kahn-Hecht). Dtsch. Dermatol. Ges. in der Tschechoslowakischen Republik, Sitzg vom 15. IV. 1934. Zit. Zbl. Haut- u. Geschl.-Kr. 48, 452 (1934). — (5) Die doppelt gefärbte Sachs-Witebsky-Reaktion (Sachs-Witebsky-Hecht). Dtsch. Dermatol. Ges. in der Tschechoslowakischen Republik, Sitzg vom 15. IV. 1934. Zit. Zbl. Haut- u. Geschl.-Kr. 48, 452 (1934). — (6) HECHT, H.: Reazioni colorate di flocculazione. G. ital. Derm. Sif. 74, 1641 (1933). — (7) HECHT: Weshalb ist die Ballungsreaktion als die Hecht-Müllersche zu bezeichnen. Sovet. Vestn. Vener. i Derm. H. 1, 86 (1936). [Russisch.] Zit. Zbl. Haut- u. Geschl.-Kr. 54, 130 (1937). — (8) HECHT, H.: Séro-diagnostic différential de la syphilis, de la blennorragie et de la tuberculose. Ann. Inst. Pasteur 61, 313 (1938). — (9) Verification antigen for the identification of pseudosyphilitic reactions of serum. Amer. J. Clin. Path. 17, 949 (1947). — (10) Half a century of serodiagnosis of syphilis. Discovery and development. Arch. Derm. Syph. (Chicago) 73, 426 (1956). — (1) HEDÉN, K.: Über intradermale und intravenöse Applikation von Luetin und über die gesteigerten allergischen und antigenen Eigenschaften des Lecithins überhaupt. Dermatol. Ges., Stockholm, Sitzg vom 12. XII. 1934. Zit. Zbl. Haut- u. Geschl.-Kr. 51, 4 (1935). —

(2) HEDÉN: Über intradermale und intravenöse Verabreichung von Luetin, aus syphilitischen Kaninchentestis hergestellt. 9. Kongr. des Nordischen Dermatol. Vereins Kopenhagen, Sitzg vom 10.—12. VI. 1935. Zit. Zbl. Haut- u. Geschl.-Kr. **52**, 481 (1936). — (3) HEDÉN, K.: Über intradermale und intravenöse Verabreichung von Luetin, aus syphilitischen Kaninchentestis hergestellt. Acta derm.-venereol. (Stockh.) **17**, 308 (1936). Zit. Zbl. Haut- u. Geschl.-Kr. **55**, 69 (1937). — (4) Über die Entstehung von Forssmanshämolysinen und komplementbindenden Antikörpern nach intravenösen Injektionen von Wasser- und Lecithincholesterininfiltraten aus verschiedenen Organen an Kaninchen und Menschen. Acta derm.-venereol. (Stockh.) **17**, Suppl.-Nr 2 (1936). Zit. Zbl. Haut- u. Geschl.-Kr. **55**, 244 (1937). — HEFT, B.: Zur Frage der. biologischen Reaktivierung und spontanen Schwankungen der WaR. bei Syphilis. Russk. Vestn. Derm. **8**, 472 (1930). [Russisch.] Zit. Zbl. Haut- u. Geschl.-Kr. **35**, 837 (1931). — (1) HEGGLIN, R.: Das Wassermann (WaR) positive Lungeninfiltrat. Helv. med. Acta **7**, 497 (1941). — (2) Liquorveränderungen bei der pseudoluischen Wassermannpositiven Bronchopneumonie. Schweiz. med. Wschr. **1947**, 588. — HEIM, W.: Die Transfusions-Syphilis. Medizinische **1952**, 319. — HEINE, W.: Über die Spezifität verschiedener serologischer Methoden und der neueren Mikromethoden zum Nachweis einer luetischen Krankheit. Jkurse ärztl. Fortbild. **33**, 14 (1942). — (1) HEINEMANN, H.: Der derzeitige Stand unseres Wissens über die klinische Bedeutung der serologischen Blutuntersuchung, insbesondere im tropischen Lande. Arch. Schiffs- u. Tropenhyg. **35**, 11 (1931). — (2) Untersuchungen mit der Pallidareaktion. Derm. Wschr. **1932** I, 680—689. — (3) Forderungen auf dem Gebiete der serologischen Luesdiagnostik. (Die Pallida-Reaktion von Gaethgens und die Mikroflockungsreaktion von Meinicke.) Geneesk. T. Ned.-Ind. **72**, 1598 (1932). [Holländisch.] Zit. Zbl. Haut- u. Geschl.-Kr. **44**, 91 (1933). — (4) Über die praktische Brauchbarkeit der Pallida-Reaktion im Arbeitskreis des Tropenarztes. Arch. Schiffs- u. Tropenhyg. **36**, 9 (1932). — (1) HEINKE, E.: Über eine neue Citochol-Trockenblut-Mikromodifikation nach Hoschek. (Vergleichende Untersuchungen der Citochol-Trockenblutreaktion nach Hoschek mit der Chediak-Methode.) Derm. Wschr. **120**, 496 (1949). — (2) Erfahrungen mit der Chediakschen Mikroreaktion im Liquor. Dtsch. med. Wschr. **1951**, 668. — (3) HEINKE, E. P., u. R. HOSCHEK: Über eine Schnellstreaktion (Citochol) als Beitrag zur Vermeidung von Transfusionssyphilis. Dtsch. med. Wschr. **1949**, 154. — HELMKE, R.: Über eine Beobachtung, die möglicherweise eine Diagnose und Heilung der Syphilis vor Entstehung des Primäraffektes erlaubt. Vorl. Mitt. Derm. Wschr. **1950**, 810. — HEMSATH, F. A.: A study of the Wassermann reaction in pregnancy and early infancy. Amer. J. Syph. **15**, 396—404 (1931). — HENNEBERG, G. W.: Über die Brauchbarkeit der „Meinicke-Klärungsreaktion" (M.K.R.) und „Meinicke-Mikroreaktion" (M.M.R.). Z. Immun.-Forsch. **70**, 125 (1931). — HENTSCH, H. F. G.: Die Bewertung der Wassermannschen und Kahnschen Reaktion in tropischen Ländern. Z. Haut- u. Geschl.-Kr. **21**, 81 (1956). — HENTSCHEL, H., u. L. SZEGÖ: Neue Serumbefunde an Diphtherierekonvaleszenten. Mschr. Kinderheilk. **44**, 137—140 (1929). — HENZE, S.: Die Cardiolipin-Komplementbindungsreaktion und die Pallida-Reaktion bei der Frage unspezifischer Luesreaktionen in der Klinik. Medizinische **1954**, 949. — (1) HERRMANN: Demonstration einer Modifikation der Meinicke-Trübungsreaktion nach K. Herxheimer. Frankfurter Dermatol. Ver.igg, Sitzg vom 26. IX. 1929. Zit. Zbl. Haut- u. Geschl.-Kr. **33**, 537 (1930). — (2) HERRMANN, R.: L'importance de la réaction de floculation de Meinicke M.T.R. dans le déspistage de la syphilis. (Nouvel appareil facilitant sa lecture.) Rev. méd. Suisse rom. **61**, 417 (1941). — (1) HERXHEIMER, K.: Concerning the use of dye-stuffs in the making of Meinicke's turbidity reaction. Urol. cutan. Rev. **34**, 51—52 (1930). — (2) Weitere Mitteilungen über die Färbung der serodiagnostischen Trübungsreaktion. Klin. Wschr. **1931** II, 1499. — HÉRY, M.: Réctions d'hémolyse surréactions de floculation. Bull. Soc. franç. Derm. Syph. **58**, 25 (1951). — HERZOG, H., u. W. PULVER: Die pseudoluische (Wassermannpositive) Viruspneumonie. Erfahrungen an 37 Fällen der Jahre 1940—1952. Schweiz. med. Wschr. **1953**, 227. — HESSE, P.: Fahndung auf Syphilis mittels einer Trockenblutreaktion. Dtsch. Gesundh.-Wes. **1952**, 215. — (1) HESSELBERG, I.: Investigations on the Rappaport-Eichhorn flocculation reaction in syphilis. Acta path. microbiol. scand. **31**, 246 (1952). Zit. Zbl. Haut- u. Geschl.-Kr. **83**, 70 (1953). — (2) HESSELBERG, I., and S. T. MADSEN: Comparison of the Mazzini and the Rein-Bossak microflocculation slide tests. Acta derm.-venereol. (Stockh.) **33**, 86 (1953). Zit. Zbl. Haut- u. Geschl.-Kr. **85**, 340 (1953). — HEYDT, A. VON DER: Die Trockenblutreaktion nach Chediak. Eine einfache für die Praxis geeignete Schnellreaktion auf Lues. Med. Klin. **1948**, 113. — HEYMANN, G.: Die Grundlagen und die spezifische Bedeutung der serologischen Luesdiagnostik. Zum 50jährigen Bestehen der Wassermann-Reaktion. Dtsch. med. Wschr. **1956**, 1505. — HEYWOOD, C. P.: Interpretation of serum reactions in late syphilis. Brit. J. vener. Dis. **28**, 3 (1952). — HILDEBRANDT, A.: Die Komplementbindungsreaktion mit cholesterinisierten Gehirnextrakten. Derm. Wschr. **1934**, 769.— (1) HILDEN: Bericht über die Nachuntersuchungen von Frauen mit positiver WaR. Mschr. Geburtsh. Gynäk. **84**, 216 (1930). — (2) HILDEN, W.: Unsere Erfahrungen mit der Brauchbarkeit des retroplacentaren Blutes zur Erfassung luetischer Frauen. Mschr. Geburtsh.

Gynäk. 89, 32—35 (1931). — (1) HILGERMANN, R.: Konservierung der Sera mit Formalin. Dtsch. med. Wschr. 1929 II, 1224. — (2) HILGERMANN: Die Ausheilung der Lues mit Spirochätenvaccine. Verh. 9. internat. Kongr. Derm. 2, 353 (1936). — HILL, J. W., G. C. BUCKLE and J. C. THOMAS: The V.D.R.L., Eagle, Price and Kolmer tests for syphilis, an evaluation of parallel qualitative and quantitative tests in clinically assessed material. S. Afric. J. Lab. clin. Med. 3, 48 (1957). — (1) HINTON, W. A.: Problems in the serology of syphilis. Urol. cutan. Rev. 35, 140 (1931). — (2) Hinton test for syphilis. Third modifikation. J. Lab. clin. Med. 18, 198 (1932). — (2a) Serologic. tests for syphilis. Public Health Service Publication Nr 411, S. 13, United States Government Printig Office, Washington, 1955. — (3) A flask for diluting antigens used in serum-tests for syphilis. Amer. J. cin. Path. 3, 41 (1933). — (4) Choosing a serum test for syphilis. J. Lab. clin. Med. 19, 275 (1933). — (5) Some important points in the interpretation of blood tests for syphilis. Urol. cutan. Rev. 42, 107 (1938). — (6) HINTON, W. A., G. O. STUART and J. F. GRANT: The use of cardiolipin, lecithin in the preparation of antigen for the Hinton test. Amer. J. Syph. 33, 587 (1949). — (7) HINTON, W. A.: Hinton test and lumbar puncture in treated primary and secondary syphilis. Arch. Derm. Syph. (Chicago) 30, 818 (1934). — (8) HINTON, W. A., and A. BERK: A glycerol modification of the Kahn test. New Engl. J. Med. 201, 667 (1929). — HINTZE, K.: Über den Komplementgehalt des Meerschweinchenserums nach Untersuchungen an 1000 Meerschweinchen und seine Bedeutung für die Wassermannsche Reaktion. Zbl. Bakt. I. Abt. Orig. 117, 353 (1930). — HIPPIUS, H.: Beitrag zur Immunologie der Lues. Z. Immun.-Forsch. 111, 491—496 (1954). — HIRSCH, H.: Über die dringende Notwendigkeit der Ausführung der Original-WaR. bei der Syphilisdiagnose. Z. Haut- u. Geschl.-Kr. 3, 60 (1947). — (1) HIRSZFELD, L.: Über Abwehrerscheinungen bei Syphilis, Krebs und Schwangerschaft. Ginek. pol. 9, 623 (1930). [Polnisch.] Zit. Zbl. Haut- u. Geschl.-Kr. 37, 514 (1931). — (2) HIRSZFELD, L., u. W. HALBER: Über die Bordet-Wassermannsche Reaktion bei Flecktyphus. Beitrag zur Theorie der B.W.-Reaktion. Acta path. microbiol. scand. Suppl. 16, 114 (1933). Zit. Zbl. Haut- u. Geschl.-Kr. 48, 476 (1934). — HOCH, P.: Die Müller-Ballungsreaktion (M.B.R.) bei der Neurolues. Z. ges. Neurol. Psychiat. 128, 115 (1930). — HODGSON, R., and J. S. STEWART: Serological for treponemal infection of artisan recriuts in South Persia. Brit. J. vener. Dis. 27, 188 (1951). — (1) HOELTZER, R. R., u. E. G. SSUSCHKOWA: Über die Anwendung der Pallidaantigene zur Serodiagnose der Syphilis. Z. Immun.-Forsch. 70, 76 (1931). — (2) HOELTZER, R. R., u. S. M. JUNUSSOWA: Zur Frage der Anwendung von Pallidaantigenen zur Serodiagnose der Syphilis. Z. Immun.-Forsch. 76, 322 (1932). — (3) HOELTZER, R.: Über die Anwendung einer alkoholischen Suspension aus Sp. pallida zur Serodiagnose der Syphilis. Kazan. med. Ž. 29, 709 (1933). [Russisch.] Zit. Zbl. Haut- u. Geschl.-Kr. 47, 183 (1934). — (4) HOELTZER, R. R.: Über die Anwendung alkoholisierter Pallidaaufschwemmung zur Serodiagnose der Syphilis. Z. Immun.-Forsch. 80, 368 (1933). — HOESS, H.: I. Ein einfach herzustellendes und zuverlässiges Goldsol. II. Ein brauchbares Trockenkomplement. Klin. Wschr. 1931 II, 1538. — (1) HOFFMANN, E.: Über die Notwendigkeit kritischer Beurteilung einmaliger serologischer Reaktion. Dtsch. med. Wschr. 1930, 919. — (2) Die praktische und wissenschaftliche Bedeutung der neuen Mikro-Schnellreaktion nach Meinicke. Derm. Z. 60, 221 (1931). — (3) Zur Agglutinationsreaktion mit Palligen bei Neurolues im Liquor und anderen Syphilisproblemen. Z. Haut- u. Geschl.-Kr. 6, 366 (1949). — (5) HOFFMANN: Mitteilung und Demonstration über Experimentelle Syphilis, Spirochaeta pallida und andere Spirochätenarten. Derm. Z. 13, 561 (1906). — HOGAN, R. B., and S. BUSCH: Filter paper microscopic test for syphilis, or the FPM test. A preliminary report. J. vener. Dis. Inform. 31, 37 (1950). — HOHLFELD, E.: Die Bedeutung der Citocholreaktion nach Sachs-Witebsky für die Serodiagnose der Syphilis. Diss. Freiburg i. Br. 1930. 16 S. Zit. Zbl. Haut- u. Geschl.-Kr. 39, 815 (1932). — HOHN, J.: Zur Frage der Stabilisierungstemperatur der Sera bei der M.K.R. und der WaR. Eine Methode zur Beschleunigung der M.K.R. Z. Immun.-Forsch. 67, 30 (1930). — HOLLANDER, L., CLARA R. SCHLESINGER and CH. L. SCHMITT: The Hinton-test for syphilis. A study of its clinical value in 3,000 patients. Urol. cutan. Rev. 39, 617 (1935). — HOLTHUSEN, H.: Beitrag zur Organspezifität der Luesreaktionen. Diss. Münster i. W. 1935. 18 S. Zit. Zbl. Haut- u. Geschl.-Kr. 52, 319 (1936). — (1) HOMBRIA, M.: Zum Studium der Meinicke-Klärungs-Reaktion. Act. dermo-sifiliogr. (Madr.) 23, 3, 57 (1930). [Spanisch.] Zit. Zbl. Haut- u. Geschl.-Kr. 38, 117 (1931). — (2) Neue Modifikation der WaR mit aktivem Serum. Act. dermo-sifiliogr. (Madr.) 23, 680—683 (1931). [Spanisch.] Zit. Zbl. Haut- u. Geschl.-Kr. 39, 439 (1932). — (3) Die Ausflockungsreaktionen im Liquor. Act. dermo-sifiliogr. (Madr.) 23, 618 (1931). [Spanisch.] Zit. Zbl. Haut- u. Geschl.-Kr. 40, 109 (1932). — (4) Zum heutigen Stand der Serumdiagnostik der Lues. Act. dermo-sifiliogr. (Madr.) 25, 329 (1933). [Spanisch.] Zit. Zbl. Haut- u. Geschl.-Kr. 45, 384 (1933). — (5) HOMBRIA, M., u. M. S. CARBONERO: Die modifizierte Klärungsreaktion von Meinicke. Act. dermo-sifiliogr. (Madr.) 25, 343 (1933). [Spanisch.] Zit. Zbl. Haut- u. Geschl.-Kr. 45, 386 (1933). — (6) HOMBRIA, M., u. L. VALLEJO: Die serologische Diagnostik der Lues durch die Kolmersche Reaktion. Act. dermo-sifiliogr. (Madr.) 25, 815 (1933). [Spanisch.] Zit. Zbl. Haut- u. Geschl.-Kr. 46, 498 (1933). — (7) HOMBRIA, M., u. M. S. CARBO-

NERO: Modifikation an der Meinickeschen Probe. Act. dermo-sifiliogr. (Madr.) 26, 195 (1933). [Spanisch.] Zit. Zbl. Haut- u. Geschl.-Kr. 48, 61 (1934). — (8) Serodiagnostik der Lues im getrockneten Blute. Act. dermo-sifiliogr. (Madr.) 27, 542 (1935). [Spanisch.] Zit. Zbl. Haut- u. Geschl.-Kr. 51, 516 (1935). — (9) HOMBRIA, M., u. L. VALLEJO: Wassermannsche und komplementäre Reaktionen im Liquor. Act. dermo-sifiliogr. (Madr.) 27, 792 (1935). [Spanisch.] Zit. Zbl. Haut- u. Geschl.-Kr. 52, 322 (1936). — (10) HOMBRIA, M.: Die Müllersche Reaktion in der Serumdiagnostik der Syphilis. Med. ibera 1930 II, 350. [Spanisch.] Zit. Zbl. Haut- u. Geschl.-Kr. 36, 484 (1931). — (10a) HOMBRIA, M., u. J. ANGLADA: Die Serumdiagnose der Lues mittels der modifizierten Müllerschen Ballungsmethode. Act. dermo-sifiliogr. (Madr.) 25, 419 (1933). [Spanisch.] Zit. Zbl. Haut- u. Geschl.-Kr. 46, 107 (1933). — (1) HOMBRIA, M.: Die Müllersche Ballungs-Reaktion II in der Serumdiagnostik der Lues. Act. dermo-sifiliogr. (Madr.) 22, 607 (1930). [Spanisch.] Zit. Zbl. Haut- u. Geschl.-Kr. 36, 829 (1931). — HONDA, H., and S. KUWANO: Separation of serum proteins in syphilis and leprosy by microionophoretic technique on filter paper. Report 1. Jap. J. Derm. 63, 69 (1953). [Japanisch.] Zit. Zbl. Haut- u. Geschl.-Kr. 88, 183 (1954). — HONEKAMP, R.: Die Trockenblutreaktion (T.B.R.) auf Lues bei Geisteskrankheiten nach Chediak. Z. Hyg. Infekt.-Kr. 122, 377 (1940). — HOPMAN, B. C.: Über die Syphilisreaktion nach der Komplementbindung von Wassermann und Bruck. Ned. T. Geneesk. 1930, 3881. [Holländisch.] Zit. Zbl. Haut- u. Geschl.-Kr. 35, 834 (1931). — HOPPE, H. H.: Der quantitative Cardiolipin-Test zum Luesnachweis im Routinegebrauch. Z. Haut- u. Geschl.-Kr. 1952, 49. — HORN, L., u. O. KAUDERS: Immunitätsstudien bei Malaria und Recurrensinfektion. Klin. Wschr. 1930, 164. — HORNE, G. O.: Dissecting aneurysm of the aorta. Differential diagnosis from syphilis. Brit. J. vener. Dis. 30, 88 (1954). — (1) HOSCHEK, R.: Eine Verbesserung der Citocholreaktion. Wien. med. Wschr. 1941 II, 908. — (2) Zwei neue Trockenblutreaktionen auf Lues. (Zur Ergänzung der Chediak-Reaktion.) Ärztl. Forsch. 1, 239 (1947). — (3) Die Frischblut-Schnellstreaktion zur Luesdiagnose. Dtsch. med. Wschr. 1949, 441. — (4) Die Syphilisfeststellung mit Hilfe eines Schnelltestes. Medizinische 1954, 365. — HOSTALKA, R.: Über die Verwendbarkeit der Chediakreaktion bei Lues congenita. Arch. Kinderheilk. 120, 152 (1940). — HOVERSON, E. T., G. W. MORROW and ROY O. HAWTHORNE: The reversal of the blood Wassermann reaction in untreated syphilis. Amer. J. Syph. 17, 392 (1933). — (1) HRUSZEK, H.: Vergleichende Untersuchung über die Empfindlichkeit der Wassermannschen und Meinicke-Klärungsreaktion. Derm. Wschr. 1937, 883. — (2) Experimentelles über Eigenhemmungen sowie unspezifische Ausschläge bei der Wassermannschen, Pallida- und Meinicke-Klärungs-Reaktion im Blutserum, Ascites und anderen Substraten. Derm. Wschr. 1937 II, 858. — HU, C. K., DOROTHY WONG and LOUISE PEARCE: Positive Wassermann reaction induced in rabbits by injection of hamster tissues. Proc. Soc. exp. Biol. (N.Y.) 32, 989 (1935). — HUANG, C. H., R. H. P. SIA and C. K. HU: Response to neoarsphenamine of Wassermann andibody induced in rabbits by injection of normal hamster tissues. Proc. Soc. exp. Biol. (N.Y.) 34, 313 (1936). — HUDSON, E. H.: Reaction to the presumptive Kahn test in patients with bejel (non venereal syphilis). Arch. Path. (Chicago) 21, 727 (1936). — HUDEMANN, H., u. D. MÜCKE: Zur Serologie des Sodoku. Arch. Derm. Syph. (Chicago) 192, 530 (1951). — HUEBNER, D.: Der Wadsworth-Extrakt in seiner Stellung zu Varianten der Wassermann-Reaktion und zur Sachs-Georgi-Reaktion. Derm. Wschr. 1936, 1093. — HÜLLSTRUNG, H.: Die Bewertung zweifelhaft positiver serologischer Blutreaktionen. Med. Klin. 1942, 1084. — (1) HUFSCHMITT, G.: Les oscillations sérologiques au cours de la syphilis. Bull. Soc. franç. Derm. Syph. 43, 1833 (1936). — (2) Application de la photométrie à la séro-réaction de Kahn. Bull. Soc. franç. Derm. Syph. 40, 297 (1933). — (3) Observations et réflexions au sujet de diverses études photométriques: Vernes, Kahn au pérethynol cholestériné. Bull. Soc. franç. Derm. Syph. 40, 619 (1933). — (1) HUKUDA, M.: Über die Trockenblut-Reaktion auf Lues. I. Mitt. Hifu-to-Hitsunyo 7, 294 (1939). [Japanisch.] Zit. Zbl. Haut- u. Geschl.-Kr. 63, 597 (1940). — (2) Über die Dahrsche Reaktion auf inaktivierte Sera. Hifu-to-Hitsunyo 7, 5 (1939). [Japanisch.] Zit. Zbl. Haut- u. Geschl.-Kr. 64, 225 (1940). — (3) Über die Dahrsche Syphilisreaktion vom Liquor. Hifu-to-Hitsunyo 8, 54 (1940). [Japanisch.] Zit. Zbl. Haut- u. Geschl.-Kr. 64, 690 (1940). — (4) Über die durch Zusatz von Säuren, Alkalien und Alkohol zur Antigenlösung hervorgerufenen Veränderungen der Komplementbindungsreaktion im luischen Serum. Jap. J. Derm. 46, Nr 2 (1939). Zit. Zbl. Haut- u. Geschl.-Kr. 65, 54 (1940). — (5) Über die durch Vorbehandlung des Antikörperserums hervorgerufene Verschärfung der WaR. im luischen Serum. Jap. J. Derm. 47, Nr 3 (1940). [Japanisch.] Zit. Zbl. Haut- u. Geschl.-Kr. 66, 221 (1941). — (6) Über die Trocken-Blut-Reaktion auf Lues. 2. Mitt. Hifu-to-Hitsunyo 8, Nr 3 (1940). [Japanisch.] Zit. Zbl. Haut- u. Geschl.-Kr. 66, 478 (1941). — (7) Über die Verschärfung der Wassermann-Reaktion im luetischen Serum. Jap. J. Derm. 47, Nr 6 (1940). [Japanisch.] Zit. Zbl. Haut- u. Geschl.-Kr. 66, 476 (1941). — (8) Über die Trocken-Blut-Reaktion auf Lues (mit meinem neuen Antigen). 3. Mitt. Hifu-to-Hitsunyo 8, 280 (1940). [Japanisch.] Zit. Zbl. Haut- u. Geschl.-Kr. 66, 478 (1941). — HURIEZ, C., F. DESMONS, P. ARQUEMBOURG, J. BAELDEN et N. DARRAS: Les tests de labilité sérique en dermato-vénérologie. A propos de 1553 réactions de Hanger et de 541 réactions de McLagan. Bull. Soc. franç. Derm. Syph. **60**, 69 (1953). — (1) HUSSELS, F., u. H. HUSSELS: Die Bedeutung der quantitativen Kahnreaktion bei der Penicillin-Behandlung der Syphilis. Dermatologen-Tagg in Hamburg vom 24.—26. Sept. 1948. Zit. Zbl. Haut- u. Geschl.-Kr. **73**, 173 (1949). — (2) HUSSELS, H.: Über Erfahrungen mit Cardiolipin als Antigen bei Flockungsreaktionen auf Syphilis. Ärztl. Wschr. **1949**, 737. — (3) Über besonders empfindliche Seroreaktionen auf Syphilis unter Verwendung von Cardiolipin-Antigen. Berl. med. Z. **1950**, 599. — (4) Über ein Kontrollsystem zur Erzielung einheitlicher Ergebnisse bei serologischen Reaktionen auf Syphilis unter Zugrundelegung von Cardiolipinantigenen. Arch. Hyg. (Berl.) **136**, 282 (1952). (1) HUTAKI, H.: Experimentelle Studien über die Syphilis des Zentralnervensystems. XII. Mitt. Über die Frage des Neurotropismus der das Kaninchengehirn passierenden Syphilisspirochaeten. Jap. J. exp. Med. **14**, 543—545 (1936). — (2) Experimentelle Studien über die Syphilis des Zentralnervensystems. XIII. Mitt. Die WaR des Liquors von Kaninchen im Jugend- und Greisenalter. Jap. J. exp. Med. **14**, 547—549 (1936). Zit. Zbl. Haut- u. Geschl.-Kr. **57**, 535 (1938). — (1) HUZLY, I.: Komplementbindung mit aktivem Serum. Orv. Hetil. **1930**, 518. [Ungarisch.] Zit. Zbl. Haut- u. Geschl.-Kr. **35**, 288 (1931). — (2) Stabilisierung des Normalkomplements im aktiven Serum. Orv. Hetil. **1930**, 542. [Ungarisch.] Zit. Zbl. Haut- u. Geschl.-Kr. **35**, 836 (1931). — HYNIE, J.: Herabsetzung der Zahl der unspezifischen Reaktionen bei der Syphilis. Česká Derm. **11**, 219 (1930). [Tschechisch.] Zit. Zbl. Haut- u. Geschl.-Kr. **36**, 825 (1931).

IACOUBOVITSCH, L. A., et M. I. SAMOSOUDO: Vérification de réaction de Mayimov. Vestn. Vener. Derm. H. 4, 40 (1940). [Russisch.] Zit. Zbl. Haut- u. Geschl.-Kr. **66**, 130 (1941). — IANCU, F.: Die Meinicke-Reaktion (MTR.) Spitalul. **52**, 376 (1932). [Rumänisch.] Zit. Zbl. Haut- u. Geschl.-Kr. **48**, 562 (1933). — ICHIKAWA, T., Y. HIRAGA, K. IWASHITA u. S. OHMORI: Über Tsu-Reaktion. II. Mitt. Jap. J. Derm. **33**, 57 (1933). Zit. Zbl. Haut- u. Geschl.-Kr. **45**, 514 (1933). — (1) IDE, S., et T. IDE: Un nouveau test pour le diagnostic de la syphilis. Ann. Mal. vénér. **32**, 321 (1937). — (2) Ide test. The new coloring test for syphilis. Jap. J. Derm. **39**, 214 (1936). [Japanisch.] Zit. Zbl. Haut- u. Geschl.-Kr. **54**, 199 (1937). — IDSØE, O.: Intrafamiläre Transfusionsinfektion bei Spätlues. Nord. Med. **45**, 561 (1951). [Norwegisch.] Zit. Zbl. Haut- u. Geschl.-Kr. **78**, 368 (1952). — IGA, Y., u. M. TOMATU: Kondosche Präcipitationsreaktion bei Syphilis. Lues (Kyoto) **17**, 14 (1938). [Japanisch.] Zit. Zbl. Haut- u. Geschl.-Kr. **60**, 690 (1938). — D'IGNAZIO, C., e C. CALABRESE: Valore pratico di alcune reazioni sierodiagnostiche per la lues nella clinica. Policlinico, Sez. prat. **1938**, 1213. — IIZUKA, T.: The changes in the blood and the spinal fluid in lues congenita. Lues (Kyoto) **1**, 140 (1927). Zit. Zbl. Haut- u. Geschl.-Kr. **35**, 174 (1931). — ILIĆ, S.: Flockungsreaktionen und Komplementbindungsreaktionen in der Diagnose und der Therapie der Syphilis. Liječn. Vjesn. **55**, 369 u. franz. Zus.fass. 372 (1933). [Serbo-Kroatisch.] Zit. Zbl. Haut- u. Geschl.-Kr. **46**, 615 (1933). — (1) IMAI, K.: The result of the investigation of syphilis among labourers in chemical factory. J. Sci. Labour **31**, 40 (1955). [Japanisch.] Zit. Zbl. Haut- u. Geschl.-Kr. **92**, 271 (1955). — (2) Studies on the serum reaction of syphilis by using serum from citrate blood. J. Sci. Labour **30**, 786 (1954). [Japanisch.] Zit. Zbl. Haut- u. Geschl.-Kr. **91**, 408 (1955). — (1) INGRAHAM jr., N. R., and V. R. MAYER: The menstrual cycle and the blood serologic test for syphilis. Amer. J. Syph. **24**, 23 (1940). — (2) INGRAKAM jr., N. R.: Roentgenpositive seronegative infantile congenital syphilis. Amer. J. Dis. Child. **50**, 1444 (1935). — INGVAR, S., u. H. PRIPP: Obligatorische Wassermann-Untersuchungen. Verh. Schwed. Ver.igg für Inn. Med. 1931. Svenska. Läk.-Tidn. **1932**, 288—296, 297—301. [Schwedisch.] Zit. Zbl. Haut- u. Geschl.-Kr. **42**, 136 (1932). — INVERNIZZI, G.: Su una modificazione della tecnica della deviazione del complemento. Gazz. int. Med. Chir. **38**, 191 (1930). — ISAACSON, S., and R. DEV: Report of one year's experience in syphilis control in Bassein, Burma. Indian J. Derm. **22**, 15 (1956). — (1) ISABOLINSKI, M. P., u. R. W. PODWALNAJA: Vergleichende Untersuchungen mit den Reaktionen nach Wassermann, Mutermilch und Kahn. Z. Immun-Forsch. **62**, 226—233 (1929). — (2) ISABOLINSKIJ, M., u. R. PODVALNAJA: Zur Serodiagnostik der Syphilis. Vrač. Gaz. **4**, 270 (1934). [Russisch.] Zit. Zbl. Haut- u. Geschl.-Kr. **48**, 478 (1934). ISHIWARI, M.: On the relation between the so-called autoinhibition on the Wassermann reaction and the blood types. Mitt. med. Akad. Kioto **9**, 884 u. engl. Zus.fass. 1029 (1933). [Japanisch.] Zit. Zbl. Haut- u. Geschl.-Kr. **47**, 618 (1934). — ISRAËL, R., et PH. PARIENTE: Fausses réactions syphilitiques dans le sérum des paludéens. Bull. Soc. méd. Hôp. Paris IV. s. **65**, 121 (1949). — (1) ISRAELSON, M., u. S. KOROL: 5-Minuten-Syphilis-Schnellreaktion (nach Kadisch). Vrač. Delo **11**, 1857—1858 (1928). [Russisch.] Zit. Zbl. Haut- u. Geschl.-Kr. **32**, 126 (1930). — (2) ISRAELSON, M., u. G. BOJEWSKAJA: Über die Verwendbarkeit des Citratplasmas zur Anstellung der Komplementbindungsreaktion bei Syphilis. Zbl. Bakt., I. Abt. Orig. **113**, 190—193 (1929). — (3) ISRAELSON, M. M.: Makroskopische Objektträgerreaktion auf Syphilis mit Gehirnextrakt. Derm. Wschr. **1930**, 1726. — (4) ISRAELSON, M., u. E. CHSNINA: Über die Organspezifität der Alkoholextrakte aus dem Gehirn und ihren diagnostischen Wert in der Differenzierung der Lues des Zentralnervensystems. Sovet. Vestn. Vener. Derm.

4, 196 (1935). [Russisch.] Zit. Zbl. Haut- u. Geschl.-Kr. **51,** 447 (1935). — (5) ISRAELSON, M.: Die makroskopische Syphilisreaktion an den Objektgläsern mit dem Gehirnextrakt. Vrač. Delo **14,** 145 (1931). [Russisch.] Zit. Zbl. Haut- u. Geschl.-Kr. **39,** 815 (1932). — ISSAJEWICZ, WLADYSLAW: Die Takata-Arasche Reaktion bei Geisteskranken. Ksiega Jubileuszowa Edwarda Flataua 771—780 u. franz. Zus.fass. 780—781 (1929). (Polnisch.] Zit. Zbl. Haut-u. Geschl.-Kr. **32,** 261 (1930). — IWATO, Y.: Ergebnisse der Takata-Ara-Reaktion im Liquor cerebrospinalis bei den tuberkulösen Spondylitiden sowie einigen anderen chirurgischen Erkrankungen. Okayama Igakkai Zasshi **44,** 809—838, dtsch. Zus.fass. 809—810 (1932). [Japanisch.] Zit. Zbl. Haut- u. Geschl.-Kr. **43,** 203 (1933). — (1) IZIKOWITZ, S.: Über die neue Meinicke-Reaktion (M.K.R. II). Svenska Läk.-Tidn. **1934,** 652. [Schwedisch.] Zit. Zbl. Haut- u. Geschl.-Kr. **49,** 264 (1934). — (2) A new method of making a serum diagnosis of syphilis with small quantities of capillary blood. Acta med. scand. **88,** 312 (1936). — (3) Die intensive serologische Luesdiagnostik mit besonderem Hinblick auf die M.K.R. II. Nord. med. T. **1937,** 884. [Schwedisch.] Zit. Zbl. Haut- u. Geschl.-Kr. **58,** 138 (1938).

JACOBSOHN, IRENE: Analyseversuche einer pseudoluetischen Reaktion. Z. Immun.-Forsch. **89,** 511 (1936). — (1) JADASSOHN, W.: Praktische Fragen der Syphilisdiagnose (Spirochätennachweis, Lumbalpunktion, fragliche Seroreaktionen. Schweiz. med. Wschr. **1933 I,** 257. — (2) Quelques réflexions sur deux problèmes concernant la syphilis. Minerva derm. (Torino) **30,** 336 (1955). — JAGUBOV, F., u. T. ASRIEVA: Zur Anfertigungsmethode der Antigene. Venerol. **8,** 90—92 (1931). [Russisch.] Zit. Zbl. Haut- u. Geschl.-Kr. **42,** 135 (1932). — (1) JAHNEL, F.: Über das Vorkommen positiver Wassermann- und Flockungsreaktionen im Serum anscheinend gesunder Hammel. Z. Immun.-Forsch. **98,** 306 (1940). — (2) Über positive Luesreaktionen im Rinderserum. Z. Immun.-Forsch. **98,** 453 (1940). — (3) Über das Vorkommen positiver Luesreaktionen im Serum von Pferden. Z. Immun.-Forsch. **99,** 451 (1941). — (6) Über positive Luesreaktionen im Blut und Liquor nach Einspritzung von artfremdem Serum. Münch. med. Wschr. **1941 II,** 828. — (7) Über das Vorkommen positiver Luesreaktionen im Ziegenserum. Z. Immun.-Forsch. **103,** 283 (1943). — (8) Läßt sich eine komplette serologische Blut- und Liquoruntersuchung auf Lues durch vom behandelnden Arzte ausführbare sogenannte Schnellreaktionen ersetzen? Ärztl. Wschr. **1950,** 416. — (9) Neuere Ergebnisse der Syphilisforschung und ihre Lehren. Münch. med. Wschr. **1939 II,** 1109. — (10) Stark positive, nicht auf Syphilis beruhende Luesreaktionen im Blute bei einer bestimmten Erkrankung der Atmungsorgane und ihre praktische Bedeutung. Klin. Wschr. **1941 II,** 1089. — JAKOBI, E.: Blutgerinnung bei Kindern mit Syphilis congenita. Ž. Izuč. rann. det. Vozr. **10,** 221 (1930). [Russisch.] Zit. Zbl. Haut- u. Geschl.-Kr. **36,** 387 (1931). — JAKUBOWITSCH, Z. A.: Analyse der Methode von Muttermilch und der Vorschlag einer neuen Modifikation der aktiven Methode der Komplementbindungsreaktion zur Diagnostik der Syphilis. Vestn. Vener. Derm. H. 2, 220 (1937). [Russisch.] Zit. Zbl. Haut- u. Geschl.-Kr. **57,** 144 (1937). — JAKUBOVIČ, Z. A., u. M. I. SSAMOSSUD: Die klinische Bedeutung der quantitativen Methode der Wa.R. I. Mitt. Zum Problem der Dauer des Negativwerdens der Wa.R. bei Frühsyphilis. Vestn. Venerol. H. 2, 30 (1951). [Russisch.] Zit. Zbl. Haut- u. Geschl.-Kr. **83,** 218 (1953). — JAME, L., et A. JUDE: La réaction de Meinicke (MKR II). Résultats de 600 observations. Presse méd. **1934,** 1895. — (1) JANKE, R. G.: Über das Cardiopilin und andere alkoholische Herzmuskelextrakte. Wien. med. Wschr. **1952,** 339. — (2) Phosphorlipoide als Haptene der Komplementbindungsreaktion. Derm. Wschr. **129,** 214 (1954). — JANSON, PH.: Sekundäre Syphilis mit positivem Spirochäten- und negativem serologischem Befund. Z. Haut- u. Geschl.-Kr. **7,** 54 (1949). — JARCHO, J.: The Wassermann reaction of human milk. A comparison of blood and milk tests in 107 cases. J. Lab. clin. Med. **14,** 1097—1103 (1929). — JAROTTA, E.: Die Seroreaktion auf Lues mit dem Kahn-Hechtschen Antigen. Bratisl. lek. Listy **15,** 769 (1935). [Slowakisch.] Zit. Zbl. Haut- u. Geschl.-Kr. **51,** 674 (1935). (1) JASKOLKO, S., u. S. PANKOVA: Die Serodiagnose der Syphilis nach Sormani. Venerol. **6,** 59—63 u. dtsch. Zus.fass. 63 (1929). [Russisch.] Zit. Zbl. Haut- u. Geschl.-Kr. **34,** 224 (1930). (2) JASKOLKO, S., u. M. WINOGRADOWA: Die aktiven Methoden der Serodiagnostik der Lues und ihre praktische Bedeutung. Sovet. Vestn. Vener. i Derm. **3,** 637 (1934). [Russisch.] Zit. Zbl. Haut- u. Geschl.-Kr. **49,** 562 (1934). — (3) JASKOLKO, S., u. W. ARISTOWA: Vereinfachte Sowjetmethoden der Serodiagnostik der Syphilis und die praktische Bedeutung derselben für die Peripherie. Sovet. Vestn. Vener. i Derm. **4,** 297 (1935). [Russisch.] Zit. Zbl. Haut- u. Geschl.-Kr. **51,** 516 (1935). — (4) JASKOLKO, S., u. S. PAKOVA: Die Serodiagnose der Syphilis nach Sormani. Venerol. **6,** H. 11, 59 (1929). [Russisch.] Zit. Zbl. Haut- u. Geschl.-Kr. **34,** 224 (1930). — (5) JASKOLKO, S., u. M. PLOTKINA: Die Serodiagnostik der kongenitalen Syphilis. Venerol. **7,** H. 4/5, 63 (1930). [Russisch.] Zit. Zbl. Haut- u. Geschl.-Kr. **37,** 532 (1931). — JASNITZKY, N. N., et Z. D. ELINA: Über den Zusammenhang zwischen der bei Syphilis auftretenden Cholesterinämie und der WaR. Vestn. Vener. Derm. H. 6, 54 (1938). [Russisch.] Zit. Zbl. Haut- u. Geschl.-Kr. **62,** 137 (1939). — JASTRZĘBSKA, Z.: Der provozierende Einfluß des Arsenobenzols auf die Wassermannsche Reaktion. Przegl. dermat. **31,** 131 (1936). [Polnisch.] Zit. Zbl. Haut- u. Geschl.-Kr. **55,** 244 (1937). —

JAUBERT, M.: Quelques remarques sur les réactions quantitatives de la syphilis (Klines et Vernes). Bull. Soc. franç. Derm. Syph. 62, 115 (1955). — JAWORSKI, H.: Sterilisation in vitro du sang syphilitique. C. R. Soc. Biol. Paris 111, 362 (1932). — (1) JEANSELME: Traité de la syphilis. Tome 2: Microbiologie, anatomie pathologique, sérologie. A. TOURAINE, I. DE JONG, R. DEMANCHE et GEORGES LÉVY. Paris: G. Doin & Cie. 1931, 707 S. — (2) JEANSELME, E., Y. BUREAU, M. PINARD, A. SÉZARY, P. LEFÈVRE, R. BURNIER, G. RIMÉ, P. CHEVALLIER, G. GARNIER, G. MILIAN, E. SCHULMANN, L. CLEISZ, R. DESNOYERS et A. FOUET: Traité de la syphilis. Publié par ED. JEANSELME. Tome 3: Syphilis acquise. Paris: G. Doin & Cie. 1932. 1015 S., 8 Taf. u. 349 Abb. — JEFFERISS, F. J. G.: The doubtful syphilitic blood test in pregnancy. Brit. med. J. 1954, No 4898, 1200. — JEHN, W.: Über die Meinicke-Klärungsreaktion im Liquor cerebrospinalis. Klin. Wschr. 1933, 110. — JENEY, E., I. CSOKA u. L. BIRO: Die Bedeutung der Pallida-Reaktion in der Diagnostik der Syphilis. Bőrgyőgy. vener. Szle 10, 118 (1956). [Ungarisch.] Zit. Zbl. Haut- u. Geschl.-Kr. 96, 345 (1956). — JENNISON, R. F., J. B. PENFOLD and J. A. F. ROBERTS: The value of diluted antigen in the Wassermann reaction. J. clin. Path. 2, 129 (1949). — JERSILD, M.: Serodiagnose der Syphilis im primären und sekundären Stadium. Ugeskr. Laeg. 1936, 765 [Dänisch.] Zit. Zbl. Haut- u. Geschl.-Kr. 55, 245 (1937). — JERVELL, A.: Über Blutgruppen und Wassermannsche Reaktion. Med. Rev. 47, 385 (1930). — JETER, H., and MADELENE NORRIS: The Kline slide test and the Wassermann test. J. Lab. clin. Med. 16, 1133—1134 (1931). — (1) JOEST, W.: Die Pallida-Reaktion bei der Serodiagnose der Lues. Z. Haut- u. Geschl.-Kr. 18, 300 (1955). — (2) Serologische Lues-Diagnostik bei Geburten. Z. Haut- u. Geschl.-Kr. 20, 140 (1956). — JÖTTEN, K. W., u. C. VAN MARWYCK: Über die Bedeutung serologischer Untersuchungsbefunde für die Diagnosestellung der Neurolues. Arch. Hyg. (Berl.) 138, 569 (1954). — JOHNS, F. M.: A new method of increasing the precipitating action of syphilic serum. Proc. Soc. exp. Med. 27, 901 (1930). — JONES, H. W., THOMAS K. RATHMELL and CHARLES WAGNER: The transmission of syphilis by blood transfusion. Amer. J. Syph. and Neurol. 19, 30 (1935). — JONSEN, J., u. J. BOE: Über die Brauchbarkeit von Placentarextrakt als Antigen bei der Wassermannschen Reaktion. Nord. Med. 1942, 955. — JOÓ, B. v.: Über die Einwirkung von ultravioletten Strahlen auf den Liquor cerebrospinalis und auf das Blutserum. Psychiat.-neurol. Wschr. 1933, 1. — JØRGENSEN, J. A.: Häufigkeit von Syphilitikern unter 5158 Kranken einer medizinischen Abteilung. Ugeskr. Laeg. 1929 II, 671—674. [Dänisch.] Zit. Zbl. Haut- u. Geschl.-Kr. 32, 524 (1930). — (1) JÓSA, L.: Die Bedeutung der Syphilis in der Chirurgie auf Grund serologischer Untersuchungen. Langenbecks Arch. klin. Chir. 184, 299 (1935). — (2) JÓSA, L., u. J. LUSZTIG: Verhalten der luetischen Blutserumreaktionen nach chirurgischen Eingriffen. Orv. Hetil. 1936, 297. [Ungarisch.] Zit. Zbl. Haut- u. Geschl.-Kr. 54, 539 (1937). — JOSEPHSON, B.: The influence of the composition of the antigenextracts for some serodiagnostic tests on syphilis (M.B.R. II and M.K-R. II). J. Lab. clin. Med. 21, 751 (1936). — JOSHI, H. S.: Serology in the diagnosis and prognosis of venereal diseases. Indian J. vener. Dis. 4, 133 (1938). — (1) JOULIA, P., et R. PAUTRIZEL: Utilisation des antigènes à base de cordiolipide dans la surveillance sérologique des malades traités par la pénicilline seule. Intérêt des tests quantitatifs. Bull. Soc. franç. Derm. Syph. 58, 242 (1951). — (2) JOULIA, P., R. PAUTRIZEL et L. TEXIER: Considérations sur les réactions sérologiques à l'aide des antigènes à base de cardiolipide au cours de la syphilis tertiaire. Bull. Soc. franç. Derm. Syph. 58, 549 (1951). — (3) JOULIA, P., u. PAUTRIZEL: Avantage des antigènes à base de cardiolipide dans les tests sérologiques de la syphilis. Bull. Soc. franç. Derm. Syph. 58, 243 (1951). — JUARROS, C.: Serologische Luesreaktion und geistig anormale Kinder. Vorl. Mitt. Rev. Criminol. 20, 368 (1933). [Spanisch.] Zit. Zbl. Haut- u. Geschl.-Kr. 48, 340 (1934). JURUKOFF, B.: Das Cholesterin im Blutserum. Clin. bulgara 2, 188—205 u. dtsch. Zus.-fass. 205 (1929). [Bulgarisch.] Zit. Zbl. Haut- u. Geschl.-Kr. 33, 505 (1930). — JUŠKYS, V.: Negative Wassermannsche Reaktion bei Lues II papulosa. Medicinos No 2, 3 u. dtsch. Zus.-fass. (1929). [Litauisch.] Zit. Zbl. Haut- u. Geschl.-Kr. 33, 205 (1930).

(1) KABELIK, J., u. H. R. ZDRAZIL: Eine weitere Modifikation und Vervollkommnung aktiver Serumreaktionen auf Lues, Tuberkulose und Gonorrhöe. Zbl. Bakt. I. Abt. Orig. 126, 532 (1932). — (2) KABELIK, J.: Bemerkungen zur Titrierung des Komplementes. Česká Derm. 17, 247 (1937). [Tschechisch.] Zit. Zbl. Haut- u. Geschl.-Kr. 59, 450 (1938). — KACIN, R., T. PAK u. N. SEINMAN: Die Kahnsche Reaktion, ihre theoretische Begründung, Methodik und Bedeutung als serodiagnostische Methode der Syphilis. Ž. Mikrobiol. 6, H. 3/4, 126 (1929). [Russisch.] Zit. Zbl. Haut- u. Geschl.-Kr. 36, 486 (1931). — (2) KADISCH, H.: Zur Hitzeinaktivierung des Komplements. Klin. Wschr. 1929 II, 2096—2098. — (3) KADISCH, E.: Die hämolytische Schnellreaktion auf Lues mit aktivem Serum. Med. Klin. 1929 II, 1933 bis 1935. — (4) Zur hämolytischen Schnellreaktion auf Lues mit aktivem Serum. (Bemerkungen zur Arbeit von FAUVET in Jg. 1929, S. 2004 dieser Wschr.) Klin. Wschr. 1930 I, 118. —(5) Erfahrungen mit der Meinicke-Klärungsreaktion (M.K.R.). Med. Klin. 1930, 1226. — KADONO, M.: Über die Dahrsche Trockentropfenblutreaktion (T.B.R.). Jap. J. Derm. 41, 49 (1947). Zit. Zbl. Haut- u. Geschl.-Kr. 56, 213 (1937). — KAFELI, ANNA, and VERA B. DOLGOPOL:

Kline test for syphilis in patients with neurologic and neoplastic diseases. Urol. cutan. Rev. **41**, 28 (1937). — (1) KAFKA: Erfahrungen mit der Eiweißrelation des Liquor cerebrospinalis. Arch. Psychiat. Nervenkr. **90** (1930). — (2) KAFKA, V.: Über genetisch-funktionelle Liquorforschung. Nonne-Festschr., S. 226, 1931. — (3) KAFKA, V., u. K. SAMSON: Die Eiweißrelation des Liquor cerebrospinalis. V. Mitt. Beziehungen der Eiweißrelation zur Hämolysinreaktion, zur Euglobulinfraktion und zur Braun-Huslerschen Reaktion. Z. ges. Neurol. Psychiat. **120**, 744 (1929). — (1 u. 2) KAHN, R. L., GRACE LUBIN and ELIZABETH McDERMOTT: Studies on antigen for the Kahn test. III. The correction of antigen. J. Lab. clin. Med. **14**, 979—994 (1929). — (3) KAHN, R. L., and ELIZABETH McDERMOTT: The Kahn reaction with spinal fluid. Amer. J. Syph. **13**, 557—569 (1929). — (4) KAHN, R. L.: The serology of syphilis. Urol. cutan. Rev. **34**, 1—6 (1930). — (5) KAHN, R. L., A. M. MALLOY and M. NISHIO: Syphilitic antigen derived from blood serum. J. infect. Dis. **46**, 413 (1930). — (6) KAHN, R. L.: Considerations of present status of serology of syphilis. The Montevideo conference of the league of nations' health committee. Arch. Derm. Syph. (Chicago) **26**, 597—607 (1932). — (7) Are there paradoxie serologic reactions in syphilis. Arch. Derm. Syph. (Chicago) **39**, 92 (1939). — (8) A serologic verification test in the diagnosis of latent syphilis. Arch. Derm. Syph. (Chicago) **41**, 817 (1940). — (9) KAHN, L. R., and E. B. McDERMOTT: Kahn reactions with cardiolipin antigen compared with antigen. II. With a note on a microflocculation procedure with cardiolipin antigen. Amer. J. clin. Path. **18**, 364 (1948). — (10) Universal serologic reaction with lipid antigen. III. In syphilis. Amer. J. clin. Path. **19**, 401 (1949). — (11) KAHN, R. L.: Importancia de los lipidos tisulares en la reaccion serologica de la sifilis. Ses. Dermatol. en Homenaje al Prof. LUIS E. PIERINI, S. 137, 1950. Zit. Zbl. Haut- u. Geschl.-Kr. **77**, 412 (1951). — (12) Universal serologic reaction in leprosy. Ann. N.Y. Acad. Sci. **54**, 40 (1951). — (13) KAHN, R. L., and L. C. VILLEGAS: Universal serologic reaction in pinta. Amer. J. Syph. **36**, 468 (1952). — (14) KAHN, R. L.: Das Verhalten der Sero-Reaktionen bei syphilitischen und nichtsyphilitischen Erkrankungen. Z. Haut- u. Geschl.-Kr. **15**, 209 (1953). — (15) Clarification of syphilitic and nonsyphilitic serodiagnostic reactions. J. Amer. med. Ass. **152**, 1204 (1953). — (16) Serology of syphilis based on recent observations. Brit. J. vener. Dis. **30**, 124 (1954). — (17) Syphilis-specific and non-specific aspects of serodiagnostic reactions. Atti VI. Congr. internaz. Microbiol. **2**, 315 (1955). — (18) Precipitation studies with cerebrospinal fluid in neurosyphilis, reprinted from Abraham Levinson Anniversary. Volume studies in pediatrics and medical history. New York: Froben Press Inc. 1949. — (1) KAIL, F., u. A. LUGER: Kälteagglutinine im Luikerserum. Wien. med. Wschr. **1951**, 161. — (2) KAIL, F.: Vergleichsuntersuchungen zwischen einer cardiolipinverwendeten WaR. und den bisherigen Wiener Routinemethoden. Z. Haut- u. Geschl.-Kr. **11**, 273 (1951). — (3) KAIL, F., u. H. NEUHAUS: Der Rapid-Test von Rappaport und Eichhorn. Eine neue Flockungsreaktion zum serologischen Syphilisnachweis. Hautarzt **3**, 218 (1953). — KAIPAINEN, W. J., and K. SEPPÄLÄ: Positive Wassermann and Kahn tests in endocarditis lenta. Scand. J. clin. Lab. Invest. **9**, 144—149 (1957). — KAKATOMI, I.: Étude statistique sur l'effet de la réaction Wassermann appliquée pendant 6 ans (1925—1931). Jap. J. Derm. **32**, 61—66 u. franz. Zus.fass. 5—6 (1932). [Japanisch.] Zit. Zbl. Haut- u. Geschl.-Kr. **41**, 394 (1932). — KAKTIN, A.: Die modifizierte Tsu-Reaktion im Vergleich mit den Reaktionen nach Wassermann und Meinicke. Wien. med. Wschr. **1931**, 1529. — KAKU, MICHITAKA: Studien über die Indentität der hämolytischen und komplementbindenden Amboceptoren und Präcipitine. Mitt. jap. Ges. Gynäk. **28**, H. 11 (1933). [Japanisch.] Zit. Zbl. Haut- u. Geschl.-Kr. **47**, 90 (1934). — (1) KALININ, V., u. S. GINSBURG: Antigenmischungen für RW und das Standardantigen für Fällungsreaktionen bei Syphilis. Mikrobiol. Ž. **8**, 85—92 u. franz. Zus.fass. 115 (1929). [Russisch.] Zit. Zbl. Haut- u. Geschl.-Kr. **33**, 737 (1930). — (2) KALININ, W. S., u. S. J. GINSBURG: Das Stammantigen für die Flockungsreaktionen auf Syphilis. II. Mitt. Z. Immun.-Forsch. **68**, 142 (1930). — (3) KALININ, V., u. S. GINSBURG: Stammantigene für die Präcipitationsreaktionen bei Syphilis. Mikrobiol. Ž. **11**, 272 u. franz. Zus.fass. 297 (1930) [Russisch.] Zit. Zbl. Haut- u. Geschl.-Kr. **38**, 827 (1931). — (4) KALININ, W. S., u. S. I. GINSBURG: Unsere Modifikation der WaR. Z. Immun.-Forsch. **79**, 240 (1933). — (5) KALININ, V., u. S. GINZBURG: Unsere Modifikation der WaR. Ž. Mikrobiol. **11**, 557 u. franz. Zus.fass. 704 (1933). [Russisch.] Zit. Zbl. Haut- u. Geschl.-Kr. **48**, 240 (1934). — (1) KALLIOMÄKI, L.: Observations concerning D'Amato's haemoclastic luesreaction. Acta derm.-venereol. (Stockh.) **31**, 638 (1951). Zit. Zbl. Haut- u. Geschl.-Kr. **80**, 392 (1952). — (2) KALLIOMÄKI, L.: Cardiolipin and sitolipin as syphilis antigens. (An abstract and a preliminary report. Acta path. microbiol. scand. Suppl. **93**, 375 (1952). Zit. Zbl. Haut- u. Geschl.-Kr. **85**, 213 (1953). — (1) KALLNER, S.: Erfahrungen über die planmäßige Serumuntersuchung nach Wassermann und mit der Flockungsreaktion an poliklinischem Krankengut. Nord. Med. **1939**, 1692. [Schwedisch.] Zit. Zbl. Haut- u. Geschl.-Kr. **63**, 453 (1940). — KAMNITZER, S.: Erfahrungen mit dem „Mayer-Bierast-Schilligschen Guttadiaphot". Dtsch. med. Wschr. **1929** I, 790. — KANDLER, H.: Über die Zuverlässigkeit der Seroreaktionen auf Syphilis bei Reihenuntersuchungen von Schwangeren. Arch. Derm. Syph. (Berl.) **181**, 315 (1940). — KANEKO, E.: Über den Einfluß des Salvarsanexanthems auf die Wassermannsche Reaktion. Jap. J. Derm. **33**, 129 (1933). Zit. Zbl. Haut-u. Geschl.-Kr. **46**, 628 (1933). — KANEKO, Y.: The serological test with cardiolipin antigen. Shikoku Acta med. **2**, 16 (1951). Zit. Zbl. Haut- u. Geschl.-Kr. **82**, 214 (1953). — KANNER, O.: Syphilitic reagin. A physico-chemical investigation. Amer. J. clin. Path. **25**, 494 (1955). — (1) KAPPUS, A. L.: Zur Frage einer serologischen Pallidareaktion bei Syphilis. Klin. Wschr. **1937** I, 774. — (2) KAPPUS, A. L., u. A. WINKLER: Untersuchungen über die quantitativen Verhältnisse bei Komplementablenkungsreaktionen. Z. Immun.-Forsch. **95**, 74 (1939). — KARGIN, V.: Klinischer Wert der Reaktion von Kahn. Voenno-med. Ž. **2**, 491—494 (1931). [Russisch.] Zit. Zbl. Haut- u. Geschl.-Kr. **42**, 242 (1932). — KARIBOV, N.: Anläßlich der Luessoterocyten. Venerol. **8**, 98—102 (1931). [Russisch.] Zit. Zbl. Haut- u. Geschl.-Kr. **42**, 249 (1932). — (1) KARIM, M. A.: Filter paper test in the diagnosis of syphilis. Indian J. vener. Dis. **20**, 154 (1954). Zit. Zbl. Haut- u. Geschl.-Kr. **92**, 189 (1955). — (2) Macromeinicke test in the diagnosis of syphilis. Indian J. Derm. **21**, 147 (1955). Zit. Zbl. Haut- u. Geschl.-Kr. **95**, 159 (1956). — KARIMOVA, S.: Zur Frage über das Wesen der WaR. Ž. Mikrobiol. **11**, 21 (1933). [Russisch.] Zit. Zbl. Haut- u. Geschl.-Kr. **47**, 91 (1934). — (1) KÁROLYI, I.: Die Wirkung der Ascorbinsäure und des Glykokolls bei chronischer Arsenobenzol-Vergiftung. Orv. Hetil. **1938**, 829. [Ungarisch.] Zit. Zbl. Haut- u. Geschl.-Kr. **61**, 145 (1939). — (2) KÁROLYI, I., u. B. VERTES: Die Beurteilung der auf Syphilis positiven Seroreaktionen bei fehlender syphilitischer Anamnese. Bőrgyógy. vener. Szle **8**, 4 u. dtsch. Zus.fass. 9 (1954). [Ungarisch.] Zit. Zbl. Haut- u. Geschl.-Kr. **90**, 153 (1954). — KARTAMISCHEW, A. I.: Die Lipoidsubstanzen der Wassermann-Antigene. Derm. Wschr. **1933** II, 1662. — (1) KARTAMYŠEV, A., u. A. DEGTJAR: Die Reaktionen Wassermann und Kahn mit dem Blutkuchen. Sovet. Vestn. Derm. **9**, 383—388 u. dtsch. Zus.fass. 388 (1931). [Russisch.] Zit. Zbl. Haut- u. Geschl.-Kr. **39**, 223 (1932). — (2) KARTAMYŠEV, A.: Ist ein Standard-Antigen für die Ausführung der Reaktion Bordet-Wassermann notwendig? Sovet. Vestn. Vener. i Derm. **1**, 47—52 (1932). [Russisch.] Zit. Zbl. Haut- u. Geschl.-Kr. **43**, 693 (1933). — KARTE, H.: Veränderungen der Serumeiweißkörper bei der Frühsyphilis. Arch. Derm. Syph. (Berl.) **195**, 382 (1953). — KAST, C. C., CH. W. PETERSON and J. A. KOLMER: The treponemicidal activity of arsphenamine in vitro with special reference to citrated blood and a suggested method for the prevention of transfusion syphilis. Amer. J. Syph. **23**, 150 (1939). — KATHE, J.: Ist die gesetzliche Anordnung der Trockenblutreaktion zur Syphilisdiagnose nach Chediak vertretbar? Dtsch. Gesundh.-Wes. **3**, 630 (1948). — (1) KATO, N.: Cross-inoculation with syphilis and framboesia. Acta derm. (Kyoto) **17**, 374 (1931). [Japanisch.] Zit. Zbl. Haut-u. Geschl.-Kr. **39**, 218 (1932). — (2) KATO, M., et S. SAKATA: Sur la réaction d'éclaircissement de Meinicke (M.K.R.) et ses dérivés. Mitt. med. Akad. Kioto **5**, franz. Zus.fass. 105—106 (1931). [Japanisch.] Zit. Zbl. Haut- u. Geschl.-Kr. **39**, 224 (1932). — (1) KAUFMANN, R. E.: False positive serologic reactions for syphilis in infectious mononucleosis. J. Lab. clin. Med. **26**, 1439 (1941). — (2) KAUFMANN, G., u. ST. WOLFRAM: Über die Verwertbarkeit der Luetest-Reaktion. Wien. med. Wschr. **1950**, 576. — KAWADA, T.: Vergleichende Untersuchung von verschiedenen luetischen Serumreaktionen und meiner verbesserten Ausflockungsreaktion. Nagasaki Igakkai Zasshi **10**, 739—758 u. dtsch. Zus.fass. 758 (1932). [Japanisch.] Zit. Zbl. Haut- u. Geschl.-Kr. **42**, 611 (1932). — KEIL: Wert des Guttadiaphotes für die Syphilisdiagnose. Nordostdtsch. Dermatol. Ver.igg, 16. Sitzg vom 8. XII. Zit. Zbl. Haut-u. Geschl.-Kr. **34**, 20 (1930). — KELLEY, M. F., and J. J. SHORT: The alleged vaiabilities of Kahn and Wassermann reactions from meteorologic changes. J. Lab. clin. Med. **21**, 910 (1936). — KELLNER, H., u. H. PEER: Zur Wassermann-negativen Sekundärsyphilis. Derm. Wschr. **1949**, 789. — (1) KEMP, J. E., E. M. FITZGERALD and M. SHEPHERD: The occurrence of positive serologic tests for syphilis in animals other than man, with a review of the literature. Amer. J. Syph. **24**, 537 (1940). — (2) KEMP, R.: The Laughlen test in syphilis. Brit. J. vener. Dis. **15**, 269 (1939). — KENDRICK, P. L., and R. L. KAHN: Uniformity of Kahn antigen. Mutually established criteria for an acceptable antigen and the use of reference antigen by the Michigan Department of Health Laboratories and the Serology Laboratory of the University of Michigan Hospital. J. vener. Dis. Inform. **31**, 104 (1950). — KERB: Seronegative Luesfälle. 19. Sitzg der Norddtsch. Dermatol. Ges. in Danzig. Sitzg vom 17. V. 1931. Zbl. Haut- u. Geschl.-Kr. **38**, 732 (1931). — KERL, W.: Die hartnäckig positive Wassermann-Reaktion. Wien. klin. Wschr. **1937** I, 569. Zit. Zbl. Haut- u. Geschl.-Kr. **57**, 538 (1937). — KERMACK, W., OGILVY and W. TH. SPRAGG: Colloidal properties of Wassermann antigens. Biochem. J. **23**, 959 (1929). — KERN, A.: Fortschritte und Problematik der Serologie der Lues. Z. ärztl. Fortbild. **49**, 918 (1955). — (1) KERTÉSZ, G.: The mechanism of action of immune serum in syphilis. Urol. cutan. Rev. **41**, 875 (1937). — (2) Über den Wirkungsmechanismus des Immunserums gegen Syphilis. Arch. Derm. Syph. (Berl.) **176**, 372 (1938). — (3) Über die Verwendbarkeit der Immundepots eines gegen Syphilis immunisierten Tieres in der Syphilistherapie. Tagg der Ungarischen Dermatol. Ges., Budapest, Sitzg vom 14.—15. X. 1938. Zit. Zbl. Haut- u. Geschl.-Kr. **63**, 104 (1940). — (4) Leber- und Milzextrakte gegen Syphilis immunisierter Hasen bei der Behandlung der späten Lues unter besonderer Berücksichtigung der Lebersyphilis. Arch. Derm. Syph. (Berl.) **179**, 510 (1939). — KESSLER, H.: Über den Wert der systematischen Serumuntersuchung auf Lues. Schweiz. med. Wschr. **1933 II**, 854. — KHAIRAT, O.: The Kahn tube test with droppin-pipettes. Brit. med. J. No 4758, 582. — KHAN, S. A.: A comparative study of Price's precipitation reaction (PPR) using ox and goat antigens. Brit. J. vener. Dis. **32**, 109 (1956). — KIBÉD, A. V. v.: Der Gesundheitszustand von Fabrikbelegschaften im Lichte der Wassermannschen Reaktion. Derm. Wschr. **1939 I**, 146. — KIEN-HUN, B.: Über die Serumdiagnose der Syphilis mittels der von Kolmer angegebenen Modifikation der Wassermannschen Reaktion. Z. Immun-Forsch. **88**, 348 (1936). — KIEWE, P.: Spirochäten und Silberzellen bei progressiver Paralyse. Z. ges. Neurol. Psychiat. **134**, 596 (1931). — (1) KILDUFFE, R. A.: La sierologia della sifilide congenita. Diagnost. Tecn. Lab. **2**, 453—461 (1931). — (2) The present status of the serological diagnosis of syphilis, with special reference to basic principles. Amer. J. clin. Path. **3**, 61 (1933). — (3) KILDUFFE, R. A., and D. B. DAVIS: Comparative study of the Boerner-Lukens complement fixation test. Amer. J. med. Sci. **200**, 249 (1940). — (4) KILDUFFE, R. A.: La reazione di precipitazione secondo Kline quale prova ausiliaria nella sierodiagnosi della lue. Diagnost. Tecn. Lab. **1**, 521 (1930). — KINO, T.: Contribution to the knowledge of anaphylaxy. I. On Wassermann's reaction of serum in the state of sensitiveness. Orient. J. Dis. Infants **25**, Nr 2 (1939). [Japanisch.] Zit. Zbl. Haut- u. Geschl.-Kr. **63**, 597 (1940). — KINOSHITA, M.: Über die Meinickesche 2. Klärungsreaktion bei Serum und Liquor. Jap. J. Derm. **35**, 117 (1934). Zit. Zbl. Haut- u. Geschl.-Kr. **49**, 625 (1934). — KIRK, P. L., and C. BENNETT: A rapid technique for syphilis testing with finger blood. J. Lab. clin. Med. **25**, 86 (1939). Zit. Zbl. Haut- u. Geschl.-Kr. **67**, 611 (1941). — KIRCHESCH, J.: Die Bedeutung serologischer Mikroreaktionen, besonders der Chediak-Reaktion, für die Ermittlung unbekannter Syphiliserkrankungen. Z. Hautkrkh. **10**, 504 (1951). — (1) KIRSCHNER, L.: Die „Klärungsreaktion" von Meinicke. Geneesk. T. Ned.-Ind. **72**, 582—583 (1932). [Holländisch.] Zit. Zbl. Haut- u. Geschl.-Kr. **43**, 103 (1933). — (2) Die Serumdiagnostik bei Syphilis. Ein warnendes Wort. Geneesk. T. Ned.-Ind. **1939**, 2454. [Holländisch.] Zit. Zbl. Haut- u. Geschl.-Kr. **64**, 492 (1940). — (1) KISS, J.: Technik und Theorie der Serumuntersuchung auf Syphilis. Jena: Gustav Fischer 1930. 88 S. — (2) Neue Methoden der Flockungs- und Ballungsreaktion für den Syphilisnachweis. Z. Immun.-Forsch. **77**, 195 (1932). — (1) KISSMEYER: Unspezifische Seroreaktionen bei Herpes genitalis. Dänische Dermatol. Ges., Sitzg vom 4. XI. 1936. Zit. Zbl. Haut- u. Geschl.-Kr. **55**, 504 (1937). — (2) KISSMEYER, A.: Einige Betrachtungen über das Verständnis und die Beurteilung von „unspezifischen" Seroreaktionen für Syphilis. Ugeskr. Laeg. **1937**, 213. [Dänisch.] Zit. Zbl. Haut- u. Geschl.-Kr. **57**, 539 (1937). — (1) KITTSTEINER, W.: Das Verhalten von quantitativer Kahn- und Wassermann-Reaktion und Blutkörperchensenkungsgeschwindigkeit. Arch. Derm. Syph. (Berl.) **198**, 23 (1954). — (2) Der Serumfaktor bei der quantitativen Syphilisdiagnostik. Z. Immun.-Forsch. **111**, 177 (1954). — KLAUDER, J. V., and THOMAS BUTTERWORTH: Accidential transmission of syphilis by blood transfusion. Amer. J. Syph. **21**, 652 (1937). — (1) KLEIN, F.: Vorteile und Gefahren der modernen serologischen Luesreaktionen in der inneren Klinik. Ned. T. Geneesk. **1937**, 5516. [Holländisch.] Zit. Zbl. Haut- u. Geschl.-Kr. **58**, 685 (1938). — (2) KLEIN, S. J., G. M. LEIBY and M. BERKE: Cardiolipin antigen in the Kline test for syphilis. Amer. J. clin. Path. **18**, 940 (1948). — (3) KLEIN, S. J., B. E. KONWALER, CECILIA SEARS, M. BERKE and G. M. LEIBY: Cardiolipin antigen in the Kline test for syphilis. III. Further studies on optimal cardiolipin-lecithin ratio. Amer. J. Syph. **34**, 245 (1950). — (4) KLEIN, S. J., B. E. KONWALER and G. M. LEIBY: Cardiolipin antigen in the Kolmer-Wassermann test for syphilis. Amer. J. Syph. **38**, 318 (1954). — (5) KLEIN, F.: Modifikation der Wassermannschen Reaktion und Kabeliks Reaktion. Rev. Neurol. **27**, 33 (1930). [Tschechisch.] Zit. Zbl. Haut- u. Geschl.-Kr. **35**, 287 (1931). KLIMENKO, M. K., u. E. L. GORCHOWA: Aktive Methoden der Serodiagnostik der Syphilis in der Praxis. Ann. Mečnikov. Inst. **1**, 361 (1935). [Russisch.] Zit. Zbl. Haut- u. Geschl.-Kr. **54**, 41 (1937). — (1) KLINE, B. S., and B. LEVINE: 1000 precipitation tests for syphilis with small quantities of defibrinated finger blood (clinical and serologic comparison). J. Lab. clin. Med. **15**, 768 (1930). — (2) KLINE, B. S., and S. LITTMAN: Clinical and serologic comparison of the microscopic slide precipitation test for syphilis and the Wassermann test with the same antigen. J. Lab. clin. Med. **15**, 1008 (1930). — (3) KLINE, B. S., and C. R. REIN: A microscopic slide precipitation test for syphilis with spinal fluid. J. Lab. clin. Med. **16**, 398 (1931). — (4) KLINE, B. S.: Microscopic slide precipitation tests for the diagnosis and exclusion of syphilis. J. Lab. clin. Med. **16**, 186 (1930). — (5) Microscopic slide precipitation tests for the diagnosis and exclusion of syphilis. Brit. J. vener. Dis. **7**, 32 (1931). — (6) Mechanism of the microscopic slide precipitation tests for syphilis. Prelim. report. J. Lab. clin. Med. **16**, 1202 (1931). — (7) KLINE, B. S., S. LITTMAN and J. V. VAN CLEVE: Microscopic slide precipitation tests for the diagnosis and exclusion of syphilis with sore fluid. Prelim. report. J. Lab. clin. Med. **18**, 42 (1932). — (8) KLINE, B. S.: Evaluation of results of flocculation tests for syphilis in the recent American conference. Amer. J. clin. Path. **7**, 134 (1937). — (9) Control antigen emulsion for microscopic slide precipitation tests for syphilis. Amer. J. clin. Path. **7**, 490

(1937). — (10) Further purification of the antigen for the microscopic slide precipitation test for syphilis. Amer. J. clin. Path. 10, 853 (1940). — (11) Cardiolipin-lecithin antigen. Recent development toward a single standard test of the blood for syphilis. Arch. Derm. Syph. (Chicago) 55, 514 (1947). — (12) The value of synthetic (dimyristoyl) L-a-lecithin as an antigen component with cardiolipin in the serodiagnosis of syphilis. Preliminary report. Amer. J. Syph. 34, 460 (1950). — (13) KLINE: Kline tests (1955 manual), serologic tests for syphilis. Public Health Service Publication No 411, United States Government Printing Office, Washington, 1955. — (14) KLINE, B. S.: Reines Lecithin in der Syph.-Serodiagnostik. Amer. J. clin. Path. 24, 859 (1954). — (15) Cardiolipin, synthetic L-a-dimyrstoyl lecithin antigen in the serodiagnosis of syphilis. Amer. J. Syph. 38, 578 (1954). — (1) KLING, D. H.: The Wassermann reaction in joint fluids. Amer. J. Syph. 13, 596—599 (1929). — (2) KLING, D. H., and JULIUS PINCUS: Further studies on the Wassermann-reaction in joint fluid. Amer. J. Syph. 15, 376—382 (1931). — KLINGSBERG, O.: Zur Färbung des Antigens für die M.T.R. nach Borowskaja. Zbl. Bakt. II. Abt. 111, 495—498 (1929). — KLJUCHIN, S., M. BABKOVA u. R. ŠUFER: Die Reaktion „Dujarric-Gallerand" und ihre diagnostische Bedeutung bei Syphilis. Venerol. 7, 73—77 u. dtsch. Zus.fass. 77 (1929). [Russisch.] Zit. Zbl. Haut- u. Geschl.-Kr. 32, 749 (1930). — (1) KLOPSTOCK, E.: Zur Kenntnis der Citocholreaktion. Derm. Wschr. 1929 II, 1334—1337. — (2) KLOPSTOCK, F.: Lipoidantikörper. IV. Über Entstehung und Nachweis der syphilitischen Blutveränderung. Zbl. Bakt. I. Abt. Orig. 119, 78 (1930). — (3) KLOPSTOCK, A., u. E. KLOPSTOCK: Zur neuesten Entwicklung der Theorie und Methodik der Syphilisreaktionen. J. Psychol. Neurol. (Lpz.) 39, 429 (1929). — KLOS-TATLOCK, M. E., u. E. R. A. LUYKE ROSKOTT: Die serologischen Syphilisreaktionen. Geneesk. T. Ned.-Ind. 74, 307 (1934). [Holländisch.] Zit. Zbl. Haut- u. Geschl.-Kr. 48, 663 (1934). — KNEPPER, R.: Zur Serodiagnose der Syphilis an der Leiche. Klin. Wschr. 1933 II, 1942. — KNJAŠANSKIJ, O.: Zur Frage der Rolle der aktiven Methode Mutermilch in der Serodiagnostik der Syphilis. Venerol. 8, 81—86 u. dtsch. Zus.fass. 108 (1931). [Russisch.] Zit. Zbl. Haut- u. Geschl.-Kr. 39, 222 (1932). — KOBAYASHI, Y.: Über die syphilitischen Serumreaktionen bei Impfmalaria. Jap. J. Derm. 38, 656 (1935). [Japanisch.] Zit. Zbl. Haut- u. Geschl.-Kr. 53, 279 (1936). — (1) KOCH, F.: Wie sollen Versandgläser für Blut und Liquor zur Anstellung der Wassermannschen Reaktion verschlossen werden? Münch. med. Wschr. 1932, 1925. — (2) KOCH, R.: Erfahrungen mit „Cardiolipin" bei der Serodiagnose der Lues nach Wassermann und Kolmer. Derm. Wschr. 129, 337 (1954). — (3) Über Transfusionssyphilis. Kasuistischer Beitrag. Dtsch. Z. ges. gerichtl. Med. 43, 263 (1954). — (4) KOCH, F.: Über einige Besonderheiten der Meinickeschen Klärungsreaktion nebst Bemerkungen über die Serodiagnose der Syphilis. Dtsch. med. Wschr. 1935 II, 1153. — KOEHN, A., u. B. v. BOROS: Praktische Erfahrungen mit der Lues-Schnellreaktion nach v. Boros. Neue med. Welt 1950, 1400. — (1) KÖHLER, A.: In welchem Falle vermag die Kahnsche Reaktion die WaR. zu ersetzen. Dtsch. med. Wschr. 1933 II, 1036. — (2) KÖHLER, R.: Serodiagnostik in der Heil- und Pflegeanstalt. Psychiat.-neurol. Wschr. 1933, 22. — KÖNIG, M.: Was leistet die Wassermann-Schreus-Reaktion (WSR) im Vergleich zu der mit vermehrten Serummengen ausgewerteten Wassermannschen Reaktion (WR). Derm. Wschr. 1939 I, 242. — KÖNIGSTEIN, H.: Gibt es eine hämatogen entstandene Syphilis? Mitt. Volksgesdh.-Amt (Wien) Nr 11, 329 (1930). — KÖNYVES, P., D. VARSÁNY u. Z. FEKETE: Vergleichende Untersuchungen mit syphilitischen Massenreaktionen. Bőrgyőgy. vener. Szle 8, 139 (1954). [Ungarisch.] Zit. Zbl. Haut- u. Geschl.-Kr. 92, 106 (1955). — (1) KOGA, K.: Eine Modifikation der Meinickeschen Trübungsreaktion. Hifu-to-Hitsunyo 1, 14 (1933). Zit. Zbl. Haut- u. Geschl.-Kr. 46, 362 (1933). — (2) Zum Nachprüfungsergebnis der So-Reaktion. Hifu-to-Hitsunyo 3, dtsch. Zus.fass. 31 (1935). Zit. Zbl. Haut- u. Geschl.-Kr. 52, 254 (1936). — (3) KOGA, K., MORISAKU MIYAZAKI und KATUZI OHASI: Über die zweite Methode der Klärungsreaktion von Meinicke. Hifu-to-Hitsunyo 3, 677 u. dtsch. Zus.fass. 48. [Japanisch.] Zit. Zbl. Haut- u. Geschl.-Kr. 55, 245 (1937). — (1) KOGOJ, F., u. V. FRANKOVIĆ: Über aktive Methoden der Wassermannschen Reaktion. Godišn. Sveuč. jugosl. Zagreb 1924/1929, S. 352. 1929. [Serbo-Kroatisch.] Zit. Zbl. Haut- u. Geschl.-Kr. 35, 835 (1931). — (2) KOGOJ, FR.: Über selten auftretende unspezifische Seroreaktionen. Zdravn. Vestn. 10, 125 (1938). [Slowenisch.] Zit. Zbl. Haut- u. Geschl.-Kr. 61, 69 (1939). — (3) KOGOJ, F.: Die Heilung der Syphilis im Lichte der Reaktion nach Nelson und Mayer. Wien. med. Klin. 105, 11 (1955). — (1) KOLBE, L.: Über die Fällungsreaktion nach Kahn in Verbindung mit der Schwangerschaft. Orvosképzés 22, Sonderh., 230 (1932). [Ungarisch.] Zit. Zbl. Haut- u. Geschl.-Kr. 44, 481 (1933). — (2) KOLBE, L., u. A. SZÉKÁCS: Über den Wert der Flockungsreaktionen für Syphilisnachweis während der Schwangerschaft. Arch. Gynäk. 157, 214 (1934). — KOLLÁR, VERA: Über das Guttadiaphot. Gyógyászat 1930 I, 46—48. [Ungarisch.] Zit. Zbl. Haut- u. Geschl.-Kr. 34, 486 (1930). — KOLLER, L., u. B. DUMBOVICH: Leberfunktionsprüfung bei frischer Syphilis. Ungarische Dermatol. Ges., Budapest, Sitzg vom 1. u. 2. VI. 1934. Zit. Zbl. Haut- u. Geschl.-Kr. 50, 638 (1935). — (1) KOLMER, J. A., and A. M. RULE: The spirocheticidal activity of the human syphilitic serum and the immunologic significance of the Wassermann reaction. Arch. Derm. Syph.

(Chicago) **20**, 90 (1929). — (2) KOLMER, J. A.: Serum diagnosis by complement-fixation with special reference to syphilis. The principles, technique and clinical applications. London: Baillière, Tindall & Cox 1929. — (3) Recent developments in the serology of syphilis. Amer. J. Syph. **15**, 383—386 (1931). — (4) Changes in the technic of the Kolmer-Wassermann test. Amer. J. Syph. and Neurol. **19**, 481 (1935). — (5) KOLMER, J. A., C. E. RICHTER and E. YAGLE: Studies on sensitization of antigen for the Wassermann reaction. Amer. J. Syph. and Neurol. **18**, 204 (1934). — (6) KOLMER, J. A., and C. E. RICHTER: A note on acetone insoluble lipoids in relation to antigen for the Wassermann reaction. Amer. J. clin. Path. **4**, 235 (1934). — (7) The method of diluting antigen in relation to the Wassermann-reaction. Amer. J. clin. Path. **4**, 301 (1934). — (8) KOLMER, J. A., and ANNA M. RULE: The Kolmer-Wassermann tests with monkey serum. Proc. Soc. exp. Biol. (N.Y.) **32**, 623 (1935). — (9) KOLMER, J. A.: Serologic reactions and immunity in relation to infection and treatment of syphilis. Amer. J. Syph. **22**, 426 (1938). — (10) KOLMER, J. A., C. E. RICHTER and E. R. LYNCH: Lyophile complement in the Kolmer complement fixation test for syphilis. Amer. J. clin. Path. **8**, 522 (1938). — (11) KOLMER, J. A.: Concerning the method proposed for reporting the serological reactions for syphilis as positive, doubtful and negative. Amer. J. clin. Path. **9**, 121 (1939). — (12) Guinea pig serum in relation to prezone and non-specific Wassermann reactions. Amer. J. clin. Path. **9**, 136 (1939). — (13) KOLMER, J. A., C. C. KAST and E. R. LYNCH: Studies on the role of Spirochaeta pallida in the Wassermann reaction. I. Complement fixation in syphilis, leprosy, and malaria with spirochetal antigens. Amer. J. Syph. **25**, 300 (1941). — (14) Studies on the role of Spirochaeta pallida in the Wassermann reaction. II. The relation of spirochetal antibodies to the Wassermann reagin. Amer. J. Syph. **25**, 412 (1941). — (15) KOLMER, J. A., and E. R. LYNCH: An improved antigen for the Kolmer complement-fixation test for syphilis. Amer. J. clin. Path. **18**, 731 (1948). — (16) False positive reactions in the serologic diagnosis of syphilis and their relation to the test for immobilization of Treponema pallidum. Amer. J. Path. **23**, 854 (1953). — (17) KOLMER, J. A.: Serologic tests for syphilis. Special reference to their historical aspects. Arch. Derm. Syph. (Chicago) **73**, 455 (1956). — (18) Truths about the serum diagnosis of syphilis. With especial reference to the Kolmer and Kahn reactions. J. Amer. med. Ass. **93**, 1429 (1929). — (18a) KOLMER: Kolmer tests (1955 manual), serologic tests for syphilis. Public Health Service Publication No 411, p. 53, United States Government Printing Office, Washington, 1955. — (19) KOLMER, J. A.: Serology of syphilis from the standpoint of the public health laboratory. With special reference to precipitation methods. Amer. J. publ. Hlth **22**, 1253 (1932). — (20) KOLMER, J. A., and E. R. LYNCH: Anticomplementary reactions in complement fixation tests for syphilis. A modified Sachs method for cerebrospinal fluid. Amer. J. clin. Path. **25**, 102 (1955). — (21) KOLMER, J. A.: A further simplification of the Kolmer complement fixation test for syphilis. Amer. J. clin. Path. **9**, 581 (1939). — (22) KOLMER, J. A., and E. R. LYNCH: False positive reactions in the serologic diagnoses of syphilis and their relation to the test for immobilization of Treponema pallidum. Amer. J. clin. Path. **23**, 854 (1957). — KONDRATIEV, G.: Zur Frage nach den Antikörpern bei experimenteller Syphilis der Kaninchen. Kazan. med. Ž. **31**, 238 (1935). [Russisch.] Zit. Zbl. Haut- u. Geschl.-Kr. **51**, 227 (1935). — KONRAD, J.: Lues gummosa und Liquorveränderungen. Arch. Derm. Syph. (Berl.) **162**, 102 (1930). — KÖNYVES, P., D. VARSANY u. Z. FEKETE: Vergleichende Untersuchungen mit syphilitischen Massenreaktionen. Börgyógy Szemle **8**, 139 (1954). [Ungarisch.] Zit. Zbl. Haut- u. Geschl.-Kr. **92**, 106 (1955). — KOO, CH., P. V. DZAO and M. P. YOUNG: Wassermann reports. China med. J. **43**, 1017—1018 (1929). Zit. Zbl. Haut- u. Geschl.-Kr. **33**, 205 (1930). — KOPATSCHEK, F.: Kritische Studie über die Reaktion nach Kahn und nach Karmin. Sem. méd. (B. Aires) **1931 I**, 246. [Spanisch.] Zit. Zbl. Haut- u. Geschl.-Kr. **38**, 116 (1931). — (1) KOPP, F., u. A. ZVETKOVA-PRIGOROVSKAJA: Die Bedeutung des Blutkuchens zur WaR. Venerol. **7**, H. 4/5, 68 (1930). [Russisch.] Zit. Zbl. Haut- u. Geschl.-Kr. **36**, 823 (1931). — (2) KOPP, F., V. BRONSTEIN, E. RUSSINKOVSKAJA u. A. BUKINA: Die Bedeutung der Tsing-jung-Tsu-Reaktion für die Klinik und bei der experimentellen Syphilis der Kaninchen. Sovet. Vestn. Vener. i Derm. **1**, 38—40 (1932). [Russisch.] Zit. Zbl. Haut- u. Geschl.-Kr. **42**, 131 (1932). — KOPPLOW, E.: Über den unspezifischen Ausfall der serologischen Luesreaktionen. Med. Rdsch. **1**, 276 (1947). — (1) KOROSTELEV, V., u. G. ORLOV: Die praktische Bedeutung der Flockungsreaktion bei Lues. Venerol. **6**, 63—67 u. dtsch. Zus.fass. 67 (1929). [Russisch.] Zit. Zbl. Haut- u. Geschl.-Kr. **34**, 228 (1930). — (2) KOROSTELEW, W., u. N. MORGATSCHEWA: Die praktische Bedeutung der Meinickeschen Klärungsreaktion für die Luesdiagnose. Sovet. Vestn. Vener. i Derm. **3**, H. 11, 1012 (1934). [Russisch.] Zit. Zbl. Haut- u. Geschl.-Kr. **50**, 528 (1935). — KOSAREV, N., u. K. CHALJAPIN: Serodiagnostik der Syphilis mit Hilfe der Reaktion von Hecht, modifiziert nach K. Bruck, K. Bermann u. W. Rosenberg. Ž. Mikrobiol. **6**, 116—119 (1929). [Russisch.] Zit. Zbl. Haut- u. Geschl.-Kr. **33**, 737 (1930). — KOSCHUCHAROFF, B.: Über die von L. Hirschfeld und R. Klinger zum Luesnachweis angegebene Gerinnungsreaktion. Z. Immun.-Forsch. **92**, 410 (1938). — KOSLOWA, R.: Die Serodiagnostik der Lues nach der Methode von P. Grigorjew u. M. Rapoport. Sovet. Vestn. Vener. i Derm. H. 4, 416 (1936).

[Russisch.] Zit. Zbl. Haut- u. Geschl.-Kr. **54**, 360 (1937). — KOSLOWSKY, S.: Die Wichtigkeit der Liquoruntersuchung für die Luesdiagnose. Z. Zahnärzte **27**, 301 (1932). — KOSTANT, G. H.: Biologically false positive reactions to serological tests for syphilis. Bull. Wld Hlth Org. **14**, 235 (1956). — KOZAKIEWICZ, R.: Hautproben mit Luognost und Luotest bei Lues Polska Gaz. lek. **1937**, 983. [Polnisch.] Zit. Zbl. Haut- u. Geschl.-Kr. **58**, 684 (1938). — KRABBE, K. H.: Les tabétiques dont les réactions de syphilis sont négatives. Acta derm.-venereol. (Stockh.) **18**, 511 (1937). Zit. Zbl. Haut- u. Geschl.-Kr. **58**, 227 (1938). — (1) KRAG, P.: Vorübergehende (unspezifische) starke Wassermann-Kahn-Reaktion. Ugeskr. Laeg. **1936**, 855. [Dänisch.] Zit. Zbl. Haut- u. Geschl.-Kr. **55**, 245 (1937). — (2) KRAG, P., u. A. LØNBERG: 53 Fälle vorübergehende (unspezifische) starke Wassermann-Kahn-Reaktion. Ugeskr. Laeg. **1938**, 497. [Dänisch.] Zit. Zbl. Haut- u. Geschl.-Kr. **60**, 349 (1938) —(3) KRAG, P.: Sensitiveness and specificity of a Bordet-Wassermann-reaction (Mørch) and Kahn's standard-reaction. Acta derm.-venereol. (Stockh.) **19**, 510 (1938). Zit. Zbl. Haut- u. Geschl.-Kr. **61**, 494 (1939). — (4) KRAG, P., and P. LONBERG: The occurrence of strong unspecific Wassermann-Kahn reaction. Acta derm.-venereol. (Stockh.) **19**, 612 (1938). Zit. Zbl. Haut-u. Geschl.-Kr. **62**, 228 (1939). — (5) KRAG, P.: Änderungen in der Serodiagnostik der Syphilis. Ugeskr. Laeg. **1943**, 280. [Dänisch.] Zit. Zbl. Haut- u. Geschl.-Kr. **70**, 588 (1943). — (6) Die gegenwärtige Lage auf dem Gebiet der Serodiagnostik der Syphilis. Wien. med. Wschr. **1951**, 365. — (7) Sur la sensibilité et la spécifité de la réaction de Bordet-Wassermann (modifiée par Mørch) et de la réaction standard de Kahn. Bull. Org. Hyg. Soc. Nat. **7**, 485 (1938). — KRAH, E., u. G. SCHLEICHER: Über die Herstellung von Organextrakten zum serologischen Luesnachweis nach dem Klärungsprinzip (MKR). Hautarzt **2**, 453 (1951). — KRÄMER, E.: Untersuchungen über Phagenbildung von Syphilisspirochäten. Zbl. Bakt. I. Abt. Orig. **132**, 183 (1934). — KRAMER, H.: Über Luesdiagnostik mit der Trockenblut-Meinicke-Klärungs-Reaktion. Z. Immun.-Forsch. **100**, 459 (1941). — KRANTZ, W.: Unklarheiten in der Syphilislehre. Nordwestdtsch. u. Hamburger Dermatol. Ges. I. Gemeinsame Nachkriegstagg in Hamburg vom 2.—4. April 1948. Zit. Zbl. Haut- u. Geschl.-Kr. **72**, 251 (1949). — KRAULIS, W.: Über Veränderungen des Komplementes bei progressiver Paralyse und seine Reaktivierung. Klin. Wschr. **1936**, 1065. — KRAUSE, P.: Der Serumeisenspiegel im Verlaufe der Salvarsanbehandlung. Arch. Derm. Syph. (Berl.) **187**, 732 (1949). — KRAXNER, J.: Beiträge zur Citochol-Reaktion. Népegészségügy **23**, 884 u. dtsch. Zus.fass. 907 (1942). [Ungarisch.] Zit. Zbl. Haut- u. Geschl.-Kr. **69**, 652 (1943). — KRECH, U.: Experimentelle Untersuchungen über die Immunitätsverhältnisse bei Syphilis. Z. Hyg. Infekt.-Kr. **133**, 122 (1951). Zit. Zbl. Haut- u. Geschl.-Kr. **80**, 297 (1952). — KRESTOWNIKOWA, W.: Ramons Flokulationsreaktion. Ž. Mikrobiol. **14**, 313 (1935). [Russisch.] Zit. Zbl. Haut- u. Geschl.-Kr. **52**, 539 (1936). — KRETZ, J., u. F. PAULA: Über die Brauchbarkeit des Guttadiaphots nach F. Meyer, Bierast und Schilling zum Nachweis der Lues. Med. Klin. **1930 I**, 315—317. — (1) KREUZER, H.: Unsere Erfahrungen mit der Citichol-Reaktion in Serum und Liquor. Klin. Wschr. **1931 I**, 502. — (2) Unsere Erfahrungen mit der vereinfachten Müller-Ballungs-Reaktion (M.B.R. II). Dtsch. med. Wschr. **1931 I**, 360. — (1—2) KRIČEVSKIJ, N.: Zur Methodik der Herstellung des Antigens für die Bordet-Wassermann-Reaktion. Ž. Mikrobiol. **6**, 14—23 u. dtsch. Zus.fass. 182 (1929). [Russisch.] Zit. Zbl. Haut- u. Geschl.-Kr. **32**, 365 (1930). — (1) KRISHNAN, K. V.: The standardization of „antigen" used in the syphilis flocculation reaction. Indian J. med. Res. **17**, 477—506 (1929). — (2) A „standard antigen" for use in all flocculation tests for syphilis. Indian J. med. Res. **17**, 1195 (1930). — (3) KRITSCHEWSKI, I. L., u. M. N. SINJUSCHINA: Über die Natur der Immunität bei Rückfallfieber. XIII. Über die Wechselbeziehungen der humoralen und der phagocytären Abwehrapparate des Organismus bei Rückfallfieber. Krkh.-Forsch. **9**, 139 (1931). — (4) KRITSCHEWSKI, I. L., u. F. T. GRÜNBAUM: Zur Kritik des phagocytären Doktrins. V. Über die Abwehrprozesse im Organismus bei Syphilis. Z. Krkh.-Forsch. **9**, 317 (1931). — (1) KRIVONOSSOVA, J. I.: Konservierung des Serums zwecks Anstellung serologischer Reaktionen auf glattem Papier. Vestn. Vener. Derm. H. 8, 844 (1937). [Russisch.] Zit. Zbl. Haut- u. Geschl.-Kr. **60**, 563 (1938). — (2) KRIWONOSSOWA, J.: Konservierung der Seren zu serologischen Reaktionen auf glattem Papier. Vestn. Vener. Derm. H. 1, 87 (1939). [Russisch.] Zit. Zbl. Haut- u. Geschl.-Kr. **63**, 75 (1940). — KROÓ, H., F. O. SCHULZE u. N. v. JANCSÓ: Untersuchungen über die Immunitätsvorgänge bei Syphilis. IV. Mitt. Experimentell erzeugte Wassermannsche Reaktion. Klin. Wschr. **1930**, 1008. — KROTTMAYER-ANTONI, LUISE: Serologische Luesreaktionen mit verdünntem Serum. (Ein neuer einfacher Verdünnungsmodus.) Münch. med. Wschr. **1929 II**, 1335—1336. — (1) KRÜCKEBERG, B.: Vergleichende serologische Untersuchungen unter besonderer Berücksichtigung der angeborenen Lues. Derm. Wschr. **1939 II**, 1159. — (2) KRÜCKEBERG, B., u. W. HAUSER: Über Mikromodifikationen der MKR. II. 2. Mitteilung über vergleichende serologische Untersuchungen bei Lues. Derm. Wschr. **1940 I**, 502. — KRÜCKEN, H.: Der Cardiolipin-Mikro-Test in der Serodiagnostik der Lues. Ärztl. Wschr. **1953**, 73. — (1) KRUMEICH, R.: Über den Verschluß der zum Versand von Blut- und Liquorproben dienenden Gefäße. Münch. med. Wschr. **1934 I**, 144. — (2) Neue

Erfahrungen an 1000 Seren mit der Wassermann-Schreus-Reaktion. Derm. Wschr. **1934**, 1129. — KRUSE-SPICCA, M.: Gli antigeni cardiolipinici adattati alla reazione flocculo-deviante di Spicca. Atti Sez. Reg., Soc. ital. Derm. **1**, 10 (1952). — (1) KRUSPE: Ergebnisse von Blutreihenuntersuchungen auf Syphilis im Rahmen von Schirmbildreihenuntersuchungen bei Auswanderern. Dermatol.-Tagg in Hamburg vom 24.—26. Sept. 1948. Zit. Zbl. Haut- u. Geschl.-Kr. **73**, 175 (1949). — (2) KRUSPE, M.: Ergebnisse der Zusammenarbeit von Blutspender-Zentrale und Geschlechtskranken-Beratungsstelle in Solingen. Ärztl. Wschr. **1952**, 755. — KUBÁNYI, K.: Über die Brauchbarkeit der Chediakschen Luesreaktion bei geburtshilflichen und gynäkologischen Fällen. Geburtsh. u. Frauenheilk. **4**, 35 (1942). — KUDLICH, H.: Ergebnisse vergleichender Untersuchungen der Wassermann-Reaktion mit der Ballungsreaktion von Müller und der Klärungsreaktion von Meinicke. Med. Klin. **1930**, 1411. KUHL, I. W., and G. C. SAUER: Seronegative secondary syphilis. J. invest. Derm. **13**, 191 (1949). — KUNSZT, J., E. SÁRFFY u. J. SZÉP: Die Wirkung der Budapester Juventusbäder auf die Wassermann-Reaktion bei syphilitischer Seroresistenz. Orv. Közl. (Sonderbeil. d. Orv. Hetil. 1942 Nr 48) **3**, 691 (1942). [Ungarisch.] Zit. Zbl. Haut- u. Geschl.-Kr. **70**, 187 (1943). — KURIMOTO, K.: Method of conserving serum for W.R. Lues (Kyoto) **2**, 212 (1928). [Japanisch.] Zit. Zbl. Haut- u. Geschl.-Kr. **35**, 548 (1931). — KUROTCHKIN, T. J., and T. L. CH'IN: Comparative sensitivity of Wassermann and Kahn tests in cases of treated syphilis. Clin. med. J. Suppl. 1, 246 (1936). — (1) KURTZ, M. B., u. E. M. HILL: Control serum in the serodiagnosis of syphilis—with special reference to its use in standardizing Kahn antigens. J. vener. Dis. Inform. **32**, 94 (1951). — (2) KURTZ, M. B.: The heating of serum in the Kahn reaction. J. Lab. clin. Med. **15**, 678 (1930). — (1) KUSNETZ, M.: Des phytotoxines dans les cas de certaines dermatoses et de syphilis. Ann. Derm. Syph. (Paris) **6**, 937 (1935). — (2) Über Phytotoxin bei gewissen Dermatosen und Syphilis. Sovet. Vestn. Vener. i Derm. H. 2, 135 (1936). [Russisch.] Zit. Zbl. Haut- u. Geschl.-Kr. **54**, 77 (1937). — (1) KVITTINGEN, J.: Meinicke's reaction. 1. Modified and used as a rapid slide test. II. Used as a quantitative reaction in comparison with W.R. Acta path microbiol. scand. **25**, 767 (1948). Zit. Zbl. Haut- u. Geschl.-Kr. **74**, 274 (1950). — (2) KVITTINGEN, J., J. C. CUTLER, J. C. McCULLOUGH, E. ROSE, V. FORD, R. B. TAMPI, S. SEN and LAKSHWIR: Serological aspects of a syphilis-control programme in the Ghound area, Himachal Pradesh, India. Bull. Org. mond. Santé **7**, 83 (1952). — (3) KVITTINGEN, J., J. C. McCUULOUGH, R. B. TAMPI and J. J. BHALLA: Significance of rapid serological testing for syphilis in field surveys. Bull. Org. mond. Santé **5**, 473 (1952). — KWIATKOWSKI, ST. L.: Hautreaktionen nach Anwendung des „Luetins" Lemberger Erzeugung. Przegl. Derm. Wener. **29**, 321 (1934). [Polnisch.] Zit. Zbl. Haut- u. Geschl.-Kr. **50**, 253 (1935). — KWIESIELEWICZ, K.: Die Diagnose der Syphilis aus einem getrockneten Blutstropfen nach Chediak und der Wert dieser Methode im Vergleich zu anderen serologischen Reaktionen. Przegl. Derm. Wener. **33**, 441 (1938). [Polnisch.] Zit. Zbl. Haut- u. Geschl.-Kr. **62**, 228 (1939).

LABERNADIE, V. G. F.: La réaction de Bordet-Wassermann san étuve. Trans. far east Ass. trop. Med. **3**, 527—530 (1929). — LABRANCA, G.: Una nuova reazione di flocculazione per la sierodiagnosi della lue. (Relazione di Leiboff.) Diagnost. Tecn. Lab. **11**, 568 (1940). — LACROIX: La séro-floculation à la résorcine (réaction de Vernes) dans la kératite interstitielle. Bull. Soc. ophtal. Paris **7**, 444—447 (1931). — LAI, D. G., and W. Y. CHEN: The Wassermann and the Kahn reactions in leprosy. Chin. med. J. **50**, 702 (1936). Zit. Zbl. Haut- u. Geschl.-Kr. **56**, 126 (1937). — LAKATOS, M.: Die Reaktion nach Kiss in der Serodiagnostik der Syphilis. Gyógyászat **1930** II, 705. [Ungarisch.] Zit. Zbl. Haut- u. Geschl.-Kr. **35**, 841 (1931). — LAMI, G.: Zur Frage der paroxysmalen Hämoglobinurie. Z. klin. Med. **111**, 472—484 (1929). — (1) LANA MARTINEZ, F.: Kann die Sulfamidbehandlung auf die Serologie der Syphilis einwirken ? Med. esp. **7**, 556 (1942). [Spanisch.] Zit. Zbl. Haut- u. Geschl.-Kr. **70**, 138 (1943). — (2) Kann die Sulfamidtherapie die Serologie der Syphilis beeinflussen ? Med. esp. **8**, 251 (1942). [Spanisch.] Zit. Zbl. Haut- u. Geschl.-Kr. **70**, 280 (1943). — LANCELLOTTI, M.: Ricerche sulla intradermoreazione a sospensioni di treponema pallidum (ceppo Nichols) in sogetti luetici e non luetici. Minerva derm. (Torino) **30**, Suppl. 12, 714 (1956). — LANDECKER, H.: Zur Bewertung der Wassermannschen Reaktion in der Praxis. Diss. Königsberg i. Pr. 1930. Zit. Zbl. Haut- u. Geschl.-Kr. **40**, 679 (1932). — LANDSTEINER, K.: Die Spezifität der serologischen Reaktionen. Berlin: Springer 1933. — LANDT, F.: Über die serologischen Verhältnisse zu Beginn der Lues. Z. Haut- u. Geschl.-Kr. **4**, 190 (1948). — LANE, R. F.: Spot test for syphilis. Using the modified Meinicke antigen of Ford-Robertson and Colquhoun. Arch. Derm. Syph. (Chicago) **57**, 802 (1948). — LÁNG, S.: Ergebnisse der mit eingetrocknetem Blute durchgeführten Lues-Reaktion. Orv. Hetil. **1940**, 401. [Ungarisch.] Zit. Zbl. Haut- u. Geschl.-Kr. **66**, 178 (1941). — LANGE, C.: Die Serodiagnose der Syphilis mit aktivem Serum. Ergebn. Hyg. Bakt. **15**, 1 (1934). — (1) LANTERI, G.: Fenomeno di flocculazione nei liquidi cefalo-rachidiani dei malati di sifilide nervosa. Nota prev. G. ital. Derm. Sif. **70**, 880—886 (1929). — (2) Sul valore di una reazione di flocculazione alla formalina, nel liquido cerebrospinale di neuro-luetici. II. Boll. Soc. ital. Biol. sper. **5**, 498 (1930). — (3) Sul valore di una reazione di flocculazione alla formalina nei liquidi cerebro-spinali di luetici nervosi. II.

Riv. Pat. nerv. ment. **35**, 231 (1930). — LAPŠINA, V., u. A. GINSBURG-JESELEVIČ: Über die Wassermannsche Reaktion bei Schwangeren. Venerol. **7**, 40 u. dtsch. Zus.fass. 48 (1930). [Russisch.] Zit. Zbl. Haut- u. Geschl.-Kr. **38**, 826 (1931). — LA ROSA, G.: La floculo-réaction de la cholestérine colloidale dans la syphilis. Boll. Soc. internaz. Microbiol. Sez. ital. **1**, 143—146 (1929). — LARSSON, A. J.: Einige Erfahrungen mit der Meinickeschen Luesreaktion (M.K.R. II) an Sanatoriumspatienten. Svenska Läk.-Tidn. **1935**, 775. [Schwedisch.] Zit. Zbl. Haut- u. Geschl.-Kr. **52**, 253 (1936). — LÁSZLÓ, G.: Die Bewertung der verschiedenen Luesreaktionen in der Augenheilkunde. Orv. Hetil. **1933**, 981. [Ungarisch.] Zit. Zbl. Haut- u. Geschl.-Kr. **47**, 346 (1934). — LATKO, N.: Das Karbolantigen zur Wassermannschen Reaktion. Venerol. **7**, H. 2, 56 (1930). [Russisch.] Zit. Zbl. Haut- u. Geschl.-Kr. **35**, 549 (1931). — LAUBER, A.: Vergleichende Untersuchungen über den Ausfall der Komplementbindungsreaktion nach Wassermann und verschiedener Flockungsreaktionen mit der Pallidareaktion nach Gaethgens bei Lues. Praxis **1949**, 50. — LAUGHLEN, G. F.: The Laughlen test for syphilis. Canad. publ. Hlth J. **27**, 396 (1938). — LAUN, R. H., u. E. GEHM: Ein Beitrag zur Luesuntersuchung mittels serologischer Mikroverfahren. (Cardiolipinmikrotest und modifizierte Mikro-Meinicke-Methode.) Z. Hyg. Infekt.-Kr. **138**, 189 (1953). — LAURELL, A. B.: On antibodies separated by paper electrophoresis with special reference to the Wassermann reagins. Acta path. microbiol. scand. (Københ.) Suppl. **103**, 4 (1955). Zit. Zbl. Haut- u. Geschl.-Kr. **94**, 114 (1956). — (1) LAURENTIER, CH.: Sérologie d'une prison. Bull. Soc. franç. Derm. Syph. **37**, 122 (1930). — (2) Statistique sérologique des services obstétricaux à Toulouse. Bull. Soc. franç. Derm. Syph. **37**, 122—123 (1930). — (3) Au sujet de syphilis évolutives à sérologie muette. Bull. Soc. franç. Derm. Syph. **38**, 67 (1931). — (4) Statistique sérologique des prisons de Toulouse 1932. Bull. Soc. franç. Derm. Syph. **40**, 295 (1933). — (5) Statistique sérologique des accouchées des hôpitaux de Toulouse pendant 1931. Bull. Soc. franç. Derm. Syph. **39**, 183 (1932). — (1) LAVERGNE, V. DE, et R. LEVY: Méthode de Kahn et laboratoires régionaux de sérologie. Ann. Hyg. publ. (Paris) **9**, 189 (1931). — (2) LAVERGNE, G. H.: „Tréponème test". Intradermo-réaction pour le diagnostic de la syphilis. Paris méd. Suppl. **4**, 82 (1951). — LAWRYNOWICZ, A., u. E. WILCZKOWSKI: Serologische Syphilisreaktionen bei Malaria. Polska Gaz. lek. **1930**, 629. [Polnisch.] Zit. Zbl. Haut- u. Geschl.-Kr. **35**, 837 (1931). — LAZARUS, J.: A comparison of results by the Wassermann and the Butler test. New Orleans med. surg. J. **82**, 84—85 (1929). — LECHNER, F.: Erfahrungen mit der Müllerschen Ballungsreaktion bei der Untersuchung von 2000 Blutproben. Wien. klin. Wschr. **1929** II, 968—971. — (1) LE CHUITON, F.: Sur la possibilité de faire une échelle syphilimétrique en utilisant la réaction de Meinicke. Arch. Méd. nav. **118**, 295—297 (1929). — (2) Recherches sur la réaction d'opacification de Meinicke. Presse méd. **1930**, 1608. — LECLERCQ, R.: Les colloques internationaux sur la syphilis à Helsinki, 4.—10. septembre 1950 à Paris, 27. septembre — 7. octobre 1950. Ann. Derm. Syph. (Paris) **79**, 165 (1952). — LEFROU, G., et P. BONNET: L'équilibre protéique du sérum sanguin dans la syphilis. Les albumines du sérum et la réaction de Vernes péréthynol. Arch. Inst. prophyl. **7**, 22 (1935). — LEGRAND, P. P.: Nouvelle methode de sérodiagnostic de la syphilis par fixation du chainon central de l'alexine. Ann. Mal. vénér. **33**, 676 (1938). — LE GUYON, R. F.: Injections intra-veineuses par la dorsale de la verge chez les petits animaux de laboratoire (souris, rat, cobaye). C. R. Soc. Biol. (Paris) **107**, 1000 (1931). — LEHMANN, J., u. GERTA FINSTERWALDER: Beitrag zur Wirkung des Immunamboceptors und des Komplementes auf das rote Blutkörperchen. Z. Immun.-Forsch. **106**, 382 (1949). — LEIBHOLZ, E.: Seronegative tertiäre Lues der Haut. Med. Welt **1932**, 778—779. — LEIBOFF, S. L.: A slide floculation test for the diagnosis of syphilis. Prelim. rep. J. Lab. clin. Med. **25**, 317 (1939). — (1) LEIGHEB, V.: Ricerche sul potere lipolitico e chinino-resistenza delle sierolipasi del sangue nella infezione luetica. G. ital. Derm. Sif. **72**, 1133 (1931). — (2) A proposito delle modofocazioni sierologiche osservate nei luetici sottoposti ad irradiazioni ultraviolette. Dermosifilografo 8, 277 (1933). — (3) Nuove ricerche sperimentali sul potere lipolitico del siero sangue nella infezione luetica. Arch. ital. Derm. **12**, 209 (1936). — (4) Contributo allo studio della natura della reazione di Wassermann. La reazione di Wassermann su sieri essiccati. G. ital. Derm. Sif. **77**, 637—655 (1936). — (5) Contributo allo studio della reazione di Wassermann eseguita su sieri essiccati. G. ital. Derm. Sif. **72**, 933 (1937). — LEIPNER, S.: Ergebnisse einer Trockenblutprobe auf Lues. Derm. Z. **71**, 247 (1935). — LEMAIRE, A. E. H.: Les réactions sérologiques de la syphilis. Choix nécessaire de plusieurs méthodes de types différents. Rev. Serv. Santé milit. **106**, 859 (1937). — LEMMEL, L.: Contribution à l'étude de la technique de la réaction de Kahn. Ann. Mal. vénér. **35**, 118 (1940). — LENNETTE, E. H., W. H. CLARK and F. W. JENSEN: Q fever studies. XII. Certain observations on the relationships between serologic tests for brucellosis syphilis and Q fever. Amer. J. publ. Hlth **42**, 12 (1952). — LENZI, S., e A. DI STEFANO: L'antigene fencor acetosol colesterinato nella siero-reazione di Wassermann-Kaup-Izar. G. Batt. Immun. **29**, 545 (1943). — LEPEHNE, G.: Zur Bewertung der Wassermannschen Reaktion in der Praxis. Med. Klin. **1930**, 1325. — LEPPERT, H.: Ablesung des Ergebnisses der Meinicke-Klärungsreaktion nach einer Stunde als Flockungsreaktion. Münch. med. Wschr. **1931** II, 1391—1392. —

(1) LESINSKI, J., B. HOFFMAN u. W. ZAJAC: Die Bedeutung des Nelsontestes für die Therapie der Lues. Kongreßber. des 16. Poln. Dermatol.-Kongr. in Krakau 1958. Pamietnik XVI, Zjardu P.T.D. Krakau 1958. — (2=4) LESINSKI, J., Z. KONOPKA u. W. ZAJAC: Cortison und Syphilisimmunität. Derm. Wschr. 138, 809 (1958). — (3) LESINSKI, J., B. HOFFMAN, M. SZUCH-NICKA, K. WICHER, A. ZUK: Badania doswiadczalne nad zapobiegawczym leczeniem kily. Roczn. Akad. Med. im. Juliana Marchlewskiego w Bialymstoku, Rok 1, 203 (1955). — LESSER, F.: 25 Jahre Wassermannsche Reaktion. Berliner Dermatol. Ges., Sitzg vom 12. V. 1931. Zit. Zbl. Haut- u. Geschl.-Kr. 39, 501 (1932). — LEUCHTENBERGER, R.: The Meinicke clearing reaction in syphilis (M.K.R.) in comparison with the Wassermann test. Urol. cutan. Rev. 35, 172 (1931). — (1) LEVADITI, C., A. VAISMAN et R. SCHOEN: Neurotropisme du virus syphilitique. C. R. Soc. Biol. (Paris) 107, 948 (1931). — (2) LEVADITI, C., A. VAISMAN et G. STROESCO: Virulence du névraxe au cours de la syphilis expérimentale, cliniquement inapparente. Bull. Acad. Méd. (Paris), III. s. 117, 509—520 (1937). — (3) LEVADITI, C.: L'état de prémunition antisyphilitique est-il dû à la présence d'anticorps virulicides dans les humeurs des animaux prémunis ? C. R. Soc. Biol. (Paris) 135, 460 (1941). — (5) LEVADITI, C., et P. LAPINE: Étude sur la vaccination tissulaire dans la syphilis expérimentale. C. R. Soc. Biol. (Paris) 100, 1105 (1929). — (6) LEVADITI, C., A. VAISMAN et A. HAMELIN: Test de Nelson et Mayer. Presse méd. Nr 59, 231 (1952). — LEVENT, R.: Syphilis par transfusion sanguine. Gaz. Hôp. (Paris) 1930, 1720. — LEVER, W. F., and W. K. MASSIE: The Laughlen test in the diagnosis of syphilis. Arch. Derm. Syph. (Chicago) 40, 45 (1939). — LEVINE, B. S.: The phenomenon of cholesterinized alcoholic antigen precipitation in luetic serums. Amer. Med. 35, 477—490. — (1) LEVINE, B. S.: An experimental study and review of the principles involved in complement fixation by the cold and warm incubation procedures. Amer. J. Syph. 14, 378 (1930). — (2) Serologic studies by the precipitation, precipitation-fixation and the cold fixation tests for syphilis. J. Lab. clin. Med. 15, 985 (1930). — (3) A technic to facilitate reading of Kahn results in hemolyzed, highley tinted or cloudy sera and in sera of doubtful reaction. J. Lab. clin. Med. 16, 310 (1930). — (4) Rapid precipitation tests for syphilis and blood transfusion. Amer. J. Syph. 15, 81 (1931). — (5) LEVINE, B. S., and L. BROMBERG: A comparative study of the Eagle, Kahn and Kolmer tests. Amer. J. Syph. 16, 544 (1932). — (6) LEVINE, B. S.: Supersaturation of antigenic beef-heart extracts with cholesterol and its effect on the sensitivity and specifity of the complement fixation reaction. J. Lab. clin. Med. 18, 958 (1933). — (7) Should the precipitation test for syphilis be adopted to the exclusion of complement-fixation procedures. Amer. J. clin. Path. 2, 319—333 (1932). — (8) The cause of the zone phenomenon in complement fixation and its relation to the greater sensitivity of the ice box type of Wassermann reaction. A critical study. Amer. J. Syph. 19, 367 (1935). — (9) Standardization of the hemolytic system for use in the complement fixation reaction for the laboratory diagnosis of syphilis. Amer. J. Syph. 18, 341 (1934). — (10) Zone phenomenon in complement fixation. Relation to greater sensibility of ice box type of Wassermann reaction. Proc. Soc. exp. Biol. (N.Y.) 31, 989 (1934). — (11) LEVINE, J. M.: Importance pour le diagnostic, la thérapeutique et le prognostique des séro-reactions negatives à la syphilis. Ann. Mal. vénér. 29, 585 (1934). — (12) LEVINE, B., S. LITTMAN and B. S. KLINE: Syphilimetry with the exclusion slide tests in 44 cases of early treated syphilis. Prelim. rep. Amer. J. Syph. 23, 413 (1939). — (13) LEVINE, B., B. S. KLINE and M. STEPHENS: Clinical and serological evaluation of 6162 comparative slide tests with cardiolipin, natural lecithin antigen and cardiolipin synthetic lecithin antigen. J. invest. Derm. 28, 305 (1957). — (14) LEVINE, B., B. S. KLINE and H. SUESSENGUTH: Clinical and serologic evaluation of 27,103 consecutive slide tests with cardiolipin-lecithin antigen and Kline antigen. Amer. J. clin. Path. 18, 212 (1948). — (16) LEVINE, B. S.: An experimental study and review of the principles involved in complement fixation by the cold and warm incubation procedures. Amer. J. Syph. 14, 378 (1930). — (15) LEVINE, B. S.: Notes on standardization of cholesterinized alcoholic beef heart antigen for use in complement-fixation procedures employing warm preliminary incubation. Amer. J. Syph. 14, 500 (1930). — (17) LEVINE, B. S.: Theoretical considerations in connection with a cold incubation complement-fixation test. Amer. J. Syph. 15, 225 (1931). — LEVIT, A.: À propos d'une réaction de fixation au sérum actif. C. R. Soc. Biol. (Paris) 112, 16 (1933). — (1) LEVITAN, S., H. A. ARAGON, J. C. CUTLER, J. M. FUNES, J. PORTNOY and A. PARADES-LUNA: Clinical and serologic studies with reference to syphilis in Guatemala, Central America. I. Studies of comparative performance of the Kahn, Kolmer, Mazzini and VDRL slide tests as carried out in the National Orphanage. Amer. J. Syph. 36, 379 (1952). — (2) LEVITAN, S., H. MILLER and J. C. CUTLER: Comparison of rate of titre drop after adequate penicillin therapy of first infections and reinfections in syphilis. Brit. J. vener. Dis. 32, 112 (1956). — LEVITOV, B.: Cholesterin und WaR. Ž. Epidemiol. i Mikrobiol. 3, H. 2, 114 (1934). [Russisch.] Zit. Zbl. Haut- u. Geschl.-Kr. 49, 625 (1934). — LEVRE, V.: Sulle siero-reazioni aspecifiche nei casi delle vie respiratorie. Arch. ital. Derm. 24, 109 (1951). — (1) LEVY, W.: Considérations sur la réaction de Hecht. Ann. Mal. vénér. 27, 742—771 (1932). — (2) LEVY, M. A.: The preparation and use of antigen-mastic in a serodiagnostic test for syphilis. Amer. J. clin.

Path. 11, techn. Sect. 5, 150 (1941). — (3) LEVY, W.: Sur la reaction de Jacobsthal. C. R. Soc. Biol. (Paris) 101, 1080 (1929). — (1) LEWIN, E. M.: Experimentelle Untersuchungen über die Theorie der Autoantikörper bei Lues. Arch. Derm. Syph. (Berl.) 168, 339 (1933). — (2) LEWIN, E.: Experimentelle Untersuchungen zur Theorie der Autoantikörper bei Lues. Sovet. Vestn. Vener. i Derm. 4, 187 (1935). [Russisch.] Zit. Zbl. Haut- u. Geschl.-Kr. 51, 445 (1935). — LEWIS, S. J.: A simple slide test for syphilis. Amer. J. clin. Path. 6, 502 (1936). — LEBERMAN, R.: Konservierung des Serums durch Austrocknen auf Papier (nach der Methode von Krowonossowa) zur Serodiagnose der Syphilis. Vestn. Vener. Derm. H. 1, 90 (1939). [Russisch.] Zit. Zbl. Haut- u. Geschl.-Kr. 63, 75 (1940). — LHÉRISSON, C., et G. O. STUART: La réaction de Hinton. Une nouvelle réaction de floculation pour le séro-diagnostic de la syphilis. Presse méd. 1933, 537. — LIESCH, E.: Rilievi e dati statistici su 6500 siero-diagnosi di sifilide in medicina interna. Riv. clin. med. 34, 757 (1933). — LIGHTER, A. G.: Observations on anticomplementary reactions. Arch. Derm. Syph. (Chicago) 67, 362 (1953). — LIM, C. E., and T. J. KUROTCHKIN: A study of the mechanism of the combined Kahn-Wassermannreactions. Nat. med. J. China 15, 430—435 (1929). Zit. Zbl. Haut- u. Geschl.-Kr. 34, 226 (1930). — LIN, F. C.: The value of Kline test on spinal fluid. Chin. med. J. 52, 865 (1937). Zit. Zbl. Haut- u. Geschl.-Kr. 58, 583 (1938). — LINDAHL, J.: Wert regelmäßiger Ausführung der Wassermann-Reaktion bei chirurgisch Kranken. Nord. Med. 1941, 3692. [Schwedisch.] Zit. Zbl. Haut- u. Geschl.-Kr. 69, 569 (1943). — LINDAU, A.: Transitory, non-specific, strong Wassermann-Kahn reactions. Report of occurrence in four members of the family. Acta chir. scand. 82, 355 (1939). Zit. Zbl. Haut- u. Geschl.-Kr. 62, 586 (1939). — LINDEMULDER, F. G.: A comparison of the Kahn reactions of blister serum, blood and spinal fluid. Arch. Derm. Syph. (Chicago) 34, 455 (1936). — LINK, TH.: Über die Möglichkeit serologischer Untersuchungen auf Syphilis in eingetrocknetem Blut und Serum. Derm. Wschr. 1938, 729. — LINNING, KARLA, u. T. FRANK: Die Bedeutung des Retroplacentarblutes für die Erkennung der Syphilis. Zbl. Gynäk. 1931, 1902. — LIONETTI, G.: La reazione di Wassermann in confronto con la reazione di Sachs-Witebsky (citochol) e con la seconda reazione di chiarificazione di Meinicke (M.K.R. II). G. ital. Derm. Sif. 75, 2021 (1934). — LIPINSKI, W.: Die Wassermannsche Reaktion in eigener Abänderung. Polska Gaz. lek. 1938, 538. [Polnisch.] Zit. Zbl. Haut- u. Geschl.-Kr. 60, 562 (1938). — LIPPELT, H.: Die Bedeutung der Meinicke-Klärungsreaktion (M.K.R. II) im Liquor für die Diagnose der cerebralen Lues. Klin. Wschr. 1936 II, 1839. — LIPPMAN, D.: Der Wert der Ideschen Reaktion bei Lues. Polska Gaz. lek. 1939, 702. [Polnisch.] Zit. Zbl. Haut- u. Geschl.-Kr. 65, 693 (1940). — LIQUORI, A.: Sul valore clinico della reazione di Spicca. Pathologica 43, 113 (1951). — (1) LISI, F., e F. PENNACCHI: Allergia cutanea e superinfezione sifilitica nella paralisi generale progressiva (Demenza paralitica). Ann. Osp. psichiat. Perugia 27, 113 (1933). — (2) LISI, F.: La provocazione delle sierodiagnosi nei luetici con organoluetine endovenose. G. ital. Derm. Sif. 79, 815 (1938). — (3) Allergia cutanea e superinfezione nella paralisi progressiva. Verh. 9. internat. Kongr. Derm. 2, 156 (1936). — LISIO, R.: La reazione di Leiboff per la diagnosi rapida della sifilide. Policlinico, Sez. prat. 1941, 1641. — LITSCHEL, E.: Der Einfluß des Sulfonamidspiegels im Blutserum auf die syphilitischen Reaktionen. Z. ges. Hyg. 1, 62 (1955). — LLOYD, R. B.: Some clinical aspects of the Wassermann test. Experience in Calcutta. Trans. far east Ass. trop. Med. 3, 517—523 (1929). — LITZNER, ST.: Über die Möglichkeit von Fehlurteilen bei der Lues. Ärztl. Sachverst.ztg 43, 313 (1937). — LOBO, A. A.: Reaktion von Kline. Bereitung des Extraktes oder Antigens von Kline. Semana méd. (B. Aires) 1939 I, 1336. [Spanisch.] Zit. Zbl. Haut- u. Geschl.-Kr. 63, 599 (1940). — (1) LÖHE, H., u. H. ROSENFELD: Bemerkung zu der Arbeit von BOAS TÖLBÖLL: Kann eine Injektion von Diphtherieserum eine positive Seroreaktion auf Syphilis bei einem Nicht-Syphilitiker hervorrufen? Derm. Wschr. 1932 I, 616—617. — (2) LÖHE: Hat die Trockenblutprobe nach Chediak für die Erfassung Syphiliskranker irgendwelchen spezifischen Wert und wie ist die Technik derselben? Z. ärztl. Fortbild. 35, 591 (1938). — LOEWY, ERNA: Erfahrungen mit der neuen Meinickeschen Klärungsreaktion (MKR). Derm. Wschr. 1929 I, 869—872. — (1) LOMUTO, G.: Ricerche sugli anticorpi antilipoidei deviante e flocculante. Ann. ital. Derm. Sif. 8, 118 (1953). — (2) Gli antigeni alla cardiolipina nella serologia per la lue. Nota III. Controllo sulla loro standardizzazione. Rass. Derm. Sif. 7, 161 (1954). — (3) Analisi quantitativa di 1146 sieri con la reazione di Sachs-Witebsky. G. ital. Derm. Sif. 96, 43 (1955). — (4) Gli antigeni alla cardiolipina nella sierologia per la lue. Nota I. Demiazione del complemento. Rass. Derm. Sif. 7, 143 (1954). — (2) LONGHI, A.: Il comportamento degli anticorpi antilipoidei e antitreponemici nel siero della madre luetica-in trattamento penicillinico durante la gravidanza-del funicolo ombelicale, del neonato e del lattante. Arch. ital. Derm. 25, 46 (1952). — (3) Il comportamento degli anticorpi antitreponemici e antilipoidei nel siero della madre luetica e del figlio credo-luetico (funicolo, ombelicale, neonato, lattante). Arch. ital. Derm. 25, 241 (1953). — (1) LONGHIN, S., u. T. TEODOSIU: Die Serodiagnostik im Blaseninhalt bei künstlicher Blase, als diagnostisches Mittel bei sonst seronegativen Fällen. Rev. san. mil. 38, 470 (1939). [Rumänisch.] Zit. Zbl. Haut- u. Geschl.-Kr. 64, 554 (1940). — (2) LONGHIN, S., GH. TATARANU et P. MARINESCU:

La valeur du sérodiagnostic de la syphilis dans le liquide de vésicatoire. Bull. Soc. méd. Hôp. Bucarest 22, 440 (1940). Zit. Zbl. Haut- u. Geschl.-Kr. 68, 443 (1942). — LONGIN, L. A.: Réaction d'opacification de Meinicke et pratique médicale courante. Ann. Derm. Syph. (Paris) 8, 5 (1937). — (1) LONGO, V., e D. MILARDI: La reazione di chiarificazione di Meinicke (M.K.R.) nel liquido cefalo-rachidiano. Boll. Soc. ital. Biol. sper. 5, 386 (1930). — (2) Sul valore diagnostico della reazione di chiarificazione di Meinicke (M.K.R.) nel liquido cefalo-rachidiano. Diagnost. Tecn. Lab. 1, 1031 (1930). — LORENZ, E.: Das Guttadiaphot beim kranken Kinde. Klin. Wschr. 1929 II, 1574—1576. — LOURIÉ, A.-G., et J.-M. LEVINE: Peut-on considérer la réinfection syphilitique comme preuve de guérison d'une première syphilis. Ann. Mal. vénér. 31, 334 (1936). — LOVEMAN, A. B., and L. STOCKING: Kahn reaction with spinal fluids containing varying amounts of syphilitic blood. Arch. Derm. Syph. (Chicago) 29, 653 (1934). — LUBIN, G., R. L. KAHN and M. B. KURTZ: Studies on antigen for the Kahn test. IV. Properties of sensitized antigen. J. infect. Dis. 45, 196—207 (1929). — LUCA, A. DE, e G. MONTILLI: Gli antigeni luetici al vaglio della reazione Spicca. Ann. ital. Derm. Sif. 6, 78 (1951). — LUCHERINI, T., e ELENA MARRONI: La nuova reazione di Leiboff nella diagnosi della sifilide. Policlinico, Sez. prat. 1941, 13. — LUCIANO: L'enzimoreazione nella sifilide dell'occhio. Arch. di Biol. 6, Nr 6, 9 (1929). — LUDOVICI, P. P., A. E. AXELROAD and B. B. CARTER: Circulating antibodies in vitamin deficiency states. Pantothenic acid-sparing action of DL-methionine. Proc. Soc. exp. Biol. (N.Y.) 76, 670 (1951). — LUGER, A.: Endemische Syphilis in Syrien. Derm. Wschr. 137, 25, 57 (1958). — (1) LUNDBÄCK, H., and A. L. ALLANDER: Studies on the Wassermann reaction. I. Some factors responsible for variation in activity of the cardiolipin-lecithin-cholesterol antigen in aqueous dilution. Acta path. microbiol. scand. 29, 287 (1951). Zit. Zbl. Haut- u. Geschl.-Kr. 81, 94 (1952). — (2) LUNDBÄCK, H.: Studies on the Wassermann reaction. II. Effect on the activity of the cardiolipin-lecithin-cholesterol antigen of variation of the procedure for diluting and combining the separate components. Acta path. microbiol. scand. 31, 10 (1952). Zit. Zbl. Haut- u. Geschl.-Kr. 82, 317 (1953). — (3) Studies on the Wassermann reaction. III. Effect in the activity of the cardiolipin-lecithin-cholesterol antigen of variation of the procedure for diluting and combining the separate components (cont.) Acta path. microbiol. scand. 31, 73 (1952). Zit. Zbl. Haut- u. Geschl.-Kr. 82, 317 (1953). — (4) Studies on the Wassermann reaction. V. Activity of antigens containing different proportions and concentrations of cardiolipin, lecithin and cholesterol. Acta path. microbiol. scand. 31, 289 (1952). Zit. Zbl. Haut- u. Geschl.-Kr. 84, 399 (1953). — (5) Studies on the Wassermann reaction. VI. Comparison of some properties of unpurified and cardiolipin-lecithin-cholesterol antigens. Acta path. microbiol. scand. 31, 302 (1952). Zit. Zbl. Haut- u. Geschl.-Kr. 84, 399 (1953). — (6) Studies on the Wassermann reaction. VII. Effect of normal serum on the activity of the cardiolipin-lecithin-cholesterol antigen. Acta path. microbiol. scand. 31, 312 (1952). Zit. Zbl. Haut- u. Geschl.-Kr. 84, 399 (1953). — LUNSFORD, C. J., and P. W. DAY: Transference of inguinal glands in human syphilis. J. Amer. med. Ass. 102, 448 (1934). — LVOFF, R. F.: The effect of ageing upon kline antigen. Chin. med. J. 49, 236 (1935). Zit. Zbl. Haut- u. Geschl.-Kr. 51, 584 (1935). — LYNCH, F. W., R. E. BOYNTON and A. C. KIMBALL: False positive serologic reactions for syphilis. Due to smallpox vacinations (vaccinia). J. Amer. med. Ass. 117, 591 (1941). — (1) LYONS, M. A.: A study of the provocative Wassermann, Kahn and Vernes flocculation tests for syphilis on identical specimens of serums. Amer. J. Syph. 14, 366 (1930). — (2) The clinical aspect of serologic discord in syphilis. Arch. Derm. Syph. (Chicago) 23, 317 (1931).

MAALØE, O.: On the dependence of the phagocytosis stimulating action of immuneserum on complement. Acta path. microbiol. scand. 24, 33 (1947). Zit. Zbl. Haut- u. Geschl.-Kr. 72, 12 (1949). — MACCARI, F.: Sul valore di alcune sierodiagnosi per la lue (R.W., R.H., M.T.R., M.K.R.) e sulla interpretazione complessiva dei loro resultati. Atti Accad. Fisiocr. Siena, X. s. 5, 306 (1931). — MACCARINI, H.: Betrachtungen über die praesumptive Kahnsche Reaktion. Sem. méd. (B. Aires) 1937 II, 321. [Spanisch.] Zit. Zbl. Haut- u. Geschl.-Kr. 58, 311 (1938). — (1) MacFARLANE, L. R. S., C. K. ANDERSON and F. C. PINION: Stability of the antigen used in the Price precipitation reaction under differing temperature conditions. Brit. J. vener. Dis. 29, 236 (1953). — (2) MacFARLANE, W. V., W. G. A. SWAN and R. E. IRVINE: Cardiovascular disease in syphilis. A review of 1,330 patients. Brit. med. J. 1956, No 4971, 827. — (3) MacFARLANE, W. V., and J. GORMAN: The kline-test in syphilis. Brit. med. J. 1935, No 3870, 469. — (4) MacFARLANE, W. V., and C. B. S. SCHOFIELD: Syphilis in mental deficiency. Brit. J. vener. Dis. 28, 138 (1952). — MACHALA, W. E., and F. R. HASSLER: The effect of an additional 4-minutes' rotation on reactions to the VDRL slide flocculation test. J. vener. Dis. Inform. 32, 192 (1951). — MACHTOU, M.: Exemple des services rendus par la réaction à la résorcine. Arch. Inst. prophyl. 4, 55—56 (1932). — MACKAY, CH.: Wassermann reaction in maternity work. Glasg. med. J. 128 (1937). — MACKENZIE, R. D., and R. S. MARSHALL: Some observations on anticomplementary sera. J. Path. (Chicago) 35, 175—182 (1932). — (1) MAGNUSSON, B.: Die Flockungsreaktion von Berger in der routinemäßigen Luesdiagnose. Nord. Med. 43, 371 (1950). — (2) MAGNUSON, H. J., and F. A.

THOMPSON jr.: Treponemal immobilization test of normal and syphilitic serums. J. vener. Dis. Inform. **30**, 309 (1949). — (3) MAGNUSON, H. J., F. A. THOMPSON jr. and B. J. ROSENAU: The effect of subcurative penicillin therapy upon the rate of development of aquired immunity in experimental syphilis. Amer. J. Syph. **34**, 219 (1950). — (4) MAGNUSON, H. J., F. A. THOMPSON jr. and CH. P. McLEOD: Relationship between treponemal immobilizing antibodies and acquired immunity in experimental syphilis. J. Immunol. **67**, 41 (1951). — (5) MAGNUSON, H. J., and A. THOMPSON: Heterologous strain immunity in experimental syphilis. J. Immunol. **67**, 35 (1951). — (6) MAGNUSON, H. J., and F. A. THOMPSON: The effect of repeated cured infections on the development of acquired homologous strain immunity in experimental syphilis. Amer. J. Syph. **36**, 237 (1952). — (7) MAGNUSON, H. J., E. W. THOMAS, S. OLANSKY, B. I. KAPLAN, L. DE MELLO and J. C. CUTLER: Inoculation syphilis in human volunteers. Medicine (Baltimore) **35**, 33 (1956). — (8) MAGNUSON, H. I., B. I. ROSENAU and I. W. CLARK: The duration of acquired immunity in experimental syphilis. Amer. J. Syph. **33**, 297 (1949). — MAIBERG, R. M., E. S. ORETSCHKIN, G. I. BOJEWSKAJA, W. P. PANOW u. A. M. TIESEN-HAUSEN: Methoden der Syphiliserkennung in Entbindungsanstalten. Akuš. i Ginek. H. 1, 104 (1937). [Russisch.] Zit. Zbl. Haut- u. Geschl.-Kr. **56**, 573 (1937). — MAKOWIEC, J.: Das Verhalten der Wassermannschen Reaktion innerhalb verschiedener Blutgruppen bei behandelter Lues. Med. dośw. i spol. **21**, 397 (1936). [Polnisch.] Zit. Zbl. Haut- u. Geschl.-Kr. **56**, 571 (1937). — (1) MALCANGI, L.: L'importanza delle globuline nel determinismo della reazione di Wassermann. Rif. med. **1938**, 1010. — (2) Sul comportamento della siero-albumina nella genesi della reazione di Wassermann. Rif. med. **1939**, 1687. — MÁLEK, I., u. K. RASKA: Die Eagleschen Modifikationen der Lues-Reaktionen. Čas. Lék. čes. **1939**, 732. [Tschechisch.] Zit. Zbl. Haut- u. Geschl.-Kr. **66**, 614 (1941). — MALFATTI, O.: L'errore da emolisina anti-montone nella reazione di Wassermann. Rass. Studi psichiat. **18**, 509—514 (1929). — MALLOY, A. M., R. L. KAHN and LUCY WESTALL: Precipitation with cerebrospinal fluids. J. infect. Dis. **48**, 203—211 (1931). — MALMGREN, B.: Echte und falsche positive Luesreaktionen und einige Möglichkeiten der Differentialdiagnose. Nord. Med. **1943**, 204. [Schwedisch.] Zit. Zbl. Haut- u. Geschl.-Kr. **70**, 588 (1943). — (1) MALTANER, E.: Is the sensitizing effect of cholesterol for the antigen used in the complement-fixation test for syphilis due to the con-taminating sterol, ergosterol? Proc. Soc. exp. Biol. (N.Y.) **26**, 677—678 (1929). — (2) Sero-logical tests for the diagnosis of syphilis. Amer. J. publ. Hlth **28**, Suppl., 114 (1938). — (3) Serologie tests in the diagnosis of syphilis. Amer. J. publ. Hlth **29**, 104 (1939). — (4) Is the sensitizing effect of cholesterol for the antigen used in the complement-fixation test for syphilis due to the contaminating sterol, ergosterol? J. Immunol. **18**, 11 (1930). — MANACE, G.: Evaluation of the Kahn reaction in children. Amer. J. Dis. Child. **40**, 63 (1930). — (1) MANAI, A., e A. ROVASIO: Ricerche sulla Wassermann. L'influenza del tasso glicemico sulla reazione di Wassermann. I. Studi sassaresi **7**, 359—363 (1929). — (2) La malattie intercorrenti nei luetici e la loro influenza sulla reazione di Wassermann. Studi sassaresi **8**, 89 (1930). — MANCA-PASTORINO, V.: Ricerche sulla Citochol reazione. Boll. Sez. region. Soc. ital. Derm. Nr 2, 189 (1934). — MANDELBAUM, H., and A. N. SAPERSTEIN: Transmission of syphilis by blood transfusion. A case of acute gummatous osteomyelitis. J. Amer. med. Ass. **106**, 1061 (1936). — MANHEIMS, P. J., and I. S. MOGRATH: Verfahren zur Herstellung ständigen Vorrates an Meerschweinchen-Herzextrakt. J. Lab. clin. Med. **16**, 619 (1931). — MANHEIMS, P. J., and IRENE S. McGRATH: Technic for a constant supply of guinea pig heart antigen. J. Lab. clin. Med. **16**, 619 (1931). — MANINCHEDDA, R.: La reazione di Kline nel liquido cefalo-rachidiano. Rass. Studi psichiat. **26**, 213 (1937). — MANO, W.: Über die Unter-suchungsresultate der Takata-Reaktion bei Latentsyphilitiker. Jap. J. Derm. **43**, 77 (1938). Zit. Zbl. Haut- u. Geschl.-Kr. **59**, 693 (1938). — (1) MANOUÉLIAN: Déstruction massive et intense des tréponèmes dans les veines placentaires. Bull. Soc. Obstét. Gynéc. Paris **21**, 257—258 (1932). — (2) MANOUÉLIAN, Y.: Hémorragie ombilicale syphilitique et tréponèmes. C. R. Acad. Sci. (Paris) **199**, 1690 (1934). — MANTEUFEL, P., u. W. MAERKER: Zur Frage der „gewerbsmäßigen" Ausführung der Serodiagnose bei Lues. Zbl. Bakt. I. Abt. Orig. **114**, 264—271 (1929). — MANTZOROS, P. G.: Die Reaktion nach Vernes. Technik und Vorteile der Methode. Syphilometria als Basis antisyphilitischer Behandlung. II. Rev. Ştiinţ. med. **19**, 2302 (1930). [Rumänisch.] Zit. Zbl. Haut- u. Geschl.-Kr. **38**, 119 (1931). — MARAGNANI, U.: La intradermoreazione con antigene treponemico proteico nei luetici. Minerva derm. (Torino) **30**, 16 (1955). — (1) MARCHI, C.: La reazione pallida di Gaethgens (PaR) nella sifilide. Atti Soc. ital. Derm. Sif. **3**, 662 (1941). — (2) La reazione cromatica di ide (IR.) per la diagnosi sierologica rapida della sifilide. G. ital. Derm. Sif. **81**, 343 (1940). — MARCHINI, E.: La reazione de Spicca nella sierodiagnosi della sifilide. Dermosifilografo **25**, Suppl., 529 (1951). — (1) MARCHIONINI, A.: Differenzierung syphilitischer Erkrankungen des Zentralnervensystems durch die Komplementbindungsreaktion mit Gehirnextrakten in Liquor cerebrospinalis. 8. Internat. Kongr. für Dermatol. u. Syphilidol., Kopenhagen 5.—9. VIII. 1930. — (2) Früh-diagnose der Metasyphilis durch die Liquoruntersuchung. 55. Tagg der Ver.igg Südwestdtsch. Dermatol., Stuttgart, Sitzg vom 9.—10. V. 1931. — (3) Zur Liquordiagnose metasyphilitischer

Erkrankungen des Zentralnervensystems. Dtsch. Z. Nervenheilk. **122**, 55 (1931). — (4) Neuere Liquoruntersuchungen zur Differentialdiagnose syphilitischer Erkrankungen des Zentralnervensystems. II. Mitt. Differentialdiagnose durch die Komplementbindungsreaktion mit Gehirnextrakten. Klin. Wschr. **1932** I, 146. — MARCIALIS, G.: Sul valore di complemento secco di Straub. Studi sassaresi **6**, 517—525 (1928). — MARCO, A. DE: Osservazioni sulla reazione di Benedek e Thurzò al permanganato di potassio sul siero di sangue come reazione di orientamento nella Wassermann. Osped. psichiat. **4**, 265 (1936). — (1) MAREK, A.: Kritische Betrachtungen über den Ide-Schnelltest der Behringwerke mit Vollblut. Wien. med. Wschr. **105**, 489 (1955). — (2 = 1) — MARGNI, R. A.: Macro y microreacciones para el diagnóstico de la sífilis practicadas con antigeno original. Rev. Asoc. bioquim. argent. **17**, 215 (1952). Zit. Zbl. Haut- u. Geschl.-Kr. **86**, 206 (1953). — (1) MARINESCU, G., D. GRIGORESCU u. G. BUTTU: D'Amaducci'sche Reaktion. Mikro-Meinicke im Liquor. Spitalul **51**, 493—495 u. franz. Zus.fass. 511 (1931). [Rumänisch.] Zit. Zbl. Haut- u. Geschl.-Kr. **41**, 642 (1932). — (2) La réaction d'Amaducci (micro-Meinicke) dans le liquide céphalo-rachidien. Bull. Sect. sci. Acad. roum. **15**, 9—12 (1932). Zit. Zbl. Haut- u. Geschl.-Kr. **42**, 642 (1932). — MARKOVIĆ, V.: Über unspezifische Seroreaktionen bei der Luesdiagnose. Lijecn. Vjesn. **60**, 701 (1938). [Serbo-Kroatisch.] Zit. Zbl. Haut- u. Geschl.-Kr. **62**, 140 (1939). — (1) MARKUS, L., u. A. AJNBERG: Die Zerstörung der Glykoseregulation im Blut und die Kurve der alimentären Hyperglykämie bei der Syphilis. Vrač. Delo **14**, 244—250 (1931). [Russisch.] Zit. Zbl. Haut- u. Geschl.-Kr. **39**, 807 (1932). — (2) MARKUS, L., K. MOSKWIN u. B. GEFT: Beiträge zum Studium der Hautreaktivität bei Syphilis. Sovet. Vestn. Vener. i Derm. **3**, 605 (1934). [Russisch.] Zit. Zbl. Haut- u. Geschl.-Kr. **49**, 624 (1934). — (1) MARQUARDT, F.: Die Klärungsreaktion von Meinicke (M.K.R.). Münch. med. Wschr. **1929** II, 2096. — (2) Spirochätenextrakt als Antigen zur Wassermannschen Reaktion in Blut und Liquor. Derm. Wschr. **1930**, 1591. — MÁRQUEZ, F.: A rapid slide flocculation test for syphilis. Amer. J. Syph. **25**, 319 (1941). — MARQUIS, H. H.: The Hinton test of the blood in neurosyphilis. Amer. J. Syph. **22**, 208 (1938). — MARRAS, A.: The Kahn reaction with ordinary and colored antigens in syphilis and leprosy parallel with the Wassermann and Meinicke reactions. Urol. cutan. Rev. **35**, 375 (1931). — MARSH, F.: The Wassermann reaction and Kahn test. Brit. med. J. **1929**, No 3588, 666—667. — MARSHAK, L. C., and ST. ROTHMAN: Skin testing with a purified suspension of Treponema pallidum. Amer. J. Syph. **35**, 35 (1951). — MARSON, G.-B., e C. ROSETTI: La nostra esperienza con la cardiolipina nella sierodiagnosi della lue. Minerva derm. (Torino) **29**, 353 (1954). — (1) MARTELLI, C.: Riattivazione „paradossa" della reazione di Wassermann. Rinasc. med. **11**, 336 (1934). — (2) MARTELLI, T.: Ricerche sulla reazione di Wassermann e sulle reazioni di flocculazione nel siero di sangue dei volatili. G. Batt. Immun. **21**, 431 (1938). — (3) Comportamento delle globuline seriche dei polli nella reazione di Wassermann e nelle reazioni di flocculazione. G. Batt. Immun. **22**, 251 (1939). — (1) MARTIN, G., et M. LEGER: Dépistage sérologique de la syphilis dans les dispensaires chez des sujets considérés tuberculeux. Arch. Inst. prophyl. **1**, 333—336 (1929). — (2) La règle des huit mois et ses applications pratiques. Arch. Inst. prophyl. **4**, 21—53 (1932). — (1) MARTINENGO, V.: Le globuline nel siero di sangue dei malati di mente. Note Psichiat. (Pesaro) **61**, 405 (1932). — (2) La reazione cromatica di Ide nella diagnostica neuropsichiatrica. Arch. ital. Med. sper. **5**, 779 (1939). — MARTINOTTI, L.: Gli antigeni colesterinati nella sierodiagnosi di Wassermann. Arch. ital. Derm. **6**, 396 (1931). — MASIA: Ricerche comparative tra il contenuto di ambocettore emolitico ed il valore complementare nel siero di sangue e nel liquido di bolla da cerotto cantaridato. Boll. Sez. region. Soc. ital. Derm. H. **3**, 159 (1931). — MARZOCCHI, L.: Variazioni della coagulabilità sanguina nei luetici. Med. sper. **7**, 601 (1940). — MASANTE, G.: Indagini sierodiagnostiche per la sifilide nei vecchi e rilievi statistici. Rif. med. **1939**, 366. — (1) MASIGNANI, V.: Sul valore della M.K.Ho. una modificazione di Hohn alla reazione di chiarificazione di Meinicke (M.K.R.I.). Rass. Studi psichiat. **22**, 23 (1933). — (2) La reazione emoclasica nei paralitici progressivi in rapporto ad alcune reazioni sierologiche. (Bordet-Wassermann, II. Ballungs-Reaktion di Muller reazione di chiarificazione di Meinicke.) Rass. Studi psichiat. **21**, 670 (1932). — MASON, J. K., and C. HEADLAND: An appreciation of Price's precipitation reaction in the serological diagnosis of syphilis. Brit. J. vener. Dis. **31**, 254 (1955). — (1) MASSAZZA, A., e G. U. FAJELLA: Dati comparativi tra alcune reazioni di flocculazione. Ann. Osp. psichiat. Perugia **5/6**, 109 (1934). — (2) MASSAZZA, A.: Sul valore della reazione di Müller con particolare riguardo al decorso della paralisi progressiva dopo la piretoterapia. Ann. Osp. psichiat. Perugia **7**, 41 (1935). — (3) MASSAZZA, A., e G. U. FAJELLA: La riattivazione sierologica della lue. Ann. Osp. psichiat. Perugia **8**, 97 (1936). — MATSUMURA, S. H.: Zur Statistik der Wassermannschen Reaktion bei malignen Geschwülsten. Tôhoku J. exp. Med. **23**, 268 (1934). Zit. Zbl. Haut- u. Geschl.-Kr. **49**, 624 (1934). — MATTIOLI-FOGGIA, C.: La reazione di Ide per la diagnosi sierologica immediata della sifilide. Cervello **21**, 121 (1942). — MATTLET, G.: Une modification de la réaction de Bordet-Wassermann spécialement intéressante pour les médecins éloignés des labaratoires. Ann. Soc. belge Méd. trop. **12**, 273—279 (1932). — (1) MATUSIS, A.: Zur Frage der Serodiagnostik der Syphilis nach der Meinicke-Klärungsreaktion. Vrač. Delo **13**, 182 (1930). [Russisch.] Zit. Zbl. Haut-u. Geschl.-Kr. **36**, 828 (1931). — (2) Vergleichende Bewertung der Methoden von Wassermann, Kahn und der Meinickeschen Klärungsreaktion. Vrač. Delo **15**, 421 (1932). [Russisch.] Zit. Zbl. Haut- u. Geschl.-Kr. **44**, 345 (1933). — MAUGERI, S.: Weitere Beiträge zum immunologischen Verhalten des Normalserums. VI. Zur Entstehung des Komplements und Normalambozeptors gegen Hammelblutkörperchen beim Menschen, beim Schwein und bei der Ratte. Z. Immun.-Forsch. **74**, 473—482 (1932). — MAURER, G.: Vermeidung der Luesübertragung bei Bluttransfusionen. Med. Mschr. **3**, 583 (1949). — MAVROS: Das Guttadiaphot. VI. Tierexperimentelle Untersuchungen über das Positivwerden der Guttadiaphote durch Anämie und Infektion. Z. klin. Med. **112**, 205—214 (1929). — MAYER, J. B., u. H. F. HERKENHOFF: Die Behandlung der Lues bei Mutter und Kind und deren Ergebnisse. Ann. paediat. (Basel) **177**, 194 (1951). — MAYEWSKA, Z.: Positive Wassermann's reaction in the cours of tuberculous meningitis. Polski Tyg. lek. **9**, 740 (1954). [Polnisch.] Zit. Zbl. Haut- u. Geschl.-Kr. **92**, 190 (1955). — MAYR, J.: Zur Frage der Syphilisprophylaxe. 65. Herbsttagg der Ver.igg Südwestdtsch. Hautärzte, Würzburg, Sitzg vom 22.—23. X. 1938. Zit. Zbl. Haut- u. Geschl.-Kr. **62**, 5 (1939). — MAZGON, R.: Über die Bedeutung der Kissschen Reaktion in der Diagnose der Syphilis. Wien. med. Wschr. **1929**II, 1449—1453. — MAZZA, A.: La reazione cromatica Ide per la diagnosi della sifilide. Riv. sper. Freniat. **63**, 361 (1939). — (1) MAZZANTI, C.: Sul valore clinico della reazione di Kahn. (Osservazioni su 6000 casi.) Atti Soc. ital. Derm. Sif. **1**, 658 (1939). — (2) La reazione di Ide nella sifilide in confronto alle altre reazioni di precipitazione (Meinicke e Kahn) e alla reazione di Wassermann. Atti Soc. ital. Derm. Sif. **1**, 1027 (1939). — (1) MAZZINI, L. Y.: A reliable, sensitive, simple, and rapid slide flocculation test for syphilis. Amer. J. clin. Path. **9**, 163 (1939). — (2) Mazzini cardiolipim microflocculation test for syphilis. J. Immunol. **66**, 261 (1951). — McCLUSKIE, J. A. W.: The transmission of syphilis by blood transfusion. Brit. med. J. **1939**, No 4075, 264. — (1) McDERMOTT, E. B.: The presumptive Kahn procedure in syphilis based on 15000 examinations. Arch. Path. **8**, 661—663 (1929). — (2) The quantitative Kahn procedure with standard and sensitized antigens. Arch. Derm. Syph. (Chicago) **20**, 860—861 (1929). — (3) The Kahn presumptive procedure with spinal fluids. Arch. Neurol. **23**, 531 (1930). — (4) McDERMOTT, E. B., L. B. STEWART and R. L. KAHN: Serological Laboratory and A. H. WHEELER and ELLA M.BRANDON, AB, TPI Research Laboratory Department of Dermatology and Syphilology: Relation between Kahn and treponemal immobilization (TPI) reactions in hospital practice. To be presented (by Reuben L. Kahn) on Monday, November 14, 1955, at 2:30 p.m. before the Laboratory Section of the American Public Health Association at its 83rd Annual Meeting in Kansas City, November 14 to 18, 1955. — (5) McDERMOTT, E. B.: A note serologic tests for syphilis used in the world, Reprinted from the public health Laboratory official. Bull. of the Conf. of state and provincial publ. Health Laboratory Directors, **14**, 6—7 (January) 1956. — (1) McINTYRE, M. C., and R. L. GILMAN: Serologic studies. II. A clinical comparison of the Kolmer complement fixation and the Kahn precipitation tests in syphilitic and non-syphilitic cases. J. Amer. med. Ass. **93**, 358—360 (1929). — (2) McINTYRE, M. C.: A study of the viscosity of blood serum in syphilis, with a report on the serum albumin and serum globulin content. J. Lab. clin. Med. **16**, 952 (1931). — McLEOD, CH. P., H. J. MAGNUSON and CH. HILL: Production of immobilizing antibodies unaccompanied by active immunity to treponema pallidum as shown by injection rabbits and mice with the killed organisms. Amer. J. Syph. **37**, 9 (1953). — (1) McLEOD, CH. P., and H. J. MAGNUSON: Development of t·eponema immobilizing antibodies in mice following injektion of killed treponema pallidum (Nichols strain). J. vener. Dis. Inform. **32**, 274 (1951). — (2) McLEOD, CH. P., H. J. MAGNUSEN, P. S. STOKES, V. M. WILLIS and V. F. BAPTISTE: Production of immobilizing antibodies unaccompanied by active immunity to treponema pallidum as shown by injecting rabbits and mice with the killed organisms. Amer. J. Syph. **37**, 9 (1953). — McMENEMEY and W. H. WIHTEHEAD: The Ford-Robertson and Colquhoun modification of the Meinicke clarification reaction compared with the Harrison Wyler Wassermann and the standard Kahn reactions: Together with a new method of notation. Brit. J. vener. Dis. **25**, 147 (1949). — MECO, O.: La variazioni della r. Wassermann nel trattamento della paralisi progressiva. (Contributo allo studio del meccanismo terapeutico pireto-specifico.) II. Rass. Studi psichiat. **23**, 97 (1934). — MEDEIROS, L.: Beitrag zum Studium der Komplementfixation beim Aussatz. An. bras. Derm. **8**, 65 (1933). [Portugiesisch.] Zbl. Haut- u. Geschl.-Kr. **49**, 457 (1934). — MEDINA, R.: Reacciones producidas en enfermos de pinta, buba o sifilis por inoculación de treponema pertenue, Castellani 1905. Su posible applicación al diagnóstico de curación de estas treponematosis. Arch. venez. Pat. trop. **2**, 51—87 (1954). Zit. Zbl. Haut- u. Geschl.-Kr. **92**, 183 (1955). — MEERSEMAN, E.: De la technique et de la valeur comparée des principales méthodes de diagnostic biologique de la syphilis. Arch. Méd. mil. **92**, 365—412 (1930). — MEHROTRA, T. N., and N. P. GUPTA: Slide modification of Meinicke's test as a screening procedur in serological tests for syphilis. Indian J. med. Sci. **7**, 482 (1953). — (1) MEINICKE, E.: Meine Klärungsreaktion auf Syphilis(M.K.R.). III.Mitt. Münch. med. Wschr. **1929**I, 318 bis

319. — (2) Die M.K.R. als Mikro- und Schnellreaktion. Klin. Wschr. **1929**I, 1080—1081. — Rinasc. med. **6**, 253—254 (1929). — (3) Meine Klärungsreaktion auf Syphilis (M.K.R.). Münch. med. Wschr. **1929**II, 1967—1968. — (4) Meine Klärungs-Reaktion auf Syphilis (M.K.R.). Herbsttagg der Ver.igg Rheinisch-westf. Dermatol. in Münster i. W., Sitzg vom 26. u. 27. X. 1929. Zbl. Haut- u. Geschl.-Kr. **33**, 315 (1930). — (5) Zur Kenntnis meiner Trübungsreaktion auf Syphilis (M.T.R.). Klin. Wschr. **1930**, 1867. — (6) Über die Notwendigkeit der Ergänzung der Wassermannschen Reaktion durch Flockungs- und Klärungsreaktionen. Derm. Wschr. **1930**, 1564. — (7) Die M.K.R. als Mikro-Schnellreaktion für inaktivierte Sera. Klin. Wschr. **1930**, 2304. — (8) Die Wichtigkeit der Anstellung der Syphilisreaktionen bei Lungentuberkulosen. Beitr. Klin. Tuberk. **78**, 416 (1931). — (9) Über die Technik der Klärungsreaktion nach Meinicke. Therapia (Budapest) **8**, 268—272 (1931). [Ungarisch.] Zit. Zbl. Haut- u. Geschl.-Kr. **39**, 694 (1932). — (10) Die Meinicke-Reaktion als Immunitätsreaktion. Klin. Wschr. **1931**II, 1757—1760. — (11) MEINICKE, E., u. B. HOLTHAUS: Über die Meinicke-Klärungsreaktion im Liquor cerebrospinalis. (Ergänzende Bemerkungen zu der gleichnamigen Arbeit von JEHN in Jg. 1933, Nr 3 dieser Wschr.) Klin. Wschr. **1933**I, 349. — (12) MEINICKE, E.: Die M.K.R. II. Zbl. Bakt., I. Abt. Orig. **127**, Beih., 187* bis 191* u. 199*—203* (1932). — (13) Beiträge zur Frage des serologischen Luesnachweises. Über den Wert der Ausführung einer oder mehrerer Flockungsmethoden als Ergänzung zur WaR. (Bemerkungen zu der gleichnamigen Arbeit von G. BLUMENTHAL in Nr 3 dieser Wschr.) Med. Klin. **1933**, 325. — (14) Über die Meinicke-Klärungsreaktion (M.K.R. II) im Liquor cerebrospinalis. Münch. med. Wschr. **1933**II, 1186. — (15) MEINICKE, E., C. LANGE u. KAFEMANN: Wassermannsche Reaktion und Nicotinabusus. Med. Welt **1934**, 494. — (16) MEINICKE, E.: Die Befundberichte über die WaR. und die Lues-Flockungsreaktionen. Dtsch. med. Wschr. **1934**I, 613. — (17) MEINICKE, E., u. R. FISCHER: Die Trockenblut-M.K.R. II. Berliner Dermatol. Ges., Sitzg vom 16. V. 1939. Zit. Zbl. Haut-u. Geschl.-Kr. **62**, 611 (1939). — (18) Die Trockenblut-MKR. II. Klin. Wschr. **1939**II, 1060. — (19) MEINICKE, E.: Die Trockenblut-M.K.R. II zur Serodiagnose der Syphilis. Öff. Gesundh.-Dienst B **5**, 397 (1939). — (20) MEINICKE, E., W. BRÜHL u. R. FISCHER: Die Trockenblut-MTbR. (Tr.MTbR.) als Suchprobe auf Tuberkulose und Syphilis bei der Durchuntersuchung größerer Bevölkerungskreise. Klin. Wschr. **1940**II, 674. — (21) MEINICKE, E., u. R. FISCHER: Luesbekämpfung durch Massenuntersuchungen mit der Trockenblutprobe. (Bemerkungen zu der gleichnamigen Arbeit von Doz. Dr. habil. P. DAHR in Nr 22 dieser Z.) Med. Welt **1940**, 795. — (22) MEINICKE, E.: Über die Zuverlässigkeit der Trockenblutreaktion nach CHEDIAK und deren Verwendbarkeit in der Wehrmacht. [Bemerkungen zu der gleichnamigen Arbeit von FRITSCHI in dieser Z. Heft 1 (1941).] Dtsch. Mil-arzt **6**, 301 (1941). — (23) MEINICKE, K.: Bewertung serologischer Reaktionsausfälle bei Lues. Ostbayerische Wissenschaftl. Dermatol., Sitzg Regensburg am 6. u. 7. Okt. 1951. Zit. Zbl. Haut- u. Geschl.-Kr. **78**, 270 (1952). — (24) Ergebnisse von Reihenuntersuchungen mit der Trockenblutreaktion M.K.R. II auf Syphilis. Ver.igg Südwestdtsch. Dermatol., 71. Verslg Frankfurt a. Main, Sitzg vom 20. bis 21. Okt. 1951. Zit. Zbl. Haut- u. Geschl.-Kr. **78**, 404 (1952). — (25) MEINICKE, K., u. A. BRAUER: Über die Verwendung von Cardiolipin und Lecithin in der Meinicke-Klärungsreaktion II. Klin. Wschr. **1953**, 665. — (26) MEINICKE, K., u. G. GRUND: Über den diagnostischen Wert der Komplementbindungs- und Flockungsreaktionen bei tertiärsyphilitischen Hautveränderungen. Hautarzt **5**, 170 (1954). — (27) MEINICKE, K., u. S. TYMKIW: Der Cardiolipin-V.D.R.L.-Slide-Test im Vergleich zu den in Deutschland angewandten Reaktionen auf Lues. Hautarzt **4**, 468 (1953). — (28) MEINICKE, K.: Hat die WaR. noch eine Bedeutung in der modernen Luesserologie? Verslg Südwestdtsch. Dermatol. am 25. u. 26. Okt. 1952 in Würzburg. Zit. Zbl. Haut- u. Geschl.-Kr. **86**, 92 (1953). — (29) Über den Nachweis drei verschiedener Antikörper im Serum und Liquor von Luikern. Arch. Derm. Syph. (Berl.) **200**, 536 (1955). — (30) Derzeitiger Stand der serologischen Luesdiagnostik einschließlich Nelson-Test. Dtsch. Dermatol. Ges., XXIII. Tagg in Wien vom 23.—27. Mai 1956. Zit. Zbl. Haut- u. Geschl.-Kr. **97**, 128 (1957). — (31) Die Bedeutung der Treponemen-Antigen-Antikörperreaktionen für die Therapie der Lues. Hautarzt **8**, 77 (1957). — (32) MEINICKE, E.: Ist die spezifische Reichweite der Meinicke-Klärungsreaktion tatsächlich größer als die der Wassermannschen Reaktion? [Bemerkungen zu der gleichnamigen Arbeit von NIETHAMMER in Nr 50 (1937) dieser Wschr.] Derm. Wschr. **1938**I, 240. — (33) Meine Klärungsreaktion auf Syphilis (M.K.R.) mit aktiven Seren. Klin. Wschr. **1931**II, 1297. — (34) Zur Serologie der Syphilis. Münch. med. Wschr. **1932**I, 375. — (35) MEINICKE, K.: Zur Frage der unspezifischen serologischen Reaktionen. Wien. med. Wschr. **1952**, 378. — (1) MEIREN, L. VAN DER: La réaction de floculation de vernes à la résorcine; son application au diagnostic sérologique précoce de la syphilis. Presse méd. **1933**, 29. — (2) Application de la réaction a la résorcine de Vernes au diagnostic précoce de la syphilis. (Note prelim.) Bull. Soc. franç. Derm. Syph. **39**, 1474 (1932). — MEISEL, H., u. Z. MIANOWSKY: A comparison of values of Wassermann and Sach-Witebski (cytocholic) reactions. Pol. Tyg. lek. **5**, 1768 (1950). [Polnisch.] Zit. Zbl. Haut- u. Geschl.-Kr. **80**, 206 (1952). — (1) MENEGHINI, C. L.: Il comportamento degli

anticorpi antitreponemici e antilipoideo nella lue nervosa. G. ital. Derm. Sif. **92**, 103 (1951). — (2) MENEGHINI, C.: La produzione di anticorpi provacati nella sifilide recente siero-positive. G. ital. Derm. Sif. **89**, 764 (1948). Zit. Zbl. Haut- u. Geschl.-Kr. **76**, 196 (1951). — (3) ME-NEGHINI, C. L., e I. SANGUINETI: Comportamento degli anticorpi treponemici e lipoidei in soggetti neuroluetici dopo applicazioni elettroconvulsivanti. G. ital. Derm. Sif. **94**, 205 (1953). — MENK, W., u. W. MOHR: Kurze Mitteilung über den serologisch-experimentellen Nachweis antigen-verschiedener Typen des Lymphogranuloma inguinale-virus. Klin. Wschr. **1941**, 685. — MENNA, F.: Sulla possibilità di ricupero degli anticorpi dal siero di sangue di bambini eredoluetici e sul suo valore con particolare riguardo alla reazione di Müller. Rinasc. med. **13**, 83 (1936). — MERCER, S. T.: Preliminary observations on human blood in early syphilis by the supravital method. Proc. Soc. exp. Biol. (N.Y.) **28**, 1033—1035 (1931). — MERCLING, G. V.: Über die aktive Methode der Serodiagnostik der Syphilis. Vestn. Venerol. **1**, 38 (1949). [Russisch.] Zit. Zbl. Haut- u. Geschl.-Kr. **75**, 180 (1950). — MERENLENDER, J.: Über den unbeeinflußbaren (irreduktiblen) Wassermann. Warszaw. Czas. lek. **1934**, 21, 38. [Polnisch.] Zit. Zbl. Haut- u. Geschl.-Kr. **47**, 518 (1934). — MERKEL, H. H.: Über den prak-tischen Wert der jeweiligen direkten Bestimmung der antikomplementären Wirkung der Extraktverdünnung bei der Wassermannschen Reaktion. Klin. Wschr. **1941** II, 1030. — (1) MERKLEN, F. P., et P. BERTHAUX: Localisation des réagines dans les fractions euglobu-liniques des sérums syphilitiques. Bull. Soc. franç. Derm. Syph. **58**, 294 (1951). — (2) Modi-fications des protides sériques étudiées par méthode de relargage dans la syphilis récente. Bull. Soc. franç. Derm. Syph. **58**, 454 (1951). — (3) Localisation des réagines syphilitiques dans les fractions protidiques isolées des serums syphilitiques par relargage. Bull. Soc. franç. Derm. Syph. **58**, 258 (1951). — (4) MERKLEN, F. P., P. BERTHAUX et R. TARAL: L'indice d'haptoglobinémie dans la syphilis récente. Bull. Soc. franç. Derm. Syph. **59**, 131 (1952). — (5) MERKLEN, F. P., et P. BERTHAUX: Étude électrophorétique des protides sériques dans la syphilis récente. Bull. Soc. franç. Derm. Syph. **58**, 452 (1951). — (6) Quelques résultats comparés de tests de Nelson et de tests de Neurath. Bull. Soc. franç. Derm. Syph. **59**, 70 (1952). — (7) Emploi systématique des réactions quantitatives de floculation dans un service de dermato-syphiligraphie parisien. Bull. Soc. méd. Hôp. Paris, IV. s. **68**, 135 (1952). — (8) MERKLEN, F. P., P. BERTHAUX et P. HENIN: La réaction de Rein-Bossak et sa sensibilité. Bull. Soc. franç. Derm. Syph. **60**, 20 (1953). — (9) MERKLEN, F. P., et P. BERTHAUX: Études sur la nature des réagines responsables des réactions sérologiques de la syphilis. Bull. Soc. méd. Hôp. Paris, IV. s. **68**, 129 (1952). — (10 = 1) — (11) MERKLEN, F. P., P. BERTHAUX et R. TARAL: Les variations de l'indice d'haptoglobinémie aux diverses périodes de la syphilis. Bull. Soc. méd. Hôp. Paris, IV. s. **68**, 471 (1952). — (12) MERKLEN, F. P., et P. BERTHAUX: Fixation d'azote par la supension antigénique à la cardiolipine de la réaction de Kline-standard avec sérums syphiliques et normaux. Bull. Soc. franç. **59**, 328 (1952). — (13) Essai d'appréciation quanti-tative des réagines des sérums syphilitiques par microdosage d'azote. Ann. Derm. Syph. (Paris) **79**, 418 (1952). — MERKLINI, A.: Raggi Röntgen e complemento. Richerce speri-mentali.) G. Batt. Immun. **4**, 522—535 (1929). — MERTZ, B.: Über unspezifische Luesreak-tionen tierischer Sera. Z. Immun.-Forsch. **102**, 37 (1942). — MESROBEANU, I.: Préparation d'un sérum anti-lymphogranulomatose inguinale sur le cheval. Essais de titrage. Arch. roum. Path. exp. Microbiol. **12**, 129 (1942). Zit. Zbl. Haut- u. Geschl.-Kr. **70**, 317 (1943). — MEST-CHERSKY et V. ALTHAUSEN: Le sérum des syphilitiques de diverses dates possède-t-il des propriétés spirochéticides? Bull. Soc. franç. Derm. Syph. **43**, 1154 (1936). — MESTDAGH, CH.: Syphilis héréditaire tertiaire, survenue en dépit d'un traîtement spécifique durant toute la grossesse de la mère. Arch. belges Derm. **7**, 164 (1951). — MESTRE, J. J., u. E. R. LEON: Vergleich zwischen den Reaktionen von Wassermann und Kahn. Bol. Soc. cubana Derm. **1**, 313 (1929). [Spanisch.] Zit. Zbl. Haut- u. Geschl.-Kr. **35**, 839 (1931). — MEUMANN, E., u. C. RIEBELING: Über die Einwirkung ultravioletter Strahlen auf die Cerebrospinalflüssigkeit. (Mit vergleichenden und ergänzenden Untersuchungen am Blutserum.) Arch. Psychiat. Nervenkr. **90**, 302 (1930). — MEYER, R.: Über das Verhalten von Citochol- und Meinicke-Klärungsreaktion beim Fleckfieber. Z. Immun.-Forsch. **102**, 459 (1943). — MEYER-CLEMENS, H. H.: Zur Frage der Negativierung der Wassermannschen Reaktion durch Salvarsan-exantheme. Diss. Hamburg 1940. 31 S. Zit. Zbl. Haut- u. Geschl.-Kr. **69**, 339 (1943). — MEYTHALER, F., u. E. SCHAIBLE: Über die positive Wassermann-Reaktion bei Malaria. Z. Tropenmed. Parasit. **3**, 4 (1951). — MIANI, G.: Considerazioni statistiche su 70.000 siero-reazioni di Wassermann eseguite col metodo di Kaup. Dermosifilografo **25**, Suppl., 576 (1951). — MICHAELIDES: Cholesteringehalt des Blutes bei Syphilis. Griechische Dermato-Venerol. Ges. Athen, Sitzg vom 12. II. 1933. Zbl. Haut- u. Geschl.-Kr. **48**, 597 (1934). — (1) MICHAILOFF, A.: The controlled flocculation test in the diagnosis of syphilis. Amer. J. Hyg. **11**, 202 (1930). — (2) Réaction de la flocculation contrôlée par le système hémolytique pour le diagnostic de la syphilis. Presse méd. **1933** II, 2084. — MICHAILOVA, Z.: Seroreaktion nach MUTERMILCH bei der Syphilisdiagnose. Ž. eksper. Biol. i Med. **11**, 158—160 u. dtsch. Zus.-fass. 160 (1929). [Russisch.] Zit. Zbl. Haut- u. Geschl.-Kr. **32**, 749 (1930). — MICHALEC, F.:

Zur positiven Wassermannreaktion bei Endocarditis lenta ohne luetische Infektion. Warszaw. Czas. lek. **6**, 584—585 (1929). [Polnisch.] Zit. Zbl. Haut- u. Geschl.-Kr. **32**, 122 (1930). — MICHEEV, V., u. V. DARKSEVIC: Die diagnostische Bedeutung der Takata-Ara-Reaktion. Arch. Psychiat. Nervenkr. **86**, 752—765 (1928). — (1) MICHEL, P.-J., G. CHANIAL et A. LUGAND: Sur la fréquence des syphilis méconnues et découvertes fortuitement par des examens sérologiques systématiquement réalisés lors d'hospitalisation. Bull. Soc. franç. Derm. Syph. **46**, 241 (1939). — (2) MICHEL, P. J.: Sérologie syphilitique paradoxalement negative. Bull. Soc. franç. Derm. Syph. **56**, 410 (1949). — (1) MIENICKI, M.: Untersuchungen über die Gerinnungsfähigkeit des Blutes bei Luikern mit Berücksichtigung des Kalkspiegels im Blut und der Blutgruppen. Przegl. Derm. Wener. **26**, 274 (1931). [Polnisch.] Zit. Zbl. Haut- u. Geschl.-Kr. **40**, 827 (1932). — (2) MIENICKI, M., u. B. KRZYWOBLOCKI: Über das Verhalten der Globuline der syphilitischen Sera bei der Komplementbindungsreaktion. Przegl. Derm. Wener. **30**, 18 u. franz. Zus.fass. 27 (1935). [Polnisch.] Zit. Zbl. Haut- u. Geschl.-Kr. **51**, 446 (1935). — MIES, H.: Über den unspezifisch-positiven Ausschlag der Luesseroreaktionen bei Hauttuberkulose. Diss. Münster i.W. 1939. 36 S. Zit. Zbl. Haut- u. Geschl.-Kr. **64**, 225 (1940). — MIGLIANO, L.: Reazione di Migliano. Nuova modilita di reazione di flocculazione per la diagnosi della sifilide. Minerva derm. (Torino) **26**, 84 (1951). — MIKOL, C.: Spécificité de la sérologie de la syphilis. France méd. **18**, Nr 12, 21 (1955). — MILBRADT, W.: Myosalvarsan, ein Reagens auf Eiweiß und Kolloidstabilitätsprüfung. Hoppe-Seylers Z. physiol. Chem. **200**, 166—168 (1931). — MILDER: Condylomata lata bei negativer WaR. Dtsch. Dermatol. Ges. in der Tschechoslowakischen Republik, Sitzg vom 15. V. 1934. Zbl. Haut- u. Geschl.-Kr. **48**, 454 (1934). — MILELLA, M.: Contributo alla conoscenza della reazione di Ide per la diagnosi immediata della sifilide. Boll. Soc. ital. Biol. sper. **14**, 620 (1939). — MILGROM, F., K. WICHER, H. MATEJ and D. ROGALA: The investigations on the nature of Wasserman's antibodies. Przegl. Derm. Wener. **6**, 391 (1956). [Polnisch.] Zit. Zbl. Haut- u. Geschl.-Kr. **97**, 293 (1957). — (1) MILIAN et GAVOIS: Gomme syphilitique ulcérée de la narine droite par hérédosyphilis maligne à manifestations tardives. Bull. Soc. franç. Derm. Syph. **38**, 1488 bis 1490 (1931). — (2) MILIAN, G.: La réactivation biologique de la réaction de Wassermann. Rev. franç. Derm. Vénér. **10**, 259 (1934). — (3) Les critères de guérison de la syphilis. Verh. 9. intern. Kongr. Derm. **1**, 497 (1935). — (4) Roséole retardée 19 mois. De l'utilité des stries onguéales dans la surveillance de la syphilis. Paris méd. **1936**, 269. — (5) Utilisation de la souris pour le diagnostic de l'état de guérison de la syphilis humaine. Bull. Acad. Méd. (Paris), III. s. **124**, 199 (1941). — (6) Le tréponème dans le sang. Ann. Derm. Syph. (Paris), VIII. s. **2**, 108 (1942). — MILIŃSKA-SZWOJNICKA, Z.: Neuere Ballungsreaktionen in der Serodiagnostik der Syphilis. Med. dośw. i spol. **18**, 40 u. franz. Zus.fass. 65 (1934). [Polnisch.] Zit. Zbl. Haut- u. Geschl.-Kr. **48**, 733 (1934). — (1) MILLER, G. W., and H. B. SMITH: Use of the Treponema pallidum immobilization test in a syphilis control program. Amer. J. Syph. **37**, 424 (1953). — (2) MILLER, J. L., M. H. SLATKIN, M. BRODEY, H. L. WECHSLER and J. H. HILL: Studies with the treponemal immobilizing test. J. Amer. med. Ass. **154**, 1241 (1954). — (3) MILLER and K. FREEMAN: Kline flocculation test: Its significance and application in the obstetric service of the Queen's General Hospital. Arch. Derm. Syph. (Chicago) **38**, 918 (1938). — (4) MILLER, Th. H.: The Kline slide precipitation test for syphilis. A comparison with the Kolmer modification of the Wassermann test and the Kahn precipitation test. With a clinical evaluation in syphilitic and non syphilitic cases. Amer. J. Syph. **13**, 583—595 (1929). — (1) MILLS, J. H., and E. JAHN: History of syphilis in 180 patients in with the Kline tests, the Kolmer test and the Kahn test are in disagreement. Amer. J. clin. Path. **9**, 10 (1939). — (2) Negative serologic reaction for syphilis in nine patients with infectious mononucleosis. J. Lab. clin. Med. **24**, 1076 (1939). — (3) MILLS, J. H.: A multiple ring maker for the Kline test. J. Lab. clin. Med. **24**, 189 (1938). — MINEWAKI, G.: Eine Untersuchung über die antigene Eigenschaft des Lipoids im menschlichen zentralen Nervengewebe sowie das Vorkommen dieses Antikörpers im Blutserum und Liquor cerebrospinalis des am zentralen Nervensystem ergriffenen Syphilitikers. Mitt. jap. Ges. Gynäk. **32**, H. 3 (1937). Zit. Zbl. Haut- u. Geschl.-Kr. **57**, 541 (1938). — MINKEVIČ, I., u. A. ŠAFIR: Zur Frage der Blutübersendung für serologische Untersuchungen auf Syphilis. Profil. Med. **8**, 12—14 (1929). [Ukrainisch.] Zit. Zbl. Haut- u. Geschl.-Kr. **34**, 625 (1930). — MINO, T.: Influence of penicillin on serodiagnosis for syphilis. I. Influence of penicillin on complement fixation test. J. Osaka City Med. Center **4**, 447 (1955). [Japanisch.] Zit. Zbl. Haut- u. Geschl.-Kr. **97**, 294 (1957). — (1) MIRAGLIA, M.: Sul valore diagnostico della reazione di Takata-Ara. Pediatria (Riv.) **37**, 855—868 (1929). — (2) Sul valore della reazione di chiarificazione di Meinicke nella diagnosi sierologica dell'infezione luetica. Pediatria (Riv.) **37**, 1051—1058 (1929). — MIRAVENT, J. M., u. ARMANDO S. PARODI: Eine Modifikation der Technik von Sordelli-Miravent für die Diagnose der Syphilis. Rev. Inst. bact. B. Aires **9**, 167 (1939). [Spanisch.] Zit. Zbl. Haut- u. Geschl.-Kr. **69**, 100 (1943). — (1) MIRDAMADI, H., u. KÄTHE GIESE: Über die Brauchbarkeit konservierten Komplementes bei der Wassermannschen Reaktion. Z. Immun.-Forsch. **83**, 304 (1934). — (2) MIRDAMADI, H.: Technic of the modified complement fixation (summary). Acta med.

iran. 1, Nr 2 (1957). — MISAIZU, H.: Studien über die experimentelle Rattenframboesia. II. Über den Spirochätengehalt in den Eingeweiden (Milz, Leber und Niere) bei Rattenframboesia. Acta derm. (Kyoto) 20, 123 (1923). Zit. Zbl. Haut- u. Geschl.-Kr. 45, 510 (1933). — (1) MISAWA, T.: Über einige Eigenschaften der thermostabilen „Komponenten" des Komplements. Z. Immun.-Forsch. 77, 477 (1932). — (2) MISAWA, T., T. OHTA u. H. IMAHORI: Über das Verhalten der sogenannten „Komponenten" des Komplements im Menschenserum bei der Komplementbindung. Z. Immun.-Forsch. 86, 505 (1935). — (3) MISAWA, T.: Über den Gehalt verschiedener Serumarten an thermostabilen „Komponenten" des Komplements. Z. Immun.-Forsch. 83, 177 (1934). — MISCHTSCHENKO, I. P., u. M. M. FOMENKO: Der Einfluß der Röntgenstrahlen auf das Auftreten von Komplement-Bindungskörpern im Blut. Vestn. Rentgenol. Radiol. 13, 327 (1934). [Russisch.] Zit. Zbl. Haut- u. Geschl.-Kr. 52, 151 (1936). — MISE, S.: Über die Widerstandskraft des Komplements gegen Wärme und Zeit. Fukuoka Ikwadaigaku Zasshi 22, dtsch. Zus.fass. 46 (1929). [Japanisch.] Zit. Zbl. Haut- u. Geschl.-Kr. 34, 221 (1930). — MITRA, A. K., S. K. BISWAS, S. SEN and N. CH. BHATTACHARJEE: Unitary or plural conception of antilipid antibody in syphilitic serum. Brit. J. vener. Dis. 29, 228 (1953). — MIYAKE, SH.: Über die Kahnsche und Sosche Serumreaktion der Syphilis. Okayama Igakkai Zasshi 49, 2291 u. dtsch. Zus. fass. 2291 (1937). [Japanisch.] Zit. Zbl. Haut- u. Geschl.-Kr. 58, 581 (1938). — (1) MIYAO, I.: Following the subcutaneous immunization with yaws vaccine is the skin tissue proper responsible for the production of Wassermann reagin or do other tissues also participate? Philipp. J. Sci. 40, 75 (1929). Zit. Zbl. Haut- u. Geschl.-Kr. 32, 837 (1930). — (2) Is the Wassermann reaction provoked in Philippine monkeys by Yaws vaccination specific? Philipp. J. Sci. 40, 71 (1929). Zit. Zbl. Haut- u. Geschl.-Kr. 32, 838 (1930). — (3) An unusual late, fungoid, and ulcerative yaws lesion in an experimental monkey. Philipp. J. Sci. 41, 25 (1930). Zit. Zbl. Haut- u. Geschl.-Kr. 33, 504 (1930). — (1) MIZUNUMA, M.: The influence of the different resistance in the haemolysis of the ox red blood corpuscels on the result of the Wassermann reaction. Jap. J. exp. Med. 7, 363—377 (1929). Zit. Zbl. Haut- u. Geschl.-Kr. 33, 205 (1930). — (2) On the group-specific lipoidophile antibody contained in the human sera of blood type 0. Jap. J. exp. Med. 7, 341—361 (1929). Zit. Zbl. Haut- u. Geschl.-Kr. 33, 383 (1930). — MODEARMAN, S. C., and J. E. COTTRELL: Specificity of cardiolipin antigens in tests for syphilis. Amer. J. clin. Path. 19, 156 (1949). — MODEL, A.: Über die Erzeugung von Ballungsbildern in kolloidalen Cholesterinlösungen und cholesterinierten Lipoidgemischen durch Salz- und Säurewirkung. Z. Immun.-Forsch. 75, 100—124 (1932). — MODONESI, C.: Esperenze e considerazioni sulla inattivazione dei sieri nella reazione di Wassermann. Giorn. Psichiat. Neuropat. 65, 297 (1937). — (1) MÖBEST, H.: Die Bedeutung des Cardiolipin-Mikro-Testes (C.M.T.) für die Lues-Diagnostik. Dtsch. med. J. 1954, 69. — (2) Betrachtungen über das serologische Verhalten nichtsyphilitischer und syphilitischer Neugeborener bei Lues gravidarum. Ärztl. Wschr. 1953, 1125. — (3) Ein experimenteller Beitrag zur Erzeugung unspezifisch-positiver Reaktionen in der Luesserologie auf kolloid-chemischem Wege. Zbl. Bakt. I. Abt. Orig. 162, 313 (1955). — (1) MÖRCH: Die Serodiagnose der Syphilis. Vorschlag zu neuen Methoden. Dänische Dermatol. Ges., Kopenhagen, Sitzg vom 19. IV. 1933. Zit. Zbl. Haut- u. Geschl.-Kr. 45, 303 (1933). — (2) MÖRCH, I. R.: Serodiagnose der Syphilis. Zbl. Haut- u. Geschl.-Kr. 46, 1 (1933). — (3) Änderung der Wassermannschen Reaktion. Ugeskr. Laeg. 1933, 1069. [Dänisch.] Zit. Zbl. Haut- u. Geschl.-Kr. 47, 89 (1934). — (4) Serodiagnostik der Syphilis. Vorl. Mitt., Ugeskr. Laeg. 1935, 392. [Dänisch.] Zit. Zbl. Haut- u. Geschl.-Kr. 51, 230 (1935). — (1) MOHR, CH. F., and C. A. SMITH: On the supposed daily variation of the reagin content of syphilitic serum. Amer. J. Syph. 24, 322 (1940). — (2) MOHR, W.: Klinische und therapeutische Beobachtungen bei Toxoplasmose. Verh. dtsch. Ges. inn. Med. 58, 262 (1952). Zit. Zbl. Haut- u. Geschl.-Kr. 84, 370 (1953). — (3) MOHR, CH. F., J. E. MOORE, R. A. NELSON and J. H. HILL: Studies on the relationship of treponemal antibody to probable biologic false positive serologic tests for syphilis. Amer. J. Syph. 34, 405 (1950). — (1) MOHRMANN, B. H. U.: Schlußwort zu SCHILLING, V.: Der prakt. Wert des Guttadiaphot. Dtsch. med. Wschr. 1929 I, 655. — (2) MOHRMANN, B. H. U., u. B. HAJOS: Untersuchungsergebnisse mit der vereinfachten serologischen Methodik der Müller-Ballungsreaktion (M.B.R. II). Münch. med. Wschr. 1930 II, 1317. — MONACELLI, M.: La sifilografia di oggi nei suoi orientamenti e nelle sue interpretazioni. Terapia antibiot. (Milano) 2, 33 (1952). — (1) MONSERRAT, C.: The Kahn test in clinical syphilis. Philipp. J. Sci. 46, 225—239 (1931). — (2) Comparative serologic study of Vernes, Wassermann and Kahn reactions in experimental treponematoses. Philipp. J. Sci. 46, 241 (1931). — (1) MONTESANO jr., V.: La reazione di Ide nella diagnosi di sifilide. Policlinico, Sez. prat. 1940, 1343. — (2) E attuabile l'imbiego di dosi maggiori di siero per aumentare la sensibilità della reazione di Wassermann? Policlinico, Sez. prat. 1942, 1032. — (3) Ricerche di riattivazione sierologica nella sifilide con il metodo di Rajka. (Estratto muscolosurrenale.) Rif. med. 1942, 919. — (4) La reazione di Ide sulla sierosità della lesione iniziale luetica. Dermosifilografo 17, 600 (1942). — MONTICELLI, M.: La scarlattina e la reazione di Wassermann. Boll. Ist. sieroter. milan. 11, 585—596 (1932). — (1) MONTILLI, G., e M. PISANI:

La microreazione di flocculazione con antigene cardialipinico per la diagnosi della sifilide. Progr. med. (Napoli) 11, 68 (1955). — (2) MONTILLI, G.: Osservazione sul comportamento degli anticorpi antilipoidale e treponemo-specifico dopo terapia penicillinica. Ann. ital. Derm. Sif. 9, 458 (1954). — (3) Anticomplementarita sierica in varie dermatosi. Atti Soc. ital. Derm. Sez. Reg. Suppl. 2, 129 (1955). — MONTZKA, K.: Zur Serologie der latenten Syphilis. Wien. med. Wschr. 1949, 255. — (1) MOORE, J. E., and P. PADGET: The problem of sero-resistant syphilis (socalled Wassermann fastness). J. Amer. med. Ass. 110, 96 (1938). — (2) MOORE, J. E.: The Laughlen test for syphilis. Amer. J. Syph. 22, 517 (1938). — (3) MOORE, M. R.: Laughlen test for syphilis compared with the Wassermann and Kahn. J. Lab. clin. Med. 24, 973 (1939). — (4) MOORE, J. E.: Unsolved clinical problems of syphilology. Amer. J. Syph. 23, 701 (1939). — (5) MOORE, J. E., H. EAGLE and CH. F. MOHR: Biologic false positive serologic test for syphilis. 3. A suggested method of approach to their clinical study. J. Amer. med. Ass. 115, 1602 (1940). — (6) MOORE, J. E.: Les épreuves sérologiques biologiques de la syphilis faussement positives: leur relation avec l'anticorps tréponèmicide. Bull. Soc. franç. Derm. Syph. 56, 273 (1949). — (7) Recent advances in the study of venereal diseases. Brit. J. vener. Dis. 25, 169 (1949). — (8) MOORE, J. E., and CH. F. MOHR: The incidence and etiologic background of chronic biologic false-positive tests for syphilis: preliminary report. Ann. intern. Med. 37, 1156 (1952). — (9) MOORE, J. E., and H. EAGLE: The confusing multiplicity of serologic tests for syphilis. Standardization of the serologic report as a possible solution. J. Amer. med. Ass. 117, 243 (1941). — (10) The quantitative serologic test for syphilis; its variability, usefulness in routine diagnosis, and possible significance; a study of 1665 cases. Ann. intern. Med. 14, 1802 (1941). — (11) MOORE, J. E.: Venerology in transition. Brit. J. vener. Dis. 32, 217 (1956). — MOOSER, H.: Zur Veröffentlichung Vergleichende Luesuntersuchungen mit dem Cardiolipin-Antigen in der WaR.- und Komer-Technik von ARTHUR GAASE in Bd. 137, S. 161 dieser Z. Z. Hyg. Infekt.-Kr. 137, 540 (1953). — MORAGAS, G. R.: Die Müllersche Ballungsreaktion II bei der Luesdiagnose. Arch. Cardiol. 12, 142 u. franz. Zus.fass. 150 (1931). [Spanisch.] Zit. Zbl. Haut- u. Geschl.-Kr. 38, 538 (1931). — (1) MORETTI, I.: Valore della MKR II sul siero di sangue in paragone ad altre prove siero-diagnostiche. Riv. Med. trop. e Studi Med. indig. 4, 87 (1940). — (2) MORETTI, P.: La cutireazione a scopo diagnostico col luotest di Brandt e Müller. Rif. med. 1933, 1464. — MORGAN, H. J., S. HARRIS jr., E. H. THOMPKINS und R. S. CANNINGHAM: The effekt of trypan blue on experimental syphilis in the rabit. Amer. J. Syph. 17, 522 (1933). — MORIWAKI, S., and T. TERAI: Studies of serologic reaction by using antigens containing cardiolipin. II. Precipitation test (by the ring method). Acta derm. (Kyoto) 28, (Abstr. 49, 92) (1953). [Japanisch.] Zit. Zbl. Haut- u. Geschl.-Kr. 90, 265 (1954/55). — (1) MORIYAMA, G., u. M. HANAZONO: Experimentelle Untersuchung in bezug auf die Rotblutkörperchensenkungsgeschwindigkeit (B.S.G.) bei Syphilis. Jap. J. Derm. 39, 432 (1936). [Japanisch.] Zit. Zbl. Haut- u. Geschl.-Kr. 54, 196 (1937). — (2) Klinische Untersuchung in bezug auf die Senkungsgeschwindigkeit der roten Blutkörperchen (B.S.G.) bei Syphilis. Jap. J. Urol. 26, 219 u. dtsch. Zus.fass. 219 (1937). [Japanisch.] Zit. Zbl. Haut- u. Geschl.-Kr. 57, 56 (1937). — MORIYASU, I.: Über einen bisher unbekannten thermolabilen komplementbindenden Antikörper im Syphilisserum. J. Chosen med. Ass. 28, Nr 4 (1938). [Japanisch.] Zit. Zbl. Haut- u. Geschl.-Kr. 60, 348 (1938). — MOSEL H. v. DER: Die Steignersche Modifikation des Cardiolipin-Mikroflockungs-Restes (CTM) und ihre Vorzüge im Blickpunkt der Militärmedizin. Z. Haut- u. Geschl.-Kr. 21, 83 (1956). — MOSKVIN, K., u. B. GEFT: Über die biologische Reaktivation, spontane Schwankungen der Seroreaktionen und Provokation von Liquorreaktionen. Vrač. Gaz. H. 23/24, 1141 (1933). [Russisch.] Zit. Zbl. Haut- u. Geschl.-Kr. 47, 521 (1934). — MUCKENFUSS, R. S., and E. EBEL: The influence of temperature on the Kahn test. Amer. J. Syph. 15, 391—395 (1931). — (1) MÜLLER, R.: Über die vereinfachte Ballungsreaktion (M.B.R. II) und ihre Beschleunigung durch die Zentrifugiermethodik. Med. Klin. 1930 II, 1193. — (2) MÜLLER, O., u. ROTTMANN: Über die klinische Bedeutung der M.K.R. im Vergleich mit der WaR und MTR. (Insbesondere die Frage der klinischen Beurteilung einer positiven MKR. bei negativer WaR. und MTR.) Derm. Wschr. 1930, 1695. — (3) MÜLLER, R.: Die Verwendung der vereinfachten Ballungsreaktion (M.B.R. II) für die Liquoruntersuchung. Klin. Wschr. 1930, 1405. — (4) Zur Zentrifugiermethodik der M.B.R. II bei Serum- und Liquoruntersuchungen. 8. Internat. Kongr. für Dermatol. u. Syphilidol., Kopenhagen, 5.—9. VIII. 1930. Zit. Zbl. Haut- u. Geschl.-Kr. 37, 730 (1931). — (5) Untersuchungen über die Eignung heterogenetischer Antisera zur Schnellflockungsreaktion. Z. Immun.-Forsch. 76, 432 (1932). — (6) Die Ballungsreaktion bei Lues (M.B.R. II) und ihre Verwendbarkeit bei nichtluetischen Infektionen (Immuno-Ballungs-Reaktion — Im.B.R.). Klin. Wschr. 1932 II, 1916. — (7) Der Nachweis von Schafblutantikörpern mittels der Immunoballungsreaktion (Im.B.R.). Z. Immun.-Forsch. 82, 193 (1934). — (8) MÜLLER, R., u. M. MANDULA: Über die kurvenmäßige Darstellung zweier Salzfällungszonen cholesterinisierter Herzextrakte und deren Beziehungen zum Ballungsphänomen der M.B.R. II. Z. Immun.-Forsch. 82 (1934). — (9) MÜLLER, W.: Die Bewertung der Meinicke-Reaktion für die Diagnose und Therapie der

Neurolues. Nervenarzt **10**, 606 (1937). — (10) MÜLLER, R.: Die Trockenblutprobe als Beitrag zur Ausrottung der Syphilis. Münch. med. Wschr. **1938**, 756. — (11) MÜLLER, FR.: Ulcera mollia follicularia. Ungarische Dermatol. Ges., Budapest, Sitzg vom 11. XII. 1931. Zit. Zbl. Haut- u. Geschl.-Kr. **41**, 199 (1932). — (12) MÜLLER, R.: Luotest-Reaktionen. Wiener Dermatol. Ges., Sitzg vom 8. V. 1930. Zit. Zbl. Haut- u. Geschl.-Kr. **35**, 342 (1931). — (14) MÜLLER, O.: Zu Selbstverständliches zur Syphilisbehandlung von DITTRICH. (Münch. med. Wschr. Nr 47, S. 2001.) Münch. med. Wschr. **1932**, 33. — MUETHER, R. O., and J. E. GREUTTER: Comparative study of the Laughlen test for syphilis. J. Lab. clin. Med. **24**, 212 (1938). — (1) MUGGIA, A.: Sul valore della reazione di Wassermann in confronto con quello della reazione di Meinicke nella diagnosi di sifilide delle nutrici. Atti Ciongr. Pediat. ital. 335—337 u. 357—359, 1928. — (2) MUGGIA, G.: Torbido-reazione di Menicke colorata (M.T.R.C.) nell'esame del liquido cerebro-spinale. Boll. Soc. ital. Biol. sper. **10**, 285 (1935). — MUGRAGE, E. R.: Flocculation reactions for syphilis. Comparative results with six flocculation and two complement fixation tests. Amer. J. clin. Path. **3**, 421 (1933). — MUNCH-ANDERSEN, M.: Syphilitische Seroreaktion bei zwei Nichtsyphilitikern. Hosp. tid. **1932**, 1241. [Dänisch.] Zit. Zbl. Haut- u. Geschl.-Kr. **43**, 562 (1933). — MUNTEANU, L.: Die Serodiagnose der Syphilis in Verbindung mit dem in unserem Laboratorium geübten Vorgehen. Cluj. med. **10**, 486—492 u. dtsch. Zus.fass. 497—498 (1929). [Rumänisch.] Zit. Zbl. Haut- u. Geschl.-Kr. **33**, 506 (1930). — MURAKAMI, T.: Studien über das Serumeiweiß auf dem Gebiete der Dermatologie. II. Mitt. Einfluß des Salvarsans auf das Serumeiweiß bei Menschen- und Kaninchensyphilis. Jap. J. Derm. **34**, 463 u. dtsch. Zus.fass. 84 (1933). [Japanisch.] Zit. Zbl. Haut- u. Geschl.-Kr. **48**, 181 (1934). — MURAYAMA, M.: Über biochemische Forschungen am Blutserum bei Bestrahlung mittels künstlichen Lichts. VI. Mitt. Über den Einfluß der ultravioletten Strahlen auf die Wassermannsche Reaktion und auf die Zondek-Aschheimsche Schwangerschafts-Reaktion. J. orient. Med. **23**, Nr 6 (1935). [Japanisch.] Zit. Zbl. Haut- u. Geschl.-Kr. **54**, 579 (1937). — MURGIA, A.: Deviazione del complemento e ambocettori emolitici. Atti Soc. Cult. Sci. Med. Nat. Cagliari **33**, 148—152 (1931). — MURRAY, D. S.: Two years' experience of the Kahn reaction. Lancet **1930**, 1344. — (1) MURRELL, TH. W.: Positive Wassermann reaction in spirochetal infections other than syphilis. Report of a case. Arch. Derm. Syph. (Chicago) **39**, 667 (1939). — (2) The normal syphilitic. Sth. med. J. (Bgham, Ala.) **24**, 705 (1931). — MUSCHEL, L. H., and K. M. LORE: A new complement fixation test for syphilis. J. Lab. clin. Med. **46**, 147 (1955). — MUSSO, R.: Une méthode simplifiée de la réaction de fixation du complément basée sur l'emploi du couple hémolytique anti-humain. Presse méd. **1931** I, 473. — (1) MUTERMILCH, S., et L. MARSAT: Sur l'utilité de conserver la réaction d'opacification de Meinicke pour le séro-diagnostic de la syphilis. Ann Inst. Pasteur **51**, 737 (1933). — (2) MUTERMILCH, S., y M. DELAVILLE: El empleo de antígenos treponémicos (cepa Reiter) para el serodiagnóstico de la sifilis en los suros y los liquidos céfalo-raquideos. Laboratorio (Granada) **22**, Nr 127, 55 (1956). Zit. Zbl. Haut- u. Geschl.-Kr. **96**, 342 (1956). — (3) MUTERMILCH, S.: Recherches expérimentales sur les moyens d'éviter la contamination syphilitique au cours des transfusions du sang. Bull. Soc. franç. Derm. Syph. **39**, 273 (1932). — MYIAO, I.: An inquiry into the so-called latent infection in yaws-vaccinated monkeys as a possible result of the test for immunity by intradermal inoculation with living yaws material. Philipp. J. Sci. **43**, 425 (1930). Zit. Zbl. Haut- u. Geschl.-Kr. **37**, 113 (1931). — MYERS, R. M., and C. A. PERRY: The significance of the positive Kline exclusion test. Unconfirmed by the Kolmer or Kahn test. J. Amer. med. Ass. **111**, 142 (1938).

NACHIMSON-LEVENTON, L.: Eine Prüfung der Komplementkonservierung (nach GINZBURG und KALININ). Venerol. 1, 71—72 u. dtsch. Zus.fass. 72 (1929). [Russisch.] Zit. Zbl. Haut- u. Geschl.-Kr. **32**, 121 (1930). — NAGAMATSU, H.: On serum and spinal fluid reaction of syphilis (especially Hinton test). Acta derm. (Kyoto) **28**, (Abstr. 49, 33) (1953). [Japanisch.] Zit. Zbl. Haut- u. Geschl.-Kr. **90**, 265 (1954/55). — NAEGELI, O.: Versuch einer einfachen Darstellung der Immunisierungsvorgänge bei Lues und Tuberkulose. Münch. med. Wschr. **1929**, 782. — NAGAI, M.: Untersuchungen über Übertragung von Arsen und Jod in die Muttermilch. Mitt. jap. Ges. Gynäk. **32**, dtsch. Zus.fass. 7—8 (1937). [Japanisch.] Zit. Zbl. Haut- u. Geschl.-Kr. **57**, 292 (1938). — NAGAYAMA, C., and T. HANAWA: Relation between the sinking time of red blood cells and syphilis. Bull. nav. med. Ass. (Tokyo) **29**, Nr 2 u. engl. Zus.fass. 8 (1940). [Japanisch.] Zit. Zbl. Haut- u. Geschl.-Kr. **65**, 312 (1940). — NAGEL, V.: Bemerkungen zum Problem der Transfusionssyphilis. Münch. med. Wschr. **1956**, 1667. — NAGELL, H.: Über das Vorkommen unspezifischer Hemmungen bei der Wassermannschen Reaktion. Derm. Wschr. **1930**, 795. — (1) NAGLE, N., u. M. MONELL: Heating of sera in the Kahn test. J. Lab. clin. Med. **15**, 62—65 (1929). — (2) NAGLE, N., and J. C. WILLETT: Comparative study of the Kahn and Hinton reactions. Arch. Derm. Syph. (Chicago) **21**, 836 (1930). — (3) NAGLE, N., and J. LAZAROV: Incubation of the completed Kahn test. Amer. J. publ. Hlth **20**, 1216 (1930). — (4) NAGLE, N., and J. C. WILLETT: Kahn reaction in a group of college students. Arch. Derm. Syph. **30**, 21 (1934). — (5) What did five official evaluation studies of tests for syphilis reveal? Amer. J. Syph. **22**, 231 (1938). — (6) NAGLE, N.: How do the officially recognized serologic tests for syphilis rank in specificity and sensitivity? Amer. J. Syph. 24, 750 (1940). — NAHMMACHER, E.: Ist die Chediak-Trockenblutreaktion bei Schwangerschaftsuntersuchungen angebracht? Derm. Wschr. 132, 1315 (1955). — (1) NAKAGAWA, K.: Die Studien über die Verbreitung der Syphilis in Formosa. I. Die Resultate der in den letzten acht Jahren im Regierungsinstitut für wissenschaftliche Forschungen angestellten Blutuntersuchungen auf WaR. J. med. Ass. Formosa 35, 682 (1936). [Japanisch.] Zit. Zbl. Haut- u. Geschl.-Kr. 54, 382 (1937). — (2) NAKAGAWA, T.: Results of Ide test, the new coloring test for syphilis, compared with Wassermann and Kahn Test. Jap. J. Derm. 40, 136 (1936). Zit. Zbl. Haut- u. Geschl.-Kr. 56, 66 (1937). — NAKAJIM, T., u. O. HAYASHI: Der Einfluß radioaktiven Phosphors auf den Antikörpertiter bei seroresistenter Lues latens. Tôhoku J. exp. Med. 64, I (1956). — NAKAMURY, K., and K. ISHIZAKA: Comparative studies on serological tests for syphilis. Bull. Org. med. Santé (Genève) 11, 995 (1954). — NAKAMUTA, A.: Experimentelle Untersuchungen über die Lipoidimmunisierung. Jap. J. Derm. 28, 1163 (1928). [Japanisch.] Zit. Zbl. Haut- u. Geschl.-Kr. 32, 120 (1930). — (1) NAKANISHI, M.: Über das Serum-Lipoid der experimentellen Kaninchenlues. I. Mitt. Jap. J. Derm. 40, Nr 6 u. dtsch. Zus.fass. 215 (1936). [Japanisch.] Zit. Zbl. Haut- u. Geschl.-Kr. 56, 488 (1937). — (2) Über das Serum-Lipoid bei experimenteller Kaninchenlues. II. Mitt. Jap. J. Derm. 41, Nr 1 u. dtsch. Zus.fass. 7 (1937). Zit. Zbl. Haut- u. Geschl.-Kr. 57, 141 (1937). — (3) NAKANISI u. KIYOKO: Über die Verhältnisse zwischen der Blutgruppe und den Lues-Serumreaktionen. Mitt. Tokyo med. Ges. Ärztinn. 6, H. 2 (1936). [Japanisch.] Zit. Zbl. Haut- u. Geschl.-Kr. 54, 357 (1937). — NAKANO, M., u. T. SAKAKIBARA: Eine Nachprüfung der Ideschen Seroreaktion bei Syphilis. Jap. J. Derm. 4, 49 (1937). Zit. Zbl. Haut- u. Geschl.-Kr. 56, 412 (1937). — (1) NAKAYAMA, J.: Serodiagnosis of syphilis of mothers before and after childbirth and of their new-born children. Jap. J. exp. Med. 11, 1 (1933). Zit. Zbl. Haut- u. Geschl.-Kr. 45, 513 (1933). — (2) Studium über den Entstehungsmechanismus der Wassermannschen Reaktion. Jap. J. exp. Med. 12, 339 (1934). Zit. Zbl. Haut- u. Geschl.-Kr. 51, 139 (1933). — NAMIKI, T.: Une réaction pour le diagnostic de la syphilis par le liquide céphalo-rachidien. Lues (Kyoto) 9 u. franz. Zus.fass. 18 (1933). [Japanisch.] Zit. Zbl. Haut- u. Geschl.-Kr. 48, 667 (1934). — NARCISSOV, N. V.: Aktive Methode der Serodiagnostik der Syphilis. Vestn. Vener. Derm. 1952, H. 6, 34. [Russisch.] Zit. Zbl. Haut- u. Geschl.-Kr. 86, 75 (1953). — NARDELLI, L.: La reazione di chiarificazione di Meinicke (M.K.R.) e la modificazione di Hohn (M.K.Ho.) confrontate con la R.W. e la D.M.Ho. Rinasc. med. 7, 190 (1930). — NARULA, R. N., and V. P. GUPTA: A study on the behaviour of leprosy in serological tests for syphilis. Bull. Org. med. Santé (Genève) 9, 877 (1953). — (1) NASTASI, A.: Sulla conservazione del complemento. Boll. Ist. sieroter. milan. 12, 287 (1933). — (2) Le reazioni per la lue in Tripoli in rapporto alla razza. Riv. Biol. colon. 2, 279 (1939). — (1) NAVARINI, E. P.: Die Kahnsche Reaktion bei der Serodiagnostik der Syphilis. Rev. méd. Rosario 23, 462 (1933). [Spanisch.] Zit. Zbl. Haut- u. Geschl.-Kr. 46, 498 (1933). — (2) Die Kahnsche Reaktion zu der Serodiagnostik der Lues. Semana méd. (B. Aires) 1933 II, 402. [Spanisch.] Zit. Zbl. Haut- u. Geschl.-Kr. 47, 346 (1934). — (1) NAVARRO, M. A.: Verhalten des Klopstockschen Spirochaetenantigens zu luetischen und leprösen Seren. Act. dermo-sifiliogr. (Madr.) 21. 495—499 (1929). [Spanisch.] Zit. Zbl. Haut- u. Geschl.-Kr. 32, 365 (1930). — (2) Wann soll man die Meinicke-Reaktion ablesen? Act. dermo-sifiliogr. (Madr.) 21, 262—264 (1929). [Spanisch.] Zit. Zbl. Haut- u. Geschl.-Kr. 33, 506 (1930). — (3) Die Serodiagnose der Syphilis. (Betrachtung über 38000 Untersuchungen.) Act. dermo-sifiliogr. (Madr.) 30, 313 (1939). [Spanisch.] Zit. Zbl. Haut- u. Geschl.-Kr. 62, 586 (1939). — (4) NAVARRO-MARTÍN, A.: Die Reaktion von Hinton zur Serodiagnose der Syphilis. Act. dermo-sifiliogr. (Madr.) 31, 119 (1939). [Spanisch.] Zit. Zbl. Haut- u. Geschl.-Kr. 65, 55 (1940). — (5) Die Technik der Hämolysereaktion mit aktivem Serum zur Diagnose der Syphilis mit einem neuen Extrakt. Rev. clín. esp. 3, 501 (1941). [Spanisch.] Zit. Zbl. Haut- u. Geschl.-Kr. 68, 549 (1942). — NAVILLE, F., et R. HERRMANN: La réaction du floculation de Meinicke (M.T.R.) en médecine légale. Schweiz. med. Wschr. 1941 I, 74. — NAVRATIL, E.: Erfahrungen über die Bluttrockenreaktion auf Lues nach Chediak in der Geburtshilfe. Zbl. Gynäk. 1935, 2429. — (1) NEGRI, P.: Modificazioni della sierodiagnosi di Wassermann dopo ripetute irradiazioni con R.U.V. con speciale riguardo ai paralitici progressivi. Boll. Sez. region. Soc. ital. Derm. 5, 296 (1932). — (2) L'azione delle irradiazioni ultraviolette in vivo sulla sierodiagnosi di Wassermann. Giron. ital. Derm. 73, 1904 (1932). — (3) NEGRI, TOMÁS, y O. D. DODERO: Microreacción de floculación bicoloreada para el diagnóstico de la sifili. Dos años de experiencia y control clínico. Pren. méd. argent. 1952, 2461. Zit. Zbl. Haut- u. Geschl.-Kr. 84, 355 (1953). — NEGRU, ELENA: Die Meinicke-Reaktion bei der kongenitalen Syphilis. Cluj. med. 12, 527—529 u. dtsch. Zus.fass. 553 (1931). [Rumänisch.] Zit. Zbl. Haut- u. Geschl.-Kr. 41, 139 (1932). — (1) NELSON, R. A.: Le test d'immobilisation des tréponèmes dans la syphilis. Recherches biologiques et cliniques. Bull. Soc. franç. Derm. Syph. 59, 508 (1952). — (2) NELSON jr., R. A.: The treponemal immobilization test of syphilis and other in vitro immunological phenomena involving Treponema pallidum. Proc. 10. Internat. Congr. of Dermatol. of London 1952, p. 365. 1953. — (3) NELSON jr., R. A., M. M. MAYER, J. A. DIESEN-

DRUCK and J. T. EAGAN: Immobilization of treponema pallidum in vitro by antibody produced in syphilitic infection. J. exp. Med. 89, 369 (1949). — (4) NELSON, R. A., M. D. HAROLD, E. C. ZHEUTLIN, J. A. DIESENDRUCK and P. G. M. AUSIN: Studies on Treponemal immobilizing antibodies in Syphilis. Amer. J. Syph. 34, 101 (1950). — (5) NELSON jr., R. A., M. M. MAYER, J. A. DIESENDRUCK and J. T. EAGAN: Immobilization of Treponema pallidum in vitro by antibody produced in syphilitic infection. J. exp. Med. 89, 369 (1949). — (6) NELSON u. MAYER: Annotation. The treponemal immobilization test. Brit. J. vener. Dis. 27, 97 (1951). — (7) NELSON jr., R. A., H. E. C. ZHEUTLIN, J. A. DIESENDRUCK, P. G. M. AUSTIN jr., P. S. STACK and J. T. EAGAN: Studies on treponemal inmobilizing antiboidies in syphilis. II. Incidence in serum and cerebrospinal fluid in human beings and absence in „biologic false positive" reactors. Amer. J. Syph. 34, 101 (1950). — (8) NELSON u. MAYER: The treponematoses. Indian med. Gaz. 85, 506 (1950). — (9) NELSON, R. A.: Le test d'immobilisation des tréponèmes dans la syphilis. Recherches biologiques et cliniques, Le T.P.I.-Test de Nelson-Mayer et les nouveaux aspects immunologiques de la syphilis, tom. 87. Paris: Masson & Cie. 1953. — (10) NELSON jr., R. A., F. M. SPOFFORD, A. G. WALLACE, R. B. TILLMAN and W. H. ELLISH jr.: The treponemal immobilisation test in the United States Navy. Amer. J. Syph. 37, 1 (1953). — (11) NELSON jr., R. A.: Changing concepts in the sero-diagnosis of syphilis: specific treponemal antibody versus Wassermann reagin. Brit. J. vener. Dis. 28, 160 (1952). — (12) NELSON, R. A.: Über den Treponema pallidum-Immobilisierungstest. Mitteilungen über ein Treponema-Haft- und -Schwundphänomen. Hautarzt 3, 436 (1952). — (13) NELSON jr., R. A.: The treponemal immobilization test for syphilis and other in vitro immunological phenomena involving Treponema pallidum. Proc. 105. Internat. Congr. of Dermatol. of London 1952, p. 364. 1953. — (14) NELSON, R. A., and P. J. BROCK: Der T.P.J.A.-Test. World Health Organ. WHO/MH/CT/94 1954. — NETER, E.: Über den Einfluß verminderten Kochsalzgehaltes auf die Komplementbindungsreaktionen. Z. Immun.-Forsch. 72, 136—154 (1931). — NEWMAN, K. O.: A blood serum test of general paralysis. Brit. med. J. 1930, No 3621, 997. — NICOLAU, C. T.: Das Guttadiaphot. V. Die Verwendung des Guttadiaphots in der Poliklinik als hämatologische unspezifische Methode und seine Empfindlichkeit gegenüber den anderen Methoden. Z. klin. Med. 112, 196—204 (1929). — NICOLE, R.: Über die Takata-Ara-Reaktion im Liquor cerebrospinalis. II. Mitt. Z. klin. Med. 110, 94—109 (1929). — (1) NICOLE, J. E., and E. J. FITZGERALD: Serologic results in malarially treated general paralysis. Amer. J. Syph. 15, 496—516 (1931). — (2) NICOLE, J. E.: The age incidence of sero-positive syphilis in females. Brit. med. J. 1932, No 3720, 749. — (3) Some points in connection with the Meinicke (M.K.R.) test. Brit. J. Derm. 44, 305—309 (1932). — (4) NICOLE, J. E., and E. J. FITZGERALD: The sero-diagnosis of syphilis in mental hospital practice. J. ment. Sci. 78, 96—128 (1932). — (5) NICOLE, J. E.: A comparison of the various Meinicke methode. Brit. J. Derm. 45, 179 (1933). — (6) NICOLE, J. E., and E. J. FITZGERALD: The sero-diagnosis of syphilis in mental hospital practice. II. report. J. ment. Sci. 79, 52 (1933). — (7) A comparison of tests for syphilis. Lancet 1934I, 623. — (1) NICOLETTI, V.: Sulla reazione di precipitazione zonale per la sierodiagnosi della sifilide. (Com. prev.) G. ital. Derm. Sif. 70, 1267—1270 (1929). — (2) Il siero di cavia essiccato (complemento secco) nella reazione di Wassermann. (Contributo allo studio della funzione complementare.) Boll. Ist. sieroter. milan. 9, 109 (1930). — (3) Sul valore sierodiagnostico della reazione di conglomerazione di Müller (tecnica semplificata, M.B.R. II). (Comm. prev.) G. ital. Derm. Sif. 71, 133 (1930). (4) Sulla reazione di precipitazione zonale (R.Z.) per la sierodiagnosi della sifilide. Arch. ital. Derm. 6, 3 (1930). — (5) Sulla reazione di conglomerazione di Mueller (M.B.R. II). Diagnost. Tecn. Lab. 2, 177 (1931). — (6) Sull'azione di rinforzo del fenolo nella sierodiagnose della sifilide. Atti 3. Congr. nat. Microbiol. 410 (1931). — (7) Il fenolo nella sierodiagnosi della sifilide. Boll. Ist. sieroter. milan. 11, 729 (1932). — (8) Rilievi sulla reazione sierodiagnostica per la sifilide proposta da Cantani. Boll. sez. region. Soc. ital. Derm. Nr 3, 265 (1934). — (9) I criterii sierologici di guarigione della sifilide. Verh. 9. internat. Kongr. Derm. 1, 503 (1935). — (10) La reazione di Wassermann nei soggetti sottoposti a somministrazione di preparati digitalici. Contributo alla conoscenza della specificità della reazione. G. ital. Derm. Sif. 70, 1585 (1929). — NICORA, G.: Il valore clinico e l'importanza pratica della reazione di Ide, nei campo ostetrico e ginecologico. Arch. Ostet. Ginec., II. s. 6, 127 (1940). — NIEBAUER G.: Erythematodes disseminatus. Öst. Dermatol. Ges., Sitzg vom 28. 10. 1954. Zit. Zbl. Haut- u. Geschl.-Kr. 90, 167 (1954/55). — NIEDERWIESER, V.: Mikromethode der Müller-Ballungsreaktion (M.B.R. II). Z. Kinderheilk. 55, 67 (1933). — NIELSEN, H. A.: Clinical value of the T.P.I. test. Acta derm.-venereol. (Stockh.) 34, 102 (1954). Zit. Zbl. Haut- u. Geschl.-Kr. 89, 98 (1954). — (1) NIETHAMMER, M.: Über den Einfluß des Serumgehaltes auf Komplementbindung und Flockung unter besonderer Berücksichtigung des serologischen Luesnachweises. Z. Immun.-Forsch. 85, 294 (1935). — (2) Ist die spezifische Reichweite der Meinicke-Klärungsreaktion tatsächlich größer als die der WaR? Derm. Wschr. 1937, 1588. — (3) Ist die spezifische Reichweite der Meinicke-Klärungsreaktion tatsächlich größer als die der Wassermann-Reaktion? Schlußwort zu den vorstehenden

Bemerkungen von Prof. Dr. E. MEINICKE. Derm. Wschr. 1938 I, 243. — NIKOLOFF, T.: Serologische Daten zur Syphilis. Konferenz zur Frage der Syphilis in Bulgarien. Sitzg vom 1. III. 1931. Zbl. Haut- u. Geschl.-Kr. 38, 168 (1931). — NINARD, B.: Premiers résultats d'une enquête sérologique en population marocaine. Maroc méd. 306, 1018 (1950). — (1) NINNI, C.: Le phénol employé comme antigène dans la réaction de Bordet-Wassermann. Bull. méd. (Paris) 1930 I, 259. — (2) NINNI, C., et R. DE BLASIO: Premier essai d'application du photomètre de Vernes-Briq-Yvon et de la méthode de précipitation au diagnostic sérologique de la syphilis et de la tuberculose par le phénol. C. R. Soc. Biol. (Paris) 104, 45 (1930). — NIÑO, F. L., u. PAULA RESSMANN: Vergleichung von 3000 Fällen von Wassermann- und Kahnscher Reaktion im Laboratorium des Klinischen Instituts für Chirurgie. Sem. méd. (B. Aires) 1935, 754. [Spanisch.] Zit. Zbl. Haut- u. Geschl.-Kr. 51, 448 (1935). — (1) NISHIO, M.: Effect of heating syphilitic serum and its protein fractions on precipitation reaction. J. infect. Dis. 45, 148—155 (1929). — (2) NISHIO, M., and E. B. MCDERMOTT: Optimum quantitative relation between antigen and serum in precipitation reaction in syphilis. J. infect. Dis. 46, 435 (1930). — (1) NISHIYAMA, K.: Über die Meinickesche zweite Klärungsreaktion (M.K.R. II). Jap. J. Derm. 35, 289 (1934). [Japanisch.] Zit. Zbl. Haut- u. Geschl.-Kr. 48, 477 (1934). — (2) Klinische und experimentelle Untersuchungen über die Meinickesche zweite Klärungsreaktion (M.K.R. II) mit besonderer Berücksichtigung einer neuen hemmenden Substanz bei derselben. Lepro (Osaka) 7, 271 (1936). [Japanisch.] Zit. Zbl. Haut- u. Geschl.-Kr. 54, 539 (1937). — NITZSCHE, CHR.: Über den Wert der Trockenblutreaktion bei Reihenuntersuchungen auf Syphilis. Dtsch. Gesundh.-Wes. 1949, 1180. — NOBILE, A., e M. LATELLA: Sulla reazione di precipitazione microscopica di Kline. Pisani 58, 421 (1938). — NOBIS, W.: Zur Transfusionslues. Z. Haut- u. Geschl.-Kr. 7, 388 (1949). — NOHIRA, A.: An experimental study of hereditary immunity from relapsing-fever. I. report. The resistance against infection (hard or difficult infectiousness) of the offspring of infected mice. Jap. med. World 9, 83 (1929). Zit. Zbl. Haut- u. Geschl.-Kr. 33, 504 (1930). — NOLLI, B.: Di una particolare proprietà del siero di sangue dei luetici e di una sua possible applicazione clinica a scopo diagnostico. Diagnost. Tecn. Lab. 6, 543 (1935). — NONNIS, G., e C. SALARIS: La reazione emoclasica comme mezzo di diagnosi nella sifilide viscerale. G. Clin. med. 10, 609 bis 628 (1929). — NOREL, K.: Kahns Reaktion als quantitative Methode. Ugeskr. Laeg. 1930 I, 215—217. [Dänisch.] Zit. Zbl. Haut- u. Geschl.-Kr. 34, 630 (1930). — NORGAARD, O.: La réaction de Wassermann sur le sang du cordon ombilical. Acta derm.-venereol. (Stockh.) 31, 153 (1951). Zit. Zbl. Haut- u. Geschl.-Kr. 81, 211 (1952). — NOVAS, M. N., J. RENNER u. O. MASSIGLIA: Serodiagnostik der Syphilis. (Modifikation der Technik von HECHT.) Quantitative Bestimmung der Reaktion. Pren. méd. argent. 16, 560—563 (1929). [Spanisch.] Zit. Zbl. Haut- u. Geschl.-Kr. 32, 749 (1930). — (1) NUTINI, G.: Seconda reazione di appallonamento di Müller. Rass. Studi psichiat. 19, 519 (1930). — (2) Ancora sulla seconda reazione di appallonamento di Müller e sull'ultima modificazione di questa. Rass. Studi psichiat. 20, 62 (1931). — NYÁRY, L.: Beiträge zur Eigenhemmung der Wassermann-Reaktion. Tagg der Ungarischen Dermatol. Ges., Budapest, Sitzg vom 12.—13. VI. 1942. Zit. Zbl. Haut- u. Geschl.-Kr. 70, 328 (1943). — NYGAARD, K. K., and TH. GUTHE: Automatic recording of the Wassermann reaction by a photo-electric principle. (Photelgraph.) With suggestion of a reading scale. Acta med. scand. 97, 293 (1938). Zit. Zbl. Haut- u. Geschl.-Kr. 62, 69 (1939).

OBERDOERFFER, M. J., and D. R. COLLIER: Roentgenological observations in leprosy. Amer. J. Roentgenol. 44, 386 (1940). — OBERT, L., u. TH. MENY: Klinische Erfahrungen mit der Trockenblutreaktion auf Syphilis. Dtsch. med. Wschr. 1950, 1043. — (1) OBRTEL: Die neue Meinicke-Reaktion MKR. auf Syphilis. Česká Derm. 12, 209—210 u. dtsch. Zus.fass. 210 (1931). [Tschechisch.] Zit. Zbl. Haut- u. Geschl.-Kr. 39, 224 (1932). — (2) OBRTEL, J.: Bewertung der serologischen Luesreaktionen. Čas. Lék. čes. 1933, 975. [Tschechisch.] Zit. Zbl. Haut- u. Geschl.-Kr. 46, 759 (1933). — ODDO, F., e L. DARDANONI: Sugli anticorpi antispirochetici nella sifilide umana. Coltivazione di spirochete del ceppo Reiter e allestimento di antigene tipo Palligen. Boll. Soc. ital. Biol. sper. 23, fasc. 6 (1947). — (1) OEHME, J.: Untersuchungen über die Zuverlässigkeit serologischer Kontrollen auf Lues aus dem Venenblut Neugeborener. Mschr. Kinderheilk. 99, 290 (1951). — (2) Lues connata. Beiträge zur Klinik, Serologie, Röntgenologie sowie zur Prophylaxe und Therapie. Abh. a. d. Geb. der prakt. Kinderheilkunde. Hrsg. von ALBRECHT PEIPER, Bd. 1. Leipzig: Georg Thieme 1956. 114 S. — ŌTA, M.: Zwei Fälle von der durch Bluttransfusion vermittelten Syphilisinfektion. Jap. J. Derm. 45, 71 (1939). Zit. Zbl. Haut- u. Geschl.-Kr. 63, 72 (1940). — OGANESJAN, P., u. E. SALKIND: Die Vernichtung des syphilitischen Virus der Lymphknoten im konservierten Blut und ihre Bedeutung für die Bluttransfusion. Experimentelle Untersuchungen. III. Mitt. Zbl. Chir. 2408 (1936). — (1) OGATA, T.: Some chemical and biochemical properties of cardiolipin and lecithin in serological tests for syphilis. Atti VI. Congr. internaz. Microbiol. 2, 181 (1955). — (2) A new serological property of leprous sera revealed by cardiolipinlecithin antigen. Atti VI. Congr. internaz. Microbiol. 2, 183 (1955). — OGDEN, W., and F. PARTNER: The Meinicke clarification reaction for syphilis in mental hospital practice. Lancet 1931 II,

36*

121—124. — OHASHI, K.: Studien über die Provokation der Syphilis. II. Mitt. Experimentelle Untersuchungen. Jap. J. Derm. 36, 267 (1934). [Japanisch.] Zit. Zbl. Haut- u. Geschl.-Kr. 50, 165 (1935). — (1) OHIWA, H.: Über die Isolierung des Komplements. Okayama Igakkai Zasshi 46, 1460 (1934). [Japanisch.] Zit. Zbl. Haut- u. Geschl.-Kr. 50, 330 (1935). — (2) Beiträge zur Konservierung des Serumantigens und des Komplementes. Okayama Igakkai Zasshi 46, 2287 (1934). [Japanisch.] Zit. Zbl. Haut- u. Geschl.-Kr. 50, 330 (1935). — OHMICHI, M.: About the Meinicke's new clarification test (M.K.R. II) in the treatment of syphilis. Okayama Igakkai Zasshi 48, 2729 u. engl. Zus.fass. 2729 (1936). [Japanisch.] Zit. Zbl. Haut- u. Geschl.-Kr. 56, 66 (1937). — OHNO, K.: Fall von Erythema nodosum syphiliticum. Jap. J. Derm. 36, 89 (1934). Zit. Zbl. Haut- u. Geschl.-Kr. 50, 171 (1935). — OHTA, T.: Studien über die Inaktivierung des Patientenserums bei der Wassermannschen Reaktion. II. Mitt. Mitt. med. Ges. Tokyo 49, 1475 u. dtsch. Zus.fass. 1475 (1935). [Japanisch.] Zit. Zbl. Haut- u. Geschl.-Kr. 55, 471 (1937). — (1) OHYA, Z.: Réaction d'éclaircissement de Meinicke (M.K.R.). Lues (Kyoto) 5, 240 u. franz. Zus.fass. 16 (1930). [Japanisch.] Zit. Zbl. Haut- u. Geschl.-Kr. 38, 117 (1931). — (2) Études expérimentales de la culture pure du spirochète pallidum. IV. Sur la intradermo-réaction par la spirochète pallidum cultural (souche de Króo). Acta derm. (Kyoto) 20, 46 (1932). Zit. Zbl. Haut- u. Geschl.-Kr. 44, 84 (1933). — (1) OKAMOTO, H.: The floculation reaction (Dujarric de la Rivière) of syphilitic serum. Lues (Kyoto) 1, 61 (1927). Zit. Zbl. Haut- u. Geschl.-Kr. 35, 291 (1931). — (2) OKAMOTO, K.: Der gebundene Zucker bei den luetischen Erkrankungen. II. Mitt. Über die Schwankungen der Kurve des gebundenen Zuckers und der Luesreaktionssubstanz bei der experimentellen Kaninchenlues. Mitt. med. Akad. Kioto 5, dtsch. Zus.fass. 116—117 (1931). Zit. Zbl. Haut- u. Geschl.-Kr. 41, 391 (1932). — (3) Der gebundene Zucker bei den luetischen Erkrankungen. I. Mitt. Der gebundene Zucker im Blute des Luetikers und in der Cerebrospinalflüssigkeit des Metaluikers. Mitt. med. Akad. Kioto 5, dtsch. Zus.fass. 114—115 (1931). [Japanisch.] Zit. Zbl. Haut- u. Geschl.-Kr. 39, 806 (1932). — OKOLOW, F., u. E. GRIBAOW: Zur Frage über die Beseitigung der hämolytischen und antikomplementären Eigenschaften der bei der WaR gebräuchlichen Antigene. Z. Immun.-Forsch. 68, 7 (1930). — OLAH, G.: Einfluß der Temperatur auf die Empfindlichkeit und Spezifität der Wassermannschen Reaktion bei Verwendung verschiedener Antigentypen. Z. Immun.-Forsch. 67, 517 (1930). — (1) OLANSKY, S., A. HARRIS, H. VINSON, H. M. BOSSAK und J. PORTNOY: Small-quantity blood tests for syphilis. A comparison of serologic tests. Publ. Hlth Rep. (Wash.) 67, 563 (1952). — (2) OLANSKY, S., C. D. BOWDOIN, A. HARRIS and DOROTHY S. RAMBO: A study of patients with negative Kahn standard test and reactive VDRL slide tests for syphilis. Amer. J. Syph. 37, 134 (1953). — (3) OLANSKY, S., A. HARRIS and J. H. HILL: A preliminary study of apparent biological false positive reactions in four serological tests for syphilis, and the treponemal immobilization test. Amer. J. Syph. 37, 23 (1953). — O'LEARY, P. A.: Syphilis in the upper part of the abdomen. Med. Clin. N. Amer. 15, 87—97 (1931). — OLHAGEN, B.: Auto-inhibition in Wassermann's reaction. Preliminary report on clinical and experimental investigations. Acta med. scand. 102, 654 (1939). Zit. Zbl. Haut- u. Geschl.-Kr. 64, 492 (1940). — OLIVEIRA DE ALMEIDA, J., u. R. P. DE SOUZA CARVALHO: Untersuchungen über die Serologie der Lepra. Rev. bras. Leprol. 20, 30 (1952). [Portugiesisch.] Zit. Zbl. Haut- u. Geschl.-Kr. 89, 42 (1954). — OLIVETTI, L.: La reattivita anticorpogenetica specifica dei luetici sotto stimolo treponemico (ceppo Reiter). G. ital. Derm. Sif. 92, 20 (1951). — O'MALLEY, C. K., and A. J. WILSON: Results of the Wassermann test in an unselected Bantu group. S. Afr. med. J. 23, 73 (1949). — OMITI, M.: Über die nichtspezifischen Resultate bei den verschiedenen Syphilisreaktionen, insbesondere bei der Meinickeschen Klärungsreaktion. II. Okayama Igakkai Zasshi 52, 203 u. dtsch. Zus.fass. 226 (1940). [Japanisch.] Zit. Zbl. Haut- u. Geschl.-Kr. 65, 313 (1940). — OPPERMANN, A., u. G. WAGNER: Erfahrungen über die Brauchbarkeit der Serumstabilitätsreaktionen bei der Lues. Med. Mschr. 5, 275 (1951). — ORNSTEIN, I., M. DRAGOS et S. MUHLBERG: Sur le rôle du cholestérol et de la lécithine dans le mécanisme de la séro-réaction de Bordet. Wassermann. C. R. Soc. Biol. (Paris) 124, 398 (1937). — ORR, H., and P. L. RENTIERS: A study of syphilis in Northern Alberta. Arch. Derm. Syph. (Chicago) 63, 85 (1951). — ORSÓS, E. J.: Einfluß der Fehler bei der Blutentnahme auf die Serumreaktionen. Münch. med. Wschr. 1936 II, 1745. — ORTOLANI, M.: Reazione di Wassermann e puerperio. Lattante 3, 180—183 (1932). — (1) OSLER, A. G., and J. H. STRAUSS: Diagnostic complement fixation. II. Application to the serodiagnosis of syphilis. Amer. J. Syph. 36, 154 (1952). — (2) OSLER, A. G., P. H. HARY and J. T. SHARP: The fixation of complement by human sera and alcoholic extracts of human cardiac tissues. Amer. J. Syph. 38, 554 (1954). — (1) OSMOND, T. E.: The Hinton test for syphilis. Brit. med. J. 1929, No 3588, 666. — (2) Demonstration of various flocculation tests for syphilis. Brit. J. vener. Dis. 7, 98—104 (1931). — (3) OSMOND, T. E., and K. E. HUGHES: Value of the Kline test for syphilis. Lancet 1932, 130. — (4) OSMOND, T. E.: The Müller-Ballungs and Kahn precipitation reactions compared. Brit. med. J. 1932, No 3743, 631. — (5) Quantitative Serum tests in syphilis. Brit. J. vener. Dis. 11, 248 (1935). — (6) Recent research in connection with venereal disease. Brit. J. vener.

Dis. **12**, 171 (1936). — (7) A comparison of the Wassermann and Kahn reactions. Brit. med. J. **1950**, No 4652, 524. — (8) The Kahn test: A simplified technique. Brit. med. J. **1940**, No 4128, 252. — OTA, T.: Comperative studies on the diagnostic tests of syphilis. Iryo (Tokyo) **8**, 351 (1954). [Japanisch.] Zit. Zbl. Haut- u. Geschl.-Kr. **92**, 359 (1955). — OTANI, H.: Über den Gehalt verschiedener Sera an Teilkomponenten des Komplements. Mitt. med. Ges. Chiba **17**, H. 3 (1939). [Japanisch.] Zit. Zbl. Haut- u. Geschl.-Kr. **63**, 383 (1940). — OTT, V.: Erfahrungen mit der Trockenblut-Reaktion auf Syphilis. Schweiz. med. Wschr. **1943**, 242. — (1) OTTO, R.: 25 Jahre Wassermannsche Reaktion. Berliner Dermatol. Ges. u. Berliner Mikrobiol. Ges., gemeinsame Sitzg am 4. V. 1931. Zbl. Haut- u. Geschl.-Kr. **38**, 721 (1931). — (2) OTTO, R., u. G. BLUMENTHAL: Über den augenblicklichen Stand der Serodiagnostik der Lues. Ergebn. Hyg. Bakt. **13**, 686 (1932). — (3) OTTO, R.: 25 Jahre Serodiagnostik der Lues. Ann. Tomarkin-Found. **2**, 133—148 (1932). — (1) OURA, I.: Studien über die Seroreaktionen der Syphilis. I. Mitt. Vergleichende Untersuchungen über Ogatasche Agglutinationsmethode (in Anwendung von Cardiolipin-Lecithin-Kaolin-Antigen) mit verschiedenen Seroreaktionen mittels des bisher gebrauchten Antigens. Jap. J. Derm. **65**, 1 mit dtsch. Zus.fass. (1955). [Japanisch.] Zit. Zbl. Haut- u. Geschl.-Kr. **93**, 231 (1955/56). — (2) Studien über die Seroreaktionen der Syphilis. 2. Mitt. Vergleichende Untersuchungen über die neue Ringprobe und die Muratasche Reaktion. Jap. J. Derm. **65**, 11 mit dtsch. Zus.fass. (1955). [Japanisch.] Zit. Zbl. Haut- u. Geschl.-Kr. **93**, 231 (1955/56). — (3) Studien über die Seroreaktionen der Syphilis. 3. Mitt. Vergleichende Untersuchungen über die Kahnsche Reaktion mittels des Cardiolipin-Lecithin-Antigens und des bisher gebrauchten Antigens. Jap. J. Derm. **65**, 17 mit dtsch. Zus.fass. (1955). [Japanisch.] Zit. Zbl. Haut- u. Geschl.-Kr. **93**, 232 (1955/56). — (4) Studien über die Seroreaktionen der Syphilis. 4. Mitt. Vergleichende Untersuchungen über die Ogataschen WaR und die anderen Seroreaktionen der Syphilis. Jap. J. Derm. **65**, 52 mit engl. Zus.fass. (1955). [Japanisch.] Zit. Zbl. Haut- u. Geschl.-Kr. **93**, 232 (1955/56). — (5) Studien über die Seroreaktionen der Syphilis. 5. Mitt. Vergleichende Untersuchungen über die Ogatasche Objektglasmethode und die anderen Seroreaktionen der Syphilis. Jap. J. Derm. **65**, 58 mit engl. Zus.fass. (1955). [Japanisch.] Zit. Zbl. Haut- u. Geschl.-Kr. **93**, 232 (1955/56). — (1) OVČINNIKOV, N. M.: Die Bedeutung der Komplementbindungsreaktion in der Kälte. (Ergebnisse der Zusammenarbeit von 11 dermato-venerologischen Instituten.) Vestn. Vener. Derm. **30**, H. 4, 29 (1956). [Russisch.] Zit. Zbl. Haut- u. Geschl.-Kr. **97**, 293 (1957). — (2) OWTSCHINIKOW, N. M.: Die Priorität von D. K. SABOLOTNIJ und P. P. MASLA- KOWETZ in der Beschreibung der Reaktion der Immobilisation der Spirochaeta pallida. Vestn. Vener. Derm. H. 4 (1954). — OYA, I.: Experimentelle Studien über die Syphilis des Zentral- nervensystems. XI. Mitt. Gleichzeitige, suboccipitale wie intracutane Impfungen von Kaninchen mit Syphilis. (Mit besonderer Berücksichtigung über die Beziehung zwischen dem Liquor-Wassermann und dem Hautsyphilide.) Jap. J. exp. Med. **14**, 539—541 (1936). Zit. Zbl. Haut- u. Geschl.-Kr. **57**, 534 (1938). — (1) OZAKI, T.: Antiluetische Kur und Kottmann- Reaktion bei Latentlues. Hifu-to-Hitsunyo **2** (1934). [Japanisch.] Zit. Zbl. Haut- u. Geschl.- Kr. **50**, 529 (1935). — (2 u. 3) Experimentelle Untersuchung über die Kottmann-Reaktion. Jap. J. Derm. **38**, 100, 587 (1935). Zit. Zbl. Haut- u. Geschl.-Kr. **54**, 42 (1937).

PADOVANI, G.: La reazione di Leibhoff nei neuroluetici. G. Psichiat. Neuropat. **59**, 127 (1941). Zit. Zbl. Haut- u. Geschl.-Kr. **68**, 699 (1942). — PAGÈS, F., C. PÉDOYA et J. GIRARD: Sérologie syphilitique des sujets de race noire et test de Nelson. Bull. Soc. franç. Derm. Syph. **62**, 152 (1955). Zit. Zbl. Haut- u. Geschl.-Kr. **93**, 234 (1955). — PAGES, F., u. P. MANY: Die praktische Bedeutung abweichender Befunde beim Nelson-Test und den übrigen Lues- Reaktionen. Presse méd. **66**, 22 (1958). — PAGNIEZ, N. F. M.: Dosimetrische Mikroreaktion für die Syphilisdiagnose mit dem Antigen Base de Bordet-Ruelens. Rev. Asoc. bioquim. argent. **14**, 3, 61 (1947). [Spanisch.] Zit. Zbl. Haut- u. Geschl.-Kr. **72**, 452 (1949). — PAI, S. E.: Wassermann and Kahn reaction in relapsing fever. Chin. med. J. **52**, 595 (1937). Zit. Zbl. Haut- u. Geschl.-Kr. **59**, 212 (1938). — (1) PAIĆ, M.: Spectres d'absorption dans l'ultra- violet des sérums des syphilitiques. C. R. Acad. Sci. (Paris) **198**, 286 (1934). — (2) PAIC, M., et V. DEUTSCH: Examen réfractométrique des sérums normaux et syphilitiques. C. R. Soc. Biol. (Paris) **118**, 119 (1935). — PAIE, M.: Dispersion rotatoire des serums de lapins normaux et syphilitiques. C. R. Acad. Sci. (Paris) **199**, 382 (1934). — PAISAN, J.: Zum Studium der Müllerschen Ballungsreaktion zur Serodiagnostik der Lues. Act. dermo-sifiliogr. (Madr.) **23**, 211 (1930). [Spanisch.] Zit. Zbl. Haut- u. Geschl.-Kr. **38**, 538 (1931). — PALLASSE, E., et PH. SCOURAS: Considérations sur la valeur de la réaction de Bordet-Wassermann. Progr. méd. (Paris) **1930**, 1625. — PANAGIA, A.: Colesterinemia e reazione di Wassermann nella malaria. Riv. Malar. **12**, 873 (1933). Zit. Zbl. Haut- u. Geschl.-Kr. **47**, 618 (1934). — (1) PAN- CANTI, G.: Le reazione di conferma di Witebsky per la sierodiagnostica della sifilide. Rass. Studi psichiat. **24**, 481 (1935). — (2) Gli antigeni cerebrali del Marchionini. Rass. Studi psichiat. **28**, 59 (1939). — PANCOTTO, E.: Sull'essenza e sul valore della modern sierodiagno- stica della sifilide. Minerva med. (Torino) **1954**I, 1103. — (1) PANGBORN, M. C., F. MALTANER, V. N. TOMPKINS, T. BEECHER, W. R. THOMPSEN and M. R. FLYNN: Cardiolipin antigens.

Preparation and chemical and serological control. Geneva: World Helath Organizat. 1951. 63 S. — (2) PANGBORN, M. C., J. A. ALMEIDA, F. MALTANER, A. M. SIVERSTEIN and W. R. THOMPSEN: Cardiolipin antigens, Preparations and chemical and serological control, 2. edit. (World Health Organizat. Morgr. Ser. Nr 6.) Geneva: World Health Organizat. 1955. 52 S. — (1) PANKOVA, S. S.: Application des méthodes simplifiées de sérodiagnostique de syphilis aux villages. Vestn. Vener. Derm. 9/10, 47 (1939). [Russisch.] Zit. Zbl. Haut- u. Geschl.-Kr. 64, 553 (1940). — (2) Conservation des sera pour les méthodes actives de serodiagnostic de la syphilis. Vestn. Vener. Derm. H. 6, 47 (1940). Zit. Zbl. Haut- u. Geschl.-Kr. 66, 401 (1941). — PANTI, A., et G. NARDI: La microreazione alla Cardiolipina. Confronto con le altere reazioni di flocculazione e con la R.W. eseguita con antigeni treponemici e lipoidei. Atti Soc. ital. Derm. e delle Sez. Reg. Suppl. 1, 6 (1955). — PARDO CASTELLO, V., u. M. CHEDIAK: Die Müllersche Ballungsreaktion bei der serologischen Luesdiagnose. Bol. Soc. subana Derm. Sif. 2, 214—217 (1931). Zit. Zbl. Haut- u. Geschl.-Kr. 39, 815 (1932). — PARENTI, P.: La citochol reazione di Sachs e Witebsky nella diagnostica clinica medica della lue. Riv. Clin. med. 34, 231 (1933). — PARL, H.: Das Guttadiaphot in der Dermatologie. Derm. Z. 57, 419—431 (1930). — (1) PARRAN, TH.: Efficiency of state and local laboratories in the performance of serodiagnostic tests for syphilis. Amer. J. publ. Hlth 27, 15 (1937). — (2) PARRAN, TH., H. H. HAZEN, J. F. MAHONEY, A. H. SANFORD, F. E. SENEAR, W. M. SIMPSON and R. A. VONDERLEHR: Serodiagnostic tests for syphilis as performed by thirty-nine state laboratories. A comparative study. A report of the committee on evaluation of serodiagnostic tests for syphilis. J. Amer. med. Ass. 109, 425 (1937). — (3) PARRAN, TH., and K. EMERSON: The effect of tuberculosis on the serological reactions for syphilis. Amer. Rev. Tuberc. 39,1 (1939). — PARTHÉNIADÈS, G.: Sur une méthode de sérodiagnostic de la syphilis: La réaction de Tsu modifiée. C. R. Soc. Biol. (Paris) 105, 499 (1930). — (1) PASTINSKY, ST.: Komplement-bindungsversuche mit Milchlipoiden. Jahresverslg der Ungarischen Dermatol. Ges.-Budapest, Sitzg vom 6. VI. 1936. Zit. Zbl. Haut- u. Geschl.-Kr. 55, 423 (1937). — (2) PASTINSZKY, I.: Komplementbindungs-Reaktionen mit Milchlipoiden. Orv. Hetil. 1937, 359. [Ungarisch.] Zit. Zbl. Haut- u. Geschl.-Kr. 56, 572 (1937). — (3) Erfahrungen mit der Chediakschen Mikroreaktion. Orv. Hetil. 1939, 834. [Ungarisch.] Zit. Zbl. Haut- u. Geschl.-Kr. 64, 615 (1940). — PATARO, F. A.: Die Anzeichen von C. Patino Mayer im Blut der Luischen. (Lymphocytose als Zeichen der Lues und „Tätowierung" des Blutes.) Sem. méd. (B. Aires) 1935, 838. [Spanisch.] Zit. Zbl. Haut- u. Geschl.-Kr. 54, 41 (1937). — (1) PATERSON, A. S.: Über die Brauchbarkeit einiger neuer Flockungsreaktionen für die Liquoruntersuchung. (Müllersche Ballungs-Reaktion II, Citochol-Reaktion [Sachs-Witebsky], Kisssche Reaktion.) Z. ges. Neurol. Psychiat. 139, 391—398 (1932). — (2) PATERSON, J. E., and M. LESLIE: Gumma of the brain. With a report of a case treated surgically. Brit. med. J. 1934, No 3837, 109. — PAUTRIER, L. M.: Syphilis décapitée, par transfusion sanguine. Contamination par le donneur, à la période pré-chancreuse. Bull. Soc. franç. Derm. Syph. 43, 503 (1936). — (1) PAUTRIZEL, R., F. SZERSNOVICZ et A. GIMENEZ: Comparaison entre les resultats serologiques obtenues en employant les antigenes cardiolipidiques et les suspensions de treponemes de culture (Pallignost). Bull. Soc. franç. Derm. Syph. 60, 395 (1953). — (2) PAUTRIZEL, R., A. RIVASSEAU-COUTANT et J. RIVASSEAU: Arguments en faveur du fondement immunologique de la sérologie de la Syphilis. Rev. Immunol. (Paris) 19, 417 (1955). — (3) PAUTRITZEL, R., F. SZERSNOVICZ et M. J. DESOBRY: Une microméthode sérologique sur sang sec appliquée au diagnostic de la syphilis. Ann. Biol. clin. 14, 717 (1956). — PAVANATI, E.: La reazione Cantani (R.R.S.) nella sifilide. Nota I. Raffronto fra la R.R.C., la R.W. e la M.K.R. II su 412 seri. Boll. Sez. region Soc. ital. Derm. Nr 3, 246 (1934). — PAVARANI, G.: La reazione di Ide. Ateneo parmense, II. s. 11, 527 (1939). Zit. Zbl. Haut- u. Geschl.-Kr. 65, 54 (1940). — PAVEL, I., E. CREANGĂ u. P. SGANDĂR: Zum Problem der Syphilis ignorata. Rev. Ig. soc. 12, 3 u. dtsch. Zus.-fass. 9 (1942). [Rumänisch.] Zit. Zbl. Haut- u. Geschl.-Kr. 69, 435 (1943). — (1) PAWLAS, T., et Z. WARCZEWSKY: L'antigène specifique dans le sérodiagnostic de la syphilis. Bull. int. Acad. pol. Sci., Cl. Med. Nr 7/8, 579 (1936). Zit. Zbl. Haut- u. Geschl.-Kr. 57, 143 (1938). — (2) PAWLAS u. Z. WARCZEWSKI: Spezifisches Antigen in der Serodiagnostik der Lues. Przegl. dermat. 31, 343 (1936). [Polnisch.] Zit. Zbl. Haut- u. Geschl.-Kr. 56, 140 (1937). — PECORA, G.: Contributo allo studio delle sierodiagnosi della lues. Ann. Igiene 4, 440 (1953). — PEIBO, M., u. F. BRAUN: Die Bedeutung der Ballungsreaktion für die Serodiagnostik der Syphilis. Vrač. Gaz. 9, 679 (1934). [Russisch.] Zit. Zbl. Haut- u. Geschl.-Kr. 48, 733 (1934). — PEIN, H. v.: Über die unspezifische Wassermannsche Reaktion. Med. Klin. 1950, 210. — PELZ,H. L.: Praktische Erfahrungen mit dem „Lues-Schnelltest Behringwerke". Ärztl. Wschr. 1950, 149. — PENNATI, V., e U. SBUTEGA: É l'antigene elemento indispensabile nel fenomeno della deviazione del complemento per la lue? Diagnost. Tecn. Lab. 3, 854 (1932). — PENTTINEN, K., and J. HELLE: Some factors affecting the Wassermann reaction. (On factors affecting the results of the Wassermann reaction and the significance of the variation in results from the standpoint of reiability of syphilis diagnosis.) Ann. med. exp. Fenn. 27 (1949). — PERANTONI-SATTA, G.: La reazioni di interpidamento di Meinicke con antigene colorato e suo valore clinico. Studi sassaresi **7**, 233—236 (1929). — PEREZ-SANDOVAL, D., y M. LARROTCHA-TORRES: Acción del neosalvarsán sobre el estado fisico-quimico de los sueros luéticos y normales. Rev. clin. esp. **42**, 13 (1951). Zit. Zbl. Haut- u. Geschl.-Kr. **82**, 92 (1953). — PEROSI, A.: La reazione di Hinton per la sierodiagnosi di sifilide. Diagnost. tecn. Lab. **6**, 537 (1935). — PERRET: Transfusionssyphilis. Rechtliche Gesichtspunkte bei der Bluttransfusion. Chirurg **20**, 298 (1949). — PERRIA, L., e M. FERRARIS: Sul valore della microreazione di Boventer sul liquido cefalo-rachidiano per la diagnosi di lues. Riv. sper. Freniat. **66**, 39 (1942). — PERSICHETTI, C.: La reazione emoclasica nei luetici con manifestazione oculari. Boll. Oculist. **18**, 519 (1939). — PERSTEIN, F., and H. R. FISHBACK: Glycerin preservation of serologic test materials, and the influence of heat on glycerinated Wassermann-positive sera. J. Lab. clin. Med. **14**, 969—973 (1929). — (1) PERUCCIO, L.: La funzionalità epatica durante la reazione di Herxheimer. Atti Soc. ital. Derm. Sif. **3**, 744 (1941). — (2) Ricerche sui sieri luetici ad elevato contenuto di reagine. Minerva derm. (Torino) **28**, 55 (1953). — (3) Reazioni sierologiche aspecifiche per la lue in donatori di sangue. Minerva derm. (Torino) **31**, 287 (1956). — PESCH, K. L., u. JOS. DOMINICK: Die Abänderung der Wassermann-Reaktion nach WADSWORTH; ein Vergleich mit Meinickes Trübungs-, Klärungs- und Makro-Mikro-Reaktion. Giorn. Batt. Immun. **9**, 14—26 (1932). — PETCHERNIKOFF, P.: Conservation des sérums pour le réactions sérologiques sur le verre. Vestn. Vener. Derm. **8**, 50 (1939). [Russisch.] Zit. Zbl. Haut- u. Geschl.-Kr. **64**, 351 (1940). — PETER, H.: Quantitativer Vergleich der Cardiolipin-Mikroflockungs- und Citochol-Reaktion. Z. Haut- u. Geschl.-Kr. **20**, 133 (1956). — PETERSEN, W. F.: Syphilis and the meteorological environment. Urol. cutan. Rev. **44**, 522 (1940). Zit. Zbl. Haut- u. Geschl.-Kr. **66**, 220 (1941). — PETRAZZANI, P.: „La reazione di Donaggio." Nuova reazione dell'orina e del liquido cefalo-rachidiano. Riv. sper. Freniat. **58**, 183 (1934). — PETRINI, M.: Sul valore della Pallida-reaktion e della reazione di Wassermann secondo Besta sul liquor cefalo-rachidiano nella lue nervosa. G. ital. Derm. **82**, 873 (1941). — PETRONICI, G.: Anticorpo immobilizzante (reazione di Nelson e Mayer), antitreponemico di gruppo ed antilipoideo nella sifilidi umana. Nota IV. Comportamento nei figli nati da madri luetiche profilassate in gravidanza con penicillina. Atti Soc. ital. Derm. e delle Sez. Reg. [Minerva derm. (Torino)] **30**, Suppl. 1, 53 (1955). — PETRONIÉ, LJ.: Tsü.-Reaktion und ihr Wert für die Diagnose der Syphilis. Med. Pregl. **7**, 30, 36 u. franz. Zus.fass. 35—36 (1932). [Serbo-Kroatisch.] Zit. Zbl. Haut- u. Geschl.-Kr. **42**, 411 (1932). — PETZELT, G.: Über die Serodiagnostik der Lues mittels der Hämagglutinationsreaktion (Hr.) von BACHMANN. Klin. Wschr. **1934**, 1282. — PEYRE, E., et H. BOURSAUS: Négativation des réactions de Bordet-Wassermann et de Kahn par l'ozone. Bull. Soc. franç. Derm. Syph. **48**, 480 (1941). — PEYRI, J.: Unsere Statistik und Beurteilung der unbeeinflußbaren serologischen Reaktionen. Ecos esp. Derm. **9**, 149 (1933). Zit. Zbl. Haut- u. Geschl.-Kr. **47**, 732 (1934). — (1) PEYROT, J., et P. DE BOISSEZON: Choléstérolémie et infection syphilitique. Arch. Inst. prophyl. **4**, 271—290 (1932). — (2) PEYROT, J.: Quelques cas de réinfection syphilitique. Arch. Inst. prophyl. **8**, 225 (1936). — (3) À propos des relations entre résorcine et médications anti-syphilitique. Arch. Inst. prophyl. **11**, 67 (1939). — PEZZI, R., e C. C. BERTANI: Contributo allo studio delle reagine antilipoidee devianti e floculanti nel siero sifilitico. Boll. Ist. sieroter. milan. **35**, 137 (1956). — PHILIPPI, M.: Mikro- zugleich Schnellreaktion auf Lues. Maandschr. Kindergeneesk. **7**, 450 (1938). [Holländisch.] Zit. Zbl. Haut- u. Geschl.-Kr. **61**, 70 (1939). — PIANO, DEL: La reazione Wassermann sullo sperma. Boll. Sez. region. Soc. ital. Derm. **5**, 273 (1932). — PIAZZA, G.: La siero-reazione di Kahn nella sifilide. G. Med. milit. **80**, 490—512 (1932). — PICINELLI, G.: La reazione di Ide in ostetricia. Riv. ital. Ginec. **24**, 151 (1940). — PIECK, E.: Erfahrungen mit der quantitativen Auswertung der M.K.R. II. Arch. Hyg. (Berl.) **117**, 153 (1936). — PIELTAIN MANSO, J.: Zum Studium der Müllerschen Ballungs-Reaktion (vereinfachte Technik) zur Serodiagnostik der Lues. Act. dermo-sifiliogr. (Madr.) **22**, 662 (1930). [Spanisch.] Zit. Zbl. Haut- u. Geschl.-Kr. **36**, 828 (1931). — PIERCE, L. F., H. A. PATTERSON, R. A. STEVENSON and H. C. TORBERT: A multiple test method for routine use in the serodiagnosis of Syphilis. With a report of 7,091 tests performed on 3,000 consecutive blood specimens. Amer. J. Syph. **22**, 59 (1938). — (1) PIETRAVALLE, N.: Sulla natura delle reagine luetiche. Dermosifilografo **25**, Suppl., 631 (1951). — (2) PIETRAVALLE, S.: Una nuova reazione per la sierodiagnosi della lues eseguita con antigeni aspecifici. Dermosifilografo **25**, Suppl., 649 (1951). — PIGEAUD et BROCHIER: Discordance entre les différents critères du diagnostic de la syphilis congénitale du nouveau-né. Bull. Soc. Obstét. Gynéc. Paris **23**, 284 (1934). — PIGNOLI, R.: Una nuova reazione rapida per la diagnosi della sifilide. Sua applicazione in ostetricia. Riv. ital. Ginec. **19**, 311 (1936). — PIKKARAINEN, J.: Untersuchungen über die Unveränderlichkeit des Isoagglutinationstiters bei Gesunden und bei Luikern. Acta Soc. Med. „Duodecim" **12**, 1 (1930). Zit. Zbl. Haut- u. Geschl.-Kr. **35**, 842 (1931). — (1) PINARD, M., et P. ROBERT: Métrorragies de la puberté, transfusion, syphilis consécutive. Bull. Soc. méd. Hôp. Paris, III. s. **48**, 214—217 (1932). — (2) PINARD, M., et TMERSON: Chancre mou du fourreau avec fluctuations sérologiques. Bull. Soc. franç. Derm. Syph. **43**, 1497 (1936). — (3) PINARD, M.: A propos de la syphilis et du paludisme après transfusion. Bull. Soc. méd.

Hôp. Paris, III. s. 50, 416 (1934). — (1) Pinelli, L.: Comportamento del calcio, potassio, sodio, nei sieri luetici. Studi sassaresi 7, 295—302 (1929). — (2) Pinelli, A.: Sul valore della reazione di chiarificazione di Meinicke e le modificazioni di Hohn in rapporto alla R.W. Pediatria Riv. 38, 1279 (1930). — Pinetti, P.: La tecnica della colorazione dell'antigene applicata alla reazione di conglomeramento di Müller (M.B.R.-M.B.R. II). G. ital. Derm. Sif. 73, 1895 (1932). — Pinto, M., et Ana Sousa Dias: La réaction de Rodillon pour la séro-diagnostic de la syphilis. C. R. Soc. Biol. (Paris) 102, 244—245 (1929). — Piraino, A.: Azione di un'acqua fortemente radioattiva sulle reazioni di Wassermann, di Kahn e di Ide. Clin. termale 2, 36 (1942). — Pires, W., u. H. Povoa: Das Gennerich-Miliansche Symptom im Liquor nach Malariatherapie. An. bras. Derm. Sif. 5, Nr 3/4, 17 (1929). [Portugiesisch.] Zit. Zbl. Haut- u. Geschl.-Kr. 37, 647 (1931). — Pirilä, V.: Clinical evaluation of sitolipin in VDRL-Tests for syphilis. Acta derm.-venereol. (Stockh.) 34, 341 (1954). — (1) Pisacane, C.: La reazione di chiarificazione di Meinicke (M.K.R.) nella diagnosi della sifilide, in confronto alla reazione di Wassermann ed alla MTR. Rinasc. med. 7, 595 (1930). Zit. Zbl. Haut- u. Geschl.-Kr. 36, 827 (1931). — (2) Azione dei sali di acridina sulla reazione di Wassermann. Boll. Soc. ital. Biol. sper. 352 (1933). — (3) Sul valore della nuova reazione di Chediak-Leipner nella diagnosi della sifilide. Rif. med. 1937, 677. — (4) Ricerche e considerazioni sul valore della reazione di Wassermann eseguita sul siero privato della frazione precipitabile con acido cloridrico. G. ital. Derm. Sif. 78, 707 (1937). — (5) Prime ricerche sulla reazione Wassermann eseguita col siero sbarazzato della frazione precipitabile con l'acido chloridrico. Boll. Sez. region. Soc. ital. Derm. 2, 200 (1937). — Pistoni, Ferruccio: Valori diagnostici delle reazioni Wassermann, Meinicke e Citochol S.V. in paesi malarici. Arch. ital. Sci. med. colon. 18, 610 (1937). — (1) Pisu, I., y L. Mastromatteo: El antigeno proteico solubile (ATPS) des trepo-nema de Reiter en el serodiagnostico de la siiflis. Laboratorio (Granada) 20, 259 (1955). Zit. Zbl. Haut- u. Geschl.-Kr. 94, 113 (1956). — (2) Sul valore pratico della reazione di micro-flocculazione con cardiolipina (VDRL) nella sierodiagnosi della lue. Riv. Ist. sieroter. ital. 30, 168 (1955). — Piukovic: Ulcus phagedenico-gangraenosum. Dermatovenerol. Sektion, Zagreb (Jugoslawien), Sitzg vom 31. I. 1939. Zit. Zbl. Haut- u. Geschl.-Kr. 63, 307 (1940). — Planese, G., e A. Laurenza: Vaccinazioni profilattiche e false reazioni biologiche positive nella diagnosi sierologica della lues. Riv. Ist. sieroter. ital. 30, 192 (1955). — Planner, H.: Über die Organluetinreaktion und ihr Anwendungsgebiet. Wien. klin. Wschr. 1929 II, 1153. — (1) Plaut, F., u. H. Kassowitz: Cholesterin als Antigen. Z. Immun.-Forsch. 66, 152 (1930). — (2) Plaut, F.: Dient die Haut als Bildungsstätte für Antikörper gegen Syphilisspirochäten ? Klin. Wschr. 1931, 1175. — (3) Gehirnantisera in ihrer Wirkung auf das Gehirn des Kanin-chens bei subduraler Einführung. Klin. Wschr. 1929, 1801. — (4) Serologie der Lipoide in ihrer Beziehung zur Syphilis und Metasyphilis. Z. ges. Neurol. Psychiat. 123, 365 (1930). — (5) Experimentelle Untersuchungen über die Rolle der Haut bei der Produktion von Anti-körpern gegenüber Syphilisspirochäten. Z. Immun.-Forsch. 71, 223 (1931). — (6) Beeinträch-tigung der Wassermannschen Reaktion und anderer Reaktionen durch Austritt von Gerb-säure aus Korkstopfen von Versandgläsern. Münch. med. Wschr. 1931 II, 1125—1126. — (7) Über die Anwendung der Kältebindung bei der Wassermannschen Reaktion des Liquor cerebrospinalis. Z. ges. Neurol. Psychiat. 138, 169—177 (1932). — (8) Plaut, F., u. H. Kas-sowitz: Die Unwirksamkeit der Syphilisspirochäten aus Hodenschankern als Antigen im Gegensatz zu den Kulturspirochäten, nebst einem Erklärungsversuch für ihr differentes Verhalten. Z. Immun.-Forsch. 71, 193 (1931). — (9) Plaut, F.: Über die Methodik der Wassermannschen Reaktion und über den Wert des positiven Blutbefundes für die Beurteilung nervöser Prozesse. Dtsch. Z. Nervenheilk. 109, 62 (1929). — (10) Über das Fehlen der anti-genen Funktion der Gewebsspallidae im Gegensatz zu der antigenen Wirksamkeit der in Rein-kultur gezüchteten Syphilisspirochäten. Z. Immun.-Forsch. 81, 479 (1934). — (11) Die Verbreitung des Hirnantigens im Nervensystem. Z. Immun.-Forsch. 81, 46 (1933). — Ple-schitzer, A.: Zur Frage des Gehaltes des Serums Syphiliskranker an Ca und Mg. Vestn. Vener. Derm. H. 1, 29 (1938). [Russisch.] Zit. Zbl. Haut- u. Geschl.-Kr. 59, 611 (1938). — Ploticer, S. M.: Einfachste Serumreaktionen auf dem Lande. Sovet. Med. 13, H. 10, 23 (1949). [Russisch.] Zit. Zbl. Haut- u. Geschl.-Kr. 79, 183 (1952). — Plotkina, M., u. S. Jas-kolko: Serodiagnostik der kongenitalen Lues. Trudy 3. vses. S-ezda Borba ventr. Bol., S. 219 u. 230, 1932. [Russisch.] Zit. Zbl. Haut- u. Geschl.-Kr. 46, 371 (1933). — Pockels, W.: Unspezifische positive Reaktion von Masern-Sera bei der WaR. Klin. Wschr. 1933, I, 431. Zit. Zbl. Haut- u. Geschl.-Kr. 45, 93 (1933). — Podvysočkaja, O. N., u. S. L. Schir-windt: Über die spezifische Bedeutung der serologischen Reaktionen (Wassermann-, Kahn-, Sachs-Georgi- und Citochol-Reaktionen) beim weichen Schanker. Derm. Wschr. 1931 II, 1478. — (1) Poehlmann, A.: Blutgruppe und Syphilis. Münch. med. Wschr. 1930, 1007. — (2) Die Wassermannsche Reaktion in ihrer Bedeutung für die spezielle Pathologie und Therapie der Syphilis. München: Rudolf Müller & Steinicke 1931. — (3) Über die modernen Methoden des serologischen Luesnachweises und die Verwertung ihrer Ergebnisse in der Praxis. Münch-ner Dermatol. Ges. gemeinsam mit dem Ärztl. Verein München e.V., Sitzg vom 15. I. 1941.

Zit. Zbl. Haut- u. Geschl.-Kr. 66, 634 (1941). — POEPLAU, P.: Untersuchungen über die Erziehung und Verwertung von Ballungsbildern bei serologischen Reaktionen. Z. Immun.-Forsch. 66, 240 (1930). — POETSCHKE, G.: Die Bewertung der serologischen Reaktionen bei der Diagnose der Syphilis. Ärztl. Wschr. 1948, 558. — POHLEN, K.: Über die Häufigkeit der Syphilis und der syphilitischen Folgezustände nach dem klinischen und pathologischen Befund. Derm. Wschr. 1937, 1469. — POHLNER, A.: Unspezifische Wassermann-Reaktion im Blute und Liquor bedingt durch Bacillus subtilis. Derm. Wschr. 1938, 701. — POLANETZKI, URSULA: Über die Universalreaktion nach Kahn. Z. Hyg. Infekt.-Kr. 136, 311 (1953). — POLICARO, R. D.: La reazione di Hinton nella diagnosi della sifilide. Clin. pediat. (Bologna) 13, 587—589 (1931). — POLJAKOV, V.: Einige Resultate der serologischen Praxis. Venerol. 6, 54—59 u. dtsch. Zus.fass. 59 (1929). [Russisch.] Zit. Zbl. Haut- u. Geschl.-Kr. 34, 224 (1930). — (1) POLLAK, O. J.: Schwierigkeiten der serologischen Luesdiagnostik. Wien. klin. Wschr. 1931, 1564. — (2) Immunoballungsreaktion nach R. MÜLLER (Im.B.R.). Med. Klin. 1933, 393. — (3) Standardisierung in der Serologie der Lues. Čas. Lék. čes. 1933, 659. [Tschechisch.] Zit. Zbl. Haut- u. Geschl.-Kr. 46, 361 (1933). — (1) POLLANO, F., e G. SERRA: Considerazioni sul valore pratico delle idagini sul siero di sangue per la diagnosi di lue e studio comparativo. G. Batt. Immun. 8, 113—163 (1932). — (2) La microreazione di chiarificazione di Meinicke studiata in raffronto con la M.K.R. macroscopia e la R.W. G. Batt. Immun. 10, 1214 (1933). — (1) POLÓNY, B.: Der praktische Wert der Chediakschen Reaktion. Bőrgyőgy. vener. Szle 18, 5 (1940). [Ungarisch.] Zit. Zbl. Haut- u. Geschl.-Kr. 65, 360 (1940). — (2) POLÓNOY, A.: Serienuntersuchungen in den ungarischen Dörfern. Tagg der Ungarischen Dermatol. Ges., Budapest, Sitzg vom 3.—4. X. 1941. Zbl. Haut- u. Geschl.-Kr. 69, 120 (1943). — PONTOPPIDAN, B.: The reaction of dried-blood according to chediak by the diagnosis of syphilis. Acta derm.-venereol. (Stockh.) 23, 313 (1942). Zit. Zbl. Haut- u. Geschl.-Kr. 70, 187 (1943). — POPCHRISTOFF, P.: Über den Wert der Kahn-Reaktion für die Diagnostik der Syphilis. Clin. bulgara 2, 709 (1930). Zit. Zbl. Haut- u. Geschl.-Kr. 35, 290 (1931). — PORRO, T. J.: The Kahn reaction with serum of different animals. J. infect. Dis. 53, 210 (1933). — PORTELLA, O. B., u. J. OLIVEIRA DE ALMEIDA: Mikroflockungsreaktion mit Kardiolipin und Sitolipin in Seren von Leprakranken. Rev. bras. Leprol. 20, 32 (1952). [Portugiesisch.] Zit. Zbl. Haut- u. Geschl.-Kr. 89, 42 (1954). — PORTILLA, F. DE: Ein Fall von seroresistenter Lues. Act. dermosifiliogr.- (Madr.) 23, 455—458 (1931). [Spanisch.] Zit. Zbl. Haut- u. Geschl.-Kr. 39, 244 (1932). — (1) PORTNOY, J. PH. D., and H. J. MAGNUSON: Treponema pallidum complement-fixation (TPCF) test for syphilis. Amer. J. clin. Path. 26, 313 (1956). — (2) PORTNOY, J., R. GALVEZ and J. C. CUTLER: Clinical and serologic studies with reference to syphilis in Guatemala, Central America. III. Studies of comparative performance of the Kahn, Kolmer, Mazzini and VDRL slide tests among leprosy patients. Amer. J. Syph. 36, 566 (1952). Zit. Zbl. Haut- u. Geschl.-Kr. 85, 109 (1953). — POSTOWSKY, D. I.: Zuckerschwankungen im Serum von Syphiliskranken. Acta derm.-venereol. (Stockh.) 14, 262 (1933). Zit. Zbl. Haut- u. Geschl.-Kr. 47, 342 (1934). — (1) POTEL, J.: Beitrag zur Lues-Schnellreaktion nach B. v. BOROS. Kurze Mitt. Med. Klin. 1952, 13. — (2) Zur Sero-„Diagnose" der Lues mit besonderer Berücksichtigung der Cardiolipin- und Pallidareaktion. Prophylaxe 1, 189 (1954).— (3) Zur Frage des Antikörpernachweises in der serologischen Lues-Diagnostik. Z. Immun.-Forsch. 112, 393 (1955). — POTTER, A.: Untersuchung der aufgenommenen einheimischen Patienten in den Jahren 1926—1931 mit Bezugnahme auf die bei ihnen gestellten Diagnosen und die nebenhergehenden positiven Reaktionen von Wassermann und Sachs-Georgi. Geneesk. T. Ned.-Ind. 72, 670—681 (1932). [Holländisch.] Zit. Zbl. Haut- u. Geschl.-Kr. 43, 474 (1933). — POWERS, B. R.: The Ide test for syphilis. J. Lab. clin. Med. 25, 883 (1940). — POZZO, G.: Contributo allo studio delle reazioni aspecifiche nella serologia della sifilide. G. ital. Derm. Sif. 94, 173 (1953). — PRADHAN, M. G.: The combined serologic test. A new technique. J. med. Sci. 4, 361 (1950). — PRAKKEN, J. R.: Die klinische Bewertung der Seroreaktionen bei der Diagnostik und Therapie der Syphilis. Ned. T. Geneesk. 1954, 1766. Zit. Zbl. Haut- u. Geschl.-Kr. 90, 59 (1954). — PRATESI, F.: Semplificazione del calcolo nella titolazione dell'ambocettore per la reazione di Wassermann. Riv. Clin. med. 43, 312 (1942). — (1) PREININGER, T.: Präcipitationsversuche mit gefärbtem Wassermann-Antigen. Orv. Hetil. 1930, 957. [Ungarisch.] Zit. Zbl. Haut- u. Geschl.-Kr. 36, 827 (1931). — (2) Präcipitationsversuche mit gefärbten Wassermann-Antigen. Vorl. Mitt. Wien. klin. Wschr. 1930, 876. — (3) Sind im Urin der Syphilitiker spezifische Antikörper enthalten? Ungarische Dermatol. Ges., Budapest, Sitzg vom 1. u. 2. VI. 1934. Zit. Zbl. Haut- u. Geschl.-Kr. 50, 6389 (1935). — (1) PRENTICE, D.: The Meinicke clarification reaction. Brit. med. J. 1931, No 3655, 136. — (2) A flocculation test for cerebrospinal fluid. J. Neurol. Psychiat. 12, 238—240 (1932). — PREUSS, H.: Über den Wert der gleichzeitigen Anwendung mehrerer Reaktionen für die Luesdiagnose im Liquor cerebrospinalis. (Mit besonderer Berücksichtigung der Meinicke-Klärungs-Reaktion II.) Klin. Wschr. 1939 I, 312. — (1) PRICE, J. N. O.: Complement fixation technique. Estimation of complement. Brit. J. vener. Dis. 25, 157 (1949). — (2) PRICE, J. N. O., and M. J. WHELAN: Preliminary report on a complement-fixation test for treponematosis

(TWR). Brit. J. vener. Dis. **33**, 18 (1957). — (3) PRICE, J. N. O.: Complement-fixation technique. II. The titration of Wassermann-antigen. Brit. J. vener. Dis. **26**, 33 (1950).— (4) An investigation into the use of cardiolipin antigens. II. Complementfixing properties of cardiolipin Wassermann antigen. Brit. J. vener. Dis. **29**, 78 (1953). — (5) A note on the specificity of cardiolipin and standard antigens in testing sera for syphilis. Brit. J. vener. Dis. **30**, 210 (1954). — (6) PRICE, J. N. O., and A. E. WILKINSON: Parallel testing with crude heart extract Wassermann antigens. Brit. J. vener. Dis. **27**, 191 (1951). — (7) PRICE, J. N. O.: An investigation into the use of cardiolipin antigen. I. Anticomplementary action of cardiolipin. Brit. J. vener. Dis. **29**, 12 (1953). — (9) Modern interpretations of serum tests. Brit. J. vener. Dis. **25**, 67 (1949). — (1) PRIGGE, R.: Immunbiologische Ergebnisse der experimentellen Syphilisforschung. Ther. d. Gegenw. **70**, 385, 447 (1929). — (2) PRIGGE, R.: Untersuchungen über die Bildung von Schutzstoffen gegen Syphilisspirochäten und über das Versagen der Serumprophylaxe und -therapie bei experimenteller Syphilis. Dtsch. med. Wschr. **1931**, 1153. — PROBEY, T. F.: Loss of virulence of treponema pallidum during processing of dried blood serum. Publ. Hlth Rep. (Wash.) **1947**, 1199. — (1) PROCHÁZKA, K.: Ist die Bordet-Wassermannsche Reaktion spezifisch? Česká Derm., Samberger-Festschr., 506 (1931). Zit. Zbl. Haut- u. Geschl.-Kr. **44**, 477 (1933). — (2) Beitrag zum Studium der sogenannten sero-resistenten Syphilis. Česká Derm. **15**, 65 (1934). [Tschechisch.] Zit. Zbl. Haut- u. Geschl.-Kr. **49**, 260 (1934). — (3) Die Bedeutung unspezifischer negativer Seroreaktionen bei Syphilis. Čas. Lék. čes. **1940**, 1129. [Tschechisch.] Zit. Zbl. Haut- u. Geschl.-Kr. **67**, 272 (1941). — (4) Vom epidemischen und endemischen zum sporadischen Auftreten der Syphilis. Čsl. Derm. **30**, 137 (1955). [Tschechisch.] Zit. Zbl. Haut- u. Geschl.-Kr. **97**, 105 (1957). — (5) Progno-stische Bedeutung der Seroreaktionen bei den Geschlechtskrankheiten. Česká Derm. **19**, 1 (1939). [Tschechisch.] Zit. Zbl. Haut- u. Geschl.-Kr. **62**, 421 (1939). — (6) PROCHASKA, J.: Luesreaktionen im Kinderserum nach Antidiphtherie-Serum-Injektionen. Čas. Lék. čes. **1930** II, 1600. [Tschechisch.] Zit. Zbl. Haut- u. Geschl.-Kr. **37**, 185 (1931). — PROFT, E.: Ergebnisse der Wassermann-Reaktion und anderer serologischer Luesreaktionen am Leichen-blut bei 100 Fällen von plötzlichem Tode. Beitr. gerichtl. Med. **13**, 96 (1935). — (1) PROKOP, J.: Über die Doldesche Luesreaktion II im Blutplasma und im Liquor cerebrospinalis. Bratisl. lek. Listy **14**, 372 (1934). [Tschechisch.] Zit. Zbl. Haut- u. Geschl.-Kr. **49**, 564 (1934). — (2) PROKOP, J., u. V. KAFKA jr.: Ein Beitrag zur Wertung der Fuchsschen Reaktion auf Lues. Bratisl. lek. Listy **15**, 1040 u. dtsch. Zus.fass. 224 (1935). [Tschechisch.] Zit. Zbl. Haut- u. Geschl.-Kr. **52**, 686 (1936). — (3) PROKOP, J.: Hechts farbige Modifikation der Kahnschen Luesreaktion für Blutserum und Liquor. Čas. Lék. čes. **1937**, 211. [Tschechisch.] Zit. Zbl. Haut- u. Geschl.-Kr. **57**, 293 (1937). — (4) PROKOP, O.: Über Beziehungen zwischen Lues und Rhesusimmunisierung. Med. Klin. **1951**, 500. — (5) PROKOP, O., F. ROTH u. G. LANGEN-DÖRFER: Luesbedingte Sensibilisierung gegen ein „stummes" Antigen. J. Immun.-Forsch. **108**, 520 (1951). — PROKOUPEK, J.: Hintonsche Reaktion im Blutserum und Liquor. Bratisl. lek. Listy **11**, 54 (1931). [Tschechisch.] Zit. Zbl. Haut- u. Geschl.-Kr. **40**, 109 (1932). — (1) PROPPE, A., u. A. GERAUER: Über den Einfluß des adrenocorticotropen Hormons und des Cortison auf das hämolytische System der Wassermannschen Reaktion. (Studie über die Entwicklungsmöglichkeiten von adrenocorticotropem Hormon und Cortison auf allergische Vorgänge.) Hautarzt **5**, 71 (1954). — (2) PROPPE, A., u. H. FABRY: Zur Kritik der Beurteilung serologischer Reaktionen in der Praxis. Ärztl. Wschr. **1955**, 725. — (1) PROVERA, P.: Lo stato attuale delle nostre conoscenze sulla natura del complemento. Boll. Special. med.-chir. **2**, 293—299 (1928). — (2) Microtecnica razionale per le sierodiagnosi della sifilide (Wassermann, Meinicke, Citochol, Kahn) su poche goccie di sangue prelevabili da un dito. Microtecnica per la sierodiagnosi di Widal. Boll. Poliambul. Milano. Ronzoni (Milano) **13**, 154 (1939). Zit. Zbl. Haut- u. Geschl.-Kr. **63**, 692 (1940). — (3) Sul potere antigene dei lipoidi. Boll. Special. med.-chir. **4**, 424 (1930). — PRÜSENER, L.: Experimentelle Studien über die Reaktionsfähigkeit syphi-litisch immuner Kaninchen gegenüber Lipoiden. Zugleich ein Beitrag zu der Frage: Lipoid-antikörperbildung und syphilitische Blutveränderung. Z. Immun.-Forsch. **72**, 515 (1931). — PRÜSSE, G.: Zur Frage des Verhaltens von Hirnextrakten bei serologischen Reaktionen, unter besonderer Berücksichtigung des Liquor cerebrospinalis. Z. Immun.-Forsch. **78**, 437 (1933). — (1) PRUNELL, A., et J. GALMES: Modifications des protéins du sérum dans la para-lysie générale, et ses rapports avec les réactions sérologiques. C. R. Soc. Biol. (Paris) **117**, 551 (1934). — (2) PRUNELL, A.: Künstliche Erzeugung der WaR. beim Kaninchen durch kom-binierte Immunisierung. Antigene Funktion der Lipoide. Rev. Uruguaya Derm. Sif. **2**, 246 (1937). [Spanisch.] Zit. Zbl. Haut- u. Geschl.-Kr. **64**, 63 (1940). — (3) Pallida-réaction de Gaethgens dans le diagnostic de la syphilis. C. R. Soc. Biol. (Paris) **134**, 293 (1940). — (4) PRU-NELL, A., et J. GALMÈS: Modification des proteines du serum dans la paralysie générale. C. R. Soc. Biol. (Paris) **116**, 1201 (1934). — (5) PRUNELL, A.: Répercussion de l'hyperglobulin-emie sur les réactions de Wassermann et de Kahn. C. R. Soc. Biol. (Paris) **117**, 552 (1934). — (1) PUCCINELLI, V., e R. PEZZI: Il significato ed il comportamento degli anticorpi antitrepo-nemici ed antilipoideo del siero dei luetici nella pratica clinica. G. ital. Derm. Sif. **90**, 229

(1949). — (2) Puccinelli, V. A., e A. G. Bellone: La formazione ed il comportamento degli anticorpi treponemici e lipoideo nell'uomo per l'introduzione di spirochete (ceppo coltivabile di Reiter). G. ital. Derm. **90**, 362 (1949). — (3) Puccinelli, V. A., e I. Vivarelli: Contributo allo studio della sierologia della sifilide congenita. G. ital. Derm. Sif. **91**, 529 (1950). — (4) Puccinelli, V. A.: Recent advances in the serodiagnosis of syphilis. Amer. J. Syph. **35**, 340 (1951). — (5) La pluralità degli anticorpi nel siero del sifilitico e sua importanza nella pratica clinica. Atti 38. Congr. Soc. ital. Derm. (Minerva derm., Coll monogr. Nr 2) **2**, 5 (1951). — (6) Sul valore della presenza dell'anticorpo antiproteico (TL) nel siero del sifilitico latente. (Considerazioni su alcuni reperti clinico-sierologici.) G. ital. Derm. Sif. **94**, 369 (1953). — (7) L'analisi quantitativa degli anticorpi diagnostici del siero del sifilitico nella pratica clinica. G. ital. Derm. Sif. **95**, 11 (1954). — (8) Puccinelli, V. A.: La pluralita degli anticorpi nel siero del sifilitico e sua importanza nella pratica clinica. Minerva derm. (Coll. monogr. Nr 2) **2**, 5 (1951). — (9) Recent advances in the serodiagnosis of syphilis. Amer. J. Syph. **35**, 340 (1951).

(1) Querangal des Essarts, J.: Notes sur la réaction de Vernes à la résorcine dans le diagnostic des ulcérations génitales. Arch. Inst. prophyl. **4**, 193—200 (1932). — (2) Étude sur la flocculation à la résorcine des liquides céphalo-rachidiens normaux et pathologiques. Arch. Inst. prophyl. **5**, 408 (1933). — Queyrat, L.: Syphilis héréditaire infantile et séro-réaction. Bull. Soc. franç. Derm. Syph. **37**, 378 (1930). — Quitte, Chr., C. L. P. Trüb u. W. Sauer: Erfahrungen mit der Trockenblut-Reaktion nach Chediak-Guo. Med. Mschr. **7**, 507 (1953). Rabinowitch, E.: Rolle der biologischen Reaktivierung bei primärer Syphilis. Vestn. Vener. Derm. H. 3, 28 (1938). [Russisch.] Zit. Zbl. Haut- u. Geschl.-Kr. **61**, 150 (1939). — Rabut et Golé: Les journées prophylactiques de Montpellier 1er et 2 juin 1949. Ann. Derm. Syph. (Paris), VIII. s. **10**, 157 (1950). — Rácz, I., E. Somos u. I. Káldor: Zur Untersuchung der Unspezifität der Syphilisserumreaktionen dienende Verfahren. (Verifikationsproben.) Börgyögy vener. Szle **4**, 203 (1950). [Ungarisch.] Zit. Zbl. Haut- u. Geschl.-Kr. **79**, 380 (1952). — Radaeli, A.: Contributo allo studio della sieroreazione di Hecht e della reazione di chiarificazione di Meinicke. G. ital. Derm. Sif. **74**, 1589 (1933). — Raiziss, G. W., and M. Severac: Rapidity with which Spirochaeta pallida invades the blood stream. Arch. Derm. Syph. (Chicago) **35**, 1101 (1937). — (1) Rajka, Ed.: Begriff und Bedeutung der echten und falschen Seronegativität (latente Positivität) bei der Syphilis. Ungarische Dermatol. Ges., Sitzg vom 1. u. 2. VII. 1934. Zit. Zbl. Haut- u. Geschl.-Kr. **50**, 638 (1935). — (2) Rajka, Ö.: Über die Seroresistenz der Syphilis. Börgyögy. vener. Szle **12**, 164 (1934). [Ungarisch.] Zit. Zbl. Haut- u. Geschl.-Kr. **50**, 698 (1935). — (3) Rajka, E.: Über eine neue Provokations-methode der Seroreaktionen bei der Syphilis. Verh. 9. intern. Kongr. Derm. **1**, 510 (1935). Zit. Zbl. Haut- u. Geschl.-Kr. **52**, 686 (1936). — (4) Begriff und Bedeutung der echten und Scheinseronegativität (latente Seropositivität) bei der Syphilis. Acta derm.-venereol. (Stockh.) **16**, 407 (1935). Zit. Zbl. Haut- u. Geschl.-Kr. **53**, 342 (1936). — (5) Rajka, Ö.: Neuartiges Verfahren zur Provokation von Serumreaktionen bei Syphilis. Börgyögy. vener. Szle **13**, 170 (1935). Zit. Zbl. Haut- u. Geschl.-Kr. **54**, 199 (1937). — (9) Rajka, E.: Einige Lehren über katamnestische Syphilisuntersuchungen. Ungarische Dermatol. Ges. Budapest, Sitzg vom 26.—21. XII. 1940. Zbl. Haut- u. Geschl.-Kr. **67**, 677 (1941). — Rangiah, P. N.: Venereal diseases research laboratory slide test. A pilot study of the new serological test. Indian J. vener. Dis. **17**, 73 (1951). — (1) Ranque, J., P. Gallais, R. Depieds et J. B. Moignoux: Intérêt du test de Nelson en milieu tropical. Bull. Soc. franç. Derm. Syph. **59**, 512 (1952). — (2) Ranque, J., G. Tramier, R. Depieds et J.-B. Moignoux: Le T.P.I. test et la procréation. (Diagnostic de la syphilis dans la maternité et le milieu familial.) Bull. Soc. franç. Derm. Syph. **59**, 513 (1952). — (3) Ranque, J., et G. Tramier: Un cas de fausse positivité totale et permanente des réactions sérologiques de la syphilis. Bull. Soc. franç. Derm. Syph. **62**, 464 (1955). — (1) Rapaport, N.: Étude comparative des réactions de Vernes, Sachs, Meinicke, Dryer et Kahn. Arch. Inst. prophyl. **1**, 179—228 (1929). — (2) Rapoport, S.: La wassermanisation des malades ambulatoires. Vestn. Vener. Derm. **7**, 23 (1939). Zit. Zbl. Haut- u. Geschl.-Kr. **64**, 616 (1940). — Rapp: Therapieresistente. komplementnegative Lues II mit Zungenpapeln. 53. Verslg Südwestdtsch. Dermatol., Frankfurt a. Main, Sitzg vom 25. u. 26. X. 1930. Zit. Zbl. Haut- u. Geschl.-Kr. **36**, 539 (1931). — (1) Rappaport, F., and E. Eichhorn: A rapid test for the serodiagnosis of syphilis with cardiolipin antigens. Acta med. orient. (Tel-Aviv) **10**, 200 (1951). Zit. Zbl. Haut- u. Geschl.-Kr. **86**, 366 (1953). — (2) Rappaport, F., and G. J. Stark: A stained cardiolipin antigen for the serodiagnosis of syphilis. Acta med. orient. (Tel-Aviv) **13**, 109 (1954). Zit. Zbl. Haut- u. Geschl.-Kr. **92**, 188 (1955). — (3) Anticomplementary reactions in syphilis. Brit. J. vener. Dis. **31**, 106 (1955). — (4) Rappaport, R., y G. J. Stark: Un antigeno cardiolipina teñido para el serodiagnóstico de la sifilis. Laboratorio (Granada) **21**, 275 (1956). Zit. Zbl. Haut- u. Geschl.-Kr. **96**, 60 (1956). — Rastelli, M.: Comportamento di alcune reazioni sierologiche (Wassermann, Meinicke, Ghedini-Weimberg, Takata-Ara) di fronte al trattamento sulfamido-piridinico per la via orale. Policlinico, Sez. prat. **1942**, 85. — (1) Ratcliffe, A. W.: The Mazzini test: A grater aid in the

serodiagnosis of syphilis. J. Lab. clin. Med. 25, 1224 (1940). — (2) RATCLIFFE, A. W., and M. MARTIN: The comparative incidence of prezone reactions in the Mazzini, Kline diagnostic and Kahn standard flocculation tests. Amer. J. clin. Path. 10, 864 (1940). — RATHMELL, TH. K., J. HEACOCK and M. J. FRY: Superiority of the Kolmer antigen reinforced with acetone-insoluble lipoids. Amer. J. clin. Path. 10, 275 (1940). — RAVALICO, G.: Contributo al valore diagnostico della reazione di Wassermann e della Meinicke (M.T.R.). Rinasc. med. 11, 524 (1934). — RAVIČ-ŠČERBO: Physikalisch-chemische Eigenschaften einiger Antigene. Sovet. Vestn. Vener. Derm. 1, Nr 9/10, 53 (1932). Zit. Zbl. Haut- u. Geschl.-Kr. 44, 344 (1933). — RAVLTSCH-STSCHERBO, M., W. MARTSCHENKO u. N. NARZISSOW: Untersuchungen über die chemische Natur der in der Serodiagnostik der Syphilis benutzten Antigene. II. Lipoidantigene aus menschlichen Organen. Ž. Mikrobiol. 17, 131 (1936). [Russisch.] Zit. Zbl. Haut- u. Geschl.-Kr. 55, 588 (1937). — RAYNAL, J.: Sérologie syphilitique: Quelques résultats comparés de déviation du complément et de floculation par les méthodes de Meinicke, en particulier par sa méthode d'éclaircissement (M. Klärungs-Reaktion, octobre 1929). Bull. Soc. Path. exot. 24, 798 (1931). — REASONER, M. A.: Experimental yaws and syphilis. Amer. J. trop. Med. 9, 413 (1929). — REBAUDI, F.: Sul valore dell'enzimoreazione nella diagnosi sierologica di sifilide. G. med. milit. 78, 453 (1930). — REČMENSKIJ, S.: Zur Auswertung der physikalisch-chemischen Eigenschaften des Antigens bei der WaR. Ž. Mikrobiol. 7, 169 (1930). [Russisch.] Zit. Zbl. Haut- u. Geschl.-Kr. 35, 287 (1931). — REDMOND, A., C. S. NICOL and R. A. SHOOTER: A note on the patterns of quantitative serological tests in late syphilis. Brit. J. vener. Dis. 28, 13 (1952). — REHÁK, A.: Experimentelle Studie über Luetinreaktionen. Vergleich von Luetin- und unspezifischen Antigenen. Česká Derm. 26, 379 (1951). [Slowakisch.] Zit. Zbl. Haut- u. Geschl.-Kr. 81, 364 (1951). — (1) REICHEL, H. J.: Die Meinicke-Klärungsreaktion auf Syphilis. Zbl. Bakt., I. Abt. Orig. 116, 349 (1930). — (2) Unsere Erfahrungen mit der Müller-Ballungs-Reaktion. Zbl. Bakt., I. Abt. Orig. 116, 341 (1930). — (3) Die Müller-Ballungs-Reaktion im Liquor. Zbl. Bakt., I. Abt. Orig. 116, 347 (1930). — (4) Die Meinicke-Klärungsreaktion im Liquor cerebrospinalis. Zbl. Bakt., I. Abt. Orig. 117, 540 (1930). — (1) REIN, CH. R., and M. LE MOINE: Value of Kline precipitation test for detection of syphilis in applicants for life insurance. Arch. Derm. Syph. (Chicago) 30, 190 (1934). — (2) REIN, CH. R.: The value of the Kline exclusion test in the serodiagnosis of syphilis. Results based on the evaluation of serodiagnostic tests for syphilis in the United States. Amer. J. Syph. 20, 515 (1936). — (3) REIN, CH. R., and C. E. HAZAY: The Ide test for syphilis. A comparative study with the Kline heated serum tests and complement fixation methods, with clinical evaluation in more than 1.000 patients. J. Lab. clin. Med. 23, 954 (1938). — (4) The Laughlen test for syphilis. A description of certain modifications, and a clinical and serological comparison with the Kline test and four complement fixation methods. J. invest. Derm. 1, 283 (1938). — (5) Rapid heating of serum for the Kline tests for syphilis. Amer. J. clin. Path. 10, 288 (1940). — (6) REIN, CH. R., and G. H. KOSTANT: Nature of antigens and antibodies in serology of syphilis. Arch. Derm. Syph. (Chicago) 60, 217 (1949). — (7) REIN, CH. R., S. SCHWARTZ and L. C. KELCEC: Suitability of heparinized plasma and deheparinized serum in serodiagnostic tests for syphilis. Amer. J. Syph. 38, 405 (1954). — (8) REIN, CH. R., L. C. KELCEC and TH. M. NOSENFIELD: The role of sitolipin in serologic tests for syphilis. Amer. J. Syph. 35, 573 (1951). — (9) REIN, CH. R., and A. REYN: Serology of treponematoses. Recent developments. Bull. Org. mond. Santé 14, 193 (1956). — (10) REIN, CH. R., F. WISE and A. R. CUKERBAUM: The control and prevention of transfusion syphilis. Results of a statistical survey and suggestions for more adequate procedure for detection of syphilis in all donors. J. Amer. med. Ass. 110, 13 (1938). — REIN, CH. R., L. CHARGIN and L. C. KELCEC: Serodiagnosis with antigens of treponema pallidum in lupus erythematosus. Arch. Derm. Syph. (Chicago) 75, 230 (1957). — (1) REINER, L., u. Ö. FISCHER: Beiträge zum Mechanismus der Immunkörperwirkung. I. Mitt. Die Rolle des Amboceptors und des Komplements bei der Cytolyse. Z. Immun.-Forsch. 61, 317 (1930). — (2) REINER, L.: Beiträge zum Mechanismus der Immunkörperwirkung. IV. Mitt. Die Rolle der Dehydratation bei der Komplementbindung (Wassermann-Reaktion). Z. Immun.-Forsch. 61, 459—463 (1929). — (3) REINER, L., u. H. KOPP: Beiträge zum Mechanismus der Immunkörpereinwirkung. II. Mitt. Die Rolle der Dehydratation des Antigens bei der Phagocytose. Z. Immun.-Forsch. 61, 397 (1929). — (4) REINER, L.: Erwiderung auf R. STERNS Bemerkungen zu meiner Arbeit: Beiträge zum Mechanismus der Immunkörperwirkung. IV. Mitt. Die Rolle der Dehydratation bei der Komplementbindung (Wassermann-Reaktion). Z. Immun.-Forsch. 66, 381 (1930). — (5) REINER, L., u. L. STRILICH: Beiträge zum Mechanismus der Immunkörperwirkung. III. Mitt. Über die Hämolyse mit Warmblüter-Immunserum und Kaltblüter-Komplement und über die Ausführung der Wassermann-Reaktion bei Zimmertemperatur. Z. Immun.-Forsch. 61, 405 (1929). — REIPA, U.: Berger-Kahn-Test und dessen Modifikation nach DIMLER zur serologischen Luesdiagnose. Derm. Wschr. 123, 367 (1951). — REISS, H.: Zum diagnostischen Wert abgekürzter serologischer Reaktionen bei Syphilis. Polska Gaz. lek. 1930 I, 153—154. [Polnisch.] Zit. Zbl. Haut- u. Geschl.-Kr. 34, 630 (1930). — REITER: Spirochätenkulturen und ihre Anwendung. Tagg der Ver.igg Nordwestdtsch. Dermatol., Rostock, 25. u. 26. V. 1929. Zit. Zbl. Haut- u. Geschl.-Kr. **32**, 407 (1930). — (1) REJTÖ, K.: Die Empfindlichkeit der Senkungsgeschwindigkeit und der Labilitätsreaktionen bei der Lues. Orv. Hetil. **1932**, 991. [Ungarisch.] Zit. Zbl. Haut- u. Geschl.-Kr. **44**, 349 (1933). — (2) REJTÖ, K. v., u. B. v. GÖZSY: Das Verhalten des kolloidalen Eiweißes im luischen Blutserum. Arch. Derm. **166**, 446 (1932). — REKIS, S.: La valeur de la réaction sérologique de la syphilis au cours de la gestation et de la puerpéralité. Presse méd. **1930**, 1226. — REMMERS, GERDA: Die Entwicklung der Pallida-Reaktion und ihre Brauchbarkeit. Z. Immun.-Forsch. **101**, 40 (1942). — RENZO, F. DI: Sopra una nuova importante modificazione della Ballungs-Reaktion di Müller. Riv. Pat. sper. **5**, 415 (1930). — REPETTI, M.: Una nuova reazione rapida per la diagnosi della sifilide e sua applicazione in ostetricia e ginecologia. Atti Soc. ital. Ostet. Ginec. **35**, Suppl. 3, 238 (1939). — REPLOH, H., u. E. PIECK: Erfahrungen mit der Verwendung des Palligen-Extraktes nach GAEHTGENS. Z. Immun.-Forsch. **91**, 324 (1937). — RÉTHLY, E., u. G. FESZLER: Lues-Nachweisung durch die Wirkung des Arsenobenzols auf die Zahl der weißen Blutkörperchen. Orv. Hetil. **1940**, 368. [Ungarisch.] Zit. Zbl. Haut- u. Geschl.-Kr. **66**, 130 (1941). — REYMANN, F. E., u. J. WENDELBOE-JORGENSEN: Vergleich zwischen der allgemeinen und der erweiterten Seroreaktion für Syphilis. Hospitalstidende **1938**, 740. [Dänisch.] Zit. Zbl. Haut- u. Geschl.-Kr. **61**, 216 (1939). — (1) REYN, A.: Familiäres Auftreten von unspezifischen positiven Wassermann-Kahnschen Reaktionen. Ugeskr. Laeg. **1941**, 145. [Dänisch.] Zit. Zbl. Haut- u. Geschl.-Kr. **68**, 237 (1942). — (2) Spezifische und unspezifische Syphilisreaktionen und ihr Verlauf. Ugeskr. Laeg. **1941**, 137. [Dänisch.] Zit. Zbl. Haut- u. Geschl.-Kr. **68**, 237 (1942). — (3) Complement-fixation with Lygranum antigen. Acta derm.-venereol. (Stockh.) **31**, 262 (1951). Zit. Zbl. Haut- u. Geschl.-Kr. **79**, 81 (1952). — 4) REYN, A., and J. HARTMANN: Cardiolipin antigen. Nephelometric measurements. VII. Acta path. microbiol. scand. **40**, 526 (1957). Zit. Zbl. Haut- u. Geschl.-Kr. **99**, 202 (1957). — (5) REYN, A.: Note on the international reference preparations of cardiolipin and Lecithins from Department of Biological Standards, Statens Seruminstitut, Copenhagen WHO/BS/278 vom 24. IX. 1954. — (6) REYN, A., M. W. BENTZON and J. HARTMANN: Serological, nephelometrical and statistical studies on the employment of synthetic lecithin in cardiolipin antigens. Brit. J. vener. Dis. **32**, 40 (1956). — (7) REYN, A., J. HARTMANN and H. SCHMIDT: Cardiolipin antigen. Nephelometric measurements. III. Acta path. microbiol. scand. **38**, 211 (1956). Zit. Zbl. Haut- u. Geschl.-Kr. **96**, 61 (1956). — (8) REYN, A., and J. HARTMANN: Cardiolipin antigen. Nephelometric measurements. VI. Acta path. microbiol. scand. **40**, 51—58 (1957). — (9) REYN, A., and J. HARTMANN: Cardiolipin antigen. Nephelometric measurements. VII. Acta path. microbiol. scand. **40**, 526—544 (1957). — (10) REYN, A., and M. W. BENTZON: Studies on the effect of variation of concentration and origin of lecithin (natural and synthetic) in cardiolipin complement-fixation antigen. Brit. J. vener. Dis. **34**, 169 (1958). — (11) Use of synthetic, crystalline, L-a-dimyristoyl lecithin in cardiolipin antigens. Bull. Org. mond. Santé **14**, 567 (1956). — REYNES, V.: Les réactions de diagnostic de la syphilis au cours des fièvres typhoexanthématiques. Bull. Soc. Path. exot. **34**, 51 (1941). — (1) REZNIKOVA, L. S., T. I. PAK u. M. P. GRIGOR'EVA: Die Bedeutung der Flockungsmikroreaktion für die Serodiagnostik der Syphilis. Vestn. Vener. Derm. **1**, 40 (1949). [Russisch.] Zit. Zbl. Haut- u. Geschl.-Kr. **75**, 180 (1950). — (2) REZNIKOVA, L. S., u. L. N. SARYCEVA: Die aktive Modifikation nach Narcissov der Serodiagnose der Syphilis. Vestn. Vener. Derm. H. 3, 38 (1952). [Russisch.] Zit. Zbl. Haut- u. Geschl.-Kr. **82**, 317 (1953). — (3) REZNIKOVA, L. S.: Neue Antigenen in der Serodiagnose der Syphilis. Vestn. Vener. Derm. H. 1, 37 (1954). [Russisch.] Zit. Zbl. Haut- u. Geschl.-Kr. **89**, 95 (1954). — (4) REZNIKOVA, L. S., E. A. IEVLEVA, L. N. SARYCEVA u. R. S.PETROVA: Serologische und elektrophoretische Untersuchung von mit Zusatz eines Stabilisators getrockneten Seren in der Serodiagnose der Syphilis. Vestn. Vener. Derm. **30**, 25 (1956). [Russisch.] Zit. Zbl. Haut- u. Geschl.-Kr. **96**, 60 (1956). — (5) REZNIKOVA, L. S., u. M. I. MEŠKOV: Biochemische und elektrophoretische Untersuchung von Wassermann-positiven Seren. Vestn. Vener. Derm. H. 4 (1955). [Russisch.] Zit. Zbl. Haut- u. Geschl.-Kr. **94**, 237 (1956). — RHEE, Y. C., and Y. S. YUN: The value of Kline test in the serodiagnosis of syphilis. Jap. J. Derm. **47**, 123 (1940). Zit. Zbl. Haut- u. Geschl.-Kr. **67**, 610 (1941). — RIBUFFO, A.: Sull'influenza della corteccia surrenale nella produzione di anticorpi con particolare riguardo alla genesi di alcuni aspetti quantitativi della sierologia luetica. G .ital. Derm. Sif. **93**, 221 (1952). — RICCI, G.: La sieroreazione di Leibhoff per la diagnosi de la infezione sifilitica. Arch. ital. Derm. **18**, 242 (1942). — (1) RICE, T. B., and VIRGINIA P. SMITH: A study of the eagle antigens for Wassermann and floculation tests. J. Lab. clin. Med. **19**, 84 (1933). — (2) RICE, CH. E.: A study of the antigenic activity of preparations made from various strains of Treponema pallidum. J. Immunol. **22**, 67 (1932). — (3) RICE, H. M.: The incidence and demonstration of biologic reactions in routine Wassermann tests. Brit. J. vener. Dis. **28**, 197 (1952). — (4) RICE, F. A. H.: Composition of cardiolipin. Science **127**, 339—340 (1958). — (1) RICHTER, J.: Luesbehandlung und serologischer Befund. Dtsch. med. Wschr. **1938**, 748. — (2) RICHTER, W.: Über die spezifische Sensibilisierung der Wassermannschen Reaktion nach Schreus (Wa.S.R.). Arch. Derm. Syph. (Berl.) **170**, 695 (1934). — (3) Seronegatives serpiginöses Syphilid. Dtsch. Dermatol. Ges. in der tschechoslowakischen Republik, Prag, Sitzg vom 8. XI. 1936. Zbl. Haut- u. Geschl.-Kr. **56**, 2 (1937). — (4) Wesen und Wert der serologischen Untersuchungen bei Lues. Münch. med. Wschr. **1937** I, 416. — (5) RICHTER, J.: Blutgruppen und Blutfaktoren und Lues. Z. Rassenphysiol. **11**, 42 (1940). — (6) Weitere Untersuchungen über den Zusammenhang zwischen den Blutmerkmalen und der Lueserkrankung. Z. Rassenphysiol. **12**, 100 (1942). — RICHTZENHAIN: Über die Bedeutung der Pallidareaktion für die Praxis. Dtsch. med. Wschr. **1937** I, 97. — RIDOLFI, S.: Per la praxis della reazione di Wassermann. Ann. Osp. psichiat. Perugia **26**, 251—260 (1932). — RIEBELING, C.: Die Meinicke-Klärungsreaktion im Liquor cerebrospinalis. (Bemerkungen zur gleichnamigen Arbeit von BEYREUTHER in Jg 1929, S. 2242 dieser Wschr.) Klin. Wschr. **1930**, 169. — RIEHL jr., G.: Über den Wert der Müllerschen Ballungsreaktion (MBR. I). Acta derm.-venereol. (Stockh.) **11**, 533 (1930). Zit. Zbl. Haut- u. Geschl.-Kr. **37**, 517 (1931). — RIETI, E.: La reazione di Donaggio nel liquido cefalo-rachidiano. II. Ann. Osp. psichiat. prov. Genova **5/6**, 143 (1934). — RIMPAU, W., u. G. SCHNEIDER: Kork und Komplementbindung. Zbl. Bakt., I. Abt. Orig. **124**, 568 (1932). Zit. Zbl. Haut- u. Geschl.-Kr. **44**, 90 (1933). — RITCHIE, E. B., R. HERRICK and J. M. VAN DE ERVE: Practical and laboratory aspects of precipitation tests for syphilis. Arch. Derm. Syph. (Chicago) **29**, 835 (1934). — RITTAU, MARIA: Der Wert der Kahnschen Flockungsreaktion im Vergleich mit den Reaktionen nach Wassermann und Meinicke (M.T.R. und M.K.R.), insbesondere bei graviden und puerperalen Frauen. Klin. Wschr. **1931** II, 1539—1541. — RITTER, U.: Hat der Eiweißgehalt des Blutserums Einfluß auf das Guttadiaphot. Folia haemat. (Lpz.) **41**, 371 (1930). — RIVELLONI, G.: Sulla reazione alla gomma-lacca di Urechia-Retezeanu. Diagnost. Tecn. Lab. **4**, 921 (1933). — RIVOLTA, C.: La reazione di Dujarric e Kassovitch nella diagnosi della sifilide. G. Batt. Immun. **5**, 730 (1930). — ROBEFF, I.: Die Seroreaktion bei der Syphilis. Konferenz zur Frage der Syphilis in Bulgarien. Sitzg vom 1. III. 1931. Zbl. Haut- u. Geschl.-Kr. **38**, 168 (1931). — ROBERT, P.: Unspezifische, vorübergehende positive Seroreaktionen nach Pockenschutzimpfung. Dermatologica (Basel) **102**, 154 (1951). — ROBERTSON, W. M. FORD, and D. B. COLQUHOUN: The Meinicke clarification reaction: Factors influencing non-specific zone phenomena. J. ment. Sci. **86**, 66 (1940). — ROBINSON, F. H., and G. M. STROUD: Laughlen's test for the serodiagnosis of syphilis. J. Amer. med. Ass. **108**, 1170 (1937). — ROBY, J., and P. A. LEMBCKE: The meaning and reliability of umbilical cord Wassermann tests. Amer. J. Syph. **17**, 473 (1933). — ROBYN, G.: Les lipoides acétono-solubles dans le séro-diagnostic de la syphilis par floculation. Le réactif A.B.F. (Antigène-Bruxelles-floculation). Bull. Acad. Méd. Belg., VI. s. **6**, 443 (1941). — ROCA, S. F., u. ED. S. PEREGRIN: Die Sulfonamide und die Serologie der Syphilis. Act. dermo-sifiliogr. (Madr.) **33**, 363 (1942). [Spanisch.] Zit. Zbl. Haut- u. Geschl.-Kr. **69**, 483 (1943). — ROCCAS, L.: Il comportamento delle sierodiagnosi per la sifilide nei malati di tubercolosi polmonare. Diagnost. Tecn. Lab. **6**, 1 (1935). — (1) ROCHER, H., et J. CHOUTEAU: Recherches quantitatives sur la réaction de Wassermann et ses antigènes. Ann. Inst. Pasteur **67**, 299 (1941). — (2) Influence de la quantité d'alexine sur la réaction de Wassermann par la méthode des dilutions multiples d'antigène. C. R. Soc. Biol. (Paris) **135**, 1329 (1941). — (3) Recherches sur la négativation de la réaction de Bordet-Wassermann par le sérum normal et après fixation. C. R. Soc. Biol. (Paris) **136**, 668 (1942). — (4) Relations entre quantité d'antigène et la vitesse de fixation de l'alexine dans la réaction de Bordet-Wassermann. C. R. Soc. Biol. (Paris) **137**, 14 (1943). — RODRIGO, A. F.: Die Mikroreaktion von Chediak (Syphilis) im Blut von Mutter und Kind. Ihr Wert in der Geburtshilfe. Sem. méd. (B. Aires) **1940** I, 1367. [Spanisch.] Zit. Zbl. Haut- u. Geschl.-Kr. **66**, 336 (1941). — ROELCKE, K., u. HESS: Der Citochol-Titer. Ein Beitrag zur Verbesserung der serologischen Lues-Diagnostik. Z. Immun.-Forsch. **109**, 16 (1951). — ROELEN, W.: Über die Leistungen der Chediak-Trockenblut-MKR. II-Reaktion im Vergleich zu den Blutseroreaktionen. Derm. Wschr. **1939** II, 1145. — (1) ROEMER, G. B.: Spirochätenagglutinine im Liquor cerebrospinalis bei Syphilis des Zentralnervensystems. Ein Beitrag zur serologischen Liquordiagnostik. Klin. Wschr. **1948**, 561. — (2) ROEMER, G. B., u. H. W. SCHLIPKÖTER: Die Spirochätenagglutination, eine einfache Reaktion zur Lues-Diagnostik im Liquor. Dtsch. med. Wschr. **1953**, 345. — (3) Untersuchungen über das Auftreten von Spirochätenagglutininen in syphilitischen Seren. Z. Hyg. Infekt.-Kr. **140**, 528 (1955). — ROGGE, K., u. D. EBEL: Über Erfahrungen mit dem Lues-Schnelltest der Behringwerke im Kindesalter. Kinderärztl. Prax. **21**, 64 (1953). — ROGGENHOFER, H.: Zur Erythrocytensenkung in der Venerologie. Diss. Erlangen 1939. 90 S. Zit. Zbl. Haut- u. Geschl.-Kr. **65**, 112 (1940). — ROI, G.: Sul valore delle reazioni di Wassermann e M.T.R. per la diagnosi di lue congenita. Clin. Ig. infant. **5**, 318 (1930). — ROMANIN, V.: Considerazioni e ricerche sul comportamento del calcio nelle diverse manifestazioni cliniche della sifilide. Biochim. Terap. sper. **20**, 228 (1933). — ROMANZI, C. A.: La reazione sierologica universale di Kahn negli individui normali. Igiene mod. **45**, 153 (1952). — ROMINGER, E., u. L. SZEGÖ: Erfahrungen mit den serologischen Luesreaktionen im Kinderkrankenhaus. Arch. Kinderheilk. **95**, 255—261 (1932). — RONAI, T.: Untersuchungen über die chemische Natur der sogenannten Syphilisantigene. Tierimmunisierungsversuche. Z. Immun.-Forsch. 75, 125 (1932). — ROOT, H. F., and G. O. STUART: Hinton, Kahn and Wassermann reactions in diabetes. New Engl. J. Med. 204, 1179 (1931). — ROSA, G. DE LA, u. A. UTRILLA: Die Objektträger-Reaktion von Leiboff zur Serodiagnose der Lues. Act. dermo-sifiliogr. (Madr.) 33, 259 (1941). [Spanisch.] Zit. Zbl. Haut- u. Geschl.-Kr. 69, 99 (1943). — ROSAHN, P. D., and L. PEARCE: Comparison of the blood picture in treated and untreated syphilis patients. Proc. Soc. exp. Biol. (N.Y.) 29, 869—871 (1932). — ROSEN, I., and F. KRASNOW: Cholesterol studies in syphilis. Arch. Derm. Syph. (Chicago) 20, 75—82 (1929). — (1) ROSEN, I., and F. KRASNOW: Lecithin studies in syphilis. Arch. Derm. Syph. (Chicago) 20, 171—175 (1929). — (2) ROSEN, I., F. KRASNOW and J. NOTKIN: Lecithin and cholesterol in cerebrospinal syphilis including dementia paralytica and tabes. Arch. Neurol. Psychiat. (Chicago) 28, 399—404 (1932). — (3) ROSEN, I., F. KRASNOW and M. A. LYONS: Cholesterol and lecithin studies in syphilis. Cholesterol partition in relation to the Wassermann reaction. Arch. Derm. 27, 383 (1933). — (4 u. 5) The lipid partition and the albumin-globulin ratio in syphilis. Arch. Derm. Syph. (Chicago) 29, 707 (1934). — ROSENFELD, H.: Serologische Untersuchungen an 5000 Sera mit der Klärungsreaktion (Meinicke) und der Kahnschen Reaktion. Derm. Wschr. 1931 I, 836. — (1) ROSENTHAL, L.: A rapid precipitation test for syphilis. Proc. exp. Biol. (N.Y.) 27, 61—63 (1929). — (2) ROSENTHAL, A.: Cholesterin im Blut der Kinder mit angeborener Syphilis. Venerol. 8, H. 4/5, 27 (1931). [Russisch.] Zit. Zbl. Haut- u. Geschl.-Kr. 40, 544 (1932). — ROSNER, J., u. S. STRZYZEWSKI: Die Chediaksche Reaktion bei Syphilis. Przegl. Derm. Wener. 34, 45 (1939). [Polnisch.] Zit. Zbl. Haut- u. Geschl.-Kr. 64, 287 (1940). — ROSSBERG, J.: Über die ambulante Durchführung der Trockenblutreaktionen nach Hämel bei Reihenuntersuchungen. Derm. Wschr. 130, 879 (1954). — ROSSELOT, J., y R. MARDONES-RESTAT: Sedimentacion globular en la lues congenita del lactante. Rev. chil. Pediat. 21, 357 (1950). Zit. Zbl. Haut- u. Geschl.-Kr. 79, 192 (1952). — ROSSETTI, C., e G. MARSON: Studio del titolo degli anticorpi in luetici trattati con cortisone Minerva derm. (Torino) 31, 292 (1956). — (1) ROSSI, E.: La nuova reazione cromatica di Leiboff per la sierodiagnosi della lue. Med. ital. (Milano) 22, 291 (1941). — (2) ROSSI, M. F.: Qualche nota sul valore diagnostico della reazione Ide in ostetricia e ginecologia. Atti Soc. ital. Ostet. Ginec. 36, Suppl. 3, 316 (1940). — (1) ROSTI, F.: La reazione di Ide nella diagnose della sifilide. G. ital. Derm. Sif. 78, 721 (1937). — (2) Ricerche intorno alla reazione di Ide nel liquor. G. ital. Derm. Sif. 79, 697 (1938). — ROTH, I., u. P. VÉGH: Untersuchungen über Wesen und Natur der syphilitischen Blutveränderungen. Mag. orv. Arch. 37, 270 (1936). [Ungarisch.] Zit. Zbl. Haut- u. Geschl.-Kr. 55, 587 (1937). — ROTHBART, H. B.: The variability of the Kahn reaction in children. J. Pediat. 11, 484 (1937). — ROTNES, L.: Über den Wert der Senkungsreaktion in der Dermatovenerologie. Norsk Mag. Laegevidensk. 93, 280—298 (1932). [Norwegisch.] Zit. Zbl. Haut- u. Geschl.-Kr. 42, 182 (1932). — (1) ROTTMANN, A.: À propos de l'appréciation clinique des séro-réactions partielles de la syphilis. Ann. Derm. Syph. (Paris) 7, 130 (1947). — (2) ROTTMANN, A., u. J. TEICHMANN: Die Bedeutung der Allergie für die moderne Luesdiagnostik. I. Congr. Internat. d'Allergie, p. 754, 1952. — (3) ROTTMANN, A.: Zur Spezifität der Kutanreaktion und ihre prophylaktische Bedeutung für die Luesdiagnose. Int. J. prophyl. Med. u. Sozialhyg. 1, 56 (1957). — (4) Die Bedeutung des Allergieproblems für die Entwicklung neuer diagnostischer und therapeutischer Methoden bei der Lues. Wien. med. Wschr. 1949, 440. — (5) ROTTMANN, A., u. J. TEICHMANN: Zur Spezifität der Seroreaktionen und der Hautreaktion (Luotest) bei der Syphilis. Wien. med. Wschr. 1950, 628. — ROULIER, P.: Sur le titrage de l'antigène syphilitique en vue d'une réaction quantitative de fixation du complément. C. R. Soc. Biol. (Paris) 143, 457 (1949). — ROULIN, G.: Résultats de deux ans de pratique de notre technique de sérologie de la syphilis. (Réaction de fixation du complément.) Ann. Derm. Syph. (Paris) 81, 160 (1954). — ROVERSI, A. S.: Das Guttadiaphot. Diagnost. Tecn. Lab. 2, 118 (1931). — RUBINA, E.: Die Sachs-Witebskische Citocholreaktion mit aktivem Serum in der Praxis der serologischen Diagnosestellung. Sovet. Vestn. Vener. Derm. 4, 102 (1935). [Russisch.] Zit. Zbl. Haut- u. Geschl.-Kr. 51, 63 (1933). — (1) RUBINO, M. C.: Untersuchungen zur Verwendung formolfixierter Hammelblutkörperchen in der Serodiagnostik. Zbl. Bakt., I. Abt. Orig. 120, 378 (1931). — (2) Aktive Sera bei der Komplementbindungsreaktion. Faktoren der Sensibilität und unspezifischer Ergebnisse. Z. Immun.-Forsch. 70, 107 (1931). — (3) Über die antihämolytischen Eigenschaften des Menschenserums. Zbl. Bakt., I. Abt. Orig. 120, 145—150 (1931). — RUDOLF, G. DE M.: The Meinicke micro-reaction. Lancet 1929 II, 170. — (1) RUDY, H.: Über die chemische Natur des Hirnantigens. I. Biochem. Z. 248, 426 (1932). — (2) Die Adsorptionsanalyse von Haptengemischen. Biochem. Z. 253, 204 (1932). — (3) Über die chemische Natur der Lipidantigene, insbesondere des Hirnantigens. Klin. Wschr. 1933 I, 433. — (4) Zur Chemie der Haptene, insbesondere derjenigen der „Lipoidhaptene". Kolloid-Z. 65, 356 (1933). — (5) Über die chemische Natur der Lipoidantigene, insbesondere diejenige des Hirn- und des Wassermannantigens. Klin. Wschr. 1933 II, 1100. — RUEDIGER, E. H.: Wassermann test with glycerinated human serum. J. Lab. clin. Med. 15, 272—280 (1929). — (1) RUGE, H.:

Zur Technik der Müller-Ballungsreaktion (M.B.R. II). Dtsch. med. Wschr. **1934**, 982. — (2) Über die Zonenreaktion bei der Wa.R. mit Cardiolipin. Dtsch. med. Wschr. **1951**, 991. — (3) Beobachtungen über das Hemmungsphänomen bei der quantitativ mit Cardiolipin ausgeführten Wa.R. Z. Immun.-Forsch. **108**, 546 (1951). — (4) Quantitative Auswertung alternder Wa.R.-Seren mittels Cardiolipin. Z. Hyg. Infekt.-Kr. **139**, 43 (1954). — (5) Eigenhemmungen bei der WaR und ihre Beseitigung. Dtsch. med. Wschr. **1954**, 54. — (6) Serological findings in leprosy and tuberculosis with the Wassermann, Meinicke, and VDRL tests. Bull. Wld Hlth Org. **13**, 861 (1955). — (7) RUGE, H. G. S.: Removal of anticomplementary properties of serum with kaolin. Amer. J. Clin. Path. **26**, 98 (1956). — (8) RUGE, H.: Quantitative Auswertung alternder WaR.-Sera mittels Cardiolipin. Z. Hyg. Infekt.-Kr. **140**, 521 (1955). — (9) Zur Frage des Bindungsverhältnisses Antikörper:Komplement bei der mit Cardiolipin ausgeführten WaR. Z. Hyg. Infekt.-Kr. **140**, 163 (1954). — (10) RUGE, H., H. KNOTHE u. O. OTTEN: Erfahrungen mit der Pallida-Reaktion. Ihre Bedeutung für die Luesserologie. Z. Hyg. Infekt.-Kr. **144**, 359—371 (1958). — (13) RUGE, H.: Eigenhemmungen bei der WaR. und ihre Beseitigung. Dtsch. med. Wschr. **1951**, 990. — (14) Ein Beitrag zur Epidemiologie der Syphilis (Syphilis in Ägypten). Arch. klin. exp. Derm. **203**, 598 (1956). — RUIZ, G. A.: Vergleichende Reaktionen von Meinicke, Wassermann und Kahn bei Lues. Act. dermo-sifiliogr. (Madr.) **21**, 268—282 und 354—373 (1929). [Spanisch.] Zit. Zbl. Haut- u. Geschl.-Kr. **33**, 740 (1930). — RUNCKELEN, H. VAN: La réaction de Kahn. Étude comparative avec les épreuves sérologiques classiques de la syphilis. Résultat pratique. Considérations sérologiques. Ann. Mal. vénér. **24**, 997—1008 (1929). — RUSAKOVA, B.: Zur Allergie und Superinfektion. Venerol. **6**, 5 (1929). [Russisch.] Zit. Zbl. Haut- u. Geschl.-Kr. **32**, 250 (1930). — (1) RYTZ, F.: A very rapid flocculation method for the diagnosis of syphilis. A preliminary report. Amer. J. clin. Path. **5**, 159 (1935). — (2) Positive flocculation tests in rabbits inoculated with flocculate from human syphilitic serum. Proc. Soc. exp. Biol. (N.Y.) **32**, 1501 (1935). — (3) Un metodo rapido di flocculazione per la diagnosi della sifilide. Diagnost. Tecn. Lab. **6**, 622 (1935). — (4) Metodo rapido di flocculazione per la diagnosi della sifilide. Due modificazioni. Diagnost. Tecn. Lab. **7**, 99 (1936). — (5) A rapid flocculation method for the diagnosis of syphilis. Final report. J. Lab. clin. Med. **21**, 934 (1936). — (6) A simple centrifugation method for the diagnosis of syphilis. J. Lab. clin. Med. **22**, 1186 (1937). — (7) Flocculate induces antibodies and syphilis immunity in rabbits. Amer. J. clin. Path. **8**, 529 (1938). — (8) Specificity in the serodiagnosis of syphilis. A differential method. Prelim. rep. Amer. J. clin. Path. **9**, 512 (1939).

(1) SABATELLI, F.: Ricerche sulle cause determinanti di Wassermann aspecifiche. II. Aspecificità dovuta agli anticorpi. Malaria. Pathologica **34**, 24 (1942). — (2) Ricerche sulle cause determinanti le reazioni di Wassermann aspecifiche. III. Aspecificità dovuta agli anticorpi. Gravidanza e puerperio. Pathologica **34**, 101 (1942). — (3) Ricerche sulle cause determinanti le reazioni di Wassermann aspecifiche. IV. Aspecificità dovuta agli anticorpi. Monocitosi infettiva, endocardite lenta, scarlattina e tifo esantematico. Pathologica **34**, 138 (1942). — (1) SABATUCCI, M.: Le reazioni di flocculazione nell'infezione malaria. Riv. Malar. **7**, 851—865 (1928). — (2) Studi sulla preparazione di un estratto per la reazione citochol. Ann. Igiene **43**, 773 (1933). — SACCHETTI, N.: La reazione di Müller nel liquido cerebro-spinale. Riv. Pat. nerv. ment. **40**, 94 (1932). — SACHNO, J.: Über den diagnostischen Wert der „Guttadiaphot"-Reaktion. Polska Gaz. lek. **1930**, 905. [Polnisch.] Zit. Haut- u. Geschl.-Kr. **37**, 124 (1931). — (1) SACHS, H., u. SOLLAZZO: Die aktivierende Wirkung des Phenol-Alkohols auf die Reaktionsfähigkeit von Lipoidantigenen. Zbl. Bakt., I.Abt. Orig. **112**, 325 (1929). — (2) SACHS, H., u. E. WITEBSKY: Zur Frage der Verwendbarkeit von Citocholextrakten zur Liquoruntersuchung. Klin. Wschr. **1929 II**, 1958. — (3) Zur Anwendung von Citocholextrakten für die Serodiagnostik der Syphilis mittels Ausflockung. Klin. Wschr. **1931**, 1993. — (4) SACHS, H.: Neuere Fragen der Serodiagnostik. Jkurse ärztl. Fortbild. **22**, H. 10, 1 (1931). — (5) Zur Kenntnis des Prinzips der Kombinationsimmunisierung. Acta Soc. Med. „Duodecim" A **15**, Nr 7, 1 (1932). Zit. Zbl. Haut- u. Geschl.-Kr. **44**, 474 (1933). — (6) SACHS, ILSE: Über die Wirkung heterogenetischer Antikörper unter besonderer Berücksichtigung ihrer Beeinflussung durch thermische Eingriffe. Z. Immun.-Forsch. **78**, 122 (1933). — (7) SACHS, H., E. WITEBSKY u. H. GOTTLIEB: Zur Frage der zwischen Gehirn und Spirochäten bestehenden Receptorengemeinschaft. Acta path. microbiol. scand. Suppl. **16**, 388 (1933). Zit. Zbl. Haut- u. Geschl.-Kr. **48**, 590 (1934). — (8) SACHS, H.: Zur Frage des Wesens der syphilitischen Blutveränderung. Klin. Wschr. **1936 II**, 1597. — (9) SACHS, H. E., u. H. O. BEHRENS: Zur Frage des Wesens der Antikörperreaktionen. Biochem. Z. **250**, 352 (1932). — (10) SACHS, H.: Probleme der Serodiagnostik. Ann. Tomarkin-Found. **2**, 158 (1932). Zit. Zbl. Haut- u. Geschl.-Kr. **43**, 471 (1933). — SADOGURSKAYA-PALEVICI, M.: La nuova reazione di chiarificazione di Meinicke per la sierodiagnosi della sifilide. Atti Congr. naz. Microbiol., p. 253, 1930. — SADUSK jr., J. F.: Temporarily positive Kahn and Wassermann reaction in infectious mononucleosis: Report of a case. J. Amer. med. Ass. **112**, 1682 (1939). — (1) SAETHRE, H., u. A. BRETTEVILLE-JENSEN: Intensivierung der serologischen Syphilisdiagnostik bei der Meinicke-Klärungs-

reaktion II (M.K.R. II). Norsk. Mag. Laegevidensk. **99**, 561 (1938). [Norwegisch.] Zit. Zbl. Haut- u. Geschl.-Kr. **60**, 562 (1938). — (2) Die Meinicke-Klärungsreaktion II (M.K.R. II) in der Serodiagnostik. Nord. med. T. **1936**, 1259. [Norwegisch.] Zit. Zbl. Haut- u. Geschl.-Kr. **55**, 323 (1937). — SAGHER, F.: Über klinische Verwertbarkeit des Palligens bei der Liquoruntersuchung. Arch. Derm. Syph. (Berl.) **175**, 443 (1937). — SAINT-PRIX, L., et S. MUTERMILCH: Étude de quelques substances, dérivées de terpènes, capables d'accroître la sensibilite des révélateures de réagines syphilitiques (le camphéne l'isobornéol, le thymol, la menthol). Ann. Inst. Pasteur **78**, 83 (1950). — (1) SÁINZ DE AJA, E. ALVAREZ u. N. CALVIN: Meinicke-Reaktion mit unmittelbar nachfolgendem Zentrifugieren und gefärbten Antigenen. Arch. Derm. Syph. (Berl.) **158**, 88—94 (1929). — (2) SÁINZ DE AJA u. CALVIN: Kahn-Reaktion. Act. dermo-sifiliogr. (Madr.) **21**, 30—31 (1928). [Spanisch.] Zit. Zbl. Haut- u. Geschl.-Kr. **33**, 741 (1930). — (3) SÁINZ DE AJA, E. ALVAREZ u. N. CALVIN: Über die Kahnsche Reaktion. Act. dermo-sifiliogr. (Madr.) **21**, 561—569 (1929). [Spanisch.] Zit. Zbl. Haut- u. Geschl.-Kr. **32**, 501 (1930). — (4) SÁINZ DE AJA u. E. ALVAREZ: Die Meinicke-Klärungs-Reaktion: Eigene Modifikationen und Vergleich mit der Kahnschen Reaktion in 4000 Seren. Act. dermo-sifiliogr. (Madr.) **22**, 505 (1930). [Spanisch.] Zit. Zbl. Haut- u. Geschl.-Kr. **36**, 485 (1931). — (5) SÁINZ DE AJA u. PIELTAIN: Die Ballungsreaktion von Müller. Act. dermo-sifiliogr. (Madr.) **22**, 481 (1930). [Spanisch.] Zit. Zbl. Haut- u. Geschl.-Kr. **38**, 538 (1931). — (6) SAINZ DE AJA, H. A.: La réaction de Meinicke (Meinicke-Klärungsreaktion): Modifikations Perls: Étude comparative avec la réaction de Kahn dans 4000 sérums. 8. Internat. Kongr. für Dermatol. u. Syphilidol., Kopenhagen, Sitzg vom 5.—9. VIII. 1930. Zit. Zbl. Haut- u. Geschl.-Kr. **37**, 730 (1931). — (7) SAINZ DE AJA, E. ALVAREZ u. M. F. CONTERA: Müllersche Ballungsreaktion und Zentrifugation. (Eigene Modifizierungen.) Act. dermo-sifiliogr. (Madr.) **24**, 449—454 (1932). [Spanisch.] Zit. Zbl. Haut- u. Geschl.-Kr. **42**, 243 (1932). — (8) SAINZ DE AJA, E. A., M. F. CONTERA u. P. G. MARTINEZ: Unspezifische positive Serumreaktion bei nichtluetischen Geschlechtskranken. Act. dermo-sifiliogr. (Madr.) **26**, 543 (1934). [Spanisch.] Zit. Zbl. Haut- u. Geschl.-Kr. **49**, 366 (1934). — (9) SÁINZ DE AJA, E. ALVAREZ u. N. CALVIN: Vorläufige Notiz und technische Einzelheiten über 2 neue Reaktionen zur serologischen Diagnose der Lues. Act. dermo-sifiliogr. (Madr.) **21**, 589—601 (1929). [Spanisch.] Zit. Zbl. Haut- u. Geschl.-Kr. **33**, 741 (1930). — (1) SAITO, K.: Über die Idesche Reaktion. Jap. J. Derm. **44**, 106 (1938). Zit. Zbl. Haut- u. Geschl.-Kr. **61**, 296 (1939). — (2) SAITO, T.: Erfahrungen mit der Meinicke-Klärungsreaktion. Med. Klin. **1929**II, 1508—1510. — (3) SAITO, S., u. H.MITANI: Über die M.K.R. II bei Syphilis. Lues (Kyoto) **9**, Nr 3 (1933). [Japanisch.] Zit. Zbl. Haut- u. Geschl.-Kr. **47**, 92 (1934). — SAKURANE, Y., u. W. MANO: Über die Untersuchungsresultate der Takata-Reaktion (T-R) bei Latentsyphilitikern. Jap. J. Derm. **42**, 44 (1937). Zit. Zbl. Haut- u. Geschl.-Kr. **58**, 141 (1938). — SALAMON, E.: La réaction de Kahn dans le séro-diagnostic de la syphilis. C. R. Soc. Biol. (Paris) **101**, 286—289 (1929). — SALIN: Lues III mit starker Narbenbildung im Gesicht. 56. Tagg Südwestdtsch. Dermatol., Frankfurt a. Main, Sitzg vom 24.—25. XI. 1931. — (1) SALKIND, E.: Über die Vorbeugung der Syphilisübertragung bei der Bluttransfusion. Chirurg **5**, 137 (1933). — (2) Wie schließt man eine latente Syphilis bei Blutspendern aus? Derm. Z. **1934**I, 339. — (3) Über die dermato-venerologische Auslese der Spender. Sovet. Vestn. Vener. i Derm. **5**, 473 (1936). [Russisch.] Zit. Zbl. Haut- u. Geschl.-Kr. **55**, 154 (1937). — (4) SALKIND, E. S.: Über die Verhütung von Syphilisinfektionen bei Bluttransfusionen. Vrač. Gaz. H. 17/18, 1018 (1932). [Russisch.] Zit. Zbl. Haut- u. Geschl.-Kr. **44**, 349 (1933). — (5) SALKIND, G. S.: Die Prophylaxe der Transfusionssyphilis. Sovet. Med. **13**, H. 10, 21 (1949). [Russisch.] Zit. Zbl. Haut- u. Geschl.-Kr. **78**, 380 (1952). — (6) SALKIND, E.: The prevention of transmission of syphilis in blood transfusion. Urol. cutan. Rev. **38**, 713 (1934). — SALOM, G.: La seconda reazione di appallottolamento di Müller (M.B.R. II) nella diagnosi sierologica della neurolue. Note Psichiat. (Pesaro) **61**, 41—51 (1932). — SALVADOR et PECH: Réaction de Bordet-Wassermann, type Kolmer à fixation ecoutée. Bull. Soc. franç. Derm. Syph. **61**, 294 (1954). — SALVATORE, P.: Sulla seconda reazione di chiarificazione di Meinicke. Pisani **57**, 75 (1937). — SANCHEZ-COVISA, J., u. L. DE LA CUESTA: Positive Serumreaktionen während der Behandlung der seronegativen primären Lues. Act. dermo-sifiliogr. (Madr.) **28**, 661 (1936). Zit. Zbl. Haut- u. Geschl.-Kr. **54**, 535 (1937). — (1) SANCTIS MONALDI, T. DE: Valore pratico della reazione „citochol" di Sachs e Witebsky per la diagnosi della sifilide. Rif. med. **1933**, 1202. — (2) SANCTIS MONALDI, T. DE, e M. ORSINI: Valore diagnostico di alcune recenti microreazioni della sifilide. Policlinico, Sez. med. **49**, 173 (1942). — SANDOVAL, S. L., u. A. ORREGO: Über die Empfindlichkeit und die Spezifität der Kahnschen und der Wassermannschen Reaktion mit Standard-Antigen des Bakteriologischen Instituts in Chile bei Hautkrankheiten. Rev. méd. Chile **63**, 369 (1935). [Spanisch.] Zit. Zbl. Haut- u. Geschl.-Kr. **54**, 41 (1937). — SANFORD, A. H.: Which test for syphilis? Amer. J. clin. Path. **1**, 347—348 (1931). — SANNICANDRO, G.: Aminoacidemia e reazione Wassermann. G. ital. Derm. Sif. **70**, 1373 (1929). — SANTILLO, R.: Diagnosi di sifilide orale con una nuova microreazione (microgen). Clin. odontoiat. **10**, 38 (1955). — SANTOIANNI, G.: Turbe della glicoregolazione nei luetici. Arch. ital. Derm. **5**, 469 (1930). — (1) SANTORI,

G.: Studio di un gruppo di luetici con sierodiagnosi positiva persistente. Rif. med. **1933**, 1019. — (2) Su alcuni case di sifilide da pratiche terapeutiche o da contagio accidentale. Arch. ital. Derm. **20**, 38 (1947). — SAPHIR, W.: The Wassermann reaction in infectious mononucleosis. Amer. J. clin. Path. **9**, 306 (1939). — ŠAPIRO, A.: Die Flockungsreaktionen auf Lues. Vestn. Mikrobiol. **9**, 202 (1930). [Russisch.] Zit. Zbl. Haut- u. Geschl.-Kr. **36**, 483 (1931). — SARATEANU, F., u. S. THEODORESCU: Syphilitischer Primäraffekt mit atypischer Evolution und Lymphdrüsenschwellung. Verspätetes Auftreten der serologischen Reaktionen. Rumänische Dermatol. Ges., Bukarest, Sitzg vom 26. II. 1938. Zit. Zbl. Haut- u. Geschl.-Kr. **60**, 290 (1938). — SATO HIROYUKI u. N. FURUTOKU: Kahn-Reaktion. Jap. J. Derm. **33**, 122 (1933). — (1) SAUER, W.: Eine Vorrichtung zum Ablesen der Kahnreaktion. Zbl. Bakt., I. Abt. Orig. **129**, 304 (1933). — (2) Bedeutung der Chediak-Reaktion (Modifikation nach Guo) für das öffentliche Gesundheitswesen. Ärztl. Wschr. **1950**, 228. — (3) SAUER, W., u. I. MATTIHSEN: Die Bedeutung der Trockenblut-Reaktion nach Chediak für die Reihenuntersuchung großer Bevölkerungskreise. Ärztl. Wschr. **1952**, 159. — (4) SAUER, W.: Bemerkungen zu der Veröffentlichung von E. SCHALLER, Syphilis und Meinicke-Trockenblutreaktion. In Bd. 136, H. 1 dieser Z. Z. Hyg. Infekt.-Kr. **137**, 489 (1953). — (5) Beitrag zur Luesserologie. I. Mitt. Die Bedeutung der Chediak-Reaktion nach Guo für Reihenuntersuchungen. Med. Mschr. 8, 668 (1954). — (6) Beitrag zur Frage der Luesserologie. II. Mitt. Bedeutung der Cardiolipinreaktion für die Allgemein-Praxis. Med. Mschr. 8, 728 (1954). — (7) Kurze Mitteilung über eine neue Luesreaktion (Douris-Beck). Z. Immun.-Forsch. **65**, 51 (1930). — SAURINO, V. R., and E. D. DE LAMATER: Studies on the immunology of spirochetoses. II. Immunologic relationships of Treponema pallidum and Borrelia anserina. Amer. J. Syph. **36**, 352 (1952). — SAUSSE, A., V. ROIRON, L. J. BOREL et J. MARIEN: Le test de Nelson. I. Son intérêt pour le diagnostic de la syphilis chez les sujets non traités. Bull. Soc. franç. Derm. Syph. **58**, 521 (1952). — ŠAVERDOV, A., N. PALIAŠVILI u. K. TKEŠELAŠVILI: Über den vergleichenden Wert der Ausflockungsreaktion nach Vernes und Wassermann. Vrač. Delo **12**, 1157 (1929). [Russisch.] Zit. Zbl. Haut- u. Geschl.-Kr. **36**, 486 (1931). — (1) SAWICKI, E.: Die Wassermann-Reaktion im Sperma Syphilitischer. Przegl. Derm. Wener. **26**, 1—4 (1931). [Polnisch.] Zit. Zbl. Haut- u. Geschl.-Kr. **39**, 691 (1932). — (2) Phenol-Alkohol als Antigen bei der Wassermann-Reaktion. VIII. Jahresverslg der Polnischen Dermatol. Ges., Lemberg, Sitzg vom 27.—30. VI. 1932. — (3) Phenol-Alkohol als Antigen für die Bordet-Wassermannsche Reaktion. Przegl. Derm. Wener. **27**, 491 (1932). [Polnisch.] Zit. Zbl. Haut- u. Geschl.-Kr. **44**, 344 (1933). — SCAGLIONI, C.: Ricerche sperimentali sul comportamento delle frazioni proteiche e del dializzato di siero luetico nella reazione di Wassermann. Pathologica **31**, 190 (1939). — SCALTRITT, A.: Über eine Technik für die Komplementbindungsreaktion bei Lues. Rev. argent. Dermatosif. **21**, 573 (1937). [Spanisch.] Zit. Zbl. Haut- u. Geschl.-Kr. **59**. — (1) SCARPA, A.: La reazione di chiarificazione di Meinicke (M.K.R.) nella diagnosi delle sifilide. G. ital. Derm. Sif. **73**, 1916 (1932). — (2) La reazione emoclasica del D'Amato nella sifilide e nella blenorragia. G. Med. milit. **81**, 90 (1933). — (3) Influenza della iodo sulla R. Wassermann. Dermosifilografo **7**, 365 (1932). — SCAPARONE, SC. G.: Su di una supposta proprietà del siero luetico. Boll. Sez. region. Soc. ital. Derm. **3**, 259 (1936). — SCERBAKOV, I.: Ein Fall von atypischen geschwüriger Hauttuberkulose. Venerol. **8**, H. 6/7, 53 (1931). [Russisch.] Zit. Zbl. Haut- u. Geschl.-Kr. **42**, 114 (1932). — SCHAAR, P. J. V. DER: Framboesieimpfungen auf Paralytiker. Derm. Z. **70**, 185 (1934). — SCHALLER, E.: Syphilis und Meinicke-Trockenblutreaktion. Ein vergleichender Beitrag zur Erfassung der Syphilis mittels Reihenuntersuchungsmethoden. Z. Hyg. Infekt.-Kr. **136**, 19 (1953). — SCHAMUILOW, B., u. I. WISCH: Die Reaktivität der Haut bei progressiven Paralytikern. Sovet. Vestn. Vener. i Derm. **4**, 1072 (1935). [Russisch.] Zit. Zbl. Haut- u. Geschl.-Kr. **56**, 71 (1937). — (1) SCHAPIRO, A.: Die Wassermannsche Reaktion im Zusammenhang mit den Isoagglutinationseigenschaften des Blutes. Z. Immun.-Forsch. **64**, 1, 8 (1929). — (2) Weitere Beobachtungen über den Zusammenhang der Wassermannschen Reaktion mit den Blutgruppen. II. Mitt. Z. Immun.-Forsch. **70**, 381 (1931). — SCHATILOFF, J. P.: Zur Frage der Titrierung des Komplements im Versuche von Bordet-Wassermann. Vestn. Mikrobiol. **13**, 253 u. engl. Zus.fass. 257 (1934). [Russisch.] Zit. Zbl. Haut- u. Geschl.-Kr. **51**, 141 (1935). — (1) SCHELLER, K.: Die Bedeutung der Flockungsreaktionen für die Diagnose der Neurolues. Vergleichende Untersuchungen mit der WaR. und einigen neueren Flockungsreaktionen im Blut und im Liquor. Klin. Wschr. **1933**, 67. — (2) Die neue Klärungsreaktion von Meinicke (MKR. II) im Liquor. Klin. Wschr. **1934**I, 447—449. — SCHERESCHEWSKY, J., u. H. EISENMANN: Zur symptomlosen Syphilis. Teil I. Z. Haut- u. Geschl.-Kr. **16**, 165, 203 (1954). — (1) SCHIAVONE, E. L., u. J. E. ITOIZ: Die Bordet-Wassermannsche Reaktion in dem nicht ausfällbaren Teil des mit Salzsäure behandelten Serums. Rev. Sanid. milit. (B. Aires) **36**, 469 (1937). [Spanisch.] Zit. Zbl. Haut- u. Geschl.-Kr. **58**, 220 (1938). — (2) SCHIAVONE, E., et J. ITOIZ: La réaction de Bordet-Wassermann dans le sérum débarrassé de la fraction précipitable par l'acide chlorhydrique. C. R. Soc. Biol. (Paris) **126**, 1202 (1937). — (3) SCHIAVONE, E., et J. ITOIZ: La réaction de Bordet-Wassermann dans le sérum débarrassé de la fraction précipitable par l'acide chlorhydrique. Bull. Soc. franç. Derm. Syph. **45**, 367 (1938). — SCHILAINER, M.: Capersang, neues Instrumentarium zur Blutentnahme, Phlebotomie, Lumbalpunktion und Lumbalinjektion, Trans- und Infusion u. dgl. Dtsch. med. Wschr. **1930**, 100. — (1) SCHILLING, V.: Einige Bemerkungen zum Wesen und zur praktischen Bedeutung der Guttadiaphotmethode. Derm. Z. **56**, 261—266 (1929). — (2) Der praktische Wert des Guttadiaphot bei der Syphilis. Dtsch. med. Wschr. **1929**I, 654—655. — (3) Bemerkungen zu der Arbeit von BLUMENTHAL und SAITO: Ist das Guttadiaphot von Meyer, Bierast und Schilling für die Diagnose der Lues verwertbar? (Med. Klin. **1929**, Nr 15). Med. Klin. **1929**I, 1022—1024. — (4) Was verspricht das Guttadiaphot als Massenuntersuchungsmittel? Arch. Schiffs- u. Tropenhyg. **33**, Beih. 3, 317—323, 326—327 (1929). — SCHINDEL, L.: Zum Mechanismus der Reaktion nach Takata-Ara. Klin. Wschr. **1934**I, 221. — SCHIRREN, C.: Über unspezifisch positive Seroreaktionen bei Varizellen. Derm. Wschr. **132**, 898 (1955). — (1) SCHIRWINDT, S. L., u. A. V. ALEXEJEVA: Serodiagnose der Lues nach der Citocholreaktion Sachs-Witebsky. Z. Immun.-Forsch. **73**, 54 (1931). — (2) SCHIRWINDT, S. L., u. M. B. FEDOROWA: Über die Modifikation der Reaktion Tsien-Yung-Tsüs mit inaktivierten Seris für die Serodiagnose der Syphilis. Z. Immun.-Forsch. **77**, 359 (1932). — (3) SCHIRWINDT, S. L., u. A. V. ALEXEJEVA: Vergleichsuntersuchungen über die Citocholreaktion mit Extrakten Sachs-Witebsky und eigener Herstellung. Z. Immun.-Forsch. **77**, 353 (1932). — (4) SCHIRWINDT, S., u. M. FEDOROWA: Über eine Modifikation der Tsien-Yung-Tsü-Reaktion mit inaktivierten Seren zur Serodiagnostik der Syphilis. Vrač. Gaz. **3**, 1348 (1934). [Russisch.] Zit. Zbl. Haut- u. Geschl.-Kr. **50**, 330 (1935). — (5) SCHIRWINDT, S. L.: Der praktische Wert der neuen Modifikation der Citochol-Reaktion. Z. Immun.-Forsch. **77**, 294 (1932). — SCHLEDZ, KATHARINA, u. ANNA HAU: Zur Kahnschen Schnellreaktion auf Syphilis. Med. Welt **1934**, 625. — SCHLEIF, L.: Erfahrungen mit der Pallidareaktion (nach Gaethgens). Diagnostische und therapeutische Bedeutung. Z. Immun.-Forsch. **95**, 431 (1939). — Diss. Erlangen 1939. Zit. Zbl. Haut- u. Geschl.-Kr. **65**, 112 (1940). — (1) SCHLESMANN: Der serologische Luesnachweis mit Meinickes neuem Klärungsextrakt. Z. Immun.-Forsch. **65**, 524—532 (1930). — (2) SCHLESMANN, C.: Über neuere Flockungsreaktionen zum Luesnachweis speziell die Kahnsche Reaktion. Z. Immun.-Forsch. **69**, 484 (1931). — (3) Das Zentrifugierverfahren und die Schüttelmethode mittels Meinickes neuen Klärungsextrakten als Schnellreaktionen zum Luesnachweis an inaktiven Seren. Zbl. Bakt., I. Abt. Orig. **124**, 384—393 (1932). — (4) Der serologische Luesnachweis mit dem Pallidaantigen und mit Meinickes Klärungsextrakt. Derm. Z. **64**, 311—316 (1932). — (5) Der serologische Luesnachweis mit dem Kahnextrakt im Zentrifugierverfahren. Z. Immun.-Forsch. **81**, 467 (1934). — (1) SCHLIRF, K.: Über die Komplementbindung zum Syphilis- und Gonorrhöe-Nachweis. Zugleich ein Vorschlag zur Verbesserung der Reichsvorschrift der WaR. Zbl. Bakt., I. Abt. Orig. **133**, 373 (1935). — (2) SCHLIRF, K., u. H. SEIDENSTÜCKER: Fortschritte in der serologischen Luesdiagnose. Zugleich ein Vorschlag für eine Neuordnung. Z. Hyg. Infekt.-Kr. **140**, 409 (1954). — SCHLIRP, K.: Zur modifizierten Chediak-Reaktion nach Sikorski. Klin. Wschr. **1950**, 418. — SCHLUCK, J.: Erfahrungen mit der Chediakschen Trockenblutreaktion auf Lues in der Schwangerenberatung; zugleich ein Beitrag zur Frage der Syphilis in der Schwangerschaft. Arch. Gynäk. **170**, 616 (1940). — SCHLÜTER, K.: Die Meinicke-Reaktion mit sofortigem Zentrifugieren und gefärbtem Antigen. Diss. Marburg a. d. Lahn 1931. 32 S. Zit. Zbl. Haut- u. Geschl.-Kr. **41**, 134 (1932). — (1) SCHMID, H.: Vergleichende Untersuchungen mit der Wassermannschen Reaktion und einigen Flockungsreaktionen (Lentochol, Citochol und Kahn). Z. Immun.-Forsch. **75**, 381—395 (1932). — (2) SCHMID, E. E., and T. VELAUDAPILLAI: Meinicke (Kvittingen) and Mueller-Ballung (Clotting) test in comparison with standard Kahn and cardiolipin (Kline) tests. Ceylon J. med. Sci., Sect. D **8**, 157 (1953). — (3) SCHMID, E. E., and T. VELAUDAPILLAI: VDRL slide flocculation reaction for syphilis performed on active sera. Brit. J. vener. Dis. **31**, 37 (1955). — (4 u. 13) SCHMID, E. E., T. VELAUDAPILLAI and N. E. L. PONNUSWAMY: Citochol slide flocculation reaction for syphilis. Z. Hyg. Infekt.-Kr. **137**, 562 (1953). — (5 u. 17) SCHMID, E. E., and P. THILLAINATHAN: On the specificity of luotest in leprosy. Reprinted from Ceylon J. med. Sci., Sec. D **8**, part. 3 (1953). — (14) SCHMID, E. E., and T. VELAUDAPILLAI: VDRL slide flocculation reaction for syphilis performed on active sera. Reprinted from Brit. J. vener. Dis. **31**, 37 (1955). — (1) SCHMIDT: Neuere Ansichten über das Wesen der Wassermannschen Reaktion. Klin. Wschr. **1930**I, 142—143. — (2) SCHMIDT, H.: Fortschritte der Serologie. Wiss. Forschungsber., Naturwiss. Reihe. Hrsg. von RAPHAEL ED. LIESEGANG, Bd. 30. Dresden u. Leipzig: Theodor Steinkopff 1933. XI u. 196 S. — (3) SCHMIDT, G.: Beeinflussen die Sulfonamide die Seroreaktionen bei frischer Lues? Derm. Wschr. **1941**I, 379. — (4) SCHMIDT, P. W.: Das serologische Blutbild im Ablauf der Syphilis. Med. Welt **1938**, 767, 807. — (5) SCHMIDT, W.: Über das serologische Verhalten der Keratitis parenchymatosa in verschiedenen Lebensaltern. Klin. Wschr. **1942**I, 132. — (6) SCHMIDT, H.: Die Bildung der Antikörper und ihre Bedeutung für Infektion und Immunität. Verh. dtsch. Ges. inn. Med. **58**, 8 (1952). — (7) Cardiolipin antigen. II. A quantitative examination of sensitivity. Brit. J. vener. Dis. **28**, 169 (1952). — (8) Cardiolipin antigen. III. An examination of specificity.

Brit. J. vener. Dis. **29**, 84 (1953). — (9) Cardiolipin antigen. IV. Incidence of positive reactions for syphilis in „normal" persons. Act. derm.-venereol. (Stockh.) **34**, 159 (1954). Zit. Zbl. Haut- u. Geschl.-Kr. **89**, 346 (1954). — (10) Schmidt, K. H.: Über ein Arsenoxydpräparat zur Verhütung der Transfusionssyphilis. Z. Hyg. Infekt.-Kr. **137**, 35 (1953). — (loa) Schmidt-Schleicher, H.: Neuere Anschauungen über das Wesen der Wassermannschen Reaktion. S.-B. Ges. Naturwiss. Marburg **66**, 1 (1931). — (11) Schmidt, H.: Cardiolipin antigen. VIII. Course of and mutual relations between various seroreactions in syphilis-infected rabbits. Acta path. microbiol. scand. **37**, 252 (1955). Zit. Zbl. Haut- u. Geschl.-Kr. **94**, 237 (1956). — (12) Schmidt, K.: Ein Beitrag zur Filtrierbarkeit der Spirochaeta pallida. Zbl. Bakt., I. Abt. Orig. **162**, 280 (1955). — (13) Schmidt, H.: Der Cardiolipin-Mikroflockungstest in der Serodiagnostik der Syphilis. Zbl. Bakt., I. Abt. Orig. **163**, 258 (1955). — (15) Die Konglutination. Das Komplement, Fortschritte der Immunitätsforschung. Darmstadt: Dr. Dietrich Steinkopff 1959. — (16) Schmidt, F. R.: Mueller's conglobation reaction. II. Amer. J. Syph. **15**, 240 (1931). — Schmiemann, R.: Über die Eignung von Citocholextrakten zum serologischen Luesnachweis mit kleinen Serummengen und in quantitativer Auswertung. Z. Immun.-Forsch. **84**, 64 (1934). — Schmitt, P. A.: Ergebnisse von 3585 Blutgruppenbestimmungen in der Provinz Hannover. Z. Rassenphysiol. **4**, 142 (1931). — Schmitz, J.: Über die Brauchbarkeit der Kline'schen mikroskopischen Objektträgerflockungsreaktion für die Serumdiagnose der Syphilis. Klin. Wschr. **1935 II**, 1320. — Weitere Untersuchungen mit dem Kline-Test. Klin. Wschr. **1936 I**, 749. — (1) Schneeweiss, U.: Kritische Bemerkungen zur Chediakreaktion und die Brauchbarkeit der Kahn- und Citocholreaktion für die Diagnostik der Syphilis mit Trockenblut. Z. ges. inn. Med. **9**, 667 (1954). — (2) Versuche mit der Cardiolipin-Mikroflockungsreaktion (VDRL-Test) und Trockenblut. Dtsch. Gesundh.-Wes. **10**, 604 (1955). — (1) Schneider, R.: Bemerkungen zum Problem der Transfusionssyphilis und Transfusionsmalaria. Münch. med. Wschr. **1956**, 1116. — (2) Über Zonenreaktionen bei der Wa.R. Arch. Derm. Syph. (Berl.) **198**, 595 (1954). — (1) Schnitler, K.: Klines „Diagnose-Test" bei Syphilis. Eine Mikrofällungsreaktion auf dem Objektglas ausgeführt. Med. Rev. **53**, 515 (1936). [Norwegisch.] Zit. Zbl. Haut- u. Geschl.-Kr. **56**, 67 (1937). — (2) Untersuchungen über Klines „exclusion test" im inaktiven Serum. Med. Rev. **54**, 68 (1937). [Norwegisch.] Zit. Zbl. Haut- u. Geschl.-Kr. **57**, 294 (1937). — (3) Über die Brauchbarkeit der Kline'schen mikroskopischen Flockungsreaktionen für die Diagnose und für die Ausschließung der Syphilis. Acta derm.-venereol. (Stockh.) **19**, 246 (1938). Zit. Zbl. Haut- u. Geschl.-Kr. **60**, 351 (1938). — Schnitzer, R.: Über Syphilisdiagnose in der Lumbalflüssigkeit mit Trübungsreaktionen. Dtsch. med. Wschr. **1929 I**, 228—229. — (1) Schöbl, O.: Serologic studies in experimental yaws. Philipp. J. Sci. **40**, 53—56 (1929). — (2) Schöbl, O., and B. Tanabe: Experiments concerning the yaws antigen wich produces positive Wassermann reaction when injected in suitable experimental animals. Philipp. J. Sci. **40**, 57—69 (1929). — (3) Schöbl, O.: Summary of serologic studies in experimental yaws. Philipp. J. Sci. **40**, 89 (1929). — (4) Schöbl, O., B. Tanabe and I. Miyao: Preventive immunization against treponematous infections and experiments which indicate the possibility of antitreponematous immunization. Philipp. J. Sci. **42**, 219 (1930). — (5) Schöbl, O.: Further experiments concerning immunologic reciprocity between yaws and syphilis. Philipp. J. Sci. **43**, 263 (1930). — (6) Immunologic reciprocity, between syphilis and yaws. Philipp. J. Sci. **43**, 583 (1930). — (7) The duration of antitreponematous immunity with regard to syphilis in Philippine monkeys. Philipp. J. Sci. **43**, 595 (1930). — (8) The duration of antitreponematous immunity in Philippine monkeys originally conveyed by immunization with killed yaws vaccine. Philipp. J. Sci. **43**, 599 (1930). (9) Further experiments concerning immunity in treponematous infections. Philipp. J. Sci. **45**, 221 (1931). — (1) Schoch: Über die Beeinflussung der Seroreaktionen nach Wassermann, Sachs-Georgi, Meinicke und Vernes durch die Impfmalaria bei Syphilis. XIII. Kongr. der Schweizerischen Dermatol. Ges., Sitzg vom 29. u. 30. VI. 1929. Zit. Zbl. Haut- u. Geschl.-Kr. **35**, 50 (1931). — (2) Schoch, A. G.: Conflicting serologic tests for syphilis using multiple standard tests in parallel. A critical study based on adequate clinical control. Urol. cutan. Rev. **43**, 463 (1939). — Scholz, W.: Wie sollen Versandgläser für Blut und Liquor zur Anstellung der Wassermannschen Reaktion verschlossen werden? Münch. med. Wschr. **1933**, 273. — Schoog, M.: Die biologische Bedeutung von Tween 80 unter besonderer Berücksichtigung der Lues-Reaktionen. Schweiz. med. Wschr. **1952**, 1238. — (1) Schrader, G., u. O. Kurze: Erfahrungen mit der Chediak-Schnellreaktion auf Lues unter Anwendung einer stabilisierten Extraktverdünnung nach Chediak. Ärztl. Wschr. **1952**, 459. — (2) Schrader, G.: Zum Thema: Erfahrungen mit der Chediak-Schnellreaktion auf Lues unter Anwendung einer stabilisierten Extraktverdünnung nach Chediak. Schlußwort. Ärztl. Wschr. **1952**, 896. — (1) Schreus: Über sensibilisierte Wassermann-Reaktion. Ver.igg Düsseldorfer Dermatol., Sitzg vom 13. XII. 1933. Zbl. Haut- u. Geschl.-Kr. **47**, 449 (1934). — (2) Schreus, H. Th., u. R. Foerster: Spezifische Sensibilisierung von serologischen Reaktionen. Klin. Wschr. **1934 I**, 224. — (3) Schreus, H. Th.: Prinzip und Leistung der spezifisch sensibilisierten Wassermannreaktion (W.S.R.). Derm. Z. **70**, 121 (1934). — (4) Untersuchungen über die Spezifität der Reagine bei der Komplementbindungsreaktion. 17. Kongr. der Dtsch. Dermatol. Ges., Berlin, Sitzg vom 8.—10. X. 1934. Zbl. Haut- u. Geschl.-Kr. **52**, 132 (1936). — (5) SCHREUS, H. TH., u. R. ROERSTER: Spezifische Sensibilisierung von serologischen Reaktionen. I. Mitt. Grundlage und Methodik der spezifisch sensibilisierten Wassermann-Reaktion (WSR.). Z. Immun.-Forsch. **82**, 53 (1934). — (6) SCHREUS, H. TH.: Untersuchungen zur Bewertung der Palligenprovokation. Arch. Derm. Syph. (Berl.) **178**, 550 (1939). — (7) SCHREUS, H. TH., u. W. GAHLEN: Über die kombinierte Penicillin-Salvarsan-Bismogenol-behandlung der rezenten Lues. II. Mitteilung (Mitteilungen der deutschen Penicillin-Forschungsgruppe). Dermat. Wschr. **126**, 705 (1952). — SCHREYER, E.: Provokation latenter Lues im Blut. Med. Welt **1934**, 1333. — (1) SCHROEDER, E.: Was bedeutet nach dem heutigen Stand der Literatur das Guttadiaphot dem praktischen Arzte ? Z. ärztl. Fortbild. **28**, 325 (1931). — (2) SCHRÖDER, W.: Kann bei der serologischen Luesdiagnose im Blutserum die Komplementbindungsreaktion nach Wassermann ersetzt werden. Klin. Med. (Wien) **3**, 623 (1948). — SCHUBERT, J.: Komplementspaltung und Komplementwirkung. Zbl. Bakt., I. Abt. Orig. **122**, 82—86 (1931). — SCHÜTZE, W.: Über Intracutanreaktionen bei Fällen von Syphilis und Nichtsyphilis mit Spirotest und Rückenmarksflüssigkeit. Derm. Wschr. **1930**I, 485—488. — SCHUJMAN, S.: Die Klinesche Reaktion bei der Luesdiagnose, verglichen mit der WaR. und Kahnschen Reaktion. Rev. argent. Dermatosif. **20**, 97 (1936). [Spanisch.] Zit. Zbl. Haut- u. Geschl.-Kr. **55**, 323 (1937). — (1) SCHULMANN, E., et G. LÉVY: À propos de la communication de MM. Gougerot et Ragu sur les relations du cholestérol sanguin avec l'irreductibilité de la réaction de Wassermann. Bull. Soc. franç. Derm. Syph. **38**, 155 (1931). — (2) SCHULMAN, E. E.: Essai sur galactose, comme une méthode de détermination du fonction du foie lars de la syphilis. Vestn. Vener. Derm. H. 11, 32 (1940). [Russisch.] Zit. Zbl. Haut- u. Geschl.-Kr. **67**, 185 (1941). — (3) SCHULMANN et LEVY: Comment peut-on expliquer l'irréductibilité des réactions sérologiques. Bull. Soc. franç. Derm. **39**, 1085 (1932). — (1) SCHUHMACHER, C.: Gewinnung von Liquor cerebrospinalis an der lebenden Maus durch Suboccipitalpunktion. Derm. Z. **64**, 383—386 (1932). — (2) Über die Bedeutung der serologischen Luesreaktionen bei der luetischen und nichtluetischen Maus. Derm. Z. **64**, 289 (1932). — (1) SCHWALM, H.: Eine Luesreaktion im Capillarblut, geeignet für Sprechstunde und Schwangerenberatung. Mschr. Geburtsh. Gynäk. **100**, 311 (1935). — (2) Verhütungen der Transfusions-Syphilis durch Arsenoxyd. Klin. Wschr. **1951**, 319. — (3) Lues-Diagnostik in der Schwangerschaft. Weitere Erfahrungen (1000 Fälle) mit der Trockenblut-Reaktion und der Ide-Reaktion in der Schwangerenberatung. Münch. med. Wschr. **1940**I, 404. — SCHWANK, R., and J. LANGER: Methods for differentiating non-specific results in the serological test for syphilis. Čsl. Derm. **30**, 156 mit engl. Zus.fass. (1955). [Tschechisch.] Zit. Zbl. Haut- u. Geschl.-Kr. **93**, 348 (1955/56). — (1) SCHWARZ, K., u. I. WÜST: Das Verhalten der Serumproteine nach ACTH-Belastungen bei der chronischen Entzündung. Verh. dtsch. Ges. inn. Med. **1954**, 758. — (2) SCHWARZ, LÉON: Étude des réactions colorées de floculation (Principe et technique de Hecht). Diss. Paris 1935. 31 S. Zit. Zbl. Haut- u. Geschl.-Kr. **52**, 685 (1936). — (3) SCHWARZ, P.: Betrachtungen und Versuche über die Technik der Wassermann-Reaktion. Zbl. Bakt., I. Abt. Orig. **117**, 419 (1930). — (4) Zange zum Festhalten der Kanüle bei der Venenpunktion. Zbl. Bakt., I. Abt. Orig. **117**, 159 (1930). — (1) SCHWARTZ, S. C.: A comparison of the Wassermann and Kahn tests by means of a quantitative method. J. Lab. clin. med. **16**, 197 (1930). — (2) The reagin content of the serum in various manifestations of syphilis. Amer. J. Syph. **15**, 387 (1931). — (3) The Kahn test in the United States army. Milit. Surg. **72**, 440 (1933). Zit. Zbl. Haut- u. Geschl.-Kr. **46**, 106 (1933). — SCHWARZBAUER, R.: Zur Serodiagnostik klinisch latenter Lues-Fälle. Wien. med. Wschr. **1956**, 454. — SCHWENZER, A. W.: VI. Neuzeitliche Sicherungen bei Bluttransfusionen. Ergebn. inn. Med. Kinderheilk., N. F. 5, 360. — SCHWERS, H.: Le Bordet-Wassermann dans la pratique médicale: Nouveaux documents. Ann. Mal. vénér. **25**, 264 (1930). — (1) SCIARRA, O.: Serodiagnose der aktiven Syphilis mittels des Autoantigens des Serums (S.R.). Klin. Wschr. **1930**, 834. — (2) Über die Empfindlichkeit und Spezifität der einzelnen serologischen Untersuchungsmethoden bestimmt an Fällen behandelter und stark verdächtiger Syphilis. (Nach den Ergebnissen der 2. Kopenhagener Serumkonferenz 1928.) Zbl. Bakt., I. Abt. Orig. **125**, 350—355 (1932). — (3) Sérodiagnostic de la syphilis en activité au moyen de l'autoantigène du sérum (R.S.). (Génèse; hétéro-agrégats, non spécifiques et inconstants, dans la R.W. et similaires; auto-agrégats, spécifiques et constants, facteurs de la R.S.; technique perfectionnée.) Ann. Mal. vénér. **27**, 565—599 (1932). — (4) Nouvelle technique de ma sérodiagnose de la syphilis active. Ann. Mal. vénér. **28**, 90 (1933). — (5) Séro-diagnostic de la syphilis en activité par auto-antigène du serum (R.S.). Démonstré aussi par Sachs-Sollazzo et Kahn, Malloy-Nishio. Rev. franç. Derm. Vénér. **7**, 3 (1931). — (6) Sur l'action prédominante de l'alcool éthylique dans ce qu'on appelle l'antigène alcool-phénol de Molinari-Ninni. (Réponse au professeur Ninni.) Rev. franç. Derm. Vénér. **7**, 537 (1931). — (7) Serodiagnosis of active syphilis by means of serum auto-antigen (S.R.). Demonstrated also by Sachs-Sollazzo and Kahn, Malloy-Nishio. J. trop. Med. **35**, 49 (1932). Zit. Zbl. Haut- u. Geschl.-Kr. **41**, 392 (1932). — (8) Les résultats obtenus dans le recherches de Weissenbach-Martineau confirment la valeur de ma réaction même avec sérums actifs. Ann. Derm. Syph. (Paris) **4**, 718 (1933). — SCOTT, A. L.: Comparison of the Kolmer-Wassermann, Kahn, and Rosenthal tests for syphilis. With special reference to use of the latter in the public health laboratory. J. Lab. clin. Med. **19**, 1337 (1934). — (1) SCUDERO, CH.: La reazione di Meinicke „chiarificazione" nei liquidi cefalo rachidiani. Boll. Sez. region. Soc. ital. Derm. **2**, 142 (1933). — (2) Il valore delle reazioni di chiarificazione di Meinicke eseguite con tecniche varie nei liquidi cefalo-rachidiani. Atti Soc. ital. Derm. Sif. 663 (1937). — SEBASTIANI, F.: Osservazioni serologiche sulla sifilide. Dermosifilografo **6**, 377—388 (1931). — (2) Valore della reazione di Sachs-Witebsky (Citochol) nella diagnosi di sifilide. Diagnost. Tecn. Lab. **4**, 641 (1933). — SEEBERG, G.: Increase of sensitivity to organic luetin on repeated testing. Acta derm.-venereol. (Stockh.) **31**, 442 (1951). Zit. Zbl. Haut- u. Geschl.-Kr. **80**, 206 (1952). — SEGAGNI, S.: Reazioni sierologiche nella sifilide congenita. Atti 13. Congr. pediatr. ital., p. 474. 1930. — SEGRE, G. V.: Sul comportamento delle siero-reazioni di Wassermann e di Meinicke, nelle nutrici. G. Batt. Immun. **7**, 173—183 (1931). — SEHRT, E.: Die Messung in der Biologie der Syphilis und ihre Behandlung. Med. Klin. **1932**I, 715—716. — SEIKI, M.: Über Antigen bei der Serumreaktion der Syphilis. Mitt. med. Ges. Chiba **17**, H. 8, 87 (1939). [Japanisch.] Zit. Zbl. Haut- u. Geschl.-Kr. **64**, 287 (1940). — (1) SEITZ, W., u. H. GASTPAR: Über die Hämolyse durch Bienengift und ihr Wert für eine Luesdiagnose. Med. Klin. **1952**, 111. — (2) Diagnostische Serumreaktionen mit kolloidalen Silberlösungen. Z. ges. inn. Med. **2**, 321 (1947). — SEKI, T.: Über die Eigentümlichkeit und Empfindlichkeit der fünf verschiedenen Seroreaktionen der Syphilis, statistisch betrachtet. Okayama Igakkai Zasshi **50**, 130 (1938). [Japanisch.] Zit. Zbl. Haut- u. Geschl.-Kr. **60**, 688 (1938). — SELESNICK, S.: The colloidal carbon flocculation test in spinal fluid for the diagnosis of neurosyphilis. J. Lab. clin. Med. **23**, 1068 (1938). — (1) SELLEK, A. A., u. A. DEL FRADE: Über eine Modifikation der Meinicke-Reaktion unter Verwendung kleiner Serummengen. Ihr Wert bei der angeborenen Lues des Kindes. Vorl. Mitt. Arch. Med. infant., Hosp. univ. **4**, 229 (1935). [Spanisch.] Zit. Zbl. Haut- u. Geschl.-Kr. **54**, 130 (1937). — (2) Über eine Modifikation der M.K.R. II von Meinicke unter Benutzung kleiner Serummengen. Ihr Wert bei der angeborenen Lues der Kinder. II. Mitt. Arch. Med. infant., Hosp. univ. **5**, 6 u. dtsch. Zus.fass. 34 (1936). [Spanisch.] Zit. Zbl. Haut- u. Geschl.-Kr. **55**, 676 (1937). — (3) Studium der Reaktionen von Meinicke-Sellek-Frade und von Müller (M.B.R. II) bei angeborener Syphilis des Kindes. Rev. Parasitol. **2**, 705 (1936). [Spanisch.] Zit. Zbl. Haut- u. Geschl.-Kr. **56**, 144 (1937). — (4) Studium der relativen Empfindlichkeit der Reaktionen von Sachs, Witebsky und Meinicke (mittels der Technik von Sellek-Frade) bei Kindern mit Erblues. Rev. Med. trop. y Parasitol. **3**, 7 (1937). Zit. Zbl. Haut- u. Geschl.-Kr. **57**, 298 (1937). — (5) Studium der Spezifität der Meinicke-Reaktion mit der Technik von Sellek-Frade. Arch. Med. infant., Hosp. univ. **6**, 108 u. dtsch. Zus.fass. 119 (1937). [Spanisch.] Zit. Zbl. Haut- u. Geschl.-Kr. **57**, 539 (1937). — (6) Die Serodiagnose der angeborenen Lues des Kindes ist heute kein Problem mehr. Rev. Med. trop. y Parasitol. **3**, 325, 405. [Spanisch.] Zit. Zbl. Haut- u. Geschl.-Kr. **59**, 613 (1938). — (7) Studium der Meinicke-Reaktion mit der Technik nach Sellek-Frade in ihrer Beziehung zur Liquoruntersuchung. Arch. Med. infant., Hosp. univ. **5**, 307 (1936). [Spanisch.] Zit. Zbl. Haut- u. Geschl.-Kr. **55**, 71 (1937). — (8) Studium der Meinickereaktion (nach der Technik von Sellek-Frade) in bezug auf die geburtshilfliche Anamnese. Arch. Med. infant., Hosp. univ. **5**, 384 (1936). [Spanisch.] Zit. Zbl. Haut- u. Geschl.-Kr. **56**, 413 (1937). — (9) On the Sellek-Frade technique of the Meinicke reaction (M.K.R.) for the serodiagnosis of congenital syphilis in infants. Rev. Med. trop. y Parasitol. **5**, 9 (1939). Zit. Zbl. Haut- u. Geschl.-Kr. **62**, 586 (1939). — SEMENITZ, E.: Die Bedeutung der heterophilen Hämolysine des menschlichen Serums für die Komplementbindungsreaktion. Dtsch. med. Wschr. **1953**, 886. — SÉNÉCAL, J., P. TRAPET et R. SOUVESTRE: Étude de la sérologie dans la syphilis congénitale en Afrique. Sem. Hôp. Paris **1953**, 3263. — SEPALOVA, O.: Die Murata-Reaktion in der Syphilisserodiagnostik. Vrač. Gaz. H. 3, 149 (1932). [Russisch.] Zit. Zbl. Haut- u. Geschl.-Kr. **45**, 763 (1933). — SEPTILICI, L.: Diagnostic de la syphilis par specto-réaction. C. R. Acad. Sci (Paris) **192**, 65 (1931). — SEREMENT, P.: Kaupsche Modifikation der Wassermann-Reaktion. Ukrain. med. Visti **5**, 424 (1929). [Ukrainisch.] Zit. Zbl. Haut- u. Geschl.-Kr. **34**, 224 (1930). — SERIMAGLIO, E. F., u. F. R. DIAZ: Über Serum-Reaktionen auf Syphilis-Statistik von 1931 bis 1938. Rev. méd. Rosario **28**, 1333 (1938). [Spanisch.] Zit. Zbl. Haut- u. Geschl.-Kr. **62**, 228 (1939). — SEROWY, C.: Über einen Fall von Lues papulosa mit Ulcus molle bei konstanter Seronegativität. Derm. Wschr. **131**, 593 (1955). — SEZARY, A., et G. LEVY: La valeur comparée des séro-réactions syphilitiques usuelles. Presse méd. **1934**I, 545. — (1) SHAW, S.: Evaluation of cardiolipin antigen in routine Wassermann reactions. Brit. J. vener. Dis. **31**, 86 (1955). — (2) Further assessment of cardiolipin antigen by parallel testing against standard antigen in routine Wassermann reactions. Brit. J. vener. Diss. **33**, 22 (1957). — (3) SHAW, B. H.: Surface tension of serum in general paralysis. An aid to diagnosis. Brit. med. J. **1931**, No 3666, 623—624. — (1) SHERWOOD, N. P., G. C. BOND and H. F. CLARK: Results obtained with the Kolmer, Kahn, Kline and Eagle tests on animal sera. Amer. J. Syph. **25**, 93 (1941). — (2) SHERWOOD, N. P., G. C. BOND and R. I. CANUTESON: On the possibility presence of a reagin-like factor in normal human serum. Amer. J. Syph. **25**, 179 (1940). — SHILVELY,

JOH. A., and D. M. KUHUS: Evaluation of cardiolipin antigen in the tests of syphilis in leprosy. Int. J. Leprosy 18, 169 (1950). — SHIMOMURA, Y.: Experimental studies on the complement fixation test for syphilis. Nagasaki Med. J. 30, 968 (1955). [Japanisch.] Zit. Zbl. Haut- u. Geschl.-Kr. 95, 50 (1956). — SHINDO, N.: Studies and investigations concerning syphilis. I. Bull. nav. med. Ass. (Tokio) 28, H. 11, 61 (1939). Zit. Zbl. Haut- u. Geschl.-Kr. 64 (1940). — (1) SHOJI, M.: Experimentelle Studien über den WaR.-Mechanismus und die Hämolysine. Lues (Kyoto) 5, 51 (1930). Zbl. Haut- u. Geschl.-Kr. 37, 398 (1931). — (2) Über die WaR. bei Endocarditis-lenta-Kranken. Jap. J. Derm. 35, 119 (1934). Zit. Zbl. Haut- u. Geschl.-Kr. 49, 366 (1934). — SICHER, G., u. A. WIEDMANN: Das Koagulationsband von Weltmann bei Syphilis. Med. Klin. 1934, 1664. — SIDARAVIČIUS, B.: Zur Frage der Wassermannresistenz. Acta med. Fac. Vytauti Magni Univ. Kaunas 1, 389 u. franz. Zus.fass. 428 (1934). [Litauisch.] Zit. Zbl. Haut- u. Geschl.-Kr. 48, 588 (1934). — SIEGLER, ADELINE, et EUGÉNIE SORU: Action de quelque métaux sur la réaction de Hecht modifiée. Arch. roum. Path. exp. Microbiol. 6, 219 (1933). Zit. Zbl. Haut- u. Geschl.-Kr. 48, 733 (1934). — (1) SIERAKOWSKI, S., u. MELZAK: Einfluß der verschiedenen p_H auf das Ergebnis der Sachs-Georgi-Reaktion. Zbl. Bakt., I. Abt. Orig. 118, 366 (1930). — (2) SIERAKOWSKI, S., u. B. ZABLOCKI: p_H und serologische Reaktionen bei Syphilis. Med. dośw. spol. 13, 355—367 u. dtsch. Zus.fass. 366—367 (1931). Zit. Zbl. Haut- u. Geschl.-Kr. 39, 693 (1932). — (3) Untersuchungen über serologische Reaktionen bei Lues. III. Mitt. Med. dośw. spol. 16, 9 (1933). [Polnisch.] Zit. Zbl. Haut- u. Geschl.-Kr. 45, 761 (1933). — (4) L'influence du p_H sur la fixation du complément par l'antigène de McIntosh, dans la réaction de Bordet-Wassermann. C. R. Soc. Biol. (Paris) 113, 1265 (1933). — (5) Untersuchungen über serologische Reaktionen bei Syphilis. III. Mitt. p_H und das Komplement. Bull. int. Acad. pol. Sci., Cl. Med. 4, 141 (1932). Zit. Zbl. Haut- u. Geschl.-Kr. 44, 703 (1933). — (6) Die p_H und die serologischen Reaktionen bei Syphilis. Zbl. Bakt., I. Abt. Orig. 121, 362 (1931). — (7) SIERAKOWSKI, S., u. J. MELZAK: Der Einfluß der Wasserstoffionenkonzentration auf den Verlauf der Reaktion von Sachs-Georgi. Med. dośw. spol. 13, 111 (1931). [Polnisch.] Zit. Zbl. Haut- u. Geschl.-Kr. 38, 391 (1931). — (1) SIEVERS, O.: Vergleichende Untersuchungen über die Wassermannsche Reaktion, die Kahnsche Flockungsreaktion und die Müllersche Ballungsreaktion (M.B.R. II). Acta Soc. Med. „Duodecim" A 15, 1, 39 (1932). Zit. Zbl. Haut- u. Geschl.-Kr. 43, 332 (1933). — (2) Verschiedene Wassermannmodifikationen. Acta path. microbiol. scand. 14, 427 (1937). Zit. Zbl. Haut- u. Geschl.-Kr. 58, 220 (1938). — (3) Die Vornahme der WaR. mit cholesterinisiertem bzw. nichtcholesterinisiertem Extrakt. Nord. Med. 1939, 597. [Schwedisch.] Zit. Zbl. Haut- u. Geschl.-Kr. 62, 585 (1939). — (4) Non-specific serologic reactions in syphilis. Acta path. microbiol. scand. 25, 795 (1948). Zit. Zbl. Haut- u. Geschl.-Kr. 73, 346 (1949). — (5) Die serologische Luesdiagnostik, eine Prüfung der in Finnland angewandten Methoden. II. Die Wassermann-Reaktion. Finska Läk.-Sällsk. Handl. 80, 534 (1937). [Schwedisch.] Zit. Zbl. Haut- u. Geschl.-Kr. 57, 540 (1938). — (6) Der Einfluß von Bakterien auf Wassermann-negative Sera. Acta path. microbiol. scand. 16, 365 (1939). Zit. Zbl. Haut- u. Geschl.-Kr. 64, 352 (1940). — SIKORSKI, H.: Lues-Reihenuntersuchungen mit modifizierter Chediak-Reaktion. Klin. Wschr. 1948, 437. — SILBIGER, V.: Ein Beitrag zur Kenntnis der Palligenreaktion. Česká Derm. 17, 205 u. dtsch. Zus.fass. 210 (1937). [Tschechisch.] Zit. Zbl. Haut- u. Geschl.-Kr. 58, 385 (1938). — SILVESTER, E.: Vorteile des antikomplementären Antigens beim Wassermann. Act. Conf. lat.-amer. Neurol. etc. 1, 351 (1929). Zit. Zbl. Haut- u. Geschl.-Kr. 37, 513 (1931). — SILVESTRI, U.: Risultati di mille reazioni di Ide praticate nella R. clinica dermosifilopatica di Bolgna. Boll. Sci. med. 113, 128 (1941). — SIMERAY, A.: Note préliminaire sur le test à la suspension de tréponèmes dans la syphilis. Bull. Soc. franç. Syph. 60, 186 (1953). — (1) SIMON, C.: À propos des examens sérologiques en vue du certificat prénuptial. Bull. Soc. franç. Derm. Syph. 56, 279 (1949). — (2) Syphilides secondaires avec Wassermann, Hecht et Vernes negatifs. Bull. Soc. franç. Derm. Syph. 37, 1199 (1930). — SIMONIN, P., et J. H. HELLUY: Influence des sérums de syphilitiques sur la réaction de Kottmann. C. R. Soc. Biol. (Paris) 114, 1025 (1933). — SIMONSEN, M.: On the effect of cortisone on allergy and complement titer. Scand. J. clin. Lab. Invest. 2, 287 (1950). Zit. Zbl. Haut- u. Geschl.-Kr. 79, 26 (1952). — SIMPSON, V. E.: The Ide test for syphilis. Its evaluation based on its routine use in the private practice of an internist. Urol. cutan. Rev. 43, 271 (1939). — (1) SINGH, B.: A mechanical pipette. Brit. J. vener. Dis. 25, 202 (1949). — (2) False positive serological reactions for syphilis. Indian J. med. Sci. 5, 318 (1951). Zit. Zbl. Haut- u. Geschl.-Kr. 80, 297 (1952). — (3) SINGH, B., and M. D. SHARMA: Parallel serum testing with the V.D.R.L. slide test, the Meinicke slide test, and the price precipitation reaction. Brit. J. vener. Dis. 27, 190 (1951). — (4) SINGH, M., G. SINGH and S. P. KAPOOR: Comparative study of four serological tests for syphilis. Indian J. med. Res. 41, 159 (1953). Zit. Zbl. Haut- u. Geschl.-Kr. 92, 103 (1955). — (1) ŠIRVINDT, S.: Über einige Möglichkeiten, die Serodiagnostik der Syphilis zu rationalisieren. Venerol. 8, 60—67 (1931). [Russisch.] Zit. Zbl. Haut- u. Geschl.-Kr. 41, 394 (1932). — ŠIRVINDT, A., R. LIBERMANN u. A. ALEKSEV: Zur Frage der Spezifität der Kahnschen Reaktion, ihrer quantitativen Bewertung und der Liquordiagnostik nach Kahn. Venerol. 8,

92—98 (1931). [Russisch.] Zit. Zbl. Haut- u. Geschl.-Kr. 42, 138 (1932). — (3) SIRVINDT, S. u. H. MITANI: Über die M.K.R. II bei Syphilis. Lues (Kyoto) 9, Nr 3, dtsch. Zus.fass. 13 (1933). [Japanisch.] Zit. Zbl. Haut- u. Geschl.-Kr. 47, 92 (1934). — (4) ŠIRVINDT, S., u. A. ALEKSEEVA: Vergleichende Untersuchungen über die Citocholreaktion mit Extrakten Sachs-Witebskijs und eigener Herstellung. Sovet. Vestn. Vener. i Derm. H. 3, 267 (1934). [Russisch.] Zit. Zbl. Haut- u. Geschl.-Kr. 48, 662 (1934). — SIVORI, L., U. REBAUDI et I. MENNITI: Un nouveau procédé scientifique: L'enzymoréaction; nouvelle interprétation et mise en valeur de la théorie des ferments. Presse méd. 1929 II, 1038—1040. — SKALWEIT: Biologische Leukocytenkurve bei Lues und Metalues des Zentralnervensystems. Arch. Psychiat. Nervenkr. 90, 722 (1930). — SKLJAR, V.: Sur l'application de la anti-réaction de la luétine dans un service syphilitique. Pediat. H. 11, 71 (1940). [Russisch.] Zit. Zbl. Haut- u. Geschl.-Kr. 67, 273 (1941). — SKWIRSKY, P., G. ARONOWITSCH u. N. NEJOLOWA: Über gehirnspezifische Antigene und Antikörper. Z. Immun.-Forsch. 70, 195 (1931). — SLAVTSCHEFF, M.: Die Bedeutung der WaR. in der geburtshilflichen Praxis. Konferenz zur Frage der Syphilis in Bulgarien. Sitzg vom 2. III. 1931. Zbl. Haut- u. Geschl.-Kr. 38, 168 (1931). — (1) SLOPEK, SZ.: Über die Lemberger Modifikation der serologischen Luesuntersuchung. Polska Gaz. lek. 1938, 418. [Polnisch.] Zit. Zbl. Haut- u. Geschl.-Kr. 60, 167 (1938). — (2) ŠLOPOEK, SZ.: Die Bordet-Wassermannsche Reaktion und die Trübungsreaktion von Meinicke, Benzochol-Reaktion von Sachs-Klopstock-Ohashi und II Cytochol-Reaktion von Sachs-Witebsky. Med. dośw. spol. 23, 111 (1938). [Polnisch.] Zit. Zbl. Haut- u. Geschl.-Kr. 61, 216 (1939). — SMIRNOFF, I.: La sifilis broncepulmonar su relacion con la serologia y otras pneumopatias. Arch. argent. Tisiol. 32, 20 (1956). Zit. Zbl. Haut- u. Geschl.-Kr. 97, 294 (1957). — (1) SMITH, CL. R.: The specificity of the Kahn test in malaria. J. Lab. clin. Med. 18, 396 (1933). — (2) SMITH, E. C., and B. G. T. ELMES: Rosenthal test (microprecipitation) in syphilis and yaws. Amer. J. trop. Med. 13, 595 (1933). — (3) SMITH, W.: The effect of mumps of the Wassermann reaction. Lancet 1937 I, 754. — ŠMUKLER, S.: Serologische Reaktionen im System der Maßnahmen zur Syphilisbekämpfung. Sovet. Vestn. Vener. i Derm. 3, 271 (1934). [Russisch.] Zit. Zbl. Haut- u. Geschl.-Kr. 48, 663 (1934). — SNELLMAN, I.: Serologische Luesdiagnostik ad modum Laughlen. Acta Soc. Med. „Duodecim" A 21, H. 3, 1 (1939). Zit. Zbl. Haut- u. Geschl.-Kr. 64, 151 (1940). — SOBYE, P., u. V. E. NIELSEN: Unspezifische Reaktion nach Wassermann und Kahn. Ugeskr. Laeg. 1942, 57. [Dänisch.] Zit. Zbl. Haut- u. Geschl.-Kr. 69, 100 (1943). — SÖDERBERGH, G.: Die Wassermannsche Reaktion und die Klinik. Svenska Läk.-Tidn. 1932, 369—373. [Schwedisch.] Zit. Zbl. Haut- u. Geschl.-Kr. 42, 410 (1932). — SÖNNING, R.: Über die Brauchbarkeit des Guttadiaphot-Verfahrens zum Nachweis der Syphilis. Diss. Hamburg 1931. 15 S. Zit. Zbl. Haut- u. Geschl.-Kr. 42, 645 (1932). — SOLANA, F.: Über den diagnostischen Wert der neuen Meinicke-Reaktion (M.K.R. II) im Liquor. Archivos Cardiol. 15, 417 (1934). [Spanisch.] Zit. Zbl. Haut- u. Geschl.-Kr. 50, 607 (1935). — (1) SOLLAZZO, G.: Sull meccanismo di azione del fenol-alcool sui siere luetici. Ann. Igiene 39, 675 (1929). — (2) Über die Wirkung des Phenolalkohols auf serologische Reaktionen. Z. Immun.-Forsch. 66, 424 (1930). — (3) Il fenol-alcool nella reazione di Bordet-Wassermann. Diagnost. Tecn. Lab. 1, 28 (1931). — (4) Ulteriori ricerche sul meccanismo di azione del fenolo nella reazioni sierologiche. Sulla essenza delle reazioni di precipitazione secondo Ninni e De Blasio. Ann. Igiene 41, 605 (1931). — (1) SOMOGYI, S.: Provokation der Wassermann-Reaktion. Ungarische Dermatol. Ges., Budapest, Sitzg vom 25. bis 26. V. 1929. Zbl. Haut- u. Geschl.-Kr. 32, 683 (1930). — (2) SOMOGYI, Z., u. P. POLONYI: Erfahrungen mit der Präcipitation nach Kiss und der Komplementbindung mit aktivem Serum. Orv. Hetil. 1930 II, 846. [Ungarisch.] Zit. Zbl. Haut- u. Geschl.-Kr. 35, 842 (1931). — (3) SOMOGYI, S., u. P. PÓLÓNYI: Erfahrungen über die Flockungsreaktion von Kiss und über die Komplementbindungsreaktion mit aktiven Seren. 2. Jahresverslg der Ungarischen Dermatol. Ges., Budapest, Sitzg vom 28.—29. VI. 1930. Zit. Zbl. Haut- u. Geschl.-Kr. 37, 27 (1931). — (1) SOMOS, E.: Présence simultanée des verrues et les leiomyomes imitant des verrues. Bőrgyógy. vener. Szle 4, 77 (1950). [Ungarisch.] Zit. Zbl. Haut- u. Geschl.-Kr. 79, 379 (1952). — (2) SOMOS, E., I. KÁLDOR u. I. RAĆZ: Untersuchungen über die Entscheidung der Spezifität positiver Seroreaktionen. Orv. Hetil. 1951, 899. [Ungarisch.] Zit. Zbl. Haut- u. Geschl.-Kr. 84, 254 (1953). — (1) SONNENSCHEIN, C.: Komplementkonservierung durch Kochsalz und Borsäure. Z. Immun.-Forsch. 66, 330 (1930). — (2) Komplementkonservierung durch Natriumacetat und Borsäure. Z. Immun.-Forsch. 67, 512 (1930). — (1) SOSCIA, E.: La microreazione di Kline nella diagnosi della sifilide. Rinasc. med. 14, 484 (1937). — (2) La reazione di chiarificazione di Meinicke (M.K.R.) in rapporto alla R.W. (Contributo sperimentale.) Rif. med. 1930, 1741. — SOULE, M. H.: The Wassermann reaction and the Kahn test in leprosy. Int. J. Leprosy 3, 181 (1935). — SOUJAROV, P. F.: Vérification de séro-réaction rapide sur les lames minces de verre avec gouttes du sang sèches. Vestn. Vener. Derm. 4, 38 (1940). [Russisch.] Zit. Zbl. Haut- u. Geschl.-Kr. 65, 694 (1940). — SOUS, H.: Erfahrungen mit dem neuen Lues-Schnelltest der Behring-Werke. Medizinische 1952, 122. — SOUTO-DEAVIS, J. F. BEATO, u. J. ROF CARBALLO: Der klinische Wert des Guttadiaphot. Archivos

Cardiol. **11**, 75—90 u. franz. Zus.fass. 89 (1930). [Spanisch.] Zit. Zbl. Haut- u. Geschl.-Kr. **34**, 486 (1930). — SPADA, C.: La sifilide al tavolo anatomico e suoi riflessi sociali. Boll. Sez. region. Soz. ital. Derm. Nr 3, 392 (1937). — (1) SPAGNOLI, B.: Ancora sulla reazione di chiarificazione di Meinicke (M.K.R. II). Rass. Studi psichiat. **24**, 279 (1935). — (2) Sulla seconda reazione di chiarificazione di Meinicke (Meinicke-Klärungsreaktion II; M.K.R. II) nel liquor. Rass. Studi psichiat. **24**, 211 (1935). — (3) Le reazioni di Meinicke in confronto con la reazione di Wassermann a dosi scalari di siero. Cervello **17**, 193 (1938). — (4) SPAGNOLI, U.: La microreazione di flocculazione alla cardiolipina nei confronti delle reazioni di macroflocculazione e di deviazione del complemento. Minerva derm. (Torino) **38**, 73 (1953). — SPANGLER, R. H.: Eosinophilia in syphilis. A comparative study of the differential leucocyte counts in 100 positive and 100 negative blood Wassermann cases. J. Lab. clin. Med. **20**, 733 (1935). — SPANSWICK, M. P., and R. G. DNYDER: Some practical aspects of the routine performance of the Kahn test. J. Lab. clin. Med. **23**, 181 (1937). — SPERANZA, U.: La reazione di Meinicke (M.T.R.) nella diagnosi sierologica della sifilide. Boll. Accad. lancis. Roma **3**, 41 (1931). — SPICCA, G.: A proposito delle microreazioni per la diagnosi serologica della sifilide. Policlinico, Sez. prat. **1940**, 1542. — (1) SPIEGLER, R.: Lues und Schwangerschaft. Mschr. Geburtsh. **91**, 340—364 (1932). — (2) Lues und Schwangerschaft. Münch. med. Wschr. **1932** I, 95—97. — SPIELMANN, W.: Erfahrungen mit neuen Methoden zur Serodiagnose der Syphilis insbesondere unter Verwendung von Cardiolipin-Antigen. Arch. Derm. Syph. (Berl.) **192**, 189 (1951). — Serologische Sicherheitsmaßnahmen vor Bluttransfusionen. Medizinische **1954**, 356. — (1 u. 3) SPILLMANN, L., V. DE LAVERGNE et R. LEVY: Six mois d'utilisation de la méthode de Kahn au laboratoire régional de sérologie de Nancy (Hôspital Fournier). Bull. Soc. franç. Derm. Syph. **37**, 639 (1930). — (2) SPILLMANN, L., VERAIN et SEGALL: Syphilis ancienne à sérologie positive et déséquilibre acido-basique. Bull. Soc. franç. Derm. Syph. **38**, 1087—1092 (1931). — SPRAFKE, H.: Über die Bewertung serologischer Reaktionen durch den praktisch tätigen Venerologen. Z. Haut- u. Geschl.-Kr. **4**, 445 (1948). — SPRAY, R. S.: Antigen mixing tube for the Kahn test. J. Lab. clin. Med. **20**, 754 (1935). — SPRECHER, A.: La reazione di Ko-da Guo nella sifilide, lebbra e tuberculosi. Atti Soc. ital. Derm. Sif. **3**, 337 (1940). — STAHN, INGEBORG: Erfahrungen über die Trockenblutprobe auf Lues nach Chediak. Zbl. Bakt., I. Abt. Orig. **139**, 188 (1937). — STANKOV, A.: Vergleichende Untersuchungen der Reaktion Mutermilch und Reaktion Wassermann. Venerol. H. 6, 69 (1929). [Russisch.] Zit. Zbl. Haut- u. Geschl.-Kr. **32**, 367 (1930). — STAPPERT, H.: Frische aktive Syphilis mit ständig negativem Serum. Med. Welt **1934**, 1692. — STECKER, J. F., P. H. GREEY and E. I. PAUL: Laughlen test for syphilis. Arch. Derm. Syph. (Chicago) **43**, 317 (1941). — STEENACKER, G. VAN: La réaction de Takata-Ara dans la syphilis et au cours de son traîtement. Arch. belges Derm. **4**, 107 (1948). — STEFANOPOULO, G.-J., et E. BÜDING: Action anticoagulante du glucose et du saccharose au point de vue de l'étude de la thérmostabilité des propriétés du sérum antispirochétique. C. R. Soc. Biol. (Paris) **117**, 1173 (1934). — STEIGNER, K. FR.: Über den serologischen Luesnachweis mit dem Cardiolipin-Mikroflockungs-Test (VDRL). Arch. Hyg. (Berl.) **137**, 270 (1953). — (2) Modifikation des VDRL-Cardiolipin-Mikroflockungs-Testes zur Luesdiagnose. Ärztl. Wschr. **1955**, 535. — (3) Zur Praxis der heutigen Lues-Serodiagnose. Zbl. Bakt., I. Abt. Orig. **163**, 267 (1955). — STEIN, R. O.: The cuti-reaction in syphilis and its significance in diagnosis and therapy. Urol. cutan. Rev. **34**, 65 (1930). — (1) STEINERT, G.: Syphilisreaktionen bei Graviden und Gebärenden. Orv. Hetil. **1930**, 671. [Ungarisch.] Zit. Zbl. Haut- u. Geschl.-Kr. **35**, 837 (1931). — (2) STEINERT, J.: Untersuchungen über die chemische Natur der sogenannten Syphilisantigene. IX. Weitere Reinigung des Kiss-Antigens. Z. Immun.-Forsch. **89**, 139 (1936). — STEMPLINGER, F.: Über die Brauchbarkeit der MKR. II im Blutserum und Liquor zur Luesdiagnose. Psychiat.-neurol. Wschr. **1934**, 145. — (1) STEPOWSKI, B.: Die Kahnsche Reaktion während der normalen Schwangerschaft im Vergleich zu anderen Reaktionen der Serodiagnostik bei Syphilis. Ginek. pol. **9**, 640 (1930). [Polnisch.] Zit. Zbl. Haut- u. Geschl.-Kr. **37**, 515 (1931). — (2) Sero-réactions non spécifiques de la syphilis dans la grossesse normale. Ann. Inst. Pasteur **46**, 52 (1931). — (3) STEPOWSKI, B., u. W. WRÓBLEWSKI: Versuche mit gefärbtem Antigen bei der Meinickeschen Trübungsreaktion. Med. Klin. **1929** II, 1174. — (1) STERN, C.: Die Bewertung der Trübungsreaktion in der Praxis. Münch. med. Wschr. **1929** I, 957—959. — (2) Positive Seroreaktion auf Syphilis nach Injektion von Diphtherieserum. Münch. med. Wschr. **1932** I, 583. — (3) Quantitative Trübungsreaktionen als Wertmesser der Therapie der Syphilis. Derm. Wschr. **1933** II, 1788. — (4) Positive Seroreaktion auf Syphilis nach Diphtherie und Plaut-Vincentscher Angina. (Erwiderung auf die Arbeit von Prof. BRUHNS in Nr 25 der Derm. Wschr. 1933.) Derm. Wschr. **1933** II, 1379. — (5) STERN, M.: Die Flockungsreaktion bei Lues mit dem heutigen ABF (Antigène-Bruxelles-Floculation) im Vergleich mit der Wassermann- (mit Wadsworth-Extrakten), Meinicke-, Mikro-, Meinicke-Klärungs- und Kahn-Reaktion. Z. Immun.-Forsch. **83**, 228 (1934). — (6) STERN, M., u. T. FRANK: Der Vergleichswert der Wassermann-Reaktion speziell mit Wadsworth-Extrakten, und der Kahn-, Meinicke-Klärungs- und Müller-Ballung II-Reaktion auf Grund von Paralleluntersuchungen mit 3678 Seren. Arch. Derm. Syph. (Berl.) **166**, 76 (1932). — (7) STERN, A.: Über das serologische Verhalten der beim Zusammenwirken von Lipoidantigenen und Lipoidantikörpern entstehenden Flocken. Z. Immun.-Forsch. **63**, 277 (1929). — STERN-STRÄTER, G.: Über die Brauchbarkeit von Pferdenebennierenextrakt als Antigen für die Wassermannsche Reaktion, zugleich ein Beitrag zum Wesen der Wassermannschen Reaktion. Z. Immun.-Forsch. **75**, 71—77 (1932). — STERTENBRINK, A.: Erfahrungen über die Meinicke-Klärungsreaktion in ihrer letzten Modifikation und ihr klinischer Wert. Klin. Wschr. **1931** I, 68. — (1) STERZI, G.: Ricerche immunitarie nella sifilide sperimentale del coniglio. G. ital. Derm. Sif. **90**, 163 (1949). — (2) L'associazione penicillina-streptomicina nella terapia della sifilide sperimentale del coniglio. Arch. ital. Derm. **24**, 246 (1951). — STEUER, E.: Beitrag zur Brauchbarkeit der Trockenblutreaktion auf Syphilis im Gesundheitsamt. Öff. Gesundh.-Dienst **7**, A 129 (1941). — (1) STEVENSON, J. S.: Syphilis antigen from the soya bean. Brit. J. vener. Dis. **25**, 78 (1949). — (2) A vegetable extract used as an antigen for the Kahn test: an experimental trial. J. invest. Derm. **26**, 29 (1950). — STEWART, H. V.: Notes on the Kline precipitation test for syphilis. Amer. J. Syph. **15**, 234 (1931). — STIBBE, P. D.: Primäre atypische Pneumonie und Lungeninfiltrate mit positiver Wassermannreaktion. Ned. T. Geneesk. **1947**, 696. [Holländisch.] Zit. Zbl. Haut- u. Geschl.-Kr. **73**, 128 (1949). — STILLIANS, A. W.: Macular toxic eruption, with a false positive Kahn reaction. Arch. Derm. Syph. (Chicago) **31**, 142 (1935). — STILLMANN, R. G.: A comparison of a series of Wassermann and Kline tests with respect to specificity and sensitivity. J. Lab. clin. Med. **23**, 73 (1937). — STOCK, A., u. W. ZIMMERMANN: Tierversuche über die Aufnahme von Quecksilber aus quecksilberhaltiger Luft. Biochem. Z. **216**, 243 (1929). — STÖHR, G.: Luesreaktionen bei Hirntumoren. Med. Klin. **1952**, 957. — STÖTTER, G., H. DITZ u. E. DUMPERT: Der Cardiolipin-Mikroflockungstest im Vergleich zu der Original-Wassermann-, Kahn- und Citochol-Reaktion an dem Krankengut einer internen und dermatologischen Abteilung. Ärztl. Forsch. **6** (II), 21 (1952). — STOKES, J. H., and G. W. JAMES: The problem of the „biologic false" or nonspecific positive serologic test for syphilis. Clinical observations and case studies. Amer. J. Syph. **33**, 114 (1949). — STOLZ, J., u. M. STOLZOVÁ-SUTÓRISOVÁ: Die Kahnsche Reaktion im Vergleich mit den Reaktionen von Wassermann, Hecht-Levaditi und Meinicke bei Lues latens. Čas. Lék. čes. **1930**, 828. [Tschechisch.] Zit. Zbl. Haut- u. Geschl.-Kr. **35**, 838 (1931). — STOLZOVA-SUTORISOVA, M.: Kahnsche Reaktion im Liquor cerebrospinalis. Čas. Lék. čes. **1931**, 1343. [Tschechisch.] Zit. Zbl. Haut- u. Geschl.-Kr. **40**, 256 (1932). — STONE, W. S.: The rôle of lipoidal substances in complement fixation. A preliminary study. Milit. Surg. **71**, 61—66 (1932). — STOUT, G. W., and J. C. CUTLER: Serology problems (syphilis) in Central America. J. vener. Dis. Inform. **32**, 237 (1951). — (2) STOUT, G., M. GUZMAN and N. S. SCRIMSHAW: Presumptive false positive serologic reactions for syphilis in Central America. I. Incidence and distribution. Amer. J. Syph. **36**, 41 (1952). — (3) Presumptive false positive serologic reactions for syphilis in Central America. II. Relation to serum ascorbic acid, riboflavin alkaline phosphatase, carotene and vitamins A and E in blood serum. Amer. J. Syph. **36**, 49 (1952). — (4) STOUT, G. W., and HARRIS: The role of the state laboratory in statewide improvement and standardization of syphilis serology. The public health laboratory, official bulletin on the conference of state and provincial public health laboratory directors, vol. 12, No 5, p. 112—119, Sept. 1954. — (5) STOUT, G. W., A. HARRIS and S. OLANSKY: Developments and trends in the serodiagnosis of syphilis. Reprint from bulletin of the Amer. Assoc. of Blood Banks, vol. 8, p. 108, May 1955. — STRAETMANS: Contribution à l'étude de la valeur pratique de la réaction de Bordet-Wassermann pendant la grossesse et les suites de couches. Bull. Soc. belge Gynéc. **13**, 11 (1937). — STRANSKY, E.: Multiple Sklerose, Lues und Fremdbluteinverleibung. Wien. klin. Wschr. **1949**, 184. — (1) STRASZYNSKI, A.: Zur Serologie der kongenitalen Lues. Derm. Wschr. **1929** I, 771—779. — (2) Seroresistente Lues. Przegl. Derm. Wener. **28**, 645 u. franz. Zus.fass. 676 (1933). [Polnisch.] Zit. Zbl. Haut- u. Geschl.-Kr. **48**, 181 (1934). — STRAUS, R.: Kline exclusion test in prevention of transfusion syphilis. Arch. Derm. Syph. (Chicago) **36**, 1039 (1937). — (1) STRAUSS, I. H.: Modification of the Eagle flocculation test for syphilis. Amer. J. Syph. **21**, 406 (1937). — (2) A microscopic slide modification of the Eagle and Kahn flocculation tests for syphilis. Amer. J. Syph. **25**, 186 (1940). — STREITMANN, B., u. A. WIEDMANN: Biologische Prüfungen von Arsenobenzolderivaten. II. Mitt. Vergleichende Untersuchungen über die Sensibilisierungsfähigkeit einzelner Arsenobenzolderivate. Arch. Derm. Syph. (Berl.) **175**, 696—705 (1937). — STREMPEL, R.: Die Serodiagnostik der Syphilis mittels der Meinicke-Klärungs- und Kahn-Reaktion sowie der Ballungsreaktion nach Müller. Derm. Z. **61**, 143 (1931). — (1) STRENG, OSV., O. SIEVERS u. A. K. VUORI: Einige Erfahrungen mit der Schnell-Reaktion von Kahn. Acta Soc. Med. „Duodecim" A **16**, H. 1, Nr 5, 1 (1933). Zit. Zbl. Haut- u. Geschl.-Kr. **50**, 256 (1935). — (2) STRENG, K. O.: Über das Natrium glykocholicum und die Komplementbindungsreaktionen. Acta Soc. Med. „Duodecim" A **20**, Nr 3, 1 (1938). Zit. Zbl. Haut- u. Geschl.-Kr. **61**, 413 (1939). — (1) STRYJECKI, T.: Über das Verhältnis der Bordet-Gengouschen Malaria-Reaktion zur Bordet-Wassermannschen Reaktion. Polska Gaz. lek. **1929** I, 411—413. [Polnisch.] Zit. Zbl. Haut-

u. Geschl.-Kr. **32**, 122 (1930). — (2) Sulla reazione di Bordet-Wassermann di carattere non specifico. Ann. Igiene **46**, 305 (1936). — (3) Sur les réactions positives de Bordet-Wassermann à caractère aspécifique et temporaire. Bull. int. Acad. pol. Sci., Cl. Med. Nr 1, 115 (1938). Zit. Zbl. Haut- u. Geschl.-Kr. **60**, 688 (1938). — (4) Weitere Beobachtungen über die Bedeutung der Biernacki-Reaktion (Blutkörperchensenkungsgeschwindigkeit) bei Syphilis. Acta derm.-venereol. (Stockh.) **21**, 605 (1940). Zit. Zbl. Haut- u. Geschl.-Kr. **67**, 318 (1941). — STÜBBEN, B.: Mikro-Komplementbindung zur Luesdiagnostik. Dtsch. med. Wschr. **1952**, 653. — STÜHMER, A.: Die Rolle der Allergie im Ablauf der Syphilis. Verh. 9. internat. Kongr. Derm. **2**, 125 (1936). — (1) SUAREZ, P. E.: Zum Studium der Ausführungsmethoden des Wassermann mit aktivem Serum. Act. dermo-sifiliogr. (Madr.) **21**, 403—413 (1929). [Spanisch.] Zit. Zbl. Haut- u. Geschl.-Kr. **32**, 749 (1930). — (2) Vergleich zwischen der Wassermann-Reaktion mit aktivem Serum, Meinicke und Sachs-Witebsky (II. Modifikation). Act. dermo-sifiliogr. (Madr.) **27**, 37 (1934). [Spanisch.] Zit. Zbl. Haut- u. Geschl.-Kr. **50**, 529 (1935). — SUCHANEK, J., and R. RAUBE-JAKUBOWSKA: Methods of detecting lues ignota. Przegl. Derm. Wener. **7**, 153 (1957). [Polnisch.] Zit. Zbl. Haut- u. Geschl.-Kr. **98**, 233 (1957). — SÜMEGI, S., u. R. SZALAY: Erfahrungen über Luesreaktionen mit aktivem Serum. Wien. klin. Wschr. **1929 I**, 680—682. — SUGIWAKA, K.: Experimentelle Studie über den Einfluß der endokrinen Organe auf den Verlauf des Rückfallfiebers. III. Milz und Rückfallfieber. Acta derm. (Kyoto) **15**, 199 (1930). [Japanisch.] Zit. Zbl. Haut- u. Geschl.-Kr. **35**, 829 (1931). — SULKIN, S. E., and F. G. GILLICK: The quantitative Kahn reaction as a guide to antisyphilitic therapy. Amer. J. Syph. **25**, 77 (1941). — SULYÁK, ST.: Untersuchungen über die Bedeutung der Luetinreaktion. (Vortrag.) Ungarische Dermatol. Ges. Budapest, Sitzg vom 14. XI. 1930. Zit. Zbl. Haut- u. Geschl.-Kr. **37**, 328 (1931). — SUNDAL, A., and TH. VOGELSAND: Third-generation syphilis in an infant with serotests indicating passively transferres maternal reagins. Acta paediat. (Uppsala) **45**, 161 (1956). Zit. Zbl. Haut- u. Geschl.-Kr. **96**, 349 (1956). — SUREAU, M., et L. DE MONTIS: Un cas de transfusion sanguine avec donneur. en incubation de chancre syphilitique, sans contamination du receveur. Sang **14**, 571 (1941). — SUSSMANOWITZ, EDITH: Über den Einfluß der Konzentration auf die Komplementbindung. Z. Immun.-Forsch. **80**, 95 (1933). — (1) SUZUKI, J.: Eine Modifikation der Meinickeschen Trübungsreaktion. Psychiat. Neurol. jap. **40**, 147 (1936). [Japanisch.] Zit. Zbl. Haut- u. Geschl.-Kr. **54**, 202 (1937). — (2) SUZUKI, S.: Über die antigenen Eigenschaften der alkoholischen Gehirn- und Hodenextrakte gegen Syph.-sera und -spinalflüssigkeiten. Jap. J. Derm. **31**, 283 (1931). Zit. Zbl. Haut- u. Geschl.-Kr. **38**, 387 (1931). — ŠVARC, P.: Unsere Probleme der Standardisierung der serologischen Methoden zum Luesnachweis. Med. Pregl. H. 9/10, 77 (1951). [Serbisch.] Zit. Zbl. Haut- u. Geschl.-Kr. **83**, 143 (1953). — SVARTZ, N.: Einige Bemerkungen zur Kahnschen Reaktion. Svenska Läk.-Tidn. **1930**, 847. [Schwedisch.] Zit. Zbl. Haut- u. Geschl.-Kr. **35**, 839 (1931). — ŚWIERCZEK, ST., u. ST. KAISER-ŚWIERCZEK: Blutkörperchensenkung bei der progressiven Paralyse. Now. psychiat. **11**, 76 (1934). [Polnisch.] Zit. Zbl. Haut- u. Geschl.-Kr. **50**, 421 (1935). — SYRING: Serumdiagnose der Syphilis. Rd-Erl. d. M. d. I. vom 18. 10. 1934. Psychiat.-neurol. Wschr. **1934**, 553, 634. — SYRKIN, S. D.: Réaction de Wassermann chez les prégnantes. Vestn. Vener. Derm. **4**, 35 (1940). [Russisch.] Zit. Zbl. Haut- u. Geschl.-Kr. **65**, 692 (1940). — SZANTO, P. B., S. BURACK and O. KREISLER: The diagnostic value of the colloidal carbon flocculation test in spinal fluid. J. Lab. clin. Med. **26**, 1349 (1941). — SZATHMARY, S.: Neuere Richtlinien in der Luesdiagnose. Mag. Orv. **18**, 294 (1937). Zit. Zbl. Haut- u. Geschl.-Kr. **59**, 86 (1938). — SZAUTER, B.: Das intracutane Verhalten der Systeme mit positiver Komplementbindung. Orv. Hetil. **1929 II**, 653—655. [Ungarisch.] Zit. Zbl. Haut- u. Geschl.-Kr. **33**, 200 (1930). — SZÉKÁCS, S.: Lues während der Schwangerschaft und deren Erkennung mittels modifizierter Kissreaktion. Orvosképzés **22**, Sonderh., 323 (1932). Zbl. Haut- u. Geschl.-Kr. **44**, 479 (1933). — (1) SZODORAY, L.: Über die Häufigkeit der spät entdeckten Syphilisfälle. Orv. Hetil. **1942**, 211. [Ungarisch.] Zit. Zbl. Haut- u. Geschl.-Kr. **69**, 542 (1943). — (2) Zur Frage der syphilitischen Seroresistenz. Orv. Hetil. **1941**, 73. [Ungarisch.] Zit. Zbl. Haut- u. Geschl.-Kr. **67**, 273 (1941). — (3) SZODORAY, L., u. J. FARAGO: Über die Bedeutung wiederholter serologischer Untersuchungen bei der provokativen Behandlung Syphiliskranker. Ungarische Dermatol. Ges., Budapest, Sitzg vom 13.—14. X. 1939. Zit. Zbl. Haut- u. Geschl.-Kr. **64**, 103 (1940). — (1) SZWOJNICKA, Z.: La réaction au citochol dans le sérodiagnostic de la syphilis. C. R. Soc. Biol. (Paris) **107**, 299 (1931). — (2) Untersuchungen über die Ballungsreaktionen bei Lues. Die Citocholreaktion von Sachs und Witebsky. Med. dośw. spol. **13**, 177 (1931). [Polnisch.] Zit. Zbl. Haut- u. Geschl.-Kr. **39**, 695 (1932).

TACHEZY, R.: Blutkörperchensenkung bei luetischen Neugeborenen. Čas. Lék. čes. **1930**, 1102. [Tschechisch.] Zit. Zbl. Haut- u. Geschl.-Kr. **36**, 387 (1931). — TADIC, R.: Erfahrungen mit der Kahnschen Reaktion. Med. Pregl. **5**, 16 (1930). [Serbo-Kroatisch.] Zit. Zbl. Haut- u. Geschl.-Kr. **35**, 290 (1931). — TAKAHASHI, SHINKICHNI, TORU ASAI u. TOKA CHIN: Über Framboesia tropica in Formosa. I. Mitt. Über serologische Studien bei Framboetikern aus Rikiriki und den benachbarten Eingeborenenkolonien. J. med. Ass. Formosa **39**, 315 (1940).

[Japanisch.] Zit. Zbl. Haut- u. Geschl.-Kr. 66, 396 (1941). — TAKAOKA, H.: Über die Resultate von Idescher Syphilisreaktion. Jap. J. Derm. 44, Nr 2, 80 (1938). Zit. Zbl. Haut- u. Geschl.-Kr. 61, 296 (1939). — TAKATA, M.: Die differentialdiagnostische Bedeutung der Flockungszahlreaktion im Blut und Aszites. Beitrag zur Krebsdiagnostik. Medizinische 1952, 617. — TAKATSU, F., u. N. KATO: Über Superinfektion der Kaninchensyphilis und Framboesia und Kreuzimpfung der beiden Spirochäten. Lues (Kyoto) 5, 34 (1930). [Japanisch.] Zit. Zbl. Haut- u. Geschl.-Kr. 35, 828 (1931). — TAMAKI, B.: Über das Wesen der Meinickeschen Syphilisreaktion sowie den Unterschied zwischen dieser Reaktion und der spezifischen Präzipitation. Mitt. med. Akad. Kioto 3, dtsch. Zus.fass. 78—81 (1929). [Japanisch.] Zit. Zbl. Haut- u. Geschl.-Kr. 33, 207 (1930). — TANABE, B.: Note on the duration of immunity to yaws an Philippine monkeys. Philipp. J. Sci. 40, 49 (1929). Zit. Zbl. Haut- u. Geschl.-Kr. 33, 504 (1930). — (1) TANI, T.: Experimentelle Studien über die Syphilis des Zentralnervensystems. II. Mitt. Intracerebrale Verimpfungen. Zbl. Bakt., I. Abt. Orig. 123, 341 (1932). — (2) TANI, T., u. S. SANADA: Beiträge zur Frage der Rattenbißhämolysine und -reagine. Zbl. Bakt., I. Abt. Orig. 127, 426 (1933). Zit. Zbl. Haut- u. Geschl.-Kr. 45, 757 (1933). — (3) TANI, T., K. SAITO u. H. FUNADA: Das Wesen der Syphilisimmunität. Zbl. Bakt., I. Abt. Orig. 134, 232 (1935). Zit. Zbl. Haut- u. Geschl.-Kr. 51, 670 (1935). — (4) TANI, T., u. K. ÔGIUTI: Das Wesen der Syphilisimmunität. II. Mitt. Die spirochätozide Fähigkeit des Syphilisserums. Jap. J. exp. Med. 14, 457 (1936). Zit. Zbl. Haut- u. Geschl.-Kr. 56, 209 (1937). — (5) TANI, T., u. S. AIKAWA: Das Wesen der Syphilisimmunität. IV. Über die Pathogenese der symptomlosen Reinfektion. Jap. J. exp. Med. 15, 303 (1937). Zit. Zbl. Haut- u. Geschl.-Kr. 59, 80 (1938). — (6) TANI, T., R. INOUE and OSAMU ASANO: Studies on the preventive inoculation against syphilis. Jap. med. J. 41, 71 (1951). Zit. Zbl. Haut- u. Geschl.-Kr. 82, 87 (1955). — (7) TANI, T., M. MATSUBARA and T. HAYASHI: Pfeiffer's phenomenon of syphilis spirochetes and active immunization against syphilis. Jap. J. med. Sci. Biol. 8, 303 (1955). Zit. Zbl. Haut- u. Geschl.-Kr. 95, 384 (1956). — (8) TANI, T., u. S. AIKAWA: Das Wesen der Syphilisimmunität. V. Die Veränderungen der Spirochäten in syphilitischen Geweben, die in spätsyphilitischen Kaninchen eingeführt wurden. Jap. J. exp. Med. 18, 39 (1940). Zit. Zbl. Haut- u. Geschl.-Kr. 66, 471 (1941). — (9) TANI, T., H. FUNADA u. K. OGIUTI: Experimentelle Studien über die Syphilis des Zentralnervensystems. VI. Mitt. Zbl. Bakt., I. Abt. Orig. 131, 148 (1934). Zit. Zbl. Haut- u. Geschl.-Kr. 49, 559 (1934). — TANINO, H.: Die Serodiagnostik der Syphilis durch die Hämagglutinationsreaktion. 35. Verslg der Japanischen Dermatol. Ges., Tokyo, Sitzg vom 18. V. 1935. Zit. Zbl. Haut- u. Geschl.-Kr. 53, 522 (1936). — TANNENHOLZ, H.: The Takata serum reaction as a diagnostic and prognostic aid in syphilology and dermatology. Amer. J. Syph. 17, 352 (1933). — TAOKA, J.: Malignant tumors and syphilis. Pt. II. Serum reaction in the patients of carcinoma uteri. Jap. J. Obstet. Gynec. 20, 318 (1937). Zit. Zbl. Haut- u. Geschl.-Kr. 59, 209 (1938). — TARANTELLI, E.: La microreazione di Kline con siero inattivato per la diagnosi di sifilide. Rif. med. 1936, 1371. — TARAYRE, G. P. V. M.: La syphilis aux colonies. Essais de proteinoprognostic et de proteinotherapie. (Injektions intradermiques de proteines non specifiques.) Arch. Méd. mil. 90, 749 (1929). — TARFURI, G.: Le reazioni di flocculazione nella diagnosi della sifilide. Risultati e deduzioni sulla Wassermann e Meinicke. II. G. Med. milit. 86, 1309 (1938). — TATARU, V., u. P. PETROVICI: Syphilis und Trauma. Cluj. med. 17, 772—776 u. dtsch. Zus.fass. 786 (1936). [Rumänisch.] Zit. Zbl. Haut- u. Geschl.-Kr. 56, 272 (1937). — (1) TATSUMI, K.: Das Impedin bei den mit Spirochaeta pallida infizierten Kaninchenhoden. Arch. jap. Chir. (Kyoto) 7, Inoko-Festschr., 534 (1930). [Japanisch.] Zit. Zbl. Haut- u. Geschl.-Kr. 37, 392 (1931). — (2) Über die immunisierende Wirkung der Spirochaeta pallida coctoimmunogens (Syphiliskoktigens). I. Mitt. Die mittels der intratestikularen Injektion des Syphiliskoktigens erzielte Gewinnung der lokalen aktiven Immunität des Kaninchenhodens gegen die direkte experimentelle Infektion durch Spirochaeta pallida. Lues (Kyoto) 7, 171 (1932). [Japanisch.] Zit. Zbl. Haut- u. Geschl.-Kr. 42, 509 (1932). — (3) Mit welchem Bestandteile des Antigens, den Proteinkörpern oder den Lipoiden, ist das in dem durch Spirochaeta pallida infizierten Kaninchenhoden enthaltene Impedin verbunden. Arch. jap. Chir. (Kyoto) 9, 143 (1932). [Japanisch.] Zit. Zbl. Haut- u. Geschl.-Kr. 42, 239 (1932). — (4) Über die optimale Abkochungszeit zwecks totaler Vernichtung des Impedins bei Spirochaeta pallida. Arch. jap. Chir. (Kyoto) 8, 590 (1931). [Japanisch.] Zit. Zbl. Haut- u. Geschl.-Kr. 40, 246 (1932). — (5) Nachweis des Impedins bei Spirochaeta pallida. Untersuchungen mit dem Filtrate des Kochextraktes der experimentell syphilitisch infizierten Kaninchenhoden. Lues (Kyoto) 7, Nr 1 (1931). [Japanisch.] Zit. Zbl. Haut- u. Geschl.-Kr. 41, 737 (1932.) — (6) Über die optimale Abkochungszeit zwecks totaler Vernichtung des Impedins bei Spirochaeta pallida. Untersuchung mit dem Filtrate des Extraktes der experimentell durch Spirochaeta pallida infizierten Kaninchenhoden. Lues (Kyoto) 7, Nr 1 (1931). [Japanisch.] Zit. Zbl. Haut- u. Geschl.-Kr. 41, 737 (1932). — (7) Über die immunisierende Wirkung des Spirochaeta-pallida-Koktoimmunogens (Syphiliskoktigens). II. Mitt. Artspezifität der immunisierenden Wirkung des Syphiliskoktigens Lues (Kyoto) 8, 1 (1932). [Japanisch.]

Zit. Zbl. Haut- u. Geschl.-Kr. **42**, 637 (1932). — TAUSSIG, A. E., and M. N. ORGEL: The Kahn test in malaria. J. Lab. clin. Med. **22**, 614 (1937). — TAVERNARI, A.: Sulle reazioni di Wassermann e di Meinicke nei sieri di cadaveri. Arch. ital. Derm. **9**, 393 (1933). — TAYLOR, ELEANORE, H. J. KNAPP and MARCELLA OGLESBY: The microscopic slide precipitation and Kahn tests in the public health-laboratory. Amer. J. Syph. **15**, 231 (1931). — TECHOUEYRES, E., et S. PILLEMENT: Influence de l'hyposulfite de magnésium sur les réactions sériques floculantes. C. R. Soc. Biol. (Paris) **103**, 674 (1930). — TEI, K.: Results of Ide's test for syphilis. Lues (Kyoto) **17**, 18 (1938). [Japanisch.] Zit. Zbl. Haut- u. Geschl.-Kr. **60**, 690 (1938). — TELEMAN, M., u. D. ROSCA: Vergleichende Resultate der Flockungsreaktion nach Witebsky und die Komplementablenkung bei der Syphilis in Verbindung mit der Klinik. Rev. San. milit. (Bucuresti) **36**, 755 (1937). [Rumänisch.] Zit. Zbl. Haut- u. Geschl.-Kr. **59**, 693 (1938). TELMON, H.: Précisions complémentaires à ma variante de la réaction de Hecht. Presse méd. **1931**, 1349. — TERRY, M. C., and J. F. RAPP: Apparatus for the kline test. Med. Bull. Veterans' Adm. (Wash.) **15**, 422 (1939). — TEUSCH, W.: Für oder wider die Wassermann-Reaktion. Ärztl. Forsch. **5**, 1—10 (1951). — (1) THIERS, P. J.: Die beiden technischen Methoden von Eagle zur Serodiagnose der Syphilis. An. bras. Derm. Sif. **15**, 269 u. franz. Zus.fass. 277 (1940). [Portugiesisch.] Zit. Zbl. Haut- u. Geschl.-Kr. **68**, 444 (1942). — (2) Mitteilung über die Reaktion Chediak-Meinicke. An. bras. Derm. Sif. **15**, 71 u. franz. Zus.fass. 77 (1940). [Portugiesisch.] Zit. Zbl. Haut- u. Geschl.-Kr. **69**, 98 (1943). — THIÉRY, J.: Investigación sobre nuevos procedimientos de microserologia de la sifilis. Laboratorio (Granada) **11**, 123 (1951). Zit. Zbl. Haut- u. Geschl.-Kr. **80**, 296 (1952). — THIVOLET, J., A. SIMERAY, R. ROLLAND et R. SOHIER: Étude de l'intradermo-réaction aux suspensions de tréponèmes formolées (souche Nichols pathogène) chez les syphilitiques et les sujets normaux. Atti 6 Congr. internaz. Microbiol. **2**, 205 (1955). — THOMAS, J. C., and W. M. F. ROBERTSON: The Wassermann and Meinicke Klärung reactions (original M.K.R. II and Ford Robertson-Colquhoun modification) in the diagnosis of syphilis. J. ment. Sci. **85**, 1241 (1939). — THOMASSEN, K.: Laughlens Flockungsreaktion bei Syphilis. Nord. Med. **1940**, 1972. [Norwegisch.] Zit. Zbl. Haut- u. Geschl.-Kr. **66**, 614 (1941). — THOMPSON jr., F. A., B. G. GREENBERG and H. J. MAGNUSON: The relationship between immobilizing and spirocheticidal antibodies against treponema pallidum. J. Bact. **60**, 473 (1950). — (1) THOMSEN, A.: Vergleichende Untersuchungen über die Brauchbarkeit der Wassermann-Reaktion im Blut und in der Perikardflüssigkeit von Leichen. Diss. Kiel 1931. 12 S. Zit. Zbl. Haut- u. Geschl.-Kr. **43**, 98 (1933). — (2) THOMSEN, O.: Eine neue serologische Reaktion bei syphilitischem Primäraffekt. Dänische Dermatol. Ges., Kopenhagen, Sitzg vom 25. III. 1936. Zit. Zbl. Haut- u. Geschl.-Kr. **53**, 443 (1936). — THOROCZKAY, N., u. S. KOVÁCS: Komplementbindungsversuche nach Wassermann-Schreus. Jahresverslg der Ungarischen Dermatol. Ges., Budapest, Sitzg vom 5.—6. VI. 1936. Zbl. Haut- u. Geschl.-Kr. **55**, 424 (1937). — THURMON, F. M.: A comparison of the Hinton, Wassermann and darkfield examinations in primary syphilis. Amer. J. Syph. **15**, 93 (1931). — TKESCHELASCHWILI, K.: Die serologischen Indizes bei den Reaktionen nach Vernes, Wassermann und Kahn in Zusammenhang mit der spezifischen Therapie nach den Methoden der Syphilometrie. Sovet. Vestn. Vener. i Derm. **4**, 982 (1935). [Russisch.] Zit. Zbl. Haut- u. Geschl.-Kr. **53**, 208 (1936). — TOBON ZULUAGA, C. E.: Über die Meinickesche Klärungsreaktion zur Serodiagnose der Lues. Act. dermo-sifiliogr. (Madr.) **22**, 290, 391 (1930). [Spanisch.] Zit. Zbl. Haut- u. Geschl.-Kr. **35**, 290 (1931). — TODA, T., u. B. MITSUSE: Studien über die Komponenten des hämolytischen Komplements. I. Mitt. Feststellung des Vorhandenseins von der „4. Komponente" und von der „5. Komponente" des Komplements. Z. Immun.-Forsch. **78**, 62 (1933). — (1) TODD, L. C.: Clinical comparison of complement-fixation and flocculation tests. Sth. med. J. (Bgham, Ala.) **22**, 1070—1075 (1929). — (2) TODD, K. W.: A substitute for the Wassermann test for up-country work, with observations on halarsol in yaws. J. trop. Med. **36**, 233 (1933). — TÖPFER, DOROTHEA: Kurze Mitteilung über unsere praktischen Ergebnisse mit der Kahnschen Reaktion. Zbl. Bakt., I. Abt. Orig. **112**, 231—232 (1929). — (1) TOKUNAGA, H.: Die Erforschung des Komplements. I. Mitt. Über den Einfluß verschiedenartiger Salzlösungen auf die Komplementwirkung. Zbl. Bakt., I. Abt. Orig. **107**, 283—288 (1928). — (2) Die Erforschung des Komplements. II. Mitt. Über den Wert der isotonischen Kaliumacetatlösung bei der Komplementwirkung. Zbl. Bakt., I. Abt. Orig. **107**, 288—295 (1928). — (4) Die Erforschung des Komplements. IV. Mitt. Über den Gehalt an Komplementkomponenten in den mit Ammonsulfat gefällten Fraktionen. Zbl. Bakt., I. Abt. Orig. **115**, 197—203 (1930). — (5) Die Erforschung des Komplements. IV. Mitt. Über die Wirkung des Ammonsulfates auf das Komplement. Zbl. Bakt., I. Abt. Orig. **111**, 478—483 (1929). — (6) Die Erforschung des Komplementes. VII. Mitt. Über den Gehalt an Komplementkomponenten in mittels CO_2-Durchleitung gespaltenen Meerschweinchenserum. Zbl. Bakt., I. Abt. Orig. **115**, 203 (1930). — TOMÁŠEK, V.: Results of flocculation reactions with Fabian's antigens I and II compared with flocculation and Wassermann reactions carried out at the Institute of Microbiology of the State Univ. Hospital in Brno. Česká Derm. **27**, 235, mit engl. Zus.fass. (1952). [Tschechisch.] Zit. Zbl. Haut- u. Geschl.-Kr. **84**, 355 (1953). —

(1) TOMII, T.: Vergleichende Untersuchung über die S.G.R., die M.T.R. und die Muratasche Reaktion bei Patientinnen, die früher an Syphilis gelitten haben. Nagasaki Igakkai Zasshi **12**, 566 (1934). [Japanisch.] Zit. Zbl. Haut- u. Geschl.-Kr. **49**, 60 (1934). — (2) Vergleichende Untersuchung über die S.G.R., die M.T.R. und die Muratasche Reaktion bei Patientinnen, die früher an Syphilis gelitten haben. I. Mitt. Nagasaki Igakkai Zasshi **12**, 401 (1934). [Japanisch.] Zit. Zbl. Haut- u. Geschl.-Kr. **48**, 477 (1934). — TOMMASI, L.: La diagnosi di guarigione della sifilide. Dermosifilografo **11**, 113 (1936). — TONIJAN, B.: Der Gehalt an Kochsalz im Blut bei Syphilitikern und seine Verbindung mit der WaR. Sovet. Vestn. Derm. **9**, 376 (1931). [Russisch.] Zit. Zbl. Haut- u. Geschl.-Kr. **40**, 819 (1932). — TONKONOGIJ, J.: Zur Frage der Harnblasenlues. Sovet. Vestn. Vener. i Derm. H. 2, 146 (1936). [Russisch.] Zit. Zbl. Haut- u. Geschl.-Kr. **54**, 205 (1937). — (1) TONKS, D. B., R. H. ALLEN and E. FOWLER: Use of an individual unsaturated lecithin from yeast in antigens for the serodiagnosis of syphilis. Brit. J. vener. Dis. **31**, 180 (1955). — (2) TONKS, D. B., and R. H. ALLEN: Saturated synthetic lecithins in VDRL and Kolmer antigens for the sero-diagnosis of syphilis. Brit. J. vener. Dis. **33**, No 4 (1957). — (3) TONKS, D. B., R. H. ALLEN and E. FOWLER: Synthetic L-a-dioleyl lecithin in antigens for the sero-diagnosis of syphilis: comparison with other lecithins. Brit. J. vener. Dis. **32**, 253 (1956). — (1) TORCHI e FISCHER: La M.K.R. II su sangue essiccato secondo la tecnica di Meinicke-Fischer. Dermosifilografo **25**, 361 (1950). — (2) TORCHI, M.: Il test allo jodio, quale orientamento nelle reazioni aspecifiche per la lue. Arch. ital. Derm. **28**, 265 (1956). — TORII, F.: Über die Beziehungen zwischen der Wassermannschen Reaktion und den Forssmanschen Antikörpern. Jap. J. Derm. **29**, 37 (1929). Zit. Zbl. Haut- u. Geschl.-Kr. **34**, 625 (1930). — TORNABUONI, G.: Sulla sierodiagnosi di Sciarra. Arch. ital. Derm. **6**, 303 (1931). — TORRES, B., et J. AUGUSTO: Une vouvelle interprétation de la réaction de Kahn. (Note prélim.) Rev. Dep. nac. Prod. anim. **2**, 129 (1935). — TOSTI, A.: Il fenomeno della agglutinazione nel quadro immunitario della infezione luetica. Ann. ital. Derm. Sif. **6**, 145 (1951). — (1) TOURAINE, A.: Vaccination antivariolique et maladies vénériennes. Bull. Soc. franç. Derm. Syph. **46**, 153 (1939). — (2) Kritik serologischer Reihenuntersuchungen zur Aufdeckung der Syphilis. Hautarzt **1**, 20 (1950). — (3) Der „Nelson-Test" (Treponema-Immobilisierungs-Test = TIT). Ars medici **43**, 248 (1953). — TOVO, S.: Sul valore della reazione permanganato potassico-acido ossalico per la diagnosi di sifilide. G. Batt. Immun. **22**, 739 (1939). — TRAPPEN, P. v. D.: Klinische Erfahrungen mit dem Guttadiaphot nach Meyer-Bierast-Schilling. Med. Klin. **1930**, 1225. — TRAUTMANN, R.: Fundamental principles in the diagnosis and treatment of syphilis by the method of flocculation: Syphilimetry. Urol. cutan. Rev. **39**, 620 (1935). — TRÉMOLIÈRES, F., et É. PEYRE: Sur quelques résultats de la réaction de Bordet-Wassermann et de diverses techniques, leur interprétation et le crédit qu'on peut leur accorder. Ann. Mal. vénér. **32**, 350 (1937). — (1) TRENTI, E.: Sieri autodevianti e reazione di Wassermann. Boll. Accad. med. Roma **57**, 147—152 (1931). — (2) Sulla reazione di Kahn. Boll. Accad. med. Roma **59**, 123 (1933). — TRINCAO, C.: La réaction de Kahn appliquée au liquode céphalorachidien. C. R. Soc. Biol. (Paris) **102**, 226 (1929). — TROICKAJA, A. D.: Die Veränderungen der Blutgefäße bei Frühsyphilis. Vestn. Vener. H. 1, 34 (1951). [Russisch.] Zit. Zbl. Haut- u. Geschl.-Kr. **79**, 72 (1952). — TROSTI, A.: Agglutinazione, coagglutinazione, conglutinazione, nella sierodiagnosi della sifilide. Minerva derm. (Torino) **27**, 166 (1951). — (1) TRÜB, C. L. P., W. SAUER u. CHRISTINE QUITTE: Sind die amtlichen Vorschriften über die Serumdiagnose der Syphilis änderungsbedürftig? I. Immun.-Forsch. **109**, 433 (1952). — (2) Luesinfektion durch Bluttransfusionen oder durch Injektionen in unfall- und versorgungsrechtlicher Beziehung. Mschr. Unfallheilk. **56**, 353 (1953). — TRUBEZKOWA, A. M.: Zur Frage über den praktischen Wert der Reaktionen von Tsju, Grigorjewa-Rappoport und Kalinina-Ginsburg in der Serodiagnostik der Syphilis. Vestn. Vener. Derm. **4**, 421 (1937). [Russisch.] Zit. Zbl. Haut- u. Geschl.-Kr. **57**, 145 (1937). — (1) TRUFFI, G.: Vitalita della spirocheta pallida nel siero e nell'organismo di animali fin qui ritenuti non recettivi all'infezione luetica. Atti Soc. med.-chir. Padova **8**, 146 (1931). — (3) Ricerche sul potere spirocheticida di sieri di luetici superinfettati e di luetici iniettati con emulsioni di spirocheta pallida. Pathologica **22**, 298 (1930). — (4) TRUFFI, M.: Immunité, superinfection, réinfection, dans la syphilis. Ann. Derm. Syph. (Paris) **1**, 689 (1930). — (5) Aussprache. Zweites Hauptthema: Immunität, Superinfektion, Reinfektion bei der Syphilis. 8. Internat. Kongr. für Dermatol. u. Syphilidol., Kopenhagen 5.—9. VIII. 1930. Zit. Zbl. Haut- u. Geschl.-Kr. **37**, 669 (1931). — TS'AO SUNG-NIEN: The application of the Kahn and Kline tests to anticomplementary sera for the diagnosis of syphilis. Chin. med. J. **52**, 68 (1937). Zit. Zbl. Haut- u. Geschl.-Kr. **58**, 139 (1938). — TSÜ, TSIEN-YOUNG: Eine Modifikation der Serodiagnostik der Syphilis mit inaktiviertem Serum. Z. Immun.-Forsch. **70**, 445 (1931). — (1) TS'UN, T'UNG: The modified Kline reaction as an exclusion test in the serodiagnosis of syphilis. Chin. med. J. **52**, 857 (1937). Zit. Zbl. Haut- u. Geschl.-Kr. **59**, 451 (1938). — (2) T'SUN, T'UNG and H. L. CHUNG: The Kolmer's Wassermann, Kahn and Kline tests in relapsing fever. Chin. med. J. Suppl. **2**, 315 (1938). Zit. Zbl. Haut- u. Geschl.-Kr. **60**, 698 (1938). — TUCHTAN, D.: Siero-reazione Wassermann positiva in seguito ad iniezioni di

preparati di atophan. Boll. Soc. ital. Biol. sper. 8, 1395 (1933). — (1) Tucker, H. A., and
Anne C. Kimball: Quantitative serologic tests for syphilis. Laboratory aspects and clinical
applications. Indian J. vener. Dis. 18, 71 (1952). Zit. Zbl. Haut- u. Geschl.-Kr. 84, 356
(1953). — (2) Tucker, L. C.: Comparison of the Kolmer modification of the Wassermann
and the Kline Young precipitation tests. J. Lab. clin. Med. 18, 419 (1933). — Tuft, L.,
and Carola E. Richter: Comparative studies in serologic methods. With particular
reference to the Kline, Kahn and Kolmer methods. Amer. J. Syph. 23, 731 (1939). —
Tulipan, L., and W. Director: A microprecipitation test (Rosenthal) in syphilis.
Arch. Derm. Syph. (Chicago) 25, 541—546 (1932). — Tumpeer, I. H., and A. J. Cope:
The Arthus phenomenon. A serologic study in a syphilitic child with a fatal reaction to
transfusion. Amer. J. Dis. Child. 45, 343 (1933). — Tumskij, V., u. R. Riftin: Vergleichende
Beurteilung der Takata-Ara- und der Mastix-Reaktion. Sovrem. Psichonevr. 8, 97—102
(1929). [Russisch.] Zit. Zbl. Haut- u. Geschl.-Kr. 32, 261 (1930). — (1) Turner, Th. B.:
Protective antibodies in the serum of syphilitic rabbits. J. exp. Med. 69, 867 (1939). —
(2) Turner, Th. B., and Th. H. Diseker: Duration of infectivity of Treponema pallidum in
citrated blood stored under conditions obtaining in blood banks. Bull. Johns Hopk. Hosp.
68, 269 (1941). — (3) Turner, D. R.: Nonproduction by penicillin of false positive reaction
in Kahn and Kolmer tests. Amer. J. clin. Path. 17, 469 (1947). — (4) Turner, Th. B., J. H.
Bauer and F. C. Kluth: The viability of the spirochetes of syphilis and yaws in desiccated
blood serum. Amer. J. med. Sci. 202, 416 (1941). — (1=4) Tzanck, A., et R. Liège: Transmission des maladies infectieuses au cours de la transfusion sanguine. (Donners occasionnels ou
professionnels.) Bull. Soc. méd. Hôp. Paris, III. s. 50, 418 (1934). — (2) Tzanck, A., E. Sidi et
J. Pautrat: Étude de 47 cas de Wassermann résistants (déductions théoriques). Bull. Soc.
méd. Hôp. Paris, III. s. 50, 1324 (1934). — (3) Tzanck, A., J. Pautrat et E. Sidi: Étude de
47 cas de Wassermann résistants. (Considérations d'ordre pratique.) Bull. Soc. méd. Hôp.
Paris, III. s. 50, 1322 (1934).

(1) Ueda, T., u. G. Harada: Über den klinischen Wert des Eintrocknungsbildes bei der
Liquordiagnostik. Jap. J. Derm. 39, 71 (1936). [Japanisch.] Zit. Zbl. Haut- u. Geschl.-Kr.
54, 265 (1937). — (2) Ueda, T., u. C. Nakgawa: Über die Resultate der Ide-Reaktion im
Liquor. Jap. J. Derm. 43, dtsch. Zus.fass. 31 (1937). [Japanisch.] Zit. Zbl. Haut- u. Geschl.-
Kr. 58, 686 (1938). — Ugurgieri, C.: La reazione di precipitazione alla glicerina-colesterina
di Hinton nel liquido cefalo-rachidiano. Rass. Studi psichiat. 19, 584 (1930). — Ujlaki, P.:
Vorläufige Mitteilung über die neue „Klärungsreaktion" von Meinicke. Geneesk. T. Ned.-
Ind. 72, 150—152 (1932). [Holländisch.] Zit. Zbl. Haut- u. Geschl.-Kr. 41, 639 (1932). —
(1) Ullmo, A.: Précocité élective de la réaction de Kahn au début de l'infection syphilitique.
Ann. Derm. Syph. (Paris) 5, 153—161 (1934). — (2) Résultats comparatifs entre les réactions
de Kline d'une part, les réactions de Bordet-Wassermann, de Hecht-Bauer, de Vernes et de
Kahn d'autre part. Ann. Derm. Syph. (Paris) 6, 709 (1935). — Umnus, O.: Flockungsreaktion. Med. Klin. 1934 I, 203. — (1) Urbach: Über Provokation von positiven Luetinreaktionen bei Luetikern, sowie über die Erzeugung von anscheinend nichtspezifischen
Luetinreaktionen bei Nichtluetikern durch die Salze der Halogengruppe. Wiener
Dermatol. Ges., Sitzg vom 20. III. 1930. Zit. Zbl. Haut- u. Geschl.-Kr. 35, 39 (1931). —
(2) Über die Erzeugung von klinisch positiv scheinenden Luetinreaktionen bei Nichtluetikern durch die Salze der Halogengruppe. Wiener Dermatol. Ges., Sitzg vom 8. V.
1930. Zit. Zbl. Haut- u. Geschl.-Kr. 35, 341 (1931). — Urechia, C. I., et Retezeanu:
Une réaction colloidale dans le sang pour dépister la syphilis. Paris méd. 1932 II, 455. —
Usher, G. S.: An appraisal of the Laughlen serologic test for syphilis. Amer. J. Syph.
22, 452 (1938). — Utrilla, A.: Bemerkungen zur Leukophenol-Reaktion R.R.C. 2. Act.
dermo-sifiliogr. (Madr.) 33, 683 (1942). [Spanisch.] Zit. Zbl. Haut- u. Geschl.-Kr. 69, 483
(1943).

Vaccari, R.: Influenza di dosi minime di penicillina sulla morfologia e biologia del treponema de Schaudinn e sul decorso della sifilide sperimentale del coniglio. Atti 37, Congr. Soc.
ital. Derm. 143 (1951). — Vaisman, A., et G. Hornus: La valeur de l'immunisation antisyphilitique locale chez le lapin. C. R. Soc. Biol. (Paris) 113, 63 (1933). — (1) Vajnštejn, A.,
u. M. Potašnik: Ein Versuch der Serodiagnostik der Syphilis nach der aktiven Methode
(Modifikation Tsü). Vrač. Delo 13, 184 (1930). [Russisch.] Zit. Zbl. Haut- u. Geschl.-Kr. 36,
824 (1931). — (2) Vajnštejn, A., u. A. Cesliščeva: Die Woodschen Strahlen in der Syphilisserologie. Venerol. 6, H. 8, 80 (1929). [Russisch.] Zit. Zbl. Haut- u. Geschl.-Kr. 32, 753
(1930). — Valentini, V.: Terapia sulfamidica e reazione di Wassermann. Ann. Med. nav.
colon. 47, 479 (1941). — (1) Valentová, O.: Luotestreaktion bei kongenitaler Syphilis.
Česká Derm. 13, 91 (1932). [Tschechisch.] Zit. Zbl. Haut- u. Geschl.-Kr. 42 ,781 (1932). —
(2) Valentova, O., u. J. Obrtel: Diagnose der latenten angeborenen Lues. Česká Derm. 13,
221 (1932). [Tschechisch.] Zit. Zbl. Haut- u. Geschl.-Kr. 45, 261 (1933). — (1) Vallana, A.:
Valore dell'esame sierologico del sangue dei neonati per la diagnosi di sifilide congenita. Clin.
e Igiene infant. 6, 67 (1931). — (2) Valore della reazione del Meinicke (M.T.R.) controllata al

microscopio per una precoce diagnosi di credolue. Clin. e Igiene infant. 5, 402 (1930). — VAMOS, L.: Untersuchungen über syphilitisches Reizserum mit besonderer Berücksichtigung der lokalen Immunkörperbildung. Zbl. Bakt., I. Abt. Orig. 138, 362 (1937). — VANNI, S.: Un nuovo antigene per la reazione di Wassermann: Il Fencor Petragnani (estratto fenolico di cuore). Atti Accad. Fisiocr. Siena, XI. s. 8, 182 (1940). — (1) VARGA, A. v.: Eine Parallele zwischen der hämoklastischen Reaktion nach d'Amato und der Leukocytenreaktion nach Gouin sowie deren Verwertung bei der Diagnose der Syphilis. Arch. Derm. Syph. (Berl.) 164, 127 (1931). — (2) VARGA, A.: Die Bewertung des Blutbildes bei Syphilis. Arch. Derm. Syph. (Berl.) 175, 214 (1937). — (3) VARGA VON KIBÉD, A.: Über den Wert eines neueren Provokationsverfahrens bei Syphilis. Arch. Derm. Syph. (Berl.) 176, 411 (1938). — VASARHELYI, J.: Über die Citocholreaktion. Orv. Hetil. 1935, 703. [Ungarisch.] Zit. Zbl. Haut- u. Geschl.-Kr. 51, 674 (1935). — VASCONCELLOS, F. DE: Vergleichende Untersuchungen mit verschiedenen, gebräuchlichen Seroreaktionen auf Syphilis. Schweiz. med. Wschr. 1932, 710—713. — VASILEV, V., u. E. GORCHOV: Die aktive Komplement-Ablenkungsmethode zur raschen Serodiagnostik der Syphilis nach der Modifikation von Tsien-Jung-Tsü. Vrač. Delo 13, 192 (1930). [Russisch.] Zit. Zbl. Haut- u. Geschl.-Kr. 36, 824 (1931). — VASILEVA, V., M. KLIMENKO u. E. GORCHOVA: Die raschen Methoden der Serodiagnostik der Syphilis. Vrač. Delo 15, 579 (1932). [Russisch.] Zit. Zbl. Haut- u. Geschl.-Kr. 44, 479 (1933). — (1) VAUGHAN, J. R.: A simply performed microscopic precipitation test for syphilis. J. roy. nav. med. Serv. 25, 26 1(1939). — (2) VAUGHAN, J. H., TH. B. BAYLES and C. B. FAVOUR: The response of serum gamma globulin level and complement titer to adrenocorticotropic hormone (ACTH) therapy in lupus erythematosus disseminatus. J. Lab. clin. Med. 37, 698 (1951). — VEDDER, E. B.: The intensity of a positive Wassermann as a guide to treatment. Milit. Surg. 65, 195 bis 205 (1929). — VEINŠTEIN, A., u. A. LEVIN: Weitere Beobachtungen über Anwendung der aktiven Methode (Tsü-Reaktion) in der Serologie der Lues. Sovet. Vestn. Vener. i Derm. 8, 631 (1933). [Russisch.] Zit. Zbl. Haut- u. Geschl.-Kr. 48, 63 (1934). — VELASCO, R. F.: Diagnostischer Wert der Machtschen Probe (phytotoxischer Index) bei Lues. Archivos Cardiol. 14, 369 (1933). [Spanisch.] Zit. Zbl. Haut- u. Geschl.-Kr. 47, 346 (1934). — VERCELLINO, L.: Sulla compartecipazione della cute alla produzione di emolisine. G. ital. Derm. Sif. 71, 1275 (1930). — VERHAGEN, B. A.: Changes in the serum globulin content in the development of and the recovery from early syphilis. Acta derm.-venereol. 29, 443 (1949). — (1) VERNES, A.: Rapport à l'assemblée générale de l'institut prophylactique. Arch. Inst. prophyl. 2, 5—8 (1930). — (2) Syphilimétrie. Verh. 9. internat. Kongr. Derm. 2, 892 (1936). — (3) Que doit-on penser d'une sensibilité „surpoussée" en matière de sérologie de la syphilis. Arch. Inst. prophyl. 9, 11 (1937). — (4) La pallidine sa mesure par pesée; son microdosage photométrique. Ann. Derm. Syph. (Paris) 8, 282 (1937). — (5) VERNES, A., R. BRICQ et A. GAGER: Nouvelles considérations sur la pallidine des sérums syphilitiques. C. R. Acad. Sci. (Paris) 205, 1473 (1937). — (6) Compléments sur la pallidine, substance produite par le tréponème pâle. Arch. Inst. prophyl. 10, 18 (1938). — (7) Sur la centrifugation de la pallidine. Arch. Inst. prophyl. 11, 21 (1939). — (8) VERNES, A.: Il est aussi coupable de traîter pour syphilis ceux qui ne l'ont pas que de condamner ceux qui l'ont à la garder. Arch. Inst. prophyl. 11, 91 (1939). — (9) VERNES, A., R. BRICQ et A. GAGER: Ultrafiltration des solutions de pallidine. Arch. Inst. prophyl. 11, 272 (1939). — (10) VERNES, A.: Comment la syphilis, fléau social, est devenue une „treponémie" curable. Arch. Inst. prophyl. 10, 81 (1938). — (1) VERNETTI, B. L.: Sul valore clinico della reazione di Kahn per la diagnosi della sifilide. Ist. lombardo Sci., II. s. 64, 337—354 (1931). — (2) Contributo allo studio delle reazioni Wassermann aspecifiche nel siero di sangue. G. Clin. med. 13, 947—953 (1932). — VERSARI, A.: La deviazione del complemento con antigene spirochetico nella sifilide. Rif. med. 1930, 1115. — VERTES, B.: Über die pseudonegativen Reaktionen. Bőrgyőgy. vener. Szle 9, 131 (1955). [Ungarisch.] Zit. Zbl. Haut- u. Geschl.-Kr. 94, 114 (1956). — VERZOLA, M.: Sulla supposta azione della lecitina nella sifilide sperimentale del coniglio. Boll. Sez. region. Soc. ital. Derm. 3, 263 (1935). — (1) VILANOVA MONTIU, J., u. J. M. CATASÚS: Nicht spezifisches Positivwerden des Meinicke bei mit Proteinen behandelten Kranken. Ecos esp. Derm. 6, 393 (1930). [Spanisch.] Zit. Zbl. Haut- u. Geschl.-Kr. 35, 289 (1931). — (2) VILANOVA, X., u. J. M. CATASÚS: Über den Wert der Vernesschen Reaktion für die Lues auf Grund der Untersuchungen von 1000 Seren. Ars med. (Barcelona) 7, 152—168, 185—195. [Spanisch.] Zit. Zbl. Haut- u. Geschl.-Kr. 39, 696 (1932). — (3) VILANOVA, X., u. J. S. BURGOS: Durch Heterohämotherapie übertragene Syphilis eines Kindes. Act. dermo-sifiliogr. (Madr.) 38, 419 (1947). [Spanisch.] Zit. Zbl. Haut- u. Geschl.-Kr. 72, 360 (1949). — (4) VILANOVA, X., y M. CATASÚS: Las discordancias serológicas en el serodiagnòstico de la sifilis. Papel que cabe atribuir al antigeno empleado en la practica de las reacciones. Act. dermo-sifiliogr. (Madr.) 44, 543 (1953). — VILLARA, G., e PREVITERA: La sifilide al tavolo anatomico di Catania. Boll. Soc. med.-chir. Catania 5, 161 (1937). — (1) VINOGRADOVA, O.: Komplex-Antigene in der Serodiagnostik der Syphilis. Sovet. Vestn. Vener. i Derm. 1, H. 11/12, 48 (1932). [Russisch.] Zit. Zbl. Haut- u. Geschl.-Kr. 45, 384 (1933). — (2) Die praktische Bedeutung der Reaktion Kahn bei den latenten Formen der Syphilis. Sovet. Vestn. i Vener. Derm. 1, H. 6, 60 (1932). [Russisch.] Zit. Zbl. Haut- u. Geschl.-Kr. 43, 102 (1933). — VINOJVADOVA, O. V., u. N. A. GORDIENKO: Eine quantitative Methode der Komplementbindungsreaktion. Vestn. Vener. H. 2, 38 (1952). [Russisch.] Zit. Zbl. Haut- u. Geschl.-Kr. 82, 319 (1953). — VISALLI, F.: La reazione di Kahn per la sifilide ricercata nei malati di mente. Riv. Pat. nerv. ment. 44, 420 (1934). — VISANI, C., e A. TANZELLA: Sulla reazione emoclasica di d'Amato nella diagnosi della sifilide. Riv. Clin. med. 31, 1033 (1930). — VIŠNJAK, K., M. ZARCHI u. M. FEJGIN: Der praktische Wert der Kahnschen Reaktion für die Serodiagnostik der Syphilis. Trudy 3 vses. S-ezda Borba vener. Bol. 223 u. 230 (1932). [Russisch.] Zit. Zbl. Haut- u. Geschl.-Kr. 46, 615 (1933). — VISSIAN, L.: Les fausses reactions sérologiques de la syphilis. Ann. Derm. Syph. (Paris) 7, 348 (1947). — (1) VOGELSANG, TH. M.: Müllers vereinfachte „Ballungs"-Reaktion bei Syphilis. Med. Rev. 48, 241 (1931). [Norwegisch.] Zit. Zbl. Haut- u. Geschl.-Kr. 40, 403 (1932). — (2) Further observations on the Müller conglomeration test No 2. Acta path. microbiol. scand. 10, 288 (1933). Zit. Zbl. Haut- u. Geschl.-Kr. 47, 346 (1934). — (3) Meinickes Klärungsreaktion II. (Vergleichende Untersuchungen mit dieser Reaktion, der Wassermann-Reaktion, Müllers Ballungsreaktion Nr. 2 und Kahns Standard-Test auf Grund von 3150 Sera. Med. Rev. 53, 219 (1936). [Norwegisch.] Zit. Zbl. Haut- u. Geschl.-Kr. 55, 245 (1937). — (4) Rytz's Flokulationsreaktion bei Syphilis. Med. Rev. 54, 401 u. engl. Zus.fass. 410 (1937). [Norwegisch.] Zit. Zbl. Haut- u. Geschl.-Kr. 58, 221 (1938). — (5) Über die Verwertbarkeit der Pallida-Reaktion nach Gaethgens für die serologische Diagnostik syphilitischer Erkrankungen. Klin. Wschr. 1937 II, 1721. — (6) Die serologische Syphilisdiagnostik im pathologisch-anatomischen Laboratorium von Dr. F. G. Gase in Bergen. Sonderbeil. Med. Rev. Nr 3, 79 (1937). [Norwegisch.] Zit. Zbl. Haut- u. Geschl.-Kr. 59, 213 (1938). — (7) VOGELSANG, TH. M., u. H. ANKER: Über das Verhalten der serologischen Syphilisreaktionen bei der Geburt. Nord. med. T. 1938, 1695. [Norwegisch.] Zit. Zbl. Haut- u. Geschl.-Kr. 61, 495 (1939). — (8) VOGELSANG, TH. M., u. K. SCHNITLER: Untersuchungen über Ides gefärbte Mikrofällungsreaktion bei Syphilis. Med. Rev. 55, 612 (1938). [Norwegisch.] Zit. Zbl. Haut- u. Geschl.-Kr. 62, 140 (1939). — (9) VOGELSANG, TH. M.: Eagle's Flockungsreaktion bei Syphilis. Nord. Med. 1939 I, 2169. Zit. Zbl. Haut- u. Geschl.-Kr. 64, 225 (1940). — (10) Biologisch falsche positive Serumreaktionen bei Syphilis. Nord. Med. 1941, 1113. [Schwedisch.] Zit. Zbl. Haut- u. Geschl.-Kr. 68, 34 (1942). — (11) Serological syphilis control in pregnancy in Bergen, Norway. Acta derm.-venereol. (Stockh.) 31, Suppl. 24, 100 (1951). Zit. Zbl. Haut- u. Geschl.-Kr. 79, 185 (1952). — (12) VOGELSANG, T. M., and R. HAALAND: The VDRL tube flocculation test. A macroflocculation test for syphilis using cardiolipin-lecithin-cholesterol antigen. Brit. J. vener. Dis. 27, 52 (1951). — (13) VOGELSANG, TH. M.: Séro-diagnostic de la syphilis. Études comparatives de la sensibilité et de la spécificité de différentes reactions actuellement employées. Bergen 1940. 217 S. Zit. Zbl. Haut- u. Geschl.-Kr. 65, 113 (1940). — (14) The practical value of employing different laboratory procedures in the serodiagnosis of syphilis. Acta derm.-venereol. (Stockh.) 19, 19 (1938). Zit. Zbl. Haut- u. Geschl.-Kr. 63, 596 (1940). — (15) Untersuchungen über die Meinickesche Klärungsreaktion II in der Spinalflüssigkeit. Med. Rev. 53, 559 (1936). [Norwegisch.] Zit. Zbl. Haut- u. Geschl.-Kr. 57, 147 (1938). — (16) Müller-Ballungsreaktion Nr. 2 in Spinalflüssigkeiten. Med. Rev. 51, 449 (1934). [Norwegisch.] Zit. Zbl. Haut- u. Geschl.-Kr. 51, 144 (1935). — (17) The Müller conglobation reaction no. 2 in spinal fluids. Acta derm.-venereol. (Stockh.) 16, 37 (1935). Zit. Zbl. Haut- u. Geschl.-Kr. 52, 541 (1936). — (18) A comparison of the Müller conglomeration test Nr. 2 with the Bordet-Wassermann reaction. Acta path. microbiol. scand. 9, 139 (1932). Zit. Zbl. Haut- u. Geschl.-Kr. 41, 804 (1932). — (19) Die vereinfachte Müller-Ballungsreaktion und die Wassermannsche Reaktion mit verschiedener Methodik. Med. Rev. 50, 99 (1933). [Norwegisch.] Zit. Zbl. Haut- u. Geschl.-Kr. 45, 387 (1933). — (20) Über die serodiagnostische Reaktion bei Syphilis. Med. Rev. 51, 529 (1934). [Norwegisch.] Zit. Zbl. Haut- u. Geschl.-Kr. 50, 527 (1935). — (21) The serology of syphilis. Nord. Med. 50, 933 (1953). [Norwegisch.] Zit. Zbl. Haut- u. Geschl.-Kr. 86, 207 (1953). — (22) VOGELSANG, TH. M., u. O. T. J. AANJE: Falsche positive Syphilisreaktionen bei Krankheiten im Atmungstraktus. Nord. Med. 1949, 458. [Norwegisch.] Zit. Zbl. Haut- u. Geschl.-Kr. 73, 347 (1949). — (1) VOGT, ELSE: The Meinicke clarification test. Evaluation of the „four plus" reactions. Acta derm.-venereol. (Stockh.) 29, 259 (1949). Zit. Zbl. Haut- u. Geschl.-Kr. 76, 198 (1951). — (2) Serological examination of pregnant woman for syphilis. Acta derm.-venereol. (Stockh.) 31, Suppl. 24, 101 (1951). Zit. Zbl. Haut- u. Geschl.-Kr. 81, 211 (1952). — (1) VOHWINKEL, K. H.: Über die Verwendung von Gehirnextrakten zur Komplement-Bindungsreaktion beim Liquor cerebrospinalis. Klin. Wschr. 1933, 386. — (2) Über die Pallida-Antigen-Reaktion. Med. Klin. 1933, 428. — (3) Störungen der Wassermannreaktion und ihre Ursachen. (Eigenhemmungen und Fehlresultate.) Derm. Wschr. 1935 II, 1187. — VOLTERRA, M.: Sulla applicazione della reazione all'anidride acetica di Boltz alla sierodiagnosi della sifilide. Riv. Clin. med. 30, 410—413 (1929). — (1) VOM HOFE, K.: Die Reaktion der Cornea auf die einmalige Injektion artfremden Serums bei Kaninchen mit Lues verschiedenen Stadiums. Klin. Mbl. Augenheilk.

89, 28—33 (1932). — (2) Die Reaktion der Cornea auf die einmalige Injektion artfremden Serums bei Kaninchen mit Lues verschiedenen Stadiums. Ber. dtsch. ophthal. Ges. 135—137 (1932). — VONDERLEHR, R. A.: Study of serodiagnostic tests for syphilis. Annual Rep. Surgeon Gen. publ. Health Serv. U.S. **1935,** 120. — (1) VONKENNEL, J.: Wie lange und womit soll eine seropositive Lues ohne klinische Erscheinungen behandelt werden? Med. Welt **1951,** 1492. — (2) Chemotherapie und Venerologie. Med. Klin. **1955,** 42. — (1) VOSS, W.: Über den praktischen Wert der Trockenblutreaktion nach Chediak. Derm. Wschr. **1937 II,** 1204. — (2) Positive Seroreaktion nach Diphtherie-Heilserum-Injektion. Wiener Dermatol. Ges., Fachgruppe der Wiener Medizinischen Ges., Sitzg vom 22. X. 1942. Zbl. Haut- u. Geschl.-Kr. **69,** 589, 590 (1943).

(1) WADA, M.: Über Kahn-Hechtsche Reaktion. Okayama Igakkai Zasshi 48, 2943 u. dtsch. Zus.fass. 2943 (1936). [Japanisch.] Zit. Zbl. Haut- u. Geschl.-Kr. **56,** 413 (1937). — (2) Über M.K.R. II im Liquor cerebrospinalis. Jap. J. Derm. **42,** 45 (1937). Zit. Zbl. Haut- u. Geschl.-Kr. **58,** 224 (1938). — (3) WADA, T.: Über eine Modifikation des Reagens für die Idesche Blutfärbungsreaktion bei Syphilis. Hifo-to-Hitsunyo **6,** 72 (1938). [Japanisch.] Zit. Zbl. Haut- u. Geschl.-Kr. **59,** 613 (1938). — (4) Über die Fuchssche Reaktion bei Syphilis. Jap. J. Derm. **45,** Nr 2 (1939). [Japanisch.] Zit. Zbl. Haut- u. Geschl.-Kr. **63,** 161 (1940). — (1) WADSWORTH, A. B., J. E. VAN ÅMSTEL and M. W. BRIGHAM: The preparation of antigens cultures of Treponema pallidum. J. Immunol. **19,** 289 (1930). — (2) WADSWORTH, A., N. MAC L. HARRIS and R. GILBERT: The complement-fixation test for syphilis. Standard procedure of the American public health association. Amer. J. publ. Health **24,** 727 (1934). — (3) WADSWORTH, A., and R. BROWN: A new antigen and its use in the serodiagnosis of syphilis. J. Immunol. **31,** 155 (1936). — (4) WADSWORTH, A., F. MALTANER and E. MALTANER: Quantitative studies of the complement-fixation reaction with syphilitic serum and tissue extract: Technic of the practical quantitative test. J. Immunol. **35,** 217 (1938). — (5) Quantitative studies of the reaction of complement fixation with syphilitic serum and tissue extract. J. Immunol. **35,** 105 (1938). — WAGNER, V.: Diagnostische Bedeutung der Citocholreaktion nach Sachs-Witebski. Čas. Lék. čes. **1929 II,** 1515—1517. [Tschechisch.] Zit. Zbl. Haut- u. Geschl.-Kr. **33,** 507 (1930). — WAGNEROVÁ, HELENA, u. J. PROKOP: Über die vereinfachte Müllersche Ballungsreaktion auf Syphilis. Bratisl. lek. Listy **12,** 85—99 u. dtsch. Zus.fass. 80 (1932). [Tschechisch.] Zit. Zbl. Haut- u. Geschl.-Kr. **43,** 103 (1933). — WAHI, P. N.: Meinicke's clarification reaction (MKR II) for syphilis. Indian J. med. Sci. **5,** 234 (1951). — WAHN, H.: Experimentelle und theoretische Studien über die Beziehungen von Empfindlichkeit und charakteristischem Gepräge bei den für den serologischen Luesnachweis gebräuchlichen Immuno-Flockungsreaktionen, besonders bei Verwertung des Klärungsprinzips nach Meinicke. Z. Immun.-Forsch. **95,** 89 (1939). — (1) WAINSTEIN, A., u. M. POTASCHNIK: Die aktive Methode in der Serodiagnose der Syphilis. Derm. Z. **57,** 201—203 (1929). — (2) WAINSTEIN, A., L. RESNIKOWA, S. PANKOWA u. R. MUSYKANTSKAJA: Unsere vereinfachte aktive Modifikation der Serodiagnostik der Syphilis. Vestn. Vener. Derm. H. 5, 516 (1937). [Russisch.] Zit. Zbl. Haut- u. Geschl.-Kr. **58,** 140 (1938). — (3) WAINSTEIN, A. B., u. L. S. RESNIKOWA: Unsere Beobachtungen mit der aktiven Methode der Serodiagnostik der Syphilis nach Grigorjew-Rapoport. Sovet. Vestn. Vener. i Derm. **10,** 965 (1936). [Russisch.] Zit. Zbl. Haut- u. Geschl.-Kr. **55,** 676 (1937). — (4) WAINSTEIN, A., u. L. RESNIKOWA: Die Aktivinreaktion nach Kalinin-Günzburg in der Serodiagnostik der Syphilis. Vestn. Vener. Derm. H. 4, 60 (1938). [Russisch.] Zit. Zbl. Haut- u. Geschl.-Kr. **60,** 441 (1938). — (5) WAINSTEIN, A. B.: Entwicklungswege und gegenwärtiger Zustand der Serologie der Syphilis. Vestn. Vener. Derm. H. 7, 717 (1937). [Russisch.] Zit. Zbl. Haut- u. Geschl.-Kr. **58,** 309 (1938). — WALLENTIN, G.: Erfahrungen und Ergebnisse einer Chediak-Aktion. Zugleich ein Beitrag zur Frage der Verwendbarkeit von Trockenbluttesten zum Lues-Nachweis. Z. Hyg. Infekt.-Kr. **132,** 137 (1951). — WALLNER, E.: Sensibilität und Spezifität luischer Serumreaktionen. Orv. Közl. (Sonderbeil. Z. Orv. Hetil. 1943, Nr 26) 4, 369 (1943). [Ungarisch.] Zit. Zbl. Haut- u. Geschl.-Kr. **70,** 695 (1943). — (1) WALTER, F., u. Z. WARCZEWSKI: Über Spezifität und Empfindlichkeit serologischer Lues- und Gonorrhöe-Reaktionen. Przegl. Derm. Wener. **32,** 367 (1937). [Polnisch.] Zit. Zbl. Haut- u. Geschl.-Kr. **60,** 68 (1938). — (2) WALTER, F.: Die Pallidareaktion und ihre Bedeutung für die Geburtshilfe. Zbl. Gynäk. **1938,** 2606. — (3) WALTER, F., u. K. LEJMAN: Versuche, die Bordet-Wassermannsche Reaktion empfindlicher zu machen in frühen Fällen primärer syphilitischer Veränderungen. Przegl. Derm. Wener. **31,** 340 (1936). [Polnisch.] Zit. Zbl. Haut- u. Geschl.-Kr. **56,** 140 (1937). — WALTERS, A. H.: The Laughlen rapid test for syphilis. A new technique employin Garrow's agglutinometer. Brit. J. vener. Dis. **15,** 228 (1939). — (1) WALTON, S. T.: The role of serum globulins in the Wassermann reaction. J. Lab. clin. Med. **16,** 451 (1931). — (2) Studies on the specific characteristics of syphilitic blood proteins. I. Surface tension and solubility. J. exp. Med. **54,** 859—873 (1931). Zit. Zbl. Haut- u. Geschl.-Kr. **41,** 387 (1932). — WARCZEWSKI, Z.: Beitrag zur Erhöhung der Empfindlichkeit der Citocholreaktion. Polska Gaz. lek. **1937,** 182. [Polnisch.] Zit. Zbl. Haut- u. Geschl.-Kr. **57,** 145 (1937). — (1) WARING, G. W., and W. L. FLEMING: Further

attempts to immunize rabbits with killed Treponema pallidum. Amer. J. Syph. **35**, 568 (1951). — (2) WARING jr., G. W., A. S. LANES and H. MESCON: Biological false-positive results in serologic tests for syphilis, findings in a low socioeconomic population group. J. Amer. med. Ass. **168**, 2004 (1958). — (1) WARNECKE, B.: Untersuchungen über die Spezifität der Retroplacentaseren. Z. Immun.-Forsch. **98**, 315 (1940). — (2) WARNECKE, B., u. H. FALLINER: Über die Brauchbarkeit des „Lues-Schnelltest Beringwerke". Z. Immun.-Forsch. **108**, 481 (1951). — (3) WARNECKE, B.: Eine neue hochempfindliche, die Wassermann-Reaktion übertreffende Lues-Reaktion für Klinik und Praxis. Med. Klin. **1951**, 742. — WARTAPETOW, A.: Der diagnostische Wert der Methode der biologischen Reaktivierung in der Aufdeckung der latenten Syphilis. Sovet. Vestn. Vener. i Derm. H. 2, 198 (1936). [Russisch.] Zit. Zbl. Haut- u. Geschl.-Kr. **54**, 131 (1937). — WARTHIN, A. S.: Lesions of latent syphilis. Brit. med. J. **1929**, No 3579, 236—240. — WASSÉN, A.: Einige serologische Gesichtspunkte. Svenska Läk.-Tidn. **1932**, 404—406. [Schwedisch.] Zit. Zbl. Haut- u. Geschl.-Kr. **42**, 410 (1932). — WATRIN, J., et H. RIGO: Traîtement de la syphilis dans les cas de sérologie dite irréductible. Arch. belges Derm. **11**, 7 (1955). — WAWERSIG, R.: Über unspezifisch-positiven Ausfall der Luesreaktionen im Serum bei der Monocytenangina. Med. Klin. **1937**, 1737. — WEBB, E. L., and T. F. SELLERS: Procedures employed by the laboratories of the departments of health in the various states of the larger cities of the United States in the serodiagnosis of syphilis as of december 1935. Amer. J. publ. Hlth. **26**, 918 (1936). — (1) WEICHHERZ, E.: Über die Einwirkung des Korkverschlusses auf die WaR. Münch. med. Wschr. **1932**, 2121. — (2) Über die Meinickeschen Reaktionen im Liquor und Serum. Derm. Wschr. **1934**, 274. — (3) Über das Wassermann-Antigen EPS. Z. Immun.-Forsch. **83**, 213 (1934). — (4) Kahn-Reaktion, nach Hecht gefärbt. Čas. Lék. čes. **1934**, 1096. [Tschechisch.] Zit. Zbl. Haut- u. Geschl.-Kr. **50**, 417 (1935). — (5) Über das Wassermann-Antigen EPS. Z. Immun.-Forsch. **83**, 213 (1934). — WEIL, A. J., u. E. BARTH: Unsere Erfahrungen mit der Citochol-Reaktion nach Sachs-Witebsky. Dtsch. med. Wschr. **1932**I, 250—251. — WEILAND, P.: Die Citocholreaktion in der serodiagnostischen Praxis. Med. Welt **1936**, 447. — WEILENMANN, E.: Die Chediak-Methode, eine wertvolle Ergänzung serologischer Untersuchungsmethoden bei Lues. Derm. Wschr. **1939**I, 325. — Diss. Königsberg 1939. Zit. Zbl. Haut- u. Geschl.-Kr. **63**, 517 (1940). — WEIN, M., R. MUSYKANTSKAJA, S. JUFIT, S. KURNIK u. G. BRUK: Die Hämoklasieprobe als eine Methode zur Diagnostik der Lues. Sovet. Vestn. Vener. i Derm. **3**, 1083 (1934). [Russisch.] Zit. Zbl. Haut- u. Geschl.-Kr. **50**, 702 (1935). — WEISER, J.: Diagnosi della sifilide. Clin. nuova (Roma) **12**, 726 (1951). — (1) WEISS, E.: A precipitation test for syphilis. J. infect. Dis. **45**, 225—231 (1929). — (2) Antigens for the precipitation test for syphilis. J. infect. Dis. **46**, 285 (1930). — Further studies on the precipitation test for syphilis. J. inf. Dis. **47**, 355 (1930). — (3) The influence of antigen-diluents on the intensity of flocculation in the precipitation test for syphilis. J. Bact. **21**, 47 (1931). — (4) WEISS, TH.: Unsere Erfahrungen mit der Meinicke-Klärungsreaktion als einziger serologischer Luesreaktion (Sichtreaktion) im kleineren klinischen Betrieb. Münch. med. Wschr. **1937**II, 1783. — (5) WEISS, E.: The precipitation test for syphilis. Influence of the diluents of the antigen on the intensity of the flocculation. J. infect. Dis. **49**, 436 (1931). — (1) WEISSENBACH, R.-J., et J. MARTINEAU: Étude comparée des resultats de la séroréaction de Sciarra et de quelques autres séroréactions de la syphilis (Bordet-Wassermann, Hecht, Desmoulière.) (Note prelim.) Bull. Soc. franç. Derm. Syph. **37**, 1204 (1930). — (2) La valeur de la séroréaction de Sciarra dans le diagnostic, le prognostic et la direction du traîtement de la syphilis. Bull. Soc. franç. Derm. Syph. **39**, 410—412 (1932). — (3) WEISSENBACH, R. J., G. BASCH et J. MARTINAU: Nouvelles études sur la réaction de Desmoulière. Ann. Dermat. Syph. (Paris) **5**, 469 (1934). — (4) WEISSENBACH, R.-J., J. MARTINEAU et H. BROCARD: Syphilis secondaire floride avec réactions de Bordet-Wassermann, de Hecht et de Desmoulière negatives, mais avec réactions de Vernes et de Kahn positives. Dissociation des réactions sérologiques. Bull. Soc. franç. Derm. Syph. **43**, 674 (1936). — (5) WEISSENBACH, R. J., et J. MARTINEAU: Nos recherches sur la séroréaction de Sciarra ont été faites suivant une technique correcte et démontrent que cette réaction est sans valeur pour le diagnostic, le prognostic et la conduite du traîtement de la syphilis (réponse aux remarques de M. Sciarra). Bull. Soc. franç. Derm. Syph. **39**, 747 (1932). — (6) Étude sur la valeur de la séroreaction de Sciarra dans le diagnostic, le prognostic et la direction du traîtement de la syphilis. Ann. Derm. Syph. (Paris) **3**, 593 (1932). — (7) WEISSENBACH, R. J., R. LE BARON et G. EYRAUD: Statistique des cas de syphilis primo-secondaire, decouverts en 1941 au Dispensaire de Beurmann. Ann. Derm. Syph. (Paris) VIII. s. **2**, 172 (1942). — WEITERSCHAU, J. H.: Die Bedeutung der Meinicke-Klärungsreaktion nach Erfahrungen der Universitäts-Hautklinik Tübingen. Diss. Tübingen 1932. Zit. Zbl. Haut- u. Geschl.-Kr. **45**, 251 (1933). — (1) WENDEBORN, H.: Untersuchungen über die Zuverlässigkeit einer Trockenblutprobe nach Chediak als Luesreaktion. Derm. Wschr. **1935**, 1543. — (2) Ist die Trockenblutreaktion nach Chediak als Luesreaktion wertvoll? Derm. Wschr. **1937**II. 1173. — (1) WENDLBERGER, J., u. K. SCHREINER: Über die Luesdiagnose aus einem eingetrockneten Tropfen Blut nach Chediak. Derm. Wschr. **1935**, 1539. —

(2) WENDLBERGER, J.: Über die klinische und praktische Verwertbarkeit der Luesdiagnose aus einem eingetrockneten Tropfen Blut. Derm. Wschr. 1937 II, 1441. — (3) WENDLBERGER, J., u. K. PETROWITSCH: Zur Vereinfachung der Trockenblutreaktion. Wien. klin. Wschr. 1940 I, 336. — WENDT, E.: Erfahrungen mit der Müllerschen Ballungsreaktion II. Nord. med. T. 1932, 500—502. [Schwedisch.] Zit. Zbl. Haut- u. Geschl.-Kr. 43, 104 (1933). — (1) WERNER, I.: Ein aktuelles Luesproblem. Svenska Läk.-Tidn. 1956, 2014. [Schwedisch.] Zit. Zbl. Haut- u. Geschl.-Kr. 98, 233 (1956). — (2) WERNER, M.: Ist die Luotestreaktion spezifisch oder charakteristisch für Syphilis? Z. Hyg. Infekt.-Kr. 123, 463 (1941). — (1) WERN-GREN, E. T., u. A. E. BIANCHI: Vergleichende Studie über 965 Reaktionen nach Kahn und Wassermann. An. Inst. Clin. méd. Ágote 12, 330 (1931). Zit. Zbl. Haut- u. Geschl.-Kr. 46, 238 (1933). — (2) WERNGREN DE SOMMERVILLE, E. T., u. SR. A. ETSCHEBARNE: Vergleichung der Resultate der Hintonschen Probe mit der Wassermannschen und Kahnschen Reaktion. An. Inst. Clin. méd. Agote 14, 334 (1933). [Spanisch.] Zit. Zbl. Haut- u. Geschl.-Kr. 50, 529 (1935). — WERTHER u. LISA BAARS: Das Verhältnis der Fällungsreaktionen (Kahn-Reaktion, Meinicke-Klärungsreaktion) zu der Wassermannreaktion bei 2500 Sera. Derm. Wschr. 1931 I, 61. — WEWALKA, F.: Die Thymolprobe. Wien. klin. Wschr. 1950, 724. — WEYRAUCH, FR.: Über die Meinicke-Klärungs-Reaktion II im Liquor. Med. Klin. 1934 I, 804. — (1) WHEELER, A. H., E. M. BRANDON and R. L. KAHN: The effect of lipids on Kahn antigen. I. Reduction of sensitivity by addition of lecithin. Amer. J. clin. Path. 17, 117 (1947). — (2) The effect of lipids on Kahn antigen. II. Increase of sensitivity by the addition of cephalin. Amer. J. Clin. Path. 17, 130 (1947). — WICHELS, HÜRTHLE u. MALEY: Ein Beitrag zur Theorie und Praxis der Syphilisreaktionen. Münch. med. Wschr. 1929 II, 1759—1760. — (1) WIDELOCK, D.: The VDRL slide test. A comparison with the Mazzini, Kahn and Kolmer tests for syphilis. Amer. J. clin. Path. 18, 218 (1948). — (2) WIDELOCK, D., MARY F. GONSHOREK and LILLIAN MARSDEN: The false-positive reaction in serology of syphilis: the presence of an antiacetone soluble substance in human serum. J. vener. Dis. Inform. 31, 133 (1950). — (1) WIEDMANN, A.: Bemerkungen zur Diagnose, Klinik und Therapie der Lymphogranulomatosis inguinalis. Derm. Wschr. 1935 II, 1319. — (2) WIEDMANN, A., u. F. KAIL: Über die Bedeutung der WaR. für die moderne Lueserologie. Klin. Med. (Wien) 4, 201 (1949). — (3) WIEDMANN, A.: Serologische Luesdiagnostik. Irrtümer in der Beurteilung. Diagnostik der latenten und der Lues im Spätstadium. Wien. med. Wschr. 1954, 25. — (4) Das immunbiologische Verhalten der Syphilis gegenüber der antiluetischen Behandlung, besonders der Fiebertherapie. Sonderabdruck aus Wien. Z. Nervenheilk. Bd 6, H. 1 (1952). — WIEGAND: Entnahme von Rückenmarksflüssigkeit. Z. ärztl. Fortbild. 27, 195 (1930). — (1) WIENER, A. S.: Studies on the Kline test for syphilis. I. Technique of the Kline test on heated serum, with special reference to the quantitative aspects. J. Lab. clin. Med. 22, 1062 (1937). — (2) WIENER, A. S., and I. M. DERBY: Syphilitic reagin in blood and in spinal fluid. A comparative quantitative study. Arch. Derm. Syph. (Chicago) 39, 999 (1939). — WIGAND, H.: Nicht durch Blutgruppen bedingte Transfusionsstörungen vom Standpunkt des Klinikers. Ergebn. Bluttransfusionsforsch. 2, 30 (1956). — WIKULLIL, L. v.: Über die Wassermann-Reaktion aus Gewebsflüssigkeit. Münch. med. Wschr. 1931 I, 708—709. — WILDE: Bewertung der Seroreaktionen bei behandelter Lues. Essener Dermatol. Ges., Sitzg vom 23. XI. 1949. Zit. Zbl. Haut- u. Geschl.-Kr. 75, 198 (1950). — (1) WILDFÜHR, G.: Über die Unspezifität der Luesreaktionen. Vortrag. Dtsch. Gesundh.-Wes. 1949, 810. — (2) Über die paradoxen Reaktionen syphilitischer Seren bei der Wassermannschen Reaktion. Z. ges. inn. Med. 4, 507 (1949). — (3) Über die unspezifische positive Wassermannsche Reaktion zur Zeit der Menses bzw. im Praemenstruum. Arch. Derm. Syph. (Berl.) 188, 576 (1949). — WILKE, A.: Erfahrungen mit der Guttadiaphot-Methode. Med. Klin. 1931 I, 285. — WILKINSON, A. E.: An examination of Kahn's universal serological reaction as an aid to the diagnosis of suspected latent syphilis. Brit. J. vener. Dis. 32, 98 (1956). — WILLET, J. C., and N. NAGLE: The Kahn reaction in a group of non-syphilitic pregnant women. Amer. J. Syph. 16, 383—384 (1932). — (1) WILSON, D., M. B. KURTZ and N. W. LARKUM: The zone of precipitation in the Kahn test. Amer. J. Syph. and Neurol. 18, 355 (1934). — (2) WILSON jr., R., and S. L. LEVIN: Observations on the effect of malaria on the Wassermann reaction. Amer. J. med. Sci. 191, 696 (1936). — (1) WINGEN, TH.: Untersuchungen zur Frage der Spezifität der Luesreaktionen unter der Geburt. Med. Klin. 1930, 1669. — (2) Lues und Schwangerschaft. (Bemerkung zur gleichnamigen Arbeit von R. SPIEGLER in der Münch. med. Wschr. Nr 3.) Münch. med. Wschr. 1932 I, 316—317. — WINKLER, H.: Schwangerschaftsreaktionen bei einer Nichtsyphilitischen. Berliner Dermatol. Ges., Sitzg vom 28. II. 1939. Zit. Zbl. Haut- u. Geschl.-Kr. 62, 340 (1939). — (1) WITEBSKY, E., u. R. KLINGENSTEIN: Zur serologischen Differentialdiagnose zwischen Tuberkulose und Syphilis. Klin. Wschr. 1932, 97. — (2) WITEBSKY, E.: Zur serologischen Differentialdiagnose zwischen Syphilis, Gonorrhöe und Tuberkulose. Klin. Wschr. 1932, 194. — (3) WITEBSKY, E.: Eine Bestätigungsreaktion zur Serodiagnostik der Syphilis. Z. Immun.-Forsch. 80, 323 (1933). — (4) Ehrlich's side-chain theory in the light of present immunology. Ann. N.Y. Acad. Sci. 59, 168 (1954). — WITTE, J.: Über die Konservierung des Komplements in hypertonischen

Salzlösungen. Berl. tierärztl. Wschr. **1933**, 180. — WITTIG, R., u. H. GROPPER: Die quantitative Auswertung des Pallida- und des Cardiolipin-Antigens bei der Lues und der Akrodermatitis chronica atrophicans. Derm. Wschr. **132**, 1208 (1955). — WITTLINGER: Zur Frage der gesetzlichen Einführung der WaR. Z. ärztl. Fortbild. **44**, 371 (1950). — WOEBER, KH., J. ZINZIUS u. G. v. WENZLAWOWICZ: Über den Einfluß des Ultraschalls auf die Wassermannsche Reaktion bei Seren von Luetikern. Strahlentherapie **85**, 226 (1951). — WOERNER, H.: Ultraschall und serologische Luesreaktionen. Z. Immun.-Forsch. **110**, 426 (1953). — WOHLFAHRT, P.: Über die Verwendbarkeit der Trockenblutreaktion auf Syphilis bei Reihenuntersuchungen einer Betriebspoliklinik. Z. ärztl. Fortbild. **44**, 370 (1950). — (1) WOLFF, L., W. TEUSCH u. B. v. BOROS: Studies on the Wassermann reaction. I. Some factors responsible for variation in activity of the cardiolipin-lecithin-cholesterol antigen in aqueous dilution. Ärztl. Forsch. **5**, I/546—I/553 (1951). — (2) WOLFF, M. B.: A quantitative Wassermann test. Prelim. report. J. Lab. clin. Med. **16**, 1135—1140 (1931). — WOLFRAM: Pseudolues papulosa. Öst. Dermatol. Ges., Wien, Sitzg vom 12. III. 1936. Zit. Zbl. Haut- u. Geschl.-Kr. **54**, 69 (1937). — WOLFSON, I.: Die Wassermann-Reaktion bei Bleivergiftung. Trudy leningrad. Inst. Izuč. profess. Zabol. **6**, 26—31 (1932). [Russisch.] Zit. Zbl. Haut- u. Geschl.-Kr. **43**, 694 (1933). — WOLOCHOW, N. P.: Die Takata-Ara-Reaktion bei Geistesstörungen. Z. Neurol. **124**, 163—175 (1930). — (1) WONG, DOROTHY HUIE and A. I. H. WONG: The Wassermann and Kahn reactions of human milk. Chin. med. J. **46**, 168—174 (1932). Zit. Zbl. Haut- u. Geschl.-Kr. **41**, 393 (1932). — (2) WONG, D. H., and TSO-LIANG CH'IN: The Kline test in the diagnosis of syphilis, including a study of its use in experimental syphilis in rabbits. Chin. med. J. **48**, 431 (1934). Zit. Zbl. Haut- u. Geschl.-Kr. **49**, 364 (1934). — (1) WORTMAN, F.: Syphilis. Dermatologica (Basel) **99**, 252 (1949). — (2) Syphilis. (Juni 1949 bis Juni 1950.) Dermatologica (Basel) **101**, 274 (1950). — (3) Syphilis. (Sammelreferat Juli 1952 bis Juni 1953.) Dermatologica (Basel) **107**, 341 (1953). — WÜNSCHE, O.: Erfahrungen bei über 36000 Lues-Reihenuntersuchungen nach dem Chediak-Verfahren. Med. Klin. **1951**, 269. — WUHRMANN, F., CH. WUNDERLY, P. DE NICOLA u. F. HUGENTOBLER: Über Bluteiweißuntersuchungen bei 76 Krankheitsfällen von β-Hyperglobulinämie und ihre klinische Bedeutung. Helv. med. Acta **17**, 197 (1950). Zit. Zbl. Haut- u. Geschl.-Kr. **78**, 12 (1952). — WYLER, E. J.: The Wassermann test. Technical details of No 1 method (medical research council, special report series, No 14). Med. Res. Council, spec. Rep. Ser. **129**, 1—23 (1929). — (1) WYSS-CHODAT: À propos des résultats obtenus par l'examen simultané du sérum avec les méthodes de Hecht-Bauer, Wassermann et Vernes, chez 9000 malades. Schweiz. med. Wschr. **1931**I, 201. — (2) Peut-on utiliser la méthode de Dold pour l'examen des sérums syphilitiques par la méthode de Vernes? Ann. Mal. vénér. **26**, 164 (1931).

YAJIMA, K., u. T. TAKAGI: Über die Ergebnisse von der Ideschen und Mikro-Serum-Lues-Reaktion bei den Eichhörnchen (Cittelus mongolicus ramosus Thomas oder Cit. mong. umbratus Th) und den Kaninchen aus Mandschukuo. J. orient. Med. **27**, Nr 2, dtsch. Zus.fass. 20 (1937). [Japanisch.] Zit. Zbl. Haut- u. Geschl.-Kr. **57**, 536 (1937). — YAMAMOTO, S.: Hämatologische Untersuchung bei der experimentellen Syphilis. Über die Schwankungen des Blutbildes im Verlaufe der experimentellen Syphilis. Acta derm. (Kyoto) **21**, 77 (1933). Zit. Zbl. Haut- u. Geschl.-Kr. **47**, 182 (1934). — YAMAURA, K.: Über Bauersche Reaktion. Jap. J. Derm. **33**, 129 (1933). Zit. Zbl. Haut- u. Geschl.-Kr. **46**, 497 (1933). — (1) YANAGAWA, S., and M. HONDA: The WaR. in experimental relapsing fever in mice. Lues (Kyoto) **1**, 141 (1927). Zit. Zbl. Haut- u. Geschl.-Kr. **35**, 156 (1931). — (2) YANAGAWA, S.: On the permeability of the placenta by the immune substance in spirochetosis. Lues (Kyoto) **2**, 208 (1928). Zit. Zbl. Haut- u. Geschl.-Kr. **35**, 546 (1931). — YANG, K. L.: A comparative study of the Rosenthal precipitation test with the Wassermann reaction and the Kahn test in syphilis. Amer. J. Syph. and Neurol. **19**, 364 (1935). Zit. Zbl. Haut- u. Geschl.-Kr. **52**, 254 (1936). — (1) YOSIDA, K.: Über den Komplementgehalt bei verschiedenen Blutgruppen, insbesondere über den Zusammenhang mit der Seroreaktion und der antiluetischen Kur. Fukuoka Ikwadaigaku Zasshi **27**, Nr 7 (1934). [Japanisch.] Zit. Zbl. Haut- u. Geschl.-Kr. **49**, 362 (1934). — (2) Über das Normal-Ziegen-Hämolysin bei verschiedenen Blutgruppen, insbesondere über den Zusammenhang mit der Seroreaktion und der antiluetischen Kur. Fukuoka Ikwadaigaku Zasshi **28**, dtsch. Zus.fass. 4 (1935). [Japanisch.] Zit. Zbl. Haut- u. Geschl.-Kr. **51**, 64 (1935). — (3) YOSIDA, K.: Über Veränderungen des Komplementgehaltes und des Normal-Ziegen-Hämolysintiters während einer Woche nach der Salvarsan-Injektion bei verschiedenen Blutgruppen. Fukuoka Ikwadaigaku Zasshi **28**, Nr 5, dtsch. Zus.fass. 53 (1935). [Japanisch.] Zit. Zbl. Haut- u. Geschl.-Kr. **51**, 673 (1935). — (4) YOSIDA, K.: Über die Veränderung des Komplementgehaltes im Verlaufe von antiluischer Behandlung bei Syphilitikern nach verschiedenen Blutgruppen. Fukuoka Ikwadaigaku Zasshi **28**, Nr 6, dtsch. Zus.fass. 63 (1935). [Japanisch.] Zit. Zbl. Haut- u. Geschl.-Kr. **51**, 585 (1935). — (5) YOSIDA, K.: Über den Zusammenhang mit der quantitativen WaR und der antiluischen Behandlung bei sekundärer Syphilis nach verschiedenen Blutgruppen. Hifu-to-Hitsunyo **3**, H. 3, dtsch. Zus.fass. 21 (1935). [Japanisch.] Zit. Zbl. Haut- u. Geschl.-Kr. **51**, 674 (1935). —

(6) YOSHIDA, S.: Immunitätsforschung der Spirochätenkrankheiten. I. Mitt. Lokale Immunität bei der Syphilis. Acta derm. (Kyoto) 16, 169 (1930). [Japanisch.] Zit. Zbl. Haut- u. Geschl.-Kr. 36, 237 (1931). — (7) YOSHIDA, S., u. S. KATO: Der Spirochätennachweis im kreisenden Blute von syphilisimmunisierten Kaninchen nach der intravenösen Injektion der Spirochaetae pallidae. Lues (Kyoto) 5, 217 (1930). [Japanisch.] Zit. Zbl. Haut- u. Geschl.-Kr. 37, 393 (1931). — (8) YOSHIDA, S.: Immunitätsforschung über Spirochätenkrankheiten. III. Mitt. Über die lokale passive Immunität der Rattenbißkrankheit beim Kaninchen. Acta derm. (Kyoto) 16, 343 (1930). [Japanisch.] Zit. Zbl. Haut- u. Geschl.-Kr. 38, 110 (1931). — (9) Immunitätsforschung der Spirochätenkrankheiten. IV. Mitt. Über die Superinfektion bei der Rattenbißkrankheit der Kaninchen. Acta derm. (Kyoto) 16, 540 (1930). [Japanisch.] Zit. Zbl. Haut- u. Geschl.-Kr. 38, 110 (1931). — (10) Immunitätsforschung der Spirochätenkrankheiten. II. Mitt. Acta derm. (Kyoto) 16, 255 (1930). [Japanisch.] Zit. Zbl. Haut- u. Geschl.-Kr. 36, 367 (1931). — (11) YOSIDA, K.: Über die Veränderung des Normal-Ziegen-Hämolysintiters im Verlaufe der antiluetischen Behandlung bei Syphilitikern nach verschiedenen Blutgruppen. Fukuoka Ikwadaigaku Zasshi 28, dtsch. Zus.fass. 70 (1935). [Japanisch.] Zit. Zbl. Haut- u. Geschl.-Kr. 52, 188 (1936). — YUMAR, M. D.: Vergleichende Studien über die Reaktionen von Wassermann, Meinicke, Sachs und Kahn und ihren praktischen Wert. Archivos Cardiol. 11, 188 (1930). [Spanisch.] Zit. Zbl. Haut- u. Geschl.-Kr. 35, 288 (1931).

ZABELLO, K.: Meinickes Mikroreaktion als Orientierungsmethode bei Massenuntersuchungen auf Lues. Profil. Med. 8, 27—31 (1929). [Russisch.] Zit. Zbl. Haut- u. Geschl.-Kr. 32, 125 (1930). — (1) ZABLOCKI, B., u. S. SIERAKOWSKI: Einfluß der hydrotopischen Körper: Neosalutan, Bayer 205, Heparin und Sulfosalycilsäure auf die Eiweißlöslichkeit, auf das Komplement und die Bordet-Wassermannsche Reaktion. Med. dośw. spol. 17, 336 (1933). [Polnisch.] Zit. Zbl. Haut- u. Geschl.-Kr. 48, 476 (1934). — (2) Aus Untersuchungen über serologische Reaktionen bei Lues. V. Der Einfluß der hydrotrophischen Körper: Neosalutan, Bayer 205, Heparin und Sulfosalicylsäure auf die Löslichkeit des Eiweißes auf das Komplement und die Bordet-Wassermannsche Reaktion. Med. dośw. spol. 19, 59 (1934). [Polnisch.] Zit. Zbl. Haut- u. Geschl.-Kr. 51, 64 (1935). — (1) ZALKIND, E. S.: Zur Frage über Wassermannreaktion im konservierten Blut. Nov. hir. Arh. 41, 556 (1938). [Russisch.] Zit. Zbl. Haut- u. Geschl.-Kr. 65, 250 (1940). — (2) ZALKIND, E.: Das syphilitische Fieber. Sovet. Vestn. Vener. i Derm. 9, 626 (1931). [Russisch.] Zit. Zbl. Haut- u. Geschl.-Kr. 40, 818 (1932). — ZALUCKIJ, G., u. JU. RIVIN: Vergleichende Bewertung der allköpfigen und ausgewählten serologischen Untersuchung bei schwangeren Frauen. Trudy 3 vses. S-ezda Bořba vener. Bol. 130 u. 133 (1932). Zit. Zbl. Haut- u. Geschl.-Kr. 49, 649 (1934). — ZANNI, G. A.: L'enzimoreazione quale mezzo diagnostico nella sifilide. Ann. Ist. Maragliano, III. s. 2, 57—75 (1932). — ZAPPACOSTA, M.: Proposta d'una reazione diagnostica della sifilide per iniezione dell'anticorpo isolato dal siero di sangue luetico. Nota prev. Rif. med. 1942, 647. — ZARAFONETIS, CH. J. D., and JOHN F. KENT: Serologic tests for syphilis in infectious mononucleosis. J. Lab. clin. Med. 43, 253 (1954). — ZARCHI, M., K. VIŠNJAK u. M. FEIGIN: Der praktische Wert der Kahnschen Reaktion für die Serodiagnostik der Syphilis. Russk. Vestn. Derm. 8, 21—28 (1930). [Russisch.] Zit. Zbl. Haut- u. Geschl.-Kr. 34, 227 (1930). — ZAROUBINE, V.: Sur la méthode active de déviation du complément pour le sérodiagnostic rapide de la syphilis dans la modification de Tsien Jung Tsu. Ann. Mal. vénér. 26, 801 (1931). — ZAVAGLI, V.: L'applicazione delle reazioni di Kahn nella diagnosi della sifilide. Ann. Igiene 43, 819 (1933). — ZAVARINI, G., e RAFFAELE MOLINARI: Sul valore specifico delle sieroreazioni per la sifilide e sull'influenza esercitata su di esse da terapia vaccinica protratta. G. ital. Derm. Sif. 90, 212 (1949). — ZEBNICKAJA, L. V.: Antigene Eigenschaften verschiedener Stämme reiner Kulturen der Spirochaeta pallida nach der Komplementbindungsreaktion mit Immunseren und Seren von Syphiliskranken. Vestn. Vener. Derm. H. 4, 24 (1955). Zit. Zbl. Haut- u. Geschl.-Kr. 94, 237 (1956). — ZELISTŠEVA, A., u. M. MIRKIN: Die Bedeutung der Citochol-Reaktion von Sachs-Witebsky zur Serodiagnose der Syphilis. Kazan. med. Ž. 28, 884 (1932). [Russisch.] Zit. Zbl. Haut- u. Geschl.-Kr. 45, 762 (1933). — ZELLMANN, H. E.: The incidence of positive serologic tests for syphilis in the collagen diseases. Amer. J. Syph. 36, 163 (1952). — ZIENKIEWICZ, J.: Das Blutbild bei Kindern mit kongenitaler Lues und seine Veränderungen bei spezifischer Behandlung. Pedjatr. polska 14, 350 (1934). [Polnisch.] Zit. Zbl. Haut- u. Geschl.-Kr. 51, 65 (1935). — (1) ZIMMERMANN, E.: Die Trockenblutprobe auf Syphilis. Ein Beitrag zu ihrer Vereinfachung. Münch. med. Wschr. 1939II, 1732. — (2) Die Chediak-M.K.R. II. Untersuchungen über neue Möglichkeiten. Med. Welt 1940, 507. Zit. Zbl. Haut- u. Geschl.-Kr. 65, 694 (1940). — (3) ZIMMERMANN, G.: Sollen in Krankenanstalten von allen Patienten Seroreaktionen auf Lues angestellt werden? Klin. Wschr. 1930I. — (4) ZIMMERMANN, W.: Probleme der serologischen Luesdiagnostik. Öff. Gesundh.-Dienst 17, 5 (1955). — (5) ZIMMERMANN, W., H. RHEINFURTH u. H. BARH: Mikro-Meinicke-Reaktion und Cardiolipin-Mikroflockungstest; eine vergleichende Studie. Arch. Hyg. (Berl.) 140, 232 (1956). — (1) ZINZIUS, J., u. KH. WOEBER: Über die Wirkung des Ultraschalls auf die serologischen Blutreaktionen. 21. Tagg der Dtsch. Dermatol. Ges. in Heidelberg vom 5.—9. Oktober 1949. Zit. Zbl. Haut- u. Geschl.-Kr. **74**, 20 (1950). — (2) ZINZIUS, J.: Contribución al conocimiento de la acción de las ondas ultrasonoras sobre las reacciones suerológicas, principalmente sobre la reaccion de Wassermann. Méd. clin. (Barcelona) **20**, 313 (1953). Zit. Zbl. Haut- u. Geschl.-Kr. **87**, 273 (1954). — ZIRM, K. L.: Über die Beeinflussung der Takata-Arareaktion durch Heparin. Klin. Wschr. **1933** II, 1695. — ZOLLSCHAN, J.: Beiträge zur spezifischen Empfindlichkeit der Müllerschen Ballungsreaktion. Wien. klin. Wschr. **1929** I, 810—811. — ZOTTI, P.: La reazione rapida Cantani II nella sierodiagnosi delle lue. Pubbl. Lab. med.-microgr. Nr 11, 1 (1937). — (1) ZUCCARINI, N.: La reazione di Kahn con antigene cardiolipinico. Minerva derm. (Torino) **38**, 76 (1953). — (2) La microreazione di flocculazione di Rein-Bossak. Minerva derm. (Torino) **27**, 227 (1952). — (1) ZÜHDI, M.: Über die Hitzeempfindlichkeit von Komplementbindungs- und Flockungsreaktion bei syphilitischen Seren. Z. Immun.-Forsch. **68**, 450 (1930). — (2) Erfahrungen mit der Terpentin-Trübungsreaktion. Med. Klin. **1930**, 1824. — (1) ZÜNDEL, W.: Zur Beurteilung der Pallidareaktion. Arch. Derm. Syph. (Berl.) **179**, 120 (1939). — (2) ZÜNDEL, W., u. J. SCHAELER: Über Eigenhemmungen der Wassermannschen Reaktion. Derm. Wschr. **1937** I, 541. — ZWETKOVA, A., S. TSCHUGUJEVA u. D. ASCHAVSKAJA: Zur Frage nach einer einfachen und raschen Komplementablenkungsreaktion bei Lues. Sovet. Vestn. Vener. i Derm. **4**, 786 (1935). [Russisch.] Zit. Zbl. Haut- u. Geschl.-Kr. **52**, 687 (1936).

Ohne Autor

(1) *Kongreßbericht:* 8. Internat. Kongr. für Dermatologie und Syphilidologie, Kopenhagen 5.—9. VIII. 1930. Zweites Hauptthema: Immunität, Superinfektion, Reinfektion bei der Syphilis. Zbl. Haut- u. Geschl.-Kr. **37**, 669 (1931). — (2) Une enquête de la "Vie Médicale" sur la séméiologie des réactions humorales dans les syphilis latentes. Arch. internat. Neurol. **49** (III), 7 (1930). — (3) Rapport de la conférence de laboratoire sur le sérodiagnostic de la syphilis convoquée a Montevideo par l'institut prophylactique de la syphilis de l'Uruguay. (15—20 septembre 1930.) (Ser. de publ. de la Soc. des Nat. III. Hyg. Nr. C. H. 968.) Genève: Serv. des publ. de la Soc. des Nat. 1931. — (4) Quelle est la frequence des Bordet-Wassermann irréductibles? Bull. Soc. franc. Derm. Syph. **39**, 995 (1932). — (5) Dans quels cas est-on autorisé à parler de Bordet-Wassermann irréductibles? Bull. Soc. franç. Derm. Syph. **39**, 961 (1932). — (6) Serumdiagnose der Syphilis. RdErl. d. MdI. v. 16. 10. 1934 — III a III 1843/34 Minist.bl. preuss. inn. Verw. A 1934, 1361. — (7) The clinician and the serologic test for syphilis. J. Amer. med. Ass. **109**, 134 (1937). — (8) Serumdiagnose der Syphilis, RdErl. d. RMdI. v. 17. 8. 1942 — IV g 7181/42 — 5665. Minist.bl. Minist. Inn. A 1942, 1715. — (9) Transfusionssyphilis. Med. Klin. **1948**, 75. — (10) WHO. Cardiolipin antigens. Bull. Organ. mond. Santé **4**, 151 (1951). — (11) Une méthode rapide pour le diagnostique de la syphilis. Chron. Bull. Organ mond. Santé **6**, 329 (1952). — (12) Comment peut-on expliquer l'irréductibilité des réactions sérologiques. Bull. Soc. franç. Derm. Syph. **39**, 1085 (1932). — (13) Recommandations concernant les séroréactions dans la syphilis. Ann. Mal. vénér. **27**, 885 (1932). — (14) *Tagungsbericht:* Le T.P.I. test de Nelson-Mayer et les nouveaux aspects immunologiques de la syphilis. Publié sous la direction de Jacques Charpy. Paris: Masson & Cie. 1953. — (15) Comité d'experts des maladies vénériennes et des tréponèmatoses. Sous-commité de la sérologie et des techniques de laboratoire. 3. Rapport. (Organis. Mond. de la Stanté. Sér. d. Rapports Techniques. Nr. 79.) Genève: Organis. Mond. de la Santé 1954. 52 S. — Serumdiagnose der Syphilis. RdErl. d. MdI. v. 18. 10. 1934 — III a III 1843/34 Minist.bl. preuss. inn. Verw. A 1934, 1361. — Serumdiagnose der Syphilis, RdErl. d. RMdI. v. 17. 8. 1942 — IV g 7181/42 — 5665. Minist.bl. Minist. Inn. A 1942, 1715.

Der Nelson-Test (TPI-Test)
und andere Treponema pallidum-Reaktionen

Von

Gertraud Ehrmann und Wolfgang Raab-Wien

Allgemeines

Im Jahre 1948 publizierten NELSON und MAYER[2] ihre unter der Mitarbeit von DIESENDRUCK und EAGAN entstandene Arbeit „Immobilisierung der Spirochaeta pallida in vitro durch Antikörper, die bei syphilitischen Infektionen erzeugt werden". Im Prinzip handelt es sich darum, daß aus Hodensyphilomen von Kaninchen in ein Spezialmedium ausgeschüttelte Treponemen in Anwesenheit von aktivem Komplement mit einem syphilitischen Serum zusammengebracht, ihre Beweglichkeit und Infektiosität verlieren. Außerdem stellten NELSON und MAYER[2] fest, daß die Reaginewirkung und der immobilisierende Effekt auf zwei verschiedene Antikörper zurückzuführen sind.

Bereits 1906 hatten HOFFMANN[1] u. Mitarb. bemerkt, daß syphilitische Sera einen immobilisierenden Einfluß auf blasse Treponemen ausüben. OWTSCHINIKOW wies darauf hin, daß im Jahre 1907 SABOLOTNIJ und MASLAKOWETZ eine dem Nelson-Test ähnliche Reaktion vorgenommen hatten. Durch Hinzufügen von positivem Patientenserum zu einer Suspension von Treponemata pallida (T.p.) kam es zur Verklebung und Klumpenbildung der Treponemen, also zu einer Agglutination, wobei auch eine Beeinträchtigung der Beweglichkeit der benachbarten Treponemen beobachtet wurde. MESTCHERSKY u. Mitarb. konnten die von EBERSON beschriebenen treponemiciden Antikörper syphilitischer Sera nicht nachweisen. Dies dürfte jedoch an der zu kurzen Bebrütungszeit und an den schlechten Überlebensbedingungen der Treponemensuspension gelegen sein. TANI, SAITO und FUMADA wiesen spirochätocide Antikörper im Blute syphilitischer Kaninchen nach, indem sie spirochätenhaltiges Material mit den entsprechenden Sera zusammen Albinokaninchen intracutan injizierten, jedoch waren diese Versuche nach BECK nicht reproduzierbar. Ähnliche Versuche wurden auch von TURNER unternommen.

Alle TPI-Test-Laboratorien (im Jahre 1956 waren es nach dem Bulletin der Weltgesundheitsorganisation bereits 52) verwenden den von NICHOLS 1913 aus dem Liquor eines Paralytikers auf Kaninchenhoden überimpften Spirochätenstamm als Antigen (DOEPFMER[1]). Laboratoriumsinfektionen haben die jetzt noch bestehende Virulenz und Menschenpathogenität dieses Stammes bewiesen (DOEPFMER[1], DUREL[6] u. Mitarb.). Das Reiter-Kultur-Treponema ist für den TPI-Test nicht geeignet. Es vermag auch nicht die Bildung von immobilisierenden Antikörpern anzuregen (RUGE[1], RUGE[2] u. Mitarb., WILKINSON[2]).

Die Bedeutung des Treponema pallidum-Immobilisationstestes (TIT der französischen Literatur) liegt nach DOEPFMER[6], GABRIEL, MILLER[1, 2] u. Mitarb., SAUSSE[1, 3, 5] u. Mitarb., LEDBETTER[3, 4], MOORE u. Mitarb. sowie LEVADITI u. Mitarb. vor allem in der Erkennung einer biologisch falsch positiven Reagine-reaktion und im Erfassen der spezifischen Antikörper (Immobilisine) bei tertiären Luesformen mit negativen Reaginereaktionen, ebenso wie bei Fällen von seronegativer Lues latens (VANDOW u. Mitarb., LEVADITI[2, 3] u. Mitarb., MAGNUSON[1] und THOMPSON, PAGES u. Mitarb., SAUSSE[3], GASTINEL u. Mitarb.). Siehe auch Kapitel „Praktische Bedeutung des TPI-Testes."

Im Tierversuch kann man eine direkte Beziehung zwischen der Höhe des Immobilisinetiters im Serum und der Resistenz gegenüber einer neuen Infektion finden (NELSON[3]). Eine Beeinflussung des Immobilisinetiters ist beim Menschen in der Regel nur bei primärer und sekundärer Syphilis zu erreichen. In diesen Fällen kann das Absinken der Immobilisine als Zeichen der Heilung angesehen werden; bei tertiärer oder latenter Syphilis kann man zumindest bis zu 2 Jahren keinen Titerabfall erkennen (NELSON[3]). Das Negativwerden des TPI-Testes bei behandelter Lues wird von LEVADITI[3] u. Mitarb. ebenfalls als Heilung interpretiert; diesbezügliche Tierversuche wurden beschrieben.

Wegen der Schwierigkeiten und hohen Kosten dieses spezifischen Immobilisinenachweises behalten die klassischen Reaginereaktionen ihre Bedeutung für Routineuntersuchungen bei (ROEDERER, SCARPA, MILLER[2, 3] u. Mitarb., DOEPFMER[4-6] u. Mitarb., OLANSKY[1] u. a.). Der Verdacht auf einen biologisch falsch positiven „Wassermann" (DELACRETAZ[3, 4], MEINICKE[4, 6]) und der Verdacht auf Neurolues (DOEPFMER[4-6], SCHUERMANN) gehören zu den Hauptindikationen für die Vornahme eines TPI-Testes. Auch bei negativer Luesanamnese soll das TPI-Ergebnis für die Diagnose „Syphilis" maßgebend sein (MILLER[2-4] u. Mitarb., KOGOJ[1, 2]). EHRMANN warnt vor jeder antiluischen Behandlung lediglich auf Grund eines positiven Ergebnisses in den Reaginereaktionen bevor die Diagnose durch den TPI-Test verifiziert ist.

Eine ausführliche Zusammenstellung über die Spezifität des TPI-Testes findet sich bei BEERMANN; die Spezifität ist wohl sehr hoch (vgl. auch LEVADITI[2, 3] u. Mitarb.), jedoch nicht absolut (EHRMANN[1], MAGNUSON[1]): Patienten mit experimenteller Malaria können eine, wenn auch schwache Immobilisierung virulenter Spirochäten bei negativem TPI-Test vor der Malariainoculation zeigen.

DOEPFMER[2, 3] u. Mitarb. bewerten den TPI-Test als den einzig wirklich spezifischen Nachweis des Befalls mit Syphiliserregern, da in diesem Test lebende Spirochäten als Antigen verwendet werden und ein allfällig positiver Ausfall durch den Eingriff in die Lebensvorgänge der Spirochäten selbst manifestiert wird.

1953 publizierte NELSON[5] quantitative Untersuchungen der Immobilisine bei luischen Kaninchen nach Behandlung mit Penicillin und fand bei Reinfektion eine klassische anamnestische Reaktion. Daß ein quantitativer Nachweis der treponemenimmobilisierenden Antikörper größtes Interesse verdient, zeigten die Untersuchungsergebnisse von FRIBOURG-BLANC[2, 3]. Komplement gleicher Qualität und Treponemen gleicher Vitalität sind jedoch für die Vornahme eines quantitativen TPI-Testes unbedingt notwendig; die Bedeutung des quantitativen TPI-Testes wird daher wohl stets nur auf wissenschaftlicher Ebene liegen.

MEINICKE[2, 4, 5] kritisiert die seiner Ansicht nach zu geringe Sensibilität des TPI-Testes: bei Lues I, Lues II und Tabes dorsalis fand er nicht so selten negative Ergebnisse.

LEVADITI[1] u. Mitarb. stimmen mit WARING u. Mitarb. überein, daß nur die lebende Spirochäte die Immobilisinebildung hervorzurufen imstande ist und sprechen damit dem toten Treponema pallidum antigene Eigenschaft bezüglich immobilisierender Antikörper ab. GASTINEL u. Mitarb. und SAUSSE[2] sowie McLEOD[2] u. Mitarb. berichten jedoch über gegenteilige Beobachtungen. Daß sowohl lebende als auch tote Spirochäten Immobilisine adsorbieren können, zeigten EHRMANN[4] u. Mitarb. durch eine besondere Versuchsanordnung; außerdem beobachteten diese Autoren im Gegensatz zur bisherigen Literatur einen geringen Schwund von Immobilisinen nach Zusatz von Cardiolipin zum Serum.

Eine Trennung der Reagine von den Immobilisinen gelingt mittels der Ultrazentrifuge (LEVADITI[3] u. Mitarb.). Die immobilisierenden Antikörper sind leichter als die Reagine und andere bekannte Antikörper (z. B. Typhusagglutinine oder Hämolysine). RESTA[1] u. Mitarb. fanden — wahrscheinlich dem Eiweißgehalt entsprechend — im Hautblaseninhalt von Syphilitikern weniger immobilisierende Antikörper als im Serum.

Versuche mit fraktionierter Ablesung und verschieden langer Inkubation der einzelnen Faktoren zeigten, daß erst nach Anlagerung der Antikörper an das Antigen das Komplement zur Wirksamkeit gelangt (EHRMANN[5]). Durch elektronenmikroskopische Untersuchungen fand GREIFELT[2], daß die Treponemen in Gegenwart spezifischer Antikörper und aktiven Komplements nicht nur immobilisiert werden (NELSON[2, 3] u. Mitarb.), sondern auch Quellungs- und Auffaserungserscheinungen erkennen lassen (vgl. auch FÜHNER). Bei 200 Versuchen wurden mit beiden Auswertungsmöglichkeiten, der Immobilisierung und der morphologischen Veränderung, vollkommen übereinstimmende Resultate erzielt (GREIFELT[1, 3]); ein Untersuchungsergebnis, das sich nicht mit unseren Erfahrungen deckt: Wir konnten Lyse zwar oft bei aktiver und manifester Syphilis feststellen, bei der latenten Lues wurde mehr die Einwirkung von Immobilisinen und weniger die von Lysinen beobachtet.

Eine eigene Seroreaktion auf Lues, der Treponema pallidum-Lysis-Test (TPL-Test), wurde von BOREL[1] angegeben und basiert auf dem Nachweis spezifischer Lysine. Unserer Ansicht nach können damit latente Luesfälle wohl kaum erfaßt werden; sicherlich ist dieser Test für die Immunbiologie von Interesse.

1. Technik des Nelson-Testes

Die Vornahme des TPI-Testes bietet viele technische Schwierigkeiten; besonders für die Gewinnung des Antigens und bezüglich der Zusammensetzung des Basalmilieus wurden von vielen Autoren Verbesserungsvorschläge gemacht, von denen jedoch nur wenige allgemein verwertet werden. Im Prinzip wird jetzt der Nelson-Test in den meisten TPI-Laboratorien noch immer nach der ursprünglichen Vorschrift von NELSON[2, 3] und MAYER vorgenommen; in den Einzelheiten der Durchführung weichen die einzelnen Laboratorien voneinander ab.

Virulente Spirochäten werden aus Kaninchensyphilomen in das „Basalmedium" (NELSON[1, 3]-MAYER), bestehend aus Phosphatpuffer, Ultrafiltrat vom Rinderserum, Glutathion, Cystein, Na-Pyrovat, Na-Thioglykolat, Na-Bicarbonat und Rinderalbumin*, unter sterilen Bedingungen ausgeschüttelt; diese Suspension wird mit aktivem Komplement und dem zu untersuchenden, sterilen, inaktivierten Serum (Teströhrchen, enthaltend **) mindestens 16 Std unter N_2-CO_2-Atmosphäre bei 35 in manchen Lab. bei 37°C bebrütet. Zu jedem Teströhrchen wird ein Kontrollröhrchen mit inaktivem Komplement enthaltend *** angesetzt. Abgelesen wird im Dunkelfeld durch Feststellung der Zahl der lebenden Spirochäten unter mindestens

---

* Im allgemeinen gebräuchlicher Prozentgehalt:
Phosphatpuffer: Sec. Natriumphosphat gelöst in dest. Wasser 0,483%
　　　　　　　　Prim. Kaliumphosphat gelöst in dest. Wasser 0,112%
Ultrafiltrat vom Rinderserum 6,5 ml/100
Glutathion gelöst in physiolog. Kochsalzlösung 0,025%
Cystein-hydrochlorid gelöst in physiolog. Kochsalzlösung 0,02%
Na-Pyrovat gelöst in physiolog. Kochsalzlösung 0,015%
Na-Thioglykolat gelöst in dest. Wasser bis zu 0,1%
Na-Bicarbonat gelöst in dest. Wasser 0,08%
Rinderalbumin gelöst in physiolog. Kochsalzlösung 2,5%
** 0,3 ml Suspension, 0,05 ml Serum inakt., 0,15 ml Komplement aktiv.
*** 0,3 ml Suspension, 0,05 ml Serum inakt., 0,15 ml Komplement inaktiv.

25 Organismen und Bestimmung der spezifischen Immobilisierung in Prozenten. 0—20% spezifischer Immobilisierung bedeuten ein negatives, 21—50% ein fraglich positives und über 50% ein positives Ergebnis. Genaue Angaben hierzu bei NELSON[1-3] u. Mitarb., DESBORDES u. Mitarb., DELACRETAZ[1], ORHEL, MEINICKE[1], FRIBOURG-BLANC[5], LEDBETTER[2] sowie DUREL[1].

Es ist bekannt (vgl. auch T. p.-Biologie), daß es bis heute nicht möglich ist, Spirochäten kulturell zu züchten (HARD u. JAHNEL), ohne daß sie ihre virulenten und damit für die Bildung spirocider Antikörper antigenen Eigenschaften verlieren, daher müssen die als Antigen verwendeten Treponemen aus dem Hoden luischer Kaninchen gewonnen werden. Auch auf —78° C eingefrorene Spirochätensuspensionen können nach Wochen und Monaten nach Erwärmung auf +37° C im Wasserbad erneut verwendet werden (CHORPENNING[1, 2] u. Mitarb., TURNER[2], DOEPFMER[2], DUREL[2] u. Mitarb., McLEOD[1] u. Mitarb.). Auch durch Konservierung von Hodensyphilomen bei —60° C ist nach CHORPENNING[2] jederzeit ein Test durchführbar (vgl. auch DAGUET[1] sowie ANDERSON u. Mitarb.). Beim Einfrieren der Spirochätensuspension ist jedoch entweder rasche Abkühlung (ANDERSON u. Mitarb., HEMPHILL u. Mitarb.) oder der Zusatz antikristallinischer Substanzen (HEMPHILL u. Mitarb.) notwendig. Daß diese scheinbar vorteilhafte Methode nicht allgemein Eingang in die Technik gefunden hat, kann wohl kaum nur an der Schwierigkeit des Kühlverfahrens liegen. Eigene Versuche mit tiefgekühlten treponemenreichen Hoden waren jedenfalls nicht ermutigend.

Nach GREENBAUM bilden unterernährte Tiere nach 34—44 Tagen keine oder nur kleine Syphilome aus. BOREL[3, 5] führt die unspezifische Hodenentzündung, welche häufig eine syphilitische Impforchitis überdeckt, auf das Basalmilieu zurück und empfiehlt daher Kaninchenserum als Impfmilieu zu verwenden. VAISMANN (mündliche Mitteilung) nimmt aus diesem Grund physiologische Kochsalzlösung; ECKER u. Mitarb. haben auf die Bedeutung einer Verunreinigung des immer weiter überimpften Treponemenstammes mit Proteus Typ H hingewiesen. Eine zu dicke Injektionsnadel kann die Ursache einer traumatischen Orchitis oder eines Hodenhämatoms sein (BOREL[3]). Die Stalltemperatur hat keinen Einfluß auf die Treponemenentwicklung (CHAKO[2]). Der Gasstoffwechsel eines syphilitischen Kaninchenhodens soll nach KRAFT u. Mitarb. herabgesetzt sein.

Besonderes Augenmerk richten JAEGER[2] u. Mitarb. auf die Pflege der Kaninchen; die Beimpfung der Kaninchenhoden wird von diesen Autoren an 2 Einstichstellen vorgenommen und die Tiere werden nur bis zum 10. Tag post inoculationem als verwendungsfähig angesehen. Ein Hoden mit einer über 2 Tage alten Orchitis soll nicht mehr verwendet werden. Die Orchitisdiagnose wird aus der Volums- und Konsistenzzunahme gestellt (GREIFELT[3] u. Mitarb.). PORTNOY[1, 2] u. Mitarb. verglichen im qualitativen und quantitativen TPI-Test Spirochätensuspensionen von einer 26 Tage alten Orchitis und einer 2 Tage alten Orchitis: sie fanden dabei keinen Unterschied. Diese Beobachtung ist durch eine fehlende Antikörperbildung des Kaninchens erklärbar. Eine vorzeitige Antikörperbildung, und damit eine Präsensibilisierung der Treponemen in vivo kann mit Erfolg unterbunden werden durch Cortison oder durch Röntgenganzbestrahlung (s. auch Serologie der Syphilis: Fördernde und hemmende Einflüsse).

Die spezifische Orchitis tritt manchmal zuerst einseitig auf (GREIFELT[3]) und so kann mit einem Kaninchen zweimal getestet werden, wenn der erste Hoden in Narkose nach sorgfältiger Ligatur entfernt und das Wundbett durch eine Situationsnaht verschlossen wird. Zur leichteren möglichst quantitativen Gewinnung der Spirochäten aus dem syphilitischen Kaninchenhoden empfehlen DUREL[1] u. Mitarb. einen Emulgator besonderer Art (Broyeur). FEGELER[1] u. Mitarb. verwenden dazu eine Schüttelflasche mit Glasperlen. Allfällige, infolge einer Kaninchenspirochätose im Serum des Kaninchens vorhandene Immobilisine sollen nach HARRIS[4] durch eine vorherige TPI-Test-Untersuchung erkannt werden.

Das Milieu für die Bereitung der Spirochätensuspension (NELSON[2] und MAYER) ist nur kurze Zeit haltbar. Die Stammlösungen müssen nach der Originalvorschrift jede Woche frisch bereitet werden. Bei —20°C unter Stickstoffkohlendioxyd aufbewahrt, ist das Basalmilieu unseren Erfahrungen nach mindestens ein Monat haltbar (vgl. auch AJELLO u. Mitarb. sowie DUREL). Nach GREIFELT[3] ist diese Methode nicht immer verläßlich. DEMANCHE findet jedoch Überlebung der Treponemen noch nach 8 Tagen; DOEPFMER[1] beobachtet dabei Längenwachstum. Eine Vermehrung der Organismen konnte bisher nicht festgestellt werden. Lyophilisiertes Basalmedium gibt ebenfalls gute Resultate (BOREL[4] u. Mitarb.).

LITTLE und SUBAROW, SCHAUDINN und NOGUCHI (alle cit. nach SAURINO) erkannten bereits die Bedeutung von Serum oder Serumfraktionen für die Überlebung der Spirochäten. Die Anreicherung des Nelson-Milieus mit Serum verbesserte die Sensibilität des Immobilisinenachweises sowie die Reproduzierbarkeit der Ergebnisse. Höhere Natriumthioglykolat- und Komplementmengen verbessern ebenfalls die Überlebung (PORTNOY[1, 2] u. Mitarb., REYN).

Nach Kontakt mit rotem Gummi (Gummistoppel) enthalten die Sera einen spirochätotoxischen, durch Penicillinase nicht neutralisierbaren Faktor. Nach MOSER[2] erhält man verwertbare Ergebnisse bei toxischen Sera durch Verdünnungen 1:10 und 1:15. Dadurch können aber schwach positive Sera negativ werden! Bei seinen Untersuchungen über den Einfluß verschiedener Faktoren auf die Resistenz und Empfindlichkeit des T.p. fand BOREL[2], daß für eine unspezifische 50%ige Immobilisierung bei 38°C nur ein Zehntel der bei 35° erforderlichen toxischen Dosis notwendig ist (Temperaturfaktor!). Durch Zusatz von Chlorpromazin einerseits und Cocarboxylase andererseits konnte BOREL[2, 3] den Neigungswinkel der Immobilisierungslinie (normalerweise 68°) durch den nunmehr geänderten Stoffwechsel vergrößern bzw. verkleinern.

Um eine gute Überlebung zu erzielen, muß das verwendete Gemisch von CO_2 und N_2 weitgehend sauerstofffrei sein (REYN).

BOAK[1] u. Mitarb. erzielten mit Kaninchenserum bessere Überlebungen als mit dem Nelson-Milieu, ebenso MOSER (WHO-Bericht). Ein Basalmedium aus Serum auch Schafserum und Embryonalextrakt von Mäusen wurde von DELACRETAZ[2] und ein ähnliches auch von RESTA[3] u. Mitarb. angegeben. Der Vergleich des Nelson-Milieus mit normalem Menschenserum als Basalmedium zeigte in 96,6% übereinstimmende Ergebnisse im TPI-Test (BELLONE[1, 2] u. Mitarb.). Die Überlebung im Menschenserum wurde nur um 4% schlechter gefunden als im Originalmilieu. Den eigentlichen Überlebungsfaktor für das T.p. isolierten RICE u. Mitarb. aus Rinderserum (Summenformel $C_{15}H_{26}O_{10}$).

Durch Zusatz von Streptomycin zum Basalmedium (LEDBETTER[1] u. Mitarb.) verhütet man manchmal eine bakterielle Infektion; jedoch nur selten gelingt der TPI-Test auf diese Weise auch bei unsterilen Sera. Nach den Untersuchungen von FEGELER[2, 3] hat Streptomycin keinen Einfluß auf Spirochäten, so daß FEGELER[2, 3] sogar vorschlägt, der Gefahr der Luesverschleierung durch die Gonorrhoebehandlung mit Penicillin durch Streptomycinmedikation zu begegnen. Nach unseren eigenen Erfahrungen und den Versuchen von TURNER[2] kommt auch dem Streptomycin allerdings in höherer Konzentration eine spirochätocide Wirkung zu. Penicillin und unbekannte toxische Faktoren mit penicillinähnlicher Wirkung werden durch Penicillinase (standardisiert nach ROTHE) zerstört (LEDBETTER[2, 3]). Streptomycin und „Penase" werden dem Milieu erst unmittelbar vor Gebrauch zugegeben. Manche Penicillinasen verursachen Eigenhemmung; bei Verwendung von Penase Leo wurde keine derartige Wirkung beobachtet (GREIFELT[3] u. Mitarb., Erfahrungen im Kopenhagener Laboratorium cit. nach GREIFELT[3]).

Die Wirkung der Immobilisine auf die lebenden Treponemen wird erst durch aktives Komplement ermöglicht. DUREL[2, 3] u. Mitarb. arbeiten mit 20% Komplementzusatz, MILLER[1-3] u. Mitarb. mit 10%. Für die Empfindlichkeit des Testes ist jedoch nicht der Prozentgehalt an Meerschweinchenserum, sondern der Gehalt an Komplementeinheiten maßgebend. Nach DUREL[1, 2] sowie LEDBETTER[2, 3] u. Mitarb. wird das Komplement für den Test mit einem hämolytischen System ausgewertet und der Titer bestimmt.

Die zu untersuchenden Sera werden inaktiviert, um eine Komplementwirkung im Kontrollröhrchen, welchem nur inaktives Komplement zugesetzt wird, restlos auszuschalten. Für jedes Serum wird ein Kontrollröhrchen angesetzt, um eine unspezifisch immobilisierende Wirkung sofort zu erkennen. Das Komplement wird erst am Ende der Reaktion gebraucht (EHRMANN[5] u. a.); einige Autoren setzen es erst 12 Std nach Beginn des Tests zu (SAUSSE[1, 2] u. Mitarb.).

Bei negativem Testergebnis muß die Suffizienz des Komplements nachgewiesen werden um eine allfällige Komplementhemmung durch das Serum auszuschließen. Dies geschieht durch Zusatz eines hämolytischen Systems. Wird mit knappen Komplementmengen gearbeitet (DOEPFMER[2] u. Mitarb.), kann man durch den Nachweis des Komplementschwundes die Spezifität der T.p.-Immobilisierung verifizieren. MEINICKE[1] hat hierfür eine eigene Komplementtitration angegeben.

NELSON[3] verlangt bei der Ablesung des Residualkomplements nach 30 min Wasserbad von 37° C mindestens 50% Hämolyse. Das Beurteilen der Hämolyse mit freiem Auge ist ungenau und so schlägt GREGORZCYK[1] die spektrophotometrische Ablesung vor, was nach MEINICKE[1] zu zeitraubend ist; unserer Ansicht nach muß eine 100%ige Hämolyse mit freiem Auge abgelesen zum Nachweis des residualen Komplements genügen. Der Nachweis der residualen Komplementaktivität mit dem Hämolytischen System ist prinzipiell nicht suffizient, da manche Sera nicht die Lyse (-Aktivität des Komplements), sondern ausschließlich die Immobilisierung hemmen (s. später).

Fast alle Autoren berichten über das Vorkommen nicht beurteilbarer (inkonklusiver) Ergebnisse (SAUSSE[3], BELLONE[1] u. Mitarb., HARRIS[1, 2] u. a.)*. Durch Penasezusatz zur Suspension wird der Prozentsatz inkonklusiver Ergebnisse bedeutend kleiner.

Durch Verdoppelung der für den Test verwendeten Serummenge gelang es BONCINELLI u. Mitarb. von Sera mit zuerst zweifelhaftem Ergebnis noch eindeutige Resultate zu erhalten. PORTNOY[1, 2] u. Mitarb. steigerten die Empfindlichkeit des Nelson-Testes durch Verwendung einer weniger dichten Spirochätensuspension, EHRMANN[7] durch Verlängerung der Inkubationszeit, Vergrößerung der Komplementmenge (vgl. THOMPSON u. Mitarb.) und Aufschütteln der Röhrchen während des Inkubierens.

Fragliche positive Ergebnisse sind oft durch eine immobilisinehemmende Wirkung mancher Sera verursacht. Im Wiener TPI-Test-Laboratorium (II. Universitätshautklinik Prof. Dr. A. WIEDMANN) haben wir schon mehrere Fälle dieser Art von Komplementhemmung beobachtet. Wir führen daher den Test in einer besonderen Modifikation durch (in Publikation) und erweitern den Versuch durch ein positives Kontrollröhrchen (wie das Teströhrchen, nur mit Zusatz eines bekannten, jedoch nicht zu stark positiven Serums). Eine in diesem

---

* Nach NELSON ist das Ergebnis inkonklusiv, wenn im Kontrollröhrchen weniger als 72% der Treponemen überleben.

Röhrchen wider Erwarten gute Überlebung zeigt eine Hemmung der Immobilisierung durch das zu untersuchende Serum an: ein negatives Testergebnis ist in einem solchen Fall nicht verwertbar (EHRMANN [9] u. Mitarb.).

RANQUE [3] sowie REYN und NIELSEN [3] fanden in manchem positivem Teströhrchen die Anzahl der Treponemen stark reduziert. LEBEUF erkannte die Treponemolyse als Fehlerquelle beim Ablesen, da man dadurch beim Auszählen der Spirochäten irreführende Resultate erhalten kann.

Schwankungen in den Ergebnissen des TPI-Testes erklären HARDY u. Mitarb. durch die in den einzelnen Laboratorien verschieden lange Inkubationszeit (vgl. WHO-Bericht) und den Einfluß einer ungleichen Verteilung der chemisch sehr stabilen Immobilisine. Trotzdem ist die Reproduzierbarkeit des TPI-Testes gut (HARDY u. Mitarb.). Schwankungen sind jedoch auch bei genauer Einhaltung der Technik möglich (ZUCCARINI, NIELSEN [5], PELS-LEUSDEN). BOAK [2] u. Mitarb. fanden bei 874 wiederholt untersuchten menschlichen Sera in 97,4% völlige Übereinstimmung.

Bei ideal gutem Test, guter Überlebung, ausreichender Komplementaktivität usw. ist der Prozentsatz der Reproduzierbarkeit nur dann nicht zufriedenstellend, wenn ein Material mit zahlreichen fraglich positiven Sera untersucht wird.

2. Die praktische Bedeutung des Nelson-Testes

Der positive Ausfall des Nelson-Testes weist das Vorhandensein spezifischer, gegen das virulente Treponema pallidum gerichteter Antikörper nach. Ein negatives Ergebnis beweist jedoch nicht, daß keine syphilitische Erkrankung vorliegt (SCHUERMANN, WILKINSON [2, 3]). In manchen Fällen von Frühlues sind die klassischen Seroreaktionen früher positiv als der Nelson-Test, weil die Immobilisine oft langsamer den erkennbaren Schwellenwert erreichen als die Reagine, von denen schon kleine Mengen in den empfindlicher eingestellten Reaginreaktionen nachweisbar sind; die Bildung der Immobilisine hinkt jedoch nicht der Reaginbildung nach (GASTINEL u. Mitarb., DELACRETAZ [3, 4], WILKINSON [2, 3], MARGAROT, PUCCINELLI). Quantitative Untersuchungen im Serum unbehandelter luischer Kaninchen zeigen, daß die Immobilisine nach Erreichung eines Gipfels eine gleichbleibende Titerhöhe aufweisen, während die Reagine wieder verschwinden (CHAKO). Bei passiver Übertragung von syphilitischen Antikörpern wird ein Verschwinden der Reagine aus dem Serum bereits nach 3 Monaten beobachtet, die Immobilisine bleiben länger nachweisbar (NIELSEN [3], RANQUE [1]).

Bei unbehandelter Syphilis bleibt der TPI-Test das ganze Leben positiv (JAEGER u. Mitarb.), aber auch bei Patienten mit Lues III, Lues latens und Lues connata konnten MILLER u. Mitarb. trotz hoher Behandlungsdosen kein Absinken der spezifischen Immobilisine finden. Die Immobilisine geben nach MAGNUSON [1] im Gegensatz zur Ansicht NELSONs [3, 4] keine Auskunft über die Immunitätslage.

Nach SCHUERMANN ist eine frische Lues II nur in den seltensten Fällen TPI-negativ, während RABUT 50% negative Ergebnisse gefunden hat (unempfindliche Technik?). FRIBOURG-BLANC [2, 4] bezeichnet den Nelson-Test als eine sehr empfindliche und zu eindeutigen diagnostischen Resultaten führende Reaktion von großer praktischer Bedeutung, ebenso EDMUNDSON [1-3] u. Mitarb., GATE [1] u. Mitarb., HARRIS [1, 2] u. Mitarb., WHEELER, MILLER [1, 2] u. Mitarb., MOORE [2, 5], MOHR, SAUSSE [3-5], LEDBETTER [2-4]. Genaue Untersuchungen über den TPI-Test bei Lues I, Lues II, Lues III, Lues latens und congenita (diaplacentare Antikörper) finden sich bei NIELSEN [3, 4] und SCHUERMANN. MARCHIONINI u. Mitarb., BOREL [2], LAUGIER u. Mitarb., ZELLMANN finden ähnlich wie MAGNUSON [1] u. Mitarb., MILLER [1, 2] u. Mitarb., DUREL [3] u. Mitarb., OLANSKY [3, 4] u. Mitarb., VAISMAN u. Mit-

arb., HURIEZ u. Mitarb., REYN, NIELSEN[3, 4], SCHUERMANN u. a. eine 99,7%ige
Spezifität des TPI-Testes. Über die Möglichkeit falscher Ergebnisse und deren
Ursachen berichteten FEGELER[4, 5] und MICHEL[1, 2]. NIELSEN[3] u. Mitarb. unter-
schieden mit Hilfe des TPI-Testes verschiedene Treponemenstämme voneinander.

OGANESJAN fand im Gegensatz zu NELSON[7] bei Mononucleose, Endokarditis
und Malaria unspezifisch positive Ergebnisse im Nelson-Test. Auch OLANSKY[1]
u. Mitarb. sowie EHRMANN[1] fanden bei Malaria unspezifisch positive Ausfälle.

Sicherlich sind auch mit dem TPI-Test noch nicht alle Probleme der Lues-
Serodiagnostik geklärt. Nach DELACRETAZ[3, 4] sind die Hauptindikationen für die
Vornahme eines Nelson-Testes der positive Zufallswassermann (vgl. auch NEL-
SON[3], MOORE[1-3] u. Mitarb., VANDOW u. Mitarb., CHESNEY, RANQUE[1]), der
negative Wassermann bei Luesverdacht und die behandelte wassermannnegative
Syphilis zur Feststellung der Heilung oder der Latenz; auch eine klinisch geheilte
Syphilis kann durch den TPI-Test aufgedeckt werden (RANQUE[1]). Das Vor-
handensein spezifischer Immobilisine über längere Zeit nach ausreichender Behandlung und klinischer Abheilung der Lues ist nach MEINICKE[7] mit großer
Vorsicht zu beurteilen. FRIBOURG-BLANC[3] glaubt durch quantitative Immobilisine-
bestimmungen Rückschlüsse auf den Ablauf oder die Ausheilung der Infektion ziehen zu können. Bei Schwangerschaft kommt dem TPI-Test besondere
Wichtigkeit zu (DIGONNET u. Mitarb., PIGEAU); auch in der Tropenmedizin verdient der Nelson-Test große Beachtung (RANQUE[2] u. Mitarb.). Untersuchungen
anderer Erkrankungen bei gleichzeitigem Bestehen einer Lues mittels des
TPI-Testes finden sich bei RAINAUT, WILKINSON[1] und BOUDIN[2] u. Mitarb.

Ein Negativwerden des TPI-Testes ist als prognostisch günstiges Zeichen zu
werten. Nach KOGOJ[1, 2] beträgt die Chance einen negativen Nelson-Test zu erreichen bei Lues I seropositiva, Lues I—II und frischer Lues II etwa 50%, bei
Lues congenita nur 25%. Je größer der Zeitraum zwischen der luischen Infektion
und dem Behandlungsbeginn ist, um so geringer sind die Chancen zur Erzielung
eines negativen TPI-Testes (OLANSKY[4] u. Mitarb.). SOHIER sowie GATE[3] u. Mitarb.
finden keinen deutlichen Unterschied im Verhalten der Immobilisine nach verschiedenen Behandlungsverfahren (Wismut, Salvarsan-Wismut oder Penicillin-
Wismut). Eine Statistik über das Verhalten der Reagine und Immobilisine
nach Penicillinbehandlung wurde von BOLGERT u. Mitarb. zusammengestellt.
Nach SAUSSE[4] u. Mitarb. wird der TPI-Test durch Penicillin rascher negativ
als durch Schwermetallpräparate. Kasuistische Angaben über Rezidive nach
Penicillinbehandlung finden sich bei BUREAU[2, 4] u. Mitarb., RANQUE sowie bei
MOLINE.

Nach SAUSSE[4] u. Mitarb., LEVADITI[3] u. Mitarb. sowie MEINICKE[7] bedeutet
ein negativ gewordener TPI-Test Heilung. Nach ROLLIER[1] schließt ein positiver
Nelson-Test nach ausreichender Behandlung durch mehrere Jahre eine Heilung
nicht aus (vgl. auch MICHEL[3]). Jedoch ist nach VAISMAN u. Mitarb. bei klinischen
oder serologischen Rezidiven der Nelson-Test stets positiv. Für LANGER u. Mitarb.
ist der Nelson-Test ausschlaggebend für eine weitere Behandlung. LESINSKY
sieht im Verschwinden der immobilisierenden Antikörper nach Behandlung
eines Lues einen günstigen prognostischen Hinweis, jedoch nicht mehr (vgl.
dagegen MEINICKE[7]). Nach einer Reinfektion wird der TPI-Test wesentlich rascher
positiv als nach der Erstinfektion, eine Tatsache, die diagnostisch verwertbar
wäre.

In seltenen Fällen sind bei behandelter Frühsyphilis die Reaginereaktionen
später negativ als der TPI-Test (DOEPFMER[5]). Damit soll auf die Gefahr einer
Diagnose eines biologisch falsch positiven Wassermanns bei zufällig mit Penicillin
behandelten Patienten hingewiesen werden.

Auch bei der Diagnose der Organsyphilis ist heute der Nelson-Test das souveräne Hilfsmittel (VILANOVA[2], JOUVE[1, 2] u. Mitarb., FRIEDMANN u. Mitarb., VOISIN u. Mitarb.).

Durch den TPI-Test kann man schließlich manche nur scheinbar als dem syphilitischen Formenkreis zugehörend imponierende Veränderungen als nichtluische Manifestationen erkennen (vgl. EHRMANN[2]). Diskussionen um die Spezifität z. B. von Nagelveränderungen (BARNEY) sind hiermit überflüssig geworden.

Die in der Schwangerschaft nicht so selten auftretenden biologisch falsch positiven Seroreaktionen (bis zu 10% nach DIETEL) wurden nicht als ausreichender Grund für das Ergreifen therapeutischer Maßnahmen angesehen. Die Folge waren kongenital luische Kinder. DIETEL empfiehlt in jedem so gelagerten Fall eine pränatale Präventivbehandlung (WIEDMANN u. Mitarb.) vorzunehmen. Der TPI-Test ermöglicht auch hier eine genaue Diagnosestellung (TRAMIER, PIGEAU, DIGONNET u. Mitarb.). Bei angeborener Syphilis ist der TPI-Test immer positiv, im Gegensatz zu den Reaginereaktionen (HURIEZ, MICHEL[1]); bei Lues congenita gelang der Immobilisinenachweis auch im Kniegelenkspunktat (GREGORCZYK[2]).

Das isolierte Vorhandensein spezifischer Immobilisine im Liquor eines Patienten mit Lues latens erklären NELSON u. Mitarb. mit dem Passieren der Antikörper durch die Blutliquorschranke oder mit einer symptomlos gebliebenen Spirochäteninvasion in das Zentralnervensystem. DUREL[4, 5] fand stets bei nelsonpositivem Liquor auch einen positiven TPI-Test im Serum, umgekehrt spricht ein negativer TPI-Test gegen eine Lues cerebrospinalis (BOUDIN[1] u. Mitarb.). Nach MILLER[4] u. Mitarb. ist ein positives Ergebnis im Liquor-Nelson-Test beweisend für eine Neurosyphilis (vgl. auch BUREAU[1, 3] u. Mitarb., PRIETO u. Mitarb., RABITO u. Mitarb.), ein negatives Ergebnis schließt jedoch diese Diagnose nicht aus (DUREL[4, 5] u. Mitarb., EHRMANN[10] u. Mitarb.).

Versager des TPI-Testes bei Lues III, Lues congenita und Tabes wurden in den letzten Jahren publiziert von HURIEZ[2] u. Mitarb., SCHUERMANN (cit. nach DOEPFMER[4, 5] u. Mitarb.), GRACIANSKY (cit. nach DOEPFMER[4, 5] u. Mitarb.), JOULIA[2] u. Mitarb., RANQUE[4] u. Mitarb. sowie BOUDIN[2] u. Mitarb. Eine serologisch hartnäckig positive, bereits längere Zeit behandelte Lues mit negativem TPI-Test beschrieb MOLINE.

Trotz dieser vereinzelten Beobachtungen von „Versagern" sind wir der Ansicht, daß der TPI-Test nach NELSON[3]-MAYER einen großen Fortschritt in der Serodiagnose der Syphilis darstellt und ihm als außerordentlich spezifischen und empfindlichen Nachweis einer luischen Erkrankung größte Bedeutung zukommt.

3. Der Nelson-Test im Vergleich zu den Reaginereaktionen

Bei ihren ersten Beobachtungen über die spezifischen, Treponemen immobilisierenden Antikörper im Serum von Syphilitikern wiesen NELSON[3] u. Mitarb. bereits auf die Möglichkeit hin, falsch positive Reaginereaktionen durch den TPI-Test zu erkennen. Dieser Nachweis spezifischer Immobilisine brachte eine grundlegende Änderung in der Serodiagnose der Syphilis (NELSON[5, 7], MOHR u. Mitarb., SAUSSE[3, 5] u. Mitarb., JOULIA[1], NIELSEN[1, 2], SCHUERMANN, VAISMANN, CHAPUIS, VACCARI[1, 2] u. Mitarb., PHERSON u. Mitarb., DOEPFMER[1], LEDBETTER[2-4] u. Mitarb., DELACRETAZ[3, 4], MEINICKE[2, 4, 6, 7], RESTA[2] u. Mitarb., DOEPFMER[4] u. Mitarb., ROY u. Mitarb.).

Bei Treponematosen ist der TPI-Test die am meisten spezifische Seroreaktion (BIERSCHENK, BEKKER u. Mitarb., SEQUEIRA u. Mitarb., NIELSEN[2], BOREL[1, 2]).

Viele Fälle mit negativen Reaginereaktionen können durch den TPI-Test als zum luischen Formenkreis gehörig erkannt werden (DUVERNE[1, 2]), andererseits kommt dem TPI-Test besondere Bedeutung bei der Aufdeckung des biologisch falsch positiven Wassermanns (BFPW) zu (MOORE[1-3] u. Mitarb.). NELSON[3, 5-7], LEDBETTER[3] und JAEGER[1] (Naval Medical School) fanden in nur 2% der positiven Zufallswassermannbefunde einen negativen TPI-Test, während nach LEDBETTER[4], VANDOW u. Mitarb., DOEPFMER[4] u. Mitarb. sowie WHEELER u. Mitarb. dieser Prozentsatz wesentlich höher ist (bis zu 66%). EHRMANN[6] fand bei 500 positiven Zufallswassermann-Reaktionen 20,9% biologisch falsch positive Wassermann-Reaktionen, DELACRETAZ[3] 36%; die Aufschlüsselung zeigte jedoch, daß unter den stark positiven Reaginereaktionen nur 8,5% (nach NIELSEN[2, 3] 22%) einen negativen TPI-Test zeigen, während bei den schwach positiven Reaginereaktionen der Prozentsatz der biologisch falsch positiven Wassermann-Reaktionen 68% (nach NIELSEN[2, 3] 97%) beträgt.

Positive Reaginereaktionen finden sich bei vielen leprakranken Patienten (NELSON[7], LAVIRON u. Mitarb., THIVOLET[1] u. Mitarb., ROLLIER[2, 3] u. Mitarb.). Bei Untersuchung dieser Sera im TPI-Test konnten NELSON bei 16%, THIVOLET[1] u. Mitarb. bei 24%, SOHIER, THIVOLET und FLOCH (cit. nach ROLLIER[3]) bei 12%, RANQUE (cit. nach ROLLIER[3]) bei 25% und ROLLIER[2, 3] u. Mitarb. sowie LAVIRON u. Mitarb. bei 15% der Fälle immobilisierende Antikörper feststellen. VILANOVA[1] u. Mitarb. kritisieren auf Grund der Untersuchungen lepröser Sera die Spezifität des TPI-Testes, während nach LAVIRON u. Mitarb., GATE[2] u. Mitarb., ROLLIER[2, 3] u. Mitarb., LISSIA und einer neueren Arbeit von VILANOVA[2] u. Mitarb. der positive TPI-Test auch bei Leprakranken das Vorliegen einer Lues beweist. Diese Annahme ist zwar einleuchtend, wird aber ohne experimentell gewonnenen Erfahrungen immer nur ein Zirkelschluß sein.

4. Andere Reaktionen der modernen Luesserologie

a) Der Treponema pallidum-Immune-Adherence-Test oder das Haft- und Schwundphänomen (TPIA-Test)

Im Jahre 1953 veröffentlicht NELSON[4, 8] seine später von REYN bestätigte Beobachtung, daß sich sensibilisierte Treponemen in Gegenwart von Komplement während einer Inkubation von 30 min bei 37°C an rote Blutkörperchen anheften (Haftphänomen). Durch Zentrifugieren verschwinden diese Treponemen aus der überstehenden Flüssigkeit (Schwundphänomen). Ein beschleunigtes Sedimentieren sensibilisierter Treponemen kann man auch ohne Erythrocyten und ohne Komplementzusatz beobachten. Nach den Untersuchungen von OLANSKY[2] u. Mitarb. entspricht dieser Immun-Haft-Test, den DOEPFMER[4, 5] u. Mitarb. eher als einen Lyse-Test bezeichnen wollen, in seinen Ergebnissen mehr dem Treponema pallidum-Immobilisations-Test als dem Cardiolipin-Mikroflockungs-Test (VDRL-Test). Die mit dem Treponema pallidum-Immune-Adherence-Test nachgewiesenen luischen Antikörper gleichen daher mehr den Immobilisinen als den Reaginen und sind mit ersteren vielleicht identisch. Im Tierversuch konnten HOFFMANN[2, 3] u. Mitarb. an Kaninchen nachweisen, daß die im Treponema pallidum-Immune-Adherence-Test feststellbaren Antikörper weniger hoch und auch langsamer ansteigen als die Reagine. Beim syphilitisch infizierten Menschen wird nach HOFFMANN[2, 3] u. Mitarb. der Treponema pallidum-Immune-Adherence-Test immer erst am Ende der Sekundärperiode positiv. Die diagnostische Sicherheit des Treponema pallidum-Immune-Adherence-Testes ist nach DAGUET[2] u. Mitarb. und auch VANDOW geringer als die des Nelson-Testes. Die Spezifität ist jedoch sehr hoch (NELSON[4]). Nach DAGUET besitzt der Treponema pallidum-Immune-

Adherence-Test, mit dem die gleichen Ergebnisse wie mit dem TPI-Test erzielt werden (vgl. auch MOSER[1]), gegenüber dem TPI-Test eine Reihe von *Vorteilen:* Der Treponema pallidum-Immune-Adherence-Test bedarf als Antigen lediglich abgetöteter Treponemen, fordert nur einen kurzen Zeitraum zu seiner Durchführung und erlaubt die Untersuchung einer größeren Anzahl von Sera in *einem* Untersuchungsgang.

Zur leichteren Ablesbarkeit des Treponema pallidum-Immune-Adherence-Testes entwickelte DAGUET[4] eine Hämagglutinationsmethode, die jedoch manchmal positives Ergebnis bei den negativen Kontrollen zeigt, so daß diese technische Variante nicht empfehlenswert ist. Nach FEGELER[4, 5] liegt die Bedeutung des Treponema pallidum-Immune-Adherence-Testes in der Möglichkeit einer Kontrolle des TPI-Testes zur Vermeidung technisch falscher Ergebnisse.

b) Der Treponema pallidum-Agglutinations-Test (TPA-Test)

HOFFMANN[1] u. Mitarb. konnten 1906 bei Zusatz eines syphilitischen Serums zu einer Treponemensuspension eine geringe Agglutination der Treponemen beobachten. Diese spezifische Agglutination konnte jedoch weder von UHLENHUT u. Mitarb. noch von LANDSTEINER u. Mitarb. durch ultramikroskopische Untersuchungen bestätigt werden.

Wegen der Spontanagglutination der Treponemen bezeichneten COMMANDON und JOLTRAIN die Serodiagnose der Syphilis durch den Nachweis spezifischer Agglutinine als äußerst schwierig, wenn nicht unmöglich. Auch BECK erachtete die Verwertbarkeit eines Treponema pallidum-Agglutinations-Testes als sehr gering infolge der kleinen Unterschiede im Agglutinationstiter gesunder und syphilitischer Sera. TOURAINE hingegen fand gute Übereinstimmung zwischen dem klinischen Bild und dem Ausfall der von ihm durchgeführten Agglutinationsreaktion. Durch intravenöse Injektion von Kulturtreponemen bei Kaninchen erzielte NAKANO eine Agglutinationsfähigkeit des Serums gegenüber Kulturtreponemen und GUREVIC u. Mitarb. beobachteten bei ihren Untersuchungen über das Verhalten virulenter Treponemen gegenüber dem Serum luischer Kaninchen besonders bei älteren Infektionen Agglutination in einem allerdings sehr geringen Prozentsatz. BLUM glaubte Zusammenhänge zwischen Agglutinationsfähigkeit und Immunitätslage zu erkennen. Bei der Untersuchung von 160 wassermannpositiven und -negativen Sera von Patienten mit Neurolues fand CALDWELL eine Agglutination von Kulturtreponemen bis zu einer Verdünnung von 1:80 und eine Erhöhung des Agglutinationstiters nach Malariabehandlung. TAKAMI beobachtete eine Agglomeration von Rückfallfiebertreponemen durch das Serum experimentell gegen Treponemen immunisierter Kaninchen noch bei einer Verdünnung von 1:10000; 3—4 Monate post inoculationem konnte diese Agglomerationsfähigkeit nicht mehr nachgewiesen werden. Durch Behandlung virulenter Treponemen mit Phenol erhielt SCHERESCHEWSKY[1] ein Antigen, welches unter bestimmten Bedingungen nur mit dem Serum luisch infizierter Patienten Agglutination zeigte. TANI[2] versetzte Treponemen aus Kaninchensyphilomen mit Antiformin und fand Agglutination bei Zugabe des Serums eines syphilitischen Kaninchens; wurde das Tier mit Neosalvarsan behandelt, verlor sein Serum die Agglutinationsfähigkeit. Die bei der Untersuchung von menschlichem Serum und Liquor mit dieser Methode gewonnenen Ergebnisse stimmen in über 90% mit den Reaginereaktionen überein (TANI[1] u. Mitarb.).

Durch besondere Behandlung blasser Treponemen und menschlicher Sera konnten CAIN[1, 2], McLEOD[3, 4] u. Mitarb. sowie TURNER[1] mit ihrer Treponema pallidum-Agglutinations-Methodik eine fast 100%ige Übereinstimmung ihrer Resultate mit den Ergebnissen eines gleichzeitig vorgenommenen TPI-Testes erzielen. Die Spezifität dieses Nachweises luischer Agglutinine wurde als zufriedenstellend angesehen, neuere Untersuchungen konnten dies jedoch nicht bestätigen (EHRMANN[3] u. Mitarb.). Als Ausschüttelungsmedium für die Treponemen verwendeten McLEOD[3, 4] u. Mitarb. sowie TURNER[1] physiologische Kochsalzlösung, CAIN[1, 2] das von NELSON[2] für den TPI-Test angegebene Basalmedium. Die Tötung der Treponemen erfolgte durch Hitze (CAIN[1, 2], McLEOD[3, 4] u. Mitarb., TURNER[1]). Unspezifische Agglutinine (DARDANONI, CAIN[1, 2]) werden durch Zusatz von Kaninchen- oder Ochsenserum neutralisiert (TURNER[1]) oder durch Adsorption an Schaf- oder Kanincherythrocyten entfernt. McLEOD[4] u. Mitarb. aktivierten die beim Treponema pallidum-Agglutinations-Test nachweisbaren Antikörper durch Zugabe von Antigen bei erhöhter Temperatur und konnten so die Empfindlichkeit des Testes erhöhen.

Die Spezifität des Treponema pallidum-Agglutinations-Testes ist nicht so hoch wie die des TPI-Testes. EHRMANN[3] u. Mitarb. erhielten trotz Ausschaltung der unspezifischen Agglutinine falsch positive Ergebnisse im Treponema pallidum-Agglutinations-Test bei rheumatischer Arthritis und Lupus erythematodes.

Die Reagine und Agglutinine treten annähernd gleichzeitig und noch vor den Immobilisinen auf (EHRMANN[3] u. Mitarb.). Die Sensibilität des Treponema pallidum-Agglutinations-Testes scheint weitgehend an die des TPI-Testes heranzukommen, bezüglich der Spezifität steht er jedoch hinter diesem zurück (vgl. auch VANDOW u. Mitarb.).

Der Vorteil des Treponema pallidum-Agglutinations-Testes liegt nach CAIN[2] u. Mitarb. sowie McLEOD[3] u. Mitarb. vor allem in seiner einfachen Technik. Keine Modifikation des Treponema pallidum-Agglutinations-Testes erreicht jedoch den diagnostischen Wert des TPI-Testes. Da aber durch eine luische Infektion die Bildung verschiedener Antikörper hervorgerufen wird, können nach REYN u. Mitarb. diagnostische Irrtümer und technische Fehlerquellen durch die Vornahme verschiedener Teste weitgehend ausgeschaltet werden: hierin liegt wohl auch die Bedeutung des Treponema pallidum-Agglutinations-Testes.

Nach SCHERESCHEWSKY[2] können für die spezifische Agglutinationsreaktion auch Kulturtreponemen (vgl. BRUIJN u. Mitarb.), deren Virulenz(?) an weißen Mäusen nachgewiesen werden konnte, verwendet werden; unmittelbar nach dem Mischen der Kulturaufschwemmung mit dem Serum kann das Ergebnis im Mikroskop abgelesen werden (SCHERESCHEWSKY[2]). Allein die Tatsache, daß Kulturtreponemen als Antigen Verwendung finden, läßt in unseren Augen die Spezifität eines solcherart durchgeführten Treponema pallidum Agglutinations-Testes zweifelhaft erscheinen, außerdem sind Spontanagglutinationen bei Aufschwemmungen von Kulturtreponemen besonders häufig.

c) Die Treponema pallidum-Komplementbindungs-Reaktion (Treponema pallidum Complement Fixation, TPCF-Test)

MAGNUSON[2] und PORTNOY fanden, daß eine Komplementbindungs-Reaktion (TPCF-Test) mit toten Treponemen aus Kaninchenhodensyphilomen als Antigen bei Lues I, Lues II und Lues congenita spezifischere Ergebnisse zeigt als der TPI-Test. Das soll heißen, daß der TPCF-Test sensibler ist als der TPI-Test. Bei Lues latens und bei der Organlues sind nach den Untersuchungen von MAGNUSON[2] u. Mitarb. sowie von MEINICKE[3] beide Reaktionen fast gleichwertig. Es ist aber zu bedenken, daß mit dem TPCF-Test andere Antikörper nachgewiesen werden als mit dem TPI-Test. Ein „Vergleich" dieser beiden Reaktionen in Hinblick auf ihre Sensibilität ist daher im Grunde genommen müßig.

BERLINGHOFF[1] weist darauf hin, daß diese relativ einfache Methode sehr gute und spezifische Ergebnisse liefert, so daß sie eventuell den weitaus kostspieligeren TPI-Test ersetzen kann (vgl. BRUIJN u. Mitarb.). Unspezifisch positive Ergebnisse sind jedoch nicht ausgeschlossen, weshalb für eine endgültige Diagnosestellung, wenn sie von den Seroreaktionen abhängig gemacht wird, nur der TPI-Test maßgebend sein sollte.

Literatur

AJELLO, G., J. PORTNOY, L. LOGAN and S. OLANSKY: Studies of the treponema pallidum immobilization (TPI) test. Amer. J. Syph. 38, 288 (1954). — ALESSANDRO, G. DE, L. DARDANONI and P. ZAFFIRO: Immobilizing antibodies, group-treponemal antibodies and reagin in human syphilis. WHO/VD/SERO/31 (1953). — ANDERSON, R. I., J. F. KENT and R. W. SANDERS: Frozen syphilomatous rabbit testes as source of treponema pallidum for the immobilization (TPI) test for syphilis. Amer. J. Syph. 38, 527 (1954). — ANNOTATION: The treponemal immobilization test. Brit. J. vener. Dis. 27, 97 (1951).

BARNEY, R. E.: Syphilitic onychia (?). Arch. Derm. Syph. (Chicago) 24, 340 (1931). — BEERMAN, H.: The treponemal immobilization test. Amer. J. med. Sci. 226, 425 (1935). — BECK, A.: The occurrence of protective antibodies in syphilis. J. Path. (Chicago) 44, 399 (1937). — BEKKER, J. H., u. P. C. ONVLEE: The specificity of the TPI (treponema pallidum immobilization) test in the diagnosis of syphilis. Ned. T. Geneesk. 1955, 1414. [Holländisch.] Zit. Zbl. Haut- u. Geschl.-Kr. 92, 360 (1955). — (1) BELLONE, A. G., e M. BONELLI: Risultati ed osservazioni sul test di immobilizzazione del treponema pallidum seconda Nelson e Mayer (T.P.I. test) nella sifilide umana. Nota IIIa: Riproducibilità del T.P.I. test. G. ital. Derm. Sif. 96, 698 (1955). — (2) Rilievi sulla sopravivenza del treponema pallidum in siero umano e sua eventual utilità nel test di Nelson-Mayer. G. ital. Derm. Sif. 98, 188 (1957). — BERLINGHOFF, W.: Die Treponema-pallidum-Komplement-Bindungsreaktion. Derm. Wschr. 136, 730 (1957). — (2) Über ein neues Überlebensmedium für die Treponemen beim Treponema-pallidum-Immobilisations-Test (Nelson-Test). Derm. Wschr. 133, 318 (1956). — BIERSCHENK, H.: Der spezifische Syphilisnachweis durch den Nelson-Test. Dtsch. Gesundh.-Wes. 1955, 130. — BLUM, K.: Versuche über die Agglutination der Spirochaeta pallida. Z. Immun.-Forsch. 40, 491 (1924). — (1) BOAK, R. A., and J. N. MILLER: A simple medium for maintaining the viability of treponema pallidum in the treponema pallidum immobilization test. Amer. J. Syph. 38, 429 (1954).— (2) BOAK, R. A., J. N. MILLER and CH. M. CARPENTER: The reproducibility of results of the TPI test. Amer. J. Syph. 38, 434 (1954). — BOLGERT, M., et G. LÉVY: Statistique du test de Nelson en particulier dans la syphilis primo-secondaire traitée par penicillino-thérapie en série unique. Bull. Soc. franç. Derm. Syph. 59, 55 (1952). — BONCINELLI, U., R. VACCARI e L. PINELLI: Il problema dei risultati dubbi del test di Nelson-Mayer: accorgimenti tecnici per la loro interpretazione. G. ital. Derm. Sif. 98, 217 (1957). — (1) BOREL, L. J.: La lyse du tréponème pâle en présence de sérum syphilitique et de complément. Atti 6 Congr. internaz. Microbiol. 2, 207 (1955). — (2) BOREL, M. L. J.: Le test de Nelson (T.P.I.) sensibilité, specifité, reproductibilité. Rev. lyon. Med. 5, 537 (1956). — (3) BOREL, L. J.: Characteristics of resistance or susceptibility of treponema pallidum to unfavourable factors. Brit. J. vener. Dis. 32, 94 (1956). — (4) BOREL, L. J., R. BENTEJAC and P. DUREL: Lyophilized survival medium for the T. pallidum immobilization test. Brit. J. vener. Dis. 34, 241 (1958). — (5) BOREL, L. J.: Nouvelle technique pour la production de l'orchite aigue précoce syphilitique chez le lapin. C. R. Soc. Biol. (Paris) 146, 32 (1952). — BOSSAK, H. N., A. HARRIS and S. OLANSKY: Studies of the treponema pallidum immobilization (TPI) test. Publ. Hlth Lab. 12, 153 (1954). — (1) BOUDIN, G., et G. BLANCHER: Importance diagnostique du test de Nelson; sa négativité permet d'abandonner un diagnostic de syphilis nerveuse. Bull. Soc. franç. Derm. Syph. 59, 70 (1952). — (2) BOUDIN, G., J. BARBIZET et R. LABET: Arthropathie tabétique avec test de Nelson négatif au cours d'une syphilis diffuse du névraxe chez un donner de sang. Bull. Soc. franç. Derm. Syph. 61, 511 (1954). — BRUIJN, J. H. DE, and J. H. BEKKER: New methods in the serodiagnosis of syphilis. III. A comparison between a complement fixation test using a protein fraction derived from treponema pallidum (Reiter-strain) as an antigen and the T. pallidum immobilization test. Ned. T. Geneesk. 1957, 1615. [Holländisch.] Zit. Zbl. Haut- u. Geschl.-Kr. 99, 345 (1958). — (1) BUREAU, Y., DELAUNAY, JARRY et BARRIÈRE: Grand tabès avec réactions sérologiques négatives dans le sang et le liquide céphalo-rachidien. Test de Nelson 100% positif dans le sang. Bull. Soc. franç. Derm Syph. 60, 391 (1953). — (2) Syphilis secondaire rapidement blanchie par la pénicillin. Traitée ensuite par le bismuth, negativée lentement. Abolition des réflexes et test de Nelson 100% 5 ans plus tard.

Bull. Soc. franç. Derm. Syph. **60**, 392 (1953). — (3) BUREAU, Y., JARRY et BARRIÈRE: Que vaut le test de Nelson dans les syphilis nerveuses? Bull. Soc. franç. Derm. Syph. **60**, 203 (1953). — (4) Syphilis secondaire en 1948. Traitée par 10000000 de pénicilline et une série de bismuth. Négativation sérologique en 1949. Arthrite syphilitique vérifiée histologiquement et test de Nelson à 81 p. 100, cinq ans après. Bull. Soc. franç. Derm. Syph. **62**, 23 (1955).

(1) CAIN, R. M.: The phenomen of treponemal agglutination for the serodiagnosis of syphilis. A preliminary report. Canad. J. publ. Hlth **44**, 61 (1953). — (2) CAIN, R. M., and D. C. WATSON: The phenomenon of treponemal agglutination for the serodiagnosis of syphilis. Canad. J. publ. Hlth **46**, 199 (1955). — CALDWELL, W. A.: The immunity reactions against cultivated spironema pallidum of general paralytics treated by induced malaria. Brit. J. exp. Path. **11**, 1 (1930). — (1) CHACKO, C. W.: A study of the treponema immobilizing antibodies in syphilis. Brit. J. exp. Path. **34**, 556 (1953). — (2) CHACKO, C. W., L. YOGISWARI and K. N. GOPALAN: A note on the establishment and maintenance of the Nichols strain of virulent T. pallidum in rabbits in warm countries. Brit. J. vener. Dis. **31**, 262 (1955). — CHAPUIS, H.: Le test de Nelson-Mayer aux différents stades de la syphilis. Comparaison avec la sérologie classique. Analyse de 400 cas. Diss. Lausanne 1954. 49 S. Zit. Zbl. Haut- u. Geschl.-Kr. **93**, 151 (1955). — CHESNEY, A. M.: Research needs in the controll of syphilis. Amer. J. Syph. **21**, 121 (1937). — (1) CHORPENNING, W., R. W. SANDERS and J. F. KENT: Treponemal immobilization test using organisms from frozen testis. Amer. J. Syph. **36**, 401 (1952). — (2) CHORPENNING, F. W.: The treponemal immobilization test in the diagnosis of syphilis. U.S. armed Forces med. J. **4**, 807 (1953).

(1) DAGUET, G.: Nouveautés américaines concernant le test d'immobilisation des tréponèmes. J. CHARPY, Le T.P.I.-test de Nelson-Mayer et les nouveaux aspects immunologiques de la syphilis, p. 73. Paris: Masson & Cie. 1953. — (2) DAGUET, G., et L. J. BOREL: La réaction d'adhérence-disparition et son application au diagnostic de la syphilis (T.P.I.A.). Bull. Soc. franç. Derm. Syph. **61**, 522 (1954). — (4) DAGUET, G. L.: Treponema pallidum immune-adherence and haemagglutination. Brit. J. vener. Dis. **32**, 96 (1956). — DARDANONI, L.: Sulla reazione di agglutinazione fra siero di sifilitico e treponema pallido patogeno. Riv. Ist. sieroter. ital. **29**, 440 (1954). — (1) DELACRÉTAZ, J.: Technique du test d'immobilisation des tréponèmes pâles (réaction de Nelson). Dermatologica (Basel) **106**, 264 (1953). — (2) Étude d'un nouveau milieu de survie pour les tréponèmes pâles, utilisable pour le test d'immobilisation (réaction de Nelson). Ann. Derm. Syph. (Paris) **80**, 501 (1953). — (3) Indications et limites du test d'immobilisation des tréponèmes pâles (test de Nelson). Schweiz. med. Wschr. **86**, 645 (1956). — (4) Les réactions non spécifique en sérologie syphilitique l'intérêt du test d'immobilisation des tréponèmes (de Nelson) dans leur dépistage. Dermatologica (Basel) **112**, 377 (1956). — DEMANCHE, R.: Epreuve d'immobilisation des tréponèmes de Nelson et Mayer. Paris méd. **1951**, 396. — DESBORDES, J., y R. A. DELAUNEY: De nuevo en materia de diagnóstico de laboratorio de la sifilis: la reacción de immovilización del treponema de Nelson. Laboratorio (Granada) **15**, 255 (1953). Zit. Zbl. Haut- u. Geschl.-Kr. **86**, 76 (1953). — DIETEL, H.: Bewertung positiver Seroreaktionen während der Gravidität. Derm. Wschr. **128**, 1045 (1953). — DIGONNET, L., L. BIGEY et H. PAYENNEVILLE: Syphilis et grossesse. Presse méd. **1953**, 682. — (1) DOEPFMER, R.: Der Nelson-Test. (Treponema pallidum-Immobilisierungstest.) Hautarzt **3**, 97 (1952). — (2) Über die Technik des Nelson-Tests. Z. Haut- u. Geschl.-Kr. **16**, 72 (1954). — (3) Negativer Nelson-Test und positive Komplementbindungsreaktion nach behandelter Frühsyphilis. Derm. Wschr. **129**, 111 (1954). — (4) DOEPFMER, R., A. GREIFELT u. K. GREGORCZYK: Die Bedeutung des Nelson-Tests im Rahmen der modernen Lues-Serologie. (Mit eigenen Erfahrungen an 450 Nelson-Tests.) Z. Hyg. Infckt.-Kr. **138**, 427 (1954). — (5) DOEPFMER, R., K. H. HOLTZ, K. MEINICKE u. B. RATHJENS: Umfrage: Welcher Wert ist heute dem Nelson-Test für die Lues-Diagnose beizumessen? Derm. Wschr. **134**, 861 (1956). — (6) DOEPFMER, R.: Die heutige Stellung der klassischen Lues-Seroreaktionen. Ref. Dtsch Dermatol. Ges. 23. Tagg, 23. 5. 1956. Arch. Derm. Syph. (Berl.) **206**, 237 (1957). — (1) DUREL, P.: Technique employée a l'hôpital St. Lazare pour le test d'immobilisation. J. CHARPY, Le T.P.I.-test de Nelson-Mayer et les nouveaux aspects immunologiques de la syphilis, p. 277. Paris: Masson & Cie. 1953. — (2) DUREL, P., L. J. BOREL and A. SAUSSE: Technical contributions to the treponemal immobilization test. Amer. J. Syph. **37**, 128 (1953). — (3) DUREL, P., A. SAUSSÉ and L. J. BOREL: Treponemal immobilization test. Results of 1000 observations. Brit. J. vener. Dis. **28**, 68 (1952). — (4) DUREL, P., L. J. BOREL et J. LOUIS: Résultats du test d'immobilisation dans le liquide céphalo-rachidien. Bull. Soc. franç. Derm. Syph. **59**, 511 (1952). — (5) DUREL, P., J. BOREL et J. LOUIS: Résultats du test d'immobilisation dans le liquide céphalo-rachidien. J. CHARPY, Le T.P.I.-test de Nelson-Mayer et les nouveaux aspects immunologiques de la syphilis, p. 149. Paris: Masson & Cie. 1953. — (6) DUREL, P., et A. SAUSSEÉ: Rappel de l'origine de la souche tréponèmique Nichols. Conservation de sa virulence pour l'homme après 40 ans. Bull. Soc. franç. Derm. Syph. **61**, 139 (1954). — (1) DUVERNE, J., F. CUILLERET, J. LAMOUR et E. DOR: Arthropathie syphilitique de la hanche avec séquelles de kératite interstitielle bilatérale. Sérologie classique néga-

tive. Nelson positif dans le sang. Bull. Soc. franç. Derm. Syph. **63**, 194 (1956). — (2) DU-VERNE, J., MOUNIER et VOLLÉ: Ostéite spécifique évolutive du tibia chez un adulte atteint de spécificité congénitale insuffisamment traîtée. Sérologie classique dissociée. Nelson négatif. Bull. Soc. franç. Derm. Syph. **63**, 239 (1956).

EBERSON, F.: XXIV. Immunity studies in experimental syphilis. II. Spirocheticidal properties of serums in latent and experimental syphilis with some observations on immunity. Arch. Derm. Syph. (Chicago) **4**, 490 (1921). — ECKER, E. E., and L. A. WEED: Nonspecific orchitis and keratitis in experimental syphilis. J. infect. Dis. **50**, 484 (1932). — (1) EDMUND-SON, W. F., J. H. ACKERMAN, E. GUTIERREZ-SALINAS and S. OLANSKY: Study of the TPI test in clinical syphilis. Arch. Derm. Syph. (Chicago) **70**, 298 (1954). — (2) EDMUNDSON, W. F., M. KAMP and S. OLANSKY: Study of the TPI test in clinical syphilis. Arch. Derm. Syph. (Chicago) **71**, 384 (1955). — (3) EDMUNDSON, W. F., S. OLANSKY, C. E. WOOD and M. KAMP: Study of the TPI test in clinical syphilis. Arch. Derm. Syph. (Chicago) **71**, 387 (1955). — (1) EHRMANN, G.: Le TPI test est il absoluement spécifique? Minerva derm. (Torino) **30**, Suppl., 696 (1955). — (2) Trophisches Ulcus. S.-B. Öst. Dermatol. Ges., Wissenschaftl. Sitzg vom 28. X. 1954. Zit. Zbl. Haut- u. Geschl.-Kr. **90**, 167 (1955). — (3) EHRMANN, G., and H. A. NIELSEN: Preliminary agglutination experiments with treponema pallidum. J. vener. Dis. Inform. **31**, 249 (1955). — (4) EHRMANN, G., u. R. SANTLER: Untersuchungen an Reaginen und Immobilisinen im Luikerserum. Hautarzt **3**, 356 (1955). — (5) EHRMANN, G.: Zum Ablauf der Reaktion im T.P.I.-Test Nelson-Mayer. Arch. Derm. Syph. (Berl.) **202**, 299 (1956). — (6) Der positive „Zufallswassermann" untersucht im T.P.I.-Test Nelson-Mayer. Z. Haut- u. Geschl.-Kr. **21**, 179 (1956). — (7) Über die Ausarbeitung eines empfindlicher eingestellten T.P.I.-Testes Nelson-Mayer vor allem zur serologischen Diagnosestellung metaluischer Veränderungen, sowie zur Stellung der Prognose bei behandelter, frischer Syphilis. Arch. Derm. Syph. (Berl.) **206**, 632 (1957). — (8) Vorschläge zur Methodik eines T.P.I.-Testes Nelson-Mayer mit größerer Empfindlichkeit und deren praktischer Anwendung. Arch. klin. exp. Derm. **204**, 37 (1957). — (9) EHRMANN, G., u. W. RAAB: Zur Technik des Treponema pallidum-Immobilisationstestes. I. Erkennung einer Hemmung des „Immobilisinkomplementes". Derm. Wschr. **142**, 34, 921. — (10) EHRMANN, G., u. K. SUMMER: Der TPI-Test (Nelson-Mayer) bei der Neurosyphilis. Wien. Z. Nervenheilk. u. deren Grenzgebiete **17**, 85 (1959).

.   (1) FEGELER, F., u. I. KNAUER: Eine methodische Verbesserung zur schnelleren Extraktion der Treponemen beim Nelsontest. Zbl. Bakt., I. Abt. Orig. **162**, 540 (1955). — (2) FE-GELER, F.: Experimentelle Untersuchungen über die Wirkung von Antibiotika auf das Treponema pallidum. 38. Tagg der Nordwestdtsch. Dermatol. Ges., 15. 9. 1956. Derm. Wschr. **1957**, 476. — (3) Treponema pallidum immobilisierende Wirkung von Penicillin, Streptomycin, Tetracyclinen und Erycin in vitro. Hautarzt **8**, 176 (1957). — (4) Falsche Nelson-Testergebnisse und ihre Vermeidung. Arch. Derm. Syph. (Berl.) **206**, 263 (1957). — (5) Falsche Nelson-Testergebnisse und ihre Vermeidung. Dtsch. Dermatol. Ges., XXIII. Tagg 23. 5. 1956. Arch. Derm. Syph. (Berl.) **206**, 639 (1957). — (1) FRIBOURG-BLANC, A.: Ce que le médicin peut attendre du T.I.T. dans les incertitudes sérologiques. Bull. Soc. franç. Derm. Syph. **59**, 511 (1952). — (2) La valeur et l'intérêt pratique du test d'immobilisation des tréponèmes. L'interprétation des résultats qualitatifs et quantitatifs. Maroc méd. **32**, 800 (1953). — (3) Intérêt du test de Nelson quantitatif. Bull. Soc. franç. Derm. Syph. **63**, 343 (1956). — (4) Les anticorps immobilisants des tréponèmes dans la syphilis. I. Principe et aléas de leur détermination. Leur influence sur la biologie des tréponèmes. Rôles respectifs de l'infection tréponèmique et des réactions secondaires dans la maladie syphilitique (I). Ann. Derm. Syph. (Paris) **84**, 286 (1957). — (5) Les anticorps immobilisants de tréponèmes dans la syphilis. II. Technique et interprétation du test d'immobilisation des tréponèmes. Ann. Derm. Syph. (Paris) **84**, 410 (1957). — FRIEDMAN, B., and S. OLANSKY: Diagnosis of syphilitic cardiovascular disease with special reference to treponemal immobilization tests. Amer. Heart J. **50**, 323 (1955). — FÜHNER: Aussprache zu A. GREIFELT, Über morphologische Veränderungen des Treponema pallidum im Nelson-Test. [Mit elektronenmikroskopischen Bildern ausführlich in Derm. Wschr. **129**, 181 (1954).] Arch. Derm. Syph. (Berl.) **200**, 568 (1955).

GABRIEL, H.: Über den augenblicklichen Stand der Luesserologie in den Vereinigten Staaten. Z. Haut- u. Geschl.-Kr. **11**, 54 (1951). — GASTINEL, P., et P. COLLART: Problèmes de l'immunité dans la syphilis expérimentale. J. CHARPY, Le T.P.I.-test de Nelson-Mayer et les nouveaux aspects immunologiques de la syphilis, p. 25. Paris: Masson & Cie. 1953. — (1) GATE, J., R. SOHIER et J. THIVOLET: Premiers résultats obtenus avec le test de Nelson. Bull. Soc. franç. Derm. Syph. **59**, 167 (1952). — (2) GATÉ, J., J. ROUSSET et J. COUDERT: Le test de Nelson chez les lépreux. Comparaison avec les réactions classiques et celles de la cardiolipine. Mem. VI. Congr. internac. Leprol. 1953, p. 809. Zit. Zbl. Haut- u. Geschl.-Kr. **91**, 171 (1955). — (3) GATE, J., R. SOHIER et THIVOLET: L'évolution du T.P.I. dans des syphilis traitées. J. CHARPY, Le T.P.I.-test de Nelson-Mayer et les nouveaux aspects immunologiques de la syphilis, p. 225. Paris: Masson & Cie. 1953. — GREENBAUM, S. S.: Rabbit health factor in experimental rabbit syphilis. Amer. J. Syph. **14**, 231 (1930). — (1) GREGORCZYK, K.: Die Verwendbarkeit spektrophotometrischer Untersuchungsmethoden für die Komplementtitration im Nelson-Test. Arch. Derm. Syph. (Berl.) **200**, 570 (1955). — (2) GREGORCZYK, K., u. A. HENSCHLER-GREIFELT: Positiver Nelson-Test im Kniegelenks-Punktat bei Lues connatalis. Med. Klin. **1957**, 544. — (1) GREIFELT, A.: Über morphologische Veränderungen des Treponema pallidum im Nelson-Test. S.-B. Dtsch. Dermatol. Ges., 22. Tagg in Frankfurt a. Main 16. 9. 1953. Zit. Zbl. Haut- u. Geschl.-Kr. **88**, 26 (1954). — (2) Über morphologische Veränderungen des Treponema pallidum im Nelsontest. Derm. Wschr. **129**, 181 (1954). — (3) GREIFELT, A., K. GREGORCZYK u. R. DOEPFMER: Zur Technik des Nelson-Tests und deren neueren Modifikationen. Arch. Derm. Syph. (Berl.) **197**, 105 (1954). — GUREVIC, N., u. M. TIMOCHIN: Die Agglutination der Spirochaeta pallida durch Serum eines syphilitischen Kaninchens. Venerol. **6**, 53 (1929). Zit. Zbl. Haut- u. Geschl.-Kr. **35**, 412 (1931). [Russisch.] HARD, S.: Investigations into the possibility of cultivating virulent treponema pallidum in culture media containing phytogenic growth factors. Acta derm.-venereol. (Stockh.) **32**, 381 (1952). — HARDY, N., L. J. BOREL, G. DAGUET and P. DUREL: Some observations on the TPI test asessment of results according to the clinical data influence of some variables on partial specific immobilization. Brit. J. vener. Dis. **32**, 91 (1956). — (1) HARRIS, AD., J. PORTNOY, V. H. FALCONE and S. OLANSKY: Studies of the treponema pallidum immobilization (TPI) test. II. Evaluation of quantitative control serums. Amer. J. Syph. **29**, 106 (1953). — (2) Studies of the treponema pallidum immobilization (TPI) test. Amer. J. Syph. **37**, 106 (1953). — (3) HARRIS, AD., H. N. BOSSAK and S. OLANSKY: Laboratory of the treponema pallidum immobilization (TPI) test. Bull. Conf. of St. Prov. Publ. Hlth Lab. Directors **13** (1955). — (4) HARRIS, AD.: TPI test as a daily routine laboratory. Amer. J. publ. Hlth **46**, 723 (1956). — HEMPHILL, J. E., and J. B. BROWN: Skin storage in tissue banking. A summary emphasizing low temperature methode of storage, and preliminary report of the use of antifreeze agents. Plast. reconstr. Surg. **14**, 118 (1954). — (1) HOFFMANN, E.: Mitteilungen und Demonstrationen über experimentelle Syphilis, Spirochaeta pallida und anderen Spirochaetenarten. Derm. Z. **13**, 561 (1906). — (2) HOFFMAN, B., u. J. LESINSKI: TPIA-Test. Polski Tyg. lek. **17**, 754 (1956). — (3) Untersuchungen über das Schwund- und Haftphänomen. Derm. Wschr. **135**, 232 (1957). — (1) HURIEZ, CL., et J. BAELDEN: Le T.P.I. dans les syphilis tertiaires acquises et congénitales tardives. Bull. Soc. franç. Derm. Syph. **59**, 514 (1952). — (2) Le test de Nelson dans les syphilis tertiaires acquises et congénitales tardives. J. CHARPY, Le T.P.I.-test de Nelson-Mayer et les nouveaux aspects immunologiques de la syphilis, p. 269. Paris: Masson & Cie.

(1) JAEGER, H., et J. DELACRÉTAZ: Importance du test d'immobilisation des tréponèmes (de Nelson) dans le séro-diagnostic de la syphilis à ses différents stades. Dermatologica (Basel) **106**, 256 (1953). — (2) JAEGER, R. F., and R. K. LEDBETTER: The treponema pallidum immobilization test (Nelson test). Procedure used in the Bacteriology Department, Naval Medical School, National Naval Medical Center, Bethesda, Maryland, U.S.A. (Vom Verfasser übersandte Broschüre.) — JAHNEL, F.: Läßt sich die Spirochaeta pallida auf künstlichen Nährböden kultivieren? Klin. Wschr. **1934**, 550. — (1) JOULIA, P., R. PAUTRIZEL, F. LEGLISE et L. TEXIER: Comparaison entre le T.P.I. et la sérologie classique. Bull. Soc. franç. Derm. Syph. **59**, 510 (1952). Zit. Zbl. Haut- u. Geschl.-Kr. **85**, 209 (1953). — (2) JOULIA, LE COULANT, TEXIER et FRUCHARD: Syphilis tertiaire „historique" avec Kline positif au 1/2048. Test de Nelson negatif. Bull. Soc. franç. Derm. Syph. **62**, 407 (1955). Zit. Zbl. Haut- u. Geschl.-Kr. **95**, 268 (1956). — (1) JOUVE, A., J. RANQUE, M. ALBOUY et P. TRAMIER: Étude sérologique des aortites suspectes de syphilis. Bull. Soc. franç. Derm. Syph. **61**, 270 (1954). Zit. Zbl. Haut- u. Geschl.-Kr. **91**, 114 (1955). — (2) JOUVE, A., J. RANQUE, C. TRAMIER et M. ALBOUY: Les réponses du test de Nelson dans les aortites séro-négatives d'allure syphilitique. Sem. Hôp. Paris **1955**, 3087. Zit. Zbl. Haut- u. Geschl.-Kr. **94**, 4358 (1956).

(1) KOGOJ, F.: About the practical value of the test after Nelson and Mayer. Indian J. Derm. Venereol. **21**, 189 (1955). — (2) KOGOJ, FR.: Die Bedeutung der Reaktion nach Nelson und Mayer für die Diagnose und Therapie der Syphilis. Hautarzt **6**, 511 (1955). — KRAFT, R. M., C. S. ROBINSON and S. HARRIS jr.: The effect of treponema pallidum infection on the metabolism of rabbit testis. Amer. J. Syph. and Neurol. **19**, 354 (1935). Ref. Zbl. Haut- u. Geschl.-Kr. **52**, 682 (1936).

LANDSTEINER, K., u. V. MUCHA: Zur Technik der Spirochaetenuntersuchung. Wien. klin. Wschr. **1906**, 1340. — LANGER, E., u. H. KRÜGER: Zur Problematik unserer Kriterien der Syphilisheilung. Z. Haut- u. Geschl.-Kr. **23**, 310 (1957). — LAUGIER, P., et M. VIÉNOT: Étude statistique sur le test de Nelson. Bull. Soc. franç. Derm. Syph. **62**, 196 (1955). Zit. Zbl. Haut- u. Geschl.-Kr. **93**, 234 (1955). — LAVIRON, P., et L. LAURET: Résultats d'ensemble après cinq ans, du traîtement de la lèpre par le 3668 R.P. (Cimédone). Mem. VI. Congr. internac. Leprol. 1953, p. 226. Zit. Zbl. Haut- u. Geschl.-Kr. **91**, 171 (1955). — LEBEUF, F.: La lyse du tréponème, cause d'erreur dans la lecture du test de Nelson. Bull. Soc. franç. Derm. Syph. **63**, 260 (1956). — (1) LEDBETTER jr., R. K., and R. J. CUMMING: Use of streptomycin to combat contamination of treponema pallidum suspension in the TPI-test. Brit. J. vener. Dis. **30**, 214 (1954). — (2) Ledbetter, R. K., and V. E. Martens: The treponemal pallidum immobilization test. Bureau of medicine and Surgery Navy Department. (Vom Autor übersandte Arbeit!) — (3=4) Ledbetter, R. K.: The practicability of the treponema pallidum immobilization test on a service-wide basis in the united states navy. Amer. J. Syph. **38**, 522 (1954). — (5) Ledbetter jr., R. K.: The treponema pallidum test, a diagnostic aid to the clinician. J. Amer. med. Ass. **160**, 1392 (1956). — Lesinski, J., B. Hoffman u. W. Zajac: Die Bedeutung des Nelson-Testes für die Therapie der Lues. Kongreßber. des 16. polnischen Dermatol.-Kongr., Krakau 1958 (im Druck). — (1) Levaditi, C., A. Vaisman et R. Schoen: Propriétés biologiques de virus syphilitique contenue dans les syphilomes résiduels des animaux prémunis. C. R. Acad. Sci. (Paris) **198**, 682 (1934). Zit. Zbl. Haut- u. Geschl.-Kr. **48**, 473 (1934). — (2) Levaditi, C., A. Vaisman et A. Hamelin: Séro-diagnostic de la syphilis par immobilisation du treponema pallidum (méthode de Nelson). C. R. Acad. Sci. (Paris) **232**, 272 (1951). — (3) Levaditi, C.: Test de Nelson et Mayer. Nouvelles recherches cliniques et expérimentales. Presse méd. **60**, 1231 (1952). — Lissia, G.: Sierologia classica e test di Nelson-Mayer o di immobilisazione treponemica (T.P.I.) nella diagnosi della sifilide. Studi sassaresi **34**, 285 (1956).

(1) Magnuson, H. J.: Application du test d'immobilisation des tréponèmes. Bull. Soc. franç. Derm. Syph. **59**, 509 (1952). — (2) Magnuson, H., and J. Portnoy: The treponema pallidum complement-fixation test. Amer. J. publ. Hlth **46**, 190 (1956). — (3) Magnuson, H. J., and Ch. P. McLeod: Treponema pallidum agglutination tests. Bull. Wld Hlth Org. **14**, 289 (1956). — Marchionini, A., u. K. Meinicke: Die Bedeutung des Nelson-Test für die Praxis der Lues-Serologie. Münch. med. Wschr. **1953**, 907. — Margarot, J., L. Carrère, P. Izarn et J. Roux: Le test d'immobilisation des tréponèmes dans les syphilis anciennes confrontation avec la sérologie classique et avec la clinique. J. Charpy, Le T.P.I.-test de Nelson-Mayer et les nouveaux aspects immunologiques de la syphilis, p. 309. Paris: Masson & Cie. 1953. — (1) McLeod, Ch., and R. C. Arnold: Preservation and inoculation studies on treponema pallidum. J. vener. Dis. Inform. **30**, 104 (1949). — (2) McLeod, Ch., and H. J. Magnuson: Development of treponemal immobilizing antibodies in mice following injektion of killed treponema pallidum (Nichols strain). J. vener. Dis. Inform. **32**, 274—279 (1951). — (3) McLeod, Ch. P., and H. J. Magnusson: Agglutination of treponema pallidum in syphilitic serums. Publ. Hlth Rep. (Wash.) **68**, 747 (1953). — (4) McLeod and P. S. Stokes: A study of factors which affect agglutination of treponema pallidum, WHO, MH/CT/93.54 Presented at the Symposium on Recent Advances in the Study of Venereal Diseases, Washington, D.C., April 29, 1954. — (1) Meinicke, K.: Technik des Treponema pallidum-Immobilisierungs-Tests. (T.P.I.-Nelson-Test.) Hautarzt **4**, 268 (1953). — (2) Über den Nachweis drei verschiedener Antikörper im Serum und Liquor von Luikern. Arch. Derm. Syph. (Berl.) **200**, 536 (1955). — (3) Eine Komplement-Titer- und Komplement-Bindungsreaktion mit Treponemata pallida. Hautarzt **7**, 540 (1956). — (4) Derzeitiger Stand der serologischen Luesdiagnostik einschließlich Nelson-Test. Verh. der Dtsch. Dermatol. Ges., 23. Tagg in Wien 24. V. 1956. Arch. klin. exp. Derm. **206**, 248 (1956). — (5) Antigen-Antikörperreaktionen mit apathogenen und virulenten Treponemen. Hautarzt **7**, 489 (1956). — (6) Die Bedeutung der Treponemen-Antigen-Antikörper-Reaktionen für die Diagnose der Lues. Hautarzt **8**, 23 (1957). — (7) Die Bedeutung der Treponemen-Antigen-Antikörperreaktionen für die Therapie der Lues. Hautarzt **8**, 77 (1957). — Mestchersky et V. Althausen: Le sérum des syphilitiques de diverses dates possède-t-il des propriétés spirochéticides? Bull. Soc. franç. Derm. Syph. **43**, 1154 (1936). — (1) Michel, P. J., et J. Saint-Paul: Réflexions à propos d'une quinzaine de tests de Nelson. Bull. Soc. franç. Derm. Syph. **60**, 194 (1953). — (2) Michel, P. J.: À propos d'un test de Nelson positif. Bull. Soc. franç. Derm. Syph. **62**, 83 (1955). Zit. Haut- u. Geschl.-Kr. **93**, 151 (1955). — (3) Réflexions sur une sérologique curieusement rebelle au traîtement. Bull. Soc. franç. Derm. Syph. **62**, 357 (1955). — (1) Miller, J. L., M. H. Slatkin, R. R. Feiner, J. Portnoy and A. B. Cannon: Treponemal immobilization test. Reliability of results for the diagnosis of syphilis. J. Amer. med. Ass. **149**, 987 (1952). — (2) Miller, J. L., M. H. Slatkin, E. S. Lupton and M. Brodey: Studies on the value of the TPI-test in the diagnosis of syphilis. Amer. J. Syph. **36**, 559 (1952). — (3) Miller, J. L., M. H. Slatkin, M. Brodey, H. L. Wechsler and J. H. Hill: Studies with the treponemal immobilizing test. J. Amer. med. Ass. **154**, 1241 (1954). — (4) Miller, J. L., M. H. Slatkin and J. H. Hill: Significance of the treponema pallidum immobilization test on spinal fluid. J. Amer. med. Ass. **160**, 1394 (1956). — Mohr, Ch. F., J. E. Moore, R. A. Nelson and J. H. Hill: Studies on the relationship of treponemal antibody to probable biologic false positive serologic tests for syphilis. Amer. J. Syph. **34**, 405 (1950). — Moline, R.: Contribution à l'étude du test de Nelson. Bull. Soc. franç. Derm. Syph. **59**, 69 (1952). — (1) Moore, J. E.: Biologically false positive serologic tests for syphilis. Type, incidence, and cause. J. Amer. med. Ass. **150**, 467 (1952). — (2) Moore, J. E., and Ch. F. Mohr: The incidence and etiologic background of chronic biologic false-positive reactions in serologic tests for syphilis. Preliminary report. Ann. intern. Med. **37**, 1156 (1952).

(3) Biologically false positive serologic tests for syphilis. Type incidence, and cause. J. Amer. med. Ass. **150**, 467 (1952). — (1) Moser, L.: Über den Treponema pallidum Haft- und Schwundtest (TPS-Test) zur spezifischen Lues-Diagnostik. Arch. Hyg. (Berl.) **139**, 325 (1955). — (2) Über praktische Erfahrungen mit dem Treponemen-Immobilisationstest und seine Bedeutung für eine spezifische Lues-Diagnostik. Zbl. Bakt., I. Abt. Orig., Abh. 1 **163**, 369 (1955). Nakano, H.: Über Immunisierungsversuche mit Spirochaeten-Reinkulturen. Arch. Derm. Syph. (Berl.) **116**, 265 (1913). — (1) Nelson jr., A.: Factors effecting the survival of treponema pallidum in vitro. Amer. J. Hyg. **48**, 120 (1948). — (2) Nelson, R. A., and M. M. Mayer: Immobilization of treponema pallidum in vitro by antibody produced in syphilitic infection. J. exp. Med. **89**, 369 (1949). — (3) Nelson jr., R. A., E. C. H. Zheutlin, J. A. Diesendruck, P. G. M. Austin jr., P. S. Stack and J. T. Eagan: Studies on treponemal immobilizing antibodies in syphilis. II. Incidence in serum and cerebrospinal fluid in human beings and absence in „biologic false positive" reactors. Amer. J. Syph. **34**, 101 (1950). — (4) Nelson, R. A.: Über den Treponema pallidum-Immobilisierungstest. Mitteilungen über ein Treponema-Haft- und -Schwundphänomen. Hautarzt **3**, 436 (1952). — (5) Changing concepts in the sero-diagnosis of syphilis: specific treponemal antibody versus Wassermann reagin. Brit. J. Vener. Dis. **28**, 160 (1952). — (6) Nelson jr., R. A., F. M. Spofford, A. G. Wallace, R. B. Tillman and W. H. Ellis: The treponemal immobilization test in the United States Navy. Amer. J. Syph. **37**, 1 (1953). — (7) Nelson jr., R. A.: Le test d'immobilisation des tréponèmes dans la syphilis. Recherches biologiques et cliniques. J. Charpy, Le T.P.I.-test de Nelson-Mayer et les nouveaux aspects immunologiques de la syphilis. Paris: Masson & Cie. 1953. — (8) Nelson, R. A.: The specificity of antibody inducing the „immune-adherence" phenomenon with treponema pallidum in vitro (T.P.I.-A. test). WHO 1954. — (1) Nielsen, H. A.: Clinical value of the T.P.I. test. Acta derm.-venereol. (Stockh.) **34**, 102 (1954). Zit. Zbl. Haut- u. Geschl.-Kr. **89**, 98 (1954). — (2) Nielsen, H. A., and A. Reyn: The treponema pallidum test. Bull. Wld Hlth Org. **14**, 263 (1956). — (3) Nielsen, H. A.: Treponema pallidum-Immobilisationstest als Bestätigungsprobe bei neuaufgefundenen syphilitischen Seroreaktionen. Über die Anwendung des TPI. Ugeskr. Laeg. **1957**, 63. [Dänisch.] Zit. Zbl. Haut- u. Geschl.-Kr. **98**, 78 (1957). — (4) Nielsen, S.: Investigations on the reproducibility of the quantitative treponema pallidum immobilization test. Acta path. microbiol. scand. **11**, 119 (1957). Oganesjan, P. G.: Die Reaktion der Immobilisation der Spirochaetae pallidae für die Syphilisdiagnose. (Literaturübersicht.) Vestn. Vener. Derm. 36 (1956). [Russisch.] Zit. Zbl. Haut- u. Geschl.-Kr. **95**, 268 (1956). — (1) Olansky, S., A. Harris and J. H. Hill: A preliminary study of apparent biological false positive reactions in four serological tests for syphilis, and the treponemal immobilization test. Amer. J. Syph. **37**, 23 (1953). — (2) Olansky, S., Ad. Harris and H. Casey: Immune-adherence-test for syphilis. A comparison with TPI- and VDRL-slide tests. Publ. Hlth Rep. **69**, 521 (1954). — (3) Olansky, S., and I. N. O. Price: The modern diagnosis of syphilis. Bull. Wld Hlth Org. **14**, 249 (1956). — (4) Olansky, S., Ad. Harris and E. V. Price: TPI test in treated syphilis. Brit. J. vener. Dis. **32**, 104 (1956). — *Organisation Mondiale de la Santé:* List of laboratories performing the treponema pallidum immobilization (TPI) test at December 1956 WHO/TPI/2, 1957. — Orhel, I.: Beschreibung der technischen Ausführung des Treponemen-Immobilisations-Testes nach Nelson-Mayer an der Dermato-venerologischen Klinik in Zagreb. Rad. med. Fak. Zagrebu **2**, 155 (1954). Zit. Zbl. Haut- u. Geschl.-Kr. **91**, 114 (1955). — Owtschinikow, N. M.: Priorität von Dr. Sabolotnij und P. P. Maslakowetz in der Beschreibung der Reaktion der Spirochäte. Wesinii. Venerol. 4 (1954).

Pages, F., u. P. Many: Die praktische Bedeutung abweichender Befunde beim Nelson-Test und den übrigen Lues-Reaktionen. Presse méd. **66**, 22 (1958). — Pels Leusden, Fr., u. H. Möbest: Beitrag zur Bestädigkeit der Ergebnisse vom Nelson-Test. Ärztl. Wschr. **1955**, 427. — Pherson, D. J., R. K. Ledbetter jr. and V. E. Martens: Test for immobilization of treponema pallidum. Correlation with some of the standard serologic tests for syphilis. Amer. J. clin. Path. **25**, 89 (1955). — Pigeaud, H., R. Sohier, J. Thivolet, G. Richard et M. Rolland: Intérêt du test d'immobilisation du tréponème de Nelson et Mayer en milieu obstétrical. Ann. Méd. **55**, 393 (1954). — (1) Portnoy, J., Ad. Harris and S. Olansky: Studies of the treponema pallidum immobilization (TPI) test. Amer. J. Syph. **37**, 101 (1953). — (2) Portnoy, J., S. Olansky and W. F. Edmundson: Studies of the treponema pallidum immobilization (TPI) test. Amer. J. Syph. **37**, 413 (1953). — Prieto, G., Jaqueti y Garcés: Caso de serologia negativa, con L.C.R. negativo y „test" de Nelson de un 80 por 100 de inmovilizacion. Act. dermo-sifiliogr. (Madr.) **48**, 342 (1957). Zit. Zbl. Haut- u. Geschl.-Kr. **99**, 204 (1957). — Puccinelli, V.: Considérations sur la valeur clinique de la recherche de différents anticorps dans le sang du syphilitique. J. Charpy, Le T.P.I.-test de Nelson-Mayer et les nouveaux aspects immunologiques de la syphilis, p. 131. Paris: Masson & Cie. 1953.

Rabito, C., e G. Sacerdoti: Il T.P.I. nella paralisi progressiva con manifestazioni cliniche in atto. Rass. Derm. Sif. **9**, 261 (1956). — Rabut, R.: Réflexions sur le test de Nelson. Bull. Soc. franç. Derm. Syph. **59**, 57 (1952). — Rainaut: Intérêt de l'utilisation précoce de T.I.T.

de Nelson en cas de négativité de la réaction de Bordet-Wassermann. Bull. Soc. franç. Derm. Syph. **60**, 384 (1953). — (1) Ranque, J., G. Tramier, R. Depieds et J. B. Moignoux: Résultats de 215 épreuves d'immobilisation spécifique du tréponème (test de Nelson-Mayer en milieu métropolitain. Bull. Soc. franç. Derm. Syph. **59**, 406 (1952). — (2) Ranque, J., P. Gallais, R. Depieds et J. B. Moignoux: Intérêt du test de Nelson en milieu tropical. J. Charpy, Le T.P.I.-test de Nelson-Mayer et les nouveaux aspects immunologiques de la syphilis, p. 171. Paris: Masson & Cie. 1953. — (3) Ranque, J., G. Tramier, R. Depieds et J. B. Moignoux: Les accidents de la procréation et le diagnostic biologique de la syphilis par le test de Nelson-Mayer. J. Charpy, Le T.P.I.-test de Nelson-Mayer et les nouveaux aspects immunologiques de la syphilis, p. 243. Paris: Masson & Cie. 1953. — (4) Ranque, J., M. Bourret, R. Bernard, E. Calas et G. Tramier: Deux cas de syphilis congénitale tardive avec Nelson négatif chez la mère. Bull. Soc. franç. Derm. **61**, 161 (1954). — (5) Ranque, J.: Test de Nelson révélateur d'une syphilis décapitée. Bull. Soc. franç. Derm. Syph. **62**, 463 (1955). — Rein, Ch. R., G. H. Kostant and L. Č. Kelcec: An evaluation of various serodiagnostic procedures employing specific antigens of treponema pallidum. WHO/VDT/SERO 77 (1956). Resta, V., C. Rossetti e G. B. Marson: Studio del titolo degli anticorpi immobilizzanti nel siero di sangue e nel liquido di bolla mediante la valutazione quantitativa col test di Nelson-Mayer. Minerva derm. (Torino) **30**, 232 (1955). — Resta, V., G. Marson e C. Rossetti: Il test di Nelson-Mayer (T.P.I.) nei confronti della sierologica classica. Minerva derm. (Torino) **31**, 185 (1956). — Resta, V., e C. Rossetti: Sulla realizzazione del test di Nelson-Mayer con l'uso del terreno all'estratto embrionario di ratto liofilizzato. Minerva derm. (Torino) **31**, 147 (1956). — Reyn, A.: Technique du T.P.I. se rapportant spécialement aux problèmes de survie des tréponèmes. Bull. Soc. franç. Derm. **59**, 510 (1952). — Rice, F. A. H., and R. A. Nelson: The isolation from beef serum of a survival factor for treponema pallidum. J. biol. Chem. **191**, 35 (1951). — Roederer, J.: Quelques données nouvelles sur des séro-réactions de la syphilis et leurs interprétations. Strasbourg méd. **112**, 327 (1952). — (1) Rollier, R., et F. Pelbois: Le test de Nelson envisagé comme test de guérison dans la syphilis. Étude de 143 cas. Maroc méd. **32**, 803 (1953). — (2) Le test de Nelson dans la lèpre. Premiers résultats portant sur 41 malades. Maroc méd. **32**, 777 (1953). — (3) Rollier, R., F. Pelbois et L. Chraibi: Sérologie et test de Nelson dans la lèpre. Maroc méd. **34**, 575 (1955). — Roy, A. N., J. H. Hill, J. L. Gowdey, L. C. Kelcec and C. R. Rein: A comparison of the Neurath and treponema pallidum immobilization procedures. Amer. J. Syph. **37**, 338 (1953). — (1) Ruge, H. G. S.: Role of treponema Reiter in modern serology of syphilis. Brit. J. vener. Dis. **32**, 242 (1956). — (2) Ruge, H., H. Knothe u. O. Otten: Die Pallida-Reaktion. Ihre Bedeutung für die moderne Lues-Serologie. Dtsch. med. Wschr. **1957**, 1231.

Saurino, V. R.: A modification of the Nelson treponemal sustaining medium for use in the treponema pallidum immobilization test. Amer. J. Syph. **37**, 112 (1953). — (1) Sausse, A.: Technique du test d'immobilisation des tréponèmes (T.I.T.). Ann. Biol. clin. **9**, 490 (1951). — (2) Sausse, A., et L. J. Borel: Notes techiques sur le test d'immobilisation des tréponèmes. J. Charpy, Le T.P.I.-test de Nelson-Mayer et les nouveaux aspects immunologiques de la syphilis, p. 65. Paris: Masson & Cie. 1953. — (3) Sausse, A., V. Roiron, L.-J. Borel et J. Marien: Le test de Nelson I. Son intérêt pour le diagnostic de la syphilis chez les sujets non traités. Bull. Soc. franç. Derm. Syph. **58**, 521 (1951). — (4) Sausse, A., J. Borel et J. Louis: Le test d'immobilisation des T.P.: II. Résultats chez les malades traités. Bull. Soc. franç. Derm. Syph. **58**, 552 (1951). — (5) Sausse, A., L. J. Borel, J. Louis et O. Pierre: Le test d'immobilisation des tréponèmes (T.I.T.). III. Confrontation avec la sérologie classique. Examens du L.C.R. Bull. Soc. franç. Derm. Syph. **59**, 59 (1952). — Scarpa, C.: Test di immobilizzazione di Nelson. Dermatologia (Napoli) **3**, 330 (1952). — (1) Schereschewsky, J.: Sur la culture du spirochète pâle: Son utilisation par la séroagglutination. Arch. Inst. prophyl. **6**, 191 (1934). — (2) Pallida- und Immunodiagnostik der Syphilis. Z. Haut- u. Geschl.-Kr. **17**, 233 (1954). — Schuermann, H.: Die Bedeutung des Nelson-Tests für die praktische Medizin. Z. Haut- u. Geschl.-Kr. **16**, 65 (1954). — Sequeira, P. J. L., and A. E. Wilkinson: Studies on the reproducibility and specificity of the treponemal immobilization test. Brit. J. vener. Dis. **31**, 134 (1955). — Sohier, H.: T.P.I. dans les syphilis traitées. Bull. Soc. franç. Derm. Syph. **59**, 513 (1952).

Takami, U.: Studien über das Agglomerationsphänomen beim experimentellen Rückfallfieber des Kaninchens. Acta derm. (Kyoto) **20**, 1 (1932). Zit. Zbl. Haut- u. Geschl.-Kr. **44**, 473 (1933). — (1) Tani, T.: Untersuchungen über die Agglutination der Syphilisspirochäten. Jap. J. exp. Med. **18**, 11 (1940). Zit. Zbl. Haut- u. Geschl.-Kr. **65**, 248 (1940). — (2) Tani, T., and O. Asano: Studies on the agglutination of treponema pallidum. II. On the agglutination of treponema pallidum treated with antiformin in human serum and cerebrospinal fluid. Jap. med. J. **4**, 51 (1951). Zit. Zbl. Haut- u. Geschl.-Kr. **81**, 366 (1952). — Thivolet, J., H. Floch, M. Rolland et R. Sohier: Étude du T.P.I. chez les lépreux. Bull. Soc. franç. Derm. **59**, 512 (1952). — Thivolet, J., M. Rolland et R. Sohier: La réaction d'immobilisation des tréponèmes des Nelson-Mayer au cours des syphilis dites „latentes" ou „sérologiques". Atti

6. Congr. internaz. Microbiol. **2**, 202 (1955). — THOMPSON jr., F. A., and H. J. MAGNUSON: Studies on increasing the sensitivity of the treponemal immobilization test for syphilis. Amer. J. Syph. **35**, 21 (1951). — TRAMIER, G., et J. RANQUE: Intérêt de l'épreuve d'immobilisation du tréponème dans l'étude de la syphilis familiaire. Presse méd. **1955**, 515. — (1) TURNER, B. TH.: The treponema agglutination tests. WHO/VD **109**, 15 (1953). — (2) TURNER, T., and D. HOLLANDER: Biology of the treponematoses. WHO, Monogr. Ser. Nr 35.

VACCARI, R., e G. PINCELLI: Considerazioni su 528 tests di Nelson-Mayer. Arch. ital. Derm. **27**, 198 (1955). — VACCARI, R., C. SABATINI e L. PINCELLI: Confronto tra i risultati del test di Nelson-Mayer e quelli della sierologia classica in prostitute apparentemente sane e luetiche. Arch. ital. Derm. **28**, 152 (1956). — VAISMAN, A., A. HAMELIN et H. VAISMAN: Trois années de pratique du test d'immobilisation du „treponema pallidum" (méthode de Nelson et Mayer). Presse méd. **1954**, 1074. — VANDOW, J. E., and N. SOBEL: The present status of the diagnosis and treatment of syphilis. N.Y. St. J. Med. **56**, 2796 (1956). — (1) VILANOVA, X., y J. M. CATASÚS: La prueba de Nelson-Mayer (inmovilizacion treponemica) aplicada al suero de los enfermos de lepra. Internat. J. Leprosy **21**, 453 (1953). — (2) VILANOVA, X.: La prueba de inmovilizacion treponémica de Nelson (T.P.I.) su interés diagnóstico y doctrinal en la sífilis humana, seguida de un commentario derivado de nuestra experiencia personal. Act. dermo-sifiliogr. (Madr.) **46**, 3 (1954). Zit. Zbl. Haut- u. Geschl.-Kr. **92**, 105 (1955). — VOISIN, J., et P. VILLOTTE: L'intérêt de la réaction de Nelson dans le diagnostic des chorio-rétinites. Bull. Soc. Ophtal. France **1954**, 491.

WARING, G. W., and W. L. FLEMING: Further attempts to immunize rabbits with killed treponema pallidum. Amer. J. Syph. **35**, 568 (1951). — WHEELER, A. H., K. VAN GOOR and A. C. CURTIS: Treponemal immobilization and standard test reactions in suspected biologic false positive sera. Amer. J. Syph. **38**, 437 (1954). — WHO: Co-operative study on the TPI-test and other treponemal tests. WHO/TPI/7, 10. 12. 1958. — WIEDMANN, A., u. W. LINDEMAYR: Über die pränatale Präventivbehandlung der Lues congenita. Hautarzt 1, 439 (1950).— (1) WILKINSON, A. E.: An unusual case of serological discord. Brit. J. vener. Dis. **30**, 38 (1954). (2) Studies on the treponemal immobilization test. Brit. J. vener. Dis. **30**, 114 (1954). — (3) WILKINSON, A. E., and P. J. L. SEQUEIRA: Studies on the treponemal immobilization test. III. Use of the TPI as a verification test in suspected latent syphilis. Brit. J. vener. Dis. **31**, 143 (1955). — (4) WILKINSON, A. E.: Comparison of results given by a complement-fixation test for syphilis using the Reiter treponeme as antigen with the treponemal immobilization test. Brit. J. vener. Dis. **33**, 25 (1957).

ZELLMANN, H. E.: The specificity of the treponemal immobilization test. Amer. J. Syph. **38**, 506 (1954). — ZUCCARINI, N.: Rilievi sul test di immobilizzazione del treponema pallidum di Nelson-Mayer. Cenni di tecnica e sommario della sperimentazione eseguita negli ultimi due anni. Dermatologia (Napoli) 8, 74 (1957).

Ohne Autor: The treponematoses. Indian med. Gaz. **85**, 506 (1950). — Comité d'experts des maladies vénériennes et les tréponématoses. Sous-Comité de la sérologie et des techniques de laboratoire. 3. Rapport. Organis. Mond. de la Santé 1954.

Genitale und extragenitale Primäraffekte

Von

Rudolf Santler-Wien

Vorbemerkung

In der Ergänzung zum Handbuch halte ich mich sehr bewußt weitgehend an die darin vorhandenen Einteilungs- und Unterteilungsprinzipien, denn kaum ein Kapitel der Lues ist so prägnant und — man könnte fast sagen — klassisch beschrieben wie das ihrer Klinik. Auch ist kaum ein anderer Abschnitt so wenigen Änderungen unterworfen gewesen wie der mir zur Bearbeitung zugewiesene. Ich werde deshalb nur jene Gebiete ausführlicher berühren, die in der Zwischenzeit mehr in den Vordergrund gerückt bzw. bekannt geworden sind, und den übrigen bloß einige Literaturstellen anfügen.

I. Infektionsmöglichkeiten

Die Zahl der direkten oder indirekten Infektionsmöglichkeiten ist unbeschränkt. Einige seltene Ansteckungsarten geben immer wieder Anlaß zu Publikationen oder Demonstrationen. Sie finden, soweit sie von Interesse scheinen, bei der Besprechung der einzelnen Lokalisationen der Primäraffekte Erwähnung. Andere, nur angenommene Wege der Übertragung sind Sache der experimentellen Überprüfung.

Wie die Infektionsmöglichkeiten zahlenmäßig unbegrenzt sind, die einzelnen Arten der Ansteckung aber ungleich häufig Anwendung finden, so bleibt auch kein Lebensalter verschont, die einzelnen Altersstufen werden jedoch in unterschiedlicher Häufigkeit davon betroffen (MARIN, WILE und HOLMAN, GUMPESBERGER 1952, SPRECHER, BAHIA).

Obwohl bereits KOGOJ (1930) im Handbuch diesbezüglich verschiedene Autoren zitiert hat, möchte auch ich noch einmal besonders darauf hinweisen, daß mit der Ansteckungsmöglichkeit von jedem Augenblick der Infektion an und nicht erst nach Erscheinen des Primäraffektes zu rechnen ist (SEZARY und LEVY 1933, VILANOVA, FALCHI, PERIN und BARBIER).

Daß diese Auffassung bzw. Beobachtung zu Recht besteht, bestätigen uns experimentelle Versuche sowie die Arbeiten von CHARPY (1936) und ECKES. Sie konnten durch den Nachweis des Treponema pallidum beweisen, daß die Diagnose einer luischen Infektion schon während der Inkubationsperiode des Schankers unter bestimmten Voraussetzungen möglich ist. In den von ihnen angeführten Fällen kam es zu einer Kohabitationsverletzung, die bei dem einen Patienten abheilte, bei dem anderen keine spezifische Induration zeigte, und doch gelang es, bei beiden an diesen Stellen noch vor dem Auftreten des Primäraffektes im Reizserum Spirochaetae pallidae zu finden.

Die Ansteckungswahrscheinlichkeit ist natürlich in der Inkubationszeit geringer. So konnte PUTKONEN (1951[1]), der 41 klinisch noch erscheinungsfreie Frauen, die mit 35 an primärer Lues leidenden Männern Verkehr gehabt hatten, laufend untersuchte, finden, daß von 8 Frauen, deren Verkehr in die Inkubationszeit fiel, nur eine erkrankte, 54% von ihnen hingegen infiziert wurden, da der Mann bereits einen Primäraffekt hatte. Daß die Ansteckungsrate mit der Zahl der Kontakte stieg, ist selbstverständlich. GRACIANSKY, BOULLE, GRUPPER, BALTER und PREVOST geben das Risiko, eine Syphilis durch Verkehr mit Syphilitikern sich zuzuziehen, nach ihren Beobachtungen mit 66% an, nach anderen, von ihnen angeführten Autoren bewegt sich diese Rate zwischen 55 und 80%.

Eine besondere Bedeutung kommt bei der mittelbaren und unmittelbaren Übertragung dem Speichel zu. Ebenso wie im Blut, Urin und Liquor sind die Spirochaetae pallidae auch im Speichel, besonders in den frühen Stadien der Lues, nachgewiesen worden. Seine Ansteckungsfähigkeit ist jedoch bei fehlenden syphilitischen Erscheinungen im Munde bisher nicht bewiesen. BARNETT und KULCHAR beschäftigten sich mit dieser Frage, indem sie das bei Patienten mit unbehandelter sekundärer Lues durch Unterdruck aus dem Ausführungsgang der Parotis gewonnene Sekret auf Kaninchentestikel überimpften; sie fanden aber in einer Nachbeobachtungszeit von 18—45 Wochen an den Tieren keine syphilitischen Erscheinungen. Ebenso negativ verliefen Überpflanzungen von Lymphknoten aus den inoculierten Tieren in den Hodensack von anderen. Weiteres siehe bei WIEDMANN. Ähnlich verhält es sich mit der immer wieder auftauchenden Frage der Infektiosität des Spermas [WIGODTCHIKOFF und GOUDELISS (weitere Autoren dort), KEMP, BURBI 1933, WIEDMANN]. LINDEMAYR (1960) hat sich im Kapitel der Lues congenita ausführlich mit dieser Frage beschäftigt und jedes Für und Wider aufgezeigt. Der Meinung von Ross jedoch kann man nicht beistimmen, wenn er die Übertragung der Syphilis durch den männlichen Samen deswegen annimmt, weil zwei seiner Patienten nach der Behandlung klinisch und serologisch negativ geblieben sind und dennoch als Infektionsquellen angegeben wurden. Auch seiner Folgerung, daß das Sperma mindestens 3 Jahre lang seine Infektionstüchtigkeit bewahre und Syphilitiker deshalb nicht vor 5 Jahren nach der Ansteckung Kinder zeugen dürfen, möchte ich, da sie durch nichts bewiesen ist, entgegentreten.

Es ist wohl eher anzunehmen, daß die Infektiosität sowohl des Speichels als auch des Spermas ihre Ursache in syphilitischen Läsionen im Mund bzw. Genitalbereich hat. Es ist auch zu bedenken, daß die relativ häufig mitgeteilten Angaben von Lues ohne Schanker zumeist jenen Fällen zuzuordnen sind, bei denen syphilitische Veränderungen zwar vorhanden waren, aber nicht gefunden werden konnten.

In ähnlicher Weise hat auch schon KÖNIGSTEIN darauf aufmerksam gemacht, daß eine negative Lues-Anamnese nicht zur Annahme einer hämatogen entstandenen Infektion berechtige, da der Primäraffekt unbemerkt verlaufen, versteckt und sehr flüchtig sein kann bzw. nicht aufgefunden wurde. Nach KÖNIGSTEIN können dreierlei Gelegenheiten eine hämatogene Infektion begünstigen:

1. Die Bluttransfusion,
2. die Prüfung des Auslöschphänomens,
3. die Organtransplantation und eventuell
4. der Eintritt durch die gesunde Schleimhaut (experimentelle Syphilis).

Von großer Bedeutung ist ferner die Frage, ob es sog. Keimträger gibt, bei denen niemals — weder klinisch noch serodiagnostisch — positive Befunde erhoben werden konnten und die dennoch infektiös sind (BOURNIER). Der von CARO-PATON zu diesem Thema mitgeteilte Fall ist kein Beweis für das Vorhandensein von Keimträgern, da weder Cervicalsekretuntersuchungen noch Drüsen- oder Lumbalpunktion durchgeführt wurden. Es ist aber nicht mit Sicherheit auszuschließen, daß solche Fälle möglich sind. Ein einwandfreier Beweis konnte jedoch bisher nicht erbracht werden. Mit der Verbesserung der Diagnostik (Nelson-Test) wird die Zahl der als Keimträger Beschuldigten sicherlich auch kleiner werden. Es scheint mir aber nicht angängig, seropositive Infektionsquellen deswegen als Keimträger zu bezeichnen, weil bei ihnen keine manifest luischen Zeichen nachgewiesen werden konnten (COUTTS).

Einen seltenen Infektionsmodus stellt noch die Heterohämotherapie dar (BANCIU). Intramuskuläre Injektion vom Blut des Vaters auf das Kind (VILANOVA u. BURGOS) bzw. intramuskuläre Blutübertragungen von Mutter auf Kind (SANTORI).

Als Rarität jedoch ist der Beitrag von RAAB zu werten, der über einen 9jährigen Knaben berichtet, der Schuppen eines an syphilitischem Hautausschlag erkrankten Mannes in den Mund nahm und nach einigen Wochen ein luisches Geschwür dortselbst bekam, sowie der von MURRELL und GRAY, die über eine Infektion durch Aufblasen eines gefundenen Condoms Mitteilung machen.

Wie sehr Infektionen in der Inkubationsperiode möglich sind, zeigen nicht nur entsprechende Beiträge der experimentellen Syphilis und diesbezügliche Beobachtungen, sondern werden auch durch die Tatsache bewiesen, daß das Blut eines noch im Inkubationsstadium befindlichen Blutspenders beim Empfänger zu einer Syphilis d'emblée führen kann (MORGAN 1940), da die Spirochäten schon wenige Tage nach der Infektion die durch das Lymphgefäßsystem gebildete Barriere überwunden haben und schon lange vor Auftreten des Primäraffektes im Kreislauf nachweisbar sind. Auch die Beobachtung eines Pfortaderverschlusses im Inkubationsstadium der Lues (DEMUTH) könnte hierfür sprechen, wenn man — wie der Autor — eine Absperrung im Bereich des Pfortaderkreislaufes, vielleicht durch geschwollene Drüsen oder durch eine Endophlebitis verursacht, annimmt.

Schließlich sei auch noch an jene Formen der Ansteckung gedacht, die als Folgen eines Stuprums genital oder extragenital auftreten können, wie sie in Kriegs- und Nachkriegs- bzw. Besatzungszeiten vermehrt vorzukommen pflegen. Daß in solchen Zeiten die extragenitalen Infektionen oftmals von besonderer Bedeutung sind, braucht nicht ausführlicher dargetan werden.

Es liegt in der Natur der Sache, daß Prostituierte eine ständige Ansteckungsquelle bilden. Aber daß auch ständig kontrollierte Dirnen Ausgangspunkt kleinerer Epidemien sein können, offenbart unsere eigene Unzulänglichkeit bzw. auch die Schwierigkeit einer exakten Diagnosestellung in besonders gelagerten Fällen wie z.B. Schanker des Collum uteri oder der Tonsillen bzw. der Vagina (TOURAINE und SOLENTE, PINARD, JOULIA, BARGUES und LEONARD).

Es sei noch darauf hingewiesen, daß auch medizinisches Personal einerseits einer vermehrten Ansteckungsgefahr ausgesetzt ist, andererseits hinwieder als Ansteckungsquelle dienen kann. Hierzu wurde von DUVOIR der Fall einer Hebamme mitgeteilt, die mit einem Berufsschanker am Finger wissentlich weiterwirkte und auf diese Weise 15 Frauen, 9 Ehemänner und 10 Kinder, von denen 3 starben, ansteckte.

II. Transfusionssyphilis

Eine besondere Form der Infektionsmöglichkeiten ist die syphilitische Ansteckung durch Bluttransfusion. Sie zählt zu den Zwischenfällen bei Blutübertragung und nimmt unter ihnen eine besondere Stellung ein.

Die Ansteckungsfähigkeit eines luischen Spenders kann in allen Stadien vorhanden sein und beginnt schon in der ersten Inkubation bei klinisch und serologisch noch vollständiger Erscheinungsfreiheit, bevor die Diagnose einer Syphilis überhaupt gestellt werden kann [FELDMANN, POST und COONEY, PAUTRIER, MCCLUSKIE (alle zitiert nach GREITHER 1949); ARZT, FELKE, KLAUDER und BUTTERWORTH]. Spender, die sich in der ersten Inkubationsphase (ARZT, GUSZMANN) befinden, sind es auch, die das Hauptkontingent der Syphilisüberträger im Rahmen der Transfusionssyphilis stellen, denn bei manifest luischen Blutspendern wird auf Grund der klinischen Untersuchung und der serologischen Teste — wenn man, wie es selbstverständlich und zu erwarten ist, dieselben durchführt — die Erkrankung fast immer erkannt, und die befallenen Personen können dementsprechend aus dem Kreise der Blutspender ausgeschlossen werden.

Aber auch Übertragungen von seropositiven, klinisch erscheinungsfreien Personen, ja selbst von seronegativen, latenten Luetikern wurden schon beobachtet (KLAUDER und BUTTERWORTH, MAURER, GUSZMANN, BLOCH und AMMON).

Es ist sogar die Übertragung im Tertiärstadium, in dem bekanntlich die Lues äußerst selten infektiös wirkt, möglich (CARDIVIOLA, FELDMANN und SCHONE, MARTINOTTI, MILIAN, LEVENT, LIEGE, RAICISS, TZANCK und WERTH; zit. nach GREITHER 1949). Selbst durch das Blut von Paralytikern haben GRAVES, ARZT und KERL, MATAUSCHEK, LEVADITI sowie MARIE (zit. nach GREITHER 1949) bereits Infektionen gesehen.

Mit den juridischen Folgerungen aus solchen Ereignissen befaßt sich PERRET.

Man muß allerdings betonen, daß die Ansteckung des Empfängers kein obligates Geschehnis darstellt und daß auch Blutübertragungen in allen Stadien der Lues ohne nachfolgende Erkrankung des Empfängers bekanntgeworden sind [JONES und RATHMELL sowie WAGNER, MCNAMARA (zit. nach GREITHER 1949), TZANCK und WERTH, SUREAU und DE MONTIS]. Je frischer die Syphilis, um so seltener wird dieser glückliche Zufall vorkommen, dessen Gründe sowohl beim Spender als auch beim Empfänger liegen können.

Die Übertragung der Spirochaeta pallida, die ja vornehmlich als Gewebsparasit gilt, ist bei klinisch erscheinungsfreien bzw. der Spätperiode angehörenden syphilitischen Spendern nur in Ausnahmefällen zu beobachten, eine Tatsache, die sich sehr gut mit unseren Ansichten über Lues und Trauma in Einklang bringen läßt, denn auch hier kommt es nur dann zu klinischen Manifestationen, wenn Spirochäten im Blute kreisen und einen Ort günstigen Ansiedelns finden — ein wahrscheinlich nur selten eintretender Zustand.

Auch jenes seltene Vorkommnis sei erwähnt, bei dem nicht der Blutempfänger, sondern der Spender mit Syphilis angesteckt wird, und zwar dann, wenn der Empfänger eine Lues hat und durch das Vertauschen der Kanülen oder durch eine rückläufige Infektion — die zumeist nur sehr schwer beweisbar ist — die Syphilis auf den Spender übertragen wird (ARZT, GARTMANN, MORGAN 1935, KLAUDER und BUTTERWORTH).

Es sei hier noch eine Mitteilung von STRANSKY angeführt, der gelegentlich einer von ihm inaugurierten Fremdblutbehandlung der multiplen Sklerose die Beobachtung gemacht haben will, daß das Blut jener Spender, die an einer floriden Lues litten, eine besonders günstige Wirkung auf die multiple Sklerose habe. Der Autor schreibt wörtlich: „Je rezenter die sekundäre Lues in solchen Fällen, desto ergiebiger wohl die mit dem infektionstragenden Blut gleichzeitig einverleibten Abwehrstoffe." Aus diesen Worten muß der Schluß gezogen werden, daß der Verfasser die Übertragung der Lues in einem solchen Falle geradezu für erwünscht hält — ein Standpunkt, der entschieden abgelehnt werden muß.

Was die Häufigkeit der Transfusionssyphilis anbelangt, so sind sich alle Autoren darüber einig, daß sie viel seltener zur Kenntnis gelangt, als sie tatsächlich vorkommt. Dementsprechend finden wir Schrifttumsangaben von *einer* Ansteckung auf etwa 4000 Bluttransfusionen bei Hartmann und Schone (1942[1, 2]) bzw. bei Löhe (1947) und von *einer* auf 70000 bei André (zit. nach Greber). Die statistische Erfassung der Transfusionssyphilis weist ferner ebenfalls große Schwankungen auf. Seit der Beschreibung von Fordyce im Jahre 1915 haben Jones u. Mitarb. (zit. nach Bulfamonte) bis 1935 über 21 und Eichenlaub, Stolar und Wode bis 1941 über 42 Beobachtungen berichtet. Morgan (zit. nach Arzt) hält seine eigene im Jahre 1935 für die sechzehnte und McCluskie seinen Fall von 1940 für den ersten in der englischen Literatur bzw. für den dritten einwandfreien der Weltliteratur, bei dem die Lues durch einen Blutspender, der negative serologische Proben und keine klinischen syphilitischen Symptome aufzeigte, übertragen wurde. Rein u. Mitarb. (zit. nach Arzt) sammelten bis 1938 bereits 68 Fälle, und Bernhardt führte auf der 6. Arbeitstagung über Transfusionssyphilis etwa 100 aus der gesamten Weltliteratur an. Eine auf den Zeitraum von 1915—1949 sich erstreckende Zusammenstellung von Ammon (zit. nach Trüb) weist 63 Vorkommnisse auf, denen er selbst 26 weitere hinzufügte.

Greither und Klein (1949) gelang es, bis 1948 rund 70 Fälle von sicheren syphilitischen Übertragungen durch Transfusionen aufzufinden. Die amerikanischen Autoren Turner und Dicker gaben 138 bekannt, Kaminski und Schwalm (zit. nach Trüb) ermittelten nach 1945 je 30 Einzelfälle. Nach Laforet sind seit 1945 mehr als 100 Erkrankungen an Transfusionssyphilis im deutschen Schrifttum bekanntgegeben worden, während die tatsächliche Quote in Westdeutschland allein auf mindestens 500 geschätzt wird.

Von Heim stammt die Information, daß durch einen einzigen Blutspender 60 Patienten mit Lues infiziert wurden. Eine gleichartige Mitteilung über einen Vorfall von einer Übertragung auf 17 Personen verdanken wir Arzt. Diese großen Differenzen im Zahlenmaterial werden leicht verständlich, wenn man bedenkt, wie schwierig es gerade in Kriegs- und Nachkriegszeiten sein mag, den einwandfreien Beweis einer Transfusionssyphilis zu erbringen. Andererseits darf auch die Zahl jener Fälle nicht unterschätzt werden, die nie zur Veröffentlichung gelangt sind.

Um eine Transfusionssyphilis mit hinreichender Wahrscheinlichkeit annehmen zu können, möchte Trüb folgende 4 Bedingungen erfüllt wissen:

„1. Der Blutempfänger muß *vor* der Blutübertragung frei von einer syphilitischen Infektion gewesen sein.

2. Eine *nach* der Blutübertragung zustande gekommene bzw. eingetretene syphilitische Infektion entweder noch *während* des Krankenhausaufenthaltes oder aber *nach* der Krankenhausentlassung muß bis zum Auftreten von Erscheinungen des sekundärsyphilitischen Stadiums sicher ausschließbar sein.

3. Bei dem Blutspender muß der Nachweis einer syphilitischen Infektion bzw. Erkrankung einwandfrei erbracht sein.

4. Entwicklung und Verlauf der Krankheitserscheinungen müssen für eine Transfusionssyphilis charakteristisch sein sowie solche Eigentümlichkeiten und Besonderheiten aufweisen, die im Sinne einer sog. Lues d'emblée sprechen."

Von Ausnahmefällen abgesehen, bei denen durch die Transfusion Spirochäten in die Haut (z.B. beim Einstechen bzw. Herausnehmen der Kanüle) eingebracht werden, gelangen die Erreger direkt in die Blutbahn, und zwar — der transfundierten Menge und der Anzahl der kreisenden Viren entsprechend — zumeist in großer Zahl. Dieser Art der Infektion ist sicherlich eine Sonderstellung einzuräumen, und sie läßt eine Parallele mit der angeborenen Syphilis zu, auf die schon Arzt hingewiesen hat.

Wenn man den Infektionsweg berücksichtigt, ist die Transfusionssyphilis zu der Lues d'emblée zu rechnen und muß alle jene Charakteristica, die dieser zukommen — nämlich das Fehlen des Primäraffektes und der regionären Drüsenschwellung — aufweisen. Ihre ersten klinischen Zeichen werden demnach die Symptome der Sekundärperiode sein.

Nach MILIAN (1930) ist das bei der intravenösen Übertragung der Syphilis zuerst befallene Capillarsystem das der Lunge.

Die Angaben über den Zeitpunkt des Auftretens der ersten luischen Erscheinungen gehen weit auseinander. ARZT zitiert diesbezüglich viele Autoren und weist ebenso wie BURBI (1932) in der Mehrzahl der Fälle auf eher kurze Inkubationszeiten hin. Die kürzeste wird von ROSSI und ROMERO mit 18 oder eventuell noch wenigeren Tagen angegeben, während lange, bis zu 6 Monaten andauernde Inkubationstermine bei ihnen meistens eine Ausnahme bilden. MORGAN (zit. nach PIAN und FRAZIER) nimmt eine Zeitspanne von 4—14 Wochen an, TRÜB eine Mindestinkubation von 4 Wochen und eine Höchstzeit von $3^1/_2$ Monaten. MILIAN (1930) kommt auf Grund seiner Beobachtungen zu dem Schluß, daß die Inkubationszeit bei dieser Form der Ansteckung die gleiche ist wie bei jenen Fällen, die mit einem Primäraffekt einsetzen. JONES sah bei einem 35jährigen Mann 5 Wochen und NAYAO bei einem Säugling 8 Wochen nach der Transfusion ein Exanthem auftreten. Man kann wohl die von MORGAN und TRÜB angeführten Zeiten als die durchschnittliche Inkubationsdauer ansehen.

Wir selbst haben einen Fall beobachtet, der deshalb von Interesse ist, weil sowohl der Zeitpunkt der Übertragung wie der Tag des Exanthemausbruchs genau feststellbar waren. Bei einem 4jährigen Knaben (Peter S., Arch.-Nr. 3428) wurden am 2. und 4. September 1946 wegen einer toxischen Diphtherie Bluttransfusionen mit je 100 cm³ von der gleichen Spenderin vorgenommen. Am 7. Dezember 1946 wurde das Kind in die Ambulanz der Klinik gebracht, wobei die Eltern angaben, daß sofort nach der Entlassung aus dem Kinderspital, wo die Transfusionen stattgefunden hatten, also am 26. Oktober 1946, ein Ausschlag am Körper und im Gesicht aufgetreten war, der sich trotz Lokalbehandlung mit Puder und Salbe nicht gebessert habe. Bei der ersten Untersuchung fand sich beim Kinde ein dichtstehendes, düsterrotes, papulöses Exanthem am Stamm und an den Extremitäten mit Papeln an den Handtellern und seborrhoischen Papeln im Gesicht sowie erodierten Papeln circumanal und einer Alopecia areolaris. In einer Papel an der Hand konnten Spirochäten im Dunkelfeld nachgewiesen werden. Die Seroreaktionen waren positiv. Die Übertragung der Lues fand also spätestens am 4. September statt, und das Exanthem kam am 26. Oktober, d.h. um den 50. Tag post infectionem zum Ausbruch.

Aus der Pathologie der Lues wissen wir, daß der Ablauf der Erkrankung den verschiedensten Faktoren, für die auch der Empfänger mitverantwortlich sein kann, unterworfen ist und daß er unter anderen sicherlich auch von der Spirochätenmenge und dem Infektionsmodus beeinflußt wird. So drängt sich immer wieder der Vergleich zwischen Transfusionssyphilis und der angeborenen Lues auf, da bei beiden eine Spirochätensepsis auftritt. Es ist bekannt, daß auch bei Vorhandensein eines Primäraffektes Syphiliserreger in die Blutbahn kommen, doch besteht der Unterschied darin, daß bei der Transfusionssyphilis die Spirochäten zumeist in größerer Zahl und zu einem Zeitpunkt, in dem im Organismus keine Abwehrstoffe vorhanden sein können, in den Blutkreislauf gelangen, so daß ein schwerer Verlauf der Erkrankung nicht verwunderlich ist, worauf auch HERZOG im Rahmen einer Arbeitstagung über Transfusionssyphilis hingewiesen hat. Besonders macht er auf den Befall einer größeren Anzahl von Organen und *Organsystemen* zum Unterschied von der üblich erworbenen Syphilis aufmerksam.

Eine ähnliche Meinung vertreten Ammon und Laforet (zit. nach Trüb) wie auch Greither (1949), Mandelbaum und Saperstein, Pian und Frazier. Trüb erwähnt außer den allgemeinen Zeichen noch solche der akuten Osteomyelitis, Perichondritis und Periostitis sowie auch Symptome einer Beteiligung der Schilddrüse, einer syphilitischen Meningitis und einer interstitiellen Pneumonie (Lungensyphilis). Die bisweilen schwere Verlaufsform findet sogar durch vereinzelte Todesfälle ihre Bestätigung (Jones, Rathmell und Wagner, Brandenborg, Bratzke und Greither).

III. Inkubation

Die Inkubationsdauer zeigt nicht selten verschieden starke Abweichungen von der Norm. Vielerlei Gründe werden als hierfür maßgeblich angeschuldigt bzw. in Erwägung gezogen, unter anderen z. B.:

1. Die verschiedene Virulenz des Erregers (eine noch nicht erwiesene Annahme),
2. die Spirochätenmenge, die nach Morgan (1940), Turner (zit. bei Luger) und Lindemayr (1960) als bewiesen angenommen werden kann,
3. spezielle immunobiologische Zustände des Infizierten, die zwar schwer faßbar, aber als gesichert gelten dürfen, und
4. prophylaktische Maßnahmen.

Über eine prolongierte Inkubationszeit, die 55 Tage lang dauerte, mit gleichzeitig akquirierter Gonorrhoe und weichem Schanker berichtet Waintraub bei einem kongenital-luischen Mann. Er glaubt, daß in seinem Fall das verspätete Auftreten des harten Schankers mit der festgestellten kongenitalen Lues in Verbindung steht, wodurch der Zustand der Halbimmunität eingetreten ist, der den Organismus zwar nicht vor einer Neuinfektion schützen konnte, jedoch die Entwicklung des Primäraffektes retardierte. Auch Gottron (1943) erwähnt einen luischen Primäraffekt mit langer Inkubation bei Sepsis lenta, wobei die Länge der Inkubation aus dem schweren septischen Zustandsbild heraus verständlich werden dürfte. Laugier zeigt an Hand eines Falles, wie durch unzweckmäßige Behandlung eines Primäraffektes mit Sulfonamidpuder die Lues in ihrem primären Stadium unterdrückt und verschleiert, sowie ihr Übergang in das Sekundärstadium und das Umschlagen der Serumreaktion hinausgezögert werden kann. Auch Vidal weist auf den Einfluß der Sulfonamidbehandlung auf die Inkubationszeit der Syphilis hin, die wegen einer Gonorrhoe durchgeführt wurde. Wir halten es für durchaus möglich, daß durch eine lokale Sulfonamidtherapie die Inkubationszeit eine Verlängerung erfahren kann, bezweifeln aber — insbesondere auf Grund der eigenen Erfahrung —, daß eine perorale Sulfonamidgabe eine Änderung des Reaktionsablaufes der Syphilis nach sich zu ziehen vermag.

Ob der Gonorrhoe selbst eine Bedeutung bezüglich der Inkubation zukommt, ist umstritten. Lemaire und Talon sowie Jausion und Simon nehmen hierzu eine positive Haltung ein, während Kemp und Shaw an einem großen Material eine Verschleierung der Erscheinungen von frischer Syphilis durch den Tripper nicht feststellen konnten.

Wir neigen der Ansicht zu, daß die Gonorrhoe nicht grundsätzlich als für den Ablauf frühsyphilitischer Erscheinungen mit- oder unverantwortlich gebrandmarkt werden darf, und vertreten die Meinung, daß immer erst von Fall zu Fall eine Entscheidung getroffen werden sollte. So können wir uns sehr gut vorstellen, daß z. B. im Cervicalkanal liegengebliebene Spirochäten durch die aufkommende Gonorrhoe in ihrer Entwicklung gehemmt werden. Eventuell mit dem Tripper einhergehende Allgemeinerscheinungen, wie z. B. Fieber und Exantheme, werden ebenfalls den Verlauf der Lues zu beeinflussen imstande sein. Wenn wir darüber hinaus bedenken, daß Alter, Ovarialhormone und Schwangerschaft, interkurrente heterologe Infektionen, Systemerkrankungen, Erhöhung der Körpertemperatur sowie die schon früher angeführten Möglichkeiten neben anderen nicht erwähnten Faktoren für den Verlauf der Lues wahrscheinlich mitverantwortlich sein können, so mag man daraus ersehen, wie schwierig es sein kann, eine Entscheidung zu treffen.

Daß der Primäraffekt nach vorausgegangenen prophylaktischen bzw. insuffizienten therapeutischen Maßnahmen verspätet auftreten kann, ist nicht verwunderlich (HOFMANN, LAUGIER, MORGAN 1940, DE LA PORTILLA, WAINTRAUB). Mitteilungen über lange, bis zu 120 Tage dauernde Inkubationszeiten stammen noch von BARANOV und CALDERON (1941) sowie MASLOW. Weitere Ergebnisse und Ansichten sind im Handbuch-Beitrag von WIEDMANN zu finden.

IV. Lokalisation der Primäraffekte

1. Statistisches

Die Einteilung der Primäraffekte nach ihrer Lokalisation in genitale, perigenitale und extragenitale wurde hier schon aus rein didaktischen Gründen beibehalten. Den Begriff des perigenitalen Schankers jedoch möchten wir lieber

Tabelle 1

Autor	Gebiet bzw. Örtlichkeit	Beobachtungs- zeit, soweit angegeben	Publi- kations- jahr	Extragenitale Primäraffekte	Zahl der Fälle
SCHWARZKOPF .	Berliner Hautklinik	1920—1930	1930	407	
RAMAZOTTI ..			1931	28	
CARRERA ...			1932	46 (etwa 10%)	516
SERRA		1889—1931	1933	439 (9,2%)	4722
BARANOV ...		1922—1929	1934	63	600
SILVA.....		1928—1933	1934	13	7627 frische Fälle
TEICHMANNOVA	Prag-Bulorka	1931—1936	1937	3	83
DOWNING ...			1939	38 (6%)	691 Fälle von pri- märer Syphilis
CLARKE....	New York		1939	5,7% von allen diagnostizierten PA	
WILE-HOLMAN .	Michigan (Universität)	1915—1940	1941	68	
GUMPESBERGER	I. Hautklinik Wien	1930—1949	1951	135 (5,1%)	2628 mit noch nachweisbaren Primäraffekten
TORCHI	Ambulanz Bolzano	1940—1949	1951	18 (7%)	271
MALBRAN ...	Buenos Aires	1935—1950	1951	50 (6,2%)	817 nur Männer
VOSS	Köln	1948—1954	1955	49 (1,6%)	3030 Lues I und Lues II

dahingehend definiert sehen, daß alle jene dazugehören, die zwar außerhalb des Genitalbereiches, aber noch im Lymphabflußgebiet des Genitales liegen. Diese Definition hat den Vorteil, daß man bei der Beschreibung des perigenitalen Bezirkes auf die Aufzählung von Örtlichkeiten verzichten kann. Sie ist überdies

40*

noch genauer, als wenn wir — wie Kogoj — z. B. die gesamte Innenseite der Oberschenkel ebenfalls miteinbeziehen wollten.

Was das Zahlenverhältnis der genitalen zu den extragenitalen Primäraffekten anbelangt, so haben wir das von Kogoj angewandte Schema übernommen, um die leichte Übersicht zu bewahren.

Tabelle 1 zeigt die Zahl der extragenitalen Primäraffekte in bezug auf ihre Gesamtzahl — soweit sie auf Grund der Unterlagen ersichtlich ist —, ferner die Zeiträume und die Örtlichkeit der Beobachtung sowie das Publikationsjahr.

Weitere Mitteilungen über den extragenitalen Primäraffekt stammen von Cerchiai aus der Dermatologischen Klinik in Florenz aus den Jahren 1910—1933, sowie von Maneru und Schmidt.

Es liegt in der Natur der Sache — und Schulman (1933) weist eigens darauf hin —, daß besonders die Syphilisstatistiken aus vielerlei Gründen großen Fehlerquellen unterworfen sind. Dennoch hat man den Eindruck, daß nach dem zweiten Weltkrieg die Zahl der extragenitalen Primäraffekte zugenommen hat. Hierfür gibt es manche Erklärungsmöglichkeiten, die vor allem aus den Gegebenheiten der Nachkriegszeit — wie z. B. Evakuierung, gedrängtes Zusammenwohnen infolge Wohnungsnot, soziale Verhältnisse usw. — erklärlich erscheinen. Daß natürlich die Zustände von Ort zu Ort verschieden sind, ist selbstredend.

Tabelle 2

Autor	Zeit	Männer	Frauen
Schwarzkopf .	1920—1930	279	128
Ramazotti . .	1931	17	11
Serra	1933	259	180
Wile-Holman .	1941	43	25
Gumpesberger	1951	85	50
Voss	1955	32	17

Tabelle 2 gibt uns über die Verteilung der extragenitalen Primäraffekte auf Männer bzw. Frauen Auskunft.

Die extragenitalen Primäraffekte werden nach Ramazotti (1931[1]), Serra, Clarke, Gumpesberger (1951) vorzugsweise vom 16.—35. Lebensjahr, nach Baranov im Alter von 20—45 und nach Voss bis zu 40 Jahren akquiriert. Dies entspricht ungefähr jenem Alter, in dem im allgemeinen die frische Syphilis schlechthin erworben wird. Auch hierüber sollen einige Zahlen mitgeteilt werden.

Svendsen gibt das Durchschnittsalter der Frischinfizierten für die Männer mit 30,4 und für die Frauen mit 26,7 Jahren an. Am stärksten vertreten sind die 21—22jährigen Männer und die 21jährigen Frauen. Diese Ziffern stammen aus den Unterlagen des Statens Serum-Instituts in Kopenhagen aus dem Jahre 1948 und stimmen mit den Angaben von Genner und Lindhardt aus dem City-Hospital in Kopenhagen (1943) überein, denn das von ihnen errechnete Durchschnittsalter ist 29,9 bei Männern und 26,7 bei Frauen.

Die entsprechenden Berechnungen sind für New York City (Rosenthal und Kerchner zit. von Svendsen) aus dem Jahre 1940 für die Männer 29,7, für die Frauen 25,1 und aus dem Jahre 1943 für Männer 27,3, für Frauen 23,8. Bei derartigen Statistiken, die nicht allgemein verwertbar sind, ist zu berücksichtigen, aus welcher Gegend das Untersuchungsmaterial zusammengetragen und welchen besonderen Einflüssen es unterworfen ist. Die von Svendsen, Genner und Lindhardt angegebenen Werte beziehen sich auf das ganze Land Dänemark, die von Rosenthal und Kerchner nur auf New York. Allerdings waren natürlich die Auswirkungen des Krieges jeweils andere.

Nach Genner und Lindhardt waren im Jahre 1906 von allen Patienten mit frisch erworbener Syphilis 30%, im Jahre 1940 hingegen 40% Frauen. Rosenthal und Kerchner geben für New York City den Anteil der Frauen in den Jahren 1940—1943 mit 33, 31, 31 bzw. 33% an. Zoon und Steemberger (Holland) errechnen das Verhältnis von Frauen zu Männern für die Periode von 1933—1939 mit 282 zu 197 und für 1940—1946 mit 388 zu 717.

Bei Svendsen finden wir auf Grund der Monatslisten für Dänemark folgende Angaben für die in den Jahren 1938—1950 durch das Statens Serum-Institut registrierten Fälle von primärer (I) und sekundärer (II) Syphilis.

Was die Häufigkeit der Syphilis betrifft, so darf man statistische Angaben nur bedingt verwerten. Vergleiche können bloß in den seltensten Fällen gezogen werden, weil allzuviele Komponenten — wie Ort, Zeit, Krieg, Besatzung, Erfassungsmöglichkeit usw. — eine wesentliche Rolle spielen. Es seien daher nur einige größere Zahlenangaben angeführt.

Tabelle 3

	1938	1939	1940	1941	1942	1943	1944	1945	1946	1947	1948	1949	1950
Männer													
I	187	222	177	218	276	989	1636	1631	1512	948	698	427	311
II	104	94	126	87	181	338	345	426	446	205	181	124	61
Gesamtzahl . .	291	316	303	305	457	1327	1981	2057	1958	1153	879	551	372
Frauen													
I	47	46	40	65	78	316	550	490	468	290	178	140	89
II	113	110	116	159	244	689	1060	1162	1043	493	355	215	113
Gesamtzahl . .	160	156	156	224	322	1005	1610	1652	1511	783	533	355	202
Prozentsatz der Frauen allein	35,2	33,1	34,0	42,4	41,4	43,6	44,9	44,7	43,6	39,9	37,7	39,2	35,2

Die Zugänge im Deutschen Reich, bezogen auf die Neuansteckung im Jahre 1934, zeigen, daß die Altersklassen von 20—39 Jahren am schwersten belastet sind und daß von 100000 Einwohnern im Laufe ihres Lebens insgesamt 3502 Personen erkranken. In den USA ist die entsprechende Angabe 10940 — wobei bei dieser Zahl die enorme, fast endemische Syphilisdurchseuchung der Negerbevölkerung namentlich der Südstaaten zu berücksichtigen ist (GOTTSCHALK 1942[1]) —, während im Jahre 1932 im französischen Mutterlande 132734 Neuansteckungen mit Syphilis, das sind 3,23 auf 1000 Einwohner, festgestellt wurden. Im Jahre 1933 sind beim Heer 5,7⁰/₀₀ primäre und 8,18⁰/₀₀ Syphilitiker aller Stadien registriert worden. Bei der Marine beobachtete man im Jahre 1932 3,5⁰/₀₀ frische Syphilisfälle (TOURAINE 1941). In Dänemark und Schweden wurde seit 1900 eine deutliche Rückbildungstendenz der Neuerkrankungen wahrgenommen, derzufolge im Jahre 1935 auf je 10000 Einwohner in Kopenhagen 2,5 und im übrigen Dänemark 1,5 Syphilisfälle kamen. Für Stockholm bzw. für das übrige Schweden sind die analogen Errechnungen 1,9 bzw. 0,5 (GOTTSCHALK 1942[2]).

SPIETHOFF und GOTTSCHALK geben auf Grund der Reichszählung folgende Jahreszugänge an Syphilitikern je nach Krankheitsform und Geschlecht bekannt:

Tabelle 4

	1927	1934			
		Über-haupt	insgesamt	auf je 10000 Lebende	
				Männer	Frauen
Primäre Syphilis	19500	10000	1,5	2,4	0,7
Sekundäre Syphilis mit klinischen Erscheinungen	29700	16000	2,4	2,1	2,8

Tabelle 5

		1927	1934
Frische Syphilis (primäre und sekundäre Syphilis mit klinischen Erscheinungen)	Männer	57%	54%
	Frauen	43%	46%

GINSBERGER verdanken wir eine Aufstellung über die zahlenmäßige Entwicklung der Lues in Schweden von 1918—1941. Der in dieser Tabelle angegebene Prozentsatz bezieht sich auf die Gesamtzahl der Geschlechtskrankheiten.

Tabelle 6

Jahreszahl	Anzahl	Prozentsatz	Jahreszahl	Anzahl	Prozentsatz	Jahreszahl	Anzahl	Prozentsatz
1918/19	10559	19,5	1926/27	2149	7,6	1934/35	868	3,8
1920/21	6039	16,9	1928/29	2162	7,2	1936/37	678	2,7
1922/23	2567	10,2	1930/31	2305	7,7	1938/39	748	2,9
1924/25	1551	6,6	1932/33	1354	5,5	1940/41	625	2,9

Es sollen noch folgende, vorwiegend aus dem Kriege und der ersten Nachkriegszeit stammende zahlenmäßige Übersichten über die Lues aus den verschiedensten Gegenden mitgeteilt werden.

Sarateanu errechnete aus der Bukarester Hautklinik, auf die Jahre 1938, 1939 bzw. 1940 bezogen, für die primäre Lues die Zahlen 54, 91 bzw. 160 und für die sekundäre 389, 704 bzw. 1032. In den verschiedenen Kliniken von Belo Horizonte (Brasilien) wurden in den Jahren 1947—1950 aus der Handelswelt 23 975 Kranke untersucht, von denen 1105, das sind 4,6%, an Lues litten. Diesen Angaben entsprachen für die Industriekreise 18 321 Untersuchte bzw. 1349, das heißt 7,36% Syphilitikern (Furtado und Gontijo). Ergebnisse über Untersuchungen in bezug auf Lues im französischen Landheer während der Feldzüge 1939/40 stammen von Liegeois, Aujaleu und Sohler, aus dem Material der Klinik des Saint Louis-Spitals (Paris) im Jahre 1941 von Gougerot und Burnier, aus der Poliklinik Beurmann im gleichen Jahre von Weissenbach, le Baron und Eyraud bzw. aus der Poliklinik Lailler von Sézary und Duruy.

Die von Ritter aufgestellte Tabelle gibt Aufschluß über die Neuerkrankungen an Syphilis im Bundesgebiet Deutschland und in West-Berlin aus den Jahren 1946—1951.

Tabelle 7

Jahr	Männer	Frauen	Gesamtzahl	Jahr	Männer	Frauen	Gesamtzahl
Bundesgebiet Grundzahlen				*West-Berlin* Grundzahlen			
1946	19 692*	31 638*	88 082	1946	x	y	6908
1947	30 658**	48 100**	114 652	1947	x	y	5264
1948	42 713	56 252	98 965	1948	2069	3041	5110
1949	27 107	37 985	63 092	1949	1161	1730	2891
1950	18 197	23 503	41 700	1950	901	1208	2109
1951	11 263	14 728	25 991	1951	538	734	1272
Verhältniszahlen auf 10 000 der Bevölkerung***				Verhältniszahlen auf 10 000 der Bevölkerung***			
1946	17,3*	23,1*	19,7	1946	x	y	34,8
1947	22,8**	29,9**	25,3	1947	x	y	25,7
1948	19,9	22,3	21,2	1948	23,8	24,7	24,3
1949	12,1	14,3	13,3	1949	13,2	14,2	13,7
1950	8,2	9,3	8,8	1950	9,9	9,8	9,9
1951	5,0	5,8	5,4	1951	5,8	5,9	5,9

* Ohne Hamburg, Nordrhein-Westfalen, Hessen, Baden und Württemberg-Hohenzollern.
** Ohne Hamburg, Nordrhein-Westfalen, Baden und Württemberg-Hohenzollern.
*** Die Verhältniszahlen wurden auf Grund der noch nicht durch die Volkszählung vom 13. September 1950 bereinigten Bevölkerungszahlen errechnet. Hierdurch sind geringfügige Unterschiede zwischen den obigen und mit „bereinigten Bevölkerungszahlen" errechneten Werten möglich.

Ganz allgemein kann man also fast überall besonders im vergangenen Jahrzehnt einen sehr eindrucksvollen Abfall der syphilitischen Erkrankungen feststellen, eine Tatsache, die ich noch durch einige Angaben aus den letzten Jahren untermauern möchte.

Gjessing konnte in *Norwegen* einen Rückgang der syphilitischen Neuzugänge von 6,6 auf 10 000 Personen im Jahre 1943 auf 0,6 im Jahre 1955 beobachten. Durel konstatierte in *Frankreich* ein Absinken von 12 094 Fällen von frischer Syphilis im Jahre 1945 auf 1156 im Jahre 1955. Zu den letzterwähnten statistischen Aufzeichnungen muß allerdings bemerkt werden, daß sie keinen Anspruch auf Vollzähligkeit erheben, da natürlich viele Syphilisfälle von den Ärzten nicht gemeldet werden.

In *Schweden* wurden in den Jahren von 1953—1956 nach Tottie jährlich nur zwischen 150—170 Neuerkrankungen registriert, während für Kanada (Lossing und Allen) die Zugänge auf 100 000 Personen mit 137,8 für 1944 und mit 15,5 für 1955 angegeben sind. Im gleichen Jahre wurden in diesem Lande nur 128 primäre und 49 sekundäre Syphilisfälle in Evidenz gehalten. Besonders deutlich ist auch der Abfall der infektiösen Syphilis, die im Jahre 1945 noch 37% aller beobachteten Luesfälle ausmachte, während dieser Prozentsatz sich bis 1955 auf 7 reduzierte.

Australien (BOOTH) weist diesbezüglich ebenfalls eine gleichartige Tendenz auf. Im Jahre 1944 wurden noch auf 100000 Personen 35 Neufälle und von diesen 18,1 infektiöse registriert. Neun Jahre später hingegen gab es nur mehr 7,8 Erkrankungen auf 100000, von denen bloß 3,06 infektiös waren.

In den *Vereinigten Staaten* (MOORE) fielen die in den verschiedenen Stadien der Syphilis frisch Erfaßten von einem Maximum von 575600 im Jahre 1943 auf eine Rekordtiefe von 122000 im Jahre 1955 herab. Der Rückgang der primären und sekundären Syphilis war besonders seit 1947 auffallend, und zwar erfolgte bis zum Jahre 1955 ein Sinken von 106539 auf 6500. Für die latente Syphilis lauten die entsprechenden Angaben in den gleichen Jahren 107767 bzw. 21500.

In *England und Wales* nahmen die neuen Syphilisfälle aller Stadien, die die Kliniken aufsuchten, von 23878 (1946) auf 5141 (1956) ab. Die äquivalenten Zahlen für frühe und wahrscheinlich infektiöse Fälle sind 17675 für 1946 und 844 für 1956.

Ähnlich gute Resultate werden von der *Sowjetunion* (KOZNEWNIKOW 1956) sowie auch von *Polen* (TOWPIK 1957) gemeldet.

Nach GUTHE und WILLCOX wurde in der Westzone Nachkriegsdeutschlands nach einem Maximum im Jahre 1947 ebenfalls ein kontinuierlicher Abfall in der Rate der frühen Syphilis wahrgenommen, obwohl auf Grund der dort herrschenden besonderen Verhältnisse — wie Grund der Okkupation, Instabilität der Bevölkerung und vieler anderer Faktoren — es nicht verwunderlich wäre, wenn eine gewisse bleibende Höhe der syphilitischen Neuzugänge hätte festgestellt werden müssen.

2. Die Lokalisation des extragenitalen Primäraffektes

Die nachstehenden Zusammenstellungen sind den Angaben verschiedener Autoren entnommen.

WILE und HOLMAN bringen folgende Statistik:

Tabelle 8

Sitz der Erkrankung	Männer	Frauen	Sitz der Erkrankuug	Männer	Frauen
Lippen	24	14	Palma	1	—
Tonsillen . . .	8	2	Brust	—	2
Finger	4	2	Stirn	1	—
Zunge	1	4	Kinn	1	—
Phalangen . . .	2	—	Anus	1	—
			Insgesamt 67:	43	24

Erwähnenswert ist noch, daß die Unterlippe bei Männern doppelt so häufig, bei den Frauen hingegen gleich oft befallen war wie die Oberlippe.

GREITHERS (1948) Aufstellung zeigt folgenden Befall:
Oberlippe 6, Tonsillen 4, Finger 3, Unterlippe 1, Zunge 1, Brust 1, Achselhöhle 1, Nasenseptum 1, Conjunctiva (Oberlid) 1, Augennasenwinkel 1.

Von GUMPESBERGER (1952) stammt die unten angeführte Mitteilung:
Lippen 37, Mundschleimhaut und Tonsillen 18, Sonstige Kopfregion 21, Stamm 1, Extremitäten 8.

CARRERA (1932) sah von 516 Luesfällen 46 extragenitale Primäraffekte, die sich folgendermaßen verteilten:

Tabelle 9

Lokalisation	Männer	Frauen	Gesamtzahl
Kopf . . .	204	102	306
Rumpf . . .	50	66	116
Gliedmaßen	5	12	17

Tonsillen und Gaumensegel 12, Lippen 15, Kinn 4, Zunge 3, After 11, Nasenflügel 1, wobei in 26 Fällen ein doppelter Schanker vorhanden war.

SERRA gibt nebenstehende Aufschlüsselung (Tabelle 9) an.

Von der Gesamtsumme aller dieser extragenitalen Primäraffekte (439) hatten 60,3% ihren Sitz am Munde.

Nach BARANOV waren nachstehende Örtlichkeiten von insgesamt 63 extragenitalen Primäraffekten befallen:

Tonsillen 19, Oberlippe 17, Unterlippe 7, Lider, Brustdrüse, Hände, Finger je 4. Der Rest verteilte sich auf andere Gebiete.

Das Zahlenmaterial von Voss verteilte sich wie folgt:

Tabelle 10

Lokalisation	Männer	Frauen	Lokalisation	Männer	Frauen
Lippen	19	6	Lider	4	1
Tonsillen	4	5	Zunge	4	—
Wangen	4	1	Stamm und Extremitäten	1	5
Kinn	4	1			

MALBRAN fand 50 extragenitale Primäraffekte nur von Männern an nachstehenden Stellen: Oberlippe 11, Unterlippe 9, Mund 6, Kinn 3, Anus 14, Pubes 5, Nabel 1.

RAMAZOTTI (1931[2]), der über 28 Fälle extragenitaler syphilitischer Initialsklerosen berichtet, veranschaulicht — nach der Häufigkeit geordnet — folgende Örtlichkeiten des Befallenseins:

Lippen 5, Gesicht 4, Finger 4, Zahnfleisch 3, Augenlider 2, Stirn 2, Unterarme 2, Mamma 2, Zunge 1, Tonsillen 1, Nase 1, Beine 1.

Von den 28 Syphilomen gehören demnach 19 der Kopfregion an.

Nach PERACCHIA sind die extragenitalen Lokalisationen des syphilitischen Schankers keineswegs selten. Sie betragen zwischen 8,9 und 12,4% der genitalen Formen und gehören zu den gefährlichsten Herden hinsichtlich der Weiterverbreitung der Syphilis. Die meisten extragenitalen Primäraffekte sind am Kopfe lokalisiert (70%). Der Autor fand 9 Fälle von extragenitalen Syphilomen wie folgt vor:

Stirne 1, Wange 1, oberer Zahnfleischrand 1, Oberlippe 1, Hals 1, Unterlippe und Supraclaviculargegend 1, Innenseite des rechten Oberschenkels 1, Augeninnenwinkel 2.

Von SCHWARZKOPF (1930[2]) stammt die nebenstehende Tabelle über die betroffenen Körperstellen.

ICHIKAWA gibt aus der japanischen Literatur 152 extragenitale Primäraffekte an, von denen 51% an der Mundschleimhaut lokalisiert waren, und zwar in 70% an den Lippen, in 15,2% an den Tonsillen, in 6,4% an der Zunge und in 1,2 bis 2,5% an der Wangenschleimhaut.

Nach TORCHI sind die extragenitalen Primäraffekte vorwiegend auf 2 Regionen beschränkt. Die perigenitale Region umfaßt 33,3% der extragenitalen Schanker, während die Kopfregion von 67,7% derselben in Mitleidenschaft gezogen wird. Dreiviertel dieser Fälle zeigen den Sitz an den Lippen und an der Mundschleimhaut. Die Lokalisation ist an der Oberlippe viermal häufiger als an der Unterlippe, während die Lippen fünfmal öfter als die Tonsillen die Eintrittspforte bilden. Der Pharynx ist unter TORCHIS Fällen nur einmal beteiligt.

Tabelle 11

Lokalisation	Männer	Frauen	Gesamtzahl
Oberlippe	58	35	93
Unterlippe	48	22	70
Beide Lippen	5	6	11
Rechte Tonsille	35	18	53
Linke Tonsille	23	11	34
Beide Tonsillen	8	2	10
Zunge	13	7	20
Zahnfleisch	5	1	6
Kinn	10	—	10
Wange	10	2	12
Stirn	5	1	6
Nase	3	—	3
Mundwinkel	4	2	6
Augenwinkel	3	—	3
Augenbraue	1	—	1
Behaarter Kopf	1	—	1
Finger	17	7	24
Beine	3	2	5
Mamilla	—	6	6
Claviculargegend	1	—	1
Anus	11	3	14
Scrotum	6	—	6
Regio pubica	5	1	6
Bauch	4	2	6
			407

Aus der Übersicht der in den Jahren 1924—1938 beobachteten extragenitalen Primäraffekte stellt SCHMIDT bezüglich der Häufigkeit ein starkes Überwiegen des Befallenseins von Lippe und Tonsillen fest.

Nach DOWNING waren unter einem Krankenmaterial von 691 beobachteten Fällen primärer Syphilis 38, das sind 6% extragenital und hatten sich auf Lippe, Tonsillen, Brust, Anus, Finger, Stirn, Kinn und Ohr lokalisiert.

RAMOS und SILVA fanden, daß von 7627 frischen Syphilisfällen 13 extragenital waren, von denen 11 ihren Sitz in der Lippen-Nasengegend hatten. Nur in 2 Fällen saß die Affektion an der Hand.

CERCHIAI machte gleichfalls die Beobachtung, daß der Mundbereich am häufigsten von extragenitalen Sklerosen befallen wird.

Auch nach CLARKE war der Lippenschanker in der Überzahl.

MANERU sowie BROWN lieferten ebenfalls aufschlußreiche Beiträge zur Kasuistik des extragenitalen luischen Schankers.

Extragenitale Primäraffekte kommen, wie an anderer Stelle erwähnt, gar nicht selten vor und können Ausgangspunkte kleinerer Epidemien — oftmals im Rahmen der Familie und der nächsten Angehörigen — sein (BERON). So zitiert JANSON (1948) eine Infektion von 6 Familienmitgliedern durch gemeinsames Benützen des Eßbestecks. Eine gleichartige Beobachtung über ebenfalls 6 Familienmitglieder stammt von FOLLMANN (1933), der aus dem Tonsillarsekret dieser Patienten positive Spirochätenbefunde nachweisen konnte. ROWNTREE und HENDON, G. PHOTINOS und P. PHOTINOS (1939[1]) berichten über Infektionen durch Küsse, JANSON (1948) über solche durch eine gemeinsam benützte Pfeife. SPRECHER sah eine extragenitale Ansteckung durch Benetzen einer Prurigoerscheinung mit Speichel. TORRES konnte gleichfalls eine Familieninfektion beobachten, deren Ausgangspunkt ein kongenital-luisches Kind war.

Bei der Erforschung der Ansteckungsquellen mag es von Interesse sein, darauf hinzuweisen, daß von den Männern in der überwiegenden Anzahl der Fälle sog. Gelegenheitsbekanntschaften, unter denen sich sicher sehr viele heimliche oder gelegentliche Dirnen verbergen, als Ansteckungsquelle angegeben wurden. Aber auch ständige „Freundinnen" und Ehefrauen spielen diesbezüglich keineswegs eine untergeordnete Rolle. Ähnlich ist die Situation bei der Frau, die ebenfalls in erster Linie von Gelegenheitsbekanntschaften und dem „Freund" und erst in zweiter Linie vom Ehegatten angesteckt wird. Dirnen werden vorzugsweise von ihrer Kundschaft infiziert (WEISSENBACH, LE BARON, EYRAUD, LIÉGEOIS, AUJALEU, SOHIER, SÉZARY, DURUY, GOUGEROT, BURNIER). Nach CLARKE werden 25mal mehr Frauen als Männer von ihren Ehepartnern, dagegen 58% der verheirateten und 87% der unverheirateten Männer von Dirnen angesteckt.

In der Schweiz konnte in den Jahren 1940—1950 bei der Infektionsquellenforschung eine Erfolgsquote von durchschnittlich 75% erzielt werden. Es ist zu berücksichtigen, daß die Prostitution in der Schweiz seit 1942 gesetzlich nicht mehr geduldet wird (FISCHER 1952). Eine Aufschlüsselung der Infektionsquellen ergibt nach FISCHER (1952) folgendes Bild:

Tabelle 12

Beruf	Gesamtzahl der Patienten von 1940—1950
a) Männliche Patienten	
Gelernte Berufe, Handwerker	356
Ungelernte Berufe inklusive Fremdarbeiter, Internierte	126
Diverse Berufe: Landwirte, Knechte, Chauffeure, Musiker, Tänzer, Artisten, Photographen, Graphiker, Bildhauer	92
Verschiedene weitere Berufe:	
Büroangestellte	133
Hotelangestellte	59
Akademiker und Studenten	24
Lehrlinge	18
b) Weibliche Patienten	
Hotelangestellte inklusive Serviertöchter	131
Haushaltungsangestellte	129
Ungelernte Berufe	110

Tabelle 12. (Fortsetzung)

Beruf	Gesamtzahl der Patienten von 1940—1950
Hausfrauen	147
Gelernte Berufe, vorwiegend Schneiderinnen, Plätterinnen	85
Diverse Berufe: Zöglinge, Reisende, Tänzerinnen, Musikerinnen, Krankenschwestern, Arztgehilfinnen, Modelle, Mannequins, Artistinnen, Masseusen u. a.	26
Bürolistinnen.	21
Lehrtöchter	5
Akademikerinnen	2

Daß diese Aufstellung keine allgemeine Gültigkeit haben kann, sondern weitgehenden Schwankungen — abhängig von Ort, Zeit und Erfassungsmethode — unterworfen sein muß, ist selbstverständlich. Das Nichtaufscheinen der Prostituierten findet in dem bereits erwähnten Verbot dieser Berufsgruppe seine Erklärung.

Über die Zivilstandsverhältnisse von 1640 Syphilitikern gibt nachstehende Tabelle Auskunft.

Tabelle 13. *Syphilis*

	Männlich	Weiblich		Männlich	Weiblich
Ledig	443	348	Geschieden	40	85
Verheiratet	231	176	Verwitwet	9	20

Eine alte Erfahrung findet immer wieder ihre Bestätigung, daß nämlich die Männer meist im Primärstadium der Lues erfaßt werden, während die Frauen erst im Sekundärstadium oder mit einer Lues latens einer Behandlung zugeführt werden. Die damit verbundenen erhöhten Gefahren, insbesondere für die Nachkommenschaft, ergeben sich von selbst (FRIDERICH, SVENDSEN).

V. Allgemeines über den Primäraffekt

Wenn dem Primäraffekt auch mit Recht eine Reihe von typischen Symptomen zugeordnet werden, so ist dennoch immer im Auge zu behalten, daß die Abweichungen von der Norm nicht allzu selten sind und deswegen die Lues auch bei uncharakteristischen Veränderungen besonders im Genitalbereich niemals mit Sicherheit ausgeschlossen werden darf. Das gleiche gilt sowohl für anamnestisch angegebene Infektionsmöglichkeiten — deren Zahl grenzenlos ist — als auch für die Inkubationsdauer — die wesentlich verlängert, aber auch verkürzt sein kann — sowie für die Zahl und Lokalisation des Schankers. Ebenso sind Induration und Schmerzlosigkeit bzw. die langsame Entwicklung indolenter Drüsen von fester Konsistenz ohne Entzündungserscheinungen keine conditio sine qua non. Entscheidend ist im Anfangsstadium nur der positive Spirochätenbefund.

1. Der reine Primäraffekt

Der Begriff des reinen Primäraffektes, der pathologisch-anatomisch weitgehend typische Veränderungen in sich schließt, sagt nicht aus, daß wir darunter ein wohlumschriebenes, stets sich wiederholendes, einheitliches Krankheitsbild verstehen. Im Gegenteil, auch der reine Primäraffekt ist durch viele voneinander abweichende klinische Manifestationen, Übergangs- und Kombinationsformen gekennzeichnet, die von den verschiedensten Einflüssen abhängig sind. Die Buntheit dieser Bilder lassen auch die schematischen Einteilungsversuche erkennen, die alle mehr oder weniger überflüssig sind, da sich die Sklerosen in kein starres Schema pressen lassen.

Dies wird auch durch nachstehende, von BROWN aufgestellte Klassifizierung illustriert. Die von ihm unterschiedenen Formen sind: der primäre Huntersche Schanker; der primäre granulierende syphilitische Herd; der Schanker mit oberflächlicher Abschürfung; der papulöse bzw. der papulo-erosive Schanker; der ulceröse syphilitische Herd; der phagedänische syphilitische Schanker; der Schanker am Meatus; der intraurethrale Schanker und der unter dem phimotischen Praeputium verborgene Schanker.

Der Beschreibung von KOGOJ bzw. derjenigen von LÖHE ist nichts hinzuzufügen. Es gibt zwar seit der klassischen Darstellung obiger und anderer Autoren immer wieder Publikationen und Demonstrationen, die — eher etwas gewaltsam — neue Krankheitsbilder herauszuarbeiten bestrebt sind, die sich jedoch bei genauerer Betrachtung gut in das bisher Bekannte einfügen. WIEDMANN hat in seinem Beitrag über die Zusammenhänge zwischen dem Auftreten eines Herpes genitalis und der Entwicklung des syphilitischen Primäraffektes sowie zur Frage ,,Primäraffekt ohne Ulceration" und zu einigen anderen Formen der Initialsklerose Stellung genommen und auf die fehlerhafte Betrachtungsweise, die zur Aufstellung solcher neuer Krankheitsbezeichnungen geführt hat, aufmerksam gemacht. Ausführlicher besprechen muß man jedoch eine ,,Sonderform" (wenn man sie so nennen darf), die unter dem Namen ,,Follmannsche Balanitis" in die Literatur eingegangen ist.

2. Der komplizierte Primäraffekt

In diesem Kapitel interessiert uns in erster Linie das indurative Ödem, während die Primärsklerosen — mit Phimose oder Paraphimose einhergehend — unter den entsprechenden Abschnitten nachzulesen wären. Bezüglich des Oedema indurativum mag es genügen, einige Autoren, z. B. FRÜHWALD (1933), OTTO, SCHIPKE, WENDT (1930[2]), ZARÉNSKI, zu zitieren. Die aufgezeigte Symptomatik läßt sich gut in das bekannte Bild einfügen. Auch was die Pathogenese anbelangt, wurden keine neuen Erkenntnisse gebracht.

3. Der mischinfizierte Schanker

Sein Hauptvertreter ist das Ulcus mixtum. Andere Kombinationen von Mischinfektionen werden später kurz erwähnt. Das Vorkommen des gemischten Schankers ist — was Zeit und Örtlichkeit betrifft — sehr unterschiedlich. Immer wird jedoch eine gewisse Abhängigkeit vom Vorhandensein der frischen Syphilis einerseits und des weichen Schankers andererseits bestehen. So gesehen gibt es keine allgemeingültigen Zahlen bezüglich des Auftretens dieser Krankheitsform.

KARRO hat 219 Fälle von Ulcus mixtum auf Spirochaetae pallidae untersucht und von diesen in 39 (17,8%) positive Resultate erzielt. Bedenkt man die Ansteckungsmöglichkeiten, die zu einem gemischten Schanker führen können — wie z. B. gleichzeitige Infektion, Aufpfropfung auf ein schon bestehendes Ulcus molle bzw. auf einen luischen Primäraffekt usw.,— sowie die verschieden schnelle Entwicklung der beiden Krankheiten, so wird es ohne weiteres verständlich, wenn KARRO unter 127 Kranken, die an einem typischen weichen Schanker litten, nur einmal den Lueserreger finden konnte, hingegen bei 70 Personen, die schon ein leicht induriertes Ulcus molle aufwiesen, 16mal. Bei allen Patienten (22), die klinisch das Bild eines ausgeprägten gemischten Schankers zeigten, fiel der Spirochätenbefund positiv aus.

WEIN, SILBERG und SZIDOROVA, die über ein Material von 104 Fällen von Ulcera mixta verfügten, konnten in 32% derselben Spirochaetae pallidae nachweisen, während die Ducrey-

schen Bacillen in 55% zu finden waren. Das Vorhandensein von beiden Erregern war nur
bei 18 Kranken zu erheben, und zwar bloß 10mal simultan, in den übrigen Fällen zu verschiedenen Zeiten.

Die Drüsenpunktion auf Spirochäten war bei KARRO in 10 von 14, bei WEIN, SILBERG
und SZIDOROVA in 5 von 29 Fällen positiv.

Der Entwicklungsprozeß der Sklerose geht — was kaum verwunderlich ist — langsamer
als normal vor sich. Bis zur Ausbildung einer Induration vergeht durchschnittlich 1 Monat.
Eine positive Wa.R. tritt zwischen dem 30. und 148. Tage auf und erfolgt im allgemeinen
8 Wochen nach der Ansteckung (WEIN, SILBERG und SZIDOROVA).

Diese angeführten Angaben weichen nicht sehr wesentlich von der Norm ab, es ist aber
ziemlich einleuchtend, daß an Ort und Stelle eine gewisse Unterdrückung der Syphiliserreger
stattfindet und auf diese Weise eine Verzögerung der Manifestationen eintritt.

MASLOW fand unter 167 Fällen von Ulcera mollia 16mal d. h. in 9,5%, im späteren Verlauf
Syphilis vor. Bei seinen Kranken beobachtete er teilweise auch eine auffällig lange Retardie-
rung der syphilitischen Erscheinungen, so daß in 3 Fällen erst im 3., in 5 im 4. bzw. in 3 im
5. Monat nach der Erkrankung die wahre Diagnose zutage trat.

Im weiteren sollen einige nicht alltägliche Berichte zitiert werden. Hierher
gehört der Fall von gemischtem Schanker mit Lymphangitis syphilitica von
MINAMI, der einen 24jährigen Fischer mit 3 Ulcera mixta am Penis sah, der
darüber hinaus noch 2 harte Stränge mit einigen Knötchen von der Tiefe eines
Schankers, dem Penisschaft entlang bis zur Peniswurzel laufend, aufwies. Die
Stränge stellten histologisch eine Endo- und Perilymphangitis mit starker Leukocytose, Lymphocytose und Plasmazellinfiltration dar.

Ein grundsätzliches Interesse verdient die Mitteilung von WATRIN, der einen
Fall beobachtete, bei dem sich in der Narbe eines von ihm selbst 4 Jahre zuvor
behandelten weichen Schankers 16 Tage nach verdächtigem Coitus ein Geschwür
vom Aussehen eines Ulcus durum zeigte. Der Spirochätenbefund war negativ.
Innerhalb von 8 Tagen entwickelten sich die Charakteristica eines Ulcus molle
oder besser eines Ulcus phagedaenicum. Der Streptobacillennachweis fiel positiv
aus. Unter energischer Lokalbehandlung säuberte sich das Ulcus, nahm aber von
Tag zu Tag wieder mehr die Eigenschaften eines luischen Geschwürs an. Der
Spirochätenbefund blieb auch weiterhin negativ. 23 Tage nach dem Auftreten
des Ulcus ergab die Wa.R. ein komplett positives Ergebnis. Der Verfasser
vermutet, daß der Patient bei dem fraglichen Verkehr sich nur mit Spirochaetae
pallidae infizierte und daß in der 4 Jahre alten Ulcus molle-Narbe noch virulente
Streptobacillen schlummerten, die nun im Ulcus durum günstige Wachstums-
bedingungen fanden. Diese Annahme wird dadurch gestützt, daß bei demselben
Patienten DUCREY ein Ulcus molle 14 Jahre hindurch rezidivieren sah, wobei
in diesem Zeitraum für kürzere oder längere Dauer das Geschwür scheinbar
völlig vernarbt war.

MILIAN (1929) ist ebenfalls der Meinung, daß der Streptobacillus genauso
wie die Treponemen und Tuberkelbacillen in latenten Herden seine Virulenz
durch viele Jahre bewahren kann. Auch die Mitteilung von CHEVALLIER und
BERNARD ist von allgemeinem Interesse. Sie beschreiben den Fall eines 28jäh-
rigen chinesischen Malers, bei dem es zuerst zum Auftreten einer Drüsenschwellung
und erst im Anschluß daran zur Entwicklung eines Ulcus kam, in dem sowohl
Syphiliserreger gefunden wurden als auch der Nachweis des Bacillus Ducrey
gelang.

Dieser Bericht wurde deswegen hervorgehoben, weil das Auftreten von
Geschwüren nach vorangegangener Drüsenschwellung sowohl bei der Lues' als
auch beim Ulcus molle höchst selten ist. Ganz ungewöhnlich muß jedoch eine
solche Mischinfektion nach vorhergegangener Vergrößerung der Lymphknoten
bezeichnet werden.

Weiters sei die Mitteilung von SÉZARY und LEVY (1933) erwähnt, die einen
gemischten Schanker mit indolenten, klinisch nicht entzündlichen Bubonen

sahen. Im Drüsenpunktat konnten sie neben Vereiterung mikroskopisch das Vorhandensein von reichlichen luischen Viren nachweisen.

Gleichartige Beobachtungen sind von SÉZARY, LEFÈVRE und BOUTTEAU beschrieben worden. Auf diese Berichte weise ich nur deswegen hin, weil es in Vergessenheit geraten könnte, daß bei unklaren Fällen die Drüsenpunktion wertvolle Dienste zu leisten imstande ist. Zu bemerken wäre noch, daß die Syphilis in allen ihren Stadien durch das Ulcus molle-Virus mischinfiziert werden kann. Solche Erscheinungsformen sind nach MILIAN (1929) die folgenden:

1. Der papulöse, erodierte oder ulcerierte weiche Schanker, der den rein syphilitischen Papeln und den Plaques muqueuses sehr ähnlich ist.

2. Der tertiäre ulcerierte Mischschanker, dessen hervorstechendes Symptom die bei der rein syphilitischen Ulceration fehlende, erhebliche Schmerzhaftigkeit ist.

3. Der phagedänische Schanker, dessen Ursache nach französischen Autoren häufig in einer Doppelinfektion gelegen ist.

Der tertiäre gemischte Schanker, dessen Beschreibung wir ebenfalls MILIAN (1929) verdanken, zeigt neben Erscheinungen der syphilitischen Spätperiode noch solche, die dem Ulcus molle eigen sind. Darüber hinaus wird die außerordentliche Schmerzhaftigkeit besonders betont, die jedoch in einem Falle von NICOLAS und ROUSSET (1937) vollständig fehlte, während die Vernarbung mit De- und Hyperpigmentation im Vordergrund stand.

Einige seltenere Formen der Mischinfektion — obzwar nicht ganz hierher gehörig — sind das gemeinsame Vorkommen von:

Lues und Lymphogranuloma inguinale. RÁVNAY wirft die Frage auf, ob zwischen beiden ein Zusammenhang bestehe bzw. ob das eine für das andere prädestinieren könne, und kommt nach Sichtung des einschlägigen Materials zu dem Schluß, daß zwischen diesen Affektionen keine direkten Beziehungen bestünden.

Lues, Lymphogranuloma inguinale und venerische Granulome (HILL).

Lues, Lymphogranuloma inguinale und Ulcus molle (GREGORIO 1939, MÜLLER 1940, JERSILD.

Lues und Weilsche Krankheit.

Lues und Plaut-Vincentsche Symbiose (VIALLE, LE COCQ und RONCHÈSE) und

Lues und Nicolas-Favresche Krankheit (NIEUWENHUYSE und VAN PUTTE, GATÉ, FOUS-SERET und CUILLERET).

Auch das gleichzeitige Auftreten von Gonorrhoe und Lues — insbesondere in bezug auf ihre Häufigkeit — sei gestreift. GAASE untersuchte das Material der Beratungsstelle für Geschlechtskranke in Dortmund und fand in dem Zeitraum von 1940—1950 bei Männern unter 3090 akuten Gonorrhoeerkrankungen in 26 Fällen das sind 0,84% eine Mischinfektion mit Syphilis und bei den Frauen unter 2318 Fällen 97 das sind 3%. Bei ersteren wurde die Mischinfektion in etwa 54%, bei letzteren in 76,3% sofort erkannt. Auch SHROPSHEAR und HIBBS befaßten sich mit diesem Problem und stellten bei 306 männlichen Frühsyphilitikern 33mal eine Gonorrhoe fest.

Es ist selbstverständlich, daß wir das gemeinsame Vorkommen der Geschlechtskrankheiten nicht in eine Abhängigkeit untereinander bringen dürfen, sondern wohl eher darauf hinweisen müssen, daß ein mit irgendeiner venerischen Affektion befallener Personenkreis weiteren anderen oder gleichzeitigen Infektionen eher ausgesetzt ist, so daß deren fallweise gemeinsames Vorkommen nicht verwunderlich erscheint, sondern der normalen Ansteckungsgefahr dieser Individuen entspricht.

4. Die Symptomatologie des Primäraffektes

Sie ist so klassisch beschrieben, daß darüber kein weiteres Wort verloren zu werden braucht. Den atypischen, ebenfalls nicht seltenen Primäraffekten ist hingegen ein um so größeres Augenmerk zu schenken. Es muß immer wieder darauf hingewiesen werden, daß besonders im Genitalbereich, dem Orte der häufigsten Infektion, jede Läsion so lange als suspekt anzusehen ist, bis eine einwandfreie Diagnose erzielt werden konnte. Ebenso wäre daran zu erinnern, daß den Ansteckungsmöglichkeiten keine Grenzen gesetzt sind, daß die Inkubationsdauer innerhalb weiter Zeitspannen variieren und der Bestand des Primäraffektes äußerst flüchtig sein, aber auch viele Wochen bestehen kann und daß die Initialsklerose besonders am Anfang ein völlig uncharakteristisches und banales Aussehen aufzuweisen vermag.

Obigen Hinweis auf den atypischen Schanker halte ich deswegen für eigens notwendig, weil durch das Seltenerwerden der Neuinfektionen (s. Statistisches!) die Möglichkeit besteht, daß sogar typische Primäraffekte nicht mehr als solche erkannt werden, einfach deswegen, weil man nicht an sie denkt. Um wieviel größer ist erst diese Gefahr bei den atypischen Formen des Initialaffektes!

5. Multiple Primäraffekte

Diesem Kapitel ist nicht viel Neues hinzuzufügen. Es soll jedoch eigens betont werden, daß die multiplen Primäraffekte — zumindest in den letzten Jahrzehnten — nicht so selten vorkamen, wie es bisher vielfach im Schrifttum behauptet wurde.

Auch Flarer macht ebenso wie Montesano darauf aufmerksam, daß die mehrfachen Schanker in der neueren Zeit zunehmen und — gegenüber der älteren Literatur, wo sie eher eine Seltenheit darstellten — die Einzelerscheinungen zahlenmäßig übertreffen. Giberti fand unter 84 Fällen von Initialsklerosen bei 17, das sind 23%, eine Vielfältigkeit derselben. Argüelles-Casals konnte in Kuba bei 86 Frühsyphilitikern bei insgesamt 40% multiple Schanker nachweisen. Er gibt auch an, daß die Rassen diesbezüglich nicht gleich häufig betroffen seien: bei Weißen treten die mehrfachen Sklerosen in 42%, bei Negern in 30 und bei Mestizen in 46% auf. Als Grund hierfür wird z. B. von Giberti angenommen, daß das Eingreifen eines neuen Stammes die Vermehrung der vielfältigen Manifestationen begünstige, während Argüelles-Casals eine Virulenzverminderung der Spirochäten durch das Penicillin als die Ursache für die Zunahme derselben anführt. Sowohl Flarer wie auch Iannuzzi befassen sich ebenfalls mit den eventuellen Möglichkeiten, die diese Tatsachen hervorrufen könnten.

Montesano will zwischen den multiplen Primäraffekten, die durch gleichzeitige oder sukzessive Übertragung von außen entstehen, und der Autoinoculation streng unterschieden wissen. Die differenten klinischen Bilder sollen nach seiner Ansicht durch die Eigenschaften der verschiedenen Stämme der Spirochäten bedingt worden sein. Diese könnten bei den echten mehrfachen Sklerosen ihre Kontagiosität bewahren; vielleicht sind sie auch nicht imstande, die Abwehrkräfte des Infizierten zu mobilisieren. Letzteres Phänomen mag wenigstens zum Teil dem ausgiebigen und protrahierten Gebrauch von antiluischen Mitteln zuzuschreiben sein.

Die Multiplizität des Schankers kann nach Blum — pathogenetisch gesehen — auf folgende Ursachen zurückgeführt werden:

1. Auf eine gleichzeitige, multilokuläre Infektion;
2. auf verschiedenzeitige Ansteckung an einer oder mehreren Quellen (homo- bzw. hetero-Inoculation);
3. auf Autoinoculation (Abklatsch u. ä.) und
4. manchmal auf eine schankröse Lymphangitis, d. h. auf syphilomartige Ausbreitung der Initialsklerose auf dem regionären Lymphwege.

Klinisch kann man die in der Mehrzahl vorkommenden Primäraffekte nach regionalen Gesichtspunkten ordnen und dabei zwischen a) genitalen, b) extragenitalen und c) synchron genitalen und extragenitalen vielfältigen Sklerosen trennen.

Als die Vielheit der Schanker begünstigende Momente werden vor allem Excoriationen der Haut wie sie bei Herpes, Scabies, Ekzem, pruriginösen und mykotischen Affektionen u. a. vorkommen, genannt; weiters werden die Wirkungen des Hautkontaktes, z. B. des Abklatsches bzw. kleiner mechanischer Traumen wie Reibung, ferner die des Schweißes sowie der serösen und eitrigen Absonderungen erwähnt.

Iannuzzi beschreibt einen Patienten, der zu gleicher Zeit 38 Initialsklerosen hatte, und zwar saßen sie an der Eichel und am inneren Präputialblatt, das balanitisch verändert war. Über weitere Fälle von zahlreichen Primäraffekten berichten noch: Hiemcke, der sie am Kinn eines Mannes beobachtete, und zwar in Form von Erosionen und Ulcerationen in einer

Anzahl von über 13, die unter spezifischer Behandlung im Laufe von 2 Wochen eine transformatio in situ in kelloidartige Papeln erfuhren, und KOČETOV, wobei sein Fall deswegen
besonders interessant ist, weil er außer den 11 Sklerosen im Genitalbereich am Rumpf und an
den Extremitäten auch Scabiesefflorescenzen aufwies, in denen ebenfalls an einigen Stellen
Spirochäten nachgewiesen werden konnten. Ein gleichartiger Befund konnte auch von
GOUGEROT und BLUM erhoben werden.

Mehr als 2 Schanker sahen u. a. noch BOROWSKI, DOLESCHALL, MEYER-BULEY, MILIAN
und DEGOS, NEUMANN, OSGYÁNI (1934[2]), PAROUNAGIAN, (1930[3], 1931) PHOTINOS und SOU-
VATZIDES, POPCHRISTOFF, SAGHER, SCHMIDT-LA BAUME, SCHREIBER, SLADKOVIČ und WENDT
(1930[2]), sowie RICHTER, RUDLOFF und WIEMERS.

Eine Doppelsklerose erwähnt STANCIC-ROKOTOV bei 3 Fällen, die wegen ihrer
Lokalisation besonderes Interesse verdienen. Der Mann hatte einen Primäraffekt vorne in der Mitte des Scrotums und einen zweiten am Orificium urethrae.
Seine Frau war von einer Sklerose an der Klitoris und einer zweiten am Perineum
befallen. Bei ihrem „Freund" hatte sich ein Schanker an der Glans penis und ein
zweiter ebenfalls vorne in der Mitte des Hodensacks gebildet. Der Ersterkrankte
war der Liebhaber der Frau, die von ihm infiziert wurde und die Lues auf ihren
Mann übertrug.

Zu den multiplen initialsyphilitischen Veränderungen gehören auch die
distanzierten Primäraffekte. Nach FOURNIER handelt es sich hierbei um das
gleichzeitige Vorhandensein derselben an mehr oder minder weit auseinander-
liegenden Körperstellen. Über solche hat außer Autoren wie BUCHAROVIC,
FRENZEL, GATÉ und GIRAUD, LEBEUF, ROUGIER und POPOVITCH, PAROUNAGIAN
(1934), PERACCHIA, PINARD, THIBAUT und BOISLAMBERT, T'ANG und HU, WEIDMAN
und WENDT (1930[2]) besonders RILLE (1947, 1948, 1949) ausführliche Mitteilungen
gemacht. In erster Linie sind bei diesen Schankern der Genital- und Kopfbereich
synchron ergriffen. RILLE hat in einem Zeitraum von 50 Jahren (1892—1942)
mindestens 19 solcher kombinierter Primäraffekte gesehen. Am häufigsten war
die Oberlippe gleichzeitig mit dem männlichen Genitale betroffen.

Der Ansicht, daß durch den Zweifrontenkrieg, in dem sich der Körper durch
die distanzierten Schanker befindet, das Exanthem bzw. die Wa.R. eine kürzere
Zeit zum Manifestwerden bzw. bis zur Positivität brauchen, können wir uns
nicht vorbehaltlos anschließen, sondern müssen auf das schon im Kapitel über
Sklerosen der Bauchregion Gesagte hinweisen. Wir möchten in diesem Zusammenhang nochmals eigens hervorheben, daß der Zeitraum bis zum Eintritt der positiven Wa.R. bzw. der ersten Erscheinungen der Sekundärperiode eher vom Sitze
und der Art der Primäraffekte mitabhängig ist. Dieses Verhalten könnte in der
Verteilung der Blut- und der Lymphgefäße an den betreffenden Örtlichkeiten
eine Erklärung finden. Sogar die nicht ganz seltenen multiplen Schanker, bei
denen man um so eher eine Verkürzung der zweiten Inkubationszeit erwarten
müßte, ließen uns bei Durchsicht der entsprechenden Fälle eine solche nicht
erkennen. Es sei auch daran erinnert, daß ein so bekannter Mann wie KÖNIG-
STEIN die Meinung vertreten hat, daß selbst die hämatogene Infektion den
üblichen Ablauf der Syphilis nicht oder nur kaum zu beeinflussen imstande ist.
Wie wenig mögen dies also Doppelsklerosen tun! Bei den großen Schwankungen
der Inkubationszeit sagen Einzelbeobachtungen gar nichts aus. Ein vorwiegend
theoretisches Gedankengebäude hat wohl die Annahme einer Verkürzung der
sog. 2. Inkubation aufkommen lassen.

VI. Syphilis d'emblée

Im Rahmen der Primäraffekte muß auch zur Problematik der Lues d'emblée
Stellung genommen werden. Der Begriff derselben scheint bei Durchsicht des
diesbezüglichen Schrifttums noch immer recht umstritten. Schon die Bezeich-

nung wird von einigen Autoren abgelehnt. So möchte MILIAN (1930) eher von einer Syphilis ohne Schanker sprechen, während WAINTRAUB diese Form der Lues als asymptomatische Syphilis benannt haben möchte.

Nun gehört zum Begriff der Syphilis ohne Schanker wohl auch die Lues congenita, die aber andererseits von den Autoren nicht zur Syphilis d'emblée gerechnet wird.

Von CERUTTI wird der namentlich in romanischen Ländern gebrauchte Ausdruck „dekapitierte Syphilis" verwendet. Vom Vorliegen einer völlig dekapitierten Syphilis redet er dann, wenn nicht nur der Primäraffekt, sondern auch die Sekundärerscheinungen ausbleiben. Er macht ferner einen Unterschied zwischen vorübergehender und dauernder Latenz, wobei er letztere der Heilung gleichsetzt, ein Standpunkt, der nicht unterschrieben werden kann, besonders nicht, wenn man berücksichtigt, daß nach der Überzeugung desselben Verfassers die Syphiliserreger im Organismus vorhanden sein können, obgleich keine klinischen Erscheinungen auf ihre Anwesenheit hinweisen und auch die serologischen Reaktionen von Blut und Liquor negativ sind.

BURBI (1932) spricht von einer Syphilis ohne Syphilome, also ohne Primäraffekte, und unterscheidet 2 Formen:

1. Solche ohne Syphilome und
2. Fälle, bei denen ein Primäraffekt wohl vorhanden, aber nicht nachweisbar ist.

Bei den Fällen ohne Primäraffekt glaubt BURBI 3 Typen unterscheiden zu können:

1. Solche mit regionalen Drüsen und Exanthem,
2. solche nur mit Exanthem und
3. Fälle mit Mikropoliadenitis und Exanthem.

Nach ihm findet sich der 1. Typ bei subcutaner Inoculation, der 2. bei gleicher Ansteckungsart oder bei nicht nachweisbarem Sitz der Drüsen, der 3. bei hämatogener Infektion.

Diesen Ausführungen können wir nicht folgen, geschweige denn auch dann noch von einer Syphilis d'emblée sprechen, wenn ein Primäraffekt vorhanden, aber nicht nachweisbar ist wie z. B. bei intrauterinem Sitz. Wir vertreten vielmehr die Meinung, daß wir alle jene Fälle als zur Syphilis d'emblée gehörig ausschalten müssen, bei denen auch nur begründeter Verdacht besteht, daß irgendwo eine Initialsklerose anwesend ist oder vorhanden war. Hierher zählt unseres Erachtens in den meisten Fällen auch die regionäre Drüsenschwellung. Selbst negative Luesanamnesen sagen doch bekanntlich nichts Sicheres darüber aus, daß bisher keinerlei syphilitische Manifestationen bestanden hätten. Deshalb dürfen auch die Aussagen der Patienten niemals als Grundlage für die Auffassung, daß eine Lues d'emblée vorliege, herangezogen werden.

Es bleiben also praktisch nur jene Fälle, die mit einer gewissen Sicherheit als zur Lues d'emblée gehörig bezeichnet werden können, übrig. Diese sind fast immer iatrogen zustande gekommen, z. B. durch Injektionen, Operationsverletzungen, geburtshilfliche Eingriffe und Bluttransfusionen. Sie sind es, die BURBI (1932) eigens hervorhebt, und auch wir messen ihnen besondere Bedeutung zu, da die meisten anderen Fälle von Syphilis ohne Schanker das Odium der fehlerhaften Beurteilung an sich tragen.

Als Kennzeichen, die uns die Diagnose einer Syphilis d'emblée ermöglichen bzw. erleichtern, werden von BURBI (1932) folgende Voraussetzungen angegeben:

1. Das Fehlen der Sklerose und der regionären Drüsenschwellung;
2. das Auftreten des Exanthems nach abgekürzter Inkubation;
3. die frühzeitig positive Wa.R.;

4. das etwas intensiver als normal ausgeprägte Gesamtbild und

5. die universelle kleine Drüsenschwellung.

SCHERESCHWESKY und EISENMANN beschäftigen sich ebenfalls mit der Frage der symptomlosen Syphilis und unterscheiden 3 Formen:

1. Die Syphilis d'emblée, das sind jene Fälle, bei denen ein Primäraffekt fehlt,

2. die latente Lues, die nur auf Grund von positiven Seroreaktionen erkannt wird, und

3. stumme Infektionen, bei denen trotz positivem Erregernachweis spezifische Symptome fehlen.

Von BREINL wird der Begriff der symptomlosen Infektion als jene definiert, „bei der das Virus im Organismus örtlich, zeitlich und quantitativ ebenso verteilt ist wie beim manifesten Verlauf, ohne jedoch klinische oder anatomische Krankheitszeichen auszulösen". Dies besagt nur mit schönen Worten, daß wir über die Pathogenese der „symptomlosen Infektion", d. h. der Syphilis d'emblée, nichts wissen.

Der Meinung von KÖNIGSTEIN möchten wir beipflichten, wenn er die Anschauung vertritt, daß der Verlauf der Lues ohne Primäraffekt sich nicht von den mit Schanker beginnenden Infektionen unterscheidet. Als Einschränkung jedoch möchten wir geltend machen, daß sich dies nicht zu 100% auf die hämatogene Ansteckung bezieht und insbesondere nicht auf die durch Bluttransfusionen hervorgerufene, da bei dieser Form der Infektion der Organismus unter Umständen von großen Spirochätenmengen in kürzester Zeit überschwemmt wird (s. Transfusionssyphilis!).

Bemerkenswert ist die Annahme, daß durch den Gebrauch prophylaktischer Desinfektionsmittel Erreger, die tiefer ins Gewebe eingedrungen sind, ihre Virulenz erhalten können und das Auftreten eines Primäraffektes zu verhindern vermögen. BOHNSTEDT berichtet, daß unter 236 Kranken mit latenter Lues 185(!) nichts von einer Ansteckung wußten, und erwägt, ob man an eine stumme Infektion denken könnte.

Diese Beobachtungen führen zur Frage der Pathogenese der Syphilis d'emblée. Hier müssen in erster Linie die in einer älteren Arbeit (1929) von PRIGGE dargelegten Ansichten erwähnt werden, nach denen es eine natürliche Immunität, d. h. eine Resistenz gegen die syphilitische Infektion gebe, die, wie der Autor glaubt, wahrscheinlich nicht einmal selten sei. Man muß aber wohl verlangen, daß derlei Behauptungen bewiesen werden, bevor man sie in die Literatur eingehen läßt, wo sie dann mitgeschleppt werden.

DELAMATER u. Mitarb. haben sich mit der Wirkung des Cortisons auf die experimentelle Kaninchensyphilis befaßt und dabei den Nichols-Stamm verwendet. Das Cortison hatte eine bedeutende Vermehrung der Mikroorganismen in den Läsionen wie auch im Blut zur Folge. Die histologischen Bilder zeigten einen Rückgang der Entzündungserscheinungen und das Vorhandensein eines unbekannten mucoiden Stoffes, der mit Hyaluronsäure vergesellschaftet auftrat.

HORNE geht von Beobachtungen aus, die man bei der Fiebertherapie sowie in der Gravidität machen konnte. Fieber sowohl wie die Schwangerschaft sind als Stress zu betrachten und führen zur Freisetzung von Cortison. Das Hormon bedingt nun in den Frühstadien der Syphilis eine Unterdrückung der Gewebsreaktionen, was zur Änderung im Verlauf der Frühsyphilis führt. Vor allem wird durch Cortison das Bild des Schankers umgestaltet, wenn es überhaupt zum Auftreten eines solchen kommt. Nimmt man also auf der einen Seite an, daß durch einen Stress das Frühstadium der Syphilis asymptomatisch verlaufen kann, wäre andererseits zu erwarten, daß bei Aussetzen desselben und Rückgang der Cortisonausschüttung eine um so heftigere Reaktion auf die Spirochäten mit ausgedehnten Veränderungen zustande kommen sollte. Diese Überlegungen müßten jedoch erst durch weitere experimentelle Untersuchungen gestützt bzw. widerlegt werden. Jedenfalls ist in diesem Zusammenhang darauf hinzuweisen, daß die oben wiedergegebenen Versuchsergebnisse von DELAMATER u. Mitarb. durch SHELDON u. Mitarb. widerlegt wurden, denn diese Autoren fanden, daß ACTH in einer Dosis von 5 mg pro kg Körpergewicht den natürlichen Ablauf der experimentellen Kaninchensyphilis nicht nennenswert zu verändern vermag.

Die Gedankengänge der Obenzitierten sind auch bei jenen Publikationen von Interesse, in denen über Fälle von gleichzeitiger Infektion mit Spirochaetae pallidae und Gonokokken berichtet wird. So weisen KEMP und SHAW darauf hin, daß eine akute Gonorrhoe bei simultaner Übertragung einer Syphilis die Erscheinungen der letzteren verschleiern bzw. in ihrer Entwicklung hemmen könnte. Auf Grund statistischer Untersuchungen kommen diese Autoren aber zu dem Schluß, daß eine symptomlose Syphilis bei akuter Gonorrhoe in keinem Falle beobachtet wurde.

LEMAIRE und TALON demonstrierten einen Patienten, der wegen einer frischen Gonorrhoe im Krankenhaus behandelt wurde und bei dem — obwohl ein Primäraffekt nicht beobachtet werden konnte — 85 Tage nach der Infektion eine spezifische Drüsenschwellung bei positiven Seroreaktionen auftrat. In der Aussprache diskutiert JAUSION die Frage, ob nicht die aus derselben Quelle stammende Gonorrhoe eine Anergie erzeugt habe. CLÈMENT SIMON hat einen ähnlichen Fall beobachtet, bei dem er einen invisiblen Schanker annahm. Die Ansicht DUENAS CONTRERAS, daß desinfizierende Maßnahmen (z. B. Calomelsalbe) das Auftreten eines Schankers hintanhalten, ohne die Infektion auf dem Lymphwege zu verhindern, hat wenig Wahrscheinlichkeit für sich. Der Kuriosität halber soll noch eine Arbeit von DE BLASIO erwähnt werden, der sich vorstellt, daß die Spirochäten durch das Sperma oder andere Sekrete in den Organismus gelangen, der dadurch in einen „allergischen" Zustand gerät. Infolgedessen würden keine akuten Manifestationen auftreten, doch kommt es nach Jahren zu Späterscheinungen. Diese Untersuchungen wurden an 500 gegen Syphilis „immunen" Prostituierten vorgenommen.

Die Durchsicht des Schrifttums läßt jedenfalls annehmen, daß in der Mehrzahl der Fälle von Syphilis mit unbekannter Eintrittspforte das Anfangsgeschwür entweder derart lokalisiert war, daß es nicht bemerkt bzw. gefunden wurde, oder eine so geringe Größe aufwies, daß es der Beobachtung entging.

Bedenkt man ferner, daß es primäre Schanker gibt, die dem freien Auge nicht zugänglich sind, wie z. B. jene im Cervicalkanal — die aber seit den Untersuchungen von DORA FUCHS dennoch gut nachgewiesen werden können —, und ruft man sich ins Gedächtnis, wie ungleichmäßig häufig diese Örtlichkeit als Sitz von Sklerosen angegeben wird — weil derlei Untersuchungen nur sehr selten exakt durchgeführt werden —, so erscheint es verständlich — insbesondere wenn man auch noch berücksichtigt, wie flüchtig Initialsklerosen sein können —, weshalb allzu viele Fälle als zur Lues d'emblée gehörig deklariert werden.

Wir können uns der Ansicht von WOLPERT nicht anschließen, wenn er meint, daß es eine „stumme Frühperiode" gebe, und auch nicht seine Anschauung teilen, wonach dieselbe zur Neurolues und zu tertiären Manifestationen neige, stellt doch die Kombination dieser beiden Formen mehr Ausnahme denn die Regel dar. Seine Angabe, daß von 792 Fällen von Lues latens, die zumeist durch Zufall aufgedeckt wurden, 63% vorher klinisch erscheinungsfrei waren, läßt keinen Schluß auf Symptomlosigkeit, sondern im besten Falle auf Symptomenarmut zu. Da es aber schon oftmals den Ärzten nicht gelingt, einen Primäraffekt nachzuweisen (s. die vielen Fälle von „Lues d'emblée"!), wie nachsichtig

müssen wir erst sein, wenn unsere Patienten keine einwandfreien Auskünfte
darüber zu geben imstande sind. Aus letzteren Gründen — und nicht so sehr
wegen der Annahme einer sog. Symptomlosigkeit — möchten wir auch das
Vorurteil, „jeder Luiker lüge", nicht ganz billigen.

VII. Der genitale Primäraffekt
1. Des männlichen Genitals

Die klinische Beschreibung des genitalen Primäraffektes ist schon von Kogoj
und Löhe (1934) so ausgezeichnet und ausreichend durchgeführt worden, daß
es erlaubt ist, nur auf einige nicht alltägliche Manifestationen hinzuweisen.

Eine statistische Aufstellung der Lokalisationen des syphilitischen Schankers der männlichen Geschlechtsorgane stammt von Carrera (1950), der 509 Genitalschanker nach ihrem
Sitz aufschlüsselt, die sich auf folgende Örtlichkeiten verteilen: Meatus 12, Scrotum 6,
Urethra 3, Glans 18, Peniswurzel 4 und Praeputium 12. Der Rest lokalisiert sich am Sulcus
coronarius, wobei 4 Fälle von sog. Follmannscher Balanitis abgerechnet werden müssen.

Inneres Vorhautblatt. Primäraffekte an der Schleimhaut des Praeputiums
wie auch im übrigen Genitalbereich sind in typischer Entwicklung nicht allzu
schwer zu diagnostizieren. Darüber hinaus wird natürlich gerade bei dieser Örtlichkeit öfter als sonst an die Lues gedacht. Es gibt allerdings viele banal entzündliche Erscheinungen, die die Eintrittspforte für den syphilitischen Erreger
sein können, so daß es oftmals schon im Frühstadium möglich sein wird, einen
positiven Spirochätenbefund zu erheben, bevor noch das klinische Bild an und
für sich den Verdacht auf die Lues aufkommen läßt.

Neben den weitgehend typischen Befunden, wie sie gerade am Vorhautblatt relativ
häufig sind, sieht man seltener einen meist durch fusospirilläre Infektion hervorgerufenen
syphilitischen Schanker mit Fensterung der Vorhaut (Nicolas und Rousset 1932) oder —
wie bei einem 9 Jahre alten Knaben — einen typischen, indolenten, ringförmigen Schanker
um die Präputialschleimhaut, der diesmal eine hochgradige Phimose zur Folge hatte (McKay).

Interessant ist auch der Fall von Covisa, Bejarano und Enterria, die bei einer Sklerose
des inneren Präputialblattes insofern eine abnorme Entwicklung beobachten konnten, als
unter hohen Temperaturen bis zu 40° wegen Pneumonie und Pleuritis eine spezifische Therapie
unterblieb, die Spirochäten aber dennoch aus der Läsion verschwanden und die Wassermann-
Reaktionen bei wöchentlich 2maliger Kontrolle 7 Monate hindurch negativ ausfielen. Auch
Sekundärerscheinungen traten während dieser Beobachtungszeit niemals auf. Die Überimpfung von Drüsengewebe auf Kaninchen ergab jedoch ein positives Resultat.

Da die Klinik der initialsyphilitischen Erscheinungen nicht immer eine exakte
Trennung aller differentialdiagnostischen Möglichkeiten gestattet und auch die
Dunkelfelduntersuchung uns zuweilen im Stiche läßt, wird der histologische
Aufbau des Gewebes derartiger Veränderungen als ein weiteres Hilfsmittel
berücksichtigt werden müssen. Daß aber auch dieser oftmals keine Entscheidung
zuläßt, hat Walther aufgezeigt. Er konnte nachweisen, daß ansonsten der Lues
zugeordnete Bilder bei banal entzündlichen Erkrankungen des Praeputiums
ebenfalls gefunden werden können.

Sulcus coronarius. Die fast immer vorhandene, stark ausgeprägte Induration
macht die Sklerosen im Sulcus coronarius zu den typischen Primäraffekten,
wenn auch in Ausnahmefällen (Nihat) das Bild eines weichen Schankers anwesend
sein bzw. derselbe mehr einer Sklerose ähneln kann, wie es die Beobachtung
von Gregorio und Muniesa zeigt, bei der nach Abheilung eines syphilitischen
Primäraffektes an der Eichel nach kombinierten Kuren ein Ulcus molle am Sulcus
coronarius auftrat, das wahrscheinlich infolge einer Umstimmung des Gewebes
durch die Lues papulösen Charakter annahm. Die hier zu erwähnende Balanitis
Follmann wird am Ende dieses Kapitels zusammenfassend besprochen.

Gleichfalls nicht alltäglich ist die von SERGIESCOU (1931) erfolgte Mitteilung über ein luisches Ulcus mit elevierten Rändern und mächtiger, indurierter, knorpelharter Basis, das auf antiluische Therapie prompt abheilte. Die Induration hingegen war beim Abschluß der ersten kombinierten Kur und auch noch 6 Wochen später in unveränderter Weise vorhanden. Erst während der 2. Kur zeigte die Verhärtung eine deutliche Abnahmetendenz.

FOURNIER beschrieb solche Fälle das erste Mal, und SERGIESCOU wirft die Frage auf, ob nicht besondere anatomische Verhältnisse der Gefäßverteilung dieser Gegend die Ursache für die langsame Involution des Infiltrates abgeben.

Derlei Verhärtungen können auch den Verdacht auf maligne Neubildungen erwecken, insbesondere wenn es sich um eine abnorme cirrhotische Induration eines syphilitischen Schankers von ungewöhnlicher Ausdehnung handelt und der Patient — wie im Falle von SPINETTA — ein Alter von 77 Jahren aufweist. Bei diesem Patienten bestand außerdem noch ein Diabetes, der für obige Veränderung mitverantwortlich sein dürfte.

Der Phagedänismus ist nicht häufig und meist sekundärer Natur. Über drei primäre phagedänische syphilitische Initialaffekte im Sulcus coronarius — der eine am Frenulum, die anderen dorsalwärts davon gelegen —, die nach anfänglichem Fortschreiten der Geschwüre unter Freilegung der Corpora cavernosa zu einer schweren, mehrstündigen Blutung aus einem Aste der Arteria dorsalis penis führten, hatten GATÉ, CUILLERET und TIRAN (1932[1]) die Möglichkeit zu berichten.

Primäraffekte der Glans. War am Sulcus coronarius die starke Induration hervorstechend, so ist an der Glans eher das Fehlen derselben als typisch zu bezeichnen (GATÉ und TIRAN bzw. LACASSAGNE).

Im allgemeinen sind luische Initialsklerosen nur an wenigen Stellen schmerzhaft und das meistens als Folge einer Sekundärinfektion. Von SÉZARY und GRISLAIN werden 3 Fälle angeführt, die bei Fehlen besonderer Entzündungsvorgänge ungefähr 2—3 Wochen nach Beginn des Schankers stark ausgeprägte, mit brennendem Gefühl einhergehende Schmerzen hatten, die spontan und nicht durch äußere Reize hervorgerufen auftraten und nach der 1. Neosalvarsan-Injektion verschwanden. Die Verfasser denken in diesem Zusammenhang an eine vielleicht durch Avitaminose begünstigte Sympathicusreizung.

Zu den Primäraffekten an der Glans gehört auch die als Sonderform der Initialaffekte herausgestellte Balanitis specifica luetica (FOLLMANN), auf die wir — wie bereits erwähnt — am Schlusse des Kapitels über die genitalen Primäraffekte ausführlicher hinweisen möchten.

Frenulum. Nicht häufig — insbesondere im Gegensatz zum weichen Schanker — sind die Primäraffekte am Frenulum. Noch viel seltener jedoch treten jene syphilitischen Schanker auf, die das Vorhautbändchen durchbohren. Dies ist ebenfalls eine Eigenheit, die eher dem weichen bzw. Mischschanker zukommt.

Über 2 Fälle, bei denen das Frenulum praeputii durch ein venerisches, indolentes Geschwür durchbohrt worden war, konnten NICOLAS, LACASSAGNE und FROMENT berichten. Sie glauben, daß die relative Seltenheit syphilitischer Manifestationen am Frenulum durch das nicht häufige Vorkommen primärer sowie sekundärer luischer Efflorescenzen an der Haut der hinteren Vulvacommissur bedingt sei.

Weitere derartige Fälle verdanken wir OBERREIT, MORSCHHÄUSER, BELGODÈRE, CH. FLANDIN, FR. FLANDIN und DUPUIS.

Orificium urethrae externum. Primäraffekte an der Harnröhrenmündung bzw. in der Urethra sind nicht zu selten.

BARNETT fand unter 414 Initialsklerosen bei Gonorrhoikern 32 am Meatus penis.

KOCH beschrieb den Fall eines syphilitischen Schankers an der Mündung einer doppelten Harnröhre.

PHOTINOS, RELIAS und VOSSINIOTIS sahen einen Primäraffekt an der Mündung der Urethra und am Penis.

Der endourethrale Primäraffekt. Er wurde nach BARNETT in 17 von 414 Primäraffekten bei Gonorrhoe 2—3 cm tief in der Urethra gefunden, während GUBAREVA bei 9 von 312 den Sitz an derselben Örtlichkeit sah. In 5 von diesen war ebenfalls gleichzeitig eine gonorrhoische Infektion vorhanden.

Obige Zahlen und viele mitgeteilte Fälle lassen die Vermutung aufkommen, daß außer der ähnlichen Symptomatik der Gonorrhoe und der intraurethralen Schanker zwischen ihnen auch gewisse Beziehungen bestehen könnten, weil gerade bei Gonorrhoikern so oft intraurethrale Sklerosen gefunden werden. (Bildet vielleicht die Gonorrhoe einen Locus minoris resistentiae?! Oder fahndet man nur bei ihr häufiger nach luischen Efflorescenzen?!)

LAPYSCHEW schätzt die Häufigkeit der endourethralen harten Schanker auf 3% aller Primäraffekte, eine Quote, die nach dem Schrifttum auch von MÜLLER (1936) angenommen wird.

Die meisten dieser Syphilome befinden sich in der Fossa navicularis, während tiefer gelegene selten zur Beobachtung kommen. SERGIESCOU (1932) sah solche 3—4 cm und MÜLLER (1933, 1936) 4—8 bzw. $5^1/_2$ und $7^1/_2$ cm von der äußeren Harnröhrenmündung entfernt. In der Aussprache zu diesem Autor erwähnt GUSZMANN einen gleichartigen, durch instrumentalen Eingriff hervorgerufenen Fall.

Es ist nicht unwichtig zu wissen — und MÜLLER (1936) hebt dies eigens hervor — daß bei einem tiefer als 2—3 cm hinter dem orificium urethrae externum befindlichen Sitz der Primäraffekte mit einer Schwellung der Inguinaldrüsen nicht zu rechnen ist, da dieser Teil der Harnröhre zum Gebiet der Lymphdrüsen im Becken gehört.

CLEVELAND fand bei 20% der Gonorrhoiker eine positive Wassermann-Reaktion.

Als ein beachtenswertes Erkennungszeichen des syphilitischen Zwergschankers hält BELGODÈRE den „Cri du chancre". Er hatte, als er mit dem scharfen Löffel über die Erosion fuhr, das Gefühl, als ob er über Kreide kratzte, während in der gesunden Umgebung diese Empfindung nicht auftrat, sondern der Eindruck vorhanden war, als ob man über Samt glitte.

Die Urethralsklerosen bereiten im allgemeinen wenig Schmerzen (LAPYSCHEW). SILBERG konstatierte dennoch bei seinen beiden Patienten mit in der Fossa navicularis lokalisierten Sklerosen ein Reißen im Penis und Schmerz bei der Erektion.

Das seltene Vorkommen eines phagedänischen Schankers der Urethra, der zu einer Harnröhrenperforation führte, wird von BLISCHKE, zit. nach LAPYSCHEW, mitgeteilt.

Weitere entsprechende Beobachtungen stammen noch von TOMÉ und JAVIER, MÜLLER (1933), MACCARINI, WASSILIJEW, KOGAN, RODIN, FEIT und KLEVANYJ.

Penis. Bei dieser Lokalisation mag die stichwortartige Anführung einiger Fälle genügen.

MCKAY sah bei einem 5jährigen Knaben eine zehnpfennigstückgroße, ulcerierte Sklerose am Penis.

Über einen ähnlichen Fall bei einem 6jährigen berichtet KINGSBURY.

ELLIOTT publizierte eine Initialsklerose am Penis, bei der die Ansteckung durch Klosettbenützung erfolgte.

Von GATÉ und MICHEL stammt die Mitteilung über einen Primäraffekt am Glied mit doppelseitiger, sehr starker, inguinoiliacaler Drüsenschwellung und von KONRAD jene über einen Riesenschanker an der Unterseite des Penis, der gangränös zerfiel. Der Spirochätenbefund war negativ. Die Wassermann- sowie die Luotest-Reaktion erwiesen sich positiv. Dieses etwas unerwartete Ergebnis kann als Ausdruck der hohen Reaktionsfähigkeit des Organismus, die zu einem solchen Zerfall der Sklerose geführt hat, gedeutet werden.

Gelegentlich findet man Primäraffekte an der Gliedwurzel, denen die Bezeichnung „Präservativschanker" zugeordnet wurde, weil bis dorthin durch das Präservativ ein Schutz vorhanden ist.

2. Des weiblichen Genitale

Vulva. Initialsklerosen an der Vulva entsprechen — was ihre Häufigkeit anbelangt — den anatomischen Verhältnissen dieser Region mit allen ihren Ansteckungsmöglichkeiten und bieten meistens das typische Bild.

Syphilitische Läsionen sind an dieser Stelle gewiß nicht selten, sie werden jedoch infolge ihrer versteckten Lokalisation und ihrer Schmerzlosigkeit oft nicht entdeckt. So berichten z. B. CHEVALLIER, COLIN und DESMONTS über einen Zwergschanker an einer Caruncula myrtiformis am Übergang zur Schleimhaut der Vulva. Dieser Primäraffekt wurde sicherlich nur deswegen aufgefunden, weil seine Trägerin, eine Prostituierte, einer periodischen Kontrolle unterlag.

Die Beobachtung von GERENCSÉR (1935[1]) ist deswegen von Bedeutung, weil es sich bei seinem Fall, einer Vulvitis specifica, um ein Analogon zur Follmannschen Balanitis handelt. Es gibt aber auch eine nicht-luische Spirochätenvulvitis, die von der spezifischen zu trennen ist (S. GOLDSCHMIDT-FÜRSTNER).

Große Labien. Hier sei auf die Berichte von OLSZEWSKA sowie PINARD und CORBILLON hingewiesen, die bei 3jährigen Mädchen Primäraffekte sahen, die nach Unzuchthandlungen bzw. infolge Zusammenschlafens mit dem an sekundärer Syphilis erkrankten Vater auftraten.

ZARENSKI demonstrierte eine 25jährige Frau mit einer faustgroßen Schwellung der linken großen Schamlippe, an deren Außenfläche ein übertalergroßer Initialaffekt saß, OSGYÁNI (1934) eine 16jährige mit einer indurierten Erosion am labium major, die sich bis zur hinteren Commissur erstreckte, und WENDT (1930[2]) eine 22jährige, die außer einem Oedema indurativum der Labien einen typischen Herpes genitalis in der Vulva aufwies, in dem deutlich einige Primäraffekte zu unterscheiden waren.

Kleine Labien. Es soll nur der Fall von FRÜHWALD erwähnt werden, der bei einer 26-jährigen Kranken, die wegen Gonorrhoe eingeliefert wurde, ein 4 Wochen nach dem letzten Coitus entstandenes, entzündliches, gerötetes, vertieftes, an der linken kleinen Schamlippe lokalisiertes, durch erhabenen Rand und eitrigen Grund charakterisiertes Geschwür beobachtete, das im Abstrich den Bacillus crassus zeigte. In einigen Tagen wurde das Ulcus flacher, sein Belag stieß sich ab, seine Farbe wurde braunrot, und die Suche nach Spirochäten ergab nun ein positives Resultat.

Klitoris. Während Primäraffekte an dieser Örtlichkeit zumeist in Form einer Fissur oder einer Erosion bzw. in seltenen Fällen mit sklerotischer Verdickung einhergehen, konnte GOLDSCHMIDT-FÜRSTNER über einen Schanker, der durch eine tiefe Zerfallshöhle gekennzeichnet war, mitteilen.

WIEMERS stellte eine Patientin mit multiplen Initialläsionen am Orificium externum urethrae und am Praeputium clitoridis vor. Letzteres und die kleinen Labien waren von einem indurativen Ödem eingenommen.

Hintere Commissur. FRENZEL beschreibt eine bipolare Sklerose am Zungengrund bzw. an der hinteren Commissur. Es war sowohl eine submandibuläre als auch eine inguinale Lymphdrüsenschwellung nachweisbar.

Urethrale und intraurethrale Primäraffekte. Sie sind nicht häufig und werden — ihrer Lokalisation entsprechend — noch seltener diagnostiziert. GLASSER (zit. nach GATÉ u. Mitarb. 1932[2]) hat sie an den obenangeführten Örtlichkeiten nur 2mal unter 1500 Sklerosen gefunden. Casusberichte sind auch aus diesen Gründen rar.

PALAZZO und PONTE bringen 6 Fälle und gehen in ihrer Arbeit auch auf Symptomatologie und Diagnostik ein. Sie betonen, daß luische Ulcerationen im Harnröhrengebiet zumeist narbenlos abheilen, wobei man allerdings zwischen Narben, die Beschwerden nach sich ziehen und solchen, die symptomlos verlaufen, trennen müßte. Daß Geschwürbildungen ohne narbige Veränderungen verschwinden, kann ich jedoch auch bezüglich dieser Örtlichkeit schwerlich glauben.

Hierhergehörige Beiträge stammen noch u. a. von GATÉ, CUILLERET und TIRAN (1932[2]), GOUIN und DAOULAS sowie WIEMERS.

Cervix. Schon seit RICORD auf Primäraffekte an der Portio aufmerksam machte, hat die Zahl der einschlägigen Mitteilungen deutlich zugenommen, und in noch größerem Ausmaße ist dies der Fall, seitdem es DORA FUCHS gelungen ist, die Annahme, Sklerosen könnten sich in der Cervix selbst lokalisieren, durch positive Spirochätenbefunde aus deren Sekret zu bestätigen. Die Diagnose syphilitischer Initialveränderungen ist sicherlich oft außerordentlich schwierig, da ja sämtliche Epithelläsionen Eintrittspforten des spezifischen Erregers sein können und gerade im erwähnten Gebiet solche sehr häufig vorkommen. Es ist deshalb die Forderung zu stellen, bei Verdacht auf Lues allen pathologischen Manifestationen in dieser Region besonderes Augenmerk zu schenken und entsprechende Untersuchungen durchzuführen.

Zahlenmäßig fanden GATÉ, CUILLERET und BOYER ebenso wie MINAIRE unter 59 Genitalprimäraffekten 11, das sind 18,64%, an der Cervix, und letzterer konnte in einer weiteren Untersuchungsreihe unter 24 am Genitale gelegener Sklerosen 10 an obiger Stelle nachweisen.

Diesbezügliche Daten stammen noch von FERNET und COLLART, die die Häufigkeitsquote der Cervixschanker mit 30,1% angeben, sowie von SPEISER, der einen Prozentsatz von 44, und JOULIA, der einen solchen von 38,75 erwähnt. Auch LAURENT, zit. nach JOULIA, bewegt sich mit seinen Untersuchungsergebnissen von 41,66% in derselben Größenordnung. STOOKEY beobachtete 42 Patienten mit Cervicalsklerosen. Er weist ebenfalls auf diese Lokalisation als häufig befallene hin, nimmt 10% als zu niedrig hiefür an und betont in einer späteren Publikation gemeinsam mit POLSKY, daß die Cervix den häufigsten Sitz der Schanker bei der Frau bildet.

Diesen Angaben muß man zum Teil noch jene Fälle hinzufügen, bei denen zwar klinisch keine Veränderungen am Gebärmutterhals zu sehen waren, die aber in seinem Sekret Spirochaetae pallidae aufwiesen. Es wurde unter 36 Frauen mit florider Lues in 38% von BESPROSWANAJA und SCHISTER ein solcher Befund erhoben, während er bei latenter Lues fehlte, ein Ergebnis, das mit den Untersuchungen anderer Autoren nicht übereinstimmt, denn LINDEMAYR (1949) z. B. fand unter 17 nicht vorbehandelten Fällen von Lues latens 2mal einen positiven Spirochätenbefund aus dem Cervicalkanal. Am öftesten wurde dieses Resultat natürlich bei manifester Syphilis I oder II erzielt. Unter 61 Patientinnen mit sekundärer Lues waren die Cervicalabsonderungen bei 15 positiv.

Auch WIDERMANN beschäftigte sich mit dieser Frage und stellte unter 331 Sklerosen 39, das sind 11,8%, am Muttermund fest. Erwähnte Schanker verteilen sich:

1. auf das Lues I seronegative Stadium mit 39, von denen 6, das sind 15,6%, an der Portio saßen;

2. auf das Lues I seropositive Stadium mit 163, von denen 8, das sind 4,9%, und

3. auf das Übergangsstadium von Lues I zu Lues II mit 129 Fällen, von denen 25, das sind 19,4%, Portiosklerosen waren.

Die hier aufgezeigten, gegenüber früheren wesentlich erhöhten Zahlen beweisen uns, daß es richtig war, was man schon lange vermutet hatte, daß nämlich die Cervicalschanker weit häufiger auftreten, als sie in der Statistik aufscheinen. Bewegten sich die im älteren Schrifttum angegebenen Prozentsätze zwischen 1 und 15 und waren höhere Werte eine Rarität und sogar angezweifelt, so lassen uns die neueren Literaturangaben erkennen, daß der Sitz der Sklerosen im Cervixbereich kein seltener ist, wenn man nur nach ihnen fahndet.

Auch DE GREGORIO (1947), der innerhalb von 17 Jahren 112 Schanker des Gebärmutterhalses beobachtete, führt sein Ergriffensein im Verhältnis zu dem des äußeren Genitale mit 1:4 an. MORALES, GENNARI (1930) und GROSS haben sich ebenfalls für diesen Fragenkomplex interessiert. Allen Statistiken ist ein ziemlich großes, wechselndes Zahlenmaterial gemeinsam, wofür es vielerlei Erklärungen gibt. Die Ursachen sind nicht nur in Ort und Zeit sowie in den Patienten usw., sondern — wie schon oben angedeutet — auch in der Person des Arztes zu suchen.

Daß bei Prostituierten z. B. häufiger Portiosklerosen gefunden werden, erklären JOULIA, BARGUES und LEONARD (zit. nach WIDERMANN), die unter 44 Genitalschankern 15mal den Muttermund befallen sahen, damit, daß bei diesen Individuen öfters Insulte vorkommen und häufiger Waschungen unternommen werden, die das Säureverhältnis verändern und dadurch ein besonders günstiges Milieu für das Auftreten des Primäraffektes an dieser Stelle zu schaffen imstande sind. Hinzu kommt noch die größere Infektionsgefahr dieser Personen einerseits und ihre regelmäßigen Kontrolluntersuchungen andererseits. Außerdem ist zu erwähnen, daß die Initialsklerosen an der Cervix vielfach flüchtig sind, meistens keine Beschwerden verursachen, der Betroffenen selbst nicht zugänig sind und ihr infolgedessen auch keinen Anlaß bieten, sich untersuchen zu lassen.

Sind dagegen auch andere Manifestationen der Lues vorhanden, so können Portioveränderungen nur im Rahmen einer Durchuntersuchung entdeckt werden. Multiple Schanker sind aber an und für sich selten und bei Erscheinungen der sekundären Syphilis sind die Initialsymptome oftmals schon wieder verschwunden. Nimmt man jedoch am Collum uteri primäraffektverdächtige Läsionen gleichzeitig mit anderwärts gelegenen luischen wahr, dann werden bei feststehender Diagnose der letzteren die oft notwendigerweise mehrmals zu wiederholenden Spirochätenbefunde nicht durchgeführt, um den Beginn der Therapie nicht

hinauszuschieben. Diese und andere Gründe machen es verständlich, daß sicher
nur ein Teil der an dieser Örtlichkeit befindlichen Sklerosen diagnostiziert wird.
Widermann weist darauf hin, daß einige seiner Kranken wegen Fluor, Kreuz-
schmerzen, Gravidität bzw. Blutungen das Spital aufsuchten, wo die Syphilis
erstmalig festgestellt wurde. Bei der Mehrzahl der Patientinnen fahndete man
aber nur deswegen nach einer luischen Infektion, weil sie von lueskranken Männern als Ansteckungsquelle angegeben worden waren.

Hinsichtlich des Sitzes primärsyphilitischer Läsionen wird von De Gregorio
(1947) kein vorzugsweises Befallensein der vorderen oder hinteren Muttermunds-
lippe bzw. der Region um den oder im Cervicalkanal hervorgehoben, was auch
den Verhältnissen beim Überblicken größerer Statistiken am ehesten entsprechen
dürfte.

Der Schanker selbst wird von Joulia und De Gregorio (1947) als erosiv,
papulo-erosiv, ulcerös bzw. hypertrophisch bezeichnet. Daß es außerdem noch
alle Zwischenformen und Abarten gibt, ist selbstredend. Auch von Widermann
wird sein klinischer Aspekt als äußerst verschieden beschrieben. Von kleinsten,
nur linsengroßen Erosionen von ganz uncharakteristischer Farbe und Form bis
zu fingernagel- und münzgroßen, teils oberflächlichen, teils tiefen, leicht blutenden,
schmierigen, manchmal sogar diphtheroid belegten Defekten bis zu noch tieferen,
oft die ganze Portio einnehmenden Geschwüren, die bald weich, bald hart, mitunter glänzend und braunrot, dann wieder von granulierender Oberfläche oder
sogar zerfallen sind, präsentieren sich die verschiedenartigsten Krankheitsbilder,
so daß zuweilen der Verdacht auf eine maligne Geschwulst an erster Stelle steht.

Nach Joulia kommen die Sklerosen des Muttermundes gewöhnlich in der
Einzahl vor. De Gregorio (1947) schildert *die erosive Form* als meist rund oder
oval, teils zusammenfließend, teils mit einer scharfen Begrenzungslinie versehen,
wobei der Grund speckig oder samtartig sein kann und bisweilen durch eine
Pseudomembranbildung gekennzeichnet ist. *Die papulo-erosive Abart* beginnt
nach diesem Autor als Erosion, aus der dann eine flache oder konvexe, scharf
begrenzte Papel entsteht. Das Exsudat ist zumeist spärlich, kann firnartig glänzen
oder sich zu einem leicht bzw. schwerer entfernbaren pseudomembranösen Häut-
chen verdichten. Nach Entfernung dieser Pseudomembran soll eine punktförmige
Blutung eintreten. *Das Ulcus* zeigt nach De Gregorios (1947) Angaben unregelmäßige, etwas buchtenartige, fast immer infiltrierte Ränder mit blutendem
Grund. Das Exsudat ist weißbläulich und leicht zu entfernen. *Die hypertrophe
Form* ist meistens durch blumenkohlartige Wucherungen charakterisiert und ist
am seltensten nachweisbar. Der Gebärmutterhals ist verhärtet und weist Pseudo-
membranbildungen mit Deformationen auf.

Daß der Primäraffekt sich oftmals aus einer Erosion entwickelt und dann
statt einer braunroten eine mehr violette Färbung annimmt und bei Berührung
leicht blutet, erwähnen Fernet und Collart.

Auf das Ödem als Begleiterscheinung des Cervixschankers und auf die zuweilen
auftretenden diphtheroid-ulcerösen Initialsklerosen machen Stookey, Stookey
und Polsky und Kazarowa (1929) aufmerksam.

Zu den seltenen Symptomen und Bildern gehören beim harten Schanker
der Cervix uteri Berührungsschmerzen (Iribarne und Sardi) sowie Rückenschmerzen (Klebe), die auf den Druck, den die geschwollenen retroperitonealen
Lymphdrüsen auf die austretenden Wurzeln des Plexus lumbosacralis ausüben,
zurückzuführen wären.

Einen mandelgroßen, typischen Primäraffekt auf dem Muttermund einer 57jährigen
Frau, die seit 7 Jahren an einem totalen Prolaps des Uterus und der Vagina litt, stellte Sossinka
in der Gesellschaft der Chemnitzer Hautärzte vor.

Die relativ häufig ermittelten positiven Spirochätenbefunde aus dem Cervixsekret, insbesondere auch bei latenter Lues (LINDEMAYR 1960), läßt automatisch die Frage aufwerfen, ob die physiologischen Genitalabsonderungen latent lueskranker Frauen ansteckungsfähig sind. USTINOVSKIJ nimmt hierzu eine positive Stellung ein und fordert die Untersuchung der Genitalsekrete auf Spirochaetae pallidae als unbedingt notwendige Maßnahme.

Weitere einschlägige Fälle verdanken wir BIEHLER, DAMM, FOURNIER, GERSON, HATVANY, HISSARD, LAZARESCU, PLATAREANU und ANDREOIU, LEVY-BING und BOURSAT, MORALES, NASTASE, PHOTINOS und PETROPOULOS, PHOTINOS, SOUVATZIDES und VOSSINIOTIS sowie TAMPONI.

Im Gegensatz zu der ansonsten hervorgehobenen Bedeutung der regionären Skleradenitis der Lues I lesen wir im Jaddasohnschen Handbuch nur den Hinweis, daß diese sich beim Schanker der Cervix genauso verhält wie bei dem der Scheide des hinteren Anteiles und sich durch ein Ergriffensein der Beckenlymphdrüsen charakterisiert. Auch hier gibt es Ausnahmen, wenn die Lymphwege des Collum uteri und der Vagina durch Anastomosen in Verbindung stehen und auf diese Weise auch bei Portiosklerosen zu einer inguinalen Lymphknotenschwellung führen (zit. nach WIDERMANN).

Obwohl die Beckenlymphdrüsen nicht punktiert werden können und deshalb in bestimmten Fällen durch sie eine diagnostische Entscheidung nicht herbeigeführt werden kann, sind wir doch ein gutes Stück weitergekommen, seitdem uns SIMON (1938) beweisen konnte, daß syphilitisch vergrößerte Beckenlymphdrüsen der Palpation zugänglich sind. Von ihm stammt auch eine genaue Angabe der Untersuchungstechnik. Luischen Veränderungen sind zumeist die Drüsen an der seitlichen Beckenwand in nächster Nähe des Nervus obturatorius, seltener die hypogastrischen Drüsen und schließlich die Lymphknoten am Kreuzbein unterworfen. Man führt beim Aufsuchen der rechts gelegenen Drüsen den Zeige- und Mittelfinger der rechten Hand möglichst tief in die Scheide ein, wobei die Fingerkuppen nach außen gerichtet sind. Nunmehr zieht man die etwas gebeugten Finger so zurück, als ob man die seitlichen Beckenwände abschaben wollte. Hierbei gleitet gewöhnlich die kirschkerngroße, bewegliche Drüse über die Finger hinweg. Man darf ja nicht von vorne nach hinten palpieren, weil man sonst die Drüse verschiebt und sie sich alsdann der Betastung entzieht. Für den Nachweis der linksseitigen Drüsen müssen die entsprechenden 2 Finger der linken Hand verwendet werden.

Will man die zweite Station, nämlich die pararectalen Lymphdrüsentasten, dann muß man auf ähnliche Weise vorgehen, nur daß die Fingerkuppen diesmal mehr nach hinten zu richten sind. Die Spina ischiadica dient als ein wichtiger Orientierungspunkt. Die Drüsen liegen oberhalb dieser Knochenzacke, zu beiden Seiten des Mastdarmes. Die an der vorderen Kreuzbeinfläche lokalisierten Lymphdrüsen sind sowohl bei vaginaler als auch bei rectaler Untersuchung nachweisbar, wobei man mit den Fingern über den ventralen Anteil des Sacrums fährt.

Von den 44 untersuchten Fällen von Primäraffekten wurden nur in 8 die palpablen Drüsen vermißt, wobei man angesichts der Konstanz des Befallenseins der regionären Lymphdrüsen bei der Syphilis wohl annehmen darf, daß sie auch bei diesen Patientinnen affiziert waren, jedoch der Betastung entgingen. Die erste Drüsenstation war 24-, die zweite 8- und die dritte 3mal ergriffen. Nur 1mal wurde eine ganze Gruppe hypertrophischer Lymphdrüsen festgestellt. Die palpierten Drüsen sind zumeist rundlich, seltener ovoid oder zylindrisch, sehr beweglich und fast immer kirschkerngroß. Diese Knoten verschwinden frühestens nach 2 Monaten. Differentialdiagnostisch muß eventuell in erster Linie an Phlebolithen gedacht werden, die aber röntgenologisch sichergestellt werden können.

Elfmal ließ sich die Drüsenaffektion ohne Primäraffekt an der Portio nachweisen. Von diesen 11 Fällen standen 4 im sekundären Stadium der Lues, 4 hatten keine klinischen Erscheinungen, waren aber seropositiv, und nur 3mal war überhaupt keine Syphilis vorhanden, hingegen war bei letzteren jedesmal eine Erosion des Collum uteri mit Gonokokken im Cervixsekret feststellbar (Simon 1941).

De Gregorio und De Blasio (1938¹C², 1939) konnten die Befunde von Simon bestätigen. Sie entdeckten allerdings weder unter 14 Fällen von Cervicitis gonorrhoica noch bei der Nicolas-Favreschen Krankheit eine Adenopathie. Die Drüsen werden von ihnen als harte, indolente, auf der Unterlage gut verschiebliche, erbsen- bis walnußgroße Knoten beschrieben, die nicht zur Vereiterung neigen und auf spezifische Behandlung sich allmählich zurückbilden.

Eine ähnliche Beobachtung bezüglich der Mitbeteiligung der Lymphdrüsen beim Collumschanker stammt auch von Hissard und Desmezerets bzw. in der diesbezüglichen Aussprache von Touraine, während Halty das Verhalten der Beckendrüsen bei 250 Frauen untersuchte und außer bei Syphilitikern mit und ohne klinischen Erscheinungen Beckendrüsenveränderungen auch bei 7 Patientinnen konstatierte, die keine venerischen Läsionen, sondern lediglich banale Erosionen aufwiesen.

Differentialdiagnostisch sind nach De Gregorio (1947) Möglichkeiten wie

1. gonorrhoische Endometritis mit cervicalen Erosionen,
2. Carcinome (Buzzi),
3. Ulcus molle (das bisher an der Cervix nicht beobachtet worden war),
4. Lymphogranuloma inguinale (worüber mir bisher ebenfalls keine Publikation bekannt ist),
5. Herpes,
6. Aphthen,
7. Tuberkulose und
8. Traumen

ins Auge zu fassen.

Als seltene Fälle seien noch das gleichzeitige Bestehen einer isolierten Tuberkulose der Portio und eines luischen Primäraffektes der großen Schamlippe (Stohr), weiters eine mandarinengroße Sklerose am collum uteri, die klinisch den Verdacht auf ein Carcinom erweckte (Nissen), sowie ein Riesenschanker der Portio, der ebenfalls als Krebsgeschwulst imponierte (Scheyer), angeführt.

Carteaud und Borowski teilen folgende Beobachtung mit: Sie sahen bei einer 32jährigen ein mit starkem Fluor einhergehendes, rundes, graues, nicht schmerzhaftes Geschwür am Muttermund, das am ehesten einem Primäraffekt ähnlich war und von dem es sich später herausstellte, daß es nach Einführung von Permanganatpastillen entstanden war und einen Schanker vortäuschte.

Gennari (1929) bringt eine statistische Darstellung der in den Jahren 1901—1920 an der Parmaer Hautklinik ermittelten Primäraffekte und hebt schon zu der Zeit die Häufigkeit der Sklerosen an der Portio hervor.

In einer Dissertation bespricht Gross die luischen Schanker des weiblichen Genitale an Hand des Krankengutes der Universitätshautklinik Breslau.

Es sei zum Abschluß noch auf ein Problem hingewiesen, und zwar inwiefern ein ätiologischer Zusammenhang zwischen der Lues und den Carcinomen besteht. Berücksichtigt man die auch in den übrigen Kapiteln geäußerte Meinung über die Abhängigkeit der verschiedensten Krankheiten von der Syphilis, bei denen es sich zum Teil inzwischen einwandfrei erwies, daß eine solche nicht gegeben war und es sich um ein zufälliges Zusammentreffen zweier differenter Erkrankungen handelte — wie dies in den Jahren gehäufter Luesfälle nicht gerade selten war —, so wird es verständlich, daß man auch einen Konnex zwischen Syphilis und Carcinom, d. h. in unserem Falle zwischen Syphilis und Cervixcarcinom nicht überschätzen sollte. Allerdings muß man dessen eingedenk bleiben, daß jede Veränderung des Oberflächenepithels, die über längere Zeit andauert, den Ausgangspunkt einer malignen Umwandlung bilden kann. Der vollkommene Beweis hierfür konnte jedoch bisher nicht erbracht werden (Sorba).

Vagina. Von RILLE wissen wir alles Wesentliche über den Vaginalschanker.

Die Häufigkeit oder besser die Seltenheit der Primäraffekte an der Vagina liegt nach einer Statistik von MARINEAU (zit. nach NOBIS) bei 2 und nach LAKAYE bei 9%.

Zur Erklärung des relativ seltenen Vorkommens der syphilitischen Sklerosen in der Scheide wurden verschiedene Momente herangezogen, so auch die Anwesenheit der Milchsäure, die antiseptisch wirkt. SÉZARY, LÉVY und LE BREUS geben den normalen Milchsäuregehalt in der Vagina der gesunden Frau mit etwa 0,53% an. Der p_H-Gehalt schwankt zwischen 4,5 und 6,2. SÉZARY und seine Mitarbeiter fanden im Durchschnitt einen Wert von 5,26.

Eine Milchsäurelösung, die einem p_H-Gehalt von etwa 3,5 entspricht, tötet im Verlauf von 24 Std alle Spirochäten. Sie werden sofort unbeweglich, zerfallen nach 2 Std und sind nach 24 Std vollkommen zerstört. Gemäß ihren Überlegungen empfehlen die Autoren milchsäurehaltige Salben in der Prophylaxe gegen die Syphilis, da sie für die Haut bei einem Säuregehalt von 1:150 unschädlich sind, jedoch die Abtötung der luischen Viren herbeiführen.

RICHTER (1948) sah 3 pfennigstückgroße Primäraffekte im hinteren Drittel der Vagina, wobei am äußeren Genitale gleichzeitig multiple Sklerosen vorhanden waren. Die Ansteckung dürfte durch einen Irrigator erfolgt sein.

JANSON (1947) und PUTKONEN (1951 [2]) beschreiben ebenfalls einen luischen Schanker im distalen Anteil der Scheide. Bei ersterem Autor ist auch die Beteiligung der inguinalen Drüsen hervorzuheben, die der Lokalisation nach nicht zu erwarten wäre.

VILLARD, GATÉ, BOYER und CUILLERET berichten über eine Riesensklerose in Form einer fünffrankstückgroßen, an der vorgedrängten vorderen Vaginalwand sitzenden Ulceration mit glattem nicht erhöhtem, lückenlosem Rande, der gegen die gesunde Umgebung deutlich abgesetzt war. An der rechten Scheidenwand war ein ähnlicher, kleinerer Krankheitsherd nachweisbar.

CHARPY (1935) beobachtete 3 Fälle mit Riesenprimäraffekten. Der eine war in der Vagina, die beiden anderen lokalisierten sich am Penis. Sie waren durch gegenseitige Infektion zustande gekommen. Der Verfasser führte ihre Entstehung auf Besonderheiten des Erregers zurück.

Während normalerweise die Sklerosen der Vagina als vollkommen indolent bezeichnet werden, betonen IRIBARNE und SARDI auch das Vorkommen von starker Schmerzhaftigkeit derselben.

Einen seltenen Schanker, der sich auf einer frischen Douglas-Incisionsnarbe befand, erwähnt HAACK.

ALMENT und NICOL weisen auf Scheidengeschwüre hin, die bei 4 jungen graviden Frauen dadurch entstanden waren, daß sie Kaliumpermanganattabletten als Abortivum benutzten.

Autoren wie GLASSER, KAZAROWA (1931), LACASSAGNE und CHARPY, LEVY-BING und BOURSAT, PEREIRO und CUESTA sowie RUDLOFF haben noch u. a. über im Bereich der Vagina gelegene Primäraffekte Mitteilungen gemacht.

VIII. Der extragenitale Primäraffekt

Behaarter Kopf und Nacken. Das zahlenmäßige Überwiegen des männlichen Geschlechtes bezüglich der Primäraffekte an dieser Örtlichkeit wird durch die Tatsache erklärt, daß die Ansteckung am häufigsten durch gemeinsam benützte Toilettegegenstände bzw. durch sog. „Barbierinfektionen" zustande kommt. Dies ist eine Meinung (zit. nach KOGOJ), die wir nicht ganz teilen, denn — vom Rasieren abgesehen — sind Frauen sicherlich mehr dem gemeinsamen Benützen von Toiletteartikeln ausgesetzt als Männer, und es ist zu überlegen, ob das relativ seltene Vorkommen von diesbezüglichen Sklerosen bei Frauen nicht auch mit dem schwierigen Auffinden derselben infolge der Haartracht zusammenhängen mag.

Die Seltenheit von harten Schankern an der Kopfhaut und am Nacken wird von GUSZMANN damit erklärt, daß die Spirochäten dort rasch austrocknen und zugrunde gehen, denn sonst würde die in der Rasierstube erfolgte Infektion viel häufiger nachweisbar sein. Auch dieser Ansicht schließen wir uns nicht an, läßt es sich doch bei Durchsicht der Fallberichte ziemlich einwandfrei erkennen, daß die meisten Primäraffekte im Bereich der Kopfhaut nicht durch eine Ansteckung beim Friseur entstanden sind, sondern daß durch diesen höchstens eine Eintrittspforte geschaffen wurde.

Den bisherigen Berichten werden „neue" hinzugefügt, und zwar u.a. von NAGELL und REFFY. GREGORIO (1934) sah einen luischen Schanker des behaarten Kopfes in der Form des Kerion Celsi. BABONNEIX, WEISSENBACH, MARTINEAU und MÉNÉTREL beobachteten bei einem Säugling multiple luische Primäraffekte der behaarten Kopfhaut und des Gesichtes durch Passageinfektion. Die Ansteckung der Mutter erfolgte etwa 6—8 Wochen vor der Geburt des Kindes.

Auf die Mitteilung von NASTASE soll noch eigens hingewiesen werden. Eine Mutter, die in den letzten Schwangerschaftsmonaten eine Syphilis erworben hatte (die Infektion erfolgte wahrscheinlich im 8. Monat) trägt ein von kongenitaler Lues freies Kind aus, das jedoch während der Geburt von der Mutter mit Syphilis angesteckt wird (harter Schanker am Kopf und in der Wirbelgegend). Dieser Fall ist deswegen von besonderem Interesse, weil die Frau einen Teil des 8. und während des ganzen 9. Monats unter dem Einfluß der syphilitischen Infektion stand, ohne daß der Placentawall durchbrochen worden wäre. Hiemit wird eine Bestätigung des von GAUCHER korrigierten Gesetzes PROFETAS erbracht.

Stirn. Diesbezügliche Schanker sind ziemlich selten, und es liegen nur wenige entsprechende Arbeiten vor. Einige nicht ganz alltägliche seien hier erwähnt.

TOURAINE, SOLENTE und PAYET hatten Gelegenheit, einen Fall von Ulcus durum an der Stirn eines 31jährigen Mannes zu beobachten, das durch Biß einer luischen Person entstanden war, deren eigene Infektion $4^1/_2$ Jahre zurücklag. Die Verfasser betonen die Auffälligkeit, daß die Lues bei diesem Infizierenden trotz Behandlung — oder meiner Meinung nach gerade deswegen — ohne wesentliche manifeste Erscheinungen über 4 Jahre kontagiös geblieben ist. Der Patient erhielt innerhalb von 4 Monaten 30 intramuskuläre Injektionen. Weitere Besonderheiten dieses Falles sind noch die langsame Entwicklung des Primäraffektes, der erst nach 30 Tagen in Erscheinung trat, und das späte Auftreten der Roseole, die nach 83 post infectionem zu sehen war.

Einen ebenfalls interessanten Bericht verdanken wir HY. Die Stirnwunde eines 32jährigen Mannes wurde nach einem Fahrradunfall vom zweiten Mitbeteiligten, einem infektiösen Syphilitiker, mit seinem blutigen Taschentuch „gesäubert". Es bildete sich in der Folge ein Primäraffekt an der Stelle der Wunde.

In diesem Zusammenhang sei wiederum auf die große Gefährlichkeit der extragenitalen Primäraffekte aufmerksam gemacht, da in beiden obigen Fällen die Lues nicht nur auf die Erstinfizierten beschränkt blieb, sondern von diesen auch auf ihre Ehefrauen bzw. auf ihre Kinder übertragen wurde.

Ein weiterer Beitrag stammt von PERACCHIA.

In seiner Dissertation befaßte sich auch KARPEL ausführlich mit den syphilitischen Sklerosen an der Stirn.

Wangen. Über die Häufigkeit von Sklerosen an diesen Orten gibt uns SONANOFF Auskunft, der unter 14590 extragenitalen Schankern 228 an der Wange feststellte. Sie sind in Ländern mit schlechten sozialen Verhältnissen wegen Unkenntnis und Vernachlässigung hygienischer Forderungen öfter anzutreffen.

Unter den Ansteckungsmöglichkeiten werden u.a. folgende genannt: die Übertragung durch Patienten auf das Krankenpersonal und umgekehrt, durch syphilitische Kinder auf das Pflegepersonal bzw. durch syphilitische Eltern auf gesunde Kinder, sowie durch gemeinsame Benützung von Betten, Polstern, Leintüchern usw.; weiters die Infektion durch Kuß, Biß bzw. Rasieren sowie durch den Gebrauch von Höllenstein, ferner durch das Aufkratzen eines Pickels, Befeuchten eines Karbunkels mit Speichel, Aussaugen einer Wunde usw. Erwähnt wird auch ein Fall, bei dem die Übertragung mittels einer Violine stattgefunden hat.

Der Primäraffekt der Wange kommt bei Männern häufiger vor. Als Grund hierfür wird das Rasieren angeführt. Es ist einerseits auffallend, andererseits wenig verwunderlich, wie sehr man geneigt ist, syphilitische Anfangsgeschwüre an der Wange oder genauer im Bartbereich bzw. am Capillitium mit dem Rasieren in Zusammenhang zu bringen und oftmals einfach als Rasierschanker zu bezeichnen, obwohl die Übertragung der Lues beim Rasierakt selbst nur in wenigen Fällen bewiesen wurde. Die Tatsache, daß das Rasieren relativ häufig erfolgt, gibt noch kein Recht dazu, Primäraffekte im Bart- und Haarbereich mit dem Entfernen der Haare in Zusammenhang zu bringen. Es wurden dementsprechend auch schon vielfach Stimmen laut, die das Rasieren im besten Fall für das Entstehen eines Epitheldefektes verantwortlich machen, der dann als Eintrittspforte dienen kann.

Betrachtet man die extragenitalen Sklerosen in ihrer statistischen Verteilung auf die verschiedenen Körperstellen, so kommt den Wangen prozentual keine wesentlich höhere Quote zu als anderen Lokalisationen, die dem Rasiermesser nicht ausgesetzt sind, so daß schon von dieser Erwägung aus der sog. Rasierschanker an Bedeutung verlieren muß.

SCHULMANN (1933[2]) nimmt ebenfalls zur gewerblichen Übertragung der Lues Stellung und zeigt am Beispiel des Rasierschankers, daß von 8 Fällen 5 Selbstrasierer waren und nachweislich erst sekundär infiziert wurden. Der 6. ließ sich zwar rasieren, aber auch bei ihm ist die Infektion nicht vom Barbier ausgegangen. Bei 2 Patienten war zwar eine andere Ansteckungsmöglichkeit nicht ausfindig zu machen, was mir als Beweis für eine tatsächlich beim Friseur stattgefundene Infektion aber doch noch zu wenig überzeugend erscheint. SCHULMANN (1933[2]) hält Rasiermesser, Pinsel, Seifennapf und Alaunstein als Ansteckungsquellen nicht für besonders gefährlich, dagegen hebt er die Übertragungsmöglichkeit durch die Puderquaste und vor allem durch wiederholt verwendete Servietten hervor. Wir selbst glauben eher, daß das feuchte Milieu des Rasierpinsels den Spirochäten eine längere Überlebenszeit gewährleistet.

ENGELHARDT mußte sich in einem Gutachten ebenfalls mit der Eventualität luischer Infektionen durch infizierte Friseurinstrumente beschäftigen und kommt in seinem genau geschilderten Fall zu dem Schluß, daß eine Übertragung der Syphilis durch dieselben wohl möglich, aber nicht wahrscheinlich ist.

Fälle von sog. Rasierschankern teilen noch folgende Autoren mit:
MADERNA, nach dessen Bericht die Ansteckung durch den Rasierpinsel des Bruders erfolgt sein soll; MUSGER, dessen Patient an der Wange vom Friseur verletzt wurde; BOROWSKI, der als Infektionsquelle den Rasierakt angibt und PAROUNAGIAN, (1930[1]) dessen Kranker dem Entfernen eines eingewachsenen Haares bei einem Barbier die Schuld zuschob.

Weitere beachtenswerte Mitteilungen stammen noch von BUSCHKE, dessen Patient sich selbst beim Rasieren verletzte und andernorts sich infizierte, sowie von RUNTOVA, der einen fünfkronenstückgroßen, leicht gangränösen Primäraffekt an der linken Wange einer 27jährigen Frau beobachtete. Unter spezifischer Behandlung lösten sich große nekrotische Massen ab, so daß der Defekt bis an das Periost reichte.

STRYKER veröffentlicht unter Hinweis auf die von HOFFMANN zur Kenntnis gebrachten Krankheitsfälle von ,,isolierter, schankerähnlicher Pyodermie der Gesichtshaut" eine neue Beobachtung, die auch differentialdiagnostisch berücksichtigt werden muß.

CAMUS beschreibt einen extragenitalen Schanker der Wange, bei dessen Diskussion PAUTRIER darauf hinweist, daß die Art von Primäraffekt sich durch besondere Größe (Makronenform) sowie durch einen enormen peripheren Wulst auszeichnet und von FOURNIER mit der Bezeichnung ,,chancre en lampion" belegt wurde, der seines Wissens nur im Gesicht auftritt.

VILANOVA und DE MORAGAS berichten über einen Primäraffekt an der rechten Wange eines Medizinstudenten, bei dem eine berufliche Ansteckung für gegeben erachtet wurde, da er auf einer Abteilung für Geschlechtskrankheiten arbeitete und an einer pustulösen Acne litt, die als Eintrittpforte gedient haben mag.

FRÜHWALD (1933) demonstrierte eine Sklerose an der linken Wange einer 75jährigen Frau, die chirurgischerseits als Carcinom mit Lymphdrüsenmetastasen aufgefaßt und mit Röntgenstrahlen behandelt wurde.

PÁSZTAY (1934) stellt eine 30jährige Frau mit einem Primäraffekt an der rechten Wange und der rechten Unterlippe vor.

PERACCHIA, LÉPINAY, MICHEL und BENOIT führen ebenfalls einige Fälle an.

Nach SONANOFF müssen differentialdiagnostisch insbesondere Krankheitserscheinungen wie Ecthyma, Impetigo, Herpes, Furunkel, tertiäre Syphilis, Sycosis parasitaria und Epitheliom in Erwägung gezogen werden.

Lippen. Wie aus dem Kapitel ,,Statistik der extragenitalen Primäraffekte" hervorgeht, kommen die Lippenschanker am häufigsten vor. Der Klinik dieser Sklerosen ist nichts wesentlich Neues hinzuzufügen.

Einige Fälle nicht ganz alltäglicher Art mögen Erwähnung finden. Besonders sei noch darauf hingewiesen, daß alle extragenitalen Primäraffekte, vor allem die Sklerosen im Kopfbereich und hier wiederum jene der Lippen, schon weil sie zahlenmäßig am öftesten auftreten, eine große soziale Gefahr für die Umgebung bedeuten.

So konnte TENCHIO 3 Fälle von extragenitaler Lues beobachten, die von Mund zu Mund übertragen wurden.

Da COSTA jun. beschreibt einen Ober- und einen Unterlippenschanker bei 2 Frauen, die von ihren Ehemännern, die syphilitische Schleimhauterscheinungen des Mundes hatten, angesteckt wurden.

Über Infektionen, die durch Trinken aus Gläsern bzw. durch Anstellung der Wa.R. an den Lippen aufgetreten sind, berichten DAHMEN, SOMOGYI und GREENBAUM.

Ein syphilitisches, auf die Schleimhaut übergreifendes Geschwür der Unterlippe sah VELASCO PAJARES bei einem 18 Monate alten Knaben. Die Ansteckung erfolgte durch einen Gummischnuller, den ein luischer Mann in den Mund genommen hatte.

Ein ähnliches, durch die syphilitische Mutter hervorgerufenes Ulcus wurde von GATÉ, CUILLERET und RACOUCHOT bei einem 3jährigen Kinde beobachtet.

Über eine ecthymaartige, eitrige, krustöse, nekrotischer Sklerose der Unterlippe ohne Drüsenschwellung und mit positiver Wa.R. weiß GATÉ bei einer 23jährigen Frau zu berichten. Diese Affektion ähnelt dem von FOURNIER beschriebenen Primäraffekt mit pseudogummösem Charakter.

Einen Riesenschanker der Lippe, der auf die Wange mit Abklatsch an der Zunge übergriff, hat RICHTER (1931) kundgetan.

Mitteilungen über einige noch zu erwähnende, teils auf der Ober-, teils auf der Unterlippe sitzende, vorwiegend in der Einzahl, vereinzelt auch in der Mehrzahl vorkommende initial-syphilitische Veränderungen verdanken wir Autoren wie BURBI, CHARGIN und LEIFER, FESSLER, LANGER, LÉPINAY, LOEWENSTEIN, OZGYÁNYI (1935), PERACCHIA, PHOTINOS und RELIAS, SAGHER, WENDT (1930 [2]) und ZÁGON.

Zu den relativ häufigen klinischen Bildern der Primäraffekte an den Lippen gehören jene, die ein Epitheliom vortäuschen. Solche sahen z. B. MAZZINI und KOHN sowie DUMBOVICH.

COLMAN war vor die differentialdiagnostische Entscheidung gestellt, ob sein Fall als

a) ein Primäraffekt mit sekundärem Epitheliom oder

b) ein primäres Epitheliom mit alter Gefäßlues als Nebenbefund oder aber

c) ein Primäraffekt mit sekundärem Epitheliom nebst einer postluischen Gefäßerkrankung aufzufassen sei.

WEISS beobachtete einen 34jährigen Mann mit einem Geschwür an der Unterlippe, das seit einem halben Jahren bestanden hatte. Darüber entwickelte sich ein etwa erbsengroßes Geschwür, das sich durch einen positiven Spirochätenbefund als Primäraffekt herausstellte. Nach antisyphilitischer Behandlung restierte der Ausgangstumor, der sich histologisch als Plattenepithelcarcinom erwies.

Differentialdiagnostische Erwähnung verdient noch der Fall von GOUGEROT und BOULLE, der erkennen läßt, daß eine exulcerierte tuberkulöse Affektion an der Lippe ein luisches Geschwür vortäuschen kann.

Kinn. Alles, was bezüglich der Primäraffekte an den Wangen gesagt wurde, gilt betreffs Übertragungsmöglichkeit und Form sowie Differentialdiagnose auch für den Schanker am Kinn.

Diesbezügliche Mitteilungen stammen von ASURKOV (über einen angeblich infolge Entfernens einer Pustel durch den Friseur zustandegekommenen harten Schanker), OZGYÁNYI (1935) (über ein Geschwür, das durch Biß entstanden war), DE WOLF (über einen bei einem Raubüberfall durch Schlag hervorgerufenen Riesenschanker) und KAZUCHAROFF (über ein Ulcus durum regionis manibulae, das nach dem Rasieren aufgetreten war), weiters von CSER (über einen Riesenschanker), VALENTOVÁ (über einen hypertrophischen Primäraffekt) sowie CHEVALLIER und PAUL.

In der Aussprache zum Falle von CSER verweisen HERCZ, GUSZMANN und OROSZ besonders darauf, daß die extragenitalen Infektionen — analog zu anderen Krankheiten wie Lyssa, Tetanus, Anthrax und Furunkeln — im allgemeinen einen schlechten Verlauf aufzeigen, wenn ihre Lokalisation im Gesicht und insbesondere um den Mund gelegen ist. Dies ist ein Umstand, der im anatomischen Bau der Lymphgefäße seine Erklärung findet, denn diese sind hier sehr dicht angeordnet, wodurch die Spirochäten in reichlicher Menge zu den Meningen und in das Gehirn dringen können. Auch stehen die Venae frontales und angulares durch Anastomosen mit den Hirnhäuten direkt in Verbindung, und auf diesem Wege können die Mikroorganismen unmittelbar zu denselben gelangen.

Hierdurch wäre auch erklärt, warum unter 11 Fällen von Lippen- bzw. Gesichtssklerosen, die HERCZ beobachten konnte und die verhältnismäßig gut behandelt wurden, 4 an Gehirnveränderungen (2 an progressiver Paralyse 8 bzw. 15 Jahre post infectionem, die beiden übrigen an Hirnblutungen, 39 bzw. 41jährig, der eine 12 und der andere 13 Jahre nach der Infektion) starben.

GUSZMANN äußert den Verdacht, daß der unglückliche Ausgang eventuell auch deswegen eingetreten sein mochte, weil diese Fälle erst spät in Behandlung gelangt waren.

Zahnfleisch. Die relative Seltenheit des Zahnfleischschankers findet auch in der neueren Literatur ihre Bestätigung. Eine recht gute Übersicht in bezug auf Geschlechtsbefall, Lokalisation, Zahl und Infektionsmodus bringt WOLYNSKY. Seine Zusammenstellung (s. Tabelle!) deckt sich weitgehend mit den bisher mitgeteilten Fällen.

Tabelle 14

Geschlecht		Oberkiefer		Unterkiefer		Lokalisation in bezug auf die Zähne		Zahl der Schanker		Art und Weise der Infektion			
Männer	Frauen	Vestibularpartie	Gaumenpartie	Vestibularpartie	Zungenpartie	Schneide- und Eckzähne	Prämolaren und Molaren	Solitäre	Multiple	Geschlechtsverkehr	Zahnärztliche Instrumente	Gegenstände des Haushaltes	Nicht festgestellt
25	11	28	5	3	0	26	10	32	4	13	9	6	8

Ein atypischer Primäraffekt der Gingiva wird von DARCISSAC und HENNION beschrieben. Die mittleren Schneidezähne des Oberkiefers waren von Zahnfleisch entblößt und sehr wackelig. Der Alveolarrand war geschwürig zerfallen und von einem großen, ödematösen Wulst eingefaßt, der sich nach beiden Seiten bis zu den Eckzähnen, nach oben bis zum stark geschwollenen Frenulum der Oberlippe und nach unten bis zur Hälfte der seitlichen Schneide- und Eckzähne erstreckte. Zwei Tage nach der Extraktion der mittleren oberen Schneidezähne trat eine wesentliche Verschlimmerung sowie eine Entzündung der Schwellung ein. In der Tiefe der Wange ließen sich dann 2 große, harte, bewegliche Stränge fühlen, die parallel zu den Blutgefäßen des Gesichtes aus der Gegend der Eckzähne zum Kieferwinkel führten und sich im Masseter verloren. Die beiderseitige Adenopathie wird vom Verfasser als ein besonders wichtiger Fingerzeig für die Krankheitsursache angegeben — ein Symptom, auf das schon FOURNIER hinwies, ohne es allerdings als speziell charakteristisch herauszustellen.

Weitere kurze Mitteilungen bzw. Demonstrationen über Primäraffekte am Zahnfleisch stammen noch von PROUST, DARCISSAC und HENNION (in der Mittellinie des Oberkiefers lokalisiert), SPITZER (am Oberkiefer mit submaxillärer Drüsenschwellung), PÁSZTAY (1933) (mit hühnereigroßem Lymphknoten), BINAZZI (in der Gegend des Frenulum labiale), FAIER (an der Gingiva, 6 mm im Durchmesser, mit grauweißem Membran bedeckt und von geröteter Umgebung) sowie von PERACCHIA und THEODORESCOU.

Tonsillen. Betreffs der Häufigkeit ergab die statistische Zusammenstellung von MAYR 6,1% Primäraffekte an dieser Stelle. Eine umfassende Beschreibung der pathologischen und diagnostischen Kennzeichen des Mandelschankers nebst einer Darstellung von 5 eigenen Fällen verdanken wir AMERISO, der insbesondere auf das einseitige Auftreten, die Verhärtung und die begleitende Lymphdrüsenschwellung hinweist. Diese Trias (DIEULAFOY) wird öfters und u.a. auch von RAMOND betont, der allerdings bezüglich der diagnostischen Schwierigkeiten noch eigens hervorhebt, daß man nicht genug an einen Primäraffekt denkt und daß derselbe zumeist maskiert und umgestaltet sein kann, wenn er an der Tonsille lokalisiert ist.

Das klinische Bild ist demnach ein gar vielfältiges. MAYR führt z. B. 4 Fälle von Mandelschankern an, bei denen der Primäraffekt nicht erkannt, übersehen oder falsch gedeutet wurde, da u.a. die geschwürigen Veränderungen der Oberfläche die Sklerosen verdeckten. Er unterscheidet — wie es auch schon FOURNIER tat — mehrere Typen des Tonsillenschankers, nämlich die *erosive* Form, die nur geringe Veränderungen aufweist; die *ulceröse* — mit zerfallendem Grund der Mandel und von ausgeprägten Schluckbeschwerden begleitet —; die *anginöse* — mit flachem, sich sehr wenig abhebendem Geschwür — und schließlich die *diphtheroide*, bei der sich graugelbe Pseudomembranen von einer Tonsille zur anderen hinziehen und die auch mit einer erheblichen Dysphagie verbunden ist. Als kennzeichnend wird die Drüsenschwellung angegeben, die in keinem Falle fehlt und sich vom Kieferwinkel bis zum Schildknorpel erstreckt. Weitere klinisch typische Veränderungen sind außer der Trias noch das Freisein der Uvula und des Pharynx von Entzündung und das Nichtbelegtsein der Zunge (s. ACHARD). Als häufiges Symptom der initialluischen Manifestationen der Gaumenmandel sind auch — abweichend von den Sklerosen an den meisten anderen Lokalisationen — Schmerzen, und zwar in Form von Hals- und Schluckbeschwerden, zu verzeichnen (vgl. z.B. PAROUNAGIAN, DOHOS und TSIROS). Ohrensausen und Schwerhörigkeit werden von DOHI (1937 [2]) erwähnt, während ACHARD bei der Sklerose der Tonsille sehr häufig das Bild der follikulären Tonsillitis gesehen haben will.

BRAUNSAS sah einen Primäraffekt der linken Mandel, der aus einem flachen Geschwür mit Membranen bestand, die auf den linken Uvularand übergriffen. Da dieser Tonsillenschanker einen diphtheroiden Typus angenommen hatte, bekam der Patient Diphtherieseruminjektionen.

Über andere Sklerosen der Gaumenmandel, die unter dem Verdacht der Diphtherie standen bzw. bei denen — abgesehen vom Schanker der Tonsille — noch eine Angina diphtherica gefunden wurde, berichten YOSHINO sowie CARTEAUD und VUILLAUME.

Der Fall der Letztgenannten, nämlich eine Kombination beider Krankheiten, ist deswegen besonders interessant, weil man sich vorstellen könnte, daß durch die Syphilis ein Ort geringeren Widerstandes geschaffen wurde, der bei dieser Bacillenträgerin die Entwicklung der Diphtherie erst ermöglichte.

Die Symptomatologie der Tonsillensklerose ist sehr variabel. Sie läßt sicherlich an viele Krankheiten denken, aber dennoch scheint es verwunderlich, wenn neben der Klinik auch die Histologie zu Hilfe herangezogen und trotzdem eine falsche Diagnose gestellt wurde, nämlich ein Carcinom der rechten Mandel mit Metastasen, weshalb Röntgen- und Radiumbestrahlung eingeleitet wurden. Dieser Fall zeigt einige bemerkenswerte Eigenheiten, wie z. B. Halsschmerzen, die — und das sei hier nochmals betont — beim Tonsillenschanker häufig vorkommen, und eine beiderseitige Nackendrüsenschwellung, die kaum den regionären Drüsen entsprechen dürfte. Außer einer Roseole waren auch noch palmare und plantare Syphilide vorhanden. Wenn der vorliegende Casus auch als Schanker der Mandel aufgefaßt wurde, so möchten wir auf Grund der Unterlagen die Meinung äußern, daß es sich eher um ein Rezidivexanthem gehandelt haben könnte.

Eine ähnliche Beobachtung hat auch PAROUNAGIAN (1930) veröffentlicht, und CARTEAUD bzw. LANGER hatten ebenfalls die Möglichkeit, 2 Fälle zu verfolgen, bei denen in Verkennung der Tatsachen der Chirurg einschritt und die Tonsillektomie bzw. die Excision der stark vergrößerten Halsdrüsen durchführte.

Weitere Berichte wurden von DOHOS (Primäraffekt der rechten Tonsille mit hellergroßem, infiltriertem Geschwür), GRAU (Sklerose der rechten Tonsille) sowie MURELL und GRAY (Mandelschanker) mitgeteilt.

TSIROS sah einen Primäraffekt am oberen Pol der Tonsille und einen an der hinteren Pharynxwand. Neben dem gleichzeitigen Vorhandensein von 2 Ulcera, die an dieser Lokalisation selten sind, ist noch der Hinweis auf das Fehlen der Drüsenschwellung besonders bemerkenswert.

RAMBERG hatte Gelegenheit, einen 32jährigen Mann mit Sklerosen an der Zunge und der Tonsille zu beobachten. Die an der linken Seite der Zungenspitze sitzende war haselnußgroß, erodiert, braunrot, deutlich induriert und von ödematöser Umgebung. Die an der rechten Tonsille gelegene zeigte eine indurierte, nekrotisch belegte Ulceration.

SCALORI verdanken wir die seltene Mitteilung, daß Zungen- und Gaumenmandel simultan ergriffen waren. Es sei schließlich noch RAMOND erwähnt, der eine ausführliche differentialdiagnostische Besprechung durchführt, wobei banale Angina, Leukämie, Agranulocytose, Monocytenangina, Diphtherie, Plaut-Vincentsche Angina, Carcinom, Gumma sowie Tuberkulose berücksichtigt werden.

Über die Tonsillen des Syphilitikers hat Dohi (1937[1], [2]) ausgedehnte Untersuchungen durchgeführt. Er fand bei 145 Luetikern 67mal einen positiven Spirochätenbefund, und zwar vorwiegend bei Angina syphilitica, Lues II und latenter Syphilis, während bei Lues III, Lues congenita tarda und Neurosyphilis das Ergebnis, genauso wie bei Lues I vor dem Auftreten der Wa.R., stets negativ war — ein Befund, der von Hoffmann (1933) nicht bestätigt wurde, da es ihm auch schon bei seronegativem genitalem Primäraffekt durch Tonsillenabstrich Spirochäten nachzuweisen gelang.

Unter den Patienten mit positivem Spirochätenbefund waren auch solche, deren Tonsillen makroskopisch nicht verändert erschienen — eine Beobachtung, die Scerbakov ebenfalls machen konnte, der bei 100 Lueskranken in 21 Fällen in der Gewebsflüssigkeit der Mandeln die Spirochaeta pallida gefunden hatte, wobei auch unter diesen Personen 8 symptomenfrei waren. Auf Grund seiner Untersuchungen kommt er zu dem Schluß, daß bei Lues latens recens in 14—15% und bei Lues secundaria mit ausgesprochen spezifischen Symptomen und scheinbar intakter Mandelschleimhaut in 17% der Fälle mit Hilfe eines von ihm angegebenen Absaugeverfahrens die Spirochaeta pallida in den Mandeln zu finden sei.

Der Auffassung von Dohi (1937[1]) jedoch, daß sich gewöhnliche Mundspirochäten im Dunkelfeld sofort von den Pallidae unterscheiden lassen, möchten wir nicht zustimmen. Mag dies für den sehr Erfahrenen vielleicht zutreffen, so würde eine solche Untersuchungstechnik — wenn verallgemeinert und in der Praxis angewandt — doch eine große Zahl nicht wieder gutzumachender Fehldiagnosen nach sich ziehen, weshalb sie von uns abgelehnt wird.

Wie äußerst gefährlich Mandelschanker sind, weil die Wahrscheinlichkeit einer Weiterübertragung besonders groß ist, beweist der Bericht von Follmann (1933) über eine Syphilisinfektion an 6 Gliedern einer Familie, bei denen im Tonsillensekret Spirochäten gefunden werden konnten und deren Ansteckung vermutlich durch einen gemeinsam gebrauchten Löffel erfolgt war.

Extremitäten mit Ausnahme der Finger. An obigen sind Primäraffekte nicht häufig vorhanden. An den unteren Extremitäten sind sie außerdem wesentlich seltener als an den oberen, was bei Berücksichtigung aller nur denkbaren Infektionsmöglichkeiten auch nicht verwunderlich ist.

Am Handrücken sah Fischer (1932) an einer Verletzungsstelle, die anläßlich einer Prügelei entstanden war, eine Geschwürsbildung, die sich als 3 cm langes und 1¹/₂ cm breites Ulcus mit auffallend stark vorspringenden Rändern darbot. Auch Bancroft beobachtete einen an der Hand lokalisierten Primäraffekt, der im Anschluß an einen Faustkampf zustande gekommen war. bei dem sich der Patient durch die Zähne des Gegners verletzt hatte.

Kogoj (1938) demonstrierte einen Kranken, der am rechten Daumenballen ein nußgroßes Geschwür mit scharfen, etwas aufgewallten Rändern und glattem Grund aufwies.

Noch seltener als die bisher erwähnten sind die multiplen Primäraffekte an der Hand, ähnlich jenen im Falle von Pinard und Debray, bei dem 5 schankeriforme Ulcerationen an den Fingern sowie am Handteller der linken Hand und zur gleichen Zeit eine Sklerose des Penis vorhanden waren. Die Vielheit dieser Initialsklerosen wurde auf ein Handekzem zurückgeführt.

Über einen am Unterarm sitzenden harten Schanker, der in einer zweitgradig verbrannten Haut nach Herumtragen eines fremden, manifest luischen Kindes aufgetreten war, berichtet Vedernikov.

In gleicher Lokalisation wurden syphilitische Anfangsgeschwüre von Proppe (1935) und Frühwald (1935) vorgestellt. Der Fall des ersteren zeigte am Oberarm einen daumendicken, infiltrierten Lymphstrang, der wohl sicherlich als Folge eines sekundär infizierten Ulcus durum aufzufassen ist, was bei diesem Patienten, der ein Ringkämpfer war, nicht verwunderlich erscheint.

Die Glutäalschanker bieten meistens ein sehr typisches Bild und haben die Tendenz, sich zu Riesensklerosen zu entwickeln. Den ersten solchen Fall hat wahrscheinlich Fallapio gesehen. Die von Kazaroff zusammengestellte Übersicht weist 36 Primäraffekte dieser Art auf. Die Infektion erfolgte — soweit sie eruiert werden konnte — 4mal durch Zusammenschlafen, 2mal durch normalen und 2mal durch perversen Geschlechtsverkehr, 2mal durch erotische Bisse, 1mal durch erotische Beziehungen, 2mal durch Kleider, Wäsche, Schwämme, 1mal durch den syphilitischen Finger eines Arztes und 5mal durch Klosettbenützung.

Einen Primäraffekt am Oberschenkel, dessen Ansteckung nicht durch Geschlechtsverkehr, sondern durch die Sitzrille auf einem Abort zustande gekommen war, sah BARTHÉLEMY, und von ALMKVIST stammt die Mitteilung über eine an der Innenseite des linken Oberschenkels gelegene, 3,5 × 4 cm große, ovale, knorpelharte Riesensklerose, deren Induration sich bis in die Subcutis erstreckte. Die Oberfläche dieses Schankers war zentral etwas eingesunken, erodiert und nekrotisch. Außerdem hatte sich auch ein Lymphstrang gebildet, der den Schenkel mit den regionären Drüsen verband.

CONSTANTINESCOU hatte Gelegenheit, einen an der Fußsohle befindlichen Schanker zu beobachten, bei dem die Infektion auf eine sich sehr häufig abspielende Art erfolgte, nämlich durch den Speichel einer mit Schleimhautpapeln behafteten Mutter, die eine durch Schuhdruck hervorgerufene Wunde an der Ferse ihres 5jährigen Kindes benetzte. Ähnliches berichten auch PINARD, MARCEL, MOUQUIN, CORBILLON und LEVADITI. Auch in ihrem Fall entstand durch das Tragen von Schuhen eine Wunde, und die Mutter war ebenfalls von manifest luischen Erscheinungen befallen.

MILIAN erwähnt in der Aussprache hierzu, daß Mütter oft die Fußsohlen ihrer Kinder küssen und dadurch das Virus übertragen können, und führt selbst eine ähnlich gelagerte Beobachtung an.

Zunge. Zungensklerosen sind wegen ihrer relativen Seltenheit immer wieder Gegenstand von Fallberichten und Mitteilungen (s. u.a. BILIŃSKI, RAMBERG, HERRMANN, HULÛSI-BEHCET, PHOTINOS, PETROPOULOS und VOSSINIOTIS sowie TORREY).

CASILLI erwähnt, daß FOURNIER unter 1127 extragenitalen Sklerosen nur 75 Zungenschanker fand.

Ungemein selten jedoch sind Primäraffekte an den Zungentonsillen. LÉVY-BING und CAMUS beschreiben den Fall einer 40jährigen Frau, die über Schluckbeschwerden, Schmerzen im linken Ohr und Kopfweh klagte. Laryngoskopisch war an der linken Zungenmandel eine etwa pfenniggroße Ulceration mit regelmäßigen Rändern und diphtherischem Belag zu sehen.

BELGODÈRE führt ebenfalls Halsschmerzen und Schluckbeschwerden als häufige Symptome an. Klinisch zeigte sein Fall in der Gegend der Vena lingualis und der Epiglottis eine unregelmäßige, unscharf begrenzte Ulceration. Solche versteckten Schanker lassen uns wieder einmal erkennen, wie zurückhaltend man mit der Diagnose ,,Syphilis ohne Schanker" sein muß.

Auf Monilia der Zunge bei Syphilis weist DORE hin, und über einen pseudogummösen syphilitischen Primäraffekt teilen DEGOS, GARNIER, LORTAT-JACOB und POULET einiges mit.

Zu den differentialdiagnostischen Schwierigkeiten insbesondere zwischen Carcinom und Sklerose haben SCHULMANN und GALLERAND Stellung genommen.

SCALORI berichtet über einen ulcerierten Typus des Primäraffektes an der Zungenmandel und ist der Meinung, daß das so seltene Ergriffensein derselben gegenüber dem verhältnismäßig häufigen der Gaumenmandel in ihren strukturellen Verschiedenheiten gelegen sei, nämlich im Fehlen der Krypten einerseits bzw. im Vorhandensein der Speicheldrüsen andererseits. Hierdurch werde den Mikroorganismen der Aufenthalt weniger leicht gemacht. Doch ist bezüglich der relativen Seltenheit auch noch in Erwägung zu ziehen, daß infolge ihrer verborgenen Lage pathologische Veränderungen schwieriger entdeckt werden.

Brustwarze und Warzenhof. Die Häufigkeit der Primäraffekte an der Brust ist regionär sehr verschieden. MENVILLE weist unter Anführung des Schrifttums auf das relativ seltene Befallensein dieses Körperteils von Syphilis hin, während hingegen SAITO von 55 extragenitalen Initialsklerosen, die er aus der japanischen Literatur gesammelt hatte, weitaus die meisten, nämlich 36,4%, an der Mamma lokalisiert fand.

Sicherlich ist die Mehrzahl der diesbezüglichen Fälle dem weiblichen Geschlecht zuzuordnen (s. z.B. BARBER, GOLDSCHLAG und ZUCKERKANDLOWA), doch auch bei Männern wird diese Affektion — allerdings wesentlich seltener — angetroffen. ESQUIER, BADELON, RIGAUD und RÉGIMBAUD beschreiben zwei derartige Fälle und heben an Hand von Statistiken, ebenfalls ihre Seltenheit hervor.

Auch HOLLANDER und MENVILLE konnten syphilitische Schanker dieser Art beim Manne beobachten, wobei klinisch beim Fall des ersteren außer der geröteten, mit serösem Exsudat bedeckten rechten Brustwarze besonders noch die Beschreibung einer bis in die Brust sich hineinziehenden Induration auffiel — ein Befund, den auch MENVILLE erhob, der bei seinem Patienten palpatorisch eine mäßige Verhärtung um die linke Mamilla herum angibt und das Gewebe unter dem Brustmuskel als hart, aber frei abgrenzbar und beweglich charakterisiert. Darüber hinaus stand die erkrankte Brustwarze 1,5 cm höher als die gesunde, war ebenfalls gerötet und zeigte eine mäßige Sekretion. Außer den axillären waren auch die cervicalen und epitrochlearen Lymphdrüsen vergrößert.

Es ist nicht sehr erstaunlich, wenn auf Grund dieses Lokalstatus die Verdachtsdiagnose eines Morbus Paget gestellt und dementsprechend die Radikaloperation durchgeführt wurde. Zwar bestätigte die Histologie die Annahme eines malignen Tumors nicht, in den Achseldrüsen jedoch waren aktiv bewegliche Spirochaetae pallidae gefunden worden.

Den Angaben des Autors gemäß wurde im vorliegenden Falle ein 72jähriger Mann 6 Wochen vorher in einem Bordell durch Biß an der beschriebenen Stelle verletzt. Die Dunkelfelduntersuchung des Brustgewebes auf Spirochäten verlief negativ, dagegen konnten in den Achseldrüsen — wie schon erwähnt — Spirochaetae pallidae nachgewiesen werden. Die Wa.R. war vor und nach der Operation negativ. Fünf Tage nach dem Eingriff kam es zum Auftreten eines papulösen Exanthems, der auf antiluische Behandlung hin wieder verschwand. Mikroskopisch zeigte das Brustgewebe einen rein entzündlichen Aufbau mit spärlichen Riesenzellen.

Es handelte sich demnach um eine Lues, die durch den Spirochätennachweis in den Achseldrüsen und des weiteren durch den papulösen Ausschlag bewiesen wurde. Etwas unsicher machen diese Beurteilung das klinische Bild des sog. Primäraffektes sowie das Fehlen eines positiven Spirochätenbefundes aus dessen Gewebe, ferner das feinstrukturelle Untersuchungsergebnis, das keineswegs als typisch zu bezeichnen ist, und schließlich die trotz Exanthem stets negative Wa.R. Wir haben also einen Fall vor uns, der schon wegen seiner Abweichungen von der Norm Beachtung verdient.

Finger. Ein guter Teil der extragenital lokalisierten Syphilis wird durch die berufliche Tätigkeit erworben. Diesbezüglich sind zumeist Ärzte, Krankenschwestern, Hebammen und ärztliches Hilfspersonal gefährdet. Primäraffekte solcher Art sitzen in erster Linie an den oberen Extremitäten, häufiger rechts als links, und vor allem sind es die Finger, die besonders oft befallen werden.

Am häufigsten findet man diese im Beruf akquirierte Art der syphilitischen Infektion bei Geburtshelfern und Hebammen, weiters bei Chirurgen, Zahnärzten bzw. Dentisten. Auch bei pathologischen Anatomen kommen derlei Ansteckungen immer wieder vor, da sich die Spirochäten 3 Tage lang in Leichen infektionstüchtig halten können (s. POLLET). Nach diesem Autor sind die Dermatologen selten betroffen, obwohl die Übertragungsmöglichkeit auf dieselben oftmals gegeben ist. Für diese Tatsache könnten mehrere Erklärungen herangezogen werden, wie z. B., daß der Dermatologe schon eo ipso an die Syphilis denkt, sie auch meistens erkennt und sich dementsprechend verhält. Weiters wäre in Betracht zu ziehen, daß der Venerologe die Diagnose einer Lues zumeist selbst stellt und sich selbst behandelt, so daß der Kreis der um seine Infektion Wissenden klein ist, und es scheint vielleicht die Befallsquote der Dermatologen auch schon deswegen in der Statistik unrichtig auf.

Einige typische Berufsinfektionen bei Ärzten oder ärztlichem Personal konnte u. a. HOFF-MANN (1938 [1], [2]) verfolgen, so z. B. einen Primäraffekt am Nagelfalz des linken Daumens nach Verbinden eines syphilitischen Kranken ohne Benützung eines Gummischutzes und eine von schmerzhafter Schwellung begleitete, am Falz des rechten Daumennagels gelegene Sklerose, die durch Stich mit einer Nadel bei Überimpfung einer sehr spirochätenreichen menschlichen Papel auf Kaninchenhoden entstanden war.

Schanker an den Fingern, besonders bei Ärzten, sahen auch S. NIKONOV, sowie SHACKFORD (z. B. am Nagelbett des Zeigefingers und mit starker Schmerzhaftigkeit einhergehend) bzw. OLESSOV, der über 3 Fälle von Primäraffekten am Zeigefinger, über einen in der Nähe des Fingernagels und ebenfalls einen am Hypothenar zu berichten weiß. Bei allen diesen Betroffenen waren die Verletzungen, die als Eintrittspforten dienten, durch vorwiegend wegen Osteomyelitis durchgeführten Operationen zustande gekommen.

Einen Primäraffekt am Endglied des rechten Zeigefingers in Form einer 4×2 cm großen Ulceration beschreiben BLUM, BRALEZ und ARCHAMBAUD. Die Infektion, die in diesem Falle durch ein Handekzem erleichtert wurde, erfolgte nach intravaginalen Spülungen einer florid syphilitischen Nichte.

Fingersklerosen, die als Panaritien aufgefaßt wurden, weshalb auch die Incision, die Nagelextraktion oder beides erfolgte, demonstrierten bzw. erwähnten RHODIN, RAPP und LEIFER.

OROL und C. und M. MAZZINI machen uns über drei bohnengroße, am linken Zeigefinger lokalisierte Geschwüre, die etwa 3 Wochen nach gelegentlich eines Streites erfolgtem Biß in Erscheinung traten, Mitteilungen. Die Innenseite des Oberarmes war von der Ellenbeuge ab nach oben von einem holzharten Infiltrat von 15 cm Länge und von 4—6 cm Breite erfüllt. An zwei Stellen konnte eine deutliche Fluktuation nachgewiesen werden.

CÂRSTEA beobachtete an der Außenseite des Endgliedes des rechten Zeigefingers eine halbmondförmige, nicht ulcerierte, harte, mit der Unterlage verwachsene, indolente, violette Schwellung, die die Hälfte des Nagelfalzes einnahm, teilweise mit dünner, etwas schwammiger Haut bedeckt war und an der Daumenseite sich unter dem Nagel fortsetzte.

Gemäß Bericht von LALU entwickelte sich bei einem Lehrer an der Streckseite des rechten Mittelfingers infolge Züchtigung eines syphilitischen Kindes durch einen mit dem Handrücken in die Mundgegend versetzten Schlag ein Primäraffekt.

Auf seltene klinische Bilder weist noch u. a GOTTRON (1930) hin, der einen Mann mit einer kolbigen, blauroten Infiltration des gesamten Endgliedes des rechten Mittelfingers und mit einer davon ausgehenden Lymphangitis demonstrierte, in deren Bereich es an verschiedenen Stellen, wie z. B. am Handrücken und an der Streckseite des Unter- bzw. Oberarmes zu knotigen, fünfmarkstückgroßen und noch größeren, plattenartigen, ziemlich derb infiltrierten, dem Erythema nodosum ähnlichen Gebilden gekommen ist.

Einen zweifachen, am Daumen bzw. am Zeigefinger befindlichen Primäraffekt, der nach einem Berufstrauma bei einem Installateur aufgetreten war, beschrieben LANZENBERG und ZORN.

Weitere zu diesem Kapitel gehörende Fälle stammen von BASSILIOU, BINAZZI, FERNANDEZ, MILIO und FONGI, MARGAROT, NICOLAS, LEBEUF und CHARPY, NUDEMBERG und STANCIC-ROKOTOV.

Inwiefern eine Infektion bei Arbeiten mit experimenteller Lues (Nichols-Stamm) erfolgen kann, ist noch nicht entschieden. SHAW konnte 25 Fälle ermitteln, bei denen anscheinend syphilitisches Material zufällig eingeimpft wurde. Bei keinem derselben hatte sich eine syphilitische Infektion entwickelt, gleichgültig ob Salvarsan bzw. Kalomel therapeutisch angewandt wurden oder nicht.

Auf die Ausführungen von GARNIER, der den diagnostischen Wert der zuerst von MILIAN beschriebenen punktförmigen syphilitischen Nagelveränderungen auch bei der Lues I am Beispiel eines syphilitischen Schankers am Mittelfinger dartun will, sei nur aufmerksam gemacht.

Daß sich luische Veränderungen am Nagel zeigen können, sei unbestritten, und im Verein mit anderen syphilitischen Symptomen mögen sie auch von Bedeutung sein. Aus ihnen allein auf eine luische Infektion zu schließen, halten wir jedoch nicht für ratsam. Wir glauben ferner, daß eine noch so minuziöse Beschreibung der sog. syphilitischen Manifestationen am Nagel nicht genügt, um eine exakte Abtrennung gegenüber allen übrigen Möglichkeiten ähnlicher Erscheinungen an dieser Stelle durchzuführen. Schon der Lokalstatus von GARNIER stimmt mit dem von MILIAN keineswegs überein. Lediglich in der Deutung dieser pathologischen Zeichen gehen beide gleiche Wege. Den diagnostischen Wert derselben über den der Wa.R. zu stellen, scheint uns — bescheiden ausgedrückt — weit über das Ziel geschossen.

Ohr. Primäraffekte kommen im Bereiche der Ohrmuscheln nicht oft vor. PROPPE hat unter Berücksichtigung der Literatur über eine Sklerose an dieser Lokalisation berichtet und auf die bisweilen große Schmerzhaftigkeit derartiger Läsionen hingewiesen.

Kenntnis über luische Schanker dieser Region verdanken wir u. a. COLGAN und GREENBAUM, PREIS, RIPA und BARTLETT, SANCHO und ESTEVEZ, TAKEZAWA sowie WATRIN, während wir von BIJTEL und MEANO Übersichtsreferate über die syphilitischen Hals-, Nasen- und Ohrenkrankheiten besitzen.

Ein sehr großes Material luischer Ohrenerkrankungen, nämlich 21 Patienten im Primär-, 84 im Sekundär- und 15 im Tertiärstadium der Syphilis sah WASOWSKI.

Nase. Zum Unterschied von den spätluischen Manifestationen befallen die syphilitischen Initialerscheinungen die Nase nur selten. Man darf aber nicht vergessen, daß nicht nur die äußere Hautdecke, sondern auch die Schleimhaut Sitz solcher Läsionen sein kann (vgl. CUSATELLI, GERSON, KINOSHITA, KNEUCKER, LÉVY-BING und CARTEAUD sowie LEVY-DEKER).

Bezüglich eines seltenen Übertragungsmodus sei auf die Mitteilung von DOSKAROVA eigens aufmerksam gemacht, worin es sich um eine Nasenschleimhautsklerose handelt, die durch das blutige Fruchtwasser, das beim Blasensprung der Geburtsassistentin ins Gesicht spritzte, hervorgerufen wurde.

Weitere Fälle von Primäraffekten im Nasenbereich stammen u.a. von BOUCHET und SÉZARY, GENNARI, HALPHEN und GASTON bzw. LEWITH.

Bauch. Sklerosen der Bauchhaut entstehen wohl hauptsächlich durch den sexuellen Verkehr bzw. infolge anderer Arten geschlechtlicher Betätigung wie z. B. digitale Berührung der Genitalien und — anschließend — der Bauchhaut bzw. Kontakt derselben mit den Geschlechtsorganen selbst.

Was die theoretische Häufigkeit der Ansteckungsgefahr anbelangt, sind Primäraffekte dieser Lokalisation als sehr selten zu bezeichnen.

GAVAGNA beschreibt einen Fall mit einem riesengroßen syphilitischen Schanker an der Bauchwand, der dadurch zustande gekommen war, daß der betreffende Mann nur dann sexuelle Befriedigung fand, wenn er sich an einer besonders empfindlichen Hautstelle in der Umgebung des Nabels saugen und abküssen ließ, und hierbei von seiner Partnerin, die luische Plaques in der Mundhöhle hatte, infiziert wurde.

Riesensklerosen, die angeblich mit Vorliebe an der Bauchhaut sitzen, wurden auch von PERNYES-PIETSCH als 3:1 cm groß bzw. von MERENLENDER mit einem Durchmesser von 3 cm demonstriert.

BLUM und BRALEZ beobachteten ebenfalls einen Riesenschanker, der links oberhalb des Nabels lokalisiert war. Die Geschwulst war entzündlich und zeigte eine Ulceration von der Größe eines 5 frs-Stückes, bot eine kupferfarbige Oberfläche und war mit feinen Bläschen bedeckt. Die Drüsen der linken Axilla waren mandarinengroß. Gegen die Mamillarlinie hin zog sich ein Rosenkranz von kleinen, beweglichen, harten Drüsen. Außerdem konnte auch eine ebenfalls linksseitige Leistendrüsenschwellung palpiert werden.

Zu den selteneren Fällen gehört z. B. ein Primäraffekt unter der Pelotte eines Bruchbandes (s. ROTTMANN) sowie einer an der Bauchwand eines 4jährigen Knaben (s. ARATA) bzw. ein solcher am Mons veneris. An dieser Stelle befindliche Sklerosen werden von SENTZKE im allgemeinen als zehnpfennigstückgroße, kreisrunde, nie sehr tiefgehende, sondern nur zu einer Nekrose der obersten Epithelschichten führende Affektionen charakterisiert. Nach FOURNIER sind diese Schanker napf- oder schälchenförmig.

Über einen doppelten, am Abdomen und am Genitale gelegenen Primäraffekt berichtet H. W. RILLE und spricht auf Grund dieses Falles die Meinung aus, daß die sog. 2. Inkubation, d. h. die Zeit vom Auftreten der Sklerose bis zum Erscheinen des Exanthems hier eine ganz wesentlich kürzere sein müsse als bei der an einer einzigen Stelle lokalisierten primären Syphilis, da bei einem Doppelschanker das luische Virus Gelegenheit hat, zu gleicher Zeit von 2 Eingangspforten aus sich im Körper zu verbreiten. Dasselbe nimmt J. H. RILLE von Nabelprimäraffekten mit ihren synchron an 4 Stellen auftretenden Bubonen an.

Wenn auch die Zahl der Beobachtungen viel zu klein ist, um RILLES Behauptung, die sog. 2. Inkubation sei eine wesentlich verkürzte, zu bestätigen bzw. zu widerlegen, so würden wir doch eher glauben, daß weder eine Doppelsklerose noch die Lokalisation des Schankers am Nabelbereich einen nennenswerten Einfluß auf den weiteren Verlauf der Lues ausübt. Der Einbruch syphilitischer Viren in die Blutbahn ist von so vielen Faktoren abhängig, daß die Wirkung eines Doppelschankers nicht ins Gewicht fällt. Rufen wir uns doch die Vielgestaltigkeit bzw. die unterschiedlichen Örtlichkeiten der bipolaren Sklerosen ins Gedächtnis zurück und bedenken wir darüber hinaus, in welch weiten Zeiträumen die Inkubationsdauer schon normalerweise zu schwanken imstande ist, und dann werden wir uns hüten, vereinzelt vorkommende Abweichungen von der Norm zu verallgemeinern.

Der Auffassung von J. H. RILLE jedoch können wir schon gar nicht bei-pflichten, wenn aus der Tatsache, daß bei Nabelschankern sowohl die axillären als auch die inguinalen Drüsen simultan ergriffen sein können, eine obligate Verkürzung der 2. Inkubationszeit abgeleitet wird.

Die hämatogene Durchseuchung des Organismus mit Spirochäten geht unserer Ansicht nach völlig unabhängig vom Auftreten der Bubonen — und sei es auch an 4 Stellen gleichzeitig — vor sich. Würde aber ein gewisser Zusammenhang bestehen, so dürfte man doch eher erwarten, daß durch die Adenitis — besonders wenn sie in der Mehrzahl auftritt — eine verbesserte Barriere geschaffen werde, die wohl nicht ein früheres, sondern vielmehr ein verspätetes Erscheinen des Exanthems zur Folge haben müßte.

Anus. Analsklerosen sind relativ selten. Sie gehen zahlenmäßig sicherlich mit der Häufigkeit der widernatürlichen Beziehungen parallel, die hinwieder — was ihr Vorkommen anbelangt — von Ort zu Ort und von Land zu Land großen Schwankungen unterworfen sind. Frauen erkranken selten an dieser Lokalisation.

Betrachtet man das Fallmaterial z. B. von MARTIN und CALLET (zit. nach LANDSMAN), die unter 300 Fällen von irgendwelchen rectalen Veränderungen 20mal einen Schanker am After beobachteten, so ist es doch auffällig, wie oft initiale syphilitische Manifestationen am Anus gefunden werden, wenn nur das Augenmerk auf sie gerichtet ist. Vergleicht man auch andere Örtlichkeiten, die zu ihrer exakten Untersuchung eine gewisse Mühe beanspruchen, und zieht man in Erwägung, wie sehr die Zahlenangaben der Autoren, die bloß routinemäßig untersuchten, und derer, die an dieser Stelle eigens nach Primäraffekten fahn-deten, dann gelangt man zur Einsicht, daß die Lueserkrankungen ohne Sklerosen sehr selten sind und daß der Großteil der entsprechenden Fälle lediglich unserer eigenen Unzulänglichkeit bzw. jener der Patienten zuzuschreiben ist.

GATÉ, GIRAUD und VIDAL verdanken wir einen einschlägigen Bericht, in dem von zwei syphilitischen, ulcerösen, am After gelegenen Schankern die Rede ist, die die Größe eines Zweifrankenstückes besaßen und bis zu einem halben Zentimeter tief waren.

Weitere 3 Fälle, davon den einer Frau, beschreibt LANDSMAN. Es sei auf die Erwähnung des Autors hingewiesen, daß bei luischen Primäraffekten in dieser Region oft gleichzeitig eine Dermatitis auftritt und daß die Schanker selbst oft mulipel und bezüglich ihres Sitzes inkonstant sind.

Über eine Sklerose am Analrande eines 23 Monate alten Kindes berichteten GRENET, ISAAC-GEORGES und ARONDEL. Der Infektionsmodus konnte bei diesem Kranken nicht ge-klärt werden.

Hierhergehörige Fälle haben auch KOLLER und MÜLLER demonstriert. TOURAINE und SOULLARD befassen sich mit der Frage der Syphilis und Homosexualität. Von TOURAINE (1954) stammt noch eine ausführliche, den venerischen Affektionen der Analregion gewidmete Studie, in der in einem eigenen Abschnitt auch die Erscheinungen des luischen Schankers des Anus erörtert werden.

IX. Balanitis specifica luetica (Follmann)

Über ein Krankheitsbild, das FOLLMANN erstmalig im Jahre 1931 im Orvosi Hetilap beschrieb, das eine seltene Form der primären Syphilis darstellt und vom Erstbeschreiber mit dem Namen „balanitis specifica luetica" belegt wurde, muß ausführlich berichtet werden.

FOLLMANN hatte Gelegenheit, im Juni 1930 einen Fall zu beobachten, der sich dadurch charakterisierte, daß die Haut der Eichel und das innere Vorhaut-blatt von hellroter Farbe waren und zahlreiche, ganz kleine, stecknadelkopf- bis hirsekorngroße Erosionen aufwiesen. Im Vorhautsack wurde eine kleinere Menge seröser, weißlicher, dünner Absonderung vorgefunden. Eine Induration konnte weder in der Haut des Penis noch in der Wand der Urethra gefühlt werden. Links in inguine fand sich ein schmerzloser, haselnußgroßer, harter Lymphknoten. In der Urethra war keine Absonderung nachzuweisen. Sowohl Exanthem als auch Enanthem fehlten. Es wurde nirgends eine Sklerose festgestellt. Eine vorsichtshalber durchgeführte Dunkelfelduntersuchung aus der Absonderung des Vorhautblattes ergab einen typischen Befund von Spirochaeta pallida. Das Nässen war dadurch gekennzeichnet, daß nach sorgfältiger Abtrocknung des Vorhautinnenblattes und der Eichel schon nach einigen Sekunden aus den oberflächlichen Erosionen der Glans abermals Serum hervortrat, das sich anfangs in stecknadelkopfgroßen, dann größeren tauartigen Tropfen sammelte. Nach neuerlicher Abtrocknung wiederholte sich diese Exsudation immer wieder. Untersuchungen, ob andere Noxen oder Mikroben für die Balanitis verantwortlich gemacht werden könnten, ergaben ein negatives Ergebnis. Auch die bei Balanitiden so häufig vorkommende fuso-spirilläre Symbiose oder andere Spirochäten konnten nicht aufgedeckt werden. Die mehrmalige Wiederholung der Dunkelfelduntersuchung ergab immer dasselbe Bild.

Anamnestisch gab der Patient an, daß etwa 10 Tage vor der Untersuchung die ersten Erscheinungen, nämlich ein „feuchter, roter Vorhautsack" aufgetreten wären. Der letzte Coitus fand 3 bzw. 6 Wochen vor Aufsuchen der Ambulanz statt.

Es erhebt sich somit die Frage, in welchem Stadium der Erkrankung sich der Patient befand. Anamnestisch fällt das Auftreten der Balanitis auf den 30. bis 32. Tag nach der Infektion, einen Zeitpunkt, der der üblichen Latenzzeit des Primäraffektes entspricht. Die Wa.R. war bei der Untersuchung positiv, entsprechend einer Dauer von 6 Wochen nach der Infektion. Die Beobachtung mahnt, daß man neben den gewöhnlichen Primäraffekten und der direkten Blutinfektion (Syphilis d'embleé) auch der spezifischen Balanitis als der 3. initialen Ansteckungsmöglichkeit eine gebührende Achtung schenken muß.

Zur Ergänzung des Befundes wurde noch eine histologische Untersuchung hinzugefügt, und zwar von einer Biopsie aus der Eichel und dem Innenblatt der Vorhaut. Das Ergebnis war an beiden Gewebsstücken übereinstimmend. Im Epithel fanden sich stellenweise vermehrte Mitosen, in den intercellularen Räumen an mehreren Stellen Wanderzellen mit langgestrecktem Plasma und dunkelgefärbtem, abgeplattetem Kern. Die Capillargefäße der Papillen waren stark erweitert und mit roten Blutkörperchen strotzend gefüllt. In der Lederhaut war eine mäßige lymphocytäre Infiltration vorhanden, die stellenweise um die Gefäße herum zu einer dichten Anhäufung von Lymphocyten führte. Hie und da gab es unter diesen auch kleinere Gruppen von Plasmazellen, ab und zu auch vereinzelte Leukocyten. Die Fibroblasten wiesen eine mäßige Vermehrung auf.

Wie aus den weiteren Mitteilungen hervorgeht, ist die syphilitische Balanitis nicht so ganz selten, und es wäre ratsam, bei allen Balanitiden, insbesondere wenn sie mit regionärer, indolenter Drüsenschwellung verbunden sind, an die syphilitische zu denken.

Auf antiluische Therapie konnte in allen Fällen innerhalb weniger Tage vollständige Beschwerdefreiheit und Abheilung aller Erscheinungen beobachtet werden.

Diesem Erstbericht ist inzwischen schon eine Reihe weiterer gefolgt. Bis zum Jahre 1950 konnte NAVARRO-MARTIN bereits 51 Fälle sammeln, denen er noch 2 eigene hinzufügte. Sie wiesen alle die gleichen Charakteristika, nämlich hellrote Verfärbung mehr oder weniger großer Anteile des inneren Präputialblattes bzw. der Glans oder beider, sowie das Vorhandensein von zahlreichen,

meist kleinen, stecknadelkopf- bis reiskorngroßen, häufig dunkelroten, schmerz-
losen Erosionen und das Fehlen jeglicher Induration auf. Auch eine mäßige
bis reichliche Absonderung eines klaren, serösen bis serös-weißlichen Sekretes
— meist in Tropfenform — war immer vorhanden. Ein Fluor aus der Urethra,
eine fuso-spirilläre Symbiose oder ein Vorhandensein anderer Mikroben konnte —
außer bei Komplikationen — nicht festgestellt werden. Die typische, indolente
Drüsenschwellung fehlte nie. Die Inkubationszeit bis zum Auftreten der ersten
klinischen Erscheinungen war vielfach verkürzt, und die Seroreaktionen wurden
schneller positiv. Unter spezifischer Behandlung trat zumeist eine günstige und
prompte Beeinflussung ein.

Die verkürzte Inkubationszeit wurde von Follmann (1937) dahingehend
gedeutet, daß die spezifische Balanitis ein dem Primäraffekt voraneilendes
Frühsymptom darstellt, eine Auffassung, die durch Bessone (1942) ihre Bestätigung erfuhr, der etwa 14 Tage nach dem Verkehr eine spezifische, erosive Balanitis feststellte und weitere 10 Tage später einen serösen, leicht blutgemischten
Fluor aus der Urethra beobachtete bzw. eine circumscripte, indolente Induration
in der Höhe der Fossa navicularis palpieren konnte. Aus dem Sekret wurde
ebenfalls ein spezifischer Treponemenbefund erhoben. Derselbe Verfasser teilte
auch einen Fall von gleichzeitig bestehendem Primäraffekt am Bändchen und
spezifischer, erosiver Balanitis mit.

Navarro-Martin neigt zur Ansicht, daß durch vorhergehende Balanitiden
sich eine Gewebsallergie entwickelte, kraft der auf die luische Infektion zunächst
mit einer Balanitis reagiert wurde und das Auftreten des harten Schankers,
der Bubonen und der Seropositivität eine Verzögerung erfuhr.

Weitere Berichte über eine Balanitis Follmann stammen noch von Chaton,
Pages, Gerencsér (1935, 1949), Follmann (1937, 1939), Fejér, Calderon (1940),
Noguer-More, Bessone (1942), Noto, Guilleret und Spira sowie von Pailheret, dessen Mitteilung deswegen interessant ist, weil sich trotz Wismut-
therapie an der Stelle der Balanitis einen Monat später ein typischer Primäraffekt entwickelte.

Bessone (1947) publizierte einen Fall einer Balanitis specifica luetica sowie
einen entsprechenden am weiblichen Genitale. Er fand neben einem typischen
Primäraffekt an der Vorhaut der Klitoris auf der Innenseite der kleinen Labien
und im Vaginalhof runde und ovale, im Durchmesser ungefähr 4—5 mm große,
zum Teil zusammenfließende Erosionen, die spontan Flüssigkeit absonderten
und gegenüber der gesunden Umgebung keine Konsistenzerhöhung zeigten.

Bedenkt man, daß es doch einzelne Fälle gibt, die die Beobachtung zuließen,
daß sich nach der Balanitis ein Primäraffekt entwickelte, bzw. daß auch außerhalb der balanitischen Veränderungen in vereinzelten Fällen eine Sklerose gefunden werden konnte, so muß man sich fragen, ob die sog. Balanitis Follmann
überhaupt als eine Form des Primäraffektes anzusprechen ist.

Wir gehen doch auch nicht so weit, jede Herpes simplex-Erosion oder andere
Epithelalterationen, aus denen ebenfalls Spirochäten nachweisbar waren, als
neue Formen der Initialveränderungen hinzustellen. Auch dürfen wir nicht
Erscheinungsbilder, die in diesem Bereich gewiß nicht allzu selten und auch
unspezifisch vorkommen können, nur deswegen zu den Anfangserscheinungen der
Lues rechnen, weil aus ihnen ein positiver Spirochätenbefund erhoben werden
konnte. Ist es doch bekannt, daß am Orte kleinster, oft nicht faßbarer Epithel-
verletzungen Spirochäten zu einem Zeitpunkt nachgewiesen werden können, in
dem Erscheinungen einer Sklerose noch nicht zu sehen sind. Ferner wissen wir,
daß man in Epithelveränderungen neben einer aufgefundenen oder auch nicht
nachgewiesenen Sklerose Spirochäten antreffen kann. Erwägen wir weiter, daß

unspezifische Balanitiden gar nicht so selten sind, so ist die Wahrscheinlichkeit gegeben, daß bei Neigung zu balanitischen Erscheinungen eine solche von einer luischen Infektion möglicherweise auch unterhalten wird. Ich glaube, wir sollten nicht so weit gehen und die sog. Follmannsche Balanitis als eine besondere Äußerungsart der initialen Affektion auffassen. Es müßte eigentlich genügen, darauf aufmerksam zu machen — wie wir es bereits früher getan haben —, daß Läsionen jedweder Art sehr leicht die Eintrittspforte für Spirochäten darstellen bzw. solche Affektionen neben einer Sklerose auch Viren aufweisen können.

Die Beobachtungen von BESSONE (1942) und PAILHERET sowie die Meinung von NAVARRO-MARTIN und schließlich die von FOLLMANN selbst weisen doch ebenfalls darauf hin, daß die Balanitis specifica luetica als Früh- oder vielmehr als Begleitsymptom des Primäraffektes bei dazu Disponierten auftreten kann, der sich bei Zuwarten innerhalb dieser Läsionen zu entwickeln, aber auch verborgen zu bleiben und sich eventuell an anderer Stelle zu manifestieren vermag.

Literatur

ACHARD, CH.: Chancre of the tonsil. Int. J. Med. 42, 448 (1929). — ALMENT, E. A. J., and C. S. NICOL: Vaginal ulceration due to potassium permanganate. Brit. med. J. 1953, No 4839, 759. — ALMKVIST,: Riesensklerose mit ungewöhnlicher Lokalisation. Verh. der Dermatol. Ges. Stockholm, Sitzg vom 11. II. 1931. Zit. Zbl. Haut- u. Geschl.-Kr. 38, 40 (1931). — AMERISO, J.: Mandelschanker. Rev. méd. Rosario 22, 1098 (1932). [Spanisch.] Zit. Zbl. Haut- u. Geschl.-Kr. 44, 785 (1933). — AMMON, G.: Die Transfusionslues und ihre Bedeutung für das Blutspendewesen. Z. Haut- u. Geschl.-Kr. 17, 216 (1954). — ARATA, I.: Ein Fall von Syphilis insontium. Jap. J. Derm. 32, 30 (1932). Zit. Zbl. Haut- u. Geschl.-Kr. 42, 257 (1932). — ARGÜELLES-CASALS, D.: Frecuencia del chancro sifilitico multiple. Rev. Sif. Leprol. 9, 18 (1953). Zit. Zbl. Haut- u. Geschl.-Kr. 89, 207 (1954). — ARZT, L.: Bluttransfusionssyphilis. Wien. klin. Wschr. 1949 I, 105. — AŠURKOV, E. D.: Über seltene Lokalisierungen des harten Schankers. Vestn. Vener. Derm. 1, 42 (1949). [Russisch.] Zit. Zbl. Haut- u. Geschl.-Kr. 75, 183 (1950).

BAHIA, A.: Erworbene Syphilis des Kindes. Pediat. e Pueric. 1, 273 (1932). [Portugiesisch.] Zit. Zbl. Haut- u. Geschl.-Kr. 43, 484 (1933). — BANCIU, A.: Infection syphilitique par hétéro-hémothérapie intramusculaire. Bull. Soc. roum. Derm. 2, 4 (1931). — BANCROFT, I. R.: Extragenital syphilitic chancre. Arch. Derm. Syph. (Chicago) 35, 1165 (1937). — BARANOV, A.: Charakteristik der Primäraffekte (laut dem Material der Abteilung für Syphilis des GVI.). Sovet. Vestn. Vener. i Derm., H. 3, 245 (1934). [Russisch.] Zit. Zbl. Haut- u. Geschl.-Kr. 48, 588 (1934). — BARBER: Syphilis of breast. Ann. Surg. 94, 303 (1931). Zit. Zbl. Haut- u. Geschl.-Kr. 39, 705 (1932). — BARNETT, A. M.: Chancre of meatus complicating gonorrheal urethritis. Int. J. Med. 44, 230 (1931). — BARNETT, C. W., and G. V. KULCHAR: The infectivity of saliva in early syphilis. J. invest. Derm. 2, 327 (1939). — BARTHÉLEMY, R.: Chancre syphilitique de la cuisse d'origine non vénérienne. Ann. Mal. vénér. 35, 19 (1940). — BASSILIOU, B.: Primäraffekt der Finger. Griechische Dermato-Venereol. Ges. Athen, Sitzg vom 24. VI. 1938. Zit. Zbl. Haut- u. Geschl.-Kr. 61, 619 (1939). — BELGODÈRE, G.: Le „cri du chancre". (Un signe pour le diagnostic des chancres nains syphilitiques.) Ann. Mal. vénér. 27, 95 (1932). — BERON, B.: Sechs Fälle von frischer sekundärer Lues. Bulgarische Dermatol. Ges., Sofia, Sitzg vom 13. 11. 1934. Zit. Zbl. Haut- u. Geschl.-Kr. 50, 193 (1935). — BESPROSWANAJA, B. J., u. J. S. SCHISTER: Beitrag zur Frage über die Häufigkeit des Spirochäta pallida-Befundes im Cervicalkanal. Acta derm.-venereol. (Stockh.) 12, 344 (1931). Zit. Zbl. Haut- u. Geschl.-Kr. 40, 409 (1932). — BESSONE, L.: Un nuovo caso di „balanitis syphilitica specifica" di Follmann. Dermosifilogr. 17, 564 (1942). — Contributo clinico alla conoscenza delle forme atipiche e rare delle lesioni sifilitiche iniziali. Arch. ital. Dermat. 20, 132 (1947). — BIEHLER, H.: Zwei Fälle intravaginaler syphilitischer Primäraffekte von derselben Infektionsquelle. Z. Haut- u. Geschl.-Kr. 7, 296 (1949). BIJTEL, J.: Syphilitische Hals-Nasen-Ohrenerkrankungen. Ned. T. Geneesk. 1936, 5404. [Holländisch.] Zit. Zbl. Haut- u. Geschl.-Kr. 56, 577 (1937). — BILIŃSKI: Ulcus durum linguae. Lemberger Dermatol. Ges., Sitzg vom 30. IV. 1931. Zit. Zbl. Haut- u. Geschl.-Kr. 38, 594 (1931). — BINAZZI, M.: In tema di sifilomi extragenitali. Contributo clinico. Med. nav. colon. 49, 253 (1943). — BLUM, P.: Chancres syphilitiques multiples. Ann. Mal. vénér. 31, 321 (1936). — BLUM, P., et J. BRALEZ: Chancre géant de l'abdomen. Bull. Soc. franç. Derm. Syph. 37, 103 (1930). — BLUM, P., J. BRALEZ et R. ARCHAMBAUD: Chancres géants. Leur sièges extragénitaux. Difficultés de diagnostic. Ann. Mal. vénér. 26, 350

(1931). — BOOTH, J. C.: Zit. nach H. BEERMAN u. SCHAMBERG, J. L., NICOLAS, L., GREEN-BERG, M. S.: Syphilis. Review of the recent literature. Reprinted from the A.M.A. Archiv. of Internal Medicine, April 1958, vol. 101, p. 803 u. 952, 1958. — BOROWSKI, J.: Infectio syphilitica extragenitalis. Dermatol. Verigg am Lazaruskrankenhaus, Warschau, Sitzg vom 4. VI. 1932. Zit. Zbl. Haut- u. Geschl.-Kr. **49**, 114 (1934). — BOUCHET, M., et A. SEZARY: Chancre syphilitique narinaire. Ann. Oto-laryng. (Paris) Nr 4/6, 111 (1942). — BOURNIER, R.: Les porteurs de germes en vénéréologie. Presse méd. **1933** II, 2115. — BRAUNSAS, M.: Ein außerordentlicher Fall von Syphilis. Medicina **19**, 571 (1938). [Litauisch.] Zit. Zbl. Haut- u. Geschl.-Kr. **60**, 438 (1938). — BROWN, W. H.: Primary syphilis. A plea for its early recognition. Urol. cutan. Rev. **35**, 209 (1931). — BUCHAROVIC, M. N.: Einige Beson-derheiten des Verlaufs der Syphilis bei bipolaren Sklerosen. Vestn. Vener. Derm. H. 1, 38 (1950). [Russisch.] Zit. Zbl. Haut- u. Geschl.-Kr. **77**, 335 (1951). — BULFAMONTE, J. C.: Blood transfusion syphilis. Report of a case. Arch. Derm. Syph. (Chicago) **44**, 23 (1941). — BURBI, L.: Su alcuni casi di sifiloma iniziale a sede extragenitale-sifiloma successivo. Arch. ital. Dermat. **7**, 612 (1931). — Sifilide d'emblée o decapitata. Sonderdruck aus: Gazz. Osp. Clin. Nr 8, 24 S. (1932). — Sifilide in gravidanza. Sonderdruck aus: Gazz. Osp. Clin. **23** (1933). — BUSCHKE, A.: Rasierschanker. Berl. Dermatol. Ges. Sitzg vom 8. XII. 1931. Zit. Zbl Haut-u. Geschl.-Kr. **40**, 446 (1932). — BUZZI, B.: Su due casi di manifestazioni leutiche della portio. Folia gynaec. (Genova) **27**, 65 (1930).

CALDERON, H.: Balanitis syphilitica. Act. dermo-sifiliogr. (Madr.) **32**, 114 (1940). [Spa-nisch.] Zit. Zbl. Haut- u. Geschl.-Kr. **67**, 513 (1941). — Syphilis mit abnormer Inkubation. Act. dermo-sifiliogr. (Madr.) **32**, 842 (1941). [Spanisch.] Zit. Zbl. Haut- u. Geschl.-Kr. **68**, 437 (1942). — CAMUS, R.: Syphilis primaire de la joue. Bull. Soc. franç. Derm. Syph. **39**, 308 (1932). — CARNOT, P., CAROLI et E. MAISON: Syphilis décapitée par transfusion sanguine. Bull. Soc. méd. Hôp. Paris, III s. 50, 411 (1934). — CARO-PATÓN, T.: Eine Prosti-tuierte ohne klinische und serologische Erscheinungen steckt zwei Individuen mit Syphilis an. Act. dermo-sifiliogr. (Madr.) **24**, 72 (1931). [Spanisch.] Zit. Zbl. Haut- u. Geschl.-Kr. **40**, 676 (1932). — CARRERA, J. L.: Über die außerordentliche Häufigkeit des extragenitalen luetischen Schankers und des doppelten Schankers. Rev. argent. Dermatosif. **16**, 520 (1932). [Spanisch.] Zit. Zbl. Haut- u. Geschl.-Kr. **45**, 255 (1933). — Estadistica sobre morfologia y localizaciones de chancro sifilitico genital masculino. Asociación de otras enfermedades venereas, con lues reciente: su escara frecuencia. Rev. argent. Dermatosif. **34**, 246 (1950). Zit. Zbl. Haut- u. Geschl.-Kr. **80**, 293 (1952). — CÂRSTEA, V.: Sur un chancre syphilitique, non-professionel, de l'index droit. Bull. Soc. roum. Derm. **2**, 82 (1931). Zit. Zbl. Haut- u. Geschl.-Kr. **40**, 532 (1932). — CARTEAUD, A.: Deux observations d'immunité syphilitique. Difficulté du diagnostic du chancre amygdalien. Ann. Mal. vénér. **28**, 113 (1933). — CAR-TEAUD, A., et E. BOROWSK: Pseudo chancre syphilitique du col utérin provoqué par l'appli-cation d'un comprimé de permanganate de potasse. Ann. Mal. vénér. **29**, 30 (1929). — CAR-TEAUD, A., et M. VUILLAUME: Chancre amygdalien associé à une angine diphtérique. Ann. Mal. vénér. **30**, 364 (1935) — CASILLI, A. R.: Luetic glossitis. Urol. cutan. Rev. **44**, 744 (1940). — CERCHIAI, U.: Rilievi statistici sui sifilomi estragenitali osservati all'ambulatorio della clinica dermosifilopatica di Firenze dal 1910 al 1933. Boll. Sez. region. Soc. ital. Derm. Nr 1, 85 (1934). — CERUTTI, P.: La latenza nella sifilide. Atti Soc. ital. Derm. Sif. **5**, 459 (1942). — CHARGIN, L., and W. LEIFER: Extragenital chancre treated with mapharsen by the intravenous drip method. Arch. Derm. Syph. (Chicago) **43**, 420 (1941). — CHARPY, J.: Syphilis primaire se jugeant par des accidents primitifs géants chez trois malades contaminés par la même race de tréponèmes. Bull. Soc. franç. Derm. Syph. **42**, 213 (1935). — Coustata-tions de „Treponema pallidum" sous la muqueuse génitale pendant la période d'incubation du chancre, considérations théoriques et pratiques. Bull. Soc. franç. Derm. Syph. **43**, 32 (1936). — CHATON, P.: À propos d'un cas de balanite syphilitique. Ann. Derm. Syph. (Paris), VIII. s. **10**, 276 (1950). — CHEVALLIER, P., et J. BERNARD: Adénopathie inguinale précédant l'apparition d'un chancre mixte. Bull. Soc. franç. Derm. Syph. **39**, 1355 (1932). — CHE-VALLIER, P., M. COLIN et T. DESMONTS: Sur un chancre nain de la vulve chez une prostituée. Ann. Mal. vénér. **33**, 400 (1938). — CHEVALLIER, P., et CH. PAUL: Chancre syphilitique du menton dont les preuves bactériologiques et sérologiques furent tardives. Ann. Mal. vénér. **29**, 110 (1934). — CLARKE, C. W.: Chancres studied from the public health point of view. Ann. intern. Med. **13**, 928 (1939). — CLEVELAND, D. E. H.: The skin manifestation of syphilis. Canad. med. Ass. J. **22**, 52 (1930). — COLGAN, R. C., and S. S. GREENBAUM: Primary luetic lesion of the external ear. Case report. Laryngoscope (St. Louis) **43**, 563 (1933). — COL-MAN, H.: Chancre or epithelioma of the upper lip? A contribution to differential diagnosi. Urol. cutan. Rev. **35**, 509 (1931). — CONSTANTINESCOU, E.: Un cas de chancre syphilitique du talon chez un enfant. Bull. Soc. roum. Derm. **1**, 174 (1930). Zit. Zbl. Haut- u. Geschl.-Kr. **35**. 688 (1931). — COSTA jr., A. F. DA: Extragenital-syphilitischer Schanker durch eheliche Ansteckung. An. bras. Derm. Sif. **8**, 59 (1933). [Portugiesisch.] Zit. Zbl. Haut- u. Geschl.-Kr. **49**, 556 (1934). — COUTTS, W. E.: Certain unsolved aspects of syphilitic infection specially referring to the possible existence of Spirocheta pallida carriers. Amer. J. Syph. **17**, 161 (1933). — Covisa, J. S., J. Bejarano et E. Enterria: Evolution anormale de la syphilis. Zit. Zbl. Haut- u. Geschl.-Kr. **37**, 727 (1931). — Cser, L.: Ungewöhnlich großer extragenitaler Primäreffekt. Ungarische Dermatol. Ges., Budapest, Sitzg vom 14. I. 1938. Zit. Haut- u. Geschl.-Kr. **59**, 549 (1938). — Cuilleret, P., et Ch. Spira: Balanite de Follmann. Bull. Soc. franç. Derm. Syph. **56**, 373 (1949). — Cusatelli, A.: Le sinusiti luetiche. Contributo clinico ed anatomopatologico. Arch. ital. Otol., IV. s. **45**, 195 (1933).

Dahmen: Extragenitaler Primäraffekt der Unterlippe. Verein Dresdener Dermatol. Sitzg vom 4. III. 1931. Zit. Zbl. Haut- u. Geschl.-Kr. **37**, 419 (1931). — Damm, P.: Über die syphilitische Primärverhärtung am Gebärmutterhals. Ugeskr. Laeg. **1930** I, 59. [Dänisch.] Zit. Zbl. Haut- u. Geschl.-Kr. **35**, 297 (1931). — Darcissac, M., et Hennion: Un cas de chancre atypique de la gencive. Rev. Stomat. (Paris) **35**, 140 (1933). — Degos, R., G. Garnier, Et. Lortat-Jacob et J. Poulet: Chancre syphilitique de la langue pseudogommeux. Bull. Soc. franç. Derm. Syph. **57**, 284 (1950). — Demuth, F.: Ein Fall von Pfortaderverschluß im Inkubationsstadium der Lues. Derm. Z. **76**, 139 (1937). — Dohi, J.: Über die Tonsillen der Syphilitiker. II. Mitt. Tierversuch und histologische Untersuchungen. Jap. J. Derm. **42**, 236 (1937[1]). Zit. Zbl. Haut- u. Geschl.-Kr. **59**, 613 (1938). — Über die Tonsillen des Syphilitikers. I. Klinische Beobachtungen. Jap. J. Derm. **42**, 89 (1937[2]). Zit. Zbl. Haut- u. Geschl.-Kr. **58**, 387 (1938). — Dohos, A.: Extragenitaler Primäraffekt. Ungarische Dermatol. Ges., Budapest, Sitzg vom 13. V. 1939. Zit. Zbl. Haut- u. Geschl.-Kr. **64**, 8 (1940).—Doleschall, Z.: Ulcus carcinomatosum cruris. Ungarische Dermatol. Ges., Budapest, Sitzg vom 11. X. 1929. Zit. Zbl. Haut- u. Geschl.-Kr. **32**, 789 (1930). — Dore, S. É.: Monilia of the tongue, and syphilis. Proc. roy. Soc. Med. **24**, 1009 (1931). — Doškářova, V.: Über die professionelle extragenitale Syphilisinfektion durch Fruchtwasser auf der Nasenschleimhaut. Česká Derm. **18**, 42 u. dtsch. Zus.fass. 49 (1938). [Tschechisch.] Zit. Zbl. Haut- u. Geschl.-Kr. **60**, 346 (1938). — Downing, J. G.: Incidence of extragenital chancres. Arch. Derm. Syph. (Chicago) **39**, 150 (1939). — Dumbovich, B.: Allgemeine Lueseruption mit partieller Aussparung. Ungarische Dermatol. Ges., Budapest, Sitzg vom 8. III. 1935. Zit. Zbl. Haut- u. Geschl.-Kr. **52**, 402 (1936). — Durel: Zit. nach H. Beerman u. Mitarb.: Syphilis. Review of the recent literature. Reprinted from the A.M.A. Archiv. of Internal Medicine, Vol 101, p. 803—952, 1958. — Duvoir, M.: Syphilis et responsabilité médicale ou administrative en particulier en cas de syphilis inoculée volontairement dans un but scientifique et de syphilis invuelée accidentellement par un médecin ou par ses aides, notamment dans les maternités; en cas d'accidents de la ponction lombaire ou de la ponction sous-occipitale; enfin en cas d'erreur de diagnostic de sérologie ou d'analyses. Arch. derm.-syph. (Paris) **11**, 207 (1941).

Eckes, L. K.: Diagnose einer luischen Infektion vor Auftreten eines Primäraffektes. Derm. Wschr. **124**, 1145 (1951). — Elliott, H. R.: Some unusual cases of syphilis. Canad. publ. Hlth J. **23**, 275 (1932). — Engelhardt, W.: Über die Möglichkeit luischer Infektionen durch infizierte Friseurinstrumente. Derm. Gutachten **1**, 91 (1952).

Faier, A. D.: Primary gingival syphilitic lesion: report of case. J. oral Surg. **10**, 159 (1952). — Falchi, G.: Noterelle cliniche di sifilografia. Studi sassaresi **11**, 827 (1933). — Feit: Urethral chancre. Arch. Derm. Syph. (Chicago) **20**, 127 (1929). — Fejér, E.: In Form von Balanitis erscheinende primäre Syphilis. Ungarische Dermatol. Ges., Budapest, Sitzg vom 13.—14. X. 1939. Zit. Zbl. Haut- u. Geschl.-Kr. **64**, 105 (1940). — Fernández, B. Milio, u. E. G. Fongi: Extragenitaler Primäraffekt; floride Lues II; toxisches vesiculoödematöses Erythem nach Neosalvarsan. Sem. méd. (B. Aires) **1935** I, 1208. [Spanisch.] Zit. Zbl. Haut- u. Geschl.-Kr. **52**, 689 (1936). — Fernet, P., et P. Collart: Le chancre du col de l'utérus: Sa fréquence, ses difficultés de diagnostic. Paris méd. **1938** I, 198. — Fessler, A.: Sklerose und Lues ulcerosa. Wiener Dermatol. Ges., Sitzg vom 20. X. 1932. Zit. Zbl. Haut- u. Geschl.-Kr. **44**, 501 (1933). — Fischer, W.: Primäraffekt am Handrücken. Berliner Dermatol. Ges., Sitzg vom 13. XII. 1932. Zit. Zbl. Haut- u. Geschl.-Kr. **43**, 725 (1933). — Die Erfassung der Infektionsquellen als wichtige Teilaufgabe bei der Bekämpfung der Geschlechtskrankheiten. Schweiz. med. Wschr. **1952**, 25. — Flandin, Ch., Fr. Flandin et R. Dupuis: Deux erreurs de diagnostic sur deux chancres syphilitiques complémentaires. Bull. Soc. méd. Hôp. Paris **67**, 304 (1951). — Flarer, F.: Modificazione nelle sintomatologia del complesso primario della sifilide e sue cause eventuali. Boll. Soc. med.-chir. Catania **10**, 1 (1942). — Follmann, J.: Extragenitale Syphilisinfektion an 6 Gliedern der Familie. Bőrgyógy. vener. Szle **11**, 37 (1933). [Ungarisch.] Zit. Zbl. Haut- u. Geschl.-Kr. **45**, 657 (1933). — Über das Krankheitsbild der Balanitis specifica syphilitica. Bőrgyógy. vener. Szle **15**, 85 (1937). [Ungarisch.] Zit. Zbl. Haut- u. Geschl.-Kr. **58**, 386 (1938). — Sur la „Balanitis specifica syphilitica". Ann. Derm. Syph. (Paris) **10**, 681 (1939). — Fournier, A: Considérations à propos de deux cas de chancre induré du col utérin. Ann. Mal. vénér. **26**, 747 (1931). Frenzel, F.: Bipolare luische Sklerose. Česká Derm. **18**, 39 (1938). [Tschechisch.] Zit. Zbl. Haut- u. Geschl.-Kr. **59**, 527 (1938). — Friderich, H.: Epidemiologische Betrachtung der Geschlechtskrankheiten in Nord- und Südwürttemberg. Neue med. Welt **1950**, 1626. — Frühwald, R.: Lues I. Demonstrationsabende Chemnitzer Hautärzte, Sitzg vom 14. X. 1932. Zit. Zbl. Haut- u. Geschl.-Kr. **45**, 289 (1933). — Extragenitaler Primäraffekt. Demonstrationsabende Chemnitzer Hautärzte, Sitzg vom 10. II. 1933. Zit. Zbl. Haut- u. Geschl.-Kr. **45**, 294 (1933). — Extragenitale Syphilisinfektion. Demonstrationsabende Chemnitzer Hautärzte, Sitzg vom 8. III. 1935. Zit. Zbl. Haut- u. Geschl.-Kr. **50**, 653 (1935). — Fuchs, D.: Zit. nach Fr. Kogoj: Genitale und extragenitale Primäraffekte. In Jadassohns Handbuch der Haut- und Geschlechtskrankheiten, Bd. XVI/1. — Furtado, T. A., u. J. Gontijo: Bild der Syphilis in den Handels- und Industriekreisen von Belo Horizonte. Rev. Ass. méd. Minas Gerais **3**, 27 (1952). [Portugiesisch.] Zit. Zbl. Haut- u. Geschl.-Kr. **87**, 271 (1954).

Gaase, A.: Über die Häufigkeit von Gonorrhoe und Lues als gleichzeitige Mischinfektion. Dtsch. med. Wschr. **1951**, 893. — Garnier, G.: Chancre syphilitique du doigt avec érosions ponctuées primaires de l'ongle. Bull. Soc. franç. Derm. Syph. **44**, 2025 (1937). — Gartmann, H.: Zur Frage der rückläufigen Transfusionssyphilis, Dtsch. Gesundh.-Wes. **1951**, 1278. — Gaté, J.: Accident primitif de la lèvre inférieure à forme ectymateuse sansadénopathie satellite. Bull. Soc. franç. Derm. Syph. **39**, 1604 (1932). — Gaté, J., J. Fousseret et P. Cuilleret: Chancre syphilitique géant et ulcéreux du scrotum avec adénopathie inguinale bilatérale à type de maladie de Nicola-Favre. Bull. Soc. franç. Derm. Syph. **44**, 735 (1937). — Gaté, J., et Giraud: Chancres syphilitiques bipolaires. Bull. Soc. franç. Derm. Syph. **37**, 336 (1930). — Gaté, J., Giraud et Vidal: Chancres syphilitiques, ulcéreux de la marge de l'anus. Bull. Soc. franç. Derm. Syph. **37**, 532 (1930). — Gaté, J., P. Cuilleret et C. E. Boyer: Fréquence des chancres syphilitiques du col utérin. Statistique hospitaliére de quatre ans. Bull. Soc. franç. Derm. Syph. **39**, 479 (1932). — Gaté, J., P. Cuilleret et J. Racouchot: À propos de deux cas de chancres syphilitiques chez de tout jeunes enfants. Bull. Soc. franç. Derm. Syph. **44**, 723 (1937). — Gaté, J., P. Cuilleret et P. Tiran: Phagédénismus primaire avec hémorragie grave par ouverture d'une branche de l'artère dorsale de la verge. Bull. Soc. franç. Derm. Syph. **39**, 35 (1932[1]). — Un cas de chancre de l'uréthre, chez la femme. Bull. Soc. franç. Derm. Syph. **39**, 88 (1932[2]). — Gaté, J., et P. J. Michel: Syphilis primaire avec adénopathies iliaques bilatérales volumineuses. Discussion du diagnostic. Bull. Soc. franç. Derm. Syph. **38**, 738 (1931). — Gaté, J., et P. Tiran: À propos du mode de début de l'accident primitif de la syphilis. Un cas à stade maculeux anormalement prolongé. Bull. Soc. franç. Derm. Syph. **39**, 504 (1932). — Gennari, A.: Considerazioni sui sifilomi iniziali osservati nel 1929. Ateneo parmense **2**, 295 (1930). — Sifilomi iniziali del naso. Otorinolaring ital. **2**, 65 (1932). — Genner, V., and M. Lindhardt: Zit. von Svendsen: Age and sex distribution of patients with fresh syphilis. Acta derm.-venereol. (Stockh.) **32**, Suppl. 29, 353 (1952). Zit. Zbl. Haut-Geschl.-Kr. **84**, 250 (1953). — Gerenecsér, F.: Ein weiterer Fall von syphilitischem Primäraffekt, unter dem Bilde einer Balanitis auftretend. Derm. Wschr. **1935** II, 976. — Vulvitis specifica syphilitica. Dermatologica (Basel) **99**, 375 (1949). — Gerenecsér, N.: Neuerer Fall von syphilitischem Primäraffekt im Bilde einer Balanitis. Bőrgyógy. vener. Szle **13**, 51 (1935). [Ungarisch.] Zit. Zbl. Haut- u. Geschl.-Kr. **52**, 61 (1936). — Gerson: Sklerose der Portio; maculo-papulöses Exanthem. Verein Dresdener Dermatol., Sitzg vom 11. I. 1933. Zit. Zbl. Haut- u. Geschl.-Kr. **44**, 376 (1933). — Giberti, A. Z.: Contributo allo studio dei sifilomi iniziali multipli. Rinasc. med. **20**, 136 (1943). — Ginsberger, O.: Über die Ursachen der unterschiedlichen Verbreitung der Geschlechtskrankheiten. Z. Haut- u. Geschl.-Kr. **13**, 267 (1952). — Gjessing, H. Chr.: Zit. nach H. Beerman u. Mitarb.: Syphilis. Review of the recent literature. Reprinted from the A.M.A. Archiv. of Internal Medicine, Vol 101, p. 803—952, 1958. — Glasser, M.: Zit. nach Gaté u. Mitarb.: Un cas de chancre de l'uréthre, chez la femme. Bull. Soc. franç. Derm. Syph. **39**, 88 (1932). — Glasser, R.: Chancre de la paroi vaginale. Bull. Soc. franç. Derm. Syph. **40**, 505 (1933). — Goldschlag: Sclerosis initialis mamillae. Lemberger Dermatol. Ges., Sitzg vom 2. I. 1936. Zit. Zbl. Haut- u. Geschl.-Kr. **53**, 593 (1936). — Goldschmidt-Fürstner, P.: Nichtluetische Spirochäten-Vulvitis und atypischer Primäraffekt. Bericht über zwei Fälle. Z. Geburtsh. Gynäk. **106**, 178 (1933). — Gottron, H. A.: Extragenitaler Primäraffekt. Berliner Dermatol. Ges., Sitzg vom 17. VI. 1930. Zit. Zbl. Haut- u. Geschl.-Kr. **35**, 721 (1931). — Luetischer Primäraffekt mit langer Inkubation bei Sepsis lenta. Schlesische Dermatol. Ges., Breslau, Sitzg vom 23. I. 1943. Zit. Zbl. Haut- u. Geschl.-Kr. **70**, 225 (1943). — Gottschalk, H.: Die Syphilishäufigkiet im Deutschen Reich und USA. Dtsch. Ärztebl. **1942** I[1], 13 — Was lehrt die Statistik der Geschlechtskrankheiten in Dänemark und Schweden ? Öff. Gesundh.-Dienst 8, B 21 (1942[2]). — Gougerot, H., et P. Blum: Présence de tréponèmes dans les lèsions scabieuses linéaires à distance du chancre syphilitique. Contribution à l'étude des chancres multiples. Ann. Mal. vénér. **31**, 778 (1936). — Gougerot, H., et S. Boulle: Un diagnostic difficile tuberculose exulcéreuse passagère de la lèvre avec gros ganglion sous-maxillaire simulant un chancre syphilitique. Ann. Mal. vénér. **33**, 755 (1938). — Gougerot, H., et R. Burnier: Statistiques vénéréologiques de 1941 de la clinique de la faculté à l'Hôpital Saint-Louis. Ann. Derm. Syph. (Paris) VIII. s. **2**, 170 (1942). — Gouin, J., et P. Daoulas:

Deux cas de chancres syphilitiques intrauréthraux chez la femme. Ann. Mal. vénér. **24**, 764 (1929). — GRANCIANSKY, P. DE, S. BOULLE, C. GRUPPER, M. BALTER et M. PRÉVOST: Risque de contamination de la syphilis par contact vénérien. Discussion du traitement prophylactique. Bull. Soc. franç. Derm. Syph. **61**, 360 (1943). — GRAU: Syphilitic chancre of the tonsil. Arch. Derm. Syph. (Chicago) **19**, 989 (1929). — GRAVAGNA, M.: Sifilomi iniziali in sede insolita. Dermosifilografo **5**, 699 (1930). — GREBER, K.: Über Transfusionslues. Z. Haut- u. Geschl.-Kr. **13**, 51 (1952). — GREENBAUM, S. S.: Chancre of lip in a laboratory technician. Urol. cutan. Rev. **41**, 488 (1937). — GREGORIO, E. DE: Luetischer Schanker des behaarten Kopfes unter der Form der Kerion Celsi. Ecos esp. Derm. **10**, 707 (1934). [Spanisch.] Zit. Zbl. Haut- u. Geschl.-Kr. **50**, 609 (1935). — Kann die Syphilis eine latente subakute Lymphogranulomatosis inguinalis reaktivieren? Act. dermo-sifiliogr. (Madr.) **30**, 263 (1939). [Spanisch.] Zit. Zbl. Haut- u. Geschl.-Kr. **62**, 581 (1939). — Der syphilitische Schanker des Gebärmutterhalses. Act. dermo-sifiliogr. (Madr.) **38**, 1117 (1947). [Spanisch.] Zit. Zbl. Haut- u. Geschl.-Kr. **72**, 369 (1949). — GREGORIO, E. DE, et R. DE BLASIO: Sull'adenopatia pelvica satellite nella sifilosclerosi iniziale del collo dell'utero. Rinasc. med. **15**, 619 (1938[1]). — Sur l'adénopathie pelvienne satellite dans les chancres syphilitiques du col de l'utérus. Bull. Soc. franç. Derm. Syph. **45**, 1732 (1938[2]). — Die begleitende Drüsenerkrankung beim luetischen Schanker des Gebärmutterhalses. Act. dermo-sifiliogr. (Madr.) **30**, 254 (1939). [Spanisch.] Zit. Zbl. Haut- u. Geschl.-Kr. **63**, 241 (1940). — GREGORIO, E. DE, et A. MUNIESA: Le chancre vénérien paradoxal. Ann. Mal. vénér. **31**, 263 (1936). — GREITHER, A.: Ungewöhnliche Syphilisübertragungen. Schweiz. med. Wschr. **1948**I, 563. — GREITHER, A., u. H. KLEIN: Syphilis durch Bluttransfusion. Klinik und Pathologie. Arch. Derm. Syph. (Berl.) **187**, 569 (1949). — GRENET, H., P. ISAAC-GEORGES et P. ARONDEL: Chancre syphilitique de la marge de l'anus, chez un nourrisson. Bull. Soc. Pédiatr. Paris **31**, 271 (1933). — GROSS, H.-P.: Die syphilitischen Primäraffekte weiblicher Genitalien an Hand des Krankengutes der Universitäts-Hautklinik Breslau. Diss. Breslau 1939. 25 S. Zit. Zbl. Haut- u. Geschl.-Kr. **65**, 56 (1940). — GUBAREVA, JU. J.: Intraurethrale Schanker. Vestn. Vener. Derm. H. 1, 33 (1950). [Russisch.] Zit. Zbl. Haut- u. Geschl.-Kr. **77**, 335 (1951). — GUMPESBERGER, G.: Die extragenitalen Sklerosen unter Berücksichtigung der Neuerkrankungen an Syphilis (1930—1949). Z. Haut- u. Geschl.-Kr. **11**, 234 (1951). — Lues acquisita infantum. Öst. Z. Kinderheilk. **7**, 77 (1952). — GUSZMAN, J.: Die Frage der luischen Infektion in Verbindung mit Bluttransfusion. Orv. Hetil. **1939**, 977. [Ungarisch.] Zit. Zbl. Haut- u. Geschl.-Kr. **64**, 552 (1940).

HAACK, K.: Über einen Fall von Primäraffekt auf einer frischen Douglasincisionsnarbe. Derm. Wschr. **1930**I, 618. — HALPHEN et GASTON: Un cas de chancre syphilitique de la pituitaire. Ann. Oto-laryng. (Paris) Nr 6, 697 (1932). — HALTER, K.: Chancre érosif géant Schlesische Dermatol. Ges., Breslau, Sitzg vom 5. VI. 1943. Zit. Zbl. Haut- u. Geschl.-Kr. **70**, 473 (1943). — HALTY, M.: Die Beckendrüsen in der Pathologie des Geschlechtsapparates. An. Fac. Med. Montevideo **25**, 123 (1940). [Spanisch.] Zit. Zbl. Haut- u. Geschl.-Kr. **66**, 225 (1941). — HARTMANN, O., u. R. SCHÖNE: Übertragung von Syphilis bei Bluttransfusion. Nord. Med. (Stockh.) **1942**[1], 2349 u. engl. Zus.fass. 2357. [Norwegisch.] Zit. Zbl. Haut- u. Geschl.-Kr. **70**, 43 (1943). — Übertragung von Syphilis bei Bluttransfusionen. Norsk. T. Mil. med. **45**, 1 u. engl. Zus.fass.17 (1942[2]). [Norwegisch.] Zit. Zbl. Haut- u. Geschl.-Kr. **70**, 428 (1943). — HATVANY, M.: Luetisches Portio-Geschwür bei einer Schwangeren. Mag. Nőgyógy. **6**, 69 (1937). [Ungarisch.] Zit. Zbl. Haut- u. Geschl.-Kr. **58**, 226 (1938). — HEIM, W.: Die Transfusions-Syphilis. Medizinische **1952**, 319. — HERRMANN: Primäraffekt der Zungenspitze. Frankfurter Dermatol. Ver.igg, Sitzg vom 31. I. 1929. Zit. Zbl. Haut- u. Geschl.-Kr. **32**, 32 (1930). — HIEMCKE, H. J. TH.: Multiple extragenitale Primäraffekte. Ned. T. Geneesk. **1935**, 1085 u. dtsch. Zus.fass. 1094. [Holländisch.] Zit. Zbl. Haut- u. Geschl.-Kr. **51**, 231 (1935). — HILL, W. R.: Granuloma inguinale. Lymphogranuloma venereum. Latent syphilis. Toxic erythema (sulfanilamide). Arch. Derm. Syph. (Chicago) **39**, 924 (1939). — HISSARD, R.: Chancre syphilitique du col de l'utérus au quatrième mas de la grossesse. Père syphilitique primosecondaire au moment de la conception. Ann. Mal. vénér. **26**, 925 (1931). — HISSARD, R. et C. V. DESMEZERETS: Chancres du col de l'utérus et adénopathie pelvienne. Bull. Soc. franç. Derm. Syph. **45**, 1731 (1938). — HOFFMANN, E.: Gelenksyphilis; Diagnose durch Tonsillarabstrich. Herbsttagg der Ver.igg Rheinisch-Westfälischer Dermatol. in Köln, Sitzg vom 29. X. 1933. Zit. Zbl. Haut- u. Geschl.-Kr. **48**, 593 (1934). — Weitere lange Zeit nachbeobachtete, frühgeheilte Berufsinfektionen. Derm. Z. **78**, 342 (1938[1]). — Arzt- und Berufsinfektion, zwei frühgeheilte, lang beobachtete Erkrankungen. Derm. Z. **78**, 62 (1938[2]). — HOFMANN, B.: Syphilisinfektion nach prophylaktischer Bismogenolkur, Derm. Wschr. **1931**II, 1543. — HOLLANDER, L.: Chancre of the male mammary gland. Arch. Derm. Syph. (Chicago) **23**, 193 (1931). Zit. Zbl. Haut- u. Geschl.-Kr. **37**, 518 (1931). — HULÛSI-BEHCET: Primäraffekt auf der Zunge. Türkische Dermatol. Ges., Sitzg vom 3. XII. 1933. Zit. Zbl. Haut- u. Geschl.-Kr. **48**, 354 (1934). — HY, R.: Accident primaire extra-génital) Bull. Soc. franç. Derm. Syph. **62**, 258 (1955). Zit. Zbl. Haut- u. Geschl.-Kr. **93**, 350 (1956).

Iannuzzi, G.: Considerazioni su di un caso di 38 sifilosclerosi genitali simultanee. Arch. ital. Derm. 12, 628 (1936). — Ichikawa, T.: Über die Syphilis der Mundschleimhaut. Jap. J. Derm. 33, No. 4 dtsch. Zus.fass. 68 (1933). [Japanisch.] Zit. Zbl. Haut- u. Geschl.-Kr. 45, 657 (1933). — Iribarne, J., u. J. L. Sardi: Harter Schanker der Vagina. Bol. Soc. Obstet. Ginec. B. Aires 10, 231 (1931). [Spanisch.] Zit. Zbl. Haut- u. Geschl.-Kr. 43, 782 (1933).

Janson, Ph.: Syphilitischer Primäraffekt der Vagina. Z. Haut- u. Geschl.-Kr. 3, 307 (1947). — Extragenitale luische Reiheninfektionen. Z. Haut- u. Geschl.-Kr. 5, 199 (1948). — Jersild: Gleichzeitige Infektion mit Syphilis, Lymphogranuloma inguinale und Ulcus venereum. Dänische Dermatol. Ges., Sitzg vom 5. III. 1930. Zit. Zbl. Haut- u. Geschl.-Kr. 34, 284 (1930). — Jones, H. W., T. K. Rathmell and C. Wagner: The transmission of syphilis by blood transfusion. Amer. J. Syph. and Neurol. 19, 30 (1935). — Joulia, P.: De la fréquence des chancres syphilitiques du col et des parois vaginales chez les prostituées. Paris méd. 1936 I, 213. — Joulia, P., Bargues et Léonard: Les facteurs cachés de nombreuses contaminations: La fréquence des chancres syphilitiques du col utérin et du vagin chez les prostituées. Bull. Soc. franç. Derm. Syph. 40, 1023 (1933).

Karpel, M.: Le chancre syphilitique du front. Diss. Paris 1939. Zit. Zbl. Haut- u. Geschl.-Kr. 70, 430 (1943). — Karro, K.: Zur Frühdiagnostik der Syphilis bei Mischinfektionen. Venerol. 8, 34 u. dtsch. Zus.fass. 83 (1931). [Russisch.] Zit. Zbl. Haut- u. Geschl.-Kr. 40, 673 (1932). — Kazaroff, G.: Über syphilitischen Primäraffekt in der Glutäalgegend. Diss. Leipzig 1931. 31 S. Zit. Zbl. Haut- u. Geschl.-Kr. 40, 259 (1932). — Kazarowa, M.: Beitrag zur Kenntnis des syphilitischen Primäraffektes an der Vaginalportion. Derm. Wschr. 1929 II, 2035. — Syphilitic primary lesions of the vagina. Urol. cutan. Rev. 34, 594 (1930). — Kazucharoff, B.: Fall von Lues secundaria mit extragenitalem Ulcus durum. Clin. bulgara 3, 35 u. dtsch. Zus.fass. 37, (1930). [Bulgarisch.] Zit. Zbl. Haut- u. Geschl.-Kr. 35, 160 (1931). — Kemp, J. E.: The infectiousness of semen of patients with late syphilis. An experimental study. Amer. J. Syph. 22, 401 (1938). — Kemp, J. E., and C. Shaw: The rôle of acute gonorrheal urethritis in masking the lesions of early syphilis. Amer. J. Syph. 20, 56 (1936). — Kingsbury, J.: Chancre of penis in a boy of six. Arch. Derm. Syph. (Chicago) 24, 684 (1931).— Kinoshita, M.: Fall von extragenitalem harten Schanker. Jap. J. Derm. 33, 121 (1933). Zit. Zbl. Haut- u. Geschl.-Kr. 46, 500 (1933). — Klauder, J. V., and T. Butterworth: Accidental transmission of syphilis by blood transfusion. Amer. J. Syph. 21, 652 (1937). — Klebe, E.: Über das Auftreten von Rückenschmerzen bei syphilitischem Primäraffekt der Portio vaginalis. Med. Welt 1936, 1589. — Klevanyj, G. I.: Harter Schanker der Urethra mit verlängerter Inkubation, bedingt durch Penicillintherapie der Gonorrhoe. Vestn. Vener. Derm. H. 6, 47 (1954). [Russisch.] Zit. Zbl. Haut- u. Geschl.-Kr. 91, 211 (1955). — Kneucker: Syphilitische Reinfektion. Primäraffekt am rechten Naseneingang. Klinischer Demonstrationsabend der Mannheimer u. Ludwigshafener Dermatol. Zit. Zbl. Haut- u. Geschl.-Kr. 52, 411 (1936). — Kocetov, V.: Zur Kasuistik des multiplen primären Syphiloms. Kazan. med. Ž. 29, 470 (1933). [Russisch.] Zit. Zbl. Haut- u. Geschl.-Kr. 46, 617 (1933). — Koch, W.: Syphilitischer Primäraffekt in einer Urethra duplex. Derm. Z. 72, 15 (1935). — Königstein, H.: Gibt es eine hämatogen entstandene Syphilis? Wien. klin. Wschr. 1930 II, 1209. — Kogan, I.: Ein Fall von Ulcus durum in der Harnröhre beim Kranken mit akuter Gonorrhoe. Sovet. Vestn. Vener. i Derm. 1, H. 3, 45 (1932). [Russisch.] Zit. Zbl. Haut- u. Geschl.-Kr. 42, 522 (1932). — Kogoj, Fr.: Genitale und extragenitale Primäraffekte. In Handbuch der Haut- und Geschlechtskrankheiten, Bd. XVI/1. Berlin: Springer 1930. — Primäraffekt der Handfläche, Dermatovenerologische Sektion in Zagreb, Sitzg vom 25. I. 1938, Zit. Zbl. Haut- u. Geschl.-Kr. 60, 199 (1938). — Koller, L.: Primärsklerose am Anus. Ungarische Dermatol. Ges., Budapest, Sitzg vom 13. III. 1936. Zit. Zbl. Haut- u. Geschl.-Kr. 54, 146 (1937). — Konrad, J.: Riesenschanker mit positiver Luetinreaktion (Lues maligna). Wiener Dermatol. Ges., Sitzg vom 12. XII. 1929. Zit. Zbl. Haut- u. Geschl.-Kr. 33, 673 (1930).

Lacassagne, J., et J. Charpy: Chancre syphilitique du vagin. Bull. Soc. franç. Derm. Syph. 39, 80 (1932). Zit. Zbl. Haut- u. Geschl.-Kr. 42, 251 (1932). — Laforet, W., zit. nach C. L. P. Trüb: Luesinfektion durch Bluttransfusionen oder durch Injektion in unfall- und versorgungsrechtlicher Beziehung. Mschr. Unfallheilk. 56, 353 (1953). — Lakaye, R.: Sur la fréquence du chancre syphilitique de vagin. Ann. Mal. vénér. 26, 655 (1931). — Lalu, J.: Chancre syphilitique de siège atypique. Maroc. méd. Nr 343, 1363 (1954). — Landsman, A. A.: Chancre of the anus. Med. J. Rec. 133, 328 (1931). Zit. Zbl. Haut- u. Geschl.-Kr. 38, 395 (1931). — Langer, E.: Fehldiagnosen bei spezifischen Affektionen. Berliner Dermatol. Ges., Sitzg vom 8. VII. 1930. Zit. Zbl. Haut- u. Geschl.-Kr. 36, 147 (1931). — Lanzenberg, P., et R. Zorn: Double accident primitif des doigts. Bull. Soc. franç. Derm. Syph. 40, 1097 (1933). — Lapyschew, A.: Über die endourethralen harten Schanker bei Männern. Derm. Wschr. 1932 II, 1405 (1932). — Laugier, P.: Action de la poudre de sulfamide sur la chancre syphilitique et son adénopathie. Modification de la morphologie du tréponème et difficulté du diagnostic. Bull. Soc. franç. Derm. Syph. 58, 334 (1951). — Lăzărescu, Gr., V. Plătăreanu u. C. Andreoiu: Vier Fälle von uteriner Syphilis. Gynecol. 8, 89 (1932). [Rumänisch.] Zit. Zbl. Haut- u. Geschl.-Kr. 44, 790 (1933). — Lebeuf, F., J. Rougier et

D. POPOVITCH: Chancres syphilitiques bipolaires. Bull. Soc. franç. Derm. Syph. **39**, 808 (1932). — LEIFER, W.: Chancre of the thumb, accompanied with indolent lymphangitis and massive axillary lymphadenopathy. (Treated surgically through an error in diagnosis.) Arch. Derm. Syph. (Chicago) **39**, 748 (1939). — LEMAIRE et TALON: Un cas de syphilis sans chancre à inbubation retardée. Bull. Soc. franç. Derm. Syph. **44**, 825 (1937). — LÉPINAY, E.: Quelques chancres accidentels. Ann. Derm. Syph. (Paris) **1**, 380 (1930). — LEVENT, R.: Syphilis par transfusion sanguine. Gaz. Hôp. (Paris) **1930 II**, 1720. — LEVY-BING, A., et CH. É. BOURSAT: Double chancre induré du col utérin et de la paroi vaginale avec adénopathie inguinale. Ann. Mal. vénér. **27**, 361 (1932). — LÉVY-BING, A., et P. CAMUS: Chancre syphilitique de l'amygdale linguale. Ann. Mal. vénér. **26**, 39 (1931). — LÉVY-BING, A., et A. CARTEAUD: Deux cas de chancre syphilitique du nez. Ann. Mal. vénér. **26**, 179 (1931). — LÉVY-DEKER, M.: Le terrain syphilitique dans les affections rhinopharyngées. Ann. Mal. vénér. **31**, 830 (1936). — LEWITH, R.: Primäraffekt des Naseninneren. Dtsch. Dermatol. Ges. in der Tschechoslowakischen Republik, Sitzg vom 25. IV. 1937. Zit. Zbl. Haut- u. Geschl.-Kr. **57**, 88 (1938). — LIÉGEOIS, M., E. AUJALEU et R. SCHIER: Les maladies vénériennes aux armées pendant la campagne 1939—1940. Bull. Acad. Méd. (Paris), III. s. **126**, 148 (1942). — LINDEMAYR, W.: Über das Vorkommen von Spirochaeta pallida im Cervicalsekret. Klin. Med. (Wien) **4**, 339 (1949). — Lues congenita. In diesem Bd. 1960. — LÖHE, H.: Wesen und Verlauf der Frühsyphilis der einzelnen. In ARZT-ZIELER, Haut- und Geschlechtskrankheiten, Bd. IV. S. 165: Urban & Schwarzenberg 1934. — Zur Frage der prophylaktischen Behandlung Syphilisgefährdeter. Derm. Wschr. **119**, 707 (1947). — LOEWENSTEIN, L.: Primäraffekt der Oberlippe. Berl. Dermatol. Ges., Sitzg vom 11. III. 1930. Zit. Zbl. Haut- u. Geschl.-Kr. **34**, 532 (1930). — LOSSING and ALLEN: Zit. nach H. BEERMAN u. Mitarb.: Syphilis. Review of the recent literature. Reprinted from the A.M.A. Arch. of Internal Medicine, April 1958, vol. 101, p. 803, May 1958, vol. 101, p. 952.

MACCARINI, H.: Luetischer Schanker der Harnröhre. Sem. méd. (B. Aires) **1936 I**, 66. [Spanisch.] Zit. Zbl. Haut- u. Geschl.-Kr. **55**, 475 (1937). — MADERNA, N.: Contagi luetici famigliari a sede extragenitale. Rinasc. med. **17**, 275 (1940). — MALBRÁN, C. F.: Localización del chancro sifilitico en el hombre. Estudio sobre 817 chancros observados en la Cátedra de Clinica Dermatosifilográfica de la Facultad de Ciencias Médicas de Buenos Aires. Rev. argent. Dermatosif. **35**, 246 (1951). Zit. Zbl. Haut- u. Geschl.-Kr. **83**, 220 (1953). — MANDELBAUM, H., and A. N. SAPERSTEIN: Transmission of syphilis by blood transfusion. A case of acute gummatous osteomyelitis. J. Amer. med. Ass. **106**, 1061 (1936). — MAÑERU, J.: Zur Kasuistik des extragenitalen luischen Schankers. Act. dermo-sifiliogr. (Madr.) **26**, 662 (1934). [Spanisch.] Zit. Zbl. Haut- u. Geschl.-Kr. **49**, 565 (1934). — MARGAROT, M.: Chancre de l'index avec, comme première manifestation secondaire, une kératodermie de la main correspondante. Arch. Soc. Sci. méd. biol. Montpellier **10**, 455 (1929). — MARIN, A.: Deux cas de syphilis acquise chez le nourrisson. Un méd. Can. **63**, 374 (1934). — MARTINEAU: Zit. nach L. NOBIS, Über syphilitische Primäraffekte von Portio und Vagina. Z. Haut- u. Geschl.-Kr. **5**, 430 (1948). — MASLOW, P.: Serologische Reaktionen bei Ulcus molle als diagnostisches Frühsymptom einer mit Syphilis kombinierten Infektion. Sovet. Vestn. Vener. i Derm. **4**, 966 (1936). [Russisch.] Zit. Zbl. Haut- u. Geschl.-Kr. **53**, 506 (1936). — MAURER, G.: Vermeidung der Luesübertragung bei Bluttransfusionen. Med. Mschr. **3**, 593 (1949). MAYR, H. K.: Fehldiagnosen bei Tonsillarschanker. Med. Welt **1942**, 167. — MAZZINI, M. A., u. J. KOHN: Ekthymatoider Primäraffekt am Hals und sekundäre Eruptionen. Sem. méd. (B. Aires) **1936 I**, 620. [Spanisch.] Zit. Zbl. Haut- u. Geschl.-Kr. **55**, 589 (1937). — McCLUSKIE, J. A. W.: The transmission of syphilis by blood transfusion. Brit. med. J. **1939**, No 4075, 264. — McKAY, H. W.: Acquired genital syphilis in young male children. Report of two cases. Arch. Pediat. **47**, 467 (1930). — McNAMARA, W. L.: The noninfectivity of the blood in tertiary syphilis. Amer. J. Syph. **9**, 470 (1925). — MEANO, C.: La sifilide e le malattie dell'orecchio e del naso. Appunti clinici. Boll. Mal. Orecch. **47**, 1—7, 15—17 (1929). — MENVILLE, J. G.: Chancre of the male breast simulating Paget's cancer of the nipple. J. Amer. med. Ass. **99**, 381 (1932). — MERENLEDER, J. I.: Riesenhafter extragenitaler Primäraffekt. Warschauer Dermatol. Ges., Sitzg vom 5. III. 1931. Zit. Zbl. Haut- u. Geschl.-Kr. **39**, 145 (1932). MEYER-BULEY: Luesrezidiv während einer Streptobacillen-Infektion. Herbsttagg der Ver.igg Rheinisch-Westfälischer Dermatol. in Elberfeld, Sitzg vom 12. X. 1930. Zit. Zbl. Haut- u. Geschl.-Kr. **36**, 726 (1931). — MICHEL, P. J., et CH. BENOIT: Chancre syphilitique de la joue ayant évolué en deux temps avec réactions sérologiques anormalement retardées. Bull. Soc. franç. Derm. Syph. **46**, 232 (1939). — MILIAN, G.: Les chancres mixtes. Paris méd. **1929 II**, 513. — Syphilis sans chancre. Paris méd. **1930 I**, 375. — Zit. nach J. WATRIN, Chancre mixta à évolution anormale. Bull. Soc. franç. Derm. Syph. **40**, 21 (1933). — MILIAN, G., et R. DEGOS: Ictère syphilitique primaire. Réinfection syphilitique. Bull. Soc. franç. Derm. Syph. **38**, 1150 (1931). — MINAIRE, V. P.: Le chancre syphilitique du col utérim. Étude de sa fréquence, d'après deux statistiques hospitalières. Lyon: M. Bosc. Frères et L. Riou 1932. 52 S. — MINAMI, S.: Über einen Fall von Ulcera mixta mit Lymphangitis syphilitica. Hifu-to-Hitsunyo **1**, H. 1, dtsch. Zus.fass. 4 (1933). [Japanisch.] Zit. Zbl. Haut-

u. Geschl.-Kr. **45**, 257 (1933). — MONTESANO, V.: Sui sifilomi iniziali molteplici. Policlinico, Sez. prat. **1942**, 273, 279. — MORALES, J. M.: Sifilis del cuello uterino. Obstet. Ginec. lat.-amer. **8**, 330 (1950). Zit. Zbl. Haut- u. Geschl.-Kr. **78**, 87 (1952). — MORGAN, H. J.: Factors conditioning the transmission of syphilis by blood transfusion. Amer. J. med. Sci. **189**, 808 (1935). — Factors influencing the course of syphilis. Amer. J. Syph. **25**, 233 (1940). — MORSCHHÄUSER.: Bericht über besondere Luesfälle. Kölner Dermatol. Ges., Sitzg vom 26. VI. 1931. Zit. Zbl. Haut- u. Geschl.-Kr. **38**, 727 (1931). — MÜLLER: Gumma dorsi pedis. Dermatovenerol. Sektion in Zagreb (Jugoslawien), Sitzg vom 28. I. 1936. Zit. Zbl. Haut- u. Geschl.-Kr. **53**, 372 (1936). — MÜLLER, F.: Intraurethraler Primäraffekt. Ungarische Dermatol. Ges., Budapest, Sitzg vom 10. XI. 1933. Zit. Zbl. Haut- u. Geschl.-Kr. **47**, 657 (1934). — Initial lesions in the urethra. Verh. 9. internat. Kongr. Derm. **2**, 923 (1936). — Lymphogranuloma inguinale + Lues I + Ulcus molle. Ungarische Dermatol. Ges., Budapest, Sitzg vom 18. IV. 1940. Zit. Zbl. Haut- u. Geschl.-Kr. **65**, 518 (1940). — MÜLLER, FR.: Endourethraler Primäraffekt. Ungarische Dermatol. Ges., Budapest, Sitzg vom 10. I. 1936. Zit. Zbl. Haut- u. Geschl.-Kr. **53**, 375 (1936). — MURRELL, M., and M. S. GRAY: Acquired syphilis in children. Brit. med. J. **1947**, No 4518, 206. — MUSGER, A.: Über einen Fall von extragenitaler Sklerose. Wien. klin. Wschr. **1933** I, 795.

NAGELL, H.: Kasuistischer Beitrag zur Diagnose der Lues. Med. Welt **1938**, 1710. — NASTASE, G.: Chancre syphilitique acquis par le nouveau-né pendant l'accouchement d'une mère syphilitique. Bull. Soc. Pédiat. Iasi **9**, 40 (1938). — NAVARRO-MARTIN, A.: La balanitis sifilitica de Follmann. Revision de la literatura y presentacion de dos nuevos casos. Act. dermo-silifiogr. (Madr.) **41**, 791 (1950). Zit. Zbl. Haut- u. Geschl.-Kr. **77**, 335 (1951). — NEUMANN, H.: Syphilitische Primäraffekte ohne Spirochäten. Derm. Wschr. **1940** I, 323. — NICOLAS, J., J. LACASSAGNE et R. FROMENT: Tunnellisation du frein par chancre syphilitique. Ann. Mal. vénér. **24**, 917 (1929). — NICOLAS, J., F. LEBEUF et J. CHARPY: Chancre syphilitique de l'index avec accidents secondaires confluents. Bull. Soc. franç. Derm. Syph. **39**, 34 (1932). — NICOLAS, J., et J. ROUSSET: Nouveau cas de chancre syphilitique tunnellisant le frein. Bull. Soc. franç. Dermat. Syph. **39**, 858 (1932). — Le chancre mixte tertiaire de Milian. Paris méd. **1937** I, 207. — NIEUWENHUYSE, J., et P. J. VAN PUTTE: Cas de lymphadénite de Nicolas et Favre, localisé au cou, et de syphilis avec un chancre mixte siégeant à la nuque. Ann. Mal. vénér. **34**, 534 (1939). — NIHAT: Primäraffekt am Sulcus coronarius. Türkische Dermatol. Ges., Istanbul, Sitzg vom 7. I. 1934. Zit. Zbl. Haut- u. Geschl.-Kr. **49**, 125 (1934). — NIKONOV, S.: Un cas de contamination professionnelle de la syphilis. Chirurgija H. 7, 139 (1940). [Russisch.] Zit. Zbl. Haut- u. Geschl.-Kr. **66**, 400 (1941). — NISSEN, W.: Primäraffekt der Portio unter dem Bilde eines Carcinoms. Zbl. Gynäk. **1934**, 1894. — NOGUER-MORE, S.: Die spezifische Balanitis. Act. dermo-sifiliogr. (Madr.) **32**. 757 (1941). [Spanisch.] Zit. Zbl. Haut- u. Geschl.-Kr. **68**, 551 (1942). — NOTO, P.: Su di un caso di balanite specifica di Follmann equivalente di sifiloma. G. ital. Derm. Sif. **88**, 633 (1947). — NUDEMBERG, A.: Fünf Beobachtungen von extragenitalem Schanker. Sem. méd. (B. Aires) **1932** I, 443. [Spanisch.] Zit. Zbl. Haut- u. Geschl.-Kr. **42**, 771 (1932).

OBERREIT: Hypertrophische Papeln und Condylomata acuminata, Lues II. Lippen-P.A. und hypertrophische Papeln am Scrotum, Lues II. Klinischer Demonstrationsabend der Mannheimer u. Ludwigshafener Dermatol., Sitzg vom 1. VI. 1934. Zit. Zbl. Haut- u. Geschl.-Kr. **49**, 5 (1934). — OLESSOV, I.: Zur Frage der beruflichen Syphilis. Kazan. med. Ž. **29**, 779 (1933). [Russisch.] Zit. Zbl. Haut- u. Geschl.-Kr. **47**, 342 (1934). — OLSZEWSKA, I.: Lues cerebrospinalis. Dermatol. Ver.igg am Lazaruskrankenhaus, Warschau, Sitzg vom 1. X. 1932. Zit. Zbl. Haut- u. Geschl.-Kr. **49**, 116 (1934). — OROL, A. C., u. M. A. MAZZINI: Luetische Primäraffekte am Finger außergeschlechtlicher Herkunft. Sem. méd. (B. Aires) **1933** I, 2124. [Spanisch.] Zit. Zbl. Haut- u. Geschl.-Kr. **46**, 500 (1933). — OSGYÁNI, A.: Multiple Primäraffekte. Ungarische Dermatol. Ges., Budapest, Sitzg vom 13. X. 1933. Zit. Zbl. Haut- u. Geschl.-Kr. **47**, 460 (1934). — Initialsklerose. Ungarische Dermatol. Ges., Budapest, Sitzg vom 9. III. 1934. Zit. Zbl. Haut- u. Geschl.-Kr. **49**, 578 (1934). — OTTO: Lues I. Münchener Dermatol. Ges., Sitzg vom 6. XII. 1938. Zit. Zbl. Haut- u. Geschl.-Kr. **61**, 543 (1939). — OZSGYÁNYI, A. v.: 4 Fälle extragenitaler Primäraffekte. Ungarische Dermatol. Ges., Budapest, Sitzg vom 9. XI. 1934. Zit. Zbl. Haut- u. Geschl.-Kr. **50**, 555 (1935).

PAGES, F., et J. L. FREYRIA: Le problème des balanites syphilitiques. Presse méd. **1953**, 665. — PAILHERET, FERRIEU et DAULEUX: Balanite de Follmann. Bull. Soc. franç. Derm. Syph. **60**, 401 (1953). — PALAZZO, ORESTES R., u. R. R. RODRIQUEZ PONTE: Primäre Lues der Harnröhre beim Weibe. Bol. Soc. Obstet. Ginec. B. Aires **17**, 138 (1938). [Spanisch.] Zit. Zbl. Haut- u. Geschl.-Kr. **62**, 315 (1939). — PAROUNAGIAN, M. B.: Chancre of the cheek. Arch. Derm. Syph. (Chicago) **22**, 720 (1930[1]). — Chancre of the tonsil. Arch. Derm. Syph. (Chicago) **22**, 927 (1930). — Multiple chancres. Arch. Derm. Syph. (Chicago) **22**, 547 (1930[3]). — Multiple chancres. Arch. Derm. Syph. (Chicago) **24**, 502 (1931). — Genital chancre with multiple extragenital chancres. Arch. Derm. Syph. (Chicago) **29**, 744 (1934). — PÁSZTAY, G.: Primäraffekt ma Zahnfleisch. Ungarische Dermatol. Ges., Budapest, Sitzg vom 15. XII. 1933.

Zit. Zbl. Haut- u. Geschl.-Kr. **47**, 660 (1934). — Extragenitale Lues. Ungarische Dermatol. Ges., Budapest, Sitzg vom 12. I. 1934. Zit. Zbl. Haut- u. Geschl.-Kr. **48**, 515 (1934). — PERACCHIA, L.: Su alcuni casi de sifilide primaria extragenitale a sederara. Boll. Special. med.-chir. **4**, 382 (1930). — PEREIRO, M., u. P. C. CUESTA: Primäraffekt der Vagina. Eos esp. Derm. **8**, 301 (1932). [Spanisch.] Zit. Zbl. Haut- u. Geschl.-Kr. **42**, 251 (1932). — PERIN, L., et A. BARBIER: Un nouveau cas de contagion de la syphilis pendant la période d'incubation du chancre. Bull. Soc. franç. Derm. Syph. **44**, 429 (1937). — PERNYÉS-PIETSCH, ST.: Extragenitaler Primäraffekt und Syphilis ulcero-papulosa. Ungarische Dermatol. Ges., Budapest, Sitzg vom 11. II. 1939. Zit. Zbl. Haut- u. Geschl.-Kr. **63**, 529 (1940). — PERRET, W.: Transfusionssyphilis. Rechtliche Gesichtspunkte bei der Bluttransfusion. Chirurg **20**, 298 (1949). — PHOTINOS, G., PETROPOULOS ν. VOSSINIOTIS: Primäraffekt der Zunge. Griechische Dermato-Venereol. Ges , Athen, Sitzg vom 14. V. 1933. Zit. Zbl. Haut- u. Geschl.-Kr. **48**, 599 (1931). — PHOTINOS, G., u. P. PHOTINOS: Drei Primäraffekte des Gesichtes. Griechische Dermato-Venereol. Ges., Athen, Sitzg vom 24. VI. 1938. Zit. Zbl. Haut- u. Geschl.-Kr. **61**, 619 (1939[1]). — PHOTINOS, G., u. A. J. RELIAS: Ignorierte Lues bei 49jähriger Frau. Griechische Dermato-Venereol. Ges., Athen, Sitzg vom 22. XII. 1935. Zit. Zbl. Haut- u. Geschl.-Kr. **54**, 389 (1937). PHOTINOS, G., A. J. RELIAS u. VOSSINIOTIS: Leukoderma und Primäraffekt. Griechische Dermato-Venereol. Ges., Athen. Sitzg vom 14. V. 1933. Zit. Zbl. Haut- u. Geschl.-Kr. **48**, 600 (1934). — PHOTINOS, G., u. SOUVATZIDES: Sechs Primäraffekte am Penis. Griechische Dermato-Venereol. Ges., Athen, Sitzg vom 10. II. 1935. Zit. Zbl. Haut- u. Geschl.-Kr. **54**, 385 (1937). — PHOTINOS, G , SOUVATZIDES u. VOSSINIOTIS: Zwei Primäraffekte an der Cervix uteri. Griechische Dermato-Venereol. Ges., Athen, Sitzg vom 3. XII. 1933. Zit. Zbl. Haut- u. Geschl.-Kr. **48**, 601 (1934). — PIAN, H. C., and C. N. FRAZIER: Transfusion syphilis with widespread osteomyelitis and cutaneous lesions of an erythema multiforme type. Chin. med. J. **57**, 301 (1940). Zit. Zbl. Haut- u. Geschl.-Kr. **65**, 638 (1940). — PINARD, M.: Trente-deux cas de syphilis contractés en octobre et novembre dans la même maison. Bull. Soc. franç. Derm. Syph. **43**, 117 (1936). — PINARD, M., et CORBILLON: Cinq chancres syphilitiques vulvaires chez une fillette de 3 ans. Bull. Soc. franç. Derm. Syph. **38**, 31 (1931). — PINARD, M., et CH. DEBRAY: Chancres multiples de la main. Rev. franç. Derm. Syph. **10**, 538 (1934). — PINARD, M., MOUQUIN, CORBILLON et J. LEVADITI: Chancre syphilitique de la plante du pied chez une fillette de trois ans. Bull. Soc. franç. Derm. Syph. **38**, 34 (1931). — POLLET, L.: Syphilis professionnelle des médecins et de leurs aides. Arch. derm.-syph. (Paris) **10**, 253 (1938). — POPCHRISTOFF, P.: Multiple Primäraffekte. Bulgarische Dermatol. Ges., Sofia, Sitzg vom 2. X. 1934. Zit. Zbl. Haut- u. Geschl.-Kr. **51**, 610 (1935) — PORTILLA, F. DE LA: Ansteckung, Inkubation und klinischer Ausbruch von primärer Syphilis im Verlaufe einer intensiven und langen Wismutbehandlung. act. dermo-sifiliogr. (Madr.) **30**, 660 (1939). [Spanisch.] Zit. Zbl. Haut- u. Geschl.-Kr. **64**, 224 (1940). — PREIS, K.: Syphilitischer Primäraffekt in der Tiefe des äußeren Gehörganges. Derm. Wschr. **1933** I, 67. — PRIGGE, R.: (a) Die experimentellen Grundlagen der Lehre von der Syphilisimmunität. (b) Immunbiologische Ergebnisse der experimentellen Syphilisforschung. Ther. Gegenw. **70**, H. 9 u. 10 (1929). — PROPPE, A.: Maligne, therapieresistente Lues. Ver.igg Düsseldorfer Dermatol., Sitzg vom 17. VI. 1935. Zit. Zbl. Haut- u. Geschl.-Kr. **52**, 6 (1936). — Primäraffekt der Ohrmuschel. Z. Haut- u. Geschl.-Kr. **5**, 524 (1948). — PROUST, DARCISSAC et HENNION: Chancre de la gencive. Bull. Soc. nat. Chir. **58**, 1219 (1932).— PUTKONEN, T.: Risk of infection, incubation period, and first clinical signs in syphilis. A study of female contacts of men with primary syphilis. Acta derm.-venereol. (Stockh.) **31**, 605 (1951[1]). Zit. Zbl. Haut- u. Geschl.-Kr. **81**, 91 (1952). — A primary chancre of the vagina. Acta derm.-venereol. (Stockh.) **31**, 395 (1951[2]). Zit. Zbl. Haut- u. Geschl.-Kr. **79**, 381 (1952).

RAAB, H.: Beitrag zu einem luetischen Infektionsmodus. Med. Klin. **1938** II, 1298· — RAMBERG, J.: Primäraffekt der Zunge und Tonsillen. Hygiea (Stockh.) **91**, 586 (1929). [Schwedisch.] Zit. Zbl. Haut- u. Geschl.-Kr. **33**, 743 (1930). — RAMAZOTTI, V.: Raccolta di sifilomi iniziali a sede extragenitale. Boll. Special. med.-chir. **5**, 99 (1931[1]). — Raccolta di sifilomi iniziali a sede extragenitale. Boll. Sez. region. Soc. ital. Derm. H. **4**, 259 (1931[2]). — RAMOND, L.: Chancre de l'amygdale. Presse méd. **1932** I, 595. — RAMOS E SILVA, J.: Primäre extragenitale Syphilis. An brasil. Derm. Sif. **9**, 5 (1934). [Portugiesisch.] Zit. Zbl. Haut- u. Geschl.-Kr. **50**, 522 (1935). — RAPP: Primäraffekt am linken Ringfinger. Verslg Südwestdtsch. Dermatol., Frankfurt a. Main, Sitzg vom 25.—26. X. 1930. Zit. Zbl. Haut- u. Geschl.-Kr. **36**, 539 (1931). — RAVNAY, TH.: Lymphogranuloma inguinale und Syphilis. Dermatologica (Basel) **98**, 144 (1949). — RÉFFY, FR.: Extragenitaler Primäraffekt. Ungarische Dermatol. Ges., Budapest, Sitzg vom 15. XII. 1933. Zit. Zbl. Haut- u. Geschl.-Kr. **47**, 660 (1934). — RHODIN: Fingersklerose. Dermatol. Ges., Stockholm, Sitzg vom 8. XI. 1933. Zit. Zbl. Haut- u. Geschl.-Kr. **47**, 298 (1934). — RICHTER, R.: 3 Primäraffekte der Vagina bei multiplen Primäraffekten des äußeren Genitale Z. Haut- u. Geschl.-Kr. **4**, 279 (1948). — RICHTER, W.: Riesenschanker an der Lippe, übergreifend auf die Wange mit Abklatsch an der Zunge. Berliner Dermatol. Ges., Sitzg vom 10. III. 1931. Zit. Zbl. Haut- u. Geschl.-Kr.

38, 572 (1931). — Rille, H.W.: Zit. nach F. Kogoj, Handbuch der Haut- und Geschlechtskrankheiten, Bd. XVI/1. Berlin: Springer 1930. — Rille, H. W.; Über seltenere Lokalisationen des syphilitischen Primäraffektes am Stamme. Derm. Wschr. 1931 I, 109. — Rille, J. H.: Über distanzierte syphilitische Primäraffekte. Ein neuer Gesichtspunkt zur Frage der Prognose der Syphilis. Wien. klin. Wschr. 1947, 273. — Über distanzierte syphilitische Primäraffekte. Ein neuer Gesichtspunkt zur Frage der Prognose der Syphilis. Dermatol.-Tagg in Hamburg vom 24.—26. Sept. 1948. Zit. Zbl. Haut- u. Geschl.-Kr. 73, 167 (1949). — Über distanzierte syphilitische Primäraffekte. Ein neuer Gesichtspunkt zur Frage der Prognose der Syphilis. Arch. Derm. Syph. (Berl.) 189, 294 (1949). — Ripa, A. S., and A. G. Bartlett: Extragenital chancre of the ear. Arch. Derm. Syph. (Chicago) 56, 264 (1947). — Ritter, G.: Die Entwicklung der Geschlechtskrankheiten im Bundesgebiet und West-Berlin nach dem Kriege auf Grund der Ergebnisse der amtlichen Statistik. Z. Haut- u. Geschl.-Kr. 13, 261 (1952). — Rodin, A.: Ein Beitrag zum Primäraffekt in der Urethra und über einen seltenen Verlauf von Condylomata acuminata. Münch. med. Wschr. 1930 I, 844. — Rosenthal, Th., and G. Kerchner: Zit. von Svendsen, Age and sex distribution of patients with fresh syphilis. Acta derm.-venereol. (Stockh.) 32, Suppl. 29, 353 (1952). Zit. Zbl. Haut- u. Geschl.-Kr. 84, 250 (1953). — Ross, A. O. F.: Transmission of syphilis. Brit. med. J. 1948, No 4553, 691. — Rossi, R., e R. L. Romero: Lues durch Bluttransfusion. Rev. Asoc. méd. argent. 49, 685 (1935). [Spanisch.] Zit. Zbl. Haut- u. Geschl.-Kr. 52, 387 (1936). — Rottmann, H. G.: Über seltenere, atypische Krankheitsbilder der Lues. Med. Welt 1933, 412. — Rowntree, G. R., and J. R. Hendon: Extragenital transmission of syphilis among five persons in one family. A case report. J. Amer. med. Ass. 115, 117 (1940). — Rudloff, E.: Ein Fall von syphilitischem Primäraffekt an der Vagina. Derm. Wschr. 1929 II, 1951. — Runtová, M.: Primäraffekt. Tschechoslowakische Dermatol. Ges., Prag, Sitzg vom 5. XI. 1933. Zit. Zbl. Haut- u. Geschl.-Kr. 51, 390 (1935).

Sagher, F.: Multiple Rasierschanker. Dtsch. Dermatol. Ges. in der Tschechoslowakischen Republik, Prag, Sitzg vom 8. XI. 1936. Zit. Zbl. Haut- u. Geschl.-Kr. 56, 2 (1937). — Saito, K.: Über die sogenannte Syphilis insontium in Japan. Jap. J. Derm. 37, 291 u. dtsch. Zus.-fass. 70 (1935). [Japanisch.] Zit. Zbl. Haut- u. Geschl.-Kr. 51, 443 (1935). — Sancho, A., u. R. Estevez: Luetischer Schanker der Ohrmuschel. Act. dermo-sifiliogr. (Madr.) 32, 783 (1941). [Spanisch.] Zit. Zbl. Haut- u. Geschl.-Kr. 69, 340 (1943). — Santori, G.: Su alcuni casi di sifilide da pratiche terapeutiche o da contagio accidentale. Arch. ital. Derm. 20, 38 (1947). — Sarăteanu, F.: Die Geschlechtskrankheiten in Kriegszeiten. Spitalul 62, 56 u. dtsch. Zus.fass. 70 (1942). [Rumänisch.] Zit. Zbl. Haut- u. Geschl.-Kr. 69, 661 (1943). — Scalori, G.: Un caso di sifiloma iniziale della tonsilla linguale e della zona contigua di una tonsilla palatina. Valsalva 8, 372 (1932). — Sčerbakov, I.: Zur Frage des Auffindens der Spirochaeta pallida auf den Mandeln bei Fehlen spezifischer Veränderungen an denselben. Vrač. Delo 14, 32 u. dtsch. Zus.fass. 38 (1931). [Russisch.] Zit. Zbl. Haut- u. Geschl.-Kr. 40, 247 (1932). — Scheyer, H. E.: Kurzer Bericht über einen als Porticarcinom imponierenden syphilitischen Riesenschanker der Portio. Mitt. med. Fak. Canton 1, 29 (1932). Zit. Zbl. Haut- u. Geschl.-Kr. 44, 790 (1932). — Schipke, Fr.: Primäre Syphilis. Demonstrationsabende Chemnitzer Hautärzte, Sitzg vom 9. XII. 1936. Zit. Zbl. Haut- u. Geschl.-Kr. 56, 82 (1937). — Schmidt, F.: Die extragenitalen syphilitischen Primäraffekte der Hautklinik in Köln von 1924—1938. Diss. Köln 1939. 16 S. — Schmidt-La Baume.: Frische Luesinfektionen. Klinischer Demonstrationsabend Mannheimer u. Ludwigshafener Dermatol., Sitzg vom 28. I. 1937. Zit. Zbl. Haut- u. Geschl.-Kr. 56, 164 (1937). — Schreiber: Lues I seronegativa. Verein Dresdener Dermatol., Sitzg vom 2. III. 1932. Zit. Zbl. Haut- u. Geschl.-Kr. 41, 560 (1932). — Schulmann, E.: La contingence des statistiques en syphiligraphie. Bull. Soc. franç. Derm. Syph. 40, 961 (1933[1]). — Contagion sociale et prophylaxie professionnelle; la rareté vraisemblable du chancre du rasoir. Bull. Soc. franç. Derm. Syph. 40, 965 (1933[2]). — Schulmann, E., et Gallerand: Chancre syphilitique buccal traité par le radium. Syphilis secondaire floride. Bull. Soc. franç. Derm. Syph. 37, 590 (1930). — Schwarzkopf, A.: Über extragenitale Primäraffekte. Arch. Derm. Syph. (Berl.) 162, 189 (1930[1]). — Über extragenitale Primäraffekte. Arch. Derm. Syph. (Berl.) 162, 189 (1930[2]). — Sentzke, H.: Syphilitische Primäraffekte am Mons Veneris. Diss. Leipzig 1930. 16 S. Zit. Zbl. Haut- u. Geschl.-Kr. 40, 532 (1932). — Sergiescou, V.: Induration posthume d'un syphilome primaire. Bull. Soc. roum. Derm. 2, 49 (1931). Zit. Zbl. Haut- u. Geschl.-Kr. 40, 258 (1932). — Réinfection syphilitique intra-urétrale. Ann. Mal. vénér. 27, 190 (1932). — Serra, G.: Considerazioni statistiche in tema di sifiloma extragenitale. Dermosifilografo 8, 129 (1933). — Sézary, A., et A. Duruy: Statistique des cas de syphilis récente observés au dispensaire Lailler en 1941. Ann. Derm. Syph. (Paris), VIII. s. 2, 169 (1942). — Sézary, A., et J. Grislain: Le chancre syphilitique causalgique. Ann. Derm. Syph (Paris), VIII. s. 2, 472 (1942). — Sézary, A., P. Lefévre et P. Boutteau: Le diagnostic précoce de la syphilis par la recherche du tréponème dans le suce de l'adénopathie primaire. Presse méd. 1932 II, 1183. — Sézary, A., et G. Lévy: Constatations de tréponèmes dans le pus du bubon d'un chancre mixte. Bull. Soc. franç. Derm. Syph. **40**, 455 (1933). — Sézary, A., G. Lévy et Le Bréus: La rareté des chancres syphilitiques du vagin et le moyens de défense du vagin contre l'infection tréponèmique. Bull. Soc. franç. Derm. Syph. **40**, 538 (1933). — Sézary, R., et G. Lévy: Contamination syphilitique pendant l'incubation du chancre. Bull. Soc. franç. Derm. Syph. **37**, 1188 (1930). — Shackford, B. C.: The physician's chancre. U.S. nav. med. Bull. **35**, 469 (1937). — Shaw, C.: Accidental inoculation with spirochaeta pallida. Arch. Derm. Syph. (Chicago) **44**, 878 (1941). — Shropshear, G., and D. K. Hibbs: Genitoinfectious lesions in the male complicaded by gonorrhea. Amer. J. Syph. **25**, 435 (1941). — Silva, J.: Primäre extragenitale Syphilis. An. bras. Derm. Sif. **9**, 5 (1934). [Portugiesisch.] Zit. Zbl. Haut- u. Geschl.-Kr. **50**, 522 (1935). — Simon, C.: Trois cas de chancres syphilitiques du col de l'utérus accompagnés d'adénopathie pelvienne satellite nettement perceptible au toucher vaginal. Bull. Soc. franç. Derm. Syph. **45**, 604 (1938). — L'adénopathie iléo-pelvienne des chancres syphilitiques du col de l'utérus. Ann. Derm. Syph. (Paris), VIII. s. **1**, 81 (1941). — Sladkovič, S.: Ein Fall von atypischen multiplen syphilitischen Schankern. Russk. Vestn. Derm. **7**, 507 (1929). [Russisch.] Zit. Zbl. Haut- u. Geschl.-Kr. **32**, 649 (1930). — Somogyi, S.: Syphilis I extragenitalis. Ungarische Dermatol. Ges., Budapest, Sitzg vom 14. III. 1942. Zit. Zbl. Haut- u. Geschl.-Kr. **69**, 499 (1943). — Sonanoff, A.: Über den syphilitischen Primäraffekt an der Wange. Diss. Leipzig 1932. 19 S. Zit. Zbl. Haut- u. Geschl.-Kr. **44**, 216 (1933). — Sorba, M.: Syphilis et cancer de col utérin. Mschr. Geburtsh. Gynäk. **109**, 49, 73 (1939). — Sossinka: Sclerosis ad portionem vag. uteri. Demonstrationsabende Chemnitzer Hautärzte, Sitzg vom 12. XII. 1930. Zit. Zbl. Haut- u. Geschl.-Kr. **39**, 614 (1932). — Speiser, M. D.: Syphilis in obstetrics. Surg. Clin. N. Amer. **17**, 67 (1937). — Spiethoff, B., u. H. Gottschalk: Zur Statistik der Geschlechtskrankheiten. Derm. Wschr. **100**, 465 (1935). — Spinetta, B.: Induration anormale d'un accident primitif chez un vieillard diabétique avec réflexes rotuliens abolis. Rev. franç. Derm. Vénér. **8**, 33 (1932). — Spitzer, E.: Primäraffekt am Zahnfleisch. Öst. Dermatol. Ges., Wien, Sitzg vom 12. XII. 1935. Zit. Zbl. Haut- u. Geschl.-Kr. **53**, 293 (1936). — Sprecher, A.: Una sede rarissima di sifiloma iniziale extragenitale ipertrofico in infante. G. ital. Derm. Sif. **82**, 1318 (1941). Zit. Zbl. Haut- u. Geschl.-Kr. **68**, 697 (1942). — Stančić-Rokotov: Periostitis luetica. Dermato-Venerol. Sektion in Zagreb (Jugoslawien), Sitzg vom 19. XII. 1935. Zit. Zbl. Haut- u. Geschl.-Kr. **53**, 371 (1936). — Stohr, R.: Isolierte Tuberkulose der Portio und syphilitischer Primäraffekt. Zbl. Gynäk. **1939**, 274. — Stookey, P. F., and M. Polsky: Primary syphilis in the female. Urol. cutan. Rev. **42**, 121 (1938). — Stookey, P. F.: Primary syphilis of the cervix uteri. Arch. Derm. Syph. (Chicago) **21**, 628 (1930). — Stransky, E.: Multiple Sklerose, Lues und Fremdbluteinverleibung. Wien. klin. Wschr. **1949**, 184. — Stryker, G. V.: Pyoderma chancriforme faciei. Arch. Derm. Syph. (Chicago) **42**, 447 (1940). — Sureau, M., et L. de Montis: Un cas de transfusion sanguine avec donneur en incubation de chancre syphilitique, sans contamination du receveur. Sang **14**, 571 (1941). — Svendsen, I. B.: Age and sex distribution of patients with fresh syphilis. Acta derm.-venereol. (Stockh.) **32**, Suppl. 29, 353 (1952). Zit. Zbl. Haut- u. Geschl.-Kr. **84**, 250 (1953).

Takezawa, , N.: Ein Fall von Ulcus durum des äußeren Gehörgangs. Otologia (Tokyo) **11**, 110 (1938). [Japanisch.] Zit. Zbl. Haut- u. Geschl.-Kr. **59**, 332 (1938). — Tamponi, M.: Sifilomi dei genitali della donna a sede non frequente. Studi sassaresi **11**, 787 (1933). — T'Ang, T. K., and C. K. Hu: Chancre of the retrotarsal fold. Nat. med. J. China **17**, 106 (1931). Zit. Zbl. Haut- u. Geschl.-Kr. **38**, 669 (1931). — Teichmannová, V.: Über die extragenitalen Syphilisinfektionen. Česká Derm. **17**, 45 u. dtsch. Zus.fass. 47 (1937). [Tschechisch.] Zit. Zbl. Haut- u. Geschl.-Kr. **57**, 295 (1938). — Tenchio, F.: Casi di lue estragenitale. Dermatologica (Basel) **99**, 303—304 (1949). Zit. Zbl. Haut- u. Geschl.-Kr. **78**, 68 (1952). — Theodorescou, S.: Un cas de syphilome primaire de la gencive. Bull. Soc. roum. Derm. **7**, 77 (1931). Zit. Zbl. Haut- u. Geschl.-Kr. **39**, 703 (1932). — Thibaut, D., et Boislambert: Syphilis primaire bipolaire. Bull. Soc. franç. Derm. Syph. **55**, 372 (1949). — Tomé Bona u. M. Javier: Einige kurze Betrachtungen über die intraurethralen luetischen Schanker. Clin. y Lab. **31**, 168 (1941). [Spanisch.] Zit. Zbl. Haut- u. Geschl.-Kr. **69**, 709 (1943). — Torchi, M.: Rilievi clinico-statistici sui sifilomi extragenitali. Arch. ital. Derm. **24**, 137 (1951). Zit. Zbl. Haut- u. Geschl.-Kr. **85**, 214 (1953). — Torres, O. J.: Lues innocentium. Eine kleine Epidemie von extragenitalem Schanker. Med. ibera **1930** II, 529. [Spanisch.] Zit. Zbl. Haut- u. Geschl.-Kr. **36**, 650 (1931). — Torrey, F.: Chancre of the tongue. Arch. Derm. Syph. (Chicago) **25**, 729 (1932). Zit. Zbl. Haut- u. Geschl.-Kr. **42**, 772 (1932). — Tottie: Zit. nach H. Beerman u. Mitarb., Syphilis. Review of the recent literature. Reprinted from the A.M.A. Archiv. of Internal Medicine, April 1958, vol. 101, p. 803, May 1958, vol. ,p. 952. — Touraine, A.: La syphilis dans l'empire français. Proph. antivénér. **13**, 360 (1941). — Les affections vénériennes de la région anale. Rev. Prat. (Paris) **1954**, 2413. — Touraine, A., et G. Solente: Un foyer de syphilis en maison de tolérance. Bull. Soc. franç. Derm. Syph. **43**, 118 (1936). — Touraine, A., G. Solente et M. Payet: Chancre syphilitique du front par morsure. Bull. Soc. franç. Derm. Syph. **45**, 1671 (1938). — Touraine, A., et J. Soullard: Syphilis et homosexualité masculine. Bull. Soc. franç. Derm. Syph. **46**, 1356 (1939). — Tsiros, D.: Chancre syphilitique de l'amygdale et de la paroi postérieure du pharynx. Ann. Oto-laryng. (Paris) Nr 6, 717 (1933). — Tzanck, A., et Werth: Syphilis et transfusion sanguine (absence de contamination en cas de donneur syphilitique latent). Bull. Soc. méd. Hôp. Paris **46**, 132 (1930).

Ustinovskij, A.: Zur Frage der Syphilis des Gebärmutterhalses. Ginek. **8**, 220 u. dtsch. Zus.fass. 226 (1929). [Russisch.] Zit. Zbl. Haut- u. Geschl.-Kr. **32**, 849 (1930).

Valentová, O.: Zwei Fälle von hypertrophischem extragenitalen Schanker. Česká Derm. **11**, 243 u. franz. Zus.fass. 247 (1930). [Tschechisch.] Zit. Zbl. Haut- u. Geschl.-Kr. **38**, 122 (1931). — Vedernikov, V. A.: Harter Schanker am Unterarm. Vestn. Vener. Derm. H. 2, 54 (1952). [Russisch.] Zit. Zbl. Haut- u. Geschl.-Kr. **82**, 321 (1953). — Velasco Pajares, J.: Syphilitischer Lippenschanker bei einem Kind von 18 Monaten. Pediat. esp. **19**, 257 (1930). [Spanisch.] Zit. Zbl. Haut- u. Geschl.-Kr. **37**, 121 (1931). — Vialle, Jacques, Le Cocq et Ronchese: Le chancre mixte de l'amygdale. Arch. int. Laryng., N. s. **9**, 513 (1930). — Vidal, A.: Influence de la thérapeutique sulfamidée sur l'incubation de la syphilis. Bull. Soc. franç. Derm. Syph. **48**, 573 (1941). — Vilanova, X.: Während der Inkubationsperiode des Schankers übertragene Syphilis. Beitrag zum Studium der initialen Formen des luetischen Schankers. Act. dermo-sifiliogr. (Madr.) **28**, 658 (1936). [Spanisch.] Zit. Zbl. Haut-u. Geschl.-Kr. **54**, 360 (1937). — Vilanova, X., y J. S. Burgos: Durch Heterohämotherapie übertragene Syphilis eines Kindes. Act. dermo-sifiliogr. (Madr.) **38**, 419 (1947). [Spanisch.] Zit. Zbl. Haut- u. Geschl.-Kr. **72**, 367 (1949). — Vilanova, X., y J. M. de Moragas: Chancro luetico profesional. Act. dermo-sifiliogr. (Madr.) **43**, 91 (1951). Zit. Zbl. Haut- u. Geschl.-Kr. **81**, 361 (1952). — Villard, E., J. Gaté, C. E. Boyer et F. Cuilleret: Chancre syphilitique géant de la paroi vaginale antérieure. Bull. Soc. franç. Derm. Syph. **38**, 1190 (1931). Zit. Zbl. Haut- u. Geschl.-Kr. **39**, 827 (1952). — Voss, W.: Extragenitale Primäraffekte. Medizinische **1955**, Nr 42, 1463.

Waintraub, L. C.: Considérations sur le chancre syphilitique d'incubation prolongée. Ann. Mal. vénér. **29**, 98 (1934). Zit. Zbl. Haut- u. Geschl.-Kr. **48**, 180 (1934). — Walther: Zur Differentialdiagnose luischer und banal-entzündlicher Erkrankungen des Praeputiums. 59. Tagg Südwestdtsch. Dermatol., Frankfurt a. M., Sitzg vom 4. III. 1933. Zit. Zbl. Haut-u. Geschl.-Kr. **48**, 98 (1934). — Wasowski, T.: Syphilis der Ohren. Pol. Przegl. otol. **5**, 20, 130, 207, 280 (1928); **6**, 52, 93 u. franz. Zus.fass. (1929). [Polnisch.] Zit. Zbl. Haut- u. Geschl.-Kr. **34**, 103 (1930). — Wassilijew, A.: Syphilis in der Urologie. Trudy Vojenno-Med. Akad. **1**, 285 u. dtsch. Zus.fass. 302 (1934). [Russisch.] Zit. Zbl. Haut- u. Geschl.-Kr. **51**, 148 (1935). — Watrin, J.: Chancre mixte à évolution anormale. Bull. Soc. franç. Derm. Syph. **40**, 21 (1933). — Weidman, F. D.: Multiple chancres (on the lips and the genitale). Arch. Derm. Syph. (Chicago) **28**, 302 (1933). — Wein, M., I. Silberg u. O. Ssidorova: Zur Charakteristik des Chancre mixta. Sovet. Vestn. Vener. i Derm. **3**, 711 (1934). [Russisch.] Zit. Zbl. Haut- u. Geschl.-Kr. **50**, 345 (1935). — Weiss, H.: Unterlippencarcinom mit aufgepfropftem Primäraffekt. Derm. Wschr. **1950**, 460. — Weissenbach, R. J., R. Le Baron et G. Eyraud: Statistique des cas de syphilis primo-secondaire, découverts en 1941 au Dispensaire de Beurmann. Ann. Derm. Syph. (Paris), VIII. s. **2**, 172 (1942). — Wendt: Lues recens cum superinfectione. Verh. der Dermatol. Ges. Stockholm, Sitzg vom 8. I. 1930[1]. Zit. Zbl. Haut- u. Geschl.-Kr. **35**, 60 (1931). — Lues recens (multiple Sklerosen auf Genitalherpes). Verh. der Dermatol. Ges., Stockholm, Sitzg vom 8. I. 1930[2]. Zit. Zbl. Haut- u. Geschl.-Kr. **35**, 60 (1931). — Widermann, H.: Über Häufigkeit und Bedeutung der Portiosklerosen. Wien. klin. Wschr. **1949**, 929. — Wiemers, K.: Lues I seropos., multiple P. A. Frankfurter Dermatol. Verigg, Sitzg vom 26. IV. 1950. Zit. Zbl. Haut- u. Geschl.-Kr. **76**, 320 (1951). — Wigodtchikoff, G. W., et M. Goudéliss: Sur la contagiosité du sperme des syphilitiques. Étude expérimentale. Acta derm.-venereol. (Stockh.) **12**, 277 (1931). Zit. Zbl. Haut- u. Geschl.-Kr. **39**, 805 (1932). — Wile, U. J., and H. H. Holman: A survey of sixty-eight cases of extragenital chancres. Amer. J. Syph. **25**, 58 (1941). — Wolf, H. F. de: Giant chancre of the chin. Arch. Derm. Syph. (Chicago) **26**, 773 (1932). — Wolynsky, S.: Zur Kasuistik der syphilitischen Primäraffekte am Zahnfleisch. Z. Stomat. **28**, 1099 (1930). Zit. Zbl. Haut- u. Geschl.-Kr. **38**, 661 (1931).

Yoshino, K.: Über Initialsklerose der Gaumentonsille. Otologia (Fukuoka) **2**, 623 (1929). [Japanisch.] Zit. Zbl. Haut- u. Geschl.-Kr. **36**, 650 (1931).

Zágon, A.: Primäraffekt an der Lippe. Ungarische Dermatol. Ges., Budapest, Sitzg vom 11. II. 1938. Zit. Zbl. Haut- u. Geschl.-Kr. **60**, 473 (1938). — Zarénski: Riesenschanker. Lemberger Dermatol. Ges., Sitzg vom 19. XII. 1935. Zit. Zbl. Haut- u. Geschl.-Kr. **53**, 68 (1936). — Zoon, J. J., u. E. P. Steemberger: Zit. von Svendsen, Age and sex distribution of patients with fresh syphilis. Acta derm.venereol. (Stockh.) **32**, Suppl. 29, 353 (1952). Zit. Zbl. Haut- u. Geschl.-Kr. **84**, 250 (1953). — Zuckerkandlowa: Lues II. Ulcus initiale mamillae dextrae. Lemberger Dermatol. Ges., Sitzg vom 22. I. 1931. Zit. Zbl. Haut- u. Geschl.-Kr. **37**, 178 (1931).

Generalisierte Syphilis der Haut und der Mund- und Rachenhöhle. Spätsyphilis. Syphilis der Nieren und Harnblase. Histologie

Von

Rudolf Santler-Wien

A. Generalisierte Syphilis der Haut und der Mund- und Rachenhöhle

Einleitung

Die Syphilide sind, obwohl sie die Formen fast aller Dermatosen nachzuahmen vermögen, in der Norm derart charakteristisch, daß sie als solche meistens auch ohne anamnestische Angaben den Verdacht auf Lues erwecken und auf Grund der ihnen zukommenden Eigenheiten relativ leicht der Früh- bzw. der Spätperiode zugeordnet werden können. Ausnahmen hiervon sind jedoch nicht zu selten und geben immer wieder Anlaß zu Mitteilungen und Demonstrationen. Diese Abweichungen sind besonders dadurch gekennzeichnet, daß die Haut- und Schleimhauteffloreszenzen z. B. im Frühstadium nur ganz vereinzelt und unauffällig, im späteren hingegen oftmals in dichter Aussaat und mit ins Auge springenden Erscheinungen aufzutreten imstande sind.

Weshalb eine so große Vielfältigkeit des klinischen Bildes während der ganzen Periode der Lues möglich ist, wurde bisher noch keineswegs geklärt und beruht sicherlich nicht auf einem einzigen, sondern auf vielen Faktoren, die sowohl beim Erreger als auch bei dem von ihm Befallenen liegen mögen, wobei das jeweilige Zusammentreffen mehrerer solcher Umstände für Aussehen und Verlauf mitverantwortlich ist und in diesem Zusammenhang der zusätzliche Einfluß einer allfälligen Therapie ebenfalls berücksichtigt werden muß. Wenn nun zugegebenermaßen die Exantheme derart unscheinbar und die Efflorescenzen so spärlich sein können, daß auch der Geübte sie leicht zu übersehen und nur unter günstigen Voraussetzungen wahrzunehmen vermag, und wenn ihre Dauer — selbst bei Außerachtlassung der zumeist unverwertbaren Angaben der Patienten — erfahrungsgemäß großen Schwankungen unterworfen ist, dann leitet dieser Gedankengang zwanglos zur Frage der Syphilis sine exanthemate über.

Wir hegen keinen Zweifel darüber, daß die Spirochätendurchseuchung des Organismus an der äußeren Decke dem freien Auge verborgen sein kann, möchten es aber nicht unterlassen, an die vielen Fehler, die wir im Kapitel „Lues ohne Schanker" gestreift haben, zu erinnern und sie in abgewandelter Form auch bei „fehlenden" Exanthemen der Haut- und Schleimhaut angewandt wissen.

Weitere Abweichungen im Verlauf der sekundären Syphilisperiode bestehen darin, daß gewisse, gewöhnlich als Prädilektionsstellen bezeichnete Örtlichkeiten von der Efflorescenzenaussaat nicht nur des Erstlingsexanthems verschont bleiben, bzw. Stellen, die in der Regel selten oder gar nicht befallen werden, auf Grund bestimmter Einflüsse mehr als normal und auch in größerem Ausmaße als die sog. bevorzugten am Ausschlage beteiligt sein können.

Beiträge zu diesem sicherlich merkwürdigen Verhalten scheinen immer wieder auf, und viele solche Mitteilungen werden wohl auch einmal die Ursache hierfür aufzuzeigen imstande sein. Hinweise zum einschlägigen Fragenkomplex müssen im Beitrag „Lues und Reiz" von WIEDMANN ebenfalls nachgelesen werden. Es sei ferner auf die Arbeiten von GUSZMANN (1931, 1932) verwiesen, der besonders auf die äußeren Einwirkungen z. B. mechanischer und chemischer Natur aufmerksam macht, die sowohl im Sinne der Akzentuierung als auch dem des Ausbleibens eines Exanthems wirksam sein können. Die Erklärungen für dieses Phänomen gehen dahin, anzunehmen, daß gewisse Reize, wie z. B. Hitze, im Gewebe derartige lokale Veränderungen hervorzurufen vermögen, daß die Haut ihre Reaktionsfähigkeit gegen die Spirochäten verliert, also anergisch wird.

Es sind aber auch bei gleichgelagerten Fällen umgekehrte Deutungen bekannt, nach denen die durch einen Reiz entstandene Hyperämie für die Ansammlung von Schutzstoffen an den betreffenden Teilen des Hautorgans verantwortlich gemacht wird, die die Entwicklung des Ausschlags im Gegensatz zu sonstigen Hautstellen verhindert, eine Erklärung, wie sie in ähnlicher Weise unter anderem auch ALMQUIST gibt.

FRENZL äußert sich ebenfalls zu diesem Thema und meint, daß die Irritation je nach Intensität die Hautvitalität schwächt oder steigert und dementsprechend das immunbiologische Gleichgewicht beeinflußt.

Daß Tätowierungen auf die sekundären Syphilide eine Wirkung entfalten können, ist nicht neu. FUNABASHI hatte Gelegenheit, einen Fall zu verfolgen, bei dem beide Phänomene, d. h. Zu- und Abnahme der Intensität, gleichzeitig zur Beobachtung kamen, nämlich eine stärkere Ausprägung an den mit Tusche, dagegen ein Freibleiben an den mit Zinnober tätowierten Stellen, wobei dieses Nichtbefallensein bekanntermaßen auf die Wirksamkeit des Quecksilbers zurückzuführen ist. Aber auch größere Reize — z. B. wie im Falle von BARTHÉLEMY Schröpfköpfe — vermögen eine mächtigere Entwicklung von sekundären Syphiliden zur Folge haben.

GATÉ, MICHEL und TIRAN stellten einen Patienten vor, um die Rolle des seborrhoischen Terrains bei der Lokalisation und Morphologie der sekundären Syphilis zu erörtern.

CH'IN berichtet über 3 Fälle von Lues II mit geschwürigen Prozessen zwischen den Zehen und ist der Ansicht, daß vorausgegangene Pilzinfektionen zu einer ungewöhnlichen Lokalisierung der syphilitischen Läsionen führen können, die an solchen Stellen den durch Pilze erzeugten Manifestationen sehr ähnlich sehen.

PAKU weist darauf hin, daß verschiedene physikalische, chemische und bakterielle Einwirkungen im Organismus die Virulenz der Erreger zu erhöhen imstande sind (s. Biotropismus nach MILIAN). Er erwähnt vor allem die Kälte und den Einfluß der Strahlen, und von den chemischen Mitteln werden Quecksilber, Wismut, Jod und Arsen von ihm eigens hervorgehoben. Nach diesem Autor sind die Wismut- und Quecksilber-Stomatitiden ebenfalls biotrope Reaktionen, genauso wie das Auftreten von Furunkeln während einer Arsenobenzolbehandlung. Der Salvarsanbiotropismus scheint ihm von ganz spezieller Wichtigkeit zu sein. Die biotropen Salvarsaneruptionen sollen zumeist am 9. Tage nach der Einwirkung entstehen, während die toxischen Erytheme keine bestimmte Inkubationszeit besitzen. Auch akute Infektionen vermögen chronische Erkrankungen zu aktivieren und umgekehrt. In einem seiner Fälle manifestierte sich eine latente Lues nach einer Pleuritis. Die Ursache aller dieser sehr komplizierten Reaktionen ist derzeit noch unbekannt, da die Annahme des Biotropismus keineswegs von allen Autoren geteilt wird.

I. Verteilung des Exanthems

Das syphilitische Exanthem zeigt bezüglich seines Verteilungsmodus bestimmte, wenn man von Ausnahmen absieht, immer wiederkehrende, allen bekannte, auch heute noch gültige Eigentümlichkeiten. Der Begründung FINGERs jedoch, warum die Zahl der Efflorescenzen von Rezidiv zu Rezidiv kleiner wird, ihre Größe hingegen zunimmt, kann nicht beigepflichtet werden, selbst wenn eine eindeutige Aussage hierüber auch gegenwärtig noch nicht möglich ist.

FINGER meint, daß die Verteilung der Spirochäten nur einmal, und zwar in der ersten Eruption, durch hämatogene Aussaat erklärt werden könne, daß aber später unter günstigen Umständen (z.B. durch Änderung des örtlichen biologischen Gleichgewichtes) die latent liegengebliebenen Erreger neuerlich auskeimen und damit die Entstehung von Ausschlägen provozieren. Durch das Ausschwärmen in den Saftspalten nach der Peripherie hin soll es zu jenen eigentümlichen, den Rezidivexanthemen typischen Formen kommen.

Derselbe Autor schreibt in seinem Handbuchartikel, daß die Widerstände, die eine gesunde Umgebung dem Vordringen des Virus entgegensetzt, von Eruption zu Eruption kleiner werden, während andererseits spontan oder unter Einwirkung der Therapie doch immer Treponemen zum Abbau gelangen. Dadurch wird die Zahl der in der Haut versprengten Herde vermindert, ihre periphere Ausbreitung jedoch vergrößert.

Wir müssen wohl eher annehmen, daß die Widerstandskraft der Haut nicht geringer wird, sondern zunimmt und daß die diversen Formen der Spätexantheme nicht so sehr Ausdruck einer herabgesetzten, sondern vielmehr einer gesteigerten Resistenz bzw. einer zunehmenden Sensibilisierung des Wirtes gegen den Erreger sind. Allerdings muß einer neuerlichen Vermehrung und Ausschwemmung der Spirochäten eine Phase der verminderten Abwehr vorangehen, der Wirtsorganismus ist jedoch beim Rezidivexanthem sicherlich nicht mehr so schutzlos wie bei der ersten Efflorescenzenaussaat. Es sind ohne Zweifel noch Antikörper vorhanden, oder aber wird ihre Produktion — da dieselben Vorgänge während des Erstlingsexanthems bereits abgelaufen sind — rascher und in ausreichenderem Maße ausgelöst. Die Abwehrlage ist demnach beim Luetiker am Beginn des Rezidivexanthems und auch während seines Ablaufes anders als am Anfang der Lues II-Phase, und das erklärt zwanglos den unterschiedlichen klinischen Charakter. Es besteht ferner kein Zweifel, daß von Rezidiv zu Rezidiv der Wirtsorganismus — trotz der negativen Periode, die der Eruption vorangeht — zunehmend rascher und ergiebiger antwortet bzw. der Reaktionsablauf mehr und mehr die Merkmale der Sensibilisierung des Wirtes annimmt.

Man kann auch nicht die Meinung teilen, daß nur der Erstlingsausschlag hämatogen entsteht, während die Rezidivhautblüten einem örtlichen Aussprossen liegengebliebener Keime eines Erstsyphilids ihre Entstehung verdanken, sondern wir dürfen gewiß die Ansicht vertreten, daß auch bei den Rezidivmanifestationen eine Streuung auf dem Blutwege erfolgt. Die verringerte Anzahl von Herden findet in der reduzierten Spirochätenmenge und in den örtlich verschiedenen Immunitätsverhältnissen ihre zwanglose Erklärung.

Die Pathogenese des Rezidivexanthems wird durch ein Kräftespiel in den Beziehungen zwischen Erreger und Wirt veranschaulicht. Die reichliche Aussaat von Efflorescenzen des ersten Syphilids setzt eine massenhafte Vermehrung und Ausschwemmung von Spirochäten einerseits und eine geringe Abwehrfähigkeit des Wirtsorganismus andererseits voraus.

Das Bild des Rezidivexanthems kann demnach wohl nur mit einem kleineren Spirochätengehalt und einer erhöhten Abwehrfunktion der Haut erklärt werden. Ferner ist das Auftreten von Gummen erst recht ein Zeichen einer gesteigerten Abwehr, die sich nicht nur am klinischen und histologischen Bild manifestiert, sondern auch in der positiven Luotestreaktion sich ausprägt. Es sei des weiteren noch darauf hingewiesen, daß bei der endemischen Syphilis Rückfallexantheme *gänzlich fehlen*, und LUGER hat eigens hervorgehoben, daß diese Tatsache durch eine erworbene Steigerung der Abwehrkräfte im Wirt bedingt ist. Schließlich sei noch VOLK zitiert der nachstehendes zum Ausdruck bringt:

Wo die Tuberkelbacillen sich ungehemmt durch Antikörper, schrankenlos, gleichsam auf künstlichem Nährboden vermehren können, da reagiert der Organismus bloß mit banalen entzündlichen Veränderungen. Wo aber Antikörper in reichlicher Menge vorhanden sind, dort gehen die mit dem Blutstrom in die Haut gelangten Bacillen zugrunde, und nun erst bilden sich tuberkuloide Strukturen.

VOLKs Beobachtung läßt sich in ein allgemeines biologisches Gesetz (Jadassohn-Lewandowskisches Gesetz) kleiden, das folgendes besagt:

Wo Bakterien sich im Körper uneingeschränkt vervielfältigen, antwortet der Organismus mit unspezifischen Reaktionen der Entzündung. Wo aber Bakterien unter der Einwirkung von Antikörpern langsam zerfallen, wo Bakterieneiweiß durch ihre Tätigkeit abgebaut wird, da entstehen Tuberkel und tuberkuloide Formationen.

Und letztlich möchten wir noch der Auffassung FINGERs entgegentreten, wonach zeitlich die erste Lokalisation der generalisierten Syphilis in der Haut erfolgt, sowie der Annahme von LANG (zit. nach FINGER) widersprechen, der das Eruptionsfieber bei der Lues dafür verantwortlich macht, daß es mit seiner Hyperämie der Gefäße gerade in der Haut eine Ansammlung von Spirochäten fördere. Wir sind eher der Ansicht, daß das Eruptionsfieber schon Ausdruck der Durchseuchung und des beginnenden Kampfes zwischen Erreger und Antikörper darstellt.

II. Morphologie

Es ist bekannt, daß nicht nur das klinische Bild der Lues II der Haut — was Zahl, Form, Größe, Farbe und Lokalisation der Efflorescenzen anbelangt — äußerst mannigfaltig ist, sondern daß auch die Gründe hierfür vielerlei Quellen entspringen. Zu diesen gehören z.B. das Alter der befallenen Individuen, die Abwehrmechanismen und -kräfte, Zahl und Virulenz der Erreger, Zeitdauer und Örtlichkeit der Ausschläge, das Stadium, in dem sich die Syphilis befindet, die Immunisierungsvorgänge usw.

So können sekundäre Erscheinungen einerseits noch auffällig lange post infectionem beobachtet werden, andererseits schon in den ersten Wochen nach der Ansteckung zum Vorschein kommen. Größere Bedeutung wird den Hautmanifestationen dieses Zeitabschnittes bezüglich der Aktivierung der Abwehrkräfte beigemessen, und es ist noch gar nicht so lange her, daß man ernstlich darüber diskutierte, ob es ratsam wäre, den spontanen Immunisierungsprozessen durch Behandlungsmaßnahmen entgegenzutreten. Insbesondere wurde die Entwicklung der Neurorezidive mit dem therapeutischen Vorgehen in Zusammenhang gebracht und die Forderung erhoben, das zweite Stadium abzuwarten und erst dann die antiluische Therapie einzuleiten (BERNARD).

LUGER fand bei der endemischen Syphilis keine Rezidivexantheme — die ja eine verminderte Resistenzfähigkeit des Wirtes voraussetzen — und weist darauf hin, daß die Neurolues ihre Entstehung sicherlich einer Abwehrschwäche verdankt.

WIEDMANN hat darauf aufmerksam gemacht, daß nach Abklingen der durch das reticuloendotheliale System — das im Verlaufe der Lues eine Hyperfunktion aufweist (LEVINA) — gebildeten Abwehrfunktion die Haut diese Aufgabe übernehmen müsse. Erfüllt sie dieselbe jedoch nicht in genügendem Maße — wofür klinisch das Ausbleiben von Tertiärmanifestationen spricht —, dann gelangt der Organismus in den Zustand der negativen Anergie, die die Entwicklung der neuralen und visceralen Lues nicht zu hindern vermag.

Das hier angeschnittene Problem ist zwar von grundsätzlicher Bedeutung, doch kann man heute mit gutem Gewissen sagen, daß eine ausreichende, möglichst frühzeitige Therapie den besten Garant einer Heilung bzw. der Verhinderung von Neurorezidiven darstellt.

III. Syphilis der äußeren Haut

1. Maculöse Syphilide

Sie sind keineswegs ein Beweis für den Beginn der Lues II-Periode, wenngleich sie zu diesem Zeitpunkt relativ häufig vorkommen. Sie können aber auch noch viele Jahre post infectionem sowohl als Erstlings- als auch als Rezidivexanthem auftreten.

Meines Erachtens nach ist es überflüssig, alle Variationen des fleckförmigen Syphilids zu erwähnen, und ich möchte lediglich auf einige seltenere Formen hinweisen, besonders wenn es sich um solche handelt, die erst im späteren Verlaufe der Lues II zum Vorschein kommen. Meistens ist hierfür eine verzettelte oder eine unterdosierte Therapie verantwortlich zu machen. Auffällig jedoch ist, daß auch nach langer klinischer und serologischer Latenz sich eine syphilitische Roseole allein oder in Verbindung mit anderen Zeichen der sekundären Lues zeigen kann.

Hierher gehören der Fall von L. SPILLMANN, WEIS und A. SPILLMANN, bei dem die Spätroseole sich nach 7 Jahren Erscheinungsfreiheit und negativer Wassermann-Reaktion im Anschluß an eine Wismutinjektion entwickelte, sowie der von MILIAN (1936) mit einer ebenfalls auf Grund einer unvollständigen Behandlung um 19 Monate verspäteten Roseole und die Fälle von BERNARD bzw. GATÉ und GIRAUD (1930[1]), die den vorhergehenden grundsätzlich gleichen.

Aber nicht nur retardiert auftretende, sondern auch rezidivierende maculöse Syphilide sind beobachtet worden (PAROUNAGIAN 1930), und schließlich sei noch auf das seltene Vorkommen des annulären Fleckensyphilids (Neurosyphilid Unna, tertiäres zirzinäres Erythem Fournier) verwiesen, das fast ausschließlich Frauen befällt, zumeist viele Jahre nach der Ansteckung zutage tritt, nicht selten mit Gummen oder ulcerösen Syphiliden kombiniert ist, sich durch die hartnäckige Konsistenz der Erscheinungen charakterisiert, eine große Neigung zu Rezidiven entfaltet, durch spezifische Behandlung oft unbeeinflußt bleibt und sich hierdurch von den frühen ringförmigen, aber vergänglichen Rezidivroseolen unterscheidet. Histologisch wird bei ihm Hyperplasie und Sklerose der oberflächlichen Gefäße gefunden, deren Lumina verengt sind und deren Wandung verdickt ist. Perivasculär sieht man keine nennenswerte Infiltration von Rund- und Spindelzellen.

Solche Beobachtungen machten unter anderen COMBES (1931, 1932) und PETRACEK.

2. Papulöse Syphilide

Die papulösen Exantheme können bekanntlich die verschiedensten Abarten aufweisen und werden dementsprechend mit eigenen Namen benannt. Auch sie kommen — allerdings bedeutend seltener — als Erstlings- bzw. vornehmlich als Rezidivexantheme vor. In diesem Zusammenhang möchte ich noch einmal betonen, daß fast stets Patienten von ihnen betroffen wurden, die zu wenig energisch bzw. in zu großen und vor allem in unregelmäßigen Intervallen behandelt worden waren, wobei die Schuld nicht nur auf seiten der Kranken, sondern auch nicht zu selten auf der der Behandler zu suchen ist. Unserer Meinung nach sind viele Fallberichte von sog. Arsenoresistenz gleichfalls der ungenügenden Therapie zuzuschreiben.

Einige Varianten des knötchenförmigen luischen Hautausschlages sollen eigens erwähnt werden, z. B. unter anderem der *Lichen syphiliticus*, der unter den kleinpapulösen Erscheinungen der Sekundärperiode eine besondere Stellung einnimmt und sich sowohl als Erstlings- wie auch als Rezidivexanthem zeigen kann. Er vermag schon primär in Form kleinster Knötchen in Erscheinung zu treten, oder aber entwickelt er sich z. B. erst auf dem Boden einer Roseole.

Wegen seiner Ähnlichkeit mit dem Lichen scrophulosorum wird immer wieder die Frage diskutiert, inwieweit zwischen diesen beiden Zusammenhänge bestünden. Während viele Autoren, z. B. Bonnet, Gaté und Charpy, Guszmann (1940), Milian (1933) und Nebenführer, eine vorhandene Tuberkulose ätiologisch für das Auftreten des Lichen syphiliticus annehmen bzw. verantwortlich machen, möchten wir eher glauben, daß das Zusammentreffen zweier relativ so häufiger Erkrankungen ursächlich nicht überschätzt werden soll. Insbesondere dürfen positive Ergebnisse von derart hochdosierten Tuberkulininjektionen, wie sie Milian (1933) verwendet hat, nicht als Beweis für die Richtigkeit der obigen Annahme gelten, und schon gar nicht, wenn diese zu Allgemeinreaktionen führten und das Wiedererscheinen der am Schwinden begriffenen follikulären Eruptionen zu verursachen imstande waren.

Wir wollen auch auf die Aussprache von Török zu dem von Müller vorgestellten Fall hinweisen, nach dessen Ansicht die follikuläre Anordnung bei hämatogen entstandenen Veränderungen im allgemeinen sehr häufig ist und sowohl bei der Lues als auch bei der Tuberkulose sowie bei Trichophytiden und der Salvarsanintoxikation vorkommt. Der Bacillennachweis und der Tierversuch sind bis heute ebenfalls nicht einwandfrei gelungen.

In dieses Kapitel gehörige weitere Berichte stammen unter anderen von Böhm, Cross, Dittrich (1935, 1936), Fröhlich, Gaertner, Hevesi, Louste und Pinoche, Louste und Racine, Mandel, Markovic, Oliver und Finnerud, Pauncz, Photinos u. Mitarb., Sandbacka-Holmström, Säräteanu und Ghitescu, Schmidt-La Baume, Segré, Spillmann, Steiger-Kazal, Strocka, Touraine, Solente und Ribadeau-Dumas sowie Wile (1930[1]).

Es sei noch gestattet, auf Dittrichs Fall (1935), einem *Lichen zoniformis syphiliticus*, kurz einzugehen und zu bemerken, wie höchst selten es vorkommt, daß ein Patient an einem seit einem Jahre rezidivierenden Herpes zoster leidet. Ferner ist die Lokalisation des Ausschlages etwas atypisch, nämlich das Befallensein der rechten Rückenseite, der Brust, sowie der Haut über der Linea alba in linearer bzw. der Innenseite des rechten Oberschenkels in strichförmiger Anordnung. Weiters ist eine positive Wassermann-Reaktion kein Gegenbeweis für die klinisch ausgesprochene Verdachtsdiagnose eines Lichen ruber planus, und schließlich wissen wir, daß auf Salvarsan auch dieses Exanthem unter Hyperpigmentation abheilen kann. Wir halten demnach diesen Fall nicht für einen Lichen zoniformis syphiliticus, sondern für einen Lichen ruber planus.

Im weiteren seien noch einige Arten der papulösen Syphilide kurz erwähnt, zu denen auch die *Bombensyphilis* gehört (s. Blatt, Eliassow, Hynie, Kibédi Varga, Rentzsch, Wiemers und Wile 1930[2]).

Auf die Demonstrationen von Wiemers muß deswegen eigens hingewiesen werden, weil außer den Hauterscheinungen auch ein positiver Liquorbefund im Rahmen der Untersuchung erhoben wurde, der im Sinne einer beginnenden progressiven Paralyse sprach. Gans betonte in der Aussprache zu diesem Fall, daß er für die älteren Dermatologen lehrreich sei, weil sie unter dem Eindruck aufgewachsen sind, daß eine Spätsyphilis der Haut das Zentralnervensystem schütze. Wir möchten diese Meinung auch heute noch vertreten, glauben jedoch, daß wir es hier mit einem passageren Liquor zu tun haben und daß wir die Schutzfunktion der äußeren Hautdecke in bezug auf das Befallensein des Zentralnervensystems auch weiterhin im Auge behalten sollten, abgesehen davon, daß Ausnahmen unter Vorbedingungen, die wir wahrscheinlich niemals gänzlich erfassen werden können, nur die Regel bestätigen.

Die *zirzinären* Syphilide kommen nicht allzu oft vor. Man findet sie zumeist bei Frauen häufig im Gesicht und am Nacken bzw. bei Männern auch — allerdings seltener — am Scrotum, Penis und Anus.

Pautrier und Domanski hatten Gelegenheit, einen 22jährigen Mann zu beobachten, bei dem die Affektion am Penis saß und so früh auftrat, daß sie sich rings um den gerade in Vernarbung begriffenen Primäraffekt befand.

PAROUNAGIAN (1931[2]) sah bei einem 47jährigen Farbigen disseminiert über Körper und Gesicht in ungewöhnlicher Ausdehnung solche zirzinären Herde ausgestreut, während FINNERUD über eine derartige Bildung bei einem Vater und fast gleichzeitig bei seinen 3 Kindern, die im Alter von 10, 4 und 2 Jahren standen, mit Beschränkung des Ausschlages auf Gesicht und Hals Mitteilung macht. Von einem Primäraffekt war weder in der Vorgeschichte etwas zu erfahren, noch bei der klinischen Untersuchung etwas zu merken. DJELAL-TEWFIK demonstrierte einen hierhergehörigen Fall mit dem Sitz der Veränderungen an der Stirne, die einer oberflächlichen Trichophytie ähnelten.

FRÜHWALD stellte einen Patienten mit seborrhoischen, zirzinär angeordneten Papeln am Kinn vor, und OLIVER berichtete über eine Kranke, die außer ringförmig angeordneten Knötchen im Gesicht noch ein maculo-papulöses Exanthem aufwies und bei der trotz syphilitischer Erscheinungen an den Tonsillen und am Genitale von einem Chirurgen eine Tonsillektomie und eine Drüsenausräumung vorgenommen wurden.

Die *frambösiformen* sekundärluischen Manifestationen sind ausgezeichnet beschrieben, und demonstrierte Patienten bzw. Fallberichte bilden nur Variationen schon bekannter Tatsachen. So seien denn auch nur einige Autoren angeführt, allerdings ohne Anspruch auf Vollständigkeit erheben zu wollen. STREMPEL sah eine Lues framboesiformis schon während der Abheilperiode des Schankers an Kopf, Gesicht, Händen und Füßen auftreten. BOGDANSKIJ und RADOV beobachteten solche Herde auch an einer atypischen Lokalisation, nämlich am Rücken. JAKUBIUK stellte einen 20jährigen Patienten vor, bei dem diese Affektionen im Verlaufe der antiluischen Behandlung mit Wismut und Neosalvarsan zum Vorschein kamen. Ähnlich gelagerte Fälle verdanken wir unter anderen noch LESZCZYNSKI, LOEWENSTEIN und WISE.

Außer den üblichen papulösen Exanthemen findet man — allerdings seltener — auch solche, die durch ihre Form und Lokalisation eine gewisse Ausnahmestellung einnehmen, wie z. B. nässende Papeln rings um die Brustwarze, am behaarten Kopf und auf beiden kleinen Labien bei einer 27jährigen Frau im 7. Schwangerschaftsmonat (KOBAYASHI), oder tief ulcerierende, bis markstückgroße an den großen und kleinen Labien, sowie mehrere Abklatschgeschwüre in der Dammgegend (JENSEN). Es wird angenommen, daß diese luischen Efflorescenzen durch die Sekundärinfektion mit Trichomonaden, die an verschiedenen Läsionen, desgleichen auch in der Urethra und Vagina nachgewiesen wurden, in der so starken Ausdehnung und Tiefe geschwürig zerfielen.

COMEL (1938) sah erbsen- bis fünfmarkstückgroße, wuchernde, teils mit Krusten bedeckte papillomatöse Syphilide auf dem behaarten Kopf sowie an den Schenkeln und Genitalien einer Patientin, und MILOVIDOVA beschrieb vegetierende Papeln an den Augenlidern eines 32jährigen Sägereiarbeiters, bei dem der Konjunktivalsack durch öfteres Hineingelangen von Sägemehl in einem andauernden Reizzustand gehalten wurde.

Die varizelliformen und varioliformen Syphilide treten relativ selten in Erscheinung und geben daher immer wieder Anlaß zu differentialdiagnostischen Erörterungen. Es kommt manchmal vor, daß von ihnen befallene Patienten zuerst im Infektionskrankenhaus landen. Aber auch für Pyodermien werden diese Formen zuweilen gehalten, und zwar vor allem dann, wenn Krustenbildungen vorhanden sind.

Der Bericht von LOUSTE, LÉVY-FRANCKEL und TRIAU ist in mancherlei Hinsicht interessant. Es handelt sich darin um einen Fall von Zoster, Windpocken und Facialislähmung bei einer unbekannten Lues mit positivem Blut- und Liquorbefund.

Den Verfassern dünkt es, als ob die Syphilis, insbesondere diejenige des Zentralnervensystems, Wegbereiter für die Ansiedlung bestimmter Erreger — z. B. deren des Herpes und des Zoster, die vielleicht mit jenen der Encephalitis verwandt sind — sein könnte. Wir würden nach obiger Schilderung jedoch eher glauben, daß der betreffende Kranke an einem Herpes zoster generalisatus litt, von dem wir wissen, daß er bisweilen mit Veränderungen in Blut und Liquor einhergeht.

Einschlägige Mitteilungen verdanken wir unter anderen noch BONDET und GERMAIN, FEJÉR, FOUQUET, GATÉ und RACOUCHOT, RIEHL jr., RISTIĆ, SEIER (1932) sowie VERBUNT.

Einige seltene Fälle der sekundären Lues seien als Anhang erwähnt. Hierher gehören solche, die neben den Exanthemen noch andere, nicht typische Erscheinungen aufweisen, wie z. B. eine beginnende, kruppöse Pneumonie (GERTLER), Gelenkbeteiligung unter dem Bilde einer Stillschen Krankheit bei einem 3jährigen Kinde (GOTTRON 1943), syphilitische Gelenkerkrankungen (WEISSENBACH, MARTINEAU und SÉGUIN), Periostiden an beiden Schienbeinen (PAROUNAGIAN 1932[2]), eine mit Colostrumsekretion verbundene Brustdrüsenschwellung bei einem 23 Jahre alten Mann (CHIALE), eine doppelseitige Orchiepididymitis (GATÉ und GIRAUD 1930[2]), Hutchinsonsche Zähne (LENARTOWICZ) sowie Tubercula carabelli (PHOTINOS und PETROPOULOS) usw.

Ob Zahndeformitäten bei der erworbenen Lues als ein sicheres Erkennungszeichen gelten dürfen, ist mehr als fraglich, da sie ihre Bedeutung selbst bei der kongenitalen in großem Ausmaße eingebüßt haben (LINDEMAYR).

Ein besonderes Interesse verdient der Bericht von MILIAN (1932[2]) über eine 16jährige Kartonagearbeiterin mit an die Addisonsche Krankheit erinnernden Symptomen, zu denen sich auch eine Periostitis der Halswirbel gesellte. Auf spezifische Therapie (Neosalvarsan) trat eine deutliche Besserung aller Beschwerden ein, die als syphilitischen Ursprungs aufgefaßt werden.

Der Fall von SEIER (1931) soll deswegen hervorgehoben sein, weil im Rahmen einer Lues II mit stark ausgeprägten Hautmanifestationen und einer doppelseitigen Iritis in der Tränenflüssigkeit Spirochäten nachgewiesen wurden.

KABASIMA, KERDEL-VEGAS, KOPF und TOLMACH, OTA, REEVES bzw. SAUNDERS und YOUNGSTROM bereicherten die Literatur mit ihren Ausführungen über die nicht häufig vorkommende „syphilide cornée‟.

Floride sekundärluische Exantheme bei Tabikern sahen unter anderen COMEL (1934), FRANKL (1929[1, 2]) und HAMPEL, HAXTHAUSEN (1934, 1935[1]), JUON, LEROY, MÉDAKOVITCH und BOYER, NÉKÁM jr., SINGER, SPINETTA sowie SZILGÁYI.

Daß die Lues II auch mit ulcerösen und gangränösen Hauterscheinungen einhergehen kann, haben BUREAU, JARRY und BARRIÈRE betont, während NOBILE sowie WATANABE und KITAJIMA papulöse Efflorescenzen im Augenbereich beschrieben, und zwar erstere eine papuloerosive Syphilis der Conjunctiva palpebralis und die letzteren eine phlyktänartige syphilitische Papel am Limbus corneae.

Eine lokale Resekundarisierung einer Lues gummosa nach Röntgenbestrahlung wird von LEWITH gebracht, und über syphilitische Rezidivexantheme nach Penicillinbehandlung wäre unter anderen bei CARRERA, SEOANE und MOSTO bzw. HERTEL nachzulesen.

Da die Vorliebe der Lues für gereizte Hautstellen seit langem bekannt ist, nimmt es einen nicht wunder, daß eine besonders in den letzten Jahren stark zunehmende Erkrankung, wie es die Mykose insbesondere im Bereiche der Füße darstellt, auch differentialdiagnostisch mehr in den Vordergrund rückt. Es sind vor allem die interdigitalen Räume, in denen die Syphilis gerne unter dem Bilde von erodierten bzw. rhagadiformen Papeln aufzutreten pflegt und in bezug auf ihre Erkennung Schwierigkeiten zu bereiten imstande ist (vgl. DEXTER, EVAN und BLUEFARB, GARTMANN, JUNG sowie JUNG und MILDSCHLAG).

Auf die hohe Beteiligung der Tonsillen im Laufe der Lues II haben unter anderen BRITTINGHAM, LINDEMAYR, MOUNIER-KUHN und ROUSSET, PUND und BRAWNER bzw. RICHTER aufmerksam gemacht.

Vier Fälle von Kehlkopfsyphilis kommen aus der Feder von KURIYAMA, während FERRABOUC, FRIESS und CADÉOT über eine sog. Syphilis pseudo-bullosa der Mundschleimhaut berichten.

IV. Syphilide der Handteller und Fußsohlen

Das typische Syphilid dieser Lokalisationen ist in der Norm ohne wesentliche Schwierigkeiten diagnostizierbar, und zwar auch dann, wenn es — wie dies manchmal vorkommt — auf Grund traumatischer Reizungen nur einseitig auftritt (HAXTHAUSEN).

Maculöse luische Veränderungen sind an diesen Örtlichkeiten selten, um so mehr muß jedoch auf spezifische Erythembildungen aufmerksam gemacht werden (PASINI), wenngleich nicht alle publizierten Fälle einer Überprüfung standhalten (MARURI und McDONALD).

Wie schon von FINGER aufgezeigt, ist die Hornschicht oft durch eine geringe Menge seröser Flüssigkeit von der Unterlage abgehoben, so daß sich hier eine rudimentäre Blase bildet, in der man zuweilen zahlreiche Pallidae nachweisen kann (BEHDJET).

Wir schätzen MILIAN, der sicherlich zu den ganz großen Beobachtern zu zählen ist, sehr und wissen, daß er infolge seiner reichen Erfahrung oft auf Symptome, die zur Syphilis gehören, allein übersehen oder falsch gedeutet worden waren, hingewiesen hat. Daß er in diesem Drange, luische Zeichen zu erkennen, da und dort — so glauben wir es zumindest — übers Ziel geschossen haben mag, liegt auf der Hand.

So finden wir bei ihm die Beschreibung einer 67jährigen Patientin, deren Anamnese auf Syphilis ebenso wie die serodiagnostischen Reaktionen absolut negativ waren und deren Hauterscheinungen unter Behandlung mit grauem Öl, Novarsenobenzol und vor allem mit intravenösen Quecksilberoxyzyanat-Injektionen sich langsam zurückbildeten. Es handelte sich um keratotische Veränderungen spezifischer Grundlage an den Fingern, die nach MILIAN insofern besonders bemerkenswert sind, als sie alles für dieses Krankheitsbild Typische in sich vereinen, nämlich:

1. Eine starke Keratose mit unregelmäßiger, warzig gekörnter Oberfläche, deren Rand lichenifiziert ist.

2. Eine leichte, diffuse, flächenhafte Keratose, bei der die longitudinalen Falten der Haut hervortreten.

3. Eine typische luische Onyxis bzw. Perionyxis, wobei der freie Rand des Daumennagels fast normal ist. Dagegen sieht man an der radialen Seite desselben in seinem proximalen Drittel eine 2—3 mm dicke Verhornung. Der Nagel selbst zeigt eine gelblich-grüne Verfärbung und weist 2 etwa 1—2 mm hohe, transversale Wallbildungen auf, unterhalb deren einem 2 punktartige Erosionsstellen auffallen. Die anderen befallenen Finger (Zeige- und Mittelfinger) bieten außer den beschriebenen Bildern auch einen schwärzlich-grünen Farbton dar. Obige Symptome der Nägel weisen nach MILIAN schon an und für sich auf die Diagnose „Lues‘‘ eindeutig hin, selbst wenn man die syphilitische Natur der keratotischen Prozesse verkennen sollte.

4. Einen sicheren, aber sehr langsamen Erfolg der antiluischen Maßnahmen.

5. Das Fehlen eines jeden Anhaltspunktes für die Lues in der Anamnese.

6. Den Einfluß der traumatischen Reize auf die Lokalisation der Syphilide, die an Druck und Läsionen besonders ausgesetzten Örtlichkeiten entstehen, und schließlich

7. eine gute therapeutische Wirkung der lokalen Medikation mit rotem Vidalschem Pflaster.

MILIAN warnt noch eindringlich davor, diese ungewöhnlichen Manifestationen der Lues außer acht zu lassen.

Ein zweiter Fall mit Ergriffensein der Interphalangealgelenkfalte wurde von MILIAN (1931[1]) ebenfalls genau geschildert und Hyperkeratosis syphilitica foliacea benannt.

Patienten mit Palmar- bzw. Plantarlues wurden unter anderem auch von HULUSI-BEHCET sowie ZITZKE demonstriert, wobei STÜHMER in der Aussprache zu letzterem hervorhebt, daß die zuweilen recht unscheinbaren Affektionen der Handflächen reichlich Spirochäten enthalten.

Den sehr seltenen Formen luischer Veränderungen an Handtellern und Fußsohlen sind noch jene Papeln zuzuordnen, die wegen ihrer Ähnlichkeit mit einem Leichdorn als Clavi syphilitici bekannt sind und die ich unter dem Synonym „syphilide cornée‘‘ bereits erwähnt habe (s. KABASIMA, KERDEL-VEGAS, KOPF und TOLMACH, OTA, REEVERS bzw. SAUNDERS und YOUNGSTROM sowie STREITMANN 1936).

Histologisch jedoch konnte NAEGELI einwandfrei beweisen, daß der Aufbau dieser Syphilide nicht demjenigen der Hühneraugen entspricht, sondern in den zentralen Partien aus luischem Granulationsgewebe besteht, während die hyperkeratotischen Vorgänge sich hauptsächlich an der Peripherie vorfinden.

V. Syphilitische Erkrankungen der Nägel

Während FINGER dieses Kapitel betreffend die Überzeugung ausspricht, daß hier die Diagnose in der Regel nicht zweifelhaft ist und die Erscheinungen am Nagel — soweit sie zuweilen symptomatisch bei chronischem Ekzem oder bei Psoriasis vorkommen — durch die Grundkrankheiten leicht geklärt werden könnten, und MILIAN (1932[2], 1936, 1937[1]) sogar der Meinung ist, daß man lediglich infolge des Vorhandenseins sog. syphilitischer Nagelveränderungen — auch bei negativen Seroreaktionen — die Lues festzustellen bzw. als Kriterium für die Aktivität derselben heranzuziehen vermag, so neigen wir heute doch mehr dazu, eine etwas vorsichtigere Stellung einzunehmen.

Daß bei der Syphilis eventuell Alterationen der Nägel ebenfalls auftreten, unterliegt keinem Zweifel. Schwieriger ist schon die Beantwortung der Frage, ob man tatsächlich berechtigt ist, allein auf Grund solcher Abweichungen eine

luische Infektion als bewiesen zu betrachten. Wir haben eher den Eindruck, daß
es im Nagelbereich keine für die Lues typischen Anomalien gibt, die nicht auch
andere Ursachen in ähnlicher oder gleichartiger Weise hervorzurufen imstande
wären, denn Längs- oder Querfurchen, subunguale Hyperkeratosen, Abhebung
der freien Enden, Verfärbung, Brüchigkeit, Aufsplitterung, Atrophie, Buckelung
usw. sind Symptome, die wir allenthalben bei den verschiedensten Erkrankungen
— vielfach ohne faßbaren Anlaß — zu finden pflegen.

Man soll auch nicht wie Sienko kleine Grübchen und Querfurchen der Hand- und Fuß-
nägel sowie ihre Verdickung und Brüchigkeit nur deswegen als Onychia syphilitica sicca
bezeichnen, weil die Wa.R. positiv war, und wie dieser Autor glaubt, alle anderen parasitären
und allgemeinen Krankheiten auszuschließen waren.

Lévy-Bing und Carteaud beschreiben 3 Fälle von Nagelläsionen und geben wenigstens
zu, daß der Erkennung große Schwierigkeiten entgegenstanden. Ihrer Angabe, daß die antiluische Behandlung innerhalb von $1^1/_2$ Jahren zu restloser Normalisierung führte, könnte
man entgegenhalten, daß ähnliche Veränderungen auch schon *vor* einer solchen Zeitspanne,
und zwar *ohne* Therapie abgeheilt sind.

Cormia erwähnt Beausche Linien an den Daumennägeln sowie Längsrisse am rechten
Zeigefingernagel, der in den proximalen Zweidritteln konvex- und hypertrophisch bzw. im
distalen Drittel konkav und verdünnt war. Diese Affektionen bildeten sich unter spezifischer
Medikation mit jenen der Haut zurück.

Wir zweifeln nicht daran, daß die oben skizzierten Abweichungen syphilitischer Natur
waren, möchten jedoch darauf hinweisen, daß sie ein sehr gutes Beispiel dafür abgeben, welch
buntes Bild die Syphilis im Nagelbereich zu bieten vermag, so daß von einer diesbezüglich
auch nur einigermaßen einheitlichen Morphologie keine Rede sein kann.

Milian (1932[3], 1937[1]) stellt besonders die Tüpfelerosion in den Vordergrund und behaup-
tet, daß dieselbe bei Ekzem oder bei Psoriasis sehr fein und zart sei. Fehlen aber diese beiden
Krankheiten, dann dürfe man auch bei negativer Wa.R. fast mit Sicherheit die Lues als
Ursache anschuldigen.

Pathogenetisch wird angenommen, daß infolge des verlangsamten Blutstromes sich an
der Nagelmatrix Spirochäten ansiedeln und die Deformitäten hervorrufen. Garnier schließt
sich dieser Stellungnahme im großen und ganzen an.

Führt man neben diesen wenigen Hinweisen noch die von Fournier (zit. nach Lévy-Bing
und Carteaud) angegebenen Grundtypen der syphilitischen Nageldystrophien an, die sich
durch a) einfache Brüchigkeit mit Randsubstanzverlusten, b) teilweise Loslösung der Nagel-
platte, c) vollständige Loslösung mit totalem Wegfall der Nägel, d) Nagelhypertrophie und
e) die sog. Elconyxis kennzeichnen, so hat man wohl eher den Eindruck, daß fast alle Prozesse
am Nagel auch luisch sein können, ist jedoch keineswegs davon überzeugt, daß sie einen ohne
andere Hinweise zur Diagnose der Lues berechtigten.

Weitere Hinweise zu diesem Kapitel finden wir unter anderen bei Barney, Haxthausen
(1935[2]), Iapalucci und Cristiano, Koller, Minami und Katayama sowie Nicolas, Massia
und Lebeuf.

Ein Übersichtsreferat mit einer Zusammenstellung syphilitischer Nagelerkrankungen in
Anlehnung an die Werke von Fournier, Thibierge, Balzer, Milian und Heller besitzen
wir von Waintraub (1936[1]).

Barney hat im Jahre 1931 ebenfalls über die verschiedensten Mißbildungen der Nägel
berichtet, worauf in der Aussprache betont wurde, daß trophoneurotische Ursachen (Gubans)
und Alkalilösungen (Baskin) für ähnliche krankhafte Nagelveränderungen verantwortlich
zu machen wären, wie sie auch Cole bei Alkaliarbeitern beobachten konnte.

Eigene Erfahrungen zeigen, daß Nageldeformitäten, die nach den oben zitierten Autoren
geradezu als für die Syphilis typisch zu bezeichnen wären, mit Hilfe des Nelson-Testes oftmals
als nicht luisch klassifiziert werden müssen, jedoch auf Grund der Symptomatik auch nicht
immer den Ekzemen oder der Psoriasis zugeordnet werden dürfen.

VI. Syphilitische Affektionen der behaarten Kopfhaut

Die Syphilide der behaarten Kopfhaut sind hinreichend bekannt. Zu ihnen
zählen auch jene Erscheinungen, die sich in Form einer Alopecie kundtun.

Der an umschriebenen Stellen auftretende Haarausfall, die sog. „Alopecia
areolaris" geht in einem hohen Prozentsatz mit Liquorveränderungen einher.

Gennerich traf unter 30 Fällen mit dieser Alopecie 29 positive Liquores an,
ein Befund, den Kyrle gleichfalls bestätigte. Die Untersuchungen von Konrad

(1932) hingegen ergaben bei Patienten mit Alopecia specifica bzw. Leukoderm nur in 39% ähnliche Resultate, eine auffällige Diskrepanz gegenüber den meisten Literaturangaben, die bei 80—90% der Kranken die Rückenmarkflüssigkeit als von der Norm abweichend anführen und aus denen herauszulesen ist, daß die Betreffenden in bezug auf eine spätere Neurolues besonders gefährdet erscheinen.

Andererseits — und das muß in diesem Zusammenhang eigens betont werden — ist man immer dann bereit, die Bedeutung des positiven Liquors zu überschätzen, wenn die Hautmanifestationen bezüglich ihrer Entstehung keine genügende Erklärung zulassen. Dies bezieht sich vor allem auf die Alopecia areolaris und auf das Leucoderma syphiliticum.

Es ist jedenfalls interessant, daß bei Patienten mit Schleimhautpapeln z.B. nie davon die Rede ist, daß sie Anwärter auf Tabes oder auf Paralyse wären, obwohl gerade bei ihnen von KYRLE der höchste Prozentsatz an luischen Liquores festgestellt wurde (Verhandlung der Deutschen Dermatologischen Gesellschaft 1921).

Da auch andere Formen des Haarausfalles, insbesondere die Alopecia areata, mit der Lues in Zusammenhang gebracht werden, sei auf die Beobachtungen von SÉZARY, HOROWITZ und LÉVY sowie TOURAINE bzw. SÁINZ DE AJA, FORNS und GÓMEZ hingewiesen, die übereinstimmend zu zeigen vermochten, daß der Syphilis kein größerer Einfluß als irgendeiner anderen Infektion auf die Genesis des Haarausfalles zukommt und daß den Störungen der endokrinen Drüsen ebenfalls ein Augenmerk zuzuwenden ist. Auch bei der Scheckhaut konnten keine Beziehungen zu der Lues erforscht werden.

Da bisher keine sichere zentrale Beeinflussung bei der Alopecia areolaris nachgewiesen wurde, dürfen wir heute wohl annehmen, daß für sie — wie auch für das Leukoderm — viel eher flüchtige, unauffällige Exantheme verantwortlich zu machen wären.

Zum Abschluß sei noch die Mitteilung von PERIN, SISSMANN und VIEU (1951[1, 2]) erwähnt, die deswegen bemerkenswert ist, weil die haarlosen Stellen eine Atrophie der Haut aufwiesen.

VII. Pigmentanomalien bei Syphilis

Das Auftreten von Pigmentverschiebungen im Sinne von Hyper- und Depigmentation ist kein Vor- oder ausschließliches Recht der Lues und stellt sich nicht nur bei Treponematosen, sondern auch bei vielen anderen Dermatosen aus endokrinen oder aber aus idiopathischen Gründen ebenfalls ein.

Die vielfältigen Möglichkeiten der Entstehung derartiger Störungen und insbesondere die oftmalige Ungeklärtheit ihres Zustandekommens machen es verständlich, daß die klinischen Bilder untereinander sehr verschieden sind.

Des weiteren wäre besonders darauf hinzuweisen, wie oft seit der Erkenntnis, daß die Syphilis solche Veränderungen hervorzurufen imstande ist, sicherlich De- und Hyperpigmentation als luisch gebucht wurden, und schließlich soll der Einfluß des Salvarsans bei der vermehrten Melaninbildung nicht vergessen werden. Diese kommt symptomatisch hauptsächlich nach papulösen, pustulösen bzw. nodösen Syphiliden zum Vorschein, während sie nach fleckförmigen Exanthemen selten anzutreffen ist.

Das histologische Substrat der Pigmentvermehrung ist das Melanin. Wir dürfen daher Verlaufsformen, die vorwiegend eisenhaltigen Farbstoff aufweisen, nicht ohne weiteres der Pigmentsyphilis zuordnen, sondern müssen in diesen Fällen eher von einer Syphilis haemorrhagica sprechen. Wenn es auch bekannt ist, daß die Lues mit starken Gefäßalterationen einhergeht, hätten wir doch zu berücksichtigen, daß Blutungen im Hautbindegewebe zu den Ausnahmen gehören und bei ihrem Vorhandensein an eine toxische Wirkung — wie sie z.B. im Rahmen der Medikation eintreten kann — zu denken ist. Daß es sich dann nicht um eine syphilitische Pigmentverschiebung handelt, ist klar.

Solange wir über die Ursachen dieser Erscheinungen nichts Genaues wissen, ist es unseres Erachtens auch müßig, über das gute oder schlechte Ansprechen dieser Veränderungen auf antiluische Therapie zu diskutieren.

Ähnlich wie beim Leukoderm werden bei der Hyperpigmentation ebenfalls die verschiedensten Mechanismen angenommen bzw. angeschuldigt. Es ist auch zu erwarten, daß die verantwortlichen Noxen nicht bloß an einer, sondern an vielen Stellen jenes Komplexes, der für die Farbstoffbildung zuständig ist, angreifen können, also sowohl in den periphersten Anteilen als auch im Zentrum bzw. im Fermenthaushalt oder sonstwo in diesem komplizierten Gebäude.

So hat beispielsweise Santojanni den Fall eines generalisierten pigmentierten Syphiloderms beobachtet, der neben den Hautaffektionen die Symptome einer deutlichen Hypofunktion der Nebennieren aufwies. Der Autor hat also bei seinem Kranken die Dyschromie der Haut mit der Unterfunktion der Nebennieren in Beziehung gebracht, die er als durch eine syphilitische Infektion bedingt ansah. Er hat aber damit nicht ausgesagt, daß nun notwendigerweise alle Pigmentanomalien bei Lues mit einer Mangelleistung der Nebennieren verbunden seien, sondern die Möglichkeit der Einwirkung organischer oder funktioneller Läsionen — z. B. am endokrinen System bzw. an den nervösen Apparaten — gleichfalls nicht ausgeschlossen, wobei diese Dysfunktionen eventuell durch die Lues hervorgerufen werden.

Über eine generalisierte Pigmentsyphilis, bei der das Zentralnervensystem zusätzlich gestört war, referierten Ferrabouc, Friess und Rolland, die aus diesem Zusammentreffen den vorsichtigen Schluß ziehen, daß die Pigmentlues zentralen Ursprungs sei.

Von den nicht alltäglichen erwähnen wir den Bericht Pers über ein großpapulöses, zum Teil flächenhaft infiltrierendes, zur Hyperpigmentation neigendes syphilitisches Exanthem, das die Einreihung dieses Ausschlages in das von de Amicis beschriebene Bild der Syphilis erythematosa nigricans, einer besonderen Form der Syphilis nigricans Fournier, rechtfertigte. Das hierbei Bemerkenswerte ist noch der klinische und histologische Nachweis ausgedehnter Hämorrhagien, auf die die Verfärbungen größtenteils zurückzuführen sind, so daß man geradezu von einer hämorrhagischen Lues sprechen kann.

Waintraubs (1936[2]) Anschauung ist deswegen interessant, weil er die Dermatitis pigmentosa peribuccalis als nichts anderes als ein pigmentiertes Syphilid betrachtet. Für derlei Läsionen, die nicht nur peribuccal, sondern auch an anderen Gesichtsstellen aufzutreten pflegen, wurde vorgeschlagen, die Bezeichnung „dermatose pigmenté de la face de Trimble-Brocq" zu gebrauchen, denn Trimble war der erste, der schon im Jahre 1911 auf ihren Zusammenhang mit der Syphilis hingedeutet hat.

Einschlägige Fälle finden wir unter anderen auch bei Parounagian (1931[1]) und Salaverri.

Einen ungewöhnlichen Casus, nämlich eine fleckige Pigmentierung ausschließlich des linken Handtellers und der Palmarfläche der Finger, die seit 6 Jahren bestanden hatte, ohne daß jemals Rötung oder Infiltration erfolgt wären, teilte Crawford mit. Wenn auch die Wa.R. positiv war und unter antiluischer Behandlung Besserung eintrat, sollten wir uns doch gerade Ausnahmezustände betreffend bei der Diagnosestellung einige Zurückhaltung auferlegen und bescheidenerweise nicht von einer Pigmentsyphilis, sondern nur von einem Verdacht auf eine solche reden.

In dieses Kapitel gehörende Beiträge lieferten unter anderen Durne, Frühwald (1939), Gaté, Charpy und Cuilleret, Gordon, Herrera Carmona, Honda, Semon, Sicoli sowie Spillmann und Weis.

Von der Feststellung, daß die Syphilitiker aus symptomatischen und idiopathischen Gründen am Integument Hyperpigmentationen aufweisen können, bis zu der Folgerung, sie wären bei denselben als spezifisch anzusehen, ist ein kleiner, aber gefährlicher Schritt.

Obiges bezieht sich auch auf die Pigmentveränderungen der Mundschleimhaut. Gougerot und Burnier beschrieben eine solche, die wir heute wohl eher zum Peutzschen Syndrom zählen würden.

Selikowitch hat ihre Meinung über die diesbezügliche syphilitische Pigmentierung in einer Dissertation kundgetan und darin die Ansicht vertreten, daß sie in Kombination mit der Leukoplakie ein wesentliches Moment für die luische Ursache darstellt, eine Auffassung, der wir nicht vorbehaltlos beipflichten wollen.

Depigmentierungen sind mindestens so häufig wie die Hyperpigmentationen, und Kombinationen der beiden sind ebenfalls möglich, worauf auch Pastinszky aufmerksam machte, der einen 22jährigen Mann mit weißen Flecken am Stamm und mit braunen an den Extremitäten vorstellte.

Unter den Pigmentmangelerscheinungen kommt dem Leucoderma syphiliticum eine besondere Bedeutung zu. Um eine Abgrenzung gegenüber allen anderen ähnlichen Formen, die sich durch Farbstoffverlust kennzeichnen, zu ermöglichen, möchten wir ebenfalls vorschlagen, unter dieser Variante nur jene Veränderungen zu verstehen, die vornehmlich am Hals bzw. Rücken, seltener jedoch an anderen Körperstellen auftreten und nicht einen Rest- oder Folgezustand nach einem abgeklungenen luischen Exanthem bilden, zum Unterschied von den Depigmentationen, die den mit Pigmentverlust einhergehenden Syphilisläsionen entsprechen und zur Pigmentlues gerechnet werden.

Solange also Ursache und Pathogenese des syphilitischen Leukodermas nicht einwandfrei geklärt sind, würden wir obige Auslegung jedenfalls für zweckdienlich halten, denn es ist selbstverständlich, daß sie auf die Dauer nicht aufrechterhalten bleibt, da früher oder später seine Entstehung doch eine Klärung finden wird. Das besprochene Krankheitsbild wird wahrscheinlich — ebenso wie einige andere Arten der Dyschromien — der Pigmentsyphilis zugezählt werden dürfen, zum Beweis dessen, daß spezifische Efflorescenzen — wenn auch makroskopisch nicht sichtbar — für ihr Zustandekommen verantwortlich sind. Bis dahin erachten wir es aber als notwendig, diese eigenartige Form des Leukoderms von den übrigen abzugrenzen.

Mit obigem Thema befaßten sich unter anderen BEJARANO, DOCTOR, GOUGEROT und WEILL, HUFSCHMITT, NETHERTON, PARDO-CASTELLO und IBARRA, PARHON, MILEU und TOMORUG, PASINI, G. PHOTINOS und P. PHOTINOS, PHOTINOS, RELIAS und VOSSINIOTIS, POTOCKIJ und CERAIDIS, PREININGER, SCHÖNFELD, SEMINARIO und ALVARADO, STRAUCH, SWEITZER (1931[2]), VENTURI, WAINTRAUB (1937) und WOLFRAM.

Nicht unerwähnt soll sein, daß eine andere Möglichkeit des Pigmentschwunds, nämlich die Vitiligo, ebenfalls oftmals mit der Lues in Zusammenhang gebracht wird. BLUM und BRALEZ ordnen diesbezüglich der Syphilis eine Hauptrolle zu und diskutieren die kausale Wirkung derselben z. B. auf dem Umwege über den Nervenapparat. In pathogenetischer Hinsicht werden vielfach Störungen des vegetativen Nervensystems und der endokrinen Drüsen, insbesondere der Thyreoidea, angenommen.

AROUTONOV glaubt, daß bei seinem Patienten die Vitiligo ebenfalls durch die Lues, eventuell über das endokrine System, hervorgerufen wurde, während TOURAINE, SOLENTE und GOLÉ eine trophische Beeinflussung zentralen Ursprungs auf luischer Basis für wahrscheinlich dünkt.

LACAPÈRE stellt sich gegen die weitverbreitete Ansicht, daß die Vitiligo vorwiegend auf die kongenitale Syphilis, und zwar mit Veränderungen im Rückenmark, zu beziehen sei, und teilt einen einschlägigen Bericht über eine erworbene Lues ohne Beteiligung desselben mit.

GOUGEROT kommt in Übereinstimmung mit MILIAN zu dem Schluß, daß die Vitiligo zumeist der Folgezustand eines syphilitischen Exanthems sei, und wie man zu solch irrigen Auffassungen gelangt, ersehen wir ebenfalls bei MILIAN (1931), für den ein bloßer Verdacht auf Lues genügt, um gleich von einem instruktiven Fall einer luesbedingten Vitiligo zu sprechen.

Weitere erwägenswerte Hinweise finden wir unter anderen noch bei FRÜHWALD (1941), MILIAN, HOROWITZ und MASSOT, MILIAN, MASSOT und HOROWITZ sowie PAROUNAGIAN (1933[1]).

Wir selbst neigen der Annahme zu, daß der Syphilis keine besondere Bedeutung beizumessen ist, und haben den Eindruck, daß die Begriffe „Vitiligo", „Leukoderm" bzw. „Pigmentlues" nicht genügendermaßen auseinandergehalten werden.

VIII. Atrophia bzw. Anetodermia maculosa syphilitica

Der Endausgang der syphilitischen Manifestationen kann eine restitutio ad integrum, Pigmentverschiebung, Narben- oder Schwielenbildung bzw. auch Atrophie ergeben. Natürlich kommen Kombinationsformen ebenfalls vor.

Hier soll uns nur eine besondere Variante beschäftigen, die wir als schlaffe Atrophie bzw. Anetodermie bezeichnen und die sehr wohl von der straffen, narbigen zu trennen ist.

Schon die Tatsache, daß wir die *Atrophia maculosa* in eine *idiopathische*, genetisch uns noch unbekannte und in eine *symptomatische*, den Endzustand vorausgegangener chronischer entzündlicher Dermatosen darstellende einteilen, zeigt jene Schwierigkeiten auf, die sich uns bei ihrer exakten Klassifizierung entgegenstellen.

Es ist selbstredend, daß eine bei einem Luetiker vorhandene fleckförmige Atrophie nicht ausreicht, um daraus eine postsyphilitische Anetodermie zu diagnostizieren. Beobachtungen aber, die das Entstehen einer Atrophie aus luischen Affektionen restlos klarstellen, sind bei dem allmählichen Übergang, der obendrein sogar schmerzlos verläuft und manchmal viele Jahre nach den Syphiliden eventuell noch auftritt, nicht allzu häufig. Folglich wird man in etlichen Fällen auf Grund von Anamnese, Verteilung und Lokalisation zwar mit gutem Recht eine luische Ursache zu vermuten, doch keineswegs immer zu beweisen imstande sein. Auch die feinstrukturelle Untersuchung hilft uns nicht jedesmal wesentlich weiter.

Solche Veränderungen sind demnach pathogenetisch oftmals schwer zu beurteilen, und es herrschen diesbezüglich Meinungsverschiedenheiten unter Dermatologen von Rang und Namen. Weil sie zusätzlich auch noch relativ selten sind, geben sie immer wieder Anlaß zu Demonstrationen und Berichten (s. z.B. BOAS (1929, 1941), DEGOS, LORTAT-JACOB, POULET und DESVIGNES, DOBOS, EBERT und NOMLAND, FELDMAN, MISKJIAN und SULLIVAN, NOMLAND und SCULL, PEREIRO, PINARD und RABUT, SCHILLER und SCHLEGELMILCH, SCHWARTZ, SÉZARY und MIGET, SILVER und CHARGIN, SUHR, SULZBERGER, TOURAINE und SOLENTE, VILANOVA und CARDENAL, WHITE bzw. WIEN und PERLSTEIN).

Insbesondere sind noch jene Mitteilungen zu erwähnen, die Abweichungen von der Norm bringen. Hierzu gehören das Auftreten von Atrophia maculosa-Herden bei einem Paralytiker 15 Jahre nach einem papulösen syphilitischen Exanthem (BOAS 1950) sowie die Entwicklung von Hunderten der Anetodermie-Efflorescenzen nach Abheilung eines maculösen Ausschlages bei gleichzeitig bestehendem Leukoderm, das an den abhängigen Partien des Rückens klinisch sowie mikroskopisch einen Übergang in obiges Bild der Atrophie bot (TOURAINE, SOLENTE und RENAULT). Schließlich sei noch darauf hingewiesen, daß sekundärluische Läsionen nicht nur mit Atrophie, sondern auch mit Keloidbildung bzw. mit hypertrophischen Narben abzuheilen vermögen (s. FREUND, MISKJIAN und SULLIVAN, PUENTE und CORDIVIOLA, RIVELLONI, SEGER sowie SWEITZER 1931[1]).

Das histologische Bild zeigt in allen Fällen Degenerationserscheinungen am Kollagen und am elastischen Gefüge, während Infiltrationen je nach dem Zeitpunkt und den vorausgegangenen Hautblüten großen Schwankungen unterworfen sind. An den Gefäßen werden oft die für die Syphilis charakteristischen Veränderungen angetroffen.

Es sei nochmals betont, daß die verschiedensten Dermatosen bisweilen zur Atrophie führen und daß wir sie aus uns derzeit noch unbekannten Gründen ebenfalls vorfinden.

Alle diese Zustände können aber auch bei einem Luetiker auftreten, und deshalb sollten wir, nur wenn ihre Ursachen bereits tatsächlich einwandfrei geklärt sind, von einer Atrophia maculosa syphilitica sprechen und sonst lieber hinzufügen, daß es sich um eine Anetodermie bei einem Syphilitiker handelt.

Wir sind eher der Ansicht, daß allen Atrophien luischer Genese — ebenso wie dem Leukoderm und der Alopecia areolaris — spezifische Infiltrate, die oft mit freiem Auge nicht erkennbar sind, zugrunde liegen.

MILIAN (1929) wollen wir eigens zitieren, liefert er doch — vom heutigen Standpunkt aus gesehen — das typische Beispiel dafür, wie man, auf eine bestimmte Idee versessen, allzu leicht Fehler zu machen und alle Geschehnisse so zu deuten bereit ist, daß sie mit dem vorgefaßten Gedankengang in Einklang seien.

Neben der Anetodermie, die nach ihm auf sekundärluische Manifestationen zurückzuführen ist, bespricht MILIAN noch eine weitere Variante, und zwar die *Atrophie blanche*, die nach seiner Auffassung auf syphilitischer Grundlage beruht. Er unterscheidet eine „atrophie blanche en plaques" und eine „atrophie blanche segmentaire".

Da das klinische Bild als bekannt vorausgesetzt werden darf, möchte ich nur erwähnen, daß MILIAN zur Bekräftigung seiner Meinung die Abheilung vorhandener Ulcerationen auf spezifische Behandlung hervorhob. Heute wissen wir jedoch ganz genau, daß diese Atrophie mit der Syphilis nichts zu tun hat, hingegen sicherlich einmal auch bei einem Luetiker auftreten kann. Geschwürsbildungen des Atrophie blanche-Bereichs heilen auf mancherlei therapeutische Maßnahmen, ja sogar zuweilen auch ohne dieselben, so daß ein langsames Ansprechen auf antiluische Therapie stets nur mit großer Vorsicht in bezug auf den Behandlungserfolg und die Diagnose verwertet werden sollte.

IX. Pseudolues papulosa (Lipschütz)

Da Erscheinungen im Genitalbereich immer auch an die Lues denken lassen, insbesondere wenn sie klinisch weitgehend luischen Manifestationen entsprechen, sei auf ein Krankheitsbild ausführlich hingewiesen, das von LIPSCHÜTZ im Jahre 1921 beschrieben wurde und in die Literatur als Pseudolues papulosa Lipschütz eingegangen ist.

Die verschiedenen Formen dieser Krankheitserscheinung bereiten in vielen Fällen nicht unbeträchtliche Schwierigkeiten bei der Diagnosestellung.

Im Vordergrund der differentialdiagnostischen Erwägungen stehen folgende Krankheitsbilder: *Psoriasis vulgaris, Lichen ruber planus, Lichen simplex, Tuberkulide, Pemphigus vegetans, Ulcus molle elevatum, Condylomata accuminata, Urticaria perstans* sowie *herpetiforme* und *balanitische Veränderungen*. Auch das *Syphiloid posterosive Jacquet* muß noch erwähnt werden, das zwar nur kleine Kinder befällt, aber in mancher Hinsicht Ähnlichkeiten oder verwandte Züge mit der Pseudolues papulosa aufweist.

Bei den ersten von LIPSCHÜTZ beschriebenen Fällen handelte es sich um papel- bis knopfförmige, scharf umschriebene, nahezu halbkugelige, der normalen Haut aufsitzende, meist linsengroße Gewebswucherungen, die in der Regel in der Mehrzahl aufgetreten waren und am Rande der großen Schamlippen bzw. ad anum saßen. Oberflächenveränderungen in Form nässender oder diphtheroid belegter Erosionen wurden in keinem einzigen Falle gefunden, wie auch die Umgebung der Hauterscheinungen keine Abweichungen von der Norm aufwies. Es wurden ferner keine subjektiven Beschwerden angegeben. Die Konsistenz der papulösen Efflorescenzen war derb und elastisch, ihre Farbe etwas heller als die der Labien. Eine bemerkenswerte Schwellung der Leistendrüsen wurde vermißt und die Affektion zeigte eine rasche Rückbildungstendenz ohne Narbenbildung oder Depigmentierung.

Diese kurze klinische Beschreibung läßt erkennen, daß eine sichere Abgrenzung gegenüber syphilitischen Papeln nicht möglich ist und daß nur die andauernd negativen serologischen Befunde bzw. der negative Spirochätennachweis zur richtigen Diagnose führen können.

Nach dieser Veröffentlichung kam es in verschieden großen Zeitabständen zu weiteren Publikationen, die STREITMANN im Jahre 1949 in der Klinischen Medizin zusammenfaßte.

Es ist wenig verwunderlich, wenn bei Mehrung solcher Fälle in der klinischen Rezension einzelne Punkte auftauchen, die in der Erstbeschreibung nicht beinhaltet sind bzw. von ihr Abweichungen zeigen. Im großen und ganzen jedoch blieben Klinik und Histologie, auf die wir später noch zurückkommen, gewahrt. Demnach handelt es sich bei der Pseudolues papulosa um eine fast ausschließlich bei Frauen am Genitale und perigenital auftretende Dermatose, die sich aus Papeln zusammensetzt, die im Durchschnitt linsengroß (LIPSCHÜTZ), aber auch hirsekorn- und erbsengroß (CAROL) sein bzw. auch Haselnußgröße erreichen können (PLANNER). KOGOY beschreibt sogar münzengroße Knötchen, während von anderen Autoren Mittelwerte angegeben werden.

Der Farbton der Efflorescenzen wird von LIPSCHÜTZ als etwas heller als die Haut der Labien angegeben, deren stärkeren Pigmentgehalt wir dabei berücksichtigen müssen. Weitere Farbangaben variieren von braunrot (PLANNER) über bräunlich oder grau (JAKUBSON) bis zu rötlich (NEGRI) bzw. blaurot (SCHULDBERG). Wenn wir diese Farbtönungen betrachten, so sind sie insbesondere bei Berücksichtigung der Lokalisation auch ohne weiteres als für die Lues typisch anzusehen, bei der wir ja auch — entsprechend Alter und Lokalisation — hell- bis braunrote Nuancen finden können. Berücksichtigen wir darüber hinaus, daß innerhalb der Hautblüten ein Fehlen des Pigmentes (LIPSCHÜTZ und ALEXANDER) im Stratum basale bzw. eine weniger intensive Anfärbung (PLANNER) angegeben wird und daß BERDE sowohl Fehlen von Melanin als auch Vermehrung desselben feststellte, so werden die verschiedenen Farbwerte verständlich erscheinen und sich in den Rahmen des oben beschriebenen Krankheitsbildes gut einfügen. Es ist selbstredend, daß auch die Zellinfiltration für das Kolorit der Papeln verantwortlich und etlichen, vorwiegend graduellen Verschiedentlichkeiten unterworfen ist.

Die Efflorescenzen werden als halbkugelig (LIPSCHÜTZ, SCHULDBERG), flachpapulös (NEGRI, PLANNER) bzw. plateauartig eleviert (PLANNER) angegeben, und ihre Konsistenz wird einheitlich als derb charakterisiert (STREITMANN). Subjektive Beschwerden — sowohl spontane als auch auf Berührung oder Druck hervorgerufene — fehlen gänzlich, wenn wir von bisweilen vorkommenden entzündlichen Reaktionen absehen (SCHMIDT, zit. nach STREITMANN 1949, 1957, 1954).

Die Ausschläge sitzen fast vorwiegend in unveränderter Haut, wenngleich auch entzündliche und erosive Veränderungen in der Umgebung schon gesehen wurden (LIPSCHÜTZ, PLANNER, SCHMIDT u. a.).

Die epidermale Oberfläche der Efflorescenzen war bei LIPSCHÜTZ völlig intakt, doch wurde bei anderseitigen Beobachtungen auch Nässen (ALEXANDER, ARZT, PLANNER, SCHMIDT, CAROL, WOLFRAM, KOGOJ, KONRAD 1941) bzw. Erosionen (PLANNER, ARZT, WOLFRAM 1936, CAROL) gesehen. PLANNER fand außer den letzteren stellenweise einen festhaftenden, dicken, weißlichen Belag vor. Daß daneben noch Zwischenstufen wie z.B. feuchtes oder durchtränktes Epithel beschrieben wurden, vervollständigt nur die Wertigkeitskala, und derartige Efflorescenzen waren auch mit Borken (SCHMIDT) behaftet.

STREITMANN beschreibt den Fall eines 15jährigen, verwahrlosten Mädchens, bei dem perianal und an den Hauptpartien der großen Labien sowie am rechten kleinen Labium zahlreiche erbsen- bis bohnengroße, flache Knötchen saßen, von denen fast alle im Zentrum einen ulcerösen Substanzverlust mit eitrig belegtem Grund aufwiesen. Einige der Geschwüre wurden als ganz geringgradig schmerzhaft angegeben, während die Lymphdrüsen in inguine haselnußgroß, derb und schmerzlos waren.

Es hat sich also gezeigt, daß das Oberflächenepithel nicht intakt zu sein braucht und alle Variationen — angefangen von der Unversehrtheit bis zur oberflächlichen Ulceration — aufweisen kann, wobei die Epithelzerstörung wohl am ehesten durch sekundäre Einflüsse zustande kommt. Wenn man ferner auch bedenkt, daß wir bezüglich der Ätiologie nichts oder nur wenig — und das nur vermutungsweise — wissen, so werden uns solche Abwandlungen des Bildes nicht verwundern.

Die Hautmanifestationen der Pseudolues papulosa können, wenn unbehandelt, viele Monate ohne wesentliche Änderungen bestehenbleiben. So berichtet NEGRI über Erkrankungen, bei denen die Erscheinungen 7 bzw. 15 Monate lang andauerten.

Nach Einleitung der Therapie konnte in kurzer Zeit, zumeist innerhalb von wenigen Tagen, Rückbildung beobachtet werden (BOEHNE und PERUTZ, LIPSCHÜTZ sowie HÖCKER). Bei BERDE dauerte sie bis zu 3 Wochen. Nur ALEXANDER konnte keine kurze Abheilungszeit bestätigen.

Was die Lokalisation der Pseudolues papulosa anbelangt, wurde von LIP-
SCHÜTZ das äußere Genitale angegeben, eine Örtlichkeit, die zumindest als bevorzugte gelten kann, denn der von anderen Autoren erwähnte peri- und extragenitale
Befall steht zahlenmäßig gegenüber dem genitalen im Hintergrund. Außerhalb
des Genitalbereiches wurden folgende Stellen als befallen angeführt: die Schenkel-
beuge (PASTORINO, HÖCKER), die Gegend des Dammes und der Leisten (SCHMIDT),
der Glutei (CAROL und STREITMANN), ferner die perianal (PLANNER, PERUTZ und
STREITMANN) und perigenital (KOGOJ) bzw. anal (LIPSCHÜTZ) und genitorcural
gelegene (STREITMANN). Von WIEHL wurde noch die Perianal- und Kreuzbeingegend als mitgegriffen zitiert. In Ausnahmefällen wurden aber auch nur extragenitale Lokalisationen beobachtet (LIPSCHÜTZ, PASTORINO, WIEHL).

Zahlenmäßig kann auch nur eine einzige Papel (LIPSCHÜTZ und STREITMANN
1949) vorgefunden werden. In der Regel sind sie allerdings zahlreich, ganz
vereinzelt sogar massenhaft vorhanden (STREITMANN 1949).

Ein wesentlicher Punkt, der differentialdiagnostisch von großer Bedeutung
sein könnte, ist das Verhalten der regionären Lymphdrüsen. Das von LIPSCHÜTZ
festgestellte Fehlen von inguinalen Drüsenvergrößerungen konnte oftmals, jedoch
keineswegs immer bestätigt werden. Vergrößerte Drüsen (PLANNER, ARZT, BERDE,
STREITMANN 1949) sind zwar auf Lues verdächtig, müssen aber mit ihr nicht
unbedingt in Zusammenhang stehen, da zuweilen Pyodermien und Verletzungen
an den Extremitäten für die Vergrößerung verantwortlich sein können.

Es sei noch erwähnt, daß die Pseudolues papulosa auch beim Manne vorkommen kann. Entsprechende Beschreibungen stammen von HÖCKER, NINOMIYA
und IKEGAMI, STREITMANN (1954) und WIEHL. Bei ihren Patienten war der
Perianalbereich und der des Mons pubis, des Scrotums und der Genitocruralfurche
bzw. bei dem Fall von WIEHL die Umgebung des Anus und das Kreuzbein ergriffen.

Zuletzt sei noch darauf aufmerksam gemacht, daß nicht nur das äußere
Genitale, sondern auch die Vaginal- und Urethralschleimhaut von zahlreichen,
stellenweise zu einem geschlossenen Bezirk konfluierenden Papeln befallen sein
können (KORTING).

Zur Ätiologie und Genese dieses Leidens sei ebenfalls zuerst LIPSCHÜTZ zitiert,
der die Meinung vertritt, man könnte sich vorstellen, daß die Scheiden- und
Vulvasekrete bei körperlich verwahrlosten Frauen umschriebene Anteile der
Labien bei vorhandener Disposition zu reizen imstande waren und auf diese Weise
Anlaß zur Entstehung von papulären Efflorescenzen gaben. Diese Auffassung
gewinnt an Bedeutung, wenn man in Betracht zieht, daß beim Wegfall des Reizes
und im Moment des Eintrittes besserer hygienischer Verhältnisse sich auch die
Tendenz zur spontanen, nach einigen Tagen eintretenden, vollständigen Abheilung
zeigt.

Bei Durchsicht der Fälle, wie sie STREITMANN vornahm, wurde außer den von
LIPSCHÜTZ angegebenen Faktoren wie Fluor mit Vulvitis, Vaginitis, Bartholinitis,
Urethritis und Cervicitis spezifischer Genese noch Harndrang, Harnträufeln,
Harninkontinenz als Folgen einer Cystitis und Blasensteinbildung angegeben
(PLANNER). STREITMANN (1949) fand 16 Fälle von Fluor und 7 Fälle von Harn-
inkontinenzerscheinungen vor.

Erwähnt soll noch der Fall eines 6jährigen Kindes mit den Symptomen einer Pseudolues
papulosa werden, das einen eitrigen Fluor hatte, der auf eine in der Scheide befindliche
Fieberthermometerhülle zurückzuführen war und nach deren Entfernung rasch abheilte.

Auch darauf sei ganz besonders hingewiesen, daß man bei einer der häufigsten
Ursachen des Fluors, der Gonorrhoe, nur ganz selten pseudolues-papulöse Efflorescenzen finden konnte, so daß schon durch diese Tatsache allein die Gonorrhoe
als ätiologischer Faktor ausgeschlossen werden kann.

Zu den obenangeführten Momenten wird von Wiehl noch ein weiteres hinzugefügt. In seinem Falle, einem Manne, handelte es sich um Veränderungen im Darm (Colitis ulcerosa), die zu einer Sekretion aus dem Mastdarm führten.

Daß die erwähnten Symptome wie Fluor, Harninkontinenz bzw. Sekretion aus dem Mastdarm nicht die tiefere Ursache der Pseudolues papulosa sein können, ist verständlich, sonst müßten wir dieses Krankheitsbild wesentlich häufiger zu Gesicht bekommen.

Obige Vermutung hat dazu geführt, daß schon Planner eine besondere Reaktionsweise des Organismus annimmt, ohne die es auf Grund der äußeren Reize nicht zu den eben beschriebenen Krankheitsbildern kommen kann. Höcker denkt an eine Virusinfektion, Kogoj spricht von einem Reizakanthom, Grillo von einer direkten epitheliotropen Wirkung von pathologischen Sekreten, Keimen oder Viren, und Schuldberg weist auf die Reizwirkung des alkalischen Harnes hin, eine Auffassung, die auch von Kreutzer (zit. nach Streitmann) als Ursache des Syphiloid posterosive Jacquet angegeben wird. Simchen (zit. nach Streitmann) spricht in diesem Zusammenhang von einer urogenen Dermatitis, und Cooke macht die Amoniakeinwirkung des Harnes hierfür verantwortlich. Streitmann konnte eine 77jährige Frau beobachten, die an einer Inkontinenz der Blase litt. Der Harn roch stark amoniakalisch und es entwickelten sich bei ihr zahlreiche bis übererbsengroße Knötchen in der Gesäßgegend.

Derartige klinische Erscheinungen ließen einerseits die Diagnose eines Syphiloid posterosive zu — wenngleich hierüber bei Erwachsenen noch nie berichtet wurde —, andererseits wäre auch die Diagnose einer Pseudolues papulosa sowohl klinisch als auch auf Grund der ätiologischen Mitfaktoren möglich gewesen.

Streitmann neigt dazu, auf diese Beobachtung hin das Syphiloid posterosive und die Pseudolues papulosa zu identifizieren und allfällige verschiedene klinische Bilder dem besonderen Reaktionstyp der kindlichen Haut zuzuschreiben.

Was das Alter der von Pseudolues papulosa befallenen Fälle betrifft, so führt Gay-Prieto als den jüngsten einen Patienten von 7 Monaten an, während Streitmann über einen 56jährigen als den ältesten berichtet.

Die feinstrukturellen Untersuchungen der einzelnen Fälle ergaben ein weitgehend übereinstimmendes Bild, wie wir dies auch in bezug auf die Klinik gesehen haben. Sie entsprachen einer subakuten Entzündung mit mehr oder weniger ausgesprochenen Epithelveränderungen. Die Hautoberfläche war stets intakt und in der Regel mit einer mäßig verdickten Hornschicht bedeckt; das Rete war akanthotisch verbreitert und ohne ausgeprägte Leukocytendurchwanderung bzw. ohne Andeutung von miliarer Absceßbildung. In der Basalzellschicht war das Pigment nur spärlich vorhanden oder fehlte vollständig. Die Blut- und Lymphgefäße erschienen zumeist bedeutend erweitert, ließen jedoch Wandveränderungen regelmäßig vermissen. Das entzündliche Infiltrat war mehr diffus ausgestreut und nicht streng gesetzmäßig an den Verlauf der Blutgefäße gebunden.

Hinsichtlich der zelligen Elemente wurde hervorgehoben, daß polynucleare Leukocyten so gut wie fehlten, Plasmazellen hingegen regelmäßig — oft in kleinen Häufchen — nachweisbar waren. Sie erreichten aber nicht die massigen Plasmone breiter Kondylome und waren auch nicht perivasculär gelagert. Mastzellen fanden sich regelmäßig zerstreut angeordnet und häufig in reichlicher Zahl.

Wie die Klinik der Pseudolues papulosa auch bei späteren Beschreibungen im Grundsätzlichen gewahrt blieb, im einzelnen jedoch mäßiggradige Abweichungen zeigte, so verhält es sich auch mit der Histologie derselben.

Daß das Oberflächenepithel keineswegs immer unversehrt sein kann und daß neben Hyperkeratose auch Parakeratose vorkommen muß, läßt sich schon aus der klinischen Beschreibung ableiten. Während die akanthotische Verbreitung der

Epidermis einheitlich beobachtet wurde, machte bereits LIPSCHÜTZ auf den schwankenden Pigmentgehalt aufmerksam. Auch das Rete Malpighii muß bei den einzelnen Fällen Verschiedenheiten aufweisen, genauso wie die ödematöse Durchtränkung graduellen Abstufungen unterworfen sein wird.

Der Aufbau der Infiltration im Corium weist nur mäßiggradige quantitative und qualitative Unterschiede auf. Allen gemeinsam ist eine Rundzellenansammlung, der meistens Plasma-, Bindegewebs- und Mastzellen beigemischt sind, während Leukocyten nur vereinzelt beobachtet wurden. ARZT hebt reichlich eosinophile Leukocyten hervor, WOLFRAM betont das Fehlen von Plasmazellen. Die Gefäße werden fast durchwegs als erweitert beschrieben, während Intimaveränderungen — wie sie bei der Lues vorkommen — nie gesehen werden konnten.

Wir finden gegenüber den Angaben von LIPSCHÜTZ keine wesentlichen Abweichungen und können verstehen, daß auf Grund obenangeführter Befunde nicht immer eine sichere histologische Abgrenzung möglich sein wird. Die Epithelveränderungen der Lues sind zu wenig charakteristisch, um aus ihnen eine Diagnose stellen zu können. Die perivasculäre Anordnung der Infiltrate spricht zwar in gewisser Hinsicht für die Lues, doch fanden ALEXANDER und STREITMANN sie auch bei der Pseudolues papulosa. Die Zahl der Plasmazellen ist sowohl bei der Lues als auch der Pseudolues papulosa größeren Schwankungen unterworfen und PLANNER spricht sogar bei letzterer von Plasmazellhaufen um die Gefäße.

So verbleibt uns als Unterscheidungsmerkmal nur mehr die Veränderung an der Gefäßintima, die bei der Lues praktisch immer vorhanden war, bei der Pseudolues papulosa hingegen bisher noch nie vorgefunden wurde. Es ist aber trotzdem verständlich, daß die Trennung dieser beiden Krankheitsbilder auf Grund der histologischen Untersuchungen allein nicht immer leicht sein wird.

Es darf noch bemerkt werden, daß unter der Pseudolues papulosa sicherlich auch solche Fälle publiziert wurden, die einer Nachprüfung nicht standhalten. STREITMANN und KOGOJ haben auf diese Tatsache ausdrücklich hingewiesen. Es sind dies die Fälle von GAY-PRIETO, HOFMANN, HÖCKER, PASTORINO, BARTMANN und BERDE.

Besonders sei nun noch auf 2 Fälle der letzten Zeit, die von der Norm abweichen, aufmerksam gemacht, nämlich auf die Beobachtungen von KORTING und WIEHL. Ersterer beschrieb Efflorescenzen der Pseudolues papulosa an der Vaginal- und Urethralschleimhaut, die stellenweise konfluierten, letzterer hingegen Papeln perianal und in der Kreuzbeingegend, die ebenfalls zusammenflossen und — wie es bereits früher betont wurde — bei einem Patienten mit Sekretion aus dem Mastdarm bei Colitis ulcerosa auftraten.

Schließlich werde noch der Ansicht von CAROL Rechnung getragen, der zur Annahme neigt, daß die Pseudolues papulosa und das Syphiloid posterosive Jacquet hinsichtlich ihres klinischen Aussehens und ihrer Pathogenese Analogien aufweisen und daß wahrscheinlich beide als Formen von Pyodermien zu betrachten sind. Vielleicht sind beide die Varianten ein und desselben Krankheitsbildes, dessen Unterschiede durch die Lokalisation und den Reaktionsgrad bedingt sind.

STREITMANN konnte eine 77jährige Frau beobachten, die Hautveränderungen, die dem Syphiloid posterosive entsprachen, aufwies. Das Auftreten dieses Krankheitsbildes bei einem Erwachsenen beseitige nach seiner Meinung den allfälligen Grund, die Identität letzterer Erkrankung mit der Pseudolues papulosa abzulehnen. Auch er meint, daß das etwas unterschiedliche Bild durch die anders geartete Reaktion der kindlichen Haut hervorgerufen sein kann. Er schließt sich damit der Ansicht KOGOJs an, der die Efflorescenzen der Pseudolues papulosa mit einem unspezifischen, benignen Reizakanthom identifiziert hat. Erwähnenswert ist, daß auch beim Syphiloid posterosive keine bakterielle Ätiologie, sondern das Vorliegen von Reizungen chemischer Natur angenommen wird.

B. Spätsyphilis

Allgemeines und Statistisches

Haben wir früher schon einmal darauf hingewiesen, daß die Einteilung in eine primäre, sekundäre und tertiäre Lues, wie sie von RICORD stammt, ungemein verdienstvoll ist, weil sie uns in einen weitgehend immer wieder auftretenden Ablauf der Syphilis Einblick gibt und uns lehrt, die einzelnen Efflorescenzen voneinander zu trennen und bestimmten Zeitspannen bzw. Entwicklungsstufen zuzuordnen, so zeigt die später gewonnene Erkenntnis, daß ein biologischer Ablauf keine starren Grenzen kennt, da man die verschiedensten Formen der Übergänge berücksichtigen muß, die eine Zuteilung zu bestimmten Stadien oftmals nur mit ,,Gewalt" möglich machen. Schließlich können Affektionen zweier Perioden gleichzeitig vorkommen, so daß es gewiß vorteilhafter erscheint, diese Grundkonzeption zugunsten der Einteilung in eine Früh- und Spätsyphilis fallen zu lassen.

Mag der Übergang vom primären zum sekundären Stadium noch eine genaue Abgrenzung zulassen — soweit man die Haut- und Schleimhauterscheinungen als entscheidendes Kriterium heranzieht —, so schwierig und auch unnütz ist die Trennung zwischen sog. späten sekundären und frühen tertiären Manifestationen. Aus diesem Grunde möchten wir das späte, hochliegende Knotensyphilid der Haut, die ,,Syphilis tuberosa", mit ihren Unterformen, und das erweichende, tiefliegende, die ,,Syphilis gummosa", in *eine* Gruppe, nämlich die der Spätsyphilis zusammenfassen.

Es erhebt sich in diesem Zusammenhang auch die Frage, ob es berechtigt und notwendig ist, zwischen den ,,Tubercula cutanea" und den cutanen oder hochliegenden Gummi scharf zu trennen, wie es FINGER in seinem Handbuchartikel getan hat.

Wir neigen zur Annahme, daß beide Formen der Spätsyphilis zuzuzählen sind, daß beiden — wie es auch schon FINGER betont — dieselbe Primärefflorescenz eigen ist und daß der angegebene Unterschied, nämlich kein nennenswertes Eigenwachstum beim Tuberculum, hingegen ein bedeutendes bzw. unbegrenztes beim cutanen Gumma, ein mehr quantitativer, nicht streng abgrenzbarer ist.

Unsere Erfahrung spricht eher dafür, daß die Eigenschaft des unbegrenzten Wachstums bzw. der häufigen Ulceration dem subcutanen Gumma zukommt, so daß der Zusammenfassung der Tubercula cutanea, deren Existenz nicht bestritten werden soll, mit den cutanen Gummi, deren Primärefflorescenz ja ebenfalls ein Knötchen ist, nichts im Wege steht. In dem Augenblick, in dem ein cutanes Gumma unbeschränkt peripher und nicht durch Apposition sich vergrößert, bleibt es eben meistens nicht auf die Cutis beschränkt, sondern dehnt sich auch auf die Subcutis aus, so daß schon die Begriffsbestimmung allein nicht mehr richtig ist. Es fragt sich auch, ob wir die Diagnose eines cutanen Tuberculums oder eines cutanen Gumma klinisch überhaupt zu stellen berechtigt sind. Wer Gelegenheit hatte, sog. Tubercula cutanea und sog. cutane Gummi in der Feinstruktur zu beobachten, weiß, daß es fast keine reinen cutanen Formen der spätsyphilitischen Erscheinungen gibt, sondern daß die Subcutis mehr oder weniger mitergriffen wird, während beim tiefliegenden, subcutanen Gumma das Verhältnis der Mitbeteiligung gerade umgekehrt ist.

Das späte, hochliegende Knotensyphilid der Haut (Syphilis tuberosa) kann man nach SCHÖNFELD noch unterteilen in:

1. das „gruppierte Knotensyphilid",
2. das „tubero-serpiginöse Syphilid" und
3. das „tubero-ulcero (serpiginöse) Syphilid".

Die spätsyphilitischen Erscheinungen treten in der Mehrzahl der Fälle in den ersten 10 Jahren, besonders häufig aber 4—6 Jahre post infectionem auf. Allerdings können sie auch schon wesentlich früher, ja sogar unbeschränkt später sich zeigen.

So haben MICHEL spätsyphilitische Erscheinungen nach 56 Jahren Rezidivfreiheit, YUNQUET und LE ROCH 55 Jahre nach der wahrscheinlichen Infektion, BEEK nach 51 Jahren Latenz, CARRERA und SEOANE 45 Jahre post infectionem, SZILÁGYI bzw. WIGGAL und HAHN nach 40 Jahren Symptomfreiheit, DUMBOVICH 39, NÉMETH 35, PASTINSZKY (1937) 34, GATÉ und TIRAN 30 Jahre post infectionem gesehen, wobei beim letzterwähnten Fall außer den tubero-serpiginösen Syphiliden noch Glykurie und Hypergykämie sowie Hemiparkinsonismus vorhanden waren. Dies ist deswegen interessant, weil auf antiluische Therapie nicht nur die Hauterscheinungen, sondern auch die Glykurie und Hyperglykämie ohne Diabetes-Diät zum Schwinden gebracht werden konnten, während der Parkinson unbeeinflußt blieb.

Außer dem sehr späten ist — wie bereits erwähnt — auch ein frühes Auftreten der Erkrankung beobachtet worden. Ein Fall von ROSSI, JACA und ACCIALINI zeigt schon 6 Monate nach der Ansteckung Tertiarismus und SCHAEDLER sowie PINARD und ALPERN konnten über derlei Erscheinungen, die bereits 3 Monate nach dem Primäraffekt zum Vorschein kamen, berichten, während GOTTLIEB einen 27jährigen Mann demonstrierte, der 8 Wochen nach der 1. Kur ein Zungengumma und nässende Papeln am Scrotum aufwies.

Aber wie spätluische Manifestationen schon sehr früh, jedoch auch sehr spät nach der Infektion zutage treten können, so kommt es auch vor, daß nicht nur Kinder, sondern sogar Greise davon befallen werden. Sahen doch CARRERA und SEOANE die typischen Zeichen der Spätperiode bei einem 87jährigen Seemann 45 Jahre post infectionem auftreten, wogegen WAUGH 35 Fälle von erworbener Syphilis bei Säuglingen und Kindern zitiert, von denen einige ebenfalls schon spätluische Merkmale aufwiesen.

Eine Analyse über 160 Männer und 119 Frauen mit spätsyphilitischen Veränderungen aus den Jahren 1922—1929 verdanken wir KRISTANOV und REVZIN. Sie fanden floride Erscheinungen der sog. tertiären Syphilis hauptsächlich im Alter aktiver Tätigkeit, d. h. bei den Männern im Alter von 20—40 (63%), bei den Frauen von 15—30 Jahren (50%). Das erste Hervortreten wurde bei den Männern mit 54% 3—20, bei den Frauen mit 70% 4—15 Jahre nach der Infektion beobachtet.

Das Material der Jahre 1919—1935 der Berliner Poliklinik untersuchte BERGGREEN, der ein kontinuierliches Absinken frischer manifester Syphilis von über 6% auf 0,5—0,6% feststellen konnte, während die spätsyphilitischen Erscheinungen in diesen Jahren mit geringen Schwankungen bei einem Anteil von 0,6—1% verblieben, ein Befund, wie er ähnlich auch von LAMPE für die Zeit nach dem Weltkrieg erhoben wurde.

Weitere statistische Angaben stammen von KNORRE. Als Unterlage diente ihm das Sektionsmaterial des Allgemeinen Krankenhauses St. Georg zu Leipzig aus den Jahren 1913—1952. Unter 26545 dieser Fälle wurden 1205mal (4,6%) eine Tertiär- oder Spätsyphilis konstatiert, deren häufigste Form mit 82,5% die Mesaortitis luica war. Besonders selten wurden hingegen Gummen gesehen.

FORTUNOFF, PENTSCHO und MALLER berichten über das Ergebnis der Untersuchungen an 11167 inneren Kranken aus den Jahren 1923—1932. Von diesen wurden insgesamt 12,1% luisch gefunden. Eine Häufung der Spätlues ergab sich bei den Männern zwischen dem 41. und 60. Lebensjahr, bei den Frauen dagegen etwas früher. Die Wa.R. war bei 70—80% der Luetiker positiv.

LANGER und SPERLING fanden im Obduktionsmaterial von 1906—1925 unter 23015 Fällen 5,5% und in dem von 1932—1946 unter 14443 Fällen 477 Spätveränderungen. Unter 7501 Autopsien in den Jahren von 1921—1950 diagnostizierte NEWCOMLER 220mal eine Spätlues, darunter im Jahre 1947 einen Fall von gummöser Veränderung, den ersten seit 1934.

Von WOLPERT wurden unter 2463 Syphilisfällen der Berner Hautklinik im Zeitraum von 1917—1937 1943 Kranke mit spätluischen Erscheinungen der Haut und der inneren Organe erfaßt.

Im Anatomischen Institut von Catania wurde die Syphilis in 10,3% der Patienten gefunden (VILLARA und PREVITERA).

SPADA entdeckte bei 2283 Autopsien in 4,51% luische Veränderungen und FRATES unter 10000 im Anatomisch-Pathologischen Institut in Mailand 581 Vorkommnisse von Syphilis.

Nach Schreiner (1931[1]) hatte die frische Syphilis zwischen den Jahren 1920 und 1930 stark abgenommen, im Gegensatz zu den behandelten Fällen von tertiärer Lues, die etwas zugenommen haben.

Sehr beachtenswert ist auch die Zeitspanne, die bis zur Diagnosestellung der Spätsyphilis vergeht.

Miedzinski errechnete sie aus seinem Krankengut mit 8—30 Monaten. Nach amerikanischen Angaben wird die Lues oftmals (30,1%) erst im Spätstadium erfaßt, eine Beobachtung, die auch von den Dänen gemacht wurde, die die Krankheit bei 20% der Männer und 35% der Frauen nicht vor dem Spät- oder Latenzstadium erkannten. Auch Kai, Helmer und Speiser bestätigen die obigen Erhebungen.

Scheinen diese Feststellungen auf den ersten Blick auch verwunderlich, so finden sie ihre Erklärung darin, daß die Patienten häufig von einer Infektion überhaupt nichts wußten.

In den Untersuchungen von Fortunoff, Pentscho und Maller gaben nur die Hälfte der Männer und ein Fünftel der Frauen in der Vorgeschichte eine Infektion zu, und laut Berggreen betrug der Anteil solcher unvermittelter Spätlues bei den Frauen 65 bzw. bei den Männern 35%.

Eine völlig negative Anamnese in bezug auf die Lues wurde von Wolpert in 69,58% des Krankenmaterials erhoben. Auch Vein und Silbermann mußten feststellen, daß unter 4670 Patienten 498 Frauen von ihrer Lues nichts wußten, Werte die man ähnlich auch bei Langer und Sperling findet.

Nach Frates wurde unter 581 autoptisch gefundenen Fällen von Syphilis diese Diagnose 198mal während des Lebens nicht gestellt, und nach Miedzinski sind 92% der Kranken mit Spätsyphilis vorher nicht behandelt worden, obwohl 96% positive Seroreaktionen und 21% Liquorveränderungen aufwiesen.

Schließlich ergänzt noch die Feststellung von Kristanov und Revzin dieses Bild, die 99% ihres gesamten mit Spätlues befallenen Materials nicht oder nur schlecht behandelt fanden.

Auch die Oslo-Studie über die unbehandelte Syphilis gibt einige interessante Aufschlüsse über die Späterscheinungen dieser Krankheit. Es handelt sich hierbei um das noch auffindbare Material jener 2000 Patienten mit frischer Lues, die zwischen 1890 und 1910 von Boeck ohne spezifische Mittel behandelt wurden. Sein Nachfolger Bruusgaard hatte das Schicksal dieser Menschen im Jahre 1925 studiert und kam zu dem Ergebnis, daß 60—70% aller unbehandelten Syphilitiker keine Spätveränderungen zu erwarten haben. Im Jahre 1949 konnten noch immer 20% der alten Patienten von Boeck erfaßt werden, und Danbolt, Clark und Gjestland kamen zu dem Schluß, daß die von Bruusgaard mitgeteilten Befunde keine volle Beweiskraft hätten, da in der Zwischenzeit viele von ihnen doch einmal in Behandlung gestanden seien. Auch wurden keine Liquorkontrollen durchgeführt, und ein Teil der Patienten ist nicht einmal klinisch untersucht, sondern nur befragt worden.

Diese Autoren folgerten auf Grund ihrer Erwägungen, daß eine spezifische Therapie einer Nichtbehandlung weitaus überlegen ist. Bei ungefähr einem Sechstel der kontrollierten Patienten entwickelte sich eine gutartige tertiäre Lues an Haut, Knochen und Schleimhäuten, 10% erkrankten an kardiovasculärer Lues und 6% an Neurosyphilis.

Nach Evan u. Mitarb. bekommen rund ein Drittel der unbehandelten Luetiker tertiäre Erscheinungen.

Zu ähnlichen Ergebnissen, daß nämlich der unbehandelte Syphilitiker — besonders im Sinne der Lebenserwartung — schlechter gestellt ist als der behandelte, kamen die Autoren Schumann, Olansky, Rivers, Smith und Rambo auf Grund einer Studie unbehandelter Syphilis bei männlichen Negern.

Hierzu ist allerdings zu bemerken, daß es sicherlich auch Fälle gibt, die — dem Therapieschema ihrer Zeit folgend — gut und ausreichend behandelt wurden und dennoch Zeichen von Spätlues bekamen, während viele andere, denselben antiluischen Maßnahmen unterworfene Patienten davon verschont blieben.

Man muß zwar die Gründe hierfür bei der großen Mehrzahl der luisch Erkrankten in einer insuffizienten Therapie sehen (mit Besserung der therapeutischen Möglichkeiten werden diese Veränderungen gewiß auch seltener werden), in einigen Fällen dürften jedoch andere Eigentümlichkeiten, die beim Kranken und vielleicht auch beim Erreger liegen, mit in Betracht zu ziehen sein.

Was letztlich die Beteiligung der beiden Geschlechter in bezug auf die Spätlues betrifft, so kann keine auch nur einigermaßen einheitliche Aussage gemacht werden.

Nach LAMPE überwiegen die Frauen mit 63%. KNORRE fand in seinem Sektionsmaterial die männlichen Individuen 1,5mal häufiger befallen als die weiblichen, und bei FORTUNOFF, PENTSCHO und MALLER war die Zahl der luisch erkrankten Männer nur um 2,4% höher als die der Frauen.

Das Autopsiematerial von Catania zeigte als Ergebnis ebenfalls einen viel stärkeren Befall von Männern (73,3%) (VILLARA und PREVITERA), während hingegen SCHREINER (1931[1]) bei Kranken mit tertiärer Syphilis ein deutliches Überwiegen der weiblichen Patienten angibt.

I. Die klinischen Erscheinungsformen der Spätsyphilis an der Haut

Wir haben schon im vorhergehenden darauf aufmerksam gemacht, daß wir uns an die Einteilungsprinzipien von SCHÖNFELD halten, und glauben die klinische Beschreibung — wie sie von FINGER im Jadassohnschen Handbuch und von SCHÖNFELD im Arzt-Zielerschen Lehrbuch abgefaßt ist — mit Recht als nicht übertreffbar charakterisieren zu dürfen.

So wird es wohl gestattet sein, daß wir uns nur auf einige seltenere Formen beschränken und sie — soweit dies möglich ist — *nach Lokalisationen geordnet* aufzeigen.

An den *Extremitäten* sei auf den Fall von HAMAN hingewiesen, der als Folge einer straff-narbigen Abheilung spätsyphilitischer Manifestationen eine Beugekontrakturbildung an beiden Ellenbeugen beobachtete, sowie auf den von HARDT, der ebenfalls exzessive Verwach-sungen zwischen der Haut der linken Leistenbeuge und der des linken Oberschenkels bemerkte, die zu einer Bewegungseinschränkung des Hüftgelenkes führten. Weiter fand man solche Veränderungen zwischen Penis und Scrotum, Scrotum und Innenseite des Oberschenkels, Innenseite beider Oberschenkel und daneben noch ausgedehnte narbige Restzustände an diesen und anderen Körperstellen.

RUMMELHARDT (1931) beschrieb zwei von der Fascie des Oberschenkels ausgehende Gummen, von denen das eine exulcerierte und als Furunkel behandelt wurde, und MARTEN-STEIN (1931) einen syphilitischen Knoten, der in der Streckmuskulatur des Oberschenkels seinen Ursprung hatte und perforierte.

SAGHER konnte Gummen symmetrisch in fast gleicher Größe und Ausdehnung an beiden Unterschenkeln beobachten, während CANNON solche mit Freilegung der Sehnen sah. GATÉ, RIOU und COLAS berichteten über 2 Fälle von segmentiert angeordneten gummösen Ulcera-tionen am Knie und am Bein, bei denen in Nichterkennung der Diagnose die Amputation in Erwägung gezogen wurde.

Es ist bekannt, daß gummöse Veränderungen an den unteren Extremitäten und besonders am Unterschenkel relativ oft diagnostiziert werden. Nimmt man sich die Mühe, die klinische Beschreibung dieser Fälle zu studieren, und bedenkt man, wie unverhältnismäßig oft diese Kranken negative serologische Ergebnisse aufwiesen, wie häufig die Luotestreaktion negativ war und daß auch die antiluische Therapie zumeist nur ein langsames Ansprechen zeigte, so daß neben diesen spe-zifischen Maßnahmen einschließlich Jod noch entstauende Verbände zur Besse-rung notwendig waren, dann kann man sich des Eindrucks nicht erwehren, daß gerade an den Unterschenkeln nicht selten eine falsche Diagnose gestellt wurde.

Wer Gelegenheit hatte, an dieser Lokalisation Veränderungen, die dem sog. varicösen Symptomenkomplex zuzuordnen sind, in großer Zahl zu sehen, wird mir zustimmen müssen, daß etliche Ulcera cruris, von denen eine syphilitische Genese angenommen wird, sich ausgezeichnet in das Bild der erwähnten Sym-ptomengruppe einfügen lassen. Auch die anamnestischen Angaben — wie z. B. Traumen als auslösende Ursachen — passen sehr gut zu obiger Auffassung, ebenso die immer wieder zitierte Periostitis, deren Bedeutung unter anderen von DROUET, DUMAS und HARMAND bzw. von CUTTING diskutiert wird und die einer-seits bei luischen Ulcerationen auch fehlen, andererseits aber bei den verschieden-artigsten chronischen Prozessen anderer Ätiologie gleichfalls gefunden werden kann, sowie das Vorhandensein einer pigmentierten oder purpuraartigen Dermatitis der Unterschenkel. Jedoch weder positive serologische Reaktionen und noch viel weniger die so oft angeführte nierenförmige Begrenzung oder das Verwachsensein mit der Unterlage sind ein ausreichender Beweis.

Besonders ins Auge springend ist noch die Tatsache, daß ein Großteil der Fallbeschreibungen so selten Gummenbildungen an typischer Lokalisation, nämlich im proximalen Drittel des Unterschenkels aufweist. Sogar elephantiastische Schwellungen der Unterschenkel — teils mit höckeriger, warziger Oberfläche — sind eher Ausdruck eines postthrombotischen Syndroms denn einer spätluischen Erscheinung. Daß natürlich auch Kombinationsfälle von Lues mit varicösen Veränderungen vorkommen können, ist selbstverständlich.

Weitere von der Norm abweichende Beobachtungen sind das Vorkommen von Xanthomen im Bereich tertiär-luischer Narben (NAUMANN), das Vorhandensein von starkem Juckreiz bei einer Syphilis gummosa (TOSHIMA) sowie das Auftreten von Gummen im Nervenbereich (MOLČANOV und SCHEER).

KOLLER (1934[2]) stellte einen Fall vor, bei dem tubero-serpiginöse syphilitische Erscheinungen in 6fach handtellergroßer Ausdehnung in der Glutäalregion vorhanden waren und COLE und DRIVER publizierten den eines nierenförmigen Gumma, das die ganze linke Gesäßhälfte einnahm.

Spätluische Prozesse an *Händen und Füßen* sind nicht häufig und bieten oft wegen ihrer Lokalisation, wodurch typische Merkmale verwischt werden, da vornehmlich an Handtellern und Fußsohlen andere anatomische Verhältnisse herrschen, besondere diagnostische Schwierigkeiten.

Beobachtungen und Berichte über spätsyphilitische Manifestationen an diesen Örtlichkeiten verdanken wir z. B. SAÉNZ (1929, 1932), der auf die atrophische leukoderm- bzw. vitiligoartige Abheilung hinweist und differentialdiagnostisch insbesondere den Erythematodes erwähnt. Die gute Beeinflussung des letzteren durch Arsen- und Wismutpräparate deutet er allerdings dahin, daß diese für eine syphilitische Ätiologie spreche, ein Standpunkt, den wir heute als überholt betrachten können.

BERGER sah 2 Jahre nach der Infektion und 8 Wochen nach Zufügung einer Brandwunde an der Handfläche nach deren Abheilung ein solitäres Spätsyphilid in der Brandnarbe, und PAUTRIER ein tertiäres, seit 5 Jahren bestehendes Syphilid der Handfläche, das sich aus leicht papillomatösen Veränderungen aufbaute, die mit Hornmassen bedeckt waren und narbenlos abheilten.

GERTLER beschrieb ein cutanes Gumma der Handinnenfläche, das trotz einer durchgemachten Malaria zur Entwicklung gelangte, und SAÉNZ Leukoderm und Pigmentierung beider Hohlhände nach vorausgegangenen spätluischen Erscheinungen.

Weitere tertiärsyphilitische Bildungen an den Händen beobachteten unter anderen BRUHNS, DOWNING (1931), FRÜHWALD (1933, 1934, 1936), GATÉ, MICHEL und RIOU, HOTTENROTH, MUSCHIETTI, FERNANDEZ und BIAGINI, ROBINSON, SIDLICK sowie ZATORRE. Der Fall von MUSCHIETTI und seinen Mitarbeitern ist deswegen von besonderem Interesse, weil beim Patienten, einem 48jährigen Koch, die charakteristischen Merkmale infolge ihres Sitzes an Händen, aber auch an Füßen und Zunge durch äußere, berufliche Einflüsse verwischt waren.

Spätluische Efflorescenzen an den Füßen zeigen unter anderem die Fälle von KLIEGEL ROSENTHAL, STREITMANN (1936) und ZINSSER.

Die Beziehungen der Syphilis zu den palmoplantaren Keratosen, Hyperkeratosen sowie Keratodermien bespricht BEHDJET (1935).

Im Bereiche des *Kopfes und Gesichtes* ist der Bericht von CLEVELAND hervorzuheben, da die ganze linke Seite der Kopfhaut fehlte, die Ulceration weiter auf Nacken und Stirne übergriff und das linke Ohr beinahe gänzlich konsumierte, sowie der von ALBRECHT, bei dem nicht nur Teile des behaarten Kopfes, sondern fast die gesamte Gesichtshaut von einem tubero-ulcero-serpiginösem Syphilid zerstört wurden, so daß es in der Folge zum Auftreten eines Ectropiums und zu einer Verziehung der Mundöffnung gekommen ist.

Einschlägige Publikationen mit vornehmlichem Befall der behaarten Kopfhaut stammen noch von KIBÉDI VARGA, LÖHE (1929[1]) und SROKOWSKA.

Ferner möchte ich auf die Mitteilungen von FRANK, FÜLLENBAUM, GILG, HOFMANN (1930[1]), NICOLAS, LEBEUF und CHARPY, REBATTU und ROUSSET sowie SALIN aufmerksam machen, bei denen spätsyphilitische Prozesse eine ausgedehnte Destruktion des gesamten oder großer Teile des Gesichtes bewirkten. Besonders beachtenswert wäre noch der Fall von SAÉNZ und

OTEIZA mit seinen tertiärluischen knötchenförmigen Manifestationen in einem atrophischen Erythematodes-plaque.

Das gleichzeitige Vorkommen von hämangiomartigen Teleangiektasien mit tubero-serpiginösen Efflorescenzen, die beide unter spezifischer Therapie sich weitgehend rückbildeten, demonstrierte JAERNECKE.

MILIAN und GARNIER berichten außer von nodulären Syphiliden des Gesichts noch über eine Dauersperre des Kiefers, die von sklerosierenden Infiltraten der Masseterenregion her-rührte, und CHARGIN (1934) erwähnt ein Syphilid, das einen Lupus erythematosus vor-täuschte.

FAVRE und CHANIAL schildern ein knotenförmiges Syphilid der Wange vom lympho-dermatischen Typ, FERNANDEZ und CAPURRO ein lupuides in Medaillonform und BELOTE eine tertiäre Lues mit Amyloidablagerungen an Augenlidern, Lippen, Zunge, Pharynx und Larynx, wobei insbesondere der Befall der Lider das Außergewöhnliche ist. Zu letzterem Fall erhebt sich die Frage, ob es sich dabei nicht einfach um eine Hyalinosis cutis et mucosae handelt, die hier bei einem Luetiker aufgetreten ist.

JAMIESON weist auf einen Fall von Ulerythema ophryogenes auf syphilitischer Basis hin.

In dieser Lokalisation spielen besonders noch Veränderungen im *Lippenbereich* eine wesentliche Rolle. Hierhergehörende Beobachtungen stammen z. B. von BAUMÜLLER, BRANDT, BRUCHHOLZ, DOŠKÁŘOVA, HALTER (1943, 1943[1]), LIMMER (1931), POPCHRISTOFF (1930), ROUSSET und PELLOUX, SZENICER und WILE.

Im Bereich der *Lider* verdienen folgende Autoren und ihre Observationen hervorgehoben zu werden:

E. R. CUNNINGHAM: Gumma der Conjunctiva bulbi.

FENCL: Linksseitige Dacryoadenitis syphilitica gummosa.

GOLDSCHLAG (1930): Übergreifen tertiärluischer Prozesse von Stirne und Wange auf die Augenlider mit vollständiger Zerstörung derselben und teilweiser Mutilation beider Hornhäute, indem dicke strangartige Brücken an diesen festhafteten,

KRUMM: Lagophthalmus mit Keratitis und Ulcera corneae infolge Narbenzuges.

LIPOVSKAJA: Spätluische Manifestationen an dieser Örtlichkeit.

NÉMETH: Syphilis gummosa ulcerosa am rechten oberen und unteren Augenlide.

PISACANE (1934): Gummaartige Geschwulst des Tränensackes.

POSTIC: Kontaktgummabildungen an den Lidrändern nach Art eines Abklatschulcus und

ROHRSCHNEIDER: Doppelseitiges Ectropium nach symmetrischen tertiärsyphilitischen Infiltrationen der Gesichtshaut.

Neben der Vorliebe spätluischer Veränderungen für das Gesicht ist es doch sehr auffällig, daß gerade an dieser Lokalisation, die die Patienten in den meisten Fällen relativ früh zum Arzte führt — wie dies auch bei Carcinomen der Fall ist —, ausgedehnte Erscheinungen mit Zerstörung größerer Areale vorkommen. In diesem Zusammenhang muß besonders heutzutage, wo einerseits immer weniger an die Lues gedacht wird, andererseits kosmetische Operationen stets häufiger an der Tagesordnung sind, darauf aufmerksam gemacht werden, daß z. B. bei Nasenkorrekturen — gleichgültig welcher Art — vor der Operation eine Blutuntersuchung durchgeführt werden soll, da das Gesicht und insbesondere die Nase Prädilektionsorte für spätsyphilitische Manifestationen darstellen, die durch das Trauma des Eingriffes ausgelöst werden können und auf diese Weise den Erfolg der chirurgischen Maßnahme nicht nur in Frage stellen, sondern den Ausgangszustand sicherlich noch zu verschlechtern imstande sind.

An anderen als den bisher angeführten Stellen — vornehmlich im *Stammbereich*, *vereinzelt auch generalisiert* oder *ohne Bedeutung in bezug auf die Örtlichkeit* — seien folgende Berichte erwähnt:

FISCHER (1932[2]) stellte einen 37jährigen Patienten vor, der um eine umschriebene Sklero-dermie spätluische ulceröse Prozesse aufwies. Da er von einer Infektion nichts wußte, wäre zu entscheiden, ob die Sklerodermie sich an Stelle einer alten Lues etablierte oder aber ob die Syphilis sich um eine circumscripte Sklerodermie lokalisierte.

PARL beschrieb ein großes Gumma der rechten Clavicula, das zu schweren Stauungs-erscheinungen geführt hat.

Die Beobachtung einer kombinierten, gummös interstitiellen luischen Myositis bei gleich-zeitiger Lues III in der darüberliegenden Hautdecke stammt von GOTTRON (1938[1]) bzw. die einer Lues III unter dem Bilde einer Tuberculosis colliquativa von KLEM.

Es ist eine bekannte Tatsache, daß die Syphilis praktisch alle an der Haut sich manifestierenden Erkrankungen nachzuäffen imstande ist, und so sollen im folgenden einige nicht in den groben Rahmen des Einteilungsschemas hineinpassende, von der Lues imitierte Krankheitsbilder erwähnt werden:

Aktinomykose (Behdjet 1933 und Brünauer 1937); *Dermatophytie* (Spinner); *Erythematodes* (Rosen 1929 und Sweitzer); kleingummöses Syphilid auf Lupus erythematosus chronicus (Nimpfer 1940); *Impetigo* (Gaté und Charpy); *Initialsklerose* (Grassi); *Lepra* (Maxwell, Muir und Chatterjee, Osman sowie Ota); *Mycosis fungoides* (Gaté, Cuilleret und Peissel, Gottron bzw. Herrmann); *Neurodermitis gigantea* (Gottron 1941); *Rhinosklerom* (Medina und Bigne); *Sarkom* (Gougerot und Burnier, Hewitt, Meyer, Thierrée, Menanteau und Fabiani, Ota sowie Varga); *Scirrhus atrophicus* (Gaté und Vayre); *Sykose* (Cuilleret, Pellerat und Spira bzw. Frenzl 1934) und *Ulerythema sycosiforme* (Neumann).

Weiters möchte ich noch einige Autoren zitieren, die Fälle mit großer Ausdehnung und Vielfältigkeit der Erscheinungen demonstriert bzw. beschrieben haben: Bartmann, Bouvier, Michel und Gros, Brezovsky (1936), Budlovsky (1934), Dobos (1939), Galewsky, Merenlender (1935), O'Leary, Montgomery, Brunsting und Bailey, Popchristoff (1929), Schönwald, Stein, Wendt sowie Willners.

Die Publikationen von Bouberman, Conner und Orsos sind deswegen interessant, weil sie nicht nur die Vielzahl und Buntheit der Manifestationen, sondern auch den Befall der Eingeweide neben dem der Haut hervorheben.

Ferner sei noch auf etliche Fälle hingewiesen, die wegen ihrer auffallenden Abweichungen von der Norm aufgezeigt zu werden verdienen, und zwar auf elephantiastische Schwellungen luischer Basis (Herrera, Memmesheimer sowie Vigne und Fournier) bzw. auf tertiärluische Prozesse, die sich in eine Elephantiasis nach Mammaamputation hineinlokalisierten (Haxthausen); auf ein Gumma in einer Poikilodermie, das sich schließlich in ein Stachelzellcarcinom umwandelte (Abimelek); auf Kombinationen von Lues und Lymphogranuloma inguinale (Buschke 1931 bzw. Wien und Perlstein 1935); auf ein Sarcoma cutis unter dem Bilde einer Lues III (Frank 1956) und letztlich auf eine Syphilis gummosa, die mit Juckreiz einherging (Dittrich sowie Toshima).

Über das Auftreten eines teleangiektatischen Netzwerkes an Stelle rückgebildeter später Syphilide am ganzen Körper berichtete Madden.

Fälle von Anetodermien bei oder nach spätluischen Veränderungen bearbeiteten unter anderen Gross, Muschietti und Fernandez sowie Nadel.

Spätsyphilitische Manifestationen mit solchen der Lunge schilderten Guntrum, Kerl, Lohel und Müller.

Auf die Tatsache, daß auch spätluische Prozesse z.B. zahlreiche Spirochäten beherbergen können (s. Dietel und Oetter), sei ebenfalls erinnert.

Sarkoidartige Lues III-Fälle verdanken wir unter anderen Becker, Becker und Ritchie, Bernstein und Leider, Gaté, Michel und Thévenon, Halter (1943[1]), Kathe (1943), Massia und Pétouraud, Michelson, Sézary und Bolgert sowie Weniamowitch und Braude. Es sei jedoch betont, daß schon Massia und Pétouraud darauf aufmerksam gemacht haben, die Sarkoide — früher als Tuberkulide aufgefaßt — hätten sich immer mehr als ein anatomisch klinischer Sammelbegriff verschiedener Ätiologie entpuppt, eine Ansicht, die schon Jadassohn (zit. nach Bernstein und Leider) vertreten hat, indem er aussprach, daß das Sarkoid zwar ein klinisch und noch mehr ein histo-pathologisch wohlumschriebenes Bild darstellt, aber der Ausdruck verschiedener infektiöser oder nichtinfektiöser Krankheitsursachen sein kann.

Sézary und Bolgert erwägen auf Grund ihrer Beobachtungen die Beziehungen der subcutanen Sarkoide zu den Reticuloendotheliosen und im besonderen zu der Besnier-Boeck-Schaumannschen Krankheit.

II. Seltene Abarten des späten hochliegenden Knotensyphilids

Zu den selteneren Abarten des späten hochliegenden Knotensyphilis zählt man nach Schönfeld

a) die tertiäre Roseole,
b) die flächenhaften Infiltrate,
c) die wuchernden (verrukösen, frambösiformen) Manifestationen,
d) die tuberkuloiden und lupuiden Formen und
e) die juxtaartikulären Knotenbildungen.

a) Tertiäre Roseole

Die tertiäre Roseole (das annuläre Fleckensyphilid, Neurosyphilid Unna, tertiäre zirzinäre Erythem Fournier) darf nicht mit der Rezidivroseole der Frühsyphilis verwechselt werden. Sie weist gemäß ihrer Zugehörigkeit zum hochliegenden Knotensyphilid dessen typische Eigenheiten, so auch die Gruppierung auf. Wie dies schon die Benennung zum Ausdruck bringt, finden wir bei ihr blaß- bis dunkelrote Flecke, die bei Glasspateldruck einen gelbbräunlichen Eigenton erkennen lassen, gleichsam als Beweis dafür, daß den Farbveränderungen oberflächliche tuberöse Gewebsverdichtungen zugrunde liegen.

Solche Exantheme bestehen vielfach aus ovalen, kreisrunden oder bogenförmigen, unregelmäßigen, erythematösen Herden oder Ringen mit hautfarbenem Zentrum. Sie besitzen Konfluenzneigung, kommen bei Frauen häufiger vor als bei Männern, zeigen eine hartnäckige Konstanz der Erscheinungen und große Tendenz zu Rezidiven. Subjektiv verursacht der Ausschlag keine Beschwerden und erweist sich der spezifischen Behandlung gegenüber äußerst resistent.

Was die Lokalisation betrifft, werden vorzugsweise Teile des Rumpfes und der Arme bzw. der Beine befallen (s. COMBES, GITMAN, MINSKER und PLOTKINA, KISSMEYER, KVORNING, PASTINSZKY 1943, PETRAČEK 1934, POZZO und GIANOTTI, STUDNICIN sowie SUCHAREV und NEUMANN).

b) Flächenhafte Infiltrate

Die flächenhaften Infiltrate, die durch Verschmelzung einzelner Knötchen und Knoten enstehen, überragen etwas die gesunde Haut und können alle jene typischen Farbtöne darbieten, die der Syphilis eigen sind. Die Haut ist klinisch meistens glatt und läßt häufig noch den Aufbau der Infiltrate aus den tuberösen Einzelelementen mehr oder weniger deutlich palpieren. Nach jahrelangem Bestand kann es in den zentralen Anteilen durch die Atrophie zum Einsinken kommen. In den Randpartien tritt oftmals noch ein Bestreben nach weiterer Ausbreitung zutage, während ein geschwüriger Zerfall nur in Ausnahmefällen zur Beobachtung gelangt.

Derartige Syphilide wurden hauptsächlich im Gesicht, am Ellbogen und Unterschenkel, seltener am Stamm beschrieben (s. LAUGIER und BURGUN, LINDEMANN bzw. LÖHE).

c) Wuchernde Formen

Die wuchernden Formen können *verrukös* sein, wenn Verhornungsvorgänge eine wesentliche Rolle spielen, oder *frambösiform*, wenn dieselben fehlen und nur weiche Granulationen vorherrschen,

Da durch diese Wucherungen das gewohnte klinische Bild der tubero-ulceroserpiginösen Syphilide vollständig verändert wird, vermag nur das Wissen um solche Vorkommen eine falsche Deutung desselben verhüten. Entwicklung, Anordnung und Form werden die richtige Diagnose dennoch ermöglichen, wenn man nur an sie denkt.

Von den verrukösen Manifestationen werden hauptsächlich die Unterschenkel und von den frambösiformen die behaarten Stellen ergriffen.

Berichte über die ersteren stammen unter anderen von CASTELLO und PARDO, GATÉ, MICHEL und TIRAN, MILIAN (1929), PAUTRIER, PER, PUENTE sowie ROSE und über letztere von BOGDANSKIJ und RADOV, COMEL, GOUGEROT und PATTE, JAKUBIUK, LESZCZYNSKI (1930), LÖHE (1929[1]), LÖWENSTEIN, MAŠKILLEISON, MILOVIDOVA, SAMEK, STREMPEL, THEODORESCU und WISE.

d) Tuberkuloide und lupuide Formen

Die tuberkuloiden und lupuiden Formen nehmen in der Literatur einen breiten Raum ein, und dies nicht, weil sie etwa sehr selten bzw. sehr häufig sind, sondern vor allem deswegen, weil sie besondere differentialdiagnostische Schwierigkeiten bereiten. Wie schon aus der Bezeichnung ersichtlich, ist es die Ähnlichkeit mit dem Lupus und anderen Formen der Hauttuberkulose, die es hier zu berücksichtigen gilt.

Eine gemeinsame Betrachtung dieser beiden Krankheiten liegt auch deshalb nahe, weil beide — sowohl die Lues als auch die Tuberkulose — chronische Infektionserkrankungen sind, die einen weitgehend ähnlichen Verlauf aufweisen und, was uns wohl als das Wichtigste erscheint, weder klinisch noch histologisch noch mit Hilfe anderer Methoden stets mit Sicherheit eine Abgrenzung zulassen.

Wenn man die relative Häufigkeit dieser Leiden in Erwägung zieht, darf es einen nicht wundernehmen, daß sie in einem gewissen Prozentsatz auch gemeinsam vorkommen. Die Statistik der Kombinationsfälle schwankt innerhalb weiter Grenzen, nämlich zwischen 4—33% (zit. nach STREITMANN 1951).

Was uns ferner in diesem Zusammenhang interessiert, ist natürlich die Klärung der Wechselbeziehungen zwischen den beiden Krankheiten und ihrer Auswirkungen auf den Verlauf derselben. So wird z. B. die Frage, ob die Lues eine Disposition für die Tuberkulose schafft, von PRIANO, BUSCHKE, OLIVEIRA, POGGIO, ZAHRADNICKY u. a. bejaht, von SCHERBER, BOWMAN, GUILD und NELSON sowie ORSZÁGH verneint (zit. nach STREITMANN 1951).

Wir selbst glauben — und gehen hierin mit STREITMANN parallel —, daß die Lues in der Norm keinen wesentlichen Einfluß auf die Tuberkulose-Empfänglichkeit ausübt, daß sie aber in Fällen mit schwerem Verlauf und stärkerer Mitbeeinflussung des Organismus die Ansteckungsgefahr der Tuberkulose gegenüber erhöht. Man muß allerdings dessen eingedenk bleiben, daß in unseren geographischen Breiten die Bekanntschaft mit der Tuberkulose zumeist schon in der Kindheit erfolgt, so daß es sich beim Großteil der Luesfälle nicht um eine gesteigerte Disposition für eine tuberkulöse Erstansteckung, sondern fast immer nur um eine Beeinflussung bzw. Aktivierung der schon vorhandenen Kochschen Infektion handelt.

Was die Wechselwirkung zwischen gleichzeitig bestehender Tuberkulose und Syphilis anbelangt, stehen viele Autoren auf dem Standpunkt — und STREITMANN hat hierüber ausführlich berichtet —, daß der Lues diesbezüglich eine verschlechternde Influenz zukommt, während dagegen einige wenige, z. B. RINDFLEISCH, FRANK, ROSS und ABRAHAMS (zit. nach STREITMANN 1951), durch Anregung der Bindegewebsneubildung einen günstigen Effekt derselben feststellen konnten. Letzten Endes hat jede Möglichkeit ihre Verfechter gefunden, und damit ist das Problem zur Genüge beleuchtet, insofern nämlich, als wir der Meinung sind, daß tatsächlich sowohl eine positive als auch eine negative Beeinflussung vorkommen kann und sie jeweils nur von den verschiedensten Varianten des Zusammentreffens dieser beiden Krankheiten abhängt.

Wir sind also der Auffassung, daß man die diskutierten Beziehungen nicht einfach grundsätzlich annehmen oder ablehnen darf, sondern daß jeder Fall für sich entschieden werden muß. Wir stimmen SCZUKA zu, wenn sie meint, daß von entscheidender Bedeutung für eine günstige bzw. eine ungünstige Beeinflussung die jeweilige Abwehrphase des betroffenen Organismus im Zeitpunkt des Zusammentreffens beider Infekte ist. Man soll aber auch — wie dies besonders STREITMANN (1951) betont hat — der antiluischen Therapie ein Augenmerk schenken. Wäre eine wirklich faßbare Reziprozität an der Tagesordnung, dann würden bei der hohen Durchseuchungsrate der Bevölkerung mit Tuberkulose und — in den vergangenen Jahrzehnten — mit der ebenfalls nicht niedrigen der Lues Kombinationsfälle der beiden viel häufiger vorkommen, und deshalb möchten wir den Einfluß der Syphilis auf eine latente Tuberkulose als unbedeutend erachten.

Es ist ferner zu berücksichtigen, daß Tuberkulöse einerseits vielfach lange in stationärer Behandlung sich befinden und andererseits infolge einer gewissen, auf die eigene Gesundheit bedachten Zurückhaltung geringeren Ansteckungsmöglichkeiten in bezug auf die Lues ausgesetzt sind. Weiters ist der Infektionsmodus in der Norm ein so wesentlich verschiedener, daß Parallelen nur sehr schwer gezogen werden können. Während also die Disposition für die Tuberkulose bei vorhandener Lues — besonders wenn diese mit allgemeinen Erscheinungen einhergeht — wahrscheinlich eine erhöhte ist, wird man eine solche für die Lues bei bestehender Tuberkulose kaum festzustellen imstande sein, da die Infektion mit der Spirochaeta pallida eher eine obligate ist und vom jeweiligen Gesundheitszustand des Organismus wenig beeinflußt wird.

Der Tuberkulöse wird in jeder Phase seiner Erkrankung unter bestimmten Umständen eine Lues erwerben können, während der Luetiker bei gegebener Exposition nicht immer die Voraussetzung mitbringt, die dem Kochschen Bacillus das Haften, Vermehren und Weiterverbreiten ermöglicht. Entsprechend der unterschiedlichen Reaktionslage in den einzelnen Krankheitsstadien und in Abhängigkeit vom Allgemeinzustand des Patienten werden die Possibilitäten der Ansteckung variieren.

Wir sind der Ansicht, daß die fragliche gegenseitige Beeinflussung dieser beiden Krankheiten gar nicht so viel Stoff für zahlreiche Arbeiten abgeben würde, bereiteten der Verlauf und das klinische Bild derselben nicht derart große Schwierigkeiten bei der Abgrenzung bzw. wären nicht schwere Fälle von Tuberkulose vielfach eine Kontraindikation zur Behandlung der Syphilis mit Salvarsan und Schwermetall gewesen.

Obige Probleme erwägen außer den bereits erwähnten Autoren unter anderen noch BALLARINI, BEZECNY, CAFFIER, CIARROCCHI, CORDERO, DEUTSCHMANN, FRÜHWALD und HÖFER, GARNIER, GOUGEROT (1935), HUGUENIN, FOULON und ALBOT, LOZANO, NESCHATI, PÉRIN und CARTEAUD, PRZYLIPIAK, RAMEL, SALAZAR, SEMON und STÜMPKE, SYLLA sowie ZAHRADNICKÝ.

e) Juxtaartikuläre Knotenbildungen

Die juxtaartikulären Knotenbildungen sitzen meistens an der Streckseite der Extremitäten in Gelenknähe und sind von erbsen- bis über walnußgroß. Sie kommen einzeln, aber auch in mehreren Exemplaren, sowohl hinter- als auch nebeneinanderstehend, sowie an verschiedenen Körperstellen gleichzeitig vor, sind anfangs etwas weicher, später zumeist sehr derb und fast immer schmerzlos, liegen in der Subcutis und wölben die normalerweise unveränderte Haut halbkugelig vor. In Einzelfällen, wenn es zur stärkeren Erweichung im Inneren des Knotens gekommen ist, kann die Farbe der darüber befindlichen Haut auch braun- bis blaurot sein. Diese Knotenbildungen sind allein oder mit anderen spätluischen Erscheinungen kombiniert möglich. Ihre Genese ist nicht einheitlich. Außer der Lues und der Frambösie, die als ätiologische Faktoren schon seit längerer Zeit angeschuldigt werden, sind auch andere chronische Infektionskrankheiten zu berücksichtigen. So werden unter anderem Tuberkulose (BRÜNAUER 1930, COSTE, SAÉNZ und COSTIL, MARTENSTEIN 1933, VIGNE und ZILBERBERG), Mykosen (VIGNE sowie ZILBERBERG), Filariosis, Leishmaniosis (VIGNE), Bejel (HUDSON) und insbesondere der rheumatische Formenkreis erwähnt.

Bei Durchsicht der Literatur kann man sich nicht des Eindrucks erwehren, daß — nachdem das obige Krankheitsbild einmal beschrieben und seine Zugehörigkeit zur Frambösie bzw. in Mitteleuropa vor allem zur Lues festgestellt worden war — man alle jene Fälle, die Knotenbildungen in Gelenknähe aufwiesen, oftmals gewaltsam in ätiologischer Hinsicht der Syphilis zuzuordnen bestrebt war.

Nicht selten genügte schon eine angedeutete positive Wa.R., um die juxtaartikulären Knoten mit der Lues in Zusammenhang zu bringen, und manchmal wurden bei negativen serologischen Ergebnissen auf Grund vager anamnestischer Angaben eine latente Syphilis bzw. klinischen Andeutungen zufolge eine Lues congenita angenommen.

Ähnlich verhält es sich auch mit der Therapie. Neben einwandfreien Erfolgen bezüglich der Abheilung findet man eine nicht kleine Zahl von Fällen, bei denen man ein Ansprechen auf die antiluische Behandlung eher vermutete, als tatsächlich nachzuweisen vermochte, — und dennoch war man — da man keine naheliegendere Ursache entdeckte — geneigt, diese Hauterscheinungen auf die Lues zurückzuführen.

Und schließlich muß man noch bedenken, daß die spätsyphilitischen Manifestationen heutzutage relativ selten sind, die juxtaartikulären Knotenbildungen hingegen keineswegs an Zahl abgenommen haben und daß bei den gestellten Diagnosen ätiologisch immer weniger die Lues, stets häufiger jedoch der rheumatische Formenkreis angeschuldigt wird.

Obwohl ich nicht allen publizierten luischen Casusdiagnosen vorbehaltlos beipflichten möchte, bin ich dennoch ebenfalls überzeugt, daß die Frambösie und die Syphilis in vielen, wenn auch keineswegs allen Fällen für das Auftreten gelenknaher Knoten verantwortlich sind. Es handelt sich demnach klinisch und histologisch um ein wohlumschriebenes Krankheitsbild, das durch verschiedene ätiologische Faktoren hervorgerufen werden kann. Für die Lues sprechen diesbezüglich nicht nur die Serologie, das gleichzeitige Bestehen anderer luischer Hauteffloreszenzen und der prompte Erfolg der antisyphilitischen Therapie, sondern vereinzelt auch der Nachweis von typischen Spirochäten (Takeuchi und Nishiyama) bzw. die geglückte Überimpfung und somit die Übertragung der Lues auf Tiere (Jessner).

Zu erwähnen wäre ferner, daß die juxtaartikulären Knoten meistens im Rahmen der Spätsyphilis auftreten, obwohl Tomikawa solche Veränderungen auch bei der Lues II bzw. Hu und Frazier sie schon 3 Monate post infectionem beobachtet haben wollen.

Das Befallensein der Streckseite der Extremitäten, insbesondere in Gelenknähe, seltener auch der Stirngegend, und der Hinweis, daß Traumen verschiedenster Art einen Lokalisationsfaktor abgeben können (s. z. B. Fröhlich 1931, 1932, Pisacane 1937, Rossow, Wolf 1934), lassen das im Kapitel „Lues und Reiz" Ausgesagte auch in diesem Zusammenhange wichtig erscheinen.

Differentialdiagnostisch lenkt Fuhs die Aufmerksamkeit außer der Frambösie auf die Bursitis, auf nichtluische subcutane Sarkoide, Hygrome und die kolliquative Tuberkulose hin.

Eingehender und richtungsweisender hat sich mit diesem Thema Wiedmann befaßt.

Einschlägige Publikationen besitzen wir unter anderen von Baliña, Basombrio und Aubrun, Bollag, Coste, Saénz und Costil, Ebert, Fröhlich (1931, 1932), Fuhs, Hu und Frazier, Izeki, Kalz, Nobl, Nomland und Skolnik, Pisacane, Policaro, Rossow, Szutrély, Takeuchi und Nishiyama, Tomikawa, Vigne, Welti, Wolf (1934, 1934) und Zilberberg.

III. Spätluische Manifestationen an den männlichen Genitalorganen

Diese syphilitischen Erscheinungen können wie überall, so auch im Bereiche der männlichen Geschlechtsorgane sehr früh, oder aber sehr spät post infectionem auftreten (s. BURBI, KOLLER[1], MERENLENDER und DE WOLF 1931[2]).

RADAELI berichtet über einen Fall von frühzeitigem Tertiarismus an der *Vorhaut*, der nicht nur während einer Wismutkur zum Vorschein kam, sondern auch am Sitze des ursprünlichen Primäraffektes lokalisiert war.

Die Mitteilung von DUPERRAT, BESSET und LEFORT ist insofern von besonderer Bedeutung, weil ein 60jähriger Mann, ein latenter Syphilitiker mit zweifelhaften Seroreaktionen, an Eichel und Praeputium nach Masturbation von einem tertiären Schanker befallen wurde.

Die Gummen an der *Glans* manifestierten sich als kleine bis große Knoten, flächenhafte Infiltrationen bzw. Ulcerationen und führen manchmal sogar die völlige Zerstörung derselben herbei.

REMENOVSKY demonstrierte einen 28jährigen Patienten, der an dieser Lokalisation zwei flächenhafte, einem Primäraffekt ähnliche, tertiärluische Herde aufwies, REINS einen mit einem gummösen Geschwür im Sulcus coronarius und PICARD einen mit einem trichterförmigen tertiären Syphilid, während FARBER einen Fall von knotenförmiger Ulcerierung am Orificium externum beschrieb.

BEISKEN stellte ein Gumma des Penis vor, das eine Durchlöcherung und ein teilweise netzartiges Aussehen der Glans bewirkte, und KOLLER (1934[3]) eines, das 25 Jahre post infectionem innerhalb von 10 Wochen den größten Teil der Eichel zerstörte, wobei die Urethralöffnung ebenfalls mitzerfiel.

Ähnlich wie an der Glans ist das Verhalten der Gummen auch im Bereich des *Penis* (s. BUSCHKE 1931, GREENHOUSE, ROSEN 1933 und TOTTIE).

Bemerkenswert sind die von BURBI aufgezeigten zwei chancriformen Gummata der Penishaut, die ein Epitheliom nachahmten, und das tertiäre Syphilid auf dem Stumpf eines Penis, der 3 Jahre vorher wegen eines malignen Tumors amputiert wurde (VILHENA und DE VASCONCELOS).

Tertiäre Ulcerationen können das Glied ringförmig umgeben und auch auf die Hoden übergreifen (WOLF 1934), aber auch multipel an verschiedenen Körperstellen gleichzeitig auftreten (SALTNER), fast die ganze Länge des Penisschaftes vom Sulcus coronarius bis zur Wurzel einschließen (KOYASU) bzw. die gesamte Dicke der Corpora cavernosa einnehmen und die Urethra infolgedessen einengen, wodurch der Harnstrahl so verdünnt wird, daß sich eine neue Fistelöffnung an der Glans bildet, aus der sich ebenfalls Harn entleert (CHESSIN). Von demselben Autor stammt die Beobachtung, daß nach einem chirurgischen Eingriff wegen einer eitrigen Orchoepididymitis sich an der Operationsstelle, nämlich der Basis des Penis, zwei derbelastische Knoten entwickelten, die auf spezifische Behandlung hin vollständig resorbiert wurden.

Als Komplikation bei gummösen Affektionen der männlichen Geschlechtsorgane konnte MARJANČIK eine allmähliche Verkleinerung bis zum völligen Schwund des Penis verfolgen, was durch Verlötung von Scrotum, Praeputium und Peniskörper zustande gekommen war. MERENLENDER (1933) stellte einen 43jährigen Mann vor, dessen Infektion 22 Jahre zurücklag und bei dem außer 2 syphilitischen Geschwüren am Glied noch eine Lues cerebri vorhanden war.

a) Harnröhre

Bei den selten vorkommenden, tertiärsyphilitischen Erscheinungen der Urethra wird es keineswegs immer möglich sein, eine exakte Aussage darüber zu machen, ob die Gummen sich primär in derselben entwickelten oder ob sie im Anschluß an spätluische Veränderungen der Nachbarschaft durch Übergreifen entstanden sind bzw. ob sie selbst die umgebenden Gebilde miterfaßten.

Ein relativ häufiges Bild zeigten NICOLAS, LEBEUF und ROUGIER auf, nämlich eine große, leicht blutende Ulceration an der Glans und am Orificium externum. Außerdem war die Urethra etwa 2—3 cm hinter der äußeren Harnröhrenöffnung stark induriert, was durch eine Reihe erbsengroßer Knötchen verursacht worden war.

Die Beschreibung zweier Fälle, einer sklerosierenden gummösen Harnröhrenerkrankung bei einem 41jährigen Mann und einer ebenfalls tertiären Syphilis der Blase und der Urethra bei einem 35jährigen, verdanken wir LUCENA RAURICH, J. M., der gleichzeitig die Spätlues dieser Region ausführlich bespricht.

45*

Drei kasuistische Mitteilungen über Fistelbildungen infolge Verengung der Urethra durch tertiärluische Prozesse stammen von Eschref und eine ähnliche von Kemal-Osman.

Auf einen Fall, der von Gaume und Lafourcade bearbeitet wurde, sei im folgenden ebenfalls noch hingewiesen. Bei einem 70jährigen Kranken war eine zylindrische, bleistiftdicke, etwa 5 cm lange Verhärtung der Harnröhre vorhanden, die 1 cm hinter dem Orificium urethrae externum begann und keine Verengung aufwies. Auf antiluische Therapie kam es jedoch zu einer starken, narbigen Verengung, die Harnverhaltung hervorrief und eine Urethrotomie erforderte.

b) Corpora cavernosa

Was für die Urethra gesagt wurde, gilt ebenso für die gummösen Erkrankungen der Schwellkörper des Penis, die ebenfalls sowohl in Form von primären als auch sekundären gummösen Kavernitiden möglich sind.

Diese führen zuweilen z.B. zur elephantiastischen Schwellung des Gliedes, das dann saxophonartig aussehen kann, oder stellen sich als walzenförmige Gebilde dar (Loche), oder aber geben als Folge einer Cavernitis und Periurethritis zu Fistelbildungen Anlaß (Maslow).

c) Scrotum

Hier können sich Erscheinungen primär manifestieren und eventuell auf den Testikel übergreifen bzw. auch umgekehrt, vom Hoden ausgehend, die Scrotalhaut miteinbeziehen. In gleicher Weise erfassen luische Veränderungen zuweilen die Umgebung bzw. kriechen von dortaus auch auf das Scrotum über.

Magnusson demonstrierte einen Fall, der 22 Jahre post infectionem auftrat, wobei die ganze vordere Scrotalwand aus einem gelappten, im Zentrum 1—1,5 cm dicken Infiltrat von halbfester Konsistenz und blauroter Farbe bestand.

Aubrun und Aberastury beschrieben bei einem 50jährigen Mann einen ausgedehnten ulcero-gummösen Prozeß, der fast das gesamte Abdomen und die linke Gesäßhälfte einnahm, während das Scrotum zu einem kleinen, verhärteten Beutel rückgebildet war. Die Hoden waren in das Abdomen zurückgedrängt, der Penis war nur als tiefliegender Tumor fühlbar.

d) Nebenhoden

Wie aus dem vorhergehenden Abschnitt ersichtlich, ist die Beteiligung des Nebenhodens bei der Lues des Testikels relativ häufig, während das isolierte Befallensein der Epididymis selten ist.

Ausnahmsweise kann sich die Erkrankung zuerst am Nebenhoden festsetzen und dann später den Hoden ergreifen (s. Dubau und Bolot), wobei sich im Endresultat des Prozesses histologisch das Bild einer einheitlichen Verschmelzung der beiden zu einer sklero-gummösen Masse darbietet.

Über spätluische Nebenhodenentzündungen, die meistens einige Jahre nach der Infektion auftreten und ein- oder doppelseitig sind, berichten unter anderen Arata, Le Fur, Ohmori, Reiter, Shinoda sowie Rubi (1935, 1936), der unter ihnen 4 Formen unterscheidet, und zwar: 1. Die Epididymitis sclerotica hypertrophica, 2. die Epididymitis sclerotica atrophica dolorosa, 3. die Epididymitis gummosa und 4. die Epididymitis sclerogummosa, und der für die zweite die operative, für die anderen die konservative Behandlung vorschlägt.

Nicht unerwähnt soll bleiben, daß gummöse Epididymitiden auch bei der Neurolues vorkommen (Fischer) und daß Kombinationsfälle z.B. von Syphilis des Nebenhodens und der Prostata (s. Shinoda) ebenfalls beschrieben wurden.

e) Prostata

Die Syphilis der Prostata wird selten diagnostiziert, obwohl schon Ricord im Jahre 1851 den ersten einschlägigen Fall, der zur Obduktion kam, beschrieb, wonach sich Ulcerationen in der Prostata und der Samenblase befanden (s. Riba).

Eine diesbezügliche Literaturübersicht bis zum Jahre 1929 stammt von Riba, während Bini die bis 1948 reichenden Publikationen zusammengetragen, kurz geschildert und ihnen auch eine eigene Beobachtung hinzugefügt hat.

Das klinische Bild, das keine spezifischen Kennzeichen darbietet, macht es verständlich, warum diese Diagnose nicht häufig ist. Wir treffen fast durchwegs Symptome an, wie sie den verschiedenen Prostatitisformen bzw. der Vergrößerung der Vorsteherdrüse zukommen. Auch der Palpationsbefund ist alles andere denn einheitlich und weist eine große Anzahl von Variationen auf, so z. B. Druckempfindlichkeit oder Indolenz, glatte oder höckerige Oberfläche, weiche bis derbe Konsistenz, Fluktuation, scharfe bzw. unscharfe Begrenzung usw., um nur einige anzuführen.

Der Zeitpunkt der Erkrankung der Prostata ist ebenfalls sehr verschieden und tritt auch noch recht spät, z. B. 39 Jahre post infectionem, ein (s. COMOLLI).

Der Urin ist selten klar und kann Filamente sowie Fäden (MILIAN 1943 und BINI), Eiweiß (PAGLIAI), Trübung (BINI und COMOLLI), Eiter (CASTANO) sowie Blutbeimischung (PAGLIAI und VILAR) aufzeigen.

Die Seroreaktionen des Blutes sind meistens positiv, zuweilen aber auch negativ.

Diese wenigen Hinweise genügen, um es erklärlich zu machen, daß die meisten Diagnosen serologisch bzw. ex juvantibus gestellt werden. Daß sie darob mannigfachen Fehlerquellen unterworfen sein können, ist selbstverständlich.

Auffällig ist — und darauf soll besonders aufmerksam gemacht werden —, daß im Prostataexprimat, im Gegensatz zum Ejaculat (vgl. PINARD, HOCH, FINGER, MULZER u. a.), niemals Spirochaetae pallidae gefunden wurden, bis es dann WILDE (1948, 1949[1, 2]) erstmalig gelang, unter 100 Luetikern von 18 bis 70 Jahren 42 Prostatitisfälle mit 16 positiven Pallidaebefunden nachzuweisen, und zwar 7mal bei der Frühsyphilis und 9mal bei der latenten Lues.

Im Gegensatz zu den frühluischen Kranken, bei denen die Spirochäten auch aus dem Urethralkanal herrühren können, ist bei den alten Luetikern wohl mit viel größerer Sicherheit der Sitz in der Prostata anzunehmen, und zwar vor allem dann, wenn der Befund während oder nach antiluischer Behandlung erhoben wurde.

Diese Ergebnisse sind wegen des obigen hohen Prozentsatzes sowie wegen des schlechten Ansprechens auf die durchgeführte Therapie, wegen des Problems der Infektiosität nach mehreren Kuren und schließlich wegen der neuerlichen Aufwerfung der Frage, ob die Möglichkeit einer paternen Genese der kongenitalen Lues bestehe, sehr bemerkenswert.

Derselbe Verfasser hat aber auch bei 300 gonorrhoe- und luesfreien Männern in 114 Fällen eine Prostatitis ermittelt, und von diesen waren 34, das sind 11,3 % aller Untersuchungen, in bezug auf Spirochäten — die allerdings auf Grund ihrer Form und Bewegung nicht mit den Erregern der Syphilis in Verbindung gebracht wurden — positiv.

Während die unspezifische Spirochätenflora eine relativ gute Beeinflußbarkeit besonders auf die Salvarsanbehandlung zeigt, ist dies von der spezifischen nicht zu behaupten. Über Tierversuche, die eine einwandfreie Klärung geschaffen hätten, ob es sich bei den in der Prostata entdeckten Viren tatsächlich um Spirochaetae pallidae handelt, konnte ich bisher nichts vorfinden.

Habe ich im vorhergehenden schon erwähnt, daß bei einem großen Teil aller Fälle die Diagnose ex juvantibus gestellt wurde, so ist es doch sehr beachtenswert, wenn ein Fachmann wie MILIAN (1943) die luische Prostatavergrößerung einerseits für gar nicht selten, andererseits aber auch für therapeutisch nicht gut ansprechbar hält.

Bedenkt man, daß die Klinik allein eine exakte Diagnose kaum zuläßt, die Therapie nach MILIAN nicht besonders eindrucksvoll ist, eine positive Seroreaktion schließlich keinen Beweis einer luischen Prostataveränderung darstellt und daß es außerdem noch eine Prostatitis spirochaetosa gibt, die zum Teil ebenfalls auf antiluische Maßnahmen reagiert, dann erhellt sich aus alledem die ganze

Schwierigkeit dieses Kapitels, und es läßt sich unschwer aussagen, daß auf diesem Gebiete sicherlich manche Irrtümer unterlaufen sind.

Daß auch einwandfreie Fälle existieren, beweisen die spezifischen Gewebsveränderungen mit Spirochätenbefunden auf Grund pathologisch-anatomischer Untersuchungen (LÖHE) und die von COLONELLO mitgeteilten Ergebnisse, bei denen die Lues der Prostata erst auf dem Sektionstisch festgestellt wurde. Das histologische Bild bestand aus tertiärluischen Granulomen, teilweise mit Riesen-, Plasma- und Lymphzellen, aus der Endo- und Periarteriitis luetica sowie aus alten Narben.

Differentialdiagnostisch werden Tuberkuloseprozesse, Lepra, Aktinomykose und maligne Granulome, die jedoch zumeist gut von der Lues zu unterscheiden sind, sowie die verschiedenen Formen der Entzündungen, der Hypertrophie und der Neubildung der Vorsteherdrüse hervorgehoben.

Weitere einschlägige Fälle verdanken wir unter anderen noch ENDO, KEYES, SHINODA sowie TRUFFI.

f) Hoden

Die Syphilis des Hodens sieht der einzelne relativ selten, wobei allerdings zu berücksichtigen ist, daß diese Erkrankung nicht immer diagnostiziert wird, weil eine sichere Abgrenzung gegenüber ähnlichen Orchitiden nur sehr schwer oder gar nicht möglich ist, und zwar vor allem dann nicht, wenn — was allerdings selten vorkommt — die luischen Veränderungen sich nur am Hoden manifestieren.

Bei der systematisch-mikroskopischen Untersuchung der Testikel von 28 Personen, die an ihrem Körper spätsyphilitische Erscheinungen aufwiesen, zeigte es sich, daß die Lues bei 32,1% die Hoden in Mitleidenschaft gezogen hatte, und zwar handelte es sich entweder um entzündliche, durch den Syphiliserreger selbst hervorgerufene Veränderungen oder um dystrophische Störungen infolge Fernwirkung der luischen Infektion. Beide Formen der Krankheit gingen — ohne klinische Alterationen bedingt zu haben — mit einer hochgradigen Atrophie der samenbildenden Anteile einher (s. PARINI und GRONDONA).

SHUNG-MING weist auf die Arbeit von SYMMERS hin, der unter 4880 Obduktionen im Bellevue-Hospital 171mal eine akquirierte Spätlues bei Männern fand und davon 39% mit chronisch interstitieller, aber nicht einen Fall mit gummöser Orchitis. Es geht aus diesen Angaben ebenfalls hervor, daß die Mitbeteiligung des Hodens viel häufiger vorkommt, als sie im allgemeinen erfaßbar ist. Der Verfasser selbst berichtet über 24 Kranke mit Testikelsyphilis. Bei 22 wurde ein gummöser Befund erhoben, und zwar 7mal durch die klinischen Manifestationen und 15mal durch das mikroskopische Bild. Ein Durchbruch durch die Haut des Scrotums war 15mal zu konstatieren.

Auf derselben Linie bewegt sich die Mitteilung von BERTIN, NAYRAC und BRETON über die latente Hodensyphilis, worunter sie diejenige verstehen, die mit den Routinemethoden am Krankenbett nicht entdeckt wird. Sie konnten durch pathologisch-anatomische Untersuchungen der unmittelbar nach dem Tode entnommenen Hoden von 19 Luetikern, die keine Gonorrhoe, keine Tuberkulose oder andere Affektionen des Testikels durchgemacht hatten, feststellen, daß eine völlige Unabhängigkeit zwischen den Veränderungen des spermabildenden Gewebes und dem Alter der Patienten, hingegen ein Parallelismus in der Intensität der epithelialen und der bindegewebigen Strukturumwandlung bestand. Neben sklerosierenden beobachteten sie entzündliche Prozesse besonders in Form von Plasmazelleninfiltraten an den Gefäßen, die sie als eine einwandfreie interstitielle Orchitis syphilitica auffaßten.

Die Ergebnisse der pathologisch-anatomischen Studien sind deswegen von besonderer Bedeutung, weil durch sie die Annahme einer latenten Hodensyphilis bewiesen wurde, eine Erkenntnis, die auch von großer sozialer Wichtigkeit ist, da Sterilität die Folge dieser Erkrankung sein kann, die durch Nebenhodenmitbeteiligung zahlenmäßig noch öfter einzutreten vermag.

Luische Orchitiden und Epididymitiden sahen unter anderen ASTRALDI und FERNANDEZ, CONTIADES, ICHIKAWA und MORIKAWA, KADISCH, KIĆEVAC und ALKALAJ, KREKELS, LÖHE (1930), NICOLAS, LACASSAGNE und ROUSSET, NICOLAS und PÉTOURAUD, PROPPE, SHUNG-MING sowie SUZUKI.

Es liegt in der Natur der Sache, daß das Wissen sich vornehmlich auf gummöse Hodenerkrankungen beschränkt, da vorwiegend diese der klinischen Diagnose zugänglich sind.

Die Affektionen des Testikels treten zumeist sehr spät, z.B. 7 bzw. 20 Jahre nach der Ansteckung (ARRUÉS und DI LELLA) oder gar erst 40 Jahre post infectionem auf (KADISCH).

Die meisten kasuistischen Mitteilungen befassen sich mit tertiärluischen Läsionen, während sekundäre selten Erwähnung finden (s. Kićevac und Alkalaj).

Schmerzen bilden bei der Hodensyphilis eine Ausnahme (Astraldi und Fernandez sowie Nagell).

Klinisch ist eine Trennung zwischen der interstitiellen fibrösen Orchitis und der gummösen wegen der häufig vorhandenen Begleithydrocele nicht immer möglich, abgesehen davon, daß auch beide Formen zuweilen kombiniert vorkommen. Während palpatorisch nur einzelne oder mehrere Knoten nachweisbar sind, trifft man bei allenthalben durchgeführten Operationen auf der Schnittfläche oft eine Vielzahl zumeist erbsengroßer, gelblicher Knötchen an (Contiades und Suzuki).

Wie auch anderorts, kommt es im Bereiche des Testikels gleichfalls häufig zur Geschwürsbildung, die ausnahmsweise sogar eine vollständige Zerstörung der Genitalien nach sich ziehen kann (Schlasberg). Manchmal ist gleichzeitig eine Urethritis (tertiärer Hodenausfluß von Ricord) existent (Ledo-Dunipe).

Weitere Fälle luischer Hodenbeteiligung verdanken wir unter anderen Castaño, de Surra Canard und Jaroslavsky, Grillo (1935, 1937) bzw. Krekels, Ledo-Dunipe, Markovic, Massias, Nagell, Nicolas, Lacassagne und Rousset, Nicolas und Pétouraud, Ohya, Parounagian (1729), Perrin, Gaté und Corajod, Photinos und Panagiotis, Proppe, Rummelhard (1955), Shinoda, Sicilia, Swiatkiewicz und Tanaka. Bei weitaus den meisten dieser Berichte wird der Beginn der Hodenlues mit einem Trauma in Zusammenhang gebracht.

Differentialdiagnostisch stehen Tuberkulose, Gonorrhoe, Orchitiden und neoplastische Wucherungen im Vordergrund.

IV. Spätluische Manifestationen an den weiblichen Genitalorganen

1. Brustdrüse

In der Spätperiode sind syphilitische Erkrankungen der Brustdrüse selten. Nach Iribarne und Contreras Ortiz sind bis zum Jahre 1926 an dieser Lokalisation 43 Fälle von Gummen, nach Akaiwa bis 1930 eine Gesamtzahl von 45 publiziert worden. Bortolozzi (1936) spricht bis zum Jahre 1936 von 50 tertiärsyphilitischen Erkrankungen der Brustdrüse. Zwischen 1917 und 1929 fanden Pack und Adair unter ungefähr 4000 Patienten der Brustklinik des Memorial Hospitals in New York nur 2, das sind 0,05%, und Hollósi (1936) unter 368 Operationen von Brustdrüsen ebenfalls bloß 2mal tertiärluische Prozesse.

Der vorwiegende Befall des weiblichen Geschlechtes wird einheitlich betont. Bei der von Iribarne und Contreras Ortiz mitgeteilten Zusammenstellung fielen von 43 Fällen nur 3 auf männliche Patienten, und auch von Akaiwa wird das Verhältnis der Frauen zu den Männern in diesem Zusammenhang mit 100:7 angegeben.

Das häufigste Erkrankungsalter ist nach Akaiwa bei Frauen zwischen dem 20. und 30. Lebensjahr, während Hollósi (1939) bei Männern das 25.—50. anführt und es bei Frauen noch höher setzt.

Die Syphilis der Brustdrüse, die ein ziemlich buntes Bild aufweisen kann, gelangt vornehmlich in 2 Hauptformen zur Beobachtung, nämlich

1. als diffuse interstitielle Mastitis und
2. als circumscripte gummöse Mastitis.

Außerdem sind natürlich auch alle Übergangs- und Kombinationsformen möglich. Die Schwierigkeit einer einwandfreien differentialdiagnostischen Abgrenzung gegenüber anderen Tumoren weist auf die Wichtigkeit der Kenntnis dieser Veränderungen hin. Allen voran steht der Brustkrebs, aber auch an Sarkome, gutartige Geschwülste und Cysten sowie an Tuberkulose, Strahlenpilz- und entzündliche Erkrankungen ist unter anderen zu denken.

Wenn auch vereinzelt Berichte vorliegen, nach denen unter dem Verdachte eines Carcinoms Teile oder die gesamte Brustdrüse entfernt wurde, die spätere histologische Untersuchung jedoch nur ein Gumma ergab, so sollten wir diese Tatsache doch nicht überschätzen, obwohl es richtig ist, daß:

1. die Spätsyphilis der Brust selten und das klinische Bild dementsprechend unbekannt ist;

2. sich die klinischen Manifestationen oftmals weitgehend gleichen, so daß eine einwandfreie Diagnosestellung auch den Erfahrenen nicht immer möglich ist;

3. uns die biologischen Trennungsmöglichkeiten oftmals im Stiche lassen und

4. die Anamnese weder bei positiver noch bei negativer Vorgeschichte zuverlässig entscheidend ist.

Es bleibt uns aber letztlich, wenn in der kurz angedeuteten Art und Weise die Diagnose nicht geklärt werden konnte, doch noch die Biopsie mit histologischer Untersuchung übrig, wie sie heute nicht nur bei Verdacht auf Lues, sondern auch bei dem auf Carcinom als etwas ganz Selbstverständliches durchgeführt wird. Sie ist auch imstande, uns zu einer einwandfreien Trennung dieser beiden Krankheitsbilder zu verhelfen. Einer Diagnose ex juvantibus, wie sie in der älteren Literatur (BURNIER, FITZ-WILLIAMS, MUCCI) gefordert wurde, können wir in unserer Aera antibiotica nur eventuell in Ausnahmefällen das Wort reden. In der Zeit vor der Verwendung des Penicillins in der Behandlung der Lues jedoch schien uns diese Methode mehr als ein gefährliches und unverantwortliches Mittel zur Klärung der Diagnose, denn sie arbeitet dem Grundprinzip der Carcinombehandlung, nämlich der möglichst frühzeitigen therapeutischen Bekämpfung der Krebskrankheit in leichtsinnigster und egoistischer Weise entgegen.

Wenn wir von den typischen, genügend beschriebenen spätsyphilitischen Veränderungen absehen, so ist es doch sehr auffällig, daß auch die Spätlues der Brustdrüse Symptome aufweisen kann, die in der Norm als gerade bei ihr nicht vorkommend hervorgehoben werden.

Hierzu gehören die Gewichtsabnahme von mehreren Kilogramm innerhalb kurzer Zeit, wie sie von IRIBARNE und CONTRERAS ORTIZ bzw. PAVLOVSKY erwähnt wurde, und das Vorhandensein von Schmerzen, das bei dem Fall von PAVLOVSKY besonders auffällt. Diese 35jährige Frau hatte — ohne auf Lues deutende Anamnese — seit 3 Monaten Schmerzen in der rechten Axilla, die vor allem beim Anheben des Armes auftraten. Nach Entwicklung einer Schwellung, die nach und nach die ganze obere Brust einnahm, wurde dieser Schmerz permanent, indem er auch nachts nicht aufhörte. Die Patientin hatte abendlichen Schüttelfrost und vor 5 kg an Körpergewicht. Bei der stationären Aufnahme fand man einen orangengroßen Tumor, der mit der Haut und ihrer Unterlage verwachsen war und sowohl Brustwarze als auch Warzenhof frei ließ. In der Axilla sah man eine haselnußgroße Drüsenschwellung. Unter antiluischer Therapie erfolgte Abheilung.

Nicht alltäglich sind auch die Mitteilungen von JOSEPHOWITSCH, der bei einer 65jährigen Frau in der oberen Hälfte der linken Mamma zwei eng aneinanderliegende, hühnereigroße, derbe, wenig bewegliche Tumoren fand, die durch einen derben Strang mit der Mamilla verbunden waren. Bei einer 38jährigen Frau mit einem seit 3 Monaten wachsenden, taubeneigroßen, derben, indolenten Tumor der linken Mamma, der mit der Haut fest verwachsen war, sah er die Mamilla eingezogen.

Die Fälle von HOLLÓSI (1936) bzw. APASOVA und BASMAN traten während des Stillens auf, ein Ereignis, das nicht verwunderlich erscheint, ruft man sich das im Kapitel „Lues und Reiz" Ausgesagte in Erinnerung.

Des weiteren sei der Fall von BORTOLOZZI (1932) erwähnt, der über einen derben, indobenten Knoten an der Mamilla berichtet, aus der eine rahmige Absonderung hervortrat. Die darüberliegende Haut hatte sich gerötet, und die regionären Drüsen waren geschwollen. Die histologische Untersuchung ergab eine granulomatöse Mastitis, während sich die Achseldrüsen als reaktiv entzündlich vergrößert erwiesen.

In diesen Abschnitt gehörige Fälle stammen noch von Desclaux, Montagnani, Ross, Whitaker und Moore, Fejér, Mariconda und Hollósi (1939).

Differentialdiagnostisch nimmt die Abgrenzung gegenüber dem Krebs der Brustdrüse die größte Bedeutung ein. Bezüglich Entwicklungsgeschwindigkeit, Adhärenz und Drüsenbeteiligung weisen die Angaben in der Literatur Schwankungen auf. Daß diese Kriterien keine scharfen Grenzen kennen, ist selbstverständlich und nur in bezug auf die Wahrscheinlichkeitsdiagnose von Wichtigkeit. Um so mehr wundern wir uns, wenn Apasova und Basman zur Differentialdiagnose schreiben: „Das Gumma ist bretthart und mit der Unterlage nicht verwachsen." Hierzu wäre zu bemerken, daß das Gumma auch einschmelzen kann und sich dann keineswegs bretthart anfühlt und daß sich auch das Carcinom nicht durch Weichheit charakterisiert. Selbst das Verwachsensein mit der Unterlage ist ein weitgehend unbrauchbares differentialdiagnostisches Kennzeichen, wie auch die von den Autoren bei Krebs angegebene Schmerzhaftigkeit es ist, da sie doch nur in Ausnahmefällen vorkommt.

2. Ovarium und Uterus

Sie kann auch heutzutage klinisch nur schwer und selten exakt erkannt werden.

Das gute Ansprechen auf die antiluische Therapie bekräftigt zwar die Verdachtsdiagnose, doch liefert es ebenfalls keinen einwandfreien Beweis. Durch den Nelson-Test ist man wohl imstande, bestimmt gelagerte Fälle von der Annahme einer luischen Erkrankung auszuschließen bzw. ovarielle Veränderungen als syphilisverdächtig erscheinen zu lassen, allein auch diese Methode ermöglicht keine genaue Diagnosestellung.

Der Tastbefund ist differentialdiagnostisch schwerlich verwertbar, und es ist als sicher anzunehmen — wobei es kaum Gegenargumente gibt —, daß die luische Mitbeteiligung der weiblichen Adnexe viel häufiger vorhanden ist als tatsächlich feststellbar (s. Meder, Piesslinger und Rodecurt).

Wie bei allen anderen Organen existiert bei den weiblichen Anhangsgebilden gleichfalls sowohl eine syphilitische Frühform, die in einer beiderseitigen Entzündung der Tuben und Ovarien besteht, als auch eine Spätmanifestation, die als Gumma des Ovariums in Erscheinung tritt (Piesslinger),

Der Bericht von Preis und Takáts ist deswegen von besonderer Bedeutung, weil man klinisch links vom Uterus eine faustgroße, höckerige, sehr empfindliche, festsitzende Geschwulst entdeckte, die für einen malignen Ovarialtumor gehalten wurde, weshalb die Laparotomie erfolgte. Hierbei erwies sich die Neubildung mit Dünn- und Dickdarm sowie mit der Beckenwand derart verwachsen, daß man von der Exstirpation Abstand nahm. Auf antiluische Medikation (Endojodin) jedoch war 30 Tage nach Beginn der Therapie (5 g Jod) der Tumor vollkommen verschwunden. Weiter wäre zu erwähnen, daß die Erkrankung zu starker Abmagerung geführt hatte und mit krampfartigen Schmerzen im linken Unterbauch verbunden war, ein Befund, der uns nicht verwunderlich dünkt, wenn wir die obigen Angaben berücksichtigen.

Meder publizierte einen ähnlichen Casus mit einem linksseitigen, derben, harten, faustgroßen Adnextumor, der mit heftigen Periodeschmerzen und mit Temperaturen bis 39° einherging, sich jedoch auf antiluische Kur zurückbildete.

Eine umfassende Besprechung über die pathologisch-anatomischen Veränderungen und die klinischen Symptome der Syphilis des Eierstocks verdanken wir Blum und Collart, die als deren hervorstechendsten Eigenschaften Blutungen, Hypo- und Amenorrhoe, Sterilität bzw. die verschiedensten hormonellen Störungen — besonders bei Jugendlichen mit kongenitaler Lues — aufzählen.

Bezüglich der experimentellen Syphilis des Ovars und der Möglichkeit der Übertragung der Lues auf die Nachkommenschaft, sowie der Schwierigkeiten, die Ergebnisse von Tierversuchen auf die Verhältnisse beim Menschen zu übertragen, sei auf die Arbeiten von Blum und Collart bzw. von Levaditi, Schoen,

MANIN und VAISMAN sowie auf das einschlägige Kapitel im Rahmen der experimentellen Lues hingewiesen.

Die luische Mitbeteiligung des Uterus äußert sich in erster Linie in Form von Menstruationsstörungen, die alle Variationen zwischen Menorrhagie und Amenorrhoe aufzeigen können. Es wird empfohlen, bei jeder Menstruationsanomalie unbekannter Ursache auch an die Lues zu denken und eventuell eine vorsichtige antiluische Behandlung einzuleiten, die bei Vorhandensein einer syphilitischen Blutung in den meisten Fällen unverzüglich eine Normalisierung herbeiführt (s. BORISSOVA, DANIEL und SOIMARU bzw. PERIN).

V. Spätsyphilis — Mund und Rachen

Dem relativ häufigen Auftreten spätsyphilitischer Erscheinungen im Bereiche der Mund- und Rachenschleimhaut entspricht nach FINGER die Häufigkeit, mit der diese Örtlichkeiten bereits im Sekundärstadium erkranken.

Wir können dem von FINGER geäußerten Konnex des Vorkommens spätsyphilitischer Lasionen in Abhängigkeit von frühluischen Manifestationen nicht vorbehaltlos zustimmen. Er meint, dies hänge zweifellos damit zusammen, daß die Rezidive — seien sie sekundär oder tertiär — deshalb stets an denselben Örtlichkeiten auftreten, weil sie aus in loco liegengebliebenen Krankheitskeimen entstehen und unter dem Einfluß schwankender örtlicher Immunität jeweils wieder zu neuem Auskeimen gelangen.

Auch sein Hinweis, daß das sukzessive Auftreten eines syphilitischen Initialaffektes, mehrerer Papelrezidiven bzw. eines Gummas an derselben Stelle sehr zugunsten der eben erwähnten Entstehungsweise spricht, scheint nicht sehr stichhaltig zu sein, da doch gerade das Auftreten spätsyphilitischer Erscheinungen am Orte des Primäraffektes immer wieder Anlaß zu Berichten und Demonstrationen gibt, also mehr Ausnahme denn die Regel bildet.

Wir würden eher glauben, daß bestimmte Örtlichkeiten, an denen sich tertiäre Erscheinungen manifestieren, nicht so sehr Stellen liegengebliebener Keime entsprechen, sondern vielmehr Lokalisationen darstellen, an denen sich kreisende Spirochäten festzusetzen und zu vermehren imstande sind. Wir vertreten weiter die Ansicht, daß eben dieselben Voraussetzungen, die im spätluischen Stadium zum Auftreten von Haut- bzw. Schleimhauterscheinungen führen, bereits im Sekundärstadium wirksam sind.

So läßt sich z. B. auch erklären, daß latente Luetiker an Orten von Traumen plötzlich ein Gumma zeigen, obwohl dort kein Primäraffekt und nur „vielleicht" sekundäre Manifestationen vorhanden waren. Ferner entsprechen die Prädilektionsstellen des Gummas keineswegs den vorwiegend von Primäraffekten bevorzugten Gegenden, und auch Lieblingslokalisationen rezidivierender papulöser Efflorescenzen gehen nicht mit annähernd gleicher Häufigkeit von Gummabildungen an diesen Regionen einher.

Nach EHLERS und NEUMANN werden die Mund- und Rachenschleimhaut in ungefähr 25% aller Erscheinungen der Spätperiode mit Ausschluß von Tabes, Paralyse und Aortitis ergriffen. Unter einer Gesamtzahl von 224 243 Kranken der Poliklinik in Tokio waren 16 635 (7,4%) Syphilitiker. Von diesen hatten 2451 (14,7%) Mundsyphilis und davon wieder 177 Fälle (7,2%) Erscheinungen der Lues III.

Diese Aufschlüsselung verdanken wir ICHIKAWA, der die 177 Vorkommnisse mit tertiärsyphilitischen Mundaffektionen noch weiter unterteilt in

  54 Kranke (30,1%) mit Gummen,
  10 Kranke (6,6%) mit gummösen Geschwüren,
 111 Kranke (62,8%) mit Gaumenperforation und
  2 Kranke (1,5%) mit einer Glossitis interstitialis.

VIGLAHN konnte unter 15 000 Fällen von Syphilis, die seit 1919 in der Berliner Hautklinik und Poliklinik beobachtet wurden, 43 infektiöse Spätsyphilide im Munde feststellen, die 3—14 und einmal 20 Jahre nach der Infektion auftraten.

Von PANGSY wurde für die Mundgegend bzw. für die Mund- und Rachenschleimhaut ein Prozentsatz von 40 für luische Manifestationen der Tertiärperiode errechnet, und TOBIAS kommt unter 374 Affektionen der Mundhöhle auf eine Zahl von 63, d. h. 16,8% von oraler Syphilis. Von diesen gehörten wieder 12 der Spätlues an. Von den in den Jahren 1931—1937 behandelten 110 syphilitischen Fällen der Vytautas-Klinik hatten 50% Erscheinungen der Mundhöhle, die sich ziemlich gleichmäßig auf alle 3 Stadien verteilten (ZUBKUS). Auf ähnliche Werte kam auch TRAUB.

BIRO beschreibt 7 Gummen des Nasenrachenraums, die bei 600 zur Musterung vorgestellten rumänischen Jungen gefunden wurden, und unter den von RUBALTELLI beobachteten 97 Fällen lokalisierten sich 12 am Pharynx, 6 am Gaumensegel und 2 an den Tonsillen. ANTONINI befaßt sich ebenfalls mit diesem Thema und weist auf die Affinität, Art und Weise der Ansteckung sowie auf statistisches Material hin.

Während sich das klinische Bild der Spätlues an der äußeren Hautdecke sehr konstant auf wenige bekannte, immer wiederkehrende Formen beschränkt, finden wir dasselbe an der Mund- und Rachenschleimhaut in vielfältigen Erscheinungen in weitgehender Abhängigkeit von der Lokalisation. Hierüber sind ausgezeichnete Beschreibungen vorhanden, so daß ich nur auf einige wenige Krankheitsbilder hinweisen möchte, so z. B. auf die luische Makrocheilie, die durch eine diffuse Infiltration eventuell mit Einlagerung von kleinen Gummen zustande kommt. Sie zeigt große Ähnlichkeit mit der Cheilitis granulomatosa Miescher und muß von ihr ebenso wie von nachstehenden Möglichkeiten, nämlich Rhinosklerom, Sykosis, Mykosen, streptogene Cheilitis, Makrocheilie, Aktinomykose, Leukämie und von neoplastischen Neubildungen abgegrenzt werden. Auch auf eine vegetierende warzige Cheilitis, die GATÉ in der Aussprache zu ROUSSET und PELLOUX erwähnt, sowie auf das Auftreten von Gummen an den Mandeln bzw. am harten Gaumen nach einer Fieberbehandlung (LOPEZ) oder nach überstandener tropischer Malaria (PRANTER) sei aufmerksam gemacht.

Eines der Hauptcharakteristica der Gummen ist das Fehlen der regionären Drüsenschwellung. Daß Ausnahmen — wenn auch selten — immer wieder beobachtet werden können, ist bekannt. MILIAN, PERIN und MICHAUX haben in dankenswerter Weise die verschiedenen Möglichkeiten begleitender Drüsenschwellung aufgezeigt, angefangen von der entzündlichen bis zur spezifischen Mitbeteiligung in Form von Drüsengummen.

GOUGEROT und DECHAUME setzen sich sehr ausführlich mit den atypischen Formen der die Zungenmitte einnehmenden rhombischen Glossitis auseinander, und MILIAN und DEGOS berichten über einen Fall einer syphilitischen sklerosierenden Glossitis vom Typus der medialen Glossitis, der gleichzeitig 2 Herde einer Erythrodermie pityriasique en plaque aufwies, die die Verfasser für eine syphilitische Erscheinungsform halten. Von RUBALTELLI stammt eine Besprechung der Erscheinungsformen der tertiärluischen Erkrankungen der vorderen Atemwege mit differentialdiagnostischer Abgrenzung gegen Plaut-Vincentsche Angina, Tuberkulose, Lepra, Mykosen, Aktinomykose und maligne Neubildungen.

BERVEN befaßt sich eingehend mit der Syphilis und den malignen Tumoren der Mundhöhle, mit dem relativ häufigen Vorkommen derselben sowie der Schwierigkeit der Abgrenzung gegenüber ähnlichen Krankheitsbildern. ULLMO konnte eine Glossitis sclerogummosa bei einem 5jährigen beschreiben, und WIEN und PERLSTEIN (1933) beobachteten das gemeinsame Auftreten einer gummösen Glossitis mit einer luischen, maculösen Hautatrophie.

Zu jenen Formen, die besondere diagnostische Schwierigkeiten bieten können, gehört die Lues III papillomatosa, eine Form, bei der sekundäre Momente das wesentliche klinische Merkmal der Gummen zu verdecken vermögen. Solche Fälle hat SAMEK unter Anführung bisher publizierter Beobachtungen zur Mitteilung gebracht und insbesondere die Frage diskutiert, ob es sich bei den papillomatösen Bildungen um sekundäre Folgeerscheinungen des gummösen Infiltrates oder um spitze Kondylome auf gummöser Grundlage handelt. Grundsätzlich sind beide Möglichkeiten gegeben, die Wahrscheinlichkeit jedoch — da ja ähnliche Wucherungen auch bei anderen Prozessen zur Beobachtung gelangen — spricht mehr dafür, daß das gummöse Infiltrat einen formativen Reiz für papillomatöse Wucherungen abzugeben imstande ist. Da sich aber die kausale Genese dieser Erscheinungen aus dem histologischen Bild nicht sicherstellen läßt, bringt die Therapie die Entscheidung.

Zu weiteren, nicht alltäglichen Beobachtungen gehört die Mitteilung von SAÉNZ und OTEIZA, die eine rein knötchenförmige tertiäre Syphilis innerhalb des atrophischen Bereiches eines Erythematodes an der Oberlippe auftreten sahen, und die Feststellung von GRACIANSKY, GRUPPER, LECLERCQ und MASSIAN, die auch schon von EHRMANN bereits wesentlich früher gemacht wurde, daß nämlich gummöse Haut- und Schleimhauterscheinungen auf Cortisongaben zur Abheilung kamen. Eine gleichzeitig bestehende Tabes zeigte im Falle von GRACIANSKY u. Mitarb. eine fast vollständige Normalisierung des Liquors in bezug auf Zellzahl und Eiweißgehalt, während die übrigen Seroreaktionen bis auf die quantitative Kahn-Auswertung, die von 512 auf 64 herabsank, unverändert stark positiv blieben.

Erwähnt sei noch der Fall von FÜLLENBAUM, bei dem der gummöse Zerfall beide Lippen zerstörte und eine fast totale Entblößung des Ober- und Unterkiefers verursachte, ähnlich wie der von HOFMANN (1930[2]), bei dem die Mutilation nicht nur Oberlippe und Nase ergriff, die völlig fehlten, sondern bei dem das Gesicht eine einzige große Wundfläche darstellte, bei der auch beide Augen nicht mehr vorhanden waren.

Weniger ausgedehnt erschienen die Ulcerationen bei einem Fall von BRUCHHOLZ, bei dem die Veränderungen vom Zahnarzt als Dekubitalulcera angesehen und dementsprechend mit Zahnextraktion und Prothesenumarbeitung behandelt wurden. BELOTE beschreibt einen tertiären Syphilitiker mit Amyloidablagerungen an Lippen, Zunge, Pharynx und Larynx sowie Augenlidern. PINARD und ALPERN berichten über einen Patienten, bei dem 3 Monate nach dem Primäraffekt eine Erscheinung auftrat, die vollkommen den Charakter einer ulcerogummösen Syphilis mit ödematöser Infiltration trug und einen positiven Spirochätenbefund ergab, und GILG weiß von einem 65jährigen Mann, bei dem 40 Jahre nach der Infektion ein immer weiter um sich greifendes Gumma auf der Oberlippe entstand, das auf die Nase und weitere Gesichtspartien übergriff und eine elephantiastische Verdickung hervorrief.

Im Anschluß an diese sehr allgemein gehaltene Einleitung mag es noch gestattet sein, auf einzelne Berichte hinzuweisen.

Spätluische Erscheinungen an der Zunge kommen — ähnlich jenen an den Lippen — vorwiegend in Form umschriebener oder diffuser Infiltrate, weniger jedoch in der von Gummen vor.

LERMANN (zit. nach CASILLI) fand innerhalb von 10 Jahren unter 6729 Patienten nur 7 mit spätsyphilitischen Geschwüren der Zunge.

Von CASILLI stammt eine Einteilung tertiärluischer Affektionen im Zungenbereich, die jene von FOURNIER, die inzwischen allgemeine Gültigkeit erlangt hat, keineswegs überflüssig macht. Sie sei bloß deshalb angeführt, um auch eine andere Klassifikation aufzuzeigen, und zwar unterscheidet dieser Autor das einzelne Zungengumma, die multipelgummatöse bzw. die interstitielle Glossitis und die Leukoplakie.

Läßt es sich noch über die ersten drei streiten, so muß die letzterwähnte Gruppe in diesem Zusammenhang unbedingt abgelehnt werden.

Die Prozentzahlen, nach denen die Leukoplakien angeblich auf syphilitischem Boden entstehen, zeigen große Schwankungen. Ich verweise nur auf das unter „Lues und Krebs" Gesagte. Des weiteren ist das klinische Bild so bekannt, daß ich mich bloß darauf beschränken will, einige Verfasser, die sich damit beschäftigt haben, zu nennen. Die Veränderungen an der Zunge selbst treten bisweilen schon früh, z. B. 8 Wochen nach der 1. Kur (GOTTLIEB) bzw. 3 Jahre nach der Infektion (SNIDER), aber auch noch viel später, nämlich 20 (GELBJERG-HANSEN) bzw. etwa 40 Jahre post infectionem (CHARGIN 1929 sowie ROBERT) auf. Kein Alter bleibt verschont. So sahen MICHEL und DODANE bei einem 78jährigen Manne bzw. HEILESEN sogar bei einem 83jährigen ein Zungengumma.

Zwei Patienten mit tertiärluischer Glossitis und Mitbeteiligung des Zentralnervensystems demonstrierte CHOLEWIUS.

Es ereignet sich immer wieder einmal, daß Tumoren, die histologisch carcinomatöse Strukturen aufweisen, auf antiluische Therapie gut ansprechen, also unseres Erachtens keine Neoplasmen waren. Dem Vorschlag von PETRÁČEK (1929), der unter Berücksichtigung der eigenen sowie der in der Literatur zitierten Fälle empfiehlt, bei jedem älteren Kranken, der an knotenförmigen Zungenaffektionen leidet, eine antisyphilitische Behandlung zu versuchen, können wir nicht zustimmen, weil dadurch wertvolle Zeit verlorenginge, wissen wir doch, daß gerade diese Carcinome möglichst frühzeitig radikalen Maßnahmen unterworfen werden müssen. Außerdem wäre es nicht nur gewagt, sondern auch gefährlich, von zweifelhaften Einzelerfolgen ausgehend, grundsätzliche Empfehlungen für die Medikation abzuleiten.

Einschlägige Beobachtungen steuerten unter anderen noch GIGON, CHARGIN (1931), MATHIS, NICOLAS, ROUSSET und THOMASSET, NÖDL, PASINI (1932[1]), REYNAERS, RYSZIK und VOSDVISŽENSKIJ, SCHÜRMANN, weitere SCHULMANN, LEGRAIN und LÉVY, SPILZINGER, STROSCHER, WALTHER sowie WIEDMANN bei.

Die Veränderungen des *harten Gaumens* sind zumeist sekundärer Natur, da sie oft vom Knochen ihren Ausgang nehmen.

Die angeführten Beispiele beschränken sich natürlich nicht nur auf das Palatum durum, sondern zeigen neben Manifestationen an diesem auch tertiärsyphilitische Affektionen an allen anderen Körperregionen, vorwiegend allerdings im Mund- und Rachenbereich auf.

GREENBAUM schildert eine sklerosierende Schleimhautentzündung des harten Gaumens, die sich in Form von derben Wulstbildungen darstellte, und LÖHE (1929[2]) 2 Fälle mit ausgedehnten, hauptsächlich ulcerösen Erscheinungen nicht allein am harten und am weichen Gaumen, sondern an sonstigen Stellen der Mund- und Rachenschleimhaut desgleichen.

BELTRAMI und VIGNE beschreiben spätluische Läsionen im Bereiche der mittleren Schneidezähne und fügen differentialdiagnostische Erwägungen im Sinne von Osteomyelitis, Aktinomykose, Tuberkulose und Epulis hinzu.

Syphilome der Spätperiode am Palatum durum und an benachbarten bzw. ferneren Gebieten beobachteten unter anderen noch BUSCHKE (1929), DAHMEN (1933), DOBOS (1938), FARKAŠ, FRANKOVIČ, FRÜHWALD (1937, 1939), HOEDE, KOLLER (1934[1]), LÖHE (1929[2, 3]), RÉFFY, RICHTER (1931), SIMMONS und VÁMOS (1930).

Weicher Gaumen. Die diesbezügliche Symptomatik ist — soweit sie typisch — schon oft beschrieben worden.

BUDLOVSKY (1936) weist außer den Veränderungen am weichen Gaumen auf eine Schwerhörigkeit hin, die durch ein Infiltrat des rechten Gaumensegels, das eine Verlegung der oralen Mündung der Tuba Eustachii und dadurch die Einziehung des Trommelfells zur Folge hatte, hervorgerufen wurde.

MAY (1935) demonstriert einen Luetiker, bei dem durch die narbige Verziehung des Palatum molle und die Verwachsung desselben mit der hinteren Rachenwand nur mehr eine kleine Öffnung zwischen Mund- und Nasenhöhle bestand.

PILAU (1934[1]) berichtet über einen Patienten, der infolge seiner durch tertiärsyphilitische Manifestationen bedingten Unfähigkeit zu schlucken 15 kg an Gewicht verlor.

FREEMAN referiert über spätluische Läsionen am weichen Gaumen und am Hoden bei bestehender Aortitis sowie gleichzeitigem Mitbefallensein des Zentralnervensystems.

Die Kombination luischer Herde der Lunge mit solchen der Haut und des Palatum molle erwähnt PETRÁČEK (1929), während TELLER außer der gummösen Zerstörung der Nase und der angrenzenden Teile an Tonsillen, Gaumenbögen und Rachenwand ulceröse Gummen sah, die eine doppelseitige Amaurose — wahrscheinlich durch Übergreifen osteolytischer Prozesse auf den Sehnerv — nach sich zogen.

Einschlägige Beobachtungen verdanken wir unter anderen noch FUCHS, GOCKELL, HIEGUET, IANCOFF, MANDEL und SEEMANN.

Pharynx- und Larynxsyphilome sind nicht allzuselten. Aufmerksam machen möchte ich auf die Mitteilungen von FERRAKIS, der ein sog. Otologensyphilom beschreibt, das durch den Tubenkatheter übertragen wird und eventuell auch bei Huren sowie sexuell Abnormen auftritt.

RUBALTELLI berichtete unter anderem über spätsyphilitische Läsionen, durch die es zur Arrosion der großen Gefäße und damit zu exzessiven Blutungen, die unter Umständen tödlich ausgehen, kommen kann.

VÁMOS (1931) demonstrierte ein retropharyngeales Gumma, das in den Rachen vorsprang, und REGULES besprach eine ulcerös wuchernde Pharynxlues, die histologisch einem Epitheliom ähnelte, auf antiluische Therapie jedoch prompt zur Abheilung gelangte.

Hierhergehöriges wäre unter anderen noch bei CAPPS, CIVATTE, FILATOV, HALTER (1943[2]), FLEISCHMANN, GATÉ, CUILLERET und FREIDEL, MICHEL und CHARPY, GRITTI, PINARD und TAVENNEC, REINER, SOOS bzw. SOSSINKA nachzulesen.

.

Die Syphilis des *Larynx* kommt natürlich in allen Phasen ihres Verlaufs vor, und es liegt in der Natur der Sache, daß die flüchtigen, frühluischen Erscheinungen viel öfters der Diagnose entgehen als die bei weitem chronischeren und häufig Dauerschäden hinterlassenden spätluischen Manifestationen. Auch hat erst die Erfindung des Kehlkopfspiegels eine genaue Erkennung der syphilitischen Effloreszenzen ermöglicht.

Differentialdiagnostisch stehen die Tuberkulose, das Carcinom und die Gelenkentzündungen im Vordergrund. Kombinationsfälle von Lues und Tuberkulose sollen im Larynx ebenfalls nicht zu den Raritäten gehören. So hat THOST unter 170 jugendlichen Tuberkulosekranken bei 10% von ihnen die für die Lues charakteristischen Symptome einschließlich einer positiven Wa.R. gefunden.

Hervorzuheben ist auch die schlechte therapeutische Beeinflußbarkeit, die durch die Lokalisation verständlich ist, und oft bleiben Stimmlosigkeit, Heiserkeit und Atembeschwerden sowie durch Narbenschrumpfung hervorgerufene Stenosen zurück. Gegen letztere, seien sie durch Narbenzug oder durch Tumorwachstum ausgelöst, hilft nur mehr die Tracheotomie.

Einschlägige Fälle brachten unter anderen BADOT, COLMENARES GARCIA ABIENZO und PLANAS GARCIA DE DIOS, FISCHER (1933), GOLDSCHLAG (1929), PEACOCK und ROYDON sowie VILANOVA und DE MORAGAS (1954).

Einen diagnostisch schwierigen Casus verdanken wir GOUFAS. Es handelte sich dabei um eine lufthaltige Geschwulst, die ihren Sitz über dem Jugulum und unterhalb des Kehlkopfes hatte und deren Luft in den subglottischen Raum entleerbar war. Der Verfasser nahm an, daß sich hier ein Gumma gebildet hatte, das zur Perforation zwischen Larynx und Luftröhre führte, und infolge narbiger Prozesse in der Umgebung kam es nicht zu einem Emphysem, sondern zur Bildung eines Sackes, der Luft enthielt und eine Laryngocele vortäuschte.

Beiträge zu diesem Kapitel lieferten unter anderen CLAUS, FRÜHWALD (1936[2]), GLUSHAK. MASINI, PASINI (1932[2]) und RICHTER (1931).

VI. Spätsyphilis und Nervensystem

Das gemeinsame Vorkommen von spätluischen Haut- und Schleimhauterscheinungen mit metasyphilitischen Veränderungen muß eigens erwähnt werden, da hierüber die Meinungen stark auseinandergehen.

War früher die Auffassung vorhanden, daß spätluische Haut- und Schleimhauterscheinungen einerseits und Metasyphilis andererseits sich gegenseitig ausschließen, so dürfen wir heute auf Grund der Beobachtung des gemeinsamen Auftretens diese Annahme nicht mehr für absolut richtig halten.

KRISTANOV und REVZIN fanden eine Kombination luischer Späterscheinungen mit Erkrankung des Nervensystems bei Männern in 22,5 und bei Frauen in 10,5%, BERGGREEN bei fünfen von 53 Männern und bei einer von 24 Frauen.

ARZT und FUHS konnten bei 94, das sind 32%, von 300 tertiärluischen Fällen einen positiven Liquorbefund erheben, hingegen hatten nur 29 (ungefähr 10%) Nervensymptome, unter denen sich keine einzige Paralyse befand.

Auch KONRAD hat sich mit diesem Thema beschäftigt. Er konnte unter 160 Tertiärfällen mit floriden Symptomen 25mal, d. h. in 16%, Liquorveränderungen konstatieren, von denen 7 Nervensymptome aufwiesen.

TRUTNJEW, BRAGIN, OSTAPOWITSCH, BOJEW und SILTSCHENKO teilen als Ergebnis zur Frage der obenangeführten Wechselbeziehungen mit, daß von 148 stationären tertiärsyphilitischen Personen im Alter von 15—60 Jahren bei 31 ein Zusammentreffen von Erscheinungen der Haut mit jenen des Nervensystems festzustellen war. Unter diesen haben sie allerdings nur zweimal die Tabes und niemals eine progressive Paralyse gesehen.

GRSCHEBIN (zit. nach MERENLENDER) traf unter 300 tertiärluischen Fällen in 13% pathologischen Liquor an. Er konnte diesen Befund allerdings auch bei Primäraffekten in 14% und bei Lues II in 32% nachweisen. Ferner deckte er in 16% der mit tertiärluischen Veränderungen Befallenen eine unzweifelhafte Mitbeteiligung des Zentralnervensystems auf.

Bei der Deutung des Unterschiedes zwischen dem Prozentsatz der liquorpositiven Vorkommnisse (32%) und der Mitbeteiligung des Zentralnervensystems (10%) nehmen ARZT und Fuhs 2 Möglichkeiten an: Der positive Liquor könnte den späteren Nervensymptomen vorangehen, oder aber könnte es sich um einen Restzustand nach dem Rückgang der Nervenerscheinungen handeln.

Die Angaben von Prokoptschuk (zit. nach Merenlender), der unter 620 Fällen von Tabes bzw. Paralyse bei 64 Kranken gummöse Haut- und Schleimhautveränderungen bzw. alte Narben nach abgeheilten Gummen gesehen haben will, sind nur mit Vorsicht zu verwerten, da die gummösen Narben nicht das Erscheinungsbild einer Kombination beider Erkrankungen darstellen.

Merenlender hat sich die Mühe genommen, nur auf Haut- und Schleimhauterscheinungen in Verbindung mit Tabes bzw. Paralyse bezogene Kombinationsfälle aus den Jahren 1926 bis 1932 zu sammeln, wobei er folgende Tabelle aufstellen konnte:

I Zusammentreffen von Tabes dorsalis mit Haut-, eventuell Schleimhautgummata . . . . 78 Fälle
II Zusammentreffen von progressiver Paralyse mit Haut-, eventuell Schleimhautgummata . . . . 8 Fälle
III Zusammentreffen von Tabes dorsalis mit sekundären Haut-, eventuell Schleimhauterscheinungen. . . . . 3 Fälle
IV Zusammentreffen von Paralyse mit sekundären Haut-, eventuell Schleimhauterscheinungen . . . . 1 Fall

Bei Berücksichtigung der liquorpositiven Befunde errechnete Höcker eine Koinzidenzrate von 20—29%. Auch Hirsch beschäftigte sich mit diesem Problem, und Knigge kam zu dem Schluß, daß spätluische Veränderungen den Ausbruch einer progressiven Paralyse nicht zu verhindern vermögen.

Ein gleichzeitiges Auftreten von Hauterscheinungen mit Liquor- bzw. Nervenaffektionen auf luischer Grundlage konnten unter anderen Merenlender und Kaplan sowie Manouchakiane, Oppenheim, Borreguerre, Bödecker, Cholewius und Appel beobachten bzw. mitteilen oder demonstrieren. Merenlender fiel es auf, daß die gastrischen Krisen und die lanzinierenden Schmerzen sogleich nach dem Auftreten der Gummata zurücktraten, eine Beobachtung, die der von Brill weitgehend ähnelt. Auch Reise teilte in der Aussprache zu diesem Fall mit, daß er auf Grund eigener Ermittlungen der Ansicht sei, die Tabes liefe in solchen Fällen milder ab. Nicolas, Lebeuf und Michel hingegen berichten über das Fortschreiten tertiärer Syphilide bei Tabes.

Ich glaube, daß derlei Kombinationsfälle nicht allzu häufig sind und daß auch eventuelle Fehldiagnosen einzukalkulieren wären. Es ist natürlich fast unmöglich und anmaßend, auf Grund kurzer Mitteilungen eine gestellte Diagnose korrigieren zu wollen. Doch halte ich den Hinweis für berechtigt, daß es etwas verdächtig erscheint, wenn Sawicki bei einem Tabiker als tertiärluische Zeichen drei erbsengroße ulcerierte Gummen an der Unterlippe *mit Vergrößerung sämtlicher tastbaren Lymphdrüsen* beschreibt. Auch ist das Ergebnis der Therapie nicht ganz alltäglich, die nicht nur Abheilung der Gummata, sondern auch Wiederkehr der Patellarreflexe nach Durchführung von 6 Neosalvarsan-Injektionen zu 0,1, von 12 Bismogenol-Injektionen und Natrium iodatum-Medikation zur Folge hatte. Ebenso zweifelhaft dünkt mir die Mitteilung von Bonetazzo, der bei seinem Patienten eine Spontanfraktur des Schienbeines erwähnt, deren Ursachen vielleicht auch die tabischen Erscheinungen erklären lassen, da doch Spontanfrakturen kaum zum Bilde einer Tabes gehören.

Oehlecker konnte an Hand eines jahrelang beobachteten Falles zeigen, daß fälschlich eine Tabes diagnostiziert wurde, während in Wirklichkeit eine tertiärluische Knochenerkrankung vorlag, ein Befund, der uns auch an den von Oppenheim demonstrierten Fall erinnert.

Weitere Kombinationsfälle stammen von Hirschberg (Orchitis gummosa und Nervenlues), Louste, Thibaut und Cailliau, Hopkins, Bezecny, Appel, Merenlender und Kaplan, Nimpfer, Cernogubev und Rachmanov. Die beiden Letztgenannten betonen, daß sie unter einer großen Zahl von Tabikern und Paralytikern wohl aktive Erscheinungen der Spätperiode bei ersteren, niemals aber sichere Symptome bei Paralysefällen beobachten konnten, während Oulmann unter antiluischer Therapie mit Salvarsan und Wismut nicht nur die Hauterscheinungen, sondern auch die meningealen, mit heftigen Kopfschmerzen verbundenen Zeichen schwinden sah, die nach Abbrechen der Therapie wiederkamen. Unter erneuter, 10 Monate hindurch dauernder Behandlung kam es zuerst zum Auftreten von 80—100 Gummata an den Gliedmaßen und erst später — unter entsprechender Weiterbehandlung — zur Abheilung aller Erscheinungen.

In diesem Zusammenhang, wenn auch nicht unmittelbar hierher gehörend, sei noch erwähnt, daß bei der Tabes dorsalis auch Primäraffekte — wohl als Ausdruck einer Reinfektion — beobachtet wurden (WINTHER sowie POEHLMANN, BRANDWEINER und CIELER, alle zit. nach MERENLENDER 1931, 1933).

Was die Auffassung eines absoluten Antagonismus zwischen tertiären Haut- bzw. Schleimhautveränderungen und Nervensymptomen anbelangt, so ist außer dem Hinweis des gemeinsamen Vorkommens auch noch darauf aufmerksam zu machen, daß ARZT und FUHS unter 161 tertiären Fällen mit positiven Luetinreaktionen nur bei 20% positive Liquores fanden, gegenüber von 37% in Fällen mit negativen Reaktionen, eine Beobachtung, die auch KONRAD bestätigen konnte. Hieraus erhellt sich die Bedeutung, die dem allergischen Zustand der Haut bezüglich des Freibleibens des Liquors und des Zentralnervensystems bzw. der Rückbildung pathologischer Symptome zukommt. In therapeutischer Hinsicht folgern die Verfasser aus diesen Untersuchungen, daß bei spätluischen Erkrankungen der Haut- und Schleimhaut mit positiven Luetinreaktionen auch in Fällen mit positiven Liquorbefunden oder Nervensymptomen die gewöhnliche antiluische Therapie ausreicht, während analoge Fälle mit negativen Luetinreaktionen energische Behandlungsmaßnahmen, insbesondere die Malaria-Therapie, notwendig machen, und zwar mit der Aufgabe, die immunobiologischen Vorgänge in der Haut künstlich zu steigern, so daß auch luetinnegative Fälle luetinpositiv werden. Diese Auffassung wird durch die Beobachtung ergänzt, daß man nach der Malariakur spätsyphilitische Hauterscheinungen sich entwickeln sah, wohl als Ausdruck dafür, daß die Hautallergie — vorher noch fehlend — sich nun ausbildete und hiermit auch zur Steigerung der immunobiologischen Abwehrkräfte führte.

Über solche Vorkommnisse berichten noch folgende Autoren: NIMPFER, D'ARRIGO, HOFBAUER, MATRAS, SANTALOV, SCHREINER (1931[2]) sowie MARKUSZEWICZ, GRABOW, KREY, STEINER, WAGNER-JAUREGG, LILLIE, SCHULZE, PFEIFER, KIRSCHBAUM (zit. nach MERENLENDER 1931, 1933), ferner LOPEZ, BRILL, MERENLENDER, BALABAM, GEBERT, KNIGGE, LEROY, MEDAKOVITSCH.

Zu diesem Thema muß insbesondere auch die Meinung von WIEDMANN zitiert werden, die er im Rahmen eines Festvortrages anläßlich der Wagner-Jauregg-Gedächtnissitzung am 17. März 1952 darlegte.

Er faßt den Verlauf der Syphilis als Ausdruck der Immunitätslage dahingehend zusammen, daß dem Körper 2 Möglichkeiten der Abwehr gegen die Erreger zur Verfügung stehen, nämlich die Esophylaxie des Integuments, eine spezifische Maßnahme, und die unspezifische Mobilisierung des reticuloendothelialen Systems. In der Frühperiode der Lues sind es vorwiegend unspezifische Reaktionen, mit denen der Organismus auf das Eindringen der Treponemen antwortet, während im Spätstadium die Haut- und Schleimhaut den Kampf gegen die Spirochäten aufnehmen. Die immunobiologische Umstellung zeigt sich nicht nur am spezifischen, tuberkuloiden Aufbau spätluischer Manifestationen, sondern auch am Positivwerden der Luetinreaktion. Erfolgt jedoch dieselbe nicht zu einem Zeitpunkt, in dem es zur Rückbildung des reticuloendothelialen Systems und damit zur Abnahme der Abwehrmöglichkeiten von dieser Seite kommt, so ist das Zentralnervensystem dem Angriff der Spirochäten wehrlos preisgegeben.

Betrachten wir nun unter diesen Voraussetzungen das schon früher Gesagte, nämlich das Verhalten der Luetinreaktion bei Kombinationsfällen, sowie die alte Meinung von CHVOSTEK, daß die frische Lues nicht behandelt werden dürfe, weil sie die Erreger ins Zentralnervensystem treibe, eine Auffassung, die mit der Tatsache in Übereinstimmung zu bringen ist, daß es sicherlich schlechter ist, eine Lues insuffizient zu behandeln als gar nicht, weil wir mit dieser An- und Unterbehandlung dem Organismus einerseits den Reiz zur Aktivierung der ihm zur Verfügung stehenden Abwehrmechanismen nehmen, andererseits aber auch die Spirochäten zu vernichten nicht imstande sind, so daß dem Eindringen der Erreger ins Zentralnervensystem nichts Hinderliches im Wege steht, dann wird uns die Bedeutung obiger Gedankengänge klarer. Es darf auch nicht verschwiegen werden, daß diese Anschauung natürlich auch Ausnahmen kennt, die eine Deutung insbesondere auf der Basis der vorhandenen Grundlagen nicht zulassen.

So berichtet SANTALOV über einen Paralytiker, bei dem die spätluischen Hauterscheinungen den geistigen Störungen vorangingen und auch während der am stärksten ausgeprägten Periode nervöser Symptome vorhanden waren. Auch WOLF (1934[1]) sah ein gleichzeitiges Vorkommen von Paralyse und Hautgummen, bei dem die Nervensymptome auf Malariabehandlung gut ansprachen, während die Hauterscheinungen sich erst auf Salvarsan und Jod rückbildeten. Dies weist nach WIEDMANN eher darauf hin, daß beide Abwehrsysteme ausgebildet waren, jedoch zur wirklichen Leistung ihrer Aufgabe einer Aktivierung bedurften.

GLASSER erwähnt ein gleichzeitiges Auftreten von Spätsyphilis und progressiver Paralyse, wobei die Hautefflorescenzen trotz ungenügender Behandlung zur Abheilung kamen. GEBERT beobachtete das Erscheinen von Hautgummen bei einem Paralytiker, bei dem sich gleichzeitig auch der psychische Zustand verschlechterte. PINARD und HERTZ weisen auf einen Fall von sekundären Hauterscheinungen und positiven Liquorveränderungen hin und betonen die Wichtigkeit regelmäßiger Liquorkontrollen auch bei Abwesenheit klinischer, auf Mitbeteiligung des Nervensystems hinweisender Symptome.

Wir sind der Meinung, daß positive Liquorreaktionen — mit Haut- und Schleimhauterscheinungen der Frühsyphilis vergesellschaftet — zwar nicht häufig vorkommen, aber auch kein ganz seltenes Ereignis darstellen. Die von PINARD und HERTZ betonte Wichtigkeit regelmäßiger Liquorkontrollen im Sekundärstadium halten wir indes für überflüssig, weil diese Form der Liquorveränderung auch auf die übliche antiluische Therapie gut anspricht und eine Malariakur nicht notwendig macht.

VII. Lues und Trauma

Es ist eine bekannte Tatsache, daß jedwede Art von Reizung imstande sein kann, bei Luetikern die sowohl dem früh- als auch dem spätsyphilitischen Stadium entsprechenden Hautefflorescenzen hervorzurufen.

Die Reizmomente, von denen) es eine Unzahl gibt, erstrecken sich — um nur einige zu nennen — vom Alkohol und Tabak, die besonders im Bereiche der Mundschleimhaut ihre Wirksamkeit entfalten, bis zu Schuß- oder Schlagverletzungen und können auch chemischer, thermischer und aktinischer Natur sein. Aber auch aus anderen Gründen auftretende Gewebsänderungen, wie sie z. B. verschiedene Dermatosen darstellen, können einen Lokalisationsfaktor abgeben. Man muß sich daher die Frage stellen, ob es berechtigt ist, immer nur von einer durch Trauma ausgelösten Lues zu sprechen, da es doch bloß einen Bruchteil jener Faktoren bildet, die das Manifestwerden syphilitischer Läsionen an bestimmten Stellen ermöglichen.

Ferner erscheint es empfehlenswert, zwischen Syphilis und Trauma und zwischen „traumatischer Syphilis" zu unterscheiden bzw. zu letzterer nur jene Vorkommnisse zu rechnen, bei denen das Virus im Augenblick des Traumas übertragen wird.

Unter einer durch Trauma ausgelösten Syphilis definiert HIGOUMENAKIS syphilitische Veränderungen, die nach wiederholten, geringfügigen Traumen der Weichteile oder nach einem heftigen Trauma, das zumeist auch den darunterliegenden Knochen betrifft, auftreten.

Auf folgende weitere Entstehungsmechanismen sei eigens hingewiesen:

1. Die Lues der Weichteile geht von einem Focus (an Knochen, Periost und Mark) aus, der besonders oft Spirochäten beherbergt (CLEMENT SIMON).

2. Das Trauma (der Reiz) verursacht Zirkulationsstörungen, die das Haften der Lueserreger begünstigen (Milian).

3. Latente, von vorhergegangenen sekundären Erscheinungen zurückgebliebene Keime werden in loco durch das Trauma mobilisiert (Finger, Higoumenakis).

Diese Möglichkeiten können natürlich im besten Falle nur Grundhinweise sein, die sich gegenseitig nicht ausschließen, denn es wird vielleicht nicht allein auf die Mobilisation, sondern auch auf eine Stimulierung der Viren ankommen. Ebenso spielt die qualitative Änderung des Gewebes eine Rolle, wie sie durch Zirkulationsstörungen, jedoch auch durch den traumatischen Einfluß direkt entstehen kann. Sicherlich aber muß zum Zustandekommen einer durch ein Trauma ausgelösten Syphilis oftmals eine Kombination mehrerer solcher Komponenten zusammenwirken.

Wir können uns mit dem Gedanken, daß ein Trauma immer nur am Orte der Einwirkung liegengebliebene Erreger mobilisiert und an Ort und Stelle zum Reaktionsablauf führt, nur schwer vertraut machen. Eine Kontrolle ist freilich kaum möglich, weil doch die sekundären Efflorescenzen über die ganze Hautdecke ausgebreitet sind.

Am Orte primärer luischer Veränderungen hingegen, an einer Stelle also, die man in der Norm der Fälle sehr genau bestimmen kann, findet man nur relativ selten durch ein Trauma hervorgerufene syphilitische Läsionen.

Es ist weiters auffällig — und das gibt zu denken —, daß es sehr wohl möglich ist, daß auch fern vom Ort der traumatischen Einwirkung eine latente Syphilis aufflackert (Stolper, zit. nach Engelhardt) und daß bei strenger Durchsicht tertiärer syphilitischer Fälle nur 14mal unter 1190 eine Trauma festgestellt werden konnte (Tataru und Petrovich).

Betrachtet man die Bedingungen, die zur Anerkennung einer traumatischen Syphilis notwendig sind (Engelhardt) — nämlich ein genügend starkes Trauma bzw. das Auftreten der Unfallsfolgen an einer vorher gesunden Stelle nicht später als 2—3 Wochen nach der Einwirkung —, so kann man aus all dem schon ersehen, daß Entscheidungen gar oft schwierig sein werden, denn nicht allzuselten treten auch viele Jahre nach einem Unfall syphilitische Efflorescenzen im Narbenbereich auf. Der Unterschied gegenüber einer solchen lange nach einem Trauma erscheinenden Syphilis ist nicht besonders groß, da in beiden Fällen im veränderten Gewebe sich luische Produkte entwickelten, die vielleicht nicht zur Ausbildung gekommen wären, wenn dieser Locus minoris resistentiae gefehlt hätte. Diese Frage bedarf auch wegen gutachtlicher Stellungnahmen einer Klärung.

Solche spät nach einem Trauma aufgetretenen Fälle beobachteten unter anderen Moriyama und Hanazono, Tomé und Javier (1934), Bosnjakovic, Oreckin und Bezprozvannaja, Gaté, Massia und Michel, Vilanova und de Moragas, Milian (1937), Corti, Brind sowie Doglio.

Wir glauben, daß es keine allgemeinen Richtlinien dafür gibt, wann und warum nach Traumen luische Erscheinungen auftreten, und sind der Meinung, daß hierfür viele Möglichkeiten verantwortlich zu machen sind, so z. B. die Mobilisierung von Spirochäten an Ort und Stelle. Ferner vermuten wir, daß das Trauma das Gewebe dermaßen schädigen kann, daß Spirochäten leichter haften bleiben, denn sonst ist es wohl nicht denkbar, daß der Patient von Gougerot und Guex nach Traumen an verschiedenen Stellen tertiäre Syphilide bekam, da es doch nicht anzunehmen ist, daß durch Stich, Verbrennung und wieder Stich zu verschiedener Zeit und an verschiedenen Orten immer ein Spirochätennest getroffen wurde. Schließlich muß man sich vor Augen halten, wie oft bei der durch Trauma ausgelösten Syphilis nicht eine latente Lues manifest wurde, sondern ein beginnender tertiärer syphilitischer Herd in seiner Entwicklung eine Beschleunigung erfahren hat.

Es ist in der Tat auffällig, wie relativ selten eigentlich ein Trauma für das Auftreten syphilitischer Erscheinungen verantwortlich gemacht werden kann, besonders wenn man die Anzahl der größeren und kleineren Traumen, die wir täglich erleiden müssen, berücksichtigt. Ziehen wir zum Vergleich das Köbnersche Phänomen heran, das ja auch nicht immer ausgelöst wird, sondern nur provoziert werden kann, wenn eine Dermatose bereits in Entwicklung begriffen ist, eine Generalisierung einsetzt bzw. ein neuer Schub auftritt, dann könnte hieraus in Parallele abgeleitet werden, warum eigentlich ein Trauma so verhältnismäßig selten bei latent luischen Individuen zum Auftreten der entsprechenden Efflorescenzen führt.

Mithin können wir, wenn wir FLECK folgen, den obenangeführten Möglichkeiten im nachstehenden noch einige Theorien — aufgestellt in bezug auf das Köbnersche Phänomen — hinzufügen.

Durch die Irritation entsteht eine Änderung der histochemischen und histomechanischen Beziehungen sowie eine hieraus resultierende Störung im Gewebsgleichgewicht. Es kann auch ein exogener Reiz einen erzeugungsbereiten Boden schaffen, auf dem der bereits bestehende endogene Dauerreiz der Dermatose, der vielleicht fermentativen, cytochemischen Charakter trägt und in der Zelle auf Grund von Stoffwechselstörungen entsteht, den Herd hervorruft. Weiter muß das Verhalten der Hautcapillaren ebenfalls in Erwägung gezogen werden (LEVI, zit. nach FLECK).

Nach AHLSWEDE (FLECK) vermag auch die Reflexwirkung von seiten des vegetativen Nervensystems eine auslösende Rolle zu spielen.

Wenn wir uns die beim Köbnerschen Phänomen bekannten Tatsachen vor Augen führen, daß nämlich eine Psoriasis nur beim Psoriatiker ausgelöst werden kann, und zwar nicht immer, sondern nur unter bestimmten Voraussetzungen, dann wird es klar, daß 1. eine endogene Noxe — in unserem Falle die latente Lues — vorhanden sein muß und 2. das Reizphänomen schlechthin — auf welchem Mechanismus immer beruhend — nur in gewissen zeitlichen Intervallen auftreten kann.

Um diese Gedankengänge zu veranschaulichen, sei darauf hingewiesen, daß beim Luetiker der intertriginöse Reizzustand oftmals und dauernd vorhanden ist. Als Lokalisationsfaktor kann er jedoch nur dann wirksam werden, wenn ein neuer Schub und neuer Exanthemausbruch stattfinden. So ähnlich wird es auch im spätsyphilitischen Stadium sein, daß nämlich Traumen nur in bestimmten Phasen wirksam sein können, und auf diese Weise sind meines Erachtens auch die experimentellen Untersuchungen — zumeist Impfversuche — zu verstehen, bei denen es durch Traumen gelang, an den irritierten Stellen Efflorescenzen hervorzurufen, da im Augenblick des Experiments Spirochäten in der Blutbahn kreisten und sich zur Festsetzung eine irritierte Örtlichkeit auswählten. Auch die vielen kleinen Traumen erscheinen nun erklärlich, die eben durch ihre Oftmaligkeit auch in jenem Zeitraum wirksam werden, in dem gerade neue Schübe vorhanden sind, und so ist es auch plausibel, daß in alten Narben luische Manifestationen erst viel später zum Vorschein kommen, weil zum Zeitpunkt des Traumas die Voraussetzung nicht gegeben war, später aber — zum Zeitpunkt eines sog. Schubes — die Narbe oder die alte Verletzung noch immer einen Irritationsort darstellte, wie wir dies auch aus anderen Sparten der Medizin wissen.

Man könnte noch weitergehen und folgern, daß ein Trauma eine bestehende latente Lues nicht so sehr manifest macht (denn nur in jenen Stadien, in denen die latente Lues Manifestationserscheinungstendenzen aufweist, wird ein Trauma

46*

seine Wirksamkeit entfalten können), sondern im besten Falle ihre Entwicklung fördert. Es ist allerdings auch möglich, daß es latente Treponemenschübe gibt, die sich nur dann manifestieren, wenn besonders günstige Voraussetzungen vorhanden sind, wie sie eventuell durch ein Trauma geboten werden.

Mithin entfernen wir uns von der Annahme von CLEMENT SIMON, der die Meinung vertritt, daß von den zahlreichen kleinen Traumen, denen ein syphilitisches Individuum in seinem Leben ausgesetzt ist, eine Verletzung nur dann zur Ausbildung einer gummösen Erscheinung führt, wenn ihre Wirkung ein Spirochätennest getroffen hat. Auf diese Weise benötigen wir auch nicht die Vorstellung, daß die Verletzung die am Knochen ruhig liegenden Spirochäten mobilisiere und zu neuer Infektion der Haut anfache. Wenn es auch gelungen ist, in Einzelfällen aus diesen Herden Spirochäten nachzuweisen bzw. Material aus diesen Veränderungen zu überimpfen, so verhalten sie sich im wesentlichen genau wie alle übrigen Erscheinungen dieser Periode. Wäre eine Mobilisation von an Ort und Stelle liegenden Spirochäten für diese Manifestationen verantwortlich, so müßte man doch erwarten, daß gerade in diesen Herden massenhaft Erreger nachzuweisen wären. Das ist aber sicherlich nicht der Fall.

Es ist selbstverständlich, daß auch ein Trauma die obenangeführten latenten Erregerschübe auslösen kann, doch sind wir der Meinung, daß dies nicht der Norm entspricht. Weiter mag es vorkommen, daß an Ort und Stelle latent ruhende Spirochäten mobilisiert werden, indes halten wir dies für eine Ausnahme.

Wir neigen eher der Ansicht zu, daß viele kleinere oder einzelne größere Traumen gleich oder erst zu einem späteren Zeitpunkt aus vielfältigen, schon erwähnten Gründen imstande sein können, das Auftreten von syphilitischen Erscheinungen an bestimmten Orten zu bestimmten Zeiten zu ermöglichen.

Betrachten wir das histologische Bild sog. spätsyphilitischer Läsionen, die angeblich durch ein Trauma ausgelöst wurden, und zwar unter der Voraussetzung, daß an Ort und Stelle latent liegengebliebene Erreger mobilisiert worden waren, so überrascht uns vor allem die Struktur, die sich in nichts von anderen, dieser Zeitperiode zukommenden Formationen unterscheidet. Wenn man aber annimmt, daß der Primäraffekt sich dadurch kennzeichnet, daß die Spirochäten in erster Linie in den Gewebsspalten und Lymphgefäßen auftreten — im Gegensatz zu den Hautveränderungen der Sekundärperiode, bei der die Erreger von der Blutbahn ins Gewebe eindringen —, dann fragt man sich, ob die an Ort und Stelle durch ein Trauma mobilisierten Spirochäten klinisch und histologisch nicht ein anderes Bild hervorrufen müßten als das durch hämatogene Streuung entstandene.

In der Frühperiode werden vornehmlich die oberflächlichen Cutisschichten befallen, während sich die spätsyphilitischen Erscheinungen immer mehr in die Tiefe vorschieben, entsprechend ihrer vorzugsweisen Anlehnung an die größeren und tieferen Venen des Unterhautzellgewebes, wobei die Erkrankung von den Vasa vasorum der Media und der Adventitia ihren Ausgang nimmt.

Es ist aber nicht vorstellbar, daß latent liegengebliebene Spirochäten der Frühperiode an Ort und Stelle diesen Weg in die tieferen Schichten des Hautbindegewebes zu beschreiten imstande sind; sie müssen vielmehr auf dem Blutwege dorthin gelangen. Bei dieser Annahme akzeptieren wir also nicht mehr den Gedankengang und die Voraussetzung, daß ein Trauma gerade ein Spirochätennest trifft, denn es genügt die Vermutung, daß durch ein Trauma die Gewebsqualität — einschließlich auch die der Gefäße — derart verändert wurde, daß das Haften der in der Blutbahn kreisenden Erreger eine Erleichterung erfuhr. Von dieser Vorstellung ausgehend wird es auch verständlich, warum Örtlichkeiten, die bereits viel früher von einem Trauma getroffen wurden, dennoch den Reiz zur Ansiedlung abgeben, weshalb nur bestimmte Traumen Hauterscheinungen manifest werden lassen und aus welchem Grunde zu verschiedenen Zeiten und an verschiedenen Orten eingetretene Verletzungen zu spätsyphilitischen Affektionen Anlaß geben.

Man kann auch nicht annehmen, daß wiederholte kleine Traumen erst dann zu Hautmanifestationen führen, wenn sie auf Grund der Wiederholung das Spirochätennest aufzuwühlen imstande waren. Es ist doch eher die Meinung zu vertreten, daß syphilitische Läsionen sich erst dann manifestieren, wenn durch einen Reiz eine genügend starke Änderung der Gewebsqualität eingetreten und eine hämatogene Streuung der Spirochäten vorhanden ist. Nur wenn diese beiden Voraussetzungen zusammenfallen, wird den Spirochäten die Möglichkeit des Ansiedelns an bestimmten Stellen gegeben sein. Daß darüber hinaus lokale und allgemeine Immunitätsverhältnisse sowie individuell-konstitutionelle Besonderheiten mit eine Rolle spielen, ist mit Sicherheit anzunehmen.

Nach diesen kurzen Erörterungen möchte ich insbesondere noch auf das Kapitel „Syphilis und Reiz" von WIEDMANN verweisen sowie einige Autoren anführen, die sich mit den grundsätzlichen Komponenten dieses Fragenkomplexes auseinandersetzten und dazu auch eigene Beobachtungen lieferten, und zwar unter anderen ACHOURKOV und ZONE, BARTHÉLEMY, CERUTTI, DESCLAUX, DOWNING (1955), ENGELHARDT, FLECK, FRENZL (1934, 1937, 1938), GOUGEROT (1938[1]), GREENBAUM und MADDEN, GÜLDEN, HIGOUMENAKIS (1938, 1939), TOMÉ-JAVIER (1936, 1942), KARLHOFER, MILIAN (1931), ONO und ISHIDA, ROJAS und BONNET, SCHIRNER, SIMON, VILANOVA sowie VILANOVA und DE MORAGAS (1951).

Da der Zahl und Art von Traumen und Reizen, die später zu syphilitischen Veränderungen führten, keine Grenzen gesetzt sind, sei es mir gestattet, auch diesbezüglich nur einige Verfasser zu nennen, die vornehmlich über spätsyphilitische Läsionen nach Traumen berichteten: ALDERSON, DE ANSORENA und DE JUBERA, BALIÑA (1934[1, 2]), BLUM und CARTEAUD BRIND, CHAPUIS, GOLÉ und DUPERRAT, FISCHER (1932[1]), GATÉ, CHARPY und CHAPUIS, GATÉ, MASSIA und MICHEL, GOUGEROT (1938[2]), GOUGEROT und HAMBURGER, JAVIER, VAN DER KAADEN, KARLHOFER, KLEPPER, LIMMER (1930), V. E. LLOYD und N. L. LLOYD, MAY (1934[1]), MILIAN (1937), NICOLAS und ROUSSET, OSIPJANE, PIERINI sowie TORLAIS.

Posttraumatische syphilitische Läsionen der Haut nach Verbrennungen, thermischen bzw. aktinischen Reizen haben unter anderen BOŠNJAKOVIĆ, FISCHL, GATÉ, MASSIA und MICHEL, GIRARD und ROBIN, GOUGEROT und GUEX, JAVIER, LESZCZYŃSKI (1931), MEINEKE, MORIYAMA und HANAZONO, ORECKIN und BEZPROZVANNAJA sowie TENK beobachtet.

Luische Erscheinungen nach bzw. bei Tätowierungen sahen AOKI, GAMMEL, HERBER und SCHÖNFELD (1951).

Spätluische Effloreszenzen an Injektionsstellen beschrieben unter anderen CORTI, DOGLIO, FLECK, GOUGEROT und BLUM, GOUGEROT und DELAY, HERRMANN (1929) sowie HÜBSCHMANN und NOVAK.

VIII. Lues und Carcinom

Meines Erachtens darf man dieses Kapitel nicht abschließen, ohne einige Gedanken zur Problematik „Lues und Krebs" auszusprechen.

Das Hauptinteresse gilt wohl der Frage, inwiefern die Lues für das Auftreten carcinomatöser Veränderungen besonders der Haut und der Schleimhaut verantwortlich gemacht werden kann.

Hierüber liegt eine ziemlich umfangreiche Literatur vor. So weist TOMÁNEK darauf hin, daß der Krebs der Mundschleimhaut sich häufig aus Leukoplakien entwickle, die wiederum in 65—80% der Fälle luischer Natur sein sollen. Daß dieses Carcinom oftmals an Stellen spezifischer Effloreszenzen der Frühperiode entstehe, wird ebenfalls hervorgehoben.

Unter allen in das Krankenhaus aufgenommenen Patienten fand TOMÁNEK etwa 5% seropositive Luetiker. Bei den zungenkrebskranken Männern war die Wa.R. in 35%, bei den mit Mund-, Pharynx- oder Oesophaguscarcinom befallenen in 15—45% positiv.

Dem Autor war in seinem Material weiter aufgefallen, daß es bei Syphilitikern frühzeitig zur Entwicklung des Carcinoms kam und daß dieses sehr rasch wuchs und therapeutisch nur schwer beeinflußbar war.

KASABAKAS fand unter 1715 Lues- und Hautkranken 100 Leukoplakien, 81 von ihnen zusätzlich mit den Zeichen einer Lues und nur 19 ohne dieselben. Da in der ersten Gruppe

30 Fälle auch mit einer Syphilis des Nervensystems und nur einer mit einem Gumma behaftet waren, folgert der Verfasser, daß diese Ergebnisse zugunsten jener Auffassung sprechen, wonach eine neurotrope Spirochäte gleichfalls die Leukoplakie hervorrufe.

Aus der Statistik von Fox (zit. nach Andrews) geht hervor, daß bei seinen beobachteten Leukoplakien in 65% eine vorhergegangene Lues feststellbar war.

Zu ähnlichen Ergebnissen gelangt Touraine (1933), der den Konnex zwischen Syphilis und Krebs von den verschiedensten Seiten beleuchtet und der Meinung vertritt, daß die sog. Krebsfamilien in Wirklichkeit syphilitische seien, denn nicht das Carcinom, sondern die Lues ist erblich. Je früher die Krebsbildung stattfindet, desto eher beruht sie nach Touraine auf einer alten Luesinfektion, und ungenügend behandelte, aktiv gebliebene Fälle fordern die meisten Opfer.

Der Prozentsatz verschiedener Autoren, die beim Carcinom eine syphilitische Ätiologie nachweisen zu können glaubten, wird von Touraine (1937) bis zu 68 angegeben. Nach ihm soll sich beim Peniskrebs in 57% eine überstandene Syphilis aufdecken lassen, und in 45,8% seiner eigenen Beobachtungen war der neoplastischen Umwandlung eine Leukoplakie oder eine Erythroplakie vorausgegangen.

Milian (1935) geht noch weiter, indem er sagt, er habe noch keinen Zungenkrebs gesehen, dessen Träger nicht irgendeine Beziehung zur Lues gehabt hätte, und die Frau des Syphilitikers, deren Ansteckung unentdeckt geblieben ist, geht sehr häufig in noch verhältnismäßig jugendlichem Alter an einem Carcinom der Brust oder des Uterus zugrunde. Nach diesem Autor wären auch die Pigmentnaevi bei kongenital syphilitischen Kindern ein charakteristisches Krankheitsstigma. Den Morbus Recklinghausen bringt Milian ebenfalls mit der angeborenen Lues in Zusammenhang und will bei ihm durch antiluische Behandlung eine Rückbildung erzielt haben.

Røjel kommt nach einer gründlichen Übersicht der Literatur und an Hand des Materials des Staatlichen Seruminstitutes und des „Radiumzenter" Kopenhagen zu dem Schluß, daß die Lues bei Patienten mit Cervixcarcinom häufiger beobachtet wird.

Meyer befaßt sich ebenfalls mit diesem Problem, dehnt es aber auf die verschiedensten Tumoren aus und meint, daß die Syphilis bei vielen von ihnen eine ursächliche Rolle spiele.

Die erwähnten Zahlen sind sehr auffällig und finden durch Tierversuche — soweit deren Ergebnisse auf den Menschen übertragen werden können — eine gewisse Bekräftigung (s. Castiglioni, Levaditi, Vaisman und Rousset-Chabaud, Taoka 1937[1], [2] sowie Truffi und Cerutti).

Was die Pathogenese anbelangt, geht man von der Vorstellung aus, daß die Lues als chronisch entzündliches Leiden oftmals zu einer umschriebenen Hyperplasie besonders der epidermalen Anteile führe, die dann häufig über die Zwischenstadien der sog. Präcancerosen schließlich krebsig entarten. Es wird allerdings zugegeben, daß nicht nur die Lues, sondern z. B. auch die Tuberkulose, chemische Stoffe oder physikalische Reize eine maligne Umwandlung zur Folge haben können, doch stehe die Syphilis hierbei an erster Stelle.

Hierhergehörige Fälle haben unter anderen folgende Autoren an nachstehenden Körperstellen beschrieben bzw. demonstriert:

Im Bereiche der Zunge: Chargin, Feuk, Karcher, Kliegel, Parounagian (1933), Stöcker, Wright und Friedman sowie Zeisler;

des Oberkiefers: Dahmen (1934);

des Penis: Kumer und Touraine (1936), die 219 Peniscarcinome aus der Literatur zusammentrugen und unter 97 verwertbaren 75mal eine sichere bzw. 12mal eine wahrscheinliche Lues feststellten;

der Lippen: Carrera, Sézary und Evrard sowie Sforza;

des Gesichtes: Brezovsky (1942) und Hüllstrung;

der Brust: Piccagli sowie Touraine und Ribadeau-Dumas;

des Rückens: Abimelek;

der Ellbogen: Werther;

der Hände und Füße auf der Basis von Arsen-Hyperkeratosen: Kathe (1941);

der Glutäalregion: Holtzman und

der Unterschenkel: Ferrari, Montpellier und Morand, Franchi, Garfield, Markovic (1939), Pilau (1934[2]) und de Wolf (1931[1]).

Man könnte nun dieses Kapitel beenden, wenn einen bei Durchsicht der Literatur und bei Berücksichtigung der eigenen Erfahrung nicht ein gewisses Unbehagen ergriffe, insofern nämlich, als wir die obigen Zahlenangaben als zu hoch erachten, obwohl auch wir, solange uns nicht etwas wirklich Entscheidendes bei der Entstehung des Krebses zu einer anderen Anschauung zwingt, überzeugt sind, daß chronische Reizzustände — und zu ihnen gehört eben unter gewissen Umständen die Lues — die Carcinomentwicklung auszulösen bzw. zu fördern vermögen.

Eine zentrale Stellung bei der Bildung von bösartigen epithelialen Tumoren an den Schleimhäuten der Syphilitiker nehmen die Präcancerosen, insbesondere die Leukoplakien ein, die von vielen Autoren als von der Lues hervorgerufen und für das Auftreten des Krebses als häufig verantwortlich aufgefaßt werden, wie wir dies bereits erwähnt haben.

Wer die Möglichkeit hat, Patienten in größerer Zahl zu sehen, wird mir recht geben müssen, daß die Leukoplakien kaum seltener geworden sind und insbesondere, daß nach Einführung des Nelson-Testes eine latente Lues bei diesen nicht vermehrt aufscheint.

Auch die Aussage, daß die malignen Epitheliome der Mundschleimhaut sich oftmals an Stellen spezifischer Efflorescenzen der Frühperiode entwickeln, ist mehr als vage, denn an jenen Orten syphilitischer Manifestationen, die oft einwandfrei eruierbar sind, nämlich an denen der Lues I, findet man sie eher selten. Exantheme *sind* nun einmal generalisiert, und die Mundschleimhaut *ist* eben relativ häufig befallen, deshalb darf man aber doch nicht behaupten, daß die Leukoplakien sich zumeist an Örtlichkeiten früher Syphilide zeigen. Wir möchten vielmehr annehmen, daß jene Reize, die gerade hier zur Ansiedlung von Spirochäten führen, vielleicht auch für das Auftreten der Leukoplakien daselbst mitschuldig sind, und zwar dann, wenn es sich um einen Menschen handelt, der eine leukoplakische Disposition besitzt. Solange wir nicht imstande sind, die ätiologischen Faktoren, die zur Bildung einer Leukoplakie Anlaß geben, zu erkennen, mag es allenfalls erlaubt sein, zu dem nicht klar umrissenen Begriff „Disposition" unsere Zuflucht zu nehmen.

Wenn es auch nach den bisherigen Angaben den Anschein hat, daß die Carcinomentstehung durch die Lues begünstigt werde, so kann man unschwer ebenso viele Gründe angeben, die dagegensprechen.

Zu ihnen gehört z.B. die Statistik von GOYANES, der unter 685 Fällen von Mundhöhlencarcinom bei Männern nur 44 syphilisverdächtige fand, von denen 35 eine positive Wa.R. zeigten. Infolge dieser und anderer Untersuchungen — einschließlich jener über die Leukoplakien — ist er der Überzeugung, daß eine Abhängigkeit zwischen Lues und Krebs nicht bestehe.

Auch STEVENSON (zit. nach GOYANES) stellte auf Grund seiner Forschungen keinen direkten Konnex zwischen diesen beiden Erkrankungen fest.

COCCHI konstatierte unter 1368 Patienten, bei denen eine Wa.R. vorgenommen worden war, 16mal eine Leukoplakie, und von diesen hatten nur zwei einen positiven Blutbefund. Ein statistisch gesicherter Zusammenhang zwischen durchgemachter Syphilis und bösartigen Geschwülsten existiert auch hier nicht.

Bei 105 Kranken mit Leukoplakia oris aus der Untersuchungsreihe von FASSKE, HAHN, MORGENROTH und THEMANN konnte eine Lues vollständig ausgeschlossen werden.

Was diesbezügliche Sektionsergebnisse anbelangt, seien W. WERNER und D. KNORRE erwähnt, die — wie andere, von ihnen angeführte Autoren — ebenfalls keinen Einfluß der Syphilis auf die krebsige Entartung nachzuweisen vermochten.

Auch GROSSE hat in einer jüngsten Arbeit nicht die Häufigkeit der Kombinationsfälle, sondern vielmehr ihre Seltenheit unter Berücksichtigung der verschiedensten Blickpunkte zu klären versucht.

Die Tatsache, daß Carcinome in Algerien selten, die Lues jedoch häufig ist, will MILIAN (1935) durch die Behauptung entkräften, daß dort meistens die akute, destruktiv ulceröse Syphilis vorkommt, während es die chronisch sklerosierenden Formen sein sollen, die den Boden für die spätere Krebsbildung abgeben.

Außerdem ist es doch sehr auffällig, daß bei den Carcinomen der Mundhöhle zwischen Frauen und Männern ein zahlenmäßig großer Unterschied herrscht, und zwar mit deutlichem Überwiegen des männlichen Geschlechtes, während dieses Verhältnis bei der Lues keineswegs vorhanden ist. Wir sind schon auf Grund dieser einfachen Feststellung gezwungen, beim Manne noch andere Faktoren anzunehmen, die der Ausbildung eines Neoplasmas Vorschub leisten und die wahrscheinlich auch ohne Luesmitwirkung zur malignen Entartung führen würden.

Genau dasselbe ist auch in bezug auf die Leukoplakie zu sagen, die sich ja ebenfalls nicht nach der prozentuellen Beteiligung der Lues bei Männern und Frauen richtet, und man darf nicht unterlassen, darauf aufmerksam zu machen, daß carcinogene Mittel — und zu ihnen zählen auch die antiluischen Medikamente wie Quecksilber und Arsen — ebenfalls leukoplakische bzw. carcinomatöse Veränderungen hervorrufen können.

Schließlich möchte ich noch bemerken, daß viele der statistischen Erhebungen von Dermatologen durchgeführt wurden, die bei ihrem Material die Syphilis selbstverständlich verhältnismäßig oft vorfanden, was wenig verwunderlich ist, doch soll man hierbei auch berücksichtigen, daß ihre Zusammenstellung keinen allgemeingültigen Querschnitt darstellt.

Man muß sich weiter vor Augen halten, wie leicht man früher geneigt war, eine Lues als existent anzuführen, wie es z.B. PINARD und EVEN taten, die sie bei einer 56jährigen Frau mit negativer Wa.R. nur deswegen annahmen, weil ihr zweites Kind in den ersten Lebensjahren häufig Krämpfe hatte und bis zum 14. an Enuresis litt, oder wie es von MILIAN zum Ausdruck gebracht wurde, der bei allen Zungencarcinomen einen Zusammenhang mit der Syphilis zu finden wähnte, oder aber wie es auf der Südwestdeutschen Dermatologentagung 1938 geschah, wo ein Fall von Leukoplakie und Ulceration mit maligner Entartung an der Zunge und der Mundschleimhaut auf luischer Grundlage bloß deshalb als bewiesen betrachtet wurde, weil der Patient vor 50 Jahren eine luische Infektion mitgemacht hatte und bisher nicht behandelt worden war.

Auch daran will ich erinnern, daß spätsyphilitische Erscheinungen nicht selten epitheliomatoide Bildungen verursachen können, die als Reaktion zu werten sind. Auf sie wurde unter anderen von FRÜHWALD (1936[1]) sowie von TAUBER und GOLDMAN unter Beachtung anderer Autoren aufmerksam gemacht, und trotzdem geben immer wieder Carcinome auf syphilitischer Basis, die auf antiluische Therapie abheilten und den epitheliomatiformen Reaktionen entsprachen, Anlaß zur Bearbeitung solcher Fälle (s. NICOLAS, ROUSSET und LAVABRE, TOURAINE, GOLÉ und SOULLARD sowie TOURAINE und SOLENTE).

Meiner Ansicht nach war man oftmals schon deswegen allzugern bestrebt, Carcinome syphilitischen Ursprungs als gegeben anzusehen, weil man unter ihnen etwas dichtere Ansammlungen von Lymphocyten und Plasmazellen antraf, obwohl man doch als bekannt voraussetzen dürfte, daß solche Infiltrate gar nicht so selten als Ausdruck einer chronischen Entzündung und einer Abwehrreaktion vorkommen.

Wenn man eine direkte Beziehung zwischen Lues und Krebs in größerem Ausmaße als tatsächlich bewiesen erachten will, dann darf man meiner Meinung nach diese Beobachtung nicht allein auf die Schleimhaut und hier wiederum in erster Linie auf Zunge und Penis bzw. Portio beschränken, sondern muß auch ein größeres statistisches Material von Carcinomen an anderen Körperstellen vergleichsweise heranziehen.

Es ist selbstverständlich, daß jede spätluische Erscheinung bösartig degenerieren kann, wie dies z. B. auch Unterschenkelulcera oder die Tuberkulose vermögen. Auffällig ist ferner, daß wir an jenen Organen, an denen wir den Literaturangaben gemäß häufig Carcinome auf luischer Grundlage finden, so selten gleichzeitig einwandfreie Manifestationen der Syphilis nachzuweisen imstande sind, was doch so wichtig wäre, um den chronischen Reiz, der zur Gewebsumgestaltung und schließlich zur malignen Wucherung führt, besser zu verstehen. Wären die flüchtigen, frühsyphilitischen Efflorescenzen wirklich fähig, jenen lang andauernden Reizzustand herzustellen, der als Endergebnis die Krebsbildung provoziert, so müßte man gerade bei der Lues als „cancerogenes" Leiden viel öfters multiple Carcinome sehen.

An der Zunge z. B. bildet sich der Krebs höchst selten an der Spitze und fast immer nur an der Basis, während die Leukoplakien sich nicht ähnlich verhalten. Auch möge man dessen eingedenk sein, daß eine beginnende maligne Entartung mit Acanthose, Zellpolymorphie und -polychromasie klinisch das Bild der Leukoplakie bieten kann, ohne daß wir deswegen sagen dürften, daß dieses Carcinom aus einer Leukoplakie hervorgegangen wäre.

Ist aber das Zusammentreffen mehrerer Faktoren notwendig, um ein Neoplasma entstehen zu lassen, dann sollen wir uns doch einer gewissen Bescheidenheit befleißen und nicht einen Punkt unter vielen herausgreifen bzw. überschätzen, sondern auch jene Arbeiten, die sich mit dem Krebsproblem befassen und in denen viele, wahrscheinlich verantwortliche Momente angegeben werden, die Lues jedoch bloß miterwähnt wird, berücksichtigen.

Dies alles sei nur deshalb ausführlicher angeführt, damit man der Annahme, Carcinome entstünden häufig auf syphilitischer Basis, etwas kritischer gegenüberstehe.

C. Syphilis der Nieren und Harnblase
I. Syphilis der Nieren

Die syphilitischen Erkrankungen der Nieren sind gewiß nicht häufig, sie kommen jedoch öfters vor, als wir sie einwandfrei zu diagnostizieren imstande sind. Fehldiagnosen sind keineswegs selten. Die Ursache hierfür liegt wohl darin, daß es für die Nierensyphilis keine typischen klinischen Erkennungsmerkmale gibt. Deswegen hat WELANDER (zit. nach SIEBECK) einstens gefordert, daß wir nur dann eine spezifisch-luische Ätiologie bei Nierenerkrankungen annehmen dürfen, wenn folgende Voraussetzungen erfüllt werden: Es müssen

1. die Nieren vor Akquirierung der Syphilis gesund gewesen sein,

2. die Symptome im Verlaufe entsprechend anderer, sicher syphilitischer Zeichen (besonders der Haut) sich entwickeln und

3. die spezifischen Behandlungsmaßnahmen zur Heilung der Nierenerkrankung führen.

Diese Forderungen wurden zur Sichtung älteren Materials aufgestellt, und wir dürfen — nachdem sich einige diagnostische Klarheiten ergeben haben — auf die strenge Einhaltung dieser Punkte verzichten. Die erste Voraussetzung aber, nämlich einwandfrei gesunde Nieren vor der Erkrankung, werden wir oftmals nur anamnestisch nachweisen können, weil wir doch den Patienten erst mit der Syphilis in die Hand bekommen. Darüber hinaus wissen wir, daß die klinischen Symptome bei leichteren Formen von Nierenerkrankungen größeren Schwankungen unterworfen sind. In vielen Abteilungen werden außerdem vor Einleitung einer antisyphilitischen Behandlung meistens nur Routineuntersuchungen durchgeführt, so daß zuweilen schon bestehende pathologische Veränderungen der Nieren übersehen werden können. Bezüglich der Diagnosestellung ex juvantibus gilt, daß dies nur eine der Möglichkeiten sein soll, zu der wir schreiten, wenn es uns mit anderen Methoden nicht gelingt, in ätiologischer Hinsicht Klarheit zu schaffen. Ferner ist noch zu berücksichtigen, daß es auch solche syphilitischen Nierenveränderungen gibt, die durch eine spezifische Therapie nicht mehr zu heilen sind.

Daß also bei dieser Art der Diagnosestellung Zurückhaltung angezeigt ist, versteht sich von selbst. Ich erinnere nur daran, daß auch durch Behandlung mit antisyphilitischen Medikamenten, die doch ebenfalls zu Symptomen zu führen vermögen, wie wir sie bei der Syphilis finden, den Nieren Schaden zugefügt werden kann. In einigen Fällen wird vielleicht solcherart erst durch die Therapie ein Locus minoris resistentiae geschaffen, an dem die Lues sich leichter auswirken kann. Einzelheiten über medikamentöse Schädigungen der Nieren wären in den entsprechenden Kapiteln nachzulesen. Schließlich dürfen wir noch darauf aufmerksam machen, daß positive serologische Ergebnisse — ebenso wie eine positive luische Anamnese — nur wenig über die Ursachen der Symptome seitens der Nieren aussagen.

Die relative Seltenheit luischer Nierenmanifestationen zeigen nachstehende Untersuchungen.

Klein fand unter 640 Fällen von Nierenerkrankungen nur einen einzigen Fall von luischer Nierenaffektion.

Statistische Erhebungen (Bancroft) an einem großen Material zeigen, daß bei 350 Syphilitikern bei der Urinuntersuchung keine sicheren Zeichen einer Nephritis entdeckt werden konnten, jedoch die Behandlung mit Neo-Arsphenamin in 3% der Erwachsenen und in 12% (28 Fällen) kongenitaler Syphilis von Albuminurie gefolgt war.

Riviere sah unter einer größeren Zahl von Schwangerschaftsalbuminurien in 23% eine positive Wa.R., während unter ebenfalls vielen Schwangerschaften und Geburten sich nur etwas über 2% positive serologische Reaktionen erheben ließen.

Nach Gefter wurde bei 200 unter 4125 Kranken Syphilis der inneren Organe und des Nervensystems festgestellt. Von den 68 Fällen von Visceralues wiesen 27 Nierenbeteiligung auf, von denen 9 eine Nephrose, 7 eine Glomerulonephritis und ein Fall Nephronephritis hatten.

Wie schwierig die Diagnosestellung einer luischen Nierenerkrankung ist, zeigt die Arbeit von Sézary und Lenègre, die bei 50 Patienten mit sekundärer Lues, die keinerlei Anzeichen einer Nierenschädigung aufwiesen, die Nierenfunktion einer Prüfung unterzogen und feststellen konnten, daß lediglich in 4 Fällen eine leichte Störung der Nierentätigkeit anzunehmen war, und sogar bei diesen waren sie geneigt, die Ursachen extrarenal zu suchen. Sie vertraten die Ansicht, daß die Funktion der Nieren bei sekundärer Lues in der Regel nicht gestört ist.

Sechi überprüfte die Nierenfunktion bei in Behandlung stehenden Luetikern. Von 62 Patienten, die eine energische, aber relativ kurze Therapie hinter sich hatten, fand er bei 12 eine leichte Hyperazotämie, die bei 7 von einer mäßigen Albuminurie ohne Zylindrurie begleitet war. Bei 5 anderen wurde eine Albuminurie ohne Cylindrurie und ohne Hyperazotämie entdeckt. Von 38 Kranken, die längere Zeit in Behandlung gestanden waren, hatten 12 Hyperazotämie, die bei 5 mit Albuminurie plus Cylindrurie und bei 6 mit Cylindrurie ohne Albuminurie kombiniert war.

Dujardin ist der Meinung, daß die luischen Erscheinungen der Nieren sich im Primärstadium in einer Albuminurie, im Sekundärstadium hingegen in 70% aller nicht behandelten Fälle in Nephrose und orthostatischer Albuminurie äußern. Der latente Luetiker zeigt eine gesteigerte Empfindlichkeit der Nieren gegenüber anderen Schädlichkeiten, während im Spätstadium der Lues urämische Nephritiden mit oder ohne Hypertension im Vordergrund stehen.

Thomas und Schur (zit. nach King) stellten ebenfalls fest, daß die syphilitische Infektion der Niere — obwohl seit langem bekannt — relativ selten ist. In nur 12 (0,3%) ihrer Fälle von sekundärer Syphilis während der Jahre 1940—1946 gab es auffallend pathologische Harnbefunde, die sich unter antiluischer Therapie prompt normalisierten. Zehn von diesen Patienten waren Mädchen oder Frauen. Klinisch wurde die Diagnose einer Nephrose bzw. einer Nephritis gestellt, ohne daß eine scharfe Trennungslinie hätte gezogen werden können. Die an syphilitischer Nephrose leidenden Kranken (10) zeigten eine schwere Albuminurie (10—30 g täglich), meistens zahlreiche Cylinder, aber wenig oder keine Erythrocyten. Die Nierenfunktion war selten stärker beeinträchtigt.

Es kann nicht Aufgabe eines dermatologischen Handbuchbeitrages sein, sich mit der Physiologie und der Pathophysiologie der Nieren auseinanderzusetzen. Es wird sich wohl als notwendig erweisen, darüber in der entsprechenden Fachliteratur nachzulesen. Außerdem gibt es bei den Nierenerkrankungen noch viele Probleme, über die keine einheitliche Auffassung herrscht.

Diese mangelnde Übereinstimmung der Meinungen zeigt sich schon bei dem Versuch, die Nierenkrankheiten in allgemein gültiger Art zu klassifizieren, denn es ist sehr schwer, bei einer Systematisierung der Nierenveränderungen der Ätiologie, Pathogenese, Prognose und pathologischen Anatomie gerecht zu werden, d. h. Klinik und Pathologie in Einklang zu bringen. Um so mehr wird es erlaubt sein, dem von HOESSLIN im Arzt-Zielerschen Handbuch aufgestellten Schema zu folgen und bei den Nierenschäden syphilitischen Ursprungs zwischen Früh- und Spätererkrankungen zu unterscheiden.

Bezüglich der klinischen Symptomatik muß noch betont werden, daß die im Vordergrund stehenden Symptome — nämlich Albuminurie, Cylindrurie und Hämaturie — allein eine Diagnosestellung nicht zulassen, da sie mit Ausnahme der Cylindrurie auch extrarenaler Genese sein können, wie es auch vorkommen mag, daß die angeführten Symptome bei einer chronischen Nephritis oder einer Nephrosklerose völlig fehlen (LAUDA).

Das Auftreten syphilitischer Nierenerkrankungen ist in allen Stadien möglich, und zwar nicht erst mit dem Erscheinen des Erstlingsexanthems, sondern schon wesentlich früher (RINALDI 1930[1], DUJARDIN), eine Feststellung, die mit der bekannten, bereits frühzeitig erfolgten Durchseuchung des Organismus mit Treponemen in Einklang steht.

Zumeist treten die syphilitischen Nierenaffektionen im Frühstadium zugleich mit oder kurz nach dem Exanthem auf. Die klinischen Symptome können dabei leicht und flüchtig, aber auch schwer und langdauernd sein und alle Zeichen, beginnend mit leichter Albuminurie bis zu den Erscheinungen der akuten Nephritis, die sogar zur Urämie führen kann, aufweisen (BAUER 1930). Auch die von MUNK beschriebene Lipoidnephrose wurde von BAUER bereits in frühen Stadien beobachtet. Über einzelne Todesfälle ist ebenfalls schon berichtet worden (SIEBECK). Es ist auch darauf hinzuweisen, daß die akuten Nephritiden nach Jahren das Bild der Nephrose zeigen können, wobei die Glomerulusveränderungen allmählich in den Hintergrund treten.

Der anatomische Nachweis einer Nierenbeteiligung bei der Frühsyphilis ist, da diese Veränderungen zumeist flüchtig und gutartig sind, naturgemäß nur selten möglich. STOECKENIUS beobachtete bei frischer Syphilis spezifische Infiltrate in Rinde und Mark.

Die akuten Manifestationen der Nieren in den frühen Stadien der Syphilis sind von SIEBECK ausführlich besprochen worden. Die mitgeteilten Fälle z. B. von POPCHRISTOFF, MIDANA, ANKE, NOVAK, BERON, SÉZARY und GALLOT, WOLF, THEOBALT und LAOUENAN, SAWYER, GÓMEZ-ORBANEJA und GARCÍA-PÉREZ, FLANDIN u. Mitarb., TZANCK, JAMMET und NEGREANU, DUJARDIN, BOSHAMER, KLEIN und PORTER, SCOTT und CLARK, THOMAS und SCHUR (alle zit. nach KING) entsprechen in Klinik, Pathologie und Therapie weitgehend den von SIEBECK beschriebenen.

Dem Fall von NOVAK hingegen, bei dem im Rahmen eines generalisierten psoriasiformen Exanthems alle Zeichen einer diffusen hämorrhagischen Nephritis auftraten, obwohl sämtliche Reaktionen auf Lues negativ waren, und bei dem man auf Grund des klinischen Bildes eine Syphilis annahm und dementsprechend antiluisch behandelte, stehen wir skeptisch gegenüber, wenn auch unter dieser Therapie alle Symptome sowohl der Nephritis als auch des Exanthems schwanden, weil uns das gute Ansprechen auf obenerwähnte Behandlung zur Verifizierung der Diagnose zuwenig erscheint.

Dagegen wollen wir die Meinung von GÓMEZ-ORBANEJA und GARÍCA-PÉREZ besonders herausstreichen, die bei einem Patienten mit einer etwa $^1/_2$ Jahr alten Sekundärsyphilis eine luische Nephritis beobachteten und das Krankheitsbild als eine echte, nicht behandlungsbedingte oder interkurrente syphilitische Niereerkrankung betrachteten, die nicht als eine Spirochäteninvasion der Nieren, sondern als eine allergische Reaktion auf die Mikrobentoxine aufzufassen ist.

Zu den Möglichkeiten einer spezifischen Mitbeteiligung der Nieren gehört unter anderem auch die Jarisch-Herxheimersche Reaktion (JHR). Ihre Erkennung ist sicherlich schwierig, da die Symptomatik weitgehend uncharakteristisch und eine Abgrenzung der syphilitischen Nierenaffektionen von antiluischen medikamentösen Schädigungen bzw. unspezifischen Nierenkrankheiten nicht immer möglich ist.

Es ist ein Verdienst von BORN, PASTINSZKY, SOMOGYI und RÁCZ, auf diese Vorkommen wieder aufmerksam gemacht zu haben, nachdem auch schon CITRON (zit. nach BORN) sich bereits früher damit beschäftigt hatte.

PASTINSZKY u. Mitarb. kontrollierten 25 bis dahin unbehandelte Fälle in bezug auf die Jarisch-Herxheimersche Reaktion und fanden nach Penicillin- und Wismutgaben in 32% der Untersuchten die JHR, die mit Fieber einherging, sowie auch erhebliche Serum-Eiweiß-veränderungen, pathologische Befunde an Milz und Leber, ferner konstant eine Albuminurie und in einigen Fällen sogar eine Zylindrurie.

Ebenso muß auch der Fall von SCOTT und CLARK erwähnt werden, die einen Patienten mit sekundärer Syphilis beschrieben, bei dem man vor der Behandlung keine Harnveränderungen fand, der aber nach der Behandlung mit Penicillin das klassische nephrotische Syndrom aufwies. Zu Beginn der Therapie stellte sich eine deutliche febrile Herxheimer-Reaktion ein, die einige Tage später von Nierenveränderungen gefolgt war. Der Patient klagte über eine Nykturie, Ödeme der unteren Extremitäten und der Genitalien. Der Urin zeigte eine auffallende Albuminurie, gelegentlich auch granulierte Cylinder, keine roten Blutkörperchen und etwa 10 Leukocyten pro Gesichtsfeld. Die Nierenfunktion war innerhalb der Norm und wies keine Hämaturie auf. Eine Hypertension fehlte. Dieser Zustand schwand ohne weitere therapeutische Maßnahmen schnell und spontan, so daß von den Autoren 3 Möglichkeiten oben beschriebenen Krankheitsbildes erwogen wurden:

1. Daß dies ein initialer Anfall von echter lipoider Nephrose war oder aber eine Exacerbation einer schon vorher bestehenden parenchymatösen Nierenveränderung;

2. daß die 8 Tage andauernde Verabreichung von Penicillin in einer Dosis von täglich 600000 E oder eine Unreinheit dieses Medikamentes eine toxische Nephrose verursachten;

3. daß dies eine Jarisch-Herxheimer-Reaktion war, die zu einer subklinischen syphilitischen Infektion der Nieren noch hinzukam.

Die erste Möglichkeit wurde von den Autoren mit der Begründung abgelehnt, daß eine lipoide Nephrose bei Erwachsenen selten vorkommt und nicht so schnell zum Verschwinden gebracht werden kann. Das Fehlen vorheriger anamnestischer Angaben sowie die normalen Befunde vor der Behandlung, einschließlich einer regelrechten Nierenfunktion, und das sofortige gute Ansprechen auf die Therapie sind mit der Diagnose einer Exacerbation einer chronischen Glomerulonephritis unvereinbar.

Die zweite Möglichkeit erscheint im Hinblick darauf unwahrscheinlich, daß toxische Schädigungen auf Penicillin, insbesondere solche der Nieren, bisher nicht bekannt wurden.

Es bleibt also letztlich nur die Möglichkeit einer renalen Jarisch-Herxheimerschen Reaktion bei einem Patienten mit subklinisch syphilitischen Manifestationen der Nieren übrig, die auch am besten mit dem klinischen Bild in Übereinstimmung zu bringen ist.

Auch USSEGLIO ,ZAMBELLI und PAOLINO konnten das Auftreten einer Herxheimerschen Reaktion, die mit einer Hämaturie einherging, am Beginn einer antiluischen Behandlung bei Patienten der Spätperiode beobachten.

Da die Veränderungen der Nieren — soweit überhaupt vorhanden — meist gutartig sind, wissen wir pathologisch-anatomisch sehr wenig von ihnen. Es ist aber anzunehmen, daß eine leichte Mitbeteiligung der Nieren, die nur unwesentliche Beschwerden verursacht, auch ohne Therapie wieder verschwindet, genauso, wie es leichte Nierenentzündungen aus anderen Gründen ebenfalls tun. Hierauf sei deswegen hingewiesen, weil bei im Frühstadium der Lues auftretenden Nierenerkrankungen ein eventuell guter Erfolg auf antiluische Behandlung noch keineswegs die luische Natur der Krankheit beweist. Während also das schnelle Ansprechen auf antiluische Therapie zumeist als Beweis für die syphilitische Nierenerkrankung herangezogen bzw. auch gefordert wird, so sei auch auf WOSIKA und THURMON verwiesen, die 3 Fälle einer syphilitischen Albuminurie beschrieben, die eine mehrjährige antiluische Behandlung zu ihrer Heilung erforderten.

Zu den chronisch-syphilitischen Nierenaffektionen zählen insbesondere die Nephrosen, einschließlich der Lipoidnephrosen, aber auch die chronischen Nephritiden. Ihre Erkennung stößt auf große Schwierigkeiten und findet auch in der Diagnose ex juvantibus nur selten eine Stütze, weil die Erfolge — soweit überhaupt vorhanden — nicht überzeugend sind.

Die chronischen syphilitischen Nephritiden stellen nach SILVA-MELLO eine nicht nur nach ihrer Ätiologie, sondern auch nach ihrer Symptomatologie und Entwicklung selbständige Gruppe von Nierenerkrankungen dar. Hervorgehoben wird der normale oder nur leicht erhöhte Blutdruck, der sich erst nach langen Jahren steigern oder zur Azotämie führen kann.

Einen Fall von chronischer syphilitischer Glomerulonephritis mit Spirochäten in der Niere haben MILLER und HAY publiziert. Es handelte sich um einen 47jährigen Arbeiter, der 20 Jahre früher eine venerische Infektion durchgemacht hatte. Er starb nach kurzer Krankheit an Urämie.

Ein wichtiger Beitrag zur syphilitischen Nephritis, die er bei 19 Fällen von tertiärer Syphilis fand, stammt von RICH. Eine ähnliche Beobachtung machten BRITO und SILVA.

Die gemeinsamen Veränderungen bestehen aus in der Nierenrinde, vorwiegend subcapsulär gelegenen, multiplen, stecknadelkopfgroßen, grau-gelben, glitzernden Herden, denen mikroskopisch eine interstitielle dichte, ringförmig angeordnete Anhäufung von monocluären Zellen (Lymphocyten, Plasmazellen, Makrophagen) und vereinzelten neutro- und eosinophilen Granulocyten zugrunde lag.

Ferner wurden Einstülpungen an den Kanälchen der Hauptstücke gefunden, die durch eben beschriebene Infiltrationen hervorgerufen wurden. Weiters war das Lumen einzelner Tubuli von Cylindern aufgefüllt, die aus desquamierten Epithelien, Makrophagen und Leukocyten bestanden. Einen Fall, der hier hergehört, hatten in letzter Zeit THALER bzw. SANTLER und THALER publiziert, wobei das Wesentliche desselben darin besteht, daß er nicht auf dem Obduktionstisch, sondern durch Nierenbiopsie intra vitam diagnostiziert wurde. Darüber hinaus konnte 6 Monate nach eingeleiteter Therapie der Erfolg durch histologische Kontrolle bestätigt und damit auch aufgezeigt werden, wieweit bestimmte Veränderungen einer Rückbildung fähig sind.

Unter Nephrosen will BAUER (1931) eine Degeneration der Tubuli bei Schonung der Gefäße, der Glomeruli und des interstitiellen Bindegewebes verstanden wissen. Die klinischen Manifestationen zeigen sich in Form von hochgradiger Albuminurie, Cylindrurie, Ödeme bzw. Oligurie, hingegen fehlen Hypertonie, Herzhypertrophie und Urämie. Ätiologisch kann die Nephrose genuin auftreten, aber auch bei chronischen Infektionskrankheiten, unter anderem bei der Tuberkulose bzw. der Syphilis (Syphilisnephrose), zustande kommen. Als Begleiterscheinung derselben tritt zuweilen eine Amyloidose nicht nur der Nieren (Amyloidnephrose), sondern auch anderer Organe auf.

Nach BAUER (1930, 1931) soll die Amyloidose als Begleiterscheinung der Nephrose mit dem Ausheilen der Albuminurie zum Schwinden kommen. Da ihm keine Literaturstelle bekannt ist, wonach eine langdauernde Albuminurie geschwunden und bei der Sektion dennoch eine Amyloidose der Nieren festgestellt worden wäre, weist er auf einen von ihm selbst beobachteten Fall einer Syphilisnephrose hin, der etwa 10 Jahre hindurch antiluisch (Hg, Salvarsan, Jod) behandelt wurde und hierauf als von der Nephrose geheilt betrachtet werden konnte. Klinisch wurden auch keinerlei Zeichen einer Amyloidose festgestellt. Bei der Autopsie jedoch — der Patient verstarb an einem Rectumcarcinom — fand man eine ausgedehnte Amyloidose der inneren Organe mit besonderem Befallensein der Nieren vor. Da der Betreffende bei Abschluß der Behandlung noch sero-positiv war, schließt BAUER aus dem Vorhergesagten, daß nach dem Schwinden der Nephroseerscheinungen noch weiter behandelt werden müßte, um auch die Amyloidose zu verhindern, eine Auffassung, der wir nicht ganz zu folgen ver-mögen, da die Amyloidose nicht nur bei der Syphilisnephrose, sondern auch bei anderen Krankheiten auftreten kann. Ebenso stellt eine alleinige positive Wa.R. nach 10jähriger Therapie keine Indikation zur weiteren Behandlung dar.

Entsprechende Mitteilungen stammen noch von SCHULMANN, HOROWITZ und BARBARA sowie von BODANSKY, MAYER und TEMPLIN.

Zuweilen kommt es bei der Lues zur Lipoidnephrose (MUNK), die durch die Anwesenheit von Lipoiden im Harn gekennzeichnet ist, die durch ihren hellen Glanz und durch ihre Doppelbrechung im Polarisationsmikroskop auffallen. Solche Fälle konnten unter anderen PEREIRA REGO bzw. BENAROS beobachten, die über 2 bzw. 10 Fälle von Lipoidnephrose berichteten.

In der Spätperiode der Syphilis, in der vereinzelt auch Nephritiden und Ne-phrosen auftreten können, stehen die gummösen Veränderungen und die Wuche-rungen des interstiellen Bindegewebes mit zugrundegehenden Harnkanälchen und der Verödung mehr oder minder zahlreicher Glomeruli im Vordergrund. Man kann nicht sicher entscheiden, ob es sich hierbei stets um Krankheitsbilder sui generis handelt oder ob nicht eine gewisse Anzahl solcher Manifestationen durch das Fortschreiten frühsyphilitischer Veränderungen entstanden ist. Auch ist in Erwägung zu ziehen, daß nichtluische Nierenaffektionen einer späteren Ansiedlung und Vermehrung von Spirochäten Vorschub leisten können (Lues und Trauma). Das klinische Bild wird demnach sehr wechselnd sein, bzw. können Symptome überhaupt fehlen. Zahl und Ausmaß, Lokalisation und Zustand der Manifestationen werden die Erscheinungen weitgehend bestimmen.

Über Gummen im Bereiche der Nieren — seien sie histologisch bestätigt oder auf Grund der erfolgreichen Therapie angenommen — haben wir Mitteilungen von MADERNA, REBAUDI und BARNETCHE, LECHNIR, KITAGAWA, IGA und NISHI-MURA, ICHIKAWA und KOBAYASHI, ASCHER, FAVRE, CROIZAT und MARTINE.

Es sei noch besonders auf die Fälle von ICHIKAWA und KOBAYASHI bzw. IGA und NISHIMURA aufmerksam gemacht. Diese Autoren konnten Fremdkörper im Urin beobachten, die elastisch, weich, rötlich gefärbt und 1—5 cm lang waren und aus Lymphocyten, wenig Leukocyten und elastischen Fasern bestanden. Während ICHIKAWA und KOBAYASHI der Meinung sind, daß die Entleerung solcher eigentümlicher Gewebefetzen im Urin für Nierengummata spezifisch sei, glauben IGA und NISHIMURA, die gleichartige Veränderungen nicht bei einem Nierengumma, sondern bei einer bösartigen Nierengeschwulst — wahrscheinlich einem Grawitz-Tumor — fanden, daß diese für die Lues nicht charakteristisch sind.

ASCHER teilt das symmetrische Befallensein beider Nieren mit spätluischen Veränderungen mit, und FAVRE, CROIZAT und MARTINE berichten über eine Spon-tanruptur einer Niere auf Grund von Nierengummata, während beim Fall von KITAGAWA die gummösen Veränderungen vom Retroperitonealraum ausgingen und die Nieren sowie die Harnleiterhüllen ergriffen.

Aus neuerer Zeit sei noch die Mitteilung von MORAGUES und WYATT erwähnt, die über eine tödliche Hämoglobinurienephrose nach intrathecaler Penicillin-gabe bei Neurosyphilis berichten. Als Ursache der massiven Hämoglobinurie sehen sie in diesem Fall syphilitisch-hämolytische Immunkörper an und weisen darauf hin, daß intrathecale Penicillingaben bei Patienten mit Hämolyseneigung gefährlich sind und in dem beschriebenen Fall Kältehämolysine vorgebildet worden waren.

Haben wir schon im vorhergehenden angeführt, daß die häufigen Symptome wie Albuminurie, Hämaturie und Cylindrurie noch nichts über die Lues aussagen, so seien im folgenden einige Fälle erwähnt, deren hervorstechendstes Merkmal die Hämaturie war und die fast alle mit einer antiluischen Behandlung geheilt werden konnten. Die diesbezüglichen Mitteilungen verdanken wir Ishigami, Valverde (1934), Mikkelsen und Papin, wobei letzterer gleichzeitig frischluische Veränderungen der Blase vorfand. Der Fall von Rinaldi (1930[2]) jedoch weist die Schwierigkeiten einer exakten Diagnosestellung auf. Es handelte sich hierbei um einen 22jährigen Kranken, der 1 Jahr vorher eine syphilitische Infektion, die mit 2monatiger Injektionskur behandelt wurde, durchgemacht hatte. Die Wa.R. war positiv, ebenso auch die Tuberkulinimpfung. Der Tuberkelbacillenbefund und die Meerschweinchenprobe waren hingegen negativ. Röntgenologische, pyelographische und cystoskopische Untersuchungen ergaben normale Befunde. Die symptomatische Therapie blieb erfolglos. Nach der 1. Salvarsaninjektion kam es zum Stillstand der Blutungen. Eineinhalb Monate nach der Arsenkur traten neuerliche Blutungen auf. Nach Wiederholung derselben sistierte die Hämaturie abermals. Ein Jahr später fingen die Blutungen wieder an. Zu diesem Zeitpunkt wurde eine Tuberkulose der Nieren festgestellt. Nach Nephrektomie bestätigte die Histologie die klinische Diagnose einer Tuberkulose. In der Analyse dieses Falles kann die Syphilis in der Ätiologie der Blutung nicht mit Sicherheit ausgeschlossen werden.

Es ist wohl deshalb so schwierig, eine richtige Klassifizierung einer Hämaturie durchzuführen, weil es vielfältige Möglichkeiten derselben gibt, angefangen von solchen nephritischer Herkunft über die symptomatischen Hämorrhagien renalen Ursprungs bis zu den hämorrhagischen Diathesen, renalen Gefäßschädigungen und kryptogenetischen Hämaturien. Auch scheint es notwendig, bei den ungeklärten Hämaturien ebenfalls an die Lues zu denken, die entsprechenden Untersuchungen durchzuführen und eventuell eine Diagnose ex juvantibus zu versuchen.

II. Syphilis der Harnblase

Unser Wissen um die Blasensyphilis ist auch heute noch — besonders im Vergleich mit anderen Organen — relativ spärlich. Der Gründe hierfür gibt es mannigfache: z. B. die Tatsache, daß wir erst seit der Jahrhundertwende die Möglichkeit haben, mit Hilfe des Cystoskops die Blase in vivo zu untersuchen; des weiteren, daß wir für gewöhnlich die Untersuchung eines auf Syphilis Verdächtigen nur so lange fortsetzen, bis die Diagnose geklärt ist, so daß schwieriger zugängliche Lokalisationen dabei fast immer unberücksichtigt bleiben. Die klinischen Manifestationen der Blasenlues sind nämlich zumeist so uncharakteristisch, daß spezifisch auf Syphilis gerichtete Untersuchungen fast immer unterbleiben. Größere Erfahrungen haben also letztlich nur wenige Menschen, die sich nicht auf Zufallsbeobachtungen beschränkten, sondern systematisch darangingen, bei der Syphilis aller Stadien auch die Blase mit zu untersuchen.

Wenn wir aber berücksichtigen, daß die meisten klinischen Erscheinungsbilder — besonders die der Frühsyphilis — vergänglich sind; daß eine einmalige negative Untersuchung so gut wie gar nichts aussagt; daß bei vorhandenen Abweichungen von der Norm eine sichere Aussage ebenfalls nur selten gemacht werden kann, da einerseits die Erfahrung fehlt, andererseits die für die Blasenlues typischen Manifestationen kaum bekannt sind; und schließlich daß die Bekräftigung der Verdachtsdiagnose ex juvantibus auch nur mit Zurückhaltung herangezogen werden darf, weil die Erscheinungen der Frühsyphilis auch ohne

Therapie meistens verschwinden und andere nichtluische Symptome ebenfalls ohne Behandlung nach einer gewissen Zeit sich rückbilden, so wird es verständlich, daß unser exaktes Wissen über dieses Kapitel kein allzu großes ist.

Bedenken wir, daß schon die äußere Hautdecke in verschiedener Häufigkeit an bestimmten Lokalisationen klinische Manifestationen der Lues aufweist und daß wir über das „Warum" sog. Prädilektionsstellen kaum etwas Bestimmtes aussagen können, so besteht außer den obenerwähnten Schwierigkeiten einer Diagnosestellung noch die Eventualität, daß die Blase an und für sich selten von luischen Veränderungen ergriffen wird.

Wenn wir uns diese und viele andere Fehlermöglichkeiten bei der einwandfreien Erkennung der Syphilis vor Augen halten, können wir ohne Übertreibung in Übereinstimmung mit vielen Autoren behaupten, daß die Blasenlues trotz alledem sicherlich häufiger ist, als sie diagnostiziert wird.

Was die Häufigkeit der Lues der Blase anbelangt, sind die mitgeteilten Zahlenangaben sehr different. Diese ungleichen Ergebnisse sind zum Teil sehr gut begreiflich, da systematische Untersuchungen nur von wenigen durchgeführt wurden, und nur diese haben Aussicht, über ein größeres Material berichten zu können. Aber selbst unter solchen Autoren sind zahlenmäßig große Differenzen vorhanden, so daß man bei einem auffällig großen Syphilismaterial eines einzelnen Untersuchers eine gewisse Skepsis wird walten lassen müssen.

So gab OROFINO die Blasensyphilis als außerordentlich häufig an, vielleicht sogar den tuberkulösen Blasenveränderungen an Zahl überlegen. Nach JOLLSTOFF (zit. nach RABINOVICH) waren bis 1927 60 und nach ICHIKAWA und SHINODA von 1911—1930 270 Fälle veröffentlicht worden. VALVERDE (1930), der jeden Fall einer chronischen Urethritis cystoskopierte, fand bei 220 Untersuchungen unter 143 35 Fälle von Blasenlues, die nahezu durchwegs über keine oder nur unwesentliche Beschwerden seitens der Harnblase klagten. Bloß drei von ihnen wiesen Symptome auf, die an eine Blasenlues denken ließen. Im Jahre 1938 hat derselbe Autor über ein noch größeres Material, nämlich über 912 Blasenspiegelungen bei 791 Kranken berichtet und unter diesen 129mal eine Syphilis der Blase feststellen können. Über reichliche Erfahrungen verfügen noch unter anderen CHOCHOLKA (1929, 1931[1, 2], 1932) — der eine ziemlich große Zahl von Kasuistiken veröffentlichte —, KASZTRINER (1936[1, 2]), SOUSA, KAMIL, FINESTONE, BECKE und ROJAS.

Einen einwandfreien Fall eines Primäraffektes im Bereiche der Blasenschleimhaut konnte ich in der mir zur Verfügung stehenden Literatur nicht finden. Die frühsyphilitischen Erscheinungen der Blasenlues werden von denen der Spätperiode bei weitem überwogen. Dies dürfte aber nicht so sehr auf das tatsächliche Vorkommen, sondern wohl mehr auf die Schwierigkeit, die relativ flüchtigen, kaum Beschwerden verursachenden frühen Erscheinungen zu diagnostizieren, zurückzuführen sein.

Von den bis 1930 gesammelten 270 Fällen von Blasenlues konnten ICHIKAWA und SHINODA nur 21 sekundärer Natur herausgreifen. LUCENA RAURICH, J. M. fand bei 53 Syphilitikern in 7,5% durch systematische Cystoskopie sekundäre Manifestationen der Blasenschleimhaut. Einzelne Beobachtungen verdanken wir noch BOSHAMER, der 2 Fälle von Exanthemen der Harnröhre und der Blasenschleimhaut beobachtete, und auch DE LA FENA, der einen Fall von sekundärer Blasensyphilis beschrieb.

Die meisten Autoren stimmen darin überein, daß es ein typisches klinisches Bild der Blasenlues nicht gibt und daß dies bei verschiedenen anderen Erkrankungen ebenso vorhanden sein kann.

Zu den immer wieder hervorgehobenen Symptomen gehören die Dysurie, Pollakisurie und Hämaturie; seltener sind Schmerzen, Tenesmen, Pyurie, Fistelbildungen, Harnverhaltung, Chylurie, Harninkontinenz und verminderte Blasenkapazität.

Das cystoskopische Bild ist bunt und uncharakteristisch, je nachdem, ob es sich um früh- oder spätsyphilitische Veränderungen handelt.

Man findet vorwiegend Erscheinungen wie Hyperämie, Ödeme, Roseole, Papeln, Erosionen, Ulcerationen, Tumorbildungen und Leukoplakien, allein oder auch kombiniert, vor. Die Häufigkeit der einzelnen Symptome zeigt uns die Zusammenstellung von VALVERDE (1930). Er fand bei 35 Personen mit Blasenlues 20mal Ulcerationen, 20mal Vergröberung des Schleimhautreliefs, 17mal starke Kongestionierung der Schleimhaut, 11mal Ödem, 10mal Trabekeln, 9mal diphtheroide Membranen, 8mal ekchymotische Plaques, 8mal Zottenbildungen, 4mal Mosaikblasen, 3mal Enantheme, 3mal cerebriforme Veränderungen, 2mal punktförmige Hämorrhagien, 1mal Leukoplakien, Plaques muqueuses und Varicen.

Diese Aufzählung zeigt mehr als viele Worte, wie uncharakteristisch diese Krankheitsbilder sind und daß aus ihnen allein eine einwandfreie Diagnosestellung zumeist nicht möglich ist. Wir sehen aus dieser Aufstellung, daß im Vordergrund die Ulcerationen stehen, wie sie dem spätsyphilitischen Stadium eigen sind, und derselbe Autor (VALVERDE 1933) bestätigt später an Hand von 76 Fällen, daß die Ulcusbildungen mit 41 an der Spitze aller Erscheinungen stehen. Auffällig ist, daß im Gegensatz zum Handbuchbeitrag von POSNER und zu vielen anderen einzelnen kasuistischen Mitteilungen bei VALVERDE (1933) nicht die multiplen Geschwüre, sondern die solitären an Häufigkeit führen, denn er fand unter 41 Personen mit Geschwürsbildung bei 37 je eine und nur bei 4 Kranken mehrere Ulcerationen.

Da VALVERDE über die meisten Beobachtungen verfügt, seien die von ihm als auxiliäre diagnostische Elemente angegebenen Veränderungen im folgenden angeführt:

1. Papeln bzw. papulöse Syphilide: Sie sind eindeutig spezifisch und sitzen am häufigsten im Blasenscheitel oder an den Seitenwänden.

2. Das Schleimhautrelief: Lokale Verdickungen oder schnurartige Formationen bilden Vorsprünge bzw. Proliferationen der Schleimhaut. Sie sind stark kongestioniert, von unregelmäßig gebuckelter Oberfläche, zu 2—3 nebeneinander. Sie sitzen im allgemeinen im Blasenfundus, selten im Trigonum und sollen für die sekundäre Lues charakteristisch sein.

3. Die Leukoplakie: Ungeachtet des Streites um die Ätiologie dieses Krankheitsbildes waren beide Fälle des Verfassers luischer Genese.

4. Das Sekundärexanthem: Es ist klinisch eindeutig und durch die allgemeine Kongestion charakterisiert.

5. Vegetationen (als Ausdruck der chronischen Entzündung und der aktiven Proliferation der Schleimhaut) wie z.B. Granulationen, Papillome und Zotten. Ihr Hauptsitz ist das Trigonum und der Blasengrund.

Weitere Schleimhautveränderungen, die — wie die Vegetationen — wohl nicht für spezifisch gelten, aber die Blasenlues häufig begleiten und zu ihrer Aufklärung beitragen ,sind:

1. Die Mosaikfelderung: Sie ist bei der Blasensyphilis sehr häufig, zumeist wenig prononciert, manchmal jedoch bedeutend infolge mächtiger Infiltration der Submucosa.

2. Die hirnwindungsartige Konfiguration der Schleimhaut: Sie ist ebenfalls eine Begleiterscheinung der Blasenlues, aber seltener als das Mosaik.

3. Falsche diphtheroide Membranen: Diese stärkste Form der pathologischen Exsudation ist in Fällen von latenter Blasenlues sehr häufig.

4. Das Ödem: Es kann jede Blasenentzündung begleiten und ist bei der Blasensyphilis geläufig, teils diffus in einem bestimmten Bezirk, teils — und das bei weitem öfters — als bullöses Ödem von variabler Lokalisation.

5. Ekchymotische Plaques: Sie sind unspezifisch und werden von manchen für die Tuberkulose der Blase reklamiert. Der Verfasser fand sie bei 17 Fällen von Blasenlues.

6. Die hämorrhagische Tüpfelung: Sie wurde in 6 seiner Fälle gefunden.

Um die Buntheit des Bildes noch zu ergänzen, empfiehlt es sich, auch die cystoskopischen Berichte von CHOCHOLKA (1931[1, 2]) zu lesen. Man wird es dann sofort verständlich finden, daß die klinische Symptomatik im besten Falle — wenn man daran denkt und falls die üblichen therapeutischen Versuche versagen —

den Verdacht auf die Syphilis aufkommen läßt. In der Mehrzahl der Fälle wird eine Blasenspiegelung wohl weiterhelfen, jedoch nicht eindeutig zur Entscheidung verhelfen, so daß alle anderen Hilfsmittel zusätzlich herangezogen werden müssen. Hierher gehören die Anamnese, andere klinische luische Symptome, Wa.R., Nelson-Test, Luotest und die spezifische Therapie.

Man muß gleich jetzt hinzufügen, daß diese Kriterien die Diagnose ebenfalls nur mehr oder weniger wahrscheinlich machen. Es ist überhaupt auffallend, in wie hohem Prozentsatz der mitgeteilten Fälle die Blasenveränderungen die einzigen manifest faßbaren Symptome darstellen und wie oft die serologischen Ergebnisse negativ sind, so daß die Diagnose in der überwiegenden Mehrzahl der Fälle aus dem guten Ansprechen der antiluischen Therapie gestellt bzw. wahrscheinlich gemacht wird. Daß aber dieser sog. spezifischen Behandlung gleichfalls nur mit Vorsicht begegnet werden soll, hat schon POSNER betont, da ihre Wirksamkeit nicht nur auf die Spirochaetae pallidae beschränkt bleibt. Sicherlich ist auch zu fordern, daß der Erfolg der antisyphilitischen Therapie prompt eintreten muß, will man mit Recht von einer Diagnose ex juvantibus sprechen.

KASZTRINER (1936[1]) gibt die durchschnittliche Heilungszeit mit 12 Tagen bis zu 2 Monaten an und bemerkt, daß seltene, schwerere, vernachlässigte Fälle eine 4—5monatige Behandlung beanspruchen, eine etwas lange Zeit, um die Diagnose ex juvantibus noch gelten zu lassen, wenn außer dem cystoskopischen Bild nicht auch noch andere Kriterien für die Lues sprechen.

RAURICH fand die Blasensyphilis häufiger bei Frauen als bei Männern und glaubt, die mit den Generationsvorgängen verbundene Mehrarbeit der weiblichen Beckenorgane als hierfür verantwortlich annehmen zu dürfen.

Einige nicht alltägliche Fälle seien noch eigens erwähnt. Das Vorkommen von Chylurie ist selten und kommt durch die Eröffnung von Lymphbahnen zustande, so z.B. bei Carcinomen, bei der Bilharziakrankheit oder bei der Filariaerkrankung. Die Diagnose stützt sich auf den im Urin nachweisbaren Chylus, für den eine hochgradige Koagulierbarkeit charakteristisch ist, so daß man bisweilen große Koagula aus der Blase entfernen muß.

Einen Fall von Chylurie, hervorgerufen durch den Zerfall eines Blasengummas, beschrieb VALVERDE (1929). Cystoskopisch wurde ein großes Koagulum, das in der Gegend des rechten Ureters festsaß, entfernt. Darunter sah man dann eine tiefe Ulceration mit unregelmäßigen, hyperämischen, steilen Rändern. Der Geschwürsgrund war uneben und sprang stark vor.

AJAMIL berichtet über ein papillomartig wachsendes, vom Blasenhals ausgehendes Syphilom. Der Patient litt an Fieberattacken sowie an Dysurie und wies eine verringerte Kapazität der Blase auf.

Bezüglich der Lokalisation der Blasenlues gibt JOVANOVITCH vorwiegend das Trigonum, den Fundus und die Sphinctergegend an, während die Ureterenmündungen im Gegensatz zu anderen Cystitiden angeblich frei bleiben, eine Auffassung, die von POSNER nicht geteilt wird, und auch andere Autoren erwähnen immer wieder die Ureterengegend als mitbefallen, so z.B. VALVERDE (1931, 1932), CHOCHOLKA (1931[1]), ROJAS, SORRENTINO, ARRUES, KESSELER und DE FAVENTO.

VALVERDE (1932) sah eine Exulceration der gesamten Schleimhaut mit Inkrustationszonen sowie handschuhfingerförmige Vegetationen, deren etliche scharf zugespitzt erschienen, während einzelne — einen Tumor vortäuschend — in großen, rundlichen, keulenähnlichen Auftreibungen endeten.

Auch Leukoplakien wurden beschrieben (CHOCHOLKA 1931[1], VALVERDE 1931), die — und dies erscheint auffällig — ja weniger ein luisches Symptom als vielmehr den Folgezustand einer luischen Manifestation darstellen und innerhalb kurzer Zeit auf spezifische Therapie hin zur Abheilung gelangten.

Auf Fistelbildungen weisen JOVANOVITCH, JEANBRAU und BAUMEL (Blasen- und Darmfistel) hin.

Schließlich sei noch darauf aufmerksam gemacht, daß die Enuresis und die Lues in Zusammenhang gebracht wurden, wobei besonders französische und deutsche Autoren (FOURNIER, LEREDDE und PINARD bzw. GRAEFE, zit. nach KISLICENKO) die Meinung vertreten haben, daß die Enuresis ein Standardsymptom der Erbsyphilis sei. KISLICENKO hat unter 17 Knaben und 9 Mädchen gefunden, daß 92,3% von ihnen als luisch Belastete anzusehen seien und die Forderung aufgestellt, daß jedes enuretische, d.h. nach 2 Jahren noch nicht saubere Kind mindestens einer Spezialprobebehandlung unterworfen werden sollte, ein Verlangen, dem wir nicht zustimmen können, hieße dies doch, daß wir sonst keinerlei Ursachen des Bettnässens kennen.

D. Histologie der Lues

Erwartungsgemäß sind die histologischen Bilder — gleich den klinischen — gewissen Verschiedenheiten unterworfen, abhängig z. B. von Alter und Lokalisation der diversen Efflorescenzen sowie von der Art und Menge der Erregerinoculation.

Was die Epidermis bei der Lues I anbelangt, gäbe es zu überlegen, ob sie immer nur sekundär in Mitleidenschaft gezogen wird oder ob — insbesondere am Anfang der Primäraffektsentwicklung — nicht auch ihre direkte Beeinflussung möglich wäre.

Man könnte es sich recht gut vorstellen, daß die bis in die Stachelzellschicht vordringenden Nervenendigungen, durch die bis dorthin gelangenden Spirochäten irritiert, epidermale Alterationen bewirken und solcherart eine primäre Schädigung der Oberhaut herbeiführen bzw. daß auch die Spirochaetae pallidae daselbst eine chemotaktische Wirkung entfalten.

Hierdurch wäre es auch verständlich, wieso wir zuweilen schon frühzeitig die Epidermis betreffend differente Bilder erhalten. Im fortgeschrittenen Stadium finden wir hingegen vorwiegend quantitative, weniger jedoch qualitative Unterschiede, und zwar nicht nur auf die Verhältnisse im Hautbindegewebe, sondern auch auf die der Epidermis bezogen, die ja jetzt vollends von der Gefäßbindegewebsreaktion in Abhängigkeit gerät.

Die mikroskopische Beschreibung der Lues I hat keine Ergänzung erfahren und stimmt nach wie vor mit der von FRÜHWALD überein. Hinweisen möchte ich lediglich auf die Tatsache, daß abgeheilte Sklerosen, selbst wenn sie klinisch von der gesunden Umgebung nicht abweichen, histologisch oft dennoch Reste des Schankers bzw. dessen Umgestaltung in Narbengewebe und manchmal sogar Neigung zur Bildung von umschriebenen Herden mit Epitheloid- sowie Riesenzellenformationen erkennen lassen.

All dies betone ich deswegen, weil es mir von besonderem Interesse zu sein scheint, zu erfahren, ob in makroskopisch als ausgeheilt zu betrachtenden Fällen die Spirochaetae pallidae noch angetroffen werden können.

Bereits FRÜHWALD hat hervorgehoben, daß der Nachweis von Erregern zumeist bloß dann gelang, wenn keine oder nur eine unvollständige Behandlung durchgeführt worden war.

Im übrigen sind entsprechende Kontrollen sehr unterschiedlich und häufig negativ ausgefallen. Meistens erfolgte die Untersuchung allerdings bald nach der Infektion, und es ist wohl bekannt, daß gerade die frühsyphilitischen Phänomene selbst ohne Therapie in kurzer Zeit verschwinden.

Auf dieses Problem gehe ich deshalb ein, weil es doch anzunehmen wäre — wie dies auch öfters angeführt wird —, daß es etliche Jahre später gerade dort zu spätluischen Manifestationen kommt, wo Spirochäten latent liegengeblieben sind. Im Bereiche des Primäraffektes ist dies freilich relativ selten der Fall, und sekundärsyphilitische Erscheinungen, deren Auftreten an der Körperdecke überall möglich ist, liefern für die obige Annahme noch keinen Beweis. (Weiteres s. im Abschnitt „Lues und Trauma".)

Die Feinstruktur der sekundären und tertiären Syphilis wurde von GANS im Handbuch behandelt.

Im Jahre 1955 erschien von demselben Autor in Zusammenarbeit mit STEIGLEDER die 2. Auflage seines Lehrbuches „Histologie der Hautkrankheiten", und diese profunden Könner haben darin keine bedeutenden neuen Erkenntnisse zu bringen vermocht, so daß ich um Nachsicht bitten darf, wenn ich in diesem Kapitel lediglich auf GANS verweise und nichts Neues hinzufüge.

47*

Es sei mir nur gestattet, ein Problem näher zu beleuchten, das keineswegs gelöst ist, jedoch mehr als viele andere einer Klärung bedarf, nämlich jenes der Unterscheidung tuberkulöser Manifestationen von den spätluischen.

Hierzu schreibt Gans: „Man muß ... heute zugeben, daß die gummösen Produkte der Spirochaetae pallidae sich in nichts mit Sicherheit von den Infiltrationen anderer chronisch entzündlicher Gewebsneubildungen unterscheiden."

Wer fallweise selbst eine Entscheidung zwischen diesen beiden Krankheitsformen zu fällen hat, wird die obige Aussage vollends bestätigen. Natürlich gilt sie nicht immer, und wenn genügend Kriterien zusammentreffen, wird doch eine differentialdiagnostische Abgrenzung oft im Bereiche des Möglichen liegen.

Daß jedoch einzelne solcher pathologisch-anatomischer Zeichen allein nicht ausreichen, um eine exakte Diagnose zu stellen, ist für den Eingeweihten selbstverständlich, da sie sich meistens bloß durch quantitative Unterschiedlichkeiten auszeichnen, die von Fall zu Fall größeren Schwankungen unterworfen sind. Uns haben sich die Gefäßveränderungen und insbesondere der Nachweis von Resten elastischer Elemente der Blutgefäße und eventuell vorhandener Bindegewebsbündel in verkästen Gummen trotz fehlender Kernfärbung — im Gegensatz zu den amorphen Massen des verkästen Tuberkels — bei der Erkennung tertiärsyphilitischer Produkte recht gut bewährt.

Streitmann (1956), der sich ebenfalls mit der Frage der Trennung von Syphilomen und tuberkulösem Granulationsgewebe befaßte, führt einige weniger bekanntgewordene Untersuchungsmethoden zur Differenzierung an, so z.B. die Auseinanderhaltung von Koagulations- und Kolliquationsnekrose mittels des Silberimprägnationsverfahrens von Maresch-Bielschovsky, worauf Coronini aufmerksam gemacht hat.

Bei ersterer steht zumeist eine Vermehrung des Gitterfasernetzes im Vordergrund, während dieses bei der Tuberkulose mehr oder weniger der vollständigen Auflösung anheimfällt.

Allerdings hat Matras aufgezeigt, daß zwischen Gummen auf kongenitaler bzw. jenen auf akquirierter Basis insofern Verschiedenheiten existieren, als bei der angeborenen Lues exsudative Vorgänge, d. h. die Kolliquationsnekrose, bei der erworbenen hingegen die Proliferation mit Koagulationsnekrose das Wesentliche ausmachen.

Wir möchten aber nicht nur auf das Vorhandensein von kollagenen und argentaffinen Fasern innerhalb der syphilitischen Nekrose hinweisen, sondern auch betonen, daß in der Nachbarschaft solcher Herde eine Mesenchymproliferation mit reichlicher Fasernbildung statthat, die sich unvermittelt an das gleichfalls Fasern enthaltende, die Nekrose unmittelbar umgebende luische Granulationsgewebe anschließt. Die Bindegewebsneubildung verfließt in das präexistente Mesenchym, das frei von Fibrosierungsvorgängen ist, zum Unterschied von manchen älteren bzw. spezifisch anbehandelten tuberkulösen Prozessen, die mehr oder minder scharf umgrenzbar sind. Das Bild wird noch durch die Gegenwart endangitischer Strukturen vervollständigt.

Die weiter angeführten Differenzen, z. B. die Angabe von Semon, daß nur bei der Tuberkulose in den Riesenzellen die Kerne der Epitheloidzellen in der Peripherie typisch hufeisen-, vielleicht besser kalottenförmig! angeordnet seien, sowie das von Milian erwähnte unterschiedliche färberische Verhalten der Riesenzellen in tuberkulösen bzw. in syphilitischen Herden, dürfen wir mit gutem Gewissen als kaum verwertbar unberücksichtigt lassen.

Viel wichtiger hingegen — wenn auch nicht im diagnostischen Sinne — dünkt mir der Hinweis von Boyd (zit. nach Lever), daß die käsige Nekrose nicht durch die Gefäßalteration hervorgerufen wird, da sie oft an Stellen ohne

Verkäsung genauso erheblich ist wie an jenen mit derselben, sondern daß sie wahrscheinlicher ein „allergisches" Phänomen darstellt, das durch Änderung in der Reaktionsbereitschaft des Gewebes verursacht wird, eine Annahme, der wir beizupflichten geneigt sind.

Wir wollen aber auch die Gefäßbeteiligung nicht völlig beiseite geschoben wissen und sind eher der Meinung, daß sowohl sie als auch das „allergische" Geschehen von einem übergeordneten Faktor, zuweilen ungefähr gleich, öfters jedoch verschieden stark, beeinflußt werden.

TEREŠKOVIČ erforschte das Verhalten der Hautnerven bei sekundären Syphiliden und fand niemals einen Zerfall des Nervenapparates vor. Soweit Veränderungen des nervösen Gewebes angetroffen wurden, waren sie unbedeutend und reversiblen Charakters.

Von RICHTER stammt eine Studie zur Neurohistologie der nervösen vegetativen Hautperipherie unter besonderer Berücksichtigung der Langerhansschen Zellen im Epithel tertiärluischer Läsionen. Er konnte zeigen, daß diese Zellen auch bei luischen Gummen der Haut, sofern die Epidermis überhaupt erhalten ist, immer nachweisbar sind. Sie werden durch den Krankheitsprozeß nicht alteriert und weisen selbst bei bereits beginnender Nekrose der epithelialen Zellen eine größere Widerstandskraft als die sie umgebenden auf.

Die intercalaren Zellen in den Papillen und in der subpapillaren Zone der Cutis sind oft vermehrt und zu einem dichten Syncytium zusammengefügt. Ihre Verbindung mit den Langerhansschen Zellen und den Elementen des vegetativen nervösen Endnetzes wird ebenfalls hervorgehoben. Die übrigen Bestandteile dieses Netzes sowie die größeren Nervenstämme der Cutis und Subcutis sind vor allem innerhalb spezifischer Infiltrate infolge Degenerationserscheinungen verändert.

Literatur

A. Generalisierte Syphilis der Haut und der Mund- und Rachenhöhle

ALEXANDER, A.: Über nicht luetische syphilisähnliche Exantheme an den äußeren Genitalien weiblicher Kinder. Derm. Wschr. **90**, 56 (1930). — ALMKVIST, J.: Beobachtungen über die Ursachen der verschiedenen Lokalisation der syphilitischen Exantheme. Arch. Derm. Syph. (Berl.) **123**, 207 (1916). — AROUTUNOV, V. J.: Präventiliginöses Erythem bei einem Kranken mit spätem papulotuberösem Syphilid. Vestn. Vener. i Derm. H. 1, 26 (1938). [Russisch.] Zit. Zbl. Haut- u. Geschl.-Kr. **59**, 527 (1938). — ARZT, L.: Pseudolues papulosa. Wiener Dermatol. Ges., Sitzg vom 16. III. 1933. Zit. Zbl. Haut- u. Geschl.-Kr. **45**, 550 (1933).

BARNEY, R. E.: Syphilitic onychia(?). Arch. Derm. Syph. (Chicago) **24**, 340 (1931). — BARTHÉLEMY, R.: Petits traumatismes et localisation des syphilides secondaires. Ann. Mal. vénér. **26**, 665 (1931). — BARTMANN: Zit. nach STREITMANN, Pseudolues papulosa. Klin. Med. (Wien) **2**, 498 (1949). — BEHDJET, H.: Syphilides pemphigoides plantaires secondaires. Ann. Mal. vénér. **26**, 501 (1931). — BEJARANO, J.: Vitiligo nach krankhaften Hautveränderungen. Act. dermo-sifiliogr. (Madr.) **24**, 275 (1932). [Spanisch.] Zit. Zbl. Haut- u. Geschl.-Kr. **41**, 499 (1932). — BERDE, K. v.: Lymphangoitis sulci coronarii non venerea (Pseudosyphilis papulosa). Derm. Wschr. **105**, 1532 (1937). — BERNARD, R.: Concerning syphilis delayed by insufficient treatment. Urol. cutan. Rev. **39**, 30 (1935). — BLATT: Bombensyphilid. Lemberger Dermatol. Ges., Sitzg vom 15. V. 1932. Zit. Zbl. Haut- u. Geschl.-Kr. **42**, 168 (1932). — BLUM, P., et J. BRALEZ: Causes, pathogénie et traitement du vitiligo. Paris méd. **1932**, 212. — BOAS, H.: Multiple Hautatrophien nach sekundären Syphiliden. Dänische Dermatol. Ges., Sitzg vom 6. XI. 1929. Zit. Zbl. Haut- u. Geschl.-Kr. **33**, 27 (1930). — Multiple Hautatrophien nach sekundärer Syphilis. Dänische Dermatol. Ges., Kopenhagen, Sitzg vom 5. III. 1941. Zit. Zbl. Haut- u. Geschl.-Kr. **69**, 210 (1943). — Cutane Atrophien der Haut nach papulösen Syphiliden. Hautarzt **1**, 83 (1950). — BÖHM: Zwei Fälle von Lichen lueticus. Dtsch. Dermatol. Ges. in der Tschechoslowakischen Republik, Sitzg vom 15. IV. 1934. Zit. Zbl. Haut- u. Geschl.-Kr. **48**, 454 (1934). — BOEHNE: Pseudolues papulosa (Lipschütz). Essener Dermatol. Ges., Sitzg vom 18. II. 1933. Zit. Zbl. Haut- u. Geschl.-Kr. **44**, 498 (1933). — BOGDANSKIJ, I., u. N. RADOV: Eine seltene Form von Framboesia luetica. Venerol. **8**, H. 9, 21 (1931). [Russisch.] Zit. Zbl. Haut- u. Geschl.-Kr.

40, 824 (1932). — Bondet, P., et D. Germain: Un cas de syphilis varioloide. Bull. Soc. franç. Derm. Syph. **59**, 380 (1952). — Bonnet, L. M.: Étiologie des syphilides folliculaires. Rôle de la tuberculose. Lyon méd. **1931 II**, 533, 569. — Brittingham, J. W.: The sore throat in early syphilis. Ann. Otol. (St. Louis) **44**, 990 (1935). — Bureau, Y., Jarry et Barrière: Deux cas de syphilis secondaire à manifestations cutanées, ulcéreuses et gangréneuses. Bull. Soc. franç. Derm. Syph. **5**, 500 (1953).

Carol, W. L. L.: Pseudolues papulosa Lipschütz. Ned. T. Geneesk. **1935**, 4419. [Holländisch.] Zit. Zbl. Haut- u. Geschl.-Kr. **52**, 370 (1936). — Carrera, J. L., M. Seoane y A. Mosto: Recidiva de sifilis maligna precoz. Rev. argent. Dermatosif. **35**, 230 (1951). Zit. Zbl. Haut- u. Geschl.-Kr. **83**, 142 (1953). — Chiale, G. F.: Tumefazione mammaria e secrezione colostrale in sifilide recente. G. ital. Derm. Sif. **74**, 130 (1933). Zit. Haut- u. Geschl.-Kr. **45**, 256 (1933). — Ch'in, T. L.: Syphilis of the toes resembling fungus infection (Hongkong foot). Chin. med. J. **46**, 60 (1932). Zit. Zbl. Haut- u. Geschl.-Kr. **41**, 135 (1932). — Combes, F. C.: Recurrent macular syphilid. Arch. Derm. Syph. (Chicago) **23**, 818 (1931). — The annular macular syphilid (neurosyphilid, Unna). Arch. Derm. Syph. (Chicago) **25**, 906 (1932). — Comel, M.: Sindrome neurologica piramidale in un caso sifilide recente. G. ital. Derm. Sif. **75**, 208 (1934). — Sifiloderma vegetante papillomatose. G. ital. Derm. Sif. **79**, 687 (1938). Zit. Zbl. Haut- u. Geschl.-Kr. **60**, 564 (1938). — Cormia, F. E.: Syphilitic onychia. Report of case in which ungual changes helped to establish the diagnosis and the time of syphilitic infection. Arch. Derm. Syph. (Chicago) **38**, 432 (1938). — Crawford, St.: Pigmentary syphilid (left palm). Arch. Derm. Syph. (Chicago) **25**, 769 (1932). — Cross, F. E.: Lichenoid eruption of secondary syphilis. Arch. Derm. Syph. (Chicago) **33**, 371 (1936).

Degos, R., Et. Lortat-Jacob, J. Poulet et P. Desvignes: Atrophies maculeuses syphilitiques secondaires (Vergetures rondes syphilitiques) deux mois après pénicillotherapie. Bull. Soc. franç. Derm. Syph. **57**, 340 (1950). — Dexter, H. T.: Interdigital infectious syphilitic lesions simulating dermatophytosis. Report of ten cases. Arch. Derm. Syph. (Chicago) **63**, 581 (1951). — Dittrich, O.: Lichen zoniformis syphiliticus. Schlesische Ges. für Vaterländ. Kultur, Breslau, Sitzg vom 27. XI. 1935. Zit. Zbl. Haut- u. Geschl.-Kr. **53**, 642 (1936). — Lichen zoniformis syphiliticus? Derm. Z. **72**, 305 (1936). — Djelal-Tewfik: Circinäres Syphilis. Türkische Dermatol. Ges., Istanbul, Sitzg vom 6. V. 1934. Zit. Zbl. Haut- u. Geschl.-Kr. **49**, 127 (1934). — Dobos, A.: Anetodermale Narben als Folge von Lues. Ungarische Dermatol. Ges., Budapest, Sitzg vom 22. IV. 1939. Zit. Zbl. Haut- u. Geschl.-Kr. **64**, 4 (1940). — Doctor, E.: Leucoderma psoriaticum. Frankfurter Dermatol. Ver.igg, Sitzg vom 26. II. 1931. Zit. Zbl. Haut- u. Geschl.-Kr. **39**, 129 (1932). — Durne: Cas de syphilides nigricantes. Scalpel (Brux.) **1929 II**, 814.

Ebert, M. H., and R. Nomland: A case for diagnosis (atrophy, syphilitic?). Arch. Derm. Syph. (Chicago) **22**, 176 (1930). — Eliassow: Corymbiformes Syphilid. Frankfurter Dermatol. Ver.igg, Sitzg vom 2. VI. 1931. Zit. Zbl. Haut- u. Geschl.-Kr. **40**, 291 (1932). — Evan, T. W., and S. M. Bluefarb: Early syphilitic lesions mistaken for dermatophytosis. Arch. Derm. Syph. (Chicago) **42**, 11 (1940).

Fejér, E.: Syphilis varioliformis. Ungarische Dermatol. Ges., Sitzg vom 9. XII. 1932. Zit. Zbl. Haut- u. Geschl.-Kr. **44**, 263 (1933). — Feldman, S.: Macular atrophy, secondary to syphilis. Arch. Derm. Syph. (Chicago) **38**, 504 (1938). Zit. Zbl. Haut- u. Geschl.-Kr. **61**, 146 (1939). — Ferrabouc, L., E. Friess et R. Cadéot: Syphilides pseudo-bulleuses de la muqueuse buccale. Bull. Soc. franç. Derm. Syph. **39**, 838 (1932). — Ferrabouc, L., E. Friess et A. Rolland: Syphilides pigmentaires généralisées avec troubles nerveux. Bull. Soc. franç. Derm. Syph. **39**, 339 (1932). — Finger, E.: Generalisierte Syphilis der Haut und der Mund- und Rachenhöhle. In Handbuch der Haut- und Geschlechtskrankheiten, Bd. XVI/1, S. 183. Berlin: Springer 1930. — Finnerud, C. W.: Annular papular syphilis (occurring almost simultaneusly in a father and three young children, the eruption limited to the face and neck and in each instance without history or evidence of a primary lesion). Arch. Derm. Syph. (Chicago) **24**, 326 (1931). — Fouquet, J.: Syphilides varicelliformes. Rev. franç. Derm. Vénér. **6**, 269 (1930). — Frankl, S.: Fall von maculo-papulösem Ausschlag bei tabischem Individuum. Gyógyászat **1929 II**[1], 528. [Ungarisch.] Zit. Zbl. Haut- u. Geschl.-Kr. **32**, 371 (1930). — Maculo-papulöses Exanthem bei einem Tabiker. Klin. Wschr. **1929 II**[2], 2148. — Frenzl, F.: Einfluß von äußeren Ursachen auf das Verhalten des syphilitischen Exanthems. Česká Derm. **12**, 369 u. dtsch. Zus.fass. 373 (1932). [Tschechisch.] Zit. Zbl. Haut- u. Geschl.-Kr. **41**, 396 (1932). — Freund, E.: Caso di cheloidi multipli successivi a un sifiloderma pustulosa. Boll. Ass. med. triest. **25**, 274 (1934). — Fröhlich, W.: Syphilis transitionalis. Ungarische Dermatol. Ges., Sitzg vom 8. XI. 1929. Zit. Zbl. Haut- u. Geschl.-Kr. **34**, 408 (1930). — Frühwald, R.: Ano-rectales Syphilom. Demonstrationsabende Chemnitzer Hautärzte, Sitzg vom 11. I. 1935. Zit. Zbl. Haut- u. Geschl.-Kr. **50**, 360 (1935). — Pigmentierungen nach Lichen syphiliticus. Demonstrationsabende Chemnitzer Hautärzte, Sitzg vom 26. IV. 1939. Zit. Zbl. Haut- u. Geschl.-Kr. **62**, 610 (1939). — Über die Dauer des Leucoderma syphiliticum. Derm. Wschr. **1941 I**, 313. — Funabashi, T.: Tätowierung

und sekundäre Syphilide. Lues (Kyoto) **4**, 305 (1930). [Japanisch.] Zit. Zbl. Haut- u. Geschl.-Kr. **35**, 160 (1931).
GAERTNER: Lichenoides Syphilid. Verein Dresdener Dermatol., Sitzg vom 11. IV. 1934. Zit. Zbl. Haut- u. Geschl.-Kr. **48**, 354 (1934). — GARNIER, G.: Les érosions ponctuées des ongles. Leur valeur dans le dépistage des syphilis latentes. Gaz. méd. Fr. **44**, 1017 (1936). GARTMANN, H.: Luxurierende Interdigitalpapeln unter dem Bilde einer Interdigitalmykose. Derm. Wschr. **1949**, 176. — GATÉ, J., et J. CHARPY: Syphilides lichénoides des flancs chez un tuberculeux pulmonaire évolutif et bacillifére. Bull. Soc. franç. Derm. Syph. **40**, 655 (1933). — GATÉ, J., J. CHARPY et P. CUILLERET: Syphilis pigmentaire secondaire anormalement étendue. Bull. Soc. franç. Derm. Syph. **38**, 735 (1931). — GATÉ, J., et GIRAUD: Syphilis secondaire à roséole et à sérologie retardées chez un malade ayant présenté un chancre fugace, sans tréponèmes constatés, et accompagné d'une adénopathie inguinale et surtout iliaque atypique. Bull. Soc. franç. Derm. Syph. **37**, 149 (1930[1]). — Orchi-épididymite syphilitique secondaire bilaté rale. Bull. Soc. franç. Derm. Syph. **37**, 538 (1930[2]). — GATÉ, J., P. J. MICHEL et P. TIRAN: Syphilides polymorphes. Rôle du terrain séborrhéique. Bull. Soc. franç. Derm. Syph. **39**, 468 (1932). — GATÉ, J., et J. RACOUCHOT: Syphilides secondaires varicelloides à type de pyodermites diffuses. Bull. Soc. franç. Derm. Syph. **44**, 175 (1937). — GAY PRIETO, J.: Ein Fall von genitaler Pseudosyphilis bei einem Mädchen von 7 Monaten. Act. dermo-sifiliogr. (Madr.) **23**, 667 (1931). [Spanisch.] Zit. Zbl. Haut- u. Geschl.-Kr. **40**, 571 (1940). — GENNERICH: Zit. nach FINGER, Generalisierte Syphilis der Haut und der Mund- und Rachenhöhle. In Handbuch der Haut- und Geschlechtskrankheiten, Bd. XVI/1. — GERTLER: Lues II mit Pneumonie. Schlesische Dermatol. Ges. Breslau in Gemeinschaft mit der Schlesischen Ges. für Vaterländ. Kultur, Sitzg vom 22. V. 1940. Zit. Zbl. Haut- u. Geschl.-Kr. **65**, 328 (1940). — GORDON, H.: Pigmented syphilide. Proc. roy. Soc. Med. **29**, 926 (1936). — GOTTRON, H. A.: Lues II bei einem Kleinkind mit Gelenksbeteiligung unter dem Bilde einer Stillschen Krankheit. Schlesische Dermatol. Ges., Breslau, Sitzg vom 5. VI. 1943. Zit. Zbl. Haut- u. Geschl.-Kr. **70**, 472 (1943). — GOUGEROT et BURNIER: Pigmentation labiale et jugale chez une syphilitique. Ann. Mal. vénér. **26**, 348 (1931). — GOUGEROT, B., et J. WEILL: Leucomélanodermie des parties couvertes consécutive à un eczéma chez une syphilitique ancienne. Bull. Soc. franç. Derm. Syph. **37**, 465 (1930). — GOUGEROT, H.: Le vitiligo est une leucomélanodermie post-lésionnelle et syphilitique le plus souvent. Arch. derm.-syph. (Paris) **3**, 640 (1931). Zit. Zbl. Haut- u. Geschl.-Kr. **41**, 644 (1932). — GRILLO, V.: Contributo alla pseudolues papulosa di Lipschütz. Dermosifilografo **11**, 504 (1936). — GUSZMAN, J.: Beitrag zum merkwürdigen Verhalten des syphilitischen Exanthems auf äußere Beeinflussung. Orv. Hetil. **1931 II**, 1119. [Ungarisch.] Zit. Zbl. Haut- u. Geschl.-Kr. **41**, 634 (1932). — Beitrag zur eigenartigen Beeinflussung des syphilitischen Exanthems durch äußere Einwirkung. Derm. Wschr. **1932 I**, 348. — Schweres follikuläres kleinpapulöses Syphilid. Ungarische Dermatol. Ges., Budapest, Sitzg vom 18. V. 1940. Zit. Zbl. Haut- u. Geschl.-Kr. **65**, 522 (1940).
HAMPEL: Facialisparese bei papulöser Lues. Schlesische Dermatol. Ges., Breslau, Sitzg vom 9. IX. 1942. Zit. Zbl. Haut- u. Geschl.-Kr. **69**, 621 (1943). — HAXTHAUSEN, H.: Einseitige Syphilis palmaris auf traumatischer Grundlage. Ugeskr. Laeg. **1931 I**, 243. [Dänisch.] Zit. Zbl. Haut- u. Geschl.-Kr. **39**, 228 (1932). — Tabes dorsalis, gleichzeitig mit sekundären syphilitischen Manifestationen. Dänische Dermatol. Ges., Kopenhagen, Sitzg vom 5. XII. 1934. Zit. Zbl. Haut- u. Geschl.-Kr. **50**, 288 (1935). — Ein Fall von Tabes dorsalis mit hypertrophierenden syphilitischen Papeln ad anum. Derm. Wschr. **1935 I[1]**, 231. — Pachyonychia syphilitica. Dänische Dermatol. Ges., Sitzg vom 4. XII. 1935[2]. Zit. Zbl. Haut- u. Geschl.-Kr. **53**, 70 (1936). — HERRERA CARMONA, A.: Pigmentierte Syphilis des Halses durch eheliche Übertragung. Act. dermo-sifiliogr. (Madr.) **31**, 61 (1939). [Spanisch.] Zit. Zbl. Haut- u. Geschl.-Kr. **65**, 55 (1940). — HERTEL: Luisches Rezidivexanthem nach Penicillin-Behandlung. Dermatol. Ges. bei der Universität Berlin, 13. Sitzg am 8. XI. 1953. Zit. Zbl. Haut- u. Geschl.-Kr. **88**, 200 (1954). — HEVESI, E.: Lues II. Ungarische Dermatol. Ges., Sitzg vom 16. I. 1943. Zit. Zbl. Haut- u. Geschl.-Kr. **70**, 257 (1934). — HÖCKER, H.: Zur Frage der Pseudolues papulosa. Derm. Wschr. **99**, 1469 (1934). — HOFMANN, E.: Über einige Fälle unspezifischer Genitalerkrankungen unter dem Bilde sekundär luetischer Papeln. Derm. Z. **61**, 10 (1931). — HONDA, Y.: Über eine Pigmentablagerung an syphilitischen Exanthemen nach Salvarsaninjektion. Jap. J. Derm. **35**, 133 (1934). Zit. Zbl. Haut- u. Geschl.-Kr. **49**, 372 (1934). — HUFSCHMITT, G.: Leucomélanodermie cervico-thoracique à la secondaire. Bull. Soc. franç. Derm. Syph. **37**, 181 (1930). — HULUSI-BEHCET: Lues. Türkische Dermatol. Ges., Instanbul, Sitzg vom 6. I. 1935. Zit. Zbl. Haut- u. Geschl.-Kr. **51**, 614 (1935). — HYNIE, J.: Lues papulosa corymbiformis et fungus artic. talocrur. utriusque. Čechoslovakische Wissenschaftl. Dermato-Venerol. Ges., Prag, Sitzg vom 3. II. 1929. Zit. Zbl. Haut- u. Geschl.-Kr. **35**, 53 (1931).
IAPALUCCI, L., u. F. CRISTIANO: Luische Onychoschisis. Rev. Asoc. méd. argent. **50**, 521 (1937). [Spanisch.] Zit. Zbl. Haut- u. Geschl.-Kr. **57**, 697 (1938).

JAKUBIUK: Lues secundaria framboesiformis. Warschauer Dermatol. Ges., Sitzg vom 7. V. 1931. Zit. Zbl. Haut- u. Geschl.-Kr. 40, 743 (1932). — JAKUBSON, A.: Pseudolues papulosa Lipschütz. Urol. cutan. Rev. 41, 726 (1937). — JENSEN: Luische Papeln mit Superinfektion durch Trichomonaden. Ver.igg Düsseldorfer Dermatol., Sitzg vom 17. I. 1938. Zit. Zbl. Haut- u. Geschl.-Kr. 59, 246 (1938). — JUNG, H. D.: Zur Kenntnis der Fußmycosen, Nagelmycosen und ansteckender Syphilis im Bereiche der Zehen. J. med. Kosmetik 1955, 253. — JUNG, H. D., u. G. MILDSCHLAG: Zur diagnostischen Abgrenzung der Lues gegenüber den Fußmykosen. Dtsch. med. Wschr. 1955, 1653, 1659. — JUON, M.: Coexistence d'un tabès et d'une syphilis de type secondaire. Rev. méd. Suisse rom. 62, 522 (1942).

KABASIMA, K.: Ein Fall von Syphilis cornée. Hifu-to-Hitunyo 8, 472 (1940). [Japanisch.] Zit. Zbl. Haut- u. Geschl.-Kr. 66, 615 (1941). — KERDEL-VEGAS, F., A. W. KOPF and J. A. TOLMACH: Keratoderma punctatum syphiliticum: report of a case. Brit. J. Derm. 66, 449 (1954). — KIBÉDI VARGA, A.: Syphilis corymbiformis. Ungarische Dermatol. Ges., Budapest, Sitzg vom 5. VI. 1943. Zit. Zbl. Haut- u. Geschl.-Kr. 70, 640 (1943). — KOBAYASHI, E.: Fall von nässenden Papeln an Warzenhöfen. Jap. J. Derm. 29, 40 (1929). Zit. Zbl. Haut- u. Geschl.-Kr. 33, 743 (1930). — KOGOJ, FR.: Pseudolues papulosa. Liječn. Vjesn. 59, 466 u. dtsch. Zus.fass. 501 (1937). [Serbo-Kroatisch.] Zit. Zbl. Haut- u. Geschl.-Kr. 59, 155 (1938). KOLLER, L.: Paronychia syphilitica. Ungarische Dermatol. Ges., Budapest, Sitzg vom 12. X. 1934. Zit. Zbl. Haut- u. Geschl.-Kr. 50, 357 (1935). — KONRAD, J.: Liquorbefunde bei Leukoderm und Alopecia specifica. Derm. Wschr. 1932 I, 515. — Pseudolues papulosa. Wiener Dermatol. Ges., Sitzg vom 26. VI. 1941. Zit. Zbl. Haut- u. Geschl.-Kr. 68, 147 (1942). — KORTING, G. W.: Zur Differentialdiagnose und Spezifität einiger luischer Krankheitszeichen. Medizinische 1954, Nr 20. — KREUTZER: Zit. nach STREITMANN, Pseudolues papulosa. Klin. Med. (Wien) 4, H. 13 (1949). — KURIYAMA, Y.: Vier Fälle von Kehlkopfsyphilis im Sekundärstadium. Otologia (Tokyo) 11, 919 (1938). [Japanisch.] Zit. Zbl. Haut- u. Geschl.-Kr. 61, 298 (1939). — KYRLE, J.: Zit. nach FINGER, Generalisierte Syphilis der Haut und der Mund- und Rachenhöhle. In Handbuch der Haut- und Geschlechtskrankheiten, Bd. XVI/1. — Verhandlungen der Deutschen Dermatologischen Gesellschaft. Arch. Derm. Syph. (Berl.) 138/39.

LACAPÈRE, G.: Le vitiligo de la syphilis acquise. Rev. franç. Derm. Vénér. 5, 386 (1929). — LENARTOWICZ: Hutchinson'sche Zähne bei einem Fall von Lues II recens. Lemberger Dermatol. Ges., Sitzg vom 22. II. 1934. Zit. Zbl. Haut- u. Geschl.-Kr. 48, 279 (1934). — LEROY, MÉDAKOVITCH et BOYER: Éruption papulo-squameuse et alopécie en clairière secondaires survenues chez une paralytique générale impaludée. Ann. méd.-psychol. 89 (II), 431 (1931). — LESZCZYŃSKI: Lues framboesiformis. Lemberger Dermatol. Ges., Sitzg vom 6. III. 1930. Zit. Zbl. Haut- u. Geschl.-Kr. 35, 55 (1931). — LEVINA, B.: Das reticulo-endotheliale System und Syphilis. Sovet. Vestn. i Derm. 9, 690 (1931). [Russisch.] Zit. Zbl. Haut- u. Geschl.-Kr. 41, 635 (1931). — LÉVY-BING, A., et A. CARTEAUD: Lésions unguéales syphilitiques. Ann. Mal. vénér. 29, 641 (1934). — LEWITH, R.: Lokale „Resekundarisierung" einer Lues gummosa nach Röntgenbestrahlung. Derm. Z. 72, 326 (1936). — LINDEMAYR, W.: Über den Einfluß der Tonsillektomie auf luische Mundschleimhautveränderungen im Laufe der Lues II. Wien. klin. Wschr. 1949, 900. — Lues congenita. In diesem Bd. 1960. — LIPSCHÜTZ, B.: Das Bild der Pseudosyphilis am äußeren Genitale des Weibes. Arch. Derm. Syph. (Berl.) 130/131, 104 (1921). — LÖWENSTEIN, L.: Lues framboesiformis. Berliner Dermatol. Ges., Sitzg vom 11. III. 1930. Zit. Zbl. Haut- u. Geschl.-Kr. 34, 532 (1930). — LOUSTE, A., A. LÉVY-FRANCKEL et TRIAU: Zona, varicelle, paralysie faciale chez un spécifique méconnu avec sang et liquide céphalorachidien positifs. Bull. Soc. franç. Derm. Syph. 36, 8, 1047 (1929). — LOUSTE, A., et PINOCHE: Syphilides lichénoides généralisées au cours d'une syphilis ignorée. Bull. Soc. franç. Derm. Syph. 36, 634 (1929). — LOUSTE, A., et RACINE: Syphilides lichéniformes. Bull. Soc. franç. Derm. Syph. 37, 1301 (1930). — LUGER, A.: Endemische Syphilis in Syrien. Derm. Wschr. 137, Nr 2 (1958).

MANDEL, A.: Lichenartiges Syphilid. Ungarische Dermatol. Ges., Sitzg vom 14. V. 1937. Zit. Zbl. Haut- u. Geschl.-Kr. 57, 581 (1938). — MARKOVIĆ: Lues II manifesta. Dermato-Venerol. Sektion in Zagreb (Jugoslawien), Sitzg vom 28. V. 1930. Zit. Zbl. Haut- u. Geschl.-Kr. 35, 613 (1931). — MARURI, C. A.: Érythème palmaire, symétrique, syphilitique? Ann. Derm. Syph. (Paris) 10, 415 (1939). — McDONALD, F.: Erythroderma of the hands and wrists in a syphilitic patient. Arch. Derm. Syph. (Chicago) 39, 1073 (1939). — MILIAN, G.: Les atrophies cutanées syphilitiques. Bull. Soc. franç. Derm. Syph. 36, 865 u. 877 (1929). — Histoire instructive d'un vitiligo. Paris méd. 1931 I, 242. — Hyperkératose syphilitique foliée du pli articulaire phalango-phalanginien. Paris méd. 1932¹, 220. — Rhumatisme syphilitique secondaire avec localisation à la colonne cervicale; syndrome surrénalo-ovarien. Rev. franç. Derm. Vénér. 8, 22 (1932²). — L'érosion ponctuée syphilitique des ongles. Rev. franç. Derm. Vénér. 8, 337 (1932³). Syphilides folliculaires. Bull. Soc. franç. Derm. Syph. 40, 75 (1933). — Roséole retardée 19 mois. De l'utilité des stries onguéales dans la surveillance de la syphilis. Paris méd. 1936 I, 269. — Les érosions ponctuées des ongles. Bull. méd. 1937¹,

137. — Épilepsie syphilitique secondaire. Rev. franç. Derm. Vénér. **13**, 443 (1937²). — Kératose syphilitique des pulpes digitaes. Rev. franç. Derm. Vénér. **14**, 284 (1938). — MILIAN, G., HOROWITZ et MASSOT: Syphilis et vitiligo. Erythème prévitiligineux. Bull. Soc. méd. Hôp. Paris, III. s. **46**, 631 (1930). — MILIAN, G., MASLOT et HOROWITZ: Erythème prévitiligineux. Bull. Soc. franç. Derm. Syph. **37**, 479 (1930). — MILOVIDOVA, A.: Ein Fall von vegetierenden Papeln des Lides. Russk. oftal. Ž. **14**, 149 (1931). [Russisch.] Zit. Zbl. Haut- u. Geschl.-Kr. **41**, 396 (1932). — MINAMI, S., u. I. KATAYAMA: Zwei Fälle von Onychia syphilitica. Hifu-to-Hitsunyo **6**, H. 2, dtsch. Zus.fass. 17 (1938). [Japanisch.] Zit. Zbl. Haut- u. Geschl.-Kr. **60**, 69 (1938). — MISKJIAN, H. G., and M. SULLIVAN: Macular atrophy of the skin. Arch. Derm. Syph. (Chicago) **34**, 699 (1936). — MOUNIER-KUHN, P., et J. ROUSSET: Sur une forme rare de syphilis secondaire de l'amygdale. Ann. Oto-laryng. (Paris) Nr 8, 992 (1933). — MÜLLER, FR.: Lichen syphiliticus. Ungarische Dermatol. Ges., Budapest, Sitzg vom 8. IV. 1932. Zit. Zbl. Haut- u. Geschl.-Kr. **42**, 295 (1932).

NAEGELI: Clavi syphilitici. 17. Tagg der Schweizerischen Ges. für Dermatol. u. Venerol. in Verbindung mit dem Schweizerischen Ärztetag, Basel. Zit. Zbl. Haut- u. Geschl.-Kr. **49**, 121 (1937). — NEBENFÜHRER,: Lichenoide Syphilis. Ungarische Dermatol. Ges., Budapest, Sitzg vom 13. II. 1932. Zit. Zbl. Haut- u. Geschl.-Kr. **39**, 133 (1932). — NEGRI, P.: Beitrag zur Frage der sogenannten Pseudolues papulosa Lipschütz der weiblichen Genitalien. Derm. Wschr. **105**, 1292 (1937). — NÉKÁM jr., L.: Syphilis papulosa bei Tabes. Ungarische Dermatol. Ges., Budapest, Sitzg vom 15. X. 1937. Zit. Zbl. Haut- u. Geschl.-Kr. **58**, 327 (1938). — NETHERTON, E. W.: Livedo reticularis due to syphilis. Arch. Derm. Syph. (Chicago) **37**, 337 (1938). — NICOLAS, J., G. MASSIA et F. LEBEUF: Périonyxis avec leucokératose labiale et linguale. Bull. Soc. franç. Derm. Syph. **39**, 842 (1932). — NINOMIYA, S., u. S. IKEGAMI: Ein Fall von Epispadia peni completa mit Pseudolues papulosa Lipschütz in der Umgebung. Lues (Kyoto) **13**, 58 u. dtsch. Zus.fass. 5 (1935). [Japanisch.] Zit. Zbl. Haut- u. Geschl.-Kr. **53**, 319 (1936). — NOMLAND, R., and R. H. SCULL: Macular atrophy and secondary syphilis. Arch. Derm. Syph. (Chicago) **32**, 677 (1935).

OLIVER, E. A.: Secondary syphilis. Arch. Derm. Syph. (Chicago) **21**, 853 (1930). — OLIVER, E. A., and C. W. FINNERUD: Syphilis, secondary, lichenoid. Arch. Derm. Syph. (Chicago) **22**, 1092 (1930). — OTA, T.: Ein Fall von Syphilis cornée. Hifu-to-Hitsunyo **6**, H. 6, 607 u. dtsch. Zus.fass. 41 (1938). [Japanisch.] Zit. Zbl. Haut- u. Geschl.-Kr. **62**, 231 (1939).

PAKU, I.: Biotropismus in der Hautpathologie und Syphilidologie. Orv. Hetil. **1931**I, 256. [Ungarisch.] Zit. Zbl. Haut- u. Geschl.-Kr. **39**, 92 (1932). — PARDO-CASTELLO, V.: Syphilitic leukoderma with atrophy? Pinta? Arch. Derm. Syph. (Chicago) **26**, 922 (1932). — PARDO-CASTELLO, V., and R. IBARRA: Syphilitic leukoderma and keratosis? Pinta? Arch. Derm. Syph. (Chicago) **26**, 921 (1932). — PARHON, C. I., ST. M. MILCU u. EP. TOMORUG: Basedowsches Syndrom und Vitiligo. Endocr., Gynec., Obstet. **2**, 164 u. dtsch. Zus.fass. 169 (1937). [Rumänisch.] Zit. Zbl. Haut- u. Geschl.-Kr. **58**, 583 (1938). — PAROUNAGIAN, M. B.: Macular syphilid (recurrent). Arch. Derm. Syph. (Chicago) **21**, 1075 (1930). — Mottled chin due to syphilis. Arch. Derm. Syph. (Chicago) **24**, 318 (1931¹). — Annular syphilid. Arch. Derm. Syph. (Chicago) **24**, 911 (1931²). — Leukoderma syphiliticum, generalized. Arch. Derm. Syph. (Chicago) **28**, 122 (1933¹). — Nodular syphilid with periostitis of both tibiae. Arch. Derm. Syph. (Chicago) **28**, 123 (1933²). — PASINI, A.: Del leucoderma syphilitico. Caso di leucoderma sifilitico del collo secondario a manifestazioni specifiche. Boll. Sez. region. Soc. ital. Derm. Nr 1, 65 (1933¹). — Eritema infiltrativo specifico figurato del palmo delle mani. Boll. Sez. region. Soc. ital. Derm. Nr 1, 68 (1933²). — PASTINSZKY, ST.: Pigmentsyphilis und Leukoderma. Ungarische Dermatol. Ges., Budapest, Sitzg vom 11. IV. 1942. Zit. Zbl. Haut- u. Geschl.-Kr. **69**, 585 (1943). — PASTORINO, V. M.: Contributo alla conoscenza delle dermatosie vegetanti dei genitali femminili. Arch. ital. Derm. **10**, 91 (1934). — PAUNCZ, M.: Lichenoide Syphilis. Ungarische Dermatol. Ges., Budapest, Sitzg vom 13. XI. 1931. Zit. Zbl. Haut- u. Geschl.-Kr. **40**, 464 (1932). — PAUTRIER, L. M., et DOMANSKI: Syphilides circinées, élégantes, périchancreuses. Bull. Soc. franç. Derm. Syph. **39**, 1504 (1932). — PER, M. I.: Contribution à l'étude d'une forme clinique de la syphilis pigmentaire (ainsi dénommée: Syphilis nigricante d'A. Fournier). Au sujet d'un cas exceptionnel de la syphilis cutanée papulotuberculeuse en placards infiltratifs géants à extension diffuse et à tendance hyperchromisante. Acta derm.-venereol. (Stockh.) **10**, 130 (1929). Zit. Zbl. Haut- u. Geschl.-Kr. **32**, 370 (1930). — PEREIRO, M.: Ein Fall von luetischem? erythematösem Anetoderm nach Jadassohn. Act. dermo-sifiliogr. (Madr.) **29**, 93 (1937). [Spanisch.] Zit. Zbl. Haut- u. Geschl.-Kr. **58**, 687 (1938). — PÉRIN, L., R. SISSMANN et J. F. VIEU: Pelade à petits élément multiples et roséole syphilitique. Bull. Soc. franç. Derm. Syph. **58**, 484 (1951¹). — Pelades á petits éléments multiples et syphilis secondaire (2e présentation). Bull. Soc. franç. Derm. Syph. **58**, 540 (1951²). — PERUTZ: Pseudolues papulosa. Wiener Dermatol. Ges., Sitzg vom 19. X. 1933. Zit. Zbl. Haut- u. Geschl.-Kr. **47**, 385 (1934). — PETRÁČEK: Tardives luetisches Exanthem vom Aussehen eines Erythema exsudativum. Tschechoslowakische Wissenschaftl. Dermato-Venerol. Ges., Prag. Sitzg vom 2. XII. 1934. Zit. Zbl. Haut- u.

Geschl.-Kr. 52, 343 (1936). — PHOTINOS, G., u. PETROPOULOS: Sekundäres Syphilid mit Tubercula Carabelli. Griechische Dermato-Venereol. Ges., Athen, Sitzg vom 25. II. 1934. Zit. Zbl. Haut- u. Geschl.-Kr. 52, 338 (1936). — PHOTINOS, G., u. P. PHOTINOS: Zwei Fälle von syphilitischem Leukoderm und Alopezie. Griechische Dermato-Venereol. Ges., Athen, Sitzg vom 25. II. 1934. Zit. Zbl. Haut- u. Geschl.-Kr. 52, 338 (1936). — PHOTINOS, G., P. PHOTINOS u. VASSILIOU: Lichenoides Syphilid. Griechische Dermato-Venereol. Ges., Athen, Sitzg vom 19. III. 1933. Zit. Zbl. Haut- u. Geschl.-Kr. 48, 599 (1934). — PHOTINOS, G., A. J. RELIAS u. VOSSINIOTIS: Generalisiertes Leucoderma syphiliticum. Griechische Dermato-Venereol. Ges., Athen, Sitzg vom 14. V. 1933. Zit. Zbl. Haut- u. Geschl.-Kr. 48, 600 (1934). — PINARD M., et RABUT: Syphilides atrophiantes. Bull. Soc. franç. Derm. Syph. 36, 647 (1929). — PLANNER, H.: Zur Frage der Pseudolues papulosa (Lipschütz). Arch. Derm. Syph. (Berl.) 167, 65 (1933). — POTOCKIJ, I. I., u. G. S. CERAIDIS: Histopathogenese der syphilitischen Leukoderme. Vestn. Vener. Derm. H. 1, 26 (1951). [Russisch.]. Zit. Zbl. Haut- u. Geschl.-Kr. 79, 71 (1952). — PREININGER, TH.: Leukoderm, nach spätsyphilitischen Rezidivexanthemen. Derm. Wschr. 1935 II, 916. — PUENTE, J. J., u. L. A. CORDIVIOLA: Narben in streifiger Anordnung im Gefolge eines papulösen Syphilides. Rev. argent. Dermatosif. 16, 173 (1932). [Spanisch.] Zit. Zbl. Haut- u. Geschl.-Kr. 47, 93 (1934). — PUND, E. R., and G. H. BRAWNER: Syphilitic tonsillitis: Histopathology in the secondary stage. Ann. Otol. (St. Louis) 44, 984 (1935).

REEVES, G. D.: A case for diagnosis. Arch. Derm. Syph. (Chicago) 21, 707 (1930). — RENTZSCH: Sekundäre Syphilis. Demonstrationsabende Chemnitzer Hautärzte, Sitzg vom 8. XI. 1929. Zit. Zbl. Haut- u. Geschl.-Kr. 35, 40 (1931). — RICHTER, H.: Über Lues II der Tonsillen. Dtsch. med. Wschr. 1949, 310. — RIEHL jr., G.: Varioliformes Sekundärsyphilid und Salvarsandermatitis. Öst. Dermatol. Ges., Sitzg vom 18. X. 1934. Zit. Zbl. Haut- u. Geschl.-Kr. 50, 279 (1935). — RISTIČ, V.: Zwei Fälle von Syphilis varicelliformis. Srpski Arhiv celok. Lek. 34, 707 (1932). [Serbo-Kroatisch.] Zit. Zbl. Haut- u. Geschl.-Kr. 43, 475 (1933). — RIVELLONI, G.: Sifilide e cheloidi. Atti Soc. ital. Derm. Sif. 1, 1049 (1939).

SAINZ DE AJA, FORNS, u. P. GÓMEZ: Haarausfall, Vitiligo und Syphilis. Act. dermosifiliogr. (Madr.) 25, 458; 26, 35 (1933). [Spanisch.] Zit. Zbl. Haut- u. Geschl.-Kr. 47, 438 (1934). — SALAVERRI, J.: Ein Fall von Brosqscher peribuccaler Erythrosis pigmentaria, luetischen Ursprungs. Act. dermo-sifiliogr. (Madr.) 23, 706 (1931). [Spanisch.] Zit. Zbl. Haut- u. Geschl.-Kr. 39, 704 (1932). — SANDBACKA-HOLMSTRÖM: Lichen syphiliticus. Verh. der Dermatol. Ges., Stockholm, Sitzg vom 12. I. 1938. Zit. Zbl. Haut- u. Geschl.-Kr. 61, 331 (1939). — SANTOJANNI, G.: Ricerche e considerazioni patogenetiche a proposito di un caso di discromia luetica generalizzata. Dermosifilografo 5, 561 (1930).— SĂRĂTEANU, EM. FL., u. A. GHITESCU: Kleinpapulöses Syphilid. Spitalul 56, 152 u. franz. Zus.fass. 178 (1936). [Rumänisch.] Zit. Zbl. Haut- u. Geschl.-Kr. 54, 541 (1937). — SAUNDERS, TH. S., and G. YOUNGSTROM: Syphilide cornee in early syphilis: report of a case. Amer. J. Syph. 34, 361 (1950). — SCHILLER and SCHLEGELMILCH: Atrophie scars following a secondary syphilid. Arch. Derm. Syph. (Chicago) 21, 133 (1930). — SCHMIDT, W.: Zit. nach STREITMANN, Pseudolues papulosa. Klin. Med. (Wien) 4, H. 13 (1949). — SCHMIDT-LA BAUME, FR.: Lichenoides folliculäres Spätsekundärexanthem. Frankfurter Dermatol. Ver.igg, Sitzg vom 23. IV. 1931. Zit. Zbl. Haut- u. Geschl.-Kr. 39, 131 (1932). — SCHÖNFELD, W.: Jarisch-Herxheimersche Reaktion und Leukoderme, medizingeschichtlich gesehen. Hautarzt 2, 472 (1951). — SCHULDBERG, F.: Pseudolues papulosa genitalis Lipschütz. Derm. Wschr. 105, 1336 (1937). — SCHWARTZ, B.: Macular atrophy in syphilis. Proc. roy. Soc. Med. 43, 562 (1950). — SEGER, E.: Keloidbildung nach luischen Papeln. Dtsch. Dermatol. Ges. in der Tschechoslowakischen Republik, Prag, Sitzg vom 12. V. 1935. Zit. Zbl. Haut- u. Geschl.-Kr. 52, 1 (1936). — SEGRÈ, G.: Lichen sifilitico a corimbo con spinulosismo. Boll. Sez. region. Soc. ital. Derm. Nr 1, 122 (1933). — SEIER: Syphilis II mit stark ausgeprägten Hauterscheinungen. Frankfurter Dermatol. Ver.igg, Sitzg vom 23. IV. 1931. Zit. Zbl. Haut- u. Geschl.-Kr. 39, 131 (1932). — Syphilis varioliformis. Frankfurter Dermatol. Ver.igg, Sitzg vom 14. IV. 1932. Zit. Zbl. Haut- u. Geschl.-Kr. 43, 12 (1933). — SELIKOWITCH, F.: Les pigmentations syphilitiques de la muqueuse buccale. Diss. Paris 1929. Zit. Zbl. Haut- u. Geschl.-Kr. 33, 745 (1930). — SEMINARIO, C., u. G. ALVARADO: Leucomelanodermia luetica in Umgebung von Narben. Rev. argent. Dermatosif. 15, 205. [Spanisch.] Zit. Zbl. Haut- u. Geschl.-Kr. 42, 414 (1932). — SEMON, H. C.: Symmetrical pigmentary syphilide. Proc. roy. Soc. Med. 29, 1640 (1936). — SÉZARY, A., A. HOROWITZ et G. LÉVY: Les séro-réactions syphilitiques et le métabolisem basal dans la pelade. Bull. Soc. franç. Derm. Syph. 42, 330 (1935). — SÉZARY, A., et A. MIGET: Cicatrices fortement atrophiques de syphilides tuberculeuses et troubles endocriniens. Bull. Soc. franç. Derm. Syph. 40, 816 (1933). — SICOLI, A.: Malattia di Recklinghausen e sifilide. Rinasc. med. 7, 142 (1930). — SIENKO, K.: Onychia syphilitica sicca. Przegl. Derm. Wener. 26, 230 (1931). [Polnisch.] Zit. Zbl. Haut- u. Geschl.-Kr. 41, 136 (1932). — SILVER, H., and L. CHARGIN: Syphilis and macular atrophy. Urol. cutan. Rev. 37, 395 (1933). — SIMCHEN: Zit. nach STREITMANN, Pseudolues papulosa. Klin. Med. (Wien) 4, H. 13 (1949). —

SINGER, C.: Syphilides secondaires florides chez un tabétique. Scalpel (Brux.) **1930** II, 925. — SPILLMANN, L.: Syphilides secondaires folliculaires péripilaires et syphilides squameuses de la face à type d'eczéma séborrhéique. Bull. Soc. franç. Derm. Syph. **40**, 3 (1933). — SPILLMANN, L., et WEIS: Syphilides érythémato-pigmentées; traitement antisyphilitique insuffisant. Bull. Soc. franç. Derm. Syph. **39**, 422 (1932). — SPILLMANN, L., WEIS et A. SPILLMANN: Roséole de retour et lésions secondaire cutanées après une période de latence clinique et sérologique de 7 ans. Bull. Soc. franç. Derm. Syph. **42**, 1916 (1935). — SPINETTA, B.: Lichénification verruqueuse chez un tabétique, disparue au cours d'un traitement par le cyanure de mercure. Bull. Soc. franç. Derm. Syph. **45**, 1875 (1938). — STEIGER-KAZAL: Follikuläre Syphilis an toxischen Erythemflecken. Ungarische Dermatol. Ges., Budapest, Sitzg vom 12. XII. 1930. Zit. Zbl. Haut- u. Geschl.-Kr. **37**, 423 (1931). — STRAUCH: Lues II mit Frühleukoderm. Lemberger Dermatol. Ges., Sitzg vom 1. VI. 1934. Zit. Zbl. Haut- u. Geschl.-Kr. **49**, 5 (1934). — STREITMANN, B.: Clavus syphiliticus. Öst. Dermatol. Ges., Wien, Sitzg vom 18. VI. 1936. Zit. Zbl. Haut- u. Geschl.-Kr. **54**, 485 (1937). — Pseudolues papulosa. Klin. Med. (Wien) **2**, 498 (1949). — Pseudolues papulosa. Klin. Med. (Wien) **4**, H. 13 (1949). — Zur Aetiologie der Pseudolues papulosa Lipschütz. Z. Haut- u. Geschl.-Kr. **23**, 1 (1957). — Über einige seltene nichtvenerische Genitalerkrankungen. Z. Haut- u. Geschl.-Kr. **16**, 1 (1954). — STREMPEL: Status nach framboesieformer Lues (vorher als salvarsanresistent erklärt). Gemeinsame Tagg der Niederländischen Ver.igg von Dermatol. u. der Ver.igg Rheinisch-Westfälischer Dermatol. in Bonn, Sitzg vom 17. V. 1931. Zit. Zbl. Haut- u. Geschl.-Kr. **39**, 24 (1932). — STROCKA: Lichenoides luetisches Sekundärexanthem. Frankfurter Dermatol. Ver.igg, Sitzg vom 26. II. 1931. Zit. Zbl. Haut- u. Geschl.-Kr. **39**, 129 (1932). — SUHR: Maculae atrophicae postsyphiliticae. Arch. Derm. Syph. (Chicago) **189**, 457 (1949). — SULZBERGER, M. B.: Syphilitic macular atrophy of the skin. Arch. Derm. Syph. (Chicago) **36**, 1114 (1937). — SWEITZER, S. E.: Hypertrophie scars at the sites of healed ulcerated nodules of syphilis. Arch. Derm. Syph. (Chicago) **24**, 1119 (1931[1]). — Scar depigmentation in a negro following superficial ulcerating lesions of syphilis. Arch. Derm. Syph. (Chicago) **24**, 1120 (1931[2]). — SZILÁGYI, ST.: Lues cerebrospinalis et condylomata lata. Ungarische Dermatol. Ges., Budapest, Sitzg vom 12. XII. 1930. Zit. Zbl. Haut- u. Geschl.-Kr. **37**, 423 (1931).

TOURAINE, A.: Pelade et syphilis. Bull. Soc. franç. Derm. Syph. **42**, 516 (1935). — TOURAINE, A., et SOLENTE: Anétodermie au début chez une syphilitique. Bull. Soc. franç. Derm. Syph. **40**, 819 (1933). — TOURAINE, A., SOLENTE et L. GOLÉ: Érythème téleangiectasique persistant sur vitiligo. Bull. Soc. franç. Derm. Syph. **39**, 665 (1932). — TOURAINE, A., SOLENTE et P. RENAULT: Syphilides atrophiantes (vergetures rondes et collier de vénus à taches leuco-atrophiques). Bull. Soc. franç. Derm. Syph. **41**, 941 (1934). — TOURAINE, A., SOLENTE et CH. RIBADEAU-DUMAS: Syphilides lichénoides tardives (huit ans après l'infection). Bull. Soc. franç. Derm. Syph. **39**, 1636 (1932).

VENTURI, L. C.: Contribuzione allo studio della sifilide pigmentaria. Caso di leucoderma sifilitico, in oumo, a sede non comune (addominale „a fascia"). Ann. Pat. trop. e Parassitol. **2**, 618, 641 (1941). — VERBUNT, J. A.: Syphilis varioliformis. Ned. T. Geneesk. **1935**, 206 [Holländisch.] Zit. Zbl. Haut- u. Geschl.-Kr. **50**, 609 (1935). — VILANOVA, N., y C. CARDENAL: Sifilide folicular (máculas atróficas). Act. dermo-sifiliogr. (Madr.) **47**, 597 (1956). Zit. Zbl. Haut- u. Geschl.-Kr. **97**, 215 (1957). — VOLK, R.: Tuberkulose der Haut. In JADASSOHNS Handbuch für Haut- und Geschlechtskrankheiten, Bd. X/1.

WAINTRAUB, L. C.: Syphilitische Veränderungen der Nägel. Rev. Ştiinţ. med. **25**, 141 (1936[1]). [Rumänisch.] Zit. Zbl. Haut- u. Geschl.-Kr. **54**, 697 (1937). — Sur les relations entre la syphilide pigmentaire et la dermatose, pigmentée péribuccale. La dermatose pigmenté peribuccale ne serait qu'une syphilide pigmentaire. Rev. franç. Derm. Vénér. **12**, 447 (1936[2]). — Quelques considérations sur la syphilis, pigmentaire, la leucomélanodermie, la leucodermie. Ann. Mal. vénér. **32**, 81 (1937). — WATANABE, S., u. I. KITAJIMA: Ein Fall einer phlyktänartigen syphilitischen Papel am Limbus corneae. Lues (Kyoto) **7**, 258 u. dtsch. Zus.fass. 24 (1932). [Japanisch.] Zit. Zbl. Haut- u. Geschl.-Kr. **43**, 107 (1933). — WEISSENBACH, R. J., J. MARTINEAU et M. SÉGUIN: Syphilis secondaire cutanéo-muqueuse avec rhumatisme syphilitique secondaire. (Arthrosynovite des genoux et tendosynovite des poignets.) Bull. Soc. franç. Derm. Syph. **45**, 1810 (1938). — WHITE, C.: Perifollicular atrophy (postsyphilitic). Arch. Derm. Syph. (Chicago) **22**, 759 (1930). — WIEDMANN, A.: Die Lues der Mundschleimhaut. Z. Stomat. **45**, H. 4 (1948). — Das immunbiologische Verhalten der Syphilis gegenüber der antiluetischen Behandlung, besonders der Fiebertherapie. Wien. Z. Nervenheilk. **6**, H. 1 (1952). — WIEHL, R.: Pseudolues in nappe bei Colitis ulcerosa. Z. Haut- u. Geschl.-Kr. **21**, 184 (1956). — WIEMERS, K.: Bombensyphilide bei beginnender progressiver Paralyse. Frankfurter Dermatol. Ver.igg, Frankfurter Med. Ges., Gemeinsame Sitzg am 5. VII. 1950. Zit. Zbl. Haut- u. Geschl.-Kr. **76**, 422 (1951). — WIEN, M. S., and M. O. PERLSTEIN: Macular atrophy (syphilitic?). Arch. Derm. Syph. (Chicago) **28**, 445 (1933). — WILE, U. J.: Annular and follicular secondary syphilid. Arch. Derm. Syph. (Chicago) **21**, 139 (1930[1]). — Syphilis

(secondary, corymbose, lenticular). Arch. Derm. Syph. (Chicago) 22, 568 (1930[2]). — WISE, F.: Frambesiform syphilide. Arch. Derm. Syph. (Chicago) 22, 545 (1930). — WOLFRAM, G.: Pseudolues papulosa. Öst. Dermatol. Ges., Wien, Sitzg vom 12. III. 1936. Zit. Zbl. Haut- u. Geschl.-Kr. 54, 67 (1937). — Mitteilung eines Falles von Leukoderma syphiliticum bei gleichzeitiger Roseola orbicularis. Z. Haut- u. Geschl.-Kr. 17, 347 (1954).
ZITZKE: Lues II, Palmarsyphilis und papulöses Exanthem. Herbsttagg der Ver.igg Rheinisch-Westfälischer Dermatol. in Köln, Sitzg vom 29. X. 1933. Zit. Zbl. Haut- u. Geschl.-Kr. 48, 596 (1934).

B. Spätsyphilis

ABIMELEK, R.: Un cas de poikilodermie à plaque unique, compliquée de gomme syphilitique avec dégénérescence néoplasique. Bull. Soc. franç. Derm. 45, 869 (1938). — ACHOURKOV, E. D., et I. G. ZONE: Au sujet de syphilides traumatiques tertiaires. Vestn. Vener. Derm. H. 5, 29 (1940). [Russisch.] Zit. Zbl. Haut- u. Geschl.-Kr. 66, 129 (1941). — AKAIWA, H.: Über die gummöse Mastitis. Bruns' Beitr. klin. Chir. 150, 18 (1930). — ALBRECHT: Lues III der gesamten Gesichtshaut und der angrenzenden Teile des behaarten Kopfes mit nachfolgender tiefgehender Defektbildung. Schlesische Dermatol. Ges., Breslau, Sitzg vom 23. IV. 1938. Zit. Zbl. Haut- u. Geschl.-Kr. 59, 638 (1938). — ALDERSON, H. E.: Syphilis. In relation to occupational injuries. Calif. Med. 35, 451 (1931). — ANDREWS, G. C.: Chancre associated with leokoplakia. Arch. Derm. Syph. (Chicago) 22, 1137 (1930). — ANSORENA, F. DE, u. S. DE JUBERA: Traumen und Syphilis. Act. dermo-sifiliogr. (Madr.) 33, 280 (1941). [Spanisch.] Zit. Zbl. Haut- u. Geschl.-Kr. 69, 192 (1943). — ANTONINI, I.: La sifilide della bocca. Nuova Rass. Odontoiatr. 13, 11 (1932). — AOKI, T.: Zu dem Artikel von G. H. BELOTE: Tattoo and syphilis. Erschienen in den Arch. Derm. Syph. (Chicago) 18, No 2 (1928). Jap. J. Derm. 30, 33 (1930). Zit. Zbl. Haut- u. Geschl.-Kr. 34, 634 (1930). — APASOVA, E., u. L. BASMAN: Ein Fall von syphilitischem Gumma der Brustdrüse. Sovet. Vestn. i Derm. 9, 511 u. franz. Zus.fass. 515 (1931). [Russisch.] Zit. Zbl. Haut- u. Geschl.-Kr. 39, 818 (1932). — APPEL, B.: Multiple gummata (healed) asymptomatic neurosyphilis, prozone phenomenon. Arch. Derm. Syph. (Chicago) 67, 533 (1953). — ARATA, I.: Épididymitis syphilitica. Jap. J. Derm. 30, 89 (1930). Zit. Zbl. Haut- u. Geschl.-Kr. 36, 245 (1931). — D'ARRIGO, M.: Manifestazioni di terziaria risvegliate in seguito alla malarioterapia in una demente manifestazione paralitica. Osped. psichiat. (B. Aires) 1, 68 (1933). — ARRUÉS, L. D., u. P. DI LELLA: Über zwei Fälle von Hodengumma. Sem. méd. 1929 II, 719. [Spanisch.] Zit. Zbl. Haut- u. Geschl.-Kr. 34, 492 (1930). — ARZT, L., u. H. FUHS: Liquor- und klinische Nervenveränderungen bei tertiärer Haut(Schleimhaut)-Lues und ihre Beurteilung hinsichtlich Prognose und Therapie. Arch. Derm. Syph. (Berl.) 163, 164 (1931). — ASTRALDI, A., u. J. S. FERNANDEZ: Luetische Orchi-Epididymitis. Rev. argent. Urol. 7, 14 (1938). [Spanisch.] Zit. Zbl. Haut- u. Geschl.-Kr. 61, 148 (1939). — AUBRUN, E. A., u. M. ABERASTURY: Umhüllung und Verbergung der Geschlechtsorgane bei einem Manne durch eine nicht erkannte, ulcerogummöse Lues. Rev. argent. Dermatosif. 14, 200 (1931). [Spanisch.] Zit. Zbl. Haut- u. Geschl.-Kr. 41, 137 (1932).
BADOT, J.: Réflexions à propos d'un cas de syphilis tertiaire du larynx compliquée de trachéo-bronchite syphilitique. J. belge Otol. Nr 3, 165 (1931). — BALIÑA, P. L.: Lues und Trauma. Sem. méd. (B. Aires) 1934 II[1], 534. [Spanisch.] Zit. Zbl. Haut- u. Geschl.-Kr. 49, 697 (1934). — Syphilis und Trauma. Rev. argent. Dermatosif. 18, 73 (1934[2]). [Spanisch.] Zit. Zbl. Haut- u. Geschl.-Kr. 50, 521 (1935). — BALIÑA, P. L., G. BASOMBRIO u. E. A. AUBRUN: Über 2 Fälle von juxtaartikularen Knotenbildungen. Rev. argent. Dermatosif. 13, 54 (1930). [Spanisch.] Zit. Zbl. Haut- u. Geschl.-Kr. 39, 443 (1932). — BALLARINI, M.: Sulla sifilide lupoide. (Contributo clinico-statistico.) Arch. ital. Derm. 14, 52 (1938). — BARTHÉLEMY, R.: Nouvelle contribution à l'étude des manifestations syphilitiques posttraumatiques (accidents du travail notamment). Ann. Mal. vénér. 28, 594 (1933). — BARTMANN: Tubero-serpiginöses Syphilid multiplex. Klinischer Demonstrationsabend der Mannheimer u. Ludwigshafener Dermatol., Sitzg vom 24. X. 1934. Zit. Zbl. Haut- u. Geschl.-Kr. 50, 15 (1935). — BAUMÜLLER: Lues III. Frankfurter Dermatol. Ver.igg, Sitzg vom 27. XI. 1934. Zit. Zbl. Haut- u. Geschl.-Kr. 50, 286 (1935). — BECKER, S. W.: Syphilitic sarcoid. Arch. Derm. Syph. (Chicago) 26, 1112 (1932). — BECKER, S. W., and E. B. RITCHIE: Sarcoid (syphilitic). Arch. Derm. Syph. (Chicago) 23, 773 (1931). — BEEK, C. H.: Tertiäre Lues. Ned. T. Geneesk. 1941, 3521 u. dtsch. Zus.fass. 3523. [Holländisch.] Zit. Zbl. Haut- u. Geschl.-Kr. 69, 192 (1943). — BEHDJET, H.: Lues III. Türkische Dermatol. Ges., Stambul, Sitzg vom 2. IV. 1933. Zit. Zbl. Haut- u. Geschl.-Kr. 46, 295 (1933). — Keratoses, hyperkeratoses et keratodermies palmo-plantaires et leurs rapports avec la syphilis. Ann. Mal. vénér. 30, 561 (1935). — BEISKEN: Lues III penis. Herbsttagg der Ver.igg Rheinisch-Westfälischer Dermatol. in Münster i. Westf., Sitzg vom 26. u. 27. X. 1929. Zit. Zbl. Haut- u. Geschl.-Kr. 33, 327 (1930). — BELOTE, G. H.: Tertiary syphilis with amyloid deposits in the eyelids, lips, tongue, pharynx and larynx. Arch. Derm. Syph. (Chicago) 35, 540 (1937). — BELTRAMI, G., et P. VIGNE: Syphilis tertiaire du bourgeon incisif médian.

Rev. Stomat. (Paris) **34**, 669 (1932). — BERGER: Solitäres Spätsyphilid. Kölner Dermatol. Ges., Sitzg vom 26. VII. 1929. Zit. Zbl. Haut- u. Geschl.-Kr. **32**, 565 (1930). — BERGGREEN, P.: Zur Kenntnis spätsyphilitischer Haut- und Schleimhauterscheinungen. Derm. Wschr. **1936 II**, 985. — BERNSTEIN, E. T., and M. LEIDER: Cutaneous sarcoidosis as an expression of syphilis. Report and discussion of a case. J. invest. Derm. **15**, 75 (1950). — BERTIN, E., P. NAYRAC et A. BRETON: La syphilis latente du testicule. Presse méd. **1931 II**, 1117. — BERVEN, E.: Die radiologische Behandlung der malignen Tonsillentumoren. Strahlentherapie **42**, 113 (1931). — BEZECNY, R.: Gumma bei Taboparalyse. Dtsch. Dermatol. Ges. in der Tschechoslowakischen Republik, Prag, Sitzg vom 24. V. 1936. Zit. Zbl. Haut- u. Geschl.-Kr. **54**, 391 (1937). — Beitrag zur Frage des tuberkuloiden Syphilids und der Immunität der spätsyphiliden Narbe. Derm. Wschr. **1939 I**, 591. — BINI, G.: Contributo allo studio della sifilide della prostata. Arch. ital. Derm. **22**, 389 (1948). — BIRÓ, J.: Gehäufte Fälle von tertiärer Syphilis. Orv. Közl. **3**, 186 (1942). [Ungarisch.] Zit. Zbl. Haut- u. Geschl.-Kr. **69**, 579 (1943). — BLUM, P., et A. CARTEAUD: Prurit sénile réveil d'une syphilis tertiaire discrète sous l'influence du menu traumatisme, provoqué par une lésion de grattage. Ann. Mal. vénér. **28**, 610 (1933). — BLUM, P., y P. COLLART: Ovario y sifilis. Ses. Dermatol. en Homenaje al Prof. Luis E. Pierini, S. 147, 1950. Zit. Zbl. Haut- u. Geschl.-Kr. **79**, 381 (1952). BOLLAG, S.: Über die Beziehung des Rheumatismus nodosum zu den juxtaartikulären Knoten. Schweiz. med. Wschr. **1935 II**, 702. — BONETAZZO, G.: Sifilide gommosa in corso di tabe. Boll. Sez. region. Soc. ital. Derm. Nr 2, 284 (1937). — BORISSOVA, A. A.: Ein Fall von syphilitischer Affektion der inneren weiblichen Geschlechtsorgane. Vestn. Vener. Derm. H. 1, 58 (1938). [Russisch.] Zit. Zbl. Haut- u. Geschl.-Kr. **59**, 527 (1938). — BORREGUERO, A. D.: Über einen Fall von atypischer Paralyse mit miliaren Gummen. Z. ges. Neurol. Psychiat. **147**, 184 (1933). — BORTOLOZZI, M.: Su di un caso di sifilide terziaria della mammella. Atti Soc. med.-chir. Padova **10**, 270 (1932). — Della sifilide terziaria della mammella. Arch. ital. Anat. Istol. pat. **7**, Suppl. 199 (1936). — BOŠNJAKOVIĆ: Gumma in cicatrice lineari post combustionem. Dermatol. Sektion in Zagreb, Sitzg vom 22. VI. 1937. Zit. Zbl. Haut- u. Geschl.-Kr. **60**, 197 (1938). — BOUBERMAN, I.: Ein Fall von spezifischen nervösen, visceralen und cutanen Manifestationen zur selben Zeit und bei derselben Person. Russk. Vestn. Derm. **8**, 751 u. franz. Zus.fass. 754 (1930). [Russisch.] Zit. Zbl. Haut- u. Geschl.-Kr. **38**, 134 (1931). — BOUVIER, J., P. J. MICHEL et M. GROS: Syphilis tertiaire ulcéro-cicatricielle in nappe associée à un ictère. Bull. Soc. franç. Derm. Syph. **62**, 376 (1955). — BRANDT: Lues III. Öst. Dermatol. Ges., Sitzg vom 14. II. 1935. Zit. Zbl. Haut- u. Geschl.-Kr. **51**, 88 (1935). — BREZOVSKY, E.: Lues III. Ungarische Dermatol. Ges., Budapest, Sitzg vom 13. III. 1936. Zit. Zbl. Haut- u. Geschl.-Kr. **54**, 146 (1937). — Lues III und Ca. basocellulare. Ungarische Dermatol. Ges., Budapest, Sitzg vom 10. I. 1942. Zit. Zbl. Haut- u. Geschl.-Kr. **68**, 613 (1942). — BRILL, E.: Über das gleichzeitige Auftreten syphilitischer Hauterscheinungen mit Metalues nach Malariabehandlung. (Kasuistische Mitteilung.) Arch. Derm. Syph. (Berl.) **158**, 393 (1929). — BRIND, A.: Zur Frage über den Einfluß des Traumas auf den Verlauf der Syphilis. Sovet. Vestn. Vener. i Derm. **4**, 46 (1935). [Russisch.] Zit. Zbl. Haut- u. Geschl.-Kr. **50**, 700 (1935). — BRÜNAUER: Über multiple fibromatöse, cutan-subcutane Knötchenbildungen über und in der Nähe von größeren und kleineren Gelenken. 8. Internat. Kongr. für Dermatol. u. Syphilidol., Kopenhagen, 5.—9. VIII. 1930. Zit. Zbl. Haut- u. Geschl.-Kr. **37**, 700 (1931). — Multiple Hautgummen klinisch an Aktinomykose erinnernd. Öst. Dermatol. Ges., Wien, Jahressitzg vom 20. V. 1937. Zit. Zbl. Haut- u. Geschl.-Kr. **57**, 657 (1938). — BRUHNS: Unbewußte Spätlues auf dem Handrücken. Berl. Dermatol. Ges., Sitzg vom 8. III. 1932. Zit. Zbl. Haut- u. Geschl.-Kr. **41**, 298 (1932). — BRUCHHOLZ: Lues III. Verein Dresdener Dermatol., Sitzg vom 10. I. 1934. Zit. Zbl. Haut- u. Geschl.-Kr. **48**, 275 (1934). — BUDLOVSKY, G.: Lues gummosa. Dtsch. Dermatol. Ges. in der Tschechoslowakischen Republik, Sitzg vom 4. II. 1934. Zit. Zbl. Haut- u. Geschl.-Kr. **47**, 665 (1934). — Therapieresistente Lues III. Dtsch. Dermatol. Ges. in der Tschechoslowakischen Republik, Prag, Sitzg vom 24. V. 1936. Zit. Zbl. Haut- u. Geschl.-Kr. **54**, 392 (1937). — BURBI, L.: Su di un caso di doppia gomma chancriforme del tegumento del pene. Sonderdruck aus: Pens. med. No 1, 22 p. (1932). — BURNIER, R.: Zit. nach J. GUSZMAN, Die Syphilis der weiblichen Geschlechtsorgane. In Handbuch der Haut- und Geschlechtskrankheiten, Bd. XVI/1. 1930. — BUSCHKE: Lues III. Berliner Dermatol. Ges., Sitzg vom 12. XI. 1929. Zit. Zbl. Haut- u. Geschl.-Kr. **32**, 544 (1930). — Gummata penis, therapieresistente Lues. Berliner Dermatol. Ges., Sitzg vom 17. VI. 1930. Zit. Zbl. Haut- u. Geschl.-Kr. **35**, 722 (1931). — Lues III und Lymphogranuloma inguinale kombiniert. Berliner Dermatol. Ges., Sitzg vom 12. V. 1931. Zit. Zbl. Haut- u. Geschl.-Kr. **39**, 496 (1932).

CAFFIER, P.: Zur Differentialdiagnose zwischen Lues und Tuberkulose des Corpus uteri. Zbl. Gynäk. **55**, 2018 (1931). — CANNON, A. B.: Multiple gummata with marked deformity of feet and legs. Arch. Derm. Syph. (Chicago) **22**, 937 (1930). — CAPPS, F. C. W.: Manifestations of syphilis as seen in the nose and throat to-day. Brit. J. vener. Dis. **14**, 235 (1938). — CARRERA, J. L.: Frecuencia actual de las reinfecciones sifiliticas. Rev. argent. Dermatosif.

34, 152 (1950). Zit. Zbl. Haut- u. Geschl.-Kr. **78**, 369 (1952). — CARRERA, J. L., y M. SEOANE: Sifilis terciaria. (Largos intervalos de laténcia en sifilis.) Rev. argent. Dermatosif. **35**, 255 (1951). Zit. Zbl. Haut- u. Geschl.-Kr. **83**, 220 (1953). — CASILLI, A. R.: Luetic glossitis. Urol. cutan. Rev. **44**, 744 (1940). — CASTAÑO, E.: Harnretention infolge eines Gummas der Prostata. Rev. Espec. méd. **4**, 1359 (1929). [Spanisch.] Zit. Zbl. Haut- u. Geschl.-Kr. **35**, 296 (1931). — CASTAÑO, E., R. DE SURRA CANARD u. M. JAROSLAVSKY: Luetisches Hodengumma, Sem. méd. (B. Aires) **1937I**, 1671. [Spanisch.] Zit. Zbl. Haut- u. Geschl.-Kr. **57**, 698 (1938). — CASTELLO, V. PARDO: Tertiäre hyperkeratotische und achromische Syphilis der Handteller und Fußsohlen. Bol. Soc. cubana Derm. Sif. **1**, 184 (1929). [Spanisch.] Zit. Zbl. Haut- u. Geschl.-Kr. **33**, 746 (1930). — CASTIGLIONI, G.: Cancro e sifilide. Atti 3. Conv. naz. per la Lotta contro il Cancro 524, 1934. — CERNOGUBEV, N., u. V. RACHMANOV: Die Erscheinungen der Syphilis auf der Haut und im Knochensystem bei Tabes und Paralyse. Sovet. Vestn. Derm. **9**, 479 (1931). [Russisch.] Zit. Zbl. Haut- u. Geschl.-Kr. **39**, 710 (1932). — CERUTTI, P.: Sifilide e trauma. Arch. Antrop. crim. **60**, 697 (1940). — CHAPIUS, L. GOLÉ et B. DUPERRAT: Deux cas de gommes sur la place de l'ancien chancre chez des syphilitiques à Nelson négativ. Bull. Soc. franç. Derm. Syph. **61**, 107 (1954). — CHARGIN, L.: Syphilitic glossitis. Arch. Derm. Syph. (Chicago) **19**, 847 (1929). — Epithelioma in a syphilitic tongue. Arch. Derm. Syph. (Chicago) **24**, 463 (1931). — Syphilitic infiltration of the face simulating lupus erythematosus. Arch. Derm. Syph. (Chicago) **30**, 735 (1934). — CHESSIN, L.: Zwei Fälle von gummöser Läsion des Penis. Sovet. Vestn. Venerol. i Derm. H 6, 407 (1933). [Russisch.] Zit. Zbl. Haut- u. Geschl.-Kr. **47**, 190 (1934). — CHOLEWIUS: Zwei Fälle von tertiärluischer Glossitis (bei Individuen mit Lues des Zentralnervensystems). Warschauer Dermatol. Ges., Sitzg vom 22. II. 1933. Zit. Zbl. Haut- u. Geschl.-Kr. **47**, 292 (1934). — CIARROCCI, L.: Sull'anergia tubercolinica nei luetici. G. ital. Derm. Sif. **71**, 1969 (1930). — CIVATTE: Diagnostic histologique de la syphilis des voies respiratoires supérieures. Ann. Oto-laryng. (Paris) Nr 5, 516 (1933). — CLAUS: Syphilis des Kehlkopfes. Z. ärztl. Fortbild. **33**, 637 (1936). — CLEVELAND, D. E .H.: Syphilitic destruction of the scalp. Brit. J. Derm. **45**, 187 (1933). — COCCHI, U.: Kurzer Beitrag zur Frage der Leukoplakie, Syphilis und des malignen Tumors. Strahlentherapie **68**, 522 (1940). — COLE and DRIVER: Multiple gummas. Arch. Derm. Syph. (Chicago) **20**, 139 (1929). — COLMENARES GARCIA ABIENZO, E., y E. PLANAS GARCIA DE DIOS: Un caso de laringitis luetica que requirio traqueotomia. Bol. esp. Otorrino-laring. **6**, 27 (1953). Zit. Zbl. Haut- u. Geschl.-Kr. **88**, 326 (1954). — COLONELLO, F.: La sifilide della prostata. Arch. ital. Sci. med. colon. **22**, 510 (1941). — COMBES, F. C.: The annular macular syphilis (neurosyphilid, Unna). Arch. Derm. Syph. (Chicago) **25**, 906 (1932). — COMEL, M.: Sifiloderma vegetante papillomatose. G. ital. Derm. Sif. **79**, 687 (1938). — COMOLLI, A.: La sifilide della prostata. Arch. ital. Urol. **7**, 551 (1931). — CONNER, W. H.: Tertiary syphilis, gummas of the skin, hepatitis, splenomegalia, hemiplegia and osteitis of the right humerus. Arch. Derm. Syph. (Chicago) **30**, 719 (1934). — CONTIADES, X. J.: Sur un cas de syphilis testiculaire. Ann. anat. path. **8**, 782 (1931). — CORDERO SOROA, A.: Lues und Tuberkulose. Rev. esp. Tuberc. **3**, 19 (1932). [Spanisch.] Zit. Zbl. Haut- u. Geschl.-Kr. **43** 194 (1933). — CORTI, P.: Gomme sifilitische in sede di iniezioni di calomelano. G. ital. Derm. Sif. **71**, 240 (1930). — COSTE, F., A. SAENZ et L. COSTIL: Bacilles acido-résistants dans une nodosité juxtaarticulaire. Bull. Soc. méd. Hôp. Paris, III. s. **49**, 1369 (1933). — CUILLERET, P., J. PELLERAT et CL. SPIRA: Syphilis tertiaire acnéiforme et sycosiforme. Bull. Soc. franç. Derm. Syph. **56**, 373 (1949). — CUTTING, R. A.: Syphilitic leg ulcers. Clinical features presented by 100 cases. Ann. Surg. **97**, 85 (1933).

DAHMEN: Lues III. Ikterus. Verein Dresdener Dermatol., Sitzg vom 11. I. 1933. Zit. Zbl. Haut- u. Geschl.-Kr. **44**, 377 (1933). — Oberkiefercarcinom auf dem Boden einer Lues III mit Metastasen der Halsdrüsen. Verein Dresdener Dermatol., Sitzg vom 14. III. 1934. Zit. Zbl. Haut- u. Geschl.-Kr. **48**, 276 (1934). — DANBOLT, N., E. G. CLARK and T. GJESTLAND: The Olso-study of untreated syphilis. A re-study of the Boeck-Bruusgaard material concerning the fate of syphilitics who receive no specific treatment. (A preliminary report.) Acta derm.-venereol. (Stockh.) **34**, 34 (1954). Zit. Zbl. Haut- u. Geschl.-Kr. **89**, 93 (1953). — DANIEL, C., u. AL. SOIMARU: Die syphilitischen Metrorrhagien. Gynecol. **8**, 69 (1932). [Rumänisch.] Zit. Zbl. Haut- u. Geschl.-Kr. **44**, 790 (1933). — DESCLAUX, L.: Syphilis méconnue et considérée comme un accident de travail. Ann. Méd. lég. **12**, 520 (1932). — Un cas de mastite syphilitique. Bull. Soc. méd. Hôp. Paris, III. s. **49**, 1351 (1933). — DEUTSCHMANN, W.: Zur Differentialdiagnose zwischen Hautlues und Lupus. Z. Tuberk. **65**, 404 (1932). — DIETEL, F.: Eigenartiger Luesverlauf. Arch. Derm. Syph. (Berl.) **168**, 379 (1933). — DITTRICH: Miliare Gummata. Nordwestdtsch. Dermatol.-Ver.igg, Kiel, Sitzg vom 1. V. 1932. Zit. Zbl. Haut- u. Geschl.-Kr. **41**, 665 (1932). — DOBOS, A.: Lues III. Ungarische Dermatol. Ges., Budapest, Sitzg vom 9. XII. 1938. Zit. Zbl. Haut- u. Geschl.-Kr. **62**, 91 (1939). — Lues III. Ungarische Dermatol. Ges., Budapest, Sitzg vom 11. XI. 1939. Zit. Zbl. Haut- u. Geschl.-Kr. **64**, 243 (1940). — DOGLIO, V.: Gomma luetica cutanea in sede di iniezioni di calomelano. Rif. med. **1938**, 86. — DOŠKÁŘOVÁ, V.: Cheilitis diffusa syphilitica. Čas. Lék. čes. **1940**, 1108.

[Tschechisch.] Zit. Zbl. Haut- u. Geschl.-Kr. **67**, 319 (1941). — DOWNING, J. G.: Tertiary syphilis. Arch. Derm. Syph. (Chicago) **23**, 759 (1931). — Syphilis in industry. J. Amer. Med. Ass. **158**, 468 (1955). — DROUET, A. DUMAS et HARMAND: Ulcères de jambe et périostite syphilitique. Bull. Soc. franç. Derm. Syph. **38**, 1071 (1931). — DUBAU et BOLOT: Un cas de syphilis du testicule à début épididymaire. Bull. Soc. Méd. mil. franç. **33**, 363 (1939). — DUMBOVICH, B.: Syphilis tuberoserpiginosa. Ungarische Dermatol. Ges., Sitzg vom 8. 11. 1935. Zit. Zbl. Haut- u. Geschl.-Kr. **51**, 385 (1935). — DUPERRAT, B., A. BASSET et A. LEFORT: Syphilome chancriforme balano-preputial. Bull. Soc. franç. Derm. Syph. **59**, 451 (1952).

EBERT, M. H.: Juxta-articular nodes. Arch. Derm. Syph. (Chicago) **32**, 675 (1935). — EHRMANN, G.: Gumma der Vulva. Öst. Dermatol. Ges., Sitzg vom 6. XII. 1951. Zit. Zbl. Haut- u. Geschl.-Kr. **80**, 116 (1952). — ENDO: Fall von Prostatasyphilis. Lues (Kyoto) **8**, Nr 3, dtsch. Zus.fass. 14 (1932). [Japanisch.] Zit. Zbl. Haut- u. Geschl.-Kr. **43**, 782 (1933).— ESCHREF, A.: Lues III der Harnröhre. Türkische Dermatol. Ges., Stambul, Sitzg vom 2. IV. 1933. Zit. Zbl. Haut- u. Geschl.-Kr. **46**, 295 (1933).

FARBER, M.: Ein Fall von gummöser Ulcerierung des Orificium externum. Venerol. **8**, H. 10, 20 (1931). [Russisch.] Zit. Zbl. Haut- u. Geschl.-Kr. **41**, 249 (1932). — FARKAŠ: Multiple Gummata. Dermato-Venerol. Ges., Zagreb, Sitzg vom 30. IV. 1930. Zit. Zbl. Haut- u. Geschl.-Kr. **35**, 612 (1931). — FASSKE, F., W. HAHN, K. MORGENROTH u. H. THEMANN: Die formale und kausale Genese der Leukoplakia oris. Z. Haut- u. Geschl.-Kr. **26**, 339 (1959). — FAVRE, M., et G. CHANIAL: Syphilis nodulaire de la joue du type lymphodermique. Bull. Soc. franç. Derm. Syph. **45**, 1371 (1938). — FEJÉR, E.: Tertiäre Syphilis der Mamma. Bőrgyógy vener. Szle **14**, 41 (1936). [Ungarisch.] Zit. Zbl. Haut- u. Geschl.-Kr. **55**, 326 (1937). — FENCL, F.: Dacryoadenitis syphilitica. Čsl. Ofthal. **9**, 33 u. engl. Zus.fass. 41 (1953). [Tschechisch.] Zit. Zbl. Haut- u. Geschl.-Kr. **89**, 208 (1935). — FERNANDEZ, A. A., u. J. CAPURRO: Lupoides Syphilid in Medaillonform. Rev. Asoc. méd. argent. **50**, 527 (1937). [Spanisch.] Zit. Zbl. Haut- u. Geschl.-Kr. **57**, 697 (1938). — FERRAKIS, G.: Sifiloma del rinofaringe. Valsalva **13**, 179 (1937). — FERRARI, F., J. MONTPELLIER et F. F. MORAND: Trois cas d'épithélioma de la peau sur vieilles lésions ulcéro-fistuleuses syphilitiques. Bull. Ass. franç.Cancer **20**, 529 (1931). — FEUK,: Carcinoma in gumma linguae. Verh. der Dermatol. Ges., Stockholm, Sitzg vom 11. IX. 1929. Zit. Zbl. Haut- u. Geschl.-Kr. **33**, 153 (1930). — FILATOV, I.: Ein Fall von Ulcus gummosum der Zungentonsille. Ž. ušn. Bol. **6**, 167 (1929). [Russisch.] Zit. Zbl. Haut- u. Geschl.-Kr. **32**, 650 (1930). — FINGER, E.: Handbuch der Haut- und Geschlechtskrankheiten, Bd. XVI, H/1, S. 183. Berlin: Springer 1930. — FISCHER, H. v.: Einige Worte über gummöse Epididymitiden bei einem Tabiker. Schweiz. med. Wschr. **1931**II, 943. — FISCHER, J.: Contribution au diagnostic différentiel de la syphilis laryngée. Acta oto-laryng. (Stockh.) **19**, 127 (1933). Zit. Zbl. Haut- u. Geschl.-Kr. **46**, 620 (1933). — FISCHER, W.: Tertiäres Luesrezidiv auf Grund eines Traumas. Berliner Dermatol. Ges., Sitzg vom 11. I. 1932[1]. Zit. Zbl. Haut- u. Geschl.-Kr. **41**, 31 (1932). — Lues III und Sklerodermie. Berliner Dermatol. Ges., Sitzg vom 8. III. 1932[2]. Zit. Zbl. Haut- u. Geschl.-Kr. **41**, 299 (1932). — FISCHL, F.: Gumma als Reizphänomen. Wien. klin. Wschr. **1929**II, 1197. — FITZWILLIAMS, C. L.: Zit. nach J. GUSZMAN, Die Syphilis der weiblichen Geschlechtsorgane. In Handbuch der Haut- und Geschlechtskrankheiten, Bd. XVI/I. 1930. — FLECK, J.: Zur Kenntnis des Köbnerschen Phänomens. Derm. Wschr. **123**, 121 (1951). — FLEISCHMANN: Gumma pharyngis und Periostitis gummosa. Dtsch. Dermatol. Ges. in der Tschechoslowakischen Republik, Sitzg vom 9. III. 1930. Zit. Zbl. Haut- u. Geschl.-Kr. **34**, 403 (1930). — FORTUNOFF u. A. MALLER: Die Verbreitung der Spätlues. (Mit besonderer Berücksichtigung der internen Erkrankungen.) Wien. Arch. inn. Med. **25**, 77 (1934). — FRANCHI, F.: Epithelioma spino-cellulare insorto sopra una cicatrice di gomma luetica. Boll. Sez. region. ital. Derm. Nr 3, 152 (1931). — FRANK, H.: Syphilis III. Frankfurter Dermatol. Ver.igg, Sitzg vom 3. XII. 1931. Zit. Zbl. Haut- u. Geschl.-Kr. **41**, 761 (1932). — Sarcoma cutis unter dem Bild einer Lues III. Hautarzt **7**, 139 (1956). — FRANKOVIĆ: Lues gummosa nasi et palati duri. Dermato-Venerol. Sektion in Zagreb (Jugoslawien), Sitzg vom 15. X. 1931. Zit. Zbl. Haut- u. Geschl.-Kr. **43**, 134 (1933). — FRATES, A.: Considerazioni statistiche sulla sifilide nelle prime 10 000 autopsie dell'istituto di anatomia patologica della r. università di Milano. Clin. med. ital., N. s. **65**, 1015 (1934). — FREEMAN, H. E.: Tertiary syphilis: Gumma of the soft palate, interstitial selerosis of the testicle, asymptomatic cerebrospinal syphilis and aortitis. Arch. Derm. Syph. (Chicago) **42**, 373 (1940). — FRENZL, FR.: Lues tertiaria sycosiformis. Česká Derm. **15**, 53 u. franz. Zus.fass. 58 (1934). [Tschechisch.] Zit. Zbl. Haut- u. Geschl.-Kr. **49**, 268 (1934). — Der Einfluß artifizieller Faktoren auf die luischen Hauterscheinungen. Tschechoslowakische Dermatol. Ges., Prag, Sitzg vom 14. XI. 1937. Zit. Zbl. Haut- u. Geschl.-Kr. **58**, 407 (1938). — Der Einfluß einiger artefizieller Faktoren auf die luischen Hauterscheinungen. Česká Derm. **18**, 18 (1938). Zit. Zbl. Haut- u. Geschl.-Kr. **59**, 611 (1938). — FRÖHLICH, H.: Juxtaartikuläre Knoten. Med. Klin. **1931**II, 1090. — Zur Kenntnis der luetischen juxtaartikulären Knotenbildungen. Arch. Derm. Syph. (Berl.)

166, 226 (1932). — Frühwald, R.: Lues III. Demonstrationsabende Chemnitzer Hautärzte, Sitzg vom 8. XII. 1933. Zit. Zbl. Haut- u. Geschl.-Kr. **48**, 435 (1934). — Lues III. Demonstrationsabende Chemnitzer Hautärzte, Sitzg vom 23. XI. 1934. Zit. Zbl. Haut- u. Geschl.-Kr. **50**, 98 (1935). — Lues III. Demonstrationsabende Chemnitzer Hautärzte, Sitzg vom 14. I. 1936¹. Zit. Zbl. Haut- u. Geschl.-Kr. **53**, 72 (1936). — Lues III laryngis. Demonstrationsabende Chemnitzer Hautärzte, Sitzg vom 7. IV. 1936². Zit. Zbl. Haut- u. Geschl.-Kr. **53**, 669 (1936). — Perforatio palati duri. Demonstrationsabende Chemnitzer Hautärzte, Sitzg vom 14. IV. 1937. Zit. Zbl. Haut- u. Geschl.-Kr. **56**, 361 (1937). — Tertiäre Syphilis der Nase. Demonstrationsabende Chemnitzer Hautärzte, Sitzg vom 18. I. 1939. Zit. Zbl. Haut- u. Geschl.-Kr. **61**, 636 (1939). — Frühwald, R., u. W. Höfer: Schwierigkeiten bei der Unterscheidung von Lupus und tertiärer Syphilis. Hautarzt **5**, 153 (1954). — Fuchs, K.: Zwei Fälle von Lues des Gaumens. Mschr. Ohrenheilk. **64**, 102 (1930). — Füllenbaum, L.: Entstellung nach Lues III. Lemberger Dermatol. Ges., Sitzg vom 20. X. 1932. Zit. Zbl. Haut- u. Geschl.-Kr. **44**, 17 (1953). — Fuhs, H.: Nodositas juxta-articularis neben tubero-serpiginösem Syphilid. Wiener Dermatol. Ges., Sitzg vom 21. XI. 1929. Zit. Zbl. Haut- u. Geschl.-Kr. **33**, 541 (1930).

Galewsky: Lues III. Verein Dresdener Dermatol., Sitzg vom 5. XI. 1930. Zit. Zbl. Haut- u. Geschl.-Kr. **37**, 22 (1931). — Gammel, J. A.: Tertiary syphilis and tattooing. Arch. Derm. Syph. (Chicago) **23**, 1007 (1931). — Garfield: Carcinoma on a probable syphilitic ulcer. Arch. Derm. Syph. (Chicago) **20**, 899 (1929). — Garnier, G.: A propos du diagnostic de certaines syphilis tertiaires. Paris méd. **1942** I, 13. — Gaté, J., et J. Charpy: Syphilis tertiaire discrète de l'aile du nez à forme impétigoide. Bull. Soc. franç. Derm. Syph. **39**, 1602 (1932). — Gaté, J., J. Charpy et A. Chapuis: Un eas syphilis traumatique. Bull. Soc. franç. Derm. Syph. **40**, 1218 (1933). — Gaté, J., P. Cuilleret et A. Freidel: Plaques muqueuses buccales atypiques. Bull. Soc. franç. Derm. Syph. **40**, 1585 (1933). — Gaté, J., P. Cuilleret et J. Peissel: Erythrodermie à type d'érythème prémycosique avec formations tumorales d'apparition récente rappelant le mycosis. Diagnostic infirmé par les examens anatomo-pathologiques. Bull. Soc. franç. Derm. Syph. **46**, 922 (1939). — Gaté, J., G. Massia et P. J. Michel: Syphilides tertiaires développées sur une cicatrice. Bull. Soc. franç. Derm. Syph. **36**, 706 (1929). — Gaté, J., P. J. Michel et J. Charpy: Syphilis tertiaire du nez avec effondrement du squelette cartilagineux. Lesions pharyngées concomitantes. Bull. Soc. franç. Derm. Syph. **38**, 245 (1931). — Gaté, J., P. J. Michel et J. Riou: Dactylite verruqueuse syphilitique tertiaire. Bull. Soc. franç. Derm. Syph. **43**, 24 (1936). — Gaté, J., P. J. Michel et J. A. Thévenon: Sarcoides syphilitiques. Bull. Soc. franç. Derm. Syph. **39**, 1600 (1932). — Gaté, J., J. Riou et J. Colas: Deux cas de syphilis segmentaires. Bull. Soc. franç. Derm. Syph. **43**, 22 (1936). — Gaté, J., et P. Tiran: Syphilides nodulaires serpigineuses chez un hémiparkinsonien avec hyperglycémie et glycosurie. Bull. Soc. franç. Derm. Syph. **39**, 78 (1932). — Gaté, J., et J. Vayre: Syphilome tertiaire à type de squirrhe atrophique. Bull. Soc. franç. Derm. Syph. **60**, 91 (1953). — Gaume, P., et L. Lafourcade: Un cas de syphilis tertiaire de l'urètre. J. Urol. méd. chir. **34**, 482 (1932). — Gebert: Kasuistische Mitteilung über Gummenbildung bei Fieberbehandlung der progressiven Paralyse. Arch. Psychiat. Nervenkr. **95**, 101 (1931). — Gelbjerg-Hansen: Interstitielle tertiäre Glossitis. Dänische Dermatol. Ges., Sitzg vom 2. X. 1929. Zit. Zbl. Haut- u. Geschl.-Kr. **33**, 26 (1930). — Gertler: Cutanes Gummi der Handinnenfläche. Schlesische Dermatol. Ges., Breslau, Sitzg vom 29. XI. 1941. Zit. Zbl. Haut- u. Geschl.-Kr. **68**, 271 (1942). — Gigon, L. A.: Krankheiten der Mundschleimhaut. In Handbuch der inneren Medizin, Bd. 3, S. 1. 1953. — Gilg, I.: Monstrous gummatous syphilide of the face. Acta derm.-venereol. (Stockh.) **35**, 246 (1955). Zit. Zbl. Haut- u. Geschl.-Kr. **93**, 349 (1956). — Girard et Robin: A propos de syphilis traumatique. Bull. Soc. franç. Derm. Syph. **41**, 169 (1934). — Gitman, S. M., S. M. Minsker u. M. M. Plotkina: Zwei Fälle von Erythema tertiarium Fournier. Vestn. Vener. Derm. H. 2, 227 (1937). [Russisch.] Zit. Zbl. Haut- u. Geschl.-Kr. **57**, 57 (1938). — Glasser, R.: Syphilides palmaires tertiaires coexistant avec une paralyse générale. Bull. Soc. franç. Derm. Syph. **36**, 1127 (1929). — Glushak, L.: Tertiary syphilis of the larynx. Laryngoscope (St. Louis) **41**, 694 (1931). — Gockell: Lues III. 75. Tagg der Ver.igg Südwestdtsch. Dermatol., 8. V. 1954. Zit. Zbl. Haut- u. Geschl.-Kr. **88**, 351 (1954). — Goldschlag: Zweimalige Tracheotomie infolge einer luetischen Larynxerkrankung. Lemberger Dermatol. Ges., Sitzg vom 26. IX. 1929. Zit. Zbl. Haut- u. Geschl.-Kr. **32**, 793 (1930). — Lues gummosa. Lemberger Dermatol. Ges., Sitzg vom 30. X. 1930. Zit. Zbl. Haut- u. Geschl.-Kr. **37**, 175 (1931). — Gottlieb: Syphilis ulcerogummosa linguae. Frankfurter Dermatol. Ver.igg, Sitzg vom 26. II. 1931. Zit. Zbl. Haut- u. Geschl.-Kr. **39**, 129 (1932). — Gottron, H. A.: Kombiniert gummös-interstitielle luische Myositis bei gleichzeitiger Lues III im Bereich der darüberliegenden Hautdecke. Schlesische Dermatol. Ges., Breslau, Sitzg vom 23. IV. 1938¹. Zit. Zbl. Haut- u. Geschl.-Kr. **59**, 633 (1938). — Eruptive essentielle Teleangiektasien, aufgetreten während der Gravidität bei bestehender Lues latens. Schlesische Dermatol. Ges., Breslau, Sitzg vom 23. IV. 1938². Zit. Zbl. Haut- u. Geschl.-Kr. **59**, 633

(1938). — Ungewöhnliche Lues III unter dem Bilde der Neurodermitis gigantea bei 43jähr. Frau. Schlesische Dermatol. Ges., Breslau, Sitzg vom 29. XI. 1941. Zit. Zbl. Haut- u. Geschl.-Kr. **68**, 267 (1942). — Mycosis fungoides zum Teil unter dem Bilde einer Brocqschen Dermatose, zum Teil unter dem einer tuberösen Lues. Schlesische Dermatol. Ges., Breslau, Sitzg vom 24. I. 1942. Zit. Zbl. Haut- u. Geschl.-Kr. **68**, 615 (1942). — GOUFAS, G.: Sur un cas de iaryngocéle externe et inférieure postsyphilitique. Ann. Mal. Oreil. Larynx **49**, 491 (1930). — GOUGEROT, H.: Sensibilisation et anaphylaxie dans les infections. Verh. 9. internat. Kongr. Derm. **1**, 244 (1935). — Syphilis cutanées post traumatiques inoculées ou éveillées. Arch. derm.-syph. (Paris) **10**, 227 (1938¹). — Syphilis viscérales post traumatiques. Arch. derm.-syph. (Paris) **10**, 247 (1938²). — GOUGEROT, H., et P. BLUM: Arséno-récidive cutanée et muqueuse apparaissant après une injektion de bismuth. Probléme de l'action déclenchante du bismuth sur l'arséno-récidive. Ann. Mal. vénér. **34**, 355 (1939). — GOUGEROT, H., et BURNIER: Gommes syphilitiques du cou à forme tumorale. Ann. Mal. vénér. **27**, 611 (1932). — GOUGEROT, H., et M. DECHAUME: Critique des plaques fauchées syphilitiques, plaques dépapillées (ou fauchées) de la langue, non syphilitiques: Formes atypiques de la glossite losangique médiane. Ann. Mal. vénér. **28**, 801 (1933). — GOUGEROT, H., et J. DELAY: Gommes ulcéreuses syphilo-tuberculeuses par corps étrangers. Bull. Soc. franç. Derm. Syph. **40**, 423 (1933). — GOUGEROT, H., et J. GUEX: Syphilis cutanée post-traumatique après brûlure. Ann. Mal. vénér. **35**, 37 (1940). — GOUGEROT, H., et J. HAMBURGER: Phénomène de Koch (nécrose) au point d'une intradermo-réaktion tuberculinique. Phénomène de Sanarelli-Schwartzmann-Bordet (purpura) à distance dans une cicatrice de gomme syphilitique. Syphilis chimio-récidivante. Arch. derm.-syph. (Paris) **9**, 484 (1937). — GOUGEROT et PATTE: Syphilides tertiaires cutanées végétantes. Arch. derm.-syph. (Paris) **4**, 293 (1932). — GOYANES: Beziehung der Lues zum Krebs. Ecos. esp. Derm. **7**, 419 (1931). [Spanisch.] Zit. Zbl. Haut- u. Geschl.-Kr. **39**, 95 (1932). — GRACIANSKY, P. DE, CH. GRUPPER, J. LECLERCQ et P. MASSIAN: Action de la cortisone sur les syphilides gommeuses et sur le syndrome biologique du tabès. Bull. Soc. franç. Derm. Syph. **60**, 128 (1953). — GRASSI, A.: Particolari casi di sifilide tardiva. Boll. Sez. region. Soc. ital. Derm. Nr 1, 72 (1934). — GREENBAUM, S. S.: Late syphilis of the palate. A hitherto undescribed form of palatal syphilis. Arch. Derm. Syph. (Chicago) **21**, 446 (1930). — GREENBAUM, S. S., and B. MADDEN: Syphilis and trauma, with special reference to the Tarnowsky test. Amer. J. Syph. **16**, 297 (1932). — GREENHOUSE, C.: Gumma of the penis. Arch. Derm. Syph. (Chicago) **27**, 890 (1933). — GRILLO, V.: Sul cosidetto fungo luetico del testicolo. Boll. Sez. region. Soc. ital. Derm. Nr 3, 220 (1935). — Sul fungo sifilitico del testicolo. G. ital. Derm. Sif. **78**, 123 (1937). — GRITTI, P.: Manifestazione eredo-luetica del naso e del faringe simulante un lupus. (Contributo clinico-sperimentale.) Arch. ital. Otol. **44**, 422 (1933). — GROSS, P.: Tertiary syphiloderm in a patient with macular anetodermia. Arch. Derm. Syph. (Chicago) **25**, 753 (1932). — GROSSE, H.: Lues und Krebs. Hautarzt **8**, 258 (1957). — GRSCHEBIN: Gibt es einen Antagonismus zwischen Haut- und Metalues? Zit. nach MERENLENDER. Zbl. Haut- u. Geschl.-Kr. **43**, 4 (1933). — GÜLDEN: Psoriasis und Lues III. Ver.igg Düsseldorfer Dermatol., Sitzg vom 17. V. 1933. Zit. Zbl. Haut- u. Geschl.-Kr. **45**, 549 (1933). — GUNTRUM: Lues III unter dem Bilde der Tuberculosis colliquativa. Frankfurter Dermatol. Ver.igg, Sitzg vom 26. II. 1931. Zit. Zbl. Haut- u. Geschl.-Kr. **39**, 131 (1932).

HALTER, K.: Flächenhaft infiltrierende sarkoidartige Lues III. Schlesische Dermatol. Ges., Breslau, Sitzg vom 5. VI. 1943¹. Zit. Zbl. Haut- u. Geschl.-Kr. **70**, 473 (1943). — Gumma der hinteren Rachenwand (Lues gravis). Schlesische Dermatol. Ges., Breslau, Sitzg vom 5. VI. 1943². Zit. Zbl. Haut- u. Geschl.-Kr. **70**, 473 (1943). — Tuberöse und diffus-infiltrierende Lues III der Lippe. Schlesische Dermatol. Ges., Breslau, Sitzg vom 5. VI. 1943³. Zit. Zbl. Haut- u. Geschl.-Kr. **70**, 473 (1943). — HAMANN: Ausgedehnte tubero-serpiginöse Lues. Schlesische Dermatol. Ges., Breslau, Sitzg vom 8. II. 1941. Zit. Zbl. Haut- u. Geschl.-Kr. **67**, 125 (1941). — HARDT, E.: Tubero-serpiginöses Syphilid mit ausgedehnten Verwachsungen. Frankfurter Dermatol. Ver.igg, Sitzg vom 8. XII. 1936. Zit. Zbl. Haut- u. Geschl.-Kr. **56**. 15 (1937). — HAXTHAUSEN: Tertiäre Lues durch Elephantiasis hervorgerufen. Dänische Dermatol. Ges., Sitzg vom 1. X. 1930. Zit. Zbl. Haut- u. Geschl.-Kr. **36**, 273 (1931). HEILESEN, B.: Tertiary syphilis. Acta derm.-venereol. (Stockh.) **36**, 195 (1956). Zit. Zbl. Haut- u. Geschl.-Kr. **97**, 109 (1957). — HERBER, J.: Tatouages marocains. Maroc méd. **306**, 1053 (1950). — HERRERA, C. A.: Luetische Elephantiasis resistentem Serumbefund. Act. dermo-sifiliogr. (Madr.) **33**, 700 (1942). [Spanisch.] Zit. Zbl. Haut- u. Geschl.-Kr. **69**, 708 (1943). — HERRMANN: Lues III. Verslg Südwestdtsch. Dermatol., Frankfurt a. Main, Sitzg vom 25. X. 1930. Zit. Zbl. Haut- u. Geschl.-Kr. **36**, 538 (1931). — Tertiärsyphilitische, gummöse Entzündung mit zentraler Nekrose. Frankfurter Dermatol. Ver.igg, Sitzg vom 16. V. 1929. Zit. Zbl. Haut- u. Geschl.-Kr. **32**, 174 (1930). — HEVESI, E.: Lues tuberoserpiginosa. Ungarische Dermatol. Ges., Sitzg vom 16. I. 1943. Zit. Zbl. Haut- u. Geschl.-Kr. **70**, 257 (1943). — HEWITT, J., J. J. MEYER, R. THIERRÉE, J. P. MENANTEAU et P. FABIANI: Gomme géante prétibiale pseudo-sarcomateuse, avec sérologie négative chez un tabétique ancien. Examen chimique du liquide gommeux. Bull. Soc. franç. Derm. Syph. **63**, 146 (1956). — HIEGUET, G.: Syphilides papillomateuses du voile et du pharynx chez une enfant de 5 ans. Ann. Oto-laryng. (Paris) Nr 1, 8 (1935). — HIGOUMENAKIS, G. C.: Contribution à l'étude de la syphilis traumatique. Ann. Mal. vénér. **33**, 467 (1938). — Contribution to the study of teaumatic syphilis. Indian. J. vener. Dis. **5**, 141 (1939). — HIRSCHBERG: Gleichzeitiges Bestehen von Nervenlues und Gummata. Warschauer Dermatol. Ges., Sitzg vom 11. V. 1930. Zit. Zbl. Haut- u. Geschl.-Kr. **37**, 178 (1931). — HOEDE: Syphilis gummosa et ulcerosa. 65. Herbsttagg Ver.igg Südwestdtsch. Hautärzte, Würzburg, Sitzg vom 22. X. 1938. Zit. Zbl. Haut- u. Geschl.-Kr. **62**, 13 (1939). — HOFBAUER, W.: Hautgummen nach Malariabehandlung. Wiener Dermatol. Ges., Sitzg vom 6. VI. 1942. Zit. Zbl. Haut- u. Geschl.-Kr. **70**, 436 (1943). — HOFMANN, ED.: Lues III mit starken Gesichtsmutilationen. Verslg Südwestdtsch. Dermatol., Frankfurt a. Main, Sitzg vom 25.—26. X. 1930¹. Zit. Zbl. Haut- u. Geschl.-Kr. **36**, 533 (1931). — Lues III mit starken Gesichtsmutilationen. Verslg Südwestdtsch. Dermatol., Frankfurt a. Main, Sitzg vom 25. X. 1930². Zit. Zbl. Haut- u. Geschl.-Kr. **36**, 533 (1931). — HOLLÓSI, K.: Gumma der Brustdrüse. Orv. Hetil. **1936**, 393. [Ungarisch.] Zit. Zbl. Haut- u. Geschl.-Kr. **55**, 163 (1937). — Die luische weiche Brustdrüsengeschwulst (Gumma mammae). Bruns' Beitr. klin. Chir. **170**, 540 (1939). — HOLTZMAN, I. N.: Paradoxical effect of penicillin. Epithelioma in situ associated with syphilitic granuloma. Arch. Derm. Syph. (Chicago) **67**, 622 (1953). — HOPKINS, H. H.: Association of clinical neurosyphilis with various types of tertiary syphilis. Arch. Derm. Syph. (Chicago) **22**, 232 (1930). — HOTTENROTH, H.: Lues III. Frankfurter Dermatol. Ver.igg, Sitzg vom 29. VI. 1938. Zit. Zbl. Haut- u. Geschl.-Kr. **60**, 299 (1938). — HÜBSCHMANN, K., u. NOVAK: Traumatische Lues gummosa an der Stelle einer Insulininjektion. Cechoslowakische Dermato-Venerol. Ges., Sitzg vom 9. XI. 1930. Zit. Zbl. Haut- u. Geschl.-Kr. **39**, 618 (1932). — HÜLLSTRUNG: Lues III (Gumma) und Epitheliom. Ver.igg Düsseldorfer Dermatol., Sitzg vom 13. XII. 1937. Zit. Zbl. Haut- u. Geschl.-Kr. **58**, 516 (1938). — HU, CH. K., and CH. N. FRAZIER: A study of subcutaneous nodules of the juxta articular type observed in five cases of syphilis in North China. Chin. med. J. **47**, 364 (1933). Zit. Zbl. Haut- u. Geschl.-Kr. **46**, 503 (1933). — HUGUENIN, R., P. FOULON et G. ALBOT: Les difficultés du diagnostic des scléroses pulmonaires tuberculeuses et syphilitiques. Ann. anat. path. **7**, 108 (1930).

IANCOFF: Ein Fall von Gumma processus mastoidei dextr. pallat. mollis et septi narium (perforatio). Clin. bulgara **3**, 222 (1930). [Bulgarisch.] Zit. Zbl. Haut- u. Geschl.-Kr. **38**, 124 (1931). — ICHIKAWA, T.: Über die Syphilis der Mundschleimhaut. Jap. J. Derm. **33**, No 4 dtsch. Zus.fass. 68 (1933). [Japanisch.] Zit. Zbl. Haut- u. Geschl.-Kr. **45**, 657 (1933). — ICHIKAWA, T., u. T. MORIKAWA: Epididymitis und Orchitis syphilitica beim angeborenen Syphilissäugling. Japanische Dermatol. Tochterges., Sitzg vom 13. XI. 1934. Zit. Zbl. Haut- u. Geschl.-Kr. **53**, 662 (1936). — IRIBARNE, J., u. N. CONTRERAS ORTIZ: Seltene luetische Veränderung der Mamma. Bol. Soc. Obstet. Ginec. B. Aires **10**, 271 (1931). [Spanisch.] Zit. Zbl. Haut- u. Geschl.-Kr. **44**, 355 (1933). — IZEKI, K.: A study on nodocites juxta articulaires, with special reference to their treatment with salvarsan. Acta derm. (Kyoto) **22**, 108 (1933). Zit. Zbl. Haut- u. Geschl.-Kr. **49**, 169 (1934).

JÄRNECKE, H.: Tubero-serpiginöses Syphilid mit hämangioartigen Teleangiektasiebildungen. 1. Tagg der Dermatol. Ver.igg Groß-Hamburg, Sitzg vom 14. XI. 1936. Zit. Zbl. Haut- u. Geschl.-Kr. **56**, 359 (1937). — JAMIESON, R. C.: Ulerythema ophryogenes and syphilis. Arch. Derm. Syph. (Chicago) **24**, 161 (1931). — JAVIER, M., u. TOMÉ BONA: Un caso más de sifilide terciaria traumatica. Act. dermo-sifiliogr. (Madr.) **41**, 219 (1949). Zit. Zbl. Haut- u. Geschl.-Kr. **77**, 334 (1951). — JESSNER, M.: Über syphilitische juxtaartikuläre Knotenbildungen. Arch. Derm. Syph. (Berl.) **152**, 132 (1926). — JOSEPHOWITSCH, L. B.: Über die tertiäre Syphilis (Gumma) der Brustdrüse. Langenbecks Arch. klin. Chir. **172**, 360 (1932).

KAADEN, J. E. VAN DER: Traumatische Syphilis. Geneesk. T. Ned.-Ind. **1937**, 140. [Holländisch.] Zit. Zbl. Haut- u. Geschl.-Kr. **56**, 337 (1937). — KADISCH, E.: Hodengummi. Berliner Dermatol. Ges., Sitzg vom 8. VII. 1930. Zit. Zbl. Haut- u. Geschl.-Kr. **36**, 145 (1931). — KALZ, FR.: Syphilitic juxta-articular nodes. Arch. Derm. Syph. (Chicago) **60**, 426 (1949). — KARCHER, E. W.: Syphilis; carcinoma. Arch. Derm. Syph. (Chicago) **22**, 553 (1930). — KARLHOFER, F.: Zur Frage Syphilis und Reizung. Wien. klin. Wschr. **1947**, 344. — KASABAKAS: Leucoplasie et syphilis nerveuses. Rev. franç. Derm. Vénér. **8**, 110 (1932). Zit. Zbl. Haut- u. Geschl.-Kr. **41**, 634 (1932). — KATHE: Multiple Carcinome auf Arsenhyperkeratosen bei Lues III. Schlesische Dermatol. Ges., Breslau, Sitzg vom 29. XI. 1941. Zit. Zbl. Haut- u. Geschl.-Kr. **68**, 271 (1942). — Sarkoidartige Lues III. Schlesische Dermatol. Ges., Breslau, Sitzg vom 13. III. 1943. Zit. Zbl. Haut- u. Geschl.-Kr. **70**, 469 (1943). — KEMAL-OSMAN: Gummata der Harnröhre. Türkische Dermatol. Ges., Istambul, Sitzg vom 7. IV. 1935. Zit. Zbl. Haut- u. Geschl.-Kr. **51**, 615 (1935). — KERL: Multiple Gummen mit Lungenveränderung. Wiener Dermatol. Ges., Sitzg vom 20. X. 1932. Zit. Zbl. Haut- u. Geschl.-Kr. **44**, 509 (1933). — KEYES, E. L.: Granuloma of the prostata possibly due to syphilis. Amer. J. Syph. **20**, 418 (1936). — KIBEDI VARGA, A.: Syphilis tubero-serpiginosa ulcerosa an der behaarten Kopfhaut. Bőrgyőgy vener. Szle **16**, 93 (1938). [Ungarisch.] Zit. Zbl. Haut- u. Geschl.-Kr. **60**, 692 (1938). — KICEVAC, M., u. N. ALKALAJ: Orchiepididymitis et deferentitis syphilitica bei sekundärer Syphilis. Srpski Arhiv celok. Lek. **32**, 940 (1930). [Serbo-Kroatisch] Zit. Zbl. Haut- u. Geschl.-Kr. **37**, 243 (1931). — KISSMEYER: Tertiäres Erythem. Dänische Dermatol. Ges., Kopenhagen, Sitzg vom 2. X. 1935. Zit. Zbl. Haut- u. Geschl.-Kr. **52**, 407 (1936). — KLEM: Lues III unter dem Bilde von Skrofulose. Norwegische Dermatol. Ver.igg in Oslo, Sitzg vom 28. II. 1929. Zit. Zbl. Haut- u. Geschl.-Kr. **35**, 349 (1931). — KLEPPER: Lues III. Ver.igg Düsseldorfer Dermatol., Sitzg vom 15. XI. 1933. Zit. Zbl. Haut- u. Geschl.-Kr. **47**, 289 (1934). — KLIEGEL: Zungencarcinom auf dem Boden einer Lues III. Schlesische Dermatol. Ges. in Gemeinschaft mit der Schlesischen Ges. für Vaterländ. Kultur, Breslau, Sitzg vom 16. X. 1940. Zit. Zbl. Haut- u. Geschl.-Kr. **66**, 293 (1941). — Lues III en nappe (Etagenlues). Schlesische Dermatol. Ges., Breslau, Sitzg vom 22. IX. 1943. Zit. Zbl. Haut- u. Geschl.-Kr. **70**, 600 (1943). — KNORRE, D.: Statistisches zur Syphilis an Hand von 26 500 Sektionsfällen der Jahre 1913—1952. Z. ges. inn. Med. 8, 1008 (1953). — KÖRBER: Elephantiasis penis (Saxophonpenis) als Folge gummöser Cavernitis (Demonstration). Ver.igg Rheinisch-Westfälischer Dermatol., 68. Herbsttagg, Münster i. Westf., Sitzg vom 26. u. 27. IX. 1947. Derm. Wschr. **1947**, 534. Zit. Zbl. Haut- u. Geschl.-Kr. **73**, 127 (1949). — KOLLER, K.: Gumma exulcerans palati. Ungarische Dermatol. Ges., Budapest, Sitzg vom 12. 1. 1934[1]. Zit. Zbl. Haut- u. Geschl.-Kr. **48**, 515 (1934). — Tuberoserpiginöses Syphilid. Ungarische Dermatol. Ges., Budapest, Sitzg vom 9. II. 1934[2]. Zit. Zbl. Haut- u. Geschl.-Kr. **48**, 518 (1934). — Gumma glandis penis. Ungarische Dermatol. Ges., Sitzg vom 14. XII. 1934[3]. Zit. Zbl. Haut- u. Geschl.-Kr. **50**, 641 (1935). — KONRAD, J.: Lues gummosa und Liquorveränderungen. Arch. Derm. Syph. (Berl.) **162**, 102 (1930). — KOYASU, Y.: Ein Fall von gummösem Geschwür am Penis. Lues (Kyoto) 4, 213 u. dtsch. Zus.fass. 28 (1929). [Japanisch.] Zit. Zbl. Haut- u. Geschl.-Kr. **35**, 295 (1931). — KREKELS: Orchitis et Epididymitis syphilitica. Demonstrationsabende Chemnitzer Hautärzte, Sitzg vom 10. IV. 1931. Zit. Zbl. Haut- u. Geschl.-Kr. **39**, 616 (1932). — KRISTANOV, Z., u. B. REVZIN: Die aktive tertiäre Syphilis bei Männern und Frauen nach den Angaben der stationären Abteilung des staatlichen venerologischen Instituts in Moskau. Sovet. Vestn. Vener. i Derm. 1, H. 7, 1 (1932). [Russisch.] Zit. Zbl. Haut- u. Geschl.-Kr. **44**, 367 (1933). — KRUMM, E.: Lues III mit ausgedehnter Zerstörung des Gesichtes. Frankfurter Dermatol. Ver.igg, Sitzg am 7. 12. 1949. Zit. Zbl. Haut- u. Geschl.-Kr. **75**, 95 (1950). — KUMER, L.: Carcinoma penis auf gummöser Basis. Wiener Dermatol. Ges., Sitzg vom 12. III. 1942. Zit. Zbl. Haut- u. Geschl.-Kr. **69**, 50 (1943). — KVORNING, Sv. A.: Tertiary annular erythema (grouped, parthy confluent papulous syphilides). Acta derm.-venereol. (Stockh.) **35**, 229 (1955). Zit. Zbl. Haut- u. Geschl.-Kr. **93**, 349 (1955).

LAMPE, B.: Die Bedeutung der tertiären Lues beim derzeitigen Kampf gegen die Geschlechtskrankheiten unter Berücksichtigung der serologischen Reaktionen im Blut. Dtsch. Gesundh.-Wes. **1952**, 539. — LANGER, E., u. E. SPERLING, Die Häufigkeit der Spätlues. Z. Haut- u. Geschl.-Kr. **11**, 47 (1951). — LAUGIER, P., et R. BURGUN: Syphilis tertiaire à éléments maculeux, à peine infiltrés, allant vers la syphilis quaternaire. Bull. Soc. franç. Derm. Syph. **45**, 1900 (1938). — LEDO-DUNIPE, E.: Sifilis terciaria: „fluxión aguda del testiculo", de Ricord Accin nula de la penicilina. Act. dermo-sifiliogr. (Madr.) **41**, 221 (1949). Zit. Zbl. Haut- u. Geschl.-Kr. **77**, 334 (1951). — LE FUR, R.: Sur un cas d'épididymite chronique de nature probablement syphilitique. J. Urol. méd. chir. **31**, 599 (1931). Zit. Zbl. Haut- u. Geschl.-Kr. **39**, 233 (1932). — LESZCZYŃSKI: Lues framboesiformis. Lemberger Dermatol Ges., Sitzg vom 6. III. 1930. Zit. Zbl. Haut- u. Geschl.-Kr. **35**, 55 (1931). — Gummöse Veränderungen am Ort einer diathermischen Einwirkung. Lemberger Dermatol. Ges., Sitzg vom 12. III. 1931. Zit. Zbl. Haut- u. Geschl.-Kr. **38**, 592 (1931). — LEVADITI, C., R. SCHOEN, Y. MANIN et A. VAISMAN: Infection tréponémique utéro-ovarienne et cycle oestral folliculinique chez la souris blanche. C. R. Soc. Biol. (Paris) **116**, 376 (1934). — LEVADITI, C., A. VAISMAN et D. ROUSSET-CHABAUD: Syphilis et néoplasmes. C. R. Soc. Biol. (Paris) **125**, 523 (1937). — LIMMER, FR.: Traumatische Lues. Cechoslowakische Dermato-Venerol. Ges., Sitzg vom 9. XI. 1930. Zit. Zbl. Haut- u. Geschl.-Kr. **39**, 618 (1932). — Ein Fall von luetischer Makrocheilie. Česka Derm. Šamberger-Festschr., 482 u. dtsch. Zus.fass. 487 (1931). [Tschechisch.] Zit. Zbl. Haut- u. Geschl.-Kr. **44**, 578 (1933). — LINDEMANN, R.: Beitrag zur Frage der tertiär-syphilitischen flächenhaften Hautinfiltrate. Derm. Z. **64**, 51 (1932). — LIPOVSKAJA, A. I.: Zur Klinik von gummösen Erkrankungen der Lider und der Bindehaut. Vestn. Oftal. **15**, H. 2, 88 (1939). [Russisch.] Zit. Zbl. Haut- u. Geschl.-Kr. **65**, 178 (1940). — LLOYD, V. E., and N. L. LLOYD: Circumcision and syphilis. Brit. med. J. **1934**, No 3812, 144. — LOCHE: Lues III. Primäre Cavernitis gummosa. Berliner Dermatol. Ges., Sitzg vom 8. VII. 1930. Zit. Zbl. Haut- u. Geschl.-Kr. **36**, 145 (1931). — LÖHE, H.: Verkannte Syphilis des behaarten Kopfes. Dtsch. med. Wschr. **1929**II[1], 2009. — Lues III ulcerosa. Berliner Dermatol. Ges., Sitzg vom 29. XI. 1929[2]. Zit. Zbl. Haut- u. Geschl.-Kr.

33, 16 (1930). — Lues III. Berliner Dermatol. Ges., Sitzg vom 12. XI. 1929³. Zit. Zbl. Haut- u. Geschl.-Kr. **32**, 545 (1930). — Periostales Gumma des linken Unterkiefers(?), gruppierte papulöse Syphilide am Stamm und rechten inneren Fußrand, Orchiepididymitis syphilitica. Berliner Dermatol. Ges., Sitzg vom 11. III. 1930. Zit. Zbl. Haut- u. Geschl.-Kr· **34**, 531 (1930). — Lues III. Gemeinschaftl. Sitzg der Dermatol. Ges. an der Universität Berlin u. der Berliner Medizin-Wissenschaftl. Ges. für Dermatol. u. Venerol. am 9. 3. 1949 im Rudolf-Virchow-Krankenhaus. Zit. Zbl. Haut- u. Geschl.-Kr. **74**, 285 (1950). — Lohel, H.: Über einen Fall von Lues III mit Haut- und Lungenveränderungen. Z. Haut- u. Geschl.-Kr. **3**, 293 (1947). — Lopez, I. J.: Syphilitische Gummata nach Paralysebehandlung. Dtsch. med. Wschr. **1936 I**, 69. — Louste, A., Thibaut et Cailliau: Ulcération syphilitique tertiaire atypique et signe d'Argyll-Robertson. Bull. Soc. franç. Derm. Syph. **39**, 563 (1932). — Lozano, R. A.: Syphilis und Tuberkulose in Beziehung zur Sterblichkeit im ersten Lebensjahr. Pediat. esp. **20**, 401 (1931). [Spanisch.] Zit. Zbl. Haut- u. Geschl.-Kr. **41**, 635 (1932). — Lucena Raurich, J. M.: Tertiäre Lues der Urethra. Ecos esp. Derm. **10**, 161 (1934). [Spanisch.] Zit. Zbl. Haut- u. Geschl.-Kr. **51**, 148 (1935).

Madden, J. F.: Generalized teleangiectasia at the site of healed tertiary syphilis. Arch. Derm. Syph. (Chicago) **39**, 791 (1939). — Magnusson: Lues III. Ulcera gummosa scroti. Verh. der Dermatol. Ges., Stockholm, Sitzg vom 12. III. 1930. Zit. Zbl. Haut- u. Geschl.-Kr. **35**, 61 (1931). — Mandel, A.: Lues III. Ungarische Dermatol. Ges., Budapest, Sitzg vom 9. XII. 1938. Zit. Zbl. Haut- u. Geschl.-Kr. **62**, 90 (1931). — Manouchakiane, V. A.: Ein Fall von ausgedehnter gummöser Hauteffektion in Kombination mit Tabes dorsalis. Vestn. Vener. Derm. H. 8, 848 (1937). [Russisch.] Zit. Zbl. Haut- u. Geschl.-Kr. **58**, 688 (1938). — Mariconda, G.: Mastite gommosa sifilitica con lesioni viscerali, epatiche, gastriche e renali. Atti Accad. Fisiocr. Siena, XI. s. 5, 223 (1937). — Marjančik, L.: Über Komplikationen bei gummöser Affektion der männlichen Geschlechtsorgane. Vestn. Chir. H. 6, 152 (1929). [Russisch.] Zit. Zbl. Haut- u. Geschl.-Kr. **34**, 95 (1930). — Marković: Gummata et carcinoma cruris. Dermato-Venerol. Sektion, Zagreb (Jugoslawien), Sitzg vom 29. XI. 1938. Zit. Zbl. Haut- u. Geschl.-Kr. **63**, 306 (1940). — Gummata testis utr., partium exulcer. Dermato-Venerol. Sektion, Zagreb (Jugoslawien), Sitzg vom 28. II. 1939. Zit. Zbl. Haut- u. Geschl.-Kr. **63**, 308 (1946). — Martenstein: Tertiäre Lues. Verein Dresdener Dermatol., Sitzg vom 4. XI. 1931. Zit. Zbl. Haut- u. Geschl.-Kr. **40**, 290 (1932). — Tertiäre Haut- und Knochenlues mit juxtaartikulären Knoten. Verein Dresdener Dermatol., Sitzg vom 8. II. 1933. Zit. Zbl. Haut- u. Geschl.-Kr. **44**, 624 (1933). — Masini, V.: Osservazioni sopra alcuni casi di sifilide laringea. Arch. ital. Laring. **53**, 30 (1934). — Maškilleison, L.: Zur Kasuistik der seltenen Syphilisformen. Syphilis kerionoformis. Venerol. H. 6, 5—8 u. dtsch. Zus.fass. 9 (1929). [Russisch.] Zit. Zbl. Haut- u. Geschl.-Kr. **32**, 650 (1930). — Maslow, P.: Gummöse Periurethritis und Cavernitis. Sovet. Vestn. Vener. i Derm. **4**, 172 (1935). [Russisch.] Zit. Zbl. Haut- u. Geschl.-Kr. **51**, 233 (1935). — Massia, G., et Ch. Pétouraud: Sarcoides sous-cutanées (type Darier-Roussy) de nature syphilitique. Bull. Soc. franç. Derm. Syph. **40**, 1075 (1933). — Massias, C.: Fungus syphilitique du testicule. Tertiarisme précoce chez les annamites. Bull. Soc. franç. Derm. Syph. **43**, 112 (1936). — Mathis, H.: Erkrankungen der Mundschleimhaut. (Zahnärztl. Fortbild. H. 6.) Leipzig: Johann Ambrosius Barth 1951. VI u. 88 S. — Matras, A.: Sind Hautgummen nach vorangegangener Malariabehandlung als Versager der Infektionstherapie zu deuten? Derm. Wschr. **1932 I**, 471. — Maxwell, T. A.: Syphilis. Annular lesion on the forehead. Arch. Derm. Syph. (Chicago) **25**, 954 (1932). — May, J.: Un cas de syphilides secondaires localisées par de petits traumatismes professionnels répétés. Fracture spontanée du cubitus gauche. Bull. Soc. franç. Derm. Syph. **41**, 977 (1934). — Narben nach Gummen im Rachen. Demonstrationsabende Chemnitzer Hautärzte, Sitzg vom 12. X. 1934. Zit. Zbl. Haut- u. Geschl.-Kr. **50**, 98 (1935). — Meder, F.: Ein Fall eines gummösen Adnextumors? Zbl. Gynäk. **56**, 2368 (1932). — Medina, R. G., u. Bigne: Tertiäre Syphilide der Oberlippe. Act. dermo-sifiliogr. (Madr.) **28**, 174 (1935). [Spanisch.] Zit. Zbl. Haut- u. Geschl.-Kr. **54**, 203 (1937). — Meineke: Ausbruch von Syphilis tertiaria circinata nach Quarzlichtbestrahlung. Dänische Dermatol. Ges., Kopenhagen, Sitzg vom 2. XII. 1931. Zit. Zbl. Haut- u. Geschl.-Kr. **40**, 465 (1932). — Memmesheimer: Elephantiasis bei tertiärer Lues. Herbsttagg der Ver.igg Rheinisch-Westfälischer Dermatol. in Köln, Sitzg vom 29. X. 1933. Zit. Zbl. Haut- u. Geschl.-Kr. **48**, 594 (1934). — Merenlender, J. I.: Tabes dorsalis mit gummösen Hautsyphiliden. Warschauer Dermatol. Ges., Sitzg vom 16. IV. 1931. Zit. Zbl. Haut- u. Geschl.-Kr. **40**, 744 (1932). — Zusammentreffen von gummöser Penisveränderung mit Lues cerebri. Warschauer Dermatol. Ges., Sitzg vom 10. V. 1933. Zit. Zbl. Haut- u. Geschl.-Kr. **47**, 293 (1934). — Lues III gravis ulceroserpiginosa. Warschauer Dermatol. Ges., Sitzg vom 16. X. 1935. Zit. Zbl. Haut- u. Geschl.-Kr. **54**, 561 (1937). — Merenlender, J. I., u. Kaplan: Gleichzeitiges Bestehen von Hautgummata und Lues cerebrospinalis. Warschauer Dermatol. Ges., Sitzg vom 12. VI. 1937. Zit. Zbl. Haut- u. Geschl.-Kr. **58**, 612 (1938). — Meyer, O. D.: The probale cause of a variety of tumors. Bull. intern. Protect. Enfance Nr 79, 317 (1929). — Michel,

P. J.: Réveil extrêmement tardif d'une syphilis vieille de 56 ans. Bull. Soc. franç. Derm. Syph. **60**, 101 (1953). — MICHEL, P. J., et DODANE: Syphilis tertiaire scléro-gommeuse de la langue chez un homme de 78 ans sans antécédents connus. Bull. Soc. franç. Derm. Syph. **63**, 196 (1956). — MICHELSON, H. E.: Syphilis nodular. Arch. Derm. Syph. (Chicago) **22**, 139 (1930). Zit. Zbl. Haut- u. Geschl.-Kr. **35**, 689 (1931). — MILIAN, G.: Hyperkératose verruqueuse syphilitique de la jambe chez une femme de 72 ans à syphilis ignorée. Rev. franç. Derm. Vénér. **5**, 212 (1929). — Biotropisme et syphilis. Česká Derm. Šamberger-Festschr. 239 (1931). Zit. Zbl. Haut- u. Geschl.-Kr. **44**, 568 (1933). — Syphilis et cancer. Rev. franç. Derm. Vénér. **11**, 424 (1935). — Syphilides kératosiques palmaires en bande d'orgine traumatique. Rev. franç. Derm. Vénér. **13**, 503 (1937). — Une hypertrophie prostatique syphilitique. Paris méd. **1943** I, 11. — MILIAN, G., et DEGOS: Erythrodermie pityriasique en plaques chez un syphilitique. Glossite scléreuse syphilitique à type de glossite médiane. Bull. Soc. franç. Derm. Syph. **38**, 850 (1931). — MILIAN, G., et G. GARNIER: Syphilides nodulaires de la face. Constriction permanente des mâchoires par myosite syphilitique. Périostite tibiale. Syndrome de Raynaud. Bull. Soc. franç. Derm. Syph. **37**, 482 (1930). — MILIAN, G. L., L. PÉRIN et L. MICHAUX: Ulcère gommeux syphilitique de la muqueuse buccale, accompagné d'adénopathie et simulant histologiquement un lymphadénome. Rev. franç. Derm. Vénér. **6**, 260 (1930). — MILOVIDOVA, A.: Ein Fall von vegetierenden Papeln des Lides. Russk. oftal. Ž. **14**, 149 (1931). [Russisch.] Zit. Zbl. Haut- u. Geschl.-Kr. **41**, 396 (1932). — MOLČANOV: Gumma in der Achsel. Moskauer Venerol.-Dermatol. Ges., Sitzg vom 7. III. 1929. Zit. Zbl. Haut- u. Geschl.-Kr. **34**, 417 (1930). — MONTAGNANI, P.: Caso complesso di sifilide terziaria ignorata. (Nota clinica.) Arch. ital. Derm. **11**, 196 (1935). — MORIYAMA, GIROKU u. M. HANAZONO: Zwei Fälle von Syphilis gummosa auf dem Boden einer Verbrennungsnarbe. Hifu-to-Hitsunyo **3**, 672 u. dtsch. Zus.fass. 46 (1935). [Japanisch.] Zit. Zbl. Haut- u. Geschl.-Kr. **53**, 494 (1936). — MUCCI: Zit. nach J. GUSZMAN, Die Syphilis der weiblichen Geschlechtsorgane. In Handbuch der Haut- und Geschlechtskrankheiten, Bd. XVI/1. 1930. — MÜLLER, E.: Tuberkulo-ulceröse Syphilis. Lungensyphilis? Ungarische Dermatol. Ges., Budapest, Sitzg vom 13. X. 1933. Zit. Zbl. Haut- u. Geschl.-Kr. **47**, 461 (1934). — MUIR, E., and S. N. CHATTERJEE: Co-existing leprous and syphilitic lesions. Urol. cutan. Rev. **37**, 304 (1933). — MUSCHIETTI, A. H., A. A. FERNÁNDEZ u. D. BIAGINI: Knotig wucherndes und impetiginöses Syphilid mit multiplen Herden. Rev. Asoc. méd. argent. **50**, 540 (1937). [Spanisch.] Zit. Zbl. Haut- u. Geschl.-Kr. **59**, 333 (1938). — MUSCHIETTI, A. M., u. A. A. FERNÁNDEZ: Lokalisierte atrophische retikuläre Dermatitis. Erblues. Heilung. Sem. méd. (B. Aires) **1936** II, 181. [Spanisch.] Zit. Zbl. Haut- u. Geschl.-Kr. **56**, 145 (1937).

NADEL: Gumma septi nasi et Epithelioma labii superioris. Lemberger Dermatol. Ges., Sitzg vom 16. I. 1930. Zit. Zbl. Haut- u. Geschl.-Kr. **34**, 142 (1930). — NAGELL: Hodengumma mit Perforation. Berliner Dermatol. Ges., Sitzg vom 18. II. 1938. Zit. Zbl. Haut- u. Geschl.-Kr. **59**, 247 (1938). — NAUMANN: Xanthome im Bereich tertiär-luischer Narben. Schlesische Dermatol. Ges., Breslau, Sitzg vom 6. II. 1937. Zit. Zbl. Haut- u. Geschl.-Kr. **57**, 561 (1938). — NEMETH, E. K.: Syphilis gummosa ulcerosa. Ungarische Dermatol. Ges., Budapest, Sitzg vom 11. X. 1929. Zit. Zbl. Haut- u. Geschl.-Kr. **32**, 790 (1930). — NESCHATI, S.: Lues und Tuberkulose. Izmir Kliniǧi Nr 3, 194 (1933). [Türkisch.] Zit. Zbl. Haut- u. Geschl.-Kr. **45**, 244 (1933). — NEUMANN, H.: Lues III unter dem Bild eines Ulerythema sycosiforme. Frankfurter Dermatol. Ver.igg, Sitzg vom 27. IV. 1938. Zit. Zbl. Haut- u. Geschl.-Kr. **59**, 563 (1938). — NICOLAS, J., J. LACASSAGNE et J. ROUSSET: Orchiépididymite double fistulisée avec dermite verruqueuse pubo-scrotale. Gomme volumineuse de la fesse. Lesions d'origine syphilitique probable. Bull. Soc. franç. Derm. Syph. **36**, 522 (1929). — NICOLAS, J., F. LEBEUF et J. CHARPY: Syphilis tertiaire mutilante de la face. Bull. Soc. franç. Derm. Syph. **39**, 462 (1932). — NICOLAS, J., F. LEBEUF et P. J. MICHEL: Syphilides tertiaires du visage chez une tabétique. Bull. Soc. franç. Derm. Syph. **37**, 428 (1930). — NICOLAS, J., F. LEBEUF et J. ROUGIER: Syphilis tertiaire du gland et de l'urètre. Bull. Soc. franç. Derm. Syph. **39**, 854 (1932). — NICOLAS, J., et C. PÉTOURAUD: Fongus du testicule. Bull. Soc. franç. Derm. Syph. **40**, 1194 (1933). — NICOLAS, J., et J. ROUSSET: Syphilis tertiaire traumatique. Bull. Soc. franç. Derm. Syph. **43**, 24 (1936). — NICOLAS, J., J. ROUSSET et P. LAVABRE: Syphilis tertiaire du nez avec productions épithéliomatoïdes guéries par le traitment de la syphilis. Bull. Soc. franç. Derm. Syph. **44**, 141 (1937). — NICOLAS, J., J. ROUSSET et A. THOMASSET: Syphilis tertiaire scléro-gommeuse de la langue. Bull. Soc. franç. Derm. Syph. **44**, 149 (1937). — NIMPFER: Tertiär-luetische Veränderungen nach Malariabehandlung bei Meningoencephalitis luetica (pontiner Herd). Öst. Dermatol. Ges., Wien, Sitzg vom 8. XI. 1934[1]. Zit. Zbl. Haut- u. Geschl.-Kr. **50**, 550 (1935). — Lues cerebri mit tertiär-luischen Haut-(Schleimhaut-)Erscheinungen. Öst. Dermatol. Ges., Wien, Sitzg vom 8. XI. 1934[2]. Zit. Zbl. Haut- u. Geschl.-Kr. **50**, 548 (1935). — Kleingummöses Syphilid auf Lupus erythematosus chronicus. Wiener Dermatol. Ges., Sitzg vom 12. XII. 1940. Zit. Zbl. Haut- u. Geschl.-Kr. **66**, 583 (1941). — NOBL, G.: Zur Kenntnis der juxtaartikulären Knotenbildung. Derm Wschr. **1933** II, 1008. — NÖDL: Glossitis interstitialis luica.

Schlesische Dermatol. Ges., Breslau, Sitzg vom 3. V. 1941. Zit. Zbl. Haut- u. Geschl.-Kr. **67**, 478 (1941). — NOMLAND, R., and E. A. SKOLNIK: Syphiloderm (late extensive) with atrophy and juxta-articular nodes. Arch. Derm. Syph. (Chicago) **29**, 775 (1934).

OEHLECKER, F.: Beziehungen zwischen tertiärer Lues und Tabes dorsalis, insbesondere bei der Begutachtung. Zbl. Chir. **68**, 970 (1941). — OETTER: Perigenitaler luischer Riesenschanker. Schlesische Dermatol. Ges. Breslau in Gemeinschaft mit der Schlesischen Ges. für Vaterländische Kultur, Sitzg vom 22. V. 1940. Zit. Zbl. Haut- u. Geschl.-Kr. **65**, 328 (1940). — OHMORI, S.: Drei Fälle von Nebenhodensyphilis. Jap. J. Derm. **35**, 46 (1934). Zit. Zbl. Haut- u. Geschl.-Kr. **48**, 591 (1934). — OHYA, Z.: Sur un cas de gomme testiculaire syphilitique. Iconogr. derm. (Kyoto) H. 10, Taf. 63 u. franz. Zus.fass. (1929). [Japanisch.] Zit. Zbl. Haut- u. Geschl.-Kr. **32**, 848 (1930). — O'LEARY, P. A., H. MONTGOMERY, L. A. BRUNSTING and R. J. BAILEY: Multiple cutaneous gummas resistant to treatment, fixed arsenical eruption. Arch. Derm. Syph. (Chicago) **35**, 988 (1937). — ONO, K., u. S. ISHIDA: Ein Beitrag zur Frage über die Beziehung zwischen Syphilis und Trauma. Lues (Kyoto) **12**, 143 u. dtsch. Zus.fass. 15 (1935). [Japanisch.] Zit. Zbl. Haut- u. Geschl.-Kr. **53**, 53 (1936). — OPPENHEIM: Haut- und Knochengummen bei Tabes. Wiener Dermatol. Ges., Sitzg vom 22. I. 1931. Zit. Zbl. Haut- u. Geschl.-Kr. **38**, 579 (1931). — ORECKIN, E., u. B. BEZPROZVANNAJA: Über traumatische Syphilis. Vrač. Delo **13**, 109 (1930). [Russisch.] Zit. Zbl. Haut- u. Geschl.-Kr. **37**, 112 (1931). — ORSOS, FR.: Panangitis miliaris syphilimatosa im Tertiärstadium. 3. Tagg der Ungarischen Dermatol. Ges., Sitzg vom 6. VI. 1931. Zit. Zbl. Haut- u. Geschl.-Kr. **40**, 735 (1932). — OSIPJANE, N.: Professionelle Syphilis der Ärzte. Venerol. 8, H. 6/7, 34 (1931). [Russisch.] Zit. Zbl. Haut- u. Geschl.-Kr. **42**, 141 (1932). — OSMAN, N.: Ein Fall von Lepra anaesthetica, die die Syphilis nachahmt. Tedavi Seririyati ve Laboratuvari Mecmuasi Nr 14, 69 (1934). [Türkisch.] Zit. Zbl. Haut- u. Geschl.-Kr. **49**, 350 (1934). — OTA, M.: Zwei etwas atypische Syphilis tuberosa-Fälle. Jap. J. Derm. **30**, 24 (1930). Zit. Zbl. Haut- u. Geschl.-Kr. **34**, 634 (1930). — OULMANN, L.: Syphilis, with disappearance of the meningeal symptoms after the appearance of multiple gummas. Arch. Derm. Syph. (Chicago) **28**, 433 (1933).

PACK, G. T., and F. E. ADAIR: Tertiary syphilis of the breast. Report of a case. Arch. Derm. Syph. (Chicago) **20**, 806 (1929). PAGLIAI, E.: Sulla sifilide della prostata. Dermosifilografo **9**, 277 (1934). — PANGSY, O.: Über die Lokalisation der Munderscheinungen bei Syphilitikern. Korresp.-Bl. Zahnärzte **55**, 263, 313 (1931). — PARL: Lues III. Demonstrationsabende Chemnitzer Hautärzte, Sitzg vom 8. II. 1935. Zit. Zbl. Haut- u. Geschl.-Kr. **50**, 653 (1935). — PAROUNAGIAN, M. B.: Syphilitic orchitis. Arch. Derm. Syph. (Chicago) **20**, 923 (1929). — PAROUNAGIAN, M. B.: Carcinoma of the tongue in a syphilitic patient. Arch. Derm. Syph. (Chicago) **27**, 517 (1933). — PARINI, F., e F. GRONDONA: Sul significato di alcune alterazioni dei testicoli in luetici terziari. G. ital. Derm. Sif. **82**, 171 (1941). — PASINI, A.: Gummöse sklerosierende Glossitis. Boll. Sez. region. Soc. ital. Derm. Nr 2, 56 (1932[1]). — Syphiliomatose der Mundhöhle, epitheliomatöse Tumoren vortäuschend. Boll. Sez. region. Soc. ital. Derm. Nr 2, 56 (1932[2]). — PASTINSZKY, I., D. SOMOGYI u. I. RÁCZ: Über Veränderungen des Nervensystems der Leber und der Niere bei der Jarisch-Herxheimerschen Reaktion. Bőrgyógy vener. Szle **9**, 122 (1955). [Ungarisch.] Zit. Zbl. Haut- u. Geschl.-Kr. **94**, 116 (1956). — PASTINSZKY, ST.: Syphilis gummosa. Ungarische Dermatol. Ges., Budapest, Sitzg vom 15. X. 1937. Zit. Zbl. Haut- u. Geschl.-Kr. **58**, 328 (1938). — Erythema tertiarium et Syphilis tuberoserpiginosa gummosa. Ungarische Dermatol. Ges., Budapest, Sitzg vom 13. III. 1943. Zit. Zbl. Haut- u. Geschl.-Kr. **70**, 532 (1943). — PAUTRIER, L. M.: Syphilis tertiaire de la paume de la main, évoluant sur place depuis cinq ans. Bull. Soc. franç. Derm. Syph. **37**, 208 (1930). — PAVLOVSKY, A. J.: Eine seltene luetische Veränderung der Mamma. Bol. Soc. Obstet. Ginec. B. Aires **10**, 277 (1931). [Spanisch.] Zit. Zbl. Haut- u. Geschl.-Kr. **43**, 782 (1933). — PEACOCK u. J. ROYDON: Two cases of tracheotomy in syphilitic laryngitis. J. Laryng. **48**, 550 (1933). — PER, M. I.: Contribution à l'étude d'une variété verruqueuse de la syphilis tertiaire ignorée. Un cas de syphilis cutanée gommeuse superficielle, à excroissances hyperkératosiques en foyers multiples et symétriques, simulant remarquablement, par son aspect extérieur, la tuberculose verruqueuse de la peau. Ann. Mal. vénér. **24**, 1106 (1929).— PÉRIN, L.: Métrorragies et ménorragies syphilitiques. Bull. Soc. franç. Derm. Syph. **41**, 966 (1934). — PERIN, L., et J. P. CARTEAUD: Syphilis primo-secondaire chez un tuberculeux traité par la streptomycine. Bull. Soc. franç. Derm. Syph. **60**, 25 (1953). — PERRIN, E., J. GATÉ et E. CORAJOD: Fongus du testicule greffé sur une orchi-épididymite blennorragique. Bull. Soc. franç. Derm. Syph. **40**, 312 (1933). — PETRÁČEK, E.: Lues III der Lungen und des weichen Gaumens; durch Trauma provozierte Hautgummata und ihnen folgende Narbenkeloide. Tschechoslowakische wissenschaftl. Dermato-Venerol. Ges., Sitzg vom 15. XII. 1929. Zit. Zbl. Haut- u. Geschl.-Kr. **35**, 225 (1931). — Tardives luetisches Exanthem vom Aussehen eines Erythema exsudativum. Tschechoslowakische Wissenschaftl. Dermato-Venerol. Ges., Prag, Sitzg vom 2. XII. 1934. Zit. Zbl. Haut- u. Geschl.-Kr. **52**, 343 (1936). — Lingua plicata (gyrata) syphilitica. Česká Derm. **10**, 139 u. engl. Zus.fass. 144 (1929). [Tschechisch.] Zit. Zbl. Haut- u. Geschl.-Kr. **32**, 372 (1930). — PHOTINOS u. PANAGIOTIS: Un cas de fongus syphilitique du testicule. Bull. Soc. franç. Derm. Syph. **37**, 1134 (1930). — PICARD: Tertiäres Syphilid. Frankfurter Dermatol. Ver.igg, Sitzg vom 23. IV. 1931. Zit. Zbl. Haut- u. Geschl.-Kr. **39**, 130 (1932). — PICCAGLI, G.: Sifilide mammaria a forma tumorale pseudocancerosa. Arch. ital. Derm. **16**, 450 (1940). — PIERINI, L. E.: Traumatische Syphilis der Haut. Rev. argent. Dermatosif. **22**, 341 (1938). Zit. Zbl. Haut- u. Geschl.-Kr. **61**, 496 (1939). — PIESSLINGER, F.: Über luetische Entzündungen der weiblichen Adnexe. Zbl. Gynäk. **1933**, 236. — PILAU, G.: Lues III. Ungarische Dermatol. Ges., Budapest, Sitzg vom 9. II. 1934[1]. Zit. Zbl. Haut- u. Geschl.-Kr. **48**, 517 (1934). — Carcinoma planocellulare nach gummösen Geschwüren. Ungarische Dermatol. Ges., Budapest, Sitzg vom 14. XII. 1934[2]. Zit. Zbl. Haut- u. Geschl.-Kr. **50**, 642 (1935). — PINARD, M., et L. ALPERN: Syphilis ulcéro-gommeuse rebelle de la bouche. Bull. Soc. franç. Derm. Syph. **38**, 1476 (1931). — PINARD, M., et G. HERTZ: Rechutes de syphilides cutanéo-muqueuses coexistant avec syndrome humoral de paralysie générale. Bull. Soc. franç. Derm. Syph. **43**, 654 (1936). — PINARD, M., et R. EVEN: Leucoplasie chez une femme. Bull. Soc. franç. Derm. Syph. **37**, 239 (1930). — PINARD, M., et TAVENNEC: Syphilome du voile du palais chez une diabétique. Les frontiéres de la syphilis occulte. Bull. Soc. méd. Hôp. Paris, III. s. **49**, 721 (1933). — PISACANE, C.: Considerazioni sopra aleuni casi di sifilide anomala. Arch. ital. Derm. **10**, 524 (1934). — Contributo allo studio delle nodosità juxtaarticolari. Arch. ital. Derm. **13**, 308 (1937). — POLICARO, R. D.: Contributo alla conoscenza delle nodosità juxtaarticolari (Lutz-Jeanselme). Scritti Mem. Giovanni Truffi 215—239 (1936). — POPCHRISTOFF: Lues III ulcerogummosa. Bulgarische Dermatol. Ges., Sitzg vom 20. XII. 1929. Zit. Zbl. Haut- u. Geschl.-Kr. **35**, 460 (1931). — Lues tertiana. Bulgarische Dermatol. Ges., Sitzg vom 25. I. 1930. Zit. Zbl. Haut- u. Geschl.-Kr. **37**, 330 (1931). — POŠTIĆ, S.: Ein zweiter Fall von Kontaktgummibildungen an den Eichrändern nach Art eines Abklatschulcus. Klin. Mbl. Augenheilk. **104**, 433 (1940). — POZZO, G., e F. GIANOTTI: L'eritema terziario di Fournier. G. ital. Derm. Sif. **93**, 213 (1952). — PRANTER: Lues gummosa des harten Gaumens bei einem Manne, der nach der Luesinfektion eine tropische Malaria überstanden hatte. Wiener Dermatol. Ges., Sitzg vom 20. III. 1941. Zit. Zbl. Haut- u. Geschl.-Kr. **67**, 426 (1941). — PREIS, K., u. L. TAKÁTS: Ein Fall von gummöser Syphilis des Eierstocks. Wien. med. Wschr. **1938**II, 1101. — PROKOPTSCHUK: Gibt es einen Antagonismus zwischen Haut- und Metalues? Zit. von J. MERENLENDER. Zit. Zbl. Haut- u. Geschl.-Kr. **43**, 1 (1933). — PROPPE: Hodenlues. Ver.igg Düsseldorfer Dermatol., Sitzg vom 21. II. 1938. Zit. Zbl. Haut- u. Geschl.-Kr. **60**, 97 (1938). — PRZYLIPIAK, K.: Test treatment (ex juvantibus) with penicillin in differential diagnosis of syphilis tuberculo-serpiginosa and lupus vulgaris. Przegl. Derm. Wener. **2**, 577 mit engl. Zus.fass. (1953). [Polnisch.] Zit. Zbl. Haut- u. Geschl.-Kr. **88**, 183 (1954). — PUENTE, J. J.: Papillomatöse verhornte Spätsyphilide. Rev. argent. Dermatosif. **15**, 118 (1931). [Spanisch.] Zit. Zbl. Haut- u. Geschl.-Kr. **40**, 825 (1932).

RADAELI, G.: Sopra un caso di terziarismo precoce in sede de sifiloma. Bismutoresistenza. Boll. Sez. region. Soc. ital. Derm. Nr 1, 109 (1933). — RAMEL: Über gemischte, syphilitisch-tuberkulöse Hautinfektionen. (Vortrag mit Projektionen.) 59. Tagg Südwestdtsch. Dermatol., Frankfurt a. Main, Sitzg vom 4.—5. III. 1933. Zit. Zbl. Haut- u. Geschl.-Kr. **48**, 101 (1934). — REBATTU, J., et J. ROUSSET: Syphilis tertiaire étendué de la face, du nez, de la bouche et des lèvres. Bull. Soc. franç. Derm. Syph. **38**, 7 1218 (1931). — RÉFFY, FR.: Gumma palati duri. Ungarische Dermatol. Ges., Budapest, Sitzg vom 13. III. 1936. Zit. Zbl. Haut- u. Geschl.-Kr. **54**, 146 (1937). — REGULES, P.: Ulcerös wuchernde Pharynxlues. An. Oto-rino-laring. Uruguay **5**, 115 u. franz. Zus.fass. 120 (1935). [Spanisch.] Zit. Zbl. Haut- u. Geschl.-Kr. **53**, 344 (1936). — REINER: Ulcus tonsillae. Wiener Dermatol. Ges., Sitzg vom 20. III. 1930. Zit. Zbl. Haut- u. Geschl.-Kr. **35**, 36 (1931). — REINS: Gummöses Geschwür des Sulcus coronarius. Frankfurter Dermatol. Ver.igg, Sitzg vom 6. III. 1930. Zit. Zbl. Haut- u. Geschl.-Kr. **35**, 449 (1931). — REITER, H.: Gumma of epididymis. Acta derm.-venereol. (Stockh.) **36**, 185 (1956). Zit. Zbl. Haut- u. Geschl.-Kr. **97**, 215 (1957). — REMENOVSKY: Lues gummosa. Wiener Dermatol. Ges., Sitzg vom 15. XII. 1932. Zit. Zbl. Haut- u. Geschl.-Kr. **45**, 15 (1933). — REYNAERS, H.: Langue sclérogommeuse. Arch. belges Derm. **10**, 199 (1954). — RIBA, L. W.: Syphilis of the prostate. Illinois med. J. **56**, 198 (1929). — RICHTER, R.: Schleimhautgummen am harten Gaumen. Gumma der Unterlippe. Dtsch. Dermatol. Ges. in der Tschechoslowakischen Republik, Prag, Sitzg vom 15. X. 1933. Zit. Zbl. Haut- u. Geschl.-Kr. **47**, 116 (1934). — RICHTER, W.: Lues III. Ulcerierte Gummata. Berliner Dermatol. Ges., Sitzg vom 12. V. 1931. Zit. Zbl. Haut- u. Geschl.-Kr. **39**, 500 (1932). — ROBERT, P.: Glossitis interstitialis scleroticans, Leukoplakien der Zunge und der Mundschleimhaut, tertiäre Veränderungen am Gaumen und im Larynx. Dermatologica (Basel) **104**, 346 (1952). — ROBINSON: Tertiary syphilis. Arch. Derm. Syph. (Chicago) **19**, 1012 (1929). — RODECURT, M.: Über Lues der weiblichen Adnexe. Med. Welt **1933**, 1393. — ROHRSCHNEIDER: Doppelseitiges Ectropium nach symmetrischen tertiärsyphilitischen Infiltraten der Gesichtshaut. Klin. Mbl. Augenheilk. **83**, 677 (1929). — ROJAS, N., u. F. BONNET: Venerische Infektion als Betriebsunfall. Rev. Soc. méd. argent. **50**, 132

(1937). Zit. Zbl. Haut- u. Geschl.-Kr. 57, 469 (1938). — RøJEL, J.: The interrelation between uterine cancer and syphilis. A patho-demographic study. Acta path. microbiol. scand. Suppl. 97, 82 S. (1953). Zit. Zbl. Haut- u. Geschl.-Kr. 92, 186 (1955). — ROSE: Hyperkeratotische tertiäre Lues. Nordostdtsch. Dermatol. Ver.igg, 20. Sitzg vom 28. XI. 1931 in Königsberg. Zit. Zbl. Haut- u. Geschl.-Kr. 41, 35 (1932). — ROSEN, I.: Late syphilis. Arch. Derm. Syph. (Chicago) 20, 919 (1929). — Multiple gummas of the shaft of the penis. Arch. Derm. 27, 882 (1933). — ROSENTHAL, T.: Tertiary syphilis. Arch. Derm. Syph. (Chicago) 27, 159 (1933). — ROSS, H. GRAHAM: Tertiary syphilis of the breast. Canad. med. Ass. J. 38, 132 (1938). — ROSSI, B. C., D. A. ACCIALINI u. J. A. JACA: Früh einsetzende tertiäre Lues. Sem. méd. (B. Aires) 1937 I, 268. [Spanisch.] Zit. Zbl. Haut- u. Geschl.-Kr. 56, 487 (1937). — ROSSOW, A. W.: Zur Klinik und Diagnostik der Nodosités juxtaarticulaires. Arch. Derm. Syph. (Berl.) 157, 677 (1929). — ROUSSET, J., et CH. PELLOUX: Syphilis tertiaire ulcéreuse de la muqueuse buccale. Bull. Soc. franç. Derm. Syph. 44, 1125 (1937). — RUBALTELLI, E.: Sifilide terziaria atipica della prime vie respiratorie (contributo clinico, isto-pathologico) I. Arch. ital. Otol. 43, 136 (1932). — RUBI, R. A.: Tertiärluische Nebenhodenentzündung. Rev. Pat. infecc. 1, 216 (1935). [Spanisch.] Zit. Zbl. Haut- u. Geschl.-Kr. 54, 47 (1937). — Tertiäre luetische Epididymitis. Rev. argent. Urol. 5, 3 (1936). [Spanisch.] Zit. Zbl. Haut- u. Geschl.-Kr. 55, 327 (1937). — RUMMELHARDT, S.: Gumma am Oberschenkel. Zbl. Chir. 58, 2211 (1931). — Gumma des Hodens. Z. Urol. 48, 515 (1955). — RYŠZIK, L., u. V. VOSDVISŽENSKIJ: Zwei Fälle von skleröser Glossitis. Sovet. Vestn. Vener. i Derm. H. 8, 636 (1933). [Russisch.] Zit. Zbl. Haut- u. Geschl.-Kr. 47, 733 (1934).

SÁENZ, B.: Über eine seltene Form von später Hautlues. Bol. Soc. cubana Derm. Sif. 1, 198 u. dtsch. Zus.fass. 209 (1929). [Spanisch.] Zit. Zbl. Haut- u. Geschl.-Kr. 34, 367 (1930). — Leukoderma: Late tertiary syphilis. Arch. Derm. Syph. (Chicago) 26, 921 (1932). — SAENZ, B., u. A. OTEIZA: Hypertrophisches Syphilom. Reine knötchenförmige tertiäre Syphilis auf Lupus erythematodes. Bol. Soc. cubana Derm. Sif. 1, 261 (1929). [Spanisch.] Zit. Zbl. Haut- u. Geschl.-Kr. 35, 162 (1931). — SAGHER, F.: Gummen symmetrisch an den Unterschenkeln. Dtsch. Dermatol. Ges. in der Tschechoslowakischen Republik, Prag, Sitzg vom 29. III. 1936. Zit. Zbl. Haut- u. Geschl.-Kr. 54, 210 (1937). — SALAZAR, E. A.: Contribution à l'étude de la syphilis lupoide de la face et de son diagnostic différentiel avec la tuberculose cutanée. Rev. méd. Suisse rom. 49, 533 (1929). — SALIN: Keratitis parenchymatosa. Lues congenita tarda? Thyreotoxikose. 56. Tagg Südwestdtsch. Dermatol., Frankfurt a. Main, Sitzg vom 24. XI. 1931. Zit. Zbl. Haut- u. Geschl.-Kr. 40, 176 (1932). — SALTNER, L.: Multiple ulcerierte Gummata an Penis, Kopf und rechten Oberschenkel. 2. Tagg der Dermatol. Ver.igg Groß-Hamburg, Sitzg vom 7. II. 1937. Zit. Zbl. Haut- u. Geschl.-Kr. 57, 571 (1938). — SAMEK, J.: Lues III papillomatosa. Derm. Wschr. 1932 I, 50. — SANTALOV, N.: Zur Frage der tertiären Hauterscheinungen bei progressiver Paralyse im Zusammenhang mit Malariatherapie. Russk. Vestn. Derm. 7, 372 (1929). [Russisch.] Zit. Zbl. Haut- u. Geschl.-Kr. 32, 650 (1930). — SAWICKI, E.: Ein Fall tertiärer Lues bei einem Tabiker. Przegl. Derm. Wener. 26, 11 (1931). [Polnisch.] Zit. Zbl. Haut- u. Geschl.-Kr. 38, 539 (1931). — SCHÄDLER, H. O.: Frühtertiäre luische multiple Hautulcerationen. Klinischer Demonstrationsabend der Mannheimer u. Ludwigshafener Dermatol., Sitzg vom 10. IV. 1935. Zit. Zbl. Haut- u. Geschl.-Kr. 51, 398 (1935). — SCHEER, M.: Gumma of the median nerve. Arch. Derm. Syph. (Chicago) 24, 1107 (1931). — SCHIRNER: Spätsyphilis als Unfallfolge. 65. Herbsttagg der Ver.igg Südwestdtsch. Hautärzte, Würzburg, Sitzg vom 22. X. 1938. Zit. Zbl. Haut- u. Geschl.-Kr. 62, 10 (1939). — SCHLASBERG: Gummöse Lues mit vollständiger Zerstörung der Genitalien. Verh. der Dermatol. Ges., Stockholm, Sitzg vom 11. XII. 1929. Zit. Zbl. Haut- u. Geschl.-Kr. 34, 31 (1930). — SCHÖNFELD, W.: Haut und Schleimhäute bei Spätsyphilis. In ARZT-ZIELER, Haut- und Geschlechtskrankheiten, Bd. IV, S. 279. 1935. — Einige medizinische Tätowierfolgen. Hautarzt 2, 208 (1951). — SCHÖNWALD, E.: Tertiäre Lues. Ungarische Dermatol. Ges., Sitzg vom 8. V. 1936. Zit. Zbl. Haut- u. Geschl.-Kr. 55, 178 (1937). — SCHREINER, K.: Über tertiäre Syphilis. Derm. Z. 61, 365 (1931[1]). — Hautgummen nach Malariabehandlung. Derm. Wschr. 1931 I[2], 764. — SCHÜRMANN, H.: Krankheiten der Mundschleimhaut und der Lippen. München u. Berlin: Urban & Schwarzenberg. — SCHULMANN, E., P. LEGRAIN et G. LÉVY: Un cas de glositte syphilitique. Bull. Soc. franç. Derm. Syph. 38, 1292 (1931). — SCHUMAN, ST. H., S. OLANSKY, E. RIVERS, C. A. SMITH and D. S. RAMBO: Untreated syphilis in the male negro. Background and current status of patients in the Tuskegee study. J. chron. Dis. 2, 543 (1955). — SCZUKA, H.: Tuberkulose und Lues. Arch. Derm. Syph. (Berl.) 186, 553 (1948). — SEEMANN, D.: Syphilis gummosa ulcerosa. Ungarische Dermatol. Ges., Budapest, Sitzg vom 11. X. 1929. Zit. Zbl. Haut- u. Geschl.-Kr. 32, 789 (1930). — SEMON. H. C. G.: Tuberculosis and syphilis. Brit. J. vener. Dis. 15, 159 (1939). — SÉZARY, A., et M. BOLGERT: Sarcoide hypodermique syphilitique à structure de réticulose épithélioide; rapports avec la maladie de Besnier-Boeck-Schaumann. Ann. Derm. Syph. (Paris), VIII. s. 2, 165 (1942). — SÉZARY, A., et A. EVRARD: Coexistence d'une gomme syphilitique et d'un épithélioma spino-cellulaire de la lèvre. Action du traitement. Bull. Soc. franç. Derm. Syph. 48, 328 (1941). — SFORZA, D.: Sifilide lupoidea disseminata della faccia e epitelioma spinocellulare del labbro inferiore. Societa Italiana di Dermatologia e Sifilografia, sezione Pugliese, Bari, Sitzg vom 15. V. 1931. Zit. Zbl. Haut- u. Geschl.-Kr. 42, 49 (1932). — SHINODA, R.: Fälle von Nebenhodensyphilis, Prostatasyphilis und Prostatacarcinom. Jap. J. Derm. 41, 176 (1937). Zit. Zbl. Haut- u. Geschl.-Kr. 57, 471 (1938). — SHUNG-MING, C.: Syphilis of the testis with particular reference to gumma. A report of twenty-four cases. Nat. med. J. China 16, 50 (1930). Zit. Zbl. Haut- u. Geschl.-Kr. 35, 296 (1931). — SICILIA: Syphilis des Hodens und der Gebärmutter. Act. Dermo-sifiliogr. (Madr.) 31, 503 (1940). [Spanisch.] Zit. Zbl. Haut- u. Geschl.-Kr. 68, 183 (1942). — SIDLICK: Syphilitic dactylitis. Arch. Derm. Syph. (Chicago) 21, 695 (1930). — SIMON, C.: Essai pathogénique sur la syphilis traumatique. Česká Derm., Šamberger-Festschr. 352 (1931). Zit. Zbl. Haut- u. Geschl.-Kr. 44, 569 (1933). — SIMMONS, A. M.: Tertiary syphilis. Arch. Derm. Syph. (Chicago) 26, 566 (1932). — SNIDER, M. C.: Late syphilis of the tongue. Arch. Derm. Syph. (Chicago) 21, 144 (1930). — SOOS, D.: Seltene Form von Rachenlues bei einem 8jährigen Kinde. Orv. Hetil. 1933, 538. [Ungarisch.] Zit. Zbl. Haut- u. Geschl.-Kr. 46, 373 (1933). — SOSSINKA: Lues III. Demonstrationsabende Chemnitzer Hautärzte, Sitzg vom 9. V. 1930. Zit. Zbl. Haut- u. Geschl.-Kr. 35, 43 (1931). — SPADA, C.: La sifilide al tavolo anatomico e suoi riflessi sociali. Boll. Sez. region. Soz. ital. Derm. Nr 3, 392 (1937). — SPILZINGER, J. M.: Luetische Gummata der Zunge. Sem. méd. (B. Aires) 1936 II, 1903. [Spanisch.] Zit. Zbl. Haut- u. Geschl.-Kr. 56, 641 (1937). — SPINNER, G.: Late syphilid simulating dermatophytosis. Arch. Derm. Syph. (Chicago) 28, 290 (1933). —· SROKOWSKA: Lues III. Warschauer Dermatol. Ges., Sitzg vom 10. II. 1932. Zit. Zbl. Haut- u. Geschl.-Kr. 44, 385 (1933). — STEIN, R. O.: Ausgedehntes, die gesamte Haut des Rückens einnehmendes, serpiginöses Tertiärsyphilid. Wien. klin. Wschr. 1931 I, 29. — STÖCKER: Zungencarcinom und Lues. Ver.igg Düsseldorfer Dermatol., Sitzg vom 14. XII. 1932. Zit. Zbl. Haut- u. Geschl.-Kr. 44, 13 (1933). — STOLPER: Zit. nach ENGELHARDT, Die Bedeutung des Traumas für Entstehung und Verlauf von Haut- und Geschlechtskrankheiten und dessen gutachtliche Beurteilung. Arch. Derm. Syph. (Berl.) 180, 14 (1940). — STREITMANN, B.: Clavus syphiliticus. Öst. Dermatol. Ges., Wien, Sitzg vom 18. VI. 1936. Zit. Zbl. Haut- u. Geschl.-Kr. 54, 485 (1937). — Syphilis und Tuberkulose. Klin. Med. (Wien) 6, 307, 474, 527 (1951). — Syphilis und Tuberkulose. Klin. Med. (Wien) 11, 398 (1956). — STROSCHER: Lues III. Glossitis interstitialis profunda. Verein Dresdener Dermatol., Sitzg vom 11. I. 1933. Zit. Zbl. Haut- u. Geschl.-Kr. 44, 376 (1933). — STUDNICIN, A. A.: Ein Fall von tertiärer Roseola in Kombination mit Aortitis und Neurosyphilis bei einer Patientin mit wahrscheinlichen Anzeichen kongenitaler Syphilis. Vestn. Vener. Derm. H. 2, 52 (1954). [Russisch.] Zit. Zbl. Haut- u. Geschl.-Kr. 91, 211 (1955). — STÜMPKE: IX. Rundfrage: Lues und Tuberkulose. Z. Haut- u. Geschl.-Kr. 5, 159 (1948). — SUCHAREV, V., u. G. NEUMANN: Ein Fall von tertiärem Erythem. Russk. Vestn. Derm. 8, 56 u. franz. Zus.fass. 57 (1930). [Russisch.] Zit. Zbl. Haut- u. Geschl.-Kr. 35, 691 (1931). — SUZUKI, S.: Fungus testis gummosa. Jap. J. Derm. 33, 55 (1933). Zit. Zbl. Haut- u. Geschl.-Kr. 45, 257 (1933). — SWEITZER, S. E.: Syphilis. Arch. Derm. Syph. (Chicago) 22, 139 (1930). — SWIATKIEWICZ: Lues gummosa. Lemberger Dermatol. Ges., Sitzg vom 4. II. 1932. Zit. Zbl. Haut- u. Geschl.-Kr. 41, 432 (1932). —· SYLLA, A.: Lues und allgemeine Miliartuberkulose. Med. Klin. 1931 I, 765. — SZENICER: Lues III tubero-serpiginosa. Warschauer Dermatol. Ges., Sitzg vom 11. IV. 1934. Zit. Zbl. Haut- u. Geschl.-Kr. 54, 1 (1937). — SZILÁGYI, ST.: Lues tubero-ulcerosa serpiginosa. Ungarische Dermatol. Ges. Budapest, Sitzg vom 10. X. 1930. Zit. Zbl. Haut- u. Geschl.-Kr. 37, 173 (1931). — SZUTRÉLY, B.: Beitrag zur Pathologie der Nodositas juxtaarticularis (Lutz-Jeanselme). Bőrgyógy. vener. Szle 16, 89 (1938). [Ungarisch.] Zit. Zbl. Haut- u. Geschl.-Kr. 60, 692 (1938).

TAKEUCHI, KOHEI u. Y. NISHIYAMA: Über den ersten Fall von Nodositas juxtaarticularis syphilitica in Japan. Z. jap. chir. Ges. 36, dtsch. Zus.fass. 70—72 (1935). [Japanisch.] Zit. Zbl. Haut- u. Geschl.-Kr. 55, 158 (1937). — TANAKA, K.: Fall von Hodengumma mit Hydrocele testis. Jap. J. Derm. 33, 126 (1933). Zit. Zbl. Haut- u. Geschl.-Kr. 46, 622 (1933). — TAOKA, J.: Malignant tumors and syphilis. Jap. J. Obstet. Gynec. 20, 318, 321, 323, 326, 329 (1937[1]). Zit. Zbl. Haut- u. Geschl.-Kr. 59, 209 (1938). — Malignant tumors and syphilis. Pt. I. A statistical study of carcinoma uteri in reference with venereal diseases. Jap. J. Obstet. Gynec. 20, 314 (1937[2]). Zit. Zbl. Haut- u. Geschl.-Kr. 58, 473 (1938). — TATARU u. PETROVICI: Zit. nach ENGELHARDT, Die Bedeutung des Traumas für Entstehung und Verlauf von Haut- und Geschlechtskrankheiten und dessen gutachtliche Beurteilung. Arch. Derm. Syph. (Berl.) 180, 14 (1940). — TAUBER, E. B., and L. GOLDMAN: Epitheliomatiform reaction of syphilis. Urol. cutan. Rev. 42, 596 (1938). — TELLER, H.: Doppelseitige Amaurose bei tertiärer Syphilis der Haut, Schleimhaut und Knochen im Nasen-Rachenraum. Derm. Wschr. 121, 563 (1950). — TENK, O.: Syphilis gummosa. Ungarische Dermatol. Ges., Sitzg vom 12. XII. 1942. Zit. Zbl. Haut- u. Geschl.-Kr. 70, 233 (1943). — THEODORESCU, S.: Ein Fall von framboesiformem Syphilid der Kopfhaut. Rumänische Dermatol. Ges., Bukarest, Sitzg vom 15. VII. 1935. Zit. Zbl. Haut- u. Geschl.-Kr. 52, 630 (1936). — THOST, A.: Über das gleichzeitige Vorkommen von Kehlkopftuberkulose und

Kehlkopfsyphilis. Mschr. Ohrenheilk. **65**, 1340 (1931). — TOBIAS, N.: Oral syphilis. Int. Clin. **3**, 93 (1937). — TOMÁNEK, F.: Lues und Krebs. Čas. lék. česk. **1935**, 521. [Tschechisch.] Zit. Zbl. Haut- u. Geschl.-Kr. **52**, 57 (1936). — TOMÉ BONA, u. M. JAVIER: Lues und Arbeits-unfälle. Act. dermo-sifiliogr. (Madr.) **26**, 553 (1934). [Spanisch.] Zit. Zbl. Haut- u. Geschl.-Kr. **49**, 168 (1934). — TOMÉ BONA, et M. JAVIER: Le rôle de la syphilis dans la traumato-logie du travail. Verh. 9. internat. Kongr. Derm. **2**, 222 (1936). — TOMÉ BONA, u. M. JAVIER: Beitrag zur Kenntnis der Pathogenese der traumatischen Syphilis. Act. dermo-sifiliogr. (Madr.) **33**, 466 (1942). [Spanisch.] Zit. Zbl. Haut- u. Geschl.-Kr. **69**, 192 (1943). — TOMI-KAWA, R.: Über die Nodosis juxta-articularis. Hifu-to-Hitsunyo **2**, H. 2, 153 u. dtsch. Zus.fass. 7—8 (1934). Zit. Zbl. Haut- u. Geschl.-Kr. **49**, 169 (1934). — TORLAIS: Syphilis trau-matique. Bull. Soc. franç. Derm. Syph. **37**, 1202 (1930). — TOSHIMA, E.: Fall von Syphilis gummosa mit starkem Juckreiz. Jap. J. Derm. **41**, 80 (1937). Zit. Zbl. Haut- u. Geschl.-Kr. **56**, 576 (1937). — TOTTIE, M.: Fall von Gumma penis. Dermatol. Ges., Stockholm, Sitzg vom 11. XI. 1942. Zit. Zbl. Haut- u. Geschl.-Kr. **70**, 236 (1943). — TOURAINE, A.: Cancer et syphilis. Rapports généraux. Rev. Méd. **50**, 691 (1933). — Syphilis et cancer de la verge. Bull. Soc. franç. Derm. Syph. **43**, 569 (1936). — Bull. méd. (Paris) **1937**, 141. — TOURAINE, A., L. GOLÉ et J. SOULLARD: Epithélioma sur syphilitique spinocellulaire de la lévre supérieure. Régression par le seul traitement antisyphilitique. Bull. Soc. franç. Derm. Syph. **46**, 1348 (1939). — TOURAINE, A., et CH. RIBADEAU-DUMAS: Syphilis et cancer du sein. Paris méd. **1933 I**, 250. — Huit observations de mammite et de cancer du sein chez des syphilitiques. Bull. Soc. franç. Derm. Syph. **40**, 124 (1933). — TOURAINE, A., et G. SOLENTE: Epithélioma sur-syphilitique de la paume de la main. Bull. Soc. franç. Derm. Syph. **42**, 415 (1935). — TRAUB, E. F.: Syphilis and diseases affecting mucous membranes of the mouth. Urol. cutan. Rev. **35**, 155 (1931). — TRUFFI: Due casi di sifilide della prostata. Atti Soc. med.-chir. Padova **12**, 201 (1934). — TRUFFI, M., e P. CERUTTI: Sifilide e cancro. Atti Soc. ital. Derm. Sif. 447 (1937). — TRUTNJEW, D. A., M. S. BRAGIN, G. L. OSTAPOWITSCH, W. T. BOJEW u. T. N. SILTSCHENKO: Materialien zur Frage der Wechselbeziehungen zwischen Haut, Nerven-system und inneren Organen bei Lues III. Vop. Vener. Derm. H. 1, 84 (1934). [Russisch.] Zit. Zbl. Haut- u. Geschl.-Kr. **53**, 51 (1936).

VÁMOS, L.: Syphilis gummosa. Ungarische Dermatol. Ges., Budapest, Sitzg vom 10. I. 1930. Zit. Zbl. Haut- u. Geschl.-Kr. **34**, 544 (1930).— Syphilis gummosa. Ungarische Dermatol. Ges., Budapest, Sitzg vom 13. XI. 1931. Zit. Zbl. Haut- u. Geschl.-Kr. **40**, 464 (1932). — VARGA, A.: Sarkomartiges Erscheinen von tertiärer Syphilis. Bőrgyógy. vener. Szle **9**, 1 (1931). [Ungarisch.] Zit. Zbl. Haut- u. Geschl.-Kr. **38**, 124 (1931). — VEIN, M., u. B. SILBER-MANN: „Unbekannte" Syphilis. Sovet. Vestn. Vener. i Derm. 1, Nr 7, 34 (1932). [Russisch.] Zit. Zbl. Haut- u. Geschl.-Kr. **45**, 83 (1933). — VIGLAHN, J.: Über das Vorkommen von infektiösen Erscheinungen im Munde bei der Spätsyphilis. Diss. Berlin 1931. 17 S. Zit. Zbl. Haut- u. Geschl.-Kr. **39**, 707 (1932). — VIGNE, P.: Syphilis tertiaire tuberculeuse et nodosités juxtaarticulaires. Bull. Soc. franç. Derm. Syph. **41**, 18 (1934). — VIGNE, P., et A. FOURNIER: Syphilis tertiaire ulcéro-gommeuse. Ancien éléphantiasis syphilitique guéri. Bull. Soc. franç. Derm. Syph. **38**, 742 (1931). — VILANOVA, X.: Syphilis und Trauma. Klinische und patho-logisch-histologische Betrachtungen über einen Fall von vernarbter Syphilis ectymatoides der Stirn, die durch ein kleines Trauma reaktiviert und verschlimmert wurde. Act. dermosifi-liogr. (Madr.) **32**, 645 (1941). [Spanisch.] Zit. Zbl. Haut- u. Geschl.-Kr. **68**, 235 (1942). — VILANOVA, X., y J. M. DE MORAGAS: Sifilis y traumatismo. A proposito de un caso de sifilide palmar psoriasiforme unilateral surgida en un camarero. Act. dermo-sifiliogr. (Madr.) **42**, 702 (1951). Zit. Zbl. Haut- u. Geschl.-Kr. **80**, 90 (1932). — Sifiloma escleroso difuso de la laringe. Act. dermo-sifiliogr. (Madr.) **45**, 412 (1954). Zit. Zbl. Haut- u. Geschl.-Kr. **91**, 116 (1955). — VILAR, G.: Lues der Prostata. Rev. argent. Urol. **6**, 265 (1937). [Spanisch.] Zit. Zbl. Haut- u. Geschl.-Kr. **58**, 226 (1938). — VILHENA E VASCONCELOS, F. DE: Tertiäres Syphilid des Penis mit Leistendrüsenentzündung, der für einen Fall von Krebs gehalten wurde. J. Ass. portug. Urol. **4**, 111 (1936). [Portugiesisch.] Zit. Zbl. Haut- u. Geschl.-Kr. **59**, 88 (1938). — VILLARÀ, G., e G. PREVITERA: La sifilide al tavolo anatomico di Catania. Boll. Soc. med.-chir. Catania **5**, 161 (1937).

WALTHER: Glossitis luetica sclerosa interstitialis. 56. Tagg Südwestdtsch. Dermatol., Frankfurt a. Main, Sitzg vom 24. XI. 1931. Zit. Zbl. Haut- u. Geschl.-Kr. **40**, 174 (1932). — WAUGH, J. R.: Acquired syphilis of infancy and childhood. Report of 35 cases. Amer. J. Syph. **22**, 607 (1938). — WELTI, M. H.: Über Nodositas juxta-articularis. (Nodosité juxtaarticulaire Lutz-Jeanselme.) Arch. Derm. Syph. (Berl.) **159**, 541 (1930). — WENDT: Lues III. Verh. der Dermatol. Ges., Stockholm, Sitzg vom 11. XII. 1929. Zit. Zbl. Haut- u. Geschl.-Kr. **34**, 31 (1930). — WENIAMOWITCH, E., et R. BRAUDE: La syphilis gommeuse atypique (gommes fibreuses multiples). Vestn. Vener. Derm. H. 6, 53 (1939). [Russisch.] Zit. Zbl. Haut- u. Geschl.-Kr. **64**, 422 (1940). — WERTHER: Plattenepithelcarcinom auf Gummanarben. Tagg der Mitteldtsch. Dermatol. in Gemeinschaft mit den Schlesischen u. Deutsch-Böhmischen Dermatol. am 28. u. 29. 6. 1930 in Dresden. Zit. Zbl. Haut- u. Geschl.-Kr. **35**, 604 (1931). — WHITAKER, H. T., and R. M. HOORE: Gumma of the breast. Surg. Gynec. Obstet. **98**, 473 (1954). — WIEDMANN, A.: Das immunbiologische Verhalten der Syphilis gegenüber der antiluetischen Behandlung, besonders der Fiebertherapie. Wien. Z. Nervenheilk. **6**, H. 1 (1952). — WIEN, M. S., and M. O. PERLSTEIN: Macular atrophy (syphilitic?). Arch. Derm. Syph. (Chicago) **28**, 445 (1933). — Syphilis of the penis associated with lymphogranuloma inguinale. Arch. Derm. Syph. (Chicago) **32**, 169 (1935). — WIGGALL, R. H., and R. D. HAHN: Benign late gummatous syphilis occurring more than 40 years after infection. Amer. J. Syph. **33**, 270 (1949). — WILDE, H.: Über das Vorkommen von Spirochäten in der Prostata. Dermatol.-Tagg in Hamburg vom 24.—26. IX. 1948. Zit. Zbl. Haut- u. Geschl.-Kr. **73**, 174 (1949). — Über das Vorkommen von Spirochäten in der Prostata. Arch. Derm. Syph. (Berl.) **189**, 392 (1949[1]). — Über das Vorkommen von Spirochäten in der Vorsteherdrüse. Mitteilung weiterer Ergebnisse systematischer Untersuchungen von Prostatasekreten im Dunkelfeld. Z. Haut- u. Geschl.-Kr. **6**, 227 (1949[2]). — WILE: Nodulo-ulcerative Syphilis III. Arch. Derm. Syph. (Chicago) **20**, 545 (1929). — WILLNERS: Lues III. Verh. der Dermatol. Ges., Stockholm, Sitzg vom 11. XII. 1929. Zit. Zbl. Haut- u. Geschl.-Kr. **34**, 31 (1930). — WINTHER, K.: Tabes dorsalis mit frischer syphilitischer Infektion. Verh. Neurol. Ges. 1931, S. 16. Hospital-stidende **1931** II. [Dänisch.] Zit. Zbl. Haut- u. Geschl.-Kr. **40**, 835 (1932). — WOLF, H. F. DE: Gumma with malignant degeneration. Arch. Derm. Syph. (Chicago) **24**, 1137 (1931[1]). — Gumma of the penis and scrotum. Arch. Derm. Syph. (Chicago) **24**, 163 (1931[2]). —Dementia paralytica and cutaneous gummas. Arch. Derm. Syph. (Chicago) **25**, 190 (1932). — WOLF, M.: Nodositas juxta-articularis bei Lues latens. Öst. Dermatol. Ges., Jahressitzg vom 17. V. 1934[1]. Zit. Zbl. Haut- u. Geschl.-Kr. **49**, 582 (1934). — Zur Kenntnis der juxta-artikulären Knoten. Wien. klin. Wschr. **1934** II[2], 1420. — WOLPERT, K.: Die stumme Frühperiode der Syphilis. Anamnestische Erhebungen bei 2463 Luikern zur Frage der Lues ignorata. (Material der Berner Hautklinik 1917—1937.) Schweiz. med. Wschr. **1938** II, 767. — WRIGHT, C. S., and R. FRIEDMANN: Bismuth pigmentation of the mucosa; healed carcinoma and gumma of the tongue. Arch. Derm. Syph. (Chicago) **28**, 588 (1933).

YUNQUET, J., et LE ROCH: A propos d'un cas de syphilis ancienne méconnue àmanifesta-tions tertiaires tardives graves. Bull. Soc. Méd. mil. franç. **30**, 319 (1936).

ZAHRADNICKÝ: Syphilis und Tuberkulose. Čas. lék. česk. **1929** II, 1096, 1129, 1159, 1188. [Tschechisch.] Zit. Zbl. Haut- u. Geschl.-Kr. **34**, 231 (1930). — ZATORRE: Un caso de goma sifilitico de localización poco frecuente. Act. dermo-sifiliogr. (Madr.) **44**, 63 (1952). Zit. Zbl. Haut- u. Geschl.-Kr. **85**, 215 (1953). — ZEISLER: Gumma of the tongue with carcinomatous degeneration. Arch. Derm. Syph. (Chicago) **20**, 374 (1929). — ZILBERBERG, B.: Beitrag zum Studium der in der Nähe der Gelenke sitzenden Knoten von Lutz-Jeanselme. An. bras. Derm. Sif. **13**, 29 u. franz. Zus.fass. **44**—**45** (1938). [Portugiesisch.] Zit. Zbl. Haut-u. Geschl.-Kr. **61**, 497 (1939). — ZINSSER: Lues gummosa nasi. Kölner Dermatol. Ges., Sitzg vom 29. XI. 1929. Zit. Zbl. Haut- u. Geschl.-Kr. **32**, 788 (1930). — ZUBKUS, J.: Syphilis der Nase, des Gaumens, des Kehlkopfs und der Ohren nach der Statistik der Hals-, Nasen- und Ohrenklinik der Vytautas-Universität. Acta med. Fac. Vytauti Magni Univ. Kaunas 5, 275 u. dtsch. Zus.fass. 300 (1938). [Litauisch.] Zit. Zbl. Haut- u. Geschl.-Kr. **61**, 148 (1939).

64. Tagg der Ver.igg Südwestdtsch. Dermatol., Gießen, Sitzg vom 21. V. 1938: Leuko-placie mit Ulcerationen an Zunge und Mundschleimhaut auf luischer Grundlage. Zit. Zbl. Haut- u. Geschl.-Kr. **61**, 9 (1939).

C. Syphilis der Nieren und Harnblase

AJAMIL, LUIS F.: Vegetative syphiloma of the bladder. J. Urol. (Baltimore) **25**, 53 (1931).— ANKE: Luische Glomerulonephritis. Klinischer Demonstrationsabend der Mannheimer u. Ludwigshafener Dermatol. Mannheim, Sitzg vom 10. XII. 1937. Zit. Zbl. Haut- u. Geschl.-, Kr. **58**, 515 (1931). — ARRUES, L.: Über einen Fall von ulceröser Blasenlues. Heilung durch Arsen und Wismut. Rev. esp. méd. **5**, 1135 (1930). [Spanisch.] Zit. Zbl. Haut- u. Geschl.-Kr. **38**, 401 (1931). — ASCHER, F.: Beiträge zur Syphilis der Niere. Z. urol. Chir. **40**, 25 (1934).

BANCROFT, I.: The syphilitic kidney. Report of cases. Calif. Med. **33**, 735 (1930). — BAUER, R.: Geheilte Syphilisnephrose. Wien. klin. Wschr. **1930** II, 1583. — Zur Frage der Nephrose, speziell der Syphilisnephrose. Med. Klin. **1931** II, 1412. — BECKE, A. VON DER: Über einige Fälle von tertiärer Blasenlues. Rev. Asoc. méd. argent. **46**, 1290 (1932). [Spanisch.] Zit. Zbl. Haut- u. Geschl.-Kr. **47**, 191 (1943). — BENAROS, M.: Nephrose und Lues. Rev. argent. Dermato-sif. **16**, 150 (1932). [Spanisch.] Zit. Zbl. Haut- u. Geschl.-Kr. **45**, 257 (1933). — BERON, B.: Lues secundaria mit Nierenerkrankung. Bulgarische Dermatol. Ges., Sofia, Sitzg vom 12. II. 1932. Zit. Zbl. Haut- u. Geschl.-Kr. **43**, 381 (1931). — BODANSKY, M., and S. S. TEMPLIN: Syphilitic nephrosis. Amer. J. Syph. **16**, 191 (1932). — BORN, W.: Zur Erkennung pathologischer Harnbefunde als Jarisch-Herxheimersche Reaktion der Niere. Derm. Wschr. **134**, 803 (1956). — BOSHAMER, K.: Luische Erkrankungen des Urogenital-systems. (Beobachtungen in Südchina.) Z. urol. Chir. **42**, 48 (1936). — BRITO, TH. DE, u. N. SILVA: Beitrag zur Kenntnis der syphilitischen Nephritis von Rich. Folia clin. biol. (S. Paulo) **18**, 7 (1952). [Portugiesisch.] Zit. Zbl. Haut- u. Geschl.-Kr. **86**, 370 (1953).

CHOCHOLKA, E. F.: Syphilis der Harnblase. Čas. lék. cesk. **1929** I, 671. [Tschechisch.] Zit. Zbl. Haut- u. Geschl.-Kr. **34**, 97 (1930). — Blasensyphilis. Čas. lék. cesk. **1931** I[1], 264. [Tschechisch.] Zit. Zbl. Haut- u. Geschl.-Kr. **39**, 234 (1932). — De la syphilis vésicale. J.

Urol. méd. chir. **31**, 575 (1931²). — À propos de la syphilis vésicale. J. Urol. méd. chir. **33**, 468 (1932). — DUJARDIN, B.: Les affections syphilitiques du rein. Le rein et les traitements de la syphilis. Scalpel (Brux.) **1930**II, 1269. — FAVENTO, P. DE: Un caso di sifilide vesicale. Boll. Sez. region. Soc. ital. Dermat. Nr 2, 263 (1937). — FAVRE, M., P. CROIZAT et R. MARTINE: La syphilis organoclaste. Syphilis et ruptures viscérales. À propos d'un cas de rupture spontanée d'un rein gommeux. Ann. Derm. Syph. (Paris) **9**, 300 (1938). — FINESTONE, E. O.: Syphilis of the bladder. Surg. Gynec. Obstet. **62**, 93 (1936). — FLANDIN, CH., G. POUMEAU-DELILLE et LE MELLETIER: Étude clinique et humorale d'un cas de nephrite syphilitique secondaire tardive. Bull. Soc. méd. Hôp. Paris, III s. **51**, 1004 (1935).

GEFTER, L.: Über Nierensyphilis. Sibir. Arch. Med. **4**, 35 (1929). [Russisch.] Zit. Zbl. Haut- u. Geschl.-Kr. **32**, 376 (1930). — GÓMEZ-ORBANEJA, J., und A. GARCÍA-PÉREZ: Syphilitische Nephritis. Act. dermo-sifiliogr. (Madr.) **40**, 507 (1949). [Spanisch.] Zit. Zbl. Haut- u. Geschl.-Kr. **74**, 188 (1950).

HOESSLIN, H.: Syphilis der inneren Organe. In: Die Haut- und Geschlechtskrankheiten von L. ARZT u. K. ZIELER, Bd. IV, S. 404. Urban & Schwarzenberg 1934. — ICHIKAWA, T., u. Y. KOBAYASHI: Über einen seltenen Fall von Nierengumma. Jap. J. Derm. **34**, 224 (1933). [Japanisch.] Zit. Zbl. Haut- u. Geschl.-Kr. **46**, 622 (1933). — ICHIKAWA, T., u. R. SHINODA: Beiträge zur Erkenntnis der Blasensyphilis. Jap. J. Derm. **35**, 301 (1934). [Japanisch.] Zit. Zbl. Haut- u. Geschl.-Kr. **48**, 669 (1934). — IGA, Y., u. M. NISHIMURA: Über einen Fall von Nierengeschwulst (Gumma?) mit Entleerung eigentümlicher Gewebefetzen. Lues (Kyoto) **13**, 113 (1935). [Japanisch.] Zit. Zbl. Haut- u. Geschl.-Kr. **55**, 590 (1937). — ISHIGAMI, J.: A case of syphilis of the kidney. Acta derm. (Kyoto) **18**, 120 (1931). [Japanisch.] Zit. Zbl. Haut- u. Geschl.-Kr. **39**, 828 (1932).

JEANBRAU, E., et J. BAUMEL: Fistule sigmoido-vésicale de nature syphilitique. Diagnostics cystoscopique et rectoscopique controlés par la biopsie. Guérison par le traitement spécifique, sans intervention chirurgieale. Arch. Mal. Appar. dig. **20**, 838 (1930). — JOVANOVITCH, IVAN: Die Syphilis der Harnblase. Wien. med. Wschr. **1931**II, 1398.

KÀMIL, F.: Blasenlues. Z. Urol. **29**, 163 (1935). — KASZTRINER, I.: Die Lues der Blase. Z. urol. Chir. **41**, 477 (1936¹). — Die Lues der Blase. Verh. 9. internat. Kongr. Derm. **2**, 920 (1936²). — KESSELER, J.: Un cas de syphilis vèsicale. Procès-verb. etc. 37. Congr. franç. Urol., p. 665, 1938. — KISLIČENKO, L.: Enuresis und Lues. Derm. Wschr. **1941**I, 85. — KITAGAWA, K.: Über Epinephritis gummosa. Jap. J. Urol. **22**, 467 (1933). [Japanisch.] Zit. Zbl. Haut- u. Geschl.-Kr. **48**, 186 (1934). — KLEIN, A., and W. B. PORTER: Nephrosis associated with early active syphilis. Sth. med. J. (Bgham, Ala.) **36**, 694 (1943). — KLEIN, B.: Syphilis und Nieren. Konferenz zur Frage der Syphilis in Bulgarien, Sofia, Sitzg vom 1. III. 1931. Zit. Zbl. Haut- u. Geschl.-Kr. **38**, 165 (1931).

LAUDA, E.: Lehrbuch der inneren Medizin, Bd. III. Wien: Springer 1951. — LECHNIR, J.: Beitrag zur Klinik des Nierengummas. Z. Urol. **27**, 757 (1933).

MADERNA, C.: Sifilide del rene. Rif. med. **1933**, 5. — MIDANA, A.: Un caso di "nephritis acuta praecox". Boll. Sez. region. Soc. ital. Derm. Nr 3, 154 (1931). — MIKKELSEN: Einseitige Haematurie bei beginnender syphilitischer Schrumpfniere. Verh. Dän. Chir. Ges. 1934, S. 64. Hospitalstidende **77** (1934). [Dänisch.] Zit. Zbl. Haut- u. Geschl.-Kr. **51**, 149 (1935). — MILLER, J., and W. D. HAY: A case of chronic syphilitic glomerulo-nephritis with demonstration of the spirochaetes in the kidney. Canad. med. Ass. J. **23**, 202 (1930). — MORAGUES, V., and J. P. WYATT: Fatal hemoglobinuric nephrosis following intrathecal penicillin in neurosyphilis. A case report. Amer. J. Syph. **34**, 177 (1950). — MUNK: Derm. nach SIEBECK, Syphilis der Nieren. In: Handbuch der Haut- und Geschlechtskrankheiten, Bd. XVI/1. Berlin: Springer 1930.

NOVAK, S.: Gibt es eine difusef hämorrhagische Nephritis luischer Ätiologie? (Ein kasuistischer Beitrag.) Liječn. Vjesn. **61**, 124 (1939). [Serbo-Kroatisch.] Zit. Zbl. Haut- u. Geschl.-Kr. **62**, 233 (1939).

OROFINO, A.: De la cystite syphilitique. J. Urol. méd. chir. **29**, 25 (1930).

PAPIN, M.: Syphilis rénale bilatérale à forme hématurique avec lésions spécifiques vésicales nouvelles. Procès-verb. etc. 31. Congr. franç. Urol., p. 439, 1931. — PASTINSZKY, I., D. SOMOGYI u. I. RÁCZ: Über Veränderungen des Nervensystems der Leber und der Niere bei der Jarisch-Herxheimerschen Reaktion. Börgyögy. vener. Szle **9**, 122 (1955). [Ungarisch.] Zit. Zbl. Haut- u. Geschl.-Kr. **94**, 116 (1956). — PENA, E., DE LA: Sifilis vesical. Arch. esp. Urol. **9**, 225 (1953). — PEREIRA REGO, A.: Luische Lipoidnephrose. Sem. méd. (B. Aires) **1938**I, 544. [Spanisch.] Zit. Zbl. Haut- u. Geschl.-Kr. **60**, 354 (1938). — POPCHRISTOFF, P.: Nephritis syphilitica acuta. Bulgarische Dermatol. Ges., Sofia, Sitzg vom 7. II. 1935. Zit. Zbl. Haut- u. Geschl.-Kr. **52**, 11 (1936).

RABINOVICH, I. G.: Das Problem der Blasensyphilis. Rev. esp. Cir. y Urol. **10**, 531 (1928. [Spanisch.] Zit. Zbl. Haut- u. Geschl.-Kr. **32**, 375 (1930). — RAURICH, JOSÉ M.: Über Blasensyphilis. Rev. méd. Barcelona **13**, 391 (1930). [Spanisch.] Zit. Zbl. Haut- u. Geschl.-Kr. **36**,

490 (1931). — REBAUDI, L., y E. BARNETCHE: Un caso de sífilis de riñón. Rev. argent. Urol. **22**, 292 (1953). Zit. Zbl. Haut- u. Geschl.-Kr. **89**, 346 (1954). — RICH, A. R.: The pathology of nineteen cases of a peculiar and specific form of nephritis associates with acquired syphilis. Bulletin of the John Hopkins Hospital **50**, 357 (1932). — RINALDI, R.: Le nefropatie luetische precoci. Rif. med. **1930** II[1], 1278. — La questione delle ematurie essenziali. (Sifilide ed ematuria. Diatesi emorragica ed ematuria.) Arch. ital. Urol. **6**, 624 (1930[2]). — RIVIERE, M.: Quelle part convenient-il d'attribuer à la syphilis dans l'étiologie des albuminuries dites gravidiques. Gynéc. et Obstét. **19**, 100 (1929). — ROJAS, M. D.: Syphilis of the bladder. A case report. Prelim. remarks. A. R. Unit. Fruit Comp. ,Med. Dep. **18**, 162 (1929).

SANTLER, R., u. H. THALER: Beitrag zur Lues der Nieren (im Druck). — SAWYER, G. C.: Syphilitic nephritis. Brit. med. J. No **1933**, 3793, 527. — SCHULMANN, E., A. HOROWITZ et G. BARBARA: Néphrose et Syphilis. Bull. Soc. franç. Derm. Syph. **39**, 189 (1932). — SCOTT, V., and E. G. CLARK: Syphilitic nephrosis as a manifestation of a renal Herxheimer reaction following penicillin therapy for early syphilis. Amer. J. Syph. **30**, 463 (1946). — SECHI, E.: Sulla funzionalità renale dei luetici. Rif. med. **1934**, 726. — SÉZARY, A., et H. GALLOT: Néphrite syphilitique secondaire. Absence de lipoïdose. Action de la fièvre. Bull. Soc. méd. Hôp. Paris, III. s. **49**, 716 (1933). — SÉZARY, A., et J. LENÉGRE: Le fonctionnement rénal des syphilitiques secondaires. Bull. Soc. méd. Hôp. Paris, III. s. **49**, 1278 (1933). — SIEBECK, R.: Syphilis der Nieren, In: Handbuch der Haut- und Geschlechtskrankheiten, Bd. XVI/1. Berlin: Springer 1930. — SILVA-MELLO: Die chronischen syphilitischen Nephritiden als eine selbständige Gruppe von Nierenkrankheiten. Dtsch. med. Wschr. **1936** I, 70. — SORRENTINO, M.: Ulteriore contributo alla sifilide vescicale. Atti Soc. ital. Urol. 228 (1934). — SOUSA, CHR. DE: Blasensyphilis. Rev. urol. S. Paulo **1**, 85 (1933). [Portugiesisch.] Zit. Zbl. Haut- u. Geschl.-Kr. **49**, 65 (1934). — STOECKENIUS: Nieren und ableitende Harnwege. In: Handbuch der inneren Medizin, 4. Aufl., Bd. 8. Berlin-Göttingen-Heidelberg: Springer 1951.

THALER, H.: Ein bioptisch kontrolliert erfolgreich behandelter Fall von syphilitischer, interstitieller Nephritis. Nach einer Demonstration in der Gesellschaft für innere Medizin in Wien, am 12. 5. 1960. (Im Druck.) — THEOBALT et LAOUENAN: Un cas de néphrite aiguë syphilitique rapidement amélioré par le traitement arsenical après échec des autres médications. Bull. Soc. franç. Derm. Syph. **37**, 696 (1930). — THOMAS, E. W., and M. SCHUR: Clinical nephropathies in early syphilis. Arch. intern. Med. **78**, 679 (1946). — TZANCK, A., M.-L. JAMMET et AL. NEGREANU: Les néphrites de la syphilis secondaire. Bull. Soc. méd. Hôp. Paris, III. s. **50**, 1052 (1934).

USSEGLIO, G., E. ZAMBELLI e W. PAOLINO: Manifestazioni cliniche ed evoluzione di complicazioni renali rare in soggetti luetici. Giorn. Accad. Med. Torino **101**, 353 (1938).

VALVERDE, B.: La chylurie dans la syphilis vésicale. J. Urol. méd. chir. **28**, 297 (1929). — Au sujet de la syphilis vésicale et, en particulier, de son état latent. J. Urol. méd. chir. **30**, 562 (1930). — À propos d'un cas de leucoplasie vésicale d'orgine syphilitique. Ann. Mal. vénér. **26**, 257 (1931). — À propos de la syphilis de la vessie. J. Urol. méd. chir. **33**, 142 (1932). — Au sujet de la syphilis de la vessie. J. belge Urol. **6**, 101 (1933). — Späte vererbte Syphilis der Niere. Rev. urol. S. Paulo **1**, 327 (1934). [Portugiesisch.] Zit. Zbl. Haut- u. Geschl.-Kr. **49**, 569 (1934).

WELANDER, E.: Zit. nach R. SIEBECK, Die Syphilis der Nieren. In: Handbuch der Haut- und Geschlechtskrankheiten, Bd. XVI/1, S. 312. Berlin: Springer 1930. — WOLF, H. F. DE: Recurrent secondary syphilid; syphilitic nephritis; scabies. Arch. Derm. Syph. (Chicago) **24**, 914 (1931). — WOSIKA, P. H., and F. M. THURMON: Syphilitic albuminuria. A report of three cases. Amer. J. Syph. **18**, 2 (1934).

D. Histologie

BOYD: Zit nach W. LEVER: Histopathologie der Haut. Stuttgart: Gustav Fischer 1958.

CORONINI, C.: Zit. nach STREITMANN, Syphilis und Tuberkulose. Klin. Med. **11**, 398 (1956).

FRÜHWALD, R.: Histologie des Primäraffektes. In: Handbuch der Haut- und Geschlechtskrankheiten, Bd. XVI/1, S. 165. Berlin: Springer 1930.

GANS, O., u. G. K. STEIGLEDER: Histologie der Hautkrankheiten. Berlin-Göttingen-Heidelberg: Springer 1955.

MATRAS, A.: Über „gummöse Veränderungen" bei kongenitaler Syphilis. Arch. Derm. Syph. (Berl.) **161**, 262 (1930). — MILIAN, G.: Zit. nach STREITMANN, Syphilis und Tuberkulose. Klin. Med. **11**, 398 (1956).

RICHTER, R.: Studien zur Neurohistologie der nervösen vegetativen Peripherie der Haut bei verschiedenen chronischen infektiösen Granulomen mit besonderer Berücksichtigung der Langerhansschen Zellen. Arch. klin. exp. Derm. **202**, 496 (1956).

SEMON: Zit. nach STREITMANN, Syphilis und Tuberkulose. Klin. Med. **11**, 398 (1956).—
STREITMANN, B.: Syphilis und Tuberkulose. Klin. Med. **11**, 398 (1956).

TREŠKOVIČ, V. I.: Die Hautnerven bei Syphiliden der sekundären Periode, Vestn. Vener. H. **1**, 23 (1951). [Russisch.] Zit. Zbl. Haut- u. Geschl.-Kr. **80**, 300 (1952).

Die Syphilis der Lymphgefäße und Lymphdrüsen

Von

Hanns Fleischhacker-Wien

1. Syphilitische Lymphangitis

Die primär-syphilitische Lymphangitis bei Sitz des Schankers in der weiblichen Genitalregion ist wesentlich seltener als beim männlichen Geschlecht. BERGH fand sie nur bei 5 von 1260 Prostituierten, WEISSENBACH u. FERNET berichten in diesem Zusammenhang von einer 35jährigen Frau mit einem Primäraffekt am Perinaeum und einer daraus resultierenden Adenopathie der rechten Leistenbeuge, bestehend aus einem bogenförmig ausgezogenen Drüsenbubo. Von hier zieht sich ein indurierter, leicht prominenter, unter dem Tegument noch eben palpabler Strang zur Schankerzone, der in seiner Breite variiert. Sowohl die Seroreaktionen als auch die Dmelcos-Intradermoreaktion waren stark positiv. Durch negativen Ausfall zweier Auto-Inoculationen wurde eine Infektion mit dem Ducrey-Bacillus ausgeschlossen. Die spezifische Behandlung bewirkte eine Überhäutung des Schankers, während der Lymphstrang noch persistierte. CLEMENT-SIMON weist auf die Disproportion zwischen palpablem Lymphstrang und der Leistendrüsenschwellung hin, die manchmal unbedeutend sein oder in einzelnen Fällen vollständig fehlen kann.

Etwas häufiger sind die spezifischen Lymphangitiden im sekundären Stadium anzutreffen. Nach PILAU bilden sie sich bei Sitz des Primäraffektes am Genitale im Verlaufe des maculo-papulösen Exanthems aus, ausgehend von den derben, vergrößerten Inguinaldrüsen. Sie imponieren als saitenartig ausgespannte, bindfadendicke Lymphstränge, die an der Innenseite der Oberschenkel, meist an einer Seite deutlicher ausgeprägt, bis zum Kniegelenk verlaufen. Offenbar können sie sich auch retrograd ausbilden, denn 2 ähnliche Fälle beobachtete GUSZMANN mit der Lokalisation am Stamm, BERDE mit solcher am Unterschenkel.

Bei tertiär-syphilitischen Lymphangitiden unterscheidet BUETTERLIN eine ulcero-gummöse und eine elephantiastische Form. Zur ersten dürfte die Beobachtung von POHL zu zählen sein, der eine ovale, brettharte, indolente Infiltration mit oberflächlicher Ulceration am Praeputium beschreibt. Von dieser Stelle zieht sich bis zur Peniswurzel ein harter, bleistiftdicker, perlschnurartiger, mit der Unterlage nicht verwachsener Strang, dessen histologisches Gewebe am ehesten für Tuberkulose sprach, für die jedoch kein Anhaltspunkt zu finden war. Die Wassermann-Reaktion war positiv. Auf Jodkali und Penicillin gingen die Erscheinungen rasch zurück und die luische Genese wurde damit bestätigt. WILLIAMS berichtet über einen Fall von Lymphstase am Fuße, reichend bis handbreit über den Knöchel mit Auslassung des Fußrückens, geröteter und mit Bläschen bedeckter, teilweise nässender Haut. Infektion vor 7 Jahren nach Quetschung der Großzehe. Am Unterschenkel bestehen flache, trockene, schuppende Knoten, zwischen den Zehen Maceration, die Nägel sind verdickt, weich, brüchig. Wassermann-Reaktion positiv, Pilzbefund negativ. Die antiluische Kur bringt eine weitgehende Besserung der Erscheinungen. Eine elephantiastische Schwellung der Unterlippe durch luische Lymphangitis sah Fordyce, eine solche der Oberlippe Whitehouse.

2. Experimenteller Nachweis der Ausbreitung der Spirochäten

Mit der Geschwindigkeit des Eindringens der Spirochäten vom Infektionsherd in die regionären Lymphdrüsen haben sich Tani, Ogiuti u. Oya eingehend befaßt und konnten genauere tierexperimentelle Ergebnisse bekanntgeben. Nach Scarifikation eines Kaninchenscrotums und nachfolgender Einreibung dieser Stelle mit einer spirochätenhaltigen Hodenemulsion wurden schon nach 5 min Spirochäten in den Leistendrüsen (festgestellt durch Verimpfung auf den Hoden normaler Kaninchen) und nach 1 Std im Blut gefunden. In der Milz konnten sie erst nach dem 5. Tag nachgewiesen werden. Es wurde somit ein rascheres Eindringen der Erreger angenommen als von anderen, in der Arbeit zitierten Autoren. Seifenwaschungen waren auf den Infektionsverlauf ohne Einfluß, ebenfalls indifferente Salben, nur eine Salbe nicht genannter Zusammensetzung konnte die Hälfte der Tiere vor Infektion schützen.

Andere Resultate brachten die Versuche von Bessemans u. de Potter durch perscrotale oder intratestale Impfung mit dem Stamm Gent. Bei scrotaler Infektion waren die Erreger 30 min nachher in den Leistendrüsen und nach 30 Tagen in den Kniekehlendrüsen nachzuweisen. Bei intratestaler Impfung konnten Spirochäten in den Leistendrüsen nach 45 min, in den Kniekehlendrüsen erst nach 45 Tagen nachgewiesen werden. Die Anwesenheit von Spirochäten wurde durch Weiterverimpfung auf gesunde Tiere bestätigt. Es vergeht demnach vom Zeitpunkt der Impfung bis zur Drüseninfektion immerhin noch eine beachtliche Zeit, die die Vornahme rechtzeitig angewandter prophylaktischer Maßnahmen durchaus berechtigt erscheinen läßt (Bessemans u. de Potter). Nach Berichten gleicher Autoren werden nach subcutaner Injektion von frischer Emulsion aus spirochätenreichen Hodensyphilomen des Kaninchens in den Rücken von Kaninchen oder Einverleibung der Emulsion mittels Scarifikation gleichfalls am Rücken, die Lymphdrüsen bis zum Ende des 2. Monats noch nicht infektiös gefunden. Am Ende des 3. Monats ist der Erreger bei den durch Scarifikation geimpften Tieren noch nicht festzustellen, hingegen ist er zu dieser Zeit bei den durch Injektion infizierten nachzuweisen. Die Lymphdrüsen werden also viel später befallen als bei Scarifikation der Hodenhaut oder durch Implantation in das Hodengewebe. Wurde früher ausschließlich spirochätenreiches Schankermaterial zu Versuchen verwendet, haben die gleichen Autoren auch Lymphdrüsen von syphilitischen Kaninchen übertragen, und zwar teils auf scarifizierten Hoden, teils intratesticulär. Die Leisten- und Kniekehlendrüsen der so behandelten Tiere wurden in verschiedenen Zeiträumen exstirpiert und auf frische Kaninchen verimpft. Nur 2mal unter 11 Versuchen wurden Spirochäten in den Leistenlymphknoten und 3mal unter 15 Versuchen in Kniekehlendrüsen nachgewiesen. Die Inkubation der mit Lymphdrüsen vorbehandelten Tiere betrug 7—8 Monate.

Nach Beobachtungen von Watanabe zeigten die Lymphdrüsen von testiculär geimpften Kaninchen bei der Weiterverimpfung in die Rückenhaut nach 7 Tagen bereits ein positives Resultat. Am 50. Tage sollen die Spirochäten in den Lymphdrüsen am reichlichsten vorhanden sein.

Bei Mäusen wurden nach scrotaler Infektion die iliacalen Lymphknoten, nachdem sie eine mehr oder weniger starke Vergrößerung erfahren hatten, exstirpiert und im Dunkelfeld untersucht. Bei 22 von 37 Mäusen konnten Spirochäten nachgewiesen werden (KATO).

GASTINEL, DELARUE, PULVENIS u. COLLARD stellten sich die Frage, wie sich die Lymphknoten bei direkter Einbringung der Spirochäten verhalten. Während bei intratestal geimpften Kaninchen die Erreger regelmäßig in die Lymphdrüsen eindringen und sich dort dauernd halten, führt die direkte Einbringung von Spirochäten in die Lymphdrüsen zu keinerlei Haftung. Es konnten weder ein lokaler syphilitischer Prozeß, noch mit Sicherheit Spirochäten durch die Silberimprägnation oder Dunkelfeldmethodik nachgewiesen werden. Solche direkt inoculierte Drüsen führten bei subscrotaler Übertragung zu keiner Schankerbildung, Drüsenpassagen verliefen ebenfalls ergebnislos. Auch beim Meerschweinchen gelang es nicht, Spirochäten durch direkte Einführung in die retrocöcalen Drüsen zum Haften zu bringen. Die Verfasser nehmen an, daß nach Hodenimpfungen nur wenige Spirochäten von Zeit zu Zeit in die Lymphdrüsen eingeschwemmt werden und die Abwehrvorgänge nicht so stürmisch einsetzen, als wenn eine größere Spirochätenmasse direkt in die Lymphdrüsen eingebracht wird. In einem solchen Falle führt die Abwehr des Gewebes ein Absterben der Spirochäten herbei.

Nach KAPLOUNE sind demnach die Lymphknoten eigenartige Filter, welche die Spirochäten zurückhalten und inaktivieren, was auf Kosten der Reaktion der reticuloendothelialen Elemente und der Reticulumfasern vor sich geht und mit einer fibrösen Induration des Lymphknotens endet. Nach histologischen Untersuchungen teilt MANGANOTTI die Reaktion im Lymphknoten in eine Phase der Entzündung, in eine Phase der zeitlichen Inhibition der Lymphopoiese, eine evolutive und eine Endphase der Kollagenisation ein. Klinische und parasitologische Feststellungen führen zu dem Schluß, die Veränderungen als reaktive Verteidigungsphänomene anzusehen, die imstande sind, das Treponema entweder zu zerstören oder es in den Grenzen bestimmter Phasen und Stadien morphologischer Konstitution und pathogener Aktivität zu halten.

Mit dem Problem des Ausbreitungsweges der Syphilis befaßte sich eingehend SARBO. Er vertritt die Ansicht, daß eine Spirochäteninfektion des Zentralnervensystems vorwiegend hämatogen, zum geringen Teil auch auf dem Lymphwege zustande kommen kann. In manchen Fällen werden sogar beide Wege beschritten und dies führt wahrscheinlich trotz Sekundärerscheinungen nach Jahren zu Tabes und Paralyse, wobei aber konstitutionelle Momente eine Rolle spielen dürften.

Ob die Erreger aktiv in die Lymphdrüsen eindringen oder passiv dorthin eingeschwemmt werden, zeigten LEVADITI, VAISMAN, SCHOEN. Bei subcutaner Einspritzung abgetöteter Spirochäten in die Rückenhaut von Mäusen wurden keine Erreger in den Lymphknoten gefunden, auch nicht bei subscrotaler Weiterverimpfung dieser Drüsen auf Kaninchen. Wurden jedoch absichtlich nicht alle Erreger abgetötet, so konnten sie in den regionären Lymphdrüsen nachgewiesen werden, was demnach für ein aktives Eindringen der Spirochäten spricht. Die Erreger lassen sich in den regionären Drüsen mittels Tierverimpfung nachweisen, können aber nur sehr schwer durch Versilberung sichtbar gemacht werden. Nach YOSHIDA zeigen die Drüsen außer einer entzündlichen Proliferation keine weiteren Besonderheiten. NYKA konnte dagegen in silberimprägnierten Schnitten von syphilitischen Kaninchendrüsen intracelluläre, fadenförmige, gewundene oder gestreckte Gebilde mit wechselnder Länge beobachten, die meist farblos, selten mit körnigem Silberniederschlag besetzt waren. Besonders die langen Formen zeigten häufig knopfförmige Enden. Bei frischer Infektion wurden in den Lymphknoten neben typischen Spirochäten auch diese Gebilde gesehen, die offenbar eine besondere Form des Erregers in den Lymphdrüsen darstellen.

Zu anderen und etwas genaueren Ergebnissen kamen WARTHIN u. OLSEN mit Hilfe der modifizierten Warthin-Starry-Färbemethode. Es wurden in syphilitischen Produkten neben typischen Pallidae verschiedene Formen beobachtet, die wahrscheinlich zum Lebenscyclus des Erregers gehören: 1. Polymorphe und Ringformen, extra- und intracellulär in allen syphilitischen Herden, in Schankern, sekundären Erscheinungsformen, besonders aber in den Zellen der Capillarendothelien und im Bubo. 2. Kleine Spirochätenformen mit 2—4 Windungen, die außerordentlich häufig intra- und extracellulär in frischen und späten Produkten gefunden wurden. Diese Formen bedürfen allerdings zur Darstellung einer besonderen Färbetechnik. 3. Lymphocytengranula mit Spirochätenzwischenstadien, die besonders in frischen Efflorescenzen der Syphilis vorkommen. 4. Dünne Fäden und Granula, gefunden bei der Riesenzellenbildung im Lymphknoten sowie in den Riesenzellen der Gummen.

Im Laufe von histologischen Untersuchungen der Lymphdrüsen syphilitischer Patienten haben SALEEBY u. GREENBAUM in vereinzelten Fällen Spirochäten, in den meisten aber dunkel gefärbte, in den Lymphocyten gelegene Granula darstellen können, die sich in einem Falle auch im Herz und in der Aorta fanden. Es scheint sich um eine granulöse Form der Spirochaeta pallida zu handeln, oder um eine andere, bisher noch nicht identifizierbare Art. Es liegt die Möglichkeit nahe, daß die Spirochäten in den Fällen, in denen sie in den untersuchten Organen nicht gefunden werden konnten, nach Verlassen des eigentlichen Infektionsherdes vermutlich durch Phagocytose der Lymphocyten in Granula aufgelöst werden.

YAMAZAKI u. OGAWA sind der Ansicht, daß die Spirochäten in den Lymphdrüsen der Luetiker im 1. und 2. Stadium in 100%, in seropositiven Latensfällen in 75% und auch bei schon behandelter Lues latens in mäßigem Prozentsatz nachweisbar sind. ICHIKAWA u. OKANO fanden bei der Nachprüfung der Hoffmannschen Drüsenpunktion bei Lues I 89%, bei Lues II 78%, bei Lues III 33%, bei Lues latens 64% und bei Lues congenita 0% positive Resultate. Bei nichtbehandelten Luetikern im 1., 2. und latenten Stadium fielen alle Untersuchungen positiv aus, während die anbehandelten Fälle nur in 57% ein positives Ergebnis zeigten. Nicht nur in den regionären, auch in den übrigen oberflächlichen Lymphknoten des Körpers wurden Spirochäten in beträchtlicher Zahl gefunden. In Lymphknoten von Paralytikern sind Spirochäten durch Versilberung nach LEVADITI nur in vereinzelten Fällen feststellbar, durch Aspiration von Lymphdrüsensaft und Färbung nach FONTANA-TRIBONDEAU konnten sie jedoch nie dargestellt werden (GANFINI). Für die diagnostische Drüsenpunktion gibt FAVRE einen wichtigen Hinweis, denn neben Stellen, die einen enormen Spirochätenreichtum aufweisen, finden sich auch solche, wo sie vollständig fehlen. Besonders zahlreich findet man die Parasiten um die Gefäße herum, wo sie von den Endothelzellen phagocytiert werden. Im Zentrum der Spirochätenhaufen sowie in den Gefäßendothelien verändern sich die Lueserreger zu eigenartigen Granulaformen, die die Silberfärbung nicht oder doch nur in geringfügigem Grade annehmen.

Für quantitative Untersuchungen auf Spirochäten ist es absolut notwendig, eine homogene Drüsenemulsion in bestimmter Verdünnung herzustellen und nach einer eigenen Technik im Dunkelfeld zu untersuchen (VAN HAELST). Der Autor zeigt, daß der Spirochätengehalt der regionären Lymphdrüsen bei experimentell hervorgerufenen luischen Scrotalerscheinungen, solange diese florid sind, am größten ist und bedeutend abnimmt, sobald diese abheilen oder bereits abgeheilt sind. Der Spirochätengehalt der Poplitealdrüsen nimmt aber trotz der Rückbildung der Primärerscheinungen leicht zu. Besonders beim Auftreten von Sekundärerscheinungen ist der Spirochätengehalt sowohl in den Inguinal- als auch besonders in den Kniekehlendrüsen wesentlich erhöht.

3. Die regionäre Lymphadenitis

Zum Bilde der primären Syphilis gehört neben dem Primäraffekt die obligatorische Schwellung der regionären Drüsen, doch kommt es in manchen Fällen auch zu einer Mitbeteiligung der benachbarten Lymphknoten. GATE u. MICHEL beobachteten bei einer luischen Läsion am Penis eine sehr starke Schwellung sowohl der inguinalen als auch der iliacalen Drüsen, während alle übrigen frei waren. Die Wassermann-Reaktion war positiv, im Schanker waren Spirochäten nicht nachweisbar. Erst die antisyphilitische Kur gab den definitiven Aufschluß über das Zustandsbild. Die erste Manifestation der Lues äußert sich vereinzelt in einer Vergrößerung der regionären Drüsen, ohne daß ein Schanker trotz genauer Kontrolle vorhanden wäre, wie GATÉ und TIRAN u. CUILLERET berichten. Ein Patient, der vor 16 Jahren aller Wahrscheinlichkeit nach einen weichen Schanker akquiriert hatte, bemerkte plötzlich eine taubeneigroße, schmerzhafte Anschwellung von derber Konsistenz in der linken Leiste. Die Impfung mit Ulcus molle- und Lymphogranulomatosevirus verlief negativ. Die Wassermann-Reaktion war positiv, das Drüsenpunktat zeigte zahlreiche Spirochäten. Da an den Genitalien keine Läsion zu finden war, wurde ein Schanker in der Harnröhre vermutet. In solchen Fällen kann die Lymphadenitis, im besonderen der Punktionssaft, entscheidend zur richtigen Diagnose beitragen (HOFFMANN).

LEVY-BING u. CARTEAUD beschreiben einen ähnlichen Fall mit 2 indolenten Leistendrüsen ohne nachweisbaren Schanker. Da am Oberschenkel ein Furunkel auftrat, wurde die Schwellung fälschlich auf diesen bezogen und keine genauere Untersuchung durchgeführt. Erst 3 kleine Erosionen auf dem Scrotum, die nach 10 Tagen auftraten und als syphilitische Pappeln verdächtig waren, sowie die stark positive Wassermann-Reaktion, gaben den Anlaß zur Durchführung einer erfolgreichen spezifischen Therapie.

In einem von MAY beschriebenen Fall mit gleichzeitiger Gonorrhoe kam es ohne nachweisbaren Primäraffekt zu einer Leistendrüsenschwellung und nach 70 Tagen zum Auftreten von Sekundärerscheinungen. Das Fehlen des Schankers wird folgendermaßen erklärt: entweder ist er in der Harnröhre zu suchen oder es handelt sich um eine Infektion durch Spirochäten, die in Zahl und Virulenz abgeschwächt sind, oder es sind die Spirochätenformen, wie wir sie im Dunkelfeld sehen, nur ein Stadium in ihrem Entwicklungskreis. Über eine Leistendrüsenentzündung vor Auftreten eines Mischschankers bei einem Chinesen berichten CHEVALLIER u. BERNARD. Es bestand in der Leistenbeuge eine hühnereigroße, leicht druckempfindliche Schwellung, über der die Haut etwas gerötet und nicht verschieblich war. Ein bleistiftdicker Lymphstrang führte zu einem kleinen nußgroßen Knoten. Ein Lymphogranulom wurde in Erwägung gezogen, doch 10 Tage später trat am Genitale ein linsengroßes, unscharf begrenztes und etwas erhabenes Geschwür mit weißlichem Grunde auf. Acht Tage später änderte sich der Charakter der Drüsenschwellung und es trat eine Reihe von nußgroßen, harten, nicht schmerzhaften, frei beweglichen Knoten mit wechselnder Größe auf, einhergehend mit Fieber, Schweißausbrüchen und schlechtem Allgemeinbefinden. Die mikroskopische Untersuchung des serösen Inhaltes des Geschwüres ergab einen positiven Befund auf Spirochäten und Bacillus Ducrey. Jegliche Untersuchung des Drüseninhaltes verlief resultatlos. Nach den Erfahrungen der Autoren ist der weiche Schanker ohne Eintrittspforte (d'emblée) sehr selten, desgleichen die syphilitische Drüsenschwellung vor Auftreten des primären Geschwüres. Ganz ungewöhnlich sei aber eine Mischinfektion nach vorhergegangener Drüsenschwellung.

Welche Rolle die Beckendrüsen bei venerischen Erkrankungen spielen, zeigt HALTY durch die Untersuchung von 250 Frauen. In 30 Fällen ließen sich vergrößerte Drüsen nachweisen, und zwar 7mal links, 4mal rechts und 4mal beidseitig, dazu die Sacraldrüsen beiderseits 8mal, rechts und links je 3mal. Der Rest hatte Becken- und Sacraldrüsenschwellungen. Von diesen 30 hatten 7 keine klinischen Erscheinungen von venerischen Erkrankungen, sondern zeigten lediglich banale Erosionen. Fünf Kranke hatten früher spezifische Erkrankungen durchgemacht, waren aber klinisch augenblicklich frei. 12 Kranke waren akut erkrankt und zeigten Herde am Collum oder hatten eine positive Wassermann-Reaktion. Zwei Kranke hatten eine Lues I gehabt und eine hatte wahrscheinlich einen intracervicalen Primäraffekt. Der Autor betont die Häufigkeit von veränderten Beckendrüsen und bezeichnet sie als wertvolle diagnostische Hilfe bei dem Vorliegen eines Collum- oder Cervicalschankers.

De Gregorio u. de Blasio haben 5 eigene Fällen von luischem Schanker des Gebärmutterhalses beschrieben, bei welchen durch vaginale bimanuelle Untersuchung die regionären Lymphdrüsen des kleinen Beckens gut zu tasten waren. Diese boten den typischen Befund der Bubonen ohne Neigung zur Vereiterung und sprachen auf eine spezifische Behandlung stets gut an. Die gleichen Veränderungen fand auch Simon bei syphilitischem Schanker des Uterushalses von 3 Frauen. Die Lymphadenitis im kleinen Becken wurde bisher im Schrifttum kaum beschrieben, weil die kirschgroßen Knoten bei der üblichen vaginalen Untersuchung nicht zu tasten sind. Er gibt deshalb eine genauere Beschreibung seiner speziellen Untersuchungsmethodik an, die durch Röntgenbilder noch deutlicher veranschaulicht wird.

Mit Untersuchungen über die histologischen Veränderungen der iliacalen Lymphdrüsen bei experimenteller Syphilis der Ratten befaßte sich Yasumoto. Die Lymphknoten zeigten eine graduelle und deutliche Größenzunahme im Laufe der Infektion, besonders vom 10. Tage an. Histologisch wurde eine diffuse Zellinfiltration des Parenchyms der Drüsen festgestellt, bestehend hauptsächlich aus Lympho-, Histiocyten und Plasmazellen; ferner wurden ödematöse Veränderungen festgestellt, so daß bei intensiven Fällen die Struktur der Lymphdrüsen verwischt und eine Trennung in Mark und Rinde nicht mehr möglich war. Außerdem ist eine Erweiterung der Capillaren und Lymphsinus, die mit Erythrocyten, Leukocyten, Lymph- und Plasmazellen angefüllt sind, und manchmal auch Thrombenbildung zu beobachten. Die histologischen Veränderungen der Lymphdrüsen syphilitischer Ratten bestehen in einem chronisch entzündlichen Prozeß proliferativer Natur, bei dem jedoch spezielle Veränderungen, wie etwa käsige oder gummöse Bildungen, fehlen.

4. Die generalisierte Drüsenschwellung

Die erworbene luische Infektion durch eine Bluttransfusion wird zwar heute durch genaue Untersuchung des Spenders weitgehend ausgeschlossen (Benjamin Levine führt vor jeder Transfusion sogar die Klinesche Mikroreaktion aus), doch konnte Cummer über eine solche Affektion bei einer Negerin berichten. Wegen Blutungen nach einer Fehlgeburt wurde eine Bluttransfusion durchgeführt. Nach 3 Monaten bemerkte die Patientin eine Vergrößerung der Halslymphknoten und 2 Wochen später entwickelte sich ein korymbiformes Syphilid mit positiver Wassermann-Reaktion. Ein genitaler oder extragenitaler Schanker konnte nicht nachgewiesen werden. In der gleichen Arbeit erwähnen andere Autoren ähnliche Beobachtungen und weisen auf die in derartigen Fällen ungewöhnlich lange Inkubationsdauer hin.

Von Carson werden die Drüsen in diesem Stadium als erbsen- bis wallnußgroß beschrieben, wobei er histologisch eine mäßige Proliferation der lymphoiden Zellen mit narbigen Stellen findet und 58% kleine Lymphocyten im Blut.

GRINDON beobachtete im gleichen Fall kleine Läsionen am Rücken, die wie eine Leucaemia cutis aussahen. Nach SARAGEA u. POPESCU ist die Drüsenhypertrophie syphilitischen Ursprungs eine Affektion, bei welcher die diagnostischen Schwierigkeiten die Seltenheit erklären. Sie zeigt gewöhnlich das Bild einer chronisch-banalen Entzündung, das zur Verwechslung mit einem bacillären oder lymphogranulomatösen Prozeß führen kann. Die sichere Diagnose kann ihrer Ansicht nach erst nach den therapeutischen Erfolgen gestellt werden, die in den positiven Fällen einen vollkommenen Heilungseffekt ergeben. CLODFELTER führt ein typisches Beispiel eines jungen Mannes an, der eine große Schwellung der linken Halsseite aufwies, einhergehend mit Hals- und Zahnschmerzen, Müdigkeit und Subfebrilität. Daneben waren mehrere abgegrenzte, nußgroße Drüsen bis zur Epitrochleargegend, eine geringe Anämie und Leukocytose vorhanden. Die Wassermann-Reaktion war negativ. Die histologische Untersuchung einer Drüse ergab das typische Bild eines Morbus Hodgkin. Kurze Zeit später trat aber ein maculöses syphilitisches Exanthem auf, die Wassermann-Reaktion wurde positiv. Erst die antiluische Behandlung brachte ein Schwinden aller Erscheinungen. Der Autor weist eingehend darauf hin, daß auch bei guter Beobachtung und histologischer Untersuchung von der Lues das Bild anderer Krankheiten nachgeahmt werden kann.

In einem anderen, von CIAMBELLOTTI zitierten Fall, wurde eine Lymphogranulomatosis maligna vorgetäuscht. Die Lymphdrüsen zeigten einen fast vollkommenen Schwund der Lymphfollikel und waren durch neugebildetes oder reticuläres Bindegewebe ersetzt. Es bestand eine Polyadenopathie mit Vergrößerung von Milz und Leber. Die serologischen Reaktionen fielen alle positiv aus. Unter einer spezifischen Kur schwanden die Vergrößerungen von Leber, Milz und Lymphdrüsen, obzwar diese wegen der fibrösen Umwandlung des Reticulums und des Ersatzes des lymphatischen Gewebes durch undifferenziertes Bindegewebe der Kur einen gewissen Widerstand entgegensetzten.

MILIAN stellte bei einem jungen Mann neben einer hühnereigroßen, derben, indolenten Drüsenschwellung der linken Leistenbeuge und vergrößerten Nackendrüsen an der Innenseite des Praeputiums eine kleine, rote, wenig erhabene Stelle fest. Oberschenkel, Hals und Umgebung wiesen weiße, braun umrandete Flecken auf. Keine klinischen oder serologischen Zeichen von Lues waren vorhanden, die wiederholte Freysche Probe war schwach positiv. Hg-oxycyanat-Injektionen brachten den Drüsentumor innerhalb 12 Tagen zu fast vollständigem Verschwinden. Es handelte sich um eine abgeschwächte Form von Lues, bei der das Virus des Herpes simplex eine biotrope syphilitische Schwellung der Lymphdrüse bedingt hat.

5. Syphilitische Drüsen im Stadium der Latenz

Unter Syphilis latens versteht CHATSCHATURJAN das Stadium, in dem sich bei sicher syphilitisch infizierten Personen keine klinischen, serologischen und röntgenologischen Zeichen von Lues finden. Hinsichtlich der definitiven Ausheilung der Syphilis rät er nicht nur zu der üblichen, genauen klinischen Untersuchung aller Organe, des Blutes und Liquors, sondern auch zur Exstirpation vorhandener Lymphdrüsen und deren Inoculation auf Kaninchen. Die letztere Methode kann auch in unklaren Fällen zur Diagnose der Syphilis in Anwendung kommen, wie er es selbst in 2 Fällen zeigen konnte. Nach mehreren Kuren wurden exstirpierte Lymphdrüsen Kaninchen eingeimpft und es konnte in einem Falle ein harter Schanker beim Versuchstier festgestellt werden.

6. Tertiär-syphilitische Lymphome

Eines der Hauptcharakteristica der exulcerierten syphilitischen Gummen ist die Anwesenheit begleitender Drüsenschwellung, doch gibt es in äußerst seltenen Fällen Ausnahmen, wie MILIAN, PERIN und MICHAUX berichten. In diesem Falle zeigte das histologische Bild der Drüse eine Infiltration mit Rund- und Plasmazellen, so daß man an ein Lymphadenom denken mußte. Nach der Ansicht der Verfasser unterscheiden sich aber die syphilitischen Drüsenschwellungen von den entzündlichen durch 2 Eigenschaften:

1. Durch frühes Auftreten, noch zur Zeit des geschlossenen Gummas oder ganz im Beginn der Ulceration.

2. Durch den nicht entzündlichen Eindruck und Fehlen von Schmerzhaftigkeit.

Die Autoren referieren weiter über einschlägige Fälle und solche von isolierten Drüsengummen, bei denen die syphilitische Herkunft klar erscheint. Die syphilitischen Gummen der Haut und Schleimhaut können ausnahmsweise mit syphilitischer Drüsenschwellung verbunden vorkommen, woraus diagnostische Irrtümer resultieren.

SCHULZ sah einen 35jährigen Mann mit Gummen des weichen Gaumens und der Nase, begleitet von indolenten, vergrößerten, derben, nicht entzündeten, unter der Haut verschieblichen submaxillaren Drüsen, die zu beiden Seiten bis apfelgroße Tumoren bildeten. Wassermann-Reaktion war positiv. Gegen die Annahme, es könnte sich um eine banale Adenitis infolge Sekundärinfektion handeln, spricht das Auftreten der Drüsenschwellung gleichzeitig mit den Gummen und die indolente, nicht entzündete Beschaffenheit. Die Möglichkeit der Verwechslung solcher Adenopathien mit malignen Neoplasmen ist nicht von der Hand zu weisen, besonders dann, wenn die Gummen nicht ganz typisch aussehen.

Mit der differentialdiagnostisch wichtigen Frage, ob bei gummösen Prozessen eine spezifische Beteiligung regionärer Lymphdrüsen vorkommt, beschäftigt sich eingehend ZANGE. Es werden besonders das Carcinom, die aleukämische Lymphadenose, die Lymphogranulomatose, Tuberkulose und Lues in Betracht gezogen. In der Regel sind bei Tuberkulose und Lues die stärksten Schwellungen der in Frage kommenden Lymphdrüsen beim Primäraffekt zu finden, während sie im vorgeschrittenen bzw. Sekundärstadium nicht mehr oder doch nur in geringem Maße vorhanden zu sein pflegen. Dies erklärt sich aus den immunbiologischen Verhältnissen bei diesen beiden Krankheiten. Anders dagegen, wenn die regionären Lymphdrüsen gleichzeitig mechanisch oder durch Mischinfektion zusätzlich gereizt werden. So ist es bei der experimentellen Tuberkulose bekannt, daß mechanisch gereizte Drüsen den Kunstinfekt leichter annehmen, während Haut- und Schleimhautstellen, die mechanisch infektiösen oder mechanischen Reizungen ausgesetzt sind, bei Lues II zu Pappeln und breiten Kondylomen an den weiblichen Geschlechtsteilen neigen. Ähnliches ist auch bei Lues III denkbar. An Hand von 2 Beispielen, allerdings von unbehandelter Lues congenita tarda, wird eine zusätzliche unspezifische Reizung der regionären Lymphdrüsen nachgewiesen und somit auch ihre Mitbeteiligung bei tertiären luischen Prozessen erklärt.

7. Lymphadenitis gummosa

Verhältnismäßig selten finden wir Beschreibungen gummöser Läsionen der Lymphdrüsen, doch dürften sie in den letzten Jahren öfters beobachtet worden sein. Da aber das klinische Bild vielfach andere Affektionen, wie Skrofuloderma, Aktinomykose, Lymphogranuloma inguinale vortäuscht, besteht die Möglichkeit, daß sie in Wirklichkeit öfter vorkommen. MAXIMOVA beschreibt einen

Patienten, der jahrelang an Schwellungen und Eiterungen der inguinalen und submaxillaren Drüsen litt, zuletzt an Geschwüren des Scrotums. Trotz einer gewissen Ähnlichkeit des klinischen Bildes mit Skrofuloderma sprach die antiluische Behandlung ausgezeichnet an und bestätigte dadurch die Diagnose. JUDKIN kommt nach einer kritischen Zusammenstellung des Schrifttums über gummöse Affektionen der Lymphdrüsen ebenfalls zu dem Schluß, daß sie nicht so selten sind und publiziert einen einschlägigen Fall von gummöser Veränderung des Halses und der Unterkieferdrüsen bei einem 7jährigen luischen Knaben.

Anderer Ansicht sind RODRIGUEZ und CABRERA, die das Vorkommen von Lymphoma gummosum bei der weißen Rasse ablehnen und auf die großen Schwierigkeiten der Differentialdiagnose hinweisen. Es käme vor allem die von GOUGEROT beschriebene, durch Streptokokken verursachte Adenitis in Betracht, die Lymphogranulomatosis, die Mykosis und die Neubildungen. Die Biopsie nütze im allgemeinen nicht viel, da die Pathologen die große Ähnlichkeit dieser Veränderung mit dem Sarkom und dem Endotheliom hervorheben. In einem Fall von TOURAINE und RIBADEAU-DUMAS war die tertiär-syphilitische Erkrankung einer Drüse das einzige Symptom. Gerade hier sollte man an das „scrofulate de vérole" nach RICORD denken.

Nicht selten sind die gummösen Veränderungen der Cervicaldrüsen. FOX beschreibt 4 Fälle, in denen die Diagnose durch das histologische Bild gestellt werden konnte. Es fanden sich Herde vom Typus des Morbus Hodgkin neben Granulationsgewebe mit Periarteriitis, epitheloiden Zellen, Plasmazellen und einigen geschwollenen Zellen vom Typus der Fibroblasten, sowie eine diffuse Hyperplasie, vereinzelt kleine Nekrosen und Spirochäten entlang der Gefäße im zellreichen Rand der Gummata.

Die gummöse Lymphadenitis der Unterkieferdrüsen äußert sich entweder in Form einer massiven Geschwulst der gesamten Unterkiefergegend mit Beeinträchtigung der Mundbewegungen (WLASSOF), oder als haselnußgroße, infiltrierte Drüsen, über denen die Haut livid-bräunlich verfärbt ist und stellenweise erbsengroße, scharf begrenzte, steilrandige Geschwüre mit nekrotischer Basis aufweist (PÁSZTAY). GUSZMANN betont die Schwierigkeiten der Diagnose und erwähnt, daß die andere Form der spätluischen Drüsenerkrankung, die Lymphadenitis luetica tarda, von der Pseudoleukämie schwer zu unterscheiden ist.

Über schmerzhafte Drüsenschwellung am Hals und Vereiterung der Lymphknoten berichtet LÖHE. MAXIMOVA beobachtete einen Patienten, der im oberen vorderen Halsabschnitt ein oberflächliches kinderhandtellergroßes Ulcus und eine taubeneigroße Geschwulst längs dem Sternokleidomastoideus aufwies. In der Umgebung waren frische Narben nachweisbar. Die Wassermann-Reaktion war stark positiv, eine Aktinomykose konnte ausgeschlossen werden. Die erfolgreiche Kur bestätigte die Diagnose einer multiplen primären Drüsenläsion. In seltenen Fällen ist die Lymphadenitis luetica von starken entzündlichen Erscheinungen begleitet und kann sogar eine Periostitis vortäuschen, wie REBATTU, GATÉ, CUILLERET und BOYER im Verlauf einer Adenitis und Periadenitis am Mastoid beobachten konnten.

Bei erweichten, eitrigen oder fistelnden Cervicaldrüsen liegt die Verwechslung mit Aktinomykose besonders nahe, wie BUDLOVSKY bei einem Knaben zeigt. Der bakteriologisch sterile Eiter, das Fehlen von Drusen, die komplett positiven Serumreaktionen und eine gleichzeitig vorhandene, taubeneigroße, indolente Schwellung in der Gegend der Rosenmüllerschen Drüse führten auf den richtigen Weg.

Die tertiäre Syphilis der Leistendrüsen ist von BOSNJAKOVIC als indolentes Geschwür mit lividen, infiltrierten, etwas unterminierten Rändern, unebenem

Grund und unbedeutender Eiterung beobachtet worden, von NEUMARK als schmerzhafte Anschwellung der Leistendrüsen mit nachfolgenden Ulcerationen und Schwellung der großen Schamlippen. Die mikroskopische Untersuchung ergab im letzten Fall eine tertiäre Syphilis. MILIAN sah einen jungen Mann mit einer mangelhaft behandelten Syphilis, der nach 4 Jahren in der linken Inguinalgegend einen mit der Haut verwachsenen, leicht violett gefärbten, keine Entzündungserscheinungen aufweisenden Bubo bekam. Nichts sprach für einen pyogenen, tuberkulösen oder gonorrhoischen Ursprung der Drüsenschwellung, obzwar durch Punktionen große Eitermengen entleert wurden. Die Diagnose einer Adenitis syphilitica tertiana suppurativa wurde jedoch durch den Erfolg der antiluischen Behandlung bestätigt. Der Autor meint, daß wahrscheinlich manche, als Lymphogranuloma inguinale publizierte Fälle in die Gruppe suppurierter syphilitischer Bubonen gehören dürften.

Bei der kongenitalen Syphilis können vor allem die Schwellungen der Halsdrüsen von den verschiedensten Krankheiten imitiert werden. Die Abgrenzung gegenüber Tuberkulose stößt manchmal auf kaum überwindliche Schwierigkeiten. Nach GARCHINE ist die tertiäre Lues der Lymphdrüsen sehr selten. Er referiert über einen Fall von Skrofulodermie bei kongenitaler Lues tarda. Auf die tuberkulöse Erkrankung wies eine tuberkulöse Peribronchitis, eine Verdichtung der Bronchialhilusgegend, das Alter des Patienten und der allgemeine Habitus hin, auf Lues die positive Wassermannsche Reaktion und der frappierende Erfolg der antiluischen Kur. Bei Schwellungen der Halslymphknoten ist die Kenntnis der verschiedenen Erkrankungen der Halsdrüsen und deren genaue Abgrenzung wichtig.

Eine bereits 6 Jahre dauernde, schmerzlose, starke Lymphdrüsenschwellung der Halsgegend beobachtete BACCAREDDA bei einem 27jährigen Mann mit kongenitaler Syphilis. Die Drüsen zeigten trotz ihrer Größe nicht die geringste Neigung zur Erweichung oder Ulceration und wiesen histologisch nur eine Hypertrophie mit Neigung zu Fibrose und eine sklerotische Periadenitis auf. Die Tuberkulinreaktion war positiv, Wassermann-Reaktion negativ. Trotz der Unmöglichkeit eines sicheren bakteriologischen Nachweises der Natur der Krankheit schien es berechtigt, auf Grund der anamnestischen und klinischen Befunde und der später durchgeführten erfolgreichen antiluischen Kur die kongenitale Syphilis als Ursache der späten Veränderungen in den Lymphdrüsen anzusehen, deren Entwicklung sekundär auch durch eine nicht sicher auszuschließende tuberkulöse Konstitution beeinflußt sein mochte.

8. Syphilitische Mediastinitis

Im Kapitel der tertiär-syphilitischen Drüsenerkrankungen werden in dem 1928 erschienenen Handbuch einige Fälle von Erkrankung der Mediastinaldrüsen kurz erwähnt, doch konnten bis heute weitere Beobachtungen und Einzelheiten mitgeteilt werden.

Die Symptome des beginnenden mediastinalen Prozesses äußern sich nach POLLANO in Mattigkeit, häufigem Nasenbluten, Sehstörung, Schwindel, Dyspnoe, Exophthalmus, Parese des Facialis oder Glossopharyngicus. Später treten Stauungserscheinungen im Gesicht hinzu, Cyanose, erweiterte Jugulares und die Bildung von venösen Kollateralen an der vorderen Thoraxwand, an den oberen Extremitäten und am Abdomen in cephalocaudaler Stromrichtung, weiter Anisokorie und Mydriasis bei normaler Pupillenreaktion. Eine Stauung der oberen Hohlvene beschreiben ebenfalls TOMMASI und UNSER. RICHTER berichtet über die Bildung einer kindskopfgroßen Schwellung an der rechten, vorderen unteren Halsseite, von derber Konsistenz und darüber gut verschieblicher intakter Haut, mit anfallsweisem Husten, deutlichem exspiratorischen Stridor. Außerdem waren die Herzgrenzen nach links verschoben, über der Aorta, besonders über dem Sternum war ein systolisches Geräusch zu hören, der Blutdruck war rechts systolisch um 40 mm und diastolisch um 5 mm höher als links. Das Blutbild zeigte außer einer geringen Lymphocytose keine Auffälligkeiten. SERGENT, FOU-RESTIER u. FRANCHEL konnten bei einem Fall mit gleichzeitiger Lebercirrhose keine Veränderungen am Herzen nachweisen.

Zahlreiche andere Symptome können noch vorhanden sein, so Stimmband-lähmung und Schluckbeschwerden (TOMMASI), Bronchophonie, tracheales Atmen, asthmoide Atemnotanfälle, Dämpfung über dem Mediastinum (POLLANO). In einem Fall von LEATHER sprachen alle Symptome für ein Carcinom, doch konnte durch den histologischen Nachweis eines Gummas am Hals, durch die positive Wassermann-Reaktion und die gute Wirkung einer Penicillinkur die Diagnose einer Mediastinitis syphilitica gestellt werden. Alle Erscheinungen bildeten sich zurück, so daß angenommen wurde, daß die Symptome durch Druck auf die Hohlvene zustande gekommen waren und nicht durch eine syphilitische Phlebitis, da sich die Venen trotz einer antiluischen Kur nicht mehr rekanalisieren.

Häufig wird der röntgenologische Befund als Mediastinitis oder als Tumor gedeutet. In der Regel ist eine teils diffuse, unscharf begrenzte, teils fleckförmige Schattenbildung in der Hilusgegend, besonders rechts, mit Verbreiterung des Mediastinalschattens (SERGENT, FOURESTIER, FRANCHEL, POLLANO), eine ange-deutete Hilusdrüsenzeichnung, eine Linksdilatation des Herzens und eine Ver-drängung des Aortenknopfes nach links zu sehen (RICHTER).

Pathologisch-anatomisch handelt es sich um gummo-skleröse Veränderungen des Mediastinalbindegewebes, das durch Retraktion die umliegenden Gebilde in Mitleidenschaft zieht. Die Kompression der Vena cava superior, der Trachea, des Vagus und Sympathicus wird als vasculär-respiratorische Form bezeichnet (POLLANO). Nicht selten wird die Mediastinitis syphilitica von einer spezifischen Bronchopneumonie oder einer diffusen Lungensklerose begleitet (TOMMASI). Differentialdiagnostisch sind alle pathologischen Prozesse des Mediastinums in Erwägung zu ziehen. Nicht zuletzt wäre auch an eine Thrombose der Vena cava superior infolge Veränderungen der Intima zu denken (POLLANO).

Die spezifische Genese der Mediastinitis wird durch eine positive Wassermann-Reaktion bestätigt, manchmal sind alle Seroreaktionen stark positiv (RICHTER). POLLANO stützt sich auf die Anamnese, die positive Wassermann-Reaktion und auf den Erfolg einer antiluischen Kur. CARRERA u. SEOANE konnten die Diagnose auch ex juvantibus nicht einwandfrei stellen, da ein Tumor nicht auszu-schließen war.

Die antiluische Kur muß so bald als möglich begonnen werden (TOMMASI). Sie führt in der Regel rasch zu einer subjektiven Besserung (UNSER). In dem von RICHTER beschriebenen Fall bildete sich auf Sulf. coll. 1:1000 intravenös, in Kombination mit Wismut eine Schwellung am Hals weitgehend zurück. Rönt-genologisch fand sich eine deutliche Verkleinerung des Mediastinalschattens mit Zurücklagerung des Aortenknopfes (RICHTER). SERGENT, FOURESTIER u. FRAN-CHEL beobachteten einen Fall mit gleichzeitiger Lebercirrhose, bei dem durch eine antiluische Kur mit Hg-Salzen und nach Einleitung einer Schmierkur die Neubildung von Ascites nach Punktion verhindert wurde; die Verbreiterung des Mediastinalschattens bildete sich merklich zurück.

9. Syphilis und Tuberkulose

Über die wechselseitige Beeinflussung von Lues und Tuberkulose werden verschiedene Meinungen vertreten. STREITMANN geht in seiner 1951 veröffent-lichten Arbeit, bei Nennung zahlreicher Autoren, näher auf dieses Problem ein.

Ob die Lues eine Disposition für Tuberkulose schafft, wird von manchen Autoren bejaht, von manchen wieder verneint. Das Stadium der Generalisierung, mangelhaft antiluisch behandelte Fälle, die Organ-Lues sowie die Tabes und Paralyse sollen besonders tuberkulosegefährdet sein (Sczuka). Die Vertreter der alten Wiener Schule nehmen eine ungünstige Wirkung der Tuberkulose auf die Lues an, die überwiegende Mehrzahl der Autoren ist aber der Meinung, daß die Syphilis nicht ungünstig beeinflußt wird und sogar bei Tuberkulösen die Neuro- und Aortenlues seltener auftritt. In der Arbeit von Streitmann zitierte Autoren und Sczuka behaupten, daß die Lues durch Anregung der Bindegewebsbildung einen günstigen Einfluß auf die Tuberkulose ausübe, auch Streitmann sah keine Verschlechterung durch die behandelte oder unbehandelte Lues, stellt jedoch bei wiederholtem Auftreten von Fieber die Salvarsanbehandlung ein. Bei Jod- und Wismutkuren wurde noch keine Provokation der Tuberkulose gesehen.

Die gegenseitige ungünstige Wirkung von Tuberkulose und Lues ist um so stärker, je frischer eine von beiden ist (Schwermann). Von entscheidender Bedeutung ist die jeweilige Abwehrphase des betroffenen Organismus im Zeitpunkt des Zusammentreffens beider Infekte (Sczuka). Die Tuberkulose, besonders die frische exsudative, wird vielfach durch die hinzutretende Syphilis verschlechtert und ermöglicht so durch die bestehende Abwehrschwäche einen foudroyanten Verlauf der Lues. Auch die Salvarsantherapie kann sowohl den tuberkulösen Krankheitsprozeß provozieren als auch durch Beseitigung der syphilitischen Infektbelastung des Organismus die Tuberkulose bessern (Sczuka).

Mit der pathologischen Anatomie der mit Drüsentuberkulose kombinierten Lues bei Mongolen beschäftigten sich in einer Publikation Stefko u. Puzik unter Zitierung verschiedener Autoren. Für Lues, auch für Lues congenita, spricht demnach ein interstitiell-hyperplastischer Entzündungstypus, wie Hyperplasie der Media, Adventitia, vereinzelt auch der Intima, perivenöse Rundzellenherde mit Plasma- und Riesenzellen, trocken-fettiger Drüsenzerfall und Vernarbung, Verbreiterung der Lymphsinus mit Wucherung und Abstoßung der Endothelien, entzündliche Infiltration der Drüsenkapsel und Periadenitis. Peri- und Endovascularitis sowie fibroplastische Veränderungen des elastischen Gewebes sind typisch für eine syphilitische Erkrankung der Lymphdrüsen und finden sich bei tuberkulöser Erkrankung dieser Organe im allgemeinen nicht (Stefko). Selbst eine Wucherung von Trabekeln und der Adventitia kleiner und großer Gefäße fehlt bei Lues nie (Stefko u. Puzik). Die Lymphdrüsenveränderungen sind bei Burjätmongolen viel deutlicher ausgeprägt als bei Europäern und zeigen einen Befund, wie er letzteren im Falle einer kongenitalen Syphilis im Kindesalter zukommt. Tuberkulose und Lues können zu gleicher Zeit denselben Lymphknoten befallen und zeigen nebeneinander die typischen Bilder, ohne sich gegenseitig zu beeinflussen. Diese Kombination wird von Stefko als ,,Zwitterform syphilitischer Erkrankung der Lymphdrüsen" bezeichnet.

Cottini berichtet über ein 18jähriges Mädchen mit einer Analpapel, die seit 2 Jahren an einer zunehmenden Schwellung der linksseitigen Halsdrüsen litt. Histologisch zeigten die Drüsen Verkäsung und sklerosierende Adenitis mit Gefäßwandverdickung. Mikroskopisch wurden Tuberkelbacillen nicht gefunden, der Meerschweinchenversuch fiel aber in der 2. Passage positiv aus. Dagegen fanden sich mit der Versilberungsmethode Spirochäten, während der Kaninchenversuch negativ ausfiel. Demnach waren in diesem Falle die Drüsen mit Tuberkulose und Syphilis gleichzeitig befallen.

Über einen 24jährigen Farbigen mit einer tuberkulösen Pleuritis, Verdickung des Mediastinums und einer vergrößerten Drüse in der rechten Supraclaviculargrube berichtet Fox. Wassermann-Reaktion war schwach positiv. Der histologische Befund der exstirpierten Drüse ergab ein Granulationsgewebe mit Zerstörung kleiner Blutgefäße und Herde, die als Gummata bezeichnet wurden, weiter frische Tuberkel aus epitheloiden Zellen. Eine Kombination von Syphilis und Miliartuberkulose lag hier vor. Auf die Schwierigkeit der Unterscheidung der luischen von den tuberkulösen Drüsen weist GARCHINE hin und referiert selbst über einen Fall von Skrofulodermie bei kongenitaler Lues tarda.

LAYMON beobachtete eine tuberkuloide Reaktion in den Lymphdrüsen bei Frühsyphilis. Die epitheloiden Zellen stammen von reticulären Zellen und von Lymphocyten ab. Die Riesenzellen entwickeln sich durch Verschmelzung und amitotische Teilung. In normalen Lymphknoten tritt eine tuberkuloide Reaktion nicht, bei unspezifischer Infektion nur selten auf. Dagegen treten spezifische tuberkuloide Reaktionen an den Lymphknoten von Patienten auf, die an Tuberkulose erkrankt sind. In etwa 25% von Frühsyphilis werden die gleichen Veränderungen gefunden, die manchmal alle Merkmale der Tuberkulose zeigen können. Die tuberkuloide Reaktion steht offenbar in enger Beziehung zu den Immunitätsprozessen des Organismus und stellt eine teilweise Antwort auf die eingedrungenen Erreger dar (LAYMON).

Bei histologischen Untersuchungen von 145 Lymphdrüsen unbehandelter Luetiker im I. Stadium fanden MICHELSON u. RUSTEN in 27% der Fälle eine tuberkuloide Reaktion, von 14 Patienten zeigten 7 eine positive intradermale Tuberkulinreaktion nach MANTOUX.

Literatur

BACCAREDDA, A.: Linfadenia eredosifili⁺ica tardiva. Bcll. Sez. region. ital. Dermat. Nr 2, 130 (1934). — BENJAMINE, L.: Zit. von C. L. CUMMER, Syphilis from transfusion. Arch. Derm. Syph. (Chicago) 24, 714 (1931). — BERDE: Diskussion zu PILAU, Lymphangoitis syphilitica femoris. Ungarische Dermatol. Ges., Budapest, Sitzg vom 17. IV. 1931. Zit. Zbl. Haut- u. Geschl.-Kr. 39, 612 (1932). — BERGH, R.: Mh. prakt. Derm. 41, 614 (1905). — JADASSOHNs Handbuch der Haut- und Geschlechtskrankheiten, Bd. XVII/3, S. 11. 1928. — BESSEMANS, A., et FR. DE POTTER: Rapidité de l'envahissement ganglionnaire par le virus syphilitique chez le lapin. Contamination par syphilomes testiculaire. Bull. Acad. Méd. (Paris), III. s. 109, 908 (1933). — Rapidité de l'envahissement ganglionnaire par le virus syphilitique chez le lapin. Contamination par syphilomes testiculaires et par ganglions syphilisés. Bull. Acad. Méd. (Paris), III. s. 112. 132 (1934). — BOŠNJAKOVIĆ: Lymphadenitis inguinalis gummosa. Dermatovenerol. Sektion in Zagreb, Sitzg vom 1. V. 1935. Zit. Zbl. Haut- u. Geschl.-Kr. 51, 325 (1935). — BUDLOVSKY: Drüsengummen. Dtsch. Dermatol. Ges. in der Tschechoslowakischen Republik, Prag, Sitzg vom 15. X. 1933. Zit. Zbl. Haut- u. Geschl.-Kr. 47, 115 (1934). — BUETTERLIN, L., JADASSOHNs Handbuch der Haut- und Geschlechtskrankheiten, Bd. XVII/3, S. 18. 1928.

CARRERA, J. L., and M. SEOANE: Mediastinitis syphilitica? Rev. argent. Dermatosif. 22, 336 (1938). [Spanisch.] — CARSON, L. J.: Lymphadenitis (syphilitica). Arch. Derm. Syph. (Chicago) 23, 173 (1931). — CHATČATURJAN, H.: LatenteSyphilis undLymphdrüseninoculation bei latenten Syphilitikern. Sovet. Vestn. Vener. i Derm. 2, H. 3/4, 180 (1933). [Russisch.] — CHATSCHATURJAN, G.: Latente Syphilis und Inokulation lymphatischer Drüsen. Derm. Z. 66, 315 (1933). — CHEVALLIER, P., et J. BERNARD: Adénopathie inguinale précédant l'apparition d'un chancre mixte. Bull. Soc. franç. Derm. Syph. 39, 1355 (1932). — CIAMBELLOTTI, E.: Linfogranuloma luetico con epato e splenomegalia da antica lue sconosciuta. Dermosifilografo 9, 347 (1934). — CLODFELTER, H. M.: Syphilis presenting a clinical picture of Hodgkin's disease. Arch. Derm. Syph. (Chicago) 33, 535 (1936). — COTTINI, G.: Ricerche cliniche e sperimentali su alcuni luetici in diversi stadi — dell'infezione con particulare riguardo al cosidetto periodo di latenza ed alla presenza del parassita nelle glandole linfatiche. Pubbl. in onore Umberto Mantegazza, p. 469, 1933. — CUMMER, C. L.: Syphilis from transfusion. Arch. Derm. Syph. (Chicago) 24, 714 (1931).

FAVRE: Note préliminaire sur l'examen parasitologique d'un ganglion de syphilis primaire. Bull. Soc. franç. Derm. Syph. 48, 774 (1941). — FORDYCE: Diskussion zu WILLIAMS, Lymphstase durch Lues. Arch. Derm. Syph. (Chicago) 27, 530 (1933). — Fox, H.:

Syphilis as a factor in the bioscopical diagnosis of adult cervical lymphadenopathy. Amer. J. clin. Path. 8, 431 (1938). — GANFINI, G.: Spirochaeta pallida nei gangli inguinali di paralitici progressivi. Riv. sper. Freniat. 57, 104 (1933). — GARCHINE, M. I.: Un cas d'affection syphilitique des ganglions sousmaxillaires. Acta oto-laryng. (Stockh.) 25, 345 (1937). — GASTINEL, P., F. DELARUE, R. PULVENIS et P. COLLARD: Du comportement des ganglions lymphatiques directement inoculés avec ,,Treponema pallidum". Ann. Derm. Syph. (Paris) 6, 501 (1935). — GATÉ, J., P. CUILLERET et P. TIRAN: Adénopathie inguinale monoganglionnaire, avec découverte du tréponème dans le suc du glangion ponctionné. Bordet-Wassermann très positif. Syphilis sans chancre? Bull. Soc. franç. Derm. Syph. 39, 67 (1932). — GATÉ, J., et P. MICHEL: Syphilis primaire avec adénopathies iliaques bilatérales volumineuses. Discussion du diagnostic. Bull. Soc. franç. Derm. Syph. 38, 738 (1931). — GOUGEROT, H.: Zit. von A. RODRIGUEZ u. CABRERA: Lymphoma gummosum. Act. dermo-sifiliogr. (Madr.) 25, 754 (1933). [Spanisch.] — GREGORIO, É. DE, u. R. DE BLASIO: Die begleitende Drüsenerkrankung beim luetischen Schanker des Gebärmutterhalses. (Fünf eigene Fälle.) Act. dermo-sifiliogr. (Madr.) 30, 254 (1939) [Spanisch.] — GRINDON: Zit. von L. J. CARSON, Lymphadenitis (syphilitica). Arch. Derm. Syph. (Chicago) 23, 173 (1931). — GUSZMANN: Diskussion zu PILAU, Lymphangoitis syphilitica femoris. Ungarische Dermatol. Ges., Budapest, Sitzg vom 17. IV. 1931. Zit. Zbl. Haut- u. Geschl.-Kr. 39, 612 (1932).

HAELST, J. VAN: Evaluation approximative de la teneur ganglionnaire en tréponèmes chez le lapin syphilisé. C. R. Soc. Biol. (Paris) 114, 174 (1933). — HALTY, M.: Die Beckendrüsen in der Pathologie des Geschlechtsapparates. An. Fac. Med. Montevideo 25, 123 (1940). [Spanisch.] — HOFFMANN, E.: Über den Wert der Skleradenitis für die klinische Diagnose ansteckungsgefährlicher Syphilis. Z. Haut- u. Geschl.-Kr. 8, 249 (1950).

ICHIKAWA, T., u. T. OKANO: Über die Lymphdrüsen der Syphilitiker. 1. Mitt. Über die Punktion der oberflächlichen Lymphdrüsen. Jap. J. Derm. 36, 70, 443 (1934). [Japanisch.]

JUDKIN, L.: Zur Kasuistik der gummösen Affektion der Lymphdrüsen. Venerol. 7, H. 6/7, 15 (1930). [Russisch.]

KAPLOUNE, M. S.: Rôle du système lymphatique dans la pathologie de la syphilis. Vestn. Vener. Derm. H. 12, 32 (1939). [Russisch.] — KATO, N.: On the spirochaeta pallida in the regional lymphatic node of the syphilitic mice. Lues (Kyoto) 6, 44 (1931). [Japanisch.]

LAYMON, C. W.: Tuberculoid reaction in lymph nodes. Arch. Derm. Syph. (Chicago) 30, 518 (1934). — LEATHER, H. M.: Syphilitic mediastinitis. Lancet 1953 II, 116. — LEVADITI, C., A. VAISMAN et R. SCHOEN: Développement du treponema pallidum dans les ganglions lymphatiques de la souris. C. R. Soc. Biol. (Paris) 119, 815 (1935). — LÉVY-BING, A., et A. CARTEAUD: A propos d'un cas d'adenite inguinale syphilitique sans chancre. Ann. Mal. vénér. 25, 825 (1930). — LÖHE: Lues III. Berliner Dermatol. Ges., Sitzg vom 10. XI. 1931. Zit. Zbl. Haut- u. Geschl.-Kr. 40, 154 (1932).

MANGANOTTI, G.: Ricerche sulle adenopatie regionali in diversi periodi della sifilide acquisita. Arch. ital. Derm. 14, 265 (1938). — MAXIMOVA, A.: A contribution to the study of the multiple gummatous lymph gland disease. Urol. cutan. Rev. 38, 320 (1934). — Zur Kasuistik der multiplen gummösen Läsion der Lymphdrüsen. Sovet. Vestn. Vener. i Derm. 4, 206 (1935). [Russisch.] — MAY, J.: Lues mit Beginn in den Drüsen. Rev. argent. Dermatosif. 16, 350 (1932). [Spanisch.] — MICHELSON, H. E., and E. N. RUSTEN: The superificial lymph glands in early syphilis. II. Arch. Derm. Syph. (Chicago) 25, 457 (1932). — MILIAN, G.: Bubon inguinal syphilitique suppuré. Rev. franç. Derm. Vénér. 7, 405 (1931). — Adénopathie inguinale avec petit ulcère d'apparance adénogène rapidement guérie par le cyanure. Syphilis antérieure. Rev. franç. Derm. Vénér. 14, 17 (1938). — MILIAN, G., L. PÉRIN et L. MICHAUX: Ulcère gommeux syphilitique de la muqueuse buccale, accompagné d'adénopathie et simulant histologiquement un lymphadénome. Rev. franç. Derm. Vénér. 6, 260 (1930).

NEUMARK, S.: A case of tertiary syphilis of inguinal lymphatic glands. Urol. cutan. Rev. 37, 305 (1933). — NYKA, W.: Contribution à l'étude des ganglions lymphatiques de lapins syphilitiques. C. R. Soc. Biol. (Paris) 114, 994 (1933).

PÁSZTAY, G.: Lymphadenitis gummosa. Ungarische Dermatol. Ges., Budapest., Sitzg vom 10. X. 1930. Zit. Zbl. Haut- u. Geschl.-Kr. 37, 172 (1931). — PILAU, G.: Lymphangoitis syphilitica femoris. Ungarische Dermatol. Ges., Budapest, Sitzg vom 17. IV. 1931. Zit. Zbl. Haut- u. Geschl.-Kr. 39, 612 (1932). — POHL, L.: Zur tertiären Syphilis des Lymphgefäßsystems. Z. Haut- u. Geschl.-Kr. 16, 233 (1954). — POLLANO, F.: Sopra un caso di sindrome mediastinica di natura luetica. Dermo-sifilografo 8, 535 (1933).

REBATTU, J., J. GATÉ, P. CUILLERET et C.-E. BOYER: Adénite et périadénite mastoidiennes ayant simulé une périostite au cours d'une syphilis secondaire. Guérison par le traitement antisyphilitique. Bull. Soc. franç. Derm. Syph. 38, 1220 (1931). — RICHTER, W.: Luischer Prozeß im Mediastinum unter dem Bilde eines Mediastinaltumors mit Kompression der Aorta. Berliner Dermatol. Ges., Sitzg vom 9. VI. 1931. Zit. Zbl. Haut- u. Geschl.-Kr. 39,

505 (1932). — RICORD: Zit. von TOURAINE et CH. RIBADEAU-DUMAS, Syphilis ganglionnaire tertiaire, monosymptomatique. Bull. Soc. franç. Derm. Syph. **39**, 1633 (1932). — RODRÍGUEZ, A., y CABRERA: Lymphoma gummosum. Act. dermo-sifiliogr. (Madr.) **25**, 754 (1933). [Spanisch.]

SALEEBY, E., and S. S. GREENBAUM: Comparative biologic and histologic study of lymphglands from syphilitic patients. J. Amer. med. Ass. **96**, 98 (1931). — SARAGEA, T.. u. GR. POPESCU: Syphilitische Lymphadenitis. Spitalul **51**, 308, 335 (1931). [Rumänisch.] — SARBÓ, A. v.: Über den hämatogenen und lymphogenen Verbreitungsweg der Syphilis. Dtsch. Z. Nervenheilk. **113**, 50 (1930). — SCHULZ, T.: Gomme syphilitique accompagnée d'adénopathie. Bull. Soc. roum. Derm. **2**, 43 (1931). — SCHWERMANN: Zit. in B. STREITMANN, Syphilis und Tuberkulose. 2. Mitt. Klin. Med. (Wien) **6**, 474 (1951). — SCZUKA, H.: Tuberkulose und Lues. Arch. Derm. Syph. (Berl.) **186**, 553 (1948). — SERGENT, E., M. FOURESTIER et F. FRANCHEL: Modifications radiologiques du médiastin chez un syphilitique. Arch. méd.-chir. Appar. resp. **13**, 127 (1938). —- SIMON, C.: Chancres syphilitiques du col de l'utérus accompagnés d'adénopathie pelvienne satellite nettement perceptible au toucher vaginal. Presse méd. **1938** II, 1085. — Diskussion zu R.-J. WEISSENBACH u. P. FERNET, Lymphangite tronculaire syphilitique primaire chez une femme atteinte de chancre de la région périnéovulvaire. Bull. Soc. franç. Derm. Syph. **47**, 309 (1940). — STEFKO, V. G., u. V. I. PUZIK: Pathologische Anatomie der mit Drüsentuberkulose kombinierten Lues bei Mongolen. Čas. Lék. ces. 1932, 1654. [Tschechisch.] — STEFKO, V.: Pathologische Anatomie der Syphilis und der Tuberkulose der Lymphdrüsen bei einigen mongolischen Rassen. Rev. esp. Tuberc. **7**, 393 (1935). [Spanisch.] — Pathologische Anatomie der Syphilis und kombinierte Fälle von Syphilis und Tuberkulose der Lymphdrüsen bei Burjäten. Beitrag zur Rassenpathologie der Syphilis. Z. Rassenphysiol. **8**, 52 (1936). — STREITMANN, B.: Syphilis und Tuberkulose. Klin. Med. (Wien) **6**, 307 (1951[1]). — Syphilis und Tuberkulose. 2. Mitt. Klin. Med. (Wien) **6**, 474 (1951[2]).

TANI, T., K. ÔGIUTI, H. HUTAKI u. I. OYA: Über die Geschwindigkeit des Eindringens der Syphilisspirochäten in die regionären Lymphdrüsen. Zbl. Bakt., I. Abt. Orig. **134**, 54 (1935). — TOMMASI, V.: Della mediastinite luetica con illustrazione di un caso clinico. Dermosifilografo **13**, 36 (1938). — TOURAINE, A., et CH. RIBADEAU-DUMAS: Syphilis ganglionnaire tertiaire, monosymptomatique. Bull. Soc. franç. Derm. Syph. **39**, 1633 (1932).

UNGER, K.: Über einen Fall von luischer Mediastinitis. Klin. Wschr. **1938** I, 310.

WARTHIN, A. S., and R. E. OLSEN: The apparent sequence of spirochetes and granular forms in syphilitic buboes. Amer. J. Syph. **15**, 145 (1931). — WATANABE: Verteilung der Spirochäten in den Lymphdrüsen syphilitischer Kaninchen (I). Lues (Kyoto) **8**, 19 (1932). — WEISSENBACH, R.-J., et P. FERNET: Lymphangite tronculaire syphilitique primaire chez une femme atteinte de chancre de la région périnéo-vulvaire. Bull. Soc. franç. Derm. Syph. **47**, 309 (1940). — WHITEHOUSE: Diskussions zu C. M. WILLIAMS, Lymphstasis of syphilitic origin. Arch. Derm. Syph. (Chicago) **27**, 530 (1933). — WILLIAMS, C. M.: Lymphstasis of syphilitic origin. Arch. Derm. Syph. (Chicago) **27**, 530 (1933). — WLASSOF, A.: Ein Fall von gummöser Lymphadenitis der Unterkieferdrüsen. Vestn. Vener. Derm. H. 7, 53 (1939). [Russisch.]

YAMAZAKI, J., u. N. OGAWA: Untersuchung über die Lymphdrüsen der Luiker. Studien über die Impfresultate an Kaninchen, besonders in Beziehung zur Heilung. Jap. J. Derm. **35**, 120 (1934). — YASUMOTO, K.: Study on experimental syphilis in rats. V. The histological features of the iliacal lymphatic node in syphilitic rats. Lues (Kyoto) **9**, 9, 84 (1933). [Japanisch.] — YOSHIDA, S.: Syphilitische Veränderung im lymphatischen System bei experimenteller Kaninchensyphilis. (Regionäre Drüsenerkrankungen bei Hodensyphilis.) Lues (Kyoto) **6**, 5, 58 (1931). [Japanisch.]

ZANGE, J.: Spezifische Beteiligung regionärer Lymphdrüsen bei tertiär-luischen (gummösen) Prozessen. Arch. Ohr.-, Nas.- u. Kehlk.-Heilk. **144**, 185 (1937).

Blutveränderungen bei Syphilis

Von

Hanns Fleischhacker-Wien

1. Erythrocyten und Hämoglobingehalt

In der Regel werden als normale *Erythrocytenzahlen* für Männer 5,0, für Frauen 4,5 Millionen angegeben. Auch der *Hämoglobingehalt* nach SAHLI (normal 100%) liegt beim weiblichen Geschlecht um etwa 10% niedriger. Dieser Unterschied kommt aber erst nach der Pubertät zum Ausdruck. Vielfach wird allerdings die Auffassung vertreten, daß unter physiologischen Verhältnissen auch den Frauen eine Erythrocytenzahl von 5,0 Millionen zukommt und niedrigere Werte, ebenso wie bei Klein- und Schulkindern, als anämieverdächtig anzusehen sind. In der letzten Zeit setzt sich immer mehr die Angabe des absoluten Hämoglobingehaltes statt der Verhältniswerte nach SAHLI durch. Der absolute Hämoglobingehalt in 100 cm³ Blut, der gleichfalls an einer Einteilung des Sahli-Röhrchens abgelesen wird, beträgt 16 g (= 100% oder 100 Hb-Einheiten) beim Mann und 14,5 g (= 90 Hb-Einheiten) bei der Frau.

Der *Färbeindex* gibt uns den Hämoglobingehalt eines Blutkörperchens an und schwankt unter physiologischen Bedingungen um 1,0. Er sinkt bei den hypochromen Apämien beträchtlich darunter ab, während er bei den hyperchromen wesentlich über 1,0 betragen kann. Bei Zugrundelegen des absoluten Hämoglobingehaltes erhalten wir den absoluten Hämoglobingehalt eines Erythrocyten, der sich zwischen 28—36 $\gamma\gamma$ bewegt.

Das *Erythrocytenvolumen* im Verhältnis zum Plasmagehalt wird mit Hilfe des Hämatokrit bestimmt und beträgt bei Männern 40—48%, bei Frauen 36—42%. Der Hämatokritwert sinkt bei den Anämien, entsprechend der Verminderung der Erythrocytenzahl, ab, bei Flüssigkeitsverlusten, Bluteindickung, Erythrämien ist er erhöht und stellt einen verläßlichen Hinweis für die Schwere der Störung dar.

Die *Lebensdauer* der Erythrocyten beträgt unter musterhaften Bedingungen 100 bis 120 Tage.

Unter den wichtigsten Abweichungen der Erythropoese ist zunächst die *perniciöse Anämie* anzuführen, die durch eine gestörte Resorption des mit der Nahrung zugeführten Vitamin B_{12} infolge des Ausfalles der intrinsic Faktor-Sekretion zustande kommt. Diesem, von der normalen Magenschleimhaut abgesonderten Wirkstoff, der bei der Perniciosa fehlt, obliegt die Aufgabe, mit Vitamin B_{12} eine komplexe Verbindung einzugehen, die nunmehr erst, unangreifbar für Bakterien und Fermente, die Darmwand passieren kann.

Den *hypochromen Anämien* liegt eine mangelhafte Synthese des Hämoglobins als Folge eines Eisenmangels zugrunde, die durch eine gestörte Resorption oder einen vermehrten Verlust, vor allem durch Blutungen zustande kommen kann. Anders sind die Eisenstoffwechselstörungen bei chronischen Infekten zu erklären. Für sie ist die Abwanderung des Eisens ins reticulo-endotheliale System und Blockierung wichtiger, für die Eisenverwertung notwendiger Fermente verantwortlich. Da für die Infektanämien, ebenso wie für die Anämien bei Nephritiden, Tumoren, soweit sie nicht durch Blutungen bedingt sind, und anderen Dysproteinämien auch die Verschiebung der Plasmaeiweißkörper und das Absinken des für den Eisentransport wichtigen Globulins, des Transferrins, von ursächlicher Bedeutung sind, bessern sie sich erst mit der Normalisierung des Eiweißspektrums.

Hämolytische Anämien kommen durch eine vermehrte Zerstörung der Erythrocyten zustande. Die Ursache kann in einer angeborenen Minderwertigkeit der roten Blutkörperchen, die für die hereditären Erythropathien mit der Bildung von Sphäro-, Ellipto-, Drepanocyten und Kokardenzellen verantwortlich ist, liegen oder auf einer vermehrten Zerstörung normaler Erythrocyten beruhen. Diese erworbenen hämolytischen Anämien sind auf exogene Ursachen, wie Medikamente, Gifte (Innenkörperanämie), infektiös-toxische Einwirkungen durch Bakterien oder Protozoen, pflanzliche oder tierische Gifte oder auf die Wirkung von Immunkörpern (Auto- und Isoantikörper) zurückzuführen, von denen die verschiedenen agglutinierenden, hämolysierenden, phagocytierenden, uni- und bivalenten, mono- und biphasisch wirkenden Wärme- und Kälteantikörper in Betracht kommen.

Aplastische Anämien sind auf ein Versagen der Erythropoese zurückzuführen, das therapeutisch kaum beeinflußt werden kann. Bei schwereren Fällen sind wir auf laufend zu verabfolgende Transfusionen angewiesen, deren Ausmaß sich nach der Schwere der Knochenmarkserkrankung richtet. Bei der aplastischen Anämie im engeren Sinne sind nur die Erythrocyten im Blute vermindert, im Knochenmark kann eine Erythroblastopenie vorliegen. Da in zahlreichen Fällen auch ein Absinken der Leuko- und Thrombocyten nachzuweisen ist, wird der Begriff der aplastischen Anämie vielfach auch mit dem der Panmyelopathie gleichgesetzt. Von einer Panmyelophthise können wir nur bei weitgehendem Schwunde aller Markzellen und Ersatz der hämopoetischen Zellen durch Fett- oder Gallertmark bzw. Wucherung des reticulären Stütz- oder unspezifischen Bindegewebes sprechen.

2. Einfluß der Syphilis und antiluischen Behandlung auf die Erythrocyten

Bei der Lues I finden sich zunächst keine Veränderungen der Erythrocyten gegenüber dem Zustande, der vor der Infektion bestand. Im Sekundärstadium kann ein Absinken des Hämoglobingehaltes und der Erythrocytenzahl zustande kommen (Levy-Bing, Ducroeux und Dogny). Häufig entwickeln sich hypochrome Anämien, die als Infektanämien zu deuten sind. Für sie sind vor allem die Plasmaeiweißveränderungen verantwortlich. Diese Anämien bei Lues II sprechen daher kaum auf eine Eisentherapie an, es sei denn, daß bereits vorher ein Eisenmangel bestand, wie wir ihn bei Frauen häufig feststellen können. Mit der Behandlung der luischen Infektion normalisieren sich die Plasmaeiweißkörper, was auch die Besserung der Blutveränderungen bedingt. In der Regel steigen die Hämoglobinwerte dabei an und nähern sich normalen Werten. Wile, Raphael und Knerler fanden bei frischer Syphilis leichte sekundäre Anämien. Seltener sind normochrome Anämien.

Auf die basophile Punktierung der Erythrocyten machten bereits Naegeli, Eason u. a. aufmerksam. Im Gegensatz zu Benedetti und Nuti vermißten wir in unseren Fällen fast durchwegs eine ausgeprägtere Polychromasie. Brazlawskij und Schister fanden im roten Blutbild der Syphilis keine Abweichung bis auf eine geringe Vermehrung der Erythrocyten in einigen Fällen. Auch konnte kein Einfluß der Behandlung auf die Erythrocyten nachgewiesen werden. Hingegen gibt Gyotoku bei Initialsklerosen eine Verminderung der Erythrocyten- und Hämoglobinwerte an. Die Blutveränderung bei der Lues II war ähnlich wie bei der Initialsklerose, jedoch stärker ausgeprägt. Nishikawa fand bei luischen Prostituierten die Hämoglobin- und Erythrocytenwerte nicht vermindert.

Vydrin stellte bei 25 Kranken mit Viscerallues, meistens Fälle mit Aortitis und positiver Wassermann-Reaktion, im Blutbild vor und nach der Behandlung eine sekundäre Anämie fest. Oft konnte auch eine Lymphocytose, wie sie für die viscerale Lues charakteristisch ist, nachgewiesen werden. Im Anschluß an die spezifische Behandlung stellte sich meist eine geringe Leukocytose ein. Nach Rosahn und Pearce geht die Anämie bei Lues III nach der antiluischen Behandlung zurück.

Vesa sowie Cannon berichten über Besserungen schwerer Anämien bei der Lues nach der spezifischen Behandlung. Nach Ssemenskaja, Tschogoschwili, Zinzadse sinkt der Hämoglobingehalt bei der frischen Lues ab. Ohne Behandlung nehmen Hämoglobingehalt und Erythrocytenzahl bis zur tertiären Lues immer mehr ab. Unter dem Einfluß der antiluischen Kur gehen die Werte anfangs noch weiter herunter, steigen aber nach der 5.—6. Kur sowohl bei der aktiven sekundären wie auch bei der tertiären Lues wieder an.

Auch Brants gibt für das zweite Stadium der Syphilis eine Verminderung der Hämoglobin- und Erythrocytenwerte als charakteristisch an, während die Leukocytenzahl erhöht ist. Im Latenzstadium findet sich eine Lymphocytose. Durch

Wismut werden diese Veränderungen, soweit sie durch die Lues bedingt sind, zur Norm gebracht. Es ist aber hervorzuheben, daß Wismut selbst Blutveränderungen auslösen kann. Nach seinen Untersuchungen an 200 Fällen erhöht sich durch Wismut die Zahl der Erythrocyten, kann sich allerdings für einige Tage sogar vermindern. Nach stark wirkenden Wismutpräparaten wurde eine schnell vorübergehende Basophilie der Erythrocyten gefunden. Während der Behandlung zeige sich stets eine Polychromasie. Oft konnten Mikro- und Makrocyten, selten Poikilocyten festgestellt werden. Mit dem Anstiegen der Erythrocytenzahl heben sich auch der Hämoglobingehalt und die Thrombocytenzahl. Die Leukocyten nehmen unter Wismut meistens zu, nur selten ab. Die Vermehrung hält meist während der ganzen Behandlung an. Wismutpräparate haben demnach eine Reizung des hämopoetischen Systems zur Folge, nur bei starker Wismutspeicherung kann es zur Erythrocytenverminderung kommen.

KOPYLOWA und TRUTNEW fanden bei Ossarsol-Wismutbehandlung der Syphilis meist am 10. Behandlungstage eine mäßige Verminderung der Erythrocyten und Hämoglobinwerte, die gegen Ende des Behandlungsturnus wieder normalen Werten Platz machte. Während der Behandlung konnte keine Schädigung auf das Blutbild festgestellt werden. CHOLEVIUS erwähnt eine schwere Anämie bei Lues latens mit positiver Wassermann-Reaktion, die sich unter energischer Novarsenobenzol-Wismutkur besserte. Nach VARGA ist für die Lues eine anfangs zunehmende, später wieder abnehmende Anämie bis zu mittlerer Stärke mit steigender hyperchromer Tendenz kennzeichnend. Diese Anämieform ist der antiluischen Behandlung zugänglich. GATÉ, MOREL, COLOMB und FAYOLLE sahen bei einer tertiären Lues mit Hauterscheinungen und hochgradiger Anämie nach der Penicillinbehandlung eine Abheilung der Hautveränderungen und auch der Anämie. MÉAN berichtet bei einer 30jährigen Patientin mit Syphilis I über eine im Verlaufe der dritten kombinierten Salvarsan-Wismutkur zustande kommende schwere Anämie, die mit Agranulocytose einherging und tödlich endete. BARKER beobachtete eine 33jährige Frau mit Paralyse, die eine mit der Erkrankung nicht zusammenhängende idiopathische hypochrome Anämie mit "target"-Zellen aufwies.

DELMOTTE weist auf die basophil granulierten Erythrocyten im Blutbild von Syphilitikern während der intensiven Wismutbehandlung hin. Er untersuchte das Blut mit der Absicht, ähnlich wie bei der Bleiintoxikation damit ein alarmierendes Zeichen vor dem Auftreten der Wismutintoxikation zu finden, um die Kur rechtzeitig zu unterbrechen. Es ergaben sich aber keine verwertbaren Anhaltspunkte. Nur bei 2 schweren Fällen von Wismutintoxikation waren die Ergebnisse positiv.

KLEIN und STRAUSZ erwähnen, daß bei der Lues vor der Behandlung im allgemeinen leichte Anämien gefunden werden. Nach einer Salvarsankur (3,0 g innerhalb von 4 Wochen) tritt in der Mehrzahl der Fälle keine Änderung ein, nur bei 2 Fällen fand sich eine Verschlechterung der Anämie. Bei 20 Fällen sanken Erythrocyten und Hämoglobingehalt nach den ersten Spritzen ab, um während der Kur dann stetig anzusteigen und zuletzt höhere Werte aufzuweisen als am Beginn der Kur. Durch Quecksilber (nach 20 Injektionen zu 1 cm³, 40%ige Hg. salicyl- oder Schmierkur) steigen Erythrocyten und Hämoglobingehalt nach den ersten Injektionen an, um während der Kur abzusinken. Auf Wismut (nach 20 Injektionen Disalvan zu 2 cm³) stellte sich zuerst eine Verminderung der Blutwerte ein, am Schluß der Kur war jedoch eine stärkere Vermehrung festzustellen.

NISIKORI und KOIKE beschreiben 12 Kranke mit Morbus Banti, bei denen trotz negativer Wassermann-Reaktion eine luische Erkrankung nicht auszuschließen war. Unter der antiluischen Behandlung kam es zu einer raschen

Besserung, Abnahme der Milz -und Lebervergrößerung, Zunahme der Erythrocyten und Hämoglobinwerte, der gesamten Leukocytenzahl und der Neutrophilen sowie zur Verminderung der Lymphocyten, Monocyten und Übergangszellen. Im Spätstadium, wenn es bereits zur Störung der Leberfunktion gekommen war, blieb die antiluische Behandlung so gut wie erfolglos.

Mascheroni, Marquez und Reussi berichten über eine luische Vergrößerung von Leber und Milz mit sekundärer Erythrocytose, Leukocytose und Plättchenvermehrung. Die antiluische Behandlung führte zu einem völlig normalen Blutbild und Rückgang der Symptome, was dafür spricht, daß die Erkrankung als Folge der Syphilis der Milz und der dadurch bedingten hormonalen Störung auf das Knochenmark entstand.

Eine große Zahl von Arbeiten berichtet über das Auftreten einer *Panmyelopathie* bzw. aplastischen Anämie als Folge der kombinierten antiluischen Behandlung. Semenza beobachtete sie nach Arsenobenzolintoxikation, Kadin nach Neosalvarsan, Stephens im Verlaufe der Behandlung mit Neoarsphenamin und betont die toxische Wirkung auf das Knochenmark bei bestimmten Kranken. Müller berichtet über eine aplastische Anämie mit tödlichem Ausgang nach Arsenobenzolbehandlung. Merkelbach erwähnt eine Salvarsanpanmyelopathie, die durch zahlreiche Bluttransfusionen geheilt werden konnte. Die Blutveränderungen traten erst 5 Monate nach der letzten Salvarsaninjektion auf. Nach der Salvarsankur wurde eine Malariakur mit 11 Anfällen durchgeführt. Ein Jahr nach der schweren Markschädigung waren die Thrombocyten im Blute noch vermindert, die Eosinophilen vermehrt. Emanuel führt Blutungen und Blutschäden nach Salvarsan an. Es kann zu isolierten Hämorrhagien ohne Blutveränderungen oder zur Schädigung der Plättchen, die auch mit Erythropenie oder mit Leukopenie einhergeht, kommen. Jedes morphologische Element kann bevorzugt betroffen sein, es werden aber auch 2 bzw. alle 3 Systeme mit einbezogen. Die Blutschädigung sei vor allem auf den Benzolkern zurückzuführen, wobei hinsichtlich der Blutungen die Endothelschädigung maßgebend ist. Aplastische Anämien nach Arsenobenzol beschreiben ferner Bertrand und Simard, wobei sie das häufigere Auftreten bei Frauen hervorheben. Levi und Robba beobachteten eine aplastische Anämie mit tödlichem Ausgang bei der antiluischen Behandlung, Smith, Lesesne und Lyon eine aplastische Anämie nach Spirozid bei einem Mädchen mit kongenitaler Lues, die nach Bluttransfusionen zur Abheilung kam, Imrie Heilung einer aplastischen Anämie, die nach Neoharsivan entstand. Mliian fand eine schwere Anämie im Verlaufe der Salvarsanbehandlung. Es war eine Patientin, die vor 16 Jahren wegen Lues II behandelt worden war und sich später eine Malariainfektion zuzog. Nunmehr trat im Anschluß an eine Salvarsaninjektion die schwere Anämie mit Hautblutungen, Leber- und Milzschwellung auf. Bluttransfusionen beeinflußten das Krankheitsbild nicht. Auf Chinin ging das Fieber zurück und besserte sich die Anämie. Eine abermalige Salvarsaninjektion in kleiner Dosis führte neuerlich zu Fieber und Hautblutungen.

Hart und Humble sahen eine aplastische Anämie nach Neoarsphenamin und Wismut bei einem 52jährigen Patienten mit Lues I, die nach Bluttransfusionen, Penicillininjektionen, Vitamin C und B_6 sowie Folinsäure in Heilung ausging. Edmunds beobachtete eine aplastische Anämie mit schwerer circumscripter Lebernekrose nach antiluischer Behandlung. Die Knochenmarkschädigung infolge der Arsenobenzol- und Wismutbehandlung wurde durch BAL nicht beeinflußt. Der Leberschaden war wahrscheinlich durch eine homologe Serumhepatitis verursacht.

Raynaud, Imert, d'Eshougues heben den konstitutionellen familiären Faktor in der Pathogenese der Blutschädigung hervor. Bei einer 23jährigen

Patientin kam es im Verlaufe der antiluischen Behandlung zu einer Panmyelopathie mit tödlichem Ausgang. Die 43jährige Mutter, die auch eine Lues hatte, zeigte im Blut eine leichte Anämie, Neigung zur Leukopenie mit relativer Lymphocytose und Plättchenverminderung. Einen ähnlichen Blutbefund bot die 11jährige Schwester der Patientin. Der 5jährige Bruder wies Blutveränderungen wie die Mutter auf. Alle Familienmitglieder litten früher häufig an Nasenbluten.

KATHE berichtet über eine Panmyelophthise nach Salvarsanbehandlung bei Splenom mit tödlichem Ausgang. Es fand sich ein fettreiches, parenchymarmes Mark mit wenigen Lymphocyten, Plasmazellen und Reticulumzellen. Der Verfasser meint, daß der Milztumor eine Hemmung der Blutbildung auslöste und der akute Zusammenbruch die Folge der Salvarsanbehandlung war.

3. Perniziöse Anämie und Lues

Die perniziöse Anämie ist im Mark durch eine Vermehrung der jüngsten Erythroblasten charakterisiert. Das unreife Megaloblastenmark (Promegaloblastenmark) kommt durch eine Reifungsstörung zustande, die auf dem Mangel von Vitamin B_{12} beruht. Vitamin B_{12} wird zwar, so wie bei jedem Patienten mit der Nahrung dem Perniciosakranken zugeführt, kann jedoch durch den Ausfall der Sekretion des Intrinsicfaktor nicht resorbiert werden. Die gleiche megaloblastische Blutbildung kommt auch durch den Mangel an Folsäure bzw. Folinsäure zustande, der den megalozytären Anämien bei der Pellagra, der tropischen megalocytären Anämie, der perniziösen Schwangerschaftsanämie und der kindlichen Megaloblastenanämie (Ziegenmilchanämie) zugrunde liegt. Die Lues kann für die Perniciosa ätiologisch von Bedeutung sein, wenn sie durch eine Veränderung der Magenschleimhaut zum Ausfall der Intrinsicfactor-Produktion führt, oder auf unbekannte Weise das mit der Nahrung zugeführte Vitamin B_{12} zerstört.

Bei den meisten beschriebenen Fällen von Perniciosa und Lues liegt ein zufälliges Zusammentreffen der beiden Erkrankungen vor. So beschreibt BARKER eine luische Kranke mit schwerer Perniciosa, die durch Leberextrakt, der durch die Duodenalsonde verabreicht wurde, geheilt wurde. STRASSER beobachtete eine Perniciosa kombiniert mit Lues, bei der die parenterale Lebertherapie ohne Wirkung war. Erst auf Ferrum reductum und Hepatrat per os kam es zu einer raschen Besserung des Blutbildes. Er betont, daß die Lues zwar nicht für das Entstehen der Perniciosa ausschlaggebend ist, jedoch die Symptome und der Verlauf durch sie beeinflußt werden.

Es ist eine bekannte Tatsache, daß die Vollremission einer Perniciosa durch eine luische Erkrankung trotz ausreichender antiperniziöser Therapie ausbleiben kann. Erst eine intensive antiluische Behandlung führt dann zum Erfolg der Leberoder Vitamin B_{12}-Behandlung. GALLEGO und EGEA behandelten eine Perniciosa bei einem Luetiker energisch mit Leber, jedoch blieb die Therapie erfolglos. Erst die antiluische Therapie brachte eine Besserung, die sich auch im Wiedererscheinen von freier Salzsäure im Magensaft äußerte. Man muß annehmen, daß der luische Prozeß eine spezifische Gastritis verursacht hatte, die ihrerseits zur Perniciosa führte. BASMAN führt an, daß er bei einer schweren Perniciosa mit rezenter sekundärer Syphilis bei der spezifischen Behandlung der Lues mit Wismut, Arsen und Quecksilber nur eine weitere Verschlechterung des Blutbildes feststellen konnte.

LORENZ beschreibt einen 49jährigen Mann, der wegen eines Aortenaneurysmas mit Salvarsan und Wismut behandelt wurde. Während der 3. Kur stellte sich eine Perniciosa mit funikulärer Myelose ein, die durch spezifische Behandlung und

Campolon weitgehend gebessert wurde. Der Verfasser meint, daß die spezifische Behandlung die schlummernde Perniciosa zum Ausbruch brachte. BATTISTONI erreichte bei einem 47jährigen Mann mit schwerer Perniciosa und positiven Serumreaktionen nach einer Behandlung mit Neo I.C.I. und Bisiacol eine Reticulocytenkrise und ein Ansteigen der Hämoglobin- und Erythrocytenwerte. MARZOLLO bringt eine Zusammenstellung von 17 in der Literatur beschriebenen Fällen und fügt die eigene Beobachtung einer Perniciosa, die sich im Verlaufe einer Lues bei einem 56jährigen Mann entwickelte, hinzu. Er erwähnt, daß eine Perniciosa auf luischer Basis selten vorkommt und meint, daß die Lues so wie die Schwangerschaft oder der Befall mit Bothriocephalus einen ätiologischen Faktor darstellen kann, indem diese Krankheit auf dem Boden einer konstitutionellen Disposition die Anämie auslöse.

MELONI behandelte eine schwere Perniciosa mit positiver Wassermann-Reaktion zunächst mit Bluttransfusionen und nachher rein antiluisch (Arsenobenzol + Wismut). Unter dieser Therapie kam es zu einer raschen Besserung des Blutbildes und schließlich zu normalen Blutwerten. Er glaubt, daß sich die Perniciosa über eine luische atrophische Gastritis entwickelte. Solange die Magenveränderungen reversibel sind, kann durch eine spezifische Behandlung eine Heilung erreicht werden. Die Syphilis des Magens stellt aber eine Seltenheit dar.

Nach MAUGERI tritt die Magensyphilis meist im tertiären Stadium als circumscriptes Gumma, als sklerogummöse Form (diffuse Infiltration der Submucosa, zuweilen auch aller 3 Magenwandschichten, meist in der Regio pylorica), als Ulcus besonders an der Kardia und als einfache Gastritis auf. Der Magen kann auch bei kongenitaler Lues befallen sein.

VESA meint, daß beim Vorliegen einer Perniciosa auf die luische Ursache nicht schon aus dem gleichzeitigen Bestehen einer Lues, sondern erst aus der Heilung auf eine antiluische Behandlung hin geschlossen werden darf. Ein dem hämolytischen Ikterus ähnliches Krankheitsbild oder ein Morbus Banti, bei denen eine Anämie mit Leber- und Milzvergrößerungen besteht, seien häufig durch die Lues bedingt.

SCHMIDT-LA-BAUME beobachtete einen Fall mit Lues II, der antiluisch behandelt wurde und dann eine Colitis ulcerosa bekam. Zwei Jahre später entwickelte sich eine Perniciosa, für die luische Darmgeschwüre und Darmblutungen als auslösende Ursache angenommen wurden. MASSOBRIO und APPIANO berichten über eine luische Frau, bei der sich anfangs eine hyperchrome, später hypochrome Anämie fand. Die Rolle der luischen Natur einer Perniciosa könne durch den Nachweis sicherer luischer Veränderungen an der Magenwand erbracht werden. POOLE und FORSTER sahen eine chronische syphilitische Gastritis und Perniciosa. Es wurde eine totale Gastrektomie durchgeführt, bei der sich einige kleine Ulcera und perivasculäre Infiltrate mit lymphocytären Zellen fanden. Nach 3 Jahren entwickelte sich eine schwere Perniciosa, die auf Leberextrakte gut ansprach. Die Wassermann-Reaktion blieb unverändert positiv. SPILLMANN betont, daß die Magenlues, die häufig das Bild eines Carcinoms vortäuscht, auf die antiluische Behandlung zurückgeht. TAUBER und GOLDMAN berichten über einen 36jährigen Neger mit gummöser Ostitis am Schädel, bei dem im Laufe eines Jahres eine Anämie mit Makrocytose entstand, die sich aus einer Polyglobulie entwickelte. Diese schwere Anämie auf luischem Boden, die eine Perniciosa vortäuschte, konnte durch die antiluische Behandlung gut beeinflußt werden. Box und GILL beobachteten eine schwere syphilitische Anämie vom Perniciosatyp und führen aus, daß eine echte Perniciosa mit pseudopositiver Wassermann-Reaktion von der echten Perniciosa, die mit Lues kombiniert ist und der schweren perniciosaähnlichen syphilitischen Anämie zu trennen sei. Sie beschreiben auch eine Anämie

bei einem 48jährigen Mann, die sich erst unter dem Einfluß der antisyphilitischen
Behandlung besserte und lassen die Frage offen, ob es sich um eine syphilitische
achylische Gastritis gehandelt hat oder eine luische Lokalerkrankung im Bereiche
des Magen-Darmtraktes, der Leber oder des Knochenmarkes bestanden hat, die
das Wirksamwerden des antianämischen Prinzipes verhindert hat.

SICILIA beobachtete eine syphilitische Paraplegie, bei der gleichzeitig eine
ausgeprägte hyperchrome Anämie mit mäßiger Leukopenie vorlag. Es wird der
Zusammenhang zwischen Lues und Anämie in Frage gestellt und auf die Möglichkeit eines gleichzeitigen Bestehens der beiden Krankheitsbilder verwiesen.
VALKÁNYI beobachtete einen operierten Fall von Magenlues, der unter dem Bilde
eines Magencarcinoms verlief.

4. Die paroxysmale Kältehämoglobinurie

Das Krankheitsbild tritt bei Männern und Frauen jeder Altersklasse nach
Kälteeinwirkungen auf, wobei es unter schweren Störungen des Allgemeinbefindens, Nierenkoliken, Schmerzen in den Beinen und im Bauch, Übelkeit und Erbrechen, Schüttelfrost und hohem Fieber zum Harndrang und zur typischen
Hämoglobinurie kommt. Der Harn ist dabei bräunlich bis fast schwarz, wird aber
nach einigen Stunden wieder hell. Die dunkle Urinfarbe ist auf den Gehalt von
Oxy- und Methämoglobin zurückzuführen. Auch Erythrin und Porphyrin konnten
nachgewiesen werden. Wie bei allen Hämoglobinurien finden wir auch Protein und
Zylinder im Harn.

Im Blutbild macht sich ein Absinken der Erythrocyten mit Vermehrung der
polychromatischen und Reticulocyten bemerkbar. Die Resistenz der Erythrocyten ist normal. Im Blutserum sind außer Hämoglobin und Bilirubin noch
Hämatin und Methämoglobin nachzuweisen. Die Senkungsgeschwindigkeit ist
im Anfall immer beschleunigt. Im Plasma ist eine Verschiebung der Eiweißkörper nach der grobdispersen Phase hin nachzuweisen. Die Gerinnungsfähigkeit
des Blutes ist im Anfall meist verkürzt (WIDAL, PRIBRAM, HEILMEYER). Besonders
hervorzuheben ist der Befund einer positiven Wassermann-Reaktion auch bei
den Fällen, die sicher keine luische Infektion durchgemacht hatten. Die Milz und
Leber können vergrößert sein. Für die Auslösung der Anfälle ist die bestehende
neurozirkulatorische Dystonie von Bedeutung, da infolge der Durchblutungsstörung leicht eine Abkühlung zustande kommt, die unter normalen Verhältnissen
einer viel stärkeren Kälteeinwirkung bedürfte.

Die Ursache der Anfälle ist in der Wirkung eines dauernd im Plasma vorhandenen komplexen Autohämolysins zu sehen, dessen thermostabiler Amboceptor
sich in der Kälte an die Erythrocyten bindet. Bei folgender Erwärmung kommt
es durch das Hinzutreten des Komplementes zur Hämolyse. Die Bindung der
Antikörper an die Erythrocytenoberfläche benötigt zunächst kein Komplement
(MACKENZIE), aber bei seinem Fehlen entfernt sich das Hämolysin von den
Erythrocyten beim Erwärmen vor der Auflösung (DACIE). Es ist Komplement
also nötig, um die Hämolysine in dauerhafter Form zu fixieren. Wenn kein
Komplement vorhanden ist, kommt es zur Elution der Antikörper ohne Hämolyse.
In beiden Phasen wird also Komplement verbraucht (SIEBENS, ZINKHAM und
WAGLEY).

Der Titer der thermostabilen Antikörper ist meist nur wenig erhöht, 1:8 bis
64. Niedrigere Titer als 1:8 rufen keine Hämoglobinurie hervor (KUMAGAI und
NAMBA). Die in der Kälte sensibilisierten Erythrocyten geben einen direkt
positiven Coombs-Test. Erythrocyten, die mit Trypsin vorbehandelt wurden,

50*

sind doppelt so sensibel auf die biphasischen Antikörper wie die normalen Erythrocyten (CAZAL).

Die biphasischen Antikörper sind bisher als unspezifisch angesehen worden.
In einem Falle von VAN LOGHEM und Mitarb. werden sie als streng autospezifisch
beschrieben. Die Donath-Landsteinerschen Antikörper haben nicht Agglutinin-,
sondern lediglich Lysin- und Opsonincharakter.

Hinsichtlich der Ätiologie wird vor allem auf die luische Infektion hingewiesen
(GÖTZE, MURRI). MAC KENZIE zeigte, daß die biphasischen Antikörper mit
niedrigem Titer im Serum alter Luetiker gefunden werden können und meint, daß
die Krankheit eine Manifestation der Syphilis sei. BECKER kommt neuerdings
zum gleichen Schluß. Andererseits ist aber zu betonen, daß die gleichen serologischen Veränderungen ohne die geringsten Zeichen einer Syphilis auftreten können
(14 Fälle in der Statistik von DONATH-LANDSTEINER). Positive serologische
Reaktionen können durch die biphasischen Antikörper ausgelöst werden (BUR-
MEISTER, KAISER und BRADFORD, GASSER). DACIE hat einen Fall mit einer Krise
von paroxysmaler Hämoglobinurie im Verlaufe von Masern beschrieben, ohne
daß Zeichen von Syphilis vorlagen.

Nach allen bisher vorliegenden Berichten muß man annehmen, daß 2 Formen
von paroxysmaler Kältehämoglobinurie durch biphasische Hämolysine vorkommen und zwar die luische, die immer chronisch verläuft und die nicht luische, die
einen chronischen Verlauf aufweisen, aber auch akut in Erscheinung treten kann.

Die häufigen allergischen Hauterscheinungen wie Urticaria und Quincke-
Ödem sind mit der Wirkung eines für die Kältehämoglobinurie typischen Kälte-
dermolysins in Zusammenhang gebracht worden. Wenn das Serum von Kranken
einer Versuchsperson intradermal injiziert und dann die Injektionsstelle abgekühlt
und wieder erwärmt wird, bildet sich eine erythematöse, juckende Quaddel
(BECKER). Nach BECKER werden die im Anfall nachweisbaren urticariellen
Erscheinungen allerdings direkt durch die Hämolysine ausgelöst.

Nach BURMEISTER ist die luische Infektion in etwa einem Drittel der Fälle
gegeben. Legt man aber die Wassermann-Reaktion zugrunde, dann sind 90—95%
als luisch anzusehen. Die Wassermann-Reaktion ist bei der Kältehämoglobinurie
für die Diagnose einer Lues nicht verwertbar. Es sind sichere Fälle bekannt, die
keine Lues aufwiesen und auch die Wassermann-Reaktion negativ war (LOTZE).
Die antiluische Kur beeinflußt das Leiden auch bei Luetikern nicht sicher.

Die Krankheit ist auf eine pathologische Serumeigenschaft zurückzuführen.
Das Serum der Kranken gibt fast immer eine positive Wassermann-Reaktion.
DONATH und LANDSTEINER haben bereits nachgewiesen, daß in Fällen von tertiärer Lues, vor allem aber bei der Paralyse, Kältehämolysine nachzuweisen sind,
ohne daß Anfälle von Hämoglobinurie auftreten. Es besteht allerdings in manchen
Fällen eine latente Hämoglobinurie. BURMEISTER, MORO und NODA klärten dann
die Beziehungen weiter auf, wobei sich zeigte, daß die Kältehämolysine allein
imstande sind, eine positive Wassermann-Reaktion hervorzurufen, die also nicht
für die Lues beweisend ist. JEDLIČKA konnte sogar nachweisen, daß eine positive
Wassermann-Reaktion nach dem Anfall negativ und mit der Wiederbildung des
Amboceptors positiv wird. Die Entstehung der Kältehämolysine ist anscheinend
auf einen ähnlichen Vorgang zu beziehen wie die des luischen Amboceptors. Die
Beziehungen zur Marchiafavaschen Hämoglobinurie sind darin gegeben, daß
Einwirken von Kohlensäure eine Steigerung der Kältehämolyse bewirkt (H. V. D.
BERGH). Außer dem Kältehämolysin wurde noch ein Autohämotropin nachge-
wiesen, das zu einer erhöhten Phagocytose der Erythrocyten führt.

An diesen Reaktionen sind auch die Blutlipoide beteiligt, vor allem Cholesterin,
das eine Hemmung des Donath-Landsteinerschen Versuches bewirkt (PRIBRAM).

Die Lipoide sollen sich mit dem Amboceptor verbinden (BURMEISTER) oder das Komplement fixieren (JEDLIČKA). Die im Anfalle zustande kommende Cholesterinvermehrung, kann den Anfall auch wieder zum Abklingen bringen.

WINTERNITZ meint, daß die luische Infektion als begünstigendes Moment anerkannt ist, was in seinen 3 beschriebenen Fällen zutrifft. Auch die konstitutionelle Prädisposition sei von Bedeutung. Nach WITEBSKY werden lipoide Antikörper gebildet, die für die autolytische Zerstörung der Erythrocyten verantwortlich sind. Sie haben aber nur eine hämolytische Wirkung gegenüber den Blutgruppen A und AB. Die 3 Kranken von WITEBSKY gehörten der Blutgruppe A, 2 weitere der Gruppe A und AB an. Auch während der Latenzperiode wurde eine Steigerung des Bilirubintiters gleichzeitig mit der indirekten Reaktion nach v. D. BERGH gefunden, was dafür spricht, daß es auch außerhalb der Anfälle zur Zerstörung der Blutzellen kommt, allerdings in wesentlich geringerem Maße. Therapeutisch komme vor allem die antiluische Kur in Frage.

THURMON und BLAIN beschrieben 3 Fälle, die alle Syphilitiker waren. Es wurde dabei festgestellt, daß das Landsteinersche Hämolysin nicht mit der Wassermann-Substanz und den die Kahnsche und Hintonsche Reaktion bedingenden Körpern identisch ist.

Nach SALÉN ist die Kältehämoglobinurie als luische Komplikation oder ein metaluischer Prozeß aufzufassen. Die positive Wassermann-Reaktion sei spezifisch und beruhe auf einer vorhandenen Lues. Es ist schon eine Erkrankungsdauer bis zu 50 Jahren nachgewiesen worden. Am häufigsten ist ein Übergang vom manifesten in ein latentes Stadium (Hämolysinträger). In jedem Falle soll eine energische antiluische Kur durchgeführt werden, doch steht es nicht fest, ob die Kältehämoglobinurie dadurch zur Abheilung gebracht wird.

Auch nach CATTANEO ist die Ätiologie nur in der Lues zu suchen. Der Beweis sind die Ergebnisse der antiluischen Kur, die als einziges Mittel die Anfälle bessern kann. Ebenso berichten WATSON und LAURIE von einem 32jährigen syphilitischen Neger, bei dem die Hämoglobinurie nach spezifischer Behandlung vollständig schwand.

ROSENBLUM und CETNAR weisen an Hand einer paroxysmalen Kältehämoglobinurie bei behandelter kongenitaler Syphilis darauf hin, daß zum Zeitpunkt des Ausbruches der Hämoglobinurie die Serumreaktionen negativ sein können.

SCHACHSUWARLY ist der Meinung, daß neben einer abnormen Gefäßinnervation nur die Lues, nicht die Malaria in Betracht kommt. Außer durch Kälte können die Anfälle auch durch heißes Wasser, Aufregungen oder Adrenalin ausgelöst werden. Bei den Anfällen kommt es zu Blutdrucksteigerungen, Leukocytose mit Lymphopenie, Verminderung der Monocyten und Eosinophilen.

INAMORI versuchte, gestützt auf eine gleichlautende Angabe von SALOMON, die Kältehämoglobinurie bei einem 7jährigen luischen Knaben durch Impfung mit Spirochaeta morsus muris zu beeinflussen. Es wurden dem Kinde 5 Tropfen Blut eines infizierten Meerschweinchens in 0,5 cm³ Kochsalzlösung injiziert. Nach 7 Tagen trat Fieber auf, das man 16 Tage bestehen ließ, worauf 5mal Neosalvarsan gegeben wurde. Einen Monat später gelang es, noch einen Anfall von Hämoglobinurie auszulösen, in der Folge blieb das Kind aber frei davon. Die Wassermann-Reaktion fiel schwächer aus, die Meinecke-Trübungsreaktion war negativ geworden.

DE NICOLO berichtet über eigene Fälle, bei denen Lues und Kälteschäden am Entstehen der Anfälle beteiligt waren. Im Anfall kam es zur Abnahme der Erythrocytenzahl und des Hämoglobingehaltes sowie der Thrombocyten und Leukocyten, zu einer mäßigen Lymphocytose und Schwinden der Eosinophilen.

BOJLÉN berichtet über eine paroxysmale Hämoglobinurie bei einem 5jährigen Kind mit kongenitaler Syphilis.

Armentano und Hamori konnten die paroxysmale Hämoglobinurie bei einem Patienten mit hochgradiger C-Hypovitaminose durch intravenöse Injektionen von Vitamin C zur Heilung bringen. Bei einem anderen, wo keine Hypovitaminose bestand, führte die kombinierte Behandlung von Vitamin C und Wismut zum Verschwinden der Hämoglobinurie. Die Erklärung wird darin gesehen, daß Vitamin C die Immunhämolyse hemmt und zwar hauptsächlich durch eine Wirkung auf den Amboceptor. Der Komplementgehalt des Blutes wird auch durch hohe C-Vitamindosen nicht beeinflußt.

In diesem Zusammenhange sei darauf hingewiesen, daß auch beim Vorliegen von *Kälteagglutininen* die Luesreaktionen unspezifisch positiv werden können. Du Pan zeigte durch Absättigungsversuche, daß dies nicht durch die Kälteantikörper selbst, sondern durch gleichzeitige Alteration der Serumeiweißstoffe, die den pathologischen Ausfall der Wassermann-Reaktion bedingen, zustande kommt.

Die Kälteagglutinine sind vor allem bei der Kälteagglutininkrankheit (Baumgartner) von großer Bedeutung. Sie ist durch die Abhängigkeit der Schwere der Hämolyse von Temperatureinflüssen und durch die bei Kälte eintretende Acrocyanose gekennzeichnet. Schon unter normalen Verhältnissen finden wir im Serum eine Globulinfraktion, die bei 0—10° die eigenen Erythrocyten agglutiniert. Diese physiologischen Kälteagglutinine sind wegen der geringen thermischen Amplitude bedeutungslos. Als pathologisch werden erst Titer von 1:32 bei 4° C aufgefaßt. In den Tropen ist die Trypanosomiasis häufig von einem höheren Kälteagglutinintiter begleitet, in unseren Gegenden die Viruspneumonie. Aber auch andere Virusinfekte und Reaktionen des reticulo-endothelialen und lymphatischen Systems können eine erhöhte Kälteagglutination herbeiführen. Der Anstieg der Kälteagglutinine kann auch idiopathisch sein.

Im klinischen Bilde zeigt sich eine hämolytische Anämie und periphere capilläre Durchblutungsstörung. Die schwere Cyanose der Acren kommt durch eine periphere Einengung der Strombahn durch intravasculäre Agglutinate zustande. Von ausschlaggebender Bedeutung ist die Autoagglutination der Erythrocyten sofort nach der Blutabnahme, die auch bei Zimmertemperatur erkennbar ist. Sie wird beim Abkühlen stärker und verschwindet beim Erwärmen auf 37°. Es ist eine Verklumpung der Erythrocyten, die viel gröber ist als die durch unvollständige Wärmeantikörper ausgelöste Agglutination. Dadurch wird auch die Zählung der Erythrocyten und die Herstellung von Blutausstrichen unmöglich. Bei der Blutgruppenbestimmung wird die Gruppe AB vorgetäuscht. Alle Blutuntersuchungen müssen bei 37° vorgenommen werden. Außer den Kälteagglutininen finden sich im Serum auch unvollständige Kälteantikörper und Kältehämolysine (Schubothe und Matthes, Dacie).

Durch die Abkühlung kommt es zur intravasculären Hämolyse, die bei stärkerer Intensität und beim Überschreiten des Plasmahämoglobinspiegels von 100—135 mg-% zur Hämoglobinurie führt. Bei dauernder Hämoglobinämie wird die tubuläre Rückresorption von Hämoglobin gestört und die Nierenschwelle kann auf 30—50 mg-% absinken (Gilligan, Altschul und Katersky).

Das indirekt nachweisbare Serumbilirubin ist erhöht, sonst sind nur die Befunde wie bei anderen hämolytischen Anämien nachzuweisen. Die Senkungsgeschwindigkeit ist temperaturabhängig, die Beschleunigung entspricht aber nicht dem Grade der Autoagglutination. Bei sehr hohem Antikörpertiter kann die Senkung sogar stark herabgesetzt sein, weil die zusammengeballten Erythrocytenmassen sich in den Westergren-Röhrchen verkeilen. Der maßgebende Wert ist der im Brutschrank abgelesene.

Die osmotische Resistenz ist normal. Allerdings tritt die vollständige Hämolyse oft erst bei sehr niedriger Konzentration der Kochsalzlösung auf. Dies könnte dafür sprechen, daß sehr widerstandsfähige Erythrocyten vorliegen oder durch die Zusammenballung ein Durchdringen der Erythrocytenmassen mit der hypotonen Kochsalzlösung verhindert wird. Die mechanische Resistenz ist bei tiefen Temperaturen vermindert, bei Körperwärme normal. Wichtig ist die Opsoninwirkung, durch die es zur Erythrophagie im peripheren Blute kommt.

Der Verlauf läßt sich therapeutisch kaum beeinflussen. Das Wichtigste ist das Vermeiden von Abkühlung.

Im Rahmen der Kälteagglutininkrankheit werden oft auch andere Typen abnormer Globuline beobachtet (Dacie, Young und Lawrence, Schubothe), wodurch die Kahnsche und Wassermann-Reaktion positiv werden, ohne daß eine Lues vorliegt. Ebenso kann der Gesamtproteingehalt des Serums erhöht sein.

5. Blutgruppen

Die Untersuchungen beschäftigen sich mit der Frage, ob Unterschiede bei den Angehörigen einzelner Blutgruppen hinsichtlich einer positiven Wassermann-

Reaktion bestehen. Von verschiedener Seite wurde darauf hingewiesen, daß die Wassermann-Reaktion bei Angehörigen der Blutgruppe 0 häufiger negativ gefunden wird als bei den anderen Gruppen, wobei AB die größte Zahl der positiven Reaktionen stellte. Die Wassermann-Reaktion soll bei Trägern der Blutgruppen B und AB therapeutisch schwieriger zu beeinflussen sein als bei denen der Gruppe 0 und A. Außerdem wird angeführt, daß zur Entwicklung syphilitischer Erkrankungen des Zentralnervensystems besonders Angehörige der Gruppe AB disponiert sind. Die Tabes und Paralyse sollen sich häufiger bei den Blutgruppen AB und besonders bei B finden.

SATTÁ und PERANTONI kommen zum Schluß, daß die Blutgruppen nicht mit einer besonderen Neigung für bestimmte luische Manifestationen verbunden sind. Ebensowenig konnten WONG und CHEN an Hand eines großen Materials eine Bevorzugung einer Blutgruppe feststellen. POEHLMANN schließt sich auf Grund seiner Untersuchungen an 500 Patienten mit Lues dieser Meinung an und konnte gleichfalls keinen Zusammenhang zwischen einer bestimmten Blutgruppe und der Luesdisposition nachweisen. Bei seropositiver Primärsyphilis wurden nach der Behandlung alle Patienten Wassermann-Reaktion negativ. Bei Lues II und III schien es, als ob die Wassermann-Reaktion bei Angehörigen der Gruppen 0 und A leichter, bei B und AB schwerer zu beeinflussen ist. Es hatte auch den Anschein, daß bei der Blutgruppe B häufiger serologische Rezidive auftreten und es öfter zur tertiären Lues kommt, bei ihnen somit die Lues schlechter zu heilen scheint und sie einer besonders gründlichen Behandlung bedürfen.

SCHAPIRO meint, daß die serologische Konstitution auf das Ergebnis der Wassermann-Reaktion von größter Bedeutung ist. Eine positive Wassermann-Reaktion wird bei behandelten Fällen mit Gruppe 0 recht bald negativ. Der Komplementgehalt in den Seren der Gruppe 0 ist am niedrgisten, die Menge an Hämolysinen dagegen am größten. Der schnelle Übergang der positiven Wassermann-Reaktion in eine negative bei der Blutgruppe 0 ist nicht nur von der geringen Menge des im Serum enthaltenen luischen Amboceptors abhängig, sondern auch vom Überfluß des natürlichen Hämolysins.

GYÖRGY fand, daß eine frische Syphilis bei der Gruppe 0 am seltensten vorkommt. Hier ist auch die günstigste Heilungstendenz zu verzeichnen. Bei Spätluetikern mit der Gruppe 0 sind Gummen und Aortitis viel häufiger als die Neurolues. Eine frische Lues der Gruppe A verläuft verhältnismäßig weniger günstig, es sind auch bei Spätlues Gummen und Aortitis häufig. Bei den Angehörigen der Gruppen AB und B sind keine Besonderheiten festzustellen. Bei den Untersuchungen an 1000 Fällen von Lues fand er, daß den Gruppen A und AB die syphilitischen Erkrankungen, die mit einer Veränderung des Zentralnervensystems verbunden sind, zugehören und die ungünstigste Heilungstendenz zeigen. Die kleinste Zahl von frischer Lues wurde bei der Blutgruppe 0 gefunden, bei der sich auch Gummen und Aortitis häufig finden, während die Beteiligung des Zentralnervensystems selten ist. Die frischen Luesfälle haben meist die Blutgruppe A.

ISHIWARI fand bei 5679 Serumuntersuchungen nach der Wassermann-Reaktion in 23 Fällen eine Selbsthemmung. Nach Blutgruppen geordnet war dies bei der Blutgruppe A in 35%, bei AB in 15%, bei der Gruppe 0 in 35% und bei B in 15% der Fall. Es bestehen demnach keine Beziehungen zwischen der Selbsthemmung und bestimmten Blutgruppen.

GERZANITS suchte die Frage zu klären, ob eine bestimmte Blutgruppe eine Disposition zur progressiven Paralyse schaffe und fand, daß bei Paralytikern die Blutgruppe B besonders vorherrsche, da sie statt der normalen 18,8% der ungarischen Bevölkerung mit 61,7% vertreten war, während die anderen Gruppen stark zurückblieben. Hinsichtlich des Zusammenhanges der klinischen Erscheinungs-

form und einer Blutgruppe kommt er zum Schluß, daß bei der „gemischten"
klinischen Form die Gruppe 0 und A vorherrschten, wenn die Gesamtzahl der
pathologischen Fälle in Betracht gezogen wird. Die Untersuchungen, ob die
Blutgruppen die Malariaremissionen beeinflussen, ergaben, daß die besten Remissionen bei der Gruppe A (74%) vorkommen, dann folgt die Gruppe B (63%).
Etwas schlechter waren die Remissionen der Gruppe 0 (54,5%), das schlechteste
Ergebnis zeigte sich bei der Gruppe AB (40%).

Ponisovskaja und Miniović kommen an Hand von 126 mit Malaria behandelten Fällen mit Neurolues zum Schluß, daß erfolgreiche Impfresultate von einer
Reihe von Faktoren abhängen, wobei auch günstige und ungünstige Beziehungen
zwischen den Blutgruppen des Spenders und Empfängers eine Rolle spielen.
Ungünstige Beziehungen liegen vor, wenn eine Agglutination auftritt. Spontanes
Aufhören der Anfälle bei Tertiana tritt bei ungünstigen Beziehungen der Blutgruppen 2—3mal häufiger auf als bei günstigen. Für ein erfolgreiches Impfresultat spielen diese Zusammenhänge keine Rolle. Die mittlere Inkubationsdauer
wird der bei Tertiana unter ungünstigen Beziehungen bedeutend verlangsamt.

Knights beachtete die Blutgruppe bei der Malariaübertragung von Mensch zu
Mensch zum Zwecke der Paralysebehandlung und fand, daß die Verträglichkeit
der Blutgruppen mit einer geringeren Inkubationszeit verbunden ist, die aber
auch vom Entwicklungsstadium der Parasiten im Augenblick der Übertragung
abhängt.

Somogyi und Angyal betonen, daß die Zugehörigkeit zu verschiedenen
Blutgruppen die Malariainfektion nicht beeinflußt. Auffallend ist nur, daß bei
Gruppenidentität die durchschnittliche Inkubationszeit um 50 Std kürzer ist
als bei Gruppenverschiedenheit. Noch auffallender sind die Unterschiede, wenn
darauf geachtet wird, ob das Serum des Empfängers die Erythrocyten des Spenders
agglutiniert. Bei negativer Agglutination ist die Inkubationszeit durchschnittlich
um 93 Std kürzer als bei positiver Agglutination. Ein Zusammenhang zwischen
Blutgruppenkonstellation und dem Fiebertyp, dem Verlauf der Fieberanfälle
sowie den Verhältniszahlen der erfolgten spontanen Entfieberung war nicht festzustellen.

6. Einfluß der Syphilis und antiluischen Behandlung auf die Leukocyten

Die Zahl der *Leukocyten* wird mit 5000—8000 im Kubikmillimeter Blut angegeben. Bei
der Durchsicht eines großen Materials zeigt sich aber, daß oft auch wesentlich tiefere Werte
gefunden werden (Dittrich). Unter Umständen sind auch Zahlen um 3000 noch nicht als
eindeutig pathologisch anzusehen. Ein immerhin nennenswerter Hundertsatz wies bei
dauernden Kontrollen sogar nur 2000—2500 Leukocyten auf, ohne daß pathologische Veränderungen nachzuweisen wären. Solche idiopathische Leukopenien kommen mitunter
familiär gehäuft vor (familiäre Neutropenie), wobei sich in seltenen Fällen auch cyclische
Agranulocyten finden. Bei Gesunden werden die Leukocytenwerte jahrelang mit geringen
Schwankungen festgehalten. Die bekannten physiologischen Erhöhungen in den Nachmittagsstunden sowie die jahreszeitlichen Verschiebungen drücken sich ausschließlich in
Änderungen der Granulocytenwerte aus, während die Lymphocyten durchaus konstant innerhalb der bekannten Normwerte von 1200—2000 bleiben. Auch hier findet man mitunter
Sippen mit niedrigen Lymphocytenzahlen (familiäre Lymphopenie), während in Familien
mit Lymphomatosen und Lymphosarkomatosen die Nachkommenschaft oft auffallende
Lymphocytosen aufweist (Fleischhacker[1], Dörken). Es erscheint wichtig, darauf hinzuweisen, daß die Eosinophilen nicht nur durch exogene Ursachen, wie durch Wurmbefall und
allergische Zustände ansteigen, sondern auch dauernde konstitutionelle Eosinophilien vorliegen können, die dominant vererbt werden und keine weitere Bedeutung haben. Ebenso
gibt es konstitutionelle Monocytosen, die ohne faßbare Ursache dauernd nachweisbar sind.

Während der antiluischen Behandlung beobachten wir häufig Leukopenien oder selbst
schwere Agranulocytosen. Eine stärkere Abnahme der weißen Blutkörperchen kann auf

einer gestörten Neubildung oder einem vermehrten Untergang in der Blutbahn beruhen. Die Bildung der Leukocyten im Knochenmark ist vor allem bei schweren Markveränderungen infolge Wucherung eines fremden Gewebes, wie bei metastasierenden Tumoren, Lymphogranulomen, Retikulosen, Lymphosarkomen, Lymphomatosen, Myeloblastosen und Myelomen beeinträchtigt. Wir bezeichnen diese symptomatischen Fälle auch als Begleitagranulocytosen. Ferner können chemische, toxische, infektiöse Schädigungen, Röntgen- und Radiumbestrahlungen sowie Isotopeneinwirkungen die normale Marktätigkeit so weit beeinträchtigen, daß nicht mehr genügend Leukocyten gebildet werden. Es sei auch auf die markhemmende Wirkung einer vergrößerten und überfunktionierenden Milz verwiesen, die im Verlaufe von Splenomegalien beobachtet wird. Ein Großteil der idiopathischen Agranulocytosen ist auf eine Arzneimittelüberempfindlichkeit zurückzuführen. Solche medikamentös-allergischen Formen kommen nach wiederholtem Gebrauch verschiedener Präparate, so von Pyramidon, Salvarsan, Gold-, Arsen-, Wismutverbindungen, Sulfonamiden, Hydantion, Butazolidin, Dinitrophenol, Neostibosan, Chinin, Aspirin, Antipyrin, Spirocid, Atophan, Schlafmittel der Barbitursäurereihe, Hydantal, Mapharsen, Thiourazil, Sulfonamiden u. a. vor. Bei deren neuerlichen Einverleibung stellt sich plötzlich unter Schüttelfrost und hohem Fieber ein schlagartiges Absinken der Neutrophilen in der Blutbahn ein. MOESCHLIN konnte bei einen Fall mit Pyramidonagranulocytose im Serum ein stark wirksames Leukocytenagglutinin nachweisen, das für die Zerstörung der Leukocyten ausschlaggebend war. Die Leukocyten werden in der Blutbahn agglutiniert und dann in den Lungencapillaren, vielleicht auch in der Leber und Milz zerstört. Die Veränderungen im Sternalmark, vom zellreichen Mark mit Linksverschiebung bis zum zellarmen, sind eine Folge der vermehrten Beanspruchung durch die Zerstörung der weißen Blutkörperchen in der Blutbahn und darüber hinaus auch auf eine Knochenmarkschädigung durch die gleichen Antikörper zu beziehen. Bei wiederholter und länger dauernder Einwirkung kann es zum Schwunde der leukocytären Vorstufen in den Blutbildungsstätten kommen.

Im Rahmen der antiluischen Behandlung ist zunächst eine *toxische* Beeinträchtigung der Blutbildungsstätten in Betracht zu ziehen, als deren Folge zu wenig Leukocyten dem Blute zur Verfügung gestellt werden. Die Wirkung ist von der Dosis und Dauer der Behandlung abhängig. Andererseits kann es als Folge einer *Überempfindlichkeitsreaktion* zu einem schlagartigen Verschwinden der Granulocyten im Blute kommen, das bereits durch kleinste Mengen des Präparates ausgelöst werden kann.

Im Frühstadium der Syphilis liegen nach MERCER die Leukocytenwerte im Bereiche der Norm. Es findet sich nur eine Monocytose, die unter der spezifischen Behandlung zurückgeht. Die Zahl der Neutrophilen und Lymphocyten bleibt in normalen Grenzen, doch ist eine deutliche Linksverschiebung, in der Mehrzahl der Fälle auch eine Eosinophilie nachzuweisen.

NISHIKAWA fand bei luischen Prostituierten die Leukocyten in allen Stadien erhöht, nur in den Wassermann-negativen Fällen war die Leukocytenzahl niedriger. Im Primärstadium besteht eine Linksverschiebung und leichte Vermehrung der Lymphocyten. Das Sekundärstadium zeigt keine wesentlichen Unterschiede. ROSAHN und PEARCE betonen, daß durch die Behandlung der Lues die Zahl der Leukocyten, Neutrophilen, Monocyten und der Plättchen absinkt, während die Lymphocyten sowie der Hämoglobingehalt ansteigen.

DOGLIOTTI ermittelte bei seinen Fällen von unbehandelter Syphilis II und III in 48% eine Leukocytose im Blute, ebenso wie in den örtlichen Läsionen, in 71% eine relative Lymphocytose, bei allen eine Linksverschiebung und kein wesentliches Abweichen der Eosinophilen. Es wurde bei 9 Fällen die Sudanophilie der Neutrophilen, Eosinophilen und Monocyten geprüft. Die Lymphocyten und Basophilen erwiesen sich als sudanophob. Bei den Neutrophilen waren 20% weniger stark gefärbt als in normalen Fällen, dagegen waren die Neutrophilen mit rarefizierter Farbzone um 10% vermehrt. Bei den Eosinophilen waren 8mal die Zellen weniger stark gefärbt, die Monocyten boten eine starke Verminderung der Färbbarkeit. Die Vermehrung der lipoiden Granulationen in den Neutrophilen ist vielleicht auf die erhöhte lipoidlösende Tätigkeit der Lymphocyten bei der Lues zurückzuführen, auf die BERGEL bereits aufmerksam gemacht hat.

BRAZLAWSKIJ und SCHISTER fanden, daß in 14% der Fälle eine Leukocytose besteht (10—24000), die durch die Behandlung nicht beeinflußt wird. 25% wiesen eine Lymphocytose auf, 20% eine Lymphopenie. Bei der Lues I wird wesentlich häufiger eine Lymphocytose gefunden. Unter der spezifischen Behandlung treten Schwankungen in der Höhe der Lymphocytenwerte auf. Eine Eosinophilie fand sich bei 20%, die Behandlung blieb darauf ohne Einfluß. Bei Salvarsankomplikationen (Dermatitis) tritt schon lange vorher die Eosinophilie hervor und ist als Warnungszeichen anzusehen. PATARO gibt an, daß die Lymphocytose einen Hinweis für eine bestehende Lues darstellt. Sie ist eine „Tätowierung" des Blutes, die jeder Syphilitiker als ein unzerstörbares Zeichen seiner Krankheit bewahrt.

SKALWEIT fand bei Luetikern ebenfalls relativ hohe Lymphocytenwerte, bei Paralytikern eine relative Lymphocytenarmut, die sich nach der Malariabehandlung den Werten bei der Lues cerebri nähert. Der Verfasser legt Wert auf die relativen und nicht auf die absoluten Zellen.

GERSTENBERGER stellte bei Lues I und II nach Salvarsanbehandlung eine leichte Eosinophilie und Monocytose fest, während bei der Lues latens keine Veränderungen nachzuweisen waren.

Nach DE LILLO kommt es durch die Quecksilber-Arsen-Wismutbehandlung der Lues zu einer Verminderung des gesamten Leukocytensatzes oder des Prozentgehaltes der Neutrophilen mit entsprechender Vermehrung der Lymphocyten.

KLEIN und STRAUSZ fanden, daß nach den ersten Quecksilberinjektionen die Leukocyten unverändert bleiben, ebenso wie nach Wismutinjektionen, die jedoch eine Zunahme der Eosinophilen auf 9—10% zur Folge haben. Nach BRANTS nimmt durch Wismut die Leukocytenzahl meistens zu, selten ab. Die Vermehrung hält während der ganzen Behandlung an. Je intensiver sie ist, desto stärker und schneller steigen die Leukocyten, vorwiegend die Neutrophilen an. Bei der Lues II war meistens eine Linksverschiebung der Neutrophilen, eine Eosinophilie und geringe Lymphocytose bei normaler Monocytenzahl anzutreffen. Oft fanden sich unter der Wismutbehandlung der Syphilis Kerndegenerationen und Plasmavacuolen in den Neutrophilen, Monocyten, Eosinophilen und Lymphocyten. Nur in einigen Fällen zeigten sich Plasmazellen. Nach VARGA ist bei der Lues eine Linksverschiebung festzustellen, die Zahl der Leukocyten normal oder etwas verringert. Namentlich im 3. oder 4. Stadium kommt es zu einer Lymphocytose und Monocytose, die für chronische Infektionskrankheiten charakteristisch sind. Dem entspricht auch die Vermehrung der Eosinophilen. Nach GYOTOKU ist die Zahl der Leukocyten schon im ersten Stadium meist vermehrt, im zweiten schreitet die Vermehrung noch fort. Die Eosinophilen, Basophilen und Monocyten bleiben in beiden Stadien fast normal. WILE, RAPHAEL und KNERLER fanden bei frischer Syphilis gelegentlich eine Leukocytose, Monocytose, Eosinophilie, Verminderung der Lymphocyten und außerdem Plasmazellen, die teilweise den beim Drüsenfieber beschriebenen Zellen glichen.

LIEBERSON und WEISS betonen, daß die Schädigung von Arsphenamin auf Blut- und Knochemark vollkommen gleich der chronischen Benzolvergiftung ist, woraus zu schließen sei, daß der Benzolring das schädigende Agens darstellt. Voraussetzung ist allerdings eine besondere konstitutionelle Empfindlichkeit. Die Schwere der Knochenmarkschädigung sei am besten durch die diagnostische Knochenmarkpunktion zu erkennen.

DEDICHEN erörtert an Hand eines Falles von Granulocytopenie im Anschluß an Salvarsaninjektionen, bei dem nach wenigen Tagen eine Leukocytose zustande kam, gleichfalls die Frage, ob die Schädigung auf Neosalvarsan als solches, auf Arsen oder den Benzolring zurückzuführen sei. In diesem Zusammenhang wird auch über eine Granulocytopenie nach langdauernder Arsenbehandlung berichtet.

ZIELER führt an Hand eines Falles von Agranulocytose bei der Behandlung einer Neurolues mit Quecksilber aus, daß die beobachteten Erscheinungen, der geschwürige Zerfall der Mund- und Rachenschleimhaut mit Lymphknotenschwellungen, Fieber, Leukopenie die bekanntesten Erscheinungen einer chronischen Quecksilber vergiftung darstellen. Er meint, daß es sich bei seinem Fall um eine Überempfindlichkeitsreaktion gehandelt hat, weil die Agranulocytose 6 Wochen nach Beginn der Behandlung und 7 Tage nach der letzten Einspritzung aufgetreten ist. CORDON und ROBINSON berichten über 7 Fälle mit toxischen Wirkungen der antiluischen Therapie auf die verschiedenen Blutelemente. Arsphenamin kann aplastische Anämien und Agranulocytosen hervorrufen. Das schädliche Agens ist seiner Ansicht nach der Benzolring. Die Giftwirkung kann bereits nach kleinen Dosen oder auch bei weniger empfindlichen Personen als Folge einer allmählichen Cumulierung erfolgen.

Nach FERRARI sind die Agranulocytosen häufig mit Anämien und Thrombopenien kombiniert und gehören damit zu den Panmyelopathien. Es sei keine direkte Wirkung des Arsenobenzols anzunehmen, sondern mit der Möglichkeit zu rechnen, daß chronische Tonsillitiden eine Rolle spielen und die Streptokokken unter dem Einfluß des Arsenobenzols virulent werden.

GOUGEROT beobachtete eine 35jährige Frau, bei der nach jeder Novarsenobenzolinjektion eine Temperatursteigerung und schließlich eine eindeutige Agranulocytose auftrat. Dabei war auch eine schwere Anämie nachzuweisen, die als aplastische Anämie aufgefaßt wurde.

KLEIFELD hebt die diagnostische Bedeutung der Eosinophilen im Blute für die Erkennung einer Salvarsanunverträglichkeit hervor. Gewisse Tagesschwankungen der Eosinophilen sind physiologisch. Bei der Salvarsandermatitis hinkt die Eosinophilie dem übrigen klinischen Bilde nach. Aus dem Verhalten der Eosinophilen seien daher keine prognostischen Schlüsse für den Kurverlauf zu ziehen. VOLLMER und SCHRÖDER betonen wieder, daß die Eosinophilie sehr wohl als Vorbote der Salvarsandermatitis anzusehen sei und bei ihrem Auftreten sofort mit der Behandlung unterbrochen werden muß. Ebenso fand GRIMMER gesetzmäßige Beziehungen zwischen der Schwere der Toxicodermie und dem Verhalten der Eosinophilen, das zur klinischen Beurteilung herangezogen werden kann. Die Rückkehr der Eosinophilen zur Norm kann den akuten Hautprozeß überdauern und in die Pigmentierungsphase fallen. Die Blutbildveränderungen bei Salvarsanschäden stellen ein Symptom des allergischen Reaktionsablaufes dar. Eine absolute Eosinophilie mit relativer Lymphopenie weist als Merkmal des vagotonischen Blutbildes auf die Zusammenhänge der pathophysiologischen Vorgänge bei der Salvarsandermatitis mit der vegetativen Regulation hin.

Nach LUNDT muß für das Entstehen einer Agranulocytose nach Neosalvarsan eine besondere Disposition bestehen. Akuten und chronischen Infekten kommt dabei eine große Bedeutung zu. VONKENNEL nahm eine Markschädigung durch den Infekt selbst an, WILLI eine Sensibilisierung durch die Vorkrankheit, GLANZMANN die unspezifische Provokation einer endogenen Virusinfektion. Es sei noch unsicher, ob einer gleichzeitigen Sulfonamidbehandlung eine Bedeutung zugestanden werden muß. KRACKE und PARTER weisen darauf hin, daß in erster Linie Benzolderivate neben der Antipyrinreihe Agranulocytosen auslösen, allerdings werden sie auch nach Wismutinjektionen sowie nach Solganal (VONKENNEL) beobachtet.

SCHOOG greift diesen Zusammenhang gleichfalls auf und betont, daß die Allergie und Reaktion des vegetativen Nervensystems beim Zustandekommen der Agranulocytose als Reizzustand des Parasympathicus aufzufassen sind. Die Versuche, mit vegetativ wirksamen Präparaten (Adrenalin, Isophen) eine günstige Wirkung auf die Krankheit zu erzielen, fielen allerdings negativ aus.

Agranulocytosen wurden von MEYER nach einer Salvarsankur beobachtet und als Folge einer toxischen Markschädigung aufgefaßt, von DIMITRACOFF und STANCOFF nach Neosalvarsan. Nach BOCK und WIEDE sind für die Entwicklung der Blutschäden neben der Einwirkung von Giftstoffen noch andere Faktoren, so die luische Erkrankung und konstitutionelle Besonderheiten verantwortlich. Durch Neosalvarsan, Wismut, Quecksilber und Benzol kann eine Thrombopenie, eine Agranulocytose und schließlich eine Panmyelopathie verursacht werden. Es muß dabei keine absolute Überdosierung vorliegen. Auffällig ist, daß Störungen gerade bei wiederholten Kuren und nie nach den ersten Spritzen auftreten. Auch CORELLI führt an, daß es nach Arsenobenzol zur Thrombopenie, Agranulocytose und Aplasie des myeloischen Gewebes kommen kann.

MEYER beobachtete eine Agranulocytose bei der Impfmalaria. CARNOT, DELAFONTAINE und VÉRAN beschreiben eine Agranulocytose mit Purpura haemorrhagica im Verlaufe der Arsenbehandlung eines ulcerösen Gumma der Wange. Nach einigen Tagen stellte sich als Zeichen der beginnenden Abheilung eine Eosinophilie ein. DELPIANO beschreibt nach Arsenobenzol eine Agranulocytose, vergesellschaftet mit Anämie, SÉZARY nach 4,5 g Neosalvarsan und 9 Ampullen Bivatol eine hämorrhagische Aleukie.

TOURAINE und RIBADEAU-DUMAS berichten über eine Granulocytopenie mit ulcero-membranöser Stomatitis bei einer Lues congenita nach einer Sulfarsenobenzolkur, die in Heilung ausging.

JACOBSON und ABEL stellten bei einer Agranulocytose im Anschluß an eine Impfmalaria durch die Salvarsanbehandlung eine schnelle Besserung fest.

EMANUEL beobachtete nach der 3. kombinierten Neosalvarsan-Wismutbehandlung eine Agranulocytose und Purpura mit Markatrophie. HABERFELD und RUDOLPH sahen bei der Spirozidbehandlung einer Angina lymphocythaemica eine Agranulocytose, die nach Omnadininjektionen abheilte. Sie konnten den Nachweis der medikamentös allergischen Ursache eindeutig erbringen, da eine neue Einverleibung von Spirozid innerhalb einer $^1/_2$ Std von einem Temperaturanstieg bis 39,5⁰ gefolgt war. Am nächsten Tag waren die Erscheinungen wieder verschwunden.

KINDLER erwähnt eine Agranulocytose nach Neosalvarsan bei der Behandlung einer akuten Pneumokokkenangina, für die eine gleichzeitig bestehende Lues, die mit Neosalvarsan behandelt wurde, eine disponierende Rolle spielte. MAHÉ, DECHAUME und CHAPARD sahen Agranulocytosen nach Arsenobenzol, BENHAMOU, TEMIM und LOFRANI nach Stovarsol (nach der 4. Kur, bei der 7. Injektion), STRATTON nach Arsenobenzol bei einem Fall von Neurosyphilis, BROUWER und KLEIN nach Neosalvarsan und Wismut. Weitere Agranulocytosen beschreiben BRUNI nach Arsenobenzol, SPRAFKE, KLÜVER, PUENTE, CORDIVIOLA und ALDAO, FUJITA und NAGATA, ITO, YOSIO und MATSUMOTO, GOUGEROT, BLUM, DEGOS und BROUET, FURUKAWA, SATO und TAKENOUCHI, KOBORI, CORELLI, SNIEGOWSKI, BELINFANTE, PUJITA und NAGATA, MÖSCHL, MIYASAKI, CORTELLA, BLEW (nach Neoarsphenamin) BRANTS, MINNHAAR und SABATHIE, RIOU, WINKLER, VICUNA und ALMEYDA, NAKAMURA, FISCHER, THOMSEN, PIERANGELI, BERGAMASCO, SAIBENE, OKA, VANNI, MIYATA und YAMASAKI, FERRARI, CHRISTENSEN, HURIEZ und DUMONT, BUREAU und HOREAU, GOTTRON, STREITMANN, KLEINE-NATROP, LAPINE, FLORIAN, TEMPSKI, DZIECIOLOWSKI und SIKOROWA, LOISCH, FUCHS, CUDET, SPROCKHOFF und BUHRMESTER, FLAX, ZIELER, RASTELLI, TACKMANN, ŠAPIRO, VILANOVA, PIÑOL und CASTELLS, MASSIAS und PHAN HUY QUAT, MÉAN.

KOLLER untersuchte das Blutbild bei der Salvarsandermatitis und fand die Leukocytenzahl erhöht, wobei er am Höhepunkt 35000—40000 feststellte. Kenn-

zeichnend ist die Eosinophilie. Ein Sturz der Eosinophilen ist stets ein ernstes
Zeichen. Fast immer fand sich eine Lymphopenie, bei günstigem Ausgang eine
Heillymphocytose. Bei tödlichem Verlauf bleibt die Lymphocytenzahl durch-
weg niedrig.

Die Leukocyten bei der *Neurolues* untersuchte SKALWEIT und fand bei Lues
cerebri und Paralyse extrem konstrastierende Leukocytenrelationen und zwar
einerseits Heilphasen, andererseits neutrophile Kampfphasen. Bei erfolgreich
behandelten Paralytikern und spontanen Remissionen schlug die neutrophile
Reaktion in die lymphozytäre um, während bei unverändertem klinischen Zustand auch das Blutbild gleichblieb. Bei der Paralyse halten sich die prozentualen
Lymphocytenwerte im Blut an der unteren Grenze und steigen nach der Malariabehandlung an, die gutartige Spätlues und Lues cerebri weisen hoch normale
Zahlen auf. Die Mittelwerte bei Paralyse betrugen 19,5%, bei Lues cerebri 34%
Lymphocyten.

STENDER fand bei Paralytikern im Blut nur in einem Drittel der Fälle eine
Lymphopenie, bei den übrigen normale oder hoch normale Lymphocytenwerte.

SKALWEIT prüfte während der intracutanen Luetininjektion die Unterschiede
im Blutbild bei Lues und Metalues, wobei keine konstanten Kurvenbilder gewonnen
werden konnten. Die Paralytiker verhielten sich ähnlich wie Nichtsyphilitiker,
während Luetiker auf Luetin spezifisch reagierten.

BOLSI und PIOLTI fanden bei Paralytikern, daß die prozentualen Veränderungen der Lymphocyten und der anderen Leukocyten inkonstant sind. Sie stellten
nur eine Rechtsverschiebung mit reichlichen Neutrophilen, die 3—5 Segmente
aufwiesen, fest.

7. Leukocytenreaktionen

Nach AMATO ruft eine intramuskuläre oder intravenöse Injektion von löslichen
Quecksilber-, Wismut- oder Salvarsanpräparaten bei Syphilitikern einen spezifischen hämoklasischen Schock hervor, der sich vor allem in einer Leukopenie, die
$1/_2$ Std nach der Injektion auftritt, äußert. Die Reaktion ist bei Syphilis
positiv und nur bei wenigen Fällen, vor allem bei den gut behandelten Luesfällen
negativ. Besteht keine Syphilis, fällt die Reaktion ausnahmslos negativ aus und
ruft sogar eine leichte Leukocytose hervor. Die Reaktion bleibt immer gleich
stark positiv, wenn man die Injektion beim gleichen Patienten in mehreren Tagen
wiederholt und wird nach einer energischen Behandlung negativ, jedoch langsamer als die Wassermann-Reaktion. Sie kann nicht durch Injektionen von
Proteinen, Blutserum oder Milch ausgelöst werden. GOUIN und seine Mitarbeiter fanden, daß 2 Std nach der Injektion von Eigenblut oder einem antiluischen Präparat bei Syphilitikern eine Leukocytose entsteht, während ein Patient ohne Syphilis mit Leukopenie anspricht. Dies wird von den Verfassern als
spezifischer angesehen als die Wassermann-Reaktion. GOUIN, BIENVENUE,
DESAUNAY und EZEL betonen, daß der Patient für die Untersuchungen nüchtern
sein muß und $1/_2$ Std vorher und während des Versuches ruhig liegen muß.
Ebenso darf er 3 Wochen vorher nicht behandelt worden sein. Vor der Einspritz-
zung eines antiluischen Präparates wie Arsen, Quecksilber, Wismut, ist die Leuko-
cytenzählung vorzunehmen, die 2 Std hernach wiederholt wird. Eine Vermehrung
der Leukocytenzahl um über 1000 ist als positive Leukocytenreaktion, eine Verminderung um über 1000 als negative Reaktion aufzufassen. Von 49 Fällen mit
Lues I, II und III ergaben 36 eine positive Leukocytenreaktion, die übrigen eine
negative. Von den negativen ließ ein Teil bei einer zweiten Untersuchung mit
einem anderen antiluischen Medikament 3 Wochen später eine positive Leukocytenreaktion erkennen. In einer weiteren Arbeit geben die gleichen Autoren an,

daß 18 von 26 Fällen mit Lues latens 2 Std nach einer antiluischen Injektion eine Leukocytose bekamen. Zwei weitere Fälle reagierten auf ein anderes antiluisches Mittel mit der Leukocytose. Das Auftreten einer Leukopenie sei ein Hinweis darauf, daß der Patient gegenüber dem eingespritzten Mittel refraktär sei. Später kommen die Verfasser zum Schluß, daß die Reaktion sogar zur Aufdeckung einer hereditären und einer Lues in der Ascendens geeignet sei. Die Leukocytenreaktion wäre bei der Lues konstant positiv und zwar entweder beim ersten Versuch oder beim Wechsel des antiluischen Präparates. Sie fiel auch in Fällen positiv aus, bei denen die Seroreaktionen negativ waren, denen sie auch deshalb überlegen sei, weil sie anzeige, ob das gewählte Medikament therapeutisch wirksam sei (Leukocytose) oder keinen Erfolg verspreche (Leukopenie). DE BLASIO kommt nun zur Feststellung, daß die beiden Reaktionen nach AMATO und GOUIN nur zwei zeitlich verschiedene Phasen desselben Phänomens darstellen. Die Leukopenie $^1/_2$ Std nach der Injektion sei konstanter zu finden als die Leukocytose nach 2 Std. Es sei daher die Reaktion nach AMATO vorzuziehen.

GOUIN, BIENVENUE und PÉRÈS stellen fest, daß die Leukocytose nach der Einverleibung eines antiluischen Mittels nicht nur einen Hinweis auf die Syphilis bedeute, sondern auch ein Zeichen dafür, daß die Syphilis auf das Präparat gut anspreche. Die Leukopenie ist nicht für die Syphilisdiagnose verwertbar, sondern zeigt an, daß eine nicht reagierende oder keine Syphilis vorliegt. Die Leukocytenreaktion hat daher einen diagnostischen und therapeutischen Wert. Ihr positiver Ausfall weist auf eine Syphilis hin, der negativ besage nichts.

CASTOLDI fand bei der Überprüfung der Methode, daß nur 50% der Luetiker ein positives Resultat ergaben.

PROPPE und DÖRNER prüften das Verhalten der Leukocytose nach Salvarsaninjektionen und fanden keinen Einfluß auf die Leukocyten. Bei hohen Ausgangswerten war häufig ein Absinken der Leukocytenzahl nach Salvarsan, bei niedrigen Ausgangswerten ein Anstieg zu verzeichnen, wie es dem Ausgangswertgesetz nach WILDER entspricht. Nach der Injektion von Salvarsan fand SPIETHOFF eine zweiphasische Leukocytenreaktion und zwar zunächst Neutropenie mit relativer Lymphocytose, nach 50 min eine Umkehr mit Linksverschiebung. In Übereinstimmung mit ROSEN, MÜLLER und MYERS stellte der Verfasser 15 min nach der Injektion einen Leukocytensturz bis minimal 45% des Ausgangswertes fest, dann einen Wiederanstieg bis zu 80% nach 30—45 min. Es erfolgen dann noch zwei langsamere und kleinere Nachschwankungen, bis nach 5 Std der Ausgangswert erreicht ist. Die Reaktion wird als Tonusänderung des vegetativen Systems aufgefaßt und unterstreicht dessen Bedeutung bei der Agranulocytose, die mit einer Erhöhung des Parasympathicustonus einhergeht.

SEMINARIO und PESSANO kamen zum Schluß, daß die Ergebnisse der Reaktion, die in einer Leukocytose bei Luetikern in nüchternem Zustande 2 Std nach einer Eigenblutinjektion besteht, nicht konstant seien. SWIATKIEWICZ überprüfte das Verhalten der Reaktion nach GOUIN u. Mitarb. an 50 Syphiliskranken und 30 Kontrollfällen, denen er Eigenblut oder Arsenobenzol spritzte. Er verwertet eine Steigerung von über 1000 Zellen im Blute als positive Reaktion. Sie fiel bei Syphilis nur in 64% der Fälle positiv aus, war in 16% gänzlich negativ und in 20% konnte keine Änderung der Leukocytenzahl vor und nach der Einspritzung gefunden werden. Es bestünden demnach keine Zusammenhänge zwischen der positiven Leukocytenreaktion und den syphilitischen Erscheinungen. Bei den Kontrollfällen fiel die Leukocytenreaktion nicht so regelmäßig aus wie es aus den Angaben der französischen Autoren hervorgeht. Sie war im Gegenteil öfters positiv. Eine Leukopenie konnte er dabei in 26,6%, eine Hyperleukocytose in 26,6% feststellen, während 46,8% überhaupt nicht reagierten. Es zeigte sich

also, daß die Leukocytose nach Eigenblutinjektionen bei Gesunden und nach Blut-
oder Arsenobenzoleinspritzungen bei Luetikern gleichmäßig abläuft. Auch eine
stark positive Leukocytenreaktion stelle keinen Hinweis auf das Vorliegen
einer Syphilis dar und sei von den luischen Erscheinungen unabhängig. Nicht
zu leugnen sei nur die häufige Hyperleukocytose nach Einspritzungen von
Arsenobenzol bei Luetikern.

CASTOLDI kommt an Hand seines Materials von 112 Patienten, von denen 89
sicher luisch und 23 keine Luetiker waren, zu der gleichen Feststellung wie DE BLA-
SIO, GREGORIO und SIERRA, SWIATKIEWICZ und VARGA, daß die Leukocytenreaktion nicht als einziges Diagnosticum für die Syphilis verwendet werden kann.

FROILANO beschäftigt sich gleichfalls mit dem Wert der Leukocytosereaktion
für die Syphilisdiagnose und gelangt an Hand seines großes Materials zum Schluß,
daß die Reaktionen nach AMATO und GOUIN weder konstant noch spezifisch
sind und spricht ihnen jeden diagnostischen Wert ab. CORET untersuchte diesbezüglich 45 Fälle. Bei 20 Patienten mit positiven serologischen Befunden fiel
die Reaktion 8mal (40%) positiv aus. Bei 8 Fällen mit negativer Serologie war
sie 7mal, bei 7 Fällen mit hereditärer Lues 5mal und bei 10 Kontrollfällen 1mal
positiv. HOPF berichtet an 18 Fällen von Lues, die mit Salvarsan und Wismut
behandelt wurden, daß er 15mal einen Anstieg der Leukocyten fand. Bei 37 luesfreien Fällen war die Leukocytenreaktion 32mal negativ. Es scheine sich bei der
Reaktion um eine Reizung der vorliegenden Krankheitsherde zu handeln. HARA-
SIMOWICZ und JALOWY teilen mit, daß die Leukocytenreaktion gewisse diagnostische Hilfsdienste leiste, aber keinesfalls streng spezifisch sei. Es könnte sich um
eine größere Bereitschaft zur Ausschwemmung der Leukocyten aus Milz, Leber,
Lymphknoten und Knochenmark handeln. Nach BACCAREDDA kann weder der
Leukopenie noch der folgenden Leukocytose eine diagnostische oder prognostische
Bedeutung zuerkannt werden, da sie auch bei normalen Patienten erzielt werden.
Die Leukocytose ist ein Beweis, daß der Organismus imstande ist, zu seiner biologischen Abwehr taugliche Stoffe zu verschaffen. Eine gewisse Bedeutung in
diagnostischer Hinsicht soll der unmittelbar nach der Verabfolgung von antisyphilitischen Mitteln eintretenden Leukopenie zukommen. Es handle sich um
eine spezifische Sensibilisierung gegen ein mikrobisches Protein.

RÉTHLY und FESZLER glauben, ausgehend von der Beobachtung von MECLER,
wonach Salicylsäure in einer Dosis von 1 mg nur bei rheumatischen Arthritiden
eine Leukopenie hervorruft, daß auch bei anderen Krankheitsbildern mit spezifisch
wirkenden Mitteln eine ähnliche Reaktion auszulösen ist. Sie gaben luischen
Patienten 1 mg Neosalvarsan intravenös und zählten die Leukocyten vor, $1/_2$ Std
und 1 Std nach der Injektion, womöglich bei Bettruhe im nüchternen Zustande.
Bei Kranken, die unter spezifischer Behandlung stehen, muß mindestens 3 Tage
gewartet werden. Luetiker zeigten im allgemeinen eine Leukopenie, Kontrollfälle eine Leukocytose. Mit 2 Ausnahmen waren bei den Luetikern alle Reaktionen positiv. Ein Fall mit Salvarsandermatitis zeigte eine starke Steigerung
der weißen Blutkörperchen.

PERSICHETTI prüfte die hämoklasische Reaktion bei Patienten mit Augenerscheinungen. Nach Injektion von Quecksilberpräparaten wurden bei luischen
Patienten sowohl mit positiver als auch negativer Wassermann-Reaktion und
bei sicher nicht luischen Augenerkrankungen die Leukocyten untersucht. In der
1. Gruppe war die Reaktion nicht immer positiv, in der 2. Gruppe trotz negativer
Wassermann-Reaktion unter 25 Fällen 8mal positiv. In der 3. Gruppe immer
negativ, was auf die Spezifität der Reaktion hinweist. Der Verfasser fand beim
Vergleich mit der Wassermann-Reaktion eine Positivität der hämoklasischen
Reaktion in 75%. Sie sei daher ein diagnostisches Hilfsmittel.

VELLA hat bei 20 Patienten mit luischen Augenleiden die Leukocyten gezählt und 30 min nach einer Jod-Quecksilber-Injektion kontrolliert. Er fand ein Absinken von 1000—3000 Zellen bei der 2. Zählung. Bei nicht luischen Fällen und nach Injektionen von heterogenen Eiweißkörpern ließen sich keine nennenswerten Unterschiede zwischen den beiden Zählungen erkennen.

8. Leukämie

Nach unseren bisherigen Erkenntnissen ist ein engerer Zusammenhang zwischen Lues und leukämischen Krankheitsbildern abzulehnen. Es erscheint auch unwahrscheinlich, daß Myelosen, Lymphomatosen, Myeloblastosen und verwandte Zustände in ihrem Verlaufe durch die Syphilis wesentlich beeinflußt werden könnten. Daß beide Krankheitsbilder gemeinsam angetroffen werden, ist lediglich durch ihre relative Häufigkeit bedingt. PAROUNAGIAN beschreibt ein solches Zusammentreffen einer typischen Lymphomatose mit einer tertiären Lues. Nach Röntgenbestrahlungen und antiluischer Behandlung konnte eine deutliche Besserung beider Krankheiten festgestellt werden. GUIDICEANDRA hebt hervor, daß bei der Lues secundaria im Blute eine Neigung zur relativen Lymphocytose besteht. Die Lues III kann unter dem Bilde einer Anämie und sogar dem einer Perniciosa verlaufen. Sehr schwere Fälle können ausgesprochene Leukocytosen aufweisen und damit dem Bilde einer lymphatischen Leukämie gleichen. Die Leber und Milz sind dabei deutlich vergrößert, die Lymphknoten meist nur wenig beteiligt. Bei leichteren Fällen zeigt sich nur eine deutliche Lymphocytose im Blute, dagegen sind Leber, Milz und Lymphknoten kaum beteiligt.

CURSCHMANN betont, daß akute und chronische Leukämien bei Luetikern sehr selten sind, bei der Spätlues finde man aber leukämoide Reaktionen. Er berichtet über 3 echte Leukämien und 3 Fälle mit leukämoider Reaktion bei Spätlues. Da die Spätlues die Hämopoese zu beeinflussen vermag, erscheint ihm die Möglichkeit gegeben, daß sie zu einem der vielartigen auslösenden Faktoren zählt, die nicht nur zu leukämoiden Reaktionen führen, sondern bei vorliegender Konstitution auch dem Ausbruch echter Leukämien Vorschub leisten.

SÉZARY beobachtete eine akute Leukämie und Syphilis II. Auch er denkt an die Möglichkeit einer Beeinflussung des hämopoetischen Apparates durch die Lues und nimmt an, daß die Lues bei bestehender leukämischer Disposition oder vorhandener latenter Erkrankung als auslösender Faktor in Betracht kommt.

BARNS und ROSENHEIM heben hervor, daß ein finaler Übergang einer Perniciosa in myeloische Leukämie selten ist. Dagegen kommen bei kongenitaler und tertiärer Lues Blutveränderungen im Sinne einer Perniciosa aber auch einer myeloischen Leukämie vor. Sie beschreiben eine Kranke mit Perniciosa, die auf Leber mit einer Besserung ansprach, bevor die Erscheinungen einer tertiären Lues auftraten. Später fanden sich gummöse Geschwüre. Es bestand eine makrocytäre Anämie mit einem Erythrocytendurchmesser von 8,7 μ und einem Färbeindex von 1,28. Während früher die Perniciosa mit Leukopenie einherging, fanden sich nunmehr bis zu 93500 Leukocyten, unter denen 72% Myelocyten und 5% Myeloblasten waren. Die Sternalpunktion und die Obduktion bestätigten die Diagnose einer myeloischen Leukämie. Die Lues dürfte beim Zustandekommen der finalen Myelose eine Rolle gespielt haben.

9. Einfluß der antiluischen Behandlung auf die Thrombocyten

Die Werte der *Thrombocyten* liegen bei der üblichen Bestimmung nach der Methode von FONIO um 200000—300000. Eine stärkere Verminderung führt zu schweren Haut- und Schleimhautblutungen unter dem klinischen Bilde des Morbus maculosus haemorrhagicus

Werlhof. Die Thrombocyten fehlen dabei im Blute vollständig oder sind hochgradig vermindert. Die Nachblutungszeit ist wesentlich verlängert, die Retraktilität des Blutkuchens mangelhaft, weil ein Ferment der Thrombocyten, das Retraktozym, fehlt. Die Gerinnungszeit ist normal oder nur geringfügig verlängert. Der Prothrombin-Test nach QUICK bleibt normal, der Prothrombin-Konsumptionstest ist hingegen positiv, da weniger Prothrombin in Thrombin übergeführt wird. Als Zeichen der Mitbeteiligung der Capillarwand an dem Krankheitsgeschehen sind das Rumpel-Leedesche Stauungsphänomen und der Kneif-Versuch positiv.

Die Ursache des Thrombocytenschwundes kann auf einer gestörten Neubildung infolge einer schweren Knochenmarksaffektion beruhen. So werden bei Myeloblastosen, Lymphomatosen, Carcinommetastasen, Lymphogranulomen, Myelomen die Mutterzellen der Plättchen, die Megakaryocyten, durch das Wachstum markfremder oder atypischer Zellen verdrängt. Bei Panmyelopathien nehmen die Megakaryocyten an dem Schwund der übrigen Markzellen teil. Zu einer Schädigung der Plättchenbildung kommt es ferner nach toxischen, chemischen und infektiösen Markeinwirkungen. Hier ist dem Benzol eine besondere Rolle zuzuerkennen. Die splenopathischen Thrombopenien werden durch eine hormonelle Markhemmung von seiten einer vergrößerten und überfunktionierenden Milz hervorgerufen. Wir finden sie bei splenomegalen Cirrhosen, Milzvenenthrombosen, Lymphogranulomen, Morbus Banti, Morbus Gaucher, Kala-azar und chronischer Malaria.

Zu den symptomatischen Formen zählen wir auch die allergischen Arznei- und Nahrungsmittelthrombopenien, bei denen es sich aber, im Gegensatz zu den vorher erwähnten Formen, um eine vermehrte periphere Zerstörung der Thrombocyten als Folge einer sich an ihrer Oberfläche abspielenden Antigen-Antikörperreaktion handelt.

Bei den idiopathischen Thrombopenien kommt es ebenfalls zu einem vermehrten peripheren Plättchenuntergang, als dessen Ursache in vielen Fällen Autoantikörper, die sich in der Globulinfraktion des Serums nachweisen lassen, in Betracht kommen. Wir sprechen dann von Immunothrombopenien.

Bei allen Thrombopenien ist eine gleichzeitige Schädigung der Capillarendothelien vorhanden, die für das Ausmaß und die Schwere der Blutungen mitverantwortlich ist.

Bei den im Rahmen der antiluischen Behandlung auftretenden Thrombopenien handelt es sich um toxische Einwirkungen auf das Knochenmark mit schwerer Beeinträchtigung der Megacaryocyten, oder um Überempfindlichkeitsreaktionen, wobei es zunächst zur Antikörperbildung gegen das durch Körpereiweiß zum Vollantigen ergänzte exogene Allergen kommt. Bei einer neuerlichen Einverleibung, die unabhängig von der Menge des Präparates ist, führt die Thrombocytolyse als Folge der Antigen-Antikörperreaktion innerhalb kürzester Zeit zum weitgehenden Plättchenschwund.

STIGAARD erwähnt eine thrombopenische Purpura nach Salvarsan mit gutem Ausgang. FALCONER und EPSTEIN sahen eine Purpura haemorrhagica als Folge der Behandlung mit Neoarsphenamin und Bismarsen. Es zeigten sich bei abgestuften Probeinjektionen verschiedene allergische Schockwirkungen, so daß es sich um eine allergische Form und nicht um eine Toxinwirkung von oxydierten oder verdorbenen Präparaten handelt. Das rasche Absinken des Gefäßtonus, das die Reaktion begleitet, ist ein vasomotorisches Phänomen mit Erweiterung der Capillaren und rascher Verminderung der Plättchen. Dabei ließen die anderen Blutzellen in diesen Versuchen keine wesentliche Änderung erkennen, bei stärkerer Reaktion kam es zu einer Zunahme der Polymorphkernigen.

NAGAOKA, SAKIMOTO und TUBOUTI berichten über eine hämorrhagische Diathese, kompliziert durch Ikterus, nach Salvarsan. Im weiteren Verlauf der Salvarsanbehandlung verstärkte sich der Ikterus, es kam zur chronischen Leberatrophie, Anämie und hämorrhagischen Diathese. FALCONER, EPSTEIN und MILLS fanden bei 7 Patienten im Anschluß an Neoarsphenamin und Bismarsen eine thrombopenische Purpura, die auf eine Überempfindlichkeit zurückzuführen war.

HEINSEN und WACHTER stellten eine totale Thrombopenie schon nach einer einmaligen Salvarsaninjektion fest und fassen sie als elektive Schädigung des Knochenmarkes durch Salvarsan auf. Im Knochenmark waren keine Megacaryocyten nachzuweisen, während nachhaltige Störungen der Erythro- und Leukopoese fehlten. ZIELER meint dazu, daß der kurze Abstand von einem Tag

auch durch die Wismutbehandlung zustande gekommen sein könnte und fordert
eine Probeinjektion von Salvarsan (0,05—0,07) 24 Std vor Beginn der eigentlichen Behandlung. WITTLINGER verweist auf den Zusammenhang zwischen
Thrombopenie und Salvarsandermatitis. Es seien punktförmige Blutungen,
Hämatome, Verstärkung der Menstruationsblutung, Nasen- und Schleimhautblutungen im Verlaufe der Behandlung einer Syphilis vor dem Auftreten der
Salvarsandermatitis bekannt. Auch die unbehandelte Syphilis führt zur chronischen Thrombopenie. Salvarsan senkt die Plättchenwerte noch weiter, läßt
aber die Anfangswerte nach 24 Std wieder erreichen. Auch FRANK erwähnt,
daß bereits bei unbehandelter Syphilis eine Thrombopenie besteht. WITTLINGER
kam zu ähnlichen Befunden und beobachtete Thrombocytenverminderungen
nach Salvarsan, wobei er auf den Zusammenhang zwischen allergischen und
fokalinfektiösen Symptomen verweist. 1940 berichteten FALCONER und EPSTEIN
über 8 Fälle von thrombopenischer Purpura nach Injektion von Arsenverbindungen, drei davon waren nach Bismarsen aufgetreten. HAYNES und ORMOND
führen dies auf allergische Reaktionen zurück, die sie von den gefährlichen toxischen hypo- und aplastischen Zuständen unterscheiden. SCHÖNEICH erwähnt
eine akute Thrombopenie als Salvarsanschaden. GÜLDEN führt die Thrombopenie unter Salvarsan hauptsächlich auf eine toxische Wirkung zurück, wobei
zu berücksichtigen wäre, daß der Thrombocytenspiegel bei Infektionskrankheiten
an sich vermindert ist. Außerdem sei die Wirkung des Salvarsans auf die Capillaren in Rechnung zu stellen.

SÉZARY und CALLEROT sahen eine schwere Thrombopenie mit vorübergehender
Eosinophilie nach Novarsenobenzol. Sie betonen, daß vor jeder Arsentherapie
das Blutbild zu untersuchen sei. Die Arsenmedikation allein bewirke eine Verminderung der Plättchen nur bei latenter Prädisposition. Nach JAUSION können
aus dem Myelogramm sichere Schlüsse auf eine etwa bestehende Labilität des
Blutapparates gezogen werden. MILIAN sieht den Hauptfaktor in einer Insuffizienz der Nebenniere.

LESIGANG und TIPKIS beobachteten bei Kindern mit seropositiver Lues
connata nach der Impfmalaria beträchtliche Verminderungen der Thrombo-
cytenwerte (30000—50000). Das Absinken der Thrombocyten stellte sich bereits
am 1. Tag der Malaria ein, im weiteren Verlauf kam es zu einem allmählichen
Anstieg. Mit eintretender Entfieberung werden die Plättchen wieder normal,
steigen in der Rekonvaleszenz etwas höher an, um nach 1—2 Wochen wieder
zur Norm zurückzukehren. STIGAARD erwähnt einen 32jährigen Patienten, der
wegen Lues kombiniert mit Salvarsan, Quecksilber und Wismut behandelt wurde
und eine schwere Thrombopenie bekam. Durch Bluttransfusionen konnte eine
Heilung erzielt werden. FÖLDES und KOLLER beobachteten hämorrhagische Diathesen nach Arsenobenzol, und zwar rein vasculäre Formen und eine Thrombopenie.

Vielfach wurden unter der antiluischen Behandlung rein vasculäre Schädigungen mit schweren Blutungen beobachtet, während die Thrombocyten keine
wesentlichen Abweichungen boten. So berichten SÉZARY und DURUY über eine
Purpura und angioneurotische Krise im Anschluß an Arsenobenzolverabfolgung.
TAPPEINER beschreibt eine hämorrhagische Purpura bei Impfmalaria. 2 Tage
nach einer Impfmalaria trat der erste Fieberanfall auf. Nach dem vierten Anfall
stellte sich die Purpura ein. Der Patient machte noch 9 Anfälle durch. Eine
Thrombopenie bestand nicht, sondern es mußte eine toxische Schädigung der
Gefäßwand angenommen werden. Auch BETTINO beobachtete schwere Blu-
tungen im Verlaufe einer Salvarsankur.

BAMFORTH und ELKINGTON beschreiben 4 Fälle von Arsenobenzolpurpura,
LINDSAY, RICE und SELINGER eine Purpura haemorrhagica nach Neoarsphen-

amin, wobei sie erwähnen, daß sie häufiger bei wiederholten Behandlungen als bei der ersten Einverleibung zustande kommt und sich bei Wiederaufnahme der Behandlung neuerdings einstellen kann. MEAD beobachtete eine Purpura haemorrhagica bei einem Mann, der wegen primärer Lues behandelt wurde und mit schweren Blutungen verstarb. FINKELSTEIN erwähnt eine schwere hämorrhagische Diathese bei einer Lues im Verlaufe einer kombinierten Behandlung. Der Patient bekam auch eine Salvarsandermatitis. LEENER, TZANCK, DROUET-SEINTONS verloren einen Fall durch eine hämorrhagische Nebennierenentzündung nach massiver Salvarsanbehandlung. Ebenso führen KELLY und CURJEL sowie HANAZONO und UCHIDA, STANČIĆ-ROKOTOV, UBL schwere hämorrhagische Diathesen im Verlaufe der Salvarsanbehandlung an.

10. Plasmaveränderungen bei der Syphilis

Nach RIVA sind vor allem 2 Haupttypen der Dysproteinämie, und zwar die mit Überwiegen des γ-Globulinanteiles (I) und die mit Überwiegen des α-Globulinanteiles (II) zu unterscheiden. Der Typ I kommt bei Leberparenchymerkrankungen, subchronischen und chronischen Erkrankungen, vor allem bei Lues, Tuberkulose, Rheumatismus und Kollagenosen vor. Ausgeprägt ist er bei Viruserkrankungen und Protozoeninfektionen, Herzinsuffizienzen, Retikulosen und Granulomatosen, besonders aber beim Morbus Waldenström. Typ III mit Vermehrung aller Globulinfraktionen ist beim nephrotischen Syndrom, in der zweiten Hälfte der Schwangerschaft, bei Schwangerschaftstoxikosen, Myelomen, Carcinomen, Diabetes, Arteriosklerose, Myokardinfarkt, Verbrennungen und akut entzündlichen Erkrankungen zu beobachten. Beim Typ I und II ist häufig auch eine Vermehrung der β-Globuline nachzuweisen, so daß als Typ I Fälle mit Überwiegen der γ-Globuline mit und ohne gleichzeitige β-Globulinvermehrung, der Typ II mit Überwiegen des α-Globulins, mit und ohne gleichzeitige Vermehrung der β-Globuline zu definieren sind.

Der Dysproteinämietyp III kommt bei Lues, Tuberkulose, Rheumatismus, Kollagenosen, Harn- und Gallenwegsentzündungen, vor allem auch bei der Kombination von 2 Leiden vor, wenn das eine mit Typ II, das andere mit Typ I einhergeht.

Der Typ IV zeigt nur eine Vermehrung der β-Globulinfraktion.

Bei der Lues finden sich ähnliche Verschiebungen der Plasmaeiweißkörper wie bei chronisch entzündlichen Erkrankungen. Der Gesamtproteingehalt ist in der Regel normal (RIVA). Bei der Metalues zeigt das Liquoreiweiß stärkere Verschiebungen, vor allem Zunahmen der γ-Globuline, als das Serumeiweißbild. Bei der Neurolues finden sich auffallend häufig Verminderungen des Albumins und Vermehrungen der γ-, eventuell auch anderer Globuline. Bei der Lues III sind meist eindeutige Dysproteinämien mit β- und γ-Globulinvermehrung festzustellen.

PRUNELL und GALMÈS fanden bei der Paralyse in 58,44% die Gesamtproteine normal oder erhöht. Die Globuline waren in einigen Fällen verhältnismäßig erhöht, der Albuminquotient in allen Fällen normal.

Bei schweren chronischen Entzündungen und bei Wassermann-Reaktionpositiver Tertiärlues gibt EMMRICH eine Erhöhung des Gesamteiweißes, normale oder stärker verminderte Albuminanteile mit Erhöhung oder Normalwerten der α_2-Globuline, bei normalen, selten auch erhöhten β-Globulinen an. Die γ-Globuline sind stark erhöht, die Senkung ist auffallend beschleunigt. Das Weltmannsche Koagulationsband kann verkürzt oder verlängert sein, die Takata-Reaktion ist positiv ebenso wie die Kadmium- und Thymolreaktion. Die Proteine verhalten sich bei der Lues wie bei anderen Infektionskrankheiten, doch sind die entzündlichen Veränderungen stark ausgeprägt. Auch bei nichtbehandelter Spätlues ist die Senkung hoch.

Eine T-Komponente wurde von BLASIUS und SEITZ mit einer Vermehrung der γ-Globuline nachgewiesen. Die γ-Globulinkomponente war gespalten in γ_1- (T-Komponente) und γ_2-Globulin. Es war eine Lebercirrhose mit positiver

Wassermann-Reaktion. Die T-Komponente ist eine schneller als die γ-Globuline wandernde Fraktion, die von DEUTSCH u. Mitarb. zu den γ_1-Globulinen gerechnet wird. Der Gesamteiweißgehalt steigt dabei an, die Albumin- und γ-Globulinfraktion nehmen aber ab.

Nach BENDITT und WALKER weichen die Serumproteine bei unbehandelten Syphilitikern gegenüber der Norm ab. Die Albuminwerte sind in allen 3 Stadien der Lues vermindert. α_1-Globulin ist bei der Lues II, α_2-Globulin bei der Lues II und III deutlich vermehrt. β_2-Globulin ist in allen Stadien der Lues verändert, das γ-Globulin vermehrt. Die gesamte Proteinkonzentration ist in allen 3 Stadien unverändert. Die Seren von behandelten Luetikern zeigten keine Abweichungen von der Norm, häufig auch dann nicht, wenn die Serumreaktionen noch positiv waren. Seren von Lues I können deutliche elektrophoretische Veränderungen aufweisen, selbst wenn die Serumreaktionen noch negativ sind. 3 Patienten mit Lues congenita zeigten keine elektrophoretische Abweichung, 2 von diesen waren allerdings schon vorbehandelt worden. Bei luesfreien Patienten mit unspezifisch positiver Serumreaktion zeigten sich elektrophoretische Veränderungen, die denen unbehandelter Luetiker ähnlich waren. Es fand sich vor allem eine Abnahme der Albuminkonzentration. Die verminderte Albuminmenge bei der Lues könnte die Folge einer gestörten Leberfunktion sein.

An 138 Patienten mit Lues prüften PFEIFFER und DOZOIS die elektrophoretische Beweglichkeit der Erythrocyten und fanden, daß die Syphilis zu einer Beschleunigung der Wanderungsgeschwindigkeit der Erythrocyten führt, demnach zwischen dieser und dem Ausfall der serologischen Reaktionen eine Beziehung besteht. Die Beweglichkeit der Erythrocyten ist sogar im serologisch negativen Primärstadium und auch vor Wiederpositivwerden der Luesreaktionen bei behandelten Personen gesteigert. Die elektrophoretische Beweglichkeit, deren Ursache in einer Störung des Verhältnisses von Lipoiden zu Proteinen an der Zelloberfläche gesucht wird, ist daher ein empfindlicherer Index der Aktivität der Krankheit als die serologischen Reaktionen.

BALAN untersuchte das Koagulationsband bei 234 Patienten. Er fand bei Syphilis in 49,6% eine Verlängerung. In der Primär- und Sekundärperiode überwiegen die Verkürzungen, in der Tertiärperiode, bei Lues congenita, Neurolues und Lues latens war in 40—60% eine Verlängerung nachzuweisen. Das Koagulationsband kann bei der Syphilis nur eine beschränkte Anwendung finden. In seronegativen Fällen von Lues latens, Lues III und Neurolues können Verbreiterungen auf verstärkte syphilitische Prozesse aufmerksam machen und die üblichen Seroreaktionen ergänzen.

NION prüfte die Bluteiweißwerte im Verlaufe der Penicillinbehandlung bei der Syphilis. Die Gesamtproteine bilden bei der Lues eine schwankende und unstabile Kurve ohne klare Periodizität mit stärkeren Variationen des Proteinquotienten. In der Primärphase hemmt die Penicillintherapie die Zunahme der Euglobulinämie. Sie bringt auch die anfängliche, der primär seropositiven Phase eigene Hyperglobulinämie zum Rückgang. Bei sekundärer aktiver Syphilis tritt die initiale Hyperglobulinämie zurück. Die spezifischen Reaktionen stellen sich gewöhnlich nach episodischer Hyperglobulinämie ein, welcher dann ein deutlicher Abfall folgt. Bei floriden tertiären Wassermann-Reaktion-positiven Fällen ist das Ausbleiben des Hyperglobulinämieabsinkens bei der endermischen Therapie trotz Rückgang der Manifestationen ein schlechtes Vorzeichen für den serologischen Verlauf. In alten seroresistenten Luesfällen bei hartnäckig niedrigen Euglobulinwerten werden die Seroreaktionen zuweilen nach mehrwöchentlicher endermischer Therapie unter Ansteigen der Euglobulinfraktion negativ. Bei behandelter Wassermann-Reaktion-negativer latenter Lues mit Normoproteinämie bewirkt die endermische Therapie als Sicherheitskur nach wechselnd langer Latenzzeit eine mehr oder weniger dauerhafte Periode der Hyperglobulinämie, oft, aber nicht regelmäßig, einhergehend mit Hautreaktion am Injektionsort. Die Labilitätsproben vermögen die prognostische Deutung nur wenig zu bereichern. Das Weltmann-Band begleitet überraschend zuverlässig die endermischen Hautreaktionen im exsudativen und produktiven Sinn mit entsprechenden Pendelausschlägen erst nach links und dann nach rechts von der Norm.

Auch eine Vermehrung von *Kryoglobulinen,* wie wir sie sonst noch bei Myelomen, Makroglobulinämien, Endokarditiden, beim Lupus erythematodes, bei der rheumatischen Arthritis, Periarthritis nodosa, Kala-azar und Malaria mitunter nachweisen können, finden wir bei der Lues. Bei der Kryoglobulinämie enthält das Serum ein Protein, das in der Kälte in Form einer trüben, weißen, dicken Masse mit hoher Viscosität ausfällt. Kryoglobuline gehören in geringsten Mengen zu normalen Bestandteilen des Plasmas und können teilweise aus Makroglobulinen bestehen.

Bei 800 000 Luesreaktionen fanden COLLIER u. Mitarb. 4 *Pyroglobulinämien,* die durchwegs von Myelomen stammen. Unter Pyroglobulinen verstehen wir Eiweißkörper, die durch Hitze zuerst ausgefällt werden und bei weiterer Erwärmung in Lösung gehen. Sie verhalten sich wie das Bence-Jones-Uroprotein. Diese Proteine können bei der Untersuchung der Wassermann-Reaktion aufgedeckt werden, wenn das Serum bei 56° inaktiviert wird.

Die *Thermokoagulation* des Serums (MAGNUS-LEVY) tritt beim Erwärmen des Serums auf 56—60° sofort oder nach Stunden auf, ist aber irreversibel.

Zu erwähnen wäre in diesem Zusammenhange auch die *Makroglobulinämie,* bei der wir eine maligne, in kurzer Zeit zum Tode führende und eine benigne, sich oft symptomarm über viele Jahre (12—16 Jahre) erstreckende Form unterscheiden (KAPELLER, KREBS und RIVA). Das Krankheitsbild verläuft oft als hämatologische Erkrankung, bei der eine Anämie oder hämorrhagische Diathese mit lebensbedrohlichen Blutungen in Erscheinung tritt. In anderen Fällen findet sich eine Hepatosplenomegalie mit circumscripten oder generalisierten Lymphknotenschwellungen. Bei der elektrophoretischen Untersuchung findet sich eine Paraproteinämie. Die Diagnose wird durch die Ultrazentrifuge und Sternalpunktion gesichert.

Die benigne Form muß keine Symptome verursachen und wird oft zufällig entdeckt. Im Blut ist häufig eine hämolytische Anämie mit positivem Coombs-Test nachzuweisen (FANKHAUSER und SCHAUB). Wenn die Wucherung das reticuloendotheliale System befällt, können die Speichel- und Tränendrüsen befallen sein, wodurch das Mikuliczsche Syndrom zustandekommt. Auch mit Retinablutungen oder neurologischen Symptomen kann das Leiden in Erscheinung treten. Kombinationen mit Carcinomen kommen vor. Auf eine Makroglobulinämie weisen zunächst die besonders stark beschleunigte Senkungsgeschwindigkeit, die Hyper- und Paraproteinämie mit positivem Ausfall der Serumlabilitätsproben hin. Außerdem ist die Blutviscosität stark erhöht und zeigt eine fakultative reversible Kältegliederung. Im Elektrophoresediagramm finden wir einen schmalbasigen Gradienten, der hoch und homogen, selten auch zweigipfelig ist und in β- oder γ-Stellung zu finden ist. Das Paraprotein kann auch im Urin nachweisbar sein. Makroglobuline finden sich in geringerer Menge schon in normalen Seren, erhöht bei verschiedenen Erkrankungen.

Diagnostisch von größter Bedeutung ist die diffuse oder sogar tumorartige Durchsetzung des reticuloendothelialen Systems. Im Knochenmark finden sich lymphoide Zellen und Plasmazellen. Letztere können so hervortreten, daß Übergänge zu den Myelomen gegeben sind. Die lymphoid-plasmacelluläre Retikulose ist für die makroglobulinämische Paraproteinämie charakteristisch.

Willi, Koller und Raaflaub betonen, daß die Makroglobulinämie nicht für ein Krankheitsbild charakteristisch ist, ihr Vorhandensein bedeutet aber bei angeborener Lues prognostisch ein ernstes Zeichen.

Fanconi bezog die punkt-, kreis- oder netzförmigen Ausfällungen in den gewöhnlichen Blutausstrichen bei einem Neugeborenen mit Lues congenita, der an einer hämorrhagischen Diathese und Leberstörung litt, auf eine Fibrinasthenie. Das Phänomen wurde bei 5 kongenital-luischen Säuglingen beobachtet, die alle verstarben. Es fanden sich dabei Ödeme, Anaemia pseudoleucaemica, hämorrhagische Diathesen und schwere Leberstörungen. Bei einem Teil der Fälle waren auch die Gerinnungszeit und Blutungszeit verlängert, die Retraktion aufgehoben. Die Prothrombinzeit war normal, der Fibrinogengehalt immer erhöht. Die Gerinnungsstörung wurde von Fanconi auf eine Dysproteinämie bezogen, wofür die erhöhte Senkung, Hypoproteinämie, erhöhte Serumviscosität, Vermehrung der γ-Globuline und des Fibrinogens sprachen. Auch eine Thrombopenie wurde dabei festgestellt. Autoptisch war immer eine Leberveränderung im Sinne einer Feuersteinleber mit beginnender Cirrhose vorhanden. Willi u. Mitarb. haben bei einem Fall eine Vermehrung der Makroglobuline nachgewiesen, die sie für die Ausfällung von Eiweiß im Blutabstrich verantwortlich machen.

Fanconi vermutete, daß die plättchenähnlichen, zwischen den Blutzellen gelegenen Gebilde und Ausfällungen mit einem überreichen Gehalt des Plasmas an grobdispersem, leicht ausfällbarem Eiweiß zusammenhängen. Die Gerinnungsstörung ließ bei diesen Fällen an eine Störung in der Zusammensetzung des Fibrinogens denken, weshalb er das Krankheitsbild als Fibrinasthenie bezeichnete. Nach Burgstedt lassen sich die Eiweißniederschläge aber nicht mit Fibrinogen identifizieren. Ein 8 Wochen alter Säugling mit einer schweren Lues congenita starb im Anschluß an eine Plasmainfusion. Pathologisch-anatomisch fanden sich chronisch interstitielle entzündliche Veränderungen an allen inneren Organen, eine Feuersteinleber, Pneumonia alba, Peritonitis fibrinosa. Zu Lebzeiten konnten im Blute eine beträchtliche myeloische Reaktion und die beschriebenen Eiweißausfällungen nachgewiesen werden. Es bestanden keine Blutungen, wohl aber eine Gerinnungsstörung, die durch einen erheblichen Prothrombin- und Faktor VII-Mangel sowie Vermehrung des Antithrombins gekennzeichnet war. Elektrophoretisch war eine Verminderung des Gesamteiweißes sowie eine Makroglobulinämie nachzuweisen.

Koch, Schlagetter, Schultze und Schwick führen einen Säugling mit Lues congenita an, der mit Blutungen aus der Nase, Niere, dem Darm zugrundeging. Im Blutausstrich und Knochenmarkpunktat fielen plättchenartige Eiweißniederschläge auf, die den Verdacht auf Makroglobulinämie erweckten. Die Diagnose konnte eindeutig bestätigt werden. Nach der Auffassung der Autoren erübrigt sich die Bezeichnung Fibrinasthenie. Die Blutungen bei der Makroglobulinämie werden komplex gedeutet. Neben gesteigerter Permeabilität der Gefäße, Thrombocytenfunktionsstörung, plasmatischen Defekten der Gerinnungsfaktoren kann auch das makromolekuläre Eiweiß eine Rolle spielen.

Burgstedt überprüfte hinsichtlich der Fibrinasthenie an 2 Fällen die Frage, ob durch die Anwesenheit einer labilen Eiweißphase, deren Vorkommen bei der Lues bekannt ist, das Fibringerinnsel oder das Fibrinogen verändert wird. Bei 2 Kindern im Alter von 7 Wochen mit schwersten Allgemeinstörungen, Blutungsneigung, hochgradiger Anaemia pseudoleucaemica, verlängerter Nachblutungszeit und riesiger Splenohepatomegalie waren der Gesamtserumeiweißgehalt des Blutes vermindert, die Albumine herabgesetzt, die gröber dispersen Fraktionen im

Bereiche des γ-Globulins und Fibrinogens erhöht. Der absolute Fibrinogengehalt erwies sich als normal. Die Prothrombinzeit war verlängert. Die Gerinnbarkeit des Plasmas wurde nach Zusatz von Standardthrombin normal. Demnach war eine qualitative oder quantitative Veränderung des Fibrinogens für die Prothrombinzeitverlängerung auszuschließen. Die Thrombocyten waren stark vermindert, die Senkung erheblich beschleunigt. Eine Fibrinasthenie muß deshalb abgelehnt werden. Ein Säugling starb, der andere wurde nach peroraler Penicillinbehandlung und Bluttransfusionen gesund.

Bei einer *Eigenhemmung* der Komplementbindungsreaktion ist eine schwere Störung der Eiweißzusammensetzung anzunehmen. Dem Serum ist eine spezielle antikomplementäre Eigenschaft zuzuerkennen, durch die das Komplement inaktiviert oder zerstört wird. Nach OLHAGEN sind dabei im Serum abnorme Gradienten zwischen den β- und γ-Globulinen (X-Komponente) nachzuweisen. In anderen Fällen war aber auch eine beträchtliche Zunahme der γ-Globuline festzustellen. In der γ-Globulinfraktion findet sich ein wasserlösliches Globulin, das eine größere elektrophoretische Beweglichkeit hat als die gewöhnlichen γ-Globuline. Es wurde von OLHAGEN als γ_x-Pseudo-Globulin bezeichnet. Sein Molekulargewicht beträgt 170000. Eine antikomplementäre Wirkung entfaltet es erst nach Erwärmung, bei der es stark opalescent wird und in 2 elektrophoretische Unterfraktionen zerfällt. Das Phänomen wurde von OLHAGEN an 268 Seren in 4 schwedischen Instituten gefunden, wobei 33 Fälle auf Lues zu beziehen waren, während die übrigen an Erkrankungen der Leber, an einer Polyarthritis, Tuberkulose, Nephritis, Nephrosen und anderen Erkrankungen, so auch an Malaria und Myelomen litten. HOLMBERG und GRÖNWALD fanden bei einer chronischen Polyarthritis im Serum eine Komponente, die antikomplementäre Eigenschaften hatte. DAWIS u. Mitarb. stellten fest, daß γ-Globuline aus Normalserum antikomplementär wirken. Albumin neutralisiert die antikomplementäre Wirkung der γ-Globuline.

NEUDA gibt an, daß die chemische Analyse des *Blutfettes* bei Normalen und Luetikern charakteristische Veränderungen zeigt. Die Phosphatide seien absolut und relativ dem Gesamtfett gegenüber erhöht. In einem Teil der Fälle bestand auch eine Gesamtfettvermehrung. Die Feststellung der Jodzahl ergab beim Luetiker ein erhöhtes Maß von ungesättigten Fettsäuren. Die nachgewiesenen Quantitätsveränderungen des Blutfettes disponieren zur vermehrten Bildung ungesättigter Fettsäuren.

SPILLMANN stellte Schwankungen im p_H *des Blutes* bei den verschiedenen Formen der Syphilis, hauptsächlich bei der Lues II, wo zahlreiche Hautschädigungen in Erscheinung treten und die serologischen Reaktionen positiv waren, fest. Er fand Schwankungen des p_H und zwar in 99% nach der Alkaliseite. Die antisyphilitische Behandlung setzt den Alkaligehalt neben einer Beeinflussung der Wassermann-Reaktion herab. Die rein unter der antisyphilitischen Behandlung entstehende p_H-Kurve läuft parallel zu der serologischen Reaktion.

11. Gerinnung

Da Störungen der Gerinnung im Rahmen der Syphilis und antiluischen Behandlung durch eine Verminderung einzelner Faktoren, namentlich bei stärkeren Leberveränderungen auftreten können, erscheinen Kontrollen schon beim geringsten Verdacht angezeigt, wozu vorerst die globalen Methoden, die Bestimmung der Gerinnungs- und Nachblutungszeit, das Thrombelastogramm herangezogen werden können. Wenn sich dabei Abweichungen ergeben, soll die Störung genau analysiert werden.

MARZOCCHI fand bei frischen Fällen von Syphilis die Gerinnung beschleunigt, und zwar schon vor der Seropositivität. Mit Abschwächung der Serumreaktionen wird die Gerinnung wieder langsamer. Sie ist daher prognostisch verwertbar. Die Fibrinogenmenge fand sich in reziproker Proportion zum Grad der Beschleunigung.

MARZOLLO berichtet über 2 Knaben mit kongenitaler Lues und Hämophilie. Ein Kind ging an Verbluten zugrunde, beim anderen soll die antiluische Behandlung erfolgreich gewesen sein.

POLJAK und JAKOBI fanden bei kongenital luischen Kindern die Gerinnung des Blutes verlangsamt, die Viscosität erhöht, die Senkung beschleunigt. Je heftiger die Erscheinungen der Lues waren, um so größer waren die Abweichungen von der Norm, die von der Schwere der Affektion im Bereiche der Haut, der inneren Organe und des Knochensystems abhängen. Unter der Behandlung bessern sich die Veränderungen des Blutes gemeinsam mit den klinischen Erscheinungen.

Verwertbare Angaben über Gerinnungsstörungen im Verlaufe der luischen Infektion und spezifischen Behandlung, die unseren gegenwärtigen Kenntnissen vom Gerinnungsvorgang gerecht werden, liegen nicht vor.

12. Senkung

Hinsichtlich der Bedeutung der Senkungsgeschwindigkeit sind keine wesentlichen neuen Erkenntnisse anzuführen. GATÉ und SILVESTRE geben an, daß schon bei der Lues I die Senkung beschleunigt ist. Die stärksten Ausfälle zeigen sich bei der Lues II. Die Werte gehen bei alter Lues zurück.

Die Senkung nimmt bei der Lues I von Beginn des Schankers an zu und steigt im seropositiven Stadium weiter an. Unter dem Einfluß der Behandlung nähert sie sich wieder der Norm. Bei alter Syphilis, die klinisch oder serologisch noch aktiv ist, bleibt sie erhöht.

ROTNES führt aus, daß bei Lues I mit und ohne Lymphadenitis die Senkung ohne Wert ist, da eine Erhöhung nicht für eine positive Wassermann-Reaktion spricht. Bei der Lues congenita ist die Senkung aber wertvoll, da auch bei negativer Wassermann-Reaktion viel höhere Werte gefunden werden. Eine normale Senkungsgeschwindigkeit bei verdächtigen Efflorescenzen spricht gegen die Diagnose einer Lues congenita. Höhere Werte zeigt auch die Lues III ulcerosa gegenüber anderen ulcerösen Prozessen. Bei der Paralyse geht die positive Wassermann-Reaktion mit erhöhter Senkung einher und umgekehrt. Die Senkung bedeutet keine Hilfe bei der Prognose.

Auch REZNIKOFF und BEGAM beschäftigten sich mit der Senkung bei der Lues. Nach CORUZZI ist sie bei der Lues I unbeständig, kann normal oder beschleunigt sein. Bei der Lues II ist sie immer erhöht. Die spezifische Behandlung ändert die Senkung, auch wenn die Wassermann-Reaktion positiv bleibt. Ebenso kommen MORIYAMA und HANAZONO zum Schlusse, daß die Senkung dem Grade der Aktivität der Lues parallel geht. LINKE und DRASSDO prüften das humorale Blutbild im Verlaufe der Syphilis. Es wurden Senkung, Eiweißzentrifugierreaktion, Weltmann- und Formolgelreaktion verfolgt, wodurch Einblicke in die Zusammensetzung der Plasmaeiweißkörper möglich sind. Bei Lues I, Lues latens, Lues III, Metalues wurden normale Werte gefunden. Im Sekundärstadium waren die Werte stark pathologisch. Wenn auch kein Parallelismus zwischen Senkung und Wassermann-Reaktion besteht, fanden sich doch einwandfreie Zusammenhänge mit dem Ablauf der Behandlung. Die Senkung als sog. ,,quantitative Takata-Reaktion" darf als Zeichen eines Leberschadens gewertet werden

und eignet sich zur Abgrenzung des Sekundärstadiums. Ebenso war die Formolgelreaktion nur im Sekundärstadium und unabhängig von der Wassermann-
Reaktion positiv.

BLUHM fand, daß syphilitische Organveränderungen mit einer hohen Senkung
einhergehen. Wenn hohe Senkungen vorliegen, muß immer das Serum nach der
Wassermann-Reaktion untersucht werden.

FERRIO prüfte die Senkungsgeschwindigkeit bei der Malariatherapie. Schon
die Malariaimpfung ruft eine vorübergehende Beschleunigung der Senkung
hervor, wohl durch die unspezifische Eiweißwirkung, wobei die intramuskuläre
oder intravenöse Impfung den gleichen Effekt erzielen. Jede Fieberzacke führt
zu einer Beschleunigung der Senkung, die nach dem Abklingen des Fiebers wieder
verschwindet. Am Ende der Kur bleibt aber eine leichte Beschleunigung zurück.

13. Blutveränderungen bei der Lues congenita

Am häufigsten finden wir eine Anämie und Leukocytose. Nach BAYLEY ist
der Färbeindex häufig über 1,0. Eine hyperchrome Anämie im frühen Kindesalter
ist mit Ausnahme der Lues eine Seltenheit. Die Prognose der Anämie ist nicht
schlecht. Die Leber und Milz sind oft besonders vergrößert. GALLEGO BEREN-
GUER betont, daß die Anämie bei der angeborenen Lues weder typisch noch
kennzeichnend sei. Die spezifische Therapie bringt die Blutveränderungen prompt
zur Rückbildung.

PETROV und FREJFELD haben das Blut von 175 Kindern mit kongenitaler Lues
untersucht. Bei 82% war der Hämoglobingehalt herabgesetzt, die Erythrocytenzahl bei 75% vermindert. Etwa $1/4$ der Kinder zeigte Aniso- und Poikilocytose
sowie Polychromasie. 9% wiesen kernhaltige Erythrocyten auf. Ein erhöhter
Färbeindex war nur in 24% nachzuweisen. Im weißen Blutbild fand sich eine
mäßige Leukocytose mit durchschnittlich 14000. Die beste Prognose hatten die
Fälle, bei denen von Anfang an eine Hyperleukocytose bestand, die manchmal
bis zum Ende der Kur anhielt. In 48% war eine Lymphocytose festzustellen,
vor allem bei mildem Verlaufe der Syphilis. In 44% lag eine Neutrophilie vor,
besonders bei visceraler Lues. Eine Linksverschiebung fand sich in 100%. Im
Alter von 2—6 Jahren weist das Blutbild geringere Veränderungen auf. Bei Lues
congenita tarda sind die Blutveränderungen unscharf ausgeprägt.

THURSFIELD fand bei einem 1 Jahr alten Mädchen mit Lues congenita eine
typische Jaksch-Hayemsche Anämie. Im Blutbild waren Normoblasten und
hohe Lymphocytenwerte nachzuweisen. Auch ZWAN-GOLDSCHMIED berichtet
über eine fortgeschrittene Anämie im Verlaufe einer angeborenen Syphilis.
KOHAN beobachtete eine Erythroblastosis syphilitica beim Neugeborenen. Es
fanden sich 5600 Leukocyten, wobei 76,5% Lymphocyten, 4,5% Monocyten
waren. Auf 1,5 Leukocyten wurde 1 Erythroblast gezählt. Nach 7 Tagen trat
Exitus ein. Die Seroreaktionen waren bei Mutter und Kind stark positiv.

RAMON GUERRA und PICCARDO berichten über eine syphilitische lienale pseudoleukämische Anämie mit sekundärer Erythroblastose bei einem 4jährigen Mädchen mit Osteochondritis luica und positiven Seroreaktionen. Es fand sich eine
hochgradige Anämie und Linksverschiebung bis zu den Myeloblasten bei 7000 Erythroblasten im Blute. Die Milz war gewaltig vergrößert.

Das Knochenmarksbild bei kongenitaler Lues untersuchte MILOSSERDOVA bei
40 Kindern im Alter von 6 Monaten bis zu 2 Jahren. Bei aktiver kongenitaler
Lues fand sich eine Vermehrung der Reticulocyten sowohl im Blute als auch im
Knochenmark. Im Mark war auch eine Vermehrung der unreifen Granulocyten
und Monocyten nachzuweisen sowie eine Verschiebung zugunsten der Lympho-

cyten. Nach spezifischer Therapie sinkt die Zahl der Reticulocyten, erreicht aber nach der ersten Behandlungskur noch nicht normale Werte. Im Mark steigt die Zahl der Erythroblasten und Monocyten an. Es sind extramedulläre Blutbildungsherde vorhanden. Bei macerierten Totgeburten kann die Unterscheidung zwischen fetaler visceraler Syphilis und Neugeborenenerythroblastose unmöglich sein, da die Erscheinungen der Syphilis wie Feuersteinleber, Pneumonia alba, Osteochondritis von der letzteren täuschend nachgeahmt werden (SCHOPOHL und GRABIETZ). Bei der Leber kann sogar der histologische Befund Schwierigkeiten hinsichtlich der Differentialdiagnose machen. Es müssen histologischer Befund, serologische Reaktionen, hämatologische Untersuchungen und der Spirochäten-befund mit herangezogen werden.

MASUDA fand die Hämopoese bei luischen Feten sowohl in der Leber als auch in der Milz im späteren Fetalleben gesteigert. In den hämopoetischen Herden waren eigenartige mehrkernige Zellen nachweisbar. Der Zerfall der Erythrocyten war bei den Feten hochgradig, so daß sich stets eine Hämosiderose der Leber und Milz ausbildete. Die Zahl der oxydasepositiven Zellen war bei der Syphilis höher, sie traten aber später auf als bei den nichtluischen. In allen Fällen war eine Milzvergrößerung, fast immer auch eine Lymphknotenschwellung vorhanden. Eine Anämie mit extramedullärer Erythro- und Granulopoese konnte fast regelmäßig nachgewiesen werden. Die bekannten sog. entzündlichen Infiltrate in Leber und Pankreas sind ein Folgezustand der gereizten blutbildenden Tätigkeit.

GIORDANO untersuchte die Blutbildung in der Niere luischer Neugeborener und fand bei 10 eigenen Beobachtungen stets Blutbildungsherde im Nierenzwischengewebe, wobei er auch Megakaryocyten nachweisen konnte. Er nimmt eine vicariierende Funktion des embryonalen pluripotenten Mesenchymgewebes der Niere als Reaktion auf die schwere Beeinträchtigung der Blutbildung im Knochenmark an. Das Auftreten solcher Herde mit allen unreifen Zellformen ist zwar nicht spezifisch für die fetale Lues, hat aber diagnostische Bedeutung, weil sie bei der kongenitalen Lues ständig angetroffen wird.

Bei nichtbehandelter schwerer Säuglingslues findet man vorgeschrittene Anämien viel häufiger als bei älteren Kindern. Im Blutbild fällt eine Lymphocytose auf. Große Behandlungsdosen beeinflussen weder das rote noch weiße Blutbild (ZIENKIEWICZ). MOTEGI fand bei Kindern im Höchststadium und bei Patienten zwischen 16 und 36 Jahren im Genesungsstadium der Ceratitis parenchymatosa der Lues congenita deutliche Vermehrungen der Erythrocyten. Bei anderen Hornhauterkrankungen fand er keine Vermehrung der Erythrocyten. Am Anfang waren ebenso deutliche Zunahmen der Leukocyten festzustellen. Die Zunahme der Eosinophilen kommt erst jenseits des Progressivstadiums der Ceratitis heraus, später ist eine Abnahme nachzuweisen. Die Monocyten liegen vom Anfang an niedrig, im weiteren Verlaufe sinken sie noch ab. Die Thrombocyten steigen im Progressivstadium an und fallen vom Höchststadium an plötzlich ab. Im Genesungsstadium ist der normale Wert erreicht. Die Senkung ist im Progressivstadium stark beschleunigt, hernach wird sie langsamer. Die Viscosität des Blutes ist im Höchststadium bedeutend höher als normal, sie wird im Genesungsstadium niedriger. Auch der Serumeiweißgehalt ist im Progressivstadium größer als normal, um im Genesungsstadium normal zu werden.

EHRLICH sowie HAMON berichten über eine Purpura bei hereditärer Lues.

Hinsichtlich des Einflusses der kombinierten Behandlung auf das Blutbild kongenital luischer Kinder des 1. Lebensjahres stellte STANCANELLI fest, daß die Hg- und Arsenobenzolbehandlung eine wesentliche Besserung des Blutbildes zur Folge hatte. Die Hg-Injektionen scheinen eine deutliche Reizwirkung auf die blutbildenden Organe auszuüben, so daß sie besonders im Säuglingsalter indiziert erscheinen, während die Arsenobenzolbehandlung eher für ältere Kinder angezeigt ist, da sie bei ungünstiger Dosierung im Säuglingsalter besonders starke Reaktionen mit Ausschwemmung unreifer Formen von Blutkörperchen nach sich zieht.

Über ein hämolytisches Syndrom bei Lues congenita berichtet GRUNDLER. Bei einem 11¹/₂jährigen Knaben mit bis dahin unbekannter Lues congenita fand sich eine schwere hyperchrome Anämie mit Herabsetzung der osmotischen Resistenz und Leukopenie. Unter antiluischer Behandlung heilte die Krankheit aus.

14. Das Knochenmark bei der Syphilis und antiluischen Behandlung

Zur Beurteilung der Blutbildungsstätten verwenden wir Ausstriche vom Sternalmark, die mit Hilfe der Knochenmarkspunktion hergestellt werden. In den Präparaten überwiegen normal die Zellen der Leukopoese mit 70—80% gegenüber dem erythroblastischen Anteil, der 20—30% ausmacht. Bei der Auszählung finden wir vor allem Zellen auf mittleren Reifungsstufen, woraus zu entnehmen ist, daß der Nachschub an Blutzellen unter normalen Verhältnissen durch Teilung dieser Markelemente gesichert wird und die fertigen Blutzellen nicht alle Reifungsgrade von den jüngsten Stammzellen an zu durchlaufen haben. Die unreifen Formen springen erst dann ein, wenn infolge schwerer Schädigungen die gesamte Reserve der Blutbildung beansprucht wird. Die Reifungsdauer der durch Teilung junger Formen entstandenen Elemente ist wesentlich länger als die normale. Die Entwicklung der Erythroblasten muß 12—15mal rascher erfolgen als die der Granulocyten.

Die Megakaryocyten des Knochenmarkes sind die Mutterzellen der Thrombocyten. Sie treten zahlenmäßig gegenüber den vorgenannten Vorstufen weitgehend in den Hintergrund.

Unter den reticuloendothelialen Elementen (reticulo-histiocytäres System) unterscheiden wir zunächst die Plasmazellen des Knochenmarkes, die 1—2% der kernhaltigen Markzellen ausmachen. Viele Untersuchungen sprechen dafür, daß sie für die Abgabe der Bluteiweißkörper verantwortlich sind. Bei akuten, stärker bei längerdauernden Infektionskrankheiten treten sie deutlich hervor und zeigen die Merkmale einer gesteigerten Funktion mit gut erkennbaren, eiweißhaltigen Sekretvacuolen. Im Plasmocytom (Myelom) haben wir eine Neoplasie der Plasmazellen des Knochenmarkes vor uns.

Zu den Reticulumzellen zählen ferner die phagocytierenden Reticulumzellen, die wieder bei chronischen Infekten eine vermehrte Phagocytose und gesteigerte Zelltätigkeit erkennen lassen. Sie erscheinen dann mit Pigment- und Zelltrümmern vollgestopft, manchmal enthalten sie auch Erreger. Bei den Thesaurismosen finden sich verschiedene Lipoide in ihrem Zelleib gespeichert.

Außerdem sind die kleinen und großen lymphoiden Reticulumzellen hierherzuzählen, die vor allem bei chronischen Infekten, Marktretikulosen, Panmyelophthisen, schweren toxischen Schädigungen und Makroglobulinämien sowie verschiedenen Dysproteinämien stärker in den Vordergrund treten.

Schließlich werden zu den reticuloendothelialen Elementen noch die Fettzellen des Knochenmarkes gerechnet, deren Bedeutung vor allem darin zu sehen ist, daß sie beim Zurücktreten der Hämopoese den freiwerdenden Raum erfüllen und so die Festigkeit des Markgewebes gewährleisten. Bei Zunahme der Blutbildungszellen treten die Fettzellen in den Hintergrund, wodurch sich das Markgewebe im gleichen starren Raum ausbreiten und entwickeln kann.

Bei der *Lues I* bleibt die Zellzusammensetzung des Knochenmarkes zunächst unverändert (FLEISCHHACKER, LEITNER, THADDEA).

Im *Sekundärstadium* ist die Mitbeteiligung der Erythropoese zunächst aus einer Zunahme der Normoblasten, die häufig auch eine basophile Punktierung erkennen lassen, zu entnehmen.

Hinsichtlich der Leukopoese sind anfangs im Knochenmark keine eindeutigen Abweichungen nachweisbar. Im Sekundärstadium kommt eine toxische Granulation der leukocytären Vorstufen meist deutlich zum Vorschein. Es zeigen vor allem die Promyelocyten eine gröbere und nicht mehr leuchtend rote, sondern etwas dunklere und plumper wirkende Azurgranulation. Später macht sich eine Zunahme des Zellgehaltes bemerkbar, die toxischen Veränderungen treten mehr hervor und die Granulation wird gröber. Damit gehen auch Veränderungen der Kernstruktur einher. Die jüngeren Formen zeigen eine Neigung zur vorzeitigen

Kerneindellung und bei weiterer Reifung eine stärkere Kernlappung, so daß die unter musterhaften Bedingungen immer runden Kerne der Promyelocyten und Myelocyten bereits eine stärkere Lappung und nierenförmige Gestalt erkennen lassen. Die Myelocyten erwecken dadurch den Eindruck reiferer Zellen. An der Zellzunahme nehmen häufig auch die Eosinophilen Anteil, wobei sich vorwiegend reifere Formen auf der Stufe des Myelocyten, Metamyelocyten und Unsegmentierten finden.

Im Sekundärstadium, vielfach schon zur Zeit des Positivwerdens der Wassermann-Reaktion, sind die Veränderungen im Mark in der Regel schon recht eindrucksvoll. Auffallend ist die Zunahme des Zellgehaltes. Die Zusammensetzung schwankt mit der Schwere der Markbeeinträchtigung. Bei leichteren Fällen treten vorerst keine gröberen Abweichungen hervor, während bei anderen die jüngeren Formen vorzuherrschen beginnen. Die Zunahme der reifen Markzellen, der Metamyelocyten und Myelocyten ist im Blute von einer Leukocytose mit Linksverschiebung gefolgt. Selten ist die Linksverschiebung im Mark stärker ausgeprägt und wir finden ein myelocytär-metamyelocytäres, vereinzelt sogar ein promyelocytär-myelocytäres Mark. Der Zellgehalt ist immer erhöht, die Teilungsformen finden sich reichlicher als normal.

Auch Benedetti und Nuti erwähnen bei der Lues Reifungsstörungen der Leukopoese sowie eine Vermehrung der Promyelocyten. Friedemann beschreibt bei einer seropositiven Lues eine Agranulocytose und auch Leitner hebt hervor, daß die Lues allein schon zu chronisch verlaufenden Agranulocytosen mit entsprechenden Markveränderungen führen kann.

Mit der Ausbildung der Hautefflorescenzen steigen im Sternalmark die Eosinophilen an und können 15—20% aller kernhaltigen Elemente ausmachen. Bei leichteren Fällen sind nur die reifen Eosinophilen vermehrt, mit zunehmender Schwere der klinischen Erscheinungen nimmt auch die Zahl der eosinophilen Myelocyten zu. Die Eosinophilen werden dann auch in die Blutbahn ausgeschwemmt, wo sie allerdings nur in reifer Form zu beobachten sind. Selten ist im Mark eine Zunahme der basophilen Leukocyten nachzuweisen (Graham und Grigg).

Während also die Lues I bis auf leichte toxische Veränderungen der Leukocyten keine wesentliche Abweichung erkennen läßt, macht sich, vor allem im floriden Sekundärstadium, eine Linksverschiebung mit Neigung zur Eosinophilie als Folge der infektiös-toxischen Markreizung bemerkbar.

Unter den weiteren Veränderungen des Knochenmarkes ist noch hervorzuheben, daß bei der unbehandelten Lues auch die Megakaryocyten zahlenmäßig stärker hervortreten und morphologische Abweichungen erkennen lassen, die sich in einer dichteren und gröberen Azurgranulation ausdrücken. Bei stärkerer Markbeeinträchtigung, vor allem im Sekundärstadium, werden auch jüngere Formen, die Promegakaryocyten und vereinzelt die Megakaryoblasten nachweisbar. Dementsprechend sind zu diesem Zeitpunkt die Thrombocyten im Blute reichlicher vorhanden, wobei sich häufig Riesenplättchen mit basophilem Hyalomer finden.

Zu Beginn des Sekundärstadiums fällt weiter eine Zunahme der phagocytierenden Reticulumzellen auf, die eine Neigung zur vermehrten Zelltätigkeit und Speicherung erkennen lassen.

Auch die Plasmazellen werden gegen Ende des Primärstadiums zahlreicher und steigen mit dem Positivwerden der Wassermann-Reaktion an. Sie betragen dann 5—6% aller kernhaltigen Markzellen, erreichen aber oft noch höhere Werte. Ihr Protoplasma ist uneinheitlich und von zahlreichen kleinen, vacuolenartigen Aufhellungen durchsetzt, die von den eiweißhaltigen Einschlüssen herrühren.

Öfters sind zweikernige Plasmazellen nachzuweisen (ORIA, RAMOS und TRAN-CHESI).

WALTER und TRZEBICKY fanden, daß die Zahl der Lymphocyten im Knochenmark ohne bestimmten Zusammenhang mit der Form der Syphilis bedeutend über dem Durchschnitt liegt. Die Myeloblasten und Myelocyten seien vermindert. Die Neutrophilen und ihre Vorstufen waren meist vermehrt. Die Monocyten waren reichlicher vertreten, die Eosinophilen nur selten vermehrt, gewöhnlich sogar spärlicher als normal. Nach der Behandlung waren die Lymphocyten nicht mehr so zahlreich, ebenso lag die Zahl der Myeloblasten und Myelocyten niedriger. Die Eosinophilen zeigten sich nunmehr vermehrt oder normal. Auch das morphologische Verhalten der Blutzellen, vor allem die degenerativen Formen änderten sich nach der Behandlung.

In einer späteren Arbeit teilen die Verfasser ihre Ergebnisse an Hand von 30 Knochenmarkspunktionen bei 22 Patienten mit und kommen dabei zu dem Schluß, daß sich bei der Syphilis in der Regel nur geringgradige Abweichungen des Knochenmarkes feststellen lassen. Sie betonen nochmals, daß unabhängig von der Form der Syphilis stets eine Vermehrung der Lymphocyten im Mark und peripheren Blute nachzuweisen sei, während die quantitativen Verhältnisse der anderen weißen Blutzellen nur geringgradig von der Norm abweichen. Bei lange bestehender Syphilis zeigt sich, daß eine beträchtliche Zahl der weißen Blutkörperchen degenerative Zeichen aufweist, die allerdings im primären Stadium noch kaum beobachtet werden. Es fanden sich auch besonders viele Monocyten. Nach der antiluischen Kur muß das Knochenmark wieder normale Verhältnisse aufweisen.

COTTINI und BATTAGLINI fanden bei 2 Lueskranken mit sekundären Erscheinungen und Anämie im Mark eine abnorme Reifungskurve und Entwicklungsstörung durch beschleunigte Reifung der Erythroblasten. Die leukocytäre Reihe zeigte eine raschere Reifungskurve des myelocytären Typus, die als Folge des peripheren Verbrauches anzusehen ist. Es bestehe ein cytoproduktiver Erregungszustand. Bei einem anderen Fall war hinsichtlich der Erythropoese im Mark ein inhibitorischer Typ nachzuweisen, während die Leukopoese gleichfalls den produktiven Zustand zeigte. In den Lymphknoten war in beiden Fällen eine Hyperplasie des reticuloendothelialen Systems mit diffuser epitheloider Reaktion zu erkennen. Nach der Behandlung mit Arsenobenzol kam es zu bemerkenswerten Veränderungen des Knochenmarks.

BATTAGLINI beschreibt im Myelogramm von Luetikern eine Hyperaktivität des indifferenten mesenchymalen Gewebes und eine plasmacelluläre Reaktion. Die Erythropoese erscheint stärker angeregt wie die Leukopoese. In der Sekundärperiode kommt hinsichtlich der Erythropoese eine inhibitorische, bei der weißen Reihe eine myelocytäre Orientierung zum Vorschein, die eine Folge des vermehrten Verbrauches ist. Die Knochenmarksaktivität wird als kompensatorisch, den Bedürfnissen der Peripherie entsprechend, angesehen. Es ist allerdings auch eine direkte Einwirkung der Erreger auf das Markgewebe anzunehmen.

BERTELOTTI und BIAGINI führen an, daß das Knochenmark bei der frischen Syphilis in den verschiedenen Stadien keine einheitlichen Veränderungen aufweist. Bei der Syphilis I ist oft ein normales Mark vorhanden oder die Veränderungen sind uncharakteristisch. Bei der Syphilis II zeigte sich eine Hyperplasie des Parenchyms mit Vermehrung der Hämohistioblasten, Hämocytoblasten, der histioiden und Stromazellen. Meist war ein hyperplastisches Mark vorhanden, doch wurden auch gegenteilige Befunde erhoben. Eine herabgesetzte Leukopoese fand sich vor allem bei ausgedehnten Erscheinungen der Syphilis II, besonders bei einer generalisierten Lymphadenitis. Die Erythropoese zeigt keine Abhängigkeit vom klinischen Bild. Die Plasmazellen sind fast immer, die Lymphocyten vorwiegend bei einer Lymphadenitis vermehrt. Eine Eosinophilie kommt zum Teil schon vor der Behandlung, besonders aber bei allergischen Phänomenen wie Herxheimer-Reaktion, Erythem des 9. Tages und Salvarsanerythrodermie vor.

Bei der *tertiären* Syphilis kann es auch zur Ausbildung einer Splenomegalie kommen, die durch Hemmung der Knochenmarktätigkeit einer Anämie, Granulocytopenie und Thrombopenie zur Folge hat. Durch die spezifische Behandlung lassen sich diese Veränderungen nicht immer zur Rückbildung bringen. TAPIE, GADRAT, BIMES, MONIER und FERRET beschreiben einen solchen Fall, der durch mehrere antiluische Kuren mit Arsenobenzol, Jod und Penicillin sowie durch Röntgenbestrahlungen nicht gebessert wurde. Erst die Splenektomie brachte eine schlagartige Heilung. Die Lues der Milz kann demnach die Marktätigkeit, ähnlich wie andere Milztumoren, beeinflussen. Die als syphilitische Banti-Erkrankung beschriebenen Fälle sind gleichfalls hierherzuzählen.

Bei der *Behandlung* der Lues mit Salvarsanpräparaten macht sich schon nach einigen Injektionen im Knochenmark eine Zunahme reifer Leukocyten bemerkbar, wobei auch toxische Veränderungen hervortreten. Ebenso nehmen die Eosinophilen zahlenmäßig zu. Vor allem fällt aber die Zunahme der Erythroblasten auf, die sich auch auf die unreifen Vorstufen erstreckt. Dabei finden sich zahlreiche Teilungsformen auf mittleren Reifungsstufen. Außerdem sind Kernpyknosen und abnorme Karyorrhexisfiguren zu vermerken, die bei Arseneinwirkungen schon lange bekannt sind und von DUSTIN als Karyoklasie beschrieben wurden. Im Protoplasma der Makro- und Normoblasten ist eine ungleichmäßige Hämoglobineinlagerung und oft eine grobe, plumpe, basophile Punktierung festzustellen. Die Veränderungen decken sich mit denen bei Arseneinwirkungen auf das Knochenmark, wie sie auch von MOESCHLIN angegeben werden, der eine Zunahme der erythropoetischen Reihe mit vorwiegender Beteiligung der polychromatischen Erythroblasten fand.

Bei den Fällen mit *Lues II*, die von vornherein ein zellreiches Mark mit deutlicher Linksverschiebung aufwiesen, kommt es am Beginn der Kur zu einer geringen Verminderung der Markelemente mit weiterer Zunahme der Linksverschiebung, da die reifen Elemente in die Blutbahn ausgeschwemmt werden und vorwiegend die jüngeren zurückbleiben. In den Reticulumzellen finden sich reichlich Kerne und Kernreste von segmentierten Neutrophilen. Im weiteren Verlauf der Kur macht sich dann eine stärkere Ausprägung der toxischen Granulation bemerkbar. Sehr bald tritt eine Zunahme der Teilungsformen hervor, das Knochenmark wird zellreicher. Abhängig von der Schwere der Markbeeinträchtigung finden wir die Teilungsformen vorwiegend in reiferen oder jüngeren Stadien. Die Veränderungen nehmen im Laufe der Kur meist noch an Intensität zu. Vor allem werden auch die toxischen Veränderungen auffallender und es sind jetzt auch Vacuolenbildungen im Plasma und in den Kernen jüngerer Markzellen nachzuweisen.

Die Eosinophilen steigen zahlenmäßig weiter an, nehmen allerdings gegen Ende der ersten Kur wieder etwas ab. Die phagocytäre Tätigkeit der Reticulumzellen wird augenscheinlich.

Auch die Megakaryocyten lassen nunmehr eine weitere Zunahme erkennen und zeigen eine gröbere pyknotische Granulierung.

Die beschriebenen Markveränderungen finden sich in etwa der Hälfte aller Fälle von Lues II während der kombinierten Salvarsanbehandlung. Bei einer nicht unbedeutenden Zahl gehen die Abweichungen aber über dieses Stadium der Markreizung hinaus. Es kommt dann zu einer Abnahme des gesteigerten Zellgehaltes in den Sternalpunktaten mit weiterer Zunahme der Linksverschiebung.

Nunmehr werden überwiegend Myelocyten und Promyelocyten gefunden, wobei auch die Myeloblasten stärker hervortreten können, ohne allerdings wesentlichen Anteil an der Zellzusammensetzung zu nehmen. Reifere Elemente treten mehr in den Hintergrund. Alle Markzellen weisen stärkere toxische Veränderungen auf. Die Eosinophilen verhalten sich uneinheitlich. Während sie in manchen Fällen erhöht bleiben, gehen sie bei schwerem Verlauf auf niedrigere Werte herunter.

Mit der Abnahme der Leukocyten und ihrer Vorstufen im Knochenmark treten phagocytierende und lymphoide Reticulumzellen hervor. Gleichzeitig finden wir eine Zunahme der Fettzellen, die ebenfalls den reticuloendothelialen Elementen zuzuzählen sind. Kommt es in diesem Stadium, dem bereits eine latente Markinsuffizienz zugrunde liegt, zu einer zusätzlichen Markschädigung, dann kann sich schlagartig die Agranulocytose mit allen ihren klinischen Symptomen einstellen. Häufiger machen sich die Erscheinungen allerdings schon vorher bemerkbar. Außer allgemeinem Unbehagen und Schwächezuständen kommt es zu subfebrilen Temperaturen, die häufig nach kurzer Zeit zurückgehen und dann nicht ihrer Bedeutung gemäß gewürdigt werden. Bei solchen leichten Erhöhungen der Körperwärme, wie wir sie gelegentlich im Anschluß an Salvarsaninjektionen im späteren Verlaufe der Kur beobachten können, sinken die schon erniedrigten Leukocytenwerte im Blute für Stunden oder Tage auf niedrige Werte ab, was allerdings nur bei Beachtung der aus dem Knochenmark stammenden Elemente faßbar wird, während die Lymphocyten daran kaum Anteil nehmen. Bei einer Reihe von Fällen mit Lues II war gegen Ende der ersten Kur das Mark bereits zellarm, wobei unreife Elemente, vor allem Myelocyten und Promyelocyten das Bild beherrschten. Im Blute fand sich dabei eine deutliche Neutropenie.

Die Befunde bei der *Salvarsanagranulocytose* weichen nicht mehr wesentlich von diesen Markveränderungen ab. Wir finden in den Sternalpunktaten entweder ein hyperplastisches Mark mit verschieden stark ausgeprägten Reifungsstörungen oder ein hypoplastisches Mark. Allen Formen ist das weitgehende Fehlen oder die hochgradige Verminderung der reifen Neutrophilen gemeinsam. Die Markbeschaffenheit ist aber nicht durchaus gleichmäßig, da sich neben hyperplastischen Stellen bereits zellarme Abschnitte in den histologischen Knochenmarkabschnitten nachweisen lassen. Die Schwere der Markschädigung kann mit einer gewissen Einschränkung aus der Unreife der vorliegenden Zellen entnommen werden. Bei geringer Alteration finden wir ein myelocytär-metamyelocytäres, bei nachhaltiger Einwirkung ein promyelocytär-myelocytäres und schließlich sogar ein unreifes Promyelocytenmark mit Vermehrung der Myeloblasten. Wenn noch stärkere Schädigungen einwirken oder eine besondere Empfindlichkeit vorliegt, leidet nicht nur die Fähigkeit zur Zellausreifung, sondern auch die Zellteilung, so daß sich ein zellarmes, aplastisches Mark einstellt. Die Erythroblasten sind bei den reinen Formen der Agranulocytose kaum beteiligt und überwiegen infolge des Schwundes der Zellen der Granulopoese. In einzelnen Fällen ist auch eine Zunahme des reticulären Gewebes festzustellen, wobei die spezifischen Markzellen in den Hintergrund treten.

Nach GERSTENBERGER und THIELE sind bei der Lues I und II im Knochenmark schon vor der Behandlung die Reticulumzellen vermehrt, die Vorstufen der 3 morphologischen Elemente hingegen normal. Nach der Salvarsanbehandlung war die reticuläre Reizung geringer oder verschwunden.

Beim Fortsetzen der kombinierten antiluischen Behandlung kann es noch zu einer Beeinträchtigung der Erythro- und Thrombopoese kommen, Veränderungen, die zur Panmyelopathie überleiten, und im Blute an der Panhämocytophthise zu erkennen ist.

Auch CHRISTENSEN, DELPIANO, FERRARI, LACHNIT, LOVEMAN, OUDET, VANNI betonen, daß die Arsenobenzolagranulocytose häufig mit Anämie und Thrombopenie verbunden ist. ROF und PARRAS berichten über eine Panmyelophthise nach Salvarsanbehandlung, bei der im Mark nur Fett nachzuweisen war, das bei der Erholung wieder einer normalen Knochenmarkzusammensetzung Platz machte. Die beginnende Heilung kündigte sich mit einer Monocytose an. Auch eine totale Aplasie des Knochenmarks im Sternalpunktat soll nicht von einer energischen Therapie mit allen Möglichkeiten zur Wiederherstellung der normalen Blutbildung abhalten, da immer noch Aussicht auf Erfolg besteht. LANG führt 5 Fälle von Panmyelopathie im Verlaufe der antiluischen Behandlung mit Salvarsan und Wismut an, von denen 3 tödlich endeten. Er betont aber, daß nach Absetzen des Präparates die Prognose nicht ungünstig zu stellen sei.

Ebenso erwähnen PELUFFO und RAVERA Panmyelopathien durch Arsenobenzol mit totaler Markaplasie. Sie fanden im Sternalmark einen völligen Granulocytenschwund und konnten nur einzelne segmentierte Neutrophile, basophile Erythroblasten und spärlich orthochromatische Formen sowie eine Vermehrung von lymphoiden Elementen, Plasmazellen und reticulären Zellen nachweisen, während die Megakaryocyten fehlten. BARATTA konnte gleichfalls eine Aplasie des Knochenmarkes unter antisyphilitischer Behandlung nachweisen, bei der im Sternalmark die cellulären Bestandteile hochgradig vermindert waren. TOURAINE, RENAULT, LORTAT-JACOB und GOLÉ berichten über eine hämorrhagische Aleukie bei einer Lues I, die mit 7,5 g Rhodarsan und 11 Injektionen Muthanol behandelt wurde.

Hämorrhagische Diathesen auf Grund isolierter Störungen der Thrombopoese sind selten, obwohl die Riesenzellen häufig morphologische Abweichungen erkennen lassen. Die Plättchenwerte sinken zwar mitunter auf 100000 und noch weiter ab, doch kommt es nur ausnahmsweise zu Haut- und Schleimhautblutungen unter dem Bilde des Morbus maculosus haemorrhagicus Werlhof. SCHÜRER-WALDHEIM beobachtete einen Fall, der bei der fünften kombinierten Kur, 2 Std nach der sechsten Neosalvarsaninjektion, schwere Zahnfleisch- und Nasenblutungen bekam. Im Sternalmark waren toxische Veränderungen der Thrombo- und Leukopoese mit Linksverschiebung festzustellen; das Mark war zellarm, die Megakaryocyten boten keine gröberen Abweichungen, sie waren eher reichlicher als normal vertreten. Es fanden sich auch zahlreiche Megakaryoblasten. Außerdem war eine geringe Vermehrung der Eosinophilen nachzuweisen. Es handelte sich also nicht nur um eine isolierte Schädigung der Plättchenbildung, sondern auch um eine Schädigung der Granulopoese, die aber klinisch noch nicht in Erscheinung trat. Da die Patientin schon während der ersten Kur eine Dermatitis bekam, scheint eine besondere Empfindlichkeit gegenüber Salvarsan vorgelegen zu haben.

Schädigungen der *Erythropoese* unter dem Bilde der reinen aplastischen Anämie, wie sie LACHNIT als Folge der Neosalvarsanbehandlung beschrieben hat, kommen nur ausnahmsweise zur Beobachtung, da sich die Erythroblasten durch eine größere Widerstandsfähigkeit auszeichnen und erst später als die Granulo- und Thrombocyten oder mit diesen zusammen im Rahmen einer Panmyelopathie betroffen werden.

Wenn es während der antiluischen Kur zu einer *Serumhepatitis* kommt, dann sind die Knochenmarkpräparate in der Regel überaus zellreich. Toxische Veränderungen sind immer ausgeprägt und beschränken sich nicht nur auf eine Vergröberung der Granulation, sondern führen auch zur Vacuolenbildung im Plasma und Kern sowie zu einer vorzeitigen Kernlappung und Pyknose. Die Plasmazellen treten deutlich hervor, weniger die phagocytierenden Reticulumzellen. In den meisten Fällen ist ein myelocytär-metamyelocytär zusammengesetztes Mark festzustellen. Die Eosinophilen scheinen in den Sternalpunktaten fast immer reichlicher auf.

Die Markveränderungen bei der infolge antiluischer Behandlung auftretenden *Dermatitis* sind meist noch wesentlich schwerer. Die Sternalpunktate sind außerordentlich zellreich. Der Zusammensetzung nach überwiegen jüngere Formen. Toxische Veränderungen treten deutlich hervor. Die Vorstufen der Neutrophilen enthalten reichlich grobe und dunkel gefärbte Granula, die besonders in den Promyelocyten nachzuweisen sind. Außerdem finden sich Reifungsstörungen des Protoplasmas mit basophilen Inseln und zahlreichen Vacuolen als Ausdruck der schweren Zellschädigung. Regelmäßig sind starke Eosinophilien von 10—20% und mehr zu vermerken. Im Blut treten ausgeprägte Leukocytosen mit Linksverschiebung, Eosinophilien und toxische Veränderungen besonders hervor. In den Markausstrichen finden sich auch die Plasmazellen vermehrt und zeigen reichlich eiweißhaltige Einschlüsse in ihrem Protoplasma. Die Reticulumzellen bieten die Zeichen vermehrter phagocytärer Tätigkeit und enthalten viel gespeichertes Material.

Immer ist in Betracht zu ziehen, daß bei einem durch die Lues geschädigten Mark, das sich schon im Zustand der Markinsuffizienz befinden kann, ohne daß dies eindeutig morphologisch faßbar wäre, durch hinzutretende Schädigungen, vor allem durch die kombinierte antiluische Behandlung, der Zusammenbruch der Knochenmarktätigkeit, meist unter dem Bilde der Agranulocytose auftreten kann. Die schweren Schädigungen stellen sich bei der Behandlung der Lues II häufiger ein als bei der Lues I. LACHNIT beobachtete allerdings bei einer Lues I mit positiver Wassermann-Reaktion bereits kurze Zeit nach Beginn der Neosalvarsankur eine tödlich verlaufende Panmyelophthise. Wesentlich seltener sind die Fälle, bei denen es durch die Behandlung einer serumnegativen Sklerose zur Agranulocytose kommt (KLÜVER).

Häufig wird die Frage erörtert, ob es sich bei den Salvarsanschäden um vorwiegend toxische oder medikamentös-allergische Vorgänge handelt. Den zahlreichen Veröffentlichungen zufolge kommen beide Möglichkeiten in Betracht, wobei die Entscheidung im Einzelfall allerdings oft schwierig ist. Bei einer Überempfindlichkeitsreaktion ist das Knochenmark vor dem Zusammenbruch morphologisch normal. Schlagartig, wenige Stunden nach der Einverleibung des Mittels, gegen das die Überempfindlichkeit erworben wurde, tritt ein weitgehender Schwund der Neutrophilen aus der Blutbahn ein. Im Mark sind dabei nicht immer eindeutige Abweichungen faßbar. Am häufigsten stellt sich gleichfalls eine höhergradige Verminderung der reifen Leukocyten ein, die bald von einer Zunahme unreifer Formen gefolgt ist. Bei stärkerer Reaktion nehmen aber auch die jüngeren Formen ab. Beim Weglassen des Allergens normalisiert sich das Mark innerhalb kurzer Zeit. Die toxisch bedingte Salvarsanschädigung nimmt während der Behandlung langsam zu, bis schließlich die normale Leukopoese nicht mehr aufrechterhalten werden kann und der Zusammenbruch meist durch das Hinzutreten geringfügiger interkurrenter Einwirkungen ausgelöst wird. Wir konnten an Hand einer größeren Reihe von Fällen während der kombinierten Kur nachweisen, wie sich aus dem Zustand der Markreizung, zu dem vielfach schon die Lues II führt, das Bild der Markhemmung und schließlich das der Markinsuffizienz entwickelte.

Ein anderer wesentlicher Unterschied zwischen den beiden Formen der Agranulocytose ist darin zu sehen, daß nach dem vollkommenen Abklingen der klinischen Erscheinungen eine abermalige Injektion bei den toxischen Formen nicht von deutlichen Veränderungen im Knochenmark oder einem Absinken der Leukocyten in der Blutbahn begleitet ist, was bei den medikamentös-allergischen

Agranulocytosen zu beobachten ist. STREITMANN u. a. erwähnen Fälle von Salvarsanagranulocytose, die später mit demselben Präparat behandelt wurden, ohne daß neuerdings Unverträglichkeitserscheinungen aufgetreten wären.

TAPPEINER tritt für die allergische Genese der Agranulocytose nach Salvarsan mit der Begründung ein, daß der Verlauf des Krankheitsgeschehens rasch sei und die Heilung ohne jede weitere Behandlung nach dem Aussetzen des schädigenden Allergens eintritt. Große Bedeutung mißt er auch der von DIMMEL bei rezidivierenden Agranulocytosen auf der Höhe des Krankheitsgeschehens beobachteten Glykosurie bei, da WALDBALT, ASCHER und ROSENZWEIG nachgewiesen haben, daß der Blutzucker im allergischen Schock ansteigt. LEITNER nimmt an, daß Arzneimittel die allergischen Reaktionen auslösen, in anderen Fällen nach längerer Zeit durch toxische Schädigungen zur Agranulocytose führen können.

Erwähnenswert ist noch der Befund der Plasmazellenvermehrung (HÜBSCHMANN, HEILMEYER, ROHR, KLIMA), der besonders bei den anaphylaktischen Formen der Agranulocytose hervortritt und mit der Funktion der Plasmazellen als Antikörperbildner in Zusammenhang gebracht wird. VACEK erwähnt als Komplikation der antiluischen Behandlung 2 Fälle mit tödlichem Ausgang und fand einmal eine Panmyelophthise mit hämorrhagischer Diathese, die ein leeres Mark aufwies, das andere Mal eine hämorrhagische Aleukie mit zellarmem Mark. Er betont, daß die Reaktionsbereitschaft des Knochenmarks für die Entwicklung der schweren Störungen von wesentlicher Bedeutung sei und hebt hervor, daß Arsenobenzol und Wismut im Körper sowohl als Allergene (As, Bi) wie auch als Gifte (Benzolkern) wirken können. WIEDMANN[2] beschreibt 2 Fälle mit schwerer Knochenmarkschädigung nach antiluischer Kur mit Novarsenobenzol und nachher mit Neosalvarsan.

Hinsichtlich der Auslösung von Haut- und Schleimhautblutungen im Rahmen der Thrombopenie ist noch die Capillarwandschädigung hervorzuheben, da Salvarsan neben der Beeinflussung der Knochenmarkzellen auch direkt an den Endothelien angreift (KERL, STEPHAN, SCHRADER). Isolierte Schädigungen der Leukopoese, selbst wenn sie unter dem Bilde der Agranulocytose verlaufen, geben eine wesentlich bessere Prognose als die Panmyelopathie. Je frühzeitiger die Markschädigung erkannt wird und die Therapie einsetzt, vor allem aber die kombinierte Kur ausgesetzt wird, um so günstiger sind die Aussichten auf eine vollkommene Wiederherstellung (HENNING und KEILHACK, KLIMA, LEITNER, McCARTHY und WILSON, NORDENSON, POLI, ROHR, SCHULTEN, SEGGEL, THOMSON).

Literatur

ALEXANDER, L. J., and A. G. SCHOCH: Erythromycin in venereal diseases. Amer. J. Syph. 38, 107 (1954). — ALJAVDIN, A.: Über die Bilirubinämie während der Neosalvarsanbehandlung. Russk. Vestn. Derm. 8, 593 (1930). [Russisch.] — ANTONI, J.: Nuclear changes in white blood cells in syphilis. Urol. cutan. Rev. 35, 501 (1931). — ARMENTANO, L., u. A. HÁMORI: C-Vitamin-Wirkung auf einige Antigen-Antikörper-Reaktionen (paroxysmale Haemoglobinurie, Immunhämolyse und Wassermann-Reaktion). Orv. Hetil. 1938, 314. — BACCAREDDA, A.: Sulle reazioni leucocitarie nei trattamenti specifici dei luetici. Arch. ital. Derm. 11, 387 (1935). — BACHROMEJEW, J. R., u. L. N. PAWLOWA: Zur Frage der hämatologisch-biochemischen Veränderungen im Blut bei Neosalvarsan-Einführung. Arch. Derm. Syph. (Berl.) 170, 543 (1934). — BALAN, E.: Das Koagulationsband von WELTMANN bei Syphilis. Arch. Derm. Syph. (Berl.) 173, 483 (1936). — BAMFORTH, J., and J. ST. H. ELKINGTON: Arsenobenzol purpura. With a short description of four cases. Quart. J. Med. 24, 381 (1931). — BARATTA, P. F.: Sull'aplasia midollare di terapia antiluetica: sue espressioni morfologiche e loro significato. (Contributo casistico e critico). Haematologica 37, 81 (1953). — BARJAKTAROVIĆ, N. A., et R. DAMJANOVIĆ: Temperatures de la syphilis et du traitement antisyphilitique chez nos malades. Srpski Arhiv celok. Lek. 49, 545 (1951). [Serbisch.] — BARKER, L. F.: A luetic patient with severe megalocytic anemia of the Addison-Biermer type and persistent vomiting rescued by liver extract administered through the duodenal tube.

Med. Clin. N. Amer. 14, 29 (1930). — Microcytic hypochromic anemias with target cells in a general paretic. Urol. cutan. Rev. 44, 477 (1940). — BARNS, H. H. F., and M. L. ROSENHEIM: Myeloic leukaemia following pernicious anaemia and complicated by tertiary syphilis. Lancet 1938 II, 1054. — BASMAN, L.: Fall von syphilitischer Infektion bei einer an perniziöser Anämie leidenden Frau. Sovet. Vestn. Vener. i Derm. 4, 1166 (1935). [Russisch.] — BATTAGLINI, S.: Quadri ematici midollari e periferici in luetici in vari stadi. Boll. Soc. med.-chir. Catania 8, 477 (1940). — BATTISTONI, L.: Considerazioni patogeniche su di un caso di anemia perniciosa luetica. Policlinico, Sez. prat. 1942, 1550. — BAUMGARTNER, W.: Die Kälteagglutininkrankheit. Schweiz. med. Wschr. 1955, 1157. — BAYLEY BUSTAMANTE, G.: Über den Färbeindex bei den Anämien durch angeborene Lues in der ersten Kindheit. Sem. méd. 1934 I, 721. [Spanisch.] — BECKER, R. M.:Paroxysmal cold hemoglobinurias. Arch. intern. Med. 81, 630 (1948). — BEERMAN, H., I. L. SCHAMBERG, L. NICHOLAS, M. S. GREENBERG, T. GUTHE and C. HACKETT: Syphilis. Review of the recent literature. Arch. intern. Med. 97, 215 (1956). — BEERMAN, H., I. L. SCHAMBERG, L. NICHOLAS, L. KATZENSTEIN, F. W. REYNOLDS and T. GUTHE: Syphilis. Review of the recent literature. Arch. intern. Med. 93, 571 (1954). — BEHNKE, A. R.: Neutropenia following the administration of neoarsphenamine. U.S. nav. med. Bull. 36, 108 (1938). — BEIGLBÖCK, W.: Über Blut- und Nierenveränderungen bei einem Fall von angioneurotischem Symptomenkomplex nach Neosalvarsan. Wien. klin. Wschr. 1932 II, 1469.— BELINFANTE, A. J. G.: Agranulocytose nach Behandlung mit Neosalvarsan. Geneesk. T. Ned.-Ind. 1936, 1585. [Holländisch.] — BENDITT, E. P., and S. A. WALKER: Serum proteins in syphilis. Electrophoretic study. Amer. J. Med. 4, 663 (1948). — BENEDETTI, G., e B. NUTI: Modificazioni del quadro ematico midollare e periferico nell'infezione luetica. (Nota prev.) Rass. Fisiopat. clin. ter. 14, 49 (1942). — BENHAMOU, E., P. TEMIM et R. LOFRANI: Agranulocytose post-stovarsolique. Bull. Soc. méd. Hôp. Paris, III. s. 49, 1162 (1933). — BERGAMASCO, A.: L'agranulocitosi da arsenobenzolo. Arch. ital. Derm. 15, 93 (1939). — BERTELLOTTI, L., e E. BIAGINI: Contributo alla conoscenza del mielogramma nella lue recente. Arch. ital. Derm. 21, 13 (1948). — BERTRAND, A., et L.-C. SIMARD: Anémie aplastique mortelle post-arsénobenzolique. Un. méd. Can. 62, 1222 (1933). — BETTINO, A.: Grave rinorragia in corso di cura arsenobenzolica. Atti Soc. ital. Derm. Sif. 1, 614 (1939). — BLASIO, R. DE: La réaction hémoclasique de d'Amato et la leucocyto-réaction de Gouin dans le diagnostic de la syphilis. Ann. Derm. Syph. (Paris) 1, 1014 (1930). — BLEW, C. L.: A report of three cases of granulocytosis. U.S. nav. med. Bull. 35, 484 (1937). — BLUHM, I.: Hohe Senkungszahl und positive WaR. Svenska Läk.-Tidn. 1931 I, 254. [Schwedisch.] — BOCK, H. E., u. K. WIEDE: Über Agranulocytose, Aleukie, Amyelhämie und andere Hämocytoxikosen. Folia haemat. (Lpz.) 42, 7 (1930). — BOJLÉN, K.: Paroxysmal hemoglobinura in a 5 year-old child with congenital syphilis. Acta paediat. (Uppsala) 17, Suppl., 324 (1935). — BOLSI, D., e M. PIOLTI: Frequenza e significato dello spostamento a destra della formula di Arneth nei paralitici progressivi. Riv. Pat. nerv. ment. 43, 115 (1934). — BORY, L.: Le traitement de la syphilis par les antibiotiques. Thérapie 10, 849 (1955). — BOSCO, I., e P. BERNA: Influenza dell'arsenobenzolo sulla ematopoiesi nelle cavie smilzate. Boll. Sez. region. Soc. ital. Derm. Nr 2, 175 (1937). — BOSCO, I., e T. RIGGIO: Il comportamento del punto di coagulazione del siero di sangue nella sifilide, e in dermatosi tubercolari e paratubercolari. Boll. Sez. region. Soc. ital. Derm. Nr 2, 201 (1937). — BOUISSET, A., et GUÉS: Pseudo-tabes par anémie pernicieuse. Bull. Soc. franç. Derm. Syph. 46, 389 (1939). — BOX, C. R., and A. M. GILL: Severe syphilis anaemia of the pernicious type. Lancet 1936 I, 24. — BRANTS, J.: Über das Blutbild bei Wismutbehandlung der Syphilis. Verh. 9. internat. Kongr. Derm. 1, 784 (1935). — Encore sur l'agranulocytose. Ann. Mal. vénér. 32, 813 (1937). — Ein Fall von Agranulocytose, beobachtet bei der Behandlung der Syphilis. Derm. Wschr. 1938 I, 696. — BRAZLAWSKIJ, I., u. I. SCHISTER: Das Blutbild bei Syphilis und der Einfluß der spezifischen Therapie auf dasselbe. Sovet. Vestn. Vener. i Derm. 4, 939 (1935). [Russisch.] — BROUWER, P., u. F. KLEIN: Agranulocytose nach Behandlung mit Neosalvarsan und Bismuth. Ned. T. Geneesk. 1934, 2757. [Holländisch.] — BRUNI, G.: Le mielotossicosi da novarsenobenzolo (con contributo casistico: Caso di mielosi globale aplastica). Clin. med. ital., N. s. 65, 583 (1934). — BUGARSKI, S., u. M. LAZOVIĆ: Die Rolle der Medikamente in der Behandlung der Syphilis mit Rücksicht auf die Anwendung der öligen Bismutlösung (Bivatol). Med. Pregl. 12, 191 (1937). [Serbo-Kroatisch.] — BUREAU, Y., et HOREAU: Agranulocytose transitoire et bénigne au cours d'un traitement arséno-bismuthique. Ann. Derm. Syph. (Paris) VIII. s. 3, 80 (1943). — BURGSTEDT, H.: Gibt es eine „Fibrinasthenie" als Ursache von Blutungsbereitschaft bei schwerer Lues connata? Mschr. Kinderheilk. 98, 314 (1950). — BURMEISTER, J.: Über paroxysmale Hämoglobinurie und Syphilis; zugleich ein Beitrag zum Problem der Erkältungskrankheiten. Z. klin. Med. 92, 19 (1921).

CANNON, A. B.: Syphilitic anemia. Arch. Derm. Syph. (Chicago) 24, 898 (1931). — CARNOT, P., P. DELAFONTAINE et P. VÉRAN: Gomme ulcéreuse de la joue. Purpura hémorrhagique et syndrome agranulocytaire au cours du traitement arsenical. Eosinophilie de guérison. Bull. Soc. méd. Hôp. Paris, III. s. 47, 993 (1931). — CASTOLDI, F.: Sulla leucocite-reazione nella sifilide. (Nota brev.). Boll. Sez. region. Soc. ital. Derm. **2**, 74 (1931). — Sulla leucocite-reazione di Gouin nella sifilide. G. ital. Derm. Sif. **73**, 906 (1932). — CATTANEO, L.: Emoglobinuria parossistica a frigore. G. ital. Derm. Sif. **72**, 1159 (1931). — CAZAL, P.: Erythrocytes et erythropathies. Paris-VIe: Masson & Cie. 1957. — CHOLEVIUS: Schwere Blutanämie bei Syphilis latens. Warschauer Dermatol. Ges., Sitzg vom 13. XI. 1935. Zit. Zbl. Haut- u. Geschl.-Kr. **55**, 257 (1937). — Luische Anämie. Warschauer Dermatol. Ges., Sitzg vom 11. III. 1936. Zit. Zbl. Haut- u. Geschl.-Kr. **55**, 258 (1937). — CHRISTENSEN, B. C.: Ein Fall von Granulocytopenie durch Neosalvarsan. Nord. Med. **1940**, 2424. [Dänisch.] — CLAVEL, C., et J. DELATOUR: La syphilis peut-elle être la cause d'une pancréatite aiguë hémor ragique? Presse méd. **1934 I**, 919. — COLLIER, F. C., A. REICH and J. W. KING: Multiple Myeloma. New Engl. J. Med. **245**, 969 (1951). — CONTI, A.: Contributo allo studio delle emoglobinurie. G. Clin. med. **12**, 88 (1931). — CORELLI, F.: Emopatia da arsenobenzolo. Considerazioni sulle agranulocitosi: terapia, profilassi e patogenesi degli accidenti della chemioterapia. Haematologica **17**, 307 (1936). — CORET, A.: Einige Fälle von Gouinscher Leukocytenreaktion nach Neosalvarsan. Rev. méd. Barcelona **23**, 22 (1935). [Spanisch.] — CORTELLA, E., ed A. UGO: Osservazioni sopra un caso di agranulocitosi in soggetto luetico sieroresistente. Dermosifilografo **12**, 413 (1937). — CORUZZI, C.: Sulla velocità di sedimentazione delle emazie nella lue e nel campo dermatovenereologico. (Ricerche cliniche decennali = 1924—1934.) G. Clin. med. **16**, 1890 (1935). — COTTINI, G. B., e S. BATTAGLINI: Risultati dell'esplorazione del sistema emolinfopoietico in condizioni non manifestazioni secondarie. Haematologica **22**, 553 (1940). — CUDET, P.: Syndrome agranulocytaire (panmyélophthysie) survenu au cours d'un traitement anti-syphilitique. Bull. Soc. franç. Derm. Syph. **45**, 1312 (1938). — CURSCHMANN, H.: Über „leukämoide" Reaktionen und echte Leukämien bei Spätlues. Dtsch. med. Wschr. **1936 I**, 762.

DACIE, I. V.: Hemolytic anemias. London: Churchill 1954. — DAVIS, B. D., D. H. MOORE, E. A. KABAT and A. HARRIS: Electrophoretic, ultracentrifugal and immunochemical studies on Wassermann antibody. J. Immunol. **50**, 1 (1945). — DEDICHEN, J.: Blutverände- rungen nach Neosalvarsan- und Arsenik-Behandlung. Med. Rev. (Bergen) **54**, 170 (1937). [Norwegisch.] — DELMOTTE, A.: Note préliminaire sur la présence d'hématies à granu- lations basophiles dans le sang circulant des syphilitiques en traitement bismuthique intense. Arch. belges Derm. **6**, 83 (1950). — DELPIANO, G.: Un caso di agranulocitosi conse- cutiva a cura arsenobenzolica in un donna di 36 anni. Boll. Sez. region. Soc. ital. Derm. Nr 2, 83 (1931). — DEME, I., u. M. GARAZSI: Parallele (Vergleichs-) Untersuchungen der Leber- funktion bei Syphiliskranken während der Behandlung. Bőrgyőgy. vener. Szle **27**, 79 (1951). [Ungarisch.] — DIMITRACOFF, C., u. M. STANCOFF: Fall von Agranulocytose im An- schluß an eine Neosalvarsanbehandlung. Clin. bulgara **3**, 203 (1930). [Bulgarisch.] — DÖR- KEN, H.: Lymphosarkom-Leukämie, cyclische Agranulocytose und latente Neutropenie in einer Familie. Klin. Wschr. **1954**, 173. — DONATH, I., u. K. LANDSTEINER: Über Kälte- hämoglobinurie. Ergebn. Hyg. Bakt. **7**, 184 (1925). — DOGLIOTTI, M.: Ricerche comparative sul comportamento dei leucociti nel sangue circolante e nelle manifestazioni luetiche. Dermosifilografo **25**, 458 (1950).

EASON, I.: Die Anämien durch Syphilis. Brit. med. J. **1921**, No 3162, 186. — EDMUNDS, A. W. B.: Aplastic anaemia and severe hepatic zonal necrosis after antisyphilitic treatment. Brit. J. vener. Dis. **30**, 45 (1954). — EHRLICH, M.: Hérédo-syphilis avec purpura chez deux nouveau-nés. Bull. Soc. Pédiat. Paris **33**, 523 (1935). — ELJASZ, A.: Das Blutbild bei Lues. Przegl. Derm. Wener. **27**, 42, 57 (1932). [POLNISCH.) — EMANUEL, S.: Blutungen und Blut- veränderungen nach Salvarsanbehandlung. Nord. med. Tidskr. **1933 a**, 389. [Dänisch.] — Blutung und Blutschädigung nach Salvarsan. Derm. Z. **67**, 24 (1933 b).

FALCONER, E. H., and N. N. EPSTEIN: Purpura haemorrhagica following neoarsphenamine and bismarsen therapy. Further studies on sensitivity to arsphenamine and tolerance to mapharsen. Arch. intern. Med. **65**, 1158 (1940). — FALCONER, E., N. N. EPSTEIN and E. S. MILLS: Purpura haemorrhagica due to the arsphenamine. Sensitivity in patients as influenced by vitamin C therapy. Arch. intern. Med. **66**, 319 (1940). — FANCONI, G.: Über Störungen des Wasser-, Kochsalz- und Plasmaeiweißhaushaltes. Schweiz. med. Wschr. **76**, 791 (1946). — FANKHAUSER, S., E. ARNOLD, F. SCHAUB u. R. LAPP: Hämolytisches Syndrom und Makroglobulinämie Waldenström. Helv. med. Acta **23**, 645 (1956). — FAZEKAS, I. G., u. A. DÓSA: Histologische Veränderungen bei Arsenobenzoltodesfällen und ihre Bewertung. Arch. Derm. Syph. (Berl.) **197**, 436 (1954). — FERRARI, A. V.: Sulla patogenesi delle agranulocitosi secondaria da arsenobenzoli. G. Accad. Med. Torino **103**, 3 (1940). — FERRIO, C.: La velocità di sedimentazione degli eritrociti nella malariaterapia. Note Psichiat (Pesaro) **60**, 79 (1931). — FINKELSTEIN, H.: Beitrag zur Kenntnis der hämorrhagischen Diathese nach Salvarsan. Dtsch. med. Wschr. **1931 II**, 1326. — FISCHER, A.: Zwei Fälle von Agranulocytose im Verlauf antiluetischer Kuren bei syphilitischen Geisteskranken. Zdrav. Vestn. **10**, 282 (1938). [Slowenisch.] — FLAX, A.: Betrachtungen über einen Fall von Aleukia haemorrhagica, nach einer Behandlung mit Arsenobenzol. Cluj. med. **17**, 557 (1936). [Rumänisch.] — FLEISCHHACKER, H.: Über die zentrale Regulation der Leukozyten. Wien. klin. Wschr. **1955**, 724. — FLEISCHHACKER, H., u. H. MICHEL: Knochenmarkveränderungen bei der Lues und während der kombinierten Mapharsen-Wismutbehandlung. Klin. Med. **3**, H. 1 (1948). — FLÓRIÁN, E.: Eine vom Spirocid verursachte Agranulocytose. Börgyögy. vener. Szle **6**, 122, 128 (1952). [Ungarisch.] — FÖLDES, E., u. L. KOLLER: Hämorrhagische Diathese nach Arsenobenzolvergiftung. Börgyögy. vener. Szle **15**, 131 (1937). [Ungarisch.] — FRIEDEMANN, U.: Heilung der Angina agranulocytotica durch Röntgenstrahlen. Dtsch. med. Wschr. **1927**, 2193. — Med. Klin. **1923**, 1357. — FROILANO DE MELLO, J.: Leucocyto-reactions and their value for the diagnosis of syphilis. Proc. Indian. Acad. Sci., Sect. B **1**, 133 (1934). — FUCHS: Penicillin-Behandlung einer Sepsis mit Schliemhaut- und Darmnekrosen auf der Grundlage einer Salvarsan-Agranulocytose. Z. Haut- u. Geschl.-Kr. **4**, 363 (1948). — FUJITA, Z., u. Y. NAGATA: Zwei Fälle von Agranulocytosen bei antiluetischen Kuren. Japan. Dermatol. Tochterges. Tokyo, Sitzg vom 13. XI. 1934. Zbl. Haut- u. Geschl.-Kr. **53**, 661 (1936). — Agranulocytose im Verlauf der antiluetischen Kur. II. Behandlung und Ergänzung. Jap. J. Derm. **39**, 120 (1936). — FURUKAWA, H.: Agranulocytose nach Salvarsaninjektion. Otologia (Tokyo) **9**, 239 (1936). [Japanisch.]

GALLEGO, M., u. L. EGEA: Perniziöse Anämie infolge Lues. Act. dermo-sifiliogr. **25**, 706 (1933). [Spanisch.] — GALLEGO-BERENGUER, E.: Die Blutveränderungen bei der kongenitalen Lues und ihre Beeinflussung durch spezifische Therapie. Ecos esp. Derm. **9**, 613 (1933). [Spanisch.] — GASSER, C.: Die haemolytischen Syndrome im Kindesalter. Stuttgart: Georg Thieme 1951. — GATÉ, J., P. MOREL, D. COLOMB et J. FAYOLLE: Specificité tertiaire cutanée avec grande anémie hyperchrome. Guérison des syndromes cutané et anémique par la pénicilline. Bull. Soc. franç. Derm. Syph. **62**, 363 (1955). — GATÉ, J., et R. SILVESTRE: La sédimentation des hématies dans la syphilis acquise. Ann. Mal. vénér. **26**, 481 (1931 a). — Recherches sur la sédimentation des hématies dans la syphilis acquise. C. R. Soc. Biol. (Paris) **106**, 660 (1931 b). — GERSTENBERGER, H., u. H. THIELE: Knochenmarkveränderungen bei Lues und nach Salvarsanbehandlung. Zugleich ein Beitrag zur allergischen Genese der Entstehung von Blutkrankheiten. Z. klin. Med. **146**, 368 (1950). — GERZANITS, P.: Werden die verschiedenen klinischen Formen der progressiven Paralyse in ihrer Entwicklung und ihren Remissionen durch die Blutgruppe beeinflußt? Gyógyászat **1931 II**, 779. [Ungarisch.] — GILLIGAN, D. R., M. D., ALTSCHUL u. E. M., KATERSKY: Studies of hemoglobinemia and hemoglobinuria produced in man by intravenous injection of hemoglobin solutions. J. clin. Invest. **20**, 177 (1941). — GIORDANO, A.: L'ematopoiesi nel rene del neonato luetico. Boll. Soc. med.-chir. Catania **1**, 26 (1933). — GIUDICEANDREA, V.: Sindromi linfemiche in soggetti luetici. Boll. Accad. med. Roma **58**, 143 (1932). — GLANZMANN, E. Die reine Agranulocytose (Typus Schultz) im Kindesalter. Schweiz. med. Wschr. **1941 II**, 1386. — GÖTZE, L., Beitrag zur Lehre von der paroxysmalen Hämoglobinurie. Berl. klin. Wschr. **21**, 716 (1884). — GOLDBERG, M.: Mapharsen as a substitute for neoarsphenamine in agranulocytotic angina following neoarsphenamine therapy in a pregnant syphilitic woman. Amer. J. Syph. **23**, 79 (1939). — GORDON, W. H., and H. A. ROBINSON: A few of the hematological complications of antiluetic therapy. Urol. cutan. Rev. **43**, 329 (1939). — GORLERO PIZZARO, R.: Eosinophilie und Lues. Geheilte luetische Netzhautblutung und fortdauernde Eosinophilie. An. Inst. Modelo Clin. méd. (B. Aires) **13**, 286 (1932). [Spanisch.] — GOTTRON, H.: Agranulocytose im Verlauf einer Salvarsanbehandlung. Schlesische Dermatol. Ges., Breslau, Sitzg vom 5. VI. 1943. Zit. Zbl. Haut- u. Geschl.-Kr. **70**, 471 (1943). — GOUGEROT, H., BARTHÉLEMY et P. UHRY: Anémie agranulocytaire post-arsénobenzolique sans angine et sans hémorragie. Arch. derm.-syph. (Paris) **1**, 850 (1929). — GOUGEROT, H., P. BLUM, R. DEGOS et G. BROUET: Agranulocytose et herpès postarsénobenziliques. Bull. Soc. franç. Derm. Syph. **38**, 384 (1936 a). — Agranulocytose et herpès postarsénobenzoliques. Mort. Discussion pathogéniques. Ann. Mal. vénér. **31**, 401 (1936 b). — GOUIN, J., et A. BIENVENUE: Leucocyto-réaction. Application au diagnostic et au traitement de la syphilis. IX. comm. Bull. Soc. franç. Derm. Syph. **41**, 55 (1934). — GOUIN, J., A. BIENVENUE, DAOULAS et PÉRÉS: Un cas de syphilis grave polyrésistante, résistances prévues par la leucocytoréaction. Bull. Soc. franç. Derm. Syph. **38**, 860 (1931). — GOUIN, J., A. BIENVENUE, H. DESAUNAY et J. EZEL: Leucocyto-réaction de la syphilis. Hyperleucocytose et leucopénie à la deuxième heure dans les syphilis cutanées. I. comm. Bull. Soc. franç. Derm. Syph. **40**, 1491 (1933 a). — Leucocyto-réaction de la syphilis. Hyperleucocytose et leucopénie à la deuxième heure dans les syphilis latentes. II. comm. Bull. Soc. franç. Derm. Syph. **40**, 1496 (1933 b). — Leucocyto-réaction de la syphilis. Hyperleucocytose et leucopénie à la deuxième heure dans les syphilis conjugales. III. comm. Bull. Soc. franç. Derm. Syph. **40**, 1499 (1933 c). — Leucocyto-réaction de la syphilis. Hyperleucocytose et leucopénie à la deuxième heure dans les syphilis héréditaires. IV. comm. Bull. Soc. franç. Derm. Syph. **40**, 1767 (1933 d). — Des hyperleucocytoses et leucopénies à la deuxième heure en dermatologie. V. comm. Bull. Soc. franç. Derm. Syph. **40**, 1771 (1933 e). — Rapport entre les réactions leucocytaires et les effets thérapeutiques en dermatologie. VI. comm. Bull. Soc. franç. Derm. Syph. **40**, 1777 (1933 f). — Leucocyte-réactions et séro-reactions (à floculation directe ou indirecte) dans le traitement de la syphilis. VII. comm. Bull. Soc. franç. Derm. Syph. **41**, 47 (1934a). — Leucocyte-réaction et séro-réactions (à floculation directe ou indirecte) dans le traitement de la syphilis. VIII. comm. Bull. Soc. franç. Derm. Syph. **41**, 52 (1934b). — GOUIN, J., A. BIENVENUE et J. EZEL: Nouveau cas de syphilis arsénoresistante prévue par la leucocyte-réaction. Bull. Soc. franç. Derm. Syph. **41**, 675 (1934). — GRACIANSKY, P. DE, C. GRUPPER, P. LEFORT et B. CRENIER: Cortisone et syphilis. Bull. Soc. franç. Derm. Syph. **59**, 97 (1952). — GRAHAM, G. S., and N. K. GRIGG: JADASSOHNs Handbuch der Haut- und Geschlechtskrankheiten, Bd. XVII/3, S. 128. Berlin: Springer 1928. — GREGORIO u. SIERRA: Zit. nach F. CASTOLDI, G. ital. Derm. Sif. **73**, 906 (1932). — Boll. Sez. region. Soc. ital. Derm. Nr 2, 74 (1931). — GREUER, W.: Über Veränderungen des weißen Blutbildes bei der Neosalvarsanbehandlung. Hautarzt 1, 547 (1950). — GRIMMER, H.: Die Eosinophilie in ihrer Bedeutung als hämatologisches Symptom der Salvarsan-Dermatitis. Z. Haut- u. Geschl.-Kr. 7, 213 (1949). — GROSSE, V., u. V. DOBROMYSLOVA: Das Blutbild der Neuroluiker bei ihrer Behandlung mit Lipocerebrin. Trudy naučnoizsled. Labor. éksp. Ter. 1, 66, 74 (1932). [Russisch.] — GRUNDLER, E.: Hämolytisches Syndrom bei Lues congenita. Arch. Kinderheilk. **136**, 116 (1949). — GÜLDEN, W. F.: Schlußwort zum Thema: Akute Thrombopenie als Salvarsanschädigung. Med. Klin. **1951**, 1135. — GYÖRGY, E.: Blutgruppen-untersuchungen bei Syphilis. 3. Tagg Ungarische Dermatol. Ges., Sitzg vom 6.—7. VI. 1931. — Zit. Zbl. Haut- u. Geschl.-Kr. 40, 739 (1932a). — Blutgruppenuntersuchungen an syphilitischen Kranken. Orv. Hetil. **1932**b, 532. [Ungarisch.] — GYOTOKU, M.: Das Blutbild bei Leukämie. Jap. J. Derm. 41, 81 (1937).

HABERFELD, W., u. M. RUDOLPH: Agranulocytose nach Spirocid im Verlaufe einer Angina lymphocythaemica. Wien. klin. Wschr. **1933**II, 942. — HAMON, J., B. VILLEQUEZ et R. BOLZINGER: Un cas de purpura hérédosyphilitique. Bull. Soc. méd. mil. franç. **30**, 396 (1936). — HANAZONO, M., u. G. UCHIDA: Über einen schweren interessanten Fall von Blutung nach den Salvarsaninjektionen. Jap. J. Urol. 27, 66 (1938). [Japanisch.] — HARASIMOWICZ, A., u. B. JALOWY: Die leukozytäre Reaktion von GOUIN im Blute Syphilitischer. Polska Gaz. lek. **1935**, 329. [Polnisch.] — HART, F. D., and J. G. HUMBLE: Aplastic anaemia following neo-arsphenamine. Brit. med. J. **1949**, No 4616, 1120. — HAYNES jr., H. A., and A. P. ORMOND: Thrombopenic purpura due to bismuth arsphenamine sulfonate (bismarsen [R]). J. Amer. med. Ass. 142, 1066 (1950). — HEILMEYER, L.: Handbuch der inneren Medizin. Blutkrankheiten. Berlin: Springer 1942. — HEINSEN, H. A.: Totale Thrombopenie nach einmaliger Salvarsaninjektion. Schlußwort zu den vorstehenden Bemerkungen zum gleichen Thema von K. CIELER. Dtsch. med. Wschr. **1943**I, 369. — HEINSEN, H. A., u. R. WACHTER: Totale Thrombopenie nach einmaliger Salvarsaninjektion. Dtsch. med. Wschr. **1942**II, 1194. — HENNING, N., u. H. KEILHACK: Ergebnisse der Sternalpunktion. Ergebn. inn. Med. Kinderheilk. 56 (1939). — HENKEL, G.: Striäres Blutsyndrom bei luischer Striatum-Erkrankung. Klin. Wschr. **1931** II, 1719. — HIGUCHI, K.: The treatment and prophylaxis of syphilis with' antibiotics. Jap. J. Derm. **63**, 211 (1953). [Japanisch.] — HÖFER, W.: Hat die vermehrt auftretende Eosinophilie bei der Neo-Arsoluin-Behandlung als Warnsymptom zu gelten? Derm. Wschr. 125, 121 (1952). — HÖFER, W., u. P. HEILMANN: Über Salvarsanschäden mit besonderer Berücksichtigung der Salvarsantodesfälle. Arch. Derm. Syph. **195**, 331 (1953). — HOFFMANN, E.: Aus mehr als fünfzigjähriger Syphilisforschung. Schweiz. med. Wschr. **1956**, 281. — HOLMBERG, L. G., u. A. GRÖNWALD: Ein neues krystallinisches Serumglobulin. Hoppe-Seylers Z. physiol. Chem. **273**, 199 (1942). — HOPF, G.: Über die Leukocytenreaktion nach spezifischer und unspezifischer Therapie. 17. Kongr. der Dtsch. Dermatol. Ges., Berlin, Sitzg vom 2.—10. X. 1934. Zit. Zbl. Haut- u. Geschl.-Kr. **52**, 136 (1936). — HORNE, G. O.: Possible applications of adrenocorticotrophic hormon (ACTH) and cortisone in syphilis. Brit. J. vener. Dis. 28, 106 (1952). — HÜBSCHMANN, P.: Das Verhalten der Plasmazellen in der Milz bei infektiösen Prozessen. Verh. dtsch. path. Ges. 16, 110 (1913). — HURIEZ, C., F. DESMONS, J. BAELDEN et P. PELCE: Etude du métabolisme de la pénicilline et des réactions hématologiques de syphilitiques en cours de traitement par le benzéthacil. Bull. Soc. franç. Derm. Syph. **62**, 29 (1955). — HURIEZ, C., et R. DUMONT: Agranulocytose au cours d'un traitement arsenico-bismuthique, guérie par une cure de 90 grammes de sulfamides en 12 jours et une médullo-transfusion. Ann. Derm. Syph. (Paris), VIII. s. 2, 224 (1942).

IMRIE, A. H.: Aplastic anaemia following neokharsivan. Lancet **1935**II, 73. — INAMORI, S.: Paroxysmal hemoglobinuria cured by inoculation of Spirochaeta morsus muris. Amer. J. Dis. Child. 44, 379 (1932). — ISHIWARI, M.: On the relation between the socalled anti-inhibition on the Wassermann-reaction and the blood types. Mitt. med. Akad. Kioto **9**, 884, 1029 (1933). [Japanisch.] — ITO, Y., u. S. MATSUMOTO: Über einen Fall von Salvarsangranulocytose. Hifu-to-Hitsunyo **3**, 39, 563 (1935). [Japanisch.]

JACOBSON, E., u. W. ABEL: Agranulocytose nach Impfmalaria. Dtsch. med. Wschr. **1933**I, 371. — JAUSION, H., A. CHAMPSAUER et R. GIARD: Les infections et les intoxications contingentes et provoquées par la chimiothérapie. Verh. 9. intern. Kongr. Derm. 1, 457 (1935). — JEDLIČKA, J.: Bedeutung des Cholesterins bei der paroxysmalen Hämoglobinurie.

Kongr.-Zbl. ges. inn. Med. **22**, 228 (1922). — JEDLOWSKI, P.: Il trattamento epatico dell'anemia postmalarica nella paralisi progressiva, nella tabe e nella demenza precoce. Arch. Pat. Clin. med. **13**, 560 (1934). — JOULIA, P., R. PAUTRIZEL, L. TEXIER et DE SEABRA: La chute des éosinophiles sanguins après une première injection de pénicilline au cours de la syphilis primo-secondaire: Témoin du conflit antigène-anticorps (note préliminaire). Bull. Soc. franç. Derm. Syph. **58**, 399 (1951).

KADIN, M.: Aplastic anemia following use of neoarsphenamine. Arch. Derm. Syph. (Chicago) **37**, 787 (1938). — KAISER, A. D., and W. L. BRADFORD: Severe hemoglubinuria in a child occurring in the prodromal stage of chickenpox. Arch. Pediat. **46**, 571 (1929). — KAPELLER, R., A. KREBS u. G. RIVA: Beobachtungen an 16 Fällen von Makroglobulinämie Waldenström. Schweiz. med. Wschr. **1957**, 1246. — KAPLUN, V., u. V. BORŠČEVSKIJ: Zur Behandlung der Lues mit Ossarsol. Sovet. Klin. **19**, 244 (1933). [Russisch.] — KARIBOV, N.: Anläßlich der Luessoterocyten. Venerol. 8, H. 6/7, 98 (1931). [Russisch.] — KATHE: Panmyelophthise nach Salvarsanbehandlung bei Splenom. Schlesische Dermatol. Ges., Breslau, Sitzg vom 7. XI. 1942. Zit. Zbl. Haut- u. Geschl.-Kr. **70**, 5 (1943). — KELLY, J. C., and H. E. B. CURJEL: A case of toxic purpura following S.A.B. injection. J. roy. nav. med. Serv. **24**, 147 (1938). — KIKUCHI, S.: Experimental studies on the occurrence of colitis, with particular reference to the significance of the liver in mercurial poisoning. J. orient. Med. **16**, No 2, 17 (1932). — KINDLER, W.: ,,Agranulocytose" nach Neosalvarsankur und abscedierender Pneumokokkenangina, geheilt durch Mandelausschälung. Z. Laryng. Rhinol. **24**, 85 (1933). — KISS, P., u. G. PEIERBERGER: Malariabehandlung der Lues congenita bei Kontrolle des Blutbildes. Orv. Hetil. **1932**, 313. [Ungarisch.] — KLEIFELD, O.: Die diagnostische Bedeutung der eosinophilen Zellen im Blut für die Erkennung einer Salvarsanunverträglichkeit. Arch. Derm. Syph. (Berl.) **186**, 512 (1948). — KLEIN, N., u. L. STRAUSZ: Hat die antiluetische Behandlung einen Einfluß auf das Blutbild? Mschr. ung. Mediziner **4**, 380 (1930). — KLEINE-NATROP, H. E.: Agranulocytose, Panmyelophthise und Purpura nach Salvarsan. Med. Mschr. **3**, 521, 597, 696 (1949). — KLIMA, R.: Sternalpunktion bei Blutkrankheiten. Ergebnisse der gesamten Medizin. Berlin u. Wien: Urban & Schwarzenberg 1937/38. Bd. 22, S. 19—83. 1938. — KLÜVER, W.: Auftreten des agranulocytären Symptomenkomplexes im Verlauf einer antiluischen Behandlung. Derm. Wschr. **1935 II**, 1118. — KNIGHTS, E. M.: The influence of blood groups in malarial transfusions. J. Lab. clin. Med. **15**, 980 (1930). — KOBORI, T.: Ein Fall von Agranulocytose durch Salvarsaninjektion. Jap. J. Derm. **39**, 78 (1936). [Japanisch.] — KOCH, F., K. SCHLAGETTER, H. E. SCHULTZE u. G. SCHWICK: Symptomatische Makroglobulinämie bei Lues connata. Z. Kinderheilk. **78**, 283 (1956). — KOHAN, R.: Erythroblastosis syphilitica des Neugeborenen. Rev. chil. Pediat. **9**, 934 (1938). [Spanisch.] — KOLLER, L.: Das Blutbild bei Salvarsandermatitis. Jahresverslg der Ungar. Dermatol. Ges., Sitzg vom 11. VI. 1933. Zit. Zbl. Haut- u. Geschl.-Kr. **47**, 458 (1934). — KOPP, I.: Agranulocytic angina, a rare complication of therapeutic malaria: case report. Amer. J. Syph. **33**, 274 (1949). — KOPYLOWA, E., u. D. TRUTNEW: Änderung des Blutbildes bei Ossarsol und kombinierte Ossarsol-Bismutbehandlung von Syphilitikern. Sovet. Vestn. Vener. i Derm. H. 1, 58 (1936). [Russisch.] — KRACKE, R. R., u. F. P. PARKER: Zit. nach L. HEILMEYER, Handbuch für innere Medizin. Blutkrankheiten. Berlin: Springer 1942. — KRÜGER, H.: Beitrag zur Klinik und Pathogenese der Agranulocytose nach Neosalvarsan mit tierexperimentellen Untersuchungen. III. Mitt. Derm. Wschr. **1950**, 999. — KUMAGAI, I., u. M. NAMBA: Weitere Beiträge zur Kenntnis der paroxysmalen Hämoglobinurie. Dtsch. Arch. klin. Med. **156**, 257 (1927).

LACHNIT, V.: Knochenmarkschädigung bei Salvarsanbehandlung. Wien. klin. Wschr. **58**, 666 (1946). — LANCELLOTTI, M.: Contributo sperimentale alla conoscenza delle lesioni sanguigne da arsenobenzolo. Policlinico, Sez. med. **45**, 573 (1938). — LANG, W.: Knochenmarkschädigungen bei Salvarsan-Wismut-Therapie. Ärztl. Wschr. **1949**, 325. — LAPIÈRE, S.: Principaux problèmes sociaux d'actualité dans le domaine de la syphilis. Minerva derm. (Torino) **30**, 320 (1955). — LAPINE: Bismuth toléré après agranulocytose. Bull. Soc. franç. Derm. Syph. **55**, 389 (1949). — LÁSZLÓ, F., S. EDE u. R. ISTVÁN: Die Wirkung von Reaktor auf die Blutbildung bei mit Arsenoxyd behandelten Mäusen. Börgyógy. vener. Szle **4**, 110 (1950). — LEITNER, ST. J.: Die intravitale Knochenmarkuntersuchung. Basel 1945. — LESIGANG, W., u. E. ZIPKIS: Die thrombopenische Kurve der Impfmalaria. Mschr. Kinderheilk. **49**, 300 (1931). — LEVADITI, C., and A. VAISMAN: Terramycin, a new antisyphilitic medication. Antibiot. and Chemother. **1**, 425 (1951). — LEVI, I., e G. NOBBA: Anemia aplastica da rerapia antiluetica con insolito reperto ematologico. G. ital. Derm. Sif. **76**, 177 (1935). — LEVY-BING, A., L. DUCROEUX et M. DOGNY: Étude du sang chez les syphilitiques traités par le salvarsan. Ann. Mal. vénér. **7**, 321 (1912). — LIEBERSON, A., and A. WEISS: Severe bone-marrow depression following arsphenamine; report of two cases with recovery. Ann. intern. Med. **10**, 1175 (1937). — LILLO, G. DE: Modificazioni quantitative e qualitative neu leucociti dei luetici in seguito a cura mercuriale, arsenicale e bismutica. Rinasc. med. **14**, 227 (1937). — LINDSAY, J. W., E. C. RICE and M. A. SELINGER: Purpura hemorrhagica following neoarsphenamine. Sth. med. J. (Bgham, Ala.) **23**, 715 (1930). — Linke, A., u. A. Drassdo: Das „Humorale Blutbild" im Verlauf der Syphilis. Arch. Derm. Syph. (Berl.) **187**, 289 (1948). — Lo Cascio, G.: Trasformazione nell'organismo dei sali die mercurio e loro azione sui tessuti emopoietici. Arch. int. Pharmacodyn. **39**, 161 (1930). — Loeper, M., A. Tzanck et H. Brouet-Sainton: Un cas de mort par surrénalité hemorragique après injections massives de novarsénobenzol. Bull. Soc. méd. Hôp. Paris, III. s. **54**, 767 (1938). — Loghem, I. I. van, D. E. de Leon, H. Frenkel-Tietz and M. van der Hart: Two different serologic mechanisms of paroxysmal cold hemoglobinuria, illustrated by three cases. Blood **7**, 1196 (1952). — Loisch, Z. N.: Über die Früherkennung und Verhütung der Salvarsan-Agranulozytose. Münch. med. Wschr. **1955**, 1048. — Lorenz, W.: Über Lues und perniziöse Anämie. Med. Klin. **1941 I**, 531. — Lotze, H.: Paroxysmale Kältehämoglobinurie und ihre Beziehung zu Erkältungskrankheiten. Ergebn. inn. Med. Kinderheilk. **52**, 277 (1937). — Loveman, A. B.: Toxic granulocytopenia, purpura hemorrhagica and aplastic anemia following the arsphenamine. Ann. intern. Méd. **5**, 1238 (1932). — Lundt, V.: Zur Klinik und Pathogenese der durch Neosalvarsan ausgelösten Agranulocytose. Arch. Derm. Syph. (Berl.) **186**, 319 (1947).

Mackenzie, G. M.: Paroxysmal hemoglobinuria. Medicine (Baltimore) **8**, 159 (1929). — Mahe, M. Dechaume et Chapard: Syndrome agranulocytaire postarsénobenzolique. Rev. Stomat. (Paris) **35**, 643 (1933). — Manicatide, M., A. Rusesco et E. Horovitz: Le rapport entre le purpura chronique et l'infection syphilitique. Bull. Soc. Pédiat. Paris **29**, 255 (1931). — Marzocchi, L.: Variazioni della coagulabilità sanguigna nei luetici. Arch. ital. Med. sper. **5**, 443 (1939). — Variazioni della coagulabilità sanguigna nei luetici. Arch. ital. Med. sper. **7**, 601 (1940). — Marzollo, E.: Emofilia e lue. Boll. Soz. region. Soc. ital. Dermat. Nr 1, 69 (1935). — Anemia perniciosa e lue. Dermosifilografo **14**, 73 (1939). — Mascheroni, H. A., J. M. F. Marquez u. C. Reussi: Luetische Vergrößerung von Leber und Milz mit sekundärer Erythrocytosis. Rev. Asoc. méd.-argent. **49**, 1512 (1935). [Spanisch.] — Massias, C., et P. H. Quat: Guérison rapide d'un syndrome agranulocytaire post-bismuthique par la vitaminothérapie A, B, C. Sang **12**, 363 (1938). — Massobrio, E., e A. Appiano: Sulle anemie luiche. Clinica (Bologna) **3**, 702 (1937). — Masuda, K.: Studien über angeborene Syphilis bei Feten, Neugeborenen usw. Trans. path. jap. **27**, 611 (1937). — Masure, Querangal des Essarts et Deguilhen: Syndrome mixte agranulocytaire fruste et monocytaire par intolérance arsenicale. Bull. Soc. franç. Derm. Syph. **46**, 72 (1939). — Maugeri, F.: Contributo alla conoscenza della sifilide gastrica. G. Clin. med. **13**, 1254 (1932). — McCarthy, F. P., and R. Wilson: The blood dyscrasias following the arsphenamines. J. Amer. med. Ass. **99**, 1557 (1932). — Mead, S. V.: Report of a case of haemorrhagic purpura. Int. J. Orthodont. **16**, 758 (1930). — Méan, C.: Variations hématologiques dues aux arsénobenzènes. Schweiz. med. Wschr. **1938 II**, 785. — Meco, O.: La formula leucocitaria nella paralisi progressiva. (Contributo allo studio del meccanismo terapeutico pireto-specifico.) Rass. Studi psichiat. **23**, 74 (1934). — Meloni, O.: Su di un caso die anemia perniciosa lutica. Acta med. patav. **1**, 75 (1940). — Mercer, S. T.: Preliminary observations on human blood in early syphilis by the supravital method. Proc. Soc. exp. Biol. (N.Y.) **28**, 1033 (1931). — Merkelbach, O.: Salvarsan-Panmyelophthisie. Schweiz. med. Wschr. **1933 I**, 546. — Meyer, A.: Schädigung des Granulocytenapparates als wahrscheinliche Folge von Salvarsanbehandlung. Med. Klin. **1930 I**, 774. — Agranulocytose nach Impfmalaria. Dtsch. med. Wschr. **1931 I**, 226. — Mian, E. U.: Aspetti della crasi protidemica nel corso di terapia penicillinica endemica: a) nella sifilide; b) nella gonorrea. (Nota riassuntiva.) Atti 37. Congr. Soc. Ital. Dermat. Minerva Dermat., Coll. Monogr. Nr 1, p. 108, 1951. — Milian, G.: Anémie grave au cours du traitement par le 914. Rev. franç. Derm. Vénér. **13**, 451 (1937). — Milosserdova, A. I.: Sur le tableau de la moelle ossense chez les enfants atteints des yphilis congénitale. Pediat. H. **6**, 11 (1940). [Russisch.] — Minnhaar, T. C., u. L. G. Sabathie: Toxische Knochenmarkschädigungen im Verlauf klassischer antiluetischer Behandlungen. (Teilweise und vollständige aplastische Myelose.) Rev. méd. Rosario **27**, 742 (1937). [Spanisch.] — Miyasaki, J.: Ein Fall von Salvarsanagranulocytose. Otologia (Tokyo) **10**, 525 (1937). [Japanisch.] — Miyata, T., u. T. Yamasaki: Ein Fall von Agranulocytose, entstanden bei der antiluetischen Kur. Jap. J. Urol. **28**, 590 (1939). [Japanisch.] — Möschl, H.: Agranulocytose und Salvarsan. Wien. klin. Wschr. **1937 I**, 472. — Moeschlin, S.: Weitere Beobachtungen über Immunoleukopenien und -agranulocytosen. Schweiz. med. Wschr. **39**, 1100 (1954). — Monacelli, M.: La terapia antiluetica: suoi mezzi, suoi metodi, sua influenza sulla patologia generale della infezione da treponema pallidum. Minerva derm. (Torino) **30**, 332 (1955). — Montanaro, E.: Contributo sperimentale alla conoscenza delle lesioni da arsenobenzolo degli organi ematopoietici. Atti Soc. ital. Derm. Sif. **30**, 524 (1937). — Contributo sperimentale alla conoscenza delle lesioni da arsenobenzolo degli organi ematopoietici. Policlinico Sez. med. **45**, 553 (1938). — Morikawa, T.: Über die Salvarsan-Agranulocytose, entstanden bei der Behandlung der Nicolas-Favreschen Krankheit. Jap. J. Derm. **37**, 590, 105 (1935). [Japanisch.] — Moriyama, G., u.

M. HANAZONO: Klinische Untersuchung in bezug auf die Senkungsgeschwindigkeit der roten Blutkörperchen (B.S.G.) bei Syphilis. Jap. J. Urol. **26**, 219 (1937). [Japanisch.] — MORO, E., u. S. NODA: Paroxysmale Hämoglobinurie und Hämolyse in vitro. Ges. für Morphologie u. Physiol. zu München, Sitzg vom 19. I. 1909. Münch. med. Wschr. **1909 I**, 545. — MOTEGI, A.: Zu den hämolytischen Studien über Keratitis parenchymatosa e lue congenita. Albrecht v. Graefes Arch. Ophthal. **137**, 527 (1937). — MÜLLER, F.: Tagg der Ungarischen Dermatol. Ges., Sitzg vom 10.—12. VI. 1932. — MURAYAMA, I.: Reticuloendothelsystem und Salvarsan. Jap. J. Derm. **31**, 36 (1931). — MURRI, A.: Emoglobinuria e sifilide. Rev. Clin. (Bologna) **3**, 241, 321 (1885).

NAGAOKA, M., T. SAKIMOTO u. G. TUBOUTI: Ein durch starke hämorrhagische Diathese komplizierter Ikterusfall, der nach Salvarsanbehandlung auftrat. Acta med. nagasak. **1**, 53 (1939). [Japanisch.] — NAKAMURA, H.: Ein Fall von Salvarsangranulocytose. Nagasaki-Igakkai-Zasshi **16**, 1961 (1938). [Japanisch.] — NEUDA, P.: Über Blutfettänderungen beim Luetiker. Wien. Arch. inn. Med. **21**, 455 (1931). — NICOLÒ, F. DE: Contributo alla conoscenza dell'emoglobinuria parossistica „a frigore" nell'infanzia. Pediatria (Riv.) **41**, 854 (1933). — NIISAWA, I.: Über die Verschiebung des Blutgasbildes im ganzen Verlauf der mit Malaria behandelten progressiven Paralyse. Psychiat. Neurol. jap. **39**, H. 2, 6 (1935). [Japanisch.] — NION, E. U.: Minerva dermat. Coll. Monogr. Nr 1, p. 108, 1951. — NISHIKAWA, N.: Blood-picture of prostitutes suffering from syphilitic diseases. J. orient. Med. **18**, Nr 1, 5(1933a). — Effects of salvarsan injections upon the blood-picture. J. orient. Med. **18**, Nr 5, 48 (1933b). [Japanisch.] — NISIKORI, S., u. H. KOIKE: Über den luetischen Milztumor mit dem Bantischen Symptomenkomplex. Lues (Kyoto) **9**, Nr 3, 12 (1933). [Japanisch.] — NORDENSON, N. G.: Studies on bone marrow from sternalpuncture. Stockholm 1935.

OHYA, Z.: Étude de la spirochétose expérimentale par inoculation voie sous-arachnoïde (IX. mém.). Sur la perméabilité méningée dans la syphilis expérimentale chez les lapins par inoculation voie sous-arachnoïde. (II.) Surtout sur la barrière encéphalo-hématique avec l'hémolysine immunée. Acta derm. (Kyoto) **19**, 20 (1932). — OKA, H.: Über Salvarsan-Agranulocytose. Otologia (Tokyo) **12**, 490 (1939). [Japanisch.] — OLHAGEN, B.: Moderna blodäggviteanalyser. Nord. Med. **34**, 992 (1947). — Spontaneous precipitation of crystalline globulin in myeloma serums. Acta med. scand. Suppl. **239**, 86 (1950). — OUDET, P.:Syndrome agranulocytaire (Panmyélophthisie) survenue au cours d'un traitement antisyphilitique. Bull. Soc. franç. Derm. Syph. **45**, 1312 (1938).

PALLIEZ, R., et L. GERNEZ: Syndrome hémorragique chez un nouveau-né hérédo-syphilitique. Bull. Soc. Obstét. Gynéc. Paris **21**, 454 (1932). — PANÀ, C.: Atrofia surrenale e testicolare con sindrome addisoniana. Riv. Clin. med. **33**, 43 (1932). — PAP, Z.: Impfungsrecurrens mit Purpura simplex Schönlein-Henoch an einem paralytischen Kranken. Orv. Hetil. **1934a**, 443. [Ungarisch.] — Infolge von Impfrecurrens entstandene Schönlein-Henochsche Purpura simplex bei einem Paralytiker. Mschr. Psychiat. **88**, 363 (1934b). — PAROUNAGIAN, M. B.: Lymphatic leukemia and tertiary syphilis. Arch. Derm. Syph. (Chicago) **24**, 1114 (1931). — PATARO, F. A.: Die Anzeichen von C. Patiño Mayer im Blut der Luischen. (Die Lymphocytose als Zeichen der Lues und „Tätowierung" des Blutes.) Sem. méd. (B. Aires) **1935 II**, 838. [Spanisch.] — PELUFFO, G., e M. RAVERA: Sulle panmielopathie da arsenobenzoli e sui corrispondenti attuali orientamenti terapeutici (con contributo casistico). Pathologica **40**, 181 (1948). — PERLMAN, H. H., and C. S. WRIGHT: A study of blood picture in congenital syphilis and the effect of antisyphilitic therapy upon the hemoglobin and cellular elements. Amer. J. Syph. **15**, 449 (1931). — PERSICHETTI, C.: La reazione emoclasica nei luetici con manifestazione oculari. Voll. Ocul. **18**, 164 (1939). — PETROV, A., u. M. FREJFELD: Die Veränderungen der morphologischen Blutzusammensetzung bei kongenitaler Lues. Trudy **3**. vses. S-ezda Bórba vener. Bol., p. 91 u. 133, 1932. [Russisch.] — PFEIFFER, J. A. F., and K. P. DOZOIS: Electrophoretic mobility of erythrocytes in syphilis. Arch. Derm. Syph. (Chicago) **36**, 321 (1937). — PHOTINOS, G., SOUVATZIDES u. VASSILIU: Purpura haemorrhagica durch Neosalvarsan. Griechische Dermato-Venereol. Ges., Athen, Sitzg vom 4. XII. 1932. Zit. Zbl. Haut- u. Geschl.-Kr. **46**, 696 (1933). — PIERANGELI, C. E.: Grave sindrome agranulocitica da arsenobenzolo. Osservazione clinica. Otorinolaring. ital. **8**, 454 (1938). — POEHLMANN, A.: Blutgruppe und Syphilis. Münch. med. Wschr. **1930 I**, 1007. — POLI, E.: Su un caso di mielosi globale aplastica con trasformazione plasmacellulare del midollo osseo. Haematologica **23**, 1089 (1941). — POLJAK, B., u. E. JAKOBI: Die physikalischen Eigenschaften des Blutes bei Kindern mit kongenitaler Lues und ihre Veränderungen unter Behandlung. Trudy **3**. vses. S-ezda Bórba vener. Bol., p. 92 u. 133, 1932. [Russisch.] — PONISOVSKAJA, A., u. P. MINIOVIČ: Die Blutgruppen bei Malariatherapie. Ž. Nevropat. H. 7, 40 (1931). [Russisch.] — POOLE, A. K., and L. C. FORSTER: Chronic syphilitic (?) gastritis with total gastrectomy and pernicious anemia. J. Amer. med. Ass. **96**, 2187 (1931). — PRIBRAM: Über paroxysmale Hämoglobinurie. Verein Dtsch. Ärzte in Prag, Sitzg vom 5. XI. 1915. Wien. klin. Wschr. **1915 II**, 1401. — PROPPE, A., u. W. DÖRNER: Das Verhalten der

Leukocyten nach einer Salvarsaninjektion. Arch. Derm. Syph. (Berl.) **190**, 358 (1950). — PRUNELL, A., et J. GALMÈS: Modifications des protéines du sérum dans la paralyse générale. C. R. Soc. Biol. (Paris) **116**, 1201 (1934). — PUENTE, J. J., L. CORDIVIOLA and J. F. A. ALDAO: Agranulocytose infolge Neoarsenobenzolbehandlung. Rev. argent. Dermatosif. **19**, 144 (1935). [Spanisch.]

RAMON GUERRA, A., u. D. PICCARDO: Syphilitische pseudoleukämische Anämie. (Sekundäre Erythroblastosis.) Arch. Pediat. Uruguay **9**, 494 (1938). [Spanisch.] — RASTELLI, M.: Mielosi globale ipoplastica in luetico in corso di terapia bismutica. Puntura sternale e puntura vertebrale. Policlinico, Sez. med. **49**, 237 (1942). — RAYNAUD, R., C. IMERT et R. D'ESHOUGUES: Facteur constitutionnel familial dans la pathogénie des syndromes agranulocytaires. Sang **12**, 327 (1938). — RÉTHLY, A., u. G. FESZLER: Lues-Nachweisung durch die Wirkung des Arsenobenzols auf die Zahl der weißen Blutkörperchen. Orv. Hetil. **1940**, 368. [Ungarisch.]—REZNIKOFF, L., u. S. BEGAM: Über Statik und Dynamik der Senkungsreaktion der Erythrocyten bei der Lues. Vestn. Vener. Derm. H. **4**, 44 (1938). [Russisch.] — RINALDI, R.: La questione delle ematurie essenziali. (Sifilide ed ematuria. Diatesi emmoragica ed ematurie.) Arch. ital. Urol. **6**, 624 (1930). — RIOU: Syndrome agranulocytaire au cours d'un traitement conjugué arsénobismutique chez un syphilitique; action thérapeutique de l'acid ascorbique. Bull. Soc. franç. Derm. Syph. **45**, 76 (1938). — RIVA, G.: Das Serumeiweißbild. Bern u. Stuttgart: H. Huber 1957. — ROF CARBALLO, J., u. J. PARRAS BENITO: Panmyelophthise nach Salvarsanbehandlung. Rev. clin. esp. **4**, 167 (1942). [Spanisch.] —' ROHR, K.: Das menschliche Knochenmark. Leipzig 1940. — ROSAHN, P. D.: Observations on the blood cytology in experimental syphilis. II. The period of disease latency. J. exp. Med. **59**, 721 (1934). — ROSAHN, P. D., and L. PEARCE: The blood cytology in untreated and treated syphilis. Amer. J. med. Sci. **187**, 88 (1934). — ROSAHN, P. D., L. PEARCE and E. CASEY: Observations on the blood cytology in experimental syphilis. I. The period of disease activity. J. exp. Med. **59**, 711 (1934). — ROSEN, I., E. F., MÜLLER and C. N. MYERS: Studies on the complex nitritoid crisis after the intravenous administration of arsenicals. Arch. Derm. Syph. (Chicago) **10**, 316 (1924). — ROSENBLUM, J.: Ein Fall von Gehirnpurpura mit eigenartigem klinischem Verlauf und tödlichem Ausgang in Zusammenhang mit Lumbalpunktion. Mschr. Psychiat. **83**, 245 (1932). — ROSENBLUM, R., et E. J. CETNAR: Paroxysmal cold hemoglobinuria in treated congenital syphilis. Arch. intern. Med. **93**, 304 (1954). — ROTNES, L.: Über den Wert der Senkungsreaktion in der Dermato-Venerologie. Norsk Mag. Laegevidensk. **93**, 280 (1932). [Norwegisch.]

SACHS, H.: Zur Frage des Wesens der syphilitischen Blutveränderung. Klin. Wschr. **1936 II**, 1597. — SAIBENE, G.: Sindromi granulopeniche con angina necrotica in corso di cura arseno-benzolica. Arch. ital. Otol., V. s. **51**, 458 (1939). — SAKURAI, T.: Experimentelle Untersuchung über die Entstehung der Salvarsanagranulocytose. Jap. J. Derm. **42**, 1 (1937).— SALÉN, E. B.: Beitrag zur Kenntnis über Verlauf und Prognose der Kältehämoglobinurie. Acta med. scand. (Stockh.) **75**, 612 (1931). — SANNICANDRO, G.: Splenomegalia emolitica sifilitica con pigmentazione emoglobinigena non emosiderinica. Boll. Sez. region. Soc. ital. Derm. Nr 5, 302 (1932). — ŠAPIRO, A. E.: Über einige Schädigungen des Blutbildsystems bei der spezifischen Therapie der Syphilis. Vestn. Vener. **1951**, H. **4**, 31. [Russisch.] — SATO, K., u. K. TAKENOUCHI: Eigenbluttherapie der Salvarsanagranulocytose. Jap. J. Derm. **39**, 78 (1936). [Japanisch.]—SATTA u. G. PERANTONI: I gruppi sanguigne nella sifilide, nella blennorragia ed in alcuni dermatosi. Studi sassaresi 8, 257 (1930). — SCHACHSUWARLY, M.: Beitrag zur Frage der paroxysmalen Hämoglobinurie. Arch. Schiffs- u. Tropenhyg. **36**, 336 (1932). — SCHAPIRO, A.: Weitere Beobachtungen über den Zusammenhang der Wassermannschen Reaktion mit den Blutgruppen. II. Mitt. Z. Immun.-Forsch. **70**, 381 (1931). — SCHMIDT-LA BAUME: Lues II bei gleichzeitiger Colitis ulcerosa und anschließender perniziöser Anämie. Klin. Demonstrationsabend der Mannheimer u. Ludwigshafener Dermatol., Mannheim, Sitzg vom 10. XII. 1937. Zbl. Haut- u. Geschl.-Kr. **58**, 513 (1938). — SCHOENEICH, P.: Zum Thema: akute Thrombopenie als Salvarsanschädigung (vgl. W. F. GÜLDEN, Med. Klin. **1951**, 772). Med. Klin. **1951**, 1135. — SCHOOG, M.: Beobachtungen und Gedanken zur Salvarsangranulocytose. Z. ges. inn. Med. **3**, 296 (1948). — SCHOPOHL, F., u. P. GRABIETZ: Fetale Syphilis und Neugeborenen-Erythroblastose. Ein Beitrag zur Differentialdiagnose beider Erkrankungen. Zbl. Gynäk. **74**, 852 (1952). — SCHUBOTHE, H.: Serologische Besonderheiten unspezifischer Säurekältehämolysine. Klin. Wschr. **1953**, 814. — SCHUBOTHE, H., u. M. MATTHES: Inkomplette Antikörper im Serum von Patienten mit hohem Kälteagglutinintiter. Klin. Wschr. **1951**, 228. — SCHUERER-WALDHEIM, F.: Über einen Fall von Thrombopenia arsenobenzoica. Derm. Wschr. **114**, 305 (1942). — SCHULTEN: Zur Arbeit WESTERBURG, „Monocytose mit isolierter Penisgangrän nach Salvarsan" (S. 398 Bd. VI, 1949 dieser Z.). Z. Haut- u. Geschl.-Kr. **7**, 58 (1949).— SEGGEL, K. A.: Die Sternalpunktion. 1937. — SEMENZA, C.: Anemia aplastica e intossicazione arsenobenzolica. Clin. med. ital., N. s. **62**, 527 (1931). — SEMINARIO, S., u. J. PESSANO: Leukocytenreaktion nach Gouin. Rev. argent. Dermatosif. **14**,

173 (1931). [Spanisch.] — Sézary, A., et L. Callerot: Purpura novarsénobenzolique après crise nitritoïde. Bull. Soc. franç. Derm. Syph. **47**, 211 (1940). — Sézary, A., et A. Duruy: Crise nitritoïde et purpura post-arsénobenzolique. Bull. Soc. franç. Derm. Syph. **40**, 131 (1933). — Sézary, A., et P. de Font-Réaulx: Leucémie aiguë et syphilis secondaire. Bull. Soc. franç. Derm. Syph. **44**, 347 (1937). — Sézary, A., et J. Lenègre: Aleucie hémorragique après traitement arséno-bismutique. Bull. Soc. franç. Derm. Syph. **39**, 1372 (1932). — Sicilia: Alteraciones hematologicas en un caso de paraplejia sifilitica. Act. dermo-sifiliogr. (Madr.) **43**, 657 (1952). — Siebens, A. A., W. H. Zinkham u. Ph. F. Wagley: Observations on the mechanism of hemolysis in paroxysmal (Cold) hemoglobinuria. Blood **3**, 1367 (1948). — Sielman, H. R.: Case presentation. Lues of the stomach. Proc. Rud. Virchow Med. Soc. **10**, 12 (1952). — Sirota, L.: Über den Einfluß der venösen Injektionen auf den morphologischen Bestand des Blutes. Russk. Vestn. Derm. **8**, 603 (1930). [Russisch.] — Skalweit, W.: Biologische Leukozytenkurve bei Lues und Metalues des Zentralnervensystems. Arch. Psychiat. Nervenkr. **90**, 722 (1930a). — Über das weiße Blutbild und die Leukocytenrelation bei Neurolues sowie ihre Bedeutung für die Pathogenese der Paralyse. Arch. Psychiat. Nervenkr. **92**, 86 (1930b). — Die lymphocytäre Reaktion im allgemeinen und lokalen Blutbild bei Lues und Metalues sowie ihre Bedeutung für Pathogenese und Therapie. Z. Neurol. Psychiat. **129**, 376 (1930c). — Smith jr., D. L., u. R. A. Lyon: Aplastic anemia following stovarsol (acetarsone) therapy. J. Pediat. **6**, 624 (1935). — Sniegowski, J.: Agranulocytose im Verlaufe antiluetischer Behandlung. Przegl. Derm. Wener. **31**, 144 (1936). [Polnisch.] — Somogyi, I., u. L. v. Angyal: Zur Frage des Zusammenhanges zwischen Blutgruppenkonstellation und Malariabehandlung. Arch. Psychiat. Nervenkr. **100**, 111 (1933). — Spanio, A.: Su due casi di anemia splenica eredosifilitica dell'adulto. (Contributo clinico ed ematologico.) Minerva med. (Torino) **1931 I**, 835. — Spiethoff, B., u. K. Zieler: Zur Salvarsanbehandlung im Kriege. **1942**, 115. Derm. Wschr. **1942**, 115, 993. — Spillmann, L., M. Vérain et L.-J. Segall: Considérations sur les variations du déséliquilibre acido-baique du sang au cours de la syphilis évolutive. C. R. Soc. Biol. (Paris) **106**, 824 (1931). — Sprafke, H.: Kasuistischer Beitrag zur Frage des Auftretens von Agranulocytose durch eine antisyphilitische Kur. Derm. Z. **71**, 88 (1935). — Sprockhoff, H., u. H. C. Buhrmester: Über das Auftreten einer Agranulocytose bei Behandlung einer Neurolues mit Quecksilber. Med. Klin. **1937 I**, 408. — Ssemenskaja, E., N. Tschogoschwili u. E. Zinzadse: Der Einfluß der kombinierten Bismut-Salvarsankur auf die Dynamik der Veränderungen des Blutbildes beim Syphilitiker während der verschiedenen Krankheitsperioden. Sovet. Vestn. Vener. i Derm. **3**, 718 (1934). [Russisch.] — Staemmler, M.: Über syphilitische Myelose. Beitr. path. Anat. **99**, 34 (1937). — Stancanelli, G.: Influenza della terapie mercuriale ed arsenobenzolica sul quadro ematologico di bambini con lues congenita. Scr. med. in onore Jemma **2**, 1223 (1934). — Stančić-Rokotov: Purpura haemorrhagica nach Neosalvarsan. Dermato-Venerol. Sektion in Zagreb. Nachtrag. Sitzg vom 27. X. 1936. Zit. Zbl. Haut- u. Geschl.-Kr. **60**, 193 (1938). — Stephens, D. J.: Aplastic anemia occuring during the treatment of syphilis with the arsphenamines. Amer. J. Syph. **15**, 333 (1931). — Aplastic anemia following sulpharsphenamine with recovery. Amer. J. Syph. **18**, 24 (1934). — Stigaard, A.: Ein Fall von thrombopenischer Purpura nach Salvarsanbehandlung und durch Bluttransfusion geheilt. Ugeskr. Laeg. **1937**, 138. [Dänisch.] — Thrombopenische Purpura nach Salvarsanbehandlung. Ugeskr. Laeg. **1939**, 118. [Dänisch.] — Strasser, U.: Perniziöse (? mit Lues kombinierte) Anämie. Wien. med. Wschr. **1933 II**, 1209. — Stratton, E. K.: Agranulocytosis with associated skin lesions, following arsenobenzene therapy. Report of a case. Amer. J. Syph. **17**, 510 (1933). — Streitmann, B.: Zur Symptomatologie der Arsenobenzolagranulozytose. Klin. Med. (Wien) **2**, 416 (1947). — Swiatkiewicz, M.: Die Leukocytenreaktion als diagnostische und prognostische Methode bei Lues. Polska Gaz. lek. **1931**, 182. [Polnisch.]

Tackmann, K.: Beitrag zur Pathogenese der Salvarsan-Agranulocytose. Z. Haut- u. Geschl.-Kr. **6**, 148 (1949). — Tapie, J., J. Gadrat, C. Bimes, J. Monier et P. Ferret: Syphilis tertiaire de la rate avec hypersplénisme secondaire. Echec partiel du traitement spécifique. Amélioration nette après splénectomie. Presse méd. **1956**, 2267. — Tappeiner, J.: Über hämorrhagische Purpura bei Impfmalaria. Derm. Wschr. **1936 I**, 481. — Tauber, B. E., and L. Goldman: Syphilitic anemia with diffuse osteitis and superinfection. Amer. J. Syph. and Neurol. **19**, 339 (1935). — Distanz thrombophlebitis following neoarsphenamine injection. Amer. J. Syph. **20**, 382 (1936). — Tempski, J., Z. Szieciolowski and W. Sikorawa: Agranulocytosis in the course of antisyphilitic treatment. Przegl. Derm. Wener. **5**, 205 (1955). [Polnisch.] — Tenenbaum, S.: Zwei Fälle von echtem Syph.-Fieber. (Febris luica visceralis.) Polska Gaz. lek. **1931 II**, 873. — Thaddea, S.: Die Prognose der Agranulocytose Dtsch. med. Wschr. **1941**, 1208. — Thomsen, S.: Letale, durch Neosalvarsan hervorgerufene Agranulocytose. Ugeskr. Laeg. **1938a**, 1178. [Dänisch.] — Agranulocytosis caused by neoarsphenamine. Lancet **1938 II²**, 1358. — Samml. Vergiftungsf. **10**, 51 (1939). — Thurmon, F., and D. Blain: Paroxysmal hemoglobinuria. Observationsb ased upon a study of three cases.

Amer. J. Syph. **15**, 350 (1931). — THURSFIELD, H.: Congenital syphilis and splenic anaemia in an infant. Proc. roy. Soc. Med. **27**, 1319 (1934). — TOURAINE, A., et BACHET: Agranulocytosea u cours d'une cure arsénico-bismuthique. Traitement par carbone, arsénobenzène, sulfamide etc. Guérison rapide. Bull. Soc. franç. Derm. Syph. **46**, 149 (1939). — TOURAINE, A., P. RENAULT, E. LORTAT-JACOB et L. GOLÉ: Anémie grave févrile avec syndrome hypogranulocytoaire, traitéepar transfusions répetées et tryparsamide. Bull. Soc. franç. Derm. Syph. **40**, 1332 (1933). — TOURAINE, A., et C. RIBADEAU-DUMAS: Hypogranulocytose épisodique avec stomatite ulcéromembraneuse au cours d'un traitement par sulfarsénol. Guérison. Bull. Soc. franç. Derm. Syph. **40**, 128 (1933). — TROITZKAJA, A. D.: Blutbildungsveränderungen bei kongenitaler Syphilis. Folia haemat. (Lpz.) **48**, 443 (1932). — TUCKER, H. A., C. F. MOHR, R. D. HAHN and J. E. MOORE: Syphilis. A review of the recent literature. Arch. intern. Med. **83**, 197 (1949).

UBL, J.: Hämorrhagische Diathese nach Neosalvarsan. Čas. Lék. čes. **1941**, 870. [Tschechisch.]

VACEK, V.: Blutkomplikationen bei der Luesbehandlung. Čas. Lék. čes. **1939**, 658. [Tschechisch.] — VALKÁNYI, R.: Operierter Fall von Magenlues. Orv. Hetil. **1942**, 261. [Ungarisch.] — VANNI, A.: Sindrome agranulocitica da arsenobenzolo. Atti Soc. ital. Derm. Sif. **1**, 994 (1939). — VARGA, A.: Die Bewertung des Blutbildes bei Syphilis. Arch. Derm. Syph. (Berl.) **175**, 214 (1937a). — Die Bewertung des Blutbildes bei Syphilis. Orv. Hetil. **1937b**, 229. [Ungarisch.] — Die Veränderung des Blutbildes während der Syphilisbehandlung. Derm. Wschr. **1937**, 1122. — VAUTHEY, M.: Système réticulo-endothélial hépatique et chimiothérapies antisyphilitiques. Son rôledans leur tolérance et leur activité. Ann. Mal. vénér. **29**, 241 (1934). — VELLA, F.: La relazione emoclasica nelle affezioni oculari da lue. Lett. oftal. **12**, 307 (1935). — VESA, A.: Lues und schwere Anämie. Acta med. scand. **76**, 453 (1931). — VICUÑA, H., u. R. ALMEYDA: Zwei klinische Beobachtungen von Agranulocytose nach Arsenobenzol mit Ausgang in Heilung. Rev. San. nav. **7**, 6 (1937). [Spanisch.] — VILANOVA, X., J. PIÑOL y A. CASTELLS: Agranulocitosis en el curso de un paludismo inducido. Act. dermo-sifiliogr. (Madr.) **46**, 270 (1955). — VOLLMER, G., u. R. SCHRÖDER: Eosinophilie — ein Vorbote der Salvarsan-Dermatitis. Z. Haut- u. Geschl.-Kr. **5**, 287 (1948). — VONKENNEL, J.: Zum Symptomenkomplex der Agranulozytose. Med. Klin. **1934 I**, 123. — VYDRIN, A.: Das morphologische Blutbild bei visceraler Syphilis im Zusammenhang mit der spezifischen Behandlung. Vrač. Delo **13**, 891 (1930). [Russisch.]

WALTER, F., u. R. TRZEBICKY: Studien in vivo über die Blutcytologie des Knochenmarkes im Verlaufe der Syphilis. VIII. Jahresverslg der Poln. Dermatol. Ges., Lemberg, Sitzg vom 27.—30. VI. 1932a. Zit. Zbl. Haut- u. Geschl.-Kr. **44**, 144 (1933). — Untersuchungen in vivo über das cytologische Verhalten des Knochenmarkes im Verlauf der Syphilis. Arch. Derm. Syph. (Berl.) **167**, 179 (1932b). — Investigations in vivo concerning the cytological behavior of the bone marrow in the course of syphilis. Urol. cutan. Rev. **37**, 402 (1933a). — Studien in vivo über die Cytologie des Blutes des Knochenmarkes im Verlaufe der Syphilis. Med. dosw. spol. **16**, 518 (1933b). [Polnisch.] — WATSON, K. C., and W. LAURIE: Syphilitic cold haemoglobinuria. S. Afr. med. J. **1956**, 1001. — WEISENBERG, G.: Beitrag zur Salvarsanallergie (Exanthem des 9. Tages und Agranulocytose). Derm. Wschr. **122**, 711 (1950). — WESTERBURG, F.: Monocytose mit isolierter Penisgangrän nach Salvarsan. Z. Haut- u. Geschl.-Kr. **6**, 398 (1949). — WIDENMANN, A.: Kasuistischer Beitrag zur Frage der aplastischen Anämie im Gefolge einer Quecksilber-Neosalvarsanbehandlung bei einem kongenital luischen Säugling. Derm. Wschr. **1940 II**, 807. — WIEDMANN, A.: Knochenmarkschädigung nach antiluischer Behandlung (zwei Fälle). Öst. Dermatol. Ges., Wien, Sitzg vom 15. III. 1934. Zit. Zbl. Haut- u. Geschl.-Kr. **48**, 449 (1934). — Agranulocytose nach Neosalvarsan. Öster. Dermatol. Ges., Jahressitzg vom 16. V. 1935. Zit. Zbl. Haut- u. Geschl.-Kr. **52**, 279 (1936). — WILE, U. J., R. ISAACS and C. W. KNERLER: The blood cells in early syphilis. Amer. J. Syph. **25**, 133 (1940). — WILLI, H., F. KOLLER u. J. RAAFLAUB: Symptomatische Makroglobulinämie bei Lues congenita. Beitrag zur Frage der „Fibrinasthenie" Fanconi. Acta haemat. (Basel) **11**, 316 (1954). — WINKLER, U.: Bericht über 2 Fälle von Agranulocytose im Verlaufe von antiluischen Kuren. 5. Tagg der Dermatol. Ver.igg Groß-Hamburg, Sitzg vom 20. II. 1938. Zit. Zbl. Haut- u. Geschl.-Kr. **60**, 208 (1938). — WINTERNITZ, L.: Contributo alla conoscenza dell'amoglobinuria parossistica a frigore. Minerva med. (Torino) **1930 II**, 680. — WITEBSKY, E.: Internat. Soc. Hematol. 3rd. Internat. Congr., Cambridge, 1950. Gesellschaftsberichte. Acta haemat. (Basel) **5**, 306 (1951). — WITTLINGER, F.: Zusammenhang zwischen dem thrombopoetischen System und der Salvarsan-Dermatitis. Z. Haut- u. Geschl.-Kr. **6**, 9 (1949). — WONG, D. H., and F. K. CHEN: Blood groups in relation to syphilis and its treatment. Nat. med. J. China **17**, 354 (1931).

YAMAMOTO, S.: Hämatologische Untersuchungen beim experimentellen Rückfallfieber. II. Über die Schwankung der Anzahl und die prozentuale Verteilung der weißen Blutkörperchen. Acta derm. (Kyoto) **19**, 83 (1932). — Hämatologische Untersuchung bei der experimentellen Syphilis. Über die Schwankungen des Blutbildes im Verlaufe der experimentellen Syphilis. Acta derm. (Kyoto) **21**, 77 (1933). — YOUNG, L. E. and I. S. LAWRENCE: Atypical hemolytic anemia. Observations with particular reference to the use of transfusions in the study of hemolytic mechanism. Arch. intern. Med. **77**, 151 (1946).

ŽARA, E.: Ricerche sulla formula leucocimetrica e leucocitaria dei paralitici progressivi. Osp. psichiat. **2**, 380 (1934). — ZIELER, K.: Über das Auftreten einer Agranulocytose bei Behandlung einer Neurolues mit Quecksilber. (Bemerkungen zur Arbeit von H. SPROCK-HOFF u. H. C. BUHRMESTER in dieser Wschr. **1937**, Nr 12, 408ff.) Med. Klin. **1937** I, 634. — Totale Thrombopenie nach einmaliger Salvarsaninjektion. (Bemerkungen zu der gleichnamigen Arbeit von H. A. HEINSEN u. R. WACHTER in dieser Wschr. **1942**, Nr 49.) Dtsch. med. Wschr. **1943** I, 368. — ZIENKIEWICZ, J.: Das Blutbild bei Kindern mit kongenitaler Lues und seine Veränderungen bei spezifischer Behandlung. Pediat. pol. **14**, 350 (1934). [Polnisch.] — ZWAN-GOLDSCHMIED, A.: Ein Fall von fortgeschrittener Anämie im Verlaufe einer angeborenen Lues. Pediat. pol. **17**, 112 (1937). [Polnisch.]

Die Lues des Nervensystems

Von

Hans Hoff und Klara Weingarten-Wien

Einleitung

Beim Überblick über die seit dem Erscheinen dieses Handbuches — im Jahre 1928 — neu publizierten Arbeiten, d.h. über das Material der letzten 30 Jahre, kann man feststellen, daß grundsätzlich Neues in der Klinik der Neurolues nicht mitgeteilt wurde, wenn auch Veränderungen in manchen klinischen Bildern oder Abläufen fraglos nachweisbar sind. Es möge hier nur die Wandlung der Klinik der tabischen Bilder oder das praktisch völlige Schwinden der Gummen erwähnt werden. Hingegen ist es in der Therapie der Neuro ues durch die Einführung der Penicillintherapie zu einem umwälzenden Fortschritt gekommen. Wenn es auch derzeit noch zu früh ist, Endgültiges über die Wirkungsweise und Dauererfolge dieser Therapie auszusagen, so steht nach Meinung der Mehrzahl der Forscher immerhin fest, daß die Behandlung mit Penicillin den Vorrang unter allen bisherigen Therapien, insbesondere in bestimmten Fällen von Neurolues, verdient. Das will aber keineswegs besagen, daß wir die Malariafiebertherapie, vor allem in Fällen von progressiver Paralyse in unserem therapeutischen Arsenal missen möchten, oder daß die anderen älteren Therapien völlig obsolet geworden wären.

Obwohl die frische luische Infektion nach dem zweiten Weltkrieg sicherlich zugenommen hat, obwohl die Spätlues und insbesondere die Neurolues an Wichtigkeit nichts eingebüßt haben, bleibt ungerechtfertigterweise die Meinung aufrecht, daß man sich mit der Neurolues nicht viel beschäftigen müsse, da sie ja im Aussterben begriffen sei. Bezeichnend in diesem Zusammenhang ist, daß trotz der Wichtigkeit der luischen Erkrankungsformen eine Zeitschrift vom Range des American Journal of Syphilis, Gonorrhoea and Venereal Diseases im Jahre 1954 wegen Mangels an Interesse eingestellt werden mußte. Um dieselbe Zeit hat man in Amerika aus dem Titel der weltbekannten medizinischen Zeitschrift Archiv of Dermatology and Syphilology das Wort „Syphilology" gestrichen mit der Begründung, daß die Syphilis seltener geworden sei und daß wissenschaftliche Arbeiten über dieses Thema fehlten. Wie wichtig jedoch das Problem der Lues in volksgesundheitlicher und ökonomischer Hinsicht sein muß, geht daraus hervor, daß für die Syphilispsychosen allein in Amerika 40 Millionen Dollar jährlich ausgegeben werden. Wie sehr in den letzten Jahren wegen Nichtbeachtens der Neurolues gesündigt wurde — „weil sie nicht existiert" —, beweist auch eine Statistik von THOMAS u. Mitarb., nach der 687 Patienten mit tertiärer und quartärer Lues bei gelegentlichem Spitalsaufenthalt keine adäquate Diagnose und Behandlung erfahren hatten.

I. Einteilung der Neurolues

Wir halten weiter an der eingebürgerten Terminologie fest, daß unter Neurolues *sämtliche* luischen Affektionen im Nervensystem zu verstehen sind. Für die Einteilung der Neurolues gibt uns die Klinik den besten Wegweiser und, da diese

Einteilung gleichzeitig auch gute therapeutische Hinweise und Indikations-
stellungen ermöglicht, möchten wir daran festhalten und die Neurolues in zwei
große Gruppen einteilen:

1. die mesodermale oder meningo-vasculäre Lues, hauptsächlich im Tertiärstadium auftretend und

2. die ektodermale oder parenchymatöse Neurolues, im sog. Quartärstadium.

In der 1. Gruppe ist *hauptsächlich* eine lokalisierte oder generalisierte spezifische
Entzündung der Meningen (besonders der weichen Hirnhäute) und der das Gehirn
ernährenden Gefäße zu finden.

Bei der ektodermalen oder parenchymatösen Lues ist in erster Linie das nervöse Parenchym selber betroffen und es handelt sich hier *hauptsächlich* um einen
degenerativen und weniger um einen primär entzündlichen Prozeß.

Natürlich wird kein einziger Fall der Neurolues dieser Einteilung vollkommen
entsprechen, es wird reichlich Mischformen geben, aber immer mit vorzugsweiser
Beteiligung der einen oder anderen Gruppe.

Die allgemein übliche Einteilung in Lues cerebri und Lues spinalis ist eine
rein lokalisatorische und sagt über die Art des Prozesses nichts aus. Pathogenetisch verwendet man den Ausdruck Lues cerebri für die im Tertiärstadium auftretenden meningo-vasculären Manifestationen. Hier werden wir auch diejenigen
Fälle einreihen, die bei sicherer luischer Genese nur Pupillenstörungen aufweisen,
ohne sonstige klinische Zeichen einer ektodermalen Lues. Der Ausdruck ,,spinale
Lues" als rein topographische Angabe gebraucht, kann dementsprechend sowohl
Fälle mit meningo-vasculärer als auch parenchymatöser Beteiligung umfassen,
so z.B. den luischen Gefäßverschluß der A. spin. ant. und die syphilitische
Strangdegeneration mit dem klinischen Bild der spastischen Spinalparalyse.
Der Klarheit der Einteilung zuliebe und wegen der therapeutisch scharf zutage
tretenden Differenz würden wir als Lues spinalis jedoch nur die parenchymatösen
Formen bezeichnen, während wir die anderen Fälle als meningo-vasculäre Form
mit spinaler Lokalisation betrachten.

Die sonst übliche Einteilung der Lues je nach Stadien ist, so nützlich sie für
die Frühlues erscheint, nur begrenzt für die Klinik der Neurolues verwendbar:
Allgemein kann man sagen, daß die Fälle von mesodermaler Lues hauptsächlich
in der Tertiärperiode auftreten, während die parenchymatöse Neurolues die
Krankheit der Quartärperiode darstellt.

Diese Regel gilt zwar für die meisten, aber nicht für alle Fälle. Als Ausnahme
von dieser Regel seien gleich die frühsyphilitische Meningitis in der Sekundärperiode oder Argyll-Robertsonsche Pupillen am Ende der Sekundärperiode
erwähnt. Der praktische Wert dieser Einteilung nach Perioden liegt darin, daß
sie festhält, daß sich die mesodermalen Fälle des Tertiärstadiums innerhalb von
4—5 Jahren nach der Infektion entwickeln können, während die parenchymatösen
Veränderungen des quartären Stadiums erst später, manchmal erst nach 10 bis
20 Jahren, aufzutreten pflegen.

Kurz soll noch die Einteilung in asymptomatische und symptomatische
Neurolues erwähnt werden:

Unter asymptomatischer Neurolues verstehen wir Fälle, die nur einen pathologisch veränderten Liquor aufweisen, aber gar keine klinisch manifesten Syndrome zeigen. Wichtig erscheinen diese Fälle besonders deswegen, weil sie auf
die Dringlichkeit von häufigen Liquorkontrollen hinweisen und auf die Art und
Beteiligung der meningealen Infektionen sowie auf die Pathogenese der inzipienten
Paralyse ein Licht werfen. Schon im Primärstadium der Syphilis können in einem
ganz geringen Prozensatz Liquorveränderungen vorkommen, im Sekundärstadium
sind sehr schwankende Zahlen (zwischen 10 und 75% der Fälle) angegeben worden.

Ein Teil der Fälle dieser Gruppe weist ihn Sekundär- und besonders im Tertiärstadium einen positiven Liquor auf; insbesondere diese letzteren zeigen die Gefahr
einer sich anbahnenden symptomatischen Neurolues bereits an. Diese Fälle
weisen im Liquor Veränderungen auf, die einem luischen Liquor der meningovasculären Formen entsprechen. Ein anderer Teil der Fälle der asymptomatischen
Neurolues sind die von Wagner-Jauregg als Paralysis imminens bezeichneten
Fälle, die klinisch gesund, einen typisch paralytischen Liquor aufweisen. Diese
finden sich häufig im Quartärstadium. Hier soll nochmals betont werden, daß
Fälle, die Pupillenstörungen ohne sonstige Symptome aufweisen, nicht mehr in
diese Gruppe gehören, wohl aber Fälle, die kardiovasculäre oder andere organ-
syphilitische Zeichen aufweisen. In der Früh- und Spätlatenz — ein Begriff,
dessen genauere Erklärung später noch folgt — sind es hauptsächlich Läsionen
des vasculären und meningealen Apparates, die die Ursache für die Liquorveränderungen abgeben; in den Fällen der Paralysis imminens hauptsächlich
Läsionen des ektodermalen Parenchyms, die für die Liquorveränderungen verantwortlich zu machen sind.

Nachfolgend in tabellarischer Form eine Übersicht über den Formenkreis
der Neurolues:

Einteilung der Neurolues

I. *Mesodermale Neurolues*
  A. *Meningitische Bilder*
    a) Meningitis luica acuta
    b) Meningitis luica subacuta oder chronica
      1. Cerebrale Lokalisation: basal
      diffus
      2. Spinale Lokalisation: Pachymeningitis cervicalis hypertrophicans
      Meningomyelitis
  B. *Gefäßlues des ZNS* (Heubnersche Endarteriitis)
    a) cerebral (diffus oder lokalisiert)
    b) spinal
  C. *Gummen*
    a) solitäre Gummen
    b) miliare Gummen
  D. *Lues der peripheren Nerven*

II. *Ektodermale oder parenchymatöse Lues*
  A. *Progressive Paralyse*
  B. *Tabes dorsalis*
  C. *Lues spinalis*
    Die Opticusatrophie als selbständiges Krankheitsbild muß teils in die meningeale,
    teils in die parenchymatöse Gruppe eingegliedert werden.

Es soll betont werden, daß zwischen den einzelnen Formen keineswegs eine
scharfe Trennung besteht, da z.B. endarteriitische und gummös meningitische
Formen fast immer gemeinsam vorkommen, wie auch die Taboparalyse ein häufiges Krankheitsbild darstellt. Ebenso sind auch bei der progressiven Paralyse
im histologischen Bild neben ihren charakteristischen.Zeichen, miliare Gummen
und sonstige mesodermale Veränderungen zu finden. Vom therapeutischen
Standpunkt aus ist jedoch diese Trennung von eminenter Wichtigkeit.

II. Pathogenese der Neurolues

Noguchis Nachweis der Spirochaeta pallida im Nervengewebe bei Fällen
von progressiver Paralyse und Tabes hat die ätiologisch-pathogenetischen Probleme der Neurolues keinesfalls gelöst. Während die luischen Manifestationen,

die auf Grund einer mesodermalen Affektion das Nervensystem schädigend beeinträchtigen, keine entscheidenden Sonderprobleme gegenüber den übrigen Erscheinungsformen der mesodermalen Lues darstellen, betrifft die sog. nervöse Parenchymlues einen gesonderten Kreis von Fragestellungen. Dabei hat, wie im einzelnen an Hand des pathologisch-anatomischen Befundes dargestellt werden wird, das Nebeneinander und Ineinandergreifen von Vorgängen, die als direkte Spirochätenwirkung anzusehen sind, und solchen, die man als allergisch-toxische Schädigungen auffassen muß, die Streitfrage „Meta-Lues oder quartäre Syphilis" einer Entscheidung entzogen. Das tritt z. B. in HAUPTMANNs Formulierung zutage, daß die progressive Paralyse nicht eine einfache Spirochätose des Gehirnes sei. Mutatis mutandis sind die Verhältnisse für die Tabes gleichartig.

Wenn heute kein Zweifel mehr darüber besteht, daß die beiden Formen der nervösen Parenchymlues, Tabes und progressive Paralyse syphilitische Erkrankungen sind, so bleibt zunächst doch die Frage offen, wieso nur ein gewisser kleiner Prozentsatz von Luetikern später diesen Erkrankungen anheimfällt. Die Prozentzahl jener Syphilitiker, die an einer nervösen Parenchymlues erkranken, schwanken in den verschiedenen Statistiken erheblich. Während AEBLY 10%, NIELSEN 8,6%, BOSTROEM 7% annahmen, kommen STANLEY u. Mitarb. auf 4%. Angesichts dieser Tatsache ergab sich die Frage, ob das pathologische Geschehen bei der Neurolues im engeren Sinne auf einer besonderen Beschaffenheit gewisser Spirochäten beruhe, oder auf die konstitutionelle Eigenart des Organismus der Paralytiker und Tabiker zurückzuführen sei. Unter Zuhilfenahme akzidenteller Faktoren, wie z. B. klimatischer oder beruflicher Einflüsse, durchgemachter Erkrankungen, therapeutischer Beeinflussung oder Nichtbeeinflussung in den früheren Stadien usw., wurden die verschiedensten Synthesen dieser beiden Auffassungen versucht, die entweder eine Veränderung des Erregers im Sinne einer erworbenen Neurotropie oder einer Veränderung der Abwehrlage des Erkrankten für das Auftreten der Paralyse oder Tabes verantwortlich machen. Zur Stützung der Theorie neurotroper Spirochätenstämme wurden zunächst zahlreiche Fälle beschrieben, in denen bei einer Reihe von Ansteckungen an der gleichen Infektionsquelle ein gehäuftes Auftreten von Nervenlues als Folge zu beobachten war (ERB, MOREL-LAVALLÉE, REJSEK und PROCHAZKA, TADDEI u. a.). In ähnlicher Weise wurde das Auftreten der konjugalen Paralyse oder Tabes als Beweis für die Existenz neurotroper Pallidastämme herangezogen (GORDON, FISCHER u. a.). Ebenso hat man das familiäre Vorkommen von Nervensyphilis mit neurotropen Stämmen in Zusammenhang bringen wollen (W. C. MENNINGER u. GROTJAHN u. a.).

Die Schlußfolgerungen aus diesen Beobachtungen blieben jedoch nicht unwidersprochen; so konnte z. B. EICHELBERG bei 13 Glasbläsern mit gleicher Infektionsquelle die seinerzeitige Behauptung von BROSIUS, der seine Beweisführung zugunsten eines neurotropen Spirochätenstammes ebenfalls auf eine Beobachtung an Glasbläsern stützte, widerlegen. JAHNEL weist in demselben Zusammenhang darauf hin, daß rein zufällig hie und da aus der gleichen Infektionsquelle mehrere Fälle von Neurolues hervorgehen müssen. Den statistischen Untersuchungen FISCHERs über die Häufigkeit der konjugalen progressiven Paralyse, der eine Paralysemorbidität bei konjugalen Fällen von 10,5 findet und diese Ziffer für wesentlich höher als die übrige Paralysemorbidität hält, tritt BODECHTEL mit dem Argument entgegen, daß man nach den verschiedenen Statistiken eine allgemeine Paralysemorbidität bis zu 10% durchaus annehmen kann (s. die Untersuchungen von AEBLY), wodurch die FISCHERsche Prozentzahl ihre Signifikanz verliert. Zahlreiche kasuistische Untersuchungen wollen den Beweis eines neurotropen Spirochätenstammes an Hand von Familienuntersuchungen dadurch widerlegen, daß sie Familien anführen, deren einzelne

Angehörige bei sicher gleicher Infektionsquelle teils mesodermale, teils neuro-parenchymatöse Manifestationen zeigen (Nonne, Sézary u. a.).

Das Postulat eines neurotropen Spirochätenstammes schließt zunächst die Annahme eines anderen, dermatotropen Stammes in sich. Diese Auffassung stützte sich einerseits auf die Tatsache, daß bei Fällen von Tabes oder progressiver Paralyse die Patienten häufig keine oder sehr geringe Erscheinungen des sekundären und tertiären Stadiums aufwiesen, andererseits auf Berichte, die dafür sprechen, daß in anderen Erdteilen wesentlich häufiger Manifestationen der primären und sekundären Lues zu beobachten seien, die Neurolues jedoch seltener als in Europa vorkommt. Ganz grundsätzlich wendet Bodechtel dagegen ein, daß man jedoch auch immer wieder Patienten mit tertiären syphilitischen Haut-erscheinungen und neuroluischen Manifestationen findet — wie das z. B. Knigge eindringlich dargestellt hat —, so daß man an das gleichzeitige Vorhandensein zweier Spirochätentypen glauben müßte. Bei Auftreten einer Aortenlues wäre unter Umständen sogar noch an eine dritte spezielle Art des Erregers zu denken, was die Annahme neurotroper Stämme schon etwas unwahrscheinlich macht. Lazarovits betont in diesem Zusammenhang auch, daß man zur Ermittlung der Häufigkeit des gemeinsamen Auftretens von kardiovasculärer und neuroparen-chymatöser Lues von den Fällen mit kardiovasculärer Lues ausgehen müsse, da diese später auftritt als die Neurolues. Die Nichtbeachtung dieser Gesichts-punkte ist wohl häufig die Ursache für voreilige Trugschlüsse über einen Ant-agonismus dieser beiden Formen der Spätlues. Demme weist mit Recht darauf hin, daß die These vom Antagonismus zwischen sekundären und tertiären syphi-litischen Erscheinungen einerseits und neuroluischen andererseits keinen Beweis für die Existenz besonderer dermatotroper und neurotroper Spirochätenstämme darstellt, da z. B. Beringer bei seiner Expedition in die Mongolei eine sehr häufige Kombination von Paralyse und Tabes mit Gummen fand. Auch sta-tistische Untersuchungen, wie z. B. die von Lapychef, der bei 411 Patienten mit tertiär-syphilitischen Erscheinungen in 11,2% eine Kombination mit Neuro-lues fand, scheinen gegen eine Trennung von neurotropen und dermatotropen Erregern zu sprechen. Ehe auf die besondere Problemstellung der zumindest in Europa offenbar doch festzustellenden Tatsache eingegangen werden kann, daß wirklich bei Tabikern und Paralytikern die Erscheinungen des sekundären und tertiären Stadiums oft wenig oder nicht bemerkt werden, muß zunächst noch zur Frage der geographischen Verteilung Stellung genommen werden:

Die Angaben divergieren hinsichtlich eines geographischen Antagonismus zwischen Haut- und Nervenlues stark. Eine Reihe von Untersuchern konnte frühere Behauptungen darüber, daß in gewissen, speziell „exotischen" Ländern die Neurolues selten oder nicht vorkommt, exakt widerlegen. Die Autoren führen den Irrtum der früheren Meinungen auf zu oberflächliche Untersuchung, bzw. auf die Tatsache zurück, daß bei primitiveren Völkern durch lange Zeit hindurch eine heftige Scheu bestand, Nerven- und Geisteskranke dem fremden Arzt vor-zuführen. Solche Untersuchungen liegen z. B. über Cochinchina von Montel, über Java von Verhaart, über den Balkan von Stanojevic und vielen anderen vor. Andererseits fehlt es nicht an Stimmen, die nach wie vor für deutliche geo-graphische Unterschiede in der Häufigkeit des Auftretens der Neurolues sprechen.

Die Beobachtungen von geographischen Unterschieden im Hinblick auf das Auftreten von Neurolues wurden selbstverständlich auch anderen Deutungen als dem Postulat eines neurotropen Virusstammes unterzogen. So konnte Hermans zeigen, daß eingeborene Syphilitiker in Niederländisch-Indien starke Haut-erscheinungen, jedoch selten viscerale oder neuroparenchymatöse Manifestationen aufweisen. Europäer dagegen, die sich an javanischen Frauen infizieren, bekommen

in einem gleichen Prozentsatz wie in Europa eine Neurolues. Dieser Befund
spricht deutlich gegen die Annahme einer exotischen „dermatotropen" und einer
europäischen „neurotropen" Lues, sondern weist eher in Richtung einer konstitutionellen Prädisposition. Es fehlt daher nicht an Versuchen, diese konstitutionelle Disposition zunächst auf der Basis biologischer Rassenunterschiede zu
fassen. Wenn PLAUT zeigt, daß Neger seltener als Weiße an Neurolues erkranken,
und PADGET bei insuffizient behandelten Syphilitikern unter Weißen 2mal
häufiger Neurolues als unter Negern fand, sucht WAITZ dies dadurch zu erklären,
daß ein besser ausgebildetes Gefäßnetz der Subcutis der schwarzen Rasse günstigere Abwehrreaktionen der Haut ermöglicht, wodurch ein Eindringen der Erreger
bis in das Zentralnervensystem verhindert werde.

Andererseits wurde auch versucht, die geographischen Unterschiede durch
endemische Erkrankungen in gewissen Gebieten zu erklären. So fanden z. B.
KUBO und HATTORI, daß bei japanischen Luetikern die Paralysemorbidität
25,5%, bei Koreanern 9,3% beträgt, während die Luesmorbidität bei Koreanern
und Japanern die gleiche ist. Außerdem verläuft nach den Untersuchungen der
Autoren die Lues bei Japanern häufig symptomarm und bei den Koreanern
symptomreich. Die Verfasser führen diese Unterschiede auf die starke endemische
Malariadurchseuchung in Korea zurück. Ähnliche Erwägungen stellt NEEDLES
für das Amazonasgebiet an. Andererseits werden auch gegenteilige Meinungen
vertreten: So kommt DESOGUS an Hand einer eingehenden Statistik über die
Verteilung der Todesfälle an Malaria einerseits und an Paralyse andererseits
in den verschiedensten Gegenden Italiens zu dem Schluß, daß ein antagonisti-
scher Einfluß der endemischen Malaria auf die Entwicklung der progressiven
Paralyse zu verneinen ist. Dazu muß allerdings die Frage erhoben werden, ob
ein Vergleich der Todesfälle bei den beiden Krankheiten bindende Aussagen zu
dem Problem machen kann. Jedenfalls haben KIRSCHBAUM, PLAUT und STEINER
schon darauf hingewiesen, daß sich trotz überstandener Malaria eine progressive
Paralyse entwickeln kann. Auf die theoretische Begründung sei an Hand des
Wirkungsmechanismus der Malaria später eingegangen. Jedenfalls konnte bisher
nicht in überzeugender Weise ein Zusammenhang zwischen dem Ausbleiben
neuroluischer Manifestationen und durchgemachten anderen Erkrankungen hergestellt werden.

Schließlich fehlt es nicht an Versuchen — mit oder ohne Einbeziehung konstitutioneller Faktoren — klimatische Verhältnisse oder Besonderheiten der
Lebensweise für geographische Unterschiedlichkeiten in der Verteilung der Neurolues verantwortlich zu machen. So vertritt PETERSEN — gestützt auf eine größere
Syphilisfrequenz in den Südstaaten bei Überwiegen der Paralyse — und Tabes-
häufigkeit in den Nordstaaten der USA — die Ansicht, daß den meteorologischen
Verhältnissen, speziell den Windströmungen, eine entscheidende Kausalität für
die angeführten Tatsachen zukommt. In den Nordstaaten sollen durch die
starken barometrischen Schwankungen Gefäßspasmen entstehen, die sich speziell
in den Organen mit Endarterien, besonders also im Zentralnervensystem auswirken. Mit der dadurch bedingten Anoxämie mit nachfolgenden entzündlichen
und degenerativen Reaktionen will der Autor das Zustandekommen der hohen
Paralyse- und Tabesfrequenz trotz geringer absoluter Syphilisfrequenz in den
Nordstaaten erklären, während die Südstaaten durch ihre gleichmäßigen ruhigen
klimatischen Verhältnisse die Organe mit Endarterien weniger belasten und so
nicht anfällig für die luische Erkrankung machen. PETERSEN nimmt ferner an,
daß die Serumreaktionen und Empfindlichkeit der Patienten gegen Heilmittel
durch die Luftströmungen modifiziert werden, was wiederum auf die Entstehung
der Neurolues von Einfluß sein könnte. BUTLER erklärt an Hand einer geschicht-

lichen Studie über das syphilitische Aneurysma das sehr geringe Befallensein der Eingeborenen in Tropenländern von Tabes-Paralyse und Aneurysmen dadurch, daß diese Völker ihr Nervensystem nicht durch übermäßige intellektuelle Leistungen erschöpfen, ein Gedankengang, der im Zusammenhang mit der Neurolueshäufigkeit bei bestimmten Berufsgruppen ebenfalls immer wieder aufscheint.

Ähnliche Erwägungen stellt COLAPIETRA bezüglich der geringen Paralysefrequenz unter der Landbevölkerung der Provinz Aquila an. MOREJNIS, OREČKIN und CHOROŠIN geben an Hand von Untersuchungen des Venerologischen Institutes von Odessa an, daß von sich physisch beschäftigenden Syphilitikern 11,4%, von Intellektuellen 28,9% an Neurolues erkranken. Außerdem ist ihrem Material zu entnehmen, daß der Prozentsatz der Erkrankungen des Nervensystems mit zunehmendem Alter zum Zeitpunkt der Infektion zunimmt: Während im Alter von 21—25 Jahren 10,2% an Neurolues erkranken, sind es bei Infektionen im Alter von 50—60 Jahren 25%. Die Autoren vertreten daher die Ansicht, daß das Alter und die äußeren Verhältnisse, wie z. B. intellektuelle Tätigkeit, von Einfluß auf die Genese der Neurolues sind. Für das Auftreten der Tabes nimmt BODECHTEL eine gewisse Beteiligung exogener Faktoren, wie Überanstrengung und Traumen, an, wenn auch KEHRER und STRUZINA keine Tabeshäufung durch Kriegsschädigungen feststellen konnten.

Immer wieder wurde versucht, den Beweis einer konstitutionellen Prädisposition zur Neurolues auch aus Familienuntersuchungen abzuleiten: Klinisch ähnliche Verlaufsformen von progressiver Paralyse bei Geschwistern, die sich unabhängig voneinander infizierten (CONSTANTINESCO und DOSIOS, NONNE), wurden ebenso für diese These angeführt wie konsanguine Neurolues (GOTTRON, LUNDT, WAWRZIK). Andererseits versuchten zahlreiche Autoren durch Untersuchungen über die verschiedene Häufigkeit der Neurolues bei Männern und Frauen dem Konstitutionsproblem näher zu rücken. So beträgt nach JAHNEL das Verhältnis von männlichen zu weiblichen Paralytikern 2,45 zu 1, nach PADGET 2,5 zu 1. — Andere Autoren wieder konnten kein unterschiedliches Befallensein von beiden Geschlechtern finden (DORNEDDEN und BALAND). FRAZIER und LI sind der Meinung, daß männliche Chinesen die gleiche Chance haben, daß ihre syphilitische Infektion latent verläuft, wie weiße Frauen. Die Autoren bringen hiermit einen Hinweis, die Geschlechts- und Rassenunterschiede im Hinblick auf ihren konstitutionellen Beitrag zum weiteren Schicksal der luischen Infektion zu untersuchen, allerdings sind bisher darüber keine eindeutigen Resultate erzielt worden.

Der Versuch, eine Beziehung zwischen den einzelnen Formen der Neurolues und den KRETSCHMERschen Körperbautypen herzustellen, wurde wiederholt unternommen, während eine allgemeine Prädisposition zur Lues nervosa körperbaumäßig bisher auch nur andeutungsweise nicht gefaßt werden konnte. Im allgemeinen wird dabei darauf hingewiesen, daß der asthenische Habitus mehr zur Tabes prädisponiert sei (STERN, POPPI u. a.), während die Beziehung zwischen progressiver Paralyse und pyknischem, bzw. athletischem Körperbau (STERN) nicht eindeutig herzustellen ist (WILE). STIEF und andere Autoren negieren jedoch an Hand größerer Gruppenuntersuchungen die Beziehung zwischen bestimmten Körperbautypen und den Formen der Neurolues. So kann bis heute der zu den einzelnen Formen der Lues nervosa prädisponierte Konstitutionstypus durchaus noch nicht eindeutig erfaßt und beschrieben werden. Die diesbezüglichen Angaben sind in der Literatur entsprechend allgemein gehalten, indem von konstitutioneller Bereitschaft auf immunbiologischem Gebiet, bzw. einer topischen Disposition im allgemeinen Sinn (MEGGENDORFER) gesprochen wird.

Die zum Beweis der konstitutionellen Bedingtheit der Neurolues angeführten Fakten sind — unter anderer Deutung — zum Teil die gleichen, wie sie für die

Theorie der neurotropen Stämme herangezogen wurden. Dabei werden die oben angeführten Einwände gegen die Neurotropie gemeinsam mit noch zu besprechenden Ergebnissen der experimentellen Syphilisforschung ins Treffen geführt: So führen DEMME, SHAW u. a. zugunsten einer konstitutionellen Disposition die Beobachtung an, daß die mit starken Hauterscheinungen im II. und III. Stadium einhergehende Syphilis seltener zur Metalues führt als die symptomarme oder latent verlaufende Infektion. Allerdings sind die Meinungen über die Deutung der fehlenden Hauterscheinungen einander diametral entgegengesetzt; während sie z.B. HAUPTMANN als Abwehrschwäche des Organismus deutet, faßt sie STONER als Ausdruck einer besonderen Abwehrstärke auf.

Eine besondere Beachtung findet das Problem der konstitutionellen Prädisposition unter dem Gesichtswinkel des Infektionsmodus. v. SARBÓ ist der Auffassung, daß durch konstitutionelle Eigenschaften entschieden wird, ob sich die Spirochäten auf dem Blut- oder Lymphwege ausbreiten. Im ersteren Fall entstehe die Lues cerebrospinalis, die an den Gefäßen und Hirnhäuten angreift, im letzteren die Tabes oder progressive Paralyse. In der Mehrzahl der Luesfälle soll es nach Ansicht des Autors bei Einbruch aus den regionären Lymphdrüsen in die Gefäßbahn zur Bildung von Antikörpern kommen, die gegen Tabes und Paralyse schützen. In konstitutionell anders gearteten Fällen verhindern Lymphdrüsen und Lymphgefäße den hämatogenen Einbruch und die hämatogene Aussaat der Spirochäten. Deshalb fehlen in der Anamnese bei Tabes und Paralyse die Sekundärerscheinungen. — Die konstitutionelle Sonderstellung der Tabiker und Paralytiker beruht also nach v. SARBÓ darauf, daß die Eigenheiten ihres Lymphsystems den Spirochäteneinbruch in die Blutbahn verhindern, indem die Spirochäten in den Lymphdrüsen festgehalten werden. Dieser Meinung tritt SPATZ entgegen, indem er an Hand des pathologisch-anatomischen Befundes meint, daß bei der Lues cerebro-spinalis die Infektion über den Liquor erfolge, bei der progressiven Paralyse hingegen über die Blutbahn. Wir kommen im Zusammenhang mit den modernen Theorien über die Pathogenese der Neurolues noch später auf die Beeinflussung des Infektionsmodus durch konstitutionelle Faktoren zurück.

Die Diskussion um die grundlegende Streitfrage „neurotrope Spirochäte oder spezifische Abwehrlage gewisser Persönlichkeiten" wurde im Hinblick auf die antiluische Vorbehandlung der Patienten mit großer Heftigkeit weitergeführt. Auf der einen Seite stand die Meinung, daß die Therapie in den ersten Stadien der Lues die Entstehung der Neurolues fördere. Auf der anderen Seite wurde die Auffassung vertreten, daß gerade die unbehandelte Frühsyphilis die Gefahr einer späteren nervösen Parenchymlues erhöhe. Die erstgenannte Auffassung fand ihre Hauptstütze in der Osloer Bruusgaard-Studie. Dieser Untersuchung lag ein Material von 2181 Patienten zugrunde, die von BÖCK von 1890—1910 mit frischer Syphilis nicht spezifisch behandelt wurden, weil BÖCK der Abwehrkraft des Körpers mehr Bedeutung zumaß als der Medikamentenwirksamkeit. 1925 untersuchte BRUUSGAARD dieses Material und kam bei der Beobachtungszeit von 15—37 Jahren zu dem Schluß, daß von den Patienten mit unbehandelter primärer und sekundärer Syphilis nur 0,6% an einer progressiven Paralyse erkrankten. BRUUSGAARD selbst wies auf Ungenauigkeiten seiner Untersuchungen hin, die Gegenstand einer neuerlichen Überprüfung des Materials durch DANBOLT, CLARK und GJESTLAND wurden. Diese Autoren betonen, daß von BRUUSGAARD nur 22% seines Ausgangsmaterials erfaßt wurden, von dem ein Teil jedoch bereits vor BÖCK oder nach ihm spezifisch behandelt worden war. Während aus der Bruusgaard-Studie hervorzugehen schien, daß die Paralysehäufigkeit bei unbehandelten Patienten weit unter der sonstigen Paralysehäufigkeit liegt und daß überhaupt 60—70% aller unbehandelten Syphilitiker keine Spätfolgen der Krankheit aufweisen, verändert die Danbolt-Clark-Gjestland-Untersuchung das Bild jedoch wesentlich. Dabei konnten 19,6% des ursprünglichen Materials genau nachuntersucht werden. Bezogen auf die Gesamtsumme dieser nachuntersuchten Patienten fand sich eine Neurolueshäufigkeit von 6%, was in den Bereich der auch sonst errechneten Häufigkeit der Nervensyphilis fällt. Damit erscheint die These, daß die Frühbehandlung der Syphilis für eine spätere Neurolues prädisponiere, eindeutig erschüttert. Auch Nonnes Einzelbeobachtungen über eine Verkürzung der Inkubationszeit und einen besonders bösartigen Verlauf der Neurolues durch die Salvarsanbehandlung und ähnliche Anschuldigungen gegen die Quecksilbertherapie wirken im Hinblick auf die überwältigende Zahl widersprechender Untersuchungen nicht überzeugend. Insbesondere zeigen Glatts statistische Untersuchungen, daß die Inkubationszeit der Paralyse durch Salvarsanbehandlung nicht verkürzt wird. Wilmanns formulierte seine bekannte Theorie über den ungünstigen Einfluß der frühen Syphilistherapie auf die Entstehung der Neurolues dahingehend, daß er eine Modifizierung der Spirochäten durch die medikamentöse Beeinflussung im Sinne einer erworbenen, dann jedoch weiter vererbbaren Neurotropie annimmt. Jahnel setzt sich im Band 17/1 dieses Handbuches ausgiebig mit der Entkräftigung dieser Theorie auseinander, insbesondere steht Spielhoffs Befund, daß bei den Paralytikern Thüringens 44% vorher nicht luesbehandelt waren, der Wilmannschen Theorie entgegen. Bumke zeigte eindrücklich, daß seit Einführung der Salvarsanbehandlung keine Zunahme der Tabes und progressiven Paralyse festzustellen sei. Was die geographische Argumentation Wilmanns' bezüglich der geringeren Häufigkeit an Neurolues in Ländern ohne Luesbehandlung betrifft, so konnte neben vielen anderen und zum Teil schon im Zusammenhang mit den geographischen Unterschiedlichkeiten angeführten Autoren auch Massias zeigen, daß in Indochina nicht vorbehandelte Neuroluesfälle vorkommen und daß die Unterschiedlichkeiten zwischen Asiaten und Europäern eher auf konstitutionelle Stoffwechsel-Verschiedenheiten als auf andersartige Spirochäten zurückzuführen sind.

Die Stimmen, die der fehlenden oder ungenügenden Frühbehandlung der Lues eine Kausalität für die Genese der Neurosyphilis zuschreiben, sind zahlreich; hierher gehören in neuerer Zeit die größeren Untersuchungen von Lapiere, Schumann, Olansky, Aubry, Spillmann, Gottschalk, Schooch, Langer und Sperling. Gegen eine allzu optimistische Bewertung der ausreichenden Behandlung der Frühsyphilis im Hinblick auf eine etwaige Spätsyphilis sprechen jedoch eine Reihe von Beobachtungen, die besagen, daß selbst bei sachgemäßer und ausreichender Frühbehandlung ein sicherer Schutz gegen eine spätere Neurolues nicht gewährleistet ist. Diese Meinung vertritt auch Lazarovits, der an Hand von 799 katamnestisch erfaßten Fällen von Spätlues zu dem Resultat kommt, daß wohl die kardiovasculäre Syphilis fast 100%ig durch frühzeitige vollwertige Behandlung vermieden werden kann, während die Neurolues sich dadurch nicht mit Sicherheit verhindern läßt. Seinerzeit versuchte Gärtner bei Anerkennung einer gewissen Prädisposition eine frühzeitige und unzureichende Therapie für die Paralyse-Entstehung insofern verantwortlich zu machen, als er annimmt, daß dadurch nur die leicht erreichbaren Spirochäten in der Haut vernichtet werden, ehe es zu einer allgemeinen Gewebsumstimmung kommt. Dadurch werden die in die Meningen und Cerebralgefäße eingedrungenen Spirochäten nicht vernichtet und verursachen bei konstitutioneller Schwäche der Schutzfunktion das Auftreten der progressiven Paralyse. Hauptmann hat eine durch Medikamente hervorgerufene Virulenzschwäche der Spirochäten neben einer allgemeinen Schwäche der phagocytären Abwehr des Organismus angenommen. In ähnlicher Weise machen auch andere Autoren, z.B. Schooch, die ungenügende Behandlung für eine Neurotropie der Erkrankung verantwortlich. Hoffmann hingegen vertrat die Meinung, daß eine unzureichende Salvarsanbehandlung eine Spätsyphilis durchaus nicht wecke oder beschleunige, sondern vielmehr ein spätes Auftreten und eine geringe Progredienz der Neurolues hervorrufe. Jedenfalls scheint eine spezifische Kausalität in der ungenügenden Vorbehandlung für das Auftreten einer nervösen Parenchymlues nicht eindeutig nachweisbar zu sein.

Man hat nun zum Teil an sehr umfangreichen Tierexperimenten versucht, all die bisher aufgezeigten Probleme einer Lösung näher zu bringen. So geht eine Reihe von Untersuchungen dahin, die Existenz eines neurotropen Spirochätenstammes experimentell nachzuweisen, wobei Levaditi und Marie zu nennen sind, denen Jahnel jedoch entgegenhält, daß es sich bei ihren Ergebnissen nicht um eine neurotrope Spirochaeta pallida, sondern um die Kaninchenspirochätose, hervorgerufen durch die Spirochaeta caniculi, handle. Ebenso scheint es sich bei den Experimenten von Plaut und Mulzer nur um eine Aktivierung der SpontanEncephalitis des Kaninchens durch Spirochätenübertragung gehandelt zu haben. Jahnel weist hier insbesondere auf die große Ähnlichkeit zwischen dem histologischen Bild der Spontan-Encephalitis bei Kaninchen und Hühnern und der progressiven Paralyse des Menschen (Wertham) hin. Ähnliche Schwierigkeiten stehen den Experimenten mit Affen entgegen, bei denen es ebenfalls Spontanerkrankungen des Zentralnervensystems gibt. Das gilt insbesondere für eine der menschlichen funikulären Myelose analoge Spontanerkrankung des Affen (Scherer), die fälschlich als tabisches Bild gewertet wurde. Schlossberger beobachtete, daß bei weißen Mäusen Syphilis-Spirochäten mit großer Regelmäßigkeit das Nervensystem befallen. Auf Grund von Überimpfungsexperimenten glaubt der Autor beweisen zu können, daß die Spirochäten im Gehirn der Mäuse neurotrope Eigenschaften erhalten, eine Auffassung, die auch von Raiziss vertreten wird. Hoffmann meint, gestützt auf die angeführten Beobachtungen und eigenen Untersuchungen über das Auftreten von Hodensyphilomen und PseudoPrimäraffekten der Scrotalhaut bei Kaninchen nach Impfungen in die Cisterna die Pathogenese der nervösen Parenchymlues durch eine Allotropie des Erregers mit vasoneurotroper Tendenz erklären zu können. Er faßt in diesem Sinne auch die Frambösie als Mutterkrankheit der Syphilis auf, aus der die letztere durch eine langsam sich vollziehende Entwicklung in vasoneurotroper Richtung entstanden sei. So interessant die zitierten Gedankengänge auch sind, liefern sie jedoch unseres Erachtens keinen sicheren Anhaltspunkt für die Annahme besonderer Syphilisstämme. Durch die intracerebrale Überimpfung spirochätenreicher Syphilomstückchen an normalen und längerer Zeit vorher subscrotal infizierten Kaninchen fanden Levaditi, Vaismann und Schoen bei letzteren Reaktionen, die sie im Sinne eines von der früher gesetzten Infektion herrührenden allergischen Zustandes deuten. Ihren Resultaten gegenüber gelten jedoch die gleichen Bedenken, die bereits bezüglich der cerebralen Spontanerkrankungen bei den Versuchstieren geäußert wurden. Speziell von therapeutischem Interesse ist die von Jahnel, Weichbrodt und in letzter Zeit von Rosahn herausgearbeitete Tatsache, daß Kaninchen keine kardiovasculäre, zentralnervöse und visceralgummatöse Syphilis bekommen, wobei die Frage aufgeworfen wird, ob die um 2% höhere Körpertemperatur der Kaninchen hierfür verantwortlich zu machen ist. Auch Jahnels Untersuchungen an Siebenschläfern, Baumschläfern und Hamstern, die sich durch den Winterschlaf von der syphilitischen Infektion befreien können, stellen wichtige Hinweise für den Wirkungsmechanismus der Fiebertherapie dar. Schließlich hat sich die experimentelle Syphilisforschung speziell mit der Rolle der Vorbehandlung und der Immunlage befaßt. Eindeutige Resultate im

Hinblick auf die Pathogenese der Neurolues haben sich jedoch daraus bisher nicht ergeben.

Die Frage nach der Pathogenese der nervösen Parenchymlues ist aufs engste mit dem Problem der Inkubationszeit für das Auftreten neuroluischer Veränderungen verknüpft. Die Inkubationszeit wird von DEMME mit durchschnittlich 12 Jahren angegeben, wobei die kürzeste Frist 2—3 Jahre, die längste 40 Jahre betragen soll. Uns selbst ist ein Fall mit 50jähriger Inkubationszeit bekannt. NIELSEN gibt durchschnittlich 10—20 Jahre an. SCHUMANN u. Mitarb. finden jedoch eine durchschnittliche Inkubationszeit der progressiven Paralyse bei Männern von 25,6, bei Frauen von 29,7 Jahren, für die Tabes bei Männesn von 29,2, bei Frauen von 30,8 Jahren. Da es sich bei ihrem Material jedoch um Neger handelt, ist vielleicht ein konstitutioneller Faktor für den Unterschied zu den Angaben anderer Autoren verantwortlich. MEGGENDORFER, OKUNO u. a. stellten fest, daß die Inkubationszeit der progressiven Paralyse um so länger dauere, je früher die Infektion erfolge. Bei der juvenilen progressiven Paralyse ist nach DEMME die Inkubationszeit die gleiche wie bei der progressiven Paralyse des Erwachsenen. Die experimentellen Kaninchenuntersuchungen von FRAZIER, BENSEL, LIBBY, KEUPER und MATEOLTGY zeigten, daß im Blut von Kaninchen mit symptomloser Syphilis nur wenig Spirochäten kreisen. Daraus ergibt sich die Annahme, daß sich die Erreger in dieser Zeit an bestimmten Stellen des Organismus latent-virulent erhalten. JAHNEL und JAKOB meinen bezüglich der progressiven Paralyse, daß tatsächlich die Spirochäten hier schon lange vor Ausbruch der Krankheit im Hirnparenchym liegen und dort durch antisyphilitische Heilmittel nur in geringem Maße beeinflußbar sind, weil die meisten Heilstoffe nicht in genügendem Maße ins nervöse Gewebe überzugehen befähigt sind. TOMESCO und CONSTANTINESCO vertreten die Auffassung, daß die Spirochäte unter Umständen nicht in der Spiralform, sondern in anderen Formen im Zentralnervensystem haften könne und deshalb öfter dem Nachweis entgehe. STROESCU, gestützt auf seine gemeinsamen mit VAISMAN vorgenommenen Versuche an Mäusen, kam zu dem Schluß, daß die Spirochäte niemals im gesunden Zentralnervensystem leben könne. Deshalb könne eine Paralyse nicht ohne vorausgegangene chronisch-luische Meningitis entstehen, da die Spirochaeta pallida das tierische und menschliche Gehirn nicht befallen könne, solange dessen Struktur normal sei. Andererseits käme es zu einer Vermehrung von Spirochäten besonders in der Nähe junger, vermehrungsfähiger Zellen. Das normale Gehirn läßt sich deswegen nicht infizieren, weil sich die Nervenzellen im Gehirn nicht mehr, die Gliazellen sich jedoch nur unter pathologischen Umständen vermehren. Tatsächlich gibt STROESCO an, die Spirochäten in enger Beziehung zu Mikrogliazellen gefunden zu haben. Seiner Meinung nach verläuft die Entwicklung der progressiven Paralyse in drei Stadien: Das 1. Stadium ist durch eine chronische syphilitische Meningitis bereits in der sekundären Periode beginnend, charakterisiert. Im 2. Stadium käme es in der Hirnrinde zur Mikrogliawucherung, wahrscheinlich als Folge von kleinen Kreislaufstörungen. Im 3. Stadium schließlich würden die Spirochäten aus dem ganzen Körper von der Mikroglia angezogen. Die Anfälligkeit der Hirnhäute für die Spirochäteneinwanderung in dem 1. Stadium ist nach STROESCU konstitutionell bedingt. BODECHTEL meint auch, daß die Spirochäten wahrscheinlich zunächst in den Meningen lokalisiert sind, woraus sich die Liquorsyndrome vor Auftreten klinischer Erscheinungen erklären lassen.

Wenn ORBAN und RAJKA meinen, daß, wenn 3—5 Jahre nach der Infektion bei wiederholter Untersuchung ein negativer Liquor festgestellt wird, der Patient wahrscheinlich von einer späteren Neurolues geschützt ist, so stehen dem jedoch widersprechende Befunde entgegen (NONNE, GOERS). KNAPP nimmt zur Patho-

genese der progressiven Paralyse Stellung und meint: Die Infektion des Zentralnervensystems durch die Syphilisspirochäte findet bereits in der Primär- oder
Sekundärperiode statt. Von hier aus beginnt dann der phasenmäßige Ablauf.
Dabei ist es durchaus möglich, daß es in der einen oder anderen Phase zu einem
scheinbaren Stillstand der Erkrankung kommt, bzw. daß eine eventuell auf-
tretende luische Meningitis sich auch einmal spontan zurückbildet, ohne daß
die Nervenerkrankung fortschreitet. Möglicherweise wird dann ein anderes
Organ befallen. In manchen Fällen geht die luische Erkrankung des Zentral-
nervensystems weiter und es kommt im Endstadium zu einer Tabes oder einer
Paralyse. Man würde also hier ein ähnliches Wechselspiel finden, wie es von
GERTLER für die Hauttuberkulose im Zusammenhang mit der Tuberkulose anderer
Organe, insbesondere mit der Lungentuberkulose, beschrieben wird. PETTE macht
immunbiologische Abwehrkräfte dafür verantwortlich, daß schwere Fälle von
Meningitis luetica später keine Neurolues bekommen. BODECHTEL weist darauf
hin, daß es auch im 1. und 2. Stadium der Syphilis zu einem symptomlosen
Meningealkatarrh ohne Gefährdung für eine spätere Neurolues kommen kann
und daß es sowohl Patienten mit negativem Liquor kurz vor Ausbruch der
progressiven Paralyse als auch andererseits solche gibt, die trotz stets positivem
Liquor nie an einer Neurolues erkranken. Daher sind prognostische Folgerungen
aus dem Liquorbefund nur äußerst vorsichtig zu ziehen (SCHEID).

WIEDMANN hat in letzter Zeit in einer übersichtlichen Theorie versucht, die
pathogenetischen Probleme der Nervensyphilis, speziell der progressiven Paralyse
zusammenzufassen. Er hält die Theorie eines Generationswechsels der Erreger
im Hinblick auf die Versuche von FINGER und LANDSTEINER für unwahrscheinlich,
die nach Überimpfung gummösen Granulationsgewebes einen Primäraffekt erzielen
konnten. Er nimmt vielmehr an, daß eine Änderung der Gewebsreaktion für die
Vielfalt der Erscheinungen des syphilitischen Krankheitsgeschehens verantwortlich zu machen ist, wofür die Tatsache der Schanker-Immunität herangezogen
wird. Im Kampfe gegen die Spirochäten mobilisiert der Organismus einerseits
das gesamte Hautorgan zur Produktion der spezifischen Antikörper (Esophylaxie
nach E. HOFFMANN), andererseits das reticulo-endotheliale System als unspezifische, deshalb aber nicht weniger wirkungsvolle Maßnahme. WIEDMANN mißt
den Angaben darüber, daß eine asymptomatische oder symptomarme Frühlues
eher zu metaluischen Veränderungen führen müßte, keine Beweiskraft zu, da
der Haut in den ersten 2—3 Jahren im immunbiologischen Sinn nur eine beschränkte Wichtigkeit zukomme. In dieser Zeit liege die Schutzfunktion des
Organismus in der Tätigkeit des reticulo-endothelialen Systems. Daraus erklärt
sich, daß auch bei der Lues sine exanthemate Liquorveränderungen nicht häufiger vorkommen, als bei jenen Fällen, die reichlich Hauterscheinungen in der
Sekundärperiode hervorbringen. Dieser passager positive Liquor in der Sekundärperiode ist auch durch Anregung des reticulo-endothelialen Systems durch
Arsenobenzol gut beeinflußbar. Bei unsachgemäßer Behandlung kann es zu einer
nur vorübergehenden Schädigung der Erreger kommen, wodurch dem Organismus der Reiz zur Aktivierung der beiden ihm zur Verfügung stehenden Abwehrmaßnahmen teilweise oder ganz entzogen wird, ohne daß die Spirochäten vernichtet werden, die vielmehr dadurch eher eine Resistenzsteigerung erfahren.
Dadurch wird das Zentralnervensystem seines Schutzes beraubt. Vom 4. Jahr
nach der Infektion ändere sich das immunbiologische Verhalten insofern, als in
der Infektionsabwehr nun an Stelle des reticulo-endothelialen Systems die
Esophylaxie der Haut trete. Eine sichere Entscheidung, ob es sich dabei um
einen Generationswechsel der Erreger oder um eine Umstellung des Wirtsorganismus handle, könne derzeit nicht getroffen werden. In dieser Zeit sei das Zentral-

nervensystem so weitgehend geschützt, daß es nicht zu positiven Liquorreaktionen komme, und sich unter Umständen sogar bestehende Veränderungen im Zentralnervensystem bei der Entwicklung von Gummen zurückbilden könnten. Da in dieser Periode die unspezifische Abwehr durch spezifische Maßnahmen ersetzt wurde, spricht die Krankheit nicht mehr so sehr auf Reize an, die über das reticulo-endotheliale System wirken, sondern vielmehr auf Mittel, die einerseits die spezifische Abwehr anregen, andererseits als Protoplasmagifte wirken, wie Quecksilber, Jod und Wismut. Komme es am Beginn der Tertiärperiode nun zur Rückbildung der erhöhten Erregbarkeit des reticulo-endothelialen Systems ohne Einsetzen der esophylaktischen Wirkung der Haut, so sei das Zentralnervensystem gegen die Spirochäte ungeschützt. Nur eine neuerliche Aktivierung der Reticulumzellen könne dann zu einer Änderung der Reaktionslage in eine positiv allergische, bzw. hyperergische Phase führen, woraus sich die Überlegenheit der Malariatherapie in dieser Periode erklärt.

Somit scheint wohl nach wie vor das Problem der Pathogenese der Neurolues noch viele Rätsel in sich zu bergen. Wie BODECHTEL, NONNE und viele andere immer wieder betonen, liegt das Problem in dem Kräfteverhältnis der Erreger auf der einen und der Abwehr auf der anderen Seite, wobei der Konstitution des Patienten eine entscheidende Bedeutung beizumessen ist, deren Aspekte infolge der angeführten wissenschaftlichen Arbeiten der letzten Zeit sich profilierter abzuzeichnen beginnen. Wir werden bei Diskussion des Zustandekommens der einzelnen Formen der progressiven Paralyse noch auf dieses Problem eingehen.

III. Klinik der Neurolues

Wenn wir zur Klinik der Neurolues übergehen, so muß eingangs betont werden, daß die Neurolues jede neurologische Krankheit imitieren kann: wann immer man ein diffuses pluriloculäres Bild vor sich hat, muß außer an einen diffusen Gefäßprozeß oder eine Encephalomyelitis disseminata an eine Lues gedacht werden.

1. Mesodermale (meningovasculäre) Lues
a) Akute luische Meningitis

Die akute luische Meningitis als schweres Krankheitsbild hauptsächlich im Sekundärstadium oder als sog. „Neurorezidiv" ist charakterisiert durch die meningeale Symptomatik, oft mit Hirnnervenläsionen kombiniert (Meningoneuritis). Äußerst selten kann eine solche akute Meningitis noch vor dem Positivwerden der Seroreaktionen auftreten. In einem Fall von CROSNIER u. Mitarb. trat die Meningitis bei einem Primäraffekt der Zunge auf. Bekannt sind auch Fälle von akuter syphilitischer Meningitis im Sekundärstadium noch vor dem Erscheinen der Roseolen. Die Häufigkeit der Meningitis bei frischen Fällen war früher bei der oft ungenügenden Arsenbehandlung größer als seit der Einführung der Penicillintherapie zur Behandlung der Frühlues. Aber auch bei den Fällen, die mit Penicillin behandelt werden, kommt es, wenn auch seltener, zu neurologischen Syndromen mit Beteiligung der Meningen, die wir früher als Neurorezidiv angesprochen haben. Wenn wir das Wort Neurorezidiv noch benützen, so sind wir uns dessen bewußt, daß dieser Ausdruck von EHRLICH geprägt, nicht völlig zutreffend ist, da es sich nicht um ein Wiederauftreten von Nervensymptomen handelt, sondern um eine neue Erscheinung, die aber zweifellos zur Zeit der massiven Spirochätenausbreitung auf dem Blutwege im Frühsekundärstadium auftritt und wahrscheinlich durch die Veränderung der Spirochäte oder durch die des syphilitisch erkrankten mesodermalen Gewebes durch ein therapeutisches Agens entsteht. Da viele Autoren den Begriff des Neurorezidivs nicht mehr benützen und weil er, wie schon erwähnt, de facto nicht völlig dem Inhalt gerecht wird, ist es günstiger, eher von einer Herxheimerschen Reaktion im Bereiche des Nervensystems zu sprechen. Wenn auch ein großer Teil der frühluischen Meningitiden als Herxheimersche Reaktion auftritt, so sind doch auch einwandfreie Fälle von akuter Meningitis im Sekundärstadium, auch ohne Behandlung, bekannt (SARBÓ, DEMME).

Die Symptome bei einer akuten luischen Meningitis, gleichgültig, ob sie als Herxheimersche Reaktion oder als primärluische Meningitis auftreten, sind dieselben wie bei jeder anderen akuten Meningitis. Man kann die Symptome in 3 große Gruppen einteilen, und zwar:

1. Symptome, entstanden durch diffuse Entzündung der Meningen,

2. Hirnnervenläsionen (nach MERRITT sind in 50% der Fälle solche vorhanden),

3. corticale fokale Zeichen, wie Lähmungen der Extremitäten, epileptische Anfälle u. a.

Die Prognose dieser Fälle ist im allgemeinen durch eine gutartige Verlaufsform gekennzeichnet, ganz selten treten rasch letal endende Fälle auf. Das klinische Bild ähnelt manchmal einer typischen Meningitis epidemica; im Fall von GREEN und HOAGLAND konnte die Diagnose nur durch die positiven Reaktionen im Blut und Liquor gestellt werden. Unter den Hirnnervenparesen ist der N. facialis nicht selten betroffen; dies ist dann fast immer ein Zeichen einer spezifischen Periostitis des Felsenbeines. Schon seit Jahrzehnten sind psychische Störungen bei der akuten syphilitischen Meningitis bekannt, wobei sich allerdings eine spezifische Symptomatologie bisher nicht aufstellen ließ. Im Vordergrund stehen akut auftretende Verwirrtheitszustände; im übrigen wurden asthenische Zustandsbilder, depressive Angstzustände, halluzinatorische Bilder beobachtet. Da die neurologische Begleitsymptomatik relativ gering sein kann, deckt manchmal erst die Liquoruntersuchung die Genese der Verwirrtheit auf. Dieselben psychischen Bilder können natürlich auch bei den Fällen von akuter syphilitischer Meningitis auftreten, die als Herxheimersche Reaktion beobachtet wurden. Ebenso wie der Liquor des Sekundärstadiums sich spontan rückbildet, können auch die akuten psychischen Bilder ohne Behandlung schwinden. In allen diesen luischen Meningitiden der Frühperiode findet man einen therapeutisch unbeeinflußbaren Kopfschmerz. In vielen Fällen ergab die Röntgenaufnahme des Schädels (STEFANETTI) eine chronische Endokranitis mit Hyperostosis. Es ist also schon vor der luischen Affektion dieser Knochenprozeß vorhanden gewesen, blieb aber symptomlos. Die Meinung des Autors, daß neben der syphilitischen Affektion auch diese Hyperostosis einen Faktor für die Cephalea abgibt, kann nicht als bewiesen gelten.

Fragwürdig erscheint auch die Behauptung von Voss, daß eine Occipitalpunktion im Sekundärstadium einen bis dahin negativen Liquor durch das Trauma der Punktion infolge Reizung der Meningen positiv machen kann.

Pathologisch-anatomisch findet man vor allem in den basalen Meningealbereichen neben der lympho- und plasmacellulären Infiltration auch Leukocyten. Der Unterschied zwischen akuten und chronischen Formen besteht im vollkommenen Fehlen der gummösen Veränderungen bei der akuten Form (SPATZ). Bei der akuten syphilitischen Meningitis findet man immer schwere pathologische Liquorveränderungen (s. Kapitel Liquor).

Im Gegensatz zu den chronischen Meningitiden der Spätperiode ist die Prognose der akuten frühluischen Meningitis bezüglich nachfolgender Tabes oder

progressiver Paralyse günstig. Pette, Bostroem, Merritt meinen, daß das
Überstehen einer frühsyphilitischen Meningitis das Auftreten einer Parenchymlues verhindere.

b) Chronische oder subakute syphilitische Meningitis

Die chronische oder subakute syphilitische Meningitis läßt sich anatomisch
und klinisch in 3 große Gruppen teilen, und zwar:

1. die basale luische Meningitis,
2. die luische Konvexitätsmeningitis,
3. die spinale chronische Meningitis.

Basale Meningitis. Bei dieser zeigen sich makroskopisch stark verdickte,
milchige Leptomeningen in den basalen Anteilen des Gehirns, besonders aber in
den Zisternen der Unterfläche. Mikroskopisch findet man Proliferation des
mesenchymalen Bindegewebes; der Subarachnoidalraum ist erfüllt mit Lymphocyten, Makrophagen und Fibroblasten. Spirochäten lassen sich in spezifischen
Färbungen nachweisen. Es bestehen immer auch syphilitische Veränderungen
der Blutgefäße und gummöse Veränderungen in den Meningen. Klinisch findet
sich ein meningitisches Zustandsbild, aber im Gegensatz zur akuten Meningitis
initial nur wenig Kopfschmerzen. Je nach der Lokalisation wechselt das Symptomenbild. Die basale Meningitis kann die Chiasmagegend betreffen und dann
das bekannte Krankheitsbild der Arachnitis optochiasmatica hervorrufen. Bei
Befall der Kleinhirnbrückenwinkelregion wird sie das Symptomenbild eines
Kleinhirnbrückenwinkeltumors erzeugen. Das Fehlen der charakteristischen
Röntgenbefunde und die positiven humoralen Reaktionen werden in diesen Fällen
die Diagnose klären. Eine sehr häufige Form der chronischen Meningitis ist die
der Fossa interpeduncularis. In diesen Fällen entwickeln sich ein- oder beiderseitige Oculomotoriusparesen vom peripheren Typus. Da die luische Meningitis
fleckförmig auftritt, kann jeder Hirnnerv oder eine Kombination mehrerer Hirnnerven durch die Erkrankung betroffen werden.

Luische Konvexitätsmeningitis zieht oft einen Hydrocephalus nach sich,
der durch die Störung der Resorption des Liquors in den Sinus bedingt ist. Die
akuten Formen dieses Hydrocephalus führen zu starken nächtlichen Kopfschmerzen.

Chronisch-spinale Meningitis: erscheint oft im Frühtertiär-Stadium, manchmal
schon im ersten Jahr nach der Infektion. Die Symptome sind sowohl in der
Semiotik als auch in der Intensität sehr fluktuierend. Die chronische meningeale
Infiltration erzeugt viel Schmerzen, Nackensteifigkeit mit Steifheit in der Wirbelsäule, wird aber die Stärke dieser Symptome, wie sie bei der akuten Meningitis
vorhanden sind, nie erreichen. Wenn die Wurzeln mitbetroffen sind, werden
radikuläre Schmerzen, später auch radikuläre Sensibilitätsstörungen auftreten.
Im späteren Verlauf kommt es meistens zu einer Kombination mit Strang-
degenerationen spezifischer Genese und mit spezifischen spinalen Gefäßprozessen,
dann werden wir auch Bilder sehen, die an die spinalen progressiven Muskelatrophien, amyotrophischen Lateralsklerosen und malacische Querschnitts-
läsionen erinnern. Wir sehen dann Tage oder Monate nach Einsetzen der meningealen Symptome eine spastische Paraplegie mit inkompletten Querschnitts-
zeichen auftreten. Besonders häufig ist das Dorsalmark beteiligt, trotzdem sind
die Bauchdeckenreflexe auffällig lange erhalten. Blasenstörungen sind im allgemeinen frühzeitig zu beobachten. Nicht ganz selten sind Fälle, die als akute
Myelitis auftreten, wobei sich dieses Bild entweder von einer spinalen Meningeal-
affektion mit Betroffensein der pialen Septen oder aber von einem spezifischen

Gefäßprozeß (meistens Thrombose der Arteria spinalis anterior) her entwickelt. Es wäre natürlich richtiger, in diesen Fällen von Myelomalacie zu sprechen, da es sich meist um indirekte, von den Meningealgefäßen ausgehende oder direkte ischämische Störungen im Rückenmark, nicht aber um eine primäre Schädigung der Meningen oder des Parenchyms handelt (BODECHTEL). Neben der spezifischen Therapie wird man bei manchen meningomyelitischen Fällen, die infolge Infiltration im epiduralen und Verwachsungen im arachnoidealen Gewebe einen Stop bei der Myelographie zeigen, auch operative Maßnahmen in Erwägung ziehen. So besserte sich ein Fall von MATHON erst nach Laminektomie und Entfernung des verdickten epiduralen Gewebes. Man soll bei ähnlich gelagerten Fällen nicht zu lange warten und, wenn die antiluische Kur erfolglos war, die Entlastung der Medulla spinalis bald vornehmen.

In die Gruppe der chronischen spinalen Hirnhautveränderungen gehört die *Pachymeningitis cervicalis hypertrophicans,* die oft spezifischer, seltener auch nichtluischer Natur sein kann. Sobald sie spezifischer Natur ist, besteht sie aus einem dicken syphilitischen Granulationsgewebe, das meistens über große Flächen dem Halsmark aufliegt. Ihre klinischen Symptome sind Schmerzen vom radikulären Typus, mit Paraesthesien in den Fingern und Schultergürtel, Atrophien der Schultergürtelmuskulatur, Störungen der Tiefensensibilität im Bereiche der Finger, Störungen der Vibrationsempfindung über der Clavicula (Symondsches Zeichen), schlaffe Parese der oberen und spastische der unteren Extremitäten. Selten findet sich eine schlaffe Lähmung der ulnaren Flexoren der Finger, verbunden mit einer spastischen Parese der Strecker. Manchmal findet sich ein Hornersches Syndrom, in manchen Fällen auch ein schwer beeinflußbarer Singultus. Sehr oft kommt die luische Pachymeningitis durch das Übergreifen eines gummösen Prozesses des Knochens auf die harte Hirnhaut zustande. Diesen Prozeß kann man auch nicht so selten in der cerebralen, insbesondere frontalen Lokalisation finden, es kann dann auch, via Knochen-Dura, zu Druckerscheinungen auf das Gehirn kommen.

c) Vasculäre Lues des Zentralnervensystems

Zur pathologischen Anatomie dieser Krankheit wäre zu sagen, daß sie meistens die mittelgroßen Gefäße des Gehirns, häufig an deren Abgang, ergreift. Sie findet sich besonders häufig im Gebiet der Arteria basilaris oder am Abgang der Arteria cerebelli inferior posterior von der Arteria vertebralis, ferner auch an den Stellen, wo die Arteria cerebelli inferior anterior und cerebelli superior von der Arteria basilaris abzweigt. Es kommt außer zu einer Verdickung der Intima dieser Gefäße noch zu einer Infiltration aller Schichten der Gefäßwand, insbesondere aber der Adventitia mit Lymphocyten und Gitterzellen. Die Gefäße können vollständig verschlossen sein und es kommt dadurch zu kleineren und größeren Erweichungsherden mit ischämischen Nekrosen des Gehirngewebes. Das zerstörte Gewebe wird später durch Gitterzellen und neugeformte Capillaren substituiert. Zuletzt entwickelt sich eine Glianarbe oder eine Cyste im Gehirn.

Fast immer besteht eine Kombination dieser vasculären Formen mit chronischen meningitischen Zustandsbildern. In der Regel treten zuerst die meningitischen Symptome auf, wenn auch eine umgekehrte Reihenfolge beschrieben wurde. In 30% der Fälle treten die Symptome 2 Jahre nach der Infektion auf. Der klinische Verlauf ist gutartig, da nur einzelne cerebrale Gefäße ergriffen werden. Die Patienten sind meistens relativ jung und andere Zellgruppen des Gehirns können die Funktion der geschädigten Gebiete übernehmen. Wenn durch die Erkrankung viele Gefäße ergriffen werden, so kann es zu bleibenden Ausfallserscheinungen kommen. Wir sprechen dann von Endarteriitis specifica Heubner. Die ersten Symptome bestehen oft in Schwindel im Sinne von Pseudovertigo, seltener auch in einem echten Drehschwindel. Daneben sind als erste Zeichen auch noch psychische Symptome zu erwähnen, wie rasche Ermüdung, Konzentrationsstörungen, emotionelle Inkontinenz. Der Beginn kann apoplektiform sein oder sich in wenigen Tagen ausbilden.

Die Syphilis der Gefäße des Gehirns kann in ihrer Symptomatik jede neurologische Erkrankung vortäuschen. Relativ häufig kommt es zu folgenden Syndromen:

Hirnstammläsionen, besonders das Wallenbergsche Syndrom, durch Verschluß der Arteria cerebelli inferior posterior hervorgerufen; Schlaganfälle mit vorübergehenden Paresen einer Extremität. Im Bereiche des Rückenmarkes die schon erwähnte akute Querschnittsmyelitis durch Verschluß der Arteria spinalis anterior. Seltenere Bilder sind der syphilitische Parkinsonismus, die sog. *Mesencephalitis luetica*, ein Syndrom, das entsteht, wenn Mittelhirngefäße, und zwar perforierende Äste der Arteria basilaris vom Heubnerschen Gefäßprozeß betroffen sind. Das klinische Bild zeigt ein typisches Parkinson-Zustandsbild mit pathologischer Pupillenreaktion. Der Liquor weist meistens eine mäßige Pleocytose und Eiweißvermehrung auf. Lueskurve in Goldsol mit positiver Wa.R. im Liquor. Die Wa.R. im Blut kann, muß aber nicht immer positiv sein. Oft ist dieses Bild mit einer Tabes dorsalis oder progressiven Paralyse kombiniert. Die Prognose dieser Fälle ist günstiger als die der sonstigen Parkinsonfälle, da die Behandlung ein Stationärbleiben oder sogar wesentliche Besserungen des Zustandsbildes zur Folge haben kann.

Die Mesencephalitis luetica oder spezifischer Parkinson wird von manchen Autoren in die Gruppe der Gefäßsyphilis, von manchen aber in die Gruppe der parenchymatösen Erkrankungen eingereiht (Worster-Drought). Urechia hat histologisch syphilitische Läsionen im Nucleus caudatus und Nucleus lentiformis bei einem Fall von progressiver Paralyse mit Parkinsonsyndrom gefunden. Die Literatur über diese Fälle wurde von Wilson und Cobb zusammengefaßt.

Seltenere Bilder von luischen Gefäßprozessen sind choreatische Syndrome, von Weickhardt u. Mitarb. mitgeteilt. Ein Fall mit Monoballismus (Angyal und Pethe), luische Gefäßprozesse im Bereiche der Arteria vertebralis mit Bildern, die einer progressiven Bulbärparalyse täuschend ähnlich waren, beschrieb Cobb. Erwähnenswert sind Fälle von Nucleus ruber-Syndromen syphilitischer Ätiologie, wobei sowohl das Claudesche Syndrom bei Beteiligung des Neorubrums (oberer Teil des Nucleus ruber) als auch das Benediktsche Syndrom (Betroffensein des palaeo-rubralen unteren Teiles des Kerngebietes) beobachtet werden konnte. Bei einem Fall von spezifischem oberen Ruber-Syndrom konnte auch das interessante Phänomen der rhythmischen Myoklonien des Gaumensegels und Larynx gefunden werden, wahrscheinlich infolge Mitbeteiligung der rubroolivären Fasern. Brage beschreibt das Bild der syphilitischen Palaeo-cerebellopathien. Diese Fälle wiesen eine cerebellare Stammataxie auf, es wurde eine Beteiligung der Arteria cerebralis inferior anterior mit Schädigung der entwicklungsgeschichtlich alten Teile des Cerebellums (Flocculus und Nodulus) angenommen. Sicherlich nehmen unter den verschiedenen syphilitischen Erkrankungen des Kleinhirns die Gefäßprozesse die wichtigste Rolle ein, insbesondere, da Gummen des Kleinhirns in den letzten Jahren praktisch kaum beobachtet werden konnten. Die früher als syphilitische cerebellare Ataxie beschriebenen Krankheitsbilder, wie z. B. der Fall von Nayrac u. Mitarb., dürften, wenn akut aufgetreten und mit positiven Luesreaktionen im Blut und Liquor einhergehend, wahrscheinlich auf einer akuten cerebellaren Blutung bei syphilitischen Gefäßveränderungen beruhen.

Die sich langsam entwickelnden cerebellaren Ataxien bei Luetikern werden wahrscheinlich in die Gruppe der corticalen Atrophien durch toxische Läsion bzw. durch Gefäßläsion der cerebellaren Rinde gehören. Ob allerdings alle diese Gefäßsyndrome wirklich einer rein luischen Endarteriitis entsprechen, ob es berechtigt erscheint, all diese Gefäßveränderungen mit der starken Intimaproliferation und Veränderung der Media als spezifisch zu betrachten, ist fraglich. EICKE und MÜHLER meinen nach klinischen und anatomischen Studien, daß bei verschiedenartigen längerdauernden entzündlichen Reizen solche endarteriitische Gefäßveränderungen auftreten können. Das Ausmaß der Veränderung hängt von der Dauer der Entzündung, insbesondere in der Umgebung der Gefäße ab. In manchen Fällen könnte die stets vorhandene chronische Meningitis für eine solche entzündliche, vielleicht aber nicht primär spezifische Gefäßveränderung die Ursache bilden.

Kurz soll auf die cerebralen *Aneurysmen* luischen Ursprungs eingegangen werden: Wie bekannt, hat man früher den Großteil der cerebralen Aneurysmen für luisch gehalten. Wir wissen derzeit, daß die Mehrzahl der Aneurysmen angeboren sind und durch Entwicklungsstörungen der Gefäße im Frühembryonal-Stadium zustande kommen. Besonders deutlich tritt diese Schwäche der Gefäßwand an den Bifurkationsstellen des Circulus arteriosus Willisii auf und dort finden wir auch die Prädilektionsstelle für die kongenitalen Aneurysmen. Meistens findet man auch an den anderen cerebralen Gefäßen in diesen Fällen pathologische Veränderungen im Sinne einer Verdünnung oder überhaupt eine fehlerhafte Anlage des Gefäßes. Neben diesen kongenitalen Aneurysmen und den nicht allzu häufigen arteriosklerotischen, wobei erstere im späteren Alter fast immer auch arteriosklerotisch modifiziert sind, lassen sich aber doch, allerdings in geringer Zahl, luische Aneurysmen finden. Diese luischen Aneurysmen histologisch als Arteriitis vom Typus Heubner zu identifizieren oder durch gummöse Nekrosen entstanden, haben die gleiche Symptomatik wie die kongenitalen. Diese hängt ausschließlich von der Lokalisation ab.

Als differentialdiagnostische Momente zwischen kongenitalen und luischen Aneurysmen, die aber nur beschränkt verwertet werden können, kommen folgende Überlegungen in Frage:

Die luischen Aneurysmen sind eher im Basilarisgebiet lokalisiert, die kongenitalen eher im Bereich des Circulus Willisii. Die luischen Aneurysmen bluten im Gegensatz zu den kongenitalen äußerst selten. Auch wenn ein syphilitisches Aneurysma der meningealen oder intercerebralen Gefäße rupturiert, ist die Blutung niemals so bedrohlich, wie bei den kongenitalen Aneurysmen. Differentialdiagnostische Schwierigkeiten können entstehen, wenn bei einer sicheren Lues Aneurysmen des Circulus arterioris Willisii oder der Carotis durch Druck auf die Optici oder Chiasma eine Atrophie der Sehnerven bedingen. So muß eine Opticusatrophie bei der Tabes dorsalis nicht auch unbedingt eine primäre Opticusatrophie parenchymatösen Ursprungs sein. An diese Möglichkeit sollte man denken, wenn bei einer gut behandelten Tabes bei negativen serologischen Befunden der Augenprozeß weiter fortschreitet.

Die Symptome der spezifischen Gefäßsyndrome im Rückenmark zeigen entweder inkomplette Querschnittsbilder oder das Syndrom der Arteria spinalis anterior, deren hauptsächliche klinische Merkmale akute schlaffe Paraparesen mit dissoziierter Sensibilitätsstörung und Blasenstörungen sind. Das Bild wechselt je nach dem Niveau, in dem das Rückenmarksgefäß obliteriert ist (MARGARETTEN), nach ZEITLIN und LICHTENSTEIN ist eine schlaffe Parese mit fehlenden Reflexen und fehlenden nocizeptiven Reflexen eigentlich die Regel für das Gefäßsyndrom spezifischer Art im Rückenmark. Höchstwahrscheinlich gehört auch in die Gruppe der Gefäßlues des Rückenmarks die sog. syphilitische Poliomyelitis anterior, ein relativ seltenes Vorkommnis. Die häufige Kombination dieser Bilder mit anderen spinalen Ausfallserscheinungen kann durch die anatomischen Verhältnisse der Gefäßversorgung des Rückenmarks erklärt werden (STÄHLI). Bei frühzeitiger Behandlung ist die Prognose dieser Bilder relativ günstig. Gerade im Bereiche des Rückenmarks ist die Mischung der luischen Panarteriitis und Panphlebitis mit der Lues interstitialis meningealen Ursprungs und der Lues parenchymatosa so innig, daß eine Trennung fast unmöglich ist und nur nach bestimmten klinischen Gesichtspunkten erfolgen kann, die später noch erwähnt werden sollen.

Die Gefäßlues des Rückenmarks ist am häufigsten im Thorakalbereich zu finden. Auch das akut aufgetretene Bild der syphilitischen Poliomyelitis ist nichts anderes als ein thrombosierender oder seltener aneurysmatischer spezifischer Gefäßprozeß, der vielleicht zu einer kleinen lokalisierten Blutung geführt hat (NONNE). Es können bei diesen Fällen ebenso wie bei jenen, bei denen die Lues interstitialis meningica im Vordergrund steht, auch syringomyelieähnliche Bilder beobachtet werden.

d) Gummen

Gummen sind lokalisierte syphilitische Veränderungen, die vom mesodermalen Gewebe ausgehen. Sie können entweder klein und multipel oder groß und solitär auftreten. Makroskopisch sind die Gummata gut abgegrenzt und von graugelber Farbe; sie sind von einer gummiartigen Konsistenz und weisen eine zentrale Nekrose auf. Mikroskopisch ist die zentrale Nekrose von wenigen multinucleären Riesenzellen umgeben. Gleichzeitig finden wir Plasmazellen und Lymphocyten. Ein dichtes Netzwerk von Bindegewebe grenzt das Gumma vollständig von der Umgebung ab. Es finden sich obliterierte Blutgefäße und manchmal Spirochäten nahe der Nekrose. Die Leptomeningen der Nachbarschaft zeigen lymphocytäre Infiltration, die Gefäße Zeichen einer Heubnerschen Endarteriitis.

Die Gummen sind derzeit die seltensten neuroluischen Manifestationen im Bereiche des Gehirns und des Rückenmarks. Das echte Gehirngumma bietet das Bild eines cerebralen Tumors, das ebenso wie jeder andere raumbeengende Prozeß neben den Lokalzeichen allgemeine Hirndrucksymptome mit Stauungspapille und Erblindungsgefahr hervorrufen kann. Wenn sie, was nicht so selten vorkommt, an der Oberfläche der Konvexität des Gehirnes liegen, ist eine Erosion des Knochens in manchen Fällen zu beobachten. Wenn das Gumma an der Basis liegt, kommt es nicht zu Knochenusuren (GRINKER).

Man soll an ein Gumma denken, wenn Tumorzeichen bei einem syphilitischen Liquor zu finden sind. Trotzdem kann natürlich immer als Ursache des Krankheitsbildes ein intrakranieller Tumor bei einer Syphilis vorliegen. Auch eine akute oder chronische Syphilis kann Lokalzeichen oder Zeichen einer Hirndrucksteigerung hervorrufen. In diesen letzteren Fällen aber wird der Liquor massive Veränderungen zeigen und eine Penicillintherapie wird einen sofortigen Erfolg zeitigen, was bei einem Gumma keineswegs der Fall ist. Vor der Nelson-Test-Ära war eine besondere differentialdiagnostische Schwierigkeit, daß manche Gliome auch eine schwach positive Wa.R. im Liquor zeigen können. Kleine Gummen sind oft so multipel, daß sie differentialdiagnostisch Schwierigkeiten zu einer Carcinomatose der Meningen verursachen. Gummen sind nie isoliert, sondern immer vergesellschaftet mit meningitischen oder meningovasculären Bildern, sowohl im pathologisch-anatomischen, als auch im klinischen Sinne. Das klinische Bild der Meningitis gummosa in der Chiasmagegend ist eigentlich überhaupt nicht von einer Meningitis subacuta syphilitica zu unterscheiden. Die Gummen der Hypophyse waren früher ein nicht gar so seltenes Zustandsbild und sind in ihrer Symptomatik mit der eines Hypophysenadenoms identisch. Die Syphilis der Hypophyse kann Ausdruck einer kongenitalen oder akquirierten Syphilis sein. Die erstere verläuft oft unter dem Bild einer Dystrophia adiposogenitalis mit Polyurie, Debilität, oder beim Auswachsen des gummösen Prozesses aus der Sella mit Erscheinungen seitens der Sehbahnen. Ob Fälle mit endokriner Symptomatologie, die auf die Hypophyse hinweisen und gleichzeitig auf antiluische Therapie gut reagierende gummöse Veränderungen auf der Haut zeigen, mit Sicherheit als Hypophysengummen angesprochen werden können, wie es HUFNAGEL behauptet, ist sehr zweifelhaft. Erwähnenswert scheint ein Fall von PAULIAN u. Mitarb., der trotz histologisch nachgewiesenen multiplen Gummen mit der Symptomatik eines cortexnahen fronto-parietalen Prozesses im Liquor keine wesentlichen pathologischen Veränderungen aufwies, besonders erwähnenswert deshalb, da ja das pathologische Geschehen sich nahe den Liquorräumen abgespielt hatte.

Aus der Wiener Klinik wurde von STEPAN ein Gumma publiziert, dessen klinische Symptomatik in einer Dysarthrie und Demenz, leichter Hemiparese und cerebellaren Symptomen bestand. Seroreaktionen im Blut waren positiv, im Liquor erhöhte Zellzahl und Eiweißwerte. Die Wa.R. wurde erst bei der dritten Punktion im Liquor positiv. Die Encephalographie und Arteriographie zeigten einen raumbeengenden Prozeß links parietal an. Unter kombinierter Jod-Wismut- und Penicillinbehandlung gingen die Symptome mit Ausnahme der Dysarthrie schnell zurück, im Encephalogramm fand sich nach abgeschlossener Therapie kein Anhaltspunkt für einen raumbeengenden Prozeß. Auch im Fall von PALEARY konnte nach einer endolumbalen Wismut-Behandlung das vorher wegen Gumma pathologische Encephalogramm normalisiert werden bei gleichzeitiger klinischer und humoraler Besserung.

Spinale Gummen sind noch am häufigsten in der Gegend der Cauda equina zu finden (AMBROSETTO), wo sie eher als gummöse Meningitis, seltener aber auch als circumscripte Gummen beschrieben wurden. Die solitären Gummen im Rückenmark sind eher unilateral und verursachen dadurch ein Brown-Sequard-sches Syndrom. Ein Fall mit isolierten Gummen im Halsmark, ebenfalls mit Brown-Sequardschem Syndrom, wurde von PERO mitgeteilt, das klinische Bild zeigte sowohl extra- wie auch intramedulläre Symptome, die ersteren wahrscheinlich wegen der begleitenden Leptomeningitis. Die spezifischen Reaktionen in diesem Fall waren sowohl im Serum wie im Liquor völlig negativ, der lumbale Liquor zeigte ein Stauungssyndrom, wie bei jedem raumbeengenden Prozeß des Halsmarkes.

e) Syphilitische Affektionen der peripheren Nerven

Affektionen des peripheren Nerven im Zusammenhang mit der Syphilis können direkt als Folge der Infektion oder während der antiluischen Behandlung als Herxheimersche Reaktion auftreten.

In die erste Gruppe gehören die Fälle, bei denen der syphilitische Prozeß des Knochens, der Lymphdrüsen oder Meningen auf die Nerven übergreift, wobei es nicht nur zu einer Kompression, sondern auch zu einem Hineinwuchern entlang der Nervenscheiden kommen kann. Am meisten betroffen sind der N. ulnaris und der N. peronaeus. Meningoradikuläre Syndrome können sich sowohl auf die motorische Vorderwurzel als auch die sensible Hinterwurzel ausdehnen. Diese letzteren werden im Lumbalbereich neuralgiforme Beschwerden im Sinne einer symptomatischen Femoralis- oder Ischiadicus-Neuritis hervorrufen.

Von den Hirnnerven finden wir nicht so selten isolierte Trigeminusneuralgien luischen Ursprungs. Das beiderseitige Syndrom der Neuralgie im Bereiche der

Nervi auriculo-temporales wird wegen der Ausbreitung der Schmerzen über der Kopfhaut als Kinderkamm-Neuralgie bezeichnet. Bei der luischen Ischiadicus-Affektion wird wahrscheinlich eine leichte entzündliche Perineuritis auch ohne meningoradikuläre Beteiligung die Ursache für die Schmerzen abgeben. Torp beschrieb einen Fall von luischer Erkrankung der hinteren Wurzeln, der Spinalganglien und des Sympathicus, der nur im Bereiche von Th 2—Th 3 sehr beträchtliche vegetative Zeichen wie Hautjucken, Schmerzen, Dermographismus, pathologische pilomotorische Reaktion aufwies.

Während der antiluischen Behandlung im Sekundärstadium kann man nicht so selten eine Polyneuritis acuta mit Paraesthesien und Sensibilitätsstörungen beobachten. Daneben sind auch Atrophien, fehlende Reflexe, aber keine Pupillenstörungen oder pathologische Liquorreaktionen vorhanden. Solche Polyneuritiden sind nach Salvarsan sowie nach der Malariakur (Stucke) beschrieben und könnten entweder als toxisch, unabhängig von der Lues oder als Herxheimersche Reaktion gewertet werden. Der negative Liquor spricht natürlich eher für die erstere Auffassung.

Ob die seltenen sog. *Spätpolyneuritiden*, die in den letzten Jahren von Uras u. Mitarb., Knight und Fowler usw. erwähnt wurden, wirklich echten luischen Erkrankungen entsprechen, ist fraglich. Sie treten in der Tertiärperiode auf, zeigen positive humorale Befunde und reagieren gut auf eine antiluische Behandlung. Die Abgrenzung dieser Fälle gegenüber Polyradikulitiden anderer Genese bei Luetikern ist sehr schwierig. Das Auftreten des Syndroms in den Spätstadien nach der Infektion, die Auslösung durch einen banalen Infekt, die absolut günstige Prognose, das in manchen Fällen gleichzeitige Auftreten mit einer Facialisaffektion sprechen wohl eher für eine allergische Polyradikulitis als für eine spezifische Erkrankung. Auch Senff faßt seinen Fall von Polyneuritis bei Tabes als allergische Polyneuritis auf, während Renzetti einen Guillain-Barré mit aufsteigendem Verlauf mit dem typischen Liquor wegen der positiven Wa.R. im Blut und Liquor und wegen des guten Erfolges der antiluischen Behandlung doch eher als spezifisch auffaßt.

Pathologisch-anatomisch fanden sich in den spezifischen Polyneuritis-Fällen von Margulis, Simon und Bermann Zeichen einer schweren Panvasculitis mit lymphocytären und Plasmazellinfiltrationen in und um die Blutgefäße des peripheren Nerven, sowie Intimaproliferationen, die zur obliterierenden Endarteriitis und Endophlebitis der Vasa nervorum führten.

Es sei noch erwähnt, daß nicht selten Neuritiden mit Paresen, besonders im Peronaeusgebiet, bei der Tabes dorsalis beobachtet wurden.

Die im vorstehenden beschriebenen klinischen Bilder der syphilitischen Affektion der peripheren Nerven fanden in der allgemeinen Einteilung der syphilitischen Affektionen des Nervensystems keine besondere Berücksichtigung, da ihre Selbständigkeit als klinisches Krankheitsbild bzw. als topographische Einheit nicht mit Sicherheit behauptet werden kann.

f) Psychische Veränderungen

Bei den psychischen Störungen während der Frühstadien der Lues muß man zwischen rein neurotischen „psychoreaktiven" (Demme) Erscheinungen und jenen Symptomen unterscheiden, die bereits Ausdruck der Affektion des Zentralnervensystems sind, wie sie für das Sekundär- und Tertiärstadium beschrieben wurden. Die ersteren, die Schuermann mit Recht von den „Venerophobien" abgrenzt, gehören in der Regel in das Gebiet neurotischer, hypochondrisch-depressiver Zustände und sind unbedingt einer entsprechenden psychotherapeutischen Behandlung zuzuführen. Was diese therapeutische Indikation betrifft, die insbesondere den modernen tiefenpsychologischen Methoden Rechnung tragen wollte, sind sie durchaus nicht anders zu betrachten als die Luophobien nicht syphilitisch Infizierter. Manchmal finden sich jedoch auch unter den Patienten, die depressiv-hypochondrisch auf eine stattgehabte luische Infektion reagieren, Schizophrene oder Melancholiker, wie auch SCHUERMANN beobachten konnte. Die zweite Gruppe führt zu neurasthenischen Erscheinungen, die klinisch durchaus dem neurologischen Vorstadium der progressiven Paralyse, aber auch neurasthenischen Syndromen bei anderen exogenen Schädigungen im Sinne der hyperästhetisch-emotionellen Schwächezustände BONHOEFFERs entsprechen. Die wichtige Entscheidung, ob es sich nur um ein neurasthenisches Zustandsbild bei der Primär-, Sekundär- oder Tertiärlues oder tatsächlich bereits um das neurasthenische Vorstadium einer progressiven Paralyse handelt, muß durch den Liquorbefund geklärt werden. Die *tertiär-syphilitischen Veränderungen* des Gehirns, zu denen die luische Meningitis, die Endarteriitis und die Gummen gehören, führen zu den verschiedenartigsten psychotischen Krankheitsbildern. M. BLEULER weist darauf hin, daß es sich dabei um Formen eines organischen Psychosyndroms handelt, die je nach dem Vorwiegen eines der drei Prozesse mehr allgemein meningitischen oder arteriosklerotischen Störungen oder Hirntumoren ähneln. Besonders die basal lokalisierte luische Meningitis führt häufig zu trivialen Delirien, die jedoch auch bei der luischen Endarteriitis nicht selten sind. Pseudoparalytische Zustandsbilder können ebenso wie paranoid-halluzinatorische bei allen drei Formen zur Beobachtung gelangen. Die Symptomatologie hängt von der Lokalisation des Prozesses, von der Art der syphilitischen Erkrankung, vom Gesamtzustand des Gehirns und von der prämorbiden Persönlichkeit mit all ihren erblichen und psychogenetischen Elementen ab.

g) EEG-Veränderungen bei der Neurolues

EEG-Veränderungen bei der Neurolues sind natürlich nur bei Fällen von Lues mit cerebraler Beteiligung, insbesondere bei einem Krampfgeschehen zu erwarten. Dementsprechend werden wir bei der progressiven Paralyse etwa 52% Abnormitäten, bei der Tabes nur in etwa 9% der Fälle mäßig schwere Veränderungen im EEG finden. Mehr abnorme Zeichen scheinen bei jugendlichen Patienten zu finden zu sein als bei Patienten über 60 Jahren. Es besteht kein Zusammenhang zwischen Pathogenität des Liquors und dem abnormen EEG. Auffällig häufig sind pathologische EEG-Befunde bei gleichzeitigen corticalen oder ventrikelnahen Atrophien (ARENTSEN und VOLDBY). Da die meningovasculäre Lues die höchste Frequenz an Anfällen hat, wird das EEG in diesen Fällen am häufigsten abnorm sein, zahlenmäßig folgen dann die Anfälle der progressiven Paralyse, wobei diese eher grand mal-Zeichen aufweisen (GREENBLATT und LEVIN). Nach Penicillintherapie erfolgt eine Änderung des EEG im Sinne einer Normalisierung und so kann der Ablauf des EEG geradezu ein prognostisches Zeichen des Therapieerfolges abgeben.

2. Ektodermale (parenchymatöse) Lues

a) Progressive Paralyse

Die Krankheitsfälle an progressiver Paralyse sind in den letzten Jahrzehnten in ständiger Abnahme begriffen und heutzutage nahezu selten, wie z. B. die folgenden Aufnahmezahlen an der Wiener Psychiatrischen Universitätsklinik zeigen: 1932 wurden 437, 1952 92 und 1957 nur mehr 34 Paralytiker aufgenommen.

Seit dem Erscheinen dieses Handbuches wurden auch keine neuen grundlegenden Arbeiten über die allgemeine klinische Symptomatik dieser Erkrankung veröffentlicht. Die Aufmerksamkeit der Untersucher richtete sich in den letzten Jahrzehnten, abgesehen von den gesondert dargestellten Problemen der Liquoruntersuchung und der Therapie, hauptsächlich auf den Wandel der verschiedenen Erscheinungsformen der progressiven Paralyse und auf ein von den modernen ganzheitsmedizinischen Richtungen her gesehenes Verständnis der einzelnen Verlaufsarten. Es genügt daher kurz zusammenfassend die klinische Symptomatik darzustellen, ehe auf diese Probleme eingegangen wird. Einzelheiten müssen im entsprechenden Kapitel des Bandes XVII/1 dieses Handbuches nachgelesen werden.

Die Hauptsymptome der progressiven Paralyse lassen sich in psychische und körperliche einteilen. Das psychische Bild wird durch die zunehmende organische Demenz geprägt: Es kommt zu einer Vergröberung der Persönlichkeitsstruktur, wobei zuerst die Funktionen im ethisch-ästhetischen Bereich befallen werden. Dementsprechend ist der Verlust des Taktgefühls oft das erste der Umgebung auffallende Symptom. Des weiteren kommt es zu einem Nachlassen der Abstraktion und Konzentrationsfähigkeit, was meist als Abnahme der intellektuellen Leistungsfähigkeit am Arbeitsplatz bemerkt wird. Am auffälligsten ist jedoch die Störung der Merkfähigkeit und des Gedächtnisses. Eine progrediente Kritiklosigkeit und Krankheitsuneinsichtigkeit gehören weiter zum psychischen Bild der progressiven Paralyse, ebenso wie eine deutlich zunehmende Störung der erlernten Funktionen.

Neben diesen, auch einer Reihe von anderen organischen Demenzen eigenen Störungen weist die Symptomatik der progressiven Paralyse jedoch einige Besonderheiten auf, die eine Einengung der differentialdiagnostischen Erwägungen bei dem betreffenden dementen Patienten auf die Frage „progressive Paralyse oder pseudoparalytisches Zustandsbild" erlauben. Hierher gehört zunächst die Tatsache, daß bei der progressiven Paralyse die Gedächtnisstörung in der Regel sowohl das Alt- wie das Neugedächtnis in gleicher Weise betrifft, während viele andere Demenzen eher durch eine starke Neugedächtnis-Störung bei gut erhaltenem Altgedächtnis charakterisiert sind.

Wenn auch für die progressive Paralyse durchaus nicht spezifisch, jedoch äußerst verdächtig ist vor allem die Sprachstörung, die in ihrer vollen Ausprägung drei Komponenten unterscheiden läßt: Die amnestische Komponente, die sich in Buchstaben- und Silbenauslassen äußert, die ataktische, die als Silbenstolpern in Erscheinung tritt und die bulbäre Komponente, die eine verwaschene, nasale Sprache zur Folge hat. Besonders deutlich wird diese Sprachstörung durch das Nachsprechenlassen von Testwörtern.

Das Schriftbild des Paralytikers ist durch amnestische und ataktische Störungen gekennzeichnet, die sich in Silbenauslassen und in einer unsicheren zitterigen Schrift mit verschiedener Buchstabengröße äußert. Selbstverständlich ist die Schrift auch von der Stimmungslage des Patienten abhängig: sie erscheint größer und gröber bei manischen, kleiner und zitteriger bei depressiven Formen. Zur Feststellung des Krankheitsbeginnes ist die Veränderung der Schrift im Laufe der Zeit oft aufschlußreich.

Recht uncharakteristisch ist die bei fast allen Demenzformen auftretende Rechenstörung. Dabei muß darauf geachtet werden, daß die gestellten Aufgaben weder zu schwierig, noch zu leicht sein dürfen, da die ersteren oft auch von nicht-dementen Patienten nicht gelöst werden können, während einfache, völlig automatisierte Rechenvorgänge, wie z. B. das kleine Einmaleins, auch noch bei stärkerer Demenz gemeistert werden. Additionen, Substraktionen und Multiplikationen kleiner 2stelliger Zahlen ergeben gemeinsam mit Reihensubstraktionen die besten Prüfungsmethoden, wobei auf Paralyse prompte, kritiklose, falsche Antworten, häufig mit Fehlern in den Zehnerstellen verdächtig sind.

Das wichtigste körperliche Symptom ist das Argyll Robertsonsche Phänomen, das jedoch nur in etwa $^2/_3$ der Fälle vorkommt. Die übrigen neurologischen Befunde sind, außer im Endstadium, recht uncharakteristisch: Die Reflexe sind oft durch Wegfall der corticalen Hemmung gesteigert, sie können jedoch bei der Tabo-Paralyse besonders an den unteren Extremitäten fehlen. Auffallend ist die Tonusveränderung der Muskulatur, besonders der mimischen Gesichtsmuskeln: Das schlaffe, ausdruckslose Paralytikergesicht mit manchmal einsetzenden, unwillkürlichen Zuckungen, die als Wetterleuchten beschrieben werden, verleiht dem Paralytiker ein typisches Gepräge. Die in Sprache und Schrift in Erscheinung tretende Koordinationsstörung wirkt sich im ganzen Gehaben insofern aus, als die Bewegungen unharmonisch, zitterig und ungelenk werden. In späteren Stadien kommt es zum Auftreten von Stirnhirnzeichen wie Atz- und Greifreflexen und Gehstörungen, die letzlich zur vollen Astasie und Abasie führen. Dazu gesellen sich Innervationsstörungen der inneren Organe wie Darm- und Blasenstörungen und ausgeprägte vegetative Ausfallserscheinungen.

Schließlich gehört zu den körperlichen Symptomen auch noch die positive Wa.R. im Serum, die oft, aber durchaus nicht immer nachzuweisen ist, sowie die charakteristischen Liquorveränderungen.

Es ist wichtig, im Auge zu behalten, daß die Diagnose der nichtbehandelten progressiven Paralyse sich nur auf den typischen Liquorbefund stützen kann, der neben positiver Wa.R. und Nebenreaktionen (Müllersche Ballungsreaktion, Meinickesche Reaktion usw., positiver Nelson-Test) auch noch die typischen Eiweißbefunde (Gesamteiweiß über 35 mg-%, Paralysetreppe in Goldsol- und Mastixreaktion) und eine Zellvermehrung (in der Regel zwischen 20/3 und 100/3, seltener bis zu 300/3 Lymphocyten) aufweisen muß. Ist dieser Befund nicht gegeben, so handelt es sich um ein *pseudoparalytisches Zustandsbild* im Sinne Fourniers, das weiter differentialdiagnostisch aufgeschlüsselt werden muß. Die entsprechenden Überlegungen sind ausführlich in G. Steiners Kapitel dieses Handbuches dargestellt. Diese pseudoparalytischen Zustandsbilder kommen im wesentlichen bei folgenden Erkrankungen vor: Bei positiven Luesreaktionen im Liquor ohne die für Paralyse charakteristischen sonstigen Liquorbefunde handelt es sich um pseudoparalytische Bilder bei Lues cerebri, insbesondere bei Endarteriitis luetica oder frontalen Gehirngummen. Bei fehlenden Luesreaktionen kommen vor allem folgende Krankheiten in Betracht: Die Picksche Demenz, die sich durch die frontale Atrophie im Luftfüllungsbild und oft auch durch das Vorliegen eines familiären Auftretens feststellen läßt. Exogene chronische Vergiftungen der verschiedensten Art können zu pseudoparalytischen Bildern führen, insbesondere der chronische Alkoholismus, der dann das Zustandsbild einer Pseudoparalysis alcoholica erzeugt und manchmal infolge der Polyneuritis auch mit fehlenden Reflexen an den unteren Extremitäten einhergeht, so daß eine Taboparalyse differentialdiagnostisch zur Erwägung steht. Recht häufig findet man aber pseudoparalytische Zustandsbilder bei Medikamentenmißbrauch, nach Kohlenmonoxydvergiftungen und bei Stirnhirntumoren; Folgezustände nach Schädeltraumen und Demenzen bei multipler Sklerose sind ebenfalls häufig Ursachen paralyseartiger Syndrome. In seltenen Fällen können schließlich senile oder arteriosklerotische Demenzen auch paralyseähnliche Zustandsbilder hervorrufen.

Dem Ausbruch der eigentlichen Erkrankung geht öfter ein jahrelang dauerndes uncharakteristisch neurasthenisches Vorstadium voraus. Dabei klagen die Patienten über eine Fülle von körperlichen Beschwerden meist allgemeiner Natur wie Müdigkeit, Schlaflosigkeit, Kopfschmerz, Kältegefühl usw. Manchmal fällt bereits in diesem neurasthenischen Stadium eine gewisse Kritiklosigkeit und Uneinsichtigkeit gegenüber den Untersuchungs- und Behandlungsvorschlägen auf. Manchmal können die Erscheinungen in diesem Vorstadium nicht nur als neurasthenische imponieren, sondern auch andere neurotische Syndrome vor-täuschen, wie z. B. der Fall von CLAUDE und CUEL, der zunächst als psychogener Stotterer aufgefaßt wurde, und bei dem sich über das Hinzukommen eines Facialistics und Schreibkrampfes schließlich eine typische progressive Paralyse entwickelte, die auch pathologisch-anatomisch verifiziert werden konnte. Auf die während des neurasthenischen Vorstadiums stark erhöhte Produktivität geistig Schaffender wurde wiederholt hingewiesen. In den betreffenden Werken läßt sich jedoch stets eine zunehmende Divergenz zwischen der steigenden Quantität und der sinkenden Qualität der Leistungen feststellen.

Aus dem Vorstadium, manchmal jedoch auch ohne daß ein solches bemerkt wird, entwickelt sich eine der verschiedenen Verlaufsformen der progressiven Paralyse, deren Zahl und Definition je nach der Einstellung der verschiedenen Autoren jeweils etwas variiert. Zwischen den einzelnen Formen gibt es die mannig-faltigsten Übergänge. Die folgende Gruppierung scheint, sofern sie nur als Richt-linie aufgefaßt wird, von praktischer Nützlichkeit. Sie sei deshalb, ehe darauf eingegangen werden kann, warum ein bestimmter Paralytiker an dieser, ein anderer an jener Form erkrankt, noch kurz zusammenfassend dargestellt:

1. Die *einfache demente Form* führt zu einer langsam fortschreitenden Ver-blödung typisch paralytischen Gepräges. Meistens kommen diese Patienten erst ziemlich spät in die ärztliche Behandlung, und zwar dann, wenn die paralytische Demenz bereits einen relativ hohen Grad erreicht hat. Häufig ist bei dieser Form die Stimmungslage euphorisch gefärbt, weshalb dann von einer dement-eupho-rischen Form gesprochen wird. Diese durch die läppisch heitere Laune und die stark ausgeprägte Kritiklosigkeit charakterisierte Verlaufsform stellt heute die größte Zahl der progressiven Paralysen.

2. Die *manisch-expansive Form*, früher die häufigste Verlaufsart, bietet eine Fülle manischer, jedoch durch die Demenz spezifisch gefärbter Größenideen, die trivialer Art sind, sich auf Besitz, Geld, körperliche Kraft oder sexuelle Potenz beziehen. Bei fortgeschrittener Demenz werden die Größenideen immer läppischer, da die Patienten die Wertmaßstäbe nicht mehr richtig einschätzen können. So kann es z. B. vorkommen, daß Patienten mit ihrem ungeheuren Reichtum von 100 S rennomieren usw. Diese Verlaufsart beginnt meist akut mit gehobener, erregter Stimmungslage und starkem Beschäftigungsdrang; Aggressivität und raptusartiger Erregungszustand sind nicht selten.

3. Bei der *depressiv-hypochondrischen Form* steigern sich die hypochondrischen Ideen des neurasthenischen Vorstadiums zu echten Wahrbildungen, wiederum spezifisch durch die Demenz gefärbt, was sich z. B. in den bekannten Äußerungen derartiger Paralytiker zeigt, keinen Magen oder kein Herz mehr zu haben.

4. Bei der *manisch-depressiven Form* lösen sich manisch-expansive und depressiv-hypochondrische Phasen ab. Die Familienanamnese dieser und der beiden vorher-genannten Formen weist häufig eine erbliche Belastung aus dem manisch-depressiven Formenkreis auf. Die Differentialdiagnose gegenüber den betreffenden Verlaufsformen des manisch-depressiven Krankheitsgeschehens und gegenüber manisch-depressiven oder phasenhaften Verstimmungen bei anderen psychischen Erkrankungen ergibt sich aus dem Nachweis der typischen paralytischen Demenz und dem Liquorsyndrom. Auffällig ist, daß die manisch-depressive Form der progressiven Paralyse oft einen sehr raschen intervallosen, 24 Std-Phasenwechsel

zeigt. MENNINGER-LERCHENTHAL wies darauf hin, daß manisch-depressive Patienten im späteren Lebensalter bei Hinzutreten einer Arteriosklerose eine Verkürzung der Phasen und einen raschfolgenden Wechsel derselben im Sinne eines 48 Std-Rhythmus zeigen. Ähnliche Erscheinungen wurden bei Manisch-Depressiven im Anschluß an Schädeltraumen mit basalen Schädigungen und nach Operationen in diesem Gebiet beobachtet. MENNINGER-LERCHENTHAL zieht daraus und aus anderen Untersuchungen den Schluß, daß die Rhythmik überhaupt eine eigene Funktion der mesodiencephalen Übergangsregion darstellt. So kann es, falls bereits manisch-depressive Manifestationen oder nur eine erbmäßige Prädisposition dazu vorlagen, durch sekundäre Läsionen im Hirnstammgebiet zu einer pathologischen Rhythmisierung dieser Verstimmungszustände kommen. Diese Verhältnisse dürften anscheinend bei der progressiven Paralyse zutreffen und die häufig zu beobachtende 48 Std-Rhythmik bei der manisch-depressiven Verlaufsform erklären.

5. Die *delirante Form* der progressiven Paralyse zeigt triviale Verwirrtheitszustände, deren Symptomatik an das Delirium tremens erinnert, wobei die typischen körperlichen Symptome des Alkoholdelirs wie Tremor, Schwitzen, Conjunctivitis fehlen, während die Besonderheiten der paralytischen Demenz nachweisbar sind. Diese Form tritt oft während der Malariakur oder nach paralytischen Anfällen in Erscheinung.

6. Die *galoppierende Form* ist als rasch progrediente delirante Verlaufsart beschrieben, die unter den Zeichen größter Erregung oft unter Auftreten manischer Größenideen innerhalb von wenigen Wochen durch Erschöpfung zum Exitus führt.

7. Die *paranoid-halluzinatorische Form* tritt selten primär in Erscheinung. Sie kommt häufig während der Malariabehandlung oder bei Defektheilung im Anschluß an dieselbe zur Beobachtung. Im Vordergrund stehen meist akustische Halluzinationen in Form bedrohender Stimmen. Taktile und optische Halluzinationen können sich dem Bilde zugesellen. Die Verfolgungsideen, unter denen die Patienten leiden, zeigen wiederum ein dementes Gepräge. Zu ihrer Systemisierung kommt es in der Regel nicht. Die Obduktion bzw. Luftfüllung zeigt bei diesen Fällen nicht selten, daß die Temporallappen von der Atrophie betroffen sind. Häufig ist auch eine schizophrene Belastung in der Aszendenz nachweisbar.

8. Die *Anfallsparalyse*. Bei jeder Verlaufsform der progressiven Paralyse können Anfälle der verschiedensten Art auftreten. Stehen sie im Vordergrund der Krankheitserscheinungen, so spricht man von einer Anfallsparalyse. Die Anfälle können entweder apoplektiform sein, und zwar meist im Sinne von Hemiplegien oder kurdauernden motorischen, seltener sensorischen Aphasien. Typisch für diese Fälle ist die rasche Rückbildungstendenz. Die Ausfälle können sich in kürzester Zeit, oft schon nach Minuten, höchstens einigen Tagen zurückbilden. Nach motorisch aphasischen Attacken kommt es häufig für einige Zeit zum Zurückbleiben einer ausgeprägten paralytischen Sprachstörung. Eine schwere Sprachstörung bei noch relativ geringer Demenz spricht dafür, daß der Patient kurz vor der Untersuchung einen paralytischen Anfall durchgemacht hat. Die Differentialdiagnose wird bei diesen aphasischen Störungen insbesondere Angiospasmen und Meningeome der Sylvischen Furche mit wechselndem Druck auf die Arteria praerolandica ins Auge fassen.

Recht häufig handelt es sich jedoch um große epileptische Anfälle. Deshalb sind alle epileptischen Anfälle, die erstmalig um das 40.—50. Lebensjahr auftreten, sehr verdächtig auf das Vorliegen einer progressiven Paralyse. Wird zwischen den einzelnen Anfällen das Bewußtsein nicht wieder erlangt, so spricht man von einem Status paralyticus in Analogie zum Status epilepticus.

Schließlich gehört zur Anfallsparalyse noch das Syndrom des *Ictus amnesique,* der durch einen kurzdauernden völligen Gedächtnisverlust charakterisiert ist: Die Patienten werden in der Regel irgendwo aufgegriffen und sind persönlich, zeitlich und örtlich völlig desorientiert. Die Gedächtnisstörung verschwindet meist schon innerhalb weniger Stunden völlig. Die Abgrenzung gegenüber hysterischen Dämmerzuständen wird durch das Vorhandensein anderer paralytischer Symptome, evtl. durch Ermittlung des Liquorbefundes durchgeführt.

9. Jene Anfallsparalyse, bei der es nicht zu der typischen völligen und raschen Rückbildung der Ausfallserscheinungen kommt, wird als *Lissauersche Paralyse* bezeichnet. Nach den einzelnen Anfällen bleiben meist gewisse Restsymptome erhalten, so daß man es schließlich meist mit kompletten hemiplegischen oder aphasisch-hemiplegischen Patienten zu tun hat.

10. Die sehr seltene *Alzheimersche Form* ist durch eine sehr langsam fortschreitende Demenz gekennzeichnet. Sie ist besonders durch das später noch zu besprechende histopathologische Bild charakterisiert.

11. Die *Tabo-Paralyse* tritt meist zuerst durch tabische Symptome in Erscheinung; dabei ist die Tabes meist symptomarm. Demme betont, daß man von der taboprogressiven Paralyse eigentlich nur dann sprechen sollte, wenn zu den länger bestehenden Zeichen einer Tabes dorsalis paralytische Symptome hinzutreten. Jahnel berichtet über häufige Opticusatrophien bei Tabo-Paralyse. Während manche Autoren früher dazu neigten, jede progressive Paralyse, die mit einer Opticusatrophie einherging, als monosymptomatische Tabo-Paralyse aufzufassen, ist man heute eher der Meinung, in der luischen Opticusatrophie ein Sondergeschehen zu sehen (Kestenbaum). Bruetsch fand bei 40 Fällen von progressiver Paralyse in 20% eine totale Opticusatrophie, in 62,5% der Fälle Veränderungen im Randgebiete des Sehnerven im Sinne einer beginnenden Opticusatrophie, so daß angenommen werden kann, daß diese Störungen bei der progressiven Paralyse wesentlich häufiger vorkommen als man gemeiniglich annimmt, da die entsprechenden Gesichtsfeldausfälle von den Patienten häufig übersehen werden. Bruetsch fand in seinem Material, daß die Fälle mit Tabo-Paralyse 2mal so häufig Opticusatrophien aufwiesen als die anderer Paralytiker. Er führt dies jedoch auf die unklaren Kriterien für die Diagnose Tabo-Paralyse zurück. Es erscheint ferner wichtig, die Tabo-Paralyse von den andernorts besprochenen Tabespsychosen abzugrenzen, wobei wiederum der Liquor entscheidend ist. Der Beginn einer Tabo-Paralyse kann bei regelmäßiger Liquorkontrolle der Tabiker häufig dadurch festgestellt werden, daß sich das paralytische Liquorsyndrom schon vor Ausbildung der paralytischen Demenz zeigt, d. h. daß zur Tabes das Syndrom einer Paralysis imminens hinzukommt. Meist handelt es sich dann bei der sich entwickelnden Paralyse um eine dement-euphorische Form.

12. Bei der *juvenilen Form der progressiven Paralyse* erfolgt die Infektion des Kindes während der Geburt oder in der ersten Lebensperiode. Da die Inkubationszeit der juvenilen Form sich nicht von der der Erwachsenen unterscheidet, treten die ersten Erscheinungen in der Regel erst zwischen dem 8. und 15. Lebensjahr auf. Der zunehmende Leistungsabfall, der besonders in der Schule festgestellt wird, führt meist zur medizinischen Untersuchung der Patienten. In der Regel bilden sich nicht die typischen psychischen Zeichen der Paralyse aus. Im Vordergrund steht die Demenz, psychotische Syndrome sind selten, meist handelt es sich um ein Abstumpfen mit zunehmender Verarmung der gesamten intellektuellen und besonders der sprachlichen Fähigkeiten ohne Ausbildung einer typisch paralytischen Sprachstörung; manchmal kommen auch agitierte, hypochondrisch gefärbte Zustände zur Beobachtung. Häufig treten epileptische Anfälle und verschiedenste cerebrale Herdsymptome auf, wobei die Ausbildung von echten

Hemiplegien, wie sie bei der Anfallsparalyse der Erwachsenen vorkommen, nach
DEMME sehr selten ist. Unter Umständen kann es auch zur Opticusatrophie
kommen (M. BRIHAYE-VAN GEERTRUYDEN und P. DANIS). Recht häufig sind
die Pupillen bei der juvenilen Paralyse maximal weit und lichtstarr. Dieses
Symptom gemeinsam mit der Feststellung, daß es sich nicht um einen angeborenen
Intelligenzdefekt, sondern um eine erst später einsetzende Demenz handelt, sowie
der Liquorbefund erlauben die Abgrenzung gegenüber den Schwachsinnszuständen,
als welche die juvenile Paralyse häufig verkannt wird.

Bei weiterem Fortschritt der einzelnen Formen der progressiven Paralyse
kommt es mehr oder minder rasch zur Entwicklung der Endzustände, die durch
eine völlige Verblödung und einen zunehmenden, unter Umständen völligen
Sprachverlust, sowie durch das Auftreten neurologischer Symptome, insbesondere
von Stirnhirnzeichen, wie Atz- und Greifreflexe, Abasie und Astasie, Rückkehr
primitiver Stellreflexe usw. gekennzeichnet sind. Darm- und Blasenlähmungen,
ausgeprägte vegetative Ausfälle, trophische Störungen, das Absinken auf die
niedrigste Stufe animaler Funktionen kennzeichnen dieses Stadium, in dem die
Patienten meist an interkurrenten Erkrankungen zugrunde gehen.

Was die Häufigkeit der einzelnen Verlaufsarten der progressiven Paralyse
betrifft, so hat sich eine deutliche Veränderung in letzter Zeit ergeben: W. ILLERT
hat 1950 über den Symptomenwandel der paralytischen Psychose eine repräsen-
tative Arbeit aus der Heidelberger Klinik geliefert, die am Hintergrund eines
geschichtlichen Überblickes durch eigene statistische Untersuchungen die veränderte Symptomatik der progressiven Paralyse als feststehende Tatsache
erkennen läßt. Die Autorin kommt zu der Feststellung, daß bis 1880, d. h. bis
zur Einführung der exakten neurologischen Diagnostik, die progressive Paralyse
vorwiegend nach dem Symptom der Expansivität diagnostiziert wurde. Seit
1890 das Argyll Robertsonsche Phänomen durch ERB in die Diagnostik eingeführt
wurde, scheint die demente Form im Zunehmen zu sein. Die Untersuchungen
über den Symptomwandel aus dieser Zeit könnten deshalb irreführend sein und
auf der veränderten Diagnostik beruhen. ILLERTs Statistik von 1892—1942 gibt
jedoch wichtige Aufschlüsse auch über die Zeit, in der bereits obligate serologische
Untersuchungen durchgeführt wurden, was in ihrem Material vom Jahre 1912 an
der Fall ist. Dementsprechend haben die expansiven Formen von 33% im Jahre
1912 auf 9% im Jahre 1942 abgenommen, während die einfach dementen Formen
in den gleichen Jahrgängen eine Zunahme von 53% auf 77% zeigen. Neben diesen
Verlaufsarten unterscheidet die Autorin noch eine Gruppe psychisch ganz oder
fast symptomloser Fälle, ferner depressive und schließlich psychologisch reiche
bzw. schizophrenieartige Fälle. Die Auswertung des Materials führt ILLERT zu
dem Schluß, daß die progressive Paralyse einem Symptomwandel unterworfen
wurde, der von der Expansivität in der Richtung der einfachen Demenz verläuft.
Andererseits kommt es in einzelnen Zeitperioden zum gehäuften Auftreten von
anderen, z. B. depressiven oder halluzinatorischen Zustandsbildern. Dieses
letztere Phänomen weist jedoch scheinbar keine Regelmäßigkeit auf. Eine
schlüssige Erklärung für diesen Symptomwandel konnte bisher nicht gegeben
werden.

KEHRER ist, basierend auf HOCHE, der Meinung, daß die einzelnen Verlaufsformen der progressiven Paralyse auf die verschiedenartige Ausbildung ihrer
Randsymptome zurückzuführen ist. Während das Achsensymptom die Demenz
darstellt, „laufen die Randsymptome auf Enthemmung oder Verstärkung bald
mehr latenter, bald mehr manifester, im wesentlichen durch Erblichkeitsgesetze
bestimmter Züge der Persönlichkeitsanlage hinaus". KALB, BOSTROEM und
andere haben auf manisch-depressive, respektive schizophrene Belastung hin-

gewiesen, Seelert andererseits auf die Bedeutung der psychischen Individualität und einer reaktiven Auslösung. Die Wiener Schule hat, beginnend mit Schilder, den psychologischen Faktoren für die Entstehung der einzelnen Erscheinungsbilder der progressiven Paralyse größere Aufmerksamkeit geschenkt. Sie steht heute auf dem Standpunkt, daß die einzelnen Verlaufsformen eine plurifaktorielle Genese aufweisen. Die organische Schädigung trifft ja jeweils einen bestimmten Menschen, eine Gesamtpersönlichkeit mit all ihren spezifischen Reaktionsmöglichkeiten, mit ihrer Erbanlage und Konstitution, mit ihrer durch die Persönlichkeitsentwicklung entstandenen psychischen Struktur. Man kann sich daher nicht damit begnügen, die Krankengeschichte einer progressiven Paralyse mit der Infektion oder gar mit dem neurasthenischen Vorstadium beginnen zu lassen, wenn man das jeweilige Erscheinungsbild der Krankheit verstehen, aber auch über Prognose und Therapie etwas aussagen will. Wie entsprechende Fallanalysen aus dem Material der Wiener Klinik ergeben, ist nach dem heutigen Stand der Forschung das Auftreten der einzelnen Verlaufsformen der progressiven Paralyse von folgenden Faktoren abhängig:

1. Als Grundlage ist die Allgemeinschädigung des Gehirns durch die eingedrungenen Spirochäten und durch die Reaktion des Gehirns auf diese anzusehen; sie findet pathologisch-anatomisch als primäre syphilitische Parenchymveränderungen, allergische Reaktionen sowie reparative Vorgänge ihren Ausdruck.

2. Zur Entstehung der pathologischen Vorgänge im nervösen Parenchym ist jedoch bereits eine gewisse konstitutionelle Bereitschaft nötig, die in vielen der beschriebenen Überlegungen über die Pathogenese des nervösen Parenchymlues und letztlich auch in der Wiedmannschen Theorie zur Geltung kommt.

3. Es ist für das Auftreten der einzelnen Formen der progressiven Paralyse von Bedeutung, welches Teilgeschehen des pathologisch-anatomischen Prozesses im Vordergrund steht. So wurde darauf hingewiesen, daß bei den manisch-expansiven Verläufen die infiltrativen Veränderungen stärker ausgeprägt sind, während es bei den Anfallsparalysen zu plötzlichen Ganglienzellen-Ausfällen kommt, die bei der Lissauerschen Form zu regelrechten Einschmelzungen führen können. Auch die depressiv-hypochondrische und besonders die Alzheimersche Form sind dadurch charakterisiert, daß hier der degenerative Zellausfall im Vordergrund steht.

4. Von wesentlicher Bedeutung ist, welcher Teil des Gehirns am stärksten von den Veränderungen befallen wird. So ist bekannt, daß bei der paranoid-halluzinatorischen Form die Veränderungen besonders den Temporallappen betreffen, während sie bei der manisch-expansiven Form am stärksten das Stirnhirn befallen. Bei den Anfallsparalysen zeigt andererseits das Gebiet der vorderen und hinteren Zentralwindung die schwersten pathologischen Veränderungen. Auch für diese besondere Lokalisation des paralytischen Prozesses scheinen konstitutionelle Faktoren maßgebend zu sein. So legt die Beziehung schizophrener Symptome zu temporalepileptischen Anfällen die Überlegung nahe, daß vielleicht auch bei der paranoid-halluzinatorischen progressiven Paralyse eine besondere konstitutionelle Anfälligkeit dieser Region vorliegt. Diese Überlegungen sind allerdings heute noch nicht über das Stadium arbeitshypothetischer Erwägungen hinaus gefestigt.

5. Man muß ferner in Betracht ziehen, daß der einzelne Patient im Rahmen seiner Gesamtpersönlichkeit auf die pathologischen Veränderungen seines Zentralnervensystems reagiert. Hier kommt auch der Erbfaktor zur Geltung: So wissen wir, daß bei der paranoid-halluzinatorischen Form häufig eine schizophrene Erbbelastung nachweisbar ist, während die manischen, depressiven und zirkularen Verläufe wiederum häufig auf eine Erbbelastung in Richtung des manisch-

depressiven Formenkreises hinweisen, eine Auffassung, die unter anderem besonders auch von Bostroem vertreten wurde.

6. Die Erbfaktoren stellen jedoch nicht ein unabwandelbares Schicksal dar. Zu ihrer Manifestation bedarf es noch anderer Umstände, denen eine Teilkausalität für das betreffende Krankheitsbild zukommt. Hierzu gehört im besonderen die psychodynamische Persönlichkeitsentwicklung. Jene Umstände, die nach den Erkenntnissen der modernen Tiefenpsychologie die Persönlichkeit von frühester Kindheit an prägen, wirken selbstverständlich auch an der besonderen Gestaltung der Symptomatologie der später einsetzenden organischen Erkrankung mit. Die Inhalte der psychotischen Bilder bei den einzelnen Formen der progressiven Paralyse entstammen dementsprechend dem Erleben der prämorbiden Persönlichkeit, wobei den frühkindlichen Konfliktssituationen eine besondere Bedeutung zukommt, die von der Psychoanalyse aufgezeigt wurde. Insbesondere bei der manisch-expansiven, der depressiv-hypochondrischen und der paranoid-halluzinatorischen Form lassen sich in der Psychodynamik Konflikte aufzeigen, die tiefenpsychologisch zu manischen, depressiven oder paranoiden Reaktionen ganz allgemein neigen. Die Inhalte dieser Reaktionsweisen werden dann selbstverständlich im besonderen aus dem konkreten Erlebnisbereich des betreffenden Patienten genommen.

7. Schließlich konnte im Material der Wiener Klinik auch die Bedeutung eines auslösenden Faktors für den Ausbruch der paralytischen Psychose aufgezeigt werden. Dieser kann psychischer oder körperlicher Art sein, wobei freilich der fortschreitende organische Krankheitsprozeß, der sich zunächst unerkannt entwickelt, ebenfalls eine Rolle spielt. So gibt es Fälle, die ohne besondere auslösende Situation einfach infolge des organischen Abbaues in die Demenz abgleiten. Gerade die psychotisch produktiven — aber manchmal auch die einfach dementen — Prozesse zeigen jedoch oft einen bedeutenden Einfluß auslösender Situationen, der ebenfalls von ihrem spezifischen Stellenwert in der Psychodynamik her bestimmt wird. Als Beispiel kann einer unserer Fälle herangezogen werden, der von Kindheit an in einer schwierigen Konfliktssituation mit einem überstrengen patriarchalischen Vater stand und dessen paralytische Demenz schlagartig manifest wurde, als er beruflich einen dem Vater sehr ähnlichen, herrischen Vorgesetzten bekam. Derselbe Patient zeigte im Verlauf der Malariabehandlung das Auftreten eines paranoid-halluzinatorischen Syndroms, in dessen Rahmen der Patient die Stimme seines Vorgesetzten vernahm, die ihn in bedrohender Art wegen seiner Masturbation zur Rede stellte. Nicht selten zeigt sich, daß der Ausbruch der paralytischen Psychose fast einer Flucht aus einer unlösbaren Konfliktsituation gleichkommt. Das darf nicht in dem Sinn mißverstanden werden, daß ausgeglichene, problemlose Patienten nicht infolge des fortschreitenden paralytischen Prozesses schließlich auch der Demenz mit all ihren Erscheinungen anheimfallen. Das plötzlich augenfällige Manifestwerden der Symptome der Paralyse kann jedoch durch solche Situationen von hoher psychodynamischer Bedeutung ausgelöst werden. Sowohl was die Manifestation erblich präformierter psychischer Störungen als auch die Bedeutung der psychodynamischen Vorbedingungen für die Struktur der einzelnen Verlaufsformen betrifft, muß man annehmen, daß der cerebral angreifende pathologische Prozeß bisher Unterschwelliges zum Krankheitswert erheben kann. Bostroem hat diese Probleme ausführlich erwogen und gezeigt, wie bei neurotischen Patienten die neurasthenischen Beschwerden am Beginn der Paralyse besonders ausgeprägt sind. Demme berichtet im gleichen Zusammenhang über einen Kranken, bei dem eine prämorbide Neigung zu neurotischen Zwangsgedanken unter dem Einfluß der beginnenden Paralyse Krankheitswert bekam. Auch für die Bostroemsche

These der Auslösung endogener Psychosen durch das pathologische Geschehen der progressiven Paralyse finden sich zahlreiche weitere Hinweise in der Literatur (z. B. Demme u. a.). Auch das Material an der Wiener Klinik spricht in diesem Sinne. Man muß jedoch betonen, daß auch in manchen Fällen, wie erwähnt, der Vorgang so verlaufen kann, daß die noch nicht manifeste organische Schädigung der progressiven Paralyse infolge auslösender psychischer Ereignisse plötzlich auf das Niveau eines klinisch und sozial faßbaren Leistungsversagens gerückt werden kann.

Wenn man die genannten Faktoren — den organischen Prozeß quartärer bzw. metasyphilitischer Art, die Lokalisation der Schädigung, erbliche Dispositionen, die psychodynamische Persönlichkeitsentwicklung und die auslösende Situation — berücksichtigt, kann man zu einem vollkommenen Verständnis des einzelnen Paralytikers gelangen. Nur in dieser Hinsicht scheinen Untersuchungen über die präpsychotische Persönlichkeit der Paralytiker von entscheidender Bedeutung zu sein. Die Frage nach der psychischen Auffälligkeit von Paralytikern vor ihrer Infektion haben keinen eindeutigen Anhaltspunkt dafür gebracht, daß sich Beziehungen zwischen einer zur progressiven Paralyse prädisponierten Persönlichkeit und gewissen, schon vorher gegebenen psychischen Abwegigkeiten herstellen lassen. Wenn manche Untersuchungen, wie z. B. die von Selzer, in 60% der Paralytiker präinfektiös eine Psychopathie diagnostizieren, so muß gesagt werden, daß wohl sicher für psychopathische Individuen, die sich eher über sittliche Schranken hinwegsetzen, die Ansteckungsgefahr eine größere ist. Andererseits wird der Begriff Psychopathie jedoch auch oft so weitherzig angewendet, daß wohl kaum Rückschlüsse aus derartigen Befunden gezogen werden können.

Der genauen Aufdeckung der Faktoren, die zur Genese des einzelnen paralytischen Krankheitsbildes beitragen, kommt nicht nur ein theoretischer, sondern auch ein großer praktischer therapeutischer Wert zu. Moderne Arbeiten tragen diesen Gesichtspunkten bereits Rechnung und weisen darauf hin, daß sich an die spezifischen Behandlungsmethoden paralytischer Patienten eine Therapie der, durch andere Kausalfaktoren bedingten, psychotischen Symptome schließen muß (Nicol, Solomon, Rose u. Mitarb. sowie Arnold u. a.). In diesem Sinn kann auch die Anwendung der Elektroschockbehandlung besonders bei den paranoid-halluzinatorischen, agitierten und melancholischen Verlaufsformen gute Erfolge erzielen. Die Erkenntnis, daß die persönliche Dynamik eine wichtige Bedeutung für den Einzelfall hat, erschloß der Psychotherapie auch ein Betätigungsfeld auf dem Gebiet der progressiven Paralyse. Dabei kommt schließlich fürsorgerischen Maßnahmen, die sich auf die Bereitung eines entsprechenden Verständnisses im Familien- und Berufsmilieu beziehen, eine wichtige unterstützende Bedeutung zu. Gerade die psychotherapeutische und die fürsorgerische Betreuung kann besonders in jenen Fällen, die man nach Pönitz den Defektheilungen zuzurechnen hat, Wesentliches leisten. Es zeigt sich nämlich immer wieder, daß der „Defekt" vieler Paralytiker in Wirklichkeit wesentlich geringer ist, als man zunächst annimmt. Es können sich, wie dies ja auch nach Schädeltraumen bekannt ist, psychogene Verhaltensstörungen um den wirklichen organischen Defekt als Kern gruppieren, deren Abbau die Leistungsfähigkeit des Patienten oft wesentlich zu heben vermag.

Bezüglich der Begutachtung der progressiven Paralyse haben sich die Verhältnisse gegenüber den bereits ausführlich in Band XVII/1 dargestellten Problemen nicht wesentlich geändert. Es sei lediglich angeführt, daß die Anerkennung der progressiven Paralyse als Wehrdienstbeschädigung unter Umständen in Frage kommt, wenn die Infektion zur Zeit der Wehrdienstleistung erfolgte und trotz ordnungsgemäßer Krankheitsmeldung des Patienten eine entsprechende ausreichende Frühbehandlung der Syphilis nicht durchgeführt wurde. Da

Syphilitiker eine größere Paralysegefährdung durch mangelnde Frühbehandlung infolge der modernen Untersuchungen aufweisen, erscheint eine solche Annahme bei klarem Sachverhalt gerechtfertigt (MAYR).

Die *pathologische Anatomie* der progressiven Paralyse ist in ihren Grundzügen bereits im entsprechenden Kapitel des Bandes XVII/1 dieses Handbuches abgehandelt worden, so daß hier nur eine kurze Zusammenfassung vonnöten erscheint. Auch hinsichtlich der Einzelheiten kann auf das entsprechende Kapitel verwiesen werden.

Die progressive Paralyse ist eine primäre chronische Encephalitis und der Einteilung nach SPATZ zufolge als eine kontinuierliche Polioencephalitis zu bezeichnen.

Makroskopisch findet man eine chronische Leptomeningitis, die zu einer Verdickung und rauchartigen Trübung der weichen Hirnhäute besonders über den Frontallappen des Gehirns führt. Es kommt zu einer das ganze Gehirn in wechselnder Stärke betreffenden Atrophie, die jedoch immer am stärksten in beiden Stirnlappen ausgeprägt ist; sie ist vorwiegend durch eine Schrumpfung der Rinde bedingt. Die Atrophie endet oft mit scharfer Grenze hinter dem Frontallappen. Manchmal können jedoch auch die temporo-parietalen Windungen betroffen sein. Die Zentral- und die Occipitalregion zeigen in der Regel nur geringe Veränderung. Als Folge der Hirnatrophie kommt es zur Ausbildung eines Hydrocephalus externus und internus. Das Ventrikelependym zeigt eine feinhöckerige Beschaffenheit (Ependymitis granularis), insbesondere am Boden des 4. Ventrikels, im Gebiet des 3. Ventrikels, in basalen Anteilen der Seitenventrikel und im Aquaeductus Sylvii. Durch letztere kann sekundär ein Hydrocephalus occlusus entstehen.

Histologisch finden sich Veränderungen an den mesodermalen und ektodermalen Anteilen des Gehirns. Erstere sind entzündlicher Art und als Folgeerscheinungen der syphilitischen Infektion aufzufassen. Sie stellen einen Abwehrvorgang gegen die eingedrungenen Erreger dar. Die Veränderungen am nervösen Parenchym (Nervenzellen und ihre Fortsätze) sind degenerativer Art und folgen in der Regel den entzündlichen Erscheinungen etwas nach. Die entzündlichen mesodermalen Infiltrate bestehen aus Lymphocyten, Plasmazellen, Fibroblasten und Makrophagen; sie finden sich in den Meningen und in der gesamten grauen Substanz des Gehirns (kontinuierliche Polioencephalitis), vorwiegend in deren neencephalen Anteilen, d. h. in der Hirnrinde und im Corpus striatum. Die kleinen Gefäße und Capillaren sind in charakteristischer Art von Plasmazellen ummauert, die infolge der Einpressung in den Adventialraum abgeplattet erscheinen. Vereinzelt sieht man hier auch Lymphocyten. Die Infiltrate sind praktisch immer auf die intraadventitiellen Räume beschränkt. Außerhalb der Gliagrenzmaschen sind sie nur vereinzelt anzutreffen. Die Plasmazellen zeigen manchmal regressive Veränderungen in Form von Vacuolenbildungen, die mit einer kolloidalen Substanz erfüllt und dann als „Maulbeerzellen" oder RUSSELLsche Körperchen bezeichnet werden. Gelegentlich erfolgt eine Capillarsprossung; durch die Proliferation des Capillarendothels kann es zum Gefäßverschluß kommen. Charakteristisch für die progressive Paralyse, wenn auch durchaus nicht spezifisch, ist die proliferative Reaktion der Mikrogliazellen: Sie werden als Stäbchenzellen bezeichnet und verleihen durch ihre Häufung der Hirnrinde ein typisches Aussehen. Ihre Kerne sind größer als unter physiologischen Bedingungen und gewöhnlich lange gestreckt, manchmal auch geknickt. Sie finden sich an den gleichen Prädilektionsstellen wie die mesenchymale entzündliche Reaktion, also insbesondere im Stirnhirn und Ammonshorn. Die weit verzweigten Plasmafortsätze dieser Zellen kommen in der Hortega-Färbung zur Darstellung. Zur raschen Wahrscheinlichkeitsdiagnose der progressiven Paralyse am Hirnpräparat hat sich die SPATZsche Eisenreaktion (auf der Basis der Turnbullblau-Reaktion) bewährt. Sie erlaubt, am frischen Gehirn den eindrucksvollen Nachweis der Eisen-einlagerungen in den betroffenen Hirnregionen. Die Ablagerung des eisenhaltigen Pigmentes erfolgt vor allem in den Mikrogliazellen, aber auch in der Oligodendro-glia, in Ganglienzellen und in den Phagocyten der Adventitiainfiltrate. GAL-BRAITH fand in über 100 untersuchten Fällen von progressiver Paralyse die Eisen-reaktion stets stark positiv und konnte feststellen, daß sie nach Malariabehandlung zurückging und später ganz verschwinden konnte. Pathognomonisch für die progressive Paralyse ist allerdings diese Reaktion nicht.

Die degenerativen Veränderungen der neuroektodermalen Gewebselemente zeigen sich in verschiedenen Formen der Ganglienzellschädigung hauptsächlich vom chronischen Typ. Infolge der fleckförmig abgegrenzten Gewebsschädigung entsteht der Eindruck, als wären die Ganglienzellen der Großhirnrinde „aus-gerupft". Durch die Häufung der zellfreien Regionen kommt es zum Verlust der normalen vertikalen Säulenstruktur und der horizontalen Schichtung, so daß man berechtigt ist, von einer Verwerfung der Rindenarchitektonik zu sprechen.

Die Parenchymzerstörung ist von einer Makroglia-Reaktion gefolgt, die durch das Auftreten von fibrillären Astrocyten und durch eine allgemeine Fasergliose charakterisiert ist. Gelegentlich kommt es durch Einwachsen des Gliafasernetzes in die Pia zu einer festen Verbindung dieser Hirnhaut mit der Hirnrinde. In einzelnen Fällen sind Miliargummen anzutreffen. Dies ist im Hinblick auf die Kombination der progressiven Paralyse mit den tertiär-luischen Manifestationen, wie im Zusammenhang mit der Pathogenese erwähnt wurde, durchaus ver-ständlich. Spirochäten, die ansonsten vor allem in den miliaren Gummen nach-weisbar sind, können bei der Paralyse auch in der Hirnrinde selbst sowie in allen anderen grauen Formationen des Gehirns gefunden werden. Der Spirochäten-nachweis gelingt bei unbehandelten Fällen nach GALBRAITH in etwa 60%, während frühere Publikationen etwas geringere Werte angeben.

Ein nicht allzu häufiger Befund ist die zuerst von ALZHEIMER beschriebene Kolloid-Degeneration. Dabei findet man zunächst eine glasige homogene Gefäß-veränderung mit Verdickungen und gleichartige Ablagerungen im umgebenden Parenchym. In den äußeren Gefäßwandschichten kann man oft massenhaft Lymphoidzellen finden. Die Ablagerungen ergeben in einem Teil der Fälle eine positive Amyloidreaktion, doch ist ihre Deutung als lokale Amyloidose, wie sie auch im Rahmen anderer Erkrankungen auftreten, nicht gesichert.

MOREL und DUMAN haben quantitative Untersuchungen über die Makro-, Mikro- und Oligodendroglia-Zellen bei der progressiven Paralyse angestellt und dazu die Areale FDm nach v. ECONOMO bei 31 Paralytikern untersucht. Sie kommen dabei zu dem Schluß, daß eine Vermehrung der Astrocyten bei der progressiven Paralyse nicht unbedingt vorkommen muß, jedoch immer eine Hyper-trophie der Astrocyten, sowohl den Zelleib wie die Fortsätze betreffend. Die Mikroglia zeigt im Vergleich zum chronischen Alkoholismus und zur senilen Demenz einen Anstieg auf das Doppelte. Bei den Oligodendrogliazellen konnten die Autoren keine quantitativen Unterschiede zwischen Gesunden und Para-lytikern feststellen. CARDONA hat versucht, den klinischen Symptomwandel der progressiven Paralyse mit dem histopathologischen Befund zu vergleichen. An Hand von 4 Gehirnen nicht malariabehandelter Paralytiker meint er feststellen zu können, daß die Infiltrate an Zahl und Ausdehnung auffallend geringer sind als beim klassischen Bild. Ebenso konnte er eine geringere Ausprägung der Glia-veränderungen und der degenerativen Ausfälle feststellen. CARDONA meint, daß sich im histologischen Bild der progressiven Paralyse im Gesamt eine Ab-schwächung aufzeigen läßt, ohne daß sich die Art der pathologischen Veränderungen grundsätzlich geändert habe. Zu ähnlichen Feststellungen gelangen PAULIAN, BISTRICEANU und IONESCU. Im wesentlichen wird man sagen müssen, daß eine signifikante, den Symptomwandel der progressiven Paralyse betreffende Änderung des pathologisch-anatomischen Bildes nicht festgestellt werden konnte.

Bei den *Anfallsparalysen*, die mit stärkeren Reaktionen von seiten des Gefäßsystems einhergehen, sieht man manchmal größere unvollständige Erweichungen. Solche kreislaufbedingte Veränderungen finden bei der *juvenilen Paralyse* ein besonderes Ausmaß, so daß diese infolge der ausgeprägten Kombination von paralytischen und tertiär-luischen cerebralen Manifestationen eine Sonderstellung einnimmt. Die entzündlichen Reaktionen sind deutlich ausgeprägt, die Kombination mit Gummabildung und spezifischer Endarteriitis häufig. Charakteristisch ist für die juvenile progressive Paralyse ferner der vasozirkulatorischhypoxämisch bedingte Schwund der Purkinje- und Körnerschicht des Kleinhirns. Durch die reaktive Gliafaserwucherung kommt es dann zu einer mehr oder minder vollständigen Sklerose und zu starker Volumsverminderung des Cerebellums. Auch im Großhirn können ganze Gyri einschmelzen und vernarben; dadurch entsteht das Bild einer Ulegyrie. Sehr deutlich ist der Markfaserschwund, der sicher nicht allein vasculär, sondern auch durch den spezifischen paralytischen Prozeß mitbedingt ist.

Die *Lissauersche Form* der progressiven Paralyse bietet das Bild der lobulären paralytischen Sklerose. Im Gegensatz zur typischen progressiven Paralyse sind hier meist eher die Parietal-, Temporal- und auch Occipitalgegend betroffen. Dem entsprechen die verschiedenen klinischen Herdsymptome. Auffällig ist eine besonders hochgradige Schrumpfung der befallenen Rindenpartien. Da die schwere Schädigung auch die Marksubstanz mitbetrifft, ist die Rinden-Markgrenze verwischt und häufig ein Status spongiosus vorhanden. Die entzündlichen Vorgänge treten demgegenüber meist in den Hintergrund, oft sind auch nur einzelne oder mehrere Rindenschichten von der Erkrankung befallen, so daß man von pseudolaminärer Degeneration sprechen kann. Bei der ALZHEIMERschen Paralyse sind fast keine mesodermalen Reaktionen nachzuweisen, die subpiale Gliose und eine diffuse Zelldegeneration des Cortex beherrschen das Bild.

Die progressive Paralyse ist heute das am besten umrissene Krankheitsbild der gesamten Psychiatrie. Wenn auch ihre psychische Symptomatik sehr mannigfaltig ist und dadurch viele andere psychiatrische Erkrankungen in die differentialdiagnostischen Erwägungen einbezogen werden müssen, ist doch die Diagnose an Hand des Liquorbefundes eindeutig zu stellen. Bei rechtzeitiger sachgemäßer Behandlung sind auch sehr gute Heilerfolge zu erzielen. Man muß daher trachten, die progressive Paralyse so früh wie möglich zu erkennen. Der einfache Eingriff einer Lumbalpunktion kann so ein Menschenleben retten und man wird sich dazu lieber einmal zu oft als zu selten entschließen. Insbesondere ist in folgenden Fällen der Verdacht auf eine progressive Paralyse gerechtfertigt:

1. Bei jeder psychischen Störung, wenn eine luische Infektion vorangegangen ist;

2. bei progredienter organischer Demenz, insbesondere wenn sie im jüngeren Alter, vor dem Senium auftritt und mit Sprachstörungen einhergeht;

3. bei charakteristischen Größenideen und expansiven Handlungen oder dementen hypochondrisch-nihilistischen Wahnideen;

4. bei epileptischen Anfällen, die zwischen dem 40. und 50. Lebensjahr erstmalig auftreten;

5. bei rasch remittierenden Hemiplegien, Aphasien und Ictus amnesique;

6. bei Vorliegen des Argyll Robertsonschen Phänomens und

7. bei jugendlichen Patienten, die meist von der Umgebung als Schwachsinn aufgefaßt werden, bei denen sich nach einem freien Intervall von mehreren Jahren ein intellektueller Abbau gezeigt hat, der häufig mit Pupillenstörungen einhergeht.

Von besonderer Bedeutung ist es, die Behandlung bereits im Stadium der Paralysis imminens einsetzen zu lassen, d. h. zu einem Zeitpunkt, in dem das positive Liquorsyndrom bereits vorhanden ist, sich klinisch jedoch noch keine Demenzzeichen nachweisen lassen. In entsprechenden psychologischen Tests zeigen sich jedoch an Hand der feineren diagnostischen Hilfsmittel auch bei solchen Patienten bereits gewisse Demenzerscheinungen, die zur Frühdiagnose der progressiven Paralyse verhelfen. So hat Lewis eine statistisch gesicherte Methode angegeben, die darin besteht, die durch Begabung und Schulung erlangte Intelligenz mit dem Stanford-Binet-Test und die momentane, von der Bildung unabhängige geistige Fähigkeit mittels des Kohs-Block-Tests zu prüfen. Die beiden ermittelten und in Jahren und Monaten ausgedrückten Reifejahre werden miteinander in Beziehung gesetzt. Der dringende Verdacht auf Demenz besteht, wenn der Reifegrad des Kohs-Block-Tests 3 Jahre und mehr hinter dem des Stenford-Binet-Tests zurückbleibt. Eine andere, sehr brauchbare Methode ergab sich in dem von Arnold und Kohlmann entwickelten, auf dem Leistungsdurchschnitt beruhenden Demenztest. Die Beachtung dieser neuen diagnostischen Hilfsmittel und die Durchführung rechtzeitiger Liquoruntersuchungen wird in hohem Maße dazu beitragen, die unbeeinflußbaren Fälle von progressiver Paralyse zu vermindern.

b) Tabes dorsalis

Die Tabes dorsalis, als vorwiegend parenchymatöse Erkrankung spezifischen Ursprungs, affiziert in erster Linie die hinteren Wurzeln und deren Projektionsgebiete im Rückenmark, die Hinterstränge. Wenn auch die Degeneration des ektodermalen Gewebes das hervorstechendste Zeichen der Tabespathologie darstellt und die Zuteilung dieser Erkrankung zur ektodermalen parenchymatösen Lues bedingt, sind auch Affektionen der mesodermalen Anteile der Medulla spinalis vorhanden, vielleicht ist sogar die mesodermale Meninx das zuerst ergriffene System im Bereiche des Rückenmarks (Jakob, Hassin). Der Gefäßapparat scheint primär am tabischen Geschehen nicht beteiligt zu sein. Gegen eine nennenswerte meningeale Beteiligung sprechen allerdings Arbeiten von so wichtigen Autoren wie Schaffer, Richter und Redlich. Sicher ist, daß die Affektion der mesodermalen Teile des Rückenmarks mindestens teilweise die klinische Symptomatologie der Tabes dorsalis erklärt.

Makroskopisch findet man in vorgeschrittenen Fällen das Rückenmark volumsvermindert und in seiner dorsoventralen Richtung abgeflacht; diese Abflachung ist durch die Degeneration der Hinterstränge bedingt. Die Pia des Rückenmarks erscheint verdickt und milchig. Besonders auffallend sind diese Veränderungen in der Lumbosacralgegend des Rückenmarks. Dort sind auch die hinteren Wurzeln in ihrem Durchmesser reduziert und zeigen ein graues, halbdurchsichtiges Aussehen. Am Gehirn sieht man manchmal eine leichte Verdickung der Meningen, in einzelnen Fällen eine Graufärbung des N. opticus.

Mikroskopisch findet man eine chronische Leptomeningitis; die Arachnoidea ist im Bereich der hinteren Wurzeln stark verdichtet und oft werden diese bei ihrem Durchtritt durch die Leptomeningen vollständig eingeschnürt. Die mesodermalen Zellen der Arachnoidea dringen in Form dichter Netzwerke in den perineuralen Raum der Wurzeln ein; dieser Prozeß führt zum Verlust der Myelinhüllen der Nervenfasern und schließlich zum Zugrundegehen der Achsencylinder

der hinteren Wurzeln und der Hinterstränge. Als Folge dieser Vorgänge kommt es zur Atrophie der inneren Fasern in den Hintersträngen, meistens wird zuerst der Fasciculus gracilis, dann der Fasciculus cuneatus befallen. Längere Zeit bleiben die weiter zentral gelegenen Fasern frei. Die degenerierten Hinterstränge werden durch Gliaproliferation narbig induriert. Der gleiche Prozeß spielt sich häufig am N. opticus ab.

Wichtig erscheint, daß, während bei der progressiven Paralyse die degenerativen Erscheinungen in der grauen Substanz aufscheinen, bei der Tabes die parenchymatösen Veränderungen in der weißen Substanz zu finden sind, ohne daß aber dort Spirochäten in nennenswerten Mengen nachgewiesen werden könnten (WILE u. ARBOR).

Bemerkenswert ist, daß bei einer Tabes mit gastrischen Krisen neben den typischen Rückenmarks- und Wurzelveränderungen auch Degeneration des N. splanchnicus gefunden wurde. Der Vagus war unverändert. GAGEL beschrieb einen Fall mit Krisen, der pathologisch-anatomisch eine Degeneration des Vagus aufwies.

Auch bei der Tabes ist seit dem positiven Spirochätenbefund NOGUCHIs, JAHNELs usw. im Rückenmark und in den Meningen die syphilitische Ätiologie sichergestellt. Wahrscheinlich kommt es zur Ansiedlung der Spirochäten zunächst in den Meningen. Deswegen soll jeder klinischen Tabes einmal ein positiver Liquorbefund vorangegangen sein. Die Spirochätenbefunde bei der Tabes sind, wenn auch sichergestellt, doch äußerst spärlich. Am häufigsten fanden sie sich noch in der Arachnoidea, seltener in den Hintersträngen und in den Opticusscheiden (IGERSHEIMER). Ein scheinbarer Widerspruch zu der vorhin erwähnten Meinung, daß nämlich einer klinischen Tabes ein positiver Liquor vorangegangen sein muß, ist die bekannte Tatsache, daß schwere luische Meningitiden des Sekundärstadiums keine Neigung zur parenchymatösen Lues haben. Es ist wahrscheinlich so, daß liquorpositive Fälle, die in der Frühlatenz nicht saniert wurden (spontan oder nach Behandlung) und auch noch in der Spätlatenz positiv bleiben, die Kandidaten für die parenchymatöse Lues abgeben. Deshalb ist die häufige Lumbalpunktion besonders am Ende der Früh- und Beginn der sog. Spätlatenz so wichtig.

Die *Pathogenese* der Erkrankung ist wahrscheinlich folgende: Die luische Meningitis ergreift die hinteren Wurzeln am Locus minoris resistentiae, das ist der Ort, wo die hinteren Wurzeln, nachdem sie sich von den vorderen getrennt haben, zum Spinalganglion ziehen. Diese Stelle wurde von NAGEOTTE als Ausgangspunkt der tabischen Erkrankung angesehen. Für die NAGEOTTEsche Theorie sprechen die schweren pathologischen Veränderungen, die in den Spinalganglien bei der Tabes gefunden wurden. Für diese Theorie sprechen auch das häufige Auftreten eines Herpes zoster bzw. die Gürtelschmerzen bei Tabes-Kranken. Der andere Ort, der beim tabischen Prozeß ergriffen wird, ist nach OBERSTEINER und REDLICH die Stelle, wo die hintere Wurzel die Pia durchtritt, um in das Rückenmark einzustrahlen. Hier sind die Achsencylinder durch Unterbrechung ihrer Myelinhüllen besonders vulnerabel.

RICHTER hat in Anlehnung an die NAGEOTTEsche Theorie die Erkrankung der Wurzeln als das Primäre angesehen und eine spezifische Veränderung, nämlich ein Granulom im Bereiche der Radix angenommen. SPIELMAYER hingegen hält die Affektion der Hinterstränge im Sinne einer spezifischen Systemerkrankung für das Primäre in der Tabes-Pathologie. Eine wirkliche Entscheidung diesbezüglich ist bis heute nicht erfolgt. Es wird auch die Frage noch heute ventiliert, ob der tabische Degenerationsprozeß direkt von der Spirochäte oder von bestimmten Toxinen (HAUPTMANN) verursacht wird, wobei die Schädigung der Blut-Liquor-schranke diese Toxinwirkung auf das Zentralnervensystem begünstigen würde.

Das luische Granulationsgewebe ist zunächst indolent, so daß die Patienten nur geringe Beschwerden haben. Da die luische Meningitis und die konsekutive Wurzel- bzw. Hinterstrangsläsion fleckförmig auftritt, kommt es zur Ausbildung von Einzelsymptomen, wie z. B. fehlende Sehnenreflexe, isolierte Sensibilitäts-störungen usw. Später kommt es zur Zerstörung jener Fasern, die im Hinter-strang nach aufwärts ziehen. Die Faserbündel der Hinterwurzeln geben Äste ab, die zum sog. Zwischenneuron ziehen. Hier werden die Impulse modifiziert und weitergeleitet, bis sie schließlich zu den Vorderhornzellen gelangen. Diese sind die Träger des zuführenden Astes der segmentalen Reflexe. Man kann daher verstehen, daß bei Erkrankungen, die die Fasern des Hinterstranges er-greifen, auch diese Äste, die für die Reflexe verantwortlich sind, betroffen sein werden. Bei der Tabes dorsalis kommt es daher nicht nur zu einer Störung der Tiefensensibilität, der Vibrationsempfindung und der feineren Lokalisation, sondern auch zu einem Verlust der Reflexe. Meist sind Achillessehnen- und Patellarsehnenreflexe als erste ausgefallen. Die Destruktion der Fasern des Hinterstranges bedingt, daß der Patient das Gefühl hat, wie auf einem Teppich zu gehen. Pathologische Nachempfindungen eines einzelnen sensiblen Reizes kommen bei Tabikern häufig vor, weil einerseits die Zusammenfassung der in den A-, B- und C-Fasern geleiteten Impulse gestört ist und andererseits das „Modell des Leitungsweges" der Berührungs- und Schmerzreize nicht rechtzeitig gelöscht wird. Schließlich kommt es zum Schwinden der gesamten Tiefensensi-bilität, die dem Kranken z. B. die Stellung seiner Zehen und Füße angeben soll. Der Gang des Patienten wird daher breitspurig und unsicher und er wird trachten, mit seinen Augen den Defekt zu kompensieren. Sowohl die Unsicherheit beim Stehen als auch die Unsicherheit des Ganges wird bei Augenschluß vergrößert (Rombergsches Phänomen). Ebenso werden andere Bewegungen, wie z. B. der Finger-Nasen-Versuch bei geöffneten Augen gut, bei geschlossenen Augen fehler-haft ausgeführt.

Sobald die segmentalen Dehnungsreflexe geschwunden sind, verlieren die Gelenke ihren schützenden Apparat gegen eine Überstreckung. Beim Tabes-Kranken wird daher der Gang nicht nur breitspurig und unsicher sein, es wird auch zu einer stampfenden und schleudernden Bewegung der Beine kommen.

Da der Patient kein Lagegefühl in seinen unteren Extremitäten hat, gleich-zeitig seine Beine unrichtig benützt, vegetative Störungen auftreten und der schützende Apparat fehlt, werden die Gelenke in Mitleidenschaft gezogen. Dieses Symptom wird *tabische Arthropathie* oder Charcotsches Gelenk genannt. Solche Arthropathien finden sich unter anderem im Hüftgelenk, Kniegelenk (Genu recurvatum) und in den intervertebralen Gelenken. Der Mangel an Lagegefühl und der abnorme Gang führen auch zu trophischen Störungen in der Gegend der Grundphalangen der großen Zehen. Das *Mal perforant* der Fußsohle ist ein schmerzloses, tiefgreifendes Ulcus ohne Heilungstendenz als Ausdruck von trophischen Veränderungen. Gleichzeitig besteht, da die Streckreflexe verloren-gegangen sind, eine deutliche Hypotonie der unteren Extremitäten.

Durch die hinteren Wurzel ziehen auch parasympathische Fasern zum sacralen Anteil des Rückenmarkes, die die afferenten Fasern der Harnblase leiten. Durch Läsion derselben kommt es, infolge des Mangels an Signalen von der Peripherie her, zu einer Erschlaffung des M. detrusor vesicae und gleichzeitig zu einem schlaffen offenen Sphinctermuskel (Schrammsches Symptom). Dadurch träufelt der Harn aus der überfüllten Blase: „Ischuria paradoxa". Durch bloßen Druck von außen läßt sich die Blase entleeren: „Ausdrückbare Blase".

Die Narbenbildungen im Bereiche hinterer Wurzeln wirken schmerzreizend.
Auch die afferenten vegetativen autonomen Fasern werden auf diese Weise
irritiert. Die Impulse gelangen zum Rückenmark, wo sie Anlaß zu efferenten
Impulsen geben, die zu einer Überfunktion der betreffenden Innenorgane führen.
Beide Mechanismen führen zu Schmerzen, den „tabischen Schmerzen". Diese
Irritation führt aber auch zu Symptomen, die als Krisen bezeichnet wurden. Eine
andere Erklärung für die tabischen Schmerzen ist folgende: Normalerweise kommt
es im Bereiche des Thalamus zu einer Zusammenfassung von Empfindungs-
qualitäten, die über den Hinterstrang und jenen, die im Tractus spinothalamicus
geleitet werden. Fehlt der Einfluß der Hinterstränge, dann bleiben die Schmerzreize, die durch die spinothalamischen Bahnen zum Thalamus geleitet werden,
ungehemmt und es kommt zum verstärkten Schmerzgefühl.

Bei Tabeskranken lassen sich 4 Arten der Schmerzen unterscheiden:

1. Die blitzartigen Schmerzen.

2. Die lanzinierenden Schmerzen, die von den Kranken so geschildert werden,
als ob ein Messer im Fleisch oder Knochen herumgedreht würde.

3. Die Gürtelschmerzen, die wie ein einengendes Gürtelgefühl beschrieben
werden.

4. Die Krisen, die wir insbesondere als gastrische Krisen kennen, seltener
Larynx-, Oesophagus-, Analkrisen und Krisen im Bereiche des Genitaltraktes.

Die gastrischen Krisen bestehen in einem Völlegefühl, in unstillbarem Erbrechen und in dumpfen inneren Schmerzen. Es ist eine bekannte Tatsache, daß
neben den tabischen Magenkrisen bei dieser Erkrankung sehr häufig echte Ulcera
zu finden sind, deswegen ist in allen Fällen durch eine Röntgenuntersuchung eine
organische Wandveränderung des Magens auszuschließen (SCHEID, GRIMBLE und
CSONKA).

Gelegentlich sind bei Tabikern anaesthetische Zonen zu beobachten, die im
Trigeminus-Gebiet (Holmessche Maske), perimammillär oder periumbilical auftreten. Die Schmerzlosigkeit bei Druck auf die Achillessehne wurde als Abadie-
sches Symptom, die fehlende Druckempfindlichkeit der Nervenstämme (z. B. des
N. ulnaris am Epicondylus medialis humeri), als Biernatzkysches Symptom
beschrieben. DESMONTS beschrieb eine Schmerzunempfindlichkeit bei der Sternalpunktion bei Patienten mit Tabes.

Bei etwa 70% der Tabiker findet sich das Argyll-Robertsonsche Pupillen-
phänomen. Bezüglich dieses wichtigsten Zeichens einer Tabes soll auf manche
interessante, in letzter Zeit ventilierte Gesichtspunkte eingegangen werden. Um
auf die bis jetzt noch nicht ganz geklärte Pathogenese dieser Pupillenstörung
eingehen zu können, sollen zunächst kurz ihre Charakteristica aufgezählt werden:

1. Die Verengerung der Pupillen auf Licht fehlt,

2. die Verengerung der Pupillen auf Konvergenz ist vorhanden,

3. Myosis,

4. fehlende Pupillendilatation auf Schmerz,

5. die vestibulär ausgelöste Pupillenreaktion (bei der Drehprüfung Verengerung, dann Erweiterung der Pupillen) fehlt,

6. Atropin wirkt nicht oder nur geringgradig,

7. die Pupillen sind entrundet und ungleich weit.

Es ist allgemein bekannt, daß dieses Syndrom für die Tabes charakteristisch
ist, während die absolute Pupillenstarre bei den anderen neuroluischen Erkrankungen zu finden ist. Nur seltene Fälle von nichtluischen Erkrankungen, wie
hauptsächlich encephalitische oder sonstige, in der Aquäduktgegend lokalisierte
Prozesse verursachen mehr oder weniger komplette absolute Pupillenstarre.

Sogar noch in letzter Zeit wurde die Argyll-Robertsonsche Pupille wieder spinal-cervical lokalisiert, d. h. als Paralyse der sympathischen Pupillen-Erweiterungsfasern aufgefaßt (Uriarte), obwohl nach cervicaler Sympathektomie keine oder nur eine geringe Störung der Lichtreaktion entsteht. Der Sympathicus scheint nur insoweit am Lichtreflex der Pupille teilzunehmen, als er einen bestimmten Tonus des Dilatators aufrechterhält, der die Sphincterentspannung auf Dunkel erleichtert (Spiegel u. Mitarb.). Daß aber immer wieder Stimmen laut werden, die pathologischen Prozesse beim Argyll-Robertson auch außerhalb des Mittelhirns suchen, ist leicht zu verstehen, da die einzigen histopathologischen Veränderungen bei dieser Pupillenstörung nur in leichten Veränderungen der Neuroglia um den Aquädukt herum bestehen (Spiegel, Warkany). Wirkliche histologische Veränderungen im zentripetalen und zentrifugalen Reflexbogen der Lichtreaktion konnten eigentlich nie gefunden werden. Die gleichzeitige Myosis, normale Konvergenz und fehlende Lichtreaktion kann keineswegs einfach mit der Läsion des Sphincterkernes erklärt werden (es müßte ja eine Mydriasis vorhanden sein). Außerdem fehlen auch, wie gesagt, diesbezügliche histologische Befunde im Kerngebiet. Auch in der hinteren Commissur kann der Ort der Läsion nicht sein, da nach Arbeiten von E. A. Spiegel, Magoun u. Ramson, Magoun u. Mayer Durchschneidung derselben keine Argyll-Robertsonsche Pupille hervorruft. Auch die Durchtrennung der absteigenden Sympathicusbahnen im Hypothalamus führt nicht zum Verlust des Schmerzreflexes, wie es beim Argyll-Robertson zu finden ist (E. A. Spiegel und Scala). Die Meinung, daß Toxine vom Liquor die graue Substanz um den Aquädukt schädigen, wird dadurch widerlegt, daß Läsionen in dieser Gegend weder die normale Lichtreaktion noch die Dilatationsreaktion auf Schmerz verhindern können (E. A. Spiegel und Nagasaka-Gozzano). An eine toxische Wirkung bei der reflektorischen Pupillenstarre hat Orlando gedacht, der eine Entmarkung der Nervenfasern in der Iris bei Erhaltenbleiben des Achsencylinders beobachten konnte. Er glaubt, dies auf ein Toxin zurückführen zu können, das bei bestimmten Fällen im Kammerwasser vorhanden ist.

Am besten wird die reflektorische Pupillenstarre durch die Theorie von E. A. Spiegel und Scala erklärt. Die Lokalisation für das Syndrom der Argyll-Robertsonschen Pupille wäre im Mittelhirn dort, wo die Reflex-Kollateralen die Sphincterzellen umspinnen. Diese Reflex-Kollateralen leiten die optischen und vestibulären, ebenso aber auch die hemmenden, aus dem Hypothalamus stammenden Impulse für die Schmerzreaktion. Durch die Läsion gelangen diese Impulse nicht mehr zu den Sphincterzellen. Dadurch werden diese isoliert und hyperaktiv für bestimmte Reize, die sie noch erreichen können (Moore). Nun ist aber bekannt, daß die Konvergenzreaktion der Pupillen viel resistenter gegen Läsionen ist als die Lichtreaktion (dies kann man öfters in der Klinik sowohl bei Atropinvergiftungen als auch bei einer peripheren Oculomotoriusläsion beobachten). So gelangen also zu den von den wichtigen Impulsen — wie Licht-, vestibuläre und Hemmungsimpulse — isolierten Sphincterkernen nur noch die Impulse für die Konvergenz, für die dann diese Zentren hyperaktiv werden. Durch dieses Reizstadium entwickelt sich neben der erhöhten Konvergenzreaktion auch noch eine zunehmende Myosis, die später in eine Kontraktur des Sphincters, also in einen Dauerzustand übergeht. Leicht verständlich, daß jetzt auch die Atropinreaktion fehlen wird, weil es zu einer Lähmung der myoneuralen Verbindungen infolge der Sphinctermuskeländerungen gekommen ist.

Kurz sei noch auf das *Adiesche Syndrom* hingewiesen als Differentialdiagnose zur Argyll-Robertsonschen Pupille. Es ist im Gegensatz zum Argyll-Robertson einseitig, geht mit einer Pupillenerweiterung einher, weist eine tonische Pupillenreaktion auf, bei der sich aber trotz manchmal fehlender Reflexe eine luische Genese der Störung nicht nachweisen läßt. Die tonische Reaktion der Pupille besteht in einer langsamen Verengung der Pupille nach Aufenthalt in der Dunkelkammer bei nachheriger Belichtung. Die Dunkelreaktion erfolgt ebenfalls in Form einer sehr langsamen, tonischen Dilatation.

Ob Fälle von Neurolues, die nur eine reflektorische Pupillenstarre aufweisen, als monosymptomatische Tabes oder eher als meningovasculäre Lues gewertet werden sollen, glauben wir eher in letzterem Sinne entscheiden zu können, da wir zur Diagnose der Tabes entweder eine typische Anamnese bezüglich Krisen oder Schmerzen, Gangstörungen usw. oder körperliche neurologische Symptome, wie Areflexie oder typische Sensibilitätsstörung neben dem Argyll-Robertson fordern.

Initiale tabische Opticusatrophien werden selten beobachtet, da sie keine subjektiven Symptome verursachen. Leider sieht man die Patienten erst dann, wenn im Spiegelbefund bereits eine porzellanweiße Papille besteht. Zu dieser Zeit klagen aber die Patienten oft nur über leichte Sehstörungen, z. B. über Verwaschensehen in der Peripherie des Gesichtsfeldes. Es kommt zu einer rasch fortschreitenden Einschränkung des Gesichtsfeldes von der Peripherie her. Die tabische Opticusatrophie ist häufig eine mono- oder oligosymptomatische Tabesform, d. h. sie ist nur mit wenigen anderen tabischen Symptomen verbunden, wenn auch natürlich, wie früher fälschlich angenommen wurde, die Opticusatrophie keinen hemmenden Einfluß auf den Verlauf der Tabes hat. Im Gegensatz zum Begriff der oligosymptomatischen Tabes meinen Kestenbaum u. a. mit großer Berechtigung, daß die luische Opticusatrophie als selbständiges Krankheitsbild in die Gruppe der parenchymatösen quartären Luesfälle gehört, d. h. daß die spezifische primäre Opticusatrophie keineswegs immer bloß ein Teilsymptom einer Tabes dorsalis sein muß.

Bedeutend seltener als bei der basalen meningealen Lues ist das Betroffensein des Oculomotorius, Abducens und Trochlearis bei der Tabes. Die Paresen sind hier nur vorübergehend, besonders in den Frühstadien. Pathologisch-anatomisch sind sowohl Kernläsionen wie Wurzelläsionen der Augenmuskelnerven beschrieben worden. In den meisten Fällen wird doch eine Kombination der Tabes mit einer basalen mengealen Affektion zu finden sein und in diesen Fällen werden wir natürlich die Läsion im peripheren Oculomotorius annehmen und nicht selten eine ein- oder beiderseitige komplette Ophthalmoplegie finden.

Die Tabes verläuft im allgemeinen in drei Stadien:

1. Das algetische Stadium, in dem der Patient vorwiegend an heftigen Schmerzen leidet,

2. das ataktische Stadium,

3. das pseudoparalytische Stadium.

Dieses kommt durch den Wegfall bahnender Mechanismen von der Peripherie auf die motorische Aktion zustande, da die Reflexbahnen zu Zwischenneuron und Vorderhorn zugrunde gehen — der Patient ist in diesem Stadium schlaff gelähmt.

Die Stadien gehen fließend ineinander über. Es kann auch vorkommen, daß die Tabes in einem dieser Stadien stehen bleibt oder daß eines dieser Stadien den größten Teil des Krankheitsverlaufes ausmacht. Die frühere Anschauung, daß jeder Tabiker all diese Stadien durchlaufen muß, ist überholt (Bodechtel).

Das Bild der Tabes hat sich zweifelsohne in den letzten Jahren geändert, die gastrischen Krisen sind wesentlich seltener zu beobachten, auch haben die Arthropathien an Zahl und Schwere abgenommen. Die Opticusatrophien nehmen aber an Zahl deutlich zu. Diese Beobachtung wird auch von Roger und Pellegrin bestätigt, während Scheid gastrische Krisen auch jetzt in etwa 22% seines Krankengutes an Tabes registrieren konnte. Hochgradige Ataxien kommen heutzutage selten zur Ansicht, während die sog. formes frustes an Zahl zugenommen haben. Diese letzteren Beobachtungen beruhen natürlich auf den therapeutischen und fürsorgerischen Erfolgen der letzten Jahre.

Das Bild einer Tabes kann durch eine Polyneuritis imitiert werden, insbesondere dann, wenn die Nervenfasern, die eine dicke Myelinhülle besitzen, zuerst zerstört wurden. Dieser Zustand kann bei einer chronisch fortschreitenden Neuritis oder bei der langsamen Wiederherstellung einer solchen vorkommen (z. B. bei Diabetes). Die Fasern des Hinterstranges sind die vulnerabelsten, sie sind die ersten, die durch eine Schädigung leiden, und die letzten, deren Normalfunktion bei der Heilung wiederhergestellt wird. Die Differentialdiagnose zwischen einer Tabes und Pseudotabes polyneuritica wird erfolgen durch den Nachweis einer Pupillenstörung, das Fehlen eines Lasègueschen Phänomens, die serologischen Reaktionen im Blut und Liquor, die Hypotonie, die anamnestische Angabe über die Qualität des Schmerzes. Andere Erkrankungen, die tabesähnliche Symptome hervorrufen können, sind postdiphtherische Lähmungen, Rückenmarksaffektionen bei Herpes zoster und die funikuläre Myelose.

Lanzinierende Schmerzen bei der Tabes werden oft durch Fieber ausgelöst; sie werden hervorgerufen durch die erhöhte Empfindlichkeit und Reizbarkeit der geschädigten hinteren Wurzeln und Hinterstränge auf erhöhte Temperaturen. Bei nichtluischen Erkrankungen soll diese schmerzauslösende Wirkung des Fiebers fehlen. Koteen und Darnley haben diese Beobachtung als Differentialdiagnose verwendet, um bei einem fraglichen Fall von Tabes durch künstliches Fieber die typischen lanzinierenden Schmerzen zu erzeugen.

In seltenen Fällen von Tabes sind Anfälle von paroxysmaler Hypertension zu beobachten, während in der Zwischenzeit der Blutdruck normal oder sogar hypoton ist. Es ist ein Fehler, solche Zustände nur als Phäochromocytom zu deuten, wie es in letzter Zeit oft geschieht. Manchmal ist die paroxysmale Hypertensionskrise von gastrischen Krisen oder lanzinierenden Schmerzen begleitet.

Selten wird über Kombination von Tabes mit Bildern der Lues spinalis, also mit einer anderen parenchymatösen ektodermalen Erkrankung des Rückenmarkes berichtet. So beschreibt Felici 3 Fälle von Tabes kombiniert mit dem Bild der spinalen progressiven Muskelatrophie. Einen ähnlichen Fall hat anatomisch Fattovich untersucht, der auch im histologischen Bild neben der typischen tabischen Veränderung der Hinterhornzellen im Lumbalmark auf eine merkliche Reduktion der Vorderhornzellen hinwies. Tabische Zeichen während einer Sekundärlues stellen eine Seltenheit dar. Argyll-Robertsonsche Pupillen sind in seltenen Fällen im Sekundärstadium beobachtet worden (Juon usw.).

Gummen werden hin und wieder gemeinsam mit einer Tabes publiziert, vom pathogenetischen Standpunkt aus interessant, weil dieser Befund ja gegen die spezifische Neurotropie der Spirochätenstämme (Erb) spricht. Auch Öhlecker betont die Seltenheit des gleichzeitigen Bestehens von tertiär-luischen Zeichen und Tabes dorsalis.

Die humoralen Befunde bei der Tabes dorsalis sind an anderer Stelle abgehandelt. Hier soll nur erwähnt werden, daß, wie Scheid zeigen konnte, negative Liquorbefunde vor allem bei stationären Fällen, pathologische Liquorbefunde eher bei symptomreichen und progredienten Fällen vorhanden sind. Bekannt und von großem Interesse ist der Hinweis, daß lanzinierende Schmerzen und Krisen kein Zeichen für ein Fortschreiten des degenerativen parenchymatösen Prozesses sind.

Bei den liquornegativen Fällen handelt es sich nur um eine Narbenwirkung und das Schrumpfen der Narbe führt zur Zunahme der Symptomatik (Wagner-Jauregg). Deswegen hat ein negativer Liquor bei der progressiven Paralyse eine ganz andere prognostische Bedeutung als bei der Tabes. Bei der ersteren bedeutet der negative Liquor den Stillstand des Prozesses, bei der Tabes kann trotz negativen Liquors eine Verschlechterung des klinischen Bildes erfolgen. Man kann manchmal bei liquornegativen Tabikern auch eine akute Verschlechterung der Ataxie sehen (SCHEID), die sich aber auch spontan rückbilden kann. Vielleicht sind diese Symptome meningoradikulären Ursprungs und deswegen auch von guter Prognose. Den Tod des Patienten führen meistens interkurrente Erkrankungen herbei, begünstigt durch vegetative Störungen, wie sie bei der Tabes auch häufig sind.

Die Tatsache, daß stationäre Tabes-Fälle akut exacerbieren oder auch zum ersten Mal nach schwereren Strapazen, Durchnässungen usw. manifest werden, hat zu Kontroversen bei der Vergebung von Unfall- und Dienstbeschädigtenrenten geführt. Im allgemeinen wird man sich hier eher kritisch verhalten bezüglich der Zuerkennung einer Rente und nur in einzelnen Fällen, bei denen das Trauma oder die angegebene Überbeanspruchung zeitlich mit dem Auftreten der Symptomatik zusammenfällt, eine auslösende oder verschlimmernde Ursache dieser Ereignisse für die Tabes anerkennen. Chronisch einwirkende Schädigungen wird man wohl im allgemeinen als Ursache einer Exacerbation oder eines erstmaligen Manifestwerdens tabischer Symptome ablehnen.

Die *Tabespsychosen*, die im einzelnen schon in Band XVII/1 dieses Handbuches abgehandelt wurden, werden heute von den meisten Autoren (BOSTROEM, BODECHTEL u. a.) als dem exogenen Reaktionstypus BONHOEFERs zugehörig aufgefaßt, wobei angenommen wird, daß der Tabes nur die Rolle des Auslösers konstitutionell latent vorhandener abnormer psychischer Verhaltensweisen zukommt, ohne daß dem tabischen Prozeß dabei eine Spezifität zukommt. Paranoidhalluzinatorische Bilder, Zustände von Reizbarkeit oder dauernd depressiver Verstimmung sind sehr häufig zu beobachten. M. BLEULER weist darauf hin, daß sehr häufig bei der Tabes Ausfälle im Sinne eines leichten psychoorganischen Syndroms nachweisbar sind.

c) Lues spinalis

Wir möchten manche Formen der Lues spinalis von den schon besprochenen Formen spinaler Lokalisation (wie luische Meningitis, Myelitis, spinale Gefäßsyndrome) abtrennen und sie ähnlich der Tabes und progressiven Paralyse in die Gruppe der parenchymatösen ektodermalen oder quartären luischen Erkrankungen einreihen. Die Begründung für diese Einteilung liegt in folgenden Momenten: Die klinische Symptomatik dieser Bilder ähnelt täuschend degenerativen Erkrankungen des Rückenmarksparenchyms, und zwar der spastischen Spinalparalyse, der amyotrophischen Lateralsklerose und der progressiven spinalen Muskelatrophie. Derartige Bilder sind dann oft mit Pupillenstörungen kombiniert. Das Auftreten dieser Syndrome fällt fast immer in die sog. quartäre Periode, also in dieselbe Zeit, in der Tabes und progressive Paralyse aufzutreten pflegen. Die Liquorveränderungen dieser Form sind ähnlich der Tabes, also nur geringe Zell- und Eiweißvermehrung, manchmal auch negative Befunde außer einer positiven Wa.R. Auch in der Statistik von PETERS finden sich in 73% dieser Fälle positive Wa.R. im Blut, 23% des Liquors waren negativ, 13% zeigten geringfügige Veränderungen, nur beim Rest fanden sich ähnliche Befunde wie bei einer tertiären Neurolues. Der wichtigste Hinweis, daß es sich hier um eine parenchymatöse luische Erkrankung handeln könnte, ergibt sich aus den fast völlig negativen therapeutischen Resultaten, insbesondere bei Penicillinanwendung. Ob diese klinische Abgrenzung aus den vorhin erwähnten Gründen auch völlig den pathologisch-anatomischen Tatsachen entspricht, kann nicht mit Sicherheit behauptet werden. Nach BODECHTEL und SARBÓ sind auch bei diesen Fällen die primären luischen Veränderungen am Mesoderm, d. h. im Bereiche der Meningen und Gefäße des Rückenmarks. Betont sei aber, daß in der angelsächsischen Literatur die vorhin erwähnte Gruppe ebenfalls zur parenchymatösen Lues gerechnet wird (MOORE, WORSTER-DROUGHT, GRINKER). ORLANDO sieht in der spastischen luischen Spinalparalyse auf Grund anatomischer Untersuchungen eine spezifische doppelseitige symmetrische Erkrankung der Pyramidenbahn, welche nicht herdförmig und gefäßabhängig auftritt. Die Berechtigung, die meningealen und Gefäßformen der Lues spinalis von den spastisch-paralytischen und amyotrophischen Formen abzutrennen, beweist ein ausführlicher therapeutischer Bericht von JONES u. Mitarb. über Penicillinresultate bei nichttabischer Rückenmarksyphilis. Gut sprachen nur die meningomyelitischen Formen an. Fast keine Besserung war bei der akuten Myelitis (Gruppenzugehörigkeit bestritten) und bei den Syndromen der spastischen Paralyse und der amyotrophischen Lateralsklerose spezifischen Ursprungs zu beobachten. Auch nach DATTNER war bei diesen Lues spinalis-Fällen das Stationärwerden des Prozesses der beste erzielbare Therapieerfolg. Äußerst selten werden bei diesen Fällen geringe Besserungen beobachtet (RAYPORT).

Kurz soll über die Klinik dieser Fälle berichtet werden: Die zuerst von ERB beschriebene syphilitische Spinalparalyse zeigt eine sich langsam entwickelnde Paraparese der Beine mit erhöhten Reflexen, Pyramidenzeichen und Blasenstörungen. Wenn auch das pathologisch-anatomische Bild bis heute nicht völlig klargestellt werden konnte, ist die klinische Einheit dieser Bilder eine Tatsache. Selten kommen neben den Pyramidenbahnsymptomen auch Zeichen von Hinterstrangsläsionen mit sensiblen Störungen vor. Nicht allzu selten ist diese Form kombiniert mit Atrophien und Paresen vom schlaffen Typus als Zeichen der Läsion von Vorderhornzellen, und diese Fälle bieten dann das Bild der amyotrophischen Lateralsklerose. Sichere pathologisch-anatomische Feststellungen, ob in diesen Fällen die Vorderhornläsion als parenchymatöse Zelldegeneration oder als sekundäres Symptom nach einem spezifisch meningealen Entzündungsherd oder Gefäßläsion aufzufassen ist, sind nicht vorhanden.

Da die humoralen Befunde, wie schon erwähnt, in vielen dieser Fälle spärlich sind, wird manchmal eine differentialdiagnostische Schwierigkeit zu den Fällen von echter spinaler progressiver Muskelatrophie oder amyotrophischer Lateralsklerose auftreten. Beide Gruppen können im höheren Alter manifest werden, wobei natürlich die Prognose der echten amyotrophischen Lateralsklerose eine wesentlich schlechtere ist als die der spezifischen. Wegen der gleichzeitig vorhandenen tabischen oder meningealen Komponente wird bei den spezifischen Fällen häufig der Schmerz als Begleitsymptom für die luische Genese sprechen. Stark veränderte Chronaxiewerte sprechen eher für eine amyotrophische Lateralsklerose (VOGT-POPP und BOURGUIGNON). Gleichmäßiges langsames Fortschreiten spricht mehr für die echte Form der amyotrophischen Lateralsklerose, während die spezifischen Formen sich mehr sprunghaft entwickeln. Fasciculieren wird natürlich bei beiden Formen vorhanden sein, im Vordergrund des Krankheitsbildes wird es aber bei der echten amyotrophischen Lateralsklerose stehen. Die klinisch so gut verwertbare feststehende Regel, daß bei den Systemerkrankungen die Atrophie vor den Paresen auftritt, wird bei den syphilitischen Formen nicht so deutlich in Erscheinung treten (VOGT-POPP, BOURGUIGNON). Die syphilitischen Amyotrophien imitieren häufig eine Fallhand, wie z. B. im Falle von HEATHFIELD und TURNER. Den Amyotrophien vom Typus Duchenne-Aran beim Fall von CREEXY u. Mitarb. ging ein meningeales Syndrom voran, gleichzeitig mit dem Vorderhornsyndrom bestand auch bei der Läsion der Hinterhörner ein tabisches Geschehen.

IV. Liquor cerebrospinalis bei der Neurolues

Zur Beurteilung des Gesamtbildes der Neurolues, der Prognose und der Therapie erscheint außer dem klinischen und humoralen Bild auch der Begriff der Früh- und Spätlatenz von Wichtigkeit. Unter Frühlatenz verstehen wir die Zeit bis zum 3. Jahr nach der Infektion, unter Spätlatenz die Zeit nachher — natürlich immer mit dem Kriterium der klinischen Symptomfreiheit. Nach RAVAUT ist der Liquor in 68% der Luesfälle in der Frühlatenz vorübergehend positiv. Andere Autoren (BRANDWEINER, MÜLLER und SCHACHERL, KÖNIGSTEIN und GOLDBERGER, PIETRAVALLE, MILLS, SCHALLINGER, SCHÖNFELD, BODECHTEL, FLEISCHMANN, MATRAS u. a.) geben zum Teil recht verschiedene Zahlen an, jedoch dürften 35—50% der Fälle tatsächlich einen vorübergehend positiven Liquor aufweisen, der ohne Behandlung wieder negativ wird. RAVAUT hat auch als erster gezeigt, daß es schon im frühen Sekundärstadium ohne Zeichen einer Meningitis zu einer Zellvermehrung im Liquor kommen kann. Ja, es wurde sogar im seronegativen Primärstadium schon ein pathologischer Liquor gefunden (MÜLLER und SCHACHERL). BRANDWEINER fand bereits ab der 4. Woche eine geringe Pleocytose, PIETRAVALLE berichtete über pathologische Goldsolreaktionen bei negativen serologischen Reaktionen bei einigen Patienten mit initialen Syphilomen. Mit dem Positivwerden der Serum-Wa.R. nehmen die pathologischen Liquorveränderungen zu. Bei der sekundären Lues hat MATRAS mit 95% liquorpositiven Befunden den höchsten Prozentsatz an pathologischen humoralen Befunden angegeben. Wegen der Spontansanierung sind die Liquorveränderungen der Frühlatenz prognostisch keineswegs so ungünstig zu bewerten wie das positive humorale Syndrom in der Spätlatenz, das einer Spontansanierung nicht oder nur selten unterliegen kann. Im großen und ganzen gilt noch immer die Ravautsche Regel, daß sicher negative Liquores in der Frühlatenz das Auftreten einer späteren Neurolues unwahrscheinlich machen (DEMME). Es ist aber auch ein negativer Liquor sowohl in der Früh- wie in der Spätlatenz an und für sich kein Freibrief für die Zukunft (NONNE). Seltene Beobachtungen zeigen, daß trotz negativen Liquors in der Spätlatenz sich in der Folgezeit eine Lues des Nervensystems manifestieren kann (HOPKINS, PLAUT, STEINER, W. SCHEID u. a.). Nicht unerwähnt soll bleiben, daß nach DEMME die klinischen Erscheinungen einer Lues des Nervensystems den Liquorveränderungen auch vorausgehen können.

Hier soll kurz auf die Frage eingegangen werden, welche Formen der Neurolues ohne Behandlung zu Spontanremissionen oder zu einer humoralen Sanierung ohne vorangegangener Therapie neigen. Die akute luische Meningitis heilt oft, wie schon erwähnt, sowohl klinisch als humoral aus. Die gummöse Meningitis oder das Hirngumma neigt weder zu einer Spontanremission, noch zu spontanem Stillstand, noch zu einer humoralen Sanierung ohne spezifische Behandlung. Die Heubnersche Endarteriitis luica kann mit Hinterlassung von mannigfaltigen klinischen Erscheinungen spontan zum Stillstand kommen, ob aber eine humorale Sanierung spontan zustande kommt, ist fraglich. Die Tabes dorsalis bleibt aber nicht so selten stationär, oft auch ohne subjektive Beschwerden, man findet auch ohne Behandlung manchmal einen völlig normalen Liquorbefund. Fälle von später hinzugekommener Paralyse sind allerdings beschrieben. Die progressive Paralyse zeigt niemals auch nur geringfügige Spontanremissionen und auch der Liquor wird ohne Behandlung seine pathologischen Charakteristica nicht verlieren. Auch die anderen parenchymatösen luischen Erkrankungen, wie die Lues spinalis mit ihren verschiedenen Erscheinungsformen (Erbsche spastische Spinalparalyse, luische Vorderhornsyndrome, das spezifische Syndrom der amyotrophischen Lateralsklerose) lassen keinerlei Neigung zur Spontanremission erkennen.

Aus all dem geht die unbedingte Notwendigkeit, Syphilitiker in Kontrolle zu halten, hervor. In den ersten Jahren werden routinemäßig etwa einmal pro Jahr Liquorkontrollen durchgeführt. Liquorkontrollen in der Spätlatenz werden individuell durchgeführt; DEMME fordert jedenfalls eine Kontrolle am Beginn der Spätlatenz. So gelingt es doch immer wieder, Fälle rechtzeitig zu entdecken, die, wie der Fall SCHEIDS zeigt (eine Patientin, die früher an Lungenlues erkrankte, einen negativen Liquor aufwies und 3 Jahre später eine mesodermale Lues mit den Symptomen eines raumbeengenden Prozesses und hoch positiven Liquors hatte), einen ungewöhnlichen Krankheitsverlauf zeigen.

Die Tendenz zur Sanierung eines positiven Liquors ist in der Spätlatenz ohne und mit Behandlung — wie schon erwähnt — viel geringer als im Frühstadium der Syphilis und gelingt mit zunehmendem Abstand vom Zeitpunkt der Infektion immer schwerer (MUCHA und SATKE, FINGER, KYRLE, MRAS u. a.). Da nun einerseits ein negativer Liquor jenseits des 5. Jahres nach der Infektion nur in seltenen Fällen noch positiv wird, und andererseits ein im 5. Jahr noch positiver Liquor auf die Gefahr einer drohenden Neurolues hinweist, kann nicht eindringlich genug eine Liquoruntersuchung bei jedem Syphilitiker im 5. Jahr nach der Infektion gefordert werden (DEMME). Es ist deshalb zu begrüßen, wenn die Bedeutung der Liquoruntersuchung, insbesondere für die Früherkennung der Neurolues, immer wieder in Publikationen hervorgehoben wird (BODECHTEL, BOSTROEM, DATTNER, DEMME, FLODEN, HEYDT, HOFF und OSLER, JAHNEL, KAFKA, LÜTHY, MARCHIONINI, NONNE, RICHTER, RIEBELING, SARBÓ, SCHMIDT, THOMAS u. a.). Das Ergebnis der Liquoruntersuchung in der spätlatenten Periode ist die wichtigste Grundlage für die Beurteilung, ob mit einer Beteiligung des Nervensystems an dem syphilitischen Prozeß zu rechnen ist. Der Ausfall der Serumreaktionen besagt bezüglich der Wahrscheinlichkeit des Auftretens einer Neurolues nichts, weshalb eine negative Blutreaktion eine Liquorkontrolle keinesfalls überflüssig macht (DEMME).

Die Notwendigkeit exakte und empfindliche Liquoruntersuchungsmethoden zu verwenden, wird von LANGE und HARRIS gerade für die Früherfassung der Neurolues gefordert und die Autoren geben einer derartigen Laboratoriumsuntersuchung unbedingt den Vorzug gegenüber der klinischen Untersuchung. Mit Recht betont ARCHAMBAULT, daß immer nur die Gesamtbeurteilung des Liquorbildes einen Anhalt bezüglich der Aktivität des syphilitischen Prozesses am Zentralnervensystem gibt, KAFKA fordert die funktionell-genetische Betrachtungsweise der Liquorveränderungen.

1. Allgemeine Faktoren bei der Beurteilung von Liquorbefunden

Die Liquorentnahme kann sowohl durch Lumbalpunktion (QUINCKE 1891) als auch durch Suboccipitalpunktion (AYER, ESSICK und WEGEFORTH 1919, ESKUCHEN 1921) erfolgen. Letztere Methode wird bevorzugt bei ambulanter Untersuchung, da sie infolge geringerer Gefahr einer Stickkanaldrainage praktisch keine postpunktionellen Beschwerden verursacht. Nach LÜTHY ist sie in der Hand des Geübten nicht gefährlicher als die Lumbalpunktion. Nach DEMME bringt die Zisternenpunktion sicher mehr Gefahren mit sich als die Lumbalpunktion. So berichten CECIL und JOHNWICK über 4 Todesfälle bei 45000 Suboccipitalpunktionen, wohingegen sie bei 20000 Lumbalpunktionen außer gelegentlichen Kopfschmerzen keine Komplikationen sahen. Als Kontraindikation gegen eine Suboccipitalpunktion gelten nach KEHRER: 1. Ein Tumor der hinteren Schädelgrube, 2. fortgeschrittene Arteriosklerose, 3. Alter über 65 Jahre, 4. Schädel-Halswirbelsäulenveränderungen, 5. schwere Bewußtseinsstörungen.

Bei der Bewertung von Liquorbefunden sind einige allgemeine Gesichtspunkte zu beachten:

Pathologische Liquorveränderungen können auch bei nichtneurologischen Erkrankungen vorkommen, insbesondere bei Erkrankungen des Stoffwechsels und jenen, die mit einer ausgeprägten Dysproteinämie einhergehen, auch wenn keine Mitbeteiligung des Zentralnervensystems vorliegt.

Von Bedeutung ist weiters die Beachtung der Schrankenpermeabilität und ihre Veränderung, sei es durch die Grundkrankheit selbst, durch Pharmaka oder durch vorhergegangene diagnostische und therapeutische Eingriffe.

Bei wiederholten Punktionen ist auf das zeitliche Intervall zwischen den einzelnen Punktionen zu achten, da die Punktionen, auch wenn sie unter allen Kautelen vorgenommen werden, einen gewissen Reiz darstellen und zu passageren Veränderungen führen. Diese bilden sich in der Regel innerhalb 2 Wochen zurück.

Wird zusätzlich eine Lösung in den Liquorraum eingebracht, dann ist nach BEDFORD der Reiz im harmlosesten Fall bei Injektion von pyrogenfreiem Aqua dest. bereits etwa 10mal stärker. Ringerlösung bewirkt eine noch stärkere Reaktion, wird selbst aber von isotoner NaCl-Lösung noch übertroffen(!).

Die Art der Liquorentnahme ist bei der Bewertung der Liquorveränderungen ein absolut nicht zu vernachlässigender Faktor und soll bei jedem Liquorbefund angegeben werden. Der Liquor zeigt schon beim Gesunden in verschiedenen Höhen eine verschiedene chemische Zusammensetzung. Der Lumballiquor ist normalerweise eiweiß- und zellreicher und zeigt auch eine quantitativ verschiedene Zusammensetzung der Proteinfraktionen als der Zisternal- oder Ventrikelliquor. Nach SCHMIDT und MATIAR beträgt die Zunahme der Albumine im lumbalen Liquor gegenüber dem zisternalen etwa das 5fache derjenigen der γ-Globuline. Unter pathologischen Bedingungen kann diese Dissoziation des lumbalen und zisternalen Liquors noch viel ausgeprägter sein (KLIMKE).

Bezüglich der Lokalisation des pathologischen Prozesses gilt ganz allgemein, daß die Veränderungen des Liquors um so ausgeprägter sind, je näher dieser am Ort des Prozesses ist. Bei besonderen Fällen kann es nötig sein, sowohl den suboccipitalen als auch den lumbalen Liquor zu untersuchen und die verschiedenen Befunde miteinander in Beziehung zu setzen. Eine Möglichkeit, den Lumballiquor mit einem angenäherten Zisternalliquor bei nur einmaliger Punktion zu vergleichen, ist durch die sog. „zweiteilige Untersuchung" (SCHMIDT und MATIAR) möglich. Der Vergleich beider kann somit ein weiteres diagnostisches Kriterium bieten und ist nach ALAJOUANINE, THUREL und DURUPT gerade bei der Syphilis von besonderem Interesse. Bei allen Fällen mit Syphilis des Zentralnervensystems, bei denen auch die Meningen mitbetroffen waren, war der Liquor aus dem Subarachnoidalraum (erhalten als 2. Portion bei der Lumbalpunktion: 20 ml ablassen, 40 ml Luft einbringen, neuerlich 20 ml ablassen) immer zellreicher als der Lumballiquor. Die Autoren konnten auch im Sekundärstadium bei klinisch gutem Ansprechen auf Behandlung eine deutliche Pleocytose des Subarachnoidalliquors als Zeichen einer meningealen Beteiligung feststellen. Sie betonen, daß eine nur lumbal durchgeführte Untersuchung des Liquors gerade bei der Syphilis insuffizient sei. Unterschiede im Ausfall der Wa.R. fand DIENST bei Vergleich des gleichzeitig abgenommenen Occipital- und Lumbalpunktates. Unter 44 positiven Liquorbefunden war die Wa.R. in 35 Fällen im lumbalen Liquor stärker als im occipitalen. Zwölf Patienten zeigten eine eindeutig positive Wa.R. im Lumballiquor bei gleichzeitig negativer Wa.R. im Occipitalliquor. Bei 5 Fällen war aber auch das gegenteilige Verhalten der Wa.R. nachweisbar, positiv im Occipital-, negativ im Lumballiquor. Der Liquor aus dem Suboccipitalraum hat bei Syphilis überhaupt höhere Zellwerte als der spinale Liquor, wenn die Meningen mitbetroffen sind. Dies sei bei allen entzündlichen Erkrankungen des Zentralnervensystems, multipler Sklerose und anderen nachweisbar, nicht jedoch bei degenerativen Prozessen, z. B. Parkinsonismus. Hingegen vertreten DICKEL, ROISS und STÜMPKE die Meinung, daß für die Liquorüberwachung der Neuroluetiker die lumbale und zisternale Liquorentnahme gleichwertige Methoden seien.

Bei Längsschnittuntersuchungen empfiehlt es sich, den Liquor immer im gleichen Laboratorium untersuchen zu lassen. FORD, STOKES, BEERMANN, CRENTZOW, JONES und STEIN mußten beim Vergleich der Ergebnisse zweier verschiedener Laboratorien bei der parallel laufenden Untersuchung des Liquors von 400 Syphiliskranken feststellen, daß 18% der Resultate voneinander abwichen. Der Vergleich der positiven Befunde allein ergab sogar nicht übereinstimmende Resultate in 33%. Die Differenz der Ergebnisse beruhte vorwiegend auf der Anwendung verschiedener Untersuchungsmethoden mit unterschiedlicher Empfindlichkeit. So war die Mastix-Reaktion bei behandelten Kranken mit Neurosyphilis etwa 2mal so empfindlich als die Goldsol-Reaktion. Die verschiedene Empfindlichkeit serologischer Luesreaktionen konnte u. a. NYGREN in einer statistischen Untersuchung eindeutig aufzeigen.

Die selbstverständliche Forderung, immer nur frisches Material zu untersuchen, sollte nicht besonders betont werden müssen, ist aber aus lokalen Gründen trotzdem nicht immer einhaltbar. Ist es notwendig, die Proben mit der Post zu versenden, so muß neben möglichst rascher Abfertigung mit besonderer Sorgfalt auf sterile Verpackung geachtet werden. CANNEFAX, PARKHURST und BOWMAN konnten zeigen, daß die Gesamteiweißwerte bei verschickten Proben ganz allgemein höher waren als bei der sofortigen Untersuchung der identischen Proben.

Nach JAHNEL ist die bakterielle Zersetzung des Liquors die wichtigste Fehlerquelle, die nicht selten die Beurteilung positiver Luesreaktionen außerordentlich erschwert. Insbesondere erzeugen Subtilisbacillen im negativen Liquor eine positive Wa.R. Verunreinigung und bakterielle Zersetzung des Liquors bewirken auch besonders leicht unspezifisch positive Ausfälle der Meinicke-Klärungsreaktion (MKR) (ESCHE). Bei Verdacht auf bakterielle Zersetzung prüft man den Zuckergehalt des Liquors, da diese an einem erniedrigten bis fehlenden Zuckergehalt erkennbar ist. Zur Liquorkonservierung hat sich der Zusatz von etwa 1 mg Natrium-äthyl-mercurithiosalicylat bewährt.

Liquorbefunde von artefiziell bluthaltigen Liquores müssen besonders beurteilt werden, um diagnostisch verwertbar zu sein. Die diesbezüglichen Untersuchungen SAMSONs ergaben: Die Eiweißreaktionen werden erst bei mehr als 12000/3 Erythrocyten merkbar beeinflußt, die quantitative Eiweißrelation ab 6000/3 Erythrocyten und die Goldsol- und Normomastix-Reaktion erst ab 50000/3 Erythrocyten. Der Kurvenverlauf pathologischer Kurven wird durch Blutzusatz jedoch kaum verändert (DEMME). Durch Beimengung eines Wassermann-positiven Blutes zu einem negativen Liquor wird die Wa.R. erst dann positiv, wenn die Zahl der Erythrocyten in der Mischung 15000/3 erreicht (PUTKONEN und KAJANE). Eine paradoxe Wa.R. (RIEBELING), d. h. mit zunehmender Verdünnung des Liquors stärkerer Ausfall der Wa.R., deutet mit Sicherheit auf deren unspezifische Natur.

Eine unspezifisch positive Wa.R. im Liquor kann nach JAHNEL mit Sicherheit bei Lepra und Schlafkrankheit vorkommen, ist zweifelhaft beim Mal del Pinto. Nach WIEDMANN wurden unspezifisch positive Reaktionen bei Gelbsucht, Viruspneumonie, Scharlach, Fleckfieber, Endocarditis lenta, akutem Lupus erythema-

todes, Ulcus molle, Lymphogranuloma inguinale und Herpes zoster in vereinzelten Fällen vorübergehend festgestellt.

Unter den 9 von HEGGLIN mitgeteilten Fällen von pseudoluischer Wassermann-
positiver Bronchopneumonie war die Wa.R. im Liquor 2mal positiv, 1mal ohne
sonstige Veränderungen, 1mal mit Vermehrung des Gesamteiweißes, der Globuline und Zellen bei jedoch normalen Mastix- und Goldsol-Kurven. Nach ZELL-
MANN werden biologisch falsch positive Luesreaktionen bei Kollagenosen gehäuft
beobachtet, deren Unspezifität mittels des Nelson-Testes in den meisten Fällen
nachgewiesen werden konnte. Relativ häufig kommen unspezifisch positive Reaktionen insbesondere nach intralumbaler Einverleibung von artfremdem Eiweiß
vor. Die Müller-Ballungs-Reaktion zeigt auch die Resorption von körpereigenem
zerfallenem Eiweiß z.B. bei encephalomalacischen Herden, Myokardinfarkt u. a.
an (WIEDMANN) und ist nicht selten positiv bei der Toxoplasmose (EHRMANN).

Schon die Erörterung dieser allgemeinen Faktoren zeigt mit aller Klarheit,
wie notwendig es ist, das Resultat einer Liquoruntersuchung immer sorgfältig
überlegt und im Zusammenhang mit der Klinik zu bewerten.

2. Die unspezifischen nichtserologisch erfaßten Veränderungen des Liquor cerebrospinalis

Die Grundlagen für die diagnostische Bedeutung der Liquorveränderungen
bei einer luischen Infektion schuf NONNE (1908) mit seinem Schema der 4 Reaktionen: Die *Zellzahl* gilt als Indicator für die Aktivität des syphilitischen Prozesses. Solange die Zellzahl nicht zu normalen Werten zurückgekehrt ist, kann
man trotz scheinbar unveränderter klinischer Symptomatik nicht von einem
Stillstand der Erkrankung sprechen. Die *Eiweißkörper* bilden den wesentlichsten
Bestandteil aller Liquorsubstanzen. Sie lassen sich in qualitativer und quantitativer Weise durch chemisch-physikalische Fällungsreaktionen unterscheiden.

Erst durch die fraktionierten Eiweißbestimmungsmethoden (KAFKA, IZIKO-
WITZ u. a.) werden die quantitativen Proteinverhältnisse genauer erfaßt. An
klinischer Brauchbarkeit steht bis jetzt die fraktionierte Eiweißbestimmung
nach KAFKA, Eiweißrelation genannt, an der Spitze (LÜTHY). Bei einer Übersicht
über die Ergebnisse der fraktionierten Eiweißbestimmung im Liquor kommt
KAFKA zu dem Ergebnis, daß sich bei allen Formen der Syphilis qualitative und
quantitative Veränderungen des Globulingehaltes finden. Am stärksten ausgeprägt sind diese bei der unbehandelten progressiven Paralyse.

Die *kolloid-chemischen Liquorreaktionen* sind durch die Zwitternatur der
Proteine bedingt. Die gebräuchlisten Kolloid-Reaktionen sind: Die Goldsol-
Reaktion von LANGE (1912), die Mastix-Reaktion von EMANUEL (1915), als
Normomastix-Reaktion von KAFKA (1921) modifiziert, und die Salzsäurekollargol-
Reaktion von RIEBELING (1938).

Es ist das bleibende Verdienst von K.F. SCHEID und L. SCHEID, durch die
Kataphoresearbeiten 1944—1948 die Grundlagen für das pathophysiologische
Verständnis der Kolloidreaktionen geschaffen zu haben. In den Kolloidkurven
spiegeln sich bis zu einem gewissen Grad die Veränderungen der Eiweißreaktionen
wider. Den γ-Globulinen kommt die stärkste fällende Wirkung zu, die Albumine
und in geringerem Ausmaß auch die β-Globuline üben hingegen in bestimmter
Konzentration eine Schutzfunktion aus. Eine Vermehrung der γ-Globuline
bewirkt daher ganz allgemein einen betonten Linkstyp der Kolloidkurven, der
um so ausgeprägter ist, je stärker die relative Zunahme der γ-Globuline im
Eiweißspektrum ist. Die stärksten Linksausfälle findet man bei der unbehandelten
progressiven Paralyse.

Durch die Entwicklung der Papierelektrophorese für die Untersuchung der Proteine durch Cremer und Tiselius (1950), Durrum (1950), Turba und Enenkel (1950), Grassmann und Hannig (1950), Ewerbeck (1950) und Körver (1950) wurde die Elektrophorese nun auch auf breiter Basis in die Klinik eingeführt. Die Elektrophorese ermöglicht die quantitative Bestimmung der einzelnen Eiweißfraktionen auf Grund ihrer unterschiedlichen Wanderung im elektrischen Feld.

In einer Publikation über die Verschiebung der Blut-Eiweißkörper im Blut und Liquor bei Syphilis des Zentralnervensystems (8 Fälle) kommen Kutzim, Scheid und Vonkennel zu folgendem Ergebnis: Bei der Lues des Zentralnervensystems kommt es zu schweren Verschiebungen der Liquor-Eiweißkörper. Die Veränderungen gehen mit der Schwere des klinischen Krankheitsbildes parallel. Die ausgeprägtesten elektrophoretischen Kurven finden sich bei der progressiven Paralyse und der Tabes. Bei beiden erreichen die γ-Globuline z. T. sehr hohe Werte. Die Veränderungen der Eiweißkörper des Liquors weichen weitgehend von denen des Blutes ab. Die Vermehrung der γ-Globuline des Liquors bei der progressiven Paralyse hängt möglicherweise mit der perivaskulären Vermehrung des spezifischen Granulationsgewebes zusammen. Obwohl die elektrophoretische Untersuchung der Eiweißkörper des Liquors keine spezifische Untersuchung sein kann, scheint eine diagnostische Auswertung der Befunde wahrscheinlich. So meinen die Autoren, die erhaltenen Befunde sprechen dafür, daß eine Unterscheidung z. B. zwischen einer meningovaskulären Lues und einer progressiven Paralyse möglich sei. Eine sichere Unterscheidung einer tertiärsyphilitischen, mesodermalen Manifestation von einer parenchymatösen wäre unseres Erachtens nicht nur von wissenschaftlich-diagnostischem Interesse, sondern auch von besonderer Bedeutung für die Therapie.

Knapp berichtete über Liquoruntersuchungen bei 25 Patienten mit verschiedenen Formen einer Neurolues. Der Autor fand bei völlig unbehandelten Kranken mit Lues latens und meningovaskulärer Lues im Elektrophoresebild eine deutliche, serumähnliche Zusammensetzung, die aber nicht ganz so ausgeprägt ist, wie bei einer Meningitis. Dabei sind die γ-Globuline bereits deutlich erhöht.

Von einer liquorpositiven asymptomatischen Lues möchte Knapp nur dann sprechen, wenn im Elektropherogramm als einziger Befund eine γ-Globulinerhöhung bis etwa 20% besteht, bei sonst normalen Fraktionen. Findet man 1—2 Jahre nach der Behandlung noch eine hohe γ-Globulinzacke über 30%, so wird man eine Liquorsanierung noch nicht annehmen dürfen. Eine geringe γ-Globulinerhöhung ist bei ausreichend behandelten Patienten noch lange nachweisbar. Man findet sie aber auch bei solchen Patienten, die in der Vorgeschichte eine ungenügende Behandlung aufweisen.

Auch die gummöse Form der Lues dürfte ähnliche Bilder in der Elektrophorese hervorrufen, besonders bei Lokalisation in der Nähe der Hirnhäute. Daneben kann man aber auch bei der meningovaskulären Lues bereits paralyseähnliche Bilder mit einer hohen γ-Globulinzacke finden. Solche Fälle von meningovaskulärer Lues (bzw. cerebrospinalis) wird man von den vorhergehenden sowohl prognostisch als auch therapeutisch trennen müssen.

Bei der Tabes dorsalis dürfte eine γ-Globulinerhöhung bestehen, die aber im allgemeinen nicht die Werte der progressiven Paralyse erreicht.

Bei der progressiven Paralyse finden sich außerordentlich starke plasmocytomähnliche γ-Globulinvermehrungen. In ganz ausgeprägten Fällen ist der Elektrophoresestreifen zwischen Albuminen und β-Globulinen praktisch optisch leer.

Ein stark erhöhter Eiweißquotient weist nach Knapp immer auf eine γ-Globulinvermehrung hin, jedenfalls in der Regel eine tiefe und breite Mastix-Zacke.

Über die Relation des Liquor-γ-Globulins zum Serum-γ-Globulin bei verschiedenen neurologischen Erkrankungen einschließlich der Neurolues berichten Schinko und Tschabitscher in einer ausführlichen statistischen Studie an Hand des von ihnen eingeführten γ-Quotienten (Relation des Liquor- zum Serum-γ-Globulin). Ausgehend von der Tatsache, daß bei einigen, auch nicht neurologischen Erkrankungen gelegentlich ein erhöhter γ-Globulingehalt im Liquor gefunden wurde, dieser jedoch fast immer mit einem z. T. sehr stark erhöhten γ-Globulingehalt des Serums vergesellschaftet ist, konnte durch Einführung des γ-Quotienten die liquorbetonte γ-Globulinvermehrung als Hinweis auf eine im Bereich des Zentralnervensystems ablaufende, insbesondere entzündliche Erkrankung, abgegrenzt werden. In der Gruppe der Neurolues zeigte die unbehandelte progressive Paralyse die höchsten γ-Quotientwerte, bei der Tabes dorsalis lagen die Werte im allgemeinen tiefer, die niedrigsten Werte wurden bei Patienten gefunden, die nach Therapie klinisch gebessert waren.

In diesem Zusammenhang sei auch auf die Arbeit von Apostol, Roboz, Hess und Forster hingewiesen. Diese Autoren fanden bei Untersuchungen der Glykoproteide des Liquors, daß auch die an γ-Globulin gebundenen Polysaccharide bei der Neurolues und multiplen Sklerose erhöht sind.

Schon diese bisherigen Ergebnisse lassen die Bedeutung der Elektrophorese für die Liquorforschung auch auf dem Gebiet der Neurolues erkennen. In treffender Weise formulierte Demme: Die Elektrophorese ermöglicht einen weiteren und tieferen Einblick in die Pathogenese der Liquorveränderungen und hat damit die funktionell-genetische Betrachtungsweise im Sinne Kafkas auf eine weitere Grundlage gestellt.

3. Liquorveränderungen bei den einzelnen Krankheitsbildern der Neurolues

Bei der frühsyphilitischen Meningitis, die sich schon klinisch von der spätsyphilitischen Meningitis durch den viel akuteren Verlauf abgrenzt, finden wir immer schwerere pathologische Liquorveränderungen. Der Liquordruck ist immer erhöht. Die Zellzahl ist stark vermehrt, weshalb der Liquor auch trübe sein kann. Das Gesamteiweiß ist mehr oder minder stark vermehrt, meistens sind die Globuline dabei relativ und absolut stärker betroffen, so daß dann der Eiweißquotient erhöht ist. Die Kolloidkurven ergeben einen tiefen Ausfall in den ersten Röhrchen, die gar nicht selten weiter nach rechts herüberreichen können. Die spezifischen Luesreaktionen sind schon bei hohen Verdünnungen stark positiv.

a) Meningovasculäre Lues

α) Meningitis cerebrospinalis syphilitica chronica

Eine in den Spätstadien der Syphilis auftretende Meningitis kann selten als Konvexitätsmeningitis, weit häufiger als basal-meningitischer Prozeß verlaufen und zeigt kein einheitliches Liquorsyndrom.

Der Liquordruck ist oft stark erhöht. Die Zellvermehrung schwankt innerhalb weiter Grenzen von einer geringen Pleocytose bis zu einigen 1000/3 Zellen: prävalierend sind Lymphocyten. Das Gesamteiweiß ist oft erheblich vermehrt. Die Eiweißreaktionen sind positiv, die fraktionierte Eiweißbestimmung zeigt meist eine nicht allzu stark ausgeprägte relative Globulinvermehrung, so daß der Eiweißquotient nur selten den Wert 1,0 überschreitet. Die Kolloidkurven der Goldsol- und Mastix-Reaktion zeigen in der Regel mehr oder weniger tiefe Ausfälle, besonders im Mittel der Kurve, können aber auch im linken Teil der Kurve

ihr Maximum haben und mitunter eine sog. „Paralyse-Kurve" bilden. Bei stark
vermehrtem Gesamteiweiß rückt das Maximum mehr nach rechts. Bei der Salzsäurekollargol-Reaktion sieht man eine schmale erste Fällungszone und eine in
ihrer Breite annähernd parallel mit der Stärke des meningitischen Prozesses
gehende zweite Schutzzone. Bei frischen Prozessen sind die spezifischen Luesreaktionen auch bei höheren Verdünnungen stark positiv, bei älteren Prozessen
meist nur bei stärkeren Konzentrationen. Die spezifischen Luesreaktionen im Blut
sind fast immer positiv, können aber auch komplett negativ sein.

β) Endarteriitis syphilitica (Heubner)

Bei der vasculären Form der cerebrospinalen Lues ohne wesentliche meningeale Reizerscheinungen findet man einen normalen, bis leicht erhöhten Druck
und im Liquor eine geringere Pleocytose als bei der meningitischen Form, am
häufigsten 20/3 bis 300/3 Zellen (Demme). Das Gesamteiweiß ist vermehrt, die
Eiweißreaktionen sind positiv, der Eiweißquotient ist erhöht und liegt meistens
zwischen 0,5—1,0. Demme fand in 10% seiner Fälle einen Eiweißquotienten
über 1,0. Nur bei der selten beobachteten praktisch isolierten Albuminvermehrung findet man einen ausgesprochen niedrigen Eiweißquotienten. Die Kolloidreaktionen zeigen bei frischen Fällen immer Ausfälle mit einem Maximum im
Anfangsteil der Kurve, welches sich mit zunehmendem Gesamteiweißgehalt
mehr in den Mittelteil verschieben kann und im allgemeinen nur selten so tief
reicht, wie bei der progressiven Paralyse. In etwa 5% der Fälle fand Demme
auch sog. „Paralysekurven", die dann auch wegen des meist sehr hohen Eiweißquotienten die Differentialdiagnose zur progressiven Paralyse erschweren. Die
Salzsäurekollargol-Reaktion zeigt eine verlängerte Schutzzone, meist vergesellschaftet mit einer ziemlich tief reichenden Fällungszone. Die Wa.R. im Liquor
ist bei frischen Fällen fast stets positiv, im Blut bei fast der Hälfte aller Fälle
negativ (Demme).

Nach einer spezifischen Behandlung bilden sich die Liquorveränderungen
langsam zurück. In der Regel kommt es zuerst zur Abnahme der Zellzahl, dann
der Eiweißwerte. Die Kolloidkurven zeigen eine Tendenz zur Verflachung,
behalten aber oft noch lange Zeit eine kleine Zacke als Restbefund. Die Wa.R.
wird erst bei höheren Konzentrationen positiv.

Bei den mehr chronisch verlaufenden Fällen von Endarteriitis luetica beschreibt Demme dasselbe humorale Bild wie bei den akuten Fällen im Stadium
der Rückbildung: Druck normal, mäßige Pleocytose (bis zu 100/3 Zellen), mäßige
Eiweißvermehrung mit erhöhtem Eiweißquotienten, jedoch selten über 1,0. Die
Kolloidkurven zeigen meist eine Linkszacke, sehr selten eine Paralysekurve.
Die Wa.R. im Liquor ist bei 0,2 cm³ meist negativ, aber bei 1,0 cm³ fast immer
positiv. Die Wa.R. im Blut ist sehr oft negativ.

Bei alten stationären Fällen sieht man relativ häufig keine dieser beschriebenen Liquorveränderungen.

Flodén beschreibt bei seiner Gruppe mit meningovasculärer Neurosyphilis
eine Vermehrung des Globulins, des Albumins und des Gesamteiweißes. Obwohl
die relative Vermehrung des Globulins beträchtlich ist (2,5—5fach gegenüber der
Norm), ist auch das Albumin relativ vermehrt (2—3fach), wodurch der Globulin-
Albumin-Quotient einen niederen Wert bekommt (durchschnittlich 1,5fach gegenüber der Norm erhöht) und bei einigen Fällen auch innerhalb normaler Grenzen
liegen kann. Das hervorstechendste Merkmal dieser Form der Neurolues bezüglich
des Liquorbildes ist die Albuminvermehrung.

γ) Die gummöse Form der Lues cerebrospinalis

Die gummöse Form der cerebrospinalen Lues zeigt hingegen von den beiden vorhergenannten Formen deutliche Unterschiede in den Liquorveränderungen. Für diese ist in erster Linie die Größe und Lokalisation der Gummata von Bedeutung. So zeigt bei intracerebraler Lokalisation eines solitären Gummas der Liquor Veränderungen wie bei einem Hirntumor, vorwiegend verursacht durch die raumfordernde Wirkung. Andererseits sieht man bei Lokalisation mehr an der Hirnoberfläche, oder insbesondere bei den von den Meningen ausgehenden multiplen Gummatas Liquorveränderungen, wie bei einem meningealen Krankheitsprozeß. Die spezifischen Luesreaktionen im Liquor sind insbesondere bei intracerebraler Lokalisation oft negativ, während sie im Blut viel häufiger positiv sind.

Wenn ein gummöser Prozeß im Bereich des Spinalkanales zu einer Verlegung der Liquorpassage führt, kommt es oberhalb der Kompressionsstelle oft nur zu geringen, unspezifischen Liquorveränderungen, hingegen unterhalb derselben zum Auftreten eines Stauungsliquors. Dieser unterscheidet sich jedoch von einem Stauungsliquor bei einem Tumor durch die stärkere Zellvermehrung und die oft positiven spezifischen Luesreaktionen. Gleiche Verhältnisse liegen auch bei der Pachymeningitis cervicalis hypertrophicans vor.

b) Tabes dorsalis

Der Liquor bei der Tabes dorsalis zeigt kein so einheitliches Syndrom wie jener bei der progressiven Paralyse. Die progressive unbehandelte Tabes zeigt im allgemeinen folgendes Liquorsyndrom: Der Liquor ist klar, der Druck normal (DEMME) oder meist erhöht (BODECHTEL und SCHRADER). Die Zellzahl ist nach DEMME mäßig vermehrt (15/3—100/3), nach BODECHTEL besteht in 90% aller Fälle eine Pleocytose, meist zwischen 30/3 und 60/3 Zellen, unter diesen überwiegen die Lymphocyten, während Plasmazellen und Makrophagen selten sind. Das Gesamteiweiß und das Globulin sind vermehrt, jedoch nicht so stark wie bei der progressiven Paralyse. Die Globulinfraktion ist nach FLODÉN um das 3—4fache gegenüber der Norm vermehrt, die Albuminfraktion um das 1,5fache. Der Eiweißquotient liegt nach DEMME um 0,8 (0,5—1,0). Die Kolloidreaktionen ergeben meistens einen inkompletten Ausfall im Anfangsteil der Kurve, können aber auch normal sein, so z. B. bei $^1/_3$ der 600 Fälle von DEMME. Die Elektrophorese des Liquors zeigt eine γ-Globulinvermehrung, die aber im allgemeinen nicht die Werte der progressiven Paralyse erreicht. Die Wa.R. im Liquor ist bei 0,2 cm^3 in 20% der Fälle positiv, bei größerer Liquormenge in 92% (DATTNER, NONNE). Nach BODECHTEL ist die Liquor-Wa.R. jedoch höchstens in 60% der Fälle positiv. Die Wa.R. im Blut ist nach NONNE in 60—70% positiv, nach DEMME in 63%, nach WITTGENSTEIN in 50% und nach ESKUCHEN in 59%. Ist die Wa.R. im Liquor bei der Tabes dorsalis sehr stark positiv, so muß dies immer als ein verdächtiges Zeichen für eine gleichzeitig bestehende Paralyse gewertet werden. Die Liquorbefunde bei der Tabo-Paralyse entsprechen jenen der Paralyse. W. SCHEID konnte auch bestätigen, daß negative Liquorbefunde mehr bei symptomreicheren und progredienten Fällen vorhanden sind. Von Interesse ist der Hinweis, daß lanzinierende Schmerzen und Krisen kein Hinweis auf ein Fortschreiten des Prozesses sind.

Die Liquorveränderungen bei der Tabes neigen mit und ohne Behandlung zu einer allmählichen Remission. Nach Fieberkur, besonders nach Malariatherapie, ist die Rückbildung der Liquorveränderungen ähnlich wie bei der malariabehandelten Paralyse.

c) Progressive Paralyse

Der Liquor bei der unbehandelten Paralyse zeigt ein sehr charakteristisches Syndrom (Demme, Roeder und Rehm): Der Druck ist normal oder leicht erhöht. Das Aussehen ist wasserklar. Findet man eine Xanthochromie, weist dies auf eine Blutung oder das Vorliegen einer Pachymeningitis haemorrhagica als Komplikation hin. Die Zellen sind in der Regel vermehrt, meist jedoch nicht über einige 100/3. Prävalierend sind kleine Lymphocyten, außerdem besteht das Zellbild noch aus Plasmazellen, großen Lymphocyten, vereinzelt auch Makrophagen und polynucleären Leukocyten. Immer ist auch das Gesamteiweiß vermehrt (2—3fache der Norm), vorzugsweise durch Vermehrung der Globuline. Diese sind nach Flodén um das 5fache des Normalgehaltes vermehrt, die Albumine nur um das 1,3—1,6fache. Die Albumine können nach Riebeling sogar vermindert sein. Der Eiweißquotient ist immer erhöht, meist über 1,0. Neben diesen quantitativen Verschiebungen bestehen auch qualitative Veränderungen der Eiweißkörper. Nach Demme findet man bei der fraktionierten Ammon-Sulfat-Fällung das Vorhandensein von Euglobulinen, die im normalen Liquor fehlen. Der Hydratationsquotient nach Kafka (Vergleich des Ammonsulfat-niederschlages mit dem Esbach-Niederschlag) zeigt ein vermehrtes Wasserbindungs-vermögen der Globuline an. Die Kolloidreaktionen zeigen in typischer Weise die stärksten Ausfälle schon in den ersten Röhrchen, wodurch das Bild der sog. „Paralysekurve" oder „Paralysetreppe" entsteht. Da dieser Typus auch bei nicht-luischen Erkrankungen, so z. B. bei der multiplen Sklerose, bei Meningitiden, Encephalitiden, Hirntumoren u. a. in unterschiedlicher Häufigkeit vorkommt, ist die Bezeichnung „Paralysekurve", obwohl sie sich eingebürgert hat, nicht ganz korrekt, erlaubt deshalb auch keinerlei pathognomonische Schlußfolgerungen, sondern soll nur einen bestimmten Kurventyp bezeichnen. Bei der Normo-mastix-Reaktion ist das Maximum der Flockung und Entfärbung im 2.—3. Röhrchen, wohingegen bei der Goldsol-Reaktion eine totale Entfärbung und Flockung schon im 1. Röhrchen eintritt. Die Salzsäurekollargol-Reaktion zeigt eine Fällungszone und eine verlängerte Schutzzone im Anfangsteil der Kurve. Die Liquorelektrophorese zeigt eine oft exzessive γ-Globulinvermehrung.

Die Wa.R. im Liquor ist bei der unbehandelten Paralyse praktisch immer positiv. Ausnahmen gehören zu den größten Seltenheiten (Saethre). Die Wa.R. im Blut ist nach Nonne in 90—95% aller Fälle positiv, nach Demme in 97%. Das Liquorsyndrom bei der juvenilen Paralyse entspricht dem bei der Paralyse des Erwachsenen.

Bei den verschiedenen Formen der progressiven Paralyse konnten bis jetzt keine Unterschiede bezüglich der Liquorveränderungen gefunden werden, ausgenommen dem stärker erhöhten Zellgehalt bei den mehr akut entzündlichen Prozessen.

V. Die Therapie der Neurolues

Während bei der überwiegenden Mehrzahl der neurologischen und psychiatrischen Erkrankungen eine wirksame Therapie bisher ein noch nicht erreichtes Ideal darstellt, bietet die Neurolues in dieser Hinsicht schon seit langem eine erfreuliche Ausnahme. Es ist eine bekannte Tatsache, daß die Verwendung zahlreicher und verschiedenartiger Medikamente bei einer bestimmten Erkrankung einen Beweis für ihre geringe oder nur beschränkte Wirksamkeit darstellt. Heute neigt man dazu, trotz der ungeheuren Fortschritte, die in der Therapie der Neurolues durch die alteingeführte chemische und Fiebertherapie erzielt worden sind, immer mehr ein einziges Medikament, nämlich das Penicillin zu verwenden. Ob diese Einstellung nicht verfrüht und in dieser starren Form gehandhabt, voll begrüßenswert ist, können erst die Erfahrungen der nächsten 20—30 Jahre zeigen. Es soll im folgenden die Behandlung der Neurolues in ihrer derzeitigen Form im einzelnen geschildert werden, im vollen Bewußtsein, daß neue Erfahrungen manches ändern werden und daß der Idealzustand einer strengen Standardisation der Neuroluesbehandlung im Moment nicht möglich erscheint.

Die Wandlung in der Beurteilung der therapeutischen Erfolge spiegelt die Wandlung in der therapeutischen Methodik wider. Während NONNE noch die Liquorveränderungen nicht als Führerin, sondern als Dienerin in der Diagnostik der Neurolues bezeichnet hat, sind für DATTNER die Zeichen der Liquoraktivität die einzig maßgebenden Faktoren für die Wirksamkeit einer Neuroluesprognose und -behandlung. Der Weg zwischen diesen beiden Standpunkten ist lang und das Richtige dürfte wohl, wie immer, irgendwo in der Mitte liegen; wir wollen in der Folge als Standpunkt der Wiener Nervenklinik diese vermittelnde Stellungnahme zu präzisieren trachten.

Wie schon in der Einleitung erwähnt, befällt die Lues das Nervensystem, allgemein ausgedrückt, in zweierlei Form, und zwar: 1. die mesodermale oder sog. tertiäre und 2. die parenchymatöse oder früher als metaluisch bezeichnete Form.

Vom therapeutischen Standpunkt aus ist diese Trennung deshalb wichtig, weil die mesodermalen Formen auf Penicillin und Schwermetallsalze günstig reagieren, während die parenchymatösen Formen hauptsächlich auf Fieber und Penicillin ansprechen. Bis vor nicht allzu langer Zeit galt die Regel: Stärkste therapeutische Beeinflussung der sekundären und tertiären Lues durch Salvarsan, dann absteigend Wismut, andere Arsenpräparate, Jod und Quecksilber (SCHALTENBRAND). Allerdings wird in allerletzter Zeit auch bei diesen Formen die Lues in steigendem Maße Penicillin allein angewendet. Bei den parenchymatösen Formen steht bezüglich therapeutischer Wirksamkeit in erster Linie Fieber und Penicillin, dann Jod, Quecksilber, Wismut und fünfwertiges Arsen. Da jedoch, wie erwähnt, eine scharfe Trennung im einzelnen Fall nicht möglich ist, ist vor einer zu großen Schematisierung besonders zu warnen.

Nun zur Behandlung der einzelnen Krankheitsformen:

a) Akute luische Meningitis

Die akute luische Meningitis kann auch heute noch mit einer *Quecksilberschmierkur* behandelt werden. Da es sich, wie schon erwähnt, in diesen Fällen oft um ungenügend behandelte oder als Herxheimersche Reaktion auftretende Fälle handelt, wird die Behandlung mit einer Schmierkur begonnen (NONNE, PETTE, DEMME), um dann auf Salvarsan bzw. Penicillin überzugehen. Bei hartnäckig positivem Liquor dieser Fälle, ähnlich wie beim symptomlosen positiven Liquorsyndrom der Frühlatenz (asymptomatische Neurolues), behandelt man nach KYRLE, ARZT u. a. mit Malaria und nachfolgend eventuell mit Salvarsan. Daß diese ältere, aber keineswegs veraltete Auffassung, nämlich die Behandlung dieser Fälle mit Malaria, eine große Bedeutung hat, beweisen die Beobachtungen MARCHIONINIs, daß nämlich wegen der starken Malariadurchseuchung in Anatolien zwar reichlich tertiäre Luesfälle, aber äußerst selten Fälle von parenchymatöser Neurolues zur Beobachtung kommen. Bei der endemischen Lues Inneranatoliens scheint die Malaria die Miterkrankung des Parenchyms des Zentralnervensystems bei der Lues zu verhindern. Dieselbe Beobachtung stammt von R. J. NEEDLES vom Amazonasgebiet, der ebenfalls wegen der Durchseuchung der dortigen Bevölkerung mit Malaria unter mehreren tausend Eingeborene nur einen Fall von parenchymatöser Neurolues gesehen hat. Diese Beobachtungen sind ein Hinweis dafür, daß die so oft betonten rassischen und geographischen Unterschiede bezüglich der Neurolues viel komplexere Momente beinhalten.

Quecksilberschmierkur. Die Quecksilberschmierkur wird in der bekannten Weise durchgeführt: Es werden 5—6 g Ung. cin. pro Tag eingerieben, insgesamt etwa 40—50 Einreibungen. Bekanntlich muß auf sorgfältige Mundpflege, Harnkontrolle, Untersuchung der Haut- und Schleimhäute besonders geachtet werden. Wismut wird in üblicher Weise 2mal wöchentlich je 1 cm³ durch 8—10 Wochen gegeben. Neben den wohlbekannten Schleimhaut- und Nierenschäden bei der Wismut-Therapie soll noch die seltene Wismut-Osteose erwähnt werden (Galmiche). Tödlich verlaufende Fälle von Nephritis nach Wismut-Kur sind einige Male beschrieben, sie traten immer gemeinsam mit einer Stomatitis auf.

Salvarsanbehandlung. Auch die Salvarsanbehandlung wird in gewohnter Weise durchgeführt, jeden 5. Tag eine intravenöse Injektion von 0,15 bzw. 0,3—0,6, insgesamt etwa 6 g Neosalvarsan. Die an manchen Kliniken verwendeten hohen Dosen, wobei z. B. 1,50 g Neosalvarsan in etwa 40 min ganz langsam intravenös oder als Tropfeinlauf (Leifer) appliziert wird, werden in letzter Zeit eigentlich nicht mehr verwendet, ebenso nicht mehr die besonders in Frankreich angewendeten Salvarsan-Sättigungskuren in sehr hohen Dosen in 6—8 Wochen mit 6 Kuren innerhalb von 2 Jahren. Erwähnt soll noch werden die von Schacherl aus der Wiener Klinik beschriebene endolumbale Salvarsanbehandlung, die Liquordrainage mit nachheriger intravenöser Salvarsaninjektionen, die Lufteinblasung mit anschließender intravenöser Salvarsaninjektion. Diese Methoden hatten die theoretische Begründung, daß durch die erwähnten Maßnahmen die Blut-Liquor-Schranke leichter passierbar gemacht wird und die nachfolgende Injektion daher besser wirksam sei. In Amerika und bei uns wurde in der Zeit nach dem zweiten Weltkrieg durch einige Zeit das Mapharsen — ein Arsinoxyd — verwendet, das eine 10fach stärkere Wirksamkeit mit bedeutend erhöhter Toxizität verbindet. Wahrscheinlich wird das Salvarsan im Organismus aufgespalten, wobei unter anderem auch Arsinoxyd entsteht, das die spirochätozide Substanz darstellen dürfte. Die therapeutischen Erfolge waren nicht besser als mit dem Salvarsan, doch konnten mehr toxische Zeichen, insbesondere Leberschädigungen, beobachtet werden.

Salvarsanschäden. Als wichtigste sind zu erwähnen: Die Dermatitis, die zu einer Unterbrechung der Kur zwingt, der sog. Nitroschock (unmittelbar nach den Injektionen auftretende schockartige Bilder, die auf die Nitrogruppe des Salvarsans zu beziehen sind), Agranulocytose, petechiale Blutungen in den inneren Organen und im Zentralnervensystem unter dem Bild der Pseudoencephalitis, Myelitis und Polyneuritis, dann die akute gelbe Leberatrophie. Diesen rein medikamentösen Schädigungen steht die *Herxheimersche Reaktion*, früher Neurorezidiv genannt, gegenüber, die eine Folge der luischen Infektion darstellt. Meistens tritt sie nach der 4. Spritze auf und mit Hirnnervenerscheinungen, Krämpfen und Lähmungen einhergehend, bietet sie ein oft schwerstes Krankheitsbild, manchmal mit letalem Ende. Im allgemeinen ist aber die Prognose bei Fortsetzung der antiluischen Behandlung günstig. Der *Salvarsan-Ikterus* scheint nicht so selten eine homologe Serum-Hepatitis gewesen zu sein, deren resistentes Erreger-Virus noch tagelang nach erfolgter Injektion wirksam zu sein pflegt (Rissel und Wewalka). Steppert lehnt die Annahme der homologen Serum-Hepatitis bei diesen Fällen ab, da sich in seinem Krankengut eine Häufung der Leberschäden während der ersten antiluischen Kur ereignet, in einer Zeit also, die nicht der Inkubationszeit der Serum-Hepatitis entsprechen kann. Eine absolute Indikation zur Absetzung der Salvarsan-Kur ist das Positivwerden einer früher negativen Galaktose-Probe (Demme), auch die Eosinophilie soll als Warnsymptom gelten (Hoefer und Heilmann).

Zusammenfassend beschrieben FAZEKAS u. Mitarb. die histologischen Veränderungen bei *Arsenobenzol-Todesfällen*. Im Gehirn wurden Ödem, Hyperämie, die eine Purpura nachahmt, Veränderungen der Gefäßwandzellen mit Blutungen ins gefäßnahe Gewebe und regressive Veränderungen an Ganglien und Gliazellen festgestellt. Arsenobenzolkörnchen wurden mit der Silberreduktionsmethode nach JANCSO in den Gefäßwänden des reticuloendothelialen Systems, in den Leukocyten und Leberzellen gefunden. Bei diesen letzten Befunden scheint es sich also um spezifische Erscheinungen zu handeln, im Gegensatz zum sonstigen toxisch-degenerativen Geschehen. Die Schwere des histologischen Bildes steigert sich proportional zur Zeitspanne, die zwischen Injektion und Tod besteht. Die lebensbedrohlichen Hirndruckerscheinungen entstehen auch hier durch Quellung der Hirnsubstanz, weswegen die entwässernde Therapie so besonders wichtig ist (PETERS). Auf alle Fälle wird bei einer Gravidität von einer Salvarsan-Kur absolut abgeraten, da die Schwangerschaft mit ihrer erhöhten Ödembereitschaft und Neigung zu Angiospasmen besonders gefährdet erscheint. Diese Fälle dürfen heute nur mehr mit Penicillin behandelt werden (STÜRMER und PETERS).

Die *Behandlung der Salvarsanschäden* erfolgt mit Transfusionen, Vitamin B$_1$ und C (die letzteren werden besonders deswegen gegeben, weil bei der Arsen-Therapie ein Defizit dieser Vitamine festgestellt wurde) (PATKANJAN), und Antihistaminica (LITTER). In letzter Zeit hauptsächlich mit BAL, das außer gegen die Pseudoencephalitis bei allen Salvarsanschäden auch bei Opticusaffektionen nach 5wertigem Arsen wirksam ist (DATTNER u. Mitarb.). Als Kontraindikation gegen die BAL-Therapie gilt eine schwere Leberschädigung. Man verabreicht BAL durch 2 Tage 4stündlich 3 mg pro Kilogramm Körpergewicht, dann 2 Tage hindurch 4 Injektionen der gleichen Dosierung, dann etwa 9—10 Tage lang 2 Injektionen innerhalb von 24 Std. Nebenerscheinungen der BAL-Therapie sind: Brennen in den Lippen, Tränenfluß, Übelkeiten. Die Beschwerden verschwinden im allgemeinen etwa $^1/_2$ Std nach der Injektion; Ephedrin oder Glucose intravenös können ihr Verschwinden beschleunigen. Nach Angaben der Literatur soll Penicillin und BAL nicht gemeinsam verwendet werden, ebenso wie Salvarsan und Penicillin nicht zusammen gegeben werden sollten, weil — aus unbekannten Gründen — die Toxicität wesentlich erhöht wird. Nach den bisherigen Erfahrungen ist es günstiger, wenn man zuerst Penicillin und dann Arsen-Präparate verabreicht. Im Gegensatz hierzu sprechen Tierversuche von PARISI im Sinne einer gewissen Schutzwirkung des Penicillins auf den Verlauf der Arsenobenzolintoxikation, auch Streptomycin soll nach RASPONI und GIGLI günstig auf eine bestehende Arsenobenzolintoxikation wirken.

In letzter Zeit sind von LÜTZENKIRCHEN gute Resultate bei der Salvarsan-Dermatitis mit Cortison berichtet. REYMANN u. Mitarb. behandelten eine schwere universelle Dermatitis nach Salvarsan mit ACTH. Die Dosierung betrug maximal 60 mg ACTH pro Tag.

Rhodium. JAHNEL hat auf die antisyphilitische Wirkung des Rhodiums auch im Tierexperiment schon 1937 hingewiesen. Die intravenöse Applikation war aber nicht gut vertragen worden, die Kosten waren höher als die des Salvarsans. Es kam aber nicht mehr zur praktischen Anwendung des Rhodiums auf breiter Basis, da bald danach die so vorzügliche und einfache Penicillinbehandlung eingeführt wurde.

Salvarsan-Wismut. Daß die Erfolge der Salvarsan-Wismut-Therapie bezüglich der Prophylaxe der Neurolues schon in den dreißiger Jahren sehr gute gewesen sind, beweist eine Statistik BURCKHARDTs aus der Schweiz, und dies soll heute, in der Penicillinära, besonders hervorgehoben werden. Bei seinen mit Salvarsan-Wismut behandelten Patienten zeigte sich in der Folge nur in $4^1/_2$% eine sichere Neurolues, ein weiteres Prozent wies humorale Veränderungen auf.

Aus den in vielen Hinsichten so interessanten Statistiken Burckhardts soll noch erwähnt werden, daß die Neurolues in asymptomatischer oder manifester Form, so wie die Mesaortitis, nach ungenügender Behandlung der Frühsyphilis 10mal so häufig vorkommt wie nach einer ausreichenden Behandlung. Die Fälle, die serumnegativ im Primärstadium zur Behandlung gelangten, hatten bessere Resultate bezüglich Freibleibens von Neurolues. Vonkennel hat auf die guten Erfolge der Therapien der Vorpenicillinära hingewiesen und betont, daß die trotz genügender Salvarsan-Wismut-Behandlung seropositiven Fälle weder durch Penicillin noch durch Malaria zu sanieren sind und auch bezüglich einer Neurolues keine schlechte Prognose haben. Dattner meint ebenfalls, daß das Fortbestehen schwach positiver serologischer Befunde nach genügender Behandlung der Frühlues nur bedeutet, daß Reagine weiter gebildet werden, obzwar die Infektion erloschen ist. In diesem Sinne sprechen auch die Publikationen von Ravitch, Farmer und Davis, die bei Übertragung von im Kühlschrank aufbewahrten Wa.R. positivem Transfusionsblut (an und für sich unbedenklich, da Spirochäten sicher zugrunde gingen) beim Empfänger bis zu 20 Tagen eine positive Luesreaktion im Blut gefunden haben.

b) Chronisch-gummöse Meningitis

Bei der chronischen gummösen Meningitis verwendet man Penicillin, früher mit gleichzeitiger Verabfolgung von Schwermetallsalzen, in allerletzter Zeit Penicillin allein. Wegen der Gefahr einer Herxheimerschen Reaktion bzw. Penicillinallergie, hat man früher mit ganz kleinen Penicillineinzeldosen begonnen, etwa 1000 E pro Injektion, oder man hat, wie früher erwähnt, eine Hg-Schmierkur oder Wismutinjektionen der Penicillinbehandlung vorangehen lassen. Wenn wir mit der Penicillinbehandlung keinen vollen Effekt erreichen, wenden wir auch hier die Fiebertherapie an. Über die Dosierung und die Pharmakologie des Penicillins wird auf S. 896 zusammenfassend berichtet werden.

In den Fällen des *echten Gehirngummas* ist die Methode der Wahl das Jod und die Quecksilberschmierkur, wobei das Jod besonders gegen die spezifische Granulationsbildung gerichtet ist, während das Quecksilber neben der spezifischen noch seine dehydrierende Wirkung entfaltet und so dem Hirndruck entgegenwirkt. Bei den akuten Fällen mit bedrohlichem Hirnödem kann man Jod auch intravenös in Form des Endojodin verwenden. Die perorale Dosierung beginnt mit 2 g Kalium jodatum pro die und steigt bis 10 g täglich an. Die Besserung ist bei dieser kombinierten Jod-Quecksilberbehandlung nach 3—4 Wochen zu erwarten. Man muß die Jodbehandlung intermittierend durch sehr lange Zeit fortsetzen, in manchen Fällen ist es zweckmäßig, eine mildere Fiebertherapie anzuschließen, jedoch keine Malaria. Manche Autoren (Alpers) empfehlen eine Operation des Gummas ebenso wie jedes anderen Hirntumors; diese Maßnahme wird wohl in den seltensten Fällen, und dann nur bei Konvexitätsgummen empfehlenswert oder notwendig sein. Nachher wird eine Penicillintherapie angeschlossen.

c) Endarteriitis syphilitica

Bei der Heubnerschen Endarteriitis wenden sich die therapeutischen Maßnahmen teils gegen den syphilitischen Gefäßprozeß, teils gegen den unspezifischen Verschluß des Gefäßes. Natürlich ist die Ernährungsstörung im Zentralnervensystem bei diesen Fällen nicht spezifischer, sondern ischämischer Natur. Diese ist manchmal reversibel, wenn durch die spezifische und gefäßerweiternde Therapie die Spasmen und Ödeme der Gefäßwand günstig beeinflußt werden. Man hat bei diesen Fällen, ähnlich wie bei der gummösen Meningitis, früher mit Quecksilber, Jod und Salvarsan behandelt, jetzt wird weit häufiger Penicillin allein, seltener auch kombiniert mit Schwermetallsalzen, dann auch Jod verwendet. Wenn mit diesen Mitteln keine Liquorsanierung zu erreichen ist, ist auch bei diesen Fällen die Fiebertherapie anzuwenden. Das Jod wird in Form des Kalium jodatum per os, als Mirion intramuskulär oder Endojodin intravenös verabreicht.

d) Tabes dorsalis

Die Tabes dorsalis als parenchymatöse Erkrankung reagiert weitaus nicht so gut auf die Behandlung, wie die vorhin erwähnten Prozesse. Hier ist es wichtig, neben den spezifischen Mitteln allgemeine Maßnahmen bezüglich der Ruhigstellung, der Ernährung des Patienten usw. anzuwenden. Besonders in den frischen Tabesfällen ist jedoch eine spezifische Behandlung unbedingt erforderlich, da gleichzeitig mit dem Negativwerden des Liquors weitgehende Remissionen, selten sogar mit Zurückkehren der Reflexe, beobachtet werden konnten. Bei der liquorpositiven Tabes verwenden wir hohe Dosen Penicillin und machen in manchen Fällen gleichzeitig eine Hg-Schmierkur oder verabfolgen Jod. Anschließend kann eine Salvarsan- oder noch besser eine Spirocidkur durchgeführt werden. Das Spirocid als 5wertiges Arsenpräparat erreicht das Zentralnervensystem stärker konzentriert als die 3wertigen Arsenverbindungen und ist deshalb bei der Neurolues, insbesondere bei der kongenitalen Lues, besonders wirksam. Das Mittel ist mit großer Vorsicht, wegen der Gefahr einer *Opticusschädigung*, anzuwenden, bei Bestehen einer solchen absolut kontraindiziert.

In letzter Zeit ist natürlich auch dieses Mittel durch das Penicillin verdrängt worden. Die Dosierung des Spirocids durch 3 Tage 3mal täglich 1 Tablette zu 0,25, dann 3 Tage Pause, danach Wiederholung in gleicher Form bis zu einer Gesamtmenge von 15 g. Die Kur kann nach 2wöchiger Pause wiederholt werden. Parenteral wendet man das Solvarsin an, bei diesem Medikament muß insbesondere auf das Auftreten toxischer Polyneuritiden und Opticusläsionen geachtet werden. Nur Kravitz gibt an — scheint allerdings mit seiner Auffassung allein dazustehen —, daß Tryparsamid als 5wertiges Arsenpräparat auch beim Vorliegen einer Opticusatrophie nicht kontraindiziert ist, und daß das Auftreten von subjektiven Sehstörungen kein Grund zum Abbrechen der Behandlung wäre.

Wenn es mit dieser Therapie nicht gelingt, den Liquor zu sanieren, wird auch bei den Tabes-Fällen zur Fiebertherapie gegriffen werden.

Wenn Malaria kontraindiziert ist, verwendet man gerne Pyrifer (Kauders). Man beginnt mit 50 E, jeden 2. Tag wird die Dosis verdoppelt. (Pyrifer besteht aus einem apathogenen Colistamm aus Milch gewonnen.) Ähnlich wirkt das Saprovitan, Phlogetan, Tuberkulin oder Typhusvaccine. Die lanzinierenden Schmerzen und gastrischen Krisen exacerbieren oft während der Fieberbehandlung, gehen aber nach Abschluß derselben deutlich zurück.

Opticusatrophie. Es ist eine klinisch bekannte Tatsache, daß die Opticusatrophie bei sonst symptomfreien Tabesfällen oder schon im präataktischen Stadium aufzutreten pflegt, wenn auch natürlich, wie früher geglaubt wurde, diese keinen hemmenden Einfluß auf den Verlauf der Tabes hat (Szanto, Mann). In den letzten Jahren ist darauf hingewiesen worden (Palich-Szanto), daß objektiv nachweisbare Fundusveränderungen, wie verwaschene Papillen, Bindegewebsneubildung im Gefäßtrichter entlang der Gefäße und am Papillarrand oder Schwellung an den angrenzenden Netzhautbezirken auch bei Fällen von Lues latens mit vollkommen normaler Sehschärfe vorkommen können. Es sei ausdrücklich darauf hingewiesen, daß diese Veränderungen als Frühsymptome einer eventuellen Opticusatrophie gewertet werden können und unbedingt einer energischen Therapie unterzogen werden sollten.

Die *Pathogenese der spezifischen Opticusatrophie* wird noch immer nicht einheitlich beurteilt. Es stehen sich hier 2 Auffassungen gegenüber, die auch hinsichtlich der Therapie ganz verschiedene Schlußfolgerungen nach sich ziehen. Während die erste annimmt, daß die Opticusatrophie immer von der Randzone beginnt, also von den Meningen ausgeht und daher auch therapeutische Maßnahmen aussichtsreicher erscheinen läßt (Igersheimer), handelt es sich nach der zweiten um eine primäre Opticusatrophie, also einen rein degenerativen Prozeß, der nichts mit einer spezifischen Meningitis bzw. Arachnitis zu tun hat (Dandy, Bruetsch, Kestenbaum).

Kestenbaum geht sogar so weit, die *luische Opticusatrophie* als selbständige spezifische parenchymatöse Luesform und nicht als Teilsymptom einer Tabes aufzufassen. Er meint, daß sehr wohl die spezifische primäre Opticusatrophie *allein*, oder aber auch in Kombination mit einer Tabes oder progressiven Paralyse auftreten kann. Da in der Entstehung der Opticusatrophie wohl beide Prozesse, nämlich der entzündliche und der degenerative eine Rolle spielen, wird sie heute allgemein mit der kombinierten Malaria-Penicillin-Behandlung zu beeinflussen versucht, nur wenige Autoren verwenden Penicillin mit Schwermetallsalzen kombiniert. Klauder und Gross meinen, daß die Quote der Erblindungen bei der Penicillin- und bei der kombinierten Penicillin-Fiebertherapie gleich ist. Sie glauben nicht, daß die Fiebertherapie eindeutige Vorteile bei der Opticusatrophie bieten könnte. Die Penicillintherapie ist der Schwermetalltherapie überlegen, Cortison scheint trotz der relativ geringen Zahl der beobachteten Fälle besonders im Beginn der Behandlung von Nutzen zu sein.

Die von den einzelnen Autoren berichteten Erfolge der Behandlung mit den eben erwähnten Methoden sind nicht überzeugend, da einerseits größere Statistiken fehlen, andererseits es höchstens zu einem Stationärwerden des Prozesses kommt, niemals jedoch Besserungen beschrieben werden. Man kann sagen, daß die Opticusatrophie nur dann zu einem Stillstand gebracht werden kann, wenn der Visus nicht unter 6/20 gesunken ist und wenn die Gesichtsfeldeinschränkung nicht erheblich war; einem Zustand also, der sich nur im Initialstadium findet.

Vor einigen Jahren wurde von amerikanischen Autoren die Opticusatrophie auch chirurgisch angegangen, indem arachnitische Verwachsungen am Opticus gelöst wurden; wir selbst konnten an einigen Fällen bei der Operation die schweren arachnitischen Stränge bei der Inspektion der Optici feststellen; ihre Durchtrennung führte aber leider bei den betreffenden Patienten zu keinem nennenswerten Erfolg. Abschließend kann gesagt werden, daß bei der Behandlung der Opticusatrophie der Zeitfaktor ausschlaggebend ist und daß es weniger auf das „WIE", als auf das „WANN" ankommt; unter dieser Voraussetzung kann mit allen üblichen Luesmitteln, am besten natürlich mit Malaria- und Penicillinbehandlung, ein therapeutischer Erfolg erzielt werden.

Dattner erwähnte bei dem Pariser Internationalen Colloquium über die Syphilis (1950), daß bei 11 penicillinbehandelten Opticusatrophie-Fällen autoptisch die gleichen narbigen Veränderungen wie früher bei der Malariatherapie gefunden wurden.

Nach Sanierung des Liquors bei der Tabes wird mit Gehübungen begonnen, wobei die Kontrolle des Auges mindestens teilweise die gestörte Tiefensensibilität ersetzen soll. Bei trophischen Gelenks- und Knochenstörungen müssen orthopädische Maßnahmen, wie Stützapparate usw., verwendet werden. Die trophischen Geschwüre mit schlechter Heilungstendenz wurden manchmal erfolgreich mit einer Sympathektomie behandelt.

Lanzinierende Schmerzen und gastrische Krisen. Bezüglich der Behandlung
der lanzinierenden Schmerzen ist in erster Linie Atropin in steigenden Dosen bis
3 mg täglich, Kobratoxin kombiniert mit Jod (ROTTMANN) und schließlich die
Röntgenbestrahlung des Rückenmarkes indiziert. Kobratoxin wird in Dosen
von 0,2—0,5 cm³ subcutan in die Rückenhaut injiziert, diese Injektionen werden
je nach der Reaktion in 1—3täglichen Intervallen wiederholt, insgesamt etwa
5 cm³. Gegen die lanzinierenden Schmerzen wurde früher auch Brom-Natrium
intralumbal angewendet. Lanzinierende Schmerzen bei negativem Liquor pflegen
nur in den seltensten Fällen auf Penicillin zu reagieren, so daß Penicillin bei
negativem Liquor nur wegen lanzinierender Schmerzen nicht gegeben werden
sollte. Von SALARRULLANA wurde allerdings ein Fall mitgeteilt, der eine ausgezeichnete Wirkung nach intralumbaler Applikation von Penicillin auf die
lanzinierenden Schmerzen angegeben hat. In seltenen Fällen konnten auch andere
Autoren wie z. B. ODENBACH eine Besserung der lanzinierenden Schmerzen und
gastrischen Krisen ebenso wie der leichten und mittelschweren Ataxien, während
einer Penicillinkur beobachten, allerdings bei gleichzeitiger humoraler Sanierung.
Von den meisten Autoren wird aber betont, daß in bezug auf die Beeinflussung
der klinischen Symptome kein deutlicher Unterschied zwischen Penicillin- und
der früheren Fieber-Salvarsan- und Wismutkur zu sehen ist (MIESCHER, WEIN-
GARTEN). Insbesondere konnte keine Änderung der Tiefensensibilität, Pupillenstörungen und Opticusatrophien bei Tabes im Falle eines schon vor der Kur
negativen Liquors nach Penicillin beobachtet werden.

Die gastrischen Krisen, die in letzter Zeit auffällig an Häufigkeit abgenommen
haben, werden mit Magnesiumsulfat intravenös und ebenfalls mit Kobratoxin
oder Röntgenbestrahlungen behandelt. WAGNER-JAUREGG hat gegen die gastrischen Krisen kohlenhydratarme Nahrung und Insulin empfohlen. Mit gutem Erfolg
wurde auch Decholin, Leberpräparate, Insulin und Vitamine kombiniert verwendet (BERTHA). Durch Lufteinblasung oder Aqua dest.-Einspritzung in den
Lumbalkanal konnte eine wochenlange Schmerzfreiheit in manchen Fällen erzielt
werden (SCHWOB, SEE). Bei therapieresistenten Fällen kommen noch die operativen Maßnahmen in Frage, so bei den gastrischen Krisen die Durchschneidung
der hinteren Wurzeln von D6—D10 (nach FÖRSTER, MANDL), bei lanzinierenden
Schmerzen die doppelseitige Chordotomie, die eine Unterbrechung der beiderseitigen spinothalamischen Bahnen zur Folge hat. Zu den chirurgischen Maßnahmen gehört außer der Liquordrainage und den vorhin erwähnten Methoden
noch die Durchschneidung des sympathischen Geflechtes des Magens (LÉRICHE,
SCHÖNBAUER), die subdiaphragmatische Vagotomie oder die Entfernung des
Plexus solaris. Zuletzt wurde bei ganz verzweifelten Fällen auch die Leukotomie
angewendet (REESE).

Die Therapieerfolge bei lanzinierenden Schmerzen und tabischen Krisen mit
ACTH sind nicht einheitlich beschrieben. WEINER hatte ausgezeichnete Erfolge,
MOORE berichtet ebenfalls günstig über die Wirkung des ACTH und Cortison
bei lanzinierenden Schmerzen. In jedem Fall kam es zu einer deutlichen Besserung sowohl in bezug auf die Dauer wie auf die Schwere der Anfälle. Die Erfolge
bei lanzinierenden Schmerzen waren wesentlich besser wie bei gastrischen Krisen.
Wir selber konnten bei lanzinierenden Schmerzen gute Erfolge mit täglich 50 mg
Dacortin durch 10 Tage erzielen; dann wurde die Dosis im Laufe weiterer 10 Tage
langsam bis auf 5 mg Dacortin gesenkt. In den 3 letzten Tagen der Kur erhielten
die Patienten zusätzlich 50 mg ACTH täglich. DE GRACIANSKY u. Mitarb.
berichten über einen Fall von Tabes mit Gummen, der mit Cortison durch 30 Tage
behandelt wurde. Neben der raschen Abheilung und Vernarbung der Gummen-
knoten wurde die klinische Symptomatik der Tabes wesentlich besser, die Besse-

rung hielt nach 2 Monaten noch an. Die quantitative Kahn-Auswertung sank wesentlich, die übrigen Seroreaktionen und Nelson-Test waren unverändert. Die Zell- und Eiweißwerte im Liquor sanken auf fast normale Werte. Scheinbar wirkte hier das Cortison auf die entzündlichen Erscheinungen und auf die allergische Komponente.

Die lanzinierenden Schmerzen und Krisen bei negativem Liquor bedeuten natürlich nicht, daß der parenchymatöse spezifische Prozeß weiter fortschreitet (der Narbenprozeß kann jedoch unter Umständen progredieren), und es ist bei negativem Liquor nicht erforderlich, eine spezifische Behandlung einzuleiten, insbesondere wenn die Infektion mehr als 10 Jahre zurückliegt. Es ist im Gegenteil zweckmäßig, bei der liquornegativen Tabes keine allzu eingreifende Behandlung durchzuführen. Als Grundregel hat zu gelten, daß die Behandlung bei der Tabes eher eine einschleichende, bei der Paralyse hingegen eine energische zu sein hat.

Die Liquorkontrolle erfolgt bei allen Fällen von Lues des Zentralnervensystems nach Abschluß der Penicillinkur, nach 3, 6 Monaten und nach 1 Jahr. Bei der Malariakur wird der Liquor erstmalig nach 6 Monaten kontrolliert.

e) Lues spinalis

Die zur parenchymatösen Form der Neurolues gehörenden Fälle der Lues spinalis mit den paraplegischen und amyotrophischen Bildern sind nach Erfahrungen der Kliniker völlig therapierefraktär und auch humoral geben sie nach der Behandlung die schlechtesten Resultate. Relativ ungünstig sind auch die Behandlungserfolge bei der Myelomalacie nach Gefäßverschlüssen im Rückenmark. Unaufhaltsam schreitet der Prozeß auch infolge des häufigen Decubitus und der Urosepsis dem letalen Ende entgegen.

f) Progressive Paralyse

Bei der progressiven Paralyse, deren Behandlung zu Anfang des Jahrhunderts noch als vollkommen hoffnungslos angesehen wurde, sind seit der Entdeckung Wagner-Jaureggs Fälle von kompletter klinischer und humoraler Heilung häufig beobachtet worden. Die progressive Paralyse wurde bis vor kurzem ausschließlich mit einer Malariakur, in letzter Zeit auch mit Penicillin behandelt. Trotz mancher gegenteiliger Meinungen steht die Wiener Klinik auf dem Standpunkt, daß eine alleinige Penicillintherapie nur bei Malaria kontraindizierten Fällen zur Anwendung kommen soll.

α) Malariabehandlung

Bei der Malariabehandlung handelt es sich um komplexe immunisatorische Vorgänge, sie erhöht und steigert die Schutzkräfte des Körpers gegen die Infektion überhaupt (Kauders). Sträussler hat besonders den allergischen Zustand bei der progressiven Paralyse betont und gemeint, daß dieser durch die Malaria soweit rückgängig gemacht werden kann, daß der Organismus in ein früheres weniger malignes Stadium der Krankheit zurückversetzt wird. Einen Beweis hierfür gibt das histologische Bild der progressiven Paralyse nach der Malariakur. Nach einer kurzdauernden Zunahme der infiltrativen Prozesse an den Gefäßen und Meningen während der Kur, gehen diese nach Abschluß der Behandlung so weit zurück, daß das histologische Bild eher einer Gefäßlues ähnelt. Später können die Infiltrate vollkommen schwinden, während der Ganglienzellenschwund natürlich von der Dauer des paralytischen Prozesses abhängig sein wird.

Keineswegs spielt bei der Malariatherapie allein die Temperaturerhöhung eine Rolle, sondern höchstwahrscheinlich die Reaktivierung des reticuloendothelialen Systems (WIEDMANN, BRUETSCH) und dadurch Anregung spezifischer gegen den Lues-Erreger gerichteter Abwehrstoffe. Diese Aktivierung des Reticuloendothels durch die Malaria führt zur Umstellung der Immunitätslage von der sog. negativen Anergie in eine günstigere Reaktionslage. Daß die Temperaturerhöhung, wie erwähnt, keineswegs die alleinige Rolle spielt, beweisen die Versuche von WARREN und CARPENTER, die zeigen konnten, daß die tödliche Temperaturgrenze für Spirochäten bei 5stündiger Einwirkung von 39°, bei 3stündiger von 40° und bei 2stündiger von 41° liegt. Nach einer Malariabehandlung, bei der doch diese Temperaturen oftmals überschritten werden, konnte BRUETSCH bei der Obduktion trotzdem Spirochäten im Gehirn reichlichst nachweisen. Daß aber die Temperatur an und für sich doch eine Rolle spielt, zeigen die Experimente von BESSE-MANS, der die direkte schädigende Wirkung der Hyperthermie auf die experimentelle Kaninchenspirochätose im Tierversuch nachweisen konnte.

Wieweit die Fiebertherapie als Stress und damit als Anreiz zur ACTH-Ausschüttung wirkt, ob diese Wirkung direkt oder über Aktivierung des Reticuloendothels und Änderung der Immunitätslage entsteht, ist noch eine offene Frage. Für diese Meinung, nämlich daß es sich um eine ACTH-Ausschüttung handelt, spricht die Beobachtung, daß in der Gravidität die Lues milder verläuft wegen der in dieser Zeit vermehrt im Körper kreisenden Nebenrindenhormone. Interessant ist auch die Beobachtung FLEISCHHACKERs, der deutliche Veränderungen in der Zusammensetzung des Sternalpunktates während der Malariabehandlung beschrieben hat.

Die Fiebertherapie ist empirisch aufgebaut und, wenn auch die Meinungen über ihre Wirkung Hypothesen sind, so ist das wirksame Prinzip sicherlich im veränderten menschlichen Organismus zu suchen, welcher seine Reaktionsfähigkeit gegenüber der Spirochäte ändert.

Die Malariakur wird in der klassischen Weise durchgeführt: man impft meistens intravenös, selten auch intramuskulär oder subcutan mit Malaria tertiana. Nach dem kurzdauernden sog. Kortewegschen Anfangsfieber erfolgt nach einer Inkubation von etwa 5—10 Tagen der Beginn des künstlichen Fiebers. Die Impfung geht besser an bei gleicher Blutgruppe und bei intravenöser Impfung. Bei einer kompletten Malariafieberkur läßt man 8 Fieberanfälle ablaufen; auf der Höhe der letzten Fieberzacke wird mit Chinin peroral abgebrochen, und zwar wird insgesamt 5 g Chinin innerhalb von 7 Tagen gegeben. Manchmal verwendet man auch Atebrin oder Plasmochin; Chinin wird jedoch immer angeschlossen, da Atebrin allein keine Rezidivfreiheit verbürgt. In letzter Zeit wird besonders in Deutschland Santochin und Resochin (KIKUTH, MUDROW-REICHENOW) und zwar 10 Tabletten à 0,25 in 24 Std statt Chinin verwendet. Die Meinung amerikanischer Autoren (SHEPPECK u. WEXBERG), daß nach Atebrin-Verabfolgung toxisch ausgelöste Psychosen auftreten, konnten wir nicht bestätigen; Zwischenfälle solcher Art sollen allerdings nur bei Atebrin-Applikation nach der Impfmalaria auftreten. Ob es sich bei diesen Fällen nicht um paranoid-halluzinatorische Zustandsbilder als Folgeerscheinung einer Defektheilung nach Malariabehandlung handelt (GERSTMANN), soll dahingestellt bleiben.

Bei schwächlichen Patienten kann die Malariakur in 2 Etappen gemacht werden, indem nach der 4. Zacke $1/2$ g Chinin verabfolgt wird, wodurch eine 6—8-wöchige Pause entsteht. Eine Mitigierung der Malariabehandlung ist durch kleine Chinindosen von 0,1 g zu erzielen. Bei kreislaufgefährdeten Patienten wird gleichzeitig mit der Impfung und auch während des ganzen Fiebers $1/8$ mg Strophanthin intravenös verabreicht; zur Vermeidung von Kollapszuständen wird bei jedem

Fieberanfall, bei niedrigem Blutdruck auch außerhalb derselben, täglich eine
bis mehrere Mischspritzen Cardiazol-Strychnin verabreicht. Kontraindikation
zur Malariabehandlung sind nur schwere chronische Erkrankungen, wie z. B.
chronische Nephritis, Coronarsklerose, Lebercirrhose oder schwere dekompensierte
Herzleiden. Kompensierte Klappenfehler oder Mesaortitis gelten nicht als solche.
Fettleibige und hochgradig unterernährte Patienten müssen vor und während
der Kur besonders sorgsam überwacht werden.

Liquorsanierung. Die Liquorsanierung bei der Malariakur geht folgendermaßen
vor sich: Zunächst Rückgang der Zellzahl (Lymphocyten), dann Rückgang des
Gesamteiweißes und der Globuline, während die Kolloidreaktionen und die
Wa.R., bzw. Müller-Ballung am längsten bestehenbleiben. Bei malariabehandelten Fällen kommt es oft, im Gegensatz zum Penicillin, zu entzündlichen Reaktionen im Liquorraum als Zeichen der stärkeren Abwehrbereitschaft des Organismus durch die Malaria; deswegen auch oft erst nach $^{1}/_{2}$ Jahr Besserung der Zellzahl und des Eiweißquotienten. Flodén unterscheidet bei der Rückbildung der
Proteine 3 Phasen. In der Initialphase sinken sowohl die Globuline als auch die
Albumine ab, bevorzugt jene Fraktion, die vor der Behandlung relativ am meisten
erhöht war. In der darauffolgenden Zwischenphase sieht man hauptsächlich
ein Zurückgehen der Globulinwerte, bis schließlich in der Endphase die Normalwerte annähernd wiederhergestellt sind. Die normalen Grenzwerte werden meist
zuerst vom Albumin, dann vom Gesamteiweiß und zuletzt vom Globulin erreicht.
Die Normalisierung der Eiweißwerte nach Abschluß der Behandlung erfolgt
zunächst rasch, dann immer langsamer. Für die Behandlung und Prognose sind
jedoch nicht die absoluten Eiweißwerte maßgebend, sondern die Tendenz zum
Ansteigen oder Absinken der Werte, denn diese kennzeichnen von allen Liquorveränderungen am besten die Aktivität des neuroluischen Prozesses. Auch aus
diesem Grunde ist es notwendig, den Liquor serienweise zu untersuchen, um so
eine mehr dynamische Betrachtung der Liquorveränderungen zu erhalten.

Nachuntersuchungen, die bereits in den ersten Monaten nach Durchführung
einer Malariakur vorgenommen werden, lassen keine sicheren Rückschlüsse auf
die künftige Entwicklung zu (Madsen). Die *Liquorsanierung* weist bei den Malaria-
fällen eine weitgehende Parallelität mit der klinischen Besserung auf, indem die
klinisch günstig remittierten Fälle auch in humoraler Hinsicht eine Tendenz
zu rascher Besserung aufweisen, wogegen ein Positivbleiben der Liquorbefunde
die Möglichkeit von klinischen Rezidiven näherrückt. Ganz anders ist es bei der
Penicillintherapie, bei der wir im Gegensatz zu einigen, insbesondere amerikanischen Autoren ein mangelndes Zusammengehen der humoralen mit der klinischen
Besserung feststellen konnten. Jech hat aus der Wiener Klinik zusammenfassend
über die Resultate der *Penicillintherapie* berichtet und dabei an dem alten Kriterium festgehalten, daß der Therapieerfolg in erster Linie nach der sozialen
Anpassung und der Abnahme der klinischen Symptomatik beurteilt werden muß,
und nicht allein nach der Liquoruntersuchung. Bei der Anwendung von Penicillin
allein wurde bei uns selten eine Besserung des klinischen Bildes, besonders der
Demenz, ganz im Gegenteil zu der Malariatherapie festgestellt. Diese Meinung
wird auch von Moore und anderen Autoren bestätigt. Hingegen sind die Resultate der Penicillinkur, was die Liquorsanierung anbelangt, vorzügliche. Sie
erfolgen meistens in wenigen Wochen, selten auch in Tagen, wobei zunächst
die Pleocytose und die hohen Eiweißwerte zurückgehen. Goldsol-Mastix weisen
allmähliche Verflachungstendenz auf; die Wa.R. schwindet, wenn überhaupt,
so erst in wesentlich längerer Zeit. Die Meinung Horanyis, daß die Liquorsanierung bei der Penicillintherapie erst nach Monaten stattfindet, kann keineswegs
als Regel gelten. Deswegen glauben wir auch nicht, daß die eventuelle Wieder-

holung der Kur erst nach 1 Jahr vorzunehmen wäre. Der Hinweis HORANYIs auf die Wichtigkeit von Liquorkontrollen und klinischen Untersuchungen bei jedem Syphilitiker im Beginn der Spätlatenz soll aber unterstrichen werden.

Die Wa.R. des Blutes wird, falls sie sich überhaupt beeinflußbar zeigt, nach der Liquor-Wa.R. negativ (MARTIN). Ausgenommen von dieser Regel ist die mesodermale Neurolues, besonders die meningealen Formen des Sekundärstadiums, bei der sich die Seroreaktionen wie bei den gewöhnlichen Frühluesfällen verhalten (FROMM). Jedoch scheint sich in der Spätlues die Wa.R. im Blut in weniger als 10% der Fälle, auch nach Malaria- oder mehreren Penicillinkuren zu ändern, es ist dies genau dieselbe Zahl als in den Zeiten der Vorpenicillinära.

Nach verschiedenen Statistiken und auch nach der Erfahrung der Wiener Klinik bleibt der komplett negative Liquor nach Malaria- oder Penicillinkur in 90% der Fälle dauernd negativ. Es muß daher oft punktiert werden, um die wieder positiv werdenden Fälle rechtzeitig erfassen zu können. An der Wiener Klinik wird der Liquor nach erfolgter Sanierung durch 2 Jahre hindurch alle 6 Monate kontrolliert und so können in relativ kurzer Zeit die wieder pathologisch gewordenen humoralen Befunde erkannt und die nötige Therapie eingeleitet werden.

Ob eine Indikation zur Behandlung mit Penicillin bei negativem Liquor, aber bei klinischer Verschlechterung besteht, ist in der Literatur nicht mit Sicherheit entschieden. An der Wiener Klinik werden nur in seltenen Fällen bei sehr ausgesprochener klinischer Progression humoral sanierte Patienten mit Penicillin behandelt. Andere Autoren, wie ODENBACH und MOORE, HORNE schränken die diesbezügliche Indikation nicht so streng ein.

Bei allen Formen der Neurolues reagiert der Liquor im 1. Jahr nach der Behandlung am deutlichsten, der höchste Prozentsatz von negativen oder fast negativen Liquores wurde während des 3. Jahres erreicht. Dabei normalisierte sich der Liquor bei der progressiven Paralyse und bei Taboparalyse am langsamsten. Nach DATTNER u. Mitarb. ist nach der spezifischen Behandlung ein dauernder Stillstand der Infektion mit negativen humoralen Befunden, ein temporärer Stillstand mit Wiederauftreten der Liquorveränderungen innerhalb von 2 Jahren, oder überhaupt kein Stillstand zu erreichen. Nur die ständigen Liquorkontrollen, nicht aber die Klinik, können Klarheit über den erreichten Zustand bringen. Wichtig erscheint uns, daß ein dauernder Stillstand dann zu erwarten ist, wenn 2 Jahre nach Beendigung der Therapie die pathologischen humoralen Veränderungen verschwunden sind. Nach Angaben von INGRAHAM, STOKES u. a. kann allerdings ein Liquorrezidiv noch im 3. oder 4. Jahr in 5% der Fälle vorkommen, gewöhnlich bei Tabes oder progressiver Paralyse.

β) Penicillin

Die Penicilline aus dem Pilz Penicilium notatum sind Stoffgemische mit verschiedenen chemischen und physiologischen Eigenschaften. Chemisch handelt es sich um einbasische Carbonsäuren, die aus 2 cyclischen Ringen und aus einer Koppelung eines Fünferringes mit einem Viererring bestehen. Der letztere ist der Träger einer Seitenkette. Je nach der Art dieser unterscheiden sich die Penicilline in ihrer Wirkung. So ist das Penicillin K nahezu wirkungslos in therapeutischer Hinsicht und die Ursache der geringen therapeutischen Penicillinwirkung war in den ersten Jahren in ihrem großen Gehalt an Penicillin K gelegen. Die beste therapeutische Wirkung besitzt Penicillin G, das einen Benzolkern in der Seitenkette enthält. In den Handel kommen kristallisierte, praktisch reine Penicilline als Natrium oder Calcium-Salze, weil sie dadurch stabiler sind. Die

Herstellung der Procain-Penicilline in Öl oder als wäßrige Suspension mit Depot-wirkung hat die Durchführung der Luestherapie wesentlich erleichtert, da hier-durch die Zahl der Injektionen vermindert und schmerzfrei gestaltet werden konnte. Die Depotwirkung beruht auf der geringen Wasser- bzw. Serumlöslich-keit. Diese schwere Löslichkeit bewirkt die Resorptionsverzögerung, die außer-dem noch von der Partikelgröße, vom Vehikel und von der zusätzlichen Depot-komponente (z. B. Aluminiummonostearat) beeinflußt wird. Verhältnismäßig niedrige Anfangsblutspiegel und langsamer Abfall kennzeichnen den Penicillin-Blutspiegel, der nach dem jetzt verwendeten Procain-Penicillin G entsteht. Um ständig therapeutisch wirksame Blutspiegel über 0,1 E pro cm³ zu erhalten, muß man im allgemeinen 1—2mal täglich 300 000 E Procain-Penicillin G verab-reichen. Noch größere Depoteffekte (also noch langsamere Resorption) sind nicht günstig, da die Allergien schwerer zu beherrschen sind.

Manche Autoren, wie ODENBACH, verwenden gerne das wasserlösliche Peni-cillin statt des Depotpenicillins, weil man nach seiner Meinung durch dieses einen höheren Serum-Spiegel und bessere Penicillindurchtränkung des Gewebes erreicht. Es wird auch vermutet, daß dauernde Schwankungen zwischen hohen Dosen und Absinken bis unter die therapeutisch wirksame Grenzkonzentration besser geeig-net sind, die Erreger zu schädigen, als lang anhaltende niedere Konzentrationen ohne bedeutende Niveaudifferenz.

Der Aktionsmodus des Penicillins und des Salvarsans sind völlig verschieden: Während es beim Salvarsan auf die absolute Menge des zugeführten Arsens ankommt, das im Gewebe gebunden und dadurch auf die Spirochäte zerstörend wirkt, ist beim Penicillin ein völlig anders wirkender Mechanismus anzunehmen. Penicillin wird nicht, so wie das Arsen im Gewebe gebunden, sondern hier spielt der Zeitfaktor der spirochätentötenden Dosis im zirkulierenden Blut eine Rolle. Es scheint so zu sein, daß dieser Zeitfaktor wichtiger als der Faktor der Blutkonzentration ist, indem nämlich eine relativ lange Einwirkung geringer Konzentrationen wirkungsvoller ist als eine relativ kurze Einwirkung hoher Konzentrationen. Aus diesem Grunde wendet man im allgemeinen nicht mehr als 600000—800000 E als Tagesdosis an und trachtet eventuell die Kur zeitlich in die Länge zu ziehen. Nach VINOKUROW kann man einen protrahierten Peni-cillin-Blutspiegel bei gleichzeitigem Verabreichen von Eigenblut erreichen, wobei dieser aus der stimulativen Wirkung des Eigenblutes auf den Organismus resul-tieren soll. Einen höheren und länger anhaltenden Penicillin-Blutspiegel kann man auch durch Kombination von Calcium-Penicillin G, Procain-Penicillin G und Benzathine-Penicillin G erreichen (REIN u. Mitarb.). Vor jeglicher intra-venösen Applikation wird gewarnt, da die toxischen Reaktionen hier besonders stark in Erscheinung treten. Katzenexperimente, besonders mit Procain-Peni-cillin intravenös, haben diese schlechte Erfahrung bestätigt. In der Erhaltung des Penicillin-Blutspiegels spielen mehrere Faktoren eine Rolle. So ist neben der Art des Präparates, der Dosierung, ihrer Relation zum Körpergewicht, der Applikationsart, auch die Nierenfunktion wichtig. Eine geschädigte Nierenfunk-tion produziert einen hohen und prolongierten Penicillin-Blutspiegel mit den Gefahren der toxischen Nebenwirkung.

Wie schon erwähnt, ist die relativ kurze Einwirkung hoher Konzentrationen ungünstig. Es ist ja bekannt, daß Einzeldosen bis zu 25 Mill. E in einem Tag verabfolgt, praktisch ohne Effekt waren, trotzdem das Penicillin im Liquor nachweisbar war, was sonst bei normaler Dosierung in der Regel nicht der Fall ist. WRIGHT u. Mitarb. konnten bei der Gabe von 600000 E Depot-Procain-Penicillin pro 24 Std von der 2.—29. Std nach Behandlungsbeginn Penicillin im Liquor nachweisen, allerdings nur in bestimmten Zeitpunkten und in einer nicht allzu großen Zahl der beobachteten Fälle. Bei 300 000 E fanden sie von 22 Patienten nur bei 4 einen Penicillin-Liquorspiegel. Es ist sicher wichtiger, daß eine adäquate Konzentration des Penicillins im Gewebe des Zentralnervensystems erfolgt, das die Spirochäten beherbergt, als daß im Liquor eine hohe Penicillin-Konzentration vorhanden ist. Deshalb sind einerseits die extrem hohen Dosierungen, andererseits die intralumbale Applikation nicht erforderlich. Gegen die intralumbale Penicillinapplikation spricht auch das Experiment von WALKER, der im Tierversuch bei der Applikation von 20 000 E Penicillin intralumbal histologische Veränderungen in der Medulla spinalis gefunden hat, die der menschlichen Myelitis und Myeloradikulitis ähneln. Aber auch der Blutspiegel allein kann nicht maßgebend sein, da bekannterweise die Spirochaeta pallida kein Blut-, sondern ein Gewebs- oder Lymphparasit ist. — Wenn Penicillin bei normaler Dosierung in größerer Menge im Liquor angetroffen wird, muß man einen meningealen Schaden annehmen. In diesen Fällen findet man dann Penicillinwerte, die 10—30% der Serumkonzentration erreichen können.

TUCKER hat eine Versuchsanordnung ausgearbeitet, bei der die Wirkung von in steigenden Konzentrationen zugesetztem Liquor auf den Einfluß des Penicillins auf hämolysierende Streptokokken nachzuweisen versucht wurde. Es zeigte sich, daß Zusatz von Liquor eine hochgradige Hemmung der Penicillinwirkung in vitro verursachte (Ausbleiben der Hämolyse). Diese Wirkung wird von TUCKER durch die Annahme einer bis jetzt noch unbekannten Substanz im Liquor erklärt, die imstande ist, die Penicillinwirkung in vitro aufzuheben. Beim menschlichen Serum hat man den hemmenden Einfluß auf die Penicillinwirkung in vitro mit der Penicillinbindung an das Plasmaprotein bzw. an die Albumin-Fraktion des Serums erklärt. Diese Erklärung kann für den Liquor in gleicher Weise in Anspruch genommen werden. Jedenfalls trachtet der Autor den Widerspruch zwischen dem Fehlen von Penicillin im Liquor und dem tatsächlich vorhandenen Penicillinerfolg bei der Neurolues wenigstens versuchsweise zu erklären. Die Versuche wollen zeigen, daß die wirksame Komponente des Penicillins vorhanden sein kann, aber wegen der hemmenden Wirkung des Penicillins selbst in den biologischen in vitro-Prüfungen nicht nachweisbar ist.

Es kann sicher keine konstante Beziehung zwischen der Schwere der luischen Liquorveränderungen und dem Eindringen des Penicillins in die Liquorräume hergestellt werden. Unter Malariaeinwirkung soll Penicillin ebenfalls vermehrt in den Liquor übertreten (MITZE). Auch bei massiven intravenösen Dosen wird die Blut-Liquorschranke durchbrochen und es können nachweisbare Konzentrationen im Liquor gefunden werden (BARTON u. Mitarb.).

Penicillin ist in vitro wirksam gegen nichtpathogene Spirochäten und Spirillen im Gegensatz zu Neosalvarsan, das in vitro diese Wirksamkeit nicht zeigt. Ebenso ist Penicillin gegen die Spirochäten der experimentellen Kaninchen-Syphilis wirksam. Was die Dosierung betrifft, zeigen in vitro-Versuche, daß 10 000 E Penicillin nach 1 Std bei 18° die Spirochäten abtöten, während kleinere Dosen unwirksam waren. Die Wirksamkeit nahm mit erhöhter Temperatur zu und erreichte ihr Maximum zwischen 37 und 42°; man kann daraus schließen, daß Penicillin im Fieber bessere Resultate ergibt, wenn man auch die in vitro-Versuche nicht ohne weiteres auf den Organismus übertragen kann. Die Erklärung, warum Penicillin im Frühstadium der Syphilis wirksamer ist als in den Spätstadien, könnte mit dem Vergleich der antibakteriellen Wirkung des Penicillins in vitro zu suchen sein. Penicillin ist, wie bekannt, für alle penicillinempfindlichen Bakterien äußerst wirkungsvoll im Stadium der rapiden Multiplikation, aber inaktiv gegen dieselben Bakterien in der Ruhephase. Wenn die antibakterielle Wirkung mit der Antitreponema-Wirkung vergleichbar ist, so könnte diese Tatsache die Fehlschläge in der Therapie mancher Neurolues-Fälle im Gegensatz zur Frühsyphilis erklären (Reynolds).

Sehr interessant erscheinen die Vergleiche über cerebrale Durchblutung und Oxygenverbrauch bei der Neurolues (Heymann, Patterson, Jones und Nichols) vor und nach Behandlung mit Penicillin oder Fiebertherapie. Bei der progressiven Paralyse und meningovasculärer Lues war die Durchblutung und der Sauerstoffverbrauch, nachgewiesen durch die Kety-Methode, wesentlich vermindert. Bei der asymptomatischen Neurolues waren diese Befunde normal. Bei der progressiven Paralyse konnte eine direkte Relation zwischen Demenz und Durchblutungsstörung gefunden werden. Nach Behandlung der Neurolues-Fälle mit Penicillin erfolgte eine Erhöhung der Durchblutung und des Sauerstoffverbrauches, wobei gleichzeitig eine therapeutische Besserung vermerkt werden konnte. Auch durch Malaria- und Typhus-Fieber-Therapie konnte bei Fällen progressiver Paralyse eine Erhöhung der cerebralen Durchblutung und des Sauerstoffverbrauches festgestellt werden, während normale Fälle und Fälle von asymptomatischer Lues bei einem normalen Ausgangswert keine Änderung dieser Daten auf Fieber zeigten. Diese Befunde könnten vielleicht auch einen Hinweis auf den Wirkungsmechanismus der Fiebertherapie geben..

Penicillin wird im allgemeinen in hohen Dosen als Penicillin cryst. G 3stündlich 50000—100000 E oder 2mal täglich 300000 E als Depot-Penicillin verabfolgt. Die Gesamtmenge beträgt je nach Art der Erkrankung, Stadium oder Liquorsanierungstendenz 8—15 Mill. E in etwa 2—4 Wochen. Wie schon erwähnt, scheint die zeitliche Ausdehnung der Behandlung gegenüber kurzdauernder Behandlung vorteilhafter zu sein; manche Autoren empfehlen sogar einen 8wöchigen Turnus. Bei einem Liquorrezidiv oder inkompletter Sanierung wird man die Kur mit noch höheren Einzeldosen (1 Mill. E pro Tag) nach wenigen Wochen wiederholen und kann dann eine weitere Besserung der Resultate sehen. Die intralumbale Behandlung wird heute nicht mehr verwendet, da mit den intramuskulären Injektionen der gleiche Effekt zu erzielen ist und außerdem, wie schon früher erwähnt, bei der intrathecalen Anwendung sowohl toxische als auch Herxheimersche Reaktionen beobachtet wurden (Moragues und Wyatt, Cohen) Auch im Tierexperiment konnte die starke Toxicität von intralumbal appliziertem Penicillin bewiesen werden. 1000 E Penicillin pro kg ruft bei Hunden epileptische Krämpfe und Tod hervor. Sogar 500 E pro kg wirken noch tödlich. Erst Mengen unter 250 E pro kg werden vertragen. Auch in diesen Fällen trat im Anschluß an die Penicillin-Einspritzung eine reaktive Lymphocytose auf (Ortiz).

Nochmals sei betont, daß die klinischen Zeichen dann am besten durch Penicillin beeinflußt werden, wenn die degenerativen Veränderungen im Zentralnervensystem gegenüber den entzündlichen in den Hintergrund treten. Deswegen wird man bei benigneren mesodermalen Formen der Neurosyphilis oder bei der asymptomatischen Neurolues mit Penicillin allein befriedigende Resultate erreichen.

Wie ausgezeichnet die Erfolge der Penicillinbehandlung bei der asymptomatischen Neurolues sind, zeigen langjährige Beobachtungen und die zusammenfassenden Berichte von Hahn u. Mitarb. Von 765 Fällen traten nach der Penicillinbehandlung nur bei 12 klinische Symptome einer Neurolues auf, wobei die Nachbeobachtungszeit 6—7 Jahre beträgt. Bei den parenchymatösen Formen ist die Kombination von Malaria und Penicillin gleichzeitig oder hintereinander verabreicht die Methode der Wahl. Auch Degwitz meint, daß die kombinierte Penicillin- plus Fieberbehandlung der alleinigen Penicillintherapie überlegen ist. Wenn er dies allerdings nicht nur auf die Fälle der parenchymatösen Lues, sondern auch auf die anderen Formen anwendet, so kann dieser seiner Meinung nicht beigepflichtet werden. Auch MITZE hält die kombinierte Malaria-Penicillinkur der alleinigen Penicillinkur überlegen. Bei seinen Fällen erfolgten Besserungen der Komplement-Bindungsreaktionen und der Kolloid-Kurven, praktisch nur bei der kombinierten Kur, während bei der Penicillinkur allein nur Zellzahl und Eiweiß normalisiert wurden. Bei fortgeschrittener progressiver Paralyse glaubt auch BROWN die besten Resultate mit der Behandlung Penicillin plus Malaria zu erreichen; in absteigender Linie folgen dann die Resultate mit Penicillin und Schwermetallsalzen, dann alleinige Penicillintherapie und zuletzt Malaria mit Schwermetallbehandlung ohne Penicillin. Es muß betont werden, daß die therapeutischen Resultate bei den Fällen progressiver Paralyse davon abhängig sind, wieviel vom Nervengewebe bereits zugrunde gegangen war, bevor die Therapie begonnen hat, da wir natürlich trotz Therapie keinerlei Regeneration des zerstörten Nervengewebes erwarten können. Daß aber unter der Penicillinbehandlung nicht nur die Liquorveränderungen zurückgehen, sondern auch die entzündlichen Prozesse im Gehirn aufgehalten werden können, beweisen die autoptischen Fälle von GAMMON u. Mitarb. Ein Patient, der bereits 3 Wochen nach der Penicillinbehandlung starb, zeigte neben den typischen progressiven Paralyse-Veränderungen die bekannten entzündlichen Vorgänge im Gehirn. Bei den übrigen 6 Patienten war zwischen Penicillinbehandlung und dem Tode ein längerer Zwischenraum verstrichen. Bei zweien von ihnen waren kaum noch entzündliche Veränderungen zu finden, bei dem dritten blieb das histologische Bild das einer nicht fortschreitenden Paralyse. Bei einem weiteren Fall meningovasculärer Lues und 2 Tabes-Fällen deuteten nur mehr die degenerativen Symptome auf Syphilis, aber es fanden sich keine Entzündungserscheinungen. Post mortem-Untersuchungen teilten auch GIANASCOL u. Mitarb. bei Fällen mit progressiver Paralyse mit, die eine humoral erfolgreiche Penicillinkur mitgemacht hatten. Auch sie konnten um so geringere perivasculäre Infiltrate nachweisen, je mehr Zeit zwischen Behandlung und Tod verflossen war. Diese entzündlichen Erscheinungen fehlten praktisch völlig bei Fällen, die 42 oder mehr Monate nach der Behandlung ad exitum kamen. Die Autoren konnten keine gleichmäßige Korrelation zwischen klinischem Verlauf, Laboratoriumsdaten und neuropathologischen Befunden feststellen. Zusammenfassend konnte auch hier gesagt werden, daß, wenn das Intervall zwischen Behandlung und Tod eine bestimmte Zeit (etwa 38 Monate) überschritten hatte, die histopathologischen Befunde die gleichen wie bei einer inaktiven progressiven Paralyse waren. BRUETSCH gelang es, bei einem 3 Wochen nach Behandlung mit 10 Mill. E Penicillin verstorbenen Paralytiker eine typische Syphilisspirochäte im Gehirn zu finden. Bei der histologischen Untersuchung dieses Gehirnes konnte der Verfasser ähnlich wie sonst nach Malariatherapie entzündliche Veränderungen nachweisen. Die Eisenreaktion war positiv. Eine Stimulation des Reticuloendothels in der Leber, Milz und Knochenmark war im Gegensatz zur Malaria nicht nachweisbar. Bei einem anderen Patienten, der 2 Monate nach einer erfolglosen Penicillinkur (fehlende humorale Sanierung) gestorben war, fanden sich im Gehirn stärkere Plasmazellinfiltrate wie bei einer unbehandelten progressiven Paralyse. Bei zwei weiteren Fällen progressiver Paralyse, die außer positiven Komplementbindungsreaktionen humoral saniert waren und 18 bzw. 24 Monate nach der Behandlung verstorben waren, fanden sich im Gehirn *nur vereinzelte* Plasmazellen, bei schwacher Vergrößerung erschien dieses Gehirn sogar normal. Nur, wenn die paralytische Psychose von kurzer Dauer war, und wenn neben den parenchymatösen Veränderungen entzündliche in nennenswertem Ausmaß bestanden, wird das Endresultat bei der Penicillinbehandlung klinisch ein ebenso günstiges sein wie das humorale. Es soll noch kurz erwähnt werden, daß bei der Penicillinbehandlung der progressiven Paralyse gewisse individuelle Unterschiede zu vermerken sind, die entweder von der vor der Behandlung bestandenen Art der Psychose, von den neuropathologischen Veränderungen oder, wie eben erwähnt, von der Zeitdauer der Veränderungen abhängen. Am besten sprachen auf die Penicillinkur die affektiven Formen an, es folgten dann die rein dementen Formen und die schizophrenieähnlichen Formen (Landau, Kopp, Rose, Solomon). Bei humoral sanierten, aber klinisch nur gebesserten Fällen progressiver Paralyse nach der spezifischen Therapie spielen Hilfsfaktoren so wie bei jeder psychiatrischen Erkrankung eine wichtige Rolle. Hierzu gehören beispielsweise die prämorbide Persönlichkeit, die familiären Verhältnisse, das Verständnis, das die Umgebung des Kranken seiner veränderten Persönlichkeit entgegenbringt, die Art seiner Beschäftigung usw.

Eine statistische Mitteilung aus Amerika zeigt, daß durch die Malaria- und andere Fiebertherapien die Mortalität der progressiven Paralyse in den Jahren 1923—1938 stark beeinflußt wurde, nach 1938 allerdings erfolgte durch die Fiebertherapie keine weitere Senkung der Mortalität. Beim Überblick über die ausländische Literatur zeigt sich, daß dort die absolute Wirksamkeit des Penicillins bei allen Formen der Neurolues hervorgehoben wird und dadurch, insbesondere von amerikanischer Seite, weitgehend auf die Fiebertherapie verzichtet wird (Dattner u. Mitarb., H. H. Meyer). Doch sahen so gute Kenner des Gebietes wie Rose, Kopp, Hahn, Epstein und Key, Mitze u. a. eine deutliche Besserung der Resultate bei Anwendung der kombinierten Therapie, was, wie schon erwähnt, auch den Erfahrungen der Wiener Klinik entspricht. Es scheint jedoch festzustehen, daß die Kombination von Penicillin mit Schwermetallsalzen keinen wesentlichen Vorteil bietet (Johnwick, Dattner). Und so sind Meinungen, wie die von Fortes, daß man die Kur bei jeder Neurolues durch Wismut oder Jod einleiten, dann mit Penicillin, Arsen und womöglich noch mit Fieber kombinieren soll, ohne Bestätigung geblieben.

Die wesentliche Differenz zwischen den Meinungen der zwei hinsichtlich der Neurolues maßgeblichen amerikanischen Autoren, nämlich Thomas, Dattner einerseits und Moore andererseits bezüglich der Penicillinkur der Neurolues, läßt sich kurz in folgenden Punkten zusammenfassen:

Moore zieht bei der Behandlung der Neurolues das wäßrige Penicillin dem Depot-Penicillin vor, Dosierung zwischen 6 und 20 Mill. E, und kombiniert bei Fällen von Parenchymlues die Penicillinbehandlung mit Malaria. Thomas und Dattner geben der Procain-Penicillinbehandlung den Vorzug und meinen, daß auch bei ektodermaler Lues die reine Penicillinbehandlung der Malariatherapie vorzuziehen sei. Auch der Pariser Syphilidologenkongreß vom Jahre 1950 gab dieser Divergenz in der Meinung der Autoren Ausdruck. Während der größte Teil der amerikanischen Autoren meinte, daß Penicillin allein die sicherste, rascheste und billigste Methode zur Behandlung der Neurolues in jeder Periode und Form sei, hielten die europäischen Autoren es noch für verfrüht, über die Wirkung und Dauer der Penicillinbehandlung allein ein definitives Urteil abzugeben. Es muß aber erwähnt werden, daß in letzter Zeit die Ansicht der amerikanischen Autoren durchzudringen scheint, alle Neuroluesformen mit Penicillin allein zu behandeln. So wird auch in der deutschen Literatur von manchen Autoren betont, daß die Penicillinbehandlung der kombinierten Malaria-Neosalvarsan-Wismut-Behandlung etwa gleichwertig sei, daß sie aber wegen der einfacheren Durchführung, der geringeren Komplikationsgefahr und wegen des kürzeren Krankenhausaufenthaltes den Vorzug verdiene (Dammann und Schmidt). Auch Gumpesberger meint, daß bei einer liquorpositiven Neurolues im allgemeinen, insofern nicht schwere Ausfallserscheinungen vorhanden sind, eine einmalige Penicillinkur eine ausreichende Behandlung darstelle. Bei ungenügender humoraler Sanierung oder schweren Ausfallserscheinungen, hält er auch eine 2. Kur mit größeren Dosen (9—12 Mill. E) für angezeigt. Auch FUNK hält die Penicillinkur bei der Neurolues der Malariatherapie ebenbürtig. MIESCHER u. Mitarb. glauben auch, daß eine ausschließliche Verwendung von Penicillin in der Therapie der Neurolues sich heute schon rechtfertigen läßt und daß die Kombination von Penicillin mit Fieber, Wismut und Salvarsan keine wesentlichen Vorteile bringt.

Es soll erwähnt werden, daß nach Penicillinbehandlung es nicht so selten zu einer Herxheimerschen Reaktion kommen kann, wie besonders von amerikanischer und französischer Seite hervorgehoben wurde. Hauptsächlich Fälle im akuten Stadium mit hochpositivem Liquor und kardiovasculäre Fälle sind in diesem Sinne gefährdet. In Fällen mit frischen entzündlichen Veränderungen im Liquor sind geringgradige Reaktionen in 95% der Fälle zu vermerken, bei anderen Formen der Neurolues in 25%. Klinisch bedenklich war die Reaktion nur in 10% der an progressiver Paralyse erkrankten Patienten (MOORE). Die statistischen Zahlen bezüglich der Herxheimerschen Reaktion sind äußerst wechselnd, GRINKER gibt 10%, STOKES 24%, MIESCHER 7% an. Die Autoren, die sehr hohe Zahlen anführen, rechnen alle Symptome, also auch geringe Temperatursteigerungen, die 24 Std nach der Verabreichung des Penicillins aufgetreten sind, zu der Herxheimerschen Reaktion, die Autoren, die geringere Prozentzahlen angeben, nur die neurologischen Komplikationen, die Liquorveränderungen und sonstige nennenswerte klinische Erscheinungen. Gerade bei der Neurolues soll die Herxheimersche Reaktion nach Penicillin einem Alles-oder-Nichts-Gesetz folgen und so wurden unter dem Bilde von Meningismen, schweren Grand mal und Jackson-Epilepsie-Anfällen, Enthirnungsstarre, psychische Symptome mit Bewußtseinsstörungen, Erregungszustände, halluzinatorische Zustandsbilder, Myelitis transversa usw. auch letale Fälle bekanntgegeben. Der Liquor zeigt bei diesen Fällen eine nennenswerte Druckerhöhung, Eiweißvermehrung und Pleocytose. Als anatomisches Substrat fand man akute Meningoencephalitiden und multiple piale Thrombosen der kleinen Hirnvenen, insbesondere über dem Stirn- und Parietallappen und auch Blutungen in der weißen Substanz (SIMKO). Beim Studium der Herxheimerschen Reaktion bei den frühsyphilitischen Hautmanifestationen fand man, daß diese sich wirklich nur auf das syphilitische Exanthem beschränkt hatten. Sie bestanden hauptsächlich in Stasen in den Hautgefäßen, dann Auftreten von perivasculären leukocytären Infiltraten. Dadurch wurden sowohl die Gefäße als auch das umgebende Gewebe ödematös; diese Veränderungen erschienen 4 Std nach der Behandlung und blieben durch 18 Std bestehen. Es ist anzunehmen, daß bei der Herxheimerschen Reaktion im Zentralnervensystem ähnliche histologische Veränderungen im luischen Gewebe auftreten und daß diese die Ursache für die schweren neurologischen Veränderungen abgeben. Ein Fall von Gehirngumma von SCOTT u. Mitarb. zeigte genau jene vorhin in den Hautmanifestationen beschriebenen histologischen Veränderungen. Niemals kann man diese Art von Veränderung in den syphilitischen Hautmanifestationen ohne antisyphilitische therapeutische Maßnahmen beobachten, und sie erinnern an andere nichtluische, aber allergische Reaktionen im Gewebe. Auch diese Beobachtungen sprechen in dem schon früher erwähnten Sinne dafür, daß bei manchen Fällen von Neurolues das spezifische Gewebe auf gewisse therapeutische Maßnahmen allergisch reagiert. Dabei ist das Auftreten dieser Allergie unabhängig von der Dauer der Infektion, ist aber besonders häufig in den Neuroluesfällen mit stark positivem Liquor. Höchstwahrscheinlich besteht keine Abhängigkeit von einer früher erfolgten Behandlung der Lues (MOORE u. Mitarb.).

In diesen Fällen ist es nach der einschlägigen Literatur angezeigt, womöglich die Kur nicht zu unterbrechen, sondern weiterzubehandeln, weil mit der größeren Zahl der Injektionen der therapeutische Effekt den allergisierenden überwiegt. Zur Vermeidung dieser Schädigungen wurde früher die Behandlung mit kleinen Penicillindosen begonnen (Beginn mit 5000 E, Steigerung bis 100000 E in 5 Tagen dann 3stündlich 100000 E), während jetzt als Einleitung der Behandlung eine Schmierkur mit Quecksilber, eine Wismutinjektions-Serie oder eine sog. Fiebervorkur vorgezogen wird, da sich herausgestellt hat, daß auch der Beginn mit kleinen Penicillindosen eine Herxheimersche Reaktion nicht mit Sicherheit verhindert. Es wurde auch eine Vorbereitungskur mit Jod in Verbindung mit Wismut empfohlen. Für diese Jodvorbehandlung bewährte sich besonders Mirion (STIEGELMAYR).

Eine gewisse Vorsicht soll auch bei Fällen angewendet werden, die nicht wegen der Lues, sondern wegen einer anderen Infektionskrankheit bei einer alten Lues Penicillin bekommen. PERIN beschreibt einen Fall von Pneumonie, der an drei hintereinander folgenden Tagen je 1,5 Mill. E Penicillin bekam. Nach 2 Tagen rechtsseitige Hemiplegie und Aphasie, Exitus letalis. Erst nachträglich wurde bekannt, daß der Patient an einer ungenügend und unregelmäßig behandelten Lues litt. Man sollte deswegen eigentlich vor jeder Penicillinbehandlung eine vorhandene Lues mindestens vermutungsweise feststellen und in diesen Fällen entweder womöglich Antibiotica verwenden, die nicht auf die Spirochaeta pallida wirken, oder mit einer fraktionierten Penicillinkur beginnen. Zu ähnlichen Forderungen kommen fast alle Autoren, die in letzter Zeit über Penicillin-Allergie und Herxheimersche Reaktion berichten (G. HUBER). PASTINSZKY und VAMOS haben bei der Herxheimerschen Reaktion nach Penicillin von Antihistaminpräparaten gute Erfolge bezüglich Vermeidung oder Abschwächung derselben gesehen. Bei Verabreichung von 3mal 50 mg Pyribenzamin konnte eine Herxheimersche Reaktion nur in $1/_6$, bei den Kontrollfällen in $1/_3$ der Behandelten beobachtet werden.

An den Fällen der Wiener Klinik konnten mit Ausnahme geringfügiger Reaktionen wie Fieber, Hauterscheinungen nur 3mal ernstere Zwischenfälle beobachtet werden. Im Gegensatz zur amerikanischen Literatur haben wir während einer Penicillinkur bei einer progressiven Paralyse niemals paranoid-halluzinatorische Bilder auftreten gesehen, die man doch bei der Malariatherapie nicht so selten beobachten kann und deren erste Beschreibung von GERSTMANN aus der Wiener Klinik stammt. MIESCHER und BRENN haben allerdings Bilder von Bewußtseinsstörungen, akuten Halluzinosen, schizoide und katatone Zustandsbilder während der Penicillinbehandlung beobachten können. Sie meinen, daß mit der Fortsetzung der Kur der provokatorische Effekt in diesen Fällen ab- und der kurative zunimmt. Eine Unterbrechung der Kur nach der 5.—7. Penicillininjektion bei Manifestwerden eines Herxheimer kommt zu spät, ändert nichts an der Situation, ist also unbegründet.

Laut Literaturangaben scheint sich allerdings in letzter Zeit wieder eine Zunahme von ernsten Zwischenfällen bei der Behandlung der Neurolues mit Penicillin abzuzeichnen. ACTH kann die allergischen Reaktionen in einigen Fällen unterdrücken. GRACIANSKY u. Mitarb. haben die Cortisonwirkung auf die Herxheimersche Reaktion bei Penicillinbehandlung der Lues beobachtet. Fieberreaktionen nach Penicillin werden mit Cortison verringert oder verhindert, aber das gesamte Bild des Herxheimer kann durch Cortison nicht verhindert werden. Auch DUVERNE und JOLY sahen bei einer tabischen Arthropathie und Schmerzen nach 12 Mill. E Penicillin trotz gleichzeitiger Cortisonverabreichung — allerdings nach einem Intervall — einen lebensbedrohlichen Zustand auftreten.

Es war dies ein encephalitisches Bild mit Delirien, Fieber, Inkontinenz. Auch TIMBERLAKE meint, daß ACTH und Cortison eine Herxheimersche Reaktion nicht verhindern können. Ebenso kann ein experimentell hervorgerufener Herxheimer bei Kaninchen durch Cortison nicht verhindert werden (HEYMAN, SHELDON und EVANS), er tritt, allerdings abgeschwächt, auch bei Cortison-Applikation auf. Es wird zwar die entzündliche Reaktion in den Syphilomen vermindert, aber nicht völlig unterdrückt. Diese Änderung erfolgt nicht durch direkte Wirkung auf den Erreger, sondern höchstwahrscheinlich durch Resistenzerhöhung des Syphilisträgers. Auch DE LAMATER u. Mitarb. studierten die Wirkung von Cortison auf die experimentelle Kaninchensyphilis. Cortison bewirkte eine Vermehrung der Spirochäten sowohl im Blut wie in der Läsion. Die Histologie der Veränderungen zeigte einen Rückgang der Entzündung und des Ödems und das Aufscheinen eines mucoiden Materials. Es sind dies ähnliche Befunde wie bei anderen Infektionskrankheiten nach Cortisonbehandlung.

Bei Fällen, die früher mit Penicillin vorbehandelt wurden, hat sich der Penicillin-Hauttest in mehr Fällen positiv erwiesen als bei unbehandelten Fällen, so daß man annimmt, daß wiederholte Penicillinkuren eine Sensibilisierung möglich machen. Bei der intracutanen Testung, die mit 0,01 einer Penicillinlösung von 10 E pro cm³ durchgeführt wird, tritt die Hautreaktion sofort auf. Beim Scratch-Test wird ein Tropfen einer Penicillinlösung von 10000—100000 E pro cm³ auf eine Hautritze gebracht. Bei Überempfindlichkeit tritt Sofortreaktion und Juckreiz nach 15—20 min auf.

γ) Andere Antibiotica

Außer Penicillin wurden von den Antibioticis noch Streptomycin, Aureomycin, Bacitracin, Chloromycetin, Terramycin und Erythromycin erprobt. Streptomycin soll bei der Lues wenig wirksam sein. Im Tierexperiment erwies sich Streptomycin in hohen Dosen treponemicid, auf den Menschen umgerechnet wären mindestens 2,5 g pro 60 kg täglich erforderlich (BORY).

Das Bacitracin hat eine geringe Wirkung auf die Spirochäten, macht aber leicht eine toxische Nephritis. Terramycin und Chloromycetin haben zweifelsohne einen antiluischen Effekt bei oraler Verabreichung; da jedoch infolge der ausgezeichneten Wirkung des Penicillins keine größeren Versuchsserien vorliegen, läßt sich derzeit darüber nichts Näheres sagen. Das Aureomycin hat eine dem Penicillin ähnliche antiluische Wirkung. Es wurden insgesamt 50—90 g verabreicht (täglich 2—4 g). Die Liquorsanierung erfolgt langsamer als beim Penicillin, jedoch auch in einem hohen Grade. Das Aureomycin hat die Fähigkeit, in den Liquor überzutreten, unabhängig von einer eventuellen Entzündung, die die Permeabilität der Blut-Liquor-Schranke erhöhen würde. Da die Kosten wesentlich höher sind als beim Penicillin, eine perorale Behandlung aus prinzipiellen Gründen (Gefahr der Selbstbehandlung) nicht empfehlenswert erscheint, soll es nur in jenen Fällen verwendet werden, die Penicillin nicht vertragen. Als Nebenerscheinungen werden oft heftige Magen-Darmstörungen beschrieben. Bei Fällen progressiver Paralyse besteht auch hier, ähnlich wie bei der Penicillinbehandlung, eine deutliche Diskrepanz zwischen humoraler und klinischer Besserung (KIERLAND u. O'LEARY). Vereinzelte Publikationen berichten über gute Erfolge von Aureomycin auf lanzinierende Schmerzen, die auf Penicillin nicht reagierten (BUREAU u. Mitarb.). Bezüglich der Wirkung auf die Spirochäten scheint zwischen Aureomycin und Penicillin, ebenso wie zwischen diesem und Chloromycetin ein synergistischer Effekt zu bestehen. Die Dosierung beim Chloromycetin liegt zwischen 33 und 63 g, die Tagesdosis bei 4 g (MENEGHINI und Sanguineti). Bei der Tabes wird eine Besserung der Koordination und der lanzinierenden Schmerzen erwähnt; unbeeinflußt bleibt auch hier die Opticusatrophie. Mit Penicillin vorbehandelte Fälle reagieren besser auf Chloromycetin. Als Nebenerscheinungen wurden Furunkel, Anorexie und Diarrhoen beschrieben. Die serologischen und humoralen Resultate sind uneinheitlich und weniger günstig wie beim Penicillin. Auch unter diesen Mitteln bessern sich die Zell- und Eiweißwerte rascher als die Kolloidkurven. Von den relativ wenigen, mit Chloromycetin behandelten Fällen sind aber einzelne schwere, sogar letale Zwischenfälle — wahrscheinlich als Ausdruck einer Herxheimerschen Reaktion — beschrieben worden. Auch das Erythromycin wurde in 3 Perioden jeweils durch etwa 9—14 Tage gegeben: Im Beginn pro die etwa 2 g, zuletzt nur 8stündlich 200 mg.

Auch bei der Erythromycinbehandlung konnten keine Vorteile gegenüber der Penicillinbehandlung berichtet werden.

δ) Weitere Behandlungsmethoden

Erwähnt seien noch die heute kaum mehr angewendeten *Fieberbehandlungen; Recurrens, Sodoku* oder *Rattengiftfieber* sowie die schon genannte Fiebererzeugung durch abgetötete oder lebende, aber nicht pathogene Bakterien (Typhus, Pyrifer). Besonders in Amerika wurde die Überwärmung mit heißen Bädern, durch *Diathermie* und *Kurzwellendurchstrahlung* hervorgerufen, angewendet (Bäder: Walinski; Diathermie: Kauders, Carpenter und Hinsie; Kurzwellen: Kauders und Liebesny).

Schon im Jahre 1941 berichtete Solomon, Kopp und Rose über eine Methode zur Behandlung der Neurolues mit besonders starken *Temperaturschwankungen.* Sie gingen von den Ergebnissen der Arbeit Bessemans' aus, wonach die Spirochäten auf jeder Temperaturerniedrigung sehr empfindlich seien. Der nüchterne Patient wird in den Fieberkasten gegeben, dann wird durch Pentothal und Unterkühlung durch Eindeckung zwischen Eis eine Temperatur von etwa 32—33⁰ erreicht. Nachher wieder temperaturerhöhende Maßnahmen im Fieberkasten bis etwa 40,5⁰. Das Liquorsyndrom weist im Anschluß an diese Therapie ein ausgesprochenes meningeales Bild mit Anstieg der Zellzahl und des Gesamteiweißes auf, das sich erst im Laufe von Monaten zurückbildet. Die klinische Symptomatik zeigt gleichfalls eine nur sehr allmähliche Remission.

Kurz sollen noch einige Methoden der Neuroluesbehandlung erwähnt werden, über die wir allerdings keine persönliche Erfahrung besitzen. Von italienischen Autoren wird eine *Kombination von Penicillin und Lyssavaccine* verwendet; man verabreicht von phenolisiertem „Virus fixe" täglich 5 cm³ durch 20—30 Tage. Am Schluß der Behandlung wird eine Penicillinkur in der üblichen Dosierung angeschlossen. Die Penicillineinwirkung soll wegen der durch die Lyssa hervorgerufenen Herdreaktionen im Zentralnervensystem größer sein (Marchini). Günstige Resultate werden über Spirotrypan-Behandlung mitgeteilt, bei dem es sich um einen 5wertigen schwefelhaltigen Arsenobenzolkörper handelt. Wie die anderen 5wertigen Arsenverbindungen, soll es die Blut-Liquor-Schranke besser durchdringen können. Das Behandlungsschema besteht in 6 cm³ Spirotrypan 2—3mal wöchentlich bis zur Gesamtdosis von 100—120 cm³. Neben den Neurolues-Fällen mit klinischer Symptomatik wurden insbesondere asymptomatische Neurolues-Fälle mit Spirotrypan in Kombination mit künstlichem Fieber behandelt, wobei aber nur in etwa 60% der Fälle gute Resultate mitgeteilt worden sind (Hüllstrung, Umbert, Thelen, Sikorski).

Kurz soll die *Tyroxinbehandlung* der Neurolues (LHOTSKY) erwähnt werden: Der Autor meint, daß er mit Tyroxin dieselbe klinische und humorale Sanierung erreichen kann, wie mit der Fieberkur. Der Mechanismus dieser Wirkung soll in einer „vegetativen Gesamtumschaltung" bestehen.

Die *Elektroschocktherapie* verwendet man bei den seltenen Fällen von paranoid-halluzinatorischen Bildern, die während einer Malariatherapie auftreten, wobei man annimmt, daß eine schizophrene Veranlagung der Patienten als Grundlage für diese Erscheinung dient. Auch bei der sog. Tabespsychose wird gelegentlich die Schocktherapie angewendet. In Frage kommt die symptomatische Behandlung der progressiven Paralyse mit Elektroschocks bei schwersten Erregungszuständen; der beruhigende Effekt dieser kann hier sogar lebensrettend wirken. Diese Fälle antworten sofort auf die eingeschlagene Elektroschocktherapie und deswegen ist nicht anzunehmen, daß die Symptomatik als auch der günstige therapeutische Effekt nur auf die paralytische anatomische Veränderung bezogen werden kann; es muß hier ein plurifaktorielles Geschehen angenommen werden, zusammengesetzt aus der anatomischen Veränderung der Paralyse und dem konstitutionellen Faktor der schizophrenen Veranlagung. Bemerkenswert ist, daß ebenso wie bei der nichtsyphilitischen Psychose auch bei der syphilitischen die paranoiden Ideen auf welche Therapie immer am schlechtesten reagieren. In einem Fall eines liquorsanierten Paralytikers mit katatonem Syndrom, der gegen Insulin und Elektroschocks refraktär war, führte Lobotomie zu einem Erfolg (ALVEZ GARCIA).

Wie allgemein bekannt, wird an der Wiener Klinik seit WAGNER-JAUREGG schon das positive Liquorsyndrom der Frühlatenz mit Malaria behandelt, um auf diese Weise die sog. Paralytikerkandidaten prophylaktisch zu beeinflussen. Dieses Vorgehen, sowie die guten Erfolge der kombinierten Malaria-Penicillin-behandlung in den späteren Stadien der Neurolues lassen den folgenden Satz WAGNER-JAUREGGs heute besonders berechtigt erscheinen: „Das Schicksal des Luetikers liegt daher nicht in der Hand des Psychiaters, sondern in der Hand des ärztlichen Praktikers. Nachdem der Psychiater den richtigen Weg gezeigt hat, wird es ihn nicht kränken, wenn er eines Tages keine Paralytiker mehr zu behandeln hat."

Literatur

AEBLY, J.: Wie viele luetisch Infizierte erkrankten an progressiver Paralyse? Z. ges. Neurol. Psychiat. 136, 322—328 (1931). — Bemerkungen zur Arbeit von PILZ. Arch. Psychiat. Nervenkr. 61, 693 (1920[1]). — Wien. med. Wschr. 1925 II[2]; 1926 I[3]. — ADELHEIM, R.: Akute Myeloblastenleukämie nach Impfmalaria bei progressiver Paralyse. Münch. med. Wschr. 1937 I, 889—890. — AGAMENNONE, V.: Contributo sulla penicillinoterapia nella lue. Minerva derm. (Torino), Coll. Monogr. Nr 1, 54—58 (1951). — AKOPJAN, I. T.: Zwei Fälle von Syphilis-Superinfektion bei Tabes dorsalis. Vestn. Venerol. H. 1, 36—38 (1950). [Russisch.] — ALAJOUANINE, TH., R. THUREL et L. DURUPT: Liquide céphalique et rachidien (Etude comparative de l'état normal et pathologique). Ann. Biol. clin. 6, 182 (1948). — ALBERT, Z.: Syphilitische Mesaortitis bei Paralysis progressiva und anderen Krankheitsfällen. Bull. int. Acad. pol., Cl. Méd. Nr 2/4, 193—198 (1938). — ALI, V.: La reazione all'acido tannico di Newman sul liquor. Cervello 19, 175—182 (1940). — ALPERS, B. J.: Gumma of the brain. Amer. J. Syph. 23, 233—240 (1939). — ALVEREZ, A. G.: Atypische Encephalitis haemorrhagica nach Salvarsan. Act. dermo-sifiliogr. (Madr.) 32, 854—858 (1941). [Spanisch.] — ALZHEIMER, A.: Die Frühformen der allgemeinen progressiven Paralyse. Allg. Z. Psychiat. 52, 533 (1895). — AMBO, H.: Hirnerweichungsherde bei syphilitischer Leptomeningitis. Beitr. path. Anat. 99, 275—279 (1937). — AMBROSETTO, C.: Contributo clinico ed anatomo-patologico allo studio del granuloma luetico della coda equina. Riv. Pat. nerv. ment. 59, 240—262 (1942). — AMICO, D.: Ulteriori dati sulla terapia arsenobenzolica rinforzata post malarica nella paralisi progressiva. Osped. psychiat. 6, 585—594 (1938). — ANDROP, S.: Hemorrhages into the central nervous system following lumbal spinal puncture. Arch. Neurol. Psychiat. (Chicago) 42, 903—911 (1939).— ANGYAL, L., u. K. GYARFAS: Neuere Beiträge zur spezifischen Vaccinebehandlung der Lues des Nervensystems. Orv. Hetil. **1939**, 933—935. [Ungarisch.] — Angyal, L. v., u. F. v. Pethe: Ein Fall von Monoballismus luischer Genese. Arch. Psychiat. Nervenkr. **113**, 120—125 (1941). — Ansaldi, I. B.: Amnestisch-fabulatorisches Syndrom-Hirnsyphilis. Bol. Inst. psiquiat. Fac. Ci. med. Rosario **2**, 131—150 (1938). [Spanisch.] — Aosima, S.: Über die Schwefel-Fieber-Therapie bei Syphilis. Hihu-to Hitunyo **6**, 629—631 (1938). [Japanisch.] — Apostel, R. R., E. Roboz, W. Hess and F. M. Forster: Changes in the glycoproteins of the cerebrospinal fluid in neurologic diseases. Neurology (Minneap.) **6**, 859 (1956). — Appel, B.: Multiple gummata (healed) asymptomatic neurosyphilis, prozone phenomen. Arch. Derm. Syph. (Chicago) **67**, 533 (1953). — Arama, O., I. I. Lupulescu u. I. Olteanu: Syphilitische nervöse Erscheinungen, die vor der seropositiven Periode aufgetreten sind. Rev. San. milit. (Bucureşti) **38**, 621—629 (1939). [Rumänisch.] — Spina bifida occulta und Neuro-Syphilis. Rev. San. milit. (Bucureşti) **38**, 701—704 (1939). [Rumänisch.] — Archambault, J.: Le traitement de la syphilis. La syphilis nerveuse. La syphilis hereditaire. Un. méd. Can. **68**, 735—747 (1939). — Arentsen, K., and H. Voldby: Électroenceph. changs in neurosyphilis. EEG. J. **4**, 331 (1952). — Arentsen, K., and J. Welner: Hypertherm treatment of neurosyphilis. Methods of evaluation and prognostically important factors. Acta psychiat. scand. **30** (1955). — Armuzzi, G.: La frequenza del reporto del treponema pallido nel liquido cerebrospinale dei sifilitici. G. ital. Derm. Sif. **68**, 72 (1927). — Arnold, O. H., u. Th. Kohlmann: Leistungspsychologische Untersuchungen zum Demenz-Problem. Wien. Z. Nervenheilk. **6**, H. 1 (1952). — Arnold, R. C., J. C. Cutler, R. D. Wright and S. Levitan: Studies on penicillin treatment of syphilis. Publ. Hlth Rep. (Wash.) **57**, 78—89 (1952). — Arzt, L.: Die Indikationen zur Malariatherapie bei liquorpositiver Lues. Verh. 9. int. Kongr. Derm. **2**, 298—309 (1936). — Zur Malariabehandlung der Syphilis. Wien. klin. Wschr. **1937 I**, 679—681. — Aubry, G., P. Michon, A. Spillmann et F. Abel: Influence de l'âge de la syphilis et du traitement sur l'ethiologie et la paralysie générale et du tabes. Bull. Soc. franç. Derm. Syph. **45**, 1753—1757 (1938). — Ayerza, L., A. Chavarri and C. B. Agustoni: Salvarsan-Encephalopathie. Sem. méd. (B. Aires) **1937 II**, 155—158. [Spanisch.]

Babonneix, L.: Le rôle de la syphilis congénitale dans le déterminisme de l'épilepsie. Acta paediat. (Uppsala) **22**, 47—51 (1938). — Barker, L. F.: Microcystic hypochromic anemias with target cells in a general paretic. Urol. cutan. Rev. **44**, 477—479 (1940). — Barton, B. L., L. Morshan, Th. J. Bauer and L. Loewe: Persistance of penicilline in the cerebrospinal fluid after massive i.v. administration. Amer. J. med. Sci. **214**, 50—55 (1947). — Battaglia, M.: Un caso di sifilide spinale. G. Med. milit. **87**, 624—629 (1939). — Basman, L.: Änderungen der Hautreaktivität in Verbindung mit einer Lumbalpunktion. Venstn. Venerol. H. **4**, 15—19 (1938). [Russisch.] — Batchelor, R. C. L.: Clinical recollections and reflections; psychological problem of venereal disease. Edinb. med. J., N. s. **45**, 321—325 (1938). — Baudoni, A., et J. Lereboullet: Le traitement prophylactique et curatif de le syphilis neroluse. Proph. antivénér. **22**, 428 (1950). — Baumm, Frieda: 2 Jahre Penicillinbehandlung der Neuro- und Meta-Lues. Psychiat. Neurol. med. Psychol. **6**, 112—119 (1954). — Beck, Fr.: Ist die Encephalitis haemorrhagica als Salvarsanschädigung aufzufassen? Z. Haut- u. Geschl.-Kr. **6**, 302—311 (1949). — Bedford, T. H. B.: The effect of injected solutions on the cell content of cerebrospinal fluid. Brit. J. Pharmacol. **3**, 80 (1948). — Beek, C. H.: Tertiäre Lues. Ned. T. Geneesk. **1941**, 3521—3523. [Holländisch, dtsch. Zus.fass.] — Beerman, H.: Penicillin treatment of cardiovascular syphilis. Brit. J. vener. Dis. **29**, 18—31 (1953). — Beerman, H., W. T. Ford, L. Nicholas, L. Katzenstein, Fr. W. Reynolds and T. Guthe: Syphilis. A. review of the recent literature. Arch. intern. Med. **89**, 309—352, 464—519 (1952). — Beerman, H., I. L. Schamberg, L. Nocholas, M. S. Greenberg, T. Guthe and C. Hackett: Syphilis. Review of the recent literature. Arch. intern. Med. **97**, 215—248 (1956). — Beerman, H., I. L. Schamberg, L. Nichola, L. Katzenstein, Fr. W. Rynolds and T. Guthe: Review of recent literature. Arch. intern. Med. **93**, 571—628 (1954). — Beletzkij, V.: Morphologische Analyse der Funktionen der Zellen des Reticuloendothels des zentralen Nervensystems bei progressiver Paralyse. Sovet. Psychonevr. **9**, Nr 4, 47—52 (1933). [Russisch.] — Bell, E. T.: Frequency with which syphilitic lesions are encountered in postmortem examinations. Arch. Path. (Chicago) **26**, 839—844 (1938). — Bennett, A. E., and D. M. Lewis: Preventation and treatment of neurosyphilis by combined artific. fever and chemotherapy with report of results in 72 cases of asymptomatic and clinical neurosyphilis. Amer. J. Syph. **22**, 593—606 (1938). — Bennet, H. E., C. N. Juul, A. H. Fechner u. T. Cash: Kombination von künstlichem Fieber und Chemotherapie bei progressiver Paralyse. Vorläufiger Bericht über 70 Fälle. Arch. phys. Ther. (Lpz.) **20**, 620—627 (1939). — Benton jr., C. D.: Important details concerning the Argyll Robertson pupil. Amer. J. Syph. **37**, 232—236 (1953). — Benton jr., C. D., and J. Fr. Harris: Syphilitic optic nerve atrophy treated with penicillin. Arch. Ophthal. (Chicago) **48**, 448—454 (1952). — Bering, Fr.: Röntgenstrahlen zur Behandlung der progressiven Paralyse. Strahlentherapie **67**, 173—184 (1940). — Behandlung der Paralyse und Tabes mit Röntgenbestrahlung. Med. Welt **1940**, 1066—1068. — BERING, FR., u. B. MEMMESHEIMER: Ergebnisse in 14 Jahren Malariabehandlung der Syphilis. 18. Tagg der Dtsch. Dermatol. Ges. Stuttgart, Sitzg vom 18.—22. 9. 1937. — BERINGER, K.: Die deutsch-russische Syphilisexpedition in die Burjäto-Mongolei und ihre Bedeutung für die Frage der Metalues und Pathogenese. Nervenarzt 7, 218 (1934). — BERMAN, S.: Acute syphilitic transverse myelitis. A clinical study and report of a case. Arch. Derm. Syph. (Chicago) **41**, 1078—1085 (1940). — BERNARDI, RIC.: Priapismus. Semana méd. (B. Aires) **1938** I, 1465—1475. [Spanisch.] — BERNER, P., u. H. HOFF: Psyche und Zyklus. Paracelsus Beihefte. — BERTHA, H.: Klinische und experimentelle Untersuchungen zum Tabesproblem. Mschr. Psychiat. Neurol. **100**, 174—220 (1938). — BESSEMANS, A.: Heilwirkung der durch physikalische Mittel erzeugten antisyphilitischen Hyperthermie. Dtsch. med. Wschr. **1938**, 1250. — New experimental data on artificial hyperthermia. An. int. med. **11**, 1933—1945 (1938). — BESSEMANS, A., and L. ASAERT: Numeration of lymphocytes on cerebrospinal fluid of rabbits normal, syphilitic or attacked by pallidoidosis. Indian J. vener. Dis. **4**, 83—93 (1938). — BESSEMANS, A., et H. DE WILDE: Reflexions sur une méthode pour l'évaluation quantitative des inoculats dans la syphilis expérimentale et sur le changement de virulence du tréponème de la paralysie générale. Rev. belge Sci. med. **10**, 447—453 (1938). — BESSONE, L.: Studio critico sulla superinfezione e reinfezione sifilitica a proposito di tre casi probabili di nuovo sifiloma insorto in individui gia in precodenza infettati. Dermosifilografo **17**, 125, 192 (1942). — BETTMANN, G.: Handbuch für Unfallheilkunde, Bd. 8, S. 79. 1931. — BINDER, E.: Ergänzung zu der Publikation von E. BECKER über „Todesfälle nach Salvarsanbehandlung". Dtsch. med. Wschr. **1952**, 87. — BINET, A.: Les crises genitales du tabes et des myelites syphilitiques chez la femme. Gynéc. et Obstét. **37**, 425—433 (1938). — BLALOCK, J. R., and E. L. HINSIE: Serology in general paresis. Psychiat. Quart. **12**, 84—116 (1938). — BLASI DI ANGELO: Mastoidite luetica primit. sinistra con paralisi del faciale omolaterale. Valsalva **17**, 362—369 (1941). — BLATT, NIK.: La valeur de la malaria-therapie dans l'atrophie syphilitique des nerfs optiques. Ann. Oculist. (Paris) **182**, 513—520 (1949). — BOAS, J.: Über die Behandlung der Neurolues mit besonderem Hinblick auf die Hyperthermie-Behandlung. Acta psychiat. (Kbh.) Suppl. **47**, 481—492 (1947). [Dänisch.] — Neuroluesbehandlung. II. Hypertherm- und Penicillinbehandlung. Nord. psykiat. Medlemsbl. **3**, 93—101 (1949). [Dänisch.] — BODECHTEL, G.: Zum Problem der Neurolues. Neue med. Welt **1950**, 334—338. — BODECHTEL u. SCHRADER: Differentialdiagnose neurologischer Krankheitsbilder. S. 343. Stuttgart: Georg Thieme 1958. — BODECHTEL, G., u. A. SCHRADER: Die Tabes dorsalis. In Handbuch der inneren Medizin. Bd. V: Neurologie 2. Teil, S. 348. Berlin-Göttingen-Heidelberg: Springer 1953. — BODECKER, H.: Gleichzeitiges Vorkommen von Lues gummosa und Neurolues. Dtsch. Gesundh.-Wes. **1949**, 145—1047. — BÖCK: Zit. bei BRUUSGAARD. — BÖHM, C.: Penicillinbehandlung der Lues. Med. Klin. **1949**, 417—424. — BOETERS, H.: Therapie der progressiven Paralyse. Fortschr. Neurol. **12**, 307—327 (1940). — BOGORODINSKIJ, D. K.: Über kraniospinales Kompressionssymptom syphilitischen Ursprungs. Nevropat. i t.d. **6**, 117—120 (1937). [Russisch.] — BOHNSTEDT, R. M.: Lues latens und pathol. Liquorbefund. Ver.igg Südwestdtsch. Dermatol., 70. Verslg Mainz 28.—29. 4. 1951. — BOISSEAU, SPINETTA, DRUELLE et DURANDY: Rareté de la syphilis nerveuse chez les prostituées. Presse méd. **1939** II, 1658—1660. — BONETAZZO, G.: Sifilide gommosa in corso di tabe. Boll Sez. region. Soc. ital. Derm. Nr 2, 284—285 (1937). — BORGARELLO, G.: Prime ricerche sulla terapia endorachideacon sulfamidici nella neurolue. Rass. Studi psichiat. **29**, 239—252 (1940). — BORREGUERO, A. D.: Über einen Fall von atypischer Paralyse mit miliaren Gummen. Z. ges. Neurol. Psychiat. **147**, 184—194 (1933). — BORY, L.: Die Antibiotica-Behandlung der Lues. Thérapie **10**, 849—873 (1955). — BOSTROEM, A.: Die Luespsychosen. In Handbuch der Geisteskrankheiten, Bd. VIII, herausgeg. von BUMKE. Berlin: Springer 1930. — Die progressive Paralyse (Klinik). In Handbuch der Geisteskrankheiten, Bd. VIII, herausgeg. von BUMKE. Berlin: Springer 1930. — Die Begutachtung der behandelten Paralytiker. Dtsch. Z. ges. gerichtl. Med. **24**, 75 (1935). — Lues und Nervensystem. Gegenwartsprobleme der psychiatr.-neurol. Forschung, S. 32—44. 1939. — Die syphilitischen Krankheiten des Gehirns. In Handbuch der inneren Medizin. Bd. 5: Krankheiten des Nervensystems, S. 711—773. Berlin: Springer 1939. — BOTTEMA, C. W.: Die Verhütung von Neurolues, vornehmlich Paralues. Ned. T. Geneesk. **1940**, 4272—4276. [Holländisch, dtsch. Zus.fass.] — BOUCHUT, F., J. GATÉ, J. RACOUCHOT et J. BONDET: Intolérance au bismuth avec hyperthermie, dermatite généralisée desquamative, albuminurie et polyneurite. Bull. Soc. franç. Derm. Syph. **44**, 569—572 (1937). — BOUTON jr., u. S. MILES: Serologie peradox in juvenile dementia paralytica. Report of a case. Arch. Derm. Syph. (Chicago) **38**, 595—598 (1938). — BOVENTER, K.: Eine Mikro- und Schnellreaktion zur Liquoruntersuchung auf Syphilis. Z. Immun.-Forsch. **96**, 166—172 (1939). — BOWEN, U. S.: The place of malaria in the treatment of neurosyphilis. Med. Bull. Veterans' Adm. (Wash.) **15**, 369—370 (1939). — BOYD, M. F., W. K. STRATMANN-THOMAS, S. F. KITCHEN and W. H. KUPPER: Review of results from employment of malariatherapie on treatment of neurosyphilis on Florida State-

Hospital. Amer. J. Psychiat. **94**, 1099—1114 (1938). — BRAGE, D.: Paleocerebelopatias lueticas (la sifilis vascular del cerebelo) Estudio con especial referencia a la ataxia axiol o troncal. J. med. (B. Aires) **9**, 112—125 (1954). — BRAGE, D. y A. COSSI LACOSTE: Corea y sifilis. J. med. (B. Aires) **8**, 655—656 (1953). — BRAGHIN, G.: La reazione di Benneck-Thurzò al permanganato potassico sul liquido cefalo-rachidiano e sul siero di sangue. Diag.Tecn. Lab. **9**, 644—648 (1938). — BRAGIN, M. S.: On the effect produced on newly contracted syphilis by the transfusion of blood taken from patients affected with late stages of syphilis. Amer. J. Syph. **24**, 228—233 (1940). — BRANDT, R.: Standardisierter Mastixtest für den Liquor. J. Lab. clin. Med. **25**, 1077—1084 (1940). — BRANDT, R., u. A. BLEIER: Die Ergebnisse der Abortivkur der Syphilis in zwei verschiedenen Zeitabschnitten. Arch. Derm. Syph. (Berl.) **176**, 473—486 (1938). — BRANDWEINER, A., R. MÜLLER u. M. SCHACHERL: Liquoruntersuchungen an Syphilitikern. Wien. klin. Wschr. **29**, 993—995 (1916). — BRAUN, E.: Die vitale Person. Stuttgart: Georg Thieme 1938. — BRAUNMÜHL, A. v.: Synaeresis und Entzündung. Über Versuche einer kolloidchemischen Pathologie zur Klärung grundsätzlicher Fragen einer Paralyseanatomie, dargestellt am Beispiel der Lissauerschen Paralyse. Z. ges. Neurol. Psychiat. **148**, 1 (1933). — BREITENFELD, J.: Über syph. Erkrankungen des Schädelknochens bei syph. Erkrankungen des Zentralnervensystems. Liječn. Vjesn. **60**, 673, 679 (1938). [Serbo-Kroatisch, dtsch. Zus.fass.] — BRETT, R.: Röntgentiefenbestrahlung des Mal perforant bei Tabes dorsalis. Fortschr. Ther. **17**, 237—243 (1941). — BRIHAYE-VAN GEERTRUYDEN, M., et P. DANIS: Sur l'atrophie optique dans la paralysie générale juvénile type Lissauer. Acta neurol. belg. **52**, 63—71 (1952). — BRIL, M. T., A. ERSOV, N. V. EVDOKIMOV u. V. V. DELARJU: Zum Problem der subarachnoidealen Blutungen bei Syphilis. Vestn. Venerol. **30**, H. 3, 27—31 (1956). [Russisch.] — BROBEIL, A., u. O. HÖRTER: Behandlung metaluetischer Erkrankungen mit Spirotrypan. Med. Klin. **1953**I, 928. — BROGGI, E.: Esperienze ed asservazioni sulla cura bismutica della neurolue. Nevrasse **1**, 255—288 (1940). — BROGGI, G.: Nuovi metodi e nuove reazioni nella indagine diagnostica del liquido cefalo rachidiano. I. Sul valore practico del metodo della centrifugazione nelle reazioni del benzoino e del mastice celloidali. Rass. Studi psichiat. **28**, 554—561 (1939). — BROSIUS, W.: Eine Syphilisendemie vor 12 Jahren und ihre heute nachweisbaren Folgen. Arch. Derm. Syph. (Berl.) **71**, 377—384 (1904). — BROWN, PH. N.: Efficacy of aqueous penicillin alone and combined with other modes in advanced dementia paralytica. A five year study. Arch. Neurol. Psychiat. (Chicago) **66**, 464 (1952). — BRUETSCH, W. L.: The frequency of syphilitic primary optic atrophy in dementia paralytica. A clinicoanatomic study. Amer. J. Psychiat. **104**, 725—729 (1948). — Penicillin or malaria therapy in the treatment of general paralysis? A clinico-anatomic study. Dis. nerv. Syst. **10**, 368—371 (1949). — Penicillin therapy of cardiovascular syphilis with large total desage. Its rationale based on histologic studies. Amer. J. Syph. **35**, 252—254 (1951). — Syphilitic optic atrophy. Springfield: Ch. C. Thomas 1953. — BRUETSCH, W. L., and M. A. BAHR: Syphilitic epilepsy. Amer. J. Syph. **21**, 255—266 (1937). — BRUN, CL., P. J. DRAGSTED and H. C. A. LASSEN: On the passage of penicillin from the blood to the subarachnoideal space in normal person and in patient with various forms of meningitis. Acta med. scand. **135**, 133—137 (1949). — BRUUSGAARD, E.: Nachuntersuchungen nicht spezifisch behandelter Luetiker. Norsk Mag. Laegevidensk **89**, 1222—1245 (1928). [Norwegisch.] — Über das Schicksal der nicht spezifisch behandelten Luetiker. Arch. Derm. Syph. (Berl.) **157**, 309—332 (1929). — BUCKREUS, F.: Zur Differentialdiagnose zwischen Tabes dorsalis und Tumor der Medulla spinalis. (Ein kasuistischer Beitrag.) Arch. Derm. **181**, 99—107 (1940). — BÜRGER-PRINZ, H.: Die beginnende Paralyse. Monographien Neurol. 1931, H. 60. — BÜTTGENBACH, B.: Zur Diagnostik der Lues. Z. Haut- u. Geschl.-Kr. **10**, 329—336 (1951). — BURCKHARDT, W.: Resultate der Nachuntersuchungen von 475 vor 10—15 J. (1932—37) wegen Lues I u. II mit Neoarsphenamin-Bismut behandelten Patienten. Dermatologica (Basel) **99**, 273 (1949). — BUREAU, YVES, DELAUNAY, JARRY et BARRIÈRE: Grand tabès avec réactions sérologiques négatives dans le sang et le liquide céphalo-rachidien. Test de Nelson 100% positif dans le sang. Bull. Soc. franç. Derm. Syph. **60**, 391—392 (1953). — BUREAU, YVES, et EOCHE DUVAL: Tabes amaurotique fixé depuis 5 ans par le traitement penicilliné. Bull. Soc. franç. Derm. Syph. **60**, 392 (1953). — BUREAU, YVES, GIROIRE et CHARBONNEL: Apoplexie séreuse à forme démentielle. Bull. Soc. franç. Derm. Syph. **45**, Nr 9, 1858—1864 (1938). — BURGUN, R., F. ROHMER et P. HÉE: Oedème cérébral au cours du traitement d'une syphilis secondaire par le Fortarsol. Diagnostic par électro-encéphalographie. Bull. Soc. franç. Derm. Syph. **56**, 525—526 (1949). — BURKE, F. S., and M. PARKS: Katamnesen von 1800 Fällen luischer Infektion vor 20 Jahren. Canad. med. Ass. J. **39**, 145—148 (1938). — BUSH, S. K.: A fatal Hexheimer reaction in a case of neurosyphilis. Amer. Practit. **1**, 1183 (1950). — BUTLER, CH. S.: The antiquity of syphilitic aneurysm. Med. Surg. **82**, 485—490 (1938).

CALDERÓN-NARVÁEZ, G.: Estado actual del tratamiento de alg. formas de neurosifilis con penicillina procain. Arch. mex. Neurol. y Psiquiat. **1**, 133—137 (1952). — CANNEFAX, G. R., G. E. PARKHURST and R. W. BOWMANN: Comparative studies on mailed spinal fluid specismous. J. vener. Dis. Inform. **30**, 11 (1949). — CANOVA, FR.: Malaria und Syphilis bei Arabern. Rif. med. **1937**, 924—929. — CAPITANOVICI, M.: Betrachtungen über 2 Fälle plurivisceraler Syphilis. Rev. San. mil. Med. si Farmaci **36**, 326—328, 367 (1937). — CARDONA, F.: È variato il quadro istopatologico della paralisi progressiva ? Riv. Pat. nerv. ment. **51**, 467—475 (1938). — CARLINFANTI, E.: Die Liquordiagnose der Syphilis mittels einer Gerinnungsreaktion. Klin. Wschr. **1939** I, 168—171. — CARLISLE, C. L., and U. S. BOWEN: Therapeutic methods in neurosyphilis. Med. Bull. Veterans' Adm. (Wash.) **17**, 125—128 (1940). — CARPENTER, W.: Zit. in ADOLPH JACOBY, Modern fever therapy in syphilis and gonorrhea. J. soc. Hyg. **23**, 253—257 (1937). — CARRERA, J. L.: Über eine Beobachtung von Arsen-Encephalopathie (Sezary) bei der Luesbehandlung. Rev. argent. Dermatosif. **20**, 710—712 (1936). [Spanisch.] — Ergebnisse der Frühbehandlung der Syphilis. Rev. argent. Dermatosif. **22**, 635—640 (1938). [Spanisch.] — CECIL, H. C., and E. B. JOHNWICK: Cisternal puncture for examination of cerebro-spinal fluid. J. vener. Dis. Inform. **32**, 86 (1951). — CERUTTI, P.: La latenza nella sifilide. Atti Soc. ital. Derm. Sif. **5**, 459—548 (1942). — CHEVALLIER, P., et M. COLIN: Deux cas de tabès chez deux syphilitiques jeunes exerçant la profession d'équilibristes. Bull. Soc. franç. Derm. Syph. **45**, 1003—1005 (1938). — CHMOTOVA, N. G.: Sur la syphilis familiare. Pediadr. **11**, 81—82 (1939). [Russisch.] — CHOSTAKOVITSCH, V. V.: Die Dynamik der Liquorveränderungen bei progressiver Paralyse. Sovet. Psichonevr. **12**, H. 11/12, 132—133 (1936). [Russisch.] — CIECHANOWICZ, J.: A propos de l'origine syphilitique probable d'une atrophie cérébelleuse. Diss. Paris 1939. Ref.: Zbl. Derm. **70**, 281 (1943). — CLARK, E. G.: Is veneral disease no longer a problem ? Amer. J. Syph. **34**, 401—404 (1950). — CLAUDE, H.: Paralysie générale traumatique. Arch. derm.-syph. (Paris) **10**, 435—437 (1938). — CLAUDE, H., et J. CUEL: Paralysie générale evoluant au débût sous le masque d'une striatite syphilitique. Encéphale **33** (I), 97—101 (1938). — COBB, S., and R. WILSON: Mesencephalitis syphilitica. Z. Neurol. and Psychother. **1924**, 4, 440. — COHEN, M. M.: Fatality following the use of intrathecal penicillin. Case report. J. Neuropath. exp. Neurol. **11**, 335—340 (1952). — COLAPIETRA, F.: Sulla frequenza della paralisi progressiva nella provincia de l'Apuila. Neopsichiatria **6**, 624—631 (1940). — COLLIER, W. A.: Erfahrungen mit der neuen Syphilisreaktion bei Lumbalflüssigkeiten mit einigen Bemerkungen über die vornehmsten Fehler bei der serologischen Syphilis-Diagnose. Geneesk. T. Ned.-Ind. **1939**, 1102—1111 u. dtsch. Zus.fass.1111. [Holländisch.] — CONSTANTINESCO, G., et A. DOSIOS: Formes cliniques similaires de paralysie générale chez deux frères. Bull. Soc. Psychiat. Bucureşti **2**, 88—91 (1937). — COOK, R. E.: Progressive bulbar paralysis due to syphilis. Case report. Amer. J. Syph. **37**, 161—164 (1953). — CORAZZINI: Diplégie faciale par neuro-récidive au cours d'un traitement arsenical. Bull. mens. Soc. Méd. mil. franç. **33**, 278—283 (1939). — CORMIA, F. E.: Syphilophobia and allied anxiety states. Canad. Ass. J. **39**, 361—366 (1938). — CRAWFORD, C. M.: Treatment of paretic neurosyphilis by malaria and tryparsamide. Canad. publ. Hlth J. **31**, 99—105 (1940). — CREEXY, LANG-LÉVY et REGNIER: Syndrom de Babinski-Vaquez avec amyotrophie type Aran-Duchenne. Bull. Soc. franç. Derm. Syph. **61**, 287—288 (1954). — CREMER, H. D., u. A. TISELIUS: Elektrophorese von Eiweiß in Filterpapier. Biochem. Z. **320**, 273 (1950). — CROSNIER, R., H. BESSEIGE et P. LEFEBVRE: Méningite syphilitique pré-sérologique. Bull. Soc. franç. Derm. Syph. **58**, 307—309 (1951). — CROUZON, O.: Rapports du traumatisme et de la syphilis médullaire particulierement du tabes. Arch. derm.-syph. (Paris) **10**, 422—433 (1938). — CSORDAS, G.: Über die Arsenbenzolencephalitis. Orv. Közl. (Sonderbeil. der Orv. Hetil. Nr 39) **3**, 570—572 (1942). [Ungarisch.] — CUCCO, G. P.: Contributo alla conoscenza della sindrome di pertensione endocrania pseudo-tumorale di origine luetica. Arch. ital. Med. sper. **5**, 449—458 (1939). — CURTIS, A. C., W. T. KRUSE and D. H. NORTON: Neurosyphilis. III. Evaluation after three years of treatment with penicillin alone and with a combination of penicillin and malaria. Amer. J. Syph. **33**, 527—536 (1949). — Posttreatment evaluation four to five years following penicillin and penicillin plus malaria. Amer. J. Syph. **34**, 554—565 (1950). — ČUSMANICH, R.: Praktische Folgerungen aus verschiedenen Fällen von malariabehandelter Syphilis des Nervensystems. An. Fac. Med. (Montevideo), **25**, 87—92 (1940). [Spanisch.] — CUTER, G.: La penicillina nella lue nervosa. Minerva derm. (Torino), Coll. Monogr. **1**, 86—88 (1951). — CZIBOR, B.: Vitamintherapie der Syphilis des Zentralnervensystems. Orv. Het. **1939**, 564—566. [Ungarisch u. deutsch.]

DAINOW, I.: Considérations sur la pathogénie de l'erythrodermie arsénobenzolique. Rôle du système nerveux vegetatif. Rôle de la vitamine C. Ann. Derm. Syph. (Paris) **10**, 139—145 (1939). — Considérations sur le rôle du système nerveux dans la pathogénie des erythrodermies medicamenteuses. Schweiz. med. Wschr. **1939** I, 81—82. — DAMMANN, H. J., u. E. SCHMIDT: Zur Behandlung der Neurolues mit Penicillin. Dtsch. med. Wschr. **1953**, 1231—1233. — DANBOLT, N.: Die neue Nachuntersuchung des Boeck-Bruusgaardschen Materials von unbehandelter Syphilis. Dermatologica (Basel) **115**, 476—481 (1957). — DANBOLT, N., E. G. CLARK u. T. GJESTLAND: Die Oslo-Studie über unbehandelte Syphilis. Eine neue Untersuchung des Boeck-Bruusgaad-Materials über das Schicksal von Syphilitikern, die nicht spezifisch behandelt wurden. Acta derm.-venerol. (Stockh.) **34**, 34—38 (1954). —

DARRAH, L. W.: Sense of smell of patients with neurosyphilis, especially of those with Dementia paralytica. Arch. Derm. Syph. (Chicago) **36**, 1181—1184 (1937). — DATTNER, B.: Neue Ergebnisse der Paralyseforschung. Fortschr. Neurol. Psychiat. **6**, 243 (1934). — Neurosyphilis. Progr. Neur. a Psychiatry paralysie générale. Rev. Neurol. **79**, 515 (1947). — Penicillin failures in neurosyphilis. Amer. J. Syph. **33**, 571—575 (1949). — Penicillinbehandlung der Neurosyphilis. Hautarzt **1**, 104—108 (1950). — Follow-up report on penicillin failures in neurosyphilis. Amer. J. Syph. **34**, 373—377 (1950). — Diagnostische und therapeutische Probleme bei der Neurosyphilis. Acta derm.-venereol. **3**, Suppl. 24, III—119 (1951). — DATTNER, B., D. M. CARMICHAEL, L. DE MELLO u. E. W. THOMAS: Langzeitbeobachtung stationär Paralytiker. Amer. J. Syph. **36**, 179—185 (1952). — DATTNER, B., and M. A. GREEN: Progr. Neurol. Psychiat. **7**, 180 (1952). — DATTNER, B., S. S. KAUFMANN and E. W. THOMAS: Penicillin in treatment of neurosyphilis. Arch. Neurol. Psychiat. (Chicago) **58**, 426—435 (1947). — DATTNER, B., E. W. THOMAS and L. DE MELLO: Criteria for the management of neurosyphilis. Amer. J. Med. **10**, 463—467 (1951). — Results of penicillin therapy for neurosyphilis at Bellevue Hospital. J. vener. Dis. Inform. **32**, 33—39 (1951). — DEGOS, R., L. VISSIAN et H. BASSET: Résultats de l'examen de 1340 syphilitiques (syphilis primo-serondaire) ayant suivi un traitement régulier d'un minimum de quatre ans (arséno-bismuthique et bismuthique). Bull. Soc. franç. Derm. Syph. **57**, 219—211 (1950). — DEGWITZ, R.: Reicht bei der Neurolues in jedem Falle alleinige Penicillinbehandlung aus? Nervenarzt **26**, 120—131 (1955). — DELACRETAZ, J., et H. JAEGER: Anéurysme syphilitique sacciforme de l'aorte. Dermatologica (Basel) **104**, 332—333 (1952). — DELAY, J., P. DESCLAUX et L. STEVENIN: La pénicillinothérapie de la paralysie générale. Rev. neurol. **79**, 515—518 (1947). — DELMAS-MARSALET, P.: Le traitement moderne de la paralysie générale. J. Méd. Bordeaux **118**, 777—786 (1941). — DEMME, H.: Liquor. Fortschr. Neurol. Psychiat. **11**, 205—238 (1939). — Die Liquordiagnostik, 2. Aufl. München u. Wien: Urban & Schwarzenberg 1950. — Die syphilitischen Erkrankungen des Gehirns. In Handbuch der inneren Medizin. Bd. III: Neurologie, S. 271. Berlin-Göttingen-Heidelberg: Springer 1953. — Die syphilitische Erkrankung des Gehörs. In Handbuch der inneren Medizin. Bd. V: Neurologie, Teil 3, S. 271—372. Berlin-Göttingen-Heidelberg: Springer 1953. — Tagg der Nord- und Nordwestdtsch. Neurologen und Psychiater, Lübeck, April 1953. — DENNING, H.: Penicillinbehandlung bei Syphilis innerer Organe. Dtsch. med. Wschr. **1952**, 237—240. — DESMONTS, T.: L'exploration directe de la sensibilité osseuse par la punction sternale dans la syphilis nerveuse. Bull. Soc. franç. Derm. Syph. **1953**, 242—243. — DESOGUS, V.: Paralisi progressiva ed endemia malarica. Riv. Pat. nerv. ment. **51**, 179—230 (1938). — DESTUNIS, G.: Die oligosymptomatische Neurolues. Dtsch. med. Wschr. **1952**, 938—940. — DICKEL, H.: Zur Liquorüberwachung der Syphilitiker mit einigen Bemerkungen über die Syphilis des Zentralnervensystems. Münch. med. Wschr. **1951**, 415—422. — DIENST, W.: Vergleichende Untersuchungen zwischen Occipital- und Lumbalpunktionen bei Syphiliskranken. Derm. Wschr. **1950**, 127—132. — DIMITRIJEVIC, D.: Tabes mit den Symptomen der chronischen Encephalitis. Srpski Arch. celok. Lek. **40**, 757—761 (1938). [Rumänisch.] — DÖLLKEN, H.: Zur Penicillinbehandlung der Lues in der ambulanten Praxis. Med. Klin. **1952**, 874—877. — DÖRING, H.: Therapie der Nervenkrankheiten in der Praxis. Therapiewoche **3**, 410 (1952). — DONAT, R.: Über die gummöse Syphilis des Balkans. Virchows Arch. path. Anat. **305**, 261—276 (1939). — DORNEDDEN u. BALAND: Reichszählung der Geschlechtskrankheiten 1934. Reichsgesetzbl. 1935, 1 Beil. — DOYLE, J. O., and D. J. CAMBELL: Masked perforation of a gastricular in a case of tabes dorsalis. Brit. J. vener. Dis. **29**, 164—165 (1953). — DREYFUS, G. L.: Die Beschaffenheit des Liquor cerebrospinalis ist das entscheidende Moment für Prognose u. Therapie in den einzelnen Stadien der Syphilis des Nervensystems. Münch. med. Wschr. **1920**, 1369. — DUENSING, F.: Über Riebelings Salzsäure-Kollargolreaktion zur Untersuchung des Liquor cerebrospinalis. Z. ges. Neurol. Psychiat. **171**, 758—798 (1941). — DUGGAN, W. F.: Behandlung syphilitischer Opticusatrophie mit gefäßerweiternden Mitteln. Arch. Ophthal. (Chicago) **39**, 645—656 (1948). — DUJARDIN, B., H. BOANVILLE et J. TITECA: Le syndrome humoral de la paralysie générale. Son evolution et sa signification pronostique après malaria thérapie. Ann. Derm. Syph. (Paris) **9**, 961—989 (1938). — DUREL, P.: Current methods in the treatment of veneral diseases in France. Brit. J. vener. Dis. **27**, 75—89 (1951). — DURRUM, E.: A microelectrophoretic and microionophoretic technic. J. Amer. chem. Soc. **72**, 2943 (1950). — DUVERNE, J., et P. JOLY: Arthropathie du genou. Reaction thérapeutique par antibiotiques. Bull. Soc. franç. Derm. Syph. **63**, 195 (1956).

EBAUGH, FR. G., CL. H. BARBACLE and J. R. EWALT: Psychiatric aspects of artificial fever therapy. Arch. of Neur. **39**, 1203—1212 (1938). — EDWARDS, C.: Amyotrophy-syphilitic. Proc. roy. Med. **41**, 97 (1948). — EHRMANN, G.: Entnahme und Einsendung von Untersuchungsmaterial zum Nachweis der Lues. Wien. klin. Wschr. **67**, 968 (1955). — EICHELBERG: Diskussionsbemerkung a. d. 7. Jverslg Ges. Dtsch. Nervenärzte in Breslau, 29. Sept.—1. Okt. 1913. Dtsch. Z. Nervenheilk. **50**, 59 (1914). — EICKE, H. A.: Was muß der praktische Arzt von der ambulanten Lumbalpunktion und ihrer Anwendung bei Lues und Neurolues wissen?

(Erfahrungen an über 2500 ambulanten Punktionen mittels Capillarnadeln.) Med. Welt **1939**, 453—456. — EICKE, W. J., u. E. MÜHLER: Zur Symptomatologie der Folgeerscheinungen der Meningitis luica. Nervenarzt **26**, 341—343 (1955). — EISENBERG, H., u. A. S. HERSHFIELD: Aldarsone and bismuth combined in the treatment of neurosyphilis. J. nerv. ment. Dis. **108**, 25 (1948). — EKBLAD, H.: Treatment requirements of early syphilis after negative serology is established. U.S. nav. med. Bull. **39**, 435—548 (1941). — EMANUEL, G.: Eine neue Reaktion zur Untersuchung des Liquor cerebrospinalis. Berl. klin. Wschr. **52**, 792 (1915). — ENGERTH, G., u. CH. PALISA: Vorläufige Mitteilung der Resultate und Beobachtungen über 100 malariabehandelte Paralytiker. (Impfung mit Tertiana, Stamm 1919, in der Zeit vom März 1935 bis Juni 1936.) Wien. Klin. Wschr. **1938** I, 501—594. — EPSTEIN, W. N.: Artificial fever as an adjunct in the treatment of neurosyphilis. Arch. Derm. Syph. (Chicago) **37**, 254—266 (1938). — EPSTEIN, W. N., and J. R. ALLEN: Treatment of neurosyphilis, with penicillin combined with artificial fever therapy. II. Further observations. Arch. Derm. Syph. (Chicago) **63**, 419—425 (1951). — EPSTEIN, W. N., and J. M. KEY: Treatment of neurosyphilis with penicillin combined with arteficial fever. Arch. Derm. Syph. (Chicago) **60**, 453—557 (1949). — ERB, W.: Zur Pathologie der Tabes dorsalis. Dtsch. Arch. klin. Med. **24**, 1 (1879). — ERDESZ, ST.: Endolumbale Jodtherapie. Psychiat.-neurol. Wschr. **1933**, 570—573. — ESCHE, P.: Die MKP bei bakteriell verunreinigtem Liquor. Z. Immun.-Forsch. **108**, 515 (1951). — ESKUCHEN, K.: Liquoruntersuchung. In Neue Deutsche Klinik, Bd. VI. Wien u. Berlin: Urban & Schwarzenberg 1930. — ESMARCH, H., u. S. JESSEN: Syphilis und Geistesstörungen. Allg. Z. Psychiat. **14**, 20 (1857). — ESPOSITO, A. C.: Acute syphilitic bilateral total ophthalmoplegia. Arch. Derm. Syph. (Chicago) **55**, 686—690 (1947). — EWALT, J. R., and E. G. EBAUGH: Treatment of dementia paralytica. J. Amer. med. Ass. **116**, 2474 (1941). — EWERBECK, H.: Die elektrophoretische Darstellung normalen menschlichen Liquors. Klin. Wschr. **28**, 692 (1950).

FATTOVICH, G.: Osservazione istopatologica di un caso di tabe con dissociazione clinicoumorale. G. Clin. med. **20**, 1050—1064 (1939). — FAVENTO, P. DE: Risultati lontani di cure febbrili nella lue nervosa latente o incipiente. Atti Soc. ital. Derm. Sif. **1**, 929—931 (1939). — FAVRE, M., P. K. MICHEL et J. PINET: Nouveaux cas d'accidents syphilotabetiques de l'avant pied. Bull. Soc. franç. Derm. Syph. **45**, 1443—1445 (1938). — FAZEKAS, I. GY., u. A. DOSA: Histologische Veränderungen bei Arsenobenzoltodesfällen und ihre Bewertung. Arch. Derm. Syph. (Berl.) **197**, 436—448 (1954). — FEIST, S.: Plazentabehandlung bei der tabischen Sehnervenatrophie. Klin. Mbl. Augenheilk. **123**, 34—45 (1953). — FELICI, M.: L'atrofia bilaterale della lingua nella tabe. Riv. sper. Freniat. **61**, 315—334 (1937). — FENG, YING-K'UN: Acute syphilitic meningitis with multiple and unilateral involvement of cranial nerves. Chin. med. J. **59**, 101—115 (1941). — FENGA, E.: Sindrome di poliomielite anteriore acuta nella sifilide midollare. Riv. Pat. nerv. ment. **51**, 113 (1938). — FEUILLADE, M.: Résultats du traitement de 50 cas de paralysie générale par la malaria et le stovarsol sodique. Ann. med.-psychol. **97** (I), 406—410 (1939). — FERNANDEZ, J. M. M., y FR. FIORA: Evolucion ulterior de un caso de encefalitis arsenical tratado con BAL. Rev. argent. Dermatosif. **34**, 255—257 (1950). — FILSINGER, R.: Salvarsan-Encephalopathie in der Schwangerschaft. Ein kasuistischer Beitrag. Zbl. Gynäk. **74**, 64—66 (1952). — FINCK, W.: Ein seltenes Bild vaskulärer Lues. Medizinische **1954**, 786—789. — FINGER, C., u. J. KYRLE: Syphilis und Liquor cerebrospinalis. Arch. Derm. Syph. (Berl.) **138**, 41 (1932). — FINGER, E., u. K. LANDSTEINER: Untersuchungen über Syphilis bei Affen. Arch. Derm. Syph. (Berl.) **81**, 147—178 (1906). — FISCHER, J.: Über juvenile Paralyse. Wien. med. Wschr. **1910**, 60, 974. — FLEISCHHACKER, H.: Knochenmarkbefunde bei Malaria (mit einem Beitrag zur Frage der E-Stadien). Wien. Z. inn. Med. **29**, 254—262 (1948). — FLODÉN, C. H. (vorgetr. von HELLERSTRÖM, Stockholm): Zur kombinierten Penicillin-Malaria-Behandlung der Neurolues mit Liquorkontrolle durch fraktionierte Eiweißbestimmung. Arch. Derm. Syph. (Berl.) **189**, 154—155 (1949). — FLODÉN, C. H.: Zusammenfassung der erörterten Fragen (Rundtafelgespräch: Neurosyphilis). Acta derm.-venereol. (Stockh.) **31**, 133—140 (1951). — FÖLSCH, F., J. GLÄSER u. H. J. KRIEGK: Klinischer Beitrag zur Beurteilung des neuen Arsenobenzol-Präparates Spirotrypan. Z. Haut- u. Geschl.-Kr. **10**, 288—292 (1951). — FORD, J. W., R. H. WIGGALL and J. H. STOKES: Penicillin therapy of asymptomatic neurosyphilis. Arch. intern. Med. **88**, 235 (1951). — FORTES, ABRAHAM R.: Consideraciones sobre el tratamiento de neuro lues. Rev. mex. Psiquiat. Neurol. y Neurocir. **1**, 144—147 (1951). — FORTINEAU, J.: La responsabilité des paralytiques généraux traités. Arch. derm.-syph. (Paris) **10**, 439—446 (1952). — FOUCAUD, PAUL: Un cas de migraine ophthalmohémiplégique d'origine syphilitique. Bull. méd. (Paris) **1938**, 426—427. — FOURNIER, A.: Epilepsie parasyphilitique. Rev. neurol. **1893**, Nr 22. Zit. nach NONNE. — La syphilis du cerveau. Ann. Derm. Syph. (Paris) 1869. — FOWLER, W.: Management of vesical dysfunktion of neurosyphilis by transurethral resection of the vesical neck. Brit. J. vener. Dis. **28**, 201—204 (1952). — FRANCHINI, CARLO: Il trattamento penicillinico della neurolue. Note Psichiat. (Pesaro) **77**, 17—34 (1951). — FRANCO, F. DE: Eredità e sifilido nello spasmo di torsione. Riv. Pat. nerv. ment. **58**, 83—112 (1941). — Frazier, Ch. N., A. Bensel, H. W. Libby, Ch. S. Keuper u. Margit Mateoltgy: Weitere Beobachtungen über die Dauer der Spirochätämie bei Kaninchen mit symptomloser Syphilis. Amer. J. Syph. **36**, 167—173 (1952). — Freeman, H. E.: Tertiary syphilis: Gumma of the soft palate, interstitial sclerosis of the testicle, asymptomatic cerebrospinal syphilis and aortitis. Arch. Derm. Syph. (Chicago) **42**, 373—374 (1940). — Urticarial reaction due to tryparsamide. Arch. Derm. Syph. (Chicago) **43**, 588—590 (1941). — Friedrich, H.: Geschlechtskrankheiten als Wehrdienstbeschädigungen. Z. Haut u. Geschl.-Kr. **16**, 236—243 (1954). — Friedrich, H., u. R. Schmitz: Salvarsan-Hirnschaden mit totaler Anosmie. Beitrag zur Frage der Disposition für Salvarsanschäden. Med. Klin. **1951**, 1264—1267. — Friederiszick, F.: Die Syphilis in den Tropen, insbesondere bei den farbigen Eingeborenen. Zbl. Haut- u. Geschl.-Kr. **63**, 617 (1940). — Fromm, G.: Das Verhalten der Seroreaktionen bei penicillinbehandelter Lues. Hautarzt **2**, 145—148 (1951). — Funk, C. Fr.: Zur Penicillinbehandlung der Lues. Derm. Wschr. **127**, 451—456 (1953).

Gärtner, W.: Über die Häufigkeit der progressiven Paralyse bei kultivierten und unkultivierten Völkern. Z. Hyg. Infekt.-Kr. **92**, 341 (1930). — Gagel, O.: Tabes. In Handbuch der speziellen pathologischen Anatomie und Histologie (Henke-Lubarsch) Bd. XIII, Teil II, S. 995. Berlin-Göttingen-Heidelberg: Springer 1958. — Galbraith, A.: Some problems in the histopathology of general paralysis of the insane. Brit. J. vener. Dis. **14**, 197—220 (1938). — Gallagher, Eva, and C. G. H. Cambell: Lumbal-puncture headache. His prevention and treatment. Lancet **1954** II, 678—679. — Galmiche, P.: L'ostéose bismuthothérapeutique de l'adulte. Ann. Derm. Syph. (Paris) **79**, 545—550 (1952). — Gammon, G., F. H. Lewey, H. Villon, G. Schwarz and H. Stokes: Pathologic observations of penicillin-treated neurosyphilis. Amer. J. Syph. **34**, 227—235 (1950). — Gammon, G. D., J. H. Stolles, H. Beerman, N. R. Ingraham, N. R. Leutz, J. W. Morgan, W. Steele and E. R. Kirk: Penicillin in neurosyphilis. J. Amer. med. Ass. **128**, 653 (1945). — Gans, O.: Spinal fluid and meta-lues. Indian J. vener. Dis. **2**, 247—250 (1936). — Garcia, J. A.: Ergebnisse mit Leprolin souza araujo bei einigen Erscheinungen von Neurosyphilis. Brasil-méd. **67**, 249—250 (1953). [Portugiesisch.] Clinique et pathologie de la neurosyphilis. Paris: Masson & Cie. 1953. — Gastinel, P., et P. Collart: À propos de l'immunité syphilitique. Du comportement de lapins traités tardivement vis-a-vis de la reinoculation. C.R. Soc. Biol. (Paris) **128**, 739—742 (1938). — Gate, J.: Action remarquable de la malariatéhrapie sur les lésions syphilitiques tertaires évolutives et rebelles, survenues dans un cas de tabès aigu, arreté dans son evolution par la chimio therapie antisyphilitique. Ann. Mal. vénér. **32**, 306—312 (1937). — Gate, J., G. Chanial et J. Gonnet: Impaludation récente pour meningo-encéphalite. Mal perforant sans signes de tabès et sans modifications des réflexes. Bull. Soc. franç. Derm. **44**, 1165—1166 (1937). — Gate, J., P. Cuilleret et B. Bondet: Accident syphilo-tabétique de l'avant-pied. (Nouvelle observation.) Bull. Soc. franç. Derm. **45**, 199—200 (1938). — Geisen, H.: 14 Jahre Malariabehandlung der Syphilis. Derm. Wschr. **1938** I, 513—525, 548—558, 575—584, 611—619, 635—646. — Gennerich, W.: Ist die Ätiologie der Salvarsan-Encephalitis wirklich unbekannt? Z. Haut- u. Geschl.-Kr. **10**, 43—47 (1951). — Gerdsen: Hirngefäßschädigung bei Lues I. Berliner Dermatol. Ges., Sitzg vom 10. 11. 1937. — Germain, A., et P. Picard: Syndrome de Brown-Séquard atypique par meningo-myélite syphilitique. Bull. Soc. méd. Hôp. Paris, III. s. **56**, 669—670 (1940). — Gerstmann, J.: Über die Einwirkung der Malaria tertiana auf die Progressive Paralyse. Z. ges. Neurol. Psychiat. **74**, 242 (1922). — Gertler: Zit. bei A. Knapp, Über Elektrophorese des Liquor cérebrospinalis. Arch. klin. exp. Derm. **201**, 446 (1955). — Gianascol, A. J., G. D. Weickhardt and Meta A. Neumann: Penicillin treatment of general paresis. A clinicoanatomic study. Amer. J. Syph. **3** 8, 251—269 (1954). — Gigante, D.: Über die Boventersche Reaktion zur mikroskopischen Schnelldiagnose des syphilitischen Liquors. Z. Immun.-Forsch. **98**, 181—186 (1940). — Gilbo, M. P., Ja. M. Smujlovio u. V. F. Gruzdev: Zwei geheilte Fälle von Salvarsan-Encephalopathie. Vestn. Venerol. **1952**, H. 2, 48—50. [Russisch.] — Gilpin, Jr., and F. Sherman: The treatment of neurosyphilitis. (With specive reference to the later cases and the uses of repeated spinal drainages.) Urol. cutan. Rev. **45**, 45—50 (1941). — Gimenez, R. B.: Luische Reinfektion und sekundäre Erscheinungen im Verlaufe einer Arsenbehandlung. Act. dermo-sifiliogr. (Madr.) **33**, 274—279 (1941). [Spanisch.] — Gispert-Gruz, I. de, y J. M. Segarra-Obiol: Neurosifilis y penicilina. Rev. clin. esp. **41**, 247—253 (1951). — Gjestland, T. The Oslo study of untreated syphilis. An epidemiologic investigation of the natural course of the syphilitic infection based upon a re-study of the Boeck-Bruusgaard material. Oslo: 1955. 368 u. L.VI.S. — Glasoe, P. K., and C. H. Sorum: The Lange test. I. The influence of particle size and hydrogen-ion concentration of goldsols upon Lange test readings on paretic spinal fluids. J. Labor. a clin. Med. **25**, 1—7 (1939). — Glatt, M.: Zur Frage des Einflusses der Luesbehandlung auf die Entwicklung der Paralyse. Confinia neur. (Basel) **1**, 257—272 (1938). — Glaubitz, E.: Penicillin allein oder in Kombination mit Fieber bei der Behandlung luetischer Erkrankungen des Zentralnervensystems. Nervenarzt **24**, 505 (1953). — Goers, E.:

Zur Kasuistik der Salvarsanhirnschäden. Nervenarzt 16, 346—354 (1943). — GOLDEN-
BERG, N.: Zur Klinik und Verlauf der Salvarsanmyelitis. Sovet. Psichonevr. 13, Nr. 3,
69—74 (1937). [Russisch, franz. Zus.fass.] —GOLDMAN, D.: Neurosyphilis treated with
penicillin. J. Amer. med. Ass. 141, 431—438 (1949). — GONZALES, G. A.: Un caso de lues
cerebri (vascularis) influenciado por alcohol y electrochoque. Rev. clin. esp. 58, 362—364
(1955). — GORDON, A.: Conjugal syphilis of the nervous system. Urologie Rev. 43, 49—51
(1939). — GOTH: Luischer Parkinsonismus. Schlesische Dermatol. Ges., Breslau. Sitzg
vom 19. 2. 1938. — GOTTSCHALK, H.: Zur Statistik der progressiven Paralyse. Derm. Wschr.
1942 I, 472—489. — GOTTRON, H. A.: Zur Frage des sogenannten Salvarsan-Ikterus. Dtsch.
Z. Verdau.- u. Stoffwechselkr. Sonderbd. 1952, 77—81. — GOUGEROT, H., et A. CARTEAUD:
Rapport générale sur l'equete; prophylaxie de la paralysie générale. Ann. Mal. vénér. 33,
345—375 (1938). — GOUGEROT, H.: Les nouvelles forenses de syphilis nerveuses. Arch.
derm.-syph. (Paris) 9, 133—135 (1937). — GOUGEROT, H., R. BURNIER: Besserung tabischer Schmerzen durch Injektionen von Vitamin B1. Bull. Soc. franc. Derm. Syph. 47,
210—211 (1940). — GRACIANSKY, P. DE, F. CECCALDI et R. LECLERCQ: Azotemie aiguë au
cours d'un tabès. Bull. Soc. franç. Derm. Syph. 57, 288—292 (1950). — GRACIANSKY, P. DE,
CH. GRUPPER, R. LECLERCQ et P. MASSIAS: Wirkung von Cortison auf gummöse Syphilis
und das biologische Syndrom der Tabes. Bull. Soc. franç. Derm. Syph. 60, 128—130 (1953). —
GRACIANSKY, P. DE, CH. GRUPPER, P. LEFORT et B. CRENIER: Cortisone et syphilis. Bull.
Soc. franç. Derm. Syph. 59, 97—98 (1952). — GRACIANSKY, P. DE, et E. STERN: Syphilido-
phobie. Sem. Hôp. Paris 1951, 2911, 2915. — GRASSI, A.: Orientamenti del servizio dermo-
celtico di guerra in rapporto ai nuovi mezzi terapeutici e profilattici. Atti Soc. ital. Derm. e
Sifilogr. 4, 17—25 (1941). — GRASSMANN, W., u. K. HANNIG: Ein quantitatives Verfahren zur
Analyse der Serumproteine durch Papierelektrophorese. Hoppe-Seylers Z. physiol. Chem.
290, 1 (1952). — GRASSMANN, W., K. HANNIG u. M. KNEDEL: Ein Verfahren zur elektrophoretischen Bestimmung der Serumproteine auf Filterpapier. Dtsch. med. Wschr. 76, 333
(1951). — GRECO, A.: The modern treatment of syphilis. Milit. Surg. 87, 119—126 (1940). —
GREEN, M. M., and R. J. HOAGLAND: A case of siphilitic meningitis simulating acute epidemic
meningitis. Milit. Surgeon 80, 366—369 (1938). — GREENBLATT, M., and S. LEVIN: Factor
affecting the EEG of patients with neurosyphilis. Amer. J. Psychiat. 102, 40—48 (1945). —
Neurosyphilis, convulsions and electroencephalographie. Urol. cutan. Rev. 1, 331—334
(1946). — GREGORIO, E. DE: Ergebnisse der Luesbehandlung. Act. dermo-sifiliogr. (Madr.)
29, 202—214 (1938). [Spanisch.] — Ein Zwischenfall durch Wismut. Medicina (Madr.) 9,
338—341 (1941). [Spanisch.] — GRIGORESCU, D.: Eine neue Reaktion für die Globulin-Unter-
suchung aus dem Liquor cerebrospinalis. Wien. med. Wschr. 1942 I, 144—145. — GRIMBLE,
A. S., and G. W. CSONKA: Visceral analgesia. A case or masked abdominal catastrophe in
tabes dorsalis. Brit. J. vener. Dis. 28, 6—67 (1952). — GRIMM, K.: Beitrag zur Therapieresistenz der Impfmalaria. Derm. Wschr. 1940 I, 179—184. — GRIMMER, H.: Toxische
Polyneuritis durch Neosalvarsan. Z. Haut- u. Geschl.-Kr. 3, 17—22 (1947). — GRINKER, R.,
and P. C. BUCY: Neurology. Springfield: Ch. C. Thomas 1949. — GRINKER, R. R., and
N. A. LEVY: Acute syphilitic infections of the nervous system. Urol. cutan. Rev. 44, 485—488
(1940). — GRODSCKY, A.: Über Veränderungen im Wurzelnerv bei Tabes dorsalis. Vračebnoe
delo Ig. 11, Nr 6, 465—468 (1928). [Russisch.] — GROSCH, W.: Salvarsan-Überempfindlich-
keit und vegetatives Nervensystem. (Mit besonderer Berücksichtigung der Salvarsan-Dermatitis.) Z. Haut- u. Geschl.-Kr. 12, 8—13 (1952). — GROTJAHN, M.: Zur Klinik und Psychologie der juvenilen Paralyse. Mschr. Psychiat. Neurol. 92, 299—315 (1936 b); 93, 19—33 (1936).—
GUALANDI, G.: La sifilide ai tropici. (Frequenze, forme cliniche, profilassi.) Clinica (Bologna)
6, 399—414 (1940). — GÜDEL, W.: Evolution eines Tertianastammes zu Chininresistenz.
Derm. Wschr. 1938 II, 1173—1176. — GUILLAIN, G., J. LEREBOULETT, E. SEVILEANO et
P. STRAUSS: Traitement per la penicilline d'un cas de tabes amaurotique. Amelioration.
Bull. Soc. méd. Hôp. Paris 63, 773 (1947). — GUMPESBERGER, G.: Zur Penicillinbehandlung
liquorpositiver Fälle von Neurosyphilis. Z. Haut- u. Geschl.-Kr. 15, 135—139 (1953). — GURE-
VIC, M. O.: Über die starke Verminderung der Erkrankungen an progressiver Paralyse in der
UdSSR. Nevropat. i t.d. 19, H. 4, 70—72 (1950). [Russisch.] — GUSZMAN, J.: Konstitution
und Syphilis. Jahresverslg der Ungarischen Dermatol. Ges., Budapest, Sitzg vom 5.—6. VI.
1936. — GYÖRGY, EL.: Quelques données sur les relations entre observations cliniques et
examens anatomopathologiques chez les syphilitiques. Ann. Derm. Syph. (Pairs) 83, 523—528
(1956).
    HAHN, R. D., J. C. CUTLER, A. C. CURTIS, G. GAMMON, A. HEYMAN, ED. JOHNWICK,
H. STOKES, H. SOLOMON and E. THOMAS: Penicillin treatment of asymptomatic central
nervous system syphilis. I. Probability of progression to symptomatic neurosyphilis. Arch.
Derm. Syph. (Chicago) 74, 355—366 (1956). — Penicillin treatment of asymptomatic central
nervous system syphilis. II. Results of therapy as measured by laboratory findings. Arch.
Derm. Syph. (Chicago) 74, 367—377 (1956). — HAHN, R. D., B. I. LEWIS, R. H. WIGGALL and
E. S. CROSS jr.: The tréatment of neurosyphilis with penicillin and with penicillin plus malaria

Amer. J. Syph. **35**, 433—470 (1951). — HAMPEL: Facialisparese bei papulöser Lues. Schlesische Dermatol. Ges., Breslau, Sitzg vom 9. 9. 1942. — HANON, J. L.: Bemerkungen und Statistik über Nervensyphilis. Rev. argent. Dermatosif. **21**, 623—629 (1937). [Spanisch.]— HANSEN, A. H.: Post-arsenical hemorrhagic encephalitis and report of a case. Milit. Surg. **81**, 344—347 (1937). — HANZLIK, P. J.: Bismuth in cerebrospinal fluid after administration of iodobismitol. Arch. Derm. Syph. (Chicago) **37**, 1003—1007 (1938). — HARRISON, L. W.: Experiences with anti-syphilic treatment from the presalvarsan era to the present and their possible bearing on present treatment practice. Brit. J. vener. Dis. **13**, 1—24, 76 (1937). — HASKINS, L. R.: The psychiatrist and neurosyphilis. Urol. cutan. Rev. **45**, 61—64 (1941). — HASSIN, G. B.: Tabes dorsalis. Pathology and pathogenesis, a preliminary report. Arch. Neurol. Psychiat. (Chicago) **21**, 311 (1929). — HAUPTMANN, A.: Zbl. ges. Neurol. Psychiat. **95**, 656 (1925¹). — Klin. Wschr. 1927 II², 4. — HAUPTMANN, A.: Serologische Untersuchungen von Familien syphilogener Nervenkrankheit. Z. ges. Neurol. Psychiat. **8**, 36 (1911). — Die Vorteile der Verwendung größerer Liquormengen (Auswertungsmethode) bei Wassermann-Reaktion für die neurologische Diagnostik. Dtsch. Z. Nervenheilk. **42**, 240 (1911). — Neue Überlegungen zur Pathogenese der Metalues. Dtsch. Z. Nervenheilk. **84**, 7 (1924). — Ätiologie und Pathogenese der syphilitischen Geistesstörungen. In Handbuch der Geisteskrankheiten, herausgeg. von BUMKE, Bd. VII. Berlin: Springer 1930. — Der „Weg über den Liquor". Ein neuer Zugang zum Verständnis der Pathogenese toxischer Cerebrospinalerkrankungen. Klin. Wschr. 1925 II, 1937. — HAUSMANN, L.: Syphilitic arachnoiditis of the optic chiasm. Arch. Neurol. Psychiat. (Chicago) **37**, 929—958 (1937). — HEATHFIELD, K. W. G., and A. J. W. TURNER: Syphilitic wrist-drop. Lancet 1951 II, 566—569. — HECHST, B.: Beiträge zur Histopathologie der Tabes dorsalis. Arch. Psychiat. Nervenkr. **95**, 207—263 (1931). — HEGGLIN, R.: Liquorveränderungen bei pseudoluetischer, WaR.-pos. Bronchopneumonie. Schweiz. med. Wschr. **77**, 588 (1947). — HEIBERG, P.: Is general paresis depended upon previous treatment with mercury? J. Hyg. (Lond.) **38**, 500—506 (1938). — HEINRICHS, A., u. H. SELLE: Immunbiologische Betrachtungen syphilitischer Superinfektionen bei konnataler Lues und Paralyse. Derm. Wschr. **1950**, 855—864. — HERGER: Tubero-ulceröse Syphilis, beginnende Tabes. Südwestdtsch. Dermatol. 68. Verslg in Frankfurt am Main, Krankenvorstellung in der Univ.-Hautklinik, Frankfurt am Main (Prof. Dr. O. GANS). — HERMANS: Zit. nach FR. JAHNEL. — HESS, P., u. B. HANOW: Über die Malariabehandlung des liquorpositiven Spätlues. Derm. Wschr. **1941 I**, 481—487. — HESSE, P. G.: Die wichtigsten Manifestationen der erworbenen Nervensyphilis und ihre Behandlung. Ther. d. Gegenw. **82**, 456—461 (1941). — Malariatherapie oder Simultankur zur Behandlung der erworbenen Syphilis. Z. Haut- u. Geschl.-Kr. **11**, 153—156 (1951). — Über Behandlungsmethoden der Syphilis, besonders die Weimarer Simultankur. Z. ärztl. Fortbild. **46**, 7—11 (1952). — HESSE, P. H.: Über 535 mit einer Simultankur behandelte Syphilisfälle. Derm. Wschr. **125**, 169—174 (1952). — HEYDT, A. v. DER: Die Früherkennung der Neurolues. Med. Klin. **1947**, 69—75. — HEYMAN, A., J. L. PATTERSON, F. T. NICHOLS and R. W. JONES: Cerebral blood flow and metabolism in neurosyphilis. The effects of penicillin, induced fever and other therapeutic meosures. Amer. J. Syph. **35**, 301—311 (1951). — HEYMAN, A., W. H. SHELDON and L. D. EVANS: Pathogenesis of the Jarisch-Herxheimer reaction. A review of clinical and experimental observations. Pathogenese der Jarisch-Herxheimerschen Reaktion. Brit. J. vener. Dis. **28**, 50 (1952). — HILGERMANN, R.: Die Behandlung luetischer Infektionen mit Spirochaeta pallida-Vaccine. Med. Klin. **1941 I**, 60—61. — HINSIE, L. E.: Neurosyphilis in children. Arch. Pediat. **55**, 627—631 (1938). — HINTZ, R.: Treatment of late syphilis with antibiotics. Pol. Tyg. lek. **5**, 1164—1172 (1950). [Polnisch, engl. Zus.fass.] — HIRSCH, H.: Antibiotika-Reizkörpertherapie der seroresistenten Lues latens. Z. ges. inn. Med. **11**, 433—436 (1956). — HIRSCH, L.: Über Veränderungen der Cerebrospinalflüssigkeit in Spätstadien der Lues, besonders der tertiären Lues. Przegl. Derm. Wener. **32**, 417—425 (1937). [Polnisch.] — HOCHE, A.: Über die Tragweite der Spirochätenbefunde bei progressiver Paralyse. Med. Klin. **9**, 1065 (1910). — Dementia paralytica. In ASCHAFFENBURGS Handbuch der Psychiatrie. Leipzig u. Wien: Franz Deuticke 1912. — HÖCKER, H.: Coincidenz von Spätlues der Haut (Schleimhaut und Knochen) mit Neurolues (insbesondere Paralyse und Tabes). Med. Klin. **1949**, 597—600. — HÖFER, P. A.: Beitrag zur Diagnostik und therapeutische Methodik bei Erkrankungen des Zentralnervensystems. Berl. klin. Wschr. **1921**, 1029, 1952. — HÖFER, W., u. P. HEILMANN: Über Salvarsanschäden mit besonderer Berücksichtigung der Salvarsantodesfälle. Arch. Derm. Syph. (Berl.) **195**, 331—356 (1953). — HOEKENGA, M. T., and TH. W. FARMER: Jarisch-Herxheimer reaction in neurosyphilis treated with penicillin. Arch. intern. Med. **82**, 611 (1948). — HOFBAUER: Hautgummen nach Malariabehandlung. Wiener Dermatol. Ges. Fachgruppe der Wiener Med. Ges., Sitzg vom 6. 6. 1942. — Salvarsanencephalopathie. Wiener Dermatol. Ges., Sitzg vom 22. 10. 1942. — HOFF, H.: Neurologie auf phys. Grundlage. Wien: W. Maudrich 1957. — HOFF, H., u. H. SCHINKO: Die Liquordiagnostik der Neurolues. Wien. med. Wschr. **110**, 278—287, 296—303, 316—323 (1960). — HOFFMANN, E.: Späte Neurolues (Taboparalyse nach unvollkommener Quecksilber- und Altsalvarsanbehandlung. 28jährige Beobachtungen. Derm. Z. **77**, 94—96 (1938). — Zur Pathogenese der Metasyphilis (Allotropie des Erregers mit vaso-neurotroper Tendenz). Münch. med. Wschr. **1940**I, 362—366. — Die Behandlung der Haut- und Geschlechtskrankheiten mit kurzer Diagnostik. Berlin: W. de Gruyter & Co. 1941. XV, 339 S., 2 Taf. — Die Bedeutung der Syphilis für unser Fach und darüber hinaus. Dermatol. Tagg in Hamburg vom 24.—26. 9. 1948, veranstaltet von der Univ.-Klinik, Vorst. A. MARCHIONINI. — HOFFMANN, E., u. A. M. MEMMESHEIMER: Früherkennung und Verhütung der metasyphilitischen Erkrankungen des Nervensystems. Nervenarzt **2**, 399 (1929). — HOJO, Ts.: Über die Wirkung der organischen Arsenpräparate bei Spirochätose des Zentralnervensystems. 1. Der Übergang des Arsens in der Hirnsubstanz nach intravenöser Applikation von verschiedenen organischen Arsenverbindungen. Folia pharmacol. jap. **28**, 158—173 u. dtsch. Zus.fass. 81—82 (1940). — Über die Wirkung der organischen Arsenpräparate bei Spirochätose des Zentralnervensystems. 2. Übergang des Arsens in die Cerebrospinalsubstanz bzw. in die Cerebrospinalflüssigkeit nach intravenöser Einverleibung von Neoarsenobenzol unter verschiedenen Bedingungen. Folia pharmacol. jap. **28**, 174—188 (1940). — HOLLANDER, D. H., T. B. TURNER and ELLEN NELL: The effect of long continued subcurative doses of penicillin during the incubation period of experimental syphilis. Bull. Johns Hopk. Hosp. **90**, 105—120 (1952). — HOLMES, J. G.: Neurosyphilis. J. roy. nav. med. Serv. **24**, 131—134 (1938). — HOLTEN, CAI: Syphilis auf einer medizinischen Abteilung. Ugeskr. Laeg. **1942**, 559—560. [Dänisch, engl. Zus.fass.] — HOPKINS, H.: Prognostic import of a negative spinal fluid in early and latent syphilis. Arch. Derm. Syph. (Chicago) **24**, 404 (1931). — HORANYI, B.: Therapeutische Grundsätze in der Neuroluesbehandlung. Ther. hung. H. 4, 8—11 (1954). — HORNE, G. O.: Possible applications of adrenocorticotrophic hormone (ACTH) and cortisone in syphilis. Brit. J. vener. Dis. **18**, 123—137 (1952). — HORNE, S. F.: The validity of with holding treatment in the presence of Dattner Thomas formula in the spinal fluid. Amer. J. Syph. **33**, 454—461 (1949). — HORNE, S. F., and A. C. CURTIS: The treatment of syphilitic primary optic atrophy with penicillin and with penicillin and malaria. Amer. J. Syph. **33**, 143—151 (1949). — HOWLES, K. J.: Clinical comparison of malarial and inductotherm therapy in syphilis of the central nervous system. Urol. cutan. Rev. **42**, 263—272 (1938). — HUBER, GERD: Penicillinschäden des Zentralnervensystems. (Cerebrale Arzneimittelallergose und Herxheimersche Reaktion.) Dtsch. Z. Nervenheilk. **171**, 460—473 (1954). — HÜLLSTRUNG, H., u. J. NORDMEYER: Quantitative Salvarsanbestimmung im Liquor cerebrospinalis mit Hilfe des Pulfrich-Photometers. Klin. Wschr. **1938**I, 854—855. — HÜLLSTRUNG, H., u. K. H. SCHÖLZKE: Salvarsanbestimmungen im Liquor cerebrospinalis bei verschiedenen Luesformen, insbesondere nach Vorbehandlung mit künstlichem Fieber. Klin. Wschr. **1939**II, 1621—1632. — HUFFMANN, EL.: Die Salzsäure-Kollargolreaktion des Liquor cerebrospinalis. Arch. Psychiat. Nervenkr. **109**, 31—45 (1938). — HUFNAGEL, L.: Syndrome hyperthyroidien avec paraplégie totale des membres inferieurs, au cours d'une syphilis tertiare latente guérison par le traitement specifique. Rappel de deux observations de syphilis hypophysaire. Bull. Soc. franç. Derm. Syph. **60**, 62—65 (1953). — HUKUDA, M.: Über die Dahrsche Syphilisreaktion vom Liquor. Hihu-to-Hitunyo **8**, 54—56, dtsch. Zus.fass. (1940). — HURMUZACHE, CL.: À propos d'une réaction cellulaire peu commune du liqu.c.r. chez un hérédo-syphilitique. Bull. Soc. Pédiat. Paris **7**, 55—58 (1936). — HYMAN, H. TH., L. CHARGIN and W. LEIFER: Massive dose arsenotherapy of syphilis by the intravenous dripmethod: Five-year observations. Amer. J. med. Sci. **197**, 480—485 (1939). — HYNDMAN, S., R. OLAN, and F. J. JARVIS: Gastric crisis of tabes dorsalis. Treatment by anterior chordotomy in light cases. Arch. Surg. **40**, 997—1013 (1940). IDSOE, O.: Transfusionsinfektion bei Spätlues. Nord. Med. **45**, 561—562 u. engl. Zus.fass. 564 (1951). [Norwegisch.] — IGERSHEIMER, JOS.: Atrophy of the optic nerve in tabes and dementia paralytica. Arch. Ophthal. (Chicago) **42**, 170—177 (1949). — ILLCHMANN-CHRIST, A.: Eine Stunde über seltene Lokalisation der tertiären Lues. Beitr. ges. gerichtl. Med. **16**, 41—57 (1942). — ILLERT, W.: Über die Symptomwahl der paralytischen Psychose. Fortschr. Neurol. Psychiat. **18**, 31—44 (1956). — INGHAM, S. D., D. SAMUEL, J. M. NIELSEN and K. O. v. HAGEN: Critical events in the therapeutic hyperpyrexia. Experiences with external application of heat. Bull. Los Angeles neurol. Soc. **2**, 88—91 (1937). — INGRAHAM, N. R., J. STOKES jr., G. D. GAMMON, EMILY STANNARD and VERNA MAYER STEIN: Penicillin alone in neurosyphilis: spinal fluid response including a comparison with prepenicillin therapy. Amer. J. Syph. **34**, 566—580 (1950). — ISRAELSON, M. M.: Quelques dérangements dans la partie cervico-crânienne du systeme nerveux sympathique chez les lapins-syphilitiques. Vestn. Venerol. i Derm. Nr 12, 42—48 (1940). [Russisch]. — IVES, E. R.: Disseminated areas of necrosis in the brain following intravenous injection of neoarsphenamine. Bull. Los Angeles neurol. Soc. **2**, 140—143 (1937). — IZIKOWITZ, S.: Diskussionsbemerkung. Acta psychiat. (Kbh.) **8**, 613 (1913). — Methodological and clinical studies on total protein, globulin and albumin concentrations in lumbal fluid. Stockholm 1941. — Kliniska liquor-äggvitebestämningar. Nord. Med. **22**, 1074 (1944). — A method for the determination of total protein, total globulin and total albumin concentrations in lumbal and cisternal fluid. Stockholm 1947.

JACOBY, A.: Modern fever therapy in syphilis and gonorrhea. J. soc. Hyg. **23**, 253—257 (1937). — JACOUBSON, A., R. REVER u. A. KHOVANSKY: Durchdringt Wismut die Blutliquorschranke? Vestn. Vener. i Derm. Nr 3, 45—52 (1938). [Russisch.] — JADASSOHN, W.: Quelques reflexions sur deux problems la syphilis. Minerva derm. (Torino) **30**, 336—340 (1955). — JAFFE, N. S.: The pupil in syphilis. Amer. J. Ophthal. **36**, 493—500 (1953). — JAHNEL, F.: Über den heutigen Stand der ätiologischen Paralyse und Tabesforschung. Fortschr. Neurol. Psychiat. **1**, 65 (1929). — Pathologische Anatomie der progressiven Paralyse. In Handbuch der Geisteskrankheiten, herausgeg. von BUMKE, Bd. XI, I/VII, S. 417. Berlin: Springer 1930. — Trauma und progressive Paralyse. Med. Welt **1934**, 686. — Ätiopathogenetische Fragestellungen bei Neurosyphilis. Neurobiologia **15**, 541—568 (1935). — Progressive Paralyse. In BUMKE-FÖRSTERS Handbuch der Neurologie Bd. XII, S. 647. Berlin: Springer 1935. — Die Spätlues des Nervensystems einschließlich der progressiven Paralyse. Dtsch. Z. Nervenheilk. **139**, 111 (1936). — Über die Verhütung der Nervensyphilis mit besonderer Berücksichtigung des Liquorbefundes. Münch. med. Wschr. **1938 II**, 1860—1862. — Neuere Untersuchungen über die Pathologie und Therapie der syphilogenen Erkrankungen des Gehirns und Rückenmarks (Lues cerebrospinalis, Lues cerebri, Lues spinalis, Tabes). Fortschr. Neurol. Psychiat. **11**, 138—145, 167—179 (1939). — Untersuchungen über die Einwirkung des Giftes der Sandotter Vipera ammodytes Linaeus bei experimenteller Syphilis. Z. Immun.-Forsch. **98**, 144—148 (1940). — Neue Untersuchungen über die Pathologie und Therapie der syphilogenen Schwankungen des Gehirns und des Rückenmarks. (Lues cerebrospinalis, Lues cerebri, Lues spinalis Tabes.) Fortschr. Neurol. Psychiat. **1**, 313 (1929); **2**, 237 (1930); **4**, 19 (1932); **5**, 342 (1933); **6**, 315 (1934); **8**, 49 (1936); **9**, 51—86 (1937); **10**, 139—162 (1938); (1939); **11**, 138—145 (1939); **12**, 349—369 (1940); **13**, 375—398 (1941). — Die progressive Paralyse und die syphilitischen Geistesstörungen. Fortschr. Neurol. Psychiat. **15**, 99 (1943). — Ausgewählte Kapitel aus dem Gebiete der Pathologie und der Therapie der Neurosyphilis. Fortschr. Neurol. Psychiat. **17**, 1—25 (1949). — Ausgewählte Kapitel aus dem Gebiete der Pathologie und Therapie der Nervensyphilis. Fortschr. Neurol. Psychiat. **17**, 1—25 (1949). — Neuere Untersuchungen über die Pathologie und Therapie der syphilitogenen Erkrankungen des Gehirns und Rückenmarks (Lues cerebrispinalis, Lues cerebri, Lues spinalis, Tabes.) Fortschr. Neurol. Psychiat. **25**, 51—80 (1957). — JAHNEL, FR.: La syphilis expérimentale et le système nerveux. J. belge Neurol. Psychiat. **36**, 281—290 (1936). — JAKOB, A.: Anatomie und Histopathologie des Großhirns, Bd. II. Leipzig u. Wien: Franz Deuticke 1929. — Die Syphilis des Gehirns und seiner Häute. In Handbuch der Geisteskrankheiten, Bd. XI/I, VII, S. 349. Berlin: Springer 1930. — JANCSÓ, M.: Zit. bei FAZEKAS, I. GY., u. A. DOSA, Histologische Veränderungen bei Arsenbenzoltodesfällen und ihre Bewertung. Arch. Derm. Syph. (Berl.) **197**, 436—448 (1954). — JECH, R. K.: Die Penicillintherapie der Lues des Zentralnervensystems. I. Ergebnisse mit gewöhnlichem Penicillin. Wien. Z. Nervenheilk. **3**, 218—240 (1950). — JEDLOWSKI, P.: Il trattamento epatico dell'anemia postmalarica nella paralisi progressiva, nella tabe e nella demenza precoce. Arch. Pat. Clin. med. **13**, 560—568 (1934). — JENKINS, R. L., A. W. BROWN, and L. E. CISLER: Influence of syphilis on intelligence of children. Arch. Path. med. Clin. med. **60**, 341—351 (1940). — JOCHHEIM, K. A.: Zur Pathogenese der Salvarsan-Polyneuritis. Münch. med. Wschr. **1950**, 1093—1098. — JÖRIMANN, A.: Konjugale Tabes mit ähnlichen klinischen Symptomen. Schweiz. med. Wschr. **1937 I**, 226—227. — JOHNSON jr. C. E.: Management of Neurosyphilis. J. nerv. ment. Dis. **109**, 451—462 (1949). — JOHNWICK, E. B.: The treatment of neurosyphilis, penicillin alone versus penicillin plus arsenic and bismuth. J. Vener. Dis. Inform. **31**, 303—307 (1950). — JOLLY, PH.: Tabes, Paralyse und Lues cerebrospinalis bei Kriegsteilnehmern. Arch. Psychiat. Nervenkr. **82**, 500 (1928). — JONES jr., R. W., A. HEYMAN, W. A. SMITH and R. WILSON: Penicillin therapy of nontabetic spinal cord syphilis. Amer. J. Syph. **35**, 72—78 (1951). — JOULIA, P.: Los tratamientos de ataque de la sifilis. Act. dermo-sifiliogr. (Madr.) **42**, 669—681 (1951). — JOSEPHI, E.: Zur Prognose der Hirnlues. Arch. Psychiat. Nervenkr. **90**, 709—712 (1930). — JUON, M.: Coéxistence d'un tabès et d'une syphilis de type secondaire. Rev. med. Suisse rom. **62**, 522—527 (1942). — JUHKI, KOICHI: Über Cholin im Liquor cerebrospinalis und seine pathologische Bedeutung. Arch. Psychiat. Nervenkr. **109**, 235—246 (1939). — JULIUS, W.: Zur Pyriferbehandlung der infantilen progressiven Paralyse. Dtsch. Z. Nervenheilk. **145**, 110—115 (1938).

KAFKA, V.: Zum Problem der Liquorkategorien. Mschr. Psychiatr. **102**, 129—142 (1940). — KAFKA, V., u. W. KIRSCHBAUM: Infektiöse nichtluetische Meningitis und Syphilis. Dtsch. Z. Nervenheilk. **75**, 11 (1922). — KALAMKARJAN, A. A.: Erfahrungen aus der Arbeit der ostkazachstanischen dermatovenerologen Expedition. Vestn. Venerol. **1952**, H. 45—50. [Russisch.] — KALB: Beiträge zur Belastungsfrage bei Paralyse. Diss. München 1916. — KAMIMURA, T., and I. SATO: Die Behandlung der syphilogenen Geisteskrankheiten mit dem Virus der Tsutsugamushikrankheit. Folia psychiat. neurol. jap. **2**, 30—36 (1938). — KAMMAN, G. E.: Intravenous aldarsone in the treatment of neurosyphilis. Amer. J. Syph. **22**, 638—643 (1938). — KASTEIN, G. W.: Die Salzsäurekollargolreaktion des Liquor cerebrospinalis. Arch. Psychiat. Nervenkr. 113, 453—462 (1941). — Die Salzsäure-Kollargol-reaktion des Liquor cerebrospinalis. Arch. Psychiat. Nervenkr. 113, 107—119 (1941). — KAUDERS, O.: Malariabehandlung bei nervöser Frühlues. Wien. klin. Wschr. 1927, 1, 85. — Erfahrungen mit der Saprovitanbehandlung bei progressiver Paralyse. Münch. med. Wschr. 1928, 75, 1499. — Erfahrungen mit Pyrifer bei der Behandlung der progressiven Paralyse. Med. Klin. 1929, 25, 1262. — Zur Entwicklung und Behandlung der Neurolues. Med. Klin. 1936, 32, 1125. — Zur Klinik, Theorie und Geschichte der Malariabehandlung. Wien. Z. Nervenheilk. 1, 47 (1947). — KAWAMURA, R., and M. UEDA: On the treatment of general paresis with the pescadores strain of tsutsugamushi-Virus. Kitasato Arch. exp. Med. 16, 183—196 (1939). — KAWAMURA, R., et M. UEDA: Une nouvelle thérapie de la paralysie générale. Presse med. 1940 I, 179—181. — KEHRER, H. E.: Über Zwischenfälle bei der Subokzipitalpunktion. Dtsch. Z. Nervenheilk. 161, 98 (1949). — KEHRER, H. E., u. E. STRUZINA: Über die Häufigkeit der Lues cerebrospinalis und der metaluetischen Er-krankungen vor, während und nach dem Kriege. Arch. Psychiat. Nervenkr. 70, 256—268 (1924). — KENDELL, H. W., D. L. ROSE and W. M. SIMPSON: Fever therapy technic in syphilis and gonococcic infections. Arch. phys. Ther. 20, 614—619 (1939). — KENNEY jr., J. A., and A. C. CURTIS: Treatment of syphilitic optic atrophy by penicillin, with and without therapeutic malaria. Amer. J. Syph. 37, 449—455 (1953). — KERTESZ, GÉZA: Die Verwendbarkeit immuner Depots von gegen Syphilis immunisierten Tieren in der Heilung der Syphilis. Arch. Derm. Syph. (Berl.) 178, 318—322 (1938). — KESTENBAUM, A.: Clinical methods of neuro-ophthalmologic examination. New York: Grune & Stratton 1947. — KETEL, A. P.: Künstliche Fiebertherapie bei Kranken mit Dementia paralytica. Psychiat. Bl. 43, 546—566 (1939). — KEYSERLINGK, H. v.: Salvarsanschäden am Ner-vensystem. Derm. Wschr. 1947, 205—210. — Behandlung der Neuro-Syphilis. Dtsch. Gesundh.-Wes. 1053, 1086—1089. — KIERLAND, R. R., W. E. HERRELL and P. A. O'LEARY: Peroral treatment of syphilis with aureomycin. Arch. Derm. Syph. (Chicago) 61, 185—195 (1950). — KIERLAND, R. R., and P. A. O'LEARY: Oral treatment of neurosyphilis with aureomycin. Amer. J. Syph. 34, 443—452 (1950). — Oral treatment of neurosyphilis with aureomycin: Progress Report. Amer. J. Syph. 35, 544—552 (1951). — KIHN, B.: Klinik und Therapie der nervösen Spätlues. Dtsch. Z. Nervenheilk. 139, 169 (1936). — Zum Stande der Neurolues-Therapie in der Gegenwart. Dtsch. med. Wschr. 1941 II, 1090 bis 1094. — KIKUTH, W., u. R. L. MURDOW: Neue Wege in der Chemotherapie der Malaria. Dtsch. med. Wschr. 1949, 97. — KIMURA, O.: Über die pathologische Anatomie der Spiro-chätosen beim Menschen mit besonderer Berücksichtigung der Menschen-Syphilis. Jap. J. Derm. 42, 93—119 (1937). [Deutsch.] — KIRSCHBAUM, W.: Zur Histopathologie der mit Malaria behandelter progressiven Paralyse. Arch. Psychiat. Nervenkr. 73, 526 (1925).— Tertiär-luische Erscheinungen bei progressiver Paralyse, besonders nach Malariabehandlung. Dtsch. Z. Nervenheilk. 96, 61 (1927). — Klinische Untersuchungen und Behandlungsergeb-nisse bei seniler Paralyse. Z. ges. Neurol. Psychiat. 128, 220 (1927). — KLAUDER, J. V.: Blindness due to syphilis. J. vener. Dis. Inform. 32, 183—192 (1951). — An appreciation of Wassermann in relation to ocular syphilis. Arch. Derm. Syph. (Chicago) 73, 464—468 (1956). KLAUDER, J. V., and B. A. GROSS: Penicillin treatment of syph. primary optic atrophy. Amer. J. Syph. 33, 234 (1949). — Results of penicillin-cortisone, and non-penicillin treatment of syphilitic optic atrophy, with report of clinical observations. Amer. J. Syph. 38, 270—287 (1954). — KLEMPERER, E.: Nachuntersuchungen malariabehandelter Paralytiker, bei denen im Jahre 1928 der Kohlensäuregehalt des Liquor cerebrospinalis bestimmt wurde. Wien. klin. Wschr. 1937 I, 626—630. — KLIMKE, W.: Über Dissoziationen des lumbalen und subok-zipitalen Liquors bei organischen Erkrankungen des Zentralnervensystems. Med. Klin. 42, 467 (1947). — Über die Dissoziation des lumbalen und zisternalen Liquors bei Erkran-kungen des Zentralnervensystems und seiner Häute. Fortschr. Diagn. Ther. 1, 2 (1949). — Über Liquorentnahme und ihre jeweiligen Indikationen. Neue med. Welt 1950, 944. — KLOSA, J.: Antibiotika. Berlin: Verlag Technik 1952. — KNAPP, A.: Über Elektrophorese des Liquor cerebrospinalis. Arch. klin. exp. Derm. 201, 446 (1955). — KNIGGE, F.: Tertiär-syphilitische Veränderungen bei Neurolues. Z. ges. Neurol. Psychiat. 160, 810—822 (1938). — KNIGHT, G. H., and W. FOWLER: Peripheral neuritis associated with a pulmonary lesion in a patient with syphilis. Brit. J. vener. Dis. 31, 175—178 (1955). — KNORRE, D.: S tatistisches zur Syphilis an Hand von 26500 Fällen der Jahre 1913—1952. Z. ges. inn. Med. 8, 1008—1016 (1953). — KOCH, H.: Klinische Bedeutung und Therapie der Salzsäure-Kollargolreaktion des Liquor. Z. ges. Neurol. Psychiat. 174, 715—717 (1942). — KOCH, R. A.: The value of divided cerebro-spinal fluid specimens. J. vener. Dis. Inform. 31, 251—254 (1950). — KOCH, W.: Zur Kasuistik der gummösen Schädellues. Med. Klin. 1938 I, 113—118. — KÖNIGSTEIN, H., u. P. GOLD-BERGER: Liquoruntersuchungen im Sekundärstadium der Lues. Wien. klin. Wschr. 30, 367 (1917). — Über Liquorbefunde bei Lues. Wien. klin. Wschr. 30, 3816 (1957). — KÖRVER, G.: Elektrophorese mit Filtrierpapier, ein einfaches Verfahren zur Bestimmung der Serum-eiweißkörper. Klin. Wschr. 28, 86 (1952). — KOGOJ, FR.: The „critical moment" in syphilis treatment and times of the examination of the spinal fluid. Acta derm.-venereol. (Stockh.) 32, 86—92 (1952). — Die Bedeutung der Reaktion nach Nelson und Mayer für die Diagnose und Therapie der Syphilis. Hautarzt 6, 511—516 (1955). — Kopp, I., and H. C. Solomon: The material treatment of general paresis. Relativ of the height, duration and frequency of fever to the clinical and serologie results. Amer. J. Syph. 23, 585—596 (1939). — The untoward reactions of tryparsamide. Amer. J. Syph. 24, 265—283 (1940). — Korting, G. W.: Zur Differentialdiagnose und Spezifität einiger luischer Krankheitszeichen. Medizinische 1954, 704—709. — Koteen, H.: Difficulties in the evaluation of treatment procedures in tabes dorsalis. Amer. J. Syph. 33, 364—379 (1949). — Koteen, H., and Dana J. Darnley: A provocative test for tabes dorsalis, initiation of characteristic pains by artificial fever. Amer. J. Syph. 36, 231—236 (1952). — Koteen, H., Ch. A. K. Kane, Meyer Rosenberg: Homologues serum hepatitis complicating therapeutic malaria for neurosyphilis. Amer. J. Syph. 35, 270—277 (1951). — Kowarschik, Jos.: Kurzwellentherapie, 2. vollkommen umgearb. Aufl. Wien: Springer 1940. VIII, 141 S. u. 135 Abb. — Koza, F.: Technische Erwägungen über künstlich erzeugtes therapeutisches Fieber. Čas. Lék. čs. 1939, 977—981. [Tschechisch.] — Krabbe, K. H.: Les tabétiques dont les réactions de syphilis sont négatives. Acta derm.-venereol. (Stockh.) 18, 511—518 (1937). — Kramer, N.: A case of acute syphilitic meningitis. Lancet 1930 I, 1346. — Kraus, M.: Ein neues Mittel in der Bekämpfung der Neuro-Syphilis. Gluj. med. 17, 776—778, 787 (1936). [Rumänisch.] — Kravitz, D.: Treatment of syphilis of the central nervous system with tryparsamide, with particular referenc to ocular complications. Brooklyn Hosp. J. 2, 33—53 (1940). — Krey, J.: Die moderne Behandlung der Paralyse und Tabes und ihre sozialen Auswirkungen insbesondere auf die Beurteilung der Arbeits- und Berufsfähigkeit sowie der Geschäftsfähigkeit. Öff. Gesundh.-Dienst. 4, A41—A55 (1938). — Krischek, J. Ein Beitrag zur Frage der Salvarsanschäden am Nervensystem. Med. Klin. 1948, 579—582. — Krüger, H.: Beitrag zur Klinik und Pathogenese der Agranulocytose nach Neosalvarsan mit tierexperimentellen Untersuchungen. Derm. Wschr. 1950, 999—1009. — Kruspe, M.: Paralyse als Ursache von Verkehrsunfällen. Hautarzt 4, 138 (1953). — Kryspin-Exner, W.: Über die klinischen Zustandsbilder und die Verlaufsformen der infektionsbehandelten progressiven Paralyse. Wien. klin. Wschr. 1942 I, 429—433. — Kubo, K., and R. Hattori: Die progressive Paralyse in Korea. Folia psychiat. neurol. jap. 1, 10—14 (1933). — Kulchar, G. V.: Divided doses of syphoid H. antigen vaccine in the treatment of neurosyphilis. Amer. J. Syph. 21, 413—419 (1937). — Jodobismitol with saligenin in the treatment of neurosyphilis. Arch. Derm. Syph. (Chicago) 42, 46—52 (1940). — Kulchar, G. V., u. J. F. Card: Fraktionierte Dosen von Typhus-H-Antigen-Impfungsstoff bei der Syphilisbehandlung. Amer. J. Syph. 25, 466—471 (1941). [Deutsch.] — Kulcsar, F.: Über die Diagnose und Behandlung der Neurolues. Tagg der Ung. Dermatol. Ges. Budapest, Sitzg vom 12.—13. VI. 1942. [Ungarisch.] — Künzel, O.: Die Oberflächenspannung in Serum und Liquor. Zbl. ges. inn. Med. 60, 565—656 (1941). — Kutscher, W.: Ergebnisse von 1400 Liquoruntersuchungen mit der Schellack-Reaktion. Dtsch. med. Wschr. 1941 II, 1201—1204. Kutzim, H., W. Schneid u. J. Vonkennel: Die Verschiebung der Bluteiweißkörper im Blut und Liquor bei Syphilis des Zentralnervensystems. Medizinische 1954, 609. — Kyrle, J.: Latente Lues und Liquorveränderungen. Wien. klin. Wschr. 1920, 14. — Die Bedeutung des unspezifischen Heilfaktors in der Syphilistherapie. Derm. Z. 35, 313 (1922).

Laevitt, H. M.: Treatment using penicillin alone and in combination with exophenarsine hydrochloride and with bismuth. Arch. Derm. Syph. (Chicago) 56, 233—243 (1947). — Laignel-Lavastine, M. B., J. Asuad et Maurice Bouvet: Influence des petites soustractions sanguines répétées sur l'évolutions du paludisme thérapeutique dans la paralysie générale. Bull. Soc. méd. Hôp. Paris, III.s. 56, 339—343 (1941). — Lamater, E. D. de, V. R. Saurino and Fr. Urbach: Studies on the immunology of spirochetoses. I. Effect of cortisone on experimental spirochetosis. Amer. J. Syph. 36, 127—139 (1952). — Landau, D., I. Kopp, Auguste S. Rose and H. C. Solomon: Penicillintreatment of late neurosyphilis one to five year follow-up with special reference to clinical failures. Amer. J. Syph. 33, 357—363 (1949). — Lange, C.: Methods for the examination of spinal fluid. Amer. J. Syph. 23, 638—668 (1939). — Lange, C., and A. H. Harris: Interpretation of findings in the cerebrospinal fluid, dementia paralytica formula and necessity of its quantitative differentiation. Arch. Neurol. Psychiat. (Chicago) 53, 116—124 (1945). — Role of the laboratory in the prevention irreparable injury in neurosyphilis. Amer. J. publ. Hlth 41, 168 (1951). — Lange, E.: Kritische Darstellung der Behandlungserfolge bei syphilitischen Erkrankungen des Zentralnervensystems. Psychiat. Neurol. med. Psychol. (Lpz.) 6, 44 (1954). — Lange, J.: Infektiöse Nervenkrankheiten. Syphilis. Das ärztliche Gutachten im Versicherungswesen, herausgeg. von Fischer u. Melmeus, Bd. III, S. 973. Leipzig: Johann Ambrosius Barth 1939. — Lange, O.: Vorklinische Syphilis nervosa. Beitrag zur Prophylaxe der nervösen Syphilis beim Studium des Liquor cerebrospinalis. Diss. Sao Paulo 1938. 151 S. [Portugiesisch.] — Langer, E., u. E. Sperling: Die Häufigkeit der Spätlues. Z. Haut- u. Geschl.-Kr. 11, 47—53 (1951). — Langworthy, O. R., and L. C. Kolb:

Meningo-vascular syphilis of the Cord, Brown-Sequard syndrome. Internat. Chir. Sci. 47, 103—117 (1937). — LAPEYSSONWIE, L.: Ces réactions sérologiques dans le liquide céphalorachidien des trypanosomés et suspects de trypanosomiase. Manifestations neurologiques de la syphilis. Ann. méd.-psychol. 111, 500—512 (1953). — LAPIERE, S.: Principaux problèmes sociaux d'actualité dans le domaine de la syphilis. Rev. méd. Liège 10, 417—429 (1955). — Minerva derm. (Torino) 30, 320—329 (1955). — LAPORTE et JOULIA: Traitement rapide par la penicilline de la syphilis acquise récente. Sem. Hôp. Paris Suppl. 3, 21—27 (1952). — LAPORTE, L.: L'état actuel de la lutte antivénérienne. Rev. Prat. (Paris) 1953, 2063—2065. — LAPYCHEF, D. A.: Probleme du virus syphiltique neurotrope special à la lumière des données cliniques. Ann. Mal. vénér. 33, 16—31 (1938). — LASCHE, G.: Short-wave diathermy in neurosyphilis. Med. Bull. Veterans' Adm. (Wash.) 17, 28—30 (1940). — LAURENZI, V. DE: Sulla tabe ad insorgenza acuta. Riv. sper. Freniat. 65, 296—304 (1941). — LAZAROVITS,L.: Katamnestische Untersuchungen über kardiovasculäre und Neurosyphilis. Börgyögy. vener. Szle 10, 67—73 (1956). — LAZO, G. S.: Die Behandlung der hämorrhagischen Salvarsan-Encephalitis. Act. dermo-sifiliogr. (Madr.) 32, 847—852 (1941). [Spanisch.] — LEA-PLAZA, H.: Lues und Nervensystem. Rev. med. Chile 65, 204—275 (1937). [Spanisch.] — LEIFER, W.: Massive arsenotherapy in early syphilis by the continous drip methode. Arch. Derm. Syph. (Chicago) 42, 245—247 (1940). — LEMOINE, A. N.: Hyper-pyrexia in the treatment of ocular syphilis. Arch. phys. Ther. 19, 675—680 (1938). — LEPINAY, DECROP et ROLLIER: Evolution et pronostic de la syphilis de l'indigène marocain. Bull. Soc. franç. Derm. Syph. 135—143 (1951). — LEREBOULLET, J.: Le traitement actuel de la syphilis nerveuse. Rev. Prat. (Paris) 1953, 2039—2048. — LEREBOULLET, P., SAINT-GIRSNS et ISARD: Un cas de tabes hérédosyphilitique chez un enfant de 8 ans. Bull. Soc. Pédiat. Paris 28, 289—291 (1931). — LEROY, A.: Des mesures de protection légale à prendre en faveur des paralytiques généraux améliorés par l'impaludation. Rev. Droit. pénal 10, 339—353 (1930). — LEVADITI, C., et A. MARIE: Etude sur le trépouénce de la paralysie générale. Ann. Inst. Pasteur 1919, Nr. 11. — LEVADITI, C., A. VAISMAN et R. SCHOEN: Recherches experimentales sur la syphilis etude pathogénique de la neurosyphilis. III. Mem. Ann. Inst. Pasteur 56, 481—510 (1936). — Pathogénie de la neurosyphilis. (Inst. Pasteur et Inst. Alfred Fournier, Paris.) C. R. Soc. Biol. (Paris) 122, 734—736 (1936). — LEVADITI, C., A. VAISMAN et G. STROESCO: Virulence du system nerveux au cours de la syphilis experimentale cliniquement inapparente. Bull. Acad. Méd. (Paris) III. s. 117, 509—520 (1937). — LEVY, H. A.: Nitroid reaction to tryparsamide. Report of a case. Arch. Derm. Syph. (Chicago) 41, 690—691 (1940). — LEVY, N. A.: Arsphenamine encephalopathy. Arch. Derm. Syph. (Chicago) 42, 814—821 (1940). — LEWIS, B. I.: A clinical psychometric procedure in the recognition of early dementing paresis. Amer. J. Syph. 34, 534—553 (1950). — LHOTSKY, J.: Behandlung der Metalues mit Thyroxin. Čas. Lék. čes. 1937, 2004—2012. [Tschechisch.] — Die Thyroxinbehandlung der metaluetischen Erkrankungen. Wien. klin. Wschr. 1938 II, 849—853. — Weitere Versuche mit der Thyroxintherapie metaluischer Erkrankungen. Wien. klin. Wschr. 1940 II, 894—899. — Kritische Betrachtungen der modernen Neuroluesbetrachtungen. Nervenarzt 22, 228—230 (1951). — LIBERMAN, D. L., and I. SPARK: Ultraviolet irradiation as an adjuvant to the chemotherapy of seroresistant dementia paralytica. Med. Bull. Veterans' Adm. (Wash.) 17, 33—44 (1940). — LITTER, H.: Über die Behandlung der Salvarsan-Encephalitis mit Antistin. Ärztl. Wschr. 1950, 24—26. — LÜTHY, F.: Liquor cerebrospinalis. In Handbuch der inneren Medizin, 4. Aufl., Bd. V/1. Berlin-Göttingen-Heidelberg: Springer 1953. — LÜTZENKIRCHEN, A.: Rationelle Behandlung der Salvarsan-Dermatitis. Medizinische 1952, 1186—1188. — LUNDT, V.: Taboparalyse bei einer Kranken mit Lues congenita. Schles. Derm. Ges. Breslau, Sitzg 22. 4. 1939. Zbl. Derm. 62, 458 (1939).

MADSEN, J.: Über die Bedeutung der frühzeitigen Fieberbehandlung der dementia paralytica. Hospitalstidende 1934 I, 481—491. — Über die Behandlung der Lues cerebrospinalis. Ugeskr. Laeg. 1941, 1419—1422. — Neuroluesbehandlung I, Malariabehandlung. Nord. psykiat. Medlemsbl. 3, 84—93 (1949). — Malaria-Therapie. Acta psychiat. (Kbh.) Suppl. 60, 13—23 (1951). — MAGOUN, H. W.: Siehe auch E. A. SPIEGEL, Progress in neurology and psychiatrie. New York: Grune & Stratton 1952. — MAGOUN, H. W., and L. L. MAYER: Pupillary light reflex after lesions of post. commiss. in cat. Amer. J. Ophthal. 18, 624 (1935). — MAGOUN, H. W., and S. W. RAMSON: Loss of pupillary light reflex resulting from lesions in region of posterior commissure. Proc. Soc. exp. Biol. (N.Y.) 31, 183 (1933). — MAIER, SEB.: Behandlung der Nervensyphilis mit Penicillin. Med. Wschr. 4, 164—166 (1950). — MANDL, A., u. O. SPERLING: Die Fieberbehandlung mit Pyrifer bei Nervenkrankheiten. Med. Klin. 1932 I, 620—624. — MANN, L.: Klinik der Tabes. In BUMKE-FÖRSTERS Handbuch der Neurologie, Bd. XII, Teil I, S. 536. Berlin: Springer 1935. (Zusammenfassende Arbeit.) — MARCHINI, E.: Die kombinierte Behandlung der Metalues mit Penicillin und Lyssa-Vaccine nach der Methode von TOMMASI. Minerva derm. (Torino) 28, 237—251 (1953). — MARCHIONINI, A.: Der gegenwärtige Stand der Liquordiagnostik bei Syphilis. Med. Welt 1938, 518. — MARGARETTEN, J.: Syndroms of the anterior spinal artery. J. nerv. ment. Dis. 58, 127 (1923).

Margulis, M. S.: Über syphilitische Polyneuritis. Dtsch. Z. Nervenheilk. 115 (1930). — Martin, J. P.: The treatment of neurosyphilis with penicillin. Brit. Med. J. 1948, No 4558, 922—926. — Massias, Ch.: Ly syphilis nerveuse chez les indiènes d'Indochine. Syphilis dite exotique et manifestations nerveuses. Ann. Derm. Syph. (Paris) 6, 97—117 (1935). — Mathon, K.: Ein Fall von luetischer spinaler Pachymeningitis, durch Operation geheilt. Neurol. psychiat. čsl. 4, 1—4 (1941). — Matras, A.: Zur Frage der Liquorveränderungen bei Frühlues. Verh. 9. internat. Kongr. Derm. 2, 881—886 (1936). — Mayer, L.: The tryparsamid therapie of neurosyphilis and atrophy of the optic nerve. J. Amer. med. Ass. 109, 1793—1796 (1937). — Mayr, Jul.: Zur Begutachtung in der Dermato-Venerologie. III. Paralyse als WDB. Med. Mschr. 4, 615—616 (1950). — Meggendorfer, F.: Über den Ablauf der Paralyse. Z. ges. Neurol. Psychiat. 63, 9 (1921). — Über die Rolle der Erblichkeit bei der Paralyse. Z. ges. Neurol. Psychiat. 65, 18 (1921). — Die Rolle der Konstitution bei der Spätlues des Nervensystems. Dtsch. Z. Nervenheilk. 139, 157 (1936). — Meneghini, C. L., u. I. Sanguineti: Über die Anwendung des Chloramphenicols bei Neurolues. G. ital Derm. Sif. 92, 484—496 (1951). — Menninger, W. C., and M. Grotjahn: Familial neurosyphilis of dementia paralytica type. Arch. Neurol. Psychiat. (Chicago) 39, 343—353 (1938). — Merritt, H. H., and M. Moore: The Argyll-Robertson pupil. An anat. physiolog. explanation of the phaenomen with a survey of its occurrence in neurosyphilis. Arch. Neurol. Psychiat. (Chicago) 30, 357—373 (1933). — Acute syphilitic meningitis. Medicine (Baltimore) 14, 119—183 (1935). — Meyer, H. H.: Die Penicillinbehandlung der progressiven Paralyse. Nervenarzt 23, 41—42 (1952). — Miescher, G.: Neuere in- und ausländische Ergebnisse auf dem Gebiet der Therapie der Haut- und Geschlechtskrankheiten. Dermatol.-Tagg in Hamburg vom 24. bis 26. 9. 1948. — Miescher, G., u. H. Brenn: Erfahrungen über die Penicillinbehandlung bei Neurolues. Schweiz. med. Wschr. 1952, 917—923. — Mills, C. H.: Routine examination of the cerebrospinal fluid. Brit. med. J. 24, 527 (1927). — Mitze, A.: Zur Behandlung der seroresistenten Lues latens und der Lues cerebrospinalis. Z. Haut- u. Geschl.-Kr. 1, 8—13 (1954). Montel, R.: Die sog. exotische Syphilis bei den Annamiten in Cochinchina. Bull. Soc. Path. exot. 35, 132—150 (1942). — Moore, J. E.: Penicillin in syphilis. Springfield-Ill.: Ch. C. Thomas 1946. — Penicillin treatment of syphilis. Hautarzt 2, 83—90 (1951). — The effect, of adrenocortical hormones on the lightning pains and visceral crises of Tabes dorsalis with some remarks on the pathogenesis of Tabes dorsalis. Amer. J. Syph. 37, 226—231 (1953). — Moore, Merill: Acute meningitis syphilitica. J. nerv. ment. Dis. 79, 320—322 (1934). — Moragues, V., and J. P. Wyatt: Fatal hemoglobinuric nephrosism following intrathecal penicillin in neurosyphilis. Amer. J. Syph. 34, 177 (1950). — Morejnis, I., E. Orečkin u. M. Chorošin: Über einige biologische und soziale Faktoren in der Pathogenese der Neurolues. Trudy 3. vces. S-ezda Bořba vener. Bol. 1932, 49—52. — Morel, F., et R. Duman: Etude numerique de la macroglie, de la microglie et de l'oligodendroglie dans la paralysis générale. Quantitative Untersuchung der Makro-Mikro- und Oligodendroglia bei der Paralyse. Schweiz. Arch. Neurol. Psychiat. 46, 276—287 (1941). — Morel-Lavallée: Zit. bei F. Jahnel. — Mras, F.: Liquordiagnostik bei Syphilis. Mitt. Volksgesundh.-Amt Wien 1926, 211. — Mucha, V., u. V. Satke: Über Liquorveränderungen bei Lues. Arch. Derm. Syph. (Berl.) 142, 6 (1923). — Müller, A.: Syphilis, Metasyphilis. Eine medizinisch-anthropologische Synthese. (Geleitw. von v. Gebsattel.) Stuttgart: Hippokrates-Verlag 1955. — Müller, M. R., u. M. Schacherl: Zit. bei H. Demme, Die Liquordiagnostik, 2. Aufl. München u. Wien: Urban & Schwarzenberg 1950. — Müller, W.: Tertiäre Luesnarben und Lues des Zentralnervensystems. Frankfurt. Dermat. Ver.igg, Frankfurt a. Main, Sitzg vom 18. I. 1938. — Mulzer, D.: Experimentelle Syphilis. In Handbuch der Haut- und Geschlechtskrankheiten, Herausgeb. Jadassohn, Bd. XV, S. 115. Berlin: Springer 1927.

Nagasaka-Gozzano, G.: Siehe E. A. Spiegel u. Nagasaka-Gozzano. — Nayrac, P., B. Warembourg u. J. Vandecasteele: Die Syphilis des Kleinhirns. Rev. méd. 54, 163 (1937). — Needles, R. J.: Effect of endemic malaria on the incidence of neurosyphilis. Arch. Neurol. Psychiat. (Chicago) 34, 618 (1935). — Nicol, W. D.: Neuro-syphilis and its treatment. J. ment. Soc. Rec. Progr. Psychiatry 2, 443—471 (1950). — Progressive Paralyse. Brit. J. vener. Dis. 32, 9—16 (1956). — Nicol, W. D., and M. Whelen: Penicillin in the treatment of neurosyphilis. Brit. J. vener. Dis. 27, 132 (1951). — Nielsen, J. P.: Follow-up of syphilitics. Late manifestations in 467 male patients with early syphilis followed for 29—36 years. Acta derm.-venereol. (Stockh.) 30, 507—511 (1950). — Nonne, M.: Syphilis und Nervensystem, 5. Aufl. Berlin: Springer 1924. — Altes und Neues über Lues und Nervensystem. Ber. phys.-med. Ges. Würzburg, N.F. 62, 26 (1939). — Persönliche Erinnerungen an die Frühzeit der Neurolues-Forschung. Hautarzt 3, 314—316 (1952). — Nygren, B.: Eine statistische Untersuchung positiver Proben mit serolog. Luesreaktionen. Svenska Läk.-Tidn. 1054, 1204—1208. [Schwedisch.]

Odenbach, G. G.: Zur Penicillinbehandlung der Neurolues. Münch. med. Wschr. 1952, 245—252. — Oehlecker, F.: Beziehungen zwischen tertiärer Lues und Tabes dorsalis insbesondere bei der Begutachtung. Zbl. Chir. 1941, 970—977. — Okuno, Y.: Statistische

Beobachtung über die Dementia paralytica. Hihu-to Hitunyo 7, 19—24 (1939). — OLANSKY, S., ST. H. SCHUMAN, J. J. PETERS, C. A. SMITH u. D. S. RAMBO: Unbehandelte Syphilis bei männlichen Schwarzen. Zwanzig Jahre klin. Beobachtung von unbehandelten Syphilitikern und Nichtsyphilitikern. J. chron. Dis. 4, 177—185 (1956). — O'LEARY, P.: Present-day status of the treatment of neurosyphilis. J. Amer. med. Ass. 109, 1163—1166 (1937). — Non specific treatment of syphilis. Indian J. vener. Dis. 5, 202—211 (1938). — O'LEARY, P. A., H. N. COLE, J. E. MOORE, J. H. STOKES, U. J. WILE, TH. PARRAN, LIDA J. USILTON and R. A. VONDERLEHR: Cooperative clinical studies in the treatment of syphilis. Asymptomatic neurosyphilis. Arch. Derm. Syph. (Chicago) 35, 387—401 (1937). — O'LEARY, P. A., H. N. COLE, J. E. MOORE, J. H. STOKES, U. J. WILE, TH. PARRAN, R. A. VONDERLEHR and LIDA J. USILTON: Tabes dorsalis: Cooperative clinical studies in the treatment of syphilis. Arch. Derm. Syph. (Chicago) 38, 692—704 (1938). — O'LEARY, P. A., H. N. COLE, J. H. MOORE, U. J. STOCKES, TH. P. WILE, R. A. VONDERLEHR and L. J. USILTON: Asymptomatic neurosyphilis. Coopeativ clinical studies in the treatment of syphilis. Arch. Derm. Syph. (Chicago) 35, 387—401 (1937). — Tabes dorsalis: cooperative clinical studies in the treatment of syphilis. Arch. Derm. Syph. (Chicago) 38, 692—704 (1938). — O'LEARY, P. A., W. L. BRUETSCH, FR. G. EBAUGH, W. M. SIMPSON, H. C. SOLOMON, ST. L. WARREN, R. A. VONDERLEHR, LIDA J. USILTON and I. V. SOLLINS: Malaria and artificial fever in the treatment of paresis. J. Amer. med. Ass. 115, 677—681 (1940). — O'LEARY, P. A., u. R. R. KIERLAND: Die orale Behandlung der Syphilis mit Aureomycin. Hautarzt 1, 243—248 (1950). — ORBAN, A., and E. RAJKA: Nachuntersuchung behandelter Syphilisfälle mit besonderer Berücksichtigung der Neurosyphilis. Verh. 3. Internat. Neurol. Kongr., S. 624—634, 1939. — ORLANDO, R.: Investigationes sobre neurosifilis. Buenos Aires Minist. de Salud Publ. de la Nac. 1951. 173 S. — ORLANDO, R., y M. ARNDT: Notas para la practica en neurosifilis. Sintesis y conclusiones derivadas del estudio clinico, anatomopatologico y terapeutico sobre 1000 enfermos de neurosifilis. Pren. méd. argent. 1953, 584—587. — ORTIZ, A. T.: Die Zytologie des Liquors nach intrathekaler Injektion verschiedener Substanzen. V. Penizillin. Laboratorio (Granada) 11, 319—325 (1951).

PADGET, P.: Langfristige Beobachtungen der Behandlungserfolge früher Syphilis. Amer. J. Syph. 24, 692—731 (1940). — PALEARY, ANT.: Processo cerebrale luetico a rapida risoluzione. Raperto encefalografico prima e dopo la terapia. Rapide Rückbildung einer luetischen Hirnaffektion. Encephalographischer Befund vor und nach der Behandlung. Policlinico, Sez. prat. 1938, 525—533. — PALICH-SZANTO, O.: Veränderungen am Augenhintergrund bei Lues mit besonderer Berücksichtigung der Lues latens. Klin. Mbl. Augenheilk. 123, 208—223 (1953). — PARISI, P.: Über eine mutmaßliche Schutzwirkung des Penicillins bei den Arsenobenzol-Intoxikationen. Minerva derm. (Torino), Coll. Monogr. Nr 1, 100 (1951). — PASTINSKY, I., u. L. VAMOS: Die Wirkung der Antihistaminica auf die Jarisch-Herxheimersche Reaktion. Börgyögy. vener. Szle 27, 76—78 (1951). — PATKANJAN, K. G.: Ascorbinsäure und Vitamin B1 im Urin von Syphilitikern. Vestn. Venerol. H. 1, 25—29 (1953). — PATTERSON, J. L., A. HEYMAN, R. JONES and F. T. NICHOLS: Hirnblutstrom und Stoffwechsel bei Neurosyphilis. Amer. J. Syph. 35, 301 (1951). — PAULIAN, D.: Über den feinen Wirkungsmechanismus der Malariatherapie in den Veränderungen hämato-meningealer Schranken. Wien. med. Wschr. 1937 I, 264. — Le rôle du parasite de la malaria dans la thérapie. Arch. Neurol. (Bucureşti) 2, 159—162 (1938). — Über seltene Formen der Syphilis des Nervensystems. Wien. klin. Wschr. 1938 I, 161—165, 197—201. — La relation entre le facteur hérédité et les affections nerveuses de la syphilis. Arch. Neurol. (Bucureşti) 2, 173—175 (1938). — PAULIAN, D., I. BISTRICEANU et V. IONESCU: Syndrome hémiplégique gauches avec des lésions multiples de thrombartérite syphilo-gommeuse cérébrale et hémorragies miliaires dans un cas de syphilis latente. Ann. Mal. vénér. 32, 537—543 (1937). — PAULIAN, D., C. FORTUNESCU et M. TUDOR: Contributions statistiques sur la malaria thérapie dans la syphilis nerveuse. Bull. Soc. Psychiat. Bucureşti 1, 78—90 (1936). — PAULIAN, D., et M. TUDOR: La frequence de la neurosyphilis et la biologie sociale. Arch. Neurol. (Bucureşti) 4, 172—186 (1940). — PERIN, L.: Accidents cérébraux mortels chez un ancien syphilitique traité par 10 penicilline à l'occasion d'une infection pulmonaise intercurrente etc. Bull. Soc. franç. Derm. Syph. 62, 274—276 (1955). — PERIN, L., R. SISSMANN, J. SENHOR et A. CHERTIER: Erytheme penicillinique du 11e jour. Bull. Soc. franç. Derm. Syph. 57, 533—534 (1950). — PERLO, V. P., A. S. ROSE, L. R. CARMEN and H. C. SOLOMON: The treatment of neurosyphilis — one to six-year follow-up patients treated with penicillin at the Boston psychopathic hospital. Comparison of results with penicillin alone and combined penicillin-malaria therapy. Amer. J. Syph. 35, 559 (1951). — PERO, C.: Gumma primitiva del midollo cerebrale con sindrome di Brown-Sequard. Riv. Neurol. 13, 73—93 (1940). — PETERS, E.: The spinal fluid in Erb's syphilitic spinal spastic paraplegia. Amer. J. Syph. 25, 72—76 (1940). — PETERS, G.: Pathogenes und Klinik der Salvarsanschäden des ZNS. Nervenarzt 18, 66—71 (1947). — PETERSEN, W. F.: The significance of the America distribution of tabes and paralysis. Amer. J. Syph. 18, 75—91 (1934). — Syphilis and climate. Urol. cutan. Rev. 44, 522—527 (1940). — PETTE, H.: Der Einfluß der verschiedenen Formen antisyphilitischer Behandlung auf das Entstehen der metaluetischen Erkrankungen. Dtsch. Z. Nervenheilk. **67**, 151 (1921). — Über akute fieberhafte luische Cerebrospinalmeningitis. Dtsch. Z. Nervenheilk. **68/69**, 299 (1921). — Klinische und anatomische Beiträge zur Frage der syphilitischen Ätiologie pallidostriärer Syndrome. Dtsch. Z. Nervenheilk. **77/78**, 256 (1923). — Der heutige Stand der Pathogenese und Therapie der Neurolues. Wien. klin. Wschr. **1923**, Nr 8. — Über Frühsyphilis des ZNS. Z. ges. Neurol. Psychiat. **92**, 346 (1924). — Über den Eisengehalt der Hirnrinde und der Meningen bei syphilitischer Erkrankung des ZNS. Münch. med. Wschr. **1939**, 894. — Der heutige Stand der Pathogenese und Therapie der Neurolues. Med. Klin. **1939 I**, 665—668, 707—710. — PIETRAVALLE, G.: Die sogenannten kolloidalen Reaktionen des Liquors in der prähumoralen Periode der Lues beim Menschen und in der experimentellen Reinfektion beim Kaninchen. Dermosifilografo **25**, Suppl., 637 (1951). — PINTUS, G.: Über die intradermale Behandlung mit Penicillin bei der Neurolues. Sist. nerv. **1**, 16 (1949). — PLAUT, F.: Paralysestudien bei Negern und Indianern. Berlin: Springer 1926. — Die Reizkörpertherapie der Paralyse, humorale Beeinflussung und biologische Probleme. Allg. Z. Psychiat. **95**, 360—380 (1931). — PLAUT, F., u. B. KILM: Die Behandlung der syphilitischen Geistesstörungen. Im Handbuch der Geisteskrankheiten, herausgeg. von BUMKE, Bd. VIII. Berlin: Springer 1930. — PLAUT, F., u. P. MULZER: Die Liquordiagnostik im Dienste der experimentellen Kaninchensyphilis. Münch. med. Wschr. **1922**, 496. — PLAUT, F., P. MULZER u. K. NEUBURGER: Über einige anatomische Veränderungen bei experimenteller Kaninchensyphilis. Münch. med. Wschr. **1922**, 498. — Über die Frage der Impfencephalitis und ihre Beziehungen zur Syphilis. Münch. med. Wschr. **1924**, 1781. — PÖNITZ, K.: Der defektgeheilte Paralytiker. Ergebn. Med. Strahlenforsch. **14**, 613 (1930). — Die paralytische Sprachstörung, ihre klinische Differenzierung und Behandlung. Mschr. Psychiat. **80**, 1—14 (1931). — POOS, F.: Das System der Pupillenstarren in seinen causalgenetischen Zusammenhängen. Arch. Psychiat. Nervenkr. **183**, 493—533 (1950). — POPPI, N.: Riv. Neur. **6**, 535 (1933). Ref. Zbl. ges. Neurol. Psychiat. **73**, 82 (1934). — Il fattore constituzionale nella predisposizione alla tabe e alla paralisi progressiva. Cervello **9**, 95—104 (1930). — PROCHAZKA, K.: Einfluß der Behandlung mit Arsenobenzolen auf den späteren Verlauf der Syphilis. Čsl. Derm. **20**, 17—30 (1940). — PUTKONEN, T., and H. KAJANE: Contamination of cerebrospinal fluid by blood in examinations for neurosyphilis. Ann. Med. intern. Fenn. **40**, 28 (1951).

RAIZISS, G. W., and M. SEVERAC: Experimental chemotherapie and the destruction of Spirochaeta pallida in the brain. J. Chemother. **11**, 2—8 (1934). — RAMSON, S. W.: Siehe H. W. MAGOUN. — RASPONI, L., u. L. GIGLI: Die Schutzfunktion des Streptomycin auf die Arsenobenzolintoxication. Dermatologia **3**, 35—38 (1952). — RAVAUT, P.: Une nouvelle syphilis nerveuse, ses formes cliniquement inapparentes. Paris: Masson & Cie 1934. — RAVITCH, M. M., T. W. FARMER and B. DAVIS: Use of blood donors with positive serologic tests for syphilis, with a note on the disappearence of passively transferred reagin. J. clin. Invest. **28**, 18 (1949). — RAYPORT, M.: Mit Penicillin und Piromen behandelte Erb'sche syphilitische Spinalparalyse. Neurology (Minneap.) **4**, 515—524 (1954). — REDLICH, E.: Die Pathologie der tabischen Hinterstrangerkrankungen. Jena: Gustav Fischer 1897. — REESE, H. H.: The tabes dorsalis of today. J. nerv. ment. Dis. **116**, 1109—1115 (1952). — REESE, H. H., and R. E. HODGSON: Tabes dorsalis and Vit. B deficiency. Urol. cutan. Rev. **43**, 56—58 (1939). — REIN, CH. R., and G. H. KONSTANT: Besondere diagnostische und therapeutische Syphilisprobleme. Amer. J. Syph. **36**, 301—308 (1952). — REISNER, H.: Über die sogenannte Salvarsanencephalitis. Dtsch. Z. Nervenheilk. **155**, 167 (1943). — REJSEK, B., u. V. PROCHAZKA: Eine Syphilisepidemie durch denselben Virus verursacht. (Beitrag zum Studium des neurotropen Virus.) Ann. Mal. vénér. **31**, 417—421 (1936). — RENZETTI, G.: Polyradiculoneuritis luetica mit albumino-cytologischer Dissoziation nach Guillain-Barre und aufsteigendem Verlaufe. Rev. neurol. **13**, 211—226 (1940). [Italienisch.] — REYMANN, F. E.: Sind 9 Tage-Erythem und hämorrhagische Encephalitis bei mit Arsenpräparaten behandelten Patienten Teilerscheinungen desselben Syndroms? Amer. J. Syph. **34**, 468—475 (1950). — REYMANN, F. E., P. SOBYE, E. GILG, M. SCHWARZ u. H. BRODTHAGEN: ACTH-Behandlung von Gold- und Salvarsandermatitis. Acta derm.-venereol. (Stockh.) **32**, 131—135 (1952). — REYNOLDS, F. W.: Penicillin in the treatment of neurosyphilis. Ann. intern. Med. **26**, 393—404 (1947). — RICHTER, H.: Tabes. In BUMKE-FÖRSTERS Handbuch der Neurologie, Bd. XII, S. 443. Berlin: Springer 1936. — RIEBELING, C.: Der Liquor in verschiedenen Lebensaltern mit besonderer Berücksichtigung des Rückbildungs- und Greisenalters. Z. ges. Neurol. Psychiat. **167**, 133—146 (1939). — Die Bedeutung der Liquorbehandlung für die Behandlung der Syphilis. Derm. Wschr. **1941**, 109—113. — Zur Kontrolle der Liquorsanierung bei der Therapie der Paralyse mit Hilfe der Salzsäure-Collargol-Reaktion. Nervenarzt **14**, 70—76 (1941). — RISER, GLEIZES, RASCOL, RIBAUT et SAINT MARC: La therapie de la syphilis nerveuse. Bull. Soc. méd. Hôp. Paris, Ser. IV **71**, 496—501 (1955). — RISER, LAVITRY, GLEIZES et RIBAUT: De la syphilis nerveuse. Bull. Soc. méd. Hôp. Paris, Ser. IV, **69**—73 (1953). — RISSEL, E., u. F. WEWALKA: Zur Frage des Ikterus bei der antiluetischen

Behandlung. Wien. klin. Wschr. **1952**, 138. — Rivers, E., C. A. Smith u. D. S. Rambo: Siehe St. H. Schuman. — Roeder, F., u. O. Rehm: Die Zerebrospinalflüssigkeit. Berlin: Springer 1942. — Roger, H., J. Alliez u. J. Cain: Syphilis und Geistesstörungen. Auf Grund 30jähriger Erfahrungen an der Nervenklinik. Soc. franç. Derm. Syph. 1951, 41—45. — Roger, H., u. J. Pellegrin: Die Tabes. Rückblick auf 30 Jahre nach den Beobachtungen der Nervenklinik. Soc. franç. Derm. Syph. **1951**, 35—40. — Rosahn, P. D.: Fatal hemorrhagic encephalitis following arsenical treatment of syphilis. Report of two cases with autopsy findings. Urol. cutan. Rev. **44**, 488—493 (1940). — Unknowns in the biology of syphilitic infection. Amer. J. Med. **5**, 631 (1948). — The adverse influence of syphilitic infection on the longevity of mice and man. Arch. Derm. Syph. (Chicago) **66**, 547—568 (1952). — Rose, A. S., and L. R. Carmen: Clinical follow-up studies on 130 cases of long standing paretic neurosyphilis treated with penicillin. Amer. J. Syph. **35**, 278—283 (1951). — Rose, A. S., and H. C. Solomon: Neurosyphilis. Review of psychiatr. progress 1947. Amer. J. Psychiat. **104**, 470—473 (1948). — Rotter, W., u. L. Wagner: Über eine tödliche Purpura cerebri bei einem Fall Penicillin-behandelter konnataler Syphilis. Zbl. allg. Path. path. Anat. **89**, 137 (1952/53). — Rottmann, A.: Kobratoxin in der Behandlung der Neurolues. Wien. med. Wschr. **1938 II**, 1257—1261.

Salarrullana, F. L.: Besserung der Tabesschmerzen und Negativierung des Wassermann durch Penicillin. Act. dermo-sifiliogr. (Madr.) **38**, 621—622 (1947). — Saethre, H.: Über atypische Formen von Paralyse. Acta psychiat. (Kbh.) **8**, 23 (1933). — Samson, K.: Die Liquordiagnostik. Ergebn. inn. Med. Kinderheilk. **41**, 533 (1931). — Sarbó, A. v.: Syphilitische Erkrankungen des ZNS. In Bumke-Försters Handbuch der Neurologie, Bd. XII, S. 252—442. Berlin: Springer 1935. — Schacherl, M.: Lues des Zentralnervensystems. Wien. klin. Wschr. **33**, 1018—1021 (1932). — Die Behandlung der Neurolues mit Ausnahme der Tabes und der Paralyse. Nervenarzt **6**, 351—361 (1933). — Schaffer, K.: Bemerkungen zur Histopathologie der Tabes. Z. ges. Neurol. Psychiat. **67**, 222—231 (1921). — Schallinger: Zit. bei Demme, Die Liquordiagnostik. München u. Wien: Urban & Schwarzenberg 1950. — Schaltenbrand, G.: Die Nervenkrankheiten. Stuttgart: Georg Thieme 1951. — Scheid, W.: Über Liquorveränderungen nach der Lumbalpunktion. Zugleich ein Beitrag zur Frage der postpunktionellen Beschwerden. Z. ges. Neurol. Psychiat. **163**, 398—431 (1938). — Liquorbefunde nach Lumbal- und Zysternalpunktion. Klin. Wschr. **1939 II**, 1575—1578. — Untersuchungen über den Zerfall der Liquorzellen in vitro. Dtsch. Z. Nervenheilk. **152**, 170—201 (1941). — Über sog. Präparalysen. Ein Beitrag zur Frage der Spezifität des Liquor-Paralysesyndroms. Nervenarzt **14**, 289 (1941). — Gastrische Krisen und organische Prozesse der Oberbauchorgane. Nervenarzt **18**, 118—127 (1947). — Zur prognostischen Wertigkeit normaler Liquorbefunde während der Spätlatenz der Lues und bei Tabikern. Nervenarzt **20**, 154—159 (1949). — Scherer, H. J.: Vergleichende Pathologie des Nervensystems der Säugetiere. Leipzig: Georg Thieme 1944. — Schilder, P.: Studien zur Psychologie und Symptomatologie der progressiven Paralyse. Berlin: S. Karger 1930. — Schinko, H., u. H. Tschabitscher: Der Gamma-Quotient als Ausdruck der Relation Liquor- zu Serum-Gamma-Globulin. Wien. klin. Wschr. **69**, 705 (1957). — Schliephake, E.: Hyperthermie durch Kurzwellen. Dtsch. med. Wschr. **1938 I**, 371—372. — Schlossberger, H.: Über die experimentelle Erforschung der Neurosyphilis. Dtsch. med. Wschr. **119**, 650—654 (1947/48). — Schlossberger, H., u. H. Brandis: Über Spirochätenbefunde im Zentralnervensystem (Nervensyphilis) mit besonderer Berücksichtigung der syphilitischen Erkrankungen. In Handbuch det speziellen pathologischen Anatomie und Histologie (Henke-Lubarsch), Bd. XIII, Teil 2, S. 1040. Berlin-Göttingen-Heidelberg: Springer 1958. — Schmidt, C., u. H. Matiar: Das quantitative Verhältnis der Serum- und Liquorproteine. Dtsch. Z. Nervenheilk. **174**, 443 (1956). — Schmidt, H.: Fortschritte der Serologie, 2. Aufl. Darmstadt: Steinkopff 1955. — Schmidt, W. H.: Evaluation of fever therapie after sex years experience. Arch. phys. Ther. **19**, 457 bis 462 (1938). — Schmitt, W.: Das Verhalten der Rückenmarksflüssigkeit vom Primäraffekt bis zur progressiven Paralyse. Dtsch. Gesundh.-Wes. **4**, 874 (1949). — Schönbauer, L.: Über den Wert der Sympathektomie zur Behandlung tabischer Krisen. Langenbecks Arch. klin. Chir. **160**, 175—178 (1930). — Schönfeld, W.: Über den Zusammenhang von Haut- und Liquorveränderungen bei Syphilis, insbesondere bei Alopecia specifica und Leukoderma syphiliticum. Derm. Wschr. **68**, 259 (1919). — Schooch, M. A.: Über Zusammenhänge zwischen tertiärer Lues-Arznei-Intoleranzen, Neurorezidiven und progressiver Paralyse. Mschr. Psychiat. Neurol. **102**, 221—235 (1940). — Schuermann, H.: Über das Syndrom des Geschlechtskrankenwahns. Hautarzt **3**, 296—298 (1952). — Schulte, H.: Otologische Befunde und klinische Typen bei der Halluzinose der Paralytiker. Psychiat.-neurol. Wschr. **1931 I**, 145—148. — Schuman, St. H., S. Olansky, E. Rivers, C. A. Smith and D. S. Rambo: Unbehandelte Syphilis bei männlichen Negern. Hintergrund und augenblicklicher Stand der Tuskeges-Studie. J. chron. Dis. **2**, 543—558 (1955). — Schümann, W.: Zur Frage der Penizillinbehandlung der Syphilis. Dtsch. Gesundh.-Wes. **7**, 594—599 (1952). — Schwartz, W. F.: Syphilis of the central nervous system with thrombosis of the anterior chorioid artery. Arch. Derm. Syph. (Chicago) 37, 871 (1938). — SCHWARZ, H.: Ergebnisse mehrfacher Fieberbehandlung bei progressiver Paralyse. Psychiat.-neurol. Wschr. 1931 I, 145—148. — SCHWOB, R. A., and PH. SEE: Traitement des douleurs et des crises gastriques du tabes par des injections intraarachnidiennes d'eau destillée. Bull. Soc. méd. Hôp. Paris, Ser. IV 58, 804—806 (1952). — SCOTT, V., R. W. MAXWELL u. J. SKINNER: Die Jarisch-Herxheimersche Reaktion bei Spätsyphilis. Wahrscheinliche Todesfolgen nach Penicillin. J. Amer. med. Ass. 139, 139—220 (1949). — SCOTTI-FOGLIENI, L.: Die Arsenpräparate bei der Behandlung der nervösen Lues. Ihr Wirkungsmechanismus. G. ital. Derm. Sif. 81, 865—872 (1940). [Italienisch.] — SEELERT, F.: Verbindung endogener und exogener Faktoren in dem Symptomenbild und der Pathogenese von Psychosen. Berlin: Karger 1919. — SELZER, H.: Untersuchungen über pathologische Manifestationen bei 52 Paralytikern von ihrer Lues-infektion. Note Psichiat. (Pesaro) 66, 5—28 (1937). [Italienisch.] — SENFF, A. F.: Poly-neuritis bei inaktiver Tabes. Med. Rdsch. (Mainz) 1, 49—50 (1947). — SEZARY, A.: Le traite-ment de la paralysie générale par le stovarsol sodique. Bull. méd. (Paris) 85, 136—139 (1935). — Lues des Nervensystems. Ihre allgemeine Pathologie, Therapie und Prophylaxe. [Französisch.] Paris: Masson & Cie 1938. 286 S. u. 28 Abb. — Les échées du traitement pro-phylatique de la syphilis nerveuse et la curabilité de la syphilis. Bull. Soc. franç. Derm. Syph. 47, 127—131 (1940). — SEZARY, A., J. HOREAU et A. DURUY: Paralysie générale après un traitement prophylactique intensif et prolongue, mais tardif. Bull. Soc. franç. Derm. Syph. 48, 137—138 (1941). — SHAFFER, B., and H. A. SHENKIN: Fatal Herxheimer-Reaction following penicillin therapie. Report of a case of syphilitic pachy leptomeningitis in the rabbit. Amer. J. Syph. 34, 78—82 (1950). — SHAW, C.: Neurosyphilis and late syphilis of skin, mucous membranes and bones. Arch. Derm. Syph. (Chicago) 42, 456—460 (1940). — SHEPPECK, M. L., and L. E. WEXBERG: Toxic psychosis associated with administration of quinacrine. Arch. Neurol. Psychiat. (Chicago) 55, 489 (1946). — SIKORSKI, H.: Die Behand-lung der Syphilis mit Spirotrypan. Dtsch. med. Wschr. 1952, 214—215. — SILBERMANN, M., u. R. SINGER: Über die Metaluesbehandlung bei Kreislaufkranken. Wien. klin. Wschr. 1937 I, 357—361. — SIMKO, A.: Zur Frage der Jarisch-Herxheimerschen Reaktion bei Peni-cillinbehandlung der Neurolues. Psychiat. Neurol. med. Psychol. (Lpz.) 7, 145—149 (1955). — SIMON, A., u. S. BERMAN: Syphilitische Polyneuritis eine klinische Einheit. Arch. Neurol. Psychiat. (Chicago) 42, 273—285 (1939). — SMITH, J. R., and R. FRANK: Late congenital syphilis. A study of results of treatment in 267 patients. Bull. Johns Hopk. Hosp. 53, 231 bis 245 (1933). — SOLOMON, H. C., I. KOPP and A. S. ROSE: Temperature swing in the treatment of general paresis. Hypohyperthermia method. Amer. J. Syph. 25, 96—102 (1941). — SOLOMON, H. C., A. S. ROSE and R. E. ARNOT: Elektric shock therapy in general paresis. J. nerv. ment. Dis. 107, 377 (1948). — SPATZ, H.: Zur Eisenfrage, besonders bei progressiver Paralyse. Zbl. ges. Neurol. Psychiat. 27, 171 (1921). — Über den Eisennachweis im Gehirn. Z. ges. Neurol. Psychiat. 77, 621 (1922). — Eine anatomische Schnelldiagnose der Progressiven Paralyse. Münch. med. Wschr. 1922, 1376. — Das Lues-cerebri-Paralyse-Problem und die pathogen. Bedeutung des Ausbreitungsweges. Schweiz. Arch. Neurol. Psychiat. 16, 153—154 (1925). — Zur Pathologie und Pathogenese des Hirnlues und der progressiven Paralyse. Z. ges. Neurol. Psychiat. 101, 644 (1926). — SPIEGEL, M. A.: Eine physikochemische Untersuchung des Liquors bei der Neurolues. Confin. neurol. (Basel) 2, 1—14 (1939). — SPIEGEL, E. A.: Lokalisation des Argyll-Robertsonschen Phänomens. Wien. klin. Wschr. 38, 189 (1925). — Experimental research in ophthalmoneurology. Confin. neurol. (Basel) 3, 171 (1940). — Progress in neurology and psychiatry. New York: Grune & Stratton 1952. — SPIEGEL, E. A., and G. NAGASAKA: Experimentalstudien am Nervensystem. Virchows Arch. ges. Physiol. 215, 120 (1926). — SPIEGEL, E. A., and N. P. SCALA: Ocular disturbances associated with experiment. lesions of mesenceph. central grey matter. Arch. Ophthal. (Chicago) 18, 614 (1937). — Role of cervical sympathetic nerve in light reflex of pupil. Arch. Ophthal. (Chicago) 23, 371 (1940). — SPIEGEL, E. A., and J. SOMMER: Neurology of the eye, ear and throat. New York: Grune & Stratton 1944. — SPIEGEL, E., and M. A. SPIEGEL: Significance of spinal fluid changes in neurologically otherwise normal luetics. Urol. cutan. Rev. 44, 531—532 (1940). — SPIEGEL, L.: Treatment of neurosyphilis with acetarson (Stovarsol) given intra-venously. A preliminary report. Amer. J. Syph. 18, 56—74 (1934). — Congenital syphilis, juvenil general paresis, interstitial keratitis. Arch. Derm. Syph. (Chicago) 41, 167—168 (1940). — SPIEGEL, L., W. LIEFER and H. SARASON: Treatment of neurosyphilis with a new pentavalent arsenical. Aldarsone. Amer. J. Syph. 25, 472—485 (1941). — SPIEGEL, W. F., J. STEWART, N. D. ASEL, E. H. JONES jr., B. LEAVELL and J. THOMSEN: Neurosyphilis: comparativly treated with penicillin and penicillin-malaria. J. invest. Derm. 14, 121—111 (1950). — SPIELHOFF, B.: Die Ergebnisse der Syphilisbehandlung in den Jahren 1910—1930. Arch. Derm. Syph. (Berl.) 169, 290 (1930). — SPIELMAYER, W.: Über Versuche der anato-mischen Paralyseforschung zur Lösung klinischer und grundsätzlicher Fragen. Z. ges. Neurol. Psychiat. 97, 287 (1925). — SPILLMANN, L., P. MICHON u. A. SPILLMANN: Die Ätiologie der progressiven Paralyse und der Tabes als Ausdruck des Alters der Syphilis und ihrer Behandlung. Ann. Mal. vénér. **34**, 343—351 (1938). [Französisch.] — STÄHLI, R.: Akute syphilitische Poliomyelitis anterior. Schweiz. med. Wschr. **1938** I, 690—692. — STAEMMLER, M.: Über syphilitische Myelose. Beitr. path. Anat. **99**, 34—69 (1937). — STANLEY, A. H.: The present status of 181 cases of general paresis four or more years after treatment with malaria. Psychiat. Quart. **6**, 310—313 (1932). — STANOJEVIC, L.: Zum Problem der Paralyse und der Tabes und deren Beziehung zur Syphilis auf dem Balkan. Psychiat.-neurol. Wschr. **1930** I, 329—334. — STEFANETTI, E.: Der luetische Faktor bei der Endocraniosis. J. biol. Chem. **88**, 256—265 (1947). [Italienisch.] — STEPAN, H.: Ein Fall von cerebralem Gumma. Wien. Z. Nervenheilk. **4**, 358—365 (1952). — STEPPERT, A.: Zur Frage der Leberschädigung in der Nachkriegszeit mit besonderer Berücksichtigung der Schäden durch antiluetische Behandlung. Wien. med. Wschr. **1951**, 786—789. — STEINER, G.: Zur Pathogenese der progressiven Paralyse. Arch. Psychiat. Nervenkr. **74**, 457 (1925). — Über Wanderung und Untergang der Spirochaeta pallida im Zentralnervensystem bei progressiver Paralyse. Z. ges. Neurol. Psychiat. **134**, 556 (1931). — Pontine Herdreaktion nach Lumbalpunktion. Nervenarzt **4**, 94—96 (1931). — Krankheitserreger und Gewebsbefund bei progressiver Paralyse. (Pathogenese des Markscheidenzerfalles.) Z. ges. Neurol. Psychiat. **131**, 632—673 (1931). — STERN, E.: Zur Diagnostik der hereditären Lues in der Neuropsychiatrie des Kindesalters. Z. Kinderpsychiat. **2**, 2—7 (1935). — STERN, F.: Begutachtung organischer Nervenkrankheiten. Ref. Zbl. ges. Neurol. Psychiat. **58**, 394 (1931). — STERN, K.: Über körperliche Kennzeichen der Disposition zur Tabes. Wien: Franz Deuticke 1912. — STERN, R.: Certain pathological aspects of neurosyphilis. Brain **55**, 145—180 (1932). — STIEF, A.: Sur la questias des types constitutionals, closes da tabes dorsalis. Encéphale **26**, Suppl. Nr. 6, 142 (1921). — STIEGLMAYER, F.: Penicillinüberempfindlichkeit bei vasculärer Lues und deren Vorbehandlung mit Jod (Mirion) und Wismut. Wien. med. Wschr. **1955**, 105, 975. — STÖHR, GEORG: Luesreaktionen bei Hirntumoren. Med. Klin. **47**, 957 (1952). — STOKES, J. H.: Penicillin in late syphilis. Amer. J. Syph. **29**, 313 (1945). — STOKES, J. H., H. P. STEIGER and G. D. SAMMON: Three years of penicillin alone in neurosyphilis. Amer. J. Syph. **32**, 28 (1948). — STONER, W. G.: Eingehende Betrachtungen der Syphilis im letzten Vierteljahrhundert vom Standpunkt der Internisten. Urol. cutan. Rev. **43**, 65—70 (1939). — STOWE, R., and W. PARKER: Albumin-Globulin-Quotient und Goldsolkurven im syphilitischen Liquor. Urol. cutan. Rev. **44**, 527—531 (1940). — STRÄUSSLER, E.: Die histopathologischen Veränderungen des Kleinhirnes bei der progressiven Paralyse. Z. Psychiat. **27**, 87 (1906). — Zur Lehre von der „Neurolues". (Nomenklatur, Stadieneinteilung, Specifität.) Wien. klin. Wschr. **1934** II, 1294—1255. — Beitrag zur Kenntnis der Biologie der Syphilis des Zentralnervensystems und der Wirkungsweise der Malariabehandlung der progressiven Paralyse. Wien. Z. Nervenheilk. **1**, 114 (1947). — Die Syphilis des Zentralnervensystems und die progressive Paralyse (quartäre Syphilis). In Handbuch der speziellen pathologischen Anatomie und Histologie (HENKE-LUBARSCH), Bd. XIII, Teil 2, S. 847. Berlin-Göttingen-Heidelberg: Springer 1958. — STRANDBERG, J.: Investigations on the prognosis with especial reference to recidivation in the brain and marrow. Brit. J. vener. Dis. **13**, 177—191 (1937). — Adie'sches Syndrom bei Luetikern. Forh. nord. derm. For. **1939**, 389—395. — STREITMANN, B.: Syphilis und Tuberkulose. Klin. Med. (Wien) **6**, 307—353 (1951). — STROBEL, TH.: Beiträge zur Kenntnis der Liquorglobuline. Z. Immun.-Forsch. **91**, 177—242 (1937). — STROESCO, G.: Neue Beiträge zur Pathogenese der progressiven Paralyse auf Grund von Spirochätenuntersuchungen. Arch. Psychiat. Nervenkr. **116**, 301—315 (1943). — STROESCO, G., et A. VAISMAN: La syphilis expérimentale cliniquement inapparante de la souris. Ann. Inst. Pasteur **59**, 403 (1937). — STÜMPKE, G.: Lumbal- und Occipitalpunktion (Rundfrage). Z. Haut- u. Geschl.-Kr. **6**, 156—161, 207—211 (1940). — STÜRMER, K., u. G. PETERS: Über die Gefahren der Luesbehandlung in der Schwangerschaft, ein klinischer und pathologisch-anatomischer Beitrag zur Frage der Salvarsanschäden des ZNS. Dtsch. med. Wschr. **1951**, 548—550. — STUCKE, F.: Polyneuritis nach therapeutischer Malaria bei tertiärer Lues. Dtsch. med. Wschr. **1948**, 406. — STUTTE, H.: Zur Geschichte der luischen Geistesstörungen. Dtsch. med. Wschr. **1950**, 794—797. — SYRING, P.: Der Nachweis der Spirochäte bei Neurosyphilis. Dtsch. med. Wschr. **1933** II, 1891—1892.

TADDEI, G.: Ausgänge der mittels Malaria behandelten Paralyse aus der psychiatrischen Anstalt von Florenz. Riv. Pat. nerv. ment. **51**, 503—523 (1951). [Italienisch.] — TAPIE, GADRAT u. MONIER: Streptomycin bei luetischer Meningitis. Bull. Soc. franç. Derm. Syph. **56**, 138—140 (1949). — TARSIS, F. I., u. J. U. LANDESMANN: Fernwirkung der Malariatherapie bei Neurolues. Sovet. Psichonevr. **12**, Nr 3, 16—25 (1936). — TELLER, H.: Zur Frage der Pyriferbehandlung der Syphilis. Derm. Wschr. **1947**, 472—483. — THELEN, K.: Klinische und serologische Erfahrungen bei der Luesbehandlung mit Spirotrypan. Z. Haut- u. Geschl.-Kr. **15**, 126 (1953). — THOMAS, E. W.: Syphilis: Its course and manegement. New York: Macmillan & Co. 1949. — Der Einfluß moderner Behandlung auf die Syphiliskontrolle. Publ. Hlth Rep. (Wash.) **1951**, 1573—1578. — Eine Bewertung der modernen Syphilisbehandlung. Canad. J. publ. Hlth **43**, 47—53 (1952). — THOMAS, E. W., B. DATTNER,

G. Miescher, A. Touraine, E. H. Hermans, A. Marchionini u. J. Felke: Welcher Platz ist gegenwärtig dem Penicillin in der Behandlung der Syphilis einzuräumen? Derm. Wschr. 122, 687—702 (1950). — Thomson, G. M.: Asymptomatische Neurosyphilis in Hongkong. Brit. J. vener. Dis. 31, 184—185 (1955). — Timberlake, W. H.: Neurosyphilis. Amer. J. Psychiatr. 109, 514—517 (1953). — Tomesco, P., et Seb. Constantinesco: Manifestations hystériformes dans la syphilis cerebrale. Bull. Soc. Psychiat. Bucureşti 1, 182—185 (1936). — Recherches sur les spirochètes dans la paralysie générale. Bull. Soc. Psychiat. Bucureşti 2, 13—16 (1937). — Torp, H.: Segmentale vegetative Zeichen bei Neurolues. Nord. Med. 1942, 1266. — Trabucchi, Ch.: Über akute luetische Meningitis. Riv. Pat. nerv. ment. 51, 439—466 (1938). [Italienisch.] — Tucker, H. A., Ch. F. Mohr, R. D. Hahn and J. E. Moore: Syphilis. A review of the recent literature. Arch. intern. Med. 83, 77—115, 157—296 (1949). — Effect of human cerebrospinalis fluid on the delution bioapsy of penicillins G, X and K. Amer. J. clin. Path. 18, 737—742 (1948). — Turba, F., u. H. Enenkel: Elektrophorese von Proteinen in Filterpapier. Naturwissenschaften 37, 93 (1950).

Umbert: Spirotrypan, ein neues Arsenobenzol. Act. dermo-sifiliogr. (Madr.) 44, 461 (1953). — Uras, A.: Ein Fall von syphilitischer Polyradiculoneuritis. Acta neurol. (Napoli) 8, 443—449 (1953). [Italienisch.] — Urechia, C. I.: Epilepsie syphilitique avec examen microscopique du verveau. Soc. de Neurol. Paris 5. II. 1931. — Rev. neurol. 38 (I), 205—207 (1931). — Syphilis et arteriosclerose du cerveau. Rev. neurol. 38 (II), 96—99 (1931). — Syphilitische Hemiplegie und vesicale Tabes. Mschr. Psychiat. Neurol. 104, 317—319 (1941). — Syphilis cérébrale à forme hypochondrique. Ann. méd.-psychol. 92 (I), 28—36 (1934). — Uriarte: Zit. bei E. A. Spiegel u. J. Sommer.

Vail, D.: Syphilitic arachnoiditis optico-chiasmatica. Amer. J. Opthal. 22, 505—517 (1939). — Vasilev, T. V.: Der Zustand des Liquors nach beendeter Syphilisbehandlung. Sovet. Med. 13, H. 10, 14—17 (1949). — Vega, P. de la: Die Spirochätenuntersuchung im Hirn von Paralytikern. Acta esp. Neurol. Psiquiat. 1, 106—120 (1940). — Verhaart, W. J. C., u. G. A. van Wieringen-Rauws: Syphilis des ZNS in Java. Folia psychiat. neerl. 52, 115—121 (1940). — Verjaal, A.: Neurosyphilis. Ned. T. Geneesk. 1953, 1767—1772. — Vilanova, X.: Versuche zur Lumbaltherapie mit Penicillin bei Neurosyphilis. Act. dermo-sifiliogr. (Madr.) 38, 746—751 (1947). — Vilanova, X., et J. M. Catasus: Les modifications observées dans le sang et le liquide céphalo-rachidien chez les paralytiques traités par la malariathérapie. Disc. et Comm. div. Congr. Dermatol. Langue franc. p., 222—225, 1930. — Vinokurow, I. N.: Die Penicillinkonzentration Blut von Syphiliskranken, bei seiner Anwendung im Eigenblut. Vestn. Venerol. 1952, H. 2, 55. [Russisch.] — Ref. Zbl. Haut- u. Geschl.-Kr. 82, 327 (1953). — Vock, H.: Internistische Erfahrungen bei Durchführung der Malaria und Pyriferbehandlung. Arch. Psychiat. Nervenkr. 107, 658—668 (1937). — Vogelsang, Th. M.: Über die Verwendung der Pallida-Reaktion nach Gaetgens für die serologische Luesuntersuchung des Liquors. Klin. Wschr. 1938 II, 1370—1372. — Séro-diagnostic de la syphilis dans les liquides céphalo-rachidiens. Acta path. microbiol. scand. Suppl. 37, 578 (1938). — Vogt-Popp, C., et G. Bourguignon: Sklerose laterale amyotrophique et syphlis. Rev. neurol. 72, 561—572 (1939/40). — Vonkennel, J.: Chemotherapie und Venerologie. Med. Klin. 1955, 42—44. — Voss, Fr.: Spezielles und Methodisches zur Röntgenbehandlung der progressiven Paralyse nach Behring. Strahlentherapie 67, 693—699 (1940). — Zur Ätiologie der Salvarsanencephalitis. Med. Welt 1940, 843—844. — Voss, G.: Die Therapie der syphilogenen Erkrankungen des Zentralnervensystems. Fortschr. Ther. 14, 625—630 (1938).

Wagner-Jauregg, J.: Wieviel luetisch Infizierte erkranken an progressiver Paralyse. Z. ges. Neurol. Psychiat. 128, 576—579 (1930). — Die Dosierung der Impfmalaria. Wien. klin. Wschr. 1932 I, 65—66. — Die Behandlung der progressiven Paralyse mit Kurzwellen-Hochfrequenzströmen. Wien. med. Wschr. 1932 I, 328—332. — Über maximale Malaria-behandlung der progressiven Paralyse. Klin. Wschr. 1934 II, 1028—1031. — Über Pathologie und Therapie der Tabes. Wien. med. Wschr. 1937 I, 661—664. — Derzeitige Behandlung der progressiven Paralyse. Wien. klin. Wschr. 1939 II, 1075—1078. — Waitz, R.: Zit. nach Demme, Syphilitische Erkrankungen des Gehirns. In Handbuch für innere Medizin, Bd. V/III. Springer 1953. — Waitz, R., u. G. Mayer: Lungenkongestion und subcutaner Abszeß als Folge eines nitritoiden Schocks. Bull. Soc. franç. Derm. Syph. 45, 1918 (1938). — Walinski, F.: Über physikalische Hyperthermie. Dtsch. med. Wschr. 1938 I, 369—371. — Walker, E. A.: Toxic effects of intrathecal administration of penicillin. Arch. Neurol. Psychiat. (Chicago) 58, 39 (1947). — Warkany, G.: Studien über das Verhalten der Glia im Mittelhirn bei reflektorischer Pupillenstarre. Arb. neurol. Inst. Univ. Wien 26, H. 2/3, 455 (1924). — Warren, S. L., u. Ch. Carpenter: Zit. bei A. Jacoby. — Wawrzik, F.: Über konsanguine juvenile Tabo-Paralyse. Arch. Psychiat. Nervenkr. 108, 661—667 (1938). — Weelen, M., and M. H. Bree: Clinical outcome in general paralysis of the insane and taboparalysis. Lancet 1954 I, 70. — Wegeforth, P., J. B. Ayer and Ch. Essick: The method of obtaining cerospinal fluid of the cisterna magna (cistern puncture). Amer. J.

med. Sci. **157**, 789 (1919). — WEICHBRODT, R., u. F. JAHNEL: Einfluß hoher Körpertemperaturen auf die Spirochäten und Krankheitserscheinungen der Syphilis im Tierexperiment. Dtsch. med. Wschr. **1919I**, 483. — WEICKHARDT, G. D.: Chorea syphilitica. Urol. cutan. Rev. **49**, 61 (1945). — Penicillintherapy in general paresis. Amer. J. Psychiat. **105**, 63 (1948). — WEINBERG, M. H.: Some neuropsychiatric-syphilitic cases presenting diagnostic and therapeutic difficulties. Urol. cutan. Rev. **45**, 305—309 (1941). — WEINER, A. L., H. PRESTON and W. SNYDER: Therapy of early syphilis with penicillin administered by jet injection. J. invest. Derm. **18**, 327—332 (1952). — WEINGARTEN, K.: Die derzeitige Therapie der Neurolues an der Wiener Nervenklinik. Wien. med. Wschr. **1952**, 953—955. — WEISSENBACH, R. J., et J. DI MATTEO: Ecchymose spontanée tabetique. Bull. Soc. franç. Derm. Syph. **48**, 6—9 (1941). — WERNSDÖRFER, R.: Der jetzige Stand der Therapie der Syphilis in der Praxis. Therapiewoche **7**, 408—410 (1951). — WERTHAM, E.: Zit. nach F. JAHNEL, Handbuch der Geisteskrankheiten, herausgeg. von BUMKE. — WEXBERG, E.: The problem of syphilitic psychosis. Amer. J. Syph. **24**, 590—612 (1940). — WIEDMANN, A.: Die Chemo- und Fiebertherapie der Lues. Wien klin. Wschr. **1940I**, 309—315. — Die moderne Behandlung der venerologischen Erkrankungen. Wien. med. Wschr. **98**, 427 (1948). — Über Penicillinbehandlung der Lues congenita und postnatale Penicillin-Präventivbehandlung. Hautarzt **1**, 408 (1950). — Das immunbiologische Verhalten der Syphilis gegenüber der antiluetischen Behandlung, besonders der Fiebertherapie. Wien. Z. Nervenheilk. **6**, 1 (1953). — Serologische Luesdiagnostik. Irrtümer in der Beurteilung. Diagnostik der latenten und der Lues im Spätstadium. Wien. med. Wschr. **104**, 25—29 (1954). — WIEDMANN, A., u. W. LINDEMAYR: Diagnostik der Syphilis in Hinblick auf die prophylaktische Medizin. Paracelsus **1**, 3 (1951). — WILE, U. J., and A. ARBOR: Some obscure and paradoxic problems of syphilis. Arch. Dermat. and Syph. **57**, 815 (1948). — WILLCOX, R. R.: Use of benadryl for penicillin-urticaria. Brit. med. **1946I**, 732. — Two cases of gummata treated by terramycin. Brit. J. vener. Dis. **28**, 20—23 (1952). — WILLE, M.: Die syphilitischen Psychosen. Arch. Psychiat. Nervenkr. **28**, (1872). — WILMANNS, K.: Lues, Paralyse, Tabes. Klin. Wschr. **1925**, 1097, 1145. — WILMANNS, K., u. G. STEINER: Syphilis und Metasyphilis. Z. ges. Neurol. Psychiat. **101**, 875 (1926). — WILSON, S. A. K., and S. COBB: Mesencephalitis syphilitica. J. Neurol. Psychopath. **5**, 44 (1924). — WINKLER, F.: Über einen Fall von Syphilis der Hypophyse. Med. Klin. **1934II**, 967. — WINNIK, H.: Über den klinischen Verlauf humoral atypischer Paralysen. Arch. Psychiat. Nervenkr. **91**, 75—83 (1930). — WITTGENSTEIN, A.: Die prognostische Bedeutung des Liquorbefundes bei seronegativen Patienten der Spätlatenz. Z. phys. Ther. **35**, 224 (1935). — WOCK, PH.: The recognition of asymptomatic neurosyphilis. Urol. cutan. Rev. **44**, 600—603 (1940). — WORSTER-DROUGHT, C.: Neurosyphilis. London: John Bale, Sons & Staples 1940. — La penicilline dans la syphilis nervense. Rev. nerv. **76**, 4 (1947). — WORTMANN, F.: Syphilis. Dermatologica (Basel) **109**, 306 (1954); **111**, 327 (1955); **113**, 316 (1956). — WRIGHT, R. D., J. D. THAYER, F. P. NICHOLSON and R. C. ARNOLD: Penicillin levels in spinal fluid after intramuscular injections of procaine penicillin. J. vener. Dis. Inform. **32**, 39 (1951).

ZEITLIN, H., and B. W. LICHTENSTEIN: Occlusion of the anterior spinal artery. Arch. Neurol. Psychiat. (Chicago) **36**, 96 (1936). — ZELLMANN, H.: The incidence of positiv serologic test for syphilis in the collagen diseases. Amer. J. Syph. **36**, 163—166 (1952).

Syphilis und Auge

Von

Arnold Pillat-Wien

A. Allgemeiner Teil

Einführung

IGERSHEIMERS „Syphilis und Auge" ist in 2. Auflage 1928 als 17. Band, 2. Teil des Handbuches der Haut- und Geschlechtskrankheiten als ausgezeichnete Zusammenfassung dieses Themas erschienen. Seither hat derselbe Autor das Kapitel „Syphilis und Auge" im „Kurzen Handbuch der Ophthalmologie" von SCHIECK und BRÜCKNER, 1932 in Band 7, S. 137—178 in gedrängter und klarer Form bearbeitet.

P. JUNIUS hat in seiner Arbeit „Beziehungen der Hautkrankheiten zu Krankheiten des Sehorgans" die Opticusprozesse bei Tabes und Paralyse, den erhöhten Hirndruck bei Syphilis sowie einige seltene Manifestationen der Syphilis am Auge, wie die rezidivierende Retinitis centralis, die Roseola der Bindehaut, Primäraffekte an der Hornhaut, luische Manifestationen nach Augenoperationen, unerwünschte Salvarsanwirkung am Auge, Blindheit aus corticaler Ursache, Spirochäten-conjunctivitis bei Neugeborenen, totale Sehnervenatrophie bei Neugeborenen, kongenitale Augenlues in der dritten Generation sowie die Keratitis pustuliformis profunda behandelt. Zusammenfassende Referate über Augenerkrankungen durch Syphilis für den praktischen Arzt stammen von HAGEDOORN und WEINSTEIN, und SZYMANSKI veröffentlicht 1936 seine interessante Arbeit über „Syphilis des Auges in bildlicher Darstellung". In der französischen „Traité de la syphilis" behandeln MORAX und NIDA 1934 im Kapitel 10 die syphilitischen Erkrankungen des Bulbus und der Anhangsorgane mit Bevorzugung der französischen Literatur und der darin vertretenen oft interessanten Anschauungen. JAYLE berichtet aus dem Krankengut des Hopital Daviel in Marseille über syphilitische Augenerkrankungen (10% des Krankengutes), setzt sich mit dem *Argyll-Robertsonschen Phänomen* auseinander, welches nicht zu eng gefaßt werden soll, da es auch bei Encephalitis, Tumoren des Gehirns, Zoster und Orbitalerkrankungen vorhanden sein kann. Mit der Statistik syphilitischer Augenerkrankungen in Marseille befaßt sich ferner SÉDAN: Im Zeitraum von 1929—1935 fand er 7,3% syphilitische Augenerkrankungen unter 10000 Spitalpatienten, im Zeitraum 1944—1949 nur mehr 407 Syphilisfälle. Der Rückgang betrifft vor allem die Iritis, Chorioretinitis und Ophthalmoplegie, was auf die prophylaktischen antisyphilitischen Kuren zurückzuführen ist.

PASCHEFF bringt eine wertvolle Studie über die Augensyphilis in Bulgarien: Unter 15389 stationären Augenkranken der Klinik fanden sich 209 Fälle = 1,35% von Syphilis, die aus allen Teilen des Landes stammten. Die meisten Patienten waren 20—40 Jahre alt. Die Männer überwogen. Die prozentuale Verteilung: Syphilis der Hornhaut 31,2%, der Uvea 29%, der Retina 1,73%, der Augennerven 36,4%, davon Nervus opticus 27,3%. Die konnatale Lues ist in

Bulgarien nicht allzu selten: neben der Keratitis parenchymatosa berichtet PASCHEFF über Fälle von Keratitis punctata profunda (MAUTHNER), über Chorioiditis disseminata, Retinitis punctata albescens, Retinitis pigmentosa mit Infantilismus, über Degeneration der Macula lutea und über angeborene Ophthalmoplegia interna. Nach LEWIEFF, der in seinem Spital 1% syphilitische Augenerkrankungen fand, scheinen die syphilitischen Augenerkrankungen in Bulgarien weniger verbreitet zu sein als in anderen Ländern. Aus Rumänien berichtet E. PUSCARIU unter den Hornhauterkrankungen über 23% syphilitischer Genese, bei den Sehnervenaffektionen 43%, bei den Augenmuskellähmungen 47% und unter den Lederhautaffektionen 49%. Von 346 an Syphilitis erkrankten Augen waren 111 blind.

Unter 10776 Syphilitikern, welche 1933 in Leningrad behandelt wurden, fanden sich nach EVSEEV in 2% die Augen befallen, in 27% die Haut, in 68% das Zentralnervensystem, in 8,4% die inneren und in 5% die Bewegungsorgane. Die Augensyphilis traf er am häufigsten im Alter von 15—19 Jahren, am seltensten von 25—29 Jahren an. In 134 im Ambulatorium der Stadt Woroneff ophthalmologisch nachuntersuchten Syphilisfällen fehlte bei 32% jedes Zeichen von Syphilis, in 29% war die Haut befallen, in 23,9% bestand eine viscerale und bei 14,5% eine Syphilis des zentralen Nervensystems. Veränderungen an den Augen fanden sich in 17%, davon betrugen Pupillenstörung, primäre und sekundäre Opticusatrophie sowie Chorioretinitis 30% (WOLOKONENKO). Über Augenveränderungen bei Syphilis in *Japan* berichten MATUOKA und KOBATA. Bei den 196 untersuchten Syphiliskranken war hauptsächlich Chorioretinitis diffusa, Retinitis centralis und Neuroretinitis bei nicht oder ungenügend behandelten Kranken vorhanden. Unter 76 Fällen von Lues latens fand SAHEKI zentrale Netzhautveränderungen, leichte Neuritis optica und kaum erkennbare Glaskörpertrübungen, YAMAMOTO bei 74 Fällen von Lues latens 8,8% Chorioretinitis diffusa, bzw. circumpapillaris, 12,8% Pfeffer- und Salzfundus, 4,4% Chorioretinitis peripherica, 2,2% Chorioretinitis centralis, 29,6% Neuroretinitis, 2,2% Atrophie der Sehnerven und 27% Perineuritis bzw. Neuritis interstitialis. Diese beiden japanischen Arbeiten sind wohl der Beweis dafür, daß von den verschiedenen Autoren unter Lues latens verschiedenes verstanden wird.

An das Ende dieses allgemeinen Kapitels sei die Ansicht IGERSHEIMERs gestellt, daß es am Auge keine histologischen Befunde gibt, welche ausschließlich für Syphilis charakteristisch sind. In frühen Luesstadien sind reichlich Plasmazellen, in späterem Stadium Riesenzellen und vasculäre Veränderungen zu finden, welche aber alle nicht unbedingt für Lues pathognomisch sind.

1. Syphilisdiagnostik

Die Grundlage der Diagnose der syphilitischen Augenerkrankungen muß die Kenntnis der typischen klinischen Krankheitsbilder bleiben. Diese Forderung konnte die ältere Ärztegeneration leicht erfüllen, weil vor Einführung moderner antisyphilitischer Behandlungsmethoden die typischen klinischen Bilder syphilitischer Augenerkrankungen reichlich vorhanden waren. Je mehr die Syphilis aber durch frühe Diagnose und zweckmäßige Behandlung zurückgedrängt wurde, um so seltener sind die syphilitischen Augenkrankheiten geworden. Der jüngeren Ärztegeneration fehlt verständlicherweise vielfach die Kenntnis der typischen syphilitischen Krankheitsbilder und sie ist mehr als dies früher der Fall war, bei der Diagnose auf die Laboratoriumsmethoden angewiesen, welche wir heute zur Sicherstellung syphilitischer Erkrankungen besitzen und die heute auch kein Augenarzt mehr missen kann. Diese Methoden sind von IGERSHEIMER (Handb.

Jadassohn XVII/2, S. 6ff.) ausführlich besprochen und es ist dieser Darstellung nichts Wesentliches hinzuzufügen. Sie bestehen erstens in dem mikroskopischen Spirochätennachweis im Reizserum, zweitens in der Wassermannschen Reaktion (Wa.R.), drittens in den Flockungsreaktionen nach Sachs-Georgi und nach Meinicke, viertens in der Cutanreaktion mit dem Luetin von Noguchi (Extrakt aus Reinkulturen der Spirochaete pallida) oder mit dem Pallidin (Extrakt aus luischen Organen, hauptsächlich von der Pneumonia alba syphilitischer Feten), fünftens in der Hodenimpfung auf Kaninchen nach Uhlenhut und Mulzer, sechstens in der experimentellen Erzeugung von Syphilis am Auge durch Über-impfung von verdächtigem Material in den intakten Bindehautsack von Kaninchen (Schellack), durch Impfung in die Cornea nach Bertarelli, in die vordere Augenkammer, in das Gewebe der Iris, in den Glaskörper oder durch Studium endogen entstandener Augenprozesse nach Verimpfung syphilitischen Materials in die Blutbahn oder nach scrotaler und cutaner Impfung, siebentens in der Liquordiagnostik und achtens in der Kammerwasserdiagnostik.

Von allen diesen Laboratoriumsmethoden ist die *Wa.R.* auch für den Augenarzt die wichtigste. Sie ist zur Routinemethode bei allen stationären Kranken der meisten Augenkliniken der zivilisierten Welt geworden, durch welche nicht nur syphilisverdächtige Augenerkrankungen ihre serologische Bestätigung erhalten, sondern auch die Lues latens aufgedeckt und ein abwegiges Verhalten nach Augen-operationen und Behandlungsmethoden erklärt werden kann.

Die Tatsache, daß die Ergebnisse der einzelnen Syphilisreaktionen nicht voll-kommen miteinander übereinstimmen, ist hauptsächlich dadurch bedingt, daß z.B. die Wa.R. zu einem früheren Zeitpunkt positiv wird als andere Reaktionen und daß z.B. die Präcipitationsreaktionen im Laufe einer Behandlung erst später negativ werden (Laszlo). Trotz der überragenden Bedeutung der Wa.R. wird doch die Frage, welche diagnostischen Methoden zur Erkennung syphilitischer Augenkrankheiten die zweckmäßigsten sind, verschieden beantwortet. So gibt z.B. Balcet den Methoden nach Kahn, Sachs und Witebski und nach Meinicke wegen der größeren Genauigkeit und der Einfachheit der Ausführung den Vorzug vor der Wa.R. Demgegenüber weist Klauder mit Recht darauf hin, daß es das große Verdienst Wassermanns ist, durch seine Untersuchungsmethode besonders die konnatale Syphilis praktisch ausgerottet zu haben.

Bezüglich der Cutanreaktion hält Stefan v. Grosz die Luetinreaktion bei Keratitis parenchymatosa wie überhaupt bei konnataler und Spätlues für das verläßlichste Diagnosticum, während bei metaluischen Prozessen der Blut- und Liquorbefund entscheidend ist. Selbst bei abgelaufener Keratitis parenchymatosa ist die Luetinreaktion noch in der Hälfte der Fälle positiv, die Wa.R. jedoch nur mehr in einem Viertel. Besonders brauchbar sind die Cutanreaktionen in der Kinderpraxis. Ambler hebt ebenfalls den Wert der Luetinreaktion bei der ter-tiären und konnatalen Form der Lues hervor und findet sie bei Keratitis paren-chymatosa in 100% positiv, doch komme ihr eine Bedeutung nur als Ergänzung zur Serodiagnose zu.

Neben den spezifischen Luesreaktionen werden im Schrifttum eine Reihe anderer Reaktionen als Hilfsmittel, besonders für die Prognose von syphilitischen Augenerkrankungen angegeben. So empfiehlt Gonzalez nach dem Vorgehen von Dujardin und de Camps die intracutane Injektion von 0,2 cm³ des Protein-körpers Hemostil in die Außenseite des Oberarmes: eine negative Reaktion deute auf eine mangelhafte Abwehrfähigkeit hin: Die Lues nimmt einen schweren Verlauf. Hingegen deutet das Auftreten einer Papel mit rotem Hof, welche stunden oder tagelang bestehen bleibt, auf eine gute Abwehrfähigkeit des Orga-nismus gegenüber der Spirochäte und ihren Toxinen hin: die Lues wird günstig verlaufen und mit gutem Erfolg zu behandeln sein. Bei ein und demselben Kranken kann aber die gutartige Syphilis mit positiver Hautreaktion von selbst in die bösartige Form mit negativer Hautreaktion umschlagen und umgekehrt. Durch Wiederholung der Intracutanreaktion in wöchentlichen Abständen konnte GONZALEZ bei Patienten mit zuerst negativer Reaktion eine positive Hautreaktion auslösen und so die luische Augenerkrankung einer erfolgreichen Behandlung zuführen. Bei 51 Patienten mit syphilitischen Augenerkrankungen (36 erworbene und 15 konnatale) zeigten 20 sofort eine positive Reaktion, 12, darunter 2 konnatale, reagierten zuerst negativ, ließen sich aber durch wiederholte Intracutanreaktionen in eine positive Phase überführen und sollen dann erfolgreich zu behandeln gewesen sein. 18 Patienten, darunter 13 mit konnataler Lues, blieben trotz wiederholter Intracutanreaktion negativ und wiesen bei der antisyphilitischen Behandlung einen schlechten Heilerfolg auf. LUCIANO empfiehlt bei der Augensyphilis die *Enzymreaktion* nach SIVORI-REBAUDI-MENNITI, welche auf der Theorie der Abwehrfermente von ABDERHALDEN beruht: Er verwendet als diagnostisches Antigen die zersetzte Leber von Syphilitikern und gleichzeitig eine Kontrolle mit gesunder Lebersubstanz. Diese Enzymreaktion auf Syphilis sei sehr empfindlich und deswegen der Wa.R. vorzuziehen. PERSICHETTI fand die *Hämoklasereaktion* (Leukopenie, Herabsetzung des Blutdruckes) bei Patienten mit luischen Augenerscheinungen nach Injektionen von Quecksilberpräparaten im Vergleich mit der Wa.R. in 75% positiv. Sie kann zwar die Wa.R. nicht ersetzen, sei aber ein brauchbares diagnostisches Hilfsmittel. — LACROIX sieht in der Reaktion nach VERNES, einer Ausfällungsmethode mit Resorcin, ein Mittel, um eine syphilitische Keratitis parenchymatosa von einer tuberkulösen Form zu unterscheiden: Ist die Vernes-Reaktion (am *Photometer von* VERNES Werte über 25) positiv, dann liege eine tuberkulöse Ätiologie der Keratitis parenchymatosa vor. Der Wert der Methode wird aber durch die Tatsache eingeschränkt, daß sie bei jeder Fieberreaktion positiv wird und daß eine vorhergegangene spezifische Behandlung einer Tuberkulose die Reaktion negativ macht.

Für die *Luesdiagnostik im Kammerwasser* benützt TAMURA die Goldsol- und Mastixreaktion in Form einer Mikromethode, bei welcher man nur ein Viertel der nach der üblichen Vorschrift nötigen Kammerwassermenge benötigt. Normales, gesundes Kammerwasser weist eine negative Goldsol- und Mastixreaktion auf. Bei vielen Fällen von Pannus, Katarakt, Glaukom und Neuroretinitis waren beide Reaktionen negativ. Bei Fällen von Keratitis parenchymatosa und Iritis ist die Goldsolreaktion besonders bei Kranken mit stärkerer pericornealer Injektion schwach positiv. Bei Fällen mit Hypopyon war in Analogie zur Meningitis-Kurve im Liquor cerebrospinalis die Goldsolreaktion stark, die Mastixreaktion schwach positiv. Diese beiden Reaktionen weisen keinen Zusammenhang mit der Wa.R. im Blute auf. Er kommt zu dem Schluß, daß weder die Goldsol-, noch die Mastixreaktion besonders feine Reaktionen zur Testung des Kammerwassers und des Liquors sind. — Wichtig ist die Tatsache, daß die Zusammensetzung des Kammerwassers nach Eintritt des Todes tiefgehende Veränderungen mitmacht (MAJOROS). Es treten quantitative und qualitative Veränderungen der Eiweißkörper auf, nach kurzer Zeit tritt eine Eiweißvermehrung ein, wobei das Kammerwasser komplementhaltig wird. Die Goldsolreaktion wird stark positiv. Zu gleicher Zeit bekommt aber das Kammerwasser auch antikomplementäre Eigenschaften, wodurch die Wassermannsche Reaktion positiv werden kann. Ähnliche Veränderungen treten auch im Liquor auf. Nach BESSEMANS und VAN CANNEYT kann die Wa.R. in der Vorderkammer syphilitischer Kaninchen durch Injektion von 0,2 cm³ destillierten Wassers in die Vorderkammer aktiviert werden, wohl infolge Änderung der Permeabilitätsverhältnisse der Blut-Kammerwasser-

schranke. Im Gegensatz dazu bewirkt eine Injektion von 3%iger hypertoner
Kochsalzlösung, von 0,5%igem Atropin und $1^o/_{oo}$iger Adrenalinlösung in die
Vorderkammer kein Positivwerden der Wa.R. im Kammerwasser.

2. Experimentelle Syphilis des Auges

1903 war METSCHNIKOFF und ROUX die Überimpfung von einem menschlichen
Schanker in die Augenbrauengegend beim Schimpansen gelungen. Aber erst als
UHLENHUT und MULZER zeigen konnten, daß sich auch Kaninchen zur Übertragung der Syphilis eignen und daß die Impfung von syphilitischem Material
in die Hoden der Tiere in einem hohen Prozentsatz ein positives Ergebnis zeitigten,
kam die experimentelle Syphilisforschung in Gang und bereicherte unser Wissen
um die Entstehung, Ausbreitung, Histologie und Bakteriologie der Syphilis im
allgemeinen sowie des Auges im besonderen, da sich herausstellte, daß das Auge
und vom Auge wiederum die Hornhaut bei den meisten Impfmethoden bevorzugt
befallen wird. Die Verimpfung von syphilitischem Material in die Blutbahn
(intravenös, intrakardial und intraarteriell) sowie in das Auge (intracorneal, in die
Vorderkammer und den Glaskörperraum) bereicherten die Kenntnisse weiter
(IGERSHEIMER, Handb. JADASSOHN XVII/2, S. 35ff.). Im folgenden sollen nur
die wesentlichen Ergebnisse, welche nach 1928 durch die experimentelle Forschung
erzielt wurden, zusammengefaßt werden, soweit sie das Auge betreffen.

Zur Klarstellung der Begriffe: Wenn im folgenden von *primärer* und *sekundärer*
Impfkeratitis gesprochen wird, so bedeutet primäre Keratitis jene, die nach Einbringen spirochätenhaltigen Materials in die Hornhaut, also nach Hornhaut-
impfung zustande gekommen ist, während unter sekundärer oder metastatischer
Impfkeratitis die Miterkrankung der tierischen Hornhaut nach allgemeiner, nach
Hoden- oder nach Vorderkammer- oder Glaskörperimpfung verstanden wird. Die
primäre Impfkeratitis ergibt meist ein schwereres Krankheitsbild als die sekundäre.
Auf die Tatsache, daß die gefäßlose Hornhaut eine Prädilektionsstelle der Impfsyphilis darstellt, sei auch hier hingewiesen, ohne daß hierfür eine hinreichende
Erklärung gegeben werden kann. Wir können nur annehmen, daß die gefäßlose
Hornhaut besonders gute Ernährungsbedingungen für die Syphilisspirochäte
bietet (IGERSHEIMER, Handb. JADASSOHN XVII/2, S. 51).

Die *Hodenimpfung* äußert sich beim Kaninchen nach einer Inkubationszeit
von 2—12 Wochen in Geschwüren der Scrotalhaut, in chronischer Hodenentzündung und in einer Periorchitis. Bei Generalisierung der Syphilis kommt es
zur Erkrankung des zweiten Hoden und zur Keratitis parenchymatosa, seltener
zu Haut- und Schleimhautveränderung. Bezüglich der Häufigkeit der Mitbeteiligung des Auges nach Hodenimpfung sind die Zahlen von BESSEMANS und
VAN CANNEYT bemerkenswert: von 247 an den Hoden infizierten Kaninchen
zeigten 11 Metastasen an der Hornhaut, 8 an der Hornhaut und Iris und 2 an den
Lidern und der Bindehaut. Die Metastasen an den Lidern waren bohnengroße
Syphilome 182 Tage nach der Infektion, die der Bindehaut phlyktänenartige Gebilde
am Limbus 133 Tage nach der Infektion. Die Keratitis war bei 5 Tieren einseitig,
bei 14 Tieren doppelseitig und trat meist schon während der floriden Erkrankung
an den Hoden auf, nur in einem Fall erst 27 Tage nach Heilung des Primäraffektes.
Auffallend war die Häufigkeit von Rezidiven am Auge nach scheinbarer Heilung
im Zeitraum von 6—207 Tagen, und zwar in Form einer Perikeratitis mit Ciliarinjektion, als partielle Keratitis profunda, als Keratitis mit einzelnen progressiven
Herden oder als ausgedehnte Keratitis parenchymatosa. Bei 8 Fällen kam es zur
Iritis, und zwar 7mal an einem und 1mal an beiden Augen in Form der akuten
oder chronischen „plastischen" Iritis, einer Iritis mit besonders starker Hyper-

ämie der Gefäße oder in Form einer Knötcheniritis. Viel häufiger trat eine metastatische Keratitis dann auf, wenn OGUCHI albinotische Kaninchen mit Spiro-
chätenstämmen am Hoden impfte, welche 21—113 Kaninchenpassagen hinter
sich hatten. Die Spirochäten wurden in Kochsalzlösung aufgeschwemmt und
davon 0,1—0,5 cm³ in das Hodenparenchym verimpft: bei einer Beobachtungszeit
der Tiere bis zu 121 Tagen fand sich bei den über 50 Tage lebenden Tieren die
Keratitis parenchymatosa in 73%, bei den über 70 Tage lebenden in 79%, bei
den über 120 Tage lebenden Tieren in 86%, darunter in 80% gleichzeitig auf beiden
Augen. Die Inkubationszeit betrug 35—121 Tage. Bei Stämmen, welche mehr
als 50 Passagen hinter sich hatten, war die Inkubationszeit kürzer als bei Stämmen
unter 50 Passagen. Bei Winterimpfung betrugen die positiven Ergebnisse 82%,
bei Impfung im Frühjahr 70 und im Herbst 68%. Auch FUNABASHI findet die
metastatische Keratitis parenchymatosa im Winter schwerer als im Sommer, wo
auch Rezidive seltener auftreten.

CoUTTS und HERRERA berichten nach Hodenimpfung bei einem weißen Kaninchen 40 Tage nach Auftreten des Schankers über einen weißen Fleck in der
Iris, der sich innerhalb einer Woche über 2 Drittel der Iris ausbreitete und bei
einem grauen Kaninchen 32 Tage nach Auftreten des Schankers über weiße
Flecke in beiden Irides. Sie stellen diese Depigmentierung der Iris mit der Depigmentierung im Nacken nach Roseola beim Menschen in Parallele.

Daß auch ohne Krankheitserscheinungen am Auge *Spirochäten in der klaren
Hornhaut* vorhanden sein können, beweisen die histologischen Untersuchungen
von KAMADA an 5 hodengeimpften Kaninchen. Die übrigen Gewebe der Bulbi
sowie Kammerwasser, Glaskörper und Linse waren frei von Spirochäten. — Die
bekannte Tatsache, daß eine Keratitis parenchymatosa das einzige Zeichen einer
syphilitischen Impfung sein kann, betont neuerlich FUNABASHI. Bei dieser metastatischen Keratitis fand er Spirochäten vorwiegend in den oberflächlichen Hornhautschichten, und zwar bereits im Stadium der pericornealen Injektion und des
Hornhautödems in 18%, bei ausgesprochener Hornhauttrübung in 50%, bei Fällen
mit Gefäßneubildung in 67%. In der Periode des Rückganges der Keratitis
parenchymatosa verschwinden die Spirochäten im Gegensatz zur primären Impfkeratitis. Rezidive sind bei der metastatischen Keratitis häufiger als bei der
primären Impfkeratitis. Drei japanische Dermatologen (MATSUMOTO, HASHI-
GUCHI und ADACHI) kommen bei der metastatischen Keratitis parenchymatosa
zu ähnlichen Ergebnissen und betonen, daß sie dabei spärlich Spirochäten fanden,
die nicht in Beziehung zur Intensität der Hornhautentzündung stünden, was bei
der primären Impfkeratitis der Fall ist. Der Verlauf der metastatischen Impfkeratitis sei ziemlich unregelmäßig, in die Länge gezogen und neige zu Rückfällen. Trotz der Endothelneubildung mit positivem Spirochätenbefund an der
Hornhautrückfläche lehnen sie die Entstehung der Keratitis parenchymatosa von
der Vorderkammer aus ab.

Zur Frage der experimentellen syphilitischen Keratitis und Trauma (IGERS-
HEIMER, Handb. JADASSOHN XVII/2, S. 55ff.) liegen weitere Mitteilungen vor,
welche die früheren Ansichten von IGERSHEIMER und CLAUSEN stützen, daß
Traumen keinen sicheren Einfluß auf die Entstehung einer Hornhauttrübung bei
syphilitischen Tieren haben. Bei syphilitischen Kaninchen, die teils noch manifeste, teils abgeheilte Lueserscheinungen hatten (BESSEMANS und VAN CANNEYT),
kam es in 3 von 8 Tieren nach Punktion der Hornhaut zur metastatischen Keratitis an der Punktionsstelle. An 20 Augen mit primärer oder metastatischer Impfkeratitis hatte Punktion oder Scarifikation der Hornhaut keinen Einfluß auf den
Ablauf der Keratitis. Zu ähnlichen Ergebnissen kommen auch VAN DUYSE und
VAN CANNEYT nach Vornahme einer Hornhautscarifikation und einer Iridektomie.

Die Schaffung eines locus minoris resistentiae scheint demnach die Ansiedlung oder Vermehrung der Syphiliserreger nicht zu begünstigen. Wenn auch die Ergebnisse des Tierexperimentes auf den Menschen nicht direkt übertragen werden dürfen, so mahnen sie doch auch beim Menschen zur Vorsicht bezüglich der Annahme eines ursächlichen Zusammenhanges zwischen Keratitis parenchymatosa und Trauma.

Die *Syphilisimpfung vom Auge aus* umfaßt ein weites Gebiet, das nicht nur für das Auge, vor allem für die experimentelle Keratitis parenchymatosa, sondern auch für die allgemeine Syphilispathologie von Interesse ist. Von den Impfmethoden sei hier auf die subkonjunktivale und die corneale Verimpfung von Syphilismaterial als auch auf die Impfung in die Vorderkammer sowie auf die retrobulbäre Impfung eingegangen.

Die *subkonjunktivale Impfung* einer spirochätenhaltigen Hodenemulsion beim Kaninchen nahe dem oberen Limbus führte (FUNABASHI) bei 7 von 15 Tieren zu Spirochätenbefunden in der trüben Zone der fortschreitenden Keratitis in austrepanierten Gewebsstückchen, die auf dem Höhepunkt der Erkrankung überall nachweisbar waren, wo sich eine starke Gefäßneubildung fand. In der symptomfreien Frühperiode waren keine Spirochäten zu finden, während sich in den klinisch erkrankten Stellen der Rückbildungsperiode reichlichst Spirochäten nachweisen ließen. Wurde die Spirochätenemulsion in die Nähe des unteren Limbus injiziert, so entwickelte sich eine Keratitis parenchymatosa meist vom unteren Pol her, doch gelegentlich auch gleichzeitig von oben oder von lateral (s. auch IGERSHEIMER, Handb. JADASSOHN XVII/2, S. 56ff.). Auch hier erschienen die Spirochäten mit dem Beginn der klinischen Veränderungen. Injiziert man 0,1 cm³ der Emulsion eines syphilitischen Kaninchenhodens subkonjunktival nahe dem oberen Limbus, so fand CLAPP nach 24—69 Tagen eine zarte Injektion an der Stelle der geraden oberen Augenmuskeln und vom 41.—113. Tage an eine Keratitis parenchymatosa beider Augen mit starker Gefäßneubildung, welche vom oberen Hornhautrande ausging. Wurde eine so erkrankte Hornhauthälfte in einem Mörser zerrieben und in die Hoden eines gesunden Kaninchens injiziert, entwickelte sich nach 40—64 Tagen eine typische Orchitis mit Vergrößerung der regionären Inguinaldrüsen. Sowohl im Hodensack als im histologischen Schnitt dieser Hoden waren aktiv bewegliche Spirochäten ebenso nachweisbar wie in der Emulsion der anderen Hornhauthälfte und in Schnitten von dieser. Damit sind die früheren Befunde von v. HIPPEL, IGERSHEIMER, CLAUSEN u. a. voll bestätigt, daß in einer experimentellen Keratitis Spirochäten als auslösender Faktor der Hornhauterkrankung vorhanden sind.

Bei *direkter Impfung syphilitischen Materials in die Hornhaut* tritt nach GELARI nur in einem Teil der Versuchstiere eine primäre Keratitis parenchymatosa nach 3—8 Wochen Inkubationszeit auf. Einen höheren Prozentsatz von Hornhauterkrankungen kann man erreichen, wenn man das Spirochätenmaterial gleichzeitig in die Vorderkammer und in die Hoden verimpft. Bei dieser Form der Keratitis parenchymatosa ist die Spirochätenzahl eine sehr große. Durch Reihenimpfung von Hornhaut auf Hornhaut kann die Fähigkeit der Spirochäten, Keratitis zu erzeugen, sehr gesteigert werden. Bei der metastatischen Form der Keratitis parenchymatosa, welche 3—6 Wochen nach der Hodenimpfung auftritt und eine Reaktion des überempfindlichen Hornhautgewebes auf die Anwesenheit von Spirochäten darstellt, blieb die Verimpfung von Hornhautsubstanz in die Vorderkammer und in die Hoden eines gesunden Kaninchens im Gegensatz zur primären Keratitis parenchymatosa negativ. Wurde eine Spirochätenemulsion durch Skarifizierung in die Hornhaut eingebracht (FUNABASHI), entwickelte sich stets eine Keratitis parenchymatosa mit Spirochätenbefund in den erkrankten

Hornhautteilen oder am fortschreitenden Rand der Keratitis. Im letzteren Fall nahmen die Spirochäten an Zahl rasch zu und verbreiteten sich über das ganze Hornhautgewebe. — Die Meerschweinchenhornhaut ist für Syphilisimpfung weniger empfindlich als die des Affen und des Kaninchen. Manchmal entsteht beim Meerschweinchen eine primäre Impfkeratitis auffallend akuter, aber milder Form, in welcher sich nie Spirochäten nachweisen ließen. Hingegen gelang es in 2 Fällen mit der infizierten, klinisch aber nicht sichtbar veränderten Hornhaut bei Übertragung auf den Hoden eine Orchitis zu erzeugen.

VOM HOFE und KRANTZ fanden, daß syphilitische Kaninchen auf die einmalige intracorneale Injektion von 0,05—0,1 cm³ inaktivierten Pferdeserums stärker und länger reagierten als normale Tiere, wenn die syphilitische Infektion mindestens 5—6 Wochen zurücklag. Die Reaktion auf die intracorneale Seruminjektion setzte nach einer gewissen Latenzzeit ein. Nur in einem Falle kam es zu einer „Sofortreaktion". Spirochäten wurden in 3 untersuchten Fällen auf dem Höhepunkt der Reaktion nicht gefunden. Diese Untersuchungen (VOM HOFE und KRANTZ) konnten von GILDEMEISTER und SCHLOSSBERGER nicht bestätigt werden, welche in 3 Versuchsreihen nachwiesen, daß auch normale Tiere häufig und stark auf filtriertes Normalpferdeserum, auf nicht filtriertes normales, aber carbolisiertes Pferdeserum und auf Pferdeserum der Behring-Werke ohne Carbolzusatz reagierten. Es war kein nennenswerter Unterschied zu den syphilitischen Tieren festzustellen.

Bei *Verimpfung syphilitischen Materials in die Vorderkammer* tritt das typische Bild einer Keratitis parenchymatosa auf, und zwar nach YOKOTA in 100%, wenn die Virulenz der Spirochäten, die von einem Condyloma latum eines Menschen stammten, durch 80malige Kaninchenpassage gesteigert worden war. Nach 3—6 Wochen Inkubation trat bei einer starken Ciliarinjektion am oberen Limbus eine Keratitis parenchymatosa auf, welche sich schon nach 2—4 Wochen wieder aufhellte. Nur in wenigen Fällen kam es zum Rezidiv der Keratitis, welches schwerer verlief als die primäre Erkrankung. Im Gegensatz zum Menschen waren bei der histologischen Untersuchung nur die *vorderen* Parenchymschichten schwer verändert, die tiefen unbedeutend oder gar nicht. Iris und Ciliarkörper blieben frei. In den stark entzündeten Teilen der Hornhaut konnten reichlich Spirochäten nachgewiesen werden. Die Frage, ob die in die Vorderkammer eingebrachten Spirochäten direkt durch das Endothel und die Descemetsche Membran ins Parenchym gelangen, hält er bisher für unbeantwortet (s. auch IGERSHEIMER, Handb. JADASSOHN XVII/2, S. 61 und Abb. 36). In einem Fall trat 4 Monate nach der Vorderkammerimpfung eine generalisierte Lues auf. ARCHANGELSKIJ betont, daß bei der Verimpfung syphilitischen Materials in das Scrotum wie in die Vorderkammer eine gleichartige Entwicklung der Keratitis parenchymatosa einsetzt. Nur betrug die Inkubationszeit bei Vorderkammerimpfung 1—2 Monate, bei Scrotalimpfung etwa 4 Monate. Nach diesem Autor beginnt die Keratitis parenchymatosa mit zentraler Trübung, die sich allmählich verbreitet und der nach 2 Wochen eine Neubildung tiefer Hornhautgefäße folgt. Dann bildet sich die Trübung entweder ganz zurück oder es bleibt im Hornhautzentrum eine zarte Trübung bestehen. Klinisch kann es zu Komplikationen wie Keratoglobus, Iris bombée und Sekundärglaukom kommen. Histologisch kommt es zur Vermehrung der fixen Hornhautkörperchen und in den tiefen Schichten zur Infiltration mit lymphoiden Zellen und Rundzellen mit eosinophiler Granulierung. Durch Auflagerungen auf die hintere Hornhautfläche können dauernde Trübungen entstehen. Nach FUNABASHI schwankt bei der Vorderkammerimpfung die Inkubationszeit der Keratitis parenchymatosa von 11—55 Tagen. Solange klinische Veränderungen fehlten, waren auch keine Spirochäten nachweisbar, hingegen waren sie am

Höhepunkt der Keratitis parenchymatosa zahlreich, in der Rückbildungsperiode nahmen sie an Zahl ab und waren nur zeitweise zu finden.

Nach R. WAGNER sind alte Katzen syphilisresistent. Einer Katze wurde Preßsaft eines Schankers in die rechte Vorderkammer eingespritzt und die linke Hornhaut nach Skarifizierung mit einem Schankerstück abgerieben. Zwei weiteren Altkatzen wurden kleine Schankerstückchen in die Vorderkammer implantiert. Alle 3 Tiere blieben bis zu einem Jahr gesund. Von 5 Jungkatzen (4 Wochen alt), denen kleine Schankerstücke in die Vorderkammer eingebracht wurden, bekam 1 Tier 47 Tage später eine milde Keratitis parenchymatosa und eine heftige Iritis. In der Hornhaut fanden sich Spirochäten in mäßiger Zahl. Es kam nicht zur Generalisierung der Syphilis, doch können sich verschiedene Spirochätenstämme verschieden verhalten. Ähnliche Verhältnisse wie bei der Katze liegen auch beim Hund vor.

Auch nach *retrobulbärer Verimpfung* von spirochätenhaltiger Organemulsion entwickelt sich bei der Mehrzahl der Kaninchen auf der Seite der Injektion eine typische Keratitis parenchymatosa als Impfkeratitis (SHIBATA), welcher bei einigen Tieren Papeln an verschiedenen Körperstellen vorausgingen.

Von 3 *intracerebral geimpften Kaninchen* wies nur eines eine Keratitis parenchymatosa auf (BESSEMANS und VAN CANNEYT).

Der Frage nach Faktoren, welche die Syphilis am Auge beeinflussen, suchte KLAUDER dadurch näherzukommen, daß er einen Spirochätenstamm aus dem Blute eines Patienten mit syphilitischer Iritis züchtete und einen gleichzeitig vorhandenen Schanker dieses Patienten in die Hoden von Kaninchen wiederholt verimpfte. Bei allen Tieren kam es zwar zu einer ausgesprochenen Hodensyphilis, aber bei keinem zu Allgemeinerscheinungen oder gar einer Augensyphilis.

Das Kapitel der experimentellen Syphilis kann nicht abgeschlossen werden, ohne die Rolle der Syphilis in der experimentellen *Embryopathie* zu erwähnen. SHIGA infizierte weibliche Kaninchen mit Syphilismaterial und ließ die Tiere decken. Die Früchte wurden teils frühzeitig ausgestoßen, teils gingen sie, wenn sie ausgetragen wurden, bald nach der Geburt ein. Ein anderer Teil der Früchte blieb am Leben. Alle 3 Gruppen wiesen allgemeine Entwicklungsstörungen und solche der Augengewebe auf. Die histologische Untersuchung der Augen dieser Früchte ergab: 1. Bei den prämaturen Früchten und bei totgeborenen Jungtieren fanden sich Ödeme der Lider, Blutungen im subcutanen Gewebe der Lidhaut, in den äußeren Augenmuskeln, um die Tränendrüsen und in der Bindehaut und Hornhaut. 2. Bei Jungtieren, die bald nach der Geburt eingingen, waren entzündliche Rundzelleninfiltrate am Limbus, in der Sklera, der Iris, dem Ciliarkörper sowie in den äußeren Augenmuskeln vorhanden. 3. Bei 2 längere Zeit am Leben gebliebenen Jungtieren entwickelten sich Hornhautgeschwüre. Eines dieser Tiere zeigte unter einem Epitheldefekt eine Infiltration aus pseudoeosinophilen Leukocyten in den vorderen Hornhautschichten, am Limbus perivasculäre Zellinfiltrate sowie neugebildete Gefäße unter dem Epithel und in den tiefen Hornhautlagen, also eine Form der Keratitis parenchymatosa, wie sie auch am menschlichen Embryo beschrieben worden ist. In allen 3 Gruppen fanden sich Tiere, in denen in der Hornhaut und Sklera, ganz gleichgültig, ob sie pathologisch verändert waren oder nicht, Spirochäten gefunden wurden.

Die bei Kaninchen vorhandene *Spirochaete pallidoides sive cunniculi* ist als species sui generis zu betrachten und hat mit der Spirochaete pallida außer der gemeinsamen Stellung im System der Spirochäten nichts zu tun, auch wenn die Übertragung von den Hauterscheinungen der Kaninchen-Pallidoidose bei Tieren zu krankhaften Veränderungen der Lider, der Bindehaut und der Hornhaut führt. Auch bei der Spirochaete pallidoides ist durch Hodenpassage beim Kaninchen ein

hoher Grad von Virulenz zu erzielen (BESSEMANS, VAN CANNEYT und VAN THIE-
LEN). Diese Autoren konnten durch Scarifikation am Limbus mit Pallidoides-
material in 2 Fällen eine Keratitis und Iritis plastica, durch Verimpfung in die
Vorderkammer 5mal eine Keratitis parenchymatosa, 3mal eine Iritis und eine
Cyclitis mit Skleritis erzeugen. In vitro konnte das Treponema 40 Tage lang auf
verschiedenen Medien fortgezüchtet werden. In der erkrankten Hornhaut und
auch in der Vorderkammer dieser Tiere waren die gut beweglichen Spirochäten
nachzuweisen (BESSEMANS und VAN CANNEYT). Die durch Spirochaete cunniculi
bedingten Hornhaut- und Irisaffektionen zeichneten sich durch einen besonders
torpiden Verlauf aus. Unter einem Gesamtmaterial von 146 Hornhautimpfungen
bei 83 Kaninchen war in 40 Fällen eine Keratitis pallidoides und einmal eine
rezidivierende Keratitis beider Augen vorhanden. Mit der Anpassung des Stammes
an den Kaninchenhoden steigert sich die Virulenz des Erregers (BESSEMANS und
VAN CANNEYT), wobei auch die Häufigkeit der durch Hornhautimpfung erzeugten
Keratitis zunimmt. In der ersten Zeit hatten diese Autoren 14%, später 35%
positive Impfergebnisse an der Hornhaut, die früher 63 Tage betragende Inkubationszeit verkürzte sich auf 45 Tage.

Daß auch andere Spirochäten, z.B. die *Spirochaete morsus muris*, schwere
Augenerscheinungen hervorrufen können, ist bekannt. Bei der experimentellen
Erzeugung des Rattenbißfiebers bei Meerschweinchen traten in 60% Augenveränderungen auf: Blepharitis, Conjunctivitis, Keratitis parenchymatosa, Hornhautgeschwüre, Iritis und Cyclitis, ferner Zellinfiltrate in den Tränendrüsen und in
den Augenmuskeln. Im Sekret der Conjunctiva wurden Spirochäten nachgewiesen.

3. Die konnatale Syphilis — die syphilitische Embryopathie

Mit dieser doppelten Überschrift soll gesagt werden, daß auch die Syphilis
den Gesetzen folgt, welche wir heute bei den Embryo- bzw Fetopathien als
gültig annehmen, nämlich, daß der Syphiliserreger, die Spirochaete pallida, von
der syphilitisch infizierten Mutter seinen Weg auf die Frucht nimmt, in einem
beträchtlichen Prozentsatz die Frucht krank macht, was sich während der fetalen
Entwicklung und nach der Geburt auf die verschiedenste Weise kundtut. Dadurch
erweitert sich die Frage der syphilitischen Erkrankungen auf den Ungeborenen,
auf die Zeit von der Konzeption bis zur Geburt des Kindes, ein Zeitraum, dem die
Syphilisforschung, besonders in bezug auf das embryonale Stadium, in Zukunft
wird mehr Aufmerksamkeit schenken müssen als es bisher der Fall war. Dadurch
wird das Kapitel der durch die fetale Syphilis bedingten Mißbildungen eine festere
Grundlage bekommen und bereichert werden. Denn von den zartesten Organ-
schädigungen durch einzelne Spirochäten oder durch deren Toxine bis zur Spirochätensepsis, welche das Absterben der Frucht zur Folge hat, muß es alle Übergänge geben. Folgerichtig können als konnatale Lues oder als syphilitische Fetopathie nur jene Fälle bezeichnet werden, bei denen die Spirochäteninfektion
während der Schwangerschaft erfolgt ist. Wird die Spirochäte während der
Geburt oder kurze Zeit nachher auf das Kind übertragen, handelt es sich nach
E. HOFFMANN um eine *Lues acquisita infantum*. Es wird nicht immer leicht sein,
diese letztere Form von den Spätmanifestationen der fetalen Syphilis zu unterscheiden.

1. Die *germinative Übertragung*, das heißt die Theorie der spermatogenen
Infektion (HOCHSINGER, KASSOWITZ) ist nach E. HOFFMANN bisher unbewiesen
und wird heute allgemein abgelehnt. Doch scheint auch hier das letzte Wort
noch nicht gesprochen. Genitalgesunde Frauen können Spirochäten an ihrer
Cervix beherbergen, welche das infektiöse Sperma dort hingebracht hat. IGERS-

Heimer (Handb. Jadassohn XVII/2, S. 180) hält es aber für unmöglich, daß Spirochäten im Spermatozoenkopf wohnen, weil sie um das Mehrfache größer sind als dieser.

2. Wie es mit der *Übertragung der Spirochäte im 1. Trimenon* bzw. in der ersten Hälfte der Schwangerschaft bestellt ist, darüber wissen wir wenig Sicheres. Angeblich kommt die Syphilis als Ursache des Abortes und vor allem des habituellen Abortes so gut wie nicht in Betracht. Nach Reischig kommen nur bei 0,78% der luischen Frauen Aborte vor. Gerade die Untersuchung dieser Früchte müßte Aufschluß über die Organveränderungen, besonders auch der Augen, geben, die durch Syphilisspirochäten bedingt sind. Ist bisher die Annahme einer syphilitischen Embryopathie noch unsicher, so wird die

3. *Syphilitische Fetopathie*, das heißt die Infektion der Frucht durch Spirochäten von jenem Zeitpunkte an seit jeher angenommen, wo eine Übertragung diaplacentar möglich ist, das heißt annähernd von der Mitte der Schwangerschaft. Die häufigste Folge einer solchen Infektion ist das Absterben der Frucht (60 bis 90%). Die tote Frucht wird aber selten nach ihrem Absterben geboren, sondern bleibt mehrere Monate im Uterus und wird vom Fruchtwasser maceriert. Beim Partus immaturus (5.—7. Monat) ist die Lues nach dem Schrifttum mit 37% beteiligt. Zwei Drittel der luischen Früchte werden innerhalb der letzten 3 Schwangerschaftsmonate geboren (Partus praematurus), nur 5,3% der syphilitischen Feten werden ausgetragen. Die fetale Syphilis äußert sich bei jüngeren Feten, also im 5.—7. Monat, als Spirochätensepsis, während die Infektion im 8. und 9. Monat einen viel geringeren Spirochätenbefund ergibt. Es erkranken hauptsächlich die visceralen Organe und die Wachstumszonen der Knochen.

Am Auge dieser Feten finden sich Spirochäten in allen Teilen des Bulbus und der Adnexe mit Ausnahme von Linse und Glaskörper, besonders im vorderen Anteil der Uvea (Waetzold) und in den Gefäßen um die Hornhaut herum. In der Aderhaut sind die Spirochäten zahlreicher in der Peripherie als in der Zentralgegend, in der Netzhaut vorwiegend in der Nähe der Papille nachweisbar, ferner in der Arteria centralis retinae, im Sehnerven, in der Sklera und in den Augenmuskeln (Schlimpert). Nicht immer sind am Ort der Spirochäten bei histologischer Untersuchung Zellinfiltrate nachzuweisen. Gefäßveränderungen wurden nie gefunden (Cattaneo).

4. *Die Syphilis der Säuglingsperiode.* Diese tritt oft erst Wochen oder Monate nach der Geburt zutage, wohl zum Teil dadurch bedingt, daß ein gewisser Prozentsatz der Früchte erst in den letzten Wochen der Schwangerschaft infiziert wird. In der symptomlosen Zeit ist die Wa.R. meist negativ. Sie wird positiv, sobald die Syphilis manifest wird, doch schließt ein Mangel an klinischen Symptomen und eine negative Wa.R. bei Kindern syphilitischer Eltern die Syphilis keineswegs aus.

Die typischen Allgemeinsymptome dieser Periode sind: Coryza, Pemphigus an Handtellern und Fußsohlen, ein Exanthem der Haut, Rhagaden um Mund, Nase und Lidspalte, Paronychie und Alopecie, Knochenveränderungen an den Epiphysenzonen, Hyperostosen am Schädel, Hydrocephalus, tastbare Milz und vergrößerte harte Leber.

Die syphilitischen Veränderungen der Augen sind noch spärlich. Sie betreffen hauptsächlich die Uvea, die Retina und die Papille. Eine Conjunctivitis mit Spirochätenbefund ist mit der Coryza in Parallele zu setzen. Aber auch im normalen Bindehautsack werden Spirochäten gefunden. Ganz selten kommt Keratitis parenchymatosa, manchmal Nystagmus vor. Blasse Papillen sind oft nur Zeichen einer hochgradigen allgemeinen Anämie.

5. Die *konnatalen syphilitischen Erscheinungen in den ersten Kinderjahren* (2.—4. Jahr): Die Hauterscheinungen treten in den Hintergrund. Typisch sind die breiten Kondylome der Genital- und Analgegend, die solitären Syphilide der visceralen Organe und die Erkrankung des zentralen Nervensystems. Die typische Augenerkrankung dieser Periode ist die Chorioretinitis.

6. Die *konnatale Spätsyphilis* beginnt mit dem 5.—6. Lebensjahr und ist jene Form, in welcher der Sehapparat in ganz besonderem Maße beteiligt ist. Hier herrscht die gummöse Form der Erkrankung vor, die gar nicht so selten erst im 2.—5. Lebensjahrzehnt manifest werden kann. Man findet als Erkrankung des Hörorgans die labyrinthäre Taubheit, an den Knochen hyperplastische und gummöse Prozesse, Riesenwuchs, besonders der unteren Extremitäten, periostale Auftreibungen an der Tibia (Säbelscheidentibia), die Ostitis gummosa der knöchernen Anteile des Septum nasi und am Boden der Nasenhöhle, denen Ulcerationen der Schleimhaut folgen. Von den Gelenken ist besonders das Knie in Form eines einfachen Hydrops oder einer Synovitis hyperplastica mit sulziger Auftreibung der Gelenkkapsel oder Auftreibung der Knochenenden befallen. Bei „Rheumatismus im Kindesalter" ist immer zunächst an Lues zu denken. BALINA will auch die auffallende Hyperflexion beider Daumen in den Metakarpophalangealgelenken, die er bei einem 19jährigen Mädchen mit Keratitis parenchymatosa, mit einem spezifischen Lungenprozeß und Rhagaden am Mund sowie positivem Wa.R. auf die angeborene Syphilis zurückführen. PASCHEFF sieht auch die Dysostosis cranii bei 2 seiner Fälle als Folge der konnatalen Lues an, durch welche es zum Turmschädel, seichter Orbita und Exophthalmus, in einem Fall zusammen mit Strabismus divergens und Luxatio bulbi bei Vorwärtsneigung des Kopfes, bei einem anderen Fall zur inkompletten Opticusatrophie gekommen war.

Ein weiteres wichtiges Krankheitszeichen sind die *Hutchinsonschen Zähne*. Die Verbildung betrifft die bleibenden Zähne des Zwischenkiefers und besteht in zwergartiger Form der oberen mittleren Schneidezähne und in einer halbmondförmigen Ausbuchtung ihres freien Randes. Die Entstehung dieser Zahnanomalie wird auf einen syphilitischen Prozeß, der sich in der Symphyse in der Mittellinie des Oberkiefers abspielt, zurückgeführt. Im Bereiche der Mundhöhle sei noch auf das „*Tuberculum Carabelli-Sabouraud*", einer Warzenbildung an der Gaumenfläche, meist in der Höhe des 1. Molaren als Zeichen konnataler Syphilis hingewiesen, welche von AUBINEAU unter 2600 Kindern 73mal gefunden wurde. Bei ⁴/₅ dieser Fälle waren außer Aborten und Totgeburten in der Familie Epilepsie, Arthropathie, frühzeitige Hemiplegie und Mißbildungen in der Aszendenz, am Auge Mikrocornea, Katarakta congenita, kongenitale Ptosis, Augenmuskellähmungen, Nystagmus, hohe Myopie und Keratitis parenchymatosa vorhanden.

Auf die Erkrankungen des Herzens und der Gefäße (Aortitis) der Leber, Milz und Niere sowie auf die zahlreichen Befunde am Nervensystem (s. IGERSHEIMER, Handb. JADASSOHN XVII/2, Tabelle S. 87) kann hier nur hingewiesen werden.

Am *Auge* ist die wichtigste Erkrankung dieser Periode die *Keratitis parenchymatosa*, allein oder als Hutchinsonsche Trias: Keratitis parenchymatosa, Hutchinson-Zähne und Schwerhörigkeit, oder in Zusammenhang mit irgendeiner der oben erwähnten Allgemeinerkrankungen. In der Zusammenstellung von IGERSHEIMER wiesen 43% der Fälle mit durchgemachter Keratitis parenchymatosa irgendwelche krankhafte Zeichen von seiten des Nervensystems auf, wobei die Symptome des Gehirns über die des Rückenmarkes überwiegen. Es handelt sich um lepto- oder pachymeningitische Prozesse, miliare Gummen, gummöse Tumoren, Endarteriitis mit sekundären Erweichungen, um Erkrankungen des Vorderlappens der Hypophyse, um hysteriforme und psychogene Affektionen u.a.

In der Zeit nach dem Erscheinen von IGERSHEIMERs Buch „Syphilis und Auge" beschäftigen sich eine Reihe von Autoren mit der Frage der konnatalen Syphilis im allgemeinen oder mit Sonderfragen wie Symptomatologie, Übertragung, Wa.R. und Nelson-Probe, mit der Prophylaxe sowie mit der Behandlung der konnatalen Lues (ARAYA, CERNEA, DUPONT, FRÜHWALD, GARRIDO-LESTACHE Y CABRERA, GROSS und MEYER, E. HOFFMANN, LENNARSON u. JEANS, MAGITOT, MAYER-AULL, RIFAT, ROMAGNY, SOLARES, YAMAZAKY u.a.). Mit Recht fordert CERNEA, daß sich der Arzt, der sich mit Diagnose und Behandlung der Syphilis beschäftigt, als Rüstzeug sich ebenso der Punktionsnadel wie des Augenspiegels, der Liquoruntersuchung wie des Röntgen bedient, daß er den Blutdruck, das Blutbild, die Blutsenkung, den Urin und die Funktion von Leber und Niere untersucht. Nach ihm spielt die konnatale Syphilis als Erblindungsursache infolge Keratitis parenchymatosa und Opticusatrophie eine erheblich größere Rolle als die erworbene. Das tragische Kapitel der konnatalen Lues kann nur durch eine lückenlose spezifische Behandlung der erkrankten Eltern sein Ende finden. CERNEA hebt die Wichtigkeit einer genauen Vorgeschichte hervor und warnt vor der Überwertung einer negativen Wa.R. bei Kindern syphilitischer Eltern. In 5% aller Fälle von konnataler Syphilis komme es zu Augenerscheinungen. Bei der Untersuchung auf konnatale Syphilis darf eine Reihe von Symptomen wie Ptosis, Alopecie, Säbelscheidentibia, Argyll-Robertson und viele andere nach DUPONT nicht übersehen werden, die selbst dann als syphilitische Erscheinungen zu werten sind, wenn die serologischen Proben negativ sind.

Wie schon oben erwähnt, erschöpft sich die syphilitische Embryo- oder Fetopathie am Auge nicht mit den bisher bekannten Krankheiten, sondern manche Veränderungen, die bisher als Mißbildungen angesehen wurden, haben ihre Ursache in der spezifischen Embryopathie. Unsere Kenntnisse sind noch lückenhaft. Aber es geht andererseits auch kaum an, jede angeborene Katarakt, eine hohe Myopie usw. auf Syphilis connata zurückzuführen, wie dies SOLARES tut und sich nur darauf stützt, daß eine antiluische Behandlung den Gesamtzustand des betreffenden Patienten gebessert hat. Ebenso gewagt erscheint die Annahme von RIFAT, daß es sich bei einem Kind, dem sechsten aus einer Familie mit Luesanamnese der Eltern und Tod zweier Kinder bald nach der Geburt, einem Anophthalmus des rechten und einem Mikrophthalmus des linken Auges bei gleichzeitig großer Fontanelle, Hydrocephalus internus, Hydrocele und Rachitiszeichen (Craniotabes) um eine Keimschädigung durch Syphilis handelt. In einem solchen Falle ist ebensowohl an die Möglichkeit einer Virusembryopathie zu denken, bevor eine syphilitische Fetopathie angenommen wird. Andererseits kann eine konnatal-syphilitische Augenerkrankung eines Kindes nur von der spezifischen Erkrankung einer infizierten Mutter herrühren, selbst dann, wenn, wie im Falle von FRÜHWALD, die Syphilis der Eltern nicht nachweisbar ist.

Nach E. HOFFMANN kann eine konnatal-syphilitische Frau die Lues auch noch auf ihre Kinder übertragen: Lues in der dritten Generation. Er fordert zum sicheren Ausschluß einer konnatalen Syphilis grundsätzlich die Überwachung der verdächtigen Kinder durch 6 Monate nach der Geburt.

Bezüglich der Wa.R. bei der konnatalen Syphilis sei auf IGERSHEIMER (Handb. JADASSOHN XVII/2, S. 91 ff.) verwiesen. Augenveränderungen können die einzigen Zeichen einer konnatalen Syphilis sein und sie behalten ihre Bedeutung auch dann, wenn die Wa.R. negativ ist (GROSS und MEYER). Nach LENNARSON und JEANS ist die Wa.R. im Lumbalpunktat bei Kindern syphilitischer Eltern mit und ohne syphilitische Erkrankung der Augen im gleichen Verhältnis positiv. Bei den Fällen mit Keratitis parenchymatosa war das Lumbalpunktat weniger häufig positiv als in der Gesamtzahl der Fälle. Mit dem empfindlichen Nelson-Test ist ein neues Hilfsmittel gegeben, unklare Fälle von konnataler Lues zu klären oder die Diagnose Syphilis latens zu fundieren. Doch können nicht alle unklaren Fälle mit dem Nelson-Test geklärt werden (ROMAGNY), da dessen Ergebnis zweifelhaft ausfallen kann. Auch durch Übergang der Immobilisine von der Mutter auf das Kind verliert ein positiver Nelson-Test in den ersten Lebensmonaten an Bedeutung. ROMAGNY berichtet über Fälle mit negativem Nelson-Test der Mutter und positivem beim Kind, obwohl die Seroreaktionen bei Mutter und Kind negativ waren.

Die *Verhütung der konnatalen Syphilis* besteht in der spezifischen Behandlung der syphilitischen Mutter während der Schwangerschaft. Sie ist gleichbedeutend mit der pränatalen Behandlung der infizierten Frucht (E. HOFFMANN). MAYER-AULL fordert die prophylaktische Behandlung der Mutter im Interesse der Frucht bei jeder Schwangeren, welche irgendwann einmal an Syphilis erkrankt war. Eine Ausnahme bilden nur jene Fälle, denen zu Beginn der Schwangerschaft die sichere Heilung bescheinigt werden kann, welche also nach Abschluß der antisyphilitischen Behandlung mindestens 2 Jahre lang klinisch und serologisch erscheinungsfrei waren. Die Behandlung der Schwangeren soll im 4. Monat mit einer 8wöchigen Neosalvarsan-Wismut-Kur beginnen, nach 5 Wochen Pause folgt die zweite Kur durch 8 Wochen, eventuell kann mit einer dritten Kur begonnen werden. Eine postnatale Behandlung des Kindes ist unbedingt erforderlich, wenn die pränatale Prophylaxe zu spät, das heißt erst nach dem 4. Schwangerschaftsmonat eingesetzt hatte.

Das Hauptziel der Behandlung der konnatalen Lues ist die Erreichung einer negativen Wa.R. (MAGITOT). Neben Arsen und Wismut steht heute das Penicillin zur Verfügung, das sich bei genügender Konzentration als überlegenes Therapeuticum erwiesen hat. Nach GARRIDO-LESTACHE Y CABRERA fehlen ihm die toxischen Reaktionen. Bezüglich Behandlung der konnatalen Syphilis und der Übertragung der Syphilis auf die dritte Generation sei auf IGERSHEIMER (Handb. JADASSOHN XVII/2, S. 92—100) verwiesen.

4. Allgemeines über die Therapie

Zur Zeit, als IGERSHEIMER die 2. Auflage seines Buches „Syphilis und Auge" abschloß, war gerade die Malaria-Behandlung der Syphilis aufgekommen (KYRLE). Damals lagen noch keine Erfahrungen mit dieser Behandlungsmethode bei der Augensyphilis vor. Ebensowenig gab es damals eine Penicillin- oder Cortisonbehandlung der Lues. Auf diese Behandlungsarten wird näher einzugehen sein, soweit es die Augenerkrankungen betrifft. Über die Quecksilber-, Jod-, Arsen- und Wismutbehandlung soll nur ergänzend berichtet werden.

Zur Beurteilung von Behandlungsergebnissen ist es von großem Vorteil, wenn die Syphiliskranken in einer eigenen Spitaleinheit oder Spezialklinik untergebracht sind. In der *Willschen Klinik* in USA wird dieser Forderung bezüglich der Augensyphilis Genüge getan und die Behandlung nach bestimmten allgemeinen Gesichtspunkten vorgenommen (KLAUDER und ROBERTSON) und so der mehr subjektiven Behandlung weniger Geübter entzogen. KAZAS zählt 5 Fehler bei der Behandlung der Augensyphilis auf. 1. Die ungenügende Beachtung der „biotropischen Reaktion", d.h. der die Lebenstätigkeiten der Spirochäten anregenden Wirkung kleiner Dosen von Jod, Salvarsan und Wismut. Nach ihm soll jede Syphilisbehandlung mit Quecksilber eingeleitet werden. Ein zweiter verhängnisvoller Fehler ist die Ausnützung der „biotropischen Reaktion" zu diagnostischen Zwecken, d.h. die Provokation einer positiven Wa.-Schwankung, welche schwere Früh- und Spätfolgen verursachen kann. Der 3. Fehler ist die Angst der

Ärzte vor ausgiebiger Dosierung des Salvarsan, d.h. die Verzettelung der Dosen und die Anbehandlung. Damit steht 4. im Zusammenhang die Verwechslung der Auswirkungen der „biotropischen Reaktion", das ist der Provokation der Spirochäten mit den toxischen Nebenwirkungen des Salvarsan. Und 5. die Vorliebe für ein bestimmtes Mittel, die Monotherapie, z.B. die ausschließliche Wismutbehandlung. Auch er fordert zuerst eine mindestens zweiwöchentliche Vorbehandlung mit Quecksilber, welcher die Salvarsan-Behandlung kombiniert mit Wismut, Schwefel und Jod folgen soll. J. Gonzalez erörtert die Wirkung des *Jod*, welches zwar keine direkte Wirkung auf die Spirochäte hat, aber z.B. durch Verminderung der Viscosität des Blutes besonders in der Nachbehandlung der Syphilis, z.B. bei Syphilis der Knochen, bei Gummen, Glaskörpertrübungen nach Chorioiditis sehr segensreich ist. Eine Gegenanzeige sei nur der Sehnervenschwund. Er bevorzugt die Jodkur in Form der *Lugolschen Lösung*, bei jeder Mahlzeit mit 10 Tropfen beginnend bis zu 100 Tropfen täglich. Sollte der Augenarzt in die Lage kommen, eine Abortivkur durchführen zu müssen, empfiehlt er zunächst 3 Injektionen von Quecksilbercyanür und dann 6 Salvarsaninjektionen von 0,50 bis 0,90 g. Nach einem Monat Wiederholung dieser Kur. Bei Sekundär- und Spätlues Beginn der Behandlung mit Quecksilber oder Wismut, dann Salvarsan-Kur und nach Schwinden der Symptome periodische Nachbehandlung mit Jod und einem unlöslichen Wismut-Präparat. Die Salvarsan-Behandlung von Netzhaut- oder Sehnervenaffektionen hält er für gefährlich, da er nach der 2. Salvarsaninjektion in einem Fall eine Thrombose der Zentralvene gesehen hat. Ophthalmorezidive sind spezifischen Ursprungs und beruhen auf der Überschwemmung des Organismus und des Auges mit Zersetzungsprodukten der Spirochäte, welche durch das Salvarsan in großer Zahl abgetötet werden. Milchinjektionen bewirken mitunter, daß Fälle, welche gegen eine antisyphilitische Behandlung refraktär waren, nach Milchbehandlung wieder ansprechen. Mitunter hat er vom Eintropfen von Salvarsanlösungen in den Bindehautsack Gutes bei Keratitis parenchymatosa gesehen, ebenso von der subkonjunktivalen Injektion von Quecksilbercyanür 1:5000. Bei Syphilis des zentralen Nervensystems leistet die intradurale Injektion von $1/4$—3 mg Neoarsphenamin oft Gutes. — Im Tierversuch lassen sich Arsen, Quecksilber und Wismut in den Augenlidern, der Bulbusbindehaut, im Kammerwasser, in der Uvea und in der Sklera nahe der Hornhaut, sowie in der Nachbarschaft der durchbohrenden Gefäße nachweisen. Die Hornhaut bleibt frei von diesen Stoffen, es sei denn, sie wäre vascularisiert. Linse und Opticusfasern waren immer frei. Goldsalze konnten nie am Auge nachgewiesen werden. Die Goldwirkung besteht darin, daß das Bindegewebe um den Infektionsherd zur Wucherung angeregt wird und diesen abkapselt. Von den unspezifischen Mitteln ergibt die Malariabehandlung die besten Erfolge bei Augenerkrankungen, weil durch das Fieber die Permeabilität der Meningen und der osmotische Austausch erhöht wird. Auch Jayle betrachtet die Quecksilbercyanür- und Wismutbehandlung als Standardmethode, die er allerdings mit 10 Mill. E Penicillin für 10 Tage bei den syphilitischen Augenerkrankungen verbindet. Dazu empfiehlt er noch bei Keratitis parenchymatosa die Einpflanzung von Wangenschleimhaut in die Nähe des Limbus.

Die *Quecksilberanwendung* findet in Levy-Bing und Carteaud warme Befürworter. Das Aufgeben der Quecksilberbehandlung sei ein großer Irrtum. Sie ist vor allem bei Intoleranz oder Resistenz gegen Arsen und Wismut indiziert, bei Auftreten von Rezidiven nach diesen Medikamenten, bei Unbeeinflußbarkeit der Wa.R. und zur Festigung der mit Arsen und Wismut erreichten Erfolge. Von besonderem Vorteil hält er die Quecksilberbehandlung bei allen syphilitischen Augenerkrankungen, besonders bei Iritis, Keratitis, Chorioretinitis, Opticusatrophie und bei Paralyse und stabiler Tabes. Der rectale Weg der Einverleibung, z. B. auf Reisen oder in Fällen von Diskretion, wird viel zu wenig benützt. Hier empfehlen sich Suppositorien mit einem Amalgam von Quecksilber 0,02 g bei Kindern, 0,05 g bei Erwachsenen und Argentum von 0,01—0,025 g. Für den cutanen Weg bevorzugen die Autoren ölige Kalomeleinreibungen vor dem offizinellen 40%igem Ung. cinereum. Innerlich geben sie Hg jodat. flav. in Form der Dupuitrenschen Pillen oder in Oblaten 0,05 pro dosi mit Zusatz von Opiumpulver 0,005 und Chinin. Bei der konnatalen Syphilis hat sich Hg lactic. neutr. in wäßriger 1⁰/₀₀iger Lösung bewährt, und zwar 10 Tropfen in Milch oder Suppe bis zu einem Jahr, später nur 7 Tropfen/kg Körpergewicht. In Fällen von alter resistenter Syphilis mit positiver Wa.R. erzielt man oft noch Erfolge mit 5 mg Kalomel, eventuell mit Zusatz von 1 g Bism. subnitr. Für intravenöse oder intramuskuläre Applikation steht Hg cyanat. $^{1}/_{4}$—2 cg besonders bei Syphilis der Augen und der visceralen Organe an erster Stelle. Wenn dieses nicht vertragen wird, dann empfiehlt er Hg bijod. rubr. in folgender Zusammensetzung:

> Hg bijod. rubr. 0,20
> Natr. jodat. 0,2
> Natr. chlorat. 0,075
> Aqua dest. ad 10 cm³.

Davon enthält 1 cm³ die Tagesdosis von 0,02 Hg. Idiosynkrasie oder Überempfindlichkeit gegen Quecksilber ist fast nie universal, sondern erstreckt sich gewöhnlich nur auf ein bestimmtes Präparat. VELLA beobachtete 30 min nach Injektion von Jod-Quecksilber eine relative Leukopenie von 1000—3000 als hämoklastische Reaktion bei Luetikern.

Über *Arsen* als Therapeuticum bei der Syphilis des Auges ist alles Wichtige bei IGERSHEIMER (Handb. JADASSOHN XVII/2, S. 103) gesagt. Arsen ist das erste bewußt angewendete Chemotherapeuticum großen Stiles, d.h. ein chemisches Mittel, welches die Spirochäten selbst angreift und schädigt. In der Form des Salvarsan und Neosalvarsan ist es dem alten Atoxyl (Phenylarsinsäure) überlegen, da es den Sehnerven viel weniger angreift. Bei frühsyphilitischen Oberflächenprozessen gelingt es, durch intravenöse Neosalvarsanbehandlung die Spirochäten abzutöten. Viel schwieriger ist die Beeinflussung bei den Spätprozessen. Doch wird auch da seine Wirkung durch das Negativwerden der Wa.R. dokumentiert. Bei der Beurteilung der Neosalvarsanwirkung bei den metasyphilitischen Erkrankungen wie Tabes und Paralyse gehen die Ansichten der Forscher weit auseinander. Man hat behauptet, daß das Zeitintervall zwischen Luesinfektion und dem Auftreten von Tabes und Paralyse in der Salvarsanzeit kürzer geworden sei. Tatsache ist aber, daß die Zahl der Tabiker in der Salvarsanzeit nicht größer geworden ist. Tatsache ist ferner, daß durch Neosalvarsanbehandlung die syphilitische Uveitis sowie alle anderen primären und sekundären Erkrankungen der Lues wirkungsvoll behandelt werden können und daß alle diese Krankheitsmanifestationen wesentlich seltener geworden sind. Wie schon frühere Untersuchungen konnten auch MORELLI sowie der Japaner TSUCHIYA bestätigen, daß am Auge des Kaninchens nach intravenöser Injektion von Neosalvarsan bzw. Neoarsphenamin im 1. Kammerwasser kein Arsen nachweisbar ist, hingegen regelmäßig im 2. Kammerwasser. Die Arsenreaktion wird nach 1 Std positiv, nimmt bis zur 3. Std zu und ist bis zur 8. Std nachweisbar. Im 3. Kammerwasser finden sich Spuren von Arsen bis zur 5. Std und sind nach 10 Std verschwunden. Die Parazentese ist ein sicheres Mittel das Eindringen des Arsen ins Auge zu begünstigen, doch soll sie nicht am Beginn der antisyphilitischen Behandlung vorgenommen werden. Sicher ist ferner, daß nach 48 Std Arsen weder im Blutserum noch im Kammerwasser mehr nachzuweisen ist. Auch im 1. Liquorpunktat

war kein Arsen zu finden. MORELLI schließt aus 2 Beobachtungen, daß Arsenobenzol von der Mutter auf den Fetus übergehen kann. Die unbefriedigenden
Ergebnisse mit der intravenösen Salvarsanbehandlung bei der konnatalen Keratitis
parenchymatosa bestimmten ABRAMOVICZ und GROSSMANN das Arsen durch
Iontophorese (1%ige Neosalvarsanlösung bei 2 mA von der Kathode aus) ins Auge
einzubringen. Nach 20—30 min war Arsen in der Vorderkammer nachweisbar.
Nach intravenöser Salvarsaninjektion bleibt die Hornhaut des Kaninchens arsen-
frei (LAMMA), außer wenn sie neugebildete Gefäße aufweist. Injiziert man Neosalvarsan in die Lider von Kaninchen, dann findet sich Arsen fast in allen Augengeweben, einschließlich der Sklera, nur nicht in der Hornhaut.

Das Salvarsan kann aber auch allgemeine Schädigungen des Organismus
verursachen. Todesfälle nach der 2. oder 3. Salvarsaninjektion sind vorgekommen.
Bekannt ist die Encephalitis haemorrhagica, schwere Formen von Dermatitis
und die akute gelbe Leberatrophie als Ausdruck der Überempfindlichkeit gegenüber Arsen.

Am Auge sind *Komplikationen* an der Bindehaut, bei Keratitis punctata
superficialis, bei Keratitis dendritica und bei Hornhautgeschwüren mit Durchbruch und Irisprolaps meist bei jenen Fällen gesehen worden, die an schweren
Hauterscheinungen nach Salvarsan litten. In 2 Fällen von KIRBY kam es nach
der 2. bzw. 1. Woche nach Beendigung einer Arsphenaminkur zu einer schweren
Dermatitis exfoliativa. 2 Wochen später waren die Augenlider ballonartig
geschwollen und Epithelverluste an der Bindehaut und Hornhaut in „verästelten
Figuren" vorhanden, die im 1. Fall nach Abrasio corneae mit Jodtinktur heilten,
im 2. Fall aber zu einer bleibenden tiefen Hornhauttrübung führten. Jedenfalls
sollten schwere Augenentzündungen, welche während einer Salvarsankur auftreten, zum Abbruch dieser Kur Veranlassung geben, da die Erhaltung des Augen-
lichtes wichtiger ist als die Beseitigung einer syphilitischen Infektion. In einem
Falle von JANKU und HORNSCHEIN entwickelten sich im Laufe einer Arsen-
intoxikation der Haut bei einer 21jährigen Frau nach 6 Wochen aus einer schweren
Conjunctivitis eine pannöse Keratitis mit günstigem Ausgang. Im Falle von HYDE
war im Anschluß an die 6. Neoarsphenamininjektion, bei welcher etwas vom Medikament neben die Vene geriet, Fieber und Blasenbildung der Haut und 1 Monat
später eine schwere Conjunctivitis mit Membranbildung aufgetreten, in deren
Gefolge es zur Einschmelzung und Erblindung beider Augen kam. Über Horn-
hautdurchbruch, Irisvorfall und Entleerung der klaren Linse, wenn auch nur an
einem Auge, im Verlaufe einer Salvarsandermatitis und Conjunctivitis berichtet
SÄUFERLIN bei einer 43jährigen Patientin am Ende der antisyphilitischen Kur.
Da am Auge fast keine Entzündungserscheinungen auftraten, spricht der Autor
von einem „trophischen Ulcus". Die Salvarsandermatitis heilte durch Injektion
von Natriumthiosulfat und Detoxin. Ähnlich verlief ein Fall von PASTINSZKY:
Hornhautulcus an beiden Augen mit Durchbruch, am linken Auge mit Glas-
körpervorfall und Erblindung, am rechten Auge blieb ein Sehrest erhalten. Der
vom Autor gebrauchte Ausdruck „Panophthalmitis" ist wohl nicht ganz zutreffend. Es handelt sich in allen diesen Fällen um eine Conjunctivitis und
Keratitis exfoliativa, die der Dermatitis exfoliativa an die Seite zu stellen ist.
In einem Fall von TZANCK, WEISSMANN-NETTER und LEVI trat unmittelbar an
eine 2tägige intravenöse Tropfinfusion von je 1,5 g Novarsenobenzol am rechten
Auge zuerst im oberen Drittel, dann im Hornhautzentrum unter Hypaesthesie ein
Ulcus mit Iritis und Hypotonia bulbi auf, welches nach Abbruch der Arsenbehandlung und Fortsetzung der antiluischen Kur mit Jod-Chinin-Wismut ausheilte. — In Fällen, welche Neosalvarsan nicht vertragen, kann mit dem Wechsel
der arsenhaltigen Droge oft noch ein guter Erfolg erzielt werden. Wenn L. R.

PASCUAL aber von einer völligen klinischen Heilung eines Pfeffer- und Salz-Fundus bei konnataler Syphilis durch Chlorarsin spricht, so kann damit doch wohl höchstens die Besserung der Sehschärfe, nicht aber des Fundusbefundes gemeint sein.

Gelegentlich kann selbst eine *akute Iritis* Ausdruck einer Überempfindlichkeit gegenüber Neosalvarsan sein, wie in einem Fall von SKINNER, bei dem während der Behandlung ein schuppender erythematöser Ausschlag des ganzen Körpers gleichzeitig mit einer akuten Iritis auftrat. Ob in einem Falle von NOHIRA, bei dem einige Stunden nach der 2. Neosalvarsaninjektion bei Lues I eine Iridocyclitis auftrat, eine Überempfindlichkeit gegenüber Arsen oder eine Herxheimer-Reaktion vorlag, ist wohl nicht sicher zu entscheiden. Beide Möglichkeiten sind gegeben. Selbst eine *Akkommodationslähmung* nach Arsenbehandlung ist beschrieben: Bei einem 19jährigen Syphilitiker trat nach der 6. Injektion von 45 bzw. 60 cg „914" zusammen mit einer Blasenbildung am Körper, Pruritus, Eiweiß im Harn, Laryngitis, Haarausfall und Nagelerkrankung eine Akkommodationslähmung auf, die sich aber wieder zurückbildete. Ob es sich in diesem Falle um eine örtliche Ciliarmuskelerkrankung oder um eine cerebral bedingte Überempfindlichkeitserscheinung handelt, muß unentschieden bleiben (MILIAN). Über vorübergehende Myopie nach Arsenobenzolbehandlung berichten PUGLISI-DURANTI und CERQUEIRA-FALCAEO, die nach Aussetzen der Behandlung in wenigen Tagen zurückging. Im 1. Fall betrug die Myopie am rechten Auge 3,5 D., am linken Auge 2 D., war also ungleich, im 2. Fall 4 D. Entweder kann es sich um einen durch Arsen bedingten Spasmus des Ciliarmuskels oder um eine toxisch bedingte Reizung des Sympathicus gehandelt haben.

Vergiftungen durch Arsen am Sehnerven äußern sich klinisch als toxische Amblyopie meist beider Augen, welche in Opticusatrophie übergehen kann, falls die Arsenbehandlung fortgesetzt wird.

Jeder auch noch so geringen Sehstörung, welche vom Patienten während einer Arsenbehandlung gemeldet wird, ist Aufmerksamkeit zu schenken und dem Augenarzt zur Begutachtung zu überweisen. Die Arsenvergiftung des Sehnerven kann in wenigen Tagen zur vorübergehenden oder bleibenden Amaurose führen. Sie geht meist mit einer konzentrischen Gesichtsfeldeinengung einher, wobei das Gesichtsfeld die Form einer liegenden Ellipse bekommt. Zentralskotome sollen selten sein. Die Papille kann vorübergehend unscharf begrenzt erscheinen. Wenn es nicht in wenigen Tagen zur Normalisierung des Visus kommt, so wird nach einigen Wochen eine temporale oder totale Abblassung der Sehnervenscheibe, also eine Opticusatrophie sichtbar. War der Sehnerv schon durch Nierenerkrankung, Hochdruck, Diabetes, früher durchgemachte Vergiftungen, besonders Chinin, durch Alkohol, durch Erkrankung des zentralen Nervensystems, durch Tabes und Paralyse, durch Senium usw. geschädigt, ist die Gefahr der Arsenvergiftung viel größer als bei ganz normalem Sehnerv. Einige Autoren machen die zu hohe Dosierung der Arsenpräparate für die Opticusaffektion verantwortlich, während andere der Dosis keine ausschlaggebende Bedeutung zumessen. Daß die Fälle von Arsenschädigung des Sehnerven doch nicht so selten sind, wie ursprünglich angenommen wurde, geht aus den Mitteilungen hervor, die seit IGERSHEIMER gemacht wurden: BUTLER, CARRERA, HAMBRESIN, HARRINGTON und RANDALL, KOPP und SOLOMON, LACROIX, LOUSTE und GRIFFITHS, SCHUPPLI und WORTMANN, SEZARY und BARBÉ, SKIRBALL und THURMON, SORIANO, MALBRAN und PICOLI, TOURAINE, FUET und GOLÉ, YAGÜES GARCIA und frühere Literatur s. IGERSHEIMER, „Syphilis und Nervenerkrankungen". Unter 829 Fällen von Neurosyphilis, welche KOPP und SOLOMON mit durchschnittlich 39 Tryparsamid-injektionen behandelt haben, stehen die Störungen des Sehvermögens, d.h. die

toxische Amblyopie und Opticusatrophie unter den 7 Gruppen von Nebenwirkungen, welche die Autoren anführen, mit 4,5% an erster Stelle. 1,2% wiesen
Opticusatrophie auf, und zwar traten die Erscheinungen am Sehnerven im Laufe
der ersten 8—12 Triparsamidinjektionen ein, später nicht mehr. Bei den Paralytikern kam es in 24%, bei den Tabikern in 43% zur Opticuserkrankung, bei der
meningovasculären Syphilis nicht. Allgemein bekannt ist, daß die 5wertigen
Arsenpräparate wie Atoxyl, Arsenol, Arsphenamin, Arsacetin, Acetylarsan,
Arsaminol, Etharsenol, Stovarsol, Hectin, Paroxyl, Tryparsamid, Proparsenol
usw. viel häufiger zu toxischer Amblyopie und Opticusatrophie führen als die
3wertigen, z.B. Salvarsan, Neosalvarsan, Marphasen u.a. SEZARY und BARBÉ
weisen darauf hin, daß die Anwendungsart der Arsenpräparate wichtig ist. So
sei bei subcutaner Stovarsolinjektion unter 250 Fällen nie eine Opticusatrophie
aufgetreten, sondern nur nach der intravenösen Verabreichung, und zwar manchmal schon nach der 1. Injektion (SORIANO, MALBRAN und PICOLI). Dabei können
allgemeine Vergiftungserscheinungen fehlen oder aber auch mit besonderer
Schwere einsetzen. Am gefährlichsten für den Sehnerven ist Atoxyl. SEZARY
und FONT-REAUL sahen unter 276 behandelten Fällen 121 Erblindungen! Nach
Verwendung von Arsphenamin kommt es zuerst zur Neuritis optica, bevor die
Sehnervenatrophie einsetzt (SKIRBALL und THURMON). Nach DUPUY-DUTEMPS
können objektive Funduserscheinungen ganz fehlen. LACROIX erhebt mit Recht
die Forderung augenärztlicher Untersuchung während jeder Arsenkur und Abbruch derselben bei Auftreten der geringsten Sehstörungen. Zur Vermeidung von
Neurorezidiven soll man aber die Arseninjektionen nicht in allzu großen Zwischen-
räumen vornehmen. Ist wie in einem Fall von LOUSTE und GRIFFITHS schon ein
Argyll-Robertson vorhanden, mahnt dies zur besonderen Vorsicht. Nach der
3. Acetylarsan-Injektion kam es in einem seiner Fälle zur Erblindung beider
Augen.

Die *Prognose der toxischen Amblyopie* nach Arseninjektionen ist immer mit
Vorsicht zu stellen. Die meisten Fälle erblinden unter dem Bilde einer primären
Opticusatrophie.

Die *Behandlung* ist meist machtlos, auch wenn das Mittel sofort abgesetzt
wird (SORIANO, MALBRAN und PICOLI). Als bestes Gegenmittel wird das BAL
= 2,3 Dimercaptoproponal angesehen (SCHUPPLI und WORTMANN, HARRINGTON
und RANDALL u.a.). FIEDHANS und VOGEL empfehlen sogar die gleichzeitige
Gabe von BAL bei Injektion von Arsenpräparaten. Zur Unterstützung empfehlen
SORIANO u. Mitarb. eine milchvegetarische Diät, Anregung der Diurese, intravenöse
Injektion von steigenden Dosen einer 20%igen Natriumhyposulfit-Lösung sowie
allgemein und örtlich gefäßerweiternde Mittel.

Auf die Möglichkeit der Übertragung des Hepatitisvirus durch Arsenpräparate
bei ungenügender Sterilisation der Spritzen weisen SCHUPPLI und WORTMANN
ausdrücklich hin.

Auch die *Wismut*behandlung der Augensyphilis ergibt ein zwiespältiges Bild.
BRATZLAWSKY, FAINGOLD und WERNKE bewährte sich Wismut unter 537 Fällen
mit syphilitischen Augenerkrankungen am besten, und CETVERIKOVA betont als
Hauptvorteil seine Ungefährlichkeit bei richtiger Dosierung und die Ungefährlich-
keit der Anwendung. Sie ist der Meinung, daß Bischinol (ein russisches Wismut-
präparat) bei 10 von 16 Fällen von Keratitis parenchymatosa den Ausbruch der
Erkrankung am zweiten Auge verhinderte und daß sie auch bei der tabischen
Opticusatrophie den Prozeß zum Stillstand bringen konnte. Wenn nach einer
Wismutkur die Wa.R. positiv bleibt, ist eine kombinierte Wismut-Neosalvarsan-
kur anzuschließen. Diesen Angaben gegenüber betont KAZAS die ausgesprochenen
Provokationseigenschaften des Wismut und daß es *mannigfache Komplikationen*

bis zum Exitus letalis verursacht hat. Er warnt vor Wismutanwendung bei Fällen mit Opticusatrophie, wo es „katastrophal" wirken kann. Es soll nie allein gegeben werden. Er empfiehlt jede antisyphilitische Behandlung durch 2 Wochen mit Quecksilber und Jod einzuleiten, gibt von der 3. Woche an Neosalvarsan und geht erst nach Beendigung der Kur auf Wismut über. Solche kombinierte Kuren seien wegen der Vielheit der Spirochätenstämme notwendig. Er verwirft die kombinierte Wismut-Neosalvarsan-Kur wegen der doppelten Gefahr auf den Sehnerven. DUPUY-DUTEMPS, BURNIERE und BLUM sahen nach der 4. Wismutinjektion bei einem 50jährigen Kranken mit Gummen im Gesicht eine Erblindung beider Augen bei negativem Spiegelbefund, welche nach 2 Monaten mit voller Sehschärfe ausheilte. Als Erblindungsursache nehmen sie einen Spasmus der Arterien im Hinterhauptlappen in der Gegend des Sehzentrums an, der auch auf die motorische Region der linken Hemisphäre (vorübergehende Schwäche der rechten oberen Extremität) übergegriffen hatte. In der Aussprache zu ihrem Vortrag werden als Wismutsymptome Schmerzen in einzelnen Fingern, in den Nägeln, im Zahnfleisch und Durchfall erwähnt. Auch LEVY-BING und CARTEAUD erlebten bei einer 44 Jahre alten Patientin mit Lues latens nach der 9. Wismut-Injektion schwere Atmung, schmerzhafte Zusammenziehung des Thorax, Camphergeschmack auf der Zunge und starkes Husten. Nach 5 min war der Anfall vorüber, aber der Patient klagte über rechtsseitige Hemianopsie und Verschwommenheit in der linken Gesichtsfeldhälfte. Die Erscheinungen gingen in 8 Tagen zurück.

Von *Bismutiasis corneae* spricht F. P. FISCHER bei einem Patienten mit latenter Hirnsyphilis, bei dem sich nach Wismutinjektionen weißliche Kristalle im Hornhautepithel fanden. Die chemische Untersuchung ergab eine durch Wismut verursachte reversible Präcipitation des vorhandenen Globulin.

Malaria und andere Hyperpyrexiebehandlungen. KYRLE hatte schon 1922 darauf hingewiesen, daß ein interkurrentes Fieber eine syphilitische Erkrankung günstig beeinflussen kann, daß ein bisher negativer Wassermann positiv und ein hartnäckig positiver Wassermann negativ werden kann. Nach Einführung der Malariabehandlung der progressiven Paralyse durch WAGNER-JAUREGG wurde begonnen, auch syphilitische Augenerkrankungen mit Malaria-Fieber zu behandeln. Da die gewöhnliche antiluische Therapie besonders bei Keratitis parenchymatosa und bei der tabischen Opticusatrophie versagt hatte, entschloß sich MELLER an seiner Klinik zur Malariatherapie und kommt zu folgenden Ergebnissen: Von einem Coupieren der frischen Keratitis parenchymatosa oder von einem Verschontbleiben des zweiten Auges nach Malariabehandlung des ersten Auges war keine Rede. Doch lassen sich die Reizerscheinungen bei Keratitis parenchymatosa leichter beseitigen, die Pupillen besser erweitern und während der Fieberanfälle sinkt der oft erhöhte Augendruck beträchtlich. Freilich wurde die Malariakur immer mit der alten Neosalvarsan-Kur gekoppelt. Als unangenehme *Komplikation* trat bei einer schweren Keratitis parenchymatosa nach 6 Fieberanfällen ein Hornhautgeschwür auf, welches perforierte und zur Schrumpfung des Auges führte. Auch bei der Malariabehandlung der primären Opticusatrophie bei Tabes sah MELLER keinen Erfolg. Er kommt dennoch zu der Überzeugung, daß eine Kombination von Quecksilber, Neosalvarsan und Malaria die sicherste Behandlungsmethode ist, bei der man manchmal kleine Sehreste erhalten kann. BUSACCA berichtet über je einen Fall von Paralyse und Tabes, bei denen das Sehvermögen während der Malariakur rasch verfiel. Seiner Annahme, daß die in großer Zahl vernichteten Spirochäten den Sehnerven schädigen, daß also eine Art Herxheimer-Reaktion am Opticus vorliegt, wird man auf Grund der bakteriologischen und histologischen Befunde am Sehnerven von Tabikern kaum beipflichten können. PASINI sah sogar bei einem Fall von beginnender Tabes nach 8 Malariastößen

nicht nur keinen Einfluß auf die nervösen Symptome, sondern es traten syphilitische Hauteruptionen und ein Iritisrezidiv, also eine Aktivierung der Spirochäten durch die Malariaplasmodien auf. Bei einem Paralytiker, bei welchen die
Luesinfektion 22 Jahre zurücklag, sah auch ENGEL nach 10 Malariafieberanfällen
eine Iritis auftreten, die er für eine luische hält. CLARK faßt seine Erfahrung mit
der Malariabehandlung bei 60 Fällen von progressiver Paralyse folgendermaßen
zusammen: vorhandene Augenmuskelstörungen blieben unverändert. Bei 10 von
45 Fällen ohne Sehnervenatrophie stellte sich die gestörte Lichtreaktion der
Pupillen (Argyll-Robertson) wieder her, wenn die Pupillen vorher eng waren.
Hingegen ließ sich nie eine vorher weite Pupille beeinflussen. Bei den 15 Fällen,
welche vom Beginn an eine Opticusatrophie aufwiesen, blieben die Pupillenstörungen immer unverändert. Die Erfolge bezüglich Visus und Gesichtsfeld
waren wechselnd. Bei 7 Kranken wurde auch die Psychose geheilt. Er ist der
Ansicht, daß die Malariabehandlung den syphilitischen Prozeß in den Sehnerven
aufzuhalten vermöge, und daß die Gefahren der Malariabehandlung durch ihre
Erfolgsaussichten mehr als aufgewogen werden. Die Erfolge sollen von der Ansprechbarkeit des reticulo-endothelialen Systems abhängen. FUHS und BÖCK
weisen darauf hin, daß die Fälle von tabischer Sehnervenatrophie mit starker
Gesichtsfeldeinschränkung oder mit beträchtlicher Disproportion zwischen Weiß-
und Farbengesichtsfeld nach der Malariabehandlung sehr häufig schlechter werden.
Nur die Frühfälle versprechen einen Erfolg. Die Opticusatrophie bei konnatal-
syphilitischer Tabes stellt eine Gegenanzeige der Malariabehandlung dar.

Da die Erhöhung der Körpertemperatur als der ausschlaggebende Faktor bei
der Malariabehandlung der Syphilis angesehen wird, hat es nicht an Vorschlägen
und Methoden gefehlt, die Erhöhung der Körpertemperatur auf gefahrlosere oder
wenigstens auf andere Weise zu erreichen, und zwar durch Injektion von Typhusvaccine, durch Diathermieapparate, durch Erzeugung feuchter, heißer Luft und
durch heiße Vollbäder. Bei diesen Methoden sinkt die Körpertemperatur von
selbst nach kurzer Zeit und muß nicht durch Chiningaben wie bei der Malariakur
unterbrochen werden.

SCHAMBERG und BUTTERWORTH verwenden einen *Diathermieapparat*, dessen
Elektroden (2 Elektroden auf Brust und Bauch, 1 Elektrode auf den Rücken) mit
Binden am Körper festgehalten werden. Unter ständiger Kontrolle der Mund-
und Rectaltemperatur wird von anfangs 3 Ampère auf 4—6 Ampère gesteigert.
Bei Abschaltung des Stromes betrug die Mundtemperatur $40,6^\circ$C. Sie steigt
häufig noch um $1/_2$—1° und sinkt dann auf $39,5^\circ$. Diese Diathermiebehandlung
kann jeden 2. Tag vorgenommen werden. Sie umfaßt 6—16 Fieberperioden. Die
Resultate sollen die gleichen wie bei der Malariabehandlung sein. Die Behandlung
ist kostspielig, da der Diathermieapparat teuer ist und die Elektroden eine verhältnismäßig kurze Lebensdauer haben. Unter 26 behandelten Fällen fanden
sich 9 Paralysen, von denen 6 gebessert und 3 wieder arbeitsfähig wurden.
Ein Fall mit Taboparalyse und einer mit Lues cerebri wurden deutlich gebessert,
von 3 Tabesfällen wurde einer schmerzfrei und gebessert, einer blieb ataktisch
und einer unbeeinflußt. Bei Keratitis parenchymatosa schien der Behandlungserfolg mit Diathermie und antisyphilitischen Mitteln besser zu sein als mit
letzteren allein. Bei Wassermann-festen Syphilisfällen konnte die serologische
Reaktion beeinflußt werden. CULLER und SIMPSON haben 175 Fälle von Syphilis,
darunter eine Anzahl Augenerkrankungen mit dem „Kettering-Hypotherm" von
SIMSON genauer beschrieben. Man kann mit diesem Apparat feuchte, heiße Luft
erzeugen, die fiebermachend wirkt ($40,5$—41°C), ohne den Kranken zu schädigen.
Nach Abschluß der Behandlung kehrt die Körpertemperatur in 30—50 min zur
Norm zurück. Wöchentlich eine Behandlung mit $40,5^\circ$C durch 5 Std, insgesamt

10 Behandlungen, also 50 Std Fieber, werden verabreicht. Diese Behandlung wurde in allen Fällen mit 30 Injektionen Bismarsen (0,2 g) kombiniert. Bei 4 von den syphilitischen Augenmuskellähmungen wurde kein über das übliche Maß hinausgehender Erfolg erzielt. 10 Fälle von Keratitis parenchymatosa, welche der Chemotherapie gegenüber refraktär gewesen waren, konnten in kürzerer Zeit geheilt werden. Günstig waren die Erfolge der kombinierten Behandlung bei 10 Fällen von Uveitis und bei 14 Fällen von Neuritis, besonders Neuroretinitis syphilitica. Opticusatrophie wurde nicht beeinflußt. LEMOINE erzielte *künstliches Fieber durch heiße Bäder* von 40,5°C durch 10 min, dann wird der Patient durch 30—60 min in wollene Tücher gepackt und kommt ins Bett. Wird diese erste Prozedur gut vertragen, bleibt der Patient bei den weiteren Behandlungen von insgesamt bis zu 60 Bädern 15 min in einem Bad von 46,1°C, wobei die Temperatur auf 40,5—41,1°C steigt. Dieser Kur wird eine Chemotherapie angeschlossen. Bei der Keratitis parenchymatosa klärte sich die Hornhaut rascher und vollständiger als bei der Chemotherapie allein, bei der Opticusatrophie besserte sich Visus und Gesichtsfeld. Die Fieberbehandlung regt das reticulo-endotheliale System an, was die Ursache der Heilwirkung sein soll.

Die einfachste Art Fieber zu erzeugen ist die parenterale *Injektion artfremden Eiweißes wie Milch, Bakterienproteine* u. a. Die Temperatursteigerung, welche durch Typhusvaccine erreicht wird, ist aber zu kurz, deshalb haben DRIVER und SHAW auf dem Höhepunkt der 1. Typhusvaccine-Injektion eine 2. Vaccine-Injektion vorgeschlagen, so daß die Temperatur auf 41°C stieg. Verwendet man den Typhus-H-Antigen-Impfstoff, der nur aus dem Geiselantigen (H-Antigen) der Typhusbacillen besteht und in Form von 2 Injektionen in $2^1/_2$stündigem Abstand besteht, lassen sich Temperaturen von 40° durch 2—5 Std erreichen (KULCHAR und CARD). Die Lösung wird so eingestellt, daß 1 cm³ dem H-Antigen von 2 Billionen Typhusbacillen entspricht. Nach einer Versuchsdosis, welche dem H-Antigen von 50 Millionen Typhusbacillen entspricht, werden täglich 2 Injektionen intravenös verabreicht, wobei mit der Dosis gesteigert werden muß, weil sich der Körper an die Vaccine gewöhnt. Auf diese Weise konnte bei Fällen mit Opticusatrophie ein Stillstand erzielt werden und bei 6 von 7 Fällen von Keratitis parenchymatosa wurde eine raschere Resorption der Hornhautinfiltrate verzeichnet. Durch nachfolgende Chemotherapie konnte der Erfolg erhalten werden. Dennoch kam es bei einem Fall kurz nach Abschluß der Fieberkur zu einem Rückfall. Wie vorsichtig alle diese Ergebnisse zu bewerten sind geht daraus hervor, daß ISMET nur 3mal in Abständen von 3 Monaten eine Fieberkur mit Typhusvaccine bei seinem Patienten, allerdings gleichzeitig mit Wismut und Quecksilber macht, wodurch bei 20 Opticusatrophien 14 gebessert und 2 Ophthalmoplegien vollkommen geheilt wurden.

Das Kapitel der Malaria- und Fieberbehandlung syphilitischer Augenerkrankungen enthält viele schwache Punkte. Es scheint im großen und ganzen durch die Penicillinbehandlung der Syphilis überholt zu sein. Als unterstützende therapeutische Maßnahme wird sie aber auch in Zukunft bei den syphilitischen Augenerkrankungen in Verwendung bleiben.

Die *Penicillinbehandlung* der Syphilis soll hier nur so weit Berücksichtigung finden, als es sich um die Augenkrankheiten handelt. Auch hier ist noch vieles in Fluß, die Indikationen sind noch uneinheitlich und die anzuwendenden Dosen von Penicillin schwanken sehr. Immerhin steht fest, daß wir im Penicillin ein neues Heilmittel im Kampfe gegen die Syphilisspirochäte besitzen und als solches ist es auch dem Augenarzt willkommen, und zwar nicht nur bei Wassermann-festen Fällen und bei solchen, die gegen Salvarsan- und Wismutbehandlung resistent sind.

Von den verschiedenen Penicillinen ist das Penicillin G das für die Syphilisbehandlung gebräuchlichste. Alle Penicilline werden in kurzer Zeit durch die Niere ausgeschieden. Um den Blutspiegel über 0,06 E/cm³ möglichst lange Zeit zu halten, wurde von ROMANOVSKY und RITTMANN empfohlen, Penicillin in Bienenwachs oder Erdnußöl zu lösen. Mit dem Präparat Caronamid hat man versucht, die renale Sekretion durch Einwirkung auf die Tubuli zu hemmen, doch soll die Kombination von Penicillin mit Adrenalin und Borwasser (DUKE-ELDER) vermieden werden. Als Herxheimer-Reaktion nach Penicillin gelten Fieber, Kopfschmerzen und Abgeschlagenheit; örtliche Organreaktionen kommen natürlich auch zur Beobachtung.

Mit der Anwendung von Penicillin bei syphilitischen Augenerkrankungen haben sich eine große Anzahl von Autoren beschäftigt: ALAGNA, BENTON und HEYMAN, CRAWFORD, HARRINGTON und R. W. HENRY, HUSSELS, KIAN LIU PING, LEONHARDT, J. E. MOORE, PAYNE, GOLDBERG und SIMOTON, SCHUPPLI, SEKLA, STIGTER, TIMBERLAKE u. v. a.

Anwendung. Das Penicillin wird gewöhnlich intraglutäal, aber auch intravenös und subcutan verabreicht. ALAGNA hat es intracutan in kleinen Dosen von täglich 2000—8000 E durch maximal 21 Tage gegeben und berichtet bei Iritis, Neuritis optica, Periphlebitis retinalis, Augenmuskellähmungen und Keratitis parenchymatosa über gute Erfolge. Keine Wirkung sah er bei Opticusatrophie und Chorioiditis syphilitica. Er sieht die Wirkung dieser kleinen Dosen in der Aktivierung antiallergischer Kräfte des Organismus. *Örtlich am Auge* wird das Penicillin als Tropfen, subconjunktivale Injektion, als Iontophorese und als Injektion in die Vorderkammer und in den Glaskörper gegeben. 6 Std nach der Injektion war das Penicillin wieder aus der Vorderkammer geschwunden. Soweit aus dem Schrifttum ersichtlich, ist niemand dem Vorschlage von BLATT gefolgt, bei Keratitis parenchymatosa und fibrinöser Iritis syphilitica durch 3 Tage hindurch alle 6 Std 500—1000 E Penicillin in die Vorderkammer oder in den Glaskörper zu injizieren. Auch hochdosierte Penicillin-Augentropfen, Iontophorese und subconjunktivale Injektionen brachten nach BLATT keinen greifbaren Erfolg.

Die syphilitischen Augenkrankheiten, bei denen Penicillin angewendet wurde, sind: Uveitis, Neuritis optica, Opticusatrophie, Arachnoiditis optico-chiasmatica sowie Keratitis parenchymatosa.

Bei *Uveitis syphilitica* berichten KLAUDER und DUBLIN über 70% Verschlimmerung der Iritis im Verlaufe der Penicillinbehandlung, während BENTON und CURTIS bei 6 Fällen von akuter Iritis bei Lues II rasche Heilung gesehen haben. HARRINGTON und HENRY sind der Meinung, daß die Anfangsdosen von Penicillin durch 4—6 Tage klein sein müssen (5000—10000 E) und daß erst später täglich 50000 E gegeben werden sollten. Sie selbst sahen bei diesem Vorgehen Besserung des Leidens.

Auch bei Neuritis optica empfehlen dieselben Autoren zunächst mit niederen Penicillindosen zu beginnen, dann auf 50000 E/Tag zu steigern und insgesamt 2,5 Mill. E zu verabreichen. Auch bei Papillenödem infolge spezifischer Meningitis trat auf Penicillin Heilung ein (BENTON und HEYMAN). Bei 8 Fällen von primärer Opticusatrophie trat bei 4 Stillstand des Prozesses ein, der in 2jähriger Beobachtungszeit gleich blieb. Die Autoren empfehlen aber bei der tabischen Opticusatrophie gleichzeitige Fieber- bzw. Malariabehandlung. Auch hier bewähren sich im Anfang niedrige Dosen (HARRINGTON und HENRY). Für die Neurosyphilis bezeichnet SEKLA die Penicillinbehandlung als Methode der Wahl. Die Gesamtdosis liegt bei 8—10 Mill. E (SCHUPPLI, CRAWFORD und TIMBERLAKE). Bei der *Arachnoiditis optico-chiasmatica* und der durch sie bedingten Sehnervendegeneration wird die Kombination von Malariabehandlung und 5 Mill. E Penicillin empfohlen und von der operativen Behandlung abgeraten.

Bei der *Keratitis parenchymatosa* ist durch Penicillinbehandlung in Verbindung mit der Fiebertherapie ein milderer Verlauf zu erwarten (HARRINGTON), doch kann der Ausbruch der Keratitis parenchymatosa beim konnatalen Syphilitiker durch Penicillin, selbst wenn eine lange Behandlung vorausgegangen ist, nicht verhütet werden. Auch die Erkrankung des zweiten Auges ist ebensowenig zu verhindern wie Rezidive der Hornhauterkrankung. Die Dosis beträgt nach SCHUPPLI 100000 E/kg Körpergewicht, über 8—10 Tage, in 3stündlich gegebenen Injektionen. Nach CRAWFORD steht die optimale Dosis von Penicillin bei Keratitis parenchymatosa noch nicht fest. Keine eindeutigen Erfolge sahen BENTON und CURTIS. Hingegen ist SEKLA der Ansicht, daß während oder nach der Penicillinkur bei einer Keratitis parenchymatosa eine Keratoplastik mit Aussicht auf Klarbleiben des Lappens ausgeführt werden kann.

Die Syphilisbehandlung der Schwangeren soll mit 2,5—5 Mill. E Penicillin durchgeführt werden (SCHUPPLI, CRAWFORD). Es ist dies der sicherste Weg, auch die pränatale Syphilis der Frucht zu heilen.

Offen bleibt in der Penicillinbehandlung der Augensyphilis, ob das Penicillin mit anderen Behandlungsarten, mit Neosalvarsan, Wismut oder Malaria kombiniert werden soll oder ob die Penicillinkur allein genügt, eine Frage, die beim Rückgang der syphilitischen Augenerkrankungen heute nicht mehr leicht zu beantworten sein wird.

Auch *andere Antibiotica* sind gegen Syphilis wirksam, so Aureomycin, Chloramphenicol, Terramycin (CRAWFORD, ROBINSON u.a.), sowie Bacitracin (v. SALLMANN). Es ist jedoch bis jetzt nicht erwiesen, daß diese Antibiotica die Wirkung des Penicillin übertreffen, ja auch nur erreichen. Deshalb sollte ihre Anwendung nur auf Fälle mit Penicillinüberempfindlichkeit beschränkt werden. Beim Bacitracin werden Konzentrationen von 1000 E/cm³ gut vertragen (v. SALLMANN).

Die Anwendung von *Cortison* hat sich in der Augenheilkunde einen festen Platz bei der Behandlung der Keratitis parenchymatosa geschaffen (s. Keratitis parenchymatosa, S. 979). Je früher die örtliche Behandlung mit Cortison in Form von Tropfen oder Salbe einsetzt, desto besser ist der Erfolg. Es gelingt, beginnende Fälle von Keratitis parenchymatosa bezüglich der Hornhaut ganz klar zu halten, wenn nach anfänglichem Schwinden der ersten Hornhautinfiltrate die Cortisonbehandlung genügend lange, 4—6 Monate, fortgesetzt wird. Die Cortisonbehandlung ist um so prompter, je weniger neugebildete Gefäße in die Hornhaut eingesproßt sind. Doch ist auch bei fortgeschrittenen Fällen die örtliche Cortisonbehandlung angezeigt, nur läßt sich hier die endgültige Wirkung nicht voraussagen. Die Cortisonbehandlung überzeugt jeden behandelnden Arzt, wenn man bedenkt, daß man mit der bisherigen Allgemein- und Lokalbehandlung, mit Quecksilber, Salvarsan, Wismut, Malaria und Fieberbehandlung die in Gang befindliche Erkrankung weder abkürzen noch die Schwere der Erkrankung nennenswert beeinflussen, noch den Ausbruch der Keratitis parenchymatosa am zweiten Auge verhindern konnte. Die bekannte Tatsache, daß Cortison, besonders bei allergischen Erkrankungen seine Wirkung entfaltet, läßt einen Rückschluß auf die Ätiologie der Keratitis parenchymatosa insofern zu, daß letztere ex juvantibus weniger eine spirochätere als eine allergische Erkrankung sein muß. Die oft schlagartige Besserung der subjektiven Symptome wie Lichtscheu und Schmerzen, sind wohl ähnlich wie bei der Iridocyclitis auf die antiinflammatorische Wirkung des Cortison zurückzuführen. Wenn man mit der örtlichen Cortisonbehandlung der Keratitis parenchymatosa vorzeitig aufhört, treten in wenigen

Tagen wieder Hornhautinfiltrate, gefolgt von subjektiven Begleiterscheinungen wie Lichtscheu, Tränen und Schmerzen auf. Deshalb muß die Cortisonbehandlung ungefähr so lange fortgesetzt werden, als die Dauer der Keratitis parenchymatosa ohne Cortison betragen würde, das ist ungefähr 4—6 Monate. Während dieser Zeit empfiehlt es sich, 1%iges Atropin gegen die begleitende Iritis einzutropfen, doch ist dies bei der Cortisonbehandlung weniger häufig notwendig als bei den früheren Behandlungsarten. Es scheint heute die allgemeine Ansicht zu sein, daß neben der örtlichen Cortisonbehandlung die Salvarsan-Wismut- oder Penicillinbehandlung der konnatalen Syphilis durchgeführt werden soll. Ob sie unbedingt notwendig ist, steht noch nicht fest. Nach Graciansky, Grupper, Lefort und Crenier wird serologisch durch Cortison eine Hemmung der Antikörperbildung beim quantitativen Kahn-Test deutlich. Angaben, daß eine Keratitis am zweiten Auge durch Cortison in 2 Wochen geheilt wurde, sind mit Reserve aufzunehmen. Auch Ashworth betont ausdrücklich, daß die Dauer der Gesamtbehandlung der Keratitis parenchymatosa durch Cortison nicht vermindert wird, daß aber die Hornhautbefunde deutlich besser sind als früher. Jefferiss berichtet über einen Rückfall einer Keratitis Parenchymatosa nach Cortisonbehandlung und Billiner ist der Ansicht, daß Mißerfolge mit zu geringer Dosierung zu erklären sind.

Da die örtliche Cortisonbehandlung in Form von Tropfen oder Salbe die Keratitis parenchymatosa so überzeugend zu beeinflussen vermag, haben andere Anwendungsarten wie z. B. die subkonjunktivale Cortisoninjektion nicht Fuß fassen können, zumal Batchelor danach bei einem Erwachsenen mit Keratitis parenchymatosa ein Staphyloma corneae infolge geschwürigem Zerfall der Hornhaut auftreten sah. Allgemeinanwendung des Cortison ist bei Keratitis parenchymatosa unnötig. Es ist eben der große Vorzug der örtlichen Cortisonanwendung, daß die Allgemeingefahren des Cortison vermieden werden, da in die Tätigkeit der Nebenniere nicht eingegriffen wird (Woods u.a.).

Die Dosierung des örtlichen Cortison bei beginnender Parenchymatosa ist an meiner Klinik folgende: Durch 2 Tage wird Cortison stündlich, dann weitere 8 Tage 2stündlich in Form von $2^1/_2$%iger Cortone Merck oder Hydrocortison eingetropft, und zwar jedesmal 1 Tropfen, nach welchem das betreffende Auge 5 min geschlossen gehalten wird. Vom 10. Tage an gehen wir auf 4mal Cortisontropfen täglich zurück und lassen diese Dosis unter Beobachtung der Hornhauttrübung einen Monat lang eintropfen. Sollte die Hornhauttrübung bei dieser Dosierung nicht verschwinden oder gar zunehmen, dann lassen wir durch 2—3 Wochen während des Tages alle 2 Std Cortison eintropfen. Schwinden die Hornhautinfiltrate unter 4mal täglicher Cortisonanwendung, dann geben wir durch 1 bis 2 Monate 3mal, dann 1 Monat 2mal täglich Cortison. Im 5. Behandlungsmonat wird das Cortison nur 1mal täglich eingetropft und dann das Medikament unter Beobachtung der Hornhaut mit der Spaltlampe innerhalb von 2—3 Wochen ausgeschlichen. Das Atropin lassen wir schon nach dem 3. Monat versuchsweise weg.

Bei der Iridocyclitis syphilitica kann die Cortisonbehandlung kürzer sein, da die proliferationshemmende Eigenschaft des Cortison die Schmerzen, die ciliare Injektion und die Exsudation der Iris schon in den ersten 24 Std günstig beeinflußt, so daß die antisyphilitische Kur mit Salvarsan oder Penicillin rasche Fortschritte macht. Wie schnell die Abnahme der Entzündungserscheinungen vor sich gehen kann, ist aus einer Beobachtung von Horne zu ersehen: Bei einem 42jährigen Mann mit Iridocyclitis bei erworbener Lues war die spezifische sowie die Penicillinbehandlung am Auge erfolglos geblieben. Schon 12 Std nach 3stündlicher örtlicher Cortisonanwendung trat Besserung, nach 11 Tagen Heilung ein.

Wichtig sind die Erfahrungen mit der örtlichen Cortisonanwendung bei anderen syphilitischen Augenerkrankungen des vorderen Bulbusabschnittes wie Skleritis, Keratitis pustuliformis profunda und Keratitis punctata profunda, weil diese Erkrankungen durch Spirochäten selbst bedingt sind. ROBINSON meldet das Verschwinden der Spirochaete pallida aus dem Dunkelfeld bei syphilitischem Primäraffekt nach allgemeiner Cortisonbehandlung.

Auch die *Vaccinebehandlung* der syphilitischen Augenerkrankungen wurde immer wieder versucht, meist mit der *Hilgermannschen Vaccine*, welche aus Spirochätenkulturen hergestellt ist, nachdem Versuche vorausgegangen waren, die Lues mit Extrakten syphilitischer Produkte zu behandeln. SPITZER sah nach 4 Injektionen von Pallidavaccine bei einem Syphiliskranken Fieber, Exanthem der Haut, Papeln im Munde und am Anus mit Spirochätenbefund, worin eine durch die abgetöteten Spirochäten bedingte spezifische Reaktion gesehen wird. SPITZER sah Pupillenstarre und träge Pupillenreaktion zurückgehen, ruhende Gummanarben aufflackern und tabische Magenkrisen sowie lanzinierende Schmerzen ebenso wie die Kopfschmerzen der Syphilitiker schwinden. Bei Keratitis parenchymatosa berichtet CHARAMIS über einen milderen Verlauf und rasche Rückbildung der Reizerscheinungen. Der letztgenannte Autor hat aber keinen Erfolg bei der spezifischen Chorioiditis disseminata gesehen. BRECHER sieht als Lokal-, Herd- und Allgemeinreaktion nach Pallidavaccine Fieber und profuse Schweißausbrüche an. Das Fehlen einer solchen Reaktion weist nach ihm auf Nichtbeteiligung der Lues am betreffenden Prozeß hin. Malariaresistente Luesfälle zeigten nach 6 Vaccine-Injektionen weitgehende und andauernde Remission.

Auch die *Impfung mit der Spirochäte der Rattenbißkrankheit* (Spirochaete morsus muris) wurde zur Syphilisbehandlung herangezogen (KODAMA). Nach intraglutealer Injektion einiger Tropfen spirochätenhaltigen Mäuseblutes tritt nach einigen Tagen Inkubation an der Injektionsstelle eine örtliche Entzündung, allgemein Fieberanfälle und Hautexantheme ein. Retinochorioiditis, tabische Opticusatrophie und Keratitis parenchymatosa sollen beim Menschen mit dieser Behandlung gebessert worden sein.

Der Vollständigkeit halber sei auf die *Bäderbehandlung* alter syphilitischer Prozesse, besonders bei Chorioretinitis mit dichten Glaskörpertrübungen, bei rezidivierender Iridocyclitis, bei Keratitis parenchymatosa und primärer Opticusatrophie hingewiesen, und zwar besonders auf die jodhaltigen Bäder in Bad Hall und Tölz (PILLAT).

B. Spezieller Teil

1. Lider und Bindehaut

Angesichts der Abnahme der syphilitischen Augenerkrankungen in den letzten 2 Jahrzehnten sind kaum neue Krankheitsbilder der Syphilis am Auge im Schrifttum zu erwarten gewesen, und auch die Beiträge zu den seltenen Krankheitsbildern, z.B. zur Keratitis pustuliformis profunda (E. FUCHS), der Keratitis punctata profunda (MAUTHNER) sind in letzterer Zeit noch seltener geworden, so daß zu diesen Krankheitsbildern gegenüber der Beschreibung, welche IGERSHEIMER gegeben hat, nichts wesentlich Neues hinzugefügt werden kann. Ich folge daher im nachfolgenden der Einteilung des Stoffes, wie ihn IGERSHEIMER vorgenommen hat, um den Zusammenhang zu wahren und das Nachschlagen zu erleichtern.

Die *Augenlider* sowie die *Bindehaut* des Auges können an allen Krankheitsstadien der Syphilis beteiligt sein. Primäraffekte an den Lidern und der Bindehaut sind selten geworden. Unter den extragenitalen Schankern ist das Auge mit 4,15% beteiligt. Der Primäraffekt kann an der Haut der Lider, den Lidrändern, besonders in der Gegend des inneren Augenwinkels, also an Carunkel und Plica semilunaris sowie an der Conjunctiva tarsi und bulbi sitzen. Der Schanker dieser Gegend wird durch Kuß, Autoinfektion, durch die in manchen Ländern geübte Unsitte des Ausleckens von Fremdkörpern sowie durch Hineinspritzen von infiziertem Fruchtwasser hervorgerufen. Die Inkubation beträgt annähernd 3 Wochen. 1—2 Wochen später kommt es zur Schwellung der präauricularen oder der submaxillaren Lymphdrüse. Bestehende Liderkrankungen wie Blepharitis, Meibomitis, Conjunctivitis, Trachom u.a. scheinen das Haften der Syphilisspirochäte zu erleichtern. Der Schanker ist meist einseitig, doch sind Fälle von Befallensein beider Augen bekannt. Zwei Schanker an einem Auge sind in der Regel als Kontaktinfektion an zwei gegenüberliegenden Hautstellen anzusehen.

Das klinische Bild des Lidschankers äußert sich in einer derben Schwellung und blaurötlicher Injektion der befallenen Lidgegend, welche auch über den Lidrand auf die Conjunctiva übergreifen kann, so daß in einem späteren Stadium der Erkrankung der Ausgangspunkt der Infektion nicht mehr mit Sicherheit festgestellt werden kann, besonders dann nicht, wenn es zum geschwürigen Zerfall gekommen ist. Nach Abheben der das Geschwür bedeckenden Kruste tritt Reizserum aus, welches meist reichlich Spirochäten enthält, die sich im Dunkelfeld und nach Giemsa-Färbung im Mikroskop leicht nachweisen lassen. Beim Primäraffekt der Bulbusbindehaut betrifft die Schwellung und Exulceration die Conjunctiva bulbi, welche aber meist nicht sehr in die Tiefe reicht. Nur selten kommt es dabei zur Skleritis, Keratitis parenchymatosa und Iritis. Auch über Glaskörpertrübungen und Neuroretinitis wurde berichtet.

Die Prognose des Lidschankers ist gut: Es kommt nach Behandlung zu später kaum erkennbaren Narben der Lidhaut, gelegentlich zu Madarosis und zu feinen strahligen Narben der Conjunctiva tarsi, selten zur Verödung der Tränenpünktchen oder zur Symblepharonbildung. Auf Quecksilber und Neosalvarsanbehandlung sprechen die Schanker der Lider rasch an und heilen (8—10 Injektionen). Doch muß die Kur mehrfach wiederholt werden. Eine örtliche Behandlung ist kaum notwendig.

Über *Schanker am Unterlid* berichten Greither, Cicero, Iga und Masaki u.a. Im Falle von Greither trat die Infektion von einem an Coryza leidendem Enkelkind einer Frau auf, welche mit dem Taschentuch das Auge des Kindes auswischte und dann das Tuch weiter für sich verwendete. Der Fall von Cicero betrifft ein 11 Monate altes Kind und der von Iga und Masaki einen 12jährigen Knaben. Im japanischen Schrifttum sind unter 245 extragenitalen Primäraffekten 34 am Auge vorhanden, die sich auf beide Geschlechter gleich verteilen. 10 Fälle betrafen Kinder unter 10 Jahren, 24mal war die Haut der Lider, 10mal die Bindehaut Sitz des Primäraffektes. 4 Kranke waren durch Auslecken der Augen infiziert worden, 13 hatten syphilitische Verwandte, bei einem 18jährigen Mädchen mit Genitalschanker war eine Selbstinfektion vorhanden.

Um einen Schanker am Oberlid handelt es sich bei den Fällen von Markiewicz (30jähriger Mann nach Auslecken eines Fremdkörpers durch eine Frau), von Faci und Santos (22jährige jung verheiratete Frau, angesteckt von Geschwüren des Mannes am Gaumenbogen), um Schanker im inneren Augenwinkel in den Fällen von Postič mit gleichzeitiger Schwellung der Präauricular- und beider Submaxillardrüsen, von Markiewicz (10jähriger Junge mit maculopustulösem Exanthem und stark positiver Wa.R.) und von Gaté und Genet, der lange Zeit unerkannt blieb, als Absceß incidiert und erst beim Auftreten des Exanthems der Haut als Syphilis erkannt wurde.

Über Schanker an der Lidbindehaut, und zwar an der Bindehaut des Unterlides, berichten ALAMILLA (1½jähriges Mädchen, dessen Eltern positive Seroreaktionen aufwiesen), T. K. TANG und C. K. HU als Folge einer Selbstinfektion vom Schanker des Penis und von RENEDO, bei dessen 56jähriger Patientin ein Augenfremdkörper mit einem fremden Taschentuch entfernt worden war. Ein dreifacher Schanker an der Bindehaut des Ober- und Unterlides (SATANOWSKY und KURLAT) bei einer 53jährigen Frau mit einer seit Jahren geheilten Lues wird als syphilitische Reinfektion angesehen. Einen Primäraffekt an der Bindehaut des linken Oberlides, dessen Übertragungsmodus unklar blieb, beschreibt RODIN und CZUKRASZ einen Schanker in der rechten oberen Übergangsfalte mit auffallend geringen Reizsymptomen mit positiver Wa.R. und glatter Heilung nach der ersten antisyphilitischen Kur.

Bei der *Syphilis im Sekundärstadium* kommen an den Lidern Exantheme, Papeln und Kondylome vor. Auch eigenartig derbe persistierende Ödeme der Lider wurden als syphilitische Manifestation beschrieben, ebenso eine Blepharitis syphilitica, wo sich die Papeln hauptsächlich am intermarginellen Saum lokalisierten. Ferner gibt es eine Tarsitis syphilitica, die sowohl bei Lues II wie III vorkommt.

An der Bindehaut ist das Vorkommen einer spirochätenbedingten Conjunctivitis simplex umstritten. Nicht jede Bindehautentzündung bei einem Syphilitiker muß eine spezifische Erkrankung sein. Hier sind weitere Untersuchungen, besonders auch bakterieller Art, sehr notwendig. Was als phlyktänenartige Erkrankung syphilitischer Natur mit positivem Spirochätenbefund beschrieben wurde, ist wohl als Papelbildung der Schleimhaut aufzufassen, da in den Papeln meist reichlich Spirochäten gefunden werden. Ferner sind hartnäckige Blutungen der Bulbusbindehaut sowie Fälle von persistenter Chemose, welche nur auf Neosalvarsanbehandlung verschwanden, als echte syphilitische Veränderungen der Bulbusbindehaut beschrieben worden. Eine von GUNN und ELSCHNIG beschriebene syphilitische Infiltration der Bulbusbindehaut ist wohl ebenfalls dem papulösen Stadium zuzurechnen. Bezüglich einer „Conjunctivitis granulosa syphilitica", welche dem Trachom sehr ähnlich sehen soll, sind die Akten ebenfalls noch nicht geschlossen. Weitere Beobachtungen sind wünschenswert.

Die *Gummen* der Lider waren früher nicht so selten. Ihre narbige Abheilung mit Verziehung und Ektropinierung der Lider ist etwas sehr Charakteristisches. Sie können sich auch unter dem Bilde eines Chalazions verbergen. An der Bulbusbindehaut kommen sie typischerweise an den Ansatzstellen der geraden Augenmuskeln als geschwulstartige Bildungen vor.

Papeln an den Lidern können im Bereiche des inneren Lidwinkels sitzen und als Geschwüre auf das Ober- und Unterlid übergreifen (RENARD, HALBRON und PROUX), bis markstückgroß werden (FALKENSTEIN) oder sich wie ein Zoster ophthalmicus disseminiert ausbreiten (FIOCCO). Bei einem 32jährigen Arbeiter kam es im inneren und äußeren Lidwinkel beider Augen zu kondylomartigen Wucherungen der Lidhaut und zu mißverfärbig belegten Geschwüren der Bindehaut (MILOVIDOVA). In den 2 von POSTIČ beschriebenen Fällen von Papeln der Lider kam es zur schnellen Heilung nach antisyphilitischer Behandlung.

Fälle von *Tarsitis syphilitica* berichten PUSCARIU, KHALIL und DE SANTIS. In dem Falle von DE SANTIS (24jährige Frau) kam es gleichzeitig zum Ausfallen der Kopfhaare, der Augenbrauen und der Wimpern und zu einer Uveitis anterior an einem Auge. Die ausgefallenen Haare wuchsen nach der antisyphilitischen Kur vollständig nach. Es ist wohl als Seltenheit zu betrachten, wenn alle 4 Lider von

der Tarsitis befallen waren (Khalil) und wenn die entzündliche Ptosis so stark war,
daß sich die Oberlider nicht umstülpen ließen. Die Erscheinungen gingen auf eine
kombinierte Wismut-, Neosalvarsan- Quecksilber-Kur und auf Jod-Kali zurück.

Über die Häufigkeit der *Syphilide der Bindehaut* zur übrigen Augenlues unter-
richtet eine Zusammenstellung von Durval Do Livramento.

Es fanden sich unter:

Zahl der Syphilitiker	Augenlues	Lues der Bindehaut
180000 (Gwenouo)	3652	36
23713 (T. H. PI)	380	8
4839 (Gafre-Guinle)	225	5
20000 (Badol)	631	11
5695 (Puscariu)	393	6

In dieser Übersicht sind die syphilitischen Veränderungen der Lid- und der
Bulbusbindehaut enthalten, von denen die letzteren häufiger sind als die ersteren.

Papeln der Lidbindehaut können in typischer Form an beiden Augen vorhanden sein (Nobile) oder sie dokumentieren sich manchmal atypischerweise nur
als therapieresistente Conjunctivitis mit Rhagaden in den Lidwinkeln und mit
gelegentlichen Hornhautinfiltraten (Hamed). Als Conjunctivitis granulosa syphilitica ist wohl der Fall von Spanič anzusehen, welcher bei einem 37jährigen Mann
am rechten Auge eine papillär-hypertrophische Tarsalbindehaut mit knötchen-
und faltenförmiger Verdickung der oberen und unteren Übergangsfalte beschreibt,
bei dem gleichzeitig eine alte Keratitis parenchymatosa und eine Iridocyclitis
vorhanden war. Die Goldsolkurve des Liquor sprach für eine latente syphilitische
Infektion des zentralen Nervensystems. Der Zustand heilte nach 22 cm³ Bismogenol und 5,2 g Neosalvarsan. Dupont weist auf die gelegentliche Schwierigkeit in der Differentialdiagnose zwischen Syphilis und Tuberkulose hin und
spricht von einer pathologisch-anatomischen Ähnlichkeit zwischen Trachom und
Syphilis, weil er bei 26 von 30 nichtsyphilitischen Trachomkranken nach 4 bis
6 Spritzen Neosalvarsan eine „mehr oder minder vollständige Heilung" gesehen
habe. In der Aussprache wurde dieser spekulativen These von allen Seiten scharf
widersprochen. Ein gleichzeitiges Vorkommen von syphilitischer Erkrankung der
Lid- und Bulbusbindehaut stellt ein Fall von Papolczy dar: Eine 21jährige Frau
mit positiver Wa.R. weist in der Übergangsfalte des linken Auges stecknadelkopfgroße gelbliche, etwas durchscheinende Follikel auf, die Bulbusbindehaut ist
rosafarben gallertig verdickt und um die Hornhaut herum wallartig aufgeworfen.
Ebenso verdickt und kammartig geschwollen ist die Plica semilunaris. 17 Tage
nach Beginn der antisyphilitischen Kur sind alle diese Symptome im Rückgang.
Die histologische Untersuchung eines Stückchens der Bulbusbindehaut ergab eine
diffuse Infiltration des subepithelialen, von vielen neugebildeten Lymphgefäßen
durchzogenen Bindegewebes und eine Periphlebitis.

Als *Papeln der Bulbusbindehaut* werden einige Millimeter große harte Knötchen mit scharfen Rändern und einer geschwürigen Delle im Zentrum (Durval
do Livramento, Puscariu, Hoshina), eine geschwulstförmige Vorwölbung
(Francois), ein gelblich opaker, derber Knoten (Chin und Hu) beschrieben, die
gut auf antisyphilitische Behandlung ansprechen und in denen gelegentlich
Spirochäten nachgewiesen wurden. Als phlyktänenartige syphilitische Papel wird
von Watanabe und Kitajima ein schmerzhaftes, gelblich-sulziges Knötchen bei
einem 36jährigen Mann 3 Monate nach dem Primäraffekt an der rechten Bulbusbindehaut angesehen, welches auf der Sklera unverschieblich aufsaß und oberflächlich ein kleines Geschwür aufwies. Histologisch bestand es aus Fibroblasten,
einer mäßigen Menge von Lymphocyten, einigen Plasma- und zahlreichen Riesenzellen. Epitheloidzellen fehlten.

Gummen der Lider kommen unter dem Bilde derber Knoten oder langsam fortschreitender Geschwüre vor, werden oft als „Gerstkorn oder Hagelkorn" lange verkannt und heilen mit derben strahligen Narben. Sie können am Ober- und Unterlid, in der Brauengegend, im Bereiche des inneren Lidwinkels, aber auch gleichzeitig auf der Bulbusbindehaut sitzen. Durch Narbenverziehung kommt es leicht zum Ectropium cicatriceum, zu Lagophthalmus und auf dem Wege über die Keratitis e lagophthalmo zum Verlust des Sehvermögens oder des Auges. Berichte über Gummen an Lidern liegen von BELOTE, CASSADY, ELLISON, GOLDSCHLAG, KLEMENS und LÜDERS, LIPOVSKAJA, RENARD und HALBRON u.a. vor. Besonders ausgebreitet sind die gummösen Ulcerationen der Lider, der Stirn und des Schädeldaches bei einer 58jährigen Frau (ELLISON) sowie bei einer 21jährigen ruthenischen Hutzulin, bei welcher beide Augenlider zerstört wurden und eine Keratitis e lagophthalmo zur Blindheit beider Augen geführt hatte (GOLDSCHLAG). Unter den 3 Fällen von LIPOVSKAJA zeigt einer ein Gumma der Brauengegend mit einer Keratitis parenchymatosa der unteren Hornhauthälfte vergesellschaftet. Der Fall von RENARD und HALBRON wurde zuerst als Gerstkorn, dann als Ekzem der Lider und schließlich als Diphtherie diagnostiziert, bis eine Opticusatrophie an beiden Augen mit konzentrischer Gesichtsfeldeinschränkung die Neurolues aufdeckte. In einem Fall von Lues III kam es zu Amyloidablagerungen in Lippe, Zunge, Pharynx, Larynx und in den Lidern. KLEMENS und LÜDERS weisen darauf hin, daß die Differentialdiagnose zwischen Lues III und Tuberkulose außerordentlich schwierig sein kann und daß diese mit Sicherheit nur anatomisch zu stellen ist. Der fehlende Nachweis der Spirochäten spricht nicht gegen Lues. Wichtig sind obturierende Gefäßveränderungen im epitheloidzelligen Granulationsgewebe und in der Nekrose, wobei mit spezifischer Färbung elastische Fasern zu sehen sind, ferner die Infarktnatur der Nekrose und massenhaft neugebildete, nach BIELSCHOWSKY-MARESCH sich färbende Gitterfasern. Nicht beweisend sind mehrkernige Riesenzellen, geringe rundzellige Randinfiltration der Granulome und die perivasculäre Plasmazelleninfiltration. Wichtig ist der Ausfall der Seroreaktionen und die gute Wirkung einer Jodkali-Behandlung. Bei einer derben Geschwulst im inneren Lidwinkel, die unter der Diagnose Tuberkulom oder Sarkomverdacht lief, konnte trotz negativer Seroreaktion mit der Silberimprägnationsmethode wegen der zahlreichen feinsten neugebildeten Gitterfasern die Diagnose Gumma gestellt werden.

DUDINOV teilt 2 Fälle von Gummen der Prälacrimalgegend mit. Im 1. Fall (42jähriger Mann) war der innere Lidwinkel des linken Auges zerstört und das Geschwür erstreckte sich auf die medialen Teile der Lidränder, auf die Conjunctiva bulbi und auf den nasalen Hornhautanteil, im 2. Fall (44jähriger Mann) hatte das Gumma auf den Nasenrücken übergegriffen. Der Gaumen war perforiert. Trotz Abstoßung eines Sequesters der Crista lacrimalis anterior war der Tränensack normal durchgängig geblieben.

War im 1. Fall von DUDINOV die Bulbusbindehaut von einem Lidgumma mitergriffen, so konnte CUNNINGHAM bei einem Chinesen ein reines Gumma der Bulbusbindehaut beobachten. Die Bulbusbindehaut war blaßrosa, derb infiltriert und im Lidspaltenbereich waren zahlreiche weiße, kleine Fleckchen (Xerose?) vorhanden. Das aus reichlich Plasmazellen bestehende Granulationsgewebe verschwand rasch auf spezifische Behandlung.

Bei der *konnatalen Syphilis*, bei der sich im normalen Bindehautsack nicht so selten Spirochäten nachweisen lassen, unterscheidet man nach IGERSHEIMER (Handb. JADASSOHN XVII/2, S. 129) zwischen einer einfach katarrhalischen, einer papulösen und gummösen Conjunctivitis. Auch scheint es, daß sich der Pemphigus syphiliticus außer an den Lidern auch an der Conjunctiva lokalisieren kann und auf diese Weise das Bild der „essentiellen Schrumpfung des Bindehautsackes" hervorgerufen wird. Auch hartnäckige Blutungen der Bulbusbindehaut sind bei konnataler Lues beobachtet worden.

Mit der wichtigen Frage, ob und in welcher Häufigkeit sich Spirochäten im Bindehautsack konnatal syphilitischer Kinder finden, beschäftigen sich 2 Arbeiten. SKLJAR untersuchte 97 syphilitische Kinder, und zwar bei 46 Kindern den serösen Inhalt der Papeln, bei 57 Kindern auch die Konjunktivalflüssigkeit und den Nasenschleim. Spirochäten ließen sich gleichzeitig nachweisen: 1. bei 20 Fällen im Papelserum, Nasenschleim und Konjunktivalflüssigkeit, 2. bei 20 Fällen im Nasenschleim und der Konjunktivalflüssigkeit, 3. bei 2 Fällen im Papelserum und der Konjunktivalflüssigkeit und 4. in 29 Fällen im Papelserum und Nasenschleim. In der Konjunktivalflüssigkeit allein ließen sich Spirochäten nur in einem Fall, in der Nasenschleimhaut allein überhaupt nicht nachweisen. Negativ fiel die Untersuchung von Papelserum, Konjunktivalflüssigkeit und Nasenschleim überhaupt nur in 5 Fällen aus. Von 51 Kindern mit Hautveränderungen hatten 28 Spirochäten in der Konjunktivalflüssigkeit und 29 im Nasenschleim. Bei kongenital luischen Kindern ohne Hautläsionen gelang nur in einem einzigen Fall der Spirochätennachweis gleichzeitig in der Konjunktivalflüssigkeit und im Nasenschleim. — In den positiven Fällen schwankte die Zahl der Spirochäten in der Konjunktivalflüssigkeit zwischen 1—2 im ganzen Präparat bis zu 15—18 in einzelnen Gesichtsfeldern. Die Zahl der Spirochäten in der Nasenschleimhaut hing von der Intensität der Rhinitis ab. In einzelnen Gesichtsfeldern waren 12—15 Spirochäten enthalten. Sie hielten sich hier hartnäckiger als in der Konjunktivalflüssigkeit. Von LANDESMANN, TARSIS, TULBERMAN und JOELSON wurde bei 32 Kindern, von denen 28 im ersten und 2 im zweiten Lebensjahr standen, in 12 Fällen in den gummösen Hautefflorescenzen, in 7 Fällen in der Nasenschleimhaut und in 13 Fällen im Konjunktivalsack Spirochäten nachgewiesen, und zwar gleichzeitig in Haut, Nasenschleimhaut und Bindehaut bei 5, in Haut und Bindehaut bei 4 und in Nasenschleimhaut und Bindehaut in 3 Fällen. Nach diesen Autoren waren die Spirochäten in der Bindehaut in größerer Anzahl als in den Hautefflorescenzen zu finden. Während die Spirochäten in der Haut nach antisyphilitischer Behandlung rasch verschwinden, halten sie sich in der Bindehaut und Nasenschleimhaut wesentlich länger und behalten auch länger ihre Beweglichkeit.

Liderkrankungen bei später konnataler Lues sind seltener als die Keratitis parenchymatosa, Iridocyclitis und Chorioiditis. Sie treten spontan, aber anscheinend häufiger in der Rekonvaleszenz nach akuten Infektionskrankheiten oder nach Trauma, meist als zerfallende Gummen auf (GOZBERK R. A., RIFAT, AHMED). Beispiele: Bei einem 11jährigen Knaben treten 3 Monate nach einem Trauma zahlreiche Knötchen der Lider des linken Auges auf, welche rasch eitrig zerfallen und zu einem großen, die Lider, Nasenwurzel, Wange und Jochbeingegend einnehmenden Gumma konfluieren. Bei einem 30jährigen Mann kommt es nach einer Quetschung zuerst zu einem Gumma der Stirn, dem andere Gummen im Gesicht und an den Lidern des linken Auges folgten. Nach Neosalvarsan-Behandlung gute Heilung. Eine *Tarsitis syphilitica* des linken Oberlides mit starker Induration, Schwellung der präauricularen Drüse und positiver Wa.R. heilte rasch auf spezifische Behandlung (OHASHI und SEKIYA). Eine „Tarsokonjunktivale Infiltration" beschreibt WEISS bei einem konnatal-syphilitischen Säugling mit gleichzeitig diffuser Infiltration der Hornhaut, die am Auge mit einer eigenartigen Blässe und Strukturverlust der Bindehaut ohne wesentliche katarrhalische Begleiterscheinungen einherging.

Gummen der Bulbusbindehaut bei konnataler Lues erweisen sich ähnlich wie bei erworbener Lues als rundliche, fleischfarbene Geschwülste mit gekörnter Oberfläche zwischen unterer Übergangsfalte und Limbus bei gleichzeitig vorhandener Keratitis parenchymatosa (Fälle von BONNET und PAUFIQUE und RIEDL). Prompte Heilung nach antisyphilitischer Kur.

2. Tränenapparat

Die *Syphilis der Tränendrüsen* äußert sich klinisch als Dakryoadenitis. Bisher sind 2 Fälle von Primäraffekt der Tränendrüsen bekannt (s. IGERSHEIMER, Handb. JADASSOHN XVII/2, S. 130ff.), von denen ein Fall als unsicher angesehen wird (ANARGYROS und DE LAPERSONNE). Bisher ist kein sicherer Fall von Lues II der Tränendrüse bekannt, während Gummen als derbe indolente Dakryoadenitis immer wieder berichtet werden. Die Schwellung kann lange Zeit andauern und aus den Ausführungsgängen der palpebralen Tränendrüse kann sich in der oberen Übergangsfalte ein Zelldetritus entleeren (Fall von NICHOLLS, 38jährige Frau mit Dakryoadenitis, Wa.R. positiv). Der histologische Befund sowie der schnelle Rückgang nach Penicillinbehandlung macht die Diagnose Gumma sehr wahrscheinlich. Ähnliche Fälle werden von FENCI an einem Auge bei einer 53jährigen Frau und von KYU bei einer 43jährigen Patientin mitgeteilt. Im ersteren Fall kam es unter Jod-, Wismut- und Penicillinbehandlung zur Einschmelzung, zum Durchbruch und rascher Heilung, im letzteren Falle trat die Heilung langsam unter antiluischer Kur erst in 4 Monaten ein. Ein Fall mit Tränendrüsenschwellung beider Augen (FR. W. MEYER) bei einer 71 Jahre alten Frau ist wohl nicht sicher als Lues zu werten, wenn auch die histologische Untersuchung ein Gumma mit typischen Gefäßveränderungen ergeben hat, weil der Fall serologisch negativ war und auch sonst keine Anhaltspunkte für Syphilis vorhanden waren. Hingegen besteht die Möglichkeit, daß gelegentlich ein *Mikulicz-Syndrom* syphilitischen Ursprunges sein kann (ALVAREZ): Bei einer 49jährigen Frau entwickelte sich unter Fieber eine harte Schwellung der Parotis beiderseits, der sublinqualen, submaxillaren und beider Tränendrüsen mit Stomatitis und Conjunctivitis. Die Wa.R. im Blute war positiv und auf antiluische Behandlung bildeten sich alle Erscheinungen rasch zurück.

Die *Syphilis der ableitenden Tränenwege* ist jedenfalls sehr selten, wenn man von Primäraffekten oder Gummen, welche im inneren Lidwinkel nur in der Gegend des Tränensackes lokalisiert sind, absieht. Die als Gummen des Tränensacks beschriebenen Fälle sind wohl meistens syphilitische Erkrankungen der Knochen oder des Periosts, welche sekundär zur Blennorhoe des Tränensackes, zur Dakryophlegmone oder zur Tränensackfistel führen können. Auch in dem Falle von DESVIGNES handelte sich es um eine gummöse Entzündung der Fossa sacci lacrimalis, die eine akute Dakryocystitis auf Grund eines Syphilomes der Nasenscheidewand und der Siebbeinzellen vortäuschte. Erst nach spezifischer Behandlung schloß sich die in der Incisionswunde entstandene Fistel.

Immerhin besteht die Möglichkeit, daß Spirochäten in die Tränenwege eindringen und eine echte syphilitische Entzündung verursachen (Fall einer beidseitigen Entzündung der Canaliculi von AXENFELD, s. IGERSHEIMER). SEIERS konnte bei einer 42jährigen Frau mit ausgeprägten sekundär-syphilitischen Erscheinungen wie großpapulöses Exanthem des Körpers, squamöses Exanthem des Gesichtes, Alopecie, hypertrophische Papeln am Genitale und Iritis beider Augen bei normalem Bindehautsack in der Tränenflüssigkeit Spirochäten nachweisen.

Bei der *konnatalen Lues* kommen sowohl im Bereiche der Tränendrüsen als der tränenabführenden Wege Erkrankungen vor, welche als gummöse Entzündung gedeutet werden müssen, da sie meist mit einer Keratitis parenchymatosa vergesellschaftet sind, dieser vorausgehen oder nachfolgen. So sah W. Braun einen 18jährigen Mann, der an Keratitis parenchymatosa, Dakryoadenitis und Katarakt erkrankte. Auf Neosalvarsan, Schmierkur und Penicillin besserte sich die Keratitis, hingegen blieben nach zweimal 10 mega Depot-Penicillin die Seroreaktionen und der Befund an den Tränendrüsen unverändert. Trotzdem wird Lues als Ursache der beiderseitigen Tränendrüsenerkrankung angesehen, da keine Veränderungen vorhanden waren, die an eine Tuberkulose oder an ein Boecksches Sarkoid denken ließen.

Im Bereiche des rechten Tränensackes fand Vasek ein Gumma der Haut bei einem 6jährigen Knaben, welcher eine Keratitis parenchymatosa überstanden hatte. Auf antiluische Behandlung trat rasch Heilung ein. Igersheimer (Handb. Jadassohn XVII/2, S. 136) weist mit Recht darauf hin, daß man bei Tränensackerkrankungen der Neugeborenen immer auch an Lues connatalis denken soll und teilt sein selbst beobachtetes Krankengut in 3 Gruppen ein: 1. in Tränensackerkrankungen, bei denen eine luische Erkrankung der Nase nicht festgestellt werden konnte, wo aber eine spezifische Coryza, die spurlos abheilte, die Ursache für das Tränensackleiden sein kann. 2. Fälle, welche Veränderungen in der Nase aufweisen, die nicht als spezifisch angesehen werden müssen. Dennoch kann auch hier eine spezifische Coryza oder Ozoena die Ursache für eine Dakryocystitis sein, besonders wenn letztere ohne Operation auf antisyphilitische Behandlung prompt zurückgeht, und 3. Fälle, bei denen ein spezifischer Befund wie Sattelnase oder Ostitis gummosa vorhanden ist, bei welcher ebenfalls zuerst die konservative antisyphilitische Behandlung versucht werden soll.

3. Hornhaut

Das klinische Bild der Syphilis der Hornhaut wird von der Keratitis parenchymatosa derart beherrscht, daß ich mich Igersheimer (Handb. Jadassohn XVII/2, S. 137) anschließe und dieses Krankheitsbild zuerst behandeln will, womit die konnatale Syphilis, soweit es die Hornhaut betrifft, in den Vordergrund gestellt wird. Die Fälle von Miterkrankung der Hornhaut bei erworbener Syphilis treten zahlenmäßig gegenüber der Keratitis parenchymatosa ganz in den Hintergrund.

Über das *klinische Bild der Keratitis parenchymatosa* ist alles Wissenswerte bei Igersheimer zu finden. Er unterscheidet 5 Formen: 1. die peripher am Limbus beginnende Keratitis, 2. die zentral (axial) beginnende Form, 3. die Form einer zarten tiefen Keratitis, welche hauptsächlich durch Buckelbildung des Endothels gekennzeichnet ist, 4. die Keratitis parenchymatosa, die von einer Episkleritis ausgeht, und 5. jene Form, die sich an eine vorausgehende Iritis anschließt. Die ersten 2 Formen machen das Gros der Fälle aus. Von der 3. und 4. Gruppe werden außer den Igersheimerschen Fällen im neueren Schrifttum überhaupt keine mehr berichtet. Nur von der 5. Gruppe erwähnt Hoehne unter 162 Fällen der Hamburger Klinik 4, bei denen eine Iridocyclitis dem Ausbruch der Keratitis voranging. Herzau und Hossmann sahen einmal unter 433 Fällen von Keratitis parenchymatosa zuerst die Iritis am ersterkrankten Auge, hingegen die Keratitis zuerst am zweiterkrankten Auge.

Der bekannten Symptomatik der Keratitis parenchymatosa ist nichts wesentlich Neues hinzuzufügen: Die Erkrankung beginnt subjektiv mit Lichtscheu und Tränenfluß, welche der blaugrauen tiefen Hornhauttrübung vorausgeht. Letztere setzt sich aus kleinen Einzeltrübungen zusammen, deren erster Beginn und Lage meist in den tiefsten Hornhautschichten sich mit Sicherheit nur durch Spaltlampenuntersuchung feststellen läßt (Klauder und Davis, Klauder und Hardy). In seltenen Fällen kann die Hornhauterkrankung ohne neugebildete tiefe Gefäße ablaufen, in den meisten Fällen aber kommt es zu einer mehr oder minder reichlichen Neubildung tiefer, besenreiserartig verzweigter Gefäße, durch welche wie im Tierversuch die Hornhaut eine gewisse Zeit hindurch einen rötlichgrauen Farbton bekommen kann. Diese neugebildeten Gefäße liegen fast immer an der Grenze zwischen infiltrierter und nichtinfiltrierter Hornhaut (PILLAT), also vor der Infiltrationszone. Der Quellungszustand der Hornhaut scheint die Hauptursache für das Einsprossen tiefer Gefäße zu sein. — Das Epithel der Hornhaut ist matt, manchmal gestichelt, selten in Bläschen abgehoben, zu einem Ulcus corneae kommt es bei der echten Keratitis parenchymatosa nie (ELSCHNIG). — Berichte über Hornhautgeschwüre bei Keratitis parenchymatosa früherer Zeit sind höchstwahrscheinlich der Ausdruck dafür, daß die Keratitis parenchymatosa mit einer skrofulösen Augenentzündung oder mit einem Vitamin A-Mangel des Körpers, d.h. mit einer rudimentären Keratomalacie kombiniert war. Die Hornhaut trübt sich bei der Keratitis parenchymatosa im Laufe von 2—8 Wochen diffus, bei der peripher beginnenden Form meist schneller als bei der axial beginnenden, und verharrt auf dem Höhepunkt der Trübung mehrere Wochen, während welcher das Sehvermögen auf Fingerzählen oder Handbewegung in 1 bis 2 Metern herabgesetzt sein kann. Hierauf beginnt die Rückbildung der Hornhautinfiltrate, so daß der ganze Ablauf der Keratitis parenchymatosa an einem Auge 3—6 Monate dauert. Je mehr neugebildete Gefäße vorhanden sind, um so schneller und gründlicher erfolgt die Aufhellung der Hornhaut. SEEFELDER sah bei 3 Patienten eine Geschwulstbildung in der Hornhaut, welche durch eine Nekrose des Hornhautgewebes bedingt war. Spirochäten ließen sich nicht nachweisen.

Selten erkranken beide Augen zu gleicher Zeit, meist hintereinander. Das zeitliche Intervall kann Jahre betragen (s. Tabelle bei IGERSHEIMER). Die Ansicht, daß das zweite Auge leichter an Keratitis parenchymatosa erkrankt als das erste, ist nicht sicher bewiesen, doch ist der zeitliche Ablauf am zweiten Auge manchmal etwas kürzer. Weder die örtliche noch die allgemeine antisyphilitische Behandlung kann den Ausbruch der Keratitis parenchymatosa am zweiten Auge verhindern oder in seinem Verlauf wesentlich beeinflussen.

An der *Hornhauthinterfläche* kommt es häufig zu radiären, konzentrischen oder wirr durcheinanderlaufenden Falten der Descemeti als Ausdruck der ödematösen oder infiltrativen Verdickung der Hornhaut. An der Hornhautrückfläche kommt es fast immer zur Betauung des Endothels, oft zur Präcipitatbildung im Arltschen Dreieck, selten zu klumpenartigen Präcipitaten. Doch sind alle diese Veränderungen infolge der bestehenden Hornhauttrübung nur schwer sichtbar. Nur die Untersuchung mit der Spaltlampe kann einige Sicherheit geben.

Die *Vorderkammer* ist im Höhepunkt der Erkrankung selten genau bezüglich ihres Inhaltes zu beurteilen. Flottierende Punkttrübungen und das selten fehlende Tyndall-Phänomen sind sichere Zeichen einer fast regelmäßigen Mitbeteiligung der Iris. Hypopyon (IGERSHEIMER) und Blut in der Vorderkammer sind äußerst selten.

Die *Mitbeteiligung der Iris*, deren Häufigkeit in den alten Statistiken sehr wechselnd, meiner Ansicht nach immer zu niedrig angegeben wird, ist ebenfalls wegen der Hornhauttrübung selbst bei Untersuchung mit der Spaltlampe nur schwer zu beurteilen. Diese Mitbeteiligung kann von der Hyperämie einzelner Trabekelgefäße bis zur diffusen exsudativen Iritis reichen. Gelegentlich kommen echte Irisknoten (HOEHNE) oder rötliche (IGERSHEIMER), selten größere Knötchen und Plaques vor, welche von HIRSCHBERG als Gummen bezeichnet wurden.

Die *Pupille* ist meist entrundet, ohne daß man als Ursache hierfür in allen Fällen hintere Synechien anschuldigen könnte. Sie reagiert auf Licht fast immer träge und wenig ausgiebig und läßt sich durch Atropin oft kaum bis zur mittleren

Größe erweitern, sichere Zeichen dafür, daß entzündliche Veränderungen des Irisstroma doch die Regel darstellen. Absolute Pupillenstarre ist bei Keratitis parenchymatosa fast immer als Zeichen einer gleichzeitig vorhandenen juvenilen Paralyse zu werten.

Die *Frage der Mitbeteiligung der Linse* bei der Keratitis parenchymatosa ist in der älteren Literatur, besonders in der Vorspaltlampenzeit unsicher. Wenn Axenfeld umschriebene Verdickungen der Linsenkapsel gesehen hat, so darf man annehmen, daß vielleicht Veränderungen der Irishinterfläche entzündlicher Natur die Linse im Sinne einer „Massagekatarakt" affiziert haben, doch ist eine solche Linsenveränderung nach jeder früherworbenen Iridocyclitis möglich und nichts für Syphilis Charakteristisches. Eine von Elschnig beschriebene Hornhaut-Linsensynechie ist in einem seltenen Falle wohl die Folge einer ungewöhnlichen Verdickung der Hornhaut, welche die Linse erreichte. Vogt, Hallermann und Rosen haben eine *braune Schalentrübung der Linse* bei Fällen von abgelaufener Keratitis parenchymatosa beobachtet. Diese Trübung liegt in der Hinterfläche des äußeren Embryonalkernes, entspricht also jener Diskontinuitätsfläche der Linse, welche mit dem Zeitpunkt der Geburt abgeschlossen ist. Remler berichtet über weitere 8, Forni über 2 Fälle von brauner Schalenkatarakt. Fast bei allen Patienten konnte das Vorliegen einer konnatalen Lues nachgewiesen werden. Einige dieser Fälle wiesen eine syphilitische Chorioretinitis auf. Remler konnte aber diese braune Schalentrübung auch bei 3 Fällen beobachten, bei denen sich keinerlei Zeichen einer konnatalen Syphilis nachweisen ließen. Bei 2 von diesen Fällen griff die braune Schale um den Kernäquator nach vorne. Diese Trübung ist meist nur im Auflicht als braune Trübung sichtbar, während sie bei Durchleuchtung verschwindet. Nach seiner Auffassung kann die braune Schale höchstens als Zeichen einer konnatalen Lues gewertet werden und hat mit der Keratitis parenchymatosa als solche, welche ja kaum vor dem 5. Lebensjahr auftritt, nicht mehr zu tun, als daß bei beiden die Lues der Mutterboden ist. Nach Remler wird man abwarten müssen, ob bei systematisch kontrollierten konnatalsyphilitischen Kleinkindern, welche diese braune Schale der Linse aufweisen, später eine Keratitis parenchymatosa auftritt. Man muß annehmen, daß sich die braune Schale intrauterin entwickelt, ebenso wie die starke Wölbung der Linse (Hallermann).

Der *Augendruck* bedarf bei Keratitis parenchymatosa der dauernden Kontrolle. Igersheimer fand bei 27% Sekundärglaukom, in 22% eine Hypotonie. In neuerer Zeit wird von Abramovicz auch bei Fällen, die eine Keratitis parenchymatosa vor längerer Zeit mitgemacht haben, auf das Glaukom hingewiesen, selbst dann, wenn die Wa.R. negativ war. Aus diesen Beobachtungen geht neuerdings hervor, daß Atropin bei Fällen von Keratitis parenchymatosa nur unter dauernder Kontrolle des Augendruckes verabreicht werden darf, worauf ja immer wieder hingewiesen wird.

Bei den folgenden Augenveränderungen, welche oft bei Keratitis parenchymatosa angetroffen werden, wird man wohl mit Igersheimer auch weiter nur eine indirekte Beziehung zur Hornhauterkrankung annehmen müssen.

Dies ist bei der *Chorioretinitis syphilitica* auf der Grundlage angeborener Lues der Fall, deren 4 Typen nach Siedler-Huguenin bekannt sind. Diese Chorioiditis entwickelt sich meist in der Fundusperipherie und zeigt die Eigentümlichkeit, daß die zahllosen grauen und pigmentierten, kleinsten Herdchen einen schmutziggrauen Farbton des ganzen Augenhintergrundes herbeiführen (Pfeffer- und Salz-Fundus) oder daß die etwas größeren Herde tintenklecksartig pigmentiert sind im Sinne der *Chorioretinitis areolaris* (Förster). Diese Chorioretinitis geht mit oft beträchtlicher Herabsetzung des Lichtsinnes einher, hat aber mit der tapetoretinalen Degeneration, der sogenannten Retinopathia pigmentosa, nichts zu tun und muß scharf von dieser getrennt werden. Wenn auch diese Funduserkrankung entweder schon vor oder erst nach der Keratitis parenchymatosa auftritt, so ist doch bemerkenswert, daß in dem großen Material von HOEHNE unter 162 Fällen von Keratitis parenchymatosa 46, d.i. 28%, eine der 4 Typen der Chorioretinitis nach SIEDLER-HUGUENIN aufweisen. OKSALA, der unter seinem Keratitis parenchymatosa-Material 12% mit Aderhautentzündung fand, betont mit Recht, daß der zeitliche Zusammenhang von Keratitis parenchymatosa und Funduserkrankung · in früheren Zeiten wegen der dichten Hornhauttrübung oft unentschieden bleiben mußte, daß aber jetzt ein genaueres Studium des Augenhintergrundes seit der Cortisonbehandlung der Keratitis parenchymatosa möglich ist. Auf Grund einer Beobachtung, wo während einer Keratitis parenchymatosa nasal von der Papille ein großer, pigmentierter Aderhautherd aufgetreten ist, neigt er doch zur Ansicht, daß ein direkter Zusammenhang zwischen Keratitis parenchymatosa und Chorioiditis möglich ist.

Bezüglich der *Mitbeteiligung des Glaskörpers* ist zu sagen, daß eine genaue Untersuchung mittels Lupenspiegel oder Spaltlampe auf dem Höhepunkt einer Keratitis parenchymatosa erschwert und die Beurteilung unsicher ist. Ich halte die Ansicht von ROSA für unbegründet, daß Glaskörpertrübungen nur bei Fällen von Keratitis parenchymatosa mit Chorioretinitis peripherica vorhanden sind. Denn die häufigste Ursache für Glaskörpertrübungen ist doch wohl die begleitende Iridocyclitis. Richtig ist, daß die Glaskörpertrübungen in bezug auf die Herabsetzung des Visus während und nach einer Keratitis parenchymatosa kaum eine Rolle spielen. Vielleicht wird auch in dieser Frage bei den mit Cortison aufgehellten Erkrankungsfällen Klarheit geschaffen werden können.

Eine *Retinitis syphilitica* ist eine sehr seltene Begleiterscheinung der Keratitis parenchymatosa. IGERSHEIMER erwähnt einen Fall, der neben der Papille weißliche Netzhautherde aufwies. Wenn DOYNE der Ansicht ist, daß besonders bei der Keratitis parenchymatosa der Erwachsenen die verschiedensten Formen von Retinitis vorkommen, und zwar von den feinsten Pigmentveränderungen der Macula bis zur ausgedehnten Degeneration des Fundus, wobei die Choriocapillaris gänzlich zerstört sein kann, so ist mit dieser Behauptung doch wohl mehr die Chorioretinitis als die echte Retinitis gemeint. In vielen Fällen wird es unentschieden bleiben, ob der primäre Sitz der Fundusveränderung in der Netzhaut oder in der Aderhaut liegt. Dies könnte mit einiger Sicherheit nur durch die histologische Untersuchung entschieden werden. Und gerade dieses Material ist bei Keratitis parenchymatosa so enorm selten.

Über *Neuritis nervi optici* wurde im Schrifttum bei wenigen Fällen von Keratitis parenchymatosa berichtet, hingegen häufiger über *sekundäre oder primäre Opticusatrophien* oder überhaupt nur über Opticusatrophie. In den meisten Fällen (HARDY, HAXTHAUSEN, HERZAU und HOSSMANN, ROLLET, RÖNNE u.a.) scheint es sich um eine primäre Opticusatrophie zu handeln, also um eine Verbindung von Keratitis parenchymatosa mit juveniler Tabes, zumal in jenen Fällen, wo auch Pupillensymptome wie Anisokorie und Pupillenstarre vorhanden waren. Die postneuritische Opticusatrophie scheint demgegenüber viel seltener zu sein. RÖNNE ist im Gegensatz zu anderen Autoren der Ansicht Fälle mit Opticusatrophie so energisch als möglich zu behandeln.

Auch *Augenmuskellähmungen* sind bei Keratitis parenchymatosa als syphilitische Begleiterkrankung anzusehen, welche unabhängig von der Keratitis parenchymatosa auftreten: Ophthalmoplegia externa, interna und totalis sind als seltene neurosyphilitische Begleiterscheinungen anzusehen. (BALOGH, Fall von

Keratitis parenchymatosa und Anisokorie, Bonnet, Keratitis parenchymatosa und Argyll-Robertson.)

Die *allgemeine Untersuchung* von Fällen mit Keratitis parenchymatosa fördert eine Vielzahl von Erkrankungen zutage, welche teils syphilitischer Natur sind, teils mit der syphilitischen Schädigung anderer Organe, z.B. der Nerven, der Haut und Schleimhaut, der Gelenke, der inneren Organe und der Drüsen mit innerer Sekretion zusammenhängen. In dem Material von Oksala war nur in 9,4% die Keratitis parenchymatosa das einzige Zeichen der konnatalen Lues. In über 90% sind noch andere Symptome vorhanden, selbst dann, wenn die Patienten über 20 Jahre alt waren. Besonders periostale Veränderungen waren in den älteren Gruppen häufig zu finden.

Untersuchungen des Blutes bei 56 Fällen von Keratitis parenchymatosa (Motegi) im progressiven, im Vollstadium oder in der Genesung haben ergeben: Die roten Blutkörperchen sind bei Keratitis parenchymatosa im Vollstadium und bei Fällen zwischen 16 und 36 Jahren in der Genesung deutlich erhöht. Form und Farbe der Erythrocyten sind unverändert. Die Leukocyten sind im Beginn der Erkrankung deutlich vermehrt, die neutrophilen Leukocyten am meisten. Sie werden im Voll- und Genesungsstadium kleiner. Die Zahl der Lymphocyten ist im Beginn normal und nimmt im Hoch- und Genesungsstadium zu, ebenso die Eosinophilen. Die Monocytenzahl ist von Anfang an klein und nimmt während der Keratitis parenchymatosa laufend ab. Der Leukocytenindex ist größer als der Normalwert, der Hämoglobingehalt nur wenig größer als normal. Der Färbeindex ist gering, am geringsten im Anfangsstadium der Erkrankung. Die Zahl der Blutplättchen ist im Progressivstadium deutlich vermehrt und nimmt auf der Höhe der Erkrankung plötzlich ab. Die Senkungsgeschwindigkeit der roten Blutkörperchen ist im progressiven Stadium deutlich erhöht und nimmt später ab. Die Viscosität des Blutes ist im Vollstadium bedeutend größer als normal, im Genesungsstadium kleiner. Der Serum-Eiweißgehalt ist nur im progressiven Stadium höher als normal. Das Blutbild wird nicht von der sehr häufig vorhandenen leichten Iridocyclitis beeinflußt.

Obwohl eine *Innenohrschwerhörigkeit* gewöhnlich zugleich mit der Keratitis parenchymatosa beginnt, sind doch eine Reihe von Fällen bekannt (Babonneix, Andersen, Kroemer u.a.), wo die Schwerhörigkeit erst Jahre nach der Augenerkrankung auftrat, bei Andersen 5, bei Kroemer 10 Jahre nach der Keratitis parenchymatosa. Im Falle von Andersen hatte der 30jährige Patient seit Kindheit an einseitiger Mittelohreiterung gelitten, im 25. Lebensjahr seine Keratitis parenchymatosa mitgemacht und war im 30. Lebensjahr fast über Nacht beiderseits ertaubt. Die histologische Untersuchung (Tod durch Unfall) ergab an beiden Innenohren eine ausgedehnte Periostitis und Osteomyelitis syphilitica, welche wahrscheinlich von einer spezifischen Gefäßerkrankung ausgegangen war. In einem Fall von Majoux war eine syphilitische Mittelohrentzündung (früher von Fraser und Majer und Schlittler beschrieben) vorhanden, die sich gleichzeitig mit der Keratitis parenchymatosa und einem syphilitischen Schnupfen entwickelt hat. Bei diesen Fällen ist die Schwerhörigkeit oft viel ausgeprägter als nach dem klinischen Befund zu erwarten ist, weil die Otitis media syphilitica immer die Neigung hat auf das Labyrinth überzugreifen.

Sattelnase und Keratitis parenchymatosa sind doch viel häufiger, als es nach der Darstellung von I. John den Anschein hat. Sie erwähnt einen Fall, in welchem die Sattelnase 2 Jahre nach einer Keratitis parenchymatosa auftrat, welche nur ganz unvollständig mit 4 Salvarsaninjektionen behandelt worden war.

Auf das gleichzeitige Vorkommen von *syphilitischer Dakryoadenitis* und Keratitis parenchymatosa wurde schon bei den Erkrankungen des Tränenapparates hingewiesen. In einem Fall von W. BRAUN trat die beiderseitige Dakryoadenitis zugleich mit einer Keratitis beider Augen auf. Die Dakryoadenitis verhielt sich resistent gegen die antisyphilitische Behandlung.

Gleichzeitige oder nachfolgende *Gummen der Schleimhaut und Haut* wurden immer wieder bei Keratitis parenchymatosa gesehen. So berichtet FUNK über ein Zungengumma an der Grenze zum hinteren Drittel der Zunge bei einem 15jährigen Mädchen und GERTLER über Lues III en nappe am Gaumen bei einem 28jährigen Mann 8 Jahre nach der Augenerkrankung. Gummen der Haut können gleichzeitig mit der Keratitis parenchymatosa auftreten (NOBECOURT, ZITZKE) oder nachträglich (im Falle von VANNAS 12, im Falle von KOVACS 32 Jahre nach der Keratitis parenchymatosa).

Von *internen Erkrankungen syphilitischer Natur* bei Keratitis parenchymatosa ist ein allerdings nicht ganz sicherer Fall von Lungensyphilis (J. ROLLET) und ein Fall von Aneurysma aortae unter 90 nachuntersuchten Keratitis parenchymatosa-Fällen (RÖNNE) bemerkenswert.

Syphilitische Gelenkerkrankungen, besonders in der Form der Synovitis des Kniegelenkes, kommen bei Keratitis parenchymatosa häufiger als die Taubheit vor (CERCHIAI) und verdienten wegen ihrer Bedeutung der Hutchinsonschen Trias an die Seite gestellt zu werden. Die Synovitis spricht auf antisyphilitische Behandlung ausgezeichnet an. Hingegen ist die syphilitische Arthropathie der Hüfte anscheinend sehr selten. Von DUVERNE, CUILLERET, LAMOUR und DOR wird ein solcher Fall bei einem 58jährigen Mann beschrieben, der vor 23 Jahren wegen einer Lues connatalis mit Keratitis parenchymatosa, reflektorischer Pupillenstarre, Tabes juvenilis und Augenmuskellähmungen behandelt worden war. Die Wa.R. war negativ, der Nelson-Test aber positiv.

Das Zusammentreffen von *Neurosyphilis* und Keratitis parenchymatosa sei hier nur erwähnt. Es wird in einem eigenen Kapitel eingehend behandelt werden. KLAUDER gibt die Mitbeteiligung des Nervensystems bei Keratitis parenchymatosa mit 2% an, HERZAU und HOSSMANN fanden unter 433 Keratitis parenchymatosa-Fällen 3mal Opticusatrophie, 4mal Tabes, 2mal Ophthalmoplegia interna, einmal Apoplexie, einmal corticale Epilepsie und einmal Facialisparese. Über eine 21jährige Frau mit abgelaufener Keratitis parenchymatosa, Lichtstarre der Pupillen, Gummen an Gaumen und Tibia und mit Opticusatrophie berichtet HARDY und bei 3 Brüdern, welche Keratitis parenchymatosa durchgemacht hatten, fand ROLLET bei zweien Zeichen einer Neurolues.

Mitbeteiligung der *Drüsen mit innerer Sekretion* am syphilitischen Grundprozeß sind bei Keratitis parenchymatosa selten. NOBECOURT erwähnt bei einem Fall von Keratitis parenchymatosa geringe Schambehaarung, fehlende Achselhaare und fehlende Menstruation, GRÜTZ eunuchoiden Hochwuchs, kleine Hoden, starkes Fettpolster am Mons pubis, BABONNEIX Kropf und Chorea und HAXTHAUSEN Dystrophia adiposo-genitalis.

Bezüglich der *unregelmäßigen bzw. eigentümlichen* Verlaufsform der Keratitis parenchymatosa sei auf IGERSHEIMER (Handb. JADASSOHN XVII/2, S. 153ff.) verwiesen. Es sind dies:

1. Die *Keratitis annularis Vossius*, welche hauptsächlich kleine Kinder betreffen soll (IGERSHEIMER), an einem Auge, aber auch an beiden Augen in derselben Form auftreten kann und am Ende der Behandlung ein gutes Sehvermögen ergibt.

2. Die radiäre Keratitis parenchymatosa, deren Bild hauptsächlich durch radiäre Falten der Descemetschen Membran bedingt ist, während die zarten Trübungen des Parenchyms und die Präcipitate in den Hintergrund treten (bisher nur ein Fall von IGERSHEIMER).

3. Die sog. knötchenförmige Keratitis parenchymatosa, deren knotenartige Trübungen dichte Infiltrationen im Hornhautparenchym darstellen (bisher ein Fall von IGERSHEIMER).

4. Die phlyktänenartige Affektion bei sonst typischer Keratitis parenchymatosa (Fall von WEVE), bei welcher in den runden, fleischig aussehenden prominenten und mit Fluorescein anfärbbaren Gebilden Spirochäten gefunden werden, und

5. die als Keratitis gummosa bezeichnete Erkrankung (Fall von TERSON), bei welcher nach abgelaufener Keratitis parenchymatosa einige gelbgraue Infiltrate in der trüben Hornhaut auftreten, die zusammenfließen und sich gegen die Vorderkammer hin vorbuckeln und auf Kalomelinjektion zur Heilung kamen.

Alle diese Verlaufsformen haben mit Ausnahme der Keratitis annularis Seltenheitswert. In den letzten 30 Jahren sind kaum solche Fälle beschrieben worden. Die Fälle von Keratitis annularis sind häufiger, werden aber sicher nicht gesondert veröffentlicht. Nur aus der Stadt Algier und aus den Hochgebirgen ihrer Umgebung werden Fälle von knotiger oder segmentärer Keratitis parenchymatosa sowie von Sklerokeratitis nodularis von SCHOUSBOÉ berichtet, welche überwiegend Kinder und Jugendliche betreffen und an deren Entstehung konnatale wie erworbene Lues beteiligt sind. Bei den meisten der 30 veröffentlichten Fälle führte die Quecksilberbehandlung zu einer wesentlichen Besserung.

Über *Ausgang und Komplikationen* bei Keratitis parenchymatosa ist nichts wesentlich Neues bekannt geworden, weswegen auch in diesem Zusammenhange auf die Darstellung von IGERSHEIMER (Handb. JADASSOHN XVII/2, S. 158 ff.) verwiesen werden kann, der bezüglich des *Visus*, welcher nach Keratitis parenchymatosa übrig bleibt, zu dem Ergebnis kommt, daß 59,2% einen praktisch guten Visus bis 5/25 haben und 40,8% nur 5/35 bis Amaurose besitzen. Zur Fortsetzung dieser Angaben seien aus den letzten 3 Jahrzehnten 4 Arbeiten von SAUL, SCHIECK, HOEHNE und OKSALA herausgegriffen, welche ein größeres Material von Keratitis parenchymatosa bearbeitet haben. Unter seinen 100 Fällen fand SAUL den Visus in 16% unter 6/36, in 11% praktisch blind, also zusammen 37%, die weniger als 6/36 Virus hatten; SCHIECK, der sein Material nicht in Zahlen detailliert, fand in 70% eine „brauchbare Sehschärfe", darunter in 7% volle Sehschärfe, in 8—10% bleibt „eine schwere Sehstörung" zurück. Bei seinen 162 Fällen fand HOEHNE in 40% eine gute, in 32% eine ausreichende, in 11% eine nur für grobe Arbeit genügende und in 17% eine ganz geringe Sehschärfe, wenn man die einzelnen Augen der Rechnung zugrunde legt. Zieht man aber die Zahl der Patienten in Betracht, so lauten die Zahlen: 58, 31, 4 und 7%, was bedeutet, daß eine beträchtliche Zahl der Patienten nach Keratitis parenchymatosa auf einem Auge wesentlich besser sieht als auf dem anderen. HOEHNE schätzt, daß immerhin 15% eine schwere Einbuße der Sehschärfe davontragen. OKSALA fand 1954 nach Abschluß der Behandlung die Sehschärfe in 30,6% ausgezeichnet, in 37,9% gut, in 22,6% leidlich, in 5,6% schlecht und Erblindung in 0,8%.

Bezüglich des *Geschlechtes* der Keratitis parenchymatosa-Kranken fand HOEHNE, um nur eine Statistik herauszugreifen, gegenüber IGERSHEIMER, der eine fast gleiche Verteilung bei beiden Geschlechtern angibt, 43,8% männliche und 56,2% weibliche Patienten. Bezüglich der einschlägigen Literatur gibt er unter 5519 Fällen 44,2% männliche und 55,8% weibliche Keratitis parenchymatosa-Fälle an, was doch ein leichtes Überwiegen der Frauen bedeuten würde.

Die *Folgezustände an der Hornhaut* nach Keratitis parenchymatosa sind bekannt: von zarten hauchartigen Trübungen bis zu dichten Leukomen gibt es alle Übergänge. Eine Hornhautektasie kann ebenso eintreten wie eine Applanatio corneae bei schneller narbiger Heilung. Schwere narbige Schrumpfung und Verdünnung der Hornhaut (Sklerose) sind ebenso selten wie die „Glasleisten" an der Hornhauthinterfläche bzw. in der Vorderkammer. Als charakteristische Änderung in der Form der Hornhaut wird die stehend ovale Form (E. FUCHS) angegeben, welche sich aber auch bei Individuen mit konnataler Syphilis ohne Keratitis parenchymatosa findet. Buphthalmus ist bei Keratitis parenchymatosa selten. OKSALA findet Parenchymnarben in 95,5%, darunter feine fleckige Trübungen in 54,4%, Leukome in 3,9%, tiefe Gefäße in 84,2%, Descemetifalten in 7,3% und Endothelveränderungen in 10%. In 16 Fällen fand er eine corneale Pigmentlinie und in 13 Augen Kammerwinkelveränderungen. KLAUDER berichtet bei einer 16jährigen Patientin 6 Jahre nach Keratitis parenchymatosa über tiefe Hornhautgefäße und bei einer 45jährigen Frau 35 Jahre nach dem Augenleiden über nur mit der Spaltlampe sichtbare zarteste Hornhauttrübungen und tiefe Gefäße. Einen typischen Fall von *retrocornealen Glasleisten* sahen FRANCESCHETTI und BALAVOINE 41 Jahre nach überstandener Keratitis parenchymatosa. Sie konnten durch histologische Untersuchung die bekannte Tatsache bestätigen, daß jede Glasleiste aus Endothelzellen besteht, welche eine hyaline Substanz ausgeschieden haben, die der Descemetschen Membran entspricht. Es ist kaum anzunehmen, daß die von SWARTZ in 17,5% gesehenen Streifen bei Keratitis parenchymatosa echte Glasleisten waren. Er selbst bezeichnet sie als Fibrinablagerungen in der Vorderkammer, die mit ihren Enden an die Hornhautrückfläche fixiert waren.

Refraktionsänderungen nach Keratitis parenchymatosa sind bekannt: Hypermetropie ist selten, Myopie kommt in $1/3$ der Fälle vor, charakteristisch sei der Astigmatismus gegen die Regel (IGERSHEIMER). Bei SAULs 100 Fällen fand sich in 40% Myopie, in 30% myopischer Astigmatismus mit und in 23% gegen die Regel, in 13% eine vertikal-ovale Hornhaut. OKSALA notiert in 33% eine Myopie, in 8,1% Hypermetropie und in 37% Astigmatismus.

Echte *Folgezustände an der Iris* beruhen auf der Mitbeteiligung, d.h. der Entzündung der Iris während des Ablaufes der Keratitis parenchymatosa. Da diese Iritis selten eine exsudative Form ist, kommen auch nur selten ringförmige hintere Synechien, Seclusio und Occlusio pupillae nach Keratitis parenchymatosa vor. Doch werden punktförmige oder schmale hintere Synechien nach Erweiterung der Pupille nicht so selten gefunden. Die Iris selbst kann atrophisch werden. OKSALA fand eine Irisatrophie bei seinem großen Material von 1100 Keratitis parenchymatosa-Fällen in 41%, also doch viel häufiger als in der Vorspaltlampenzeit angenommen wurde, was sich auch mit meinen eigenen Erfahrungen deckt. Durch ungleiche Irisatrophie kann es zur Entrundung der Pupille, in vielen Fällen zu einer verlangsamten und unvollständigen Lichtreaktion kommen. Alle anderen, nicht mechanisch bedingten Pupillensymptome wie Anisokorie, Argyll-Robertson und totale Pupillenstarre gehören in das Gebiet der Hirnlues und werden dort abgehandelt. Daß die Keratitis parenchymatosa nicht selten mit Syphilis der Hirnnerven und des Gehirns vergesellschaftet ist, wurde schon oben erwähnt.

Über *Alter der Keratitis parenchymatosa-Fälle, Dauer und Intervall* bestätigt das neuere Schrifttum eigentlich nur das Bekannte (IGERSHEIMER, Handb. JADASSOHN XVII/2, S. 155ff.). Die meisten Fälle ereignen sich im Alter von 6 bis 20 Jahren, nach HOEHNE, AJO, LAZARESCU, PROKOPENKO u.a. am häufigsten zwischen 15 und 20 Jahren. Unter 162 Fällen von HOEHNE war keiner, der vor dem Ende des 3. Lebensjahres erkrankt war. Der älteste Patient war 37 Jahre alt, 134 hatten das Leiden an beiden Augen, 28 nur an einem Auge. *Das Intervall* betrug in 3 Fällen 4—5 Jahre, in je einem Fall 6, 9, 11, 13 und 15 Jahre. In dem Krankengut von LAZARESCU waren beim Eintritt in die Klinik 248 Patienten an beiden, 101 an einem Auge erkrankt, bei 80 waren beide Augen gleichzeitig befallen. Die Tatsache, daß von den 101 einäugig Erkrankten später nur bei 14 auch das andere Auge erkrankte, verleitet Lazarescu zu der schon früher widerlegten Annahme, daß die Behandlung des ersterkrankten Auges einen gewissen Schutz gegen die Erkrankung des zweiten Auges bedeutet oder sie wenigstens hinauszögert. Bei 111 unbehandelten Kranken lagen zwischen der Erkrankung beider Augen im Durchschnitt 44,77 Tage, bei den behandelten 109 Tage. Im Material der Augenklinik von Halle (Creutzburg) erkrankte unter 302 Fällen in 91% das zweite Auge innerhalb des ersten Jahres, die übrigen im Laufe von 10 Jahren. 4 Fälle blieben einseitig bei einer Beobachtungszeit von 18—32 Jahren, wobei der Autor eine „stumme Immunisierung" als Erklärung für die Einseitigkeit annimmt. Unter 200 Fällen von Keratitis parenchymatosa (Granström) waren 7 älter als 30 Jahre, doch war Bild, Verlauf und Prognose nicht anders als bei den Fällen, die jünger erkrankten. Unter einem Material von 1010 Fällen konnataler Syphilis, die älter als 2 Jahre waren, wurde in $\frac{1}{3}$ der Fälle eine Keratitis parenchymatosa gefunden (Cole, Usilton, Moore, O'Leary, Stokes, While, Parran und Vonderlehr). Die Autoren sehen die beste Prophylaxe der Keratitis parenchymatosa in einer entsprechend langen Behandlung bei allen Fällen von konnataler Lues. Robinson berichtet über eine Keratitis parenchymatosa bei einem Kind mit konnataler Lues, dessen Seroreaktionen 5 Jahre negativ gewesen sind.

Ausnahmen bezüglich des Alters sind nach beiden Grenzen hin immer wieder festgestellt worden: So sah Jancou bei einem Kind mit 4 Monaten und bei einem zweiten mit $6\frac{1}{2}$ Monaten eine Keratitis parenchymatosa, Günther sogar im 1. Lebensmonat, die auf hohe Penicillindosen in 5 Wochen abheilte. Andererseits balten Chargin, Klauder und Hardy die Keratitis parenchymatosa eines 36jährigen Mannes und Sabata die einer 56jährigen Frau für die Manifestation einer konnatalen Lues. Auch Klauder und Hardy sahen eine Keratitis parenchymatosa einer Frau mit 37 Jahren mit negativer Wa.R. im Blute und im Liquor. Ungewöhnlich lange Intervalle von 17 Jahren (Rajam) und bis 25 Jahren (Bonnet und Chavanne) kommen vor, woraus hervorgeht, daß die „Einseitigkeit" einer Keratitis parenchymatosa immer mit Vorsicht aufzunehmen ist. In 75% aller Fälle von Keratitis parenchymatosa (Duke Elder) erkrankt das zweite Auge innerhalb von 12 Monaten, in 2% beträgt das Intervall aber mehr als 5 Jahre. So beobachtete er ein 18jähriges, Spicer ein 26jähriges Intervall. Auch Remler konnte im Wege der Nachuntersuchung Intervalle bis zu 20 Jahren feststellen. Ebenso vorsichtig muß man wohl bei Berichten mit *besonders langer Dauer der Keratitis parenchymatosa* sein. Milian ist der Ansicht, daß in einem seiner Fälle die Keratitis parenchymatosa vom 3. bis zum 39. Lebensjahre gedauert habe.

Ob die Keratitis parenchymatosa bei *verschiedenen Rassen* verschieden verläuft, ist unsicher. Klauder und Gross neigen zu dieser Annahme auf Grund von 2 Beobachtungen bei einem Weißen und einem Neger. Der weiße Mann litt trotz intensivster antiluischer und Fieberbehandlung an einer schwersten Form der Keratitis parenchymatosa an beiden Augen, während bei einem Neger, der nie spezifisch behandelt wurde, die Keratitis parenchymatosa schnell und mit zarter Trübung ausheilte. Smith und Frank betonten bei einer Nachbeobachtung von 267 Keratitis parenchymatosa-Fällen, daß die kongenitale Syphilis eine höhere Sterblichkeitsziffer hat als die erworbene und daß sie bei den Negern größer ist als bei der weißen Rasse.

Fälle von Keratitis parenchymatosa in der 3. Generation bleiben große Seltenheiten, wenn die 6 Bedingungen von Finger zugrunde gelegt werden: 1. beim Enkel muß die konnatale Lues sicher nachgewiesen sein, 2. eine erworbene Lues muß bei ihm sicher ausgeschlossen werden können, 3. ein Elternteil muß sicher an Lues connatalis leiden, 4. es muß hier eine erworbene Lues ausgeschlossen werden können; bei dem von konnataler Lues freien Elternteil muß eine erworbene Lues sicher ausgeschlossen sein und 6. die Großeltern der konnatal belasteten Seite oder wenigstens die Mutter müsse eine syphilitische Erkrankung nachweisen lassen. Nach HALDIMANN halten von den 10 bis zum Jahre 1937 veröffentlichten Fällen von Augenlues in der 3. Generation nur 5 einer strengen Kritik stand. Von diesen 5 haben 3 eine Keratitis parenchymatosa, einer eine Chorioretinitis und einer ein Argyll-Robertsonsches Phänomen. Dazu kommt noch ein Fall von NAVARRO (Fall 4): 11jähriger Knabe leidet an Keratitis parenchymatosa und Imbezillität. Die Mutter hat positive Wa.R., die Großeltern mütterlicherseits litten an Lues. Ferner der Fall von HOLLSTRÖM: ein 6jähriges Mädchen weist Keratitis parenchymatosa mit positiver Wa.R. auf, der Liquor wurde erst während der Behandlung positiv. Die Mutter hat eine positive Wa.R., der Vater war negativ. Beide Großeltern mütterlicherseits wiesen eine positive Wa.R. auf, die Mutter Anzeichen einer Paralyse. Und schließlich der Bericht von BONNUGLI mit Keratitis parenchymatosa bei allen noch lebenden Mitgliedern zweier Generationen: 2 Kinder, die Mutter und die Schwester der Mutter litten an Keratitis parenchymatosa. Bei den Kindern und der Mutter war der Wassermann im Serum und Liquor positiv. Der Vater zeigte keine Zeichen von Lues und hatte negativen Wassermann.

Beim *Geschlecht* überwiegt bei der Keratitis parenchymatosa in den meisten Statistiken das weibliche Geschlecht, wobei HERZAU und HOSSMANN im allgemeinen in den letzten Jahren eine Zunahme des weiblichen Geschlechts in bezug auf konnatale Lues annehmen. Unter PROKOPENKOs Material waren 76 männliche und 151 weibliche Patienten, BROWNING 40% männliche und 60% weibliche, HOEHNE 44,2% männliche und 55,8% weibliche. CARMONE DE LA FUENTE führt dieses Überwiegen des weiblichen Geschlechts mit TERRIEN auf endokrine Störungen während der Entwicklung des weiblichen Organismus zurück und auch HOEHNE neigt dieser Ansicht zu, doch werden keine näheren Angaben über die Art und Häufigkeit innersekretorischer Störungen bei den Fällen von Keratitis parenchymatosa gemacht. Nur sehr große und genaue Statistiken könnten die Frage entscheiden, ob ein signifikanter Unterschied der beiden Geschlechter bei Keratitis parenchymatosa vorhanden ist, was bekanntlich IGERSHEIMER verneint. So ist auch in dem großen Material von 1100 Fällen von Keratitis parenchymatosa bei OKSALA kein Übergewicht des weiblichen Geschlechts vorhanden.

Rezidive der Keratitis parenchymatosa kommen nach der Angabe von IGERSHEIMER in 14—17% der Fälle vor, und zwar meist in der Zeit von 2—10 Jahren, gelegentlich doppelseitig, häufiger einseitig. Im großen Material von OKSALA sind 12,5% Rückfälle verzeichnet, PROKOPENKO fand unter 48 länger beobachteten Fällen 4mal ein Rezidiv, D'OSWALDO und FILLA unter 26 Fällen 6mal, d.i. 25%, einmal sogar nach 15 Jahren. Fälle mit ungenügender spezifischer Behandlung sind besonders gefährdet. Prognostisch sind die Rezidive günstiger als die ursprüngliche Keratitis parenchymatosa. Mit Recht weist aber DALSGAARD-NIELSEN auf die etwas unsichere Definition der „Rückfälle" hin. Sie selbst hat unter ihrem Krankengut von 173 Fällen von Keratitis parenchymatosa im Intervall von 1—19 Jahren gelegentlich eine ciliare Injektion oder auch Blut in den alten Hornhautgefäßen gesehen, betrachtet aber diese geringen Reizungen mit Recht nicht als Wiederkehr der Hornhautentzündung. Hingegen konnte sie in 8% ihres Materials das Wiederauftreten von Präcipitaten beobachten; sie führt 2 Fälle an, deren Iridocyclitis als neu zur alten Keratitis parenchymatosa hinzugetreten angenommen wird, so daß sie auch solche Fälle, bei denen mit Ausnahme der

Blutfüllung alter Hornhautgefäße sich nichts am Bilde der Hornhauttrübung ändert, nicht als Rezidiv einer Keratitis parenchymatosa aufgefaßt wissen will. Ob man den Fall von KLAUDER und GROSS als echtes Rezidiv am ersterkrankten Auge auffassen darf, ist unsicher: bei einem 21jährigen Mann trat am linken Auge die Keratitis parenchymatosa im August 1936 auf. Die spezifische Behandlung wurde bis November 1936 fortgesetzt. Im Februar 1937 trat angeblich ein Rückfall am linken Auge auf. Doch ist wohl eher anzunehmen, daß die jedenfalls ungenügende, kaum 3 Monate währende antisyphilitische Behandlung das ersterkrankte Auge noch nicht beruhigt hatte, da seit Beginn der Erkrankung kaum 6 Monate vergangen waren. Hingegen scheint in dem Falle von E. GROSS ein echtes Rezidiv der Keratitis parenchymatosa am rechten Auge vorzuliegen. Die ursprüngliche Hornhauterkrankung war vor 25 Jahren nur örtlich behandelt worden. Der Patient war taub und hat nie eine antisyphilitische Behandlung mitgemacht. Zur Zeit der Nachuntersuchung wies das rechte Auge eine frische Trübung auf, wobei die Wa.R. stark positiv war.

Ätiologische Untersuchungen bei Keratitis parenchymatosa haben immer die Tatsache zu berücksichtigen, daß die Keratitis parenchymatosa nicht nur die häufigste, sondern oft auch die einzige Manifestation der kongenitalen Lues zusammen mit der positiven Wa.R. sein kann. Wenn eine andere Ätiologie angenommen werden soll, z.B. erworbene Lues, Tuberkulose, Lepra, Onchozerkose usw., so muß das Vorhandensein einer kongenitalen Lues zuerst mit Sicherheit ausgeschlossen werden. Vor allem muß man mit der Diagnose tuberkulöse Form der Keratitis parenchymatosa zurückhaltend sein, wenn sie nur auf Grund etwa einer positiven Tuberkulinprobe gemacht wurde. Nach HERZAU und HOSSMANN fiel die Tuberkulinprobe bei sicherer Lues 20mal positiv und 24mal negativ aus, bei fraglicher und nicht nachweisbarer Lues ebensooft positiv wie negativ. Unter einem großen Material von 463 Fällen fand BROWNING, dem die Fälle nicht als Augenarzt, sondern zur Wassermann-Untersuchung zugewiesen wurden, konnatale Lues in 88%, wenn er die Fälle dazurechnet, die eine positive Luesanamnese bei negativer Wa.R. hatten. Man muß heute noch einen Schritt weiter gehen und zum Ausschluß der konnatalen Lues auch den negativen Ausfall des *Nelson-Testes* fordern. Letzteren haben VOISIN und VILOTTE in 6 Fällen von Keratitis parenchymatosa positiv gefunden, bei denen die Erkrankung schon vor Jahren abgelaufen und die Seroreaktionen negativ waren.

Bezüglich der *Stigmata der Erbsyphilis* bei Keratitis parenchymatosa seien nur die Zahlen von LAZARESCU angeführt, die sich auf ein Krankengut von 349 Fällen von Keratitis parenchymatosa stützt: Stigmata von Erbsyphilis überhaupt waren in 77% der Fälle vorhanden, am Skelet in 38%, Hutchinson-Zähne in 36%, die Hutchinsonsche Trias hingegen nur in 6%, Schwerhörigkeit und Sattelnase ebenfalls in 6%. AJO fand bei 60% seiner Keratitis parenchymatosa-Fälle Zeichen von konnataler Lues.

Wassermann-Reaktion bei Keratitis parenchymatosa. Auch die neueren Untersuchungen bestätigen, daß die Wa.R. bei Keratitis parenchymatosa in einem hohen Prozentsatz positiv ist: bei AJO von 660 Fällen in 95%, bei FONSECA von 135 Fällen in 75%, bei OKSALA von 1100 Fällen in 44%, bei LAZARESCU unter 349 Fällen 299mal. Nach Lebensaltern aufgegliedert waren unter 69 Keratitis parenchymatosa-Kranken (W. SCHMIDT) sämtliche Seroreaktionen im dritten Lebensjahrfünft in 95% positiv, bei Fällen, die erst nach dem 25. Lebensjahr erkrankten, in etwa 50%. Die Aussicht, positive Seroreaktionen durch antisyphilitische Behandlung bei Keratitis parenchymatosa günstig zu beeinflussen, ist jenseits des 20. Lebensjahres wesentlich besser als im Kindesalter. Eine dauernd positive Wa.R. im Blute vermindert die Aussicht auf Heilung (COLE

u. Mitarb.), die Behandlungsaussichten sind besser, wenn sich Kranke unter dem 15. Lebensjahr der antisyphilitischen Behandlung unterziehen oder wenn die Kranken länger als 1 Jahr in spezifischer Behandlung waren.

Vergleichsuntersuchungen über Seroreaktionen im Blute und im Liquor liegen bei 54 Patienten mit Keratitis parenchymatosa im Alter von 5—39 Jahren vor (SABADEANU). Während die Reaktionen im Blute in 94,5% positiv ausfielen, zeigten nur 46,3% krankhafte Liquorveränderungen, und zwar stark positive Reaktion bei 11, schwach bis stark positive Einzelreaktionen bei 14 Fällen. Unter 4 Fällen mit negativer Wa.R. im Blut zeigten 3 einen positiven Liquor. In dem Material von OKSALA wiesen nur 2 von 40 untersuchten Fällen pathologische Veränderungen im Liquor auf.

Bezüglich der *Histopathologie* der Keratitis parenchymatosa sind hauptsächlich 2 Arbeiten zu erwähnen: SEEFELDER konnte das zweiterkrankte Auge eines 8jährigen Knaben untersuchen, welches seit 14 Tagen erkrankt war. Das Kind war an anderer Ursache gestorben. Es ist dies anscheinend der früheste Fall von Keratitis parenchymatosa, der je zur histologischen Untersuchung kam. Die starken Entzündungserscheinungen in den Randteilen der Hornhaut lassen den Schluß zu, daß dort der Eintritt der Spirochäten erfolgte. Leider konnten aber im Flachschnitt der Hornhaut, welche nach BERDARELLI und VOLPINO gefärbt waren, keine Spirochäten in der Hornhaut nachgewiesen werden. — WESKAMP konnte kleine Stückchen der Hornhaut bei 7 Keratitis parenchymatosa-Kranken untersuchen, welche durch nichtperforierende Keratektomie gewonnen wurden, und zwar im Krankheitsstadium von 25 Tagen bis zu 2 Jahren nach Beginn der Augenerkrankung. Bis zu etwa 3 Monaten ist eine Auflockerung des Epithels und eine Lymphocyteninfiltration zu erkennen, im Parenchym erweiterte Saftlücken, kleine Nekrosen sowie Quellung und lymphocytäre Infiltration der Hornhautfasern. In den späteren Stadien war bei normalem Epithel teilweise ein Fehlen der Bowmanschen Membran und eine dichte Vascularisation der vorderen Parenchymschichten mit perivasculären Infiltraten aus Lymphocyten und Plasmazellen sowie eine Verwerfung im Faserverlauf zu beobachten. Ausführliche histologische Details s. IGERSHEIMER (Handb. JADASSOHN XVII/2, S. 181ff.).

Die *Pathogenese der Keratitis parenchymatosa* birgt noch manches Rätsel (IGERSHEIMER, Handb. JADASSOHN XVII/2, S. 189). Es unterliegt auf Grund der klinischen Erfahrung beim Menschen und der Tierversuche heute keinem Zweifel, daß die Keratitis parenchymatosa mit dem Erreger der Syphilis, der Spirochaete pallida ätiologisch verknüpft ist, wenn es auch bisher nur einem einzigen Forscher (IGERSHEIMER) in einem einzigen Falle gelungen ist, in der Keratitis parenchymatosa des Menschen eine Spirochäte nachzuweisen. Über diesen positiven Befund kann niemand hinweg. Die Keratitis parenchymatosa ist als Spätmanifestation der konnatalen Lues anzusehen und erlaubt Parallelen zum tertiären Stadium der erworbenen Lues, zu den Gummen. Jeder Untersucher weiß, wie schwierig es ist in Gummen, bei der die syphilitische Genese nicht bezweifelt werden kann, eine Spirochäte im Gewebe nachzuweisen.

Sicher ist, daß wir es bei der Keratitis parenchymatosa nicht mit einer metastatischen Spirochätenerkrankung der Hornhaut zu tun haben, wie man sie vom Tierexperiment her kennt. Auch die Tatsache, daß in fetalen Leben Spirochäten selbst in der klaren Hornhaut der Frucht gefunden werden und daß diese Spirochäten in einzelnen Exemplaren lange im Hornhautgewebe liegen bleiben, hilft der Pathogenese der Keratitis parenchymatosa nicht weiter, wenn man nicht die Vorstellungen der Allergielehre zur Erklärung der Erkrankung mit heranzieht, daß nämlich durch das Spirochäteneiweiß oder durch andere Eiweißstoffwechselprodukte der angeborenen Syphilis die Reaktionslage des Hornhautgewebes verändert, d.h. in den Zustand der Reaktionsbereitschaft, der *Allergie* versetzt wird, so daß es durch minimale Quantitäten des spezifischen Spirochäteneiweiß oder auch durch ein dem Gewebe fremdes Eiweiß in der Hornhaut zu einer *Antigen-Antikörperreaktion* kommt, welche der Organismus bzw. die Hornhaut mit dem klinischen Bilde der Keratitis parenchymatosa beantwortet. Tatsächlich neigen Untersucher der letzten Jahrzehnte, darunter namhafte Forscher zu der Annahme, daß man es bei der Keratitis parenchymatosa mit dem Bilde einer allergischen Gewebsreaktion zu tun hat, wie Carmone de la Fuente, Hoehne, Klar, Klauder und Gross, Manes, Riehm, Schieck, Wessely u.a. Wessely spricht offen aus, daß es mißlich bleibt, eine Überschwemmung der Hornhaut mit Spirochäten während des Fetallebens oder im ersten Säuglingsalter und das reaktionslose Liegenbleiben der Erreger durch Jahre, ja Jahrzehnte hindurch in jedem Falle als das primäre Geschehen anzusehen. Vielleicht wirken die im Hornhautgewebe scheinbar reaktionslos verbleibenden Spirochäten durch gegenseitige chemische Beeinflussung auf die Konstitution des Gewebes so ein, daß letzteres dem Gesamtorganismus gegenüber gewissermaßen körperfremde Eigenschaften annimmt. Schieck sieht die Keratitis parenchymatosa als eine Art einer lokalen allergischen Reaktion an, welche nicht auf einer aktiven Rolle der Spirochäten beruht, sondern der Ausdruck chemischer Vorgänge ist, die in der Antigen-Antikörperreaktion ihren Niederschlag finden. Für den Allergiecharakter führt Hoehne folgende Punkte an: 1. Die anatomische Untersuchung hat nur ganz selten in der Hornhaut Spirochäten aufgezeigt. 2. Die histologische Untersuchung der Hornhaut ergibt ein von der Syphilis durchaus abweichendes Bild. 3. Die Hornhaut nimmt erwiesenermaßen an den allgemein-immunologischen Vorgängen kaum Anteil. 4. Es werden fast gesetzmäßig beide Hornhäute befallen. 5. Die spezifische Behandlung versagt. 6. Das gelegentliche Vorkommen der Keratitis parenchymatosa bei angeborener und erworbener Syphilis bei ein und demselben Patienten, was voraussetzt, daß die angeborene Syphilis so weitgehend ausgeheilt ist, daß eine frische Infektion möglich wird, und 7. im Gegensatz zu der durch Spirochäten hervorgerufenen Organsyphilis ist der Verlauf und die Ausbreitung der Keratitis parenchymatosa von der Schwere der syphilitischen Infektion weitgehend unabhängig.

Auf die gleiche Weise wie im *von Szilyschen* Kaninchenversuch eine anaphylaktische Entzündung dann entsteht, wenn das Antigen in die Blutbahn des Tieres reinjiziert wird, erklärt Klar die Entstehung einer anaphylaktischen Reaktion beim kongenitalen Syphilitiker, wenn das Antigen, hier die im Blute kreisenden Spirochätenabbauprodukte, in die Hornhaut gelangt, welche durch die seit der Fetalzeit daselbst liegenden Abbauprodukte zerfallender Spirochäten überempfindlich geworden ist. Das geschieht am häufigsten in der Pubertät, wo der durch die Syphilisinfektion geschädigte Organismus eine lebhaftere Abwehrtätigkeit entfaltet. Durch starke ektogene (Trauma) oder endogene Hyperämisierung des Auges, besonders des Randschlingennetzes, werde der Parenchymprozeß in Gang gebracht. Man muß daher bestrebt sein, den ungenügend Immunstoffe bildenden Apparat des durch die fetale Syphilis geschädigten Organismus zur gesteigerten Tätigkeit anzuregen, ohne aber eine Reaktion in der Hornhaut, d.h. die Keratitis parenchymatosa, auszulösen. Daher sei die Salvarsanbehandlung zu diesem Zeitpunkt schädlich, weil durch das Überangebot von Antigen, d.h. der zerfallenden Spirochäten, die anaphylaktische Entzündung in der Hornhaut verstärkt und unterhalten wird. Infolgedessen empfiehlt er zuerst eine vorsichtige Anwendung der Spirochätenvaccine nach Hilgermann (subcutane Injektion von 0,25—1,0 cm³ in Intervallen von anfangs 3—4, später von 7 Tagen). Nach der 8. Vaccineinjektion empfiehlt er das Einsetzen der klassischen Chemotherapie, welche jetzt die syphilitische Allgemeinerkrankung sanieren soll. Von 23 auf diese Weise behandelten Fällen blieben 9 bei einer Beobachtungszeit von 5 Jahren einseitig. RIEHM faßt die Keratitis parenchymatosa ebenfalls als eine allergische Erkrankung auf, welche durch Endoallergene nach Zerfall der ruhend in der Hornhaut lebenden Spirochäten ausgelöst wird. Seine Theorie erkläre zwanglos auf Grund der verschiedenen Lebensdauer der Spirochäten das Intervall zwischen der Erkrankung des einen oder des anderen Auges, die Einmaligkeit der Erkrankung, da die Endoallergene nur einmal frei werden, die Unterschiede des histologischen Bildes zwischen einer Keratitis parenchymatosa und einer syphilitischen Affektion, die Unbeeinflußbarkeit des Verlaufes der Keratitis parenchymatosa durch antisyphilitische Behandlung, die Unmöglichkeit der Verhinderung der Erkrankung am zweiten Auge und das Auftreten einer Keratitis parenchymatosa nach jahrelangem Klarbleiben der Hornhaut infolge Anwesenheit lebender Spirochäten. KLAUDER und GROSS haben einen Hauttest zur Prüfung der allergischen Reaktion der Hornhaut versucht, indem sie bei einem Patienten mit Keratitis parenchymatosa ein kleines Stück der kranken Hornhaut entfernten und davon eine Aufschwemmung bereiteten, die sie 3 anderen Patienten mit der Hornhauterkrankung intracutan injizierten. Das Ergebnis war aber nicht sicher verwertbar. CARMONE DE LA FUENTE spricht sich auf Grund histologischer Untersuchungen für den Allergiecharakter der Keratitis parenchymatosa aus. Er hat 263 Schnitte von Hornhäuten heredosyphilitischer Individuen untersucht und sie frei von Spirochäten gefunden, während in den inneren Organen, besonders den Nebennieren, reichlich Erreger vorhanden waren. Auch in 40 Schnitten von Hornhäuten mit experimenteller Keratitis parenchymatosa fand er keine Spirochäten. Nach seiner Ansicht beruht die Erkrankung beim Menschen auf einer Allergie der Hornhaut, welche durch die Toxinwirkung entfernt gelegener syphilitischer Infektionsherde hervorgerufen wird. GRÜTER weist darauf hin, daß bei der experimentellen Keratitis parenchymatosa keine gewebszerstörende Entzündung vorliegt, wie man sie z.B. bei der experimentellen Spirochäteninfektion beobachtet, sondern lediglich eine pathologisch gesteigerte Fermentreaktion, welche in starker CO_2-Gasbildung und dadurch bedingter Aufsplitterung des Hornhautgewebes, in krankhafter Fettsäureausscheidung, welche zu silbergrauen und eosinophilen Eiweißniederschlägen führt, sowie in Zellproliferation besteht, d.h. in Bildung histiocytärer Spindel- und Riesenzellen, von deren Ausmaß im wesentlichen die Dichte der Parenchymtrübungen abhängt.

Gegenüber der ausschließlich allergischen Theorie der Keratitis parenchymatosa machen KLAUDER, GROSS und HANNO auf Beziehungen dieser Hornhauterkrankung zu endokrinen Drüsen aufmerksam. Sie fanden bei ihrem Material von 145 Keratitis parenchymatosa-Fällen ein auffälliges Zurücktreten der Acne vulgaris, was auf eine Störung zwischen androgenen und oestrogenen Substanzen bezogen wird, ferner eine verminderte Ausscheidung von 17-Ketosteroiden im Harn und eine niedrige Aufnahme von radioaktivem Jod in der Schilddrüse, also eine Unterfunktion der Schilddrüse, der Nebennieren und der gonadotropen Drüsen, welche zu weiteren Studien anregen.

Zum Kapitel Pathogenese der Keratitis parenchymatosa gehört aber im erweiterten Sinne auch die Frage *Trauma und Keratitis parenchymatosa*, zu welcher teils kasuistisch (KLAUDER, VOM HOFE, GARCIA, GORCAKOVA und GORCAKOV u.a.), teils statistisch und prinzipiell Stellung genommen wird (D'OSWALDO und FILLA, HERZAU und HOSSMANN, HOEHNE, KLAUDER, REMLER und STUMPTNER). Dabei dreht sich das Problem um die Wirkung des Trauma bei der Erkrankung des ersten Auges. Bekannt ist die zurückhaltende und vorsichtige Stellungnahme von IGERSHEIMER (Handb. JADASSOHN XVII/2, S. 179ff.), welcher folgende

Punkte fordert, wenn ein Zusammenhang zwischen Trauma und Hornhaut-erkrankung angenommen werden darf: 1. Das Trauma als solches muß absolut sicher stehen, 2. die Verletzung muß die Hornhaut selbst betreffen und einen gewissen Reizzustand erzeugt haben, 3. das Trauma muß, wenn irgend möglich, von einem Augenarzt konstatiert sein, 4. das Auge muß vor dem Trauma intakt gewesen sein, darf also nicht etwa den Beginn einer Keratitis parenchymatosa gezeigt haben, 5. der Beginn der Keratitis parenchymatosa muß vom Augenarzt einige Tage nach dem Unfall beobachtet und festgestellt worden sein, 6. zwischen Unfall und Ausbruch der Keratitis parenchymatosa muß das Auge in einem gewissen Reizzustand beharrt haben und 7. ein räumlicher Zusammenhang zwischen Verletzungsstelle und Ausgangsort der Keratitis parenchymatosa muß vorhanden sein. Mit diesem zurückhaltenden Standpunkt identifizieren sich auch HERZAU und HOSSMANN: Wenn man das Trauma als auslösende Ursache an-erkenne, so müsse man auch andere Augen- und besonders Hornhautentzündungen, z.B. die skrofulöse Keratitis, für den Ausbruch der syphilitischen Keratitis parenchymatosa mitverantwortlich machen. D'OSWALDO und FILLA anerkennen das Trauma unter ihren 26 Fällen von Keratitis parenchymatosa einmal als aus-lösende Ursache, LAZARESCU unter 349 Kranken 19mal, HOEHNE unter 162 Fällen einmal. KLAUDER konnte im Tierversuch die Wirkung des Trauma auf den Aus-bruch einer Keratitis parenchymatosa nicht stützen. Freilich sind seine Tier-versuche kaum zur Parallele mit den Verhältnissen beim Menschen geeignet: er impfte Kaninchen subkonjunktival, in die Vorderkammer, in den Glaskörper, intravenös und intratesticulär mit Spirochäten und ritzte die Cornea vor und nach der Impfung mit einer Nadel oder injizierte Menschenserum oder eine Salz-lösung in die Hornhaut. Es kam nie zur Keratitis parenchymatosa: Beim Men-schen ist ein Zusammenhang zwischen Trauma und Keratitis parenchymatosa nur dann als gegeben anzusehen, wenn das Intervall nur wenige Wochen beträgt. STUMPTNER berichtet über 2 Fälle von Keratitis parenchymatosa nach Trauma, wobei die von IGERSHEIMER aufgestellten Forderungen gegeben waren.

In dieses Kapitel gehören auch jene Fälle, wo es nach einem *Operationstrauma* zum Ausbruch einer Keratitis parenchymatosa gekommen ist. LARSEN sah bei einer 32jährigen Frau den Ausbruch der Hornhauterkrankung unmittelbar nach der Operation einer kongenitalen Katarakt mit Iridektomie, wobei eine positive Wa.R. und Hutchinson-Zähne vorhanden waren. Bei der intracapsulären Star-extraktion des zweiten Auges ohne Iridektomie kam es an diesem Auge nicht zur Keratitis parenchymatosa. Nach der ersten Staroperation hatte allerdings eine spezifische antisyphilitische Behandlung zum Negativwerden der Wa.R. geführt. LARSEN schuldigt die Iridektomie, welche eine starke Traumawirkung besitzen soll, für den Ausbruch der Keratitis parenchymatosa an. In Wirklichkeit dürfte doch wohl die früher positive Wa.R. der Schuldige gewesen sein. Daß solche post-operative Vorkommnisse nicht häufiger sind, hat wohl darin seine Erklärung, daß in allen größeren Kliniken der Erde heute zuerst eine positive Wa.R. saniert wird, bevor man eine Augenoperation unternimmt. FEDERICI konnte mehrere Fälle von postoperativer tiefer Keratitis beobachten, welche auf angeborene oder erworbene Lues zurückzuführen sind. Die interstitielle Keratitis geht in solchen Fällen gewöhnlich vom operativen Hornhautschnitt aus und es kommt hier zum Ein-sprossen neugebildeter tiefer Gefäße in den infiltrierten Hornhautanteil.

Lassen sich für die Unfallsbegutachtung aus dem eben Angeführten klare Richtlinien für das erste Auge eines Syphiliskranken ableiten, so bricht REMLER auch für den Ausbruch der Keratitis parenchymatosa nach Trauma *am zweiten Auge* auf Grund eines einwandfrei beobachteten Falles eine Lanze: Ein 22jähriger Mann erleidet im September 1947 am rechten Auge eine Hornhautverletzung.

Ein Augenarzt entfernt einen Fremdkörper und beobachtet, wie der sich anschließende Reizzustand dieser Hornhaut in das charakteristische Bild einer Keratitis parenchymatosa übergeht. Die Wa.R. des Patienten und seiner Mutter im Blute ist positiv. Als weitere konnatale Syphiliszeichen sind beim Patienten Rhagaden am Mundwinkel, Hutchinsonsche Zähne und am linken Auge eine vor 5 Jahren abgelaufene Keratitis parenchymatosa vorhanden. Da niemand beweisen kann, daß um die gleiche Zeit, zu welcher der Patient das Trauma erlitt, auch ohne dasselbe die Keratitis parenchymatosa des zweiten Auges aufgetreten wäre, und aus der Tatsache, daß das Intervall der Erkrankung zwischen dem ersten und zweiten Auge bis zu 20 Jahre und mehr betragen kann, nimmt REMLER in diesem Falle einen Kausalzusammenhang zwischen Trauma und Keratitis parenchymatosa am zweiten Auge an, da das lückenlose Übergehen von Fremdkörperreizung in das Bild der Keratitis parenchymatosa von einem Augenarzt beobachtet wurde. Nur unter folgenden Voraussetzungen kann das Trauma als auslösende Ursache der Keratitis am zweiten Auge gewertet werden: 1. Absolut sicherer Nachweis des Trauma durch einen Augenarzt, 2. Fehlen der Keratitis parenchymatosa am zweiten Auge vor dem Unfall, 3. die Verletzung der Hornhaut muß zu einer Gewebstrennung, zu einer Quetschung oder zu einer beträchtlichen Störung der Lymphzirkulation oder der Blutzirkulation des Randschlingennetzes geführt haben, und 4. ein Augenarzt muß den Beginn und den Nachweis der Keratitis parenchymatosa wenige Tage nach dem Unfall festgestellt haben. Einen ähnlichen Fall führt STUMPTNER an, bei welchem 15 Monate nach Keratitis parenchymatosa des rechten Auges das linke Auge von einer perforierenden Verletzung durch Glassplitter betroffen wurde. Einen Monat nach glattem Heilungsverlauf nach einer Bindehautdeckung der Wunde erkrankte das vorher normale reizlose linke Auge an Keratitis parenchymatosa. In diesem Falle fehlt allerdings bereits die oben aufgestellte Forderung, daß die traumatische Infiltration direkt in das Bild der Keratitis parenchymatosa übergeht. Hingegen kann man sich nicht dem Standpunkte KLAUDERS anschließen, der die Anerkennung der Keratitis parenchymatosa am zweiten nichtverletzten Auge als Unfallfolge (ähnlich auch DRAKE) fordert, solange das verletzte Auge noch entzündet ist.

Als Folge von Syphilis und Trauma ist auch das *postoperative Verhalten von Hornhauttransplantaten* bei Keratitis parenchymatosa zu werten. VENCO und ROSSO beobachteten in 2 Fällen von Hornhauttransplantation nach weit zurückliegender Keratitis parenchymatosa 7 Wochen nach der Operation das Auftreten einer tiefen Randtrübung des Transplantates mit Einsprossen von Gefäßen und gleichzeitiger Iritis mit hinteren Synechien. In beiden Fällen war die Wa.R. im Blute positiv und unter spezifischer Behandlung erfolgte eine weitgehende Aufhellung des Transplantates mit befriedigendem Sehvermögen. Es wird angenommen, daß durch das Trauma und durch den Einfluß des eingepflanzten fremden Hornhautgewebes latent gebliebene Spirochäten mobilisiert wurden und eine entzündliche Reaktion in der Wirtshornhaut auslösten. Die Autoren nehmen an, daß es sich um eine echte syphilitische Infektion des Transplantates handelt, deren erste Erscheinungen 35—38 Tage nach der Hornhauttransplantation auftraten, den Charakter der Keratitis parenchymatosa hatten und im ganzen nach spezifischer Behandlung einen raschen und gutartigen Verlauf aufwiesen. R. M. ELLIOT stellte experimentelle Studien zur Frage der Übertragungsmöglichkeit der Syphilis durch Hornhauttransplantate bei latent syphilitischen Kaninchen an, bei denen sich keinerlei Hornhautveränderungen im Sinne einer syphilitischen Keratitis zeigten, wenn die das Transplantat enthaltenden Hornhäute excidiert, emulgiert und gesunden Kaninchen subkonjunktival und intratesticulär injiziert wurden. Eine andere Versuchsreihe zeigte, daß eine symptomlose, nicht entzündlich veränderte Hornhaut beim Kaninchen mit aktiver Syphilis nicht infektiös ist.

Die *Behandlung der Keratitis parenchymatosa* besteht in einer örtlichen und einer allgemeinen. Beide Behandlungsarten müssen aus Gründen ärztlichen Helfens auch dann vorgenommen werden, wenn man auf dem Standpunkt steht, daß die Behandlung nicht imstande ist das Augenleiden wesentlich zu beeinflussen. Gerade bei der Keratitis parenchymatosa ist ein therapeutischer Nihilismus unangebracht. Denn es handelt sich einerseits um ein sehr schwer erkranktes Auge und andererseits um die syphilitische Allgemeinerkrankung des Körpers.

Die Beurteilung einer Behandlungsmethode ist allerdings bei einer Erkrankung wie der Keratitis parenchymatosa, welche von Natur aus entweder sehr leicht oder sehr schwer verlaufen kann, außerordentlich schwierig, oft unmöglich. Immer wieder werden Fälle mitgeteilt, bei denen, wie z.B. bei 2 Geschwistern (Klauder), die Keratitis parenchymatosa ohne jede allgemeine oder örtliche Behandlung mit einem guten Sehvermögen ausheilte, und andererseits Beobachtungen mitgeteilt (2 Geschwister mit Keratitis parenchymatosa von Montgomery und Culver), welche die Machtlosigkeit der antisyphilitischen Behandlung auf das ersterkrankte Auge wie auch auf die Verhütung der Erkrankung am zweiten Auge (Pascheff) dartun. Trotzdem darf eine antisyphilitische Behandlung von einem Arzt nicht abgelehnt werden, wie dies bei einem 4jährigen Kind mit positiver Wa.R. und Keratitis parenchymatosa passierte, wo nach Girard und Jaubert 4 Augenärzte sich gegen die antisyphilitische Behandlung aussprachen.

Die *örtliche Behandlung* der Keratitis parenchymatosa muß darauf bedacht sein, durch örtliche Maßnahmen jenen an und für sich sehr torpide verlaufenden Entzündungsprozeß der Hornhaut zu beschleunigen. Dazu gehört die Anwendung von Wärme bzw. Hitze, von Dionin 2—10%ig in Form von Tropfen oder Salbe, der Reiz der weißen und gelben Präcipitatsalbe, auch dann, wenn dem Quecksilber jeder spezifische Effekt (A. Ros) abgesprochen wird, subkonjunktivale Injektionen von Sublimat oder Hg-Cyanür (1‰ig) oder hypertoner, 10%iger Kochsalzlösungen, Osmonbäder (30—50%ig) u.a. Von Anfang an unerläßlich ist das Eintropfen einer 1%igen Atropinlösung in den Bindehautsack zur Ruhigstellung der miterkrankten Iris oder zur Verhütung der Iritis bei noch nicht erkrankter Iris, wenn nötig unterstützt durch Einträufelung von Cocain, Adrenalin, Veritol u.a. Die Kontrolle des Augendruckes ist hierbei wegen der Gefahr des Sekundärglaukoms notwendig und Sache des Augenarztes ebenso wie die rechtzeitige Erkennung einer Atropinallergie und das rechtzeitige Zurückgehen in der Atropingabe.

Versuche einer örtlichen Salvarsaninjektion in die Vorderkammer, wie sie Igersheimer unternommen hat, konnten vom Wert der Behandlung nicht überzeugen. Ebenso besteht der Wert der 1‰igen subkonjunktivalen Sublimat- oder Oxycyanatlösung nicht in ihrer spezifischen Quecksilberwirkung auf die Syphilis, des Auges als vielmehr in der starken Hyperäminisierung der Gefäße des Randschlingennetzes und in dem rascheren Einsprießen neugebildeter tiefer Hornhautgefäße.

Eine wie große Bedeutung die örtliche Cortisonbehandlung heute bei der Keratitis parenchymatosa gewonnen hat, wird später besprochen. Die örtliche Behandlung soll, ganz gleich, welche Behandlungsart man bevorzugt, mit dem Beginn der Keratitis parenchymatosa einsetzen, je früher, desto besser. Das Ende einer Behandlung kann nur der Augenarzt bestimmen, welcher in der Spaltlampenuntersuchung ein wichtiges Hilfsmittel besitzt.

Über die *allgemeine, d.h. antisyphilitische Behandlung der Keratitis parenchymatosa* s. Igersheimer (Handb. Jadassohn XVII/2, S. 194 ff.) und oben all-

gemeine Therapie (S. 939 ff.). Weder die Quecksilber- noch die Wismut- oder Sal-
varsanbehandlung noch die aus diesen 3 Mitteln bestehende Kombinations-
Injektionskuren vermögen den Verlauf der Keratitis parenchymatosa am ersten
Auge wesentlich zu beeinflussen, noch die Erkrankung am zweiten Auge zu ver-
hindern (außer IGERSHEIMER, SAUL, AJO, JOHN, REILLY u. v. a.). Wenn Autoren
wie PROKOPENKO die Hg-Schmierkur, LESNE und ROUGET die Hg-Cyanürkur,
WRIGHT und PERLMAN das Wismut-Natriumtartrat, RENEDO und KLAUDER die
Kombination von Wismut und Neosalvarsan bevorzugen, weil sie angeblich
Erfolge gesehen haben, so muß in allen diesen Fällen mitberücksichtigt werden,
daß bei einer monatelangen Injektionskur die Zeit verstrichen ist, in welcher eine
Keratitis parenchymatosa auch von selbst ohne Behandlung in Heilung übergeht.
Wenn im ganzen 97 Injektionen Wismut gegeben wurden und bald darauf ein
Rückfall der Keratitis parenchymatosa an einem Auge eintrat (KLAUDER und
GROSS), so spricht das nicht für den wirklichen Heilwert einer Behandlung bei
diesem Hornhautleiden. Für die zugrunde liegende allgemeine Syphilis ist sie
sicher eine Notwendigkeit.

Wie wenig man das Hornhautleiden durch die genannten Medikamente
beeinflussen kann, geht aus jenen Fällen hervor, in denen die Keratitis parenchymatosa unmittelbar nach oder während einer spezifischen Allgemeinkur aufgetreten ist: Ein 9jähriges Mädchen wird wegen eines Clutonschen Kniegelenks
1 Jahr lang jeden 2. Tag mit Hg-Schmierkur behandelt. Nach Beendigung der
Kur trat zuerst an einem, bald hernach am zweiten Auge eine Keratitis parenchymatosa auf (KLAUDER). Bei einer 41jährigen Luetikerin wird eine energische
Salvarsan-Wismut-Kur durchgeführt. Hierauf schwerste Keratitis parenchymatosa mit dichten Dauertrübungen beider Hornhäute (BRENTANO). FRIEDMANN
sah eine Keratitis parenchymatosa $1/2$ Jahr nach der dritten und am anderen Auge
während der siebenten antisyphilitischen Kur auftreten. Auch LEVIN beobachtete
eine Keratitis parenchymatosa bei einer 29jährigen Frau während einer Neo-
arsphenamin-Kur. Im Falle von SALIN kam es bei einer 41jährigen Frau 2 Wochen
nach dem Auftreten einer heftigen Salvarsan-Dermatitis mit Eosinophilie (13%)
und Leukocytose zu Epitheldefekten an der Hornhaut, an welche sich eine typische
Keratitis parenchymatosa anschloß. HAUCK berichtet in der Aussprache über
einen ähnlichen Fall nach Silbersalvarsan-Dermatitis. Ähnliches wird von PERIN
und HUWART nach TAB-Vaccine berichtet.

Für die *Malaria- und Fieberbehandlung* der Keratitis parenchymatosa gilt
ähnliches wie bei Quecksilber-Wismut und Arsenbehandlung: bei frischen Fällen
wurde manchmal eine etwas raschere Aufhellung der Hornhauttrübungen beobachtet (DENNIE, GILKEY und SIDNEY, PAKULA, LEMOINE u. a.), doch konnte die Erkrankung des zweiten Auges trotz kombinierter Malaria-, Wismut- und Salvarsan-
kur nicht verhindert werden (KLAUDER). Wenn AMBLER und CLEVE dies bei 5 von
17 mit Malaria behandelten Fällen behaupten, so ist bei diesen Fällen das recht
unterschiedliche Intervall zwischen der Erkrankung des ersten und des zweiten
Auges nicht mitberücksichtigt. DENNIE u. Mitarb. betonen, daß nur die frische
Keratitis parenchymatosa durch Malariabehandlung rascher zur Rückbildung
gebracht werden kann, daß aber ältere Fälle sowie die Wa.R. nicht beeinflußt
werden, daß also die Malaria nicht imstande sei, die Syphilis zu heilen, wohl aber
die natürlichen Abwehrkräfte anzuspornen, die Syphilisinfektion besser zu überwinden, und daß die übrigen Heilmittel nach der Malariakur oft besser ansprechen als vorher.

Wie nach den anderen Kuren kann auch *nach* der Malariabehandlung einer
konnatalen Syphilis eine Keratitis parenchymatosa auftreten. KOPP und SOLO-
MON berichten, daß sie bei 30 Fällen von juveniler Paralyse in 3 Fällen, bei

9 Kranken mit anderen Formen konnataler Neurosyphilis in 4 Fällen nach der Quecksilber-, Salvarsan- und Malariabehandlung eine Keratitis parenchymatosa auftreten sahen, für welche sie die Fieberbehandlung als verantwortlich anschuldigen, auch wenn man bei der Paralyse der Erwachsenen sicher noch keine Keratitis parenchymatosa beobachtet hat. Kufs sah eine Keratitis parenchymatosa 7 Jahre nach der Malaria-Behandlung einer juvenilen Paralyse und Spiegel während der Malariakur auftreten.

Es sind Fälle bekannt, wo eine Keratitis parenchymatosa während einer fieberhaften Infektionskrankheit schlagartig besser wurde (Goy) und wo nach Fiebererzeugung durch Injektion von Milch und Pyrifer eine Besserung des subjektiven Reizzustandes und der Keratitis parenchymatosa selbst eintrat. Klauder hat bei einer 20jährigen Frau mit frischer Keratitis parenchymatosa am rechten Auge neben Silbersalvarsan mit Fieber durch intravenöse Injektion von Typhus H-Antigen behandelt und außerdem am erkrankten Auge 8mal im Abstande von je 3 Wochen die Hornhaut beider Augen bis auf $120^0 F = 48^0 C$ erwärmt. Dennoch erkrankte das linke Auge, sobald die Wärmeapplikation ausgesetzt wurde. Connor konnte bei zwei 15 Jahre alten Negerknaben die Keratitis parenchymatosa durch 5 Behandlungen mit dem Ketteringschen Hypertherm mit Erzeugung von Temperaturen zwischen 40,5 und $41,7^0$ wesentlich bessern. Zur Fiebertherapie der syphilitischen Keratitis parenchymatosa gehört nach Larsen und Huwart auch die Sulfosinbehandlung, die Injektion eines feinstverteilten Schwefel in Öl (1%ig), welche mit 1—1,5 cm³ begonnen und bis 10 cm³ gesteigert wird und Fieber zwischen 39—40⁰ innerhalb von 12 Std verursacht. Eine Kur besteht aus 8 Injektionen. Larsen injiziert das Schwefelöl möglichst vor dem Einsprossen tiefer Gefäße und kombiniert es mit einer Wismut-Neosalvarsankur. Er sah in 17 Fällen eine weitgehende und schnelle Aufhellung der Hornhauttrübung, Zurückgehen von Lichtscheu und Tränenfluß und gute Ansprechbarkeit des vorher unwirksamen Atropin, Verkürzung der Heilungsdauer und des Krankenhausaufenthaltes am ersten Auge um ein Drittel, bei Erkrankung des zweiten Auges um 2 Drittel; doch konnte die Erkrankung des zweiten Auges nicht verhindert werden, nur verlief sie milder. Nach Huwart wird das Fieber nach Sulfosin viel leichter ertragen als das nach Milchinjektion und anderen Proteinkörpern, vor allen Dingen wird es von Kindern und alten Menschen gut vertragen und kann 3—4mal innerhalb von 10 Tagen injiziert werden.

Auch die Injektionen mit der Spirochaete morsus muris bewirkte bei 7 Fällen von Keratitis parenchymatosa Fieber, Rückgang der subjektiven Reizerscheinungen und „merkwürdige Aufhellungen" der Hornhaut (Funaishi und Kodama).

Die *Penicillinbehandlung* der Keratitis parenchymatosa scheint nach den vorliegenden Berichten aus der Literatur fast unwirksam zu sein, sie ist es auch nach meiner Erfahrung. Djacos und Vicas haben bei ihren Patienten 7 Tage lang täglich 1 Mill. E Penicillin intramuskulär verabreicht und konnten keinen Einfluß auf den Krankheitsverlauf feststellen, und Oksala sah in einem Falle von konnataler Syphilis, der im Alter von 2 Jahren 3 Penicillinkuren von 4—6 Mega E bekommen hatte, mit 11 Jahren Keratitis parenchymatosa auftreten, von der er freilich sagt, daß sie milder und rascher verlief als gewöhnlich. In einem frischen Fall von Keratitis parenchymatosa vermehrte sich von der ersten Injektion ab die Infiltration der Hornhaut bis zur totalen Trübung und am zweiten Auge trat ebenfalls eine Keratitis parenchymatosa auf. Weder Novarsenobenzol- noch Hg-Cyanür-Injektionen konnten die praktische Erblindung an beiden Augen aufhalten, welche innerhalb eines Monats eintrat. Bei beginnender Besserung wird neuerlich durch 6 Tage hindurch 3 Mill. E Penicillin gegeben und mit anschließender Wismutbehandlung schließlich ein Visus von rechts 1/10, links von 9/10 erreicht. Warum die Autoren MARGAROT, RIMBAUD und IZARN die anfängliche Verschlechterung als Herxheimer-Reaktion bezeichnen, ist nicht klar. Die einfachste Erklärung ist doch wohl die, daß sich die Keratitis parenchymatosa von der Penicillinbehandlung in ihrem Verlauf nicht beirren ließ. In der Zusammenstellung von 47 Fällen durch STAJNFELD werden zwar in jedem Falle von Keratitis parenchymatosa je 6 Mill. E Penicillin, aber gleichzeitig auch Wismut verabreicht und nach Aussetzen des Penicillin mit Neosalvarsan und Wismut zu Ende behandelt. Das Ergebnis des Visus war: 40% normal, 14% ziemlich gute, 17% praktisch gute Sehschärfe, 29% ungenügende, darunter 10% ganz ungenügende Sehschärfe. Dieser Bericht sagt über die Penicillinbehandlung angesichts der Kombinationskuren nichts Wesentliches aus, zumal die Wa.R. von 39 Fällen nur in 5 Fällen negativ geworden war. Bei einem 17jährigen Mann mit Keratitis parenchymatosa traten trotz 136 Mill. E Penicillin kombiniert mit Wismut- und Arsen-Injektionen nach Absetzen der letzteren Rezidive auf (MERKLEN, VOISIN, ROGE und COTTENOT). Erst nach mehrfacher subkonjunktivaler Implantation von Placentagewebe trat angeblich Besserung ein, wohl deshalb, weil unterdessen die Keratitis parenchymatosa im abklingenden Stadium war. Auch SEGAL und JASTRZEBSKA kommen auf Grund von 56 Fällen von Keratitis parenchymatosa, die sie zum Teil mit Penicillin, zum Teil mit Penicillin und Fieberkuren behandelt haben, zu dem Schlusse, daß die Penicillintherapie im Verhältnis zur alten spezifischen Behandlung vielleicht etwas günstiger ist, daß aber weder Rezidive noch die Erkrankung des zweiten Auges verhindert werden kann und daß auch die Frühbehandlung keine besseren Erfolge brachte. Zu demselben eigentlich negativen Ergebnis kommt OKSALA: die Penicillinbehandlung hatte praktisch keinen Erfolg auf die endgültige Sehschärfe, selbst dann nicht, wenn Penicillin mit Fieberkur kombiniert wurde.

Über Mitanwendung örtlicher Penicillintampons 2mal täglich (die Tampons waren mit 0,25 cm³ einer Penicillinlösung 20000 E/cm³ getränkt) bei Milch-, Wismut- und Marphaseninjektion berichtet KUSHI: Die anfängliche Lichtscheu beider Augen ist zurückgegangen und nach 10 Tagen wiesen beide Augen nur mehr eine leichte gemischte Injektion der Conjunctiva auf. Der endgültige Visus fehlt und macht die Mitteilung zu einem kaum verwertbaren Torso.

Daß die Penicillinbehandlung im Rahmen einer Herxheimerschen Reaktion vielleicht eine Keratitis parenchymatosa auslösen kann, geht aus einem Bericht von BONAMOUR hervor, der bei einem 5jährigen Mädchen, das wegen eines akuten Nasen- und Rachenkatarrhs 2 Tage je 100000 E Penicillin bekommen hatte, anschließend eine Keratitis parenchymatosa mit positiver Wa.R. entstehen sah.

Die im folgenden angeführten Versuche und Therapievorschläge sind der sprechende Beweis dafür, daß die bisher übliche spezifische oder unspezifische Behandlung der Keratitis parenchymatosa einer wirklichen Kritik nicht standhielt. So weist KLAR auf die Vaccinetherapie aus Spirochäten, die sog. Hilgermansche Vaccinemethode hin, empfiehlt aber anschließend die alte Chemotherapie. SCHERESCHEWSKY propagiert die innerliche Gabe von 6—8mal täglich 0,25 g Chinin durch 4 Tage bei der Keratitis parenchymatosa, da er eine gute Wirkung bei der experimentellen Kaninchenkeratitis gesehen hatte und hält diese Therapie der mit Hg, Arsen und Wismut überlegen. Außer Brechreiz und Ohrensausen wurde das Chinin in seinen 3 Fällen gut vertragen, doch soll die Chininkur nach einer gewissen Pause 1—2mal wiederholt werden. Auf die lokale Anwendung einer 40%igen Chinin-Lanolin-Salbe soll in einem Falle die fast undurchsichtige Hornhaut unmittelbar nach Einbringung der Salbe vollkommen aufgehellt worden sein. Neben der örtlichen und spezifischen Therapie wird die 1—2malige

Einpflanzung *konservierten Placentargewebes* unter die Bindehaut nach FILATOV von GERASIMENKO zur Beschleunigung des Ablaufes der Keratitis parenchymatosa empfohlen. BALINA propagiert auf Grund eines Falles(!) neben der spezifischen Behandlung der Keratitis parenchymatosa die Injektion von Leberextrakt.

Der Vollständigkeit, aber auch der Kuriosität halber sei „die neue Therapie der Keratitis parenchymatosa" von FRIEDE erwähnt. Auch sie ist der ausgesprochene Beweis dafür, daß die bisherige spezifische und unspezifische Therapie nicht zufriedenstellend war und daher denkende Therapeuten das Bedürfnis haben Neues zu ersinnen, im Falle von FRIEDE auf Grund der Vorstellung, daß bei Keratitis parenchymatosa die Diffusion und Osmose der Hornhaut besonders gestört ist, so daß sich „Gewebssäuren im Parenchym" bilden, welche über Cytotoxine eine Nekrobiose der Hornhaut herbeiführen. Infolge der von allen Seiten vorhandenen Stauung sei jede Saftbewegung in der Hornhaut gehemmt und deshalb die Wirkung spezifischer Stoffe herabgesetzt. Daher empfiehlt FRIEDE neben der spezifischen Behandlung der Keratitis parenchymatosa zur Beseitigung der „Hornhautstauung" 1. subkonjunktivale Dextropur-Injektionen 20—40%ig bis zu 2 cm³ nahe dem Limbus, 2. Anlegen einer parazentralen Parenchymfistel durch Trepanation der Hornhaut mit Plombierung des Trepanloches durch hypertonen Puderzucker, 3. intracorneale Penicillininjektionen mit einer Tropfenspritze radiär zum Limbus bis zu der oder zu den Infiltrationen, 4. Punktion der Vorderkammer bei Schädigung der Endothel-Descemeti-Schranke, 5. Anblasen der Hornhaut mit Heißluftföhn zur gesteigerten Verdunstung an der Hornhautoberfläche, 6. Abrasio corneae axial mit anschließender Bedeckung der Hornhaut durch steriles kristallfreies Dextrosepuder mit doppelseitigem Verband und 7. Penicillin- und Dextroseinjektionen axial in die Tiefe des Parenchyms zur schnelleren und stärkeren Entwässerung der Hornhaut. Ich kenne aus dem Schrifttum keinen Autor, welcher diese heroische, schmerzhafte und wohl auch nicht ungefährliche Behandlung der Keratitis parenchymatosa nach FRIEDE vorgenommen hat.

Örtliche Maßnahmen werden den meist wenig erfolgversprechenden spezifischen und unspezifischen Behandlungsmethoden der Keratitis parenchymatosa nachgeschickt: es sind dies die Strahlenbehandlung der Hornhaut und die operative Behandlung.

Röntgenstrahlen, je 15% der Hauterythemdosis (HED) in Abständen von 8—14 Tagen, insgesamt 4—5 Bestrahlungen, empfiehlt A. LÖWENSTEIN bei frischen und älteren Fällen von Keratitis parenchymatosa. 9 länger beobachtete Fälle hatten einen Endvisus von 6/8 und wiesen eine nahezu vollkommene Resorption der Hornhautinfiltrate auf. LÖWENSTEIN sieht die Wirkung der Röntgenstrahlen in der aktiven Hyperämisierung der Limbuscapillaren und in der Anregung zur tiefen Vascularisation der Hornhaut. Durch Röntgenstrahlen wird die Dauer der Infiltrationsperiode verkürzt (D'OSWALDO). Da aber in einem seiner Fälle nach 3 Jahren eine Röntgenkatarakt auftrat, so empfiehlt er die Röntgenbehandlung doch nur bei therapieresistenten Hornhautfällen anzuwenden. GNAD konnte weder bei dem ersterkrankten Auge noch bei Fällen mit gleichzeitiger Erkrankung beider Augen, noch bei Fällen, die nach kürzerem oder längerem Intervall am zweiten Auge erkrankt waren, mit Röntgenbehandlung einen greifbaren Erfolg sehen. Er empfiehlt weder die Anwendung von Röntgenstrahlung noch die Bucky-Strahlen. LÖWENSTEIN hat das zweite Auge prophylaktisch mit Röntgen bestrahlt, kommt aber wegen der Kürze der Beobachtungszeit zu keiner Schlußfolgerung bezüglich der Hintanhaltung der Keratitis parenchymatosa am zweiten Auge. Nach ALBERTI und NIZETIŽ werden mit der Röntgenbehandlung nur bei frischen Fällen Erfolge, d.h. eine Aufhellung der Hornhaut und guter Endvisus gesehen. Von allen Autoren wurden neben der Röntgenbestrahlung noch Salvarsanbehandlung vorgenommen. Trotz aller Vorsichtsmaßnahmen (1 mm Aluminiumfilter, 0,8 mm Kupferfilter bei 100—180 kW) und kleiner Dosen von 70—100 r Gesamtdosis besteht die Möglichkeit der Kataraktbildung als unangenehme Spätfolge dieser Behandlung.

Auch bei Anwendung von *Radiumträgern* (JAKUBIAK) wird eine Verkürzung der Krankheitsdauer und eine weitgehende Aufhellung der Hornhauttrübung bei Keratitis parenchymatosa berichtet und die Neubildung von Hornhautgefäßen angeregt. Verwendet wurden Radiumröhrchen mit 20—110 mg mit Silberplatin und Messingfilter. Die Dauer der Bestrahlung betrug $^1/_2$—6 Std. Der Träger kann der Hornhaut anliegen oder 20 mm entfernt sein. Im Gegensatz zur reizlosen Röntgentherapie tritt nach 2—14 Bestrahlungen Lichtscheu, Tränen und starke Ciliarinjektion auf. In 1—2 Wochen beginnt die Hornhaut sich aufzuhellen oder die Hornhauttrübungen verlagern sich. Bei 58 nachuntersuchten Fällen wurde nur einmal eine Strahlenkatarakt gefunden.

Als *operative Behandlung* der Keratitis parenchymatosa empfiehlt SOURDILLE die lamellierende Keratoplastik von 4 mm Durchmesser in einem der oberen Hornhautquadranten. Er hält diese für ein unschädliches und abkürzendes Behandlungsverfahren, während die durchgreifende Keratoplastik nicht selten zur Trübung des eingepflanzten Lappen führt, auch wenn gleichzeitig örtlich Penicillin injiziert wird. Er berichtet über 40% anatomisch und 15% funktionell gute Erfolge. Versager werden auf die Mitbeteiligung von Iris und Ciliarkörper bezogen, auf das Auftreten vorderer Synechien, die amblyopia ex anopsia, zentrale Netzhautnarben und Bildung einer hohen Myopie. Die lamellierende Keratoplastik ist demgegenüber ungefährlich.

Die Cortisonbehandlung der Keratitis parenchymatosa leitet ein neues, vielversprechendes Kapitel bei dieser Erkrankung ein, welche allen bisherigen Behandlungsmethoden getrotzt hat. Man konnte zwar durch die alte spezifische und nichtspezifische allgemeine und örtliche Therapie die subjektiven Beschwerden beeinflussen, den Gang der Erkrankung aber nicht aufhalten, man konnte nicht verhindern, daß die Erkrankung im Laufe von Wochen und Monaten die ganze Hornhaut eintrübte, man konnte kaum mit Sicherheit die Dauer der Erkrankung, das für den Visus oft deletäre Endergebnis noch das Übergreifen der Erkrankung auf das zweite Auge wesentlich beeinflussen.

Das Cortison, besonders das Hydrocortison ist bisher das einzige Mittel, welches imstande ist, die Weiterentwicklung einer frischen Keratitis parenchymatosa aufzuhalten und die frischen Hornhautinfiltrate wieder zum Verschwinden zu bringen, so daß man in einem großen Prozentsatz das Sehvermögen normal erhalten und die begleitende Iritis mit ihren Folgeerscheinungen beseitigen kann. Von älteren Fällen, bei denen es bereits zu schweren anatomischen Veränderungen der Hornhaut, besonders zu Nekroseherden im Parenchym oder gar zur Narbenbildung gekommen ist, gilt dieser Satz nicht.

Folgende Autoren haben sich mit der Frage Cortisonbehandlung und Keratitis parenchymatosa befaßt: *1951* A. WOODS, GRACIANSKY, VOISIN, GRUPPER und LANDRIEUX, CRANE u. McPHERSON jr., SIMPSON, ROSENBLUM, WOOD und STAMMER, MADDIN und DANTO, *1952* RAIMONDO und LEO, THOMAS, CORDIER und ALGAN, GRACIANSKY, VOISIN, GRUPPER und LANDRIEUX, *1953* SEGOVIA, DREWS, BARTON und MIKKELSEN, VILANOVA und DULANTO, *1954* SEGAL und ZYLO-FILIPOWICZ, SIE-BOEN-LIAN und OEY-KHOEN-LIAN, KLAUDER und MEYER, HORNE, *1955* ABBOUD, SANCHEZ-BEAUJON, MAZZINI, JONQUIERES und POPPI, KUBISTOVA, BEAUVIEUX und CHABOT, *1956* ANNAU, OKSALA u.v.a. Daneben gibt es eine Anzahl von Autoren, welche sich mit der Cortisonwirkung auf Augenkrankheiten im allgemeinen befassen, z.B. Nonnemacher, Kleeberger u.v.a., welche unter anderem auch die Keratitis parenchymatosa erwähnen.

Doch auch die Cortisonbehandlung der Keratitis parenchymatosa kann enttäuschen, wenn die Indikation und die rechte Behandlungsweise nicht berücksichtigt werden. Es sei vorausgeschickt, daß die örtliche Cortisonbehandlung viel wirksamer und vor allem viel weniger gefährlich ist, daß man nach tastenden Versuchen, z.B. Mazzini, Jonquieres und Poppi, von der internen oder Injektionsanwendung des Cortison sofort abgekommen ist und daß alle oben angeführten und weiter zu besprechenden Arbeiten sich auf die örtliche Anwendung des Cortison am Auge beziehen. Es sei ferner vorausgeschickt, daß sich die Anwendung des Cortison in Tropfenform (Emulsion) der in Salbenform überlegen erwiesen hat, weil die Cortisonwirkung auf die Hornhaut aus wäßrigen Lösungen leichter eintritt als aus der Salbe und weil die Tropfenbehandlung auch für den Kranken viel einfacher ist. Trotzdem empfiehlt sich die Salbenmedikation dann, wenn wie z.B. abends ein Cortisondepot während des Schlafes lange im Bindehautsack verweilen soll.

Die Modellbehandlung der frischen Keratitis parenchymatosa, z.B. mit dem Cortone-Merck, welches als $2^1/_2$%ige und 1%ige Emulsion in den Handel kommt, sieht etwa so aus: Das Fläschchen ist vor Gebrauch kräftig zu schütteln und es genügt, jedesmal einen Tropfen in den Bindehautsack in der üblichen Weise einzutropfen und dem Patienten zu sagen, daß er dann das Auge durch 3 min geschlossen halten soll. Auch bei den wasserlöslichen Hydrocortisonen (Scherosan, Dacortin usw.) empfiehlt es sich, das Auge nach dem Eintropfen 3 min geschlossen zu halten.

Bei einem frischen Fall von Keratitis parenchymatosa führe ich die Cortisonbehandlung folgendermaßen aus: Zuerst stündliches Eintropfen während des Tages durch 2 Tage hindurch, wodurch sich die subjektiven Symptome, Lichtscheu und Tränenfluß, bessern. Unmittelbar vor dem Schlafengehen Einstreichen einer 1%igen Cortisonsalbe, welche über Nacht im Bindehautsack bleibt. Vom 3. Behandlungstag an lasse ich durch 8 Tage alle 2 Std während des Tages Cortison eintropfen, wodurch es zum Stillstand des Fortschreitens der Hornhauttrübung, zur Abnahme der Injektion und dann zur langsamen Aufhellung der tiefen Hornhautinfiltrate kommt. Nach dieser Zeit kann der Patient aus klinischer Behandlung entlassen werden und seine Behandlung daheim fortsetzen. Sie besteht darin, daß er durch einen Monat 4mal täglich, durch einen Monat 3mal täglich, durch einen Monat 2mal täglich und den letzten Monat, also den vierten, dazu benützt, zuerst täglich 1mal Cortison einzutropfen und dann durch vorsichtige Vergrößerung des Intervalls sich langsam auszuschleichen. Gerade beim Absetzen der Therapie bedarf der Patient wieder der genauen Beobachtung durch den Arzt, denn wenn das Cortison zu früh abgesetzt wird, können in wenigen Tagen frische Hornhautinfiltrate wieder auftreten.

Aus dem Gesagten geht also hervor, daß die örtliche Cortisonbehandlung ungefähr so lange fortgesetzt werden muß, als die Keratitis parenchymatosa ohne Behandlung etwa gedauert haben würde. Vor einer 3—4wöchigen Cortisonbehandlung ist zu warnen, da sie fast regelmäßig zu Rückfällen führt. So berichtet Kubistova bei 5 von 14 Keratitis parenchymatosa-Fällen von Rückfällen in der Zeit von 10—61 Tagen, welche Cortison als Emulsion und Salbe nur während des Klinikaufenthaltes bekommen hatten. Doch sprachen die Rezidive gut auf Cortison an.

Da die örtliche Cortisonbehandlung nur das kranke Hornhautgewebe örtlich beeinflußt und mit der syphilitischen Grundkrankheit nichts zu tun hat, ist es selbstverständlich, daß die antisyphilitische Behandlung mit Neosalvarsan oder

Penicillin, mit Quecksilber oder Wismut durchgeführt werden muß. Ferner muß auch die örtliche Atropinbehandlung parallel laufen, die aber insofern vereinfacht wird, als das Cortison auch die begleitende Iridocyclitis günstig beeinflußt, so daß das 1%ige Atropin besser anspricht und meist früher abgesetzt werden kann. Heiße Umschläge können zusammen mit der örtlichen Cortisonbehandlung angewendet werden, doch kommt man nach kurzer Zeit auch ohne dieselben aus.

Schon Woods betont, daß die Behandlung der Keratitis parenchymatosa mit Cortison eine symptomatische Therapie ist und daß bei den frischen Fällen die entzündlichen Erscheinungen in 3—4 Tagen schwinden. Bei 17 Augen mit frischer Keratitis parenchymatosa kam nach Crane und McPherson die Keratitis in 10 Tagen zum Stillstand. Sobald die Hornhaut bereits vascularisiert ist, kommt es leichter zu Rezidiven. Auch diese Autoren fordern eine Kontrollbeobachtung für längere Zeit. Ähnlich sprechen sich Simpson, Rosenblum, Wood und Stammer auf Grund von 9 Fällen frischer Keratitis parenchymatosa aus, von denen vorher 5 Patienten ohne Wirkung auf die Hornhaut mit Penicillin, Arsen, Wismut und Fieber behandelt worden waren. Rückfälle sprechen gut auf Cortison an. Ältere Fälle weisen nur einen begrenzten Erfolg auf (Raimondo und Leo, Woods u.a.). Als Ziel der Cortisonbehandlung sehen Klauder und Meyer die Vermeidung der beruflichen Invalidität an. Fälle, bei denen der Abnahme der pericornealen Injektion nach Cortison nicht sofort eine Aufhellung der Trübungen folgt, sind als prognostisch ernster anzusehen. Bei solchen Fällen empfehlen diese beiden Autoren die zusätzliche Behandlung mit Schilddrüsentabletten und mit Fieber (Pyrifer). Keiner von ihren 36 Fällen wurde invalid. Der schlechteste Endvisus betrug 6/21. Drews, Barton und Mikkelsen betonen, daß bei ihren 80 Fällen nach 3—4 Wochen keine Zeichen einer Uveitis mehr vorhanden waren. Fälle, welche nur 4mal täglich 1½%ige Cortisonsalbe erhalten hatten, reagierten weniger prompt. Nach Sie-Boen-Lian und Oey-Khoen-Lian heilten 43 frische Fälle von Keratitis parenchymatosa ohne Gefäßneubildung ab, doch betonen auch diese beiden Autoren, daß die Cortisonbehandlung zur Vermeidung von Rückschlägen über lange Zeit hinaus fortgesetzt werden muß. Im Krankengut von Horne hatten nur 3 von 25 Augen mit Keratitis parenchymatosa einen geringeren Visus als 6/12. Beauvieux und Chabot empfehlen, falls schon tiefe Hornhautgefäße vorhanden sind, subkonjunktivale Cortisoninjektionen. Unter 35 so behandelten Augen verließen 57% die Klinik mit einem Visus von 5/3 oder besser (Annau). Nur Segal und Zylo-Filipowicz sehen auf Grund von 5 eigenen Fällen die Cortisonbehandlung als problematisch an.

Manche Autoren halten neben der örtlichen Cortison-Tropfenbehandlung auch die subconjunctivale Injektion von 10 mg Cortison für notwendig oder nützlich (Klauder und Meyer, Maddin und Danto, Graciansky, Voisin, Grupper und Landrieux, Beauvieux und Chabot, North, A. M. Soliman, Raimondo und Leo u.a.), besonders wenn die Keratitis parenchymatosa bereits längere Zeit besteht und tiefe Gefäße in die Hornhaut eingewachsen sind. Die subkonjunktivale Injektion kann 2—3mal in der Woche verabreicht werden. Soliman sah damit einen besonders guten Erfolg bei einem 21jährigen Mann mit Keratitis parenchymatosa, welche als Iridocyclitis begonnen hatte.

Parenterale Cortisoninjektionen wurden anfänglich für notwendig gehalten, doch stellte sich sehr bald die Überlegenheit der örtlichen Cortisonbehandlung heraus, so daß die Cortisoninjektionen wieder verlassen wurden. Wenn Mazzini, Jonquieres und Poppi berichten, daß sie durch tägliche Injektionen von 100 mg Cortison zusätzlich zur örtlichen Cortisonbehandlung bei einem 4 Jahre alten, also für die Cortisontherapie von Haus aus ungeeigneten Fall eine Verbesserung des Visus von 6/10 auf 8/10 erzielen konnten, so kann man daraus wohl nur schließen, daß die örtliche Cortisonwirkung die Narbe vielleicht etwas umzubauen vermochte, aber nicht mehr. Der Behandlungserfolg ist nicht überzeugend.

Die Wirkung des Cortison auf die erkrankte Hornhaut beruht auf der Hemmung der Entzündung und auf der antiallergischen Komponente der Corticosteroide und ist ein weiterer Beweis dafür, daß diese Hornhauterkrankung zum größten Teil eine allergische und eben nur in den seltensten Fällen eine spirochätere Entzündung ist. RAIMONDO und LEO sind der Ansicht, daß das Cortison eine direkte Abschwächung der mesenchymalen Gefäßreaktion im pericornealen Gefäßsystem, welches sie als primären Sitz der Erkrankung ansehen, zur Folge hat.

Die soziale Bedeutung der Keratitis parenchymatosa ist schon bei IGERSHEIMER (Handb. JADASSOHN XVII/2, S. 201 ff.) besprochen. Die schlechte Endsehschärfe bedingt in einem gewissen Prozentsatz entweder Berufswechsel oder von vornherein die Wahl minderwertiger Berufe, welche nur einen geringen Lebensstandard erlauben. Bei einem Teil der erkrankt Gewesenen macht sich besonders heute bei dem allgemeinen Absinken der Arbeitsfreudigkeit die Sehnsucht nach der Rente bemerkbar.

Wird eine Keratitis parenchymatosa im schulpflichtigen Alter durchgemacht, so wird wegen der langen Dauer der Erkrankung beider Augen oft die Wiederholung des betreffenden Schuljahres notwendig. Ein Teil dieser Fälle muß aber in Blindenanstalten untergebracht werden (s. Syphilis und Blindheit).

Wird eine Keratitis parenchymatosa im Berufsalter mitgemacht, so ist damit nicht selten ein längeres Fernsein vom Berufe verbunden. Die Kosten der Sozialversicherung sind beträchtlich. Oft wird ein Berufswechsel notwendig, wenn die Endsehschärfe stark vermindert ist. Berufswechsel bedeutet aber oft sozialen Abstieg. Nach HOEHNE hatten unter 162 Fällen 40% eine gute, 32% eine ausreichende, 11% eine für grobe Arbeit ausreichende, 17% eine ganz geringe Sehschärfe. Nach DALSGAARD-NIELSEN waren von 173 Fällen von Keratitis parenchymatosa, welche zum Teil bis zu 20 Jahren beobachtet wurden, 79% voll arbeitsfähig, 7% waren beschränkt arbeitsfähig und 21% konnte nicht das Lohndrittel erreichen. Die objektive Arbeitsbehinderung wurde in 92% der Fälle durch die Sehverschlechterung, in 27% durch die Taubheit und in 3% durch nervöse Komplikationen hervorgerufen. Die Mehrzahl der Fälle mit frühen Gehörstörungen wird zwischen 50 und 60 Jahren taub. Bei diesen Fällen hatte die Keratitis parenchymatosa gewöhnlich einen schweren Verlauf genommen. Die Arbeitsbehinderung nimmt mit der Länge des Beobachtungszeitraumes zu: Entstehung von Katarakt, Cyclitis, Chorioiditis, Glaukom.

Die Verhütung all dieser sozial schwerwiegenden Folgen der Keratitis parenchymatosa liegt in der Verhütung der Lues überhaupt.

Bezüglich des *Heiratskonsenses* spricht sich IGERSHEIMER unbedenklich für ihn aus, wenn die Wa.R. negativ ist und jahrelang keine klinischen Zeichen einer Lues vorhanden waren. Ist die Wa.R. positiv, dann ist der Heiratskonsens an die Bedingung zu binden, daß während der Schwangerschaft eine genügende antiluische Behandlung erfolgt. Diesem Standpunkt schließt sich auch BROWNING an. Nach SAUL ist von 100 Fällen ¹/₅ der eingegangenen Ehen steril, 40 Patienten waren überhaupt nicht verheiratet. Nach DALSGAARD-NIELSEN hatten 120 Familien der untersuchten Keratitis parenchymatosa-Patienten 469 Kinder, von denen 200 an konnataler Lues litten. 98 der 173 Untersuchten waren verheiratet, davon 30 kinderlos. Die übrigen 68 Familien hatten zusammen 142 Kinder, von denen 9 starben, 3 an epileptiformen Anfällen litten und 4 schwächlich waren. Syphilitische Augenkrankheiten in der dritten Generation wurden in diesem Krankengut nicht beobachtet. Von 51 Patienten standen 38 auf dem gleichen sozialen Niveau wie die Eltern, 7 waren aufgestiegen und 6 abgesunken.

Die Hornhaut bei erworbener Syphilis

Es sind folgende Hornhauterkrankungen bei erworbener Syphilis bekannt: 1. die Keratitis parenchymatosa, 2. die Keratitis punctata profunda (MAUTHNER), 3. die Keratitis pustuliformis profunda (E. FUCHS), 4. Gummen der Hornhaut und 5. ulceröse Syphilide.

ad 1. Es besteht heute kein Zweifel, daß im Stadium II und III der erworbenen Syphilis, aber nur ganz selten auch beim Schanker der Lider, eine Keratitis parenchymatosa auftreten kann, welche sich im klinischen Bilde an der Hornhaut von der Keratitis parenchymatosa auf konnatal-syphilitischer Grundlage nicht unterscheidet, sich aber durch geringere Reizerscheinungen, ihre Einseitigkeit (nach GROENOUW 54%), durch gelegentliches Ausbleiben der tiefen Vascularisation und nicht sehr langwierigem Verlauf, besonders aber durch die gute Beeinflußbarkeit durch spezifische Behandlung auszeichnet. Sie tritt meist zwischen dem 20. und 40. Lebensjahr auf. Die begleitende Iritis ist meist gering. Wenn sich auch die Hornhaut durch die Behandlung in vielen Fällen aufhellt, so ist doch auch Ausgang in sehr dichte Leukome und Keratektasie bekannt. Das Vorkommen der Keratitis parenchymatosa bei erworbener Lues ist nicht sehr häufig: IGERSHEIMER sah unter 247 Fällen von Keratitis parenchymatosa einen Fall, BERNHEIMER unter 280 Fällen keinen, CLAUSEN unter 74 Fällen 9 und SPICER-HOLMES unter 700 Fällen 3,3%. Den 3 Gruppen von Keratitis parenchymatosa, welche IGERSHEIMER in seinem Buch anführt, muß eine vierte, welche für die erworbene Lues am Auge pathognomonisch ist, nämlich die von A. FUCHS zuerst beschriebene Keratitis parenchymatosa migrans angefügt werden. Die 3 anderen Gruppen sind: die Keratitis parenchymatosa, welche im frühen Kindesalter erworben ist und sich in ihrer Entwicklung von der Keratitis parenchymatosa e lue connatale nicht unterscheidet, ferner jene erworbene Keratitis parenchymatosa, der eine andere syphilitische Augenerkrankung, z.B. Iritis oder Skleritis, vorausgeht, und schließlich jene Form, die eine Kombination zwischen Lues connatalis und acquisita ist. Zu Gruppe 1 ist der Fall eines 24jährigen Mannes von HENNINGSEN zu rechnen, der mit $1\frac{1}{2}$ Jahren als Kind mit Lues infiziert wurde, zu Gruppe 3 ein Fall von CRITCHLEY, bei welchem im frühen Sekundärstadium an einem Auge, welches vor 7 Jahren eine Keratitis herpetica mitgemacht hatte, eine einseitige Keratitis parenchymatosa auftrat, welche nach antiluischer Behandlung prompt heilte. Die konnatale Lues erscheint in diesem Fall weder sicher ausgeschlossen noch bewiesen.

Eine Reihe von Autoren berichtet über Fälle von Keratitis parenchymatosa bei erworbener Lues, welche syphilitische Allgemeinerkrankungen aufweisen: WEISSENBACH, GILBERT-DREYFUS und BRISSET berichten von einer 20jährigen Patientin mit unbehandelter Roseola, bei welcher mit 27 Jahren Menopause und bald hernach eine rechtsseitige Hemiplegie, Oculomotoriusparese rechts, Aphasie, reflektorische Pupillenstarre links und ein Diabetes insipidus auftrat. Sie machte mit 28 Jahren erstmalig eine antisyphilitische Behandlung mit und bekam 8 Jahre später eine schwere Keratitis parenchymatosa des rechten Auges, die mit praktischer Blindheit endete. Erst auf zusätzliche Behandlung mit Extrakt aus den Hypophysenhinterlappen sank die Polyurie von 10 auf 2 Liter Urin' täglich, aber es kam zu einer starken Fettsucht, Uterusatrophie und Ausfall der Achsel-, Scham- und Augenbrauenhaare. CANNON und BENSON sahen bei einem 40jährigen Luetiker mit Anisokorie, Entrundung beider Pupillen und träger Lichtreaktion, Ungleichheit bzw. Fehlen der tiefen Reflexe bei positiven Seroreaktionen eine Keratitis parenchymatosa mit Iritis. Da aber seit 3 Monaten zunehmende Taubheit hinzutrat, ist dieser Fall wohl doch als konnatale Lues aufzufassen. JARNINSKI fand bei einer 53jährigen Frau mit schweren Gummen der Haut und

des Skeletes eine Keratitis parenchymatosa am rechten Auge von einjähriger
Dauer, Bonnet, Gaté und Racouchot bei einer 27jährigen Prostituierten mit
genitalem Schanker und Roseola nach der 2. Novarsenobenzol-Injektion zusammen mit einem papulösen Syphilid eine Keratitis parenchymatosa mit tiefen
Gefäßen auf beiden Augen. In der Aussprache wird von Nicolas wohl mit
Recht die Ansicht vertreten, daß hier eine kongenitale Syphilis durch eine frische
luische Infektion zum Aufflackern gebracht wurde. Trematore sah bei einem
16jährigen Mann knapp nach dem Primäraffekt zusammen mit einem Exanthem
am linken Auge eine Keratitis parenchymatosa, wobei weder beim Patienten
noch bei den Eltern und Geschwistern Zeichen einer Lues vorhanden waren. Am
Auge Iritis, Präcipitate und Vorderkammertrübung. Nach der 3. Wismutinjektion
wesentliche Aufhellung der Hornhaut. Leider entzog sich der Patient der weiteren
Behandlung und kam einen Monat später mit doppelseitiger Kniegelenkentzün-
dung zurück. Während der weiteren antisyphilitischen Behandlung trat eine
Keratitis parenchymatosa auch am rechten Auge auf, die sich rasch aufklärte.
Auch hier ist wohl eine erworbene Lues der Anreiz dafür, daß eine konnatal-
syphilitische Keratitis parenchymatosa zugleich mit Kniegelenkentzündungen
zum Ausbruch kam. Auch in den beiden Fällen von Pariser, einer 23jährigen
Frau mit Zeichen sekundärer Lues und positiver Wa.R., Keratitis beider Augen
und Kondylomen am After und einer 25jährigen Farbigen mit syphilitischem
Ulcus an der Vulva und Keratitis parenchymatosa des linken Auges war das
Vorhandensein einer kongenitalen Lues nicht ausgeschlossen. Ähnlich ist es auch
mit dem Fall von Le Guillas und van Varseveld, einem 20jährigen Mann mit
Schanker und angeblich ohne Zeichen einer konnatalen Lues, mit Keratitis
parenchymatosa am linken Auge, aber Periostitis specifica beider Schien- und
Wadenbeine und Erguß im rechten Kniegelenk. Hier handelt es sich zweifellos
um eine angeborene Lues mit Keratitis parenchymatosa und nicht, wie der Autor
meint, um eine erworbene Keratitis parenchymatosa im Sekundärstadium. Ob
der Fall von Keratitis parenchymatosa als Luesrezidiv von Bittersohl einer
strengen Kritik standhalten kann, ist ebenfalls unsicher: Ein 18jähriger Mann mit
Lues II bekam nach 2 unterdosierten und abgebrochenen antisyphilitischen Kuren
am linken Auge eine Keratitis parenchymatosa, nachdem beide Augen einige
Wochen vorher durch die Gase eines explodierenden Gasbehälters gereizt worden
waren. Obwohl Stigmata konnataler Lues fehlten, ist die Familiendurchforschung
auf Lues in diesem Falle ungenügend durchgeführt.

Keiner von diesen Fällen hält einer strengen Kritik stand. Vielleicht ist die
Keratitis parenchymatosa bei einer 39jährigen Frau, die zusammen mit Iritis
und Skleritis auftrat und infolge einer Embolie der Arteria meningea media zum
Exitus letalis kam und deren Bulbi von F. W. Meyer histologisch untersucht
werden konnten, der einzige Fall einer Keratitis parenchymatosa bei erworbener
Lues. Die Hornhaut und Sklera, die Iris und der Ciliarkörper waren stark lympho-
cytär und plasmacellulär infiltriert, ferner fand sich im Opticus eine Wucherung
der Gliazellen mit Rundzelleninfiltration, welche sich auch auf die papillennahe
Retina fortsetzt. Die Mesaortitis luetica und die fast völlige Obliteration der
Carotiden durch Intimawucherung ließen an der Diagnose erworbener Lues keinen
Zweifel.

Fälle von Keratitis parenchymatosa, wie sie von W. Stock (rezidivierende
tiefe Trübung der Hornhaut beider Augen ohne Allgemeinbefund), von Cass
(Keratitis parenchymatosa bei einem Fall von Morbus Reiter) sowie das sog.
Cogan-Symptom (Oliner, Taubenhaus, Shapira und Leshin, Bammert) haben
trotz des Namens Keratitis parenchymatosa mit Lues nichts zu tun und
müssen hier unberücksichtigt bleiben.

Um so interessanter ist jene Form der Keratitis parenchymatosa, die A. Fuchs 1927 als *Keratitis parenchymatosa linearis migrans* bei Fällen erworbener Lues beschrieben hat, denen die Mitteilungen von Fietta und Vejdovsky folgten. Eine Mitteilung meiner Klinik von Fulmek ist in Druck. Es handelt sich hierbei um eine eigenartige, meist etwas bogige Infiltrationslinie in den tiefsten Hornhautschichten, welche an einer Stelle vom Limbus ausgeht und bis über die Mitte der Hornhaut wandert, in deren Umgebung, oft vor ihr, eine Präcipitatreihe zu sehen ist. Gleichzeitig mit dem Fortschreiten der Trübungslinie hellt sich die periphere Hornhaut wieder auf. Tiefe Gefäße fehlen meist. Fietta sah bei einer 20jährigen Frau mit kongenitaler Lues, die am rechten Auge vor 3 Jahren eine typische Keratitis parenchymatosa mitgemacht hatte, ein halbes Jahr später am linken Auge eine peripher beginnende, gegen das Zentrum fortschreitende bogenförmige Trübungslinie, die 4 Wochen zunahm, nach 3 Monaten jedoch völlig verschwunden war. Vejdovsky konnte einen ähnlichen Fall beobachten, dessen Trübungslinie sich später von der Mitte der Hornhaut nach oben gegen den Limbus wendete, wo sie, ohne daß tiefe Gefäße einsproßten, allmählich verschwand. Ob es sich bei der Keratitis linearis migrans um eine Manifestation der erworbenen oder auch der angeborenen Syphilis handelt, bleibt abzuwarten.

Hornhauttrübungen, wie sie z. B. von Pardee als ,,Herpes zoster ophthalmicus lueticus" beschrieben wurden, die durch eine spezifische Entzündung des Ganglion Gasseri zustande kommen und eigentlich eine Keratitis neuroparalytica bedeuten, oder der Fall von Schwarzwald, bei dem es infolge schwerer gummöser Zerstörungen beider Gesichtshälften am rechten Auge zu einem Leukoma adhaerens als dem Ausdruck einer Keratitis e Lagophthalmo gekommen war, haben natürlich nichts primär mit einer spezifischen Erkrankung der Hornhaut zu tun, sondern sind Folgen syphilitischer Erkrankungen der Nerven bzw. der Haut.

ad 2. Das seltene Krankheitsbild der *Keratitis punctata profunda syphilitica Mauthner*, bei welchem graue Fleckchen in der Tiefe der Hornhaut bei reizlosem Auge kommen und gehen, ist vielleicht in dem Bericht von Weskamp zu erblicken, den er luische interstitielle Keratitis punctata nennt. Es handelt sich um einen 11jährigen Knaben, von welchem der Autor nicht angibt, ob es sich um eine konnatale oder erworbene Lues handelt.

ad 3. Unter dem Namen *Keratitis pustuliformis profunda* hat E. Fuchs ein Krankheitsbild der Hornhaut, welches mit einem oder mehreren tiefen, gelblich gefärbten Hornhautinfiltraten und mit Hypopyon einhergeht, beschrieben, dessen Zusammenhang mit der Lues wir Meller verdanken, der auf Grund seiner histologischen Untersuchungen der Ansicht ist, daß Hornhaut und Iris gleichzeitig spezifisch erkranken. Die tiefen Hornhautinfiltrate können nach der Vorderkammer zu durchbrechen, also zu einem Ulcus corneae internum führen. Die Erkrankung spricht ausgezeichnet auf antisyphilitische Behandlung an. Spirochäten konnten bisher weder in der Hornhaut noch im Hypopyon nachgewiesen werden. Zu diesem Krankheitsbild gehören wohl auch die Fälle von Tirelli, Tomii, Adamantiadis und Klien. Im Falle von Tirelli fehlt trotz des Geschwüres der Hornhauthinterfläche das Hypopyon. Das andere Auge war an einer typischen Keratitis parenchymatosa erkrankt. Der Fall von Tomii ist als primäre Episkleritis und primäres Gumma der Iris beschrieben, aber es bestand eine Hornhauttrübung mit Hypopyon bei stark positiver Wa.R. Da wegen schwerer Albuminurie eine antisyphilitische Behandlung nicht durchgeführt wurde, kam es zur Perforation der Hornhaut mit Enucleatio bulbi. Histologisch fand sich in der Hornhaut ein tiefer Absceß, in der Iris ein umschriebener Granulationsherd, der mit der zum Teil organisierten Exsudatmasse in der Vorderkammer in direkter Verbindung stand. Adamantiadis erwähnt das gute Ansprechen der antisyphilitischen Behandlung, doch betrug der Visus in seinem Falle einen Monat nach Beginn nur 0,2. Im Falle von BERTA KLIEN war die Vorderkammer voll-kommen vom Eiter eingenommen und der Tonus betrug 55 mm Hg. Der histo-logische Befund ergab bemerkenswerterweise, daß die Descemetsche Membran intakt war.

ad 4. Unter *Gummen der Hornhaut* sind linsenförmige, manchmal prominente Hornhauttrübungen bekannt, die einen Quadranten oder die Corneoskleralgrenze einnehmen, meist ohne Iritis einhergehen und auf intensive antisyphilitische Be-handlung schwinden. Über einen solchen Fall, allerdings mit Iritis, berichtet GENET bei einem 65jährigen Mann, ebenso E. KRAUPA, der ein graues, 1,5 mm großes, scheibenförmiges Infiltrat sah, welches subepithelial lag, ohne Iritis ein-herging und auf Jod-Kalium-Behandlung heilte.

ad 5. Die Fälle von *ulcerösem Hornhautsyphilid* (ANTONELLI) scheinen sehr selten zu sein. GENET nimmt an, daß diese Erkrankung unter dem Bilde eines Ulcus rodens verlaufen kann. Bei einer 63jährigen Patientin, welche vor 5 Jahren ein Ulcus rodens am linken Auge hatte, mußte das Auge entfernt werden. 2 Jahre später entwickelte sich dasselbe Krankheitsbild am rechten Auge und heilte auf eine ausgiebige antiluische Kur. Die Patientin, welche ihre alte Lues zuerst verschwiegen hatte, wies auch eine Ozoena auf. Ähnlich liegt der Fall bei einer 32jährigen Frau mit alter Syphilis (SIVASUBRAMANIAM und HOOLE), die zuerst ohne Erfolg wegen ihres Ulcus rodens auf beiden Augen mit Antibiotica und Cortison behandelt worden war. Unter antiluischer Behandlung heilten beide Augen mit guter Sehschärfe. Es soll daher beim Ulcus rodens auch immer an die Möglichkeit einer erworbenen Syphilis gedacht werden.

4. Sklera

Die syphilitische Erkrankung der Sklera ist selten. Sie manifestiert sich als *Episkleritis oder Skleritis.* Gummen der Sklera sind schwer als primärer Sitz der Erkrankung zu erfassen. Denn oft handelt es sich um Gummen des Ciliarkörpers, welche die vor ihr liegende Sklera mit affizieren.

Eine Mitbeteiligung der Sklera kommt manchmal bei schwerer Keratitis parenchymatosa vor und kann zu Sklerektasien führen.

Die Mitbeteiligung der hinteren Sklera an der Lues, sog. *Skleritis posterior*, ist klinisch nicht leicht zu beweisen.

Von Syphilis der Sklera spricht BELFORT MATTOS bei einer 15jährigen Pa-tientin mit Iritis und Keratitis, welche an der Sklera Geschwüre aufwies, die zu leicht pigmentierten Narben führten. Das Referat ist unklar. Die Originalarbeit war mir nicht zugänglich. Jedenfalls handelte es sich um eine konnatale Syphilis. Nach ALVARO beginnt das Gumma der Sklera in Form von Knötchen nach Art der Phlyctänen, aus denen fleischige Massen entstehen, zu denen von allen Seiten erweiterte Gefäße hinziehen. Sie können so groß werden, daß die Lid-bewegung behindert ist. Wenn das Gumma in der Nähe der Hornhaut sitzt, kommt es zu dauernden Hornhauttrübungen, doch kann es auch zur Perforation des Bulbus kommen. Vom Schanker unterscheidet sich das exulcerierte Gumma durch die geringe Adenopathie. Am leichtesten ist eine Verwechslung mit einem durchbrechenden Gumma des Ciliarkörpers möglich. Auch der histologische Befund kann die Entscheidung oft nicht treffen, ob die Sklera primär und der Ciliarkörper sekundär ergriffen wurde. Ein Fall von KITAMURA ist dadurch kompliziert, daß die histologische Untersuchung eine Retinitis interna syphilitica aufdeckte, wo die Infiltration der Aderhaut als sekundär aufgefaßt wird. Am klarsten scheint das Bild des Skleralgummas bei einer 47jährigen Patientin, die vor 30 Jahren Lues acquiriert hatte. Es entwickelte sich am Limbus bei 12 eine umschriebene, schmerzhafte entzündliche Schwellung ohne jede Mitbeteiligung von Iris und Ciliarkörper. Nach 25tägiger Penicillinkur von 2mal täglich 500 000 E und anschließender Wismutkur kam es zur Rückbildung des Gumma (BHADURI und BASU).

5. Iris und Ciliarkörper

können in verschiedener Weise bei Syphilis erkranken, und zwar erstens als *Roseola der Iris* (KRÜCKMANN), isolierte örtliche Flecke in der Iris, welche einer isolierten spezifischen Erkrankung der Irisgefäße entspricht. Sie ist flüchtig und kann meist dann beobachtet werden, wenn Syphiliskranke im frühen Sekundärstadium systematisch durchuntersucht werden (Abbildung s. bei IGERSHEIMER und KRÜCKMANN, Handbuch der Augenheilkunde von GRAEFE-SÄMISCH, 2. Auflage, 1907).

Viel häufiger ist das Bild der *Iritis fibrinosa diffusa* zwischen dem 20.—65. Lebensjahr, wobei betont werden muß, daß sich die Diagnose meist auf die vorhandene und durch genaue Allgemeinuntersuchung nachgewiesene Syphilis und die positive Wa.R. gründet und daß es ein allgemeingültiges klinisches Bild der Iritis syphilitica kaum gibt. Die syphilitische Iritis tritt meist im 1. Jahr nach stattgehabter Luesinfektion auf und ist mit syphilitischen Erscheinungen der Haut und Schleimhaut, der Knochen oder der inneren Organe, wie z. B. im Falle von STOKES, mit einer Lupus erythematodes-artigen Affektion der Haarbälge der Kopfhaut oder wie im Falle von SPIEGEL mit einer frischen Periostitis der Tibien verbunden, die während der Behandlung mit Wismut und Salvarsan auftrat. Liegt die Luesinfektion 10—20 Jahre zurück, so kann nach MORAX eine Iritis nur dann als wahrscheinlich syphilitisch angesehen werden, wenn es sich um eine chronische, schwere knötchenförmige oder gummöse Iridocyclitis handelt, wenn der Wassermann positiv ist und die Iritis auf antisyphilitische Behandlung gut anspricht. Ist die Wa.R. bei Iritis negativ, dann kann nur ein promptes Ansprechen auf spezifische Behandlung die syphilitische Ätiologie der Iritis wahrscheinlich machen. Die Unterscheidung zwischen einer Iritis syphilitica und einer Iritis beim Syphilitiker kann oft schwierig, ja unmöglich sein (MORAX). Nach DE AZEVEDO beträgt die Mitbeteiligung der Iris beim Syphilitiker 5%, im Tertiärstadium aber 25%, weil im letzteren die hohe spezifische Sensibilisierung genügt, daß einige wenige Spirochäten eine späte und heftige Iridocyclitis verursachen können.

Die Iritis syphilitica entwickelt sich besonders bei der sog. malignen Lues häufig während der antisyphilitischen Behandlung. So sahen COLE und DRIVER die Iritis zusammen mit Papeln am Genitale und mit einem Syphilid der Handflächen während einer Quecksilberkur auftreten; JAME beobachtete bei einem 39jährigen Mann nach 2 Quecksilberinjektionen Fieber, Verschlechterung des Allgemeinbefindens und Iritis beider Augen. Bei Fortsetzung der Kur kam es zur Amaurose, zu Schmerzen in den Schienbeinen, in den Unterarmen sowie zu schmerzhaften Hautgeschwüren, Lebervergrößerung, Erbrechen, Appetitlosigkeit und zur Verlangsamung der Pupillenreaktion. Während die von dem Patienten verursachte Lues II der Ehefrau einen ganz normalen Verlauf nahm, ist die Lues maligna des Mannes durch eine allgemeine Schwächung des Organismus infolge Helminthiasis, Amöbenruhr, Malaria, das Klima auf Madagaskar und den Alkoholabusus bedingt. Und SOETOPO beobachtete Iritis, Lidgeschwüre, ein Gumma des Ciliarkörpers und Keratitis parenchymatosa zusammen mit Fieber und schweren allgemeinen Krankheitserscheinungen bei Fällen in Niederländisch-

Indien, bei denen die Differentialdiagnose gegenüber maligner Frambösie schwierig war und bei denen durch Salvarsanbehandlung ein guter Einfluß auf die Geschwüre der Haut und die Augenerscheinungen zu erkennen war.

Heute ist die Iritis syphilitica um mehr als 50% gegenüber der früheren Zeit zurückgegangen.

3. Das am meisten typische Krankheitsbild ist die *Iritis papulosa, s. condylomatosa, s. gummosa,* d. h. eine knötchenartige Verdickung der Iris, vorzugsweise im kleinen Iriskreis, aber auch an der Iriswurzel von graurötlicher Farbe und breiten hinteren Pigmentsynechien, welche den ganzen Pupillarteil der Iris in einen graurötlichen Ringwulst verwandeln kann, dem späten Stadium II oder der Lues III angehört und ausgezeichnet auf antisyphilitische Behandlung anspricht. Die typischen Fälle sind aber so selten geworden, daß z. B. FANTA sich bemüßigt sah, einen solchen Fall den jüngeren Ärzten vorzustellen, und HAVEL macht bei einem Monoculus auf eine schwere Iritis papulosa aufmerksam, welche in eine exsudative Form überging und zu vorübergehender praktischer Blindheit führte, aber nach einer spezifischen Behandlung wieder einen Visus von 6/8 erreichte. Auch ALBRICH weist auf die Beziehungen der Spätlues zur Iris hin.

4. Viel seltener sind jene Formen, welche man früher als *Iritis serosa syphilitica* bezeichnet hat, die eigentlich eine reine Cyclitis luetica darstellen, bei denen Präcipitate an der Hornhauthinterfläche, Trübungen in der Vorderkammer bei normal aussehender oder nur gering hyperämischer Iris das im übrigen fast reizlose Krankheitsbild beherrschen und bei denen es sich anatomisch um knötchenförmige syphilitische Infiltrate im Ciliarkörper handelt, welche der direkten Untersuchung am Lebenden nicht zugänglich sind. Doch ist dieses Krankheitsbild für Syphilis durchaus nicht charakteristisch, weil es ebenso durch Tuberkulose bedingt sein kann.

Die erwähnten Formen syphilitischer Entzündung der Iris und des Ciliarkörpers kommen hauptsächlich im Rahmen einer Lues II vor, besonders wenn die Patienten nicht oder nur ungenügend behandelt wurden; doch können sie auch durch die antisyphilitische Behandlung selbst hervorgerufen werden (im Falle von GARNIER nach einer Antimonbehandlung bei einem alten Syphilitiker) oder als Jarisch-Herxheimersche Reaktion nach der 1. Neosalvarsaninjektion vorkommen (FESSLER), oder überhaupt durch ein fremdes Allergen ausgelöst werden: PALICH-SZANTO beobachtete bei einem 45jährigen Mann, welcher vor 20 Jahren eine Syphilis erworben hatte, eine akute Iritis „mit fast erbsengroßer Blasenbildung am Pupillarsaum", die nach Genuß von rohen Eiern gleichzeitig mit Magenbeschwerden aufgetreten war. Nach Ansicht der Autorin war das Krankheitsbild der Iritis papulosa durch unspezifische Allergene auf der Basis einer spezifischen Allergie ausgelöst worden. Doch erkennt HANSEN diese spezifischen Allergene nicht an und ist der Meinung, daß es sich bei diesem Patienten um eine spezifische Eiklarreaktion der Iris nach Genuß von 3mal 3 rohen Eiern handelte.

Von praktischer Wichtigkeit ist die Frage, ob bei einem Syphilitiker durch einen operativen Eingriff am Auge, z. B. durch eine Kataraktextraktion, eine Iritis syphilitica ausgelöst werden kann. MAMOLI berichtet über 5 Syphilitiker, bei denen nach der Starausziehung ohne Wundinfektion eine Iridocyclitis aufgetreten war, welche auf örtliche oder nichtspezifische Allgemeinbehandlung nicht ansprach, wohl aber durch eine Quecksilberbehandlung zur Heilung kam. Auch PUSCARIU weist auf die latente Lues als Ursache der postoperativen Iritis hin. Unter 1357 Starextraktionen war eine postoperative Iritis in 3,16% vorhanden, und zwar in 19% bei den durch die Wa.R. nachgewiesenen Syphilitikern, welche ihrerseits 14% aller Altersstarkranken ausmachten, d. h. Lues war in 14% die Ursache aller postoperativen Iridocyclitiden. In allen Fällen mit positiver Wa.R.

konnte am zweitoperierten Auge das Auftreten einer Iritis durch vorhergehende antisyphilitische Behandlung verhütet werden. Andererseits verlaufen 80% der wassermannpositiven Staroperierten komplikationslos. BLAAUW, MILLS und FE-DERICI liefern kasuistische Beiträge zur syphilitischen Genese zur postoperativen Iritis und CATTANEO weist auf die wichtige, noch nicht anerkannte Rolle der Lues beim Zustandekommen der postoperativen Uveitis hin, und TERRIEN ist der Ansicht, daß in der Hälfte aller leichteren, spät auftretenden postoperativen Iritisformen Lues nachgewiesen werden kann. ADAMANTIADIS, ONO und ISHIDA wiesen im Tierexperiment nach, daß traumatisierte Stellen bevorzugte Lokalisationspunkte für syphilitische Prozesse sind. Wenn aber eine Lues als Ursache einer postoperativen Iritis angenommen werden soll, muß nach IGERSHEIMER die Iritis 2—4 Wochen nach dem operativen Trauma auftreten.

Statistik. Die Rolle der Syphilis wird in der Ätiologie der Iridocyclitis sehr wechselnd angegeben: GILBERT mit 16%, FRANTA 18%, O'LEARY 6%, FARINA 23 von 40 Iritisfällen. Der verschiedene Prozentsatz hängt einerseits von geographischen Gegebenheiten ab, andererseits von der Einstellung des Autors zur Rolle der Lues und Tuberkulose als Ursache der Iritis, welcher FARINA dadurch Ausdruck verleiht, wenn er sagt, daß auch in jenen Fällen, wo andere Ursachen wie Rheumatismus, endokrine Störungen, Autointoxikationen usw. in Frage kommen können, die Lues und die Tuberkulose die Disposition abgeben, welche erst die Möglichkeit für die Manifestation der anderen Schädlichkeiten schaffe.

Ähnlich ist es mit der Zahl der Iritiden unter den Lueskranken: MOORE sah unter mehr als 10000 Syphilitikern 249 Fälle von Iritis (2,5%). TOME Y BONA nimmt 1—6%, allerdings einschließlich aller Fälle mit syphilitischen Pupillenstörungen an. Unter den 249 Fällen von MOORE befanden sich 111 im Sekundärstadium mit 97% positiver Wa.R., 29 nach unvollkommener Frühbehandlung (55% Blut-Wa.R. positiv), 109 im Tertiärstadium (80% Blut-Wa.R. positiv). Die Mehrzahl der Patienten waren Neger. Der Liquor war serologisch positiv, 9mal in 43 frühen, 7mal in 17 spätsekundären Stadien, 12mal in 44 Fällen von tertiärer Lues. Die Allgemeinuntersuchung von Iritikern in frühen und späten Sekundärstadien ergab bei 25 keinen syphilitischen Befund, bei 5 allgemeine Lymphknotenschwellung, bei 86 verschiedene Formen von Hautsyphiliden, bei 11 Schleimhautlues, bei 3 Pigmentverschiebungen in der Haut, bei 9 Arthritis und Periostitis, bei 6 Alopecie und bei 5 Neurosyphilis. Im Tertiärstadium fand sich 54mal kein syphilitischer Befund am Körper, 13mal Neurosyphilis, 16mal Gefäßsystemerkrankungen, 27mal Knochen-Haut- und Drüsenbeteiligung, einmal Pigmentierung und 6mal Narbenbildung. MOORE führt das Auftreten der Spätiritis im Sinne eines Neurorezidivs hauptsächlich auf unvollständige Frühbehandlung zurück. Von Augenerkrankungen waren bei syphilitischer Iritis vorhanden: Keratitis 79mal, Neuroretinitis 27, Keratitis parenchymatosa 14, Linsentrübungen 8, Chorioretinitis 8, Hornhautgeschwüre 5, Hypopyon 5, Papeln an der Iris 16, postneuritische Opticusatrophie 5, Netzhautablösung 2, Keratitis profunda 1 und Episkleritis 1mal vorhanden. Das Auftreten der Iritis bei Lues III wurde im Durchschnitt 9,7 Jahre nach der Luesinfektion beobachtet. Das Vorkommen von nichtsyphilitischer Iritis bei Luetikern wird mit 6—7% angenommen.

Bei der Differentialdiagnose muß hauptsächlich der Behandlungseffekt gewertet werden. Sekundärglaukom nach Iritis bei Lues II ist sehr selten, war hingegen bei 109 Patienten mit Lues III in 14 Fällen vorhanden. Der *Visus* war bei 111 Fällen mit Iritis im Frühstadium der Lues II 9mal schlecht, 2mal mittelmäßig, 78mal gut, 22mal waren keine Angaben vorhanden; bei 29 Fällen im späten Sekundärstadium 3mal schlecht, 17mal gut, in 7 Fällen keine Angaben und in 2 Fällen Erblindung. Bei 109 Fällen mit Iritis bei Lues III: 17mal schlecht,

6mal mittelmäßig, 46mal gut, 30mal keine Angaben, 10mal Erblindung. FRANTA fand unter 40 Fällen von Iritis syphilitica in 32 fibrinöses Exsudat, in 6 eine papulöse und in 2 eine eitrige Iritis. 20% hatten eine schlechte Prognose, da die Ätiologie zu spät festgestellt wurde.

Daß es notwendig und ratsam ist, bei allen unklaren Entzündungen der Augen die Wa.R. zu machen, illustriert ein Fall von SCHEERER, wo nach Verletzung und Verlust des einen Auges eine Iritis des zweiten Auges ätiologisch zu klären war, d.h. zu entscheiden war, ob eine sympathische Ophthalmie oder eine syphilitische Iritis vorlag. Die positive Wa.R. und der prompte Erfolg der antisyphilitischen Behandlung entschied gegen das Vorliegen einer sympathischen Ophthalmie und für eine Lues, welche vorher nicht bekannt war.

Daß bei einer Iritis syphilitica gleichzeitig andere Zeichen von Lues am Auge vorhanden sein können, ist bekannt und hilft oft zur richtigen Diagnose: an den Lidern Syphilide von Lues II oder III, Skleritis und Episkleritis, tiefe Trübungen der Hornhaut, besonders bei Prozessen der Kammerwinkelgegend. Charakteristisch besonders für syphilitische Prozesse des Ciliarkörpers sind die staubförmigen Glaskörpertrübungen im vorderen Anteil des Glaskörpers, aber auch in den tiefen Glaskörperschichten, wenn gleichzeitig eine Neuritis syphilitica, eine Chorioiditis oder eine Retinitis syphilitica vorhanden sind. Letztere können die Fundusperipherie betreffen, doch darf man nie außer acht lassen, daß auch eine einseitige zentrale Retinitis, welche mit einer Sternfigur in der Maculagegend einhergehen kann, syphilitischer Natur sein kann. Eine Neuritis nervi optici kann entweder die Folge einer luischen Iritis oder ihr koordiniert oder aber der Ausdruck eines gleichzeitig meningoencephalitischen Prozesses sein. Die Mitbeteiligung des zentralen Nervensystems kann durch Miosis, Mydriasis, Anisokorie und durch die reflektorische Pupillenstarre gekennzeichnet sein, welche auf einen entzündlichen spezifischen Prozeß des subarachnoidalen Raumes der Hirnbasis längs der optischen Bahnen beruht. Die absolute Pupillenstarre ist ein Zeichen der Neurolues, weniger der Hirnlues und nur selten der Metalues.

Rezidive der Iritis syphilitica sind selten; dennoch ist ihre Prognose für die Zukunft insofern schlecht oder unsicher als ihr Tabes, Paralyse und cerebrale Lues oft folgen (IGERSHEIMER), obwohl man früher das Gegenteil angenommen hat.

Die *Behandlung* der Iridocyclitis syphilitica besteht in den üblichen örtlichen Maßnahmen wie Atropin, Hitze, Dionin u.a. in der antiluischen Kur, auf die sie meist gut und schnell anspricht, so daß es kaum zu den Komplikationen der Seclusio et Occlusio pupillae bei der erworbenen Syphilis kommt. In den letzten Jahren wird hauptsächlich die Penicillinbehandlung geübt, selbst wenn die syphilitische Infektion 2—22 Jahre zurückliegt, wie in dem Falle von GRASSO CANNIZZO. Meist heilt die Iritis schon auf 5—6 Mill. E Penicillin, doch hüte man sich vor zu kurzer Kur und Anbehandlung der Syphilis. Selbst Fälle, welche auf Arsen, Wismut und Quecksilber schlecht ansprechen, heilen nach intramuskulärer und subkonjunktivaler Penicillininjektion (ALVAREZ, CASARI u.a.) und der Visus bessert sich.

Örtliche Cortisonbehandlung unterstützt den Heilungsprozeß durch Abkürzung der Entzündung am Auge, stellt aber nur eine symptomatische Behandlung dar, welche die antisyphilitische Behandlung nicht ersetzen kann. Bei vernachlässigten und spät behandelten Fällen kann das drohende oder vorhandene Sekundärglaukom durch Diamox, 1—2 Tabletten täglich, beseitigt werden, wobei man den Vorteil hat das pupillenerweiternde Atropin nicht absetzen zu müssen. Doch kann man bei hartnäckigen Fällen auch zur peripheren oder totalen Iridektomie gezwungen sein.

Reine *Gummen der Iris* sind bei der erworbenen Lues selten. Meistens handelt es sich um gummöse Prozesse des Ciliarkörpers, welche in die Iris, besonders in den Kammerwinkel und die Iriswurzel einwachsen, wobei nicht immer entschieden werden kann, ob es sich um Papeln oder Gummen handelt. PECHUR, SACHOVSKAJA und PANSINA sind der Ansicht, daß es sich bei solchen Fällen fast immer um Papeln handelt. KLAUDER teilt einen Fall mit, bei dem das Gumma des Ciliarkörpers bei einem 28jährigen Neger außer der positiven Wa.R. das einzige Zeichen der erworbenen Lues war. Schon nach der ersten Wismutinjektion gingen die schweren entzündlichen Erscheinungen am Auge zurück.

Gummen des Ciliarkörpers greifen auf die Sklera und Cornea, auf die Vorderkammer und den Glaskörper über. Sie können die Sklera perforieren und erlauben dann kaum mehr die Differentialdiagnose, ob das Gumma von der Sklera oder vom Ciliarkörper ausgegangen ist. Aber auch solche schwere Fälle heilen auf spezifische Behandlung aus, so daß man äußerlich nur mehr eine dunkle Stelle an der Sklera, die verdünnte Skleralnarbe und in der Iris eine sektorenförmige Atrophie sieht (GASTEV). Auch die oft sehr dichten Glaskörpertrübungen hellen sich nach spezifischer Behandlung auf.

Die bei erworbener Lues beobachteten *Irisatrophien* können eine dreifache Ursache haben: 1. Es kann sich um eine Leukiridia syphilitica handeln, welche dem Leukoderm gleichzusetzen ist und in einer Pigmentverschiebung innerhalb der Iris besteht, wodurch meist symmetrische helle Flecken an beiden Augen entstehen. 2. kann eine Atrophia iridis das Überbleibsel einer diffusen oder papulösen Entzündung der Iris sein und 3. kommt eine eigenartige Irisatrophie bei Pupillenstarre, meist der reflektorischen, vor, die darin besteht, daß in einem Sektor oder Quadranten die radiären Trabekel dünner werden, ihre rein radiäre Richtung verlieren, etwas gewunden verlaufen und eine Art Raffung des pupillaren Pigmentsaumes hervorrufen.

Die Iridocyclitis bei konnataler Syphilis

ist eine seltene Erkrankung, wenn man von der Mitbeteiligung der Iris bei der Keratitis parenchymatosa (S. 959) absieht. Charakteristisch bei konnataler Syphilis der Iris sind kleinere Knötchen oder größere Knoten (Gummen) (MAJER, BINKLEY, P. BONNET und I. BONNET); am Körper sind fast immer Zeichen einer konnatalen Syphilis der Haut, Knochen oder Drüsen vorhanden. In schweren Fällen kann es zur Katarakta complicata und zur praktischen Blindheit eines oder beider Augen kommen (CRAWFORD). In diesem Falle war ein synovialer Erguß des linken Kniegelenkes vorhanden. LEMOINE, der in 40,8% eine Beteiligung der Augen bei konnataler Syphilis errechnet, beschreibt eine *eigentümliche Häutchenbildung* über den Krypten der Iris, welche er zusammen mit Protuberanzen zur Seite der Nase bei kongenitaler Syphilis für ebenso charakteristisch hält wie die Hutchinsonsche Trias. Daß die Iritis bei konnataler Syphilis schon sehr früh auftreten kann, zeigt eine Beobachtung von TAKAHASHI bei einem 88 Tage alten männlichen Säugling, die mit Veränderungen an Netzhaut und Opticus vergesellschaftet war. Nach 5 Mill. E Penicillin heilte die Iritis ab, die Wa.R. wurde negativ, aber die Opticusatrophie war deutlicher geworden. Einen „weißlichen Irisring" beschreibt KURZ bei einer 34 Jahre alten Patientin mit Marfanschem Syndrom und Ectopia lentis congenita. Die Patientin hatte mit 28 Jahren angeblich einen Primäraffekt mitgemacht und hatte vor 5 Jahren am rechten Auge eine Keratitis parenchymatosa bekommen. Konnatale Lues ist nicht ausgeschlossen. Das erkrankte Auge bekam später eine Ablatio retinae.

6. Chorioidea und Retina

a) Chorioiditis und Chorioretinitis syphilitica

Die syphilitische Ätiologie der Netz- und Aderhauterkrankung ist manchmal aus dem ophthalmoskopischen Bild mit Wahrscheinlichkeit zu erschließen, bedarf aber in allen Fällen der serologischen Untermauerung. Freilich ist nicht jede Chorioiditis mit einer positiven Wa.R. sicher syphilitischen Ursprungs und eine negative Wa.R. spricht nicht unbedingt gegen die Lues als Ursache einer Chorioiditis. In Verdachtsfällen muß heute immer der *Nelson-Test* gemacht werden, worauf auch VOISIN und VILLOTTE an Hand von 7 Fällen hinweisen. Ob die Erkrankung im Einzelfall in der Aderhaut oder in der Netzhaut ihren Anfang nimmt, kann weder aus dem Augenspiegelbild noch durch die anatomische Untersuchung, falls man sie ausführen könnte, in allen Fällen mit Sicherheit entschieden werden. Angaben, daß bei syphilitischer Retinitis oder Chorioretinitis die Permeabilität der Blut-Liquor-Schranke vor der spezifischen Behandlung gesteigert, nach dieser aber normal ist (ASAYAMA), ist vielleicht ein interessantes pathophysiologisches Detail, für die Diagnose aber bedeutungslos.

Bei der *erworbenen Lues* können folgende Krankheitsbilder auf Lues beruhen:

1. Die *Chorioiditis disseminata* mit wenigen oder vielen Herden im zentralen oder parazentralen Fundusgebiet. Fast immer nehmen die Herde an Zahl und Größe gegen die Peripherie hin ab, im Gegensatz zur konnatalen Syphilis. Ich kann mich nicht der Ansicht IGERSHEIMERs anschließen, der in seinem Buche (Handb. JADASSOHN XVII/2, S. 239) behauptet, daß die Chorioiditis disseminata kaum je auf erworbener Lues beruhe. Wenn auch die Tuberkulose den größeren Anteil an der Ätiologie dieses Krankheitsbildes haben mag und auch andere Ursachen wie Lepra, Brucellose, Leptospiren, Toxoplasmose, Trypanosomen und Viren eine Rolle spielen, so sprechen doch die scharfen, wie ausgestanzt aussehenden chorioiditischen Herde, ihr Pigmentreichtum und die Schwärze ihres Pigmentes (tintenklecksartige Herde) sowie die Sichtbarkeit und das Erhaltenbleiben der großen, wenn auch sklerosierten Gefäße der Chorioidea für eine syphilitische Genese. Bei der Tuberkulose vernichtet die spezifische Infiltration das Gewebe der Aderhaut, so daß in den grauweißen Narben meist keine Details mehr sichtbar sind. Die Papille kann am pathologischen Geschehen der Chorioretinitis syphilitica teilhaben und zur sekundären, retinitischen Opticusatrophie führen. RÖNNE fand diese unter 14 Fällen nur 3mal, dagegen häufiger bei der angeborenen Syphilis, bei der auch kleine Nachschübe nicht selten vorkommen. Gelegentlich ist bei der Chorioretinitis syphilitica der hintere Glaskörper abgehoben (LIJO-PAVIA und AROUH), was ich allerdings nicht für ein spezifisches Symptom der Lues halte. Die Häufigkeit der Chorioretinitis wechselt mit den verschiedenen Erdteilen, Rassen und Ländern. In Nikaragua fand GODOY in 40% der Chorioiditis Syphilis, wohl erworbene und angeborene zusammen, als Ursache. Ob die erworbene Syphilis eine kleinfleckige Chorioiditis ähnlich dem Pfeffer- und Salzfundus bei der konnatalen Lues in der Gegend der Macula verursachen kann, bedarf weiterer Beobachtung.

2. Das Bild der Chorioretinitis centralis circumscripta (s. Atlas DIMMER-PILLAT, Tafel 49, Abb. 2 und Tafel 73, Abb. 3) ist bei erworbener Lues häufig zu finden. Beim Fortschreiten der Infiltration gegen die Sklera kommt es im Heilungsstadium zu vertieften, scharf begrenzten und am Rande meist schwarz pigmentierten Narben, bei Einbruch der Infiltration in die Netzhaut zu prominenten, oft weißlich-grünlichen Narben. Der Maculaherd ist oft der einzige. Das Sehvermögen ist stark herabgesetzt. Die Infiltration kann im frischen Zustande einen Teil der Papille überdecken (PUSCARIU, Fall 1, vielleicht auch ein Fall von Chorioretinitis

bei syphilitischer pluriglandulärer Erkrankung von MAAS). Die Prognose ist bei rechtzeitiger antisyphilitischer Behandlung nicht schlecht, wie ein Fall von KLAUDER beweist, bei dem sich der Visus von 1/45 auf 6/22 hob.

3. Das Bild der syphilitischen Erkrankung der Netzhautmitte, welches von v. GRAEFE als *Chorioretinitis centralis recidivans* beschrieben hat und welches darin bestand, daß anfallsweise graue Stippchen in der Maculagegend bei unbehandelten Luesfällen auftraten, scheint selten geworden zu sein (s. Atlas DIMMER-PILLAT, Tafel 49, Abb. 4). Das Krankheitsbild ist durch Salvarsanbehandlung meist prompt zu heilen und hinterläßt kaum Fundusveränderungen.

4. Das Bild der *Chorioiditis bzw. Chorioretinitis diffusa* ist häufig auf erworbene Lues zurückzuführen. Es kommt in einer zentralen und einer peripheren Form vor. Die zentrale Form beginnt mit Flimmern, denen Sehstörungen folgen. Die Papille ist im Sinne einer Papillitis oft mitbeteiligt (s. Atlas DIMMER-PILLAT, Tafel 73, Abb. 4 und Tafel 74, Abb. 1). Die befallene Zone ist schmutzig-grau und weist meist dichte Pigmentierungen auf. Manchmal hat der Erkrankungsherd im Beginn einen bläulich-weißlichen Farbton (AKIYA), der später durch Pigment ersetzt wird. Er breitet sich in serpiginösen Begrenzungslinien peripherwärts aus und führt fast immer zu hochgradiger Herabsetzung des Sehvermögens.

Bei der peripheren Form kommt es zur sektoren- oder quadrantenförmigen grauen, später stark pigmentierten Erkrankung des Fundus (s. Atlas DIMMER-PILLAT, Tafel 74, Abb. 2), vor welchem die Netzhautgefäße oft eingescheidet und die Blutsäule verdünnt erscheint, als Ausdruck dafür, daß die Netzhaut bei dieser Form der syphilitischen Funduserkrankung immer in Mitleidenschaft gezogen ist. Die Papille ist meist abgeblaßt, sekundär-atrophisch. Wenn die zahlreich verzweigten Pigmentherde das Bild beherrschen, wird oft das Aussehen einer „Pigmentdegeneration der Netzhaut" hervorgerufen (FRIEDENWALD). Doch erlauben die immer vorhandenen echten chorioidalatrophischen Narben, die hinter dem Pigment sichtbar werden, die richtige Diagnose. Solche chorioretinische Herde konnte KOYANAGY bei der histologischen Untersuchung des Auges einer 74 Jahre alten Frau feststellen, die an einem syphilitischen Aortenaneurysma und gürtelförmiger Pigmentierung der Äquatorgegend beider Augen litt.

5. Betrifft die syphilitische Erkrankung hauptsächlich die Aderhautgefäße, kann das Bild der Sklerose der Chorioidalgefäße mit und ohne Pigmentauswanderung in die Netzhaut zustande kommen, welche fortschreitenden Charakter hat (s. Atlas DIMMER-PILLAT, Tafel 74, Abb. 3). Die Sklerose der Aderhautgefäße beginnt in jungen Jahren wie im Falle von DORELLO, welcher mit 19 Jahren Lues erwarb und bei dem die Sklerose der Aderhautgefäße bereits mit 27 Jahren sichtbar war. Die luische Erkrankung kann gürtelförmig in der Äquatorgegend das Bild der *Atrophia gyrata chorioideae et retinae* (E. FUCHS) aufweisen, das im Falle von BONNET 20 Jahre nach dem Primäraffekt gesehen wurde (s. auch Atlas DIMMER-PILLAT, Tafel 75, Abb. 4).

6. Ein für Lues charakteristisches Krankheitsbild ist die *Retinochorioiditis juxtapapillaris Jensen*, welche sektorenförmig von der Papille ausgeht und einen großen Teil des Fundus einnehmen kann. Zuerst sieht man mit dem Augenspiegel eine grauweiße Trübung am Fundus, welche Papille und Netzhaut bedeckt, hinter welcher bald kleine rundliche Pigmentherde sichtbar werden. Das Gesichtsfeld weist einen sektorenförmigen oder Quadrantenausfall auf. Man nimmt an, daß die Erkrankung in der Netzhaut beginnt (PUSCARIU) und sekundär auf die Aderhaut übergreift. Sie spricht gut auf antisyphilitische Behandlung an.

7. Das Bild der nichtmyopischen zirkumpapillären Aderhautatrophie ist ebenfalls nicht selten durch Lues bedingt (s. Atlas DIMMER-PILLAT, Tafel 76). Die Erkrankung beginnt als Neuroretinitis specifica. Sobald sich die Trübung in der

Netzhaut zurückbildet, kommt die ringförmige Aderhautatrophie anschließend an den Sehnerven zum Vorschein, welche sich durch ihre Ausläufer und ihre buchtigen Begrenzungen auszeichnet. SUGANUMA fand in einem histologisch untersuchten Fall Wucherungen in der Papille, eine hochgradige Perivasculitis im Opticusstamm und eine dichte Zellinfiltration in der Pial- und Arachnoidalscheide des Sehnerven, des Zinnschen Gefäßkranzes und in der dem Sehnerven benachbarten Aderhaut. Man nimmt an, daß die syphilitische Erkrankung von den Opticusscheiden ihren Ausgang nimmt. Doch kann Tuberkulose dasselbe Bild machen.

8. Als *Gumma der Aderhaut* werden tumorartige entzündliche Wucherungen meist in der Gegend des hinteren Augenpoles angesehen, welche in die tiefen Glaskörperanteile und in die Netzhaut eindringen, meist einseitig (FAVALORO, BALACCO), selten doppelseitig auftreten und nach antisyphilitischer Behandlung flach vernarben. Die über den Herd ziehenden Netzhautgefäße zeigen peri- und endovasculitische Veränderungen. Im Falle von BALACCO wurde zuerst Tuberkulose als Ursache angenommen. Da aber unter Streptomycinbehandlung Verschlechterung auftrat, ein Abort im 4. Monat sich einstellte und die Wa.R. positiv war, wurde eine Wismut-, Quecksilber- und Penicillinkur eingeleitet, auf welche rasch eine flache Vernarbung eintrat.

Bei der *konnatalen Syphilis* sind im Prinzip dieselben chorioretinitischen Veränderungen am Fundus wie bei erworbener Lues vorhanden, doch sind die Herde kleiner und zahlreicher entsprechend der stärkeren Überschwemmung des Auges mit Spirochäten zu einem sehr frühen Zeitpunkt. Die Pigmentproliferation ist im Stadium der Heilung sehr ausgesprochen, so daß sich folgende 4 ophthalmoskopisch charakteristische Bilder ergeben:

1. Der sog. *Pfeffer- und Salzfundus* (s. Keratitis parenchymatosa), eine kleinstfleckige Chorioiditis, die von der Peripherie gegen die Fundusmitte fortschreitet.

2. Die *Chorioiditis areolaris* (FÖRSTER), chorioiditische Herde, die zu serpiginös begrenzten Gruppen vereint und meist reichlich pigmentiert sind.

3. Die *Chorioretinitis pseudopigmentosa*, die auf Grund der Aderhauterkrankung in der Netzhaut knochenkörperähnliche Pigmentfiguren bildet, welche unter Hemeralopie, konzentrischer Einengung des Gesichtsfeldes, engen Netzhautgefäßen und sekundärer Opticusatrophie dem Bilde der degenerativen Retinopathia pigmentosa ähnlich wird.

4. *Einzelne chorioretinitische Herde* in der Foveagegend oder auch peripher, die meist mit beträchtlicher Pigmentbildung einhergehen und oft einem Kolobom ähneln (KAHN).

Einzelne kleinstfleckige Herde des Pfeffer- und Salzfundus können nach ARCHANGELSKIJ und FELDMANN verschwinden, die größeren Herde aber bleiben das ganze Leben lang bestehen. SAHEKI weist darauf hin, daß die Chorioretinitis diffusa fast immer auf erworbene Lues deutet und gegen kongenitale Syphilis spricht. KLAUDER fand unter 71 Fällen kongenitaler Syphilis, die keine Keratitis parenchymatosa hatten, 17 Fälle mit Sehbeschwerden, von denen 6 eine Opticusatrophie, 3 eine Retinitis pigmentosa (Typus 3, s. oben) und 8 Chorioretinitis und 5 Perivasculitis hatten. Er legt wohl mit Recht auf die Gefäßveränderungen großes Gewicht. BÜTTNER-WOBST macht darauf aufmerksam, daß viele der Fälle mit kolobomartigen Narben in der Foveagegend, die früher der kongenitalen Syphilis zugeschrieben wurden, nach dem heutigen Stand unseres Wissens der Toxoplasmose bzw. der Rötelembryopathie zugehören dürften.

Zur Unterscheidung zwischen syphilitischer Pseudoretinitis pigmentosa und echter Pigmentdegeneration der Netzhaut empfiehlt DIETERLÉ das Elektroretinogramm, welches bei letzterer schon von Anfang an ausgelöscht ist, während bei der syphilitischen Pseudoretinitis pigmentosa noch ein Elektroretinogramm vorhanden war, obwohl das Gesichtsfeld bis auf 30⁰ eingeengt und die Dunkel-adaptation gestört war. Diese Differentialdiagnose mittels Elektroretinogramm wäre auch im Falle von DORELLO notwendig gewesen, welcher bei einem Syphi-litiker eine Pigmententartung der Netzhaut mit Sklerose der Chorioidalgefäße durch 23 Jahre verfolgt hat.

Inwieweit es sich bei den Fällen von kongenitaler Syphilis von BELFORT, HARRY, SILVER und BONNET, die chorioretinitische Herde meist in beiden Augen aufwiesen, um syphilitische Produkte oder um eine Toxoplasmose gehandelt hat, müßte in jedem einzelnen Falle durch genaues Studium zu klären versucht werden.

Bezüglich der spärlichen pathologischen Anatomie der Chorioretinitis syphi-litica und der Pathogenese muß auf IGERSHEIMER (Handb. JADASSOHN XVII/2, S. 255ff.) verwiesen werden. VELE weist auf Grund eines allerdings schon erblin-deten Auges darauf hin, daß die Lues alle Augenhäute in verschiedenem Maße gleichzeitig ergreifen kann, besonders wenn die spezifische Behandlung nicht aus-reichend war. Neben ganz alten findet man frische Erkrankungsherde. Die Lues kann zur Verknöcherung der Chorioidea und zur Ablatio retinae führen.

Die bei der Chorioretinitis syphilitica *reichlichen Komplikationen* betreffen die Iris, die Netzhaut und den Sehnerven. $^1/_6$—$^1/_8$ der Fälle von Chorioiditis areolaris Förster weisen eine Iridocyclitis auf. Die Netzhaut reagiert auf die syphilitische Chorioretinitis im allgemeinen mit Endo- oder mit Perivasculitis, besonders in jenen Fällen, welche zur stärkeren Exsudatbildung, also zur Retinitis proliferans interna und zu Glaskörpertrübungen führen. Der Sehnerv kann entzündlich mit-erkranken und später das Bild der sekundären oder retinitischen Opticusatrophie aufweisen, aber auch durch gleichzeitige Taboparalyse das Bild der genuinen oder primären Opticusatrophie zeigen.

Rezidive sind bei der syphilitischen Chorioretinitis selten und nur ein kleiner Teil der Fälle führt zu praktischer Erblindung. Man war und ist heute noch vielfach der Meinung, daß sich entzündliche Chorioretinitis syphilitica und Neuro-lues ausschließen. Nach den wenigen vorliegenden anatomisch untersuchten Fällen ist diese Meinung aber nicht aufrechtzuerhalten.

Die *Behandlung* der Chorioretinitis syphilitica muß eine spezifische sein. Sie gibt in früherfaßten Fällen eine gute Prognose. Die Behandlung darf sich aber nicht mit der Heilung des Augenleidens begnügen, sondern muß in allen Fällen so ausgiebig sein, daß das Grundleiden, die Syphilis wirkungsvoll behandelt wird. Die örtliche Behandlung tritt demgegenüber in den Hintergrund. Natürlich können allgemein roborierende Maßnahmen, Schwitzkur, subkonjunktivale Koch-salzinjektionen, Bäderbehandlung u.ä. von Nutzen sein.

b) Retinitis syphilitica

Der Begriff der Retinitis syphilitica ist nicht so fest gefügt wie jener der Chorioiditis.

Als *Retinitis diffusa syphilitica* wird eine zarte Trübung der Netzhaut an-gesehen, welche von der Foveagegend allmählich gegen die Peripherie abebbt und das Fundusrot wie durch einen feinen Schleier erscheinen läßt. An den Netzhaut-gefäßen ist nichts Besonderes zu sehen. Blutungen sind, wenn überhaupt vor-handen, sehr zart und klein. Charakteristisch sind tiefgelegene staubförmige Glaskörpertrübungen. Die Papille kann ödematös sein. Ob Fälle mit einer Stern-figur (IGERSHEIMER) echte Netzhautlues sind oder nur einer Nephritis syphilitica ihr Dasein verdanken, ist nicht geklärt; doch ist das letztere wahrscheinlich (ONFRAY und MARGERIN).

Auf das Krankheitsbild der *Retinitis centralis recidivans syphilitica* (v. Graefe) wurde schon oben bei der Besprechung der Chorioretinitiden hingewiesen (S. 993). Während der Anfälle, die mit Zentral- oder Ringskotom einhergehen und sich 20—30mal wiederholen können, sieht man neben einer zarten Netzhauttrübung kleinste weiße Fleckchen in der Foveagegend. Die Erkrankung ist meist doppelseitig.

Präretinale oder retinale Blutungen bei jüngeren Menschen müssen immer Veranlassung geben an Syphilis zu denken. Bei einer 45jährigen Japanerin mit Netzhautblutungen, Anisokorie und unvollständiger absoluter Pupillenstarre sowie mit positiver Wa.R. sah Pizzarro auf spezifische Behandlung Besserung des Fundus und des Sehvermögens und Deodati Calmettes konnte dasselbe durch eine Penicillinkur bei einer 21 Jahre alten Luetikerin erreichen. Andererseits müssen nicht alle Netzhautblutungen, die man bei einem Syphilitiker findet, auf Syphilis beruhen. Pelegrini konnte diese bei einem 22jährigen Mann mit positiver Wa.R. auf eine gleichzeitig vorhandene Leukämie zurückführen.

Die seinerzeit von Haab beschriebene *Arteriitis syphilitica* der Netzhautgefäße scheint mir das für Lues am meisten charakteristische Bild zu sein: Im Verlaufe eines Arterienastes, seltener im zentralen Stamm der Arteria centralis retinae, kommt es zu einer zartgrauen bandartigen, das Versorgungsgebiet der Netzhautarterie kennzeichnenden Trübung, welche das syphilitisch erkrankte Gefäß verschleiert oder ganz verdecken kann. Erst nach Verschwinden der Netzhauttrübung auf antisyphilitische Behandlung erkennt man die unregelmäßige, durch Endarteriitis verengte Blutsäule und die Gefäßwandveränderung. Trotz der Schwere des Krankheitsbildes ist die Prognose gut. Dennoch ist die Angabe von Palich-Szanto, daß 41% der Syphilitiker nach mehr als 3 Jahren entzündliche Erscheinungen entlang der Gefäße als gelbliche oder graue Verfärbung aufweisen, viel zu hoch gegriffen, wenn es auch richtig ist, daß bindegewebige Einscheidungen der Netzhautgefäße auf der Papille bis weit in die Peripherie hinein meist ein Zeichen für Lues sind. Bei dieser Arteriitis oder Periarteriitis specifica kann es zu bleibenden Schädigungen (ringförmige Degeneration in der Maculagegend), sogar zu einer sekundären Lochbildung kommen (Manschot). Ob das Zusammentreffen eines Groenblad-Strandbergschen (angioid streakes) mit dem Ehler-Danlosschen Syndrom bei einer 44jährigen Frau mit bis dahin unbehandelter Lues überhaupt etwas mit der Syphilis zu tun hat, wird mit Recht von Cottoni offengelassen. Daß es auf Grund dieser spezifischen Arteriitis zum Verschluß der Retinalgefäße kommen kann, wird neuerlich von Pallares Lluesma durch 5 Krankengeschichten belegt.

Es besteht kein Zweifel, daß bei Syphilitikern die *Netzhautvenen* seltener erkranken als die Arterien. Dennoch kann es sowohl zum Bilde der Venenthrombose als auch zur Periphlebitis retinalis auf syphilitischer Grundlage kommen. Bonnet und Paufique teilten 4 Beobachtungen von Thrombose der Zentralvene bei Syphilitikern mit, bei denen sich das Krankheitsbild durch antiluische Behandlung schnell besserte. Als Besonderheit wird hervorgehoben, daß die Sehschärfe nicht wesentlich herabgesetzt war, daß eine arterielle Hypertension fehlte und auch keine Zeichen von Diabetes, Blutkrankheiten oder Herdinfektion vorhanden waren.

Bei durchgemachter Keratitis parenchymatosa ist das Bild der Periphlebitis retinalis wiederholt beschrieben worden. Bonnet teilt neuerlich einen solchen Fall (Fall 1) mit. Größeres Interesse beansprucht aber die Tatsache, daß diese Periphlebitis retinalis durchaus nicht an die Keratitis parenchymatosa gebunden ist, sondern unabhängig von ihr bei konnataler Syphilis gefunden wurde. So von Offret und Fargette, verbunden mit einer Chorioretinitis bei einem

14jährigen Mädchen und von BONNET bei einer 16jährigen Araberin, welche an einer syphilitischen Hydrarthrose des linken Kniegelenkes litt. Bei erworbener Lues kommt die Periphlebitis retinalis noch viel seltener vor. HORAY sah bei einem Luetiker 5 Jahre nach dem Primäraffekt eine Gefäßneubildung im Glaskörper, welche von der Umgebung der Papille ausging und zu Netzhaut- und Glaskörperblutungen geführt hatte, und FRANCOIS und LESAGE fanden bei einem Fall mit spezifischer Meningomyelitis spastisch-ataktische Paraplegien und Opticusatrophie auf einem Auge, alle Netzhautvenen von Exsudatstreifen begleitet und Blutungen über den ganzen Fundus verstreut. Da der Zustand trotz energischer Behandlung mit Wismut und Penicillin unverändert blieb, sind Zweifel an der syphilitischen Ätiologie dieser Periphlebitis retinalis gerechtfertigt. Ob der von BARLETTA beobachtete Fall einer 18jährigen Patientin mit positiven Seroreaktionen, aber Fehlen aller sonstigen Erscheinungen einer konnatalen Lues mit Unterbrechung der temporalen Netzhautgefäße durch ein porzellanweißes Gewebe in diese Gruppe spezifischer Gefäßveränderungen überhaupt hineingehört, muß unentschieden bleiben.

Unter *Gummen der Netzhaut* sind bisher 5 Beobachtungen von tumorartigen Herden in der Netzhaut beschrieben worden, die mit Einscheidung der Retinalarterien und Gesichtsfeldausfällen einhergehen und auf Quecksilber- und Jodbehandlung in flache Narben verwandelt wurden. Ob es sich in allen Fällen um wirkliche Gummen der Netzhaut und nicht vielmehr um Gummen der Aderhaut, welche in die Netzhaut eingedrungen sind, gehandelt hat, wird sich nicht mit Sicherheit entscheiden lassen. Dies gilt auch für einen von BALACCO beobachteten Fall, der mit einer flachen Netzhaut- und Aderhautnarbe abheilte. Die bisher beobachteten Fälle von Gummen der Netzhaut betrafen immer nur ein Auge. Nur in dem Fall von MÜGGE waren beide Augen befallen.

Bei den syphilitischen Gefäßerkrankungen der Netzhaut, besonders bei der Thrombose der Zentralvene, sind Fälle von *Sekundärglaukom* beobachtet worden. Daß gelegentlich auch eine *Ablatio retinae* durch Lues bedingt sein kann, wird durch die bisher allerdings einzige Beobachtung von A. KNAPP (IGERSHEIMER) zur Diskussion gestellt.

7. Linse und Syphilis

Bei erworbener Syphilis liegen keine Beobachtungen vor, daß eine Katarakt durch direkte Einwirkung von Spirochäten oder deren Toxine entstanden wäre. Wenn bei Patienten mit Lues acquisita eine Katarakt gefunden wird, so ist sie entweder eine Katarakta senilis beim Luetiker oder sie ist eine Katarakta complicata nach einer luischen Iridocyclitis oder Uveitis, also eine Störung in der Ernährung der Linse, die von einem abwegigen Stoffwechsel der mittleren Augenhaut ausgeht; aber auch solche Katarakte sind im Vergleich zur Katarakta complicata nach tuberkulöser Uveitis selten. Alterskatarakt und Katarakta complicata können auch beim Syphilitiker mit Erfolg operiert werden, wenn man auch in einem Teil der Fälle, welche eine positive Wa.R. aufweisen, mit entzündlichen Reaktionen des Auges auf den Eingriff, d. h. mit einer postoperativen Iritis rechnen muß (S. 988). Es ist daher notwendig, daß auch der Augenarzt vor allen Kataraktoperationen die Wa.R. ausführen läßt und den Patienten genau untersucht und wenn nötig vor der Kataraktoperation eine antisyphilitische Behandlung durchführen läßt.

Etwas anders liegen die Verhältnisse bei der *konnatalen Syphilis.* Hier ist theoretisch die Möglichkeit gegeben, daß bei der Überschwemmung des Organismus und des Auges mit Spirochäten diese selbst oder ihre Toxine die in Entwicklung begriffene Linse in utero schädigen und trüben, wie das bei Embryopathien anderer Genese, z.B. bei der Rötelembryopathie, angenommen wird. Da hierzu aber nur in den frühen Schwangerschaftsmonaten Gelegenheit besteht, muß man bei Katarakten, welche in der zweiten Schwangerschaftshälfte oder früher oder später nach der Geburt auftreten, die syphilitische Miterkrankung der Uvea, des Glaskörpers und der Retina als Ursache annehmen. Wenn z.B. GOZBERG über eine Katarakt beider Augen bei einem 12jährigen syphilitischen Kind mit Mikrocephalie, Wachstumsstörungen am Skelet und psychischer Defekt-bildungen berichtet, so ist entweder eine chronische syphilitische Uveitis oder, wie GOZBERG anzunehmen geneigt ist, eine durch die Syphilis bedingte Insuffizienz der Schild- und Nebenschilddrüsen die indirekte Ursache der Katarakt. Das gleiche gilt von den Katarakten, die als Spätfolge in Augen mit abgelaufener Keratitis parenchymatosa zu finden sind, wo die begleitende Uveitis die Ursache der Katarakt ist.

Interessant ist die Frage der ,,braunen Schale" (VOGT), auf die beim Kapitel Keratitis parenchymatosa eingegangen wurde (S. 960). Diese gelbbraune Ver-färbung der hinteren Embryonalkernoberfläche ist bei Durchleuchtung der Linse mit dem Augenspiegel nicht zu sehen, sondern nur im direkten, d.h. auffallenden Licht der Spaltlampe. Wieweit eine vorausgegangene Keratitis parenchymatosa mit dieser schalenartigen Verfärbung der Linse zu tun hat, ist noch unklar. Wichtig sind die wenigen Fälle, in denen diese Linsenveränderung bei konnataler Lues beobachtet wurde und zwar bei Fällen, die keine Keratitis parenchymatosa mitgemacht haben. Von diesem Standpunkt aus wird eine systematische Durch-untersuchung der Linsen bei Fällen mit konnataler Syphilis ohne Keratitis parenchymatosa von Interesse sein. Der von ROSEN mitgeteilte Fall war mit Keratitis parenchymatosa und Chorioiditis syphilitica vergesellschaftet, kann also durch die begleitende Chorioiditis verursacht angesehen werden.

8. Syphilis und Glaukom

Soweit unsere Kenntnisse heute reichen, besteht keinerlei ätiologische Be-ziehung zwischen primärem Glaukom und Lues. Der Begriff des *Glaucoma syphi-liticum* (IGERSHEIMER, Handb. JADASSOHN XVII/2, S. 285) konnte nie Fuß fassen, weil er nie eindeutig definiert werden konnte. Dieses Glaukom soll haupt-sächlich bei jugendlichen Syphilitikern vorkommen und durch antisyphilitische Behandlung günstig beeinflußt werden, während Miotica und antiglaukomatöse Operationen versagen. Die in der älteren Literatur veröffentlichten Fälle halten einer Kritik nicht stand. Um die Frage zu klären, ob die Syphilis bei der Ent-stehung des primären Glaukoms ätiologisch eine Rolle spielt, hat BECKH bei 365 Patienten von primärem Glaukom die Wa.R. und eine allgemeine Unter-suchung auf syphilitische Veränderungen vorgenommen. Er kommt zu folgenden Schlüssen: 1. Die Syphilis kommt bei Patienten mit primärem Glaukom nicht häufiger vor als bei Kranken mit irgendeinem anderen, nichtsyphilitischen Augen-leiden, z.B. bei Katarakta senilis. 2. Das Durchschnittsalter des Glaukombeginns liegt bei den syphilitischen Glaukompatienten eher höher als bei den nicht-syphilitischen. 3. Bei 82% der Patienten mit primärem Glaukom und gleich-zeitiger Lues war letztere latent, und 4. der therapeutische Effekt gleichzeitiger antisyphilitischer und gewöhnlicher antiglaukomatöser Behandlung war bei den Syphilitikern mit Glaukom eher etwas schlechter als der bei der rein anti-glaukomatösen Behandlung der nichtsyphilitischen Glaukompatienten. Aus alle-dem kann geschlossen werden, daß keine ätiologischen Beziehungen zwischen Lues und primärem Glaukom bestehen. Wenn MAZAL behauptet, daß einer von 10 Fäl-len von Glaukom und gleichzeitiger Lues auf die antisyphilitische Behandlung mit Herabsetzung des intraocularen Druckes, Besserung der Sehschärfe und des Gesichtsfeldes ansprach, so schränkt er selbst seine Behauptung durch die Tatsache ein, daß auch dieser Fall wie alle anderen Pilocarpin eingetropft bekam.

Die Frage des *Sekundärglaukoms* durch syphilitische Augenerkrankungen ist unbestritten, soweit dieses durch Seclusio pupillae nach exsudativer Iritis oder nach Cyclitis serosa oder aber durch syphilitische Thrombose der Zentralvene der Netzhaut bedingt ist. Da aber exsudative Formen uvealer Erkrankungen bei Lues an und für sich selten vorkommen, ist auch das dadurch bedingte Sekundärglaukom selten. Auch die Drucksteigerung bei oder nach Keratitis parenchymatosa ist als Sekundärglaukom aufzufassen, entweder bedingt durch die gleichzeitig bestehende Iridocyclitis oder durch die infiltrative Verlegung des Schlemmschen Kanals infolge der tiefliegenden, den uvealen Teil des Hornhautstromas in Mitleidenschaft ziehenden Infiltration der Hornhautperipherie. Vergrößerungen des Bulbus, welche auf Grund eines solchen Sekundärglaukoms bei Kindern auftreten und mit trüber Hornhaut und Staphyloma intercalare oder ciliare einhergehen, sind als *Buphthalmus* zu bezeichnen und haben nichts mit dem Hydrophthalmus congenitus zu tun, zwei Zustände, welche in der Literatur immer wieder zusammengeworfen und miteinander verwechselt werden (L. WEEKERS und R. WEEKERS).

Die Frage, ob ein *Hydrophthalmus congenitus*, d.i. die Vergrößerung der anfänglich klaren Hornhaut, Vertiefung der Vorderkammer und Erweiterung der Pupille sowie Drucksteigerung gelegentlich einmal durch Syphilis bedingt sein kann, muß wohl insofern bejaht werden, als durch Fehlentwicklung des Bindegewebes des Kammerwinkelgerüstwerkes im fetalen Leben (syphilitische Embryopathie) der Zugang zum Schlemmschen Kanal verlegt oder behindert werden kann. Für diese Möglichkeit sprechen Beobachtungen wie die von LABORNE TAVARES, daß 4 Geschwister die gleiche Form des kongenitalen Glaukoms und der konnatalen Lues aufwiesen. Allerdings könnten auch hier andere abwegige Entwicklungsfaktoren eine Rolle spielen, da diese 4 Geschwister die Kinder von Kusin und Kusine des 1. Verwandtschaftsgrades waren. Im Falle von MARQUEZY und TAVENNEC, einem $6^1/_2$jährigen Knaben mit Encephalopathie bei linksseitiger Hemiplegie und Krampfanfällen mit Glaukom beider Augen, wird letzteres als Sekundärglaukom bei syphilitischer Uveitis angesehen, soweit ich das aus dem Referat, das mir zur Verfügung steht, schließen kann. Die Behandlung des Hydrophthalmus congenitus, für welche L. WEEKERS und E. WEEKERS die möglichst frühzeitige Iridencleisis empfehlen, erfolgt heute gewöhnlich durch kammerwinkelfreilegende Operationen, auf die hier nicht näher eingegangen werden kann.

9. Syphilis und Augennerven

Spirochäten gelangen auf dem Blut- oder Lymphwege auch ins zentrale Nervensystem *(Lues cerebrospinalis)*, wo sie eine spezifische *Meningitis*, die Affektion der *basalen Hirnnerven*, besonders des *Acusticus und Opticus* und die *syphilitische Erkrankungen des Chiasma* verursachen und charakteristische, spezifische *Liquorveränderungen* setzen.

Zur Neurosyphilis gehört aber auch die *Tabes und Paralyse*, die nicht, wie man früher annahm, Nachkrankheiten der Neurosyphilis sind, sondern eben echte syphilitische Erkrankungen im Spätstadium der Lues, bei denen nicht nur das zentrale Nervensystem im Sinne einer chronischen parenchymatösen Encephalitis (NOGUCHI) beteiligt ist, sondern auch als Erreger die Spirochäten vorhanden sind, z.B. im Frontalhirn bei Paralyse, und bei denen auch die Meningen oft in beträchtlichem Maße spezifisch erkrankt sind. Durch diese Tatsachen fällt der früher gemachte Unterschied zwischen Neurosyphilis auf der einen und Tabes und Paralyse auf der anderen Seite weg, wenn auch die Unterschiede im klinischen Verhalten und in der Symptomatik voll zu Recht bestehen. Sieht man von den relativ seltenen reinen Schulfällen ab, so kann selbst die histologische Unterscheidung zwischen Meningoencephalitis syphilitica und Paralyse sehr schwer sein (IGERSHEIMER, Handb. JADASSOHN XVII/2, S. 292).

Das Zentralnervensystem reagiert auf die Spirochäteninvasion mit einer spezifischen chronisch-hyperplastischen Entzündung an den Meningen (Meningoencephalitis syphilitica), mit spezifischen Gefäßveränderungen (Peri- und Endovasculitis), besonders an der Schädelbasis und da wieder besonders im Gebiete des Chiasma nervi optici und in Form einer einfachen Atrophie und Degeneration der nervösen Substanz.

Die Häufigkeit der Lues cerebrospinalis ist am größten in den ersten 2 Jahren nach der Infektion. PETTE behauptet, jeder Syphilitiker, der das Sekundärstadium erreicht, mache zu irgendeiner Zeit seine Meningitis durch, und wo ein kranker Liquor bestehe sei auch das zentrale Nervensystem krank.

Von den *klinischen Symptomen* sind neben dem meist nächtlichen Kopfschmerz, welcher von der spezifischen Meningitis herrührt, die Mitbeteiligung der Augen und die Liquorveränderungen das am meisten Typische. Welche Vielfalt des klinischen Bildes die Neurolues aber vom intern-neurologischen Standpunkt aus haben kann, ersieht man aus der Aufzählung der Formen atypischer Neurosyphilis, welche PAULIAN gibt. Er beschreibt die Syphilis lethargica, das Parkinsonsche Syndrom auf syphilitischer Basis, den Parkinsonismus als Lues des Mesencephalom (DE NIGRIS), die syphilitische Pseudobulbärparalyse, syphilitische Muskelstarre, das Syndrom des Hemiballismus, die dysarthrotische Lues, die Syphilis des Infundibulum, die dysphagische Form der Nervenlues, die Lues des Kleinhirn, die unter dem Bilde eines Tumors in Erscheinung tretende Syphilis, die syphilitische Epilepsie, die syphilitischen Psychosen, die Syphilis des Rückenmarkes, die syphilitischen Muskelatrophien, das Sydrom der multiplen Sklerose und von BROWN-SEQUARD; auch Syringomyelie, Ischias und Polyneuritis können syphilitischer Natur sein, nicht zu vergessen die latente Form der Neurolues, die sich nur durch Liquorveränderungen verrät. Besonders die Paralyse hat unter Künstlern und Dichtern immer wieder Opfer gefordert. So erwähnt STERN die Neurolues von HEINRICH HEINE mit einer Ophthalmoplegia interna, welche sich später zu einer totalis erweiterte. Die zeitweiligen Sehstörungen des Dichters werden als Folge einer Neuritis optica aufgefaßt.

Am *optischen Leitungsapparat* sind syphilitische Gefäßveränderungen im Sehnerven oder im Gebiete der Arteria ophthalmica selten, desgleichen die Gummen des Sehnerven sowie die gummöse Meningoencephalitis. Am häufigsten ist die vom Chiasma fortgeleitete meningeale Sehnervenerkrankung.

Am Auge sind bei der meningovasculären Form der Neurosyphilis die Netzhautgefäße wesentlich häufiger mitgriffen als bei der Paralyse, was TARGOWLA, LAMACHE und DUBAR durch Messung des Druckes in den Netzhautarterien wahrscheinlich machen konnte. Bei der Paralyse waren bei den ophthalmoskopischen Untersuchungen die Netzhautgefäße in 93% normal, bei der Hirnlues nur in 66%. Der syphilitische Prozeß an der Hirnbasis (Meningitis basalis) tritt bisweilen in so schwacher Form, besonders bei der Lues latens auf, daß er klinisch verborgen bleibt. Die syphilitische Entzündung breitet sich auf dem Wege der Blutgefäße auf den Sehnerven aus. Eine leichte Hyperämie der Papille und Verschwommenheit ihrer nasalen Grenze können das einzige Symptom am Auge sein. PALICH-SZANTO findet solche Veränderungen in ihrem Krankengut in 41%. Dabei ist Visus und Gesichtsfeld vollkommen normal. Einen ähnlich hohen Prozentsatz meldet MOLCAN, allerdings wenn er alle Fundusveränderungen, also Hyperämie und Ödem der Papillen, Neuritis, Stauungspapille und Opticusatrophie, zusammenrechnet.

Bei neuroluischer Erkrankung werden für den Dienst bei der Bahn, soweit es die Augen betrifft, von HESSBERG folgende Richtlinien aufgestellt: Augenmuskellähmungen mit Doppeltsehen schließen vom Außendienst aus. Nach Heilung derselben bestehen keine Bedenken mehr. Anaesthesie der Hornhaut schließt vom Außendienst aus, isolierte Pupillenstörungen ohne Akkommodationslähmung nicht, wohl aber spezifische Sehnervenerkrankungen. Doch können syphilitische Neuritiden und Patienten mit Stauungspapille zum Außendienst wieder zugelassen werden, wenn nach der Behandlung keine Funktionsstörungen zurückgeblieben sind. Tabische Opticusatrophie schließt vom Dienst auf jeden Fall aus. Bei Verwendung von Patienten mit Tabes und Paralyse im inneren Dienst ist neben der psychiatrischen Überwachung die dauernde serologische Kontrolle des Liquors und des Blutes notwendig. Die jeweiligen Entscheidungen sind individuell zu treffen.

Die *Behandlung der Neurolues* bestand bisher in intensiven kombinierten Quecksilber-, Wismut- und Neosalvarsan-Kuren, bei der Paralyse in der unspezifischen Malariabehandlung und bei Tabes, welche sehr empfindlich sowohl auf spezifische wie unspezifische Kuren reagiert, in einer vorsichtigen Kombination beider. In der letzten Dekade hat die Penicillinbehandlung der Neurosyphilis an Boden gewonnen (DATTNER, KAUFMANN und THOMAS, NICOLO DI FEDE, LEAVIT, MALYKIN, ODENBACH, VILANOVA und GONZALES u.a.). ODENBACH empfiehlt 12 Mill. E wasserlöslichen Penicillins innerhalb von 15 Tagen in Einzeldosen von je 200 000 E alle 6 Std. Zu einer Verschlechterung des klinischen Befundes kam es lediglich bei einigen Fällen von Opticusatrophie, während sich Kopfschmerzen und Schwindel verloren, lanzinierende Schmerzen und gastrische Krisen bei Tabikern rasch verschwanden und die Ataxie besser wurde. Im Liquor werden am schnellsten die erhöhten Zell- und Eiweißwerte, weniger rasch die Mastixkurve und die Wa.R. beeinflußt. Bei der Neuritis optica syphilitica will FEDE das Strychnin durch das ameisensaure Tetramethylammonium ersetzt wissen, dem er Besserung des Lichtsinnes, der zentralen Sehschärfe, Erweiterung des Gesichtsfeldes und Steigerung der Farbempfindlichkeit nachrühmt. Es soll angeblich nicht wie das Strychnin auf die Netzhaut, sondern auf die Hirnzentren wirken und stellt gleichzeitig ein Roborans dar. Bei Erkrankung des Opticus empfiehlt MALYKIN sich auf das Penicillin zu beschränken. Doch wird bei stark positivem Liquorbefund die Penicillinbehandlung mit einer Fiebertherapie (Malaria, Typhusvaccine) verbunden, wobei das Penicillin in der zweiten Hälfte der Fieberkur gegeben wird. Gelegentlich sei auch eine kombinierte spezifische Kur notwendig. WATSON vergleicht an Hand von 15 Fällen von Neurosyphilis, und zwar 80% Paralyse und Taboparalyse, 20% Tabes, meningovasculäre und asymptomatische Neurosyphilitis, die mit Fieber (Typhusvaccine) und Penicillin mit 17 Fällen, welche mit Malaria-Fieber und Penicillin behandelt wurden. Er kommt zu dem Schluß, daß die Malaria-Fieberbehandlung der Typhusvaccine-Fieberbehandlung deutlich überlegen ist. Die Malariabehandlung ist bequemer in der Anwendung, führte in 77% der Fälle zur Besserung und nur in 8% zur Verschlechterung, gegenüber 33% Besserung und 44% Verschlechterung nach Typhusvaccine-Impfung. Die Penicillinbehandlung hatte selbst mit Gesamtdosen von 20 Mill. E keine Wirkung, die über die Fiebertherapie hinausging. JOHNSON empfiehlt für die Behandlung der Neurosyphilis des Auges auch für die Tabiker vor der Fieber- und Chemotherapie 3—6 Mill. E Penicillin innerhalb von 10 Tagen, dann Neosalvarsan einmal wöchentlich 20—30 Wochen hindurch und erst nachher Bismogenol intramuskulär einmal wöchentlich durch 10 Wochen. Er führt eine solche alternierende Behandlung ununterbrochen durch 2 Jahre hindurch aus, auch bei der syphilitischen Opticusatrophie. Johnson weist auf die Möglichkeit einer toxischen Schädigung der Sehnerven durch Tryparsamid hin, welche von der eigentlichen syphilitischen Erkrankung des Sehnerven zu trennen ist. — Im Verlaufe einer Kur mit 5wertigem Arsen (Acetylarsan) sah Veil einmal nach der 3. und einmal nach der 11. Injektion eine Sehstörung beider Augen auftreten, welche unter konzentrischer Gesichtsfeldeinengung zur Amaurose führte, während sich am Fundus das Bild einer Sehnervenatrophie entwickelte. Trotz Aussetzen der Therapie trat keine Besserung des Visus ein, während eine gleichzeitig vorhandene Taubheit wieder verschwand. Mit 3wertigem Arsen (Sulfarsenol) ließ sich eine 23 Jahre nach der Infektion aufgetretene Papillitis ohne Schädigung des Sehnerven heilen (Sezary).

Unter syphilitischen *Sehnervenerkrankungen ohne Leitungsstörungen* versteht man jene meningeale Form der Opticuserkrankung, bei der es am Augenhintergrund entweder zu einer Hyperämie der Papille (etwa 19% der Syphilitiker) oder zu einem Ödem der Papille kommt und bei der Visus und Gesichtsfeld nicht verändert ist (Igersheimer, Handb. Jadassohn XVII/2, S. 303). Diese Befunde am Auge werden rein zufällig oder nur bei systematischer Augenuntersuchung von Syphilisfällen erhoben. Nach spezifischer Behandlung kommt es zur völligen Normalisierung des ophthalmoskopischen Befundes (Favre).

In diese Gruppe gehören auch jene Fälle von *Stauungspapille* bei Syphilis, die durch einen raumfordernden meningealen oder cerebralen Prozeß (Gummen, hyperplastische Form der Meningoencephalitis) ausgelöst werden. Die Differentialdiagnose Stauungspapille bei Hirntumoren oder Lues cerebri läßt sich oft nur ex juvantibus stellen (van Hasen), indem sich 2—3 Wochen nach Beginn der Salvarsankur eine Besserung des klinischen Befundes und des Liquor einstellt. Ob eine Stauungspapille auf beiden Augen als Herxheimer-Reaktion, wie es Palich-Szanto in einem Falle tut, aufgefaßt werden kann, scheint mir wenig begründet.— Über 2 Fälle von Stauungspapille mit normaler Sehleistung und Kopfschmerzen bei syphilitischer Meningitis berichtet Ostergaard. Auf Penicillin, Salvarsan- und Wismutkur trat in beiden Fällen nach 2 Monaten Heilung ein, d.h. die Stauungspapille verschwand. Die Ursache einer beiderseitigen Stauungspapille bei einem 41 Jahre alten Bauer, der vor 10 Jahren einen Primäraffekt mitgemacht hatte und bei dem eine linksseitige Hemiplegie bei guter Pupillenreaktion und normalen Hirnnerven aufgetreten war, konnte durch die Sektion geklärt werden: es handelte sich um multiple Gummen und Gefäßveränderungen im Gehirn (Paulian, Bistriceanu und Jonescu). Es ist aber nicht möglich, auf Grund einer Stauungspapille die Differentialdiagnose zwischen Meningitis specifica und Gummen zu machen (Klauder und Grosz).

Die *syphilitischen Opticusprozesse mit Leitungsstörungen* umfassen folgende Fundusbilder: Papillitis und Papilloretinitis syphilitica, Neuritis papulosa, Gumma der Papille, Neuritis retrobulbaris syphilitica, sekundäre und primäre Opticusatrophie. Diese Krankheitsbilder gehen mit typischen Gefäßveränderungen einher. Eine periphere Gesichtsfeldeinengung kann bei der Papillitis (Perineuritis syphilitica), aber auch bei der primären Opticusatrophie vorhanden sein, wenn es sich um eine Atrophie im intrakraniellen Teil des Opticus, also um eine descendierende Atrophie handelt. Gelegentlich ist sie auch bei der sekundären Opticusatrophie zu finden, die nach einer Papillitis oder retrobulbären Neuritis aufgetreten ist. Zentralskotome, die vom blinden Fleck ausgehen, besonders Skotome für Blau oder intermediäre Gesichtsfelddefekte, auch Ringskotome, sind bei der Neuritis retrobulbaris anzutreffen, besonders dann, wenn diese mit Unschärfe

der Papillengrenzen einhergeht. Die Prognose dieser Gesichtsfeldstörungen ist
gut, wenn so früh als möglich eine ausgiebige spezifische Behandlung einsetzt.

Bei der *Papillitis syphilitica*, welche fast immer mit Glaskörpertrübungen
einhergeht, kann die spezifische Entzündung auf den Sehnerveneintritt, d. h. auf
den intraocularen Teil des Opticus beschränkt sein, aber sie kann sich auch auf
den retrobulbären Teil des Sehnerven fortsetzen, also Teilerscheinung einer
Neuritis optica sein, wie es z. B. fast regelmäßig bei der Neuritis papulosa der Fall
ist, bei welcher das sichtbare Exsudat nur eine geringe Tendenz zur Organisation
aufweist. Die benachbarte Retina kann mitbeteiligt und in der Maculagegend
sogar eine Spritz- oder Sternfigur vorhanden sein.

Die *retrobulbäre Neuritis syphilitica* muß ophthalmoskopisch keine Symptome
machen, und zwar dann nicht, wenn die syphilitische Entzündung weit hinter
dem Bulbus, entweder im orbitalen oder im intrakraniellen Teil des Opticus sitzt.
Dann verrät nur das Zentralskotom und die Herabsetzung der zentralen Sehschärfe die Erkrankung.

Beim *Gumma der Papille* ist der Sehnerveneintritt durch das syphilitische
Granulationsgewebe in Form einer weißgrauen Masse, die in den Glaskörper
vorspringt, bedeckt (OPIN, KOFF) und der Visus stark herabgesetzt. Wenn das
Exsudat durch spezifische Behandlung schwindet, wird ophthalmoskopisch meist
eine blasse Papille mit unscharfer Begrenzung, also eine sekundäre Opticusatrophie sichtbar, bei welcher die Papillengefäße oft stark eingescheidet sind.
Im Falle von OPIN trat beim Verschwinden des Exsudates auf der Papille eine
Sternfigur in der Foveagegend auf. Nicht selten kommt neben der erkrankten
Papille eine pigmentierte Narbe als Ausdruck des Mitergriffenseins der Aderhaut
zum Vorschein. In solchen Fällen bleibt der Ausgangspunkt des Gumma zweifelhaft. In einem Falle von Gumma der Papille konnte VERHOEFF Spirochäten
nachweisen.

Eine Papillitis syphilitica kann sich auf spezifische Behandlung weitgehend
zurückbilden, so daß der Patient wieder ein normales Sehvermögen erlangt. Sie
kann aber, besonders wenn die Behandlung spät eingesetzt hat, unter dem Bilde
der sekundären Opticusatrophie ausheilen, wobei eine vorher vorhanden gewesene
Exkavation meist durch Glia oder Bindegewebe ausgefüllt wird und daher verschwindet. Das Gesichtsfeld kann alle denkbaren Defekte aufweisen. SEZARY und
COUTELA machen erneut darauf aufmerksam, daß das dreiwertige im Gegensatz
zum fünfwertigen Arsen für den Opticus ungefährlich ist.

Die *primäre oder genuine*, auch *tabische* Opticusatrophie genannt, ist das End-
produkt einer syphilitischen Erkrankung von den Opticusscheiden aus, also einer
meningealen Syphilis, die sich hauptsächlich im intrakraniellen Teil des Opticus
abspielt. Das syphilitische Granulationsgewebe setzt sich von der Pia mater auf
die Septen des Opticus fort und führt auf diese Weise zur Atrophie der Nerven-
substanz. Nach BEHR, einem der besten Kenner des Problems Syphilis und Sehnerv, liegen die Verhältnisse ungefähr folgendermaßen: Nur der Opticus verfügt
trotz seiner Eigenschaften als Hirnbahn über die Anordnung der Nervenfasern in
bindegewebigen Hohlzylindern, den Septen, in welchen auch die Blutgefäße
verlaufen. Nirgends gelangen letztere frei, d. h. ohne bindegewebige Umhüllung,
in das Innere der Nervenbündel. Mesoderm trennt also die Gefäße vom ektodermalen Nervengewebe. Aus dem Blute austretende Nährstoffe müssen, bevor
sie an die Nervenfasern gelangen, diese bindegewebige Schranke überwinden,
welche noch durch eine gliöse Grenzmembran verstärkt wird. So wird z. B. das
Salvarsan in diesen gliösen Grenzhäuten zurückgehalten und kommt daher im
paralytischen Anfall mit den Spirochäten kaum in Berührung. Eine Störung im

Bereiche dieser gliösen Grenzmembran muß daher die Ernährung der Nervenfasern gefährden. Nun gibt es 2 Formen der syphilitischen Erkrankung des Sehnerven: Die echte, vom Mesoderm ausgehende akute oder chronische syphilitische
Entzündung mit sekundärer Degeneration der Nervenfasern, und 2. die primäre
Degeneration in Form der tabischen Opticusatrophie. Beide führen zum klinischen
Befund der genuinen Opticusatrophie, der man daher nicht ansehen kann, ob sie
durch eine sekundäre absteigende Degeneration infolge syphilitischer mesodermaler Entzündung oder durch eine primäre Degeneration, also durch Tabes bedingt
ist. Die echte syphilitische Entzündung des Sehnerven ist eine meningeale und
eine Gefäßerkrankung mit Mitbeteiligung des Septensystems, welches ödematös
verdickt wird und die Nervenfaserbündel stranguliert. Die dadurch bedingte
Funktionsstörung äußert sich in Herabsetzung der zentralen Sehschärfe und konzentrischer Gesichtsfeldeinengung, die trotz aller Schwere reversibel ist, wenn
rechtzeitig eine antisyphilitische Behandlung einsetzt. Wenn sich aber das
syphilitische Granulationsgewebe in Narbenzüge umwandelt, wird der Funktions-
verfall irreversibel. Affizieren die entzündlichen Wucherungen entlang der Septen
auch die Gefäße, so bringt diese Ummauerung der Gefäße eine Ernährungsstörung mit sich, durch welche die Sehnervenfasern zugrunde gehen. Wenn die
meningeale Lues den Sehnerven bis zum Bulbus ergreift, dann kommt es zur
Papillitis mit nachfolgender neuritischer sekundärer Opticusatrophie. Bei der
tabischen Opticusatrophie läuft der Degenerationsprozeß des Sehnerven den
Funktionsausfällen voraus. Das Leiden ist immer doppelseitig. Histologisch
beginnt die Erkrankung immer im peripheren septenhaltigen Abschnitt des Sehnerven. Die zunehmende Erschwerung der die Nervenfaserbündel ernährenden
Saftstrombewegung führt die Degeneration derselben herbei.

Die entzündliche meningeale Syphilis des Sehnerven findet sich meist auf
einem Auge (Spalluto) und kann bereits wenige Monate nach dem Schanker
vorhanden sein, 5 Monate im Fall von Gay und Rey, 9 Monate in einem Fall von
Milian und Mourrut, wo sie mit einer Hemiplegie vergesellschaftet war; doch
kann die Sehnervenerkrankung auch an beiden Augen vorhanden sein. So trat
bei einem 29jährigen Patienten 6 Monate nach der Luesinfektion eine Opticusatrophie beider Augen mit Amaurose auf (Landegger). In einem Falle von
Rezende Filho führte sie zu Amaurose und durch eine aufsteigende akute Myelitis
zum Tode, so daß sich der Autor bestimmt fühlte, eine akute Infektionskrankheit
für den letalen Ausgang verantwortlich zu machen, für welche die Neurolues den
Weg gebahnt haben soll. Leider fehlt bei diesem Fall der Sektionsbefund. —
Wenn die syphilitische Entzündung nur einen umschriebenen Teil des Sehnerven,
wie es z.B. bei der Neuroretinitis papulosa der Fall ist, befallen hat, kann vollkommene funktionelle Heilung eintreten (P. G. Wolff), wenn auch eine temporale
Abblassung der Papille und eine Bindegewebsproliferation in den Glaskörper
übrigblieb. Bei allen Fällen von Sehnervenaffektion soll die Wa.R. im Blut und
Liquor ausgeführt werden, damit bei anderen gleichzeitig vorhandenen Krank-
heitssymptomen (Mittelohreiterung im Falle von Kabashima, Nebenhöhlen-
empyem im Falle von Kyrieleis, parietales Meningeom im Falle von Masseboeuf und Oger) die Syphilis nicht übersehen wird. Im ersteren Falle brachte
die antisyphilitische Behandlung rasche Heilung. Im zweiten Falle konnte sie
die beiderseitige Amaurose leider nicht mehr ändern. Martenstein berichtet
über ein Ulcusrezidiv am Auge nach 14 Salvarsan-Injektionen: Zuerst handelte
es sich bei einem 29jährigen Mann um eine syphilitische retrobulbäre Neuritis,
beim Rezidiv um eine einseitige Stauungspapille, zusammen mit einer Abducensparese und Glaskörperblutungen am zweiten Auge. Mit Recht betont Icaza, daß
jedem Neurorezidiv ein Meningorezidiv vorausgeht. Über eine Neuritis optica an

beiden Augen bald nach einer Arsenobenzolbehandlung berichten GOUGEROT, COUTELA und BLOOM, welche sich nach Quecksilber und Wismutbehandlung besserte. Die Autoren führen die Opticuserkrankung auf eine Arsenresistenz zurück.

Eine Beobachtung von KATZNELSON beweist von neuem den Einfluß der Malaria auf den Verlauf einer syphilitischen retrobulbären Neuritis: Eine 32jährige Frau mit syphilitischer Abducenslähmung, die sie vor 2 Jahren durchgemacht hatte, erkrankte an einer retrobulbären Neuritis beider Augen mit Opticus-atrophie. Eine neuerliche antisyphilitische Kur hatte keinen Einfluß, hingegen führte eine zufällige Malariainfektion mit 4 Fieberanfällen zu einer Besserung der Sehkraft. Bei 5 Fällen von syphilitischer Erkrankung des Sehnerven im Stadium II und III der Lues, welche an beiden Augen zu ungleicher Herabsetzung des Seh-vermögens geführt hatte, war eine kombinierte Penicillin-Wismut- und Arsenkur erfolgreich (GRAVESON), weil die Behandlung noch vor Auftreten einer Opticus-atrophie vorgenommen wurde.

a) Syphilitische Erkrankung am Chiasma (Arachnoiditis optico-chiasmatica und zentralwärts)

Das Chiasma ist der Lieblingssitz der basalen Syphilis, welche von hier sowohl auf den intrakraniellen Teil des Opticus wie auch auf den Tractus opticus über-greifen kann. Pathologisch-anatomisch kommt es entweder zu nekrotischen Pro-zessen innerhalb des Chiasma oder zu den Folgeerscheinungen einer vasculären Lues in dieser Gegend, zum Bilde der sog. Arachnoiditis optico-chiasmatica. *Klinisches Bild:* Meist unter Kopfschmerz beginnt der Verfall des Sehvermögens, der in kurzer Zeit bis zur Amaurose gehen kann, bei gleichzeitiger Entwicklung einer bitemporalen Hemianopsie mit unregelmäßigen und oft wechselnden Gren-zen, wie überhaupt der Wechsel der klinischen Erscheinungen, besonders des Visus und des Gesichtsfeldes, eines der hervorstechendsten Zeichen ist. Die Papillen können im Anfang ganz normal sein. Oft sind aber die Grenzen der Papille durch ein Ödem doch leicht verwachsen, ja es kann selbst das Bild einer Papillitis vorhanden sein. Allmählich blaßt die Papille zuerst temporal, dann im ganzen ab und es kommt schließlich zum ophthalmoskopischen Bilde der primären Opticusatrophie. Fast regelmäßig tritt eine Oculomotoriuslähmung auf, doch ist auch der Olfactorius, der Abducens, der Trochlearis, der Facialis und Trigeminus betroffen. Polydypsie und Polyphagie sind nicht selten vorhanden. Wenn auch die bitemporale Hemianopsie der charakteristische Gesichtsfeldausfall bei der Arachnoiditis optico-chiasmatica ist (nach IGERSHEIMER sind 20% der bitempo-ralen Hemianopsien auf Lues zurückzuführen), so können doch auch binasale Gesichtsfelddefekte vorhanden sein (ORLOWSKI, HAUSMANN). BARTOLOZZI berichtet bei einem 40jährigen Mann mit positiver Wa.R., Stirnkopfschmerzen, Unfähigkeit zu lesen und zu schreiben, leichter Anisokorie und träger Licht-reaktion mit Visus rechtes Auge 1/2 und linkes Auge 1/50, über bilaterale Skotome nasaler Lokalisation. Unter Penicillin-, Jod-, Wismut- und Neosalvarsankur kam es trotz Dazwischentretens einer akuten Iritis wieder zu normaler Sehschärfe. Fälle von Arachnoiditis optico-chiasmatica sind in letzter Zeit von HARTMANN, DAVID und GUILLAUMAT (2 Fälle), von VAIL (7 Fälle), HAUSMAN (5 Fälle) u. a. beschrieben. VAIL weist darauf hin, daß die Opticusatrophie, welche er als „gemischter Typus" bezeichnet, oft einen etwas grünlich-weißen Farbton aufweist, scharf begrenzt ist, eine sichtbare Lamina cribrosa und enge Gefäße aufweist. In einem seiner 7 Fälle wurde die Diagnose durch die Operation bestätigt: Es fand sich am Chiasma eine filtrierpapierartige Membran, welche die Sehnervenkreuzung und die Gefäße bedeckte und auch den linken Sehnerven umhüllte. Wenn auch

Hartmann, David und Guillaumat sowie Hausman die chirurgische Behandlung der Arachnoiditis optico-chiasmatica befürworten, sucht man doch in letzter Zeit wieder mehr mit intensiver und lang fortgeführter antisyphilitischer Behandlung auszukommen, da das Risiko des neurochirurgischen Eingriffes doch nicht gering ist. Auch die Fälle in der Literatur, welche als Neuritis optica mit Augenmuskellähmungen infolge Meningitis syphilitica (Alajouanine, Mauric und Rossano), als Meningitis syphilitica unter dem Bilde einer Augenmigräne (Rassim), als Meningitis specifica mit vorübergehender Blindheit (Melo), als ophthalmo-hemiplegische Migräne syphilitischen Ursprungs (Foucaud) oder der Fall 2 von Tolosa als syphilitisches Meningeom mit Mitbeteiligung des 2., 3., 5., 6., 8., 10. und 12. Hirnnerven gehören in diese Gruppe. Die Schädigung der Sehbahn bei der Arachnoiditis syphilitica ist in erster Linie mechanisch durch Granulationsmassen, Cysten und Stränge bedingt. Deswegen wird bei Versagen der antisyphilitischen Behandlung der neurochirurgische Eingriff von manchen Autoren für notwendig gehalten. Auch ein Fall (Marinesco, Draganesco und Grigoresco) mit Erbscher syphilitischer Paraplegie beider Beine und gleichzeitiger Opticusatrophie erwies sich als Arachnoiditis der Chiasmagegend. Die meisten der 50 Fälle von ,,akuter syphilitischer Meningitis und Meningoencephalitis mit besonderer Berücksichtigung des Papillenödems", welche Drake 1933 aus der Literatur zusammengestellt hat, gehören in dieses Kapitel: Papillitis war in 8 Fällen, Papillenödem in 16 Fällen meist auf beiden Augen vorhanden. In 32 Fällen sind Pupillenanomalien vermerkt. Die Sterblichkeit betrug 22,2%. Nur 11 von den 50 Fällen hatten eine antisyphilitische Behandlung mitgemacht. L. Hausmann teilt in der Aussprache zum Vortrag von Pines die Fälle von Opticusatrophie infolge syphilitischer Erkrankung der Chiasmagegend in 3 Gruppen: 1. solche mit primärer Opticusatrophie an beiden Augen, mit heteronymen Gesichtsfelddefekten oder totaler Blindheit, aber normalem Ventrikelsystem (hier ist der chirurgische Eingriff zur Lösung der Adhäsionen um Chiasma und Sehnerven angezeigt), 2. Fälle mit sekundärer Opticusatrophie nach Neuritis syphilitica mit irregularen Gesichtsfeldeinschränkungen und Hydrocephalus internus, und 3. Fälle mit Ödem der Papille ohne Hydrocephalus internus oder erhöhtem Hirndruck, aber mit Adhäsionen um das Chiasma. Auch bei dieser letzten Gruppe ist der neurochirurgische Eingriff angezeigt. Lamotte de Grignon Nicolau empfiehlt die periarterielle Sympathektomie.

Wenn die Hypophyse selbst spezifisch miterkrankt, dann kommt es immer zu Störungen der inneren Sekretion, zur Akromegalie, Dystrophia adiposo-genitalis, zur hypophysären Simmondsschen Kachexie, zum Chloasma uterinum und zur 2wöchentlichen Menstruationsperiode (Winkler), oft zu röntgenologischen Veränderungen der Sella turcica und selbstverständlich zu bitemporaler Hemianopsie und bitemporalen Skotomen, im Beginn gelegentlich zu Stauungspapille mit Oculomotoriuslähmung, zu Papillenanomalien und schließlich zur primären descendierenden Opticusatrophie beider Sehnerven. V. Nonay macht auf die gleichzeitige Hypotonia bulbi bei Arachnoiditis optico-chiasmatica aufmerksam. Ich habe in der Literatur keine weiteren Berichte über dieses Symptom gefunden. Francois und Verriest sahen bei einer 35jährigen Frau ein Gumma der Hypophyse auf spezifische Behandlung hin heilen. Die starke Gewichtszunahme bildete sich ebenso zurück wie die bitemporale Hemianopsie.

Ist ein *Tractus opticus* spezifisch erkrankt, so kommt es zur homonymen Hemianopsie und zur allmählichen Abblassung der Papille. Ist auch die andere Gesichtsfeldhälfte mitergriffen, so ist dies ein Zeichen für die syphilitische Erkrankung des zweiten Tractus opticus. Auf diese Weise kann es zur vollkommenen Erblindung kommen. Infolge seiner geschützten Lage erkrankt aber der Tractus opticus viel seltener als der intrakranielle Teil des Nervus opticus. In dem oben angeführten Fall von Syphilis der Hypophyse (WINKLER) war zugleich mit einer Hemiplegie auch eine Tractushemianopsie vorhanden.

Die syphilitische Erkrankung der höher gelegenen *cerebralen Sehbahn* weist ebenfalls als wichtigstes Zeichen die homonyme Hemianopsie auf mit der Besonderheit, daß es im blinden Teil des Gesichtsfeldes zu Gesichtshalluzinationen kommt. Die häufigste Ursache hierfür sind die durch luische Gefäßveränderungen bedingten Blutungen und Erweichungsherde in der Sehbahn. Auch Gummen kommen vor. Apoplexie im jugendlichen Alter ist ein wichtiges Zeichen. Der Augenhintergrund ist besonders bei Prozessen jenseits des Corpus geniculatum externum normal. Stauungspapille und die dadurch bedingte Opticusatrophie kann nur durch einen raumbeengenden syphilitischen Prozeß, also durch das Tumorsymptom auftreten. Dies ist aber selten der Fall.

ROLLET berichtet von einer 52jährigen Frau, die zweimal einen Abortus mitgemacht hatte, daß sie seit 4 Tagen blind sei, nachdem sie schon seit einigen Monaten Anfälle von minutenlanger Blindheit ohne Störung des Bewußtseins gehabt habe. Die Pupillenreaktionen waren normal. Plötzlich trat eine linksseitige Hemianopsie und Hemiplegie auf. Auf antisyphilitische Behandlung gingen alle Symptome zurück. Der Fundus war immer normal gewesen. — Eine *visuelle Agnosie* war bei einem 55jährigen Geometrielehrer vorhanden, der an hemianopischen Skotomen im linken oberen Quadranten beider Gesichtsfelder litt und seit Jahren eine forme fruste der Tabes aufwies, aber einen normalen Fundus hatte (MILIAN). Schon während der antisyphilitischen Behandlung konnte der Patient alles wieder klar sehen, aber nicht erkennen: „Ich sehe bei meiner Frau die Nase, Mund und Augen, aber es ist unmöglich zu sagen, ob sie häßlich oder hübsch ist." Auch konnte er seine beiden Kinder aus einer Gruppe anderer Kinder nicht herausfinden. Auch diese corticale visuelle Agnosie besserte sich im Laufe weiterer Injektionen mit grauem Öl. — Wenn es zur syphilitischen Erkrankung größerer Hirnarterien kommt, dann wird das klinische Bild ganz besonders schwer und alarmierend: Bei einem 53jährigen Mann mit positiver Wa.R. im Serum und Liquor trat plötzlich eine komplette schlaffe Lähmung der linken Körperseite und völlige Gefühllosigkeit mit linksseitiger Hemianopsie auf, als deren Ursache sich eine Thrombose der Arteria chorioidealis anterior erwies (SCHWARTZ).

Die *Pseudotabes syphilitica*, ein Krankheitsbild mit tabischen Symptomen, welches durch einen luischen Prozeß im Rückenmark mit besonderer Beteiligung der Hinterstränge bedingt ist, gehört ebenfalls zur Gruppe der Lues cerebrospinalis. Es ist durchaus denkbar, daß in solchen Fällen die Annahme einer Kombination von Tabes und Lues cerebrospinalis zuRecht besteht. Es ist aber nach den wenigen bisher vorliegenden anatomischen Befunden durchaus wahrscheinlich, daß es sich überhaupt nicht um eine Tabes, sondern um einen luischen Prozeß im Rückenmark mit besonderer Mitbeteiligung der Hinterstränge handelt (Fall von THIBAUT und BOCAGE). Vielleicht gehören sog. „stationäre Tabesfälle", welche nach anfänglich akuten Erscheinungen stehenbleiben in diese Gruppe, besonders dann, wenn der Augenarzt keine primäre Opticusatrophie, sondern zuerst eine Papillitis und später das Bild der sekundären neuritischen Opticusatrophie feststellen kann. Für diese Fälle von Pseudotabes ist nach NONNE die schnelle Entwicklung der Hinterstrangsymptome, der Wechsel im Verhalten der Sehnenreflexe, das Überwiegen der totalen Pupillenstarre über die reflektorische, der Augenbefund sowie die günstige Wirkung der antisyphilitischen Therapie charakteristisch.

Konnatale Lues. Über das Mitergriffensein des Sehnerven beim syphilitischen Säugling liegen widersprechende Mitteilungen vor. Während einige Autoren wie Hirschberg, Japha und besonders Heine eine Neuritis optica und eine sekundäre Opticusatrophie häufig fanden, stellt dies Igersheimer (Handb. Jadassohn XVII/2, S. 344) in Abrede und meint wohl mit Recht, daß bei Beurteilung „blasser Papillen bei konnatal syphilitischen Säuglingen" die Verwechslung mit einer anämischen Papille häufig vorkommen dürfte. Trotzdem ist vom theoretischen Standpunkt aus das Vorhandensein neuritischer Sehnervenprozesse angesichts der histologisch sicher nachgewiesenen Meningitis in Hirn und Rückenmark durchaus im Bereich der Möglichkeit. Genaue Fundusuntersuchungen syphilitischer Säuglinge unter guter Erweiterung der Pupillen sind daher in Zukunft notwendig, um diese Frage zu bereinigen. Die syphilitische Meningitis der Säuglinge beginnt mit Erbrechen, Gewichtsabnahme, Verstopfung, Rückwärtsbeugung des Kopfes, Krämpfe, Déviation conjugée, vasomotorische Störungen und Fieber. Die Sehnenreflexe sind gesteigert, die Fontanelle stark vorgewölbt. Die Differentialdiagnose gegen tuberkulöse Meningitis, Poliomyelitis und Encephalitis ist durch die positive Wa.R. gegeben, aber durchaus nicht immer leicht. Santiago-Sanches fand bei der syphilitischen Meningitis hauptsächlich Strabismus, Ptosis und Chorioiditis, Grenet und Isaac-Georges bei einer im Säuglingsalter sehr seltenen dysphagischen Form der Neurosyphilis am Auge Opticusatrophie und eine einseitige Lähmung des Rectus superior, Diaz und Sellek bei einer Meningoencephalitis syphilitica mit ventrikulärem Hydrocephalus und einem Gumma des Kleinhirns (Sektionsbefund) eine sekundäre Opticusatrophie beider Augen. Klauder und Davis berichten bei einem 9jährigen Knaben mit konnataler Lues über eine sekundäre Opticusatrophie nach Neuritis optica nach spinaler Meningitis im 1. Lebensjahr; die Pupillen waren unregelmäßig in der Form, reagierten aber prompt, und Rifat über eine primäre Opticusatrophie bei 2 Brüdern, 2 und 12 Jahre alt, die gleichzeitig einen Nystagmus und träg reagierende Pupillen aufwiesen. Ob in einem gegebenen Falle eine primäre tabische oder eine sekundäre Opticusatrophie vorliegt, ist bei Kleinkindern auch für den Geübten oft schwer zu entscheiden, da man weder eine brauchbare Sehprobe noch ein Gesichtsfeld für die Differentialdiagnose machen kann und die Entscheidung, ob eine blasse Papille als scharf oder unscharf begrenzt bezeichnet werden soll, außerordentlich schwer sein kann.

b) Die atrophischen Zustände des Opticus bei Lues

Die Diagnose Opticusatrophie wird hauptsächlich mit dem Augenspiegel gemacht und ist an der Abblassung der Papillenscheibe erkennbar. Bei der *primären Opticusatrophie* ist die blasse Sehnervenscheibe scharf begrenzt, eine vorher vorhandene Exkavation sichtbar und die Gefäße der Papille und der Netzhaut sind normal. Bei der *sekundären Opticusatrophie*, welcher eine Papillitis, eine Neuritis optica oder eine Stauungspapille vorausgeht, ist die Papillenscheibe weiß, heller gefärbt als bei der primären Atrophie infolge neugebildeter Glia oder Bindegewebe, die Exkavation aus demselben Grunde verstrichen und unsichtbar und die Gefäße auf der Papille und in nächster Nachbarschaft entweder weiß eingescheidet, am Zusammenfluß undeutlicher sichtbar, verengt und das physiologische Verhalten des Kalibers zwischen Arterie und Vene von 2:3 verwischt oder umgekehrt. Kombinationen zwischen beiden Formen der Opticusatrophie kommen vor (bei Meningitis und Arachnoiditis optico-chiasmatica), welche von Geübten aus dem ophthalmoskopischen Bilde abgelesen werden können, zur Fundierung aber einer eingehenden Krankengeschichte und Untersuchungstechnik, besonders des Gesichtsfeldes bedürfen. Aber nicht alle Papillen, welche mit dem Augenspiegel hell erscheinen, sind atrophisch. So kann z.B. eine *Anämie* das Bild der Opticusatrophie vortäuschen. Die Differentialdiagnose ist nur durch Beobachtung des Farbtones der Venen und Arterien auf und neben der Papille möglich. Bei schwerem Allgemeinzustand, besonders bei syphilitischen Säuglingen, muß immer an diese Möglichkeit gedacht werden.

Opticusatrophie bei Lues kommt vor:

1. Bei Erkrankungen des Augapfels, besonders bei konnataler Lues, bei Chorioretinitis syphilitica, meist in Form der sekundären Opticusatrophie.

2. Bei gummösen Erkrankungen der Orbita durch Druck des Gumma und die dadurch bedingte Ernährungsstörung auf den Sehnerven und durch Mitergriffensein des Opticus, wobei das Bild sowohl der primären wie der sekundären Opticusatrophie zustande kommen kann.

3. Bei basaler Lues cerebri als sekundäre Opticusatrophie nach syphilitischer Erkrankung des orbitalen Anteiles des Sehnerven, oder als primäre Opticusatrophie, wenn die syphilitische Erkrankung des intrakraniellen Anteiles des Opticus am Foramen opticum halt macht und sich als einfache, descendierende Opticusatrophie zum Bulbus hin fortsetzt. In solchen Fällen kann die Differentialdiagnose zur tabischen Opticusatrophie schwierig sein.

4. Durch Druck auf die cerebralen optischen Leitungsbahnen durch syphilitische Meningitis oder Gumma, jedoch nur bis zum Corpus geniculatum externum, wie durch intrakranielle Aneurysmen, welche durch toxisch-infektiöse Wirkung der Syphilis entstanden sind. Eine Opticusatrophie bei einem Tabiker muß durchaus nicht in allen Fällen auf einer Lues beruhen (KETELAER).

5. Bei Tabes und Paralyse als genuine oder primäre Opticusatrophie.

c) Der tabische Sehnervenprozeß

ist von Anfang an meist auf beiden Augen vorhanden und geht in der Regel mit Pupillensymptomen einher. Er beginnt meist im präataktischen Stadium der Tabes, nimmt einen langsam progressiven Verlauf und führt gewöhnlich in 2 bis 12 Jahren zur Erblindung. Doch gibt es auch foudroyant verlaufende Fälle mit schwerster Hinterstrangerkrankung, die in kurzer Zeit trotz Behandlung zur Amaurose führen (LAMOTTE DE GRIGNON NICOLAU). Eine vorübergehende Blindheit beim Tabiker kann durch einen passageren Spasmus der Arteria centralis retinae bedingt sein, nicht aber durch den tabischen Sehnervenprozeß (BAILLIART und FIL). Der tabische Sehnervenprozeß ist bei 10—15% der Tabiker vorhanden, bei jugendlicher Tabes bis zu 50%. Das Verhältnis der Opticusatrophie zu den anderen tabischen Symptomen findet sich bei IGERSHEIMER (Handb. JADASSOHN XVII/2, S. 348) übersichtlich nach LEIMBACH zusammengestellt. Wenn auch Gummen der Haut selten mit tabischer Opticusatrophie vergesellschaftet sind, so kommen sie dennoch als Gummen der Unterschenkel, der Nase, der Infraorbital- und Wangengegend, am Ellbogen usw. vor (NICOLAS, LEBEUF und MICHEL). Sie sprechen gegen die Theorie von LEVADITI u.a. von der Dualität des Syphiliserregers. Zusammenfassende Darstellungen der tabischen Opticusatrophie finden sich in den Arbeiten von BEHR, BRUETSCH, GROSS, HASLEY, IGERSHEIMER, KLAUDER und MEYER, PINES, ROGER und PELLEGRIN, SCHULTE, WOODS und ZEEMANN. ROGER und PELLEGRIN, welche 683 Fälle von Tabes von 1920—1949 auswerten, kommen zu der Feststellung einer Zunahme der Opticusatrophie seit 1932, die mit der Zunahme von Hemi- und Paraplegie verbunden ist. Bei den Paralytikern ist die primäre Opticusatrophie in 5—10% der Fälle vorhanden (IGERSHEIMER).

Eines der wichtigsten Befunde bei der Tabes ist der *Augenspiegelbefund:* Die
Papille zeigt eine weißgraue Farbe meist auf beiden Augen, wenn auch in verschieden intensiver Ausprägung. Die Blässe beginnt in der temporalen Papillen-
hälfte oder in einem temporalen Quadranten. Die Begrenzung der Papille ist
normal, d.h. nasal etwas weniger scharf als temporal. Ist eine Papille auch
temporal scharf begrenzt, so liegt gewöhnlich eine Kombination mit einer neuritischen Opticusatrophie durch gleichzeitige Lues cerebrospinalis vor.

Die Netzhautgefäße sind in bezug auf Aussehen und Kaliber normal. Bei lang
bestehender Opticusatrophie werden die Arterien oft etwas enger.

Bei primärer Opticusatrophie infolge Tabes finden sich nur selten andere
syphilitische Veränderungen am Auge wie abgelaufene Iritis oder Chorioiditis.

Hingegen kommen Irisveränderungen anscheinend trophischer Natur bei
Tabes und Paralyse vor, welche darin bestehen, daß die Iris nahe dem Pupillar-
rande oder in einem Sektor atrophisch, manchmal diaskleral durchleuchtbar wird
TIERI, IGERSHEIMER u.a.) oder daß nur die Trabekel der Iris etwas von ihrem
radiären Verlauf abweichen und wie gedreht aussehen (O. BARKAN). Die von
TIERI beschriebene „tabische Trias" der Iris: Atrophie der Iris, Unregelmäßigkeit
der Pupillenkontur und Anisokorie wird von VANCEA bestritten, welcher bei
22 Paralytikern und 6 Tabikern diese Trias nie konstant vorkommen sah. Er
fand unter seinen 28 Fällen die Irisatrophie in 28%, die Unregelmäßigkeit der
Pupillenkontur in 14% und die Anisokorie in 46%. Jedenfalls bestehen keine
regelmäßigen Beziehungen zwischen den Pupillenstörungen bei Tabes und der nur
gelegentlich beobachteten Irisatrophie.

Das *Gesichtsfeld* ist beim Tabiker oft schon pathologisch verändert, bevor die
Atrophie der Papille mit dem Augenspiegel sichtbar ist. Bei der tabischen
Opticusatrophie kann das Gesichtsfeld in 3facher Weise verändert sein: 1. In
Form einer konzentrischen oder sektorenförmigen Einengung für Weiß und
Farben in gleichem Ausmaße, wobei die Sehschärfe gut oder herabgesetzt sein
kann. Gesichtsfeld und ophthalmoskopischer Befund können rapid verfallen und
der Visus dennoch gut bleiben (E. GROSS, KLAUDER und MEYER). 2. Es kann zu
einer hochgradigen Einengung des Gesichtsfeldes für Farben bei normalen Weißgrenzen kommen als Zeichen einer Querschnittserkrankung des Opticus. Zuerst
verfällt das Gesichtsfeld für Grün, dann für Rot und Blau und oft erst viel
später für Weiß. Auch ein sog. nasaler „Gesichtsfeldsprung" nach RÖNNE mit
und ohne Vergrößerung des blinden Fleckes kann vorhanden sein. 3. Bei Tabes
kann es zur frühzeitigen Mitbeteiligung des papillomaculären Bündels im Opticus,
zum zentralen Skotom kommen. Dabei können periphere Defekte des Gesichtsfeldes gleichzeitig vorhanden sein oder nachfolgen. — Hemianopische Gesichtsfelder oder hemianopische Skotome kommen bei Tabes dann zur Beobachtung,
wenn es sich um eine tabische Degeneration oder um Lues des Chiasma handelt.
Die verschiedenen Gesichtsfelddefekte sind nach A. WOODS folgendermaßen verteilt: 12,5% konzentrische Einengungen mit spätem Verlust des zentralen Sehens,
34% sektorenförmige Ausfälle, wobei das zentrale Sehen je nach Mitbeteiligung
des papillomaculären Bündels früher oder später verfällt, 14% zentrale oder
cöco-zentrale Skotome und 40% zentrale oder cöco-zentrale Skotome mit Ausfällen im peripheren Gesichtsfeld. Der Verlauf ist aber bei allen diesen Gruppen
gleich: ohne Behandlung tritt in 7—9 Jahren Erblindung ein.

Die *Farbensinnstörung* der Tabiker ist durch eine fortschreitende Rot-Grün-
blindheit gekennzeichnet, der die totale Farbenblindheit folgt. Der Verlust der
Farben geht gewöhnlich mit der Herabsetzung der zentralen Sehschärfe parallel.
Daneben kommen auch subjektive Farbenempfindungen, z.B. Rot-, Grün- und

Violettsehen, vor, selbst dann, wenn bereits vollständige Farbenblindheit eingetreten ist.

Auch die *Dunkeladaptation* ist gelegentlich gestört, besonders bei Fällen mit reflektorischer Pupillenstarre und Miosis noch vor dem Auftreten der Opticusatrophie (BEHR, KLAUDER). Nach RUTGERS ist die Adaptation aber nur dann gestört, wenn auch das Dunkelgesichtsfeld nicht mehr normal ist. Das Zustandekommen dieses Phänomens ist noch ungeklärt. Man sieht es als Zeichen einer diffusen Erkrankung des Sehnerven an.

Zur Klinik der tabischen Opticusatrophie. Die Erkrankung beginnt häufig mit Nebelsehen und Blendungsgefühl, mit Sehen von Funken und Farben, selten mit Gesichtshalluzinationen. Die Störung der Dunkeladaptation sowie die Gesichtsfeldeinschränkung gehen manchmal der Abblassung der Papille voraus. Diese ist fast immer auf beiden Augen vorhanden, selten einseitig. Es ist eine bekannte Erfahrung, daß Tabiker mit primärer Opticusatrophie in der Regel auffallend leichte oder gar keine Hinterstrangsymptome aufweisen. Doch gibt es von dieser Regel auch Ausnahmen. So erwähnt LAMOTTE DE GRIGNON NICOLAU einen Fall von schwerster Hinterstrangerkrankung und von Amaurose mit stürmischem Verlauf, der durch nichts beeinflußt werden konnte. Dieser Autor spricht auf Grund von 33 Fällen von Tabes mit primärer Opticusatrophie von 2 Typen: Eine maligne, welche in weniger als einem Jahr, manchmal in 2—3 Monaten zur Erblindung führt, bei der die spinalen Symptome leicht sind oder fehlen, und eine benigne Form, bei der die Erblindung spät (bis zu 12 Jahren) oder gar nicht eintritt, bei welcher aber die spinalen Störungen weniger leicht zu sein pflegen. Im Durchschnitt tritt die Erblindung bei Tabes in 2—3 Jahren ein.

Die *Prognose* ist schlecht, sobald einmal eine Opticusatrophie vorhanden ist.

Bezüglich der *pathologischen Anatomie* des Auges bei Tabes sei auf die ausführliche Darstellung bei IGERSHEIMER (Handb. JADASSOHN XVII/2, S. 388 ff.) verwiesen. Von neueren anatomischen Arbeiten seien die von BRUETSCH, IGERSHEIMER und SATO erwähnt.

Die *Netzhaut* nimmt bei der Tabes nur im Zusammenhang mit der Sehnervenerkrankung teil. Die Nervenfaserschicht wird häufig verdünnt gefunden, in den Ganglienzellen tritt eine Degeneration der Nisselschen Körperchen ein und das Protoplasma der Zelle wird schaumig. Schließlich können die Ganglienzellen ganz atrophisch werden und verschwinden. Die Zellen der inneren Körnerschicht sind selten pathologisch verändert, manchmal blasig oder geschrumpft.

Im *Opticus* kommt es zur Degeneration der Markscheiden, etwas später auch der Achsencylinder. Die durch den Nervenfaserzerfall bedingten Fettkörnchen, Myelin- und Amyloidkugeln werden von der Glia und den Adventitiazellen aufgenommen. Die Gliawucherung ist ein sekundärer Vorgang. Das Bindegewebe der Septen ist leicht erkennbar. Die Pia weist Infiltrate aus Rund- oder Plasmazellen auf, welche besonders im intrakraniellen Teil des Sehnerven sowie nahe dem Chiasma in die Randsepten übergreifen, was bedeutet, daß das pathologische Agens von der Pia her in den Sehnerven eindringt (IGERSHEIMER). Die Gefäße zeigen Plasmazelleneinscheidungen. Im Sehnerven selbst sind umschriebene Degenerationsherde vorhanden.

Das *Chiasma* zeigt bei der Tabes grundsätzlich die gleichen pathologischen Verhältnisse wie der Sehnerv, im *Tractus opticus* hingegen laufen meist nur rein degenerative Prozesse ab. Infiltration findet sich selten. Bei reiner Tabes reicht der Prozeß der Degeneration der Sehfasern meist nur bis zum *Corpus geniculatum externum*. Neben der Degeneration der Ganglienzellen ist meist nur eine geringe Infiltration der Glia vorhanden.

64*

Das benachbarte zentrale Höhlengrau des dritten Ventrikels, basale Hirnteile, Meningen, Olfactorius, Oculomotorius und Hypophyse werden bei Tabes oft in derselben Weise erkrankt gefunden wie der Sehnerv selbst.

Nach SATO, welcher die Sehnerven von 20 Fällen von Paralyse und einen Fall von reiner Tabes mit 6 Fällen nichtsyphilitischer Kranken verglichen hat, zeigen die Optici von Metaluetikern fast ausnahmslos charakteristische Veränderungen im Sinne von entzündlichen und hyperplastischen Prozessen mit hochgradiger Zellinfiltration in der Pia des intrakraniellen Sehnervenstammes und des Chiasma, welche schon bei beginnender Tabes und Paralyse als Teilerscheinungen einer latenten Meningitis syphilitica diffusa von Anfang an vorhanden sind. Die Infiltrate bestehen zum größten Teil aus Plasmazellen, zum geringeren Teil aus Lymphocyten und roten Blutkörperchen. In 8 Fällen konnte er eine frische Degeneration der Markscheiden mit der Marchi-Methode nachweisen, doch keine direkte Beziehung der Zellinfiltration zur Markscheidendegeneration feststellen. SATO wie BRUETSCH halten nach den anatomischen Befunden den intrakraniellen Teil des Opticus für den Ausgangspunkt des krankhaften Prozesses. IGERS-HEIMER hingegen nimmt auf Grund seiner Untersuchungen von Sehnerven von Tabes und Paralyse an, daß der Sehnervenprozeß im retrobulbären Teil der Sehnerven beginnt und sich von hier descendierend gegen das Auge und ascendierend gegen das Chiasma hin ausbreitet. Die Degeneration beginnt immer in der Peripherie des Opticus, d.h. in der Nähe der Pialscheide, was bedeutet, daß das pathologische Agens immer von der Pia aus in den Sehnerven eindringt.

Bezüglich der *Pathogenese* steht fest, daß die Opticusatrophie bei Tabes und Paralyse bzw. bei Taboparalyse entweder im orbitalen oder im intrakraniellen Teil des Opticus beginnt, sicher nicht in der Netzhaut, und daß auch der Beginn im Chiasma und höher oben sehr selten ist (s. die grundlegenden Arbeiten von UTHOFF, STARGAARD und IGERSHEIMER, Handb. JADASSOHN XVII/2, S. 365ff.).

Wenn es nach den histologischen Untersuchungen auch sicher ist, daß die Noxe vom Scheidenraum aus auf den Sehnerven wirksam wird und Spirochäten auch im Scheidenraum gefunden wurden, so sind letztere bisher doch nie im Sehnerven selbst festgestellt worden, obwohl nach JAHNEL bei der Paralyse Spirochäten in 50% der Fälle vorhanden sind, und zwar in der Großhirn- und Stirnhirnrinde, im Thalamus opticus, im Kleinhirn, in der Brücke, in den Augenmuskelkernen und in den Meningen.

Bei der Tabes sind Spirochätenbefunde noch seltener. NOGUCHI fand einmal unter 12 Fällen im Hinterstrang des Dorsalmarkes eine geringe Anzahl von Spirochäten und JAHNEL sah sie herdförmig in der Arachnoidea mehrerer Fälle, dagegen nie im Nervengewebe. Auch IGERSHEIMER fand Spirochäten in den Randteilen des Opticus und in der Randglia, nie aber in den Opticusfasern selbst. Deshalb erscheint eine direkte Schädigung der nervösen Substanz durch örtlich vorhandene Spirochäten unwahrscheinlich, zumindest unbewiesen.

Man muß daher eine toxische Entstehung der Opticusatrophie ins Auge fassen und annehmen, daß sich die Spirochätengifte im Liquor lösen und von hier aus auf das Rückenmark und den Opticus wirken (BEHR). Die dauernde Einwirkung dieser Gifte auf die gliösen Grenzmembranen führt schließlich zu einer auch anatomisch nachweisbaren sklerotischen Umwandlung und zur Atrophie des parenchymatösen Gliafasersystems und auf dem Wege über den Untergang der feinen Septen und ihrer Capillaren kommt es zu tiefergreifenden Ernährungsstörungen der Nervenfasern des Opticus.

Ob daneben vielleicht auch ein proteolytischer Eiweißabbau, wie er im Körper durch den Untergang von Spirochäten entsteht, eine Rolle spielt, indem das von Blut in den Liquor übergehende Eiweiß auf die nervöse Substanz vergiftend wirkt, ist ebenso eine unbewiesene Annahme wie die Rolle des Trauma, übermäßige körperliche Anstrengung, Schlafentziehung, Anspannung der Aufmerksamkeit, langdauernde Erregung, plötzliche Abkühlungen des Körpers, welche bei der Frage tabische Opticusatrophie und Kriegsdienstentschädigung eine große praktische Rolle spielt.

Der angenommene Zusammenhang zwischen Vitamin D-Mangel und primärer Opticusatrophie bei Tabes ist nicht geklärt (BRUETSCH). Auch die anderen Theorien stehen auf schwachen Füßen: Die ätiologische Rolle des *Virus des Lymphogranuloma inguinale* ist völlig unbewiesen, die Theorie von der funktionellen und anatomischen Gefäßkontraktion als Ursache der Opticusatrophie ist ebenfalls fragwürdig, schon deshalb, weil die Erfolge mit vasodilatatorischen Mitteln gleich Null sind (MOORE und WOODS). Auch die Theorie von LAUBER und SOBANSKI, daß die tabische Opticusatrophie einer Ernährungsstörung in der Netzhaut ihr Dasein verdankt und also letzten Endes dem Sehnervenschwund bei Gefäßerkrankung gleichzusetzen ist und daß sie durch ein Mißverhältnis zwischen diastolischem Netzhautarteriendruck und intraocularem Druck (SOBANSKI) entstehe, hat wenig Wahrscheinlichkeit für sich. Die Annahme, daß eine adhäsive Arachnoiditis optico-chiasmatica bei der Opticusatrophie eine Rolle spielt, trifft zwar für die syphilitische Opticusatrophie bei basaler Meningitis, nicht aber für die Tabes zu. Auch die Annahme von Poos, daß die Opticusatrophie als sog. Druckraumkrankheit durch vasculäre Ernährungsstörungen der Netzhautperipherie, ähnlich wie es beim Glaukom der Fall sein soll, entsteht, ist kaum mehr als eine unbewiesene Hypothese. Er empfiehlt daher zur Behandlung der tabischen Opticusatrophie drucksenkende Maßnahmen im Auge, wie Miotica und Cyclodialyse oder Steigerung des Druckes in den Arteriolen ohne Steigerung des Augendruckes durch Inhalation von Amylnitrit. Ähnliche Gedankengänge vertritt auch PAVIŠIČ. Nach L. HESS haben die degenerativen Erscheinungen am Nervensystem bei Tabes eine angeborene Systemschwäche zur Voraussetzung: leptosomer Typ mit akromegalen Zeichen oder pyknischer Typ mit adiposogenitalen Symptomen, die alle auf eine Minderwertigkeit des Diencephalon deuten. Die milden Formen dieser Diencephalonschwäche sollen mit Opticusatrophie einhergehen.

Mehrere Autoren berichten über die Zunahme der primären Opticusatrophie (BRUETSCH) bei Paralyse, so ORLANDO ROQUE und ORLANDO und ARNDT für Argentinien, VERHAART und WIERINGEN-RAUWS für Java, MERILL, HUGUENIN und KHÊNE für Nordafrika, SPARROW und GELFAND für Rhodesien u.a.m. Sie begründen diese Zunahme damit, daß die Lebensdauer der Tabiker und Paralytiker durch die Einführung der Malariabehandlung zugenommen hat, welche auch auf das Sehnervenleiden selbst einen günstigen Einfluß ausübt.

Auch bei der juvenilen und infantilen Tabes ist die primäre Opticusatrophie das häufigste klinische Zeichen (PIRES) neben Anisokorie, Argyll-Robertson und Blasenstörungen, während Ataxien selten sind.

Bei Tabikern mit Opticusatrophie finden sich selten gleichzeitig Manifestationen tertiärer Syphilis. Über mehrere Ulcera perforantia pedis mit röntgenologisch nachgewiesener Zerstörung in mehreren Metatarsophalangealgelenken bei einem Neger berichten SCHILLER und SCHLEGELMILCH. Ob das Vorhandensein von multiplen Krebsbildungen bei einem 78jährigen Tabiker mit primärer Opticusatrophie beider Augen und Amaurose mehr als ein zufälliges Zusammentreffen beider Erkrankungen ist, muß dahingestellt bleiben. TOURAINE und RENAULT glauben, daß die Spirochäten in den Geweben einen chronischen Toxinreiz darstellen, auf dessen Boden die Carcinome entstanden sind.

Im *Blepharospasmus* bei einem 53jährigen Tabiker sieht HAUER ein den neuralgischen Schmerzen und tabischen Krisen analoges Symptom am Auge, das er auf eine metaluische Schädigung der Zellen im Facialiskern zurückführt.

d) Die Behandlung der tabischen Opticusatrophie

ist eines der undankbarsten Kapitel in der Therapie der Syphilis, da man von vornherein festhalten muß, daß atrophisches Sehnervengewebe nicht mehr zum Leben erweckt werden kann. Die Behandlung kann nur jene Sehnervenfasern ansprechen, die noch normal oder annähernd normal sind, was im Einzelfalle am Lebenden kaum je mit Sicherheit festgestellt werden kann, denn die Prüfung der Sehschärfe, des Gesichtsfeldes und des Farbensinnes erlauben nur eine grobe Schätzung des anatomischen Zustandes des Sehnervenquerschnittes.

Dazu kommt, daß die Beurteilung der Wirksamkeit einer Behandlung beim tabischen Sehnervenleiden dadurch erschwert ist, daß unbehandelte Fälle über Jahrzehnte ein gutes Sehvermögen besitzen können, während andere Fälle in wenigen Monaten blind werden, und daß auch in den Verlauf einer behandelten Tabes stationäre Abschnitte von Monaten bis Jahren eingeschaltet sind, so daß das post hoc vom propter hoc in bezug auf die Therapie kaum beurteilt werden kann.

Dennoch soll mit diesen Feststellungen nicht einem therapeutischen Nihilismus das Wort geredet werden, da man nie vergessen darf, daß auch die tabische Opticusatrophie eine Manifestation der Syphilis ist. Es ist nur zu hoffen, daß man mit klarer Erkenntnis der Pathogenese des Opticusprozesses auch zu einer besseren Behandlungsmethode kommen wird als wir sie heute besitzen (IGERSHEIMER). Die Schwierigkeit der Beurteilung der Behandlung wird noch durch die Tatsache verstärkt, daß Tabes und Paralyse vielfach auf unspezifische Behandlung besser reagieren als auf spezifische, trotzdem feststeht, daß die meisten Opticusaffektionen bei jenen Luesfällen vorkommen, die schlecht oder ungenügend zum Zeitpunkt der frischen Luesinfektion behandelt wurden (KROLL u. a.).

Die *spezifische Therapie* der tabischen Opticusatrophie mit Arsen, Quecksilber und Wismut wird von der einen Gruppe gefordert, von der anderen verdammt. Ich glaube, daß man im allgemeinen dem Standpunkt beipflichten muß, den IGERSHEIMER (Handb. JADASSOHN XVII/2, S. 379) eingenommen hat, wenn er sagt, „daß die tabische Opticusatrophie bisher mit Antilueticis ohne Erfolg, aber auch im allgemeinen ohne Schaden behandelt wurde". Jedenfalls ist mit obigen Mitteln Vorsicht geboten (WILBRAND, BEHR), wenn 1. Herabsetzung der Sehschärfe, frühzeitiger Verlust des Farbensinnes bei normalen oder fast normalen Weißgrenzen im Gesichtsfeld besteht, 2. wenn eine hochgradige konzentrische Einengung des Gesichtsfeldes, mit den Weißgrenzen zusammenfallende Farbengrenzen, normale oder fast normale Sehschärfe vorhanden sind und wenn 3. bei ausgesprochener Blaßfärbung der Papillen nur geringe Gesichtsfeldstörungen, aber starke subjektive Lichterscheinungen bestehen.

Neuere Berichte über die Behandlung der Opticusatrophie (TENNENT, TURVEY, THRANE und STÜRUP, MAYER) mit Tryparsamid betonen die gute Verträglichkeit des Mittels auch in fortgeschrittenen Fällen (TENNENT). Unter 15 Fällen sah TURVEY 9mal eine Besserung der Sehschärfe bei einer Beobachtungszeit von $^1/_2$—2 Jahren, 5mal blieb der Visus erhalten, in 2 Fällen wurde er schlechter. Doch möchte er diesen Erfolg nicht allein der Tryparsamidbehandlung zuschreiben, weil einige der Tabesfälle vorher auch eine Malariabehandlung mitgemacht haben. L. L. MAYER betont, daß die Zahl der Opticusaffektionen, die durch Tryparsamid günstig beeinflußt wurde größer ist als die, welche eine Schädigung zeigten, und daß eine Furcht vor Opticusschädigung durch das Mittel unbegründet ist. Nur MOONEY bezieht bei einem Taboparalytiker, welcher zuerst eine Penicillinkur, dann Tryparsamid und schließlich eine Malariakur und nochmals eine Penicillinkur mitgemacht hatte, die Abnahme der Sehschärfe und die Abblassung der Papille mit konzentrischer Gesichtsfeldeinschränkung auf das Tryparsamid. SEZARY und COUTELA betonen, daß es immer wieder Fälle von tabischer Opticusatrophie gibt, welche durch eine kombinierte oder alternierende Behandlung mit Novarsen (= Neosalvarsan) und Wismut in ihrem Verlaufe aufgehalten, ja sogar gebessert werden können. Unter 24 Fällen von Opticusatrophie bei Tabes sah ČAVKA bei einer Kombinationskur von Salvarsan, Quecksilber und Wismut zugleich mit subkonjunktivaler Injektion von 10%igem Kochsalz die eine Hälfte der Fälle unverändert, die andere Hälfte gebessert. Nur 4 Augen hatten einen schlechteren Visus. Fünfwertige Arsenpräparate, vor allem Atoxyl, aber auch Hectin, Tryparsamid, Stovarsol, Orsamin, Atharsenol, Proparsenol u. a. können den Opticus schädigen. Über 2 Fälle von toxischer Opticusschädigung durch Acetylarsan berichten SORIANO, MALBRAN und PICOLI, wobei die toxische Wirkung des Arsens durch eine gleichzeitige Insuffizienz der Nieren und der Leber begünstigt zu sein schien. Man wird also mit den 5wertigen Arsenpräparaten bei der tabischen Opticusatrophie im großen und ganzen zurückhaltend sein und die 3wertigen Arsenpräparate vorziehen. Dennoch sahen SPIEGEL, LIEFER und SARASON mit einem 5wertigen Arsenpräparat, dem Aldersone (Natrium-Methylen-Sulfonamino-Hydroxylphenyl-Arsenate) bei 25 Patienten mit Opticusatrophie, unter denen allerdings auch Fälle von meningovasculärer Syphilis waren, in der Mehrzahl der Fälle eine Besserung des Visus und Ausweitung des Gesichtsfeldes, in 12 Fällen keine Verschlechterung, jedoch auch keine Besserung. 3 Fälle mit Opticusatrophie nach Tryparsamid vertrugen Aldersone gut. MOORE ist der Ansicht, daß man durch endolumbale Injektion von salvarsanisiertem Serum oder durch kleine Dosen von Neosalvarsan oder Sublimat und durch Lufteinblasung 50% der tabischen Opticusatrophie günstig beeinflussen kann. Tryparsamid hält er für kontraindiziert. Die günstigste Prognose besteht in jenen Fällen, bei denen die Opticusatrophie noch einseitig war. Auch GENNERICH, welcher eine jahrzehntelange Erfahrung mit der endolumbalen Behandlung der Syphilis des zentralen Nervensystems besitzt, betont, daß die früherkannte tabische Opticusatrophie ein dankbares Objekt für die endolumbale Therapie ist, daß aber alte Fälle eine schlechte Prognose geben. SCHACHERL sah unter 69 primären Opticusatrophien 23% Versager und 76% Erfolge und hält endolumbale Salvarsantherapie für die bisher wirkungsvollste der tabischen Opticusatrophie. GROSS hat in einem Fall von primärer Opticusatrophie bei Lues cerebrospinalis die endolumbale mit der intravenösen Salvarsaninjektion gekoppelt und eine Wismutkur mit 47 intramuskulären Injektionen nachgeschickt, wodurch er Visus und Gesichtsfeld erhalten konnte. In einem zweiten Fall erblindete der Patient trotz dieser Therapie in $1^{1}/_{2}$ Jahren völlig. DRAGOMIR konnte bei 5 Fällen von tabischer Opticusatrophie den Zustand der Augen nach endolumbaler Injektion von salvarsanisiertem Serum stationär erhalten. JAENSCH faßt seine Erfahrungen mit der suboccipitalen Salvarsaninjektion in den vielsagenden Satz zusammen, daß die funktionell besten Ergebnisse bei jenen Opticusatrophien vorhanden waren, bei denen therapeutisch am wenigsten unternommen wurde. Man soll die Behandlung der Opticusatrophie dennoch nicht ablehnen, aber sehr vorsichtig vorgehen und am besten Jod-Kali und Wismut verwenden.

Entsprechend der kaum haltbaren Vorstellung, daß die tabische Opticusatrophie durch eine Kontraktion der Arteria centralis retinae bedingt ist, glaubt ABADIE das Fortschreiten der Sehnervendegeneration durch intravenöse Quecksilberinjektionen und durch subcutane Injektionen von 0,02 g Atropin aufhalten zu können.

Zu den *unspezifischen Behandlungsmethoden* der tabischen Opticusatrophie gehören die Fieberbehandlung mit Malaria- und Eiweißstoffen, die Behandlung mit Schwefel, Penicillin, Cortison und eine Reihe von anderen Maßnahmen. Alle diese Behandlungsvorschläge wurden um so lebhafter aufgegriffen, als die spezifische Behandlung der primären Opticusatrophie nicht zu überzeugen vermochte.

Zur *Malariabehandlung* der tabischen Opticusatrophie haben unter anderen Stellung genommen: BLATT, CLARK, FLEISCHER, GASTEIGER, GRAGE, MEESMANN, MOORE, WOODS, HOPKINS und SLOANE, NICOL und HUTTON, ORLANDO, PAULIAN, FORTUNESCU undTU DOR, SABBADINI, WEINBERG und J. WOLFF. Sie geht auf die Malariabehandlung der Paralyse durch WAGNER-JAUREGG zurück und wird mit einem Tertianastamm vorgenommen. Die Zahl der Fieberstöße beträgt selten mehr als 10. Die Unterbrechung geschieht meist durch Chinin. Nach NICOL und HUTTON wird die Paralyse, besonders aber der Liquor durch Malaria allein in 80% günstig beeinflußt. CLARK berichtet über Augenveränderungen bei 50 Patienten mit progressiver Paralyse nach Malariabehandlung: Der Visus war bei 8 Kranken nicht zu prüfen, bei 8 Fällen stark herabgesetzt, bei den übrigen Fällen gut oder fast gut. Von 28 Patienten mit Argyll-Robertson bekamen 22 wieder eine normale Pupillenreaktion, bei 6 Patienten mit einseitiger Pupillenstarre hat sich die Pupille 3 Monate nach der Malariabehandlung normalisiert. Von 22 Patienten mit Fundusveränderungen (Glaskörpertrübungen, Chorioretinitis, Hyperämie und Abblassung der Papille) sollen 12 eine Besserung gezeigt haben. Von 20 Patienten, bei denen das Gesichtsfeld untersucht werden konnte, hatten 4 eine Besserung.

Unter 12 mit Malaria geimpften Fällen fand WOLFF 7 bei einer Beobachtungszeit von unter 1 bis zu 4 Jahren unverändert. PAULINAN, FORTUNESCO und TUDOR fanden von 4 Opticusatrophien einen gebessert und 3 stationär, FLEISCHER unter seinen 8 Fällen keine Schädigung bei einer Beobachtungszeit bis zu 7 Jahren. Stillstand und langsamer Verlauf der Opticusatrophie müssen als positiver Erfolg der Malariabehandlung gewertet werden, zumal Salvarsan, Quecksilber und Wismut versagt hatten. Während GRAGE fordert, die tabische Opticusatrophie einer milden Malariabehandlung zu unterziehen und die Nachbehandlung mit Salvarsan einen Kunstfehler nennt, möchte WEINBERG nur Fälle mit rapidem Fortschreiten der Opticusatrophie mit Malaria behandelt wissen und die übrigen Fälle einer „kleinen Fieberkur" mit Pyrifer und einer Salvarsan-Bismogenolkur unterziehen. SABBADINI hält die Malariakur bei der tabischen Opticusatrophie schon deswegen für ausgezeichnet, weil der Opticus für die üblichen antisyphilitischen Mittel wie Arsen, Jod und Wismut nach der Malariakur wieder empfänglich wird. Nur Quecksilber soll nach der Malariakur nicht gegeben werden.

Wichtiger sind die Erfahrungen, die auf einem großen Material und längerer Beobachtungszeit beruhen, auch wenn sie negativ sind. GASTEIGER sah bei 21 malariabehandelten Fällen niemals Besserung: bei 6 Fällen blieb der Zustand bis zu einem Jahr und mehr unverändert, bei 15 Fällen verfielen Visus und Gesichtsfeld weiter, bei 8 Kranken im Anschluß an die Kur. Von 119 mit Malaria behandelten Fällen von Opticusatrophie aus dem Material von BLATT erblindeten 56,3% innerhalb von 6 Monaten, weitere 36% nach 6—12 Monaten und 7% nach 1—2 Jahren. Er stellt diese Zahlen jenen Fällen von Opticusatrophie gegenüber, welche mit Salvarsan und Wismut behandelt wurden: von 197 Fällen erblindeten nach 6 Monaten 20,8%, nach 6—12 Monaten 20%, nach 1—2 Jahren 51% und nach 2—5 Jahren 8,6%. Von 19 Patienten, die überhaupt nicht behandelt wurden, erblindeten innerhalb von 6 Monaten nach Beginn der Erkrankung 26,7%. nach 6—12 Monaten 24%, nach 1—2 Jahren 40,8% und nach 2—5 Jahren 8,5%. Er kommt zu dem Schluß, die tabische Opticusatrophie besser nicht als mit Malaria zu behandeln. Auch die von Meesmann mit Malaria behandelten Fälle verschlechterten sich sämtliche.

Wieviel genaue wissenschaftliche Beobachtungen auf diesem Gebiete der Behandlung der tabischen Opticusatrophie noch notwendig sind geht aus den Schlußfolgerungen auf Grund von 191 Opticusatrophien von Moore, Woods, Hopkins und Sloan hervor, von denen 65 Patienten gar nicht, 28 Patienten unzulänglich, 34 ausreichend mit Neosalvarsan, Wismut und Quecksilber, 28 intralumbal oder intrazisternal, 9 mit Malaria und 27 mit der Kombination von 2 oder mehreren der erwähnten Methoden behandelt wurden. Bei den nichtbehandelten Fällen betraf die Opticusatrophie immer beide Augen und führte innerhalb von 7 Jahren nach Auftreten der ersten Symptome zur völligen Erblindung. Ungenügende gewöhnliche antisyphilitische Therapie hat auf die Entwicklung der Erblindung weder einen beschleunigenden noch verzögernden oder verhindernden Einfluß. Ausreichende, gewöhnliche antisyphilitische Behandlung scheint die Erblindung in einem gewissen Maße zu verzögern, in geeigneten Fällen die Atrophie zum Stillstand zu bringen. Die subdurale Behandlung nach Swift-Ellis bringt in der Hälfte der Fälle die Sehnervenatrophie zu dauerndem Stillstand, allerdings ist bei ungefähr 10% mit der Gefahr einer plötzlichen Sehverschlechterung zu rechnen. Die Malariabehandlung führte in 85% der allerdings wenigen Fälle bei einer Beobachtungsdauer von 1—9 Jahren zum Stillstand der Opticusatrophie. Im allgemeinen läßt sich für alle Behandlungsarten sagen, daß die Beteiligung des zweiten Auges in 70% verhindert werden kann, wenn sie im Zeitraum der nur einseitigen Opticusatrophie begonnen wurde. Es sollte daher die primäre Opticusatrophie zuerst mit Malaria behandelt werden. Verfällt die Sehschärfe trotzdem, sollte eine subdurale Behandlung versucht und an beide Behandlungsmethoden eine intensive und langdauernde Behandlung mit 3wertigen Arsenverbindungen, mit Wismut und Quecksilber angeschlossen werden. Pick und Kutzinski empfehlen an Stelle der Malaria eine Fieberbehandlung mit Neosaprovitan oder Pyrifer, anschließend 10 Salvarsandosen und Jodipin oder Diozol in kleinen Dosen.

Die Behandlung der tabischen Opticusatrophie durch *Schwefelinjektionen* wurde von L. Winkler angeregt, und zwar 10 Injektionen von „Schwefeldiasporal intravenös" 0,1—0,2 cm³, später 1%ige Sulfurpräcipitatsuspension 2mal wöchentlich und 20 Wismutinjektionen von insgesamt 0,9—1,3 g. Die ersten Schwefelinjektionen sollen höchstens eine Temperatursteigerung bis 37,5°, die späteren nicht über 38,5° machen. Er rühmt die dadurch erzielte Verbesserung der Sehschärfe und des Farbengesichtsfeldes und daß die blasse Papille wieder einen rötlichen Schimmer bekommt. Fried sah mit dieser Methode in 6 von 12 Fällen eine wesentliche, in 4 eine mäßige Besserung, ein Fall blieb unverändert, einer wurde verschlechtert. Busacca beginnt mit einer Dosis von 0,5 mg Elementarschwefel und steigert allmählich in 10 intraglutealen Injektionen auf 2 mg. Die ersten 3 Injektionen sollen möglichst kein Fieber verursachen. Aber gerade das bis auf 41° getriebene Schwefelfieber (12 Injektionen alle 3—4 Tage) hält Prati für den Erfolg für notwendig und schickt eine Wismut- und Quecksilberkur nach, aber kein Salvarsan. Behandlungsdauer 4 Monate.

Die *Penicillinbehandlung* der tabischen Opticusatrophie wurde auf Grund der günstigen Berichte unternommen, welche Penicillin auf die Tabes, besonders auf ihre lanzinierenden Schmerzen, und auf die Sanierung des Liquors und des Blutes hat (Salarvullana Francisco Lana u. a.). Penicillin wurde allein (Guillain, Lereboullet, Sevileano und Strauss, Haupt, Benton und Harris, Bureau und Duval, Šuster, Zlamal, Schuller u. a.) oder zusammen mit Malariatherapie (Klauder und Gross, Horne und Curtis, Lereboullet und

Brisset, Orlando, Kenney und Curtis u.a.) oder mit Wismut (Cordero und Noussitou) angewendet. Die Gesamtdosis beträgt 5—12 Mill. E Penicillin pro Kur, die tägliche Dosis schwankt zwischen 200000—600000 E und beträgt jetzt 800000—1000000 E täglich. Guillain u. Mitarb. sind der Ansicht, daß hauptsächlich die akuten tabischen Prozesse durch Penicillin zu beeinflussen sind. Benton und Harris sahen Erfolge bei Fällen, welche bei Beginn der Behandlung mehr als 20/50 Visus hatten. Bei weniger Visus war der Verfall des Sehvermögens nicht aufzuhalten. Nur in den Anfangsstadien des Opticusprozesses verspricht Penicillin eine günstige Wirkung. Nach Haupt sprach auch die primäre Opticusatrophie bei Lues III gut auf Penicillin an. Šuster wiederholt die Kur mit 6—10 Mill. E 3mal. Dennoch ergaben Kontrolluntersuchungen bei 15 Fällen ein langsames, aber ständiges Fortschreiten der Opticusatrophie bei einer Beobachtungszeit von 1—6 Jahren. Ähnlich äußert sich Zlamal auf Grund von 29 eigenen mit Penicillin behandelten Fällen: in keinem Fall kam es zu einer Besserung, in 25 von 29 Fällen verschlechterte sich der Visus innerhalb von 2 Jahren und in 4 Fällen verfiel Visus und Gesichtsfeld schnell.

Auf Grund dieser nicht überzeugenden Erfahrungen mit Penicillin bei der tabischen Opticusatrophie kombinieren Klauder und Gross die Penicillin- mit der Malaria- und Wismut-Behandlung bei ihren 56 Patienten, indem sie zuerst 7 Tage lang 4200000 E Natrium-Penicillin, und als zweite Kur Malaria und Wismut verabreichen: bei 32 Patienten schritt die Opticusatrophie bei einer Beobachtungszeit von 4—48 Monaten nicht fort. Der Liquorbefund besserte sich durch die Penicillinbehandlung, doch bestehen zwischen dieser Liquorbesserung und dem Grade der Beeinflussung des Opticus keine faßbaren Beziehungen. Horne und Curtis sehen auf Grund der Erfahrungen bei 42 Fällen keinen Vorzug der Penicillin- vor der Malariatherapie. Lereboullet und Brisset raten, die Malariabehandlung der Penicillintherapie nachzuschicken, doch bleibe der Zustand der Opticusatrophie meist unbeeinflußt. Orlando hingegen empfiehlt zuerst die Malariakur und dann hohe Penicillindosen von 10—12 Mill. E. Kenney und Curtis sahen unter ihrem Material von 37 Fällen von Opticusatrophie, ganz gleich, ob sie nach der Penicillinkur die Malariakur verwendeten, Stillstand des Opticusprozesses, wenn die Sehschärfe vor der Kur nicht unter 6/20 abgesunken war. War der Visus geringer, kam es in allen Fällen trotz Behandlung langsam zur Erblindung.

Auch nach *Chloramphenicol* in Tagesdosen von 2 g statt Penicillin blieb die Opticusatrophie bei 7 Fällen von Tabes, 2 von Paralyse, einer von Syphilis cerebri und ein Fall nach spezifischer Meningoencephalitis unbeeinflußt, trotzdem insgesamt 32—62 g gegeben wurden (Sanguineti und Meneghini). Gebessert wurden die Schmerzen und der Allgemeinzustand der Tabiker sowie der Liquor.

Klauder und Gross fanden die *Zahl der Erblindungen* nach allen Behandlungsarten: Penicillin allein, Penicillin, Fieber- und Schwermetalltherapie, Penicillin und Malaria mit Wiederholung der Kur, Penicillin und Cortisontherapie annähernd gleich, doch war die Penicillintherapie der Schwermetallbehandlung überlegen. Cortison ist offenbar von Nutzen. Jedenfalls sollte man es bei allen progressiven Formen von Opticusatrophie zusammen mit Penicillin anwenden. Alle Patienten, auch die unbehandelten, hatten eine relativ gute Prognose, wenn sie nach 3 Jahren noch nicht erblindet waren. 81% der nichtbehandelten Fälle war aber nach 3 Jahren blind. Bei der Opticusatrophie nach angeborener Syphilis, bei welcher das Verhältnis der weiblichen zu den männlichen Patienten 8:2 ist, war die Zahl der Erblindungen viel geringer, nämlich etwa 20%.

Verwendet man anstelle der Malariabehandlung den *Ketteringschen Hypertherm* (s. Keratitis parenchymatosa) zur Fiebererzeugung (Menagh), ließ sich unter 10 Fällen von primärer Opticusatrophie bei 4 Fällen eine Besserung besonders in bezug auf das Gesichtsfeld feststellen. Die anderen Fälle blieben unbeeinflußt oder waren verschlechtert.

Es seien noch individuelle Behandlungsmethoden erwähnt, welche aber im Schrifttum keinen Widerhall gefunden haben: MORETTI empfiehlt bei primärer Opticusatrophie, wenn Wismut und Malaria kontraindiziert sind, Chinin oder eine fibrolytische Behandlung mit Injektionen von Fibrolysin und Jod, welche er durch gefäßerweiternde Mittel wie Natriumnitrit und Acetylcholin und mit Nervenfaserstimulantien wie Strychnin unterstützt. Auch DUGGAN will bei 5 Patienten, die er mit Natriumnitrit und Erytholtetranitrat zur Gefäßerweiterung behandelt hat, eine Erweiterung der Gesichtsfeldgrenzen und bei 3 eine Besserung des Visus beobachtet haben.

Durch Steigerung der Zelloxydation, die durch Schwermetallbehandlung herabgesetzt wird, mittels *Schilddrüsenhormon und Mangansalzen* (1% Kal. permang. jeden 2. Tag intramuskulär, Thyrosin 1—2mal wöchentlich intravenös) hat HAMBURG bei 7 Fällen eine Besserung des Visus und des Gesichtsfeldes bei kurzer Beobachtungsdauer erzielt und FEIST berichtet über gute Erfolge bei der tabischen Opticusatrophie nach retrobulbärer *Placentaeinpflanzung*, die nicht nur eine örtliche Gefäßerweiterung, sondern auch eine hormonelle Anregung des Hypophysen-Zwischenhirnsystems machen soll.

Wenn BRUETSCH von einer chirurgischen Behandlung der primären Opticusatrophie spricht und damit die chirurgische Wegnahme von Strängen bei Arachnoiditis optico-chiasmatica meint und damit Erfolge gesehen hat, so berührt dieser Vorschlag wieder die Grundfrage der Entstehung der primären Opticusatrophie bei Syphilis, welche eben in vielen Fällen für einen Zusammenhang zwischen Opticusatrophie und basaler Meningitis syphilitica spricht. Hierbei ist nicht so sehr der mechanische Einfluß der verdickten Arachnoidea, sondern der entzündliche Prozeß für die Opticusatrophie verantwortlich, weswegen der operative Eingriff nur einen beschränkten Einfluß auf die Opticusatrophie haben kann, weil diese durch eine interstitielle Neuritis hervorgerufen ist. Daher empfiehlt er als beste Behandlung der primären Opticusatrophie derzeit die Malaria- und Penicillinkur.

10. Pupillenstörungen

Die Haupttypen der Pupillenstörungen bei der Syphilis sind: 1. die reflektorische Pupillenstarre, das Argyll-Robertsonsche Phänomen, 2. die absolute Pupillenstarre und 3. die Ophthalmoplegia interna. Betreffs der anatomischen und physiologischen Grundlagen sei auf IGERSHEIMER (Handb. JADASSOHN XVII/2, S. 386ff.) hingewiesen.

Pupillenstörungen sind bei Lues sehr häufig, besonders im Tertiärstadium, und betragen nach verschiedenen Statistiken zwischen 17 und 42%. Bei der latenten Syphilis treten sie häufig isoliert auf und sind nicht selten der Vorläufer der später zum Ausbruch kommenden schweren Erkrankungen des Zentralnervensystems. So berichtet TELLER über eine Pupillenstarre bei einem 46jährigen Mann 3 Jahre nach einem Schädelgrundbruch, der sonst ganz normal schien. Über Nacht kam es zu einer Amaurose beider Augen, die Liquorreaktionen waren stark positiv und erst die genaue Untersuchung ergab ulceröse Gummen der Tonsillen, der Gaumenbögen und Rachenhinterwand, gummöse Zerstörungen der knöchernen Teile der Nase und osteolytische Eröffnung einiger Siebbeinzellen.

Eine der frühesten Pupillenstörungen ist die *Entrundung der Pupillen* (10%), die im Anfang am besten bei Untersuchung im Dunkelzimmer festzustellen ist und ohne Anisokorie vorkommen kann. Jede Pupillenstörung bei einem anscheinend Gesunden zwingt zur eingehenden Gesamtuntersuchung, besonders zur Untersuchung des Blutes und des Liquors. Aber auch der negative Ausfall der Liquoruntersuchung spricht nicht gegen Lues, sondern nur für einen gutartigen und stationären Charakter der syphilitischen Erkrankung (SMIRNOV).

Die Häufigkeit von Pupillenstörungen wird von VOM HOFE bei 200 Fällen von Spätsyphilitikern mit 25% angegeben. Sie finden sich bei behandelten und unbehandelten Fällen fast gleich häufig, nämlich im Verhältnis von 14:12. Im einzelnen fanden SHAPIRA und GRAGE bei 108 Syphilitikern mit Pupillenstörungen eine unregelmäßige Form der Pupillen an beiden Augen in 32, an einem Auge in 8 Fällen, Anisokorie in 42, Fehlen der Akkommodationsreaktion in 33, Fehlen der Lichtreaktion in 33, typischen Argyll-Robertson bei 17, träge Reflexreaktion bei 5, Miosis an beiden Augen bei 15, an einem Auge bei 16 Patienten. Auch JAFFE betont das Vorkommen von geringfügigen Pupillenstörungen in den Frühstadien der Lues cerebrospinalis und DESTUNIS teilt die oligosymptomatische Neurolues nach den Pupillensymptomen ein in a) eine pupillare Form mit isolierter Pupillenstörung, also eine mesencephale Form der Lues, wo die Spirochäten durch die Cisterna basalis und durch den Aquaeductus Sylvii eindringen und sich im intranuclearen wie im supranuclearen Fasergebiet des N. oculomotorius ausbreiten und diesen schädigen. b) Eine pupillofasciculare Form, d.h. eine Kombination von Pupillenstörungen mit geringen Hinterstrangsymptomen wie Areflexie, Hyporeflexie und/oder Lagesinnstörung. Daraus soll leicht die Tabes dorsalis entstehen können, und c) in eine pupillopyramidale Form, d.h. Pupillenstörungen und Pyramidenzeichen wie BABINSKI und ROSSOLINO, bei welcher die Neigung zur Entwicklung der Lues cerebri bestehen soll. Unter 500 Fällen von Neurolues fand er 31mal eine dieser 3 Formen, wobei nicht in allen Fällen die Luesreaktionen im Liquor positiv waren. Die Infektion lag 2—49 Jahre zurück und alle Fälle waren antisyphilitisch behandelt worden. Wenn auch RENAUD und MIGET mit Recht betonen, daß nicht alle Fälle von Veränderungen der Pupillenweite und -reaktion durch Syphilis bedingt sein müssen, so bleiben die Autoren doch die Frage nach der Ursache der Pupillenveränderungen in ihren 22 Fällen schuldig: Unter ihrem Krankengut von 1872 Fällen wiesen 81 Kranke Pupillenanomalien auf. 58 von diesen Pupillenfällen hatten Zeichen einer cerebrospinalen Lues, 22 keine. *Anisokorie* muß nicht ein Zeichen einer Lues sein, wenn Licht- und Konvergenzreaktion normal sind, nach der Meinung von MONCORPS selbst dann nicht, wenn es sich um eine erscheinungsfreie, aber seropositive Lues (29jährige Frau) handelt. Er nimmt als Erklärung für die Anisokorie eine Heterochromie der Iris(?) an und hält dies für einen angeborenen Zustand, weil die Mutter der Patientin den gleichen Pupillenbefund aufwies. Ob die Mutter eine Lues hatte, wird allerdings nicht erwähnt.

Nur bei 30 von 162 Paralytikern war die Licht- und Konvergenzreaktion der Pupille normal (Voss). Bei 10 bis zum Tode beobachteten Fällen blieb die Lichtreaktion normal, bei 4 stellten sich kurz vor dem Tode motorische Pupillenstörungen ein. Für die Prognosestellung bei der Paralyse scheint das Erhaltenbleiben einer normalen Lichtreaktion ohne Bedeutung zu sein. — *Paradoxe Lichtreaktion* sah TREBULA bei einer 53jährigen Frau mit Paralyse: Beide Pupillen waren entrundet, die rechte erweiterte sich auf Lichteinfall und ihre Konvergenzreaktion war wenig ausgiebig. Die Lichtreaktion der linken Pupille verläuft prompt und ausgiebig. Die Entstehung der paradoxen Lichtreaktion ist noch umstritten.

K. MAYER wirft die Frage der Fahrdienstfähigkeit bei Auto und Eisenbahn bei späten syphilitisch isolierten Pupillenstörungen auf und kommt zu folgenden

Schlüssen: bei negativem Liquor kann Belassung oder Einstellung in den Fahrdienst erfolgen, bei positivem Liquor nicht, weil dieser einen aktiven Prozeß anzeigt. Regelmäßige Nachuntersuchungen müssen stattfinden, die nicht nur Sehschärfe und Farben, sondern auch den Gesamtzustand und den Liquor prüfen.

a) Die reflektorische Pupillenstarre

ist eines der häufigsten Symptome der Neurolues. Sie kommt in 60—90% der Tabes, in 50% bei der Paralyse, in 10% bei Hirnsyphilis vor, in seltenen Fällen aber auch bei chronischem Alkoholismus, bei Encephalitis lethargica, Multipler Sklerose, Diabetes und Trauma. Sie ist häufig vergesellschaftet mit Anisokorie (50%), Entrundung der Pupillen und mit Opticusatrophie. Syphilitische Netz- und Aderhauterkrankungen sind dabei selten, die Wa.R. im Blut und Liquor ist häufig positiv.

Bei der reflektorischen Pupillenstarre, dem Argyll-Robertsonschen Phänomen, ist 1. die direkte wie die indirekte Lichtreaktion aufgehoben, 2. die Naheinstellungsreaktion gegenüber der Norm gesteigert, 3. die sensible, sensorische und psychische Pupillenreaktion fehlend oder herabgesetzt und es besteht 4. eine relative oder absolute Miosis. Sie ist fast immer an beiden Augen vorhanden, doch gibt es einseitige Fälle (THIEBAUT und HELLE, APTER u. a.). Cocain erweitert die Pupille wenig oder gar nicht, die Atropinwirkung ist verlangsamt. Auch Mydriasis sowie Pupillenunruhe kommen beim Argyll-Robertson vor, ebenso ungeklärte Adaptationsstörungen. Unter den neueren Arbeiten allgemeinen und referierenden Charakters sind die von ALAJMO, JÖRIMANN, KYRIELEIS, MERRITT und MOORE, TOURNAY, TOURAINE u. SOLENTE zu nennen. BODECHTEL unterstreicht die Tatsache, daß eine reflektorische Pupillenstarre allein zur Diagnose Tabes nicht ausreicht, sondern daß die Liquorreaktionen gefordert werden müssen, da die Pupillenstarre außer bei den oben angeführten Erkrankungen auch noch bei Syringomyelie, Herpes zoster und bei Prozessen im Bereiche der Hirnschenkel vorkomme. Eine Statistik von MERRITT und MOORE von 749 Fällen von Neurosyphilis ergab reflektorische Pupillenstarre in 287 Fällen, davon 83% Tabes und Paralyse und 17% andere Formen der Neurolues. ALAJMO, der die Naheinstellung von 1 m bis 10 cm in stufenförmigen Abständen prüfte, fand, daß sich der Pupillendurchmesser mit Zunahme der Konvergenz und Akkommodation konstant vermindert. Bei Vorhandensein einer Anisokorie war der Prozentsatz der Verengerung an der engeren Pupille größer. Der durchschnittliche Prozentsatz der Verkleinerung des Pupillendurchmessers schwankt um 30%. TOURAINE und SOLENTE sahen die reflektorische Pupillenstarre als einziges Zeichen einer Meningitis syphilitica bei einem 34jährigen Eingeborenen von Madagaskar, und JÖRIMANN berichtet über ein Ehepaar, bei welchem die Neurosyphilis gleichzeitig mit reflektorischer Pupillenstarre und Anisokorie einsetzte.

Über den *Sitz* der reflektorischen Pupillenstarre sind die Erörterungen noch im Gange, doch scheint die alte Annahme, daß sie in der Zone zwischen dem sensiblen und motorischen Teil des Reflexbogens sitzt nach den Untersuchungen von O. LÖWENSTEIN zu Recht zu bestehen, daß es sich also um eine Läsion handelt, welche die Endaufsplitterungen der zentripetalen Reflexfasern um den Sphincterkern herum bzw. die Synapsen leitungsfähig macht. Nach O. LÖWENSTEIN gibt es folgende Möglichkeiten des Zustandekommens einer Miosis: 1. Durch Sympathicusschädigung mit Dilatatorparese, 2. durch Wegfall supranuclearer hemmender Bahnen und 3. Spasmen auf Grund einer Parasympathicuserregung, wie dies auf Grund des pupillographischen und pharmakodynamischen Verhaltens beim Argyll-Robertson der Fall ist. Nach ZIS liegt in 80% der Fälle von Argyll-Robertson bei Miosis eine Sympathicusläsion, in 20%, wo das Phänomen mit

Mydriasis verbunden ist, eine Oculomotoriuslähmung vor und Rizzo betont, daß
er bei 8 Paralytikern mit Argyll-Robertson bei der histologischen Untersuchung
in keinem Falle einen degenerativen Prozeß der Sehnerven finden konnte. Poos,
Schaeffer und Leger, sowie Apter u. a. halten die zentrale Genese der reflektorischen Pupillenstarre für unmöglich. Nach Poos beruht sie entsprechend der
Doppelinnervation des Sphincter pupillae auf einer Unterbrechung der licht-
reflektorischen Verengerung wie des Erweiterungsreflexbogens. Aus der bei Tabes
häufig vorhandenen Atrophie des Irisgewebes wird gefolgert, daß es sich bei der
reflektorischen Pupillenstarre um eine Ernährungsstörung der Iris handelt, welche
zu einer Atrophie der Nerv-Muskel-Endverbindung führt. Der Entartungs-
prozeß beginnt daher in der Peripherie am Erfolgsorgan und steigt allmählich auf.
Er sei im Ciliarganglion quantitativ an der Zahl der degenerierten Ganglienzellen
zu erkennen. Dem hält Löwenstein entgegen: Sollten, was bisher noch nicht
bewiesen ist, getrennte Fasergruppen für Licht und Konvergenzreaktion zwischen
Ganglion ciliare und Iris bestehen, so würde eine Läsion Mydriasis und nicht
Miosis hervorrufen. Destruktion des Ganglion ciliare führt zu einer Überempfindlichkeit auf Acetylcholin und löst Reaktionen aus, welche für das *Addie-Syndrom*
charakteristisch sind. Destruktion des peripheren Oculomotorius verursacht
Mydriasis, wobei die Pupille weder auf Licht noch auf Naheinstellung reagiert.
Schäden im Bereiche des Chiasma oder eines Tractus opticus können zu einem
sog. ,,Pseudo-Argyll-Robertson-Syndrom" führen, welches sich vom echten
Argyll-Robertson durch Mydriasis bei Dunkelheit und geringe Lichtempfindlich-
keit unterscheidet. Spastische Reflexe und Anisokorie kommen nicht vor, solange
keine weiteren Läsionen in anderen Neuronen vorliegen. Eine völlige Destruktion
der *Edinger-Westphalschen Kerne* führt zur ,,absoluten" mydriatischen Pupillenstarre. Wenn aber der pathologische Prozeß die Synapsen oder die zentralen
Bahnen für die Naheinstellungsreaktion nicht miterfaßt, kommt es ein- oder
doppelseitig zum Verlust der Pupillenkontraktion auf Lichteinfall, während die
Naheinstellungsreaktion erhalten bleibt. Es besteht deshalb, so schließt Löwenstein, keine Ursache, die alte Lehre abzulehnen, daß die reflektorische Pupillenstarre durch eine Läsion in der Nähe des Oculomotoriuskernes im letzten afferenten
Neuron des pupillaren Reflexbogens ausgelöst wird. Die wenigen bekannt
gewordenen Fälle von *einseitigem* Argyll-Robertsonschen Phänomen sind der
Grund, warum sich auch Apter sowie Thiébaut und Helle für die periphere
Genese entscheiden und der Ansicht sind, daß Veränderungen im Irisgewebe
(Atrophie, Degeneration der Irisnerven und Sklerose der Irisgefäße) bei Tabes
und Paralyse für die reflektorische Pupillenstarre verantwortlich sind. Die
Miosis wird durch die Erschlaffung der elastischen Fasern der Blutgefäße und der
Dilatatorfasern erklärt. Die dadurch bedingte Rigidität der Iris vermag der
geschwächte Sphincter nicht zu überwinden (Lichtstarre). Zur Erklärung der
gesteigerten Naheinstellungsverengerung der Pupille wird die Theorie von Helm-
holtz herangezogen, nach welcher die Verengerung der Pupille beim Naheblick
durch eine Bewegung der ganzen Iris infolge Vorwärtsrücken der Iriswurzel durch
den Ciliarmuskel bewirkt wird. Diese Bewegung werde beim Argyll-Robertson
nicht durch den normalen Gewebstonus gebremst. Thiébaut und Helle nehmen
mit Axenfeld an, daß die den Lichtreflex vermittelnden efferenten parasym-
pathischen Fasern sich vor dem Ciliarganglion von den die Naheinstellungsreaktion
vermittelnden Fasern trennen und über eine Ganglionkette (akzessorische Ciliar-
ganglien) die Pupillenmuskulatur erreichen. Schädigung dieses Abschnittes des
Reflexbogens erklärt die isolierte Aufhebung des Lichtreflexes beim Argyll-
Robertson, natürlich auch beim einseitigen zwanglos.

Das *Adiesche Syndrom*, aufgehobene Lichtreaktion bei weiter Pupille, tonische Konvergenzreaktion mit Ausfall von Sehnenreflexen, auch Pupillotonie oder Syndrom von WEILL-REYS genannt, welches meist einseitig auftritt, sei hier nur erwähnt. Einträufelung von cholinergisch wirkenden Mitteln, z.B. 2,5% Mecholyl verengert die Adie-Pupille, nicht aber die normale. Atropin erweitert die Adie-Pupille, aber nicht oder kaum die Argyll-Robertson-Pupille. Das Syndrom wird als Zwischenhirnstörung angesehen und wird bei Hirntumoren, aber auch bei erworbener oder angeborener Syphilis (SUBIRANA und OLLER-DAURELLA, HARVIER und BOUDIN) gefunden. Oft bleibt die Ursache unklar (GUILLAIN und SIGWALD, CASANOVAS u.a.). Das Adiesche Syndrom hat mit Tabes nichts zu tun.

Die Behandlung der reflektorischen Pupillenstarre besteht in der Verhütung, d.h. jede Syphilis soll so frühzeitig und so ausgiebig wie möglich behandelt werden, damit es nicht zur syphilitischen Pupillenstörung kommt. Ist sie einmal vorhanden, läßt sie sich durch antisyphilitische Behandlung nur in den seltensten Fällen, auch wenn diese noch so energisch ist, beeinflussen (s. IGERSHEIMER, Handb. JADASSOHN XVII/2, S. 397), am ehesten noch im Frühstadium der reflektorischen Pupillenträgheit. SCHREIBER beobachtete eine vollständige Zurückbildung bei einer 36jährigen Frau nach Fieberbehandlung (Typhusvaccine) in 8 Tagen. Über Veränderungen der Pupillenreaktion bei 50 Neuroluetikern und zwar bei 29 Fällen von Paralyse, 10 Fällen von Taboparalyse und 9 Fällen von Hirnsyphilis durch Behandlung mit Lipocerebrin macht SAVVAITOV folgende Angaben: In 26 Fällen fanden sich Änderungen in bezug auf die Form, Größe und Reaktion der Pupille, meist im Sinne einer Annäherung an die Normalform, aber auch umgekehrt. In 24 Fällen war keine Veränderung vorhanden. Jedenfalls sollte jede isolierte reflektorische Pupillenstarre energisch antisyphilitisch behandelt werden, damit sie isoliert bleibt. Als Gradmesser muß der Zustand des Liquor dienen.

Die absolute (totale) Pupillenstarre weist weder eine Licht- noch Konvergenzreaktion, hingegen eine normale Akkommodationsreaktion auf, welche allerdings meist nicht leicht zu prüfen ist, wenn der psychische Zustand des Patienten (Paralyse) schlecht ist. Die Pupille ist meist weit. Der Sitz der Störung ist der efferente Schenkel der Pupillenbahn, also der Oculomotoriusstamm, und zwar viel häufiger als der Oculomotoriuskern. Sie kommt nach WEILER in 48% von Hirnlues, nach BUMKE in etwa 30% der Paralyse vor. Bei Tabes ist sie selten. Doch wurde sie auch bei Syphilitikern mit normalem Nervensystem und Liquor beobachtet. Auch bei seniler Demenz und Alkoholismus sowie als traumatische Pupillenstarre kann sie vorkommen.

Die Abgrenzung der reflektorischen gegen die absolute Starre ist in sich entwickelnden Fällen von Pupillenstörungen oft nicht leicht. Viele Fälle, welche man im Anfang als reflektorische Pupillenstarre oder -trägheit anzusehen geneigt ist, entpuppen sich bei längerer Beobachtungszeit als absolute Starre. Auch die Unterscheidung der absoluten Pupillenstarre von der Ophthalmoplegia interna kann bei gestörtem Geisteszustand des Patienten unmöglich sein.

Als Komplikation der absoluten Pupillenstarre kommen Abducens- und Oculomotoriuslähmung vor. Im übrigen sei auf die Darstellung bei IGERSHEIMER (Handb. JADASSOHN XVII/2) verwiesen. Die Frage, ob eine reflektorische Starre in eine absolute übergehen kann, muß aus anatomischen Gründen verneint werden, denn die erstere betrifft den afferenten, die letztere den efferenten Schenkel der Pupillenbahn.

Bezüglich der *Behandlung* verhält sich die absolute Pupillenstarre fast immer refraktär, doch sind Besserung und Rückbildung durch antisyphilitische Behandlung im Bereiche der Möglichkeit.

b) Die Ophthalmoplegia interna

besteht in ausgeprägten Fällen aus 3 Symptomen: Die Lichtreaktion ist erloschen (absolute Starre), ebenso die Konvergenzreaktion sowie die Akkommodation. Doch können alle 3 Symptome oder eines oder zwei unvollkommen ausgeprägt sein, woraus sich ein sehr wechselndes Krankheitsbild ergibt, wie es Igersheimer im einzelnen ausführt (Handb. Jadassohn XVII/2, S. 401). Selten kommt bei Lues eine isolierte Akkommodationsparese vor. Die Fälle von Ophthalmoplegie sind meist einseitig und rezidivieren bisweilen. Die doppelseitigen Fälle gehören meist der Tabes zu.

Bezüglich der *Ätiologie* der Ophthalmoplegia interna ist Lues der Hauptfaktor, nach Igersheimer in 78%, nach Alexander in 76% und nach Bumke in 25%. Der Verlauf ist verschieden: Die Krankheit oder ihre Teilsymptome können sich von selbst zurückbilden oder auf Behandlung verschwinden. In 5% ist die Ophthalmoplegia interna Vorläufer einer Tabes oder Paralyse, in 2% der Hirnsyphilis, doch kann sie auch als isolierte syphilitische Erkrankung bestehen bleiben und zwar trotz positiven Liquorbefundes.

Der *Sitz* der Erkrankung ist die efferente Pupillenbahn und vielleicht zusätzlich der Oculomotoriuskern (Mauthner). Doch neigt man heute zu der Annahme, daß alle Symptome aus der Affektion des Oculomotoriusstammes allein erklärt werden können. Anatomisch-histologische Untersuchungen reiner Fälle liegen bisher kaum vor.

Die Behandlung soll ausgiebig antisyphilitisch sein, doch hat man selten ein vollkommenes Verschwinden aller Symptome beobachtet. Meist bessert sich das für den Patienten unangenehmste Teilsymptom, die Akkommodationslähmung. Die Behandlung hat den Zweck den cerebral-luischen Prozeß sich nicht weiter ausbreiten zu lassen. Francois berichtet, daß er durch eine Fieberbehandlung mit dem Schwefelpräparat Sulfosin die hintereinander beidseitig aufgetretene Erkrankung nach 10 Injektionen völlig verschwinden sah.

c) Die Pupillen- und Akkommodationsanomalien bei konnataler Lues

sind dieselben wie bei erworbener Lues, nur ist ihre Verteilung anders (s. auch Igersheimer, Handb. Jadassohn XVII/2, S. 407ff.).

1. Die reflektorische Pupillenstarre: über einen Fall, der mit Keratitis parenchymatosa und mit gekreuzten Doppelbildern vergesellschaftet war, wird von Bonnet bei einem 23jährigen Mädchen berichtet.

2. Die absolute Pupillenstarre kommt gegenüber der reflektorischen in einem Verhältnis von 82:12 vor. Igersheimer berichtet über 4 sichere und über 7 wahrscheinliche Fälle. Auch der Fall 1 von Ballif und Lunevsky, ein 9jähriges Mädchen mit positiver Wa.R. im Serum und Liquor, gehört hierher.

3. Die Ophthalmoplegia interna ist am häufigsten. Sie kommt meist doppelseitig vor, die Pupillenstarre ist vollständig, die Akkommodation aber oft nur teilweise gelähmt. In dem Fall von Magnard (10jähriges Kind mit Ophthalmoplegia interna und mit dem Liquorbefund einer Neurolues) ging die Akkommodationsparese auf Quecksilber-, Wismut- und Penicillinbehandlung zurück, während die Sphincterlähmung unbeeinflußt blieb.

4. Die isolierte Akkommodationsparese ist auch bei der konnatalen Lues selten.

Die meisten der in der Literatur mitgeteilten Fälle litten früher an Keratitis parenchymatosa. Es sind aber auch Fälle bekannt, wo die Ophthalmoplegia interna schon bei der Geburt vorhanden war. Auch Fälle von paradoxer Konvergenzreaktion, d.h. Erweiterung der Pupille bei Konvergenz, sind bekannt.

Der Sitz der Pupillenphänome 2—4 ist ausschließlich in den Oculomotoriusstamm zu verlegen.

Sonstige allgemeine Zeichen von Lues bei diesen Fällen von Pupillenstörungen waren Tabes, Pemphigus lueticus, Hutchinson-Zähne, Rhagaden und Sattelnase, andere syphilitische Zeichen am Auge unter 31 Fällen 16mal Keratitis parenchymatosa, seltener Irisatrophie und Opticusatrophie (IGERSHEIMER). Das Zentralnervensystem war unter 31 Fällen 13mal beteiligt, und zwar 9mal mit Tabes, einmal mit Paralyse, einmal mit spastischer Spinalparalyse und einmal mit Intelligenzdefekt. BALOGH sowie BALLIF und LUNEVSKY berichten über je einen Fall von Anisokorie, letztere mit positiver Wa.R. im Blut und Liquor.

Auch in den Fällen von Pupillenstörungen bei konnataler Lues ist eine möglichst systematische antisyphilitische Behandlung vor allem zur Verhütung weiterer Nervenerkrankungen notwendig.

11. Augenmuskeln

Die Lähmungen der Augenmuskeln werden durch die syphilitische Erkrankung des Oculomotorius, Trochlearis und Abducens hervorgerufen. Sie können supranuclear, im Kerngebiet, an der Schädelbasis, vor oder hinter der Fissura orbitalis superior und in der Orbita selbst sitzen (s. die anatomischen Vorbemerkungen bei IGERSHEIMER, Handb. JADASSOHN XVII/2, S. 414).

Supranuclear gelegene Erkrankungsherde kommen für die Augenmuskellähmungen nur selten in Betracht. Einseitige Augenmuskellähmungen sind nie supranucleär.

Die *Kernläsion* des Oculomotorius kann zur Lähmung aller vom Nerven versorgter Muskel, aber auch einzelner Augenmuskeln führen.

Die *infranucleare* Oculomotoriusaffektion ist vom Austritt des Nerven an der Schädelbasis bis zur Fissura orbitalis superior möglich. Sie kann zur Lähmung aller vom Oculomotorius versorgter Muskeln, aber auch zur Lähmung einzelner Muskeln führen. Bei der Lähmung basalen Ursprungs sind auch andere Hirnnerven mitbeteiligt. Zentrale Prozesse, welche nahe der Fissura orbitalis superior gelegen sind, führen zur Lähmung aller 3 Augennerven und des 1. Trigeminusastes, manchmal auch des Opticus, syphilitische Prozesse nahe der Fissura orbitalis superior innerhalb der Orbita, außerdem zu Verdrängungserscheinungen des Bulbus (Exophthalmus), zu Chemose der Bulbusbindehaut und Ödem der Papille. In der Orbita sind auch myogene Augenmuskellähmungen möglich.

Eine Kernläsion des Abducens erzeugt nicht eine isolierte Lähmung des gleichseitigen M. externus, sondern wegen der Verbindung mit dem Kern des Rectus internus der anderen Seite eine Déviation conjugée nach der gesunden Seite hin, und sie geht mit einer Facialislähmung von peripherem Typus einher, weil sich die Facialisschleife um den Abducenskern schlingt.

Eine *infranucleare Abducensaffektion* hat die isolierte Lähmung des Rectus externus zur Folge.

Ein syphilitischer Herd am *Pedunculus* zeigt außer der Oculomotoriuslähmung noch eine kontralaterale Extremitätenlähmung (Hemiplegia alterans oculomotoria).

Man unterscheidet folgende Formen syphilitischer Augenmuskellähmungen:

1. Die totale Oculomotoriuslähmung oder Parese,

2. eine Parese aller äußeren, durch den Oculomotorius versorgten Augenmuskeln,

3. eine Lähmung einzelner, durch den Oculomotorius versorgter äußerer Augenmuskel,

4. die Abducensparese,

5. die Trochlearisparese,

6. die Ophthalmoplegia totalis, d.i. Lähmung aller Augenmuskeln,

7. die Ophthalmoplegia externa, d.h. aller äußerer Augenmuskeln, und

8. die Divergenzlähmung.

ad 1. Der Oculomotorius kann selbständig an einer Neuritis oder Perineuritis interstitialis gummosa erkranken, was selten ist, oder bei einer basalen gummösen Meningitis, dann meist auf beiden Seiten miterkranken, und zwar besonders gerne zwischen dem Chiasma, den Hirnstielen und dem Oculomotoriusstamm, wobei eine ein- oder doppelseitige Hemianopsie und Zeichen von Erkrankung anderer basaler Hirnnerven vorhanden sein können. Bei Sitz am Pedunculus ist eine kontralaterale Extremitätenlähmung mit vorhanden. Der Oculomotorius kann in allen oder nur in einzelnen Ästen erkranken. Eine totale Oculomotoriuslähmung infolge isolierter Kernaffektion scheint selten zu sein. Jedenfalls fehlen noch diesbezüglich anatomische Befunde. A. Eseosito weist auf die Wiederherstellung der vollen Funktion nach kombinierter Wismut- und Arsenkur sowie nach Jod-Kali hin.

ad 3. Die Lähmung einzelner, vom Oculomotorius versorgter Muskeln kann durch eine gummöse Erkrankung des einzelnen Muskels in der Orbita, die meist vom Periost übergreift, bedingt sein oder durch eine isolierte Perineuritis oder interstitielle Neuritis syphilitica. Am häufigsten ist sie wohl eine fortgeleitete Entzündung einer basalen gummösen Meningitis oder aber eine Kernlähmung einzelner Muskeln, deren Kerne einander benachbart sind. Letzteres ist besonders bei der Tabes der Fall, wobei das anfängliche Verschontbleiben der inneren Augenmuskeln, das nacheinander Befallensein der einzelnen Muskeln, die Doppelseitigkeit und das Fehlen anderer Hirnerscheinungen charakteristisch ist. Der Verlauf ist progressiv. Die schnelle Erschöpfbarkeit der befallenen Muskeln ist charakteristisch. Die isolierte Lävatorlähmung (Ptosis) kommt am häufigsten vor. Supranucleare Oculomotoriuslähmungen haben meist den Charakter der assoziierten Lähmung (Déviation conjugée).

Die Symptome der Oculomotoriuslähmung an der Fissura orbitalis superior mit Exophthalmus, Beweglichkeitseinschränkung und totaler Pupillenstarre waren in einem Falle von Rostenberger mit Hautgummen am Rücken vergesellschaftet, in einem Falle von Davist war auch der Trigeminus und Abducens mitbeteiligt. Thesleff sah eine isolierte Lähmung des Rectus inferior am linken Auge bei einem 26jährigen Syphilitiker, die er auf eine Wismutintoxikation zurückführt. Paternostro beschreibt bei einem Tabiker eine sog. konsensuelle Blepharoptosis: sind beide Augen geöffnet, so besteht eine Ptosis, schließt der Patient aber sein besseres linkes Auge, dann kann er das rechte Auge nicht isoliert öffnen. Ascher beobachtete das Auftreten und Verschwinden des Marcus-Gunschen Kiefer-Lid-Phänomens während des Rückganges einer syphilitischen Ptosis. Pisano beobachtete einen Fall von Paralysis internuclearis anterior, die sonst nur bei Encephalitis epidemica, multipler Sklerose oder Atheromatose auftritt, bei einer 25jährigen syphilitischen Frau: Der Rectus internus erwies sich beim Blick nach links gelähmt, nicht aber bei Konvergenz. Außerdem trat beim Blick nach links Nystagmus des linken Auges auf.

ad 4. Eine isolierte Abducensparese infolge orbitaler Syphilis ist sehr selten, die supranucleare Entstehung fällt wohl praktisch weg. Hingegen kann eine isolierte Abducensparese bei basaler gummöser Meningitis ein- wie doppelseitig vorkommen. Bei der syphilitischen Kernlähmung im Rahmen einer Pons-Affektion kommt es zur einseitigen Abducenslähmung und zur kontralateralen Körperlähmung, wobei der Facialis häufig, der Oculomotorius selten und Opticus sowie Trochlearis nicht mitbeteiligt sind.

ad 5. Die luische isolierte Trochlearisaffektion ist sehr selten; als Kernaffektion kommt sie häufiger vor.

ad 6. Die Ophthalmoplegia totalis ist meist durch eine Meningitis basilaris gummosa in der Nähe der Fissura orbitalis superior bedingt, und zwar ist sie oberhalb der Fissur meist doppelseitig, verbunden mit tonischer Verengerung der lichtstarren Pupille, vor der Fissur einseitig mit Exophthalmus, Bulbusverdrängung und Ödem der Papille. Der Trigeminus ist bei beiden Formen mitbeteiligt. MARBEIX nimmt für einen Fall, der eine Opticusatrophie mit konzentrischer Gesichtsfeldeinengung zeigte, entweder eine Kern- oder eine supranucleare Lähmung an. GREENFIELD und STERN erwähnen die Lähmung der Augenmuskelnerven bei einem Fall von syphilitischem Hydrocephalus des Erwachsenen zugleich mit fortschreitender Opticusatrophie.

ad 7. Die Ophthalmoplegia externa, d.h. die Lähmung aller den verschiedenen Kerngebieten angehöriger Augenmuskeln kommt bei Lues kaum vor, ganz selten aus orbitaler Ursache. Einen Fall letzterer Art beschreibt REBOUL bei einer 50jährigen Frau mit Stirngumma bei intakter Innenmuskulatur des Auges. Unter spezifischer Behandlung bildete sich die Abducenslähmung am spätesten zurück. Als Ursache wird eine Osteoperiostitis der Fissura orbitalis superior angesehen, wobei das Verschontbleiben der inneren Augenmuskulatur schwer zu erklären ist.

Die chronische progressive Ophthalmoplegie ist bei der Tabes häufig, seltener bei der Taboparalyse und sehr selten bei der Paralyse. Dabei ist gelegentlich ein *umgekehrter Argyll-Robertson*, d.h. das Fehlen der Konvergenzreaktion bei erhaltener Lichtreaktion beobachtet worden.

ad 8. Die Divergenzlähmung bei Syphilis oder Metalues zeichnet sich durch Doppelbilder in der Ferne aus, welche bei Prüfung in der Nähe verschwinden. BIELSCHOWSKI ist der Ansicht, daß es sich hierbei doch nur um eine primäre Abducenslähmung handelt.

Im allgemeinen sind Augenmuskellähmungen bei Syphilis häufig, am häufigsten die Lähmung des Oculomotorius, dann folgt der Abducens und schließlich der Trochlearis. Sie kommen bei Lues II und III, bei Tabes und Paralyse, aber auch als Schädigung durch Salvarsan, Quecksilber und Wismut vor. Bei Hirnsyphilis ist der Oculomotorius als Zeichen basaler Meningitis nach UTHOFF in 34% meist als totale Oculomotoriusparese, der Abducens in 16% und der Trochlearis in 5% betroffen. Bei Tabes kommen Augenmuskellähmungen in 20% vor, und zwar Ptosis in 4%, Abducenslähmung in 4%, einseitige Trochlearislähmung in 3%, Ophthalmoplegia externa und totalis in 2%. Die Augenmuskellähmungen gelten als Frühsymptom der Tabes und zeichnen sich dadurch aus, daß sie flüchtig, unvollständig und schnell wechselnd sind. Bei der chronischen progressiven Ophthalmoplegie ist Tabes und Paralyse in etwa der Hälfte der Fälle beteiligt. Als Sitz der tabischen Augenmuskellähmungen werden hauptsächlich die Kerne, die Wurzelfasern und der austretende Nervenstamm angesehen. Doch werden auch Läsionen der Nerven an der Hirnbasis (STARGARDT) als Hauptsitz der Erkrankung angenommen.

Bezüglich der Therapie kann festgehalten werden, daß Augenmuskellähmungen bei Hirnsyphilis mit antiluischer Behandlung eine gute Prognose geben. Sie bessern sich oder gehen ganz zurück. Bei tabischen Augenmuskellähmungen ist die antiluische Behandlung nicht überzeugend. Dennoch ist in allen diesen Fällen eine interne antisyphilitische Therapie schon wegen der Syphilis als Grundkrankheit angezeigt.

65*

a) Die Augenmuskellähmungen bei konnataler Lues

sind selten, schon deswegen, weil Hirnsyphilis, Tabes und Paralyse bei konnataler Syphilis recht selten sind. Dennoch sind von älteren Autoren totale und
partielle Oculomotoriusparesen beobachtet worden. Die Abducensparese scheint
prozentual sogar häufiger zu sein als bei erworbener Syphilis. Eine isolierte
Trochlearisparese ist bisher nicht bekannt geworden. Unter den Ophthalmoplegien ist, abgesehen von der Ophthalmoplegia interna, die Ophthalmoplegia
externa am häufigsten: Kombination von Oculomotorius mit Abducens-, oder
Oculomotorius- mit Trochlearislähmung. Sehr selten ist die Ophthalmoplegia
totalis.

Bei vielen Fällen von Augenmuskellähmungen bei konnataler Lues ist eine
Keratitis parenchymatosa vor- oder nachher vorhanden. Am Auge fanden sich
in einzelnen Fällen auch Iritis oder Chorioretinitis. Strabismus convergens paralyticus kann die Folge der Augenmuskellähmungen sein (Nuri Osman). Als
Zeichen allgemeiner Syphilis sind Gummen der Haut bzw. des Nasen-Rachenraumes beobachtet worden.

Die Augenmuskellähmungen finden sich bei konnataler Syphilis in den ersten
Wochen und Jahren, in seltenen Fällen aber bis zum 30. Lebensjahr hinauf.

Der *Sitz* der Augenmuskellähmungen bei konnataler Lues ist wohl meist die
Hirnbasis. Hervorstechend ist die Erkrankung der Hirngefäße mit und ohne
Zeichen basaler Meningitis. Sichere Erkrankung der Augenmuskelkerne ist
bisher nicht nachgewiesen. Gummöse Veränderungen in der Orbita, aber auch
syphilitische Erkrankung der Augenmuskeln selbst können bei den Muskellähmungen eine Rolle spielen.

Die *Behandlung* dieser syphilitischen Augenmuskelerkrankungen soll so früh
und so ausgiebig wie möglich erfolgen, da man doch in manchen Fällen Besserung, ja Heilung bringen kann. Die Augenmuskelerkrankungen sind immer als
ernst anzusehen, da sie ja immer mit anderen cerebralen Symptomen der
Syphilis gekoppelt sind. Das gilt ganz besonders für die Muskellähmungen bei
juveniler Tabes.

b) Der Trigeminus

kann bei Lues im Kern- und Wurzelgebiet sowie im Stamm und im Ganglion
Gasseri spezifisch erkranken. Seine Beziehungen zu den Augenmuskeln ist durch
die Fissura orbitalis superior und den Sinus cavernosus gegeben. Eine syphilitische Affektion des Trigeminus kann Hyper- oder Hypästhesie machen.

1. Eine *Trigeminusneuralgie* kann im Rahmen einer basalen syphilitischen
Meningitis auftreten. Sie kann den ersten Trigeminusast, aber auch kleinere
Äste wie den N. infraorbitalis betreffen. Trigeminusaffektion bei Tabes mit
Schmerzen wurde als „Augenkrise" bezeichnet. Sie ist sehr selten.

2. Syphilis als Ursache eines Zoster ophthalmicus: Die Frau, welche Igersheimer beschrieb, litt an basaler Meningitis. Meller beobachtete bei einem
syphilitischen Zoster eine Iritis, die er als Herpes iridis auffaßte.

3. Trigeminuslähmung kommt bei Lues ein- oder doppelseitig, in einem oder
mehreren Ästen vor. Unter 161 Fällen von Trigeminuslähmung waren 29 durch
Syphilis bedingt (Wilbrand-Sänger). In 20 von 94 Fällen handelte es sich um
eine Syphilis der Schädelbasis, des Trigeminusstammes oder des Ganglion Gasseri,
in 8 von 21 Fällen um eine Affektion des Wurzelgebietes und in einem unter 45
um das Kerngebiet. Erkrankt der Trigeminus innerhalb der Orbita, so ist die
Lähmung mit Exophthalmus und Beweglichkeitseinschränkung verbunden.

Bei *Hirnsyphilis* kommt eine Trigeminuserkrankung in 14% der Fälle zur
Beobachtung. Dabei ist der Opticus in 80%, der Facialis in 56%, der Oculo-

motorius und Abducens in 43%, der Acusticus in 36%, der Olfactorius in 14% und der Trochlearis in 7% mitbeteiligt. Doch kann der Trigeminus bei Syphilis auch allein erkranken.

Bei *Tabes* ist eine Trigeminuslähmung selten. Der Sitz der Erkrankung wird im Kerngebiet angenommen.

Kaum in der Hälfte der Fälle von Trigeminuserkrankung infolge von Hirnsyphilis kommt es zur *Keratitis neuroparalytica*. Bei Tabes ist sie sehr selten beobachtet worden.

Eine Keratitis filiformis könnte bei einer syphilitischen Trigeminusläsion Symptom einer basalen Lues sein: STERN sah bei Tabes und Hirnlues subepithelial feine graue Pünktchen in der Hornhaut, die er bei Trigeminuslähmung als trophisch bedingt ansieht.

c) Nervus facialis

Die syphilitische Erkrankung des Facialis äußert sich als Krampf oder Lähmung.

Der Facialiskrampf, welcher bei Tabes und Paralyse vorkommt führt zum Blepharospasmus, der 2—3 Std, aber auch bis zu $1^1/_2$ Tagen andauern kann. SANTONASTASO berichtet über Blepharospasmus mit Nystagmus verticalis et rotatorius und träger Pupillenreaktion bei konnataler Lues von 2 Geschwistern, wobei andere Zeichen von Lues fehlten. Nach antisyphilitischer Behandlung gingen Blepharospasmus und Nystagmus zurück.

Die *Facialislähmung* führt meist zum Lagophthalmus. Sie ist cortical bedingt bei der Apoplexie, als Kernlähmung anzusehen bei Erkrankungen der Pons und hier meist doppelseitig, und als Erkrankung der Hirnbasis, wenn zugleich der Acusticus und andere Hirnnerven mitbeteiligt sind. Durch die elektrische Entartungsreaktion kann man eine Lähmung des Facialis, welche im Kerngebiet oder weiter abwärts entstanden ist, von einer supranuclearen oder corticalen Lähmung unterscheiden.

Die *Facialislähmung ist bei Tabes* selten und dann meist auf den oberen Facialis beschränkt. Um so bemerkenswerter ist daher ein Fall von doppelseitiger Paralyse des Orbicularis bei einem 47jährigen Mann mit Argyll-Robertson und rechtsseitiger Hemiparese, besonders der unteren Extremität (PAEZ ALLENDE).

d) Nystagmus

Die Beziehungen des Nystagmus zur Syphilis sind noch wenig geklärt. Tatsache ist, daß man besonders bei konnataler Lues einen neurogenen Nystagmus nicht so selten findet. Bei Hirnsyphilis und Tabes aber ist der Nystagmus ausgesprochen selten. Doch hat schon UTHOFF die Ansicht geäußert, daß Veränderungen am Boden des 4. Ventrikels, wie man sie bei Tabes sieht, imstande sein könnten einen Nystagmus zu erzeugen.

Bei der *konnatalen Lues* tritt der Nystagmus, soweit einer vorhanden ist sehr frühzeitig auf. Dieser Nystagmus kann durch antisyphilitische Therapie gelegentlich zum Verschwinden gebracht werden. IGERSHEIMER hat die Vermutung ausgesprochen, daß bei Lues auf dem Umwege über eine Hirndrucksteigerung Nystagmus ausgelöst werden könnte. Tatsächlich hat sich bei 2 daraufhin untersuchten Kindern ein mäßig gesteigerter Hirndruck, 220 mm in dem einen, 120 bis 200 mm in dem anderen Fall feststellen lassen. Es wäre demnach möglich, daß ein gesteigerter Druck im 4. Ventrikel oder im Aquaeductus Sylvii, besonders wenn der Abfluß in den 3. Ventrikel oder in den Lumbalkanal behindert ist, durch Druck auf das nystagmogene Zentrum das Augenzittern auslöst. ARGANERES will sogar in 90% der Fälle von Nystagmus konnatale Lues festgestellt haben.

12. Orbita

Die primäre syphilitische Erkrankung der Orbita gilt als selten. Weniger selten ist die syphilitische Orbitalerkrankung als Folge anderer Teile des Gesichts- oder des Hirnschädels, denen die 7 Knochen, welche die Orbita bilden, angehören. Die Orbita steht durch die Fissura orbitalis superior und das Foramen opticum mit dem Schädelraum, durch die Fissura orbitalis inferior mit der Fossa pterygo- palatina und der Fossa infratemporalis in Verbindung. Sitz der syphilitischen Erkrankung ist meist die *Periorbita*, welche als Fortsetzung des Periosts der um- gebenden Knochen anzusehen ist. In seltenen Fällen erkranken die Augenmuskeln, der Tenonsche Raum oder die Opticusscheiden isoliert an Syphilis.

Klinisch unterscheidet man die Periostitis syphilitica des Orbitalrandes von der Affektion der Tiefe der Orbita.

1. Die *Periostitis syphilitica des Orbitalrandes* beginnt meist mit beträchtlichen Kopfschmerzen sowie mit einer umschriebenen Schmerzhaftigkeit des Orbital- randes, welche sich besonders in der Nacht steigert und nach kurzer Zeit eine auf Druck schmerzhafte Schwellung meist des oberen Orbitalrandes erkennen läßt. Entsprechend diesem Sektor ist nicht selten eine örtliche Chemose der Bulbus- bindehaut vorhanden. Wird die Diagnose Syphilis nicht rechtzeitig gemacht, was häufig der Fall ist, kommt es zur Nekrotisierung dieser Stelle mit Eiter- ausfluß. Folgt man dem Fistelgang, dann stößt die Sonde auf arrodierten Knochen des Orbitalrandes. Eine antisyphilitische Behandlung bringt meist vollständige Heilung.

Die Periostitis des Orbitalrandes kann die einzige syphilitische Veränderung sein. Die Diagnose wird durch die positive Wa.R. und, wie in einem Fall von FINE, durch das Vorhandensein eines Ulcus am Septum nasi oder durch ein Gumma am Ellbogen (BONNET) erleichtert, selbst wenn wie im letzteren Falle die Ulceration des äußeren Orbitalrandes mit schwammigen Granulationen und reichlicher Eiterung zuerst für traumatisch gehalten wurde.

2. Die *syphilitische Affektion in der Tiefe der Orbita*, welche meist einseitig ist, beginnt ebenfalls mit beträchtlichen Kopfschmerzen, die sich nachts steigern, und führt bald zum Exophthalmus nach vorne oder nach vorne und unten, da der syphilitische Prozeß entweder an der Orbitalspitze oder im oberen Anteil des Orbitaldaches beginnt. Es kommt zu Beweglichkeitseinschränkungen teils aus mechanischer Ursache, teils als Folge einer Lähmung der orbitalen Nerven, die sich als Ophthalmoplegia totalis oder externa kundtun. Doch kommen auch Lähmungen einzelner Augenmuskeln vor. Häufig ist der Sehnerv im Sinne einer Neuritis oder Atrophie mitbeteiligt. Gesichtsfeldveränderungen und Herab- setzung des Visus bis zur Amaurose können vorhanden sein. Periostale Schwel- lungen der Gesichts- und Schädelknochen erleichtern die Diagnose, ebenso eine manchmal vorhandene Dakryoadenitis (IGERSHEIMER). Das größte Hilfsmittel in der Diagnose ist aber die positive Wa.R., wenn es natürlich auch durchaus denk- bar ist, daß einmal ein Syphilitiker einen Orbitalprozeß auch aus anderer Ursache bekommen kann, wie z.B. in einem Falle von PAUFIQUE und BONAMOUR, bei welchem eine antisyphilitische Probebehandlung den Exophthalmus zu bessern schien, der aber nach 8 Monaten verstärkt auftrat. Die histologische Unter- suchung ergab ein lymphoblastisches Sarkom.

Aus dem Schrifttum der letzten Jahrzehnte sind die Fälle von ATTIAH und MORTADA, BARRADA, BONNET und CHAUVIRE, GIMENEZ-RUIZ, JUST TISCORNIA, MONGLOND, MULOCK HOUWER, SNIDERMAN und GLICKLICH u.a. zu nennen, wobei in dem Fall von BARRADA infolge des Gumma der Orbita zwar ein Exoph- thalmus, aber keine Doppelbilder und ein Visus von 6/12 vorhanden war. Andererseits kann der Exophthalmus mitunter sehr beträchtlich sein. Er betrug bei einer 30jährigen Frau 11 mm (MULOCK-HOUWER) und führte zu einer Keratitis e lagophthalmo, da die Lidspalte beim Schlaf nicht geschlossen war, zu einer Neuritis optica und zur Herabsetzung des Visus auf 1/10. Auf Jodtherapie ging der Exophthalmus binnen 8 Tagen auf 6 mm zurück. Die Diagnose Gumma der Orbita wird nicht nur durch die positive Wa.R. im Blut und Liquor, sondern neben den Augensymptomen der Orbitaschmerzen, Exophthalmus, Ophthalmoplegia totalis, Anaesthesie der Hornhaut auch durch ein Ulcus am Septum nasi, an der linken Nasenwurzel, an der Uvula und am weichen Gaumen (SNIDERMAN und GLICKLICH) erleichtert. Exophthalmus, totale Ophthalmoplegie und Hypästhesie der Hornhaut weisen auf den Sitz der gummösen Periostitis im Bereiche der Fissura orbitalis superior hin (GIMENEZ-RUIZ), wobei aber die Frage, ob die syphilitische Erkrankung primär in der Orbita sitzt oder ob sie vom Schädelraum durch die Fissura orbitalis superior in die Orbita eingebrochen ist, oft unentschieden bleiben muß. Letzteres wird in einem Falle von WORMS und CHAMS anzunehmen sein, wo bei einem 53jährigen Mann trotz mehrfacher antisyphilitischer Behandlung der Exophthalmus zunahm, die Papille atrophisch und das Gesichtsfeld konzentrisch eingeengt wurde und sich röntgenologisch blumenkohlartige Knochenwucherungen an der Schädelbasis in der Gegend der Processus clinoidei posteriores mit Übergreifen auf die Sella sowie eine Verengerung des Canalis opticus und der oberen Orbitalwand vorhanden war. — In den beiden Fällen von Gumma der Orbita von ATTIAH und MORTADA war die Behandlung mit Antibioticis und antisyphilitischen Präparaten erfolgreich.

Wenn es sich in den meisten Fällen von orbitalen Gummen auch um erworbene Lues handelt, die mehrere Jahre alt ist, andererseits aber schon 10 Monate nach dem Primäraffekt auftreten kann, so kann eine Osteoperiostitis mit Exophthalmus doch auch schon bei konnataler Lues vorkommen, welche in dem Fall von FOX mit gummösen Narben über dem Stirn- und Scheitelbein, dem Brustbein und dem Sternoclaviculargelenk sowie mit einer Deformierung des rechten Unterschenkels vergesellschaftet war.

Wenn die Syphilis der Orbita auch meist einseitig vorhanden ist, so sind doch auch Fälle von Erkrankungen beider Orbitae bekannt (NEMOTO, HOLLANDER, PASCHEFF u. a.). Im Fall von NEMOTO wurde die Erkrankung beider Orbitae zuerst für tuberkulös gehalten und dementsprechend behandelt. Erst als es infolge einer Panophthalmitis des einen Auges zur Enucleation und histologischen Untersuchung auch des Orbitalgewebes kam, wurde die syphilitische Ätiologie offenbar. In dem Falle von HOLLANDER war das Vollbild der syphilitischen Periostitis zwar nur am rechten Auge vorhanden, doch war das linke Auge ebenfalls, wenn auch schwächer, befallen. PASCHEFF berichtet über eine Beobachtung, wo das Syphilom bei einer 43jährigen Patientin im April in der rechten Orbita und nach dessen Heilung mit antisyphilitischer Behandlung im November desselben Jahres an symmetrischer Stelle in der linken Orbita auftrat. Spirochäten wurden bei der histologischen Untersuchung nicht gefunden.

Bei der pathologisch-anatomischen Untersuchung der Periostitis gummosa der Orbita setzen Lymphocyten, Plasmazellen, Epitheloid- und Riesenzellen die Geschwulst zusammen. An den Gefäßen findet man Intimawucherungen bis zum Verschluß des Lumen. Der Orbitalknochen ist anfangs intakt, manchmal von Osteophyten bedeckt, später arrodiert. Infiltrate in den Augenmuskeln und in der orbitalen Tränendrüse wurden häufig gefunden. Gleichzeitiges Vorhandensein von Gummen im Gehirn, der Dura mater, der Sella, im Parietalknochen sowie in der Leber vervollständigen das Bild der tiefen syphilitischen Orbitalerkrankung, welche nach BIRCH-HIRSCHFELD 5,3% Mortalität hat.

Differentialdiagnostisch kommen Tuberkulose, Fibrom und Fibrosarkom der Orbita in Frage. Bei Orbitalerkrankungen sollte immer die Wa.R. gemacht werden.

Die *Behandlung* der Syphilis der Orbita soll in einer ausgiebigen spezifischen Kur beruhen, wobei sich Quecksilber, Arsen, beides kombiniert, aber auch Jod und in neuerer Zeit auch Penicillin bewährt haben, wenn auch der Exophthalmus nicht immer so schnell als man es wünschen würde zurückgeht. Frühzeitige und ausgiebige antisyphilitische Behandlung schützt den gefährdeten Sehnerven.

13. Syphilis und Blindheit

Alte Statistiken bis etwa 1900 unterschätzen die Syphilis als Erblindungsursache von Augenkrankheiten (IGERSHEIMER, Handb. JADASSOHN XVII/2, S. 452). Neuere Statistiken ergeben ungefähr folgendes Bild: WIDMARK sieht Syphilis in 14—15%, VELHAGEN sen. in 9%, LARSON in 10—15%, BISHOP HARMAN in 40% und IGERSHEIMER in 17% als Erblindungsursache an. Mit Recht betont der letztere, daß Gonoblenorrhoe und Syphilis nicht so selten bei ein und demselben Patienten vorhanden sind, wobei die Gonoblenorrhoe früher den größeren Anteil an der Erblindung hatte. Im einzelnen findet IGERSHEIMER Lues bei folgenden Augenerkrankungen als Ursache:

bei 30 Mißbildungen des Auges . . . . 3mal sicher, 1mal fraglich
bei 16 Hydrophthalmus congenitus 2mal
bei 16 Retinopathia pigmentosa 0
bei 20 Chorioretinitis . . . . 14mal (= 70%)
bei 34 Opticusatrophien . . . . 9mal (= 26,5%)
bei 48 Hornhauterkrankungen (Leuk. adh., Staphyl.) . 6mal (= 12,5%)

Ungefähr dieselben Prozentzahlen enthalten neue Statistiken aus den letzten 3 Jahrzehnten, welche fast sämtlich die Erblindungen in USA betreffen: BERENS sowie BERENS und GOLDBERG geben für die USA im allgemeinen Syphilis in 5,3—15% als Erblindungsursache an, wobei von 100000 Patienten in 5 Augenkliniken 6% syphilitische Augenerkrankungen aufweisen. KLAUDER gibt 10—15% an. Auf je 1000 Individuen der Bevölkerung kommen 17 Blinde, das sind bei der Gesamtbevölkerung von USA etwa 230000 Blinde, unter welchen 23000—34500 Syphilisblinde sind. Von der Gesamtzahl der Syphilisblinden ist die primäre Opticusatrophie in 90% auf Lues zurückzuführen (KLAUDER, G. P. MEYER und B. A. GROSS), und zwar macht davon die Tabes 64%, die Meningoencephalitis syphilitica und die Neurosyphilis 36% aus. Von den konnatal Syphilitischen erkranken 30—50% an Keratitis parenchymatosa, meistens im Alter von 6 bis 16 Jahren. In den letzten 2 Jahrzehnten ist ein beträchtlicher Rückgang an Iritis syphilitica und Keratitis parenchymatosa feststellbar, während die primäre Opticusatrophie nur langsam abnimmt. Im Staate Missouri ist nach FR. B. ROYER die Syphilis mit 15% als Erblindungsursache vertreten, davon stellt die tabische Opticusatrophie 25%. Im Staate Ohio errechnen FREEBLE und DONOHUE 21% Syphilisblinde, davon $^2/_3$ durch Sehnervenatrophie und 10% durch Keratitis parenchymatosa. Noch größer ist die Prozentzahl in Britisch-Westindien, wo MÈTIVIER für Trinidad und Tobago 23% Syphilisblinde angeben.

Ein geringerer Prozentsatz von Erblindungen ist nicht der Syphiliserkrankung am Auge als solcher, sondern der Behandlung, z. B. mit 5wertigen Arsenpräparaten (Stovarsol *Salgo*, Acethylarsan, *Charamis*), zuzuschreiben. SANTONASTASO faßt die Erblindungsursache durch Syphilis noch weiter, indem er die Myopie als Luesfolge einbezieht, welche durch Dauerspasmen des Ciliarkörpers auf der Grundlage *vegetativer Störungen mit Überwiegen des Parasympathicus* zustande kommen soll.

Aus diesen Zahlen geht die Bedeutung der Syphilis für die Erblindung hervor. Der Kampf gegen diese Erkrankung bedeutet zu gleicher Zeit auch die Verhütung der Erblindung.

Literatur

A. Allgemeiner Teil

Einführung, 1. Syphilis, Diagnostik, 2. Experimentelle Syphilis, 3. Angeborene Syphilis

AMBLER, J. V.: Diagnostischer Wert der Organluetinreaktion. Arch. Derm. Syph. (Chicago) **28**, 353—362 (1933). — ARAYA, P.: Lues cong des Säuglings. Rev. chil. Pediat. **8**, 341—370, 400—419, 517—532, 577—582, 625—637, 691—696 (1937); **9**, 23—40, 86—98, 344—367, 424—445, 486—511 (1938). — ARCHANGELSKIJ, V., u. V. FELDMANN: Auge und kongenitale Syphilis. Trudy 3. vses. Sezda Borba vener. Bol. **85**, 133—140 (1932). — ARCHANGELSKIJ, V.: Zur Klinik und Histologie der experimentellen Syphilis des Kaninchenauges. Venerol. **7**, H. 3, 62—75 (1930). — AUBINEAU, E.: Diagnostischer Wert des Carabelli-Sabouraud-Höckers bei congenitaler Syphilis am Auge. Ann. Oculist. (Paris) **171**, 671—675 (1934). — Valeur sémiologique du „tubercule de Carabelli-Sabouraud" dans l'hérédo-syphilis oculaire. Bull. Soc. franç. Ophtal. **47**, 438—443 (1934).

BALCET, C.: Die Serumdiagnose der Syphilis in der Augenheilkunde. Boll. Oculist. **16**, 758—767 (1937). — BALINA, P. L.: Dem Willen unterworfene Luxation des Daumens als Stigma der Lues congenita. Rev. argent. Dermatosif. **18**, 80—83 (1934). — BAYNE-JONES, ST., u. M. L. LERNER: Augenveränderungen infolge Rattenbißfiebers bei Meerschweinchen. Arch. Ophthal. (Chicago) **4**, 858—867 (1930). — BESSEMANS, A., u. J. VAN CANNEYT: Die Wa.R. im Kammerwasser des normalen und des syph. Kaninchens; Aktivierung durch Injektion von destilliertem Wasser in die vordere Augenkammer. C. R. Soc. Biol. (Paris) **108**, 1181—1184 (1931). — Hornhaut- und Irisveränderungen bei der Infektion des Kaninchens mit Spirochaeta cuniculi. C. R. Soc. Biol. (Paris) **109**, 69—72 (1932). — Experimentelle metastatische Augensyphilis beim Kaninchen. C. R. Soc. Biol. (Paris) **111**, 161 bis 164 (1932). — Über den Einfluß verschiedenartiger Traumen des Auges auf die Entwicklung lokaler und metastatischer Erscheinungen der experimentellen Syphilis. C. R. Soc. Biol. (Paris) **111**, 238—241 (1932). — Neue Tatsachen über die Pallidoidose. Seltene Formen von Impfkeratitis beim Kaninchen. C. R. Soc. Biol. (Paris) **127**, 359—361 (1938). — BESSEMANS, A., J. VAN CANNEYT u. E. VAN THIELEN: Neue Mitteilungen über die Pallidoidosis. Spezifische Augenveränderungen beim Kaninchen und Vitrokulturversuche des ätiologischen Treponema. C. R. Soc. Biol. (Paris) **118**, 1634—1637 (1935).

CERNEA, R.: Augenerkrankungen bei der konnatalen Syphilis. München: Akad. Verlag der ausländischen Wissenschaftler Belej. 1947. — CLAPP, C. A.: Weitere Versuche, welche die Anwesenheit von Treponema pallidum in der Hornhaut bei experimenteller interstitieller Keratitis dartun. Amer. J. Ophthal., III. s. **16**, 397—402 (1933). — COUTTS, W. E., u. J. M. HERRERA: Depigmentation der Iris bei experimenteller Kaninchensyphilis. Amer. J. Syph. **22**, 381—382 (1938).

DADACHANJI, K. K.: Conquest and prevention of syphilis. Indian J. vener. Dis. **20**, 1—7 (1954). — DEBRÉ, R., M. LAMY, P. MOZZICONACCI et J. LABESSE: La syphilis congenitale précoce et tardive. Étude sur son traitement. Sem. Hôp. Paris **58**, 135, 1321—1336 (1951). — DUNLOP, E. M. C., u. F. B. ZWINK: Die Häufigkeit von Hornhautveränderungen bei kongenitaler Syphilis. Brit. J. vener. Dis. **30**, 201—209 (1954). — DUPONT, M.: In der Ophthalmologie verwertbare Zeichen von alter oder konnataler Syphilis. Ann. Oculist. (Paris) **182**, 295—300 (1949). — DUYSE, VAN, u. J. VAN CANNEYT: Begünstigen Gewalteinwirkungen das Erscheinen von Zeichen experimenteller Syphilis (primäre und metastatische) des Auges und können sie vorhandene Schädigungen verstärken? Arch. Ophtal. (Paris) **52**, 481—488 (1935).

EHRMAN-BINDER, G.: Die Rolle der Toxoplasmose in der Luesserologie. Z. Haut- u. Geschl.-Kr. **62**, 221—223 (1953). — EVSEEV, A.: Materialien zur Charakteristik des Verlaufes der Syphilis. Vrač. Gaz. **6**, 436—443 (1934).

FRÜHWALD, R.: Angeborene Syphilis bei nicht nachweisbarer Syphilis der Eltern. Z. Haut- u. Geschl.-Kr. **17**, 345—346 (1954). — FUNABASHI, T.: Studien über die syphilitische Keratitis bei Kaninchen. Die Impfkeratitis, hervorgerufen durch bulbäre subconjunctivale Impfung mit Spirochäten, insbesondere über die dabei auftretende Spirochätenverteilung. Lues (Kyoto) **9**, Nr 1 (1933). — Studien über die syphilitische Keratitis bei Kaninchen. Die Impfkeratitis II. Keratitis, hervorgerufen durch Spirochätenimpfung in die scarifizierte Cornealfläche, insbesondere über die dabei auftretende Spirochätenverteilung. Lues (Kyoto) **9**, 63—83 (1933). — Studien über die syphilitische Keratitis beim Kaninchen. Die Impfkeratitis. II. Keratitis, erzeugt durch intraokuläre Impfung mit Spirochäten, insbesondere über die dabei auftretende Spirochätenverteilung. Lues (Kyoto) **9**, 201—232 (1933). — Metastatische Keratitis parenchymatosa bei syphilitischen Kaninchen. I. Verteilung der Sp. pallida im Frühstadium. Lues (Kyoto) **10**, 13—15 (1934). — II. Schwankung der Anzahl der Spirochäta pallida bei der Keratitis parenchymatosa. Lues (Kyoto) **10**, 4 (1934). — III. Spirochäten bei der Keratitis parenchymatosa im Sommer. Lues (Kyoto) **10**, Nr 4 (1934). — Luesüberimpfung auf die Hornhaut des Meerschweinchens. Acta derm. (Kyoto) **19** (1932).

Garrido-Lestache y A. Cabrera: Aplicaciones de la penicillina en la sifilis innata precoz y en el tratamiento y profilaxis de la oftalmia del recien nacido. Gac. méd. esp. 25, 255—261 (1951). — Gelarie, A. J.: Experimentelle syphilitische Keratitis beim Kaninchen. II. J. infect. Dis. 65, 84—85 (1939). — Gildemeister, E., u. H. Schlossberger: Die Reaktion der Cornea auf die einmalige Injektion artfremden Serums bei Kaninchen mit Lues verschiedenen Stadiums. Zbl. Bakt., I. Abt. Orig. 130, 518—522 (1934). — Gonzalez, J. de: Intradermoreaktion mit nichtspezifischen Eiweißkörpern in der Prognose der Augenlues. Rev. cubana Oto-neuro-oftal. 1, 293—301 (1932). — Gross, B. A., u. G. P. Meyer: Augenuntersuchung zur Diagnose einer Lues congenita. Amer. J. Syph. 38, 30—43 (1954). — Grosz, I.: Die Cutireaktion bei Lues im Lichte der Augenheilkunde. Orv. Hetil. 1937, 1258—1260. — Grósz, St. v.: Die Cutireaktion der Lues in ophthalmologischer Beleuchtung. Z. Augenheilk. 93, 186—196 (1937). — Grüter, W.: Experimentelle und klinische Beiträge zum Problem der parenchymatösen Keratitis. Ber. dtsch. ophthal. Ges. 55, 48—59 (1950).

Hagedoorn, A.: Augenerkrankungen durch Syphilis. Ned. T. Geneesk. 1936, 5413 bis 5427. — Hofe, K. vom: Die Reaktion der Cornea auf die einmalige Injektion artfremden Serums bei Kaninchen mit Lues verschiedener Stadiums. Ber. dtsch. ophthal. Ges. 49, 135—137 (1932). — Hofe, K. vom, u. W. Krantz: Die Reaktion der Hornhaut syphilitischer Kaninchen auf die einmalige intracorneale Injektion artfremden Serums. Arch. Augenheilk. 105, 721—725 (1932). — Hoffmann, E.: Die angeborene Syphilis im Lichte 30-jähriger Spirochäten- und 25-jähriger Salvarsanforschung, S. 46. Berlin: S. Karger 1936.

Igersheimer, J.: Syphilis und Auge. In Kurzes Handbuch der Ophthalmologie, Bd. 7, S. 137—178. 1932. — Gibt es irgendwelche okulare Befunde, welche man definitiv als ausschließlich luetisch klassifizieren kann? Amer. J. Ophthal. 31, 50, 351, 615 (1948).

Jayle, G.: La place de la syphilis en pathologie oculaire. Soc. franç. Derm. Syph. 56, 87—94, 257 (1951). — Jeanselme, E., M. Aubry, J. Hutinel, R. Kourilsky, C. Lian, A. Blondel, R. J. Weissenbach, Gilbert-Dreyfuss, E. Schulmann, L. Lafureade, G. Levy, P. Martinet, J. Ramadier, V. Morax, M. Nida, P. Moure, M. Iselin, E. Rist, Lacassagne, P. Menétrier et A. Touraine: Traité de la syphilis. Paris: G. Doin & Cie. 1934. 760 S. — Junius, P.: Beziehungen der Hautkrankheiten zu Krankheiten des Sehorgans. Zbl. Haut- u. Geschl.-Kr. 38, 1—13 (1931).

Kamada, K.: Spirochätengehalt des Auges nach subscrotaler Syphilisimpfung. Klin. Wschr. 1931I, 1116. — Klauder, J. V.: Kritische Betrachtungen der Beziehung zwischen WaR und Augensyphilis. Arch. Derm. Syph. (Chicago) 73, 464—468 (1956). — Klauder, J. V.: Augensyphilis. II. Faktoren, die die Syphilis am Auge beeinflussen. Arch. Ophthal. (Chicago) 7, 268—279 (1932).

Lacroix, A.: Die Ausfällungsmethode mit Resorcin (Reaktion nach Vernes) bei der Keratitis interstitialis. Bull. Soc. Ophtal. Paris Nr 7, 444—447 (1931). — László, G.: Die Bewertung der verschiedenen Luesreaktionen in der Augenheilkunde. Orv. Hetil. 1933, 981—982. — Lennarson, V. E., u. P. C. Jeans: Angeborene Syphilis des Auges. Eine klinische Studie. Amer. J. Syph. 21, 90—96 (1937). — Lewieff: Die Syphilis und das Auge. Zbl. Haut- u. Geschl.-Kr. 38, 164 (1931). — Luciano, G.: Die Enzymreaktion bei Augensyphilis. Arch. di Biol. 6, H. 6, 9—21 (1929).

Magitot, A.: Zur kongenitalen Syphilisbehandlung. Ann. Oculist (Paris) 182, 306—312 (1949). — Magnuson, H. J., E. W. Thomas, S. Olansky, B. I. Kaplan, L. de Mello and J. C. Cutler: Inoculation syphilis in human volunteers. Medizine (Baltimore) 35, 33—82, 231 (1956). — Majoros, J.: Die postmortalen Veränderungen des Kammerwassers. Albrecht v. Graefes Arch. Ophthal. 131, 139—146 (1933). — Matsumoto, S., M. Hashiguchi u. Y. Adachi: Beitrag zum Studium der Generalisation der Syphilis. Keratitis parenchymatosa als Beweis für die Generalisation der Kaninchensyphilis. Lues (Kyoto) 3, 215—239 (1929). — Matuoka, H., H. Kobata u. H. Mauoka: Über Augenveränderungen bei Syphilis. Hihu-to Hitunyo 4, 339—354 (1936). — Mayer-Aull, C.: Über die praenatale Prophylaxe der Lues congenita. Med. Klin. 51, 371, 386—388 (1948).

Oguchi, K.: Die statistische Beobachtung über die metastatische Keratitis parenchymatosa bei der Kaninchensyphilis. Jap. J. exp. Med. 15, 315—320 (1937).

Pagés, R.: Einige Gedanken über die „hereditäre" Augensyphilis. Maroc. méd. Nr 322, 195 (1952). — Pascheff, C.: Untersuchungen über die Syphilis des Auges in Bulgarien. Konferenz zur Frage der Syphilis in Bulgarien. Bulgarische Dermat. Ges. vom 1.—3. 3. 1931 in Sofia. — Pascheff, K.: Augenstörungen bei Dysostosis cranii praematura in Zusammenhang mit Lues congenita. Bulgarische Dermat. Ges., Sofia, Sitzg vom 12. 2. 1932. — Persichetti, C.: Die hämoklasische Reaktion bei Luikern mit Augenerscheinungen. Boll. Oculist. 18, 164—178 (1939). — Puscariu, E.: Statistische Untersuchungen über die Häufigkeit der Augenlues. Serodiagnostik und klinische Zeichen. Unbekannte Infektion. Lues und Blindheit. Arch. Ophtal. (Paris) 48, 756—765 (1931).

Rifat, A.: Ein Fall von Anophthalmus der einen, Microphthalmus der anderen Seite bei einem cong. syph. Kind der zweiten Generation. Ann. Oculist. (Paris) 168, 141—144 (1931). —

ROMAGNY, G.: L'intérét du test de Nelson pour le diagnostic de la syphilis congénitale dans la première enfance. Pédiatrie 11, 419—437 (1956).

SAHEKI, S.: Augensymptome bei Lues „latens". Acta Soc. ophthal. jap. 35, 735—754 (1931). — SCHERESCHEWSKY, J.: Über die Fehlerquellen der Inokulationsmethoden in Bezug auf die Kaninchensyphilis. Arch. Derm. Syph. (Berl.) 176, 318—319 (1937). — SÉDAN, J.: Nombre des ophthalmo-syphilis observées à Marseille sur 10000 premiers consultants d'une part, de 1929 à 1934 et d'autre part de 1944 à 1949. — SHIBATA, S.: Keratitis nach retrobulbärer Spirochätenimpfung. Jap. Syphilol. Soc. (Kyoto) 1, 4 (1927). — Lues (Kyoto) 1, 59 (1927). — SHIGA, H.: Histologische Untersuchungen kongenital mit Syphilis infizierter Kaninchenaugen. Amer. J. Ophthal., III. s. 22, 119—129 (1939). — SOLARES, A.: Lues und Metalues am Sehapparat. Rev. sudamér. Med. (Paris) 2, 585—591 (1931). — SZYMAŃSKI, J.: Syphilis des Auges in bildlicher Darstellung. Klin. okzna 14, 291—318 u. franz. Zus.fass. 318—319 (1936).

TAMURA, S.: Über die Goldsolreaktion und die Mastixreaktion des Kammerwassers. Acta Soc. ophthal. jap. 34, 473—474 (1930).

WAGNER, R.: Isoliertes Haften der Syphilisinfektion in der Hornhaut der jungen Katzen. Derm. Wschr. 1936 II, 1215—1221. — WEINSTEIN, P.: Luische Augenerkrankungen. Orv. Hetil. 55, 40 1064—1065 (1950). — WOLOKONENKO, A. I.: Veränderung der Augen bei Spät-Syphilitikern. Sovet. Vestn. Oftal. 9, 342—346 (1936).

YAMAMOTO, K.: Klinische Untersuchungen über Lues latens. III. Mitt. Über syphilitische Veränderungen des Sehorgans. Jap. J. Derm. 32, 95—96, 725—751 (1932). — YAMAZAKI, Z.: The histological findings of the eyes in congenital syphilis. J. clin. Ophtal. (Tokyo) 10, 69, 151, 743 (1956). — YOKOTA, Y.: Experimentelle Untersuchungen über die luetische Keratitis parenchymatosa. I. Mitt. Acta Soc. ophthal. jap. 36, 1080—1082, dtsch. Zus.fass. 74—75 (1932). — Experimentelle Untersuchungen über die luische Keratitis parenchymatosa mit besonderer Berücksichtigung der Invasionswege der Erreger. Albrecht v. Graefes Arch. Ophthal. 133, 383—401 (1935).

A. 4. Allgemeines über die Therapie

ABRAMOWICZ, I., u. F. GROSSMANN: Experimentelle Untersuchungen über die iontophoretische Einverleibung von Neosalvarsan in das Auge. Arch. Ophtal. (Paris) 48, 443—446 (1931). — ALAGNA, G.: Sull'azione della penicillina a piccole dosi per via intradermica nella-sifilide oculare. Arch. Ottal. 53, 358—384 (1949/50). — Penicillinoterapia a piccole dosi e per via intradermica nella cura della oculare. Atti 38. Congr. Soc. Oftalm. ital. 11, 38 (1950). — ASHWORTH, A. N.: Cortison in der Behandlung der syph. Augenkrankheiten. Brit. J. vener. Dis. 29, 3—11 (1953).

BENTON, C., u. A. HEYMAN: Behandlung der Augenlues mit Penicillin. Arch. Ophthal. (Chicago) 40, 302—310 (1948). — BLATT, N.: Die intraoculare Penicillintherapie bei syphilitischen Augenerkrankungen. Arch. Ophthal. (Paris), N. s. 10, 62—64 (1950). — BRANTS, P.: Todesfall bei Behandlung von Syphilis mit Neosalvarsan und Bismogenol. Derm. Wschr. 1931 II, 1514—1518. — BRATZLAWSKY, I. P., L. I. FAINGOLD u. F. K. WERNKE: Syphilitische Augenaffektionen und deren Therapie. Acta derm.-venereol. (Stockh.) 13, 235—250 (1932). — BRECHER, I.: Beitrag zur antiluischen Immunotherapie mittels Hilgermanns Spirochätenvaccine mit besonderer Berücksichtigung der augenärztlichen Anwendung. Klin. Wschr. 1936 II, 1319—1321. — BUTLER, T. H.: Sehnervenatrophie nach As-Einspritzungen. Brit. J. Ophthal. 16, 356—358 (1932). — BUSACCA, A.: Augenerkrankungen bei der Malariatherapie. Rev. Ophthal. S. Paulo 2, 96—98 (1932).

CARRERA, J. L.: Über den Tropismus des Acetylarsan zum Nervus opticus. Rev. argent. Dermatosif. 16, 533—535, 668—670 (1932). — CERQUEIRA-FALCÃO, E.: Temporäre spastische Myopie durch Arsenobenzol. Sem. méd. (B. Aires) 1932 II, 281—285. — CETVERIKOVA, V.: Über Wismuttherapie in der Augenheilkunde. Russk. oftal. Z. 12, 576—584 (1930). — CHARAMIS, J. S.: Vaccinotherapie der Augensyphilis mit der Spirochätenvaccine von Hilgermann. Arch. Ophthal. (Paris) N. s. 3, 779—783 (1939). — CLARK, C. P.: Der Einfluß von Malaria auf bestimmte syphilitische Veränderungen des Auges. Trans Amer. ophthal. Soc. 32, 452—484 (1934). — CRAWFORD, G. M.: Syphilis. New Engl. J. Med. 243, 916—927 (1950). — CULLER, A. M., u. W. M. SIMPSON: Fiebererzeugung zur Behandlung von Augensyphilis. Arch. Ophthal. (Chicago) 15, 624—644 (1936).

DUPUY-DUTEMPS, B., u. P. BLUM: Vorübergehende Amblyopie nach intramuskulärer Injektion eines in Öl lösbaren Bismutsalzes. Bull. Soc. franç. Derm. Syph. 38, 767—770 (1931). — Vorübergehende Amblyopie auf eine intramuskuläre Wismutinjektion. Ann. Mal. vénér. 26, 587—589 (1931).

ENGEL, S.: Iritis nach Malariabehandlung der Paralyse. Münch. med. Wschr. 1931 I, 8—9.

FISCHER, F. P.: Bismuthiasis cornea secundaria. Ophthalmologica (Basel) 119, 181—182 (1950). — FUHS, H., u. J. BÖCK: Indikationen und Erfolge der Fiebertherapie bei Lues unter besonderer Berücksichtigung ophthalmologischer Belange. Klin. Mbl. Augenheilk. 104, 129—145 (1940).

GONZÁLES, J. J.: Medizinische Behandlung der Augensyphilis. An. Soc. mex. Oftal. 7, 291—306, 323—338, 355—360 (1929). — GRACIANSKY, P. DE, CH. GRUPPER, P. LEFORT u. B. CRENIER: Cortisone und Syphilis. Bull. Soc. franç. Derm. Syph. 59, 97—98 (1952).
HAMBRESIN, L.: Dauernde Erblindung nach 2 Acethylarsaneinspritzungen. Bull. Soc. belge Ophtal. Nr 64, 111—114 (1932). — HARRINGTON, D. O., u. H. W. RANDALL: Über die gegenwärtige Auffassung von der Behandlung der Syphilis am Auge. Amer. J. Ophthal. 32, 806—812 (1949). — HORNE, G. O.: Örtliche Cortisonbehandlung von syphilitischen Augenleiden. Brit. med. J. 1951, No 4718, 1289—1291. — Mögliche Verwendung von adrenocorticotropem Hormon (CTH) und Cortison bei der Syphilis. Vener. Dis. Inform. 18, 123—137 (1952). — HUSSELS, F.: Die Penicillinbehandlung der Syphilis. Ärztl. Wschr. 1947, 1121 bis 1127. — HYDE, F. T.: Arsenik-Hornhautentzündung. Amer. J. Ophthal., III. s. 14, 611—616 (1931).
ISMET, N.: Die Fieberbehandlung der venerischen Augenkrankheiten. Dirim Nr 1/2, 65—67 (1935).
JANKU, J., u. QU. HORNSTEIN: Dermatitis und Keratitis nach Arsenbehandlung. Česká Derm. 26, 181—186 (1951).
KAZAS, J.: Einige Bemerkungen über Bismutbehandlung. Russk. oftal. Z. 13, 554—555 (1931). — Kann man sich bei Syphilis des Auges nur auf Bismuttherapie beschränken? Arch. Oftal. (Russ.) 8, 267—280 (1931). — Fünf Fehler bei der Behandlung der Augenlues. Sovet. Vestn. Oftal. 7, 230—239 (1935). — KIAN, LIU PING: Die Behandlung von Lues congenita mit Penicillin. Ned. T. Geneesk. 1947, 1872—1877. — KIRBY, D. B.: Keratitis exfoliativa als Komplikation von Dermatitis exfoliativa (Salvarsan). N.Y. St. J. Med. 30, 715—720 (1930). — KLAUDER, J. V., u. H. F. ROBERTSON: Die Willsche Klinik für die Behandlung okularer Syphilis in Wills Hospital. Arch. Ophthal. (Chicago) 3, 244—247 (1930). — Die Willsche Klinik für die Behandlung der Augensyphilis. Amer. J. Ophthal. 13, 285—294 (1930). — KODAMA, Y.: Therapeutische Impfung der Spirochäta morsusmuris bei einigen syphilitischen Augenerkrankungen. Acta Soc. ophthal. jap. 35, 846—850 (1931). — KOPP, I., u. H. C. SOLOMON: Unerwünschte Tryparsamidreaktionen. Amer. J. Syph. 24, 265—283 (1940). — KULCHAR, G. V., u. J. F. CARD: Fraktionierte Dosen von Typhus-H-Antigen-Impfstoff bei der Syphilisbehandlung. Amer. J. Syph. 25, 466—471 (1941).
LACROIX, A.: Opticusatrophie nach Behandlung mit Stovarsol bei progressiver Paralyse. Bull. Soc. franç. Ophtal. 45, 388—395 (1932). — Nervus opticus und die drei- und fünfwertigen Arsenikalien. Ann. Oculist. (Paris) 170, 572—582 (1933). — LAMMA, A.: Über das Eindringen der Arsenobenzole in die Hornhaut. Rif. med. 1931 II, 1147—1153. — Über die Ausbreitung des Arsenobenzols in der Hornhaut. Boll. Soc. ital. Biol. sper. 6, 854—855 (1931). — LEMOINE, A. N.: Hyperpyrexie in der Behandlung der Syphilis des Auges. Arch. phys. Ther. (Lpz.) 19, 675—680 (1938). — LEONHART, V. A.: Jarisch-Herxheimersche oder allergische Reaktion am Auge nach Penicillinverabreichung. Klin. Mbl. Augenheilk. 121, 292—297 (1952). — LÉVY-BING, A., u. A. CARTEAUD: Quecksilbertherapeutik in der Syphiliskunde. Presse méd. 1931 I, 671—674. — Sehstörung nach einer intramuskulären Wismutinjektion. Ann. Mal. vénér. 28, 491—494 (1933). — LOUSTE u. B. GRIFFITHS: Plötzliche Erblindung durch Injektionen von Acetylarsan. Bull. Soc. franç. Derm. Syph. 39, 1237—1241 (1932).
MELLER, J.: Welchen Wert hat die Malariatherapie bei luetischen Augenerkrankungen? Wien. klin. Wschr. 1930 II, 1543—1545. — MILIAN, G.: Lähmung der Augenakkommodation durch Arsenik. Rev. franç. Derm. Vénér. 6, 349—354 (1930). — MOORE, J. E.: Penicillin in syphilis. Amer. J. med. Sci. 214, 229 (1947). — MORELLI, E.: Untersuchungen über die Diffusion von Arsenobenzol am Auge (Kammerwasser). Atti Accad. Fisiocr. Siena, Ser. V 10, 24—36 (1930). — Über die Ablagerung der hauptsächlichen antiluischen Mittel in den Geweben des Auges. Boll. Soc. ital. Biol. sper. 6, 1101—1102 (1931). — Atti Accad Fisiocr. Siena, Ser. VI 10, 592—623 (1932). — Über die Lokalisation der hauptsächlichsten Antiluetica in den Augengeweben und über die daraus entspringenden therapeutischen Indikationen. Rif. med. 1931 II, 1811—1813. — Über die Verbreitung der hauptsächlichen Antiluetica in den Geweben des Auges und über die sich daraus ergebenden Schlüsse für die Therapie. Atti Congr. Soc. ital. Oftal. 7, 35—39 (1932).
NIYAZI, I.: Die Fieberbehandlung bei den syphilitischen Augenerkrankungen. Türk. oftal. Gaz. 2, 10—13 (1936). — NOHIRA: Plötzliches Auftreten von Iritis nach Salvarsaninjektion. Lues (Kyoto) 8, 19 (1932).
OLANSKY, S., ST. H. SCHUMAN, J. J. PETERS, C. A. SMITH u. D. S. RAMBO: Unbehandelte Syphilis beim männlichen Schwarzen. X. Zwanzig Jahre klinische Beobachtung von unbehandelten Syphilitikern und Nichtsyphilitikern. J. chron. Dis. 4, 177—185 (1956).
PASCUAL, L. R.: Das Chlorarsin bei einigen Fällen von Syphilis. Act. dermo-sifiliogr. (Madr.) 38, 470—477 (1947). — PASINI, A.: Über die antagonistische Wirkung des Pl. vivax der Tertiana gegen die Spirochaeta pallida bei Erscheinungen frischer Syphilis. Boll. Sez. region. Soc. ital. Derm. 4, 248—249 (1931). — PASTINSZKY, ST.: Panophthalmitis im Anschluß an Salvarsan-Dermatitis. Ungarische Dermat. Ges. Budapest, Sitzg vom 8. 5. 1943. —

PAYNE, B. F., J. A. GOLDBERG u. J. T. SIMOTON: Klinische Behandlung von Augensyphilis. Amer. J. Ophthal. **33**, 605—610 (1950). — PILLAT, A.: Indikationen zur Bäderbehandlung der Augenkrankheiten. Wien. med. Wschr. **1952**, 760—763. — PUGLISI-DURANTI, G.: Vorübergehende Myopie bei Arsenobenzolbehandlung. Boll. Ocul. **17**, 641—645 (1939).

ROBINSON, R. C. V.: Neuere Antibiotica bei Geschlechtskrankheiten. Brit. J. vener. Dis. **28**, 80—88 (1952).

SÄUFERLIN, H.: Schwere trophische Hornhautschädigung bei einem Fall von Salvarsandermatitis. Münch. med. Wschr. **1932** II, 1476—1477. — SALLMANN, L. v.: Unter welchen Bedingungen ist Bacitracin wirksam? Amer. J. Ophthal. **32**, 587—588 (1949). — SATO, Y., u. K. TSUBAKI: Klinische Untersuchungen der Sehorgane von Luikern. Jap. J. Derm. **35**, 120 (1934). — SCHAMBERG, J. F., u. T. BUTTERWORTH: Diathermie bei der Behandlung der Paralyse und der Wassermann-festen Syphilis. Amer. J. Syph. **16**, 519—534 (1932). — SCHUPPLI, R.: Die Penicillinbehandlung der Lues. Dermatologica (Basel) **95**, 273—285 (1948). — SCHUPPLI, R., u. F. WORTMANN: Syphilis. Dermatologica (Basel) **95**, 258—273 (1948). — SEKLA, M.: Penicillin. Die Behandlung der Syphilis allein mit Penicillin. J. Egypt. med. Ass. **34**, 571—584 (1951). — SÉZARY, A., u. A. BARBE: Studien über einige Fälle von Neuritis nervi optici infolge Arsenik. Bull. Soc. méd. Hôp. Paris, III. s. **48**, 1617—1621 (1932). — Läßt sich die durch fünfwertige As-Präparate hervorgerufene Sehnerventzündung verhüten? Bull. Soc. franç. Derm. Syph. **39**, 1609—1611 (1932). — SKINNER, E. F.: Ein Fall von Syphilis bei einem jungen Manne. Brit. J. Derm. **42**, 293 (1930). — SKIRBALL, J. J., u. F. M. THURMON: Okulare Reaktion durch Arsphenamine. Bericht über 20 Fälle. Amer. J. Syph. and Neurol. **19**, 197—209 (1935). — SORIANO, F., J. MALBRAN u. H. R. PICOLI: Toxische Amblyopien durch 5wertige Arsenverbindungen (Acetylarsan). Rev. Asoc. méd. argent. **49**, 1597—1610 (1936). — Sem. méd. (B. Aires) **1936** II, 159—167. — SPITZER, L.: Die therapeutischen Ergebnisse der Luesbehandlung mit der Spirochäten-Vaccine Hilgermann. Verh. 9. Iuternat. Congr. Dermat. **1**, 468 (1935) — STIGTER, W.: Die Behandlung congenitaler Lues mit Penicillin. Ned. T. Geneesk. **1947**, 1872—1877.

TIMBERLAKE, W. H.: Neurosyphilis. Amer. J. Psychol. **109**, 514—517 (1953). — TOURAINE, FOUET u. GOLÉ: Seltenheit von Seh- und Hörstörungen nach Anwendung fünfwertiger Arsenpräparate. Bull. Soc. franç. Derm. Syph. **39**, 1611—1616 (1932). — TSUCHIYA, G.: Experimentelle Untersuchungen über das Salvarsan im Kammerwasser nach intravenöser Injektion. Acta Soc. ophthal. jap. **38**, 1646—1653 (1934). — TZANCK, A., WEISSMANN-NETTER u. S. LEVI: Einseitige Hornhaut- und Irisreaktion eines Syphilitikers auf Arsenbehandlung. Bull. Soc. Ophtal. Paris Nr 3, 114—117 (1938).

VELLA, F.: Die hämoklastische Reaktion bei luischen Augenleiden. Lett. oftal. **12**, 307—311 (1935).

YAGÜES, G. J.: Die Arsenpräparate in der Augenheilkunde. Arch. Oftal. B. Aires **5**, 517—533 (1930).

B. Spezieller Teil

1. Lider und Bindehaut, 2. Tränenapparat

ALAMILLA, GUSTAVO: Syphilitischer Schanker des Augenlides. Rev. cubana Oto-neuro-oftal. **7**, 137—139 (1938).

BELOTE, GEORGE H.: Tertiäre Syphilis mit Amyloidablagerungen in den Augenlidern, Lippe, Zunge, Pharynx und Larynx. Arch. Derm. Syph. (Chicago) **35**, 540 (1937). — BONNET, P., et L. PAUFIQUE: Veränderungen der Conjunktiva bei congenitaler Syphilis. Bull. Soc. Ophtal. Paris Nr 1, 56—58 (1933). — BRAUN, WERNER: Dakryoadenitis syphilitica bilateralis und Keratitis parenchymatosa bei Syphilis connatalis. Hautarzt **1**, 468—470 (1950).

CASSADY, J. V.: Gumma am Augenlid. Amer. J. Ophthal. **33**, 18—22 (1950). — CH'IN, T. L., and C. K. HU: Papular syphilide of the bulbar conjunctiva. Report of a case. Chin. med. J. **48**, 852—855 (1934). — CICERO, RICARDO E.: Der luetische Schanker des Auges. An. Soc. mex. Oftal. **12**, 89—96 (1936). — CUNNINGHAM, E. R.: Gumma of bulbar conjunctiva. A case report. Chin. med. J. **48**, 856—857 (1934). — CZUKRÁSZ, IDA: Ein Fall von primärer Lues in der oberen Übergangsfalte. Brit. J. Ophthal. **33**, 347—350 (1949).

DESVIGNES, PIERRE: Syphilis der Tränenwege, die eine acute Dacryocystitis vortäuscht. Bull. Soc. Ophtal. Paris Nr 1, 13—15 (1938). — DUDINOV, O.: Über gummöse Erkrankungen in der Prälacrimalgegend. Russk. oftal. Z. **13**, 66—71 (1931). — DUPONT, M.: Des signes de syphilis ancienne ou d'hérédosyphilis utulisables en ophthalmologie. (Le dilemme: tuberculosesyphilis?) Ann. Oculist. (Paris) **182**, 295—300 (1949). — DURVAL DO LIVRAMENTO, PRADO: Seltene Fälle von Augensyphilis. Syphilide der Bindehaut. Arch. Oftal. B. Aires **10**, 247—250 (1935).

ELLISON, J.: Gummöse Ulceration des Lides. Trans. ophthal. Soc. U. K. **68**, 273—274 (1949).

FACI, MUNO Z., u. FELIPE VARA SANTOS: Phagedaenischer Schanker des Lidrandes. Clin. y Labor. **31**, 41—43 (1941). — FALKENSTEIN: Papel am Augenlid. Kölner Dermatol.

Ges., Sitzg vom 28. 10. 1932. — Fencl, Frantisek: Dacryoadenitis syphilitica. Čsl. Oftal. **9**, 33—41 (1953). — Fiocco, S.: Zosteriforme Syphiloderme. Boll. Sez. region. Soc. ital. Derm. Nr 1, 36—37 (1953). — Francois, Jules: Syphilid der Conjunctiva. Arch. Ophtal. (Paris) **49** (1932).

Gaté, J., et L. Genet: Syphilitischer Schanker des inneren Lidwinkels. Bull. Soc. franç. Derm. Syph. **41**, 553—555 (1934). — Goldschlag: Lues gummosa. Lemberger Dermatol. Ges., Sitzg vom 30. 10. 1930. — Gozberk u. A. Rifat: Liderkrankungen bei später Syphilis congenita. Türk oftal. Gaz. **2**, 133—138 (1936). — Späte congenitalsyphilitische Liderkrankungen. Ann. Oculist. (Paris) **174**, 837—844 (1937). — Greither, A.: Primäraffekte an den Augenlidern. Z. Haut- u. Geschl.-Kr. **7**, 331—332 (1949).

Hamed, Hassan H.: Peculiar ocular syphilitic manifestations. Bull. ophthal. Soc. Egypt **45**, 251—255 (1953). — Hoshina, K.: Veränderungen an der Bindehaut im Frühstadium der Syphilis. Lues (Kyoto) **11**, Nr 1 (1934). [Japanisch.]

Iga, Y., u. H. Masaki: Über Initialsklerose an den Augenlidern. Lues (Kyoto) **13**, Nr 3, dtsch. Zus.fass. 22—24 (1936).

Khalil, M.: Tarsitis syphilitica. Brit. J. Ophthal. **21**, 648—654 (1937). — Klemens, F., u. C. J. Lüders: Zur Differentialdiagnose der Lues III am Auge. Klin. Mbl. Augenheilk. **126**, 279—292 (1955). — Kyu, Rinen: Ein Fall von Dacryoadenitis syphilitica. J. med. Ass. Formosa **40**, 1233—1236 u. dtsch. Zus.fass. 1237 (1941). [Japanisch.]

Landesmann, A. U., F. J. Tarsis, D. G. Tulbermann u. F. B. Joelson: Über die Häufigkeit positiver Befunde von Spirochaeta pallida in der Augenbindehaut und in der Nasenschleimhaut von Kindern mit congenitaler Syphilis. G. Batt. Immun. **16**, 307—318 (1936). — Über die Häufigkeit der Spirochaeten im Conjunctivalsacke und in der Nasenschleimhaut der congenitalluetischen Kinder. Sovet. Pediat. H. 9, 91—96 (1935). — Lipovskaja, A. I.: Zur Klinik von gummösen Erkrankungen der Lider und der Bindehaut. Vestn. Oftal. **15**, H. 2, 88—90 (1939). — Lovell, Alvarez: Mikulicz-Syndrom syphilitischen Ursprungs? Act. dermo-sifiliogr. (Madr.) **38**, 565—568 (1947).

Maghrabi, A.: Pathologische Ähnlichkeit zwischen Trachom und Syphilis. Bull. ophthal. Soc. Egypt **24**, 54—66 (1931). — Markiewicz, St.: Zwei Fälle von Initialaffekt des Oberlides. Klin. oczna **9**, 14—17 (1931). — Meyer, Fr. W.: Über beiderseitige gummöse Syphilis der Tränendrüse. Klin. Mbl. Augenheilk. **103**, 200—207 (1939). — Milovidova, A.: Ein Fall von vegetierenden Papeln des Lides. Russk. oftal. Z. **14**, 149—151 (1931).

Nicholls, John V. V.: Tumours of the lacrimal gland: with the report of a case of probable gumma. Trans Canad. ophthal. Soc. **5**, 64—74 (1953). — Nobile, Maria: Über einen Fall von papulo-erosiver Syphilis der Conjunctiva palpebralis. Boll. Oculist. **16**, 1064—1075 (1937).

Ohashi, K., u. H. Sekiya: Über einen Fall von Tarsitis luetica bei einem Kind. Chuo-Ganka-Iho **26**, H. 2 (1934).

Papolczy, Franz: Über eine eigenartige syphilitische Erkrankung der Bindehaut. Arch. Augenheilk. **103**, 323—330 (1930). — Postić, Svetosar: Luische Manifestationen am Augenlid. Med. Pregl. H. 9/10, 56—61, 62—64 (1951). — Puscariu, Elena: Beobachtung von seltenen Fällen von Augensyphilis. Ann. Ottal. **60**, 901—913 (1932).

Renard, Gabriel u. Pierre Halbron: Die Manifestationen der tertiären Syphilis an den Lidern der Augen. Arch. Ophtal. (Paris) N. s. **2**, 599—605 (1938). — Renard, Gabriel, Pierre Halbron u. Proux: Ein Fall von syphilitischem Lidgeschwür. Bull. Soc. Ophtal. Paris Nr 3, 122—126 (1938). — Renedo, M.: Harter Schanker der Bindehaut. Act. dermosifiliogr. (Madr.) **25**, 68—71 (1932). — Riedl, Franz: Gumma der Bulbusbindehaut bei Lues congenita. Z. Augenheilk. **91**, 273—177 (1937). — Rodin, Aug.: Primäraffekt unter dem linken Oberlide. Z. Haut- u. Geschl.-Kr. **7**, 21 (1949).

Santis, G. Ettore de: Totale luische Madarosis mit und ohne Tarsitis. Lett. oftal. **12**, 389—196 (1935). — Satanowsky, Paulina T., u. Pedro Kurlat: Ein seltener Fall von Syphilis der Lidbindehaut. Arch. Oftal. B. Aires **11**, 533—537 (1936). — Seiers: Syphilis II mit stark ausgeprägten Hauterscheinungen. Frankfurter Dermatol. Ver.igg, Sitzg vom 23. 4. 1931. — Skljar, V.: Über die Auffindung der Spirochaete in der conjunctivalen Flüssigkeit und der Nasenschleimhaut bei congenitalluetischen Kindern. Trudy 3. vses. Sezda Borba vener. Bol. 288—291 (1932). — Spanić, Andrija: Zur Lehre der luischen Bindehautentzündungen. Albrecht v. Graefes Arch. Ophthal. **137**, 312—317 (1937).

T'Ang, T. K., u. C. K. Hu: Schanker der Übergangsfalte. Nat. med. J. China **17**, 106 bis 109 (1931).

Vasek, Emil: Keratitis profunda und Gumma der Tränensackgegend in ungewöhnlicher Zeitfolge. Čsl. Ofthal. **1**, 162—165 (1933).

Watanabe, Seiichi: Demonstration einiger Dermatosen. Jap. J. Derm. **31**, 123 (1931). — Watanabe, S., u. I. Kitajima: Ein Fall einer phlyktänartigen syphilitischen Papel am Limbus corneae. Lues (Kyoto) **7**, 24—25, 258—263 (1932). — Weiss, Felix: Beitrag zur Beziehung zwischen Haut und Schleimhautinfiltration bei der Säuglingslues. Urol. cutan. Rev. **34**, 755—759 (1930).

B. 3. Hornhaut, 4. Sklera

ABBOUD, IBRAHIM: The effect of topical cortisone in the treatment of syphilitic interstitial keratitis. Bull. ophthal. Soc. Egypt 48, 113—115 (1955). — ABRAMOVICZ, IGNACY: Parenchymatous keratitis and glaucoma. Klin. oczna 24, 41—43 mit engl. Zus.fass. (1954). [Polnisch.] — ADAMANTIADIS, B.: Pustuliforme tiefe Keratitis und die verschiedenen Formen der parenchymatösen, syphilitischen, acquirierten Keratitis. Ann. Oculist. (Paris) 172, 304—311 (1935). — AJO, AAARNI: Statistisches über die in der Universitäts-Augenklinik behandelten Fälle von Keratitis parenchymatosa. Duodecim (Helsinki) 52, 314—320 (1936). — ALBERTI, WALTER, u. ZDRAVKO NIZETIC: Die Röntgenbehandlung der Keratitis parenchaümatosa. Izv. 2. jugosl. radiol. Sastan. 407/417 u. dtsch. Zus.fass. 416 (1936). [Serbo-Kroatisch.] — ALVARO, MOACYR E.: Syphilom der Sklera. Rev. otol. etc. y Cir. neur. sudamer. 10, 336—339 (1935). — AMBLER, J. V., u. J. V. VAN CLEVE: Malariatherapie bei luischer Keratitis parenchymatosa. J. Amer. med. Ass. 102, 1553—1557 (1934). — ANDERSEN, H. C.: Ein Fall von congenitalem syphilitischem Ohrenleiden mit klinischer und pathologischer Untersuchung. Acta oto-laryng. (Stockh.) 25 (25), 37—50 (1937). — ANNAU, ELLA: Über die Bedeutung der Cortisonanwendung bei Keratitis parenchymatosa. Szemészet 93, 139—142 u. dtsch. Zus.fass. 142 (1956). [Ungarisch.]

BABONNEIX, L.: Hérédosyphilis avec chorée, goitre, otite interne scléreuse. Gaz. Hôp. (Paris) 1930 II, 1294—1295. — BALINA, PEDRO L.: Congenital syphilitische Keratitis interstitialis. Kombination der spezifischen Therapie mit Organo-(Leber-)Therapie. Rev. argent. Dermatosif. 18, 84—86 (1934). — BAMMERTD, OSWALD A., u. G. SCHALTENBRAND: Über das Cogan-Syndrom. Nervenarzt 30, 315 (1959). — BEAUVIEUX, J., et J. CHABOT: Keratite interstitielle et cortisone. Bull. Soc. Ophtal. France 1955, 125—130. — BELFORT MATTOS, W.: Syphilis der Sklera. Rev. Ophthal. S. Paulo 3, 70—73 (1933). — BHADURI, B. N., and S. K. BASU: Scleral gumma. Brit. J. Ophthal. 40, 504—505 (1956). — BITTERSOHL, ROLF: Über einen Fall von Keratitis parenchymatosa als Luesrezidiv bei Lues acquisita. Z. Haut- u. Geschl.-Kr. 5, 22—26 (1948). — BONAMOUR, GEORGES: Kératite interstitielle hérédo-spécifique apparue au cours d'une réaction d'Herxheimer déclenché par un traitment pénicilliné. Bull. Soc. Ophthal. France 1952, 99—100. — BONNET, P., u. H. CHAVANNE: Beiderseitige hereditärsyphilitische interstitielle Keratitis mit 25jährigem Intervall der Erkrankung beider Augen. Ann. Oculist. (Paris) 180, 243 (1947). — BONNET, P., J. GATÉ u. J. RACOUCHOT: Keratitis parenchymatosa bei erworbener Syphilis. Bull. Soc. franç. Derm. Syph. 44, 1137—1138 (1957). — BONUGLI, F. A.: Third-generation syphilis and bilateral interstitial keratitis accuring in all the surviving members of two generations. Roy. Victoria Hosp., Belfast. Brit. J. vener. Dis. 30, 24—27 (1954). — BRAUN, WENER: Dacryoadenitis syphilitica bilateralis und Keratitis parenchymatosa bei Syphilis connatalis. Hautarzt 1, 468—470 (1950). — BRENTANO: Keratitis parenchymatosa e Lue congenita bei einer 41jährigen Frau nach Salvarsanbehandlung. Klin. Mbl. Augenheilk. 87, 852 (1931). — BROWNING, S. H.: Syphilitische Erkrankungen des Auges. Brit. J. vener. Dis. 6, 224—242 (1930).

CANNON, A., and BENSON: Syphilitic anemia. Arch. Derm. Syph. (Chicago) 24, 898—899 (1931). — CARMONE DE LA FUENTE, AQUILES: Zum Studium der hereditärluetischen Ätiologie der parenchymatösen Keratitis. Arch. Hosp. Clin. Niños R. del Rio 7, 17—24 (1937). — CASS, E. E.: Keratitis interstitialis bei einem Fall von Morbus Reiter. Brit. J. Ophthal. 33, 454—455 (1949). — CERCHIAI, U.: Ein Fall von symmetrischer Synovitis des Knies mit hereditärsyphilitischer Keratitis parenchymatosa. Boll. Seg. region Soc. ital. Derm. Nr 3, 266—269. — CHARGIN, LOUIS: Keratitis interstitialis bei 36jährigem Patienten. Arch. Derm. Syph. (Chicago) 39, 768—770 (1939). — COLE, HAROLD N., LIDA J. USILTON, JOSEF EARL MOORE, PAUL A. O'LEARY, JOHN H. STOKES, UDO J. WHILE, THOMAS PARRAN jr. u. R. A. VONDERLEHR: Congenitale Spätsyphilis mit besonderer Berücksichtigung der interstitiellen Keratitis. Vorbeugung und Behandlung. Arch. Derm. Syph. (Chicago) 35, 563 bis 579 (1937). — CONNOR, W. H.: Heredosyphilis. Arch. Derm. Syph. (Chicago) 33, 1093—1094 (1936). — CRANE, GEORGE W., and SAMUEL D. MCPHERSON jr.: The effect of local cortisone in the treatment of syphilitic interstitial keratitis. Preliminary report. Amer. J. Syph. 35, 525—531 (1951). — CREUTZBURG, W.: Beitrag zur Frage der einseitigen Keratitis parenchymatosa e lue connata. Kongr.ber. 2. Ophthal. Kongr. der Dtsch. Demokr. Republik in Leipzig, 1952. — CREUTZBURG, WOLFGANG: Beitrag zur Frage der einseitigen Keratitis parenchymatosa e lue connata. Wiss. Z. Univ. Leipzig 1953/54, H. 1/2. — CRITCHLEY, A. MICHAEL: Interstitielle Keratitis bei erworbener Lues. Brit. J. vener. Dis. 5, 304—305 (1929).

DALSGAARD-NIELSEN, ESTHER: Über „Rückfälle" von syphilitischer interstitieller Keratitis. Acta ophthal. (Kph.) 17, 38—42 (1939). — Über Arbeitsbehinderung und soziale Verhältnisse von Patienten nach luischer interstitieller Keratitis. Brit. J. Ophthal. 23, 544—556 (1939). — DENNIE, CHARLES, C. JARRY, M. GILKEY and F. PAKULA SIDNEY: Die antisyphilitische Wirkung des Malariaparasiten auf andere syphilitische Prozesse als die des Zentralnervensystems. Amer. J. Syph. 15, 320—332 (1931). — DJACOS, C., u. G. VICAS:

Penicillinbehandlung eines Falles von Keratitis parenchymatosa. Bull. Soc. héllénique Ophtal. 17, 73—74, franz. Zus.fass. 149 (1949). [Griechisch.] — D'Oswaldo, E.: Beiderseitige Katarakt als Spätfolge nach Röntgenbestrahlung bei einem Falle von Keratitis parenchymatosa. Atti Congr. Soc. ital. Oftal. 7, 822—829 (1932). — D'Oswaldo, E., u. E. Filla: Über die Pathologie und Behandlung der luischen parenchymatösen Keratitis. Lett. oftal. 10 (1933). — Doyne, P.-G.: Syphilitische Erkrankungen des Auges. Brit. J. vener. Dis. 6, 219—223, 234—242 (1930). — Drews, L. C., G. D. Barton and W. M. Mikkelsen: The treatment of acute syphilitic interstitial keratitis with topical cortisone. Amer. J. Ophthal. 36, 90—103 (1953). — Duverne, J., F. Cuilleret, J. Lamour u. E. Dor: Syphilitische Arthropathie der Hüfte mit Narben einer Keratitis parenchymatosa beiderseits. Klassische Seroreaktionen negativ, Nelsontest im Blut positiv. Bull. Soc. franç. Derm. Syph. 63, 194—195 (1956).

Federici, E.: Keratitis parenchymatosa nach operativen Eingriffen. Boll. Oculist. 11, 861—869 (1932). — Fietta, P.: Über zwei eigenartige Hornhauttrübungen. Schweiz. med. Wschr. 1948, 888. — Fonseca, Aureliano: Häufigkeit der Wassermann-Reaktion bei den parenchymatösen Keratitiden. Rev. Ophthal. S. Paulo 6, 33—40 (1938). — Forni, S.: Un symptome cristallinien peu connu du la syphilis congenitale: la soucoupe brune supranucleaire postérieur. Ophthalmologica (Basel) 125, 343—344 (1953). — Franceschetti, A., et C. Balavoine: Réseau hyalin rétrocornéen (Glasleisten, glassy network) aprés Kératite parenchymateuse. Clin. opth. univ. Geneve. Ophthalmologica (Basel) 125, 344—345 (1953). — Friede, R.: Ein Beitrag zur Bekämpfung der Erblindung durch Hornhauterkrankungen. III. Eine neue Therapie der Keratitis parenchymatosa e lue hereditaria. Klin. Mbl. Augenheilk. 119, 23—41 (1951). — Friedmann, Martin: Lues congenita. 57. Tagg der Ver.igg Südwestdtsch. Dermatol. in Mannheim, Sitzg vom 5. u. 6. 3. 1932. — Fuchs, Adalbert: Über neue Typen von Augenkrankheiten. Amer. J. Ophthal. 31, 1273—1280 (1948). — Funaishi, Shin-ichi, u. Yoji Kodama: Therapeutische Versuche bei Keratitis parenchymatosa e lue congenita mittels Impfung von Spirochaeta morsus-muris. Acta Soc. ophthal. jap. 37, 691—695 (1933). Funk: Lues connata. Ver.igg Südwestdtsch. Dermatol., 76. Tagg vom 9. u. 10. Okt. 1954 Regensburg.

Garcia, A. Miranda: Das Trauma als auslösende Ursache der hereditär-luetischen Keratitis parenchymatosa. Medicina (Madr.) 10, 89—96 (1942). — Genet, L.: Gumma der Hornhaut mit Iritis. Ann. Oculist. (Paris) 180, 249 (1947). — Ulcus corneae rodens (Mooren) und Syphilis. Heilung. Lyon méd. 1930 II, 265—268. — Gerasimenko, T. N.: Die Gewebetherapie bei parenchymatöser Keratitis luischer Ätiologie. Oftal. Z. 11, 104—106 (1956). [Russisch.] — Gertler: Lues III an nappe am Gaumen bei congenitaler Lues. Schlesische Dermatol. Ges., Breslau, Sitzg 7. 11. 1942. — Girard et Jaubert: Einige aktuelle Betrachtungen über die Syphilis. Bull. Soc. franc. Derm. Syph. 59, 210—211 (1952). — Gnad, Franz: Über den Erfolg der Röntgen- und Bucky-Strahlentherapie bei Keratitis parenchymatosa. Klin. Mbl. Augenheilk. 89, 446—456 (1932). — Gorcakova, N. V., u. I. A. Gorcakov: Zwei Fälle von parenchymatöser Keratitis aufgetreten bei angeborener Lues nach einem Trauma. Vestn. Oftal. 15, H. 1, 94—97 (1939). — Goy: Fieberbehandlung bei Keratitis parenchymatosa luetica. Klin. Mbl. Augenheilk. 87, 844 (1931). — Graciansky, P. de, J. Voisin, Ch. Grupper u. P. Landrieux: Behandlung der Keratitis bei Syphilis connata mit Cortison. Bull. Soc. franç. Derm. Syph. 58, 574—577 (1951). — Cortison und Keratitis parenchymatosa luica congenita. Bull. Soc. Ophthal. France 1952, 22—27. — Granström, K. O.: Die Keratitis parenchymatosa in späterem Alter. Acta ophthal. (Kbh.) 12, 122—136 (1934). — Keratitis parenchymatosa bei höherem Alter. Dermatol. Ges., Stockholm, Sitzg vom 9. 5. 1934. — Gross, Elmer R.: Interstitielle Keratitis bei einem 60jährigen. Arch. Derm. Syph. (Chicago) 42, 227—228 (1940). — Grüter, W.: Experimentelle und klinische Beiträge zum Problem der parenchymatosen Keratitis. Dtsch. Ophthalm. Ges. in Heidelberg, 1949. — Grütz: Lues congenita, eunuchoider Hochwuchs. Herbsttagg der Ver.igg Rheinisch-Westf. Dermatol. in Elberfeld, Sitzg vom 12. 10. 1930. — Günther, Joh.: Keratitis parenchymatosa im ersten Lebensmonat (Behandlung mit Penicillin). Z. Haut- u. Geschl.-Kr. 9, 106—111 (1950). — Guillas, Caulouma le, et van Varseveld: Keratite interstitielle et phenomenas arthroperiostiques au cours de la syphilis acquise secondaire. Arch. Ophtal. (Paris), N. s. 3, 231—235 (1939).

Haldimann, Carl: Über Keratitis parenchymatosa bei Lues cong. der zweiten Generation. Z. Augenheilk. 90, 146—156 (1936). — Hallermann, W.: Ist die braune schalenförmige Linsentrübung bei Lues congenita intrauterin entstanden? Klin. Mbl. Augenheilk. 112, 222—225 (1947). — Hardy, Marjory: Sehnervenatrophie. Alte interstitielle Keratitis. Malariatherapie. Arch. Derm. Syph. (Chicago) 42, 228 (1940). — Haxthausen: Syphilis congenita tarda mit endokrinen Veränderungen. Dänische Dermatol. Ges., Kopenhagen, Sitzg vom 5. 3. 1941. — Henningsen, E.: Parenchymatöse Keratitis bei acquirierter Syphilis. Dänische Dermatol. Ges., Sitzg vom 4. 2. 1931. — Keratitis parenchymatosa und Lues acquisita. Verh. Ophthal. Ges. 1931, S. 40—41. Hospitalstidende 1931 II. — Herzau,

WERNER, u. EVA HOSSMANN: Über Keratitis parenchymatosa. Klin. Mbl. Augenheilk. 88, 464—477 (1932). — HOEHNE, H.: Über Keratitis parenchymatosa. Klin. Mbl. Augenheilk. 105, 656—693 (1940). — HOFE, K. VOM: Verhindert die Behandlung einer congenitalen Lues den Ausbruch einer Keratitis parenchymatosa? Zugleich ein Beitrag zur Frage Keratitis parenchymatosa und Trauma. Klin. Mbl. Augenheilk. 90, 492—494 (1933). — HOLLSTRÖM, EINAR: Eine seroresistente Syphilis in dritter Generation mit Liquorveränderungen. Acta derm.-venereol. (Stockh.) 28, 1—6 (1947). — HORNE, GORDON O.: Topical cortisone in the treatment of syphilitic interstitial keratitis. Preliminary report of 20 cases (26 eyes). Brit. J. Ophthal. 38, 669—672 (1954). — HUWART, P.: Schwefelöl zur Behandlung der Keratitis parenchymatosa und andere Erscheinungen der Augensyphilis. Ann. Oculist. (Paris) 180, 181—182 (1947).

IANCOU, AXENTE: Zwei Fälle von Keratitis parenchymatosa im Frühstadium der congenitalen Syphilis. Nourrisson 19, 278—283 (1931).

JAKUBIAK, MARCELI: Radiumanwendung in der Behandlung der Keratitis parenchymatosa e lue hereditaria. Klin. oczna 10, 37—45, 137—145 (1932). — JARNINSKI, T.: Unbehandelte Lues III. Dermatol. Ver.igg am Lazaruskrankenhaus Warschau, Sitzg vom 16. 5. 1931. — JOHN: Keratitis parenchymatosa. Demonstrationsabende Chemnitzer Hautärzte, Sitzg vom 12. 1. 1934. — JOHN, I.: Keratitis parenchymatosa und Sattelnase. Z. Augenheilk. 82, 12—14 (1933).

KITAMURA, H.: Pathologisch-anatomischer Befund eines primären Skleralgummas mit einigen interessanten Veränderungen der Netzhaut und Aderhaut. Acta Soc. ophthal. jap. 41, 125—126, 1755—1170 (1937). — KLAR, J.: Immunbiologische Behandlung der Keratitis parenchymatosa e lue congenita. Dtsch. Ophthal. Ges. in Heidelberg 1949. — Immunbiologische Behandlung der Keratitis parenchymatosa e lue congenita. Ber. dtsch. ophthal. Ges. 1950, 59—64. — KLAUDER, JOSEPH V.: Interstitial keratitis. Arch. Derm. Syph. (Chicago) 22, 1153 (1930). — Augensyphilis. IV. Keratitis parenchymatosa und Trauma. Klinische, experimentelle und versicherungstechnische Gesichtspunkte. Arch. Ophthal. (Chicago) 10, 302—328 (1933). — Interstitielle Keratitis, die nach Quecksilbereinreibungen zuerst auftrat. Arch. Derm. Syph. (Chicago) 28, 136 (1933). — Keratitis parenchymatosa mit Nervensyphilis. Arch. Derm. Syph. (Chicago) 36, 174—175 (1937). — Behandlung der Keratitis interstitialis mit Termophor. Arch. Derm. Syph. (Chicago) 37, 126 (1938). — Milder Verlauf unbehandelter Keratitis interstitialis bei Bruder und Schwester. Erörterung über syphilitische Uveitis. Arch. Derm. Syph. (Chicago) 37, 364—365 (1938). — Keratitis parenchymatosa — Geringer Heilerfolg trotz lange fortgesetzter antisyphilitischer Behandlung. Arch. Derm. Syph. (Chicago) 38, 990—991 (1938). — Blutgefäßreste als Folge von Keratitis interstitialis. Arch. Derm. Syph. (Chicago) 42, 226—227 (1940). — Blutgefäße in der Hornhaut 35 Jahre nach interstitieller Keratitis. Arch. Derm. Syph. (Chicago) 42, 227 (1940). — Keratitis parenchymatosa (Malariatherapie). Arch. Derm. Syph. (Chicago) 42, 229—230 (1940). — KLAUDER, JOSEPH V., u. PERK LEE DAVIS: Keratitis interstitialis: Alter bei Beginn der Krankheit und diagnostischer Wert der Spaltlampenuntersuchung. Arch. Derm. Syph. (Chicago) 37, 124 bis 125 (1938). — KLAUDER, JOSEPH V., BENJAMIN A. GROSS and HAROLD A. HANNO: Endocrine studies of patients with syphilitic interstitial keratitis. Amer. J. Syph. 35, 416—432 (1951). — Rückfällige Erkrankung an Keratitis interstitialis nach Behandlung mit 97 Wismutinjektionen. Arch. Derm. Syph. (Chicago) 37, 126 (1938). — Keratitis interstitialis. Hautteste zur Prüfung auf allergische Reaktion der Hornhaut. Arch. Derm. Syph. (Chicago) 37, 125 bis 126 (1938). — Rückfällige Keratitis interstitialis am ersterkrankten Auge ohne Mitbeteiligung des zweiten Auges. Arch. Derm. Syph. (Chicago) 37, 126 (1938). — KLAUDER, JOSEPH V., and MARJORY HARDY: Keratitis interstitialis (mit der Spaltlampe diagnostiziert) bei einem Patienten, der keine Zeichen für congenitale Syphilis aufwies. Arch. Derm. Syph. (Chicago) 40, 643 (1939). — Keratitis interstitialis bei einer 37jährigen Frau mit negativem Wassermann. Arch. Derm. Syph. (Chicago) 40, 644 (1939). — KLAUDER, JOSEPH V., u. GEORGE P. MEYER: Corticotropin, cortisone, thyroid, testosterone in syphilitic interstitial keratitis. Arch. Ophthal. Syph. (Chicago) 51, 432—444 (1954). — KLEEBERGER, E.: Beitrag zur Anwendung von Cortison und Hydrocortison in der Augenheilkunde. Klin. Mbl. Augenheilk. 129, 349—358 (1956). — KLIEN, A. BERTHA: Akuter metastatischer luischer Hornhautabszeß. Arch. Ophthal. Syph. (Chicago) 14, 612—617 (1935). — KOPP, ISRAEL, and HARRY C. SOLOMON: Keratitis parenchymatosa bei Kranken mit congenitaler Neurosyphilis; über Fieber als auslösender Faktor von Keratitis bei juveniler Paralyse. Amer. J. Syph. 23, 751—758 (1939). — KOVACS: Syphilis gummosa. Ungarische Dermatol. Ges., Sitzg vom 9. 11. 1934. — KRAUPA, E.: Das spätsyphilitische Hornhautinfiltrat. Ophthalmologica (Basel) 119, 225—226 (1950). — KROEMER, G.: Lues congenita. Frühjahrstagg der Rheinisch-Westf. Dermatol., Bonn, Sitzg vom 23.—24. 4. 1939. — KUBISTOVA, V.: The course of keratitis parenchymatosa by local traetment with cortisone. Csl. Ofthal. 11, 323—325 mit engl. Zus.fass. (1955). — KUFS, M.: Keratitis parenchymatosa 7 Jahre nach der Malariabehandlung einer juvenilen

Paralyse. Arch. Psychiat. Nervenkr. **93**, 552—563 (1931). — Kushi, H.: Keratitis parenchymatosa, behandelt mit Penicillintampons. Amer. J. Ophthal. **30**, 209—210 (1947). — Larsen, Viktor: Syphilitische Hornhautentzündung, ausgelöst durch Operation. Acta ophthal. (Kbh.) **25**, 195—199 (1947). — Behandlung von Keratitis parenchymatosa und syphilitischer Sehnervenatrophie mit Sulfosin. Brit. J. Ophthal. **23**, 585—621 (1939). — Lazarescu, Dumitru: Schlußfolgerungen aus 349 Beobachtungen von Hornhautentzündung bei Lues congenita. Arch. Ophthal. (Paris) **53**, 756—762 (1936). — Lesne, E., u. D. Rouget: Bemerkungen über die Behandlung der Keratitis interstitialis im Verlaufe der congenitalen Syphilis. Arch. Méd. Enf. **41**, 11—16 (1938). — Levin, Edward A.: Interstitielle Keratitis während antisyphilitischer Behandlung. Arch. Derm. Syph. (Chicago) **43**, 400—401 (1941). — Löwenstein, Arnold: Zur Pathogenese und Therapie der Keratitis parenchymatosa. Klin. Mbl. Augenheilk. **88**, 306—317 (1932). — Lutz, Maria: Untersuchungen über Keratitis parenchymatosa und über daneben vorkommende virulente und dystrophische Symptome der angeborenen Syphilis. Dtsch. med. Wschr. **1940 II**, 1295—1298.

Maddin Stuart, and Julius L. Danto: Ergebnisse der lokalen Anwendung von Cortison bei der Keratitis parenchymatosa syphilitica. Vorläufiger Bericht über 2 Fälle. Arch. Derm. Syph. (Chicago) **64**, 437—440 (1951). — Manes, Antonio J.: Das Problem der interstitiellen Keratitis. Rev. argent. Dermatosif. **19**, H. 1, 89—96 (1935). — Margarot, J., P. Rimbaud u. P. Izarn: Keratitis parenchymatosa und Penicillin. Bull. Soc. franç. Derm. Syph. **56**, 394 (1949). — Mayoux, R.: Die Syphilis des Mittelohres. Rev. Laryng. (Bordeaux) **52**, 545—555 (1931). — Mazzini, M. A., E. D. L. Jonquieres u. M. Poppi: Das Problem der Keratitis interstitialis und der Chorioretinitis bei congenitaler Syphilis in bezug auf die modernen Heilmittel. Rev. argent. Dermatosif. **39**, 44—47 (1955). — Merklen, Felix Pierre, Jean Voisin, Jaques Roge u. Frencois Cottenot: Massive Penicillinbehandlung einer congenitalen interstitiellen syphilitischen Keratitis; Besserung durch Implantation von Placentagewebe. Bull. Soc. franç. Derm. Syph. **57**, 508—510 (1950). — Meyer, Fr. W.: Beitrag zu den syphilitischen Erkrankungen des Auges. Klin. Mbl. Augenheilk. **101**, 390—405 (1938). — Milian, G.: Keratite interstitielle par syphilis héréditaire chez une femme de 39 ans. Rev. franç. Derm. Vénér. **6**, 413—414 (1930). — Montgomery, Douglass W., and George D. Culver: Zwei Schwestern mit parenchymatöser Keratitis. Med. J. Rec. **134**, 216—219 (1931). — Motegi, A.: Zu den haematologischen Studien über Keratitis parenchymatosa e lue congenita. Albrecht v. Graefes Arch. Ophthal. **137**, 527—610 (1937).

Navarro, Juan Carlos: Monosymptomatische Luesfälle. Arch. argent. Pediat. **5**, 561—584 (1934). — Nobecourt, P.: Über ein Mädchen von 14 Jahren mit einer Keratitis und congenital syphilitischer Hautulceration. Progr. méd. (Paris) **1930 II**, 1493—1504. — Nonnemacher, H.: Erfolge und Mißerfolge mit der Cortisonbehandlung bei Augenkrankheiten. Dtsch. Gesundh.-Wes. **1953**, 535—539. — North, D. P.: The treatment of interstitial keratitis. Brit. med. J. **1954**, No 4878, 7—9.

Oksala, Arvo: Über die Dauer syphilitischer Stigmata und Zeichen bei Patienten mit Keratitis parenchymatosa und Lues congenita. Acta derm.-venereol. (Stockh.) **31**, Suppl. 24, 97—99 (1951). — Interstitial keratitis and chorioretinitis. Acta ophthal. (Kbh.) **30**, 437—441 (1952). — Studien über das Vorkommen von interstitieller Keratitis bei congenitaler Syphilis in Finnland. Acta ophthal. (Kbh.) Suppl. **37**, 109 S. (1952). — Some observations on the treatment of interstitial keratitis with penicillin, malaria and cortone. Amer. J. Syph. **37**, 540—544 (1953). — Interstitial keratitis after adequate penicillintherapy. A case report. Brit. J. vener. Dis. **33**, 113—114 (1957). — Oliner, Leo, Matthew, Taubenhaus, Theodore M. Shapira and Norman Leshin: Nichtsyphilitische interstitielle Keratitis und beiderseitige Taubheit (Cogan-Syndrom) mit essentieller Polyangitis (Periarteritis nodosa). Übersicht über das Syndrom und Erörterung eines möglichen pathogenetischen Mechanismus. New Engl. J. Med. **248**, 1001—1008 (1953).

Pardee, Irving: Herpes zoster ophthalmicus lueticus. Arch. Ophthal. (Chicago) **3**, 748—754 (1930). — Pariser, Harry: Acquired syphilitic interstitial keratitis. With report of two cases. Amer. J. Syph. **23**, 214—219 (1939). — Pascheff, C.: Keratitis parenchymatosa nach antiluetischer Kur. Bulgarische Dermatol. Ges. Sofia, Sitzg vom 12. 2. 1932. — Périn, P. Huwart: Keratitis parenchymatosa syphilitischen Ursprungs, ausgelöst durch die Vaccine T.A.B. Rev. franç. Derm. Vénér. **13**, 150—152. — Bull. Soc. franç. Derm. Syph. **44**, 809—811 (1937). — Pillat, A.: Aussprache zu D. G. Cogan, Untersuchungen zur klinischen Physiologie der Cornea: Die Beziehungen zwischen Hornhautquellung, Hornhautepithelödem, Keratopathia bullosa und interstitieller Vascularisation. Dtsch. Ophthalm. Ges. Heidelberg **1948**. — Prokopenko, P.: Über Keratitis parenchymatosa bei Lues congenita. Russk. oftal. Z. **11**, 363—376 (1930).

Raimondo, N., e E. Leo: Considerazioni patogenetiche sulle cheratiti parenchimatose in base ai risultati della terapia locale con cortisone. Ann. Ottal. **78**, 861—874 (1952). — Rajam, R. V.: A case report of interstitial keratitis of the second unaffected eye 17 years after the affection of the first eye. Indian J. vener. Dis. **20**, 162—164 (1954). — Randolph,

M. ELLIOT: An experimental study of the possibility of transmitting syphilis by a corneal graft. Amer. J. Ophthal. **35**, 352—357 (1952). — REILLY, WILLIAM ANTHONY: Die Resultate der Behandlung der angeborenen Syphilis mit Bismuth arsophenamine sulphonat (Bismarsen). J. Chemother. **13**, 9—16 (1936). — REMLER, OSKAR: Über die sogenannte braune schalenförmige Linsentrübung. Kongr.-ber. der Dtsch. Ophthalm. Ges. in Heidelberg 1951. — REMLER, O.: Zur Frage der Einseitigkeit der Keratitis parenchymatosa. Kongr.-ber. der Dtsch. Ophthalm. Ges. in Heidelberg 1951. — Zur Frage der Einseitigkeit der Keratitis parenchymatosa. Klin. Mbl. Augenheilk. **121**, 602—609 (1952). — RENEDO, M.: Über die Behandlung der luetischen Keratitis parenchymatosa. Ecos esp. Derm. **6**, 327—336 (1930). — RIEHM, W.: Die Pathogenese der Keratitis parenchymatosa im Lichte der Allergieforschung. Klin. Mbl. Augenheilk. **120**, 50—60 (1952). — ROBINSON, RAYMOND C. O.: Syphilitic interstitial keratitis after five years of seronegativity: a case report. Amer. J. Syph. **36**, 92—93 (1952). — RÖNNE, H.: Syphilitische Augenleiden und congenitale Spätlues. Verh. Dän. Med. Ges. 1932. Hospitalstidende **1932**, 11—19. — ROLLET, J.: Interstitielle Keratitis und wahrscheinliche Lungensyphilis. Lyon méd. **1930 I**, 503—504. — Vielgestaltige erbsyphilitische Augenerkrankungen bei 3 Brüdern. Bull. Soc. Ophthal. Paris Nr 3, 316—318 (1933). — ROS, ANTONIO: Die Keratitis parenchymatosa. Arch. Oftal. hisp.-amer. **33**, 163—171 (1933). — ROSA, DONATO: Le alterazion del vitreo nella cheratite parenchimatosa. Clin. Ocul. Univ. Napoli. Arch. Ottal. **54**, 42—56 (1950).

SABADEANU, V.: Untersuchungen über die Cerebrospinalflüssigkeit bei Keratitis parenchymatosa. Cluj. med. **13**, 17—22 (1932). — SABATA, JAN: Keratitis parenchymatosa. Bratisl. lek. Listy **10**, 29—30 (1930). — SALIN: Keratitis parenchymatosa, Lues congenita tarda? Thyreotoxikose. 56. Tagg Südwestdtsch. Dermatol., Frankfurt a. Main, Sitzg vom 24.—25. 11. 1931. — SANCHEZ-BEAUJON, R.: Aplicazion topica de la cortisona en queratitis intersticial congenita sifilitica. Reportaja de diez casos. Rev. oftal. venez. **1**, 41—54 (1955). — SAUL, JUGO: Über das Schicksal der Patienten mit Keratitis parenchymatosa. Z. Augenheilk. **86**, 199—203 (1935). — SCHERESCHEWSKY, J.: Therapieresistente Syphilis, insbesondere die Keratitis parenchymatosa und ihre Behandlung mit Chinin. Klin. Wschr. **1935 I**, 381. — SCHIECK, F.: Die Keratitis parenchymatosa. Münch. med. Wschr. **1938 I**, 132—134. — SCHMIDT, WERNER: Über das serologische Verhalten der Keratitis parenchymatosa in verschiedenen Lebensaltern. Klin. Wschr. **1942**, 132—134. — SCHOUSBOÉ, F.: Erscheinungen von angeborener und erworbener Syphilis der Hornhaut-Lederhautkalotte in Nordafrika. Ann. Oculist. (Paris) **176**, 376—390 (1939). — SCHWARZWALD: Gumma nasi et faciei. Dermatovenerol. Sektion in Zagreb (Jugosl.), Sitzg vom 28. 5. 1931. — SEEFELDER, R.: Über Keratitis parenchymatosa e lue congenita. (Auf Grund von klinischen und pathologisch-anatomischen Untersuchungen.) Arch. Augenheilk. **107**, 116—141 (1933). — SEGAL, PAWEL, and DANUTA JASTRZEBSKA: Treatment of interstitial keratitis with penicillin or with penicillin combined with fever. Przegl. Derm. Wener. **3**, 409—240 mit engl. Zus.fass. (1953). [Polnisch.] — SEGAL, P., and A. ZYLO-FILIPOWICZ: Treatment of parenchymatous keratitis with cortisone applied locally. Preliminary report. Klin. oczna **24**, 133—137 mit engl. Zus.fass. — SEGOVIA, ROLANDO: Queratitis intersticial y su tratamiento. Medicina (Méx.) **33**, 97—100 (1953). — SIVASUBRAMANIAM, P., and T. HOOLE: Unusual case of interstitial keratitis. Brit. J. Ophthal. **40**, 119—122 (1956). — SIE-BOEN-LIAN and OEY-KHOEN-LIAN: The results of cortisone administrations in keratitis interstitialis and Westhoff's keratitis. Ophthalmologica (Basel) **127**, 414—418 (1954). — SIGUIER, FRED, I. SIGUIER u. M. HÉBERT: Besprechung der Ätiologie eines neuen Falles von Heerfordtschem Syndrom, mögliche Rolle der Erbsyphilis. 2. Mitt. Bull. Soc. méd. Hôp. Paris, III. s. **56**, 39—41 (1940). — SIMPSON, W. G., B. F. ROSENBLUM, C. E. WOOD and E. L. STAMMER: Lokale Cortison-Therapie bei congenital-syphilitischer interstitieller Keratitis. J. vener. Dis. Inform **32**, 116—119 (1951). — SMITH jr., u. R. FRANK: Congenitale Spätsyphilis. Eine Studie über die Behandlungsresultate von 262 Patienten. Bull. Johns Hopk. Hosp. **53**, 231—245 (1933). — SOLIMAN, A. M.: Cortisone in syphilitic interstitial keratitis and irido-cyclitis. Bull. ophthal. Soc. Egypt **45**, 135—142 (1953). — SOURDILLE, G. P.: Transplantation zu tropischen Zwecken bei hereditär luischer Keratitis parenchymatosa. Bull. Soc. franç. Ophthal. **62**, 214—216 (1949). — Keratitis de Hutchinson et keratoplasties: greffes lamellaire? Ann. Oculist. (Paris) **183**, 495—499 (1950). — SPIEGEL, LEO: Angeborene Syphilis, juvenile Dementia paralytica, interstitielle Keratitis. Arch. Derm. Syph. (Chicago) **41**, 167—168 (1940). — STAJNFELD, SANDOR: Ergebnisse der Penicillin-Therapie der Keratitis parenchymatosa. Med. Pregl. **6**, 142—144 (1953). — STOCK, W.: Keratitis parenchymatosa fugax. Klin. Mbl. Augenheilk. **114**, 278 (1949). — STUMPTNER, HEINRICH: Keratitis parenchymatosa und Trauma. Klin. Mbl. Augenheilk. **124**, 714—748 (1954). — SWARTZ, J.: Retro-corneal hyaline bands in interstitial keratitis. Brit. J. Ophthal. **37**, 364—375 (1953).

THOMAS, CH., J. CORDIER et B. ALGAN: Considérations sur l'action de la cortisone dans la kératitie interstitielle syphilitique. Bull. Soc. Ophthal. France **1952**, 501—504. — TIRELLI, GASPARE: Parenchymatöse Hornhautentzündung auf luetischer Grundlage mit einem

Geschwür der Hornhauthinterfläche. Arch. Ottal. **38**, 38—48 (1931). — TOMII, KIYOSHI: Ein seltener Fall von Lues acquisita am Auge: Primäre Episkleritis und primäres Gumma der Iris. Acta Soc. ophthal. jap. **37**, 1316—1323 (1933). — TREMATORE, M.: Die Keratitis parenchymatosa bei erworbener Syphilis. Rass. ital. Ottal. **7**, 520—534 (1938). VÁMOS, L.: Syphilis congenita (Periostitis gummosa). Ungarische Dermatol. Ges. Budapest, Sitzg vom 13. 11. 1931. — VEJDOVSKY, V.: A rare xourse of a deep corneal inflammation probably of a congenital irigin. Lék. Listy **7**, 286—287 u. engl. u. franz. Zus.fass. 288 (1952). — VENCO, L., u. S. ROSSO: Das postoperative Verhalten der Hornhauttransplantate bei syphilitischer Keratitis parenchymatosa. Ann. Oculist. (Paris) **181**, 199—212 (1948). — VILANOVA, X., y F. DE DULANTO: Queratitis sifilitica y cortisona. Act. dermo-sifiliogr. (Madr.) **44**, 374—375 (1953). — VOISIN, JEAN, et P. VILOTTE: La réaction de Nelson dans le diagnostic rétrospectif des opacités cornéennes interstitielles. Bull. Soc. Ophthal. France **1956**, 408—409. WEISSENBACH, R.-J.. GILBERT-DREYFUS u. J.-P. BRISSET: Diabetes insipidus auf luischer Basis. Fettsucht, Genitalstörungen, Störungen der Wärmeregulation und des Kohlehydratstoffwechsels. Biologische Studien. Bull. Soc. méd. Hôp. Paris, III. s. **47**, 1709—1716 (1931). — WESKAMP, CARLOS: Histopathologie der Keratitis parenchymatosa e lue congenita. Amer. J. Ophthal. **32**, 793—806 (1949). — Luetische interstitielle Keratitis punctata. Arch. Oftal. B. Aires **7**, 340—342 (1932). — WESSELY, K.: Das Problem der Keratitis parenchymatosa. Münch. med. Wschr. **1933** II, 1673—1676. — WOODS, ALAN C.: Cortisone in interstitial keratitis. Amer. J. Syph. **35**, 517—524 (1951). — WRIGHT, CARROLS, S., and H. H. PERLMANN: Behandlung der Keratitis parenchymatosa mit besonderer Berücksichtigung des Gebrauches von Wismut. Amer. J. Syph. **14**, 169—174 (1930). ZITZKE: Lues congenita tarda. Kölner Dermatol. Ges., Sitzg vom 26. 2. 1932.

B. 5. Iris und Ciliarkörper, 6. Chorioidea und Retina, 7. Linse, 8. Syphilis und Glaukom

AKIYA, J.: Über einen Fall von progressiver Chorioidealdegeneration bei einem Luetiker. Acta Soc. ophthal. jap. **34**, 1020—1026 (1930). — ALBRICH, K.: Die Beziehungen der Spätlues zur Augenheilkunde. Orvosképzés **26**, 398—405 (1936). — ALVAREZ, A.: Über eine durch massive subconjunctivale Penicillininjektion geheilte Uveitis bei alter Lues. Ann. Oculist. (Paris) **182**, 521—524 (1949). — ARCHANGELSKIJ, V., u. V. FELDMAN: Zur Charakteristik der pathologischen Veränderungen im Auge bei kongenitaler Lues. Venerol. **6**, H. 12, 5—20 (1929). — ASAYAMA, R.: Das Problem der Blut-Liquorschranke im ophthalmologischen Gebiete. 1. Bericht. Acta Soc. ophthal. jap. **36**, 94—95, 1279—1287 (1932). — AVALOS, E.: Ein weiterer Fall von doppelseitiger schwerer Uveitis mit Taubheit, Kahlwerden und Ergrauen. Rev. cubana Oftal. etc. **1**, 242—247 (1932). — AZEVEDO, P. A. DE: Ätiologische Diagnose der Uveitiden. Arqu. bras. Oftal. **18**, 1—60 (1950).

BALACCO, F.: Seltener Fall eines knötchenförmigen Syphiloms der Retina. Albrecht v. Graefes Arch. Ophthal. **154**, 574—578 (1954). — BARLETTA, F. V.: Über einen eigentümlichen ophthalmoskopischen Befund bei einem kongenitalluetischen Individuum. Boll. Oculist. **10**, 1507—1514 (1931). — BECKH, W.: Syphilis und primäres Glaukom. Amer. J. Ophthal. III. s. **18**, 1129—1134 (1935). — BELFORT, M. W.: Familiäre luetische Veränderung der Macula. Rev. otol. etc. y Cir. neur. sudamer. **11**, 181—184 (1936). — BINKLEY, G. W.: Multiple Gummen und geheilte Iridocyclitis bei kongenitaler Syphilis. Arch. Derm. Syph. (Chicago), **36**, 1101 (1937). — BONNET, P.: Pigmentdegeneration der Retina: ihre Beziehung zur Syphilis. Ann. Oculist. (Paris) **180**, 243 (1947). — Chorioretinitis bei der angeborenen Syphilis. Ann. Oculist. (Paris) **180**, 245 (1947). — Chorioretinitis luica asquisita unter dem Bilde der Netzhautdegeneration des Typus der Atrophia gyrata chorioideae et retinae. Ann. Oculist. (Paris) **180**, 246 (1947). — La peiphlébite de la rétine et la chorioidite antérieure associées a la kératite interstitielle. Bull. Soc. Ophtal. France **1955**, 716—718. — BONNET, P., et I. BONNET: Manifestations ganglionnaires et osseuses de la syphilis congenitale. Bull. Soc. Ophtal. France **1954**, 248—251. — BONNET, P., u. L. PAUFIQUE: Thrombose der Zentralvene der Netzhaut und ihrer Äste infolge Lues. Ann. Oculist. (Paris) **180**, 250 (1947). — BÜTTNER-WOBST, W.: Zur Frage des diagnostischen Wertes von Augenhintergrunduntersuchungen bei Lues connata. Klin. Mbl. Augenheilk. **128**, 710—715 (1956).

CASARI, G.: Syphilitische Uveitis geheilt durch Penicillin. Terapia antibiot. (Milano) **1**, 111—112 (1951). — COLE, H. N., u. F. DRIVER: Maligne Syphilis. Arch. Derm. Syph. (Chicago) **22**, 360 (1930). — COTTINI, G. B.: Zusammentreffen des Groenblas-Strandberg'schen und des Ehlers-Danlos'schen Syndroms bei dem gleichen Patienten. Acta derm.-venereol. (Stockh.) **29**, 544—549 (1949). — CRAWFORD, ST.: Congenital syphilitic synovitis and iritis. Arch. Derm. Syph. (Chicago) **26**, 576—577 (1932).

DÉODATI, C.: Über Retinopathie bei Syphilis. Behandlung mit Penicillin. Arch. Ophthal. (Paris) **8**, 285 (1948). — DIETERLÉ, P.: L'importance de l'electrorétinographie (ERG)O pour le diagnostic différéntiel entre la dégénérescence tapéto-rétinienne primitive et secondaire. Ophthalmologica (Basel) **127**, 357—359 (1954). — DIMMER, FRIEDRICH, u. ARNOLD PILLAT:

Atlas fotografischer Bilder des menschlichen Augenhintergrundes. Leipzig u. Wien: Deuticke 1927. — DORELLO, U.: Retinosi pigmentaria e sclerosi dei vasi coroidali in luetico. Atti Soc. ettal. ital. **12**, 255 (1951). — Sclerosi dei vasi coroideali e retinoso pigmentaria in luetico. G. ital. Oftal. **4**, 202—208 (1951).

FANTA, H.: Luische Iritis. Wien. klin. Wschr. **1948**, 539. — FARINA, F.: Tuberkulose, Syphilis und die chronischen Uveitiden des vorderen Augenabschnittes. Rass. ital. Ottal. **7**, 301—327 (1938). — FAVALORO, G.: Weiterer Beitrag zur Kenntnis der tertiären Syphilis der Chorioidea (Gumma). Rass. ital. Ottal. **5**, 671—679 (1936). — FESSLER: Lues. Wiener Dermat. Ges., Sitzg vom 7. 5. 1931. — FRANCOIS, O., et CH. LESAGE: Périphlebite rétinienne d'origine syphilitique. Bull. Soc. Ophtal. France **1960**, 612—613. — FRANTA, J.: Luische Iridocyclitis. Čas. Lék. čes. 894—899 (1933). — FRIEDENWALD, J. S.: Pigment-degeneration der Netzhaut bei Lues cérebrospinalis. Amer. J. Ophthal., III. s. **13**, 943—946 (1930).

GARNIER, G.: Ausbruch sekundär-syphilitischer Erscheinungen im Verlauf einer Antimon-behandlung bei einem alten Syphilitiker. Biotropismus oder Reinfektion ? Bull. Soc. franç. Derm. Syph. **42**, 1842—1844 (1935). — GASTEV, A.: Ciliarkörpersyphilom. Russk. oftal. Ž. **12**, 503—508 (1930). — GODOY, V. M.: Coroiditis en Nicaragua. 4. Congr. panamer. Oftalm. **1**, 626—631 (1952). — GORLERO, P. R.: Eosinophilie und Lues. Geheilte luetische Nezthaut-blutung und fortdauernde Eosinophilie. An. Inst. Modelo Clin. méd. **13**, 286—303 (1932). — GÓZBERK, R. A.: Kindliche Katarakt und Lues connata. Ann. Oculist. (Paris) **186**, 141—154 (1953). — GOZBERK, R.: Kindliche Katarakt und angeborene Syphilis. Türk oftal. Gaz. **2**, 373—383 (1937). — GOZBERK, R. A.: Doppelte Katarakt mit Mikrocephalie bei einem Heredo-syphilitiker der zweiten Generation. Bull. Soc. Turque Méd. Nr 6, 280—283 (1936). — GRASSO-CANNIZZO, F.: Die Anwendung des Penicillins bei der luischen Uveitis. Boll. Oculist. **28**, 555—562 (1949).

HANSEN, K.: Einige Anmerkungen zu dem Fall Palich-Szanto: luetisch-allergische Regenbogenhautentzündung. — Klin. Mbl. Augenheilk. **124**, 736—738 (1954). — HARRY, B. H.: Chorioretinitis centralis bei Lues congenita. Canad. med. Ass. J. **38**, 381—382 (1938). — HAVEL, J.: Schwere luische Iridocyclitis. Ofthal. Sborn. **7**, 278—281 (1932). — HORAY, C.: Fall von luischer Periphlebitis retinalis mit massenhafter Gefäßneubildung im Glaskörper. Klin. Mbl. Augenheilk. **88**, 692—693 (1932).

JAME, L.: Syphilis maligna praecox. Bull. mens. Soc. Med. mil. franç. **30**, 279—282 (1936).

KAHN, R.: Die Augenerscheinungen bei kongenitaler Syphilis. Arch. Pediat. **55**, 613—620 (1938). — KLAUDER, J. V.: Gumma des Ciliarkörpers. Arch. Derm. Syph. (Chicago) **37**, 130 (1938). — Unspezifischer Effekt antisyphilitischer Behandlung bei entzündlicher Augenaffek-tion (Chorioretinitis). Arch. Derm. Syph. (Chicago) **42**, 225—226 (1940). — KLAUDER, J. V., u. G. P. MEYER: Chorioretinitis bei kongenitaler Syphilis. Arch. Ophthal. (Chicago) **49**, 139—157 (1953). — KOYANAGI, Y.: Pathologisch-anatomischer Befund bei Pigmentdegeneration der Netzhaut syphilitischer Ursprungs. Acta Soc. ophthal. jap. **35**, 602—606 (1931). — KURZ, O.: Irisveränderungen durch Lues bei kongenitaler Ectopia lentis. Beitrag zur Patho-logie des Marfanschen Syndroms. Arch. Augenheilk. **109**, 592—604 (1936).

LABORNE, T. C.: Über vier familiäre Fälle von angeborenem Glaukom oder Hydrophthal-mus. Rev. bras. Oftal. **12**, 243—254 (1953). — LEMOINE, A. N.: Okulare Manifestationen der kongenitalen Syphilis und ihre Behandlung durch Erhöhung der Körpertemperatur. Trans. Amer. ophthal. Soc. **32**, 522—554 (1934). — LIJÓ-PAVIA, J., u. J. AROUH: Glaskörperablösung bei einer luischen Chorioretinitis. Rev. otol. etc. y Cir. neur. sudamer. **26**, 3—9 (1951). — Desprendimiento del vitreo en una corioretinitis luetica. Rev. otol. etc. y Cir. neur. sudamer. **26**, 3—9 (1951).

MAAS, O.: Zur Diagnose: Pluriglanduläre Erkrankung. Endokrinologie **7**, 262—268 (1930). — MAJER: Lues congenita. Dermat. Sektion in Zagreb, Sitzg vom 28. 3. 1934. — MAMOLI, L.: Über einige Fälle von Iridocyclitis wahrscheinlich syphilitischer Natur, nach operativen Eingriffen. Saggi Oftal. **5**, 228—240 (1930). — MANSCHOT, W. A.: A hole in the macula in syphilitic subject. Ophthalmologica (Basel) **123**, 183 (1952). — MARQUÉZY, R. A., et TAVENNEC: Glaukom und infantile Encephalopathie. Die Rolle der angeborenen Syphilis. Bull. Soc. Pédiat. Paris **33**, 222—225 (1935). — MAZAL, V.: Glaukom bei Luetikern. Bratisl. lek. Listy **11**, 82—87 (1931). — Glaukom der Luetiker. Ofthal. Sborn. **5**, 126—131 (1930). — MOORE, J. E.: Syphilitische Iritis. Eine Untersuchung an 249 Patienten. Amer. J. Ophthal., III. s. **14**, 110—126 (1931). — MORAX, P. V.: Etude critique et diagnostic de l'iridocyclite syphilitique. Soc. franç. Derm. Syph. **1951**, 96—99. — Kritische und diagnosti-sche Studie der syphilitischen Iridocyclitis. Soc. franç. Derm. Syph. **1951**, 96—99. — MÜGGE, F.: Über einen Fall von beiderseitigem Gumma der Netzhaut. Albrecht v. Graefes Arch. Ophthal. **142**, 311—318 (1940).

OFFRET, G., u. L. FARGETTE: Chorioretinitis und Periphlebitis retinae bei erblicher Syphilis. Arch. Ophthal. (Paris) **7**, 609 (1947). — O'LEARY, P. A.: Untersuchungen auf syphilitische Aetiologie bei Uveitis. Amer. J. Ophthal., III. s. 15, 24—26 (1932). — Onfray, R., et Margerin: Entwicklung eines Pseudo-Retinitis albuminurica und Betrachtungen über die Pathogenese der exsudativen Retinitiden und die Behandlung der kongenitalen Syphilis. Bull. Soc. Ophthal. Paris Nr 4, 172—180 (1930).

Pálich-Szántó, O.: Über syphilitische Erscheinungen im Fundus oculi mit besonderer Berücksichtigung der latenten Syphilis. Orv. Hetil. 1953, 941—944. — Palich-Szántó, O., u. M. Valér: Bedeutung der Augenhintergrundsveränderungen in der Diagnostik der Lues latens. Klin. Mbl. Augenheilk. 127, 207—218 (1955). — Palich-Szántó, O.: Über die luetische-allergische Regenbogenhautentzündung. Klin. Mbl. Augenheilk. 123, 734—739 (1953). — Pallarés, Lluesma J.: Lues der Retinagefäße. Ecos esp. Derm. 6, 403—408 (1930). — Pechur, G., A. Sachovskaja u. A. Panšina: Zur Frage der sogenannten Syphilome der Iris und des Ciliarkörpers. Vrač. Delo 13, 1423—1430 u. dtsch. Zus.fass. 1430 (1930). — Pelegrini, L.: Betrachtungen über einen Fall von Netzhautblutungen bei einem an myelogener Leukämie leidenden Luetiker. Atti Accad. Fisiocr. Siena, VI. s. 10, 7—17 (1931). — Puscariu, E.: Seltene Fälle von Augensyphilis. Chorioretinitis juxtapapillaris. Retrobulbäres Gumma des Sehnerven. Arch. Ophthal. (Paris) 49, 37—42 (1932). — Die verkannte Lues beim Altersstar. Ann. Oculist. (Paris) 99, 596—600 (1937).

Rapp: Therapieresistente, komplementnegative Lues II mit Zungenpapeln. 53. Verslg Südwestdtsch. Dermatol., Frankfurt a. Main, 25. u. 26. 10. 1930. — Rönne, H.: Klinische Studien über die syphilitische Chorioiditis. Acta ophthal. (Kbh.) 12, 1—37 (1934). — Rosen, Em.: Embryonale Katarakt zusammen mit interstitieller Keratitis und syphilitischer Chorioiditis, Bericht über einen Fall. Arch. Ophtal. (Chicago) 42, 749—754 (1949). — Rosen, E.: Angeborene Katarakt in Verbindung mit Keratitis interstitialis und Chorioiditis syphilitica. Ein Fall. Arch. Ophthal. (Chicago) 42, 749—754 (1949).

Saheki, S.: Über die Hintergrundveränderungen bei Lues latens. Acta Soc. ophthal. jap. 38, 1205—1211 (1934). — Scheerer, R.: Sympathische Ophthalmie oder Iritis luetica? Klin. Mbl. Augenheilk. 88, 41—43 (1932). — Seidel, E.: Über eine seltene Netzhaut-Aderhauterkrankung (Gumma der Aderhaut beider Augen). Ber. dtsch. ophthal. 52, Ges. 476—477 (1938). — Silver, H.: Early syphilitic macular atrophy. Arch. Derm. Syph. (Chicago) 42, 983—985 (1940). — Soetopo: Beiträge zur Klinik und Therapie der malignen Syphilis. Geneesk. T. Ned.-Ind. 1938, 1353—1368. — Spiegel, G.: Entwicklung einer frischen Periostitis während der Behandlung von Spätsyphilis. Iridocyclitis mit Sekundärglaukom. Arch. Derm. Syph. (Chicago) 41, 157—158 (1940). — Stokes, J. H.: Akute syphilitische Iritis und Lupus eryth. der Kopfhaut. Arch. Derm. Syph. (Chicago) 27, 349 (1933). — Suganuma, S.: Über pathologisch-histologische Veränderungen bei einer klinisch genau untersuchten Neuroretinitis syphilitica. Acta Soc. ophthal. jap. 34, Festschr. Ichikawa, 211—217 (1930).

Takahashi, H.: Infant heredo-syphilitic iritis with change of the fundus. J. clin. Ophthal. 9, 907—908 (1955). — Tome y Bona, J. M.: Iris und Pupillenerkrankung der Lues. Rev. cubana Oto-neuro-oftal. 5, 89—98 (1936).

Vele, M.: Beitrag zum Studium der Augenläsionen bei der erworbenen Syphilis. Rass. ital. Ottal. 2, 177—197 (1933). — Voisin, J., et J. Villotte: Die Bedeutung des Nelson-Tests für die Diagnose der Chorioretinitis. Bull. Soc. Ophtal. France 1954, 491—495.

Weekers, L., u. R. Weekers: Die Behandlung des Buphthalmus. Ann. Oculist. (Paris) 182, 869—879 (1949).

B. 9. Syphitis und Augennerven. 10. Pupillenstörungen, 11. Augenmuskeln

Abadie, Ch.: Behandlung der tabischen Opticusatrophie. Bull. Acad. Méd. (Paris) III. s. 107, 439—440 (1932). — Alajmo, A.: Modifikation des Pupillendurchmessers beim Nahsehen bei Fällen mit Argyll-Robertsonschen Zeichen (pupillometrische Untersuchungen). G. ital. Oftal. 3, 264 (1950). — Alajouanine, Th., G. Mauric u. R. Rossano: Oxycephalie, späte Augenmuskellähmungen und Neuritis optica infolge Meningitis syphilitica. Rev. neurol. 39 (II), 78—82 (1932). — Apter, J. T.: The significance of the unilateral Argyll Robertson pupil. Part. II. A critical review of the theories of tis pathogenesis. Amer. J. Ophthal. 38, 209—222 (1954). — The significance of the unilateral Argyll Robertson pupil. Part. I. A report of 13 cases. Amer. J. Ophthal. 38, 34—43 (1954). — Ascher, K.: Auftreten und Verschwinden des Marcus Gunschen Kiefer-Lid-Phänomens während des Rückgangs einer luischen Ptosis. Med. Klin. 1937 II, 1259—1261.

Bailliart, P., et Fil: Vorübergehende spasmodische Blindheit bei einem Tabiker. Bull. Soc. Ophtal. Paris Nr 7, 430—434 (1930). — Ballif, L., u. I. Lunevsky: Über 2 Fälle von Paralyse (infantil und juvenil). Bull. Soc. Pédiatr. (Jasi) 3, 105—114 (1932). — Balogh, G.: Lues congenita. Ungarische Dermat. Ges., Sitzg vom 9. 12. 1932. — Bartolozzi, R.: Escotoma central hemianopsico binasal. Arch. Soc. oftal. hisp.-amer. 11, 604—610 (1951). — Behr, C.: Grundlage und Behandlung der tabischen Sehnervenatrophie. Tung-Chi 7, 131 bis

141 (1932). — Der Augenbefund in seiner diagnostischen und differentialdiagnostischen Bedeutung bei Tabes dorsalis, Lues, cerobrospinalis Sklerose. Berlin: S. Karger 1936. — Syphilis und Sehnerv. Med. Welt **1938**, 1515—1520. — BENTON jr., C. D., u. J. F. HARRIS: Behandlung der syphilitischen Opticusatrophie mit Penicillin. Arch. Ophthal. (Chicago) **48**, 449—454 (1952). — BLATT, N.: Der Wert der Malariatherapie bei der syphilitischen Sehnervenatrophie. Ann. Oculist. (Paris) **182**, 513—520 (1949). — BODECHTEL, G.: Zum Problem der Neurolues. Neue med. Welt **1950**, 334. — BONNET, P.: Parenchymatöse Keratitis und Argyll Robertsonsches Zeichen. Ann. Oculist. (Paris) **180**, 250 (1947). — BRUETSCH, W. L.: Chirurgische Behandlung der syphilitischen primären Opticusatrophie. Arch. Ophthal. (Chicago) **38**, 735—754 (1947). — Einseitige syphilitische Optikusatrophie. Arch. Ophthal. (Chicago) **39**, 80—88 and Disc. 88—91 (1948). — Die Häufigkeit der syphilitisch primären Optikusatrophie bei der Dementia paralytica. Eine klinisch-anatomische Studie. Amer. J. Psychiat. **104**, 725—729 (1948). — Syphilitische Opticusatrophie, Bd. XI. Springfield: Ch. C. Thomas 1953. 138 S. — BUREAU, Y., u. E. DUVAL: Amaurotische Tabes, die 5 Jahre nach einer Penicillinbehandlung unverändert blieb. Bull. Soc. franc. Derm. Syph. **60**, 392 (1953). — BUSACCA, A.: Schwefeltherapie bei luischer Atrophian. o. und anderen Augenkrankheiten. Klin. Mbl. Augenheilk. **90**, 352—360 (1933).

CASANOVAS, JOSÉ: Pupilotonia. Arch. Soc. oftal. hisp.-amer. **15**, 1015—1026 (1955). — ČAVKA, V.: Genuine Atrophie des Augennervs. Liječn. Vjesn. **52**, 518—531 (1930). — CLARK, C. P.: Eye changes observed in paretic patients after treatment with malaria. Amer. J. Ophthal., III. s. **13**, 946—955 (1930). — CORDERO, A., y F. NOUSSITOU: Evolutión de un caso de artofia papilar tabética tratado con penicilina y bismuto. Pren. méd. argent. **1950**, 3196—3199.

DATTNER, B., S. KAUFMAN and E. W. THOMAS: Penicillin in treatment of neurosyphilis. Arch. Neurol. Psychiat. (Chicago) **58**, 426—435 (1947). — DAVIST, P. L.: Neurosyphilis: Erkrankung des 3., 5. und 6. Hirnnerven. Arch. Derm. Syph. (Chicago) **37**, 129 (1938). — DESTUNIS, G.: Die oligosymptomatische Neurolues. Dtsch. med. Wschr. **1952**, 938—940. — DIAZ, E. O., u. A. SELLEK: Ein Fall von luischer Meningoencephalitis beim Kind. Arch. Med. infant., Hosp. Garcia **2**, 50—58, 59—60 (1933). — DRAGOMIR, T.: Behandlung der tabischen Optikusatrophie mit Injektionen von salvarsanisiertem Serum. Bull. Soc. roum. Neurol. **14**, Nr. 1/3, 35—38 (1933). — DRAKE, R. E.: Augensyphilis. III. Übersicht über die Literatur und Mitteilung eines Falles von akuter syphilitischer Meningitis und Meningo-Encephalitis mit besonderer Berücksichtigung des Papillenödems. Arch. Ophthal. (Chicago) **9**, 234—243 (1933). — DUGGAN, W. F.: Die Anwendung von gefäßerweiternden Mitteln bei der syphilitischen Sehnervenatrophie. Arch. Ophthal. (Chicago) **39**, 645—656 (1948).

ESEOSITO, A. C.: Beidseitige akuse totale Oculomotoriuslähmung syphilitischer Ätiologie. Arch. Derm. Syph. (Chicago) **55**, 686—690 (1947).

FAVRE, M.: Un cas de périnévrite syphilitique du nerf optique. Clin. opht. Univ. Berne (48. Ass. gén. Soc. Suisse d'Opht. Lausanne 30. 9.—2. 10. 1955). Ophthalmologica (Basel) **131**, 290—293 (1956). — FEDE, N.: Serodiagnose und Behandlung der syphilitischen Erkrankungen des Auges. G. Ocul. ecc. **11**, 43—44, 55—56, 78—80 (1930). — FEIST, S.: Plazentabehandlung bei der tabischen Sehnervenatrophie. Klin. Mbl. Augenheilk. **123**, 34—45 (1953).— FLEISCHER, B.: Zur Fieberbehandlung der tabischen Sehnervenatrophie. Klin. Mbl. Augenheilk. **90**, 335—342 (1933). — FOUCAUD, P.: Ein Fall von ophthalmo-hemiplegischer Migräne syphilitischen Ursprunges. Bull. méd. (Paris) 426—427 (1938). — FRANCOIS, J.: Zur Fieberbehandlung der tabischen Ophthalmoplegia interna. Bull. Soc. belge Ophtal. Nr 66, 68—76 (1933). — FRANCOIS, J., et G. VERRIEST: Gomme syphilitique de l'hypophyse. Clin. Ophthalm. Univ. Gand. Ann. Oculist. (Paris) **189**, 416—424 (1956). — FRIED, J.: Die Behandlung der tabischen (genuinen) Optikusatrophie mit Schwefel. Klinische Beobachtungen. J. nerv. ment. Dis. **73**, 487—492 (1931).

GASTEIGER, H.: Zur Malariabehandlung der tabischen Sehnervenatrophie. Arch. Augenheilk. **108**, 471—478 (1934). — GAY u. REY: Meningeale Frühreaktion. Act. dermo-sifiliogr. (Madr.) **24**, 32 (1931). — GENNERICH: Zwanzig Jahre endolumbale Salvarsanbehandlung der Syphilis des C. N. S. Ikurse ärztl. Fortbild. **25**, H. 5, 26—46 (1934). — GOUGEROT, H., CH. COUTELA u. P. BLUM: Neuritis optici bei einem Arsentesistenten. Ann. Mal. vénér. **33**, 155—162 (1938). — GRAGE: Die Fieberbehandlung bei tabischer Sehnervenatrophie. Dtsch. Z. Nervenheilk. **127**, 74—95 (1932). — GRAVESON, G. S.: Syphilitic optic neuritis. J. Neurol., N. S. **13**, 216—224 (1950). — GREENFIELD, J. G., u. R. O. STERN: Syphilitischer Hydrocephalus beim Erwachsenen. Brain **55**, 367—390 (1932). — GRENET, H., u. P. ISAAC-GEORGES: Frühzeitige kongenitale Syphilis des Nervensystems in dysphagischer Form mit Laryngeuslähmung und Opticusatrophie. Bull. Soc. Pediat. Paris **34**, 328—332 (1936). — GROSS, E. R.: Primäre Atrophie des Sehnerven mit gutem Sehvermögen und röhrenförmigem Gesichtsfeld. Arch. Derm. Syph. (Chicago) **37**, 127 (1938). — GUILLAIN, G., J. LEREBOULLET, E. SEVILEANO u. P. STRAUSS: Besserung einer tabischen Amaurose durch Behandlung mit Penicillin. Bull. Soc. méd. Hôp. Paris **63**, 772—775 (1947). — GUILLAIN, G., et J. Sigwald: Eine besondere, nicht auf Syphilis beruhende Krankheit, gekennzeichnet durch Pupillenstörungen und Ausfall von Sehnenreflexen. Bull. Soc. méd. Hôp. Paris, III. s. 48, 720—731 (1932).

Hamburg, J.: Über günstige Beeinflussung der tabischen Sehnervenatrophie durch Steigerung der Zelloxydation. Z. Augenheilk. 79, 331—355 (1933). — Hartmann, E., M. David et L. Guillaumat: La neuro-chirurgie dans certaines localisations syphilitique avec atteinte des nerfs optiques. Ann. Oculist. (Paris) 175, 877—893 (1938). — Harvier, P., u. G. Boudin: Adiesche Krankheit und syphilitische Chorioretinitis. Paris méd. 1935 I, 177 bis 179. — Hasley, C. K.: Primary atrophy of the optico nerve. Arch. Derm. Syph. (Chicago) 41, 1122—1125 (1940). — Hauer, K.: Blepharospasmus als Frühsystem der Tabes dorsalis? Klin. Mbl. Augenheilk. 87, 361—365 (1931). — Haupt, P.: Über erfolgreiche Behandlung der luischen Optikusatrophie mit Penicillin. Klin. Mbl. Augenheilk. 115, 611—618 (1950). — Hausman, L.: Blindheit infolge syphilitischer Arachnoiditis der Sehnerven und des Chiasma. Verh. 3. Internat. Neurol. Kongr., S. 768, 1939. — Hausmann, L.: Syphilitische Arachnoiditis des Chiasma. Arch. Neurol. Psychiat. (Chicago) 37, 929—958 (1937). — Hess, L.: Sehnervenatrophie bei Tabes dorsalis und bei Glaukom. Arch. Ophthal. (Chicago) 38, 199—220 (1947). — Hessberg, R.: Neurolues der Augen und Dienstfähigkeit. Z. Bahnärzte 27, 152—158 (1932). — Hofe, K. vom: Die Häufigkeit von Augensymptomen, insbesondere Störungen der Pupillenreaktionen nach syphilitischer Infektion. Z. Augenheilk. 79, 511—517 (1933). — Horne, S. F., u. C. Curtis: Die Behandlung der syphilitisch primären Optikusatrophie mit Penicillin und kombinierter Behandlung mit Penicillin und Malaria. Amer. J. Syph. 33, 143—151 (1949). — Husen, H. van: Zur Differentialdiagnose der Stauungspapille bei Lues cerebri. Klin. Mbl. Augenheilk. 116, 145—152 (1950).

Icaza, M. J.: Augenlues und Untersuchung des Auges bei Nervenlues sowie Behandlung beider. An. Soc. mex. Oftal. 11, 267—273 (1937). — Igersheimer, Joseph: Optikusatrophie bei Tabes und Dementia paralytica. Arch. Ophthal. (Chicago) 42, 170—177 (1949).

Jaensch, P. A.: Zur Therapie des tabischen Sehnervenschwundes. Z. Augenheilk. 71, 12—34 (1930). — Jaffe, N. S.: Die Pupille bei Syphilis. Amer. J. Ophthal. 36, 493—500 (1953). — Jörimann, A.: Konjugale Tabes mit ähnlichen klinischen Symptomen. Schweiz. med. Wschr. 1937 I, 226—227. — Johnson, Ch. E.: Sehnervenschädigung bei Syphiliskranken. Med. Bull. Veterans' Adm. (Wash.) 17, 133—135 (1940). — Johnson jr., E. A.: Management of neurosyphilis. J. nerv. ment. Dis. 109, 451—462 (1949).

Kabashima, T.: Ein Fall von luischer Sehnervenentzündung, die eine Petrositis vortäuschte. Oto. (Tokyo) 12, 824—830 (1939). — Katznelson, L.: Über Einfluß der Malaria auf den Verlauf der retrobulbären luischen Neuritis. Russk. oftal. Ž. 14, 229—233 (1931). — Kenney, J. A., u. A. C. Curtis: Behandlung der syphilitischen Optikusatrophie mit Penicillin mit und ohne Malariakur. Amer. J. Syph. 37, 449—455 (1953). — Ketelaer, Ch. J.: Semiologie und Entwicklung intrakranieller Aneurysmen bei Syphilitikern. Acta neurol. belg. 51, 362—378 (1951). — Klauder, J., u. P. L. Davis: Kongenitale Neurosyphilis. Arch. Derm. Syph. (Chicago) 37, 129—130 (1938). — Klauder, J. V., u. B. A. Gross: Penicillinbehandlung der primären syphilitischen Optikusatrophie. Ein Zwischenbericht. Amer. J. Syph. 33, 234—242 (1949). — Ergebnisse der Behandlung der syphilitischen Optikusatrophie mit Penicillin, Cortison und ohne Penicillin, nebst Bericht über klinische Beobachtungen. Amer. J. Syph. 38, 270—287 (1954). — Klauder, J. V., u. E. R. Gross: Neurosyphilis: Papillenschwellung. Arch. Derm. Syph. (Chicago) 37, 128—129 (1938). — Klauder, J. V., u. G. P. Meyer: Frühdiagnose der primären syphilitischen Optikusatrophie. Arch. Ophthal. (Chicago) 43, 537—552 (1950). — Koff, R.: Ein Fall von Gumma der Papilla nervi optici. Amer. J. Ophthal. III. s. 22, 663—665 (1939). — Kroll, A.: Zur Frage über die Ätiologie der Sehnervenatrophie. Arch. Oftal. (russ.) 8, 163—172 (1931). — Kyrieleis, W.: Die Augenveränderungen bei den entzündlichen Erkrankungen des Zentralnervensystems. Kurzes Handbuch der Ophthalmologie. Hrsg. von Schieck u. A. Brückner, Bd. 6. 1931. — Die diagnostische Bedeutung von Pupillenstörungen. Dtsch. med. Wschr. 1954, 1654—1657.

Lamotte de Grignon Nicolau: Contribution á L'etude clinique de l'atrophie optique syphilitique dite primitive. Encéphale 38, 477—511 (1949). — Landegger, G.: Ein Beitrag zur Kenntnis der frühauftretenden luischen Sehnervenatrophie. Z. Augenheilk. 74, 29—34 (1931). — Leavitt, H. M.: Neurosyphilis. Arch. Derm. Syph. (Chicago) 56, 233—243 (1947). — Lereboullet, J., et Ch. Brisset: La penicilline dans la syphilis nerveuse tardive. Rev. neurol. 81, 646—655 (1949). — Löwenstein, O.: Miosis in Argyll Robertson syndrome and related pupillary disorders. Arch. Ophthal. (Chicago) 55, 356—370 (1956). — The Argyll-Robertson pupillary syndrome. Mechanism. and localization. Amer. J. Ophthal., III. s. 42, 105—121 (1956).

Magnard, E.: Ophthalmoplegie interne bilaterale isolée d'orig. heredo-syphilitique. Ann. Oculist. (Paris) 187, 817—824 (1954). — Malynkin, R. J.: Über die Therapie der symptomfreien Neurosyphilis. Sovet. Med. 13, H. 10, 17—19 (1949). — Marbaix: Ein Fall von syphilitischer Lähmung aller Augenmuskeln. Bull. Soc. belge Ophtal. Nr 66, 37—41

(1933). — MARILL, F. G., A. HUGUENIN u. M. KHENE: Die Tabes beim Eingeborenen von Nord-afrika. Ann. Derm. Syph. (Paris) **79**, 644—660 (1952). — MARINESCO, G., ST. DRAGANESCO u. D. GRIGORESCO: Erbsche syphilitische Paraplegie mit Sehnervenschwund. Rev. d'Otol. etc. **14**, 8—19 (1936). — MARTENSTEIN: Neurorezidiv. Verein Dresdener Dermat., Sitzg vom 11. 11. 1936. — MASSEBOEUF et OGER: Valeur diagnostique de l'atrophie optique chez les syphilitiques a propos d'un méningiome pariétal. Maroc. méd. **35**, 141 (1956). — MAYER, K.: Die Beurteilung der Fahrdienstfähigkeit bei isolierten Pupillenstörungen (Spätneuro-syph.). Dtsch. med. Wschr. **1931**I, 547—549. — MAYER, L. L.: Tryparsamidbehandlung der Neurosyphilis und Optikusatrohpie. J. Amer. med. Ass. **109**, 1793—1796 (1937). — MEES-MANN, A.: Ergebnis der Malaria- und andolumbalen Salvarsanbehandlung der tabischen optischen Atrophie. Verh. 13. intern. Kongr. Ophthal. **2**, 592—593 (1930). — MELO, V. F.: Über einen Fall spezifischer Meningitis mit vorübergehender Blindheit. An. Soc. mex. Oftal. **9**, 43—45 (1931). — MENAGH, F. R.: Die Fieberbehandlung der Syphilis mit Beobachtungen über die Prognose der Sehnervenatrophie. Amer. J. Syph. **21**, 609—621 (1937). — MERRIT H. HOUSTON u. M. MOORE: Das Phänomen von Argyll Robertson. Eine anatomisch-physiologische Erklärung des Phänomens mit einer Übersicht über sein Vorkommen bei Neurosyphilis. Arch. Neurol. Psychiat. (Chicago) **30**, 357—373 (1933). — MILIAN u. MOURRUT: Neuritis optica und Hemiplegie 9 Monate nach dem Schanker bei einem regel-recht behandelten Syphilitiker. Bull. Soc. franç. Derm. Syph. **33**, 1330—1334 (1932). — Neuritis nervi optici und Arsenik. Bull. Soc. franc. Derm. Syph. **40**, 113—114 (1933). — MILIAN, G.: Reine morphologische Blindheit und Syphilis. Rev. franç. Derm. Vénér. **8**, 457—459 (1932). — MOLĆAN, J.: Changes in the optic nerve in the course of syphilis of the CNS. Neurol. psychiat. čsl. **18**, 154—156 (1955). — MONCORPS: Anisokorie und Lues. Münch. Dermat. Ges., Sitzg vom 19. 11. 1931. — MOONEY, A. J.: Optic atrophy due to tryparsamide for taboparesis. Trans. ophthal. Soc. U. K. **68**, 563—564 (1949). — MOORE, J. E.: Die syphilitischen Optikusatrophien mit besonderer Berücksichtigung der primären Optikusatrophie. Medicine (Baltimore) **11**, 263—320 (1932). — MOORE, J. E., u. A. C. WOODS: Pathologie und Pathogenese der primären luischen Optikusatrophie. Amer. J. Syph. **24**, 59—116 (1940). — Die Pathologie und Pathogenese der primären syphilitischen Optikus-atrophie. Amer. J. Ophthal., III. s. **23**, 1—40 (1940). — MOORE, J. E., A. C. WOODS, H. HOPKINS u. L. SLOAN: Die Behandlung der primären syphilitischen Sehnervenatrophie. J. Amer. med. Ass. **111**, 385—387 (1938). — MORETTI, E.: Die Behandlung der luischen Optikus-atrophie. Lett. oftal. **16**, 443—450 (1939).

NICOL, W. D., u. E. L. HUTTON: Neurosyphilis. Ihre Behandlung und Verhütung. Brit. J. vener. Dis. **13**, 141—172 (1937). — NICOLAS, J., F. LEBEUF u. P. MICHEL: Tertiäre Syphi-lide im Gesicht eines Tabetikers. Bull. Soc. franç. Derm. Syph. **37**, 428—429 (1930). — NIGRIS, G. DE: Oculo-cephalogyrisches Syndrom bei neuroluischem Individuum. Riv. oto-neuro-oftal. **10**, 73—75 (1933). — NURI-OSMAN: Sttabismus bei einem Falle von kongenitaler Syphilis. Türkische Dermat. Ges., Istanbul, Sitzg vom 4. 3. 1934.

ODENBACH, G. G.: Zur Penicillinbehandlung der Neurolues. Münch. med. Wschr. **1952**, 245—252. — OPIN: Gumma der Papille. Arch. Ophtal. (Paris) **51**, 193—202 (1934). — ORLANDO, R.: Untersuchungen über die Neurosyphilis. Buenos Aires Minist. de Salud. Publ. de la Nac. 173 S., 1951. — ORLANDO, R., y M. ARNDT: La atrofia optica en la neuro-sifilis. Neuropsiquiatria **1**, 110—135 (1950). — OORLOWSKI, W. J.: A case of binasal hemiano-psia. Klin. oczna **24**, 153—159 (1954). — OSTERGAARD, T.: Stasepapille bei luischer Meningitis. Ugeskr. Laeg. **1952**, 276—278.

PAEZ ALLENDE, F.: Parálisis bilaterales del orbicular de los párpados (del témporofacial). Con presentación del enfermo. Soc. de oft. d Litoral, Rosario 19. 5. 1954. Sem. méd. (B. Aires) Nr. 3223, 879—882 (1955). — PALICH-SZÁNTÓ, O.: Veränderungen am Augenhinter-grund bei Lues mit besonderer Berücksichtigung der Lues latens. Klin. Mbl. Augenheilk. **123**, 208—223 (1953). — Beiträge zur Entstehung der Stauungspapille im Frühstadium der Lues. Klin. Mbl. Augenheilk. **123**, 310—317 (1953). — Augenhintergrundveränderungen bei Syphilis, mit besonderer Rücksicht auf Syphilis latens. Acta med. (Budapest) **3**, 193—199. — PATERNOSTRO, V.: Sulla cosidetta blefaroptoai consensuale. Ann. Ottal. **80**, 167—174 (1954). — PAULIAN, D., I. BISTRICEANU u. V. IONESCU: Linksseitige Hemiplegie bei multiplen Gehirn-gummen. Ann. Mal. vénér. **32**, 537—543 (1937). — PAULIAN, D.: Die klinischen Formen der atypischen Nervensyphilis. Arch. derm.-syph. (Paris) **9**, 136—166 (1937). — PAULIAN, D., C. FORTUNESCU u. M. TUDOR: Statistische Feststellungen über die Erfolge der Malariabehand-lung bei den syphilitischen Erkrankungen des Zentralnervensystems. Bull. Soc. Psychiat. Bucureşti **1**, 98—90 (1936). — PAVISIĆ, Z.: Pathologie und Therapie der Augennerven bei Tabes. Lijecn. Vjesn. **60**, 714—721 (1938). — PICK u. KUTZINSKI: Zur kombinierten Fieber-behandlung der Sehnervenatrophie bei Tabes. Ther. d. Gegenw. **73**, 234—235 (1932). — PINES, CH.: Syphilitischer Sehnervenschwund. Arch. Derm. Syph. (Chicago) **42**, 971—974 (1940). — PIRES, W.: Juvenile Tabes. Rev. sud-amér. Med. (Paris) **2**, 711—717 (1931). — PISANO, E.: Su di un caso paralisi internucleare anteriore di origine luetica. Boll. Oculist.

32, 242—246 (1953). — Poos, F.: Das System der Pupillenstarren in seinen kausalgenetischen Zusammenhängen. I. Mitteilung. Die amaurotische, absolute und reflektorische Pupillenstarre, die Sympathicuspupillenstörungen und die Ophthalmoplegia interna, ihre physiologischen und pathologischen Grundlagen. Arch. Psychiat. Nervenkr. u. **183**, 493—533 (1950). — Die spezifisch ocularen und orbitalen Bedingungen bei der lokalen Entstehung der tabischen Symptome im Bereiche des Sehorgans. Arch. Psychiat. Nervenkr. **183**, 676—702 (1950). — Prati, L.: Über einen Fall von luischer Sehnervenatrophie, behandelt mit Pyro-Therapie. Bedeutende und dauerhafte Besserung. Riv. otol. ecc. **12**, 288—294.

Rassim, A.: Meningitis syphilitica unter dem Bilde einer Augenmigräne. Istanbul Serir. Nr 8, 291—293 (1934). — Reboul, J.: Stirngumma. Ophthalmoplegia externa mit sensiblen Störungen und Enophthalmus. Bull. Soc. Ophtal. Paris **9**, 820—824 (1930). — Renaud, M., u. Miget: Von Syphilis unabhängige Pupillenveränderungen. Bull. Soc. méd. Hôp. Paris, III. s. **48**, 869—871 (1932). — Rezende-Filho, L.: Syndrom optischer Nervenentzündung, verbunden mit akuter, ansteigender Rückenmarkentzündung im Verlaufe von Neuro-Lues. Rev. neurol. S. Paulo **3**, 186—189 (1937). — Rifat, A.: Angeborene Sehnervenatrophie auf congenitaler syphilitischer Grundlage. Türk oftal. Gaz. **2**, 36—39 (1936). — Rizzo, Ch.: Das Argyll-Robertsonsche Symptom un ddie Pupillen-Fasern des Sehnerven. Riv. Pat. nerv. ment. **38**, 916—921 (1931). — Roger, H., u. J. Pellegrin: Die Tabes. Rückblick auf 30 Jahre nach den Beobachtungen der Nervenklinik. Soc. franç. Derm. Syph. **1951**, 35—40. — Rollet, J.: Corticale Blindheit durch Syphilis. Lyon méd. **1930**I, 92—97. — Rostenberger, A.: Hautgummen und Oculomotoriuslähmung. Arch. Derm. Syph. (Chicago) **27**, 893—894 (1933). — Roque, O.: Investigaciones sobre neurosifilis. Buenos Aires 1951, 173 S.

Sabbadini, Dario: Spätresultate der Malariatherapie bei tabischer Optikusatrophie. Riv. otol. ecc. **10**, 43—72 (1933). — Salarvullana, Francisco Lana: Besserung der Tabesschmerzen und Negativierung des Wassermann durch Penicillin. Act. dermo-sifiliogr. (Madr.) **38**, 611—622 (1947). — Sanguineti, I., u. C. L. Meneghini: Über die Anwendung des Chloramphenicols bei der Neurosyphilis. Arch. Psicol. Neurol. Psychiat. **13**, 73—74 (1952). — Santiago-Sanchez, B.: Die luische Meningitis des Säuglings. Arch. Med. infant. **7**, 172—187 (1938). — Santonastaso, A.: Beitrag zur Kenntnis seltener Formen von congenitaler Syphilis mit ausschließlichem Sitz an den Augen. Ann. Ottal. **58**, 117—129 (1930). — Sato, Kansei: Studien über die histopathologischen Veränderungen der Sehnerven bei Metaluikern. Fukuoka-Ikwadaigaku-Zaschi **25**, Nr 9, dtsch. Zus.fass. 121—124 (1932). — Savvaitov, A.: Veränderungen der Pupillenreaktion bei Neuroluetikern unter Lepocerebrinbehandlung. Tr. naucno-izsled. Lab. eksp. Ther. **1**, 76—81, 82 (1932). — Schacherl, Max: Zwanzig Jahre endolumbaler Salvarsanbehandlung der Atrophia nervi optici tabetica. Wien. klin. Wschr. **1937**I, 313—317. — Schaeffer u. Leger: Die Pupillenreflexe bei der Nervensyphilis. Rev. franç. Derm. Vénér. **13**, 43—45 (1937). — Schaeffer, H., et Leger: Les modifications des réflexes pupillaires dans la syphilis nerveuse. Le signe d'Argyll-Robertson et ses rapports avec l'atrophie irienne. Presse méd. **1937**I, 21—24. — Schaeffer, H., et Mérigot de Treigny: Le signe d'Argyll-Robertson. Ses rapports abes l'atrophie irienne. Rev. d'Ocul. etc. **14**, 609—628 (1936). — Schiller u. Schlegelmilch: Ulcera perforantia pedis. Arch. Derm. Syph. (Chicago) **21**, 711—712 (1930). — Schreiber, Z.: Aus- und Rückbildungsdauer eines Falles von Argyll-Robertson. Z. Augenheilk. **81**, 66—68 (1933). — Schuller, Edmond: Traitement du tabés. Vie méd. **37**, 645—651 (1956). — Schulte, D.: Die Augenveränderungen bei den syphilitischen Erkrankungen des Zentralnervensysystems. Z. ges. inn. Med. **5**, 716—722 (1950). — Schwartz, W. F.: Syphilis des Zentralnervensystems, Thrombose der Arteria chorioidalis anterior. Arch. Derm. Syph. (Chicago) **37**, 871 (1938). — Sezary, A., u. Almazan: Durch Sulfarsenol-Wismutbehandlung geheilte luische Sehnervenentzündung. Bull. Soc. franç. Derm. Syph. **44**, 1050—1055 (1957). — Sezary, A., u. Ch. Coutela: Die Behandlung der Neuritis optica syphilitica oedematosa mit dreiwertigem Arsen. Bull. Soc. franç. Derm. Syph. **42**, 565—567 (1935). — Kombinierte Neosalvarsan-Wismut-Behandlung bei tabischer Optikusatrophie. Bull. Soc. franç. Derm. Syph. (Chicago). **42**, 975—977 (1935). — Shapira, Theodore M., u. F. M. Crage: Variationen der Pupillenstörungen bei 108 syphilitischen Patienten. Amer. J. Ophthal., III. s. **19**, 891—893 (1936). — Smirnov, V. A.: Die Bedeutung des Zustandes der Pupillen bei Syphilis. Vestn. Vener. Derm. **1952**, H. 6, 16—21. — Soriano, Francisco, Jorge Malbran u. Hector R. Picoli: Toxische Amblyopien durch fünfwertige Arsenpräparate (Acethylarsan). Arch. Oftal. B. Aires **11**, 393—408 (1936). — Spalluto, Agostino: Unilaterale Stauungspapille durch ingnorierte Syphilis. Med. nav. e colon. **43**, 136—149 (1937). — Sparrow, Charles and Michael Gelfand: Optic atrophy in Rhodesia. An analysis of 50 consecutive cases. Brit. med. J. **1954**, No 4882, 281—283. — Spiegel, Leo, William Liefer u. Heinrich Sarason: Behandlung der Neurolues mit einem neuen fünfwertigen Arsenpräparat, Aldarsone. Amer. J. Syph. **25**, 472—485 (1941). — Stern, Arthur: Heinrich Heines Krankheit. Aus Anlaß der 100. Wiederkehr seines Sterbetages am 17. 2. 1826. Praxis **1956**, 561—565. — Subirana, A., u. L. Oller-Daurella: Über einen Fall des Syndroms von Weill-Reys (alias Adie) mit Zwischenhirnstörungen bei einer Syphilitikerin. Rev. d'Ocol. etc. 19, 33—35 (1947). — Šuster, Josef: Treatment of tabetic optic atrophy by penicilline. Čsl. Ofthal. 11, 29—33 mit engl. Zus.fass. (1955).

Targowla, R., A. Lamache et J. Dubar: Recherches manométriques et ophthalmoscopiques sur les vaiseaux rétiniens dans les syphilis nerveuses. Encéphale 25, 519—521 (1930). — Teller, H.: Doppelseitige Amaurose bei tertiärer Syphilis der Haut, Schleimhaut und Knochen im Nasen-Rachenraum. Derm. Wschr. 121, 563—565 (1950). — Tennent, Thomas: Untersuchungen über lange fortgesetzte Tryparsamidbehandlung der progressiven Paralyse. J. ment. Sci. 77, 86—118 (1931). — Thesleff, C.: Isolierte Augenmuskelparese bei einem Luiker im Anschluß an Salvarsanbehandlung. Kasuistische Mitteilungen. Acta derm.-venerol. (Stockh.) 17, 287—292 (1936). — Thibaut, D., et Bocage: Tabes avec nevrite optique bilaterale survenu 9 ans apres les manifestions secondaires de la syphilis. Bull. Soc. franç. Derm. Syph. 41, Nr 9, 1930—1932. — Thiébaut, F., et J. Helle: Signe d-Argylle Robertson unilateral. Rev. d'Otol. etc. 25, 321—327 (1953). — Thrane, M., u. G. Stürup: Atrophia nervi optici. Tryparsamidbehandlung. Nord. Med. 1941, 902. — Tieri, A.: La sindrome morfologica dell'iride nella tabe e nella paralisi progressiva (Triade iridea tabetica e triade iridea paralitica). Ann. Ottal. 56, 112—113, 928 u. Societa Italiana di Oftalmologica, Roma 22—24. 10. 1928. — Tolosa, Adherbal: Luische Nevrodicitis des zweiten Hirnnervenpaares bei der sensitiv sensorisch-motorischen Ophthalmplegie. Klinische röntgenologische und therapeutische Erwägungen über zwei Fälle. Rev. neurol. S. Paulo 1, 142, 156 (1935). — Touraine, A., u. P. Renault: Multiple metachronische Krebsbildung bei einem Tabiker. Bull. Soc. franç. Derm. Syph. 41, 1561—1564 (1934). — Touraine, A., u. Mad. Néret Solente: Argyll-Robertsonsches Zeichen und Meningitis luetica bei einem Betsilec. Bull. Soc. franç. Derm. Syph. 42, 780—782 (1935). — Tournay, Auguste: Pupille und Neurosyphilis. Bull. méd. (Paris) 1935, 364—369. — Trebula, J.: Zum Problem der paradoxen Lichtreaktion. Čsl. Ofthal. 11, 95—99 (1955). [Slowakisch.] — Turvey, A. E. C.: Die Anwendung von Tryparsamid bei luischer Optikus atrophie. Canad. med. Ass. J. 42, 264—267 (1940).

Vail, Derrick: Syphilitische Arachnoiditis optico-chiasmatica. Amer. J. Ophthal., III s. 22, 505—517 (1939). — Vancea, P.: Existiert ein Symptomenkomplex der Iris bei Tabes und Paralysis progressiva? Z. Augenheilk. 73, 254—261 (1931). — Vancea, Petre: Existiert ein morphologisches Syndrom der Iris bei Tabes und Paralysis? Cluj. med. 11, 177—180 (1930). [Rumänisch.] — Veil, Prosper: Neuritis optici im Verlaufe einer Behandlung mit Einspritzung von Präparaten mit fünfwertigem Arsenik. Bull. Soc. Ophtal. Paris Nr 2, 71—75, 81—86 (1935). — Verhaart, W. J. C., u. G. A. Wieringen-Rauws: Syphilis des Zentralnervensystems in Java. Folia psychiat. neerl. 52, 115—121 (1949). — Vilanova, Xavier, u. Rex Manuel Gonzales: Versuche zur Lumbaltherapie mit Penicillin bei Neurosyphilis. Act. dermo-sifiliogr. (Madr.) 38, 746—751 (1947). — Voss, Heinrich: Über die Häufigkeit normaler Pupillenreaktionen bei progressiver Paralyse. Allg. Z. Psychiat. 99, 445—463 (1933).

Walsh, Frank: Syphilis und Nopticus. Trans. Amer. Acad. Ophthal. Otolaryng. 60, 39—42 (1956). — Watson, John B.: Neurosyphilitische Penicillin- und Malariafiebertherapie gegenüber Penicillin und Typhusvaccinefiebertherapie. Arch. Derm. Syph. (Chicago) 59, 86—93 (1949). — Weinberg, E.: Nervenärztliche Bemerkungen zur Behandlung der tabischen Optikusatrophie. Dtsch. med. Wschr. 1932 I, 173—175. — Winkler, Franz: Über einen Fall von Syphilis der Hypophyse. Med. Klin. 1934 II, 967. — Winkler, L.: Behandlung des tabischen Sehnervenschwundes mit Schwefel. Allgemeine Umrisse und Technik. J. nerv. ment. Dis. 73, 276—285 (1931). — Die unspezifische Therapie der Syphilis mit Schwefel. mit besonderer Berücksichtigung der tabischen Optikusatrophien. Verh. 9. Intern. Kongr. Dermat. 1, 463—466 (1935). — Wolff, Joachim: Die Behandlung der tabischen Sehnervenatrophie mit Malariakuren und Pyriferinjektionen. Verh. 13. Internat. Kongr. Ophthal. 2, 589—591 (1930). — Wolff, Paul G.: Geheilte luische Neuroretinitis papulosa. Amer. J. Ophthal. 32, 1959 (1949). — Woods, Alan C.: Sehnervenerkrankungen: eine vereinfachte Klassifikation und Richtlinie zur ätiologischen Diagnose. Amer. J. Ophthal. 31, 1053—1069 (1948).

Zeeman, W. B. C.: Atrophia nervi optici tabetica. Ned. T. Geneesk. 1933, 5069—5079. — Zis, P.: Die Pathogenese des Argyll-Robertsonschen Phaenomens. Arch. int. Neurol. 50 (I), 323—331 (1931). — Zlamal, Jaroslav: Übersicht über die Therapie der Tabesatrophien des Sehnerven und Erfahrungen mit der Penicillintherapie. Čsl. Ofthal. 11, 26—29 (1955). [Tschechisch.]

B. 12. Orbita, 13. Syphilis und Blindheit

Attiah, M. A. H., and A. Mortada: Gumma of orbit. (Orbitalgumma). Bull. ophthal. Soc. Egypt 4, 7—14 (1953).

Barrada, M. A.: A case of gumma of orbit. Bull. ophthal. Soc. Egypt 22, 44—46 (1929). — Berens, C.: Das Auge bei Syphilis. Verhütung der Blindheit und volkshygienische Gesichtspunkte. J. soc. Hyg. 22, 350—359 (1936). — Berens, C., u. J. A. Goldberg: Syphilis und

Verhütung der Blindheit. J. Amer. med. Ass. **109**, 777—782 (1937). — BONNET, P.: Über die Diagnose luischer Osteoperiostitis nach Trauma der Orbita. Ann. Oculist. (Paris) **180**, 247 (1947). — Entwicklung einer syphilitischen Osteoperiostitis der Orbita. Ann. Oculist. (Paris) **180**, 250 (1947). — BONNET, P., u. E. CHAUVIRE: Umschriebener Orbital-tumor syphilitischer Natur. Ann. d'Ocul. **180**, 243 (1947).

CHARAMIS, J. S.: Blindheit infolge der Anwendung von Acetylarsan. Bull. Soc. Ophtal Paris Nr 2, 77—86 (1935).

FINE, M.: Gumma der Orbita. Amer. J. Ophthal. III. s. **22**, 595—602 (1939). — FOX, H.: Lues congenita tarda mit ausgedehnter Narbenbildung und Exophthalmus. Arch. Derm. Syph. (Chicago) **28**, 742 (1933). — FREEBLE jr., CH. J., u. J. F. DONOHUE: Syphilis und Gonorrhoe als Ursachen von Erblindungen. Eine Betrachtung über Personen, die in Ohio amtlich als blind anerkannt wurden. J. Amer. med. Ass. **146**, 1500 (1951).

GIMENEZ-RUIZ, R.: Contribución al estudio de la patologia de la órbita. Arch. Soc. oftal. hisp.-amer. **10**, 861—864 (1950).

HOLLANDER: Tertiary Syphilis. Syphilis periostitis of the right orbit. Arch. Derm. Syph. (Chicago) **21**, 702 (1930).

JUST TISCORNIA, B.: Einseitiger Exophthalmus infolge luischer Osteoperiostitis. Arch. Oftal. B. Aires **9**, 36—44 (1934).

KLAUDER, J. V.: Durch Syphilis verursachte Blindheit. J. vener. Dis. Inform. **32**, 183—192 (1951). — An apprecication of Wassermann in relation to Ocular syphilis. Arch. Derm. Syph. (Chicago) **73**, 464—468 (1956). — KLAUDER, J. V., G. P. MEYER u. B. A. GROSS: Syphilitische primäre Optikusatrophie. Amer. J. Ophthal. **32**, 1275—1278 (1949).

MÉTIVIER, V. M.: Die Ursache von Augenkrankheiten bei farbigen Rassen mit besonderer Berücksichtigung von Britisch-Westindien. Brit. J. vener. Dis. **13**, 246—266 (1937). — MONGLOND: Ein Fall von luischer Periostitis der Orbita. Rev. Laryng. (Bordeaux) **53**, 657—659 (1922). — MULOCK-HOUWER, A. W: Syphilis orbitae. Ned. C. Geneesk. **1936**, 5386 bis 5392.

NEMOTO, T.: Über einen Fall von doppelseitiger syphilitischer Lymphomatose der Orbita mit besonderer Berücksichtigung der pathologisch-anatomischen Befunde des rechten Auges. Acta Soc. ophthal. jap. **34**, 1630—1642 (1930).

PASCHEFF, C.: Symmetrische Syphilome der Orbita. Klin. Mbl. Augenheilk. **97**, 751—755 (1936). — PAUFIQUE, L., u. P. BONAMOUR: Falsche antiluische Behandlung bei primitiven Tumoren der Orbita. Ann. Oculist. **180** (Paris), 250 (1947).

ROYER, FRANKLIN B.: Syphilis und Gonorrhoe als Ursache der Blindheit. J. soc. Hyg. **17**, 151—157 (1931).

SALGO: Zwei Fälle von Erblindung infolge der Behandlung mit Stovarsol bei Paralyse. Bull. Soc. Ophthal. Paris Nr 2, 75—77, 81—86 (1935). — SANTONASTASO, A.: Die Syphilis als Blindheitsursache. Boll. Sez. region. Soc. ital. Derm. Nr 1, 9—14 (1934). — SNIDERMAN, H. R., u. E. A. GLICKLICH: Spätsyphilis mit seltenem Gumma der Augenhöhle. Bericht über einen Fall. Arch. Derm. Syph. (Chicago) **42**, 559—565 (1940).

WORMS, G., u. CHAMS: Oculo-orbitales Syndrom auf Grund einer luischen Osteoperi-ostitis der Schädelbasis. Bull. Soc. Ophtal. Paris. Nr 3, 126 (1931).

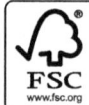 **MIX**
Papier aus verantwortungsvollen Quellen
Paper from responsible sources
FSC® C105338

If you have any concerns about our products,
you can contact us on
ProductSafety@springernature.com

In case Publisher is established outside the EU,
the EU authorized representative is:
Springer Nature Customer Service Center GmbH
Europaplatz 3, 69115 Heidelberg, Germany

Printed by Libri Plureos GmbH
in Hamburg, Germany